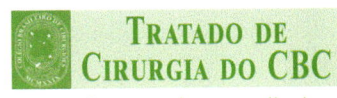

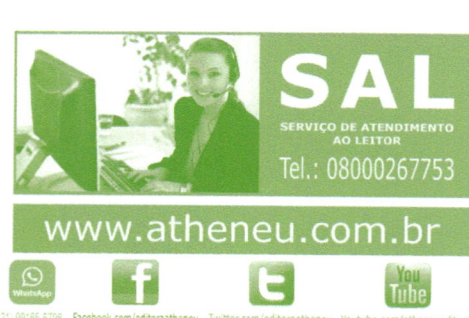

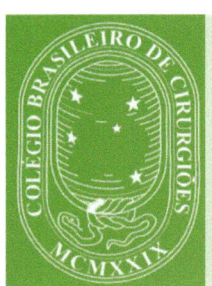

TRATADO DE CIRURGIA DO CBC

3ª edição – revista e atualizada

EDITORES

ROBERTO SAAD JUNIOR
RONALDO ANTONIO REIS VIANNA SALLES
WALTER RORIZ DE CARVALHO
ACCYOLI MOREIRA MAIA
HELÁDIO FEITOSA DE CASTRO FILHO
LUIZ CARLOS VON BAHTEN

COEDITORES

- Pedro Eder Portari Filho • Paulo Roberto Corsi
- Luiz Gustavo de Oliveira e Silva • Renato Abrantes Luna
- Marcio Valle Cortez • Jorge Pinho Filho
- Reni Cecília Lopes Moreira • Leonardo Emílio da Silva
- Flavio Daniel Saavedra Tomasich • Elizabeth Gomes dos Santos
- Fernando Bráulio Ponce Leon P. de Castro • Ricardo Breigeiron
- Hélio Machado Vieira Jr • Guilherme de Andrade Gagheggi Ravanini
- Rodrigo Felippe Ramos • Maria Isabel Toulson Davisson Correia
- Dyego Sá Benevenuto • Edivaldo Massazo Utyiama
- Savino Gasparini Neto

Atheneu

Rio de Janeiro • São Paulo
2023

EDITORA ATHENEU

| São Paulo — Rua Maria Paula, 123 – 18º andar
Tel.: (11) 2858-8750
E-mail: atheneu@atheneu.com.br

Rio de Janeiro — Rua Bambina, 74
Tel.: (21) 3094-1295
E-mail: atheneu@atheneu.com.br |

CAPA: Equipe Atheneu
PRODUÇÃO EDITORIAL/DIAGRAMAÇÃO: Equipe Atheneu

CIP-BRASIL. CATALOGAÇÃO NA PUBLICAÇÃO
SINDICATO NACIONAL DOS EDITORES DE LIVROS, RJ

T698
3. ed.

Tratado de cirurgia do CBC [recurso eletrônico] / editores Roberto Saad Junior... [et al.] ; coeditores Pedro Eder Portari Filho ... [et al.]. - 3 ed. rev. e atual. - Rio de Janeiro : Atheneu, 2022.
    recurso digital

    Formato: ebook
    Modo de acesso: world wide web
    Inclui bibliografia e índice
    ISBN 978-65-5586-634-6 (recurso eletrônico)

    1. Cirurgia. 2. Livros eletrônicos. I. Título.

22-79765
CDD: 617
CDU: 616-089.8

Meri Gleice Rodrigues de Souza - Bibliotecária - CRB-7/6439

31/08/2022   01/09/2022

SAAD JUNIOR, R.; VIANNA SALLES, R.A.R.; CARVALHO, W.R.; MAIA, A.M.; CASTRO FILHO, H.F.; VON BAHTEN, L.C.
Tratado de Cirurgia do CBC – 3ª Edição

©Direitos reservados à EDITORA ATHENEU – Rio de Janeiro, São Paulo, 2023.

Editores

ROBERTO SAAD JUNIOR
Professor Livre-Docente do Departamento de Cirurgia da Faculdade de Ciências Médicas da Santa Casa de São Paulo (FCMSCSP). Professor Titular da Disciplina de Cirurgia do Tórax. Ex-Presidente do Colégio Brasileiro de Cirurgiões (CBC).

RONALDO ANTONIO REIS VIANNA SALLES (in memoriam)
Vice-Presidente do Colégio Brasileiro de Cirurgiões (CBC). Ex-Mestre da Capítulo de Pernambuco. Fellow do American College of Surgeons (ACS). Ex-Residente do Instituto Nacional do Câncer (INCA). Ex-Staff do INCA. Membro Titular da Sociedade Brasileira de Cirurgia de Cabeça e Pescoço (SBCCP). Médico do Hospital Memorial São José – Rede D'Or São Luiz – Recife-PE. Membro da Latin American Thyroid Society (LATS). Membro American Head and Neck Society (AHNS). Membro American Academy Otolaryngology and Head and Neck Society (AAO-HNS).

WALTER RORIZ DE CARVALHO (in memoriam)
Doutor em Medicina pela Faculdade de Medicina da Universidade Federal do Rio de Janeiro (UFRJ). Livre-Docente pela Faculdade de Medicina da UFRJ. Membro Emérito do Colégio Brasileiro de Cirurgiões (CBC). Membro Titular da Sociedade Brasileira de Cirurgia Torácica (SBCT). Membro da European Society for Thoracic Surgeons (ESTS).

ACCYOLI MOREIRA MAIA
Professor Titular do Departamento de Cirurgia da Faculdade de Medicina da Universidade Federal Fluminense (UFF). Membro Titular do Colégio Brasileiro de Cirurgiões (CBC).

HELÁDIO FEITOSA DE CASTRO FILHO
Professor do Departamento de Cirurgia da Faculdade de Medicina da Universidade Federal do Ceará (UFC). Membro Titular do Colégio Brasileiro de Cirurgiões (CBC), do Colégio Brasileiro de Cirurgia Digestiva (CBCD) e da Sociedade Brasileira de Cirurgia Bariátrica e Metabólica (SBCBM). Membro da International Federation for the Surgery of Obesity and Metabolic Disorders (IFSO). Fellow do American College of Surgeons (ACS).

LUIZ CARLOS VON BAHTEN
Professor Associado do Departamento de Cirurgia da Universidade Federal do Paraná (UFPR). Professor Titular de Clínica Cirúrgica da Pontifícia Universidade Católica do Paraná (PUCPR). Mestre em Clínica Cirúrgica pela UFPR. Doutor em Cirurgia pela Universidade Estadual de Campinas (UNICAMP). Presidente Nacional do Colégio Brasileiro de Cirurgiões (CBC).

Coeditores

■ **PEDRO EDER PORTARI FILHO**
Membro Associado do Departamento de Cirurgia da Escola de Medicina e Cirurgia da Universidade Federal do Estado do Rio de Janeiro (UFRJ). Vice-Presidente do Colégio Brasileiro de Cirurgiões (CBC).

■ **PAULO ROBERTO CORSI**
Professor de Técnica Cirúrgica da Faculdade de Ciências Médicas da Santa Casa de São Paulo (FCMSCSP). Mestre e Doutor em Clínica Cirúrgica. Especialista em Cirurgia Geral, Cirurgia do Aparelho Digestório, Coloproctologia e Cirurgia Oncológica. TCBC. Ex-Presidente do Colégio Brasileiro de Cirurgiões (CBC). Presidente do Capítulo Brasileiro do American College of Surgeons (ACS).

■ **LUIZ GUSTAVO DE OLIVEIRA E SILVA**
Mestre em Cirurgia pela Universidade Federal do Rio de Janeiro (UFRJ). Membro Titular do Colégio Brasileiro de Cirurgiões. Membro Titular da Sociedade Brasileira de Cirurgia Bariátrica e Metabólica. Fellow do American College of Surgeons. Coordenador do Programa de Cirurgia Bariátrica e Metabólica do Hospital Federal de Ipanema, RJ.

■ **RENATO ABRANTES LUNA**
Titular do Colégio Brasileiro de Cirurgiões (TCBC). Titular da Sociedade Brasileira de Cirurgia Bariátrica e Metabólica (TSBCBM). Professor Assistente da Escola de Medicina e Cirurgia da Universidade Federal do Estado do Rio de Janeiro (UNIRIO). Mestre em Videocirurgia pela UNIRIO. Especialista em Cirurgia minimamente Invasiva e Bariátrica pela Oregon Health and Science University, EUA.

■ **MARCIO VALLE CORTEZ**
Professor Adjunto de Clínica Cirúrgica da Universidade Nilton Lins. Mestre em Medicina pela Universidade do Estado do Amazonas (UEA). Titular do Colégio Brasileiro de Cirurgiões (CBC). Titular do Colégio Brasileiro de Cirurgia Digestiva (CBCD). Titular da Sociedade Brasileira de Cirurgia Bariátrica e Metabólica (SBCBM).

■ **JORGE PINHO FILHO**
Vice-Presidente do Colégio Brasileiro de Cirurgiões (CBC). Ex-Mestre do Capítulo de Pernambuco. Fellow do American College of Surgeons (ACS). Ex-Residente do Instituto Nacional de Câncer (INCA). Ex-Membro do Staff do INCA. Membro Titular da Sociedade Brasileira de Cirurgia de Cabeça e Pescoço (SBCCP). Médico do Hospital Memorial São José – Rede D'Or São Luiz – Recife, PE. Membro do Latin American Thyroid Society (LATS). Membro da American Head and Neck Society (AHNS). Membro da American Academy Otolaryngology – Head and Neck Society (AAO-HNS).

■ **RENI CECÍLIA LOPES MOREIRA**
Vice-Presidente do Setor IV do Colégio Brasileiro de Cirurgiões (CBC). Membro Titular Especialista do CBC. Membro Titular Especialista da Sociedade Brasileira de Cirurgia Oncológica (SBCO). Fellow do American College of Surgeons (FACS). MBA Gestão em Saúde – Fundação Getulio Vargas (FGV). Diretora Técnica do Hospital Luxemburgo – Instituto Mário Penna. Coordenadora da Equipe de Cirurgia Oncológica, Geral e Coloproctologia do Instituto Mário Penna (Hospitais Mário Penna e Luxemburgo).

■ **LEONARDO EMÍLIO DA SILVA**
Professor Adjunto Doutor do Departamento de Cirurgia da Faculdade de Medicina da Universidade Federal de Goiás (UFG). Coordenador das Câmaras Técnicas de Endoscopia Digestiva e de Cirurgia Bariátrica e Metabólica do Conselho Federal de Medicina (CFM). Presidente da Comissão Permanente de Cirurgia Bariátrica e Metabólica do Colégio Brasileiro de Cirurgiões (CBC). TCBC. Fellow do American College of Surgeons (ACS).

■ **FLAVIO DANIEL SAAVEDRA TOMASICH**
Membro Titular do Colégio Brasileiro de Cirurgiões (CBC). Vice-Presidente do Setor VI do CBC. Presidente da Comissão de Cirurgia Minimamente Invasiva e Robótica do CBC. Professor Associado IV do Departamento de Cirurgia da Universidade Federal do Paraná (UFPR). Coordenador da Disciplina de Técnica Cirúrgica da UFPR. Membro Titular da Sociedade Brasileira de Cirurgia Oncológica. Titular do Serviço de Cirurgia Abdominal do Hospital Erasto Gaertner, Cancer Center. Titular do Serviço de Cirurgia do Hospital do Trabalhador.

■ **ELIZABETH GOMES DOS SANTOS**
Presidente da Comissão de Mulheres Cirurgiãs do Colégio Brasileiro de Cirurgiões (CBC). Presidente da Comissão de Residência do CBC. Membro da Academy of Master Surgeons Educators – ACS. Membro da Câmera Técnica da Comissão Nacional de Residência Médica (CNRM). Cirurgiã do Hospital Universitário Clementino Fraga Filho (HUCFF) da UFRJ. Supervisora de Programas de Residência Médica em Cirurgia Geral do HUCFF.

■ **FERNANDO BRÁULIO PONCE LEON P. DE CASTRO**
Médico Graduado pela Universidade Federal do Rio de Janeiro (UFRJ). Especialização em Cirurgia-Geral pelo Hospital Universitário Clementino Fraga Filho (HUCFF) da UFRJ. Especialização em Cirurgia-Geral Avançada pelo HUCFF da UFRJ. Mestrado em Ciências Cirúrgicas pela UFRJ. Doutorando em Ciências Cirúrgicas pela UFRJ. Professor Substituto do Departamento de Cirurgia da Faculdade de Medicina da UFRJ. Cirurgião-Geral do Serviço de Cirurgia-Geral do HUCFF.

■ RICARDO BREIGEIRON
Cirurgião-Geral e Cirurgião do Trauma. Coordenador da Residência em Cirurgia-Geral e do Trauma do Hospital de Pronto Socorro de Porto Alegre (HPS). Professor Adjunto do Núcleo de Cirurgia da Escola de Medicina da Pontifícia Universidade Católica do Rio Grande do Sul (PUCRS). Doutor em Clínica Cirúrgica. Titular do Colégio Brasileiro de Cirurgiões (TCBC).

■ HÉLIO MACHADO VIEIRA JR.
Cirurgião Geral. Cirurgião do Trauma. Membro Titular do Colégio Brasileiro de Cirurgiões (CBC). Membro Titular da Sociedade Brasileira de Atendimento Integrado ao Traumatizado (SBAIT). Fellow do American College of Surgeons.

■ GUILHERME DE ANDRADE GAGHEGGI RAVANINI
Professor do Departamento de Cirurgia da Universidade Federal do Estado do Rio de Janeiro (UNIRIO). Mestre em Medicina pela UNIRIO. Especialista em Cirurgia pelo Colégio Brasileiro de Cirurgiões (CBC). Especialista em Cirurgia Oncológica pela Sociedade Brasileira de Cirurgia Oncológica (SBCO). Membro Titular do CBC. Membro Titular da SBCO.

■ RODRIGO FELIPPE RAMOS
Professor de Cirurgia da Universidade Federal do Estado do Rio de Janeiro (UNIRIO). Doutor e Mestre pela Universidade Federal de São Paulo (UNIFESP). Membro Titular do Colégio Brasileiro de Cirurgiões (CBC). Fellow do American College of Surgeons (ACS).

■ MARIA ISABEL TOULSON DAVISSON CORREIA
Professora Titular do Departamento de Clínica Cirúrgica da Faculdade de Ciências Médicas da Universidade Federal de Mato Grosso (UFMT). Pós-Doutora pela University of Wisconsin, EUA. Doutora e Mestre em Gastroenterologia Cirúrgica pela Universidade Federal de São Paulo (UNIFESP).

■ DYEGO SÁ BENEVENUTO
Cirurgia do Aparelho Digestivo. Videolaparoscopia Avançada e Robótica. Membro Titular do Colégio Brasileiro de Cirurgiões (CBC). Membro Titular do Colégio Brasileiro de Cirurgia Digestiva (CBCD). Membro Titular da Sociedade Brasileira de Cirurgia Bariátrica e Metabólica (SBCBM). Membro Titular da Sociedade Brasileira de Cirurgia Minimamente Invasiva e Robótica (SOBRACIL). Título de Especialista em Cirurgia-Geral e do Aparelho Digestivo – CBC e CBCD.

■ EDIVALDO MASSAZO UTYIAMA
Professor Titular do Departamento de Cirurgia da Faculdade de Medicina da Universidade de São Paulo (FMUSP) Diretor Técnico de Saúde da Divisão de Clínica Cirúrgica III do Hospital das Clínicas da FMUSP (HCFMUSP).

■ SAVINO GASPARINI NETO
Chefe do Serviço de Cirurgia-Geral do Hospital Municipal Miguel Couto (HMMC), Rio de Janeiro. Formado pela Faculdade de Medicina da Universidade Federal do Rio de Janeiro (UFRJ). Laureado pela Faculdade de Medicina de Verona (Itália) como Medico-Chirurgo. Residência Médica em Cirurgia-Geral e Vascular Periférica. Cirurgião-Geral (Título de Especialista pela AMB e CBC). Membro Titular do CBC. Fellow do American College of Surgeons, FACS. Membro da Sociedade Brasileira de Atendimento Integrado ao Traumatizado (SBAIT). Membro da Sociedade Panamericana de Trauma (SPT). Membro da Sociedade Mundial de Medicina de Catástrofes e Urgência. Membro da Câmara Técnica de Cirurgia-Geral e Trauma do Conselho Regional de Medicina. Membro da Comissão Especial Permanente de Trauma do Colégio Brasileiro de Cirurgiões (1996-2006). Instrutor do ATLS. Chefe do Serviço de Cirurgia-Geral do HMMC.

Colaboradores

■ **ADEMAR LOPES MIGUEL**
Titular de Cancerologia do Colégio Brasileiro de Cirurgiões (CBC). Diretor do Departamento de Cirurgia Pélvica e Coordenador do Programa de Residência Médica em Cirurgia Oncológica do A.C. Camargo Cancer Center. Doutor em Oncologia pela Universidade de São Paulo (USP). Titular da Sociedade Brasileira de Cancerologia (SBC). Fellow do American College of Surgeons (ACS). Fellow da Society of Surgical Oncology (SSO).

■ **ADHEMAR MONTEIRO PACHECO JÚNIOR**
Professor Adjunto do Grupo de Vias Biliares e Pâncreas do Departamento de Cirurgia e Pró-Reitor de Pós-Graduação stricto sensu da Faculdade de Ciências Médicas da Santa Casa de São Paulo (FCMSCSP). Mestre e Doutor em Medicina, nas áreas de Cirurgia-Geral e do Aparelho Digestivo.

■ **ADRIANO MIZIARA GONÇÁLES**
Graduação em Medicina pela Universidade Estadual Paulista "Júlio de Mesquita Filho" (UNESP). Mestrado e Doutorado em Medicina (Gastroenterologia Cirúrgica) pela Universidade Federal de São Paulo (UNIFESP). Livre-Docência pela UNIFESP. Professor Associado e Livre-Docente da Disciplina de Gastroenterologia Cirúrgica da Escola Paulista de Medicina (EPM/UNIFESP). Coordenador de Transplantes de Órgãos do Aparelho Digestivo do Hospital São Paulo – UNIFESP. Professor Orientador do Curso de Pós-Graduação da Disciplina de Gastroenterologia Cirúrgica da UNIFESP. Coordenador Cirúrgico do Programa de Transplante de Pâncreas do CETEFI – Real e Benemérita Associação Portuguesa de Beneficência. Membro do Grupo NUCEL da Universidade de São Paulo (USP).

■ **AGNALDO SOARES LIMA**
Professor do Programa de Pós-Graduação em Cirurgia e Oftalmologia da Faculdade de Medicina da Universidade Federal de Minas Gerais (UGMG). Coordenador do Grupo de Transplante de Fígado da Santa Casa de Belo Horizonte. Membro da Câmara Técnica Nacional do Transplante de Fígado. Diretor Científico da Associação Médica de Minas Gerais.

■ **ALANA COZZER MARCHESI**
Graduada em Medicina pela Faculdade Brasileira UNIVIX. Residência Médica em Cirurgia-Geral pela Santa Casa de Misericórdia de Santos. Residência Médica em Cirurgia Torácica pelo Instituto Prevent Senior. Fellowship em Cirurgia da Parede Torácica e Sistema Nervoso Simpático pela Faculdade de Medicina da Universidade de São Paulo (FMUSP).

■ **ALBERTO JULIUS ALVES WAINSTEIN**
Cirurgião Oncológico Titular da Sociedade Brasileira de Cancerologia (SBC). Cirurgião-Geral Titular do Colégio Brasileiro de Cirurgiões (CBC). Mestre em Medicina pela Universidade Federal de Minas Gerais, (UFMG). Doutor em Oncologia pelo Hospital do Câncer A.C. da Fundação Antônio Prudente, São Paulo, SP. Pós-Doutorado em Imunoterapia de Tumores pelo Karmanos Cancer Institute, Michigan, EUA. Pós-Doutorado em Pesquisa Clínica pelo Albert Einstein Cancer Center, Nova York, EUA. Diretor Médico da Biocâncer Centro de Pesquisa Clínica S.A. Cirurgião do Instituto Alfa do Hospital das Clínicas da UFMG.

■ **ALBERTO MOLINARI**
Mestre em Clínica Médica. Cirurgião-Geral e Cirurgião Endócrino pela American Association of Endocrine Surgeons (AAES) e University of Miami, EUA. Preceptor dos PRMs de Endocrinologia e Cirurgia-Geral do Grupo Hospitalar Conceição (GHC), Porto Alegre-RS. Presidente da Sociedade Brasileira de Endocrinologia Cirúrgica (SCEC). Membro do Colégio Brasileiro de Cirurgia Digestiva (CBCD).

■ **ALCIDES JOSÉ BRANCO FILHO**
Especialização pela Universidade de São Paulo (USP). Médico Cirurgião da Hospital Santa Casa de Misericórdia de Curitiba.

■ **ALESSANDRA VICENTINI CREDIDIO**
Residente de Coloproctologia da Irmandade da Santa Casa de Misericórdia de São Paulo (ISCMSP).

■ **ALEX SOUZA**
Pós-Graduado em Direito Civil e Processual Civil. Membro do Instituto dos Advogados Brasileiros (IAB). Professor Convidado dos Cursos de Pós-Graduação de Responsabilidade Civil e Direito do Consumidor da Escola de Magistratura do Estado do Rio de Janeiro (EMERJ).

■ **ALEXANDRE BABÁ SUEHARA**
Mestre em Cirurgia e Professor da Faculdade de Ciências Médicas da Santa Casa de São Paulo (FCMSCSP). Médico Assistente da Disciplina de Cirurgia de Cabeça e Pescoço do Departamento de Cirurgia da Irmandade da Santa Casa de Misericórdia de São Paulo (ISCMSP). Membro Titular da Sociedade Brasileira de Cirurgia de Cabeça e Pescoço (SBCCP).

■ **ALEXANDRE CERQUEIRA DA SILVA**
TCBC. Professor do Departamento de Cirurgia da Faculdade de Medicina da Universidade Federal do Rio de Janeiro (UFRJ).

■ **ALEXANDRE DE AZEVEDO DUTRA**
Cirurgião-Geral do Hospital Regional de Sobradinho, DF. Docente da Faculdade de Medicina da Escola Superior de Ciências da Saúde, DF.

■ **ALEXANDRE GIANDONI WOLKOFF**
Doutor em Cirurgia pela Universidade de São Paulo (USP). Título de Especialista em Cirurgia Vascular e Endovascular pela Sociedade Brasileira de Angiologia e Cirurgia Vascular (SBACV). Diretor Corporativo Emergências Hapvida.

■ **ALEXANDRE S. SASSATANI**
Mestre. Chefe de Equipe do Serviço de Emergência da Irmandade da Santa Casa de Misericórdia de São Paulo – ISCMSP

■ **ALINE VON BAHTEN**
Professora Assistente e Membro do Núcleo Docente Estruturante (NDE) da Escola de Medicina na Pontifícia Universidade Católica do Paraná (PUCPR). Membro do Centro de Ensino e Aprendizagem (CrEAre) na Pró-Reitoria de Graduação. Responsável pela organização na formação docente na instituição e ministra oficinas de metodologias ativas. Graduada em Medicina pela PUCPR. Pós-Graduação lato sensu em Formação Pedagógica do Professor Universitário pela PUCPR. Stricto sensu, Mestrado em Cirurgia pela mesma instituição. Instrutora dos cursos ATLS® (Advanced Trauma Life Support) e PHTLS® (Prehospital Trauma Life Support). Trabalha em resgate pré-hospitalar na Ecovia Caminhos do Mar, onde é Coordenadora Médica, e na Autopista Litoral Sul.

■ **ÁLVARO ANTÔNIO BANDEIRA FERRAZ**
Professor Titular do Departamento de Cirurgia da Universidade Federal de Pernambuco (UFPE). Chefe do Serviço de Cirurgia-Geral do Hospital das Clínicas da UFPE. Professor Livre-Docente da Faculdade de Medicina de Ribeirão Preto da Universidade de São Paulo (FMRP-USP).

■ **ÁLVARO RAZUK**
Médico-Cirurgião. Mestre em Ciências Médicas pela Faculdade de Medicina da Universidade de Brasília (UnB). Professor Voluntário das Disciplinas Bases da Cirurgia e Clínica Cirúrgica da Faculdade de Medicina da UnB. Titular do Colégio Brasileiro de Cirurgiões (TCBC).

■ **AMAURI CLEMENTE DA ROCHA**
Membro Titular do Colégio Brasileiro de Cirurgiões (CBC). Professor-Assistente da Disciplina de Anatomia Humana da Universidade Federal de Alagoas (UFAL) e da Universidade Estadual de Ciências da Saúde de Alagoas (UNCISAL). Mestre em Ciências (Gastroenterologia Cirúrgica) pela Escola Paulista de Medicina da Faculdade de Medicina da Universidade Federal de São Paulo (EPM/UNIFESP). Cirurgião-Geral da Unidade de Emergência Dr. Armando Lajes, Maceió-AL.

■ **AMÉRICO HELENE JUNIOR**
Chefe da Disciplina de Cirurgia Plástica da Irmandade da Santa Casa de Misericórdia de São Paulo (ISCMSP). Professor Instrutor de Ensino da Faculdade de Ciências Médicas da Santa Casa de São Paulo (FCMSCSP). Membro Titular da Sociedade Brasileira de Cirurgia Plástica (SBCP).

■ **ANA CRISTINA KFOURI CAMARGO**
Mestre e Doutora em Otorrinolaringologia pela Faculdade de Ciências Médicas da Santa Casa de São Paulo (FCMSCSP). Médica Assistente e Coordenadora do Ambulatório de Estomatologia do Departamento de Otorrinolaringologia da Irmandade da Santa Casa de Misericórdia de São Paulo (ISCMSP).

■ **ANA PATRÍCIA MIRANDA DE SOUSA**
Acadêmica de Medicina da Faculdade de Medicina da Pontifícia Universidade Católica de Goiás (PUC Goiás), Goiânia-GO.

■ **ANA PAULA DRUMMOND LAGE**
Farmacêutica Industrial pela Universidade Federal de Minas Gerais (UFMG). Mestre em Fisiologia e Farmacologia pelo Instituto de Ciências Biológicas (ICB/UFMG). Doutora em Fisiologia e Farmacologia pelo ICB/UFMG. Membro do Laboratório de Pesquisas do Instituto Alfa de Gastroenterologia, Hospital das Clínicas da UFMG. Diretora de Pesquisa da Biocâncer – Centro de Pesquisa Cínica S.A.

■ **ANDRÉ DE MORICZ**
Mestre e Doutor em Cirurgia pela Faculdade de Ciências Médicas da Santa Casa de Misericórdia de São Paulo (FCMSCSP). Chefe do Grupo de Vias Biliares e Pâncreas do Departamento de Cirurgia da Santa Casa de São Paulo. Titular do Colégio Brasileiro de Cirurgiões (TCBC). Titular do Colégio Brasileiro de Cirurgia Digestiva (CBCD). Member of The Americas Hepato-Pancreato-Biliary Association (AHPBA) e International Hepato-Pancreato-Biliary Association (IHPBA). Membro da Sociedade Brasileira de Cirurgia Oncológica (SBCO). Member of European Society of Surgical Oncology (ESSO).

■ **ANDRÉ GUSMÃO CUNHA**
Professor de Cirurgia e Emergência da Universidade Federal da Bahia (UFBA) e da Universidade do Estado da Bahia (UNEB). Mestre e Doutor em Imunologia pelo Programa de Pós-Graduação em Imunologia do Instituto de Ciências da Saúde (PPGIm/ICS/UFBA). Titular do Colégio Brasileiro de Cirurgiões (TCBC). Titular da Sociedade Brasileira de Atendimento Integrado ao Traumatizado (SBAIT). Fellow do American College of Surgeons – Facial Action Coding System (FACS).

■ **ANDRÉ IBRAIM DAVID**
Professor do Departamento de Cirurgia da Escola Paulista de Medicina da Faculdade de Medicina da Universidade Federal de São Paulo (EPM/UNIFESP). Membro Eleito do Departamento de Transplante Pediátrico da Associação Brasileira de Transplantes de Órgãos (ABTO).

■ **ANDREA POVEDANO**
Mestre em Medicina (Cirurgia) pela Universidade Federal do Rio de Janeiro (UFRJ). Doutora em Neurociências pela Universidade Federal do Estado do Rio de Janeiro (UNIRIO). Professora do Departamento de Cirurgia-Geral e Especializada da Escola de Medicina e Cirurgia (UNIRIO). TCBC/TSBCP.

■ **ANDRESSA MACHADO SANTANA BRASIL**
Graduação em Medicina pela Universidade Federal de Goiás (UFG). Residência Médica em Cirurgia-Geral pelo Hospital de Urgências de Goiânia – SES/GO. Residência Médica em Coloproctologia pelo Hospital das Clínicas (HC-UFG). Mestre em Ciências da Saúde pela UFG.

■ **ANNA CAROLINA BATISTA DANTAS**
Cirurgiã do Aparelho Digestivo pela Faculdade de Medicina da Universidade de São Paulo (FMUSP). Membro Titular do Colégio Brasileiro de Cirurgiões (CBC), Colégio Brasileiro de Cirurgia Digestiva (CBCD) e Sociedade Brasileira de Cirurgia Bariátrica e Metabólica (SBCBM). Assistente Voluntário do Serviço de Cirurgia Bariátrica do Hospital das Clínicas (HC) da FMUSP.

■ **ANTONIO AUGUSTO TUPINAMBÁ BERTELLI**
Cirurgião de Cabeça e Pescoço. Professor da Faculdade de Ciências Médicas da Santa Casa de São Paulo (FCMSCSP). Presidente da Federação Latino-Americana de Sociedades de Cirurgia de Cabeça e Pescoço (FLASCCP).

■ **ANTONIO CARLOS VALEZI**
Professor Associado e Livre-Docente do Departamento de Cirurgia da Universidade Estadual de Londrina (UEL). Membro Titular do Colégio Brasileiro de Cirurgiões (CBC). Membro Titular do Colégio Brasileiro de Cirurgia Digestiva (CBCD). Membro Titular da Sociedade Brasileira de Cirurgia Bariátrica e Metabólica (SBCBM). Membro da International Federation for the Surgery of Obesity and Metabolic Disorders (IFSO).

■ **ANTONIO COUTO**
Pós-Graduado em Responsabilidade Civil pela Escola de Magistratura do Estado do Rio de Janeiro (EMERJ). Advogado, Conferencista e Assessor Jurídico de várias Sociedades Médicas. Presidente da Comissão Permanente de Biodireito do Instituto dos Advogados Brasileiros (IAB). Professor do MBA em Saúde da Universidade Federal do Rio de Janeiro (UFRJ-COPPEAD).

■ **ANTONIO JOSÉ GONÇALVES**
Professor Titular do Departamento de Cirurgia da Irmandade da Santa Casa de Misericórdia de São Paulo (ISCMSP). Chefe da Disciplina de Cirurgia de Cabeça e Pescoço. Membro Titular do Colégio Brasileiro de Cirurgiões (CBC) e da Sociedade Brasileira de Cirurgia de Cabeça e Pescoço (SBCCP).

■ **ANTÔNIO MESSINEO**
European Member of Executive Committee of Chest Wall International Group (CWIG). Cirurgião Pediátrico. Consultant in Thoracic Surgery, Humanitas Gavazzeni – Bérgamo, Itália.

■ **ANTONIO RIBEIRO DA SILVA FILHO**
Membro Titular do Colégio Brasileiro de Cirurgiões (CBC). Chefe da Clínica Cirúrgica da Santa Casa de Misericórdia de Fortaleza. Supervisor-Geral da Residência Médica da Santa Casa de Misericórdia de Fortaleza. Professor Titular Doutor em Anatomia Humana e Coordenador do Curso de Medicina da Faculdade Christus.

■ **ANTÔNIO ZILIOTTO JUNIOR (in memoriam)**
Serviço de Cirurgia do Hospital São Francisco de Ribeirão Preto. Adido da Unidade de Emergência do Hospital das Clínicas da Faculdade de Medicina de Ribeirão Preto da Universidade de São Paulo (FMRP-USP).

■ **ARMANDO GERALDO FRANCHINI MELANI**
Graduado em Medicina pela Faculdade de Medicina de Ribeirão Preto da Universidade de São Paulo (FMRP-USP). Mestrado em Saúde Coletiva pela Universidade Federal de São Paulo (UNIFESP). Membro Honorário da Sociedad Chilena de Coloproctología. Membro Honorário da Sociedad Peruana de Cirugía Mínimamente Invasiva. Membro Honorário da Sociedade Portuguesa de Cirurgia Minimamente Invasiva (SPCMIN). Membro Honorário da Sociedad Peruana de Cirugía. Presidente da Sociedade Brasileira de Cirurgia Minimamente Invasiva e Robótica (SOBRACIL) (2017-2018). Diretor Científico do IRCAD América Latina. Médico do Centro de Oncologia Integrada do Americas Medical Services – Rio de Janeiro-RJ.

■ **ARNO VON RISTOW**
Cirurgião Vascular. Membro Titular da Academia Nacional de Medicina (ANM). Professor Coordenador de Cirurgia Vascular e Endovascular da Pontifícia Universidade do Rio de Janeiro (PUC-Rio).

■ **ÁTILA VARELA VELHO**
Ph.D. em Cirurgia pela Universidade Federal do Rio Grande do Sul (UFRGS). Professor Fundador da Disciplina de Medicina de Urgência e Trauma da Universidade Federal de Ciências da Saúde de Porto Alegre (UFCSPA). Coordenador Regional do Programa ATLS. Membro Titular do Colégio Brasileiro de Cirurgiões (CBC) e da Sociedade Brasileira de Atendimento Integrado ao Traumatizado (SBAIT). Fellow do American College of Surgeons – Facial Action Coding System (FACS).

■ **AUGUSTO CÉSAR BAPTISTA MESQUITA**
Mestre em Cirurgia Abdominal pela Universidade Federal do Rio de Janeiro (UFRJ). Especialista em Cirurgia-Geral pelo Ministério da Educação e Cultura (MEC) e pela Associação Médica Brasileira/Colégio Brasileiro de Cirurgiões (AMB/CBC). Coronel Médico da Reserva do Corpo de Bombeiros Militar do Estado do Rio de Janeiro (CBMERJ). Cirurgião do Hospital Federal Cardoso Fontes. Membro Titular do CBC. Membro do American College of Surgeons (ACS).

■ **BERNARDO PORTUGAL LASMAR**
Professor Assistente de Ginecologia da Universidade Federal Fluminense (UFF). Professor de Ginecologia da Universidade Estácio de Sá (UNESA). Mestre em Ginecologia pela UFF. Membro da Comissão de Histeroscopia da Sociedade Brasileira de Endocrinologia e Metabologia (SBEM).

■ **BRUNO LUIZ ARIEDE**
Biólogo pela Universidade Tuiuti do Paraná (UTP). Mestre em Princípios da Cirurgia pela Faculdade Evangélica Mackenzie do Paraná (FEMPAR).

■ **BRUNO RIGHI RODRIGUES DE OLIVEIRA**
Cirurgião-Geral e do Aparelho Digestivo. Membro do Grupo de Parede do Instituto Alfa de Gastroenterologia do Hospital das Clínicas da Universidade Federal de Minas Gerais (HC-UFMG). Coordenador da Residência Médica de Cirurgia-Geral dos Hospitais Mário Penna e Luxemburgo.

■ **BRUNO ZILBERSTEIN**
Professor Titular de Cirurgia Digestiva e Coloproctologia da Faculdade de Medicina São Leopoldo Mandic. Professor Honoris Causa da Universidade Federal de Goiás (UFG). Diretor do Serviço de Estômago e Intestino Delgado do Hospital das Clínicas da Faculdade de Medicina da Universidade de São Paulo (HCFMUSP).

■ **CARLOS AUGUSTO DE OLIVEIRA CAVALCANTI**
Mestre e Doutor em Cirurgia pela Universidade Estadual de Campinas (UNICAMP). Professor Adjunto da Disciplina de Gastrocirurgia da Faculdade de Medicina da Universidade Estadual de Ciências da Saúde de Alagoas (UNCISAL). Chefe da Clínica Cirúrgica do Hospital Escola Dr. José Carneiro da UNCISAL.

■ **CARLOS AUGUSTO REAL MARTINEZ**
Professor Associado do Departamento de Cirurgia da Universidade Estadual de Campinas (UNICAMP). Professor Adjunto do Programa de Pós-Graduação em Ciências da Saúde da Universidade São Francisco (USF), Bragança Paulista-SP. Titular do Colégio Brasileiro de Cirurgiões (CBC).

- **CARLOS CLEMENTINO PEIXOTO**

Professor Associado de Cirurgia Vascular da Pontifícia Universidade Católica do Rio de Janeiro (PUC-Rio). Professor Convidado de Angiologia da Universidade do Estado do Rio de Janeiro (UERJ). Mestrando pela Universidade Federal do Estado do Rio de Janeiro (UNIRIO). Coordenador da Banca Examinadora para a Prova de Título pela Sociedade Brasileira de Angiologia e Cirurgia Vascular (SBACV) na área de atuação em Cirurgia Endovascular e Angiorradiologia. Membro da Coordenação do Departamento de Embolizações da SBACV. Vice-Presidente da SBACV-RJ (2020-2021). Membro da Câmara Técnica de Angiologia e Cirurgia Vascular do Conselho Regional de Medicina do Estado do Rio de Janeiro (CREMERJ). Membro Titular e Especialista pela SBACV/SOBRICE/CBC. Membro Internacional da SVS/CIRSE. Cirurgião Vascular do Hospital Pró-Cardíaco.

- **CARLOS EDUARDO RODRIGUES SANTOS**

Cirurgião Oncológico do Hospital do Câncer I – Instituto Nacional de Câncer (INCA). Mestre em Cirurgia-Geral Abdominal do Hospital Universitário Clementino Fraga Filho da Universidade Federal do Rio de Janeiro (HUCFF-UFRJ). Doutorando em Oncologia pelo INCA. Fellow do Massachusetts General Hospital, Harvard Medical School, Boston, EUA. Membro do Comitê Científico em Cirurgia Hepática da International Association of Surgeons and Gastroenterologists (IASG). Médecin Resident Etranger do Collège de Medecine des Hôpitaux de Paris (CMHP), França.

- **CARLOS JOSÉ MONTEIRO DE BRITO**

Chefe da Clínica de Cirurgia Vascular do Hospital da Lagoa, Rio de Janeiro-RJ. Professor Livre-Docente em Cirurgia Cardiovascular e Doutor em Medicina pela Universidade Federal do Rio de Janeiro (UFRJ). Professor Titular do Curso de Cirurgia Vascular e Angiologia do Instituto de Pós-Graduação Médica Carlos Chagas (ECBC).

- **CARLOS NEUTLZING LEHN**

Doutor em Medicina pela Universidade Federal de São Paulo (UNIFESP). Diretor do Serviço de Cirurgia de Cabeça e Pescoço do Hospital do Servidor Público Estadual de São Paulo – Instituto de Assistência Médica ao Servidor Público Estadual (IAMSPE).

- **CARLOS ROMUALDO BARBOZA GAMA**

Professor Titular de Ginecologia da Fundação Serra dos Órgãos. Professor da Pós-Graduação de Endoscopia Ginecológica do Centro Universitário Serra dos Órgãos (UNIFESO).

- **CARMEN AUSTRÁLIA PAREDES MARCONDES RIBAS**

Diretora-Geral da Faculdade Evangélica Mackenzie do Paraná (FEMPAR). Professora Permanente do Programa de Pós-Graduação em Princípios da Cirurgia da FEMPAR.

- **CELSO DE CASTRO POCHINI**

Professor Assistente da Faculdade de Ciências Médicas da Santa Casa de São Paulo (FCMSCSP). Mestre e Doutor pela FMSCSP. Membro Titular do Colégio Brasileiro de Cirurgiões (CBC).

- **CHIA BIN FANG**

Professor Adjunto da Disciplina de Coloproctologia do Departamento de Cirurgia da Faculdade de Ciências Médicas da Santa Casa de São Paulo (FCMSCSP).

- **CIBELE DE AQUINO BARBOSA**

Residente em Cirurgia Oncológica do Instituto Nacional de Câncer (INCA). Residência Médica em Cirurgia-Geral no Hospital Universitário Pedro Ernesto. Graduada pela Faculdade de Medicina da Universidade Federal Fluminense (UFF).

- **CIRÍACO CRISTOVÃO TAVARES ATHERINO** (*in memoriam*)

Professor Associado e Doutor em Otorrinolaringologia da Faculdade de Ciências Médicas da Universidade do Estado do Rio de Janeiro (UERJ).

- **CLAUDEMIRO QUIREZE JÚNIOR**

Professor Associado e Doutor da Faculdade de Medicina da Universidade Federal de Goiás (UFG). Membro Titular do Colégio Brasileiro de Cirurgiões (CBC). Membro Titular do Colégio Brasileiro de Cirurgia Digestiva (CBCD).

- **DALTON MARQUES CHAVES**

Professor Doutor do Departamento de Gastroenterologia da Faculdade de Medicina da Universidade de São Paulo (FMUSP). Médico Assistente do Serviço de Endoscopia Gastrointestinal do Hospital das Clínicas (HC) da FMUSP.

- **DANIEL EMILIO DALLEDONE SIQUEIRA**

Membro Adjunto do Colégio Brasileiro de Cirurgiões (CBC). Especialista em Cirurgia Vascular e Endovascular. Membro da Sociedade Brasileira de Angiologia e Cirurgia Vascular (SBACV). Mestrado e Doutorado pela Faculdade de Ciências Médicas da Universidade Estadual de Campinas (FCM-UNICAMP). Médico e Ex-Coordenador do Centro de Informação e Assistência Toxicológica do Paraná (CIATox-PR). Médico Integrante do Grupo Técnico de Loxosceles do Programa Nacional de Animais Peçonhentos do Ministério da Saúde.

- **DANIEL MARQUES DE FIGUEIREDO LEAL**

Cirurgião Vascular. Professor Assistente de Cirurgia Vascular e Endovascular da Pontifícia Universidade Católica do Rio de Janeiro (PUC-Rio). Cirurgião da Rede D'Or São Luiz, Rio de Janeiro-RJ.

- **DANIELA BALTAR DA ROSA**

Responsável pelo Serviço de Histeroscopia da Ginendo.

- **DANIELA MEDEIROS MILHOMEM CARDOSO**

Mestre em Ciências da Saúde pela Universidade Federal de Goiás (UFG). Médica do Serviço de Gastroenterologia do Hospital Estadual Geral de Goiânia Alberto Rassi.

- **DANILO GAGLIARDI**

Professor Adjunto da Faculdade de Ciências Médicas da Santa Casa de São Paulo (FCMSCSP). Mestre e Doutor em Cirurgia-Geral e do Aparelho Digestivo Responsável pelo Grupo de Esôfago da FCMSCSP. State Factor ATLS.

- **DARIO BIROLINI**

Professor Adjunto da Faculdade de Ciências Médicas da Santa Casa de São Paulo (FCMSCS). Mestre e Doutor em Cirurgia Geral e do Aparelho Digestivo Responsável pelo Grupo de Esôfago da FCMSCSP. State Factor ATLS.

- **DAYANNE ALBA CHIUMENTO**

Cirurgia-Geral, Coloproctologia e Observership no Texas, EUA.

- **DENISE BANDEIRA RODRIGUES**
Residente em Cirurgia Oncológica do Instituto Nacional de Câncer (INCA). Residência Médica em Cirurgia-Geral no Hospital Universitário Pedro Ernesto da Universidade do Estado do Rio de Janeiro (UERJ). Graduada em Medicina pela Universidade Federal Fluminense (UFF).

- **DENISE GONÇALVES PRIOLLI**
Titular do Colégio Brasileiro de Cirurgiões (CBC). Professora Doutora Colaboradora do Programa de Pós-Graduação em Ciências da Saúde da Universidade São Francisco, Bragança Paulista-SP.

- **DIANA CÁRDENAS**
M.D., Ph.D. Faculdade de Medicina, Universidad El Bosque, Bogotá, Colômbia.

- **DIEGO DA COSTA ALMEIDA**
Membro Adjunto do Colégio Brasileiro de Cirurgiões (CBC). Cirurgião Oncológico do Serviço de Oncologia Abdominal do Instituto do Câncer do Ceará (ICC). Cirurgião do Departamento de Cirurgia e Preceptor da Residência Médica em Cirurgia-Geral do Hospital Universitário Walter Cantídio – Universidade Federal do Ceará (UFC). Cirurgião do Serviço de Cirurgia-Geral e Preceptor da Residência Médica em Cirurgia-Geral do Instituto Dr. José Frota (IJF).

- **DJALMA JOSÉ FAGUNDES**
Professor Livre-Docente, Titular da Disciplina de Técnica Operatória e Cirurgia Experimental do Departamento de Cirurgia da Universidade Federal de São Paulo (UNIFESP). Membro Emérito do Colégio Brasileiro de Cirurgiões (CBC).

- **DOMINGOS ANDRÉ FERNANDES DRUMOND**
Cirurgião-Geral e do Trauma. Membro do Corpo Clínico do Hospital Felício Rocho e do Hospital de Pronto Socorro João XXIII da Fundação Hospitalar do Estado de Minas Gerais. Coordenador dos Serviços de Cirurgia-Geral I do Hospital Felício Rocho (2011-2018) e da Cirurgia-Geral e do Trauma do Hospital João XXIII (2001-2019). Membro da Academia Mineira de Medicina – Cadeira 93. Membro Honorário e Ex-Presidente da Sociedade Brasileira de Atendimento Integrado ao Traumatizado (SBAIT) (2003-2005). Titular do Colégio Brasileiro de Cirurgiões (CBC).

- **DÓRIS MEDIANEIRA LAZZAROTTO SWAROWSKY**
Cirurgiã-Geral e do Trauma. Especialista em Cirurgia Geral e Trauma. Professora Adjunta de Cirurgia Digestiva e Cirurgia do Trauma do Curso de Medicina da Universidade de Santa Cruz do Sul (UNISC). Titular do Colégio Brasileiro de Cirurgiões (CBC). Membro da Diretoria do CBC-RS (2016-2021). Diretora da Sociedade Brasileira de Atendimento Integrado ao Traumatizado (SBAIT-RS). Coordenadora da Residência em Cirurgia-Geral do Hospital Santa Cruz (HSC-APESC). Coordenadora do Internato em Cirurgia-Geral do Curso de Medicina da UNISIC.

- **DORYANE MARIA DOS REIS LIMA**
Doutora pela Universidade Federal do Ceará (UFC). Professora do Centro Universitário da Fundação Assis Gurgacz.

- **DYEGO SÁ BENEVENUTO**
Cirurgia do Aparelho Digestivo. Videolaparoscopia Avançada e Robótica. Membro Titular do Colégio Brasileiro de Cirurgiões (CBC). Membro Titular do Colégio Brasileiro de Cirurgia Digestiva (CBCD). Membro Titular da Sociedade Brasileira de Cirurgia Bariátrica e Metabólica (SBCBM). Membro Titular da Sociedade Brasileira de Cirurgia Minimamente Invasiva e Robótica (SOBRACIL). Título de Especialista em Cirurgia-Geral e do Aparelho Digestivo – CBC e CBCD.

- **EDMUNDO MACHADO FERRAZ** (in memoriam)
Professor Titular de Técnica Cirúrgica e Cirurgia do Aparelho Digestivo da Universidade Federal de Pernambuco (UFPE). Chefe do Serviço de Cirurgia-Geral do Hospital das Clínicas da UFPE.

- **EDSON LEMES SARDINHA**
Título Superior de Anestesiologia pela Sociedade Brasileira de Anestesiologia (SBA). Membro da Equipe de Anestesia S/S – Goiânia-GO. Professor Colaborador do CET-SBA da Universidade Federal de Goiás (UFG).

- **ELIAS KALLÁS**
Cirurgião Torácico. Cirurgião Cardiovascular. Mestre e Doutor em Clínica Cirúrgica. Fellow da International Academy of Cardiovascular Sciences.

- **ELIZABETH GOMES SANTOS**
M.D. PhD. ECBC. FACS. Presidente da Comissão de Mulheres Cirurgiãs do Colégio Brasileiro de Cirurgiões (CBC). Presidente da Comissão de Residência do CBC. Membro da Academy of Master Surgeon Educators (ACS). Membro da Câmera Técnica da Comissão Nacional de Residência Médica (CNRM). Cirurgiã do Hospital Universitário Clementino Fraga Filho da Universidade Federal do Rio de Janeiro (HUCFF-UFRJ). Supervisora Programas de Residência Médica em Cirurgia-Geral do HUCFF-UFRJ.

- **EMERSON FAVERO**
Mestre em Medicina. Professor de Clínica Cirúrgica VI – Cirurgia de Cabeça e Pescoço da Universidade de Mogi das Cruzes (UMC). Titular do Colégio Brasileiro de Cirurgiões (CBC). Membro Titular da Sociedade Brasileira de Cirurgia de Cabeça e Pescoço (SBCCP). Cirurgião-Geral. Cirurgião de Cabeça e Pescoço.

- **EWERSON LUIZ CAVALCANTI E SILVA**
Ex-Residente em Cirurgia-Geral do Hospital Universitário Cajuru – Curitiba-PR. Ex-Residente em Cirurgia do Trauma do Hospital Universitário Cajuru. Ex-Residente em Cirurgia Oncológica do Erasto Gaertner Cancer Center – Curitiba-PR. Fellowship em Cirurgia Robótica do Erasto Gaertner Cancer Center. Titular da Sociedade Brasileira de Cirurgia Oncológica (SBCO).

- **FABIANO ALVES SQUEFF**
Membro Titular do Colégio Brasileiro de Cirurgiões (CBC) e da Sociedade Brasileira de Cirurgia Torácica (SBCT). Especialista em Endoscopia Respiratória pela Associação de Medicina Intensiva Brasileira (AMIB).

■ **FABIANO CATALDI ENGEL**
Graduado em ABI – Medicina pela Universidade de São Paulo (USP). Diretor Técnico de Saúde do Centro de Estudo e Pesquisa do Hospital Pérola Byington. Tem experiência na área de Medicina, com ênfase em Cirurgia.

■ **FÁBIO AUGUSTO BRASSAROLA**
Chefe do Departamento de Cirurgia da Universidade de Ribeirão Preto (UNAERP). Preceptor de Residência Médica em Cirurgia-Geral da UNAERP. Chefe do Instituto de Cirurgia de Ribeirão Preto.

■ **FABIO GONÇALVES FERREIRA**
Professor Adjunto Doutor do Grupo de Fígado e Hipertensão Portal do Departamento de Cirurgia da Faculdade de Ciências Médicas da Santa Casa de São Paulo (FCMSCSP).

■ **FABIO MARINHO BARROS**
Fellow em Hepatologia pela Washington University in St. Louis, EUA. Hepatologista do Real Hospital Português de Pernambuco. Vice-Presidente da Sociedade Brasileira de Hepatologia (SBH).

■ **FÁBIO VIEIRA TEIXEIRA**
Professor Doutor e Coordenador da Disciplina de Clínica Cirúrgica da Faculdade de Medicina e Enfermagem da Universidade de Marília (UNIMAR). Especialista em Coloproctologia pela Sociedade Brasileira de Coloproctologia (SBC). Mestre em Cirurgia pela Universidade Estadual Paulista "Júlio de Mesquita Filho" (UNESP), Câmpus de Botucatu-SP. Doutor em Cirurgia pela UNESP e Mayo Clinic Scottsdale, Arizona, EUA. TCBC. TCBCD. TSBCB.

■ **FAUZE MALUF FILHO**
Professor Livre-Docente do Departamento de Gastroenterologia da Faculdade de Medicina da Universidade de São Paulo (FMUSP). Médico Assistente do Serviço de Endoscopia Gastrointestinal do Hospital das Clínicas (HC) da FMUSP. Coordenador do Serviço de Endoscopia do Instituto do Câncer do Estado de São Paulo (ICESP-FMUSP). Editor Associado do Periódico Gastrointestinal Endoscopy. Professor do Curso de Pós-Graduação em Ciência em Gastroenterologia da FMUSP.

■ **FELIPE LEHMAN COUTINHO**
Residência em Cirurgia-Geral e em Cirurgia Plástica no Hospital das Clínicas da Faculdade de Medicina da Universidade de São Paulo (HCFMUSP). Especialização em Administração Hospitalar e Sistemas de Saúde pela Fundação Getulio Vargas (FGV). Cirurgião Plástico no Hospital Pérola Byington – Centro de Referência da Saúde da Mulher. Membro Titular da Sociedade Brasileira de Cirurgia Plástica (SBCP).

■ **FERNANDA BELLOTTI FORMIGA**
Residente de Coloproctologia da Irmandade da Santa Casa de Misericórdia de São Paulo (ISCMSP).

■ **FERNANDA LAGE LIMA DANTAS**
MD, MPH, TCBC, FACS. Universidade Federal do Acre (UFAC). Secretaria de Estado de Saúde do Acre (SESACRE). Sistema Assistencial à Saúde da Mulher e da Criança (SASMC)/Fundação Hospital Estadual do Acre (FUNDHACRE). Liderança do Capítulo Brasileiro do American College of Surgeons (ACS). Membro Titular da Comissão de Mulheres Cirurgiãs do Colégio Brasileiro de Cirurgiões (CBC). Health Care System for Women and Children/Hospital das Clínicas do Acre (HCA). Titular da Association of Women Surgeons (AWS).

■ **FERNANDO ANTONIO BOHRER PITREZ**
Professor Aposentado da Universidade Federal de Ciências da Saúde de Porto Alegre (UFCSPA). Titular do Colégio Brasileiro de Cirurgiões (CBC). Mestre em Clínica Cirúrgica pela UFCSPA/Irmandade da Santa Casa de Misericórdia de Porto Alegre (ISCMPA). Especialista em Cirurgia-Geral pela Associação Médica Brasileira (AMB). Titular do CBC.

■ **FERNANDO CESAR DAVID SILVA**
Titular do Colégio Brasileiro de Cirurgiões (CBC). Titular da Sociedade Brasileira de Cirurgia Torácica (SBCT). Membro Honorário do Royal College of Surgeons of England. Chefe do Serviço de Cirurgia Torácica do Hospital dos Servidores do Estado – Rio de Janeiro – Ministério da Saúde. Coordenador da Cirurgia Torácica do Hospital Municipal Miguel Couto, Rio de Janeiro-RJ.

■ **FERNANDO CÉSAR FERREIRA PINTO**
Especialista em Cirurgia Geral pelo Colégio Brasileiro de Cirurgiões (CBC) e em Cirurgia do Aparelho Digestivo pelo Colégio Brasileiro de Cirurgia Digestiva (CBCD). Membro Titular do CBC e do CBCD. Membro Associado da Sociedade Brasileira de Cirurgia Laparoscópica (SOBRACIL). Preceptor da Residência Médica de Cirurgia-Geral da Universidade de Ribeirão Preto-SP. Professor de Técnicas Cirúrgicas da Universidade de Ribeirão Preto-SP. Chefe do Serviço de Cirurgia de Ribeirão Preto (1996-2008). Cirurgião do Hospital São Francisco de Ribeirão Preto-SP e da Sociedade Portuguesa de Beneficência de Ribeirão Preto-SP.

■ **FERNANDO CORDEIRO**
Professor Titular da Disciplina de Clínica Cirúrgica da Faculdade de Medicina da Pontifícia Universidade Católica de Campinas (PUC-Campinas). Membro Titular do Colégio Brasileiro de Cirurgiões (CBC). Ex-Mestre do CBC, Capítulo de São Paulo.

■ **FERNANDO ISSAMU TABUSHI**
Gastroenterologista e Cirurgião do Aparelho Digestivo. Professor Adjunto do Departamento de Anatomia da Universidade Federal do Paraná (UFPR). Professor Permanente do Programa de Pós-Graduação em Princípios da Cirurgia da Faculdade Evangélica Mackenzie do Paraná (FEMPAR).

■ **FERNANDO LUIZ WESTPHAL**
Mestre em Cirurgia-Geral – Setor Tórax – Universidade Federal do Rio de Janeiro (UFRJ). Doutor em Cirurgia Cardiovascular pela Universidade Federal de São Paulo (UNIFESP). Pós-Doutor em Cirurgia Torácica pelo Instituto do Coração (InCor). Membro Titular da Sociedade Brasileira de Cirurgia Torácica (SBCT) e do Colégio Brasileiro de Cirurgiões (CBC). Professor Associado IV – Cirurgia Torácica – Universidade Federal do Amazonas (UFAM).

■ **FERNANDO NORBERTO**
Médico Graduado em Medicina pela Universidade Federal de Pernambuco (UFPE). Formação em Cirurgia-Geral pelo Instituto de Medicina Integral Professor Fernando Figueira/Pernambuco. Formação em Cirurgia de Cabeça e Pescoço no A.C. Camargo Cancer Center. Fellowship em Cirurgia Craniofacial na Beneficência Portuguesa de São Paulo (BP). Médico Cirurgião de Cabeça e Pescoço do Instituto de Medicina Integral Professor Fernando Figueira (IMIP) e do Hospital São Marcos, Recife-PE. Membro Titular da Sociedade Brasileira de Cirurgia de Cabeça e Pescoço (SBCCP). Membro Aspirante à Sociedade Brasileira de Crânio-Maxilo-Facial (ABCCMF).

■ **FERNANDO BRÁULIO PONCE LEON P. DE CASTRO**
Médico Graduado pela Universidade Federal do Rio de Janeiro (UFRJ). Especialização em Cirurgia-Geral pelo Hospital Universitário Clementino Fraga Filho (HUCFF) da UFRJ. Especialização em Cirurgia-Geral Avançada pelo HUCFF da UFRJ. Mestrado em Ciências Cirúrgicas pela UFRJ. Doutorando em Ciências Cirúrgicas pela UFRJ. Professor Substituto do Departamento de Cirurgia da Faculdade de Medicina da UFRJ. Cirurgião-Geral do Serviço de Cirurgia-Geral do HUCFF.

■ **FERNANDO VANNUCCI**
Membro Titular do Colégio Brasileiro de Cirurgiões (CBC). Membro Titular da Sociedade Brasileira de Cirurgia Torácica (SBCT). Especialização em Cirurgia Torácica Oncológica pelo Instituto Nacional de Câncer (INCA). Fellowship em Cirurgia Torácica Oncológica pelo Istituto Europeo di Oncologia (IEO/Milão, Itália). Cirurgião Torácico do Hospital Federal do Andaraí. Cirurgião Torácico do Hospital Central da Polícia Militar/RJ.

■ **FERNANDO WALDER**
Professor Assistente do Departamento de Otorrinolaringologia e Cirurgia de Cabeça e Pescoço da Escola Paulista de Medicina da Universidade Federal de São Paulo (EPM/UNIFESP). Doutor em Oncologia pela Faculdade de Medicina da Universidade de São Paulo (FMUSP). Ex-Presidente da Sociedade Brasileira de Cirurgia de Cabeça e Pescoço (SBCCP).

■ **FLÁVIO ANTONIO DE SÁ RIBEIRO**
Conselheiro e Diretor Tesoureiro do Conselho Regional de Medicina do Estado do Rio de Janeiro (CREMERJ). Professor Adjunto de Cirurgia da Faculdade de Ciências Médicas da Universidade do Estado do Rio de Janeiro (FCM/UERJ). Professor Adjunto de Cirurgia da Universidade Estácio de Sá (UNESA). Professor Titular de Cirurgia do Instituto de Pós-Graduação Carlos Chagas. Cirurgião do HFB/MS. Doutor e Mestre em Cirurgia pela Universidade Federal do Rio de Janeiro (UFRJ). Titular do Colégio Brasileiro de Cirurgiões (TCBC).

■ **FLAVIO ANTONIO QUILICI**
Professor Titular da Disciplina de Coloproctologia da Faculdade de Medicina da Pontifícia Universidade Católica de Campinas (PUC-Campinas). Membro Titular do Colégio Brasileiro de Cirurgiões (CBC). Ex-Presidente da Sociedade Brasileira de Coloproctologia (SBC). Ex-Presidente da Sociedade Brasileira de Endoscopia Digestiva (SBED).

■ **FLAVIO DANIEL SAAVEDRA TOMASICH**
Membro Titular do Colégio Brasileiro de Cirurgiões (CBC). Vice-Presidente do Setor VI do CBC. Presidente da Comissão de Cirurgia Minimamente Invasiva e Robótica do CBC. Professor Associado IV do Departamento de Cirurgia da Universidade Federal do Paraná (UFPR). Coordenador da Disciplina de Técnica Cirúrgica da UFPR. Membro Titular da Sociedade Brasileira de Cirurgia Oncológica. Titular do Serviço de Cirurgia Abdominal do Hospital Erasto Gaertner, Cancer Center. Titular do Serviço de Cirurgia do Hospital do Trabalhador.

■ **FLÁVIO POLA DOS REIS**
Médico Cirurgião Torácico pelo Hospital das Clínicas da Faculdade de Medicina da Universidade de São Paulo (HCFMUSP). Fellow do Transplante de Pulmão do HCFMUSP.

■ **FRANCISCO SÉRGIO P. REGADAS**
Graduado em Medicina pela Faculdade de Medicina da Universidade Federal do Ceará (FM/UFC). Mestrado em Técnica Operatória e Cirurgia Experimental pela Escola Paulista de Medicina da Universidade Federal de São Paulo (EPM/UNIFESP). Doutorado em Medicina (Cirurgia do Aparelho Digestivo) pela Universidade de São Paulo (USP). Especialização em Colproctologia no St. Mark's Hospital (Londres) e em Colonoscopia. Especialização em Cirurgia Videolaparoscópica na Universidade de Bordeaux (França) e em Ultrasonografia Anorretal na Cleveland Clinic Florida (EUA). Professor Titular Emérito da FM/UFC – Departamento de Cirurgia. Coordenador da Disciplina de Didática Médica do Programa de Pós-Graduação do Departamento de Cirurgia da FM/UFC. Membro Titular da Sociedade Brasileira de Coloproctologia (SBCP). Membro Titular do Colégio Brasileiro de Cirurgia Digestiva (CBCD) e do Colégio Brasileiro de Cirurgiões (CBC). Membro Associado da American Society of Colon and Rectum Surgeons (ASCRS). Ex-Presidente da Sociedade Cearense de Cirurgia. Ex-Presidente e Fundador da Sociedade Cearense de Cirurgia Videoendoscópica e Robótica. Ex-Presidente da Regional Norte-Nordeste de Coloproctologia. Ex-Presidente da Sociedade Brasileira de Coloproctologia (SBCP). Coordenador-Geral do 60º Congresso Brasileiro de Coloproctologia. Membro do Conselho Consultivo da SBCP. Membro Honorário da Sociedade Portuguesa de Cirurgia Minimamente Invasiva (SPCMIN). Membro Honorário da ASCRS.

■ **GABRIEL BERNARDO DE ASSIS GALHARDO**
Cirurgião-Geral. Ex-Residente em Cirurgia-Geral do Hospital Regional do Vale do Paraíba – Taubaté, SP. Cirurgia Oncológica. Ex-Residente em Cirurgia Oncológica do Erasto Gaertner Cancer Center – Curitiba, PR. Fellowship em Cirurgia Robótica do Erasto Gaertner Cancer Center – Curitiba, PR.

■ **GASPAR DE JESUS LOPES FILHO**
Graduado em Medicina pela Universidade Federal de São Paulo (UNIFESP). Mestrado em Medicina pela UNIFESP. Doutorado em Medicina pela UNIFESP. Professor Associado e Livre-Docente da UNIFESP. Professor Orientador da UNIFESP. Chefe da Disciplina de Gastroenterologia Cirúrgica da UNIFESP. Coordenador-Geral dos Ambulatórios do Hospital São Paulo/UNIFESP.

■ **GERALDO ROGER NORMANDO JUNIOR**
Professor Assistente do Departamento de Clínica Cirúrgica do Hospital Universitário João de Barros Barreto, Universidade Federal do Pará (UFPA). Membro Titular do Colégio Brasileiro de Cirurgiões (CBC) e da Sociedade Brasileira de Cirurgia Torácica (SBCT).

■ **GERSON ALVES PEREIRA JUNIOR**
Titular do Colégio Brasileiro de Cirurgiões (CBC). Diretor do Departamento de Educação Médica (CBC-SP). Membro da Comissão Nacional de Ensino do CBC Nacional. Professor de Cirurgia de Urgência e Trauma da Universidade de São Paulo (USP/Bauru).

■ **GIOVANNI ANTONIO MARSICO**
Chefe do Serviço de Cirurgia Torácica do Hospital Federal do Andaraí – Ministério da Saúde – RJ. Mestre em Cirurgia Torácica pela Universidade Federal Fluminense (UFF). Doutor em Cirurgia (Setor Tórax) pela Universidade Federal do Rio de Janeiro (UFRJ). Livre-Docência em Cirurgia Torácica pela UFRJ. Membro Titular do Colégio Brasileiro de Cirurgiões (CBC).

- **GLAUCO ADRIENO WESTPHAL**

Graduado em Medicina pela Universidade Federal de Santa Catarina (UFSC). Doutorado em Ciências pela Universidade de São Paulo (USP). Preceptor do Programa de Residência Médica em Medicina Intensiva do Hospital Municipal São José de Joinville. Médico do Hospital Dona Helena. Coordenador da UTI do Centro Hospitalar Unimed. Professor da Universidade da Região de Joinville (UNIVILLE).

- **GUSTAVO KURACHI**

Mestre pelas Faculdades Pequeno Príncipe (FPP). Professor da Faculdade Assis Gurgacz.

- **HAMILTON PETRY DE SOUZA**

Professor Adjunto da Escola de Medicina da Pontifícia Universidade Católica do Rio Grande do Sul (PUCRS). Membro Emérito da Sociedade Brasileira de Atendimento ao Traumatizado (SBAIT) e do Colégio Brasileiro de Cirurgiões (CBC). Fellow do American College of Surgeons (ACS). Doutor em Cirurgia.

- **HEITOR MARCIO GAVIÃO SANTOS**

Membro Titular do Colégio Brasileiro de Cirurgiões (CBC). Membro da Sociedade Brasileira de Hérnia e Parede Abdominal (SBH). Membro Titular da Sociedade Brasileira de Cirurgia Minimamente Invasiva e Robótica (SOBRACIL). Fellowship da American Hernia Society (AHS). Member da Society of Robotic Surgery (SRS). Cirurgião Responsável do Centro de Hérnias Abdominais do Hospital São Lucas. Professor do Curso de Pós-Graduação de Videocirurgia Unicetrex.

- **HELÁDIO FEITOSA DE CASTRO FILHO**

Professor do Departamento de Cirurgia da Faculdade de Medicina da Universidade Federal do Ceará (UFC). Cirurgião Oncológico do Instituto do Câncer do Ceará (ICC). Cirurgião do Hospital das Clínicas e do Instituto Dr. José Frota (IJF). Membro Titular do Colégio Brasileiro de Cirurgiões (CBC), do Colégio Brasileiro de Cirurgia Digestiva (CBCD), da Sociedade Brasileira de Cirurgia Bariátrica e Metabólica (SBCBM) e da Sociedade Brasileira de Cirurgia Oncológica (SBCO). Membro da International Federation for the Surgery of Obesity and Metabolic Disorders (IFSO). Fellow do American College of Surgeons (ACS).

- **HELÁDIO FEITOSA DE CASTRO NETO**

Titular do Colégio Brasileiro de Cirurgiões (CBC). Membro da Câmara Técnica em Oncologia do CBC. Vice-Mestre do Capítulo do Ceará do CBC (2020-2021). Mestre do Capítulo do CBC (2022-2023). Membro da Sociedade Brasileira de Cirurgia Oncológica (SBCO). Coordenador do Programa de Residência Médica em Cancerologia Cirúrgica do Instituto do Câncer do Ceará (ICC). Cirurgião Oncológico do Serviço de Oncologia Abdominal do ICC. Cirurgião do Departamento de Cirurgia e Preceptor da Residência Médica em Cirurgia-Geral do Hospital Universitário Walter Cantídio – Universidade Federal do Ceará (UFC). Cirurgião do Serviço de Cirurgia-Geral e Preceptor da Residência Médica em Cirurgia-Geral do Instituto Dr. José Frota (IJF).

- **HEMERSON PAUL VIEIRA MARQUES**

Mestre em Princípios de Cirurgia pelo Instituto de Pesquisas Médicas da Universidade Federal do Paraná (UFPR). Membro Titular Especialista do Colégio Brasileiro de Cirurgiões (CBC), do Colégio Brasileiro de Cirurgia Digestiva (CBCD) e da Sociedade Brasileira de Cirurgia Bariátrica e Metabólica (SBCBM). Membro da Associação Brasileira de Transplantes de Órgãos (ABTO).

- **IRINEU RUBINSTEIN**

Graduado em Medicina pela Universidade Federal de Santa Maria (USFM). Mestrado em Medicina (Nefrologia) pela Universidade do Estado do Rio de Janeiro (UERJ). Doutorado em Medicina (Urologia) pela Universidade Federal de São Paulo (UNIFESP). Doutorado em Medicina (Cirurgia-Geral) pela Universidade Federal do Rio de Janeiro (UFRJ). Professor Associado da UERJ. Sócio-Membro da Sociedade Brasileira de Urologia (SBU). Tem experiência na área de Medicina, com ênfase em Cirurgia Urológica, atuando principalmente nos seguintes temas: Urologia, Cirurgia Urológica, Incontinência Urinária, Infecção Urinária e Câncer de Próstata.

- **ISAC JORGE FILHO**

Graduado em Medicina com Especialização em Cirurgia-Geral, Nível de Pós-Graduação pela Faculdade de Medicina de Ribeirão Preto da Universidade de São Paulo (FMRP-USP). Doutorado em Medicina pela de Ciências Médicas da Santa Casa de São Paulo, FCMSCSP.

- **IVAN TRAMUJAS DA COSTA E SILVA**

Professor-Assistente em Clínica Cirúrgica. Mestre pela Universidade Federal do Amazonas (UFAM).

- **IZABELLA REZENDE OLIVEIRA**

Residente de Cirurgia do Aparelho Digestivo pelo Hospital das Clínicas da Universidade Federal de Goiás (HC-UFG). Cirurgiã-Geral pelo Instituto Hospital de Base do Distrito Federal. Graduada em Medicina pela Pontifícia Universidade Católica de Goiás (PUC Goiás). Ex-Diretora Administrativa da Liga Acadêmica de Cirurgia Abdominal (LACA) da PUC Goiás. Ex-Presidente Liga Acadêmica de Cirurgia Abdominal (LACA) da PUC Goiás. Ex-Assessora de Assuntos Acadêmicos do Centro Acadêmico Paulo Francescantonio da PUC Goiás. Possui experiência na área das Ciências da Saúde e Cirurgia-Geral.

- **JACQUELINE ARANTES GIANNINI PERLINGEIRO**

Cirurgiã-Geral e do Tórax. Mestre e Doutora em Cirurgia. Professora-Assistente do Departamento de Cirurgia da Faculdade de Ciências Médicas da Santa Casa de São Paulo (FCMSCSP). Médico Assistente. Serviço de Emergência da Irmandade da Santa Casa de Misericórdia de São Paulo (ISCMSP).

- **JAIRO SILVA ALVES**

Médico Endoscopista. Doutor em Gastroenterologia pela Faculdade de Medicina da Universidade Federal de Minas Gerais (UFMG). Membro Titular da Sociedade Brasileira de Endoscopia Digestiva (SOBED). Membro e Preceptor do Serviço de Endoscopia do Instituto Alfa de Gastroenterologia do Hospital das Clínicas da UFMG.

- **JARBAS FARACO**

Colonoscopista do Hospital Sírio-Libanês (HSL).

- **JEAN MICHEL MILANI**

Graduado em Medicina pela Escola Paulista de Medicina da Universidade Federal de São Paulo (EPM/UNIFESP). Cirurgião-Geral pela EPM/UNIFESP. Cirurgião do Aparelho Digestivo pela EPM/UNIFESP.

- **JOÃO ALÉSSIO JULIANO PERFEITO**

Professor Associado da Disciplina de Cirurgia Torácica do Departamento de Cirurgia da Escola Paulista de Medicina da Universidade Federal de São Paulo (EPM/UNIFESP).

JOÃO BAPTISTA DE REZENDE NETO
Professor Adjunto do Departamento de Cirurgia da Faculdade de Medicina da Universidade Federal de Minas Gerais (UFMG). Mestre e Doutor em Cirurgia pela Faculdade de Medicina da UFMG. Clinical Fellow em Cirurgia do Trauma e Terapia Intensiva pela Boston University – EUA. Research Fellow em Cirurgia do Trauma pela University of Colorado – Denver, EUA. Coordenador da Cirurgia de Urgência do Hospital Universitário Risoleta Tolentino Neves, UFMG – Fundação de Desenvolvimento da Pesquisa (FUNDEP).

JOÃO VIEIRA LOPES
Médico-Cirurgião. Mestre em Ciências Médicas pela Faculdade de Medicina da Universidade de Brasília (UnB). Professor Voluntário das Disciplinas Bases da Cirurgia e Clínica Cirúrgica da Faculdade de Medicina da UnB. Titular do Colégio Brasileiro de Cirurgiões (TCBC).

JONG HUN PARK
Pós-Graduando da Disciplina de Cirurgia Vascular e Endovascular da Faculdade de Ciências Médicas da Santa Casa de São Paulo (FCMSCSP).

JORGE ANTONIO MOREIRA LOPES
Doutor e Mestre em Urologia pela Escola Paulista de Medicina da Universidade Federal de São Paulo (EPM-UNIFESP). Membro Titular da Sociedade Brasileira de Urologia (SBU). Membro Titular do Colégio Brasileiro de Cirurgiões (CBC). Urologista do Hospital Pedro Sanches, Hospital Santa Lúcia e Santa Casa de Misericórdia de Poços de Caldas – MG.

JORGE HENRIQUE RIVABEN
Mestre em Cirurgia pela Faculdade de Ciências Médicas da Santa Casa de São Paulo (FCMSCSP). Cirurgião Torácico pela Irmandade da Santa Casa de Misericórdia de São Paulo (ISCMSP). Titular pela Sociedade Brasileira de Cirurgia Torácica (SBCT).

JORGE PINHO FILHO
Vice-Presidente do Colégio Brasileiro de Cirurgiões (CBC). Ex-Mestre do Capítulo de Pernambuco. Fellow do American College of Surgeons (ACS). Ex-Residente do Instituto Nacional de Câncer (INCA). Ex-Membro do Staff do INCA. Membro Titular da Sociedade Brasileira de Cirurgia de Cabeça e Pescoço (SBCCP). Médico do Hospital Memorial São José – Rede D'Or São Luiz – Recife, PE. Membro do Latin American Thyroid Society (LATS). Membro da American Head and Neck Society (AHNS). Membro da American Academy Otolaryngology – Head and Neck Society (AAO-HNS).

JOSÉ CARLOS ESTEVES VEIGA
Professor Titular e Livre-Docente da Disciplina de Neurocirurgia do Departamento de Cirurgia da Faculdade de Ciências Médicas da Santa Casa de São Paulo (FCMSCSP). Chefe da Disciplina de Neurocirurgia dos Hospitais da Irmandade da Santa Casa de Misericórdia de São Paulo (ISCMSP).

JOSÉ CESAR ASSEF
Cirurgião-Geral e do Aparelho Digestivo. Mestre e Doutor em Cirurgia. Professor Adjunto do Departamento de Cirurgia da Faculdade de Ciências Médicas da Santa Casa de São Paulo (FCMSCSP). Coordenador Médico do Serviço de Emergência da Irmandade da Santa Casa de São Paulo (ISCMSP).

JOSÉ DALMO DE ARAÚJO
Chefe do Serviço de Cirurgia Vascular do Instituto de Moléstias Cardiovasculares de São José do Rio Preto, SP. Membro Titular do Colégio Brasileiro dos Cirurgiões (CBC). Membro Emérito da Sociedade Brasileira de Angiologia e Cirurgia Vascular (SBACV).

JOSÉ EDUARDO FERREIRA MANSO
Graduado em Medicina pela Universidade Federal do Rio de Janeiro (UFRJ). Mestrado e Doutorado em Medicina (Cirurgia-Geral) pela UFRJ. Professor Associado I da Faculdade de Medicina da UFRJ. Membro Titular do Colégio Brasileiro de Cirurgiões (CBC). Membro do Conselho Consultivo da Sociedade Brasileira para o Desenvolvimento da Pesquisa em Cirurgia (SOBRADPEC) – Regional do Rio de Janeiro.

JOSÉ GUIDO CORRÊA DE ARAÚJO JÚNIOR
Residência em Cirurgia-Geral e Cirurgia do Aparelho Digestivo no Hospital das Clínicas da Universidade Federal de Pernambuco (HC/UFPE). Mestrado e Doutorado em Cirurgia pela UFPE. Professor da Disciplina de Cirurgia Abdominal do Centro de Ciências Médicas da UFPE. Coordenador da Residência em Cirurgia do Aparelho Digestivo do HC/UFPE. Titular Especialista do Colégio Brasileiro de Cirurgia Digestiva (CBCD).

JOSÉ GUSTAVO PARREIRA
Cirurgião-Geral. Cirurgião do Aparelho Digestivo. Área de Atuação em Cirurgia de Emergências e Trauma pelo Colégio Brasileiro de Cirurgiões (CBC). Membro Titular do CBC e da Sociedade Brasileira de Atendimento Integrado ao Traumatizado (SBAIT). Mestrado e Doutorado na Área de Cirurgia-Geral. Professor Adjunto do Departamento de Cirurgia da Faculdade de Ciências Médicas da Santa Casa de São Paulo (FCMSCSP).

JOSÉ JERÔNIMO DE MENEZES LIMA
Doutor em Administração. Presidente da Associação Brasileira de Consultores (ABRACEM).

JOSÉ MARCUS RASO EULÁLIO
Professor Associado IV do Departamento de Cirurgia da Faculdade de Medicina da Universidade Federal do Rio de Janeiro (UFRJ). Responsável pelo Setor de Cirurgia do Pâncreas do Serviço de Cirurgia-Geral do Hospital Universitário Clementino Fraga Filho (HUCFF/UFRJ). Mestre e Doutor em Cirurgia pela UFRJ. Membro Titular do Colégio Brasileiro de Cirurgiões (CBC). Fellow do American College of Surgeons (ACS).

JOSÉ MARIA CARDOSO SALLES
TCBC. Professor Adjunto de Clínica Terapêutica da Universidade Federal do Pará (UFPA).

JOSÉ OCTAVIO GONÇALVES DE FREITAS
TCBC/TSBCP. Médico Chefe do Serviço de Cirurgia Plástica e Diretor do Departamento de Cirurgia do Hospital Ipiranga – SUS/SP/SP. Serviço Credenciado pelo MEC/AMB/SBCP.

JOSÉ RIBAS MILANEZ CAMPOS
Professor Livre-Docente da Disciplina de Cirurgia Torácica do Hospital das Clínicas (HC) e do Instituto do Coração (InCor), da Faculdade de Medicina da Universidade de São Paulo. Médico da Cirurgia Torácica do Hospital Israelita Albert Einstein (HIAE).

■ **JUAN MIGUEL RENTERIA**
Graduação, Mestrado e Doutorado em Medicina (Cirurgia Abdominal) pela Universidade Federal do Rio de Janeiro (UFRJ). Residência Médica em Cirurgia-Geral, com área de atuação em Trauma e Urologia. Realizou aperfeiçoamento em Videolaparoscopia Urológica em Paris e em Urologia e Cirurgia do Transplante em Lyon, na França. Título de Especialista do Colégio Brasileiro de Cirurgiões (CBC) e da Sociedade Brasileira de Urologia (SBU). Professor Adjunto de Cirurgia da UFRJ. Experiência na área de Medicina, com ênfase em Urologia Oncológica. Desenvolve Pesquisa Clínica e Experimental em Cirurgia Urológica.

■ **JULIO CESAR BEITLER**
ECBC. Especialista em Cirurgia-Geral pelo Colégio Brasileiro de Cirurgiões (CBC). Mestre em Cirurgia pela University of Illinois – Chicago, EUA. Membro e Ex-Presidente da Sociedade Brasileira de Hérnia (SBH). Membro da American Hernia Society (AHS). Ex-Professor de Cirurgia-Geral pela Universidade Gama Filho (UGF) e Universidade Estácio de Sá.

■ **JURANDIR MARCONDES RIBAS FILHO**
Professor Permanente do Programa de Pós-Graduação em Princípios da Cirurgia da Faculdade Evangélica Mackenzie do Paraná (FEMPAR). Professor Titular de Traumatologia, Clínica Cirúrgica e Bases da Iniciação Científica da FEMPAR. Vice-Presidente do Colégio Brasileiro de Cirurgiões (CBC). Coordenador do Curso de Pós-Graduação em Cirurgia do Aparelho Digestivo do Colégio Brasileiro de Cirurgia Digestiva (CBCD).

■ **KAREN GUERRA DE SOUZA**
Médica Residente da Disciplina de Cirurgia Torácica da Irmandade da Santa Casa de Misericórdia de São Paulo (ISCMSP).

■ **KERSTIN KNAPP RANGEL**
Graduada em Medicina pela Heinrich-Heine Universität Düsseldorf, Alemanha. Pós-Graduação em Cirurgia-Geral por Programa de Residência Médica credenciado pelo Ministério da Educação e Cultura – Fundação Benjamin Guimarães. Pós-Graduação em Mastologia pelo Programa de Residência Médica credenciado pelo Ministério da Educação e Cultura – Instituto Mário Penna.

■ **KEYLA DANIELE DE LACERDA RODRIGUES**
Graduada em Medicina pela Universidade Federal de Minas Gerais (UFMG). Especialização em Mastologia pelo Instituto Mário Penna. Especialista em Cirurgia-Geral pela Santa Casa de Misericórdia de Belo Horizonte. Mastologista na Alpha Especialidades Médicas e no Instituto Mário Penna.

■ **LEANDRO TOTTI CAVAZZOLA**
Professor Adjunto da Universidade Federal do Rio Grande do Sul (UFRGS). Pós-Doutorado em Cirurgia Minimamente Invasiva na Case Western Reserve University, Cleveland, Ohio, EUA. Mestre e Doutor em Cirurgia pela UFRGS. TCBC. TCBCD.

■ **LECY MARCONDES CABRAL**
Graduado em Medicina pela Faculdade de Ciências Médicas Dr. Antonio Garcia Coutinho, Pouso Alegre – MG. Mestrado em Ortopedia e Cirurgia Plástica Reparadora pela Universidade Federal de São Paulo (UNIFESP). Cirurgião Plástico do Hospital e Maternidade São Luiz. Diretor Responsável da Clínica Integrada de Cirurgia Plástica São Paulo. Cirurgião Plástico do Corpo Clínico do Hospital e Maternidade Israelita Albert Einstein.

■ **LENORA CATHARINA MARTINS PINTO RODRIGO**
Médica do Centro de Informação e Assistência Toxicológica do Paraná (CEATOX). Centro de Vigilância Ambiental — Secretaria de Estado da Saúde do Paraná.

■ **LEONARDO CASTRO MARINZECK**
Membro Adjunto do Colégio Brasileiro de Cirurgiões (CBC). Docente da Cadeira de Clínica Cirúrgica do Curso de Medicina da Faculdade de Medicina de Ribeirão Preto da Universidade de São Paulo (FMRP-USP). Chefe do Serviço de Cirurgia São Francisco.

■ **LEONARDO EMÍLIO DA SILVA**
Professor Adjunto Doutor do Departamento de Cirurgia da Faculdade de Medicina da Universidade Federal de Goiás (UFG). Coordenador das Câmaras Técnicas de Endoscopia Digestiva e de Cirurgia Bariátrica e Metabólica do Conselho Federal de Medicina (CFM). Presidente da Comissão Permanente de Cirurgia Bariátrica e Metabólica do Colégio Brasileiro de Cirurgiões (CBC). TCBC. Fellow do American College of Surgeons (ACS).

■ **LIA ROQUE ASSUNÇÃO**
M.D., Ph.D., TCBC. Professora Assistente de Cirurgia – Universidade do Estado do Rio de Janeiro (UERJ). Membro da Comissão de Mulheres Cirurgiãs.

■ **LÍGIA ANDRADE DA SILVA TELLES MATHIAS**
Professora Titular da Faculdade de Ciências Médicas da Santa Casa de São Paulo (FCMSCSP). Coordenadora do Serviço de Anestesia da Pro Matre Paulista. Presidente da Latin American Society of Regional Anesthesia (LASRA).

■ **LISANDRA CAROLINA M. QUILICI**
Cirurgiã do Aparelho Digestivo. Ex-Residente de Cirurgia do Hospital e Maternidade Celso Pierro (HMCP) da Pontifícia Universidade Católica de Campinas (PUC-Campinas). ACBC, ASBCP, ACBCD.

■ **LISIEUX EYER DE JESUS**
Cirurgiã Pediátrica. Especialista e Titular CIPE – Associação Brasileira de Cirurgia Pediátrica – e CBC. Doutora em Ciências Cirúrgicas pela Universidade Federal do Rio de Janeiro (UFRJ). Pós-Graduação pela Universidade de Toronto (Educação Médica e Pesquisa em Urologia Pediátrica). Cirurgiã Pediátrica do Hospital Universitário Antônio Pedro da Universidade Federal Fluminense (UFF/RJ) e do Hospital Federal dos Servidores do Estado (MS/RJ).

■ **LUCAS CORREIA ARCANJO**
Cirurgião-Geral. Ex-Residente em Cirurgia-Geral do Hospital de Urgências de Goiânia (HUGO), Goiânia-GO. Cirurgião do Aparelho Digestivo. Ex-Residente em Cirurgia do Aparelho Digestivo do Hospital Alberto Rassi (HGG), Goiânia-GO. Fellowship em Cirurgia Robótica do Erasto Gaertner Cancer Center – Curitiba-PR. Membro Adjunto do Colégio Brasileiro de Cirurgiões – ACBC-GO.

■ LUCAS MATOS FERNANDES
Graduado em Medicina pela Universidade Federal de Mato Grosso do Sul (UFMS). Formação em Cirurgia-Geral pela Santa Casa de Campo Grande, com ênfase em Cirurgia Torácica pela Pontifícia Universidade Católica do Paraná (PUC-PR). Especialização em Transplante de Pulmões pela Faculdade de Medicina da Universidade de São Paulo (FMUSP). Complementação nesta área pelo Instituto do Coração (InCor) do Hospital das Clínicas (HC) da FMUSP. Doutor em Ciências pela Disciplina de Cirurgia Torácica e Cardiovascular pela FMUSP. Médico Assistente do Instituto do Coração (InCor) do HC/FMUSP do Serviço de Cirurgia Torácica. Coordenador do Grupo de Transplante Pulmonar do InCor e da Associação Brasileira de Transplantes de Órgãos (ABTO).

■ LUCIANO ZOGBI
Mestre em Doutor em Cirurgia pela Universidade Federal do Rio Grande do Sul (UFRGS). Cirurgião e Professor de Cirurgia da Universidade Federal do Rio Grande (FURG). Coordenador da Residência Médica de Cirurgia Geral da FURG. Membro Titular do Colégio Brasileiro de Cirurgiões (TCBC-RS). Diretor de Divulgação da Sociedade de Cirurgia-Geral do Rio Grande do Sul (SOCIGERS). Conselheiro do Conselho Regional de Medicina do Estado do Rio Grande do Sul (CREMERS).

■ LÚCIO KENNY MORAIS
Graduado em Medicina pela Universidade de Brasília (UnB). Residência Médica em Cirurgia-Geral pela UnB. Residência Médica em Cirurgia do Aparelho Digestivo pelo Hospital das Clínicas da Universidade Federal de Goiás (HC-UFG). Professor Auxiliar do Departamento de Cirurgia da Faculdade de Medicina da UFG. Coordenador da Disciplina de Bases da Técnica Operatória e Laboratório de Cirurgia Experimental da Faculdade de Medicina da UFG. Médico Cirurgião do Serviço de Cirurgia e Transplante Hepático do HC-UFG. Título de Especialista em Cirurgia do Aparelho Digestivo pelo Colégio Brasileiro de Cirurgia Digestiva (CBCD). Médico Cirurgião de Transplantes do Hospital Estadual Alberto Rassi. Mestre em Ciências da Saúde pela UFG.

■ LUÍS ALBERTO MENDONÇA DE FREITAS
Titular do Colégio Brasileiro de Cirurgiões (TCBC). Titular da Sociedade Brasileira de Coloproctologia (TSBC). Mestre em Ciências Médicas pela Universidade de Brasília (UnB). Professor aposentado da Escola Superior de Ciências da Saúde (ESCS) da Fundação de Ensino e Ciências da Saúde do Distrito Federal (FEPECS).

■ LUIS ANTONIO DEMÁRIO
Médico Segundo Assistente da Disciplina de Cirurgia Plástica do Departamento de Cirurgia da Irmandade da Santa Casa de Misericórdia de São Paulo (ISCMSP). Membro Titular da Sociedade Brasileira de Cirurgia Plástica (SBCP).

■ LUÍS AUGUSTO PALMA DALLAN
Médico Cirurgião-Geral graduado pelo Departamento de Cirurgia da Faculdade de Ciências Médicas da Santa Casa de São Paulo (FCMSCSP).

■ LUIS CARLOS LOSSO
Professor Doutor da Disciplina de Cirurgia Torácica da Faculdade de Medicina do ABC (FMABC). Diretor do Centro de Medicina Torácica e Centro de Pesquisas em Doenças Torácicas do Hospital Edmundo Vasconcelos, São Paulo-SP.

■ LUIS EDUARDO BARBALHO DE MELO
Especialista em Cirurgia de Cabeça e Pescoço pelo Instituto Nacional de Câncer/RJ/MS. Doutor em Ciências da Saúde pela Universidade Federal do Rio Grande do Norte (UFRN).

■ LUÍS GUSTAVO MORATO DE TOLEDO
Professor Adjunto de Urologia da Faculdade de Ciências Médicas da Santa Casa de São Paulo (FCMSCSP). Chefe do Serviço de Urologia da Irmandade Santa Casa de Misericórdia de São Paulo (ISCMSP). Membro da Clínica Urológica do Hospital Ipiranga. Chefe do Serviço de Uroginecologia da Maternidade Cachoeirinha.

■ LUISA GUEIROS MAIA
Médica Gastroenterologista pelo Hospital das Clínicas da Universidade Federal de Minas Gerais (HC-UFMG). Residente em Endoscopia Digestiva pelo HC-UFMG.

■ LUÍZ ALBERTO OLIVEIRA DALLAN
Professor Livre-Docente em Cirurgia Torácica e Cardiovascular pela Faculdade de Medicina da Universidade de São Paulo (FMUSP). Diretor do Serviço de Coronariopatia da Divisão de Cirurgia do Instituto do Coração (IC) do Hospital das Clínicas (HC) da FMUSP.

■ LUIZ ALBERTO RODRIGUES DE MORAES
Professor de Cirurgia aposentado da Universidade Federal do Pará (UFPA). Médico Cirurgião aposentado pelo Ministério da Saúde (MS). Mestre em Cirurgia Gastroenterológica pela Universidade Federal Fluminense (UFF).

■ LUIZ ARNALDO SZUTAN
Professor Adjunto do Departamento de Cirurgia da Faculdade de Ciências Médicas da Santa Casa de São Paulo (FCMSCSP). Chefe do Grupo de Cirurgia do Fígado da Irmandade da Santa Casa de Misericórdia de São Paulo (ISCMSP). Ex-Vice-Presidente do Colégio Brasileiro de Cirurgiões (CBC).

■ LUIZ AUGUSTO FERREIRA LISBOA
Doutor pela Faculdade de Medicina da Universidade de São Paulo (FMUSP). Médico Assistente da Divisão de Cirurgia do Instituto do Coração do Hospital das Clínicas da Faculdade de Medicina da Universidade de São Paulo (IC-HCFMUSP).

■ LUIZ AYRTON SANTOS JUNIOR
Mastologista e Bioeticista. Professor Mestre e Doutor da Universidade Federal do Piauí (UFPI) e da Universidade Estadual do Piauí (UESPI). Coordenador do Programa de Mestrado em Saúde da Mulher. Membro e Presidente da Academia de Medicina do Piauí. Diretor do Instituto de Mama do Piauí Mastoclínica. Presidente da Fundação Maria Carvalho Santos.

■ LUIZ CARLOS VON BAHTEN
Professor Associado do Departamento de Cirurgia da Universidade Federal do Paraná (UFPR). Professor Titular de Clínica Cirúrgica da Pontifícia Universidade Católica do Paraná (PUCPR). Mestre em Clínica Cirúrgica pela UFPR. Doutor em Cirurgia pela Universidade Estadual de Campinas (Unicamp). Presidente Nacional do Colégio Brasileiro de Cirurgiões (CBC). TCBC-TCBCD-FACS.

■ LUIZ EDUARDO VILLAÇA LEÃO
Professor Titular da Disciplina de Cirurgia Torácica do Departamento de Cirurgia da Escola Paulista de Medicina da Universidade Federal de São Paulo (EPM/UNIFESP).

- **LUIZ FRANCISCO POLI DE FIGUEIREDO** (in memoriam)

Bolsista de Produtividade em Pesquisa do Conselho Nacional de Pesquisa – CNPq, Nível 2. Graduado em Medicina pela Fundação Faculdade Federal de Ciências Médicas de Porto Alegre. Doutorado em Cirurgia Cardiovascular pela Universidade Federal de São Paulo (UNIFESP). Professor Titular do Departamento de Cirurgia da Faculdade de Medicina da Universidade de São Paulo (FMUSP). Membro do Editorial Board da Shock. Especialista em Cirurgia Vascular e Medicina Intensiva.

- **LUIZ GONZAGA PORTO PINHEIRO**

Graduado em Medicina pela Universidade Federal do Ceará (UFC). Mestrado em Cirurgia pela Universidade Federal Fluminense (UFF). Doutorado em Cirurgia pela Universidade Federal de Pernambuco (UFPE). Professor Adjunto da UFC. Chefe do Serviço de Mastologia da Maternidade-Escola Assis Chateaubriand (MEAC-UFC) e do Hospital das Clínicas (Hospital Universitário Walter Cantídio – HUWC). Presidente da Sociedade Cearense de Cancerologia. Presidente do Grupo de Educação e Estudos Oncológicos.

- **LUIZ GUILHERME CINTRA VIDAL REYS**

Especialista em Cirurgia-Geral e Cirurgia Vascular Periférica (AMB/MEC/CBC/SBACV). Mestrado em Ciências Médicas pela Universidade de Brasília (UnB). Doutorado em Ciências Médicas pela UnB. Membro Titular do Colégio Brasileiro de Cirurgiões. TCBC/DF. Membro Efetivo da Sociedade Brasileira de Angiologia e Cirurgia Vascular, SBACV/DF. Fellowship na Divisão de Trauma, Cuidados Críticos Cirúrgicos e Queimados da University of California in San Diego (UCSD), EUA. Trainee do Centro de Treinamento em Trauma do Exército Americano na University of Miami (Jackson Memorial Hospital, Army Trauma Training Center), ATTC, EUA. Ex-Coordenador do Centro de Trauma do Hospital de Base do Distrito Federal, Brasília. Professor Voluntário e Cirurgião Vascular do Hospital Universitário de Brasília da UnB.

- **LUIZ GUILHERME SANTOS MAKSOUD**

Médico Residente da Disciplina de Cirurgia Torácica da Irmandade da Santa Casa de Misericórdia de São Paulo (ISCMSP).

- **LUIZ GUSTAVO DE OLIVEIRA E SILVA**

Mestre em Cirurgia pela Universidade Federal do Rio de Janeiro (UFRJ). Membro Titular do Colégio Brasileiro de Cirurgiões (TCBC). Membro Titular da Sociedade Brasileira de Cirurgia Bariátrica e Metabólica (SBCBM). Fellow do American College of Surgeons (ACS). Coordenador do Programa de Cirurgia Bariátrica e Metabólica do Hospital Federal de Ipanema.

- **LUIZ HENRIQUE DE SOUSA**

Doutor em Cirurgia pela Universidade de São Paulo (USP). Titular da Sociedade Brasileira de Cirurgia Bariátrica e Metabólica (SBCBM). Membro da International Federation for the Surgery of Obesity (IFSO). Titular do Colégio Brasileiro de Cirurgia Digestiva (CBCD). Titular do Colégio Brasileiro de Cirurgiões (CBC). Titular da Sociedade Brasileira de Videocirurgia (SOBRACIL). Titular da Sociedade Brasileira de Endoscopia Digestiva (SOBED). Chefe do Serviço de Cirurgia Bariátrica do Fêmina Hospital e Maternidade – Goiânia, GO.

- **LUIZ HENRIQUE DE SOUSA FILHO**

Médico Gastroenterologista e Endoscopista. Graduação em Medicina pela Universidade de Ribeirão Preto (UNAERP). Residência em Clínica Médica pela UNAERP. Especialização em Gastroenterologia e Endoscopia Digestiva pelo Hospital das Clínicas da Faculdade de Medicina de Ribeirão Preto da Universidade de São Paulo (FMRP-USP). Membro Titular da Federação Brasileira de Gastroenterologia (FBG). Membro Titular da Sociedade Brasileira de Endoscopia Digestiva (SOBED). Presidente da Sociedade Goiana de Gastroenterologia (SGG/FBG-GO) (2019/2020).

- **LUIZ MARTINS COLLAÇO**

Professor Adjunto do Departamento de Patologia Médica da Universidade Federal do Paraná (UFPR). Professor de Patologia e do Programa de Pós-Graduação em Princípios da Cirurgia da Faculdade Evangélica Mackenzie do Paraná. Diretor Presidente da Associação Paranaense de Patologia. Presidente da Socied Latinoamericana de Citopatología (SLAC).

- **LUIZ PAULO KOWALSKI**

Professor Titular de Cirurgia de Cabeça e Pescoço da Faculdade de Medicina da Universidade de São Paulo (FMUSP). Graduação em Medicina pela Universidade Federal do Paraná (UFPR). Residência Médica em Cancerologia Cirúrgica pela Fundação Antonio Prudente. Especialização em Cirurgia de Cabeça e Pescoço pelo Hospital Heliópolis. Mestrado e Doutorado em Medicina (Otorrinolaringologia) pela Universidade Federal de São Paulo (UNIFESP). Professor Livre-Docente em Oncologia pela FMUSP. Ex-Diretor do Departamento de Cirurgia de Cabeça e Pescoço e Otorrinolaringologia do A.C. Camargo Cancer Center. Coordenador do Centro de Referência em Oncologia de Cabeça e Pescoço do A.C. Camargo Cancer Center. Orientador dos Cursos de Pós-Graduação em Ciências – Área de Concentração em Oncologia da Fundação Antônio Prudente e da FMUSP. PI do Instituto Nacional de Ciência e Tecnologia em Oncogenômica e Inovação Terapêutica (INCT-INCiTO-INOTE). Coordenou o INCT em Oncogenômica e foi PI do CEPID Antonio Prudente Cancer Research Center. Membro do Corpo Editorial dos Periódicos Surgical Oncology (Oxford), Head & Neck, Acta Otorhinoloryngologica Italica, Oral Oncology, Revista Brasileira de Cirurgia da Cabeça e Pescoço, Revista Brasileira de Cancerologia e Revista da AMB. Ex-Presidente da Sociedade Brasileira de Cirurgia de Cabeça e Pescoço (SBCCP). Ex-Presidente da International Academy of Oral Oncology (IAOO).

- **LUIZ ROBERTO LOPES**

Professor Associado e Livre-Docente da Disciplina de Moléstias do Aparelho Digestivo do Departamento de Cirurgia da Faculdade de Ciências Médicas da Universidade Estadual de Campinas (FCM-Unicamp).

- **MANOEL JOSÉ DE ARAÚJO FILHO**

Cirurgião Oncologista. Ex-Residente do A.C. Camargo Cancer Center. Médico do Hospital Universitário da Universidade Estadual de Londrina (UEL). Titular do Colégio Brasileiro de Cirurgiões.

- **MARCEL CERQUEIRA CESAR MACHADO**

Professor Emérito da Faculdade de Medicina da Universidade de São Paulo (FMUSP).

■ **MARCELO LOPES FURTADO**
Titular do Colégio Brasileiro de Cirurgiões (TCBC). Doutor em Gastrocirurgia pela Universidade Estadual Paulista "Júlio de Mesquita Filho" (UNESP). Presidente da Sociedade Brasileira de Hérnia (SBH) (2022-2023). Ex-Presidente da Sociedade Brasileira de Cirurgia Minimamente Invasiva e Robótica (SOBRACIL).

■ **MARCIO BOTTER**
Professor Assistente e Doutor do Departamento de Cirurgia da Faculdade de Ciências Médicas da Santa Casa de São Paulo (FCMSCSP). Chefe da Disciplina de Cirurgia Torácica da FCMSCSP. Titular do Colégio Brasileiro de Cirurgiões.

■ **MARCIO BARROSO CAVALIÉRE**
Titular do Colégio Brasileiro de Cirurgiões. Membro da Sociedade Brasileira de Hérnia (SBH). Chefe de Clínica do Hospital Municipal Lourenço Jorge. Coordenador da Cirurgia Robótica e do Núcleo de Hérnia do Hospital Barra D'Or.

■ **MARCIO VALLE CORTEZ**
Professor Adjunto de Clínica Cirúrgica da Universidade Nilton Lins. Mestre em Medicina pela Universidade do Estado do Amazonas (UEA). Titular do Colégio Brasileiro de Cirurgiões (CBC). Titular do Colégio Brasileiro de Cirurgia Digestiva (CBCD). Titular da Sociedade Brasileira de Cirurgia Bariátrica e Metabólica (SBCBM).

■ **MARCOS EDUARDO LERA DOS SANTOS**
Médico Assistente do Serviço de Endoscopia Gastrointestinal do Hospital das Clínicas da Faculdade de Medicina da Universidade de São Paulo (HCFMUSP).

■ **MARCOS GÓMES RUIZ**
CBC (Hon), FEBS, EBSQ Coloproctology. Cirugía Colorrectal – Cirugía General y del Aparato Digestivo. Hospital Universitario Marqués de Valdecilla. Instituto de Investigación Biomédica Valdecilla (IDIVAL), Santander, Espanha.

■ **MARCUS VINÍCIUS JARDINI BARBOSA**
Mestre e Doutor em Cirurgia Plástica pela Escola Paulista de Medicina da Universidade Federal de São Paulo (EPM/UNIFESP). Titular do Colégio Brasileiro de Cirurgiões (CBC). Titular da Sociedade Brasileira de Cirurgia Plástica (SBCP). Membro Internacional da American Society of Plastic Surgeons (ASPS). Professor Coordenador dos Laboratórios Morfofuncional e de Práticas Integradas da Universidade de Franca. Professor de Técnica Cirúrgica do Centro Universitário Municipal de Franca.

■ **MARIA CAROLINA COZZI PIRES DE OLIVEIRA DIAS**
Especialista em Cirurgia Vascular pela Sociedade Brasileira de Cirurgia Vascular (SBCV) e Associação Médica Brasileira (AMB). Médica Assistente da Equipe de Cirurgia Vascular do Hospital de Ensino Padre Anchieta – Disciplina de Angiologia e Cirurgia Vascular – da Faculdade de Medicina da Fundação do ABC (FMABC). Médica Assistente da Equipe de Cirurgia Vascular do Hospital Geral de Guarulhos – Irmandade da Santa Casa de Misericórdia de São Paulo (ISCMSP). Pós-Graduanda pela FMABC.

■ **MARIA CRISTINA ARAÚJO MAYA**
Graduação em Medicina pela Universidade do Estado do Rio de Janeiro (UERJ). Residência Médica em Cirurgia-Geral no Hospital Universitário Pedro Ernesto (HUPE) – Faculdade de Ciências Médicas (FCM-UERJ). Mestrado em Medicina (Cirurgia-Geral) pela Universidade Federal do Rio de Janeiro (UFRJ). Doutorado em Medicina (Cirurgia-Geral) pela UFRJ. Presidente da COREME do HUPE/UERJ (2012). Chefe do Departamento de Cirurgia-Geral (2013/2015). Coordenadora da Liga de Trauma e Emergência da UERJ (2009-2018). Titular do Colégio Brasileiro de Cirurgiões (CBC). Membro Titular da Sociedade Brasileira de Endocrinologia Cirúrgica (SBEC). Colaboradora da Sociedade Brasileira para o Desenvolvimento da Pesquisa em Cirurgia (SOBRADPEC). Atua na área de Medicina, com ênfase em Cirurgia-Geral e Endócrina, Hiperparatireoidismo, Tumores Endócrinos e Trauma. Professora Associada de Cirurgia-Geral da FCM-UERJ.

■ **MARIANA KUMAIRA FONSECA**
Graduação em Medicina pela Universidade Federal de Ciências da Saúde de Porto Alegre (UFCSPA) com Período Sanduíche na University of Westminster, Londres, Reino Unido. Residência Médica em Cirurgia-Geral e em Cirurgia do Trauma pelo Hospital de Pronto Socorro de Porto Alegre. Fellowship em Cirurgia Minimamente Invasiva Avançada pelo Hospital Moinhos de Vento. Mestranda em Ciências Cirúrgicas pela Universidade Federal do Rio Grande do Sul (UFRGS). Cirurgiã Concursada da Prefeitura Municipal de Porto Alegre, com atuação no Serviço de Cirurgia-Geral e do Trauma do Hospital de Pronto Socorro de Porto Alegre. Cirurgiã Concursada do Grupo Hospitalar Conceição, com atuação no Serviço de Cirurgia do Trauma do Hospital Cristo Redentor. Membro da Sociedade Brasileira de Atendimento Integrado ao Traumatizado (SBAIT) e Secretária da Diretoria da SBAIT – Capítulo Rio Grande do Sul (2022-2023).

■ **MARNAY HELBO DE CARVALHO**
Cirurgião do Aparelho Digestivo pelo Colégio de Brasileiro de Cirurgia Digestiva (CBCD). Mestre em Ciências pela Faculdade de Medicina da Universidade de São Paulo (FMUSP). FACS, TCBCD, TSBCBM.

■ **MATTHIAS W. M. WEINSTOCK**
Professor Instrutor da Disciplina de Técnica Cirúrgica da Faculdade de Ciências Médicas da Santa Casa de São Paulo (FCMSCSP). Doutorado Sanduíche em Ciências da Saúde pela Escola Paulista de Medicina da Universidade de São Paulo (EPM/UNIFESP)/ University of Pittsburgh. Membro Titular do Colégio Brasileiro de Cirurgiões (CBC). Membro Associado da Sociedade Brasileira de Cirurgia Plástica (SBCP). Membro Internacional da American Society of Plastic Surgeons (ASPS).

■ **MAURÍCIO ANDRADE AZEVEDO**
Doutor (Ph.D.) em Cirurgia pela Faculdade de Ciências Médicas da Santa Casa de São Paulo (FCMSCSP). Mestre (M.sC.) em Gastrocirurgia pela Escola Paulista de Medicina da Universidade Federal de São Paulo (EPM/UNIFESP). Membro Titular do Colégio Brasileiro de Cirurgiões (CBC). Atual Tesoureiro do Capítulo São Paulo. Fellow do American College of Surgeons – Facial Action Code System – FACS. Médico Assistente do Grupo de Gastrocirurgia da Universidade Federal de São Paulo (UNIFESP). Professor Assistente da Universidade Nove de Julho (UNINOVE). Membro da Sociedade Brasileira de Hérnia (SBH).

MAURICIO RUBINSTEIN
Professor Doutor em Medicina com Mestrado e Doutorado em Cirurgia/Urologia, com área de concentração em Videolaparoscopia pela Universidade do Estado do Rio de Janeiro (UERJ). Fellow em Laparoscopia Urológica e Cirurgia Robótica na Cleveland Clinic, EUA. Ex-Presidente da Sociedade Brasileira de Cirurgia Minimamente Invasiva e Robótica (SOBRACIL).

MAURO DE SOUZA LEITE PINHO
Graduado em Medicina pela Universidade Federal do Rio de Janeiro (UFRJ). Mestrado em Medicina pela UFRJ. Doutorado pela University of Birmingham, Inglaterra. Professor do Departamento de Medicina da Universidade da Região de Joinville (UNIVILLE). Cirurgião do Hospital Municipal São José.

MIGUEL ÂNGELO BRANDÃO
Cirurgião Oncológico da Clínica AMO. Titular de Cancerologia do Colégio Brasileiro de Cirurgiões (CBC). Fellow do American College of Surgeons (ACS). Fellow da Society of Surgical Oncology (SSO).

MIGUEL LIA TEDDE
Graduado em Medicina pela Faculdade de Medicina de Marília (FAMEMA). Doutorado em Medicina (Clínica Cirúrgica) pela Universidade de São Paulo (USP). Médico Assistente da Disciplina de Cirurgia Torácica do Instituto do Coração (InCor) do Hospital das Clínicas (HC) da Faculdade de Medicina da USP.

MIGUEL PRESTES NÁCUL
Médico Especialista em Cirurgia-Geral e Cirurgia do Aparelho Digestivo. Mestre em Cirurgia pela Universidade Federal do Rio Grande do Sul (UFRGS). TCBC. Coordenador do Curso de Pós-Graduação em Cirurgia Minimamente Invasiva da Faculdade de Ciências da Saúde do Hospital Moinhos de Vento. Cirurgião do Hospital de Pronto Socorro de Porto Alegre (HPS).

MILTON STEINMAN
Doutor em Cirurgia pela Faculdade de Medicina da Universidade de São Paulo (FMUSP). Professor Colaborador do Departamento de Cirurgia da FMUSP. Médico Assistente do Serviço de Cirurgia de Emergência do Hospital das Clínicas (HC) da FMUSP.

MURILLO FRAGA
Membro Especialista pela Sociedade Brasileira de Cirurgia Plástica (SBCP). Mestre em Medicina pela Faculdade de Ciências Médicas da Santa Casa de São Paulo (FCMSCSP).

MURILO MIRANDA DE SOUSA
Interno em Medicina na Faculdade de Medicina de Ribeirão Preto da Universidade de São Paulo (FMRP-USP).

NELSON ADAMI ANDREOLLO
Professor Titular de Cirurgia Digestiva do Departamento de Cirurgia da Faculdade de Ciências Médicas da Universidade Estadual de Campinas (FCM-Unicamp). Ex-Presidente do Colégio Brasileiro de Cirurgia Digestiva (CBCD). Membro Titular do Colégio Brasileiro de Cirurgiões (CBC).

NELSON SAADE
Professor Assistente da Disciplina de Neurocirurgia do Departamento de Cirurgia da Faculdade de Ciências Médicas da Santa Casa de São Paulo (FCMSCSP). Doutorado em Pesquisa em Cirurgia pela FCMSCSP. Coordenador do Departamento de Trauma da Sociedade Brasileira de Neurocirurgia (SBN) (2014-2016/2016-2018). Membro Efetivo da SBN. Membro Fundador da Organização NeuroTraumaBrasil.

NICOLAU GREGORI CZECZKO
Coordenador do Curso de Medicina da Faculdade Evangélica Mackenzie do Paraná (FEMPAR). Professor Permanente do Programa de Pós-Graduação em Princípios da Cirurgia da FEMPAR. Ex-Presidente da Sociedade Paranaense de Gastroenterologia e Nutrição (SPGN). Ex-Presidente do Colégio Brasileiro de Cirurgia Digestiva (CBCD).

NORBERTO KODI KAVABATA
Mestre em Cirurgia e Professor da Faculdade de Ciências Médicas da Santa Casa de São Paulo (FCMSCSP). Médico Assistente da Disciplina de Cirurgia de Cabeça e Pescoço do Departamento de Cirurgia da Irmandade da Santa Casa de Misericórdia de São Paulo (ISCMSP). Membro Titular da Sociedade Brasileira de Cirurgia de Cabeça e Pescoço (SBCCP).

OCTACÍLIO MARTINS JUNIOR
Doutor em Cirurgia pela Faculdade de Medicina da Universidade de São Paulo (FMUSP). Médico Assistente do Serviço de Cirurgia de Emergência da Divisão de Clínica Cirúrgica III do Hospital das Clínicas (HC) da FMUSP. Médico Plantonista do Pronto-Atendimento do Hospital Sírio-Libanês (HSL). Membro Titular do Colégio Brasileiro de Cirurgiões (CBC). Instrutor do Advanced Trauma Life Support (ATLS), do Comitê de Trauma do American College of Surgeons (ACS), Capítulo Brasileiro. International Trauma Fellow – Division of Trauma and Critical Care, Department of Surgery da University of Tennessee Medical Center, Knoxville, EUA.

OSVALDO MALAFAIA
Professor Emérito da Universidade Federal do Paraná (UFPR). Comendador pela Federação Brasileira de Gastroenterologia (FBG). Professor Titular de Cirurgia (aposentado) da UFPR. Professor Titular de Cirurgia da Faculdade Evangélica Mackenzie do Paraná (FEMPAR). Diretor de Pós-Graduação e Pesquisa da FEMPAR. Coordenador do Programa de Pós-Graduação em Princípios da Cirurgia – Mestrado e Doutorado – da FEMPAR.

PAULA DOS SANTOS MARSICO PEREIRA DA SILVA
Professora Auxiliar do Departamento de Cirurgia da Faculdade de Medicina da Universidade Federal do Rio de Janeiro (UFRJ). Cirurgiã Torácica do Hospital Municipal Miguel Couto – Secretaria Municipal de Saúde – RJ. Membro ACBC do Colégio Brasileiro de Cirurgiões (CBC).

PAULA FATTURI MORETZSOHN CARMINATTI
Titular da Seção de Cabeça e Pescoço do Hospital do Câncer 1/INCA. Residência em Cirurgia de Cabeça e Pescoço, Hospital do Câncer 1/INCA. Titular da Seção de Cabeça e Pescoço do Hospital Naval Marcílio Dias.

PAULO AFONSO NUNES NASSIF
Professor Permanente do Programa de Pós-Graduação em Princípios da Cirurgia da Faculdade Evangélica Mackenzie do Paraná (FEMPAR). Vice-Presidente da Regional Sul do Colégio Brasileiro de Cirurgiões (CBC). Diretor Adjunto da Pós-Graduação do Colégio Brasileiro de Cirurgia Digestiva (CBCD). Membro da Comissão de Título de Especialista do CBCD.

■ PAULO CESAR LOPES JIQUIRIÇÁ
Titular do Colégio Brasileiro de Cirurgiões (CBC). Titular da Sociedade Brasileira de Coloproctologia (SBCP). Titular da Sociedade Brasileira de Cirurgia Laparoscópica (SOBRACIL). Mestre em Cirurgia do Aparelho Digestivo da Universidade Federal Fluminense (UFF). Professor Benemérito de Cirurgia da Universidade Alberto Manferrer Centro América. Presidente da Comissão de Videocirurgia e Cirurgia Minimamente Invasiva do CBC. Coordenador da Câmara Técnica de Coloproctologia do Conselho Regional de Medicina do Estado do Rio de Janeiro (CREMERJ). Relator da Comissão de Ética Médica da Sociedade Brasileira de Coloproctologia (SBCP). Segundo Secretário da SOBRACIL-RJ. Cirurgião do Serviço de Emergência do Hospital do Andaraí – Rio de Janeiro-RJ.

■ PAULO EDUARDO OCKE REIS
Especialista em Cirurgia Vascular e Endovascular pela Sociedade Brasileira de Angiologia e de Cirurgia Vascular/Associação Médica Brasileira (SBACV/AMB). Membro Titular do Colégio Brasileiro de Cirurgia (CBC). Chefe do Serviço de Cirurgia Vascular do Hospital Universitário Antônio Pedro da Universidade Federal Fluminense (HUAP/UFF). Cirurgião Vascular do Hospital Pró-Cardíaco – Rio de Janeiro-RJ.

■ PAULO FABRÍCIO STANKE
Médico Residente da Disciplina de Cirurgia Torácica da Irmandade da Santa Casa de Misericórdia de São Paulo (IMSCSP).

■ PAULO MANUEL PÊGO FERNANDES
Graduado pela Faculdade de Medicina da Universidade de São Paulo (FMUSP). Residência no Hospital das Clínicas da FMUSP. Doutorado em Clínica Cirúrgica pela FMUSP. Professor Livre-Docente. Professor Titular da Disciplina de Cirurgia Torácica do Instituto do Coração (IC) do Hospital das Clínicas (HC) da FMUSP. Chefe do Departamento de Cardiopneumologia. Coordenador do Programa de Pós-Graduação em Cirurgia Torácica e Cardiovascular da FMUSP.

■ PAULO ROBERTO CORSI
Professor de Técnica Cirúrgica da Faculdade de Ciências Médicas da Santa Casa de São Paulo (FCMSCSP). Mestre e Doutor em Clínica Cirúrgica. Especialista em Cirurgia Geral, Cirurgia do Aparelho Digestório, Coloproctologia e Cirurgia Oncológica. TCBC. Ex-Presidente do Colégio Brasileiro de Cirurgiões (CBC). Presidente do Capítulo Brasileiro do American College of Surgeons (ACS).

■ PAULO ROBERTO MUSSEL BARROZO
Professor de Pós-Graduação de Endoscopia Ginecológica do Instituto Fernandes Figueira (IFF).

■ PAULO SAKAI
Professor Associado do Departamento de Gastroenterologia da Faculdade de Medicina da Universidade de São Paulo (FMUSP). Diretor do Serviço de Endoscopia Gastrointestinal do Hospital das Clínicas (HC) da FMUSP. Membro Titular do Colégio Brasileiro de Cirurgiões (CBC).

■ PAULO SIEBRA
Residência em Cirurgia de Cabeça e Pescoço pelo Instituto Nacional do Câncer (INCA-RJ). Especialização em Cirurgia de Cabeça e Pescoço pela Pontifícia Universidade Católica do Rio de Janeiro (PUC-Rio). Título em Cirurgia de Cabeça e Pescoço pela Associação Médica Brasileira (AMB). Cirurgião de Cabeça e Pescoço e Tutor da Residência de Cirurgia Geral pela Santa Casa de Misericórdia da Recife.

■ PEDRO GEISEL DOS SANTOS
Médico Residente R3 em Otorrinolaringologia da Disciplina de Otorrinolaringologia da Faculdade de Ciências Médicas da Universidade do Estado do Rio de Janeiro (UERJ).

■ PERETZ CAPELHUCHNIK
Professor Titular da Disciplina de Coloproctologia do Departamento de Cirurgia da Faculdade de Ciências Médicas da Santa Casa de São Paulo (FCMSCSP).

■ PHILLIPE ABREU REIS
Graduado em Medicina pela Universidade Federal do Paraná (UFPR). Cirurgia-Geral pela Universidade Estadual Paulista, Faculdade de Medicina da Universidade Estadual Paulista "Júlio de Mesquita Filho" (UNESP), Câmpus de Botucatu-SP. Cirurgia Oncológica pelo Hospital Erasto Gaertner, Curitiba. Mestrado em Pesquisa em Cirurgia pela Faculdade de Ciências Médicas da Santa Casa de Misericórdia de São Paulo (FCMSCSP). Doutorado em Ciências da Saúde pela FCMSCSP. Doutorado em Câncer de Fígado e Transplante Hepático pela University of Toronto, Toronto General Hospital, Canadá.

■ PLÍNIO CARLOS BAÚ
Professor Titular de Cirurgia da Escola de Medicina da Pontifícia Universidade Católica do Rio Grande do Sul (PUCRS). Membro Titular do Colégio Brasileiro de Cirurgiões (CBC). Mestre em Educação pela PUCRS. Doutor em Ciências da Saúde pela PUCRS.

■ POLYANNA BORGES DA ROCHA
Ex-Residente em Cirurgia-Geral do Hospital Municipal de São Jose dos Pinhais – São José dos Pinhais, PR. Ex-Residente em Cirurgia Coloproctológica do Hospital de Clínicas da Universidade Federal do Paraná – Curitiba, PR. Fellowship em Cirurgia Robótica do Erasto Gaertner Cancer Center – Curitiba, PR. Membro da Sociedade Brasileira de Coloproctologia (SBCP).

■ PRISCILA FLORÊNCIO
Residência em Cirurgia-Geral no Hospital Agamenon Magalhães (HAM/PE). Residência em Cirurgia de Cabeça e Pescoço no Hospital de Câncer de Pernambuco (HCP)/PE. Cirurgiã de Cabeça e Pescoço no HCP/PE. Cirurgiã de Cabeça e Pescoço no Hospital dos Servidores do Estado (HSE/PE). Membro Titular da Sociedade Brasileira de Cirurgia de Cabeça e Pescoço (SBCCP).

■ RAFAEL ALENCASTRO BRANDÃO OSTERMANN
Professor da Faculdade de Medicina da Universidade do Extremo Sul Catarinense (UNESC). Membro Titular Especialista pelo Colégio Brasileiro de Cirurgia Digestiva (CBCD). Membro Titular Especialista pela Sociedade Brasileira de Cirurgia de Endoscospia Digestiva (SOBED). Mestre em Ciências da Saúde pelo Programa de Pós-Graduação em Ciências da Saúde (PPGCS-UM).

■ RAFAEL ANTONIO ARRUDA PÉCORA
Doutor em Medicina pela Faculdade de Medicina da Universidade de São Paulo (FMUSP). Cirurgião da Equipe de Transplante Hepático do Hospital Israelita Albert Einstein (HIAE).

■ RAFAEL ZANOTTI
Membro da Disciplina de Urologia da Irmandade da Santa Casa de Misericórdia de São Paulo (ISCMSP).

- **RAPHAEL LEONARDO CUNHA DE ARAUJO**

Cirurgião Oncológico do Aparelho Digestivo (Laparoscopia e Robótica). Titular do Colégio Brasileiro de Cirurgiões (CBC). Professor Adjunto de Cirurgia Hepática da Escola Paulista de Medicina da Universidade Federal de São Paulo (EPM/UNIFESP). Doutorado e Pós-Doutorado em Gastroenterologia pela Faculdade de Medicina da Universidade de São Paulo (FMUSP). Treinamento em Cirurgia Hepato-Pancreato-Biliar: Residência – Hospital Paul Brousse (França). Research Fellow do Memorial Sloan-Kettering Cancer Center (EUA). Residência em Cirurgia Oncológica no Hospital A.C. Camargo Cancer Center. Cirurgia-Geral no Complexo Hospitalar do Mandaqui, São Paulo-SP. Graduação em Medicina pela Universidade do Estado do Rio de Janeiro (UERJ).

- **RAPHAEL JOSÉ DA SILVA**

Médico Gastroenterologista pela Universidade Federal de Juiz de Fora (UFJF). Residente em Endoscopia Digestiva pelo Hospital das Clínicas da Universidade Federal de Minas Gerais (HC-UFMG).

- **RAQUEL WANZUITA**

Especialista em Medicina Intensiva pela Associação de Medicina Intensiva Brasileira (AMIB). Doutoranda do Programa de Pós-Graduação da Faculdade de Medicina da Universidade de São Paulo (FMUSP), Área de Concentração em Anestesiologia.

- **RAUL CUTAIT**

Professor Associado do Departamento de Cirurgia da Faculdade de Medicina da Universidade de São Paulo – FMUSP. Cirurgião e Colonoscopista do Hospital Sírio-Libanês (HSL). Membro Titular do Colégio Brasileiro de Cirurgiões (CBC). Membro da Academia Nacional de Medicina (ANM). Ex-Presidente da Sociedade Brasileira de Coloproctologia (SBPC).

- **RAUL PRUINELLI**

Mestre em Medicina: Cirurgia pela Universidade Federal do Rio Grande do Sul (URGS). Preceptor Chefe da Residência de Oncologia Cirúrgica. Hospital Nossa Senhora da Conceição – Grupo Hospitalar Conceição (GHC) – Porto Alegre, RS.

- **RAUL SÉRGIO MARTINS COIMBRA**

M.D., Ph.D., FACS. Professor de Cirurgia. Chefe da Divisão de Trauma – Cuidados Críticos Cirúrgicos e Queimaduras. Diretor da Unidade de Cuidados Intensivos Cirúrgicos. Diretor dos Cuidados Críticos Cirúrgicos no Programa de Residência em Medicina da University of California San Diego, EUA.

- **RENATO ABRANTES LUNA**

Titular do Colégio Brasileiro de Cirurgiões (TCBC). Titular da Sociedade Brasileira de Cirurgia Bariátrica e Metabólica (TSBCBM). Professor Assistente da Escola de Medicina e Cirurgia da Universidade Federal do Estado do Rio de Janeiro (UNIRIO). Mestre em Videocirurgia pela UNIRIO. Especialista em Cirurgia minimamente Invasiva e Bariárica pela Oregon Health and Science University, EUA.

- **RENATO MELLI CARRERA**

Graduação em Medicina pela Faculdade de Ciências Médicas da Santa Casa de São Paulo (FCMSCSP). Mestrado em Medicina pela FCMSCSP. Doutorado em Medicina pela FCMSCSP. Professor Assistente da FCMSCSP. Segundo Assistente da Irmandade da Santa Casa de Misericórdia de São Paulo (ISCMSP).

- **RENATO MIRANDA DE MELO**

Cirurgião-Geral. Membro Titular do Colégio Brasileiro de Cirurgiões (CBC), da Sociedade Brasileira de Hérnia e Parede Abdominal (SBH) e da Sociedad Hispanoamericana de Hernia (SOHAH). Professor Associado do Departamento de Cirurgia da Faculdade de Medicina da Universidade Federal de Goiás (FM-UFG) e da Pontifícia Universidade Católica de Goiás (PUC Goiás). Pós-Doutorado pelo Programa de Pós-Graduação em Ciências da Saúde da FM-UFG, em conjunto com a Escola de Engenharia Mecânica da UFG. Coordenador do Programa de Treinamento Avançado em Hérnias Complexas da FM-UFG.

- **RENÉ ALOISIO DA COSTA VIEIRA**

Cirurgião Geral, Cirurgião Oncológico, Mastologista. Mestre em Medicina/ FMUSP; Doutor em Oncologia/ FMUSP; Pós-Doutor em Mastologia/ UNESP. Professor Permanente dos Programas de Pós-graduação em Oncologia/ Hospital de Câncer de Barretos e Programa de Pós-graduação em Tocoginecologia/ Faculdade de Medicina de Botucatu/ UNESP. Atua no Departamento de Cirurgia Oncológica, Divisão de Mastologia/ Hospital de Câncer de Muriaé.

- **RENI CECÍLIA LOPES MOREIRA**

Vice-Presidente do Setor IV do Colégio Brasileiro de Cirurgiões (CBC). Membro Titular Especialista do CBC. Membro Titular Especialista da Sociedade Brasileira de Cirurgia Oncológica (SBCO). Fellow do American College of Surgeons (FACS). MBA Gestão em Saúde – Fundação Getulio Vargas (FGV). Diretora Técnica do Hospital Luxemburgo – Instituto Mário Penna. Coordenadora da Equipe de Cirurgia Oncológica, Geral e Coloproctologia do Instituto Mário Penna (Hospitais Mário Penna e Luxemburgo).

- **RICARDO BASSIL LASMAR**

Professor Associado de Ginecologia da Faculdade de Medicina da Universidade Federal Fluminense (UFF). Titular do Colégio Brasileiro de Cirurgiões (CBC). Membro da Comissão de Endoscopia da Federação Brasileira das Associações de Ginecologia e Obstetrícia (FEBRASGO). Presidente da Comissão de Histeroscopia da Sociedade Brasileira de Endometriose (SBE).

- **RICARDO BREIGEIRON**

Cirurgião-Geral e Cirurgião do Trauma. Coordenador da Residência em Cirurgia-Geral e do Trauma do Hospital de Pronto Socorro de Porto Alegre (HPS). Professor Adjunto do Núcleo de Cirurgia da Escola de Medicina da Pontifícia Universidade Católica do Rio Grande do Sul (PUCRS). Doutor em Clínica Cirúrgica. Titular do Colégio Brasileiro de Cirurgiões (TCBC).

- **RICARDO CAIO GRACCO DE BERNARDIS**

Mestrado e Doutorado pela Faculdade de Ciências Médicas da Santa Casa de Misericórdia de São Paulo (FCMSCSP). TSA/SBA. Coordenador da Residência de Anestesia do Hospital de Itapecerica da Serra.

- **RICARDO VICTOR COHEN**

Diretor do Centro de Obesidade e Diabetes do Hospital Alemão Oswaldo Cruz, SP. Presidente da Sociedade Brasileira de Cirurgia Bariátrica e Metabólica (SBCBM) (2011-2012). Doutor em Cirurgia pela Faculdade de Medicina da Universidade de São Paulo (FMUSP).

ROBERTO ANANIA DE PAULA
Professor Titular de Cirurgia-Geral da Faculdade de Medicina de Jundiaí (FMJ).

ROBERTO ANTONIO MASTROTI
Doutor em Medicina pela Faculdade de Medicina da Universidade de São Paulo (FMUSP). Especialista em Cirurgia Pediátrica pela Sociedade Brasileira de Cirurgia Pediátrica. Ex-Professor da Faculdade de Ciências Médicas da Santa Casa de São Paulo (FCMSCSP). Ex-Chefe de Cirurgia Pediátrica da Irmandade da Santa Casa de Misericórdia de São Paulo (ISCMSP). Professor da Universidade Nove de Julho (UNINOVE).

ROBERTO ARAUJO LIMA
Titular da Seção de Cirurgia de Cabeça e Pescoço do Hospital do Câncer I (HC I), Instituto Nacional do Câncer (INCA). Doutor em Ciências pela Universidade de São Paulo (USP). Ex-Diretor do HC I. Ex-Chefe da Seção de Cirurgia de Cabeça e Pescoço do HC I. Ex-Chefe da Divisão de Cirurgia do HC I.

ROBERTO CAMPOS MEIRELLES
Professor Associado e Doutor em Otorrinolaringologia da Faculdade de Ciências Médicas da Universidade do Estado do Rio de Janeiro (FCM-UERJ). Chefe do Setor de Laringologia e Voz do Hospital Universitário Clementino Fraga Filho (HUCFF) da UERJ.

ROBERTO CARVALHOSA DOS SANTOS
Professor de Ginecologia da Universidade Estácio de Sá (UNESA). Chefe do Serviço de Ginecologia da Hospital da Piedade.

ROBERTO GONÇALVES
Mestre e Doutor pela Faculdade de Ciências Médicas da Santa Casa de São Paulo (FCMSCSP). Membro Titular do Colégio Brasileiro de Cirurgiões (CBC).

ROBERTO RASSLAN
Médico Assistente Doutor da Divisão de Clínica Cirúrgica III do Hospital das Clínicas da Faculdade de Medicina da Universidade de São Paulo (HCFMUSP).

ROBERTO SAAD JUNIOR
Professor Livre-Docente do Departamento de Cirurgia da Faculdade de Ciências Médicas da Santa Casa de São Paulo (FCMSCSP). Professor Titular da Disciplina de Cirurgia do Tórax. Ex-Presidente do Colégio Brasileiro de Cirurgiões (CBC).

ROBERTO STEFANELLI
Ex-Diretor do Grupo de Resgate e Atenção às Urgências e Emergências (GRAU – RESGATE SP). Médico do GRAU – RESGATE SP. TCBC. ASBCP. Professor Convidado do Serviço de Emergência da Irmandade da Santa Casa de Misericórdia de São Paulo (ISCMSP).

RODRIGO ALTENFELDER SILVA
Professor Adjunto do Departamento de Cirurgia da Faculdade de Ciências Médicas da Santa Casa de Misericórdia de São Paulo (FCMSCSP).

RODRIGO FELIPPE RAMOS
Professor de Cirurgia da Universidade Federal do Estado do Rio de Janeiro (UNIRIO). Doutor e Mestre pela Universidade Federal de São Paulo (UNIFESP). Membro Titular do Colégio Brasileiro de Cirurgiões (CBC). Fellow do American College of Surgeons (ACS).

ROGÉRIO TADEU PALMA
Titular do Colégio Brasileiro de Cirurgiões (TCBC). Doutor em Ciências pelo Programa de Pós-Graduação em Gastroenterologia Cirúrgica da Escola Paulista de Medicina da Universidade de São Paulo (UNIFESP). Médico do Serviço de Gastroenterologia Cirúrgica do Hospital do Servidor Público Estadual Francisco Morato de Oliveira – São Paulo.

RONALDO ANTONIO REIS VIANNA SALLES
Vice-Presidente do Colégio Brasileiro de Cirurgiões (CBC). Ex-Mestre da Capítulo de Pernambuco. Fellow do American College of Surgeons (ACS). Ex-Residente do Instituto Nacional do Câncer (INCA). Ex-Staff do INCA. Membro Titular da Sociedade Brasileira de Cirurgia de Cabeça e Pescoço (SBCCP). Médico do Hospital Memorial São José – Rede D'Or São Luiz – Recife-PE. Membro da Latin American Thyroid Society (LATS). Membro da American Head and Neck Society (AHNS). Membro American Academy Otolaryngology and Head and Neck Society (AAO-HNS).

RONE ANTONIO ALVES ABREU
Professor da Disciplina de Clínica e Técnica Cirúrgica da Faculdade de Medicina da UNITPAC – Araguaína-TO. Mestre e Doutor em Gastroenterologia Cirúrgica pela Universidade Federal de São Paulo (UNIFESP). Membro Titular do Colégio Brasileiro de Cirurgia (TCBC). Membro Titular do Colégio Brasileiro de Cirurgia Digestiva (CBCD), da Sociedade Brasileira de Endoscopia Digestiva (SOBED) e da Federação Brasileira de Gastroenterologia (FBG). Médico Coordenador do Programa de Residência Médica de Cirurgia-Geral do Hospital Regional de Araguaína – SUS/UNITPAC.

RONI DE CARVALHO FERNANDES
Professor Assistente da Faculdade de Ciência Médicas da Santa Casa de São Paulo (FCMSCSP). Primeiro Assistente do Departamento de Cirurgia do Hospital Central da Irmandade de Misericórdia da Santa Casa de São Paulo. Vice-Presidente (2022/2023) da Sociedade Brasileira de Urologia (SBU).

ROSANA LEITE DE MELO
Graduada em Medicina pela Universidade Federal de Mato Grosso do Sul (UFMS). Residência Médica em Cirurgia-Geral pelo Hospital do Servidor Público Municipal/SP. Residência em Cirurgia Oncológica no A.C. Camargo Cancer Center. Título de Especialista em Cirurgia de Cabeça e Pescoço pela Sociedade Brasileira de Cirurgia de Cabeça e Pescoço/Associação Médica Brasileira. Docente da Faculdade de Medicina da UFMS e Cirurgiã de Cabeça e Pescoço do Hospital Regional de Mato Grosso do Sul (HRMS). Mestrado em Saúde e Desenvolvimento na Região Centro-Oeste pela UFMS. Segunda Secretária do Conselho Regional de Medicina do CRM-MS. Primeira Secretária do CRM-MS. Presidente do CRM-MS. Coordenadora-Geral das Residências em Saúde/Sesu/MEC. Secretária Executiva da Comissão Nacional de Residência Médica/MEC. Diretora de Desenvolvimento da Educação em Saúde/Sesu/MEC. Diretora Presidente da FUNSAU-MS/HRMS. Secretária Extraordinária de Enfrentamento a Covid-19/SECOVID/MS.

ROSSI MURILO DA SILVA
Chefe do Serviço de Cirurgia Vascular e Endovascular do Hospital Municipal Souza Aguiar. Professor Adjunto da Disciplina de Técnica Cirúrgica e Cirurgia Experimental da Faculdade de Medicina de Valença – Centro Universitário de Valença – UNIFAA. Mestre em Cirurgia Vascular pela Universidade Federal do Rio de Janeiro (UFRJ). TCBC. Médico do Serviço de Cirurgia Vascular e Endovascular do Hospital da Lagoa.

ROSTAND LANVERLY DE MEDEIROS
Cirurgião de Cabeça e Pescoço pela da Faculdade de Medicina de Ribeirão Preto da Universidade de São Paulo (FMRP-USP). Cirurgião Craniofacial pela FMRP-USP. Médico Assistente no Serviço de Cirurgia de Cabeça e Pescoço da Liga contra o Câncer do Rio Grande do Norte.

RUBENS ANTONIO AISSAR SALLUM
Graduado em Medicina pela Faculdade de Medicina da Universidade de São Paulo (FMUSP). Residência Médica em Cirurgia-Geral e Cirurgia do Aparelho Digestivo no Hospital das Clínicas (HC) da FMUSP. Preceptor da Cirurgia do Aparelho Digestivo. Médico Assistente do Serviço de Cirurgia do Esôfago do HCFMUSP. Doutorado em Medicina (Cirurgia do Aparelho Digestivo) pela USP. Professor Livre-Docente da Disciplina de Cirurgia do Aparelho Digestivo (FMUSP). Ex-Membro Titular do Departamento de Cirurgia Abdominal do A.C. Camargo Cancer Center. Diretor do Serviço de Cirurgia do Esôfago do HCFMUSP. Títulos de Especialista em Terapia Intensiva, Cirurgia do Aparelho Digestivo, Coloproctologia e Habilitação em Videocirurgia do Aparelho Digestivo e Cirurgia Robótica Avançada. Ex-Diretor do Comitê Executivo Mundial da International Society for Diseases of Esophagus (ISDE). Diretor da Regional Sudeste do Colégio Brasileiro de Cirurgia Digestiva (CBCD).

RUI HADDAD
Professor Associado do Departamento de Cirurgia da Faculdade de Medicina da Universidade Federal do Rio de Janeiro (UFRJ). Professor Titular de Cirurgia Torácica da Escola Médica de Pós-Graduação da Pontifícia Universidade Católica do Rio de Janeiro (PUC-Rio). Membro Titular da Academia Nacional de Medicina (ANM). Secretário-Geral da Sociedade Brasileira de Cirurgia Torácica (SBCT).

SAMIR RASSLAN
Professor Titular Sênior do Departamento de Cirurgia da Faculdade de Medicina da Universidade de São Paulo (FMUSP). Ex-Presidente do Colégio Brasileiro de Cirurgiões (CBC).

SAMUEL AGUIAR JUNIOR
Especialista em Cirurgia Oncológica. Mestre e Doutor em Oncologia pela Faculdade de Medicina da Universidade de São Paulo (FMUSP). Chefe do Centro de Tumores Colorretais do A.C. Camargo Cancer Center.

SÉRGIO HENRIQUE BASTOS DAMOUS
Médico Supervisor do Serviço de Cirurgia-Geral do Hospital das Clínicas da Faculdade de Medicina da Universidade de São Paulo (HCFMUSP). Doutor em Medicina pela USP. Membro Titular do Colégio Brasileiro de Cirurgia (TCBC). Fellow do American College of Surgeons – Facial Action Coding System – FACS.

SERGIO IBAÑEZ NUNES
Membro Titular do Colégio Brasileiro de Cirurgiões (CBC). Membro Titular do Colégio Brasileiro de Cirurgia Digestiva (CBCD). Mestre em Técnica Cirúrgica pela Universidade Federal de Minas Gerais (UFMG). Doutor em Cirurgia pela Universidade Federal do Rio de Janeiro (UFRJ). Professor Responsável pela Clínica Cirúrgica II do Curso de Medicina da Universidade Presidente Antônio Carlos (UNIPAC Barbacena).

SERGIO MIES
Professor Sênior do Departamento de Cirurgia da Faculdade de Medicina da Universidade de São Paulo (FMUSP). Professor Associado de Cirurgia da FMUSP. Professor Livre-Docente da USP. Doutor em Medicina. Residência Médica em Clínica Cirúrgica. Curso de Medicina na FMUSP.

SERGIO ROLL
Doutor em Ciências na Área de Cirurgia da Faculdade de Medicina da Universidade de São Paulo (FMUSP). Professor Adjunto e Coordenador do Grupo de Cirurgia da Parede Abdominal do Departamento de Cirurgia da Faculdade de Ciências Médicas da Santa Casa de São Paulo (FCMSCSP).

SILVIA CRISTINE SOLDÁ
Professora Assistente Doutora da Disciplina de Cirurgia de Emergência da Faculdade de Ciências Médicas da Santa Casa de São Paulo (FCMSCSP).

SILVIO FRIZZO OGNIBENE
Cirurgião Plástico Especialista pela Sociedade Brasileira de Cirurgia Plástica (SBCP). Titular da SBCP. Preceptor de Residência e Chefe do Ambulatório de Cirurgia Plástica dos Serviços Integrados de Cirurgia Plástica do Hospital Ipiranga, SICP-HI.

SIZENANDO VIEIRA STARLING
Presidente da Sociedade Brasileira de Atendimento Integrado ao Traumatizado (SBAIT) (2011-2012). Cirurgião do Hospital Lifecenter e do Hospital Governador Israel Pinheiro – Instituto de Previdência dos Servidores do Estado de Minas Gerais (IPSEMG) – Belo Horizonte-MG. Membro Titular do Colégio Brasileiro de Cirurgiões (CBC), da Sociedade Brasileira de Atendimento Intergrado ao Traumatizado (SBAIT), da Panamerican Trauma Society (PTS) e da International Association of Trauma Surgery and Intensive Care (IATSIC). Cirurgião do Hospital Lifecenter – Belo Horizonte-MG. Instrutor do Advance Trauma Life Support (ATLS) e do Definitive Surgical Trauma Care (DSTC).

SYLVIA HELOISA ARANTES CRUZ
Mestre em Medicina pela Faculdade de Ciências Médicas da Santa Casa de São Paulo (FCMSCSP).

TARCISIO J. C. DA COSTA REIS
Doutor em Cirurgia pela Universidade Federal de Pernambuco (UFPE). Cirurgião Oncológico do Hospital Universitário Oswaldo Cruz – Recife-PE. Cirurgião da Clínica Cirúrgica do Hospital Geral Otávio de Freitas – Recife-PE. Intensivista da Associação de Medicina Intensiva Brasileira (AMIB). TCBC-TSBCO. Membro da SIS-WSES-SSO e ESSO.

TERCIO DE CAMPOS
Doutor em Cirurgia. Professor Adjunto da Faculdade de Ciências Médicas da Santa Casa de São Paulo (FCMSCSP). Professor de Medicina da Universidade Anhembi Morumbi. Titular do Colégio Brasileiro de Cirurgiões (CBC). Fellow do American College of Surgeons (ACS). Presidente da Sociedade Brasileira de Atendimento Integrado ao Traumatizado (SBAIT).

■ **TERENCE PIRES DE FARIA**
Mestre e Doutor em Oncologia pelo Instituto Nacional de Câncer (INCA). Titular da Seção de Cirurgia de Cabeça e Pescoço (INCA). Pesquisador Federal em Cabeça e Pescoço (INCA). Professor do Curso de Pós-Graduação em Cirurgia de Cabeça e Pescoço pela Pontifícia Universidade Católica do Rio de Janeiro (PUC-Rio). Titular do Colégio Brasileiro de Cirurgiões (TCBC). Especialista em Cirurgia de Cabeça e Pescoço pela Sociedade Brasileira de Cirurgia de Cabeça e Pescoço (SBCCP). Diretor da Seção de Cirurgia de Cabeça e Pescoço da Sociedade Brasileira de Cirurgia Oncológica (SBCO).

■ **TOMÁS RAMOS VELLOSO COELHO**
Departamento de Cirurgia do Hospital Municipal Vereador José Storopolli da Universidade Federal de São Paulo (UNIFESP).

■ **TOUFIC ANBAR NETO**
TCBC. Especialista em Cirurgia-Geral e do Aparelho Digestivo. TCBC. Mestre em Ciências da Saúde. Diretor da Faculdade de Medicina da Fundação Faculdade Regional de Medicina de São José do Rio Preto (FACERES).

■ **UBIRAJARA MARTINS FIGUEIREDO**
Mestrado pela University of Edinburgh, Escócia. Ph.D. pela Bristol University, Inglaterra. Pós-Doutorado pela Université de Bordeaux, França.

■ **UNIVALDO ETSUO SAGAE**
Mestre em Cirurgia do Aparelho Digestivo pela Universidade de São Paulo (USP). Professor Assistente da Disciplina de Gastroenterologia da Universidade Estadual do Oeste do Paraná (UNIOESTE) e do Centro Universitário Fundação Assis Gurgacz (FAG). Preceptor da Residência Médica em Cirurgia-Geral do Hospital Universitário de Cascavel e da Fundação Hospitalar São Lucas (FHSL). Chefe do Serviço de Coloproctologia da Gastroclínica Cascavel.

■ **VALDIR TERCIOTI JUNIOR**
Degree in Medicine (M.D.). Master of Surgery (M.Sc.). Doctor of Science in Surgery (Ph.D.). Faculdade de Ciências Médicas da Universidade Estadual de Campinas (FCM-Unicamp). Attending Physician, Alimentary Tract Surgery, Surgery Department, FCM-Unicamp.

■ **VALTER NILTON FELIX**
Professor Livre-Docente da Faculdade de Medicina da Universidade de São Paulo (FMUSP). Especialista em Medicina Intensiva pela Associação de Medicina Intensiva (AMIB) e pela Federación Panamericana e Ibérica de Medicina Crítica y Terapia Intensiva (FEPIMCTI). Membro Seleto da Society of Critical Care Medicine (SCCM).

■ **VICENTE DORGAN NETO**
Mestre e Doutor. Professor Adjunto da Faculdade de Ciências Médicas da Santa Casa de Misericórdia de São Paulo (FCMSCSP) da Disciplina de Cirurgia Torácica.

■ **VINÍCIUS GRANDO GAVA**
Cirurgião-Geral. Residente de Oncologia Cirúrgica do Hospital Nossa Senhora da Conceição – Grupo Hospitalar Conceição – Porto Alegre-RS. Mestrando em Medicina (Cirurgia) pela Universidade Federal do Rio Grande do Sul (UFRGS).

■ **VITOR MIRANDA DE SOUSA**
Interno em Medicina da Faculdade de Medicina da Universidade Federal de Goiás (FM/UFG).

■ **VLADIMIR CURVELO**
Cirurgião-Geral do Hospital Agamenon Magalhães – Recife-PE. Mestre e Doutor em Cirurgia pela Universidade Federal de Pernambuco (UFPE).

■ **WILMAR ARTUR KLUG**
Professor Titular da Disciplina de Coloproctologia do Departamento de Cirurgia da Faculdade de Ciências Médicas da Santa Casa de São Paulo (FCMSCSP).

■ **YASMIN SALES MEDEIROS**
Graduada pela Faculdade de Medicina da Universidade Federal de Alagoas (UFAL). Cirurgiã-Geral graduada pelo Hospital Geral de Itapecerica da Serra – SP.

Dedicatória

Este livro é dedicado ao cirurgião brasileiro
em seu infatigável esforço, perseverança,
tenacidade, habilidade, conhecimento
e técnica em prol da saúde de seus pacientes.

Prefácio à 2ª edição

O século XXI é considerado como o século do conhecimento. Estima-se que o conhecimento adquirido nos próximos 50 anos será maior do que o incorporado nos últimos 500 anos.

A Cirurgia tem pouco mais de 500 anos de história como ciência. Após ultrapassar o período do misticismo da antiguidade remota; conhecer alguns fundamentos estabelecidos por Hipocrates na Ilha grega de Cós em 460 a.C; e ultrapassar o período do Cristianismo, caracterizado pela falta de conhecimento científico. Só viria a ocorrer no período do Renascimento com as contribuições de Andreas Vesalio e William Harvey que forneceram os fundamentos anatômicos que estimularam a prática científica da cirurgia.

Da concepção da Residência Médica em 1889 por William Steward Halsted no Hospital John Hopkins para a década de 1950 no século XX, a Cirurgia-Geral foi a base da criação das diferentes especialidades cirúrgicas que albergou no início de seus fundamentos.

A partir da década de 80 a velocidade do conhecimento tornou-se vertiginosa com o advento da videocirurgia e os fundamentos da cirurgia minimamente invasiva e o desenvolvimento tecnológico que se seguiu. As especialidades cirúrgicas se desenvolveram e muitas se emanciparam criando as suas próprias sociedades como se não tivéssemos as mesmas bases epistemológicas do conhecimento.

No final do século XX, 20.000 revistas publicavam mais de 300.000 artigos por ano. Após o ano 2000, ainda no alvorecer do século XXI, as publicações saltaram para mais de 4 milhões por ano.

No Brasil, experimentamos também um importante salto de quantidade e qualidade nas publicações.

Saímos de um simples traço nas publicações indexadas internacionais para mais de 28.000 artigos por ano que nos fez ocupar o 13º lugar do maior número de publicações indexadas internacionais em 2008 seguidos na América Latina pelo México que ocupava o 30º lugar ainda naquele ano.

Fundado em 1929 por um grupo de cerca de 30 cirurgiões do Rio de Janeiro liderados por Antonio Benevides Barbosa Vianna, o Colégio Brasileiro de Cirurgiões expandiu-se e tornou-se a mais importante instituição cirúrgica da América Latina ao longo desses gloriosos 80 anos de existência, sempre preocupado com a formação e a educação continuada do cirurgião brasileiro.

Ao longo de sua história, o CBC ocupou os espaços de nosso país de dimensão continental e, com o esforço do tamanho de sua grandeza, criou o Título de Especialista em Cirurgia-Geral e os Programas de Educação Continuada que hoje são difundidos pela internet e pela telecirurgia.

O CBC sempre perseguiu a excelência na formação dos cirurgiões brasileiros.

E foi com esse pensamento que na gestão de 2004-2005 do Diretório Nacional, liderada pelo TCBC Roberto Saad Jr., que nasceu a ideia logo colocada em execução de produzir mais um tratado de Cirurgia Geral que abrangesse todos os aspectos da cirurgia desde o pré-operatório até os diferentes temas que constituíram a Cirurgia-Geral ou especialidades correlatas, centralizando em uma única publicação todos os fundamentos que poderiam ser consultados por um cirurgião geral ou um aluno em formação do conhecimento básico da cirurgia geral e de outras especialidades cirúrgicas.

Foi um trabalho hercúleo, tomou cinco anos para a sua realização.

Todos os capítulos foram escritos por membros do Colégio Brasileiro de Cirurgiões que atenderam a uma convocação do Diretório Nacional.

De modo aglutinador, todos que desejaram escrever um capítulo foram persuadidos de forma conjunta a produzirem o objetivo motivados pelo espírito de união da liderança do Roberto Saad Jr.

No dizer esclarecedor de Saad, todos os percalços da demora, da padronização dos temas e das dificuldades naturais da obtenção da linguagem objetiva comum compensaram com sobra a dificuldade de entendimento e de realização com a obtenção de um texto fluente, multifacetado, congregado de experiências deste enorme e maravilhoso país resultando em um tratado com a alma, a cara e o espírito do CBC, marca registrada de nossa instituição.

De parabéns, portanto, todos os autores deste esplêndido volume, que certamente dignificará e enriquecerá o conhecimento tão necessário para o aprendizado, o treinamento e o exercício da cirurgia.

Recife, julho de 2009.

Edmundo Machado Ferraz
Presidente do Colégio Brasileiro de Cirurgiões

Apresentação à 3ª edição

A quase totalidade dos livros que abordam o tema "cirurgia" se restringe a áreas específicas, fazendo com que o leitor tenha de recorrer a diferentes fontes especializadas para se aprimorar. A ideia que acompanha esta obra desde a sua primeira edição é fornecer um conteúdo sempre atualizado, didático e de fácil leitura que contivesse as informações essenciais das grandes áreas cirúrgicas.

Somos uma instituição quase centenária, com raízes na tradição e no desenvolvimento da cirurgia brasileira. Temos aproximadamente 8 mil membros, com 19 capítulos espalhados pelo nosso Brasil continental.

Nossa filosofia institucional é regrada por princípios e propósitos. Cumprimos rigorosamente as boas práticas de gestão.

Atuamos com responsabilidades e transparência, assegurando a credibilidade da instituição. Disseminamos conhecimento para qualificação profissional e fomento à pesquisa. Atuamos nacionalmente na defesa do exercício profissional do cirurgião, valorizando os associados. Agimos com responsabilidade social valorizando nossos colaboradores.

Foi simplesmente surpreendente o progresso do conhecimento científico, no temário da cirurgia, nesta última década.

A 3ª edição deste *Tratado de Cirurgia do CBC* vem ao encontro de nossa filosofia institucional, em que um dos valores que nos sustentam é "transmitir conhecimentos e qualificar o cirurgião brasileiro".

O entusiasmo dos colegas, do 43° Diretório Nacional CBC (2020/2021), que nos auxiliaram a revisar este Tratado, foi simplesmente surpreendente. Fica aqui registrado o nosso agradecimento.

O *Tratado de Cirurgia do CBC*, desde a sua primeira edição na gestão 2004-2005, idealizou um livro no qual os autores das diversas seções e capítulos fossem membros do CBC oriundos dos diferentes estados deste nosso Brasil continental.

Isso nos envaidece muito, e traz no seu cerne a legitimidade, constituindo, assim, uma publicação genuinamente brasileira, com a marca CBC.

Este livro é dedicado não somente aos membros do CBC, mas também aos acadêmicos de medicina, residentes e a todos os cirurgiões no exercício da profissão, como uma fonte prática e objetiva de educação continuada.

Esta obra contém mais de 1.500 páginas de conhecimento, baseadas em evidências científicas que podem ser comprovadas e fornecem ao leitor as respostas aos anseios do pensamento cirúrgico.

Agradecemos a todos os colaboradores, coordenadores de seções e autores de capítulos, que nos auxiliaram no desenvolvimento e na revisão desta obra. O Colégio Brasileiro de Cirurgiões sente-se honrado em tê-los como membros!

Roberto Saad Junior
Heládio Feitosa de Castro Filho
Luiz Carlos Von Bahten

Sumário

SEÇÃO 1 – PRINCÍPIOS DA CIRURGIA

1 Aspectos Históricos da Cirurgia, 3
Rodrigo Felippe Ramos

2 Exame Clínico do Paciente Cirúrgico, 18
Renato Abrantes Luna
Fernando Bráulio Ponce Leon P. de Castro
Andrea Povedano

3 Biologia Molecular, 21
Alberto Julius Alves Wainstein
Mauro de Souza Leite Pinho
Ana Paula Drummond Lage
Bruno Righi Rodrigues de Oliveira

4 Pré, Per e Pós-Operatório, 34
Isac Jorge Filho

5 Resposta Inflamatória ao Trauma, 65
João Baptista de Rezende Neto
Luiz Guilherme Cintra Vidal Reys

6 Metabolismo e Nutrição, 73
Antônio Ziliotto Junior (in memoriam)
Fernando César Ferreira Pinto
Fábio Augusto Brassarola
Leonardo Castro Marinzeck

7 Choque, 90
Alexandre de Azevedo Dutra

8 Reposição Volêmica, 97
Luiz Francisco Poli de Figueiredo (in memoriam)
Raquel Wanzuita
Glauco Adrieno Westphal
Raul Sérgio Martins Coimbra

9 Cicatrização, 122
Lecy Marcondes Cabral
Matthias W. M. Weinstock

10 Infecção em Cirurgia, 130
Álvaro Antônio Bandeira Ferraz
Vladimir Curvelo
Edmundo Machado Ferraz (in memoriam)

11 Abordagem Ética ao Cuidado Nutricional do Paciente Cirúrgico, 145
Diana Cárdenas

12 O Paciente Imunodeprimido, 151
Raul Pruinelli
Vinícius Grando Gava

13 Controle da Temperatura e Hipotermia Intraoperatória, 162
Ricardo Caio Gracco de Bernardis
Lígia Andrade da Silva Telles Mathias
Luiz Carlos von Bahten

SEÇÃO 2 – MÉTODOS DIAGNÓSTICOS EM CIRURGIA

14 Endoscopia Respiratória – Broncoscopia, 173
Fabiano Alves Squeff

15 Endoscopia Digestiva (Alta e Baixa), 177

15.1. Endoscopia Digestiva Alta, 177
Paulo Sakai
Fauze Maluf Filho
Dalton Marques Chaves
Marcos Eduardo Lera dos Santos

15.2. Colonoscopia, 185
Raul Cutait
Jarbas Faraco
Fernando Cordeiro
Flavio Antonio Quilici
Lisandra Carolina M. Quilici

SEÇÃO 3 – TÉCNICA CIRÚRGICA

16 **Assepsia e Antissepsia,** 191
   Paulo Roberto Corsi
   Matthias W. M. Weinstock
   Rone Antonio Alves Abreu

17 **Fios e Suturas,** 202
   Carlos Eduardo Rodrigues Santos
   Cibele de Aquino Barbosa
   Denise Bandeira Rodrigues

18 **Laser em Cirurgia,** 218
   Luís Augusto Palma Dallan
   Luiz Augusto Ferreira Lisboa
   Luís Alberto Oliveira Dallan
   Ivan Tramujas da Costa e Silva

SEÇÃO 4 – TRAUMA GERAL

19 **Atendimento Pré-Hospitalar,** 229
   Roberto Stefanelli
   Augusto César Baptista Mesquita

20 **Atendimento Inicial ao Traumatizado,** 235
   José Gustavo Parreira
   Silvia Cristine Soldá
   Átila Varela Velho
   Samir Rasslan

21 **Trauma Cervical,** 256
   Amauri Clemente da Rocha

22 **Trauma Cranioencefálico,** 263
   Nelson Saade
   José Carlos Esteves Veiga

23 **Trauma Torácico,** 287
   Hamilton Petry de Souza
   Dóris Medianeira Lazzarotto Swarowsky

24 **Ferimentos da Zona de Transição Toracoabdominal à Direita – Qual a Melhor Conduta em Pacientes Estáveis?,** 295
   Roberto Saad Junior
   Samir Rasslan

25 **Fraturas de Costelas – Fixação *versus* Não Fixação,** 301
   Roberto Saad Junior
   Marcio Botter

26 **Trauma Abdominal Contuso,** 308
   Octacílio Martins Junior

27 **Trauma Abdominal Penetrante,** 325
   Sizenando Vieira Starling
   Ricardo Breigeiron

28 **Lesões Musculoesqueléticas e Nervosas,** 340
   Ubirajara Martins Figueiredo

29 **Trauma Pelviperineal Complexo,** 350
   Domingos André Fernandes Drumond

30 **Terapia Intensiva no Trauma,** 363
   Valter Nilton Felix

31 **Trauma Vascular,** 373
   Alexandre Giandoni Wolkoff
   Paulo Eduardo Ocke Reis

32 **Atendimento Hospitalar em Catástrofes,** 385
   Milton Steinman
   Dario Birolini

33 **Videocirurgia no Trauma,** 389
   Átila Varela Velho
   Miguel Prestes Nácul
   Rafael Alencastro Brandão Ostermann
   Mariana Kumaira Fonseca

SEÇÃO 5 – TRANSPLANTES

34 **Imunologia dos Transplantes,** 407
   José Guido Corrêa de Araújo Júnior
   Álvaro Antônio Bandeira Ferraz
   Fabio Marinho Barros

35 **Transplante Hepático,** 417
   Sergio Mies
   Agnaldo Soares Lima
   Adriano Miziara Gonçáles

36 **Transplante de Pâncreas,** 428
   José Marcus Raso Eulálio
   José Eduardo Ferreira Manso
   Juan Miguel Renteria

37 **Transplante de Intestino e Multivisceral,** 446
   André Ibraim David
   Rafael Antonio Arruda Pécora

38 **Transplante de Pulmão,** 451
   Lucas Matos Fernandes
   Flávio Pola dos Reis
   Marcio Botter
   Paulo Manuel Pêgo Fernandes

SEÇÃO 6 – VIDEOCIRURGIA

39 Princípios Gerais, **477**
  Carlos Augusto de Oliveira Cavalcanti
  Roberto Anania de Paula

40 Cirurgia Bariátrica Videolaparoscópica, **481**
  Bruno Zilberstein
  Anna Carolina Batista Dantas
  Marnay Helbo de Carvalho

41 Videociruriga Abdominal, **488**
  Luiz Henrique de Sousa
  Edson Lemes Sardinha
  Luiz Henrique de Sousa Filho
  Murilo Miranda de Sousa
  Vitor Miranda de Sousa
  Ana Patrícia Miranda de Sousa

42 Videocirurgia Torácica, **519**
  Luiz Eduardo Villaça Leão
  Luis Carlos Losso
  Rui Haddad

43 Videocirurgia Ginecológica, **528**
  Ricardo Bassil Lasmar
  Paulo Roberto Mussel Barrozo
  Carlos Romualdo Barboza Gama
  Roberto Carvalhosa dos Santos
  Daniela Baltar da Rosa
  Bernardo Portugal Lasmar

44 Videocirurgia Urológica, **547**
  Mauricio Rubinstein
  Irineu Rubinstein

45 Videocirurgia Otorrinolaringológica, **554**
  Ciríaco Cristovão Tavares Atherino (in memoriam)
  Roberto Campos Meirelles
  Pedro Geisel dos Santos

SEÇÃO 7 – ROBÓTICA

46 Princípios Gerais da Cirurgia Robótica, **561**
  Flavio Daniel Saavedra Tomasich
  Marcos Gómez Ruiz
  Phillipe Abreu Reis
  Dyego Sá Benevenuto

47 Comissão Cirurgia Minimamente Invasiva e Robótica – Certificação e Habilitação em Cirurgia Robótica, **572**
  Miguel Prestes Nácul
  Raphael Leonardo Cunha de Araujo
  Dyego Sá Benevenuto
  Bruno Zilberstein
  Rubens Antonio Aissar Sallum
  Samuel Aguiar Junior
  Leandro Totti Cavazzola
  Armando Geraldo Franchini Melani
  Flavio Daniel Saavedra Tomasich

48 Cirurgia Robótica nas Doenças Gastrointestinais, **583**
  Flavio Daniel Saavedra Tomasich
  Ewerson Luiz Cavalcanti e Silva
  Gabriel Bernardo de Assis Galhardo
  Polyanna Borges da Rocha
  Lucas Correia Arcanjo

49 Cirurgia Robótica – Doenças Hepato-Pancreático-Biliares, **591**
  Raphael Leonardo Cunha de Araujo
  Jean Michel Milani
  Tomás Ramos Velloso Coelho

SEÇÃO 8 – CIRURGIA PLÁSTICA

50 Enxertos e Retalhos, **603**
  Marcus Vinícius Jardini Barbosa

51 Queimaduras, **611**
  Murillo Fraga
  Luis Antonio Demário
  Américo Helene Junior

52 Reconstrução Mamária, **617**
  José Octavio Gonçalves de Freitas
  Felipe Lehman Coutinho
  Silvio Frizzo Ognibene

SEÇÃO 9 – CIRURGIA ENDÓCRINA

53 Tireoide, **625**
  Ronaldo Antonio Reis Vianna Salles (in memoriam)

54 Paratireoides, **669**
  Maria Cristina Araújo Maia
  Alberto Molinari

SEÇÃO 10 – CABEÇA E PESCOÇO

55 Lesões Congênitas, 693
Luis Eduardo Barbalho de Melo
Fernando Pinto de Paiva
Rostand Lanverly de Medeiros

56 Lesões Inflamatórias e Infecciosas, 701
Alexandre Babá Suehara
Ana Cristina Kfouri Gonçalves
Antonio José Camargo
Norberto Kodi Kavabata
Antonio Augusto Tupinambá Bertelli

57 Neoplasias Benignas, 726
Carlos Neutlzing Lehn
Emerson Favero
Fernando Walder

58 Traqueostomia e Cricotireoidostomia, 738
Terence Pires de Farias
Jorge Pinho Filho
Paulo Siebra

59 Tumores das Glândulas Salivares, 742
Roberto Araujo Lima
Jorge Pinho Filho
Paula Fatturi Moretzsohn Carminatti

60 Neoplasias Malignas de Faringe e Laringe, 753
Fernando Norberto
Priscila Florêncio
Jorge Pinho Filho
Luiz Paulo Kowalski

SEÇÃO 11 – MAMA

61 Doenças Benignas da Mama, 765
Reni Cecília Lopes Moreira
Keyla Daniele de Lacerda Rodrigues
Kerstin Knapp Rangel
Luiz Ayrton Santos Junior
Luiz Gonzaga Porto Pinheiro
René Aloisio Costa Vieira

62 Doenças Malignas e Tratamento Complementar, 783
Reni Cecília Lopes Moreira
Keyla Daniele de Lacerda Rodrigues
Kerstin Knapp Rangel
Luiz Ayrton Santos Junior
Luiz Gonzaga Porto Pinheiro
René Aloisio Costa Vieira

SEÇÃO 12 – TÓRAX

63 Deformidades Congênitas da Parede Torácica, 797
José Ribas Milanez Campos
Miguel Lia Tedde
Antônio Messineo
Alana Cozzer Marchesi
Fabiano Cataldi Engel
João Aléssio Juliano Perfeito

64 Empiema Pleural, 812
Fernando Cesar David Silva
Fernando Luiz Westphal

65 Bolha Enfisematosa Gigante, 827
Roberto Saad Junior
Marcio Botter
Vicente Dorgan Neto
Jorge Henrique Rivaben
Roberto Gonçalves

66 Abscesso Pulmonar e Bronquiectasia, 833
Geraldo Roger Normando Junior

67 Cirurgia da Tuberculose, 846
Giovanni Antonio Marsico
Paula dos Santos Marsico Pereira da Silva

68 Mediastinites, 855
Roberto Gonçalves
Roberto Saad Junior
Jorge Henrique Rivaben

69 Tumores e Cistos do Mediastino, 862
Elias Kallás

70 Tumores do Pulmão, 876
Fernando Vannucci

71 Hérnias Diafragmáticas e Eventrações (Exceto Hérnia Hiatal), 885
Marcio Botter
Roberto Gonçalves

72 Tumores Benignos do Esôfago, 893
Nelson Adami Andreollo
Luiz Roberto Lopes
Valdir Tercioti Junior

73 **Esôfago – Lesões Malignas,** 900
   Osvaldo Malafaia
   Fernando Issamu Tabushi
   Jurandir Marcondes Ribas Filho
   Nicolau Gregori Czeczko
   Paulo Afonso Nunes Nassif
   Carmen Austrália Paredes Marcondes Ribas
   Luiz Martins Collaço
   Bruno Luiz Ariede

74 **Pneumomediastino e Enfisema de Partes Moles,** 916
   Marcio Botter
   Paulo Fabrício Stanke
   Karen Guerra de Souza
   Luiz Guilherme Santos Maksoud

SEÇÃO 13 – ABDOME

75 **Apendicite Aguda no Adulto,** 931
   José Gustavo Parreira
   Jacqueline Arantes Giannini Perlingeiro
   José Cesar Assef

76 **Hemorragia Digestiva Alta,** 949
   Leonardo Emílio da Silva
   Fauze Maluf Filho
   Jairo Silva Alves
   Luisa Gueiros Maia
   Raphael José da Silva
   Daniela Medeiros Milhomem Cardoso

77 **Hérnia de Hiato e Doença de Refluxo – Clínica e Diagnóstico,** 954
   Paulo Roberto Corsi
   Danilo Gagliardi
   Celso de Castro Pochini

78 **Hérnia de Hiato e Doença de Refluxo – Tratamento,** 961
   Celso de Castro Pochini
   Paulo Roberto Corsi
   Danilo Gagliardi

79 **Hérnia Ventral,** 965
   Heitor Marcio Gavião Santos
   Luiz Gustavo de Oliveira e Silva
   Marcio Barroso Cavaliére
   Maurício Andrade Azevedo

80 **Hérnias Inguinais e Crurais (Femorais),** 981
   80.1. **Reparo Anatômico da Virilha,** 981
      Renato Miranda de Melo
   80.2. **Tratamento por Cirurgia Minimamente Invasiva,** 988
      Leandro Totti Cavazzola
      Marcelo Lopes Furtado

81 **Hérnias Atípicas,** 1002
   Heitor Marcio Gavião Santos
   Julio Cesar Beitler
   Sergio Roll

82 **Afecções Operatórias do Intestino Delgado,** 1011
   Sizenando Vieira Starling

83 **Afecções Benignas do Colo e Reto,** 1030
   Francisco Sérgio P. Regadas
   Fábio Vieira Teixeira

   83.1 **Retocolite Ulcerativa Inespecífica,** 1030
   83.2 **Colite de Crohn,** 1043
   83.3 **Megacólon Chagásico,** 1052

84 **Prolapso de Reto,** 1062
   Carlos Augusto Real Martinez
   Denise Gonçalves Priolli

85 **Afecções Benignas do Ânus,** 1071
   Paulo Cesar Lopes Jiquiriçá

86 **Afecções Malignas do Colo e Reto,** 1074
   Peretz Capelhuchnik
   Wilmar Arthur Klug
   Chia Bin Fang
   Sylvia Heloisa Arantes Cruz
   Fernanda Bellotti Formiga
   Alessandra Vicentini Credidio

87 **Biologia Molecular do Câncer Colo Retal,** 1086
   Rogério Tadeu Palma

88 **Endometriose Intestinal,** 1092
   Univaldo Etsuo Sagae
   Gustavo Kurachi
   Dayanne Alba Chiumento
   Doryane Maria dos Reis Lima

89 **Afecções Cirúrgicas do Fígado,** 1114
   89.1. **Abscesso Hepático,** 1114
      Luiz Alberto Rodrigues de Moraes
      José Maria Cardoso Salles

89.2. Neoplasias Benignas do Fígado, 1126
Claudemiro Quireze Júnior
Lúcio Kenny Morais
Andressa Machado Santana Brasil
Izabella Rezende Oliveira

89.3. Neoplasias Malignas do Fígado – Primárias e Secundárias, 1131
Heládio Feitosa de Castro Neto
Diego da Costa Almeida

90 Baço e Hipertensão Portal, 1143

90.1. Baço, 1143
Antonio Ribeiro da Silva Filho
Plínio Carlos Baú
Sergio Ibañez Nunes

90.2. Hipertensão Portal, 1160
Fabio Gonçalves Ferreira
Alexandre Cerqueira da Silva
Luiz Arnaldo Szutan

91 Afecções Cirúrgicas da Vesícula e das Vias Biliares, 1168

91.1. Vesícula e Vias Biliares, 1168
Tercio de Campos
Rodrigo Altenfelder Silva
André de Moricz
Alexandre S. Sassatani
Adhemar Monteiro Pacheco Júnior

91.2. Câncer de Vesícula, 1184
Tercio de Campos
Rodrigo Altenfelder Silva
André de Moricz
Adhemar Monteiro Pacheco Júnior

92 Afecções Cirúrgicas do Pâncreas, 1187

92.1. Pâncreas Exócrino – Tumores e Cistos, 1187
Marcel Cerqueira Cesar Machado
Gaspar de Jesus Lopes Filho
Hemerson Paul Vieira Marques

92.2. Pancreatite Aguda, 1198
Yasmin Sales Medeiros
Tercio de Campos
José Cesar Assef

92.3. Pancreatite Crônica, 1209
André de Moricz
Tercio de Campos
Rodrigo Altenfelder Silva
Adhemar Monteiro Pacheco Júnior

92.4. Fístulas Pancreáticas após Pancreactomias, 1216
Roberto Rasslan
Sérgio Henrique Bastos Damous

93 Estomas, 1224

93.1. Estomas – Complicações, 1224
Luiz Alberto Mendonça de Freitas
João Vieira Lopes
Luciano Dias Batista Costa

93.2. Hérnias Estomais, 1233
Fernando Antonio Bohrer Pitrez
Luciano Zogbi
Renato Miranda de Melo

SEÇÃO 14 – CIRURGIA BARIÁTRICA E METABÓLICA

94 Cirurgia Bariátrica – Princípios, Indicações e Resultados, 1245
Heládio Feitosa de Castro Filho
Marcio Valle Cortez
Alcides José Branco Filho
Heládio Feitosa de Castro Neto

95 Cirurgia Metabólica: O Que É e Quem Deve Operar?, 1253
Leonardo Emílio da Silva
Antonio Carlos Valezi
Ricardo Victor Cohen

96 Emprego de Novas Técnicas – O Que Realmente Faz Diferença nos Resultados sem Comprometer a Segurança?, 1259
Leonardo Emílio da Silva
Heládio Feitosa de Castro Filho
Marcio Valle Cortez

SEÇÃO 15 – CIRURGIA VASCULAR

97 Acesso Vasculares, 1267
Carlos Clementino Peixoto

98 Punções e Dissecções Venosas, 1284
Álvaro Razuk
Jong Hun Park

99 Cirurgia Endovascular, 1298
Abdo Farret Neto

100 Trombose Venosa e Embolia Pulmonar, 1310
Arno von Ristow
Carlos Clementino Peixoto
Daniel Marques de Figueiredo Leal

101 Cirurgia Linfática, **1330**
  Maria Carolina Cozzi Pires de Oliveira Dias

102 Princípios da Cirurgia Arterial, **1338**
  Rossi Murilo da Silva
  Carlos José Monteiro de Brito
  José Dalmo de Araújo

SEÇÃO 16 – CIRURGIA PEDIÁTRICA

103 Noções Básicas em Cirurgia Pediátrica, **1407**
  Lisieux Eyer de Jesus

104 Emergências Traumáticas e Não Traumáticas na Infância, **1417**
  Renato Melli Carrera
  Roberto Antonio Mastroti

SEÇÃO 17 – CIRURGIA UROLÓGICA

105 Noções Básicas em Cirurgia Urológica, **1433**
  Jorge Antonio Moreira Lopes
  Marcel Verde Lopes

106 Emergências Traumáticas e Não Traumáticas Urogenitais, **1438**
  Luís Gustavo Morato de Toledo
  Roni de Carvalho Fernandes
  Rafael Zanotti

SEÇÃO 18 – CIRURGIA DE PARTES MOLES

107 Infecções, **1467**
  Tarcisio J. C. da Costa Reis

108 Lesões Benignas (Cistos, Lipomas e Tumores Desmoides), **1475**
  Manoel José de Araújo Filho

109 Lesões Malignas (Melanomas e Sarcomas), **1487**
  Ademar Lopes Miguel
  Miguel Ângelo Brandão

SEÇÃO 19 – TÓPICOS ESPECIAIS

110 Mordidas, Picadas e Ferroadas de Animais, **1503**
  Daniel Emilio Dalledone Siqueira
  Lenora Catharina Martins Pinto Rodrigo

111 Fundamentos e Avanços dos Adesivos em Cirurgia, **1524**
  Djalma José Fagundes

112 Cirurgia Ambulatorial, **1534**
  Flávio Antonio de Sá Ribeiro

113 Mulheres na Cirurgia – História e Perspectiva Atual, **1549**
  Elizabeth Gomes Santos
  Maria Isabel Toulson Davisson Correia
  Maria Cristina Araújo Maia
  Lia Roque Assumpção
  Fernanda Lage Lima Dantas
  Reni Cecília Lopes Moreira

SEÇÃO 20 – EDUCAÇÃO E FORMAÇÃO DO CIRURGIÃO

114 Momentos da Formação Profissional, **1561**
  Aline von Bahten
  Toufic Anbar Neto
  Gerson Alves Pereira Junior
  André Gusmão Cunha

115 Ensino de Cirurgia na Graduação, **1567**
  Aline von Bahten
  Toufic Anbar Neto
  Gerson Alves Pereira Junior
  Andre Gusmão Cunha

116 Residência Médica em Cirurgia Geral – Onde Estamos?, **1572**
  Elisabeth Gomes dos Santos
  Rosana Leite
  André Gusmão

117 Atualização Profissional Permanente, **1583**
  Armando Melani
  Bruno Zilberstein
  Jurandir Marcondes Ribas Filho
  Osvaldo Malafaia
  Paulo Afonso Nunes Nassif

118 Responsabilidades Civil, Penal e Ética do Médico, **1587**
  Antonio Couto
  Alex Souza

119 Liderança e Representatividade Científica do Cirurgião, **1595**
  Luiz Carlos von Bahten
  José Jerônimo de Menezes Lima

Índice Remissivo, **1611**

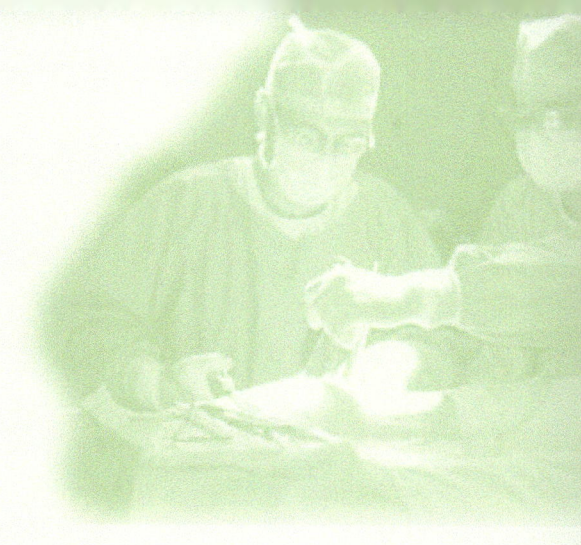

Seção 1

Princípios da Cirurgia

1 Aspectos Históricos da Cirurgia

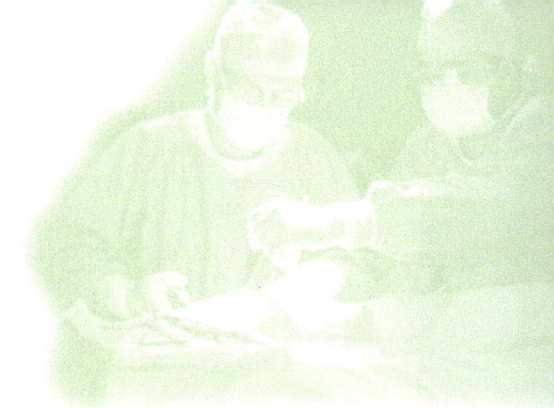

Rodrigo Felippe Ramos

Introdução

Procedimentos com o intuito de curar pela da manipulação do corpo talvez tenham sido os primeiros realizados na história humana. Antes mesmo do conhecimento de plantas medicinais ou mesmo de algum tipo de prática mágica de cura, os humanos pré-históricos provavelmente já realizavam cirurgias, como extração de corpos estranhos e tamponamento manual de sangramentos.

Na região dos Montes Zagros, atual Iraque, foi descoberto um esqueleto de 45 mil anos com vestígios de uma amputação bem-sucedida do braço direito, sendo esta a evidência mais antiga de uma cirurgia em humanos. Antes desse período, porém, existem várias evidências arqueológicas de trepanações, em diversas regiões do globo terrestre. O curioso é que, além do número consideravelmente grande de crânios pré-históricos trepanados encontrados, essa prática pode ser vista até os dias de hoje, como nos índios Torahumarés e nos Thébibis de Aurés (Figura 1.1).

Muitos autores não consideram as trepanações como os primórdios da prática cirúrgica, visto que é muito provável que tais intervenções tivessem muito mais cunho ritualístico do que terapêutico. Como a maioria dos crânios trepanados era de adolescentes, é de supor que essas práticas faziam parte de algum rito de iniciação. Fato é que muitas dessas trepanações foram bem-sucedidas, pois vários desses crânios apresentavam sinais de cicatrização óssea nas bordas do orifício craniano.

Estes e outros procedimentos só passaram a ser possíveis com o advento de instrumentos, ainda que toscos, normalmente feitos de madeira e pedra. O uso de tais instrumentos teve início no período Neolítico (10 mil a.C.), momento em que o homem passou a cultivar alimentos e, por esse motivo, passou a se utilizar de ferramentas para as mais diversas finalidades.

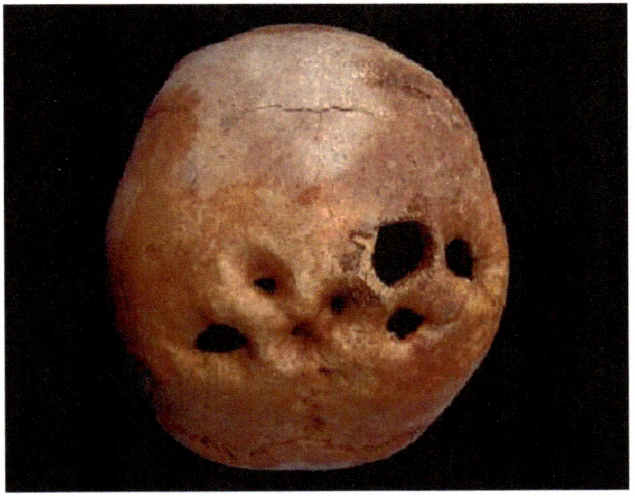

FIGURA 1.1 – *Crânio pré-histórico encontrado na região de Cuzco, Peru. Notam-se perfurações mais antigas com vestígios de cicatrização.* Fonte: *Andrushko e Verano*, American Journal of Physical Anthropology, *2008*.

À medida que a humanidade evoluía, grandes civilizações foram surgindo e cada qual foi desenvolvendo sua própria medicina. Enquanto a maior parte das civilizações da Antiguidade ainda se utilizava de misticismo para a cura das doenças, algumas se notabilizaram por um maior desenvolvimento da prática cirúrgica.

A cirurgia hindu foi uma das mais desenvolvidas na antiguidade, tendo em Sushruta (século VI a.C.) o seu maior expoente. Sushruta compilou várias práticas da medicina tradicional ayurvédica e procedimentos cirúrgicos no seu tratado *Sushruta Samhita*. Esse tratado foi reproduzido em várias línguas, chegando até mesmo à Europa Ocidental. O registro mais antigo dos ensinamentos de Sushruta estão contidos no chamado Manuscrito Bower, datado do século VI d.C. (quase um milênio após sua obra original). Esse magnífico tratado traz técnicas bastante avançadas para a época, como a analgesia com narcóticos e a descrição detalhada de diversos instrumentais cirúrgicos, bastante semelhantes a alguns utilizados nos dias de hoje.

Sem dúvida alguma, o procedimento cirúrgico mais conhecido de Sushruta é a sua famosa rinoplastia com retalho pediculado, cuja técnica atual apresenta poucas diferenças em relação à original. A amputação do nariz era muito utilizada na Índia antiga como forma de punição, o que levou Sushruta a desenvolver e aplicar a técnica de reconstrução facial com êxito (Figura 1.2).

Esse cirurgião indiano também foi um dos pioneiros do ensino cirúrgico prático, sendo a ele atribuída a frase "o estudante que não conhece senão os livros... é como um burro que carrega uma carga de madeira de sândalo sobre o dorso; sente sobre ele o peso, mas não conhece o valor".

Já na América pré-colombiana, duas civilizações se destacavam em termos de cirurgia: os Incas no Peru e os Astecas no México. Ainda que a medicina se baseasse em práticas mágicas, essas civilizações se utilizavam de técnicas cirúrgicas avançadas para a época. Esses povos eram hábeis no tratamento de fraturas e luxações, utilizando emplastro de raízes com função semelhante ao gesso atual, além de talas de madeira. Assim como os hindus, também utilizavam plantas narcóticas, sendo a mais comum o peiote (uma espécie de cacto também utilizado em rituais por nativos da América do Norte). Os Incas e Astecas também dominavam técnicas de sutura, utilizando fios trançados de cabelo humano e crina de cavalo.

Apesar de a profissão médica ter certo prestígio nas antigas civilizações americanas pré-colombianas, existem relatos de punições severas àqueles cuja terapêutica não obtinha êxito. Caso um paciente notório, como um chefe ou um nobre, falecesse no curso de um tratamento, os médicos responsáveis eram sacrificados sobre seu túmulo, no intuito de aplacar a "ira dos Deuses". O mesmo ocorria em civilizações mais antigas, como a sumeriana e caldaica. No Código de Hamurabi (dois mil anos a.C.), o cirurgião poderia ser bem recompensado caso seu procedimento tivesse êxito. Por outro lado, poderia sofrer duras penas caso não fosse bem-sucedido, como podemos ver nas seguintes transcrições:

> *"Se um médico tratou um homem livre duma ferida grave com punção de bronze e curou o homem, se ele abriu a catarata do homem com uma punção de bronze e curou o olho do homem, receberá dez ciclos de prata...*
>
> *...Se um médico tratou um homem livre duma ferida grave com punção de bronze e fez morrer o homem, se ele abriu a catarata do homem com punção de bronze e furou o olho, cortam-se as mãos."*

É curioso notar que na Antiguidade não havia distinção entre medicina clínica e cirurgia. Entretanto, o Código de Hamurabi só previa penas para procedimentos cirúrgicos, o que em parte explica o pouco desenvolvimento da Cirurgia nessa época.

É de conhecimento de todos que a civilização egípcia foi uma das mais desenvolvidas na Antiguidade, o que também explica o fato de esse povo ser muito inovador no que diz respeito a procedimentos cirúrgicos. Ainda que a medicina fosse baseada em conceitos mágicos e sobrenaturais (era de praxe a presença de um feiticeiro durante os atos cirúrgicos, realizando invocações), os egípcios eram extremamente habilidosos em certos tipos de cirurgia. Uma das explicações para isso é a prática de mumificação de corpos, o que dava a esse povo um grande conhecimento de anatomia.

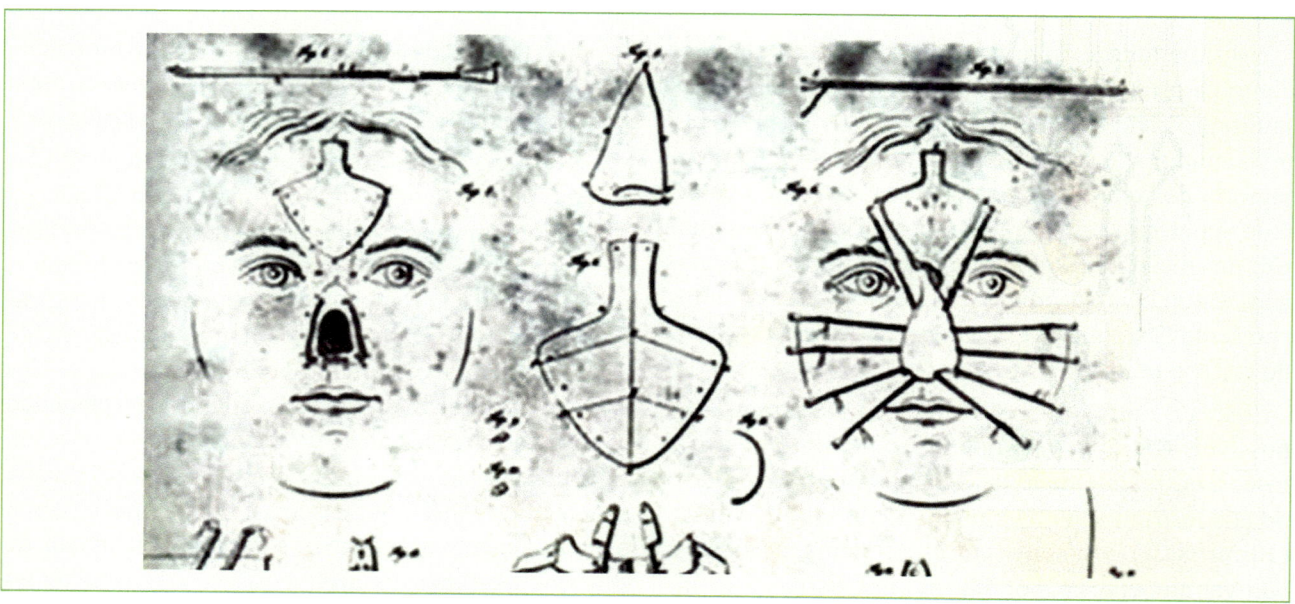

FIGURA 1.2 – *Representação da rinoplastia proposta por Sushruta.* Fonte: *Kumar e Kumar. J Surg Open Access, 2020.*

Dentre as cirurgias mais realizadas pelos egípcios se destacam a operação de catarata, técnicas de amputação de membros e a circuncisão. Uma prática inovadora dos egípcios era a verificação dos batimentos cardíacos como avaliação clínica: "O batimento cardíaco deve ser medido no pulso ou na garganta", como descrito no papiro de Ebbers, datado de 1550 a.C. Uma curiosidade é que os egípcios possuíam um sistema de saúde estatal, que servia não só a nobres, mas também à classe trabalhadora, modelo este que só foi utilizado em alguns países muitos séculos depois (Figura 1.3).

Mas, sem sombra de dúvidas, a civilização que mais revolucionou a medicina antiga foi a grega, em especial na figura de Hipócrates. Considerado o "pai da medicina", Hipócrates nasceu por volta de 460 a.C. na ilha de Kos, e seu conjunto de tratados *Corpus Hipocráticos* lançou as bases da medicina ocidental moderna. Mesmo sendo improvável que ele sozinho tenha escrito os 60 textos médicos dessa obra, esses manuscritos foram pioneiros em questionar a natureza mágica das doenças, por meio do diagnóstico pela observação clínica (Figura 1.4).

A medicina hipocrática acreditava que as doenças eram causadas por desequilíbrios entre o corpo e o ambiente, e entre os componentes do próprio corpo. Esses componentes seriam os quatro humores:

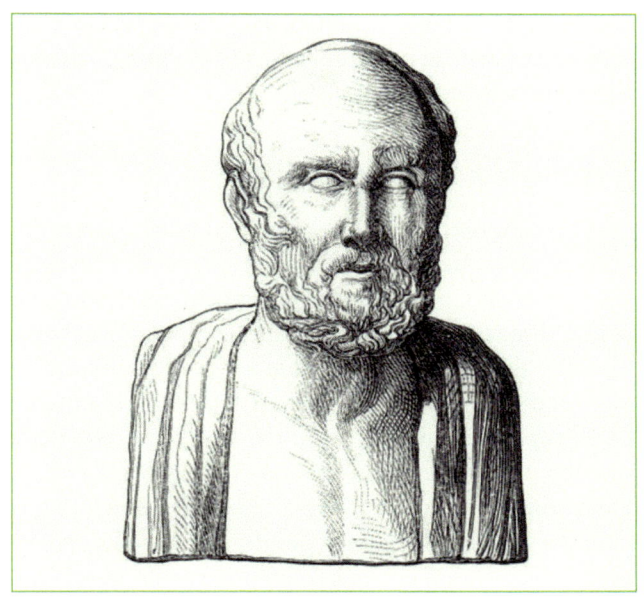

FIGURA 1.4 – *Hipócrates, considerado o pai da medicina moderna.* Fonte: *Getty Images.*

bile amarela, bile negra, fleuma e sangue. A base do tratamento era reestabelecer o equilíbrio entre esses humores (p. ex., se alguma doença era atribuída a um "excesso de sangue", era realizada a flebotomia com sangria). Essa abordagem perdurou por muito tempo, até o fim do século XVII.

Mesmo que a proibição de dissecação de cadáveres na Grécia antiga limitasse o conhecimento sobre a anatomia humana, os gregos pareciam possuir alguma habilidade em identificar e tratar lesões cirúrgicas traumáticas, como observamos em vários trechos da obra literária *Ilíada*, de Homero (século VIII a.C.).

A medicina hipocrática também trouxe outras relevantes contribuições, como as primeiras "escolas" médicas e o famoso juramento atribuído ao próprio Hipócrates. Como vimos, códigos de ética já existiam na Antiguidade, mas o que fez com que esse continuasse sendo utilizado, mesmo que de forma cerimonial até os dias de hoje, é o fato de ter sido o primeiro a levar em conta aspectos morais centrados no cuidado do doente, e não somente na prática médica em si. Como legado dessa época, também temos o símbolo da medicina, a Haste de Asclépio (uma serpente entrelaçada em um caduceu).

Com a conquista da Grécia pelos romanos, houve a incorporação da cultura helênica e da medicina hipocrática por esse povo. Muitos médicos gregos ganharam fama em Roma, sendo o maior deles Galeno, nascido em 129 a.C. Galeno iniciou sua prática cirúrgica nas arenas de gladiadores, onde pôde observar e documentar o funcionamento de várias partes do corpo humano nos ferimentos brutais, visto que a dissecação de cadáveres também era proibida em Roma. Com a

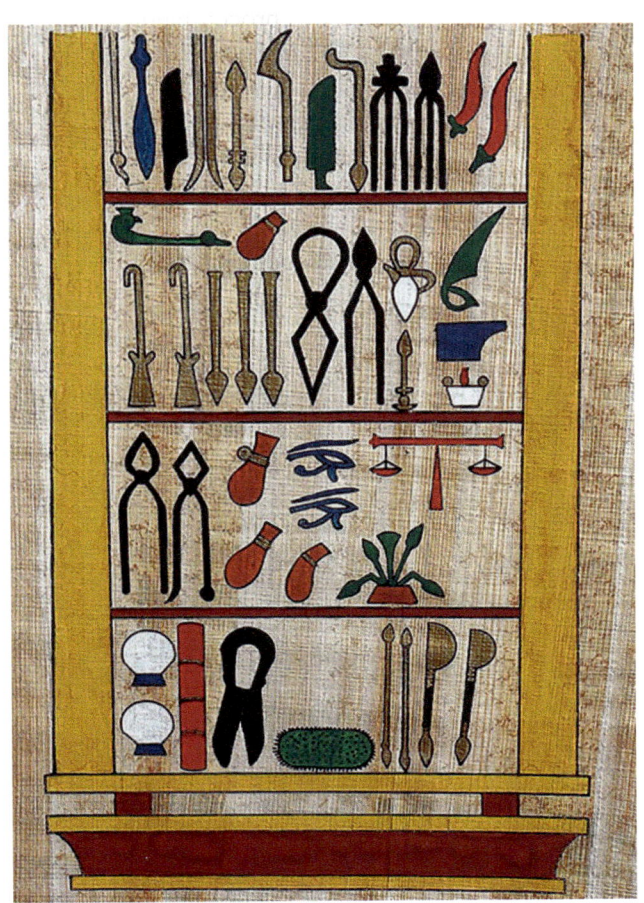

FIGURA 1.3 – *Utensílios cirúrgicos utilizados pelos egípcios na Antiguidade.* Fonte: *Getty Images.*

expansão do Império Romano, a medicina hipocrática-galênica, baseada nos humores, se espalhou por quase todo o mundo conhecido.

A cirurgia na idade média

O período chamado de Idade Média, compreendido entre a queda do Império Romano do Ocidente e a queda de Constantinopla, também foi conhecido como "Idade das Trevas", devido ao pouco desenvolvimento do conhecimento humano. Com a medicina não foi diferente. O colapso de Roma, principalmente na Europa, fragmentou politicamente o continente, e o único poder que ainda os unia era a Igreja Católica. Uma vez que na época a Igreja acreditava que todas as doenças eram fruto de punições divinas, e que a cura só poderia ser obtida por merecimento e arrependimento do "pecador", não fazia sentido o desenvolvimento de conhecimentos diagnósticos e terapêuticos. Muitas práticas de cura de povos "pagãos" foram proscritas pela Igreja Católica, mas, curiosamente, a teoria humoral hipocrática-galênica continuou sendo a mais adotada pela maioria dos médicos medievais.

Durante a chamada Alta Idade média (entre os séculos V e IX), a medicina pouco evoluiu no Ocidente, mantendo-se seu caráter místico. A atividade médica era exercida por monges, que, a despeito de seu grande altruísmo, pouco se dedicavam à ciência. Nesse período surgiram as primeiras instituições chamadas "hospitais", criadas pelo concílio de Aachen (ano 816).

Por outro lado, nesse mesmo período, a medicina do Oriente florescia. Embora também fosse centrada na religião, a medicina árabe possuía um caráter mais laico e tolerante na admissão de conhecimentos proscritos pelo mundo cristão. Os árabes foram os primeiros a adotar a medicina como ciência, baseada em conhecimentos de várias civilizações, como a greco-romana, a judaica, hindu e até mesmo a chinesa. Os médicos árabes gozavam de grande prestígio na sociedade, e alguns tiveram bastante notoriedade, como Avicena, que teve suas obras utilizadas por séculos mesmo em escolas médicas ocidentais.

Com o surgimento das escolas médicas do Ocidente (a primeira foi Salerno, no século X), e principalmente com a expansão do Império Árabe na Europa, houve uma certa evolução do conhecimento médico na segunda metade da Idade Média (fim do século IX até o fim século XV).

Nessas escolas também se desenvolvia a atividade cirúrgica, com o incremento de conhecimentos de limpeza de feridas, uso de narcóticos como anestésicos e alguns procedimentos cirúrgicos. Uma bula papal, entretanto, passou a desencorajar a prática cirúrgica dentro dos hospitais, visto que a Igreja considerava o sangue como algo "impuro". Essa atividade passou a ser delegada a leigos e práticos, principalmente barbeiros, os quais tinham estreito contato com os monges que atuavam nos hospitais. Em 1092, os monges foram proibidos de usar barba, e muitos barbeiros foram admitidos nos monastérios. A habilidade no manuseio de instrumentos cortantes e o conhecimento cirúrgico aprendido com os monges fez com que quase toda a prática cirúrgica ficasse a cargo desses profissionais (Figura 1.5).

Os cirurgiões-barbeiros atuaram durante quase toda a Idade Média e meados da Renascença. Realizavam desde procedimentos simples, como corte de cabelo, sangrias, aplicação de sanguessugas, drenagem de abscessos e extrações dentárias, até amputações e trepanações para tratamento de enxaqueca e transtornos mentais.

Alguns cirurgiões foram adquirindo certo prestígio na sociedade medieval, sobretudo judeus e estrangeiros formados nas escolas do Oriente, e que não podiam praticar a medicina na Europa católica. Um exemplo de cirurgião de grande renome na Europa medieval foi Guy de Chauiliac, professor da Universidade de Montpellier no início do século XII. Ainda assim, de modo geral, os cirurgiões eram tratados como figuras inferiores, sobretudo pelos médicos formados nas escolas médicas e nas recém-criadas Universidades.

Cirurgia na Renascença

O mundo passou por profundas mudanças geopolíticas e sociais no período que compreende o fim da Idade Média e o início da chamada Renascença ou Renascimento (início do século XIV até o século XVI). Ideias vindouras, como o Humanismo e a busca de respostas por meio da razão, levaram a um resgate

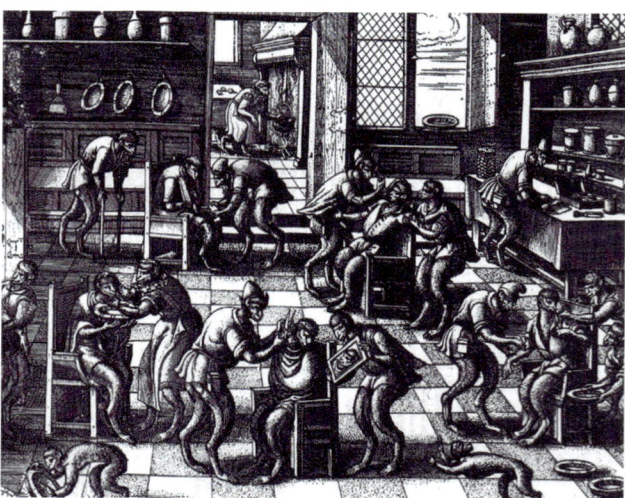

FIGURA 1.5 – *Figura satírica da atividade de cirurgiões-barbeiros na Idade Média.* Fonte: Infecção hospitalar e suas interfaces na área da saúde. São Paulo, Atheneu, 2000. p.43-55, ilus.

de ideais da Antiguidade e ao desenvolvimento da Ciência. No que diz respeito à Cirurgia, essa mudança de paradigmas levou a grandes avanços, especificamente em duas áreas: anatomia e fisiologia.

Com o fim da proibição de dissecação de cadáveres, em 1480, pela Igreja Católica, a adoção dessa prática foi ocorrendo de forma gradativa nas grandes potências católicas europeias. A região da Toscana (mais especificamente as cidades-estados de Florença e Siena) eram o epicentro do Renascentismo, onde artistas talentosos, como Leonardo Da Vinci e Michelangelo, passaram a retratar com incrível realismo a anatomia humana, visto que lhes era permitido observar a dissecação de cadáveres.

Indubitavelmente, o responsável pela maior revolução na área da anatomia até então foi Andrea Vesalius e sua extraordinária obra *De Humani Corporis Fabrica* (1553) (Figura 1.6). Nascido nos Flandres e formado Doutor na Universidade de Pádua, Vesalius não só foi o primeiro a descrever a anatomia humana de forma mais precisa, mas também a questionar de forma veemente dogmas anatômicos seculares que perduravam desde a era Galênica, cuja anatomia era praticamente toda baseada na comparação com animais. *De Humani Corporis Fabrica* se tornou uma das obras médicas mais lidas de todos os tempos, graças a dois grandes avanços da Renascença. O primeiro foi o fato de esta ter sido umas das primeiras obras médicas transcritas para outras línguas além do latim, considerado o idioma da intelectualidade. Em segundo lugar, e talvez a mais importante, essa obra pôde ser produzida e distribuída em larga escala graças à criação da imprensa, por Gutemberg, cerca de um século antes.

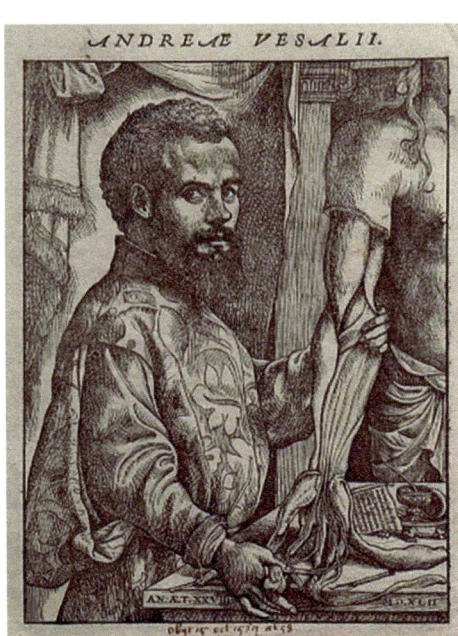

FIGURA 1.6 – *Andrea Vesalius*. Fonte: *Saunders, J.B., O'Malley, C.D.* The Ilustrations from Works of Andrea Vesalius of Brussels.

Já no campo da Fisiologia, o maior nome desse período foi Willian Harvey, por conta de suas descobertas acerca da circulação sanguínea, no início de século XV. Como o coração para em diástole, as artérias são encontradas vazias durante as dissecações de cadáver. Por esse motivo, acreditava-se que elas levavam ar aos tecidos, e não sangue. Acreditava-se também que o sangue passava do ventrículo direito para o esquerdo através de "microporos" presentes no septo interventricular. Harvey não só descreveu precisamente as circulações arterial e venosa, mas também a circulação periférica e pulmonar. Também corrigiu o erro histórico de que as veias têm origem no fígado, detalhando a importância das válvulas venosas. Essas descobertas só foram possíveis por conta de um novo método no qual Harvey e outros cientistas passaram a adotar: a fisiologia experimental.

No que diz respeito ao tratamento de feridas e ao advento de procedimentos cirúrgicos, encontramos em Ambroise Paré o principal expoente desse período. Tendo iniciado sua carreira como um simples cirurgião-barbeiro, Paré estudou no Hôtel-Dieu, onde teve seu diploma de cirurgião reconhecido. Serviu em diversas campanhas militares, em que pôde observar e revolucionar o tratamento de ferimentos por projetil de arma de fogo. Acreditava-se que as balas de chumbo eram envenenadas e por isso se indicava o uso de azeite fervente ou cauterização em brasa do ferimento para "purgar" o veneno. Em certa ocasião, Paré não dispunha de azeite e utilizou um composto digestivo de gema de ovo, mel e terebentina. Ele observou que nos soldados em que o "digestivo" fora aplicado, a cicatrização dos ferimentos teve melhores resultados comparados aos que haviam recebido azeite fervente e cauterização, com menores taxas de infecção.

Paré também foi um dos primeiros cirurgiões a utilizar a ligadura individualizada de vasos durante a amputação de membros. Antes, o coto era cauterizado com ferro em brasa. Na vida civil, Paré teve grande prestígio, servindo como cirurgião da corte de quatro reis franceses. Suas contribuições foram além da medicina militar, como p. ex., a técnica de tratamento de hérnia inguinal com preservação do testículo (até então a castração era mandatória nesse procedimento). Tal qual Vesalius, Paré foi um dos pioneiros a escrever suas obras em idioma laico (no caso o Francês), permitindo que seus ensinamentos chegassem aos simples cirurgiões-barbeiros, os quais não tinham acesso à literatura médica escrita em Latim.

O Renascimento foi marcado por uma profunda mudança na atividade dos cirurgiões em todo o mundo ocidental. Já no final do século XV, os cirurgiões reivindicavam se separar da atividade de barbeiros, exigindo o mesmo tratamento que os médicos. Passaram a se organizar em guildas, sendo a mais famosa a Ordem de São Cosme, na França. Os médicos formados nas universidades utilizavam vestes longas (togas) e se formavam com profundo conhecimento nas mais diversas disciplinas, porém sem nunca terem visto sequer um paciente ou cadáver. Já os cirurgiões, que utilizavam as vestes curtas do povo comum (não togados), passaram a gozar de mais prestígio na sociedade, pois adquiriam cada vez mais habilidade em tratar os doentes por meio da experiência. A partir de então, decretos reais de várias nações foram paulatinamente permitindo a admissão de cirurgiões nas universidades, como em 1515 na França. Desde então, houve diversos embates entre médicos "togados" e cirurgiões, com avanços e retrocessos na legislação da atividade cirúrgica, sendo definitivamente aceita como prática médica apenas no século XVIII.

O "Século dos Cirurgiões"

Após a Renascença, a medicina e, consequentemente, a cirurgia continuaram avançando graças a uma nova interpretação da Ciência, principalmente o Empirismo (conhecimento por meio da experimentação). Nomes como John Hunter deram à cirurgia um caráter ainda mais científico, afastando cada vez mais a figura do cirurgião da do "barbeiro". Mas foi somente no século XIX que a cirurgia deu um salto de evolução nunca visto na humanidade, fazendo jus a que esse período fosse chamado de o "século dos cirurgiões".

A primeira metade do século XIX foi marcada pela ascensão da medicina interna e clínica, como a criação do estetoscópio por René Laennec, em 1819. Esse período marca a prática médica centralizada nos grandes hospitais, em parte pelo surgimento das especialidades médicas, mas também pelo intenso crescimento populacional nas grandes cidades. Londres, p. ex., cresceu de cerca de meio milhão de habitantes no final do século XVIII para cinco milhões em 1900. Mas, no que diz respeito à cirurgia, o século XIX ficou marcado pelo advento da anestesia, da assepsia e da antissepsia.

Desde a antiguidade, passar por uma cirurgia era um ato extremo, devido à dor intensa e à experiência aterradora à qual os pacientes eram submetidos. Este trecho do relato de uma mastectomia na qual a romancista inglesa Fanny Burney foi submetida em 1811 nos dá uma ideia de quão brutal era ser operado antes da metade do século XIX. Foi realizada por ninguém menos que o Barão de Larrey, cirurgião de Napoleão Bonaparte:

> *Senti um terror indescritível, e a dor mais torturante. Durante a incisão, gritei o tempo todo. Nem entendo como esse grito tenha desaparecido dos meus ouvidos! Feito o corte, o instrumento foi retirado, mas a dor parecia não diminuir, pois o ar que de repente entrou naquelas partes delicadas parecia um monte de pequenos punhais pontiagudos e bifurcados, que estavam rasgando as bordas da ferida, mas quando novamente senti o instrumento – descrevendo uma curva – cortando com força, se posso dizer assim... – então de fato eu pensei que fosse morrer... O instrumento foi retirado pela segunda vez, e eu concluí que a operação tinha terminado. Ah não! O corte pavoroso outra vez. E pior do que nunca, para separar o fundo, a base dessa glândula pavorosa das partes que ela aderiu. Então senti a faca contra o osso do peito – raspando-o! Enquanto isso era feito, a tortura me fizera perder a fala.*

Durante um evento festivo no ano de 1844 no qual fora utilizado óxido nitroso (também conhecido como "gás hilariante") com fins de entretenimento, um jovem dentista americano de 29 anos chamado Horace Wells percebeu que um dos convidados que havia inalado o gás estava cambaleando pelo salão com as pernas e os joelhos ensanguentados por sucessivas quedas, mas dor alguma sentia. No dia seguinte, em seu consultório, inalou o óxido nitroso e pediu para que um colega extraísse um dente seu. Após nada sentir, Wells se deu conta de que poderia estar diante de uma das maiores descobertas da medicina e decidiu realizar uma demonstração pública no Massachusetts Hospital, em Boston. Durante a exibição, uma extração dentária, o paciente sentiu muita dor, mesmo inalando o gás, o que fez com que Wells caísse em descrédito.

Outro dentista estadunidense, Willian Tomas Green-Morton, aconselhado pelo seu professor de química, Charles Thomas Jackson, decidiu utilizar o éter como anestésico em vez do óxido nitroso. Assim como Wells, Morton agendou uma demonstração pública no mesmo Massachusetts Hospital, mas não antes de testar o éter em animais, estudantes, em extrações dentárias e até em si mesmo. No dia 16 de outubro de 1846, foi realizada uma extração de um tumor no pescoço de um paciente pelo cirurgião John Warren no anfiteatro cirúrgico do hospital (hoje conhecido como "Ether Dome"). Morton acoplou um aparelho inalador de éter no paciente, que logo adormeceu. Ao término da operação, constatando que o paciente não sentira qualquer dor, Warren proferiu a famosa frase:

"Senhores, aqui não há truques". Morton publicou sua bem-sucedida descoberta no *Boston Daily Journal* naquele mesmo ano.

Um cirurgião rural chamado Crowford Long, entretanto, já utilizava o éter em seus pacientes na cidade de Jefferson, no estado da Georgia (Estados Unidos). Da mesma forma que Wells percebera o efeito anestésico do óxido nitroso em ocasiões festivas, Long chegou às mesmas conclusões, pois costumava utilizar o éter com tais finalidades em reuniões familiares. Em 30 de março de 1842 (ou seja, bem antes de Morton), Long realizou a sua primeira cirurgia com inalação de éter em um jovem durante uma retirada de nódulos do pescoço. Por não ter publicado seus resultados, Long não foi creditado como o primeiro a usar anestesia em um ato cirúrgico bem-sucedido.

Várias disputas e discussões sobre o verdadeiro "pai" da anestesia se sucederam. Hoje esse reconhecimento é dado a Charles Jackson pela ideia, Long por ter sido o pioneiro e Morton por ter não só aprimorado a aplicação do éter como anestésico, mas também por tê-la levado adiante, visto que Long parou de realizar procedimentos cirúrgicos com éter antes da demonstração de Morton em Boston (Figura 1.7).

Com o tempo, o procedimento foi sendo aprimorado, e logo o éter foi substituído pelo clorofórmio, visto que o obstetra inglês James Simpson havia descoberto as propriedades anestésicas dessa droga. Esse método ganhou bastante notoriedade quando foi utilizado no parto do oitavo filho da rainha Vitória da Inglaterra, o príncipe Leopoldo (Duque de Albany), em 1853.

A anestesia possibilitou a realização de procedimentos cirúrgicos mais complexos e demorados. A mortalidade por infecção pós-operatória, entretanto, ainda era exorbitantemente alta. Em 1848, um obstetra húngaro chamado Ignaz Semmelweis observou que os índices de infecção puerperal eram alarmantemente mais altos na primeira clínica do hospital onde trabalhava em Viena do que nos partos realizados por parteiras na segunda clínica ou em domicílio. Sammelweis chegou à conclusão de que a infecção puerperal era disseminada por médicos e estudantes às parturientes durante o exame de toque vaginal, visto que muitos realizavam esse procedimento ao sair da sala de autópsias. Ele insistiu na adoção de medidas como lavagem das mãos e do instrumental cirúrgico antes dos partos. Mesmo com a queda dos níveis de infecção puerperal da primeira clínica até os índices da segunda, poucos levaram Semmelweis a sério, o que fez com que ele deixasse o hospital, morrendo dois anos depois em um manicômio.

Foi somente com um jovem e brilhante cirurgião inglês e professor da Universidade de Glasgow que se estabeleceu de vez o conceito de antissepsia. Seu nome era Joseph Lister. A limpeza de feridas com soluções tidas como antissépticas no intuito de evitar infecções já era realizada desde a era de Hipócrates. Porém, antes de Semmelweis, ninguém acreditava que essas infecções poderiam ser transmitidas, e muito menos ocasionadas por microrganismos. A teoria de que as infecções eram trazidas por miasmas ("ares ruins") era a mais aceita até então. Já se sabia da existência de microrganismos, mas somente com os estudos de Louis Pasteur que se descobriu que eles poderiam causar doenças. Lister chegou à conclusão de que as infecções pós-operatórias ou causadas por ferimentos também poderiam ter como etiologia as bactérias.

Em agosto de 1865, Lister aplicou uma solução antisséptica de ácido carbólico na perna de um menino de 7 anos com fratura exposta devido a esmagamento pela roda de uma carroça. O que antes era uma indicação absoluta de amputação, Lister conseguiu preservar o membro do menino com curativos diários de sua solução antisséptica com ácido carbólico. Ele conseguiu diminuir a mortalidade por infecção após amputações, de cerca de 50% para 15% com seu método. As descobertas de Lister foram duramente combatidas por certos segmentos da comunidade científica, defensores da teoria "miasmática", como James Simpson. Somente com a redução das infecções nos campos de batalha da guerra franco-prussiana utilizando seu método, e com Pasteur como seu fiel defensor, é que o conceito de antissepsia aos poucos se solidificou.

A partir de então, os cirurgiões de todo o mundo passaram a usar o ácido carbólico não só na higienização das mãos e do paciente, mas também no intuito de

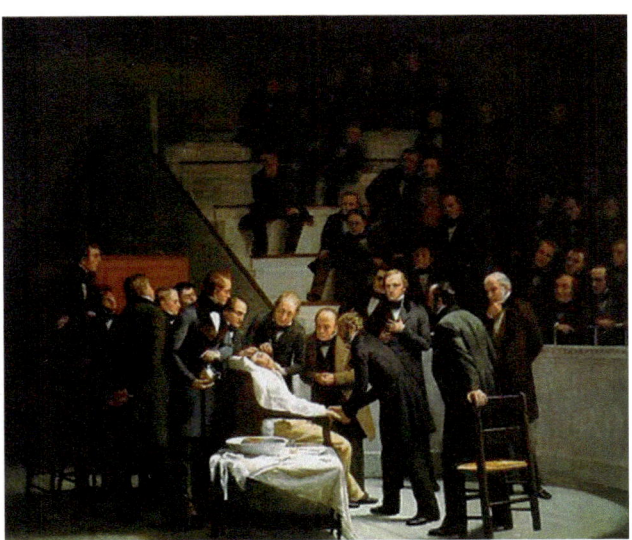

FIGURA 1.7 – *Primeira anestesia com éter* (1894) Robert C. Hinckley (1853 – 1940). Óleo sobre tela, 243 x 292 cm. Fonte: Biblioteca Médica de Boston (Cambridge).

controlar as fontes de infecção do ambiente, através da vaporização dessa solução em toda a sala de cirurgia. O grande problema é que o ácido carbólico é extremamente abrasivo, e costumava provocar irritações respiratórias e na pele. Foi então que uma ocasião fortuita levou um ambicioso cirurgião americano a revolucionar o conceito de controle de infecção no sítio cirúrgico (Figura 1.8).

William Stewart Halsted trabalhava em Baltimore e já era um cirurgião de grande renome em todos os Estados Unidos, e já em 1889 utilizava os conceitos listerianos de assepsia. Ele e sua enfermeira auxiliar, Carolina Hampton, lavavam as mãos com ácido carbólico antes das cirurgias. Foi então que surgiram nas mãos de Hampton uma espécie de dermatite pela ação corrosiva do ácido, o que a levou não só a deixar de auxiliar Halsted nas cirurgias, mas também a um pedido de transferência para outro hospital. Só que Halsted em segredo nutria uma grande afeição à enfermeira Hampton, o que o motivou a realizar inúmeras experiências para mitigar o eczema de sua ajudante e assim mantê-la próxima de si. Por meio de uma conhecida indústria de pneus, Halsted conseguiu a confecção de luvas de borracha para uso em cirurgia. Os dois passaram a utilizar tais luvas e, espantosamente, Halsted observou que as taxas de infecção cirúrgica caíram vertiginosamente em relação à simples limpeza das mãos com ácido carbólico. Estava criado então outro conceito revolucionário da cirurgia: a assepsia. Assim, Hampton não só pôde continuar a auxiliar Halsted, como também eles se casaram no ano seguinte.

Entretanto, o episódio conhecido como "as luvas do amor" está longe de ser a principal contribuição de Halsted para a cirurgia. Ele foi responsável pela criação do hospital Johns Hopkins, junto com outros três notáveis médicos: William Osler, Howard Atwood Kelly e William Henry Welch (os chamados "quatro grandes"). Essa instituição revolucionou o modelo assistencial e de ensino em todo o mundo, com a proposição de um modelo de treinamento médico baseado na interação da teoria com a prática. Isso levou Halsted a criar o modelo de Residência Médica o qual utilizamos até os dias de hoje. Ele também criou o conceito revolucionário de "cirurgia radical", que significa a retirada de tumores "em sua raiz". Esse conceito se baseia não apenas na retirada de todo o tumor macroscópico, mas também das margens de tecidos visualmente sãos para garantir uma maior chance de controle local da doença neoplásica. Apesar de produzir cirurgias mais mutilantes, esse conceito lançou as bases da cirurgia oncológica moderna.

O cirurgião já não mais usava sua sobrecasaca preta orgulhosamente manchada pelo sangue de doentes atormentados e suplicantes. Passou a usar jaleco rigorosamente alvo e limpo, e luvas de borracha.

A era de ouro da cirurgia

O advento da anestesia e a adoção dos conceitos de assepsia e antissepsia permitiram aos cirurgiões realizarem procedimentos mais sofisticados e audaciosos como nunca. O abdome, região praticamente inviolada até então, passou a ser aberto, e homens como Theodor Bilroth puderam realizar cirurgias no estômago e nos intestinos. Até as úlceras de estômago e duodeno, cujo tratamento era basicamente com digestivos e antiácidos, passaram a ter indicação cirúrgica. O rei Eduardo VII da Inglaterra foi submetido a uma apendicectomia imediatamente antes da sua coroação em 1901, sem qualquer tipo de complicação, o que era raro até a metade do século XIX. Nos registros do King's College Hospital, em Londres, feitos por Joseph Lister, até 1893, não há menção de sequer uma cirurgia abdominal. Já a partir de 1912, a cada seis operações realizadas nesse hospital, uma era de abdome.

Outros órgãos e cavidades, antes inacessíveis, passaram a ser operados. Na Alemanha, Ernst Ferdinand Sauerbruch iniciou a cirurgia torácica, quase ao mesmo tempo em que o italiano Carlo Forlanini propôs o tratamento do pneumotórax. Sir Willian McEwen passou a acessar a caixa craniana para tratamento de tumores, abscessos e traumatismos cerebrais com as técnicas assépticas de Lister, muito diferente das trepanações de cunho mágico da Antiguidade ou das indicações bizarras na Idade Média. As hérnias inguinais, que eram tratadas com cauterizações ou com a simples ligadura do saco herniário, e com índices de recidiva e morbiletalidade proibitivos, passaram a ser definitivamente curadas com a reconstrução do assoalho do canal inguinal pela técnica de Edoardo Bassini.

A cirurgia passou a ter prestígio igual a qualquer outra área médica, tendo, então, definitivamente reconhecido seu valor científico. Tanto que dois cirurgiões foram

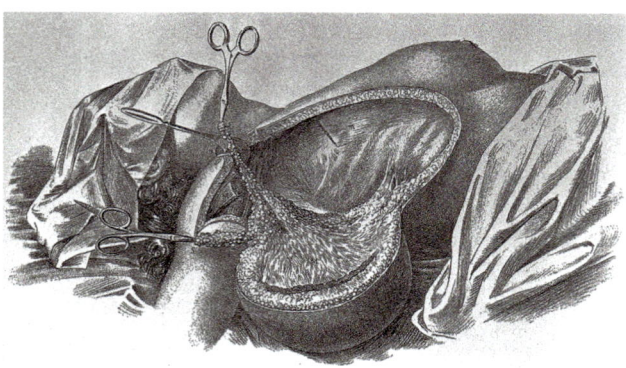

FIGURA 1.8 – *A mastectomia radical de William Halsted.* Fonte: Messora, E.A.K. *A construção de um novo mal: representações do câncer em São Paulo, 1892-1953.* Dissertação apresentada à Faculdade de Medicina da Universidade de São Paulo para obtenção do título de Mestre em Ciências, 2018.

agraciados com o Prêmio Nobel no início do século XX: Theodor Kocher, em 1909, e Alexis Carrel, em 1911.

Professor da Universidade de Berna na Suíça, Emil Theodor Kocher se dedicou desde 1870 a estudar os distúrbios não só do aumento do volume tireoidiano, mas também de sua função. Possivelmente o fato de viver na Suíça, um país longe da fonte de iodo do mar, possa ter feito com que Kocher observasse um número relativamente grande de pacientes com bócio endêmico. Fato é que já naquela época, se realizava a retirada cirúrgica da tireoide em pacientes com bócio (procedimento conhecido como estrumectomia total), com consequências inevitavelmente desastrosas. Outra prática comum era administrar extrato de tecido tireoidiano a crianças com baixo crescimento e dificuldade de aprendizado, pois se acreditava que o "cretinismo" estivesse interligado à função tireoidiana. Kocher sistematizou a ressecção tireoidiana, realizando cerca de 5 mil tireoidectomias e reduzindo a mortalidade do procedimento para 1%. Kocher não só aprimorou a técnica cirúrgica da tireoide (o que lhe rendeu o prêmio Nobel), como também estudou sua fisiologia, principalmente no que diz respeito à relação da carência de iodo com o bócio endêmico e o hipertireoidismo em geral (Figura 1.9).

Desde os tempos de Ambroise Parré, as hemorragias eram tratadas com a simples ligadura dos vasos. Mas, em alguns casos, a ligadura de um grande vaso representava a perda de um membro, ou mesmo da vida. Foi o que aconteceu com o presidente francês Marie-François-Sadi Carnot, na cidade de Lion, que teve um ferimento na veia porta causado por um atentado com arma branca, que o fez sangrar até a morte. Parece que o fato instigou o jovem Alexis Carrel, que ao se formar em Medicina na mesma cidade, passou a se dedicar ao estudo de sutura de vasos. Após usar inúmeros modelos animais, Carrel desenvolveu uma técnica de sutura término-terminal de vasos sanguíneos a qual possibilitasse a manutenção do fluxo sanguíneo. Ele utilizava fios revestidos com parafina para evitar a trombose intravascular e hipoclorito de sódio para evitar infecções. O desenvolvimento de tal técnica só foi possível graças à ajuda de uma famosa bordadeira chamada Madame Leroidier, e à incrível força de vontade do médico, visto que ele era bastante míope.

A possibilidade de unir vasos fez com que Carrel imaginasse ser possível transplantar órgãos. Mesmo após receber o Prêmio Nobel, em 1912, por seu trabalho sobre "sutura de vasos sanguíneos e transplante de órgãos", Carrel se tornou obcecado em transplantar órgão por meio de experiências pouco convencionais em animais (consta que ele chegou até mesmo a transplantar a cabeça de um cão em outro). Apesar das controvérsias que giram em torno de sua biografia, como a colaboração com o governo pró-nazista de Vichy na França ocupada, e de suas ideias eugenistas, são inegáveis suas contribuições para a cirurgia – especialmente na era tecnológica da cirurgia que estaria por vir (Figura 1.10).

A cirurgia contemporânea

O início do século XX consolidou ainda mais a figura do cirurgião-cientista. As inovações técnicas do ato cirúrgico já não bastavam mais para o avanço da

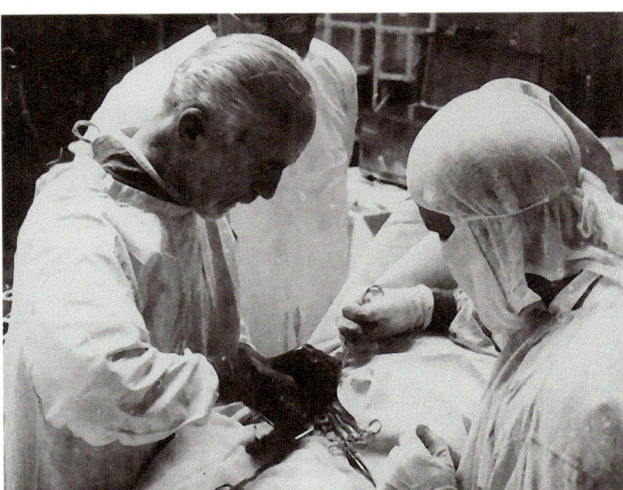

FIGURA 1.9 – *Theodor Kocher realizando uma cirurgia.* Fonte: https://twitter.com/bjoernbruecher/status/1022702187632361472.

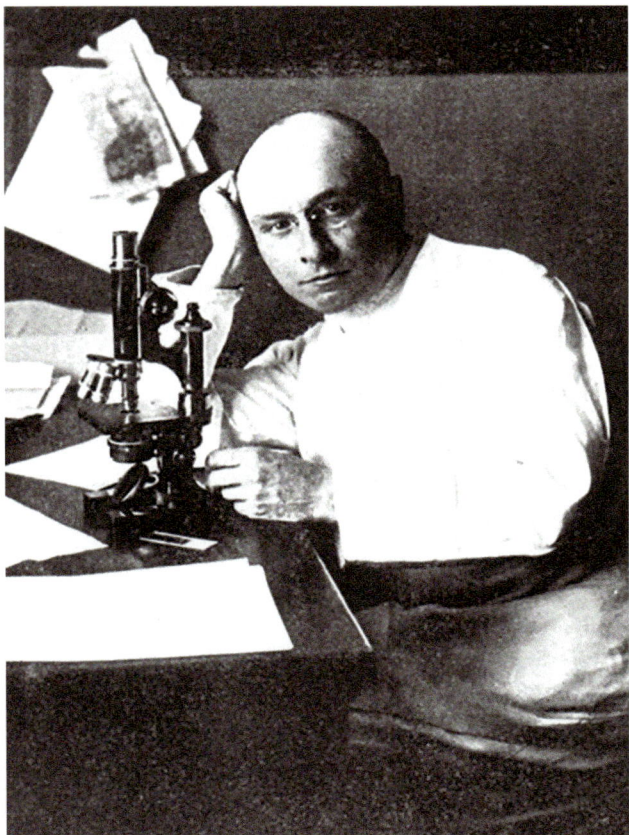

FIGURA 1.10 – *Alexis Carrel.* Fonte: https://commons.wikimedia.org/wiki/File:PSM_V81_D620_Alexis_Carrel.png.

cirurgia. Era necessária uma abordagem mais centrada no paciente e nas suas condições clínicas. Francis Moore foi pioneiro no estudo da resposta endócrina e metabólica ao trauma. Suas contribuições científicas são as bases do manejo perioperatório e da terapia intensiva contemporânea. O cirurgião passou a entender que condições prévias, como o estado nutricional, tinham mais impacto no resultado pós-operatório do que sua habilidade com o bisturi. Coube a um cirurgião, Stanley Dudrick, em 1967, a criação da nutrição parenteral moderna.

É certo que as grandes guerras do século XX, a despeito de todo o horror e da capacidade bélica de destruição corporal, impulsionaram grandes avanços na área cirúrgica. As descobertas de Alfred Blalock acerca do choque hemorrágico foram amplamente utilizadas na Segunda Guerra Mundial. Esse notável cirurgião também ficou conhecido pela cirurgia de correção da Tetralogia de Fallot, uma anomalia congênita cardíaca que acarretava os chamados "bebês azuis". Ele dividiu esse notável capítulo da cirurgia com a pediatra Helen Taussig, idealizadora do procedimento, e com seu humilde, mas brilhante, ajudante de laboratório, Vivien Thomas, Doutor Honorário da Universidade Johns Hopkins.

Outra modalidade cirúrgica impulsionada pelas grandes guerras foi a cirurgia plástica reparadora. As mutilações produzidas em soldados e na população civil representaram um enorme desafio à capacidade inovadora da cirurgia moderna. Harold Gilles certamente foi um dos cirurgiões que mais trouxe contribuições à cirurgia reconstrutora durante a Primeira Grande Guerra. Gilles realizou mais de 11 mil cirurgias de reconstrução facial em mais de 5 mil soldados lesionados (Figura 1.11).

A cirurgia moderna passou a não se restringir apenas a reparar órgãos lesionados, mas também a substituí-los. O russo Yurii Voronoy foi o primeiro a realizar um alotransplante de rim em uma jovem de 26 anos com intoxicação aguda por mercúrio em uma tentativa de suicídio, com um rim doado por cadáver. Em 1963, nos Estados Unidos, Thomas Starzl realizou o primeiro transplante de fígado. Já o cirurgião sul-africano Christian Barnard, em um dos episódios mais intrépidos da cirurgia, realizou o primeiro transplante cardíaco em 1967, cujo receptor foi Louis Washansky, um homem de 54 anos com insuficiência cardíaca grave. Nenhum desses pacientes sobreviveu por muito tempo, mas eles abriram caminhos para que a cirurgia de transplantes se desenvolvesse e hoje pudesse salvar milhares de vidas anualmente. Novas drogas surgiram para minimizar a rejeição do enxerto, como as desenvolvidas por Edward Donall Thomas, feito que o consagrou com o Nobel de Medicina e Fisiologia, dividido com o cirurgião Joseph Murray, em 1990.

Com o progresso, vieram desafios e as questões éticas envolvidas. Um caso emblemático foi a cirurgia de lobotomia cerebral. O cirurgião português António Egas Moniz inventou uma cirurgia batizada pelo próprio de "leucotomia pré-frontal", um procedimento neurocirúrgico relativamente simples para tratamento de distúrbios psiquiátricos. A invenção de Moniz lhe rendeu o prêmio Nobel de Medicina e Fisiologia, partilhado com o fisiologista suíço Walter Rudolf Hess, em 1949. Essa técnica foi difundida por Walter Freeman, um neurologista sem qualquer formação cirúrgica, que a realizava inicialmente com um picador de gelo em regime ambulatorial. Após receber muita notoriedade (Freeman fez a lobotomia na irmã do presidente dos Estados Unidos, John F. Kennedy) e realizar mais de 3.500 lobotomias com indicações clínicas duvidosas, Freeman teve seu registro médico caçado, e essa cirurgia foi proscrita para tratamento de transtornos psiquiátricos. O mais curioso é que Egas Moniz foi pioneiro em outro procedimento, a arteriografia cerebral, utilizado até os dias de hoje e que salvou muito mais vidas que sua "leucotomia". Pela descoberta da arteriografia cerebral, Moniz concorreu ao prêmio Nobel por três anos consecutivos (1928, 1929 e 1930) sem vencê-lo (Figura 1.12).

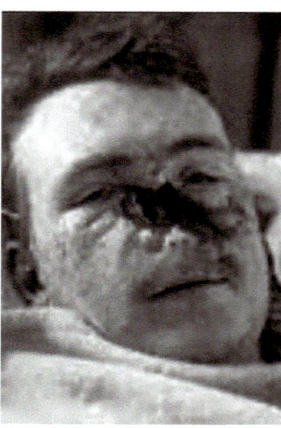 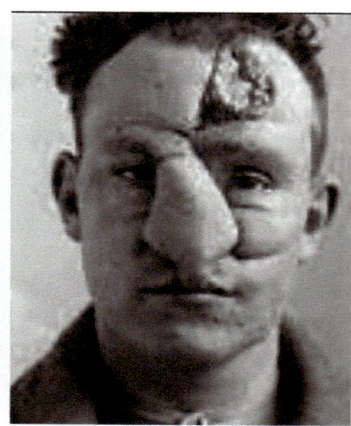 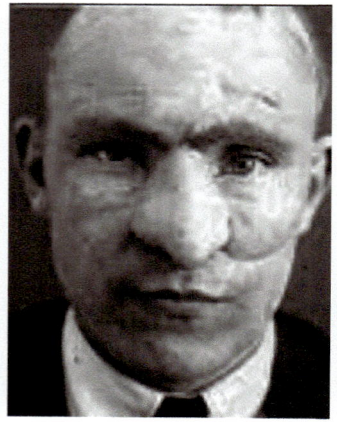 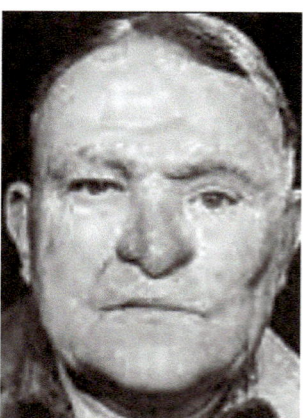

FIGURA 1.11 – *O Tenente Willian M. Spreckley, tratado por Harold Gilles, após ter levado um tiro no rosto durante a batalha de Ypres, na Primeira Guerra Mundial. Fonte: Pinterest.*

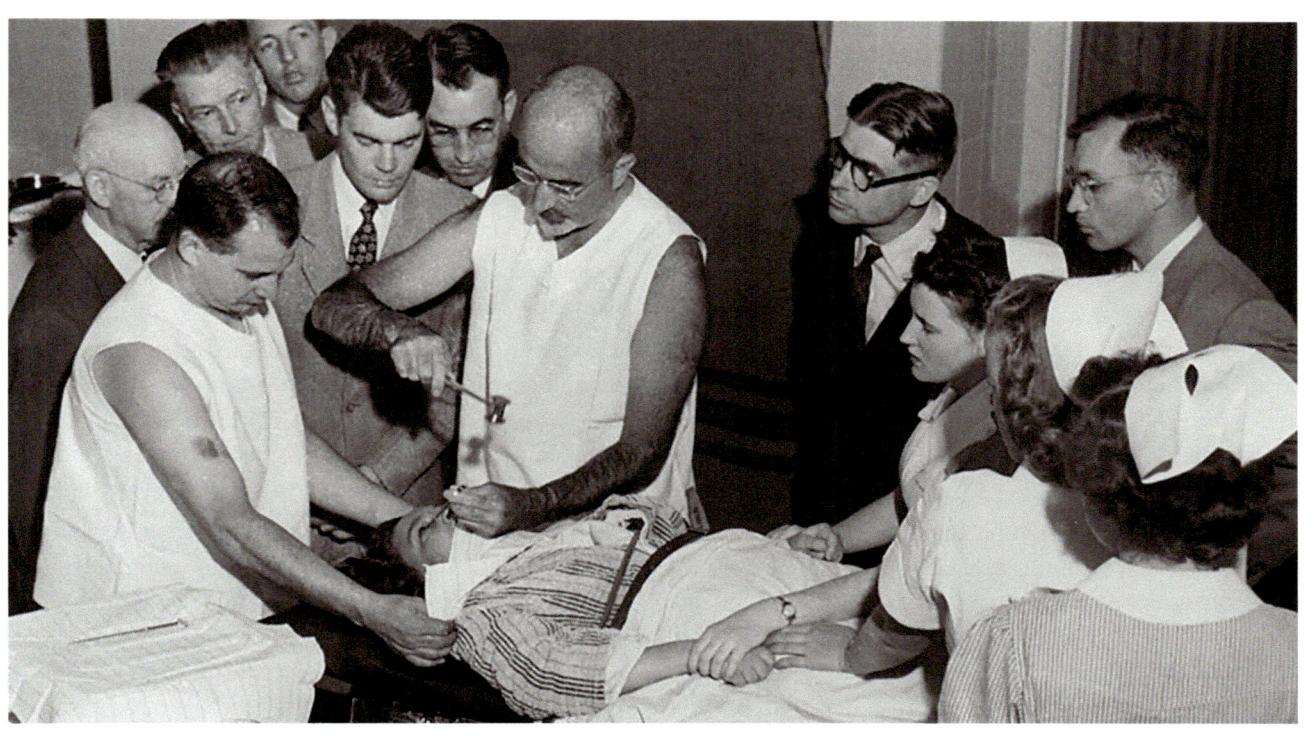

FIGURA 1.12 – Walter Freeman realizando uma lobotomia pré-frontal em 1949. Fonte: https://nihrecord.nih.gov/2019/11/01/when-faces-made-case-lobotomy..

Outro paradigma da cirurgia moderna foi a introdução de procedimentos cada vez menos invasivos. A visualização da cavidade abdominal, ou celioscopia, com insuflação de gás (pneumoperitônio) foi realizada pela primeira vez em 1901 pelo cirurgião alemão Georg Kelling. Em 1926, outro alemão, Heinz Kalk, realizou uma laparoscopia, já com um dispositivo de lentes próprio, e passou a realizar pequenos procedimentos, como biópsias. Em 1966, o alemão Kurt Semm realizou uma apendicectomia não terapêutica durante um procedimento ginecológico na França. A primeira colecistectomia laparoscópica, embora creditada muitas vezes ao francês Philippe Mouret em 1987, foi realizada pelo alemão Erich Mühe, em 1985. O curioso é que tanto Semm quanto Mouret e Mühe eram ginecologistas. Mesmo antes deles, são relatados procedimentos laparoscópicos terapêuticos, como ligaduras tubárias e drenagem de cistos e abscessos tubo-ovarianos, por outros ginecologistas. Mas, ao que parece, de início, a videolaparoscopia não entusiasmou cirurgiões gerais que acreditavam no aforismo "grandes incisões, grandes cirurgiões". Nos dias de hoje, o acesso laparoscópico é considerado o padrão não só para colecistectomias, mas para a maioria dos procedimentos intracavitários como apendicectomias, hérnias hiatais e tumores gastrointestinais.

Seguindo o mesmo princípio de procedimentos minimamente invasivos, houve também uma quebra de paradigmas na cirurgia vascular e cardíaca, com o advento da cirurgia endovascular. Em 1964, o americano Charles Theodor Dotter dilatou e colocou um *stent* na artéria femoral direita de uma senhora de 82 anos por via percutânea. Em 1977, o alemão Andreas Gruntzing realizou a primeira angioplastia coronária por via percutânea. Antes era necessário realizar incisões cervicais ou até craniotomias extensas para tratar a estenose de artéria carótida, mas, em 1967, o brilhante cirurgião norte-americano, filho de libaneses, Michael DeBakey realizou a primeira endarterectomia carotídea.

O cirurgião do século XXI tem à sua disposição um arsenal terapêutico fascinante, como a cirurgia robótica e métodos diagnósticos de imagem cada vez mais sofisticados. Entretanto, muitas das inovações mais modernas apresentam princípios médicos da Antiguidade. A cirurgia minimamente invasiva, por exemplo, não pode ser dissociada do princípio hipocrático de "*primum non nocere*". Assim como os cirurgiões dos tempos mais remotos da humanidade, nós da atualidade devemos sempre olhar na direção do horizonte de novas conquistas na arte de curar pela manipulação dos corpos. Mas um olhar sobre o passado é imperativo para que possamos compreender e enxergar melhor o futuro.

A cirurgia no Brasil

Até onde se tem notícia, a cirurgia dos povos indígenas antes da chegada dos portugueses no Brasil era pouco desenvolvida. A prática médica era centralizada na figura do pajé, misto de feiticeiro e curandeiro. Ainda que alguns procedimentos rudimentares, como sangrias e escarificações, fossem realizados por alguns povos, eram feitos com finalidade meramente ritualística. Cirurgias com finalidade terapêutica se resumiam a tratamento de traumatismos, extrações dentárias e, em alguns raros casos, amputações.

Junto com a expedição de Pedro Álvarez Cabral veio também o primeiro cirurgião europeu: o mestre João Faras. Pelas cartas enviadas ao rei de Portugal durante a expedição do descobrimento, é possível ter uma noção de como era a medicina naqueles tempos. Era a alvorada do Renascentismo, mas a medicina ainda era pautada na "ciência" medieval, como astrologia e alquimia. João partiu junto com Cabral em direção às Índias, não permanecendo no solo brasileiro.

Os primeiros cirurgiões a exercerem seu ofício em nossa terra só chegaram na terceira década do século XVI, junto com o contingente de colonizadores que vieram com as expedições organizadas pelos donatários das Capitanias. Eram cirurgiões-barbeiros, "físicos" e práticos, pessoas de origem humilde dispostas a tentar uma nova vida em terras estranhas. Quase todos eram judeus, cristãos-novos ou meio-cristãos, visto que o exercício da medicina na península ibérica por praticantes (ou ex-praticantes) do judaísmo era muito difícil naquele período. A Inquisição portuguesa teve início em 1536.

Pouco tempo depois, em 1549, com a expedição de Tomé de Souza, chegaram também ao Brasil os padres jesuítas. Imbuídos não somente de um objetivo catequizador, mas também de um ideal mais assistencial, esses clérigos tiveram grande destaque nos primórdios da medicina brasileira. Assimilaram a medicina natural indígena e incorporaram à botica tradicional europeia os vegetais e as ervas tropicais. Ainda que poucos padres tivessem alguma instrução formal de medicina, assistiram os povos nativos durante epidemias, muitas delas trazidas pelo próprio homem branco. Mais especificamente, a cirurgia era baseada em procedimentos da medicina medieval. Em 1561, durante uma epidemia de "pleurisia" (provavelmente um surto de gripe), que assolou a população indígena de São Paulo de Piratininga, os jesuítas realizaram sangrias em praticamente todos os habitantes do povoado. Não só nos doentes, mas também nos saudáveis, como medida profilática.

A necessidade de acolhimento de doentes destituídos de recursos nas instituições religiosas criou as Santas Casas de Misericórdia, ainda na primeira metade do século XVI. A primeira delas foi organizada no porto de Santos por Brás Cubas, em 1543. Eram os primórdios do que depois se tornariam os primeiros hospitais do país.

Outra figura importantíssima não só para a cirurgia, mas na formação de toda a cultura e a identidade brasileira, foi o negro escravo. Embora a cirurgia não fosse muito desenvolvida na cultura africana, vários escravos atuavam como cirurgiões-barbeiros a mando de seus donos em troca de pagamento (os chamados "escravos de ganho"). Realizavam procedimentos como a sangria, e, naqueles que não tinham "condições físicas" para tal, se aplicavam ventosas e sanguessugas (vulgarmente chamadas de "bichas") (Figura 1.13).

A regulamentação da prática cirúrgica nos primórdios do Brasil colônia era feita por uma comissão coordenada pelo cirurgião-mor a serviço do Reino. Bastava que o indivíduo fosse letrado e que se submetesse a um exame elementar para ser um "Cirurgião Licenciado" ou obter a "Carta de Cirurgião-Barbeiro". Em 1782, a rainha D. Maria I de Portugal criou a Junta do Protomedicato, a qual, embora a sede fosse em

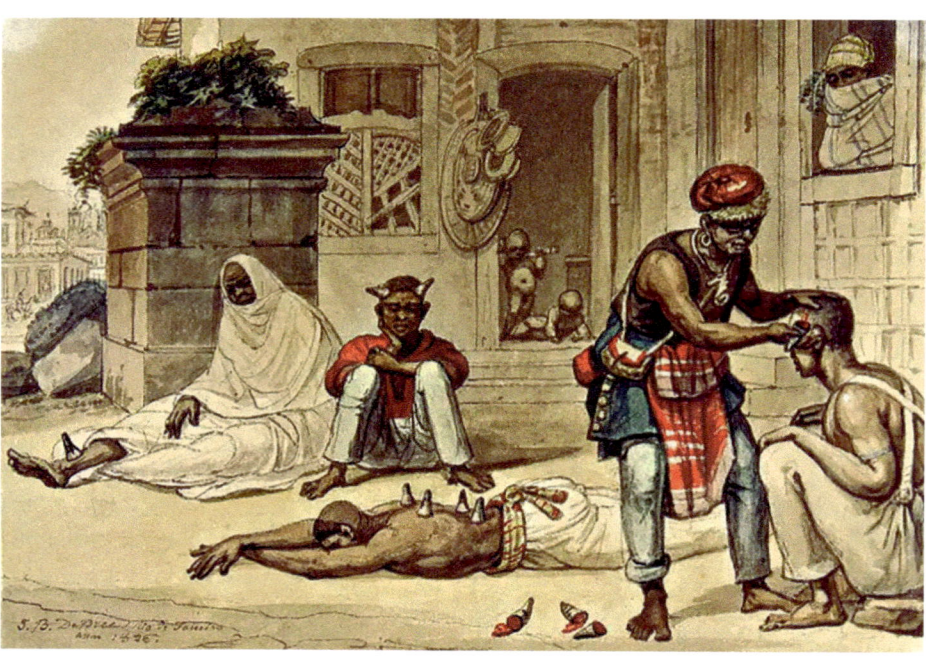

FIGURA 1.13 — *Cirurgião negro colocando ventosas (1826)* Fonte: *Jean Baptiste Debret – reprodução.*

Lisboa, possuía delegados nas colônias ultramarinas. Estes tinham não só o poder de conceder licenças para o exercício da cirurgia, mas também de cassar diplomas e licenças, inspecionar as boticas, regulamentar o preço de medicamentos, promover medidas sanitárias e fiscalizar qualquer atividade de saúde. Era o embrião do que muito tempo depois seria a vigilância sanitária.

Durante os séculos XVII e XVIII, a cirurgia pouco evoluiu em território brasileiro, sendo exercida ainda na sua esmagadora maioria por cirurgiões-barbeiros e práticos. Ao contrário do que ocorria na Europa, poucos foram os cirurgiões que contribuíram com algum avanço científico ou assistencial. Como exemplo dessas raras exceções temos Manoel dos Santos, cirurgião licenciado que emigrou para Pernambuco em 1707, se tornando renomado não só na prática cirúrgica, mas também clínica. Outro que ficou bastante conhecido foi Luís Gomes Ferreira, que atuava na região das Minas Gerais. Este também cirurgião licenciado ficou famoso pela sua riquíssima obra *Erário Mineral*, publicada em 1735.

A vinda da família real portuguesa em 1808 elevou a então colônia a status de centro do reino português, que passou a se chamar Reino Unido de Portugal, Brasil e Algarves. Já na chegada da corte portuguesa ao Brasil, foram fundadas as primeiras faculdades de medicina do país, na Bahia e no Rio de Janeiro. No ano seguinte, foi extinta a Junta do Protomedicato, e por decreto real, as licenças para a prática médica e cirúrgica passaram a ser conferidas diretamente pelo Cirurgião-Mor, José Correa Picanço, e sua junta. Picanço veio com a comitiva real em 1808 e ajudou a fundar as duas faculdades de medicina já citadas. Em 1826, já no primeiro Império, a concessão de diplomas de medicina e cirurgia passou a ser competência das Faculdades de Medicina, que passaram a se chamar "Academias Médico-Cirúrgicas".

Na primeira metade do século XIX também surgiram as primeiras sociedades médicas do país. Em 1826 foi fundada a Sociedade de Medicina e Cirurgia do Rio de Janeiro (SMCRJ), que posteriormente, com a Independência, passou a se chamar Academia Imperial de Medicina (1835), e, com a Proclamação da República, Academia Nacional de Medicina, em 1889. Em 1888, foi realizado o primeiro congresso médico do Brasil, organizado pela SMCRJ. O Colégio Brasileiro de Cirurgiões, a primeira entidade médica exclusivamente cirúrgica, foi fundado apenas no século seguinte, em 1929, por um grupo de 28 cirurgiões liderados por Antônio Benevides Barboza Viana, no Rio de Janeiro.

O século XIX, como vimos anteriormente, foi conhecido como o "século dos cirurgiões", e as inovações neste campo não demoraram a ser difundidas no Brasil. Como exemplo, a primeira cirurgia sob anestesia com éter no Brasil foi realizada por Roberto Jorge Haddock Lobo no Hospital Militar do Rio de Janeiro, em 1847, menos de um ano após a primeira realizada, no Massachusetts General Hospital, em Boston. A primeira anestesia com clorofórmio no Brasil foi realizada por Manuel Feliciano Pereira de Carvalho, em 1848, também na capital do Império. Já a assepsia preconizada por Lister a partir de 1865, assim como na Europa, demorou a se popularizar no Brasil, cujos primeiros relatos de seu emprego no país datam apenas a partir da década de 1880.

Nesse período o país teve as primeiras mulheres formadas em medicina. Maria Augusta Generoso Estrela foi a primeira médica brasileira, formada em Nova York, com louvor, em 1881. Maria Estrela conseguiu se formar graças à sua incrível força de vontade, ao apoio de seu pai e a uma bolsa de estudos concedida pelo Imperador Dom Pedro II, por um decreto expedido em 1877. Validou seu diploma na capital do Império, e exerceu a medicina no Brasil até sua morte, em 1946. A primeira médica formada em solo nacional foi a gaúcha Rita Lobato Velho Lopes, em 1887, na Faculdade de Medicina da Bahia. Após sua formatura, retornou ao Rio Grande do Sul, onde exerceu a nobre profissão até 1925, falecendo em 1954.

O espírito intrépido do cirurgião brasileiro do século XIX é bem ilustrado no que talvez tenha sido a cirurgia mais ousada daquele século, que foi a ligadura da aorta abdominal, por Cândido Borges Monteiro, futuro visconde de Itaúna, em 1842, ou seja, antes do emprego da anestesia. Cândido realizou a ligadura da aorta abdominal através de acesso extraperitoneal, logo acima da bifurcação das artérias ilíacas, como única alternativa para salvar um paciente de 31 anos com aneurisma de artéria ilíaca comum. Infelizmente, uma infecção levou à deiscência da ligadura, vitimando o jovem doze dias depois. Já o cirurgião Augusto Cândido Fortes de Bustamante e Sá foi bem-sucedido na ligadura da artéria ilíaca comum direita para tratamento de um aneurisma de artéria ilíaca externa do mesmo lado, em 1868, também no Rio de Janeiro. O paciente, um soldado da Guerra do Paraguai, curou-se completamente, e o procedimento, assim como o de Cândido Monteiro, foi realizado sem anestesia.

O conflito conhecido como Guerra do Paraguai, ou Guerra da Tríplice Aliança, ocorrido entre 1865 e 1879, a despeito de toda violência e carnificina que produziu, trouxe significativos avanços à cirurgia brasileira. Com o aumento da capacidade letal das armas, aumentou também o desafio dos cirurgiões brasileiros, oriundos de todas as províncias do país, no tratamento dos traumatismos produzidos pelos terríveis projéteis *minié* e pelos estilhaços de artilharia. Ainda que, pela primeira vez na história militar brasileira, tenha se empregado em larga escala a anestesia com clorofórmio, os princípios de assepsia propostos por Lister eram praticamente desconhecidos, vitimando muitos soldados pela infecção pós-operatória, também chamada de "gangrena nososcomial". A maioria das cirurgias consistia em amputações, realizadas nos hospitais de campanha, também conhecidos como "hospitais de sangue" (Figura 1.14).

A "Era de Ouro" da cirurgia brasileira seguiu no final do século XIX e principalmente início do século XX. Carlos José Botelho Arnaldo Vieira de Carvalho, de São Paulo, foi o pioneiro a realizar uma esofagotomia para retirada de corpo estranho (uma dentadura), em 1883. Arnaldo Vieira de Carvalho, também paulista, foi o primeiro brasileiro a realizar uma gastrectomia total em solo brasileiro, em 1900. Essas maravilhosas descobertas ficaram por muito tempo restritas a grandes centros, levando muito tempo para chegar às localidades mais distantes das capitais. Infelizmente, ainda vivemos sob este legado de desigualdade no atendimento médico em todo o território nacional.

A primeira metade do século XX também foi marcada, na cirurgia brasileira, pela participação nas duas guerras mundiais. Na Primeira Guerra Mundial (1914-1918), o Brasil enviou uma missão médico-militar à França e já durante a viagem teve de enfrentar seu primeiro e mortal inimigo: a gripe espanhola. A epidemia vitimou vários tripulantes do navio expedicionário *La Plata*, dentre eles o tenente-cirurgião Scyla Teixeira. A missão não chegou a atuar no *front* de batalha, mas foi de destacada importância no atendimento aos civis e militares evacuados no Hospital Franco-Brasileiro, em Vaugirard, Paris. Nos dias de hoje, podemos encontrar nos belos jardins desse hospital uma placa alusiva à grande contribuição brasileira naquele período. À frente da enfermaria cirúrgica estavam médicos de renome, dentre eles Alfredo Monteiro, futuro presidente do Colégio Brasileiro de Cirurgiões. O cirurgião-chefe da missão, Nabuco de Gouveia, reportou, em seu relatório "Cirurgia da Guerra", várias novidades no campo da cirurgia militar, como o uso da radiografia móvel, logística de evacuação de feridos e várias técnicas cirúrgicas inovadoras que foram incorporadas à vida civil.

Já na Segunda Guerra Mundial (1939-1945), o Brasil se juntou aos aliados contra a tríplice aliança, formada por Alemanha-Japão-Itália. Com o envio agora de grande contingente militar de combate, a necessidade da formação de um Corpo de Saúde mais estruturado foi imperativa. Alguns cirurgiões foram convocados, mas a maioria dos que embarcaram para a Itália com as tropas expedicionárias era de voluntários. Alguns destes já eram cirurgiões de renome, como o paulista Alípio Corrêa Netto. Suas memórias registradas no livro *Notas de um Expedicionário Médico* dão uma noção muito real do dia a dia da cirurgia no *front* de batalha. O Colégio Brasileiro de Cirurgiões, presidido na época por Oscar Alves, e a convite do Corpo de Saúde do Exército, forneceu treinamento aos cirurgiões que foram para a Itália. A Força Expedicionária Brasileira foi incorporada ao 5º Exército dos Estados Unidos, e o compartilhamento de experiências na área da cirurgia entre cirurgiões americanos e brasileiros foi extremamente importante para a evolução da cirurgia nacional (Figura 1.15).

Ao longo do século XX, a cirurgia brasileira evoluiu a passos largos, sempre acompanhando as inovações estrangeiras. O primeiro transplante de coração do Brasil (e da América Latina) foi realizado pela equipe comandada por Euryclides de Jesus Zerbini, em 1968. O receptor era um rapaz de 23 anos conhecido como João Boiadeiro. João faleceu 28 dias depois, 10 dias a mais que Washansky, submetido ao primeiro transplante cardíaco do mundo por Christian Barnard, menos de um ano antes. Ainda que o desfecho não tenha sido favorável, esse feito abriu portas para que milhares de pacientes fossem transplantados nas décadas seguintes.

O Brasil foi, é, e provavelmente sempre será celeiro de grandes cirurgiões. Vários são os vultos da nossa cirurgia. Poderíamos citar uma centena de grandes médicos que contribuíram e ainda contribuem de forma inestimável para a cirurgia nacional. Mas, certamente, cometeríamos a injustiça de não citar outros milhares, em especial, os cirurgiões anônimos que escolheram esta linda profissão e exercem-na com dignidade e compaixão para com seus doentes em todo o território nacional.

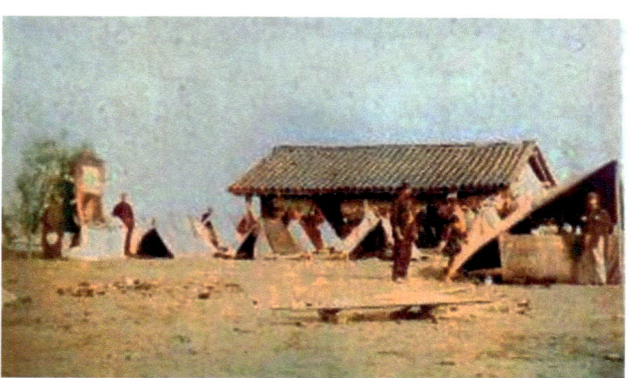

FIGURA 1.14 – *Fotografia colorizada de uma igreja usada como "hospital de sangue" na Guerra do Paraguai em 1886.* Fonte: Arquivo Fotográfico da Biblioteca Nacional.

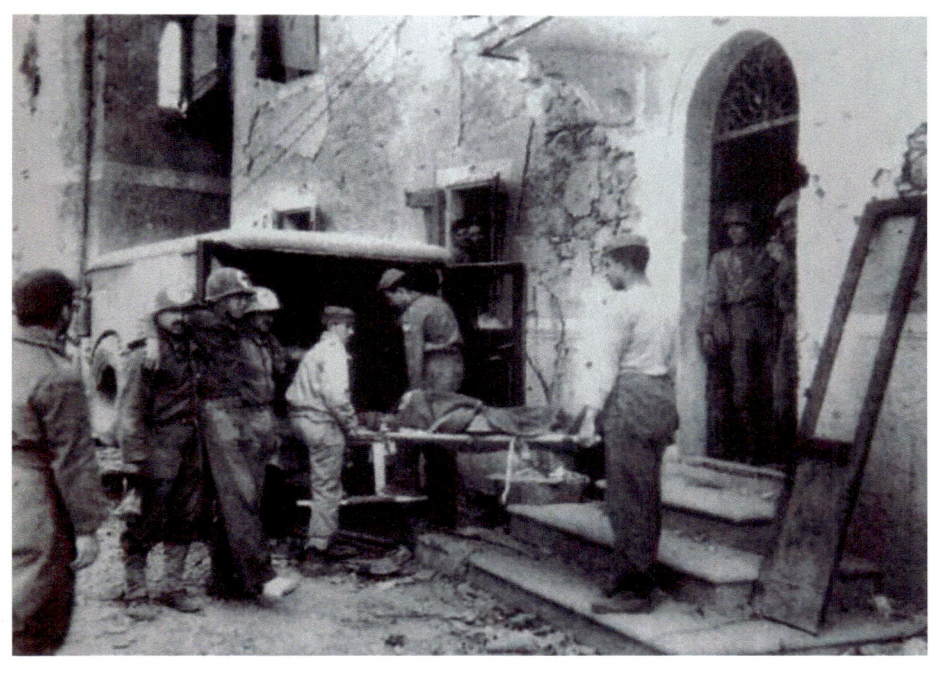

FIGURA 1.15 – *Evacuação de soldados brasileiros feridos após a tomada da cidade de Montese.* Fonte: https://www.historiailustrada.com.br/2014/04/fotos-raras-brasil-na-segundaguerra.html#.VW9y4c9Vik.

Bibliografia

Andrushko VA, Verano JW. Prehistoric trepanation in the Cuzco region of Peru: A view into an ancient Andean practice. American Journal of Physical Anthropology, 2008. 137(1):4-13.

Antunes JL. Egaz Moniz: uma biografia. Rio de Janeiro: Civilização Brasileira, 2015.

Corrêa Netto. Notas de um Expedicionário Médico. São Paulo: ALMED, 1983.

Couto Jr. D. As Flechas de Apolo: aspectos culturais da medicina ocidental, desde a guerra de Tróia até a primeira conflagração mundial. 2ª Edição. Rio de Janeiro: Rubio, 2013.

D'Allaines C. História da Cirurgia. Lisboa: RésEditora, 1991.

Daroz C. O Brasil na Primeira Guerra Mundial: a longa travessia. 1ª ed. São Paulo: Contexto, 2017.

Fernandes AT. Entre a Fé e a Ciência: a medicina na Idade Média_ In. Fernandes AT, Fernandes MOV, Ribeiro Filho N, Graziano KU, Cavalcante NJF, Lacerda RA. Infecção hospitalar e suas interfaces na área da saúde. São Paulo: Atheneu, 2000. p.43-55.

Fernandes Neto FA, Oliveira EFB, Fernandes PRO. Aspectos Históricos. _In: Tratado de Cirurgia do Colégio Brasileiro de Cirurgiões 2ª Edição. Rio de Janeiro, 2015.

Ferraz ED, Lacombe D. Estado Atual da Cirurgia Híbrida Colorretal. Revista Brasileira de Videocirurgia. ANO 1 Vol.1 nº 1 – Jan/Mar, 2003.

Figueiredo BG. A Arte de Curar: cirurgiões, médicos, boticários e curandeiros no século XIX em Minas Gerais. Rio de Janeiro: Editora Vicio de Leitura, 2002.

Fitzharris L. Medicina dos Horrores: a história de Joseph Lister, o homem que revolucionou o apavorante mundo das cirurgias do século XIX. São Paulo: Intrínseca, 2019.

Gomes OC. História da Medicina no Brasil no Século XVI. Rio de Janeiro: Biblioteca Brasileira de História da Medicina,1974.

Gonçalves, E L. Cirurgião do século: Francis Daniels Moore. Acta Cir. Bras. [online]. 1999, vol.14, n.4 [cited 2021-03-21], pp.01-16.

Gouvêa, N. Observações Sobre Cirurgia de Guerra: relatório apresentado a S. Ex. Ministro da Guerra. Pelotas: off. typp. do Diário Popular, 1919.

História da Medicina. Editora Europa, 2019.

Hollinghan R. Sangue e Entranhas: a assustadora história da cirurgia. São Paulo: Geração Editorial, 2011.

Imber G. Genius on The Edge: the bizarre double life of Dr. William Stewart Halsted. New York: Kaplan Publishing, 2011.

Kopp P. Theodor Kocher (1841-1917) Nobel Prize Centenary 2009. Arq. Bras. Endocrinol Metab. 2009;53(9):1176-80.

Kumar A, Kumar BN. The Principles of Surgical Practice: Sushruta Samhita and its Importance to Present Day Surgery. Journal of Surgery: Open Access, 2020. 6:2.

Matevossian E, Kern H, Hüsser N, Doll D, Snopok Y, Nährig J et. al.. Surgeon Yurii Voronoy (1895–1961) – a pioneer in the history of clinical transplantation: in Memoriam at the 75th Anniversary of the First Human Kidney Transplantation. European Society for Organ Transplantation 22 (2009) 1132–1139.

McRae D. Cada Segundo Conta: a corrida pelo primeiro transplante de coração. Rio de Janeiro/São Paulo: Record, 2009.

McRae D. Cada Segundo Conta: a corrida pelo primeiro transplante de coração. Rio de Janeiro/São Paulo: Record, 2009.

Pinotti WH. Filosofia da Cirurgia. São Paulo: Edições O.L.M, 2008.

Porter R. Cambridge – História da Medicina. Rio de Janeiro: Editora Revinter, 2008.

Ramos RF. A Cirurgia na Grande Guerra da América Latina. Boletim CBC. 2020; 187:9-11.

Ramos, RF. A cirurgia brasileira na Primeira Guerra Mundial. Boletim CBC. 2020; 184:10-11.

Ribeiro Jr., W.A. Ilíada / Médicos humanos e divinos. Portal Graecia Antiqua, São Carlos. Disponível na Internet: greciantiga.org/arquivo.asp?num=0200 (28/03/2021).

Rooney A. A História da Medicina: das primeiras curas aos milagres da medicina moderna. São Paulo, M.Books do Brasil, 2013.

Santos Filho L. História Geral da Medicina Brasileira. Volumes 1 e 2. São Paulo: HUCITEC-EDUSP, 1991.

Saunders JB de CM, O'Malley CD. The Ilustrations from the Works of Andreas Vesalius of Brussels: a discussion of the plates and a biographical sketch of Vesalius. New York: Dover Publications, 2019.

Silva, Carlos Leonardo Bahiense da. Doutores e Canhões: o corpo de saúde do Exército Brasileiro na Guerra do Paraguai (1864-1870). Tese (Doutorado em História das Ciências e da Saúde). Rio de Janeiro: Fundação Oswaldo Cruz/Casa de Oswaldo Cruz, 2012.

Thorwald J. O Século dos Cirurgiões. São Paulo: Editora Hemus, 2010.

Walker TD. Médicos, Medicina Popular e Inquisição: a repressão das curas mágicas em Portugal durante o Iluminismo. Rio de Janeiro: Imprensa de Ciências Sociais/FIOCRUZ, 2013.

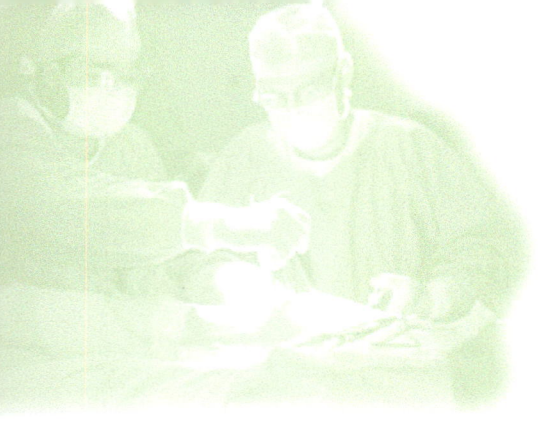

2 Exame Clínico do Paciente Cirúrgico

Renato Abrantes Luna
Fernando Bráulio Ponce Leon P. de Castro
Andrea Povedano

Introdução

Poucos momentos permanecem tão nítidos em nossas memórias como as primeiras aulas de semiologia do curso de graduação. O ritual de entrar nas enfermarias vestindo roupas brancas, posteriormente simplificado pelo uso dos jalecos, fazia-nos sentir o poder da ciência médica e a desafiadora arte de "procurar pistas" escondidas por trás das histórias clínicas e do exame físico.

Contudo, o desenvolvimento tecnológico, representado pelas modernas ferramentas digitais e por exames diagnósticos sofisticados, foi aos poucos deteriorando a arte milenar do exame clínico à beira do leito sistematizado desde 1889 por Willian Osler. A premissa de que o diagnóstico é composto 90% pelo binômio anamnese e exame físico e apenas 10% por exames diagnósticos vem sendo cada vez mais deturpada por intenso fluxo de trabalho, desenvolvimento de condutas de rotina, marcadores sorológicos, exames de imagem acurados e até de análises matemáticas por inteligência artificial.

Então, nos resta perguntar: ainda existe espaço para a anamnese e o exame físico nos dias atuais? Este capítulo objetiva determinar o papel do exame clínico no momento atual, revisando seus principais elementos, de forma a diminuir efeitos indesejáveis no perioperatório e otimizar o tratamento cirúrgico.

Exame clínico: por que ainda fazê-lo

O objetivo principal do exame clínico (e aqui reforça-se a indissociação do binômio anamnese e exame físico) é nortear o raciocínio clínico de forma a se alcançar um diagnóstico ou a detectar situações clínicas desconhecidas que possam interferir no resultado do tratamento cirúrgico.

Com o auxílio da anamnese e do exame físico, hipóteses diagnósticas são elencadas (geralmente a principal e duas ou três secundárias), que posteriormente são confirmadas ou excluídas com o auxílio de exames e testes diagnósticos. O cirurgião que não realiza corretamente a anamnese e/ou executa um exame físico pobre, por consequência, reduz significativamente seu raciocínio clínico.[1] O exame clínico negligenciado ou mal conduzido pode ainda favorecer o erro diagnóstico, a exposição desnecessária do paciente a exames complementares e seus efeitos adversos, além do aumento dos custos do cuidado como um todo.[2] Não são raras as vezes que o simples e cuidadoso exame físico pode levar ao diagnóstico preciso, poupando o paciente de exames custosos e desconfortáveis, como nos casos de abscessos e hérnias.

Contudo, os benefícios do adequado exame clínico vão muito além da redução de custos e do aumento da acurácia diagnóstica. Talvez, nos dias atuais, um dos papéis mais importantes da anamnese e do exame clínico seja justamente o de fortalecer as relações pessoais entre o cirurgião e seu paciente. O contato verbal, emocional e físico provido pela anamnese e pelo exame físico têm poder de estreitar os laços de confiança entre o cirurgião e seu paciente, aumentando a segurança em cirurgia, estabelecendo valores prognósticos, além do indiscutível valor pedagógico para ambos cirurgião e paciente.[3]

Exame clínico: como fazê-lo nos dias atuais

Levando-se em consideração que o cuidado deve ter como foco o paciente, o exame físico deve ser completo o suficiente para atingir o objetivo esperado (no caso, contribuir ao diagnóstico) sem, entretanto, realizar manobras demasiadas e desprovidas de valor. É nesse ponto que a anamnese alcança posição de destaque, fazendo com que o exame físico adquira caráter personalizado, o que podemos chamar de "Exame Clínico Baseado em Hipóteses".[4] As exceções a essa regra são os pacientes cuja anamnese pode não ser confiável, como os pacientes com estado mental alterado, os gravemente enfermos, ou ainda aqueles com história complexa ou sintomas inexplicáveis, no qual a anamnese e o exame físico direcionado poderiam resultar em alto nível de incerteza diagnóstica.

De forma geral, a anamnese e o exame físico do paciente cirúrgico devem envolver, além dos fatos referentes à doença de base, situações de importância para o desfecho do tratamento cirúrgico, como a capacidade funcional, o estado nutricional, a presença de distúrbios de coagulação e repercussões sistêmicas de situações clínicas que possam interferir no resultado cirúrgico.

A anamnese torna-se especial na avaliação da dor abdominal. A dor visceral, vaga e mal definida adquire topografia de acordo com a origem embrionária das vísceras. De modo geral, órgãos ou vísceras correspondentes aos troncos celíaco, mesentérico superior e mesentérico inferior adquirem padrões de dor visceral epigástrico, mesogástrico e hipogástrico, respectivamente. A dor parietal, mais tardia, tende a demonstrar a topografia do agente irritante, seja este pus, sangue ou qualquer outro agente irritante ao peritônio.

Os pilares do exame físico (inspeção, palpação, percussão e ausculta) devem ser norteados pela história clínica. A aferição dos sinais vitais é essencial em qualquer situação. A inspeção deve envolver, no mínimo, a observação do estado das mucosas quanto a coloração e grau de hidratação. A presença de equimoses sem justificativas ou "anormais" pode ser sinal de alerta para coagulopatias ou doenças do sistema hematopoiético. Outros aspectos ectoscópicos que merecem consideração são a presença de circulação colateral, massas, assimetrias, rarefação de pelos ou sinais típicos, como exoftalmia e baqueteamento digital.

A ausculta pulmonar e cardíaca deve ser realizada na tentativa de discernir arritmias, sopros ou murmúrio vesicular anormal.

A palpação do abdome deve ser iniciada pelo quadrante menos doloroso ou supostamente o mais distante possível da doença, de modo a não prejudicar a avaliação geral do abdome pela dor induzida.

Finalmente, manobras semióticas, como o toque retal ou vaginal, quando pertinentes, devem ser realizadas após esclarecimento e consentimento prévio do paciente, de forma respeitosa e em ambiente adequado.

Exame físico pós-operatório

O paciente operado tem alterações no exame físico que devem ser consideradas na avaliação diária, e que o tornam diferente dos pacientes clínicos, principalmente pela presença de incisões cirúrgicas, drenos, sondas e cateteres. No entanto, os pilares do exame físico não se alteram e devem ser seguidos também no paciente em pós-operatório.

O exame físico deve ser iniciado sempre pela aferição dos sinais vitais. Infelizmente, sua mensuração está longe de ser a mais adequada, ficando terceirizada a profissionais de enfermagem. Na Inglaterra, 31% das mortes hospitalares preveníveis se relacionam com a inadequada monitorização desses sinais.[5] Mais do que isso, os sinais vitais compõem a base de diversos algoritmos que desencadeiam respostas rápidas para diagnósticos precoces de sepse e outros eventos de deterioração clínica, e por isso sua importância não pode ser exagerada. Um claro exemplo foi quando, em mais de um milhão de sinais vitais registrados, a presença de um valor anormal se relacionou a uma mortalidade de 0,9%, enquanto a presença de três sinais vitais alterados se relacionou a uma mortalidade de 24%. Apesar de sua clara importância na prática clínica, a correta mensuração não é frequente mesmo em países de primeiro mundo. A frequência respiratória é considerada em alguns centros o marcador clínico mais sensível de deterioração do paciente, e um marcador independente de mortalidade e admissão em terapia intensiva. Apesar de sua importância, ele é o parâmetro menos registrado dos sinais vitais. A frequência cardíaca é outro marcador precoce de alteração do quadro clínico, enquanto alterações da pressão arterial em geral ocorrem mais tardiamente nesse processo.[6,7] Dada sua clara importância na avaliação clínica, o cirurgião assistente deve medi-los ao menos uma vez ao dia, durante a visita médica, e encorajar a equipe de enfermagem reforçando a importância de sua mensuração adequada e de comunicação da deterioração de quaisquer parâmetros.

Com a incisão cirúrgica, algum grau de dor espontânea ou ao exame físico é esperada. O desafio aqui é determinar se a dor presente é um desvio da evolução pós-operatória normal ou apenas uma característica esperada. Para isso, a avaliação seriada do paciente, bem como a utilização de escalas objetivas de dor são importantes na tomada de decisões.

Na ectoscopia das incisões cirúrgicas, é de fundamental importância a avaliação de sinais flogísticos, calor, rubor e edema, os quais devem ser registrados na evolução diária do cirurgião assistente, sem delegar a função para a equipe de enfermagem. A presença de distensão abdominal ou deformidades visíveis deve ser anotada.

Os drenos e as sondas também devem ser avaliados diariamente, mas não apenas em relação aos sinais flogísticos, mas também quanto a integridade de sua fixação, conexões do sistema, aspecto e volume da drenagem, bem como sua patência. Não é incomum a perda desses dispositivos durante períodos de mobilização dos pacientes, e a sua perda pode gerar grandes transtornos no cuidado desses pacientes.

De maneira similar, os acessos venosos (periféricos e profundos) devem ser avaliados pela equipe cirúrgica ao menos duas vezes por semana, além da avaliação diária pela equipe de enfermagem.

Após a ectoscopia, são realizadas ausculta e percussão, as quais, em geral, não trazem componentes distintos das conduzidas no paciente não cirúrgico. Vale salientar que a dor abdominal significativa à percussão serve como alerta para reação peritoneal mais significativa.

Durante a palpação, é importante tentar definir se a dor é de origem parietal ou visceral, o que nem sempre é claro apenas com os achados do exame físico. É importante iniciar a avaliação evitando-se a palpação sobre a área da incisão, com movimentos superficiais delicados e progressivamente mais profundos, bem como a avaliação da dor após a contração voluntária do abdômen pelo paciente.

A expressão gentil e cuidadosa da cicatriz cirúrgica ajuda a avaliar possíveis coleções de ferida operatória.

A descompressão dolorosa é sempre um sinal de atenção, principalmente se associada a dor na percussão realizada no estágio anterior do exame físico.

Dada a sensibilidade limitada do exame físico isolado, a avaliação seriada é de fundamental importância para um diagnóstico precoce de complicações.

Em pacientes submetidos a cirurgias de grande porte e com altos índices de morbidade, é aconselhável a utilização seriada de exames complementares simples, como leucometria seriada e marcadores inflamatórios, que ajudam na tomada de decisões em pacientes com exames físicos limítrofes.

Ao final, a avaliação continuada, a interpretação conjunta dos achados de cada etapa do exame físico, incluindo os sinais vitais, comporão o cenário para a correta interpretação do quadro clínico e a decisão terapêutica.

Referências bibliográficas

1. Feedock CA. The lost art of clinical skills. Am J Med 120(4) (2007) 374-378.
2. Constanzo C, Verguese A. The physical examination as ritual. Med Clin N Am 102 (2018) 425–431. Disponível na Internet: https://doi.org/10.1016/j.mcna.2017.12.004.
3. Zaman JAB. The enduring value of the physical examination. Med Clin N Am 102 (2018) 417–423. Disponível na Internet: https://doi.org/10.1016/j.mcna.2017.12.003.
4. Garibaldi BT, Olson APJ. The hypothesis-driven physical examination. Med Clin N Am 102 (2018) 433–442. Disponível na Internet: https://doi.org/10.1016/j.mcna.2017.12.005.
5. Hogan H, Healey F, Neale G, et al. Preventable deaths due to problems in care in English acute hospitals: a retrospective case record review study. BMJ Qual Saf 2013; 22:182.
6. Eur J Intern Med. Make vital signs great again - A call for action. Kellett J, Sebat F. 2017 Nov;45:13-19. Disponível na Internet: doi: 10.1016/j.ejim.2017.09.018. Epub 2017 Sep 20.
7. Mok WQ, Wang W, Liaw SY. Vital signs monitoring to detect patient deterioration: An integrative literature review. Int J Nurs Pract. 2015 May;21 Suppl 2:91-8. Disponível na Internet: doi: 10.1111/ijn.12329.

3 Biologia Molecular

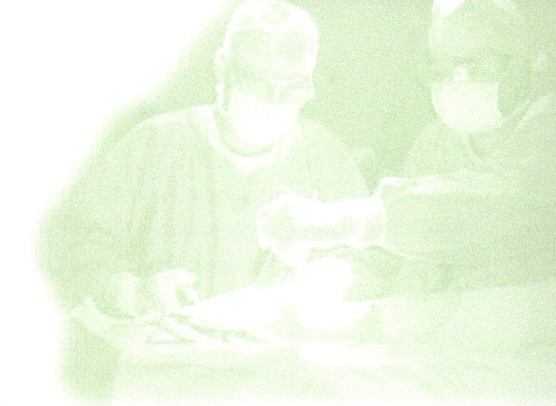

Alberto Julius Alves Wainstein • Mauro de Souza Leite Pinho
Ana Paula Drummond Lage • Bruno Righi Rodrigues de Oliveira

Introdução

A aplicação da biologia molecular na prática clínica é uma promessa factível que vem se concretizando lentamente, de maneira mais efetiva nesta década. Muitas das pesquisas básicas e translacionais do final do século passado estão se transformando em ferramentas que podem auxiliar o médico em uma atenção mais personalizada, efetiva e promissora para seus pacientes com câncer. Isso já é uma realidade para muitos marcadores tumorais. Porém, a maioria ainda carece de uma correlação clínica para gerar impacto no estadiamento, prognóstico e tratamento. O grande paradigma é estabelecer uma assinatura molecular dos tumores de nossos pacientes, para que possamos conhecê-los melhor, bem como seu comportamento biológico. Isso poderia indicar uma cirurgia mais agressiva ou mais conservadora, baseada não apenas no estadiamento clínico/radiológico, mas independente deste, da biologia de cada tumor de cada paciente.

Os avanços em estudos de genoma, proteoma e patologia molecular têm gerado vários candidatos a biomarcadores com valor clínico potencial. O uso destes marcadores para o estadiamento e personalização da terapia à época do diagnóstico pode tornar os cuidados aos pacientes mais adequados. Entretanto, a passagem do estudo destes biomarcadores das bancadas dos laboratórios para a prática clínica tem se mostrado mais difícil do que o esperado. As tecnologias genômicas oferecem a promessa de um entendimento melhor sobre o câncer. Estas tecnologias estão sendo usadas para caracterizar tumores em nível molecular.

O entendimento de como e quando estes biomarcadores podem ser integrados aos cuidados clínicos é crítico se quisermos transformar promessa em realidade[1,2].

Os marcadores moleculares individuais vêm, com sucesso, subdividindo casos de tumores tradicionais em subtipos que se comportam de maneira diferente. Isto gera novos agentes terapêuticos com alvo definido como, por exemplo, o imatinib (Glivec), o gefitinib (Iressa) e o cetuximab (Erbitux), que apenas são efetivos se seus respectivos marcadores moleculares sofrerem mutações ou forem expressos em níveis suficientes.

Com base nestes fatores, podemos esperar uma coevolução de biomarcadores e de suas respectivas terapias-alvo. O estudo de biomarcadores remete-nos a algumas ponderações para o futuro:

- Qual deverá ser a relação entre o estadiamento formal pelo TNM e biomarcadores ou a combinação de biomarcadores?
- Estes biomarcadores deverão ser incorporados na determinação do estágio da doença ou deverão ser tomados como características complementares?
- Podemos esperar que os biomarcadores sejam incorporados à análise tradicional do estadiamento?

As respostas estão relacionadas com o estadiamento do câncer. Este apenas fornece probabilidades do curso ou resultado da doença em um paciente individualmente. Permanece a misteriosa heterogeneidade de resultados da doença em pacientes com tumores de tipos, estádios e graus aparentemente semelhantes. Estas diferenças se relacionam, em parte, com eventos estocásticos, como o tempo necessário para uma célula se metastizar, ou relacionam-se com fatores que podem razoavelmente ser compreendidos em um nível de determinismo. Mesmo que os biomarcadores não possam eliminar as incertezas estocásticas e permitir-nos predizer um resultado definitivo, eles certamente aumentarão nossa acurácia em subclassificar pacientes e seus tumores[3,4].

É importante que o cirurgião-geral entenda não apenas do procedimento cirúrgico, bem como conheça cada vez mais e melhor o tumor de seu paciente. Para tanto, apresentaremos a seguir alguns conceitos e conhecimentos de biologia molecular de maneira prática e objetiva.

Biologia molecular

A decodificação de todo o código genético humano estabeleceu em cerca de 30 mil o número de genes existentes em nosso DNA; esta estimativa poderá ainda sofrer grandes alterações e muito há que ser feito para que possamos conhecer todos estes genes e suas respectivas funções. Entretanto, existem hoje claras evidências de que a ocorrência de alterações em determinados genes poderá modificar radicalmente a história natural de uma neoplasia, levando a diferenças significativas no prognóstico do paciente e nos seus índices de resposta à terapêutica instituída. Estamos no momento atual em fase de identificar genes individuais com importância específica para cada tumor e sua influência sobre o comportamento biológico deste. Iniciam-se também alguns estudos utilizando preparações capazes de analisar um grande conjunto de genes de forma simultânea em cada tumor, devendo estes provavelmente vir a desempenhar um importante papel clínico em um curto espaço de tempo.

Gostaríamos de destacar que, embora estes conhecimentos pareçam fugir à nossa área de atuação clínica, sua aplicabilidade prática deve ser considerada como iminente, justificando o esforço despendido para a compreensão e o acompanhamento destes novos conceitos, que irão por certo modificar radicalmente o perfil da medicina no milênio que ora se inicia. O entendimento e a aplicação da biologia molecular precisam ser desmistificados, conforme explicado na Figura 3.1.

Abre-se uma grande perspectiva na área oncológica através da compreensão dos fenômenos anteriormente mencionados e pela progressiva interação entre os conhecimentos da biologia molecular tumoral e sua aplicação clínica.

Embora os estudos sobre biologia molecular permaneçam como a principal expectativa para o surgimento de novos conceitos e recursos para o tratamento do câncer colorretal, a ausência de resultados de real impacto do ponto de vista clínico ao longo dos últimos anos pode representar uma frustração para quem não esteja acompanhando de perto a evolução das pesquisas nesta área. Assim sendo, nosso objetivo no presente texto é apresentar uma breve revisão do caminho percorrido até o momento, desde os trabalhos pioneiros sobre carcinogênese colorretal até as pesquisas mais recentes sobre proteômica, demonstrando assim o constante fluxo de grandes avanços, os quais possibilitam uma previsão realista, em curto ou médio prazo, da disponibilização de recursos de amplo impacto, com potencial para alterar de forma relevante os resultados do tratamento desta importante doença.

Sendo um tema relativamente complexo para aqueles que atuam na prática clínica, é um verdadeiro consenso a expectativa de que os estudos baseados em

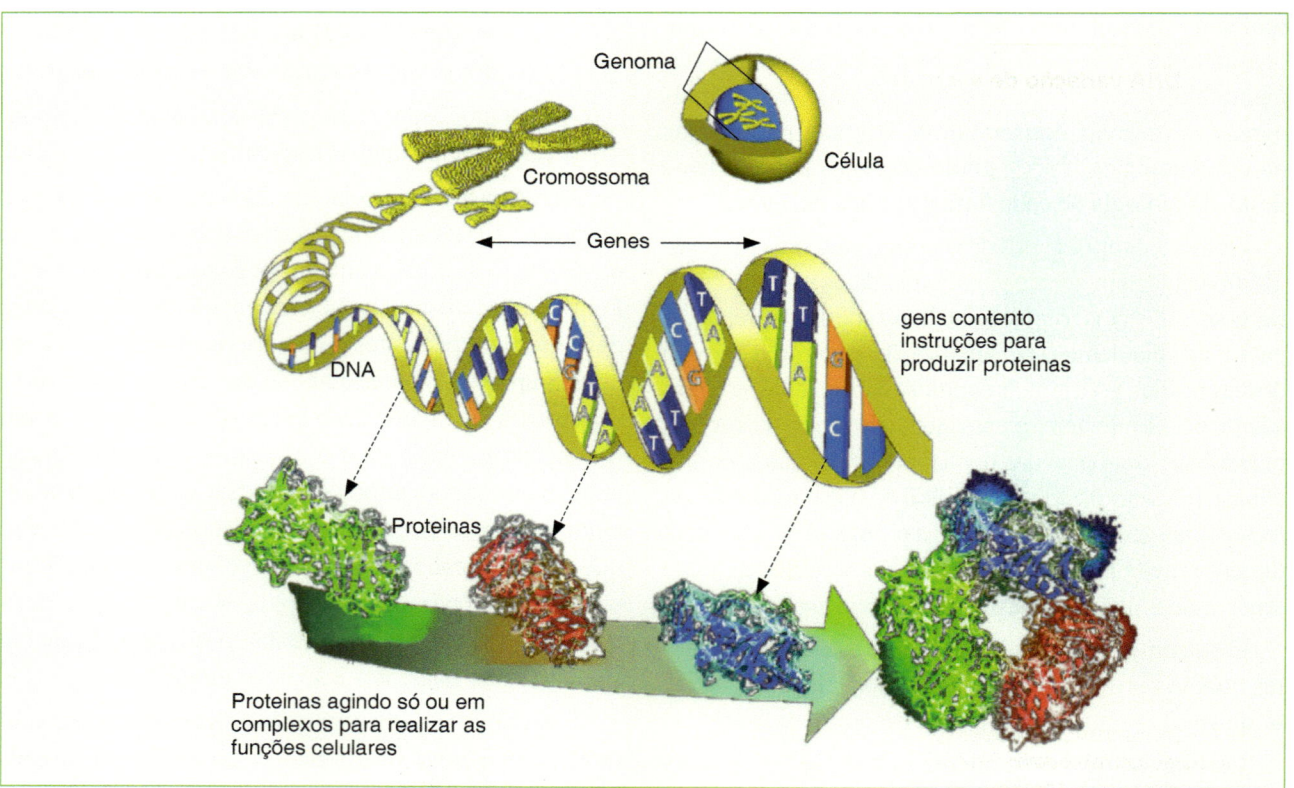

FIGURA 3.1 – *Todo o nosso genoma está armazenado no núcleo de todas as nossas células, na forma de cromossomos. Cada cromossomo consiste em uma enorme fita de DNA, dobrada e acomodada dentro dos cromossomos em forma de um X. A fita dupla de DNA contém grandes sequências de nucleotídeos pareados A–T e C–G. Um gene consiste em um segmento desta fita de DNA que, quando lido, codifica uma proteína. Fonte: acervo dos autores.*

biologia molecular venham a oferecer os necessários avanços na compreensão da fisiopatologia, do diagnóstico e tratamento do câncer. Talvez em decorrência desta expectativa, temos frequentemente a frustrante sensação de que, apesar do grande volume de pesquisas realizadas ao longo dos últimos anos, permanecemos ainda distantes da obtenção de resultados relevantes capazes de transformar estas esperanças em uma realidade para nossos pacientes.

Assim sendo, é nosso objetivo nesta Seção demonstrar que, embora os resultados não tenham ainda atingido nossa prática diária, importantes avanços permanecem ocorrendo, contribuindo para o esclarecimento gradual do complexo mosaico representado pelo processo de carcinogênese, o que certamente representará um grande impacto sobre a medicina do terceiro milênio. Para melhor demonstrar estes avanços, apresentaremos aqui uma breve revisão do caminho percorrido até o momento através dos estudos em biologia molecular aplicada ao câncer.

Câncer colorretal: os primórdios de um modelo de carcinogênese

O primeiro grande passo da biologia molecular na compreensão da carcinogênese ocorreu exatamente nos estudos sobre o câncer colorretal. Isto foi possibilitado através dos trabalhos pioneiros de Vogelstein[1] e seu grupo, analisando a variação da expressão gênica na sequência adenoma-carcinoma. A partir destes estudos foi possível identificar que a degeneração de um tecido normal até o surgimento de um câncer ocorria em consequência de um acúmulo de mutações de genes expressando proteínas com ação sobre o ciclo celular. Destes estudos emergiu a sequência de mutações dos genes APC – k-ras – DCC – p53, cuja imagem mais emblemática foi representada como na Figura 3.1, amplamente divulgada e que representou um importante passo inicial da compreensão do potencial dos estudos de biologia molecular na carcinogênese.

A compreensão da complexidade da carcinogênese

Embora os conceitos anteriormente citados tenham sido de grande valor didático, tornou-se logo evidente sua excessiva simplicidade devido à demonstração de que a referida sequência APC/k-ras/DCC/p53 compreendia não apenas um número extremamente reduzido de genes/proteínas envolvidos no processo de carcinogênese, mas também contemplava apenas um aspecto desta, representada pelo distúrbio proliferativo.

De fato, a crescente disponibilidade de ferramentas de biologia molecular tornou clara a coexistência de diversos processos, desde a ocorrência de um desequilíbrio do ciclo celular em uma célula até o desenvolvimento de um tecido neoplásico com características invasivas. Conforme demonstrado na Figura 3.2, a ativação de um

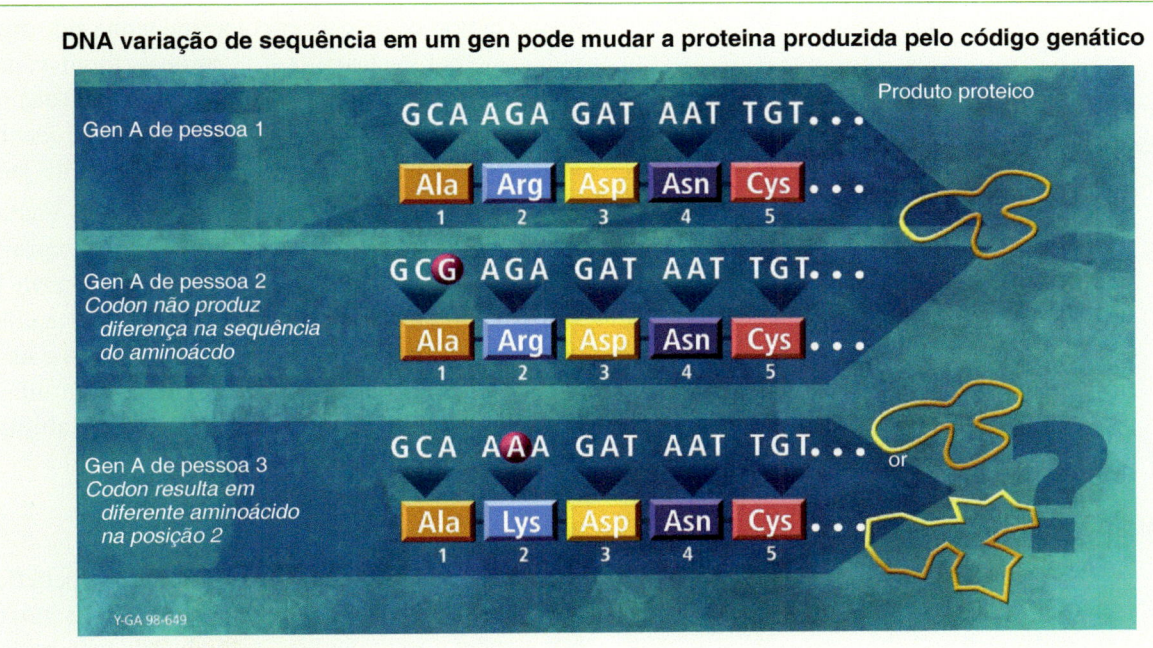

FIGURA 3.2 – O processo de translação ou leitura de um segmento de DNA para a produção de proteínas é feito com base em uma leitura a cada três nucleotídeos. Um segmento de DNA com a sequência GCA codifica a produção do aminoácido alanina. Se este DNA sofrer uma mutação que não for reparada, pode gerar ou não uma proteína anômala. A mutação do último nucleotídeo da sequência, passando de GCA para GCG, também codifica o aminoácido alanina e não traria maiores problemas para a célula no exemplo do paciente 2. Isso pode ser diagnosticado por técnicas de sequenciamento do DNA. Entretanto, uma mudança na segunda sequência, de AGA para AAA, mostrada na pessoa 3, alteraria o aminoácido de arginina para lisina. Esta mudança de aminoácido pode gerar uma proteína sem maiores alterações e consequências, sem repercussão clínica, ou uma proteína anômala. Neste último caso, se for uma proteína que estimula a replicação celular, pode-se desencadear o câncer como um proto-oncogene. Também, se esta fosse uma proteína que prevenisse o câncer, e essa alteração de aminoácido impactasse sua efetividade, poder-se-ia gerar um câncer pela inativação de uma proteína oncossupressora. Fonte: acervo dos autores.

processo local de angiogênese para desenvolvimento tumoral, seguida da penetração na membrana basal e nos demais tecidos, são elementos fundamentais para que a metastização ocorra através de uma invasão e migração por meio dos vasos endoteliais, levando a uma colonização de tecidos à distância.

Microarrays: a visão global da expressão tecidual

Sabendo-se que cada tecido, normal ou não, tem o seu comportamento biológico determinado pelas proteínas presentes em sua composição a partir da expressão de seus respectivos genes, tornou-se necessária uma forma de determinar quais genes estão expressos (ativados) em cada tumor. Para isto, não bastaria a simples identificação do gene, pois estes estão presentes em todas as células do corpo, mesmo não sendo expressos.

Considerando-se que a síntese proteica passa necessariamente pela formação de uma molécula de RNA mensageiro (RNAm), a qual irá fazer uma tradução em proteína posteriormente no ribossomo, conforme demonstrado na Figura 3.3, foi desenvolvido um método de análise da expressão gênica tecidual através da extração e identificação das moléculas de RNAm presentes. Esta técnica, denominada *microarray* (microssequências), apresenta a grande vantagem de avaliar a ativação de milhares de genes de forma simultânea, independentemente de sua função, formando assim um painel demonstrativo do provável comportamento biológico tumoral[3].

Estadiamento molecular: um passo adiante

Uma vez disponível esta ferramenta, diversos autores realizaram estudos visando identificar grupos de genes cujas alterações estivessem associadas a anormalidades teciduais, buscando assim estabelecer uma relação entre causa e efeito. Em relação ao câncer colorretal, foram comparadas inicialmente as expressões gênicas entre mucosa colônica normal e adenocarcinomas. Através destas comparações, Takemasa et al.[4] identificaram 59 genes com expressão gênica diferenciada entre um total de 4.608 estudados, enquanto Stremmel et al.[5] observaram diferenças entre 100 a 500 genes entre mais de 6.000 analisados. Seguindo uma metodologia semelhante, Kitahara et al.[6] relataram uma expressão diferente entre tecido normal e patológico em 235 genes em um total de 9.126 estudados.

Utilizando este princípio, Croner et al.[7] identificaram 50 genes, os quais permitiram uma maior acuidade para a predição de metástases linfonodais. Kim et al.[8] identificaram um conjunto de 261 genes cuja expressão representou a diferença entre a ocorrência de resposta completa e incompleta em 31 pacientes submetidos à terapia neoadjuvante. Neste grupo, todos os quatro casos de resposta completa foram corretamente previstos (100%), assim como nove dos 11 casos de resposta parcial (82%).

Ghadimi et al.[9], usando uma metodologia semelhante, identificaram um conjunto de 54 genes, cuja expressão foi capaz de diferenciar com 83% de acurácia os pacientes que apresentaram resposta à terapia neoadjuvante, daqueles sem resposta (p = 0,2).

Mas talvez o estudo mais representativo desta aplicação da técnica de *microarray* à análise do comportamento biológico do câncer colorretal tenha sido aquele publicado por Eschrich et al.[10], os quais foram capazes de superar a classificação de TNM na acurácia da previsão da sobrevida de 36 meses em 78 pacientes, com base na pesquisa da expressão de um conjunto de 43 genes.

Infelizmente, apesar destes resultados bastante promissores nas pesquisas, o estudo da expressão gênica tumoral através da técnica de *microarray* tem se mostrado de difícil aplicabilidade na prática clínica devido a sua complexidade, elevados custos e necessidade do congelamento imediato do tecido tumoral poucos minutos após sua ressecção, pela labilidade das moléculas de RNAm.

Proteômica: a nova fronteira?

Apesar das dificuldades para estender os benefícios dos avanços acima relatados à prática clínica, novos e fascinantes horizontes têm sido abertos pela biologia molecular, em particular com respeito aos estudos relacionados à proteômica.

Como vimos anteriormente, todas as células somáticas apresentam o mesmo DNA em seu núcleo, contendo os mesmos genes, os quais são no entanto

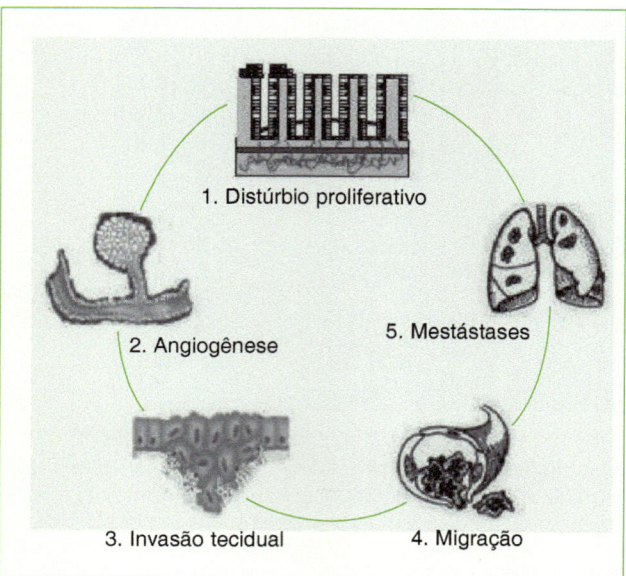

FIGURA 3.3 – *Etapas da carcinogênese e formação de metástases. Fonte: acervo dos autores.*

ativados (ou expressos) de forma seletiva, de acordo com o tecido e a função desempenhada. Estes genes sofrem um processo de transcrição em RNAm, o qual, por sua vez é traduzido em uma nova proteína. Estas proteínas irão então executar suas funções específicas, definindo o comportamento biológico da célula e do tecido no qual ela está inserida.

Por proteômica compreendemos os estudos que buscam relacionar a atividade tecidual ao conjunto de proteínas expressas em determinado momento. Ao contrário da genômica, onde pesquisamos genes ou RNAm, nos exames de proteômica buscamos identificar diretamente as proteínas presentes naquele tecido em questão.

Ao longo dos últimos anos, as análises teciduais proteômicas têm sido realizadas com o objetivo de evidenciar no tecido algumas das muitas proteínas já previamente identificadas, as quais podem ser observadas ao microscópio através da adição de anticorpos monoclonais marcados colorimetricamente. Este método, denominado como imunoistoquímica, encontra-se já estabelecido como um procedimento de rotina para a maior parte dos laboratórios de anatomia patológica, sendo utilizado para diversas finalidades, desde a identificação da origem de um tecido metastático até a pesquisa de receptores celulares específicos para determinados medicamentos[11]. Apesar desta grande utilidade, a imunoistoquímica permite a análise da expressão de apenas uma ou poucas proteínas de cada vez, impossibilitando portanto a identificação de todo um conjunto de proteínas teciduais capazes de cobrir o espectro biológico de um tecido tumoral, o chamado proteoma tumoral.

Outra forma de identificar as proteínas expressas em um tecido, empregada mais em laboratórios de pesquisa, denomina-se *western blotting*, e baseia-se na análise de proteínas conhecidas separadas através de uma eletroforese e posteriormente destacadas também pela adição anticorpos monoclonais[3]. Embora útil para pesquisas, sua complexidade e limites não tornam este método adequado para uso clínico.

Ao contrário destes métodos, que necessitam do conhecimento prévio das proteínas a serem identificadas, uma abordagem nova e revolucionária vem sendo estudada recentemente, com resultados bastante interessantes. Esta se baseia na hipótese de que a atividade proteolítica tumoral irá liberar, nos tecidos e no sangue, fragmentos de proteínas, os quais, embora de composição desconhecida, poderão apresentar características similares em portadores da mesma doença. Para detectar estes fragmentos, foram desenvolvidos dois métodos de análise, denominados respectivamente de SELDI e MALDI, os quais detectam no sangue, na urina ou nos tecidos, a presença destes fragmentos proteicos através da espectrometria de sua massa, obtendo assim picos, cuja reprodutibilidade em diversos pacientes portadores de uma mesma doença irá sugerir um padrão diagnóstico relacionado com esta, conforme demonstrado na Figura 3.4.

Embora a experiência com estes métodos seja ainda limitada, diversos estudos têm apresentado resultados bastante surpreendentes, no sentido de obter elementos diagnósticos e prognósticos de alta precisão, quando comparados com os métodos convencionais.

Três estudos[12-14], analisando sangue de pacientes portadores de câncer colorretal e de controles, conseguiram fazer a diferenciação entre estes dois grupos através do método de SELDI, com uma sensibilidade de 93%, 95% e 95%, respectivamente.

Xu *et al.*[15], utilizando o mesmo método, foram mais específicos e conseguiram prever o estadiamento TNM das lesões tumorais ressecadas a partir de amostras de sangue com uma acurácia acima de 85%.

Ainda através de análise do sangue pela técnica de SELDI, Smith *et al.*[16] obtiveram sucesso em identificar os pacientes que apresentaram uma resposta completa à terapia neoadjuvante, com uma sensibilidade de 87%.

Desta forma, observamos que embora os resultados dos estudos sobre a biologia molecular do câncer colorretal não sejam ainda claramente visíveis do ponto de vista clínico, inúmeros avanços têm sido realizados no sentido de uma melhor compreensão da doença, possibilitando uma previsão realista em curto ou médio prazo da disponibilização de recursos de amplo impacto, com potencial para alterar de forma relevante os resultados do tratamento desta importante doença.

Perfil genômico tumoral: a análise da história natural do câncer colorretal

Ciclo celular, oncogenes e genes supressores de tumor

O grande desenvolvimento das técnicas de manipulação do DNA alcançado ao longo dos últimos anos pela biotecnologia proporcionou um enorme avanço no conhecimento do comportamento biológico das neoplasias malignas.

Inicialmente consideradas como fatores aleatórios, as diferenças observadas entre a evolução dos vários tipos de tumores mostrou-se, na verdade, consequência da ação de algumas moléculas, as quais desempenham um importante papel no metabolismo interno de cada célula e em seu relacionamento com outros elementos externos como mediadores humorais ou contato direto com outras células.

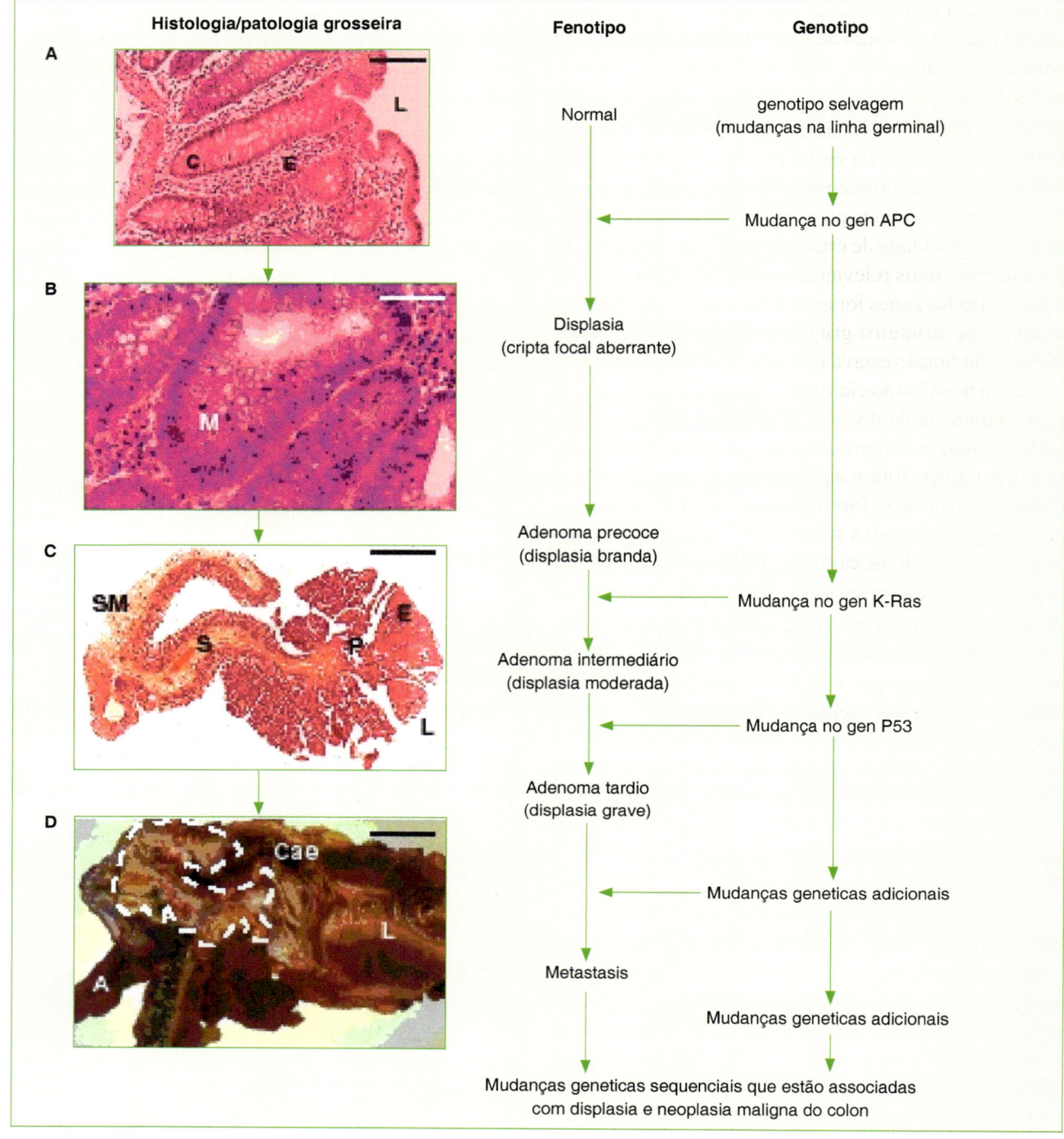

FIGURA 3.4 – *Processo de carcinogênese mostrando a sequência progressiva de alterações genéticas com seus respectivos genes envolvidos, o impacto histológico, comportamento biológico e figuras para cada etapa. Fonte: figura original – Expert Reviews in Molecular Medicina, 1999. Cambridge University Press.*

O primeiro aspecto a ser observado nesta nova vertente de conhecimentos biomoleculares foi a diferença de composição molecular existente em tumores oriundos de um mesmo tecido, porém apresentando-se em estágios evolutivos progressivos. Conforme descrito anteriormente, coube a Vogelstein *et al.*[6] o mérito de aplicar tal sistematização de estudo à polipose adenomatosa familiar do cólon. A partir destes estudos, emergiu o conceito de que a origem do câncer colorretal, previamente reconhecida através da sequência adenoma-carcinoma, trata-se na verdade de uma expressão fenotípica de uma série de alterações progressivas ocorridas em nível molecular, consequentes a mutações em alguns genes responsáveis pela expressão de proteínas cuja função celular estava de alguma forma relacionada com a velocidade de proliferação celular.

Este ritmo de proliferação é, como sabemos, determinado por uma sequência de eventos genericamente denominada como ciclo celular, ocorridos no interior de cada célula ao longo de sua vida, até sua divisão em duas células-filhas[17-19].

Seguindo este modelo de estudo, a identificação das características moleculares observadas nos diferentes estágios evolutivos da sequência adenoma-carcinoma possibilitou a compreensão da função específica de cada um destes genes/proteínas sobre o ciclo celular. Sendo a velocidade de crescimento celular o elemento considerado mais relevante no estudo dos tumores, as funções destes genes foram reunidas em dois principais grupos. No primeiro grupo foram incluídos aqueles genes cuja função estava relacionada com uma ação de estímulo positivo ao ciclo celular, aumentando portanto a frequência de divisões celulares; a este grupo de genes deu-se a denominação genérica de oncogenes. No outro grupo foram agrupados aqueles genes cujos produtos proteicos foram identificados como tendo uma função repressiva sobre o ciclo celular, reduzindo a frequência de divisões celulares; a este grupo deu-se a denominação de genes supressores de tumores.

É importante destacar que tais denominações genéricas, embora utilizando como referência uma possível ação oncológica, por serem tais estudos realizados essencialmente em tecidos neoplásicos, descreviam na verdade as funções de genes existentes em tecidos normais, cuja ação fisiológica está relacionada com o controle do ritmo de divisões celulares, elemento fundamental para a manutenção do necessário equilíbrio tecidual em todos os segmentos do corpo humano.

Conforme visto anteriormente, o grande mérito dos estudos de Vogelstein *et al.* foi a demonstração de que a história natural de um tecido tumoral é o resultado fenotípico dos elementos biomoleculares expressos em suas células, particularmente as proteínas, as quais seriam responsáveis por uma sequência de eventos relacionados com o processo de surgimento e desenvolvimento de um adenocarcinoma colorretal a partir da mucosa normal. Estes eventos seriam desencadeados por uma alteração na expressão de genes cujos produtos proteicos passariam a influenciar de forma negativa o comportamento biológico do novo tecido em desenvolvimento, atuando sempre no sentido de gerar um crescimento descontrolado através de uma maior capacidade proliferativa pela ação de oncogenes (APC, K-ras) ou pela inativação de genes supressores capazes de induzir a morte celular por apoptose (p53).

■ Ação das proteínas na evolução da doença

Embora possa ainda ser considerado como verdadeiro, o modelo idealizado por Vogelstein mostrou-se no entanto excessivamente simplista à medida que os avanços dos estudos biomoleculares possibilitaram uma melhor compreensão do genoma humano. A utilização crescente de técnicas como o sequenciamento genético e a imunoistoquímica expandiu em muito nossos conhecimentos a respeito do grande número de genes e funções de suas respectivas proteínas.

Progressivamente, a análise comparativa entre a expressão gênica de tecidos normais e tumorais vem permitindo uma identificação das alterações relacionadas com cada etapa da história natural do câncer colorretal.

Como consequência destes achados, características tumorais individuais, antes observadas clinicamente de forma empírica como, por exemplo, uma maior tendência à metastização observada em alguns pacientes, sem aparente relação com o volume tumoral, começam a ser mais bem explicadas a partir de seu substrato biomolecular.

A este substrato, representado pelo conjunto de proteínas atuantes em determinado momento em um tecido tumoral específico, denominamos perfil genômico tumoral.

■ Indicadores do perfil genômico como marcadores tumorais

A identificação de alguns genes e seus respectivos produtos proteicos como elementos relacionados com o desenvolvimento do câncer colorretal, assim como o desenvolvimento de métodos para sua detecção e quantificação por técnicas de DNA recombinante (PCR), imunoistoquímica ou imunoensaio, deram origem a uma nova fase de estudos, tendo como principal objetivo o estabelecimento de um possível valor prognóstico para estes, analisados de forma isolada ou em conjunto, a fim de uma eventual identificação de um marcador tumoral com utilidade para a aplicação clínica.

A partir de então, temos observado a publicação de um grande número de estudos buscando correlacionar a presença, ausência ou intensidade de ação de determinado gene/proteína com diferentes parâmetros do câncer colorretal como estadiamento, recidiva, sobrevida ou resposta à terapia adjuvante, obtendo-se em grande parte destes, resultados estatisticamente significativos.

Estes estudos lograram expandir cada vez mais os conhecimentos sobre os diferentes aspectos envolvidos no processo de carcinogênese e história natural do câncer colorretal. Como consequência, torna-se clara a necessidade de segmentar nossas pesquisas a respeito das diversas etapas de sua evolução, identificando os principais agentes responsáveis por cada uma destas.

Visando apresentar de forma mais didática as características e o estado atual do conhecimento sobre os principais indicadores do perfil genômico atualmente identificados, analisaremos em separado aqueles genes responsáveis pelas duas principais características de um processo neoplásico maligno, quais sejam seus potenciais de crescimento e de metastatização.

Indicadores genômicos do crescimento tumoral

Dois eventos contribuem para o aumento do potencial de crescimento de um tecido neoplásico, quais sejam o aumento do número de divisões celulares e a angiogênese.

Por seu turno, um aumento do número de divisões celulares poderá ser consequente à ação de genes que atuam sobre o ciclo celular, acelerando o ritmo deste, ou devido a um desequilíbrio da ação inibitória da apoptose.

Erros de replicação – outro caminho na carcinogênese

A sequência adenoma-carcinoma é responsável aparentemente pela maior parte dos casos de câncer colorretal esporádico ou em pacientes portadores de polipose familiar. Entretanto, existem fortes evidências de que outro caminho seja ainda capaz de promover a carcinogênese no epitélio colorretal (Figura 3.5) . Estas evidências baseiam-se principalmente no achado de que as mutações acima descritas comprometendo os genes APC, K-ras, DCC ou p53 são raramente encontradas em pacientes portadores de câncer colorretal hereditário não polipoide (HNPCC). Estes pacientes apresentam como principal característica genética uma perda da função dos genes responsáveis pelo reparo do DNA, conhecidos como hMSH2, hMLH1, hPMS1, hPMS2 e hMSH6. Como resultado desta incapacidade de reparo iremos observar nestes indivíduos um acúmulo de mutações genéticas no DNA, o qual irá desencadear um processo de carcinogênese distinto daquele previamente descrito, não estando ainda esclarecida a participação ou não neste processo da sequência adenoma-carcinoma. É importante destacar que embora este caminho alternativo de carcinogênese tenha sido descoberto através do estudo de pacientes portadores de HNPCC, existem evidências de que cerca de 15% dos carcinomas colorretais esporádicos sejam formados a partir deste mesmo caminho.

Conforme dito anteriormente, o diagnóstico deste estado de reparo defeituoso (*mismatch repair*) em tumores colorretais é feito a partir da comparação entre as sequências repetitivas, conhecidas como microssatélites, existentes nas células tumorais e células de tecidos normais. Quando estas sequências são diferentes entre si, diz-se que há uma instabilidade de microssatélites, sendo então estes tumores classificados como positivos para erros de replicação, ou simplesmente RER (+). Este

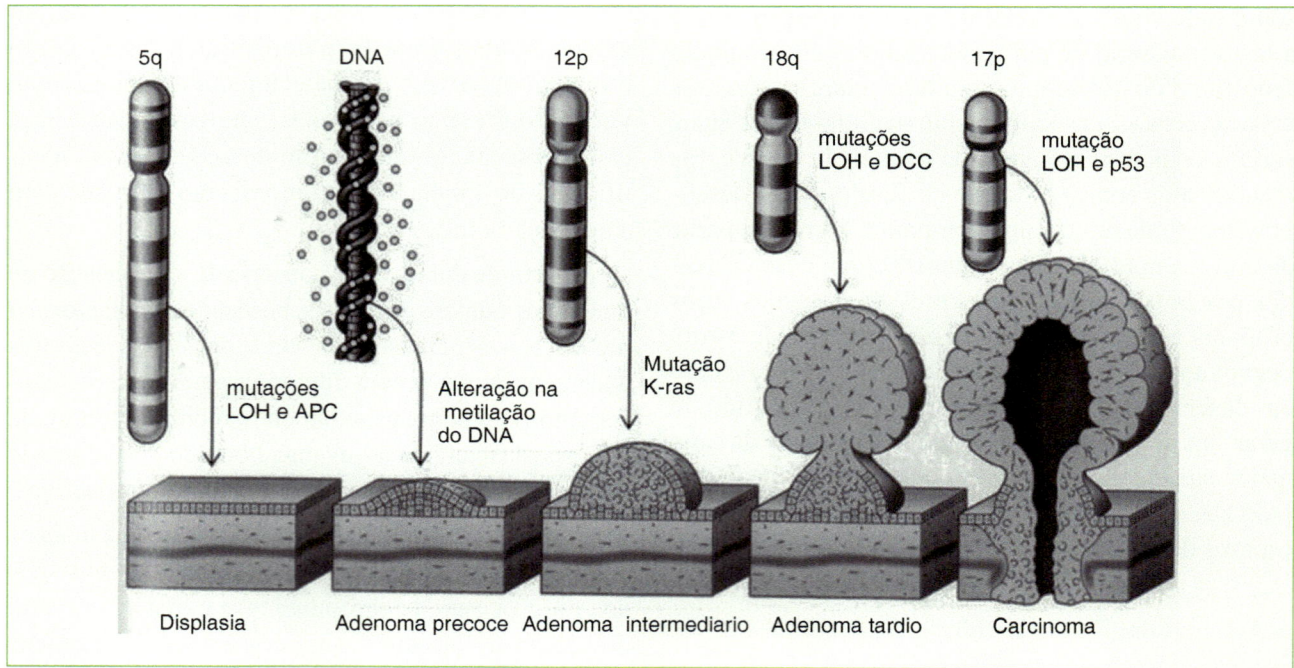

FIGURA 3.5 – *Modelo proposto por Vogelstein et al. para a sequência de mutações na evolução adenomacarcinoma. Fonte: figura original – extraída de Weimberg RA e Hanahan DS. In: Molecular Oncology, Scientific American Inc. 1996. New York, p. 187).*

é um teste de crescente importância clínica devido às características especiais destes tumores, e será abordado com mais detalhes adiante.

Microarray

Um problema de longa data relativo à análise de amostras de tecido é o tempo e o processo, muitas vezes tedioso, de preparação e análise histológica. *Microarray* proporciona uma potencial solução para tal situação, além de uniformizar a análise dos resultados.

Microarray é uma tecnologia poderosa para identificação de proteínas sinalizadoras e alvos associados a neoplasias. Pequenos fragmentos de tecido são retirados e colocados lado a lado em uma placa, formando um mosaico com várias amostras que serão coradas com anticorpos específicos para a proteína, o DNA ou o RNA a ser pesquisado.

Trata-se de ferramenta para busca e seleção de proteínas, já que oferece benefício ao analisar várias amostras usando pequenos fragmentos. Anticorpos específicos para a proteína estudada são colocados em placas sólidas e incubados em extrato celular. Assim que as proteínas se ligam aos anticorpos no arranjo, um anticorpo que reconhece a modificação pós-translacional de interesse, que é fluorescente, é aplicado ao ensaio.

Embora várias proteínas possam se ligar ao ensaio, somente as modificadas mostram sinal fluorescente positivo. Desta forma, a identidade da proteína modificada é revelada pelo anticorpo marcado.

Microarray de proteína de fase reversa é uma tecnologia direta, reprodutível, que permite análise proteômica em larga escala de expressão proteica e estado de fosforilação em células cancerígenas. Em contraste com a técnica tradicional, esta técnica desnatura a amostra antes da imobilização, sem necessidade de marcar a proteína a ser analisada. Tal fato proporciona um perfil e a identificação utilizando pequenos fragmentos de tecido.

Benefícios do *microarray* (Figura 3.6)

- Milhares de proteínas podem ser inseridas em uma única placa, permitindo ao pesquisador investigar simultaneamente a função de diferentes proteínas com consumo pequeno de amostras.
- Milhares de cópias de um ensaio podem ser feitas, em paralelo, permitindo que a mesma

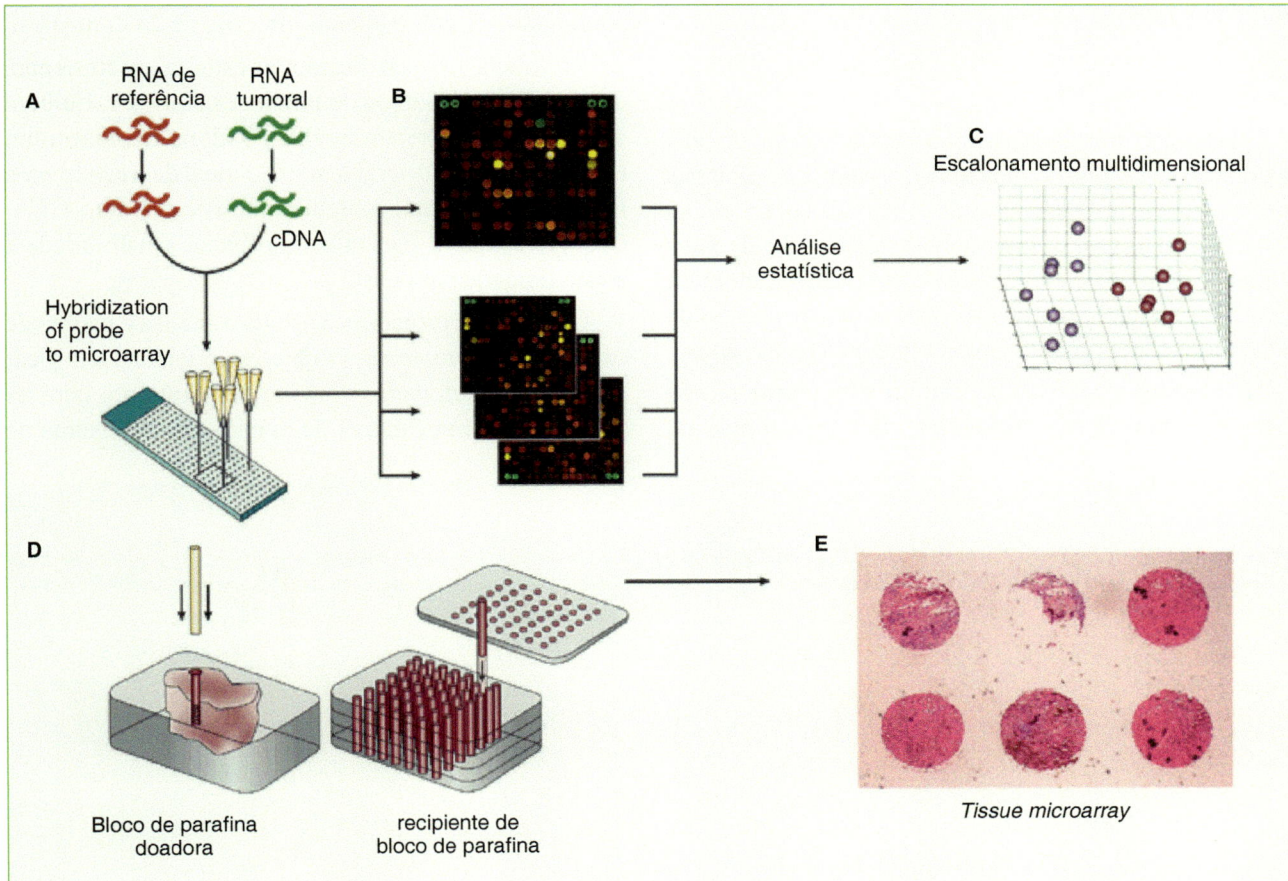

FIGURA 3.6 – *A associação de técnicas de biologia molecular, como o* microarray, *com técnicas de pesquisa de antígenos, como o* microtissue array *com imunoistoquímica, possibilita um maior conhecimento da biologia tumoral e ajuda a definir um tratamento mais efetivo.* Fonte: *acervo dos autores.*

proteína seja testada repetidamente com moléculas diferentes, sob condições diversas.
- Permite estudos *in vitro* de função proteica.

Perspectivas

Uma grande limitação do estudo de proteínas é determinar e quantificar proteínas escassas. Muitas destas proteínas estão em baixo número e são difíceis de serem detectadas, a menos que enriquecidas ou parcialmente purificadas. Além disso, resolução é um gargalo para o avanço da proteômica e o desenvolvimento de técnicas de alta resolução é um assunto prioritário.

A necessidade de anticorpos de alta afinidade com especificidade em ensaios complexos é outra grande limitação. A transição da análise proteica da pesquisa para o uso de ferramentas para diagnóstico clínico ainda requer muito desenvolvimento.

Espectrometria de massa tem permitido a caracterização de dados de misturas complexas de proteínas coletadas de biofluidos. A comparação de fluidos corporais de pacientes doentes e sadios permitirá a identificação de biomarcadores específicos. No futuro, a proteômica clínica permitirá a monitoração em tempo real, a fim de medir a eficácia terapêutica e toxicidade dos tratamentos no câncer.

Neoplasia colorretal

Testes não invasivos para câncer colorretal incluem a avaliação de sangue oculto em fezes, análise de globinas ou mutações de DNA. Estudos de mucinas anormais também estão sendo desenvolvidos. Pesquisa de marcadores em soro estão apenas começando e incluem proteínas séricas, proteínas da matriz nuclear e testes de DNA sérico, mas apontam uma esperança para o futuro.

Mutações do DNA de câncer colorretal já são bem descritas. Estas mutações incluem eventos na carcinogênese inicial como mutações do APC e k-ras, bem como em eventos tardios como mutações de p53 e BAT-26. O uso de DNA de fezes como marcador de CRC tem sido uma ideia intrigante. As células neoplásicas são eliminadas do epitélio de CRC e de pólipos adenomatosos. O DNA continua estável nas fezes, inclusive já foi mostrado em pesquisas que fragmentos de DNA de fezes de pacientes com CRC apresentam maior integridade que DNA de fezes de pacientes saudáveis, devido à autodigestão como parte da apoptose natural. Porém encontrar as mutações nas fezes é muito raro. O desafio diz respeito a separar DNA humano anormal de DNA bacteriano e DNA humano normal nas fezes, para posterior amplificação e teste de anormalidades genéticas.

A heterogeneidade de mutações em CRC tem levado ao estudo de mutações em múltiplos alvos genéticos. Usando três alvos (p53, K-ras e BAT-26), foram encontradas mutações de DNA em 36 de 51 (71%) dos pacientes com CRC. Em outro estudo com 61 pacientes, fezes foram testadas para mutações no K-ras, p53, APC, BAT-26 (um marcador de instabilidade de microssatélite) e DNA longo, um marcador de liberação de colonócitos epiteliais não apoptóticos. Foram detectadas alterações de DNA em 20 de 22 (91%) pacientes com CRC, nove de 11 (82%) pacientes com adenomas > 1 cm, e apenas em dois de 28 controles.

Na Tabela 3.1 estão listados os estudos em fezes para detecção de multialvos de mutações de DNA. Embora vários estudos estejam avaliando alvos em fezes; um teste sérico efetivo seria o método ideal de triagem para RCC. Infelizmente, marcadores séricos como CEA, CA19-9 e Ca242 têm mostrado baixa sensibilidade e especificidade para CRC.

O campo de proteômica estuda e analisa o padrão de expressão de proteínas. O objetivo é tentar identificar proteínas relacionadas com o tumor que possam ser usadas como marcadores de diagnóstico. O exame de

Tabela 3.1
Marcadores tumorais

Estudo	Painel	Sensibilidade para câncer	Sensibilidade para adenoma	Especificidade
Dong[41]	p53, K-ras, APC	71% (36/51)	NA	NA
Ahlquist[42]	P53, K-ras, APC, BAT-26, long DNA	91% (20/22)	82% (9/11)	93% (26/28)
Ahlquist[42]	P53, APC, BAT-26, long DNA	91% (20/22)	73% (8/11)	100% (28/28)
Brand[44]	P53, K-ras, APC, BAT-26	69% (11/17)	NA	NA
Tagore[43]	P53, K-ras, APC, BAT-26, long DNA	64% (33/52)	57% (16/28)	96%
Syngal[45]	P53, K-ras, APC, BAT-26, long DNA (PreGenPlus)	68% (19/28)	30% (3/10)	NA
Calistri[46]	P53, K-ras, APC, BAT-26, long DNA	74% (39/53)	NA	97% (37/38)
Imperiale[47]	P53, K-ras, APC, BAT-26, long DNA	52% (16/31)	15% (61/403)	94% (1,344/1,423)

Fonte: Daniel L. Ouyang, M.D.; Joseph J. Chen, B.A.; Robert H. Getzenberg, Ph.D.; Robert E. Schoen, M.D., M.P.H. Noninvasive Testing for Colorectal Cancer: A Review. Am J Gastroenterol. 2005; 100(6):1393-1403.

proteômica também permite a detecção funcional de modificações pós-translacionais importantes, como glicosilação e fosforilação, que podem não ser detectáveis no nível genômico.

Outro campo bastante promissor estuda as proteínas nucleares de membrana (NMP). A matriz nuclear faz parte da estrutura do núcleo e trata-se do local da transcrição do mRNA. A composição da proteína para a matriz nuclear é específica para tecido e pode servir de impressão digital para cada tipo de célula e tecido. Estudos já demonstraram que alterações de NMP ocorrem em tumores de cólon. Já foram identificadas alterações específicas em câncer de cólon e metástases hepáticas de câncer de cólon. Alterações de NMP têm sido detectadas no soro de pacientes com câncer e estão relacionadas com degeneração ou lise de células tumorais liberadas na corrente sanguínea. Por isso, um teste sérico para NMP pode ser bastante promissor. Em câncer de cólon, seis NMP estavam presentes em amostras tumorais, mas não presentes em tecidos adjacentes normais ou cólon normal.

Testes séricos de mutações de DNA também estão sendo desenvolvidos. Em 1997, K-ras mutante foi encontrado em DNA extraído de plasma de pacientes com CRC. A correspondência entre tumores com mutações de K-ras e a identificação de K-ras no soro variou de 27 a 83% em estudos menores. Como a disseminação tumoral sanguínea geralmente representa um estágio tardio na progressão do câncer, não está claro se um teste de DNA sérico será capaz de detectar CRC em um estágio inicial, pré-maligno.

Atualmente, o principal biomarcador relacionado com o CRC continua sendo o CEA, ou antígeno carcinoembrionário. Porém, algumas considerações devem ser feitas à sua utilização:

CEA não é recomendado como teste de rastreamento para tumor colorretal. A especificidade do CEA para identificar neoplasia colorretal oculta é alta, mas a sensibilidade é baixa. Não deve ser usado em rastreamento populacional. Deve ser dosado no pré-operatório de pacientes com neoplasia colorretal a fim de ajudar no estadiamento e planejamento cirúrgico. Embora valores elevados correspondam a prognóstico pior, não há dados suficientes na literatura para considerar o CEA como determinante na indicação de terapia adjuvante. Estudo de Ueno[5] mostrou que o CEA dosado no pré-operatório foi um fator prognóstico independente importante. Determinação do marcador antes da ressecção é útil no acompanhamento pós-operatório. É o indicador mais frequente de recorrência em pacientes assintomáticos, é mais custo-eficaz que o estudo radiológico na detecção de metástases potencialmente curáveis e é o marcador mais sensível para metástases hepáticas.

Pacientes candidatos a ressecção hepática para metástases se beneficiam da dosagem do CEA, pois os valores são determinantes do prognóstico. Estudos de Fong[6] e Nordinger[7] mostram que o nível de CEA menor que 30 ng/mL está associado a sobrevida média de 34,8 meses e maior que 30 ng/mL a 22 meses, em pacientes com metástases hepáticas. De maneira análoga, a determinação do marcador tem fator prognóstico nos pacientes com metástases pulmonares.

O CEA deve ser dosado a cada 3 meses nos pacientes em estádios II ou III por pelo menos 3 anos do diagnóstico, se o paciente é candidato a tratamento cirúrgico ou sistêmico. Quando elevado, deve dar início à procura por metástases através de exames de imagem, mas não justifica iniciar tratamento adjuvante por si só. CEA elevado até 2 semanas da quimioterapia deve ser interpretado com cautela.

Três metanálises[9-11] confirmam que o acompanhamento com dosagens de CEA trimestrais reduz a mortalidade. Determinações trimestrais de CEA e TC a cada 3 a 12 meses detectam metástases precocemente, permitindo tratamento com melhores resultados.

Elevação de CEA durante tratamento de doença metastática deve orientar o reestadiamento. Na vigência de quimioterapia as elevações do marcador devem ser interpretadas com cautela nas primeiras 4 a 6 semanas de nova terapia, já que podem ocorrer falsas elevações, principalmente após o uso de oxaliplatina.

Outras causas de falso-positivo incluem gastrite, úlcera péptica, diverticulite, doença hepática, DPOS, diabetes e doenças inflamatórias de qualquer origem.

Outros marcadores relacionados com o CRC são o CA19-9 e o p53, porem não há recomendação para dosagem e determinação de expressão de nenhum deles para rastreamento, diagnóstico, estadiamento ou acompanhamento no câncer colorretal. Também não é indicado o uso do ras para rastreamento, diagnóstico, estadiamento ou acompanhamento no câncer colorretal, pois os resultados dos estudos são heterogêneos e conflitantes.

Não existem resultados consistentes na literatura para recomendar o uso de ploidia do DNA por citometria de fluxo para determinar prognóstico de neoplasia operável.

Timidina sintetase (TS), diidropirimidina desidrogenase (DPD) e timidina fosforilase (TP) são marcadores teciduais utilizados para determinar resposta ao tratamento em carcinomas. TS é uma enzima da síntese da timidina, um dos nucleotídeos necessários para a síntese de DNA e proliferação celular. DPD é a enzima mais importante na catabolização do fluorouracil (FU). TP é outra enzima importante no metabolismo do FU. Não há recomendação para dosagem de TS, DPD e TP para rastreamento, diagnóstico, estadiamento ou acompanhamento de tratamento no câncer colorretal.

Instabilidade de microssatélites/hMSH2 ou hMLH1 – Não há recomendação para medida de instabilidade de microssatélites/hMSH2 ou hMLH1com a finalidade de determinar prognóstico de lesões operáveis no câncer colorretal.

Não há recomendação para medida de 18q-LOH/DCC com a finalidade de determinar prognóstico de lesões operáveis no câncer colorretal. Deleção de porções do braço longo do cromossomo 18 foi implicada na gênese do câncer colorretal.

Câncer de pâncreas

Os principais avanços no controle do câncer estão relacionados com o diagnóstico precoce e tratamento antes do processo de metastização. Infelizmente, para o adenocarcinoma ductal de pâncreas (PDAC), detecção precoce e triagem efetivas ainda não estão disponíveis e os tumores comumente são diagnosticados em um estágio avançado, com frequência após disseminação.

Os biomarcadores para esta patologia são inadequados. CA19.9 tem sido testado quanto ao seu uso como um marcador de detecção precoce de câncer pancreático. Entretanto, a sensibilidade e especificidade deste marcador não é alta, e os níveis séricos encontram-se significativamente elevados em doenças inflamatórias do pâncreas e vias biliares. Por isso, CA19-9 não é aconselhado para o diagnóstico precoce, rastreamento de massas, distinção entre PDAC e pancreatite crônica, ou alvo para terapias. Há utilidade do CA 19-9 para acompanhar resposta ao tratamento, sendo recomendadas dosagens a cada 3 meses durante o tratamento. Elevações no marcador necessitam de complementação por imagens a fim de confirmar a progressão da doença. A determinação pré-operatória do marcador tem valor prognóstico, com alguns autores associando níveis elevados à doença irressecável ou alta probabilidade de recorrência pós-operatória.

Por isto, existe uma grande busca para novos biomarcadores para PDAC. Na ausência de bons biomarcadores, 80 a 90% dos casos de PDAC são diagnosticados tardiamente, e em consequência a ressecção cirúrgica deixa de ser uma opção efetiva. A identificação e o desenvolvimento de biomarcadores séricos para detecção de PDAC vêm sendo exaustivamente buscados. Para a validação de qualquer biomarcador promissor, os candidatos precisam ser testados através de múltiplos estudos independentes usando amostras adequadas de soro de pacientes com PDAC em estágio inicial, amostras infelizmente não disponíveis. A criação de uma soroteca de pacientes com lesões pancreáticas não malignas, a coleta prospectiva de soro de indivíduos com alto risco de PDAC e soro de pacientes com outras doenças malignas são críticas para a identificação de novos biomarcadores. Com o desenvolvimento de técnicas padronizadas e amostras adequadas, esperamos em cerca de 5 a 7 anos a validação de marcadores para a detecção inicial de câncer de pâncreas.

Na Tabela 3.2 encontram-se alguns biomarcadores promissores para a detecção de câncer de pâncreas.

Hepatocarcinoma

A carcinogênese de carcinoma hepatocelular (HCC) é um processo multifatorial e complexo. O prognóstico é reservado, e o diagnóstico precoce e o monitoramento de metástases são extremamente importantes. Biomarcadores de diagnóstico e prognóstico poderão ser usados no tratamento pós-operatório de pacientes em estágios precoces no desenvolvimento de HCC. Hepatoma pode sintetizar diversas proteínas relacionadas com o tumor, polipeptídios e isoenzimas, como alfafetoproteína (AFP), transpeptidase gama-glutamil específica de hepatoma (HS-GGT), dentre outras, que são secretadas no sangue. Biomarcadores adequados para o diagnóstico e o prognóstico podem predizer o desenvolvimento de metástases de HCC. Estudos recentes confirmaram que a subfração circulante do fator de crescimento transformador (TGF)-beta1, Hs-GGT e fator de crescimento livre de insulina (IGF)-II podem ser mais específicos que AFP total para o diagnóstico precoce. Os marcadores genéticos circulantes, como AFP-mRNA, TGF-beta1-mRNA, IGF-II-mRNA etc., das células polimorfonucleares do sangue periférico de pacientes com HC têm sido usados com frequência no monitoramento de metástases distantes ou na recorrência pós-operatória de HCC[13].

GIST

Tumores de estroma gastrintestinais (GIST) são os tumores mesenquimais mais comuns específicos do trato gastrintestinal, geralmente definidos como tumores Kit (CD117)-positivos com uma série de características histológicas. Estes tumores, derivados de células de Cajal ou de seus precursores, ocorrem mais comumente em pacientes com idade superior a 50 anos no estômago (60%), jejuno e íleo (30%), duodeno (4-5%), reto (4%), cólon e apêndice (1-2%), e esôfago (< 1%), e é raro como tumor aparentemente primário extragastrintestinal. Estudos imunoistoquímicos mostram positividade para Kit, CD34, ou proteína quinase. A maioria dos GISTs (95%) expressa Kit (CD117), CD34 (70%), e caldesmona pesada (80%), enquanto 25% são positivos para actina de músculo liso e menos de 5% para desmina. Mutações em Kit ou receptor alfa do fator de crescimento derivado de plaquetas (PDGFRA) ocorrem na maioria dos GISTs. Mutações no domínio justamembrana de Kit (éxon 11) são as mais comuns em todos os órgãos, enquanto mutações do domínio extracelular de Kit (éxon 9) são raras. Mutações de PDGFRA foram identificadas no domínio justamembrana (éxon 12) e domínios tirosina quinase (éxons 14 e 18), exclusivamente em GISTs gástricos, principalmente em variantes epitelioides. Algumas mutações de Kit e PDGFRA têm um valor prognóstico. O imatinib, inibidor de tirosina quinase de Kit/PDGFRA, tem sido usado com sucesso no tratamento de GIST metastático por mais de 5 anos. Entretanto, resistência primária e secundária adquirida cruzada a certos tipos de mutações em Kit e PDGFRA limita o sucesso do tratamento por longos períodos, necessitando do uso de tratamentos alternativos.

Adenocarcinoma gástrico

Câncer gástrico afeta anualmente cerca de 800.000 pacientes em todo o mundo e permanece com um grande desafio para a classe médica. Atualmente, o valor de biomarcadores convencionais como o Ca72-4 ou antígeno carcinoembrionário é limitado, e mesmo marcadores desenvolvidos em estudos de biologia molecular na carcinogênese tumoral, como a E-caderina e outros, não demonstraram ter a sensibilidade e a especificidade necessárias para permitir a detecção precoce de tumores gástricos. Com o desenvolvimento de ferramentas inovadoras, como proteômica, novos marcadores poderão ser identificados e permitir o diagnóstico precoce e a triagem, especialmente em populações de risco. Estudos recentes indicam que estes marcadores devem ser derivados do tumor ou refletem uma resposta metabólica ou imunológica específica ao tumor, que poderá ser usada para identificar pacientes com tumor gástrico em fase inicial e, consequentemente, passíveis de cura[15].

Conclusão

Avanços nos campos de proteômica e proteínas de matrizes nucleares podem gerar, no futuro, testes séricos clinicamente úteis. Tais testes terão implicações em aumentar a capacidade diagnóstica e prognóstica, com diminuição da morbidade e mortalidade.

Referências bibliográficas

1. Ludwig JA, Weinstein JN. Biomarkers in Cancer Staging, Prognosis and Treatment Selection. Nat Rev Cancer. 2005;5(11):845-856.
2. Sawyers CL. The Cancer biomarker problem. Nature. 2008 Apr 3; 452(7187):548-52.
3. Sobin LH. TNM: evolution and relation to other prognostic factors. Semin Surg Oncol. 2003;21:3-7.
4. Hammond ME, Taube SE. Issues and barriers to development of clinically useful tumor markers: a development pathway proposal. Semin Oncol. 2002;29:213-221.
5. Ueno H, Mochizuki H, Hatsuse K et al. Indicators for treatement strategies of colorectal liver metastases. Ann Surg. 2000;231:59-66.
6. Fong Y, Fortner J, Sun RL et al. Clinical score for predicting recurrence after hepatic resection for metastatic colorectal cancer: Analysis of 1001 consecutive cases. Ann Surg. 1999;230:309-318.
7. Nordinger B, Guiguet M, Vaillant JC et al. Surgical resection of colorectal carcinoma metastases to the liver: A prognostic scoring system to improve case selection, based on 1568 patients. Association Francaise de Chirurgie. Cancer. 1996;77:1254-1262.
8. Renehan AG, Egger M, Sauders MP et al. Impact on susrvival of intensive follow up after curative resection for colorectal cancer: Systematic review and meta-analysis of randomized trials. BMJ. 2002;324:813.
9. Figueredo A, Rumble RB, Maroun J et al. Follow-up of patients with curatively resected colorectal cancer: A practice guideline. BMC Cancer. 2003;3:26.
10. Jeffery GM, Hickey BE, Hider P. Follow-up strategies for patients treated for non-metastatic colorectal cancer {Cochrane Database System Review}. Oxford, United Kingdom: Cochrane Library; 2002.
11. Locker GY, Hamilton S, Harris J et al. ASCO 2006 update of recommendations for the use of tumor markers in gastrointestinal cancer. J Clin Oncol. 2006;24:5313-5327.
12. Duffy MJ, van Dalen A, Haglund C et al. Tumor markers in colorectal cancer: European group on tumor markers guidelines for clinical use. EJC. 2007;43:1348-1360.
13. Yao DF, Dong ZZ, Yao M. Specific molecular markers in hepatocellular carcinoma. Hepatobiliary Pancreat Dis Int. 2007 Jun;6(3):241-7.
14. Miettinen M, Lasota J. Gastrointestinal stromal tumors: pathology and prognosis at different sites. Semin Diagn Pathol. 2006 May;23(2):70-83.
15. Ebert MP, Röcken C. Molecular screening of gastric cancer by proteome analysis. Eur J Gastroenterol Hepatol. 2006 Aug;18(8):847-53.
16. Fearon ER, Vogelstein B. A genetic model for colorectal tumorigenesis. Cell. 1990;61:759-67.
17. Pinho M. Biologia molecular do câncer – fundamentos para a prática médica. Rio de Janeiro: Livraria e Editora Revinter Ltda; 2005.
18. Pinho M. Estadiamento molecular do câncer colorretal: o futuro se aproxima. Revista Brasileira de Colo-Proctologia. 2005;25(3):279-284.

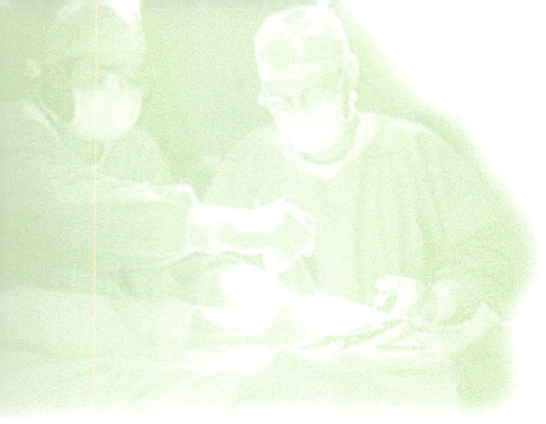

4 Pré, Per e Pós-Operatório

Isac Jorge Filho

Indicação operatória

Limites do cirurgião e da cirurgia

Já se foram os tempos em que o cirurgião se restringia aos aspectos técnicos do ato operatório. O diagnóstico, a indicação operatória e o pós-operatório eram tarefas conduzidas pelo clínico, ao qual cabiam as atividades mais intelectuais de todo o procedimento. Esse estado de coisas, herança de uma época em que as cirurgias eram executadas por barbeiros e não por médicos, ficou no passado, apesar de nos surpreendermos, ainda hoje, com alguns residentes de cirurgia preocupados apenas com o ato operatório e sua técnica. O moderno cirurgião deve, na realidade, ser um bom clínico capaz de oferecer ao seu paciente alguma coisa a mais: a terapêutica cirúrgica.

Posto assim, cabe ao cirurgião estar atualizado com respeito aos avanços no diagnóstico, tratamento clínico e cuidados pós-operatórios, não se restringindo apenas ao acompanhamento da evolução técnica e tecnológica do ato operatório. As vantagens advindas dessa função ampliada incluem a visão *do paciente como um todo e o fortalecimento da relação médico-paciente*, pilares fundamentais sobre os quais se apoiam, em grande parte, as possibilidades de sucesso no tratamento e na conquista da confiança do paciente. A formação clínica do cirurgião não deve, no entanto, ser confundida com autossuficiência. São muitas as situações altamente especializadas que fogem ao alcance do cirurgião e que requerem a humildade e o bom senso para solicitar a colaboração de um clínico especializado, sempre buscando o melhor para o paciente.

Novos horizontes

Os avanços no conhecimento médico se fazem em velocidade vertiginosa. Algumas áreas, particularmente as que dependem de tecnologia, crescem muito e, aparentemente, ocupam espaços anteriormente reservados aos cirurgiões. É o caso da endoscopia e da imaginologia. Muitos procedimentos operatórios já são executados com orientação ultrassonográfica ou tomográfica. As cirurgias endoscópicas (como as papilotomias) representam importantes avanços e as cirurgias videolaparoscópicas são, indubitavelmente, realidades revolucionárias. Longe de sentir nisso tudo uma perda de espaço, a cirurgia se engrandece a cada um desses avanços. Na realidade são conquistas cirúrgicas e abrem novos espaços para os cirurgiões. Na maioria das vezes são avanços tecnológicos e instrumentais e devem ser recebidos com entusiasmo, pois representam uma ampliação no arsenal do cirurgião por meio de instrumentos mais modernos e seguros, que propiciam o desenvolvimento de novas habilidades cirúrgicas e novos campos de ação.

O cirurgião moderno precisa, também, de recursos modernos. Há que se ter, no entanto, cuidado e bom senso para não se resvalar para os exageros e adotar determinadas técnicas apenas por serem "mais modernas", sem considerar se acarretam reais benefícios para o paciente e se a *relação custo-benefício* de sua utilização é compensadora para o paciente e para o país. Por outro lado, a dependência tecnológica exige gastos cada vez maiores, representando relevante problema para que a alocação de recursos públicos seja bioeticamente aceitável.

Contradições

O rápido progresso em algumas áreas do conhecimento médico coloca o cirurgião brasileiro, principalmente o que trabalha em centros menores, em situação de perplexidade. Realmente não é fácil, para quem lida com problemas como falta de materiais, equipamentos e auxiliares, para quem ainda deve operar consequências de afecções parasitárias já inexistentes em países desenvolvidos

– como a esquistossomose e a doença de Chagas, para quem enfrenta infecções graves, muitas vezes ligadas à desnutrição e/ou às péssimas condições de limpeza e assepsia de muitos hospitais, tomar conhecimento e acompanhar avanços como transplantes de órgãos, videocirurgias, anastomoses mecânicas, modernas técnicas de terapia nutricional, sofisticados equipamentos dos centros de terapia intensiva e tantas outras, para não falar de temas mais ousados como a robótica e a telecirurgia.

No entanto, na carreira do cirurgião a atualização das fronteiras da Medicina é indispensável. Não porque se espere que ele seja totipotente, capaz de executar pessoalmente cada avanço tecnológico, mas porque, até por um princípio ético, o médico se obriga a uma contínua busca do conhecimento para tratar e orientar seus pacientes da maneira mais eficiente possível.

O cirurgião e o paciente cirúrgico

Os pacientes que serão operados, apesar de suas características individuais, apresentam traços comuns: a insegurança e o medo do desconhecido, a perspectiva de agressão a seu corpo e o receio dos procedimentos anestesiológicos, principalmente a anestesia geral. O melhor lenitivo para essas inseguranças é uma firme relação médico-paciente, calcada no respeito mútuo. O cirurgião deve procurar, desde os primeiros contatos, conquistar a confiança do paciente e, por meio da terapia da palavra, ajudá-lo a superar seus medos e inseguranças. Uma vez internado, o paciente deverá continuar a receber a atenção particular de seu médico. As visitas em grupo podem ser admitidas, mas a presença do médico que indicou a operação e vai realizá-la é indispensável. É de fundamental importância que o doente se sinta diferenciado e tenha momentos de privacidade para falar de seus medos e preocupações com seu médico. Infelizmente, a massificação do atendimento tem prejudicado em muito a relação médico-paciente. Não é infrequente que o doente tenha alta sem saber sequer quem o operou e, algumas vezes, que o médico só conheça o paciente pelo número do leito. As consequências desses descaminhos são graves, respondem por muitos insucessos e, em grande parte, pela perda de confiança das pessoas em relação a seus médicos.

Consentimento livre e esclarecido

Uma boa relação médico-paciente implica diálogos francos e leais, de modo que a planificação do tratamento seja clara e receba o consentimento do paciente ou, se não for possível, de seus responsáveis. O Código de Ética Médica em vigor prevê claramente a necessidade de tais cuidados nos artigos seguintes:

- Artigo 46 – É vedado ao médico: "Efetuar qualquer procedimento médico sem o esclarecimento e o consentimento prévios do paciente ou de seu responsável legal, salvo em iminente perigo de vida".
- Artigo 56 – É vedado ao médico: "Desrespeitar o direito do paciente de decidir livremente sobre a execução de práticas diagnósticas ou terapêuticas, salvo em caso de iminente perigo de vida".
- Artigo 59 – É vedado ao médico: "Deixar de informar ao paciente o diagnóstico, o prognóstico, os riscos e os objetivos do tratamento, salvo quando a comunicação direta ao mesmo possa provocar-lhe dano, devendo, nesse caso, a comunicação ser feita ao seu responsável".
- Artigo 60 – É vedado ao médico: "Exagerar a gravidade do diagnóstico ou do prognóstico, complicar a terapêutica ou exceder-se no número de visitas, consultas ou quaisquer outros procedimentos médicos".

Um consentimento não pode ser um frio documento dado ao paciente para assinar. Ele deve ser um conjunto de informações claras e objetivas, em linguagem que possa ser entendida e que seja minuciosamente explicada ao paciente. Não representa também um salvo-conduto para erros e desatenções. No entanto, quando bem utilizado, tem sido extremamente útil no sentido de que o paciente *saiba realmente a que vai ser submetido, os riscos e o potencial de complicações*.

Do diagnóstico até a alta: a importância da relação médico-paciente

A partir do primeiro contato, o cirurgião já deve estabelecer com seu paciente um relacionamento seguro e positivo, que deve permanecer de forma contínua, pois participarão firmemente ligados na sequência de fases, que é:

- O correto diagnóstico.
- A oportuna decisão operatória.
- O adequado preparo pré-operatório.
- O ato cirúrgico.
- O pós-operatório.
- A alta hospitalar.
- A alta ambulatorial.

O diagnóstico depende da formação e experiência do médico e, frequentemente, dos meios subsidiários de que dispõe. A busca do diagnóstico correto é fundamental, já que um erro poderá implicar em má indicação operatória, com resultados ruins. Em pacientes com risco cirúrgico considerável, uma operação mal indicada poderá ter consequências funestas. Por outro lado, a eficiência do ato operatório não depende apenas do cirurgião. Há imperiosa necessidade de uma equipe competente e bem treinada. Pelo menos um dos auxiliares deve ter gabarito suficiente para assumir o comando, se necessário. A anestesia deve ser conduzida por profissionais bem formados e experientes, que deverão se dedicar integralmente ao paciente que está sendo operado, não deixando a sala a descoberto e não praticando simultaneamente anestesia em mais de uma sala operatória. Os profissionais não médicos que participam do ato cirúrgico (instrumentadores, circulantes etc.) devem ser bem treinados e orientados adequadamente nos aspectos éticos e de assepsia. É de fundamental importância que o *relacionamento do cirurgião com sua equipe, médica e não médica* seja o mais cordial e harmônico possível, sempre em função de mais bem servir ao paciente.

Diagnóstico e técnica operatória não são abordados neste capítulo.

De modo simplificado, do diagnóstico até a alta o paciente cirúrgico percorre o seguinte caminho:

- Diagnóstico.
- Opção pelo tratamento cirúrgico/definição do grau de urgência.
- Definição do porte e risco operatório.
- Avaliação e exames pré-operatórios.
- Avaliação anestesiológica.
- Recepção e internação.
- Transporte ao centro cirúrgico.
- Colocação na mesa operatória.
- Procedimento anestesiológico.
- Procedimento operatório.
- Reversão anestésica.
- Transporte ao centro de recuperação – UTI nos casos mais graves.
- Liberação para o quarto/enfermaria.
- Alta hospitalar.

Decisão operatória: indicação, risco e oportunidade

A decisão operatória depende de múltiplas variáveis. Fundamentalmente, três fatores devem ser levados em conta: que *a operação proposta esteja corretamente indicada,* que *os riscos a serem corridos estejam adequadamente* avaliados *e sejam toleráveis em relação aos possíveis benefícios,* e que *o momento seja oportuno para a intervenção.* Nem sempre se trata de fácil decisão. Envolvem conhecimentos da doença, avaliação rigorosa do paciente sob aspectos físicos, psíquicos e socioeconômicos, bom senso e *uma grande dose de humildade e amor ao próximo.*

Para se decidir pela operação, o cirurgião deve responder honesta e claramente às seguintes perguntas:

A doença, na fase presente, requer tratamento operatório?

Existem alternativas não operatórias? São menos eficientes? Foram discutidas com o paciente?

O paciente tem condições físicas, psíquicas e sociais para enfrentar a operação proposta?

Os prováveis benefícios da operação são superiores aos riscos que se corre?

A equipe cirúrgica e auxiliar tem condições para executar com segurança a intervenção cirúrgica e controlar o pós-operatório?

O hospital programado tem condições para oferecer segurança ao paciente?

Não existem impedimentos éticos ao que se propõe?

Este é o momento oportuno para a operação?

Vários fatores, descritos nos tópicos a seguir, estão envolvidos nas respostas às perguntas anteriores e, consequentemente, na decisão operatória e na definição do momento adequado para o procedimento cirúrgico.

Fatores ligados ao paciente

Diversos fatores, ligados ao paciente, devem ser levados em conta na indicação e oportunidade operatória. Entre eles estão os extremos de idade, os distúrbios nutricionais, os déficits imunológicos e muitos outros.

Fatores ligados à operação proposta

A decisão pela operação e seu momento (ou oportunidade) deve levar em conta algumas características como:

- *O porte da operação.*
- *O potencial infeccioso*: as operações podem ser classificadas em *limpas, potencialmente contaminadas, contaminadas* e *infectadas.* Esta diferenciação entra na análise do risco e no planejamento operatório;
- *O grau de urgência*: é dado fundamental para se definir o momento operatório. Sob esse aspecto as operações são classificadas como *de emergência, de urgência (ou emergência relativa)* e *eletivas.*

Fatores ligados à doença

É fácil entender que o tipo de doença tem importância na indicação e na decisão do cirurgião. Assim, a princípio, um carcinoma de sigmoide requer tratamento cirúrgico, o mesmo não ocorrendo com uma úlcera duodenal que, como regra, tem tratamento clínico. No entanto, mostrando que a decisão operatória é problema complexo e multifatorial, um paciente com câncer de sigmoide poderá não ser operado (p. ex., por condições cardiorrespiratórias de absoluta contraindicação ou por carcinomatose avançada), enquanto em situações de complicação (perfuração, hemorragia importante ou estenose) a operação será indicada para o paciente com úlcera duodenal.

Há imperiosa necessidade de se analisar honesta e profundamente alternativas de tratamento mais conservadoras. Se o tratamento cirúrgico não apresentar vantagens com relação a outras opções, não há por que submeter o paciente ao risco representado pela operação. Outro aspecto a ser considerado é o tipo de evolução. Processos de evolução muito lenta, como um lipoma, podem ser analisados com contemporização. Já um melanoma situado no mesmo local implica em decisão operatória indubitável. Por outro lado, o grau de comprometimento determinado pela doença tem importante papel na decisão operatória.

Assim, se, como exemplo, aquele lipoma se situa na região dorsal, trazendo incômodos e dolorimentos quando o paciente se deita, a decisão do cirurgião poderá ser diferente, enquanto no paciente com melanoma, se já houve um comprometimento generalizado, com múltiplas metástases em órgãos vitais, a decisão operatória provavelmente não será relevante. As perspectivas de resolução também devem ser levadas em conta. Assim, no último exemplo citado, a ausência de perspectivas de resolução do melanoma com metástases generalizadas conta muito na decisão do cirurgião. Já um abscesso subfrênico, levando a quadro séptico, deverá ser operado logo, pois sua drenagem aumentará sobremaneira as perspectivas de resolução da sepse.

Grau de urgência

Tem grande importância na decisão e, principalmente, na definição do momento ou oportunidade operatória. Nas *operações de emergência absoluta*, a intervenção deve ser feita imediatamente, já que não há tempo para correções e equilíbrios, e as medidas devem ser tomadas ao mesmo tempo em que se opera (p. ex., ferimento por arma branca, com perfuração e sangramento abundante do baço).

Nas *operações de urgência* (emergência relativa) é possível aguardar certo tempo, o menor possível, enquanto se melhoram as condições do paciente para, então, operá-lo (p. ex., perfuração de úlcera péptica, apendicite aguda etc.).

Já nas *operações eletivas,* escolhe-se o melhor momento para a operação, levando-se em conta uma série de fatores: grau de nutrição, compensação das diferentes funções orgânicas, relação risco/benefício, relação custo-benefício, condições emocionais do paciente e condições de recursos humanos e de ambiente hospitalar.

Vale lembrar que esta classificação quanto ao grau de urgência não é rígida e não pode ser analisada isoladamente. Uma gastrectomia por carcinoma gástrico não é considerada cirurgia de urgência, mas também não pode ocupar, em termos de momento operatório, o mesmo lugar que se reserva para uma hernioplastia hiatal. Na verdade, as doenças malignas cirúrgicas merecem uma classificação especial, entre as cirurgias urgentes e as eletivas, em função do prejuízo que uma demorada decisão pode ocasionar, por dar chance ao crescimento do tumor e à sua metastização. Por outro lado, uma hérnia não encarcerada, mas que impossibilite um operário de exercer seu trabalho, sustento de sua família, não pode ser encarada da mesma forma que o mesmo tipo de hérnia em uma pessoa idosa e sedentária.

Fatores ligados à equipe cirúrgica e auxiliar

Na indicação de uma operação é preciso levar em conta a capacitação e o treinamento da equipe cirúrgica e anestesiológica para a execução do ato operatório. O grau de cansaço e harmonia também deve ser levado em conta. É sempre importante que o cirurgião tenha em mente que o ato operatório não deve ser entendido como um desafio à sua habilidade e amor próprio, compreendendo que o prioritário é a saúde e o bem-estar do paciente, que devem estar acima de qualquer vaidade. A humildade de encaminhar um paciente quando a equipe não tem experiência ou o hospital não tem condições para a operação que se propõe é demonstração de competência e de verdadeira formação médica.

Fatores ligados ao hospital e ao centro cirúrgico

Cabe ao cirurgião analisar com honestidade se, para o ato operatório que ele propõe, o hospital e o centro cirúrgico apresentam condições adequadas para a operação e para possíveis complicações pós-operatórias. Não é infrequente que hospitais de referência recebam pacientes em péssimo estado, submetidos a operações em hospitais desprovidos de mínimas condições para enfrentar as dificuldades intra e pós-operatórias. Um cirurgião que encaminha um paciente para hospital mais adequado não fica diminuído; pelo contrário, está assumindo um procedimento ético e revelando cuidado e consideração para com seu semelhante. Como exceções ficam as emergências extremas, quando não há tempo e condições para o encaminhamento. Nestas situações deve o cirurgião fazer tudo o que estiver ao seu alcance e do hospital, no sentido de salvar aquela vida.

Aspectos socioeconômicos

Há uma tendência, comum entre nós, em desconsiderar os aspectos econômicos quando são analisadas as condutas médicas. No entanto, em muitas situações essa conduta implica em certa dose de desconsideração para o paciente e/ou para com o País. Propor uma operação sem levar em conta a relação custo-benefício pode, em algumas situações, significar uma troca de problemas e, às vezes, o problema econômico que o paciente terá, ao arcar com os custos da operação, será maior que o benefício proporcionado pelo tratamento operatório naquele momento.

Deve-se salientar que o raciocínio é também válido quando não é o paciente quem paga. Nunca se poderá admitir que uma operação pouco necessária ou desnecessária naquele momento seja indicada sem maiores análises porque "a Previdência vai pagar". Trata-se de raciocínio estreito, já que a Previdência nada paga, mas sim a contribuição previdenciária de cada um de nós. Como estes recursos são limitados, a sua utilização sem a consideração indispensável da relação custo-benefício poderá determinar a falta de recursos para procedimentos mais relevantes.

Sejam particulares, previdenciários ou conveniados, os pacientes deverão ter suas indicações operatórias determinadas por uma série de fatores; certamente a relação custo-benefício não é o mais importante deles, mas sua importância não pode ser desdenhada. É evidente que, diante de urgências ou situações nas quais a indicação operatória é formal, tal fator deixa de ter importância, já que, até por princípios éticos, o compromisso fundamental do médico é com a saúde de seu paciente.

Dentro, ainda, dos aspectos socioeconômicos, cabe considerar, na determinação do momento operatório, a necessidade de que o paciente se recupere para voltar ao trabalho e, assim, garantir seu sustento. Por isso, sempre que possível, devem ser priorizadas as operações que impliquem na recuperação para o trabalho.

Finalmente, há que se referir às chamadas "indicações operatórias sociais", ou seja, a indicação operatória para que o paciente não precise mais comprar medicamentos. Trata-se, exceto em situações muito especiais, de conduta injustificável, já que não leva em conta os riscos operatórios e não enfrenta o cerne do problema, que é a garantia de tratamentos médicos adequados para as pessoas carentes.

Uma vez definida a decisão e o momento operatório, há que se considerar o seu risco e a relação entre o risco da operação e os benefícios dela advindos.

Risco cirúrgico – relação risco-benefício

Nada se faz sem correr algum risco. Atravessar uma rua, nadar, viajar, tratar os dentes, são procedimentos comuns, mas sempre envolvem certo risco. Uma intervenção cirúrgica não foge a esta regra: envolve riscos, maiores ou menores, na dependência de uma série de fatores. Ao cirurgião cabe avaliar o grau de risco e cotejá-lo com o provável benefício que a operação trará. Se esta relação risco-benefício for favorável, e decidindo-se pela operação, caberá ao cirurgião procurar diminuir ao máximo os riscos, por meio de procedimentos adequados, e, operando com cuidado e eficiência, buscar assegurar os melhores benefícios. É indispensável que se entenda que a avaliação isolada do risco não tem sentido, já que não leva em conta as consequências da abstenção operatória.

Avaliação do risco cirúrgico

O risco operatório está ligado a múltiplos fatores e depende, para sua definição, de uma cuidadosa avaliação pré-operatória, que será analisada nas páginas seguintes. Entre esses fatores, os principais são: *a doença de base; doenças associadas; hábitos, vícios, alergias, uso de drogas e/ou medicamentos; preparo e competência da equipe médica e não médica; condições do hospital e centro cirúrgico.*

Na avaliação do risco operatório há que se considerar não só a *doença de base, razão da operação proposta,* mas também as doenças associadas. Assim, uma cardiopatia congestiva certamente aumentará os riscos operatórios. As condições do paciente devem ser rigorosamente analisadas. Os extremos de idade merecem atenção especial. No recém-nascido, os riscos estão ligados principalmente a hidratação, distúrbios acidobásicos e infecções. A idade avançada, por si, não contraindicará uma operação, mas não se pode esquecer que no idoso são mais comuns os déficits funcionais e doenças da senectude, principalmente os problemas cardiovasculares, renais e respiratórios, o que justifica, em tais pacientes, avaliação mais rigorosa e cuidados especiais.

Quantificação do risco operatório

Várias classificações têm sido propostas para quantificar o risco operatório. Todas elas são passíveis de críticas, sendo a mais utilizada a da Sociedade Americana de Anestesiologistas (ASA), que reproduzimos a seguir:

- *ASA I: processo patológico não sistêmico. Ausência de alterações fisiológicas, bioquímicas ou psiquiátricas.*
- *ASA II: distúrbio sistêmico de grau leve, como consequência do processo que motivou a operação ou de doenças associadas.*

- *ASA III: presença de graves doenças sistêmicas.*
- *ASA IV: graves doenças sistêmicas, com insuficiências funcionais instaladas, constituindo ameaça à vida.*
- *ASA V: pacientes moribundos, com possibilidades mínimas de sobrevivência.*

Pré-operatório

Uma vez definida a indicação e o momento da operação, procede-se a cuidadosa avaliação pré-operatória, que determinará condutas preparatórias e posterior planejamento do ato cirúrgico.

Avaliação pré-operatória

Avaliar de forma adequada o paciente é componente fundamental do tratamento cirúrgico, estando intimamente relacionada com o sucesso da operação. A avaliação pré-operatória bem conduzida propicia maior conhecimento do paciente como um todo e fortalece a relação médico-paciente, daí ser de responsabilidade intransferível do cirurgião, mesmo que necessite contar com profissionais especializados para avaliações específicas.

Para atingir completamente seus objetivos, uma boa avaliação deve incluir os tópicos a seguir.

Avaliação da doença de base

A sólida confirmação do diagnóstico e o correto estadiamento da doença que determinou a indicação operatória são fundamentais para que se adote a correta conduta operatória.

Avaliação dos diferentes órgãos e sistemas

Permite diagnosticar, estadiar e cuidar adequadamente de doenças associadas e conhecer as reservas funcionais que permitirão ou não que o organismo do paciente possa reagir com eficácia à agressão operatória. Principalmente nas operações de grande porte, *o estado funcional dos diferentes órgãos e sistemas* deve ser cuidadosamente estudado, por meio de procedimentos clínicos e exames complementares. É tema estudado no Capítulo 2. A avaliação clínica deve ser individualizada para cada paciente e realizada pelo próprio cirurgião. A utilização de outros médicos na avaliação pré-operatória deve se limitar às situações que requeiram avaliação especializada, na presença de importantes doenças associadas ou nos pacientes com risco operatório aumentado.

Avaliação do estado nutricional

Sabidamente, a desnutrição tem claros efeitos negativos nos resultados de uma intervenção cirúrgica. Assim, seu diagnóstico e quantificação, feitos no pré-operatório, permitirão cuidados nutricionais que tornem mais segura a intervenção. A *avaliação nutricional* deve ser realizada por meio de procedimentos mais ou menos simples, na dependência das possibilidades do Serviço, e poderá revelar desnutrições não aparentes, principalmente em pacientes obesos, permitindo compensações pré-operatórias e, em função delas, prevenção de importantes complicações pós-operatórias. O Capítulo 9 trata dos detalhes ligados à nutrição em cirurgia.

Avaliação de hábitos, vícios e uso de medicamentos

Não são raras as complicações determinadas por interações entre medicamentos usados anteriormente com anestésicos ou outras substâncias utilizadas no perioperatório. Hábitos, vícios e uso de medicamentos devem ser atenciosamente indagados, já que podem aumentar o risco operatório. Assim, o álcool e o fumo, por exemplo, podem ter repercussões importantes sobre a resposta do organismo à agressão operatória.

Avaliação do estado psicológico

A aceitação da agressão operatória, de seus riscos e possíveis complicações, está fortemente ligada ao estado psicológico do doente. Se um paciente em crise depressiva precisa ser operado, mas a operação pode ser adiada, melhor é transferi-la para outro momento, superada a crise. Em algumas situações, como nas operações bariátricas, a avaliação psicológica é mandatória, sob pena de importantes complicações psiquiátricas e somáticas no pós-operatório. A equilibrada aceitação das limitações que a operação determinará é fator indispensável para que sejam atingidos os objetivos buscados. A *avaliação do estado psíquico* permitirá conhecer melhor o doente, reforçar a relação médico-paciente e, assim, permitir ao cirurgião auxiliá-lo na superação das suas inseguranças.

Avaliação da estrutura oferecida para a operação

Todo o planejamento feito poderá ruir se não se fizer uma adequada avaliação das condições oferecidas para que a operação seja eficientemente realizada. Assim, devem ser analisadas as condições do hospital, do seu centro cirúrgico, a existência e o correto funcionamento dos equipamentos necessários, a competência das equipes auxiliares, a disponibilidade de eficientes meios complementares de diagnóstico e acompanhamento, banco de sangue eficiente e todos os outros detalhes específicos para cada situação, claramente definidos e avaliados. Não dá para programar uma operação e durante sua realização saber, por exemplo, que o hospital não tem determinado tipo de equipamento indispensável para o procedimento, ou que tem, mas não está funcionando.

Cuidados e preparo pré-operatórios

É fundamental que se busque levar o paciente para a sala operatória nas melhores condições possíveis. Os cuidados pré-operatórios estão muito ligados a avaliações bem feitas. As alterações encontradas devem ser compensadas, tanto quanto possível, antes da operação. A situação é diferente na dependência do grau de urgência da intervenção.

- Nas operações de urgência e emergência.
- Nas operações eletivas:
    - Compensações:
        - Nutricionais.
        - Hematológicas.
        - Hidroeletrolíticas.
        - Respiratórias.
        - Cardiovasculares.
        - Renais.
        - Endócrinas.
    - Prevenção de complicações:
        - Infecções.
        - Insuficiência renal aguda.
        - Tromboembolismo.
        - Pulmonares.
        - Exames pré-operatórios.

Planejamento da operação

A responsabilidade envolvida em um ato operatório limita as improvisações a um mínimo impossível de se evitar. É evidente que em situações de emergência o tempo para planejamento é muito curto e é por isso que as operações de emergência devem idealmente ser realizadas por cirurgiões experientes, capazes de planejar rapidamente o ato operatório. Nas outras situações, que constituem a maioria, há tempo para analisar a técnica a ser empregada, a tática mais provável, os materiais e equipamentos a serem utilizados, pesando as alternativas de cada passo a ser dado. O planejamento deve incluir a possibilidade de complicações e acidentes durante a operação e as condutas a tomar nestas eventualidades. Assim, ficarão bem diminuídas as possibilidades de surpresas no intraoperatório.

O trabalho do cirurgião é fundamentalmente intelectual. A atividade mecânica segue uma linha de planejamento e raciocínio que não pode ser substituída por despreparo e pura improvisação. Moore cita, com muita razão, a frase de um velho cirurgião: "A coisa mais importante antes da operação é o que penso a respeito dela na noite anterior". Cada detalhe deve ser planejado no sentido de evitar surpresas, de acordo com os itens enumerados a seguir.

1. A operação deve ser marcada com antecedência no centro cirúrgico.
2. Relacionar tudo o que poderá ser usado, desde os tipos de fios até os materiais específicos para a operação proposta.
3. Prevenir e orientar, previamente, a enfermagem, o banco de sangue, laboratório, radiologia ou qualquer outro setor que possa ser necessário na operação.
4. O paciente deverá ser claramente esclarecido a respeito do que será feito, desde o pré-anestésico até sua recuperação, passando pelo que irá ser feito no ato operatório.
5. A família do paciente também deverá receber atenção e orientação.
6. Se o doente foi encaminhado por outro médico, este deve receber um relatório, verbal ou escrito, antes da operação, e outro após a alta. É sempre de boa norma convidar o médico que encaminhou o paciente para visitá-lo ou, até mesmo, assistir à operação. Isto reforça a confiança e segurança do paciente.
7. Principalmente nas operações maiores é importante que a equipe discuta previamente a operação proposta. Uma equipe bem treinada, harmônica e com bom relacionamento é fundamental para o sucesso da operação.
8. Os detalhes técnicos e as opções táticas devem ser cuidadosamente planejados.

É evidente que nas emergências não há possibilidade de se cumprir todo esse ritual de planejamento. Por isso, as equipes que operam urgências e emergências devem estar ainda mais bem treinadas e entrosadas para que possam rapidamente decidir sobre o melhor a fazer pelo paciente. Infelizmente, essa é uma distorção que ocorre na maioria dos Serviços, pois as urgências são enfrentadas por cirurgiões em formação, nem sempre assistidos por profissionais mais experientes.

Medidas gerais na véspera e no dia da operação
Preparo psicológico

Não é casual a insistência, neste capítulo, da importância da relação médico-paciente e na confiança que se deve buscar por meio de palavras e ações. É fundamental que o paciente encontre, já na internação, a recepção amiga por parte de um membro da equipe responsável pela operação. A tendência atual, para reforçar a relevância do tema, é que na véspera da operação o paciente seja recebido no hospital por um membro da equipe para fazer uma visita guiada e tomar contato com os setores que irá utilizar durante sua internação cirúrgica.

Jejum

O tempo de jejum pré-operatório tem sido discutido amplamente ao longo dos anos. Nas laparotomias, principalmente quando são feitas anastomoses no tubo digestivo, a polêmica é ainda maior. A conduta clássica é de que o uso da via oral somente se iniciasse quando a ausculta abdominal mostrasse ruídos hidroaéreos. Alguns, mais rígidos, aguardavam que o paciente eliminasse flatos. A preocupação de não se ofertar alimentos precocemente se baseia em três premissas: a de que os alimentos não serão tolerados, determinando náuseas e vômitos; a de que não haveria peristaltismo para que o alimento fosse levado às áreas de absorção; e que as áreas de anastomose fossem protegidas pelo assim chamado "repouso intestinal".

Essas ideias passaram a ser confrontadas com alguns dados da fisiologia digestiva e com observações práticas. Assim, sabe-se que no jejum as secreções digestivas continuam sendo produzidas, e como isso não leva a distensões, náuseas e vômitos, já que são absorvidas, não é de se esperar que isso ocorra quando se administram volumes pequenos ou até moderados de líquidos pela via oral ou por sonda. Na verdade, já está demonstrado que a retomada do peristaltismo após o trauma cirúrgico é muito mais rápida do que se pensava, principalmente no intestino delgado. Com base nisso, alguns cirurgiões, fazendo laparotomia pós-trauma, passaram a deixar uma "jejunostomia de agulha", com o propósito de infundir precocemente líquidos nas primeiras horas de pós-operatório a fim de contar com as muitas vantagens da presença de nutrientes no tubo digestivo, sendo uma delas a profilaxia da translocação bacteriana. Assim, a oferta precoce de alimentos no pós-operatório passou a ser considerada como opção válida e é cada vez maior o número de trabalhos mostrando suas vantagens, principalmente nos pacientes graves, como um dos fatores relevantes de diminuição da morbidade pós-operatória e redução do tempo de internação.

Aguilar-Nascimento *et al*. demonstraram, em estudo prospectivo e casualizado, que a alimentação oral a partir do primeiro dia de pós-operatório de pacientes submetidos à anastomose intestinal é segura, não se relaciona com deiscência de anastomose e determina um período de íleo adinâmico menor que o do grupo-controle.

Interrupção do uso de medicamentos

Muitos pacientes que serão operados fazem uso de medicamentos para tratamento de diferentes tipos de doenças. A suspensão temporária de alguns medicamentos pode determinar problemas. Desses, nem todos podem ser usados por via parenteral no perioperatório enquanto a via oral não é liberada. Em função da variedade de drogas e de doenças, a conduta mais correta é solicitar que o paciente seja orientado pelo prescritor do medicamento a respeito de como proceder e traga no pré-operatório essas orientações em relatório encaminhado ao cirurgião.

Outras interrupções

Cuidado deve ser tomado também com outros tipos de interrupções determinadas pela operação. Uma das mais frequentes é a interrupção do cigarro.

Preparo intestinal

O preparo intestinal para as cirurgias colônicas já foi uma unanimidade. Não é mais.

Pré-anestésico

- Sondas, drenos e cateteres:
  - *Esvaziamento vesical:* de preferência por micção espontânea.
- Higiene pessoal:
  - *Tricotomia:* quando necessária deve, de preferência, ser realizada imediatamente antes da operação.

Peroperatório

Preparo da sala cirúrgica

A equipe cirúrgica deve sempre escalar um de seus membros para que realize ampla vistoria, verificando todos os aspectos fundamentais para que a operação seja cercada de segurança. Condições de assepsia, mesa cirúrgica adequada e funcionante, instrumental completo dentro da sala, boa iluminação e funcionamento perfeito dos equipamentos, incluindo cautérios, aspiradores, focos de luz, suporte e tubulação de gases. Verificar também se existem e foram providenciados os materiais a serem utilizados, como fios, grampeadores mecânicos e outros. Se há previsão de uso de sangue ou derivados, é indispensável encomendar ao banco de sangue com a certificação da existência do tipo necessário.

Também o paciente deve ser verificado, no sentido de afastar a possibilidade de que esteja usando algum tipo de peça que possa interferir no uso do eletrocautério.

A sala operatória é um ambiente de extremo respeito, onde deve imperar o mínimo de barulhos e conversas desnecessárias. Não se pode admitir a presença de pessoas sem ligação com o ato operatório e de pessoas que não estejam corretamente paramentadas.

Preparo do paciente e do campo operatório

Colocação do paciente na mesa operatória

Deve ser feita com cuidado e segurança por pessoal treinado, observando a ausência de contato da pele com a superfície metálica da mesa, no sentido de se evitar choques elétricos e queimaduras, quando do uso do bisturi elétrico. A mesa operatória deve ser confortável para o paciente e para o cirurgião. Nas operações em crianças, o uso de colchão térmico ou berço aquecido permite evitar a hipotermia. Nestes casos, é indispensável o rigoroso controle da temperatura do colchão ou berço, pela possibilidade de queimaduras, que podem ser muito graves.

Em pacientes obesos ou portadores de varizes de membros inferiores são recomendadas medidas de profilaxia de problemas tromboembólicos, incluindo o esvaziamento das varizes e posterior enfaixamento dos membros inferiores.

Os pacientes que vão ser operados com a utilização de perneiras, como em muitas operações ginecológicas, coloproctológicas e videolaparoscópicas, devem receber cuidados especiais. Nestas situações o cavo poplíteo se apoia sobre as perneiras, dificultando o retorno venoso. Devido a isso, no final da operação é fundamental o emprego de manobras que evitem a estagnação venosa e suas consequências.

Algumas operações, como as que se fazem sobre o hiato esofágico por via abdominal, principalmente em pacientes obesos, são facilitadas pelo uso do coxim da mesa operatória. Nestes casos o paciente deve ser colocado na mesa operatória com o apêndice xifoide em posição perpendicular ao coxim, que será acionado no momento adequado. Também nas operações sobre vesícula e vias biliares que exijam estudos radiológicos durante a operação, a colocação do paciente sobre a mesa deve ser feita com o correto posicionamento para que não seja necessário mudar sua posição em pleno ato operatório.

Tricotomia

Quando possível, deve ser feita na sala cirúrgica, momentos antes do início da operação. O emprego de lâminas deve ser evitado, pois escarifica a pele, facilitando o ingresso de microrganismos. Quando a tricotomia é feita nas condições citadas, a taxa de infecções da ferida operatória gira em torno de 5%, chegando até 20% quando ela é realizada mais de 24 horas antes do ato operatório.

Cateterismo vesical

Quando indicado, deve ser feito com o máximo rigor de assepsia, de preferência com o paciente anestesiado. Hoje existe uma discussão a respeito da escolha entre o cateterismo vesical e a colocação de *cateter por punção suprapúbica*. Os defensores deste último método advogam que, apesar da necessidade de punção, as complicações infecciosas são menos frequentes que as observadas no cateterismo vesical. Vale lembrar que a colocação de um cateter na bexiga urinária, seja transuretral ou por punção, deve ser reservada para os casos selecionados em que a medida é indispensável, principalmente nas operações de maior porte.

Cateterismo nasogástrico

Dentro da filosofia de diminuir ao máximo o trauma cirúrgico-anestésico, a utilização de cateteres nasogástricos (sondas) como método auxiliar tem sido cada vez menor. Quando houver indicação para seu uso, o cateter deve ser colocado apenas quando o paciente já estiver sob efeito dos anestésicos, exceto se ele tiver que ser colocado como medida para o esvaziamento gástrico. Nesta situação particular, pelo risco de refluxo e aspiração do conteúdo gástrico, o cateter deve ser passado antes da intubação anestésica. Se a necessidade do cateter se restringe ao peroperatório, ele deve ser retirado ao fim da operação, com o paciente ainda inconsciente.

Assepsia do campo operatório

Deve ser rigorosa. Os antissépticos mais utilizados são os derivados do iodo. No entanto, Okano não encontrou em sua enfermaria de cirurgia geral, onde a antissepsia dos pacientes cirúrgicos continuou sendo feita com o timerosal, maior índice de infecção que nas enfermarias, com pacientes do mesmo tipo, em que se utilizavam derivados do iodo.

A aplicação do antisséptico deve ser cuidadosa, sempre do centro para a periferia do campo operatório, tomando-se o cuidado de evitar o escorrimento de excessos, já que estes irão se depositar e concentrar nas áreas de declive, podendo determinar lesões na pele.

Após a aplicação do antisséptico, são colocados "campos" de tecido ou de material plástico especial, de forma a manter estéreis as vizinhanças da área a ser operada. As bordas da incisão devem ser protegidas por compressas, fixadas no subcutâneo ou, no caso de doenças malignas, no peritônio parietal. É também pela possibilidade de implantação de células tumorais que, nas operações oncológicas, o instrumental a ser utilizado para a síntese da ferida operatória ficará separado e reservado para o momento adequado. Nas operações videolaparoscópicas, onde não há possibilidade desses cuidados, as implantações de células tumorais na parede parecem ser mais frequentes.

Cuidados fundamentais na operação

Na realidade, os cuidados intraoperatórios se iniciam antes da cirurgia. As orientações feitas no pré-operatório são indispensáveis para o restabelecimento do paciente.

O ato operatório implica em agressões de diferentes tipos. Punções venosas, cateterizações de diferentes tipos, drenagens torácicas e abdominais são procedimentos desagradáveis para os quais o paciente deve estar preparado e encontrar no cirurgião um parceiro e amigo para dividir suas angústias e preocupações, pois ao recuperar a consciência e sentir-se "cheio de tubos", o paciente poderá entrar em depressão e seus familiares, em desespero. Quanto menores forem as "surpresas", menor será a preocupação e a insegurança, daí a importância das orientações pré-operatórias.

Pelo mesmo raciocínio, a dor e a febre não parecerão "fantasmas" assustadores se tiverem sido claramente explicadas no pré-operatório. Outro aspecto relevante é a escolha do anestesista, que deve ser um profissional entrosado com a equipe cirúrgica. Atualmente há uma tendência a que os anestesistas tenham clínicas especializadas que recebam previamente o paciente para um primeiro contato e nesta ocasião possam orientá-lo a respeito do procedimento anestésico. Também de importância relevante é a presença do cirurgião na sala operatória, antes do início do ato anestésico, falando com seu paciente e buscando tranquilizá-lo. Quando isso não for possível, o cirurgião deve avisar antecipadamente, para que seu paciente não se sinta abandonado.

Relação com o anestesiologista

Nunca é demais enfatizar a importância da harmonia que deve imperar entre os membros da equipe multiprofissional que tem a responsabilidade de conduzir a bom termo a operação. No caso dos anestesiologistas, trata-se de uma relação entre médicos, claramente disciplinada no Código de Ética Médica, baseada no respeito mútuo e sempre voltada para a pessoa mais importante em uma operação: o paciente. Esse respeito mútuo inclui a escolha do melhor tipo de anestesia para "aquele" paciente especificamente. Radicalismo, orgulho e autossuficiência não são cabíveis quando está em jogo a segurança do paciente. O cirurgião deve conhecer seu paciente e o tipo de operação que planificou, e o anestesista deve conhecer os prós e contras de cada tipo de procedimento anestesiológico. Da troca de ideia entre os dois vai emergir o melhor procedimento. Atualmente, nas operações não urgentes, o paciente passa por uma consulta com o anestesista no pré-operatório, o que facilita a escolha do procedimento anestésico e a relação paciente-cirurgião-anestesista, principalmente se este último for o mesmo que examinou o paciente no pré-operatório.

A boa relação entre o cirurgião e o anestesista não é importante apenas por colaborar com um ambiente operatório sem tensões, mas também porque o enfrentamento de complicações durante o período intraoperatório exige um trabalho conjugado. Problemas como infartos do miocárdio, arritmias cardíacas, hipotermia, hipertensão maligna, oligúria e outros são familiares para o anestesista e não para o cirurgião. Por outro lado, existem várias manifestações de que algo não está bem que são perceptíveis para o cirurgião, mas não para o anestesista. Desta forma, diante de qualquer alteração detectada o anestesista deve avisar ao cirurgião e este deve comunicar ao anestesista quando, por exemplo, perceber alterações sugestivas de má perfusão no campo operatório. É também um dever do cirurgião avisar ao anestesista que irá executar alguma manobra que possa trazer problemas na homeostase, como o clampeamento da aorta abdominal ou a abertura do espaço pleural.

Nas cirurgias laparoscópicas, o anestesista tem necessidade imperiosa de relacionar a pressão abdominal, determinada pelo pneumoperitônio, com alterações cardíacas ou respiratórias. Apesar de o anestesista poder também acompanhar o ato operatório nos monitores de imagem e de pressão abdominal, sempre deverá ser avisado pelo cirurgião quando a pressão abdominal tiver que ser aumentada ou quando o sangue estiver muito escuro. Por outro lado, o cirurgião deve ser avisado de alterações importantes que ocorram, por exemplo, no ritmo cardíaco.

Relação entre os membros da equipe cirúrgica

A equipe inclui médicos e não médicos, mas todos estão sujeitos à norma fundamental, que é: *o paciente sempre em primeiro lugar.* O respeito mútuo é essencial. O cirurgião é chefe e coordenador da equipe. Isto não é honraria e não lhe dá nenhum privilégio especial, mas aumenta sobremaneira sua responsabilidade. É fundamental que cada membro da equipe entenda bem a responsabilidade e os limites de suas ações. O pessoal de sala deve saber tudo o que se encontra na mesma e se está funcionando. Deve providenciar antecipadamente os fios, luvas e equipamentos necessários. Todos, médicos e não médicos, estão absolutamente subordinados ao sigilo profissional, não podendo comentar as ocorrências nem com seus familiares. As conversas e os comentários na sala operatória devem se limitar ao mínimo indispensável. Mesmo quando a anestesia é geral, esses cuidados devem ser seguidos, já que muitos pacientes se lembram do que se falou durante sua operação.

Toda a equipe deve estar atenta ao conforto e bem-estar do paciente. O cuidado para não se colocar sobre seu corpo algum equipamento ou instrumento pesado, ou cautérios ligados, deve estar sempre presente. Em nenhuma situação se deve apoiar sobre qualquer parte do corpo do paciente. O instrumentador deve sempre se lembrar que o corpo da pessoa que está sendo operada não é sua mesa auxiliar e, portanto, não pode espalhar instrumental cirúrgico sobre ele.

Cuidados gerais no intraoperatório

O cirurgião, em todas as operações, deve adotar os seguintes princípios básicos:

- Mutilar o mínimo.
- Restaurar o máximo.
- Preservar, tanto quanto possível, a fisiologia do órgão ou sistema.
- As incisões devem, sempre que possível, obedecer às linhas de força da pele e ter extensão suficiente para que o cirurgião tenha boa exposição e trabalhe com segurança. Nas videocirurgias, a preocupação deve ser com a localização das pequenas incisões necessárias para a introdução dos trocartes. A colocação em locais incorretos determinará grandes dificuldades na operação. A preocupação deve ser maior nos obesos e nos extremamente longilíneos ou brevilíneos.
- Os eletrocautérios devem ser utilizados com muito cuidado, limitando-se a pontos bem específicos. Seu uso em locais de tecido adiposo abundante deve ser evitado, já que desvitaliza extensas áreas de um setor pouco vascularizado, o que dificulta o processo de cicatrização.
- São importantes os cuidados com uma boa hemostasia, seja ela feita com ligaduras, cautérios ou clipes. A hemostasia deve se limitar, tanto quanto possível, aos vasos que sangram, evitando-se incluir os tecidos e estruturas vizinhas. Os pinçamentos e ligaduras em bloco se soltam com facilidade e devem ser evitados. Também fundamental é o cuidado em não se fazer às cegas pinçamentos, ligaduras ou cauterizações de vasos ou áreas sangrantes, pela possibilidade de graves acidentes.
- As drenagens cavitárias são procedimentos muito discutíveis.
- Nunca é demais enfatizar a necessidade de se controlar o número de gazes e compressas utilizadas na operação, minimizando, assim, a possibilidade de serem deixados corpos estranhos na região operada.
- É extremamente importante que o cirurgião tenha amplo conhecimento de anatomia e que seja eclético, no sentido de conhecer as várias alternativas para serem utilizadas, tendo, assim, a capacidade de mudar técnica ou tática em função das necessidades ou condições per operatórias.
- Ter sempre em mente que a prevenção de complicações nunca é demais. Como sempre repetiam Ferreira-Santos e Okano: uma complicação, por pouco que represente percentualmente em sua casuística, para o paciente e família equivalem a 100%.

■ Características especiais da videocirurgia

A videocirurgia trouxe consigo algumas particularidades interessantes: a utilização de tecnologia avançada; a necessidade de se criar um espaço de trabalho por meio da insuflação de gás carbônico na cavidade peritoneal (pneumoperitônio); as punções abdominais; a perda de uma dimensão, trabalhando em duas apenas; a perda da possibilidade de palpação e sensibilidade tátil; a responsabilidade no inventário da cavidade; e o uso extensivo dos cautérios. Além da necessidade de treinamentos, essas particularidades requerem alguns cuidados especiais.

Aspectos tecnológicos

A ascensão vertiginosa da videocirurgia se deve a claros avanços tecnológicos que permitiram transmissão de imagens de alta qualidade e mecanismos capazes de manter um espaço de trabalho praticamente constante, que permita a continuidade da operação, mesmo na vigência de aspirações de sangue ou secreções que levam também a perda do gás carbônico. Trata-se de um sistema sensível e de alta precisão, o que leva à necessidade de testes antes do início de cada procedimento e de pessoal capacitado para fazer reparos rápidos, quando da ocorrência de falhas do equipamento durante a operação. A conversão para laparotomia determinada por falhas tecnológicas deve ser evitada ao máximo, por meio de cuidados permanentes com os equipamentos.

Pneumoperitônio e punções

Aqui se concentram as mais frequentes complicações gerais da videocirurgia. A passagem da agulha de Vérres ou outro instrumento para insuflação de gás na cavidade é um procedimento cego e pode determinar acidentes por perfuração de órgãos intra ou retroperitoneais. A passagem do primeiro trocarte tem certa proteção, pelo pneumoperitônio já executado, mas, ainda assim, por ser um procedimento cego, é passível de levar a acidentes que, nesses casos, são mais graves em função do calibre do trocarte, que produz ferimentos maiores.

No sentido de diminuir a incidência de acidentes, tem sido proposto o chamado "pneumoperitônio aberto", em que o primeiro trocarte é passado sob visão direta até o interior da cavidade, por dissecção da parede abdominal. Os cirurgiões se dividem em realizar o procedimento aberto para todos os casos ou reservá-lo para situações de risco maior de acidentes, como em abdomes distendidos, visceromegalias ou operações abdominais anteriores. Além dos acidentes de punção, o pneumoperitônio pode determinar outros tipos de complicações pelo gás insuflado, podendo levar a distúrbios cardiológicos ou respiratórios, pelo aumento da pressão abdominal, ou a gravíssima, e felizmente rara, embolia gasosa, consequente ao ingresso massivo de gás carbônico na circulação.

Perda da noção de profundidade e da sensibilidade tátil

Tais perdas são compensadas, pelo menos parcialmente, por adequado treinamento.

Inventário da cavidade

As operações laparoscópicas, assim como as laparotômicas, devem sempre se iniciar por cuidadoso inventário da cavidade. No caso das laparoscopias, apesar da ausência da palpação direta, há grande facilidade na visualização da superfície peritoneal de todo o interior do abdome. Isso aumenta a responsabilidade do cirurgião, já que a não percepção de lesões de outros órgãos no momento da operação pode trazer problemas éticos e legais que seriam evitados se o inventário fosse feito e, se possível, documentado.

Uso extensivo de cautérios

Nas videocirurgias os cautérios são utilizados mais extensivamente que nas operações abertas. Isso implica em maior treinamento e maiores cuidados do cirurgião no sentido de evitar as lesões peroperatórias. É muito importante lembrar que os instrumentos utilizados nas operações, exceto em suas partes isoladas, são ótimos condutores de energia elétrica, o que pode determinar lesões térmicas em estruturas distantes da área que foi cauterizada. Essas lesões passam despercebidas por estarem distantes do campo e, principalmente, porque muitas vezes são produzidas "em dois tempos", já que na operação ocorre a lesão térmica, mas a necrose e abertura da víscera somente vão se manifestar até 72 horas após o ato operatório, surpreendendo o cirurgião com um quadro de abdômen agudo.

Os cuidados especiais que devem ser tomados para evitar as complicações específicas das videocirurgias, e as condutas a serem tomadas, encontram-se no Capítulo 38 deste livro.

Pós-operatório

Planificação do pós-operatório

Assim como o ato cirúrgico, o pós-operatório deve ser cuidadosamente planejado visando sua correta condução, com contínua atenção e preparo para o enfrentamento de possíveis complicações.

Evidentemente nas operações maiores a chance de complicações é maior, mas daí a desdenhar da possibilidade de complicações em procedimentos menores, dedicando a eles menor atenção, vai uma longa distância que pode determinar graves consequências. Apesar de não serem frequentes, complicações fatais, como a embolia pulmonar, podem ocorrer após operações como hernioplastias inguinais.

O pós-operatório na realidade se inicia na própria sala, com a reversão anestésica e a transferência do paciente para o centro de recuperação. Um membro da equipe cirúrgica deve permanecer durante esse período, já que complicações relevantes podem aparecer nesta fase. Nos casos muito graves, o paciente pode ser transferido para uma unidade de terapia intensiva, caso o hospital disponha deste recurso. No entanto, na maioria das situações o paciente é encaminhado da recuperação para o quarto, onde ficará até a alta hospitalar.

É fundamental que no pós-operatório o paciente seja avaliado uma ou mais vezes por dia, na dependência do porte da operação, da doença de base, das doenças associadas e do potencial de complicações. Essa tarefa é da equipe cirúrgica e é intransferível, mesmo que haja necessidade de colaboração especializada. A avaliação deve ser completa, do paciente como um todo e não apenas "da operação". Os dados de anamnese, exame físico, exames complementares, características dos curativos, intercorrências, entre outros, devem ser colocados na ficha de evolução, fazendo parte do prontuário do paciente, peça indispensável não só para o relacionamento entre os membros da equipe a fim de bem conduzir o tratamento, mas também como valioso documento em casos de problemas éticos ou legais.

A planificação do pós-operatório é fundamental, principalmente nas operações maiores. Cada equipe tem suas rotinas, mas elas devem ter em comum forte embasamento na experiência e na atualização de conhecimentos do grupo.

Centro de recuperação anestésica

Uma vez terminado o ato operatório, a reversão da anestesia geral é, como regra, feita na própria sala operatória, sendo importante que um membro da equipe cirúrgica acompanhe o paciente até o centro de recuperação anestésica e permaneça junto com ele, já que muitas complicações pós-operatórias podem ocorrer nesse período de transporte. Alterações da pressão arterial, arritmias, distúrbios respiratórios, hipotermia e hipertermia maligna podem se manifestar durante o transporte ou no centro de recuperação.

Com relação aos distúrbios térmicos, vale observar que a sala de operações já foi descrita como sendo um ambiente ártico. Assim, não é de se estranhar que cerca de 60% dos pacientes cheguem ao centro de recuperação com temperatura central abaixo de 36°C. Nas operações prolongadas e com hemorragias relevantes, a hipotermia é ainda mais pronunciada. Já a hipertermia maligna, tão temida pelos anestesistas, pode ocorrer na sala operatória ou no centro de recuperação. Trata-se de problema grave que se manifesta com taquicardia, taquipneia, cianose, disritmias cardíacas, febre alta, sudorese, alterações eletrolíticas, principalmente de cálcio, e outras manifestações clínicas. Há quatro décadas tinha índice de mortalidade da ordem de 70%. Com a evolução do tratamento, o prognóstico melhorou bastante, mas a mortalidade ainda gira em torno de 10%. As medidas devem estar voltadas para pesquisa dos sinais vitais e avaliação dos sistemas.

Na sala operatória, no transporte e no centro de recuperação o paciente deverá ser cuidadosamente observado com relação à ventilação. As drogas utilizadas na anestesia inibem os movimentos respiratórios. Assim, é indispensável um rigoroso controle da frequência e amplitude respiratórias, já que a demora em voltar ao normal pode significar níveis ainda altos de anestésicos e riscos de parada respiratória. É comum que, ao final da operação, a ventilação do paciente esteja apenas aparentemente normal, em função de estímulos externos indutores da respiração, como a aspiração traqueal e a mobilização. É um grave erro deixar de observar a partir daí, já que, uma vez no leito, sem estímulos excitatórios, o paciente poderá ir progressivamente hipoventilando, entrando em insuficiência respiratória e, se não forem tomadas providências, chegará ao óbito. Este tipo de complicação é mais comum nos pneumopatas crônicos, nos quais, por vezes, há necessidade de assistência ventilatória mecânica.

Outro cuidado que se deve ter quando existirem indícios de ventilação insuficiente é o de não remover o tubo traqueal antes de determinar a pO_2 arterial, com o paciente respirando espontaneamente, somente o retirando se os níveis de pressão parcial de oxigênio estiverem aceitáveis. Outra complicação que pode ocorrer no pós-operatório imediato é a *queda da língua, com obstrução das vias aéreas superiores*. Nestes casos, se o paciente estiver sob vigilância, o problema será facilmente resolvido com a colocação de uma sonda de Guedel.

Cuidados gerais no pós-operatório

Cuidados pós-operatórios podem ser específicos para determinados tipos de intervenções e serão analisados em outras partes deste livro, mas alguns são mais gerais, como:

- *Apoio psicológico:* uma adequada atenção ao doente, sob aspecto psicológico, é fundamental, pois, ao estreitar a relação médico-paciente, leva a maior confiança na equipe e, consequentemente, maior adesão às medidas tomadas. É importante que no pós-operatório as orientações sejam feitas pelos mesmos médicos que participaram do pré e peroperatório. Mesmo que haja necessidade de transferência para unidades de terapia intensiva, onde as equipes são desconhecidas para o paciente, os médicos "do paciente" deverão continuar participando das condutas e apoiando psicologicamente o pós-operado. No dizer de Ferreira-Santos, a dinâmica da relação médico-paciente se pauta por três modelos:

    – *1º O cirurgião é agente, e o enfermo, passivo,* quando o paciente não tem plena participação consciente, o que ocorre por exemplo durante a execução do ato operatório.

- *2º O cirurgião guia, o doente coopera*, como ocorre quando entram em acordo para que a operação seja realizada e para que ocorram as medidas propostas para o pré-operatório e os primeiros dias do pós-operatório. Nestas situações o cirurgião informa, explica e propõe medidas. O paciente aceita e cumpre as orientações.
- *3º O cirurgião e o paciente são parceiros coparticipantes:* é o que deve ocorrer no tratamento de doenças crônicas e ao longo da gradual adaptação pós-operatória.

- *Cuidados com a doença de base e as doenças associadas:* além do controle da doença de base, que determinou a operação, os cuidados com doenças associadas sistêmicas, como diabetes *mellitus*, cirrose hepática e outras, devem não só ser continuados, como receber maior atenção, já que a agressão cirúrgico-anestésica pode levar a graves descompensações.
- *Controle hidroeletrolítico:* um cuidadoso balanço entre ingressos e perdas de água e eletrólitos deve ser realizado uma ou mais vezes por dia nas operações maiores, em que o uso da via oral será mais tardio. A possibilidade de distúrbios hidroeletrolíticos está sempre presente e não se pode esperar que determine uma alteração clínica para então tomar providências, até porque alguns desses distúrbios são muito graves e perigosos quando chegam a dar manifestações clínicas, podendo ser fatais. O balanço hidroeletrolítico do pós-operatório deve ter principalmente um caráter preventivo, trabalhando com dados objetivos de perdas (ordinárias, como diurese, e extraordinárias, como aspiração gástrica, vômitos, perdas por fístulas e outras) e de ganhos (por via venosa ou pelo tubo digestivo) e com previsões que devem ser conferidas uma ou mais vezes por dia por meio de exames laboratoriais. Detalhes a respeito do controle hidroeletrolítico se encontram no Capítulo 6 deste livro.
- *Nutrição.*
- *Antibióticos:* evidentemente a utilização de antibióticos é mandatória nos casos de infecções bacterianas. Já o uso profilático de antibióticos se restringe a situações especiais. Trabalho clássico desenvolvido pelo *National Research Council* mostrou que cerca de 70% dos pacientes operados não necessitaram de antimicrobianos, 9% tiveram indicação terapêutica e os restantes 21% utilizaram os antimicrobianos profilaticamente por alto risco de infecção, por operações de grande porte ou devido à natureza da doença. A indicação de antibióticos está fortemente relacionada com o tipo de cirurgia, quanto ao potencial de contaminação.
- *Cirurgias limpas:* têm risco de infecção de 5 a 10% e não requerem antibióticos, exceto se o procedimento envolve colocação de próteses ou se o paciente apresenta fatores de risco (idade superior a 70 anos; desnutridos, imunodeprimidos; operações de urgência ou que tenham duração provável acima de 2 horas, esplenectomias). São também considerados fatores de risco afecções como doença valvular reumática, diabetes descompensado, obesidade mórbida, doenças graves associadas, hérnias incisionais e hérnias multirrecidivadas. Também são pacientes de risco aqueles com mais de três diagnósticos (IJF, p. 240).

Nas *cirurgias potencialmente contaminadas eletivas,* as chances de infecção são maiores que nas cirurgias limpas, mas ainda não justificam, como regra, o uso rotineiro de antibióticos, sendo as exceções representadas pelas mesmas citadas para as cirurgias limpas e mais:

- Para *vias biliares* as colecistites agudas, as reoperações e as obstruções biliares são indicações para antibióticos.
- Para *fígado e pâncreas,* os antibióticos devem ser utilizados na maioria dos casos, por longa duração da operação e/ou por derrame de bile ou suco pancreático na cavidade abdominal.
- Para *estômago, duodeno e intestino delgado,* os antibióticos devem ser utilizados nos casos de hipo ou acloridria, hemorragias digestivas altas, câncer e obstrução do tubo digestivo.
- Para as operações sobre *cabeça e pescoço,* os antibióticos devem ser utilizados nas operações onde há contato com mucosa oral, da orofaringe ou do esôfago.
- Nas *operações ginecológicas,* em função da flora polimicrobiana vaginal, os antibióticos devem ser utilizados nas cesarianas de risco (imediatamente após o clampeamento do cordão umbilical), abortamentos e histerectomias por via abdominal ou vaginal.
- Nas *operações urológicas* utiliza-se dose única de antibiótico profilaticamente nos pacientes com obstáculos ao livre fluxo urinário. Nas *cirurgias contaminadas* e nas *cirurgias infectadas,* o risco de infecção vai de 20 a 40%, o que justifica, de rotina, o uso de antibióticos. No Capítulo 11

serão detalhadas estas indicações, assim como os esquemas posológicos utilizados.

- Cuidados com sondas, drenos, cateteres e estomias.
- Medidas de higiene corporal.

Combate à dor

A importância do combate à dor se confunde com a história da Medicina. *Sedare dolore opus divinum est* é frase clássica que bem representa a importância que sempre se deu ao trabalho de minorar a dor e o consequente sofrimento das pessoas. Quando William Morton, em 16 de outubro de 1846, em Boston, demonstrou a possibilidade de se operar sem dor, estava abrindo uma nova fase da cirurgia. O combate à dor não pode, no entanto, ser colocado em termos maniqueístas de combate ao mal. A dor é uma resposta do organismo à agressão, tendo função protetora. Muitas vezes, impedir seu aparecimento corresponde a diminuir as possibilidades de se diagnosticar precocemente um dano grave e, assim, prejudicar o paciente. O cirurgião fica, portanto, em um dilema entre as vantagens do combate à dor e os riscos de sua abolição.

A dor acarreta uma série de problemas no pós-operatório:

- Dificulta a mobilização ativa.
- Limita o esforço da tosse.
- Abate física e psiquicamente o paciente.

Por outro lado, o impedimento medicamentoso rotineiro da dor, sem avaliação particularizada, pode determinar efeitos indesejáveis:

- Mascarar complicações pós-operatórias graves.
- Inibir o reflexo da tosse.
- Interferir no mecanismo de respiração.
- Interferir na possibilidade de comunicação do paciente.

A conduta ante a dor deve sempre ser ditada pelo bom senso, calcada em conhecimentos de fisiopatologia e analisada caso a caso após raciocínio clínico, amparado por exames físicos e complementares, que permitam excluir a possibilidade de que a dor esteja representando a sinalização de complicações que possam exigir medidas especiais, às vezes cirúrgicas.

Quando se tem conhecimento da causa da dor, como em uma pancreatite aguda ou em metástases ósseas de carcinoma, a utilização de analgésicos é imperativa e não há justificativa para se deixar o paciente sofrer. O mesmo não se pode dizer da dor que aparece subitamente no pós-operatório, cuja causa se desconhece. Nesse caso, o investimento na busca diagnóstica é prioritário, e o acompanhamento da evolução e das características dessa dor pode ser fundamental, podendo a utilização precoce e rotineira de analgésicos, nessa fase, mascarar um quadro grave e retardar o diagnóstico.

Qualquer intervenção cirúrgica é seguida de dor, em graus variáveis, pelo menos na incisão. A tendência, ao longo dos dias, é de diminuição gradativa até o desaparecimento. O contrário, a tendência ao aumento da dor, sinaliza que algo não vai bem e precisa ser pesquisado. As operações torácicas e as do andar superior do abdômen tendem a levar a algias pós-operatórias mais acentuadas, que aumentam com a movimentação e a tosse.

A dor aguda acarreta uma série de efeitos secundários, resultantes de respostas do sistema nervoso autônomo simpático, e que incluem aumentos na frequência cardíaca, pressão sanguínea e frequência respiratória, inibição da motilidade gastrintestinal, mobilização de glicose a partir do glicogênio hepático, aumento da atividade das glândulas sudoríparas e dilatação das pupilas. Na região da dor há aumento da atividade muscular, e o fluxo sanguíneo pode estar alterado. A ansiedade geralmente acompanha a dor aguda e, mesmo na ausência de dor, pode também produzir as respostas simpáticas citadas, o que dificulta na interpretação relacionando tais respostas com a presença e a intensidade da dor.

O combate a esta dor do pós-operatório só pode ser feito se afastada a possibilidade de complicações, e não pode implicar em sedação excessiva.

Tratamento

Afastadas as hipóteses de que a dor represente alguma complicação grave, o tratamento é importante, já que trará alívio ao paciente e afastará os efeitos secundários deletérios da dor. Podemos lançar mão das medidas descritas a seguir.

Analgesia convencional

É a mais utilizada, havendo preferência para os analgésicos não narcóticos. Em situações especiais de dores mais intensas, podemos lançar mão da analgesia narcótica. Em geral, os médicos não sabem lidar com os analgésicos narcóticos e são mal informados a respeito da terapia da dor aguda. As doses utilizadas geralmente são insuficientes e não individualizadas, pelo medo de que possam causar depressão respiratória ou dependência, o que, na verdade, é raro em pacientes que não eram dependentes antes da hospitalização. O estudo e a compreensão da cinética de narcóticos, como a morfina, permitem sua utilização com boa margem de segurança.

Analgesia por bloqueio epidural

Tem como maior vantagem sobre as vias IM ou EV a de agir sobre receptores espinais evitando efeitos sobre o SNC e os nervos periféricos. No entanto, a difusão rostral pode ocorrer. Nesse caso, a morfina chega ao quarto ventrículo e tronco cerebral 4 a 6 horas após a injeção epidural, podendo levar a efeitos colaterais como retenção urinária, prurido, náuseas e vômitos. O pico de depressão ventilatória com morfina ocorre de 6 a 10 horas após a injeção epidural, sendo que é sempre necessário considerar que, nos idosos, os riscos de depressão respiratória estão aumentados.

Drogas altamente hidrófilas, como a morfina, iniciam lentamente sua ação, tendo longa duração de bloqueio e depressão respiratória retardada, diferente das drogas lipofílicas, como fentanil ou meperidina, que têm rápido início de ação e duração curta ou intermediária.

A morfina epidural tem sido utilizada para analgesia pós-operatória em grandes cirurgias abdominais nas doses de 4 a 10 mg para um efeito de 4 a 24 horas. Nas toracotomias e fraturas de costelas, utiliza-se infusão contínua por cateter torácico na dose de 30 μg/kg/h. Vários estudos têm demonstrado a superioridade da via epidural de oferta de morfina para analgesia pós-operatória em pacientes submetidos a cirurgia colorretal, com excelente controle da dor e complicações pulmonares significativamente menores.

Analgesia paciente-controlada (APC)

Trata-se de uma técnica de controle da dor pós-operatória, na qual o próprio paciente regula a infusão intravenosa ou epidural de narcóticos. Isso é feito por uma bomba de infusão acoplada a um dispositivo automático acionado pelo paciente por meio de um botão disparador e que permite a infusão de doses predeterminadas a cada disparo. O conjunto é provido de mecanismos adequados para evitar a superdosagem.

- Mobilização.
- Prevenção de náuseas e vômito.
- Prevenção de acidentes tromboembólicos.
- Prevenção de complicações respiratórias.
- Prevenção de complicações cardiovasculares.
- Cuidados com a ferida operatória.
- Uso de antibióticos.
- Cuidados com as crianças.
- Cuidados com o idoso.
- Cuidados com os obesos.
- Cuidados com as grávidas.
- Cuidados com os imunodeprimidos.
- Cuidados com diabéticos.
- Cuidados com cirróticos.
- Cuidados com renais crônicos.
- Cuidados com pneumopatas crônicos.
- Retirada de pontos.
- Alta.

Complicações pós-operatórias

As complicações pós-operatórias podem se manifestar precocemente, ainda na sala operatória, no centro de recuperação pós-anestésica, durante o período de internação, no quarto ou na enfermaria, ou mais tardiamente, após a alta hospitalar.

Complicações específicas de cirurgias especializadas serão analisadas nos capítulos correspondentes. Complicações comuns às operações em geral são as que se seguem.

- Hemorragias.
- Choque.
- Dor.
- Distúrbios hidroeletrolíticos, acidobásicos e da osmolaridade.
- Febre.

Soluços

O soluço pode ser definido, com algumas restrições, como uma contração espasmódica abrupta, involuntária e intermitente do diafragma, sem propósito definido, resultando em súbita inspiração, interrompida repentinamente por fechamento da glote. É frequentemente unilateral e do lado esquerdo. Os músculos acessórios da respiração tomam parte do fenômeno.

Habitualmente, é um fato inócuo e praticamente todas as pessoas já o experimentaram. Ocorre desde a vida fetal, a partir do segundo trimestre, incide mais nas crianças e é menos frequente no adulto. Eventualmente, no entanto, pode-se transformar num quadro grave e até fatal, atingindo frequência de 40 a 100 eventos por minuto, levando a desconforto e fadiga, podendo chegar à exaustão, interferindo na alimentação, no descanso e sono. No período pós-operatório, propicia a ocorrência de deiscência de sutura da parede abdominal, e no paciente anestesiado interfere com a cirurgia e com a eficiência da ventilação.

Conquanto existam várias referências sobre a etiopatogenia e fisiopatologia desse interessante fenômeno, as tentativas a fim de explicá-lo ou classificá-lo resultaram insuficientes para elucidar todas as ocorrências durante o mesmo. Não obstante seja uma entidade classificada como nosológica, tem conotação semiótica pois, fazendo parte de fenômenos patológicos, sua exploração diagnóstica pode levar à doença básica que o motivou, atuando assim como um sinal clínico de importância.

Tratamento

Qualquer tratamento deve estar alicerçado em uma avaliação cuidadosa de todos os fatores concernentes a cada caso. A terapêutica fundamental deve visar sempre a eliminação da causa desencadeante, desde que isso seja possível. Quando não, procura-se inibir o arco reflexo do mecanismo de soluço, ou diminuir a excitabilidade do nervo.

Toda possibilidade de tratamento médico deve ser esgotada antes de se cogitar na alternativa cirúrgica. Intervém-se na falha do tratamento conservador ou se houver rápida deterioração do estado geral do paciente.

Quando o soluço aparece no período pós-operatório, os fatores patológicos causais, na grande maioria já discriminados, devem ser identificados e eliminados.

Dentre os tratamentos propostos, a maior parte é efetiva para casos leves e poucos se prestam para casos graves. Podem ser empregados os seguintes processos:

- Estimulação da faringe, feita com cateter introduzido por via nasal, é um dos métodos mais valiosos, tanto no paciente consciente como no anestesiado. A área que responde à estimulação é a porção média da faringe, oposta ao corpo da segunda vértebra cervical, área esta inervada pelo plexo faríngeo. Esta estimulação atua bloqueando ou inibindo os impulsos aferentes transmitidos através do vago, assim interrompendo o reflexo do soluço.
- Massagem na carótida e pressão do globo ocular, para estimulação vagal, que devem ser feitas com muito cuidado pelo risco de bradicardia e até parada cardíaca.
- Tração forçada da língua, beber água rapidamente, chupar gelo, deglutir açúcar puro ou mel e induzir vômito, todos agindo sobre o plexo faríngeo.
- Estimulação súbita grave.
- Prender a respiração, respirar em recipiente fechado de papel ou plástico ou ventilar com CO_2, visa aumentar a pCO_2, o que diminui a frequência mas não a amplitude do soluço.
- Ventilação com O_2, que diminui a amplitude mas não a frequência. Tanto a administração de oxigênio quanto de gás carbônico podem ser úteis apenas no tratamento precoce do soluço. Os períodos de inalação não devem exceder 10 minutos, administrados por anestesista competente. Não são recomendados em pacientes debilitados ou emaciados.
- Anestesia profunda: tentada inúmeras vezes em situações extremas, mostrou-se completamente sem utilidade, perigosa em pacientes debilitados, e não recomendada.
- Bloqueio vagal ou frênico no pescoço: tem ação temporária, desde que a causa não seja solucionada. O estudo fluoroscópico deve anteceder o procedimento e nunca deve ser feito bloqueio bilateral.
- Estimulação galvânica do frênico: tem sucesso em número limitado de casos, em geral iniciais, e demanda sessões repetidas de estimulação com 30 V, 0,93 nA por 0,2 ms.
- Acupuntura.
- Hipnose: conquanto recomendada durante tratamento psiquiátrico, não há relatos de sucessos;
- Massagem retal digital.

O tratamento medicamentoso inclui as seguintes drogas:

- Sulfato de benzedrina: droga usada em casos de soluço pós-operatório, não tem sido recomendada, pois é útil apenas em casos leves, solucionáveis com outros procedimentos.
- Sulfato de quinidina: inefetivo em casos prolongados e, por necessitar de dose elevada, é perigoso sob o ponto de vista cardiovascular.
- Barbitúricos: úteis em casos iniciais, na dose de 100 mg a cada 6 horas. Não se mostram vantajosos para casos prolongados, não sendo recomendado aumento da dose pois, ao contrário, doses elevadas, em casos de intoxicação, podem ser causa de soluço.
- Nitrito de amilo.
- Inalação de éter.
- Atropina venosa.
- Clorpromazina: não tem se mostrado útil quando administrada por via venosa ou muscular. Por outro lado, é a droga mais eficaz quando usada por via sublingual, possivelmente por agir sobre o plexo faríngeo.
- Metanfetamina.
- Procaína venosa.
- Difenil-hidantoína.
- Cetamina: pode ser usada em soluços que ocorrem durante anestesia, na dose de 0,4 mg/kg por via venosa.

- Curarização: para ser eficaz, em geral requer dose maior que a necessária para produzir simples relaxamento muscular, e só deve ser instituída muito excepcionalmente, em casos extremos, mediante rigoroso controle por anestesiologista experimentado.

Centenas de outros tratamentos já foram mencionados e sugeridos para tratamento do soluço, muitos ineficazes ou, no máximo, úteis para casos iniciais. Alguns para situações específicas, como nos soluços que ocorrem durante a anestesia; outros com mais efeitos colaterais do que benefícios, como narcóticos, depressores do SNC, acetilcolinesterase e atropina.

Quando o soluço não cessa com medidas simples, tornando-se grave a ponto de interferir com a fisiologia respiratória, o doente deve merecer cuidados imediatos. Todo o esforço deve ser voltado para a detecção de sua causa, cuja resolução, se factível, em geral faz cessar o soluço. Ao mesmo tempo, deve-se estudar o fenômeno sob o aspecto fluoroscópico, pois, sendo prolongado, para alguns autores, além de 7 dias, terá indicação para tratamento mais agressivo, pela rápida deterioração e emaciação do paciente.

A indicação cirúrgica é, então, a opção para esses casos graves, e muitas vezes é a única alternativa quando a causa não é identificada, quando não pode ser solucionada, ou no insucesso de todas as tentativas de tratamento conservador. A cirurgia visa a interrupção da via eferente do reflexo do soluço, ou seja, a interrupção do nervo frênico, do simpático, dos nervos torácicos inferiores ou dos lombares superiores. Para tal, devem-se levar em consideração as variações anatômicas dos mesmos, principalmente do nervo frênico cervical.

Contudo, até mesmo a cirurgia pode ser ineficaz. Cirurgiões experimentados em cirurgia torácica já tiveram a oportunidade de verificar que a simples secção do frênico não abole as contrações diafragmáticas. Samuels relata sete casos graves operados, dos quais três continuaram com as contrações espasmódicas do diafragma, identificadas por fluoroscopia, demandando injeção de procaína nos gânglios torácicos paravertebrais (T8 a T12), conduta que deve ser acompanhada de respiração assistida.

Segundo o *Guinness Book*, o recorde de soluço pertence ao paciente Jack O'Leary, de Los Angeles – EUA, que soluçou cerca de 160.000.000 vezes, de junho de 1948 a junho de 1956. Perdeu vários quilos e recebeu aproximadamente 60.000 sugestões do povo para curar seu soluço, das quais aparentemente apenas uma teve efeito: uma prece a São Judas Tadeu, o patrono das causas perdidas.

Embolia gasosa

Complicação potencialmente muito grave, a embolia gasosa felizmente não é muito frequente. O quadro clínico simula o de uma embolia pulmonar, já que, na realidade, os êmbolos, sejam gasosos ou gordurosos, comportam-se como os êmbolos sanguíneos, levando, basicamente, às mesmas consequências. Outros tipos de êmbolos que podem simular uma embolia pulmonar são carcinomatosos, líquido amniótico, cisto hidático, fragmentos de tecidos e fragmentos de cateteres.

A embolia gasosa pode ocorrer, entre outras situações mais raras, nas insuflações gasosas (utilizadas para pneumoperitônio, retropneumoperitônio e insuflação tubária), nas infusões venosas com frascos de vidro, principalmente se sob pressão, e em alguns procedimentos operatórios como craniotomias de fossa posterior, hepatectomias amplas e cirurgias radicais de esvaziamento cervical. A injeção de apenas 20 a 30 mL de ar na circulação pode levar a distúrbios graves. O tratamento consiste em posicionar o paciente em decúbito lateral esquerdo, com a cabeça baixa. Se esta medida não levar ao imediato retorno dos batimentos cardíacos e do pulso, há necessidade urgente de manobras convencionais de ressuscitação cardíaca e cateterização de veia central com cateter calibroso que permita aspiração dos êmbolos espumosos do átrio e ventrículo esquerdos, que respondem pela parada cardíaca e, juntamente com os pulmonares, levam o paciente ao óbito.

Algumas medidas são importantes na *profilaxia da embolia gasosa*:

- Evitar a infusão de sangue sob pressão.
- Utilizar, nas transfusões urgentes, frascos colabáveis.
- Ao introduzir ou retirar cateteres na veia cava superior, nunca fazer com o paciente em posição sentada mas, sim, em Trendelenburg.
- Não usar ar, e sim o CO_2 para insuflações.
- Proteger sempre, com reforço de esparadrapo, as conexões e torneiras das infusões venosas.
- Fazer monitoração cardíaca e inserir cateter calibroso na veia cava superior nos pacientes a serem submetidos a intervenções com riscos maiores de embolia gasosa.

Embolia gordurosa

O aumento da incidência e do interesse pelo paciente traumatizado tem levado a que se dê cada vez maior importância para a elevação dos níveis sanguíneos de gordura nos distúrbios respiratórios pós-traumáticos.

Zenker, em 1861, descreveu pela primeira vez um óbito relacionado com a embolia gordurosa. Tratava-se de um paciente com esmagamento toracoabdominal e a necropsia mostrou glóbulos de gordura nos pulmões (Corsi e Samir).

Embolia gordurosa significa presença de glóbulos gordurosos no parênquima pulmonar ou na microcirculação periférica, podendo não determinar quadro clínico. Já a *síndrome da embolia gordurosa* é constituída pela presença dos glóbulos de gordura e um cortejo clínico que se caracteriza por insuficiência respiratória, manifestações neurológicas e petéquias (54CS).

Apesar de estar associada com maior frequência a fraturas de ossos longos, a síndrome da embolia gordurosa tem sido descrita também nas situações relacionadas a seguir:

- Dermolipectomia.
- Lipoaspiração.
- Infusão intravenosa de lipídios.
- Transfusões sanguíneas.
- Prótese total de quadril.
- Transplante de medula óssea.
- Transplante renal.
- Pancreatite necro-hemorrágica.
- Queimaduras.
- Osteomielite.
- Pós-operatório de neurocirurgia.

A literatura relata incidências que variam de 0,5% a 11% de síndrome da embolia gordurosa em pacientes com fraturas, sendo mais frequente nas múltiplas fraturas e fraturas pélvicas. Não há predomínio sexual e é mais comum nos adultos em função da diferença na composição corpórea com relação a gorduras. Mais de 90% dos pacientes que sofrem fraturas de ossos longos apresentam embolia gordurosa (glóbulos de gordura), mas, desses, um número muito pequeno evolui para a síndrome da embolia gordurosa. A explicação possivelmente está relacionada com características favorecedoras preexistentes nos que evoluem mal: alterações metabólicas, alterações nos mecanismos de coagulação e/ou aumento da fragilidade capilar (55CS).

Hipertermia maligna (complicações da ferida operatória, tromboembolismo, complicações respiratórias, complicações cardiovasculares e complicações digestivas)
Náuseas e vômitos pós-operatórios

As náuseas e os vômitos que ocorrem no período pós-operatório não estão, em geral, na dependência de um único fator, mas têm, sim, causa multifatorial, com componentes presentes já desde o pré-operatório. Os pacientes que demandam procedimento cirúrgico e que apresentam afecções já por si causadoras eventuais de vômitos, como nos abortos durante o primeiro trimestre de gravidez, nas obstruções intestinais e no aumento da pressão intracraniana, têm maior possibilidade de desenvolver vômitos por estarem com o mecanismo desencadeante sensibilizado.

Na fase que antecede a cirurgia, são relevantes os aspectos psicológicos, não só pela atuação de eferentes no "centro do vômito", mas também pela intensidade da resposta endócrina e metabólica ao trauma cirúrgico-anestésico, que é fator extremamente individual. Outro aspecto importante nessa fase é a presença de alimentos no estômago, que está associada a maior frequência de vômitos, tanto na indução da anestesia como no pós-operatório. Os alimentos induzem a ativação de aferentes vagais tanto pelo volume como pela sua composição, o que, em combinação com o efeito central dos anestésicos, constitui um suficiente estímulo para os vômitos. Além disso, seguindo-se à alimentação, há liberação de hormônios intestinais como a gastrina, motilina e peptídeo VI, alguns dos quais com capacidade de ativação dos neurônios da área postrema. Há também aumento da 5-HT no sangue portal, com efeito sensibilizante sobre os aferentes gastrintestinais. Contudo, embora exista essa ação dos alimentos no mecanismo dos vômitos, deve ser lembrado que o jejum também pode ter efeito nauseante.

Na prática, em geral é suficiente um jejum de 4 a 6 horas para evitar os vômitos, mas vale lembrar que o tempo de esvaziamento gástrico está relacionado com fatores individuais e com o tipo de alimento, seu volume e composição química, e pode ter relação com doenças próprias do estômago, sejam motoras ou do tipo oclusivo.

No que se refere à anestesia e à cirurgia, Korttila relaciona os principais fatores ligados à náusea e aos vômitos pós-operatórios da seguinte forma:

- Tipo e duração da operação.
- Tipo de pré-medicação.
- Tipo de agente usado na indução anestésica.
- Tipo de agente de manutenção.
- Reversão do relaxamento muscular.
- Dor pós-operatória e seu tratamento.
- Movimentação do paciente.

Dentre as medicações empregadas na pré-anestesia, a atropina pode retardar o esvaziamento gástrico e contribuir para estase gástrica e vômitos no pós-operatório. A morfina e a peptidina podem ter efeitos eméticos e antieméticos, na dependência da dose e considerando a duração da ação. Esses opioides em doses analgésicas diminuem o esvaziamento gástrico, contribuindo para a distensão do estômago, ação esta associada a um aumento do tono gástrico e do duodeno, efeitos que podem se prolongar ao pós-operatório. Além disso, tanto a morfina como a peptidina parecem aumentar a atividade do reflexo do vômito por estimulação labiríntica.

No momento da tubagem traqueal é inevitável a estimulação dos aferentes mecanorreceptores faríngeos que se projetam ao tronco cerebral, principalmente pelo glossofaríngeo. Essa estimulação pode eventualmente provocar um reflexo típico de esforço, semelhante ao que se produz para os vômitos, e que pode chegar até eles. Daí a importância do jejum pré-operatório, para que o paciente seja intubado com o estômago vazio.

A ventilação manual, principalmente se realizada por anestesista menos experiente, faz com que gases passem ao estômago e delgado proximal, provocando distensão que, por ativação de aferentes vagais e esplâncnicos, pode desencadear vômitos.

Uma das implicações da anestesia sobre os vômitos pós-operatórios reside no fato de o paciente permanecer por longo tempo deitado na mesma posição, postura que não ocorre fisiologicamente, nem mesmo durante o sono. Ao acordar, a movimentação da cabeça faz com que o sistema vestibular seja ativado subitamente.

Quanto aos efeitos gerais da anestesia propriamente dita, atribui-se a ela causa importante dos vômitos, tanto a inalatória quanto a venosa. As causas são várias e parecem relacionadas com as propriedades farmacológicas das drogas. Interessante estudo mostra a ação emética de diferentes concentrações de óxido nitroso na produção dos vômitos, sem relação com cirurgia, sendo que, na concentração de 40%, os vômitos persistem por várias horas. Entretanto, apesar de essas drogas terem efeito emético, elas só aparecem após o período de anestesia cirúrgica. Algumas delas, como o halotano, têm efeito antiemético e podem mesmo bloquear os vômitos causados pelo tricloroetileno e óxido nitroso.

No que refere ao modo pelo qual os anestésicos causam vômitos, maior atenção tem sido dada à interação com os receptores adrenérgicos, mais especificamente α_1 e α_2, na área postrema. Essa hipótese é reforçada pelo fato de os vômitos serem provocados experimentalmente pela injeção intracerebroventricular de antagonistas de receptores adrenérgicos com ação em alfa-receptores. De fato, a liberação de adrenalina por ativação simpática grave da medula da adrenal, causada por hipotensão e dor, pode provocar vômito. Aceita-se que alguns anestésicos atuem por um efeito secundário, via liberação de substância endógena como a adrenalina, a qual por sua vez agiria na área postrema.

De modo geral, os anestésicos têm efeitos diversos nos neurônios de diferentes partes do SNC. Portanto, é possível que os vômitos no pós-operatório ocorram porque o centro correspondente é muito sensível às ações depressoras dos anestésicos e demora em recuperar a atividade tônica no período pós-anestésico. Assim, os vômitos podem ser resultado do efeito emético direto dos anestésicos e da cirurgia, e ser facilitados por um efeito indireto da inibição prolongada da atividade das células nervosas. Todavia, ressalta que os anestésicos têm ações farmacológicas muito mais gerais no SNC e o vômito pode ser apenas uma de suas expressões, mais do que apresentarem um efeito específico nas vias do reflexo do vômito. De qualquer modo, estudos mostram que os anestésicos podem desencadear os vômitos tanto por modulação na liberação de neurotransmissores fora do SNC, como serem capazes de induzi-los por atuação direta ou indireta em vários locais do tronco cerebral.

Parece que os vômitos são mais frequentes quando se usam anestésicos voláteis do que com os venosos. Uma das causas para isso seria a própria distensão do trato digestivo por gás, particularmente quando se emprega o óxido nitroso. Esse agente, quando em concentração de 75% no ar alveolar, aumenta o volume do gás intestinal em cerca de 500 mL/h de anestesia. O impacto é maior no intestino do que no estômago, por ser este mais distensível e com maior volume de reservatório. Habitualmente, durante a anestesia, o reflexo do vômito estará abolido, aparecendo as consequências daquela distensão no período pós-operatório.

Durante a raquianestesia, a hipotensão é tida como a grande responsável pela ocorrência de náuseas e vômitos, que aparecem em menor frequência quando os níveis pressóricos conseguem ser mantidos acima de 80 mmHg, mesmo à custa de vasopressores.

Os anestésicos, além de poderem desencadear vômitos por alteração da motilidade do trato gastrintestinal, têm um efeito relevante sobre a motilidade gástrica e a função do esfíncter inferior do esôfago. O efeito sobre esse esfíncter é importante não só por induzir o vômito, mas principalmente porque facilita o refluxo gastroesofágico, com regurgitação do conteúdo para a boca e risco de aspiração, sobretudo com pacientes em decúbito dorsal. Essa ação sobre o esfíncter inferior do esôfago aparece com óxido nitroso e é agravada por halotano e enflurano. O mecanismo pelo qual esse fato ocorre parece ligado à ação central, nas vias de regulação vagal. Os efeitos sobre a motilidade gástrica são variáveis, dependendo das drogas e de suas concentrações. O padrão mais comum da maioria dos anestésicos é a redução da motilidade gástrica diretamente por ação vagal. Concomitantemente a esta ação, há relaxamento do esfíncter pilórico, que promove refluxo de bile para o estômago, servindo como fator adicional para o vômito por irritação mucosa.

Dentre os efeitos gerais dos anestésicos, há alteração do fluxo vascular que, ocorrendo em território mesentérico, pode provocar isquemia relativa e produção de hormônios como 5-HT, substância P, bradicinina e prostaglandinas, de tal sorte que no pós-operatório o SNC estará sujeito às suas ações, adicionando fatores às causas dos vômitos. Ainda dentre essas ações gerais, há anestésicos como halotamo, enflurano e cetamina, dentre outros, que aumentam a pressão intracraniana, com consequente atuação no reflexo dos vômitos. Os barbituratos diminuem a pressão intracraniana e podem ser usados em associação aos referidos anestésicos para diminuir a ação pressória.

Virtualmente, então, qualquer tipo de cirurgia pode ser causa de vômitos, por ações locais, sistêmicas, endócrinas ou metabólicas. A manipulação das alças intestinais durante a laparotomia, a distensão do trato digestivo por gás ou secreções e a alteração da motilidade são os fatores físicos causais mais responsabilizados. A ação endócrina parece estar mais ligada à liberação de adrenalina, vasopressina e hormônios intestinais.

Algumas cirurgias, entretanto, estão mais afeitas a causarem náuseas e vômitos. As intervenções infra-abdominais são as que apresentam maior potencial, pelos fatores aqui expostos e, confirmando sua importância, McCallum e cols. demonstraram que 50% dos pacientes com obstrução do trânsito gastrintestinal no pré-operatório de cirurgia gástrica apresentam estase gástrica não mecânica no pós-operatório e requerem reoperação para alívio de seus sintomas. Estudos manométricos não mostraram alteração da motilidade em diferentes segmentos do intestino delgado. Os pacientes apresentam sintomas persistentes de dor abdominal, distensão, náuseas, vômitos, saciedade precoce, perda do apetite e perda de peso. A estase gástrica foi documentada por estudo do esvaziamento gástrico com alimento marcado com tecnécio, após estudo endoscópico mostrando ausência de obstrução mecânica na anastomose. A média de duração dos sintomas foi de $31,6 \pm 15,7$ meses após a cirurgia. O número de operações gástricas prévias foi em média 2,3 por paciente. Todos receberam reconstituição do trânsito gastrintestinal à Billroth II, alguns, jejunoanastomose em Y de Roux. A reoperação consistiu em gastrectomia a 90% ou total, esta com reconstituição por esofagojejunoanastomose com Y de Roux a mais de 45 cm.

Dentre as extra-abdominais destacam-se as oftálmicas, particularmente no estrabismo ou quando há grandes manipulações do olho, o que é atribuído tanto a um reflexo oculoemético, semelhante ao oculocardíaco (bradicardia por ativação de eferentes vagais e supressão de eferentes simpáticos), ou por ação no sistema vestibular. Por esta ação, as operações sobre o ouvido médio são causa frequente de vômitos no pós-operatório. As tonsilectomias e adenoidectomias podem desencadeá-los como resultado da ativação de eferentes do glossofaríngeo, o que explica também a ação do tubo traqueal.

As operações ginecológicas são acompanhadas de alta incidência de vômitos. Parece que as mulheres são virtualmente mais responsivas e mais sensíveis aos estímulos causadores de vômitos do que os homens. Náuseas e vômitos após laparoscopia ginecológica estão presentes em 46% das pacientes e relacionados com a fase do ciclo menstrual, mais frequentes (77%) na fase lútea.

O efeito dos antieméticos relacionado com o sexo sugere uma diferença farmacodinâmica dose-dependente da sua ação. Com a metoclopramida, a dose de 50 mg para mulheres equivaleria a 20 mg para o homem. Essa diferença não existe em crianças e desaparece com a idade, o que reforça o fato de haver indiscutivelmente ação hormonal ligada ao fenômeno. Não obstante, autores demonstraram experimentalmente atuação de aferentes sensitivos no útero, em seus ligamentos e na vagina, que se projetam aos centros superiores via nervo hipogástrico e pélvico, com receptores sensíveis a estímulos isquêmicos, à bradicinina e à 5-HT. Embora não haja evidências de que a estimulação desses receptores cause diretamente o vômito, pode se constituir, pelo menos, numa ação facilitadora.

Em função desses fatores descritos, os vômitos no período pós-operatório podem, então, ocorrer pelo fato de os mecanismos desencadeantes se prolongarem desde o pré-operatório ou desde o período cirúrgico-anestésico, por promoverem uma sensibilização dos aferentes com um efeito prolongado ou, o que é mais provável, por ambos.

Dentre as drogas usadas na pré-anestesia, a morfina e seus derivados podem ainda estar presentes no pós-operatório, causando efeito direto, sensibilizando o sistema vestibular ou inibindo a motilidade gástrica. Os anestésicos associados à náusea e aos vômitos, da mesma forma, podem demorar a ser eliminados ou metabolizados. Deles, o halotano pode estar presente por várias horas em concentrações subanestésicas com provável efeito emético. Por esses dados, a recuperação anestésica, quando muito rápida, pode aumentar a incidência de náuseas e vômitos no pós-operatório. O uso de neostigmina para facilitar a reversão do bloqueio neuromuscular também pode ser agente causal, possivelmente pela estimulação da motilidade gástrica que, ativando aferentes vagais, atuaria no mecanismo central sensibilizado por outros fatores.

Quando de intervenções intra-abdominais, o início da alimentação deve ser pautado por uma avaliação adequada da motilidade gástrica. Caso ela não esteja ainda presente, a distensão do estômago por volumes habitualmente bem tolerados pode ser suficiente para desencadear o vômito, pois há ativação de nociceptores resultantes do trauma, sensibilização de aferentes nervosos e liberação de mediadores como a 5-HT. Nas cirurgias extra-abdominais, conquanto outros fatores se revistam de mais importância, a distensão gástrica também pode ocorrer pela presença de saliva, secreção gástrica e bile.

Um fenômeno comum de ocorrência no pós-operatório é a dor. Há discordantes observações na literatura quando se procura relacioná-la com os vômitos. Acredita-se que os vômitos induzidos pela dor ocorram muito infrequentemente e que a dor deve apenas promover um estado de alerta no SNC, que aumenta o nível de consciência o suficiente para exacerbar a náusea provocada por outras causas. Apenas modificaria desta forma a expressão resultante da função neuronal, uma vez que outras afecções que causam dor, e às quais se associam vômitos, têm seus passos e suas vias aferentes definitivas. Não obstante múltiplas tentativas de explicação, prevalece o desconhecimento acerca desta relação.

Compreendendo sua fisiopatologia, entende-se a dificuldade que por vezes se encontra para o tratamento da náusea e dos vômitos no pós-operatório. Na prática, deve-se tentar eliminar ou contornar os fatores causais, o que nem sempre é possível, uma vez que se relacionam diretamente com os efeitos inevitáveis da anestesia e da cirurgia. Aqueles agentes desencadeantes, aos quais se tem acesso, devem ser abordados empregando-se, sempre que possível, drogas com menor efeito emético, diminuindo-se a estimulação dos aferentes nervosos que chegam aos centros específicos por redução do trauma, da manipulação de vísceras, evitando sua distensão etc.

O tratamento medicamentoso pode ser empregado com várias drogas como domperidona, metoclopramida, fenotiazínicos, butirofenonas (droperidol), anticolinérgicos (ioscina, escopolamina, atropina), anti-histamínicos e até com acupuntura. Mais recentemente, muita atenção tem sido dada ao ondansetron, um antagonista seletivo da serotonina que bloqueia os receptores periféricos no trato gastrintestinal e atua também diretamente no centro do vômito.

Dilatação gástrica aguda

Não é complicação frequente, mas por vezes surpreende o cirurgião através de importante distensão epigástrica acompanhada de cortejo variável, que vai desde discreto desconforto local, com dor, soluços, náuseas e vômitos, até quadros mais dramáticos, com intensa palidez, taquicardia, dispneia e choque. Se o quadro persiste poderá levar a hemorragia digestiva e até rotura gástrica, devidas a distensão e laceração da parede.

É mais comum em pacientes submetidos a laparotomias e lobotomias, principalmente se são idosos, debilitados ou inconscientes. Ocorre em doentes sem drenagem gástrica ou com tubo de drenagem não funcionante (obstrução ou angulação).

Muitos fatores podem estar relacionados com a atonia gástrica e/ou dilatação gástrica aguda. Os principais estão representados na Tabela 4.1.

A *fisiopatologia* não é bem conhecida, mas parece haver inibição do reflexo motor do estômago pelas vias vagais e esplâncnicas. Os distúrbios hidroeletrolíticos, principalmente a hipopotassemia, parecem ser importantes na determinação do quadro.

Tabela 4.1
Fatores relacionados com atonia e/ou dilatação gástrica aguda

Drogas
- Anticolinérgicos
- Agonistas beta-adrenérgicos
- Bloqueadores dos canais de cálcio
- Opioides
- Citostáticos
- Agonistas dopamínicos

Distúrbios hidroeletrolíticos
- Hipocalemia
- Hipocalcemia
- Hipomagnesemia

Distúrbios metabólicos
- Diabetes *mellitus*
- Hipotireoidismo
- Hipoparatireoidismo
- Gravidez

Vagotomia

Gastropatia infiltrativa
- Amiloidose
- Anemia perniciosa
- Neoplasia

Doenças sistêmicas
- Esclerodermia
- Dermatomiosite

Doença de Crohn

Distúrbios psiquiátricos

Distúrbios neuromusculares

A *suspeita diagnóstica* é estabelecida pelo achado de abaulamento no andar superior do abdômen e percussão sugestiva de acúmulo de líquido e gás. A confirmação pode ser radiológica.

O tratamento consiste na correta colocação de tubo de drenagem gástrica. A saída de ar e de volumes de secreção, geralmente superiores a 1 litro, podendo chegar a 4 litros, confirma o diagnóstico. A drenagem gástrica deve ser mantida até a regularização da atividade motora do tubo digestivo, sendo esse período de, no mínimo, 24 a 48 horas. Adequada reposição hidroeletrolítica deve ser realizada. O uso de drogas eucinéticas é discutível.

Colecistite alitiásica pós-operatória

A colecistite aguda em vesículas sem cálculos de pacientes traumatizados foi descrita inicialmente por Lindberg, na Guerra do Vietnã, mas Duncan, em 1844, já havia descrito a afecção no pós-operatório de uma operação para hérnia crural. Muitos outros trabalhos têm mostrado o aparecimento de colecistite aguda alitiásica em feridos de guerra, pós-operados, politraumatizados do trânsito e grandes queimados.

Entre as colecistites agudas, as alitiásicas representam cerca de 5 a 10% do total e essa incidência parece estar aumentando. Ocorre com mais frequência após o trauma do que no pós-operatório de operações não relacionadas com as vias biliares. Entre as colecistites agudas pós-traumáticas, as alitiásicas representam cerca de 90%, enquanto nas pós-operatórias ficam entre 22 e 53%. Diferentemente da colecistite aguda calculosa, a alitiásica é mais comum em pacientes idosos, do sexo masculino, e tem taxa de mortalidade bem mais elevada.

A colecistite aguda alitiásica apresenta características bem distintas da colecistite aguda calculosa. O comprometimento da parede vesicular é mais intenso, com áreas de comprometimento da mucosa, muscular e serosa, podendo evoluir para necrose e perfuração. Vários fatores de risco têm sido considerados importantes. Os principais entre eles são os seguintes:

- Trauma.
- Desidratação – hipovolemia – choque.
- Jejum prolongado.
- Íleo prolongado.
- Suporte nutricional parenteral total.
- Infecção – sepse.
- Anestésicos – sedativos.
- Politransfusão.
- Ventilação mecânica.
- Queimaduras extensas.

Tais fatores de risco então acionam os determinantes etiopatogênicos, representados por aumento da viscosidade biliar, constrição esfincteriana com consequente estase, hemólise por politransfusão, refluxo da secreção pancreática para o sistema biliar, isquemia da parede vesicular por aterosclerose ou alterações na circulação, estados de baixo fluxo e ativação do fator XII (fator de Hageman).

Agindo de diferentes e discutíveis maneiras, os fatores de risco aqui citados podem participar na determinação do processo inflamatório. Assim, algumas drogas usadas como anestésicos ou sedativos podem levar ao espasmo do esfíncter de Oddi, à febre e à desidratação, e o jejum pode levar ao aumento da viscosidade da bile, o que também ocorreria nos politransfundidos, pela hemólise e consequente formação aumentada de bilirrubina. O suporte nutricional parenteral total altera a composição das secreções biliopancreáticas. A ventilação mecânica com emprego de pressão expiratória positiva determina aumento da resistência à passagem da bile, na junção coledocoduodenal, levando a estase biliar. A Tabela 4.2 resume os processos determinantes da colecistite alitiásica.

A colecistite aguda alitiásica tem sido considerada como parte da IMOS (insuficiência de múltiplos órgãos e sistemas). Trata-se de manifestação de importante lesão epitelial que ocorre em doentes críticos, com baixo fluxo. É, basicamente, o mesmo mecanismo da úlcera de estresse, necrose tubular aguda, enterite hemorrágica e outras lesões determinadas pelo sofrimento epitelial.

Diagnóstico

A hipótese de colecistite aguda alitiásica pós-operatória deve ser levantada sempre que estiverem presentes manifestações como dor no hipocôndrio direito, febre persistente e icterícia. O cirurgião deverá ficar ainda mais alerta para o diagnóstico se o paciente for idoso, submetido a operação no intestino grosso e apresentar um ou mais dos fatores de risco já discutidos. O início do quadro pode ocorrer dias após a operação ou o trauma, e o diagnóstico é, muitas vezes, retardado, seja porque o uso de analgésicos, antibióticos e íleo adinâmico mascara as manifestações clínicas abdominais, seja porque tais manifestações são consideradas consequência da

Tabela 4.2
Processos determinantes da colecistite aguda alitiásica
• Aumento da viscosidade biliar
• Constrição, edema ou estase ampular
• Politransfusão-hemólise
• Refluxo da secreção pancreática
• Isquemia
• Estado de baixo fluxo
• Ativação do fator XII

operação ou do trauma. Algumas vezes, a vesícula distendida pode ser palpável, o que facilita o diagnóstico. A ultrassonografia, ao mostrar distensão da vesícula com espessamento de parede, contendo bile espessa ou *debris*, é exame de grande valor. No entanto, é preciso lembrar que dilatação da vesícula e bile espessa são achados comuns em ultrassonografias de pacientes mantidos em jejum por períodos longos. Assim, o exame só tem valor se acompanhado de dados clínicos sugestivos. A colangiocintigrafia com radioisótopos tem sido descrita como de grande valor na colecistite aguda, mas não está ao alcance da maioria dos serviços e dificilmente pode ser utilizada em doentes graves e mantidos com respiradores.

Tratamento

A colecistite aguda alitiásica tem evolução rápida e frequentemente fatal. A mortalidade tem variado, nos diferentes relatos, de 16,6% a 81,8%. Como em mais de 60% dos casos ocorrem colangite, empiema, gangrena ou perfuração, a intervenção cirúrgica deve ser realizada o mais precocemente possível, apesar de Gately & Thomas descreverem casos que evoluíram bem apenas com tratamento clínico. O tipo de intervenção cirúrgica ficará na dependência das condições do paciente e dos achados operatórios. A colecistectomia é a melhor alternativa, mas nem sempre é possível. Em pacientes muito graves a colecistostomia é opção válida, podendo ser feita até com anestesia local. Nos casos de sofrimento vascular da vesícula, a colecistostomia não tem lugar, devendo, mesmo com dificuldades, ser realizada a colecistectomia.

Prevenção

Em função da gravidade da afecção, é muito importante tentar prevenir seu aparecimento. Infelizmente não existem maneiras efetivas de fazê-lo. Algumas condutas têm sido preconizadas, como evitar o uso indiscriminado de opiáceos e utilizar o tubo digestivo o mais precocemente possível. Outras medidas estão mais voltadas para suporte e tratamento de pacientes críticos e, por isso, são valiosas: cuidados cardiocirculatórios, tratamento do choque, suporte respiratório, tratamento dos distúrbios metabólicos e das infecções.

Pancreatite aguda pós-operatória

A pancreatite aguda pode aparecer no pós-operatório, em especial nas cirurgias biliares, gastroduodenais e esplenectomias. Menos comumente, tem sido descrita após diferentes tipos de operações, como herniorrafias, cesarianas, tireoidectomias, cecostomias, sigmoidostomias e até neurocirurgias. Nas cirurgias feitas nas regiões vizinhas ao pâncreas, a pancreatite pós-operatória pode ser explicada por agressões mecânicas ao parênquima, canais ou vasos pancreáticos. Nas outras operações citadas não se conhece o mecanismo que leva ao aparecimento da pancreatite.

Afecção de manifestações multiformes, a pancreatite aguda é consequência da ação de enzimas do próprio pâncreas sobre o parênquima pancreático, suas vizinhanças e, por vezes, à distância, levando a alterações sistêmicas. Pode se apresentar sob duas formas fundamentais: edematosa e necro-hemorrágica.

Na *forma edematosa* o pâncreas está pálido, brilhante e aumentado de volume devido ao edema, ficando friável às manipulações. O edema muitas vezes se propaga aos órgãos vizinhos, acompanhado ou não de áreas de esteatonecrose, resultantes da necrose do tecido adiposo e que aparecem como "pingos de vela" ou espermacete.

A *forma necro-hemorrágica* evolui a partir da edematosa, mas admite-se que algumas vezes já seja o início do processo. Nesta forma encontramos também edema, mas as lesões hemorrágicas predominam, indo desde pequenos pontos de hemorragia até o hematoma de todo o pâncreas e das vizinhanças. As áreas de necrose são tanto maiores quanto mais grave a doença e aparecem como regiões esfaceladas na glândula e/ou nas estruturas vizinhas. Áreas de esteatonecrose são mais frequentes e intensas que na forma edematosa e podem atingir pleura, medula óssea e tecido subcutâneo. As alterações inflamatórias levam a um aumento do volume da glândula, constituindo o chamado "flegmão pancreático", nome impróprio que sugere, falsamente, processo infeccioso. As complicações sépticas podem agravar o quadro e são de diferentes tipos. A forma mais grave é a necrose infectada, na qual o tecido pancreático e/ou peripancreático é invadido por bactérias em processo não circunscrito, ao contrário do abscesso pancreático, em que a coleção purulenta está envolvida por uma cápsula ou pseudo-cápsula (nos pseudocistos infectados) que circunscreve o processo. A mortalidade na necrose pancreática é cerca de duas vezes maior que no abscesso. A pancreatite necro-hemorrágica pode apresentar complicações como fístulas pancreáticas, peritonite purulenta difusa, tromboses, abscessos à distância e perfurações de vísceras ocas.

A pancreatite aguda pode se apresentar com quadros de gravidade variável. Cerca de 5 a 15% são formas graves, com 20 a 60% de mortalidade. A definição da gravidade da doença segue diferentes critérios, sendo mais utilizados os clássicos de Ranson (Tabela 4.3).

Diagnóstico

Como a pancreatite aguda se manifesta de diferentes formas, o diagnóstico não é fácil e a doença deve ser diferenciada de outros processos agudos como colecistite aguda, perfuração de úlcera péptica, obstrução intestinal

Tabela 4.3
Sinais prognósticos de ranson na pancreatite aguda

Na admissão
- Idade > 55 anos
- Glicemia > 200 mg%
- Leucometria > 16.000/mm³
- Desidrogenase lática sérica > 700 UI
- TGO > 250 U Sigma Frankel

Dentro das primeiras 48 horas de evolução
- Queda do hematócrito > 10%
- Cálcio sérico < 8 mg%
- Déficit de base > 4 mEq/L
- Aumento da ureia plasmática > 5 mg%
- Sequestro de líquido > 6 L
- pO_2 arterial < 60 mmHg

e infarto da face diafragmática do miocárdio. O sintoma mais comum é a dor. Ela tem intensidade variável, podendo ser muito forte, é contínua e referida geralmente no epigástrio, hipocôndrios ou periumbilical. Quando se propaga em faixa ou dorsalmente, é mais indicativa de pancreatite aguda. Muitas vezes a dor se acompanha de náuseas e/ou vômitos. O íleo adinâmico frequentemente está presente, com parada de eliminação de gases e fezes. Nas formas mais graves o paciente pode se apresentar com *facies* de grande sofrimento, sudorese, e até mesmo choque. Em uns poucos pacientes pode haver o aparecimento de manchas equimóticas lombares (sinal de Grey-Turner) ou de região umbilical (sinal de Cullen). O abdômen pode ser flácido à palpação ou apresentar graus diferentes de resistência da parede. Os *exames complementares* úteis são os laboratoriais e os de imagem.

Entre os *exames laboratoriais*, os mais utilizados são as dosagens de enzimas, a glicemia, a calcemia e a proteína C-reativa. Entre as enzimas, a *amilase* se revela de maior utilidade, apesar de no pós-operatório das cirurgias abdominais, principalmente as do andar supramesocólico, ela pode estar aumentada apenas pelo manuseio, sem lesão pancreática. A determinação do teor de amilase em outros líquidos como urina, derrame peritoneal e derrame pleural pode ter importância no diagnóstico e no acompanhamento da pancreatite aguda. A *lipasemia* pode ter valor diagnóstico quando se suspeita tardiamente da afecção pancreática e os níveis de amilase estão normais. O encontro de *hiperglicemia* reforça a hipótese de pancreatite aguda, enquanto a *hipocalcemia*, além de sugerir o acometimento pancreático, indica gravidade do processo. A *proteína C-reativa* tem sido muito utilizada na diferenciação entre as formas necro-hemorrágicas, onde se apresenta alterada proporcionalmente ao grau de necrose, e as formas edematosas. O *teste da metalbumina* também tem sido utilizado para tal diferenciação. A metalbumina é um produto da digestão extravascular da hemoglobina, assim a positividade fala a favor de hemorragia (não obrigatoriamente por pancreatite). Em uma pancreatite aguda, valores de ++/++++ ou mais sugerem que a forma seja a necro-hemorrágica. Outros exames laboratoriais estão sendo introduzidos para a obtenção de um diagnóstico mais precoce e preciso, mas ainda estão sendo mais bem observados. É o caso da *dosagem sérica por radioimunoensaio de tripsina e quimotripsina* e da *dosagem sérica de arilsulfatase e beta-glicuronidase*. Além de auxiliar no diagnóstico, o laboratório pode dar informações a respeito das condições do paciente, estado hidroeletrolítico, estado acidobásico, infecções etc. Daí a importância de exames como o *hemograma*, o *hematócrito*, o *ionograma* e a *gasometria arterial*.

Entre os *exames de imagem, o estudo radiológico simples do abdômen* pode oferecer dados importantes, como presença de "alça sentinela" e/ou calcificações na região de projeção do pâncreas, imagem de condensação no andar superior do abdômen, elevação e diminuição da mobilidade da cúpula frênica esquerda, dilatação gasosa do cólon transverso até o ângulo esplênico e imagens sugestivas de cálculos biliares. Além dessas informações, a ausência de pneumoperitônio e de quadro radiológico obstrutivo é importante no diagnóstico diferencial com úlcera perfurada e obstrução intestinal.

O *estudo radiológico do tórax* pode revelar alterações, comuns nas pancreatites agudas, como derrames pleurais, principalmente à esquerda, atelectasia laminar e, com menor frequência, comprometimento pulmonar difuso. Os *estudos radiológicos contrastados do tubo digestivo* são pouco utilizados em função dos vômitos e do íleo adinâmico, que acompanham as formas mais relevantes de pancreatite aguda. A *colangiografia endovenosa*, ao mostrar ou não alterações, pode ser importante no diagnóstico diferencial. A *ultrassonografia* tem grande importância por permitir a demonstração de litíase biliar, alterações na silhueta pancreática, presença de líquido na cavidade peritoneal, presença de lojas e na diferenciação entre pseudocisto e "flegmão pancreático". A *tomografia axial computadorizada* tem as mesmas possibilidades da ultrassonografia, com as vantagens adicionais de permitir um estudo muito mais preciso do pâncreas e da região peripancreática, sendo, por isso, o exame de imagem de maior valor no diagnóstico e acompanhamento da evolução das pancreatites agudas. A indicação de *colangiopancreatografia endoscópica retrógrada* (CPER) é discutível, já que este método diagnóstico, por si, pode levar ao aparecimento de pancreatite aguda. Na pancreatite biliar, alguns autores têm proposto a contrastação da via biliar, com contraste injetado sob baixa pressão, seguida de papilotomia endoscópica e retirada dos cálculos.

Em situações especiais, a *laparoscopia ou a videolaparoscopia* pode ter papel importante no diagnóstico e até no tratamento da pancreatite aguda.

Complicações

É grande o número de complicações relacionadas com a pancreatite aguda. A Tabela 4.4 resume as principais entre elas.

Tratamento

A princípio, o tratamento é clínico e inclui uma série de medidas apresentadas na Tabela 4.5.

Tabela 4.4
Complicações da pancreatite aguda

- Insuficiência renal aguda
- Insuficiência respiratória
- Pseudocisto
- Abscessos
- Peritonites
- Icterícia obstrutiva
- Tromboses venosas
- Tromboses arteriais (muito raras)
- Obstrução digestiva alta
- Derrames pleurais serosos e hemorrágicos
- Pulmão encharcado
- Hemorragias
- Úlceras gastroduodenais
- Hemorragia intrapleural
- Wirsungorragia
- Hemorragia intraperitoneal
- Hipertensão portal
- Coagulação intravascular
- Transtornos psíquicos
- Lesões à distância (cornoabscessos cerebrais)

Tabela 4.5
Tratamento clínico da pancreatite aguda

Combate à dor
- Meperidina
- Antiespasmódicos
- Barbitúricos de ação lenta
- Bloqueio anestésico dos nervos esplâncnicos
- Bloqueio peridural

Tratamento do choque

Tratamento da coagulação intravascular

Redução da secreção pancreática
- Jejum absoluto
- Somatostatina
- Glucagon (discutível)

Tratamento dos distúrbios metabólicos

Antibioticoterapia
- Nos casos graves
- Nos imunodeprimidos
- Nos esplenectomizados
- Lavagem peritoneal (em algumas situações)

- Insuficiência hepática pós-operatória.
- Hemorragia pós-operatória por varizes esofágicas.
- Icterícia pós-operatória.
- Distensão abdominal.
- Fezes impactadas.

Complicações urinárias

- Retenção urinária: é complicação relativamente frequente nos pós-operados do sexo masculino, idosos e prostáticos. Sua ocorrência é facilitada pela atonia vesical determinada pelo uso de anticolinérgicos e sedativos. Manifesta-se inicialmente por desconforto no abdômen inferior, seguido de dor suprapúbica. O diagnóstico às vezes é retardado por anestesia recente, uso de analgésicos e confusão com dor na incisão cirúrgica e distensão por íleo adinâmico. No entanto, uma simples e cuidadosa palpação poderia já ter revelado, na maioria das vezes, uma estrutura globosa que é o "bexigoma". O alívio do paciente é obtido através do cateterismo vesical. A atonia vesical é tratada com drogas colinérgicas como prostigmina (0,5 mg IM três a quatro vezes ao dia).
- Infecção urinária.
- Insuficiência renal aguda.

Complicações endócrinas – complicações do sistema nervoso central – escaras de decúbito

Trata-se de problema extremamente comum em pacientes acamados por muito tempo. É função do contato por tempos prolongados da mesma região corporal com o leito e seria inexistente se fosse possível modificar o decúbito a cada 2 horas, o que é impraticável para muitos pacientes, especialmente os inconscientes e sob respiração mecânica.

A utilização de mecanismos para redistribuir a pressão exercida pelo dorso do paciente contra a cama, como colchões de água, ar ou areia e o uso de camas rotatórias, tem importantes efeitos, mas nem sempre dá bons resultados ou está ao alcance econômico de nossos hospitais e/ou pacientes.

Tratamento

Nas escaras iniciais, caracterizadas por hiperemia na região sacral seguida de superficial solução de continuidade na pele, é suficiente o alívio da pressão local através das mudanças de decúbito e o uso de coxins protetores de espuma de borracha. Quando a escara já está bem constituída, com necrose da região sacral que pode ir até o periósteo, geralmente a lesão já está infectada, com exsudatos purulentos. Na evolução podem delaminar o subcutâneo e os planos musculares e aponeuróticos, podendo disseminar a infecção por todo o períneo, a região glútea e as raízes da coxa.

O tratamento clínico inclui medidas gerais, como a melhoria do estado nutricional e a compensação dos desvios metabólicos, e medidas locais, que incluem alívio da pressão sacral (através das mudanças de decúbito e utilização de coxins e/ou camas especiais), combate à infecção (através de lavagens com antissépticos e/ou antibióticos e soro fisiológico, remoção das crostas com água oxigenada a 10%, colocação de uma camada de gaze vaselinada e proteção com gazes ou compressas) e remoção dos tecidos necróticos (através da utilização de curativos frequentes, cremes à base de enzimas proteolíticas e, quando necessário, desbridamento cirúrgico). A sacarose, (açúcar comum) após limpeza e secagem da escara, tem sido muito utilizada, com resultados compensadores. Nas falhas do tratamento conservador está indicado o recurso cirúrgico, que consiste na limpeza cruenta de toda a área afetada, seguida da rotação de retalhos das áreas vizinhas.

Quando a insuficiência pulmonar decorre de um defeito na difusão por alteração funcional da membrana alvéolo-capilar, está indicado o enriquecimento do ar inspirado com oxigênio, que poderá chegar a 100%. Contudo, o aumento da concentração de oxigênio na mistura do ar inspirado pode levar, por si, a alterações daquela membrana, passando agora a ser o fator etiológico da disfunção. A insuficiência respiratória pode ainda advir de alterações circulatórias no nível do pulmão, como acontece nos estados de choque, quando existirão alvéolos ventilados mas não perfundidos, consequentemente impedindo as trocas gasosas. O tratamento nesse caso está ligado ao controle do próprio choque.

Uma complicação temida no pós-operatório e de extrema gravidade é a pneumonia por aspiração. É mais frequente em pacientes comatosos, mas pode também ser observada em doentes ainda não completamente acordados após a anestesia, sem reflexo da tosse que, ao vomitarem, aspiram. Particularmente os pacientes operados por obstrução intestinal têm alto risco de desenvolver pneumonia aspirativa, sobretudo na indução e na reversão da anestesia, e todo cuidado deve ser dedicado para evitá-la, sendo indispensável a aspiração gástrica contínua. Nos doentes que estão em programa de alimentação enteral, tem sido discutida a necessidade de posicionar a sonda além do piloro para evitar o refluxo dos alimentos e a subsequente aspiração. Embora haja opiniões em contrário, deve-se pelo menos observar certas normas para evitar o refluxo, como colocar o paciente semissentado e não administrar grandes volumes por vez. Mas é absolutamente necessário que, antes de iniciar a alimentação enteral, seja excluída a possibilidade de obstrução intestinal, mecânica ou adinâmica, o que pode ser feito mediante estudo radiológico.

As alterações da função respiratória do ciclo pulmonar ocorrem com maior frequência em pacientes submetidos a cirurgia torácica, em particular na ressecção pulmonar, quando é retirada uma parte do sistema de troca oxigênio–gás carbônico. São vistas também nos pacientes que apresentam uma diminuição da função do diafragma pelo aumento da pressão infra-abdominal (obstrução intestinal, dilatação gástrica etc.) e em cirurgia do andar supramesocólico.

No pós-operatório imediato, não é infrequente que o paciente se encontre com alguma alteração de consciência ou simplesmente agitado. Estes distúrbios podem ser consequentes a uma situação de hipoxemia e, nestas condições, é um contrassenso absurdo querer tratá-los com tranquilizantes. Estas drogas poderão diminuir a função ventilatória e levar a um agravamento da insuficiência respiratória. Deve-se corrigir os fenômenos que levaram à hipoxemia e, ao mesmo tempo, melhorar as condições de oxigenação.

Existe outro tipo de insuficiência respiratória não relativa ao ciclo pulmonar, mas ao transporte de oxigênio. Este transporte é feito quase exclusivamente ligado à hemoglobina, sendo desprezível o teor dissolvido no plasma. Portanto, esta insuficiência respiratória pode surgir quando houver alteração da função da hemoglobina (como na meta-hemoglobinemia), ou na sua falta (como nas anemias, tanto agudas como crônicas). Na prática, entretanto, observa-se que os pacientes com anemia crônica podem estar relativamente adaptados a esta situação, nem sempre necessitando de transfusões. Ao contrário, nas anemias agudas que ocorrem, por exemplo, no choque hipovolêmico por sangramento, não há tempo para haver compensação e a reposição de sangue, muitas vezes, é feita não apenas visando a hipovolemia propriamente dita, mas sim a insuficiência respiratória.

Sistema cardiovascular

No que se refere ao aparelho cardiocirculatório, a atenção deve ser voltada para a manutenção da contratilidade do miocárdio e a condução elétrica e, consequentemente, do débito cardíaco. Em função dele, tanto o transporte do sangue como a perfusão em nível celular podem estar alterados por múltiplos fatores atuantes na pré e na pós-carga.

Na gênese das arritmias e da depressão do miocárdio, o principal fator responsável é a hipoxia. O tratamento, então, deve ser dirigido para a resolução da causa dessa hipoxia, não sendo preconizada a administração de drogas antiarrítmicas e inotrópicas. Pode-se até afirmar que um coração com certo grau de insuficiência ou com patologia pregressa, mas bem oxigenado, traz menos problemas no pós-operatório do que um coração sadio, mal oxigenado. Isto justifica toda a preocupação com as doenças preexistentes que possam promover hipoxia, sejam cardíacas ou não. Dentre as cardíacas, destacam-se as coronariopatias, as miocardiopatias e os distúrbios na condução elétrica. Dentre as não cardíacas, são mais comuns as pneumopatias, mormente o enfisema pulmonar e as condições que levam à diminuição da pressão oncótica do plasma, como a hipoalbuminemia. Há drogas usadas na anestesia geral, como o halotano, que interferem na pressão arterial e na contratilidade miocárdica, podendo levar a arritmias por depressão direta do miocárdio. Outras drogas, como o isoflurano e o enflurano, atuam menos no sistema cardiovascular.

Nos pacientes submetidos a raquianestesia, existe uma vasodilatação na região anestesiada e uma consequente diminuição relativa da volemia, que é em geral reposta com infusão de líquidos. Quando este efeito deixar de existir, tenderá a ocorrer agora uma hipervolemia que é compensada pela eliminação do excesso de líquido pela via renal. Caso o próprio organismo não consiga promover o equilíbrio homeostático, haverá instalação de uma hipervolemia com sobrecarga ventricular e edema agudo de pulmão. Por isso, é necessário um cuidado especial no manuseio de pacientes com afecções próprias do sistema urinário, assim como nas situações em que exista diminuição da pressão arterial média, quando pode não ocorrer filtração glomerular adequada.

Por outro lado, se para compensar a hipovolemia a opção for pelo uso de vasoconstritores, sua ação vai se fazer presente em todos os territórios, podendo levar à isquemia em sistemas de economia. Este efeito é particularmente grave em pacientes coronariopatas, levando-os a desenvolver um infarto agudo do miocárdio.

Distúrbios do equilíbrio hidroeletrolítico ou acidobásico são também fatores que podem desencadear alterações na condução elétrica do coração, levando a arritmias e até a parada cardíaca, se não convenientemente tratados.

No pós-operatório imediato, quando se faz necessário o uso de respiradores artificiais, a fisiologia respiratória e a cardiovascular se alteram, principalmente se forem empregados artifícios como a pressão positiva no final de expiração (PEEP). É um método que deve ser usado de maneira racional, pois nesses casos o retorno venoso diminui e, secundariamente, o débito cardíaco.

Em síntese, as alterações circulatórias estão em grande parte na dependência direta do sistema respiratório. Por isso, as cirurgias torácicas e as abdominais realizadas no andar supramesocólico levam a transtornos respiratórios e cardiovasculares com mais frequência do que as abdominais infraumbilicais.

Uma complicação respiratória relativamente frequente no pós-operatório é a *atelectasia pulmonar*. Ela aparece sobretudo em pacientes que têm dificuldades em metabolizar as drogas anestésicas, ficando obnubilados, com inibição do reflexo da tosse e diminuição dos movimentos ciliares das células brônquicas. Outros fatores relacionados com a atelectasia pós-operatória são o uso excessivo de analgésicos e a dor intensa aos movimentos respiratórios, principalmente nas operações torácicas. Nos dois casos a atelectasia ocorre em áreas não ventiladas, pela redução da expansão da caixa torácica. A atelectasia pode levar a insuficiência respiratória obstrutiva e facilitar o aparecimento de graves infecções pulmonares, sendo mais severa nos pacientes desidratados, já que, nestes casos, o muco produzido pelos brônquios fica mais espesso, o que dificulta sua eliminação.

A deambulação precoce do paciente previne ou minimiza estas complicações pulmonares pós-operatórias. Na impossibilidade desta medida, é importante fazer a movimentação passiva do paciente no leito, exercícios respiratórios e drenagem postural. Não é demais repetir a importância de uma boa hidratação.

Medidas perioperatórias para recuperação mais rápida

Nos últimos tempos, vários trabalhos vêm sendo publicados relatando programas para otimização da recuperação pós-operatória, principalmente para operações de porte maior. Em última análise, tais programas, por meio de várias medidas perioperatórias, buscam uma via mais rápida (*fast track*) para recuperação do paciente operado. Os programas para otimização da recuperação do paciente operado incluem várias medidas, que são comuns a todos eles, mas apresentam algumas características que podem variar de uma especialidade cirúrgica para outra e até de um serviço para outro na mesma área cirúrgica. A seguir, temos um exemplo. Trata-se de um programa multicêntrico, desenvolvido na Holanda, para pacientes submetidos a operações sobre o cólon, internados de véspera e operados pela manhã. O programa se inicia antes da internação e tem as seguintes características:

Na pré-internação

- Medidas tomadas pelo cirurgião antes da internação:
  - Planejamento da operação.
  - Informação sobre o programa de recuperação rápida.
  - Consentimento informado.
- Medidas tomadas pelo anestesista antes da internação:
  - Avaliação e controle dos fatores de risco.
  - Discussão sobre possibilidade de colocação de cateter epidural para analgesia perioperatória.
  - Discussão sobre a essência do programa de recuperação rápida.
  - Contato hospitalar pré-admissional do paciente, incluindo visita guiada por membro da equipe cirúrgica.

Dia da internação

- Na admissão:
  - *Informações adicionais sobre o programa de recuperação rápida.*
  - *Preparo intestinal:* apenas enema.
  - *Oferta pré-operatória de líquidos com carboidratos por via oral:* quatro unidades.
  - *Dieta:* última refeição 6 horas antes da operação.
  - *Medicação pré-anestésica na noite da internação:* lorazepam, 1 mg, *se necessário.*

Dia da operação

- *Jejum pré-operatório:* não; administrar, por via oral, duas unidades de solução enriquecida em carboidratos, 2 horas antes da operação.
- *Medicação pré-anestésica:* não.
- Conduta do anestesista:
  - Colocação de cateter epidural torácico (T6-T10, dependendo do local da operação); *dose-teste* (bupivacaína 0,25% com adrenalina 1:200.000), *seguida de* (bupivacaína 0,25% [± 10 mL] com sufentanil 25 µg, seguida de *infusão contínua* (bupivacaína 0,125% com fentanil 2,5 µg.mL^{-1}) até o segundo dia de pós-operatório.
  - Anestesia geral balanceada.
  - Regime de restrição de infusão venosa de líquidos no peroperatório (Ringer lactato: 20 mL.kg^{-1} na primeira hora, seguidos de 6 mL.kg^{-1}.h^{-1} no tempo complementar.
  - Se a pressão sanguínea média cair mais que 20% abaixo dos níveis basais, a primeira alternativa é o uso de drogas vasopressoras.
  - Aquecimento corporal forçado, usando sistemas de aquecimento e aquecendo os líquidos a serem infundidos por via venosa.
  - Retirar a sonda nasogástrica antes da extubação.
  - Profilaxia de náuseas e vômitos pós-operatórios com 4 mg de odansetron.
- Conduta do cirurgião:
  - Incisões minimamente invasivas/laparoscopia.
  - Cateter urinário suprapúbico.
  - Infiltração na ferida cirúrgica com bupivacaína.
  - Não usar drenos abdominais como conduta de rotina.
- Medidas pós-operatórias precoces:
  - Continuar o uso do cateter epidural como descrito anteriormente, acrescentando paracetamol, 1 g, quatro vezes ao dia.
  - Líquidos pela via oral: a primeira administração deve ser feita 2 horas após a operação, suplementada com duas unidades de solução enriquecida em carboidratos (Nutridrink®).
  - Pela via venosa: 1,5 L de solução de Ringer lactato/dia.
  - Mobilização na noite da operação (mais de 2 horas, no leito ou fora dele).
  - Na noite da operação, fazer a primeira refeição com alimentos semissólidos.

Primeiro dia após a operação

- Oferta oral de mais que 2 L (incluindo quatro unidades de líquidos ricos em carboidratos).
- Dieta normal.
- Interromper a hidratação venosa e tirar o cateter.
- Iniciar laxativo: óxido de magnésio (MgO) 1 g duas vezes por dia.
- Se for o caso, fechar o cateter urinário suprapúbico e retirar quando o resíduo for menor que 50 mL.
- Ampliar o período de mobilização para mais de 6 horas (no leito ou fora dele).

Segundo dia após a operação

- Remover o cateter epidural.
- Diclofenaco: 50 mg – 3×/dia.
- Remover cateteres venosos.

- Continuar com paracetamol – 1.000 mg quatro vezes por dia e com laxativo.
- Dieta normal.
- Ampliar a mobilização do paciente (mais de 8 horas/dia).
- Planificar a alta.

A partir do terceiro dia após a operação

- Continuar como no segundo dia até que os critérios de alta sejam plenamente atendidos.

Entre nós, os programas para aceleração da recuperação operatória já vêm sendo utilizados por alguns serviços, com resultados animadores.

Bibliografia

Aguilar-Nascimento JE, Göelzer J. Alimentação precoce após anastomoses intestinais: riscos ou benefícios? Rev Assoc Med Bras. 2002;48(4):348-52.

Aguilar-Nascimento JE, Salomão AB, Caporossi C, Silva RM, Cardoso EA, Santos TP. Acerto pós-operatório: avaliação dos resultados da implantação de um protocolo multidisciplinar de cuidados perioperatórios em cirurgia geral. Rev Col Bras Cir. 2006;33(2):181-188.

Anderson AD, McNaught CE, MacFie J, Tring I, Barker P, Mitchell CJ. Randomized clinical trial of multimodal optimization and standard perioperative surgical care. Br J Surg. 2003;90(12):1497-1504.

Andrade JI. Avaliação pré-operatória. In: Jorge-Filho I, Andrade JE, Ziliotto Júnior A. Cirurgia Geral: pré e pós-operatório. São Paulo: Atheneu, 1995;2:8-12.

Apfel CC, Kranke P, Piper S, Rusch D, Kerger H, Steinfath M et al. Nausea and vomiting in the postoperative phase: Expert- and evidence-based recommendations for prophylaxis and therapy. Anaesthesist. 2007 Aug 30; Epub.

Austrup ML, Korean G. Analgesic agents for the postoperative period. Opioids Surg Clin North Am. 1999;79:253.

Barroso F. A conveniência operatória. In: Barbosa H, Amancio A. Controle clínico do paciente cirúrgico. 4 ed. Rio de Janeiro: Livraria Atheneu, 1976;1:3-9.

Beaussier M, El'Ayoubi H, Schiffer E, Rollin M, Parc Y, Mazoit JX et al. Continuous Preperitoneal Infusion of Ropivacaine Provides Effective Analgesia and Accelerates Recovery after Colorectal Surgery: A Randomized, Double-blind, Placebo-controlled Study. Anesthesiology. 2007;107(3):461-468.

Bianchin A, De Luca A, Caminiti A. Postoperative vomiting reduction after laparoscopic cholecystectomy with single dose of dexamethasone. Minerva Anestesiol. 2007 Jun;73(6):343-6.

Boscariol R, Gilron I, Orr E. Chronobiological characteristics of postoperative pain: diurnal variation of both static and dynamic pain and effects of analgesic therapy. Can J Anaesth. 2007;54(9):696-704.

Brandstrup B, Tonnensen H, Beier-Holgersen R, Hjortso E, Ording H, Lindorff-Larsen K et al. Effects of intravenous fluids restriction on postoperative complications: comparison of two perioperative fluid regimens: a randomized assessor-blinded multicenter trial. Ann Surg. 2003;238(5):641-8.

Bucher P, Mermillod B, Gervaz P, Morel P. Mechanical bowel preparation for elective colorectal surgery: a meta-analysis. Arch Surg. 2004;139(12):1359-65.

Bulow NM, Barbosa NV, Rocha JB. Opioid consumption in total intravenous anesthesia is reduced with dexmedetomidine: a comparative study with remifentanil in gynecologic videolaparoscopic surgery. J Clin Anesth. 2007;19(4):280-5.

Cheatham ML, Chapman WC, Sawyers JL. A meta-analysis of selective versus routine nasogastric descompression after elective laparotomy. Ann Surg. 1995;221(5):469-78.

Correia MITD, Silva RG. Paradigmas e evidências da nutrição perioperatória. Rev Col Bras Cir. 2005;36(6):342-7.

Corsi PR. Avaliação do risco operatório. In: Maia AM, Iglesias AC. Complicações em Cirurgia. Rio de Janeiro: Medsi-Guanabara Koogan. 2005;1:1-6.

Costa EJM, Rosenfeld RS. Cuidados no pós-operatório. In: Vinhaes JC. Clínica e terapêutica cirúrgica. 2a ed. Rio de Janeiro: Guanabara Koogan. 2003;15:190-200.

Delaney CP, Fazio VW, Senagore AJ, Robinson B, Halverson AL, Remzi FH. 'Fast track' postoperative management protocol for patients with high comorbidity undergoing complex abdominal and pelvic colorectal surgery. Br J Surg. 2001;88(11):1533-8. Comment in: Br J Surg. 2002;89(5):625; autor reply: 625.

Doherty GM, Mulvihill SJ, Pellegrini CA. Cuidados Pós-operatórios. In: Way LW, Doherty GM. Cirurgia: Diagnóstico e tratamento. 11 ed. Rio de Janeiro: Guanabara Koogan. 2004;3:12-18.

Ebell MH. Predicting postoperative nausea and vomiting. Am Fam Physician. 2007 May;75(10):1537-8.

Fearon KC, Ljungqvist O, von Meyenfeldt M, Revhaug A, Dejong CH, Lassen K et al. Enhanced recovery after surgery: a consensus review of clinical care for patients undergoing colonic resection. Clin Nutr. 2005;24(3):466-77.

Ferraz EM, Adeodato LCL. Terapia antimicrobiana em Cirurgia. In: Jorge-Filho I, Andrade JE, Ziliotto Júnior A. Cirurgia Geral: pré e pós-operatório. São Paulo: Atheneu. 1995;27:237-249.

Ferreira-Santos R. A pessoa, suas emoções e a operação. In: Jorge-Filho I, Andrade JE, Ziliotto Júnior A. Cirurgia Geral: pré e pós-operatório. São Paulo: Atheneu. 1995;5:34-41.

Ionescu D, Badescu C, Acalovschi I. Nicotine patch for the prevention of postoperative nausea and vomiting: a prospective randomised trial. Clin Drug Investig. 2007;27(8):559-64.

Jorge-Filho I, Basile Filho A, Madureira Filho D. Avaliação nutricional. In: Jorge-Filho I, Andrade JE, Ziliotto Júnior A. Cirurgia Geral: pré e pós-operatório. São Paulo: Atheneu. 1995;4:28-33.

Jorge-Filho I, Basile Filho A, Madureira Filho D. Avaliação nutricional. In: Jorge-Filho I, Andrade JE, Ziliotto Júnior A. Cirurgia Geral: pré e pós-operatório. São Paulo: Atheneu. 1995;4:28-33.

Jorge-Filho I, Ziliotto Júnior A, Patta FGF. Manejo da dor em Cirurgia. In: Jorge-Filho I, Andrade JE, Ziliotto Júnior A. Cirurgia Geral: pré e pós-operatório. São Paulo: Atheneu. 1995;48:446-55.

Jorge-Filho I, Ziliotto Júnior A, Patta FGF. Outras complicações pós-operatórias. In: Jorge-Filho I, Andrade JE, Ziliotto Júnior A. Cirurgia Geral: pré e pós-operatório. São Paulo: Atheneu. 1995;47:431-45.

Jorge-Filho I, Ziliotto Júnior A, Takahashi PK. Aspectos práticos nas infusões venosas. In: Jorge-Filho I, Andrade JE, Ziliotto Júnior A. Cirurgia Geral: pré e pós-operatório. São Paulo: Atheneu. 1995;18:143-159.

Jorge-Filho I. Cirurgia no desnutrido. In: Paula Castro L, Savassi-Rocha PR, Coelho LGV. Tópicos em Gastroenterologia. Rio de Janeiro: Medsi. 1993;8:113-117.

Jorge-Filho I. O cirurgião e o paciente cirúrgico: conceitos fundamentais. A decisão operatória. In: Jorge-Filho I, Andrade JE, Ziliotto Júnior A. Cirurgia Geral: pré e pós-operatório. São Paulo: Atheneu. 1995;1:3-7.

Kobayasi S. Cicatrização e seus distúrbios. Princípios de retirada de pontos. In: Jorge-Filho I, Andrade JE, Ziliotto Júnior A. Cirurgia Geral: pré e pós-operatório. São Paulo: Atheneu. 1995;14:104-109.

Kunzle JE, Mendes JAM, Ziliotto Júnior A. Planificação e condução geral do pós-operatório. In: Jorge-Filho I, Andrade JE, Ziliotto Júnior A. Cirurgia Geral: pré e pós-operatório. São Paulo: Atheneu. 1995;13:97-103.

Lange H, Kranke P, Steffen P, Steinfeldt T, Wulf H, Eberhart LH. Combined analgesics for postoperative pain therapy: Review of effectivity and side-effects. Anaesthesist. Epub 2007 Sep 2.

Matsota P, Papageorgiou-Brousta M, Kostopanagiotou G. Wound infiltration with levobupivacaine: an alternative method of postoperative pain relief after inguinal hernia repair in children. Eur J Pediatr Surg. 2007 Aug;17(4):270-4.

Migita T, Mukaida K, Kawamoto M, Kobayashi M, Yuge O. Fulminant-type malignant hyperthermia in Japan: cumulative analysis of 383 cases. J Anesth. 2007;21(2):285-8. Epub 2007 May 30.

Monteiro JL, Vinhaes JC. Cuidados no pré-operatório. In: Vinhaes JC - Clínica e terapêutica cirúrgica. 2 ed. Rio de Janeiro: Guanabara Koogan. 2003;14:175-189.

Moon MC, Abdoh A, Hamilton GA, Lindsay WG, Duke PC, Pascoe EA et al. Safety and efficacy of fast track in patients undergoing coronary artery bypass surgery. J Card Surg. 2001;16(4):319-26. Comment in: J Card Surg. 2001;16(4):327.

Moore FD. Aforismo, abjurações e a química da confiança. In: Comitê de cuidados pré e pós-operatórios do American College of Surgeons: manual de cuidados pré e pós-operatórios. 3a ed. Rio de Janeiro: Editora Guanabara. 1986;1:3-12.

Moussa AA, Oregan PJ. Prevention of postoperative nausea and vomiting in patients undergoing laparoscopic bariatric surgery--granisetron alone vs. granisetron combined with dexamethasone/droperidol. Middle East J Anesthesiol. 2007 Jun;19(2):357-67.

Niemi-Murola L, Pöyhiä R, Onkinen K, Rhen B, Mäkelä A, Niemi TT. Patient satisfaction with postoperative pain management-effect of preoperative factors. Pain Manag Nurs. 2007 Sep;8(3):122-9.

Okano N, Vargas EC. Cuidados fundamentais no intra-operatório. In: Jorge-Filho I, Andrade JE, Ziliotto Júnior A. Cirurgia Geral: pré e pós-operatório. São Paulo: Atheneu. 1995;10:76-78.

Paula RA. Cuidados com a região a ser operada. In: Jorge-Filho I, Andrade JE, Ziliotto Júnior A. Cirurgia Geral: pré e pós-operatório. São Paulo: Atheneu. 1995;6:42-44.

Polle SW, Wind J, Fuhring JW, Hofland J, Gouma DJ, Bemelman WA. Implementation of a Fast-Track Perioperative Care Program: What Are the Difficulties? Dig Surg. 2007 Sep 13;24(6):441-449 Epub.

Portari Filho PE. Complicações gerais do período pós-operatório. In: Maia AM, Iglesias AC. Complicações em Cirurgia. Rio de Janeiro: Medsi--Guanabara Koogan. 2005;2:7-20.

Ribeiro PC, Ferreira EAB. Infecções pós-operatórias. In: Jorge-Filho I, Andrade JE, Ziliotto Júnior A. Cirurgia Geral: pré e pós-operatório. São Paulo: Atheneu. 1995;28:250-256.

Rusch D, Arndt C, Martin H, Kranke P. The addition of dexamethasone to dolasetron or haloperidol for treatment of established postoperative nausea and vomiting. Anaesthesia. 2007 Aug;62(8):810-7.

Schuster F, Gardill A, Metterlein T, Kranke P, Rower N, Anetseder M. A minimally invasive metabolic test with intramuscular injection of halothane 5 and 6 vol% to detect probands at risk for malignant hyperthermia. Anaesthesia. 2007 Sep;62(9):882-887.

Souza ZBB. Dor pós-operatória. In: Maia AM, Iglesias AC. Complicações em Cirurgia. Rio de Janeiro: Medsi-Guanabara Koogan, 2005;4:33-43.

Spiegel P. Tratamento da dor pós-operatória. In: Vinhaes JC. Clínica e terapêutica cirúrgica. 2 ed. Rio de Janeiro: Guanabara Koogan. 2003;16:204-206.

Vaz MSC, Vaz JLM. Complicações nos períodos per e pós-anestésico. In: Maia AM, Iglesias AC. Avaliação do risco operatório. Rio de Janeiro: Medsi-Guanabara Koogan. 2005;3:21-31.

Wind J, Hofland J, Preckel B, Hollmann MW, Bossuyt PMM, Gouma DJ et al. Perioperative strategy in colonic surgery. LAparoscopy and/or FAst track multimodal management versus standard care (LAFA trial). BMC Surgery. 2006;6:16.

Wind J, Polle SW, Fung Kon Jin PH, Dejong CH, von Meyenfeldt MF, Ubbink DT et al. Laparoscopy and/or Fast Track Multimodal Management Versus Standard Care (LAFA) Study Group: Enhanced Recovery after Surgery (ERAS) Goup Br J Surg. 2006 Jul;93(7):800-9. Comment in: Br J Surg. 2007 Feb;94(2):248;author reply: 248.

5 Resposta Inflamatória ao Trauma

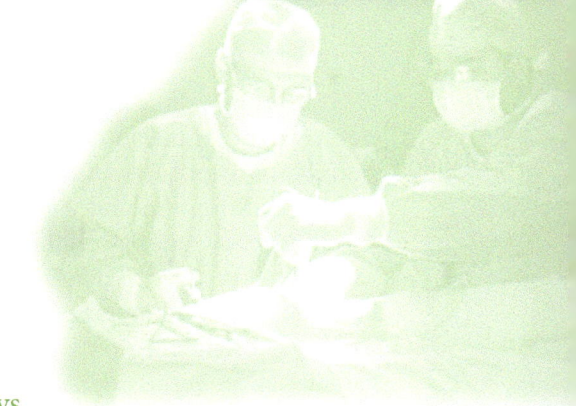

João Baptista de Rezende Neto • Luiz Guilherme Cintra Vidal Reys

Introdução

A resposta inflamatória ao trauma (RIT) representa importante aquisição evolutiva. Surge como fator decisivo para a sobrevivência em situações de estresse metabólico. Os seres humanos apresentam, provavelmente, a mais complexa RIT dentre todos os seres vivos, envolvendo a inter-relação entre pelo menos quatro sistemas primitivos: sistema nervoso, sistema imunológico, sistema endócrino e o sistema circulatório[1,2]. Ainda assim, a RIT no homem, quando exacerbada, pode não conseguir restaurar a homeostase, provocando disfunção dos sistemas orgânicos e contribuindo para a síndrome da falência orgânica múltipla (FOM)[3].

Recentemente, foi descrita outra forma de resposta inflamatória inadequada. Esta, denominada síndrome de inflamação, imunossupressão e catabolismo persistentes (*Persistent Inflammation, Immunosuppression, and Catabolism Syndrome* – PICS) ocorre quando o equilíbrio (homeostase) imunológico não é alcançado após uma injúria. O desequilíbrio persistente pode ser tanto hiper ou hipoinflamatório. No primeiro caso, observa-se resposta inflamatória exacerbada que pode resultar em FOM, conforme descrito anteriormente. No segundo caso, a imunossupressão resulta em sepse, que por sua vez também pode provocar FOM[4,5]. A incidência de PICS aumenta com a gravidade do trauma e com a idade do paciente[4].

A primeira característica geral da RIT é que sua intensidade é proporcional à gravidade do estresse, seja ele provocado por traumatismo, intervenção cirúrgica, outras intervenções que causam dor ou perda volêmica, infecção, interrupção da ingestão de água e alimentos, e até estresse psíquico[6-8]. A segunda característica geral da RIT é a alteração do metabolismo que direciona as funções energéticas para manutenção dos processos celulares especializados necessários para a resposta inflamatória[9].

Classificação da RIT

Em 1932, Sir David Patten Cuthbertson dividiu a RIT em duas fases, com base nas alterações metabólicas observadas no organismo[6,8,10].

A primeira fase foi denominada fase *ebb*, que significa período de declínio ou de diminuição, em inglês. Nela, nota-se diminuição das funções metabólicas. Observa-se resposta de fase *ebb* típica nos pacientes com baixa perfusão tecidual, principalmente no período pré-estabilização do choque hemorrágico. O objetivo principal do organismo nessa fase é a perfusão de órgãos nobres e o objetivo do médico deve ser o restabelecimento das funções cardiopulmonares[6,8,10]. Portanto, a fase *ebb* acontece precocemente após o estresse cirúrgico ou o trauma, e deve ser de curta duração para que o paciente possa sobreviver. A fase *ebb* apresenta as seguintes características:

- Redução do débito cardíaco.
- Aumento da resistência vascular periférica.
- Redução do gasto de energia.
- Redução da temperatura corporal.
- Aumento da glicemia secundária à liberação de glicose das reservas de glicogênio hepático, portanto reservas limitadas.
- Produção normal de glicose.
- Aumento dos níveis de catecolaminas (principalmente noradrenalina).
- Aumento variável na concentração de ácidos graxos livres.
- Produção aumentada de lactato.
- Aumento dos níveis de glucagon.
- Diminuição da concentração de insulina.
- Diminuição do consumo de oxigênio.

A segunda fase foi denominada *flow phase*, descrevendo situação de avanço metabólico ou hipermetabolismo. Essa fase inicia-se após a estabilização cardiopulmonar e possui duração variável. Complicações surgidas durante a fase *flow*, como por exemplo infecção, deiscências agudas de anastomoses, complicações pulmonares e hemodinâmicas, provocarão o prolongamento da mesma. As três principais características gerais da fase *flow* são gasto aumentado de energia (hipermetabolismo), mudança na utilização de substrato energético, caracterizada principalmente pela resistência à ação da insulina, e pelo catabolismo muscular proteico (proporcional à gravidade do estresse)[11]. Em relação às alterações metabólicas, a fase *flow* pode ser dividida nas seguintes subfases:

- *Fase corticoadrenérgica* (duração aproximada de 2 a 5 dias), que tem como características principais o catabolismo e o hipermetabolismo.
- *Fase de transição* (duração aproximada de 1 a 2 dias), que tem como característica principal a redução do catabolismo antes de iniciar a fase de anabolismo. Outras características dessa fase são: diurese aumentada com perda de água livre e sódio, balanço positivo do potássio (redução da perda na urina), diminuição da perda urinária de nitrogênio (redução da degradação proteica). Caso a fase de transição não ocorra dentro de 3 a 5 dias após cirurgias eletivas, o cirurgião deverá suspeitar de alguma complicação.
- *Fase de anabolismo precoce* (duração aproximada de 3 a 12 semanas). Apresenta como características principais balanço nitrogenado positivo e deposição de gordura nos tecidos adiposos.
- *Fase de anabolismo tardio* (duração aproximada de alguns meses). Caracterizada por balanço nitrogenado neutro, aumento da deposição de gordura em tecidos adiposos e balanço calórico positivo.

Outras características da fase *flow* são:
- Aumento do débito cardíaco.
- Elevação da temperatura corporal.
- Aumento da produção de glicose.
- Aumento na concentração de insulina, mas com intolerância a glicose devida, principalmente, a resistência à insulina, que limita a captação de glicose pelos músculos esqueléticos.
- Ligeiro aumento na concentração de ácidos graxos livres.
- Aumento dos níveis de glucagon.
- Níveis pouco aumentados de catecolaminas (principalmente adrenalina).
- Níveis normais de lactato.
- Aumento do consumo de oxigênio.

Referências às fases *ebb* e *flow* sempre acompanham descrições da RIT. No entanto, com os avanços da cirurgia, imunonologia e cuidados intensivos, as alterações clássicas das fases *ebb* e *flow* nem sempre ocorrem da forma como foram descritas anteriormente. Além disso, medidas capazes de modular a RIT são foco de intensos estudos[10,11].

Como sumário dos pontos mais importantes desse item, temos que: classicamente a RIT é dividida em duas fases distintas, a *ebb* e a *flow*. A primeira ocorre de forma aguda em pacientes instáveis hemodinamicamente e tem como característica básica a diminuição das funções metabólicas gerais com o objetivo principal de manter a circulação cerebral e cardiopulmonar. A segunda fase, com o objetivo básico de reparar os danos causados pelo estresse ao organismo, inicia-se com catabolismo proteico e após a fase de transição torna-se anabólica. A intensidade das alterações metabólicas observadas em ambas as fases é proporcional ao grau do estresse (cirurgia, infecção, trauma etc.).

Situações comuns na prática cirúrgica capazes de induzir a RIT

Hemorragia

O choque hemorrágico, juntamente com as lesões por queimaduras e as síndromes sépticas, talvez sejam as situações capazes de reproduzir com maior fidedignidade as duas fases clássicas da RIT descritas anteriormente. De início, nota-se resposta típica da fase *ebb*, e caso não se consiga controlar o foco da hemorragia, a morte ocorrerá sem que a fase seguinte seja observada. Caso o estado de choque hemorrágico seja grave ou persista por tempo prolongado, ocorrerá a síndrome da resposta inflamatória sistêmica (SRIS), processo adaptativo complexo que pode provocar, quando exacerbado, a FOM[4,5,12,13].

Dor

O estresse causado pela dor ativa o eixo hipotalâmico-hipofisário-adrenal e o sistema nervoso simpático, os quais são fundamentais para a RIT. O bloqueio dos estímulos dolorosos é capaz de reduzir a intensidade da RIT, trazendo benefícios no período pós-operatório[8,10].

Ferida (cirúrgica ou por traumatismo)

As feridas apresentam fonte importante de estímulos para a RIT. Até mesmo feridas limpas como as incisões cirúrgicas produzem estímulos como dor, edema e perda volêmica, que são capazes de induzir RIT. Esses estímulos agem por via neuroendócrina a partir do local da lesão. Feridas contaminadas apresentam estímulos ainda mais intensos provenientes de tecidos necróticos, corpos estranhos e secreção purulenta. É importante salientar que quanto maior a ferida, maior será a RIT provocada pela mesma.

Infecção

As síndromes sépticas (SRIS, sepse, sepse grave e choque séptico) são frequentes nos centros de tratamento intensivo e induzem intensa resposta inflamatória. O choque séptico, por exemplo, apresenta mortalidade superior a 50%[5]. O prognóstico das síndromes sépticas está relacionado com as doenças pregressas do paciente e com a gravidade da resposta inflamatória e as suas sequelas nos vários órgãos.

Medidas terapêuticas/diagnósticas

Os avanços da medicina permitem a manutenção das funções vitais de pacientes que certamente teriam morrido em outros tempos. Isso, no entanto, não vem sem custo. Muitas medidas terapêuticas ou diagnósticas provocam transtornos que poderão desencadear RIT, como:

- Infecções por sondas e cateteres (venosos, urinários e outros).
- Estresse provocado por barulho, iluminação e falta de repouso adequado.
- Algumas medidas invasivas e diagnósticas.
- Inatividade capaz de agravar a perda de massa muscular e atrofia.
- Jejum prolongado (maior do que 3 a 4 dias).

Como sumário dos pontos mais importantes desse item, temos que: várias situações podem desencadear a RIT, até mesmo as medidas utilizadas como tratamento e diagnóstico. Com certeza, situações que comprometem as funções cardiopulmonares induzem RIT mais intensa. A restauração, o mais rápido possível, das funções orgânicas, é fator fundamental para que a RIT seja autolimitada e não induza a FOM.

Mediadores da RIT e efeitos no organismo

Citocinas

Citocinas são pequenos polipeptídeos produzidos por qualquer célula nucleada, principalmente aquelas envolvidas na inflamação[4,12,14]. A ferida operatória é local de grande produção dessas pequenas proteínas. Na ferida operatória há células envolvidas no processo de limpeza de tecidos necróticos e bactérias, angiogênese, epitelização e remodelação do colágeno[14]. Tudo isso requer metabolismo intenso.

As citocinas são divididas em duas grandes classes, com base nas suas atividades biológicas. Em geral, elas são capazes de estimular o processo inflamatório (pró-inflamatórias) ou inibi-lo (anti-inflamatórias)[15-17].

No entanto, todas as citocinas consideradas anti-inflamatórias, exceto a que inibe o receptor da interleucina-1, desempenham algum grau de atividade pró-inflamatória. Portanto, quando se considera uma citocina pró ou anti-inflamatória, toma-se o resultado final mais importante do seu efeito[16,17]. Para ocorrer RIT adequada, deve haver equilíbrio entre as ações das citocinas pró e anti-inflamatórias.

Trabalhos experimentais mostram que o efeito exacerbado de uma citocina anti-inflamatória poderá inibir demasiadamente o sistema imunológico, expondo a vítima a complicações infecciosas[15-17]. Por outro lado, concentração excessiva de citocina pró-inflamatória acarreta resposta inflamatória exacerbada, culminando na FOM[17].

As principais citocinas pró-inflamatórias são o fator de necrose tumoral (TNF), as interleucinas 1 e 8 (IL-1 e IL- 8) e o interferon-gama (IFN-γ). A IL-6, citada como citocina pró-inflamatória, apresenta também efeito anti-inflamatório importante, pois é capaz de inibir a capacidade dos macrófagos de sintetizar o TNF e a IL-1[17]. O TNF é provavelmente a principal citocina iniciadora dos efeitos pró-inflamatórios.

Entre os principais efeitos das citocinas pró-inflamatórias estão:

- Aumento da síntese de moléculas de adesão endotelial.
- Aumento da migração e ativação dos neutrófilos.
- Inflamação, febre, leucocitose.
- Destruição tecidual/muscular (proteólise) provocando redução funcional.
- Il-6 estimula a produção de cortisol e aldosterona.
- A concentração de il-6 tem valor de gravidade e prognóstico em pacientes gravemente enfermos, principalmente em vítimas de trauma, sepse, pancreatite e infarto agudo do miocárdio[18].

Alguns desses efeitos ocorrem entre 2 a 5 minutos após a ligação da citocina ao receptor da célula-alvo[16]. As principais citocinas anti-inflamatórias são: antagonista do receptor da IL-1 (IL-1ra), IL-4, IL-10 (a mais importante), IL-11, IL-13 e fator de crescimento transformador-beta (TGF-β).

Entre os principais efeitos das citocinas anti-inflamatórias estão:

- Redução das lesões pulmonares agudas em pacientes graves (il-1ra, il-13).
- Efeito inibitório na produção de citocinas pró-inflamatórias, principalmente il-1 e tnf.
- Redução da atividade citotóxica do macrófago, diminuindo a capacidade de essa célula matar parasitas (il-4, il-10).
- Aumento da proliferação de fibroblastos e endotélio vascular (il-4).
- A il-10 geralmente protege o hospedeiro da sris exacerbada, mas o coloca em situação suscetível para infecção fulminante e morte[19].
- O tgf-β é capaz de transformar o local da inflamação ativa em processo de resolução e reparo. Além disso, reduz a degradação de matriz extracelular.

É importante notar que alguns patógenos utilizam a complexa rede de citocinas para burlar o sistema imunológico do hospedeiro, estimulando a síntese de citocinas anti-inflamatórias. Além das citocinas, proteínas de fase aguda, entre elas a proteína C-reativa (PCR), o fibrinogênio e a α₂-macroglobulina são produzidas no fígado e estimulam o processo inflamatório durante a RIT.

■ Hormônios

As funções gerais dos hormônios envolvidos na RIT têm como objetivo básico o fornecimento de substrato energético para o reparo dos tecidos lesados e para o processo de inflamação. Para isso, o anabolismo em regiões distantes do local envolvido na resposta inflamatória é interrompido.

A intensidade da produção hormonal durante a RIT é diretamente proporcional à gravidade do paciente. Os principais hormônios envolvidos na RIT são produzidos nos seguintes locais: hipófise anterior, hipófise posterior, suprarrenais, rins, tireoide e pâncreas.

Catecolaminas

As catecolaminas adrenalina e noradrenalina são fundamentais na RIT. Essas substâncias atuam como mediadores entre o sistema nervoso e o sistema endócrino, apresentando efeitos diretos e indiretos na RIT. Os níveis de catecolaminas são proporcionais à gravidade do paciente; são os principais responsáveis por taquicardia, taquipneia, vasoconstrição periférica e diminuição do débito cardíaco observadas na fase *ebb*. Além disso, contribuem também para o hipermetabolismo e catabolismo proteico, observados na fase *flow*. A ativação do sistema nervoso simpático autônomo, a partir de estímulos do hipotálamo, resulta na liberação de catecolaminas da medula da suprarrenal e das terminações nervosas pré-sinápticas. Os efeitos das catecolaminas são diferentes quando receptores alfa ou beta são estimulados. Na fase *flow* predomina a estimulação beta-adrenérgica.

As catecolaminas afetam também o pâncreas endócrino. A produção pancreática de insulina em resposta à glicose torna-se prejudicada quando há estímulo alfa-adrenérgico e o contrário quando ocorre estímulo beta-adrenérgico. O somatório dos efeitos resulta no aumento da resistência à insulina.

Hormônio adrenocorticotrófico (ACTH), hormônio do crescimento, prolactina e endorfina

O principal hormônio secretado pela hipófise anterior envolvido na RIT é o ACTH ou corticotrofina, um peptídeo composto de 39 aminoácidos. Procedimentos cirúrgicos são fortemente capazes de provocar a síntese de ACTH na hipófise anterior a partir de uma molécula maior, a ópio-melanocortina. Poucos minutos após o início de um procedimento cirúrgico, pode-se notar elevação do ACTH. O principal efeito do ACTH é estimular a produção de cortisol pela suprarrenal.

O hormônio de crescimento (somatotrofina) também é secretado pela hipófise anterior. Pequenas proteínas denominadas *insulin-like growth factors* (IGF), produzidas no fígado e nos músculos, desempenham os efeitos do hormônio de crescimento quando estimuladas por ele. Na RIT, os principais efeitos do hormônio de crescimento são:

- Estimula a síntese proteica e inibe a degradação (efeitos mais observados na fase de anabolismo).
- Estimula a lipólise, aumentando a produção de ácidos graxos livres e glicerol.
- Antagonista da insulina, reduzindo assim a captação de glicose pelas células.
- Estimula glicogenólise no fígado.
- Estimula o sistema imunológico.

Nota-se, portanto, que o hormônio de crescimento contribui para a resistência à insulina, fornecendo, com isso, substrato energético para RIT.

A prolactina e a β-endorfina, também produzidas na hipófise anterior, apresentam efeitos pouco importantes na RIT. Ambas aumentam em resposta ao estresse cirúrgico, assim como no exercício físico.

Hormônio antidiurético, renina, angiotensina e aldosterona

Durante a RIT, a vasopressina, ou hormônio antidiurético (ADH), é liberada pelo hipotálamo como resposta às alterações volêmicas e da osmolaridade (concentração de sódio)[3,10]. A perda de volume por edema ou hemorragia durante a cirurgia é detectada pelos receptores de pressão, volume e osmorreceptores, localizados, respectivamente, nos átrios, na artéria pulmonar e nos neurônios próximos aos núcleos supraópticos. Essas informações aumentam a liberação de ADH, que por sua vez estimula a reabsorção de água, principalmente nos túbulos renais proximais.

Outro hormônio importante no equilíbrio hidroeletrolítico durante a RIT é a renina. Ela é secretada pelas células justaglomerulares estimuladas por impulsos simpáticos provenientes do sistema nervoso central e da própria ferida operatória. A renina estimula a produção de angiotensina I, que nos pulmões se transforma em angiotensina II. Esta, além de apresentar ação vasoconstritora, induz a liberação de aldosterona pelo córtex da suprarrenal. A aldosterona, por sua vez, estimula a reabsorção de água e sal a partir dos túbulos distais e a perda de potássio. O efeito da aldosterona sobre o potássio é importante para manter a concentração desse íon dentro dos limites normais pois, com o catabolismo muscular, grandes quantidades de potássio são liberadas, e caso não houvesse o efeito da aldosterona estimulando a perda renal, poderia ocorrer hiperpotassemia no pós-operatório. Isso pode ser observado no período pós-operatório de pacientes com insuficiência renal prévia submetidos a grandes procedimentos cirúrgicos[3].

As consequências finais das alterações hidroeletrolíticas na RIT são:

- Aumento da água corporal total, não só pela retenção hídrica descrita anteriormente, mas também pela administração exógena por meio da soroterapia. Nota-se, então, que os pacientes se apresentam edemaciados no período pós-operatório. Esse ganho de peso, pelo acúmulo de água, endógena e exógena, mascara a perda de peso que seria esperada pela redução da massa muscular na RIT. O ganho extra de água no pós-operatório é importante porque nesse período são vários os fatores capazes de aumentar a perda de água corporal. Entre eles: febre, evaporação pela ferida, drenagem de secreções. Além disso, o maior aporte de solutos osmóticos aos quais os rins ficam expostos, devido à degradação de proteína muscular, requer maior quantidade de água para serem eliminados na urina.
- Aumento do sódio sérico e redução da perda de sódio pela urina.
- Aumento da perda urinária de potássio.
- Aumento da perda renal de fósforo e magnésio.

Cortisol

Rapidamente, após o início do procedimento cirúrgico, o ACTH estimula o córtex da suprarrenal a liberar cortisol. O nível máximo é atingido em aproximadamente 4 a 6 horas. A concentração do cortisol é diretamente proporcional ao grau da lesão (estresse), embora intervenções anestésicas possam reduzir a liberação do mesmo. Para um mesmo procedimento cirúrgico, anestesia geral associada a bloqueio epidural acarreta níveis menores de cortisol e menor degradação de proteína muscular do que anestesia geral isoladamente. O cortisol apresenta efeitos importantes no metabolismo de carboidratos, gorduras e proteínas. Esse hormônio provoca quebra de proteína muscular, permitindo a mobilização de aminoácidos com os seguintes objetivos:

- Síntese de novas proteínas nas áreas lesadas (feridas, incisão cirúrgica), principalmente a partir do aminoácido glutamina.
- Síntese de novas células de defesa utilizadas para controle de infecção, desbridamento e cicatrização das feridas.
- Síntese de mediadores inflamatórios (citocinas etc.).

O mais importante de todos os objetivos da quebra de proteínas musculares na RIT é o fornecimento de energia. Para esse fim, a alanina é o principal aminoácido precursor de glicose no fígado. A glicose é utilizada nos locais da lesão e da inflamação como fonte de energia. Lá, é transformada em lactato, que retorna para o fígado para nova produção de glicose. Essa reciclagem de glicose envolve gasto energético importante e produz calor. O aminoácido glutamina pode ser utilizado como forma de combustível para órgãos de metabolismo rápido, como células do intestino, fibroblastos e células inflamatórias. Nas células do intestino, a glutamina pode ser convertida em alanina, a qual participa da produção de glicose no fígado. Além disso, a glutamina é precursora da produção de amônia nos rins, necessária para neutralizar os ácidos eliminados na urina.

O cortisol promove também lipólise, liberando glicerol e ácidos graxos livres, os quais são precursores da gliconeogênese hepática.

Sobre o sistema imunológico, o cortisol apresenta efeito anti-inflamatório. Inibe o acúmulo de marcrófagos e neutrófilos nos locais de inflamação, além de diminuir a síntese de mediadores inflamatórios.

Glucagon

O glucagon é produzido nas células alfa do pâncreas. Seus efeitos mais marcantes na RIT são o de promover a gliconeogênese, a partir de aminoácidos, e a glicogenólise no fígado. A gliconeogênese promovida pelo glucagon pode ser sobrepujada pelo aumento da insulina. Sobre o tecido adiposo, o glucagon promove a lipólise.

Insulina

A insulina é sintetizada e secretada pelas células beta do pâncreas. Promove a entrada de glicose nos músculos e tecido adiposo e a conversão da glicose em glicogênio e triglicerídios. A insulina é um importante hormônio para o anabolismo, inibindo o catabolismo proteico e a lipólise.

A liberação de insulina em pacientes críticos na fase *ebb*, quando expostos à infusão de glicose, é ineficaz, permitindo a hiperglicemia. No entanto, após a estabilização, como ocorre na fase *flow*, a resposta insulínica, após a infusão de glicose, é normal ou até exacerbada. A hiperglicemia na fase *flow* da RIT ocorre, portanto, devido à resistência à ação da insulina, principalmente nos tecidos periféricos como os músculos esqueléticos.

Hormônios tireoidianos

Os níveis de tiroxina (T_4) e da tri-iodotironina (T_3) encontram-se reduzidos na RIT. O T_3 reverso (rT_3) está aumentado, mas é inativo. Os hormônios tireoidianos estimulam o consumo de oxigênio, exceto no encéfalo e no baço, aumentam a absorção de carboidratos pelo intestino, estimulam o sistema nervoso, aumentam o metabolismo e a produção de calor. Esses efeitos, no entanto, parecem estar prejudicados na RIT, pois a concentração de T_3 reduz significativamente após procedimentos cirúrgicos, retornando ao normal somente após vários dias. Os níveis do hormônio estimulante da tireoide (TSH) também se encontram reduzidos poucas horas após o início de um procedimento cirúrgico.

Gonadotrofinas

Os níveis dos hormônios sexuais estão tipicamente reduzidos na RIT, sobretudo em pacientes que se encontram em estado grave. Os níveis de testosterona no homem e dos hormônios luteinizante, folículo-estimulante e estradiol na mulher estão reduzidos proporcionalmente à gravidade da lesão. Essas mudanças reduzem a libido e interrompem o ciclo menstrual.

Em resumo, as alterações hormonais que ocorrem na RIT apresentam as seguintes características básicas:

- Mobilização de proteína muscular como forma de fornecer substrato para síntese proteica na ferida operatória e nos locais de lesão e inflamação (glutamina).
- Mobilização de proteína muscular como forma de fornecer substrato para síntese de glicose no fígado (alanina) e amônia nos rins (glutamina).
- Perda de massa muscular com prejuízo de função.
- Redução do anabolismo e crescimento do resto do organismo.

Modulação da RIT

A busca por uma RIT capaz de fazer com que o paciente possa suportar o estresse ao qual é submetido e que, ao mesmo tempo, não provoque repercussão sistêmica exacerbada, é hoje um grande desafio. A cada dia novos estudos avaliam intervenções capazes de modular a RIT.

Infelizmente, a maioria dos estudos prospectivos randomizados com a finalidade de testar tratamentos para modular a RIT foi inconclusiva. No entanto, recentes estratégias como a "imunonutrição", a modulação da atividade dos neutrófilos e o uso de estatinas são motivo de novos estudos. Entre as medidas atuais capazes de reduzir os efeitos indesejáveis da RIT estão:

- Procedimentos cirúrgicos minimamente invasivos com técnica operatória apurada que limite a destruição tecidual, capazes de reduzir os estímulos, a partir da ferida, que podem desencadear uma RIT exacerbada.
- No campo anestésico, a associação do bloqueio epidural com a anestesia geral e o bloqueio adrenérgico reduzem a intensidade da resposta inflamatória, inclusive com menor perda de proteína muscular[10,20].

Além disso, os efeitos benéficos sobre as funções cardiorrespiratórias são evidentes com analgesia adequada;

- O controle da temperatura corporal, evitando tanto a hipotermia quanto a hipertermia, tem efeitos benéficos sobre o hipermetabolismo e o consumo do oxigênio.
- Manutenção do estado nutricional, preferencialmente por via enteral, é importante para a síntese proteica durante a rit e para reduzir o consumo de proteína muscular endógena.
- A manutenção do estado hemodinâmico e o fornecimento adequado de oxigênio aos tecidos promovem benefícios significativos para a sobrevida de pacientes sépticos[21].
- Administração de hormônio do crescimento reduz significativamente as perdas de peso, nitrogênio e força muscular no pós-operatório.
- A utilização de baixas doses de hidrocortisona diminui a incidência de pneumonia hospitalar e reduz a permanência em ventilação mecânica nos pacientes vítimas de trauma grave, quando comparados a um grupo placebo[22].
- O ácido tranexâmico demonstrou um efeito benéfico no ensaio crash-2, que pode ser atribuído não apenas a sua ação antifibrinolítica com estabilização do coágulo na coagulopatia induzida pelo traumatismo grave, mas também ao seu efeito imunomodulador. Este resulta da atividade anti-inflamatória do bloqueio da conversão do plasminogênio em plasmina, diminuindo a ativação das vias do complemento (c3a e c5a) provocada pela degradação da fibrina[23].
- Controle rigoroso da glicemia (80 a 110 mg/dL) por meio da infusão de insulina, método conhecido como insulinoterapia intensiva. Este método reduz significativamente a morbidade de pacientes críticos[24]. O controle rigoroso da glicemia também acarreta menos perda de proteína muscular.
- Controle da resposta inflamatória sistêmica por meio da utilização de proteína C-ativada humana recombinante reduz significativamente a mortalidade de pacientes sépticos[25]. Por outro lado, estudos controlados não demonstraram benefícios clínicos com a utilização de anticorpos contra endotoxina, il-1 e tnf, com o intuito de reduzir a resposta inflamatória sistêmica.
- Ventilação mecânica em pacientes com lesão pulmonar aguda utilizando pequenos volumes tidais (6 mL/kg) diminui a mortalidade[26].
- Drenagem precoce de abscessos, desbridamento de tecidos necrosados e cuidados com as feridas abertas contribuem para reduzir a intensidade da RIT. Além disso, a descompressão abdominal precoce, em menos de 8 horas, nos casos de síndrome de compartimento abdominal, também reduz a mortalidade[7,17].
- Administração oportuna de profilaxia antibiótica é importante para reduzir hiperinflamação provocada por infecção. A utilização de soluções que contenham hidroxietil amido e dextrano na ressuscitação volêmica deve ser evitada. Seus efeitos sobre o endotélio previamente danificado pela ri e sobre a coagulação são prejudiciais. Além disso, estudo de metanálise demonstrou que o soro fisiológico agrava a resposta inflamatória mais do que a albumina e o ringer lactato[23].

Em resumo, apesar de a RIT ser fundamental para a sobrevivência do indivíduo após estresse (trauma, cirurgia, infecção etc.), ainda não conseguimos controlá-la completamente. No entanto, várias condutas simples podem ser tomadas para minimizar alguns efeitos indesejáveis dessa resposta sobre o organismo.

Referências bibliográficas

1. Aller MA, Arias JL, Arias JI, Sánchez-Patán F, Arias J. The inflammatory response recapitulates phylogeny through trophic mechanism to the injured tissue. Med Hypotheses. 2007;68:202-9.
2. Aller MA, Arias JL, Sánchez-Patán F, Arias J. The inflammatory response: na efficient way of life. Med Sci Monit. 2006;12:RA225-34.
3. Gionnoundis PV. Current concepts of the inflammatory response after major trauma. Injury. 2003;34:397-404.
4. Gentile LF, Cuenca AG, Efron PA, Bihorac A, Mckinley BA et al. Persistent inflammation and immunosuppression: a common syndrome and a new horizon for surgical intensive care. J Trauma Acute Care Surgery. 2012;72:1491-501.
5. Rezende-Neto JB. Choque em Cirurgia. In: Rodrigues MAG, Correia MITD, Rocha PRS, eds. Fundamentos em Clínica Cirúrgica. Belo Horizonte: COOPMED Editora Médica; 2006. p. 649-59.
6. Mannick JA, Rodrick ML, Lederer JA. The immunologic response to injury. J Am Coll Surg. 2001;193:237-44.
7. Moore FA, McKinley BA, Moore EE. The next generation in shock resuscitation. Lancet. 2004;363:1988-96.
8. Wilmore DW. From Cuthbertson to fast track surgery: 70 years of progress reducing the stress in surgical patients. Ann Surg. 2002;236:643-8.
9. Aller MA, Arias JL, Arias J. Post-traumatic inflammatory response: perhaps a succession of phases with a nutritional purpose. Med Hypotheses. 2004;63:42-6.
10. Desborough JP. The stress response to trauma and surgery. Br J Anaesth. 2000;85:109-117.
11. Griffiths RD, Hinds CJ, Little RA. Manipulating the metabolic response to injury. Br Med Bull. 1999;55:181-95.
12. Rezende-Neto JB. Resposta inflamatória sistêmica à síndrome de compartimento abdominal, isolada ou associada ao choque hemorrágico: estudo experimental em ratos. (Tese de Doutorado). Faculdade de Medicina. Belo Horizonte: UFMG; 2003.
13. Rezende-Neto JB, Moore EE, Silliman CC, Masuno T, Moore P, Cunha-Melo JR. The abdominal compartment syndrome as a second insult during systemic PMN priming provokes acute lung injury. Shock. 2003;20:303-8.
14. Kim PK, Deutschman CF. Inflammatory response and mediators. Sur Clin North Am. 2000;80:885-93.

15. Dinarello CA. Pro-inflammatory cytokines. Chest. 2000;118:503-8.
16. Opal SM, DePalo VA. Anti-inflammatory cytokines. Chest. 2000;117;1162-1172.
17. Rezende-Neto JB, Moore EE, Andrade MVM, Teixeira MM, Lisboa FA, Arantes RM et al. Systemic inflammatory response secondary to abdominal compartment syndrome: stage for multiple organ failure. J Trauma. 2002;53:1121-8.
18. Casey LC, Balk RA, Bone RC. Plasma cytokine and endotoxin levels correlate with survival in patients with sepsis syndrome. Ann Intern Med. 1993;119:771-5.
19. Greenberger MJ, Strieter RM, Kunkel SL, Danforth JM, Goodman RE, Standiford TJ. Neutralization of IL-10 increases survival in a murine model of Klebsiella pneumonia. J Immunol. 1995;155: 722-9.
20. Heindorff H, Schulze S, Mogensen T, Almdal T, Kehlet H, Vilstrup H. Hormonal and neural blockade prevents the postoperative increase in amino acid clearance and urea synthesis. Surgery. 1992;111:543-50.
21. Rivers E, Nguyen B, Havstad S, Ressler J, Muzzin A, Knoblich B et al. Early goal-directed therapy in the treatment of severe sepsis and septic shock. N Engl J Med. 2001;345:1368-77.
22. Roqquilly A, Mahe PJ, Seguin P et al. Hydrocortisone theraphy for patients with multiple trauma: randomized controlled HYPOLYTE study. JAMA. 2011;305:1201-09.
22. Lord JM, Midwinter MJ, Chen YF, Belli A, Brodhi K, Kovacks E et al. The systemic immune response to trauma: an overview of pathophysisology and treatment. Lancet. 2014,384:1455-64.
23. Van den Berghe G, Wilmer A, Hermans G, Meersseman W, Wouters PJ, Milants I et al. Intensive insulin therapy. N Engl J Med. 2006;345:449-61.
24. Bernard GR, Vincent JL, Laterre PF, LaRosa SP, Dhainaut JF, LopezRodriguez A et al. Efficacy and safety of recombinant human activated protein C for severe sepsis. N Engl J Med. 2001;344:699-709.
25. The Acute Respiratory Distress Syndrome Network. Ventilation with lower tidal volumes for acute lung injury and the acute respiratory distress syndrome. N Engl J Med. 2000;342:1301-8.

6 Metabolismo

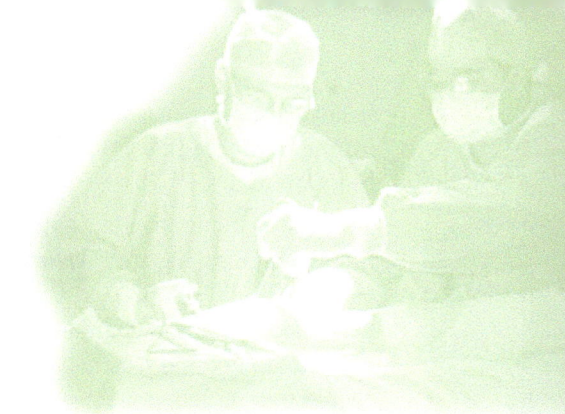

Antônio Ziliotto Junior (*in memoriam*)
Fernando César Ferreira Pinto • Fábio Augusto Brassarola
Leonardo Castro Marinzeck

Resposta do organismo ao trauma cirúrgico

Os homens, como seres vivos, obedecem ao ciclo biológico da vida, isto é, são gerados, desenvolvem-se no útero materno, nascem, crescem, atingem a vida adulta, envelhecem, adoecem e morrem. A natureza é tão sábia que, quando é atingida a maturidade, os órgãos desenvolveram-se anatômica e funcionalmente muito além das necessidades habituais, apresentando reservas que podem chegar ao redor de 60%, como ocorre no caso do fígado.

De acordo com as necessidades exigidas por condições ambientais ou agressões orgânicas em traumatismo ou doenças, não ultrapassando o limite das reservas, a homeostase é mantida. Portanto, a resposta do organismo frente ao trauma visa restabelecer o equilíbrio das funções do mesmo, dependendo, é claro, do grau de agressão, do estado geral do paciente, da idade (mais pronunciada nos jovens, fazendo parte do envelhecimento a diminuição progressiva das reservas, sendo, portanto muito mais fácil ocorrer um desequilíbrio nesta fase da vida, mesmo em agressões menores), do sexo (mais intensa nos homens)[16,17].

Sob o ponto de vista biológico, sabe-se que o organismo se comporta de modo constante ao enfrentar os traumatismos físicos, qualquer que seja sua origem, isto é, a análise da sequência das alterações sofridas pelo organismo agredido é essencialmente a mesma quando, por exemplo, um paciente é atropelado ou sofre uma intervenção cirúrgica. No entanto, quando são comparados diferentes traumas, verifica-se que as alterações do meio interno podem diferir em intensidade e qualidade. Isto é explicável pela diversidade dos fatores que tendem a alterar o equilíbrio homeostático, denominados *componentes biológicos do trauma*, que podem ser:

- *primários:* decorrentes da ação de forças físicas sobre os tecidos, como as lesões teciduais e as lesões de órgãos específicos;
- *secundários:* reações de adaptação ou complicações das alterações induzidas pelos componentes primários. São as alterações endócrinas e metabólicas, as infecções e as falências orgânicas;
- *associados:* não decorrem diretamente do trauma, mas sua atuação influencia na evolução. Um exemplo é representado pelas alterações do ritmo alimentar, a imobilização prolongada, as perdas hidroeletrolíticas extrarrenais e as doenças viscerais intercorrentes.

O *ato cirúrgico é um trauma*, e o conhecimento dos fenômenos desencadeados por ele é indispensável ao cirurgião e a todos os que lidam com pacientes cirúrgicos.

Na maioria dos casos, a resposta é complexa, ordenada, levando o paciente à estabilização. Quando a resposta é excessiva, poderá ocorrer um desequilíbrio da homeostase, levando o paciente à morte.

O objetivo deste capítulo é oferecer alguns subsídios para a compreensão da resposta endócrina e metabólica ao trauma cirúrgico, abordando os seus mecanismos reguladores incluindo vários fenômenos comuns na prática diária.

Componentes primários
Lesão tecidual

A lesão tecidual é inerente ao trauma cirúrgico, seja pela incisão na pele, pela mobilização ou exposição das vísceras. A simples perda da integridade da pele pode ocasionar a possibilidade de invasão microbiana, podendo ou não ocorrer infecção, dependendo da defesa imunológica e da virulência e número de germes envolvidos. Um bom exemplo de lesão tecidual é a lesão vascular, que como consequência pode determinar hemorragias internas ou externas, causando hipovolemia.

Na área traumatizada existe acúmulo de água, eletrólitos e proteínas plasmáticas formando o chamado *edema traumático*[2,10-12], sendo que sua formação depende da intensidade e extensão do trauma, podendo também causar redução do volume plasmático. Devemos lembrar que o edema traumático, por acumular-se fora das células, faz parte do compartimento extracelular, apresentando trocas lentas e não participando de modo ativo nos mecanismos homeostáticos, o que justificaria o conceito de que existe um sequestro de líquidos no trauma.

Lesão de órgãos específicos

Com a lesão tecidual, os órgãos correspondentes podem apresentar perda parcial ou total da função, determinando alterações mais ou menos graves, dependendo da importância dos órgãos envolvidos. Como exemplos têm os traumatismos cranioencefálicos, causando paralisia ou perda da consciência, e a manipulação das alças intestinais, levando ao íleo adinâmico.

■ Componentes secundários
Resposta endócrino-metabólica ao trauma

Cuthberson definiu, classicamente, duas fases distintas de resposta metabólica ao trauma, sendo uma inicial chamada de *ebb,* ou fase de "choque", e uma tardia chamada de *flow*[6]. A primeira dura de 2 a 3 dias e ocorre imediatamente após a agressão, havendo predomínio de circulação inadequada, metabolismo anaeróbico, acidose e hiperlactiacidemia, caracterizando-se por instabilidade hemodinâmica, hipovolemia, hipotensão, diminuição do fluxo sanguíneo, aumento da resistência vascular periférica, além de aumento da insulina, de catecolaminas e de glicocorticoides e mineralocorticoides circulantes, consumo de glicogênio hepático, distúrbios no transporte de oxigênio para as células e aumento do consumo de oxigênio. Após essa primeira fase o organismo inicia resposta hiperdinâmica, ou fase *flow*, decorrente do aumento da secreção e atividade de interleucinas, catecolaminas, corticosteroides e hormônio do crescimento, com hiperinsulinemia. Há sequestro hídrico, aumento da permeabilidade vascular, diminuição da resistência vascular, hiperglicemia e proteólise (hipercatabolismo)[2,4,5,10,12,15,18].

O organismo lança mão de grupos endócrinos para manter a homeostase: o adrenomedular (catecolaminas), o hipofisário posterior (vasopressina) e o adrenocortical (que inclui glicocorticoides e mineralocorticoides).

Os estímulos nociceptivos são controlados principalmente pelo hipotálamo (eixo hipotálamo-hipofisário) mas também pelo córtex cerebral. Eles ativam duas vias principais, que são ramificadas em um sistema endócrino-metabólico e um sistema imunológico, representado pelas citocinas[7,9]. Os estímulos aferentes são reconhecidos e ordenados no SNC, incluindo, além dos estímulos da área traumatizada, outros provenientes de alterações da volemia, dor, medo, ansiedade, hipoxia, jejum etc. (Figura 6.1).

Os estímulos aferentes e os de origem cortical incidem no hipotálamo, que os integra, emitindo estímulos aferentes para atuar no sistema adrenal, produzindo catecolaminas que vão causar por sua vez um estímulo simpático, provocando glicólise para manutenção celular, queimando combustível endógeno, pois está privado do exógeno, aumentando o débito cardíaco, promovendo dilatação brônquica para maior ventilação e desencadeando vasoconstrição periférica na tentativa de preservar a volemia (Figura 6.2).

O hormônio antidiurético (HAD), ou vasopressina, é elaborado pelas células neurossecretoras localizadas no núcleo supraóptico do hipotálamo, sendo levado através de longos axônios até o lobo posterior da hipófise, onde é armazenado. São os centros barorreceptores e osmorreceptores que funcionam como mediadores,

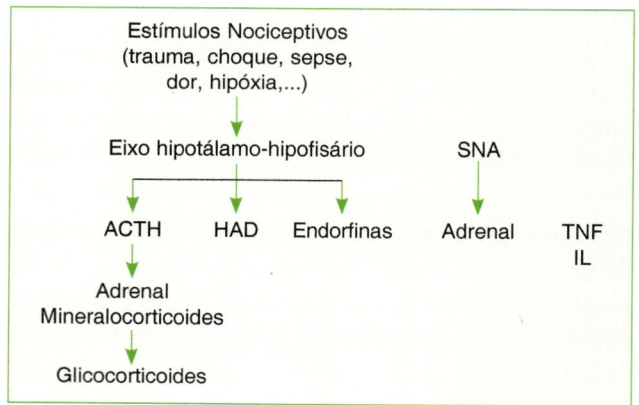

FIGURA 6.1 – *Esquematização da resposta endócrina ao trauma. ACTH: hormônio adrenocorticotrófico; HAD: hormônio antidiurético; SNA: sistema nervoso autônomo; TNF: fator de necrose tumoral; IL: interleucina.* Fonte: *autores.*

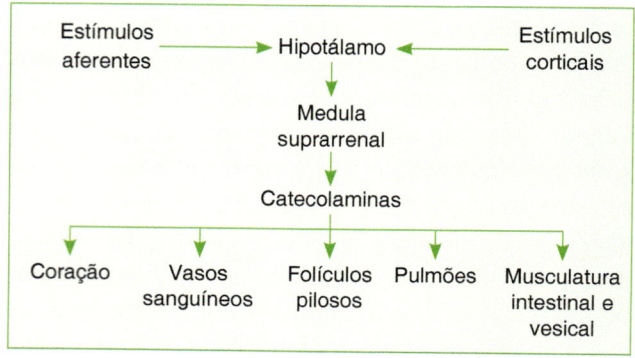

FIGURA 6.2 – *Esquematização da produção de catecolaminas e local de ação.* Fonte: *autores.*

promovendo estímulos que, atingindo o hipotálamo, determinam a produção de HAD. As modificações do volume sanguíneo são comandadas pelos barorreceptores localizados na parede do átrio esquerdo. Quando o átrio esquerdo é distendido, pelo aumento do volume sanguíneo, os receptores inibem a secreção de vasopressina, aumentando a diurese; se, pelo contrário, houver hipovolemia, a secreção do hormônio é estimulada, levando à oligúria. Outros estímulos além da volemia e da tonicidade podem causar produção de HAD, tais como medo, ansiedade, dor, e drogas como a morfina e o éter, sendo que o álcool etílico inibe a produção.

Dos *mineralocorticoides*, a aldosterona é o principal hormônio, sendo que o seu controle é realizado pelo sistema renina-angiotensina. A renina é elaborada pelas células justaglomerulares. O angiotensinogênio de produção hepática é transformado pela renina em angiotensinogênio I que, por sua vez, converte-se em angiotensinogênio II, que vai estimular o córtex adrenal a secretar aldosterona. O ACTH também pode funcionar como mediador de estimulação direta da adrenal na produção do hormônio, cuja principal ação é a de reter sódio e aumentar a excreção de potássio através dos rins (Figura 6.3).

Dos *glicocorticoides*, o cortisol é o mais ativo e o mais abundante, sendo que a cortisona e a corticosterona, menos potentes, são secretadas em menor quantidade. A liberação do cortisol é controlada pelo ACTH do lobo anterior da hipófise. Estímulos aferentes e corticais chegam ao núcleo supraóptico no hipotálamo, de onde parte a condução secretora para as células da hipófise anterior, produzindo ACTH, que por sua vez vai estimular o córtex adrenal a produzir glicocorticoides, dentre os quais o cortisol. O cortisol inibe a síntese proteica, aumenta o catabolismo hepático de aminoácidos, elevando o catabolismo proteico.

No período pós-traumático, a secreção de *insulina* encontra-se limitada pela ação das catecolaminas, dependendo da gravidade da agressão, e como consequência há uma hiperglicemia neste período. O *glucagon* encontra-se elevado devido à ação da adrenalina circulante e da estimulação simpática, promovendo glicogenólise.

Ao lado dos fenômenos provocados pela estimulação neuroendócrina, existe uma *resposta imunobiológica* responsável pela produção de citocinas, essenciais para a resposta metabólica, hemodinâmica, imunológica e reparadora do organismo frente ao trauma. São polipeptídios liberados pelos macrófagos, ativados em resposta à agressão, sendo organizadores primários do processo de inflamação e cicatrização, e também desempenham papel fundamental para modular a resposta imunológica[7,9]. As interleucinas, principalmente a IL-1 e o fator de necrose tumoral (TNF), estimulam os hormônios do estresse: catecolaminas, glucagon, cortisol, com todas as suas consequentes ações.

As consequências metabólicas acarretadas pelas alterações hormonais são resumidas, segundo Moore[17], a:

- Perda da massa celular.
- Conservação do fluido extracelular.
- Mudança da fonte de energia.
- Regulação da neutralidade.

A Tabela 6.1 mostra as principais atividades dos hormônios envolvidos na resposta orgânica ao trauma cirúrgico e a Tabela 6.2 relaciona as principais citocinas envolvidas.

Infecções

Sempre que temos lesão tecidual, existe a possibilidade de infecção devido à perda dos tecidos protetores,

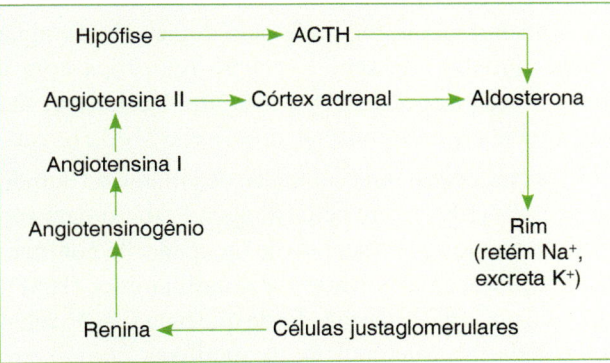

FIGURA 6.3 – *Esquematização da produção de aldosterona.* Fonte: *autores.*

Tabela 6.1
Hormônios e respectivas ações

Hormônio	Resposta Metabólica
ACTH	Estímulo adrenal (controle glicocorticoide)
ADH	Retenção hídrica
Aldosterona	Retenção de sódio Excreção de potássio
Catecolaminas	Liberação de aminoácidos pelos músculos Gliconeogênese Glicogenólise Vasoconstrição Aumento da frequência cardíaca Aumento da PA Aumento do inotropismo Lipólise Diminuição da insulina Aumento do glucagon Aumento do VO_2 e VCO_2
Glicocorticoides	Retenção de sódio Gliconeogênese Lipólise Liberação de aminoácidos musculares Amplificação de TNF-alfa e IL-1 Inibição da síntese proteica Catabolismo hepático de aminoácidos

Tabela 6.2
Citocinas e respectivas ações

Citocinas	Resposta metabólica
TNF/interleucinas	Estímulo de catecolaminas, glucagon e cortisol
	Mobiliza triglicerídeos e ácidos graxos Inibe síntese de enzimas lipogênicas
	Acelera a gliconeogênese muscular
	Aumenta o catabolismo proteico
	Aumenta a liberação de aminoácidos

com consequente invasão microbiana associada a outros fatores como imunodepressão, má perfusão sanguínea local, bem como a desvitalização dos tecidos envolvidos[1].

Falências Orgânicas

Podem ocorrer principalmente nos pulmões e nos rins. As operações sobre o tórax atuam diretamente na mecânica respiratória, e as operações abdominais diminuem a excursão do diafragma, podendo determinar distensão das alças intestinais. Adicionalmente, são agravantes os procedimentos anestésicos, que diminuem a ventilação alveolar; o uso prolongado de concentrações elevadas de oxigênio; a broncoaspiração; a sobrecarga hídrica e as infecções pulmonares. Os rins recebem grande estimulação hormonal (HAD e aldosterona) e sofrem com a redistribuição dos fluxos sanguíneos, feita à custa do sacrifício do fluxo renal.

Componentes associados

Alterações do ritmo alimentar

Uma situação frequente após procedimentos cirúrgicos é a diminuição ou interrupção da ingestão de alimentos pelo paciente, sendo que o organismo nestas situações vai buscar fontes energéticas para manter o equilíbrio do meio interno, com a metabolização de proteínas e lipídios. Um adulto normal em jejum absoluto necessita de energia derivada em 87% de gorduras e em 13% de proteínas, para o processo de neoglicogênese.

Imobilização prolongada

A imobilização do paciente pode desencadear consumo da massa muscular, com casos de atrofia muscular, acúmulo de secreções pulmonares propiciando infecções, bem como a possibilidade de processos tromboembólicos.

Doenças viscerais

A associação de doenças cardiovasculares, endocrinológicas, renais, pulmonares, hepáticas ou imunológicas só tende a agravar a evolução clínica dos pós-operados, já que pode determinar deficiências nos mecanismos de homeostase.

Equilíbrio hidroeletrolítico e seus distúrbios no pós-operatório

Para a compreensão do equilíbrio hidroeletrolítico é indispensável conhecer a composição corporal normal e as ações reguladoras do organismo que atuam mantendo a estabilidade do meio interno e a função celular normal[22].

É possível estimar, em nossos dias, com grande aproximação, a distribuição dos líquidos orgânicos nos diferentes compartimentos do organismo. Ainda permanece válido o estudo de Gamble[13], que propôs a distribuição do líquido corporal em um *compartimento intracelular*, que representa cerca de 40 a 50% do peso corporal, e um *compartimento extracelular*, que se divide em intersticial e intravascular que representam, aproximadamente, 15% e 5% do peso corporal, respectivamente. Nesta distribuição, devem ser considerados o peso, a estatura, a superfície corporal, a distribuição da massa magra segundo a compleição física, a idade, o sexo e a presença de alterações fisiológicas e patológicas.

Dentre as várias respostas a uma alteração do equilíbrio homeostático, o sistema de compensação envolve habitualmente três componentes: um *sensor*, representado, em geral, por órgãos especializados; um *arco central neuroendócrino*; e um *efetor*, respiratório, circulatório e renal. Desses efetores, os mais importantes estão ligados à função renal e atuam por regulação osmolar, de tal sorte que na hipotonicidade haverá depuração de água livre e na hipertonicidade (mais de 300 ± 10 mOsm/L), um aumento da osmolaridade urinária e depuração negativa de água.

Os mecanismos básicos para regulação do volume envolvem sensores no coração, mediastino, grandes vasos, aparelho justaglomerular e mácula densa. Tem sido destacada a chamada pressão nas câmaras, entendida como pressão atrial esquerda, pressão capilar pulmonar, pressão diastólica da artéria pulmonar e pressão diastólica no ventrículo direito.

Os mecanismos de regulação do sódio são destacados por se tratar de íon predominante no extracelular. Sua concentração é regulada pela depuração de água e pela aldosterona, tendo relação recíproca com a concentração de potássio. Os sistemas reguladores são principalmente a suprarrenal, hipófise, o SNC e os rins.

Para compensar uma contração de volume do líquido extracelular (LEC), com perda de água e sal, o organismo imediatamente age no sentido de reexpandí-lo por meio de retenção de água, via hormônio antidiurético (HAD) e de sódio, via aldosterona, desde que haja função renal preservada. Na manutenção do equilíbrio iônico, em função da reabsorção de sódio, são eliminados cátions hidrogênio e potássio, resultando em diurese reduzida, menor concentração de sódio e maior concentração de potássio que foi chamada, no passado, de "urina de estresse". Durante muito tempo se aceitou que ela fosse resultante do comportamento normal do organismo frente a uma agressão, cirúrgica, por exemplo, e que só seria restabelecida aos valores normais após o segundo ou terceiro dia de pós-operatório. Em verdade, trata-se de um comportamento normal do organismo, mas como mecanismo de compensação de uma redução de volume do líquido extracelular, perdido ou desviado para um compartimento não funcionante.

Essas compensações, que ocorrem para restabelecer o volume nos compartimentos, dependem da atuação de vários sistemas, principalmente o renal e o endócrino, e de níveis de perfusão mantidos pelo sistema circulatório. Contudo, não é ilimitada e se sobrevier uma queda da função renal, o paciente poderá evoluir para insuficiência renal aguda, agravada com distúrbio hidroeletrolítico, de difícil compensação. Por essa razão, é importante não permitir que o doente chegue ao desequilíbrio, ou nem mesmo que necessite colocar em ação seus mecanismos de compensação, mantendo seus compartimentos intracelular, extracelular e intravascular sem depleção e com concentrações eletrolíticas normais.

Depreende-se daí que a função renal é primordial para a manutenção da homeostase. Por isso, todo cuidado deve ser tomado com pacientes idosos, já que podem tê-la fisiologicamente diminuída, com os nefropatas, portadores de insuficiência renal crônica e com doentes que usam diuréticos ou hormônios.

De modo geral, os pacientes levados a uma cirurgia eletiva estão equilibrados sob o aspecto hidroeletrolítico. Por outro lado, os pacientes que demandam cirurgia de urgência, como nas obstruções intestinais, nas peritonites graves, na úlcera péptica perfurada para peritônio livre etc., invariavelmente se encontram com distúrbios hidroeletrolíticos.

Sempre que possível, essas alterações devem ser corrigidas no pré-operatório. Esse tempo assim consumido certamente trará benefícios ao doente, permitindo melhor resposta do organismo às agressões cirúrgicas e anestésicas e proporcionando melhor evolução no pós-operatório. No entanto, há situações em que os distúrbios hidroeletrolíticos podem não ser totalmente compensados no pré-operatório, seja por motivos atinentes à própria afecção, seja pela premência de tempo para solucioná-la. Nesses casos, as correções necessitarão se estender ao período pós-operatório.

O equilíbrio do meio interno deve sempre ser adequadamente corrigido, quando possível previamente à cirurgia, porque se surgirem complicações no pós-operatório, tanto relacionadas com a doença que motivou a intervenção, quanto com complicações cirúrgicas propriamente ditas, o estado do doente poderá se agravar e tolerará menos uma nova agressão.

Existem certas alterações no pós-operatório, como a perda de peso, que são normais, pela oxidação de gorduras e pela perda catabólica de proteínas. Ao contrário, se não houver uma perda correspondente de peso, possivelmente deve estar ocorrendo uma hidratação excessiva.

Frente a um trauma de qualquer monta, há um afluxo maior ou menor de líquidos ou eletrólitos para a área lesada, constituindo o chamado *edema traumático*. Esse novo compartimento, também chamado de terceiro espaço ou líquido extracelular afuncionante, é formado por líquido do espaço extracelular, o que determina a contração desse espaço. Se a essa diminuição de volume não houver uma correspondente compensação, por meio de administração hídrica e eletrolítica, em quantidade e qualidades semelhantes ao líquido sequestrado, entrarão em ação aqueles mecanismos de compensação, basicamente o renal, para reexpansão do extracelular à custa de uma alteração na urina. A situação é tanto mais grave quanto maior o volume de líquido sequestrado para esse terceiro espaço, podendo, se não compensado, levar até ao choque hipovolêmico.

Conquanto o líquido sequestrado possa ter composição eletrolítica diversa do LEC, a compensação ou reposição é feita com solução eletrolítica de composição semelhante à do plasma. O controle dessa administração pode ser avaliado pela função renal, tanto pelo volume da diurese quanto por sua composição eletrolítica, analisada comparativamente à do plasma. Na suspeita de alteração da função renal, é imprescindível que se providencie cateterismo central para a medida da pressão venosa central (PVC), o que permite monitorar a reposição volêmica.

A avaliação do montante de líquido sequestrado para o terceiro espaço é um dado clínico importante que permite aquilatar indiretamente a evolução do paciente. Assim, se após uma cirurgia ocorrer uma redução do débito urinário previsto, é porque mais líquido está sendo desviado para o terceiro espaço (desde que a função renal esteja normal), o que faz pressupor uma possível complicação. Em caso oposto, um aumento do volume urinário (excluídas as afecções renais ou na diurese osmótica) aponta para uma devolução do líquido sequestrado, havendo consequentemente uma diminuição do terceiro espaço. Enquanto o equilíbrio hídrico pode ser avaliado pelo volume urinário, a avaliação da composição eletrolítica deve ser feita por meio de parâmetros laboratoriais. Para isso, as dosagens de eletrólitos devem ser feitas tanto no plasma como na urina, tendo menor valor a análise isolada. A verificação conjunta dos dados nos indicará, com razoável precisão, a função renal no tocante à reabsorção ou eliminação de eletrólitos.

É comum o uso de diuréticos em certos pacientes com edema, julgando estarem hipervolêmicos. No entanto, muitas vezes eles estão hipovolêmicos no que se refere ao volume circulante, quando não em choque, pelo fato de grande parte do líquido estar sequestrada para um compartimento extracelular afuncionante. Exceto em algumas situações específicas como, por exemplo, nas cardiopatias, quando se pretende uma diminuição proposital da volemia para redução da pré e pós-carga, esses doentes devem ser hidratados até o restabelecimento da diurese normal, seguindo os critérios e cuidados já anotados, principalmente sob rigoroso controle da PVC. Um exemplo marcante dessa situação aparece em pacientes com toxemia gravídica, que apresentam por vezes sequestros acima de 10 litros e estão em choque hipovolêmico.

Grandes sequestros são observados também nas pancreatites agudas, em áreas de tecido traumatizado ou infectado, como nas queimaduras, nos derrames pleurais ou peritoneais, nas hemorragias para tecidos moles que se seguem às fraturas, ou nos edemas das feridas cirúrgicas, principalmente quando de grandes dissecções. Nas obstruções intestinais mecânicas ou no íleo adinâmico, seja pós-traumático ou por peritonite, o líquido é sequestrado para a luz do tubo digestivo, podendo eventualmente se transformar em perdas externas por vômitos ou pela aspiração gástrica. A peritonite generalizada é comparável a uma queimadura grave em seus efeitos sobre o LEC, sequestrando líquido em volume semelhante à perda por queimadura de 25 a 30% da superfície corporal. A trombose venosa maciça, em particular das veias femorais ou ilíacas, é outro exemplo de rápida sequestração de grandes volumes do LEC.

A reposição volêmica para compensar o sequestro deve ser feita parcimoniosamente e com cuidado especial com a função renal, pois todo volume retido será devolvido ao LEC uma vez solucionada a causa que o motivou.

O conhecimento do montante em volume do líquido adicional sequestrado por meio de balanço hídrico permite que se reduza proporcionalmente a terapêutica parenteral, à medida que aquele volume for sendo devolvido. Nesta fase de devolução não se deve fazer nenhuma tentativa para repor a acentuada perda de água pela diurese. O balanço hídrico negativo, nessas circunstâncias, será acompanhado de perda proporcional de peso corpóreo, sem nenhum sinal clínico de desidratação. Também os dados subsidiários hematimétricos, as proteínas plasmáticas e as concentrações de eletrólitos, quando diminuídas pela hemodiluição, retornarão progressivamente ao normal.

Controlando o balanço hídrico, por medida diária do volume administrado e do eliminado, pode-se avaliar clinicamente, com grande aproximação, o volume de líquido sequestrado. Usando esses dados é verificada a sua eliminação e, nesta fase, pode-se promover a restrição da terapêutica hídrica parenteral. Por vezes, o volume devolvido é de tal monta que se deve suspender toda a administração venosa, pelo risco de se agravar o aumento do volume circulante. A flutuação do peso corpóreo é outro dado clínico relevante e sua medida, aliada ao balanço hídrico, dá uma noção valiosa sobre a retenção hídrica.

Embora existam tipos diferentes de alterações da homeostase, por vezes não se consegue individualizá-los no adulto, pois os sinais clínicos concernentes a cada tipo habitualmente não são muito evidentes e os exames laboratoriais, quando disponíveis e precisos, podem quando muito auxiliar, mostrando alterações eletrolíticas e da osmolaridade.

De fato, essa identificação pode não representar o fato mais relevante, desde que se faça o diagnóstico da afecção básica, a partir do que, pelo raciocínio clínico das alterações correspondentes, poder-se-á avaliar o tipo de distúrbio em questão. É importante saber que, na fase de compensação renal, a análise dos eletrólitos na urina tem mais valor do que no plasma e, a rigor, é melhor a avaliação conjunta.

Existem situações de urgência nas quais, pela gravidade da alteração volêmica, a reposição hidroeletrolítica deverá ser feita de pronto, antes mesmo que se tenha à mão dados laboratoriais para orientação. Nessas circunstâncias, deve-se sempre empregar soluções balanceadas de eletrólitos para reposição, como uma composição semelhante ao plasma, o que em caso de erro, é menos grave do que usar líquido hipotônico. Em termos práticos, pode-se expandir o volume iniciando com solução eletrolítica balanceada, com concentrações de sódio, cloro e potássio semelhantes ao plasma. Em casos mais graves, o volume administrado deve ser norteado pela PVC, e a diurese, monitorada por cateterismo vesical. Uma vez restabelecida a função renal, e por conseguinte, a diurese, estima-se que a volemia foi reposta e, desde que também esteja resolvida a causa da alteração da homeostase, os eletrólitos plasmáticos tenderão a se normalizar.

O acompanhamento das concentrações eletrolíticas de sódio e cloro pode ser feito por dosagens laboratoriais e, em caso de necessidade, eventuais correções poderão ser feitas mediante fórmula simples: o número de mEq a ser administrado é calculado pela diferença entre a concentração normal do eletrólito (N) menos a concentração encontrada no paciente (A), multiplicada por 0,3, que corresponde ao espaço de distribuição do eletrólito (mEq = (N − A) × 0,3). É recomendável que essa administração seja lenta e progressiva, acrescida à hidratação correspondente, e que se repitam as dosagens para estimar se a correção foi eficaz.

Há que se lembrar de que as alterações que ocorrem no líquido extracelular se transferem ao intracelular pelo equilíbrio dinâmico entre os compartimentos, embora as repercussões sistêmicas na fase inicial dos desequilíbrios sejam mais evidentes pelas alterações do extracelular. Vale lembrar também que depleções ou excessos puros de eletrólitos são fenômenos raros e estão presentes quase sempre acompanhando doenças em outros órgãos e sistemas, basicamente o renal e o cardíaco.

Torna-se mais compreensível para o estudo e mais fácil para o tratamento individualizar as principais situações de desequilíbrio que se manifestam por quadros clínicos repetitivos, distribuindo-as em distúrbios de volume de água, composição corporal e concentração eletrolítica.

Hipovolemia

Entenda-se hipovolemia simplesmente como um volume sanguíneo inferior ao normal, que pode ocorrer por perda de sangue total, perda de plasma, perda de água e sal ou por dissecação. Nessa situação haverá baixo fluxo, hipotensão, hipoperfusão e oligúria. O paciente terá, como sintomas principais, fraqueza e sensação de desmaio ao ficar ereto. A regulação orgânica ocorrerá por influxo de líquido intersticial na extremidade distal dos capilares, feita por simples enchimento hidrostático, graças à redução da pressão venosa na extremidade venular do capilar. A secreção concomitante de HAD e aldosterona irá preservar o volume intersticial para o enchimento transcapilar.

Esta regulação estará comprometida quando houver doença renal, córtico-suprarrenal ou falha na produção de HAD. Nas situações de baixo fluxo, a perda poderá ser maior que a capacidade de regulação e haverá concomitantemente anoxia. O tratamento deverá consistir na administração de solução eletrolítica, lembrando que o volume necessário na reposição poderá chegar até três vezes o volume perdido, graças ao aumento do continente da rede capilar pela abertura da microcirculação. Empregando soluções acelulares, o hematócrito (Ht) poderá estar baixo ao final da correção, e não deve ser tratado com sangue pelo risco de se levar a uma hipervolemia aguda.

A evolução do distúrbio poderá ser acompanhada pela normalização da diurese e pelo restabelecimento da pressão sistólica.

Na *hipovolemia por perda exclusivamente de plasma* ou líquido semelhante, haverá elevação do hematócrito, com aumento da viscosidade sanguínea e diminuição da perfusão capilar. Esta situação é frequente quando da formação de terceiro espaço e pode aparecer em queimaduras graves, peritonites, pancreatites com edema retroperitoneal, trombose mesentérica ou portal, obstruções venosas periféricas e cirurgias com grandes dissecções. No início do quadro existe um déficit real de volume e, após a reposição, haverá um excesso, se for considerado o líquido sequestrado para o espaço afuncionante, com aumento de peso corporal. Naqueles quadros mórbidos, a reposição transcapilar em geral está comprometida e a regulação é feita quase exclusivamente pela função renal. O tratamento está intimamente ligado à resolução da causa, quando possível. A reposição volêmica deve ser feita com solução salina até a restauração da volemia.

A *hipoproteinemia* pode ser encontrada em pacientes hipovolêmicos. Ela pode ser *relativa ou diluicional*, quando é consequência apenas da retenção líquida, pela administração de excesso de água ou sal; ou *absoluta*, quando decorre de não produção (como na inanição e nas hepatopatias graves), hipercatabolismo (como nas pancreatites) ou perdas de proteínas (como na síndrome nefrótica). A hipoproteinemia se traduz clinicamente por aumento do peso corporal, edema, ascite ou derrame pleural. A tentativa de regulação pelo organismo se faz pela excreção urinária de água e sal e por aumento da síntese proteica, desde que a função hepática esteja preservada. Pode-se, nessas situações, administrar diuréticos. O achado de hipoproteinemia deve ser cuidadosamente analisado. Se ela for apenas diluicional, não requer tratamento específico, resolvendo-se com as ações sobre a retenção líquida. Já nas situações de perdas reais, há necessidade de reposição proteica, o que pode ser feito com plasma ou albumina, embora a queda de albumina possa ser até certo ponto compensada por transferência endógena da proteína intersticial, já que 50% dela se encontram no líquido intersticial e linfático. Nas perdas de grande monta, como nas queimaduras graves, a infusão de proteínas é indispensável (Figura 6.4).

Hipervolemia

Do mesmo modo, entenda-se hipervolemia como volume sanguíneo maior que o normal. Ocorre por infusão excessiva de sangue ou líquidos, ou em doenças como insuficiência cardíaca, renal e pulmonar. É condição que promove um aumento na pressão das câmaras, refletindo-se por aumento na pressão venosa central

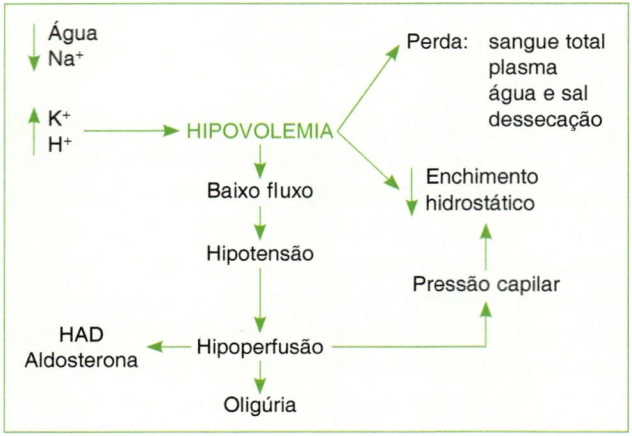

FIGURA 6.4 – *Hipovolemia.* Fonte: *autores.*

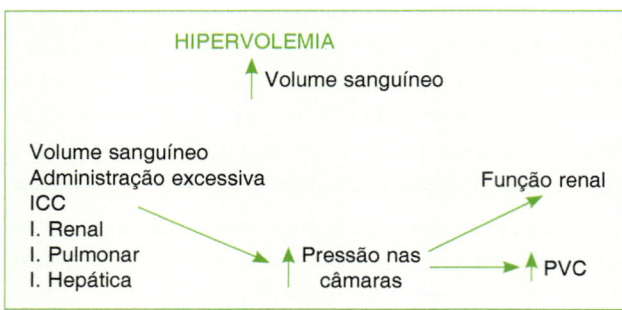

FIGURA 6.5 – *Hipervolemia.* Fonte: *autores.*

(PVC). Trata-se de situação bastante perigosa, podendo facilmente levar a edema agudo de pulmão, mormente em paciente com cardiopatia, ou mesmo naqueles que a têm de forma incipiente e compensada. A hipervolemia é mal tolerada em doentes com insuficiência hepática e é extremamente grave na insuficiência renal. Deve ser tratada com suspensão imediata da infusão e uso de diuréticos com indicação precisa. Nos casos de insuficiência renal concomitante há que se lançar mão de processos dialíticos.

Desequilíbrio isotônico – redução por perda de água e sal

Representa uma condição bastante comum, encontrada em afecções como nas obstruções intestinais, nas perdas externas por fístulas, vômitos e diarreias. Pode também ser a alteração observada na fase diurética da insuficiência renal aguda e no *diabetes mellitus*. A contração do LEC por perda de líquido isotônico é frequentemente verificada quando da formação de terceiro espaço. A regulação orgânica é feita principalmente pela função renal, via aldosterona e HAD. No tratamento dessa condição, a reposição deve ser feita com solução eletrolítica isotônica ou, em certas circunstâncias, hipertônica. Nessa reposição é necessário que se inclua potássio, pois a administração de sódio envolve queda do potássio extracelular. Um erro grave constitui tratar o desequilíbrio isotônico apenas com água, o que levará a uma hipotonicidade, agravada por uma eventual mobilização de água celular e pela oxidação de gorduras. A hiponatremia tornar-se-á mais séria quando a doença primária for perdedora de grandes quantidades de sódio. A administração de soluções de glicose a 5%, isoosmolares, também não deve ser considerada, pois pode resultar em um acréscimo de água após a metabolização da glicose.

Desequilíbrio isotônico – expansão por excesso de LEC

Esse tipo de distúrbio corresponde a uma expansão do LEC e raramente do LIC. Ocorre quando da administração excessiva de soluções eletrolíticas, mas também em doenças renais, hepáticas e cardíacas, principalmente na insuficiência cardíaca congestiva. Há um aumento da água corporal total com pouco ou nenhum aumento da água intracelular.

Quando há apenas expansão isotônica, laboratorialmente se observam concentrações de sódio e potássio normais, diminuição das proteínas e do hematócrito pela hemodiluição. O organismo responde com aumento do débito urinário, diminuição da secreção de aldosterona e HAD e aumento da excreção de sódio.

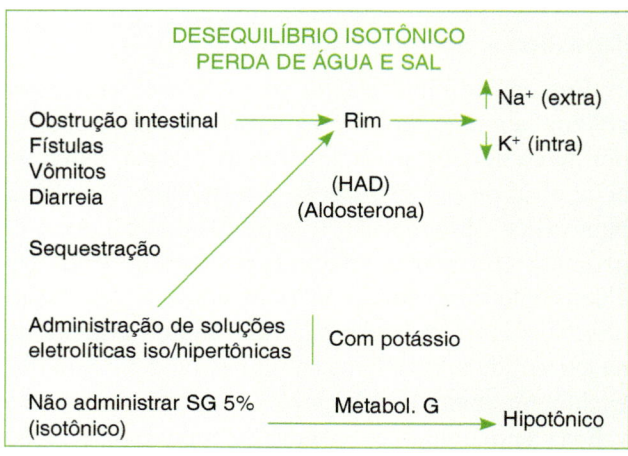

FIGURA 6.6 – *Desequilíbrio isotônico: perda de água e sal.* Fonte: *autores.*

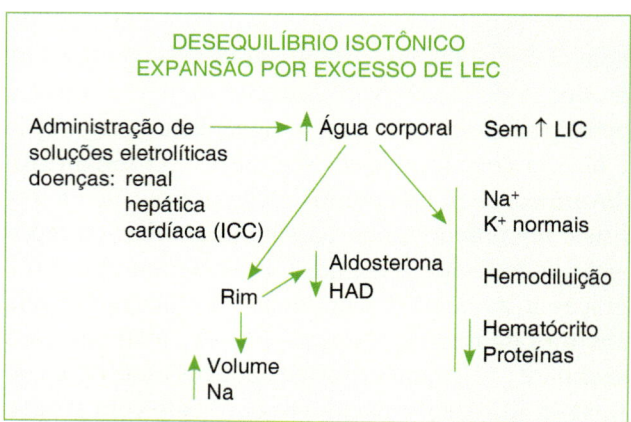

FIGURA 6.7 – *Desequilíbrio isotônico expansão por excesso de LEC.* Fonte: *autores.*

Nas doenças do coração, as alterações se comportam diferentemente. Na insuficiência mitral predomina uma diminuição da água intracelular. Na estenose mitral ocorre perda celular excessiva e diminuição da massa celular, redução do potássio corporal total com aumento do sódio e uma queda na relação entre potássio e sódio intercambiáveis. Essa relação estará muito aumentada na insuficiência cardíaca congestiva, mas com a redução do sódio e aumento do potássio plasmático[3]. Nessas formas viscerais, os distúrbios são mais graves e de mais difícil controle, pois há alteração primária da resposta renal, em geral com retenção de água e menor eliminação de sódio.

O tratamento consiste em suspender a hidratação, administrar natriuréticos (furosemida) e eventualmente albumina humana para recompor a osmolaridade. Infelizmente o tratamento tem pouca eficácia quando a insuficiência é visceral.

Perda pura de água – hipertonicidade

Também chamada de dessecação ou simplesmente de desidratação, ocorre por perda pura ou predominantemente de água, seja pelo trato respiratório e pele quando há exposição a ambientes secos, ou em doenças como o diabete insípido e na incapacidade patológica de reabsorção tubular de água.

A perda de 10% de água total ou 5% do peso já promove manifestação clínica[3], representada basicamente por sede intensa. O volume de água perdida nessa condição pode ser estimado diretamente pela perda de peso. A compensação orgânica se faz, além da ingestão de água estimulada pela sede, por aumento da secreção HAD, com maior reabsorção tubular de água, resultando em uma urina de pequenos volumes com alta osmolaridade. Laboratorialmente se observa aumento da osmolaridade sérica com maior concentração de sódio.

O tratamento consiste na administração de água, contudo com controle rigoroso do peso corpóreo, da função renal e da osmolaridade plasmática, pois a hidratação excessiva ou muito rápida pode levar a edema pulmonar e cerebral.

Excesso de água com hipotonicidade

É o inverso hipotônico da situação anterior, existindo uma maior quantidade de água sem aumento dos solutos. Ocorre iatrogenicamente na administração de excesso de água, na restrição de administração de sal e na doença cardíaca crônica. Há aumento da água total e aumento do peso, com valor de sódio corporal total normal, conquanto laboratorialmente se observem hiponatremia e diminuição da osmolaridade pela hemodiluição.

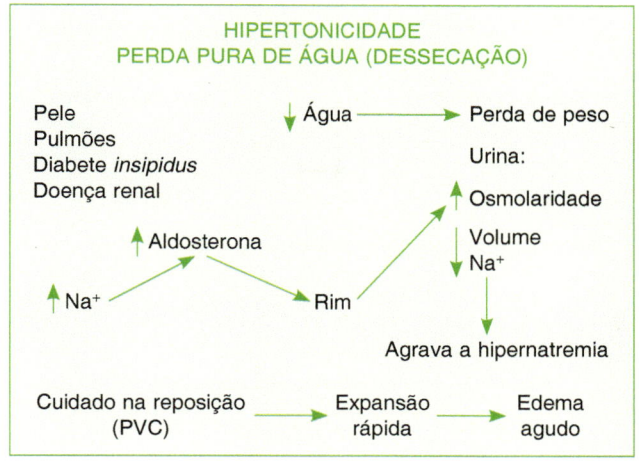

FIGURA 6.8 – *Hipertonicidade: perda pura de água (dessecação)*. Fonte: *autores*.

A resposta orgânica é voltada para a depuração de água por inibição da secreção do HAD. A hipotonicidade pode ser agravada por diminuição da secreção de aldosterona e por maior perda de sódio. Laboratorialmente se observa hiponatremia com diminuição da osmolaridade.

O tratamento consiste na suspensão da administração de líquidos, sendo úteis os diuréticos com função osmótica tipo manitol. Não se deve tentar aumentar a concentração de sódio, pois haverá maior expansão do LEC, com consequente edema pulmonar e cerebral.

Hipertonicidade por aumento de soluto

Ocorre quando da ingestão de dieta rica em soluto com pouca água, mas é mais comum na alimentação parenteral, podendo levar a coma hiperosmolar não cetótico, que difere dos estados pós-traumáticos por haver aqui diminuição da insulina plasmática. Como há aumento de solutos e também de água, a reidratação com solução hipotônica leva a edema cerebral e pulmonar. A regulação é estabelecida pelo rim com produção de urina com grandes volumes e maiores concentrações de solutos.

O tratamento consiste na reidratação cuidadosa, uma vez suspensa a sobrecarga de solutos, administração de insulina nos casos de hiperglicemia e diuréticos, mas com rigoroso controle da eliminação urinária dos solutos.

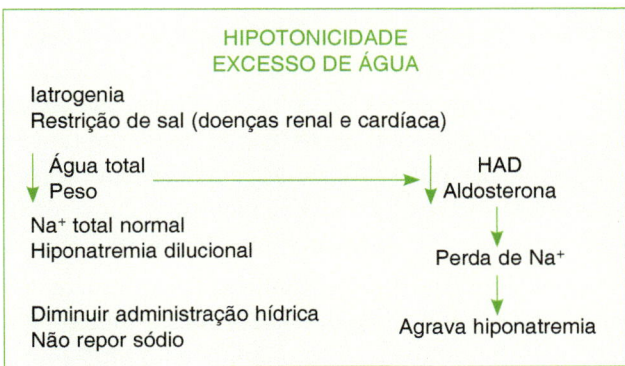

FIGURA 6.9 – *Hipotonicidade: excesso de água*. Fonte: *autores*.

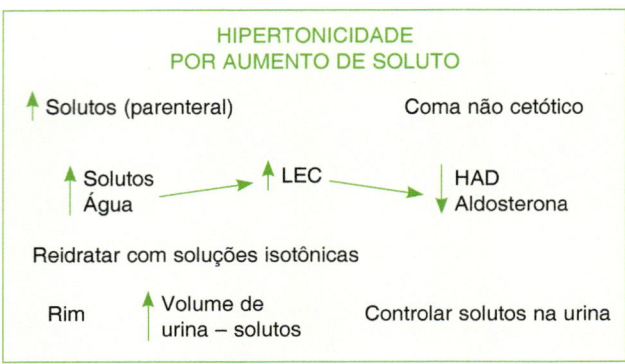

FIGURA 6.10 – *Hipertonicidade por aumento de soluto.* Fonte: autores.

Distúrbios de eletrólitos

Dentre os distúrbios de eletrólitos, têm interesse particular as alterações do metabolismo do potássio, por estar intimamente relacionado com o equilíbrio acidobásico. Suas variações só podem ser analisadas em conjunto com as modificações hidrogeniônicas. Tanto a hipo como a hipercalemia não significam necessariamente excesso ou falta do íon. Na acidose, pode ser encontrada alta concentração plasmática de potássio, com potássio total normal ou diminuído. O inverso é verdadeiro para alcalose.

A hipocalemia, independentemente do conteúdo total do potássio corporal, pode decorrer da perda de suco gástrico ácido, aparecendo também no hiperaldosteronismo, primário ou secundário, e na administração de ACTH, cortisona e aldosterona. Em consequência da perda de ácido, haverá uma alcalose e como resposta à perda de volume, a secreção de aldosterona levará a uma reabsorção de sódio com excreção de potássio. O sódio retido ligado ao bicarbonato produzirá uma paradoxal urina ácida com aumento da concentração de potássio.

O distúrbio pode ser corrigido pela administração cuidadosa de cloreto de potássio. Os casos mais graves de alcalose poderão ser tratados empiricamente com soluções de aminoácidos catiônicos (cloridrato de l-arginina, aspartato de l-ornitina e l-citrulina), ou excepcionalmente com ácido clorídrico 0,1 N.

A hipercalemia é mais comum na acidose renal, podendo ser observada na administração de excesso de íon, quando de insuficiência renal, em lesões graves com grande perda de potássio celular, mas pode aparecer somente pela sua redistribuição. Com função renal normal, o potássio é facilmente excretado. Torna-se problemática a hipercalemia na insuficiência renal, podendo necessitar diálise peritoneal ou hemodiálise[22].

O metabolismo do cloro também está estreitamente ligado ao equilíbrio acidobásico, relacionando-se a hipocloremia com a alcalose e a hipercloremia com a acidose. A hipercloremia aparece em situações como uropatia obstrutiva crônica, em doentes com ureterossigmoidostomia e também na fase diurética da insuficiência renal aguda. A hipocloremia é notada na perda de suco gástrico por aspiração, vômitos, fístulas etc., mormente nos indivíduos hipersecretores como na síndrome de Zollinger-Ellison. Em ambas as situações, é primordial o tratamento da causa da alteração e do desequilíbrio acidobásico.

■ Quadro sinóptico sobre as alterações mais frequentes do equilíbrio hidroeletrolítico[14]

As informações contidas nesse quadro constituem a síntese dos principais dados relativos aos desvios do equilíbrio hidroeletrolítico. Como toda composição dessa natureza, é um resumo incompleto e deve ser usado com cautela, principalmente no que se refere à reposição volêmica, sempre observando as condutas anotadas no texto.

Hiper-hidratação isotônica

Patogênese: aumento anormal do líquido extracelular.

- Causas:
  - retenção anormal de líquido extracelular (edema) por:
    - Insuficiência cardíaca.
    - Nefropatias.
    - Cirrose hepática.
    - Hipoproteinemia.
    - Infusão exagerada de líquido isotônico (com função renal ou cardíaca diminuída).
- Sintomatologia:
  - Relacionada com o aumento do líquido intracelular: *salivação, diarreia, cãibras musculares.*
  - Relacionada com o aumento da pressão intracraniana: *náuseas, vômitos, bradicardia, confusão mental.*
  - Raramente edema.
- Laboratório:
  - Volume plasmático elevado.
  - Hematócrito reduzido.
  - Pressão osmótica plasmática normal.
  - Sódio sérico normal.
  - Redução da pO_2.
- Terapia:
  - Causal.
  - Interromper ingestão de líquidos.

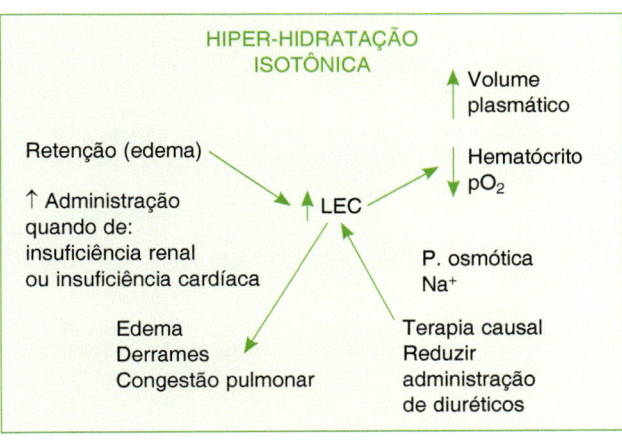

FIGURA 6.11 – *Hiper-hidratação isotônica. Fonte: autores.*

– Interromper infusão das soluções hipotônicas.

– Infusão de soluções hipertônicas.

– Suporte calórico.

– Diuréticos e cardiotônicos.

Hiper-hidratação hipotônica

Patogênese: retenção líquida associada a retenção menor de sal.

- Causas:
  – Iatrogenia.
  – Cardiopatias.
  – Dieta hipossódica associada a diuréticos.
- Sintomatologia:
  – Consequências da redução do extracelular: *salivação, diarreia, cãibras, náuseas, vômitos, alterações mentais.*
- Laboratório:
  – Redução do volume plasmático.
  – Redução da osmolaridade plasmática.
  – Redução do hematócrito.
  – Redução da pO_2.

- Terapia:
  – Causal.
  – Reduzir o volume das infusões.
  – Soluções hipertônicas.
  – Diuréticos osmóticos.

Hiper-hidratação hipertônica

Patogênese: retenção líquida associada à retenção maior de sal (expansão do extracelular e contração do intracelular).

- Causas:
  – Iatrogenia por:
    - Excesso de soluções eletrolíticas isotônicas.
    - Afecções relacionadas com edema: *redução da absorção de líquidos sem diminuição da ingestão de sal.*
- Sintomatologia:
  – Sinais de diminuição do volume do intracelular: sede, mucosas ressecadas, febre, agitação, confusão mental, coma.
- Laboratório:
  – Volume plasmático elevado.
  – Hematócrito reduzido.
  – Pressão osmótica plasmática elevada.
  – Hipernatremia.
- Terapia:
  – Causal.
  – Infusão de soluções isentas de eletrólitos.

Desidratação isotônica

Patogênese: redução do líquido extracelular.

- Causas:
  – perda de líquido extracelular: vômitos, diarreia, fístulas;

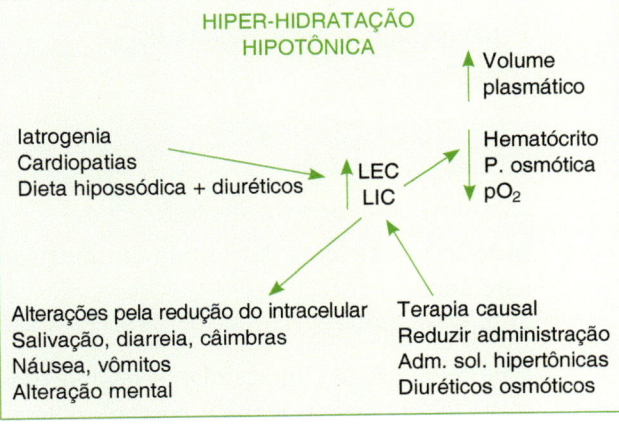

FIGURA 6.12 – *Hiper-hidratação hipotônica. Fonte: autores.*

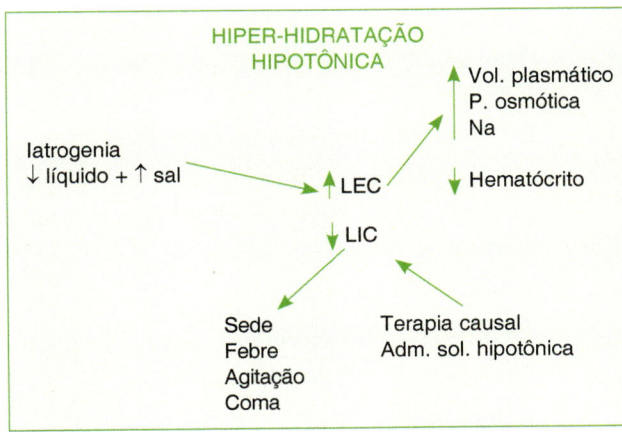

FIGURA 6.13 – *Hiper-hidratação hipotônica. Fonte: autores.*

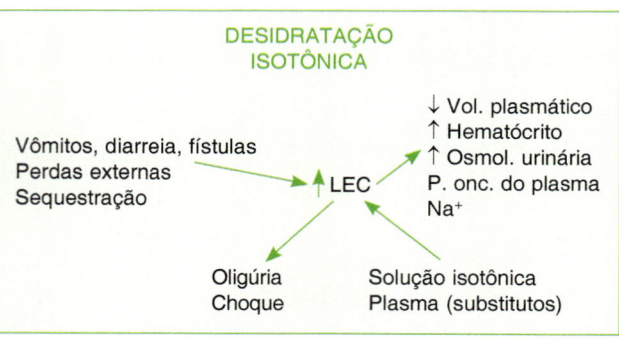

FIGURA 6.14 – *Desidratação isotônica. Fonte: autores.*

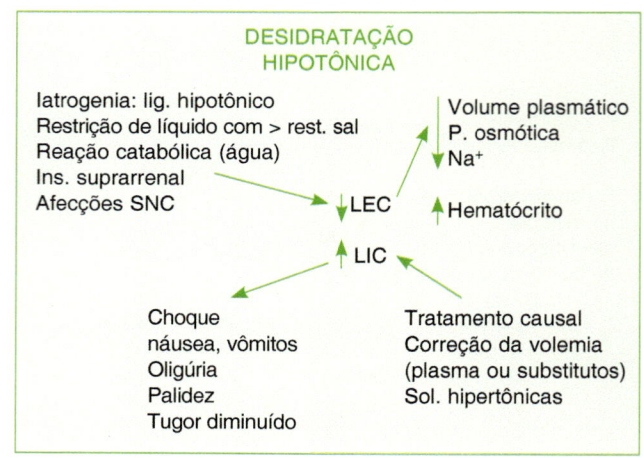

FIGURA 6.15 – *Desidratação hipotônica. Fonte: autores.*

– Perda plasmática interna (sequestro de líquidos): *íleo adinâmico, peritonite.*
– Perda plasmática externa: *paracentese.*
• Sintomatologia:
– Pela diminuição do extracelular e volume circulante: oligúria, choque.
• Laboratório:
– Volume plasmático reduzido.
– Hematócrito elevado.
– Osmolaridade urinária elevada.
– Pressão oncótica plasmática normal.
– Sódio sérico normal.
• Terapia:
– Infusão de soluções isotônicas;
– Infusão de plasma ou substitutos em solução salina.

Desidratação hipotônica

Patogênese: restrição hídrica associada a restrição salina maior, com redução e hipotonicidade do volume extracelular.

• Causas:
– Fases avançadas da desidratação isotônica.
– Retenção renal de água maior que de eletrólitos.
– Produção endógena de água por reação catabólica.
– Terapia com soluções sem eletrólitos.
– Infusão salina insuficiente na compensação de perda de secreções isotônicas (*vômitos, diarreia, fístulas*).
– Insuficiência adrenal.
– Perda salina em nefropatas.
– Distúrbios de regulação cerebral.
• Sintomatologia:
– Por diminuição do volume extracelular: choque.
– Por aumento do intracelular: *salivação, diarreia, cãibras musculares, náuseas, vômitos.*
– Oligúria.
– Palidez.
– Diminuição do turgor cutâneo.
• Laboratório:
– Volume plasmático diminuído.
– Hematócrito elevado.
– Pressão osmótica plasmática diminuída.
– Hiponatremia.
• Terapia:
– Causal.
– Correção do déficit hídrico e salino.
– Aumento de volume plasmático (plasma ou substituto).
– Soluções eletrolíticas hipertônicas.

Desidratação hipertônica

Patogênese: contração do extra e intracelular sem redução concomitante de sódio.

• Causas:
– Perda de líquido hipotônico por:
  • *Sudorese, febre.*
  • *Isostenúria em nefropatas.*
  • Diabetes *insipidus.*
  • *Diurese osmótica por hiperglicemia.*
– Infusão insuficiente de líquido em nutrição parenteral.
• Sintomatologia:
– Por diminuição do intracelular: sede, mucosas secas, febre, oligúria, agitação, confusão mental, coma.

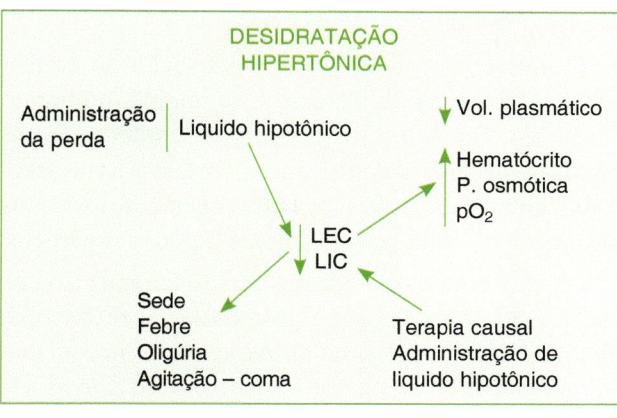

FIGURA 6.16 – *Desidratação hipertônica*. Fonte: *autores*.

- Laboratório:
  - Volume plasmático diminuído.
  - Hematócrito elevado.
  - Pressão osmótica plasmática elevada.
  - Hipernatremia.
- Terapia:
  - Causal.
  - Infusão de soluções hipotônicas.

Equilíbrio acidobase e seus distúrbios no pós-operatório

Regulação do equilíbrio acidobase

A regulação dos líquidos do organismo compreende a manutenção de concentrações adequadas de água e eletrólitos e a preservação da concentração de íons hidrogênio dentro de uma faixa estreita, adequada ao melhor funcionamento celular[3]. Essa regulação depende da participação de um conjunto de pares de substâncias chamadas *sistemas-tampão*, que existem nos líquidos intracelular e extracelular, principalmente no sangue. Basicamente, a manutenção do equilíbrio acidobase envolve os pulmões, os eritrócitos e os rins.

Há um fluxo diário muito intenso de oxigênio, dióxido de carbono e íon hidrogênio por todo o nosso corpo. O metabolismo gera CO_2, que se dissolve em H_2O para formar o ácido carbônico H_2CO_3, que por sua vez se dissocia, formando o íon hidrogênio H^+. Apesar das grandes variações na produção de CO_2, durante uma atividade física por exemplo, o pH sanguíneo se mantém dentro de uma faixa estreita.

A relação entre o pH, o bicarbonato plasmático e a pressão parcial de CO_2 no sangue é expressa pela equação de Henderson-Hasselbalch descrita a seguir.

$$pH = pK + \log [HCO^-]/0{,}03 \times pCO$$

Os pulmões controlam as trocas de dióxido de carbono e oxigênio entre o sangue e a atmosfera externa. Os eritrócitos transportam os gases entre os pulmões e tecidos de nosso corpo. Os rins controlam a concentração de bicarbonato, o qual possui ação de tamponamento, excretando os íons hidrogênio, e regulando a produção de eritrócitos através da secreção da eritropoetina, um hormônio que estimula a síntese de eritrócitos.

Os tampões

Um sistema-tampão é um conjunto químico capaz de atenuar a variação do valor do pH no meio em que se encontra, resistindo, dentro de certos limites, à adição ou subtração de reagentes ácidos ou alcalinos. Cada tampão é constituído por um ácido fraco e o seu sal, formado com uma base forte. O ácido fraco e o sal do sistema tampão, em condições normais, existem em uma relação constante, que o organismo tende a preservar. O organismo dispõe de excelentes mecanismos de tamponamento, sendo a maioria representada por tampões intracelulares. Os tampões sanguíneos, que representam a primeira trincheira de busca na manutenção da homeostase hidrogeniônica, são representados fundamentalmente pelo sistema hemoglobina e pelo sistema bicarbonato. O tamponamento ocorre simultaneamente com a produção de bicarbonato e a redução da hemoglobina.

O Tampão Bicarbonato

Este sistema-tampão é constituído pelo íon bicarbonato (que funciona como aceptor de prótons) e pelo ácido carbônico (que funciona como doador de prótons). O ácido carbônico é um ácido bastante fraco e a sua dissociação em íons hidrogênio e íons bicarbonato é mínima, em comparação com outros ácidos. Em cada 1.000 moléculas de ácido carbônico, cerca de 999 estão em equilíbrio sob a forma de dióxido de carbono (CO_2) e água (H_2O), do que resulta uma alta concentração de dióxido de carbono dissolvido e uma baixa concentração de ácido. O sistema-tampão do bicarbonato/ácido carbônico é muito poderoso porque os seus componentes podem ser facilmente regulados. A concentração do dióxido de carbono é regulada pela eliminação respiratória e a concentração do bicarbonato é regulada pela eliminação renal. O H^+ é eliminado em grande quantidade pela reação que forma gás carbônico e água a partir do ácido carbônico. Este processo é possível porque os pulmões constituem um sistema aberto, que elimina o CO_2 para o meio externo[3,8,11,20,21].

$$CO_2 + H_2O \rightleftharpoons H_2CO_3 \rightleftharpoons H^+ + HCO_3^-$$

A equação se desloca para a esquerda na passagem do sangue pelos pulmões e eliminação do gás carbônico para a atmosfera.

Outros tampões

Outros sistemas são importantes na manutenção do equilíbrio acidobase. No líquido intracelular, cuja concentração de sódio é baixa, o tampão do ácido carbônico consiste principalmente de bicarbonato de potássio e de magnésio. O sistema-tampão fosfato, formado pelo fosfato de sódio e ácido fosfórico, é eficaz no plasma, no líquido intracelular e nos túbulos renais, onde se concentra em grande quantidade. No interior das células os principais tampões são representados pelas proteínas que, por serem moléculas anfóteras, podem agir como doadoras e aceptoras do íon hidrogênio.

O tampão hemoglobina é exclusivo das hemácias; colabora com a função de transporte do CO_2 e com o tampão bicarbonato. Os sistemas-tampão não são independentes entre si, mas cooperativos. Qualquer condição que modifique um dos sistemas também influirá no equilíbrio dos demais; na realidade, os sistemas tampão auxiliam-se uns aos outros.

Regulação respiratória do pH

A função respiratória se processa mediante três mecanismos interligados: a ventilação pulmonar, através da qual o ar atmosférico alcança os alvéolos; a perfusão pulmonar, através da qual o sangue venoso alcança os capilares alveolares para as trocas gasosas, e a difusão pulmonar, através da qual o dióxido de carbono do sangue é eliminado para os alvéolos e o oxigênio do ar inspirado é captado pelo sangue venoso.

O dióxido de carbono (CO_2) é o produto final do metabolismo aeróbico. O CO_2 alcança o líquido extracelular e o sangue para eliminação nos alvéolos. A quantidade de CO_2 é expressa pela sua pressão parcial, representada pela sigla pCO_2. Como a pCO_2 do sangue venoso é maior que a alveolar, o CO_2 se difunde do sangue para os alvéolos. Quando o CO_2 deixa o sangue, a pCO_2 cai, o que leva à diminuição na concentração de ácido carbônico, como consequência, o pH tende a se elevar. Se, ao contrário, a eliminação do CO_2 for reduzida, haverá acúmulo de ácido carbônico no sangue, com consequente redução do pH[8].

A concentração do íon hidrogênio no sangue, ou em outras palavras, o pH do sangue, modifica a ventilação pulmonar através de estímulos do centro respiratório.

Quando o pH do sangue está baixo (acidose), o centro respiratório aumenta a frequência respiratória e, desse modo, acentua a eliminação do CO_2. Quando o pH do sangue está elevado (alcalose), o centro respiratório diminui a frequência respiratória e, desse modo, acumula CO_2 no sangue, reduzindo a sua eliminação.

Regulação renal do pH

O mecanismo renal de compensação do equilíbrio acidobase é o mais lento e demorado, embora o definitivo. Quando o pH do sangue se altera, os rins eliminam urina ácida ou alcalina, conforme as necessidades, contribuindo para regular a concentração de íons hidrogênio do sangue e os demais líquidos orgânicos.

Os três principais mecanismos funcionais do sistema renal são a filtração glomerular, a reabsorção tubular e a secreção tubular. Através do mecanismo de secreção tubular, os rins transformam o dióxido de carbono em ácido carbônico ionizado. O íon hidrogênio é eliminado para a urina em troca por sódio ou potássio, que se combinando ao íon bicarbonato, retorna ao líquido extracelular para alcançar a corrente sanguínea. Quando há bicarbonato em excesso no sangue, os rins eliminam o íon bicarbonato em conjunto com o íon hidrogênio, o que torna a urina alcalina e contribui para a regulação das bases existentes[20].

Distúrbios do equilíbrio acidobase

Os distúrbios do equilíbrio acidobase podem ou não ter manifestações clínicas, na dependência de sua intensidade. De forma geral, quando tais distúrbios se manifestam clinicamente, o quadro é muito grave, com risco de morte. Nesse sentido é fundamental que o diagnóstico seja feito ainda na fase pré-clínica, pelos dados laboratoriais e de história clínica. Assim, em um diabético submetido a operação de porte relevante, é fundamental a busca de dados laboratoriais, com ênfase para a gasometria. Assim, o tratamento pode ser feito precocemente.

Os distúrbios acidobásicos podem ser *absolutos*, quando o pH do sangue arterial está fora da faixa de normalidade (7,35 a 7,45), ou *relativos*, quando há distúrbio mas os mecanismos de compensação impedem que o pH saia da faixa normal.

Os distúrbios acidobásicos podem ser *respiratórios*, quando são decorrentes primariamente de problemas respiratórios, como pneumonias, e *metabólicos*, quando as alterações primárias não são respiratórias. Laboratorialmente os distúrbios respiratórios são definidos por alterações primárias na pCO_2, enquanto os metabólicos se definem pelas alterações na concentração do íon bicarbonato (variação normal: 24 a 28 mmol/L) ou, o que é melhor, nas alterações primárias da diferença de bases (DB ou BE). Desta forma, se temos uma pCO_2 alta, uma diferença de bases normal e um pH normal, estamos diante de uma acidose respiratória compensada. Se o pH estiver abaixo de 7,15 o distúrbio é descompensado. Diferença de bases de

−5 mEq/L, pCO_2 normal e pH normal no sangue arterial definem uma acidose metabólica compensada, já que há excesso de ácidos que foram tamponados por bases dos tampões, levando a um "excesso de bases" (BE) negativo, ou seja, uma falta de bases. A diferença de bases representada pela diferença entre a base plasmática total (bicarbonato + hemoglobina) normal e a encontrada no paciente define a DB ou BE. O valor normal vai de +2 a −2. Nesta linha, temos os seguintes quadros listados na Tabela 6.3.

Acidose metabólica

É definida pela diminuição da concentração sérica de bicarbonato abaixo de 24 mmol/L (mEq/L). Se o pH cair abaixo de 7,15 trata-se de uma acidose metabólica descompensada.

- Causas:
  - *Perda de bicarbonato:* pode ser devida a *diarreias* profusas ou na *acidose tubular renal*.
  - *Acúmulo de íons hidrogênio* (exógeno ou endógeno): pode ter origem exógena, como a ingestão ou infusão de substâncias ácidas, ou endógena, como na cetoacidose diabética e na acidose lática.
  - *Deficiência na excreção da carga diária de ácido,* como na insuficiência renal.
  - Diluição do bicarbonato extracelular.

Tratamento

O tratamento das acidoses metabólicas é variado; consiste fundamentalmente na eliminação das causas de hipoxia que, em geral, inclui a reposição hídrica e volêmica, normalização do débito cardíaco e correção da hipotensão arterial.

A administração de bicarbonato de sódio pode corrigir a acidose do sangue e minimizar os seus efeitos no nível do interstício e do espaço intracelular. A reversão do processo, contudo, depende da correção das causas da acidose. A resposta do sistema circulatório aos agentes vasoativos e inotrópicos depende da manutenção do pH na faixa normal. Quando há excesso de íons hidrogênio livres, a função das membranas celulares se deteriora, a contratilidade miocárdica fica deprimida e o coração deixa de responder adequadamente ao estímulo de medicamentos inotrópicos, como a dopamina e dobutamina.

A dose de bicarbonato de sódio para a correção da acidose metabólica pode ser estimada a partir do déficit de bases (BD). Considera-se que a acidose consome as bases dos líquidos intravascular (plasma) e intersticial, cuja soma corresponde a aproximadamente 30% do peso corporal.

O déficit de bases (BD) representa a quantidade de bases necessárias para elevar o pH até o valor médio de 7,40 para cada litro de líquido do espaço extravascular (30% do peso corporal).

A seguinte fórmula:

$$mEq = peso\ (kg) \times 0{,}3 \times BD$$

permite o cálculo da quantidade de miliequivalentes de bases a ser reposta, para elevar o pH a 7,40. Os cálculos acima são apenas aproximações; o uso da fórmula admite que haja equilíbrio entre o líquido intracelular e o extracelular, o que nem sempre é verdadeiro em todos os instantes. Por estas razões, na prática recomenda-se administrar a metade da dose calculada e repetir o exame após 15 minutos, para nova reavaliação. Esta prática evita a sobrecarga de sódio e a possibilidade de originar alcalose metabólica por administração de bicarbonato de sódio em excesso.

Se usarmos, para a correção da acidose metabólica, o bicarbonato de sódio a 8,4% (mais comum no mercado), em que cada 1 mL da solução contém 1 mEq, a fórmula completa a ser usada passa a ser:

$$V\ (mL) = peso\ (kg) \times 0{,}3 \times BD$$

V = volume de bicarbonato de sódio a 8,4% a ser administrado; peso = peso do indivíduo, expresso em kg.

0,3 = constante para o líquido extracelular (30% do peso corporal); e BD = déficit de bases obtido na gasometria arterial.

O produto do cálculo inicial é dividido por 2 para administrar apenas a metade da dose.

Nos casos de parada cardiorrespiratória, podemos administrar 1 a 2 mEq de bicarbonato de sódio a 8,4% por quilo de peso do paciente, a cada 15 ou 30 minutos ou mais frequentemente, se necessário, até que se consiga realizar a gasometria arterial ou haja a

Tabela 6.3
Definição da DB ou BE

Distúrbio	pH	pCO_2	DB (BE)
Acidose metabólica compensada	N	N	Negativo
Acidose metabólica descompensada	Baixo	N	Negativo
Acidose respiratória compensada	N	Alto	Normal
Acidose respiratória descompensada	Baixo	Alto	Normal
Acidose mista (respiratória + metabólica)	Baixo	Alto	Negativo
Alcalose metabólica compensada	N	N	Positivo
Alcalose metabólica descompensada	Alto	N	Positivo
Alcalose respiratória compensada	N	Baixo	N
Alcalose respiratória descompensada	Alto	Baixo	N

recuperação dos batimentos cardíacos. A acidose inibe a resposta do miocárdio ao estímulo da adrenalina e outras drogas inotrópicas e antiarrítmicas. No entanto, a tendência atual é limitar muito ou mesmo abolir o uso de bicarbonato de sódio nesta situação. Há diversos estudos mostrando aspectos negativos do uso de bicarbonato na recuperação da contração miocárdica. O bicarbonato administrado neutraliza o ácido lático produzido pelo metabolismo anaeróbico e o ácido carbônico resultante se dissocia em CO_2 e água. O CO_2 acumula-se no sangue e, sendo extremamente difusível, penetra nas células, causando acidose intracelular, o que dificulta muito a recuperação do miocárdio. Nos casos de insuficiência renal podem ser indicados os métodos de depuração extrarrenal: diálise peritoneal ou hemodiálise.

Acidose respiratória

A redução da eliminação do dióxido de carbono pelos pulmões faz elevar o seu nível no sangue; em consequência, eleva-se o nível do ácido carbônico. Há maior quantidade de íons hidrogênio livres no organismo e o pH cai. O distúrbio resultante é a acidose respiratória.

Causas

- Alterações neurológicas que dificultem a respiração.
- Traumatismos cranioencefálicos.
- Intoxicações exógenas.
- Comas, de qualquer natureza.
- Drogas depressoras.
- Lesão medular.
- Lesão do nervo frênico.
- Bloqueadores neuromusculares.
- Alterações toracopulmonares.
- Obstruções das vias aéreas altas.
- Atelectasias.
- Pneumonias extensas.
- Derrames pleurais.
- Pneumotórax extenso ou hipertensivo.
- Afogamento.
- Traumatismo torácico.

Tratamento

O tratamento da acidose respiratória depende da causa e da gravidade do distúrbio. Em linhas gerais, contudo, o tratamento consiste em medidas para estimular a ventilação pulmonar e que vão desde o incentivo à tosse e eliminação de secreções broncopulmonares até entubação traqueal e ventilação mecânica. Limpezas broncopulmonares e fisioterapia respiratória são importantes medidas auxiliares que, em certas circunstâncias podem contribuir para reduzir a necessidade de ventilação mecânica.

A ventilação mecânica, quando utilizada, deve ser cuidadosamente conduzida e monitorada. A ventilação mecânica inadequada também pode ser causa de hipoventilação e retenção de dióxido de carbono, com produção ou agravamento de acidose respiratória[4].

Alcalose metabólica

É definida pela elevação primária do bicarbonato no plasma (maior que 28 mEq/L). Tem como causas:

- Perda de ácido do fluido extracelular pela urina ou fezes, ou perda de conteúdo ácido do suco gástrico devido a vômitos, ou transferência de íons H^+ para as células.
- Administração excessiva de bicarbonato.
- Contração rápida do espaço extracelular por tratamento excessivo com diurético.

Tratamento

De modo geral, a alcalose metabólica é leve ou moderada e não requer tratamento especial, a não ser a remoção da sua causa, quando possível. A reposição líquida nos casos de estenose pilórica com frequência contribui para normalizar o total das bases. O uso mais moderado dos diuréticos e a administração de cloreto de potássio tendem a normalizar os demais quadros.

Em casos excepcionais, a alcalose metabólica é tão intensa que pode justificar a necessidade de se administrar soluções de ácidos por via venosa. Nesses raros casos usam-se soluções de ácido clorídrico ou de aminoácidos acidogênicos.

Alcalose respiratória

É condição caracterizada pelo declínio primário da pressão parcial de dióxido de carbono (valor normal: 20 a 25 mmHg) e diminuição da concentração de bicarbonato no sangue. Ocorre como consequência da hiperventilação e dificilmente coloca a vida em risco.

Tratamento

Em geral, os quadros de alcalose respiratória são leves e de baixa gravidade. O tratamento em todos os casos consiste em remover a causa da hiperventilação. Nos casos mais graves pode ocorrer hipopotassemia, capaz de gerar arritmias cardíacas pela entrada rápida de potássio nas células em troca pelos íons hidrogênio.

Os casos mais frequentes de alcalose respiratória grave são secundários à ventilação mecânica prolongada; o tratamento consiste em ajustar os controles do respirador, adequando a ventilação às necessidades do paciente.

Referências bibliográficas

1. American College of Chest Physicians. Society of Critical Care of Medicine. Consensus Conference: Definitions for sepsis and organ failure and guidelines for the use of innovative therapies in sepsis. Chest 1992; 101:1644-1655.
2. Aun F, Meguid MM, Egdhal RH, Stolf NAG. A resposta neuroendócrina ao trauma. Rev Ass Méd Brasil 1977; 23:132-8.
3. Baynes J, Dominiczak MH. Bioquímica Médica. 1 ed. brasileira. São Paulo: Editora Manole, 2000.
4. Basile-Filho A, Suen VMM, Martins MA, Coletto FA, Marson F. Trauma and sepsis metabolic response monitoring. In: Medicina, Ribeirão Preto-SP 2001, 5-17.
5. Bevilacqua RG. Alterações endócrinas e metabólicas no trauma. In: Goldenberg S, Bevilacqua RG. Bases da cirurgia. São Paulo: Editora da Universidade de São Paulo, 1981, 23-33.
6. Cuthbertson DP. Post-shock metabolic response. Lancet 1942; I: 433-437.
7. Dannas P, Reuter A, Gysen P, Demonty J, Lamy M, Franchimont P. Tumor necrosis factor and interleukin-1 serum levels during in sepsis in humans. Crit Care Med 1989; 17: 975-978.
8. Davenport HW. ABC of Acid Base Chemistry, 6 ed. The University of Chicago Press, Chicago, 1974.
9. Dinarello CA. Pro-inflammatory and anti-inflammatory cytokines as mediators in the pathogenesis of septic shock. Chest 1997; 112: 321S-329S.
10. Douglas RG, Shaw JHF. Metabolic response to sepsis and trauma. Br J Surg 1989; 76:115-22.
11. Fagundes F. Equilíbrio Acidobase. In: Souza MHL, Elias DO. Introdução à Circulação Extracorpórea. Soc. Bras. Circulação Extracorpórea. Rio de Janeiro, 1985.
12. Frayn KN. Hormonal control of metabolism in trauma and sepsis. Clin Endocrinol 1986; 24: 577-99.
13. Gamble JL. Chemical anatomy, physiology and pathology of the extracelular fluid. Harv. Univ. Press Cambridge, 1952, apud Wiemers e kern, 1960.
14. Gruber UF, Rittmann WW, Wasser. und Elektrolythaushalt und Infusionstherapie. In: Allgower M Allgemeine und Spezielle Chirurgie. 5 ed., Berlin: Springer-Verlag, 1982, 23-40.
15. Hillag & Hill GL. Metabolic response to severe injury. Br J Surg 85: 884-890, 1998.
16. Jorge Filho I, Andrade JI, Ziliotto Júnior A. Cirurgia Geral Pré e Pós-operatório. São Paulo: Atheneu, 1995.
17. Moore FD. Vinte e quatro síndromes: padrões no estabelecimento do diagnóstico e tratamento de distúrbios eletrolíticos. In: Fisher JE. Nutrição em cirurgia. Rio de Janeiro: Ed Médica e Científica, 1985, 289-338.
18. Queiroz VF. Repercussões endócrino-metabólicas do ato operatório. In: Jorge Filho I; Andrade JI; Ziliotto Jr A. Cirurgia Geral Pré e Pós-operatório. São Paulo: Editora Atheneu, 1995, 70-75.
19. Rose BD. Physiology of Acid-Base and Electrolyte Disorders. New York: McGraw Hill, 1995.
20. Thomas MD. Manual de Bioquímica com Correlações Clínicas. Tradução da 4a edição Americana. São Paulo: Editora Edgard Blucher Ltda, 2002.
21. Terzi RGG. Equilíbrio Acidobase. In: Jorge Filho I, Andrade JI, Ziliotto Jr A: Cirurgia Geral Pré e Pós-operatório. 1 ed., São Paulo: Atheneu, 1995, 129-42.
22. Ziliotto JR. A, Kunzle JE, Menndes JAAM. Distúrbios Hidroeletrolíticos. In: Jorge Filho I, Andrade JI, Ziliotto Jr A. Cirurgia Geral Pré e Pós-operatório. 1 ed., São Paulo: Atheneu, 1995, 114-23.

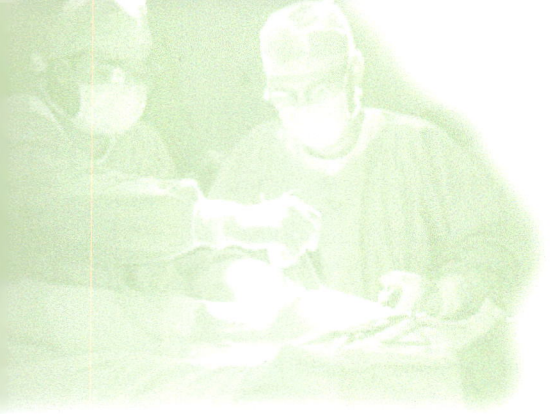

7 Choque

Alexandre de Azevedo Dutra

Introdução

O choque é um estado patológico definido por perfusão de oxigênio inadequada dos tecidos. A princípio, mecanismos compensatórios vão tentar seletivamente compensar a perfusão inadequada com alterações hemodinâmicas para manter a pressão arterial num mínimo aceitável. Por outro lado, outros mecanismos vão fazer uma alteração seletiva para manter o oxigênio em tecidos nobres como cérebro e coração.

Se a causa do choque não for interrompida, o organismo esgota todas as possibilidades de manter a pressão arterial em níveis que permitam uma razoável perfusão arterial e leva a lesão de órgãos vitais e morte. Por isso, é importante o reconhecimento do estado de choque o mais precocemente possível, de forma que seja ainda possível a reversão deste grave estado patológico.

Histórico

O termo inglês *shock* é utilizado há mais de 200 anos, denominando um estado patológico grave e maldefinido.

Já no início dos estudos de choque entendia-se que o estado patológico era resultante de um grande número de lesões que acabavam por comprometer a homeostase e levar ao óbito.

As guerras são um grande terror para a humanidade, mas é nesses períodos que o conhecimento sobre trauma e vários outros assuntos sofre uma alavancagem. Durante a Primeira Guerra Mundial, que se estendeu de 1914 a 1919, os médicos da época puderam observar, em grande número de feridos, o estado de choque advindo do trauma, e através de estudos em laboratório começaram a entender que a hipovolemia levava a má perfusão e, consequentemente, à anoxia celular.

Durante a Segunda Guerra Mundial, de 1939 a 1945, foram realizados estudos nas frentes de batalha e os médicos e pesquisadores da época comprovaram que a hemorragia e a perda de fluidos eram a principal causa de choque. No pós-guerra esses conceitos sedimentaram-se e foi enfocado o tratamento, que se desenvolveu bastante, estabelecendo as bases do que conhecemos hoje.

Cedo se compreendeu que as alterações ocorridas no choque não são constantes e mudam a cada momento. Tais mudanças podem ser favoráveis ou desfavoráveis. Estabeleceu-se a necessidade de observação constante desses pacientes e que eles ficassem num local passível de monitoração completa. Daí surgiram os primórdios da unidade de terapia intensiva que conhecemos nos dias atuais.

Tipos de choque

Dependendo das alterações apresentadas, o choque pode se classificar em quatro tipos principais: o hipovolêmico, o cardiogênico, o obstrutivo e o distributivo. O reconhecimento precoce do estado de choque é importante para determinar um bom resultado no tratamento.

No estudo da fisiopatologia do estado de choque, entendemos que o estado hemodinâmico é dado pelo equilíbrio entre a função da bomba cardíaca, o volume intravascular e o tônus vascular. A classificação do choque é baseada na alteração de um desses três fatores.

O *choque hipovolêmico* é aquele causado pela drástica perda de volume intravascular, que pode ser por hemorragia, vômitos, diarreia, desidratação, perdas para o terceiro espaço etc.

O *choque cardiogênico* é proveniente da falha na bomba cardíaca, como por exemplo, no infarto agudo do miocárdio.

No *choque distributivo* a bomba cardíaca está funcionando normalmente, o débito cardíaco está normal e às vezes até aumentado, sendo a principal alteração a diminuição da resistência vascular periférica, que ocorre nos capilares e nas vênulas. Como exemplo, temos o choque séptico.

Já o *choque obstrutivo* é aquele causado pela obstrução mecânica do coração, como a ocorrida no tamponamento cardíaco, pneumotórax hipertensivo, na embolia pulmonar maciça etc.

Fisiopatologia do choque

A circulação fornece aos tecidos uma quantidade adequada de nutrientes e oxigênio, sem os quais a célula não sobrevive. Ela necessita de aporte adequado de oxigênio, com o qual gera grande quantidade de energia, pela via aeróbica. Quando o aporte de oxigênio é inadequado, a célula usa uma via acessória de geração de energia, a via anaeróbica, com o inconveniente de produzir também ácido lático que, quando gerado em excesso, leva a um estado de acidose metabólica.

Como já foi dito, para uma homeostase adequada o sistema circulatório mantém em harmonia e funcionando adequadamente a bomba cardíaca, o sistema vascular e a microcirculação com suas arteríolas e vênulas.

A pressão arterial é mantida por meio da ação conjunta do débito cardíaco e da resistência vascular periférica. Ambos mantêm a pressão dentro do sistema de grandes vasos. Tal pressão é mantida através de barorreceptores que se encontram no corpo carotídeo e na crossa da aorta, e que mandam informações para o centro bulbar. Caso haja queda na pressão arterial, os barorreceptores informam ao cérebro, que responde com o aumento de produção de catecolaminas e da frequência cardíaca, com consequente elevação do débito cardíaco e da resistência vascular periférica. Tudo na tentativa de manter uma adequada pressão arterial. Caso a pressão arterial continue caindo, tais mecanismos se tornam insuficientes e há um estímulo adrenérgico que provoca uma vasoconstrição periférica e esplâncnica, com transferência do sangue da microcirculação e de órgãos esplâncnicos para os grandes vasos. Tal medida, embora possa trazer consequências irreversíveis para alguns órgãos esplâncnicos como o rim, fígado etc., tenta preservar órgãos nobres como o cérebro e o coração.

A microcirculação é formada pelas arteríolas e vênulas capilares terminais, e conta com um refinado sistema de esfíncteres que se relaxam e contraem na medida da necessidade orgânica. É conhecido o fenômeno de alternância capilar, em que os esfíncteres se fecham próximo a uma célula na qual vasos ricos em sangue arterial fornecem oxigênio e nutrientes a ela. Em seguida, o CO_2 e os catabólitos celulares inundam o sangue ali acumulado, o que faz com que os esfíncteres após a célula se abram, levando este sangue em direção às vênulas e veias maiores.

Os quatro tipos principais de choque têm cada um uma etiopatogenia diferente. No entanto, todos têm fisiopatologia muito semelhante. Tudo começa, seja qual for a etiologia, com a diminuição do volume circulante, com consequente queda do retorno venoso e redução do débito cardíaco e da pressão arterial. A queda da pressão arterial provoca uma grande liberação de catecolaminas, cuja ação no miocárdio é o aumento da contratilidade e da frequência cardíaca. No sistema vascular periférico, estas catecolaminas promovem a contração dos esfíncteres pré-capilares e das vênulas.

Ocorrem outros eventos importantes na tentativa do organismo corrigir o baixo débito. A baixa pressão hidrostática no território da microcirculação estimula a migração de líquido intersticial para o intravascular. Além disso, há maior reabsorção de sódio e água nos túbulos renais, aumentando o retorno venoso. Se até este momento a causa do choque for estancada, os eventos citados anteriormente podem ser eficazes e tendem à resolução do problema. Assim, se no choque hipovolêmico conseguirmos suprimir o sangramento, as reações do organismo são suficientes para manter a vida sem necessidade de nenhum tratamento, como ocorre, por exemplo, em indivíduos jovens e hígidos que perdem até 20 a 25% de volume circulante, e não precisarão de transfusão sanguínea, uma vez que o organismo com o tempo repõe este pequeno déficit de hemácias.

Se, ao contrário, o sangramento persistir e não forem tomadas medidas de suporte e tratamento, chega-se a um ponto em que não há mais volta e o choque se torna irreversível. Seja qual for a etiologia do choque, se a sua causa não for eliminada, continuam todas as reações orgânicas que o causaram. As catecolaminas continuam sendo liberadas e permanece a vasoconstrição periférica mantendo ou agravando o estado de má perfusão tecidual. Com isso, o organismo usa a via anaeróbia para produzir energia, com a consequente liberação de ácido lático. A acidose metabólica que resulta do estado de choque promove alterações hemodinâmicas como vasoplegia dos capilares e entrada de grande quantidade de líquido na microcirculação e migração deste líquido para o espaço intersticial. Dessa forma, o débito cardíaco fica ainda mais prejudicado e agrava o estado de choque.

▪ Choque hipovolêmico

Sem dúvida é o mais frequente tipo de choque visto pelo cirurgião, em especial aquele que trabalha em sala de emergência e que atende pacientes traumatizados. Mesmo aqueles cirurgiões que não trabalham em emergência deparam-se várias vezes com o choque hipovolêmico por complicações cirúrgicas ou patologias que provocam sangramento. Portanto, este é o choque que o cirurgião tem que conhecer muito bem e reconhecer, ou pelo menos suspeitar, assim que olhar o paciente pela primeira vez.

O choque hipovolêmico é uma situação tão aguda e com tanto risco que o paciente deve ser avaliado ao mesmo tempo em que se inicia o tratamento. Não há tempo a perder, qualquer demora no início do tratamento pode fazer com que o choque se torne irreversível.

O choque hipovolêmico é definido por um déficit de volume. Várias são as causas deste tipo de choque, embora a mais comum seja a perda de sangue. Entre elas, é a causa que temos que ter maior cuidado e prontamente iniciar o tratamento, sobretudo quando provocada pelo trauma. Outras causas conhecidas de choque hipovolêmico são o sequestro de líquido para o terceiro espaço, como ocorre na pancreatite aguda, nos vômitos e diarreia, principalmente em idosos e crianças, e nas queimaduras.

O diagnóstico de choque hipovolêmico é eminentemente clínico. Não há exame complementar que diagnostique este tipo de choque com certeza. Deve-se estabelecer também a causa do choque, e no caso de choque por perda de sangue, é imprescindível identificar o local da lesão que provoca a perda do sangue. Como foi dito anteriormente, é de suma importância que enquanto se estabelece a causa do choque, já se inicie o tratamento, devido à gravidade da situação.

Manifestações clínicas

A pressão arterial (PA) é mantida graças a duas variáveis: ao débito cardíaco (DC) e à resistência vascular periférica (RVP).

$$PA = DC \times RVP$$

O débito cardíaco (DC) é definido como o volume de sangue que o coração ejeta a cada momento, e é mantido pela frequência cardíaca (FC) e pelo volume sistólico (VS).

$$DC = FC \times VS$$

Se há uma brusca queda do volume circulante, o organismo, através da liberação de catecolaminas, aumenta a frequência cardíaca na tentativa de manter um débito cardíaco adequado. Portanto, um dos sinais mais precoces de choque é a taquicardia. Quando o aumento da frequência cardíaca não é suficiente para manter o débito cardíaco, a contínua liberação de catecolaminas vai forçar uma contração da microcirculação periférica e esplâncnica, na tentativa de manter uma pressão arterial adequada e resguardar os órgãos nobres como cérebro e coração. Nessa fase encontramos a palidez cutaneomucosa intensa, com pele fria e pegajosa.

Só depois que estes mecanismos falham, por tratamento inadequado ou por não ter sido interrompida a causa do choque, é que a pressão arterial começa a cair. Portanto, fazer o diagnóstico de choque por hipotensão não é o mais adequado nem o mais recomendável. É importante que reconheçamos o estado de choque já na fase de taquicardia, para que possamos iniciar o tratamento o mais precocemente possível.

As catecolaminas e outras substâncias com propriedades vasoativas são liberadas na corrente sanguínea com a função de aumentar a resistência vascular, com ação na microcirculação. Neste momento, encontramos a palidez periférica. A partir desse ponto, é imprescindível a reposição hídrica com soluções isotônicas como o Ringer lactato, ou mesmo soro fisiológico. Caso não seja feita, o estado de choque pode-se agravar e tornar-se irreversível.

É de suma importância neste momento o diagnóstico etiológico da causa do choque. No caso de traumatismo, o cirurgião deve estar presente à sala de emergência, não só para fazer o diagnóstico, como para iniciar imediatamente o tratamento cirúrgico. Nos casos de traumatismo, consideramos que todo paciente taquicárdico e com extremidades frias deve ser considerado e tratado como se estivesse em choque hipovolêmico, até que se possa estabelecer a real situação.

Como dissemos, nos casos de trauma, à medida que se examina o paciente, colhe-se a sua história em busca da etiologia do sangramento e assim que se reconhece o estado de choque, inicia-se o tratamento. No entanto, para se iniciar o tratamento é necessário estimar a perda de sangue do paciente. A estimativa é feita de modo simples, e o ATLS do *American College of Surgeons* ensina-nos que podemos considerar a perda de sangue em quatro classes. Os indivíduos enquadrados na Classe I são aqueles que apresentam um quadro clínico semelhante ao de um doador de uma unidade de sangue. Os que se enquadram na Classe II apresentam uma hemorragia em que a reposição com cristaloides é capaz de resolver a situação. Os de Classe III necessitam de reposição de cristaloide e sangue. Já os de Classe IV são aqueles que se encontram em estado pré-agônico e que caso não sejam submetidos a uma reposição volêmica agressiva e estancamento imediato da hemorragia, irão a óbito em poucos instantes.

É importante lembrar que antes mesmo de estimarmos a perda de líquido do paciente e categorizá-lo em uma das classes descritas anteriormente, devemos iniciar a reposição volêmica. As classes da hemorragia devem ser utilizadas para que possamos estimar a perda sanguínea provável e que a partir daí possamos fazer uma reposição adequada. Assim, temos que na hemorragia Classe I a perda é de cerca de 15% do volume circulante, não há queda da pressão arterial e a frequência cardíaca aumenta muito pouco (Tabela 7.1).

Na hemorragia de Classe II a perda é de 15 a 30% do volume circulante, ou seja, 750 a 1.500 mL de sangue, num adulto de 70 kg. Esta perda leva a uma frequência cardíaca maior que 100 bpm, uma pressão arterial ainda normal ou levemente diminuída, uma frequência respiratória de 20 a 30 irpm e uma diurese de 20 a 30 mL por hora. Os pacientes nesta categoria se encontram ansiosos (Tabela 7.2).

Na hemorragia Classe III a perda de volume circulante é da ordem de 30 a 40%, ou seja, 1.500 a 2.000 mL num homem de 70 kg. Aqui já encontramos uma pressão arterial bem diminuída, uma frequência cardíaca maior que 120 bpm, uma frequência respiratória na faixa de 30 a 40 irpm, a diurese cai bastante, para cerca de 5 a 15 mL/hora, e quanto ao nível de consciência o paciente começa a se tornar confuso (Tabela 7.3).

Os pacientes mais graves se encontram na Classe IV e são aqueles pré-agônicos, que nos chegam trazidos pelos serviços de atendimento pré-hospitalar, muitas vezes em parada cardiorrespiratória. Se não tivermos uma atitude imediata, eles irão a óbito em poucos instantes. Estes pacientes perderam mais de 40% do volume circulante, sua pressão arterial está drasticamente diminuída, muitas vezes até inaudível. A frequência cardíaca está mais alta que 140 bpm, a taquipneia é acentuada, o nível de consciência já está comprometido e o paciente encontra-se obnubilado, com o débito urinário próximo de zero (Tabela 7.4).

Tratamento

Caso o choque hipovolêmico tenha sido causado por trauma, não podemos esquecer a avaliação do ABCDE e o acesso venoso, que deve ser feito preferencialmente em duas veias periféricas, em membros opostos, de preferência membros superiores. As veias superficiais são preferidas pela facilidade e rapidez com que são pegas, enquanto a dissecção e punção de veias profundas, como subclávia e jugular, exigem preparo de bandejas e aparatos que nem sempre estão prontamente disponíveis na sala de emergência.

Os cateteres intravenosos curtos e calibrosos permitem reposição volêmica mais rápida do que os cateteres longos e finos utilizados pela punção venosa profunda. Através da dissecção venosa é possível colocar cateteres intravenosos tão grossos como uma sonda nasogástrica, mas o procedimento é um pouco mais demorado e é imprescindível a rapidez no paciente traumatizado.

Tabela 7.1 — Classe I

Tipo	Perda	Volume	FC	PA	Resp.	Diurese	Consc.
Classe I	15%	750 mL	N	N	N	N	Agitado

Tabela 7.2 — Classe II

Tipo	Perda	Volume	FC	PA	Resp.	Diurese	Consc.
Classe II	15 a 30%	750 a 1.500 mL	> 100 bpm	N ou ↓	20 a 30 irpm	20 a 30 mL/h	Ansiedade

Tabela 7.3 — Classe III

Tipo	Perda	Volume	FC	PA	Resp.	Diurese	Consc.
Classe III	30 a 40%	1.500 a 2.000 mL	> 120 bpm	↓↓↓	30 a 40 irpm	5 a 15 mL/h	Confuso

Tabela 7.4 — Classe IV

Tipo	Perda	Volume	FC	PA	Resp.	Diurese	Consc.
Classe IV	> 40%	> 2.000 mL	> 140 bpm	↓↓↓↓	> 35 irpm	Não	Obnubilado

A reposição hídrica inicial deve ser feita com solução cristaloide isotônica, de preferência com Ringer lactato. O uso de grandes quantidades de soro fisiológico está relacionado com a acidose hiperclorêmica. À medida que se inicia a reposição hídrica, solicita-se tipagem sanguínea para o caso de ser necessária a reposição sanguínea.

A quantidade de líquido a ser reposta é variável para cada paciente, e deve fugir de regras preestabelecidas. Com base nos sinais vitais, como já descrito anteriormente, estima-se a perda sanguínea e repõe-se com cristaloides, com a rapidez necessária à recuperação da pressão arterial e da boa perfusão tecidual. Os parâmetros para a adequada reposição volêmica são dados pela monitoração do paciente.

Todo paciente em choque hipovolêmico deve estar adequadamente monitorado, e isso inclui verificação seriada da frequência cardíaca, da pressão arterial, saturação de oxigênio, medida do débito urinário e da pressão venosa central (PVC). Com a posse desses dados, podemos monitorar a cada minuto se a reposição hídrica está sendo eficaz e em velocidade adequada. Embora a PVC não seja uma medição de extrema confiabilidade, ela pode orientar a reposição hídrica.

A princípio, pode-se administrar rápido 50% da perda estimada de volume, sob monitoração contínua do paciente, e após esta etapa rápida avaliamos o estado geral do paciente. Se a resposta foi eficiente, a velocidade para infusão do restante da necessidade deve diminuir, caso contrário, reavaliamos a necessidade. Em termos de quantidade, pode ser necessário repor duas a três vezes mais líquido do que a perda estimada.

A monitoração do paciente orientará a quantidade e a velocidade do líquido a ser infundido.

Devemos lembrar que pacientes atletas, aqueles em uso de drogas como o propranolol ou em uso de marca-passo podem não ter aumento da frequência cardíaca nos casos de trauma, e teremos dificuldade de avaliar a frequência cardíaca na hora da reposição. Para estes pacientes, especial atenção deve ser dada à medida da PVC, do débito urinário e da pressão arterial.

A reposição sanguínea está indicada naqueles pacientes em que houve grande perda sanguínea, como naqueles que se enquadram nas Classes III e IV de perda de sangue. O objetivo da reposição sanguínea é melhorar o transporte de oxigênio. A expansão de volume é feita pela reposição hídrica com cristaloides. Em caso de menor perda sanguínea, a reposição com cristaloides é suficiente, desde que seja estancada a hemorragia.

Choque cardiogênico

Ocorre quando o miocárdio é incapaz de bombear o sangue a fim de manter o débito cardíaco. São exemplos de causas de choque cardiogênico o infarto agudo do miocárdio, arritmias cardíacas, miocardiopatias, valvulopatias, traumatismo do coração ou qualquer condição que leve a uma falência do miocárdio. Seja qual for o motivo, quando mais de 40 a 45% da função cardíaca estão comprometidos, iniciam-se as manifestações clínicas que evoluem para o choque cardiogênico.

A princípio, há uma falência de bomba cardíaca em manter o débito cardíaco e o organismo responde, devido ao estímulo dos barorreceptores, com aumento da resistência vascular periférica. Caso o débito cardíaco continue comprometido, os mecanismos que levaram à vasoconstrição periférica não são mais suficientes para manter a pressão arterial e a perfusão tecidual. A esta altura a perfusão do músculo cardíaco já está comprometida e desenvolve-se uma lesão isquêmica do coração que piora o desempenho da bomba cardíaca. As manifestações clínicas são típicas da doença de base, como a dor precordial no infarto agudo do miocárdio, e gerais, como a hipotensão e extremidades frias e pegajosas devido à má perfusão tecidual.

A frequência cardíaca está bastante aumentada como um reflexo para melhorar o débito cardíaco. A ausculta pulmonar revela estertores de base e o fígado pode estar congesto, palpável e dolorido.

O tratamento do choque cardiogênico é principalmente aquele para a doença de base, como no caso do infarto agudo do miocárdio, e o tratamento geral que ajuda o coração a suportar o choque. Primeiramente, já que o choque cardiogênico, como todo choque, causa déficit de perfusão tecidual, deve ser providenciado um aumento do aporte de oxigênio.

Com relação às drogas, a morfina é indicada por aliviar a dor, sedar o paciente e diminuir a descarga adrenérgica causada pelo medo e pela dor. No caso do IAM, as nitroglicerinas são utilizadas para melhorar a isquemia cardíaca e ajudar a levar oxigênio às áreas isquêmicas. Os betabloqueadores são bradicardizantes, têm efeito contrário às catecolaminas e por isso fazem com que o coração necessite de menos oxigênio.

A hidratação deve ser cautelosa e guiada por avaliações seriadas de indicativos da pressão venosa, como a PVC e a cateterização da artéria pulmonar. Esta última é mais fidedigna que a PVC, pois mostra a pressão de enchimento de coração e pode medir o débito cardíaco com mais precisão. A PVC pode não ser totalmente confiável em caso de doença cardíaca preexistente, no entanto, é muito mais rápida e de fácil execução no setor de emergência. Deve-se sempre ter em mente que qualquer déficit de volume leva à perfusão inadequada, qualquer hiper-hidratação leva à falência da bomba cardíaca. São usadas também drogas inotrópicas do coração como a dobutamida, que é uma droga beta-adrenérgica, ou vasodilatadores que diminuem a pós-carga do ventrículo esquerdo, baixando dessa forma o consumo de oxigênio miocárdico. É recomendado também, no caso de IAM, o uso de trombolíticos.

Todas estas medidas visam a manter um mínimo esforço da bomba cardíaca com o máximo de desempenho possível, na tentativa de sustentar uma adequada perfusão tecidual.

■ Choque distributivo

Nesta categoria não há déficit de volume, pois o débito cardíaco pode estar aumentado, normal ou diminuído. A alteração é na distribuição do volume sanguíneo na microcirculação e na circulação periférica. É o que ocorre no choque séptico, no choque anafilático ou no choque neurogênico.

O choque séptico é causado por liberação de endotoxinas pelas bactérias que atuam nos pequenos capilares da microcirculação periférica, provocando um sequestro de líquidos para esta região. As infecções por bacilos Gram-negativos são as mais comuns. Frequentemente a má perfusão tecidual, associada ao dano inflamatório, leva a insuficiência de vários órgãos como pulmão, fígado e rim. Este tipo de choque é o mais visto pelos cirurgiões na classificação de choque distributivo. No choque anafilático, de modo semelhante, há liberação de histamina e outras substâncias que causam uma vasoplegia do sistema vascular periférico, na microcirculação. Já no choque neurogênico há uma perda súbita do tônus vascular da microcirculação, causando uma vasoplegia periférica. Em todos os casos, o que ocorre não é um déficit de volume, mas sim uma vasoplegia periférica devida à diminuição da resistência vascular periférica, que sequestra volume da grande circulação, causando hipotensão e consequente má perfusão tecidual.

No caso do choque séptico, o quadro manifesta-se em paciente já com uma infecção estabelecida, muitas vezes de local ignorado, e o paciente começa a se tornar taquicárdico, taquipneico, hipotenso, com extremidades quentes e úmidas, confuso ou obnubilado. Pode haver febre. Os exames laboratoriais mostram leucocitose com desvio para a esquerda e granulações tóxicas em neutrófilos. A gasometria pode mostrar acidose metabólica. Os exames de imagem são utilizados para se localizar o sítio da infecção.

O tratamento requer uma vigorosa reposição volêmica de vários litros de solução cristaloide, preferencialmente Ringer lactato. Ocorre que como o problema primário não é o déficit de volume, nem sempre o aumento da pressão arterial é conseguido só com a reposição volêmica. É necessário também o uso de aminas vasoativas, como a dopamina e a dobutamina. Deve ser lembrado que, no caso de choque séptico, nenhum tratamento será efetivo enquanto não se drenar o foco da infecção.

A antibioticoterapia deve ser iniciada o mais precocemente possível, com base em cultura e antibiograma, ou nos germes mais prováveis ao tipo e local da infecção apresentada. Encontra-se em estudo a imunoterapia com o uso de inibidores dos mediadores inflamatórios, como a prostaglandina.

■ Choque obstrutivo

Neste tipo de choque também há déficit do débito cardíaco, entretanto a causa não é cardíaca, como no choque cardiogênico, e sim extracardíaca. Há uma diminuição do débito cardíaco devida à compressão do coração, como ocorre no pneumotórax hipertensivo, no tamponamento cardíaco e no tromboembolismo pulmonar.

As manifestações clínicas são aquelas comuns aos outros tipos de choque e que denotam uma má perfusão tecidual. Assim, encontramos no paciente com choque obstrutivo hipotensão, taquicardia, oligúria, extremidades frias e isquêmicas. O que o diferencia do choque hipovolêmico é a hipofonese de bulhas e turgência jugular devida à dificuldade de retorno venoso, pela compressão cardíaca. Muitas vezes este choque está associado ao trauma de tórax, aberto ou fechado. Nestas condições temos que suspeitar de choque obstrutivo.

A dificuldade aparece quando há um trauma aberto do tórax, por arma branca ou arma de fogo, em que o paciente tanto pode ter um choque obstrutivo por tamponamento cardíaco, como pode ter um choque hipovolêmico por ferida cardíaca. No primeiro caso teremos hipofonese de bulhas e turgência jugular. Neste caso, o cirurgião tem que estar atento às mudanças do quadro clínico que podem ocorrer e alterar de imediato o tratamento necessário.

O tratamento se inicia com uma rápida infusão de cristaloide, enquanto se providencia o tratamento cirúrgico. Talvez este seja o tipo de choque que exija a mais rápida intervenção do cirurgião para manter a vida. No caso de um pneumotórax hipertensivo, pode ser necessária a drenagem imediata na própria sala de emergência. Utiliza-se o material que se tem à mão e não se deve esperar o dreno de tórax adequado para se iniciar o tratamento, pois pode ser tarde demais. Pode-se incisar a pele com o bisturi e passar qualquer dreno ou cateter estéril, como sonda nasogástrica, jelco etc. Depois do alívio de urgência, passa-se o dreno de tórax com a drenagem sob selo de água, como manda a técnica.

Como vimos, o choque se manifesta de várias formas e com diferentes etiologias, e deve ser conhecido profundamente pelo cirurgião, que precisa saber diferenciá-lo e tratá-lo de forma correta.

Bibliográficas

Auler Junior JOC, Fantoni DT. Reposição volêmica nos estados de choque hemorrágico e séptico. Rev Bras Anestesiol. 1999;49:(2)126138.

Bogossian L. Choque. Rio de Janeiro: Editora Atheneu; 1976.

Bongard FS, Sue DY. Choque e ressuscitação. In: Terapia Intensiva Diagnóstico e Tratamento. Porto Alegre: Artmed; 2006. p. 242-265.

Britt LD, Weireter LJ Jr., Riblet JL et al. Priorities in the management of profund shock. Surg Clin North Am. 1996;76:645.

Cunha-Melo JR, Andrade MVM, Dias FSG. Choque. In: Monteiro ELC, Santana EM. Técnica Cirúrgica. Rio de Janeiro: Guanabara Koogan; 2006. p. 219-243.

Curlay FJ, Smyrnos NA. Routine monitoring of critically ill patients. In: Rippe JM, Irwing RS, Fink MP et al. Intensive care medicine. 3rd ed. Boston: Little, Brown; 1996. p. 275.

Fraga AO, Auler Junior JOC. Choque hemorrágico: fisiopatologia e reposição volêmica. Rev Bras Anestesiol. 1999;49(3):213-224.

Rosen P. Choque hipovolêmico. In: Schwartz GR, Safar P et al. Emergências Médicas. Rio de Janeiro: Interamericana; 1982. p. 529-537.

Stella SR. Fisiopatologia do choque. In: Gallucci C. Choque. Rio de Janeiro: Editora de Publicações Médicas; 1976. p. 8-17.

Suporte Avançado de Vida no Trauma para Médicos (ATLS). Colégio Americano de Cirurgiões. Manual de Curso para Alunos. 7ª ed.

8 Reposição Volêmica

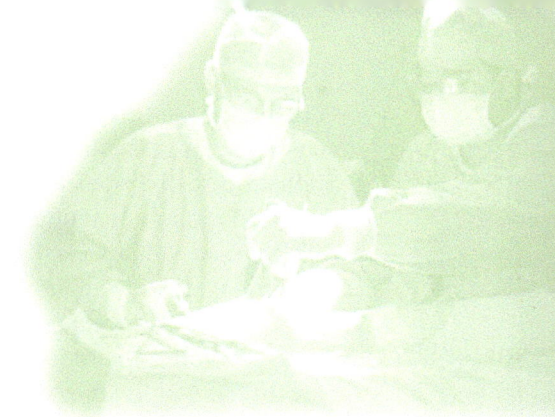

Luiz Francisco Poli de Figueiredo (*in memoriam*)
Raquel Wanzuita • Glauco Adrieno Westphal
Raul Sérgio Martins Coimbra

Introdução

A administração de líquidos em pacientes críticos, inclusive aqueles submetidos a intervenções cirúrgicas, é uma intervenção terapêutica amplamente aceita e realizada. Entretanto, permanece o dilema com relação à escolha da solução mais adequada, do volume a ser infundido e do período da infusão[1].

A hipovolemia implica redução do volume circulante, com consequente queda do retorno venoso e do débito cardíaco. Na sequência, em casos graves leva à diminuição da perfusão tecidual, comprometendo a microcirculação e desencadeando a cascata do processo fisiopatológico que pode levar à disfunção de múltiplos órgãos[2-4].

A reposição volêmica tem como objetivos restaurar e manter o volume de fluidos nos compartimentos intra e extracelular, em especial do intravascular (restaurar a volemia); melhorar a perfusão microvascular, prevenindo a lesão celular por isquemia e atenuando a lesão por reperfusão; corrigir os distúrbios acidobásicos desencadeados pela hipoperfusão; restaurar, aperfeiçoar e manter a capacidade de transporte de oxigênio. Em resumo, o objetivo principal é a manutenção ou a restauração da oferta de oxigênio aos tecidos.

Reconhecer o déficit volêmico com precisão e agilidade é fundamental para minimizar danos teciduais relacionados com o hipofluxo e, por outro lado, evitar a sobrecarga de líquidos iatrogênica[5]. A reposição hídrica no pós-operatório diz respeito a indivíduos com ou sem comprometimento prévio da homeostase provocado pela doença de base ou por suas complicações (insulto primário), e que são submetidos a intervenções cirúrgicas (insulto secundário) de porte variado.

A depender da natureza da doença de base, das suas complicações e do porte do procedimento cirúrgico, podem ocorrer perdas externas (diarreia, vômitos, poliúria, evaporação, hemorragia etc.) ou internas (ascite, sequestro retroperitoneal, edema intersticial etc.). A perda hídrica pode ocorrer em maior ou menor monta, de forma previsível ou não, com intensidades diferentes e que resultarão em manifestações clínicas distintas. As manifestações podem ser tão sutis quanto a queixa de sede, até a franca instabilidade hemodinâmica e queda drástica da oferta tecidual de oxigênio. As estratégias terapêuticas também variam de acordo com o quadro clínico, desde a reposição hídrica no jejum não complicado até a ressuscitação volêmica agressiva. Para o uso seguro das diferentes estratégias, é necessário definir o montante de líquido a ser infundido baseando-se em parâmetros que permitem predizer a intensidade da perda hídrica, bem como definir as melhores soluções a serem infundidas em cada caso. A infusão hídrica, portanto, deve ser norteada por metas clínicas predeterminadas, com ênfase nos marcadores de oxigenação tecidual e de função orgânica[3,6,7].

Assim, discutiremos inicialmente a distribuição corporal da água, os determinantes da oferta e consumo de oxigênio, e a fisiopatologia das perdas volêmicas no transoperatório. A seguir, serão apresentadas as principais soluções disponíveis para reposição volêmica (suas características, vantagens e desvantagens), discutiremos como realizar a reposição de volume no paciente cirúrgico, e como monitorar a eficácia desta reposição. Finalizando, apresentaremos novas perspectivas na reposição volêmica com o uso das soluções com capacidade de transporte de oxigênio.

Distribuição normal da água corporal

Os valores normais da água nos diversos compartimentos variam consideravelmente em função da estrutura corporal (mais tecido muscular ou adiposo), do peso e do sexo, embora sua distribuição nestes compartimentos seja relativamente constante para um mesmo indivíduo em condições normais.

Em média, água constitui 60% do peso de indivíduos jovens do sexo masculino e 50% no sexo feminino. Demonstrou-se que o percentual de água corporal total diminui de modo constante desde o nascimento até a velhice, com valores extremos de 75 a 80% no recém-nascido, até 52% em homens e 47% em mulheres idosas. Como o tecido adiposo possui menor quantidade de água, seu volume corporal total pode estar reduzido em até 30% em indivíduos obesos, quando comparado com o de indivíduos atléticos de mesmo peso[8].

A água corporal pode ser dividida em dois grandes compartimentos, o intracelular e o extracelular. O compartimento extracelular pode ainda ser dividido em intravascular e intersticial, constituindo um conjunto de três compartimentos funcionais (Figura 8.1).

O compartimento intracelular é separado do extracelular por uma membrana seletiva permeável à água, mas relativamente impermeável aos solutos. O equilíbrio entre estes compartimentos é determinado, principalmente, pelo efeito osmótico dos solutos (sódio, cloro e outros eletrólitos). Os compartimentos intravascular e intersticial são separados pelo endotélio capilar, que é permeável a pequenos íons, como sódio e cloro, mas é relativamente impermeável a moléculas maiores, tais como albumina e coloides semissintéticos. A água move-se livremente através da célula e da parede dos vasos e é distribuída por todos esses compartimentos[9,10].

Este modelo pode ser alterado por inúmeros fatores durante a anestesia e cirurgia. O paciente cirúrgico apresenta uma variedade de condições que resultam em alteração na distribuição de fluidos. A depleção de água e solutos pode ocorrer por diminuição da ingesta (jejum, anorexia, alteração do nível de consciência) ou aumento das perdas (diarreia, vômitos, febre). Muitas drogas anestésicas causam vasodilatação e depressão miocárdica, podendo levar à redução do débito cardíaco. A movimentação da água entre os compartimentos também pode reduzir o volume circulante (perdas para o *terceiro espaço*, alteração da permeabilidade capilar).

Os fatores que determinam a distribuição de água entre os compartimentos intravascular e intersticial foram descritos por Starling. A equação de Starling descreve a movimentação de líquidos através do endotélio capilar:

$$Jv = [(Pc - Pi) - \sigma(\pi c - \pi i)]$$

Jv = fluxo de fluido pela parede do capilar
Pc = pressão hidrostática capilar
Pi = pressão hidrostática intersticial
σ = coeficiente de reflexão das proteínas
πc = pressão oncótica do plasma
πi = pressão oncótica intersticial

O equilíbrio entre o plasma e o interstício é determinado pelas pressões hidrostáticas e oncóticas através da membrana capilar. As osmolaridades do plasma e do líquido intersticial são praticamente iguais e dependem das concentrações iônicas de seus compartimentos. A quantidade de proteínas no plasma é maior que no interstício. Essas proteínas normalmente não atravessam a membrana capilar, exercendo uma pressão oncótica que é anulada pela pressão hidrostática capilar. A passagem de água do plasma para o interstício acontece quando ocorre aumento da pressão hidrostática capilar, diminuição da pressão oncótica ou alteração da permeabilidade capilar[11].

As diferenças na composição dos líquidos intracelular e extracelular são mantidas pela membrana celular. O número total normal de partículas osmoticamente ativas é de 290 a 310 mOsm em cada compartimento. A membrana celular é completamente permeável à água, fazendo com que a pressão osmótica efetiva nos dois compartimentos seja considerada igual, isto é, a água distribui-se entre o intracelular e o extracelular de modo a manter o equilíbrio osmótico. Como o sódio é o maior determinante da

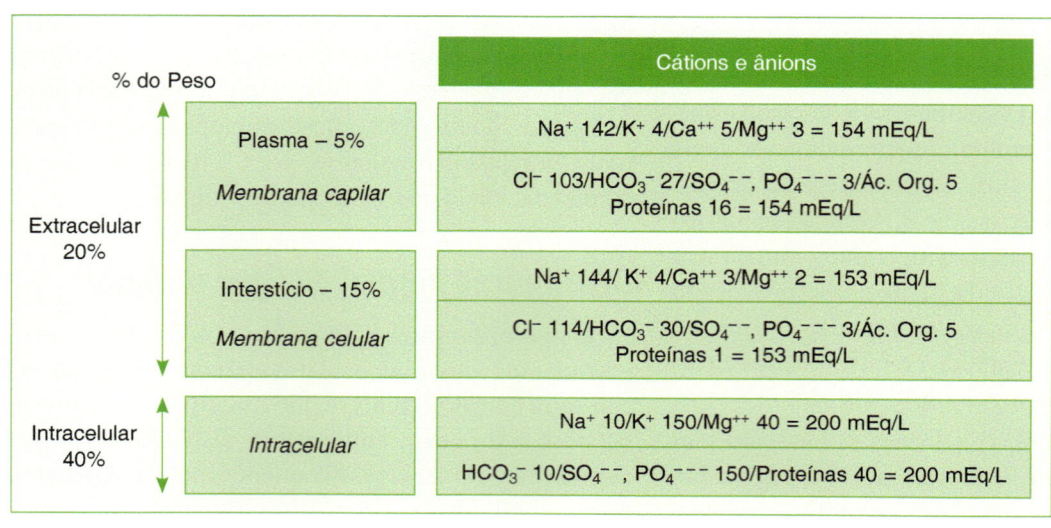

FIGURA 8.1 – *Distribuição da água corporal total e composição eletrolítica aproximada dos compartimentos funcionais.* Fonte: autores.

osmolaridade extracelular, alterações em sua concentração causarão, de modo mais importante, a redistribuição de água entre este compartimento e o intracelular. A importância do sódio pode ser observada pela fórmula que calcula a osmolaridade plasmática (*Osm plasm*) aproximada:

Osm plasm

$$(mOsm/L) = 2\,[Na^+ + K^+] + \frac{Ureia\,(mg\%)}{6} + \frac{Glicose\,(mg\%)}{18}$$

Embora existam métodos para medida direta da volemia e do extracelular, eles são de realização complexa, portanto não são utilizados rotineiramente. Como discutiremos adiante, o diagnóstico destes distúrbios deve ser feito pela avaliação criteriosa e personalizada dos parâmetros clínicos, hemodinâmicos e laboratoriais.

Oferta e consumo de oxigênio

A manutenção de uma oferta adequada de oxigênio aos tecidos é o principal objetivo da reposição volêmica. Apesar de o oxigênio ser o principal substrato do metabolismo celular, não existe estoque tecidual de oxigênio. Para a preservação da função orgânica se faz necessária a distribuição contínua de oxigênio para os tecidos. Desta forma, é de fundamental importância o entendimento dos fatores envolvidos no transporte, na oferta e no consumo de oxigênio tecidual[12].

O transporte de oxigênio representa o fluxo de oxigênio proveniente do coração ao circuito arterial, a oferta de oxigênio (DO_2) é a fração de oxigênio que efetivamente chega aos tecidos por minuto. A DO_2 depende da troca gasosa pulmonar, da concentração de hemoglobina e sua afinidade por oxigênio, e do fluxo sanguíneo (débito cardíaco), conforme podemos observar na equação de Fick[12]:

$$DO_2 = DC \times CaO_2 \times 10\ (mL/minuto)$$

$$CaO_2 = (Hb \times SaO_2 \times 1{,}34) + (0{,}0031 \times PaO_2)\ (mL/dL)$$

$$DO_2 = DC \times (Hb \times SaO_2 \times 1{,}34) + (0{,}0031 \times PaO_2)$$

$$VO_2 = DC \times (CaO_2 - CvO_2)$$

$$CvO_2 = (Hb \times SvO_2 \times 1{,}34) + (0{,}0031 \times PvO_2)\ (mL/dL)$$

$$TEO_2 = (CaO_2 - CvO_2)/CaO_2\ ou\ VO_2/DO_2$$

DO_2 = oferta de oxigênio.
DC = débito cardíaco.
CaO_2 = conteúdo arterial de oxigênio.
10 = fator de conversão.
Hb = hemoglobina.
SaO_2 = saturação arterial de oxigênio.
PaO_2 = pressão arterial de oxigênio (mmHg).
1,34 = volume de oxigênio (mL) que se liga a 1 g de hemoglobina.
0,0031 = quantidade de oxigênio dissolvido no plasma.
VO_2 = consumo de oxigênio SvO_2 = saturação venosa de O_2.
CvO_2 = conteúdo venoso de oxigênio.
TEO_2 = taxa de extração de oxigênio.

O consumo de oxigênio (VO_2) é determinado pelas necessidades metabólicas teciduais e, em situações normais, independe da oferta. Se a oferta diminui, o consumo se mantém por aumento na extração de oxigênio. Normalmente, 25% do conteúdo arterial de oxigênio são extraídos pelos tecidos, mas essa proporção pode elevar-se até 75% em situações de metabolismo aumentado ou de baixa perfusão tecidual, como nos casos de hipovolemia.

O consumo de oxigênio pode estar comprometido por diminuição do DC, redução da hemoglobina, oxigenação arterial inadequada ou alteração da utilização de oxigênio em nível celular.

A saturação venosa de oxigênio (SvO_2), também chamada de saturação venosa mista de oxigênio, é a saturação da hemoglobina em amostras de sangue coletadas da artéria pulmonar, e é determinada por meio do consumo de oxigênio pelos tecidos. A monitoração da SvO_2 permite avaliar a relação entre oferta e consumo sistêmicos de oxigênio. Valores abaixo de 65% indicam aumento da extração de oxigênio, diminuição da oferta e/ou aumento da demanda. A importância desta monitoração é a noção que podemos ter da perfusão tecidual, dado fundamental na assistência ao paciente crítico.

Fisiopatologia

A administração endovenosa de líquidos sempre deve ser considerada no paciente cirúrgico para evitar a desidratação, manter o volume circulante efetivo e prevenir os temidos efeitos da hipoperfusão tecidual. No entanto, a escolha da solução mais adequada, o momento e o ritmo de infusão, a quantidade a ser infundida e as particularidades clínicas dos pacientes são aspectos da reposição hídrica historicamente cercada de grande controvérsia.

Recentemente, alguns estudos vêm sustentando evidências de que a reposição volêmica personalizada, que busque a otimização do fluxo sanguíneo (DC) para combater os efeitos deletérios da hipoperfusão e, por outro lado, evite ou minimize a hiper-hidratação, tem implicações prognósticas positivas[9].

A prescrição personalizada da reposição de líquidos é tanto mais adequada quanto melhor é a definição de qual compartimento hídrico está mais comprometido. Ou seja, perdas específicas devem ser repostas de forma apropriada, e no contexto do paciente cirúrgico a contração do compartimento extracelular é predominante. Estas perdas podem ser externas (diarreia, vômitos etc.), internas ou por sequestro hídrico para o terceiro espaço (ascite, sequestro retroperitoneal, obstrução intestinal etc.)[4,9].

Perdas hídricas e comprometimento da oxigenação tecidual

Perdas insidiosas e imperceptíveis, mas significativas, ocorrem em cirurgias abdominais prolongadas (por evaporação), resultando na contração de todos os compartimentos na proporção dos seus volumes totais. Nestas condições, o desajuste eletrolítico deve ser sempre considerado, levando em conta as particularidades dos fluidos corporais perdidos (Tabela 8.1).

O quadro clínico pré-operatório e o balanço hídrico intraoperatório geralmente orientam a conduta no pós-operatório imediato. A perda insensível intraoperatória pode ser difícil de ser avaliada e o sequestro de fluidos nos locais de trauma continua por 24 horas ou mais, sendo necessária a prescrição repetida de alíquotas de fluidos, de acordo com a resposta clínica. Quando as condições cardiovasculares pregressas não são favoráveis ou quando o trauma cirúrgico é mais intenso e/ou duradouro, as repercussões hemodinâmicas e prognósticas são mais graves, e a hipoxia tecidual passa a ser questão central no manejo do paciente cirúrgico[4,9,12].

Perdas hídricas agudas e/ou intensas comprometem o volume circulante efetivo e prejudicam o fluxo sanguíneo e a oxigenação tecidual (hipoxia estagnante ou isquêmica). Quando a hipovolemia resulta de hemorragia aguda, a redução da massa eritrocitária acrescenta o componente anêmico à redução da oferta de oxigênio (hipoxia anêmica). Durante a ressuscitação volêmica que se segue, a maior prioridade é a restauração do volume circulante efetivo. A necessária reposição vigorosa de soluções cristaloides ou coloides leva à hemodiluição e possivelmente à manutenção do componente anêmico da hipoxia (anemia isovolêmica).

Distúrbios inflamatórios de origem infecciosa ou traumática também podem integrar o cenário. Nestes casos, em razão de uma possível disfunção mitocondrial, a utilização do oxigênio pode estar prejudicada apesar da oferta adequada de oxigênio (hipoxia citopática). Há ainda situações em que o comprometimento respiratório pode agregar a hipoxemia como responsável pelo componente da hipoxia celular (hipoxia hipóxica).

A reversão destas condições depende fundamentalmente da compreensão de cada um destes fenômenos, para que a restauração da oxigenação seja realizada de forma racional e adequada, minimizando danos secundários ao manejo do quadro. Para tanto, devemos levar em conta que a DO_2 depende diretamente do DC e do CaO_2. Este, por sua vez, depende diretamente da Hb e da SaO_2. O DC, por sua vez, tem como determinantes fundamentais a pré-carga, a pós-carga e a contratilidade miocárdica, e o comprometimento de qualquer destes componentes resultará em prejuízo do fluxo sanguíneo sistêmico[12-15].

Pré-carga

Na hipovolemia, a redução da pré-carga é fator preponderante na redução do DC. Define-se pré-carga do ponto de vista ultraestrutural como "comprimento diastólico do sarcômero que antecede a contração ventricular", ou seja, é a "força de distensão do ventrículo esquerdo exercida pelo conteúdo líquido ao final da diástole"[16].

A pré-carga depende diretamente do sangue que retorna ao coração oriundo do leito venoso (retorno venoso). Este retorno é garantido pelo gradiente existente entre a pressão de enchimento sistêmico (PmES ~ 8 mmHg) e a

Tabela 8.1
Volume de produção e composição aproximada de alguns fluidos corporais

	Eletrólitos (mEq/L)				Volume (L/dia)
	Na$^+$	K$^+$	Cl$^-$	HCO$_3^-$	
Saliva	30	20	35	15	1 a 1,5
Suco gástrico (pH < 4)	60	10	90		2
Suco gástrico (pH > 4)	100	10	100		1,5
Bile	145	5	110	40	0,5 a 1
Duodeno	140	5	80	50	
Pâncreas	140	5	75	90	0,7 a 1
Íleo	130	10	110	30	3
Ceco	80	20	50	20	
Colo	60	30	40	20	
Suor	50	5	55		0 a 3
Ileostomia recente	130	20	110	30	0,5 a 2
Ileostomia antiga	50	5	30	25	0,4
Colostomia	50	10	40	20	0,3

pressão do átrio direito ou pressão venosa central (PAD ou PVC ~ 0 mmHg). A PmES é determinada pelo conteúdo sanguíneo das vênulas, constituído por nada menos que 70% do volume sanguíneo total. Três quartos deste volume são praticamente estáticos, formando um grande "lago" que mantém a forma dos vasos, e apenas 1/4 está em movimento rumo ao átrio direito. Dada a alta complacência do leito venoso, perdas volêmicas repercutem fortemente sobre a parcela móvel do sangue venoso, em razão da queda da PmES. Logo, a restauração do retorno venoso depende da restauração da PmES. Levando em conta a alta complacência do leito venoso, a infusão deve ser suficientemente rápida e volumosa para que o retorno venoso seja efetivamente restaurado[16-18].

A maior chegada de sangue ao coração resultará no incremento do volume diastólico final do ventrículo esquerdo (VDFVE) que, *per se,* implicará em maior VS e aumento do fluxo sanguíneo global (fluxo = DC = VS × FC), desde que a função miocárdica esteja preservada. Observa-se, portanto, o papel central exercido pela pré-carga como determinante do DC.

Contratilidade e pós-carga

O aumento do VDFVE implicará em maior "força de distensão do ventrículo esquerdo" e consequente intensificação do recolhimento elástico das fibras cardíacas na sístole subsequente (↑ da contratilidade), fator que também contribuirá para o aumento do VS. Este aspecto beneficia inclusive os indivíduos com algum comprometimento prévio da função miocárdica.

O incremento do VS observado a partir do maior VDFVE e da maior contratilidade cardíaca implica em maior volume ejetado na raiz da aorta, redução do estímulo dos barorreceptores, redução do grande tônus simpático responsável pelo aumento da resistência vascular sistêmica (RVS), recuperação do tônus vascular normal, normalização da RVS e da pós-carga ventricular. A conjugação destes fatores influencia, em última análise, na otimização do DC e da DO_2[16,17,19].

■ Relação oferta e consumo de oxigênio no paciente cirúrgico

Hipoxia isquêmica

As variáveis mecânicas são de fato servidoras do metabolismo celular, ou seja, a normalização dessas variáveis deve, em última análise, levar à adequação da DO_2 de acordo com as necessidades orgânicas (demanda).

Como a DO_2 é quatro vezes superior ao VO_2 (4:1) em indivíduos saudáveis, definindo a taxa normal de extração de oxigênio ($TEO_2 = VO_2/DO_2$) em torno de 25%, pode-se dizer que, em condições normais, o consumo permanece constante mesmo que a oferta seja incrementada.

Reduções do VS ocasionadas por hipovolemia ou hipocontratilidade cardíaca reduzem o DC e, por conseguinte a DO_2. Quando a DO_2 cai abaixo de um determinado valor (ponto crítico ou DO_2 crítica), há comprometimento do metabolismo celular aeróbico e o VO_2 passa a apresentar-se dependente da DO_2 de forma linear. O ponto crítico é alcançado quando a TEO_2 é próxima de 60%[12,13,19,20].

Hipoxia anêmica

Considerando que 98% do oxigênio transportado são ligados à hemoglobina, a manutenção de um valor mínimo de eritrócitos circulantes se impõe em várias situações cirúrgicas. Durante muitos anos, a concentração de 10 g/dL constituiu o valor crítico da hemoglobina e o limiar de transfusão em pacientes graves[21]. No entanto, este valor é arbitrário e não há dados conclusivos na literatura médica a este respeito. Nestes níveis, a despeito da capacidade de carreamento de oxigênio estar diminuída, a oxigenação tecidual estaria preservada. Após a instalação da anemia ocorrem adaptações fisiológicas como o desvio da curva de dissociação da oxiemoglobina para a direita e alterações homodinâmicas macro e microcirculatórias. O desvio da curva de dissociação da oxiemoglobina provocado pela queda do pH sanguíneo (efeito Bohr) tem pouca repercussão clínica. Este desvio é resultado do aumento da síntese de 2,3-difosfoglicerato pelas hemácias, facilitando a liberação de oxigênio aos tecidos para uma dada PaO_2, fator que compensa o efeito deletério da hipoxia anêmica[12,13].

Além da hipoxia anêmica, a anemia aguda cursa com hipofluxo tecidual (hipoxia isquêmica ou estagnante) gerado pela contração volêmica, mais especificamente pela queda da pré-carga, o mais importante determinante da resposta compensatória cardiovascular. Esta resposta visa preservar a DO_2 aos órgãos vitais pelo aumento da contratilidade miocárdica, da frequência cardíaca e do tônus arterial e venoso, mediados pelo estímulo simpático. Este estímulo permite que perdas de até 20% do volume sanguíneo resultem em elevações variáveis da frequência cardíaca e da pressão diastólica. No entanto, as elevações do DC são muito mais dependentes da pré-carga que da taquicardia, e a resposta adrenérgica que garante a manutenção da pressão arterial aumenta também a RVS. Assim, o fluxo sanguíneo global é desviado dos territórios esplâncnico, esquelético e cutâneo para a circulação coronariana e cerebral.

A não restauração do fluxo, apesar da pressão arterial normal, implicará em isquemia de grandes territórios, DMO e maior mortalidade[12,22].

A restauração da pré-carga e do VS diante de perdas agudas de sangue leva à normalização do DC entre os pacientes com choque hemorrágico, à custa de hemodiluição. Considerando que a DO_2 depende, além do DC e da oxigenação do sangue, da manutenção dos níveis de hemoglobina como componente do CaO_2, resta à anemia como causa da hipoxia tecidual (anemia normovolêmica). A hipoxia ocorrerá desde que a anemia seja tão intensa de modo a alcançar a DO_2 crítica.

A compensação se dá pelo aumento do DC e da taxa de extração de oxigênio pelos tecidos ($TEO_2 = VO_2/DO_2$ ou SvO_2/SaO_2). A elevação do DC é consequência da redução da viscosidade sanguínea que diminui a RVS e aumenta o retorno venoso e o DC. A TEO_2 aumenta como consequência da queda da DO_2 em relação ao VO_2 que se mantém constante. Caso ocorra hipoxia celular (por excesso de demanda ou oferta insuficiente de oxigênio), o gradiente de concentração de oxigênio entre o leito arteriolar e os tecidos aumenta, elevando também a transferência de oxigênio para a célula (TEO_2)[12,19-22].

Tendo em vista a menor viscosidade sanguínea e a consequente homogeneização da distribuição do fluxo capilar que ocorre na anemia normovolêmica, a anemia deve ser muito intensa para que o hematócrito capilar (valor normal ~ 8,5%) seja reduzido a ponto de afetar a DO_2 (hematócrito crítico). No entanto, perdas intensas da massa eritrocitária que impliquem em valores abaixo do "hematócrito crítico", mesmo que a pré-carga tenha sido otimizada, também serão limitantes para a DO_2.

Vários autores vêm tentando estabelecer os valores críticos de hemoglobina. Alguns estudos demonstraram que a anemia aguda pode ser bem tolerada em muitas circunstâncias, sugerindo que a mortalidade aumenta somente quando a hemoglobina é menor que 5 g/dL[12,21-23]. Índices globais de oxigenação, no entanto, podem mascarar diferenças regionais do fluxo sanguíneo, como ficou evidenciado pelo estudo de Weiskopf et al. após terem observado déficits de função cognitiva em nove indivíduos saudáveis quando a hemoglobina alcançava 6 g/dL, ao mesmo tempo em que parâmetros globais de oxigenação eram considerados normais[22,24]. Alterações eletrocardiográficas de natureza isquêmica após indução de anemia com concentrações de hemoglobina entre 5 e 7 g/dL também podem ser observadas[25].

Determinadas situações clínicas (SIRS, sepse, politraumatismo etc.) podem cursar com aumentos da demanda sistêmica de oxigênio a ponto de extrapolar a capacidade orgânica de oferta. Esta limitação é eventualmente imposta por condições clínicas que podem limitar a resposta compensatória à anemia (p. ex., insuficiência coronariana, insuficiência ventricular esquerda), antecipando a dependência entre consumo e oferta de oxigênio (DO_2 *crítica*). Coronariopatas que apresentam pressões de enchimento ventricular elevadas não conseguem compensar os efeitos da anemia normovolêmica moderada. Estes pacientes não são capazes de compensar a anemia aguda a partir da elevação do DC e redução da RVS. Da mesma forma, a anemia apresenta correlação direta com isquemia miocárdica pós-operatória e morbidade cardíaca em pacientes de alto risco vascular internados em unidades de terapia intensiva[26-28].

Anemia e transfusão

Herbert *et al.* (1999) compararam, em estudo multicêntrico randomizado, duas estratégias de transfusão sanguínea, uma liberal (Hb entre 10 e 12 g/dL) e outra restritiva (Hb entre 7 e 9 g/dL) em 838 pacientes graves. O estudo demonstrou que a estratégia restritiva foi pelo menos equivalente, se não superior, à estratégia liberal. A possível exceção são os pacientes com infarto agudo do miocárdio e angina instável[29].

Em análise posterior de subgrupo (n = 357) não se observou aumento significativo da mortalidade ou disfunção de múltiplos órgãos entre os pacientes com diagnóstico de angina instável ou infarto agudo do miocárdio submetidos à estratégia transfusional restritiva, embora deva se considerar algumas limitações metodológicas desta análise *post hoc*[30]. Estes achados foram corroborados por um estudo posterior que incluiu consecutivamente 428 pacientes submetidos à cirurgia coronariana eletiva. Os pacientes foram randomizados em dois grupos, Grupo 1: transfusão pós-operatória se hemoglobina < 8 g/dL; e Grupo 2: transfusão pós-operatória se hemoglobina < 9 g/dL. Apesar da taxa de transfusão diferir significativamente (p < 0,005), não houve diferença de mortalidade entre os grupos[31]. É possível que a restauração do fluxo coronariano tenha beneficiado o grupo da terapia restritiva por reduzir seu risco isquêmico. Por outro lado, pode-se considerar que a ausência de benefício da hemotransfusão aos pacientes de alto risco pode estar relacionada com a ineficiência na entrega secundária ao tempo e à forma de estocagem destas células[32-34].

Enquanto as imprecisões perdurarem, é prudente manter valores de hemoglobina maiores (> 9 g/dL) em pacientes com doença coronariana aguda. Por outro lado, considerando os riscos relacionados com a transfusão de hemácias, há evidências de que valores menores de hemoglobina (7 a 9 g/dL) podem ser mantidos sem riscos adicionais em adultos sem doença coronariana aguda[29].

Transfusões sanguíneas estão cercadas de perigos, podendo causar complicações que implicam em piora da doença de base. Os desfechos relacionados com a terapia transfusional nem sempre são favoráveis, particularmente quando se trata de infecção pós-operatória, síndrome da resposta inflamatória sistêmica (SIRS), DMO e mortalidade. A transfusão de hemácias pode estar associada a gênese ou amplificação da SIRS e constitui um preditor independente de SIRS, DMO, permanência na UTI, permanência hospitalar e mortalidade no trauma[35-37].

Hipoxia citopática

Em pacientes com SIRS é comum observar a associação do baixo DC relacionado com a hipovolemia e/ou disfunção miocárdica (hipoxia isquêmica) com mau aproveitamento celular de oxigênio (hipoxia citopática) atribuído à disfunção mitocondrial secundária a hipoxia isquêmica ou hipóxica, produção intramitocondrial de radicais livres, citoquinas e de óxido nítrico[12-14].

A restauração do DC e da DO_2 reverte o componente isquêmico, fato que não implica necessariamente em melhoria do aproveitamento celular de oxigênio. De forma bem característica, após a ressuscitação volêmica adequada, os pacientes inflamados apresentam valores de DC normais ou aumentados. No entanto, estas elevações do DC podem ser insuficientes para suprir as necessidades metabólicas do organismo.

Em pacientes inflamados, o valor da DO_2 crítica é maior que o observado em indivíduos não inflamados. Isto se deve ao aumento da taxa metabólica associado à deterioração da capacidade celular de extração e/ou utilização de oxigênio e anormalidades microvasculares que levam à baixa densidade de capilares perfundidos. Observa-se frequentemente, nestes pacientes, uma dependência não habitual do VO_2 em relação à DO_2, ou seja, o VO_2 aumenta ou diminui na mesma proporção dos aumentos e reduções da DO_2, mesmo que o ponto crítico já tenha sido alcançado[13].

Síndrome da resposta inflamatória sistêmica (SIRS)

A SIRS foi definida em 1991 pelo *American College of Chest Physicians* e pela *Society of Critical Care Medicine Consensus Conference Committee* como sendo o conjunto de pelo menos duas das seguintes manifestações:

- Febre ou hipotermia.
- Taquicardia.
- Taquipneia.
- Leucocitose ou leucopenia.

É uma condição aguda que resulta da produção e liberação sistêmica de mediadores inflamatórios e ativação generalizada do endotélio, que leva à quebra da homeostase e ao comprometimento de órgãos distantes e DMO. Está associada a diversas condições clínicas como infecção (sepse: SIRS + um foco infeccioso; sepse grave: sepse + uma disfunção orgânica; e choque séptico: sepse + hipotensão refratária à infusão hídrica), trauma, queimaduras, pancreatite aguda, intervenção cirúrgica, estresse cirúrgico, anestesia, terapia transfusional, hipoperfusão e até mesmo da ressuscitação hemodinâmica subsequente[38-40].

A SIRS reflete o grau de estresse orgânico, afetando intensamente o comportamento clínico dos pacientes nos dias subsequentes ao trauma ou à intervenção cirúrgica[38,41,42]. A análise prospectiva de 2.300 admissões de pacientes cirúrgicos na UTI permitiu demonstrar que a intensidade das manifestações da SIRS é um preditor independente pós-operatório de mortalidade e de permanência hospitalar[43], a exemplo do que se observa em vítimas de politraumatismo[42]. Outro estudo, que incluiu consecutivamente 292 indivíduos submetidos a cirurgias gastrointestinais eletivas (esofagectomia, pancreatoduodenectomia, hepatectomia, gastrectomia, ressecção colorretal e colecistectomia laparoscópica), também demonstrou que a duração e intensidade da SIRS são preditoras de complicações pós-operatórias e DMO, e que a reversão precoce da SIRS interrompe a progressão das disfunções orgânicas[38]. Outros estudos demonstraram que a SIRS pós-operatória pode estar presente também após toracotomia associada ou não à cirurgia cardiovascular[41,44].

Inflamação e ressuscitação esplâncnica

A otimização do fluxo sanguíneo global ou DC e do conteúdo arterial de oxigênio tem como finalidade maior a readequação da entrega de oxigênio aos tecidos, para que se evitem danos isquêmicos que possam resultar em consequências catastróficas ao paciente gravemente enfermo. Neste aspecto, o território esplâncnico merece especial atenção. Trata-se do primeiro território visceral a sofrer com a hipoperfusão e o último a recuperá-la com medidas de normalização do fluxo sanguíneo sistêmico, de tal forma que a redução do pH intramucoso (devida ao metabolismo anaeróbico) é o primeiro sinal de isquemia mucosa detectado durante o choque[45].

O intestino é extremamente suscetível à redução da perfusão e oxigenação dos seus tecidos, tendo em vista que o ponto crítico de oxigenação desta víscera é mais alto que o ponto crítico global e dos demais órgãos. Além disso, o mecanismo microcirculatório de contracorrente rende particular vulnerabilidade isquêmica às vilosidades intestinais[46]. A lesão isquêmica do intestino delgado secundária ao hipofluxo desenvolve-se rapidamente. Vinte minutos de isquemia intestinal "quase total" são suficientes para que se observe, à microscopia óptica, perda do revestimento viloso epitelial. No choque, a lesão se instala entre a primeira e a segunda hora[47].

As repercussões do hipofluxo esplâncnico no paciente cirúrgico vão desde o comprometimento da viabilidade das anastomoses até o aumento da permeabilidade dos capilares de toda a mucosa intestinal, com alteração da função imune do intestino e translocação bacteriana[46,48]. A translocação de bactérias viáveis, endotoxinas e outros produtos bacterianos da luz intestinal para o interior da circulação sistêmica resultam na liberação de mediadores inflamatórios e consequentemente na SIRS, lesão tecidual e, por último, DMO[49]. Desta forma, o intestino pode se transformar no "motor" de desenvolvimento e/ou amplificação da SIRS e da DMO em pacientes que padeçam de contração do volume circulante efetivo e hipoperfusão esplâncnica[46,49,50].

A fisiopatologia da lesão intestinal que se segue ao baixo fluxo sanguíneo apresenta um componente isquêmico e um reperfusional. A inflamação local provoca aumento da demanda regional de oxigênio ao mesmo tempo em que há diminuição da capacidade de utilização do oxigênio disponibilizado, piorando o dano isquêmico. A resposta inflamatória é tanto maior quanto mais duradoura e intensa for a isquemia. O atraso ou a infusão insuficiente de líquidos e/ou de agentes vasoativos intensificam a inflamação e, por consequência, prejudicam a cicatrização, retardam a recuperação da função intestinal e aumentam o edema visceral, com repercussões desastrosas, como a lesão associada à reperfusão e a síndrome compartimental abdominal (SCA). Portanto, o hipofluxo deve ser revertido precoce e agressivamente para que a lesão seja a menor possível. O atraso na restauração do fluxo leva ao acúmulo de radicais livres de oxigênio nos tecidos, e este acúmulo é proporcional ao tempo e à intensidade do hipofluxo. Durante a isquemia, a quebra do ATP é bloqueada no nível da hipoxantina. A enzima responsável pela conversão deste componente (xantina desidrogenase) é modificada (xantina oxidase), criando um superóxido aniônico que é danoso aos tecidos na presença de oxigênio. Durante a reperfusão, o oxigênio é novamente disponibilizado, e a formação de radicais livres de oxigênio resultante provoca dano endotelial intenso, que ainda pode ser amplificado pela ativação leucocitária[45,47,48].

O edema local gerado pela inflamação pode ser piorado pela infusão hídrica necessária para garantir a perfusão orgânica. Esta, por sua vez, pode levar à hipertensão intra-abdominal, podendo ser tão intensa a ponto de prejudicar a perfusão esplâncnica, completando um ciclo vicioso e alimentando um dilema terapêutico[51].

Neste contexto, a simples determinação do balanço hídrico não terá utilidade na diferenciação entre a necessidade de infusão de mais líquidos e de outros recursos terapêuticos como a administração de fármacos vasoativos ou diuréticos[52]. Considerando o aspecto fundamental da manutenção do fluxo esplâncnico, infusão e remoção hídrica devem ser norteadas por metas clínicas predeterminadas, com ênfase em parâmetros de avaliação da pré-carga, bem como marcadores de oxigenação tecidual e de função orgânica[7,52,53]. As metas clínicas visam basicamente à normalização dos parâmetros hemodinâmicos, priorizando os indicadores de oxigenação tecidual como DO_2, lactato e $SvcO_2$. Atitudes terapêuticas tomadas sem o auxílio destas variáveis podem resultar em isquemia esplâncnica, considerando que a hipoxia tecidual global pode estar presente, ainda que os sinais vitais e a pressão venosa central estejam normais[54]. Por outro lado, quando se mantém a infusão hídrica após a normalização da oxigenação, pode haver edema exagerado que resulta em SCA, redução da perfusão intestinal, DMO e maior mortalidade[51].

Reposição volêmica

Características das principais soluções utilizadas

As soluções endovenosas são de uma maneira geral classificadas em cristaloides e coloides.

As soluções cristaloides têm como soluto principal a glicose ou o cloreto de sódio e podem ser isotônicas (cloreto de sódio 0,9%, Ringer, Ringer lactato), hipertônicas (glicose 5%, glicose 25%, glicose 50%, cloreto de sódio 3%, cloreto de sódio 7,5%) ou hipotônicas (cloreto de sódio 0,45%) conforme a sua tonicidade em relação ao plasma.

Os coloides são soluções com macromoléculas que não atravessam o endotélio capilar, desta forma, têm uma maior tendência a permanecer dentro do espaço intravascular. As soluções coloides são divididas em sintéticas ou não proteicas (gelatinas, dextranas e hidroxietilamidos) e naturais ou proteicas (albumina, fração proteica plasmática, plasma fresco congelado e imunoglobulina). A composição das principais soluções utilizadas na reposição volêmica pode ser vista na Tabela 8.2.

Tabela 8.2
Composição das principais soluções para reposição volêmica

	Eletrólitos mEq/L					Osmolaridade	
	Na⁺	Cl⁻	K⁺	HCO₃⁻	Ca⁺⁺	(mOsm/L)	pH
Cristaloides isotônicos							
NaCl 0,9% (SF)	154	154				292	5,5
Ringer	147	155	4		5	290	5,5
Ringer lactato	130	109	4	(28)*	3	277	6,5
Cristaloides hipertônicos							
NaCl 3%	513	513				960	5,0
NaCl 7,5%	1.250	1.250				2.400	5,0
Coloides não proteicos							
HES	154	154				310	5,5
Pentastarch						326	
Dextran 40	154	154				310	5,5 a 6,5
Dextran 70	154	154				308	5,5 a 7,0
Gelatina	145	163	5,1		12,6	330	7,2 a 7,4
Coloides proteicos							
Albumina 20%	145	145	1				6,7 a 7,3

*Oferecido na forma de lactato que será rapidamente transformado no fígado em bicarbonato. HES = hidroxietilamido (hetastarch).

Soluções cristaloides isotônicas

A principal característica das soluções cristaloides isotônicas é sua distribuição uniforme pelo compartimento extracelular. Como o compartimento intersticial representa 3/4 do extracelular, a maior parte da solução cristaloide administrada irá para o interstício, permanecendo no intravascular apenas 1/4 do volume infundido. Seu efeito hemodinâmico é máximo ao final da administração, mas tem curta duração. Estas características fazem com que seja necessária a administração de grandes volumes.

Sabe-se que ocorre diminuição do compartimento intersticial nos quadros de hipovolemia e choque, entretanto, a avaliação do déficit de fluido no interstício é difícil de ser feita e existem poucas evidências de que a diminuição do volume intersticial seja prejudicial à função celular.

O oposto ocorre com relação ao volume intravascular. Este é o compartimento mais acessível à nossa avaliação clínica, mesmo que de forma indireta, e existe grande suporte na literatura médica quanto às consequências graves que a hipovolemia pode acarretar. Assim, a administração de soluções cristaloides deve ser feita visando restaurar o volume circulante.

O volume de solução cristaloide necessário para se atingir este objetivo produzirá também uma grande expansão do espaço intersticial, podendo resultar em edema. A importância clínica deste edema também é motivo de controvérsia, mas ele tem sido responsabilizado por piora da função pulmonar, diminuição do consumo de oxigênio, retardo na cicatrização, prejuízo na circulação esplâncnica, entre outras alterações. Outra desvantagem da infusão de grandes volumes de soluções de cloreto de sódio seria a acidose hiperclorêmica, que poderia prejudicar a perfusão de órgãos-alvo[55].

As soluções de Ringer lactato contêm potássio e cálcio em concentrações que se aproximam às concentrações iônicas livres no plasma, devendo ser administradas com cuidado em pacientes com hipercalemia, e seu uso com transfusões sanguíneas deve ser evitado. Apesar destas potenciais desvantagens, as soluções cristaloides são expansores plasmáticos eficientes e permanecem como primeira escolha para reposição volêmica. Além dos estudos com o uso de soluções coloides não terem demonstrado diminuição da morbimortalidade (como veremos adiante, alguns estudos demonstraram seu aumento), outra característica das soluções cristaloides que as mantém como primeira escolha é seu baixo custo[55].

Soluções cristaloides hipertônicas

As soluções salinas hipertônicas (SSH) exercem grande pressão osmótica na membrana celular, produzindo redistribuição da água do compartimento intracelular para o extracelular e, consequentemente, expansão volêmica[55].

O endotélio apresenta um coeficiente de reflexão osmótica ao sódio de 0,1 a 0,3. Isto significa que 10 a 30% da pressão osmótica total da solução hipertônica de NaCl são exercidos no endotélio, e o restante (70 a 90%) na membrana celular. A administração de 4 mL/kg de solução de NaCl a 7,5% (2.400 mOsm) aumenta a osmolaridade sérica transitoriamente em 30 a 50 mOsm. Este aumento de osmolaridade se traduz em uma força absortiva capilar de 50 a 100 mmHg, produzindo uma expansão plasmática de 4 a 5 mL para cada mL administrados. A expansão é máxima no final da administração. A associação da solução hipertônica a uma solução coloide (Dextran 70 ou HES) prolonga a duração e intensidade do aumento do débito cardíaco, da PAM, da expansão plasmática e da queda na resistência periférica[55].

Além de ser um expansor plasmático eficiente, a solução hipertônica produz seus efeitos de modo rápido e diminui a necessidade de grandes infusões de volume. A SSH também apresenta outros efeitos vantajosos, como inotropismo positivo, vasodilatação periférica e esplâncnica, melhora do débito cardíaco e trocas gasosas, e redução da pressão intracraniana. Estudos experimentais têm demonstrado que a hiperosmolaridade gerada pela solução hipertônica também teria a propriedade de inibir a adesão dos neutrófilos ao endotélio, diminuindo assim a lesão de reperfusão[55]. Na sepse, dados de modelos experimentais sugerem que o uso seletivo de SSH pode melhorar transitoriamente as medidas hemodinâmicas sistêmicas de oferta de oxigênio e exercer efeitos anti-inflamatórios[1].

No choque hemorrágico, modelos experimentais em ratos ressuscitados com SSH evidenciaram aumento da perfusão intestinal, comparada com solução salina normal. Em outro estudo semelhante, a infusão de SSH atenuou o aumento de mediadores inflamatórios, mas não alterou a mortalidade[1]. Pequenos estudos clínicos têm avaliado os efeitos da SSH infundida no período de pós-operatório imediato de cirurgia cardíaca com circulação extracorpórea. A SSH reduziu necessidade de infusão volêmica adicional, melhorou a mobilização de líquido intraoperatório e reduziu o balanço hídrico[1]. Entretanto, os dados obtidos com estudos em humanos não são convincentes e não têm demonstrado benefícios clínicos consistentes. Assim, o uso de SSH em ressuscitações permanece experimental[1].

Soluções coloides não proteicas

Os coloides semissintéticos são um grupo heterogêneo de produtos (dextranas, hidroxietilamidos, gelatinas) que possuem características próprias, mas têm em comum a presença de macromoléculas que, por serem relativamente impermeáveis ao endotélio capilar, permanecem no intravascular onde exercem seu efeito expansor plasmático. A maioria dos coloides é veiculada com moléculas coloides dissolvidas em soluções salinas isotônicas, mas outras soluções cristaloides também são usadas[9].

Dextranas

Dextranas são biossintetizadas comercialmente por meio da conversão da sacarose em dextrose pela enzima dextrana sucrase da bactéria *Leuconostoc mesenteroides*, e são classificadas conforme seu peso molecular (média aritmética do peso de todas as partículas): Dextrana 40 (média de 40.000 daltons) e Dextrana 70 (média de 70.000 daltons). A Dextrana 40 é comercializada sob a forma de solução a 10% em salina normal ou solução de glicose a 5%. A Dextrana 70 é disponível como solução a 6% em salina normal ou solução de glicose a 5%, ou em solução aquosa de açúcar invertido a 10%. A dose máxima diária deve ser menor que 1,5 g/kg/dia[56].

Gelatinas

Gelatinas são preparadas pela hidrólise de uma colagenase bovina. Há três tipos de gelatinas comercializadas: *cross-linked*, *urea-linked* e succilada. A gelatina succilada (Gelafundin®) é apresentada em uma solução transportadora com 154 mmol de sódio e 120 mmol de cloro. A gelatina *urea-linked* (Hemaccel®) é apresentada em uma solução isotônica de cloreto de sódio com 5,1 mmol/L de potássio e 6,25 mmol/L de cálcio.

Hidroxietilamido

Hidroxietilamido (*hydroxy ethyl startch* – HES) é um polímero natural modificado da amilopectina de alto peso molecular extraída do milho. A amilopectina na corrente sanguínea sofre hidrólise rapidamente, sendo necessária a hidroxiacetilação da molécula. O hidroxietilamido é formado por cadeias ramificadas e esféricas de glicose, garantindo-lhe uma estrutura molecular muito semelhante à do glicogênio. A atuação do hidroxietilamido como expansor plasmático está ligada à substituição de radicais hidroxila por radicais hidroxietílicos nas unidades de glicose, em especial no carbono 2. O número de glicoses que sofrem tal substituição de radicais define o grau de substituição de um hidroxietilamido. O HES é dividido em três classes, de acordo com o seu peso molecular: alto peso molecular (450 a 480 kDa), médio peso molecular (200 kDa) e baixo peso molecular (70 a 130 kDa). Pode também ser classificado de acordo com o seu grau de substituição: 0,7 (hetamido), 0,5 (pentamido) e 0,4 (tetramido)[9]. Exemplos comerciais:

- HAES-Steril® 200/0,5 6% (dose diária máxima: 33 mL/kg peso corpóreo/dia).

- HAES-Steril® 200/0,5 10% (dose diária máxima: 20 mL/kg peso corpóreo/dia).
- Voluven® 130/0,4 (dose diária máxima: 50 mL/kg peso corpóreo/dia).

A expansão volêmica produzida por estas soluções deve-se basicamente à pressão coloido-oncótica que geram, resultando em expansão volêmica mais rápida, mais duradoura e com o uso de menores volumes, quando comparadas às soluções salinas isotônicas. A intensidade e a duração deste efeito dependem de dois fatores principais: a quantidade da solução coloide que permanece no intravascular, característica relacionada com o tamanho da molécula; e a capacidade hidrófila específica de cada coloide (Tabela 8.3).

É importante enfatizar que em diversas situações como trauma, choque e SIRS/sepse, a permeabilidade capilar está aumentada e as perdas renais, alteradas, tornando difícil a previsão da duração do efeito de uma determinada solução[55]. Vários efeitos colaterais têm sido descritos com o uso de soluções coloides, incluindo reações anafiláticas, coagulopatias, disfunção renal e alterações imunológicas.

Anafilaxia ou reações anafilactoides têm sido descritas em associação a todos os coloides, inclusive a albumina. A incidência de reações graves (choque, insuficiência respiratória, parada cardíaca) é relatada com mais frequência com o uso de gelatinas (< 0,35%) e dextranas (< 0,28%) do que com o uso de albumina (< 0,1%) ou HES (< 0,06%)[9].

As alterações da coagulação têm sido atribuídas à hemodiluição e a efeitos diretos na função plaquetária, nos fatores de coagulação (fator VIII e fator de von Willebrand) e no sistema fibrinolítico[1]. Pequenos estudos têm relatado lesão renal aguda oligoanúrica com a infusão de dextranas de baixo peso molecular. O uso de HES também tem sido descrito como causa de lesão renal aguda. No entanto, os dados têm sido contraditórios[1].

Outro efeito colateral que tem sido investigado seria o comprometimento do sistema reticulo endoreticuloendotelial (SRE) pelo uso repetido de soluções coloides. Dextranas e gelatinas são metabolizadas em água e gás carbônico e eliminadas completamente. Já o HES não é completamente metabolizado, a maior parte das moléculas é clivada pela amilase sérica em partículas menores que são eliminadas pelos rins, enquanto as restantes são fagocitadas pelo SRE ou depositadas em outros tecidos. Estes resíduos de HES poderiam bloquear o SRE de modo irreversível, causar prurido e disfunção hepática, entre outros efeitos. Com relação ao uso das gelatinas, estudos relataram a redução da atividade opsonizante do plasma e da capacidade de fagocitose. Apesar de estes efeitos colaterais serem preocupantes, não existem evidências concretas de que o uso de soluções coloides acarrete imunossupressão[55].

As soluções coloides não proteicas são bastante usadas para reposição volêmica, apesar do custo e da ausência de estudos randomizados controlados que mostrem melhores resultados[1].

Soluções coloides proteicas
Albumina

A albumina é uma proteína natural com peso de 69 kDa que, embora sendo derivada do plasma humano, oferece poucos riscos de transmissão de doenças, já que é aquecida e sofre esterilização por ultrafiltração. É comercializada em soluções com 4%, 5% ou 20%.

As principais razões para o uso de albumina são seu efeito expansor plasmático eficiente, com manutenção da pressão coloido-oncótica normal, e o tratamento da hipoalbuminemia, que é um achado comum nos pacientes graves. Sendo a albumina um componente plasmático importante no transporte de várias substâncias e na dinâmica de fluidos no extracelular, parece intuitivo o tratamento para mantê-la em níveis normais. Entretanto, estudos prospectivos

Tabela 8.3
Características dos principais coloides utilizados para expansão plasmática

Coloide	Peso molecular médio (kDa)	Capacidade hidrófila (água retida no intravascular para 1 g do coloide)	Pressão coloido-oncótica (mmHg)	Duração do efeito expansor (em horas)*
Albumina 20%	70	14 a 15 mL	80	12 a 24
Gelatinas	35	12 a 14 mL		< 6
Dextran 40	40	20 a 25 mL		< 6
Dextran 70	70	20 a 25 mL	58	12 a 24
HES 6%	200	16 a 17 mL	34	18 a 36
HES 10%	200	16 a 17 mL	80	18 a 36

HES: hidroxietilamido*, considerando-se o endotélio com permeabilidade normal.

com reposição sistemática de albumina, nos casos de hipoalbuminemia, revelaram elevação significativa dos custos do tratamento, sem redução da mortalidade ou do tempo de internação[55]. Evidências indicam que a escolha da solução para reposição volêmica não deve ser baseada no nível sérico de albumina.

Discutiremos mais detalhadamente sobre o uso da albumina como expansor plasmático no próximo item.

Controvérsia "cristaloides × coloides": conceitos e tendências atuais

soluções cristaloides isotônicas são expansores plasmáticos eficientes e permanecem como primeira escolha na reposição volêmica em geral. Solução salina hipertônica parece ter vários efeitos benéficos nos casos de hipovolemia grave, no choque hemorrágico, no traumatismo cranioencefálico e na cirurgia cardíaca com circulação extracorpórea, entretanto, estudos clínicos adicionais são necessários para se determinar sua real eficácia, segurança e indicações[55]. Soluções coloides são expansores plasmáticos mais eficientes que as soluções cristaloides isotônicas, pois produzem expansão plasmática mais rápida e com a administração de menor volume. Entretanto, sua utilização não se traduz em diminuição da morbidade ou mortalidade.

Uma revisão sistemática realizada pelo grupo Cochrane, em 1998, incluiu 30 ensaios clínicos randomizados, totalizando 1.419 pacientes. Comparou-se o uso da albumina humana com o uso de cristaloides em pacientes graves e hipovolêmicos, grandes queimados ou hipoalbuminêmicos. Concluiu-se que o uso da albumina humana estava associado ao aumento de 6% no risco de morte[57]. No mesmo ano, outra revisão sistemática analisou 37 ensaios clínicos randomizados. Vinte e seis compararam coloides com cristaloides (n = 1.622). A ressuscitação volêmica com coloides esteve associada a aumento de 4% no risco absoluto de morte, sem que se observassem resultados diferentes em subgrupos de pacientes de distintas patologias que requeiram ressuscitação volêmica[58].

O estudo SAFE[59], em 2004, um ensaio clínico randomizado realizado em 16 hospitais da Oceania, incluiu 6.997 pacientes que necessitaram de ressuscitação hídrica por depleção volêmica. Compararam-se os efeitos da ressuscitação hídrica realizada com albumina 4% e solução salina fisiológica sobre a mortalidade. Não houve diferença na mortalidade após 28 dias de seguimento, permanência em ventilação mecânica, na UTI e hospitalar, bem como na duração de terapia renal substitutiva e no número de disfunções orgânicas. Na análise de subgrupos, observou-se mortalidade ao 28º dia significativamente maior (p = 0,009) entre pacientes vítimas de trauma cranioencefálico grave que receberam coloides. Esta diferença se confirmou em avaliação *post hoc* na qual se analisou a mortalidade em 1 ano[60]. Entre pacientes sépticos houve tendência a maior mortalidade naqueles que receberam cristaloide (p = 0,09)[59]. Também não foram observados benefícios da infusão de albumina comparada à de cristaloides nos indivíduos hipoalbuminêmicos (albumina basal ≤ 25 g/L) incluídos no estudo SAFE[61].

A atualização mais recente da revisão sistemática do grupo Cochrane identificou 63 estudos, dos quais 55 apresentaram dados relacionados com a mortalidade. Vinte e três compararam cristaloide com albumina humana, 16 compararam cristaloide com infusão de hidroxietil *starch*, 11, cristaloide com gelatina modificada, nove, cristaloide com dextran e oito, dextran em cristaloide hipertônico com cristaloide isotônico. Não houve diferença na mortalidade após 28 dias de seguimento, permanência em ventilação mecânica, na UTI e hospitalar, bem como na duração de terapia renal substitutiva e no número de disfunções orgânicas[62]. Não há benefícios no uso de coloides como expansores plasmáticos durante a ressuscitação volêmica em pacientes graves.

Reposição volêmica de manutenção

A necessidade de água no jejum não complicado é aproximadamente 30 a 35 mL/kg/dia. Este volume destina-se a repor as perdas normais que são aproximadamente 200 mL pelas fezes, 1.000 a 1.200 mL pela urina, 700 a 800 mL pelas perdas insensíveis (pulmões e pele). A perda insensível se dá 75% pela pele e 25% pelos pulmões. Estas perdas podem estar bastante aumentadas dependendo da presença de febre, hipermetabolismo, hiperventilação, traqueostomia sem nebulização etc. Cada grau de temperatura acima de 37 °C aumenta a perda insensível em 2,0 a 2,5 mL/kg/dia. A produção de água endógena pode variar de 150 a 800 mL/dia (média de 250 mL/dia), dependendo da intensidade do metabolismo.

Em condições normais, no mínimo 500 a 800 mL de urina/dia são necessários para a excreção dos produtos do catabolismo. Os pacientes cirúrgicos e traumatizados costumam apresentar diminuição da capacidade de concentração urinária, necessitando no mínimo 900 a 1.000 mL de urina/dia para esta mesma função.

A perda diária de sódio pelas fezes, suor e urina é de aproximadamente 30 mEq/dia. Na presença de desidratação, quase todo sódio filtrado nos rins poderá ser absorvido pela ação da aldosterona, que também causará grande perda de potássio. Assim, a reposição adequada de sódio não só reporá as perdas deste eletrólito, mas também irá poupar potássio pela supressão da secreção de aldosterona. A reposição diária de sódio deve ser de 50 a 150 mEq/dia ou de 1 a 2 mEq/kg/dia.

A perda diária de potássio (urina e suor) é de 50 a 75 mEq e a reposição de 1 mEq/kg/dia costuma ser suficiente. Muitos textos de cirurgia recomendam a não utilização de cloreto de potássio no pós-operatório imediato. Esta recomendação só é válida, entretanto, para o pós-operatório de cirurgias não complicadas. Somente a monitoração dos níveis séricos de potássio poderá, com segurança, indicar ou não sua utilização. Além da dificuldade em se estimar o potássio corporal total, seu nível sérico sofre influência significativa de inúmeras drogas e de alterações acidobase tornando-se difícil o estabelecimento das necessidades diárias do mesmo para cada paciente.

Além das necessidades basais ou de manutenção de água e eletrólitos, poderá ser preciso repor outras perdas no paciente grave. O balanço hídrico diário ou em períodos menores determinará o volume total de fluidos a ser reposto. A doença de base, o tipo de perda e sua composição orientarão a melhor solução a ser utilizada. A composição dos fluidos corporais que podem fazer parte das perdas em pacientes cirúrgicos está na Tabela 8.1.

Restauração do volume circulante efetivo

Pacientes cirúrgicos apresentam déficits de volume intravascular variáveis, motivados por situações bastante distintas, que variam desde o jejum que precede o ato cirúrgico e as perdas insensíveis até o franco choque hemorrágico.

A administração de líquidos é ato rotineiro em pacientes submetidos a grandes cirurgias, com a intenção de repor perdas e manter o volume circulante efetivo. A imprecisão na avaliação de perdas por evaporação e para o terceiro espaço pode contribuir para o excesso ou a insuficiência de oferta hídrica. Considerando que os mecanismos compensatórios envolvidos na hipovolemia e as características pessoais dos pacientes podem dificultar o reconhecimento da magnitude do déficit volêmico, a reposição hídrica sem a adequada monitoração para nortear a dosagem (volume) pode resultar em efeitos indesejáveis relacionados tanto com a insuficiência quanto com o excesso de administração hídrica[1,4,9].

A reposição insuficiente mantém o déficit de volume circulante efetivo que favorece o desvio de fluxo sanguíneo de órgãos não vitais como intestino, rins e pele, para órgãos vitais como coração e cérebro. Esta "proteção orgânica" implica na perfusão inadequada dos órgãos não vitais, seguida de ativação inflamatória sistêmica e complicações pós-operatórias como disfunção intestinal e DMO[63,64]. Por outro lado, a administração desnecessária de líquidos também pode resultar em efeitos adversos. O excesso de líquidos no compartimento intravascular aumenta a pressão capilar venosa provocando edema intersticial, que pode afetar territórios diversos como os pulmões (causando ou piorando a hipoxia hipóxica) e a região esplâncnica, causando edema de alças intestinais. O edema intestinal, por sua vez, leva a disfunção gastrintestinal, intolerância à nutrição enteral, aumento do potencial para translocação bacteriana, SCA e DMO.

Tanto a insuficiência quanto o excesso de administração de líquidos podem ser deletérios e resultar em DMO. Além disso, o atraso na restauração da oxigenação tecidual (tanto pela infusão quando pela compensação do excesso de líquidos) amplifica a resposta inflamatória sistêmica, piorando o grau de edema e o potencial de complicações pós-operatórias[51,65-67].

Aporte hídrico e complicações pós-operatórias

Em muitos casos, anestesistas, cirurgiões e intensivistas recorrem a nomogramas, fórmulas e à percepção subjetiva para sustentar a terapia volêmica. A conduta baseada na utilização de fórmulas implica na infusão contínua de líquidos a uma taxa predeterminada, somada à reposição das perdas observadas. Não se leva em consideração o *status* volêmico pré-operatório, a baixa acurácia na determinação de perdas insensíveis ou variações perioperatórias da função miocárdica e do tônus vascular. Esta técnica, portanto, está frequentemente associada à infusão desnecessária de grandes quantidades de volume[9].

Recentemente, o estudo SAFE (n = 6.997) constatou que balanços hídricos significativamente positivos nas primeiras 24 ($p < 0,001$), 48 ($p < 0,001$) e 72 horas ($p = 0,007$) após iniciada a ressuscitação volêmica, não influenciaram a mortalidade, o número de disfunções orgânicas, tempo de ventilação mecânica, permanência na UTI e no hospital[59]. No entanto, algumas técnicas tradicionais preveem a infusão de 10 a 15 mL/kg/hora durante cirurgias de grande porte[68], que em muitos casos, levam à infusão de montantes que excedem as necessidades orgânicas, podendo implicar em complicações pós-operatórias. A infusão de 40 mL/kg de cristaloide em voluntários saudáveis levou à redução significativa da função pulmonar (provavelmente por edema pulmonar subclínico), embora a capacidade para o exercício não tenha sido afetada quando comparados ao grupo-controle[69].

A avaliação prospectiva de 29 pacientes sépticos que desenvolveram disfunção renal demonstrou que a infusão contínua e significativamente maior de líquidos (2.037 +/− 1.681 vs. 1.116 +/− 1.220 mL, p < 0,03) não melhorou a função renal e piorou significativamente da oxigenação (p < 0,04)[70].

Um estudo randomizado recente comparou as estratégias liberal e restritiva de administração de líquidos em 1.000 pacientes com lesão pulmonar aguda (LPA), dos quais 71% apresentavam pneumonia ou sepse como causa primária da lesão pulmonar. O balanço hídrico acumulado ao final das primeiras 72 horas foi de 5.100 mL no grupo da estratégia liberal e 400 mL no grupo da estratégia restritiva. Não houve diferença na mortalidade, no entanto houve redução significativa do tempo de ventilação mecânica (p < 0,001) e da permanência na UTI (p < 0,001) no grupo da estratégia restritiva[71].

Recentemente, Nisanevich et al. (2005) observaram que a reposição hídrica baseada em protocolo orientado por objetivos hemodinâmicos predefinidos em cirurgias abdominais eletivas foi capaz de reduzir o volume infundido (4 mL/kg/h) e o número de complicações pós-operatórias, e agilizar a recuperação do trânsito intestinal, quando comparada ao uso da taxa de infusão de 12 mL/kg/h[72]. Do mesmo modo, Gan et al. (2002) observaram que a administração intraoperatória de líquidos orientada por objetivos resulta em menor tempo de internação hospitalar[73]. Brandstrup B et al. (2003) observaram que a terapia hídrica suficiente para manutenção do peso corporal pré-operatório resultou em menor número de complicações, se comparada ao regime de taxas fixas de infusão volêmica[74].

Reposição volêmica precoce orientada por metas

Shoemaker et al. (1973), observaram que sobreviventes de alto risco cirúrgico apresentavam maior DC e maior DO_2 que os não sobreviventes, indicando que a adequação da oferta de oxigênio é fundamental em pacientes de alto risco[76].

No entanto, a busca por metas "supranormais" ou a otimização suprafisiológica do DC e da DO_2 em populações heterogêneas de pacientes graves não evidenciaram benefícios em extrapolar os níveis fisiológicos das metas predefinidas[77-79]. Balogh et al., em 2003, observaram, em vítimas de politraumatismo, que a supranormalização da oxigenação tecidual resultou em mais hipertensão abdominal (42% vs. 20% p < 0,05), mais SCA (16% vs. 8% p < 0,05), mais disfunções orgânicas (22% vs. 9% p < 0,05) e maior mortalidade (27% vs. 11% p < 0,05)[51]. Um estudo epidemiológico, multicêntrico e prospectivo avaliou uma amostra heterogênea de 265 pacientes. Observou-se que 85 pacientes (32,1%) apresentavam síndrome compartimental abdominal (SCA) e que a mortalidade foi significativamente maior entre estes indivíduos (38.8% vs. 22.2%, p < 0,005). Os fatores preditores de SCA foram disfunção hepática (OR: 2,25; 95% CI; 1,1-4,58; p < 0,03), cirurgia abdominal (OR:1,96; 95% CI; 1,05-3,64; p < 0,03), ressuscitação volêmica (OR: 1,88; 95% CI; 1,04-3,42; p < 0,04), e íleo (OR: 2,07; 95% CI; 1,15-3,72; p < 0,02)[80].

A metanálise de Kern et al. (2002), que avaliou 21 estudos randomizados, demonstrou que a obtenção das metas de oxigenação (mesmo que supranormais) antes do desenvolvimento de disfunções orgânicas, está associada a menor mortalidade, indicando assim, como Rivers et al., que a reversão precoce da hipoxia tissular tem importância fundamental[52,53].

Rivers et al. (2001) testaram a efetividade da "Terapia Precoce Guiada por Metas", buscando a normalização da oxigenação tecidual com base na $SvcO_2$ em pacientes com sepse grave e choque séptico. No grupo-tratamento (terapia orientada pela $ScvO_2$), observou-se que a oferta hídrica nas primeiras 6 horas foi significativamente maior que no grupo-controle (5,0 L vs. 3,5 L; p < 0,001), resultando em maior $ScvO_2$ e menor mortalidade (p < 0,009). Entre a 7ª e a 72ª hora, o grupo-controle necessitou significativamente de mais líquido (p = 0,01). Este acréscimo hídrico tardio não aumentou a $SvcO_2$ em relação ao grupo-tratamento (p < 0,001), não reduziu o escore de disfunções orgânicas MODS (p < 0,001) e obviamente não impactou na mortalidade[53].

Em sendo a reoxigenação tecidual a tônica da ressuscitação volêmica, a infusão hídrica não deve ser nem liberal ou tampouco restritiva, mas necessariamente precoce e personalizada com base em metas clínicas predeterminadas[2,7,81].

Monitoração da reposição volêmica

O objetivo da monitoração da reposição volêmica é determinar se a volemia e a oferta de oxigênio foram restauradas ou se persiste hipovolemia e hipoperfusão tecidual. Na maioria dos casos cirúrgicos, a normalização da pressão arterial, da frequência cardíaca, da frequência respiratória e do débito urinário (> 50 mL/ hora) costuma ser bom indicador de reposição volêmica adequada. Entretanto, nos casos mais graves, na presença de insuficiências orgânicas ou perda volêmica contínua, a monitoração hemodinâmica mais complexa torna-se necessária.

Sinais vitais e diurese

Nos estados de baixo fluxo, a liberação compensatória de catecolaminas na corrente sanguínea provoca vasoconstrição e consequente estabilização ou até mesmo normalização da pressão arterial, fator que dificulta o reconhecimento do choque e pode retardar o tratamento da causa desencadeante[2,4,53]. Embora a hipotensão arterial implique em hipofluxo, o contrário não é verdadeiro. Tendo em vista o estímulo simpático, a normalidade da PAM não necessariamente implica em restauração do fluxo e da oxigenação tecidual[9].

Em estudo que envolveu voluntários saudáveis, observou-se que a remoção de 20 a 30% do volume sanguíneo foi indetectável com a avaliação hemodinâmica a partir de parâmetros convencionais, particularmente a medida da pressão arterial. Porém, houve prejuízo significativo da perfusão tecidual[82]. Rady *et al.* (1996), em estudo observacional que incluiu 36 pacientes, verificaram que após determinada infusão de líquidos e estabilização da PAM, 31 pacientes apresentaram $SvcO_2$ abaixo de 65% (indicando aumento da $ExtO_2$) e lactato acima de 2 mmol/L. Uma oferta hídrica adicional normalizou o lactato e incrementou a $SvcO_2$[54].

Embora o *American College of Surgeons' Committee on Trauma* tenha categorizado a resposta cardiovascular e sistêmica ao trauma de acordo com a gravidade da perda sanguínea, os parâmetros utilizados para subsidiar esta graduação (FC e PA) são influenciados e modificados de acordo com a velocidade da perda e características pessoais como idade, comorbidades, volemia e hemoglobina preexistentes. Além disso, medicamentos com efeitos cardiovasculares como betabloqueadores e anti-hipertensivos podem modular a resposta à depleção volêmica[83]. Conforme se observa na Tabela 8.4, a repercussão sobre os sinais vitais (FC e PA) e a diurese, acontece somente depois que a contração volêmica chega a 30%. Do mesmo modo, a reposição volêmica baseada exclusivamente na monitoração dos sinais vitais e do débito urinário não garante reversão da hipoxia tecidual ou redução da mortalidade[51,53,84].

A transição de quadros menos graves para situações clínicas complexas ocorre nas primeiras horas de atendimento, momento em que o reconhecimento definitivo e a restauração precoce do fluxo tecidual trazem maior benefício prognóstico[52,53,85]. Contar com métodos de monitoração que permitam reconhecer o déficit volêmico com precisão e agilidade é fundamental para minimizar danos teciduais relacionados com o hipofluxo e, por outro lado, evitar a sobrecarga de líquidos iatrogênica[4,86].

Se a principal finalidade da ressuscitação hemodinâmica é a restauração do fluxo sanguíneo, entende-se que a avaliação das modulações do DC que se seguem à infusão de alíquotas de fluidos (fluidorresponsividade) é estratégia fundamental.

Avaliação estática da responsividade cardiovascular

Pressão venosa central (PVC) e pressão de oclusão da artéria pulmonar (POAP)

O modelo ideal para avaliação da responsividade cardiovascular a volume é a construção da curva de função ventricular de Frank-Starling, na qual se avaliam as variações do VS e das pressões de enchimento ventricular (PVC e POAP) a partir da infusão de uma determinada alíquota de fluidos. Pacientes responsivos são aqueles que apresentam aumento do DC entre 10 e 15% após a infusão de uma alíquota de fluidos[87].

De fato, não há evidências de que os métodos de determinação da responsividade cardiovascular *per se* repercutam sobre o prognóstico. A repercussão prognóstica está condicionada à precocidade da reversão da hipoxia tecidual[51,52,88-91]. Para tanto, contar com métodos que permitam reconhecer de forma precisa e precocemente o hipofluxo é fundamental para indicar

Tabela 8.4
Manifestações clínicas de acordo com a intensidade da perda volêmica

	Compensado	Leve	Moderado	Grave
Perda (mL)	< 1.000	1.000 a 1.500	1.500 a 2.000	> 2.000
Perda (%)	Até 15%	15 a 30%	30 a 40%	> 40%
FC (bpm)	< 100	> 100	> 120	> 140
Pressão arterial	Normal	Normal	Diminuída	Diminuída
FR (mpm)	14 a 20	20 a 30	30 a 40	> 40
Diurese (mL/h)	> 30	20 a 30	5 a 20	Anúria
Status mental	Normal	Ansioso	Confuso	Letárgico

FC, frequência cardíaca; FR, frequência respiratória.

ou intensificar a expansão volêmica e/ou administrar inotrópicos/vasopressores[87].

A infusão hídrica aumenta o volume diastólico final e o VS. O aumento do VS por sua vez, depende da capacidade contrátil do coração e do grau de repleção volêmica. A relação entre volume diastólico final e pressão diastólica final do ventrículo esquerdo, descrita de forma ideal pelos fisiologistas, foi incorporada à prática clínica, levando ao uso isolado das pressões de enchimento como indicadores de responsividade cardiovascular a fluidos.

Embora as pressões de enchimento ventricular figurem como métodos preferenciais de avaliação da fluidorresponsividade, evidências recentes enfatizam a baixa sensibilidade e especificidade da PVC e da POAP para este fim[87,92,93]. Em estudo prospectivo que envolveu 44 voluntários saudáveis, Kumar et al. (2004) observaram que os valores médios da PVC e da POAP antes da infusão de volume não foram capazes de predizer a resposta ao volume[92]. A partir da avaliação retrospectiva de 96 pacientes sépticos, Osman et al. (2007) demonstraram que PVC < 8 mmHg e POAP < 12 mmHg não foram capazes de predizer a responsividade a volume, com valor preditivo positivo de apenas 47% e 54%, respectivamente. O uso combinado das pressões de enchimento também não melhorou a acurácia das variáveis[93]. Michard et al. (2000) observaram, em pacientes sépticos, que PVC e POAP não foram capazes de discriminar indivíduos responsivos dos não responsivos a volume (área sob a curva ROC: PVC = 0,51 ± 0,12; POAP = 0,40 ± 0,09)[87]. Outros estudos semelhantes observaram os mesmos achados[95-98].

Rivers et al. (2001) utilizaram PVC entre 8 e 12 mmHg (associada à PAM, débito urinário e $SvcO_2$) como um dos objetivos da ressuscitação hemodinâmica precoce em pacientes com sepse grave ou choque séptico. No grupo-controle (sem aferição da $SvcO_2$), a média da PVC ao final das 6 horas foi 11,8 ± 6,8 mmHg, enquanto no grupo-tratamento (com $SvcO_2$) a média da PVC foi 13,8 ± 4,4 mmHg. A PVC ao final das primeiras 6 horas esteve acima ou abaixo do objetivo inicial na maior parte dos pacientes. A PVC no grupo-controle (com maior taxa de mortalidade) apresentou a média da PVC mais próxima do objetivo inicial, se comparada à média do grupo-tratamento. Deste modo, utilizar valores de PVC entre 8 e 12 mmHg como meta exclusiva durante a ressuscitação hemodinâmica inicial em pacientes com sepse grave ou choque séptico pode ser prejudicial, principalmente se a ressuscitação volêmica for interrompida em pacientes responsivos com PVC > 8 mmHg, mas ainda mal perfundidos[53,94].

Prova de volume baseada na PVC ou POAP

Quando há dúvida sobre a adequação da reposição volêmica e dispomos da medida da PVC, pode-se realizar o que é conhecido como "prova de volume". Mede-se a PVC antes e após a administração de 500 a 1.000 mL de solução cristaloide em 10 minutos. Se a PVC se elevou até 2 cm/H_2O, nova alíquota de cristaloide é administrada. Este procedimento é repetido até que se obtenha melhora do quadro hemodinâmico e a PVC se estabilize em um valor até 5 cm/H_2O maior que o inicial. Aumento da PVC em mais de 5 cm/H_2O, sem melhora da pressão arterial, da frequência cardíaca ou da diurese pode ser indicativo de limitação da função cardíaca, que deverá ser avaliada e tratada adequadamente[2].

Apesar da constatação de que a hidratação transoperatória baseada em provas de volume guiadas por variações da PVC resulta em menor tempo de internação de pacientes submetidos à correção cirúrgica de fratura de fêmur[99], a variação da PVC e da POAP após a administração de líquidos não corresponde ao *status* de responsividade a volume[92]. As variações da PVC e POAP durante a prova de volume devem ser interpretadas com cuidado e, assim como ocorre com a PVC média, devem ser associadas a outros parâmetros clínicos para subsidiar a terapêutica. Além disso, e como já destacado anteriormente, dada a alta complacência do leito venoso, a infusão hídrica deve ser suficientemente volumosa e rápida para haver repercussão sobre o enchimento cardíaco.

Ressuscitação hídrica baseada na monitoração hemodinâmica invasiva

Ainda que se utilizem estratégias mais complexas do ponto de vista fisiológico, como a monitoração com cateter da artéria pulmonar (CAP), não há vantagens prognósticas na sua utilização[88-90]. Não existem estudos clínicos controlados e randomizados que avaliem o impacto da monitoração hemodinâmica com CAP ou outros dispositivos de medida do DC, na mortalidade de pacientes cirúrgicos em geral. Acredita-se que se beneficiam da monitoração do DC os pacientes com choque de etiologia mista (choque séptico e cardiogênico associados), com insuficiência orgânica prévia (especialmente disfunção ventricular esquerda) e naqueles em que o tratamento inicial não produziu os resultados esperados ou ocorreu deterioração após uma resposta inicial adequada.

A monitoração hemodinâmica com PAC só traz vantagens quando resulta em tratamento precoce, a ponto de restaurar o DC e a oxigenação tissular, antes que se desenvolva DMO[88-91]. Vale ressaltar que estratégias de monitoração que prescindem do CAP, desde que impliquem em reperfusão tecidual precoce, também são vantajosas do ponto de vista prognóstico[53,73].

Avaliação dinâmica da responsividade cardiovascular

Variação respiratória da pressão arterial (ΔPp)

A ΔPp é um método simples, sensível e específico para avaliação da responsividade cardiovascular em pacientes com instabilidade hemodinâmica e sob ventilação mecânica controlada. A análise do traçado da pressão arterial em 40 pacientes sépticos sob ventilação mecânica constatou que a variação respiratória da pressão de pulso arterial (ΔPp) tem alta sensibilidade (94%) e especificidade (96%) na identificação de indivíduos responsivos (ΔPp > 13%) e não responsivos (ΔPp < 13%)[87]. Por estar intimamente acoplada à variação do VS, a amplificação da ΔPp é tão precoce quanto a queda do DC, permitindo identificar precocemente estados de baixo fluxo causados por hipovolemia[104]. Estes dados foram corroborados por outros autores em estudos prospectivos subsequentes[95,96]. O método é limitado a pacientes sob ventilação mecânica controlada, volume corrente entre 8 e 12 mL/kg e com ritmo sinusal[87].

Variação respiratória da amplitude da pletismografia de pulso (ΔPplet)

Trata-se de uma alternativa à ΔPp, não invasiva e de fácil utilização. Em 2004, Westphal et al. constataram, numa população heterogênea de pacientes graves, que a variação respiratória da pletismografia de pulso (ΔPplet) tem excelente correlação com ΔPp (r = 0,88)[100]. O mesmo grupo reproduziu estes achados em estudo posterior, envolvendo apenas pacientes em pós-operatório imediato de cirurgia cardíaca, identificando pacientes responsivos com ΔPplet > 11%[5]. Utilizando-se de metodologia semelhante, Cannesson et al. (2006) chegaram a resultados parecidos em pacientes sépticos[118]. No entanto, estes estudos se limitaram a comparar os traçados pletismográfico e da pressão arterial. Não houve comparação de ΔPplet com a variação do DC após infusão hídrica.

Posteriormente, Feissel et al. (2007) observaram que a ΔPplet é capaz de diferenciar responsivos de não responsivos com sensibilidade de 94% e especificidade de 80% (área sob a curva ROC = 0,94), com base em medidas do DC por termodiluição[97]. Um estudo semelhante que envolveu pacientes em pós-operatório de cirurgia cardíaca demonstrou que a ΔPplet identifica o padrão de responsividade com sensibilidade de 90% e especificidade de 83% (área sob a curva ROC = 0,89)[98]. As mesmas limitações de uso da ΔPp aplicam-se à ΔPplet.

Variação respiratória da PVC (ΔPVC)

A variação respiratória da PVC (ΔPVC) como preditor da responsividade cardiovascular durante a ventilação mecânica foi estudada em 33 pacientes por Magder et al. (1992)[101]. Foram incluídos pacientes em ventilação espontânea (36%) e sob ventilação mecânica (64%), nestes, a ΔPVC foi aferida durante breve desconexão do ventilador mecânico. A queda inspiratória de 1 mmHg na PVC demonstrou sensibilidade de 84% e especificidade de 94% para detecção de pacientes responsivos à expansão hídrica. Foram excluídos os pacientes que não gerassem esforço inspiratório suficiente para reduzir a POAP em 2 mmHg. Portanto, na vida real e na ausência da verificação da POAP, deve-se considerar a possibilidade de falso-negativo quando ΔPVC > 1 mmHg é encontrada[101,102]. Heenen et al. (2006) estudaram 21 pacientes e observaram que a ΔPVC não foi capaz de predizer a responsividade cardiovascular. Nove pacientes foram ventilados em pressão de suporte e em quatro pacientes não houve redução inspiratória de 2 mmHg na POAP[103]. A variação inspiratória da PVC durante a ventilação espontânea, apesar de sensível e específica na identificação da responsividade cardiovascular, tem sua aplicabilidade limitada por estar sujeita a falso-negativos quando a medida da POAP não é possível.

Recentemente, um estudo clínico e observacional demonstrou que a avaliação dinâmica da PVC também pode ter utilidade em pacientes sob ventilação mecânica, a partir do cálculo da variação respiratória da amplitude do traçado da PVC (a exemplo da determinação da ΔPp). A variação respiratória da amplitude da PVC, denominada "índice de colapso pressórico da veia cava superior" (Cvc_i), apresenta boa sensibilidade e especificidade na discriminação de indivíduos responsivos dos não responsivos a volume[105].

Monitoração da oxigenação sistêmica

Considerando que a entrega de oxigênio e a remoção de escórias celulares são funções essenciais do sistema cardiovascular, a monitoração do tratamento da disfunção cardiovascular (o choque) não pode se limitar aos aspectos mecânicos. Apesar de as variáveis mecânicas estarem "a serviço" do metabolismo celular, a normalização destes parâmetros não indica necessariamente a satisfação do principal "cliente" do sistema cardiocirculatório, a célula. Portanto, a avaliação da oxigenação celular é aspecto primordial da monitoração hemodinâmica.

A saturação de oxigênio venoso central misto (SvO_2), medida no sangue da artéria pulmonar, é um indicador precoce de hipoperfusão tecidual por hipovolemia e hipocontratilidade cardíaca. Gattinoni *et al.*, em 1995, demonstraram que a restauração da oxigenação tecidual pode ser alcançada tanto com a monitoração isolada do DC quanto pela avaliação da SvO_2[106]. O aumento da extração de oxigênio, acarretando queda na SvO_2, é o primeiro mecanismo compensador à diminuição na oferta de oxigênio. A queda na SvO_2 se desenvolve antes do aumento do lactato. Após a reposição volêmica efetiva, ele se normaliza antes da redução do lactato. Os valores normais da SvO_2 estão em torno de 75% (68 a 77%).

Valores abaixo de 68% podem estar relacionados com a queda da oferta de oxigênio por anemia, hipoxemia ou queda no DC, e valores abaixo de 60% podem se associar à acidose lática[107].

De forma ainda mais simples, em pacientes sem CAP, a utilização da saturação venosa central de oxigênio ($SvcO_2$) – a partir de cateterização da veia cava superior – favorece o reconhecimento e o tratamento efetivo da hipoperfusão. Apesar de os valores isolados da $SvcO_2$ não corresponderem exatamente aos valores da SvO_2, as oscilações das duas medidas que se seguem a mudanças do *status* hemodinâmico são claramente correspondentes[108]. Considerando que as decisões clínicas não devem ser tomadas com base em medidas isoladas, mas sim após a avaliação da tendência destas medidas, a $SvcO_2$ é um instrumento simples e de grande utilidade para acompanhar a resolução do quadro de hipoperfusão[109].

A busca pela $SvcO_2$ > 70% resulta em redução da mortalidade em pacientes sépticos[53] e da morbidade em pacientes com instabilidade hemodinâmica originada de outras causas como politraumatismo ou pós-operatório imediato de cirurgias de grande porte[53,54,110-117]. Valores baixos da $SvcO_2$ (< 64%) estão associados de forma independente a complicações pós-operatórias (p < 0,007). Por outro lado, indivíduos com a manutenção de $SvcO_2$ > 75% até 8 horas do pós-operatório não apresentaram complicações[117].

Em razão da má distribuição do fluxo sanguíneo e do baixo aproveitamento tecidual de oxigênio (hipoxia citopática), a $SvcO_2$ está comumente elevada (> 70%) em pacientes sépticos. No início da sepse, no entanto, a hipoxia citopática soma-se ao baixo DC relacionado com a hipovolemia e/ou disfunção miocárdica (hipoxia isquêmica), e a $SvcO_2$ resulta diminuída. A reversão precoce (nas primeiras 6 horas) do componente isquêmico com obtenção de $SvcO_2$ > 70% tem claro benefício prognóstico[2].

No entanto, a obtenção de valores supranormais da DO_2 não traz vantagens prognósticas quando comparada à normalização desta variável com base na SvO_2[77]. O estudo de Hayes *et al.* (1994) demonstrou que a supranormalização do débito cardíaco e da oferta de oxigênio com o uso de doses elevadas de dobutamina está associada a aumento significativo da mortalidade[78]. A supranormalização do DC e da DO_2 em populações heterogêneas de pacientes graves também não evidenciou benefícios em extrapolar os níveis fisiológicos das metas predefinidas[78,79]. Portanto, não há evidências de que pacientes responsivos a provas hídricas que apresentam aumentos discretos do débito cardíaco ou variáveis de oxigenação normalizadas sejam beneficiados por cargas adicionais de volume.

A dosagem do lactato apresenta boa correlação com a gravidade do choque hipovolêmico. Níveis superiores a 2 mEq/L associam-se a aumento de mortalidade e, acima de 3 a 4 mEq/L, evidenciam hipoperfusão tecidual significativa. A acidose lática secundária ao choque hipovolêmico tem uma resolução relativamente lenta, podendo levar até 18 horas para desaparecer após o tratamento adequado. A queda progressiva dos níveis de lactato com o tratamento é mais importante que seus valores absolutos, sendo necessário, portanto, sua dosagem seriada. A persistência de lactato elevado pode significar tratamento inadequado, insuficiente ou a associação de complicações como insuficiência cardíaca, sepse ou isquemia mesentérica.

Pode-se concluir que a tônica da monitoração hemodinâmica do paciente cirúrgico é a avaliação das tendências dos indicadores de oxigenação tecidual (DO_2, VO_2, SvO_2, $SvcO_2$, lactato etc.), buscando a sua normalização a partir de intervenções terapêuticas auxiliadas por parâmetros mecânicos que permitam estimar a responsividade cardiovascular com segurança.

Perspectivas na reposição volêmica – soluções transportadoras de oxigênio

O sangue é responsável por uma grande variedade de funções fisiológicas importantes, mas a mais básica e crítica é o contínuo transporte de oxigênio aos tecidos. Como o oxigênio é muito pouco solúvel no plasma, a hemoglobina no interior das hemácias é responsável por mais de 98% do transporte deste gás. Os líquidos atualmente empregados na reposição volêmica não transportam oxigênio e, dependendo do grau de perda sanguínea, dos níveis de hemoglobina e do quadro clínico, a transfusão de hemácias pode ser necessária para permitir uma oferta de oxigênio adequada aos tecidos. A transfusão de sangue homóloga é, hoje, muito segura e eficaz, tem sido utilizada amplamente, em grandes volumes, em uma grande variedade de condições clínicas graves. Além disso, a maioria das hemácias transfundidas pode sobreviver por semanas ou meses, mantendo capacidade de transporte de oxigênio e características de eliminação muito semelhantes às do sangue nativo. Por estes motivos, a transfusão de sangue homólogo é o padrão-ouro contra o qual a segurança e eficácia das soluções transportadoras de oxigênio devem ser comparadas.

As emulsões de perfluorocarbonos e as soluções de hemoglobina modificada são as duas categorias de soluções transportadoras de oxigênio que estão sendo desenvolvidas com o objetivo de superar as atuais e importantes limitações das transfusões sanguíneas, incluindo a disponibilidade limitada, a necessidade de tipagem sanguínea, as rígidas condições de armazenamento, a validade limitada a poucas semanas e a transmissão de doenças.

Perfluorocarbonos

Os perfluorocarbonos são líquidos hidrofílicos, inertes biologicamente e que apresentam alta solubilidade para o oxigênio[119,120]. Enquanto nas soluções de hemoglobina o oxigênio é transportado pela combinação com as moléculas de hemoglobina, nas soluções de perfluorocarbonos o oxigênio dissolvido é ofertado aos tecidos por difusão simples. É necessário emulsificar os perfluorocarbonos em solução cristaloide para permitir o uso endovenoso. As emulsões de perfluorocarbonos têm uma pressão oncótica reduzida, a não ser que uma solução coloide faça parte da formulação. A quantidade de oxigênio transportada nestas soluções depende da pressão parcial de oxigênio no sangue arterial. A relação entre a pressão parcial de oxigênio e o seu conteúdo no perfluorocarbono é absolutamente linear, e por este motivo o uso destas soluções requer a administração simultânea de altas concentrações de oxigênio inalado e de função pulmonar adequada. Desta maneira, uma importante limitação destas soluções é que o conteúdo de oxigênio dissolvido é limitado pela pressão parcial de oxigênio no ar ambiente.

Os perfluorocarbonos não são metabolizados. A eliminação do produto inalterado após a injeção endovenosa ocorre pelas vias aéreas e por captação e fagocitose no sistema reticuloendotelial[121]. Por não serem metabolizados, os perfluorocarbonos não são potenciais toxinas, e ainda não foi observada antigenicidade relacionada com as emulsões[119]. Por outro lado, vários efeitos colaterais foram verificados com o uso endovenoso dos perfluorocarbonos, incluindo acúmulo tecidual, leucopenia e hipotensão transitórias, ativação de mecanismos de defesa do hospedeiro e do sistema do complemento, e depleção do sistema reticuloendotelial[119].

Em fase experimental, os perfluorocarbonos estão sendo avaliados como suporte volêmico intraoperatório, para aumentar a disponibilidade de oxigênio durante a hemodiluição na circulação extracorpórea, e para outras operações de grande porte associadas às perdas sanguíneas significativas. Uma função adicional promissora das emulsões de perfluorocarbonos é na revascularização miocárdica, na qual a alta solubilidade do gás permitiria uma rápida absorção e a potencial eliminação de êmbolos gasosos gerados durante a circulação extracorpórea. O uso clínico dos perfluorocarbonos ainda é limitado. Foi aprovado como perfusato durante angioplastia coronariana[122], enquanto o seu uso como coadjuvante no tratamento quimioterápico de neoplasias[123,124] está em fase inicial de avaliação.

O uso clínico das soluções de perfluorocarbonos como reposição volêmica exige substanciais avanços tecnológicos e de pesquisas experimentais e clínicas. Por outro lado, as soluções de hemoglobina estão em fase muito mais próxima do uso clínico, e estudos fase III estão sendo realizados em diversos centros americanos e europeus.

Soluções de hemoglobina

As soluções de hemoglobina livre modificada, já disponíveis para estudos clínicos, apresentam propriedades de transporte e troca de oxigênio semelhantes às do sangue. Apresentam potenciais vantagens, incluindo a ampla disponibilidade, a ausência de reações transfusionais e de transmissão de doenças infecciosas e a longa validade, superior a 1 ano. As primeiras soluções de hemoglobina livre eram produzidas a partir de hemácias hemolisadas com água destilada, filtradas e transformadas em soluções isotônicas pela adição de sal[119]. Nos primeiros estudos clínicos, provocavam várias reações como febre, náuseas, vômitos, hipertensão, sangramento, disfunção renal e coagulação vascular disseminada[119]. A remoção completa de resíduos da membrana celular resultou na produção da hemoglobina livre de estroma que, administrada em voluntários humanos sadios, promovia vários efeitos colaterais transitórios, incluindo hipertensão, oligúria, hemoglobinúria, entre outros.

Modificações da molécula de hemoglobina

As modificações descritas a seguir viabilizaram o uso clínico da hemoglobina em estudos avançados de segurança e eficácia, e estão sendo comparadas com a transfusão de sangue homólogo para vítimas de trauma. O substrato de hemoglobina utilizado para a produção pela indústria farmacêutica é derivado de sangue humano com validade ultrapassada, de sangue bovino, de hemoglobina humana produzida por *E. coli* geneticamente alterada e de hemoglobina humana produzida em porcos geneticamente modificados. O único produto em fase III de estudos clínicos é o Polyheme®, da Northfield Laboratories[119], pois a hemoglobina da Baxter, extensamente estudada de forma experimental, teve a fabricação suspensa pelos efeitos adversos apresentados na fase III[12].

A retirada da hemoglobina do interior das hemácias altera substancialmente as suas propriedades químicas e biológicas. A hemoglobina fora da hemácia numa concentração de 14 g/dL apresentaria uma pressão oncótica superior a 60 mmHg. A hemoglobina sintética polimerizada reduz a pressão oncótica; outros vêm desenvolvendo a hemoglobina encapsulada em lipossomas[125,126]. Entretanto, em vários estudos com expansores plasmáticos hiperoncóticos como o hetamido, a dextrana e as soluções hipertônicas e hiperoncóticas, tem sido utilizada na hipotensão pós-traumática, com resultados aparentemente melhores do que a reposição volêmica isolada com solução de Ringer lactato, que tem uma pressão oncótica de zero mmHg[53]. A maioria das companhias optou por reduzir as concentrações de hemoglobina para entre 5 a 10 g/dL, com pressão oncótica semelhante à do sangue.

A capacidade de ligação com o oxigênio da hemoglobina livre é de cerca de 1,3 mL de oxigênio por grama de hemoglobina, semelhante à do sangue nativo. A 2,3-difosfoglicerato (2,3-DPG) no interior das hemácias mantém uma P_{50} (pressão parcial de oxigênio na qual a molécula de hemoglobina está 50% saturada) de 26 mmHg. A ausência de 2,3-DPG faz com que a hemoglobina livre apresente uma P_{50} reduzida, cerca de 14 a 16 mmHg, aumentando sobremaneira a sua afinidade pelo oxigênio e dificultando a liberação aos tecidos. Para ajustar a afinidade de oxigênio para próximo de 26 mmHg, uma variedade de estratégias foi desenvolvida, incluindo a ligação química dos grupos fosfatos, alteração na sequência de aminoácidos da hemoglobina, ou o emprego da hemoglobina bovina, que requer o íon cloreto e não o 2,3-DPG[119].

A hemoglobina livre fora da hemácia tem sua estrutura tetramétrica rapidamente dissociada em dímeros e monômeros, permitindo a filtração no glomérulo renal e a precipitação nos túbulos renais, produzindo toxicidade renal. A hemoglobina nativa pode extravasar para fora da circulação, migrando para o espaço intersticial através da parede capilar. O peso molecular de uma hemoglobina humana é de 64.000 D, discretamente menor que o da albumina (69.000 D). Entretanto, a albumina tem uma permeabilidade na parede capilar muito menor, primariamente pela carga negativa da albumina. A molécula de hemoglobina não modificada e positivamente carregada tem uma meia-vida de menos de 4 horas, enquanto a albumina tem meia-vida de 24 a 36 horas, recircula através do espaço intersticial e retorna através dos linfáticos, para uma meia-vida biológica de vários dias ou semanas. Para aumentar a estabilidade e a retenção vascular das soluções de hemoglobina livre, várias abordagens têm sido empregadas: polimerização por ligações via glutaraldeído, conjugação com outras moléculas como o polietilenoglicol, e ligação cruzada entre as cadeias da hemoglobina por reação química ou por engenharia genética. As hemoglobinas livres modificadas mantêm a estrutura tetramétrica e não são filtradas pelo rim, reduzindo a toxicidade renal e aumentando a meia-vida para 10 a 24 horas; são degradadas à medida que interagem com proteínas plasmáticas específicas que se ligam com a hemoglobina, resultando em pequena recirculação da hemoglobina. Além disso, a hemoglobina livre é mais rapidamente convertida em meta-hemoglobina, de maneira que a meia-vida funcional é ainda menor que a meia-vida calculada pela concentração plasmática[10].

A maior toxicidade da hemoglobina pode estar relacionada com seu efeito vasoconstritor[128-135]. A Figura 8.2 ilustra os efeitos de pequenos volumes de hemoglobina sintética em animais em choque hemorrágico. A infusão de hemoglobina livre em humanos e em animais de experimentação provoca aumento da pressão arterial independente da expansão volêmica, causado por vasoconstrição sistêmica e pulmonar[129-136].

Esta vasoconstrição é principalmente causada pela ligação e inativação pela hemoglobina do óxido nítrico, o potente vasodilatador sintetizado pelo endotélio[137,138]. A hemoglobina no interior das hemácias liga-se e inativa o óxido nítrico plasmático, mas o óxido nítrico biologicamente ativo é encontrado nas células endoteliais onde é sintetizado, no músculo liso vascular, onde exerce sua função vasodilatadora, e no espaço intersticial entre as células. Os tetrâmeros, dímeros e monômeros da hemoglobina livre são potentes inativadores do óxido nítrico e podem facilmente extravasar para o espaço intersticial e para junto das células musculares lisas. Os polímeros de hemoglobina ou as macromoléculas conjugadas podem não migrar tão facilmente quanto os tetrâmeros de hemoglobina para o espaço intersticial, reduzindo as propriedades vasoconstritoras destas soluções[119,126]. Adicionalmente, parte da vasoconstrição pode ser causada por ativação de receptores da endotelina, um potente vasoconstritor sintetizado pelo endotélio, e por aumento do tônus simpático[139,140].

Uma preocupação relacionada com a vasoconstrição é que ela diminuiria a eficácia das soluções de hemoglobina no tratamento do choque. A infusão de hemoglobina em humanos voluntários sadios reduz o débito cardíaco[42]. A infusão de pequeno volume (4 mL/kg) ou grande volume (20 mL/kg) de αα crosslinked hemoglobin 10% (αα-Hb) para animais com hemorragia causa uma melhora mais discreta no débito cardíaco e no fluxo sanguíneo regional do que a infusão de solução iso-oncótica de albumina 7%[129-135]. A hipertensão pulmonar com soluções de hemoglobina durante o tratamento do choque hemorrágico pode comprometer a função ventricular direita e levar à instabilidade hemodinâmica aguda. Adicionalmente, foram induzidas, pelas soluções de hemoglobina em animais normovolêmicos, acentuada diminuição da complacência pulmonar e hipertensão pulmonar, que se reverteram completamente pela inalação de baixas doses de óxido nítrico inalável, conforme observado na Figura 8.3[132].

Ainda não sabemos se a hipertensão induzida pela hemoglobina pode limitar significativamente a sua aplicação clínica, porém o efeito pressórico tem sido relatado em ensaios clínicos com soluções estabilizadas de tetrâmeros de hemoglobina[136]. Dados clínicos a respeito do emprego das hemoglobinas conjugadas e polimerizadas não têm sido adequadamente publicados e não permitem saber se estas formulações com moléculas maiores de hemoglobina causam ou não vasoconstrição significativa, tanto na circulação sistêmica quanto na pulmonar.

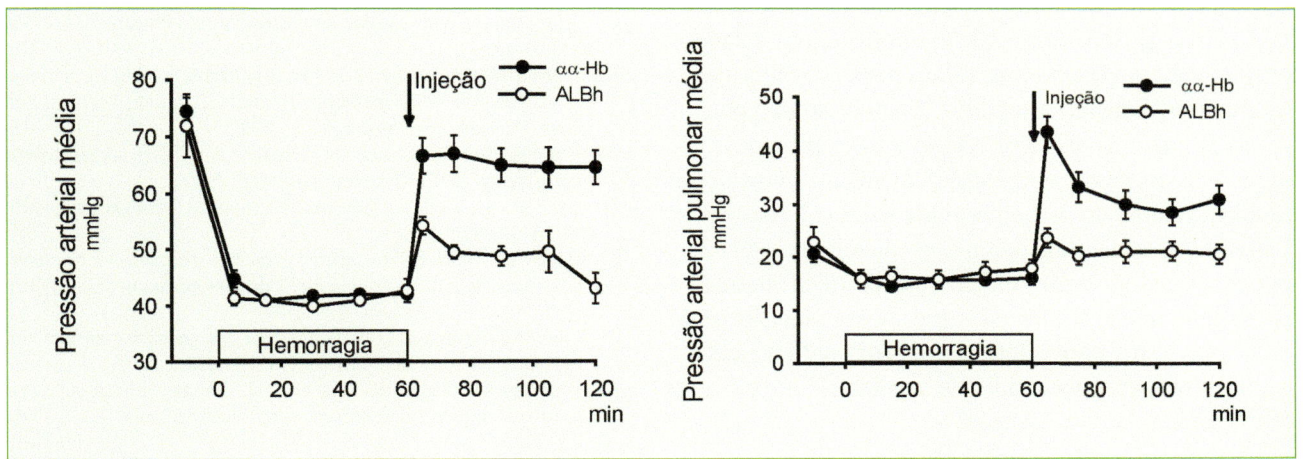

FIGURA 8.2 – Efeitos hemodinâmicos da infusão em bolo de 4 mL/kg, em 2 minutos, de αα-hemoglobina a 10% (αα-Hb, n = 7) ou albumina humana a 7% (ALBh, n = 7) em porcos em choque hemorrágico. Após a infusão da αα-Hb observa-se sustentada restauração da pressão arterial média (mean arterial pressure). O índice cardíaco (cardiac index) permaneceu reduzido e a grave hipertensão arterial pulmonar (pulmonary arterial pressure) foi induzida pela αα-Hb.[12]

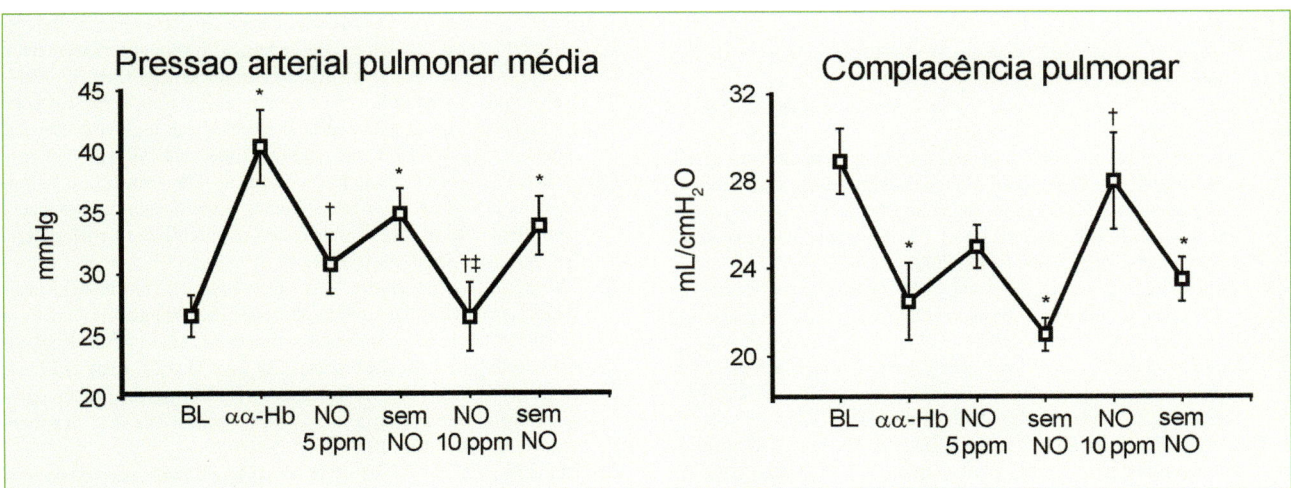

FIGURA 8.3 – Efeitos na pressão da artéria pulmonar (pulmonary arterial pressure) e na complacência pulmonar (lung compliance) da infusão em 20 minutos de 2 mL/kg αα-hemoglobina a 10% (αα-Hb) seguida da inalação por períodos de 10 minutos de óxido nítrico (NO) em concentrações de 5 ppm e 10 ppm, intercalados por períodos de 10 minutos sem óxido nítrico (OFF). A inalação de NO 5 ppm e 10 ppm, reverte a hipertensão pulmonar e a redução da complacência induzidas pela αα-Hb.[14]

Outras potenciais limitações aparentes com as soluções de hemoglobina incluem o potencial aumentado para dano oxidativo por lesão de reperfusão e pela liberação do ferro livre, e o aumento da toxicidade biológica das endotoxinas nos níveis celular[141] e sistêmico. A hemoglobina é uma proteína que se liga a endotoxina, desagregando-a e aumentando a sua atividade biológica, podendo aumentar a toxicidade e a hipoxemia observadas na sepse e no choque séptico.

A maneira com que as peculiares vantagens e desvantagens dos transportadores de oxigênio irão efetivamente comprometer a eficácia clínica, utilidade e segurança deverá ser determinada por grandes estudos clínicos de fase III. Entretanto, por serem financiados pela indústria farmacêutica, que são as proprietárias dos resultados, diversos resultados negativos não são devidamente discutidos com a comunidade científica. Recentemente, o estudo fase III com a hemoglobina da Baxter Healthcare foi suspenso por uma mortalidade maior do que a transfusão de sangue em vítimas de trauma, e todos os estudos em circulação extracorpórea foram suspensos sem que os motivos tenham sido discutidos. Além disso, são poucos os investigadores que têm acesso a estes produtos. Por todos estes motivos, a reposição volêmica com soluções transportadoras de oxigênio ainda não está disponível. Estudos experimentais e clínicos adicionais, realizados por pesquisadores independentes, são a única alternativa para que, em um futuro próximo, possamos dispor de uma solução transportadora de oxigênio segura e eficaz, capaz de reduzir a necessidade e superar as limitações da transfusão de sangue homólogo.

Referências bibliográficas

1. Bagshawa SM, Bellomob R. The influence of volume management on outcome. Curr Opin Crit Care 2007; 13:541-548.
2. Vincent JL, Gerlach H. Fluid resuscitation in severe sepsis and septic shock: An evidence-based review. Crit Care Med 2004; 32(suppl..):S451-S454.
3. Vincent JL. Issues in contemporary fluid management. Crit Care 2000, 4 (suppl.. 2):S1-S2.
4. Kreimeier U. Pathophysiology of fluid imbalance. Crit Care 2000, 4 (suppl. 2):S3-S7.
5. Westphal GA. Variação respiratória da pressão arterial e sua relação com as variações respiratórias dos traçados da pressão venosa central e da pletismografia gerada por oxímetros de pulso no pós-operatório imediato de cirurgia cardíaca [tese]. São Paulo: Faculdade de Medicina, Universidade de São Paulo; 2006.
6. Hollenberg SM, Ahrens TS, Annane D et al. Practice parameters for hemodynamic support of sepsis in adult patients: 2004 update. Crit Care Med 2004; 32:1928-1948.
7. Dellinger RPMD, Levy MM, Carlet JM et al. Surviving Sepsis Campaign: International guidelines for management of severe sepsis and septic shock: 2008. Crit Care Med 2008; 36:296-327.
8. Moore FD, Olesen KH, McMurrey JD et al. The body cell mass and its supporting environment. Philadelphia: W.B. Saunders, 1963.
9. Grocott MPW, Mythen MG, Gan TJ. Perioperative Fluid Management and Clinical Outcomes in Adults. Anesth Analg 2005;100:1093-106.
10. Guyton AC, Hall JE. Os compartimentos dos líquidos corporais; líquidos extracelular e intracelular; líquido intersticial e edema In: Guyton & Hall (Ed) Tratado de Fisiologia Médica. 10 ed. Rio de Janeiro: Guanabara Koogan, 2002.
11. Ferreira ELA, Terzi RGG. Água corporal. In: Auler Júnior JO, Proença Filho JO, Antoniazzi P, Terzi RGG. Série CBMI: Equilíbrio Hidroeletrolítico e Reposição Volêmica em UTI. São Paulo: Editora Atheneu, (16)1:5-6, 2005.
12. Garrido APG, Poli de Figueiredo LF. Transporte de oxigênio. Necessidades normais e no estresse. Hemoglobina. Limites. Hemoglobinas sintéticas e outros veículos de transporte de oxigênio. In: Auler Júnior JO, Proença Filho JO, Antoniazzi P, Terzi RGG. Série CBMI: Equilíbrio Hidroeletrolítico e Reposição Volêmica em UTI. São Paulo: Editora Atheneu, (16)7:121-124, 2005.
13. Fink M. Cytophatic hypoxia in sepsis. Acta Anesthesiol Scand 1997; (suppl.):110:87.
14. Leach RM, Treacher DF. Oxygen transport-2. Tissue hypoxia 1998; BMJ 317:1370,.
15. Leach RM, Treacher DF. The pulmonary physician in crtical care: Oxygen delivery and consumption in the critically ill. Thorax 2002; 57:170,.
16. Rocha e Silva M, Poli-de-Figueiredo LF. Fisiopatologia do choque hipovolêmico. In: Rocha e Silva M. Série Fisiopatologia Clínica: Fisiopatologia Cardiovascular. São Paulo: Editora Atheneu, (1)11:147164, 2000.
17. Pinky M. Recent advances in the clinical application of heart-lung interactions. Current Opinion in Critical Care 2002; 8:26–31.
18. Guyton AC. Determination of cardiac output by equating venous return curves with cardiac output responses. Physiol Rev 1955; 35:123-129,.
19. Sibbald WJ, Messmer K, Fink MP. Roundtable conference on tissue oxygenation in acute medicine, Brussels, Belgium, 14-16 March 1998. Intensive Care Med 2000; 26:780,.
20. Vallet B, Tarvenier B, Lund N. Assessment of tissue oxygenation in the critically-ill. Eur J Anaesthesil 1999; 17:221,.
21. Cane RD. Hemoglobin: how much is enough? Crit Care Med 1990; 18:1046-1047,.
22. Hébert PC, Szick S. The anemic patient in the intensive care unit: how much does the heart tolerate? Current Opinion in Critical Care 6:372-380.
23. Cain SM. Oxygen delivery and uptake in dogs during anemic and hypoxic hypoxia. J Appl Physiol 1977; 42:228,.
24. Weiskopf RB, Viele MK, Feiner J et al. Human cardiovascular and metabolic response to acute, severe isovolemic anemia. JAMA 1998; 279:217,.
25. Leung JM, Weiskopf RB, Feisner J et al. Electrocardiographic ST--segment changes during acute, severe isovolemic hemodilution in humans. Anesthesiology 2000; 93:1004,.
26. Hébert PC, Wells G, Tweeddale M et al. Does transfusion practice affect mortality in critically ill patients? [abstract]. Am J Respir Crit Care Med 1997; 155:A20.
27. Rao TLK, Montoya A. Cardiovascular, electrocardiographic and respiratory changes following acute anemia with volume replacement in patients with coronary artery disease. Anesthesiology 1985; 12:49-54.
28. Nelson AH, Fleisher LA, Rosenbaum SH. Relationship between postoperative anemia and cardiac morbidity in high-risk vascular patients in the intensive care unit. Crit Care Med 1993; 21:860-866.
29. Hébert PC, Wells G, Blajchman MA et al. The Transfusion Requirements in Critical Care Investigators: a multicenter, randomized, controlled clinical trial of transfusion requirements in critical care. N Engl J Med 1999; 340:409-417.
30. Hébert PC, Blajchman MA, Yetisir E et al. For the Transfusion Requirements in Critical Care Investigators and the Canadian Critical Care Trials Group: Is a low transfusion threshold safe in critically ill patients with cardiovascular disease? Crit Care Med 2001; 29(2):22734.
31. Bracey AW, Radovancevic R, Riggs SA et al. Lowering the hemoglobin threshold for transfusion in CABG procedures: effect on patient outcome. Transfusion 1999; 39:1070-1077.
32. Marik PE, Sibbald WJ. Effect of stored-blood transfusion on oxygen delivery in patients with sepsis. JAMA 1993; 269:3024-3029.
33. Longster GH, Buckley T, Sikorski J et al. Scanning electron microscope studies of red cell morphology: changes occurring in red cell shape during storage and post transfusion. Vox Sang 1972; 22:161-170.

34. Sielenkamper AU, Chin-Yee IH, Martin CM et al. Diaspirin cross-linked hemoglobin improves systemic O2 uptake in O2 suppl.y-dependent septic rats. Am J Respir Crit Care Med 1997; 156:10661072.
35. Shander A. Emerging risks and outcomes of blood transfusion in surgery. Semin Hematol 2004; 41(suppl. 1):117-24.
36. Dunne JR, Malone DL, Tracy JK, Napolitano LM. Allogenic blood transfusion in the first 24 hours after trauma is associated with increased systemic inflammatory response syndrome (SIRS) and death. Surg Infect 2004; 5(4):395-404.
37. Malone DL, Dunne J, Tracy JK et al. Blood transfusion, independent of shock severity, is associated with worse outcome in trauma. J Trauma 2003; 54(5):898-905
38. Haga Y, Beppu T, Doi K, Fumiaki N, Mugita N, Ikei S et al. Systemic inflamatory response syndrome and organ dysfunction following gastrointestinal surgery. Crit Care Med 1997; 25:1994-2000.
39. Members of the American College of Chest Physicians/Society of Critical Care Medicine Consensus Conference Committee: American College of Chest Physicians/Society of Critical Care Medicine Consensus Conference: Definitions for sepsis and organ failure and guidelines for the use of innovative therapies in sepsis. Crit Care Med 1992; 20:864-874.
40. Bone RC. Toward a theory regarding the pathogenesis of the systemic inflammatory response syndrome: What we do and do not know about cytokine regulation. Crit Care Med 1996; 24:163-172.
41. Takenaka K, Ogawa E, Wada H, Hirata T. Systemic inflammatory response syndrome and surgical stress in thoracic surgery. Journal of Critical Care March 2006; 21(1):48-53,.
42. Napolitano LM, Ferrer T, McCarter RJ Jr, Scalea TM. Systemic inflammatory response syndrome score at admission independently predicts mortality and length of stay in trauma patients. J Trauma 2000; 49(4):647-52.
43. Talmor M, Hydo L, Barie P. Relationship of Systemic Inflammatory Response Syndrome to Organ Dysfunction, Length of Stay, and Mortality in Critical Surgical Illness: Effect of Intensive Care Unit Resuscitation. Archives of Surgery 1999; 134(1):81-87.
44. Laffey JG, Boylan JF, Cheng DCH. The Systemic Inflammatory Response to Cardiac Surgery: Implications for the Anesthesiologist. Anesthesiology 2002; 97:215-52.
45. Haglund U. O papel das translocações bacterianas e das endotoxinas intenstinais no choque. In: Rocha e Silva M. CBMI: Choque. São Paulo: Editora Atheneu, (3)1:3, 1996.
46. Marik PE. Total splanchnic resuscitation, SIRS, and MODS. Crit Care Med 1999; 27(2):257-258.
47. Birolini D. Trauma, choque e homeostase. In: Rocha e Silva M. CBMI: Choque. São Paulo: Editora Atheneu, (3)4:59, 1996.
48. Lazzeti P, Terzi RGG. Hipoxia e radicais ativados do oxigênio na sepse. In: Rocha e Silva M. CBMI: Choque. São Paulo: Editora Atheneu, (3)3:27, 1996.
49. O'Boyle CJ, MacFie J, Mitchell CJ et al. Microbiology of bacterial translocation in humans. Gut 1998; 42:29-35.
50. Fink MP. Adequacy of gut oxygenation in endotoxemia and sepsis. Crit Care Med 1993; 21:S4-S8.
51. Balogh Z, McKinley BA, Cocanour CS, Kozar RA, Valdivia A, Sailors RM et al. Supranormal Trauma Resuscitation Causes More Cases of Abdominal Compartment Syndrome. Archives of Surgery 2003; 138(6):637-643.
52. Kern JW, Shoemaker WC. Meta-analysis of Hemodynamic Optimization in High-Risk Patients. Crit Care Med 2002; 30:1686-1692.
53. Rivers E, Nguyen B, Havstad S et al. Early Goal-Directed Therapy in the Treatment of Severe Sepsis and Septic Shock. NEJM 2001; 345:1368-1377.
54. Rady MY, Rivers EP, Nowak RM. Resuscitation of the critically ill in the ED: responses of blood pressure, heart rate, shock index, central venous oxygen saturation, and lactate. Am J Emerg Med 1996, 14:218-225.
55. Capone Neto A. Choque hipovolêmico. In: Terzi RGG, Araújo S. Série CBMI: Monitoração Hemodinâmica em UTI. São Paulo: Editora Atheneu, (14) 7:162-170, 2004.
56. Auler Junior JOC, Kim SM, Yamaguti T. Fluidos disponíveis para reposição volemica. Farmacopeia. Efeitos sobre a volemia, a osmolaridade e os eletrólitos. Efeitos secundários. Limites de administração. In: Auler Júnior JO, Proença Filho JO, Antoniazzi P, Terzi RGG. Série CBMI: Equilíbrio Hidroeletrolítico e Reposição Volêmica em UTI. São Paulo: Editora Atheneu, (16)10:192-207, 2005.
57. Cochrane Injuries Group Albumin Reviewers. Human albumin administration in critically ill patients: systematic review of randomised controlled trials. BMJ 1998; 317:235-40.
58. Schierhout G, Roberts I. Fluid resuscitation with colloid or crystalloid. BMJ 1998; 316:961-4.
59. Finfer S, Bellomo R, Boyce N et al. A comparison of albumin and saline for fluid resuscitation in the intensive care unit. N Engl J Med 2004; 350:2247-2256.
60. The SAFE Study Investigators. Saline or Albumin for Fluid Resuscitation in Patients with Traumatic Brain Injury. N Engl J Med 2007; 357:874-84.
61. Finfer S, Bellomo R, McEvor S et al. Effect of baseline serum albumin concentration on outcome of resuscitation with albumin or saline in patients in intensive care units: analysis of data from the saline versus albumin fluid evaluation (SAFE) study. BMJ 2006; 333;1044-1050.
62. Perel P, Roberts I. Colloids versus crystalloids for fluid resuscitation in critically ill patients. Cochrane Database of Systematic Reviews 1997; Issue 4. Art. No. CD000567. DOI: 10.1002/14651858.CD000567.pub. 3.
63. Arkilic CF, Taguchi A, Sharma N et al. Suppl.emental perioperative fluid administration increases tissue oxygen pressure. Surgery 2003; 133:49-55.
64. Mythen MG, Webb AR. Perioperative plasma volume expansion reduces the incidence of gut mucosal hypoperfusion during cardiac surgery. Arch Surg 1995; 130:423-9.
65. Falk JL. Fluid resuscitation and colloid-crystalloid controversy: new thoughts on an old debate. Crit Care Med 1991; 19:451-3.
66. Baker JW, Deitch ED, Li M et al. Hemorrhagic shock induces bacterial translocation from the gut. J Trauma 1988; 28:896-906.
67. Wilmore DW, Smith RJ, O'Dwyer ST et al. The gut: a central organ following surgical stress. Surgery 1988; 104:917-23.
68. Shires GT, Brown F. Acute changes in extracellular fluids associated with major surgical procedures. Ann Surg 1961; 154:803-10.
69. Holte K, Jensen P, Kehlet H. Physiologic effects of intravenous fluid administration in healthy volunteers. Anesth Analg 2003; 96:1504-9.
70. Van Biesen W, Yegenaga I, Vanholder R et al. Relationship between fluid status and its management on acute renal failure (ARF) in intensive care unit (ICU) patients with sepsis: a prospective analysis. J Nephrol 2005; 18:54-60.
71. ARDSNET. Wiedemann HP, Wheeler AP, Bernard GR et al. Comparison of two fluid management strategies in acute lung injury. N Engl J Med 2006; 354:2564–2575.
72. Nisanevich V, Felsenstein I, Almogy G et al. Effect of intraoperative fluid management on outcome after intraabdominal surgery. Anesthesiology 2005; 103:25-32.
73. Gan TJ, Soppitt A, Maroof M et al. Goal-directed intraoperative fluid administration reduces length of hospital stay after major surgery. Anesthesiology. 2002; 97:820-826.
74. Brandstrup B, Tonnesen H, Beir-Holgersen R et al. Effects of intravenous fluid restriction on postoperative complications: comparison of two perioperative fluid regimens. Ann Surg. 2003; 238:641-648.
75. Sakr Y, Vincent JL, Reinhart K et al. High tidal volume and positive fluid balance are associated with worse outcome in acute lung injury. Chest 2005; 128:3098-3108.
76. Shoemaker WC, Montgomery ES, Kaplan E, Elwyn DH. Physiological patterns in surviving and non-surviving shock patients: use of sequential cardiorespiratory parameters in defining criteria for therapeutic goals and early warning of death. Arch Surg 1973; 106:630-6.
77. Gattinoni L, Brazzi L, Pelosi et al. A trial of goal-oriented hemodynamic therapy incritically ill patients. NEJM 1995; 333:1025-1032.
78. Hayes MA, Timmins AC, Yau EHS et al. Elevation of systemic oxygen delivery in the treatment of critically ill patients. N Engl J Med 1994; 330:1717-1722.
79. Martin C, Saux P, Eon B et al. Septic shock: A goal-directed therapy using volume loading, dobutamine and/or norepinephrine. Acta Anaesthesiol Scand 1990; 34:413–417.
80. Malbrain MLNG, Chiumello D, Pelosi P et al. Incidence and prognosis of intraabdominal hypertension in a mixed population of critically ill

patients: a multicenter epidemiological study. Crit Care Med 2005; 33:315-322.
81. Hollenberg SM, Ahrens TS, Annane D et al. Practice parameters for hemodynamic support of sepsis in adult patients: 2004 update. Crit Care Med 2004; 32:1928-1948.
82. Hamilton-Davies C, Mythen MG, Salmon JB et al. Comparison of commonly used clinical indicators of hypovolaemia with gastrointestinal tonometry. Intensive Care Med 1997; 23:276-81.
83. American College of Surgeons. Advanced Trauma Life Support Manual. Chicago, Il, 1993.
84. Cortez A, Zito J, Lucas CE, Gerrick SJ. Mechanism of inappropriate polyuria in septic patients. Arch Surg 1977; 112:471-6.
85. Bilkovski RN, Rivers EP, Horst M. Targeted resuscitation strategies after injury. Curr Opin Crit Care 2004; 10:529-38.
86. Martin G. Fluid balance and colloid osmotic pressure in acute respiratory failure: emerging clinical evidence. Crit Care 2000; 4(suppl. 2):21-5.
87. Michard F, Boussat S, Chemla D, Anguel N, Mercat A, Lecarpentier Y et al. Relation between respiratory changes in arterial pulse pressure and fluid responsiveness in septic patients with acute circulatory failure. Am J Respir Crit Care Med 2000;162:134-38.
88. Yu DT, Platt R, Lanken PN, Black E, Sands KE, Schwartz JS et al. Relationship of Pulmonary Artery Catheter Use to Mortality and Resource Utilization in Patients With Severe Sepsis. Crit Care Med 2003; 31:2734-41.
89. Williams G, Grounds M, Rhodes A. Pulmonary artery catheter. Curr Opin Crit Care 2002; 8:251-6.
90. Boldt J. Clinical review: Hemodynamic monitoring in the intensive care unit. Critical Care 2002; 6:52-9.
91. Richard C, Warszawski J, Anguel N et al. Early use of the pulmonary artery catheter and outcomes in patients with shock and acute respiratory distress syndrome: a randomized controlled trial. JAMA 2003; 290:2713-272.
92. Kumar A, Anel R, Bunnell E, Habet K, Zanotti S, Marshall S et al. Pulmonary artery occlusion pressure and central venous pressure fail to predict ventricular filling volume, cardiac performance, or the response to volume infusion in normal subjects. Crit Care Med 2004; 32:691-99.
93. Osman D, Ridel C, Ray P. Cardiac filling pressures are not appropriate to predict hemodynamic response to volume challenge. Crit Care Med 2007; 35:64-68.
94. Donnino MW, Clardy P, Talmor D. A central venous pressure goal of 8-12 mm Hg for all patients in septic shock. Crit Care Med 2007; 35:1441.
95. Hofer CK, Muller SM, Furrer L, Klaghofer R, Genoni M, Zollinger A. Stroke volume and pulse pressure variation for prediction of fluid responsiveness in patients undergoing off-pump coronary artery bypass Grafting. Chest 2005; 128:848-54.
96. Kramer A, Zygun D, Hawes H, Easton P, Ferland A. Pulse pressure variation predicts fluid responsiveness following coronary artery bypass surgery. Chest 2004; 126:1563-68.
97. Feissel M, Teboul JL, Merlani P, Badie J, Faller JP, Bendjelid K. Plethysmographic dynamic indices predict fluid responsiveness in septic ventilated patients. Intensive Care Med 2007; 33:993-9.
98. Wyffels PAH, Durnez PJD, Helderweirt J, Stockman WMA, De Kegel D. Ventilation-induced plethysmographic variations predict fluid responsiveness in ventilated postoperative cardiac surgery patients. Anesth Analg 2007; 105:448-52.
99. Venn R, Steele A, Richardson P et al. Randomized controlled trial to investigate influence of the fluid challenge on duration of hospital stay and perioperative morbidity in patients with hip fractures. Br J Anaesth 2002;88:65-71.
100. Westphal GA, Poli de Figueiredo LF, Rocha e Silva M, Caldeira Filho M, Silva E. Pulse oxymetry wave respiratory variations for the assessment of volume status in patients under mechanical ventilation. Society of Critical Care Medicine 34th Critical Care Congress – Phoenix, Arizona, USA. Critical Care Medicine 2004; 32(12): A96,.
101. Magder SA, Georgiadis G, Cheong T. Respiratory variations in right atrial pressure predict response to fluid challenge. J Crit Care 1992; 7:76-85.
102. Magder S, Lagonidis D. Effectiveness of albumin versus normal saline as a test of volume responsiveness in post-cardiac surgery patients. J Crit Care 1999; 14:164-171.
103. Heenen S, De Backer D, Vincent JL. How can the response to volume expansion in patients with spontaneous respiratory movements be predicted? Critical Care 2006; 10:R102. Disponível em: http://ccforum.com/content/10/4/R102
104. Westphal GA, Poli de Figueiredo LF, Gallardo AG, Rocha e Silva M, Paoli de Almeida D. Pulse pressure respiratory variation as an early marker of cardiac output decrease in experimental hemorrhagic shock. Artificial Organs 2007; 31(4):284-289.
105. Westphal GA, Gonçalves ARR, Caldeira Filho M, Silva E, Poli de Figueiredo LF. Variation in amplitude of central venous pressure curve induced by respiration is a useful tool to reveal fluid responsiveness in postcardiac surgery patients. Shock 2006; 26:140-145.
106. Gattinoni L, Brazzi L, Pelozi et al. A trial of goal-oriented hemodynamic therapy incritically ill patients. NEJM 1995; 333:1025-1032.
107. Reinhart R, Rudolf T, BredLe D et al. Comparison of central-venous to mixed-venous oxygen saturation during changes in oxygen suppl.y/demand. Chest 1989; 95:1216-21,.
108. Dueck MH, Klimek M, Appenrodt S et al. Trends but not individual values of central venous oxygen saturation agree with mixed venous oxygen saturation during varying hemodynamic conditions. Anesthesiology 2005; 103:249-257.
109. Marx G, Reinhart K. Venous oximetry. Curr Opin Crit Care 2006; 12:263-268
110. Pölönen P, Hippeläinen M, Takala R, Ruokonen E, Takala J. Relationship between intra- and postoperative oxygen transport and prolonged intensive care after cardiac surgery: a prospective study. Acta Anesth Scand. 1997; 41:810-7.
111. Pekka P, Ruokonen E, Hippelainen M, Poyhonen M, Takala J. A prospective randomized study of goal-oriented hemodynamic therapy in cardiac surgical patients. Anesthesia & Analgesia 2000; 90:1052-59.
112. Ander DS, Rivers E, Rady MY. Undetected cardiogenic shock in patients with congestive heart failure presenting to the emergency department. Am J Cardiol.1998; 82:888-91.
113. Boyd O, Grounds RM, Bennett ED. A randomized clinical trial of the effect of deliberate perioperative increase of oxygen delivery on mortality in high-risk surgical patients. JAMA 1993; 270:2699–2707.
114. Wilson J, Woods I, Fawcett J et al. Reducing the risk of major elective surgery: randomised controlled trial of preoperative optimisation of oxygen delivery. BMJ 1999; 318:1099-1103.
115. Lobo SM, Salgado PF, Castillo VG et al. Effects of maximizing oxygen delivery on morbidity and mortality in high-risk surgical patients. Crit Care Med 2000; 28:3396-3404.
116. Pearse R, Dawson D, Fawcett J et al. Early goal-directed therapy after major surgery reduces complications and duration of hospital stay. A randomised, controlled trial [ISRCTN38797445] Crit Care 2005; 9:R687–R693.
117. Scalea TM, Hartnett RW, Duncan AO et al. Central venous oxygen saturation: a useful clinical tool in trauma patients. J Trauma 1990; 30:1539-1543.
118. Cannesson M, Besnard C, Durand PG, Bohé J, Jacques D. Relation between respiratory variations in pulse oximetry plehysmographic waveform amplitude and arterial pulse pressure in ventilated patients. Critical Care 2005; 9:562-8.
119. Dietz NM, Joyner MJ, Warner MA. Blood substitutes: Fluids, drugs or miracle solutions? Anesth Analg 1996; 82:390-405,.
120. Kaufman RJ. Clinical development of perfluorocarbon-based emulsions as red cell substitutes. In: Winslow R, Vandegriff K, Intaglietta M eds. Blood Substitutes: Physiological Basis of Efficacy. Boston: Birkhäuser,115-132, 1995.
121. Biro GP, Blais P, Rosen AL. Perfluorocarbon blood substitutes. Crit Rev Oncol Hematol 1987; 6:311-374.
122. Kerins DM. Role of perfluorocarbon Fluosol DA-20 in coronary angioplasty. Am J Med Sci 1994; 307:218-221.
123. Evans RG, Kimler BF, Morantz RA et al. Lack of complications in long-term survivors after treatment with Fluosol and oxygen as an adjunct to radiation therapy for high grade brain tumors. Int J Radiot Oncol Biol Phys 1993; 26:649-652.
124. Lustig R, Lowe N, Prosnitz L et al. Fluosol and oxygen breathing as an adjuvant to radiation therapy in the treatment of locally advanced non-small cell carcinoma of the lungs. Results of a phase I/II study. Int J Radiol Oncol Biol Phys 1990; 19:97-102.

125. Gould SA, Moss GS. Clinical development of human polymerized hemoglobin as a blood substitute. World J Surg 1996; 20:1200-1207.
126. Rudolph AS. Encapsulation of hemoglobin in liposomes. In: Winslow RM, Vandegriff KD, Intaglietta M eds. Blood Substitutes: Physiological Basis of Efficacy. Boston: Birkäuser, 1995, 90-104.
127. Wade CE, Kramer GC, Grady JJ et al. Efficacy of hypertonic 7.5% saline and 6% dextran-70 in treating trauma: a meta-analysis of controlled clinical studies. Surgery 1997; 122:609-616.
128. Malcolm DS, Hamilton IN, Schultz SC. Characterization of the hemodynamic response to intravenous diaspirin crosslinked hemoglobin solution in rats. Artif Cells Blood Substit Immobil Biotechnol 1994; 22:91-107.
129. Poli de Figueiredo LF, Elgjo GI, Rocha e Silva M et al. Hypertonic acetate-alpha-alpha hemoglobin for small volume resuscitation of hemorrhagic shock. Artif Cells Blood Substit Immobil 1997; 25:6173.
130. Poli de Figueiredo LF, Mathru M, Kramer GC et al. Pulmonary hypertension and systemic vasoconstriction may offset the benefits of acellular hemoglobin blood substitutes. J Trauma 1997; 42:847-857.
131. Poli de Figueiredo LF, Williams N, Mathru M et al. Acellular hemoglobin blood substitutes impair nitroprusside-induced relaxation of rat aorta. Anesthesiology 1996; 85:A571.
132. Poli de Figueiredo LF, Mathru M, Kramer GC et al. Inhaled nitric oxide reverses cell-free hemoglobin-induced pulmonary hypertension and decreased lung compliance. Critical Care 1997; 1(3):111-116.
133. Poli de Figueiredo LF. Efeitos hemodinâmicos sistêmicos e pulmonares dos substitutos de sangue derivados da hemoglobina. Estudos experimentais em porcos. São Paulo, 1997. 100 p. Tese (Livre-Docência) – Faculdade de Medicina, Universidade de São Paulo.
134. Poli de Figueiredo LF, Mathru M. Synthetic hemoglobin: A critical look. In Critical Care Med - Symposium 1997, Eds. Society of Critical Care Medicine, 1997; 281-294.
135. Poli de Figueiredo LF. Vasoactive properties of synthetic blood substitutes. Medicina (Buenos Aires) 1998; 58:403-410.
136. Rhea G, Bodenham A, Mallick A et al. Vasopressor effects of diaspirin cross-linked hemoglobin (DCLHb) in critically ill patients. Crit Care Med 1996; 24:A39.
137. Katsuyama S, Cole D, Drummond J. Nitric oxide mediates the hypertensive response to a modified hemoglobin solution (DCLHb™) in rats. Artif Cells Blood Substit Immobil 1994; 22(1):1-7.
138. Moncada S, Palmer RMJ, Higgs EA. Nitric oxide: Physiology, pathophysiology, and pharmacology. Pharmacol Rev 1991; 43:109-142.
139. Schultz SC, Grady B, Cole F et al. A role for endothelin and nitric oxide in the pressor response to diaspirin cross-linked hemoglobin. J Lab Clin Med 1993; 122:301-308.
140. Sharma AC, Singh G, Gulati A. Role of NO mechanism in cardiovascular effects of diaspirin cross-linked hemoglobin in anesthetized rats. Am J Physiol 1995; 269:H1379-H1388.
141. Su D, Roth R, Yoshida M, Levin J. Hemoglobin increases mortality from bacterial endotoxin. Infect Immun 1997; 65:1258-1266.

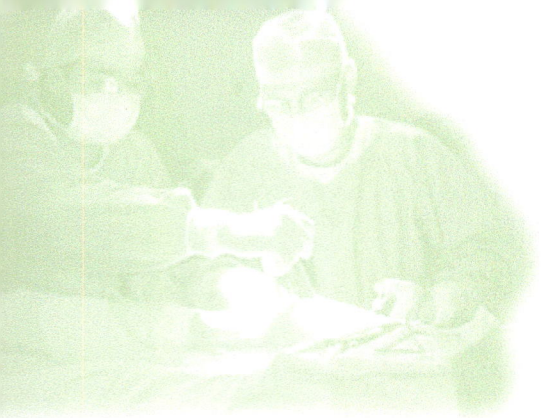

9 Cicatrização

Lecy Marcondes Cabral • Matthias W. M. Weinstock

Introdução

Na evolução das espécies, a necessidade de se estabelecer um limite físico entre o meio interno do organismo e o meio ambiente que o cerca sempre foi uma constante. No decorrer da vida, o homem é submetido a agressões provenientes do meio ambiente que podem comprometer a sua integridade orgânica. Nestas ocasiões, a reparação tecidual permite o restabelecimento da integridade orgânica e, consequentemente, da homeostase.

O homem, pela sua alta complexidade tecidual, perdeu a capacidade de regenerar órgãos complexos, restando-lhe apenas a capacidade de restaurar a continuidade física dos mesmos com tecido fibroso, ou seja, a cicatriz. A cicatrização constitui, então, um conjunto de eventos biofísicos e bioquímicos que tenta restabelecer a integridade dos tecidos.

A lesão de um órgão pode ser causada por um amplo espectro de ocorrências – traumas acidentais, intervenções cirúrgicas, queimaduras, exposição ao frio e ação de microrganismos, entre outras. A magnitude da lesão tecidual e o grau de contaminação influenciam a velocidade e a característica do processo de cicatrização. A cicatrização pode ocorrer por simples reepitelização, em lesões superficiais, ou então por tecido fibroso, em ferimentos grandes, abertos e contaminados.

A cicatrização costuma ser classificada como de primeira, segunda ou terceira intenção:

- *Cicatrização primária ou de primeira intenção:* ocorre nos ferimentos fechados cujas bordas são aproximadas com consequente reepitelização.
- *Cicatrização de segunda intenção:* ocorre quando as bordas da ferida não são apostas, com formação e retração de tecido de granulação e posterior epitelização.
- *Cicatrização terciária ou primária tardia:* ocorre quando uma ferida aberta é fechada primariamente alguns dias após a lesão, esse ferimento é mantido aberto para debelar um foco de contaminação presente no sítio de lesão.

Os mecanismos básicos da cicatrização são:

- *Contração:* tração espontânea de tecido normal sobre o defeito.
- *Síntese de matriz extracelular:* proporciona força estrutural.
- *Reepitelização:* promove o fechamento da ferida.

A contração difere da contratura, que consiste na perda de mobilidade de segmentos do corpo devida a uma cicatriz com retração.

Fases da cicatrização

Do ponto de vista morfológico, após uma lesão se identificam, didaticamente, três fases consecutivas no processo de cicatrização: inflamação, fibroplasia e maturação. Todavia, a cicatrização da ferida constitui, na realidade, numa combinação de processos simultâneos, em vez de uma sequência de etapas distintas.

Fase inflamatória

Após a lesão tecidual, os vasos se contraem imediatamente, produtos teciduais tromboplásticos são expostos e as cascatas da coagulação e do complemento são deflagradas. As plaquetas retidas na ferida sofrem desgranulação, liberando substâncias biologicamente ativas que são importantes para a reparação da ferida. Pelo menos três tipos de organelas de armazenamento estão envolvidas na desgranulação das plaquetas:

- *Grânulos alfa:* contêm fatores de crescimento como fator de crescimento derivado de plaquetas (PDGF), o fator de crescimento transformador beta (TGF-β) e o fator de crescimento insulina-símile-1 (ILGF-1) e também glicoproteínas adesivas, como fibronectina, fibrinogênio, trombospondina e fator de von Willebrand.

- *Corpúsculos densos:* armazenam albuminas vasoativas (p. ex., serotonina) que aumentam a permeabilidade dos microvasos.
- *Lisossomas:* contêm hidrolases e proteases.

A coagulação e a ativação plaquetária limitam a perda de sangue e geram produtos biologicamente ativos que convertem fibroblastos e células endoteliais para um modo reparador. Os mecanismos de coagulação ativam a protrombina em trombina, que converte o fibrinogênio em fibrina. A seguir, a fibrina é polimerizada em um coágulo estável. Este coágulo sofre dessecamento em contato com o ar, formando uma crosta que funciona como oclusão temporária da ferida. A fibrina e a fibronectina existentes no coágulo fornecem a matriz temporária para a migração celular inicial para a ferida.

Os produtos da cascata da coagulação regulam as células na área lesada:

- *Trombina:* quando íntegra, atua como um potente fator de crescimento endotelial; seus fragmentos degradados estimulam os monócitos e as plaquetas.
- *Fibrinogênio:* contém sequências peptídicas promotoras de crescimento, e alguns fibrinopeptídeos são quimiotáticos para monócitos, fibroblastos e células.

O coágulo também induz angiogênese, com crescimento dirigido para dentro das células endoteliais capilares. Com o estabelecimento da hemostasia, os pequenos vasos constritos do local da lesão dilatam-se em resposta às cininas, aos componentes do complemento e às prostaglandinas. Os principais mediadores identificados são:

- *Histamina:* derivado da descarboxilização da histidina presente nos mastócitos, granulócitos e plaquetas, no sítio de lesão, com ação sobre a permeabilidade capilar.
- *Serotonina:* coadjutora da histamina, tem ação efêmera sobre a perrneabilidade capilar.
- *Leucotaxina:* polipeptídeo que se forma no local da lesão pela degradação enzimática da albumina, com ação mais duradoura sobre a permeabilidade capilar, substituindo a histamina e a serotonina.
- *Bradicinina:* tem ação sobre a permeabilidade capilar.

Prostaglandinas e tromboxanos: mediadores bioquímicos mais importantes da cicatrização em todas as fases; liberados pela ação de fosfolipases sobre os fosfolipídios presentes na membrana celular no local do trauma, convertendo-os em ácidos graxos insaturados, dentre os quais se destaca o ácido araquidônico, que sofre ação de uma ciclo-oxigenase, formando substâncias precursoras de prostaglandinas e tromboxanos. As prostaglandinas estão envolvidas com o aumento da permeabilidade vascular e com a migração e proliferação dos fibroblastos. A interação entre prostaglandinas, tromboxanos e macrófagos é responsável pela proliferação endotelial.

Leucócitos (inicialmente os neutrófilos e, mais tarde, os monócitos) e proteínas plasmáticas penetram no local da ferida. Esse infiltrado inicial de neutrófilos retira os restos celulares e os contaminantes da ferida (bactérias e corpos estranhos). Fragmentos ativados do complemento, como C5a, atraem neutrófilos e auxiliam na destruição bacteriana.

Os monócitos infiltram o sítio da lesão mais tardiamente, diferenciando-se em macrófagos, que são cruciais na orquestração da restauração tecidual. A maioria dos macrófagos da ferida provém dos monócitos que são recrutados da circulação, mas alguns macrófagos teciduais conseguem também proliferar no local. Estas células continuam a consumir restos teciduais e bacterianos.

A função mais importante dos macrófagos é a secreção de numerosos fatores de crescimento. Esses fatores de crescimento peptídico atraem e ativam células endoteliais locais, fibroblastos e células epiteliais, induzindo suas funções de restauração, dando início à fase seguinte da restauração da ferida – a formação do tecido de granulação.

Os linfócitos penetram na ferida em uma fase mais tardia, não tendo sido ainda esclarecida a sua exata função. A interleucina-1 (IL-1) é um produto linfocitário que regula a atividade da colagenase, o que leva a crer que os linfócitos podem estar envolvidos na remodelagem do colágeno.

Um ambiente singular é criado no espaço da ferida pela combinação da ausência inicial de microcirculação e de influxo leucocitário. O ambiente da ferida é hipóxico, hipoglicêmico, acidótico, hiperpotassêmico, hiperlático e hipercárbico.

Fase de fibroplasia

Nesta fase, ocorre um importante afluxo de fibroblastos e formação do tecido de granulação na ferida. O tecido de granulação é caracterizado por seu aspecto vermelho-vivo, carnoso, uma consequência da migração e da divisão das células endoteliais e da angiogênese no local da ferida.

A origem dos fibroblastos é controversa. Dentre as teorias existentes:

- Fase evolutiva de células mesenquimais, que circulam no interior dos vasos como células mononucleares.
- Oriundos das células mesenquimais presentes na adventícia dos vasos.
- Originados de células que circundam a ferida e que modificam seus fenótipos diferenciados e tornam-se móveis durante o processo de replicação.

Os fibroblastos migram para a ferida, usando a fibrina recém-depositada e a matriz de fibronectina como arcabouço. Os fibroblastos proliferam e sintetizam matriz extracelular nova (fibroplasia). O crescimento direcionado das células endoteliais vasculares ocorre ao mesmo tempo da fibroplasia durante a formação de tecido de granulação, estimulado por produtos de macrófagos ativados e por plaquetas. Logo, o tecido de granulação é uma matriz frouxa que aparece em feridas abertas, sendo constituído por colágeno, fibronectina e ácido hialurônico, com densa infiltração de macrófagos, fibroblastos e células endoteliais capilares. A granulação é mais proeminente em feridas que cicatrizam por segunda intenção. O tecido novo que une feridas coaptadas simples não é exatamente o mesmo tecido de granulação, embora seja constituído pelos mesmos elementos teciduais.

A matriz provisória inicial da ferida é constituída por fibrina, fibronectina e pelo glicosaminoglicano (GAG) ácido hialurônico. Devido a sua grande de hidratação, o ácido hialurônico proporciona uma matriz que reforça a migração de células. As glicoproteínas de adesão, incluindo fibronectina, laminina e tenascina, são encontradas na matriz inicial e facilitam a fixação e migração de células. Os receptores de integrina nas superfícies celulares ligam-se aos GAGs da matriz e às glicoproteínas. À medida que os fibroblastos penetram na ferida e a povoam, eles utilizam hialuronidase para digerir a matriz provisória rica em ácido hialurônico e, a seguir, depositam GAGs maiores e sulfatados. Ao mesmo tempo, os fibroblastos depositam colágeno em um arcabouço de GAG e fibronectina de forma desorganizada. Os colágenos dos tipos I e III são os principais colágenos fibrilares que constituem a matriz extracelular da pele. O colágeno do tipo III é, a princípio, mais predominante em feridas, em comparação com a pele normal. Contudo, à medida que a ferida amadurece, o colágeno do tipo I é depositado em quantidades cada vez maiores. A maior parte do colágeno em feridas e na pele normal é do tipo I.

No tecido de granulação diferencia-se uma célula que possui características ultraestruturais dos fibroblastos e da célula muscular lisa, denominada miofibroblasto. Ela confere capacidade contrátil ao tecido de granulação, reduzindo, desta maneira, a área cruenta da ferida nos processos de cicatrização por segunda intenção e facilitando, consequentemente, a epitelização.

■ Fase de maturação

A evolução final da correção de uma ferida consiste na formação de uma cicatriz. A cicatriz é definida, do ponto de vista morfológico, como a ausência de organização tecidual em comparação com a arquitetura do tecido normal circundante. A deposição desorganizada de colágeno é importante na formação de cicatrizes. Fibras de colágeno secretadas por fibroblastos são encontradas já no terceiro dia após o ferimento. À medida que se forma a matriz colágena, fibras densamente acondicionadas preenchem o local do ferimento. O equilíbrio entre a síntese e a degradação de colágeno favorece a sua deposição.

A ferida apresenta remodelagem lenta ao longo de meses, até formar uma cicatriz madura. A inicialmente densa rede de capilares e o infiltrado de fibroblastos regridem até que restem poucos capilares e fibroblastos. As feridas tornam-se mais fortes com o passar do tempo. A resistência à tração de uma ferida na pele aumenta rapidamente da primeira à sexta semana após o ferimento. A partir daí, a resistência à tração aumenta de modo mais lento e comprovadamente aumenta até 1 ano após o ferimento. A resistência global da cicatriz varia entre os diversos tecidos lesados. Na melhor das hipóteses, a resistência à tração da pele ferida atinge apenas cerca de 80% da exibida pela pele íntegra. O resultado final do reparo é uma cicatriz, que é frágil e menos elástica do que a pele normal, não apresenta fâneros como folículos pilosos ou glândulas sudoríparas e, portanto, é menos funcional que o tecido íntegro circundante. O principal benefício do reparo pela cicatrização é a reorganização relativamente rápida da integridade tecidual.

Na pele, a reconstrução da continuidade associa-se à epitelização. Minutos após a agressão já são evidentes alterações morfológicas nos ceratinócitos existentes na borda da ferida. Na pele, a epiderme espessa-se e as células basais da borda da ferida aumentam de tamanho e migram para a ferida. Uma vez que a célula comece a migrar, esta não se divide até ser restaurada a continuidade epidérmica. As células basais fixas em uma zona próxima à borda cortada da ferida continuam a se dividir, e suas células-filhas achatam-se e migram sobre a matriz da ferida como uma lâmina.

As glicoproteínas de adesão celular formam um meio de migração de células epiteliais sobre a matriz da ferida. Os ceratinócitos localizam-se sob a laminina e o colágeno do tipo IV como parte de sua membrana basal. A seguir, os ceratinócitos tornam-se colunares e dividem-se à medida que é estabelecida a formação de camadas na epiderme. O tecido necrótico e os corpos estranhos são, gradativamente, separados da ferida conforme as células epiteliais migram sob eles.

Após ser obtida a integridade epitelial, as células restituem os hemidesmossomas e ligam-se à nova membrana basal, completando assim uma barreira contra contaminação adicional e a perda de umidade. A queratina é formada à medida que as células amadurecem.

Os ceratinócitos também conseguem responder à estimulação por corpos de migração. As suturas nas feridas cutâneas proporcionam locais ao longo dos quais estranhos através dessas células podem migrar. O subsequente espessamento epitelial e a queratinização provocam reações fibróticas, cistos e/ou abscessos estéreis centralizados na sutura.

Fatores de crescimento

Os fatores de crescimento têm um papel importante na regulação da cicatrização das feridas. Esses polipeptídeos são liberados por várias células ativadas no local da ferida e podem estimular ou inibir a proliferação, o movimento e a atividade de biossíntese das células. Eles podem atuar como fatores autócrinos (produzidos pela célula para agir em si mesma) ou parácrinos (produzidos por um tipo de célula para agir em outro tipo de célula na mesma área). Os fatores de crescimento também atraem novas células para o local da ferida, e inúmeros deles podem ser encontrados nas feridas. Muitos fatores de crescimento têm funções superpostas, e só agora estamos começando a compreender seus vários efeitos biológicos.

- TGF-β (*transforming growth factor*) – afeta todas as fases de cicatrização, incluindo a resposta inflamatória e o acúmulo de matriz. Possui três isoformas conhecidas – β1, β2, β3 – que exibem significativa correlação estrutural e funcional. É liberado por plaquetas, macrófagos e fibroblastos (ação autócrina). Estimula a deposição de colágeno e de outros componentes da matriz por fibroblastos, inibe a colagenase, bloqueia o inibidor do plasminogênio, aumenta a angiogênese e promove a quimiotaxia para fibroblastos, monócitos e macrófagos.
- PDGF (*platelet-derived growth factor*) – liberado por grânulos alfa de plaquetas, macrófagos, células endoteliais e fibroblastos. Atrai neutrófilos, macrófagos e fibroblastos para a ferida e atua como um poderoso mitógeno. Estimula os fibroblastos a sintetizar uma nova matriz extracelular, predominantemente componentes não colágenos como GAG e proteínas de adesão, aumenta a quantidade de colagenase secretada por fibroblasto na remodelagem tecidual.
- FGFa e FGFb (*acid fibroblast growth factor, basic fibroblast growth factor*) – estimula a angiogênese. Produzidos por células endoteliais e macrófagos. Ligam-se à heparina e ao GAG heparan-sulfato na matriz extracelular. A membrana basal, os espaços intramedulares de células endoteliais, as células musculares lisas e os fibroblastos servem como depósito de FGFb, liberado quando a membrana basal é degradada por colagenases e por outras enzimas hidrolíticas após a lesão. Estimulam as células endoteliais a dividir e formar novos capilares e promovem a quimiotaxia de células endoteliais e fibroblastos.
- EGF (*epidermal growth factor*) e KGF (*keratinocyte growth factor*) – estimulantes da epitelização. O EGF é liberado por ceratinócitos e atua de forma autócrina, sendo quimiotático para as células epiteliais e aumenta a secreção de colagenases pelos fibroblastos, enquanto o KGF é liberado pelos fibroblastos e atua de forma parácrina (células epiteliais, fibroblastos, células endoteliais) na estimulação da diferenciação e divisão dos ceratinócitos. O principal efeito do fator de crescimento epidérmico é estimular as células a se manterem durante o ciclo celular.
- IGF-1 (*insuline-like growth factor*) – estimula a síntese de colágeno pelos fibroblastos e atua de forma sinérgica com o PDGF e o FGFb para facilitar a proliferação de fibroblastos.
- Interferon-γ – inibe a síntese de colágeno.
- Interleucinas – medeiam as funções das células inflamatórias na ferida.

Fatores clínicos que afetam a cicatrização das feridas

Nutrição

- *Depleção proteica* – compromete a cicatrização da ferida se a perda ponderal recente ultrapassar de 15 a 25% o peso corporal. O risco de deiscência da ferida aumenta nos pacientes com hipoalbuminemia, denotando o efeito deletério da desnutrição crônica no reparo.

- *Deficiência de vitamina C (ácido ascórbico)* – a cicatrização de feridas é interrompida durante a fibroplasia (escorbuto). Um número normal de fibroblastos é encontrado na ferida, mas eles produzem uma quantidade insuficiente de colágeno. A vitamina C é necessária para a hidroxilação de resíduos lisina e prolina. Sem a hidroxiprolina o colágeno recém-sintetizado não é transportado para fora das células. Sem a hidroxilisina não há formação de ligações cruzadas entre as fibrilas de colágeno.
- *Deficiência de vitamina A (ácido retinoico)* – a necessidade desta vitamina aumenta durante a agressão. Reverte parcialmente o comprometimento da cicatrização dos pacientes que fazem uso crônico de esteroides.
- *Deficiência de vitaminas do complexo B* – o déficit de vitamina B_6 (piridoxina) compromete a formação de ligações cruzadas do colágeno. As deficiências de vitamina B_1 (tiamina) e B_2 (riboflavina) provocam síndromes associadas a reparo insatisfatório das feridas.
- *Oligoelementos* – as deficiências de zinco e cobre têm sido implicadas no reparo insatisfatório das feridas, uma vez que eles são cofatores em muitas reações enzimáticas. A deficiência de zinco está associada a epitelização inadequada e a feridas crônicas que não cicatrizam.

Por outro lado, foi observado que a suplementação alimentar com arginina, glutamina e hidroximetilbutirato aumentou a produção de colágeno, fundamental para a formação de tecido cicatricial.

Estudos experimentais levantaram a hipótese de que a suplementação de ômega-3 ou óleo de peixe poderia enfraquecer o processo cicatricial, isto não foi conclusivo em humanos, mas procedimentos cirúrgicos realizados em pacientes com estes elementos na dieta talvez devessem sofrer uma observação especial em futuro próximo.

Oxigênio

O oxigênio é essencial para inflamação, angiogênese, epitelização e deposição de matriz bem-sucedidas e, consequentemente, uma boa cicatrização. As feridas isquêmicas não cicatrizam bem e existe um risco muito maior de infecção. A alta demanda de oxigênio resultante da infecção e a resposta concomitante dos neutrófilos aumentam ainda mais a demanda total de oxigênio e nutrientes.

Por outro lado, o maior aporte de oxigênio na ferida incrementa a cicatrização. Em experiências realizadas, a síntese de colágeno pelos fibroblastos aumenta com a administração suplementar de oxigênio.

Anemia

A anemia em um paciente normovolêmico não é deletéria para o reparo de feridas enquanto o hematócrito for superior a 15%, porque o conteúdo de oxigênio no sangue não afeta a síntese de colágeno na ferida. Todavia, o aumento da PO_2 até níveis sanguíneos muito superiores a uma saturação de hemoglobina de 100% permite que mais oxigênio se difunda para a borda da ferida relativamente pouco vascularizada, o que otimiza a síntese de colágeno.

Perfusão tecidual

É o fator determinante final da oxigenação e da nutrição das feridas. Para otimizar o reparo das feridas, os fatores que provocam isquemia da ferida devem ser evitados. Os pontos de sutura não devem ser muito apertados. Deve-se manter o paciente aquecido, a dor deve ser bem controlada para evitar vasoconstrição mediada por catecolaminas e a hipovolemia deve ser corrigida.

Diabetes *Mellitus* e obesidade

A cicatrização de feridas está comprometida nos pacientes diabéticos por mecanismos desconhecidos. Quando os níveis de glicose estão bem controlados, a cicatrização melhora. A incidência elevada de feridas cutâneas crônicas nesses pacientes está relacionada, amiúde, à combinação de neuropatia, vasculopatia, comprometimento das defesas do hospedeiro contra infecção e distúrbios metabólicos. A obesidade interfere no reparo independentemente do diabetes. Os pacientes obesos e diabéticos apresentam cicatrização das feridas insatisfatória, a despeito do grau de controle da glicemia e da insulinoterapia. É provável que a perfusão insatisfatória das feridas e os restos adiposos necróticos comprometam a cicatrização tanto em pacientes obesos diabéticos como em não diabéticos.

Além de deficiência vascular causada por microangiopatia, os diabéticos apresentam a quimiotaxia dos seus leucócitos defeituosa, dificultando o processo de fagocitose por parte das células imunes.

Idade

Usando a base de dados do *American College of Surgeons National Improvement Program*, foi realizado um levantamento de 25.000 cirurgias plásticas entre

2005 e 2010, em que se observou um índice de deiscência, em média, de 0,75% no pós-operatório dessas cirurgias, sem nenhuma diferença estatisticamente significante entre as diversas faixas etárias estratificadas, na realidade a piora desses índices apresentava uma maior relação com fatores de morbidade que poderiam dificultar o processo de cicatrização, como tabagismo, por exemplo.

Corticosteroides, quimioterapia e radioterapia

Os esteroides comprometem a cicatrização, sobretudo quando administrados nos 3 primeiros dias após o ferimento. Os esteroides reduzem a reação inflamatória, a epitelização e a síntese de colágeno nas feridas.

Tanto a radiação como os agentes quimioterápicos exercem seus efeitos principais nas células em divisão. A divisão das células endoteliais, dos fibroblastos e dos ceratinócitos está comprometida no tecido irradiado, o que lentifica a cicatrização das feridas. De modo geral, o tecido irradiado exibe alguma lesão residual das células endoteliais e endarterite, que provoca atrofia, fibrose e reparo tecidual insatisfatório. Os agentes quimioterápicos não são administrados até pelo menos 5 a 7 dias após a operação, para evitar comprometimento dos eventos iniciais da cicatrização.

Uma série de agentes está, atualmente, sob investigação, tanto para a profilaxia como para o tratamento de lesões por radiação. Entre eles podemos citar: câmara hiperbárica, pentoxifilina e fatores de crescimento local.

Infecção

A contaminação da ferida por bactérias provoca infecção clínica e retarda a cicatrização se mais de dez microrganismos/mg estiverem presentes. Antigamente, a resposta do hospedeiro à infecção localizada foi descrita como rubor, dor, calor e tumor (eritema, dor, calor e tumefação). Por conseguinte, as feridas infectadas são eritematosas e doloridas e comumente apresentam drenagem. O paciente pode estar febril e deve-se realizar a antibioticoterapia adequada.

Fatores locais também podem interferir no processo cicatricial. Limpeza adequada da ferida, através de debridamento adequado, sutura sem tensão e manter os tecidos com boa perfusão tecidual diminuem a probabilidade de cicatrizes inestéticas ou patológicas.

Cicatrização patológica

Cicatriz hipertrófica

É um tipo de cicatriz espessa e elevada que permanece dentro dos limites da ferida original. Essa elevação em relação ao restante do tecido é um excesso de produção de colágeno pelos fibroblastos.

De maneira geral, em casos de cicatriz hipertrófica o tratamento inicial consiste na aplicação de uma placa de silicone sobre a cicatriz, diariamente por um período de 12 a 24 h até 6 meses, se necessário pode ser realizada infiltração com corticoides.

Queloide

São cicatrizes espessadas que atravessam os limites da ferida original.

Uma metanálise recente mostrou uma resposta média de 70% de êxito ao tratamento, dessas cicatrizes.

As principais formas de tratamento são: excisão seguida de betaterapia, infiltração com triancinolona, placa de silicone gel e *laser*. Os tratamentos apresentam diferentes graus de recorrência e os dados comparando estas modalidades são limitados.

O tratamento consiste em excisão seguida de betaterapia, esta deve ser iniciada no período de, até no

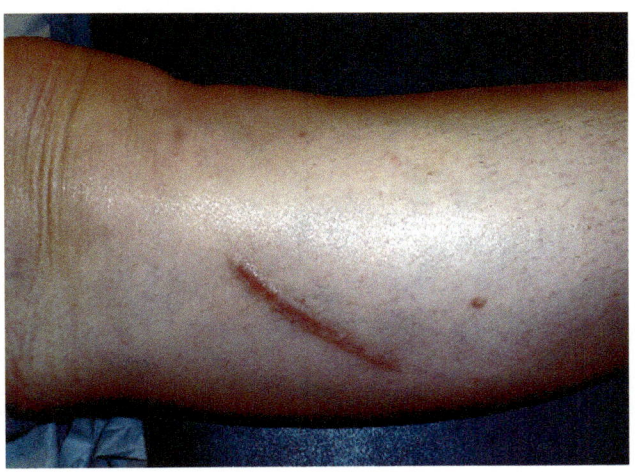
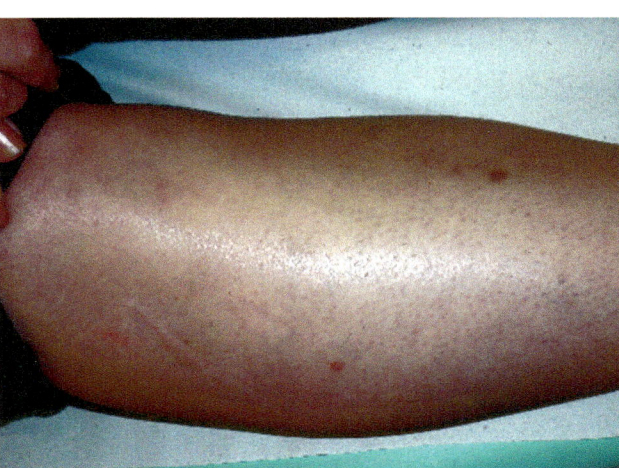

FIGURA 9.1 – *Cicatriz hipertrtófica tratada com infiltração de corticoide.* Fonte: *acervo dos autores.*

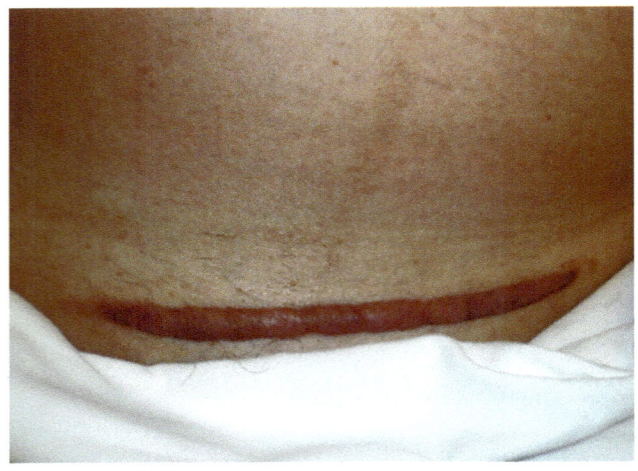 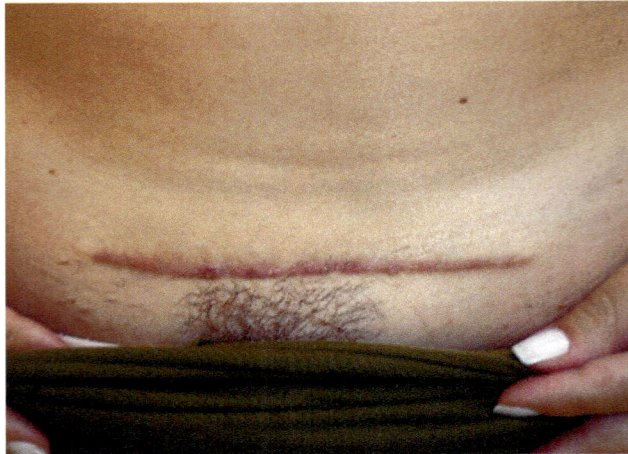

FIGURA 9.2 – *Cicatriz hipertrófica submetida a ressecção e placa de silicone.* Fonte: *acervo dos autores.*

máximo, 24 a 48 h após a excisão. Em estudo recente, realizado em 63 pacientes portadores de queloide em lóbulo de orelha, em 57 casos observou-se que a excisão cirúrgica seguida de radioterapia obteve sucesso no tratamento, apresentando uma recorrência de 8%. As lesões recorrentes foram tratadas precocemente com infiltração de corticoide.

Curativos

Curativos tradicionais

Ao tratar de uma ferida, a manutenção da superfície dérmica úmida garante condições melhores para a migração das células epidérmicas. Foi demonstrado que feridas agudas sob curativos oclusivos apresentam fatores de crescimento que estimulam a proliferação de fibroblastos e células endoteliais, promovendo a sua granulação.

Debridantes

São substâncias químicas que provocam a destruição de tecidos desvitalizados, permitindo a melhor formação do novo tecido de cicatrização. Entretanto, estas substâncias também provocam destruição de tecidos sadios, limitando seu uso em casos nos quais é necessário o debridamento tecidual e apenas na área a ser debridada. Ex.: colagenase associada ao cloranfenicol.

Hidratantes

São compostos que mantêm a condição local adequada para epitelização, revitalizando e mantendo a área hidratada, como exemplo, ácidos graxos essenciais associados com vitaminas A e E.

Fatores de Crescimento

O fator de crescimento derivado de plaquetas é o único aprovado pela FDA (*Food and Drug Administration*) e conhecido como Becaplermin, (rhPDGF-BB), produzido através de uma levedura que recebeu um gene de DNA (tecnologia de recombinação de DNA), por enquanto sua melhor indicação é para úlceras em pé diabético profundas, pois promove o aumento de tecido de granulação.

Substitutos dérmicos

Basicamente constituídos por substância similar à derme, fabricados como matriz de colágeno dérmico, outras proteínas de matriz ou com componentes biológicos naturais, derivados da pele humana de cadáver.

Têm a sua principal indicação em feridas complexas e queimaduras profundas e extensas.

Curativo a vácuo

Age como curativo oclusivo, podendo aumentar o fluxo sanguíneo, diminuir o edema e a contaminação. Apresenta bom uso para feridas extensas e profundas.

Está formalmente contraindicado em feridas com anastomose vascular recente devido ao perigo de rompê-la.

Câmara hiperbárica

A terapia hiperbárica expõe o paciente a uma maior pressão de oxigênio, o que aumenta sua pressão parcial no sangue e estimula angiogênese, proliferação de fibroblastos e tem ação sinérgica com determinados antibióticos. Apresenta um leque amplo de indicações: gangrena gasosa, síndrome de Fournier, osteomielites e lesões tegumentares refratárias das mais diversas.

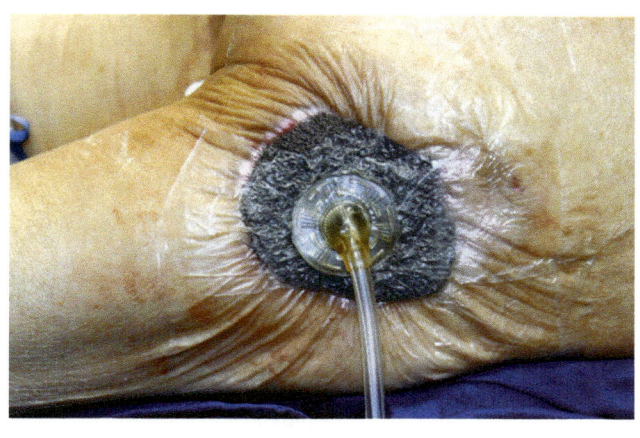

FIGURA 9.3 – *Curativo a vácuo.* Fonte: *acervo dos autores.*

Perspectivas futuras

Em breve, os cirurgiões devem ser capazes de acelerar o reparo das feridas em processo de cicatrização através do acréscimo ou da deleção de fatores de crescimento. O emprego da tecnologia de ácido desoxirribonucleico (DNA) recombinante permitiu o desenvolvimento de um número crescente de peptídeos reguladores do crescimento endógenos para fins biológicos terapêuticos. Os pesquisadores aceleram as taxas de cicatrização através da adição de fatores de crescimento epidérmico EGF, TGF-β, PDGF ou FGFb. A adição desses fatores de crescimento também aumentou o reparo em modelos animais de condições que comprometem a cicatrização de feridas, como diabetes *mellitus*, uso crônico de esteroides, úlcera duodenal e quimioterapia. Atualmente, existem estudos clínicos em andamento. Estudos adicionais são necessários para determinar qual é a combinação ideal de fatores do crescimento para tipos específicos de ferida.

Bibliografia

Adzick NS. Cicatrização da ferida – características biológicas e clínicas. In: Sabiston DC. Tratado de Cirurgia, 15 ed., vol. 1, Rio de Janeiro: Guanabara Koogan S.A., p. 1999, 194-206.

Border WA, Noble NA. Transforming growth factor beta in tissue fibrosis. N Engl J Med 1994; 331:1286.

Brown GL, Naney LB, Griffen J, Cramer AB, Yancey 3 M, Curtsinger LJ et al. Enhancement of wound healing by topical treatment with epidermal growth factor. N Engl J Med 1989; 321:76.

Cabral LM, Ferreira LM, Simões MJ, Mora OA. Experimental model of double wounds on the rats back, in order to study the skin cicatrisation process on rat treated with cellulose coat. São Paulo. Acta Cir Brás 2003; 18: n. spe.

Corsi RCC, Corsi PR, Pirana S, Muraco FAE, Jorge D. Factors which compromise wound healing: a review. Rev Brás Cir, 1995; 85(2): 47-53

Ehrlich HP. The role of connective tissue matrix in wound healing. Prog Clin Biol Res 1988; 266:243.

Fan K, Tang J, Escandon J, Kirsner R. State of the art in topical wound--healing products. PRS, 2010; volume 127, number 1S; 44s-59s

Ferreira MC, et al Substitutos cutâneos: conceitos atuais e proposta de classificação.Rev. Bras. Cir. Plást.2011; v. 26, n. 4, Dec. 2011

Folkman J, Shing Y. Angiogenesis. J Biol Chem 1992; 267:10931.

Hunt TK, Connolly WB, Aronson SB, Goldstein P. Anaerobic metabolism and wound healing: A hypothesis for the initiation and cessation of collagen synthesis in wounds. Am J Surg 1978; 135:328.

Hussain MZ, Ghani QP, Hunt TK. Inhibition of prolyl hydroxylase by poly (ADP-ribose) and phosphoribosyl-AMP. J Biol Chem 1989; 264:7850.

Janis JE, Kwon RK, Lalonde DH. A practical guide to wound healing. PRS, 2009; volume 125, number 6; 230e-244e

Josson K, Jensen JA, Goodson WH, Scheuenstuhl H, West J, Hopf HW et al. Tissue oxygenation, anemia, and perfusion in relation to wound healing in surgical patients. Ann Surg 1991; 214:605.

Karamanos E, Osgood G, Siddiqui A,Rubinfeld I. Wound healing in plastic surgery: does age matter?An American College of Surgeons National Surgical Quality Improvement Program Study. PRS, 2014; volume 135, number 3.

Kavalukas SL, Barbul A. Nutrition and woud healing: An update. PRS, 2010; volume 127, number1s, 38s-43s

Keira SM. Hipóxia em fibroblastos humanos cultivados de derme normal e de queloide. In – Tese apresentada à Universidade Federal de São Paulo – Escola Paulista de Medicina para obtenção do Título de Doutor em Medicina. São Paulo, 2003.

Kischer CW, Shetlar CL. Alterations of hypertrophic scars and the effects of pressure. Arch Dermatol 1975; 111:60-4.

Lorenz HP, Whitby DJ, Longaker MT, Adzick NS. The ontogeny of scar formation in the non-human primate. Ann Surg 1993; 217:391.

Ogawa R, Akaishi S, Dohi T, Kuribayashi S, Miyashita T, Hyakusoku H. Analysis of the surgical treatments of 63ke;oids on the cartilaginous part of the auricle: effectiveness of the core excision method. PRS,2014; volume 135, number 3.

Peacock Jr. EE, Cohen IK. Wound healing. In: McCarthy JG (ed.). Plastic Surgery, vol. Philadelphia: W. B. Saunders Company, 1990, p. 161-85.

Pierce GF, Van der Berg J, Rudolph R, Tarpley J, Mustoe TA. Plateletderived growth factor-BB and transforming growth factor beta1, selectively modulate glycosaminoglycans, collagen, and myofibroblasts in excisional wounds. Am J Pathol 1991; 138:629.

Rappolee DA, Mark D, Banda MJ, Werb Z. Wound macrophages express TGF-alpha and other growth factors in vivo: Analysis by mRNA phenotyping. Science 1989; 241:08.

Shah M, Foreman DM, Ferguson MWJ. Control of scarring in adult wounds by neutralizing antibody to transforming growth factor beta. Lancet 1992; 339:213.

Simpson DM, Ross R. The neutrophilic leukocyte in wound repair: A study with antineutrophil serum. J Clin Invest 1972, 51:2009.

Spom MB, Roberts AB. Transfoming growth factor-13: Recent progress and new challenges. J Cell Biol 1992; 119:1017.

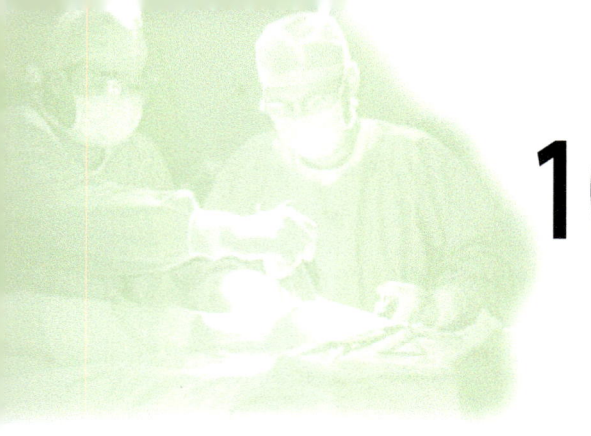

10 Infecção em Cirurgia

Álvaro Antônio Bandeira Ferraz • Vladimir Curvelo
Edmundo Machado Ferraz (*in memoriam*)

Introdução

Apesar do grande avanço tecnológico na área de diagnóstico, tratamento e profilaxia, e da melhor compreensão dos mecanismos fisiopatológicos, a infecção ainda representa um significativo problema para os pacientes cirúrgicos.

Cerca de 30% das infecções hospitalares são evitáveis[1-3]. Nem sempre taxa elevada de infecção significa descuido com o problema. Muitas vezes, traduz metodologia apurada, diagnóstico preciso e clientela de alto risco. A infecção pós-operatória é determinada pela combinação de três fatores[1,4]:

- Quantidade e tipo de contaminação.
- Técnica cirúrgica e anestésica empregada.
- Resistência do hospedeiro.

A criação e o funcionamento da Comissão de Controle da Infecção Hospitalar (CCIH) representam um progresso na organização da estrutura hospitalar para o estudo e equacionamento de seus múltiplos problemas. A necessidade de reduzir e controlar as taxas de infecção gera a aplicação de medidas preventivas, educacionais e de controle epidemiológico que visam, através de um processo de conscientização coletiva, tornar a infecção dentro de limites aceitáveis[2,4-6].

No Hospital das Clínicas da Universidade Federal de Pernambuco (HC-UFPE), utilizamos uma metodologia de controle e prevenção das infecções cirúrgicas que se baseia em um sistema de vigilância epidemiológica rigoroso, na busca ativa dos casos de infecção e em um processo continuado de educação da comunidade do hospital. Esta metodologia tem determinado resultados amplamente satisfatórios, dentro da realidade de um hospital púlico brasileiro, do tipo de clientela atendida e, principalmente, comparáveis aos das taxas recomendadas pela literatura internacional[1,3].

Em abril de 1999, os CDC (*Centers for Disease Control*) publicaram um consenso[1] em prevenção de infecção do sítio cirúrgico, no qual são enfatizados os seguintes itens.

Recomendações pré-operatórias
Preparação do paciente

- Identificar e tratar infecções comunitárias antes do procedimento cirúrgico, e se possível postergar o procedimento até a cura do processo infeccioso (*Categoria IA*).
- Limitar a tricotomia à área a ser operada se o cabelo ou pelo interferir com o procedimento (*Categoria IA*).
- Se realizar tricotomia, fazê-lo imediatamente antes da cirurgia e, preferencialmente, com aparelho elétrico (*Categoria IA*).
- Controlar a glicemia em todos os pacientes diabéticos, evitando particularmente hiperglicemia peroperatória (*Categoria IB*).
- Encorajar a suspensão do tabagismo. Ao menos instruir os pacientes a suspender por no mínimo 30 dias antes da cirurgia eletiva o fumo de cigarros, charutos, cachimbo ou qualquer consumo de tabaco (*Categoria IB*).
- Não evitar derivados de sangue com o intuito de prevenir infecção do sítio cirúrgico (*Categoria IB*).
- Recomendar banho com produtos antissépticos na noite anterior à cirurgia (*Categoria IB*).
- Orientar a limpar a região da incisão cirúrgica antes de se realizar a preparação antisséptica da pele, com o intuito de remover a contaminação grosseira (*Categoria IB*).
- Usar um agente antisséptico apropriado para a preparação da pele (*Categoria IB*).

- Realizar a antissepsia do campo operatório de maneira centrífuga, circular e grande o suficiente para abranger possíveis extensões da incisão, novas incisões e/ou drenagens (*Categoria II*).
- Manter o internamento pré-operatório o mais curto possível (*Categoria II*).
- Nenhuma recomendação em alterar ou suspender o uso contínuo de esteroides (quando possível) antes de procedimentos eletivos (*sem consenso*).
- Nenhuma recomendação em melhorar o estado nutricional do paciente com o intuito de apenas prevenir a infecção do sítio cirúrgico (*sem consenso*).
- Nenhuma recomendação ao uso pré-operatório de "mupirocin" nas narinas para prevenir infecção do sítio cirúrgico (*sem consenso*).
- Nenhuma recomendação em aferir nos espaços da ferida com o intuito de prevenir a infecção do sítio cirúrgico (*sem consenso*).

Preparação de mãos e antebraços da equipe cirúrgica

- Manter unhas curtas e não usar unhas artificiais (*Categoria IB*).
- Realizar uma escovação por pelo menos 2 a 5 minutos, utilizando um antisséptico apropriado para escovações de mãos e antebraços (*Categoria IB*).
- Após a escovação, manter os braços em flexão com as mãos para cima para que a água escorra dos dedos e mãos para os cotovelos. Enxugar com compressas estéreis e vestir capotes e luvas estéreis (*Categoria IB*).
- Limpar abaixo das unhas antes de iniciar a escovação (*Categoria II*).
- Não usar joias em mãos ou braços (*Categoria II*).
- Nenhuma recomendação em usar tintura nas unhas (*sem consenso*).

Manuseio de pessoal contaminado ou infectado

- Educar e encorajar o pessoal da equipe cirúrgica que apresenta sinais ou sintomas de doenças infecciosas transmissíveis em se reportar ao supervisor imediato e ao pessoal de saúde ocupacional (*Categoria IB*).
- Desenvolver políticas de atendimento ao paciente quando o pessoal do atendimento apresenta doenças infecciosas transmissíveis. Estas políticas devem abranger e estabelecer: (a) responsabilidades em usar serviços de saúde e comunicar doenças, (b) restrições de trabalho, (c) afastamento do trabalho quando acometido por doença que acarretou restrições de trabalho. Esta política deve também identificar pessoas com autoridade para afastar o pessoal do trabalho (*Categoria IB*).
- Colher culturas apropriadas para afastar do trabalho pessoal cirúrgico que apresente lesões cutâneas, até que o quadro infeccioso esteja adequadamente tratado (*Categoria IB*).
- Não excluir do trabalho pessoal cirúrgico que esteja colonizado por organismos como *S. aureus* (nariz, mãos, outras parte do corpo) ou *Streptococcus* do grupo A, a não ser que estas pessoas estejam relacionadas com a disseminação desses organismos nas áreas de cuidados médicos (*Categoria IB*).

Profilaxia antimicrobiana

- Utilizar antimicrobianos de maneira profilática apenas quando indicado e com base nos perfis de eficácia dos patógenos que mais comumente causam infecção do sítio cirúrgico para uma determinada cirurgia e recomendações[2-7] (*Categoria IA*).
- Administrar por via intravenosa, de modo que o antimicrobiano se apresente em concentrações bactericidas no momento da incisão. Manter níveis terapêuticos do antimicrobiano no sangue e nos tecidos, enquanto dure a cirurgia, ou no máximo por mais algumas horas após o fechamento da pele (*Categoria IA*).
- Antes de cirurgias colorretais, realizar o preparo mecânico dos cólons. Administrar antimicrobianos orais, não absorvíveis, em doses divididas no dia anterior à cirurgia (*Categoria IA*).
- Nas operações cesarianas de alto risco, utilizar o agente antimicrobiano imediatamente após o clampeamento do cordão umbilical (*Categoria IA*).
- Não utilizar vancomicina de rotina na profilaxia antimicrobiana (*Categoria IB*).

Intraoperatórios

Ventilação

- Manter ventilação com pressão positiva na sala operatória, com respeito ao corredor e às áreas adjacentes (*Categoria IB*).
- Manter um mínimo de 15 trocas de ar por hora, das quais três devem ser com ar fresco (*Categoria IB*).
- Filtrar todo o ar, o circulante e o fresco, através de filtros recomendados pelo Instituto Americano de Arquitetura (*Categoria IB*).
- Introduzir o ar pelo teto e retirá-lo perto do chão (*Categoria IB*).

- Não utilizar raios ultravioletas com o objetivo de prevenir infecção do sítio cirúrgico (*Categoria IB*).
- Manter as portas da sala operatória fechadas, exceto para a passagem de equipamentos, pessoal ou paciente (*Categoria IB*).
- Considerar realizar cirurgias para próteses ortopédicas em salas com ar ultralimpo (*Categoria II*).
- Limitar o número de pessoas na sala cirúrgica (*Categoria II*).

Limpeza e desinfecção de superfícies

- Quando da contaminação visível por sangue ou fluidos corpóreos em superfícies ou equipamentos, utilizar desinfetante aprovado pelo hospital e que atenda às normas técnicas (regulação federal) para limpar áreas afetadas antes da próxima cirurgia (*Categoria IB*).
- Não realizar limpezas especiais ou fechamento de salas cirúrgicas após cirurgias contaminadas ou infectadas (*Categoria IB*).
- Não utilizar tapetes porosos (pegajosos) na entrada de salas cirúrgicas para controle de infecção (*Categoria IB*).
- Realizar aspiração úmida no chão das salas cirúrgicas após a última operação do dia, com desinfetante padronizado (*Categoria II*).
- Nenhuma recomendação em desinfetar superfícies ou equipamentos entre as cirurgias, na ausência de contaminação visível (*sem consenso*).

Colheita microbiológica

- Não realizar culturas de rotina do ambiente cirúrgico. Realizar culturas do ambiente cirúrgico incluindo superfícies e ar apenas se fizer parte de uma investigação epidemiológica (*Categoria IB*).

Esterilização do instrumental cirúrgico

- Esterilizar todo material cirúrgico de acordo com as normas vigentes (*Categoria IB*).
- Realizar esterilização rápida apenas para itens que serão utilizados de maneira imediata (p. ex., reesterilizar um instrumento que foi inadvertidamente contaminado). Não realizar esterilizações rápidas por razões de conveniência, como uma alternativa para a falta de materiais de reserva, ou para economizar tempo (*Categoria IB*).

Roupas e vestimentas cirúrgicas

- Usar máscaras que cubram por total a boca e o nariz quando da entrada na sala cirúrgica se a cirurgia estiver por começar, em andamento ou se houver material cirúrgico exposto. Utilizar a máscara durante a cirurgia (*Categoria IB*).
- Usar gorros que cubram por completo cabelos da cabeça e face quando da entrada na sala cirúrgica (*Categoria IB*).
- Não utilizar propés com o intuito de prevenir infecção do sítio cirúrgico (*Categoria IB*).
- Utilizar luvas estéreis após a escovação da equipe cirúrgica. Calçar as luvas após estar vestido com o capote estéril (*Categoria IB*).
- Utilizar capotes e vestimentas cirúrgicas que sejam barreiras efetivas quando molhadas (p. ex., material que resista à penetração de líquidos) (*Categoria IB*).
- Trocar vestimentas que se apresentarem visivelmente sujas, contaminadas e/ou penetradas por sangue ou material potencialmente contaminante (*Categoria IB*).
- Nenhuma recomendação de como ou onde lavar roupas cirúrgicas, em restringir a utilização de vestimentas cirúrgicas ao centro cirúrgico, ou cobrir as roupas cirúrgicas quando fora do centro cirúrgico (*sem consenso*).

Assepsia e técnica cirúrgica

- Utilizar técnicas assépticas quando da colocação de cateteres intravasculares (p. ex., veia central), espinais ou epidurais, ou quando da administração de drogas intravenosas (*Categoria IA*).
- Abrir equipamentos ou soluções estéreis imediatamente antes do uso (*Categoria II*).
- Manusear tecidos delicadamente, realizar hemostasia eficiente, minimizar a desvitalização dos tecidos e corpos estranhos, e erradicar o espaço morto no sítio cirúrgico (*Categoria IB*).
- Utilizar fechamento primário retardado ou deixar a incisão aberta se o cirurgião considerar que o sítio cirúrgico está grosseiramente contaminado (*Categoria IB*).

Se uma drenagem se fizer necessária, utilizar drenos fechados a vácuo. Colocar o dreno por uma incisão separada e distante da incisão cirúrgica. Retire o dreno o mais precocemente possível (*Categoria IB*).

Cuidados pós-operatórios da incisão

- Proteger a ferida com curativo estéril por 24 a 48 horas de pós-operatório nas incisões que forem fechadas primariamente (*Categoria IB*).

- Lavar as mãos antes e depois da troca de curativos e de qualquer contato com o sítio cirúrgico (*Categoria IB*).
- Quando necessária a troca do curativo, fazê-lo de maneira asséptica (*Categoria IIB*).
- Educar e orientar o paciente e seus familiares quanto aos cuidados com a incisão cirúrgica, os sintomas da infecção do sítio cirúrgico, e a necessidade de reportar estes sintomas (*Categoria II*).
- Nenhuma recomendação quanto a manter o curativo oclusivo por mais de 48 horas quando do fechamento primário, nem do tempo de se banhar ou molhar a ferida sem a cobertura do curativo (*sem consenso*).

Vigilância epidemiológica

- Utilizar as definições dos CDC para infecção do sítio cirúrgico sem modificá-las, principalmente no que tange aos pacientes internados e aos pacientes ambulatoriais (*Categoria IB*).
- Para o diagnóstico dos casos nos pacientes internados, utilizar uma observação prospectiva direta, detecção prospectiva indireta, ou a combinação dos métodos enquanto o paciente estiver internado (*Categoria IB*).
- Quando da investigação pós-alta dos casos de infecção do sítio cirúrgico, utilizar uma metodologia que acomode os recursos disponíveis e a necessidade de registro dos casos (*Categoria II*).
- Para a identificação dos casos de infecção do sítio cirúrgico nas cirurgias ambulatoriais, adaptar uma metodologia que acomode os recursos disponíveis e a necessidade de registro dos casos (*Categoria IB*).
- Classificar cada cirurgia de acordo com o grau de contaminação, ao seu final. Um membro da equipe cirúrgica deverá fazer esta classificação (*Categoria II*).
- Para cada procedimento cirúrgico, identificar os fatores de risco relacionados com o aumento do risco de infecção do sítio cirúrgico (p. ex., classificação da cirurgia, classificação ASA, duração da operação) (*Categoria IB*).
- Periodicamente, calcular os riscos por procedimento e suas variáveis em contrair infecção do sítio cirúrgico (p. ex., NNIS *index*) (*Categoria IB*).
- Reportar de maneira apropriada e estratificada as taxas de infecção do sítio cirúrgico relacionadas com os procedimentos cirúrgicos aos membros da equipe cirúrgica. A frequência e a forma destes relatórios dependerão do número de cirurgias, dos objetivos e da iniciativa do local (*Categoria IB*).
- Nenhuma recomendação em estabelecer, pelo comitê de controle de infecção, de maneira codificada, taxas específicas de infecção do sítio cirúrgico relacionadas com o cirurgião (*sem consenso*).

Categorias

- *IA* – Fortemente recomendado para implantação através de estudos experimentais, clínicos e epidemiológicos bem desenhados.
- *IB* – Fortemente recomendado para implantação através de alguns estudos experimentais, clínicos, epidemiológicos, e com fortes razões teóricas.
- *II* – Sugestivo para implantação e baseado em estudos clínicos, epidemiológicos e em razões teóricas.
- Sem consenso.

Fatores de risco

Dentre as várias dezenas de índices de fatores de risco ao desenvolvimento da infecção, quatro índices têm-se destacado.

O primeiro índice utilizado e talvez o de maior divulgação foi o projeto SENIC. Hooton *et al.*[7], em 1981, publicaram o resultado de uma análise multicêntrica de 58.498 pacientes operados em 1970, identificando fatores de risco, para desenvolver um índice de avaliação. Analisando dez fatores de risco, os autores os avaliaram estatisticamente através do sistema CHAID *(chi-square automatic interaction detection)*. Os fatores de risco utilizados foram: idade, sexo, duração da cirurgia, cirurgia abdominal, infecção prévia, imunossupressão, permanência pré-operatória e risco intrínseco da cirurgia e da patologia de base. Aplicou-se, então, este índice em 59.352 pacientes operados no período de 1975 a 1976. Conseguiram prever 73% das infecções.

Em 1985, Haley *et al.*[8], tentando simplificar esta metodologia e analisando os mesmos dados do projeto SENIC, reduziram para quatro os fatores de risco e os analisaram utilizando um sistema logístico de regressão múltipla. Utilizando esta metodologia, Haley *et al.* previram 69% das infecções pós-operatórias. Os quatro fatores de risco foram o grau de contaminação (se a cirurgia for contaminada ou infectada), operação abdominal, operação prolongada (mais de 2 horas) e caso o paciente possua mais de três diagnósticos. O risco de infecção está exposto na Tabela 10.1.

Tabela 10.1
Distribuição do risco de infecção de acordo com os índices do projeto SENIC, de Haley et al. e do NISS

Projeto SENIC				
Número de fatores	Limpa	Pot. contaminada	Contaminada	Infectada
1	0,6	0,2	–	–
2	1,2	0,6	–	–
3	1,2	1,3	–	4,7
3	4	2,4	3,0	5,6
5	4,0	3,8	4,9	6,3
6	6,4	6,4	9,9	8,7
7	8,5	10,6	9,5	10,5
8	9,4	14,3	12,6	14,7
9	14,5	19,9	18,7	24,6
10	20,4	26,3	29,2	30,0
Haley et al.				
Número de fatores	Limpa	Pot. contaminada	Contaminada	Infectada
0	1,1	0,6	–	–
1	3,9	2,8	4,5	6,7
2	8,4	8,4	8,3	10,9
3	15,8	17,7	11,0	18,8
4	–	–	23,9	27,4
Sistema NISS				
Número de fatores	Limpa	Pot. contaminada	Contaminada	Infectada
0	1,0	2,1	–	–
1	2,3	4,0	3,4	3,1
2	5,4	9,5	6,8	8,1
3	–	13,2	12,8	

Em 1987, Christou et al.[9] também propuseram uma metodologia de avaliação prognóstica da infecção. Na sua proposta eram analisados, através de um sistema logístico de regressão múltipla, o grau de contaminação da cirurgia, albumina sérica, idade, teste de sensibilidade cutânea retardada e a duração da cirurgia. Os autores não quantificaram o risco de o paciente ter infecção. O objetivo foi determinar valores que, somados, determinariam as chances de o paciente vir a ser infectado após o ato cirúrgico. A equação final seria:

$$P = I - \{J + \exp.[-3,49 + 1,05 \text{ (albumina em g/L)} + 0,17 \text{ (escore DTH)} + 0,02 \text{ (idade)} - 0,27 \text{ (contaminação da cirurgia)} + 0,11 \text{ (duração da cirurgia)}]\}$$

onde: escore DTH = expressão logarítmica da reação cutânea ao teste de hipersensibilidade;

contaminação da cirurgia = limpa = 1, potencialmente contaminada = 2, contaminada = 3 e infectada = 4;

exp. = exponencial;

P = risco de infecção.

Outro índice é o sistema NISS, publicado em 1991 por Culver et al.[10]. No sistema NISS é utilizada a duração da cirurgia relacionada a procedimentos específicos, tipo de ferida e ao sistema ASA de avaliação pré-operatória. O sistema NISS tem sido modificado, com o intuito de prever algumas peculiaridades da cirurgia laparoscópica, onde o risco de infecção do sítio cirúrgico é menor[11].

Na Tabela 10.1 expomos o risco de infecção de acordo com os índices do SENIC, de Haley et al. e do NISS.

Mecanismos atuais

A CCIH do HC da UFPE baseou sua atuação na prevenção e no controle da infecção hospitalar nos seguintes campos de atuação:

- Diagnóstico preciso dos casos de infecção.
- Higiene corporal.
- Controle das afecções associadas.
- Internamento pré-operatório mínimo.
- Cuidados com tricotomia.
- Antissepsia e assepsia rigorosas.
- Técnica cirúrgica adequada e delicada.
- Divulgação dos resultados da CCIH e da relação infecção/cirurgião/anestesista.
- Rigoroso controle na prescrição de antimicrobianos.

Diagnóstico preciso

O ponto fundamental de qualquer programa de controle de infecção hospitalar está na aquisição dos dados de maneira correta. É preciso que se tenha uma noção exata do problema para poder combatê-lo. A metodologia utilizada consta de preenchimento obrigatório da ficha de notificação, sistema de busca ativa dos casos de infecção, ambulatório de egressos controlado pela CCIH e identificação dos fatores de risco da Instituição. Em trabalho realizado no próprio Serviço do HC da UFPE, notamos que 84% das infecções de ferida irão se manifestar entre o 7º até o 14º dia de pós-operatório. Retardando a retirada de pontos para o 15º dia, identificamos 87,6% dos casos de infecção[1,5].

Higiene corporal

Tem sido dada uma importância grande ao asseio corporal e à higiene dos pacientes que são submetidos a procedimentos cirúrgicos. Os pacientes, ainda no ambulatório, são orientados a tomar banho completo e realizar limpezas de áreas críticas do corpo. Na enfermaria, os pacientes são novamente lavados, com especial atenção à cabeça e ao local da incisão cirúrgica[1,6].

Controle das afecções associadas

A presença de infecção comunitária aumenta em duas a três vezes o risco de se contrair infecção hospitalar[3,6]. No HC da UFPE, cerca de 15% dos pacientes apresentam infecção comunitária[3]. Deste modo, procuramos, sempre que possível, cancelar as cirurgias eletivas quando da identificação de infecções comunitárias e tratá-las antes do procedimento cirúrgico. Abreviamos ainda, com o intuito de não subutilizar o centro cirúrgico, a marcação de cirurgia. Deste modo, o intervalo entre a marcação da cirurgia e o procedimento não ultrapassa 1 semana.

Internamento pré-operatório mínimo

O internamento pré-operatório prolongado aumenta o risco de infecção[3,6]. O internamento pré-operatório acima de 3 dias dobrou as taxas de infecção de ferida[3]. Procuramos internar o paciente no dia da cirurgia, sempre que possível.

Cuidados com tricotomia

Coelho *et al.*[12] verificaram que a tricotomia pode modificar a flora do campo operatório. Há um aumento do índice de infecção de ferida quando a tricotomia é realizada com mais de 24 horas da cirurgia[6]. Recomendamos a tricotomia cerca de 1 hora antes da cirurgia e apenas no local da cirurgia, o suficiente para a colocação de curativo oclusivo[1].

Antissepsia e assepsia rigorosa

A preparação da pele com solução degermante de iodo reduz a flora bacteriana da pele em mais de 96%[7]. Padronizamos o preparo do campo operatório com solução degermante de iodo a 1%, visto que em estudo prospectivo e randomizado sobre as diferentes soluções antissépticas não houve qualquer vantagem no acréscimo da solução de álcool iodado, aumentando, contudo, as dermatites de contato[13].

Passamos a fabricar as principais soluções antissépticas utilizadas no hospital, a fim de garantir qualidade e uma economia em cerca de 22 vezes o preço praticado no mercado[14]. Padronizamos, ainda, a utilização de germicidas, antissépticos e as rotinas de limpeza, desinfecção, antissepsia e esterilização. Utilizamos as recomendações do Ministério da Saúde[1,3,15]. O curativo da ferida operatória é mantido por apenas 24 horas, sem comprometer, com isto, as taxas de infecção de ferida[16].

Técnica cirúrgica adequada e delicada

Segundo os *Centers for Disease Control* (CDC), desde que a maioria das infecções pós-cirúrgicas é adquirida na sala de operações, boa técnica é crucial para a sua prevenção, e a maioria das medidas deve ser dirigida para influenciar adequadamente as equipes cirúrgicas[17]. Conte *et al.*[18] consideram que cirurgias com duração acima de 3 horas aumentam o risco de infecção em três a quatro vezes, e que o uso excessivo do bisturi elétrico e a utilização de drenos laminares aumentam em duas vezes este risco. Além disso, manusear os tecidos delicadamente, evitar sangramentos e a formação de hematomas, erradicar espaço morto, tecido desvitalizado e corpo estranho são essenciais na prevenção da infecção de ferida[1,6,17].

Divulgação dos resultados da CCIH e da relação infecção/cirurgião/anestesista

Para o tratamento correto de qualquer problema, se faz necessário o conhecimento do mesmo. Informações precisas sobre o problema da infecção em um determinado hospital são o ponto de partida para qualquer medida profilática e terapêutica. O trabalho de qualquer Comissão de Controle de Infecção se baseia essencialmente em um sistema de vigilância epidemiológica e educação da comunidade hospitalar. A divulgação dos resultados faz com que a comunidade hospitalar tenha um retorno de suas ações, no intuito de se combater a infecção hospitalar. A difusão de taxas de infecção segmentadas nos diferentes setores do hospital determina um aumento do compromisso de cada funcionário com sua redução[1]. Divulgar as taxas de infecção de ferida em cirurgia limpa relacionada com o cirurgião, assim como as taxas de infecção respiratória relacionadas com o anestesista, é recomendado na maioria dos hospitais norte-americanos[2,3,19-21] e indicado e realizado pela CCIH do HC da UFPE. Desde que a técnica cirúrgica é ponto fundamental na gênese da maioria das infecções de ferida em cirurgias limpas, grande ênfase deve ser dada à educação das equipes cirúrgicas[2,3].

Rigoroso controle na prescrição de antimicrobianos

O padrão de resistência bacteriana encontrado em alguns hospitais do mundo tem assustado especialistas no assunto[22-25]. Entre as causas apontadas como responsáveis por este fenômeno, encontra-se o uso indiscriminado de antibióticos dentro e fora de hospitais, automedicação e uso abusivo na agricultura e veterinária[3,22,26]. A padronização da utilização antibiótica profilática de drogas de primeira linha (cefazolina) em dose única ou enquanto dure a cirurgia e em cirurgias contaminadas está claramente estabelecida em nosso hospital. Algumas exceções nas cirurgias limpas estão bem determinadas e têm indicação de antibiótico[23,27]. A utilização de antibióticos mais potentes e de espectro alargado tem prescrição restringida e passa por uma auditoria na CCIH. O sucesso desta prática restritiva está comprovado pelo nosso perfil bacteriológico. Não apresentamos, até o momento, problemas importantes de resistência bacteriana, e a principal bactéria recuperada nas feridas infectadas continua sendo o *Staphylococcus aureus*[3].

Nos anos iniciais da experiência de controle de infecção em cirurgia, as taxas de infecção foram bastante elevadas. Estes anos iniciais foram de apuro da metodologia na busca dos casos de infecção. Os casos de infecção de ferida elevaram-se ainda mais no ano de 1979, quando modificamos a metodologia e criamos o Ambulatório de Egressos, representando um maior apuro no reconhecimento dos acasos ocorridos, particularmente nos pacientes que desenvolviam infecção de ferida após a alta hospitalar. A metodologia nos anos de 1987, 1988 e 1989 foi a mesma; no entanto, o fato de que em 1987 ocorreram 5 meses de greve dos servidores da saúde e, em 1988 e 1989, 3 meses cada, foi determinante no aumento das taxas de infecção, pois o descompromisso, o descaso, a falta de disciplina e a quebra da rotina no atendimento do paciente geraram um deterioramento global nos serviços prestados pelo hospital. O período de greve foi o único fator que não esteve presente nos outros anos de nossa experiência[3,28].

O rigor na indicação do cateter urinário e a utilização de técnica correta, padronizada pela CCIH, levaram a uma queda significativa nas taxas de infecção urinária, e que se mantém até os dias atuais.

Quanto à infecção respiratória, um exame mais acurado no pré-operatório, com maior controle das patologias respiratórias e visitas pré-anestésicas contribuiu sobremaneira para uma queda nas taxas desta infecção. A divulgação dos índices de infecção respiratória pós-operatória relacionada com o anestesista também contribui na manutenção de taxas reduzidas[1]. Como o diagnóstico preciso da infecção respiratória é difícil e não há um consenso sobre o assunto, adotamos critérios clínicos para a sua determinação[1,3].

A mortalidade esteve comparável com os dados da literatura, a despeito de todos os cuidados tomados e dos progressos que inegavelmente foram conseguidos[6,29,30]. A mortalidade em torno de 1% é uma taxa no mínimo esperada em um hospital terciário, de referência e de alta complexidade[3]. As reduzidas taxas de infecção e mortalidade na cirurgia ambulatorial refletem um tipo de clientela diferenciada. Este tipo de paciente geralmente tem nível socioeconômico melhor, é portador de patologias mais simples, submete-se a procedimentos eletivos e não se coloniza com a flora bacteriana selecionada do hospital.

Animados com esses resultados, ampliamos o programa de cirurgia ambulatorial e criamos experiências representativas de hernioplastia inguinal sob anestesia local, que já conta com mais de 600 pacientes operados, sem mortalidade e que inclui pacientes de alto risco (cardiopatas, enfisematosos etc.). Criamos ainda um programa de colecistectomia ambulatorial com anestesia geral, também sem mortalidade[31]. Além destas claras vantagens, isto contribui para reduzir as filas de espera para tratamento cirúrgico e diminui o custo do tratamento de inúmeros pacientes.

A taxa de infecção de ferida em cirurgia limpa tem sido utilizada e preconizada na determinação de um controle de qualidade dos programas de infecção hospitalar[1,3,4,6,17,21]. Taxas de infecção de ferida em cirurgia limpa abaixo de 3% serão sempre perseguidas, mesmo levando-se em consideração o tipo de clientela de cada instituição hospitalar.

A instalação e o pleno funcionamento de uma Comissão de Controle de Infecção Hospitalar são fundamentais na estrutura de funcionamento de uma instituição hospitalar. O que tentamos comprovar com a divulgação de nossos resultados é que não são necessários gastos excessivos, equipamentos de última geração ou instalações computadorizadas em ambientes sofisticados. Controle de infecção se faz, a nosso ver, com decisão política, força de vontade e motivação em controlar o problema da infecção hospitalar.

Tipos de infecção

A infecção pós-operatória constitui um dos maiores riscos para os pacientes hospitalizados, aumentando a morbimortalidade, prolongando a permanência hospitalar e elevando substancialmente o custo. A maior incidência de infecção nos pacientes cirúrgicos é representada pela infecção do sítio cirúrgico[32].

Infecção do sítio cirúrgico

As infecções em sítio cirúrgico (ISC) são as maiores fontes de morbidade e mortalidade entre os pacientes submetidos a cirurgias. Estima-se que as ISC prolonguem o tempo de internação em média por mais de 7 dias e consequentemente o custo do procedimento. Sua incidência pode variar, sendo em média de 1 a 5% para as cirurgias consideradas "limpas". Segundo Dennis et al.[33], as ISC correspondem a aproximadamente 38% do total das infecções hospitalares em pacientes cirúrgicos e 16% do total de infecções hospitalares. Isto representa a segunda causa de infecção hospitalar adquirida nos Estados Unidos, com cerca de 500.000 infecções por ano[34].

A infecção do sítio cirúrgico talvez seja a de maior importância nas infecções cirúrgicas, por sua elevada incidência, além de um custo e morbidade consideráveis. É também a infecção do sítio cirúrgico a que apresenta a maior dificuldade de registro, pois frequentemente se manifesta após a alta hospitalar. As taxas de infecção do sítio cirúrgico, principalmente em cirurgias limpas, podem representar um acurado indicador do problema da infecção hospitalar em uma instituição[19]. A partir de 2007, com a introdução do Programa de Cirurgia Segura pela Organização Mundial de Saúde (OMS) e Universidade de Harvard, a infecção do sítio cirúrgico passou a ser considerada um indicador epidemiológico a ser controlado no século XXI. É estimado que uma redução de 25% até 2020 irá acarretar uma importante diminuição da morbidade, mortalidade e no custo final dos pacientes cirúrgicos[35].

É de extrema importância realizar a prevenção no sítio cirúrgico, como recomendação no pré-operatório, com medidas como tratar infecção comunitária, limitar tricotomia ao sítio cirúrgico, ter controle da glicemia no diabético, interromper tabagismo do paciente 30 dias antes da cirurgia, fazer antibiótico profilático com indicação correta e diminuir o tempo de hospitalização pré-operatório[36-38].

A ferida cirúrgica pode ser classificada de acordo com o grau de contaminação como limpa, potencialmente contaminada, contaminada e infectada[1,3].

- *Limpas:* sítio cirúrgico sem sinais de inflamação, sem abertura do trato respiratório, alimentar, genital e urinário. O fechamento deve ser primário com drenagem, quando necessária, fechada. São as feridas não traumáticas, sem processo inflamatório, em que não houve a quebra dos princípios de antissepsia e técnica cirúrgica.
- *Potencialmente contaminadas:* são aquelas em que os tratos gastrintestinais, urinários ou respiratórios foram penetrados, no entanto a contaminação não foi significativa. São ainda consideradas potencialmente contaminadas aquelas feridas em que houve pequenas infrações da técnica cirúrgica ou aquelas em áreas de difícil antissepsia.
- *Contaminadas:* feridas abertas acidentalmente ou cirurgias com quebra importante de técnica asséptica ou abertura do trato gastrintestinal, respiratório ou urinário. Cirurgias que entram no trato urinário com urina infecciosa ou trato biliar com bile ou cirurgias onde é achado tecido inflamatório agudo não purulento. Feridas traumáticas com menos de 6 horas, existência de processos inflamatórios sem a presença de pus.
- *Infectadas:* lesões traumáticas com mais de 6 horas, com tecido desvitalizado, corpo estranho, contaminação fecaloide, ou ainda na presença de secreção purulenta.

Esta classificação das cirurgias facilita o manuseio e os programas de auditorias dentro das comissões de controle de infecção; no entanto, tem sido muito criticada. Há cirurgias consideradas limpas que nem sempre se comportam como tal, ou mais ainda, cirurgias potencialmente contaminadas ou contaminadas que se comportam como cirurgias limpas. Em 1992, Ferraz et al.[4] publicaram estudo realizado no Hospital das Clínicas da UFPE em que quatro cirurgias limpas apresentavam taxas de infecção completamente diferentes e, como tal, não deveriam ser enquadradas em um mesmo grupo de risco para a infecção. A incidência da infecção de ferida em cirurgias de hérnia incisional pode se situar acima de 10% se não foi utilizada antibioticoprofilaxia, assim como as esplenectomias em pacientes esquistossomóticos. Nos pacientes esquistossomóticos que se submeteram a esplenectomia simples, a incidência de infecção de ferida foi de 27% quando não utilizado antibiótico e de 6% quando utilizado antibiótico de maneira profilática. Porém as demais cirurgias limpas devem apresentar índices abaixo de 3%. A infecção do sítio cirúrgico também é classificada de acordo com o grau de severidade em: incisional superficial, incisional profunda, órgãos e espaços[39].

Incisional superficial

Envolve apenas a pele e os tecidos subcutâneos da incisão e ocorre nos primeiros 30 dias pós-operatórios. O diagnóstico é feito através da drenagem de secreção purulenta, com ou sem confirmação laboratorial, da incisão superficial, ou pela detecção de microrganismos isolados de cultura de fluidos ou tecidos da incisão superficial, obtida com técnica asséptica.

Incisional profunda

Ocorre nos primeiros 30 dias pós-operatórios se não há implante ou próteses e envolve tecidos moles e profundos (fáscia e músculos) da incisão. Se houver implantes ou próteses pode ocorrer no período de até 1 ano.

Órgãos e espaços

Envolve órgãos e espaços outros que não a incisão, os quais foram abertos ou manipulados durante a cirurgia.

Nem sempre uma taxa elevada de infecção significa descaso com o problema. Pode significar clientela de alto risco a contrair infecção ou ainda uma metodologia apurada. É na infecção de ferida que se determina o grau de acurabilidade dos programas de controle de infecção, pois seu diagnóstico difícil e quase sempre extra-hospitalar necessita de um sistema de busca ativa aos casos de infecção, com identificação dos fatores de risco e implementação de um ambulatório de egressos controlado pela comissão de controle de infecção hospitalar (CCIH)[35].

Tratamento da infecção do sítio cirúrgico

Quando diagnosticada a infecção, a ferida cirúrgica deve ser tratada com a abertura dos pontos da pele e ressecção de todo tecido necrosado ou desvitalizado, até o tecido sadio ser atingido[3].

O tratamento local deste tipo de infecção é a maneira mais efetiva de se tratar a infecção da ferida. Várias soluções com ação antisséptica podem ser utilizadas. O ácido acético a 1%, o hipoclorito de sódio a 0,25% e o permanganato de potássio diluído em uma concentração de 1:10.000, além do açúcar, têm sido utilizados com bons resultados. Porém, o padrão-ouro de curativo de sítio cirúrgico infectado é com utilização de hidrocoloide e/ou alginato. A medicina baseada em evidência não respalda a utilização de qualquer outra substância com ação antisséptica pelo dano tissular provocado ao processo de cicatrização[3].

A infecção da ferida cirúrgica é essencialmente tratada de modo local. Poucas são as eventualidades em que ocorre a necessidade de se complementar o tratamento com agentes antimicrobianos. Pacientes que desenvolvem sepse, insuficiência de múltiplos órgãos e sistemas, diabéticos descompensados ou portadores de infecção à distância (respiratória, urinária, endocardite bacteriana) podem apresentar uma indicação para o seu uso. A droga a ser utilizada deve ser eficiente contra os prováveis microrganismos causadores da infecção da ferida. Esta informação deve ser fornecida pela CCIH do hospital[3].

A oxigenação hiperbárica é indicada nas infecções por *Clostridium* e nas celulites e fascites após um amplo desbridamento. Sua indicação, contudo, deve ser reservada aos casos graves, concomitantemente ao tratamento local das feridas. A utilização de drenos só se justifica na impossibilidade de se retirar sangue ou secreções de uma cavidade. Como o princípio básico do tratamento das feridas infectadas é a ampla drenagem e o desbridamento dos tecidos desvitalizados, são raras as ocasiões em que se justifica a utilização de qualquer tipo de dreno, a não ser que seja com o intuito de irrigação, quer com antibióticos, quer com soluções antissépticas. Este tipo de irrigação é bastante controverso e não há evidência de sua eficácia[3].

Outras infecções

As demais infecções cirúrgicas frequentes com importância clínica são as seguintes: infecção urinária, infecção respiratória e infecção relacionada a cateteres venosos.

Infecção urinária

A infecção urinária é definida como sendo a presença de mais de 100.000 colônias de bactérias por cada mL, associada à presença de queixas urinárias. São comuns em mulheres jovens previamente saudáveis, acontecendo algumas vezes em até 35% das mulheres entre 20 e 40 anos de idade[40]. Os casos em que forem cultivadas bactérias tipo *Escherichia coli* (70 a 95%), *Proteus mirabilis*, *Staphylococcus* coagulase-negativo, *Streptococcus faecalis*, *Klebisiella sp.*, *Pseudomonas sp.* e *Acinetobacter,* em um número acima de 10.000/

mL, devem ser considerados como positivos[41]. A infecção urinária tem uma estreita relação com a utilização e a duração do cateter vesical. O mecanismo da infecção em biomateriais, em que a bactéria primariamente coloniza a superfície do biomaterial para só depois causar a infecção propriamente dita, explica esta relação. Aproximadamente 5 a 8% dos pacientes cateterizados adquirem infecção urinária por dia, levando a um percentual cumulativo de 40 a 50% após 10 dias de cateterismo.

A Tabela 10.2 resume algumas das medidas recomendadas para a prevenção da infecção urinária relacionada com a sonda vesical[40].

Infecção respiratória

A infecção respiratória pós-operatória pode ser dividida em três grupos distintos:

- Infecções altas.
- Pneumonias.
- Abscessos pulmonares ou empiema:
  - *Infecções altas:* as traqueobronquites, bronquites e bronquiolites são caracterizadas por tosse produtiva, acompanhada ou não de febre, broncoespasmo, roncos e sibilos à ausculta. Não deve haver evidência clínica ou radiológica de pneumonia[39].
  - *Pneumonia:* a pneumonia é a terceira causa mais comum de infecção hospitalar pós-operatória, e está associada a uma elevada mortalidade. A pneumonia apresenta-se como tosse produtiva, acompanhada de febre e alterações radiológicas. A confirmação bacteriológica é importante no manuseio deste tipo de infecção. Sua incidência situa-se entre 1,5 e 3%[3]. Este tipo de infecção está sujeito a grandes reduções, se estabelecidos critérios rigorosos pela CCIH no manuseio desses pacientes, principalmente durante o ato operatório.

Tabela 10.2
Recomendações para prevenção da infecção associada a sondas vesicais

Recomendações	CDC 1981	NHS 2001	NHS 2007
Documentar a inserção da sonda	Não avaliado	Sim	Sim
Garantir inserção por pessoal treinado	Sim	Sim	Sim
Treinar paciente e familiares	Não avaliado	Não avaliado	Sim
Lavagem das mãos	Sim	Sim	Sim
Avaliar a indicação da sonda	Sim	Sim	Sim
Avaliar métodos alternativos	Sim	Sim	Sim
Reavaliar periodicamente a indicação	Não avaliado	Sim	Sim
Escolher o material do cateter	Não avaliado	Sem resolução	Sem resolução
Usar menor calibre possível	Sim	Sim	Sim
Usar técnica asséptica/material estéril	Sim	Sim	Sim
Usar técnicas de barreira para inserção	Sim	Não avaliado	Não avaliado
Limpeza asséptica do meato	Sim	Não	Não
Usar sistema fechado	Sim	Sim	Sim
Obter amostra asséptica de urina	Sim	Sim	Sim
Substituir o sistema se contaminado	Sim	Não avaliado	Não avaliado
Não trocar rotineiramente a sonda	Sim	Sim	Sim
Fazer rotineiramente a higiene do meato	Sim	Sim	Sim
Evitar irrigações	Sim	Sim	Sim
Coorte de pacientes	Sim	Sim	Sim
Garantir a adesão com treinamentos	Não avaliado	Não avaliado	Não avaliado
Garantir a adesão com controle	Não avaliado	Não avaliado	Não avaliado
Garantir a adesão com retirada da sonda	Não avaliado	Não avaliado	Não avaliado
Monitorar as taxas de infecção e bacteriemia	Não avaliado	Não avaliado	Não avaliado

– *Abscesso pulmonar ou empiema:* é definido como coleção purulenta, quer no pulmão, quer na cavidade pleural. É acompanhado de quadros graves e elevada mortalidade.

As taxas de pneumonias associadas a ventilação mecânica oscilam entre um a quatro casos por 1.000 dias de ventilação, mas podem ser superiores a dez casos por 1.000 dias de ventilação em algumas unidades neonatais e em populações de pacientes cirúrgicos[39].

Dentre as estratégias para a prevenção e diminuição das taxas de pneumonias associadas à ventilação mecânica, destacam-se[39]:

- Medidas gerais (avaliar indicação de intubação e extubação, educação e vigilância epidemiológica).
- Estratégias para prevenir a aspiração.
- Estratégias para reduzir a colonização do trato digestivo.
- Estratégias para minimizar a contaminação dos equipamentos de ventilação.

Infecção por cateteres venosos

Os cateteres venosos têm sua indicação na forma superficial ou profunda, isto vai depender do porte da cirurgia a ser realizada. A superficial tem sua indicação nas cirurgias eletivas de pequeno ou médio portes. A profunda teria sua indicação em cirurgias de grande porte, a fim de permitir uma rápida reposição das perdas e monitoração hemodinâmica[45]. Esses procedimentos acarretam complicações tais como formação de hematoma local, celulite, tromboflebite, punção ou transecção de nervo e embolização do cateter. A infecção é a complicação mais grave associada aos cateteres[43]. De forma geral, ela ocorre em aproximadamente 19% dos pacientes com uso deste dispositivo, sendo 7% de infecções locais e 12% de casos de bacteriemia associada ao cateter. As principais bactérias encontradas são o *Staphylococcus aureus*, seguido por bacilos Gram-negativos e pelo *Staphylococcus* coagulase-negativo[44-46].

Disfunção intestinal na gênese e manutenção da infecção

O trato gastrintestinal participa de maneira efetiva não só na gênese, mas também na perpetuação da infecção[47-50]. Esta percepção ganhou aceitação principalmente após os trabalhos publicados por Marshall, e que estão diretamente relacionados com o processo de translocação bacteriana. Apesar de sua inquestionável ocorrência, o significado clínico e patológico da translocação bacteriana não foi devidamente explicado, pois estudos clínicos não confirmaram os achados experimentais. Isto não significa que não há importância clínica na translocação. A leitura correta é que clinicamente a translocação bacteriana não teve seu papel definido, apesar de comprovadamente existir.

A translocação bacteriana está diretamente relacionada com a capacidade de adesão da bactéria à mucosa intestinal. Esta adesão é evitada através da ação do muco e da IgA[51,52]. No trauma, as imunidades celulares e humorais estão adversamente comprometidas[53]. A sepse e o estresse apresentam um profundo impacto nos níveis de células B, e consequentemente nos níveis de IgA da mucosa[54,56]. Este impacto está relacionado com os níveis de glicocorticoides circulantes em situações de trauma e sepse. Os glicocorticoides apresentam um potente efeito imunossupressivo, com ações nos macrófagos, inibindo a diferenciação de monócitos e na maturação de células B[53].

Em Recife, Ferraz *et al.*, operando cinco pacientes graves portadores de sepse intra-abdominal, estudaram fragmentos de intestino delgado. Estudos imunoistoquímicos realizados por Coutinho, Robalinho *et al.*[57] no Instituto Oswaldo Cruz, em Recife, revelaram alterações importantes na estrutura histológica do intestino delgado que poderiam determinar mudanças significativas na hemodinâmica dos pacientes. Os autores analisaram as alterações no nível de mucosa e submucosa do intestino delgado, principalmente em nível de IgA, IgM, cadeia J, HLA-DR e plasmócitos. Os achados deram conta da presença de apoptose de plasmócitos, que resultou em uma redução na expressão de IgA e IgM, que com certeza favorece a adesão bacteriana à mucosa intestinal e, consequentemente, a translocação bacteriana. O aumento expressivo de HLA-DR notifica a presença de um número aumentado de macrófagos, necessários para a fagocitose das células apoptóticas. Esses achados, acrescidos de fragmentos de intestino delgado obtidos em mais 12 pacientes com quadro clínico semelhante das Universidades de Aberdeen e Nottinghan (Inglaterra), confirmaram essas alterações descritas em Recife e foram objeto de uma publicação multicêntrica que definiu esses aspectos na literatura[57].

No entanto, não só o muco e a IgA protegem o intestino delgado da passagem de bactérias e endotoxinas através da luz intestinal. Outros dois componentes participam de maneira efetiva na proteção mecânica do trato gastrintestinal. São eles o sinergismo bacteriano e a motilidade gastrintestinal. Na grande maioria dos casos de sepse, há a utilização de antibióticos, muitas vezes de largo espectro, e mais de um tipo de droga, eliminando, desta forma, o efeito protetor do sinergismo bacteriano. A utilização de esquemas antimicrobianos com drogas de largo espectro favorece a seleção bacteriana e a colonização por bactérias multirresistentes, como *Pseudomonas* e *Candida*[58]. A utilização de antibióticos por via oral determinou a quebra no equilíbrio bacteriano e consequente proliferação e concomitante translocação bacteriana[58]. Wells[59] demonstrou a importância da flora anaeróbia na prevenção da translocação bacteriana.

Este tipo de paciente também apresenta alterações significativas na motilidade intestinal, que tendem ao íleo paralítico[60,61]. O íleo paralítico apresenta, em sua fisiopatologia, componentes multifatoriais que determinam um difícil controle e impedem sobremaneira uma atuação terapêutica na sua regressão[61]. Há um acúmulo de gases e líquidos e uma proliferação de bactérias que comprometem a normalização das funções intestinais. A principal alteração na atividade mioelétrica, evidenciada na sepse por peritonite, é a ausência da fase II. A fase III está preservada e a fase I também se encontra alterada[60]. Deste modo, o efeito protetor da motilidade gastrintestinal está ameaçado.

Nutrição enteral precoce claramente beneficia os pacientes cirúrgicos e pode ser ministrada em pequenos volumes (10 mL/h) contendo nutrientes fundamentais, e desse modo dispensando o tradicional retorno dos movimentos intestinais para a sua instituição. Esta conduta poderá abreviar o íleo paralítico pós-operatório, diminuindo a taxa de complicações, como foi muito bem demonstrado por Moore e Jones[62], Moore et al.[63] e Reissman et al.[64]. Uma sonda enteral que ultrapasse o piloro ou uma jejunostomia podem estabelecer a diferença entre uma recuperação pós-operatória mais efetiva, particularmente no paciente cirúrgico grave, em que a atrofia enterocítica e a diminuição da imunidade sistêmica e intestinal provocadas pela desnutrição proteica que se estabelece desencadeiam toda a sequência de eventos que se denomina de disfunção intestinal.

A presença de anastomoses intestinais e o receio de aspiração e pneumonia hospitalar secundária têm estabelecido uma controvérsia na literatura que somente será esclarecida por estudos multicêntricos randomizados e bem controlados. Contudo, estudos preliminares em pacientes submetidos a cirurgias de grande porte sugerem que a alimentação enteral precoce é segura, bem tolerada e leva a uma diminuição na taxa de complicações e na melhora do prognóstico. A disfunção intestinal tem um papel relevante na gênese, na continuidade e, eventualmente, na irreversibilidade da sepse do paciente cirúrgico grave, e com certeza a manutenção de uma alimentação enteral, mesmo que em pequenas quantidades, atua de maneira eficaz na profilaxia da atrofia de enterócitos, e deste modo na profilaxia da disfunção intestinal.

Imunomodulação

Acredita-se que o futuro do tratamento das infecções cirúrgicas e da sepse esteja na utilização da imunoterapia. A inibição da interação neutrófilos-endotélio pelo bloqueio das selectinas ou integrinas (CD11 e CD18) em modelos inflamatórios ou infecciosos tem demonstrado resultados conflitantes.

Por outro lado, a estimulação dos neutrófilos por meio da administração de fatores de crescimento (G-CSF), que elevam o número e a atividade dos PMNs, tem demonstrado aumento da sobrevida em alguns modelos experimentais, porém em pacientes portadores de pneumonia comunitária ocorreu melhora de sintomas que não se traduziram em alteração ou diminuição da mortalidade. Estudos clínicos com antagonistas de citocinas não foram capazes de demonstrar o benefício desta utilização. Estudos com manipulação de macrófagos resultaram em alteração do prognóstico. A diminuição de macrófagos pulmonares reduziu a mortalidade, e esta diminuição no fígado e baço provocou uma redução na gravidade do MOF.

Na década de 1980 houve uma grande expectativa de que os glicocorticoides poderiam controlar a intensidade da resposta inflamatória. Contudo, estudos controlados não demonstraram esta ação esperada na sepse e SDRA, sendo essa utilização praticamente abandonada na clínica. Todavia, em 1998, dois estudos controlados, prospectivos, randomizados, duplo-cegos e com utilização de placebo[66,67] demonstraram redução estatisticamente significativa de morbidade e mortalidade, o que justificou novos estudos, presentemente em andamento, que visam estabelecer a ação dos glicocorticoides perante a sepse e a inflamação.

A proteína C recombinante tem sido utilizada no tratamento de pacientes em sepse grave que tenham alto risco de mortalidade. Seu mecanismo de ação promove atividades antitrombóticas, anti-inflamatórias e pró-fibrinolíticas na microcirculação, modulando a síndrome da resposta inflamatória sistêmica (SRIS). Estudos mostram que seu uso reduziu significativamente a mortalidade de pacientes com sepse e disfunção orgânica aguda[67]. A redução significativa nos níveis de proteína C na maioria dos pacientes com sepse levantou a hipótese de que haveria um consumo excessivo da trombomodulina por citocinas inflamatórias[67]. No entanto, o controle rigoroso dos fenômenos hemorrágicos deve ser seguido durante a administração da proteína C recombinante.

Tabela 10.3
Experimentos aleatórios controlados de imunoterapia em sirs, sepse e choque

Tipo de experimento	Número do experimento	Número de pacientes	Mortalidade	
			Placebo	Terapia
Antiendotoxina	4	2.010	35%	35%
Ac. contra IL-1	3	1.898	35%	31%
Antibradicinina	2	755	36%	39%
Anti-PAF	2	870	50%	45%
Anti-TNF	8	4.132	41%	40%
Receptor TN sol.	2	688	38%	40%
AINEs	3	514	40%	37%
Esteroides	9	1.267	35%	39%
Todos os estudos	33	12.034	38%	38%

Ac. = anticorpos; PAF = fator ativador de plaquetas; TNF = fator de necrose tumoral; TN sol. = fator de necrose tumoral solúvel; AINEs = anti-inflamatórios não esteroides.

Enquanto esses estudos se completam, fica muito clara a importância do controle do foco infeccioso, como na infecção intra-abdominal, e as tentativas de evitar a hipoxia tissular[68,69]. Luiz Alberto Toro e Alberto Garcia sintetizaram alguns experimentos, expostos na Tabela 10.3[70].

Infecção latente

Bactérias viáveis podem estar presentes em uma ferida cicatrizada por vários anos[71-73], e deste modo representar um fator considerável ao desenvolvimento de um novo episódio de infecção.

Em 1989, Houck et al.[74] chamaram a atenção para um fator de risco antes ignorado. A história prévia de infecção do sítio cirúrgico fez elevar o risco de uma nova infecção de maneira significativa. É relatada uma taxa de 41% de infecção do sítio cirúrgico em pacientes com história pregressa de infecção e de 12% em pacientes sem história pregressa de infecção, mesmo após a completa cicatrização da pele e a total ausência de sinais de infecção cutânea. Hesselink et al.[75] também chamam a atenção para este fato, apesar de não terem apresentado uma diferença estatisticamente significativa.

Em 2003, Ferraz e Ferraz[76], analisando pacientes submetidos a hernioplastia incisional, observaram uma taxa global de infecção do sítio cirúrgico de 6,7% (26/389); no entanto, nos pacientes que apresentaram infecção prévia do sítio cirúrgico, esta incidência foi de 27,6% (19/69), enquanto a taxa de infecção de feridas dos pacientes que não apresentaram episódios anteriores de infecção de sítio cirúrgico foi de 2,2% (7/320). No nosso estudo, observamos uma diferença estatisticamente significativa entre a taxa de infecção nos pacientes com história de infecção de ferida operatória prévia (27,6% contra 2,2%). Este dado nos leva a considerar a possibilidade, também lembrada por Houck et al.[98], da existência da infecção latente de sítio cirúrgico. A coincidência de 80% (4/5) das culturas, em nosso material, não significa que as bactérias sejam necessariamente as mesmas. Apenas o resultado do DNA bacteriano poderá confirmar esta hipótese. Houck et al.[74] relataram uma coincidência bacteriana de 71,4% (5/7). Apesar do número pequeno de culturas, este alto percentual de coincidência de agente etiológico não deve ser desprezado.

A hipótese levantada de que a infecção de uma ferida poderá determinar a colonização durante anos, por bactérias viáveis, e de que novas agressões ou a queda nos mecanismos de defesa do paciente poderiam favorecer o desenvolvimento de novas infecções do sítio cirúrgico ou até de sítios à distância ainda carece de maiores evidências.

Referências bibliográficas

1. Mangram AJ, Horan TC, Pearson ML, Silver LC, Jarvis WR. Guideline for prevention of surgical site infection, 1999. Infection Control Hosp Epid. 1999;20(4):247-278.
2. Condon RE, Haley RW, Lee JT, Meakins JL. Does infection control control infection? Arch Surg. 1988;123:250-256.
3. Ferraz EM. Infecção da Ferida na Cirurgia do Aparelho Digestivo. Tese de Prof. Titular da Disciplina de Cirurgia Abdominal, do Departamento de Cirurgia da UFPE. Recife, 1990.
4. Ferraz EM, Bacelar TS, Aguiar JLA, Ferraz AAB, Pagnossin G, Batista JEM. Wound infection rates in clean surgery: A potencially misleading risk classification. Infection Control Hosp Epidem. 1992;13(8):457-462.
5. Ferraz EM, Ferraz, AAB, Coelho HSTA, Viana VP, Sobral SML, Vasconcelos MDMM et al. Postdischarge surveillance for nosocomial wound infection: does judicious monitoring find cases? Am J Infect Control. 1995;23(2):290-294.
6. Cruse PSG, Foord M. The epidemiology of wound infection. Surg Clin North Am. 1980;60:27-40.
7. Hooton TM, Haley RW, Culver DH, White JW, Morgan WM, Carroll RJ. The joint association of mutiple risk factors with the occurrence of nosocomial infection. Am J Med. 1981;70:960.

8. Haley RW, Culver DH, Morgan WM, White JW, Emori TJ, Hooton TM. Identifying patients at high risk of surgical wound infection: a simple multivariate index of patient susceptibility and wound contamination. Am J Epidemiol. 1985;121:206.
9. Christou NV, Nohr CW, Meakins JL. Assessing operative site infection in surgical patients. Arch Surg. 1987;122:165.
10. Culver DH, Horan TC, Gaynes RP, National Nosocomial Infection Surveillance System: Surgical wound infection rates by wound class, operation and risk index in US hospitais, 1986-1990. Am J Med. 1991;91(suppl 3B):152.
11. Young PY, Khadaroo RG. Surgical site infections. Surg Clin N Am. 2014;94:1245-1264.
12. Coelho JCU, Buffara VA, Wiedekher JC, Marchesini JC, Lerner H, Brener S. Avaliação da tricotomia pré-operatória na flora bacteriana da pele. Rev Bras Cir. 1988;78(5):307-309.
13. Ferraz EM, Santos MJT, Menezes PPB, Mathias CA, Ferraz AAB, Vasconcelos MDMM et al. Estudo prospectivo randomizado do uso de um antisséptico tópico no campo operatório. An Fac Med CCS. 1992;37(1):51-54.
14. Ferraz EM, Santos MJT, Ferraz AAB, Porfírio L, Vasconcelos MDMM, Oliveira RB et al. Avaliação do custo de antissépticos tópicos para uso hospitalar. Rev IMIP. 1989;3(1):24-26.
15. Vasconcelos MDM, Góes EA, Oliveira RB, Porfírio ML, Ferraz AAB, Bacelar TS et al. Avaliação da limpeza da sala cirúrgica com detergente. Rev IMIP. 1991;5(1):34-37.
16. Pagnossin G, Ferraz AAB, Wanderley GJP, Santos Júnior MA, Arruda PC, Bacelar TS et al. Curativo no pós-operatório de cirurgia geral. Rev Col Bras Cir. 1992;19(3):116-119.
17. Garner JS. CDC Guideline for prevention of surgical wound infections, 1985. Infection Control. 1986;7(3):193-200.
18. Conte Jr JE, Jacob L, Polk Jr HC. Antibiotic prophylaxis in Surgery. A comprehensive review. Philadelphia: JP Lippincott Company; 1984.
19. Altemeier WA, Burke JF, Pruitt BA, Sandusky WR. Manual on control of infection in surgical patients of the American College of Surgeons. Philadelphia: JP Lippincott; 1976.
20. Mead PB, Pories SE, Hall P. Decreasing the incidence of surgical wound infections: validation of a surveillance notification program. Arch Surg. 1986;121:458-461.
21. Olson M, O'Connor M, Schwartz ML. Surgical wound infection. A 5 year prospective study of 20,193 wounds at the Minneapolis V.A Medical Center. Ann Surg. 1984;199(3):253-259.
22. File Jr TM. Overview of resistence in the 1990s. Chest. 1999;115:3S--8S.
23. Ferraz EM, Ferraz AAB. Antibioticoprofilaxia. In. Ferraz EM. Infecção em Cirurgia. Rio de Janeiro: Medsi; 1997. p. 345-352.
24. Barg N. New resistance mechanisms of common bacterial pathogens. Contemp Intern Med. 1995;7:61-69.
25. Iiopoulos GM. Vancomycin-resistent enterococci: mechanism and clinical relevance. Infect Dis Clin North Am. 1997;11:851-865.
26. Ferraz EM. Changing antibiotic usage in Brazil. 1989, APUA Newsletter. 1989;7(1):1-2.
27. Ferraz EM, Ferraz AAB, Menezes PPB, Pagnossin G, Mathias CA, Santos Junior MA et al. Uso de antibióticos em cirurgia geral: avaliação prospectiva de 4.036 intervenções em um período de 10 anos. Rev Bras Cir. 1994;84:253.
28. Ferraz EM, Porfirio L, Bacelar TS, Ferraz AAB. Controle de infecção em cirurgia geral: resultados de um estudo prospectivo de 13 anos e de 17.503 operações. Rev Col Bras Cir. 1992;19(4):169-174.
29. Ferraz EM, Correa Lima JF, Porfírio L, Kelner S. Mortalidade pós-operatória em cirurgia geral. Rev Col Bras Cir. 1982;9:222-4.
30. Meakins JL. Surgical infections in critical care medicine. New York:Churchill Livingstone; 1985.
31. Ferraz EM, Bacelar TS, Melo E, Ferraz AAB. Cholecystectomy by minilaparotomy on an outpatient basis: an analysis of 36 patients. Arq Bras Cir Dig. 1992;7(3):47-50.
32. Altemeier WA, Rurke JF, Pruitt BA, Sandusky WR. Manual on control of infection in surgical patients of the American College of Surgeons. Philadelphia: J.P. Lippincott; 1976.
33. Stevens DL, Bisno AL, Chambers HF, Everett ED, Dellinger P, Goldstein EJC et al. Practice Guidelines for the Diagnosis and Management of Skin and Soft-Tissue Infections. Clinical Infectious Diseases. 2005;41:1373-1406.
34. National Nosocomial Infections Surveillance (NNIS) report, data summary from October 1986-April 1996, issued May 1996. A report from the National Nosocomial Infections Surveillance (NNIS) System. Am J Infect Control. 1996;24(5):380-388.
35. Ferraz EM. Manual de Controle de Infecção em Cirurgia. São Paulo: Editora Pedagógica Universitária Ltda.; 1982.
36. Fry DE. Surgical Site Infection: Pathogenesis and Prevention. Clinical Update, Medscape. Disponível em: http://www.medscape.com/viewprogram/2220.
37. Wong ES. Surgical Site Infections. In: Mayhall CG. Hospital Epidemiology and Infection Control. 3ª ed. Philadelphia: Lippincott Williams; 2004. p. 287-310.
38. Upperman JS, Sheridan RL, Marshall J. Pediatric surgical site and soft tissue infections. Pediatr Crit Care Med. 2005;6(3S):S36-41.
39. Surgical Infection Society – Latin America. Estratégias para prevenção da infecção associada ao atendimento na saúde. 2010.
40. Lo E, Nicolle L, Classen D, Arias KM, Podgorny K, Anderson DJ et al. Strategies to Prevent Catheter-Associated Urinary Tract Infections in Acute Care Hospitals. Infect Control Hosp Epidemiol. 2008;29:S41--S50.
41. Peel ALG. Definition of infection. In: Taylor EW. Infection in Surgical Practice. New York: Oxford Medical Publications; 1992. p. 82-87.
42. Walosker N, Carnevale FC. Acesso venoso centrais.In: Carnevale FC. Radiologia Intervencionista e cirurgia vascular. São Paulo: Revinter; 2006. p. 328-34.
43. Coramari JT, Barreti P, Giannini M. Acessos vasculares para hemodiálise. In: Maffei FHA. Doenças vasculares periféricas. Rio de Janeiro: Medsi; 2002. p. 1724-36.
44. Marcondes CRR, Biojone CR, Cherri J, Maryia T, Piccinato CE. Complicações precoces e tardias em acesso venoso central. Análise de 66 implantes. Acta Cir Bras. 2000;15(suppl. 2):32-8.
45. Aoki EE, Pizzolitto AC, Garcia LB. Staphylococcus aureus biofilms on central venous haemodialysis catheters. Braz J Microbiol. 2005;36:342-6.
46. Lentina JR, Baddour LM, Wray M, Wang ES, Yu VL. Staphylococcus aureus and other bactiremias in hemodialysis patients: antibiotic therapy and surgical removal of access site. Infection. 2000;28:355-60.
47. Marshall JC, Chistou NV, Horn R, Meakins JL. The microbiology of multiple organ failure. Arch Surg. 1988;123:309.
48. Bounous G. The intestinal factor in multiple organ failure and shock. Surgery. 1989;107:118.
49. Berg RD. Mechanisms confining indigenous bacteria to the gastrointestinal tract. Am J Clin Nut. 1980;33:2472.
50. Alexander JW, Boyce ST, Babcock GF et al. The process of microbial translocation. Ann Surg. 1990;212:496.
51. Albanese CT, Cardona M, Smith SD et al. Role of intestinal mucus in transephithelial passage of bacteria across the intact ileum in vitro. Surgery. 1994;116:76.
52. Albanese CT, Smith SD, Watkins S et al. Effect of secretory IgA on transephithelial passage of bacteria across the intact ileum in vitro. J Am Coll Surg. 1994;179:679.
53. Cech AC, Shou J Gallagher H et al. Glucocorticoid receptor blockade reverses post injury macrophage suppression Arch Surg. 1994;129(12):1227-12.
54. Dhabhar FS, Miller AH, McEwen BS et al. Effects of stress on immune cell distribution: Dynamics and hormonal mechanisms. J Immunol. 1995;154:5511.
55. Cox G. Glucocorticoid treatment inhibits apoptosis in human neutrophils: Separation of survival and activation outcomes. J Immunol. 1995;154:4719.
56. Arends MJ, Wyllie AH. Apoptosis: Mechanisms and roles in pathology. Intern Rev Exper Pathol. 1991;32:223.
57. Coutinho HB, Robalinho TI, Coutinho VB, Ferraz EM, Ferraz A et al. Intra-abdominal sepsis: na immunocytochemical study of the small intestine mucosa. J Clin Pathol. 1997;50(4):294-298.
58. Berg RD, Wommack E, Deitch EA. Immunossupression and intestinal bacterial overgrowth synergistically promote bacterial translocation Arch Surg. 1988;123:1359.
59. Wells CL, Maddaus MA, Reynolds CM et al. Role of anaerobic flora in the translocation of aerobic and facultatively anaerobic intestinal bacteria. Infect Immun. 1987;55:2689.

60. Frantzides CT, Mathias C, Ludwig KA et al. Small bowel myoelectric activity in Peritonitis. Am J Surg. 1993;165:681.
61. Ferraz AAB. Atividade mioelétrica do cólon: avaliação experimental e clínica do ketorolac tromethamine, durante e após a recuperação do íleo paralítico pós-operatório. Tese para obtenção do grau de Mestre em Cirurgia do CCS da UFPE. 1994.
62. Moore EE, Jones TN. Benefits of immediate jejunal feeding after major abdominal trauma: a prospective, randomized study. J Trauma. 1986;26:874-880.
63. Moore FA, Feliciano DV, Andrassy RJ et al. Early enteral feeding compared with parenteral reduce postoperative septic complications. Ann Surg. 1992;216:172-183.
64. Reissman P, Teoh TA, Cohen SM et al. Is early oral feeding safe after elective colorectal surgery? Ann Surg. 1995;222:73-77.
65. Bollaeert PE, Charpentieer C, Levy B et al. Reversal of late septic shock with supraphysiologic doses of hydrocortisone. Crit Care Med. 1998;26:645-650.
66. Meduri GU, Headley AS, Golden E et al. Effect of prolonged methylprednisolone therapy in unresolving acute respiratory distress syndrome: a randomized controlled trial. JAMA. 1998;280:159-165.
67. Bernard GR, Vicent JL, Laterre PF et al. Efficacy and safety of recombinant human activated protein C for severe sepsis. New Eng J Med. 2001;344:699-709.
68. Bel EE, Goris RJA. Systemic Inflammation after trauma, infection and cardiopulmonary bypass: Is autodestruction a necessary evil? In: Baue AE, Faist E, Fry DE. Multiple Organ Failure, Pathophysiology, Prevention and Therapy. New York: Springer-Verlag Inc; 2000.
69. Quintero GA, Nieto JA, Lerma CH. Infeccion en Cirugia. Bogotá: Editora Médica Panamericana; 2001.
70. Toro LA, Garcia A. Síndrome da Repuesta Inflamatória Sistêmica. In: Quintero GA, Nieto JA, Lerma CH. Infección en Cirugía, Bogotá: Editora Médica Panamericana; 2001.
71. Haff RC, Griffin RP. Delayed wound infection. Case reports. Mo Med. 1967;64:854-855.
72. Sampsel JW. Delayed and recurring infection in postoperative abdominal wounds. Am J Surg. 1976;132:316-319.
73. Davis JM, Wolff B, Cunninghan TF. Delayed wound infection. An 11 year survey. Arch Surg. 1982;117:113-117.
74. Houck JP, Rypins EB, Safeh IJ, Juler GL, Shimoda KJ. Repair of incisional hernia. Surg Gynecol Obstet. 1989;169(5):397-9.
75. Hesselink VJ, Luijendijk RW, de Wilt JH, Heide R, Jeekel J. An evaluation of risk factors in incisional hérnia recurrence. Surg Gynecol Obstet. 1993;176(3):228-234.
76. Ferraz AAB, Ferraz EM. Infecção latente de sítio cirúrgico: hipótese ou realidade? Rev Col Bras Cir. 2003;30(2):148-152.

11 Abordagem Ética ao Cuidado Nutricional do Paciente Cirúrgico

Diana Cárdenas

Introdução

Síndromes e alterações nutricionais são comuns no paciente cirúrgico (p. ex., desnutrição relacionada com a doença (DRD), caquexia, sarcopenia, obesidade e miosteatose).[1] Sabe-se bem que essas síndromes são fortes preditores independentes de desfechos pós-operatórios ruins.[2,3] O risco de desnutrição de pacientes submetidos a uma cirurgia foi estimado entre 24% e 65%.[4] A etiologia dessas síndromes é multifatorial: resposta catabólica a cirurgias de grande porte (catabolismo de proteínas e perda de nitrogênio), redução da ingestão de alimentos, imobilização, anestesia, dano tecidual (ou seja, ativação do sistema imunológico) etc.[1] Reconhecendo-se que a maioria dessas síndromes é evitável e principalmente reversível com cuidado nutricional ideal e oportuno,[5,6] sua integração no manejo geral do paciente cirúrgico atualmente é obrigatória. Na verdade, os avanços da ciência e da medicina das últimas cinco décadas agora possibilitam alimentar todos os doentes que não conseguem se alimentar sozinhos. Isso se deve às técnicas de nutrição artificial pelas vias enteral ou parenteral, conhecidas como terapia nutricional clínica.

A terapia nutricional baseada em evidências faz parte do cuidado nutricional em pacientes submetidos a cirurgias. Os principais objetivos são evitar longos períodos de jejum pré-operatório, promover o retorno da função gastrintestinal, alimentar o paciente precocemente por meios naturais ou artificiais, restabelecer a alimentação oral o mais cedo possível após a cirurgia, para atingir o controle metabólico (p. ex., da glicemia) e mobilização precoce de modo a facilitar a síntese de proteínas e função muscular.[1,2] Está provado que a terapia nutricional baseada em evidências é uma intervenção clínica eficiente[7] que deve seguir a indicação médica para atingir uma meta de tratamento, além de ser apoiada por evidências científicas e protocolos rígidos. Porém, a terapia nutricional, seja qual for a forma em que é entregue, compreende sobretudo nutrientes indissociáveis da dimensão social, cultural e simbólica dos alimentos. Portanto, além de se questionar se a terapia nutricional é tecnicamente possível, é necessário refletir se ela é eticamente justificada. Em muitos casos, como em pacientes cirúrgicos em final de vida, ou em pacientes sem capacidade de consentimento, que sofrem de demência ou encontram-se em estado vegetativo persistente, suspender ou interromper a nutrição pode ser uma decisão ética difícil. Nosso papel ético nessas situações não é atender às necessidades nutricionais ou prolongar a vida, mas garantir o conforto do paciente. Nesses casos, a pergunta "podemos?" deve ser substituída por "deveríamos?", baseada na ética.

O objetivo deste capítulo é discutir o fundamento ético do cuidado nutricional nas fases perioperatórias da cirurgia. Ele se concentra na essência dos princípios e valores morais relacionados com a prática da nutrição clínica. Tem como objetivo enriquecer e aprimorar a prática profissional cirúrgica e assim contribuir para o combate à desnutrição.

Medicina, cirurgia e ética

A ciência médica e a ética médica estão interligadas desde a Antiguidade.[8] A ciência médica é um esforço empírico baseado em um método científico; a ética médica é muito mais um esforço subjetivo e, embora fundamentada em teorias filosóficas, essas teorias não são empiricamente testáveis, da maneira que as teorias científicas podem ser. A ciência médica é aplicada por meio de uma variedade de ferramentas e tecnologias que definem o que podemos fazer tecnicamente em qualquer caso. A ética médica preocupa-se com o que devemos fazer, ou seja, ações certas ou erradas. Hoje em dia, se tendemos a perceber a medicina centrando-nos essencialmente na sua dimensão científica, não é possível reduzi-la apenas a isso. A medicina como arte (*technè*) consiste na aplicação de conhecimento e saberes que devem ser adaptados à singularidade dos casos sempre específicos. No entanto, a medicina também é uma questão de humanidade, cuidar é acima de tudo cuidar do próximo, esforçar-se para aliviar as doenças. Não é possível haver medicina real sem cuidado.

Uma forma específica de ética médica – que alguns autores definem como um ramo da ética médica – surgiu para lidar com questões éticas e dilemas específicos dos cirurgiões.[9,10] Na verdade, a cirurgia incorpora várias características exclusivas que justificam a necessidade de sua própria abordagem ética. Por exemplo, a cirurgia dói antes de cicatrizar, é invasiva e penetra no corpo do paciente, e a tomada de decisão cirúrgica geralmente é feita em circunstâncias incertas. Além disso, o campo da cirurgia evolui rapidamente (ou seja, inovação, robótica), fazendo com que o cirurgião enfrente questões éticas novas e cada vez mais desafiadoras.[10] O cerne da ética cirúrgica é a relação cirurgião-paciente e a responsabilidade do cirurgião em promover e proteger o bem-estar do paciente. Ela surgiu para examinar problemas específicos dos cirurgiões.

Portanto, existe uma dimensão essencialmente ética da medicina e da cirurgia. A prática médica é definida não só pelos meios que implementa, mas também, e acima de tudo, pelos fins que busca, cuja legitimidade só pode ser moral. Essa dimensão ética está presente desde as origens da medicina ocidental na tradição hipocrática. O texto do chamado juramento hipocrático atesta isso. Considerado um código de ética de alcance universal, orienta a prática da medicina há mais de 2 mil anos, lembrando aos médicos a verdadeira natureza de sua missão.[8] A importância dos alimentos na medicina já estava estabelecida e estreitamente ligada à ética médica desde a era hipocrática. O juramento hipocrático em sua versão original diz:[8] "Aplicarei medidas dietéticas em benefício dos enfermos de acordo com minha capacidade e julgamento; vou protegê-lo do mal e da injustiça."[8].

O regime alimentar, como parte da dieta, era fundamental na terapêutica hipocrática e era considerado um progresso técnico e moral, pois os pacientes eram alimentados de acordo com sua doença e o estágio desta. Embora o conhecimento pré-científico hipocrático atualmente esteja desatualizado, somos herdeiros do primeiro código de ética profissional e do fato de ele ter colocado a nutrição no centro da medicina. Após 25 séculos, a nutrição evoluiu como ciência, e o papel da nutrição na saúde e na doença é bem conhecido. Além disso, nas últimas quatro décadas, as técnicas de nutrição artificial evoluíram, possibilitando hoje alimentar os pacientes enfermos por via oral, enteral ou parenteral.

Pode-se, portanto, questionar que características morais e éticas fundaram a prática clínica da nutrição no campo da cirurgia, em particular como deve ser concebido o paciente desnutrido.

O princípio do respeito pela vulnerabilidade humana e integridade pessoal do paciente desnutrido

O princípio do respeito à vulnerabilidade humana expressa uma preocupação com a fragilidade do ser humano. A palavra vulnerável vem do latim *vulnerabilis*, formada por *vulnus* (ferida) e o sufixo *abilis* (capaz de, indicando possibilidade). Portanto, uma pessoa vulnerável é uma pessoa que pode se ferir facilmente e não pode se defender facilmente. A vulnerabilidade é uma dimensão inevitável da vida das pessoas e da elaboração das relações humanas.[11] É dessa maneira que a lei considera as pessoas vulneráveis que devem ser protegidas de serem objeto de investigação inadequada ou de estarem sujeitas a qualquer coação. A questão do respeito e do acompanhamento da pessoa vulnerável vai além da proteção de uma categoria de indivíduos e do problema do consentimento informado. Com efeito, essa questão não diz respeito exclusiva ou mesmo essencialmente à dimensão jurídica, mas também a uma dimensão ética.

Na ética, a noção de vulnerabilidade não é apenas uma descrição neutra da condição humana, mas também uma prescrição normativa para cuidar da vulnerabilidade. No campo da nutrição clínica, o paciente desnutrido é considerado como tendo uma "vulnerabilidade especial". Isso significa que a pessoa é frágil e precisa de outras pessoas para conseguir as necessidades materiais básicas.[12] Um paciente desnutrido é vulnerável porque sua integridade física e psicológica fica comprometida, assim como sua qualidade de vida. A pessoa encontra-se fragilizada pela situação de dependência. Isso pode ser explicado porque eles estão fragilizados e precisam do conhecimento de outras pessoas, principalmente de prestadores de cuidados, para ajudá-los a melhorar. Além disso, essa vulnerabilidade é agravada pelo fato de que a desnutrição relacionada com a doença carece de reconhecimento e conscientização por parte dos profissional da saúde de uma maneira mais geral. Isso pode ser explicado em parte pela falta de educação nutricional, nos níveis de graduação e pós-graduação.

Assim, a desnutrição, que é o principal objeto da terapia nutricional clínica, implica uma "dupla vulnerabilidade" para o paciente: a primeira, de detrimento físico e/ou mental; a segunda, de elevado desconhecimento e falta de educação sobre nutrição clínica entre os prestadores de cuidados.[13] O reconhecimento dessa especial vulnerabilidade do paciente desnutrido passa pelo reconhecimento da responsabilidade do cirurgião e, para a formulação de políticas públicas, a necessidade de disponibilização de mais recursos. Nesse sentido, o compromisso com o respeito à vulnerabilidade humana e à integridade pessoal é um constituinte obrigatório das responsabilidades de políticos e cirurgiões.

A questão relevante aqui é saber como os prestadores de cuidados devem agir ao alimentar o paciente doente. Qual é a melhor maneira de cuidar de um paciente específico em um dado momento? A teoria da ética do cuidado de Joan Toronto é uma ferramenta que pode ajudar a responder a essas perguntas.[14]

A ética do cuidado – processo de cuidado nutricional nas etapas perioperatórias e as fases do cuidado

A ética do cuidado é uma teoria normativa que coloca o fenômeno do cuidado no centro da reflexão ética. É desenvolvida com base na compreensão do ser humano como um ser relacional vulnerável e interdependente. Enquanto as teorias morais tradicionais (ou seja, utilitarismo, deontologia, teoria da justiça) baseiam-se no primado da autonomia, a ética do cuidado, que é mais contextualizada e concreta, enfatiza a noção de vulnerabilidade, que considera ser uma das características essenciais da condição humana. A ética do cuidado enfatiza a importância da resposta, portanto, a questão ética é "como responder?"[14]

A ética do cuidado definida por Tronto como "prática e disposição" é um processo contínuo que consiste em quatro fases do cuidado e quatro características morais do cuidado. Esses elementos morais são atitudes e habilidades específicas necessárias para o cuidado eficaz. Essa teoria normativa é útil ao definir algumas características éticas necessárias para um bom atendimento nutricional. Assim, as fases da ética do cuidado podem corresponder aos cuidados perioperatórios propostos na Figura 11.1.

De acordo com as diretrizes da ESPEN sobre definições e terminologia de nutrição clínica, o atendimento nutricional deve ser realizado em uma sequência sistemática que envolve etapas distintas e inter-relacionadas, sendo essa sequência sistemática denominada processo de atendimento nutricional.[2] A primeira e a segunda etapas são a triagem do risco de desnutrição e a avaliação nutricional, que pode ser concebida como a fase do "preocupar-se com" da ética do cuidado. Essa primeira fase exige um elemento ético, o da atenção, ou seja, uma "consideração justa e afetuosa para com a realidade individual". Na prática, isso significa que o prestador de cuidados identifica a necessidade de cuidados nutricionais, identificando os indivíduos em risco nutricional ou desnutridos, por meio de uma ferramenta validada adequada em todos os indivíduos que entram em contato com os serviços de saúde, e avaliando o estado nutricional do paciente. Preocupar-se com a desnutrição leva ao estabelecimento de uma resposta adequada que se consolida na fase do "cuidar de". Nessa fase, o cuidador reconhece sua

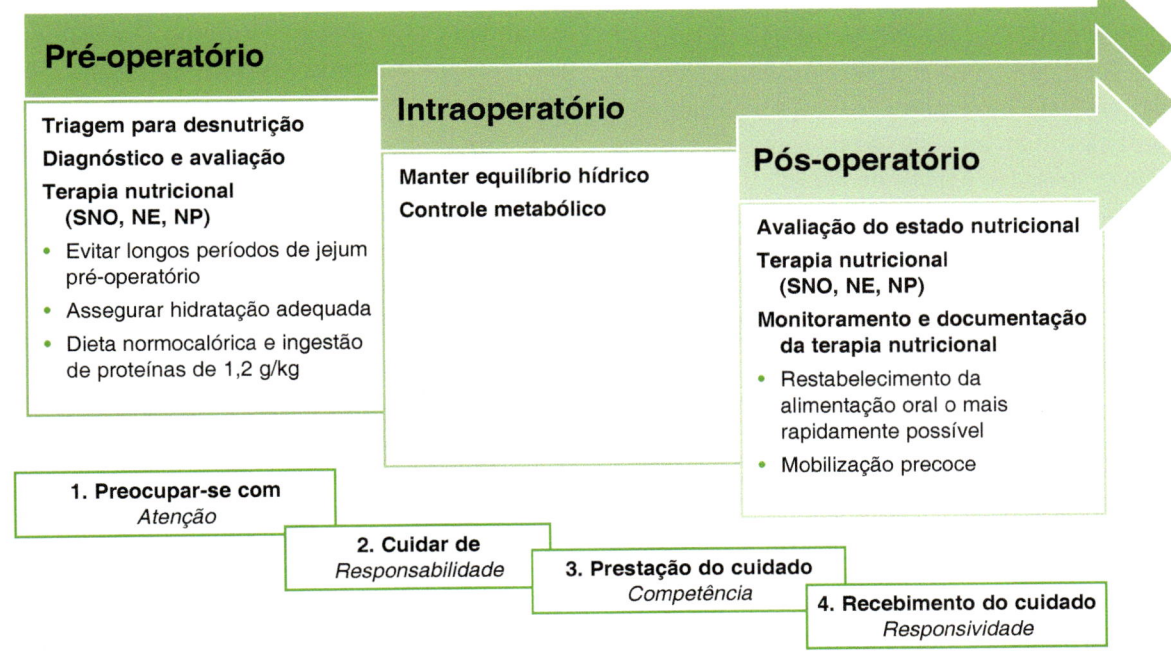

FIGURA 11.1 – As quatro fases da ética do cuidado e seus quatro elementos éticos (em itálico) integrados às fases perioperatórias. Fonte: adaptado de Lobo N, et al[1] e Cardenas D.[13]

responsabilidade em responder ao risco de desnutrição do paciente ou a qualquer grau de desnutrição. Essa responsabilidade é compartilhada e diz respeito a todos os atores envolvidos no cuidado. Assim, o prestador do cuidado, ao fazer um plano nutricional, garantirá que existem todas as condições necessárias para atender às necessidades nutricionais do paciente. Nessa fase, as ações têm principalmente dois objetivos específicos: combater a desnutrição ou limitar a perda de qualidade de vida por meio do suporte nutricional. É importante ressaltar que a responsabilidade é baseada na ética e não deve ser concebida como uma responsabilidade baseada na obrigação.

A terceira fase da ética do cuidado é o "prestar o cuidado", que implica na atividade direta de contato com o paciente. O prestador do cuidado deve ser capaz de responder da melhor maneira às necessidades nutricionais do paciente, fornecendo nutrientes por via oral, por sonda enteral ou nutrição parenteral, para prevenir ou tratar a desnutrição de maneira individualizada. Nessa fase, a competência é considerada um elemento ético. Não se pode simplesmente reconhecer a necessidade de cuidado e aceitar a responsabilidade, mas prosseguir sem competência suficiente ou habilidade adequada. Essa falta de competência resultaria no não atendimento das necessidades de cuidados ou no aumento do risco de complicações. Assim, os cuidadores devem se comprometer com a aprendizagem ao longo da vida para garantir competência na prática do cuidado nutricional. Por fim, na fase quatro, "receber cuidados", o prestador do cuidado avalia o sucesso da terapia nutricional com o paciente e documenta esse processo. Essa fase é fundamental para preservar a relação entre paciente e prestador de cuidado. O elemento ético nessa fase é a responsividade, que se refere à capacidade de resposta do receptor ao cuidado. Isso significa a maneira como o paciente ou a família percebem o cuidado. Assim, de acordo com a ética do cuidado, a realização de um processo de cuidado nutricional integral pelo profissional de saúde significa que ele está respondendo à vulnerabilidade do paciente.

Dilemas éticos em nutrição e hidratação artificial

O objetivo da ética é a análise intelectual e racional de princípios e conflitos de valores, de maneira a definir os nossos deveres. Os deveres envolvem sempre os valores em jogo em cada situação específica, promovendo-os tanto quanto possível. Como uma disciplina prática, a ética ajuda a orientar os profissionais na decisão "certa" ou "melhor" para o paciente. O ponto de partida da reflexão ética é a identificação de uma questão ou dilema ético. Isso significa que, quando um cirurgião tem um dilema ético, é porque não sabe qual princípio ou valor moral particular deve ser defendido na situação. Isso é chamado de "conflito de valores". Se houver um valor que chama a atenção, mas nenhuma tensão entre diversos valores, o profissional de saúde tem um problema ou uma questão ética.

O dever de promover valores cria normas. Quando essas normas são amplas e gerais, são chamadas de princípios. O dever dos prestadores de cuidados é, necessariamente, implementar valores positivos e promovê-los na prática clínica. No entanto, conflitos éticos aparecem quando a tentativa de implementar um valor específico infringe o cumprimento de outro. Para resolver esses problemas, a primeira coisa a fazer é identificar os diferentes valores em jogo. Isso é traduzir "problemas éticos" para a linguagem de "princípios", "valores" e "conflito de valores".[15]

A decisão de alimentar um paciente artificialmente ou não pode ser uma questão ética, pois alguns valores e princípios éticos estão em jogo. Os princípios éticos de autonomia, beneficência, não maleficência e justiça propostos por Beauchamp e Childress[15] são internacionalmente reconhecidos. Eles são conhecidos como principialismo ou abordagem dos "quatro princípios", e são concebidos como parte de uma base moral comum que possibilita uma abordagem prática à tomada de decisão ética. Isso significa que esses quatro princípios aspiram a uma aplicação universal e constituem a estrutura de uma "moralidade comum", ou seja, um conjunto de normas muito gerais que podem subscrever todos os que tratam da moralidade.[3] Os quatro princípios são aceitos como base para a tomada de decisões morais na medicina e na terapia nutricional.[1]

É importante observar que essa abordagem não deve ser vista como uma lista de verificação de ações que informarão os médicos sobre a ação adequada para qualquer circunstância, mas sim como um "quadro de virtudes ou valores relevantes ao debate ético".

De acordo com o principialismo, a moralidade exige não apenas que tratemos as pessoas com autonomia e evitemos prejudicá-las, mas também que contribuamos para o seu bem-estar, levando em consideração a distribuição justa e adequada dos recursos de saúde. As dificuldades éticas que surgem da prática da terapia nutricional são tão importantes que requerem atenção especial. O Quadro 11.1 mostra a definição dos quatro princípios e sua aplicação prática na nutrição clínica.

Os quatro princípios funcionam como diretrizes para a formulação de regras mais específicas. As regras

Quadro 11.1
A abordagem prática do principialismo em nutrição clínica

Princípio: respeito pela autonomia

Definição
Os pacientes devem ser tratados como agentes autônomos. Isso significa reconhecer a capacidade de autodeterminação do indivíduo, sua capacidade de tomar decisões independentes e fazer escolhas autênticas sobre como deseja ser alimentado/se deseja ser alimentado ou não, com base em valores e crenças pessoais.
- Pacientes com autonomia diminuída têm direito à proteção.
- Autonomia não significa que um paciente tenha o direito de obter qualquer tratamento que deseje ou solicite se esse tratamento específico não for clinicamente indicado.
- A autonomia só pode ser exercida depois de se obterem informações completas e adequadas, bem como de as ter compreendido. A decisão deve ser tomada sem qualquer coerção ou pressão indevida.

Aplicações em nutrição clínica
Consentimento informado ou recusa do paciente competente.

Declarações
Um paciente competente tem o direito de recusar um tratamento após informação adequada, mesmo quando essa recusa resultaria em sua morte. A recusa de alimento e bebida por um paciente idoso pode ser considerada uma expressão de morte autodeterminada por meio de uma decisão autônoma em relação à própria vida. No entanto, isso não deve ser confundido com depressão grave ou falta de apetite relacionada com a doença.

Exemplo de regras
- Os prestadores de cuidados devem informar aos pacientes e cuidadores que a terapia nutricional é uma intervenção médica, que requer uma indicação para atingir o objetivo do tratamento.
- Eles devem fornecer informações claras sobre:
  – Procedimentos: NE, NP, SNO, hidratação, cateteres, sondas etc.
  – Finalidade ou meta da terapia nutricional: melhorar a expectativa de vida, os desfechos clínicos e a qualidade de vida do paciente.
  – Riscos e benefícios da terapia nutricional.
  – Alternativas: p. ex., pequenas quantidades de alimentos pela boca.
- Os médicos devem sondar e garantir a compreensão e a voluntariedade e promover a tomada de decisões adequadas em relação à terapia nutricional.

Princípio: beneficência

Definição
O princípio da beneficência impõe a obrigação de agir em benefício do paciente. Os prestadores de cuidados devem seguir as obrigações e normas profissionais.

Aplicações em nutrição clínica
Avaliação da natureza e abrangência dos riscos e benefícios.

Declarações
Os prestadores de cuidados devem fornecer terapia nutricional adequada em resposta a uma indicação médica e seguindo o consentimento do paciente. Cada decisão deve ser tomada em um nível individual.

Exemplo de regras
- A triagem de risco de desnutrição deve ser realizada por meio de ferramenta validada adequada em todos os indivíduos que entram em contato com os serviços de saúde.
- A avaliação nutricional deve ser realizada em todos os indivíduos identificados como de risco pela triagem de risco nutricional.
- O monitoramento da terapia nutricional deve ser realizado em todos os indivíduos que recebem nutrição e hidratação artificiais de acordo com um plano de cuidados nutricionais.
Isso inclui a avaliação sistemática e o monitoramento de riscos e benefícios.
- Na alta de uma unidade de saúde, qualquer cuidado nutricional prestado deve ser comunicado ao próximo cuidador, a fim de garantir a continuidade dos cuidados e suporte nutricional.
- A terapia nutricional deve ser considerada apenas se houver uma indicação médica que possa realisticamente possibilitar à nutrição atingir os objetivos terapêuticos (p. ex., prolongar a vida sem prolongar o sofrimento e desconforto no final da vida ou manter a independência e as funções físicas).

Princípio: não maleficência

Definição
O princípio da não maleficência impõe a obrigação de não causar dano a terceiros. Os prestadores de cuidados têm a obrigação de maximizar os benefícios potenciais para seus pacientes e, ao mesmo tempo, minimizar os danos potenciais para eles (*"Primum non nocere"*).

Aplicações em nutrição clínica
Avaliação da natureza e abrangência dos riscos e benefícios.

Declarações
Se os riscos e as sobrecargas de determinada terapia para um paciente específico superarem os benefícios potenciais, o prestador de cuidados tem a obrigação de não fornecer (ou seja, suspender) a terapia. Se a terapia nutricional for fútil e apenas prolongar o sofrimento ou a fase de morte, ela deve ser interrompida (ou seja, retirada).

Regras
- Não permitir jejum prolongado e desnecessário do paciente hospitalizado.
- Suspender ou retirar a terapia nutricional se for considerada fútil (em uma situação em que isso apenas prolongaria o sofrimento ou na fase de morte ou quando não houver mais nenhum objetivo de tratamento).
- Não use terapia nutricional (suspender ou interromper) na fase terminal da vida (p. ex., câncer ou demência).
- Não inicie a nutrição enteral (suspenda) em pacientes com demência grave.
- Não tente alimentar os pacientes em estado vegetativo persistente (EVP) manualmente.
- Não use hidratação artificial para aliviar a sede e a secura da boca (geralmente causada por medicamentos como opioides administrados a pacientes com câncer).

Princípio: justiça

O princípio da justiça refere-se ao acesso igualitário aos cuidados de saúde para todos. Recursos limitados, incluindo o tempo que os médicos e outros profissionais de saúde e prestadores de cuidados dedicam aos seus pacientes, devem ser distribuídos uniformemente a fim de alcançar um benefício real para o paciente.
Os recursos devem ser distribuídos de maneira justa, sem qualquer discriminação. Em relação aos recursos limitados, deve haver um uso adequado de critérios eticamente apropriados e transparentes.

Aplicações em nutrição clínica
Todo paciente tem direito a obter os melhores cuidados nutricionais disponíveis.
Regras
- Terapias nutricionais caras devem sempre, como qualquer outra terapia, ser fornecidas somente quando indicadas.
- O subtratamento nunca deve ser resultado da contenção dos custos crescentes da saúde.

Fonte: *autora*.

são mais específicas em conteúdo e mais restritas em escopo do que princípios. Elas podem orientar a ação com mais precisão em circunstâncias específicas. As regras apresentadas são formuladas de acordo com o contexto europeu, em particular as Diretrizes da ESPEN 2016 sobre questões éticas e dilemas em nutrição e hidratação artificial, e pretendem mostrar como a abordagem ética pode ajudar a resolver dilemas éticos na prática clínica.

Conclusão

Quando a ingestão oral natural de alimentos e líquidos é afetada, o papel dos cirurgiões é auxiliar o paciente para que suas necessidades nutricionais sejam supridas com terapia nutricional. A terapia nutricional é uma intervenção médica, que requer indicação para atingir o objetivo do tratamento e o consentimento informado do paciente em questão. Alimentos e nutrição e hidratação artificiais devem ser entendidos como parte integrante do cuidado do paciente. Eles podem ter significado social, emocional e existencial para o paciente e seus familiares. Recomenda-se a aplicação dos quatro princípios de autonomia, beneficência, não maleficência e justiça. Esses princípios auxiliam o cirurgião, p. ex., na decisão relativa a alimentar ou não alimentar o paciente.

Os cirurgiões devem enfatizar o direito à autodeterminação e respeitar a autonomia do paciente, bem como reconhecer a vulnerabilidade particular do paciente que sofre ou está em risco de desnutrição. A suspensão e interrupção da nutrição artificial e da hidratação devem ser avaliadas em situações específicas (pacientes em fase terminal, cuidados paliativos, demência, pacientes idosos) e sempre caso a caso de maneira individualizada. É importante tratar os pacientes de acordo com suas necessidades culturais e espirituais.

Referências bibliográficas

1. Lobo DN, Gianotti L, Adiamah A, Barazzoni R, Deutz NEP, Dhatariya K, et al. Perioperative nutrition: Recommendations from the ESPEN expert group. Clin Nutr. 2020;39(11):3211-27.
2. Weimann A, Braga M, Carli F, Higashiguchi T, Hübner M, Klek S, et al. ESPEN guideline: Clinical nutrition in surgery. Clin Nutr. 2017;36(3):623-50.
3. Correia MI, Waitzberg DL. The impact of malnutrition on morbidity, mortality, length of hospital stay and costs evaluated through a multivariate model analysis. Clin Nutr. 2003;22(3):235-9.
4. Wischmeyer PE, Carli F, Evans DC, Guilbert S, Kozar R, Pryor A, et al. American Society for Enhanced Recovery and Perioperative Quality Initiative Joint Consensus Statement on Nutrition Screening and Therapy Within a Surgical Enhanced Recovery Pathway. Anesth Analg. 2018;126(6):1883-95.
5. Schuetz P, Fehr R, Baechli V, Geiser M, Deiss M, Gomes F, et al. Individualised nutritional support in medical inpatients at nutritional risk: a randomised clinical trial. Lancet. 2019;393(10188):2312-21.
6. Sandrucci S, Cotogni P, De Zolt Ponte B. Impact of Artificial Nutrition on Postoperative Complications. Healthcare (Basel). 2020;8(4).
7. Buitrago G, Vargas J, Sulo S, Partridge JS, Guevara-Nieto M, Gomez G, et al. Targeting malnutrition: Nutrition programs yield cost savings for hospitalized patients. Clin Nutr. 2020;39(9):2896-901.
8. Jouanna J. Hippocrate. Paris: Fayard; 1992. 648 p.
9. Namm JP, Siegler M, Brander C, Kim TY, Lowe C, Angelos P. History and evolution of surgical ethics: John Gregory to the twenty-first century. World J Surg. 2014;38(7):1568-73.
10. Cardenas D. Surgical ethics: a framework for surgeons, patients, and society. Rev Col Bras Cir. 2020;47:e20202519.
11. UNESCO. Bioethics core curriculum. UNESCO DoEoSaT, editor2008. 58 p.
12. Maillard N. La vulnérabilité : une nouvelle catégorie morale ? Genève: Labor et Fides; 2011.
13. Cardenas D, Pelluchon C. The Ethical Foundations of Nutritional Care: A viewpoint on the recent ESPEN guidelines. Clin Nutr. 2016;35(6):1587-8.
14. Tronto J. Un monde vulnérable, pour une politique du care. Paris: La Decouverte; 2009.
15. Beauchamp TL, FJ. C. Principles of Biomedical ethics. 7th ed. New York2013.

12 O Paciente Imunodeprimido

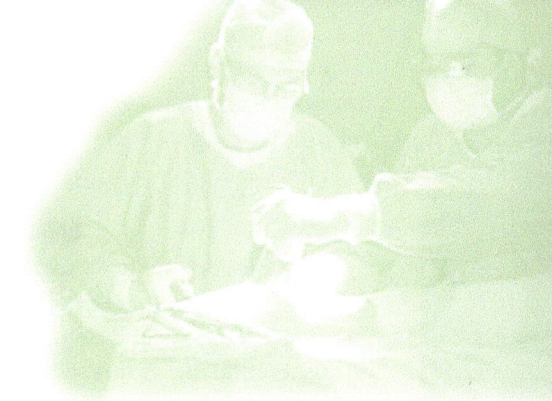

Raul Pruinelli • Vinícius Grando Gava

Introdução

O avanço da técnica cirúrgica e do manejo perioperatório determinou a diminuição da morbimortalidade operatória. Essa diminuição associada ao aumento da expectativa de vida da população levou à ampliação das indicações cirúrgicas em subgrupos de pacientes cujo manejo é mais complexo e as complicações mais frequentes e mais graves.

Há pouco mais de quatro décadas um grande desafio surgiu: o HIV. Trouxe consigo manifestações antes pouco vistas, que tiveram sua apresentação modificada à medida que novos esquemas antirretrovirais surgiram.

Os transplantes de órgãos, da mesma forma, atestam o avanço da ciência e trazem novas e distintas apresentações de doença.

Em meio as duas "novidades" a desnutrição e o câncer, velhos conhecidos do cirurgião, acabam formando um grupo heterogêneo de pacientes caracterizado pela imunossupressão.

Organização do sistema imune

Imunidade é uma reação a substâncias estranhas, incluindo micróbios, macromoléculas (proteínas e polissacarídeos), sem, contudo, implicar uma consequência fisiológica ou patológica por tal reação[1].

Os indivíduos sadios são protegidos contra os micróbios por meio de diferentes mecanismos. São eles: a imunidade inata (natural ou nativa) e a imunidade adquirida (específica)[1].

A resposta imune específica é classificada em dois tipos:

- *Imunidade humoral:* mediada por moléculas do sangue, responsáveis pelo conhecimento específico e eliminação de antígenos – são os anticorpos que podem ser transferidos pelo plasma para outros pacientes.
- *Imunidade celular*: mediada pelos linfócitos T que podem ser transferidos através de células, mas não pelo plasma a outros pacientes[1].

Os principais constituintes celulares do sistema imune são os linfócitos, os fagócitos mononucleares e as células acessórias relacionadas. Os linfócitos são as únicas células imunocompetentes capazes do reconhecimento específico de antígenos. São morfologicamente homogêneos, mas consistem em subconjuntos distintos que desempenham diferentes funções e podem ser distinguidos fenotipicamente[1].

Os linfócitos originam-se na medula óssea e amadurecem em diferentes órgãos (medula óssea para as células B e timo para os linfócitos T)[1].

Os linfócitos maduros e as células acessórias são localizados em tecidos linfoides periféricos anatomicamente definidos. Os linfonodos são os sítios para onde os antígenos são transportados pela linfa e concentrados. Nos linfonodos são iniciadas e se desenvolvem as respostas imunes aos antígenos. No baço são iniciadas as respostas imunes aos antígenos transportados pelo sangue. A organização estrutural dos tecidos linfoides é feita de forma a otimizar o contato e a estreita faixa de interações das populações celulares que cooperam na geração de respostas imunes[1].

Imunodeficiências congênitas e adquiridas

A integridade do sistema imune é essencial para a defesa contra microrganismos infecciosos e seus produtos tóxicos, e para a sobrevivência de todos os indivíduos. Os defeitos em um ou mais componentes desse sistema podem induzir doenças graves, às vezes fatais, que são coletivamente designadas como imunodeficiências. Essas doenças são classificadas em dois grupos:

- Congênitas ou primárias.
- Secundárias.

As imunodeficiências congênitas ou primárias são defeitos genéticos que envolvem a síntese de qualquer componente do sistema imune e resultam em aumento da suscetibilidade as infecções. Frequentemente se manifestam na primeira ou na segunda infância, mas algumas vezes podem ser detectadas na vida mais tardia. A natureza e a gravidade das imunossupressões dependem muito de qual componente do sistema imune é anormal e da extensão dessa anormalidade. São exemplos de imunodeficiências congênitas: ausência seletiva da imunoglobulina A, agamaglobulinemia ligada ao X (Bruton), imunodeficiência combinada grave, deficiências seletivas de subpopulações IgG, síndrome de DiGeorge (hipoplasia tímica), síndrome de Wiskott-Aldrich, síndrome de Chediak-Higashi e ataxia-telangiectasia. Há mais de 70 tipos de imunossupressão primária descritos. Nos Estados Unidos calcula-se que, aproximadamente, uma em cada 500 pessoas nasça com defeito em algum componente do sistema imune, embora apenas uma pequena proporção seja afetada de forma suficientemente grave para apresentar manifestações com perigo de vida[1].

As imunodeficiências adquiridas ou secundárias desenvolvem-se como consequência de desnutrição, câncer, infecção das células imunocompetentes (HIV), uso de imunossupressores (pacientes transplantados), doenças autoimunes (Tabela 12.1), entre outras causas.

Cirurgia no paciente imunocomprometido

As modificações promovidas pela imunossupressão podem afetar qualquer parte do corpo, incluindo a resposta ao trauma operatório, que não é tão efetiva quanto a de indivíduos imunocompetentes.

No geral, quando submetidos a procedimentos cirúrgicos esses pacientes apresentam morbimortalidade mais elevada que a habitual, sendo diversos os fatores que concorrem para isso.

Grande parte dos pacientes imunocomprometidos apresenta comorbidades cardiovasculares e gastrintestinais, bem como disfunção endócrina e renal. Além disso e por isso, são mais suscetíveis ao desenvolvimento de neoplasias e infecções em geral. Acrescente-se a isso retardo de cicatrização.

Apresentações clínicas atípicas, conforme o grau de imunossupressão, são frequentes. Quadros inflamatórios importantes podem ser mascarados pela incompetência imunológica. A leucocitose e o desvio a esquerda nem sempre estão presentes, especialmente no paciente leucopênico. Sinais e sintomas descritos em indivíduos normais poderão ser encontrados apenas quando catástrofes já estiverem estabelecidas. Mínimos detalhes podem ser muito importantes quando se avalia um paciente imunossupresso. A taquicardia pode ser o único sinal nas apresentações clínicas mais precoces.

Considerações em subgrupos especiais

Desnutrição

A desnutrição proteico-calórica é extremamente comum nos países em desenvolvimento e é acompanhada de perturbação da imunidade celular e humoral a microrganismos. Grande parte da morbidade e mortalidade que afeta as pessoas desnutridas é devida a infecções. A base dessa imunodeficiência não está bem definida, porém é razoável supor que distúrbios metabólicos globais nesses indivíduos, causados por entrada deficiente de proteínas, gorduras, vitaminas e minerais, afetam desfavoravelmente a maturação e a função das células do sistema imune[1].

A desnutrição é a principal forma de imunodeficiência com a qual o cirurgião se depara. Ela está frequentemente associada a outras condições de tratamento cirúrgico como câncer, fístulas intestinais, doenças disabsortivas, pancreatite e estados catabólicos em geral (trauma, sepse etc.) e é preditor independente de desfechos negativos em cirurgia[3]. Estima-se que 48,1% dos pacientes hospitalizados no Brasil sejam desnutridos e 12,5% sejam gravemente desnutridos[4]. Já quando são avaliados pacientes com câncer, pelo menos 30-50% deles apresentam desnutrição[5].

O planejamento do suporte nutricional deve ser realizado após o entendimento das alterações básicas do metabolismo resultantes da agressão cirúrgica. O ato operatório não influencia de forma isolada a tolerância às diferentes terapias nutricionais perioperatórias. Períodos de jejum prolongados (12 h) também estão associados a recuperação prolongada pós-operatória[3].

A cirurgia, como qualquer outro tipo de trauma, produz uma série de reações com a liberação de hormônios e mediadores inflamatórios (citocinas). Esses mediadores promovem o catabolismo do glicogênio e a produção de glicose com a liberação de aminoácidos e ácidos graxos a partir das proteínas e gorduras. O estado anabólico que se segue é a condição ótima para a reabilitação e cicatrização pós-operatória.

Avaliação pré-operatória

A história clínica deve incluir a estabilidade ponderal (anotar a perda de peso e o intervalo de tempo),

Tabela 12.1
Doenças autoimunes frequentes e que podem estar associadas ao uso de imunossupressores[2]

Doença	Órgão ou Sistema Afetado	Sinais e Sintomas
Doença de Addison	Produção insuficiente de cortisol pela suprarrenal e em alguns casos de aldosterona	Fadiga crônica, diarreia, perda de apetite, fraqueza muscular, náuseas e vômitos, hipotensão ortostática, alterações de pele, perda de peso
Dermatomiosite	Miopatias inflamatórias de fraqueza muscular	Eritema cutâneo acompanhado ou precedido
Doença de Graves	Distúrbio em que imunoglobulinas estimulam o aumento e a atividade da glândula tireoide	Proptose, bócio, intolerância ao calor, inquietude, fraqueza e perda de peso
Tireoidite de Hashimoto	O sistema imune ataca e destrói a glândula tireoide, causa frequente de doença da tireoide	Hipotireoidismo (constipação, depressão, pele seca e cabelo quebradiço, fadiga, esquecimento, fraqueza, aumento de peso, intolerância ao frio), bócio
Esclerose Múltipla	Afeta o sistema nervoso central com desmielinização nervosa	Déficit neurológico progressivo afetando todos os sistemas
Miastenia Gravis	Distúrbio neuromuscular caracterizado por fraqueza variável dos músculos esqueléticos que piora com a atividade	Diplopia, disfagia, ptose, fraqueza generalizada e paralisia
Anemia Perniciosa	Resultante da gastrite autoimune que determina destruição da mucosa gástrica, processo limitado ao corpo do estômago resultando em incapacidade de absorver vitamina B_{12} o que modifica a forma dos eritrócitos	Disfagia, xerostomia, olhos secos, fadiga, rouquidão, dor e edema articular, perda da gustação
Artrite Psoriática	Condição reumatológica caracterizada por artrite inflamatória associada a psoríase cutânea	Edema doloroso das articulações das mãos, pés, joelhos e tornozelos. Dor e rigidez cervical, torácica e lombar
Artrite Reumatoide	Inflamação crônica das articulações e sinóvia subcutâneos, fadiga	Rigidez matinal, edema articular, nódulos
Síndrome de Reiter	Associação de artrite, uretrite, conjuntivite e lesões de pele e mucosas	Dor lombar, sintomas oculares, dor muscular e distúrbios urinários
Síndrome de Sjögren	Distúrbio inflamatório imunomediado determinando diminuição da atividade das glândulas exócrinas, frequentemente associada a distúrbios reumáticos autoimunes	Xerostomia, disfagia, ceratoconjuntivite seca, edema articular, perda da capacidade gustatória
Lúpus eritematoso sistêmico	Inflamação crônica que pode afetar muitas partes do corpo incluindo coração, pulmões, pele, articulações, rins, sistema nervoso, sistema hematopoético	Artrite, dor muscular, anemia, distúrbios sistêmico sistêmico neurológicos, diarreia, eritema malar, fadiga, febre, perda de função renal (preoteinúria), náusea, vômitos, serosite, úlceras orais, fenômeno de Raynaud
Diabete *mellitus* tipo 1	Células beta do pâncreas são incapazes de produzir insulina suficiente ou não produzem insulina devido a sua destruição por processo imunomediado	Hiperglicemia e disfunção orgânica

totalidade e qualidade da ingesta calórica, além das comorbidades e medicações em uso. O exame físico deve incluir medidas antropométricas e a procura por sinais clínicos de desnutrição. A avaliação global subjetiva é método eficaz para rastreio da desnutrição.

Provas laboratoriais incluindo contagem de linfócitos, albumina (grande preditor de complicações), pré-albumina e creatinina são importantes. Estados agudos (peritonite, trauma) podem alterar de sobremaneira seus resultados[3].

Suporte nutricional perioperatório

Morbidade, tempo de internação e mortalidade são considerados os principais desfechos a serem aferidos quando se avaliam os benefícios do suporte nutricional perioperatório.

As indicações para suporte nutricional perioperatório são o tratamento e a prevenção da desnutrição (manutenção do estado nutricional pós-operatório, quando períodos de jejum prolongando podem ser necessários).

Em situações eletivas o procedimento cirúrgico deve ser postergado e o suporte nutricional perioperatório instituído. Essa conduta permite melhoras significativas em tempo de internação e em complicações pós-operatórias (Tabela 12.2).

O suporte nutricional pré-operatório deve ser realizado por cerca de 7 dias e pode ser feito através de fórmulas oferecidas por via oral. Sempre que possível, deve-se preferir a administração com o paciente não internado[3].

Nos pacientes com câncer, em especial, a tentativa de reversão do estado hipercatabólico e da resposta inflamatória sistêmica vem ganhando cada vez mais importância[3,6,7]. As dietas imunomoduladoras com essa finalidade podem ser administradas por via enteral e parenteral e são baseadas em ácidos graxos ômega-3, nucleotídeos, glutamina e arginina.

A via de administração vai depender da funcionalidade do trato digestório do paciente. Não há evidências de superioridade de uma sobre a outra. A preferência pela via enteral recai no seu custo mais baixo e menor risco de complicações infecciosas. Quando não for possível oferecer todo o suporte necessário por uma das vias, pode-se utilizar as duas simultaneamente. A oferta de apenas 30% da necessidade nutricional por via enteral já auxilia na manutenção da função intestinal[3].

O tempo de jejum pré-operatório também tem impacto na resposta metabólica. Na ausência de fatores mecânicos ou que gerem dismotilidade não deve ser superior a 6 horas para alimentos sólidos, incluindo o leite. Já líquidos claros podem ser ingeridos até 2 horas antes da cirurgia sem aumento do risco de complicações anestésicas[3].

Em havendo estabilidade hemodinâmica, a dieta deverá ser reiniciada precocemente (nas primeiras 24 h), sobretudo em pacientes que apresentavam desnutrição pré-operatória ou foram submetidos a cirurgias maiores gastrintestinais ou de cabeça e pescoço.

Não há fundamentação para se manter os pacientes por períodos prolongados de jejum a fim de se proteger uma anastomose intestinal[3,8]. Nos casos de anastomoses gastrintestinais proximais deve-se utilizar sondagem enteral mantendo a extremidade distal à anastomose. O suporte enteral deverá iniciar com fluxo baixo 10-20 mL/h para testar a tolerância intestinal, com progressão gradual. A necessidade de ruídos hidroaéreos ou trânsito intestinal para iniciar dieta não se justifica. O principal determinante da aceitação de dieta, quando oferecida por via oral, é a presença de fome pelo paciente[3].

Riscos do suporte nutricional

A principal complicação associada ao suporte nutricional parenteral é infecciosa e associada ao uso de cateteres. Já no caso do suporte enteral, intolerância a dieta e até mesmo necrose intestinal, pode ser vista nos casos em que a progressão ocorreu de forma muito rápida ou a oferta é excessiva (superalimentação)[3].

Câncer

O tratamento de pacientes com câncer é desafiador. Para o planejamento cirúrgico ideal deve-se considerar o impacto psicológico do diagnóstico de câncer, o estado geral do paciente, a extensão da doença e o prognóstico do paciente[9].

O câncer pode ser causa ou consequência de imunossupressão. Sua atividade sobre o sistema imune não ocorre de forma isolada. Além da origem da neoplasia (sólida ou hematológica), a localização e o estadiamento, os tratamentos já realizados, a presença de comorbidades e disfunções orgânicas determinam o grau de imunocomprometimento do paciente. A desnutrição, de forma geral, tão mais grave quanto mais proximal a neoplasia, também acompanha.

Pacientes com câncer avançado e disseminado são, muitas vezes, suscetíveis a infecções devido à perturbação das respostas imunes celulares e humorais a uma variedade de microrganismos. Os tumores da medula óssea, incluindo os cânceres metastáticos e as leucemias que nela se originam, podem interferir no crescimento e desenvolvimento normal dos linfócitos. Alternativamente, os tumores podem produzir substâncias, tais como o TGF-β, que interferem no desenvolvimento e na função dos linfócitos. Distúrbios funcionais das células T são vistos em pacientes com linfoma[1].

Tabela 12.2
Indicações de suporte nutricional em pacientes cirúrgicos[3]

Pré-operatório
- Pacientes com câncer e candidatos a cirurgias abdominais maiores, independentemente do estado nutricional*
- Pacientes desnutridos graves
  - Perda ponderal maior que 10 a 15% em 6 meses
  - Índice de Massa Corporal menor que 18,5 kg/m²
  - Avaliação Global Subjetiva Grau C
  - Albumina sérica menor que 3 g/dL (na ausência de disfunção hepática ou renal)

Perioperatório
- Pacientes sem desnutrição aparente, mas com previsão de que serão incapazes de se alimentar por mais de 7 dias
- Pacientes incapazes de manter a ingesta de pelo menos 60% da sua necessidade por 10 dias

*Via enteral preferencialmente contendo imunomoduladores.

Aproximadamente 75% dos pacientes com câncer são submetidos a ressecções cirúrgicas com intenção curativa, quando se associa a paliação esse número chega a 90%[10]. Na maioria dos pacientes com tumores sólidos a cirurgia é a principal forma de tratamento, enquanto na doença hematológica os procedimentos acabam sendo restritos, na maioria das vezes, a biópsias e implante de cateteres.

Quimioterapia

Os antineoplásicos são agentes que interferem nos mecanismos de sobrevivência, proliferação e migração celular. A maioria dos agentes antineoplásicos não é capaz de distinguir entre as células normais e as células neoplásicas. A seletividade pelas células tumorais depende das diferenças entre células malignas e células normais.

A maior parte dos agentes antineoplásicos atua sobre o DNA, impedindo a duplicação celular. As fases do ciclo celular são G1, S, G2 e M. G1 é a fase pré-sintética; S é a fase de síntese celular, cujo objetivo é duplicar os componentes celulares, especialmente o DNA; G2 é a fase pós-síntese; M é a fase da mitose. As células podem entrar no ciclo em G1 ou passar ao estágio G0, período não proliferativo[11].

Os quimioterápicos podem ser divididos em três grupos:
- Agentes fase-específicos.
- Agentes não fase-específicos.
- Agentes não dependentes do ciclo celular. Sua eficácia é maior em tecidos de replicação rápida[11].

A maior parte dos efeitos colaterais ocorre em áreas do corpo em que há rápida renovação celular. A mucosa gastrintestinal, as células de Sertoli no testículo, os folículos pilosos e os elementos em replicação na medula óssea são frequentemente acometidos.

Comorbidades que determinem polifarmácia (incluindo interações medicamentosas) ou insuficiência renal e hepática podem potencializar a toxicidade dos quimioterápicos. Dentre as complicações destacam-se a cardiotoxicidade (doxorrubicina), toxicidade pulmonar (bleomicina, ciclofosfamida, metotrexate etc.), hepatotoxicidade (estreptozocina, metotrexate etc.), toxicidade geniturinária (cisplatina, metotrexate, ciclofosfamida etc.), neurotoxicidade (vincristina, cisplatina, 5-FU etc.), mielossupressão (grande parte dos quimioterápicos) e toxicidade cutânea (doxorrubicina, dacarbazina, vincristina)[11].

O uso de estimuladores de colônias hematopoéticas nos pacientes neutropênicos graves, induzidos pela quimioterapia, não diminui a mortalidade hospitalar e não tem efeito provado na sobrevida. Entretanto, permitem que mais pacientes realizem os ciclos de quimioterapia conforme o planejamento inicial[11].

Reações idiossincrásicas ou alérgicas podem ocorrer com todos os agentes.

Radioterapia

Os riscos de toxicidade associada a radioterapia podem ser locais ou sistêmicos. Eles dependem do alvo, da técnica e da quantidade de radiação utilizada.

O tratamento radioterápico pode determinar disfunções endócrinas (hipotireoidismo, hipoparatireoidismo), disfunções cardiopulmonares (pneumonite actínica, pericardite, distúrbios de condução cardíaca), disfunções gastrintestinais (enterite e colite actínicas), xerostomia, entre outras complicações.

A enterite actínica geralmente tem extensão e gravidade superiores à impressão inicial do cirurgião. Além de alterar o DNA, a radiação destrói a barreira mucosa do intestino, facilitando a translocação bacteriana e fúngica, podendo resultar em sepse. As alterações vasculares determinam isquemia com evolução para necrose e fibrose.

Pacientes expostos a radiação total do corpo por outros motivos (p. ex., vítimas de acidentes nucleares) têm um risco mais elevado de desenvolvimento de câncer.

Caquexia

A caquexia induzida pelo câncer (processo imunomodulado sistêmico caracterizado por perda de apetite e perda ponderal) pode cursar com disfunção orgânica importante e dificuldade na depuração de fármacos – notadamente quimioterápicos – aumentando o risco de infecção e morte[5].

Pré-operatório

Na avaliação pré-operatória a história clínica e exame físico seguem a rotina do paciente cirúrgico em geral. Todos os aspectos temporais do câncer devem ser pesquisados incluindo o uso de medicamentos (para controle de dor e agentes antineoplásicos) e tratamento já realizados. A avaliação de capacidade funcional e o estado nutricional são de suma importância. A definição da intenção do tratamento (curativo ou paliativo), sempre que possível, e expectativas associadas a cirurgia e ao câncer devem ser discutidas[9].

Os exames pré-operatórios incluirão aqueles para estadiamento de uma patologia específica e os de avaliação pré-operatória ordinária, ditados pela história clínica e exame físico. Virtualmente todos os pacientes que foram submetidos a tratamento quimioterápico recentemente devem ter sua função hematológica, renal, hepática e bioquímica sanguínea avaliada antes de um procedimento cirúrgico. Pacientes que foram submetidos a radioterapia na região cervical devem ter dosagem de TSH. Novamente, a albumina tem papel de destaque como preditor de complicações pós-operatórias[9].

A determinação da capacidade funcional através de escores estratifica os pacientes conforme seu grau de comprometimento pela doença (Tabela 12.3). Trata-se de importante preditor de morbi-mortalidade cirúrgica e ferramenta útil na determinação da intenção do tratamento.

As disfunções orgânicas encontradas devem ser manejadas de forma habitual.

A avaliação nutricional e as estratégias para correção da desnutrição já foram anteriormente discutidas.

Perioperatório

Sempre que possível, na presença de neutropenia, a cirurgia deve ser postergada até recuperação dos valores normais[10]. Para a maioria dos procedimentos cirúrgicos 50.000 plaquetas/mm^3 são suficientes[10,13].

Pacientes em uso dos novos agentes antiangiogênicos (p. ex., bevacizumab) apesar de não apresentarem alteração dos testes de coagulação, devem ter seu procedimento retardado por cerca de 6 semanas para diminuir o risco de complicações[14,15].

Quando da abordagem de área previamente irradiada, deve-se preferir incisões que evitem os campos da radioterapia. Toda anastomose que possa ser evitada em segmento gastrintestinal, presumivelmente com dano actínico, deve ser evitada. Para fechamento dos defeitos mais extensos, pode haver necessidade de retalhos à distância, principalmente em cirurgias de cabeça e pescoço.

Pós-operatório

A morbimortalidade operatória dos procedimentos realizados para o tratamento do câncer é maior que quando esses mesmos procedimentos são realizados para condições benignas. Esse aumento se deve principalmente a problemas infecciosos. O manejo deve seguir o habitual da boa prática cirúrgica.

É importante salientar que complicações pós-operatórias retardam o início dos tratamentos complementares e podem determinar longa internação em pacientes com expectativa de vida limitada.

HIV

Não apenas a complexidade, mas também o temor de contaminação – contágio intraoperatório – assusta o cirurgião que trata um paciente portador de HIV.

Risco de transmissão do HIV

Devido a subnotificação, as avaliações de exposição ocupacional a agentes infecciosos acabam sendo prejudicadas. Estima-se que apenas 50% dos eventos sejam relatados. Dentre as populações de risco para exposição ocupacional os cirurgiões ocupam o primeiro lugar em número de exposições-ano[16].

O risco de transmissão ocupacional do HIV é dependente do tipo de exposição. Estima-se que a transmissão percutânea por acidente com agulha oca e transferência de sangue (uma gota ou 1/30 de mL) ocorra em 0,3%[17]. Quando o acidente ocorre com agulhas maciças – agulhas de suturas – e outros instrumentos cortantes, o risco é inferior a 0,03%. A exposição mucosa apresenta um risco de 0,09%. A maior parte das exposições percutâneas é relacionada a punções venosas, enquanto a maioria das exposições mucocutâneas envolve os olhos. O risco de transmissão através de fluidos ou tecidos é considerado menor que o risco de transmissão através de sangue[17].

A quantidade de inóculo necessária para a infecção permanece desconhecida. Alguns fatores podem aumentar o risco de contágio:

- Presença de sangue no material com o qual ocorreu o acidente.
- Material que tenha sido introduzido em vaso sanguíneo.
- Profundidade do ferimento[16].

Em caso de exposição, o início da profilaxia pode reduzir em 81% o risco de infecção (Tabela 12.4).

Os CDC recomendam a manutenção da profilaxia por 4 semanas, entretanto cerca de 50% dos usuários do esquema relatam efeitos adversos e aproximadamente 1/3 deles param de usar a medicação.

Não há evidências de que o rastreio para HIV entre pacientes candidatos a cirurgia diminua o risco de contaminação. A medida mais efetiva para a redução do risco de infecção é a prevenção.

Tabela 12.3 Capacidade funcional (*performance status* – ECOG)[12]	
0	Completamente ativo, capaz de realizar todas as suas atividades sem restrição
1	Restrição a atividades físicas vigorosas, capaz de trabalhos leves e de natureza sedentária
2	Capaz de realizar todos os autocuidados, mas incapaz de realizar qualquer atividade de trabalho, em pé aproximadamente 50% ou mais das horas que está acordado
3	Capaz de realizar somente autocuidados limitados, confinado a leito ou a cadeira mais de 50% das horas que está acordado
4	Completamente incapaz de realizar autocuidados básicos, totalmente confinado ao leito ou à cadeira

Tabela 12.4
Profilaxia pós-exposição ao HIV[17]
Iniciar imediatamente regime baseado em dois agentes farmacológicos (zidovudina, estavudina ou tenofovir mais lamivudina ou emtricitabina)
Em caso de resistência viral do infectante ou risco elevado de transmissão, adicionar um terceiro agente farmacológico (lopinavir, ritonavir)
Caso não se prove ser a fonte de contágio HIV positivo, a profilaxia pós-exposição deve ser descontinuada

Cabe lembrar que muitas vezes esses pacientes são coinfectados por outros vírus (notadamente hepatites B e C), que apresentam infectividade muito maior mas não assustam tanto quanto o HIV.

Apresentações cirúrgicas

O abdômen agudo cirúrgico e não cirúrgico é mais frequente em pacientes HIV que na população em geral. Causas comuns incluem a apendicite e a colecistite. No paciente com síndrome da imunodeficiência adquirida as manifestações geralmente são inespecíficas e um alto índice de suspeição é necessário para o correto diagnóstico. O pneumoperitônio, especialmente no paciente com doença mais avançada, pode ser devido a perfuração intestinal por citomegalovírus. Caso a perfuração seja em intestino delgado, a ressecção e anastomose primária pode ser feita, entretanto quando o cólon é acometido, especialmente no paciente que apresente sinais de desnutrição, deve-se preferir a ostomia.

As doenças linfoproliferativas e o sarcoma de Kaposi têm uma incidência muito maior que na população em geral.

Avaliação pré-operatória

A história detalhada deve contemplar infecções oportunistas, o uso de antibioticoprofilaxia, o uso de antirretrovirais (possibilidade de cepas resistentes), e o *status* da doença. Além disso, inquirir sobre tuberculose, doenças sexualmente transmissíveis, hepatites virais, uso de drogas e álcool. Função cardiovascular, resistência insulínica, dislipidemia e estado nutricional também devem ser avaliados[16].

Os exames laboratoriais devem incluir hemograma completo, glicemia, testes de função hepática e renal (se houver suspeita, investigar proteinúria secundária a nefropatia), provas de coagulação (risco de doença hepática associada e trombocitopenia imunomediada), carga viral e contagem de CD4. Os resultados da carga viral e da contagem de CD4 têm validade de 3 meses. Situações agudas podem alterar rapidamente a contagem do CD4 e a carga viral[16].

Medicação

Apesar de a maioria dos casos de resistência aos antirretrovirais ser secundária ao uso de dose inapropriada ou a privação da medicação por um longo período, a terapia antirretroviral efetiva deve ser mantida por todo o período perioperatório[11].

No caso de indisponibilidade da via oral, deve-se considerar o uso de antibióticos profiláticos parenterais como profilaxia antimicrobiana. A interrupção da medicação, se clinicamente necessária, não deve ter impacto deletério sobre sua efetividade[16].

Caso não haja controle da doença, cirurgias eletivas devem ser retardadas e a medicação revisada.

A consulta a um infectologista deve ser sempre considerada.

Riscos para o paciente

Há uma percepção de que pacientes HIV positivos apresentam uma cicatrização ruim. Entretanto, a literatura não respalda essa crença quando são avaliados pacientes que estejam em boas condições clínicas[11]. Assim como nos pacientes não infectados pelo HIV, uma albumina sérica dentro do limite da normalidade está associada a desfechos favoráveis em cirurgia. Variáveis que influenciam os resultados de cirurgia nos pacientes HIV positivos incluem a idade, o gênero, o número e o uso ou não de medicamentos antirretrovirais[18]. A simples presença do HIV não é um fator de risco independente para complicações[18-20].

O mais importante fator de risco para complicações pós-operatórias em pacientes HIV positivos é a classe funcional conforme classificação da ASA (*American Society of Anesthesiologists*). A avaliação da classe funcional nada mais é que uma estratificação de risco levando em conta o estado global de saúde do paciente.

Já nos pacientes em que a doença não está controlada ou que preencheram critério diagnóstico para Síndrome da Imunodeficiência Adquirida (SIDA), alguns indicadores como a contagem absoluta dos linfócitos T CD4, o percentual de linfócitos CD4 e a carga viral são marcadores independentes de complicações e mortalidade pós-operatória. Contagens de CD4 muito baixas (inferiores a 200 cél./mm^3) podem aumentar o risco de infecções atípicas no sítio operatório (*Mycoplasma tuberculosis* de forma específica). O percentual de linfócitos T CD4 ≤ a 18 ± 3 com uma queda de 3 pontos percentuais no pós-operatório, assim como uma carga viral superior a 10.000 cópias/mL – sugestiva de uma terapia antirretroviral não efetiva – são fatores de risco independentes para complicações[18]. Todos esses dados refletem importante estado de imunossupressão.

Não há evidencias de que um procedimento cirúrgico possa ser determinante na progressão do HIV.

Pós-operatório

A presença de hipotensão deve alertar para a possibilidade de insuficiência adrenal. O trauma operatório pode revelar insuficiência adrenal não suspeitada em até 5% dos pacientes HIV positivos e 20% dos pacientes com SIDA no período pós-operatório[16]. Pacientes infectados por *Mycobacterium avium* ou citomegalovírus apresentam maior risco de crise adrenal.

A febre pós-operatória pode ser desafiadora e dependerá do momento de apresentação e da imunossupressão do paciente. Deve-se pensar inicialmente nas complicações cirúrgicas comuns como pneumonia, infecção urinária, infecção de sítio operatório, tromboflebite, entre outras. Entretanto, no paciente com CD4 inferior a 200 cél./mm^3 infecções oportunistas podem ocorrer.

Cirurgia em usuários de imunossupressores

Enquanto o entendimento da fisiopatologia das doenças autoimunes permitiu que regimes baseados em corticoides modificassem sua história, o desenvolvimento de novos agentes para controle da rejeição a nível celular e molecular tornou o transplante de órgãos o tratamento de escolha para fases terminais de insuficiência renal, hepática, pulmonar e cardíaca. O uso de imunossupressores é, na grande maioria das vezes, fundamental para a sobrevida do enxerto, sendo muito raro um paciente ficar sem medicação imunomoduladora após um transplante de órgão sólido.

Os corticoides são o imunossupressor mais frequentemente prescrito devido a sua eficácia, longa experiência de uso e baixo custo. Eles têm uma variedade de efeitos sobre o sistema imune. Os corticoides inibem a produção de citocinas pelas células T e pelas células apresentadoras de antígeno, incluindo a IL-1, IL-2, IL3, IL-6, o fator de necrose tumoral e o γ-interferon[11]. Efeitos adversos comuns dos corticoides incluem: hipertensão, diabetes, dislipidemia, perda de proteína, úlcera péptica, psicose e retardo de cicatrização.

Já os inibidores de calcineurina (ciclosporina e tacrolimo) impedem a ativação e proliferação dos linfócitos T através da supressão da produção de citocinas (IL-2, IL-4, γ-interferon e fator de necrose tumoral). A introdução desses fármacos é a grande responsável pela melhora dos resultados no transplante de órgãos[11]. Ambos possuem pequenas janelas terapêuticas, havendo necessidade de estreita monitoração dos níveis séricos para se evitar toxicidade. Os inibidores de calcineurina apresentam como efeito adverso hipertensão, diabetes, dislipidemia, perda de função renal, distúrbios hidroeletrolíticos, neurotoxidade etc.

Outros agentes como sirolimus, fármacos antiproliferativos (azatioprina, micofenolato mofetil) e anticorpos monoclonais (OKT3, basiliximab, daclizumab) também são utilizados em esquemas de imunossupressão[11].

Pacientes em uso de imunossupressores (não transplantados)

Os corticoides são a base da terapia imunossupressora em muitas das doenças autoimunes (Tabela 12.1). Atenção deve ser dada a equivalência de doses na conversão perioperatória (Tabela 12.5).

Pacientes que fizeram uso de corticoides por mais de 1 semana até 12 meses antes de uma cirurgia maior podem estar em risco de desenvolverem insuficiência adrenal e devem ser considerados para suplementação perioperatória (dose de estresse). Os estudos diferem sobre a dose e a duração da terapia que colocaria os pacientes em risco. A dose de 5-7,5 mg de prednisona em dias alternados ou menos de 5 mg/dia não deve produzir supressão do eixo hipotálamo-hipófise-suprarrenal[21,22].

Em geral, para procedimentos maiores, 100 mg de hidrocortisona são administrados de 8/8 h, iniciando imediatamente antes da cirurgia, com diminuição gradual de 50% ao dia e interrupção no quarto dia. Para procedimentos cirúrgicos menores, 50-100 mg de hidrocortisona imediatamente antes da cirurgia e outra dose igual 6-8 h após devem ser suficientes. Há uma tendência de se diminuir o tempo e a dose da suplementação[21,22].

Pacientes transplantados

A dificuldade para atingir o equilíbrio entre rejeição do enxerto e manutenção da integridade do sistema imune é um grande desafio. O desenvolvimento de tolerância ao enxerto sem o uso de imunossupressores ou

Tabela 12.5
Equivalência de dose dos corticoides[21]

Glicocorticoide	Dose Equivalente	Meia-vida
Hidrocortisona	20 mg	8-12 horas
Cortisona	25 mg	8-12 horas
Prednisona	5 mg	18-36 horas
Metilprednisolona	4 mg	18-36 horas
Dexametasona	0,5 mg	36-54 horas

pelo menos sem seus efeitos adversos, especialmente em longo prazo, é foco de intensa pesquisa médica.

Pacientes transplantados de órgãos são uma população com necessidades clínico-cirúrgicas distintas. Quando avaliados 1.085 pacientes submetidos a transplante de fígado entre 1985 e 1995, a necessidade de qualquer tipo de procedimento cirúrgico 2 a 10 anos após o transplante foi de 24%[23], incidência muito mais elevada que da população em geral. Considerando que muitas das doenças são induzidas pelos fármacos e que a expectativa de vida dos transplantados está aumentando, é licito afirmar que esse percentual deve crescer ainda mais.

O desenvolvimento de neoplasias, geralmente mais agressivas e necessitando de intervenção precoce, é comum. Vinte anos após o transplante renal, 40% dos pacientes desenvolvem câncer, enquanto no grupo de controles – não transplantados – a incidência é de 6%. Malignidade é relatada como a causa de morte em 26% dos pacientes transplantados renais que sobrevivem por mais de 10 anos. As malignidades mais frequentemente encontradas são: câncer de pele não melanoma (até 82% dos pacientes transplantados), doença linfoproliferativa pós-transplante (1 a 11%) e sarcoma de Kaposi (6%)[24].

No tratamento do câncer de pele as terapias, padrão devem ser aplicadas: ressecção cirúrgica (incluindo cirurgia de Mohs), terapias ablativas superficiais, crioterapia e terapia fotodinâmica. Modificação do esquema imunossupressor pode ser considerada para controle da progressão tumoral.

A doença linfoproliferativa pós-transplante pode variar desde a mononucleose infecciosa até linfoma. Sua manifestação pode ocorrer no primeiro ano após o transplante ou após longo período. Está associada a imunossupressão e a infecção por vírus oncogênicos como o EBV. Os sintomas são em geral inespecíficos e incluem febre, linfadenopatia, perda de peso, dor abdominal e esplenomegalia. A apresentação geralmente é extranodal, sendo o trato gastrintestinal o local mais comum após o órgão enxertado[24]. Como na maioria dos linfomas, biópsias excisionais, se possível, devem ser realizadas para avaliação da arquitetura do tecido e estudo imunoistoquímico. O tratamento inicial envolve a modificação do esquema imunossupressor.

O sarcoma de Kaposi é 500 vezes mais frequente em pacientes transplantados. Envolvimento cutâneo exclusivo é visto em 80% dos casos e comprometimento visceral nos 20% restantes[24]. A ressecção cirúrgica pode ser o tratamento para as formas isoladas, entretanto a redução do esquema imunossupressor é a forma mais comum de tratamento.

Cirurgias ambulatoriais menores podem ser realizadas com segurança[23]. As complicações de cirurgias maiores eletivas não são tão elevadas e qualquer procedimento pode ser realizado de forma segura sem comprometer a função do enxerto[23]. É recomendável que para procedimentos cirúrgicos eletivos a dose de prednisona seja inferior a 15 mg/dia[23]. Cirurgias para correção de hérnias incisionais e ortopédicas estão entre as mais frequentes.

As complicações infecciosas podem ocorrer pelos germes habituais ou agentes pouco virulentos devido à imunossupressão. Pacientes submetidos à cirurgia abdominal de emergência têm o dobro das complicações, quando comparados a não imunossupressos – 47,6% *versus* 23,8%[23].

A avaliação pré-operatória deve atestar a função do órgão transplantado, em especial quando houver suspeita de algum grau de disfunção. A administração da medicação imunossupressora obedece aos horários habituais e deve ser reiniciada tão breve quanto possível. Em caso de sepse os imunossupressores podem ser modificados através da interrupção da azatioprina e diminuição do tacrolimo ou da ciclosporina. Essa alteração deve ser feita juntamente com um especialista em cirurgia do transplante.

Nos pacientes com enxertos funcionantes as considerações anestésicas são as habituais, bem como os esquemas de profilaxia antimicrobiana para infecção de sítio operatório.

A maioria dos pacientes transplantados apresenta algum grau de perda de função renal e o uso de anti-inflamatórios não esteroides e outros agentes nefrotóxicos deve ser feito com cautela.

Em pacientes com evolução pós-operatória favorável não há necessidade de avaliação diária dos níveis de ciclosporina e tacrolimo. Na presença de íleo ou incapacidade de administração oral é prudente a determinação dos níveis dos imunossupressores até que seu ajuste possa ser feito.

Cirurgia em outros Imunocomprometidos

Muitas outras situações podem determinar imunossupressão através de mecanismos distintos e com graus variáveis. Pacientes vítimas de queimaduras, trauma, choque, submetidos à transfusão sanguínea, esplenectomizados, etilistas, usuários de drogas, diabéticos e idosos fazem parte desse grupo ainda mais heterogêneo.

A transfusão sanguínea é provavelmente a forma mais frequente de imunossupressão produzida pelo cirurgião. O uso liberal de sangue pode estar associado a piora de desfechos clínicos, incluindo mortalidade intra-hospitalar. Essa associação tem sido atribuída à supressão da imunidade do receptor, ao efeito de imunomodulação relacionado à transfusão, bem como a aspectos relacionados ao tempo de estocagem do sangue[25]. Estratégias transfusionais restritivas (mantendo hemoglobina acima de 7 g/dL) são pelo menos tão efetivas quanto estratégias mais liberais em pacientes criticamente enfermos e devem ser encorajadas[26]. Esse conhecimento não se aplica nos casos de angina instável e infarto do miocárdio[26].

A sepse fulminante pós-esplenectomia (SFPE) é uma condição desesperadora. É uma infecção sem foco aparente e com pródromos inespecíficos causada por germes encapsulados. O choque séptico com coagulação intravascular disseminada, mesmo com manejo agressivo, tem evolução letal em 24 a 48 horas em 50 a 70% dos pacientes acometidos[27,28]. Com a esplenectomia ocorre diminuição da capacidade de defesa contra microrganismos encapsulados (pneumococo, *Haemophylus influenzae* e *Neisseria meningitidis*). Os jovens operados por doença hematológica parecem ser mais suscetíveis a SFPE. Na população de esplenectomizados em geral, estima-se em 5% o risco de SFPE durante a vida[27]. A educação, orientando sinais de alerta – pródromos – e início imediato de terapia antimicrobiana, além da vacinação são estratégias fundamentais na diminuição da incidência e mortalidade por SFPE[28].

Estratégias gerais para cirurgias em pacientes imunossupressos

A simples identificação de grupos de risco, caso dos pacientes imunocomprometidos, para complicações perioperatórias não é suficiente. Há necessidade de intervenções que sejam capazes de reduzi-las.

Além da obediência às diretrizes para infecção de sítio operatório[29], algumas estratégias devem ser instituídas sempre que possível (Tabela 12.6).

A via laparoscópica oferece muitas vantagens sobre a via aberta, incluindo menor tempo de hospitalização e menor dor pós-operatória. Apesar de o trauma cirúrgico ser menor quando a laparoscopia é utilizada, a reação de fase aguda com liberação de catecolaminas e cortisol é semelhante. A pressão abdominal está associada à reação inflamatória gerada. Quando um paciente imunocomprometido é submetido a um procedimento laparoscópico, a menor pressão possível de pneumoperitônio deve ser utilizada para se evitar diminuição da função imune[30].

Tabela 12.6
Estratégias para diminuição de morbimortalidade em pacientes cirúrgicos

Pré-operatório	• Desnutrição – uso de suplementos nutricionais (fórmulas imunomoduladoras)[3,7] • Neutropenia – aguardar retorno das contagens aos níveis da normalidade
Transoperatório	• Eletrocautério – uso com parcimônia • Pneumoperitônio com baixa pressão em cirurgia videolaparoscópica[30] • Uso de fio inabsorvível ou de absorção lenta, monofilamentar para fechamento da parede abdominal[31,32]
Perioperatório	• Restrição hídrica[33,34] • Controle estreito da glicemia[35,36] • Manutenção de temperatura[37] • Oxigênio suplementar (cirurgia colorretal)[38,39] • Evitar transfusões desnecessárias[25,26]
Pós-operatório	• Retirada de pontos – retardar (manter por cerca de 2 semanas)

O fechamento da parede abdominal deve ser em bloco incluindo todas as camadas, exceto a pele como uma estrutura única. O uso de fio monofilamentar número 1 ou 2 de absorção lenta, ou mesmo inabsorvível, com sutura simples e contínua, é o fechamento de escolha para diminuição de hérnias pós-operatórias. O tamanho do fio deve ser quatro vezes maior que a extensão da ferida operatória[31,32].

A restrição hídrica perioperatória, visando manutenção do peso corporal inicial, tem demonstrado diminuição significativa em complicações cardiopulmonares e relacionadas a cicatrização, além de diminuir o tempo de internação hospitalar[33,34].

A hiperglicemia tem efeito imunossupressor e deve ser controlada[35,36]. Pacientes internados em unidades de terapia intensiva cirúrgica se beneficiam do controle rígido da glicemia (manutenção entre 80 e 110 mg/dL) à custa de insulina intravenosa contínua[35]. Essa prática é válida inclusive para pacientes não diabéticos, com diminuição de morbidade e mortalidade de forma significativa[35,36].

Há evidências de que a manutenção da normotermia no perioperatório reduz o risco de infecção de sítio operatório[37]. A temperatura corporal deve ser aferida periodicamente e mantida a mais próxima do normal através de métodos não invasivos (mantas e colchões térmicos) no transoperatório. O uso de soluções aquecidas deve ser lembrado como forma de aquecer e manter a temperatura do paciente quando grandes quantidades de volume são administradas.

O sítio operatório sempre foi visto como local hipoxêmico. A suplementação com oxigênio por 2 horas após a cirurgia colorretal com uma fração inspirada de 80% diminui a infecção de sítio operatório[18,39]. O benefício dessa prática para cirurgia não colorretal ainda não está definido[40].

Referências bibliográficas

1. Abbas AK, Lichtman AH, Pober JS. Imunologia celular e molecular. 3a edição. Rio de Janeiro: Editora Revinter; 2000.
2. Goldman L, Bennet JC. Cecil Textbook of Medicine. 21st Edition. 1483 WB Saunders Company; 2000.
3. Weimann A, Braga M, Harsanyi L et al. ESPEN Guidelines on enteral nutrition: Surgery including organ transplantation. Clin Nutr 2006;25:224-44.
4. Correia MI, Caiaffa WT, Waitzberg D. Hospital malnutrition: the brazilian national survey on (IBRANUTRI): a study of 4000 patients. Nutrition 2001;17(7-8):573-80.
5. Silva MP. Síndrome da anorexia-caquexia em portadores de cancer. Rev Bras Cancerol 2006;52(1):59-77.
6. Giger U, Buchler M, Farhadi J et al. Preoperativeimmunonutrition suppresses perioperative inflammatory response in patients with major abdominal surgery – A randomized controlled pilot study. Ann Surg Oncol 2007;14(10):2798-2806.
7. Grimble RF. Immunonutrition. Curr Opin Gastroenterol 2005;21: 21622.
8. Fearon KC, Ljungqvist O, Meyenfeldt MV, et al. Enhanced recovery after surgery: A consensus review of clinical care for patients undergoing colonic resection. Clin Nutr 2005;24:466-77.
9. Pruinelli R, Gava VG. Princípios de Oncologia Cirúrgica in Cavazzola LT. Condutas em Cirurgia Geral. Porto Alegre: Artmed; 2008.
10. Manzullo EF, Weed HG. Perioperative issues in patients with cancer. Med Clin N Am 2003;87(1):243-56.
11. Desai DM, Kuo PC. Perioperative Management of Special Populations: Immunocompromised Host (Cancer, HIV, Transplantation). Surg Clin N Am 2005;85(6):1267-82.
12. DeVitta VT, Hellman S, Rosenberg SA. Cancer: Principles and Practice of Oncology. 7th ed. Philadelphia: Lippincott Williams & Wilkins; 2005.
13. George JN. For low platelets, how low is dangerous? Cleve Clin J Med 2004;71(4):277-8.
14. D'Angelica M, Kornprat P, Gonen M, et al. Lack of evidence for increased operative morbidity after hepatectomy with perioperative use of bevacizumab: a matched case-control study. Ann Surg Oncol 2007;14(2):759-65.
15. Bilchik AJ, Hecht JR. Perioperative risks of bevacizumab and other biologic agents for hepatectomy: Theoretical or evidence based? J Clin Oncol 2008;26(11)1786-8.
16. Davison SP, Reisman NR, Pellegrino ED et al. Perioperative guidelines for elective surgery in human immunodeficiency virus-positive patient. Plast Reconst Surg 2008;121:1831-40.
17. Centers for Disease Control and Prevention. Updated U.S. Public Health Service guidelines for the management of occupational exposures to HIV and recommendations for postexposure prophylaxis. M.M.W.R. Recomm. Rep 2005; 54:1
18. Tran HS, Moncure M, Tarnoff M, et al. Predictors of operative outcome in patients with human immunodeficiency virus infection and acquired immunodeficiency syndrome. Am J Surg 2000;180: 228-33.
19. Jones S, Schechter CB, Smith C et al. Is HIV infection a risk factor for complications of surgery? Mt Sinai J Med 2002;69:329-33.
20. Avidan MS, Jones N, Pozniak AL. The implications of HIV for the anaesthetist and the intensivist. Anaesthesia 2000;55:344-54.
21. Jabbour SA. Steroids and the surgical patient. Med Clin N Am 2001;85(3):1311-7.
22. Mercado DL, Petty BG. Perioperative medication management. Med Clin N Am 2003;87(1):41-57.
23. Testa G, Goldstein RM, Toughanipour A et al. Guidelines for surgical procedures after liver transplantation. Ann Surg 1998; 227(4):590-9.
24. Zafar SY, Howell DN, Gockerman JP. Malignancy after solid organ transplantation. Oncologist 2008;13:769-78
25. Gunst MA, Minei JP. Transfusion of blood products and nosocomial infection in surgical patients. Curr Opin Crit Care 2007 13(4):428-32.
26. Hébert PC, Wells G, Blajchman MA, et al. A multicenter, randomized, controlled clinical trial of transfusion requirements in critical care. N Engl J Med 1999;340(6):409-17.
27. Waghorn DJ. Overwhelming infection in asplenic patients: current best practice preventive measures are not being followed. J Clin Pathol 2001;54:214–218.
28. Okabayashi T, Hanazaki K. Overwhelming postsplenectomy infection syndrome in adults – A clinically preventable disease. World J Gastroenterol 2008; 14(2): 176-179.
29. Mangram AJ, Horan TC, Pearson ML, et al. Guideline for prevention of surgical site infection, 1999.Infect Control Hosp Epidemiol 1999b;20:250-78.
30. Basgul E, Bahadir B, Celiker V, et al. Effects of low and high intra-abdominal pressure on immune response in laparoscopic cholecystectomy. Saudi Med J 2004;25:1888-91
31. Ceydeli A, Rucinski J, Wise L. Finding the best abdominal closure: A evidence-based review of the literature. Curr Surg 2005;62:220-5
32. Riet M, Steyerberg EW, Nellensteyn J, et al. Meta-analysis of techniques for closure of midline abdominal incisions. Br J Surg 2002;89:1350-6.
33. Brandstrup B, Teonessen H, Beier-Holgersen R. Effects of intravenous fluid restriction on postoperative complications: comparison of two perioperative fluid regimens: a randomized assessor-blinded multicenter Trial. Ann Surg 2003;238(5):641-8
34. Nisanevich V, Felsenstein I, Almogy G, et al. Effect of intraoperative fluid management on outcome after intraabdominal surgery. Anesthesiology 2005;103:25-32.
35. Van Den Berghe G, Wouters P, Weekers F, et al. Intensive insulin therapy in critically ill patients. N Engl J Med 2001;345:1359-67.
36. Gandhi GY, Nuttall GA, Abel MD, et al. Intraoperative hyperglycemia and perioperative outcomes in cardiac surgery patients. Mayo Clin Proc 2005;80:862-66.
37. Kurz A, Sessler DI, Lenhardt R, et al. Perioperative normothermia to reduce the incidence of surgical wound infection and shorten hospitalization. N Engl J Med 1996;334:1209-15.
38. Greif R, Akça O, Horn EP et al. Supplemental perioperative oxygen t reduce the incidence of surgical wound infection. N Engl J Med 2006;342(3):161-7.
39. Chura JC, Boyd A, Argenta PA. Surgical site infection and supplemental perioperative oxygen in colorectal surgery patients: A systematic review. Surg Infect 2007;8(4):455-61.
40. Pryor KO, Fahey TJ, Lien CA, et al. Surgical site infection and the routine use of perioperative hyperoxia in a general surgical population: A randomized controlled trial. JAMA 2004; 291(1):79-87.

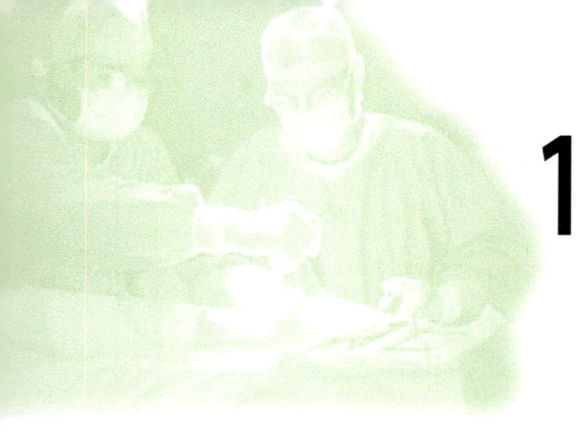

13 Controle da Temperatura e Hipotermia Intraoperatória

Ricardo Caio Gracco de Bernardis
Lígia Andrade da Silva Telles Mathias
Luiz Carlos von Bahten

Introdução

O controle da temperatura faz parte dos sinais vitais regularmente aferidos nos pacientes durante uma internação para controle térmico e identificação frequente de episódios de hipertermia. No intraoperatório, com o paciente anestesiado, o controle da temperatura também se faz necessário, mas a alteração de temperatura que mais frequentemente ocorre é a hipotermia decorrente de fatores externos e da perda do controle corporal da termorregulação por ação direta dos anestésicos.

Hipotermia é definida como temperatura corporal central menor que 36°C, e ocorre com frequência durante procedimento anestésico, devido a inibição do centro termorregulador, aumento da exposição corporal ao ambiente e diminuição do metabolismo e da produção de calor.[1, 2]

A hipotermia é classificada em leve (34 a 36°C), moderada (30 a 34°C) e grave (menor que 30°C).[1]

O hipotálamo é o principal local de regulação da temperatura, integrando os impulsos térmicos provenientes da medula espinhal e do sistema nervoso central que, por sua vez, integram os impulsos advindos da superfície cutânea e dos tecidos profundos. As informações aferem ao hipotálamo anterior, e as respostas partem do hipotálamo posterior. As principais respostas à hipotermia são vasoconstrição cutânea, termogênese sem tremores, tremores e alterações comportamentais. A vasoconstrição cutânea é a primeira e mais importante resposta autonômica à hipotermia e causa diminuição da perda de calor para o ambiente em 25%.[2,3]

Durante a anestesia, a diminuição da temperatura corporal ocorre imediatamente após a indução de anestesia geral ou regional, decorrente da redistribuição de calor do compartimento central para o periférico, como mostra a Figura 13.1.[4]

A hipotermia leve pós-operatória está presente em 25% a 90% do pacientes submetidos a cirurgias eletivas.[1] No Brasil, embora seja fato conhecido que a hipotermia é um evento adverso comum e frequente na maioria dos hospitais, não existem dados nacionais da real incidência. Mesmo quando termômetros e dispositivos de aquecimentos estão disponíveis, estes não são utilizados de forma regular e adequada, o que torna a subnotificação real.

Muitos fatores alteram o gradiente corporal térmico, incluindo a temperatura ambiente, a quantidade de tecido adiposo, o uso concomitante de fármacos

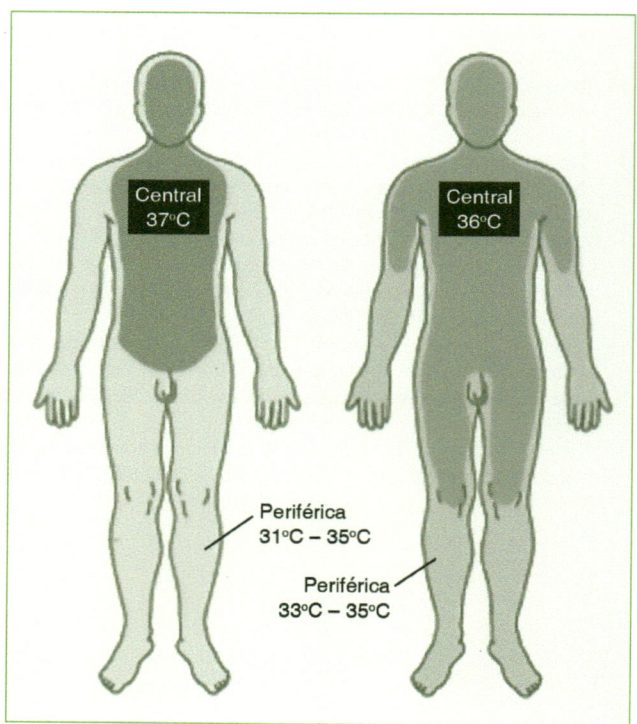

FIGURA 13.1 – *Fenômeno de redistribuição interna de calor dos compartimentos central e periférico com redução da temperatura central do paciente após a indução da anestesia. O primeiro modelo representa o paciente antes da indução anestésica, e o segundo, após a indução anestésica.*
Fonte: *adaptado de Sessler DI. Temperature regulation and monitoring. Miller RD Anesthesia. 8th Ed, New York, Elsevier, 2015; 48:1533-1556.*

anestésicos e a exposição de cavidades corporais.[5] Nas intervenções cirúrgicas em que há exposição de cavidades corporais, há maior perda de calor.[6]

A pele representa uma barreira entre os compartimentos central e periférico e o meio ambiente, e aproximadamente 90% de todo o calor produzido são perdidos pela superfície.[2]

De acordo com Daniel I Sessler, a exposição ao ambiente gera perda de calor por quatro mecanismos: irradiação, condução, evaporação e convecção.[2]

A irradiação consiste na perda de calor por meio de energia radiante entre dois objetos sólidos e depende da diferença de temperatura absoluta entre duas superfícies elevada à quarta potência, representando 70% do total da perda de calor a 22°C.[2]

A transferência de calor por condução depende da diferença de temperatura entre dois objetos em contato e da condutância entre eles. A fim de diminuir a perda de calor, deve-se evitar o contato dos pacientes com superfícies metálicas da mesa de cirurgia.[2]

A evaporação tem como componentes a evaporação dos líquidos aplicados sobre a pele, a sudorese e as perdas insensíveis de água pelas vias respiratórias, pela ferida operatória e pela pele. Condução e evaporação correspondem a 15% do calor total perdido durante anestesia e cirurgia.[2]

A convecção consiste em perda ou ganho de calor pela passagem de um líquido ou gás pela superfície corporal, ocorrendo mais intensamente em ambientes onde existe deslocamento de ar com baixa temperatura.[2]

A corrente sanguínea apresenta um componente convectivo e um condutivo, sendo o primeiro mais evidente, principalmente em salas cirúrgicas com baixas temperaturas. Ocorre com maior intensidade quando existe deslocamento de ar em grandes ambientes e é responsável pelos 15% restantes da perda de calor pelo organismo para o exterior.[2]

Hipotermia e anestesia geral

Durante a anestesia geral, ocorre o aumento da concentração dos anestésicos no Sistema Nervoso Central (SNC). A maioria desses anestésicos possui ação vasodilatadora, altera o controle da temperatura central por meio do hipotálamo, inibindo a vasoconstrição e os tremores, ações termorreguladoras fisiológicas do organismo.[1-4]

A indução anestésica é responsável pela redução de 20% na produção metabólica de calor, além de abolir as respostas fisiológicas termorreguladoras normalmente desencadeadas pela hipotermia.[3]

Os opioides e o propofol diminuem de maneira linear o limiar de vasoconstrição e dos tremores. Já os agentes halogenados diminuem de maneira não linear o limiar de resposta ao frio. Consequentemente, em pacientes anestesiados, as respostas termorreguladoras são desencadeadas a uma temperatura mais baixa do que nos pacientes não anestesiados.[7]

Assim, a principal causa da hipotermia durante a anestesia geral é a troca de calor entre os compartimentos centrais e periféricos, por condução ou convecção circulatória, portanto, o *status* vasomotor é um fator importante na transferência de calor (Figura 13.2).[8]

Sessler, em 2016,[2] descreveu as fases da hipotermia durante a anestesia geral. Inicialmente, ocorre redução rápida da temperatura central por redistribuição após a indução anestésica, com diminuição linear da temperatura (0,5 a 1°C por hora) enquanto houver diferença entre a taxa de produção metabólica e a perda de calor para o ambiente. Quando uma temperatura determinada é

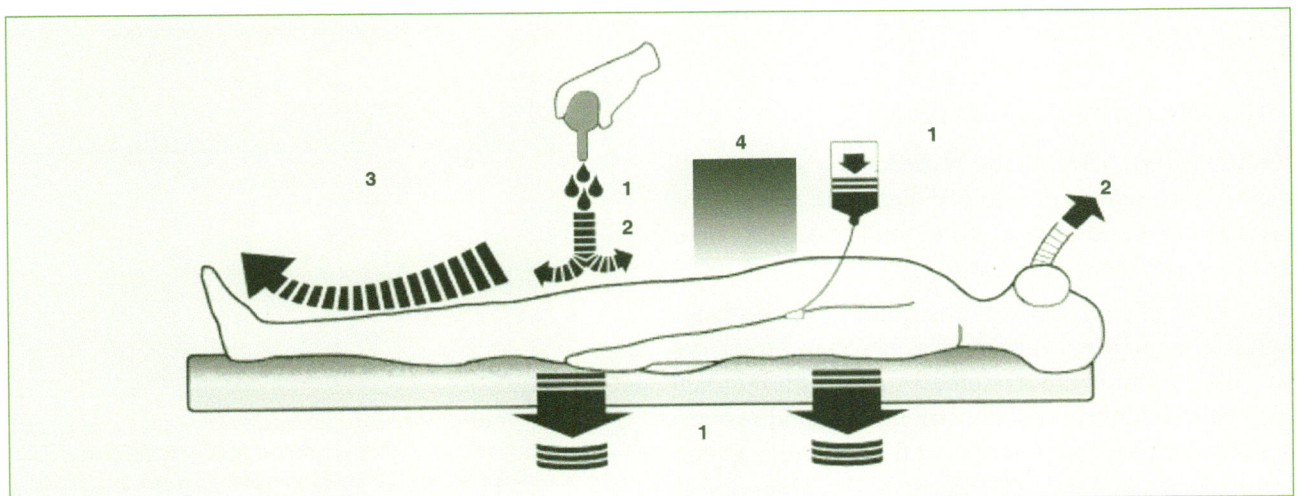

FIGURA 13.2 – *Esquema ilustrativo dos quatro mecanismos que contribuem para a hipotermia perioperatória. (1) condução, (2) evaporação, (3) convecção e (4) irradiação.* Fonte: *adaptado de Vanni SMD, Braz JRC. Hipotermia perioperatória: novos conceitos. Ver Bras Anestesiol. 1999;49:360-7.*

atingida, a vasoconstrição é desencadeada, e há restrição no fluxo de calor entre os compartimentos, proporcionando menor perda de calor para o ambiente. A manutenção da produção metabólica de calor, apesar da perda contínua, gera um platô na temperatura, restabelecendo um gradiente normal entre os compartimentos. Atinge-se então a última fase, caracterizada pelo novo equilíbrio térmico, agora em valor menor de temperatura.[1,9]

Kurz *et al.*, em trabalho retrospectivo com mais de 58.000 pacientes, realizado na Cleveland Clinic e publicado em 2015, demonstraram que a primeira hora de anestesia é o período de maior prevalência de hipotermia (Gráfico 13.2). Nesse trabalho ficou demonstrado que somente o controle da temperatura no final do procedimento, sem o seguimento ao longo da anestesia, não reflete o comportamento térmico do paciente, podendo esse paciente ter apresentado hipotermia, mas não identificada no final do procedimento.[10]

Hipotermia e anestesia regional

A anestesia regional inibe o controle central termorregulador por meio do bloqueio do sistema nervoso simpático periférico e dos nervos motores, que abolem a vasoconstrição e os tremores.[11]

A presença e a extensão do bloqueio simpático e do motor impedem o aparecimento da vasoconstrição termorreguladora, e essa fase não é interrompida como ocorre durante a anestesia geral, após o final do procedimento. Consequentemente, pacientes submetidos a intervenções cirúrgicas de grande porte sob anestesia regional têm risco aumentado de desenvolver hipotermia mais prolongada e intensa que os pacientes submetidos a anestesia geral.[12]

A hipotermia decorrente de anestesia regional é frequente e depende mais da magnitude e da duração do procedimento cirúrgico do que das características do paciente.[13]

Hipotermia e anestesia combinada

A anestesia combinada representa a situação de maior risco para o desenvolvimento de hipotermia perioperatória, pois nesta ocorre diminuição do limiar à vasoconstrição e dos tremores.[2]

A redistribuição inicial nas quatro extremidades leva rapidamente à hipotermia, e a fase linear desenvolve-se mais rapidamente. A anestesia regional diminui o limiar de vasoconstrição e, quando sobreposta à anestesia geral, tem seu efeito somado. Como resultado, a vasoconstrição e as respostas a hipotermia são desencadeadas mais tardiamente e sob menor temperatura.[7]

Por outro lado, a anestesia geral inibe os tremores que poderiam aumentar a produção interna de calor durante a anestesia espinhal. Mas o fator mais importante decorrente da associação é a abolição da vasoconstrição nas extremidades inferiores devido ao bloqueio do neuroeixo (Gráficos 13.1 e 13.2).[1-3]

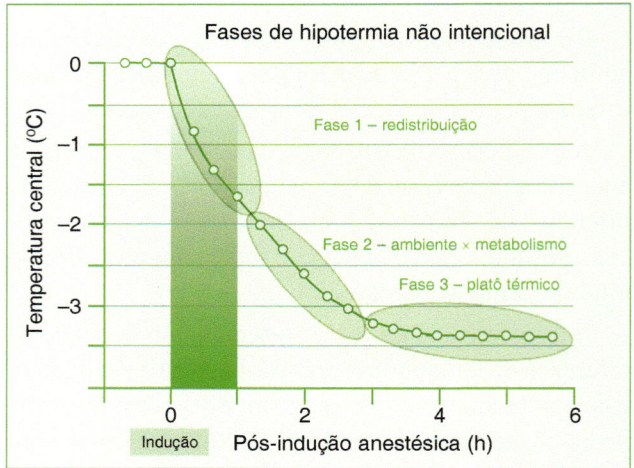

GRÁFICO 13.1 – *Fases de perda de temperatura durante anestesia dividida em três fases distintas no tempo e quantidade de perda de calor. Fonte: adaptado de Sessler DI. Temperature regulation and monitoring. Miller RD Anesthesia. 8th Ed, New York, Elsevier, 2015; 48:1533-1556.*

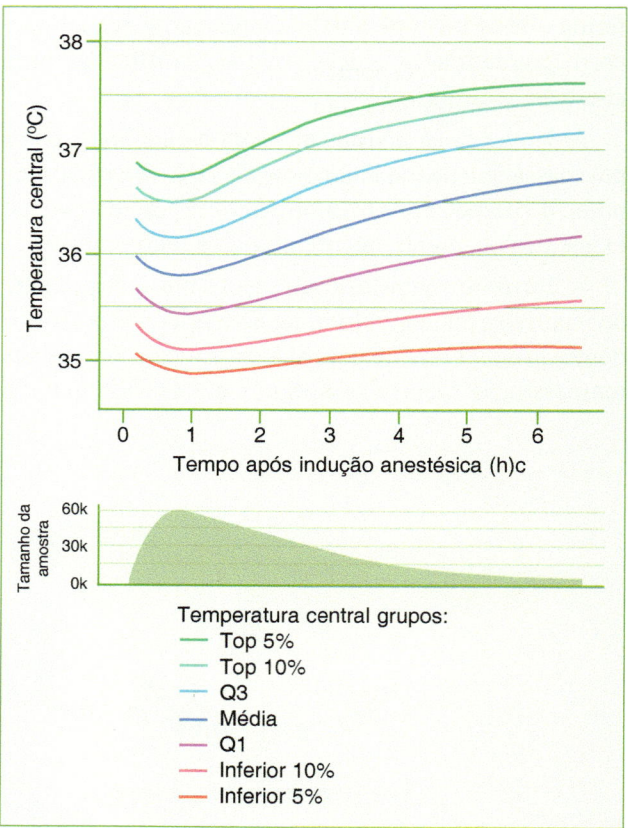

GRÁFICO 13.2 – *Período de maior prevalência de hipotermia durante o ato anestésico. A média dos grupos apresentou na primeira hora de anestesia hipotermia leve, recuperada após a segunda hora de anestesia com o uso de dispositivo de aquecimento ativo no período intraoperatório. Fonte: adaptado de Sun Z, Honar, H, Sessler DI, Dalton JE, Yang D, Panjasawatwong K, Deroee AF, Salmasi, V., Saager, L, Kurz A. Intraoperative Core Temperature Patterns, Transfusion Requirement, and Hospital Duration in Patients Warmed with Forced Air. Anesthesiology 2015;122:276-85.*

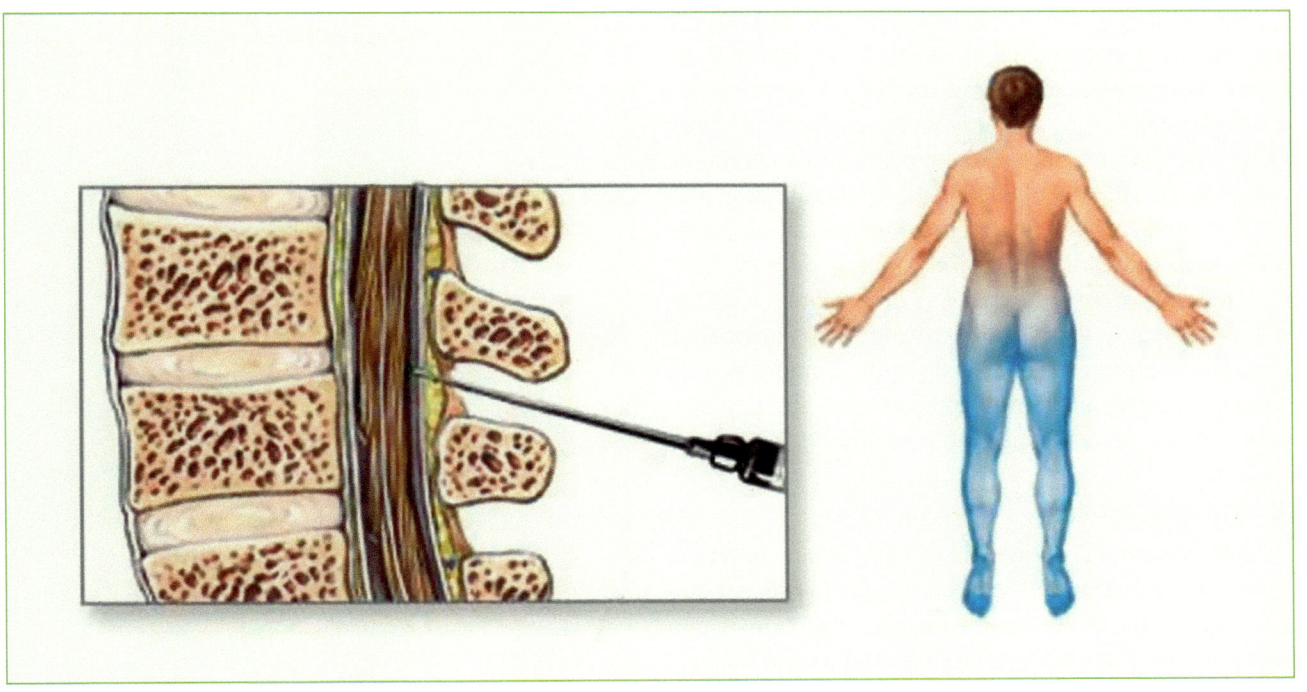

FIGURA 13.3 – *Demonstração da presença da vasodilatação e perda de calor local, decorrente do fenômeno de redistribuição regional após a realização de anestesia espinhal. Fonte: adaptada de http://www.multiperfil.co.ao/wp-content/uploads/2018/04/simposio-de-anestesiologia-raquianestesia-total.pdf. http://caminhandocomciencia.blogspot.com.br/2010/05/curiosidades-sobre-anestesias.html.*

Monitorização da temperatura

A temperatura corporal central deve ser monitorada e mantida acima de 36°C em todo paciente submetido a procedimento com mais de 60 minutos de duração, em intervenções cirúrgicas de grande porte sob anestesia geral e/ou regional e procedimentos em que a indução da hipotermia é indicada.[14]

A monitoração da temperatura central durante o ato anestésico proporciona identificação precoce de hipotermia, facilitando o controle térmico durante e após o procedimento cirúrgico.[1-3]

O local de monitoração da temperatura deve ser cuidadosamente escolhido de acordo com o objetivo de controlar a temperatura do local cirúrgico ou visando a temperatura central. O termômetro com melhor acurácia na medição da temperatura é o termômetro de artéria pulmonar, mas devido ao aspecto invasivo de utilização, só é utilizado para medir a temperatura quando é implantado para avaliação hemodinâmica do paciente. Os mais utilizados e disponíveis na nossa prática anestésica são o termômetro esofágico, nasofaríngeo e de membrana timpânica. Os dois primeiros apresentam boa confiabilidade na aferição da temperatura, mas o timpânico é menos confiável. Ainda pouco presente na prática anestésica, mas cada vez mais comum em ambiente de pronto-socorro e de enfermaria, o termômetro oral está substituindo o axilar, que apresenta menor confiabilidade na temperatura aferida. Os termômetros reto e vesical apresentam menor confiabilidade e são pouco utilizados na prática anestésica.[1,2]

A temperatura axilar corresponde à central quando o braço está corretamente posicionado em adução. Representa medida menos confiável que a oral e a esofágica.[15]

O termômetro de aferição da temperatura na região frontotemporal ou retroauricular, conhecido por *Spot on*, mede a temperatura de forma não invasiva, mas com valores bastante próximos aos termômetros invasivos, como esofágico e de artéria pulmonar, isso porque ele apresenta um sensor envolvido por um material isolante térmico e adesivado semelhante a um eletrodo de cardioscopia. Esse sensor, em contato com a pele do paciente e isolado termicamente pelo material ao seu redor, permite que ocorra a formação de um canal térmico até os tecidos no subcutâneo do paciente, permitindo a aferição da temperatura de tecidos abaixo da pele e com valores de temperatura próximos à temperatura central.[10]

Alterações fisiológicas da hipotermia

Em 2008, Kurz *et al.*[7] descreveram que a hipotermia pode ser usada para proteger órgãos com isquemia, mas também pode causar múltiplas alterações fisiológicas e pode ocasionar prejuízo ao paciente.

O tremor muscular é uma atividade involuntária que tem seu início apenas quando a vasoconstrição em seu grau máximo associada à termogênese sem tremores não é suficiente para a manutenção da temperatura corporal. O tremor pode proporcionar aumento do consumo de oxigênio de 200% a 600%, além de desencadear descarga simpática, aumento das pressões craniana e ocular e isquemia miocárdica. O principal meio de prevenção dos tremores é a manutenção da normotermia. Eles são muito frequentes na sala de recuperação pós-anestésica e, quando presentes, devem ser sempre tratados devido a todas as consequências já apresentadas, além do desconforto que proporcionam ao paciente.[16]

Aparelho cardiovascular

A hipotermia desencadeia uma resposta simpática com aumento do nível sérico de catecolaminas, risco de taquicardia, hipertensão arterial, vasoconstrição sistêmica e desequilíbrio entre a demanda e a oferta de oxigênio do miocárdio, proporcionando o aumento do risco de infarto agudo do miocárdio.[17]

Frank et al., em 1997, estudaram 300 pacientes com idade superior a 60 anos, submetidos a cirurgias vasculares, abdominais e torácicas, com história de alto risco cardiovascular, divididos em grupo controle sem aquecimento ativo e outro com aquecimento ativo. Os resultados revelaram que a hipotermia é um importante preditor de eventos cardíacos e taquicardia ventricular.[11]

A hipotermia per se não provoca vasoconstrição coronariana, mas está associada a aumento do trabalho cardíaco. Logo, pode predispor à isquemia miocárdica se o paciente apresentar algum grau de obstrução coronariana.[18-19]

Farmacocinética e farmacodinâmica

A hipotermia interfere no metabolismo dos anestésicos, resultando no retardo da alta do paciente do centro cirúrgico e também do hospital.[20]

No estudo de Heier et al., que avaliaram 20 pacientes submetidos a cirurgias eletivas divididos em grupo hipotermia e normotermia, foi constatado no grupo hipotermia prolongamento na duração do bloqueador neuromuscular. Outro estudo também mensurou o tempo de recuperação pós-anestésica em 150 pacientes submetidos a cirurgia abdominal eletiva e verificou que o grupo que apresentou hipotermia teve maior tempo de recuperação pós-operatória e maior tempo para alta da sala de recuperação pós-anestésica (Gráfico 13.3).[21]

Sistema de coagulação

No sistema de coagulação, apesar da contagem de plaquetas permanecer normal durante a hipotermia, há

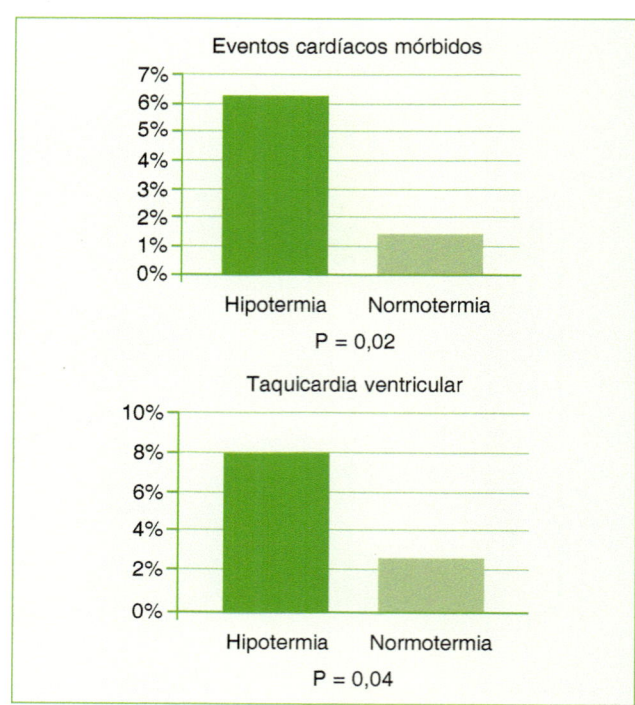

GRÁFICO 13.3 – Percentual de eventos cardíacos e taquicardia ventricular em pacientes normotérmicos e hipotérmicos. Fonte: adaptado de: Frank SM, Fleisher LA, Breslow MJ, et al. Perioperative maintenance of normothermia reduces the incidence of morbid cardiac events: a randomized clinical trial. JAMA, 1997; 277:1127-34.

indução de alterações morfológicas sugestivas de ativação plaquetária,[8] principalmente quando há exposição do sangue hipotérmico a ativadores plaquetários, tais como o circuito da circulação extracorpórea e placas ateroscleróticas.[22]

Testes como o tempo de protrombina (TP) e o tempo de tromboplastina parcial ativada (TTPA) permanecem normais porque são realizados a 37°C, independente da temperatura do paciente.[8] Quando realizados na temperatura em que o paciente se encontra, eles se tornam alterados porque há redução na velocidade das reações enzimáticas da cascata de coagulação.[23]

A trombose venosa profunda (TVP) é complicação que pode estar relacionada à hipotermia e deve ocorrer devido à vasoconstrição que produz estase venosa e hipóxia, mas não foram encontrados estudos clínicos que comprovem essa hipótese.[14]

A fibrinólise não é alterada em temperaturas inferiores a 34°C, e encontra-se aumentada durante a hipertermia, o que aventa a hipótese de que a coagulopatia induzida pela hipotermia não seja resultante de fibrinólise excessiva.[23]

O estudo de Schmied et al. avaliou 60 pacientes submetidos a artroplastia de quadril, avaliou dois grupos randomizados, normotermia e hipotermia, e verificou que o grupo hipotermia apresentou aumento significativo de perda sanguínea quando comparado ao grupo normotérmico (Gráficos 13,4 e 13.5).[16]

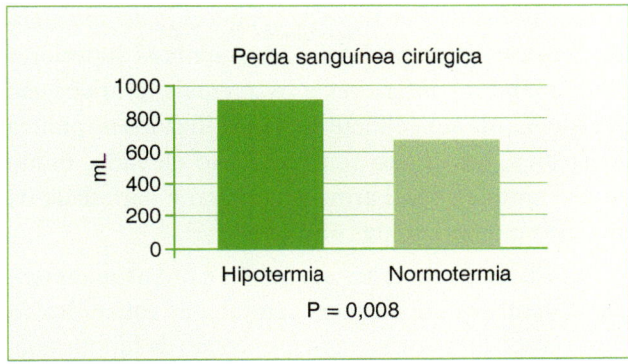

GRÁFICO 13.4 – *Volume de perda sanguínea no grupo hipotermia e normotermia. Fonte: adaptado de Schmied H, Kurz A, Sessler DI, et al. Mild hypothermia increases blood loss and transfusion requirements during total hip arthiplasty. Lancet. 1996;347(8997):289-292.*

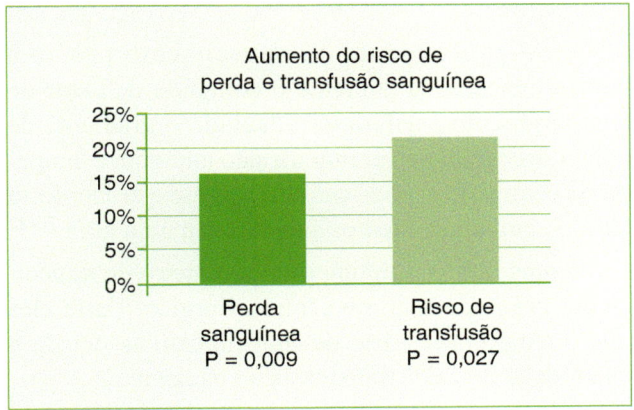

GRÁFICO 13.5 – *Aumento do risco em perda sanguínea e de reposição sanguínea no grupo que apresentou hipotermia. Fonte: adaptado de Rajagopalan S, Mascha E, Na J, Sessler DI. The Effects of Mild Perioperative Hypothermia on Blood Loss and Transfusion Requirement. Anesthesiology. 2008;108:71–7.*

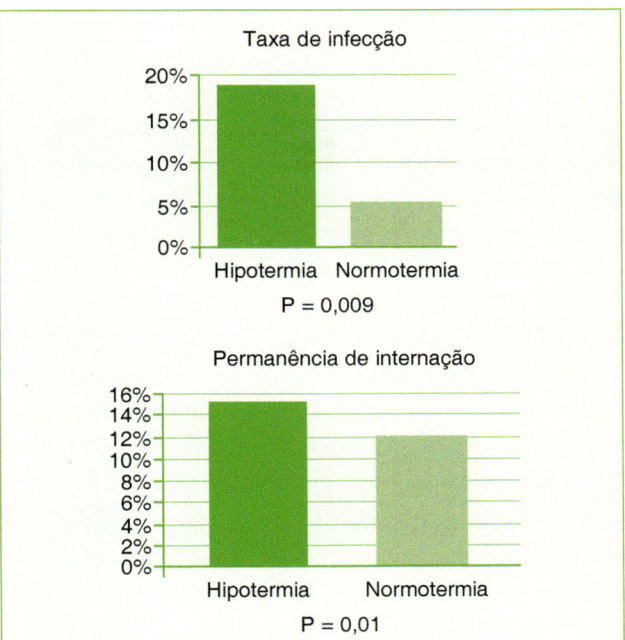

GRÁFICO 13.6 – *Porcentagem de infeção e permanência de internação entre os grupos hipotermia e normotermia. Fonte: adaptado de Kurz A, Sessler DI, Lenhardt R. Perioperative normotermia to reduce the incidence of surgical-wound infection and shorten hospitalization. Study of Wound Infection and Temperature Group. N Engl J Med. 1996;334(19):1209-15.*

Metanálise de Rajagopalan *et al.*, que realizaram comparação da perda sanguínea e/ou necessidade de transfusão em pacientes que apresentaram hipotermia ou normotermia, concluiu que a manutenção da normotermia está associada a menor perda sanguínea e redução de necessidade de transfusão sanguínea.[14]

Sistema imunológico

No sistema imunológico, a hipotermia possui efeito direto sobre a imunidade celular e humoral e efeito indireto na diminuição da oferta de oxigênio aos tecidos periféricos.[2]

Estudo de Kurz *et al.* que avaliou 200 pacientes submetidos a cirurgia eletiva coloretal divididos em dois grupos, com aquecimento ativo e outro sem aquecimento ativo, indicou que o grupo normotermia apresentou redução da infecção da ferida operatória e menor permanência hospitalar. A diminuição de 1,9°C na temperatura central triplicou a incidência de infecção no local da operação e aumentou em 20% a duração da hospitalização (Gráfico 13.6).[17]

No estudo realizado com 421 pacientes submetidos a cirurgias de mama, varizes e hérnias abdominais, divididos em grupo sem aquecimento ativo e outro com pré-aquecimento ativo por 30 minutos antes da cirurgia, verificou-se que o grupo pré-aquecimento apresentou menor taxa de infecção em sítio cirúrgico (Gráfico 13.7).[18]

Sistema endócrino

Alterações hormonais durante a hipotermia: inicialmente há manutenção da secreção de corticoides, porém, quando esta se torna prolongada, ocorre supressão.[44] A produção de tiroxina encontra-se aumentada, em consequência da elevação da liberação de hormônio tireoestimulante (TSH). Há inibição da liberação e

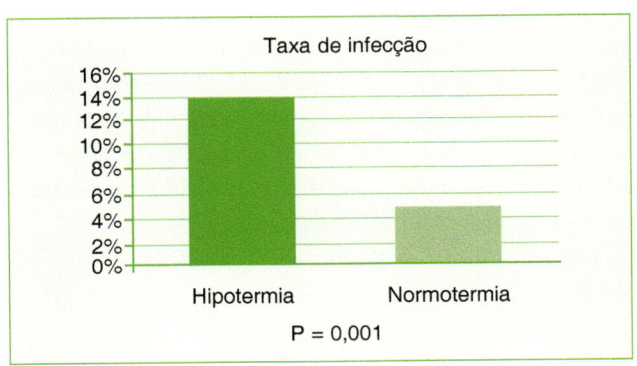

GRÁFICO 13.7 – *Percentagem de taxa de infecção entre grupos que apresentaram hipotermia e normotermia. Fonte: adaptado de Melling AC, Ali B, Scott EM, Leaper DJ. Effects of preoperative warming on the incidence of wound infection after clean surgery: a randomized controlled trial. Lancet. 2001;358(9285):876-80.*

redução da atividade da insulina, diminuição da perda renal de glicose e aumento da secreção de catecolaminas, resultando em hiperglicemia.[4] No entanto, a hipoglicemia é observada em 40% dos pacientes. Durante o reaquecimento pode haver o desenvolvimento de hipoglicemia grave com lesão encefálica, logo o controle da glicemia deve ser rigoroso e a hiperglicemia não deve ser tratada durante a hipotermia.[15]

Alterações hidroeletrolíticas

As alterações eletrolíticas na hipotermia estão relacionadas a hipocalemia, hipofosfatemia e hipomagnesemia, mas a importância clínica dessas alterações ainda não está adequadamente estabelecida.[18]

Por fim, mais não menos importante, o conforto do paciente durante sua permanência no centro cirúrgico também pode estar prejudicado quando ele apresenta hipotermia, como apresentado no trabalho de Shaw *et al.*[20]

Métodos de aquecimento

A temperatura ambiente suficientemente elevada (> 23°C) mantém ou restabelece a normotermia durante anestesia, porém, gera desconforto térmico para a equipe anestésico-cirúrgica e piora seu desempenho cognitivo. Consequentemente, estratégias de aquecimento ativo ou passivo devem ser empregadas.[19]

O aquecimento passivo é método de baixo custo e de pouca eficiência. Consiste em cobrir e aquecer durante o intraoperatório toda a superfície cutânea possível com o emprego de lençóis, cobertores ou mantas, o que reduz a perda de calor em 30%. O aquecimento dos cobertores não gera transferências adicionais de calor, tornando-os apenas mais confortáveis.[20]

A temperatura da sala cirúrgica também é um fator determinante na perda de calor, devendo-se evitar que fique mais baixa que 22°C.[21]

Cobertores ou colchões com circulação de água são benéficos apenas quando situados *sobre* o paciente. O aquecimento cutâneo é eficaz quando a vasoconstrição termorreguladora foi desencadeada. A vasodilatação periférica induzida pelos agentes anestésicos proporciona transferência intercompartimental de calor, facilitando a transferência do calor aplicado à superfície cutânea para o compartimento central.[21]

Outro método utilizado são cobertores elétricos; estudos sugerem que sua eficiência é semelhante ao sistema de ar aquecido.

A utilização de vestimentas com circulação de água aquecida consegue transferir mais calor para o organismo que os sistemas de circulação de ar aquecido, aquecendo 0,4°C por hora mais rápido.[22]

Os dispositivos de fluxo de ar aquecido do tipo mantas térmicas de corpo inteiro, de membros superiores ou de membros inferiores e os aventais térmicos são os sistemas de aquecimentos mais utilizados na prática anestésica, devido ao seu custo não elevado, modo de uso simples, fácil armazenamento e variedade de modelos para diferentes cirurgias.[22,23]

A infusão de soluções aquecidas é útil na manutenção da temperatura corporal central, não está indicada como único dispositivo para prevenção da hipotermia, e sim em associação ao outro dispositivo de aquecimento ativo.[21]

Prevenção da hipotermia

O pré-aquecimento ou aquecimento prévio à indução anestésica aumenta o conteúdo de calor do compartimento periférico, reduzindo o gradiente de redistribuição. Este geralmente não aumenta a temperatura central, mas pode causar sudorese e desconforto térmico em aquecimentos superiores a uma hora.[20-22]

Alguns fatores limitam o uso rotineiro do aquecimento pré-anestésico no centro cirúrgico. Entre eles está o tempo necessário de aquecimento associado à quantidade de calor transferida ao paciente.[23]

Com a utilização do pré-aquecimento, a hipotermia após a indução tem início mais lento e é menos intensa, sem alterar as taxas de produção metabólica.[22] É uma estratégia que previne a hipotermia na primeira e segunda horas de anestesia, sendo esse período possivelmente o responsável por desencadear as complicações descritas anteriormente.[24,25]

O uso do aquecimento no pós-operatório, na sala de recuperação pós-anestésica, é necessário quando o paciente apresentou hipotermia no período intraoperatório. Essa conduta é definida como terapêutica à hipotermia e não profilática e deve ser evitada ao máximo, uma vez que o paciente já pode ou poderá apresentar complicações e entre as mais comuns o tremor e desconforto térmico.[26,27]

Existem várias estratégias de pré-aquecimento, as mais frequentes são as que fazem o pré-aquecimento 10, 20 ou 30 minutos. Estas reduziram consideravelmente o risco de hipotermia perioperatório e os tremores pós-operatórios em comparação com isolamento passivo.[28]

Com relação à incidência de hipotermia pós-operatória, não há diferença significativa entre 10, 20 e 30 minutos de pré-aquecimento. No entanto, a necessidade de aquecimento ativo intra e pós-operatório após 20 e 30 minutos de pré-aquecimento foi menor do que após 10 minutos de pré-aquecimento. Assim, é recomendado um período de pré-aquecimento padronizado de 10 a 20 minutos, antes da cirurgia sob anestesia geral.[29]

Na Santa Casa de Misericórdia de São Paulo, foi realizado trabalho avaliando o uso da manta térmica com fluxo de ar aquecido por 30 minutos antes da indução anestésica até 120 min após o início da anestesia, mostrando-se essa estratégia eficaz na prevenção da hipotermia intraoperatória, e com redução dos eventos adversos no pós-operatório.[30]

Recuperação anestésica e hipotermia

Na recuperação da anestesia ocorre diminuição da concentração dos anestésicos no SNC, e o organismo é capaz de iniciar novamente as respostas termorreguladoras.[5]

Tremores são, então, desencadeados para compensar o déficit perioperatório de calor e aumentar a temperatura central à custa do aumento da taxa metabólica e do consumo de oxigênio, com o objetivo de retornar a temperatura corporal ao índice de normalidade.[22] Estes são extremamente desconfortáveis ao paciente, o que justifica sua prevenção e/ou tratamento, mesmo que todas as outras complicações relacionadas à hipotermia não estejam presentes.[2]

O tratamento do tremor pós-operatório é realizado com aquecimento cutâneo ativo e/ou opioides. Qualquer fármaco que diminua o limiar do tremor irá tratá-lo de maneira efetiva.[18] Opioides constituem os fármacos de primeira escolha porque causam pequena sedação, bem como controlam a dor que, geralmente, coexiste com os tremores.[3]

O conforto térmico na sala de recuperação pós-anestésica é prejudicado pela hipotermia. Os pacientes geralmente se lembram da sensação de frio e dos tremores, relatando-os como desagradáveis e, muitas vezes, determinando sensações piores que a dor cirúrgica.[20]

Conclusão

A hipotermia não intencional é um problema real, rotineiro, muitas vezes não diagnosticado e não incomum, com prejuízos ao paciente. As complicações são de natureza fisiológica e psicológica e estão além da simples informação do paciente de "estar sentindo frio". Estudos demonstram que as complicações estão entre eventos cardiovasculares, infecção de ferida operatória, distúrbios da coagulação, entre outras. A percepção do estado térmico é um dos componentes de bem-estar que o paciente sente durante o período perioperatório, e a sensação do desconforto térmico pode acarretar uma memória desfavorável desse período.

Assim, devemos nos conscientizar, treinar e realizar a monitorização da temperatura dos nossos pacientes e sempre quando indicado utilizar dispositivos para mantê-los com temperatura acima de 36°C.

Referências bibliográficas

1. Vanni SMD, Braz JRC. Hipotermia perioperatória: novos conceitos. Rev. Bras. Anestesiol. 1999;49:360-7.
2. Sessler DI. Perioperative thermoregulation and heat balance. Lancet. 2016;387:2655–2664.
3. Sessler DI. Temperature monitoring and perioperative thermoregulation. Anesthesiology 2008; 109:318–38.
4. Sessler DI. Temperature regulation and monitoring. Miller RD Anesthesia. 8th Ed, New York, Elsevier, 2015; 48:1533-1556.
5. Forbes SS, Eskicioglu C, Nathens AB, Fenech DS, Laflamme C, McLean RF, McLeod RS. Evidence-Based Guidelines for Prevention of Perioperative Hypothermia. 2009;209:492-503.
6. Reynolds L, Beckmann J, Kurz A. Perioperative complications of hypothermia. Best Pract. Res. Clin. Anaesthes. 2008;22:645–57.
7. Kurz A. Thermal care in the perioperative period. Best Pract. Res. Clin. Anaesthes. 2008;22:39-62.
8. Tortorici MA, Kochanek P, Poloyac SM. Effects of hypothermia on drug disposition, metabolism, and response: A focus of hypothermia mediated alterations on the cytochrome P450 enzyme system. Crit. Care Med. 2007;35:2196-204.
9. Torossian A. Thermal management during anaesthesia and thermoregulation standards for the prevention of inadvertent perioperative hypothermia. Best Pract. Res. Clin. Anaesthes. 2008;22:659-68.
10. Sun Z, Honar, H, Sessler DI, Dalton JE, Yang D, Panjasawatwong K, Deroee AF, Salmasi, V., Saager, L, Kurz A. Intraoperative Core Temperature Patterns, Transfusion Requirement, and Hospital Duration in Patients Warmed with Forced Air. Anesthesiology 2015;122:276-85.
11. Frank SM, Fleisher LA, Breslow MJ, et al. Perioperative maintenance of normothermia reduces the incidence of morbid cardiac events: a randomized clinical trial. JAMA, 1997; 277:1127-34.
12. Eshraghi, Y, Nasr V, Sanchez, IP. An Evaluation of a Zero-Heat-Flux Cutaneous Thermometer in Cardiac Surgical Patients. Anesth. Analg. 2014;119:543-9.
13. Alderson P, Campbell G, Smith AF, Warttig S, Nicholson A, Lewis SR. Thermal insulation for preventing inadvertent perioperative hypothermia. Cochrane Database Syst Rev. 2014:CD009908.
14. Rajagopalan S, Mascha E, Na J, Sessler DI. The Effects of Mild Perioperative Hypothermia on Blood Loss and Transfusion Requirement. Anesthesiology. 2008;108:71–7.
15. Campbell G, Alderson P, Smith AF, Warttig S. Warming of intravenous and irrigation fluids for preventing inadvertent perioperative hypothermia. Cochrane Database Syst Rev. 2015:CD009891.
16. Schmied H, Kurz A, Sessler DI, et al. Mild hypothermia increases blood loss and transfusion requirements during total hip arthiplasty. Lancet. 1996;347(8997):289-292.
17. Kurz A, Sessler DI, Lenhardt R. Perioperative normothermia to reduce the incidence of surgical-wound infection and shorten hospitalization. Study of Wound Infection and Temperature Group. N Engl J Med. 1996;334(19):1209-15.
18. Melling AC, Ali B, Scott EM, Leaper DJ. Effects of preoperative warming on the incidence of wound infection after clean surgery: a randomized controlled trial. Lancet. 2001;358(9285):876-80.
19. Frisch NB, Pepper AM, Rooney E, Silverton C. Intraoperative Hypothermia in Total Hip and Knee Arthroplasty. Orthopedics. 2016:1–8.
20. Shaw CA, Steelman VM, DeBerg J, Schweizer ML. Effectiveness of active and passive warming for the prevention of inadvertent hypothermia in patients receiving neuraxial anesthesia: A systematic review and meta-analysis of randomized controlled trials. J Clin. Anesth. 2017 May;38:93-104.
21. Heier T, Caldwell JE: Impact of hypothermia on the response to neuromuscular blocking drugs. Anesthesiology 2006; 104: 1070–80 11.
22. Lenhardt R, Sessler DI: Estimation of mean body temperature from mean skin and core temperature. Anesthesiology 2006; 105:1117–21.

23. Niven DJ, Gaudet JE, Laupland KB, Mrklas KJ, Roberts DJ, Stelfox HT. Accuracy of peripheral thermometers for estimating temperature: a systematic review and meta-analysis. Annals of internal medicine. 2015;163:768–777. .J Int. Med. Res. 2019 Aug;47(8):3559-3568.
24. Hooper VD. Adoption of the ASPAN clinical practice guideline for the prevention of unplanned perioperative hypothermia. J Perianesth Nurs. 2006;21:177-85.
25. Fossum S, Hays J, Henson MM. A comparison study on the effects on prewarming patients in the outpatient surgery setting. J Perianesth. Nurs. 2001;16:187-94.
26. Horn EP, Bein B, Böhm R, Steinfath M, Sahili N, Höcker J. The effect of short time periods of pre-operative warming in the prevention of peri-operative hypothermia. Anaesthetists. 2012;67:612–17.
27. Lewis SR, Nicholson A, Smith AF, Alderson P. Alpha-2 adrenergic agonists for the prevention of shivering following general anaesthesia. Cochrane Database Syst. Rev. 2015:CD011107.
28. Madrid E, Urrutia G, Roque i Figuls M, Pardo-Hernandez H, Campos JM, Paniagua P, et al. Active body surface warming systems for preventing complications caused by inadvertent perioperative hypothermia in adults. Cochrane Database Syst. Rev. 2016;4: CD009016.
29. Torossian A, Brauer A, Hocker J. Preventing Inadvertent Perioperative Hypothermia. Dtsch Arztebl Int. 2015; 112: 166-72.
30. Bernardis RCG, Silva MP, Gozzani JL, Pagnocca ML, Mathias LAST. Uso da manta térmica na prevenção de hipotermia intraoperatória. Rev. Assoc. Med. Bras. 2009, 55(4):421-6.

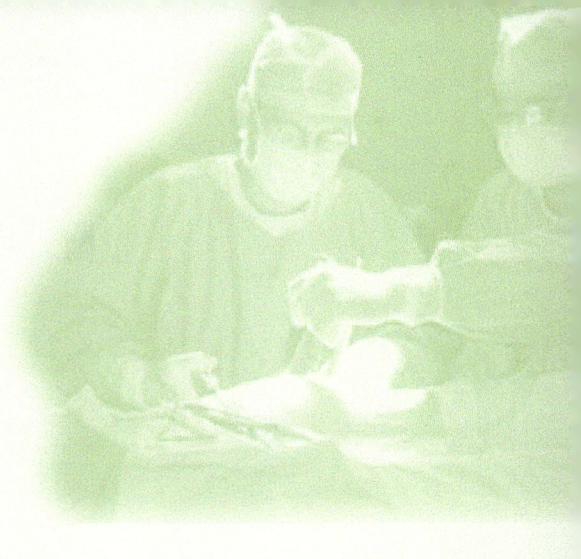

SEÇÃO 2

Métodos Diagnósticos em Cirurgia

14 Endoscopia Respiratória – Broncoscopia

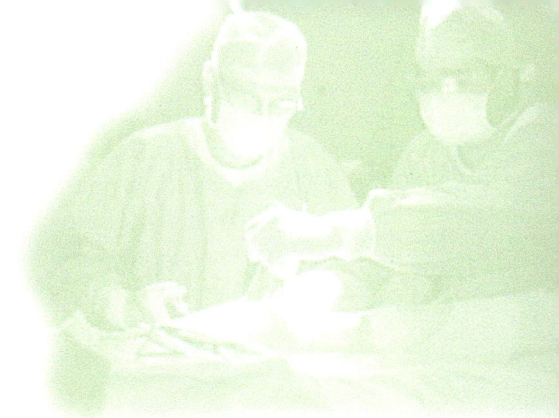

Fabiano Alves Squeff

Histórico

O primeiro acesso à via aérea foi realizado, às cegas, por Hipócrates (460-370 a.C.), pela introdução de um tubo dentro da laringe em um paciente com asfixia. Desault (1744-1795) orientou a intubação nasotraqueal para tratamento da asfixia e para a remoção dos corpos estranhos (CE).

A obstrução da via aérea por CE apresentava mortalidade elevada. O desenvolvimento da anestesia, de instrumentos para a inspeção e de fontes de luzes permitiu a avaliação adequada da laringe.

Gustav Killian realizou a primeira broncoscopia, em 1897, após vários experimentos em cadáveres. O procedimento foi a retirada de um corpo estranho por via translaríngea, em um fazendeiro de 63 anos, com dispneia, tosse e hemoptise.

O surgimento e o desenvolvimento dos broncofibroscópios flexíveis, a partir da década de 1960, levou à disseminação da aplicabilidade do método e das indicações do exame.

Introdução

A broncoscopia corresponde à avaliação endoscópica direta da via aérea, superior e inferior. Trata-se de um exame em que um endoscópio de fino calibre (flexível) ou um tubo de metal ou de titânio (broncoscopia rígida), conectado a uma fonte de luz, é introduzido pela cavidade oral ou nasal.

Tem aplicabilidade tanto para diagnóstico, com biópsias de lesões, e avaliação de alterações da anatomia do trato respiratório superior e inferior, quanto para realização de procedimentos terapêuticos.

A vantagem da broncoscopia flexível é a possibilidade de ser realizada com anestesia local e sedação e de avaliar brônquios lobares e brônquios segmentares. O acesso pode ser pelo nariz, pela cavidade oral ou pelo orifício de uma traqueostomia.

Em contrapartida, para a realização da broncoscopia rígida, é necessária anestesia geral, e a via de acesso é a cavidade oral. Uma limitação é a impossibilidade de avaliação dos brônquios distais. Entretanto, tem indicação precisa no tratamento da hemoptise maciça, e na retirada de grandes corpos estranhos. A associação dos dois métodos (broncoscopia rígida e flexível) também é possível e frequentemente utilizada.

Preparo

Por se tratar de um procedimento endoscópico diagnóstico, e às vezes terapêutico, sobre a via aérea, a broncoscopia deve ser realizada em paciente monitorizado, com oximetria de pulso e em salas com equipamentos de reanimação cardiopulmonar e de fonte fornecedora de oxigênio, e com sistema de aspiração (vácuo) eficiente.

Os pacientes são colocados em posição supina e sedados. Normalmente, utilizamos a sedação consciente, associando fentanil com benzodiazepínicos. É realizada anestesia tópica com lidocaína em toda nasofaringe e orofaringe. Após a introdução do aparelho, por via nasal ou oral, um passo importante é anestesia locorregional de toda a laringe, principalmente das cordas vocais, com intuito de inibir a tosse, permitindo o acesso à via aérea, sem desconforto ao paciente. Em seguida, é realizada a técnica de aplicação de anestésico *spray as you go*, quando pequenas alíquotas de lidocaína são aplicadas diretamente na via aérea, através do canal de trabalho do aparelho, à medida que se avança sobre a via aérea inferior.

Em pacientes traqueostomizados, a anestesia tópica, com aplicação de lidocaína pelo orifício da traqueostomia, possibilita a realização do exame sem sedação.

Como alternativa, em situações extremas, de hipóxia e de cianose, a oferta do oxigênio pode ser feita posicionando a ponta do aparelho na traqueia, e ventilando o paciente através do canal de trabalho com jatos de alta concentração de oxigênio e de alta pressão, técnica conhecida como *jet ventilation*.

Indicações

A principal indicação da broncoscopia é no diagnóstico de doenças pulmonares, com a coleta de material (lavado broncoalveolar e escovado brônquico) e a biópsia, seja de lesões endobrônquicas ou pulmonares (biópsia transbrônquica). Quando não há contraindicações para o procedimento, diante de lesões nodulares ou expansivas, encontradas em exames de imagem, ou na suspeita de tuberculose com análises de escarro negativo, torna-se obrigatória a sua realização.

A evolução do método, com a inserção de um *probe* de ultrassonografia (*EBUS – Ecobroncoscopia*), aumentou a acurácia do exame, tanto no diagnóstico de lesões pulmonares, quanto para o estadiamento de lesões *neoplásicas*, pela punção de nódulos e de massas pulmonares e mediastinais, e a punção de linfonodos peritraqueais e peribrônquicos.

A broncoscopia está indicada na avaliação das três regiões anatômicas a seguir:

- Laringe:
  - Retirada de corpos estranhos.
  - Diagnóstico e biópsias de lesões em laringe.
  - Avaliação das cordas vocais e da motilidade laríngea.
  - Diagnóstico de refluxo faringolaríngeo, sugerindo DRGE.
  - Dilatação de lesões estenosantes, com desobstrução ao fluxo aéreo, por meio de laser, de sondas dilatatoras e ou do próprio broncoscópio.
  - Ressecção de lesões obstrutivas da laringe.
- Traqueia:
  - Diagnóstico e tratamento de lesões, estenosantes ou não.
  - Diagnóstico de fístula traqueoesofágica.
  - Estadiamento endoscópico de neoplasia de esôfago.
  - Intubação orotraqueal ou nasotraqueal em via aérea difícil.
  - Diagnóstico de lesões traumáticas em traqueia.
- Brônquios:
  - Diagnóstico de lesões pulmonares e ou mediastinais.
  - Retirada de corpos estranhos.
  - Estadiamento do câncer de pulmão.
  - Avaliação endoscópica pré-operatória para cirurgia de ressecção pulmonar.
  - Dilatação de estenoses brônquicas.
  - Interposição de próteses traqueais ou brônquicas.
  - Diagnóstico e tratamento endoscópico da hemoptise maciça.
  - Avaliação e tratamento de atelectasias.
  - Avaliação em pacientes transplantados de pulmão.
  - Diagnóstico de lesão traumática em via aérea inferior.

Com relação ao paciente cirúrgico e a aplicabilidade da broncoscopia, escopo deste capítulo, a broncoscopia é útil na sala de emergência, no centro cirúrgico e na UTI.

Na sala de emergência, em pacientes politraumatizados, a broncoscopia auxilia na avaliação primária e na reanimação, permitindo a intubação orotraqueal ou nasotraqueal, em pacientes com lesões graves de face e de laringe, com indicação de via aérea definitiva.

Na avaliação secundária, é indicada na avaliação de ferimentos penetrantes por arma branca ou por arma de fogo, cervicais, torácicos e/ou mediastinais, hemodinamicamente estáveis, e nos casos de trauma fechado, com mecanismo de trauma sugestivo de lesão ou ruptura da via aérea.

O trauma de alto impacto, associado ao fechamento reflexo da glote, com consequente aumento da pressão endotraqueal, pode causar ruptura da traqueia, mais comumente de traqueia distal, de carina ou dos brônquios principais.

Fraturas de cartilagens traqueobrônquica e ruptura da árvore traqueobrônquica surgem após esmagamentos, com forte compressão do esterno sobre a coluna vertebral, assim como traumas em coluna cervical e torácica podem causar lesão traqueobrônquica.

A avaliação endoscópica define a conduta frente a uma lesão de via aérea, pela avaliação da profundidade e da extensão da lesão e pela possibilidade de se adotar uma conduta conservadora.

O médico que irá realizar o exame deve avaliar toda a laringe, a traqueia e os brônquios, em busca de lesões, desabamento de parede traqueal, deformidades e fratura de cartilagem. Podem ser identificados também estenose, sangramento e perda da continuidade da mucosa brônquica ou traqueal.

O diagnóstico às vezes não é possível em uma primeira avaliação, pela condição clínica do paciente, pela presença de sangue e de coágulos na via aérea e pelo processo inflamatório local. Duas ou mais broncoscopias podem ser necessárias.

A passagem do tubo orotraqueal até o ponto final de uma lesão traqueal, guiada por broncoscopia, exclui a lesão do trato respiratório, determinando o tratamento inicial e às vezes definitivo.

Clinicamente, os pacientes apresentam dispneia, disfonia, rouquidão, estridor, cornagem, cianose, utilização de musculatura acessória, tiragens intercostais, enfisema de subcutâneo e sinais de pneumotórax.

Exames de imagem, como a radiografia e a tomografia de tórax, revelam enfisema de subcutâneo, pneumomediastino, pneumotórax volumoso, atelectasia lobar ou pulmonar, perda da continuidade da parede traqueobrônquica.

Em casos de pacientes graves e de pacientes politraumatizados, com pneumotórax persistente e presença de escape aéreo de grande volume pelo dreno torácico, associado a atelectasia lobar (sinal do "pulmão caído"), há indicação de broncoscopia para avaliar a lesão de via aérea.

Esses pacientes apresentam quadro de insuficiência respiratória aguda e dificuldade de ventilação pulmonar, associado a importante hipercarbia e hipóxia.

O tratamento imediato se dá com o posicionamento do tubo orotraqueal, -----------------------------, abaixo da lesão ou no pulmão contralateral à lesão. Após a melhora da ventilação e da oxigenação, o paciente é encaminhado para o tratamento cirúrgico definitivo.

A broncoscopia atua também em casos de hemoptise maciça, bloqueando o pulmão doente e impedindo a asfixia. Pode-se lançar mão, também nesses casos, dos bloqueadores brônquicos, passados e posicionados através do canal de trabalho do broncofibroscópio.

A aspiração de corpos estranhos pode ocorrer em politraumas graves, com rebaixamento de nível de consciência, ou em casos de trauma na cavidade oral. Dentes e corpos estranhos podem ser aspirados e alojados nos brônquios. A indicação da broncoscopia, tanto flexível ou rígida, ou associação das duas, é primordial nesses casos.

Em casos de via aérea difícil, uma avaliação endoscópica pode ser feita, tanto no ambulatório, quanto no centro cirúrgico. Na impossibilidade da avaliação endoscópica, a avaliação anestésica com a identificação de estigmas e de sinais de via aérea difícil permite uma intubação programada, com a presença do médico broncoscopista.

A pacientes submetidos à cirurgia com anestesia geral, com anormalidades anatômicas, faciais ou cervicais, congênitas ou adquiridas, obesidade, macroglossia e com antecedentes de trauma cervical ou queimaduras, recomenda-se a intubação guiada por broncofibroscopia.

Outras indicações são nas cirurgias que necessitam de intubação nasal, caso das cirurgias bucomaxilofaciais e de cabeça e pescoço.

Escala Mallampati III ou IV, espaços entre os incisivos menor que 4,0 cm, distanciamento tireoidiano menor que 6,0 cm predizem via aérea difícil.

O acesso a uma via aérea difícil torna-se seguro e possível quando a intubação é assistida por broncoscopia. No entanto, a presença do broncoscopista não assegura o uso de bloqueadores e a indução anestésica de imediato. Da mesma maneira, várias tentativas de intubação com laringoscopia e de manipulação da laringe devem ser evitadas. A interação com anestesista é fundamental para o sucesso na intubação de uma via aérea difícil.

Inicialmente se faz a avaliação endoscópica de toda a orofaringe e a laringe, seguido da traqueia e dos brônquios principais. Lidocaína tópica é aplicada em toda a via aérea, principalmente na laringe e nas cordas vocais. Se veste o broncofibroscópio com o tubo orotraqueal, e sob sedação leve (sedação consciente) se faz a intubação, posicionando a ponta do aparelho em um dos brônquios principais. Desliza-se o tubo orotraqueal posicionando o mesmo acima da carina. Após a verificação endoscópica do tubo orotraqueal na via aérea, pode-se induzir a anestesia.

Nas cirurgias torácicas, de ressecções de massas mediastinais, de ressecções pulmonares e de lesões esofágicas, a broncoscopia seletiva o pulmão, por meio do tubo orotraqueal ou de bloqueador endoscópico, levando ao colapso pulmonar do lado operado, permitindo inclusive ressecções por videocirurgia.

Já na UTI, onde há politraumas graves, pacientes submetidos à cirurgia de alta complexidade e pacientes que evoluíram com complicações clínicas no pós-operatório, a broncoscopia auxilia no tratamento das infecções pulmonares e da insuficiência respiratória, com a aspiração de secreções, de sangue e de muco.

A broncoscopia trata a atelectasia, com desobstrução brônquica e segmentar, melhorando a troca gasosa e os parâmetros respiratórios. É de extrema utilidade também no diagnóstico de infecções pulmonares, pela coleta do aspirado brônquico e do lavado broncoalveolar para cultura, de forma a orientar a terapêutica antimicrobiana.

A lesão por via aérea por inalação é definida como uma lesão causada pela inalação de fumaça, presente em pacientes grandes queimados. O tempo de permanência no local do incêndio, a presença de queimadura facial e a presença de sinais como disfonia, rouquidão, fuligem no escarro, roncos e sibilos sugerem lesão por inalação.

A broncoscopia avalia a extensão da lesão por inalação na mucosa brônquica, e identifica a presença de ulcerações. A irrigação com solução fisiológica e a aspiração de fuligens, de secreções brônquicas e de restos de mucosa necróticos auxiliam no tratamento desses doentes.

A intubação orotraqueal de urgência pode causar lesão de via aérea, à medida que o fio guia avança adiante no tubo, sobre a traqueia. Pacientes evoluem com enfisema de subcutâneo e com pneumomediastino. O achado endoscópico característico é de laceração na parede posterior (membranosa) da traqueia.

A lesão cicatricial da via aérea, também chamada de estenose, causa desconforto respiratório, dispneia, sibilos e estridores. O que chama a atenção nesses quadros é a evolução progressiva dos sintomas.

A avaliação endoscópica de estenose de via área define o melhor tratamento ao doente, como a dilatação endoscópica da estenose, a aplicação do laser, a colocação de prótese traqueal ou o tratamento cirúrgico.

Complicações

As complicações da broncoscopia são baixas, desde que uma avaliação correta do paciente seja feita. Portadores de doença cardíaca e de doença coronariana necessitam de avaliação cardiológica completa.

Preparo adequado deve ser realizado em pacientes portadores de pneumopatia, principalmente os portadores de enfisema pulmonar, para evitar o laringoespasmo e o broncoespasmo.

O uso de anticoagulante e antiplaquetários deve ser interrompido, pois pequenos sangramentos endobrônquicos levam à hipóxia.

A biópsia transbrônquica de lesões pulmonares para diagnóstico histopatológico pode causar pneumotórax ou hemoptise maciça.

A realização de procedimentos terapêuticos sobre a via aérea, como a dilatação de estenose e a retirada de corpos estranhos, podem causar lacerações e ruptura de via aérea, com formação de falso trajeto, culminando em enfisema de subcutâneo, pneumomediastino, pneumotórax e fístula traqueoesofágica.

Uma complicação temida é a fístula traqueoinominada. Definida como sangramento vultuoso pela via aérea, leva à hipóxia e ao choque, consequente a uma pequena comunicação da via aérea com tronco arterial braquiocefálico.

Em casos emergenciais, as complicações são decorrentes de dificuldade de acesso à via aérea, incapacidade de ventilação e hipóxia.

Conclusão

A broncoscopia faz parte do arsenal propedêutico disponível na avaliação e no diagnóstico das doenças do trato respiratório.

A terapêutica endoscópica é imperativa na hemoptise maciça, nas lesões de via aérea e na aspiração de corpos estranhos.

Com a evolução no atendimento pré-hospitalar, no atendimento de doentes graves e no diagnóstico pelos exames de imagem, aumentaram as indicações e a necessidade da avaliação endoscópica da via aérea.

Bibliografia

Becher HD. Breve História da Broncoscopia. In: Ernst A., ed. Broncoscopia. São Paulo: Revinter, 2011: 1-24.

Dooms C, Seijo L, Gasparini S, Trisolini R, Ninane V, Tournay K G. Diagnostic bronchoscopy: state of the art. Eur. Respir Ver 2010; 19: 117, 229-236.

Prokakis C, Koletsis EM, Dedeilias P, Fligou F, Filos KDougenis D. Airway trauma: a review on epidemiology, mechanisms, of injury, diagnosis and treatment. Journal of Cardiothoracic Surgery, 2014,9: 117: 1-8.

Tedde M, Jacomelli. Broncoscopia no Auxílio à Intubação Traqueal. In: Pedreira Jr W, Jacomelli M, editores. Broncoscopia Diagnóstica e Terapeutica. Rio de Janeiro: Atheneu, 2005: 231-9.

Wu Y H, Jiang S-L, Zhou Y-H, Ji X, Li Y-G, Wu C. Management of bronchial rupture after blunt chest trauma in children. Chinese Medical Journal 2019;132 (8): 987-9.

15 Endoscopia Digestiva (Alta e Baixa)

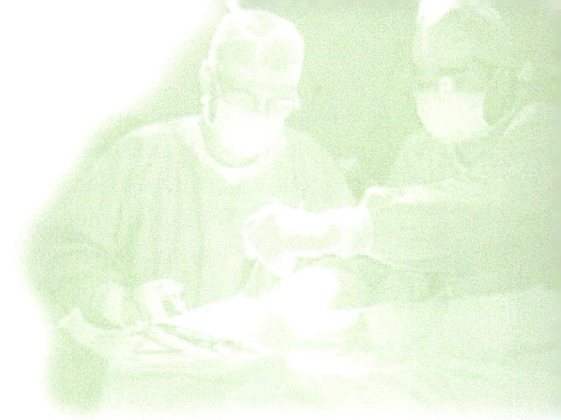

15.1 Endoscopia Digestiva Alta

Paulo Sakai • Fauze Maluf Filho
Dalton Marques Chaves
Marcos Eduardo Lera dos Santos

Introdução

O desenvolvimento de modernos equipamentos de endoscopia tem contribuído mais e mais, não só para o diagnóstico, como também para a terapêutica minimamente invasiva das afecções do aparelho digestivo. Obviamente, as indicações e possíveis aplicações da endoscopia digestiva alta neste contexto são inúmeras. Portanto, neste capítulo serão abordados apenas alguns tópicos de maior interesse ao cirurgião e com possibilidades de tratamento cirúrgico-endoscópico.

Doenças do esôfago

Doença do refluxo gastroesofágico (DRGE)

A endoscopia digestiva tornou-se de fundamental importância no diagnóstico e estadiamento das lesões por refluxo esofágico, além da detecção de alterações anatômicas que podem favorecer o refluxo, como a hérnia hiatal por deslizamento. Uma vez que o exame endoscópico alto envolve a análise sistemática de esôfago, estômago e duodeno proximal, ele tem a capacidade de fazer o diagnóstico diferencial com úlcera péptica gastroduodenal e bulboduodenite, dentre outras afecções que podem provocar sintomas semelhantes àqueles ocorridos na DRGE.

Embora o exame endoscópico alto seja o primeiro passo na investigação de paciente com suspeita de DRGE, deve-se ter em mente que a esofagoscopia poderá ser normal em até 20% dos pacientes comprovadamente portadores de refluxo patológico. Desde 1994, os achados endoscópicos considerados característicos da DRGE e que, portanto, devem ser valorizados, são os diferentes graus de solução de continuidade da mucosa (*mucosal break*), traduzidos em erosões lineares localizadas a partir da junção escamocolunar.

Esofagite de refluxo

Dentre as várias classificações da esofagite por refluxo, a de Los Angeles parece ser uma das mais reprodutíveis. No grau A há erosões menores que 5 mm; no grau B, erosões maiores que 5 mm; no grau C as erosões confluem, porém envolvem menos de 75% da circunferência do órgão; no grau D as erosões confluem e envolvem mais de 75% da circunferência do órgão. As formas complicadas da esofagite por refluxo não são incluídas na classificação de Los Angeles e são descritas à parte. São elas a estenose, a metaplasia colunar do esôfago distal ou esôfago de Barrett, e a hemorragia.

Na última década, várias técnicas endoscópicas de tratamento do refluxo gastroesofágico foram introduzidas, algumas delas proporcionando melhora do quadro sintomático na maioria dos pacientes no seguimento em curto prazo, porém com redução da necessidade de inibidores de bomba protônica (IBP) e normalização de pH no esôfago distal somente na minoria dos pacientes. Atualmente, estudos de revisão sistemática mostram não haver evidência científica para aplicação de métodos endoscópicos na rotina clínica. Entretanto, existem novos dispositivos em desenvolvimento e que no futuro poderão ser úteis no tratamento desta afecção.

Estenose péptica

A estenose péptica é complicação que ocorre em menos de 10% dos pacientes portadores de DRGE. Frente a ela, cabe ao endoscopista afastar a possibilidade de neoplasia maligna estenosante. O aspecto da esofagite péptica é bastante característico: úlceras ou erosões confluentes, circunferenciais, revestidas por espessa camada de fibrina, convergem para anel estenótico do esôfago distal, logo acima de pequena hérnia hiatal por deslizamento. Biópsias e escovado esofágico devem ser realizados de rotina e repetidos após o tratamento clínico, em casos duvidosos ou quando o material obtido é insuficiente para análise. Confirmada a etiologia péptica da estenose, feito o estudo radiológico do órgão, o tratamento envolve alguma terapia antirrefluxo, medicamentosa ou cirúrgica, associada à dilatação endoscópica, que pode ser realizada através de sondas de calibres progressivamente maiores ou, então, por insuflação de cateter-balão de baixa complacência e alta pressão, com diâmetros predeterminados, relacionados com a pressão aplicada.

Nos casos rebeldes ao tratamento, associa-se a injeção endoscópica de triamcinolona nas áreas mais fibróticas da estenose. Com isto, reduz-se a fibrogênese, obtendo-se cicatriz mais elástica, traduzindo-se em sessões de dilatação menos frequentes e, tecnicamente, mais fáceis. Em cerca de 1% dos pacientes ocorre perfuração esofágica decorrente da instrumentação do órgão. Trata-se, em geral, de complicação de resolução operatória, com rafia da perfuração protegida com válvula antirrefluxo.

Esôfago de Barrett

Define-se como esôfago de Barrett (EB) a substituição do epitélio escamoso esofágico por epitélio colunar metaplásico, decorrente da ação péptica local. A presença de epitélio do tipo gástrico intestinalizado ou especializado, também conhecido como metaplasia intestinal, é o principal substrato histopatológico do esôfago de Barrett.

Macroscopicamente, o esôfago de Barrett é representado por área de mucosa avermelhada (classicamente, "salmão-rosa"), de superfície rugosa ou aveludada junto à transição esofagogástrica. Esta alteração pode acometer o esôfago distal circunferencialmente ou sob a forma de expansões digitiformes, sendo que muitas vezes há associação dessas duas formas. Quanto à extensão, o EB é denominado curto quando menor que 3 cm, e longo quando é superior a essa extensão. Este achado endoscópico, confirmado histopatologicamente, traduz DRGE mais grave e acarreta risco aumentado de adenocarcinoma.

Frente à suspeita endoscópica de EB, deve-se realizar múltiplas biópsias nas áreas comprometidas, sendo que o uso de corantes ou aspersão de ácido acético com endoscópios de magnificação de imagem e filtros (NBI – *narrow band imaging*) aumenta o poder de identificar áreas suspeitas para metaplasia intestinal e adenocarcinoma. O seguimento prolongado dos pacientes com EB através da chamada vigilância endoscópica para o câncer é mais indicado nos pacientes masculinos, brancos, com EB longo, obesos e com sintoma de pirose de longa duração. O intervalo dos exames endoscópicos é determinado pela detecção de displasia (neoplasia intraepitelial) nas amostras obtidas: sem displasia, controle em 3 anos; displasia de baixo grau, confirmar em 6 meses, e depois, anualmente; displasia de alto grau, confirmar com outro patologista, tratar clinicamente o refluxo e repetir as biópsias após o tratamento. Se persistir o diagnóstico de displasia de alto grau, indica-se o tratamento cirúrgico ou endoscópico.

O tratamento endoscópico do EB está indicado nos casos com displasia ou adenocarcinoma precoce, não invasor. Consiste em duas categorias: métodos de ressecção, representados pelas técnicas de mucosectomia; métodos de ablação, pelas técnicas de energia térmica, crioterapia, radiofrequência, *laser* com ou sem fotossensibilizador (terapia fotodinâmica). É interessante ressaltar que após a destruição da área metaplásica, displásica ou neoplásica, mantido o ambiente em pH não ácido, ocorre reepitelização escamosa.

Na mucosectomia, a ressecção da mucosa é realizada em geral na lesão focal de displasia de alto grau ou no adenocarcinoma intramucoso. Nas lesões multifocais há indicação de esofagectomia ou, em caso de sua contraindicação, pode-se optar pela terapia fotodinâmica. Nos casos do esôfago de Barrett curto, há tendência atual de mucosectomia total circunferencial, embora com risco de estenose esofágica reversível às dilatações. No esôfago de Barrett longo, após mucosectomia da lesão focal, a conduta é de acompanhamento com endoscopias de controle para detecção de eventual carcinoma metacrônico.

Câncer do Esôfago

Câncer Superficial

A denominação de câncer superficial de esôfago é dada para os tumores que invadem a mucosa ou a submucosa, independentemente da presença ou não de metástases linfonodais, sendo consideradas precoces somente as lesões superficiais sem metástases linfonodais. Esta distinção faz-se necessária devido à diferença na sobrevida relacionada com a presença de metástases linfonodais. Os pacientes com câncer superficial sem metástases, tratados cirurgicamente, têm sobrevida acima de 5 anos de 75 a 88%, enquanto para os que apresentam metástases linfonodais, a sobrevida ao final de 5 anos é de 40 a 55%. A endoscopia com coloração por lugol é o método de maior acurácia para o diagnóstico da neoplasia precoce de esôfago.

Baseado na incidência de metástase linfonodal e de recidiva local, Makuuchi definiu, em 1996, os seguintes critérios de tratamento endoscópico das lesões precoces de esôfago:

- Lesões restritas às camadas m1 e m2 da mucosa.
- Lesões menores de 3 cm.
- Lesões que ocupam menos de ¾ da circunferência do órgão.
- Lesões em posições favoráveis tecnicamente para ressecção, como nos terços médio e inferior, especialmente nas paredes posterior e lateral.

Consideram-se indicações relativas as lesões que invadem as camadas m3 e Sm1, lesões maiores de 3 cm ou que ocupam mais de ¾ da circunferência do órgão, e as lesões localizadas em topografia de difícil ressecção. Entretanto, com a evolução dos métodos de ressecção endoscópica, têm-se ampliado as indicações de ressecções endoscópicas, sendo esta formalmente contraindicada apenas nos casos com invasão Sm2 e Sm3 detectada ao ultrassom endoscópico.

Câncer avançado

Estima-se que mais da metade dos pacientes com câncer do esôfago e da cárdia tem doença avançada no momento do diagnóstico, requerendo tratamento em geral paliativo. A disfagia é o sintoma mais importante, levando a desnutrição e risco de pneumonia aspirativa. O tratamento combinado com quimioterapia e radioterapia tem efeito local e sistêmico, proporcionando alívio da disfagia em 75 a 90% dos casos, sendo que 60% desses pacientes podem permanecer sem a disfagia até a fase do óbito. Portanto, a terapêutica endoscópica está reservada para casos não respondedores ou com recidiva da disfagia. Esta consiste na colocação de prótese através de tumor obstrutivo esofágico, permitindo paliar a disfagia em uma única sessão, mesmo em lesões infiltrativas ou compressivas, além de ocluir eventual fístula maligna com a árvore respiratória. As próteses atualmente empregadas são as metálicas autoexpansíveis que, quando inseridas, expandem-se e atingem seu calibre máximo de 18 a 22 mm em 72 horas, permitindo alívio imediato da disfagia e resolução de fístulas com a árvore respiratória em cerca de 90% dos casos.

Doenças do estômago e duodeno

Úlcera péptica hemorrágica

A hemorragia digestiva provocada por úlceras pépticas gastroduodenais é uma das causas mais frequentes de internação hospitalar, sendo que a úlcera duodenal concorre com aproximadamente 25 a 30% das causas de hemorragia digestiva alta, a úlcera gástrica, com cerca de 20% e a lesão aguda de mucosa gastroduodenal, com 5 a 20%.

Classificação endoscópica das úlceras gastroduodenais

A classificação de Forrest modificada (Tabela 15.1) permite prever os índices de recidiva ou persistência hemorrágica.

Evidentemente, os achados endoscópicos devem ser analisados à luz do quadro clínico, no que diz respeito à previsão de recidivas. Assim sendo, devem ser considerados os fatores clínicos e endoscópicos de recidiva hemorrágica (Tabela 15.2).

Tratamento endoscópico

O tratamento endoscópico tem modificado a evolução da história natural da úlcera hemorrágica, com redução significativa na recidiva, cirurgia de urgência e mortalidade. Em geral, o procedimento endoscópico possibilita a hemostasia em mais de 90% dos casos, com recidiva precoce em 25% das vezes e

Tabela 15.1
Classificação de Forrest modificada

FI – Hemorragia ativa
• FIa – Hemorragia em jato
• FIb – Hemorragia em gotejamento
FII – Hemorragia recente
• FIIa – Vaso visível
• FIIb – Coágulo aderido
FIIc – Fundo da úlcera com pigmentação escura
FIII – Sem hemorragia

Tabela 15.2
Fatores de recidiva hemorrágica

Fatores clínicos	Fatores endoscópicos
• Hipotensão	• Sangramento ativo
• Hb < 8-10 mg%	• Vaso visível
• Politransfundidos	• Úlceras gigantes
• Doenças graves	• Úlceras profundas
• Coagulopatias	• Parede posterior do bulbo
• Idade	• Pequena curvatura gástrica
• Pacientes internados	

hemostasia definitiva em cerca de 85% dos pacientes. Basicamente, existem três modalidades de hemostasia endoscópica: injeção local, métodos térmico e mecânico.

- *Injeção local:* frequentemente se utiliza a solução de adrenalina 1:10.000 ou 1:15.000, injetada na base e ao redor do vaso hemorrágico. O mecanismo se baseia nos efeitos constritor da adrenalina e mecânico da compressão. Como alternativa, emprega-se o álcool absoluto, cujo mecanismo é a esclerose do vaso hemorrágico.
- *Método térmico:* utiliza mais frequentemente a eletrocoagulação multipolar.
- *Método mecânico*: realizado com clipes hemostáticos.

Existe consenso de que a hemostasia endoscópica apresenta melhor resultado no denominado tratamento combinado, em comparação com a monoterapia, isto é, empregando-se apenas as técnica da injeção, coagulação ou clipe, isoladas. Portanto, temos adotado em nosso serviço de emergência o tratamento inicial com injeção de adrenalina, complementando-se com eletrocoagulação multipolar. O clipe hemostático tem sido muito efetivo, porém nem sempre sua aplicação é viável em localizações de difícil acesso. É também consenso acrescentar outra técnica juntamente com a aplicação do clipe, em especial a injeção prévia de solução de adrenalina. O exame endoscópico de controle 24 horas após o procedimento não é rotina no nosso serviço, mas apenas nos casos em que clinicamente se observa recidiva do sangramento ou, então, em pacientes considerados de alto risco. Na eventualidade de recidiva está indicado novo exame endoscópico, uma vez que 50% dos pacientes poderão se beneficiar da repetição da hemostasia endoscópica.

Adenocarcinoma gástrico

O exame endoscópico é fundamental no diagnóstico do câncer gástrico, pela visualização do tumor e pela possibilidade de confirmação anatomopatológica através de biópsias.

Câncer avançado

O câncer gástrico é denominado avançado quando a lesão ultrapassa a mucosa e a submucosa, invadindo a camada muscular própria. De acordo com a classificação de Bormann, é ordenado em quatro tipos: polipoide, ulcerado, ulcerado e infiltrativo, e infiltrativo. O tratamento do câncer gástrico é essencialmente cirúrgico ou quimioterápico, porém, nos casos avançados com obstrução pilórica, é possível a colocação de prótese endoscópica como uma alternativa à cirurgia paliativa. As próteses hoje empregadas são do tipo enteral, metálicas e autoexpansíveis, que após a sua expansão têm diâmetro de até 23 mm, suficiente para progressão alimentar.

Câncer precoce

Define-se como câncer gástrico precoce aquele cuja invasão está limitada à mucosa ou submucosa, independentemente da presença ou não de metástases nos linfonodos. Do ponto de vista endoscópico, o câncer precoce geralmente não apresenta apenas as conformações polipoide ou ulcerada, mas se caracteriza por mínimas irregularidades ou alterações de coloração e que, com frequência, é difícil de se diferenciar de erosões pépticas, trauma ou atrofia focal da mucosa.

A classificação destas lesões é preconizada pela Sociedade Japonesa de Pesquisa do Câncer Gástrico (Tabela 15.3).

A constatação de que lesões limitadas à mucosa apresentam baixa incidência de metástases linfonodais abriu caminho para o tratamento local do câncer e, assim, o tratamento endoscópico, introduzido no Japão e atualmente disseminado em todo o mundo, surgiu como opção ao tratamento cirúrgico. Para casos adequadamente selecionados, a taxa de sobrevida de 5 anos após mucosectomia endoscópica varia de 95 a 100%, com taxa de recorrência de 3 a 7%, semelhante à obtida por tratamento cirúrgico. Os critérios empregados para se indicar a mucosectomia endoscópica são:

- Aspecto macroscópico – lesão plana (tipos IIa e IIb) até 2 cm de diâmetro e lesão deprimida (IIc) até 1 cm de diâmetro.
- Aspecto microscópico – adenocarcinoma bem diferenciado e limitado à mucosa.

Endoscopia do intestino delgado

A avaliação visual completa do trato digestório sempre foi um grande desafio para os gastroenterologistas. A impossibilidade de alcançar completamente o

Tabela 15.3 Classificação do câncer gástrico precoce	
Tipo	**Características**
I	Lesão elevada
IIa	Lesão plana levemente elevada
IIb	Lesão plana
IIc	Lesão levemente deprimida
III	Lesão escavada
Misto	Qualquer combinação das anteriores

intestino delgado através dos orifícios naturais sempre foi a grande dificuldade na elucidação diagnóstica nas doenças deste segmento. A endoscopia do intestino delgado (enteroscopia) já era aplicada na década de 1970, porém, mesmo nos dias atuais, o alcance com o enteroscópio convencional é limitado à porção proximal do jejuno. Assim sendo, em fins da década de 1990 foi introduzida a cápsula endoscópica para exame do intestino delgado. Mais recentemente, foi introduzido também o enteroscópio com balão, uma nova tecnologia para exame de todo o intestino delgado e com possibilidade de terapêutica das lesões encontradas.

Cápsula endoscópica

O conceito de endoscopia fisiológica pode ser aplicado para este sistema, visto que o estudo do trato digestório se faz de modo funcional, aproveitando os movimentos peristálticos, sem insuflação de ar ou uso de sedação. A análise da mucosa é mais prolongada e não apenas em áreas isoladas. Por não haver insuflação, a iluminação se torna mais efetiva. O trajeto da cápsula pode ser acompanhado por um sistema GPS acoplado, que indica aproximadamente a localização da mesma nos quadrantes abdominais, porém sem total comprovação nos diversos estudos realizados. É possível ainda avaliar os tempos de passagem de cápsula pelo esôfago, estômago e pelo intestino delgado e sua correspondência com achados de outros exames.

Indicações

A investigação da hemorragia digestiva de origem obscura tem sido a grande indicação do exame, com resultados positivos variando de 55 a 80%. Outras possibilidades de uso da cápsula são: vigilância de síndromes polipoides hereditárias, análise dos efeitos colaterais de drogas anti-inflamatórias não hormonais, investigação e acompanhamento de doença de Crohn e doença celíaca, linfomas ou outros tumores, avaliação de doença do enxerto *versus* hospedeiro pós-transplante. Na população pediátrica, naqueles acima de 9 anos, tem sido indicado principalmente para elucidação de hemorragia obscura e doença celíaca.

Contraindicações

A cápsula está contraindicada em pacientes com reconhecido quadro de obstrução intestinal ou fístulas entéricas. Limitações decorrentes de distúrbios de deglutição, divertículo de Zenker, cirurgias e gastroparesia podem ser contornadas com a colocação da cápsula através de endoscopia, o mesmo ocorrendo com a população pediátrica. Os marca-passos cardíacos não sofrem interferência da radiofrequência da cápsula, principalmente os mais modernos. Em gestantes ainda não há estudos conclusivos sobre a segurança da utilização da cápsula.

Enteroscópio com balão

O método da enteroscopia de duplo balão foi introduzido em 2001. Os movimentos de introdução e tração do enteroscópio com balão inflável permitem a invaginação do intestino delgado sobre o aparelho com *overtube*, podendo-se alcançar o íleo terminal através da via oral. Uma alternativa para seu uso é a introdução retrógrada via cólon, com o intuito de se complementar e conseguir o exame de todo o intestino delgado. Recentemente, foi introduzido outro tipo de enteroscópio com o uso de um único balão. Ambos os modelos têm efetividade similar.

Indicações

As indicações de enteroscopia com o enteroscópio de duplo balão ou balão único são similares às indicações da enteroscopia com cápsula endoscópica. A cápsula endoscópica tem a vantagem de ser um método não invasivo, sem desconforto para o paciente e que não necessita sedação endovenosa. A enteroscopia com balão, por sua vez, é um procedimento mais invasivo, porém tem a vantagem de permitir procedimentos terapêuticos, complementando a limitação da cápsula endoscópica. Por exemplo, um pólipo hemorrágico de delgado constatado pela cápsula é tratado na sequência através da polipectomia com o uso do enteroscópio. Destaca-se, assim, o papel complementar e não competitivo entre os dois métodos. Uma das importantes aplicações do enteroscópio de duplo balão é naqueles pacientes submetidos a cirurgia bariátrica através de gastroplastia redutora e derivação em Y-de-Roux. Neste tipo de cirurgia, o acesso ao estômago excluso tem sido indicado na investigação de prováveis alterações que possam ocorrer em longo prazo.

Vias biliares

Colangiopancreatografia diagnóstica

Com o desenvolvimento técnico, tornou-se possível a cateterização das vias biliar e pancreática para o diagnóstico das afecções nestes órgãos desde o final da década de 1960, sendo que na década seguinte, a papilotomia endoscópica proporcionou técnicas de remoção de cálculos do colédoco, colocação de dreno nasobiliar e introdução de endopróteses biliares. Esses desenvolvimentos técnicos permitiram manobras menos invasivas para diagnóstico e terapêutica, que antes eram limitados à cirurgia aberta ou a técnicas de punção percutânea.

No entanto, o advento de outros métodos de diagnóstico, como a colangiopancreatografia por ressonância magnética ou a ecoendoscopia, tem limitado a indicação de colangiopancreatografia endoscópica com finalidade diagnóstica. Contudo, continua havendo sua indicação com finalidade diagnóstica para casos selecionados, principalmente quando há necessidade de obtenção de material através de biópsias ou coleta de secreção.

Indicações

Apesar de as indicações de colangiopancreatografia retrógrada endoscópica (CPRE) diagnóstica terem diminuído à medida que outras técnicas menos invasivas venham sendo empregadas, existem situações nas quais esse método é de extrema valia. A avaliação dos ductos biliar e/ou pancreático através da CPRE pode ser útil em alguns casos clínicos de difícil diagnóstico, como colestase sem dilatação dos ductos biliares e dor abdominal crônica com possível pancreatite crônica e discreta dilatação ductal. A CPRE está indicada nos casos de suspeita de lesão obstrutiva, inflamatória ou neoplásica do sistema biliopancreático que, se detectada, poderá determinar a conduta terapêutica.

Contraindicações

A maioria das contraindicações é relativa, devendo-se considerar o risco em relação ao potencial de benefício. Em muitas situações, tais como colangite aguda com coledocolitíase, estenose biliar maligna e pseudocisto pancreático, a CPRE diagnóstica não deverá ser realizada sem a possibilidade de procedimento de drenagem endoscópica ou cirúrgica. CPRE em pacientes com pancreatite aguda grave com necrose e não tendo como causa biliar ou traumática, é considerada contraindicação pela possibilidade de contaminação bacteriana. Outras contraindicações relativas incluem doença cardiopulmonar descompensada ou coagulopatia grave. No período de recuperação do infarto agudo do miocárdio a CPRE poderá ser realizada. As variações anatômicas no esôfago, estômago e duodeno podem ser contraindicações relativas.

Tratamento da coledocolitíase

O tratamento endoscópico da coledocolitíase está bem estabelecido, com eficácia entre 85 a 100% em função do tipo e da dimensão do cálculo, do calibre da via biliar distal e da presença de estenose ductal. As indicações vão desde coledocolitíase residual, coledocolitíase com vesícula biliar *in situ* em pacientes de alto risco cirúrgico, colangite aguda grave e pancreatite aguda biliar em pacientes selecionados. Atualmente, exerce papel decisivo na redução dos custos e riscos cirúrgicos no pré-operatório da colecistectomia laparoscópica, sendo indicada na suspeita de coledocolitíase ou vias biliares dilatadas nos exames de imagem, colangite, icterícia e elevação das enzimas canaliculares ou hepáticas.

Tratamento das estenoses biliares

As estenoses e fístulas benignas sempre foram de tratamento complexo, o que tornava a cirurgia a opção mais adequada para o tratamento definitivo ou paliativo ao paciente. Porém, nas 2 últimas décadas, outras formas terapêuticas, como a tecnologia endoscópica ou radiológica intervencionista, têm contribuído para diminuir a taxa de complicações e morbidade à manipulação de estenoses e fístulas de vias biliares. Aproximadamente 80% das estenoses biliares iatrogênicas podem ser tratadas com técnicas endoscópicas retrógradas, e as falhas terapêuticas incluem estenoses acima da bifurcação, segmentos longos de estenose, tempo tardio (3 meses) pós-cirúrgico e, naturalmente, as variações anatômicas do trato digestivo no nível do duodeno e das vias biliares.

A colocação de próteses em maior número (duas a quatro) com manutenção por 6 a 12 meses é factível, sendo que o controle deve ser realizado com 6 a 12 meses, através da colangiorressonância ou CPRE. Em geral, o índice de sucesso é em torno de 70 a 80%, semelhante ao do tratamento cirúrgico.

Tratamento da fístula biliar

A solução de continuidade do ducto biliar é complicação grave e que necessita de avaliação racional e rigorosa de equipe multidisciplinar para determinação objetiva e segura do procedimento terapêutico de escolha. Dentre as principais causas desta afecção incluem-se os procedimentos cirúrgicos e trauma, na incidência de 67% e 19%, respectivamente. A escolha do procedimento endoscópico deverá ser racional e estabelecida por critérios bem selecionados como presença de fístulas de baixo (menor que 500 mL/dia) e médio (500 a 1.000 mL/dia) débitos, curta extensão e localizadas nas porções média e distal da via biliar extra-hepática. Os pacientes que não participam destas características, ou seja, fístulas de alto débito, peritonite biliar e pacientes jovens, devem ser tratados preferencialmente por cirurgia.

O procedimento endoscópico consiste na papilotomia biliar ampla objetivando drenagem biliar fácil e passagem de prótese plástica com o intuito de orientar o fluxo em direção distal, por capilaridade, diminuindo o débito fistular. A prótese atua também como fator de perviedade transpapilar, prevenindo o processo inflamatório pela ação eletrotérmica após a secção papilar. Nossa rotina é realizar apenas a papilotomia na maioria das fístulas de baixo débito. Nas fístulas de médio e alto débitos complementa-se o procedimento com a colocação de prótese biliar plástica posicionada sobre a fístula ou, então, introduz-se dreno nasobiliar. A retirada da prótese é realizada após 1 a 3 meses.

Tratamento da estenose biliar maligna

As neoplasias que afetam a árvore biliar levando à estenose dos ductos podem ser divididas em primárias ou secundárias. As primárias originam-se a partir do epitélio biliar e de estruturas adjacentes (colangiocarcinoma, carcinoma hepatocelular, câncer de vesícula), enquanto os tumores secundários que levam à estenose biliar incluem: neoplasias de pâncreas (adenocarcinoma ou linfoma) e doença metastática (cólon, mama, brônquios). Apesar de apenas a ressecção cirúrgica permitir a cura para colangiocarcinoma, carcinoma hepatocelular ou carcinoma pancreático, esta é possível em menos de 20% dos casos, o que torna imperativa a adoção de métodos adjuvantes à ressecção incompleta ou de métodos paliativos que permitem descomprimir a via biliar e aliviar os sinais e sintomas de obstrução biliar, como colangite, icterícia e prurido. O tratamento paliativo pode ser cirúrgico, percutâneo ou endoscópico.

O tratamento endoscópico paliativo com o intuito de se obter a drenagem biliar interna já está bem estabelecido nas estenoses biliares distais e nos tumores do hilo tipo I. A drenagem é obtida através de colocação de uma endoprótese plástica ou prótese metálica autoexpansível. Nos tumores do hilo tipos II, III e IV, o consenso é pela colocação de duas ou mais próteses. No caso do adenocarcinoma pancreático, a icterícia pode ser tratada mediante a derivação biliodigestiva ou através da colocação de prótese biliar transtumoral por endoscopia. A comparação dos dois métodos por estudos randomizados mostra que o uso de prótese endoscópica autoexpansível, além de necessitar de menor tempo de internação, apresenta menor morbidade e menor custo. Porém, em longo prazo, a prótese endoscópica cursa com maior incidência de complicações e necessidade de repetidas intervenções, uma vez que o tempo médio para obstrução é de 6 meses. A análise destes estudos leva-nos a concluir que nos pacientes mais jovens ou com maior expectativa de tempo de sobrevida deve-se optar por derivação cirúrgica. Nos pacientes com pior expectativa de sobrevida, deve-se optar pela prótese endoscópica.

Afecções do pâncreas

Pancreatite aguda biliar

O papel da endoscopia na pancreatite aguda é bem estabelecido na etiologia biliar por colestase, pancreatite aguda grave na admissão do paciente ou deterioração do quadro clínico. Embora a colangiografia e a papilotomia endoscópicas reduzam as complicações decorrentes da pancreatite aguda grave, não se evidencia impacto na mortalidade dos pacientes.

Pancreatite aguda recorrente

A colangiopancreatografia endoscópica é uma das indicações para o diagnóstico das pancreatites agudas de repetição, sendo que a coleta de bile para pesquisa de microcristais de colesterol e bilirrubinato pode definir o diagnóstico. Alterações anatômicas como *pancreas divisum* podem ser diagnosticadas e tratadas pela CPRE. A disfunção do esfíncter de Oddi também poderá ser a causa de repetidos episódios de pancreatite aguda, com indicações para o tratamento endoscópico. Com as possibilidades de acesso a vários métodos diagnósticos disponíveis, a incidência da pancreatite aguda denominada idiopática reduziu-se a aproximadamente 10% dos casos.

Pancreatite crônica

O tratamento endoscópico da pancreatite crônica pode ser uma opção ao tratamento cirúrgico no grupo de pacientes que apresentam obstrução ductal. A grande vantagem do tratamento endoscópico é a possibilidade de sua realização sob sedação consciente e em nível ambulatorial. Os resultados do tratamento endoscópico têm sido favoráveis e podem ser comparados com o tratamento cirúrgico. Na seleção dos pacientes para o tratamento endoscópico devem ser enfatizados os seguintes aspectos:

- Confirmação do diagnóstico de pancreatite crônica, afastando-se a possibilidade de doença maligna do pâncreas.
- Dor intensa, o suficiente para se justificar o tratamento endoscópico.
- Paciente informado e concordante com a possível necessidade de repetições do procedimento endoscópico.

Além da TC, deve-se valorizar a ultrassonografia endoscópica (EUS) no diagnóstico e na avaliação da pancreatite crônica, uma vez que a EUS tem sido considerada como a modalidade de exame por imagem mais efetiva para o pâncreas. Os aspectos típicos de pancreatite crônica à EUS são regiões focais de ecogenicidade reduzida, acentuado padrão lobular, focos ecogênicos e anormalidades ductais como dilatação, espessamento aumentado da parede e ecogenicidade. Na eventualidade do aparecimento de massa focal, a biópsia aspirativa por punção guiada pela ecoendoscopia poderá ser realizada e com possibilidades de diagnóstico positivo em aproximadamente 80% dos casos.

A principal indicação para o tratamento da estenose do ducto pancreático é o alívio da dor associada à pancreatite crônica. A colocação de endopróteses pancreáticas também pode reduzir a hipertensão intraductal de forma similar à cirurgia. Entretanto, somente a redução da pressão intraductal pancreática não é garantia do alívio da dor. A indicação do tratamento endoscópico é limitada a um subgrupo de pacientes com pancreatite crônica. O pré-requisito é a demonstração, pela pancreatografia, de dilatação do ducto pancreático por obstrução proporcionada por estenose, cálculo ou ambos.

As fístulas pancreáticas por ruptura do ducto pancreático têm sido tratadas com sucesso através da colocação de prótese, proporcionando tamponamento da ruptura e redução da hipertensão intraductal. A publicação de estudo multicêntrico envolvendo oito instituições e com 1.018 pacientes acompanhados por 2 a 12 anos (média de 4,9 anos) demonstrou o sucesso da endoterapia em 86% dos pacientes. Entretanto, 65% dos pacientes apresentaram-se livres do sintoma dor, 21% persistiam com dor de leve intensidade e 24% foram encaminhados para o tratamento cirúrgico.

Pseudocisto pancreático

O pseudocisto pancreático é um cisto inflamatório definido como coleção de suco pancreático, cujas paredes são formadas por tecido de granulação. Pode ocorrer em decorrência de pancreatite aguda, surto de agudização de pancreatite crônica ou trauma com rotura do sistema ductal da glândula. Embora o padrão-ouro de tratamento para o pseudocisto pancreático seja drenagem interna cirúrgica, feita com o estômago ou com alça jejunal em Y-de-Roux, a drenagem interna endoscópica é outra opção viável. A drenagem endoscópica tem por objetivo a comunicação do cisto com a cavidade gástrica ou duodenal e tem chamado a atenção por ser método menos invasivo e de bons resultados. Até o momento, não há na literatura estudos comparativos entre os vários métodos de drenagem de pseudocistos pancreáticos. A seleção correta do paciente é a chave para o sucesso da terapêutica endoscópica. Deve-se ter em mente que boa parte dos pseudocistos pancreáticos regride espontaneamente. Assim, as lesões que não apresentam sinais radiológicos de involução após 2 meses de sua formação são elegíveis para o tratamento. Outra indicação precisa para o tratamento de pseudocistos pancreáticos maduros (> 6 semanas) é a ocorrência de sintomas a eles relacionados.

Do ponto de vista técnico, quando houver nítido abaulamento da parede digestiva e não houver sinais de hipertensão portal segmentar ou de colaterais entre o pseudocisto e o trato digestivo, a punção é realizada sob controle radioscópico, com aparelho de visão lateral e canal calibroso. Com a ecoendoscopia, tornou-se possível o tratamento dos pseudocistos sem o abaulamento da parede gastroduodenal ou mesmo na presença de colaterais perigástricos e periduodenais. Com a redução significativa do pseudocisto, as próteses são removidas após, no mínimo, 6 semanas. Na presença de secreção purulenta, sugere-se a introdução no cisto do gastroscópio para remoção de debris e tecido necrótico com cesto de Dormia e lavagem da cavidade com soro fisiológico. O cateter nasocístico é também recomendado nesta situação, permitindo a lavagem contínua da cavidade.

Bibliografia

Artifon ELA, Sakai P, Monteiro da Cunha JE et al. Surgery or endoscopy for palliation of biliary obstruction due to metastatic pancreatic cancer. Am J Gastroenterol. 2006;101:2031-2037.

Chaves D, Sakai P. Esôfago de Barrett. In: Sakai P, Ishioka S, Maluf F. (eds.). Tratado de Endoscopia Digestiva Diagnóstica e Terapêutica (vol. 1). São Paulo: Atheneu; 2005. p. 77-56.

Forrest JA, Finlayson ND, Shearman DJ. Endoscopy in gastrointestinal bleeding. Lancet. 1974;2:394-397.

Gay G et al. The Role of videoendoscopy in the diagnosis of digestive diseases: a rewiew of current possibilities. Endoscopy. 2004;36:913920.

Ishioka S. Estenoses benignas do esôfago. In: Sobed (ed.) Endoscopia Digestiva. São Paulo: Medsi; 1994. p. 85-99.

Kodama M, Kakegawa T. Treatment of superficial cancer of the esophagus: a summary of responses to a questionnaire on superficial cancer of the esophagus in Japan. Surgery. 1998;123:432-439.

Kubba AK, Krasner N. An update in the palliative management of malignant dysphagia. European Journal of Surgical Oncology. 2000;26:116-129.

Makuuchi H. Endoscopic mucosal resection for mucosal cancer in the esophagus. Gastrointest Endosc Clin N Am. 2001;11:445-448.

Nasi A, Filho JP, Zilberstein B, Cecconello I, Gama-Rodrigues JJ, Pinotti HW. Gastroesophageal reflux disease: clinical, endoscopic, and intraluminal esophageal pH monitoring evaluation. Dis Esophagus. 2001;14:41-49.

Ono H, Hasuike N, Inui T et al. Usefulness of a novel eletrosurgical knife, the insulation-tipped diathermic knife-2, for endoscopic submucosal dissection of early gastric câncer. Gastric Cancer. 2008;11:47-52.

Sakai P, Kuga R, Safatle-Ribeiro A et al. Is it feasible to reach the bypassed stomach after Roux-en-Y gastric bypass for morbid obesity? The use of the double-balloon enteroscope. Endoscopy. 2005;37:566569.

Shenfine J, McNamee P, Steen N et al. A pragmatic randomised controlled trial of the cost-effectiveness of palliative therapies for patients with inoperable oesophageal cancer. Health Technol Assess. 2005;9:1-12.

15.2 Colonoscopia

Raul Cutait • Jarbas Faraco
Fernando Cordeiro • Flavio Antonio Quilici
Lisandra Carolina M. Quilici

Introdução

A colonoscopia tornou-se o exame padrão-ouro para o diagnóstico de doenças colorretais, substituindo na rotina o enema opaco como exame propedêutico na quase totalidade dos casos, além de permitir a realização de diversos procedimentos terapêuticos. Desde o início da experiência com esse método, no final dos anos 1960, amadureceram e ampliaram-se suas indicações, graças à experiência acumulada e ao desenvolvimento de novos equipamentos. Adicionalmente, técnicas de exame aprimoradas, associadas a melhor sedação e preparo intestinal, exercem um papel essencial para maior aceitação dos pacientes. Quanto às novas tecnologias, foram desenvolvidos os aparelhos de magnificação, cuja indicação maior é permitir a identificação de criptas dos pólipos e mecanismos internos que produzem o efeito da cromoscopia na identificação de pólipos e suas características.

▪ Indicações e contraindicações

- *Indicações:* a colonoscopia está indicada em quatro situações: diagnóstico; tratamento; seguimento e rastreamento (Tabela 15.4).
- *Contraindicações:* existem situações clínicas nas quais a colonoscopia está contraindicada, de forma relativa ou absoluta (Tabela 15.5).

▪ Complicações

As complicações principais da colonoscopia são:

- *Perfuração:* os principais fatores de risco são a inexperiência do endoscopista e, no caso de perfuração, a existência de aderências pélvicas, a fragilidade da parede intestinal em doenças inflamatórias em atividade e estenoses por diverticulite ou câncer. Com os colonoscópios atuais, que facilitam a introdução, a tendência é diminuir o risco de perfuração. Esta é hoje descrita em menos de 0,05% dos casos.
- *Sangramento pós-polipectomia:* ocorre em 0,05% das polipectomias, principalmente após ressecção de pólipos com pedículos largos.

Tabela 15.4
Principais indicações da colonoscopia

Diagnóstico	• Alteração do hábito intestinal • Sangramento digestivo baixo • Dor abdominal • Obstipação crônica • Diarreia crônica • Suspeita de doenças específicas • Localização intraoperatória de lesões colorretais • Imagens radiológicas duvidosas
Tratamento	• Polipectomia • Ressecção de tumores benignos • Tratamento da hemorragia digestiva baixa • Descompressão em síndrome de Ogilvie • Distorção de vólvulo do sigmoide • Retirada de corpos estranhos • Dilatação de estenoses cólicas • Colocação de próteses para estenoses • Perfuração pós-colonoscopia • Retite actínica • Retotomia • Procedimentos combinados com laparoscopia
Avaliação intraoperatória	
Seguimento	• Moléstias inflamatórias • Pós-ressecção intestinal por câncer colorretal ou polipose • Pós-polipectomia • Pós-ureterossigmoidoscopia
Rastreamento	• Populações de alto e médio riscos para câncer colorretal

Tabela 15.5
Contraindicações da colonoscopia

Absolutas	• Megacólon tóxico • Perfuração intestinal • Obstrução intestinal • Peritonite
Relativas	• Suboclusão cólica • Doença inflamatória anorretal grave • Doenças inflamatórias intestinais agudizadas • Diverticulite aguda • Aneurisma abdominal • Gravidez • Instabilidade hemodinâmica • Anastomose colorretal recente • Coagulopatias • Insuficiência cardiorrespiratória • Embolia pulmonar recente • Infarto do miocárdio recente

▪ Preparo para o exame e sedação

O preparo do paciente para colonoscopia tem três etapas:

- *Avaliação clínica do paciente:* é fundamental que se avalie a história clínica do paciente, com o objetivo de identificar alguma possível contraindicação ao exame, como fatores de risco para sua realização (afecção colorretal, cirurgia prévia, anticoagulação, alergias).

- *Informação para os pacientes:* os pacientes devem ser informados sobre o exame em relação a seu preparo, sedação, realização e possíveis complicações. Em muitos serviços é rotina, nos dias atuais, o paciente assinar um consentimento informado.
- *Preparo intestinal:* o preparo retrógrado, isto é, por meio de enteroclismas, é hoje empregado como exceção, devido à melhor aceitação dos pacientes pelo preparo anterógrado, com manitol, PEG ou fosfato de sódio. O preparo retrógrado está indicado essencialmente nos casos de suspeita de oclusão ou suboclusão intestinal ou, então, quando for a preferência do paciente. O preparo anterógrado pode ser realizado em ambiente hospitalar ou domiciliar. Na maioria dos serviços, preconiza-se dieta líquida na véspera do exame e laxativos na tarde da véspera.

A sedação é feita de forma variada, mas sempre com controle dos parâmetros essenciais (frequência cardíaca, saturação de O_2 e pressão arterial). Alguns serviços usam os préstimos de anestesistas como rotina, enquanto outros, apenas para os pacientes de maior risco (idade, comorbidades). No presente, o propofol é o medicamento mais empregado, por permitir sedação profunda com mais rápida recuperação, associado ou não a opioides.

Colonoscopia diagnóstica

- *Presença de sintomas:* a colonoscopia está indicada em pacientes que apresentam alteração do hábito intestinal por mais de algumas semanas, hemorragia digestiva baixa onde não se pode concluir por sua origem anal ou, então, quadro de dor abdominal que pode ser imputado a afecção colorretal.
- *Identificação de imagens radiológicas duvidosas:* a suspeita de afecções colorretais pode ocorrer com exames de imagem direcionados, como o enema opaco (em especial estenoses), ou com outros exames de imagens, como US, TC ou RM, onde são identificadas massas intraluminares.

Colonoscopia terapêutica

A colonoscopia mostra-se bastante eficaz para a resolução de diversas situações clínicas. Assim, ela é hoje o método preferencial para as seguintes situações:

- *Ressecção de pólipos e lesões planas:* a identificação de pólipo ou lesão plana implica na necessidade de sua ressecção, apesar de, com os aparelhos de magnificação, ser possível, com razoável grau de segurança, definir o tipo hiperplásico, que em princípio não precisa ser tratado. A ressecção é feita com o auxílio de alças diatérmicas ou pinças de fulguração, sendo estas utilizadas para pólipos menores. Pólipos mais volumosos podem ser ressecados de forma fatiada, principalmente quando localizados no reto.
- *Hemorragia digestiva baixa:* conforme a causa do sangramento, é possível tratar o foco da hemorragia por meio de procedimentos tecnicamente distintos: os térmicos (eletrofulguração, termocoagulação, fotocoagulação), os não térmicos (vasoconstritores, soluções esclerosantes) e os mecânicos (clipes, ligadura elástica, *endoloop*) (Tabela 15.6).
- *Síndrome de Ogilvie:* o tratamento clássico é a resolução da distensão do cólon por meio de aspiração por colonoscopia. Na maioria dos pacientes, o processo é resolvido com um só procedimento, sendo que em 10 a 20% dos casos é necessária uma segunda ou mesmo terceira aspiração.
- *Distorção de vólvulo de sigmoide:* vólvulos com eixo de rotação alto, acima do alcance do retossigmoidoscópio rígido, podem ser desfeitos com o colonoscópio.
- *Retirada de corpos estranhos:* por meio de pinças ou alças, é possível retirar-se corpos estranhos da luz colorretal, ingeridos ou introduzidos por via retal. Contudo, quando volumosos ou mais altos, existe um risco considerável de se rasgar a parede intestinal, o que induz a se abortar o método.
- *Dilatação de estenoses:* estenoses benignas, em especial de anastomoses, podem ser dilatadas por meio de balão específico.
- *Colocação de próteses para tumores estenosantes:* nos casos de obstrução por tumor, pode-se proceder à colocação de *stents* expansíveis, que permitem bons resultados em cerca de 70 a 80% dos casos. Outra opção, factível principalmente para tumores retais, é a fulguração da região central do tumor.

Tabela 15.6
Tratamento de hemorragia digestiva baixa por colonoscopia

Causa	Tratamento preferencial
Angiodisplasia	Eletrofulguração ou injeção de substância esclerosante
Moléstia diverticular	Substância esclerosante, clipes
Pós-polipectomia	Vasoconstritor, solução esclerosante, clipes
Ulcerações, câncer	Vasoconstritor
Varizes	Clipe, *endoloop*, ligadura elástica, solução esclerosante, vasoconstritor
Retite actínica	Argônio, formol

- *Retite actínica:* atualmente mais frequente pós-radioterapia por câncer de próstata, é tratada com aplicações de argônio, o que controla o sangramento em uma só sessão em 70 a 80% dos casos. O uso de formol a 4% é uma alternativa mais econômica, mas gera o risco de queimadura e estenose do reto.
- *Retotomia:* estenoses de anastomoses colorretais baixas podem ser tratadas por retotomia endoscópica.
- *Procedimentos combinados com laparoscopia:* pólipos volumosos ou tumores benignos de difícil ressecção por colonoscopia podem ser retirados em procedimentos combinados endoscópico e laparoscópico.

Localização de lesões no intraoperatório

Na cirurgia laparoscópica para câncer de cólon existem eventuais dificuldades quanto à identificação, no intraoperatório, de tumores menores ou pólipos volumosos situados no lado mesenterial do cólon ou, então, quando ocorre imprecisão do colonoscopista ao descrever a localização exata da lesão. Nesses casos, a colonoscopia intraoperatória é de grande valia. Esse problema pode ser evitado com tatuagem com nanquim da região onde está situado o tumor. Outra indicação para a colonoscopia intraoperatória é na cirurgia de tumores de reto médio ou distal, com o intuito de definir com melhor precisão a borda inferior para sua ressecção.

Seguimento

- *De portadores de doenças inflamatórias*: indica-se a colonoscopia para portadores de retocolite ulcerativa com mais de 8 anos de evolução clínica, em caráter anual, com realização de biópsias seriadas e em áreas elevadas.
- *De pacientes submetidos à colectomia por câncer*: a colonoscopia é realizada 1 ano após a cirurgia; caso não se encontrem pólipos ou outro câncer, o exame deve ser repetido em 3 anos e, caso novamente normal, sugere-se novo controle depois de 5 anos. Se pólipos forem encontrados, segue-se o programa para pacientes polipectomizados.
- *De pacientes submetidos à polipectomia*: o atual *guideline* americano define a frequência dos exames de controle em função dos achados. Assim, a colonoscopia está indicada: após 5 anos para pacientes com um ou dois adenomas tubulares com displasia de baixo grau, ambos com menos de 1 cm de diâmetro; após 3 anos para pacientes com mais de três adenomas ou algum adenoma com componente viloso; após 1 ano caso sejam encontrados mais de dez pólipos adenomatosos; por fim, após 2 a 6 meses quando de ressecções de lesões adenomatosas sésseis volumosas, retiradas pela técnica fatiada (*piecemeal*).

Rastreamento

- *Rastreamento de câncer ou pólipos:* a colonoscopia é o exame de eleição para o rastreamento de câncer ou pólipos colorretais em dois grupos populacionais: de alto risco, relacionado com doenças preexistentes ou síndromes genéticas familiares, e de médio risco, relacionado com a idade (Tabela 15.7).

Indicadores de qualidade em colonoscopia

Mais recentemente, tem havido uma grande preocupação em vários países para definir critérios e padrões de qualidade de colonoscopia que possam ser de alguma forma mensurados. Assim, um grupo colaborativo europeu escolheu três critérios: percentual de colonoscopias completas (ao redor de 90% dos casos), tempo de duração do exame (tempo médio de introdução de 10 minutos e de retirada também de 10 minutos) e diagnóstico de pólipos adenomatosos (que é duas vezes maior com colonoscopistas mais experientes).

Tabela 15.7
Colonoscopia para rastreamento de câncer e pólipos colorretais

Condição		1º exame	Periodicidade
Alto risco	Polipose adenomatosa familiar	12 anos	Até 40 anos: a cada ano Após 40 anos: a cada 5 anos
	Síndrome de Lynch	20 a 25 anos	A cada 2 anos
	Pai ou mãe com câncer colorretal	40 anos	A cada 3-5 anos
	Retocolite ulcerativa	8 anos	De evolução anual
	Ureterossigmoidostomia	7 anos	Após a cirurgia anual
Médio risco	Idade > 50 anos*	50 anos	A cada 5 a 10 anos

*Para populações com alta incidência de câncer colorretal.

A importância de se trabalhar com indicadores de qualidade tem duas vertentes: a primeira é permitir avaliar serviços e profissionais de forma comparativa; a segunda é permitir a definição de melhores medidas a serem tomadas para uma interferência positiva na qualidade dos exames.

Bibliografia

Allen JI. Quality measures for colonoscopy: where should we be in 2015? Curr Gastroenterol Rep. 2015;17:432.

Anderloni A, Jovani M, Hassan C, Repici A. Advances, problems, and complications of polypectomy. Clin Exp Gastroenterol. 2014;7:285296.

Balmaña J, Balaguer F, Cervantes A et al. Familial risk-colorectal cancer: ESMO Clinical Practice Guidelines. Ann Oncol. 2013;24:7380.

Baron TH, Smyrk TC, Rex DK. Recommended intervals between screening and surveillance colonoscopies. Mayo Clin Proc. 2013;88:854-858.

Brenner H, Stock C, Hoffmeister M. Effect of screening sigmoidoscopy and screening colonoscopy on colorectal cancer incidence and mortality: systematic review and meta-analysis of randomised controlled trials and observational studies. BMJ. 2014;348:g2467.

Chukmaitov A, Bradley CJ, Dahman B et al. Polypectomy techniques, endoscopist characteristics, and serious gastrointestinal adverse events. J Surg Oncol. 2014;110:207-213.

Church J. Complications of colonoscopy. Gastroenterol Clin North Am. 2013;42:639-657.

Rossini CR. Pólipos e síndromes polipoides. In: Quilici FA, Grecco E, ed. Colonoscopia. São Paulo: Lemos; 2000. p. 139-150.

Hassan C, Quintero E, Dumonceau JM et al. Post-polypectomy colonoscopy surveillance: European Society of Gastrointestinal Endoscopy (ESGE) Guideline. Endoscopy. 2013;45:842-851.

Horiuchi A, Tanaka N. Improving quality measures in colonoscopy and its therapeutic intervention. World J Gastroenterol. 2014; 20:13027-13034.

Johnson DA, Barkun AN, Cohen LB et al. Optimizing adequacy of bowel cleansing for colonoscopy: recommendations from the US multi-society task force on colorectal cancer. Gastroenterology. 2014;147:903-924.

Kaltenbach T, Soetikno R. Endoscopic resection of large colon polyps. Gastrointest Endosc Clin N Am. 2013;23:137-152.

Kapetanos D, Beltsis A, Chatzimavroudis G, Katsinelos P. Postpolypectomy bleeding: incidence, risk factors, prevention, and management. Surg Laparosc Endosc Percutan Tech. 2012;22:102-107.

Kedia P, Waye JD. Colon polypectomy: a review of routine and advanced techniques. J Clin Gastroenterol. 2013;47:657-665.

Le Clercq CM, Sanduleanu S. Interval colorectal cancers: what and why. Curr Gastroenterol Rep. 2014;16:375.

Lieberman DA, Rex DK, Winawer SJ et al. Guidelines for colonoscopy surveillance after screening and polypectomy: a consensus update by the US Multi-Society Task Force on Colorectal Cancer. Gastroenterology. 2012;143:844-857.

Naqvi S, Burroughs S, Chave HS, Branagan G. Management of colorectal polyp cancers. Ann R Coll Surg Engl. 2012;94:574-578.

Rex DK, Schoenfeld PS, Cohen J et al. Quality indicators for colonoscopy. Am J Gastroenterol. 2015;110:72-90.

Shergill AK, Farraye FA. Toward a consensus on endoscopic surveillance of patients with colonic inflammatory bowel disease. Gastrointest Endosc Clin N Am. 2014;24:469-481.

Smith RA, Manassaram-Baptiste D, Brooks D et al. Cancer screening in the United States, 2015: a review of current American Cancer Society guidelines and current issues in cancer screening. CA Cancer J Clin. 2015;65:30-54.

Stoffel EM, Mangu PB, Gruber SB et al. Hereditary colorectal cancer syndromes: American Society of Clinical Oncology Clinical Practice Guideline endorsement of the familial risk-colorectal cancer: European Society for Medical Oncology Clinical Practice Guidelines. J Clin Oncol. 2015;33:209-217.

Tanaka S, Saitoh Y, Matsuda T et al. Evidence-based clinical practice guidelines for management of colorectal polyps. J Gastroenterol. 2015;50:252-260.

Vasen HF, Blanco I, Aktan-Collan K et al. Revised guidelines for the clinical management of Lynch syndrome (HNPCC): recommendations by a group of European experts. Gut. 2013;62:812-823.

Wu XR, Church JM, Jarrar A et al. Risk factors for delayed postpolypectomy bleeding: how to minimize your patients' risk. Int J Colorectal Dis. 2013;28:1127-1134.

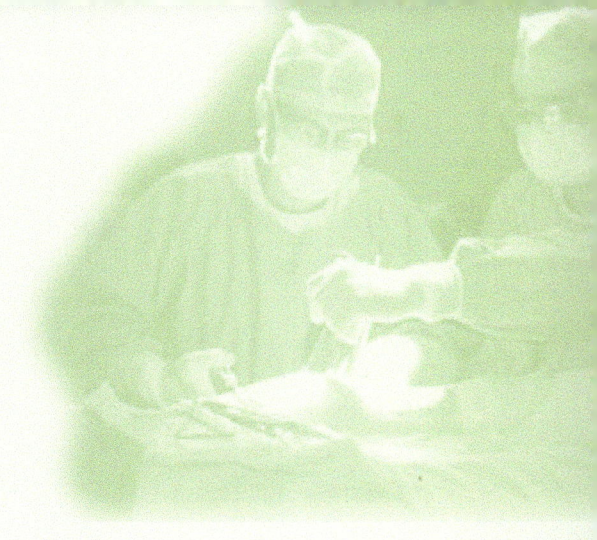

Seção 3

Técnica Cirúrgica

16 Assepsia e Antissepsia

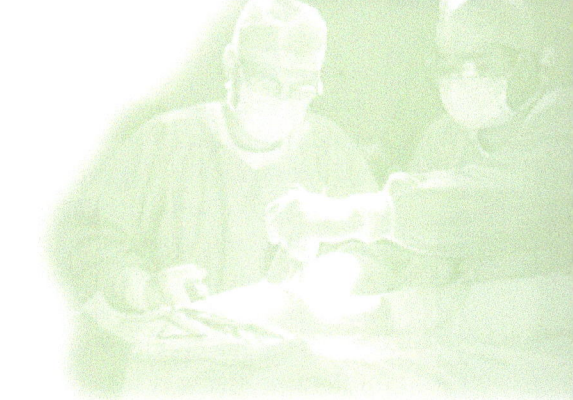

Paulo Roberto Corsi • Matthias W. M. Weinstock
Rone Antonio Alves Abreu

Introdução

Os hospitais devem ser considerados como ambientes insalubres por vocação, devido à concentração de pacientes suscetíveis e microrganismos resistentes. O reflexo dessa interação fica evidente por artigos hospitalares contaminados, colonização de pacientes graves e infecções mais difíceis de serem tratadas. O número e a virulência dos microrganismos presentes, a resistência do paciente e a consciência pessoal dos médicos e demais profissionais que atuam no estabelecimento estão diretamente ligados ao risco de contrair infecção hospitalar.

A interação entre homens e microrganismos ocorre em graus variados, desde colonização assintomática até afecções multissistêmicas, fato que pode ser exemplificado por estas palavras:"O homem vive em ambiente colonizado por microrganismos, com a grande maioria das quais mantém relações do tipo simbióticos ou saprófitos". A flora bacteriana simbiótica pode ser encontrada na boca, na faringe, no intestino, na pele e nos órgãos geniturinários externos, apresentando estado de equilíbrio com quantidade e qualidade constantes.

A alteração dessa interdependência justifica mudanças patológicas, a associação deixa de ser saprófita ou simbiótica e passa a ser conceitualmente parasitária, podendo ser causas ou consequências das alterações dos órgãos que as contêm. Quando o homem passa a ser considerado hospedeiro, a interação é definida como infecção. O microrganismo que determina lesões no organismo humano em diferentes graus caracteriza a patogenicidade do mesmo.

Definições

- *Assepsia:* medidas utilizadas para impedir a penetração de microrganismos em um ambiente que logicamente não os tem, logo, um ambiente asséptico é aquele que está livre de infecção.
- *Antissepsia:* medidas propostas para inibir o crescimento de microrganismos ou removê-los de um determinado ambiente.
- *Esterilização:* é o processo de destruição de todas as formas de vida microbiana mediante a aplicação de agentes físicos e/ou químicos; toda esterilização deve ser precedida de lavagem e enxaguadura do artigo para remoção de detritos. O conceito de esterilização é absoluto.
- *Esterilizantes:* meios físicos capazes de matar os esporos e a forma vegetativa, isto é, destruir todas as formas microscópicas de vida.
- *Fumigação:* é a dispersão sob forma de partículas, de agentes desinfetantes como gases, líquidos ou sólidos.
- *Degermação:* diminuição do número de microrganismos patogênicos ou não, após a escovação da pele com água e sabão.
- *Desinfecção:* é o processo pelo qual se destroem particularmente os germes patogênicos e/ou se inativa sua toxina ou se inibe o seu desenvolvimento. Os esporos não são necessariamente destruídos.
- *Germicidas:* são meios químicos utilizados para destruir todas as formas microscópicas de vida e são designados pelos sufixos *cida* ou *lise*, como bactericida, fungicida, virucida, bacteriólise etc.

Na prática, não se faz diferenciação entre os termos antissépticos, desinfetantes e germicidas, sendo empregados como sinônimos. É importante ressaltar que caracterizamos como antisséptico quando o empregamos em tecidos vivos, e desinfetante quando utilizado em objetos inanimados.

Antissepsia

A descontaminação de tecidos vivos depende da coordenação de dois processos: degermação e antissepsia.

A degermação é a remoção de detritos e impurezas depositados sobre a pele. Sabões e detergentes sintéticos, graças à sua propriedade de umidificação, penetração, emulsificação e dispersão, removem mecanicamente a maior parte da flora microbiana existente nas camadas superficiais da pele, também chamada flora transitória, mas não conseguem remover aquela que coloniza as camadas mais profundas ou flora residente (Figuas 16.1 a 16.3).

A antissepsia é a destruição de microrganismos existentes nas camadas superficiais ou profundas da pele, mediante a aplicação de um agente germicida de baixa causticidade, hipoalergênico e passível de ser aplicado em tecido vivo.

Sabões e detergentes sintéticos aniônicos exercem ação bactericida contra microrganismos muito frágeis como o Pneumococo, porém, são inativos para *Stafilococcus aureus*, Pseudomonas aeruginosa e outras bactérias gram-negativas. Consequentemente, sabões e detergentes sintéticos (não iônicos e aniônicos) devem ser classificados como degermantes, e não como antissépticos.

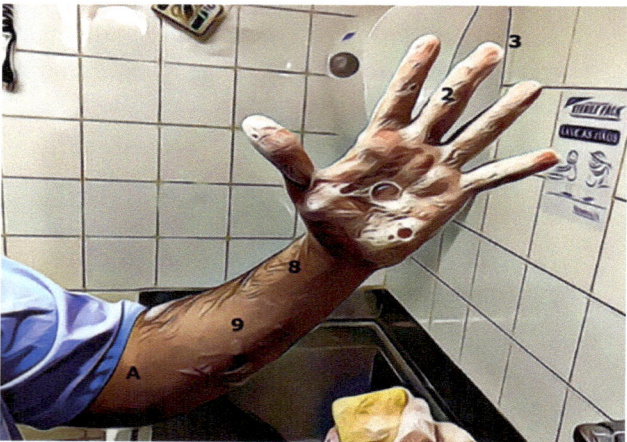

FIGURA 16.1 – *Degermação (sequência numérica): palma da mão, punho e antebraço. Fonte: autores.*

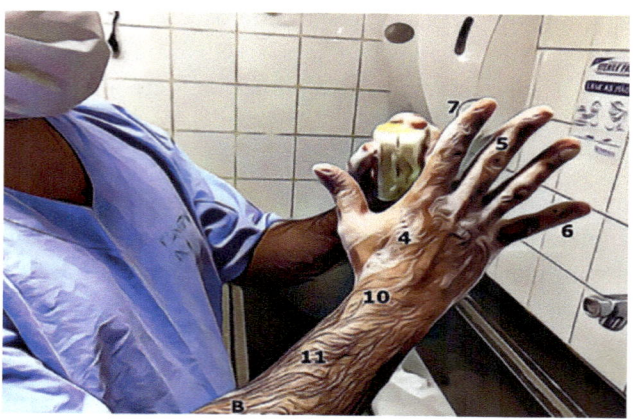

FIGURA 16.2 – *Degermação (sequência numérica): dorso da mão, punho e antebraço. Fonte: autores.*

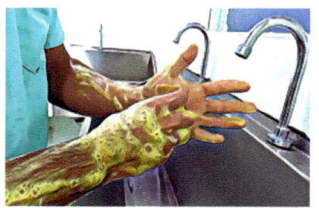
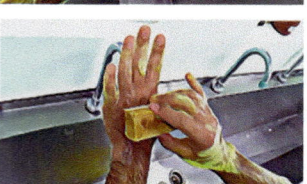
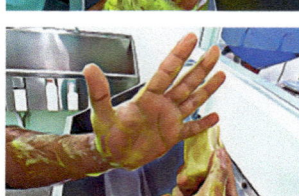
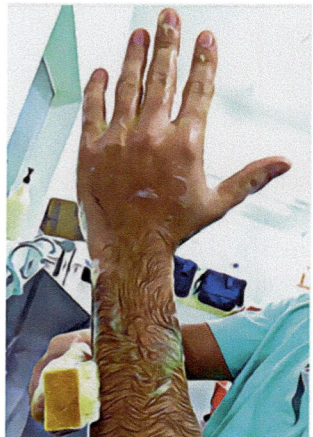
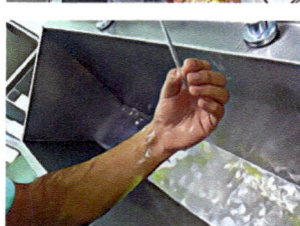
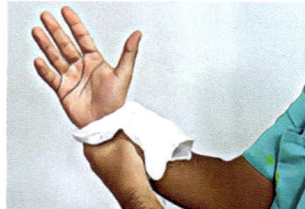

FIGURA 16.3 – *Técnica de escovação. Fonte: autores.*

Cuidados com o paciente

Qualquer ato cirúrgico é uma agressão ao organismo, de intensidade variável, de acordo com a extensão e a gravidade da intervenção. A duração da hospitalização, o tempo de cirurgia, a contaminação ambiental, o uso de drenos ou sondas e o tamanho da incisão influem em um contágio acidental ou incidental.

Idade, alterações metabólicas, desnutrição são alguns dos fatores relacionados ao paciente que influem em maior ou menor grau de contaminação. Tanto a velhice como a infância têm sido consideradas predisponentes, assim como diabetes melito, obesidade, subnutrição e terapia imunossupressora contribuem para um maior índice de infecções hospitalares.

O paciente deve receber vários cuidados para minimizar a alteração da flora saprófita. O preparo deve ser iniciado na noite anterior com banho geral. É importante ressaltar que o banho no dia da cirurgia tem sido contraindicado, por aumentar a difusão de germes, pois com o uso de detergentes, a gordura presente na pele é removida, e há descamação intensa e aumento da disseminação de microrganismos. É preconizado o uso de avental descartável de papel sobre a roupa de uso normal. A disseminação de germes foi muito menor nas vestes de rua após o banho e a colocação de avental limpo.

A tricotomia deve ser realizada momentos antes do ato cirúrgico na sala de operação. Em alguns hospitais, como o Royal Alexander Hospital, do Canadá, existe sala de tricotomia anexa à sala operatória. A raspagem dos pelos de véspera pode provocar foliculite ou mesmo infecção de pequenos cortes ocorridos acidentalmente, porque a pele normalmente possui flora bacteriana fixa e transitória de difícil controle. Os aparelhos de tricotomia devem receber cuidado especial relativo a limpeza e esterilização. Alguns autores dão preferência a cremes depilatórios químicos para evitar cortes ou abrasões.

O paciente deve ser levado à sala cirúrgica sem cobertores e lençóis utilizados na enfermaria ou no quarto para evitar a translocação de microrganismos entre os ambientes.

A antissepsia do campo operatório é inerente à técnica cirúrgica, não há consenso geral. O mais indicado é lavar-se cuidadosamente o local a ser operado com sabão detergente antisséptico com agentes à base de hexaclorofeno, seguida de antissepsia com álcool ou similar.

Cuidados com a equipe

As infecções pós-operatórias devem ser evitadas pela prática de antissepsia, em regime absoluto, por membros da equipe cirúrgica. A relação direta entre profissionais que frequentam o centro cirúrgico e infecção tem sido bastante relatada, em que portadores aumentam a taxa de incidência, assintomáticos ou com lesões clínicas. Houve um caso relatado de um cirurgião portador nasal de *Staphylococcus aureus* que, transferindo-se entre hospitais, fez diminuir a incidência de infecção pós-operatória no primeiro hospital e aumentar no segundo, um exemplo ilustrativo.

O paciente deve banhar-se na noite anterior à operação com sabão antisséptico, exceto se houver a necessidade de aplicar na pele creme à base de lanolina ou similar, pois aumenta a colonização por microrganismos patogênicos.

As roupas habituais devem ser trocadas antes de se adentrar ao centro cirúrgico, principalmente quando os membros da equipe frequentam laboratórios e enfermarias com alto risco de infecção. Após a retirada de toda a roupa anteriormente usada, deve-se colocar calça e blusa adequadamente esterilizados (Figura 16.4).

Toucas e gorros devem cobrir todo o cabelo, impedindo que este seja fonte de contaminação. Podem ser de material sintético descartável ou de tecido compacto de tamanho suficiente para cobrir totalmente a área pilosa da cabeça.

As máscaras têm como finalidade principal proteger da projeção de gotículas de saliva ou muco expelidos durante a respiração forçada, fala, espirros ou tosse no ato cirúrgico. O uso desta deve abranger boca e nariz, ser trocada repetidamente em procedimentos

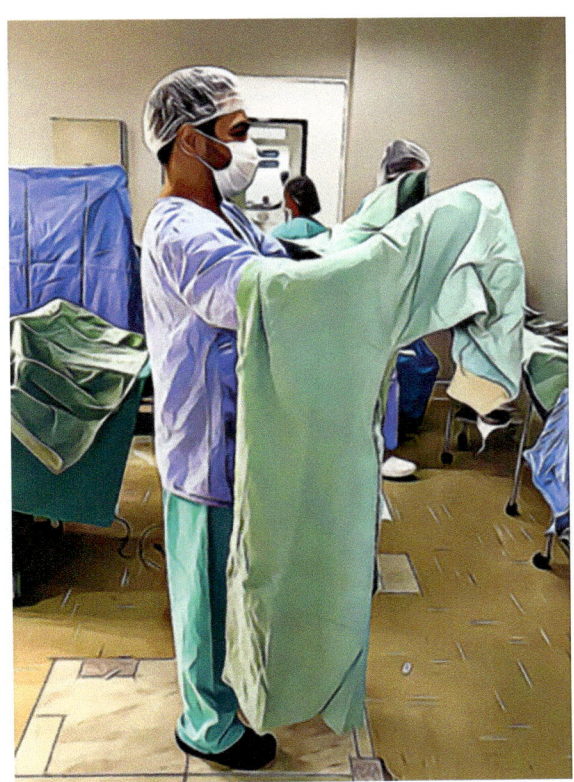
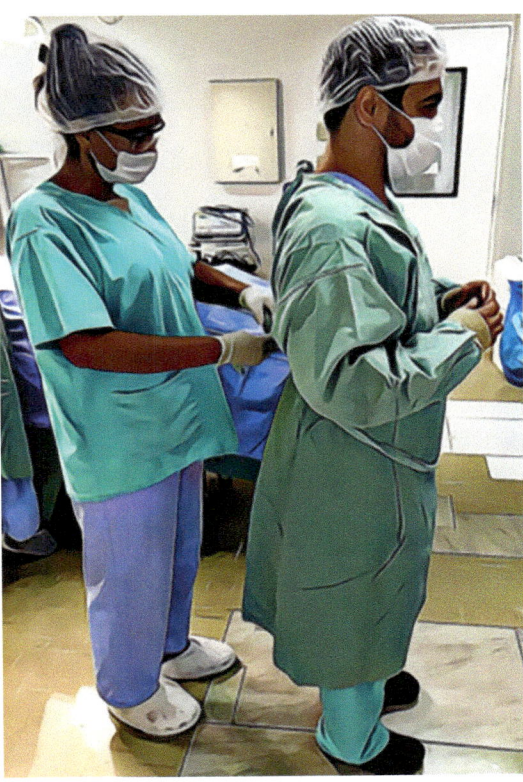

FIGURA 16.4 – *Paramentação. Fonte: autores.*

duradouros, uma vez que sua eficiência decresce com o tempo de uso, preferencialmente a cada duas horas. As máscaras com dupla gaze de algodão e 12 tramas/cm2, em seis ou oito camadas, têm sido satisfatórias, apresentando eficiência em torno de 90%.

De acordo com Prince, a flora da pele pode ser classificada em permanente e transitória. Nas regiões mais expostas encontramos a flora transitória, mais facilmente removível e com maior pluralidade de germes em quantidade e qualidade. A flora permanente é caracterizada por maior dificuldade na remoção, variação mais constante; a redução por meio de antissepsia é transitória, restabelecendo o seu nível anterior em pouco tempo.

A técnica de lavagem de mãos mais aceita atualmente preconiza a utilização de escovas descartáveis com cerdas macias para não irritar a pele e suficientes para eliminar a flora transitória e parte da permanente. Faz-se necessário, antes da lavagem das mãos, a manutenção da higiene das unhas. Prince estabeleceu algumas recomendações:

- Escovar vigorosamente por pelo menos sete minutos controlados no relógio.
- Lavar e escovar todas as partes das mãos e antebraços.
- Enxugar a mão com toalha esterilizada ao fim da lavagem.

Desde 1882, Neuber propôs a implementação do uso de aventais cirúrgicos específicos e a substituição dos aventais tradicionais em malha frouxa, ineficazes na prevenção da contaminação. Atualmente, têm sido utilizados aventais de algodão com trama densa, com poros de 10 micras, fibras longas, eventualmente, impermeáveis a água, mas não a vapor. São preferíveis os aventais com a possibilidade de oclusão nos punhos, tornozelos e golas.

As luvas cirúrgicas foram implantadas por Halsted em 1889 para proteger as mãos de sua instrumentadora, alérgica a mercúrio, substância então utilizada para a esterilização. A proteção conferida pela luva é inquestionável, porém é valido ressaltar que muitas infecções são causadas por furos não percebidos durante o procedimento, como em operações torácicas, ortopédicas ou neurológicas. Desse modo, pode ser uma importante fonte de contaminação pelo aumento da flora no ambiente úmido e quente das mãos enluvadas (Figuras 16.5 a 16.7).

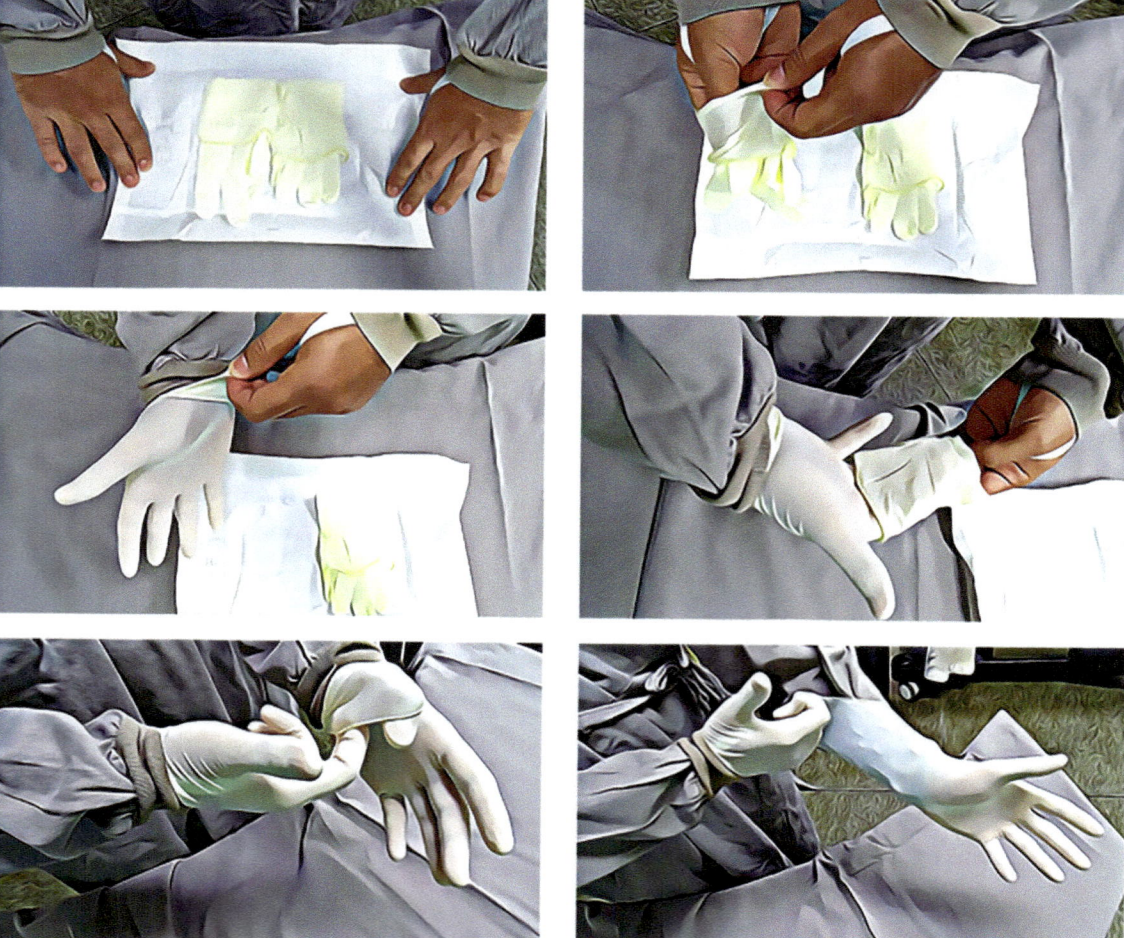

FIGURA 16.5 – *Técnica de calçar as luvas. Fonte: autores.*

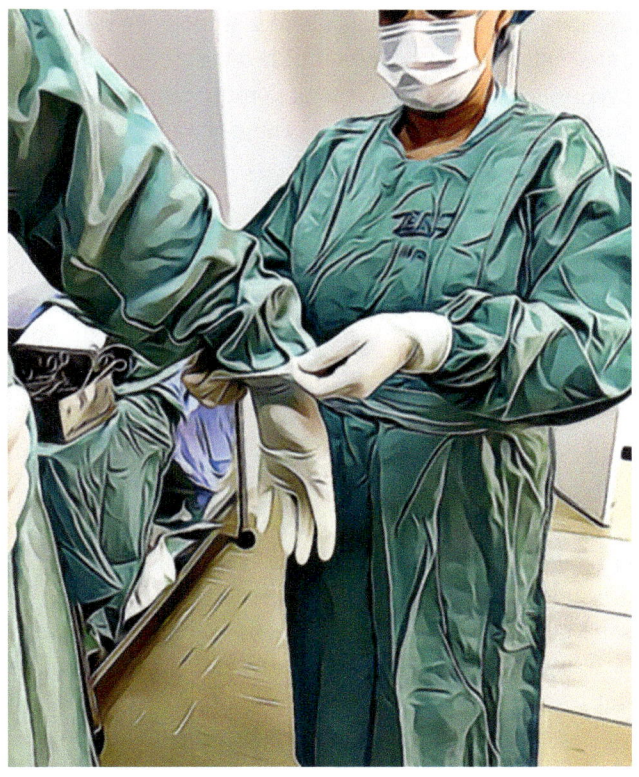

FIGURA 16.6 – *Variante da técnica de calçar as luvas (instrumentador(a) calçando o cirurgião).* Fonte: autores.

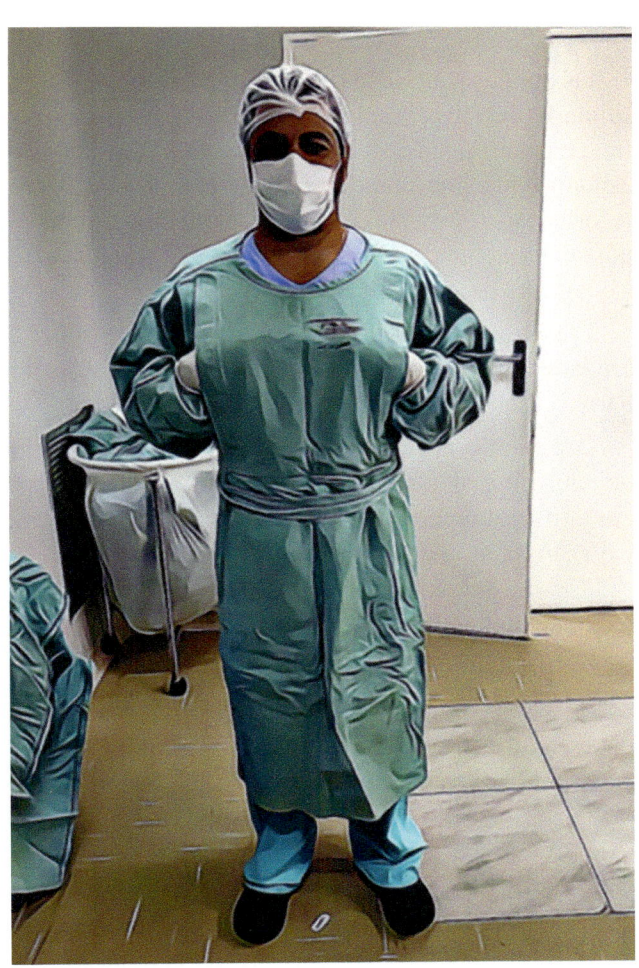

FIGURA 16.7 – *Aspecto final.* Fonte: autores.

Antissépticos

As características a serem levadas em consideração na escolha de um antisséptico adequado são o grau de atividade germicida sobre a flora cutaneomucosa em presença de sangue, soro, muco ou pus, sem irritar a pele ou as mucosas. Apesar de serem bastante propostos para avaliação dos antissépticos, os testes *in vitro* não são os ideais a serem utilizados como avaliação definitiva, devendo sempre optar por testes *in vivo*. Os agentes que melhor satisfazem as exigências para aplicação em tecidos vivos são os iodos, a clorexidina, o álcool e o hexaclorofeno.

Para a desinfecção das mãos, temos soluções antissépticas com detergentes que se destinam à degermação da pele, removendo detritos e impurezas e realizando antissepsia parcial. São exemplos: solução detergente de PVPI a 10% (1% de iodo ativo) e solução detergente de clorexidina a 4%, com 4% de álcool etílico. Há também a solução alcoólica para antissepsia das mãos: solução de álcool iodado a 0,5 ou 1% (álcool etílico a 70%, com ou sem 2% de glicerina) e álcool etílico a 70%, com ou sem 2% de glicerina.

Compostos de iodo

O iodo é um halogênio pouco solúvel em água, porém facilmente solúvel em álcool e em soluções aquosas de iodeto de potássio. O iodo livre é mais bactericida do que bacteriostático, e dá um poder residual à solução. O iodo é um agente bactericida com certa atividade esporicida. Esta, contudo, é influenciada por condições ambientais, como a quantidade de material orgânico e o grau de desidratação. Além disso, o iodo é fungicida e, de certo modo, ativo contra vírus.

O composto de iodo mais usado é o álcool iodado a 0,5% ou 1%. A solução de iodo deve ser preparada semanalmente e condicionada em frasco âmbar com tampa fechada, para evitar deterioração e evaporação, além de ser devidamente protegida de luz e calor.

Iodóforos

Em 1953, Shelanski & Shelanski, descobriram que o iodo poderia ser dissolvido em polivinilpirrolidona (PVP), um polímero muito usado para detoxicar e prolongar a atividade farmacológica de medicamentos e também como expansor plasmático. Além de conservar inalteradas as propriedades germicidas do iodo, apresenta as seguintes vantagens sobre as soluções alcoólicas e aquosas desse agente, pois não queima, não mancha tecidos, raramente provoca reações alérgicas, não interfere no metabolismo e mantém ação germicida residual.

São chamados de iodóforos e liberam o iodo lentamente, permitindo uma estabilidade maior para a solução.

Os compostos de iodo têm ação residual, entretanto, sua atividade é diminuída em virtude da presença de substâncias alcalinas em matérias orgânicas. A hipersensibilidade ao iodo contido no PVPI tem sido descrita na relação de 2:5000. E com os outros compostos do tipo álcool iodado, essa relação é maior.

O iodóforo mais usado para a antissepsia das mãos é a solução degermante, de PVPI a 10% (1% de iodo ativo), em solução etérica, que é bactericida, tuberculicida, fungicida, virucida e tricomonicida. Essa solução tem a seu favor o fato de não ser irritante, ser facilmente removível pela água e reagir com metais.

Para as feridas abertas ou mucosas (sondagem vesical), usamos o complexo dissolvido em solução aquosa. Para a antissepsia da pele íntegra antes do ato cirúrgico, usamos o complexo dissolvido em solução alcóolica.

Clorexidina

A clorexidina (1,6 di 4-clorofenil-diguanidohexano) é um germicida do grupo das biguanidas, apresenta maior efetividade com um pH de 5 a 8, e age melhor contra bactérias gram-positivas do que gram-negativas e fungos. Tem ação imediata e tem efeito residual. Apresenta baixo potencial de toxicidade e de fotossensibilidade ao contato, sendo pouco absorvida pela pele íntegra.

Para casos de alergia ao iodo, pode-se fazer a degermação prévia com solução detergente de clorexidina a 4%.

As formulações para uso satisfatório são: solução de gluconato de clorexidina a 0,5%, em álcool a 70% e solução detergente não iônica de clorexidina a 4%, contendo 4% de álcool isopropílico ou álcool etílico para evitar a contaminação com Proteus e Pseudomonas.

Soluções aquosas de clorexidina em concentrações inferiores a 4% de álcool, com ou sem cetrimida, são mais facilmente contamináveis, sendo consideradas inadequadas para uso hospitalar.

Álcool

O álcool etílico e o álcool isopropílico, em concentrações de 70% a 92% em peso (80% a 95% em volume a 25ºC), exercem ação germicida quase imediata, porém sem nenhuma ação residual e ressecam a pele em repetidas aplicações, o que pode ser evitado adicionando se glicerina a 2%.

O álcool etílico é bactericida, age coagulando a proteína das bactérias, fungicida e virucida para alguns vírus, razão pela qual é usado na composição de outros antissépticos. A ação bactericida dos álcoois primários está relacionada como seu peso molecular, e pode ser aumentada com a lavagem das mãos com água e sabão.

Sabões e detergentes

Sabões são sais que se formam pela reação de ácidos graxos, obtidos de gorduras vegetais e animais, com metais ou radicais básicos (sódio, potássio, amônia etc.), são detergentes ou surfactantes aniônicos porque agem pelas moléculas de carga negativa.

Existem vários tipos e apresentações: em barra, pó, líquido e escamas.

Alguns sabões em barra são alcalinos (pH 9,5 a 10,5) em solução. Sua qualidade pode ser melhorada com a adição de produtos químicos. O sabonete é um tipo de sabão em barra (composto de sais alcalinos de ácidos graxos) destinado à limpeza corporal, podendo conter outros agentes tensoativos, ser colorido e perfumado e apresentar formas e consistências adequadas ao uso.

O sabão/sabonete antimicrobiano contém antissépticos em concentração suficiente para ser desodorante, sendo usado para lavar as mãos antes de procedimentos cirúrgicos.

Os sabões têm ações detergentes, que removem sujidade, detritos e impurezas da pele ou outras superfícies. Determinados sabões apresentam formação de espuma que extrai e facilita a eliminação de partículas. A formação de espuma representa, além da ação citada, um componente psicológico de vital importância para a aceitação do produto.

Preconiza-se o uso de sabão líquido no hospital e unidades de saúde e, como segunda opção, o sabão em barra ou sabonete, em tamanho pequeno.

O cuidado maior que se deve ter no manuseio do sabão é evitar seu contato com a mucosa ocular, contato prolongado com a pele, que pode produzir irritação local.

Cloro e derivados clorados

O cloro é o mais potente dos germicidas que existem. Tóxico para todo tipo de matéria viva, é utilizado para desinfetar objetos, água de abastecimento e, até certo ponto, tecidos. Pode ser usado sob forma de gás ou derivados clorados que desprendem ácido hipocloroso, que no caso é o agente germicida que interage com a matéria orgânica e destrói tecidos normais. A ação bacteriana do cloro é anulada por matéria orgânica e pH alcalino. Não é recomendado para desinfetar instrumentos por ser corrosivo.

Tabela 16.1
Resumo da ação dos antissépticos

Compostos de Iodo	Bactericida Fungicida Virucida Ação residual	Clorexidina	Germicida Melhor contra gram-positivo Ação residual
Álcool Etílico	Bactericida Fungicida Virucida seletivo Sem ação residual	Sabão	Detergente Degermante
Cloro	Germicida	Compostos de prata	Bacteriostático
Desinfetantes Oxidantes	Germicida	Derivados fenólicos	Bactericida Não esporicida Bom para instrumental
Aldeídos	Bactericida Esporicida	Derivados furânicos	Bactericida

Fonte: autores.

Em medicina o derivado clorado mais usado é a solução de hipoclorito de sódio ou solução de Dakin, a 0,5%.

A solução a 5% é um potente germicida indicado para desinfetar instrumentos e utensílios, é muito irritante para os tecidos e não deve ser usado como antisséptico.

Compostos de prata

Sais de prata, solúveis ou coloidais, já foram utilizados na antissepsia das mucosas, exercendo sua ação pela precipitação do íon Ag.

O nitrato de prata, em aplicação tópica, é bactericida para a maioria dos micróbios na concentração de 1/1000, e se na concentração de 1/10.000 é bacteriostático.

A instilação de duas gotas de uma solução a 1% de nitrato de prata no saco conjuntival dos recém-nascidos evita a oftalmia neonatal.

Em resumo: os sais de prata são bacteriostáticos.

Desinfetantes oxidantes

Esses compostos se caracterizam pela produção de oxigênio nascente, que é germicida.

A água oxigenada, ou peróxido de hidrogênio, é o protótipo dos peróxidos, entre os quais ainda se contam os peróxidos de sódio, o zinco e a benzila.

A água oxigenada se decompõe rapidamente, e libera oxigênio quando entra em contato com a catalase, enzima encontrada no sangue e maioria dos tecidos. Esse efeito pode ser reduzido na presença de matéria orgânica. É útil na remoção de material infectado devido à ação mecânica do oxigênio liberado, limpando a ferida muitas vezes melhor que solução fisiológica ou outros desinfetantes. Não deve ser aplicada em cavidades fechadas ou abscessos de onde o oxigênio não possa liberar-se.

O permanganato de potássio é um potente oxidante que se decompõe quando em contato com matéria orgânica. Já teve grande uso no passado, mas hoje está ultrapassado como antisséptico.

Derivados fenólicos

Os fenóis e derivados são conhecidos de longa data como venenos protoplasmáticos gerais, precipitando e desnaturando as proteínas. O fenol, em soluções diluídas, age como antisséptico e desinfetante, com espectro antibacteriano que varia com a espécie do micróbio, não sendo esporicida.

É usado principalmente para desinfetar instrumentos e para cauterizar úlceras e áreas infectadas da pele. O fenol, na concentração de 1/500 a 1/800, é bacteriostático, e nas concentrações de 1/50 a 1/100 torna-se bactericida.

Os cresóis, derivados metílicos do fenol, são menos irritantes e menos tóxicos que o fenol e parecem possuir ação antisséptica mais poderosa.

Os derivados halogenados dos fenóis são também antimicrobianos mais potentes que o fenol, como o hexilresorcinol, por exemplo.

Os derivados fenólicos são usados principalmente para desinfetar objetos porque são cáusticos e tóxicos para os tecidos vivos. O fenol e os cresóis não devem ser usados para desinfetar artigos de borracha, de plástico ou tecidos que possam entrar em contato com a pele, de que podem resultar queimaduras.

Atualmente não mais se usa fenol como antisséptico ou desinfetante.

Aldeídos

O aldeído fórmico, também chamado formaldeído, formol, formalina ou oximetileno, resulta da oxidação parcial do álcool metílico. Sofre ação da luz, polimerizando e dando origem a paraformaldeído.

O formol é um líquido límpido, incolor, picante, sabor cáustico. Seus vapores são irritantes para as mucosas (nariz, faringe, olhos etc.), que podem ser combatidos usando-se amoníaco diluído.

É desinfetante potente, com poder de penetração relativamente alto e baixa toxicidade. Seu poder de potente redutor reage com substâncias orgânicas e precipita as proteínas. Germicida por excelência, age inclusive sobre os esporos. Desnatura as proteínas, reagindo com os grupos aminos livres, e isso faz a transformação de toxina em toxoide ou antoxina, conservando, assim, o poder de antigenicidade.

O aldeído fórmico, com sabão, forma o lisol. O lisofórmio tem na sua composição, além de outros ingredientes, o aldeído fórmico e sabão em solução a 1% a 10%.

O dialdeído fórmico ou aldeído glutárico (Cidex) é usado em soluções aquosas a 2%, previamente alcalinizadas, é menos irritante que o formaldeído, tem menor índice de coagulação de proteínas, não é corrosivo, não altera artigos de borracha, de plástico, de metal ou os mais delicados instrumentos de corte e instrumentos ópticos, não dissolve o cimento das lentes dos equipamentos ópticos em exposições por períodos curtos. É nocivo a pele, mucosa (olhos) e alimentos.

Derivados furânicos

A nitrofurazona (furacin) tem amplo espectro antibacteriano, interferindo no sistema enzimático dos microrganismos pela inibição do metabolismo dos hidratos de carbono, sendo usada apenas como tópico no tratamento de certas infecções assestadas na pele, feridas infectadas ou queimaduras. O uso contínuo pode provocar intolerância e sensibilização. Não afeta a cicatrização, a fagocitose e a atividade celular, e a sua eficácia persiste na presença de sangue, pus ou exsudato, diminui o mau cheiro e a quantidade de secreção da ferida.

Técnicas de esterilização

Esterilização é a destruição de todos os organismos vivos, mesmo os esporos bacterianos, de um objeto.

Meios de esterilização:

Físico:
- *Calor seco:* estufa, flambagem e fulguração.
- *Calor úmido:* fervura, autoclave.
- *Radiações:* raios alfa, grama e X.
- *Químico:* desinfetantes.

Os fatores mais importantes para garantir a esterilização são características dos microrganismos, o grau de resistência das formas vegetativas, a resistência das bactérias produtoras de esporos e o número de microrganismos e da característica do agente empregado para a esterilização.

Esterilização pelo calor

A susceptibilidade dos organismos ao calor é muito variável e depende de alguns fatores, dentre os quais citamos: variação individual de resistência, capacidade de formação de esporos, quantidade de água do meio, ph do meio e composição do meio.

Esterilização pelo calor seco

A incineração afeta os microrganismos de forma muito parecida como afeta as demais proteínas. Os microrganismos são carbonizados ou consumidos pelo calor (oxidação), assim, podemos usar a chama para esterilizar (flambagem) e a eletricidade (fulguração).

O aparelho mais comum para a esterilização pelo calor seco é a estufa, que consiste em uma caixa com paredes duplas, entre as quais circula ar quente, proveniente de uma chama de gás ou de uma resistência elétrica. A temperatura interior é controlada por um termostato.

As estufas são usadas para esterilizar materiais ¨secos¨, como vidraria, principalmente as de precisão, seringas, agulhas, pós, instrumentos cortantes, gases vaselinadas, gases furacinadas, óleos, vaselina etc.

A esterilização acontece quando a temperatura no interior da estufa atinge de 160ºC a 170ºC, durante 2 horas, ocorrendo destruição de microrganismos, inclusive os esporos. Deve-se salientar que a temperatura precisa permanecer constante por todo esse tempo, evitando-se abrir a porta da estufa antes de vencer o tempo.

Esterilização pelo calor úmido

Podemos usar o calor da seguinte forma:

- Fervura: método correntemente usado na prática diária, mas não oferece uma esterilização completa, pois a temperatura máxima que pode atingir é 100ºC no nível do mar, e sabemos que os esporos, e alguns vírus, como o da hepatite, resistem a essa temperatura, alguns até por 45 horas. Por outro lado, a temperatura de ebulição varia com a altitude do lugar.

Devem-se eliminar as bolhas, pois estas protegem as bactérias – no interior da bolha impera o calor seco, e a temperatura de fervura (100ºC) é insuficiente para a esterilização; devem-se eliminar as substâncias gordurosas proteicas dos instrumentos, pois estas impedem o contacto direto do calor úmido com as bactérias.

Esterilização pelo vapor sob pressão (autoclave)

Age pela difusão do vapor d'água para dentro da membrana celular (osmose), hidratando o protoplasma celular, produzindo alterações químicas (hidrólise) e coagulando mais facilmente o protoplasma, sob ação do calor.

A autoclave é uma caixa metálica de paredes duplas, delimitando, assim, duas câmaras; uma mais externa que é a câmara de vapor, e uma interna, que é a câmara de esterilização ou de pressão de vapor. A entrada de vapor na câmara de esterilização se faz por uma abertura posterior e superior, e a saída de vapor se faz por uma abertura anterior e inferior, devido ao fato de ser o ar mais pesado que o vapor.

O vapor é admitido primeiramente na câmara externa com o objetivo de aquecer a câmara de esterilização, evitando assim a condensação de vapor em suas paredes internas. Sabe-se que 1 grama de vapor saturado sob pressão libera 524 calorias ao se condensar. Ao entrar em contacto com as superfícies frias, o vapor saturado se condensa imediatamente, molhando e aquecendo o objeto, fornecendo, desse modo, dois fatores importantes para a destruição dos microrganismos.

O vapor d'água, ao ser admitido na câmara de esterilização, é menos denso que o ar, e, portanto, o empurra para baixo, até que sai da câmara. Pelas correntes de convecção, todo o ar dos interstícios dos materiais colocados na câmara é retirado. Ao condensar-se, reduz de volume, surgindo, assim, áreas de pressão negativa, que atraem novas quantidades de vapor. Desse modo, as disposições dos materiais a serem esterilizados dentro da autoclave devem obedecer a certas regras, formando espaços entre eles e facilitando o escoamento do ar e do vapor, tendo-se em mente a analogia com o escoamento de água de um reservatório, evitando, portanto, a formação de "bolsões" de ar seco (onde agiria apenas o calor seco, insuficiente para esterilizar nas temperaturas atingidas habitualmente pela autoclave).

A quantidade efetiva de água sob a forma de vapor dentro da câmara de pressão pode ser reduzida, de modo que, ao retirarem-se os objetos esterilizados, estes estejam quase secos.

A ação combinada de temperatura, pressão e da umidade são suficientes para uma esterilização rápida, de modo que vapor saturado a 750 mmHg e temperatura de 121°C são suficientes para destruir os esporos mais resistentes, em 30 minutos. Essa é a combinação mais usada, servindo para todos os objetos que não estragam com umidade e temperatura alta, como panos, meios bacteriológicos, soluções salinas, instrumentais (não os de corte), agulhas, seringas, vidraria (não as de precisão) etc.

Usando-se vapor saturado a 1150 mmHg e 128°C, o tempo cai para 6 minutos, e, desse modo, evita-se a ação destruidora do calor sobre panos e borracha.

Em casos de emergência, usamos durante 2 minutos a temperatura de 132°C e 1400 mmHg.

Para testar a eficiência da esterilização em autoclave, lançamos mão de indicadores, que podem ser tintas que mudam de cor quando submetidas a determinada temperatura durante certo tempo, ou tiras de papel com esporos bacterianos, que são cultivados em caldos após serem retirados da autoclave.

Como exemplo citamos tubinho contendo ácido benzoico mais eosina, que tem ponto de fusão de 121°C. Anidrido ftálico mais verde metila tem ponto de fusão de 132°C. Ácido salicílico mais violeta de genciana tem ponto de fusão de 156°C.

Bioindicadores

Podemos usar ampolas contendo 2 ml de caldo de cultura com açúcares mais um indicador de pH e esporos de bacilo *Stearo thermophilus* (espécie não patogênica), esporos estes que morrem quando submetidos a 121°C por 15 minutos. Incuba-se por 24 a 48 horas a 55°C, e se a esterilização foi suficiente a cor violeta não se altera.

Podemos também usar cadarços embebidos com suspensão salina de cultura de Bacilo subtilis (em esporulação acentuada) colocados no interior de um campo cirúrgico dobrado, que será colocado no centro de pacotes, caixas ou tambores. Findo o prazo de esterilização, o cadarço é enviado para cultura no laboratório (o Bacilo subtilis não é patogênico e é um dos mais resistentes ao calor).

Éter cíclico - óxido de etileno

É um gás incolor, inflamável, tóxico, altamente reativo, é completamente solúvel em água, álcool, éter e muitos solventes orgânicos, borracha, couro e plásticos. É bactericida esporicida e virucida. Eficaz em temperatura relativamente baixa, penetra em substâncias porosas, não corrói ou danifica materiais, age rapidamente, é removível rapidamente.

Esterilização pelo óxido de etileno

Autorizado pelo Ministério da Saúde como agente químico para esterilização (Portaria 930/1992). Necessita de três unidades: aparelho de autoclave combinado, gás e vapor; aparelho de comando que vai misturar o gás, e o freon na concentração preestabelecida, além do aparelho aerador.

Condições

Existem quatro condições que são primordiais e que guardam relação entre si para que o óxido de etileno se torne um agente esterilizante:

- Tempo: o tempo de exposição ao gás varia de acordo com a temperatura do aparelho.
- Temperatura: geralmente utiliza a temperatura de 55°C, e a exposição em 2 horas. Em temperaturas mais baixas, necessitamos de exposições maiores, e vice-versa.
- Umidade relativa: usa de 20% a 40%,
- Concentração do gás: usa a concentração de 450mg/L de espaço da câmara esterilizadora. Por ser altamente inflamável quando puro, usamos misturar com dióxido de carbono (90%) ou freon (80%).

Técnica

- Preparo do material: deverão estar completamente limpos e secos. O material que os empacota deve ser permeável, flexível e forte para aguentar a manipulação normal do processo de esterilização. Usar fitas adesivas para identificação e indicadores de óxido de etileno dentro dos pacotes.
- Não sobrecarregar o esterilizador para evitar bolsões isoladores e também o rompimento e a abertura dos pacotes durante o aumento de pressão da câmara.
- Aeração: o objetivo é ventilar para remover o gás contido no material esterilizado e sendo executado a 50°C, o tempo varia de acordo com o tipo de material, assim:
  – Borracha e material plástico fino = 6 horas.
  – Borracha e material plástico grosso = 24 horas.
  – - Marca passos internos = 4 dias.
  – Luvas, cateteres e outros materiais em invólucros de plásticos = 7 dias.
  – Qualquer tubo de cirurgia cardíaca = 7 dias.

Vantagens

- É bactericida, esporicida e virucida.
- Agente esterilizante em temperatura relativamente baixa.
- Facilmente removível.
- Fácil de obter, armazenar e manusear.
- Penetra em qualquer material permeável e poroso.
- Esteriliza uma grande variedade de instrumentos e equipamentos sem danificar a maioria.
- É método simples, eficaz econômico e seguro.
- O material esterilizado pode ser estocado por período prolongado.

Desvantagens

Necessita de controle cuidadoso da concentração de gás, temperatura e umidade; a aparelhagem é cara e requer supervisão técnica especializada; o gás etileno possui efeito tóxico; o processo é demorado; a utilização do aparelho é limitada a estabelecimentos grandes.

Flambagem

O Ministério da Saúde, pela portaria 930 de 27 de agosto de 1992, relaciona a flambagem como meio possível de esterilização nos laboratórios de microbiologia para a manipulação de material biológico ou transferência de massa bacteriana pela alça bacteriológica e para a esterilização de agulhas, na vacina de BCG intradérmico.

Radiação

A radiação é uma alternativa na esterilização de artigos termos sensíveis (seringa de plástico, agulha hipodérmicas, luvas, fios cirúrgicos), por atuar em baixas temperaturas, é um método disponível em escala industrial devido aos elevados custos de implantação e controle.

- **Radiações ionizantes**: (raios betas, gama, cobalto, X, alfa). Tem boa penetrabilidade nos materiais, mesmo já empacotados, o que justifica a comodidade.
- **Radiações não ionizantes**: (raios ultravioleta, ondas curtas e raios infravermelhos) devido à sua baixa eficiência, está vetado o seu uso pelo Ministério da Saúde desde 1992.

A filtração é usada como controle ambiental, criando áreas limpas e áreas estéreis, podendo inclusive utilizar fluxo laminar.

Aldeído

Agente químico autorizado pelo Ministério da Saúde (portaria 930/1992).

- Glutaraldeído a 2%, associado a um antioxidante, por 8 a 12 horas, é usado para esterilizar material de acrílica, cateteres, drenos, nylon, silicone, teflon, pvc, laringoscópios e outros.
- Formaldeído, usado tanto na forma líquida ou gasosa por 18 horas.
- Paraformaldeído: as pastilhas têm ação esterilizante na concentração de 3 gramas por 100 centímetros cúbico de volume do recipiente onde o material é esterilizado por um período de 4 horas a 50°C.

Outros, ácido peracético

Ácido peracético, usado como desinfetante e esterilizante para cateteres (portaria 15 de 23 de agosto de 1988 do Ministério da Saúde), tem a vantagem que ao se decompor origina ácido acético, água, oxigênio e peróxido de hidrogênio. Em altas concentrações, o ácido peracético tem odor pungente e riscos de explosão e incêndio. O mecanismo de ação é desnaturação proteica, perda da permeabilidade da membrana celular e oxida o radical sulfidrila e súlfur das proteínas, enzimas e outros metabólitos.

O peróxido de hidrogênio é um agente químico esterilizante na sua forma líquida, gasosa e plasma, e inativa bactérias, vírus, bacilos da tuberculose, fungos e alguns esporos. É um agente altamente oxidante, tóxico, irritante em relação à pele e aos olhos. Age produzindo radicais hidroxilas livres que atacam a membrana lipídica do DNA e outros elementos da célula microbiana.

Novas tecnologias vêm complementar os processos físicos existentes, mas nunca substituir e, em todas elas, a eficácia da esterilização fica comprometida na presença de sujidade nos materiais processados.

Bibliografia

Brasil. Portaria interministerial n° 482 de 16 de abril de 1999. Porcedimentos de instalação e uso do gás óxido de etileno e suas misturas em unidades de esterilização. Ministério da Saúde.

Cruz SL. Antissépticos, desinfetantes e esterilizantes. *In*: Silva Penildon. Farmacologia. Sexta edição. Rio de Janeiro: Guanabara Koogan, 2002 p. 1173-7.

GOFFI, Fabio Schmidt. Técnica cirúrgica: bases anatômicas, fisiopatológicas e técnicas da cirurgia. 4. ed. São Paulo: Atheneu, 1996, 2004, 2007. 822 p.

GONÇALVES, Karen de Jesus; GRAZIANO, Kazuko Uchikawa; KAWAGOE, Julia Yaeko. Revisão sistemática sobre antissepsia cirúrgica das mãos com preparação alcoólica em comparação aos produtos tradicionais. Revista da Escola de Enfermagem da Usp, [S.L.], v. 46, n. 6, p. 1484-1493, dez. 2012. FapUNIFESP.

Magalhães HP. Técnica cirúrgica e cirurgia experimental. São Paulo: Ed. Sarvier, 1993. 338 p.

Mendonça AP, Fernandes MSC, Azevedo JMR, Silveira WCR, Silve e Souza AC. Lavagem das mãos: adesão dos profissionais de saúde em uma unidade de terapia intensiva neonatal. Acta sci., Health sci. 2003; 25 (2): 147-53.

Ministério da Saúde. Comissão de controle de infecção hospitalar. Manual de controle de controle de infecção hospitalar. Brasília. Centro de documentação do Ministério da Saúde. 1985, 123 p. Série A. Normas e manuais técnicos 16.

Ministério da Saúde. Secretaria Nacional de Organização e Desenvolvimento de Serviços de Saúde. Programa de infecção hospitalar. Lavar as mãos. Brasília. Centro de Documentação do Ministério da Saúde. 1989, 39 p. Série A. Normas e manuais técnicos 11.

Moriya T, Módena JLP. Asepsy and antisepsy: technics of sterilization. Medicina (Ribeirão Preto). 2008; 41 (3): 265-73.

Nakayama DK. Antisepsis and Asepsis and How They Shaped Modern Surgery. Am Surg. 2018 Jun 1;84(6):766-771. PMID: 29981599.

Oliveira, AC; Gama C S. Surgical antisepsis practices and use of surgical gloves as a potential risk factors to intraoperative contamination. Escola Anna Nery - Revista de Enfermagem, [S.L.], v. 20, n. 2, p. 370-377, 2016. FapUNIFESP (SciELO)

Oliveira, FL. Esterilização pelo óxido de etileno. Rev. paul. hosp. 1975; 23 (16): 223-35.

Saldmann F. On s´en lave les mains. Tout connaître des nouvelle règles de l´hygiène. Flamarion, 2007 (307 p.).

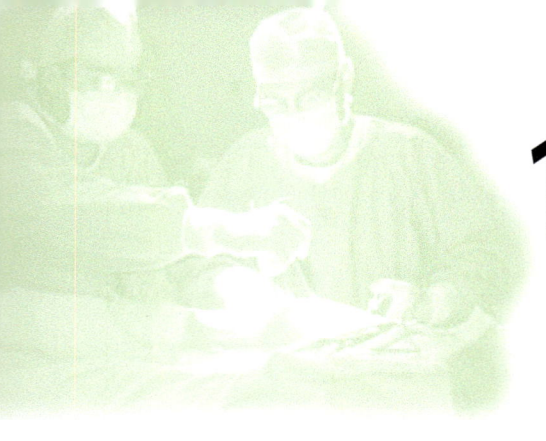

17 Fios e Suturas

Carlos Eduardo Rodrigues Santos
Cibele de Aquino Barbosa • Denise Bandeira Rodrigues

Histórico

O surgimento de técnicas para aproximação dos tecidos data de milênios antes do nascimento de Cristo. Existem referências originárias do Egito antigo com descrição de casos cirúrgicos relacionados a cabeça e pescoço, tórax e ortopedia identificando manifestações e orientando tratamento apropriado para cada caso. Inicialmente foram utilizados materiais de sutura naturais como algodão e seda, sob a forma bruta (Figura 17.1). Em alguns lugares, a aproximação das bordas de feridas era feita com cabeças de formigas gigantes que, pressionadas contra a ferida, fechavam suas mandíbulas, mantendo as bordas da lesão unidas; o corpo das mesmas era posteriormente retirado, permanecendo as mandíbulas *in situ* e a ferida coaptada.

No século XIX, Joseph Lister armazenou o categute, fio produzido a partir de intestinos de ovinos, em uma solução contendo azeite e ácido carbólico e, ainda, visando facilitar o manuseio do fio, tratou-o com cromo (Figura 17.2). Obteve resultados no manuseio, no retardo da absorção do fio e na diminuição do índice de infecção nas feridas operatórias.

No século XX, avanços tecnológicos permitiram o desenvolvimento de fio de sutura a partir de materiais tanto naturais quanto sintéticos, sob as formas mono ou multifilamentar, absorvível e inabsorvível. Em associação ao desenvolvimento dos fios, as agulhas utilizadas para sutura, inicialmente produzidas a partir do aço bruto, foram progressivamente tratadas com o objetivo de traumatizar o mínimo possível o tecido manipulado.

Fios de sutura

Atualmente, o material utilizado para sutura pode ser classificado de acordo com a sua origem em natural ou sintético. De acordo com suas propriedades

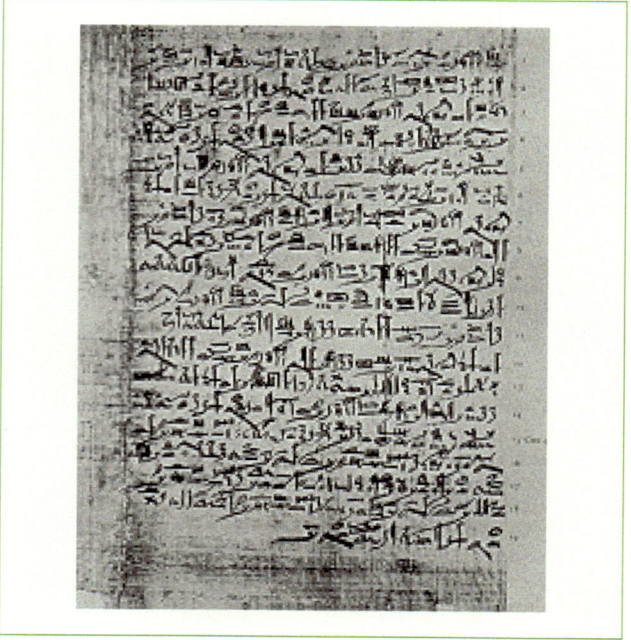

FIGURA 17.1 – *Casos descritos no The Edwin Smith Surgical Papyrus: data do século 17 a. C., um dos mais antigos papiros médicos; faz referências a trepanação, trauma e cuidados com feridas. Foi redigido com base em conhecimentos egípcios de 3.000 anos a. C.*

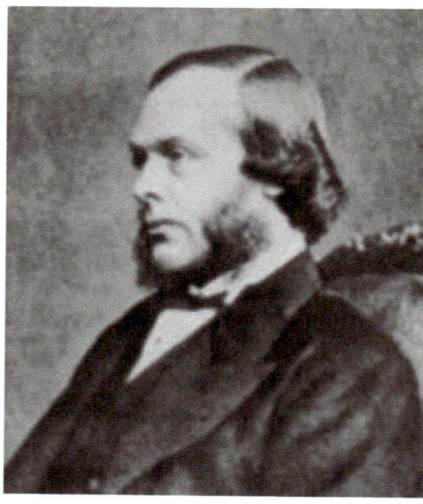

FIGURA 17.2 – *Joseph Lister: cirurgião inglês que difundiu a ideia de antissepsia através da esterilização de campos operatórios e instrumental cirúrgico.*

químicas, em absorvível ou inabsorvível. E, ainda, no que diz respeito a sua composição, em mono ou multifilamentar. O diâmetro do fio é especificado em números de 10.0 (quanto maior o número, mais fino o fio) a 2 (quanto menor o número, mais grosso é o fio).

- Fio absorvível:
  - *Natural:* categute simples e cromado (monofilamentar).
  - *Sintético:* monocril (monofilamentar); PDS (monofilamentar); Dexon (multifilamentar); Vicryl (multifilamentar).
- Fio inabsorvível:
  - *Natural:* algodão (multifilamentar); linho (multifilamentar); seda (multifilamentar).
  - *Sintético:* aço (monofilamentar); mononáilon (monofilamentar); prolene (monofilamentar); poliéster (multifilamentar).

Fios absorvíveis

Categute

Produzido a partir do colágeno do intestino de carneiro (camada submucosa) ou gado (camada serosa). É monofilamentar e apresenta-se sob a forma *simples* ou *cromada*, sendo o último tratado com cromo, visando maior resistência e absorção mais lenta – 70 dias para absorção completa do categute simples *versus* 90 dias para absorção completa do fio cromado. Absorção ocorre por fagocitose, o que acarreta edema e infiltrado de polimorfonucleares no local de sutura, com consequente fase de fibroplasia retardada. A velocidade de perda da força tênsil depende do tipo de fator biológico ao qual o fio está exposto: absorção rápida quando em contato com secreção digestiva *versus* absorção lenta quando no tecido celular subcutâneo. Apresenta força eficaz em 4 a 10 dias quando simples, ou 10 a 14 dias quando cromado.

Polidioxanona (PDS II)

Fio sintético monofilamentar produzido a partir do poliéster. Acarreta reação tecidual discreta durante a absorção, que é descrita como mínima até o 90º dia após a sutura, e completa após 6 meses (180 dias). O processo de absorção se dá por hidrólise. Pretende dar suporte às suturas que necessitam de cicatrização prolongada, mantendo força eficaz durante 40 a 60 dias. Muito utilizado em vias biliares.

Monocryl

Constituído por um copolímero de glicolida e caprolactona. É monofilamentar e absorvido através de hidrólise. Apresenta força tênsil praticamente nula após 28 dias de implantação do fio tingido e 21 dias após a implantação do fio incolor. Totalmente absorvido entre 90 e 120 dias. Muito utilizado em sutura intradérmica.

Ácido Poliglicólico (Dexon)

Sintetizado a partir do ácido glicólico, multifilamentar (trançado). Sua absorção ocorre por hidrólise, em torno de 120 dias. Mantém força tênsil adequada durante 14 a 21 dias. A resistência não se altera pelo contato com secreções digestivas. Quando umedecido, não tende ao escorregamento do nó.

Poliglactina

Produzido a partir da mistura de 10% de L-lactida e 90% de glicolida (intermediários da síntese dos ácidos lático e glicólico, respectivamente). Sua absorção ocorre através de hidrólise, em torno de 60 a 90 dias. Inicia-se através de perda de força tênsil, com posterior perda de massa. Apresenta revestimento que garante maleabilidade e manuseio mais fácil (boa fixação do nó e suavidade). O contato com secreções digestivas altera de maneira discreta o ritmo normal de perda da resistência tênsil. Mantém força adequada durante 20 a 30 dias. Muito utilizado em sutura visceral e aponeurótica.

Fios inabsorvíveis

Náilon

Polímero de poliamida, produzido de maneira sintética, é liso e desliza bem nos tecidos. Pode ser mono ou multifilamentar. Por ser menos flexível, os nós tendem a escorregar, o que obriga o cirurgião a confeccionar vários nós. Perde sua resistência tênsil em contato com os tecidos após, aproximadamente, 6 meses. Muito utilizado para sutura de pele e, eventualmente, aponeurose.

Polipropileno

Fio sintético, colorido com pigmento azul para facilitar visualização. Como o náilon, é liso e desliza bem nos tecidos. Porém, apresenta menor tendência ao escorregamento do nó. A resistência tênsil é mantida inalterada ao longo do tempo. Por ser monofilamentar, tende a resistir à infecção, podendo ser utilizado em áreas contaminadas. Bastante utilizado em aponeurose e suturas vasculares.

Seda

Fio trançado, formado a partir da proteína sintetizada pelo bicho da seda. Perde resistência tênsil lentamente (cerca de 1/3 em 6 meses). Após a reação tecidual normal, a seda é circundada por infiltrado inflamatório crônico com células mononucleares, fibroblastos e células gigantes, e assim permanece durante anos. Pode ser utilizado em ligadura de vasos.

Algodão

Produzido a partir da planta, permite fácil manuseio e fixa bem o nó. Mantém resistência tênsil nos tecidos por períodos prolongados. Apresenta reação tecidual semelhante à da seda, o que permite fibroplasia mais precoce e, consequentemente, maior resistência da sutura realizada.

Poliéster

Polímero do etilenoglicol, apresenta resistência tênsil maior que a do algodão e da seda. Mantém-se praticamente inalterado ao longo do tempo. Fácil manuseio. Pode-se apresentar sob a forma trançada, sem revestimento, com elevado arrasto tecidual ao passar através dos tecidos (Mersilene®); muito utilizado em cirurgia oftálmica. Quando revestido com polibutilato (Ethibond Excel®), acarreta menor fricção nos tecidos e tem manuseio mais fácil. Provoca menor reação tecidual e mantém força tênsil por longo período. Muito usado em cirurgia cardiovascular, em anastomoses vasculares e enxertos.

Aço

Material menos inerte que os fios de sutura sintéticos, pode ser degradado por corrosão, com consequente transferência de íons para os tecidos. São rígidos e, por isso, podem determinar desconforto à movimentação e traumatismo no tecido suturado. Difícil manuseio devido à pouca flexibilidade. Mais utilizado em esternorrafia e ortopedia[1-3].

■ Adesivo tópico para a pele

Trata-se de cola tópica para pele cuja marca mais comum é o Dermabond, da Ethicon, que é um líquido adesivo baseado em cianoacrilato, estéril e de uso tópico epidérmico exclusivo, utilizado para tratamento de pequenas lacerações limpas ou incisões cirúrgicas pequenas, como as da videolaparoscopia (Figura 17.3). Ele reage com a gordura da superfície cutânea, formando um lacre flexível e resistente, que se elimina ao longo de 7 a 10 dias de forma espontânea.

Agulhas

Agulhas cirúrgicas são produzidas a partir de aço inoxidável, o que garante boa resistência contra

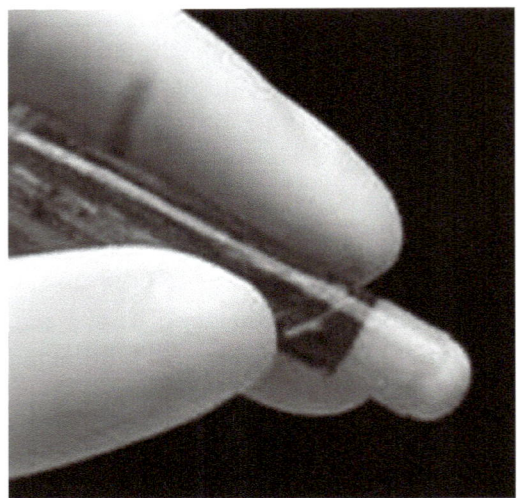

FIGURA 17.3 – *Cola tópica para a pele (Dermabond, da Ethicon).*

corrosão. Desde 1914, são produzidas agulhas sem orifícios para posicionamento manual do fio. A partir de então, ele já vem acoplado à agulha, o que garante uma transição homogênea da agulha para o fio, diminuindo a chance de lesão tecidual através da formação de orifícios teciduais mais calibrosos que o fio. O canal ao qual o fio está acoplado constitui o ponto mais frágil da agulha, sendo mais suscetível a quebra ou deformidade, devendo o porta-agulhas ser posicionado além do ponto de inserção do fio.

Cada tipo de ponta de agulha é desenhado para penetrar um tipo específico de tecido. A extremidade cilíndrica permite a penetração nos tecidos sem lesão circunjacente, capaz de causar laceração em torno da punção; importante para tecidos mais frágeis, como vísceras. A extremidade cortante pode ser espatulada, triangular ou trapezoidal, mais utilizada para tecidos que oferecem maior resistência, como a pele.

O corpo da agulha pode ser circular, retangular, triangular ou trapezoidal, em secção transversa. Com relação ao comprimento, pode ser reta ou circular. As agulhas circulares são descritas de acordo com a curvatura de um círculo inteiro: 1/2, 1/4, 3/8, 5/8 (Figuras 17.4 a 17.6). As agulhas com curvatura mais aberta são utilizadas para síntese de tecidos mais superficiais, facilmente acessíveis, como a pele. Por outro lado, quando utilizadas em cavidades no organismo, dificultam o trabalho do cirurgião, já

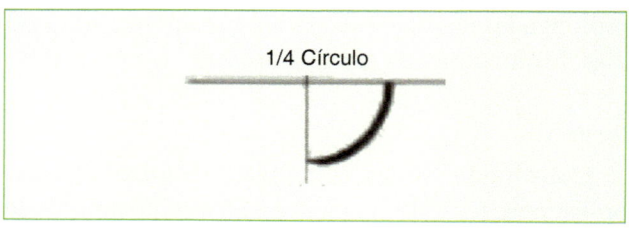

FIGURA 17.4 – *Agulha de 1/4.*

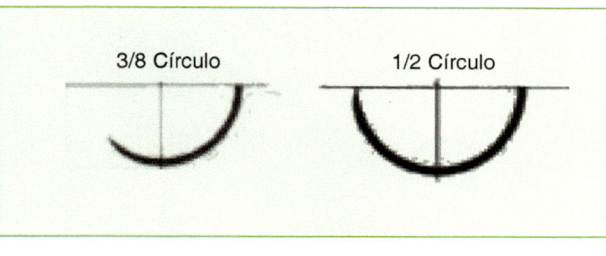

FIGURA 17.5 – *Agulhas de 3/8 e 1/2.*

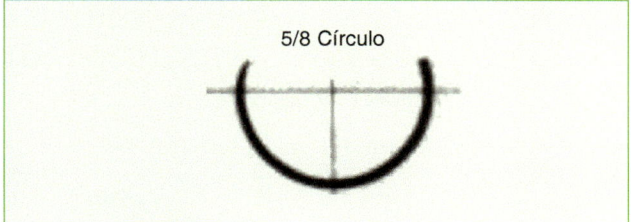

FIGURA 17.6 – *Agulha de 5/8.*

que a formação arciforme limitada exige maior rotação do punho até que a ponta da agulha seja vista entre os tecidos. Para tais situações, são mais indicadas as agulhas com maior curvatura.

Apresentam ainda um revestimento de cromo ou óxido de cromo, sendo o último formado quando em contato com oxigênio, o que garante maior proteção. As agulhas podem ainda conter níquel na sua estrutura, conferindo maior resistência a fragmentação ou deformidade.

As agulhas cilíndricas são produzidas a partir do estreitamento da superfície cortante até um ponto em que a mesma é capaz de separar os tecidos em vez de seccioná-los (Figura 17.7). São reservadas para utilização em tecidos como vasos, miocárdio, vísceras abdominais, peritônio, tecido celular subcutâneo e fáscias.

As agulhas cortantes têm pelo menos duas superfícies cortantes na ponta (Figura 17.8). Quando existe uma terceira superfície, esta pode estar posicionada na parte côncava da agulha, caracterizando o tipo

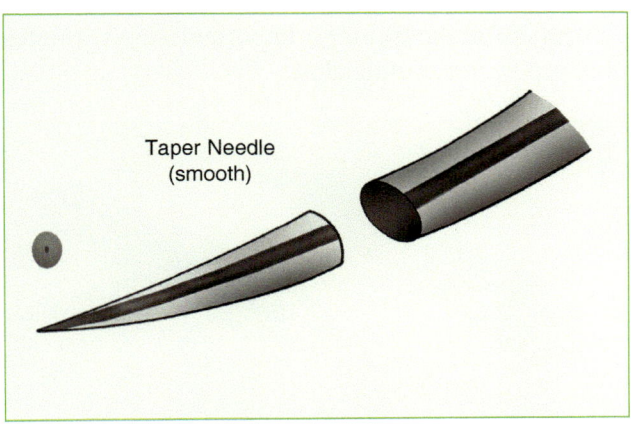

FIGURA 17.7 – *Agulha cilíndrica.*

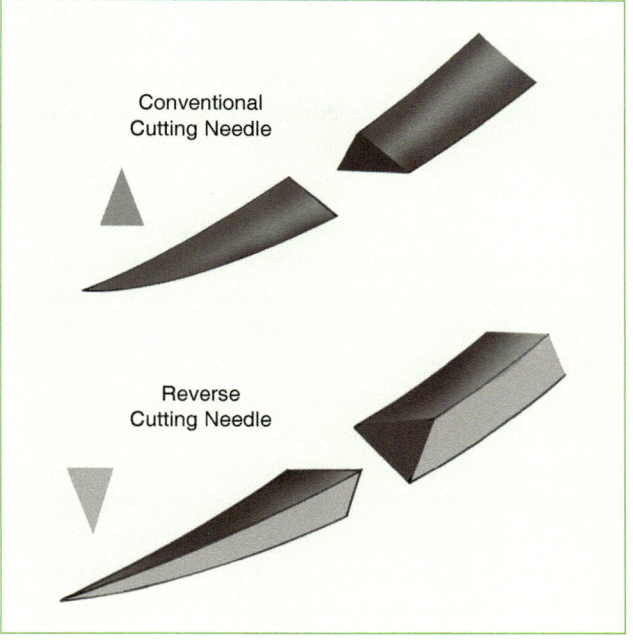

FIGURA 17.8 – *Agulhas cortantes.*

convencional. Neste caso, a passagem da agulha pelo tecido provoca uma incisão linear junto à incisão e perpendicular à mesma, capaz de causar ruptura do tecido devido à tração exercida pelo fechamento da lesão. São muito utilizadas para síntese cutânea ou para esternorrafia.

Por outro lado, quando a terceira superfície cortante se encontra na parte convexa da agulha, tipo reversa, a passagem pelo tecido acarreta a elevação do mesmo, com consequente formação de uma "parede" de tecido, resistente à tração exercida pelo fechamento da incisão. Este último tipo de agulha exige maior força para a passagem através do tecido. Agulhas cortantes do tipo reversa são utilizadas em síntese cutânea, tenorrafia e síntese ligamentar, mucosa oral, faringe e cavidade nasal.

Existem agulhas em que a superfície cortante se combina com a cilíndrica, nas quais a parte cortante se estende por uma curta distância até encontrar outra parte cilíndrica. São muito utilizadas em cirurgia vascular para anastomoses de vasos calcificados ou com enxertos protéticos; ou ainda em suturas na mucosa oral. A menor superfície cortante penetra no tecido sem causar lesão circunjacente, minimizando a chance de fístulas ou laceração tecidual.

Suturas

As suturas têm por objetivo a aproximação de tecidos. Para que isso ocorra são necessários alguns cuidados com os tecidos manipulados. Deve ocorrer coaptação das extremidades, com aproximação correta entre os planos, sem tração; boa vascularização das bordas, embora com hemostasia local; aproximação hermética; ausência de corpo estranho junto à linha de sutura, bem como de infecção/coleção.

O fio utilizado para síntese cutânea é comumente inabsorvível e monofilamentar. Pode ser absorvível quando se pretende não retirar a sutura, por exemplo em crianças ou em região perineal. A sutura cutânea deve ser deixada no local por diferentes períodos de tempo, na dependência do local do corpo suturado, de tensão local, presença de infecção ou estado nutricional. Na face e na região cervical, a cicatrização se dá de maneira mais rápida, de forma que o fio pode ser removido em 4 a 6 dias, o que assegura melhor resultado estético por diminuir a chance de formação de cicatrizes grosseiras na linha de sutura. Na pele no restante do corpo a sutura pode ser mantida no local por 7 a 21 dias.

Tipos de pontos

Ponto Simples – é caracterizado pela passagem do complexo agulha-fio uma só vez em cada borda da ferida cirúrgica, pegando-se porções iguais de tecido com a mesma profundidade de cada lado (Figura 17.9).

Donati – é um ponto hemostático, caracterizado pela passagem do fio em ambas as bordas da incisão a uma distância de aproximadamente 5 mm destas; seguido de retorno do fio para a borda inicial, mais próximo às margens da lesão. A primeira passada do fio interessa a planos mais profundos, enquanto a segunda passada ocorre em planos mais superficiais (longe – longe – perto – perto) (Figura 17.10).

Ponto em U – é confeccionado aproximando-se as bordas da ferida de maneira semelhante à letra. Cada ponto deve ter aproximadamente a mesma distância da borda da ferida de cada lado (Figura 17.11). Permite compensar, durante a sutura, bordos de tamanho diferente.

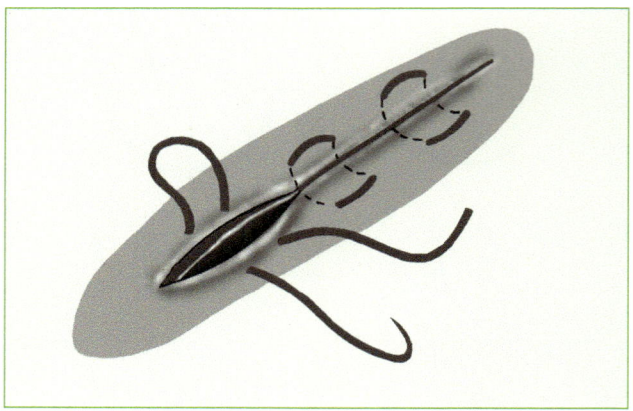

FIGURA 17.10 – *Ponto Donati.*

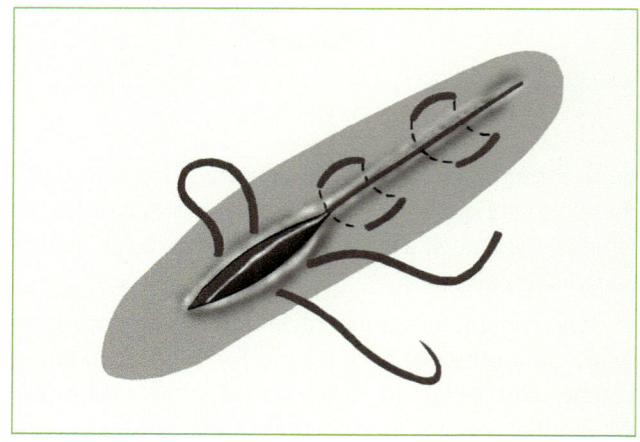

FIGURA 17.11 – *Ponto em U.*

Sutura intradérmica – pode ser feita de maneira interrompida ou contínua, com os pontos restritos à derme (Figura 17.12).

Chuleio simples – é uma sutura contínua que permite uma aproximação dinâmica, é muito utilizada em anastomoses viscerais e sutura aponeurótica (Figura 17.13).

Chuleio cruzado – é uma sutura contínua hemostática, na qual a agulha atravessa todas as camadas da parede e emerge no interior da alça do ponto anterior (Figura 17.14). Muito utilizado em suturas vasculares.

Nas suturas gastrintestinais, onde a aproximação da camada seromuscular é importante, os seguintes pontos podem ser utilizados.

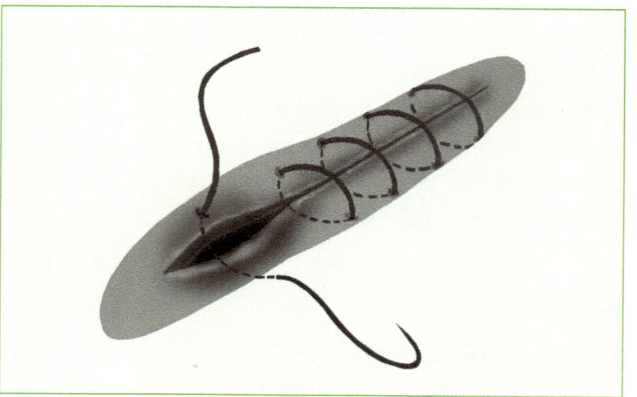

FIGURA 17.9 – *Ponto simples.*

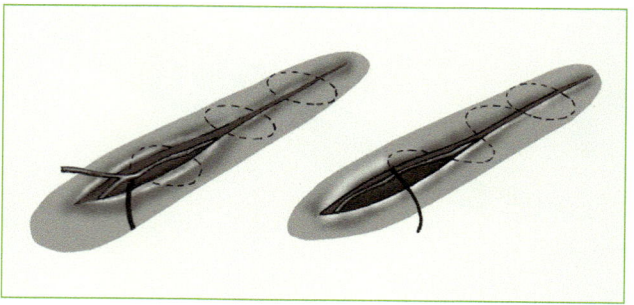

FIGURA 17.12 – *Sutura intradérmica.*

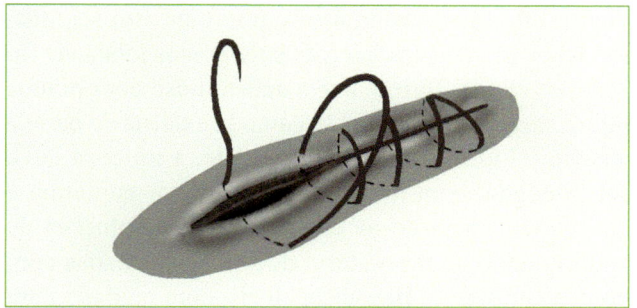

FIGURA 17.13 – *Chuleio simples.*

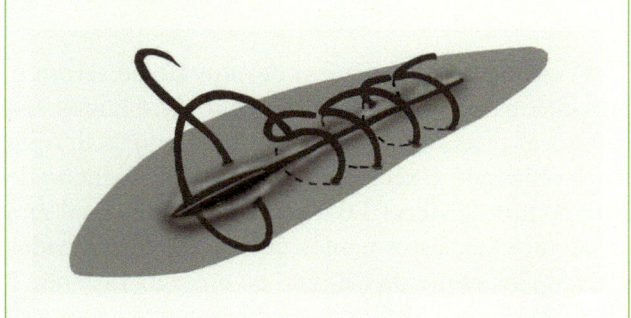

FIGURA 17.14 – *Chuleio cruzado.*

Ponto de Lembert – é uma sutura invaginante, na qual o ponto é iniciado a cerca de 2,5 mm da borda da ferida e atravessa a camada seromuscular, aproximando-se da incisão (Figura 17.15). No lado oposto, a agulha é introduzida junto à borda da ferida e exteriorizada lateralmente a 2,5 mm. Pode ser interrompida ou contínua.

Ponto de Cushing – é uma sutura contínua invaginante em forma de U, na qual os pontos em U são passados paralelamente à ferida, através da camada seromuscular (Figura 17.16).

Ponto de Connel-Mayo – é uma sutura contínua em forma de U, na qual os pontos em U atravessam todas as camadas da parede intestinal e são posicionados paralelamente à ferida e a cerca de 4 mm de sua borda (Figura 17.17).

Ponto de Halsted – é uma sutura seromuscular em U, na qual os pontos são interrompidos e exteriorizados paralelamente à borda da ferida (Figura 17.18).

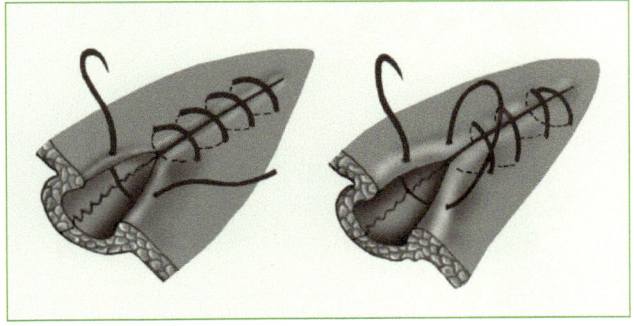

FIGURA 17.15 – *Ponto de Lembert.*

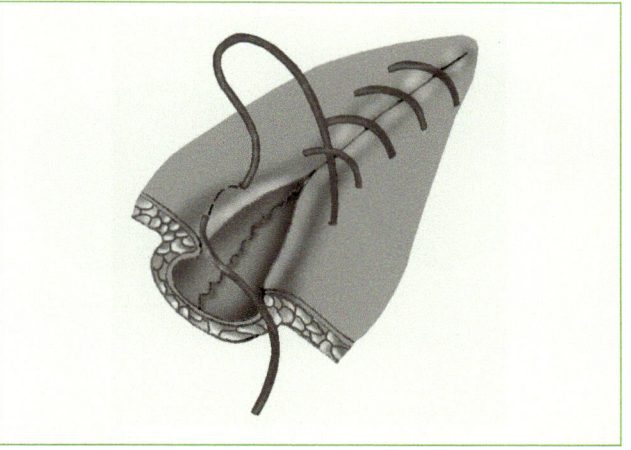

FIGURA 17.16 – *Ponto de Cushing.*

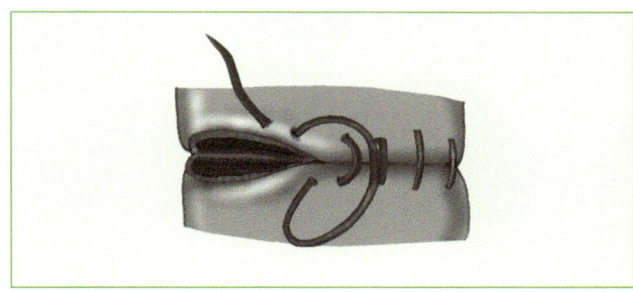

FIGURA 17.17 – *Ponto de Connel-Mayo.*

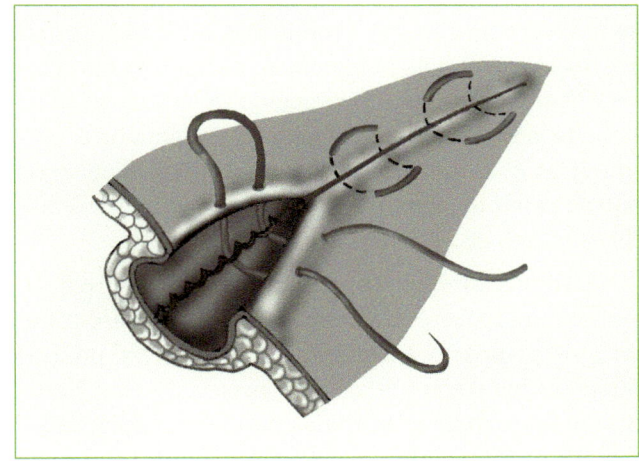

FIGURA 17.18 – *Ponto de Halsted.*

Anastomoses gastrintestinais

Sutura em bolsa de tabaco – é uma sutura contínua invaginante posicionada ao redor de uma abertura circular (Figura 17.19).

Schmieden – Ponto para anastomose gastrintestinal no qual o fio penetra sempre pela mucosa, caracterizando a sequência mucosa-serosa-mucosa-serosa. Permite bom confrontamento das bordas, invaginando-as a cada passada.

Barra grega – Utilizado no fechamento de coto visceral como o duodenal (Figura 17.20).

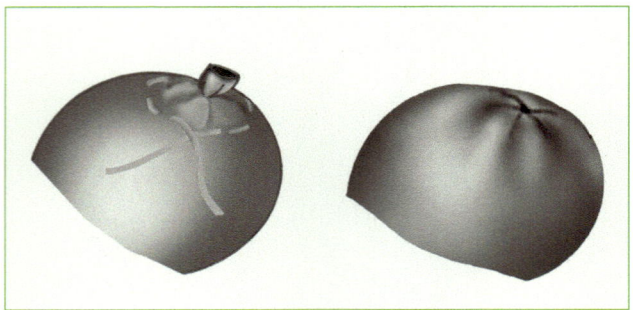

FIGURA 17.19 – *Sutura em bolsa de tabaco.*

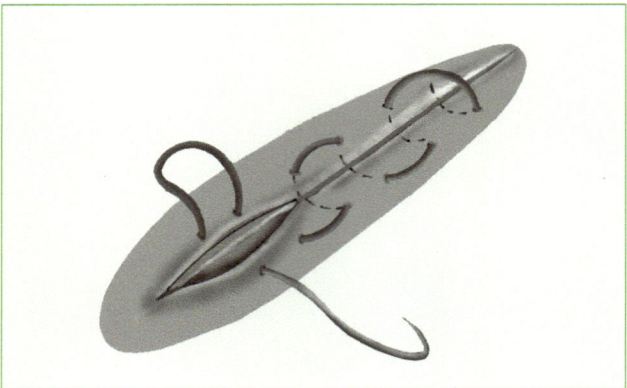

FIGURA 17.20 – *Sutura em barra grega.*

Embora a maior resistência da parede intestinal se encontre na camada submucosa, a camada serosa é a responsável pela manutenção da sutura entre dois segmentos intestinais. O processo de cicatrização na linha de anastomose segue as fases inflamatória, proliferativa e de maturação. O fio de sutura ideal seria aquele capaz de manter a força máxima durante a fase inflamatória da cicatrização.

A sutura simples do intestino é utilizada em diversas situações e pode ser confeccionada em um ou dois planos. A anastomose *laterolateral* no TGI pode ser realizada em caso de ressecção ou *bypass*, ou ainda quando as bordas a serem anastomosadas diferem em tamanho. A sutura *terminolateral* pode ser utlizada em anastomose de íleo transverso ou Y de Roux. Em ambos os casos, pontos de reparo com vicryl 3.0 serosos são utilizados para ancorar os dois segmentos a serem anastomosados. As enterotomias deverão apresentar comprimento inferior à distância entre os pontos de reparo, e são feitas por camadas, visando minimizar a contaminação da cavidade durante o procedimento. Os pontos são confeccionados com fio vicryil 4.0 a partir de 5 a 10 mm de distância da extremidade da enterotomia, e devem interessar às camadas submucosa e seromuscular, quando se deseja fazer a sutura em plano único. Para as anastomoses em duas camadas, a camada externa da parede posterior é confeccionada primeiro, com pontos separados de vicryl 3.0, interessando à seromuscular. Em seguida, são feitas as camadas internas com pontos totais, de fio absorvível 4.0. Termina-se a anastomose com pontos interrompidos de vicryl 3.0, camada externa da parede anterior (Figura 17.21). Idealmente, a mucosa deve ser poupada, com a finalidade de evitar isquemia e consequente retardo na epitelização. As soluções de continuidade no mesentério devem ser fechadas com pontos simples de fios absorvíveis, com cuidado para evitar a ligadura de vasos do mesentério.

Esofagojejunoanastomose

O esôfago é uma víscera desprovida de serosa e, portanto, as anastomoses feitas entre ele e outras vísceras ocas precisam ser realizadas em plano total. Após ser mobilizado e seccionado, o esôfago é ancorado com pontos de vicryl 3.0 à alça de jejuno, à qual será anastomosado. Estes pontos devem ser posicionados nos ângulos esquerdo e direito do esôfago, distando o mais próximo da alça cega em 5 cm. Feita a enterotomia, a anastomose é iniciada com a síntese da parede posterior. O resultado é melhor quando os nós são amarrados após serem passados todos os pontos. Na parede posterior os nós ficam voltados para o lúmen.

Na anastomose esofagojejunal realizada com sutura mecânica, um clampe de Satinsky é posicionado no esôfago bem acima do nível de secção, e uma sutura em bolsa de polipropileno 2.0 é realizada na parede do esôfago manualmente ou através de um aparelho automático tipo *purse-string*. A ogiva do *stapler* é posicionada no coto do esôfago e a sutura em bolsa é amarrada ao redor desta. Alça jejunal da anastomose em Y de Roux deve ter de 40 a 50 cm para minimizar o refluxo alcalino. O trocarte do *stapler* é posicionado no interior desta alça,

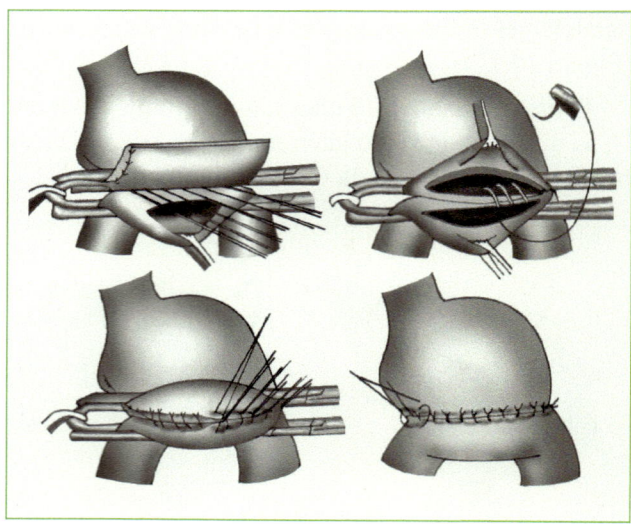

FIGURA 17.21 – *Gastroenteroanastomose terminolateral em dois planos, com pontos simples seromusculares e chuleio simples de espessura total.*

na borda antimesentérica, a cerca de 5 cm da sua parte terminal, sendo então conectado à ogiva e disparado. Posteriormente, a abertura no jejuno é fechada manualmente ou através de *stapler*[4-6] (Figuras 17.22A e B).

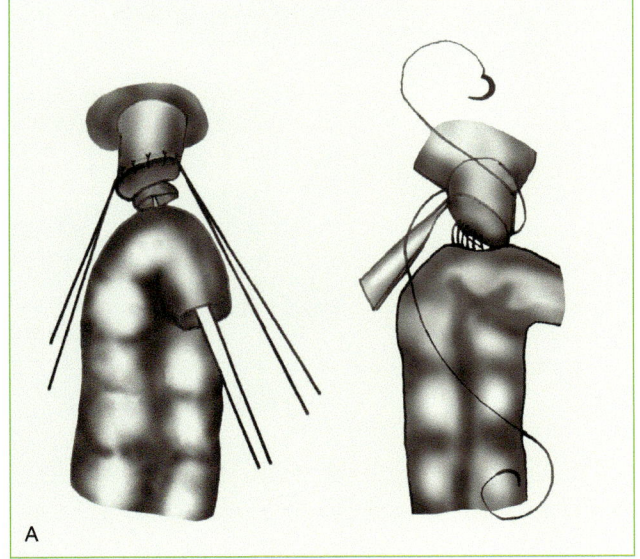

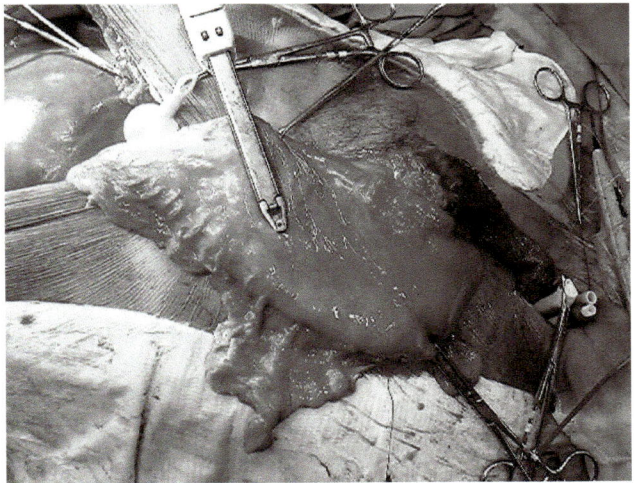

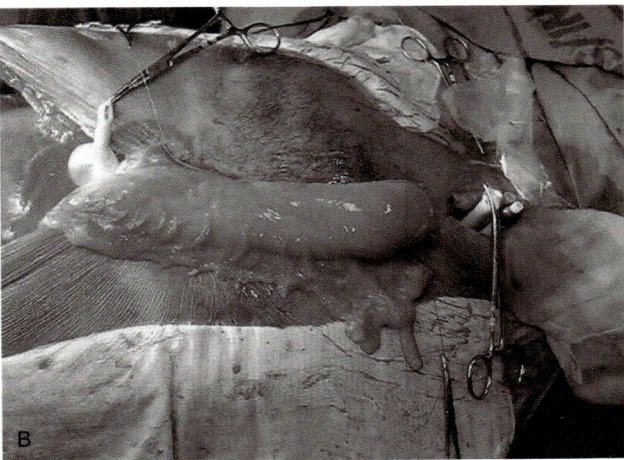

FIGURA 17.22A – *Anastomose esofagojejunal terminolateral mecânica (esquerda) e manual (direita).* **B** – *Tubo gástrico baseado na artéria gastroepiploica com um stapler linear cortante para reconstrução das esofagectomias totais com anastomose gastroesofágica, seguindo a técnica de sutura semelhante à anastomose esofagojejunal descrita anteriormente.*

Anastomoses biliodigestivas

No preparo do ducto biliar para a anastomose, deve-se evitar dissecção excessiva que possa comprometer o suprimento sanguíneo ductal. As suturas em ductos biliares devem ser realizadas com aposição mucosa-mucosa e em plano único, tendo em vista que os ductos biliares apresentam somente uma camada. Utiliza-se fio de material sintético, preferencialmente absorvível, monofilamentar, 4.0 no ducto com parede espessada e 5.0 no ducto normal. Os pontos devem interessar a todas as camadas da parede jejunal, com porções significativas da seromuscular, porções menores da mucosa jejunal e porções moderadas da parede ductal, de 1 a 3 mm, de acordo com o tamanho do ducto biliar. As suturas interrompidas são utilizadas quando o ducto é fino e o acesso ao mesmo é difícil, e as suturas contínuas são mais convenientes quando o calibre do ducto é maior e o acesso é mais fácil.

Laterolateral

O ducto biliar é incisado verticalmente e a alça intestinal é incisada horizontalmente, ambos no sentido longitudinal. A abertura na parede intestinal deve ser menor que a correspondente no ducto biliar, porque a primeira tende a sofrer um alargamento durante o procedimento. Aplicam-se pontos de reparo entre os ângulos superior e inferior da parede ductal e os respectivos pontos médios nas bordas anterior e posterior da parede intestinal, e também pontos de reparo entre os ângulos direito e esquerdo da abertura jejunal e os respectivos pontos médios nas bordas direita e esquerda da parede do ducto biliar. Confecciona-se primeiramente a parede posterior e, em seguida, a parede anterior da anastomose (Figura 17.23).

Terminolateral

O ducto biliar é seccionado transversalmente e a alça intestinal é incisada longitudinalmente. Aplicam-se pontos de reparo nos ângulos laterais das aberturas jejunal e ductal, respectivamente. Primeiro confecciona-se

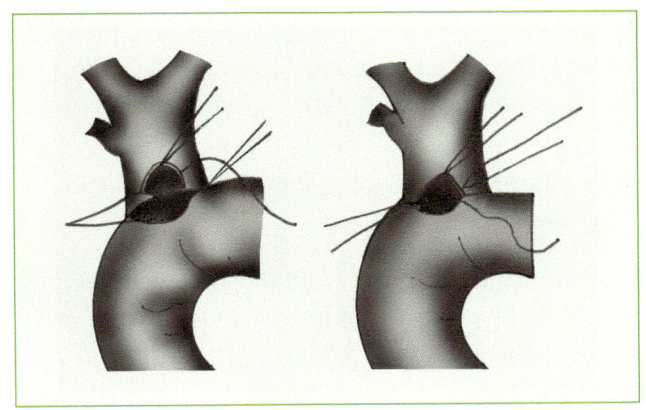

FIGURA 17.23 – *Anastomose biliodigestiva laterolateral coledocojejunal.*

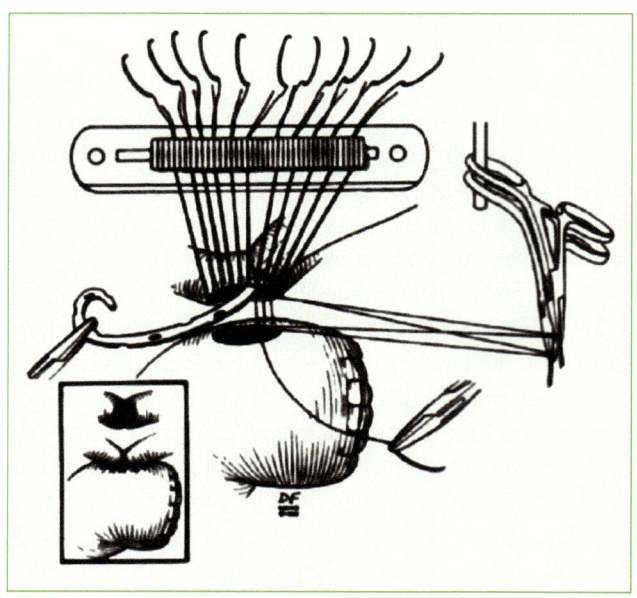

FIGURA 17.24 – Anastomose biliodigestiva terminolateral coledocojejunal.

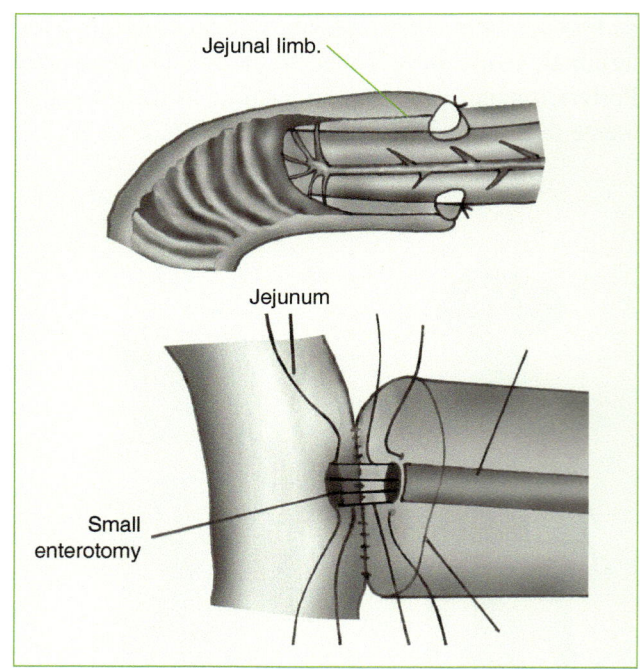

FIGURA 17.25 – Anastomose pancreatojejunal por telescopagem (**A**) e ductomucosa (**B**).

a parede posterior e, em seguida, a parede anterior. Quando se escolhe fazer a anastomose com pontos separados, todos os pontos da parede posterior devem ser passados antes de serem amarrados[4,7] (Figura 17.24).

Pancreatojejunostomia

Telescopagem

O coto pancreático é introduzido na luz do jejuno por cerca de 2 cm e a anastomose consiste em uma camada interna de sutura contínua com fio absorvível 3.0, interessando a parede jejunal e o ducto com o parênquina pancreático ao seu redor, e em uma camada externa de pontos separados de fio inabsorvível 3.0 entre a camada seromuscular jejunal e a cápsula pancreática, no ponto onde o pâncreas é exteriorizado em relação ao jejuno.

Ductomucosa

Esta é realizada com uma camada interna de pontos interrompidos de fio absorvível 4.0 entre o ducto pancreático e a mucosa de uma pequena enterotomia no jejuno, e com uma camada externa de pontos separados de fio inabsorvível 3.0 entre a cápsula pancreática e a seromuscular jejunal (Figura 17.25).

Anastomose colorretal pela técnica do duplo grampeamento

Esta técnica tem como finalidade evitar a necessidade de uma sutura em bolsa no coto retal e evitar contaminação a partir do reto.

O reto é seccionado por *stapler*. Realiza-se uma sutura em bolsa no coto do cólon descendente. Introduz-se a ogiva do *stapler* no cólon e a sutura em bolsa é amarrada ao redor da mesma. O trocarte do *stapler* é introduzido pelo ânus até o ápice do coto retal grampeado. O *stapler* é aberto com a finalidade de avançar o trocarte através do ápice do coto retal próximo à linha dos grampos. A ogiva é conectada à outra porção do grampeador e o mesmo é fechado e disparado, produzindo uma anastomose colorretal terminoterminal.

Anastomose colorretal terminoterminal manual

É realizada geralmente por via abdominal, mas também pode ser realizada por via transanal, quando há dificuldade de visualização do coto retal, preferencialmente com o paciente em decúbito ventral na posição de canivete. Todos os pontos devem ser passados antes de serem atados, pela dificuldade de acesso ao local da anastomose. Pode-se utilizar sutura em um ou dois planos.

Anastomose ileoanal em J

Após a proctectomia, a restauração da continuidade do trânsito intestinal através da anastomose ileoanal pode acarretar incontinência e urgência fecal. Com o intuito de minimizar estas complicações, pode ser confeccionado um reservatório ileal através da anastomose laterolateral entre as alças de íleo (aproximadamente 15 cm de extremidade distal seccionada, com o mesmo comprimento de alça precedente em J). A anastomose entre as alças ileais pode ser realizada com grampeador linear cortante ou de forma manual. O reservatório deve ser exteriorizado através do canal anal, com o paciente em posição de litotomia, e anastomosado à altura da linha denteada (que pode ser previamente marcada com eletrocautério). A abertura ileal confeccionada com aproximadamente 2,0 cm é inicialmente ancorada à linha denteada, com pontos de espessura total em posição cardinal e, posteriormente, anastomosada com pontos interrompidos, até que toda a circunferência esteja completa (Figura 17.26). Alternativamente, pode ser utilizado grampeador circular para a anastomose ileoanal. Ileostomia de proteção até a completa cicatrização da anastomose é recomendada.

Suturas em vias urinárias

Lesões vesicais intraperitoneais devem ser rafiadas com duas ou três camadas de chuleio com fio absorvível, visando minimizar a formação de cálculos em uma possível porção exposta de fio inabsorvível. A camada interna inclui a mucosa, para hemostasia e para evitar escape de urina, e o músculo detrusor. A camada externa invagina a camada interna e inclui a camada muscular e a adventícia (Figura 17.27).

As lesões dos terços superior e médio do ureter são corrigidas com anastomose terminoterminal primária. As lesões da porção distal do ureter são corrigidas com o reimplante ureteral na bexiga, ureteroneocistostomia, pois a viabilidade do coto distal pode estar comprometida, especialmente após uma cirurgia pélvica de grande porte, no contexto de uma doença local neoplásica ou inflamatória.

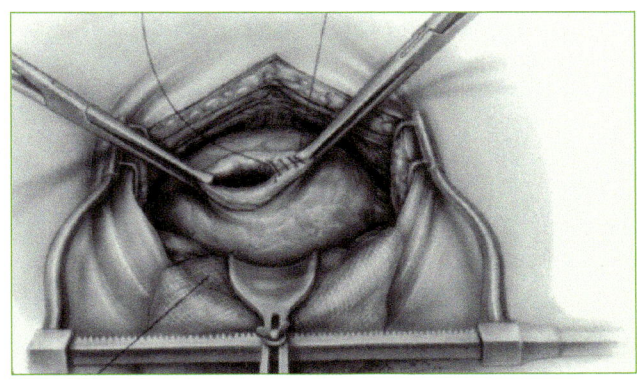

FIGURA 17.27 – *Sutura vesical.*

Anastomose primária do ureter

A dissecção do ureter, com a finalidade de permitir um reparo livre de tensão, deve ser realizada externamente ao plano da adventícia para evitar desvascularização. O ureter deve ser espatulado proximal e distalmente para criar uma anastomose de calibre apropriado. Pontos de reparo com fio absorvível são posicionados para facilitar a manipulação e o alinhamento dos cotos, e evitar a rotação do ureter. A anastomose do ureter pode ser feita com sutura contínua ou interrompida de fio absorvível 4.0. A sutura contínua é feita com dois fios, iniciando no ápice do ponto espatulado de cada lado e correndo um fio em cada direção. Usa-se, preferencialmente, um *stent* duplo J para se evitar obstrução ou extravasamento (Figura 17.28).

Reimplante do ureter (ureteroneocistostomia) pelo acesso transvesical

A bexiga é aberta por uma cistostomia anterior. A sua parede é incisada externamente no local de passagem do ureter. Através da confecção de um túnel na

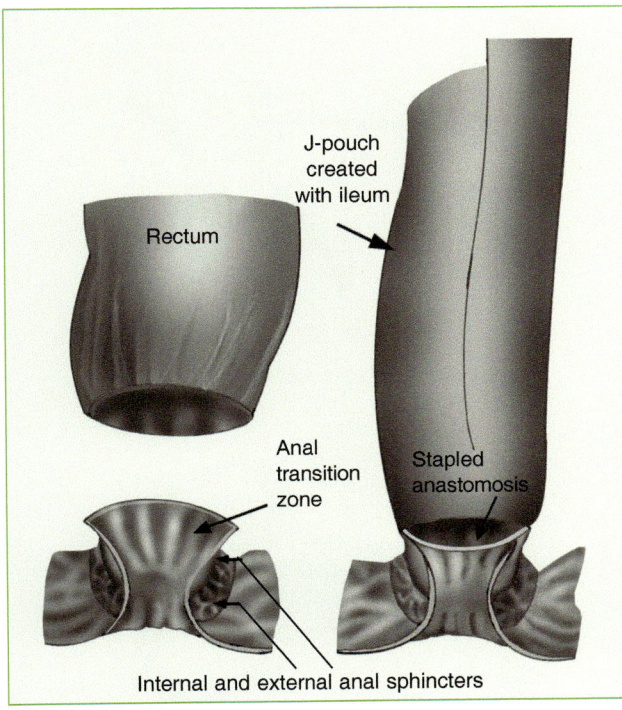

FIGURA 17.26 – *Anastomose ileoanal em J com duplo grampeamento, muito similar à anastomose coloanal.*

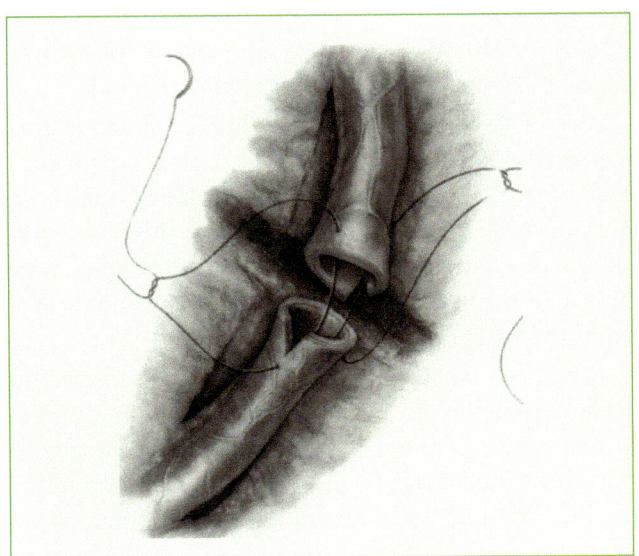

FIGURA 17.28 – *Anastomose ureteral terminoterminal.*

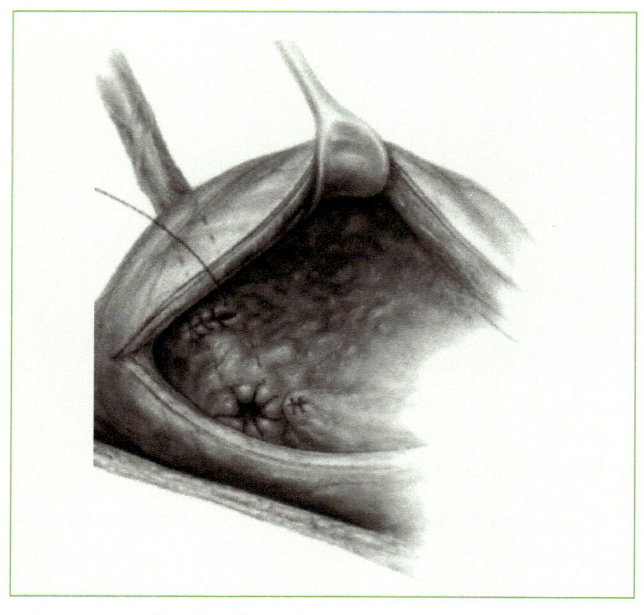

FIGURA 17.29 – Reimplante do ureter (ureteroneocistostomia) pelo acesso transvesical.

submucosa da bexiga, é possível criar uma anastomose antirrefluxo, quando há um comprimento suficiente de ureter. Após passar pelo túnel submucoso, o ureter é suturado à mucosa vesical com pontos interrompidos de fio absorvível 4.0 e ancorado ao músculo detrusor com uma sutura distal (Figura 17.29).

Suturas mecânicas

Em 1826, Denans propôs um dispositivo intraluminal de prata, formado por dois anéis, capaz de promover anastomose entre segmentos intestinais com inversão das bordas e aproximação de serosas. Em 1892, Murphy manteve a ideia de anéis intraluminais, porém com maior calibre interno e, ainda, os dispositivos eram acoplados entre si, aproximando os segmentos intestinais até a cicatrização da anastomose. Tão logo o processo estivesse completo, o sistema se desprendia da luz intestinal e era eliminado junto às fezes.

Em 1908, na Rússia, Humer Hultl criou um instrumento de peso estimado em 3,6 kg, com tempo médio para recarga de aproximadamente 2 horas, mas com princípios de funcionamento até hoje utilizados nas suturas mecânicas: aplicação de grampos após imobilização e compressão dos tecidos, fechamento dos grampos em forma de B.

Von Petz, em 1921, criou um aparelho semelhante ao desenvolvido por Hurtl, porém menor e mais leve. Desde então, os aparelhos para sutura mecânica vêm sendo aprimorados, até que, em 1958, Ravitch introduziu a utilização dos aparelhos em um contexto de pesquisa que acarretou na comercialização destes a partir de 1966.

Nas suturas mecânicas, a aproximação dos tecidos se dá através de grampos, que inicialmente eram feitos de aço inoxidável, mas mais recentemente são feitos de titânio. Apresentam a forma de um retângulo aberto antes do grampeamento e, após, assemelham-se a um B.

O tamanho dos grampos varia entre 2,5 e 4,8 mm, correspondendo cada um a três pontos de espessura total, equidistantes. São agrupados em cargas de coloração branca, azul ou verde, de acordo com a espessura do tecido a ser grampeado (branca, mais delgado; verde, mais espesso).

Suturas cutâneas

Existem grampeadores cutâneos que podem ser utilizados em associação ou não a suturas convencionais. Estes seguem os mesmos princípios de retirada habituais, podendo ser retirados de 7 a 21 dias, dependendo das condições do tecido suturado. Dependem de material próprio para retirada, como vemos nas Figuras 17.30 e 17.31.

■ Porta-agulha com fio videolaparoscópico

O mais utilizado é o Endo Stitch™ da Autosuture, que é um porta-agulha videolaparoscópico descartável com fio e agulhas próprios, que permitem a troca da agulha com fio de uma ponta à outra do instrumento (Figura 17.32). Este aparelho facilita muito a sutura videolaparoscópica, como a dos pilares diafragmáticos na cirurgia antirrefluxo de fundoplicatura gástrica.

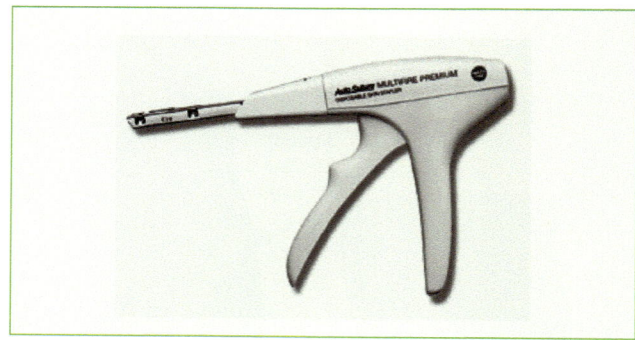

FIGURA 17.30 – Grampeador Multifire Premium (Autosuture).

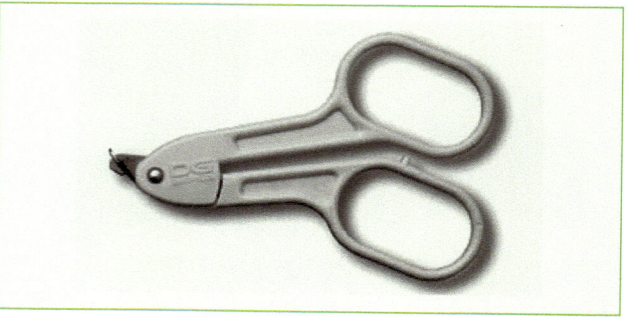

FIGURA 17.31 – Removedor de grampos Appose (Autosuture).

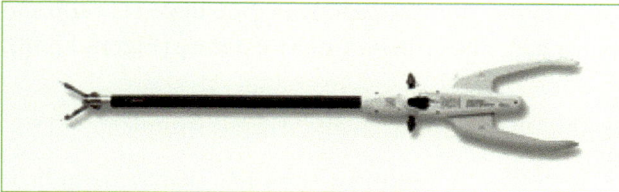

FIGURA 17.32 – *Endo Stitch™ da Autosuture.*

■ *Stapler* Linear (TA: Anastomose Transversa)

Menos utilizado, tendo em vista que sua função fica restrita ao fechamento de vísceras preparadas para anastomose, como o coto retal na ressecção anterior do reto, ou ressecções vasculares, estas com a utilização de carga vermelha. Existem modelos nos quais a extremidade do grampeador é articulada, o que facilita seu posicionamento, especialmente em locais de difícil acesso como a pelve (Figuras 17.33 e 17.34).

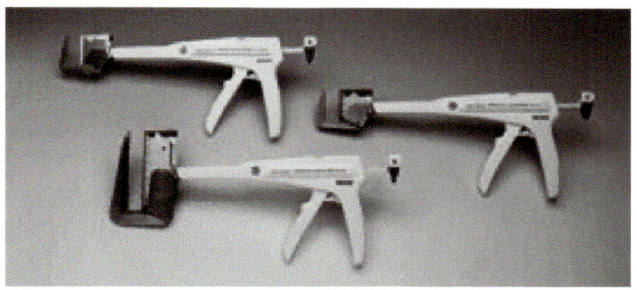

FIGURA 17.33 – Stapler *linear TA (Autosuture).*

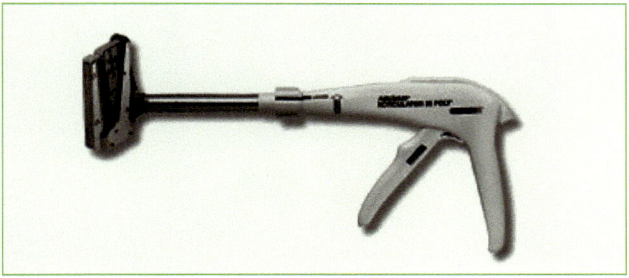

FIGURA 17.34 – Stapler *linear articulado roticulator (Autosuture).*

■ *Stapler* linear cortante (GIA: anastomose gastrintestinal)

Formado por duas peças que se encaixam. Apresenta duas ou quatro linhas de grampos, entre as quais uma lâmina cortante secciona o tecido quando o grampeador é disparado. Assim, são produzidas duas partes separadas, fechadas por uma ou duas fileiras de grampos. Pode ser recarregado e reutilizado. Disponível nos comprimentos: 55 mm, 75 mm, 100 mm (Ethicon); 60 mm, 80 mm e 100 mm (Autosuture). Geralmente é utilizado para secção, ressecção e anastomoses. Também disponível para utilização em cirurgia videolaparoscópica, com cargas azul e verde, esta última para tecido espesso como o gástrico (Figura 17.35).

■ *Stapler* circular (EEA: anastomose terminoterminal)

Grampeador de uso único, aplica dupla fileira de grampos de maneira circular nos tecidos, enquanto uma lâmina interna a esta dupla fileira os secciona. Produz, então, uma anastomose circular. O diâmetro da anastomose é determinado pela seleção do grampeador: 34 mm, 31 mm, 28 mm, 25 mm, 21 mm (Autosuture) (Figura 17.36A).

A bigorna é posicionada na extremidade proximal da víscera a ser anastomosada, enquanto o trocarte é posicionado na extremidade distal, e fixado com sutura em bolsa de tabaco invaginante. A limpeza da alça distante da borda a ser seccionada pode prejudicar a vascularização da mesma, de maneira a comprometer a anastomose. Utilizado para confecção de anastomoses terminoterminais, terminolaterais ou laterolaterais.

■ *Contour* (Ethicon)

Grampeador cortante curvo, pode ser recarregado. Apresenta quatro linhas de grampos e uma lâmina cortante entre a segunda e a terceira linhas, responsável

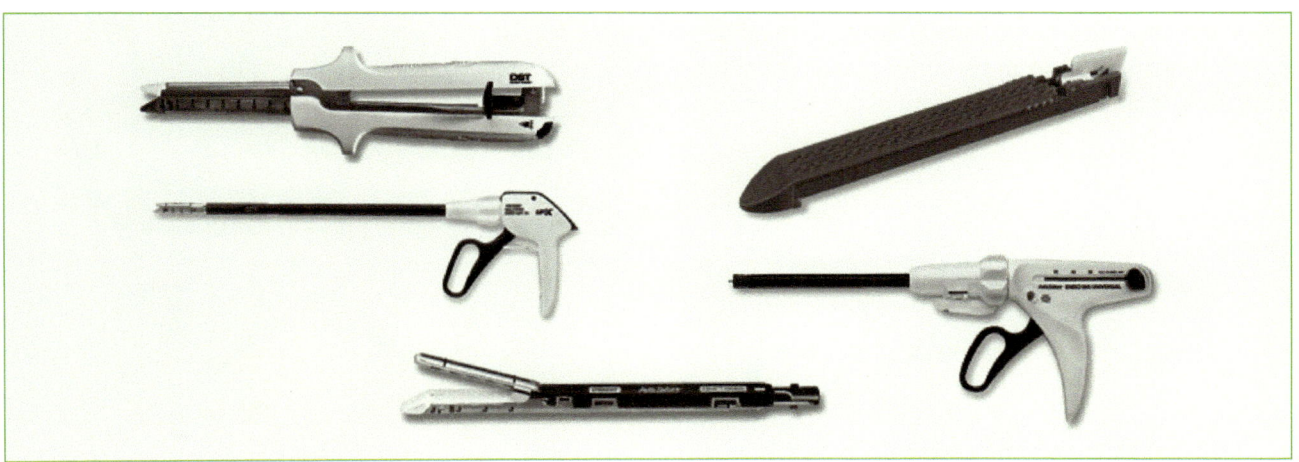

FIGURA 17.35 – Stapler *linear cortante, para cirurgia aberta e videolaparoscópica (Autosuture) e carga.*

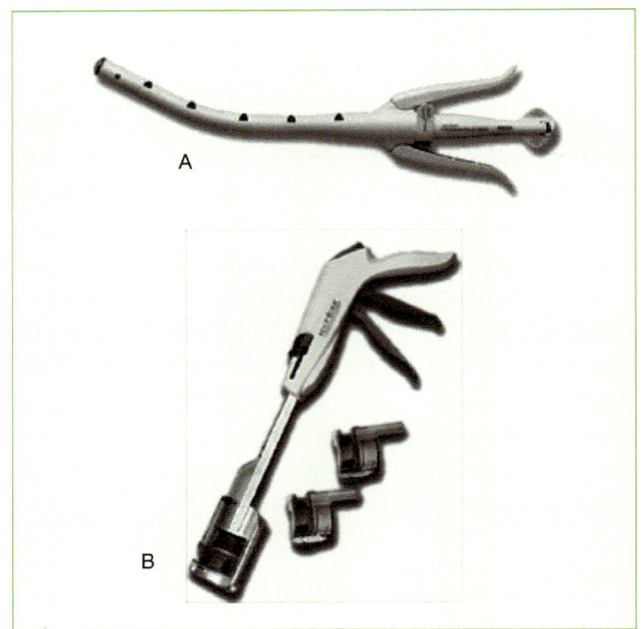

FIGURA 17.36A – Stapler circular (Autosuture). **B** – Stapler linear Contour (Ethicon) e cargas.

pela secção do tecido quando o grampeador é disparado (Figura 17.36B). Produz duas partes separadas, fechadas, e duas fileiras curvas de grampos. Utilizado para secção e ressecção de tecidos, especialmente secção retal baixa e em pelves estreitas, pois seu formato permite atingir a pelve baixa.

Purstring (Autosuture)

Produz sutura em bolsa, circunferencial, com fio inabsorvível – poliéster ou náilon (Figura 17.37). Geralmente utilizado para preparo da alça a ser anastomosada com grampeador circular.

Procedimento para Prolapsos Anorretais e Hemorroidas (PPH)

Introduzido inicialmente na Itália em 1997, pretende reduzir o tecido anal prolapsado com menos dor que os procedimentos cirúrgicos usuais. E ainda objetiva um tempo de recuperação mais curto. Caracterizado por grampeador circular utilizado para plicatura de mucosa retal (acima da linha pectínea). Não deve ser utilizado para tratamento de hemorroidas externas (Figura 17.38).

Aplicadores descartáveis de clipes cirúrgicos

Instrumento reutilizável ou não, capaz de aplicar clipes às estruturas. Os clipes podem ser metálicos, constituídos de aço inoxidável ou titânio, ou ainda

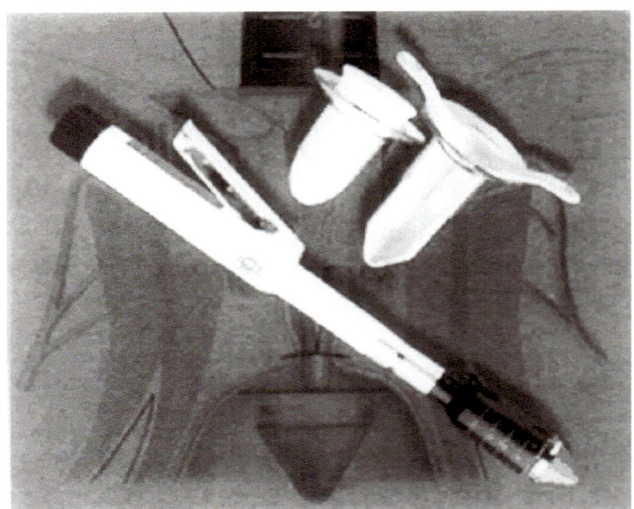

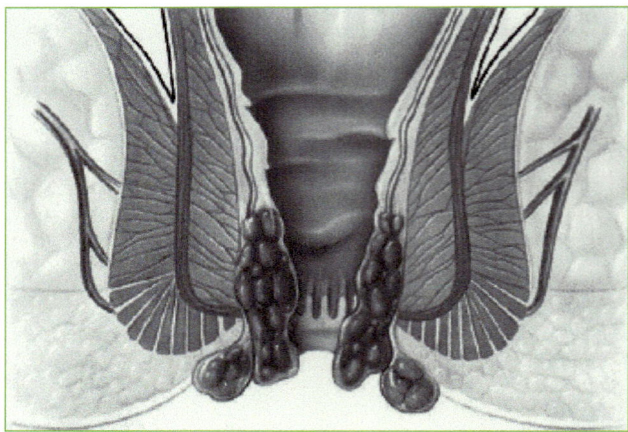

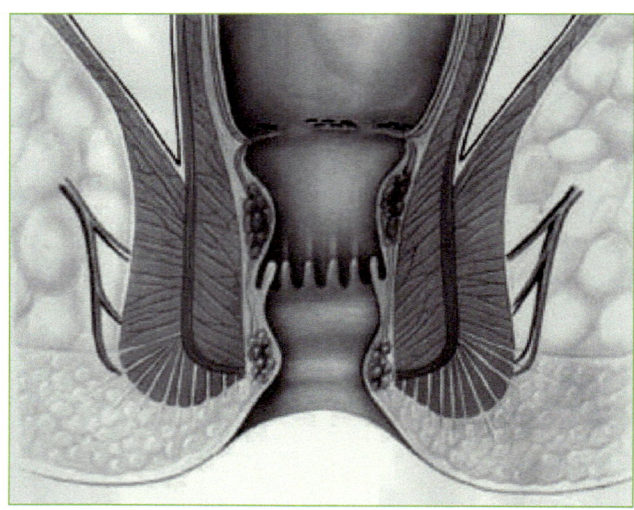

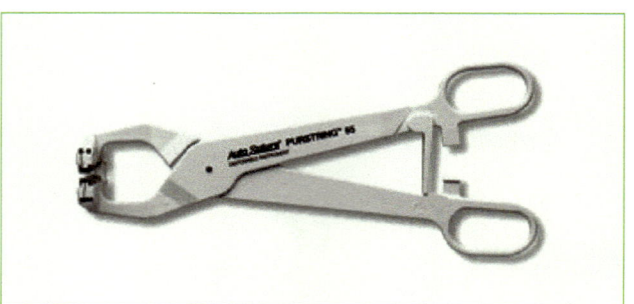

FIGURA 17.37 – Purstring (Autosuture).

FIGURA 17.38 – Grampeador circular PPH (Proximate – Ethicon) e os aspectos anatômicos antes e depois de sua utilização.

de PDS, radiotransparentes, absorvidos por hidrólise após aproximadamente 7 meses. São divididos em pequenos, médios ou grandes. Os aplicadores podem ser carregados com 20 a 30 clipes que avançam individualmente após a clipagem inicial, ou podem ser utilizados para clipagem única. Pode ser usado tanto para ligadura de estruturas tubulares, como vasos ou linfáticos, quanto para delimitação de campos específicos, como por exemplo marcar área para radioterapia posterior. Existem aplicadores de clipes específicos para serem utilizados em cirurgia aberta e laparoscópica (Figura 17.39).

■ Ligasure (Valleylab)

Gerador de radiofrequência desenvolvido para realizar a selagem de vãos sanguíneos e linfáticos de até 7 mm de maneira confiável, podendo ser utilizado em cirurgia aberta e videolaparoscópica. Promove a fusão permanente do colágeno da parede vascular pelo calor gerado por energia de radiofrequência bipolar, associado a pressão apropriada. Algumas pinças possuem um dispositivo para secção acoplado (Figura 17.40).

É de uso seguro próximo a estruturas nobres como a via biliar ou o ureter, por exemplo, pois promove uma mínima difusão de calor ao redor da pinça. O lacre gerado é normalmente transparente, o que permite avaliar a hemostasia antes de seccionar o tecido, e sua resistência é comparável à ligadura convencional com fio ou clipes, e mais resistente que as coagulações monopolar, bipolar convencional e ultrassônica, resistindo até três vezes à pressão sistólica sanguínea (Figura 17.41).

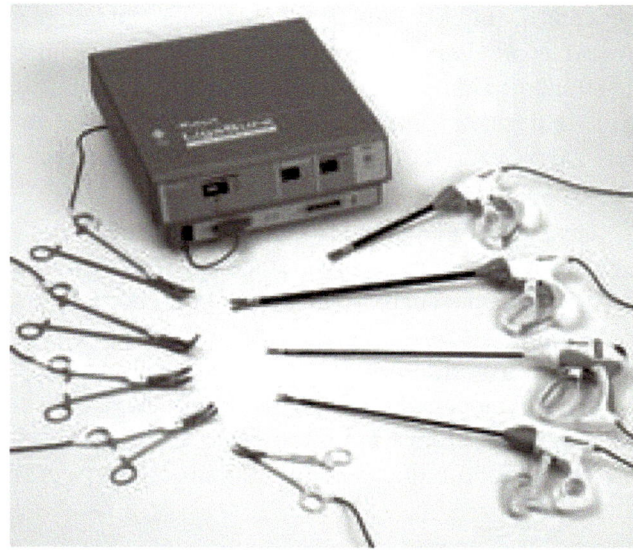

FIGURA 17.40 – *Aparelho Ligasure (Valleylab) e suas pinças disponíveis para cirurgias aberta e videolaparoscópica.*

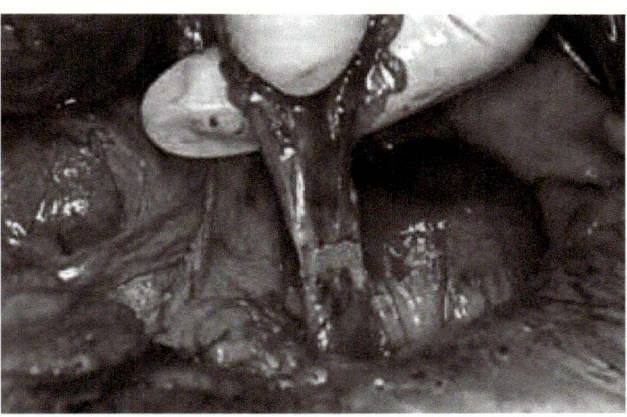

FIGURA 17.41 – *Aspecto do lacre vascular promovido pelo aparelho Ligasure (Valleylab).*

■ V-Telas

Em 1857, Theodor Billroth escreveu, "se nós pudéssemos produzir artificialmente um tecido com a densidade e a resistência de fáscia e do tendão, o segredo da cura radical da hérnia seria descoberto".

Tentativas prévias de uso de tecidos autógenos (musculofascial) apresentaram inaceitáveis taxas de recidiva. Assim, o desenvolvimento de próteses sintéticas para a correção de hérnias iniciou-se no final do século XIX. As primeiras próteses eram metálicas. A *tela de fios de prata,* introduzida na Alemanha (1900) e adotada nos Estados Unidos (1903) teve seu uso limitado por sua pequena força tênsil e suscetibilidade a oxidação, corrosão e fragmentação. A *tela de tântalo,* introduzida no Canadá, em 1940, e descrita nos Estados Unidos, em 1948, era resistente à corrosão, porém apresentava uma tendência à fragmentação com a flexão repetida da parede abdominal. Os fragmentos de metal poderiam penetrar na cavidade abdominal, causando

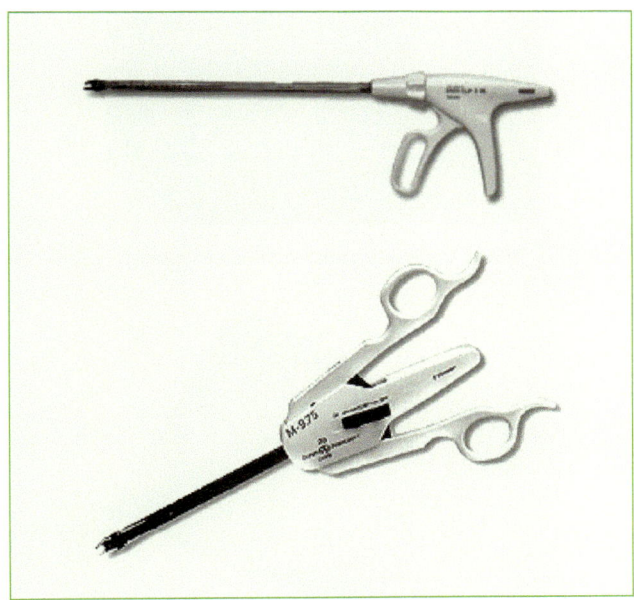

FIGURA 17.39 – *Aplicadores descartáveis de clipes cirúrgicos de uso videolaparoscópico (acima) e em cirurgia aberta (abaixo) (Autosuture).*

abscessos, trajetos infectados ou fístulas intestinais. A *tela de aço inoxidável*, também produzida nos anos 1940, não oxida e raramente fragmenta, entretanto a rigidez do metal limita a habilidade do paciente em realizar a flexão da parede abdominal, e a reoperação requeria a remoção da tela.

Uma variedade de telas poliméricas sintéticas foi desenvolvida na segunda metade do século XX, e revolucionou o reparo de hérnias porque permite um reparo livre de tensão e não deteriora com o tempo, diminuindo os efeitos indesejáveis das telas metálicas. Uma desvantagem das telas de polipropileno e poliéster é que elas promovem a formação de aderências e erosão quando colocadas em contato com vísceras abdominais.

Sir Francis Usher introduziu uma *tela de polipropileno monofilamentar* (Marlex®), tecida em 1958. Esta foi modificada em 1962 para tela de polipropileno trançada, de modo que não se desfaça quando cortada. A tela de polipropileno ganhou grande popularidade nos anos seguintes e vários tipos de telas de polipropileno estão disponíveis atualmente. Devido à sua capacidade de resistir às diferentes tensões, pode ser utilizada em diversas situações, como no reparo de hérnias da parede abdominal, na correção de defeitos da parede torácica, na reconstrução do assoalho pélvico, no reparo de prolapso vaginal e na incontinência urinária.

A *tela de poliéster* (Mersilene®) foi introduzida nos anos 1950. Também é uma tela inabsorvível e pode ser utilizada na correção de hérnias, de prolapso vaginal e incontinência urinária, e na reconstrução do assoalho pélvico.

O *politetrafluoroetileno expandido* (ePTFE), inicialmente usado como prótese vascular, foi adaptado para o reparo de hérnia em 1983, por W. L. Gore & Associates, e modificado várias vezes nos anos 1990. Ao contrário das telas de polipropileno e poliéster, a *tela de ePTFE* (Gore-Tex®) é microporosa e algumas são produzidas com poros de 3 μm no lado visceral, o que inibe a aderência, e 22 μm no lado parietal, o que estimula crescimento fibroblástico e vascular, com aderência aos tecidos vizinhos, podendo ser utilizada em contato direto com as vísceras.

A *tela de poliglactina 910* (Vicryl® Ethicon) é totalmente absorvível em cerca de 60 a 90 dias e produz somente uma reação leve durante sua absorção. Ela é utilizada no suporte temporário de feridas ou órgãos (p. ex., rim ou baço) durante o processo de cicatrização ou como suporte temporário no implante de sementes radioativas utilizadas em braquiterapia.

As *telas compostas* parcialmente absorvíveis são constituídas em partes aproximadamente iguais de monofilamentos absorvíveis de poliglactina (Vicryl®) ou poliglecaprona-25 (Monocryl®) e por monofilamentos inabsorvíveis de polipropileno (Prolene®). Após a absorção do componente absorvível, apenas a tela residual de polipropileno permanece no local, mantendo a tensão tecidual (Figuras 17.42 a 17.44).

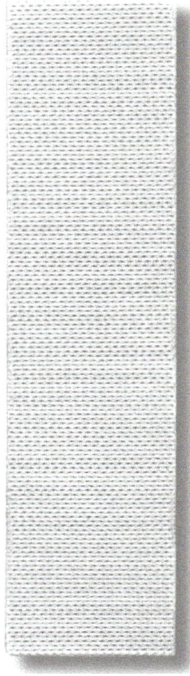

FIGURA 17.42 – *Tela de polipropileno (Marlex®).*

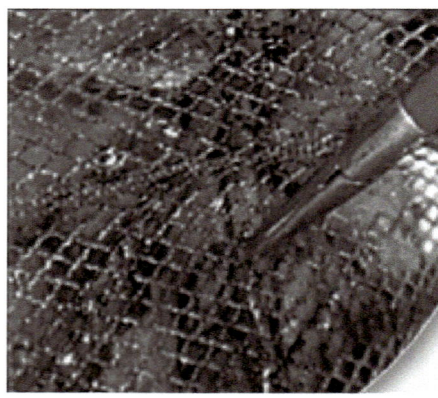

FIGURA 17.43 – *Tela de poliglecaprona-25 e polipropileno.*

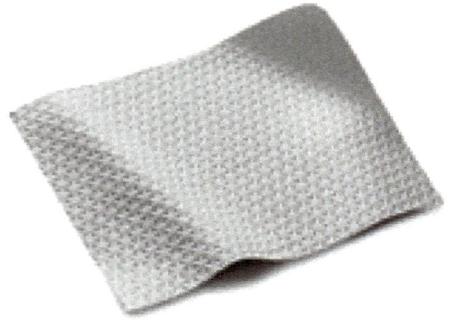

FIGURA 17.44 – *Tela de PTFE.*

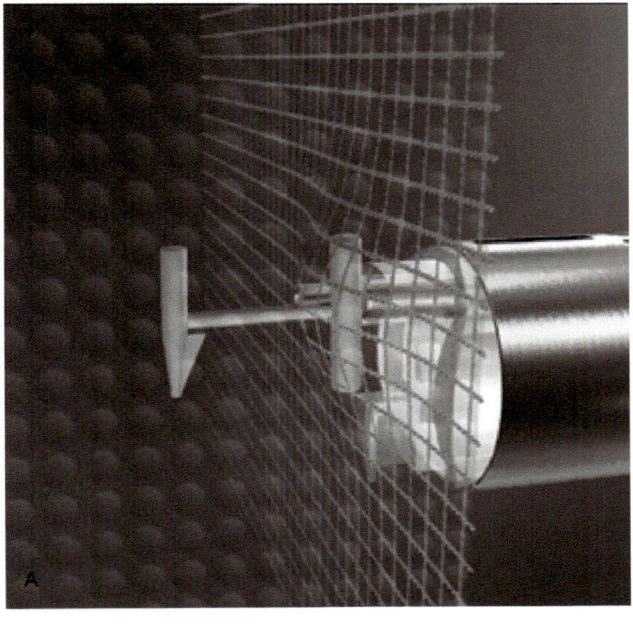
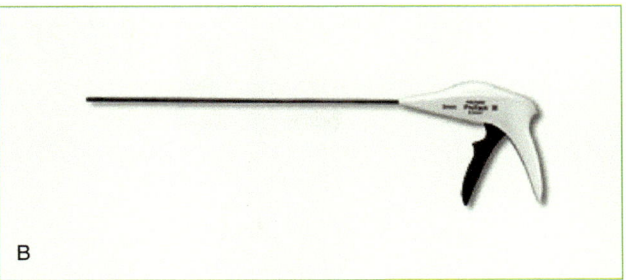
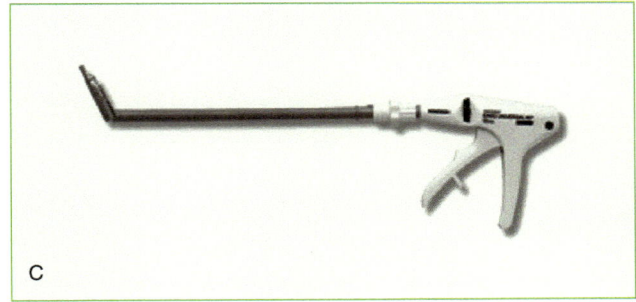

FIGURA 17.45 – **A.** *I-Clip (Autosuture) clipe absorvível;* **B.** *Multifire Endo Hernia™ (Autosuture) aplicador de grampos metálicos em formato de espiral que promove fixação estável e definitiva nos tecidos.* **C.** *Endo Universal™ 65° 12 mm (Autosuture) aplicador de clipes de fixação articulado que facilita a sua colocação em áreas de difícil acesso.*

A fixação das telas em cirurgia aberta é feita por sutura simples com fios inabsorvíveis, já na cirurgia videolaparoscópica, embora também possam ser fixadas por sutura simples com fios inabsorvíveis, existem aparelhos mais práticos para esta fixação como o I-Clip (Autosuture), que promove a fixação através de clipes absorvíveis (Figura 17.45A) ou o Multifire Endo Hernia™ (Autosuture) (Figura 45.45B), um aplicador de grampos metálicos em formato de espiral que promove fixação estável e definitiva nos tecidos. Existem também aplicadores de clipes de fixação articulados que facilitam a sua colocação em áreas de difícil acesso, como o Endo Universal™ 65° 12 mm (Autosuture) (Figura 17.45C).

Bibliografia

Camp ER, Hochwald SN. Gastroduodenal Procedures. In: ACS Surgery: Principles and Practice. 2003;20:1-16.

Coburn M. Bladder and Ureteral Injuries. In: Operative Techniques in General Surgery. (September) 2000;2(3):240-252.

Fernandes LC, Matos D, Novelli MD, Kim SB. Estudo comparativo entre anastomoses intestinais com sutura manual e com anel biofragmentável em cães sob administração de corticoides. Revista da Associação Médica Brasileira. 2000;46(2).

Greene F. Abdominal Wall Incisional Hernias-Etiology and Historical Perspective. In: Techniques in Laparoscopic Ventral Hernia Repair. W. L. Gore & Associates, Inc.; 2000.

Disponível em: http://www.autosuture.com

Disponível em: http://www.surgicalstapling.com

Lillemoe KD, Cameron JL. Pancreactic Procedures. In: ACS Principles and Practice. Web MD Inc. 2002;24:1-12.

Malheiros CA, Rodrigues FCM. Suturas Mecânicas. In: Aspectos Técnicos em Cirurgia. Ano V. Volume II. São Paulo: Atheneu; 1999. p. 141-153.

Medeiros AC. Fios de Sutura. In: Aspectos Técnicos em Cirurgia. Ano V. Volume II. São Paulo: Atheneu; 1999. p. 113-21.

Ricciardi RR. Procedures for Rectal Cancer. In: ACS Principles and Practice. Web MD Inc. 2004;35:1-16.

Robicsek F, Humerhurtl KI. The Father of The Surgical Stapler. Journal of Medical Biography. 2001;9(1):16-19.

Szarmach RR, Livingston J, Rodeheaver GT, Thacker JG, Edlich RF. An innovative surgical suture and needle evaluation and selection program. J Long Term Eff Med Implants. 2002;12(4):211-29.

Tayler BR, Langer B. Proceduress for Benign and Malignant Biliary Tract Disease. In: ACS Surgery: Principles and Practice. Web MD Inc. 2005;22:1-15.

Vieira OM. Suturas Digestivas. In: Aspectos Técnicos em Cirurgia. Ano V. Volume II. São Paulo: Atheneu; 1999. p. 123-131.

Disponível em: www.jnjgateway.com/public/NLDUT/Wound_ Closure_ Manua1.pdf

18 Laser em Cirurgia

Luís Augusto Palma Dallan • Luiz Augusto Ferreira Lisboa
Luís Alberto Oliveira Dallan • Ivan Tramujas da Costa e Silva

Definição

O termo *laser* (ou aportuguesado *lêiser*) corresponde à sigla da expressão inglesa *Light Amplification by Stimulated Emission of Radiation*, embora atualmente este acrônimo venha sendo usado em todo o mundo como um substantivo – *laser*.

Trata-se de radiação eletromagnética obtida pela estimulação de átomos de determinadas substâncias (cristal, gases, líquidos) e polarizada de maneira que a luz obtida caminhe numa direção precisa.

Introdução

A utilização do raio *laser* atualmente tem importância em todos os setores da medicina e, desta forma, não mais se pode falar do uso do *laser* como algo restrito, uma vez que o emprego de técnicas que utilizam o *laser* abrange todas as especialidades médicas.

O *laser* possui alta quantidade de energia, o que lhe proporciona grande poder de destruição ao interagir com qualquer material. Devido à sua rapidez e precisão, podem ser realizados procedimentos altamente precisos em questão de segundos, proporcionando vantagens na recuperação do paciente.

A principal propriedade do *laser* é a concentração extremamente alta de energia, o que lhe dá amplos poderes de ação. Dessa forma, o cirurgião deve estar habilitado a usar as técnicas tradicionais de cirurgia e, ao mesmo tempo, familiarizar-se com a moderna tecnologia do *laser*[1].

Histórico

Em 1916, através dos trabalhos do cientista alemão Albert Einstein (1879-1955) na área de física quântica, foi delineado o princípio da emissão estimulada, descrito na publicação *Zur Quantum Theorie der Strahlung*, que tornou possível o desenvolvimento da tecnologia do *laser*. Entretanto, decorreram décadas para sua demonstração prática[2,3].

Em 1954, Charles Townes, nos Estados Unidos, e independentemente, Basov e Prokorov, na Rússia, sugeriram métodos práticos de criação de raios visíveis através da irradiação do gás amônia, fato que lhes concedeu o Prêmio Nobel de Física de 1964[4-6].

Em 1958, Townes e Arthur Schawlow estudaram as condições para a produção de um feixe de *laser* visível. Posteriormente, em 1961, Schawlow, Bloembergen e Siegbahn foram contemplados com o prêmio Nobel de Física para a espectroscopia a *laser*[6-8]. Em 1960, Theodore Mainman obteve, pela primeira vez, na Califórnia (EUA), um feixe de *laser* a partir de um cristal de rubi[9-11].

Na Medicina, os raios *laser* tiveram seu emprego inicial em oftalmologia, através de estudos experimentais em fotocoagulação de retina de animais e em descolamentos de retina[12]. Entretanto, somente em 1971 é que o processo se generalizou, tendo sido comercializado e amplamente difundido[13].

No Brasil, em cardiologia, Macruz *et al.*, em 1979, utilizaram retalhos de aorta humana obtidos em necrópsia, tendo estudado a ação dos raios *laser* sobre placas de ateroma[14].

Em 1983, Dallan *et al.* procederam a estudos experimentais em cães, através da realização de anastomose venovenosa em veia safena desses animais, empregando o *laser* de argônio, concluindo que a utilização de raios *laser* em anastomoses venosas é um procedimento alternativo às formas tradicionais de sutura[15].

Princípios físicos da geração do raio *laser*

Os princípios físicos da geração do raio *laser* estão baseados nos conceitos de *emissão espontânea* e *emissão estimulada*[16].

Princípio da emissão espontânea

O átomo consiste de um núcleo central e de elétrons girando em órbitas determinadas ao seu redor. A passagem de um elétron para uma órbita mais afastada do núcleo ocorre a partir de aquisição de energia, ao passo que o seu retorno para uma órbita mais interna gera emissão de energia.

O átomo procura sempre permanecer no estado de menor energia, ou *estado fundamental*. Se um átomo estiver num estado energético maior, então ele emitirá uma quantidade de energia suficiente para retornar ao seu estado fundamental, na forma de partículas de *fótons*. Este processo é conhecido como *emissão espontânea*, como pode ser observado na Figura 18.1.

Princípio da emissão estimulada

De acordo com a teoria formulada por Einstein, em 1917, quando um átomo no seu estado excitado, antes de emitir o seu fóton, recebe novo estímulo, passa a emitir dois fótons idênticos e paralelos ao retornar ao seu estado fundamental. Este é o conceito da *emissão estimulada*, que pode ser observado na Figura 18.2[16].

Se o processo de emissão estimulada ocorrer em cadeia, onde cada átomo excitado é estimulado novamente, haverá a formação de uma série de fótons idênticos, que vibram na mesma frequência e possuem o mesmo comprimento de onda.

Modelo de gerador de raios *laser*

Estimulando-se determinados meios, dentro de uma ampola, serão formados numerosos fótons idênticos entre si, e para que eles caminhem na mesma direção, constrói-se um ressonador, como na Figura 18.3.

O ressonador constitui-se de uma ampola tubular fechada, apresentando espelhos nas extremidades, sendo que um dos espelhos é totalmente reflexivo e o outro é apenas parcialmente reflexivo, deixando escapar luz. Dentro desta ampola, existe um meio que contém moléculas que, ao serem estimuladas por uma carga elétrica, geram fótons.

O estímulo elétrico desencadeia a geração de fótons, que se propagam em todas as direções. Os fótons que viajam no sentido fosco da ampola são absorvidos, produzindo calor, ao passo que aqueles que viajam na direção dos espelhos são continuamente refletidos, até atingirem uma só direção, e são assim amplificados e somam energia. Ao feixe luminoso de intensa energia que escapa pelo espelho semitransparente, onde todos os fótons são idênticos, denomina-se feixe de *laser*, como pode ser observado na sequência da Figura 18.4.

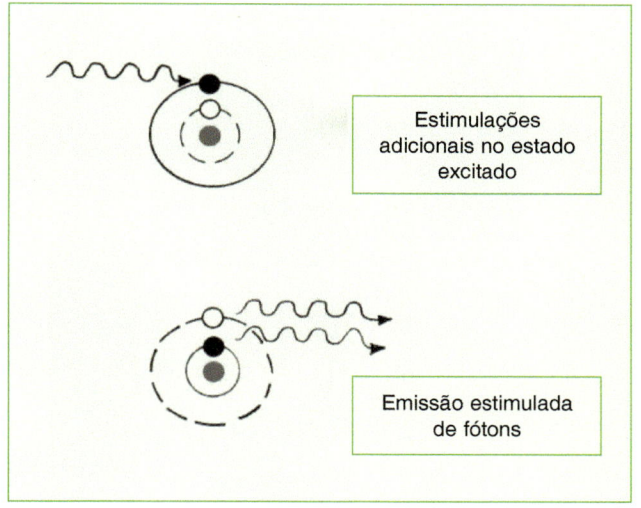

FIGURA 18.2 – *Princípio da emissão estimulada de energia na forma de fótons.*

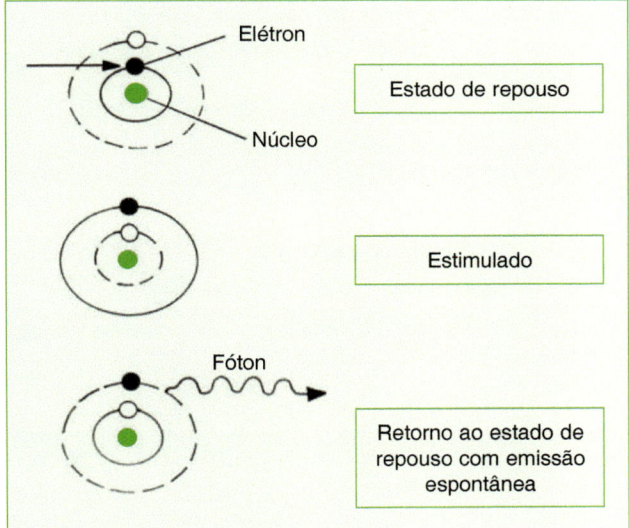

FIGURA 18.1 – *Princípio da emissão espontânea de energia na forma de fótons. Fonte: autores*

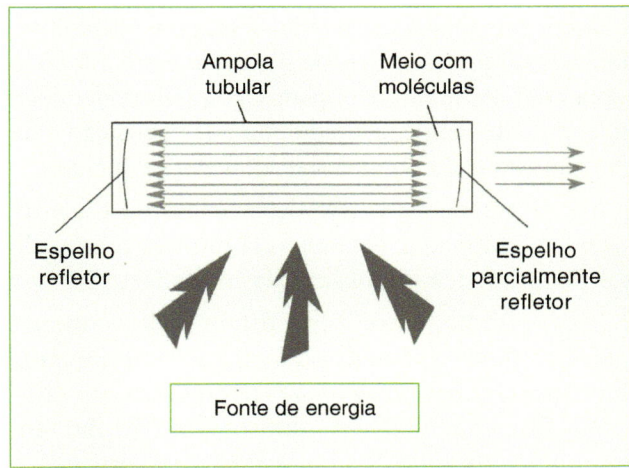

FIGURA 18.3 – *Modelo básico de um ressonador. Fonte: autores.*

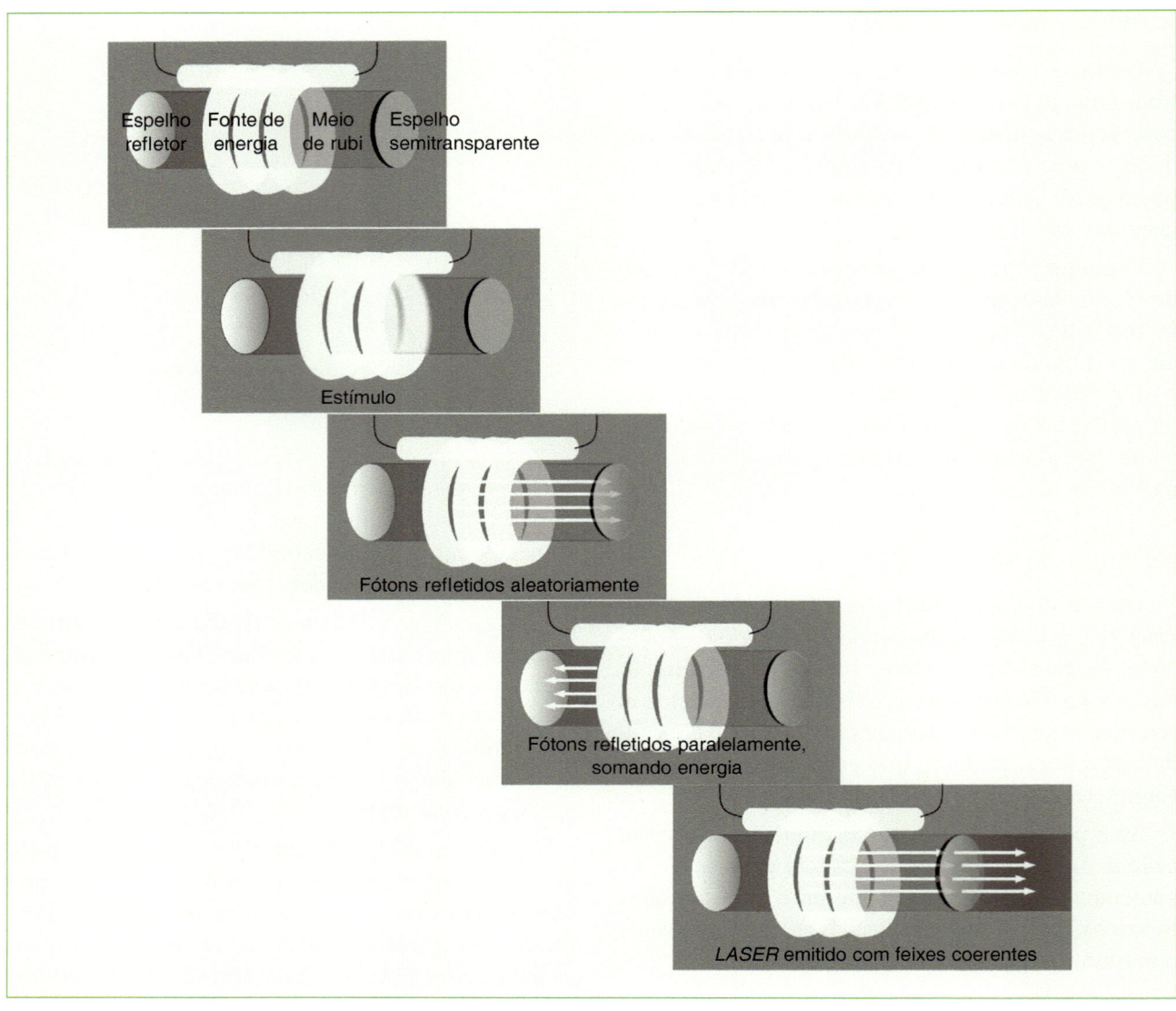

FIGURA 18.4 – *Sequência de formação do raio laser a partir de um ressonador. Fonte: autores.*

Características físicas do raio *laser*

A alta quantidade de energia oriunda dos fótons proporciona ao *laser* grande poder de destruição ao interagir com qualquer material. Esse poder destrutivo depende do tipo de *laser*, da distância entre a fonte e o material, do meio de transmissão (densidade, cor), do ângulo de incidência, do tempo de exposição e da constituição e cor do material sobre o qual incide[17].

As principais características físicas do feixe de *laser*, determinadas pela energia térmica produzida por fótons, podem ser observadas na Tabela 18.1[17]:

Dessa forma, o raio *laser* difere da luz comum, que é formada por ondas de vários comprimentos diferentes (*luz policromática*), divergentes, em diferentes fases ondulatórias, que somam ou subtraem energia. A comparação entre eles é observada na Tabela 18.2[18].

Tabela 18.1
Principais características físicas do feixe de raio *laser*

- Luz monocromática: a luz do feixe de laser é composta de uma única cor, que é definida por seu comprimento de onda
- Raios colimados/unidirecionais: todos os fótons caminham na mesma direção
- Raios coerentes: todas as ondas vibram na mesma fase por serem de um mesmo comprimento de onda

Tabela 18.2
Comparação entre a luz comum e o raio *laser*

Luz visível
- Diferentes comprimentos de onda
- Policromática
- Difusa

Raio *laser*
- Mesmo comprimento de onda
- Monocromática
- Colimada/unidirecional
- Coerência na vibração das ondas

Princípios biológicos do raio *laser*

As interações teciduais mais importantes com o *laser* são[1]:

- *Fototermólise seletiva:* o comprimento de onda e a duração do pulso se associam para minimizar os efeitos teciduais ao redor do tecido-alvo.
- *Fototérmica:* a energia emitida pelo *laser* é absorvida e convertida em calor.
- *Fotomecânica:* a energia produz ondas de choque mecânicas, rompendo o tecido.
- *Fotoquímica:* ocorre interação do *laser* com as ligações moleculares, podendo bioestimular uma molécula inerte em ativa e, assim, produzir um gatilho de ação intracelular. Um exemplo é a PDT (quimioterapia fotodinâmica seletiva), em que uma droga é absorvida apenas pelo tecido cancerígeno e, quando estimulada pelo *laser*, torna-se ativa, produzindo lise celular.
- *Fotobioestimulação:* o *laser* de baixa potência (miliwatts) produz um feixe de fótons para estimular e ordenar ações em mitocôndrias e na membrana celular.

Além do ponto atingido pela radiação, a energia do *laser* é absorvida apenas por uma fina camada do tecido adjacente. A espessura dessa camada depende do tipo de *laser*, da potência usada e do tempo de aplicação. Assim, quando se utilizam grandes potências (> 400 W), ou quando o *laser* é aplicado em frações de segundo, essa camada praticamente inexiste.

O dano tecidual causado pelo *laser* está na dependência de pelo menos dois fatores principais: o *tempo de exposição* e a *potência de radiação*. Quanto maior a potência de radiação, maior o dano tecidual. Assim também, quanto maior o tempo de exposição do tecido ao *laser*, maior também será a lesão provocada. A profundidade de penetração dos diversos tipos de *laser* nos tecidos difere. Isto é devido à capacidade de absorção da energia *laser* pela água (coeficiente de absorção), assim como a cor dos tecidos[19].

De acordo com a temperatura do raio *laser*, haverá uma característica de seu efeito sobre a estrutura orgânica atingida, conforme a Tabela 18.3[1].

Desta forma, temperaturas mais baixas, até 40°C, promovem a adesão de estruturas, ou seja, a *síntese* dos tecidos. Temperaturas intermediárias, entre 40 e 100°C, aproximadamente, determinam a coagulação sanguínea, ou seja, promovem a *hemostasia*. Já temperaturas mais elevadas, acima de 100°C, promovem a necrose e destruição de estruturas orgânicas, proporcionando a *diérese* do tecido[1].

Quanto mais elevada for a temperatura, maior será a precisão da incisão. Desta forma, temperaturas muito altas, em torno de 15.000°C, permitem uma precisão micrométrica e em três dimensões, ou seja, tanto em comprimento, como em largura e em profundidade[1].

Tipos de raios *laser*

Atualmente, existem mais de 2.000 tipos de *laser*. Os raios *laser* podem ser obtidos a partir de materiais sólidos, líquidos e gasosos. Entre os sólidos, estão o rubi, a safira, o neodímio e o *yttrium-aluminum-garnet* (YAG). Os exemplos dos líquidos são mercúrio, amônia e corantes químicos. Já os gasosos são compostos por hélio-neônio, criptônio, argônio, CO_2 e outros. Na Figura 18.5, pode-se observar um aparelho de *laser* de CO_2, com 800 W de potência.

Em medicina, empregam-se principalmente raios *laser* obtidos com materiais sólidos (rubi e neomídio-YAG) e os obtidos com materiais gasosos (argônio, criptônio e gás carbônico)[20,21].

A escolha do tipo de *laser* a ser utilizado em medicina depende da finalidade desejada. Cada tipo de *laser* possui características próprias, o que lhe confere aplicações específicas. Estas características estão de acordo com o *comprimento de onda* de cada tipo de *laser*. Quanto menor o comprimento de onda, maior a sua ação.

Os raios *laser* podem ter a potência expressa em watts (W) e a energia é medida em joules (J). Podem

Tabela 18.3
Ação do raio laser nas estruturas orgânicas conforme sua temperatura
< 40 °C: síntese
40-100 °C: hemostasia
> 100 °C: diérese
15.000 °C: precisão micrométrica

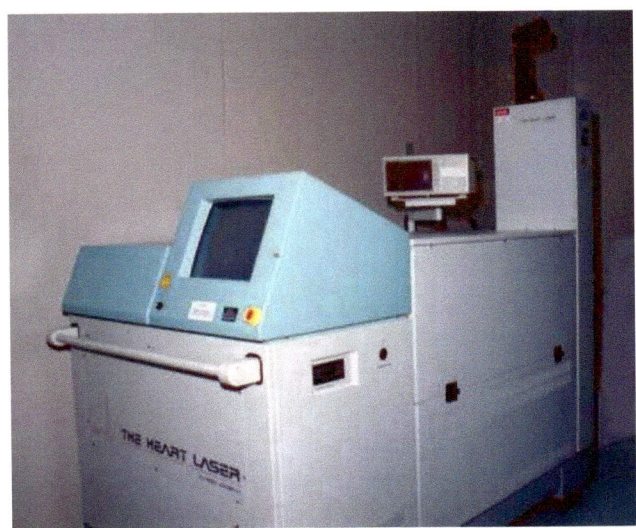

FIGURA 18.5 – *Aparelho de laser de CO_2.* Fonte: *autores.*

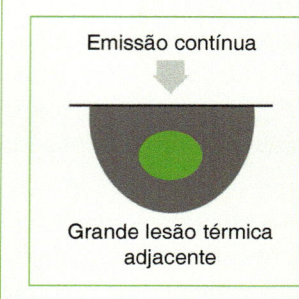 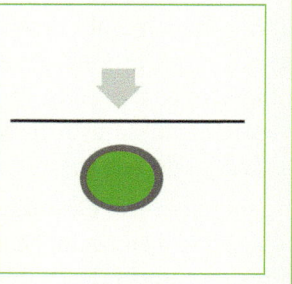

FIGURA 18.6 – Diferença de dano tecidual adjacente entre o laser emitido de forma contínua ou pulsátil. Fonte: autores.

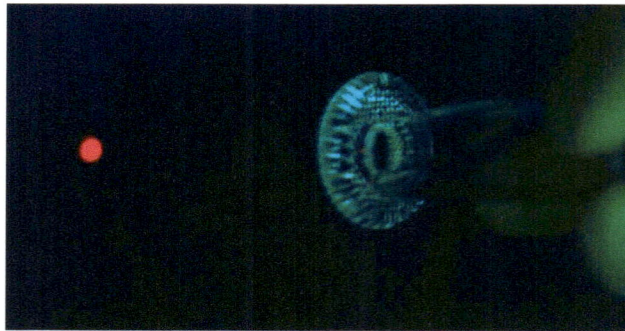

FIGURA 18.7 — Ponteira do laser de CO_2 e feixe de raios de luz hélio-neon. Fonte: autores.

ser contínuos ou pulsáteis, sendo que os pulsáteis promovem menor dano tecidual adjacente por calor e são mais precisos, como pode ser observado na Figura 18.6.

Nd:YAG laser

O Nd:YAG laser, acrônimo da expressão inglesa *Neodymium: Yttrium-Aluminum-Garnet* (Nd:YAG), é obtido da estimulação luminosa de um cristal de ítrio-alumínio-granada dopado com íons de neodímio, e resulta da emissão monocromática de luz da banda invisível 1.064 nm. Tem a propriedade de ser um excelente coagulador e pode ser conduzido por fibra óptica ou quartzo, o que o torna um importante instrumento em neurocirurgia. Ele é absorvido por hemoglobina. Entretanto, ele corta com pouca precisão e necessita de pontas especiais de safira para ser conduzido.

CO_2

O *laser* de CO_2, com um comprimento de onda de 10.600 nm, tem a propriedade de cortar bem, sendo um ótimo instrumento de diérese. Atua com eficácia em território seco e também é bem absorvido pela água, realizando com eficiência a diérese e, com menor eficácia, a hemostasia[19,22,23].

Entretanto, ele é pouco efetivo como coagulador e não pode ser transmitido por fibra óptica. Trata-se de um raio *laser* invisível, sendo que a coloração avermelhada comumente associada ao *laser* de CO_2 é resultante de vapores do gás hélio que são emitidos concomitantemente com a ativação do raio, permitindo sua visualização no campo operatório. Para aumentar sua precisão e diminuir sua margem de erro, frequentemente este *laser* é alinhado com um raio de *laser* HeNe de baixa potência que serve de "mira" no tecido a ser atingido, como se pode observar na Figura 18.7[1,17].

Propriedades dos principais tipos de raio *laser*

Argônio

O *laser* de argônio proporciona um corte preciso, é bom coagulador e permite o uso de fibras de contato. Resulta da emissão monocromática da banda azul-esverdeada entre 488 nm (azul) e 514 nm (verde), a partir do meio excitado de gás argônio ionizado, que é mais bem absorvida pelas células vermelhas (ricas em hemoglobina), que a transformam em calor.

Excimer laser

Excimer é neologismo para dímero excitado (*excited dimer*). Neste tipo de *laser* o meio é gasoso, e só existe em estado excitado. Utiliza uma combinação entre um gás inerte (argônio, criptônio ou xenônio) e um gás reativo (flúor ou cloro), com comprimento de onda na faixa do ultravioleta, de 315 nm. A estimulação é realizada por descarga elétrica, produzindo o feixe, que é conduzido por fibra óptica de quartzo.

Íon argônio

O meio excitado é o gás Argônio ionizado. Opera com ondas de comprimento de 488 nm (azul) ou 514 nm (verde), sendo conduzido por fibras ópticas.

Íon criptônio

O meio excitado é o gás criptônio ionizado, excitado por descarga elétrica, gerando um *laser* de comprimento de onda de 521 nm (verde) até 647 nm (vermelho). Também é conduzido por fibras ópticas.

Laser de corante – dye laser

O meio excitado é líquido, solução de rodamina, um corante fluorescente excitado por *flash* ou outro *laser*, produzindo um *laser* de comprimento de onda de 300 até 1.000 nm. O mais utilizado, amarelo, de 585 nm, também é conduzido por fibras ópticas. É bem absorvido pela hemoglobina.

He-Ne

Corresponde aos gases hélio e neônio, excitados por descargas elétricas com *laser* de comprimentos de onda no campo do visível de 632,8 nm, com baixa potência. É utilizado em estimulação tecidual e celular. Também é conduzido por fibras ópticas.

Rubi

O meio é um cristal ionizado excitado por fontes luminosas. Tem cor vermelha, com comprimento de onda de 694 nm, podendo ser conduzido por fibras ou braços articulados espelhados. É absorvido por pigmentos como melanina e tatuagem, e por melanomas.

Alexandrita

O meio é um cristal de alexandrita ionizado, estimulado por *flash*, na cor vermelha, com comprimento de onda de 755 nm, e também é conduzido por fibra óptica.

Diodo

O meio excitado é um semicondutor (componente eletrônico) estimulado por corrente elétrica. Os mais utilizados são o Al-Ga-As, com comprimento de onda de 620 a 900 nm, e o Ga-As no infravermelho próximo de 820 a 920 nm. É conduzido por fibra óptica e é bem absorvido por hemoglobina. É considerado um *laser* promissor para o desenvolvimento de equipamentos avançados, pelo fato de ser portátil e de ser gerado em equipamentos de custos menores[1].

Segurança no masuseio do *laser*

Os procedimentos de segurança no uso do *laser* em Medicina são, muitas vezes, desconhecidos ou negligenciados. As várias normas de segurança propostas por fabricantes e entidades de pesquisas e de trabalho em todo o mundo visam, em última análise, a proteção dos olhos, da pele, riscos de queimaduras e exposição à radiação. Além disso, riscos de incêndio devem estar presentes em todos os lugares e em todas as situações em que se utilize o *laser*[1].

O *laser* transfere para os tecidos uma potência muitas vezes superior a qualquer outra fonte de luz, inclusive os raios solares. Devido às diferenças entre os diversos tipos de *laser*, os equipamentos de segurança também devem diferir para cada um deles. Deve-se atentar para os cuidados com o meio ambiente e com a equipe cirúrgica.

Os cuidados com o meio ambiente incluem sinalização de áreas controladas e de acesso restrito, disposição e adequação de materiais, instrumentos e substâncias mantidos no local do *laser*, utilização de aspiradores e outros. Já os cuidados com o pessoal incluem equipamentos de proteção individual como óculos e cuidados com a exposição direta ou por reflexão do raio. As normas de segurança ainda dizem respeito ao uso de anestésicos e equipamentos de anestesia[24-26].

Existem símbolos internacionais que devem ser empregados, sinais luminosos: *Laser em uso – não entre* devem ser colocados nos acessos. As áreas nas quais o *laser* está sendo usado devem permanecer livres de materiais inflamáveis ou reflexivos. Não se deve usar tecidos para recobrir superfícies refletoras por causa do risco de incêndio.

Deve-se manter um extintor de incêndio de CO_2 no local em que o *laser* é usado. É de responsabilidade do operador certificar-se de que o aparelho esteja ligado corretamente, atentando para o detalhe do direcionamento do *laser* em relação a portas ou janelas. Deve-se ainda verificar o posicionamento do aparelho, de modo a conseguir a leitura fácil do controle e ter acesso imediato aos controles, bem como checar os cabos e conexões.

Também, deve-se recordar que algumas máquinas de raios *laser* operam na faixa de luz invisível, como o *laser* de CO_2, podendo causar lesões a pessoas expostas ao seu contato, como lesões de córnea, retina e pele. O uso de óculos de proteção é indispensável em qualquer procedimento com *laser* a todos no recinto, incluindo o paciente[24,25].

Aplicações práticas do *laser* em cirurgia

Cada tipo de *laser* emite energia luminosa num determinado comprimento de onda que interage com o tecido irradiado sobre cromóforos teciduais[29]. Cromóforos são substâncias coloridas ou claras capazes de absorver irradiação. São exemplos de cromóforos endógenos a água, a hemoglobina, os ácidos nucleicos e as proteínas. Cromóforos exógenos são substâncias artificialmente introduzidas no organismo para produzir fotossensibilização de tecidos.

A utilização específica de *laser*s com comprimentos de onda desejados, por determinado período de exposição tecidual, em determinadas potências, objetivando interagir com certos cromóforos teciduais, tem tornado amplo o emprego do raio *laser* nas diferentes especialidades cirúrgicas para a obtenção de síntese, diérese e destruição tecidual, assim como para a realização de hemostasia. Seguem alguns exemplos de como o raio *laser* tem sido útil em algumas especialidades cirúrgicas.

Dermatologia cirúrgica

O *laser* tornou-se o método de escolha para o tratamento de lesões vasculares cutâneas, de certas lesões pigmentares e para a excisão controlada e precisa de lesões epidérmicas, além de outras utilizações. É possível destruir lesões vasculares cutâneas com *laser*s que emitem radiação luminosa no comprimento de onda que interage com o cromóforo hemoglobina (420 a 577 nm). Para tal utilização, pode-se empregar o *laser* de argônio, o *laser* de vapor de cobre, o *laser* pulsátil de corante bombardeado por *flash* de lâmpada de xenônio e o *laser* de criptônio (KPT).

A fototermólise seletiva de lesões pigmentadas endógenas (com depósito aumentado de melanina) tem sido realizada com o emprego do *laser* de Nd:YAG, do *laser* de alexandrita e do *laser* de rubi. Os mesmos equipamentos são utilizados para a fototermólise de lesões pigmentadas exógenas (tatuagens).

A destruição superficial de lesões epidérmicas tais como a ceratose actínica e o tricoepitelioma, pode ser realizada com o *laser* de CO_2 (10.600 nm), principalmente quando ultrapulsos de energia radiante muito elevada são aplicados ao tecido-alvo. Por ser rapidamente dispersada em água (cromóforo abundante no tecido cutâneo), a lesão produzida pela radiação *laser* de CO_2 consegue ser limitada a profundidades desejadas, sem destruição dos tecidos adjacentes[30].

Oftalmologia

O raio *laser* tem sido amplamente usado em oftalmologia há quase 50 anos para o tratamento de glaucoma, catarata, retinopatia diabética, obstruções da veia central e seus ramos, entre outras aplicações[31]. Entretanto, o emprego do *laser* na especialidade disseminou-se mais rapidamente com os bons resultados obtidos com a cirurgia refrativa para o tratamento da miopia, do astigmatismo e da hipermetropia, mormente pela técnica LASIK (acrônimo da língua inglesa para *laser assisted in situ keratomileusis*, ou queratomileuse *in situ* assistida a *laser*). Nesta técnica, um retalho pediculado anterior da córnea é produzido com um delaminador de córnea, o microceratótomo. Com o retalho da córnea anterior afastado, são disparados vários pulsos do *laser* de *excimer*, que vaporiza uma fina camada da córnea subjacente (no local desejado para a correção do vício de refração), remodelando-a. Após a recolocação do disco lamelar da córnea em sua posição original, a córnea é secada. A recuperação visual com esta técnica é reputada como mais rápida do que com técnicas anteriores[32].

Otorrinolaringologia

A cirurgia endonasal tem sido realizada com a utilização de pelo menos três classes de *lasers*:

- *Lasers* com baixo grau de penetração tecidual (CO_2 e hólmio) que produzem elevadas temperaturas na superfície dos tecidos-alvos, sendo indicados para vaporização e secção de tecidos, inclusive de osso e cartilagem;
- *Lasers* com moderado grau de penetração tecidual (argônio e KPT), cuja radiação é efetivamente absorvida por cromóforos vermelhos como a hemoglobina, sendo adequados para a cirurgia endonasal;
- *Lasers* de grande grau de penetração tecidual (neodímio e diodo), que produzem áreas profundas de coagulação com vaporização tecidual menos efetiva[33].

Cirurgia de cabeça e pescoço

O *laser* Nd-YAG (1.064 nm) tem sido usado com sucesso na obtenção de hemostasia, principalmente quando se utiliza radiação pulsada transmitida por fibra desencapada. Para osteotomias, a radiação superpulsada do *laser* de CO_2 de comprimento de onda de 9,6 μm tem demonstrado ser superior às técnicas convencionais de osteotomia, inclusive por elevar menos a temperatura tecidual, que, se exceder 44 a 47 °C, pode causar necrose óssea. Tal característica é obtida pela grande difusão da energia deste *laser* de CO_2 na água, na hidroxiapatita com grupos fosfato, carbonato e hidroxila, e no colágeno dos tecidos ósseos[34].

Urologia

O *laser* vem sendo cada vez mais aplicado em urologia no tratamento de doença litiásica, hiperplasia benigna da próstata, estenoses uretrais e ureterais, e no carcinoma das vias urinárias e do pênis. Na litotripsia endoscópica, o *laser* de hólmio:YAG tem sido empregado com sucesso por causar mais fotoablação do que destruição fotomecânica, ao promover a formação de plasma. O *laser* de hólmio:YAG também tem sido empregado no tratamento local do carcinoma de células de transição de baixo grau das vias urinárias superiores, assim como para a destruição de determinados corpos estranhos ureterais e vesicais (fios de sutura, *stents*, alças de polipropileno). Em procedimentos videolaparoscópicos renais, os *lasers* de hólmio:YAG, de argônio, de diodo (810 nm) ou de CO_2 têm sido empregados com sucesso na diérese, na hemostasia e na síntese renal[35].

Cirurgia vascular

O tratamento endovascular de varizes com o *laser* de diodo de 810 nm de comprimento de onda surgiu como alternativa para a safenectomia clássica, e seus resultados têm sido animadores em curto e médio prazos. A emissão de energia radiante por meio de fibra de 600 µm introduzida no interior da veia safena causa coagulação sanguínea, que resulta na formação de bolhas de vapor que, por sua vez, redundarão em contração do colágeno e lesão endotelial. O espessamento e a contração resultantes da parede venosa provocarão trombose endoluminal. O método pode ser realizado sob anestesia local e provoca menos dor pós-operatória que a safenectomia tradicional[36].

Cirurgia torácica

O *laser* de Nd:YAG, com 1.318 nm de comprimento de onda, tem sido utilizado com sucesso na ressecção de metástases pulmonares, tendo demonstrado ser superior ao de 1.064 nm, tanto na diérese como na hemostasia. Promove, também, intensa contração tecidual, que reforça a estabilidade mecânica dos limites periféricos da área de ressecção, o que contribui para o selamento tecidual ao evitar a formação de fístulas aéreas, mesmo nas porções mais centrais dos lobos pulmonares. Tais efeitos do *laser* Nd:YAG (1.318 nm) se devem à constituição do tecido pulmonar: 80% de água, densidade tecidual muito baixa e elevada taxa de contração devido ao conteúdo aéreo alveolar. Estas características tornam o tecido pulmonar excelente para a realização da ressecção fototérmica a *laser*[37].

Cirurgia cardíaca

No coração, é possível usar um *laser* que não envolve temperaturas muito elevadas no processo de desobstrução das coronárias, bem como na remoção de eletrodos defeituosos do marca-passo. Outra possibilidade terapêutica cardíaca é a revascularização transmiocárdica a *laser*, sendo uma nova opção cirúrgica para um grupo específico de doentes com coronariopatia acentuada difusa, que sofrem de angina intensa ao repouso[1,14,17,18].

Em hemodinâmica, quando ocorre a oclusão de um *stent*, a angioplastia pode ser realizada com *excimer laser* (308 nm), que mantém a luz do vaso pérvia, permitindo um fluxo sanguíneo adequado[14,18].

Atualmente, nos casos em que não é mais possível realizar angioplastia ou cirurgia clássica de revascularização do miocárdio, uma nova opção cirúrgica para determinados tipos de pacientes é a revascularização transmiocárdica com *laser* de CO_2, sendo em muitos casos o último recurso possível para melhorar a intensa angina deste grupo específico de pacientes com coronariopatia acentuada.

O *laser* de CO_2 possui grande potência (800 watts) e é utilizado sobre a superfície do coração, sendo capaz de realizar pequenos canais no músculo cardíaco isquêmico e suprir a região com novo fluxo sanguíneo, melhorando a angina e a qualidade de vida desses pacientes (Figura 18.8). Novos estudos estão em andamento, avaliando o uso concomitante de revascularização miocárdica tradicional associada ao implante de células-tronco e à técnica de aplicação do *laser* no miocárdio lesado[1,17].

Cirurgia digestiva

Dentre as várias utilizações do *laser* descritas em cirurgia digestiva, a maioria das quais em comparação com outras fontes de energia térmica (igualmente eficazes e, por vezes, muito mais baratas), uma classe das que se tem sustentado é a das destruições fototérmicas de tumores avançados do sistema digestório (p. ex., fígado, esôfago e reto) com o emprego do *laser* de Nd:YAG com 1.064 nm de comprimento de onda, transmitido por meio de fibras ópticas de quartzo de 400 µm de diâmetro. A destruição térmica do tecido tumoral obtida consegue remover implantes malignos hepáticos secundários ou desobstruir a luz dos órgãos tubulares comprometidos, melhorando a qualidade de vida de pacientes sem chances de cura neoplásica. Tal

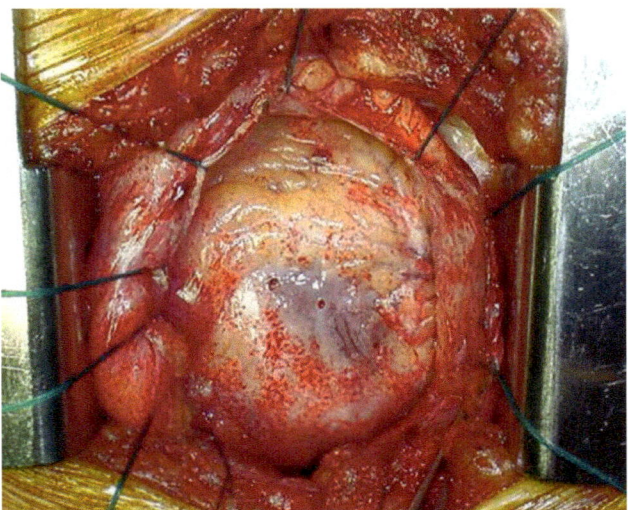

FIGURA 18.8 – *Aspecto final do ventrículo esquerdo após a aplicação dos disparos com laser de CO2, com destaque para os canais de 1 mm de diâmetro criados através da RTML. Fonte: autores.*

destruição térmica também pode ser realizada pela terapia fotodinâmica com o emprego de *laser*s de luz vermelha de baixa potência após a administração endovenosa de di-hematoporfirina como substância fotossensibilizante. O cromóforo exógeno absorve a luz vermelha e dá lugar à produção de radicais de oxigênio que destroem o tecido tumoral[38,39].

Desde o advento do emprego do raio *laser* em Medicina, há cerca de 50 anos, muitas foram as aplicações em que foi testado na área da clínica cirúrgica. Várias delas não resistiram a comparações sistematizadas com outras formas de energia (tais como a radiofrequência e a ultrassônica) quando estas demonstraram ter a capacidade de promover efeitos teciduais semelhantes a custos bem mais inferiores.

Entretanto, com o rápido desenvolvimento tecnológico que vem sendo observado nas mais diversas áreas da Medicina, e em especial na cirurgia, geradores de raios *laser* mais baratos e de efeitos mais dedicados a determinados fins têm sido lançados e experimentados com sucesso. Da mesma forma, já decorreu tempo suficiente para que muita experiência tivesse sido adquirida com o emprego do *laser* nas mais diversas utilizações cirúrgicas. Ao entusiasmo inicial com a aplicação desta forma de energia (quase mítica, pois seu nome está atrelado ao sentimento de excelência tecnológica) nas mais diversas especialidades cirúrgicas, têm-se seguido inúmeras iniciativas no sentido de estabelecer cientificamente os limites dentro dos quais sua utilização se impõe por ser simplesmente mais eficaz, ou por não haver alternativa viável ao seu emprego. Sendo assim, é lícito imaginar que não demorará muito para que certos geradores de raios *laser* sejam tão facilmente encontrados em salas cirúrgicas como o são atualmente os geradores de diatermia mono e bipolar.

Referências bibliográficas

1. Dallan LAP, Viana AT, Dallan LAO. Uso do laser em cirurgia. In: Moraes IN. Tratado de clínica cirúrgica. São Paulo: Ed. Atheneu, 2000, 50-52.
2. Pimenta LHM. Laser em Medicina e Biologia. Ed. Roca, 1990, 01-69.
3. Einstein A. Zur quantum theorie des strahlung. Phys, z. 1917; 18:121-8.
4. Hogg CA, Sucsy LG. Masers and Lasers. Ass. Cambridge M A, 1962.
5. Malt RA, Towners CH. Optical masers in biology and medicine. N Engl J Med 1963; 269:1417.
6. Townes CH et al. Optical masers and their possible application to biology. Biophys J 1962; 2(suppl.):235.
7. Schawlow AL. Optical masers. Sci Am 1961; 204:52.
8. Schawlow AL. Lasers. Science 1965; 149:13.
9. Brotherton M. Masers y Lasers. Barcelona: Ed. Tecnicas Rede, 1967.
10. Carrol JM. Fundamentos y aplicaciones del laser. Barcelona: Marcombo S. A., 1974.
11. Maiman TH. Stimulated optical radiation in ruby. Nature 1960; 187:493.
12. Zaret MM. Ocular lesions produced by an optical maser (laser). Science 1961; 134:1525.
13. Adduci EJ. The CO2 LASER: a new treatment for uretral caruncle. Light Amplification by the Stimulated Emission of Radiation. J Inter Med 1979; 4(1):23-7.
14. Macruz R, Martins JRM, Tupinambá AS et al. Possibilidades terapêuticas do raio "LASER" em ateromas. Arq Bras Cardiol 1979; 32 (suppl.):176.
15. Dallan LAO, Gomes OM, Armelin E et al. Anastomose veno-venosa com raios laser: estudo comparativo experimental. In: Anais do XXXIX Congresso da Sociedade Brasileira de Cardiologia. Salvador, BA, 1983.
16. Goldenberg A. Estudo sobre os efeitos hemostáticos do raio laser de CO_2 e da sutura simples no baço de cães. Tese de Mestrado. Departamento de Gastroenterologia Cirúrgica. Escola Paulista de Medicina, São Paulo, 1984.
17. Dallan LAO. Revascularização transmiocárdica com laser de CO2 em pacientes com doença aterosclerótica arterial coronária acentuada e difusa: Resultados imediatos e em médio prazo. Tese de Livre Docência. Departamento de Cardiopneumologia. Faculdade de Medicina da Universidade de São Paulo, São Paulo, 2000.
18. Macruz R, Carvalho VB. Perspectivas no tratamento não medicamentoso da insuficiência coronária obstrutiva. In: Macruz R., ed. Cardiopatia Isquêmica. São Paulo: Sarvier, 1989, 505-19.
19. Goldenberg S, Gomes PO, Sinhorini IL, Goldenberg A. Efeitos do raio laser CO_2 no tegmento de ratos. In: 13o Congresso Nacional Colégio Internacional de Cirurgiões, São Paulo: Seção Brasileira, julho 1983, p. 142, .
20. Goldman L. The biomedical laser: technology and clinical applications. New York: Springer-Verlag, 1981.
21. Dwier RM, Bass M. Lasers in medicine. In: Laser Application. California: Ed. Monte Ross Academic Press, 1977, 107-34.
22. Jansen ED, Frez M, Kadipasaogly KA et al. Laser-tissue interaction during transmyocardial laser revascularization. Ann Thorac Surg 1997; 63: 640-7.
23. Horvath KA, Cohl LH, Cooley DA. Transmyocardial laser revascularization: results of a multicenter trial with transmyocardial laser revascularization used as sole therapy for end-stage coronary artery disease. J Thorac Cardiovasc Surg 1997; 113:645-54.
24. Jacques SL. Interações laser-tecido. Surg Clin North Am 1992; 72(3):525-52.
25. Pinheiro ALB. Normas de segurança quando da utilização de lasers de CO2. Rev Bras Med 1994; 51(8):1142-8.
26. Almeida-Lopes L. Laser . J Bras Odontol Clin 1997; 1(4): 5-8.
27. Almeida-Lopes L, Jaeger MMM, Brugnera AJ, Rigau J. Acción del láser a baja potencia en la proliferación de fibroblastos gingivales humanos en cultivo. Anais do VI Congresso da Sociedad Española de láser Médico Cirurgico em Andorra La Vella 19 a 22 fevereiro de 1997
28. Aún CA, Brugnera AJ, Villa RG. Raio Laser. Hipersensibilidade dentinária, Revista da APCD 1989; 43:920.
29. Bezuur NJ et al. The effect of therapeutic laser treatmentin patient with cranomandibular disorders. J Cranomandib. Disorders 1988; 2:83.
30. Costa e Silva IT. Emprego laparoscópico da diatermia mono e bipolar, da endotermia e do laser. In: Creuz O. Manual de cirurgia vídeo-endoscópica. Rio de Janeiro: Revinter, 1993, 29-45.
31. Kaufmann R. Lasers in dermatology. State of the art. Medical Laser Application 2005; 20:103-9.
32. Moo-Young GA. Lasers in ophthalmology. West J Med 1985; 143:745-50.
33. Molinari H, Muranaka C. Utilização do adesivo fibrínico em LASIK. Arq. Bras. Oftalmol 2001; 64:3.
34. Eichler J, Gonçalves O. A review of different lasers in endonasal surgery: Ar-, KTP-, Dye-, Diode-, Nd-, Hoand CO2-Laser. Med Laser Appl 2002; 17:190-200.
35. Horch HH, Deppe H. New aspects of lasers in oral and craniomaxillofacial surgery. Med Laser Appl 2005; 20:7-11.
36. Waidelich R. Lasers in urology. state of the art. Med. Laser Appl 2005; 20:111-4.
37. Teruya TH, Ballard JL. New approaches for the treatment of varicose veins. Surg Clin North Am 2004; 84(5):1397-1417.
38. Rolle A, Pereszlenyi A. Laser resection of lung metastasis. MMCTS 2005; 0628:570.
39. Khatri VP, McGahan J. Non-resection approaches for colorectal liver metastases. Surg Clin N Am 2004; 84:587-606.
40. Zwischenberger JB, Savage C, Bhutani MS. Esophagus. In: Townsend JR et al. Sabiston Textbook of Surgery. 17 ed. Saunders: Pennsylvania, 2004. Disponível em: <http://www.mdconsult.com/das/ book/body/70123710-8/0/1235/376.html?tocnode=49851081&fromURL=376.html>. Acessado em: 6/5/2007.

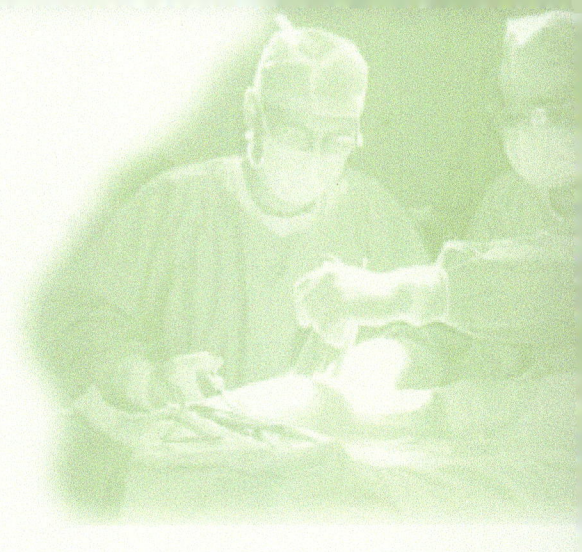

Seção 4

Trauma Geral

19 Atendimento Pré-Hospitalar

Roberto Stefanelli • Augusto César Baptista Mesquita

Introdução

Entende-se por atendimento pré-hospitalar todo atendimento realizado fora do ambiente hospitalar, podendo ser em via pública, residência, áreas remotas ou outro local qualquer. Quando a equipe tiver na sua composição a figura de um médico devidamente equipado, será considerada como equipe de atendimento avançado, senão será de atendimento básico (compreende imobilizações, oxigenoterapia, RCP e transporte).

Nos serviços oficializados de atendimento pré-hospitalar faz-se necessária à presença de um médico em uma central de regulação, esse médico deve necessariamente permanecer durante 24 horas e regular as solicitações, orientar os solicitantes e as equipes e designar o serviço de saúde para o qual o paciente deverá ser levado.

No mundo existem serviços medicalizados, o que é mais comum na Europa, e não medicalizados, como nos Estados Unidos da América e no Canadá; no Brasil optamos por um serviço misto em que existe um maior número de viaturas sem a presença do médico (suporte básico) e este é encaminhado para as ocorrências determinadas pelo médico regulador, que necessitem de procedimentos invasivos.

Como já se pode perceber, a grande diferença entre o atendimento hospitalar e o pré-hospitalar é o ambiente em que a equipe está trabalhando, agora não mais no hospital, mas sim no local onde houve o agravo à saúde.

Pela característica do atendimento, essa é a equipe que tem a oportunidade de realizar a avaliação do mecanismo de trauma, e é nesse ponto que nos ateremos mais neste capítulo, pois a avaliação e o tratamento da vítima serão muito semelhantes aos realizados no hospital, e nos pontos onde houver diferença, realizaremos anotações pertinentes.

Acionamento do sistema

Contudo, não adianta termos um sistema montado dentro da melhor norma internacional se não tivermos uma forma rápida, segura e eficaz de acionamento. Quando os primeiros serviços americanos foram implantados, logo após a guerra do Vietnam, o número de acionamentos era muito pequeno, mesmo com o grande investimento que houve em equipamentos e pessoal; nessa época foi montada uma série de televisão que mostrava o dia a dia de equipes de resgate, que tinha como nome o número de três dígitos que acionava o sistema – 911 – e isso fez com que a população gravasse o número e aprendesse como deveria ser realizado o acionamento (deste período até hoje já houve muita mudança no atendimento norte-americano, mas o número de acionamento se manteve, dada a importância que tem a fixação por parte da população). No Brasil temos dois números de acionamento de três dígitos: o 192 que aciona o SAMU e o 193 que aciona o Corpo de Bombeiros.

Cabe explicar por que existem dois números de três dígitos para o acionamento. Tradicionalmente, em boa parte das cidades brasileiras os quartéis do Corpo de Bombeiros atendiam às "ocorrências" relacionadas com agravos de emergência, principalmente os acidentes, mormente aqueles que necessitavam de procedimentos de salvamento para a retirada das vítimas. Como não havia ambulância em muitos locais, o próprio bombeiro levava a vítima ao hospital. No final dos anos 1980 e início dos anos 1990, foram criados serviços de resgate dentro da corporação de Bombeiros, e alguns profissionais bombeiros se especializaram em técnicas de salvamento e socorro às vítimas. Esse serviço foi chamado em São Paulo de RESGATE, nome que passou a representar desde então o atendimento pré-hospitalar. Desde o início dos anos 2000, o Ministério da Saúde passou a promover a instalação

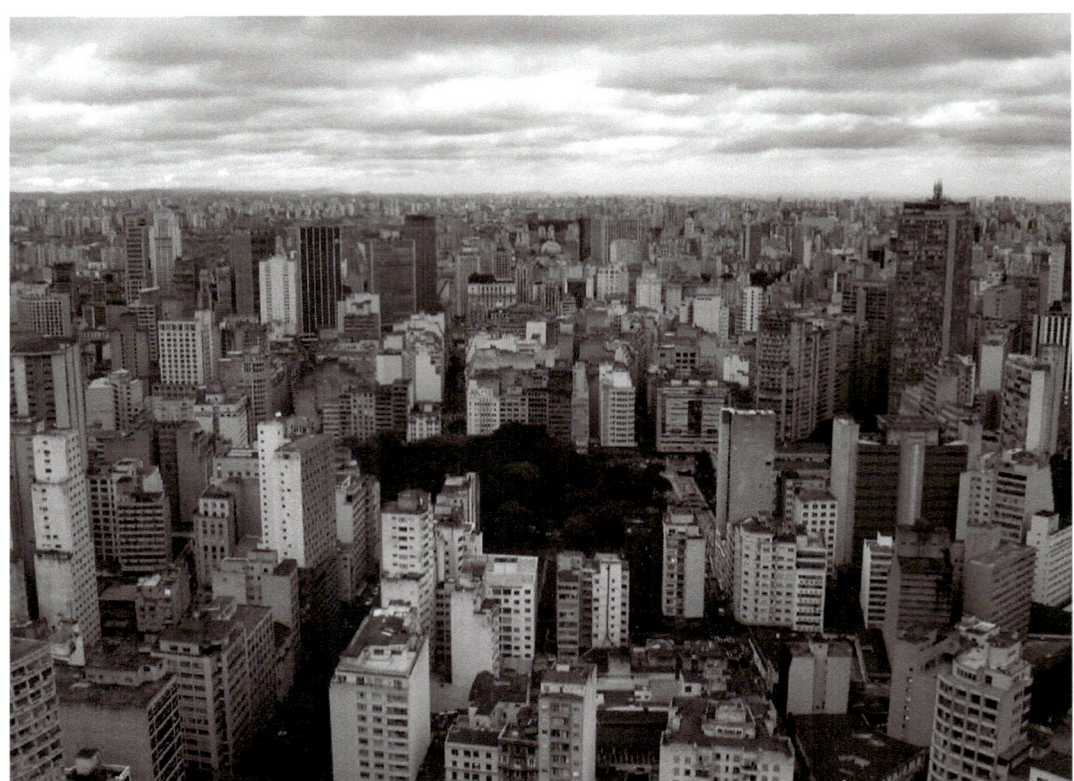

FIGURA 19.1 – *Região central da cidade de São Paulo vista pelo helicóptero Águia da Polícia Militar em missão de resgate.* Fonte: autores.

de serviços de atendimento pré-hospitalar conhecidos como SAMU, por várias cidades em todo o território nacional, o que reforçou a presença de dois números de acionamento. Hoje a integração dos serviços de SAMU – 192 e do Resgate – 193 ocorre cada vez mais em todo o território nacional e é uma necessidade e o caminho correto a ser seguido por todos (Figura 19.2).

Qualquer cidadão que presenciar um agravo à saúde de outrem deve acionar imediatamente um serviço de emergência pré-hospitalar, ligando para 192 ou 193 de qualquer telefone (fixo ou móvel) sem custos, o que é muito importante para universalizar o serviço.

A pessoa que o atender, seja um bombeiro ou um operador de triagem, deverá ser informada do tipo de ocorrência (o que houve), do local (é importante que se esclareça bem esse endereço, pois é frequente no Brasil o uso de nomes regionais para as ruas, que nem sempre conferem com o nome real da rua, números que frequentemente mudam, mas os moradores mais antigos utilizam a numeração anterior), de alguma referência do endereço, do número *aproximado* de vítimas e a situação das mesmas, além do seu nome (opcional) e telefone de contato no local (muito importante, pois pode haver necessidade de se realizar novo contato com o solicitante, que será feito por esse número), com essas informações, o atendente pode gerar uma ocorrência que será enviada imediatamente para o local de despacho da viatura mais próxima ao local do chamado. O atendente não deve desligar a ligação, ele deve continuar conversando com o solicitante para conseguir mais esclarecimentos sobre o local, deve também orientar o solicitante com relação ao que fazer enquanto o socorro não chega, e enquanto isso a viatura mais próxima já está se deslocando para o local. O médico regulador pode ser solicitado nesse momento para auxiliar na triagem ou na orientação do solicitante.

Frequentemente os solicitantes se sentem incomodados com os questionamentos dos atendentes, pois imaginam que isso está retardando o envio da viatura, mas como relatado anteriormente, as viaturas já estão se deslocando para o local e os questionamentos são muito importantes, pois é a partir deles que se enviam outras viaturas de apoio (para controle da rede elétrica ou de incêndios, ou até mesmo uma viatura com médico, se for necessário).

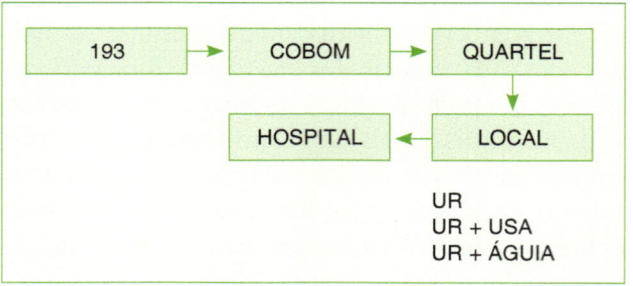

FIGURA 19.2 – *Sistema de atendimento via 193.*

Regulação do sistema

Como a maioria dos sistemas não conta com a possibilidade de atender a todas as solicitações indiscriminadamente, faz-se necessária uma regulação inicial que avalia se o chamado é pertinente ou não ao serviço acionado. Em alguns locais, como no Canadá, o serviço de atendimento pré-hospitalar assiste a pacientes que irão realizar consultas ambulatoriais e são portadores de necessidades especiais; já no Brasil, quase todos os serviços fazem apenas o atendimento de emergência e alguns realizam transportes inter-hospitalares.

Passada essa primeira triagem, o chamado será atendido por equipes de suporte básico, básico mais avançado, com o apoio, quando necessário, de viaturas de salvamento (extinção de chamas, salvamento em altura ou aquático). Quem determina se é necessária ou não a presença do médico no local do atendimento é o médico regulador; é ele que avalia, de acordo com os dados colhidos do solicitante, se o médico é ou não acionado, e também avalia se viaturas aéreas devem ou não ser enviadas (helicóptero de suporte avançado). O acionamento de uma aeronave não depende apenas da gravidade do paciente, mas pode depender da gravidade, da distância até o local do acidente, da distância do local do acidente até o hospital mais adequado ao atendimento, ou mesmo da situação de trânsito da região (muito comum nas grandes cidades).

Ao chegarem ao local, as equipes de atendimento devem passar os informes de primeira vista (comunicar à central via rádio o que veem, a quantidade de vítimas e a gravidade inicial das mesmas) para que a regulação possa avaliar a necessidade de enviar apoio para o local. Assim que for realizada uma avaliação mais correta da situação, as informações devem ser passadas à central, onde o médico regulador avaliará os dados e designará qual o hospital mais adequado para o atendimento (a central deve conhecer a situação dos hospitais de sua rede referenciada).

A central deve ter conhecimento atualizado da situação dos hospitais, com relação à presença de especialistas e sua ocupação; isso auxilia no envio dos pacientes. Existe legislação que determina que todo pronto-atendimento deve receber os pacientes que chegam a ele, independente de lotação ou presença de especialistas, isso é importante, pois qualquer hospital é melhor que a melhor ambulância, mas provoca ao mesmo tempo outro problema a ser resolvido, que é o inter-relacionamento entre os hospitais para absorver, em sistema de referência e contrarreferência, toda a demanda do local.

A troca constante de informações entre todos os personagens da cadeia de atendimento é fundamental para garantirmos o melhor atendimento à população.

O atendimento

Segurança da cena

Com base na premissa de o atendimento pré-hospitalar ser realizado fora do hospital, chegamos a outra premissa, que diz que o atendimento pré-hospitalar sempre oferece risco às equipes. Em face disso, devemos observar inicialmente a segurança da cena.

Assim que a equipe é acionada, antes de sair da base deve obter, junto à central, informações com respeito ao tipo de ocorrência. O deslocamento já é um fator de insegurança, e o motorista deve conhecer o trajeto, a viatura e as condições climáticas e de trânsito. Durante o deslocamento a equipe deve programar seu atendimento e solicitar, se achar necessário, mais informações, apoio ou proteção de outros órgãos, como polícia, empresa de energia elétrica ou outros.

Ainda durante o trajeto, a equipe deve conversar e programar a tática de atendimento, quais integrantes da equipe devem se dirigir a qual local ou pessoa, e quem deverá ficar responsável por munir a central de regulação com informações (geralmente é o motorista que fica responsável por esse contato).

Ao chegar ao local, antes mesmo de parar a viatura, deve-se observar atentamente o ambiente onde iremos trabalhar, e identificar os riscos do local, a necessidade de ajuda especializada e inclusive a necessidade de abortar o atendimento por insuficiência de segurança no local. A segurança da equipe se sobrepõe ao atendimento.

Se, ao chegar ao local, lá já estiverem equipes do corpo de bombeiros ou da polícia, devemos nos reportar ao mais graduado no local e questioná-lo sobre a segurança e a possibilidade de entrarmos na cena do acidente, e que tipo de precauções devemos tomar para realizar o atendimento. Somente após essa liberação é que podemos iniciar nosso atendimento (Figura 19.3).

Mecanismo de trauma

Entende-se por mecanismo de trauma o estudo das forças envolvidas no incidente que, aplicadas sobre o corpo humano, produzem trauma, lesão ao indivíduo. O estudo do mecanismo de trauma também deve ser realizado ainda dentro da viatura, ao chegarmos ao local, porque se deve observar a cena como um todo e todos os elementos envolvidos no incidente.

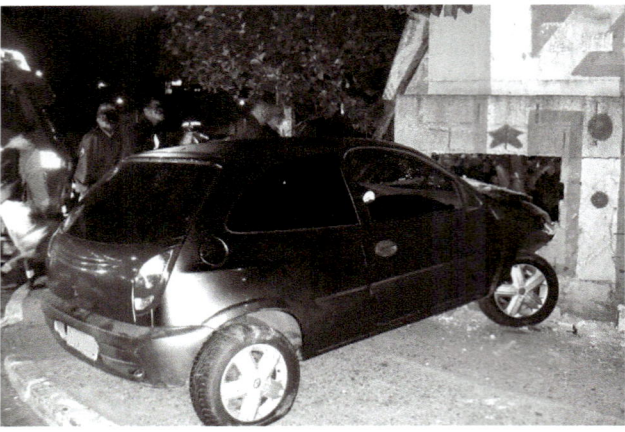

FIGURA 19.3 – *Auto versus muro, com a vítima ejetada pelo vidro frontal em barranco que se encontrava após o muro.* Fonte: *autores.*

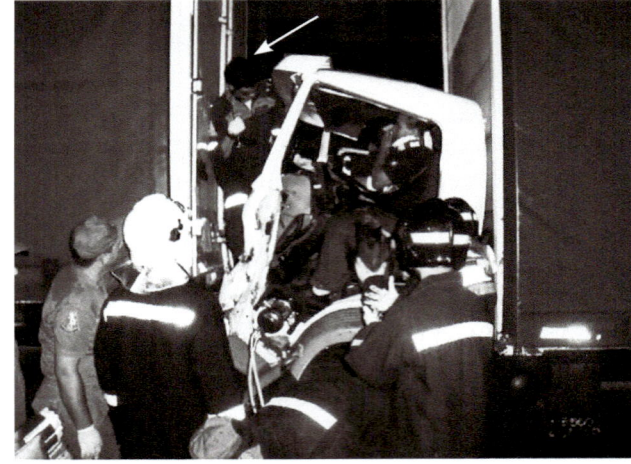

FIGURA 19.4 – *Colisão frontal de caminhão; reparem que o atendimento médico (no vidro frontal do caminhão — seta) se faz concomitante ao trabalho do corpo de bombeiros.* Fonte: *autores.*

Cada incidente tem um mecanismo próprio, muito peculiar, e esse estudo permite-nos prevenir que algumas lesões passem despercebidas no tratamento do paciente. É preciso identificar rápida e sucintamente a gravidade do incidente, quantificar o incidente (número aproximado de vítimas), agilizar a avaliação primária e focar o atendimento nas lesões que coloquem a vida do paciente em risco. A partir desta avaliação "macro" do incidente, podemos também identificar quando existe mais de uma vítima no local, qual delas será avaliada primeiro e a melhor sequência de atendimento.

A avaliação do mecanismo de trauma pode auxiliar no diagnóstico de até 90% das lesões dos pacientes. Apesar de cada incidente ter seu mecanismo próprio, podemos agrupar alguns mecanismos mais clássicos. Neste capítulo abordaremos apenas as colisões mais frequentes e suas peculiaridades. Entendemos serem as mais ricas para a introdução do estudo do mecanismo de trauma.

Colisões

Frontal

As colisões frontais envolvem inicialmente pelo menos duas vítimas, no caso de dois veículos envolvidos, ou uma, no caso de colisões contra objetos inanimados (muros, postes) (Figura 19.4). Como "todo corpo mantém seu estado de movimento até que alguma força seja imposta sobre ele" segundo a lei da inércia, quando o veículo se choca contra um anteparo, se imaginarmos que ele pare imediatamente, o corpo do motorista manterá a mesma velocidade e continuará o seu deslocamento até encontrar um anteparo, e se ele não estiver usando meios de contenção (cinto de segurança ou *air bag*) deverá ser o volante. A energia que o corpo do motorista tem nesse momento é devida à energia cinética (energia cinética é igual à multiplicação da massa pelo quadrado da velocidade, dividida por 2), como "a energia não se cria nem se perde, ela pode se transformar ou modificar-se". De acordo com a lei da conservação da energia, ao colidir com o volante o corpo receberá toda essa energia, que poderá produzir lesões de acordo com a quantidade de energia e o tipo de movimento que esse corpo vir a experimentar.

Quando o corpo do motorista bate contra o volante, a parede anterior do tórax recebe a energia do movimento e pode sofrer:

- Fratura de costelas com imposição das espículas ósseas para dentro do tórax.
- Fratura de esterno.
- Contusão da musculatura respiratória (músculos intercostais) que pode produzir dificuldade respiratória pela dor.

Atrás da parede anterior se encontram os órgãos intratorácicos, que mantêm a mesma velocidade, mas encontram a parede anterior parada e chocam-se contra ela, podendo provocar:

- Contusão pulmonar.
- Contusão miocárdica.
- Pneumotórax.

Logo atrás, a parede posterior do tórax, com a mesma velocidade, encontra a sua frente os órgãos intratorácicos, provocando:

- Fratura de costelas nas laterais, com espículas ósseas levadas para fora;
- Compressão do coração, podendo levar à ruptura de câmaras;
- Pneumotórax (mecanismo do saco de papel, no qual ocorre uma hiperinsuflação, provocada

por susto, associada ao fechamento da glote e à compressão do parênquima pulmonar).

Essas lesões devem ser suspeitadas apenas pela avaliação inicial do veículo, onde se pode ver o vidro frontal danificado (teia de aranha) (Figura 19.5).

O motorista pode ser projetado para cima ou para baixo do painel, o que provocará algumas lesões próprias.

Projeção para cima

Nesse movimento, a cabeça da vítima é que sofrerá o contato inicial com o vidro frontal do veículo, podendo provocar:

- Fraturas de crânio caso a cabeça esteja fletida, podendo causar alteração do nível de consciência ou hematomas intracranianos.
- Fraturas de face caso a cabeça esteja estendida, podendo causar sangramento e até obstrução da via aérea.
- Fraturas cervicais em C1 na flexão da cabeça (por compressão axial) ou nas outras vértebras na extensão (por hiperextensão), podendo causar plegias e até paralisia respiratória.

Projeção para baixo

Neste caso, o joelho sofre o contato inicial, que pode provocar:

- Fraturas de patela.
- Luxação de joelho (que pode causar lesão da artéria poplítea).
- Fratura de fêmur;
- Fratura de bacia (Figura 19.6).

As colisões frontais podem ainda provocar lesões nos punhos e membros superiores caso a vítima tenha mantido a empunhadura do volante durante a colisão.

Posterior

Nesse tipo de mecanismo podemos ter um veículo parado e outro colidindo com a sua traseira ou um veículo com menor velocidade e o outro colidindo posteriormente em maior velocidade.

A problemática encontrada aqui é que o corpo do motorista habitualmente está encostado ao banco, mas seu pescoço e sua cabeça podem estar sem apoio (colocação errada do encosto de cabeça) quando o veículo é projetado para frente pelo veículo que colidiu atrás, seu corpo é projetado junto, mas a cabeça permanece no mesmo lugar (lei da inércia) provocando hiperextensão cervical com provável formação de lesão óssea e/ou medular. Ao frear ou bater em anteparo à frente ocorre a projeção do corpo para frente, com hiperflexão cervical e a volta ao lugar do corpo no assento. Esse mecanismo pode provocar lesão cervical, que pode ser prevenida por posicionamento correto do encosto de cabeça e uso do cinto segurança.

Lateral

Quando a colisão é contra a lateral do veículo, devemos observar se o veículo colidiu contra o lado do paciente ou o lado contrário, pois a intrusão da ferragem do veículo também provoca lesão e o paciente recebe mais energia quando a colisão é do seu lado.

- *Membros inferiores* – podem sofrer lesão pela intrusão direta das ferragens com fraturas de fêmur ou bacia.
- *Abdome* – também pela intrusão direta pode sofrer lesão de órgãos parenquimatosos do mesmo lado da colisão.
- *Tórax* – fraturas de costelas do lado da colisão podem provocar perfuração pulmonar (pneumotórax) ou de órgãos parenquimatosos próximos à fratura.
- *Coluna cervical* – o movimento da coluna cervical nas colisões laterais não é apenas de lateralização. Como o centro de massa da cabeça está mais anterior que a junção com o pescoço, quando o tronco

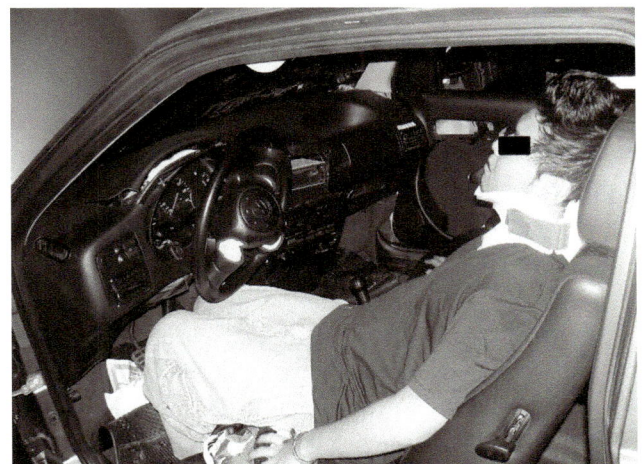

FIGURA 19.6 – Reparem na destruição da parte inferior do console e do volante provocada pelas coxas e bacia do paciente. Fonte: autores.

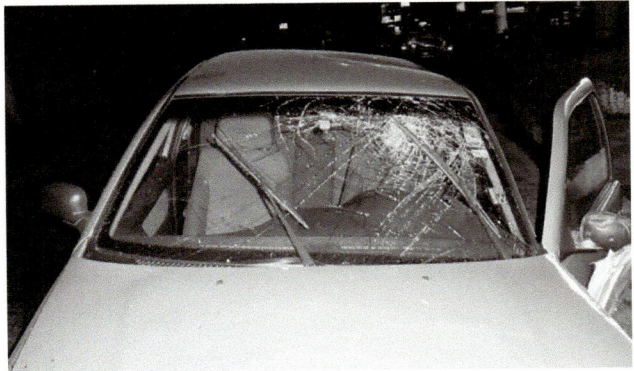

FIGURA 19.5 – Marca de impacto frontal contra o vidro. Fonte: autores.

sofre uma força lateral a cabeça faz um movimento de lateralização e rotação para o lado da força, movimento esse que é um dos mais perigosos para a coluna cervical. O atendimento deve sempre se iniciar pela fixação manual da coluna cervical antes mesmo de se chamar o paciente, pois esse pode, ao ser chamado, desviar o olhar e provocar uma lesão medular que ainda não havia ocorrido.

- *Crânio* – fraturas podem ocorrer do lado da colisão ou mesmo contralaterais, pela colisão contra a cabeça de outro ocupante do veículo, pois os cintos de segurança habituais não protegem contra o movimento de lateralização do corpo.

Lateral com Rotação

Esse movimento é caracterizado por uma colisão contra a lateral do veículo, mas não na região central do mesmo, provocando uma rotação no seu próprio eixo, o que faz com que tenhamos uma somatória dos movimentos e das lesões que podemos encontrar no paciente. Voltamos a frisar que o movimento realizado na coluna cervical tem grande potencial de lesão medular, principalmente durante o atendimento, quando podemos inadvertidamente chamar a atenção do paciente que, ao olhar para nós, movimenta sua coluna cervical e provoca lesão medular onde antes havia apenas lesão óssea.

Capotamento

Novamente temos um grande somatório de movimentos, o que pode provocar lesões imprevisíveis para nosso paciente. Podemos, a partir da observação do veículo e de suas marcas, tentar prever o tipo de lesão, mas pode ser perigoso se ater a esses dados (Figura 19.7).

Resumo

Todo sistema de atendimento pré-hospitalar deve ser obrigatoriamente regulado por um médico. O número de acionamento do sistema deve ser conhecido por toda a população e fácil de memorizar. O médico que trabalha em um serviço pré-hopitalar deve saber que os procedimentos que utiliza não são muito diferentes dos que já utiliza na sala de emergência, mas a grande mudança está no ambiente em que ele utilizará estes conhecimentos. A precocidade do procedimento e o momento correto de atuação deverão ser ponderados pelo estudo do local onde é realizado o atendimento, o tipo de transporte que será utilizado para se chegar até a viatura e como será o transporte até o hospital. A segurança na cena é fundamental para o início do atendimento, e o estudo do mecanismo de trauma, que possibilita levantar uma hipótese de até 90% das lesões, deve ser realizado pela equipe de APH desde a chegada ao local até a chegada ao hospital.

O atendimento pré-hospitalar é mais uma barreira que o médico está transpondo, e é uma realidade na vida das grandes cidades, um grande campo de trabalho para o cirurgião, que permite avaliar o resultado de seu trabalho quase imediatamente e obriga o médico a manter-se atualizado, pois não há tempo nem com quem discutir cada atendimento (Figura 19.8).

É um grande desafio, mas uma grande fonte de felicidade, poder tratar nosso paciente numa das fases mais difíceis de sua vida, não sendo escolhido por ele como seu médico, mas o tratando sempre como um paciente muito especial.

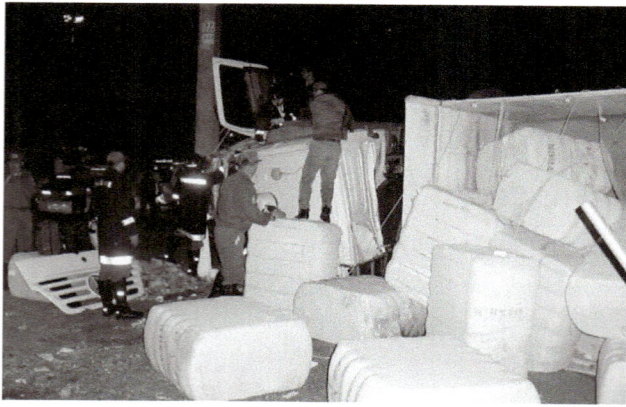

FIGURA 19.7 – *Capotamento de caminhão associado à colisão frontal contra poste, já com o caminhão capotado. Frente à gravidade do acidente, o atendimento teve que ser realizado dentro da cabine, e a vítima foi retirada já imobilizada, intubada e com acesso venoso. Fonte: autores.*

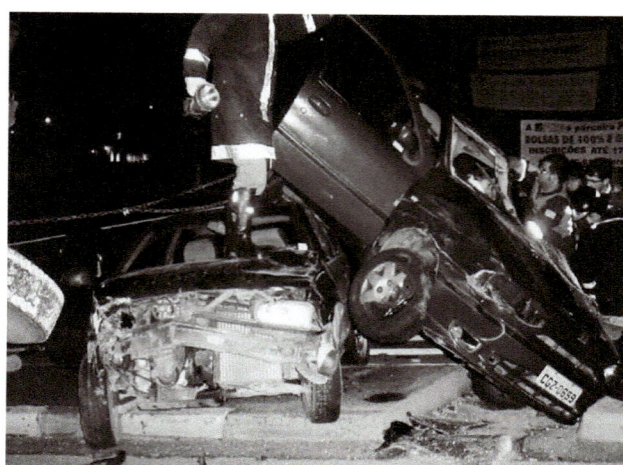

FIGURA 19.8 – *Situações inusitadas e imprevisíveis que podem ocorrer no dia a dia. Fonte: autores.*

20 Atendimento Inicial ao Traumatizado

José Gustavo Parreira • Silvia Cristine Soldá
Átila Varela Velho • Samir Rasslan

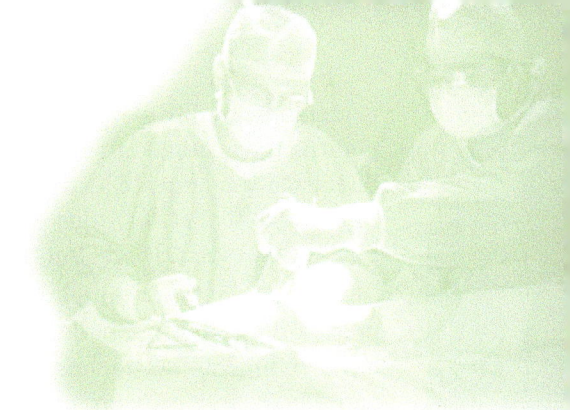

Introdução

O trauma é uma doença comum em nosso meio. Segundo o Datasus, em 2019 houve 142.800 mortes por causas externas em nosso país.[1] Esse número corresponde a, aproximadamente, 391 mortes por dia. Isso seria comparável a um acidente aéreo, de grandes proporções, que aconteceria todos os dias de um ano em nosso país. Apesar de assustadores, esses dados são apenas uma parte do problema. Para cada morte, acredita-se que haja quatro pessoas com sequelas graves, comprometendo sua qualidade de vida e produção econômica.[2,3] Os custos diretos e indiretos são incalculáveis. A doença trauma é ainda a maior causa de mortes nas primeiras quatro décadas de vida, representando uma grande perda social e econômica, principalmente pelo acometimento de adultos jovens.[2,3]

Em uma publicação de 1983, Dr. Trunkey separou as causas de morte em vítimas de trauma em três picos de incidência de acordo com o intervalo de tempo entre o evento e o óbito.[4] O primeiro ocorre imediatamente ou minutos após o trauma, principalmente por lesões graves neurológicas e hemorragia por roturas cardíacas ou de grandes vasos. Essas mortes são consideradas "inevitáveis" uma vez que o trauma ocorra e, para diminuir sua incidência, apenas medidas de prevenção primária seriam efetivas. O segundo pico de incidência ocorre nas poucas horas que se seguem ao trauma, principalmente por hematomas intracranianos, obstrução de vias aéreas, pneumotórax hipertensivo e choque hemorrágico. Se avaliadas a fundo, muitas dessas mortes poderiam ser consideradas "evitáveis" ou "potencialmente evitáveis".

Dessa forma, há uma janela de oportunidade no tratamento desses doentes. A chamada *Golden Hour* não tem necessariamente 60 minutos, mas diz respeito aos momentos que se seguem ao trauma e são valiosos para o diagnóstico e o tratamento de lesões potencialmente letais.[2-6] Há ainda o terceiro pico de mortes, que ocorre dias após o trauma, principalmente por infecção e síndrome de falência de múltiplos órgãos e sistemas.

Há nítida correlação entre a evolução do doente e a qualidade do atendimento inicial realizado. Períodos de hipóxia, choque prolongado e hipertensão intracraniana podem deixar sequelas graves e propiciar o surgimento de falências orgânicas específicas.[2-6] Essa distribuição trimodal das mortes em trauma é aplicável para a grande maioria das situações urbanas e rurais. Contudo, nas guerras isso é controverso, pois a maioria das mortes ocorre nos minutos após os ferimentos, devido à magnitude do trauma dos modernos armamentos empregados.[7] Em sistemas de trauma desenvolvidos, também observamos que essa distribuição trimodal não é constante, uma vez que o segundo e o terceiro picos são achatados pela boa qualidade do atendimento.[3]

O atraso no tratamento das lesões determina maior morbidade e letalidade. Até 40 anos atrás, não havia uma sistematização apropriada para o atendimento, e o traumatizado recebia o tratamento como os portadores de outras doenças. Nos casos graves, havia dificuldade na tomada rápida de decisões, retardando o tratamento adequado e facilitando iatrogenias. Dessa forma, uma necessidade de padronização do atendimento inicial ao traumatizado era evidente.

A resposta para essas dúvidas ocorreu em 1980, com a primeira edição do curso *Advanced Trauma Life Support (ATLS)*, desenvolvido pelo Colégio Americano de Cirurgiões.[2,3] A tradução para o português ocorreu nos anos 1990, com a edição do livro *Suporte Avançado de Vida em Trauma* (SAVT).

Atualmente, o livro está na sua 10ª edição, e são relatados núcleos em dezenas de países.[3] Esse curso oferece uma maneira eficiente de atendimento inicial ao traumatizado na sua fase intra-hospitalar. Vem sendo empregado largamente em nosso meio, o que também criou uma linguagem comum entre os médicos.

O atendimento pré-hospitalar é extremamente importante para o resultado final e merece uma visão individualizada. Atualmente há o curso *Prehospital Trauma Life Support (PHTLS)*, que aborda com propriedade essa forma específica de tratamento.[8]

O objetivo deste capítulo é trazer uma abordagem prática do assunto. Conduziremos este texto como um atendimento ao traumatizado. A cada passo, discutiremos o que o socorrista deve ter em mente e que medidas podem ser tomadas. Faremos uma revisão dos pontos mais importantes do atendimento inicial ao traumatizado em ambiente hospitalar. A base deste capítulo é o *SAVT* 10a. edição. Estimulamos a todos os médicos que atendam traumatizados a realizar este curso, visto que se trata de uma forma importante e efetiva de aprendizado.

Princípios do atendimento ao traumatizado

No atendimento ao traumatizado, a melhor conduta parece ser o que é mais simples e rápido.

O princípio fundamental do atendimento de traumatizados é identificar e tratar as lesões que matam mais rapidamente, sem perder tempo com procedimentos que não sejam prioridade no momento[2-6] Inicialmente, nos preocupamos com a hipóxia, seja por obstrução das vias aéreas ou por alterações na troca gasosa no nível da membrana alvéolo-capilar. Uma vez que os eventuais problemas estejam resolvidos, voltamos a atenção para a perfusão orgânica. O choque deve ser identificado e tratado, permitindo a restauração da oferta de oxigênio para os tecidos e o controle do metabolismo celular. Com essas medidas, as células voltam a produzir energia, diminuindo a morte celular decorrente da hipóxia tissular. Segue-se a identificação e o controle da hipertensão intracraniana, que, se não tratada, pode resultar em herniação uncal e morte por compressão do tronco encefálico.

Esses procedimentos devem ser realizados prontamente, na admissãodo doente, evitando-se qualquer atraso relacionado a medidas diagnósticas e terapêuticas desnecessárias no momento. Dessa forma, há fases que devem ser seguidas no atendimento inicial ao traumatizado.

Fases no atendimento inicial ao traumatizado

Podemos dividir didaticamente em fases o atendimento inicial ao traumatizado. Devemos ter em mente que muitas vezes elas se sobrepõem, dependendo do número de pessoas e dos recursos disponíveis para o atendimento.[2-6]

Preparação

Esta fase diz respeito à preparação da equipe e do material necessários para o atendimento adequado ao traumatizado. O treinamento de uma equipe multidisciplinar para o atendimento ao trauma é um dos fatores de maior impacto no prognóstico. Não só o médico deve ser tecnicamente preparado, mas também seus auxiliares. Isso permite rapidez na tomada de decisões, agilidade na disponibilidade de material e harmonia nos procedimentos operatórios.

O preparo do equipamento envolve uma avaliação da sala de emergência, da disponibilidade de respiradores, bem como a reserva de hemocomponentes e da sala cirúrgica. Isso deve ocorrer como um *checklist* diário ou a cada troca de plantão. Idealmente, a equipe de atendimento pré-hospitalar deveria comunicar a chegada de um traumatizado grave com alguma antecedência, permitindo um preparo mais específico. Por exemplo, em vítimas de ferimentos penetrantes em tronco com hipotensão arterial sistêmica, seria adequado contato com centro cirúrgico e banco de sangue, pois provavelmente esse doente precisará de hemoderivados e de tratamento operatório.

Em relação ao material, sugerimos observar a disponibilidade de colar cervical dos diferentes tamanhos possíveis, sonda para aspiração, cânulas traqueais e laringoscópio (operacional). Também deve-se dispor de material devia aérea difícil. É importante o aquecimento das soluções cristaloides a serem infundidas por via endovenosa. Concentrados de hemácias tipo O negativo e, se possível, plasma fresco (não congelado) deveriam estar prontamente disponíveis caso haja ativação de protocolo de transfusão hemostática.

Deve-se ter material para realizar lavado peritoneal diagnóstico e, se possível, aparelho de ultrassom para avaliação na sala de emergência. Sondas gástricas, vesicais e material cirúrgico para cricotireoidostomia, toracocentese, pericardiocentese, drenagem torácica e toracotomia de reanimação fazem parte do equipamento necessário para o atendimento de traumatizados graves.Obviamente, pacotes com campos e aventais cirúrgicos são necessários para esses procedimentos operatórios. Recomenda-se checar o foco de luz, respirador, oxímetro de pulso e monitor cardíaco. Material de sutura, talas para imobilização de extremidades e compressas para curativos compressivos devem estar disponíveis.

Todos os traumatizados devem ser considerados como portadores de doenças transmissíveis até que se prove o contrário. Portanto, recomenda-se o uso de material de proteção individual como gorro, máscara, óculos, luvas, avental e protetores para sapatos. Todo o cuidado deve ser empregado para se evitarem acidentes com materiais perfurocortantes. A organização é fundamental.

Avaliação primária e reanimação

Esta fase tem por objetivo o diagnóstico e o tratamento das lesões que ameaçam a vida iminentemente.

O recurso mnemônico é a sequência ABCDE, a mesma proposta pelo curso SAVT.[2-6]

- **A** (*airways*): desobstrução das vias aéreas com proteção da coluna cervical.
- **B** (*breathing*): ventilação.
- **C** (*circulation*): circulação com controle da hemorragia.
- **D** (*disability*): avaliação neurológica.
- **E** (*exposure*): exposição com controle da hipotermia.

O diagnóstico da lesão segue-se do seu tratamento (Figura 20.1). Somente após a resolução do problema identificado é que o passo seguinte é dado. É importante lembrar que o trauma é uma doença dinâmica e que tem modificações evolutivas na sua apresentação. Portanto, a reavaliação deve ser frequente.

Há adjuntos à avaliação primária, como a passagem de sondas gástrica e vesical (se não houver contraindicações), além da utilização de oxímetro de pulso, monitoração cardíaca, radiografias de tórax e pelve. Nos doentes hemodinamicamente instáveis, o ultrassom na sala de emergência ou o lavado peritoneal diagnóstico podem auxiliar no diagnóstico do foco hemorrágico.

Recomenda-se que esses adjuntos estejam presentes ao término da avaliação primária. Também ao término da avaliação primária e reanimação, o paciente deve estar com acesso venoso e exames laboratoriais coletados, como tipagem sanguínea, hemograma, coagulograma, gasometria e lactato arterial, entre outros.

Avaliação secundária

Após o diagnóstico e o tratamento das lesões que ameaçam a vida iminentemente, o doente é submetido a reavaliação. Confirma-se a estabilidade dos dados vitais e se segue com a avaliação secundária. Trata-se de um exame minucioso com objetivo de identificar as demais lesões que o doente apresenta. Cada segmento corporal é avaliado clinicamente, e os exames complementares, direcionados.

Tratamento definitivo

Com o diagnóstico definitivo, o tratamento deve ser proposto e realizado. É importante não retardar o tratamento definitivo para a realização de exames ou procedimentos que não sejam prioridade. Um desses exames é a tomografia computadorizada que, se não alterar a conduta no hospital de origem, deve ser realizada no centro que receberá o paciente. O médico responsável pelo atendimento inicial deve avaliar os recursos disponíveis e estabelecer se há necessidade de avaliação de algum especialista (p.ex. ortopedia ou cirurgia) ou mesmo a transferência para a realização de exame ou tratamento não disponível no centro do atendimento inicial.

São regras do atendimento inicial: não atrasar o tratamento definitivo, não causar lesões adicionais e não piorar as lesões já existentes.[2,3]

Avaliação primária e reanimação

Agora veremos com mais profundidade cada uma das etapas propostas para o atendimento inicial ao traumatizado. Cada uma dessas etapas pode ser didaticamente compreendida em três prioridades (Tabela 20.1):

a) Saber quais as situações que ameaçam a vida iminentemente.

b) Saber identificar essas situações.

c) Saber controlar essas situações.

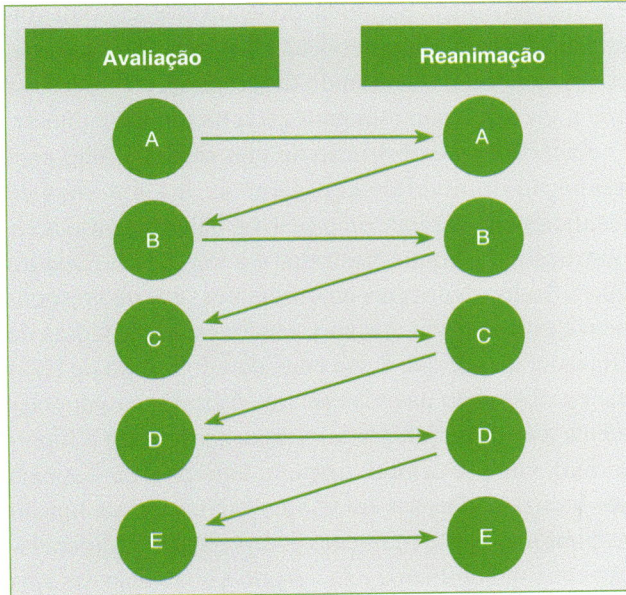

FIGURA 20.1 – *Sequência de atendimento na avaliação primária.* Fonte: *autores.*

Tabela 20.1
Lesões que ameaçam a vida iminentemente: diagnóstico e tratamento na avaliação primária-reanimação.

	Ameaça	Diagnóstico clínico	Tratamento sala de admissão
A	Obstrução de vias aéreas	Respiração ruidosa, inconsciência	Via aérea definitiva
	Risco de lesão raquimedular	Todos traumatizados	Restrição do movimento da coluna
B	Pneumotórax hipertensivo	Insuficiência respiratória / MV diminuído / Timpanismo	Toracocentese 5º EIC / Drenagem torácica 5º EIC
	Pneumotórax aberto	Insuficiência respiratória / Ferimento torácico / Traumatopneia	"Curativo de três pontas" / Drenagem torácica 5º EIC
	Lesão da via aérea	Insuficiência respiratória / Enfisema de subcutâneo / Fuga aérea pelo dreno de tórax	Drenagem de tórax (se pneumotórax) / Intubação seletiva pós-lesão (Guiada)
	Hemotórax maciço	Insuficiência respiratória / MV diminuído / Macicez à percussão / Anemia/choque	Drenagem torácica 5º EIC
C	Choque hemorrágico	Taquicardia / Diminuição da perfusão / Extremidades frias / Hipotensão arterial	Controle do foco hemorrágico / Reposição endovenosa de líquidos / Otimização oferta de oxigênio / Avaliar outras causas de choque
	Tamponamento cardíaco	Hipotensão arterial / Hipofonese de bulhas / Estase jugular	Pericardiocentese / Toracotomia
D	Hipertensão intracraniana / Lesões focais cirúrgicas	Diminuição nível de consciência / Anisocoria / Sinais de localizatórios	Evitar injúria secundária / Diagnóstico precoce / Drenagem precoce: neurocirurgia
E	Hipotermia	Todos traumatizados	Aquecimento ambiente / Uso de soluções aquecidas EV / Cobertores

■ A: Vias aéreas com controle da coluna cervical

A obstrução da passagem do ar pelas vias aéreas é o problema a ser identificado e solucionado nesta etapa. A hipóxia pode ser rapidamente letal, e vários cenários clínicos ocasionam tal problema (Quadro 20.1 e Figura 20.2).

A diminuição do nível de consciência determina relaxamento da musculatura que sustenta a mandíbula, o que é responsável pelo deslocamento posterior da base da língua, a qual, por sua vez, obstrui a passagem de ar para a laringe.[2,3] Este é um problema frequentemente observado em vítimas de trauma cranioencefálico

Quadro 20.1
Causas de obstrução de vias aéreas em trauma.

- Deslocamento posterior da base da língua por diminuição do nível de consciência
  - Trauma cranioencefálico
  - Intoxicação exógena
  - Choque hemorrágico
  - Hipóxia
- Aspiração
  - Sangue (fraturas de face com sangramento ativo)
  - Conteúdo gástrico
  - Corpos estranhos
- Hematomas cervicais
- Lesão de vias aéreas
- Queimaduras de vias aéreas por inalação
- Edema de glote
- Lesão iatrogênica na tentativa de intubação orotraqueal

grave ou em doentes com intoxicações exógenas. São também causas de obstrução das vias aéreas a compressão por hematomas cervicais, o sangramento volumoso ocasionado por fraturas de face, o trauma direto da laringe ou traqueia, o edema ocasionado por queimaduras por inalação e a aspiração de corpos estranhos (p. ex. próteses dentárias) ou conteúdo gástrico (Quadro 20.1 e Figura 20.2). Há também casos de ferimentos penetrantes em laringe e traqueia que podem evoluir com escape de ar para o exterior e sangramento para o interior das vias aéreas, determinando insuficiência respiratória importante. Deve-se também considerar o mau posicionamento do tubo traqueal que eventualmente foi introduzido no pré-hospitalar.

Após a imobilização da cabeça do paciente com as mãos, inicia-se a avaliação com uma pergunta simples como "Qual é seu nome?". Essa "restrição da movimentação da coluna cervical" (nomenclatura do *ATLS* 10ª ed.) é necessária para que o paciente não mova a cabeça em direção a quem pergunta, podendo deslocar uma fratura instável de coluna cervical. Uma resposta adequada, com voz normal e sem ruídos às respirações nos traduz que a via aérea não está ameaçada momentaneamente. O diagnóstico de obstrução de vias aéreas é feito com avaliação do nível de consciência, dos sintomas de insuficiência respiratória e pelos sinais específicos de obstrução alta como o estridor e a cornagem (Quadro 20.1). Todos os doentes inconscientes, que não respondem a estímulos ou que apresentem escala de Coma de Glasgow menor que 8 são considerados como de risco para a obstrução das vias aéreas. Agitação (frequentemente associada à hipóxia), torpor (associado à hipercarbia), cianose central, tiragem, taquipneia e dispneia nos induzem a pensar em comprometimento da função respiratória. Neste momento é importante a diferenciação entre um problema relacionado a obstrução das vias aéreas ou um comprometimento da ventilação (que será

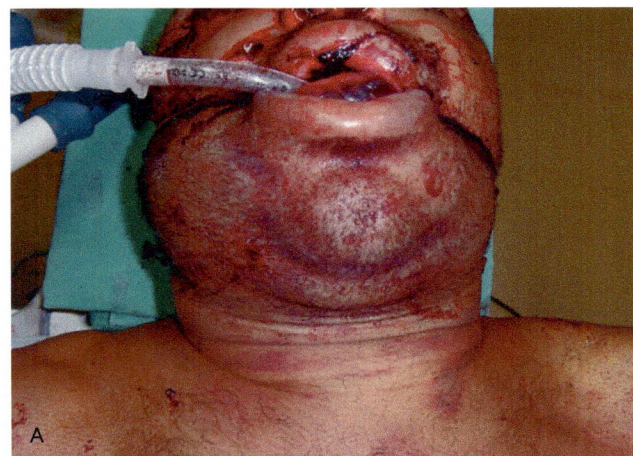
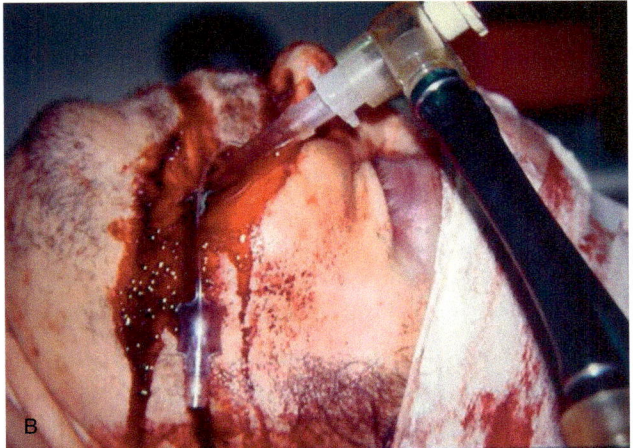
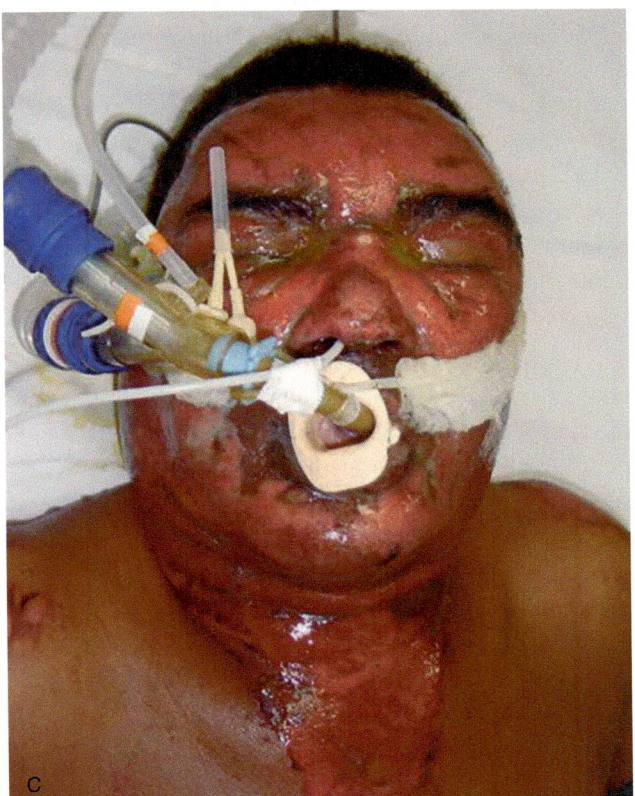

FIGURA 20.2 – *Situações de risco para obstrução de vias aéreas.* **A.** *Hematoma cervical (FPAF).*
B. *Aspiração em doente com diminuição do nível de consciência (TCE) + intubação seletiva.*
C. *Queimadura de vias aéreas por inalação.* Fonte: *arquivo pessoal do autor.*

avaliado e tratado na seção a seguir). Quando escutamos respiração "ruidosa" e alteração na voz (disfonia), principalmente quando associados à diminuição bilateral da expansibilidade torácica, o problema está mais frequentemente nas vias aéreas. Contudo, se o doente está falando, sua voz não tem problemas e há nítida insuficiência respiratória, deve haver algum problema mais específico de troca gasosa, e um exame torácico deve ser realizado.

Também podemos inferir que uma via aérea esteja em risco pelo exame direto da região cervical (Quadro 20.1 e Figura 20.2). Este é o caso na presença de grandes hematomas locais, bem como se houver edema e crepitação sobre as cartilagens da laringe ou traqueia. Nos casos de ferimentos penetrantes, o escape de ar e o enfisema subcutâneo indicam a lesão das vias aéreas.

Vômitos frequentes, falta de dentes ou próteses, como também fraturas complexas de face com sangramento maior chamam a atenção para possibilidade de aspiração. Queimaduras em face, sobrancelhas e vibrissas nasais, expectoração carbonácea, lesões orais, bem como a história de perda de consciência ou confinamento durante um incêndio nos lembram a possibilidade de queimaduras das vias aéreas por inalação.[2,3,5,6]

Uma vez realizada a avaliação, devemos decidir por duas opções de tratamento. Caso as vias aéreas estejam pérvias, a conduta resume-se a administrar oxigênio úmido com fluxo de 12 litros por minuto.[2,3,5,6] Se há sinais nítidos de obstrução ou risco para isso, deve-se optar pela obtenção de uma "via aérea definitiva" (VAD).[2,3,5,6] As indicações de VAD podem ser resumidas na incapacidade de manter a via aérea pérvia e a oxigenação em níveis adequados. As condições associadas estão descritas no Quadro 20.1, com exemplos na Figura 20.2.

Devemos ressaltar a importância da restrição da mobilização da coluna cervical em todos os traumatizados até que uma lesão maior seja excluída.[2,3,5,6,8-10] O trauma raquimedular está presente em aproximadamente 2% dos traumatizados que recebem atendimento hospitalar.[11] Muitos têm apenas lesões ligamentares ou osteoarticulares sem comprometimento neurológico e são potencialmente recuperáveis dessa condição sem maiores sequelas. Nesses casos, a hiperextensão da coluna cervical, como é feito para a desobstrução das vias aéreas em doentes não traumatizados, pode causar uma lesão irreversível da medula espinhal. Isso pode ser letal ou determinar tetraplegia irreversível. Portanto, em todos os traumatizados, a coluna vertebral deve ser mantida alinhada até que a presença de uma fratura vertebral e/ou lesão raquimedular tenha sido excluída.[2,3,5,6,9,10] Todas as manobras para desobstrução das vias aéreas devem ser realizadas com o alinhamento manual da coluna cervical. Frequentemente são necessárias duas pessoas para realizar essas manobras. Enquanto uma mantém a coluna alinhada, a outra trabalha nas vias aéreas. Ressalta-se que o colar cervical isoladamente não é suficiente para impedir a mobilização da coluna.

Sugere-se a sequência mostrada na Figura 20.3. Inicialmente, a boca é aberta e a cavidade oral examinada. Os dedos do socorrista não devem ser colocados na cavidade oral, pois se o doente reagir podem ocorrer lesões graves. Se houver necessidade de retirar corpos estranhos, devemos utilizar pinças específicas. Usa-se um aspirador rígido para a aspiração da cavidade oral, tomando-se o cuidado de não estimular o palato mole, pois isso pode induzir ao reflexo de vômito. Manobras de desobstrução temporária das vias aéreas podem ser empregadas, como a elevação do queixo (*chin lift*) e a tração anterior da mandíbula (*Jaw thrust*).[2,3] Nesse momento, já podemos ter ideia da necessidade ou não de uma via aérea definitiva (VAD).

Por "via aérea definitiva" entende-se que um tubo seja locado na traqueia, com balonete (*cuff*) insuflado, fixação adequada e conectado com fonte de oxigênio.[2,3] Dessa forma, além de permitir a passagem direta de oxigênio para as porções mais distais, também há proteção contra aspiração de sangue ou conteúdo gástrico refluído. São as opções mais frequentemente empregadas nos traumatizados a intubação orotraqueal, a intubação nasotraqueal e a cricotireoidostomia cirúrgica.

Se houver indicação de VAD, sugere-se que o doente seja previamente oxigenado. Contudo, se houver história prévia de vômitos, a ventilação está contraindicada. Após imobilização da coluna cervical, o colar cervical pode ser aberto para facilitar a abertura da boca (mantendo-se o alinhamento manual da coluna cervical por um auxiliar). A cavidade oral deve ser aspirada e examinada quanto à presença de corpos estranhos e, em seguida, uma cânula orofaríngea (Cânula de Guedel) é inserida (nos inconscientes). Aplica-se uma máscara com AMBU, a qual, por sua vez, tem conexão com fonte de oxigênio. A oximetria de pulso auxilia na obtenção do valor da saturação de hemoglobina por oxigênio, que nos dá ideia da pressão parcial de oxigênio arterial. Os valores devem ser interpretados com cuidado, pois muitos fatores interferem nos resultados, como a diminuição da perfusão presente no choque hemorrágico. Idealmente, devemos trabalhar com saturação acima de 95%. A primeira VAD a ser tentada geralmente é a intubação orotraqueal.

Deve-se antever a possibilidade de via aérea "difícil", pois a estratégia deve ser diferente nessa situação. O SAVT sugere o recurso mnemônico LEMON:

- *Look externally* (olhe externamente): procure por características de uma via aérea difícil: obesidade, micrognatia, abertura limitada da boca, hematomas cervicais, fraturas em face etc.
- *Evaluate* (avalie) *3:3:2:* Para um bom alinhamento da via aérea, o espaço entre os incisivos deve ser de três dedos, a distância entre o osso hioide e a mandíbula deve ser de três dedos e, entre a proeminência tireoídea e o mento, de dois dedos.
- *Mallampati:* Classificação de Mallampati identifica quatro tipos de exposição da faringe quando o doente abre a boca e exterioriza a língua. Os tipos III e IV, quando não se visualiza a úvula, são os nos quais a via aérea difícil é mais frequente.
- *Obstruct* (obstruções): observar possíveis obstruções a passagem do tubo e alinhamento da via aérea. Em casos de trauma, é muito importante observar hematomas cervicais e sinais de vômito, pois corpos estranhos podem estar presentes.
- *Neck mobility* (mobilidade do pescoço): em trauma, toda IOT deve ser sempre realizada com alinhamento da coluna cervical, o que restringe o alinhamento da via aérea e pode dificultar a IOT.

Se esses sinais de via aérea difícil estiverem ausentes, a opção deve ser pela intubação "assistida por drogas" (nomenclatura do *ATLS* 10ª ed.). Caso haja suspeita de via aérea difícil, ou se houver dúvidas quanto à capacidade técnica de IOT, devemos aplicar uma estratégia diferente, pois não se recomenda sedação/curarização (Figura 20.3). O material para a obtenção de uma via aérea cirúrgica deve estar preparado, caso a IOT não seja possível.

A intubação orotraqueal em adultos é realizada com laringoscópio e lâmina curva. Após a visualização direta das cordas vocais, a cânula deve ser introduzida gentilmente, durante a inspiração (se possível), preferencialmente sem guia. Durante esse procedimento, realiza-se a manobra de Sellick pela compressão da cartilagem cricoide, com objetivo de impedir o refluxo de conteúdo digestivo para a faringe, o que dificultaria tecnicamente a IOT e resultaria em aspiração.[2,3,5,6] Na urgência, as lesões iatrogênicas durante a IOT são mais frequentes.[12,13] Isso ocorre muitas vezes pelo uso inadequado do guia metálico, que lesa a parede membranosa da traqueia caso o ângulo de introdução não seja o ideal. Uma vez que a cânula esteja na traqueia, observa-se que há passagem de ar pela mesma e, se o doente não estiver completamente curarizado, algum esforço de tosse.

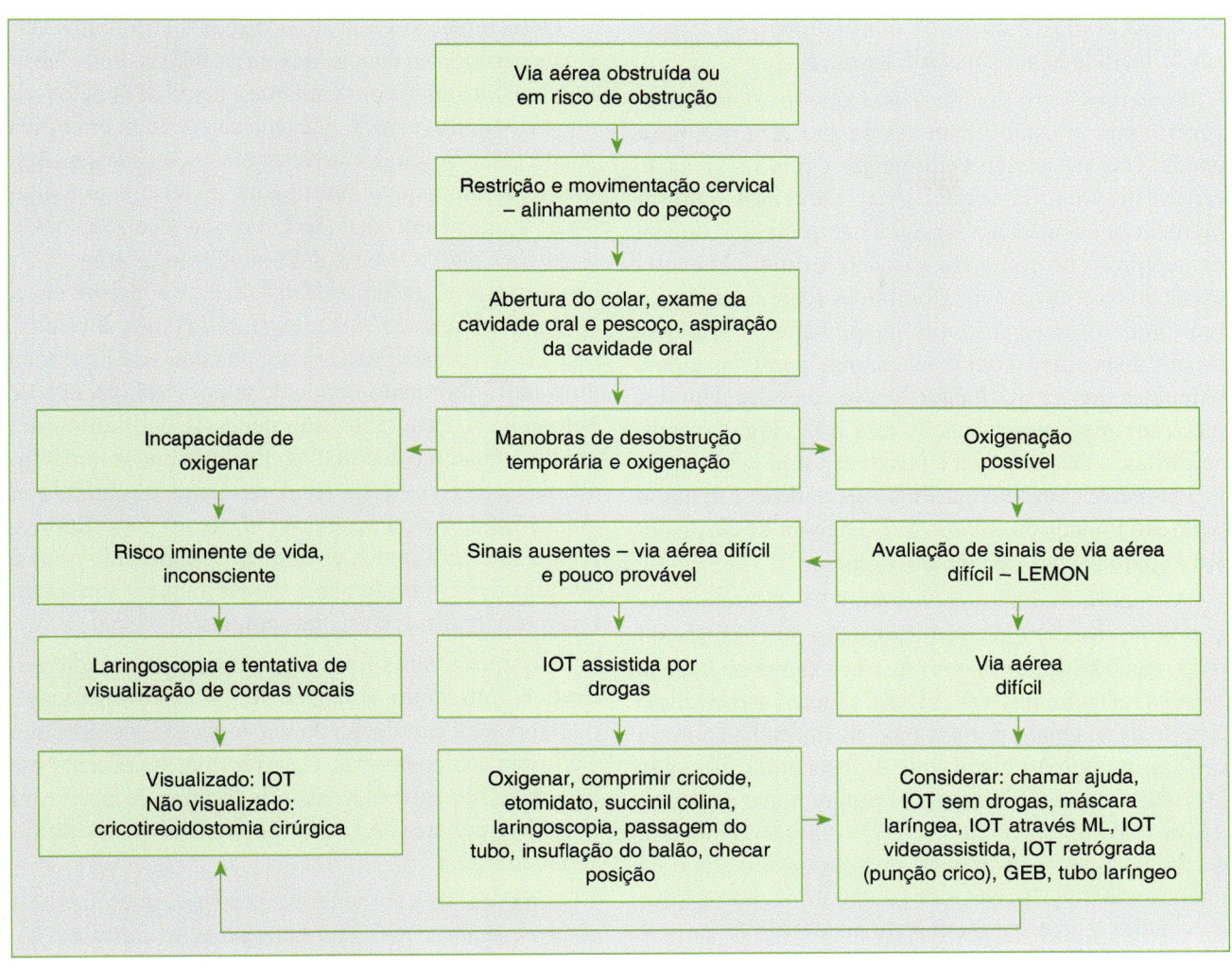

FIGURA 20.3 – *Sequência sugerida para controle das vias aéreas em traumatizados.* Fonte: *autores.*

O balonete deve ser insuflado e a posição do tubo, checada. Com a ventilação com AMBU, auscultam-se o epigástrio e os campos pulmonares. Ruídos em epigástrio falam a favor de intubação do esôfago, especialmente se a saturação estiver caindo. Mesmo com a cânula na traqueia, há possibilidade de intubação seletiva, quando o murmúrio vesicular fica diminuído à esquerda. Trata-se de um diagnóstico diferencial com hemotórax esquerdo, atelectasia por outras causas ou mesmo hérnia diafragmática esquerda. Uma vez que a posição esteja correta, a cânula deve ser fixada e conectada a um respirador, ajustado para oferecer altas frações de oxigênio inspirado nessa fase inicial.

A intubação nasotraqueal pode ser realizada nos doentes em que a IOT não seja tecnicamente possível. Isso ocorre principalmente nos doentes brevilíneos, com pescoço curto e com diminuição do nível de consciência. Para sua realização, deve haver respiração espontânea e, preferencialmente, ausência de fraturas de face.[2,3,5,6] A cânula deve ser escolhida com base no diâmetro da narina. Lidocaína gel deve ser aplicada na narina, e a ponta da cânula, introduzida pela mesma até a orofaringe. Neste momento, a curvatura da cânula traqueal deve ser posicionada de forma que sua ponta esteja direcionada para a laringe, anteriormente. Toma-se atenção ao ruído de entrada e saída de ar pela cânula e, durante um movimento de inspiração, o tudo deve ser introduzido na traqueia. Trata-se de uma intubação realizada sem o auxílio de laringoscópio ou pinças especiais. Devem ser realizadas as manobras para checar o posicionamento da cânula descritas anteriormente. Essa via de intubação traqueal vem sendo cada vez menos utilizada, pelos riscos e complicações inerentes ao procedimento.

Atualmente, são descritas várias alternativas técnicas para a obtenção de vias aéreas em casos em que a IOT não é possível da forma rotineira. São exemplos a IOT retrógrada (guiada pela passagem de fio guia por meio de punção da membrana cricofaríngea), a intubação guiada por introdutor de tubotraqueal Eschmann (GEB), o uso de máscara laríngea ou mesmo a IOT com fibroendoscópio ou videolaringoscopia.[3,14,15,16] Há ainda dispositivos especiais, como o *Fast Track*, que permitem a IOT com maior facilidade pela máscara laríngea.

Devemos lembrar que essas opções demandam certo tempo e estabilidade do doente. Em traumatizados, elas são pouco empregadas devido à situação crítica de uma via aérea difícil. Devemos lembrar também que a máscara laríngea não protege o doente de aspiração de conteúdo gástrico refluído. Há certa experiência com o uso de Combitube (cânula esofágica multilúmen) em cenários pré-hospitalares.[8,17] Trata-se de um dispositivo com duas cânulas paralelas e dois balonetes que é posicionado através da boca. Um dos tubos automaticamente ganha acesso à laringe e o outro ao esôfago. Dessa forma é possível a rápida obtenção de vias aéreas, mesmo em situações críticas. Em nosso país, são poucos os centros que dispõem desse dispositivo para uso na sala de emergência.

A cricotireoidostomia por punção da membrana cricotireoídea com jelco calibroso (14 ou 16) pode ser uma opção temporária, mas que não funciona bem se houver secreção nas vias aéreas. O jelco é conectado à fonte de oxigênio por um tubo de borracha com um orifício na porção distal, que é obstruído e liberado (1 segundo: 4 segundos) para se proporcionar a insuflação de oxigênio (*jet insufflation*).[2,3] Apesar da melhora da oxigenação, a ventilação fica comprometida e há retenção de CO_2. Há casos de pneumotórax iatrogênico associados a erros na técnica de insuflação de ar pela cricotireoidostomia por punção.[18]

Nos casos de insuficiência respiratória grave, com diminuição da saturação e impossibilidade de IOT, cabe a realização de via aérea cirúrgica. Na maioria das vezes, a cricotireoidostomia cirúrgica é a opção mais rápida e efetiva. Se houver tempo, recomenda-se antissepsia da pele, assepsia e anestesia local. A incisão da pele é transversal e no nível da membrana cricotireoídea (entre a borda inferior da cartilagem tireoide e a borda superior da cartilagem cricoide). É importante que tanto o cirurgião como o auxiliar imobilizem a laringe com as mãos para o reconhecimento dos parâmetros anatômicos. Com o bisturi, são incisados os planos da pele, tecido celular subcutâneo, musculatura e membrana cricotireoídea, o que é possível em segundos. Não se devem dissecar os planos, mas incisar os tecidos diretamente até a via aérea. Ao penetrar a via aérea, o cabo do bisturi (parte posterior) é introduzido e rodado 90°, de maneira a abrir espaço para a colocação de cânula traqueal. O balão (*cuff*) é insuflado, e a via aérea, aspirada. É importante checar o posicionamento pela ausculta pulmonar, bem como fixar a cânula e conectá-la ao respirador adequadamente.

Outra situação limítrofe ocorre nos ferimentos cervicais penetrantes com lesão de vias aéreas. Pode haver sangramento ativo concomitante à perda de ar pelo ferimento. Muitas vezes, o paciente se encontra em nítida insuficiência respiratória. Nestes casos, há duas opções: intubação orotraqueal distalmente ao ferimento e intubação traqueal através do ferimento cervical. Se houver condições para a tentativa de intubação orotraqueal, a cânula deve ser introduzida distalmente ao ferimento e, com a insuflação do balão (*cuff*), assegura-se a ventilação. Caso o cenário seja crítico, procede-se à intubação através do ferimento cervical, se possível, na sala de emergência. Para tanto, são necessários iluminação, auxílio e material adequados. Recomenda-se antissepsia, assepsia e anestesia local, caso haja possibilidade. As bordas da ferida devem ser afastadas para expor os planos mais profundos e, uma vez identificado o local de saída de ar, introduz-se a cânula traqueal através do mesmo, sem dissecções mais amplas.

A traqueostomia foi muito empregada em traumatizados. Entretanto, a chance de lesões iatrogênicas e o tempo até a canulação da via aérea são maiores que nas cricotireoidostomias. Dessa forma, atualmente sua indicação fica restrita a casos de fraturas de laringe ou crianças (menores de 12 anos) com necessidade de via aérea cirúrgica.[2,3]

Uma vez que a via aérea esteja segura, imobiliza-se a coluna e segue-se para a próxima etapa, a ventilação (B).

B: Ventilação

O objetivo nesta etapa é assegurar a troca gasosa no nível da membrana alvéolo-capilar por meio de oxigenação e ventilação adequados. A ameaça iminente à vida é a insuficiência respiratória, que pode ter várias causas (Tabela 20.1). As lesões que ameaçam a vida neste ponto são o pneumotórax hipertensivo, o pneumotórax aberto, as lesões das vias aéreas, o hemotórax maciço e grandes hérnias diafragmáticas.[2,3,5,6] A falha na ventilação observada nas lesões altas de medula espinhal também pode ser entendida como uma urgência nesta fase.

Define-se pneumotórax pela presença de ar no espaço pleural, que normalmente é virtual. O pneumotórax é dito hipertensivo quando há um mecanismo valvulado que permite a entrada, mas não a saída, de ar no espaço pleural. O aumento da pressão colapsa o pulmão e o comprime contra o mediastino, que é rechaçado para o lado contralateral, o que determina o chamado "balanço mediastinal". Isso diminui o volume de sangue que entra no átrio direito, determinando redução do débito cardíaco. Clinicamente essa situação extrema é reconhecida pela grave insuficiência respiratória, taquipneia, dispneia, bem como por cianose central, diminuição de murmúrio vesicular à ausculta e timpanismo à percussão no lado acometido. Há também taquicardia, diminuição da perfusão de extremidades e hipotensão arterial.

Eventualmente, ao exame da região cervical, se observa o ingurgitamento das veias jugulares externas e desvio da traqueia para o lado contralateral. A morte é iminente, e não se devem realizar exames complementares. A conduta deve ser tomada com base no diagnóstico clínico.

Para o pneumotórax hipertensivo, recomenda-se a toracocentese com jelco 14 no 5º espaço intercostal (em adultos), na linha axilar média (Figura 20.4).[3] O jelco deve estar conectado a uma seringa com soro, sendo introduzido sob aspiração. Assim, ao penetrar na cavidade pleural, bolhas de ar são observadas na seringa. Caso a toracocentese não tenha sucesso na descompressão, o que pode ocorrer pela espessura da parede torácica ou obstrução do jelco, a toracostomia digital (*finger thoracostomy*) é uma opção.[3] Esse procedimento é a introdução do dedo do cirurgião na cavidade pleural, no mesmo orifício proposta para drenagem pleural (5º espaço intercostal, entre as linhas axilar média e anterior) (Figura 20.4). A abertura do orifício permite a saída do ar sob pressão.

A técnica da drenagem inclui a antissepsia de pele, anestesia local, incisão de pele, dissecção com pinça hemostática até a costela, que deve ser contornada pela sua borda superior, além de penetração na cavidade pleural. O dedo indicador do cirurgião deve ser introduzido na cavidade pleural para avaliação da presença de ruptura do diafragma ou de aderências pleurais. O dreno (28 a 32 *French*) deve ser conectado a selo de água (com coluna líquida aproximadade 10 cm) e fixado à pele.[3] Após a drenagem, é fundamental checar o funcionamento do dreno e do sistema por meio da ausculta pulmonar e do oxímetro de pulso. Frequentemente, há uma saída aérea grande inicial com tendência a diminuição progressiva. Se houver persistência de fuga aérea, deve-se suspeitar de falha no sistema de drenagem ou de lesão de via aérea (traqueia ou brônquios centrais).

Outra situação de risco imediato de vida é o pneumotórax aberto. Neste caso, há uma solução de continuidade da parede torácica maior que 2/3 do diâmetro da traqueia. Durante a inspiração, o rebaixamento do diafragma torna a pressão intratorácica negativa, o ar entra pelo ferimento e ganha acesso à cavidade pleural. Progressivamente há insuficiência respiratória tanto pelo colabamento pulmonar como pela diminuição da entrada de ar pelas vias aéreas. O diagnóstico é clínico pela presença do ferimento e de traumatopneia, definida pelo ruído da entrada e saída de ar através do ferimento da parede torácica. Não há necessidade de exames complementares. O tratamento é a oclusão do ferimento com o "curativo de três pontas", no qual um dos lados é deixado aberto para permitir a saída de ar da cavidade pleural na expiração, enquanto impede a entrada do mesmo durante a inspiração. Esse procedimento é seguido de drenagem torácica conforme descrito anteriormente.

A contusão pulmonar frequentemente está associada a fraturas de costelas. Isto é menos comum em crianças pela maleabilidade óssea. Se houver fraturas de duas ou mais costelas em dois ou mais pontos forma-se um segmento isolado da parede torácica. Isto é chamado de tórax flácido, e a respiração paradoxal é uma das características desta situação. Observa-se que o segmento instável apresenta uma movimentação contrária à fisiológica, direcionando-se "para dentro" do tórax na inspiração e "para fora" durante a expiração. É importante ressaltar que a insuficiência respiratória associada a esta condição é secundária, na maioria das vezes, à contusão pulmonar. Há reação inflamatória aguda secundária ao trauma e distúrbios de distribuição do fluxo sanguíneo que comprometem a troca gasosa na membrana alvéolo-capilar. Dessa forma, a contusão pulmonar determina distúrbio de ventilação-perfusão que pode resultar em hipóxia grave. O tratamento desta condição varia de acordo com a gravidade da mesma e, caso haja falência respiratória na sala de emergência, deve-se realizar a intubação orotraqueal e respiração assistida com oferta de altas frações de oxigênio (FIO_2).

O hemotórax maciço pode resultar em insuficiência respiratória. O acúmulo de sangue na cavidade pleural é frequentemente causado por lesões pulmonares, mas também está associado a lesões de artérias intercostais,

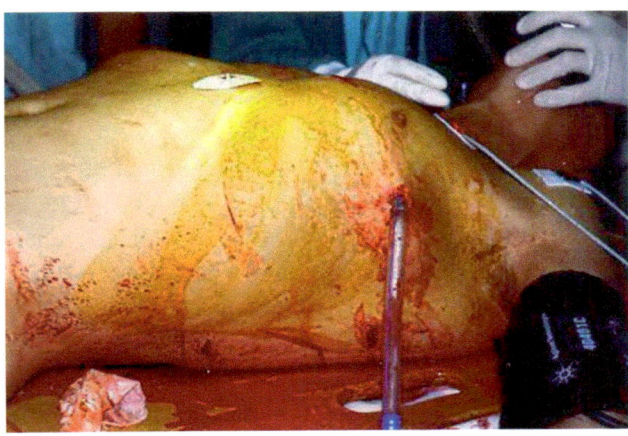

FIGURA 20.4 – *Localização para toracocentese (SAVT 10ª ed) e drenagem torácica 5º espaço intercostal, entre linha axilar média e anterior. Fonte: arquivo pessoal do autor.*

artéria torácica interna, vasos do hilo pulmonar ou mesmo lesões cardíacas. O diagnóstico é clínico, sendo baseado na presença de taquipneia, dispneia, cianose central, anemia, taquicardia, bem como diminuição do murmúrio vesicular à ausculta e macicez à percussão do lado acometido. O tratamento é a drenagem torácica no 5º espaço intercostal, entre a linha axilar anterior e média. Deve-se fazer o diagnóstico diferencial com situações que determinem atelectasia pulmonar (intubação seletiva, aspiração de corpos estranhos, sangue ou conteúdo gástrico, lesão de brônquio) e com hérnias diafragmáticas. Cabe um comentário que, na dúvida diagnóstica, tanto a radiografia de tórax na sala de trauma como o ultrassom (*Extended Focused Assessment Sonography for Trauma:* e-FAST) podem auxiliar na tomada de decisão. É importante lembrar que na prática, as lesões podem vir associadas, o que modifica a apresentação clínica.

Uma vez que essas situações tenham sido identificadas e tratadas, seguimos para a próxima fase, a circulação (C).

C: Circulação e controle da hemorragia

A ameaça iminente de vida nesta etapa é o choque, definido como diminuição da perfusão tecidual com consequente redução da oferta de oxigênio e da produção de energia pela célula.[2,3,5,6] O resultado é a morte celular e a acidose metabólica. **Em trauma, até que se prove o contrário, a causa do choque é a hemorragia.**

O diagnóstico é clínico, pela constatação de diminuição da perfusão e temperatura das extremidades, taquicardia e diminuição da amplitude do pulso, hipotensão arterial, agitação ou torpor, taquipneia e diminuição do débito urinário. Contudo, muitas vezes o quadro clínico é mais sutil. Todo traumatizado que se apresentar com taquicardia e diminuição da perfusão periférica deve ser considerado em choque até que se prove o contrário.

O curso SAVT propõe a classificação da hemorragia em quatro classes.

Na hemorragia classe I, há perda de até 15% da volemia, e o doente não apresenta sinais clínicos. Na classe II, a perda volêmica alcança 15% a 30%, o traumatizado apresenta taquicardia, diminuição da perfusão periférica e da pressão de pulso (diferença entre as pressões sistólica e diastólica). Na classe III, com 30% a 40% de perda volêmica, há hipotensão arterial, piora da taquicardia, e o doente está frequentemente agitado e ansioso. Na classe IV há perda de mais de 40% da volemia, taquicardia intensa, hipotensão arterial grave, já com comprometimento do nível de consciência.[2,3]

Na 10ª edição do SAVT, o valor do Excesso de Base da gasometria arterial foi adicionado a esta classificação, sendo maior que –2 mEq/L na classe I, entre –2 mEq/L e –6 mEq/L na classe II, entre –6 mEq/L e –10 mEq/L na classe III e menor que –10 mEq/L na classe IV.[3]

O tratamento do doente em choque hemorrágico se baseia em dois princípios: controle da hemorragia e reposição volêmica. A reanimação volêmica agressiva não substitui o controle da hemorragia. Portanto, o foco de sangramento deve ser identificado e controlado (se possível) já na sala de admissão (Tabela 20.2). A busca pelo foco de hemorragia se inicia pela avaliação do mecanismo de trauma. Nos ferimentos penetrantes, o local de entrada direciona o foco mais provável de hemorragia. Nos traumas fechados, a identificação pode ser mais difícil. Devemos procurar por hemorragia externa, foco hemorrágico torácico (hemotórax), abdominal, retroperitoneal, subcutâneo (grandes desluvamentos, fechados) ou osteomuscular.

Algumas vezes, os ferimentos de couro cabeludo podem sangrar bastante, principalmente se a artéria temporal for acometida. O sangramento para o tórax teria sido, provavelmente, identificado no item B, e a drenagem de tórax, realizada. O sangramento abdominal é de difícil diagnóstico clínico, pois muitas vezes não há dor abdominal ou sinais de irritação peritoneal. Exames complementares como a lavagem peritoneal diagnóstica (LPD) ou o *Focused Assessment Sonography for Trauma (FAST)* podem ser empregados para a identificação de sangramento abdominal. Avalia-se a presença de fraturas em ossos longos, que podem ser focos importantes de hemorragia. Estima-se que o sangramento de uma fratura de fêmur possa alcançar até 1.500 mL, e o de uma fratura em perna ou braço, até 750 mL.[2,3] Outra fonte importante a ser pesquisada são as hemorragias retroperitoneais, representadas pelas lesões renais e o sangramento associado às fraturas de pelve. Dependendo do tipo, uma fratura pélvica complexa pode ser causa de morte por hemorragia, principalmente na presença de instabilidade horizontal (fraturas tipo *open book*) ou vertical (fraturas tipo *Malgaigne*). Portanto, aplica-se força sobre as cristas ilíacas e, na presença de dor e/ou instabilidade, uma fratura deve ser suspeitada. Não devemos repetir o exame, sob risco de piorar o sangramento. Como a maioria dos pacientes com lesões renais complexas apresentam hematúria, a passagem de sonda vesical de demora (uma vez excluída a possibilidade de lesão traumática de uretra) pode auxiliar no diagnóstico, para avaliar o aspecto da urina.

A compressão direta é a primeira opção para hemostasia nos pacientes com hemorragia externa. Há situações em que o sangramento em membros põe em

Tabela 20.2
Opções de investigação e tratamento para os focos hemorrágicos mais frequentes.

Local	Problema	Diagnóstico	Tratamento
Externo	Lesões de pele, fáscia, musculatura e vasos Fraturas expostas Amputações traumáticas	Inspeção Mecanismo de trauma	Compressão manual Suturas hemostáticas Torniquete Amputação Insuflação de balão da sonda Foley
Tórax	Hemotórax	Diminuição murmúrio vesicular Macicez à percussão Radiografia de tórax FAST	Drenagem torácica Toracotomia
	Lesão de vasos mediastinais (tamponada)	Mecanismo de trauma Múltiplas fraturas em tórax Ferimentos mediastinais Radiografia de tórax	Angiografia Toracotomia
	Ferimento cardíaco	Ferimento precordial Abafamento de bulhas Estase jugular Hipotensão arterial FAST	Pericardiocentese Toracotomia
Cavidade peritoneal	Hemoperitônio	Mecanismo: indicadores de lesão Ferimentos penetrantes Distensão abdominal Dor abdominal Lavagem peritoneal diagnóstica FAST	REBOA Laparotomia exploradora
Retroperitônio	Fraturas de pelve	Dor a mobilização da pelve Instabilidade da bacia Radiografia de pelve	Imobilização pélvica Fixação externa precoce Angiografia e embolização REBOA Tamponamento preperitoneal
	Lesões renais	Hematúria	Angiografia e embolização Laparotomia exploradora
	Lesões vasculares	Diminuição pulso femoral Ferimentos penetrantes	Angiografia Laparotomia exploradora
Membros	Fraturas Lesões vasculares	Desvio Dor Hematoma Crepitação Perda funcional Ferimentos penetrantes	Alinhamento membro Imobilização do membro

risco a vida, como nos casos de amputações traumáticas ou fraturas expostas graves múltiplas. Nesses casos, se recomenda a utilização judiciosa de garroteamento do membro (torniquete). A insuflação do balão da sonda de Foley pode conter hemorragia externa originada em ferimentos penetrantes. O alinhamento e a estabilização das fraturas de ossos longos é um passo importante para o controle do sangramento. A hemorragia retroperitoneal das fraturas de pelve com instabilidade mecânica pode ser limitada com a aplicação de algum dispositivo para restaurar o volume pélvico, p. ex. o envolvimento da mesma com lençol, talafix® ou outro dispositivo comercial (Figura 20.5).

A reanimação por insuflação de balão na aorta por via endovascular, tradicionalmente introduzido com punção da artéria femoral, tem sido utilizada para o controle da hemorragia "não compressível" de tronco (*Ressuscitative Endovascular Ballon Oclusion of the Aorta- REBOA*).[3] A aorta pode ser dividida em três regiões: zona I cranialmente ao tronco celíaco, zona II entre este e a saída da artéria mesentérica inferior, e zona III abaixo da saída deste vaso. O balão é insuflado na Zona I na suspeita de hemorragia abdominal e na zona III nas hemorragias pélvicas (frequentemente associadas a fraturas complexas da pelve). Os estudos demonstram que as complicações (trombose e lesão

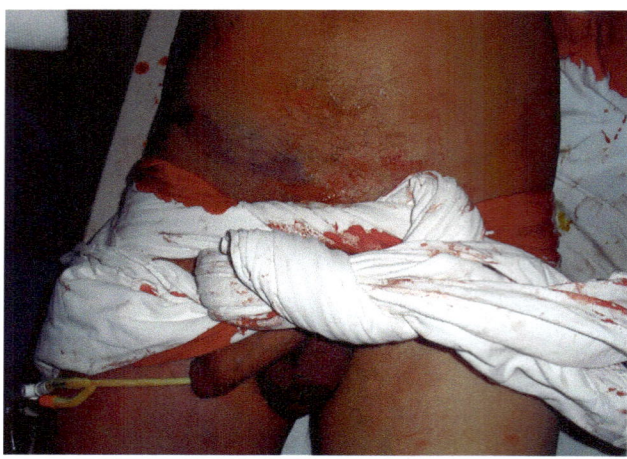

FIGURA 20.5 – Imobilização pélvica com lençol nos casos de instabilidade pélvica ao exame físico. Observe o lençol colocado na altura do trocanter maior do fêmur. Importante não fechar a pelve em excesso, pois pode haver piora do sangramento e ruptura de ligamentos. Se houver pinças de campo (Backhaus) as mesmas podem segurar lençol sem a necessidade de aplicação do nó. Fonte: arquivo pessoal do autor.

vascular) na via de acesso são mais frequentes se o calibre desse cateter é maior (14F), e opções de menor diâmetro estão sendo mais usadas (7F). Contudo, em casos bem selecionados, essa estratégia tem mostrado bons resultados e vem ganhando adeptos.

O segundo pilar do tratamento do choque hemorrágico é a reposição volêmica, indicada nos traumatizados com sinais de hipoperfusão tecidual. Deve ser realizada com jelcos calibrosos (14, 16 ou 18) em membros superiores (se possível).[3] No momento da punção venosa, deve ser colhida amostra para tipagem sanguínea e exames complementares. Se não houver possibilidade de punção venosa, uma flebotomia deve ser realizada. A punção de veias centrais para passagem de cateteres na sala de admissão traz um risco elevado de iatrogenias, além de não oferecer um fluxo adequado para a infusão rápida de volume. O procedimento mais rápido é a dissecção da veia safena magna anteriormente ao maléolo interno. Outras opções são as veias basílica, cefálica ou braquial em membros superiores. Se houver material adequado, há possibilidade de puncionar a veia femoral pela técnica de *Seldinger*, com passagem de um fio guia e cateter de grosso calibre. A infusão intraóssea é uma opção rápida e segura que vem ganhando adeptos.[2,3]

Há ainda muitas questões a serem respondidas sobre a reposição volêmica em traumatizados. O debate na utilização de cristaloides *versus* coloides vem diminuindo, com evidências sugerindo a utilização de cristaloides inicialmente.[19-21] A utilização de cristaloides isotônicos tem resultados comparáveis aos coloides, com custo e reações transfusionais menores.[19-21] Outras opções previamente testadas, como o Ringer-piruvato e a solução salina hipertônica,[22-26] não ganharam suporte de literatura. Em nosso país, vários estudos demonstraram a eficácia da reposição de solução salina hipertônica (NaCl 7,5%) em recuperar rapidamente as condições hemodinâmicas no choque hemorrágico experimental e clínico.[23,24] Essa solução também apresenta outras vantagens, principalmente na área de resposta imunológica.[25,26] Contudo, dois estudos prospectivos comparando a reanimação inicial com solução hipertônica e a normalmente utilizada não demonstraram vantagens, o que diminuiu muito seu papel no cenário.[27,28]

O curso SAVT, 10ª edição, sugere que a infusão inicial de cristaloides isotônicos (ringer lactato) seja limitada a 1 litro, sempre aquecido a 39°C. Há suficiente evidência na literatura que suporta a decisão de limitar o uso deste tipo de solução. Apenas um terço do volume infundido ficará na circulação, sendo que os outros dois terços causarão edema e síndrome compartimental. A coagulopatia pode se agravar pela hemodiluição e pela hipotermia de soluções não aquecidas. Além disso, a infusão endovenosa de grandes volumes de cristaloides isotônicos estimula a resposta inflamatória e ativa os neutrófilos. É também prejudicial nos casos de contusões pulmonares e trauma cranioencefálico por aumentar o líquido intersticial, o que piora a função pulmonar e aumenta a pressão intracraniana.[2,3,5,6,16,21]

A indicação de reposição de concentrados de hemácias varia de acordo com vários aspectos. Segundo o curso SAVT 10ª ed., as transfusões seriam indicadas nos pacientes nas classes III e IV de hemorragia. O objetivo do tratamento do choque hemorrágico é restaurar a oferta de oxigênio aos tecidos e, para isso, além de expandir a volemia, precisamos do transporte de oxigênio feito pelas hemácias. Apenas assim reverteremos a acidose metabólica. O uso de drogas vasoativas para elevar a pressão arterial não está indicada como regra, mas pode ser utilizada em algumas situações.[29]

Há três possibilidades para transfusão de concentrados de hemácias: tipo O-negativo, tipo-específico e com prova-cruzada. Se houver risco iminente de vida, usa-se pelo menos as primeiras unidades de tipo O (obrigatoriamente O negativo em mulheres), enquanto as demais bolsas são testadas para tipo específico e prova cruzada. Se a condição do paciente não for crítica, preferencialmente se indicam concentrados de hemácias tipo específico e com prova cruzada, para diminuir o risco de reações transfusionais.

Atualmente sabe-se que os traumatizados em choque hemorrágico desenvolvem coagulopatia precocemente, por várias causas. O seu tratamento deve ser iniciado prontamente, com o que denominamos "reanimação hemostática" ou "*Damage Control Resuscitation*", a qual envolve alguns princípios:[30,31,32]

- Prioridade no controle do foco hemorrágico.
- Prioridade no controle da hipotermia.
- Restrição no volume de cristaloides isotônicos.
- Foco na reanimação com objetivos (*endpoints*) definidos (excesso de base e lactato arterial).
- Evitar reanimação com grande volume antes da hemostasia (hipotensão permissiva), quando não houver contraindicações.
- Indicação precoce de concentrados de hemácias.
- Início precoce do tratamento da coagulopatia com reposição de plasma fresco, plaquetas, crioprecipitado (fibrinogênio) e ácido tranexâmico.

Esta última parte é a mais controversa no momento, pois a reposição de plasma, plaquetas, crioprecipitado e ácido tranexâmico pode ser feita de duas formas: guiada por tromboelastograma ou empiricamente, com protocolos de reanimação que utilizam relações preestabelecidas entre o número de concentrados de hemácias e os demais componentes. Por exemplo: 1 CH:1 PF, 2CH:1PF, 1CH:1PF:1PLQ, ou mesmo 2CH:1PF:1PLQ. Os gatilhos para ativação desse protocolo também variam de acordo com a instituição, podendo ser empírico ou baseado em escores como o *Shock Index* ou ABC Score.[33]

A utilização empírica do ácido tranexâmico é indicada no estudo CRASH-2, que demonstrou maior sobrevivência nos traumatizados em choque que receberam 1g EV até 3 horas do trauma, em comparação aos demais.[32] O ponto em que não há discussão é a necessidade de cada serviço estabelecer um protocolo de transfusão em doentes com hemorragia potencialmente letal (*massive hemorrhage*), de acordo com as características específicas locais.

No modelo atual, a reanimação em pacientes com hemorragia potencialmente letal se inicia com a infusão de concentrados de hemácias tipo O (negativo se sexo feminino), associado a plasma fresco AB (disponibilizado em forma líquida). Esses hemocomponentes devem estar prontamente disponíveis na admissão e serão utilizados até que a correta tipagem seja realizada. Se o sangramento persiste, o protocolo de transfusão é ativado, e as transfusões passam a ser de tipo específico com prova cruzada.

Um consenso sobre reanimação volêmica em vítimas de trauma em choque foi apresentado por membros do Colégio Brasileiro de Cirurgiões, durante o Congresso de 2015. É uma revisão extensa, que traz os detalhes deste tema ainda em discussão.[34]

a) O próximo passo no tratamento do traumatizado está na dependência da resposta hemodinâmica à reanimação volêmica. Três situações podem acontecer. Recuperação dos parâmetros hemodinâmicos. O doente permanece hemodinamicamente normal após a reposição inicial. Neste caso, devemos ter em mente que, provavelmente, houve sangramento, e as causas possíveis devem ser pesquisadas.

b) Recuperação transitória dos parâmetros hemodinâmicos. Neste caso, após atingir o *status* de hemodinamicamente normal, há nova deterioração dos dados vitais. Esse sinal nos alerta para a possibilidade de haver sangramento ativo. Os possíveis focos hemorrágicos devem ser investigados prontamente, na sala de emergência. Mais líquido deve ser infundido, sendo frequentemente necessária a transfusão de concentrados de hemácias.

c) Ausência de recuperação hemodinâmica. O doente permanece hemodinamicamente anormal. Há três possibilidades: sangramento ativo de grande monta, reposição inadequada de líquidos e causa não hemorrágica de choque. Comentaremos a seguir esses casos.

Se houver hemorragia grave e ativa, muitas vezes a hemostasia só será possível em centro cirúrgico, por meio de toracotomias, laparotomias, reparos vasculares ou amputações. O reconhecimento dessa situação deve ser precoce, e o doente encaminhado prontamente para uma "reanimação" em sala operatória, sem a realização de exames complementares. Nesses casos, o controle da hemorragia é prioritário, e outros problemas concomitantes devem ser resolvidos posteriormente. As vítimas de trauma penetrante em tronco admitidas com hipotensão arterial são exemplos desta situação.

Quando a perda volêmica é muito grande, a reposição inicial não é suficiente. São exemplos os doentes com múltiplas lesões associadas e fraturas complexas de bacia. Frequentemente, há necessidade de protocolo de reanimação "hemostática" descrita anteriormente.

Uma terceira possibilidade a ser considerada é uma causa não hemorrágica de choque. Avalia-se a possibilidade de pneumotórax hipertensivo pela ausculta do tórax. O acúmulo de sangue no saco pericárdico pode dificultar a entrada de sangue no coração, diminuindo a pré-carga, o que é conhecido como tamponamento cardíaco. É mais frequente em vítimas de trauma penetrante e pode ser reconhecido pela tríade de *Beck*: hipotensão arterial, estase jugular e abafamento de bulhas cardíacas à ausculta. O complexo QRS pode estar com amplitude diminuída. Atualmente, dispomos do *FAST* para a investigação da presença de líquido no pericárdio na sala de emergência. O tratamento temporário proposto é a punção de *Marfan* (pericardiocentese), até que a toracotomia seja possível. Inicia-se com a monitoração cardíaca e, com uma agulha longa, punciona-se o ângulo entre o processo xifoide e a reborda costal esquerda, com angulação de 45° com a pele, direcionando-se a agulha para o ombro esquerdo. Essa conduta é controversa, uma vez que se um cirurgião treinado estiver disponível na sala de emergência, provavelmente uma toracotomia de emergência teria melhores resultados que a punção. Devido às possíveis iatrogenias, consideramos a punção de *Marfan* como uma conduta que deve ser realizada apenas por pessoas treinadas, em pacientes *in extremis* e guiada por ultrassom.

As lesões cardíacas por trauma fechado também podem se manifestar com hipotensão arterial (contusões miocárdicas ou mesmo lesões internas) por diminuição do débito cardíaco. Em alguns casos, são observadas arritmias e/ou alterações de repolarização no eletrocardiograma. Eventualmente, há sinais de insuficiência cardíaca como estertores crepitantes e estase jugular. O *FAST* ajuda no diagnóstico diferencial com tamponamento cardíaco. O tratamento é selecionado a cada caso e envolve um suporte clínico em terapia intensiva.

O choque neurogênico ocorre pela perda do tônus simpático, determinando vasodilatação e bradicardia. É observado nas lesões raquimedulares altas e em estágios terminais de trauma cranioencefálico. É reconhecido pela presença de hipotensão arterial associada a extremidades coradas e ausência de taquicardia. O tratamento é a reposição volêmica, e, caso seja necessária, a utilização de drogas vasoativas. É importante ressaltar que mesmo os doentes com trauma raquimedular podem ter hemorragia interna oculta, e a presença do déficit neurológico não assegura o diagnóstico de choque neurogênico. Também é oportuno lembrar que o trauma cranioencefálico não deve ser considerado como causa de choque até que a possibilidade de hemorragia tenha sido descartada.

Uma vez que o estado hemodinâmico tenha sido avaliado, os possíveis focos de hemorragia identificados, as manobras para hemostasia tomadas e a infusão volêmica iniciada, passa-se para a próxima prioridade, a avaliação neurológica.

D: Neurológico (*Disability*)

Nesta etapa, a ameaça é a hipertensão intracraniana.[2,3,5,6] A herniação do uncus resultante comprime o tronco encefálico, determinando alterações no sistema nervoso autônomo que põem em risco a sobrevivência. Realiza-se um "miniexame" neurológico com objetivo de identificar potenciais candidatos a descompressão cirúrgica de lesões intracranianas focais. São avaliados o nível de consciência, as pupilas e a resposta motora. Doentes com diminuição do nível de consciência, com anisocoria e/ou sinais de localizatórios são considerados como portadores de lesões focais de tratamento cirúrgico até que seja provado o contrário.

O tratamento é evitar a injúria secundária, bem como acelerar a realização de tomografia computadorizada de crânio e a avaliação neurocirúrgica. Entende-se por injúria neurológica secundária aquela causada por hipóxia, hipercarbia, anemia e/ou hipotensão arterial. Portanto, o tratamento ideal é assegurar a reanimação feita até o momento, mantendo oxigenação, ventilação e perfusão tecidual adequados. A realização da tomografia de crânio deve ser a prioridade, em conjunto com a avaliação neurocirúrgica. Caso sejam constatadas lesões de tratamento operatório, o doente deve ser encaminhado ao centro cirúrgico para a descompressão sem atraso.

Uma vez que seja realizada a avaliação neurológica, passamos para a próxima fase.

E: Exposição e controle da hipotermia

Neste momento o doente deve ser totalmente despido para exame físico. A hipotermia é uma ameaça à vida em traumatizados, não apenas pelas alterações de condução cardíaca, mas principalmente pela acidose metabólica e coagulopatia que determina. Portanto, todas as medidas na tentativa de evitá-la são prioridade. Aquecimento da sala de emergência, uso de cobertores, utilização de soluções aquecidas a serem infundidas são algumas das possibilidades.

Se o dorso não foi ainda avaliado, devemos proceder com a rotação em bloco do paciente, tomando-se o cuidado para não mobilizar a coluna vertebral. Para tanto, são necessárias três pessoas para a rotação e uma para a avaliação da região posterior. Enquanto uma pessoa imobiliza a coluna cervical e comanda verbalmente os passos do movimento, outras duas executam o rolamento (Figura 20.6). O médico restante realiza a palpação da coluna vertebral e a procura ativa de orifícios de projéteis de arma de fogo ou outros ferimentos. O toque retal pode ser realizado nesta oportunidade, sendo avaliada a ampola retal, presença de sangue ou espículas ósseas e, nos homens, a próstata.

Como princípio, objetos (armas, fragmentos metálicos, flechas etc.) impactados não devem ser removidos na sala de emergência, pois há risco de destamponar um foco hemorrágico, causar lesões adicionais ou mesmo agravar as já existentes. Neste caso, exames complementares devem ser realizados e, uma avaliação cirúrgica, solicitada.

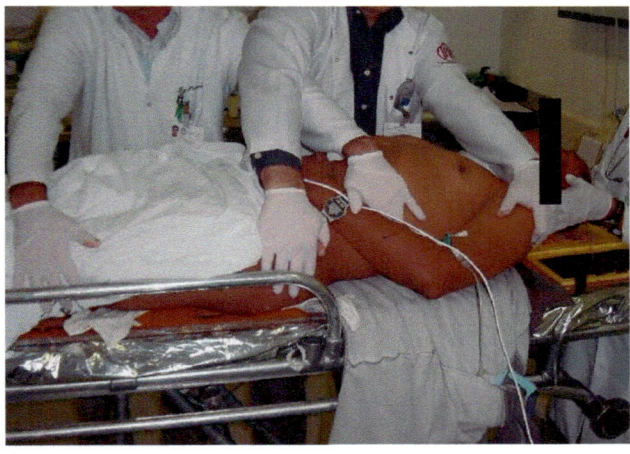

FIGURA 20.6 – *Posicionamento da equipe para realizar o rolamento do paciente em bloco. Fonte: arquivo pessoal do autor.*

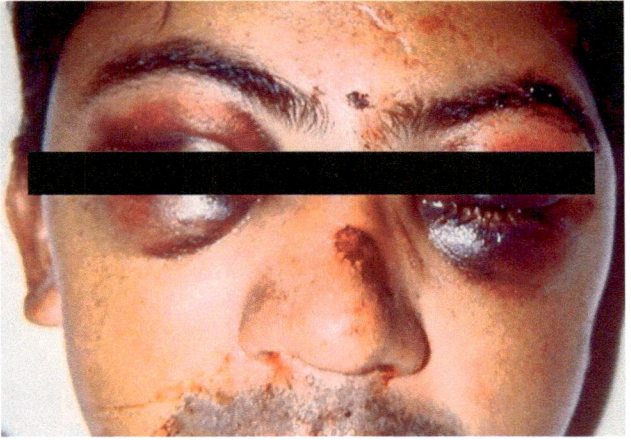

FIGURA 20.7 – *Fratura de base de crânio: equimose periorbitária. Fonte: arquivo pessoal do autor.*

Medidas complementares à avaliação primária

Consideramos adjuntos da avaliação primária a sondagem gástrica e vesical, a monitoração cardíaca e o oxímetro de pulso, além dos exames descritos a seguir. As radiografias de tórax e pelve na sala de trauma nos fornecem informações importantes e que podem não estar aparentes no exame físico, como alargamentos de mediastino sugerindo lesões de vasos mediastinais, hérnias diafragmáticas ou mesmo fraturas de pelve. Nos doentes em choque, a gasometria arterial pode nos fornecer dados sobre a classe de hemorragia e a efetividade da reanimação volêmica. O eFAST é o exame ultrassonográfico na sala de trauma que tem por objetivo, além de identificar líquido livre em abdome e saco pericárdio como o FAST, também pesquisar a presença de hemotórax e pneumotórax.[35] Não substitui radiografias de tórax, mas pode acrescentar informações importantes.

A sondagem nasogástrica está contraindicada na suspeita de fraturas de base de crânio pelo risco de penetração da sonda no encéfalo durante a introdução da mesma pela narina. Os sinais clínicos que indicam fraturas em base de crânio são otorragia, nasoliquorreia (perda de líquor pelo nariz), otorragia (perda de sangue pelo ouvido), equimose periorbital (sinal do guaxinim) (Figura 20.7), equimose retroauricular (sinal de *Battle*), fraturas graves na face e paralisia do VII e/ou VII nervos cranianos. Nesta eventualidade, a passagem da sonda deve ser reservada aos indivíduos com diminuição do nível de consciência, por via orogástrica. A sonda vesical de demora está contraindicada nos casos de suspeita de ruptura traumática de uretra, pelo risco de piorar a lesão já existente e/ou formação de falso trajeto. Os sinais clínicos são uretrorragia, equimose perineal, peniana ou de bolsa escrotal (Figura 20.8). A realização de uma uretrografia dá o diagnóstico e orienta a conduta.

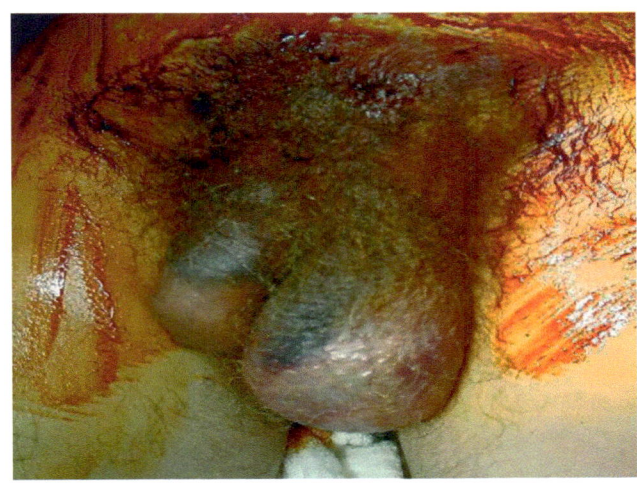

FIGURA 20.8 – *Equimose peniana e perineal associada à lesão uretral. Fonte: arquivo pessoal do autor.*

Reavaliação

Em qualquer momento, se algum problema for identificado, reinicia-se novamente a avaliação pelo A, checando todos os passos e condutas tomados. Ao término da avaliação primária/reanimação, o doente deve, então, ser reavaliado novamente. O trauma é uma doença extremamente dinâmica, e podem ocorrer alterações em quadro clínico, como evolução de pneumotórax simples para hipertensivo. Caso o doente esteja estável do ponto de vista respiratório e hemodinamicamente normal, podemos dar início à avaliação secundária.

Avaliação secundária

A avaliação secundária diz respeito a uma fase em que o traumatizado se encontra estável, o que permite um exame minucioso de todos os segmentos corporais, exame neurológico e perineal, bem como a realização de exames complementares em ambiente externo à sala de admissão.[2,3]

História AMPLA

Neste momento devemos conversar com o doente, com os familiares e com a equipe do atendimento pré-hospitalar para conseguir o máximo de informações. O recurso mnemônico utilizado é a história AMPLA.

- **A** (*Alergias*): eventuais reações alérgicas a medicamentos que o doente já teve.
- **M** (*Medicações*): medicações em uso.
- **P** (*Passado médico*): passado médico e doenças associadas.
- **L** (*Líquidos e alimentos ingeridos*): última refeição ou alimentação antes do trauma.
- **A** (*Ambiente*): informações sobre o ambiente do trauma.

São importantes estas informações principalmente em doentes idosos, em que as doenças associadas são frequentes. Uso de ácido acetilsalicílico (AAS) ou anticoagulantes orais pode agravar quadros hemorrágicos. Uso de betabloqueadores, bloqueadores de canal de cálcio ou mesmo marcapasso podem influenciar na resposta hemodinâmica à hemorragia. Doenças associadas podem alterar o curso de tratamento ou mesmo chamar atenção para situações específicas relacionadas ao passado mórbido. A última refeição dá ideia do estado de plenitude gástrica, que deve ser levado em consideração antes da realização de certos exames ou procedimentos operatórios. Dados de temperatura e umidade do ambiente em que houve o trauma podem chamar a atenção para a hipotermia ou mesmo auxiliar a compreensão do mecanismo de trauma.

Mecanismo de trauma

O mecanismo de trauma é a "anamnese" do traumatizado. A utilização adequada das informações quanto ao mecanismo dá a oportunidade de diagnosticar lesões graves antes mesmo de suas manifestações iniciais.[8]

Devemos chamar a atenção para a identificação de traumatizados com risco para lesões graves. Este grupo é muito amplo, mas podemos citar como exemplo:

- Os que foram vítimas de acidentes automobilísticos com grande deformidade do veículo, especialmente se estiverem sem cinto de segurança.
- Os ejetados para fora do veículo.
- Os envolvidos em acidentes com morte no local.
- Atropelamentos.
- Motociclistas, especialmente sem o uso de capacete.
- Vítimas de quedas de mais de 2 metros de altura.
- Vítimas de ferimentos penetrantes em tronco.

Muitas vezes não há manifestações clínicas, mas pelo mecanismo podemos inferir o risco e tomar as medidas necessárias. Podemos acrescentar situações específicas, como o trauma nos extremos de idade ou na presença de doenças associadas. As fraturas ósseas chamam a atenção para lesões em segmentos específicos e frequentemente direcionam a investigação (Tabela 20.3).

É de grande importância observar se o trauma foi fechado ou penetrante, pois os exames complementares e conduta são, muitas vezes, diferentes. No trauma fechado, frequentemente vários segmentos corporais estão envolvidos. Podemos encontrar um doente com trauma cranioencefálico grave, suspeita de lesão raquimedular, hemotórax, lesão de baço e fratura exposta em membro inferior, p. ex.. Há competição de prioridades.

Há características específicas para cada mecanismo de trauma.[36] Aparentemente, os mecanismos com maior frequência e gravidade de lesões são os atropelamentos e as quedas de altura. Ambos têm em comum o fato de a troca de energia ser diretamente entre o corpo e o agente agressor, corroborando com a maior letalidade nesses grupos. Os ocupantes de veículos automotores de quatro rodas apresentaram maior frequência e gravidade de lesões em segmento torácico, provavelmente associados a desaceleração e impacto direto sobre o tórax. As vítimas de atropelamentos têm lesões graves em vários segmentos corporais, principalmente o trauma cranioencefálico. Os motociclistas tiveram maior frequência e gravidade de lesões em extremidades (fraturas expostas de membros inferiores) e menor frequência e gravidade

Tabela 20.3
Possibilidade de lesões associadas às diferentes fraturas.

Local da fratura	Lesão a ser pesquisada
Crânio: calota	Hematomas/contusões cerebrais
Crânio: base	Fístulas liquóricas
Coluna cervical	Artéria vertebral e carótida
Coluna vertebral	Coluna vertebral (outra)
Costelas (1º a 3º arcos)	Lesões mediastinais
Costelas (4º a 9º arcos)	Tórax flácido, contusão pulmonar, hemopneumotórax
Costelas (10º a 12º arcos)	Lesões abdominais (fígado, baço e rins)
Esterno	Trauma cardíaco fechado
Vért. lombares: proc. transverso	Lesões retroperitoneais (pâncreas, duodeno e rins)
Vértebras: fratura de Chance	Lesões vísceras ocas (delgado, cólon) e mesentério
Pelve	90% com lesões associadas Outras fraturas Lesões abdominais, principalmente bexiga Lesão de uretra posterior
Úmero: supracondiliana	Artéria braquial
Fêmur: diáfise	Artéria femoral superficial
Joelho: com luxação posterior	Artéria poplítea

das lesões em segmento cefálico (possivelmente pelo uso de capacete). As vítimas de queda de altura tiveram maior frequência de fraturas de pelve e trauma raquimedular. Os que sofreram agressões físicas tiveram o segmento cefálico mais atingido que os demais, com maior incidência de fraturas nesta região. As vítimas de quedas de mesmo nível (da própria altura) são de maior faixa etária e com maior gravidade das lesões intracranianas.[36]

Já em ferimentos penetrantes, as lesões são, usualmente, restritas a um ou dois segmentos corporais. Portanto, em um ferimento por projétil de arma de fogo em parede torácica, podemos encontrar lesões torácicas, abdominais ou cervicais. Contudo, se houver múltiplos ferimentos, esse raciocínio é inválido. Deve-se lembrar que os ferimentos por projéteis de arma de fogo podem causar danos pela lesão direta pelo projétil (cavitação permanente), pela deformação tecidual secundária à passagem (cavitação temporária) e pela formação de projéteis secundários (fragmentos ósseos ou fragmentação do projétil). A magnitude das lesões está na dependência principalmente da velocidade do projétil e, em menor importância, da massa do mesmo. Devemos considerar todas as vítimas de ferimentos penetrantes em tronco, pescoço e cabeça como de alta chance de ter lesões graves, mesmo na ausência de sintomas.

É também neste momento que podemos já identificar sinais de abuso físico, moral ou psicológico a vulnerável (idoso, mulher ou criança).[2,3]

Quando a descrição do mecanismo não tem relação com as lesões encontradas e com a sua gravidade, devemos levantar a possibilidade de maus tratos. Observar lesões em diferentes estágios de evolução, associação de queimaduras e sinais de amarradura de punhos e tornozelos.

Segmento cefálico

- **Anamnese:** são sintomas importantes a perda de consciência, presença de vômitos, cefaleia, amnésia, desorientação e convulsões. A escala de coma de Glasgow pode ser calculada neste momento.
- **Inspeção:** observa-se a presença de sinais e trauma direto, como sangramento externo, feridas e hematomas, pois são indício de uma possível lesão interna. Os sinais de fraturas de base de crânio, já citados anteriormente, devem ser pesquisados, principalmente a rinoliquorreia, otorragia, otoliquorreia, sinal de Battle (equimose retroauricular) e equimose periorbital.

Avalia-se o globo ocular, a presença de lentes de contato (para serem retiradas) e lacerações locais. Inspeciona-se a cavidade oral e nasal, a presença de feridas e o estado dos dentes. Fraturas expostas de mandíbula podem passar despercebidas em doentes inconscientes. Ferimentos por projéteis de arma de fogo podem ser de difícil identificação, especialmente na área de couro cabeludo. Algumas vezes pode-se observar saída de massa encefálica pelo ferimento.

- **Palpação:** palpa-se o crânio à procura de sangramento, feridas, orifícios, crepitação, afundamentos e dor (nos doentes conscientes). Os ossos da face devem ser palpados com atenção, pois a falha no diagnóstico de fraturas não é infrequente.
- **Exames complementares:** a tomografia computadorizada deve ser empregada com liberalidade na avaliação de doentes com trauma constatado em região cefálica. Há lesões graves, por vezes cirúrgicas, que não se manifestam inicialmente com sinais neurológicos, como em alguns casos de hematomas epidurais. Essa lacuna entre o trauma e a manifestação neurológica é conhecida como "intervalo lúcido". A radiografia simples de crânio é um exame pouco sensível na identificação de lesões importantes e não é o padrão ouro para a investigação. Há escores como o NEXUS II e as Regras Canadenses para indicação de tomografia de crânio em pacientes com TCE leve, auxiliando nesta decisão.

Segmento cervical

- **Anamnese:** é importante pesquisar a presença de respiração ruidosa, estridor, cornagem, hemoptise e alteração na voz para o diagnóstico de lesões em laringe. A dor a deglutição sugere lesões faringoesofágicas, principalmente em ferimentos penetrantes. A dor local é um sinal importante e merece investigação dirigida. Devemos ressaltar que a ausência de dor ou sinais neurológicos não descarta a possibilidade de lesão em coluna cervical.
- **Inspeção:** observam-se ferimentos, orifícios de projéteis de arma de fogo e hematomas. Se houver feridas, avalia-se a presença de penetração no músculo platisma, sangramento ativo, escape de ar ou saliva pelo ferimento.
- **Palpação:** o enfisema de subcutâneo é um sinal importante que pode estar associado a lesões de vias aéreas ou do tubo digestivo. Podem ser palpados hematomas ou frêmitos nas lesões

vasculares maiores. A palpação da coluna vertebral é um ponto muito importante para a avaliação da presença de fraturas ou luxações nos doentes conscientes. As fraturas de laringe podem ser reconhecidas pela dor e edema local.

- **Ausculta:** deve-se auscultar o pescoço à procura de sopros sistólicos ou contínuos que podem estar presentes nas lesões vasculares.
- **Exames complementares:** os exames devem ser direcionados pela suspeita clínica. A tomografia computadorizada *multislice* trouxe vantagens na avaliação destes doentes, visto que apenas com este exame podemos avaliar de uma maneira adequada os órgãos cervicais mais importantes e, se indicado, também realizar a angiotomografia. Em ferimentos penetrantes, cabe ressaltar que a investigação de lesões em faringe e esôfago é mais complexa. Nestes casos, se emprega a endoscopia digestiva e, caso necessário, o exame radiológico contrastado. A fibroendoscopia também pode ser utilizada para a investigação de lesões em vias aéreas. Nos casos em que a angiotomografia não estiver disponível, a angiografia pode ser empregada para a avaliação de lesões em vasos cervicais.

As fraturas de coluna podem ser avaliadas pelas radiografias simples em anteroposterior, lateral e transoral, por tomografia computadorizada ou por ressonância nuclear magnética. A indicação de exames de imagem pode ser guiada por escores tipo NEXUS ou Regras Canadenses, auxiliando o socorrista nesta decisão. Deve-se lembrar a possibilidade de lesões cerebrovasculares em doentes assintomáticos (lesões de aa. carótidas ou vertebrais). A pesquisa dessas lesões deve ser ativa nos doentes de maior risco (fraturas de coluna cervical com envolvimento do canal vertebral, paciente em coma sem lesão intracraniana identificada, mecanismo de extensão cervical etc.)

Segmento torácico

- **Anamnese:** queixas de dispneia, dor torácica e hemoptise são significativas.
- **Inspeção:** observa-se a expansibilidade torácica. Nos casos de pneumotórax ou hemotórax, a expansibilidade pode estar diminuída no lado acometido. A respiração paradoxal, já citada, se relaciona com fraturas de costelas e contusão pulmonar. Pode-se também notar a traumatopneia pela entrada e saída de ar através de ferimento de parede torácica. Os ferimentos penetrantes podem ser classificados de acordo com sua localização, dando indícios dos órgãos possivelmente lesados e os exames complementares a serem realizados.
- **Palpação:** palpa-se o tórax na pesquisa de enfisema de subcutâneo, dor e crepitação sobre as costelas.
- **Percussão:** a percussão torácica é muito importante em trauma. O timpanismo nos indica a presença de pneumotórax. A macicez está associada aos hemotórax, atelectasias e hérnias diafragmáticas.
- **Ausculta:** outro ponto de atenção deve ser a ausculta de campos pulmonares. Diminuição unilateral de murmúrio vesicular pode estar presente em doentes com pneumotórax, hemotórax, atelectasia e hérnias diafragmáticas. Roncos podem chamar a atenção para a possibilidade de aspiração. A presença de ruídos hidroaéreos em tórax pode indicar a presença de ruptura diafragmática e herniação do conteúdo abdominal para o tórax.
- **Exames complementares:** a radiografia de tórax é de grande valor. Pode complementar as informações colhidas no exame físico, bem como chamar atenção para possibilidade de lesões graves que são minimamente sintomáticas (alargamentos de mediastino em suspeita de lesão de aorta). No trauma fechado, a tomografia computadorizada *multislice* tem sua principal indicação nas suspeitas de ruptura de aorta torácica e de grandes vasos mediastinais. A TC também é importante na suspeita de hérnias diafragmáticas. No trauma penetrante, a investigação complementar estará na dependência do provável trajeto do projétil ou instrumento perfurocortante. Em ferimentos precordiais, o ecocardiograma, *FAST* ou janela pericárdica podem ser empregados nos doentes estáveis. Nos ferimentos penetrantes de transição toracoabdominal, a identificação de perfurações em diafragma só é possível com a utilização de videolaparoscopia ou videotoracoscopia. Nos ferimentos que penetram ou transfixam o mediastino, a tomografia *multislice* nos dá informações sobre o trajeto do projétil e, dessa forma, indicaremos angiografia, endoscopia digestiva e/ou respiratória.

Segmento abdominal e pélvico

- **Anamnese:** queixas de dor abdominal, vômitos, hematêmese, enterorragia e/ou hematúria são indicativas de lesões abdominais.
- **Inspeção:** observa-se a presença de escoriações, equimoses e/ou hematomas na parede abdominal, que são indicadores de lesão interna. O "sinal do cinto de segurança" está associado a lesões de vísceras ocas e de coluna vertebral (Figura 20.9).

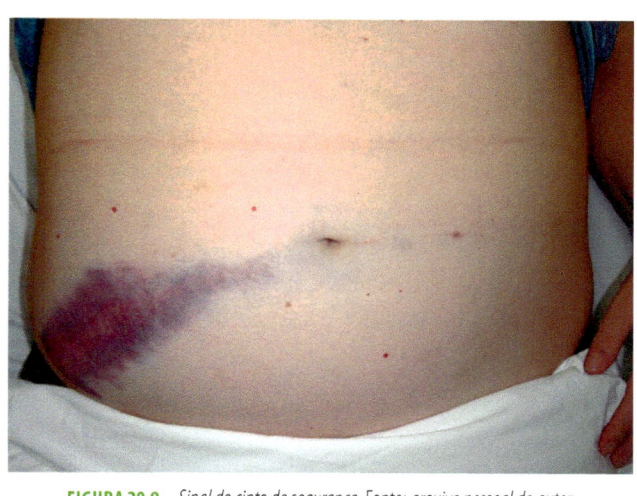

FIGURA 20.9 – *Sinal do cinto de segurança. Fonte: arquivo pessoal do autor.*

Ferimentos e orifícios de projéteis de arma de fogo em parede anterior de abdômen são associados a alta possibilidade de penetração na cavidade peritoneal. Há a possibilidade de haver herniação das vísceras por ferimentos na parede abdominal. Deve-se observar o períneo, na busca ativa de soluções de continuidade na pele, vagina ou ânus. O priapismo pode indicar a presença de trauma raquimedular. A equimose em bolsa escrotal pode indicar lesão de uretra ou sangramento retroperitoneal.

- **Palpação:** sinais de peritonite como defesa ou contratura são altamente indicativos de lesões em vísceras ocas.
- **Percussão:** a percussão dolorosa também é um sinal de peritonite e chama a atenção para a possibilidade de lesões em vísceras ocas.
- **Toque retal e vaginal:** avalia-se a presença de sangue, lacerações, espículas ósseas (fraturas de bacia) e hipotonia esfincteriana (sugestiva de trauma raquimedular).
- **Exames complementares:** nos doentes com maior risco de lesões abdominais (fraturas de costelas, hemotórax, pneumotórax, fraturas de pelve, hipotensão arterial, anemia, consumo de base à gasometria arterial, sinal do cinto de segurança etc.) é necessária uma avaliação objetiva (exames de imagem).[37] O *FAST* é limitado à observação de líquido livre em peritônio e tem alto índice de falsos negativos, não sendo necessário em doentes hemodinamicamente normais. O exame ultrassonográfico abdominal completo realizado pelo radiologista tem maior sensibilidade para a identificação de lesões em fígado, baço e rins (90%), mas falha na identificação de lesões retroperitoneais e de intestino delgado.[37] A tomografia computadorizada com contraste endovenoso é o exame mais sensível e específico para avaliação do trauma abdominal. A cistografia pode ser empregada para a avaliação dos doentes com hematúria e fraturas de bacia, na suspeita de lesão de bexiga.

Devemos ressaltar que um exame físico normal não exclui a possibilidade de lesões significativas em órgãos abdominais.[37,38] Há casos em que a investigação objetiva com exames de imagem é obrigatória, mesmo na ausência de sinais evidentes de lesões abdominais, como nos doentes com trauma cranioencefálico, lesões raquimedulares, bem como nos sedados e sob intubação orotraqueal.[39] Nos doentes de alto risco assintomáticos, ainda que com exames complementares normais, não descartar totalmente a possibilidade mesmo se exame de imagem negativo. Aumento dos níveis séricos de amilase (na ausência de trauma facial), leucocitose e piora progressiva de acidose metabólica (à gasometria arterial) são indicativos de lesão abdominal não diagnosticada.

Há algoritmos publicados com objetivo de reduzir o número de exames de imagem negativos, visto que a frequência de lesões abdominais em trauma fechado é baixa. O emprego de exame físico e ultrassom abdominal completo, executado por radiologista, pode excluir a presença de lesões abdominais em um número significativo de pacientes, diminuindo a realização de tomografia de abdome.[40]

A presença de fratura de pelve está associada a lesões associadas em até 90% dos casos, sendo que em cerca de 40% dos doentes há lesões abdominais associadas.[41,42] Quanto maior a gravidade da fratura, maior a chance de haver lesões internas.

Membros

- **Anamnese:** dor, sangramento e edema são as queixas mais frequentes.
- **Inspeção:** avalia-se a presença de edema, hematomas, desvios, rotação anormal, ferimentos, sangramento externo, posição antálgica e coloração das extremidades. A perda funcional do membro é outro sinal de alerta.
- **Palpação:** nos doentes conscientes, a presença de dor a palpação é o sinal mais importante. Edema, desvios, espículas ósseas, temperatura das extremidades devem ser avaliadas. Os pulsos devem ser palpados e comparados com o lado contralateral. Manobras para pesquisar instabilidade ligamentar são obrigatórias. Dependendo do mecanismo de trauma, deve-se lembrar da possibilidade de síndrome compartimental e/ou necrose muscular (síndrome do esmagamento).

- **Exames complementares:** as radiografias simples são empregadas amplamente na pesquisa de lesões ósseas, com bons resultados na maioria dos casos. Para a avaliação arterial, pode-se empregar o Doppler ou angiografia, dependendo da situação. A tomografia computadorizada ou a ressonância nuclear magnética podem ser empregadas para alguma avaliação específica, como lesões em joelho ou fraturas de bacia com instabilidade mecânica.

Exame neurológico completo

Neste ponto deve-se realizar um exame neurológico completo, observando os fatores que não foram pesquisados até o momento. Chama-se a atenção para nível de consciência, avaliação dos pares cranianos, sensibilidade superficial e profunda, resposta motora e reflexos.

Tratamento definitivo

Uma vez feito o diagnóstico, o tratamento definitivo deve ser programado. As prioridades de tratamento seguem a regra ABCD. Um ponto importante é definir se há necessidade de tratamento operatório e qual a urgência disso.[2,3] Em trauma, algumas indicações são mais frequentes.

Vítimas de ferimentos penetrantes em tronco hemodinamicamente instáveis geralmente necessitam de tratamento operatório. As vítimas de trauma fechado com sangramento ativo que não recuperam estado hemodinâmico com reposição volêmica também são candidatos a tratamento operatório. A laparotomia está indicada nas vítimas de trauma abdominal em choque, com sinais de peritonite, hérnia diafragmática e/ou lesão intraperitoneal de bexiga.

Os doentes com hematomas epidurais e subdurais com desvio de linha média considerável à tomografia de crânio devem ser submetidos a descompressão cirúrgica. A lavagem e a fixação das fraturas expostas também não devem ser postergadas.

Em muitos destes casos, não há necessidade de exames complementares para a indicação operatória. O tratamento definitivo não deve ser postergado. Se houver necessidade de transferência, as lesões que ameaçam a vida iminentemente devem ser tratadas, de preferência, no hospital de origem. O contato entre os médicos e a documentação em prontuário são obrigatórios.

Considerações finais

Há alguns casos em que lesões não diagnosticadas passam despercebidas à avaliação primária e secundária.[43] Isso ocorre mais frequentemente nos traumatizados com diminuição do nível de consciência, com trauma cranioencefálico grave, nos sedados e com intubação orotraqueal, quando há múltiplas lesões e/ou lesões críticas que ameaçam a vida. Uma avaliação terciária (investigação diagnóstica) é proposta nessas situações, após a estabilização do doente.[44]

Sugere-se que doentes com dor importante recebam analgésicos opioides endovenosos, de preferência após a avaliação do nível de consciência. Sedativos podem ser empregados para a realização de exames, mas o nível de consciência e a necessidade de intubação traqueal necessitam monitoração constantemente.

Antibióticos podem ser administrados já na sala de admissão caso haja indicação (p. ex. fraturas expostas). A necessidade de profilaxia contra o tétano deve ser avaliada. Após a avaliação secundária, as suturas podem ser realizadas com calma e cuidados apropriados.

O médico deve estar atento para a necessidade de transferir o doente. Nos casos em que os recursos diagnósticos ou terapêuticos não sejam ideais para a condução do caso, a transferência não deve ser postergada. Lembrar sempre: não atrasar a transferência para a realização de exames ou procedimentos não prioritários.

Referências bibliográficas

1. Brasil. Ministério da Saúde. DATASUS. C.9 Taxa de mortalidade específica por causas externas. Disponível na internet. http://tabnet.datasus.gov.br/cgi/tabcgi.exe?sim/cnv/ext10uf.def acessado em 13/03/2021.
2. American College of Surgeons, Committe on trauma. Advanced Trauma Life Support (ATLS). Instructor course manual. 9. ed. Chicago, American College of Surgeons, 2012. 366p.
3. American College of Surgeons, Committe on trauma. Advanced Trauma Life Support (ATLS). 10a. ed. Chicago, American College of Surgeons, 2018. 474p.
4. Trunkey DD. Trauma. Sci Am 1983, 249: 28-35.
5. Bell RM, Krantz BE. Initial assessment. In: Mattox KL, Feliciano D, Moore EE. Trauma. 4th ed. New York, McGraw-Hill, 2000. pp 153-170.
6. Krantz BE. Initial assessment. In: Feliciano D, Moore EE, Mattox K. 3th ed. Stamford, Apleton & Lange, 2006. pp. 123-139.
7. Gofrit ON, Leibovici D, Shapira SC, Shemer J, Stein M, Michaelson M. The trimodal death distribution of trauma victims: military experience from the Lebanon War. Mil Med 1997, 162: 24-6.
8. Prehospital Trauma Life Support Committee of the National Association of Emergency Medical Technicians, Committee on Trauma of the American College of Surgeons. Kinematics of trauma. PHTLS- Basic and Advanced Prehospital Trauma Life Support. Mosby, St. Louis. 5th. ed. 2003. pp 26-61.
9. Manoach S, Paladino L. Manual In-Line Stabilization for Acute Airway Management of Suspected Cervical Spine Injury: Historical Review and Current Questions.Ann Emerg Med. 2007 Mar 2; [Epub ahead of print].
10. Ollerton JE, Parr MJ, Harrison K, Hanrahan B, Sugrue M. Potential cervical spine injury and difficult airway management for emergency intubation of trauma adults in the emergency department--a systematic review. Emerg Med J 2006; 23(1):3-11.
11. Burney RE, Maio RF, Maynard F, Karunas R. Incidence, characteristics, and outcome of spinal cord injury at trauma centers in North America. Arch Surg. 1993;128:596-9.

12. Gries CJ, Pierson DJ. Tracheal rupture resulting in life-threatening subcutaneous emphysema. Respir Care 2007;52(2):191-5.
13. Kaneko Y, Nakazawa K, Yokoyama K, Ishikawa S, Uchida T, Takahashi M, Tsunoda A, Makita K. Subcutaneous emphysema and pneumomediastinum after translaryngeal intubation: tracheal perforation due to unsuccessful fiberoptic tracheal intubation. J Clin Anesth 2006;18(2):135-7.
14. Rosen P, Sloane C, Ban KM, Lanigra M, Wolfe R. Difficult airway management. Intern Emerg Med 2006;1(2):139-47.
15. Komatsu R, Nagata O, Kamata K, Yamagata K, Sessler DI, Ozaki M. Comparison of the intubating laryngeal mask airway and laryngeal tube placement during manual in-line stabilisation of the neck. Anaesthesia 2005; 60(2):113-7.
16. Shearer V. Modern airway management for the trauma patient. Curr Opin Anaesthesiol 2000;13(2):135-9.
17. Krafft P, Schebesta K. Alternative management techniques for the difficult airway: esophageal-tracheal Combitube. Curr Opin Anaesthesiol 2004; 17(6):499-504.
18. Nunn C, Uffman J, Bhananker SM. Bilateral tension pneumothoraces following jet ventilation via an airway exchange catheter. J Anesth. 2007;21(1):76-9. Epub 2007 Jan 30.
19. Moore FA, McKinley BA, Moore EE. The next generation in shock resuscitation. Lancet. 2004; 363:1988-96.
20. Krausz MM. Initial resuscitation of hemorrhagic shock. World J Emerg Surg 2006;1:14.
21. Henry S, Scalea TM. Resuscitation in the new millennium. Surg Clin North Am. 1999;79:1259-67.
22. Yang R, Gallo DJ, Baust JJ, Uchiyama T, Watkins SK, Delude RL, Fink MP. Ethyl pyruvate modulates inflammatory gene expression in mice subjected to hemorrhagic shock. Am J Physiol Gastrointest Liver Physiol. 2002;283:G212-21.
23. Rocha e Silva M, Figueiredo LFP. Soluções hipertônicas. Clín. Bras. Med. Intensiva 2001, 6: 73-89.
24. Younes RN, Aun F, Accioly CQ, Casale LP, Szajnbok I, Birolini D. Hypertonic solutions in the treatment of hypovolemic shock: a prospective, randomized study in patients admitted to the emergency room. Surgery 1992, 111: 380-5.
25. Coimbra R, Junger WG, Hoyt DB. Hypertonic saline resuscitation restores hemorrhage-induced immunesuppression by decreasing prostaglandin E2 and interleukin 4 production. J Surg Res. 1996; 64: 203-209.
26. Parreira JG, Rasslan S, Poli de Figueiredo LF, Bortolheiro TC, Sinosaki S, Hardt D et al.. Impact of shock and fluid resuscitation on the morphology and apoptosis of bone marrow: an experimental study. J Trauma 2004; 56: 1001 – 1008.
27. Bulger EM, May S, Brasel KJ, Schreiber M, Kerby JD, Tisherman SA, Newgard C,et al. Out-of-hospital hypertonic resuscitation following severe traumatic brain injury: a randomized controlled trial. JAMA. 2010 Oct 6;304(13):1455-64. doi: 10.1001/jama.2010.1405.
28. Bulger EM, May S, Kerby JD, Emerson S, Stiell IG, Schreiber MA, Brasel KJ, et al. Out-of-hospital hypertonic resuscitation after traumatic hypovolemic shock: a randomized, placebo controlled trial. Ann Surg. 2011 Mar;253(3):431-41. doi: 10.1097/SLA.0b013e3181fcdb22.
29. Krismer AC, Wenzel V, Voelckel WG, Innerhofer P, Stadlbauer KH, Haas T, et al. Employing vasopressin as an adjunct vasopressor in uncontrolled traumatic hemorrhagic shock. Three cases and a brief analysis of the literature. Anaesthesist. 2005;54(3):220-4.
30. Maier RV. A century of evolution in trauma rescusitation. J Am Col Surg. 2014, 219: 335-345.
31. Ball CG. Damage control resuscitation: history, theory and technique. Can J Surg. 2014 Feb;57(1):55-60.
32. CRASH-2 collaborators, Roberts I, Shakur H, Afolabi A, Brohi K, Coats T, Dewan Y, Gando S, Guyatt G, Hunt BJ, Morales C, Perel P, Prieto-Merino D, Woolley T. The importance of early treatment with tranexamic acid in bleeding trauma patients: an exploratory analysis of the CRASH-2 randomised controlled trial. Lancet. 2011 Mar 26;377(9771):1096-101, 1101.e1-2. doi: 10.1016/S0140-6736(11)60278-X.
33. Schroll R, Swift D, Tatum D, Couch S, Heaney JB, Llado-Farrulla M, Zucker S, Gill F, Brown G, Buffin N, Duchesne J. Accuracy of shock index versus ABC score to predict need for massive transfusion in trauma patients. Injury. 2018 Jan;49(1):15-19. doi: 10.1016/j.injury.2017.09.015. Epub 2017 Sep 15. PMID: 29017765.
34. Parreira JG, Marttos Júnior A , Collet e Silva FS, Rezende Neto JB, Assef JC, Carreiro PRL, et al. Reposição volêmica inicial intra-hospitalar em adultos vítimas de trauma em ambiente civil. Rev. Col. Bras Cir., Suplemento especial – Consensos do XXXI Congresso Brasileiro de Cirurgia. Disponível em internet: https://cbc.org.br/wp-content/uploads/2013/05/Consensos_2015.pdf
35. Kirkpatrick AW, Sirois M, Laupland KB, Liu D, Rowan K, Ball CG, Hameed SM, Brown R, Simons R, Dulchavsky SA, Hamiilton DR, Nicolaou S. Hand-held thoracic sonography for detecting post-traumatic pneumothoraces: the Extended Focused Assessment with Sonography for Trauma (EFAST). J Trauma. 2004 Aug;57(2):288-95.
36. Parreira JG, Rondini GZ, Below C, Tanaka GO, Pelluchi JN, Arantes-Perlingeiro J, Soldá SC, Assef JC. Trauma mechanism predicts the frequency and the severity of injuries in blunt trauma patients. Rev Col Bras Cir. 2017 Jul-Aug;44(4):340-347. Portuguese, English. doi: 10.1590/0100-69912017004007. PMID: 29019536.
37. Farrath S, Parreira JG, Perlingeiro JA, Solda SC, Assef JC. Predictors of abdominal injuries in blunt trauma. Rev Col Bras Cir. 2012 Jul-Aug;39(4):295-301. English, Portuguese. doi: 10.1590/s0100-69912012000400009. PMID: 22936228.
38. Parreira JG, Oliari CB, Malpaga JM, Perlingeiro JA, Soldá SC, Assef JC. Severity and treatment of "occult" intra-abdominal injuries in blunt trauma victims. Injury. 2016 Jan;47(1):89-93. doi: 10.1016/j.injury.2015.07.002. Epub 2015 Jul 9. PMID: 26194268.
39. Parreira JG, Ruiz DE, Coimbra R, Rasslan S. Politraumatizados com trauma craniencefálico grave: importância das lesões abdominais associadas. Rev Col Bras Cir 2001; 28: 336-341.
40. Moura FHB, Parreira JG, Mattos T, Rondini GZ, Below C, Perlingeiro JAG, Soldá SC, Assef JC. Ruling out intra-abdominal injuries in blunt trauma patients using clinical criteria and abdominal ultrasound. Rev Col Bras Cir. 2017 Nov-Dec;44(6):626-632. English, Portuguese. doi: 10.1590/0100-69912017006015. PMID: 29267560.
41. Parreira JG, Coimbra R, Rasslan S, Oliveira A, Fregoneze M, Mercadante M. Analysis of the prognostic factors in patients sustaining pelvic fractures. Injury. 2000; 31: 677-82.
42. Parreira JG, Haddad L, Rasslan S. Lesões abdominais nos traumatizados com fraturas de bacia. Rev Col Bras Cir. 2002; 29: 153-160.
43. Leeper WR, Leeper TJ, Vogt KN, Charyk-Stewart T, Gray DK, Parry NG. The role of trauma team leaders in missed injuries: does specialty matter? J Trauma Acute Care Surg. 2013 Sep;75(3):387-90. doi: 10.1097/TA.0b013e31829cfa32.
44. Giannakopoulos GF, Saltzherr TP, Beenen LF, Reitsma JB, Bloemers FW, Goslings JC, Bakker FC; REACT Study Group. Missed injuries during the initial assessment in a cohort of 1124 level-1 trauma patients. Injury. 2012 Sep;43(9):1517-21.

21 Trauma Cervical

Amauri Clemente da Rocha

Considerações gerais

O trauma é a principal causa de morte entre jovens. Na América e na Europa, seu principal agente etiológico é representado pelos acidentes automobilísticos, constituídos pelas colisões e atropelamentos que levam, na maioria das vezes, a traumas múltiplos[1]. Entretanto, o trauma isolado do pescoço é pouco frequente, representando 5% a 10% de todos os traumas[2]. O pescoço é uma região que interliga o segmento cefálico ao tronco. Neste segmento estreitado encontram-se órgãos de diferentes sistemas e de importância vital que, quando lesados, podem provocar sequelas graves ou até mesmo a morte da vítima em poucos minutos. Em decorrência de tal fato, o diagnóstico destas lesões precisa ser feito rapidamente, exigindo do cirurgião experiência e bom senso, determinando uma abordagem imediata destas lesões, o que aumenta, assim, a sobrevida destes pacientes[3].

Os traumas cervicais podem ser classificados em abertos e fechados, dependendo da integridade ou não da pele. Os traumas abertos podem ser superficiais, quando não ultrapassam os limites do platisma, ou profundos, quando existe solução de continuidade deste músculo, determinando assim os chamados ferimentos cervicais penetrantes. Os traumas fechados são representados pelas contusões, em que não há solução de continuidade da pele[4].

A caracterização do tipo de lesão traumática da região cervical merece consideração especial, uma vez que a conduta terapêutica a ser empregada dependerá, em grande parte, da natureza ou do tipo de lesão apresentada pelo paciente. Os mecanismos de traumas que atingem a região cervical são decorrentes de instrumentos contundentes (trauma fechado), perfurantes (estiletes, punhais), cortantes e perfurocortantes (arma branca) ou perfurocontundentes (projétil de arma de fogo).

Nas últimas décadas, os ferimentos decorrentes de projétil de arma de fogo vêm aumentando de forma exponencial e provocando lesões cada vez mais destrutivas, à medida que armas de calibres maiores vêm sendo utilizadas de forma rotineira na vida civil, devido ao aumento das agressões interpessoais provocado pelo caos urbano.

As lesões fechadas do pescoço também estão apresentando crescimento acelerado, principalmente os traumas decorrentes dos acidentes automobilísticos. Com a instituição e melhora nos serviços de atendimento pré-hospitalar e aprimoramento das técnicas de resgate, pacientes com lesões cada vez mais graves estão chegando aos serviços de trauma, exigindo da equipe de atendimento conhecimento, bom senso e experiência no atendimento a estas vítimas.

Anatomia da região cervical

O pescoço é um segmento estreitado cilíndrico que une a parte cefálica ao tronco. Em uma vista lateral, apresenta-se com uma forma quadrilátera limitada anteriormente pela linha mediana, inferiormente pelas clavículas, superiormente por uma linha que corre inferiormente ao corpo da mandíbula, passando pelo processo mastoide do osso occipital e estendendo-se até a protuberância occipital externa. Seu limite posterior é a margem superior do músculo trapézio. Este quadrilátero é dividido em dois grandes triângulos pelo músculo esternocleidomastóideo, formando-se assim um triângulo anterior ou visceral que contém os órgãos que fazem parte dos sistemas respiratório (laringe, faringe e traqueia), digestório (faringe e esôfago) e glândulas anexas (salivares), endócrino (glândulas tireoide e paratireoides), sistema circulatório (artérias carótidas e veias do sistema jugular), músculos pré-traqueais e nervos como vago, frênico e laríngeos inferiores (recorrentes).

O triângulo posterior contém músculos, nervos que formam o plexo braquial e nervos que se formam a partir deste plexo, nervo acessório, cúpula da pleura, ducto torácico e linfonodos além do compartimento neural, alojando a medula espinal (coluna cervical).

No trauma, a região cervical pode ser dividida em três zonas:

- Zona I – que se localiza entre as clavículas e uma linha imaginária que passa inferiormente à cartilagem cricoide.
- Zona II – situada entre esta linha e a margem inferior da mandíbula até o seu ângulo.
- Zona III – que se localiza acima desta linha até a base do crânio (Figura 21.1).

A maioria dos traumas que acometem a região cervical localiza-se principalmente na zona II (Figura 21.2).

Abordagem diagnóstica das lesões cervicais

A abordagem diagnóstica dos ferimentos cervicais depende essencialmente do mecanismo do trauma e do instrumento que provocou a lesão. No entanto, toda a avaliação propedêutica deverá ser realizada com o paciente estável do ponto de vista respiratório e hemodinâmico, podendo-se, logo em seguida, prosseguir com uma investigação clínica detalhada com o intuito de se estabelecer um diagnóstico preciso das lesões e instituir uma terapêutica adequada[5].

Na fase de avaliação e reanimação iniciais, o diagnóstico se confunde já com a conduta a ser adotada, realizando-se ambos de forma simultânea, uma vez que a gravidade dos ferimentos põe em risco a vida do paciente, necessitando, portanto, de uma conduta muitas vezes agressiva, rápida e precisa.

Após a estabilização respiratória e hemodinâmica, procede-se a avaliação clínica criteriosa, colhendo-se então uma anamnese cuidadosa em busca de informações do próprio paciente, se este estiver em condições de informar, ou da equipe de resgate, principalmente quanto à cinemática do trauma, o número de vítimas, se existiam vítimas fora do veículo, se houve morte no local, as condições do paciente no momento do primeiro atendimento, situação de seus sinais vitais, se havia sinais de hemorragia no local do acidente, estado neurológico e se houve alteração do padrão respiratório no atendimento inicial ou durante o transporte. Na anamnese, ainda atentar para a presença de dor, suas características e localização, bem como distúrbios de fonação e deglutição.

O exame físico deve ser realizado de forma sistematizada, levando-se em consideração o tipo de trauma, se contundente ou penetrante e, se penetrante, buscar localizar as possíveis lesões, suas características, se perfurocortante, cortante, ou perfurocontundente, orifícios de entrada e de saída, além do trajeto do instrumento que provocou a lesão. Durante o exame físico, ainda, deve-se observar a topografia da lesão sempre se estabelecendo a correlação anatômica para se ter ideia das possíveis estruturas lesadas de acordo com a zona atingida (I, II ou III) e se esta lesão ultrapassou os limites do músculo platisma.

Uma vez confirmada a presença de lesão penetrante cervical, deve-se dirigir o exame físico para estabelecer possíveis lesões nos sistemas respiratório, cardiovascular e digestório. A presença de enfisema subcutâneo representa um forte indício de lesão nas vias aéreas superiores e/ou esôfago. Sangramentos através das lesões, presença de hematomas pulsáteis ou em expansão, ausência de pulso carotídeo ou presença de sopro no trajeto destes vasos determinam possíveis lesões vasculares[6]. Demetríades et al. (1993)[7] propõem um protocolo de exame físico nos pacientes com lesão cervical penetrante baseado em um algoritmo que orienta o cirurgião na abordagem inicial do paciente (Figura 21.3).

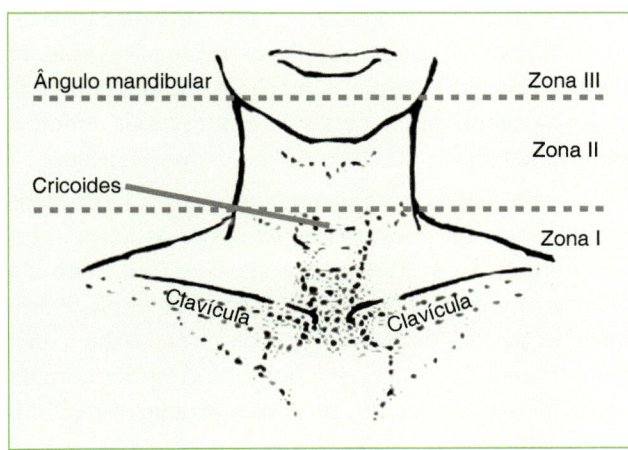

FIGURA 21.1 – Zonas da região cervical. Fonte: arquivo pessoal do autor.

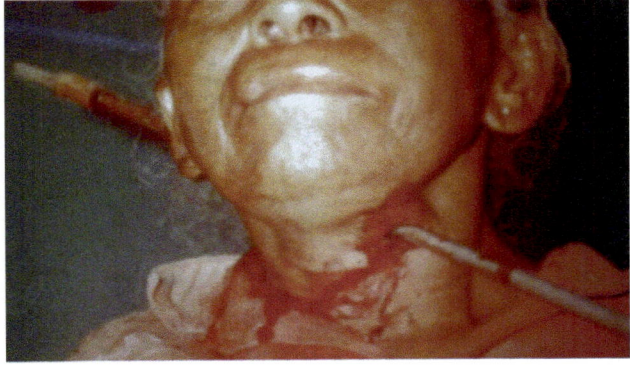

FIGURA 21.2 – Ferimento perfurocontuso na região cervical zona II. Fonte: arquivo pessoal do autor.

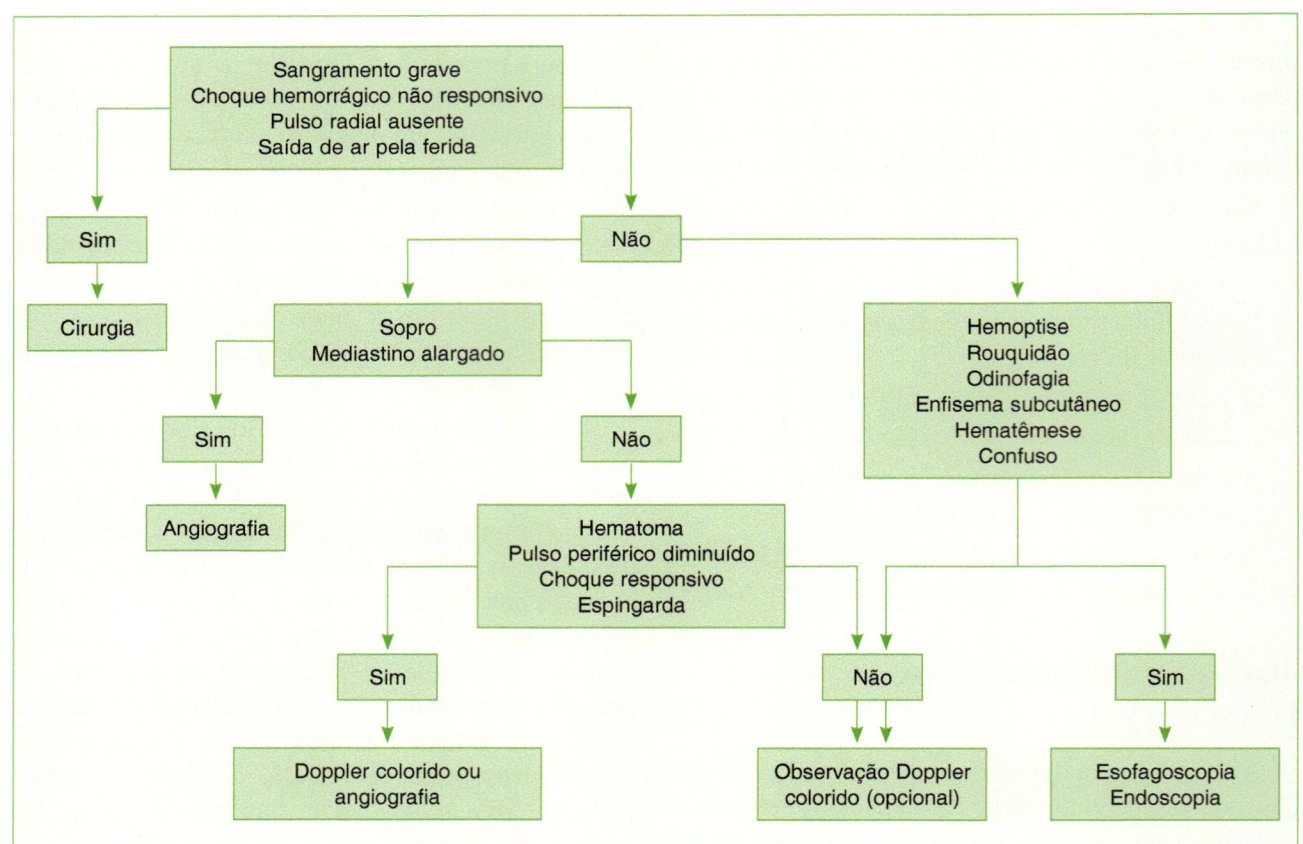

FIG. 21.3 – *Algoritmo de conduta no ferimento cervical penetrante. Fonte: autores.*

Nos traumas cervicais, principalmente nos traumas contusos, não se deve esquecer de fazer uma avaliação neurológica a fim de procurar por sinais focais de possíveis lesões dos nervos cranianos, ou sinais que indiquem lesão da coluna cervical. A grande dificuldade enfrentada pelos cirurgiões é quando os pacientes admitidos se encontram com alteração do sensório, decorrente seja de grande perda volêmica, seja por trauma cranioencefálico associado. Nesta situação em especial, deve-se lançar mão de meios semióticos específicos para não se deixar passar despercebida uma lesão neurológica presente.

Uma vez diagnosticada uma lesão penetrante cervical, deve-se estabelecer uma conduta que possa resolver de forma definitiva os danos causados pelo instrumento que provocou esta lesão.

Quando o paciente se encontra hemodinamicamente instável, com sangramento importante pelo ferimento cervical, hematoma pulsátil ou em expansão, saída de ar através da lesão e ausência de pulso cervical no trajeto das artérias carótidas, está indicado tratamento cirúrgico imediato[7].

Lesão cervical penetrante

No entanto, quando o paciente se encontra com ferimento penetrante de pescoço, porém estável e assintomático, representa um grande dilema para o cirurgião quanto à conduta exploratória cervical mandatória ou conduta seletiva. Ainda hoje, mesmo com toda evolução tecnológica, persiste a controvérsia quanto à conduta cirúrgica imediata ou a conduta seletiva.

A exploração cirúrgica mandatória dos ferimentos cervicais penetrantes, principalmente os associados a hematomas cervicais, teve seu auge na Segunda Guerra Mundial. Desta forma, a conduta exploratória imediata nas lesões cervicais penetrantes passou a ser a conduta-padrão adotada por muitos cirurgiões durante muito tempo, resultando, em consequência, no declínio na mortalidade.

Os que optam pela indicação cirúrgica imediata justificam-na pelo fato de que se evita tratar possíveis lesões diagnosticadas tardiamente, aumentado assim a morbimortalidade nestes pacientes, a realização de exames desnecessários, e que esta conduta é segura e não prolonga a permanência hospitalar[8-10]. Entretanto, veio acompanhada por um alto índice de cervicotomias exploradoras ditas negativas, atingindo patamares que oscilam entre 30 a 89%[8,9,11].

Bishara *et al*. (1986)[12], em um estudo analisando a cervicotomia exploradora obrigatória em pacientes com lesões cervicais da zona II, verificaram que esta conduta é segura e com pouca morbimortalidade.

Os que adotam o tratamento seletivo justificam sua conduta devido ao alto índice de exploração cirúrgica não terapêutica e que, em pacientes selecionados, esta conduta é segura, principalmente em pacientes estáveis com lesão cervical penetrante por arma branca[13].

O Serviço de Cirurgia do Trauma da Unidade de Emergência Dr. Armando Salgado Lajes, em Maceió, unidade que atende a maior parte das emergências traumáticas do Estado de Alagoas, no período julho de 2001 a julho de 2004, prestou atendimento a 42 pacientes vítimas trauma cervical isolado, todos submetidos à cervicotomia exploradora imediata, onde se observou um índice de cervicotomias não terapêuticas de 38%, com uma mortalidade de 9%[14]. Indicada a conduta seletiva, a exploração semiótica se faz necessária para se estabelecer o diagnóstico das lesões vasculares e aerodigestórias.

Setenta e cinco por cento das lesões laringotraqueais ocorrem na região cervical, e seu diagnóstico torna-se fácil pela topografia traqueal, principalmente quando associada à saída de bolhas de ar pelo ferimento cervical, dispneia e enfisema subcutâneo[15]. A laringoscopia direta atualmente está sendo substituída por exames endoscópicos com fibra óptica para avaliar a via aérea superior[7]. Se o paciente se encontra acordado e não colaborativo, a tomografia computadorizada pode ser de grande valor para confirmação da existência desta lesão.

As lesões esofágicas cervicais são relativamente incomuns. Entretanto, é a lesão que mais deixa de ser diagnosticada no exame primário, causando alto índice de morbimortalidade[16].

A confirmação diagnóstica da lesão esofágica pode ser obtida por deglutição contrastada e endoscopia digestiva rígida, ambas com sensibilidade de até 89%, porém quando associadas, chega a 100%[17]. Nas lesões vasculares cervicais, quando o paciente se encontra estável, pode ser realizada uma angiografia cervical, que é considerada padrão-ouro para o diagnóstico destas lesões. No entanto, a ecografia com Doppler colorido e a ultrassonografia transesofágica podem substituir as radiografias vasculares, com a vantagem de serem menos invasivas[6].

As lesões cervicais que acometem as zonas I e III devem ser vistas com muito cuidado, uma vez que são regiões de difícil acesso cirúrgico, principalmente para abordagens vasculares, necessitando muitas vezes de ampliação do acesso para o tórax e a fossa infratemporal para abordagem destas lesões.

Apesar da controvérsia entre conduta exploratória mandatória e seletiva nas lesões cervicais, deve-se ter em mente que ambas podem ser totalmente aceitas, dependendo da disponibilidade dos métodos diagnósticos que possam ser utilizados na avaliação destes pacientes. Desta forma, na ausência destes recursos propedêuticos, o bom senso deve ser posto em prática.

Tratamento

Avaliação inicial

A avaliação e o controle iniciais dos pacientes com trauma cervical devem ser baseados no protocolo do *Advanced Trauma Life Support* (ATLS)[18] e deve-se manipular o mínimo possível o ferimento na sala de emergência, pois poderá ocorrer destamponamento de lesões vasculares, levando a sangramento importante de difícil controle[3]. Cerca de 10% dos pacientes com lesão cervical penetrante apresentam-se com comprometimento da via respiratória alta. Nestas circunstâncias, devem-se tomar medidas imediatas para corrigir eventos que ponham em risco a vida do paciente. Assim, uma via aérea pode ser obtida por meio de intubação orotraqueal ou cricotireoidostomia cirúrgica, tendo sempre em mente a possibilidade de haver lesão de coluna cervical. Para garantir uma ventilação adequada, o tórax deve ser examinado em busca de situações emergenciais que comprometam a vida do paciente e, quando diagnosticadas, imediatamente tratadas.

Todo paciente com trauma cervical deve receber oxigênio suplementar no volume de 12 L/minuto[18] (ATLS). Focos de hemorragias devem ser tamponados e iniciada reposição volêmica adequada para garantir um volume circulante suficiente que permita uma diurese de 30 mL/kg/dia.

A sondagem vesical é mandatória para monitorar a diurese. A sondagem nasogástrica também deve ser realizada, já que todo paciente vítima de trauma está com o estômago cheio até prova em contrário. Esta manobra também facilita a manipulação esofágica nos casos de indicação cirúrgica.

A avaliação do estado neurológico do paciente, como abordagem inicial, deverá ser realizada logo em seguida para se estabelecer o nível de consciência, bem como identificar as possíveis causas de sua deterioração.

Tratamento cirúrgico

Após a avaliação e reanimação inicial é obtida a estabilização do padrão respiratório e hemodinâmico do paciente, e havendo indicação cirúrgica, o paciente deverá ser levado ao centro cirúrgico.

Lesões da laringe e da traqueia

Mais de 75% das lesões traqueais estão localizadas no pescoço[15,19]. Assim, diante de um paciente que apresente saída de ar através da lesão, dispneia, estridor, hemoptise ou enfisema subcutâneo, deve-se suspeitar de lesão da laringe ou da traqueia cervical, requerendo uma avaliação imediata para o grau de repercussão ventilatória, atentando-se para a necessidade de uma cricotireoidostomia ou traqueostomia, sendo esta a última alternativa, devendo ser realizada preferencialmente no centro cirúrgico (Figura 21.4).

Quando realizada uma cricotireoidostomia, esta deverá ser convertida em uma traqueostomia, uma vez que é mais bem tolerada, já que alguns pacientes permanecerão com esta via aérea por um período maior de tempo. Depois de mantida a via aérea definitiva, proceder-se-á a abordagem cirúrgica sob anestesia geral, com o paciente posicionado de acordo com o acesso escolhido[4]. Identificada na cervicotomia uma lesão traqueal, esta deve ser preferencialmente submetida a reparo primário, se não houver perda de tecido traqueal, com fio monofilamentar absorvível de longa duração. A utilização de traqueostomia neste tipo de lesão é discutida entre alguns autores, tendo a grande maioria optado pela sutura simples sem traqueostomia[6,7].

Nas lesões traqueais com perda de tecido, o reparo deve ser realizado juntamente com traqueostomia e livre de tensão, necessitando, em alguns casos, da mobilização e dissecção da traqueia, tendo-se o cuidado para que esta dissecção não seja extensa a fim de não comprometer a vascularização da traqueia, bem como do ponto de reparo ou anastomose.

As lesões da laringe têm tratamento diferenciado das lesões traqueais. Nos casos de fratura das cartilagens da laringe sem desvio, o tratamento é conservador. Nas lesões abertas, estas devem ser tratadas cirurgicamente, assim que diagnosticadas. Nas lesões complexas, além da traqueostomia pode-se lançar mão de próteses. Importante lembrar que o tratamento das lesões de laringe é multidisciplinar e necessita da participação de outros profissionais, como fonoaudiólogos, para ajudar na recuperação das funções da laringe[20].

Lesões da faringe e do esôfago

As lesões esofágicas são raras, porém quando localizadas no pescoço, apresentam alto índice de lesões despercebidas[15]. Os pacientes admitidos na Unidade de Trauma com sinais de enfisema subcutâneo, odinofagia e hematêmese decorrentes de ferimento cervical penetrante apresentam um forte indício de lesão do trato aerodigestório.

Suspeitando-se de lesão de faringe e/ou esôfago, a confirmação diagnóstica poderá ser realizada através de endoscopia digestiva alta ou exames radiológicos contrastados. A tomografia computadorizada não se mostrou melhor que a esofagografia no diagnóstico das lesões do esôfago cervical[21]. Os ferimentos da faringe e do esôfago produzidos por arma branca e de fogo devem receber, por parte do cirurgião, uma atenção especial quando da exploração cirúrgica, pela possibilidade de lesão transfixante destes órgãos, e deve ser pensado logo no exame clínico, quando analisado o mecanismo de trauma.

O tratamento consiste no desbridamento das margens da lesão acompanhado por reparo primário quando nas lesões simples. Nas lesões complexas, uma derivação com confecção de esofagostomia torna-se imperiosa, ficando o reparo definitivo para um segundo tempo[4]. As lesões de esôfago e faringe devem ser diagnosticadas e tratadas precocemente, tendo uma sobrevida de 92% quando reparadas nas primeiras 24 horas. Se diagnosticada tardiamente, a sobrevida reduz-se para 67%, aumentando o índice de mortalidade quando evolui com infecção e sepse[22]. Desta forma, as lesões do trato aerodigestório devem ser drenadas, principalmente as lesões complexas, e tratadas após diagnóstico tardio com o objetivo de evitar coleções que retardam a recuperação, além de se tornarem um forte aliado no diagnóstico precoce de fístulas faringoesofágicas[4].

Lesões vasculares

Representam as lesões mais frequentes da região cervical, havendo uma associação de lesão da artéria carótida comum e veia jugular interna de 31%, com uma mortalidade intra-hospitalar oscilando entre 10 a 20%[23]. As lesões vasculares cervicais produzem sangramentos importantes que determinam, na maioria das vezes, choque hemorrágico, que condiciona o

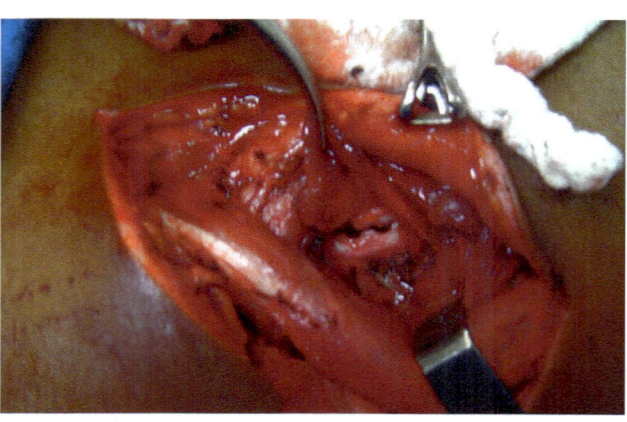

FIGURA 21.4 – *Lesão de traqueia cervical. Fonte: arquivo pessoal do autor.*

cirurgião de trauma a indicar cervicotomia imediata. Entretanto, outros sinais como sangramento, hematoma principalmente expansivo, déficit neurológico e sopro indicam uma lesão vascular cervical que também prediz indicação cirúrgica imediata (Figura 21.5).

A conduta cirúrgica passa pela escolha de uma incisão adequada que proporcione uma boa exposição do campo operatório, assim como o controle proximal e distal do vaso a ser explorado.

Nas lesões simples e sem sinais de déficit neurológico, o reparo primário deve ser a conduta inicial; entretanto, em alguns casos se pode lançar mão de enxerto invertido de veia safena magna ou uso de prótese, sendo as próteses de PTFE as mais usadas. Além destes métodos, atualmente têm sido utilizadas as próteses endovasculares, com resultados promissores.

A ligadura dos vasos cervicais, principalmente nas lesões da artéria carótida comum localizadas na zona III, torna-se muitas vezes a única escolha devido ao difícil acesso.

Lesões da tireoide e das glândulas salivares

Tanto a glândula tireoide quanto as glândulas salivares são estruturas muito vascularizadas, o que determina sangramento importante nas lesões destas estruturas. O tratamento consiste na identificação e ligadura dos vasos sangrantes e sutura do parênquima da glândula. Especial atenção deve-se dar à sutura da glândula tireoide, uma vez que esta estrutura é extremamente friável, tornando-se difícil o seu reparo.

Lesões do ducto torácico

O ducto torácico consiste de um vaso linfático de parede fina que se rompe nos traumas de menor intensidade. Porém, devido a sua localização por trás da porção proximal da clavícula, torna-se uma estrutura de lesão extremamente rara. A constatação de sua lesão é que determina o seu reparo, que consiste na simples ligadura deste vaso. Uma lesão não diagnosticada do ducto torácico acarreta uma linforreia importante e torna-se uma condição para o surgimento de infecções. A perda linfática contínua espolia o paciente e retarda a sua recuperação, aumentando assim o tempo de permanência hospitalar.

Complicações das lesões cervicais

As complicações decorrentes de lesões cervicais dependem do órgão lesado, bem como do instrumento que provocou a lesão, e podem ser de natureza diversa. Estas complicações podem surgir desde uma infecção da ferida operatória até perda funcional de órgãos, como alterações na fonação por paralisia das cordas vocais nas lesões complexas da laringe até lesões mais graves, com perda funcional de segmentos inteiros do corpo, como ocorre nas lesões da coluna cervical seguidas de tetraplegia.

Assim, a abordagem terapêutica dos pacientes com lesões cervicais, principalmente as lesões complexas, necessita de uma equipe multidisciplinar para o tratamento e acompanhamento destes pacientes.

Referências bibliográficas

1. Biroline, D. Como anda a epidemia de trauma? São Paulo: Rev Assoc Med Bras 2001; 47(1):3.
2. Brigas RMC, Bonilla REG. Lesiones estructurales em trauma de cuello, reporte de dos años, em um hospital de urgências de la cidad de México. Trauma 2004; 7(2):47-52.
3. Lima IS. Lesões traumáticas do pescoço. In: Neto JB. Cirurgia de Urgência: Condutas. Rio de Janeiro: Revinter. 251-254, 1999.
4. Rocha P, Rocha Junior P. Lesões Traumáticas da Região Cervical. In: Birolini D, Oliveira MR. Cirurgia do Trauma. Rio de Janeiro: Atheneu. 213-221, 1985.
5. Casaroli AA, Kowes I, Silva RA, Bicho AP, Goecher F, Raslan S et al. Ferimentos Penetrantes Cervicais. Análise de 91 casos. Revista do CBC, 1991; 18(2):59-63.
6. Neto SG, Monteiro JAN. Trauma cervical. In: Freire E. Trauma. A Doença dos séculos. Atheneu: São Paulo. 1325-39, 2001.
7. Demetríades D, Asensio JA, Thal E. Problemas complexos no traumatismo cervical penetrante. Surg Clin North Am 1996; 663-83.
8. Apffelstaedt JP, Muller R. Results of mandatory exploration for penetrating neck trauma. World J Surg 1994; 18:917-920.
9. Golucke PJ, Goldstein AS, Sclafani SJA et al. Routine versus seletive exploration of penetrating neck injuries: a rediological prospective study. J Trauma 1998; 24:1010-1014.
10. Meyer JP, Barrett JA, Schuler JJ et al. Mandatory vs selective exploration for penetrating neck trauma. Arch Surg 1987; 122:592592.
11. Von Bahten LC, Duda JR, Zannata PDS et al. Ferimentos cervicais: análise de 191 casos. Rev Col Bras Cir 2003; 30(5):374-381.
12. Bishara RA, Pasch AR, Douglas DD et al. The necessity of mandatory exploration of penetrating zone II neck injuries. Surgery 1986; 100(4):655-60.
13. Bell RB, Osborn T, Potter BE et al. Management of penetrating neck injuries: a new paradigm for civilian trauma. J Oral Maxillofac Surg 2007; 65(4):691-705.

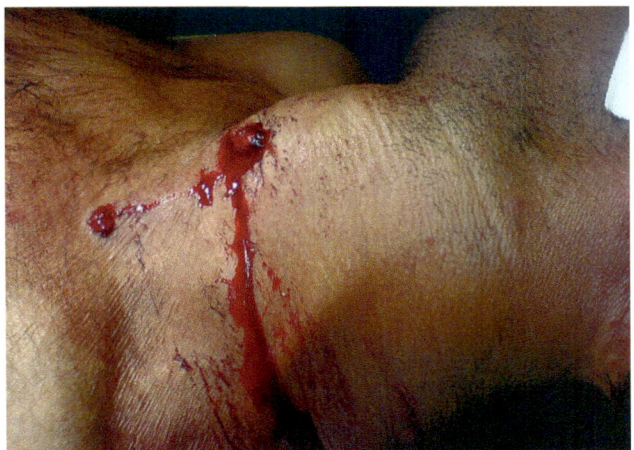

FIGURA 21.5 – Hematoma cervical provocado por instrumento perfurocontundente (tiro). Fonte: arquivo pessoal do autor.

14. Rocha AC, Souza LF, Rodrigues CFS, Contrim MG. Trauma Cervical penetrante. Revista Científica da Unidade de Emergência Dr. Armando Lajes. 2006; 2(1):33-35. ISSN1809-869X.
15. Thal ER, Meyer DM. Penetrating neck trauma. Curr Probl Surg 1992; 29:11-56.
16. Shama DM, Odell J. Penetrating neck trauma with tracheal and esophageal injuries. Br J Surg 1984; 71:534-538.
17. Weight JA, Thal ER, Snyder WH et al. Diagnosis of penetrating cervical esophageal injuries. Am J Surg 1987; 154:619-622.
18. Commitee on trauma. Advanced trauma life suport cours. 7 ed. Student Manual. Chicago: American College of Surgeons. 2005.
19. Pate JW. Traqueobronchial and esophageal injuries. Surg Clin North Am 1989; 69:111-123.
20. Fraga GP et al. Trauma de laringe. Rev Col Bras Cir 2004; 31(6):380-85.
21. Gonzáles RP, Falimirski M, Holovar MR et al. Penetrating Zone II neck injury: does dynamic to the diagnostic sensitivity of physical examination for surgically significant injury? A prospective blinded study. J Trauma 2003; 55(2):390.
22. Bladergreon MR, Lowe JE, Postlethwalt MD. Diagnosis and recommended management of esophageal perforation and rupture. Ann Thorac Surg 1986; 42:235-239.
23. Demetríades D, Skalkides J, Sofianos C et al. Carotid artery injuries: Experience with 124 cases. J Trauma 1989; 29:91-94.

22 Trauma Cranioencefálico

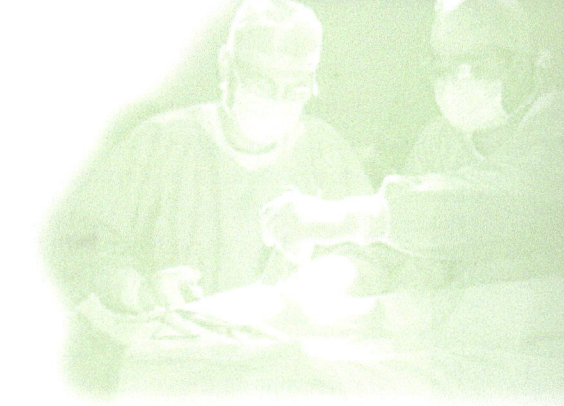

Nelson Saade • José Carlos Esteves Veiga

Introdução

Os traumatismos cranioencefálicos (TCE) representam a causa mais frequente de atendimento neurocirúrgico de urgência, e constituem problema social importante pelos seus altos índices de morbidade e mortalidade, apesar dos recentes avanços na área de neurotraumatologia.

O TCE grave é a principal causa de morte em pacientes jovens, com menos de 40 anos. Os acidentes de trânsito contribuem com alta taxa de mortalidade, oscilando entre 11 a 16 em cada 100.000 habitantes/ano nas regiões ibero-americanas. De 200 a 400 pacientes para cada 100.000 habitantes por ano sofrem de TCE grave nas regiões ibero-americanas. O sexo masculino apresenta maior incidência, na proporção de 3:1 a 5:1, afetando a população jovem e economicamente ativa, em sua grande maioria. A mortalidade chega a 30% mesmo em grandes centros urbanos com hospitais de referência no atendimento em trauma.

De modo geral, as primeiras 48 horas são muito importantes na observação e no manejo dos pacientes com TCE. Cerca de 2/3 dos casos deterioram nesse período.

No momento, constatamos aumento na frequência dos ferimentos causados por projéteis de arma de fogo (PAF), mormente nos grandes centros urbanos. O Brasil é o país com a maior taxa de homicídios por arma de fogo do mundo – 36.000 em 2004 – (SIM/MS, 2004). Em 2003, morreram 39.325 pessoas por arma de fogo, 108 pessoas por dia ou 9 pessoas a cada 2 horas. De 1992 a 2004, observou-se um aumento de 116%. O ano de 2004 foi o primeiro ano desde 1992 a mostrar um decréscimo no número de óbitos por projéteis de arma de fogo. A taxa de mortalidade era de 22,4 por 100.000 habitantes em 2003, caindo 10% em 2004, passando para 20,3/100.000. Atualmente, três em cada quatro homicídios são cometidos com armas de fogo. Em 2016, foram 62.517 homicídios, equivalente a 30,3 mortes por 100.000 habitantes, 71,1% causados por armas de fogo, e 910.000 mortes entre 1980 e 2016.

Conceito

O TCE é qualquer agressão à região cefálica do indivíduo, acarretando lesão anatômica ou comprometimento funcional isoladamente ou em conjunto dos seguintes elementos: couro cabeludo, ossos cranianos, meninges, encéfalo e/ou nervos cranianos.

Biomecânica

Com base no mecanismo de trauma, o TCE pode ser classificado em aberto e fechado. O trauma aberto caracteriza-se pela penetração da caixa craniana e dura-máter, causado comumente por projéteis de arma de fogo ou por fragmentos ósseos. O TCE aberto está associado a maior mortalidade quando comparado ao fechado. Os acidentes de trânsito são a causa mais frequente de TCE fechado. Outras causas menos frequentes são quedas e traumas diretos com objetos contundentes.

O TCE resulta de um impacto direto contra o segmento cefálico ou da ação de forças inerciais e de aceleração/desaceleração que agem sobre o mesmo, ou ainda do somatório desses mecanismos.

De modo geral, as forças decorrentes do impacto direto são as responsáveis por fraturas e lesões encefálicas focais, enquanto as forças inerciais ou devidas à aceleração/desaceleração são as grandes responsáveis pelas lesões difusas.

Os movimentos de aceleração-desaceleração produzidos classicamente por forças tangenciais sobre o cérebro geram uma velocidade rotacional diferente entre as substâncias branca e cinzenta, que têm densidades distintas, acarretando a lesão axonial multifocal ou difusa, que se manifesta por perda da consciência com pronta recuperação ou por coma profundo com posturas motoras de descerebração/decorticação. Além da lesão axonal difusa (LAD), as forças de aceleração e desaceleração podem produzir contusões e lacerações sobre o tecido cerebral. O maior grau de lesão axonal, geralmente, se produz na substância branca dos hemisférios cerebrais, e a gravidade da lesão axonal difusa determinará a duração e a profundidade do estado de inconsciência e da amnésia pós-traumática.

As forças de impacto, quando acompanhadas de aceleração/desaceleração, propiciam deslocamentos do encéfalo dentro da caixa craniana, levando-o a se chocar e a se afastar da superfície óssea, irregular, interna da base do crânio ipso e contralateral ao impacto, podendo, assim, causar contusões e hematoma subdural agudo.

Quando ocorre hipertensão intracraniana aguda, esta deve ser imediatamente tratada, constituindo-se na principal causa de morte no TCE. A inadequada perfusão cerebral na fase inicial pós-insulto contribui para o aumento da morbidade. Carney e Sttochetti demonstram em seus trabalhos que a manutenção da hipertensão intracraniana (HIC) acarreta pior prognóstico. Estudos não randomizados sugerem que a morbidade e a mortalidade relacionadas aos traumatismos cranioencefálicos podem ser reduzidas após manobras efetivas de reanimação e controle precoce da hipertensão intracraniana. Atualmente, o foco das atenções não é somente o controle da HIC, mas a manutenção da pressão de perfusão cerebral (PPC), a qual é obtida pela diferença entre a pressão arterial média (PAM) e a pressão intracraniana (PPC = PAM – PIC).

Em suma:

Impacto ⎯⎯⎯⎯⎯⎯→ Lesão focal
(Fenômeno de contato)

Fenômeno de contato:
Golpe (Impacto) ⎯⎯⎯⎯⎯⎯→ Contragolpe
(Contusões basais)

Aceleração/desaceleração ⎯⎯→ Lesão difusa

Associada aos mecanismos acima descritos, se houver hipoxemia e/ou hipotensão decorrente de alterações respiratórias e/ou hemodinâmicas, teremos a injúria secundária, com fenômenos isquêmicos altamente prejudiciais ao tratamento e à evolução.

Classificação geral das lesões traumáticas cranioencefálicas e suas complicações

Lesões imediatas

Ferimentos de couro cabeludo

- Com solução de continuidade:
  - Corto-contusos.
  - Lácero-contusos.
  - Pérfuro-contusos.
  - Escalpelamento.
  - Avulsões.
- Sem solução de continuidade:
  - Hematomas:
    - Subcutâneo.
    - Subgaleal (bossa).
    - Subperiostal (cefalohematoma).

Lesões ósseas

- Fraturas lineares.
- Fraturas múltiplas cominutivas.
- Fraturas com afundamento.
- Fratura diastática (afastamento > 3 mm).
- Fraturas de base de crânio (fossas: anterior, média ou posterior).
- [Disjunção traumática de sutura.

Lesões meníngeas

- Fístulas liquóricas (geralmente associadas às fraturas de base de crânio).
- Hemorragia subaracnóidea pós-traumática (causa mais comum de hemorragia subaracnóidea em geral).
- Pneumocrânio/pneumoencéfalo.

Lesões encefálicas

Lesões Focais:

Contusão

- Cerebral:
  - Imediata.
  - Tardia.

Hematomas intracranianos

- Podem ser:
  - Agudos – aparecimento dos sintomas até 72 horas após o traumatismo.

- Subagudos – manifestam-se entre o 4º dia e a 3ª semana.
- Crônicos – produzem sinais e sintomas após a 3ª semana de traumatismo.
- Localização:
  - Supratentorial.
  - Infratentorial.
  - Supra e infratentorial.
- Tipos:
  - Epidural:
    - Agudo.
    - Subagudo.
  - Subdural:
    - Agudo.
    - Subagudo.
    - Crônico (após 3 semanas).
  - Intraparenquimatoso:
    - Precoce.
    - Tardio.

Lesões difusas

- Concussão leve (forma mais comum).
- Concussão cerebral clássica (amnésia pós-traumática).
- Lesão axonial difusa:
  - Formas:
    - Leve.
    - Moderada.
    - Grave.
- Tumefação cerebral ou inchaço cerebral.
- Lesões:
  - Hipoxêmicas/isquêmicas:
    - Primárias.
    - Secundárias.

Lesões de nervos cranianos

- Principais: olfatório, facial e vestibulococlear, óptico, oculomotor. Lembrando que todos os nervos cranianos são passíveis de lesões traumáticas.

Lesões tardias

Principais complicações traumáticas

- Infecções (meningites, empiemas ou abscessos cerebrais).
- Fístula Liquórica (rinoliquorreia; otoliquorreia).
- Pneumocrânio ou pneumoencéfalo hipertensivo.
- Hidrocefalia.
- Fístula carótido-cavernosa.
- Higromas e coleções subdurais.
- Cisto leptomeníngeo pós-traumático.
- Aneurisma traumático (pseudoaneurisma cerebral).
- Hipertermia maligna.
- Síndrome de secreção inapropriada de hormônio antidiurético.
- Síndrome perdedora de sal.
- Diabete insípido.
- Embolia gordurosa associada à fratura de ossos longos.

Avaliação do doente com diagnóstico de traumatismo cranioencefálico

A avaliação e o tratamento devem começar na cena do acidente por meio da abordagem pré-hospitalar e continuar na sala de emergência. Consistem em promover a permeabilidade das vias aéreas, a normoventilação, na ausência de sinais clínicos de herniação cerebral e a normotensão arterial (ABC do ATLS), instalando prontamente medidas de reanimação em caso de instabilidade. Segue-se uma rápida avaliação dos diferentes segmentos corporais em busca de outras lesões, estabilizando-as dentro do possível, se encontradas. Em seguida, avaliar o estado neurológico segundo a Escala de Coma de Glasgow, a fotorreatividade e a simetria pupilar e a presença ou não de déficit motor em hemicorpo (item D do ATLS). A hipoxemia e a hipotensão arterial (PA sistólica < 90 mmHg), o uso de sedativos e relaxantes musculares, a hipoglicemia e a intoxicação exógena, os distúrbios hidroeletrolíticos, a anemia aguda e a hipotermia podem alterar drasticamente o estado neurológico, devendo ser prontamente corrigidos para que a avaliação da escala de coma de Glasgow possa se manter fidedigna. A avaliação do coma de acordo com a escala de Glasgow em pacientes com hipoxemia, hipotensão, hipotermia e sedação não deverá ser utilizada no intuito de se tomarem condutas ou julgar o prognóstico neurológico, porque, não raro, os casos de pacientes em coma, Glasgow = 3 com midríase paralítica, frente a hipóxia e/ou hipotensão, transformam-se em Glasgow 6 com anisocoria, após a correção desses distúrbios. A hipóxia e a hipotensão têm um potencial devastador sobre o prognóstico e a evolução do paciente, sendo suas correções imperativas.

Medidas iniciais fundamentais

- ***Jamais protele medidas gerais aguardando especialistas.***
- Colar cervical.
- Posicionamento do segmento cefálico em posição neutra e decúbito elevado 30 graus.
- Ventilação adequada.
    - Se necessária intubação oro ou nasotraqueal, *proteja sempre* a coluna cervical. Cerca de 8% a 10% dos TCE têm trauma raquimedular (a maioria em região cervical).
    - *Estabelecer via aérea definitiva sempre que Glasgow menor ou igual a 8.*
    - Em suspeita de fratura de base de crânio (Sinal de Guaxinim ou Sinal de Battle), é contraindicada a intubação nasotraqueal.
    - Considerar cricotireoidostomia se necessário.
- Suporte hemodinâmico:
    - Corrigir hipotensão e investigar causa.
    - A hipoxemia por alterações respiratórias e/ou hemodinâmicas leva à *injúria secundária* (fenômenos isquêmicos cerebrais graves).

De modo geral, a primeira causa de alteração do nível de consciência é por hipoxemia.

Anamnese

Enquanto as medidas iniciais estão sendo providenciadas, outro médico socorrista já estará obtendo dados objetivos de anamnese:

- Tipo e natureza do agente traumático. Mecanismo do trauma.
- Tempo decorrido entre o trauma e o atendimento na sala de emergência.
- Perda de consciência (tempo estimado de perda de consciência. Houve intervalo lúcido?).
- Cefaleia, vômitos e sonolência.
- Crises convulsivas.
- Alterações motoras.
- Ingestão de bebida alcoólica ou droga ilícita.
- Uso de medicamentos.

Exame físico

- *Dados vitais:* P, PA e padrão respiratório.
- Hipertensão arterial que cursa com bradicardia e irregularidades do padrão respiratório em paciente comatoso é devida a hipertensão intracraniana aguda.
- Exame de tórax, abdômen, membros – e não esquecer de examinar o dorso do paciente.
- Segmento cefálico:
    - Explorar ferimentos abertos no couro cabeludo (afundamento, fratura, presença de líquor ou perda de massa encefálica). Cuidadosamente, com luva estéril e irrigação com soro fisiológico.
    - Localização de hematoma subcutâneo ou subgaleal (palpe cuidadosamente todo o couro cabeludo).
    - Equimoses/hematomas de regiões mastoidea (sinal de Battle) ou periorbitária bilateral (sinal do Guaxinim") sugerem fratura de base de crânio (Figura 22.1).
    - Sangramento nasal ou otológico associado à saída de líquor (determina o "sinal do alvo") evidencia fístula liquórica. Em geral, provocam vômitos por sangue deglutido. Previna a broncoaspiração.

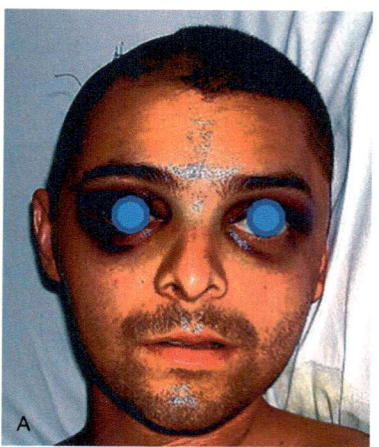
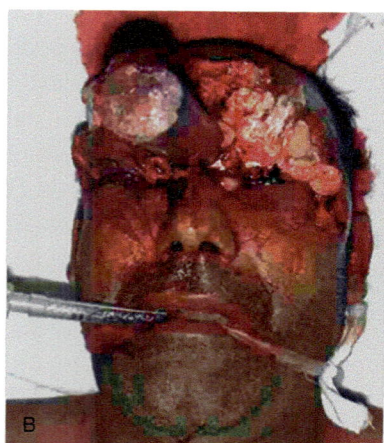
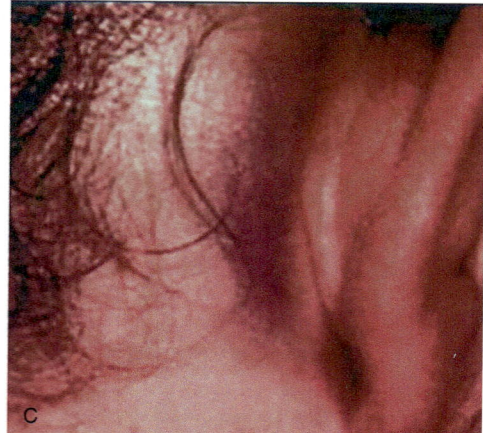

FIGURA 22.1 – **A.** Sinal do guaxinim sugestivo de fratura de crânio envolvendo a base do osso frontal. **B.** Ferimento penetrante em crânio com exposição de massa encefálica. **C.** Sinal de Battle sugerindo fratura de base do crânio - comprometendo pirâmide do osso temporal. Fonte: *acervo do autor.*

- *Observação:* a sondagem para esvaziamento gástrico deve ser *orogástrica* nos casos de fratura de base de crânio (fossas anterior e média).
- Coluna vertebral:
  - Investigar evidências de trauma: hematomas, gibosidades e palpar apófises espinhosas de todas as vértebras cervicais, torácicas e lombares. O paciente consciente pode acusar dor. Utilizar manobra do rolamento.

Exame neurológico sucinto e objetivo

Visa estabelecer prioridades para tomada de conduta com rapidez. Avaliar:

- Nível de consciência (pela escala de coma de Glasgow).
- Diâmetro das pupilas (expresso em mm) e reatividade à luz (reflexo fotomotor) (Tabela 22.1).
  - As alterações pupilares mostram não somente deterioração do estado neurológico do doente, mas também podem localizar a sede da lesão.
  - O diâmetro pupilar é controlado por dois músculos: *constrictor* – inervado por fibras parassimpáticas, e o *dilatador* – inervado por fibras simpáticas. O tamanho das pupilas varia de 1 a 9 mm. O diâmetro das pupilas em um indivíduo normal varia de 2 a 5 mm.
  - A anisocoria (diâmetro desigual das pupilas) em geral é um sinal localizatório importante e representa o estágio inicial de hérnia transtentorial lateral da porção anterior do hipocampo no lobo cerebral temporal (*uncus*). A pupila dilatada, maior, é sempre homolateral à lesão.
- Funções motoras (déficit motor).

Tabela 22.1
Interpretação das alterações pupilares

Tamanho da Pupila	Fotorreatividade	Interpretação
Midríase unilateral	Ausente ou mínima	Compressão do nervo III devido a herniação tentorial
Midríase bilateral	Ausente ou mínima	Perfusão cerebral inadequada por compressão bilateral nervo III
Midríase unilateral ou igual	Reação cruzada	Lesão do nervo óptico (Marcus-Gunn)
Miótica bilateral	Pode ser difícil determinar	Drogas (opiáceos), lesão Pontina, encefalometabólica
Miótica unilateral	Preservada	Lesão simpática (bainha carotídea)

Avaliação da força motora e do tipo de resposta

Déficit de força muscular é a paresia em diferentes graus (I a IV) até a plegia (força muscular grau 0) que representa ausência de movimento. A força muscular considerada normal é grau V (Tabela 22.2).

A *rigidez de decorticação* caracteriza-se por flexão dos braços, dos punhos e dedos com adução dos membros superiores e extensão, rotação interna e flexão plantar dos membros inferiores.

Significado: lesão cerebral grave localizada em várias regiões encefálicas. Pode comprometer a substância branca de ambos os hemisférios cerebrais, diencéfalo ou lesões acima do núcleo rubro no mesencéfalo.

A *rigidez de descerebração* consiste em opistótono com os dentes cerrados, os braços estendidos e rígidos, aduzidos e hiperpronados e os membros inferiores estendidos, rígidos e com os pés em flexão plantar.

Significado: deterioração rostrocaudal, lesão destrutiva grave comprometendo tronco encefálico, no nível do núcleo vestibular lateral de Deiters na ponte. Em geral, a lesão situa-se entre o núcleo rubro e o núcleo vestibular.

- Sinal de Babinski (quando presente, traduz sempre lesão da via piramidal).
- Nível sensitivo (quando a pesquisa for possível, no paciente consciente, e havendo suspeita de lesão medular). Testar sensibilidade dolorosa mediante agulha estéril com ponta romba.

Avaliação do padrão respiratório

A respiração é um ato integrado pelas influências nervosas que se originam em diferentes níveis encefálicos.

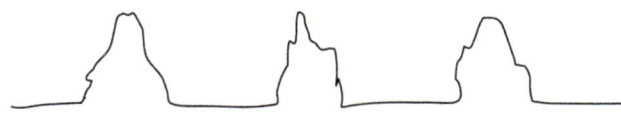

Tabela 22.2
Graduação da força muscular

Grau	%	Achados de exame
0	0	Paralisia total (ausência de movimento), sem tônus
1	10	Contração visível ou palpável
2	50	Movimenta, mas não vence a gravidade
3	75	Movimenta e vence a gravidade
4	90	Movimentação total, leve diminuição de força
5	100	Força normal

Adaptada de "Medical Research Council Muscle Strength Grading System" *(Aids to the investigation of peripheral nerve injuries. Memorandum nº 45. Her Majesty's Stationery Office, London, 1976.)*[6]

Padrões respiratórios

Respiração de Cheyne – Stockes

Consiste em períodos de hiperpneia alternados com períodos mais curtos de apneia.

Significado: disfunção transtentorial grave, encontrada em lesões supratentoriais extensas que afetam os hemisférios cerebrais ou o diencéfalo.

Hiperpneia neurogência central

Aumento da frequência respiratória e da amplitude, sem distúrbios de ritmo.

Significado: disfunção do tronco encefálico entre o mesencéfalo e a porção superior da protuberância (ponte).

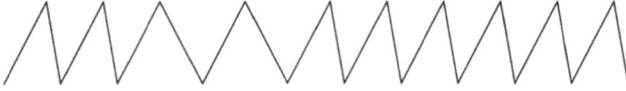

Respiração apnêustica

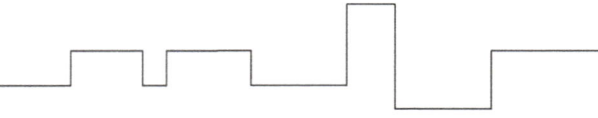

Pausas inspiratórias prolongadas, após as quais o ar é retido por alguns segundos antes de ser expelido e alternadas com pausas expiratórias também prolongadas. Resulta de lesões no tegmento lateral da protuberância ou ponte.

Respiração atáxica (respiração de Biot)

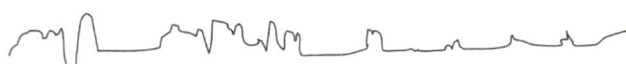

Padrão respiratório irregular com respiração profunda e superficial de diversas amplitudes ocorrendo ao acaso, intercaladas de pausas (apneias) de duração variável.

Significado: geralmente resulta de lesão em bulbo, porção dorsomedial.

Avaliação radiológica (Figura 22.2 a 22.4)

- Radiografias simples de crânio F + P + Towne (em traumas posteriores).
- Indicações:
  - Pacientes com 15 pontos na escala de Glasgow, **apenas se não houver disponibilidade de tomografia de crânio.**
  - Suspeita ou em evidência de lesão penetrante (arma de fogo ou arma branca), **se não houver disponibilidade de tomografia de crânio.**
- Incluir radiografias simples da coluna cervical, particularmente em perfil (identificando-se as sete vértebras cervicais, da transição craniocervical até o platô superior de 1ª vértebra torácica).

Radiografias simples de crânio e neuroimagem

- *Tomografia axial computadorizada cranioencefálica convencional* sem contraste e com janela óssea. É o exame complementar considerado padrão ouro no TCE.
- Indicações de tomografia cranioencefálica:
  - Todo TCE com Glasgow menor ou igual a 14 pontos.
  - Em paciente com Glasgow 15 se: crise convulsiva; amnésia pós-traumática > 10 min.; cefaleia e vômitos persistentes; sinais de fístula liquórica; mecanismo de trauma (principalmente se com vítimas fatais na cena do acidente).

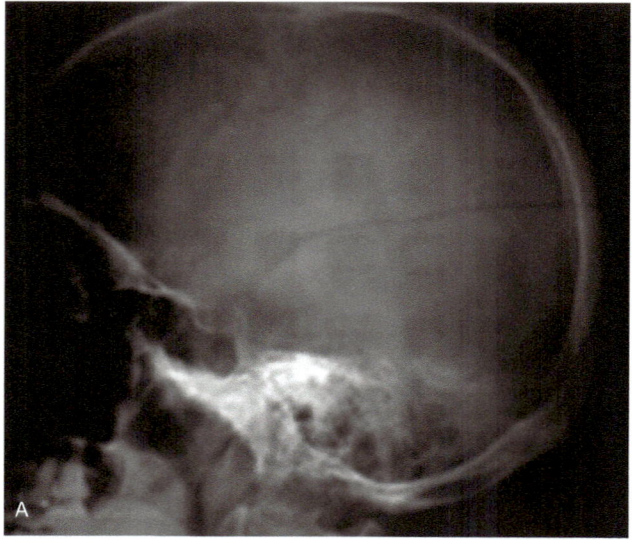
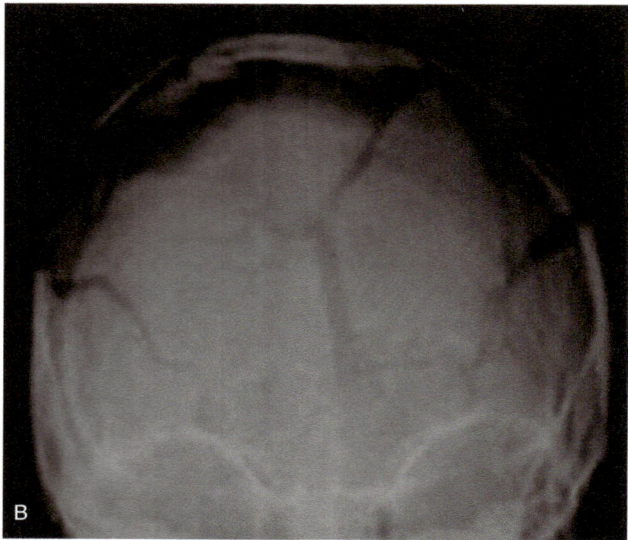

FIGURA 22.2 – **A.** *Fratura linear região temporoparietal.* **B.** *Fratura cominutiva. Fonte: acervo do autor.*

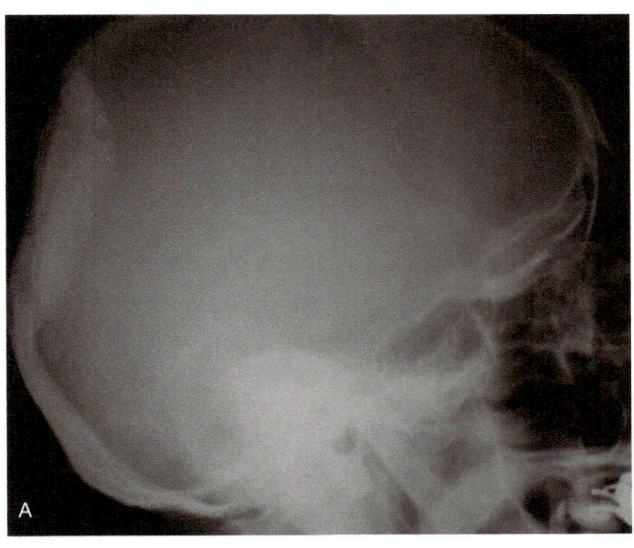 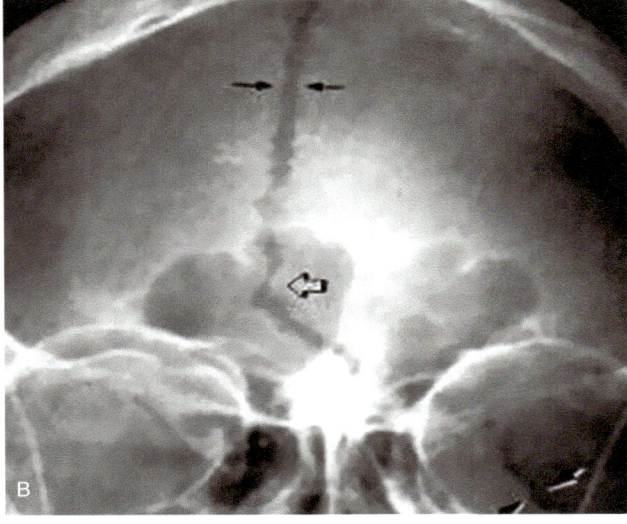

FIGURA 22.3 – **A.** *Fratura afundamento occipital.* **B.** *Fratura diastática envolvendo sutura sagital e lambdoidea.* Fonte: *acervo do autor.*

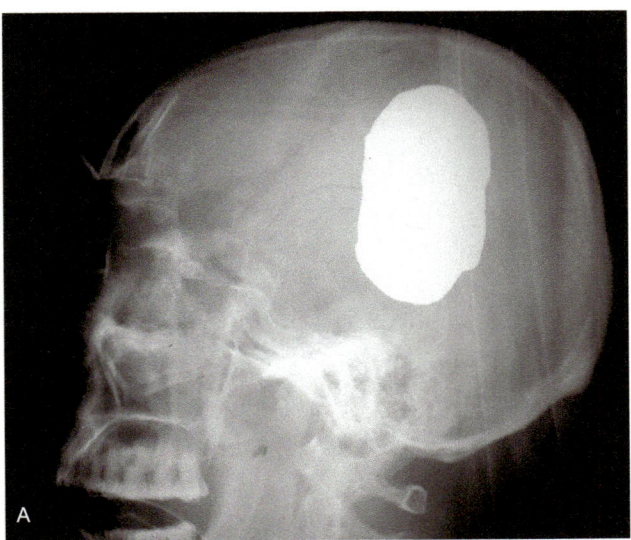 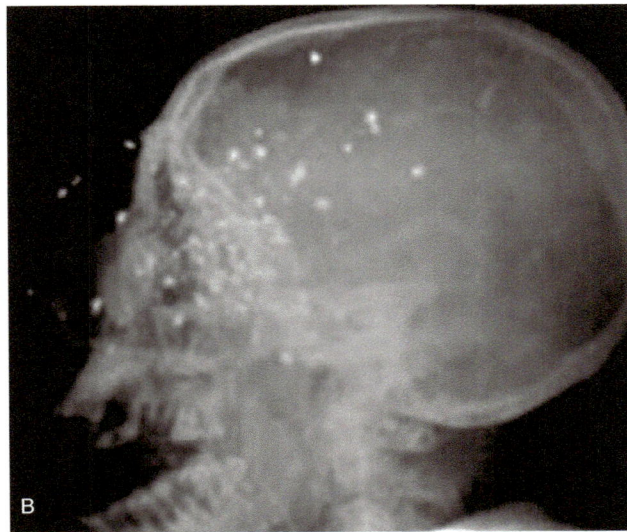

FIGURA 22.4 – **A.** *Ferimento penetrante causado por marreta.* **B.** *Causado por projéteis de arma de fogo.* Fonte: *acervo do autor.*

– Repetir tomografia toda vez que na evolução o paciente apresente queda de 2 pontos na escala de Glasgow, sem causa aparente.

Classificação de Marshall

Baseada em análise do *Traumatic Coma Data Bank*, os achados de tomografia são divididos em seis categorias levando em conta o tipo e a gravidade das alterações. São consideradas lesões com efeito de massa e difusas (4 tipos) e em sinais de hipertensão intracraniana como patência das cisternas basais e desvio das estruturas da linha mediana (ELM) (Tabela 22.3).

Outros exames de imagem, tais como Angiotomografia, Ressonância Magnética e SPECT cerebral, são utilizados em situações especiais a critério do médico especialista.

Tabela 22.3
Classificação tomográfica de Marshall

Categoria	Definição
Lesão difusa tipo I	Sem alteração visível
Lesão difusa tipo II	Cisternas presentes, desvio ELM 0-5 mm e/ou lesões densas < 25 cm^3
Lesão difusa tipo III	Cisternas comprimidas/ausentes, (tumefação cerebral difusa) desvio ELM 0-5 mm ou desvio ELM 0-5 mm ou lesões densas < 25 cm^3
Lesão difusa tipo IV	Desvio ELM > 5 mm; sem lesões densas > 25 cm^3
Lesões focais evacuadas	Qualquer lesão focal evacuada
Lesões focais não evacuadas	Lesões densas > 25 cm^3 não evacuadas

Fonte: Marshall LF, Marshall SB, Klauber MR, Clark M van B, Eisenberg HM, Jane JA, et al. A new classification of head injury based on computerized tomography. Journal of Neurosurgery [Internet]. Journal of Neurosurgery Publishing Group (JNSPG); 1991 Nov;75(Supplement):S14–S20. Available from: http://dx.doi.org/10.3171/sup.1991.75.1s.0s14

O doppler transcraniano é bastante útil na determinação da presença de vasoespasmo pós-traumático e como prova documental na constatação de morte encefálica. Trata-se de método não invasivo e que pode ser feito à beira do leito. É possível também, principalmente no sentido de triagem, utilizar a metodologia da ultrassonografia da bainha do nervo óptico (USNO), pois ocorre uma relação direta entre a medida da espessura da bainha do nervo óptico, > 5,6 mm, com a presença de hipertensão intracraniana com medidas de pressão intracraniana superiores a 20 mmHg.

Tomografia computadorizada cranioencefálica

Consulte as Figuras 22.5 a 22.8.

Ressonância magnética encefálica (Figura 22.9)

- *Observação:* a hipotensão persistente pós-traumática, *em adultos*, é quase sempre de causa extracraniana. A hipotensão neurogênica pelo TCE é um evento pré-terminal e não ocorre até o desaparecimento dos reflexos de tronco encefálico e da ventilação espontânea.

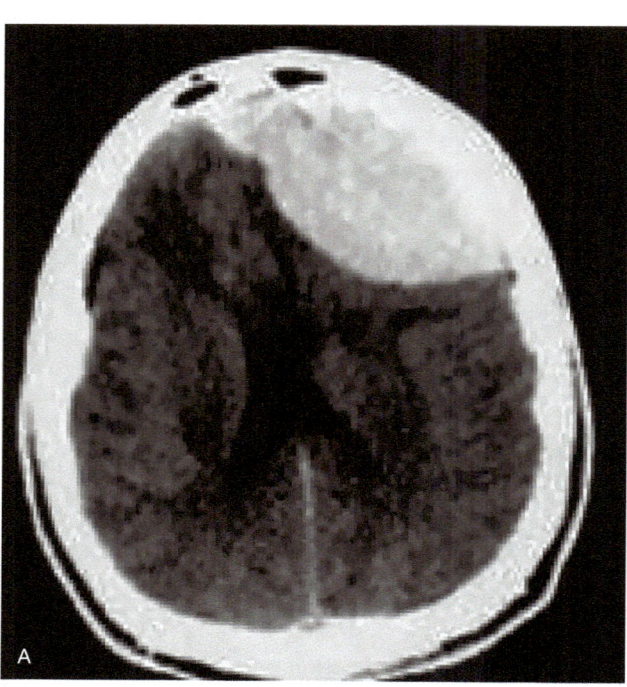 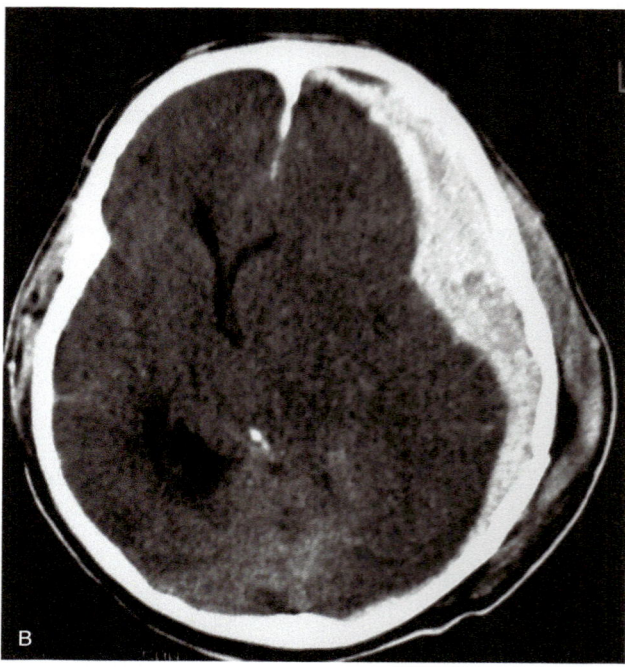

FIGURA 22.5 – **A.** Hematoma epidural frontal à esquerda. **B.** Hematoma subdural agudo fronto-temporoparietal à esquerda. Fonte: acervo do autor.

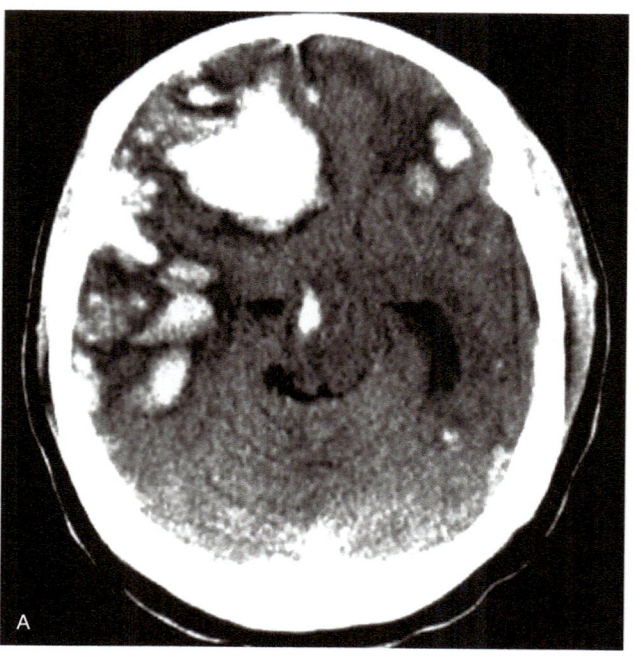 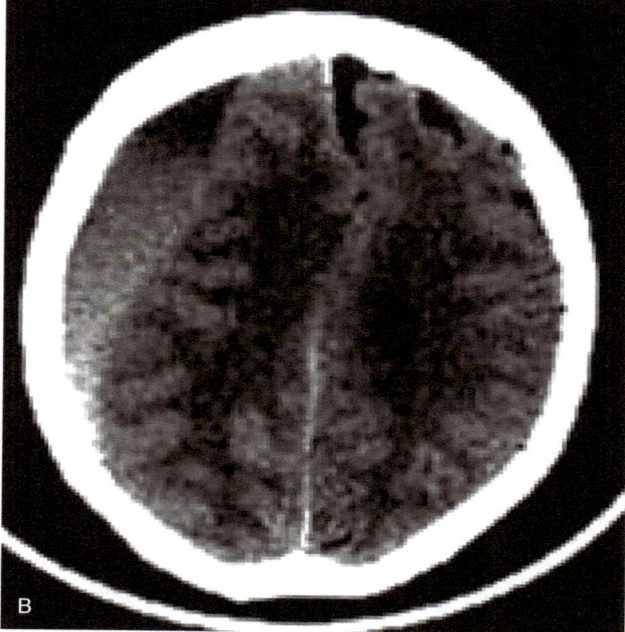

FIGURA 22.6 – **A.** Contusões cerebrais múltiplas. **B.** Hematoma subdural crônico frontoparietal à direita, demonstrando sinal do "hematócrito". Fonte: acervo do autor.

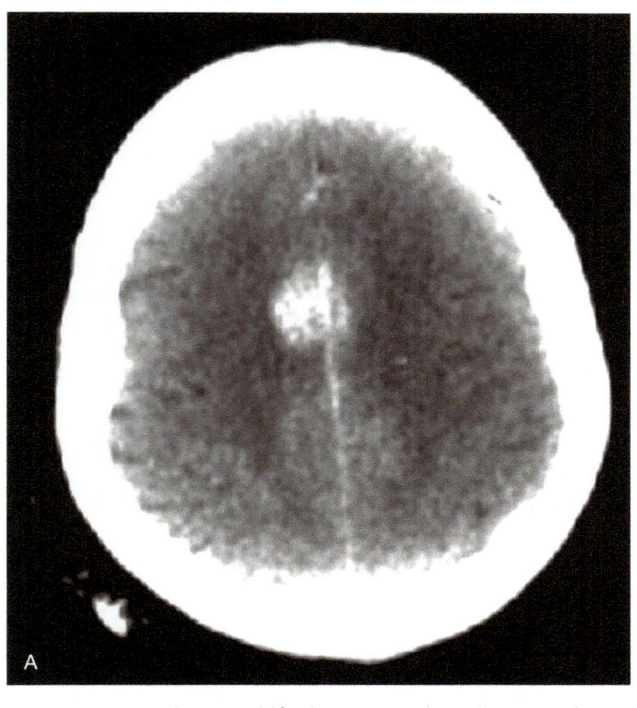
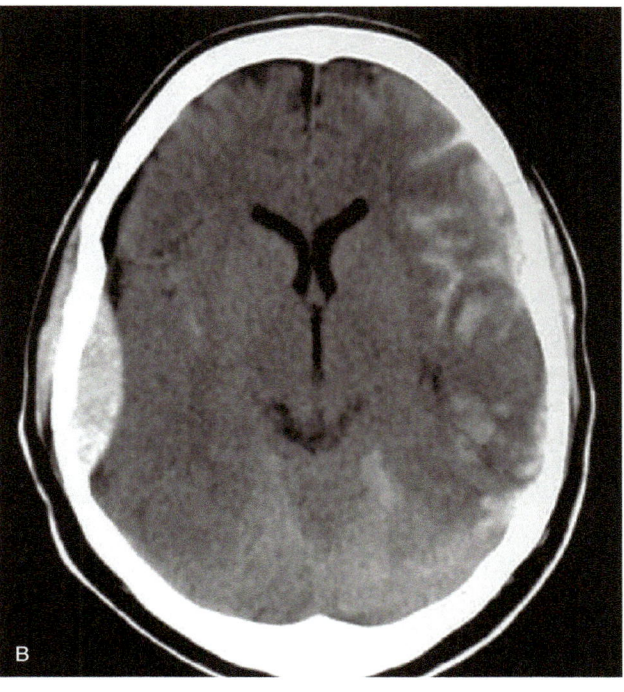

FIGURA 22.7 – A. *Lesão axonial difusa lesão em corpo caloso.* **B.** *Hemorragia subaracnóidea traumática acompanhada de hematoma edural contralateral direito.* Fonte: acervo do autor.

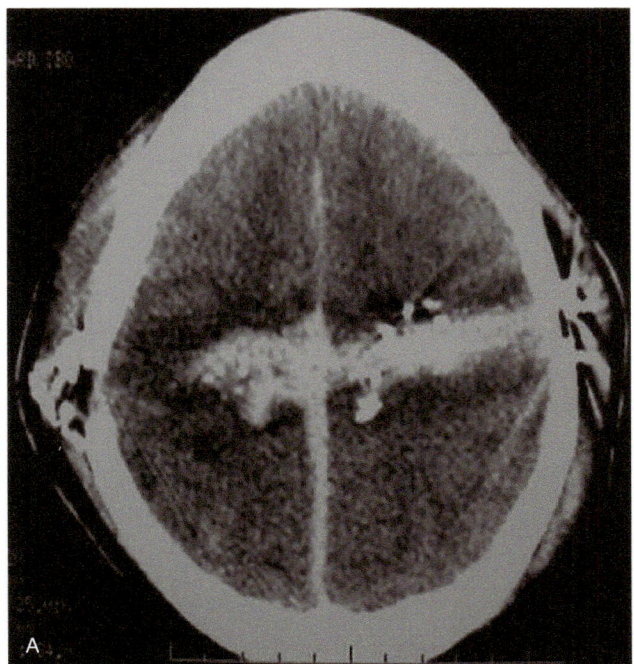
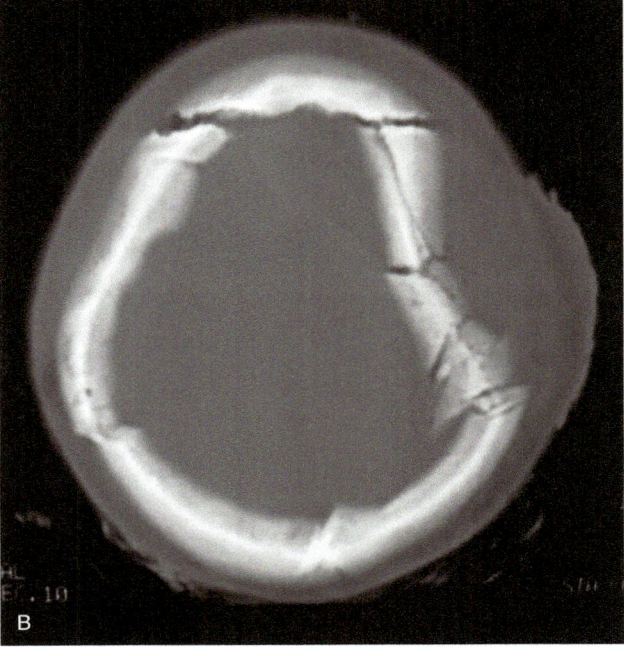

FIGURA 22.8 – A. *Ferimento penetrante por projétil de arma de fogo.* **B.** *Fratura e afundamento em região frontoparietal esquerda (janela óssea).* Fonte: acervo do autor.

O choque neurogênico pode ocorrer se houver lesão medular grave associada.

Avaliação do nível de consciência após TCE – Escala de Coma de Glasgow (ECGl)

- Finalidade: avaliar e quantificar o nível de consciência, além de acompanhar evolutivamente a condição neurológica do paciente.

Jennett e Teasdale (1974) consideraram sempre *a melhor resposta* em relação a abertura ocular (AO), resposta verbal (MRV) e resposta motora (MRM).

Abertura ocular (AO)

- AO4 Espontânea
- AO3 Comando verbal
- AO2 Estímulos nociceptivos
- AO1 Nenhuma

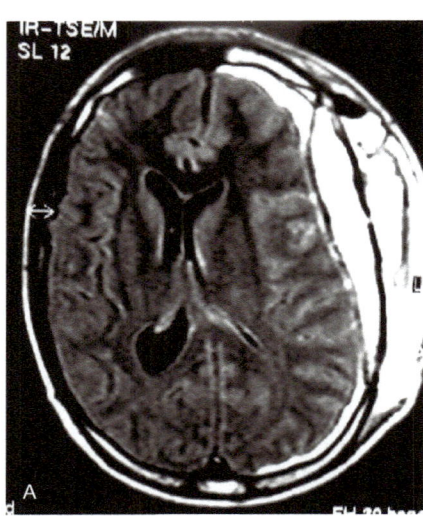 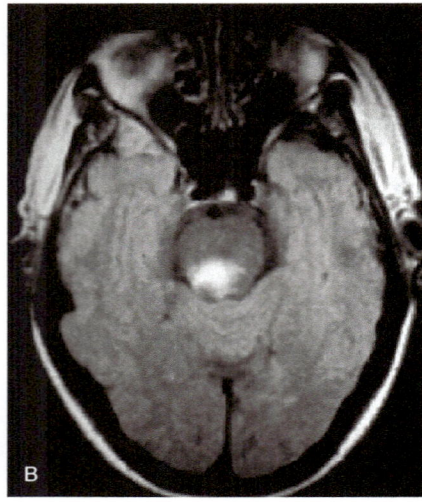 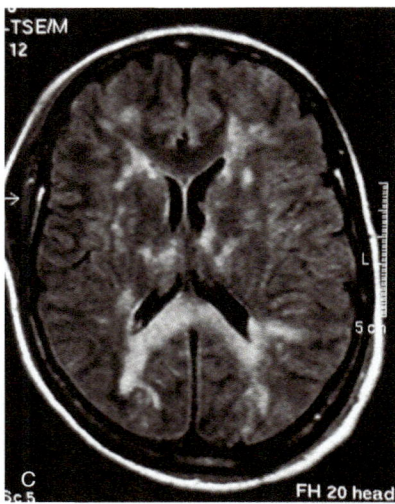

FIGURA 22.9 – *Ressonância magnética.* **A.** *Hematoma subdural crônico frontoparietal à esquerda.* **B.** *Lesão axonial difusa em mesencéfalo.* **C.** *Embolia gordurosa. Múltiplos ponteados hiperintensos difusamente espalhados na substância branca, sequência Flair.* Fonte: *acervo do autor.*

Melhor Resposta Verbal (MRV)

- MRV5 Orientado
- MRV4 Confuso
- MRV3 Palavras inapropriadas
- MRV2 Sons incompreensíveis
- MRV1 Nenhuma

Melhor Resposta Motora (MRM)

- MRM6 Obedece comando verbal
- MRM5 Localiza estímulos dolorosos
- MRM4 Reação inespecífica
- MRM3 Flexão anormal – decorticação
- MRM2 Reação em descerebração
- MRM1 Sem resposta

Pelo somatório dos pontos obtidos, temos que a melhor resposta é 15 (AO4, MRV5, MRM6), e a pior é 3 (AO1, MRV1, MRM1).

Consideramos TCE em coma quando Glasgow menor ou igual a 8 pontos.

A escala de Glasgow tem sido modificada e adaptada a crianças na dependência da idade.

A avaliação do nível de consciência é feita na maioria dos serviços de emergência utilizando a escala de coma de Glasgow (ECGl), que fornece um índice evolutivo e prognóstico do paciente com TCE. Além disso, nos auxilia na tomada de conduta. Deve-se atentar para situações em que a avaliação inicial pode ser prejudicada, tais como intoxicação exógena, intubação orotraqueal, hipotensão/hipóxia e estados pós-comiciais.

Existe ainda uma modificação dessa escala com a finalidade de avaliação em crianças, conforme Tabela 22.4. e 22.5

Tabela 22.4
Escala coma de Glasgow para crianças de 1 a 12 meses de idade

1 mês	5 e 6 meses
1. Ausência de resposta	1. Ausência de resposta
2. Grito ao ser estimulada	2. Grito ao ser estimulada (gemido)
3. Grito espontâneo	3. Localiza a direção dos sons
4. Pisca os olhos quando estimulada	4. Reconhece pessoas da família
5. Emite ruído com a garganta	5. Balbucio para pessoas, brinquedos
2 meses	**7 e 8 meses**
1. Ausência de resposta	1. Ausência de resposta
2. Grito ao ser estimulada	2. Grito ao ser estimulada (gemido)
3. Fecha os olhos com estímulo luminoso	3. Reconhece a família e vozes familiares
4. Sorri quando acariciada	4. Balbucio
5. Balbucio – apenas sons vogais	5. "Ba", "ma", "dada"
3 meses	**9 e 10 meses**
1. Ausência de resposta	1. Ausência de resposta
2. Grito ao ser estimulada	2. Grito ao ser estimulada
3. Fixa o olhar ao ser estimulada, olhando também o ambiente	3. Reconhece com sorriso ou risada
4. Sorriso a estimulação sonora	4. Balbucio
5. Riso disfarçado – sons semelhantes aos de pombo	5. "Mama", "dada"
4 meses	**11 e 12 meses**
1. Ausência de resposta	1. Ausência de resposta
2. Grito ao ser estimulada	2. Grito ao ser estimulada (gemido)
3. Vira a cabeça ao estímulo sonoro	3. Reconhece com sorriso
4. Sorri espontaneamente/estimulada, risada quando	4. Balbucio socialmente estimulada
5. Modulação da voz e vocalização correta de vogais	5. Palavras (especificamente "mama", "dada")

Fonte: *Shapiro K, Carvalho WB et al. Manual de terapia intensiva pediátrica.* Atheneu, 1993.

Tabela 22.5
Escala coma de Glasgow modificada para crianças de 1 a 4 anos de idade

Abertura ocular	Espontânea	4
	Ordem verbal	3
	Estímulo doloroso	2
	Sem resposta	1
Melhor resposta verbal	Balbucio	5
	Choro irritado	4
	Choro por estímulo doloroso	3
	Gemido a dor	2
	Sem resposta	1
Melhor resposta motora	Movimento espontâneo normal	6
	Localiza estímulo	5
	Reage à dor	4
	Decorticação	3
	Descerebração	2
	Sem resposta	1
Total		**3-15**

Fonte: *Traumer DA & James HE, 1985*.

Escala de gravidade do TCE

Segundo a escala de Glasgow classificamos o TCE em:

- TCE leve: 14 ou 15 pontos.
- TCE moderado: 9 a 13 pontos.
- TCE grave: 3 a 8 pontos.

A escala de gravidade do trauma também pode ser avaliada com relação à duração da amnésia pós-traumática. Em geral, consideram-se traumas *leves* quando a duração da amnésia pós-traumática é menor do que 5 minutos, *moderados* quando persiste de 1 a 24 horas, e *graves* se perdurar de 1 a vários dias.

Fraturas cranianas

A presença de fratura no TCE significa que o doente deve ser admitido no hospital pela possibilidade de apresentar ou desenvolver hematoma intracraniano. Tem indicação absoluta de realização de tomografia computadorizada. Entretanto, as fraturas cranianas nem sempre estão presentes nos TCE graves. O diagnóstico de lesão encefálica não depende da constatação de fratura.

As fraturas que cruzam impressões vasculares, principalmente o sulco da artéria meníngea média, requerem observação clínica rigorosa, em torno de 48h, realização de tomografia computadorizada, pelo risco de formação de hematoma epidural agudo.

As fraturas parietais posteriores e occipitais são melhores visibilizadas na incidência em Towne.

Fraturas de base de crânio

- Em geral, não requerem tratamento cirúrgico.
- *Anatomia:* a base do crânio é formada por cinco partes ósseas: lâmina cribiforme do osso etmoide, porção orbitária do osso frontal, osso esfenoide, partes petrosa e escamosa do osso temporal e o osso occipital.
- *Incidência:* 7% a 14% dos TCE.

Evidências clínicas

- Fratura da porção petrosa do osso temporal:
  - Hemotímpano.
  - Otorragia.
  - Equimose em região mastoidea (sinal da Battle).
  - Hipoacusia.
  - Disfunção vestibular.
  - Paralisia facial periférica precoce ou tardia.
  - Fístula liquórica (otoliquorreia) – presença do sinal do alvo.
- Fratura comprometendo ossos etmoide, frontal ou esfenoide:
  - Anosmia.
  - Equimose periorbitária bilateral (sinal do Guaxinim).
  - Fístula liquórica nasal (rinoliquorreia)

Conduta

- Fratura de base de crânio sem sinais clínicos ou radiológicos de fístula liquórica:
  - Internar para observação por 48 a 72 horas – risco de desenvolver fístula liquórica ou meningite.
  - Não passar sonda nasogástrica (pelo nariz).
  - A antibioticoterapia profilática é assunto controverso. A tendência atual da maioria dos autores é de não a utilizar, apenas quando baseada em culturas.
- Fratura de base de crânio com fístula liquórica:
  - Repouso absoluto no leito.
  - Cabeceira 30 graus.
  - Punções lombares de repetição ou drenagem contínua por cateter, caso perdure a fístula com alto débito por mais de 72 horas.
  - Antibioticoterapia profilática (cefalosporina).
  - Neuroendoscopia ou neurocirurgia: caso persista fístula por mais de 2 semanas.
  - Cerca de 90% a 95% das fístulas apresentam resolução com o tratamento conservador em uma semana.

- Fratura de crânio com afundamento:
  - Indicações:
    - Pacientes com fraturas com afundamento e solução de continuidade (abertas) que apresentem desnivelamento superior à espessura das tábuas ósseas devem ser submetidos a tratamento cirúrgico no intuito de prevenir complicações infecciosas.
    - Pacientes com fraturas com afundamento podem ser tratados conservadoramente se *não* houver evidências clínicas e radiológicas de lesão da dura-máter, hematoma intracraniano significativo, desnivelamento maior que 10 mm, envolvimento do seio frontal, deformidade estética significativa, infecção do ferimento, pneumoencéfalo e contaminação grosseira da ferida.
    - O tratamento não operatório de fraturas fechadas (sem solução de continuidade) constitui uma opção de conduta.
  - Momento cirúrgico: o tratamento cirúrgico precoce reduz a incidência de infecção.
  - Técnica:
    - Craniotomia, elevação dos fragmentos e debridamento é o método de escolha.
    - Reconstrução primária dos fragmentos ósseos é uma opção cirúrgica na ausência de infecção ou contaminação grosseira no momento do procedimento.
  - Todas as opções terapêuticas para os afundamentos abertos incluem antibioticoterapia.

TCE – tratamento (neurocirurgia)
Princípios gerais (Figuras 22.10 a 22.13)

Traumatismos leves sem complicação neurológica: observação e medidas de suporte geral. Não se justifica o uso rotineiro de corticosteroide (dexametasona) no TCE. Somente em situações especiais, tais como: hemorragia meníngea traumática e certas particularidades em contusões cerebrais, o corticosteroide pode ter algum efeito benéfico.

Traumas moderados e graves

- Medidas iniciais "fundamentais" tais como posicionamento, correção de distúrbios metabólicos como hiponatremia, hiperglicemia e hipertermia.
- Estabelecer via aérea e ventilação adequada.
- Corrigir hipotensão arterial.
- Operar lesões focais expansivas (em geral, craniotomias).
- Lesões difusas – tratar eventual hipertensão intracraniana.
- Monitorização da PIC com ou sem retirada de líquor ventricular.
- Hiperventilação intermitente não profilática otimizada baseada em monitoração multimodal (pressão intracraniana e oximetria cerebral), em ambiente de UTI.
- Sedação (midazolam).
- Analgesia (fentanil).
- Bloqueio neuromuscular.
- Diurético osmótico se necessário (Manitol 20%), ou solução salina hipertônica principalmente em casos de hipotensão arterial e idealmente sob controle da PIC e com assistência do neurocirurgião. As terapias osmolares podem eventualmente ser utilizadas de forma alternada.
- Prevenir e tratar complicações clínicas.

Monitoração da pressão intracraniana

A monitoração da pressão intracraniana é parte de uma série de técnicas empregadas em unidades de neurointensivismo que se complementam e permitem otimização no emprego de medidas terapêuticas visando a instituição precoce das mesmas, de forma mais racional, minimizando-se os efeitos colaterais.

A principal indicação de seu uso reside naqueles pacientes com hipótese de hipertensão intracraniana em tratamento nas unidades de terapia intensiva que se encontram sedados, intubados e sob uso de drogas depressoras do sistema nervoso central, ficando impossibilitada uma avaliação neurológica completa. Temos como exemplos: hemorragia intracerebral espontânea, hidrocefalia de pressão normal, hemorragia

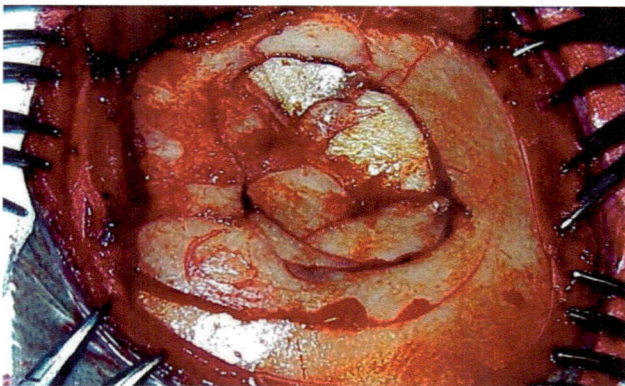

FIGURA 22.10 – *Aspecto intraoperatório de fratura de crânio com afundamento.* Fonte: *acervo do autor.*

subaracnóidea espontânea, infarto cerebral isquêmico, meningite e encefalite, encefalopatia hepática, síndrome de Reye e principalmente pacientes com traumatismo cranioencefálico, cujas indicações específicas serão discorridas a seguir.

As indicações para monitorar a pressão intracraniana em pacientes com traumatismo cranioencefálico são:

1. Paciente em coma por mais de 6 horas ou que necessite sedação, independentemente dos achados na tomografia de crânio (TC).
2. Lesões encefálicas localizadas pelo volume, área ou desvio das estruturas da linha média, não passíveis de cirurgia imediata.
3. Lesões encefálicas difusas ou focais em pacientes em coma.
4. Após tratamento cirúrgico em pacientes com sinais e sintomas de hipertensão intracraniana.
5. Em pacientes com lesões vasculares cervicocranianas com TC anormal.
6. Paciente em coma com TC anormal e que necessitam de PEEP (até 5 cmH_2O).
7. Paciente em coma com exame de Doppler transcraniano anormal.
8. Tratamento de ventriculite associada à hidrocefalia pós-traumática.

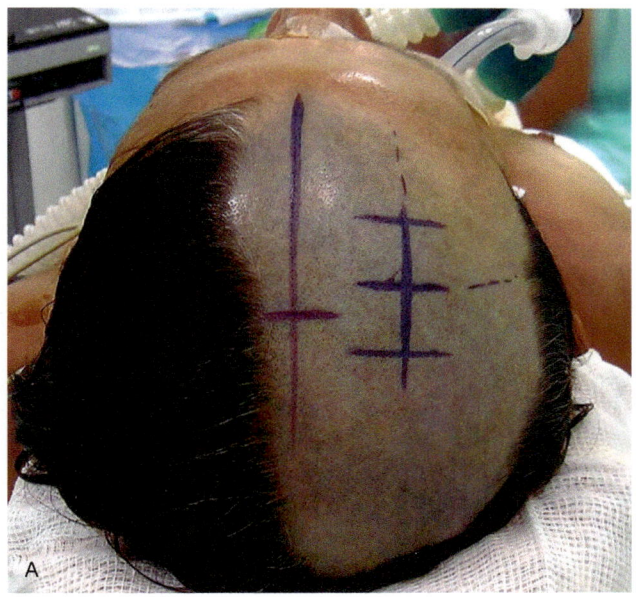
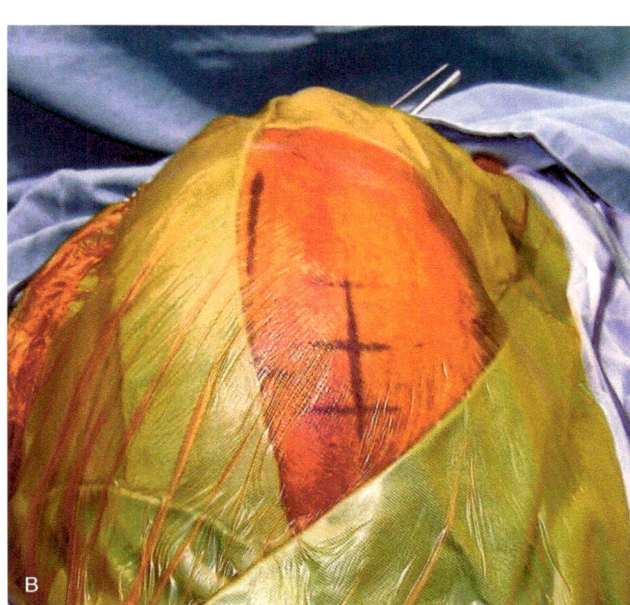

FIGURA 22.12 – **A.** Colocação do afastador autostático. **B.** Trepanação no ponto de Kocher. Fonte: acervo do autor.

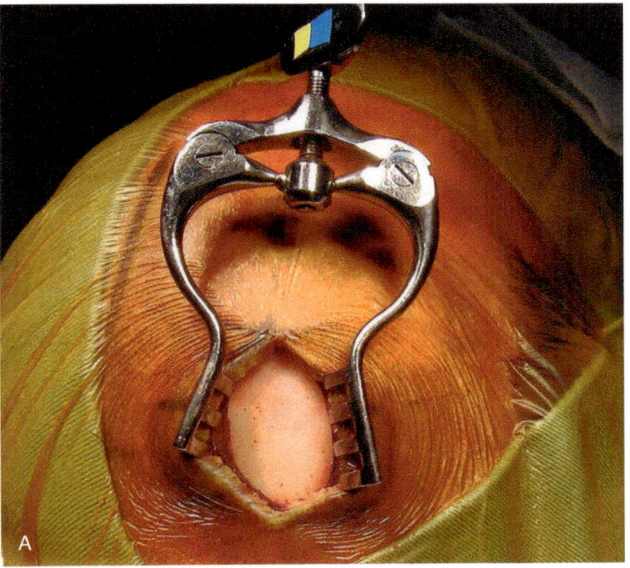
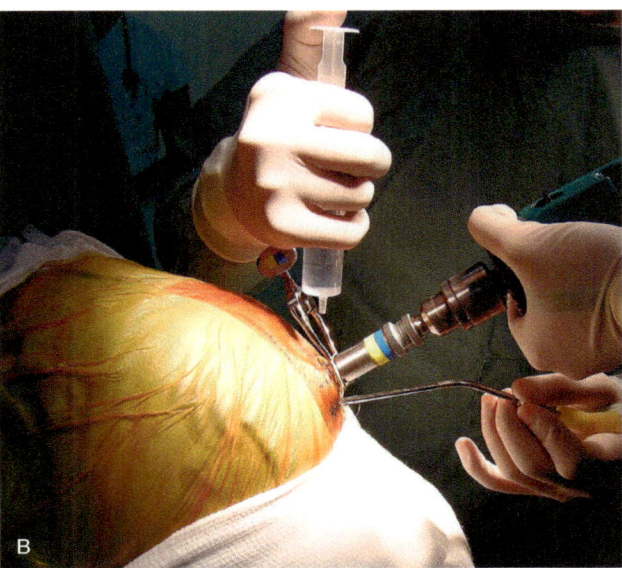

FIGURA 22.11 – **A e B.** Preparo do campo operatório e incisão. Fonte: acervo do autor.

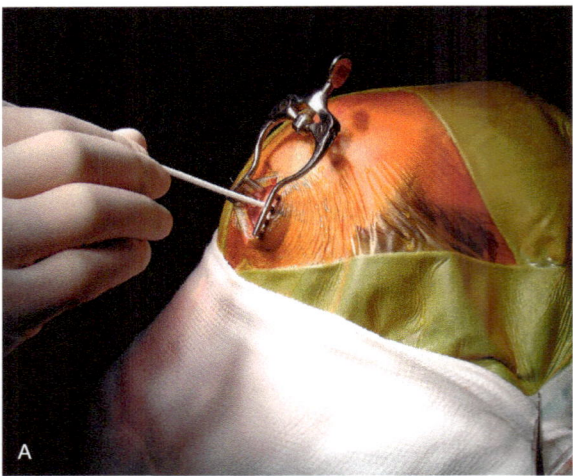 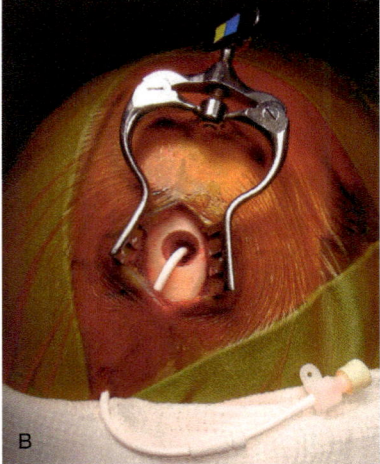 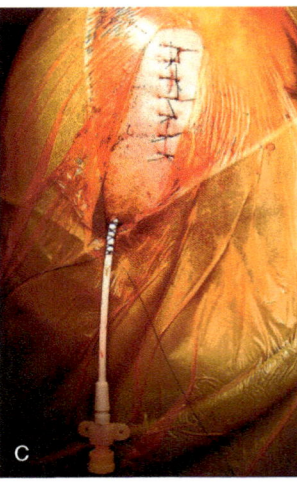

FIGURA 22.13 – **A.** Abertura da dura-máter. **B.** Punção ventricular. **C.** Fixação do cateter por contra-abertura. Fonte: acervo do autor.

Os critérios para exclusão são:
1. ECGl (Escala de coma de Glasgow) = 15 sem sinais ou sintomas mesmo com TC anormal.
2. Fístula liquórica com débito ou presença de pneumocrânio na TC.
3. Lesões intracranianas com indicação de tratamento cirúrgico imediato.
4. Lesões por projétil de arma de fogo ou por arma branca sem correção acessível da lesão em dura-máter.
5. Processo infeccioso no sistema nervoso central ou sistêmico exceto ventriculite com hidrocefalia.
6. Distúrbios de coagulação ou plaquetopenia não controlados.

Principais lesões encefálicas traumáticas

Lesões difusas

Concussão leve

- *Conceito:* do latim *concussione* = choque.

A consciência está preservada, porém há disfunção neurológica breve e temporária (confusão, desorientação e amnésia pós-traumática).

Esta síndrome é geralmente completamente reversível.

Concussão cerebral clássica

Condição pós-traumática em que ocorre *sempre* perda de consciência superior a 5 minutos e recuperação total até 6 horas após o trauma.

Classicamente, cursa com amnésia retrógrada e pós-traumática, e a duração desta está diretamente relacionada com a gravidade do trauma.

Evolução em geral sem sequelas a não ser amnésia duradoura para os eventos relacionados com o trauma.

Lesão axonial difusa (LAD)

- *Definição:* fragmentações de axônios em vários níveis do SNC, principalmente aqueles pertencentes aos tratos longos. Ocorre perda imediata da consciência consequente ao trauma normalmente envolvendo aceleração e desaceleração angulares, por mais de 6 horas e com duração variável.
- *LAD – Fisiopatologia:* de acordo com a representação esquemática da Figura 22.14.

LAD – quadro clínico

- Formas:
  – Leve.
  – Moderada.
  – Grave.

LAD leve

- Características: Perda de consciência – duração 6 a 24 horas.
- Alternância na resposta motora.

LAD moderada

- Perda de consciência: coma > 24 horas.
- Forma mais comum de LAD (45%).
- Sinais de disfunção do tronco encefálico são pouco frequentes.
- Alternância no padrão de resposta motora.

LAD grave

- Perda de consciência: coma > 24 horas.
- Sinais de disfunção de tronco encefálico são frequentes – rigidez de descerebração e decorticação.

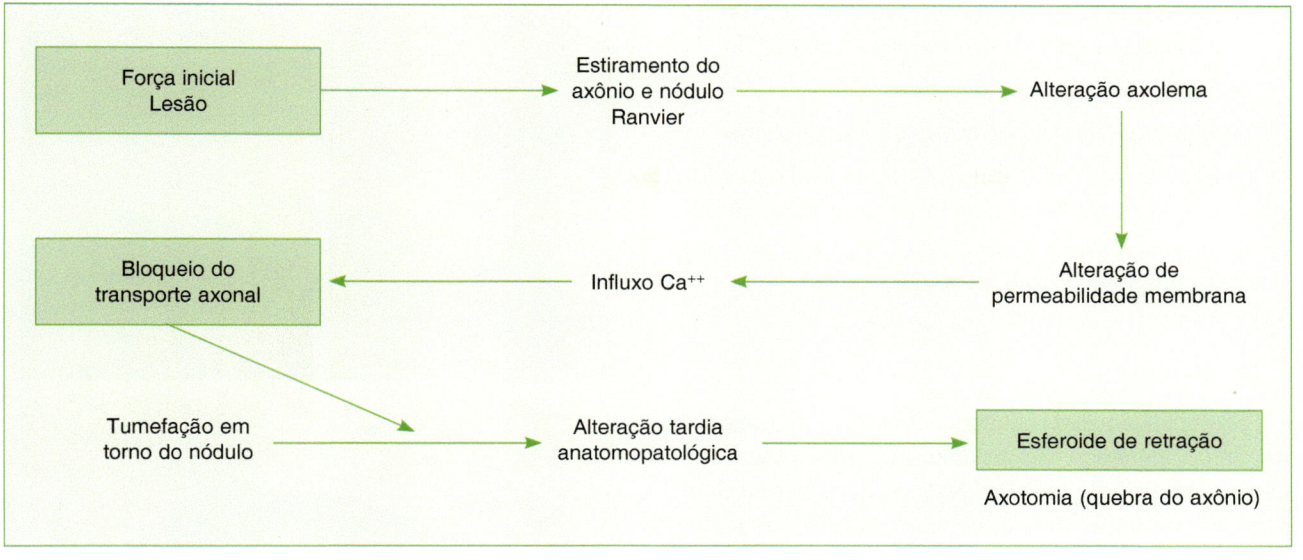

FIGURA 22.14 – *Representação esquemática do LAD. Fonte: acervo do autor.*

- Cursam com fenômeno autonômicos: hipertensão arterial, taquicardia, hiper-hidrose, hipertemia e hipersecreção pulmonar.
- Taxa de mortalidade alta (50%) devido ao coma prolongado associado a infecções secundárias.

LAD – diagnóstico

- A lesão axonial difusa foi mais bem definida na década de 1980 a partir do advento da tomografia computadorizada cranioencefálica e de seu uso rotineiro em neurotraumatologia (Figura 22.15).
- Achados tomográficos: variáveis.
- Desde aspecto normal até pontos hemorrágicos em centro semioval, corpo caloso e tronco-encefálico (principalmente porção dorsolateral do mesencéfalo), associados ou não à tumefação cerebral (*Swelling*).

Tratamento da tumefação cerebral (inchaço ou *Swelling*)

Princípios gerais

- Monitoração da pressão intracraniana (PIC) em doentes com Glasgow < 8.
- Retirada de líquor dos ventrículos laterais (quando possível).
- Hiperventilação intermitente (efetiva, porém efêmera quanto PIC elevada).
- Diurético osmótico (manitol) ou solução salina hipertônica.
- Controle em regime de terapia intensiva ou semi-intensiva.
- Controle do hemometabolismo cerebral com monitoração da Pressão de Perfusão Cerebral.

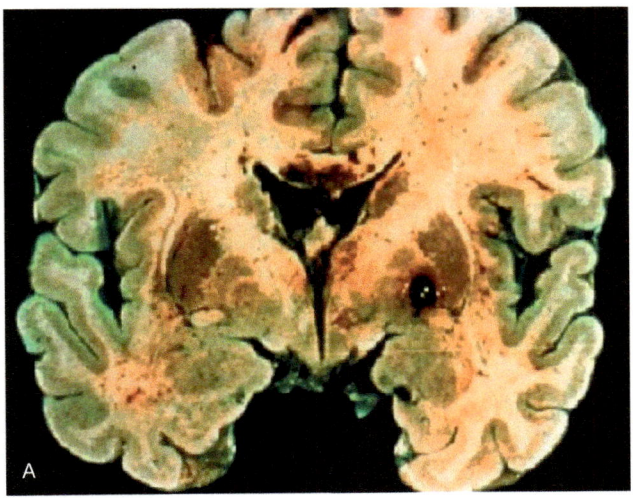
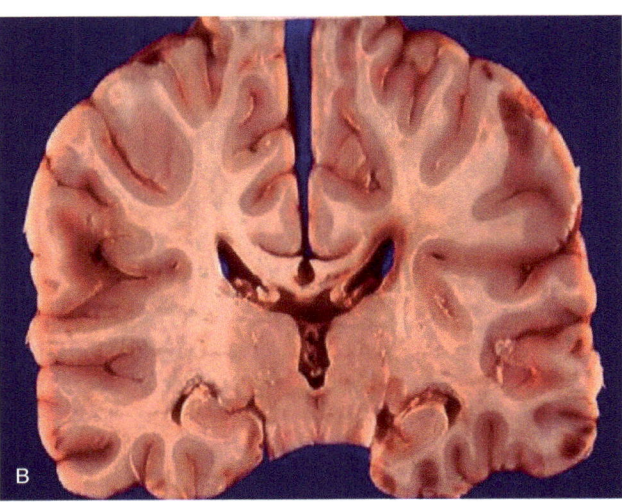

FIGURA 22.15 – *Aspecto anátomo patológico de lesão axonial difusa em corpo caloso e núcleos da base (A) e em transição de córtex com substância branca (B). Fonte: acervo do autor.*

- Avaliação vasomotora cerebral por meio de exames de Doppler Transcraniano seriados.
- Sedação e indução de coma.
- Tratar e evitar hipertermia e hiperglicemia.
- Hipotermia (reservada a Centros especializados e com experiência neste tipo de tratamento).
- Craniectomia descompressiva (medida de segundo nível para controle de HIC refratária).

Lesões focais

Na dependência da natureza, direção e intensidade do impacto traumático são produzidas várias lesões, entre elas a hemorragia, cuja localização pode ser epidural, subdural ou intraparenquimatosa. Estas lesões podem surgir isoladas ou estar associadas a lesões do tipo difusas.

Hematomas subdurais pós-traumáticos

- Tipos:
  - *Agudo* – aparecimento dos sintomas até 72 horas após o traumatismo.
  - *Subagudo* – manifestam-se entre o 4º dia e a 3ª semana.
  - *Crônico* – produzem sinais e sintomas após a 3ª semana de traumatismo.

Hematomas subdurais agudos (Figura 22.16)

- Etiopatogenia e biomecânica:
  - Ocorrem em 15% dos TCE graves (Glasgow ≤ 8).
  - A lesão é causada por impacto de alta velocidade que provoca movimento de aceleração e desaceleração normalmente linear dentro da cavidade craniana.
  - Geralmente estão associados à lesão do parênquima cerebral (contusões ou lacerações) da qual resultam numerosas hemorragias de vasos corticais no espaço subdural com a formação consequente do hematoma. Por outro lado, o movimento imposto ao cérebro no interior do crânio pode resultar em rotura de veias que atravessam o espaço subdural ("veias em ponte") entre a face superficial do córtex cerebral e os seios venosos da dura-máter.
  - De modo geral, os hematomas subdurais agudos são lesões potencialmente letais com pior prognóstico. Na era pré-tomografia, a taxa de mortalidade observada variava entre 65% a 90%. Recentemente, essa taxa foi reduzida para 25% em doentes operados nas primeiras 4 horas após o traumatismo.

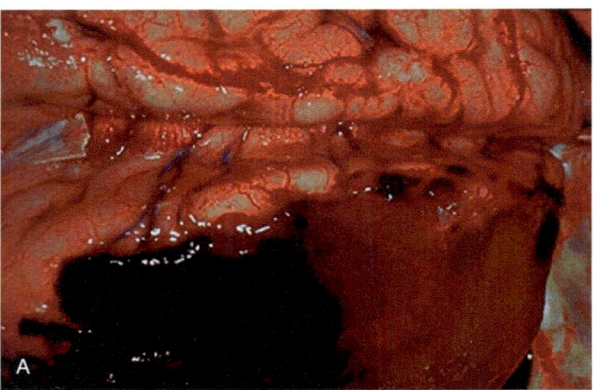
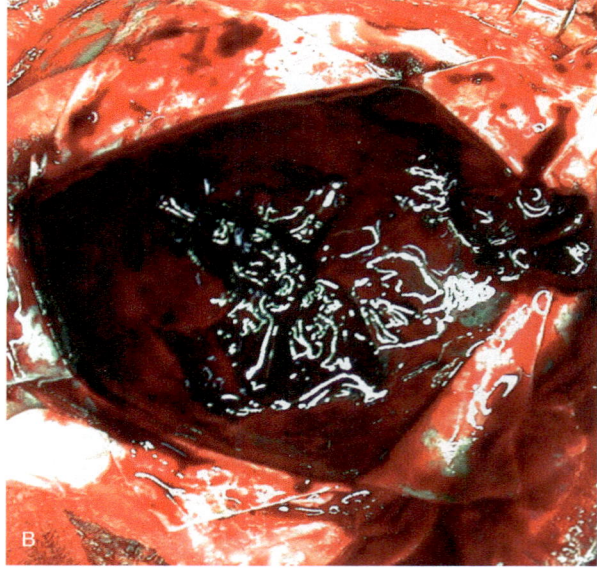

FIGURA 22.16 – **A.** Hematoma subdural demonstrado em necrópsia. **B.** Aspecto intraoperatório de hematoma subdural. Fonte: *acervo do autor.*

- Mecanismo da lesão:
  - Acidente veículo motorizado (mais comum):
    - Quedas.
    - Alcoolismo.
  - Características:
    - No idoso:
      - Quedas da própria altura.
      - Volume maior do hematoma decorrente de atrofia cerebral.
      - Pior prognóstico.
    - Em jovens:
      - Acidentes em alta velocidade e veículos motorizados (45%).
      - Volume menor do hematoma.
- Fatores prognósticos:
  - Idade: taxa de mortalidade em pacientes idosos (maior que 65 anos) é quatro vezes maior do que em jovens.
  - Volume do hematoma maior em idosos.

- Desvio de estruturas da linha mediana, medido no nível do septo pelúcido (os desvios maiores estão associados a piores prognósticos).
- Tempo decorrido entre o trauma e o tratamento cirúrgico (demora na drenagem do hematoma).
- Lesões associadas: o *swelling* hemisférico e lesões difusas pioram o prognóstico.
- Injúria secundária: hipoxemia e isquemia cerebral.
- Complicações pós-operatórias: maior em idosos.
- Hipertensão intracraniana: o controle da pressão intracraniana é um fator de importância no prognóstico.

- Inchaço hemisférico:
  - Pode estar associado ao hematoma subdural agudo devido a necrose, acidose tecidual e compressão, pela lâmina do hematoma, da microcirculação.

- Quadro clínico:
  - Depende da região afetada pelo traumatismo, da rapidez de crescimento do hematoma e da gravidade do impacto.
  - A forma mais comum de apresentação do hematoma é alteração progressiva do estado de consciência, assimetria pupilar (anisocoria em 30% a 50%) e déficits motores.
  - O "intervalo lúcido" é menos frequente (12% a 38%) do que no hematoma epidural agudo, e ocorre principalmente em idosos e alcoólatras devido ao espaço para crescimento do hematoma em virtude de atrofia cerebral.

- Diagnóstico:
  - Habitualmente diagnosticado por tomografia axial computadorizada cranioencefálica.
  - Hematoma subdural agudo apresenta-se tipicamente como uma coleção hiperdensa, em forma decrescente, junto à face interna do crânio. Essa coleção exerce grande efeito de massa sobre as estruturas adjacentes, que conduz a deformação e compressão do ventrículo lateral ipsilateral, deslocamento e retificação da interface substância branca/cinzenta, apagamento dos sulcos corticais subjacentes, decorrentes de atrofia cerebral e desvio contralateral dos elementos nervosos da linha média.
  - Os hematomas de grande volume produzem herniação subfalcina (do giro cíngulo abaixo da foice do cérebro) e transtentorial – Uncus (pelo hiato ou fenda tentorial), com comprometimento do forame de Monro e aqueduto de Sylvius e consequente dilatação do ventrículo contralateral.
  - Quanto à localização: os hematomas subdurais agudos em geral são supratentoriais e de convexidade. Outras localizações, tais como inter-hemisférica e justatentorial, são menos frequentes. São muito raros na fossa posterior.

- Tratamento:
  - Indicações para cirurgia:
    * Hematoma subdural com espessura superior a 10 mm ou desvio de estruturas de linha mediana maior que 5 mm devem ser drenados cirurgicamente independente da pontuação na escala de coma de Glasgow.
    * Todos os pacientes com hematoma subdural agudo em coma (ECGl < 9) devem ser submetidos a monitorização de PIC.
    * Pacientes comatosos (ECGl < 9) com hematoma subdural de espessura inferior a 10 mm e desvio de estruturas de linha média < 5 mm devem ser submetidos a drenagem cirúrgica da lesão caso ocorra decréscimo de 2 ou mais pontos na ECGl no intervalo entre a injúria inicial e a admissão hospitalar e/ou se ele apresentar pupilas assimétricas, dilatadas e não fotorreagentes e/ou valores de PIC > 20 mmHg.
  - Cirúrgico: craniotomia ampla centrada no máximo da espessura do hematoma. A extensa exposição proporciona remoção completa dos coágulos e permite visibilização do ponto de partida da hemorragia e seu controle. Hematomas intraparenquimatosos eventualmente associados são sempre drenados concomitantemente, e as contusões com efeito de massa devem ser ressecadas.
    * A monitoração da pressão intracraniana após cirurgia é útil. Estando elevada, trata-se com terapia hiperosmolar, hiperventilação otimizada, restrição hídrica e demais medidas de neurointensivismo já mencionadas.
    * Deve-se administrar anticonvulsivante profilaticamente. Fenitoína 15 a 20 mg/kg – dose de ataque e 300mg/dia dividida em três doses – dose de manutenção.
    * A tomografia computadorizada cranioencefálica de controle pós-operatório é feita de rotina nas primeiras 48 horas após a cirurgia.

Hematomas subdurais crônicos

Ocorrem preferencialmente na faixa etária acima dos 50 anos. Em 25% a 50% dos casos de hematomas subdurais crônicos, há história de traumatismo craniano, sendo frequentemente de pequena intensidade. Existe uma predisposição em doentes idosos ou alcoólatras crônicos com atrofia cerebral, ou em doentes submetidos a tratamento anticoagulante ou com discrasias sanguíneas ou leucoses e em epiléticos.

Fisiopatologia

Pequena quantidade de sangue no espaço subdural ou quantidades maiores em pacientes com atrofia cerebral podem ser insuficientes para produzir sintomas. Sabe-se que, após a hemorragia, esta sofre um processo de organização, sendo envolvida ao final da 1ª semana por uma membrana por baixo da dura-máter (membrana externa ou cápsula parietal). Na 3ª semana será formada a membrana interna, e o hematoma fica, desse modo, completamente envolvido em um tipo de bolsa.

Durante anos, pensou-se que o aumento do hematoma ocorria devido à passagem do líquor através da cápsula do hematoma (membrana osmótica) para dentro deste e, por sua vez, a distensão da cápsula provocaria novas hemorragias. Mais tarde comprovou-se a não existência de gradiente osmótico através da membrana.

A fisiopatologia dos hematomas subdurais crônicos tem sido controversa e ainda não está completamente estabelecida. Porém, a teoria mais aceita e comprovada é que ocorrem hemorragias de repetição, com formação de coágulo e fibrinólise. Esses fenômenos decididamente contribuem para o desenvolvimento e a manutenção dos hematomas. A hiperfibrinólise deve-se às altas concentrações de plasminogênio ativador e do complexo inibidor da plasmina: α2-plasmina. A tendência para o ressangramento não é determinada somente pelo balanço entre a coagulação e a fibrinólise, mas também por outros fatores, como a vulnerabilidade dos capilares na membrana externa da cápsula do hematoma, que podem sangrar nos pequenos traumas ou movimentos bruscos da cabeça. Acredita-se também que a hipertensão intracraniana, que se desenvolve gradativamente pela presença de massa expansiva (hematoma) e a pressão sanguínea elevada favoreçam o ressangramento da membrana externa do hematoma, envolvendo, ainda, fenômenos inflamatórios.

Quadro clínico

A maioria evolui lenta e progressivamente. Os sinais e sintomas mais comuns incluem:

- Alterações do comportamento e cognitivas.
- Cefaleias (sugestiva de hipertensão intracraniana crônica, sendo mais intensa pela manhã).
- Déficit motor
- Distúrbios de linguagem (disfasia).
- Tonturas e vertigens.
- Vômitos (concomitante a cefaleia).
- Crises convulsivas.
- Edema de papila.

Em idosos, os sintomas são muitas vezes interpretados como estados demenciais.

Às vezes, o déficit motor gradual simula, em seu modo de instalação, uma doença encéfalo-vascular tipo infarto isquêmico, isto em evolução ou acidente vascular isquêmico transitório.

Pelo quadro de hipertensão intracraniana crônica faz-se diagnóstico diferencial com as neoplasias cerebrais.

Em fases tardias, os hematomas subdurais crônicos podem ocasionar coma, em seus diferentes graus, e, na fase de descompensação, determinam postura de decorticação e descerebração.

Cerca de 30% a 50% dos hematomas subdurais crônicos são bilaterais.

Diagnóstico

É feito por tomografia computadorizada cranioencefálica com administração de contraste endovenoso. Assim podemos diagnosticar os hematomas isodensos (mesma densidade que o parênquima cerebral), realçando a membrana vascularizada que envolve o hematoma, e também, as veias corticais deslocadas.

Frequentemente a tomografia mostra nível líquido no interior do hematoma. Esse fato deve-se ao efeito de sedimentação das hemácias lisadas ou de ressangramento originário da cápsula do hematoma. Desse modo, encontramos a parte superior do hematoma com aspecto hipodenso (sangramento antigo) e a parte inferior hiperdensa devida a sangramento recente. A esse aspecto dá-se o nome de efeito hematócrito.

Tratamento

Cirúrgico: As trepanações frontais e parietais com drenagem do hematoma associadas a locação de dreno no espaço subdural resolvem a maioria dos casos. Existem poucas situações em que pode ser conduzido de forma conservadora, utilizando-se, por exemplo, o ácido tranexâmico.

Hematoma epidural agudo (Figura 22.17)

Tem melhor prognóstico, porém evolui, em geral, rapidamente, constituindo-se em verdadeira emergência neurocirúrgica.

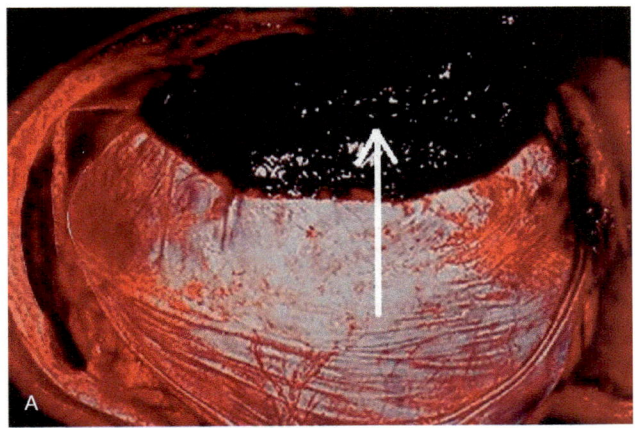
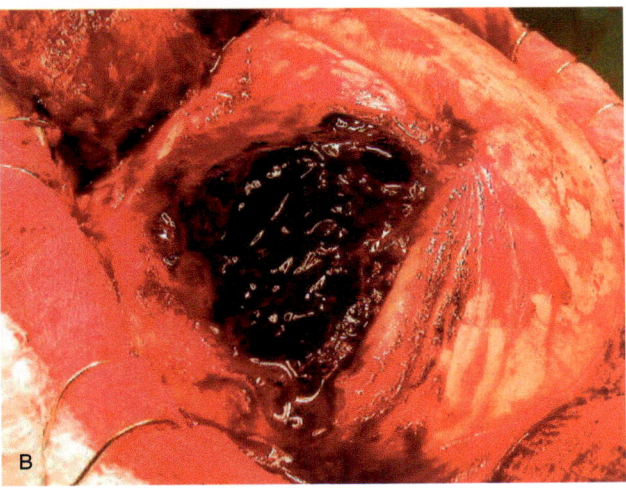

FIGURA 22.17 – **A.** Hematoma epidural demonstrado em necrópsia. **B.** Aspecto intraoperatório de hematoma epidural. Fonte: acervo do autor.

É menos frequente que o subdural agudo. Habitualmente ocorre em adultos jovens, sendo raro abaixo dos 2 anos de idade ou acima dos 60 anos, devido à maior aderência da dura-máter à tábua óssea interna nessas faixas etárias.

A apresentação clássica ocorre em cerca de 50% dos casos e caracteriza-se por:

- Perda momentânea da consciência logo após o trauma, cefaleia e vômitos.
- Seguidos por "intervalo lúcido" de algumas horas (47%).
- Desenvolve-se sinal localizatório: hemiparesia contralateral e midríase homolateral ao hematoma.

Caso não seja reconhecido no estágio inicial de sua formação, produz-se rigidez de descerebração e fenômenos decorrentes do "efeito Cushing" devido ao efeito de massa e descompensação de hipertensão intracraniana do tipo aguda. Teremos então: hipertensão arterial, bradicardia e alterações do ritmo respiratório.

Em cerca de 5% dos casos manifesta-se por crise convulsiva mais comumente unilateral.

Etiologia

- *Mais frequente:* rotura da artéria meníngea média por fratura linear do osso temporal na altura do pterion (junção fronto-têmporo-esfenoidal).
- Outras causas:
  - Artérias meníngeas anterior ou posterior.
  - Lesão de seios venosos durais: sagital, transverso ou tórcula (confluência dos seios).
  - Sangramento da diploe em decorrência de fratura da tábua óssea.

Diagnóstico

Em 60% dos casos detecta-se fratura linear na radiografia simples do crânio cortando o sulco da artéria meníngea média.

Aspecto "típico" na Tomografia Computadorizada cranioencefálica sem contraste: imagem hiperdensa em lenta biconvexa, exercendo efeito de massa.

Localização: mais comum: temporal e parietal.

Cerca de 5% dos hematomas epidurais agudos encontram-se na fossa posterior e estão relacionados a fratura do osso occipital ou lesão de seio venoso. Nessa eventualidade a situação é dramática. Não determinam sinais de localização. Manifestam-se precocemente por cefaleia, vômitos e rigidez de nuca.

Fatores Prognósticos

Foram identificados como importantes fatores prognósticos relacionados ao hematoma epidural intracraniano traumático: pontuação na ECGl, idade, anormalidades pupilares (pupilas assimétricas/midriáticas e não fotorreagentes), lesões intracranianas associadas (30% a 50% dos casos), tempo decorrido entre a deterioração neurológica e o tratamento cirúrgico, além de presença de hipertensão intracraniana.

Tratamento

De modo geral, o *tratamento* dos hematomas epidurais agudos é cirúrgico, com drenagem do hematoma e hemostasia por craniotomia. Raramente temos hematomas epidurais ditos benignos e que podem ser acompanhados de forma conservadora. Estes são restritos ao aspecto anterior da fossa média, causados por lesões do seio esfeno parietal.

- Indicações cirúrgicas:
  - Hematomas epidurais agudos supratentoriais com volume superior a 30 mL devem ser evacuados cirurgicamente independente da pontuação na ECGl.

– Hematomas epidurais com volume inferior a 30 mL, espessura menor que 15 mm, determinando desvio das estruturas de linha media < 5 mm, em pacientes com pontuação na ECGl > 8, sem déficits focais, podem ser submetidos a tratamento não operatório, realizando tomografias de crânio seriadas e observação neurológica em unidade de tratamento intensivo ou semi-intensivo.

■ Contusão cerebral (Figura 22.18)

Definição

As lesões traumáticas intracranianas em parênquima cerebral correspondem a 8,2% dos traumatismos cranioencefálicos e 13% a 35% daqueles classificados como graves, compreendendo cerca de 20% das lesões cirúrgicas em séries representativas. Pequenas lesões habitualmente não requerem tratamento cirúrgico, porém lesões de maior volume podem resultar em dano cerebral secundário, levando a deterioração neurológica, herniação cerebral e morte. Por tratar-se de lesão evolutiva, e pelo fato de o momento da indicação cirúrgica afetar o prognóstico, deve-se definir quais pacientes apresentam risco maior de deterioração neurológica devido às suas lesões traumáticas. Alguns autores defendem abordagem cirúrgica precoce de hematomas e contusões cerebrais, com o objetivo de evitar complicações secundárias. Galbraith e Teasdale defendem uma abordagem seletiva visando evitar atrasos ou falhas na indicação do tratamento cirúrgico.

Na tomografia computadorizada as contusões se mostram como áreas hiperdensas, geralmente com aspecto "salpicado", que podem aumentar ou coalescer com o tempo (horas), como pode ser visto em tomografias seriadas.

Frequentemente ocorrem em áreas onde a desaceleração brusca da cabeça causa impacto do cérebro contra proeminências ósseas (temporal, frontal e polo occipital). É característico, em fases tardias, a presença de área hipodensa de edema perilesional.

Fisiopatologia

As contusões cerebrais representam regiões de lesão neuronal e vascular primária. Estas lesões são compostas de hemorragias puntiformes no parênquima cerebral, edema perilesional e necrose, localizadas por definição na superfície cortical, podendo haver uma extensão da hemorragia para a substância branca e espaços subdural e subaracnóideo.

As contusões podem originar-se por impacto direto (golpe) ou lesão por aceleração/desaceleração (contragolpe). Nesse caso os danos corticais ocorrem

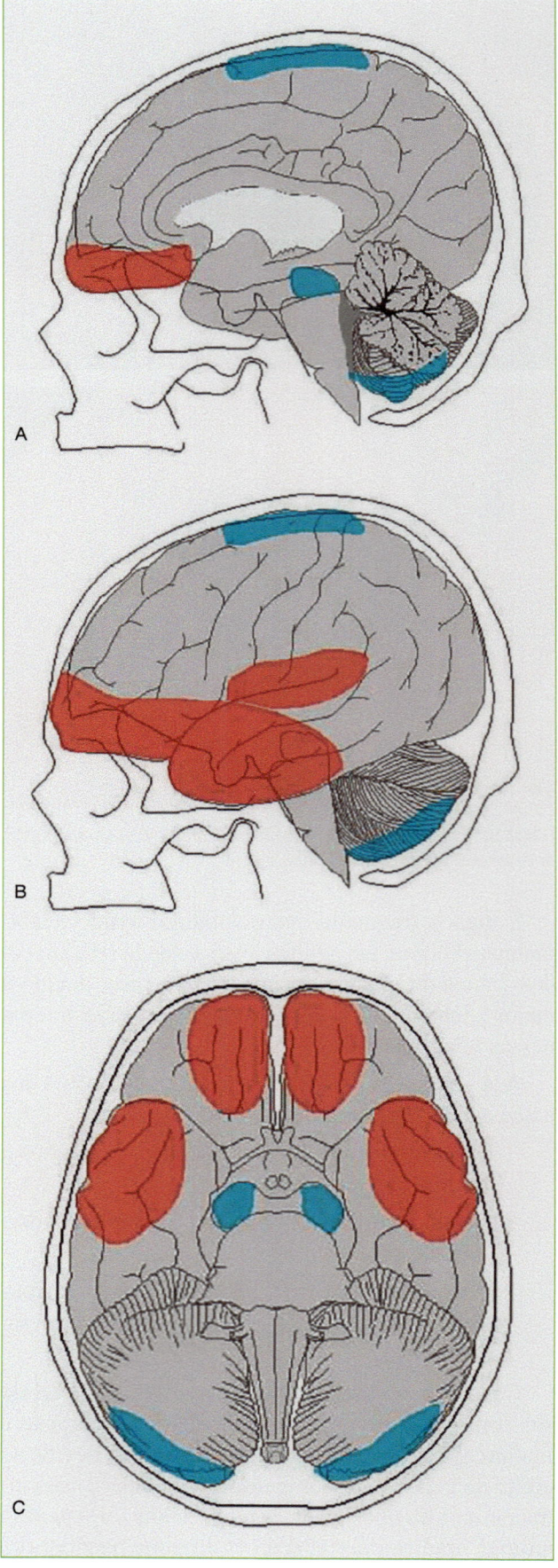

FIGURA 22.18 – **A-C.** *Localizações predominantemente afetadas nas contusões cerebrais, conforme descrito.* Fonte: *acervo do autor.*

adjacentes ao assoalho da fossa anterior, posterior, asa do esfenoide, petroso, convexidade do crânio, foice e tentório. Os lobos frontal inferior e temporal são particularmente mais suscetíveis.

Áreas predominantemente afetadas por contusões incluem (em vermelho) córtex órbito-frontal, lobo temporal anterior, porção posterior do giro temporal superior e área parietal opercular adjacente.

As "*gliding contusions*" são devidas a aceleração sagital angular com rompimento ou distensão de veias parassagitais, membrana aracnoide e parênquima cerebral adjacente, com frequência, ocorrendo na porção superior dos hemisférios cerebrais, geralmente bilaterais.

Outros autores sugerem que estas lesões devem ser consideradas como outro tipo de lesão primária envolvendo mecanismos semelhantes à lesão axonial difusa.

As contusões cerebrais podem evoluir havendo um aumento no volume e no número das lesões, visível na tomografia computadorizada de crânio (TC). Essas mudanças são mais evidentes nas primeiras 24-48 horas, havendo demonstração de hemorragias tardias em 25% dos casos.

Fatores prognósticos

Apesar da heterogenicidade das lesões intraparenquimatosas, no caso as focais, alguns fatores são correlacionados ao prognóstico, tais como: idade, pontuação na escala de Coma de Glasgow à admissão ou após manobras de ressuscitação, presença de fratura de crânio, presença de reflexos pupilares/tronco encefálico, insuficiência respiratória, patência das cisternas basais, além de outros, como localização e volume da lesão, intensidade do edema perilesional, presença de inchaço cerebral ou hematoma subdural associado e tempo decorrido do trauma até o tratamento cirúrgico. Alguns autores demonstraram que pacientes com contusões/hematomas intraparenquimatosos temporais ou temporoparietais com volume igual ou maior que 30 cm^3 apresentariam maior chance de herniação e compressão de tronco encefálico, devendo portanto, ser precocemente encaminhados para tratamento cirúrgico e drenagem das lesões.

Diagnóstico

Pode ser realizado por tomografia computadorizada de crânio (TC) ou ressonância magnética (RM), sendo mais utilizada a primeira. É importante considerar que a imagem e seu volume podem ser subestimados devido a artefatos ósseos e menor sensibilidade ao edema perilesional em comparação com a RM. Os achados tomográficos iniciais podem apresentar poucas alterações devido à característica dinâmica da evolução dessas lesões, sendo que as áreas hiperdensas de micro-hemorragia podem estar mescladas com áreas hipodensas relacionadas ao edema. Isso resulta em um aspecto praticamente homogêneo em relação ao parênquima cerebral adjacente, usualmente são lesões heterogêneas com áreas hiperdensas e hipodensas, correspondendo a hemorragia, necrose e edema perilesional. A angiotomografia pode evidenciar sangramentos ativos (*spot sign*) que predizem a expansão do hematoma e seu prognóstico. Quanto à ressonância magnética, esta última é mais sensível ao demonstrar contusões hemorrágicas na fase aguda menos de 12 horas. Apresenta imagens isointensas ou hiperintensas em T1 e hiperintensas em T2. O gradiente ECHO pode revelar hipointensidade crítica na identificação e no delineamento das contusões. Uma melhor visualização pode ser obtida na sequência FLAIR.

Critérios de operabilidade

Fatores preditivos de indicação cirúrgica, devido a deterioração neurológica e necessidade de drenagem são: localização da lesão, hipertensão intracraniana, presença de hemorragia subaracnóidea traumática, apagamento das cisternas, volume da lesão e eventos hipóxicos. Bullock *et al.* concluíram, após estudo, que o peso dos valores preditivos de prognóstico altera-se devido ao local da lesão. Nas lesões temporoparietais o volume, o grau de edema, a ECGl, a patência das cisternas e a medida da pressão intracraniana eram relevantes, enquanto nas lesões frontais a PIC isoladamente era um bom fator preditivo. Mathiesen *et al.* chegaram à conclusão de que pacientes submetidos a cirurgia antes da deterioração neurológica (queda de 2 pontos na ECGl) que já apresentassem sinais de aumento da PIC, como alteração da patência das cisternas basais e desvio das estruturas da linha mediana, teriam melhor evolução.

A indicação cirúrgica e o reconhecimento precoce dos pacientes que evoluiriam melhor com este tratamento dependem de vários fatores, incluindo os parâmetros tomográficos (volume, desvio de estruturas de linha mediana, patência das cisternas), estado clínico e ocorrência de sinais de deterioração, entre outros.

Indicações

- Pacientes com lesões parenquimatosas determinando efeito de massa com sinais progressivos de deterioração neurológica associadas a estas e/ou hipertensão intracraniana refratária a medidas clínicas devem ser tratados cirurgicamente.

- Pacientes com pontuação de 6 a 8 na ECGl com lesões em região frontal ou temporal de volume superior a 30 mL e desvio das estruturas de linha

média > ou igual a 5 mm e/ou obliteração das cisternas peritronculares à tomografia de crânio e pacientes com lesão de volume superior a 50 mL, em qualquer localização, devem ser tratados cirurgicamente.
- Pacientes com lesões parenquimatosas sem evidência de comprometimento neurológico, pressão intracraniana sob valores normais e sem sinais significativos de efeito de massa à tomografia de crânio podem ser tratados conservadoramente, sendo monitorados em unidade de tratamento intensivo e com tomografias seriadas.

Tratamento

O procedimento padrão para tratamento das lesões focais traumáticas do parênquima cerebral é a craniotomia com aspiração do tecido necrótico-hemorrágico contuso. A localização da lesão e sua proximidade com estruturas críticas proporcionam várias opções cirúrgicas. A drenagem da lesão proporciona uma melhora da PIC, do desvio das estruturas de linha mediana, da perfusão pericontusional, reduzindo o tempo de tratamento intensivo. Procedimentos menos invasivos, tais como a cirurgia estereotática têm pouco uso, pois a lesão tem repercussões difusas, como edema perilesional e inchaço hemisférico.

As opções cirúrgicas, para os casos em que a hipertensão intracraniana é refratária às medidas clínicas e à evacuação da lesão, incluem descompressão subtemporal de Cushing, lobectomia temporal, craniotomia circunferêncial e, de modo mais amplamente utilizado, a craniectomia descompressiva.

Avaliação de resultados pós-trauma

Cranioencefálico

- Finalidade:
    - Verificar a qualidade de vida destes doentes.
    - Colaborar com estudos de resultados de coma.
    - Uniformidade de resultados.
    - Jennett e Bond propuseram escala de avaliação de resultados prognóstico no TCE (1975).
- Escala de Resultados de Glasgow
    - Classificação em 5 graus:
        1. Morte.
        2. Estado vegetativo persistente.
        3. Disabilidade grave.
        4. Disabilidade moderada.
        5. Boa recuperação

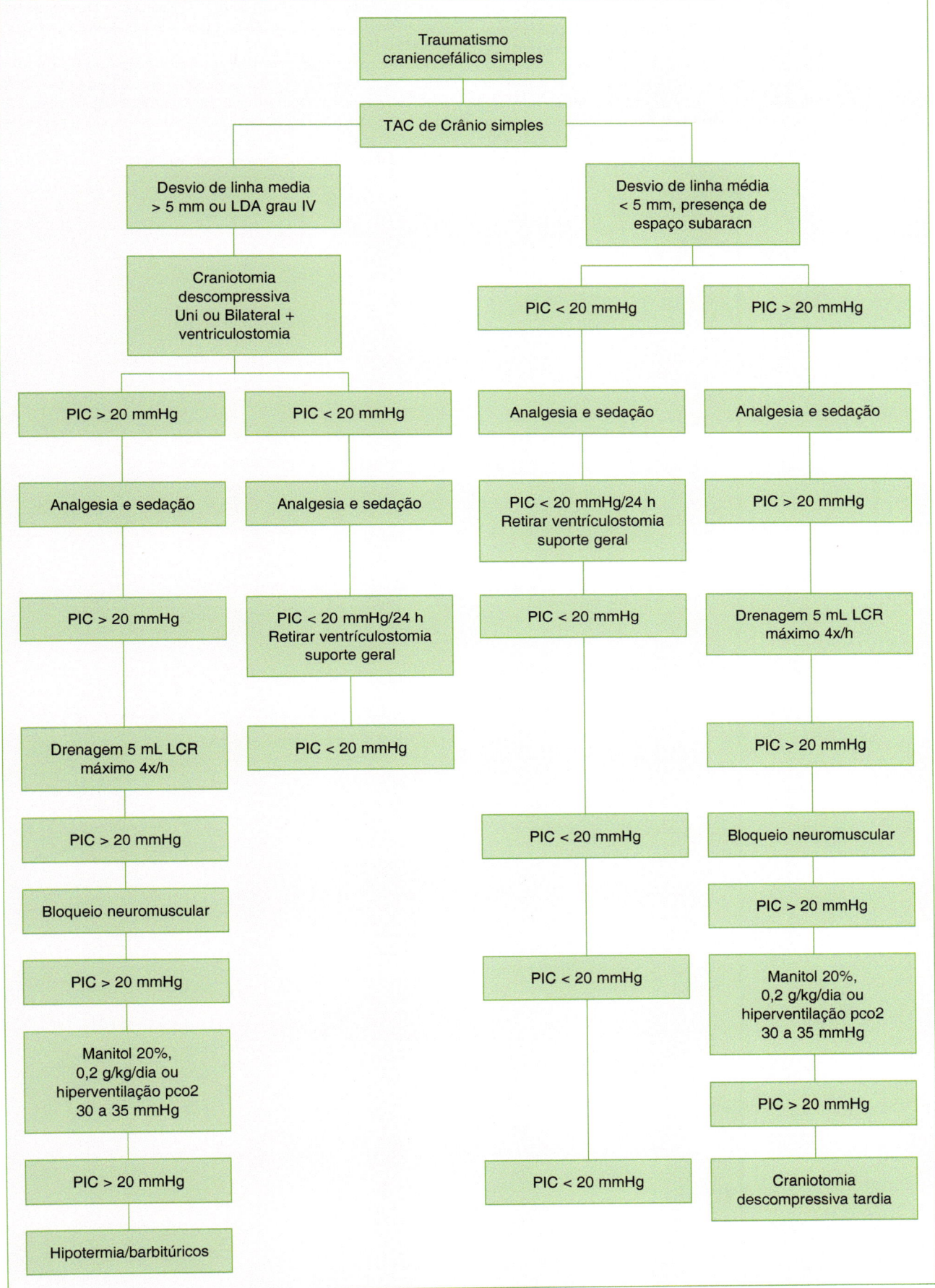

FIGURA 22.19 – *Fluxograma de conduta para manejo do traumatismo cranioencefálico grave associado a hipertensão intracraniana.* Fonte: *acervo do autor.*

Bibliografia

Brain Trauma Foundation, American Association of Neurological Surgeons, Congress of Neurological Surgeons, Joint Section on Neurotrauma Critical Care--AANS CNS, Bratton SL, Chestnut RM, Ghajar J, McConnell Hammond FF, Harris OA, Hartl R, Manley GT, Nemecek A, Newell DW, Rosenthal G, Schouten J, Shutter L, Timmons SD, Ullman JS, Videtta W, Wilberger J E, Wright DW. Guidelines for the management of severe traumatic brain injury. J Neurotrauma. 2007;24 Suppl 1:S1-106. PMID: 17511554.

Carney N, Totten AM, O'Reilly C, et al. Guidelines for the management of severe traumatic brain injury, fourth edition. Neurosurgery 2016; 80(1):6-15.

Medical Research Council. Aids to examination of the peripheral nervous system. Memorandum nº 45. London: Her Majesty's Stationary Office; 1976.

Neuroimaging of brain trauma Curr Opin Neurol 2018 Aug;31(4):362-370.

Stocchetti N, Maas AI. Traumatic intracranial hypertension. N Engl J Med 2014; 371(10):972.

Youmans JR. Neurological Surgery, 7ª ed, vol IV, 2017.

23 Trauma Torácico

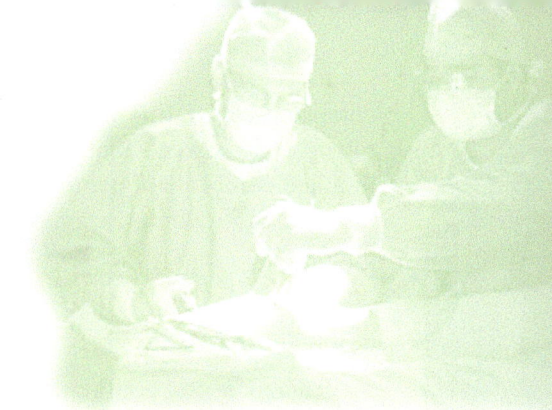

Hamilton Petry de Souza
Dóris Medianeira Lazzarotto Swarowsky

Introdução

O trauma torácico é a terceira causa de morte em pacientes politraumatizados, aproximadamente 20% a 25% dos óbitos em trauma no mundo.[1,2] Suas complicações correspondem a outros 25%, e 33% dos casos requerem hospitalização. Portanto, uma condição de alta morbimortalidade.[1]

De modo geral, o trauma de tórax, penetrante ou contuso, está relacionado ao acometimento da parede torácica e ao desenvolvimento de insuficiência respiratória, secundária a processo inflamatório e hipoxemia, gerados pelo mecanismo traumático.[2] O trauma contuso é o mais comum.[3,4]

Os mecanismos do trauma comumente observados são acidentes de trânsito, quedas e lesões por armas branca e de fogo.[1,4] O manejo das lesões torácicas, quando reconhecidas precocemente, é simples e baseado em procedimentos, definitivos ou de suporte, cuja finalidade imediata é a estabilização do paciente e a prevenção de complicações.[2,3,5] Em pacientes instáveis, a radiografia de tórax (RT) é mandatória. Contudo, em pacientes estáveis com trauma torácico grave, recomenda-se a realização de tomografia computadorizada (TC) com contraste, que se associa à redução de 25% na taxa de mortalidade.[2] As lesões torácicas mais comuns são contusão pulmonar, pneumotórax, hemotórax e fratura de costelas.[1,6]

Fratura de costelas

É a lesão torácica mais comum, ocorrendo em mais de dois terços dos casos de trauma de tórax, sobretudo contuso, causado por acidentes automotores ou quedas.[3,4,7] A gravidade do trauma, a morbidade e a mortalidade aumentam com o número de costelas fraturadas.[8,9] As lesões podem ocorrer na região de impacto ou no ângulo posterior das costelas, que costuma ser a região mais frágil.[4,10]

Idosos, cuja redução das reservas fisiológicas predispõe ao aumento de comorbidades, possuem maior mortalidade, risco de complicações, permanência intra-hospitalar e custo em saúde quando comparados a populações mais jovens.[4,6,9,11]

O impacto pode estar limitado apenas a uma costela ou envolver várias costelas ou outras estruturas adjacentes.[4] A fratura de duas ou mais costelas adjacentes, em pelo menos dois locais, fratura em um local com separação costocondral ou ainda fratura de esterno resultam em uma condição denominada tórax instável.[10] Durante a respiração, o movimento do segmento lesionado é paradoxal ao da parede torácica, ou seja, em direção contrária.[5,12] Por conseguinte, ocorre contusão pulmonar e exacerbação da dor, do processo inflamatório, dos sangramentos e do desalinhamento da caixa torácica, levando a insuficiência respiratória, hipoventilação da área lesionada e dor crônica.[13,14]

As costelas 3ª a 9ª são mais comuns de serem fraturadas. Lesões de fígado, baço ou rins podem estar associadas a fraturas de 10ª e 11ª costelas, porém são raras, e fratura de primeira costela é indicador de trauma grave associado.[4,15]

Manifestações clínicas

A principal queixa do paciente é dor no local do impacto, acentuada por inspiração profunda e movimentos abruptos da parede torácica.[5] Dispneia e hemoptise, devido a laceração ou contusão pulmonar, podem estar presentes. No exame físico, pode haver sons crepitantes. Sinais de pneumotórax e hemotórax, quando presentes, podem ser observados, assim como de lesões hepáticas e esplênicas. Idosos podem apresentar sintomas tardiamente.[4,15]

Para evitar a dor, os pacientes tendem a ter respirações curtas e menor mobilidade, o que resulta em colapso alveolar, diminuição da expansão pulmonar e retenção de secreções que podem evoluir para pneumonia e comprometimento respiratório.[10,12] No tórax instável, isso pode mascarar o movimento paradoxal do tórax.[4]

Diagnóstico

O diagnóstico é confirmado por RT simples, embora até 75% dos casos possam ser subdiagnosticados.[4,6,16] Frequentemente, há evidência de fratura múltipla de costelas e achados de contusão pulmonar; todavia, às vezes, visualizadas apenas horas depois do trauma.[2] TC com contraste provou ser o exame mais sensível.[4,16] No paciente estável, ultrassonografia (US) tem maior acurácia que RT.[2] Em caso de tórax instável, o movimento paradoxal da caixa torácica confirma o diagnóstico.[4,5]

Tratamento

O manejo do paciente com fratura de costelas inclui suporte de oxigênio, fisioterapia pulmonar, controle da dor e observação.[5,9,11] Estratégias para o controle da dor incluem narcóticos intravenosos e analgesia regional.[4,15] Tratamento cirúrgico pode ser realizado em casos de tórax instável ou quando há complicação decorrente da fratura. É recomendado que o procedimento seja feito dentro de 72 horas após o trauma.[10,16,17]

Contusão pulmonar

A contusão do parênquima pulmonar é causa frequente de trauma torácico. A primeira vez em que tal lesão foi descrita foi em 1761; Morgagni a identificou como uma lesão pulmonar severa sem alterações à inspeção do tórax.[18]

Os traumas contusos são mais associados a mecanismos de compressão torácica, explosões, quedas e desaceleração súbita.[4] Os efeitos por trás desses mecanismos seriam a ruptura alveolar (*spalling*), a inércia e a implosão (hiperexpansão e destruição alveolar).[18] Esses mecanismos levam a processo inflamatório exacerbado e produção de muco, e predispõem ao desenvolvimento de infecção pulmonar.[19]

Manifestações clínicas

A primeira manifestação, geralmente, é hipóxia. Dor torácica, dispneia, taquipneia, roncos ou sibilos, hipercapnia e hemoptise podem estar presentes, assim como sinais de pneumotórax ou hemopneumotórax.[18,20]

Diagnóstico

O diagnóstico consiste em história de trauma contuso e exames de imagem. A TC é padrão ouro para diagnóstico. A RT pode evidenciar presença de enfisema subcutâneo e infiltrado ou consolidação do parênquima pulmonar. É comum a apresentação de achados radiológicos somente 4 a 6 horas após o evento traumático, podendo aparecer em até 24 horas.[20]

Tratamento

O tratamento consiste em assistência de vias aéreas e suporte ventilatório invasivo ou não, fisioterapia pulmonar e restauração volêmica com parcimônia, o que na maioria dos casos estabiliza o paciente. O uso de analgésicos e sedativos, para controle da dor, deve ser realizado.[18] O manejo de pneumotórax, hemotórax, enfisema subcutâneo ou lesão cavitária, quando presentes, é obrigatório.

Enfisema subcutâneo

O enfisema subcutâneo consiste no deslocamento de ar para o espaço subcutâneo. Causas mais comuns incluem pneumotórax, barotrauma, traumas contusos e penetrantes, além de iatrogenias (Figura 23.1).[21]

Manifestações clínicas

Os principais sinais e sintomas são abaulamento, dor e crepitação dos tecidos moles acometidos.[21,22]

Diagnóstico

O diagnóstico consiste em inspeção, presença de crepitantes à palpação e RT com evidência de radiopacidade em região de tecido subcutâneo e músculos

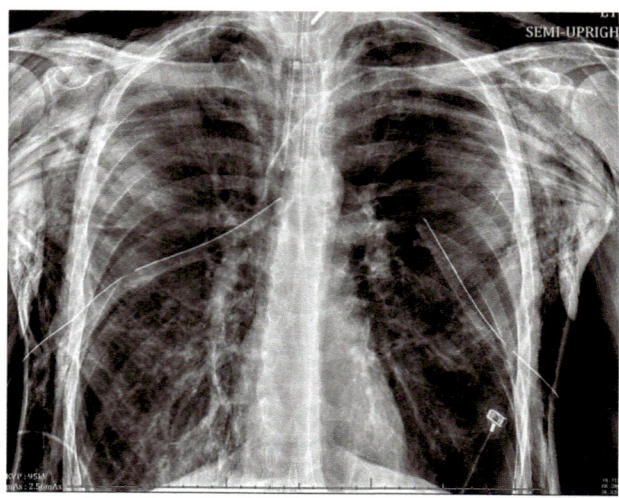

FIGURA 23.1 – *TC de tórax com enfisema subcutâneo bilateral.* Fonte: autores.

no local da suspeita clínica. A sensibilidade da RT é em torno de 90% para enfisema subcutâneo. Achados de TC incluem bolsas escuras no tecido subcutâneo indicando presença de ar. O ar no tecido subcutâneo pode reduzir a eficácia da US torácica.[21]

■ Tratamento

Na maioria das vezes, não requer tratamento específico. Resolve-se espontaneamente. O tratamento consiste em identificar e tratar as lesões primárias.[21,23]

Pneumotórax

Pneumotórax é a lesão mais comum em trauma contuso, havendo uma incidência em torno de 5% em traumas penetrantes.[4] Consiste no acúmulo de ar no espaço pleural resultante de lesão à parede torácica, ao pulmão, à árvore traqueobrônquica ou mesmo ao esôfago. Pode ser subdivido, de acordo com o mecanismo de lesão, em aberto ou fechado. Este, ainda, pode ser classificado como simples ou hipertensivo.[24]

■ Pneumotórax simples

É um pneumotórax "fechado", ou seja, situação em que não há comunicação com o meio externo. O ar se acumula livremente na cavidade pleural, podendo se apresentar de forma localizada, quando associado à presença de aderências pleurais, ou uniformemente distribuído.[25]

Manifestações clínicas

A maioria dos pacientes são assintomáticos. Quando há sintomas, são associados à incapacidade de ventilação. Estes incluem dispneia, taquipneia, taquicardia, cianose e ausência de murmúrios vesiculares ipsilaterais.[24,25]

Diagnóstico

O diagnóstico é confirmado por RT (sensibilidade de 47% e especificidade de 100%) associado à história clínica.[25] A US torácica tem sensibilidade e especificidade de 78,6% e 98,4%, respectivamente, com maior acurácia diagnóstica que a RT, apesar de a TC ser padrão ouro para pacientes estáveis, pois permite quantificação de volume e localização precisa do pneumotórax.[4,25,26] O uso do *Focused Assessment Sonography for Trauma* (FAST), por profissional experiente, combinado com US e RT é recomendado, sobretudo em pacientes instáveis.[2]

Tratamento

Pacientes com pneumotórax menor (< 2 cm), unilateral e assintomático podem ser submetidos a tratamento baseado em observação e repetição de RT em 12 horas.[2,6] Caso haja aumento do pneumotórax ou se o paciente necessitar de cirurgia, deve-se inserir um dreno de tórax. A inserção de dreno torácico durante ventilação mecânica deve ser individualizada. Já em pacientes com pneumotórax maior ou completo, com repercussão respiratória ou hemodinâmica, recomenda-se inserção de dreno de tórax. Sugerem-se drenos de tamanho 18 a 24 Fr para pneumotórax isolados. Alguns preconizam a profilaxia com antibióticos durante 24 horas em todos os procedimentos de colocação de dreno de tórax devido a trauma penetrante. Em traumas contusos, o uso é controverso.[2]

■ Pneumotórax hipertensivo

Pneumotórax "fechado" em que ocorre somente a entrada, sem saída, de ar do espaço pleural. Tal mecanismo, similar a uma válvula unidirecional, causa aumento da pressão intrapleural, que se torna positiva, e acarreta condição de ameaça à vida que requer tratamento imediato.[27] Essa patologia leva a compressão dos pulmões e deslocamento do diafragma, mediastino e coração para o hemitórax contralateral, podendo causar ou agravar quadro hipotensivo pelo baixo débito cardíaco decorrente da compressão mediastinal (Figura 23.2).[25]

Manifestações clínicas

Os sintomas comuns são agitação, dispneia, taquipneia, uso de musculatura acessória, respirações curtas e cianose (evento tardio). O paciente pode ainda apresentar hipotensão ou choque. As jugulares podem estar dilatadas, o murmúrio vesicular está abolido, ocorre

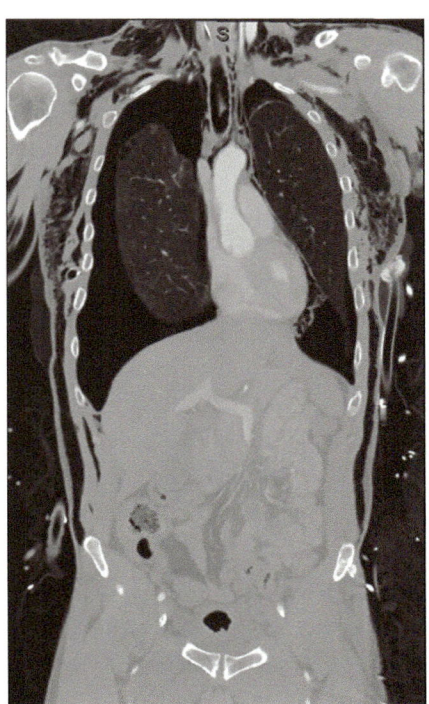

FIGURA 23.2 – *TC evidencia pneumotórax hipertensivo.* Fonte: *autores.*

hipertimpanismo à percussão, e enfisema subcutâneo pode ser observado ou palpado.[24,28]

Diagnóstico

O diagnóstico é clínico. Raio-X de tórax ou vazamento de ar por meio de toracocentese ou toracotomia confirmam o diagnóstico.[4]

Tratamento

Estando o paciente instável, a conduta é a inserção imediata de uma agulha de grosso calibre no segundo espaço intercostal, linha hemiclavicular. Em pacientes muito obesos ou com grande massa muscular, recomenda-se a punção no quinto espaço, anterior à linha axilar média do hemitórax afetado.[19,24,27] Quando o pneumotórax é localizado, o dreno deve ser inserido no local deste, guiado por US ou TC. O pneumotórax residual, pós drenagem, em geral é progressivamente absorvido através da pleura parietal durante alguns dias.[18,29]

Pneumotórax oculto

Mais recentemente, com o advento da tomografia computadorizada, um novo conceito foi implementado: pneumotórax oculto (PO). Uma condição em que o pneumotórax não é previamente identificado pela apresentação clínica e por RT simples, mas sim por TC. O PO apresenta alto risco de mortalidade, podendo evoluir para pneumotórax hipertensivo com comprometimento cardiorrespiratório grave até óbito. O principal fator de risco em pacientes politraumatizados com trauma grave é a presença de enfisema subcutâneo.[4] Sua incidência é quase exclusiva de traumas por colisões de veículos automotores e quedas e varia de 2% a 10%, em traumas contusos.[4,30] Com o uso cada vez mais frequente da TC e US como testes iniciais de triagem para traumas torácicos e abdominais, o diagnóstico de PO tem sido comum.[30–32]

Manifestações clínicas e diagnóstico

Na maioria das vezes, é assintomático. TC é padrão ouro para diagnóstico.[2] O uso de *eFAST* para vítimas de trauma pode ser um método diagnóstico inicial. Esse exame apresenta alta sensibilidade, além de poder ser realizado à beira do leito, sem necessidade de transportar um paciente instável, e não expor o paciente à radiação.[24,25]

Tratamento

O tratamento de pneumotórax oculto é ainda bastante dividido entre a colocação ou não de dreno de tórax, uma vez que há risco maior de evolução para pneumotórax hipertensivo. Quando o paciente está assintomático, sem uso de ventilação mecânica e pneumotórax estabilizado, a observação é a melhor opção.[2] Oxigenioterapia a 100% aumenta reabsorção de ar da cavidade pleural em até quatro vezes.[4] Para paciente em ventilação mecânica com pressão positiva recomenda-se inserção de dreno de tórax.[30]

Pneumotórax aberto

Denomina-se pneumotórax aberto a lesão que permite a entrada e saída do ar livremente da cavidade pleural através de um defeito na parede torácica, geralmente devido a traumas por facas, armas de fogo ou objetos pontiagudos. Esta lesão deve ter em torno de pelo menos 2/3 do diâmetro traqueal, o que favorece a entrada de ar em vez da traqueia. Essa condição compromete a expansão do pulmão ou ocasiona o seu colapso completo, devido ao equilíbrio das pressões intratorácica e atmosférica.[24,33]

Manifestações clínicas

Os sinais e sintomas comumente observados são de comprometimento respiratório, entre eles dispneia, hipercapnia, taquipneia e angústia respiratória, dor e diminuição de murmúrio vesicular ipsilateral.[24]

Diagnóstico

O diagnóstico é realizado por meio de inspeção da lesão e presença de ruídos aéreos produzidos pela entrada e saída de ar do tórax ("ferida soprante"). A RT pode evidenciar a presença de pneumotórax.[19,24]

Tratamento

O tratamento consiste em fechamento imediato da lesão com curativo estéril grande o suficiente para encobrir todo o ferimento. Fixa-se o curativo com fita adesiva em três de seus lados para produzir um efeito de válvula unidirecional. Após esse procedimento, faz-se necessário a colocação de um dreno de tórax. A fixação dos quatro lados do curativo pode causar acúmulo do ar no espaço pleural, resultando em um pneumotórax hipertensivo.[24,33]

Hemotórax

Pode ser decorrente de trauma penetrante ou contuso, a depender do impacto e do mecanismo, cujo resultado é a lesão de vasos torácicos, dos pulmões ou do coração. Consiste no acúmulo de sangue na cavidade pleural tanto na forma líquida quanto coagulada ou de fluido pleural com hematócrito superior a 50%.[34] Podem ser livres ou localizados, devido à presença ou não de aderências. Hemotórax maciço é a condição em que o volume acumulado de sangue é superior a 1.500 mL ou

200 mL de sangue drenado por hora, por pelo menos 4 horas (Figura 23.3 e 22.4).[4]

Manifestações clínicas

Pequenos volumes de sangue geralmente são assintomáticos ou podem estar associados a queixas de dor relacionada a lesão da parede torácica. Grandes acumulações podem se apresentar como comprometimento cardiorrespiratório, incluindo sinais como dispneia e hipotensão. Ao exame físico, o som da caixa torácica é maciço à percussão e, na ausculta, não há murmúrios vesiculares.[4,24]

Diagnóstico

O diagnóstico é definido por meio de RT nas posições supina e, sobretudo, ereta, as quais evidenciam radiopacidade difusa e localizada em parte inferior das pleuras, respectivamente. A TC é padrão ouro para diagnóstico de hemotórax.[4]

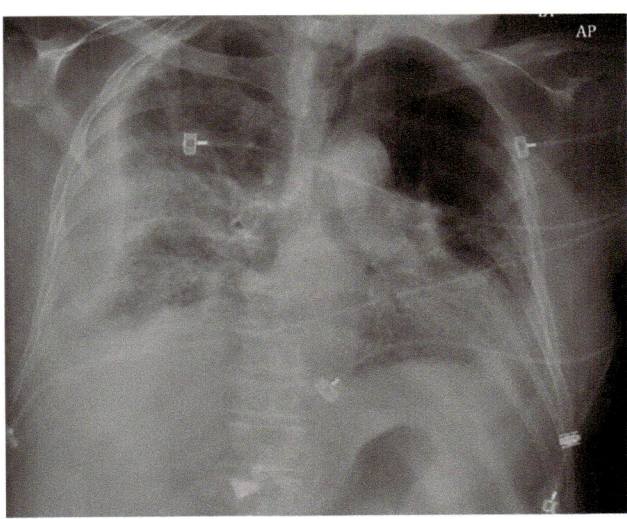

FIGURA 23.3 – *TC de tórax apresenta derrame pleural bilateral, maior à direita, e infiltrado pulmonar bilateral. Fonte: autores.*

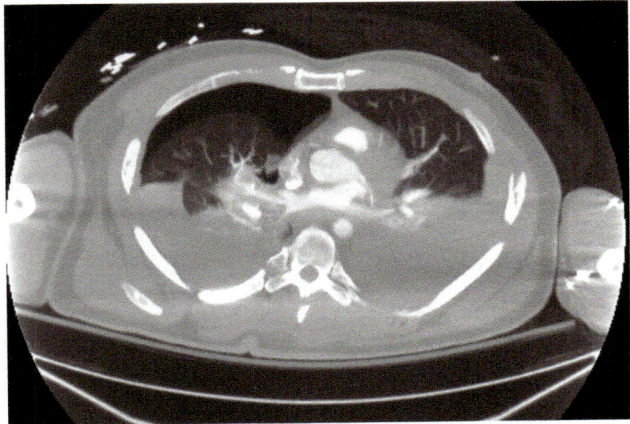

FIGURA 23.4 – *TC de tórax apresenta pneumotórax à direita e hemotórax bilateral. Presença de fratura arco costal. Fonte: autores.*

Tratamento

O tratamento consiste em drenagem completa do hemotórax e reposição volêmica por infusão de cristaloides, transfusão de concentrados de hemácias (CHAD) ou autotransfusão, concomitante.[24] Recomenda-se a drenagem de qualquer coleção estimada em mais que 500 mL. A drenagem pode ser realizada por meio da inserção de um dreno de tórax de calibre grosso (28 a 40 Fr) no quinto espaço intercostal, anterior à linha axilar média.[2] O calibre grosso é necessário para evitar hemotórax retido, associado a alta incidência de complicações precoces. As complicações ocorrem em torno de 20% a 25% e incluem hemotórax retido, lesões diafragmáticas, empiema e vazamento de ar persistente.

A indicação mais comum de toracotomia é a presença de hemotórax maciço (> 1500 mL de sangue) pelo dreno de tórax.[4] Instabilidade transitória e indicadores clínicos, como acidose sem outra explicação, vazamento de ar e suspeita de lesão diafragmática também representam essa indicação.[34]

Hemotórax retido

Entende-se por hemotórax retido o sangue residual presente na cavidade pleural após a colocação de um tubo de toracostomia e drenagem do hemotórax. Pode ser visualizado em RT, TC (padrão ouro) ou US.[35] Alguns pacientes podem apresentar febre, em geral, devido a infecção do conteúdo acumulado ou formação de atelectasia pulmonar.

O tratamento de pacientes com hemotórax retido é controverso. Alguns estudos recomendam tratamento observacional, principalmente em pacientes cujas coleções são menores que 300 mL estimados por TC. Em outros, a colocação de outro dreno de tórax é uma opção. A abordagem por cirurgia toracoscópica assistida por vídeo (*VATS*) precoce, 48 horas até 5 dias, após colocação de dreno de tórax é recomendada, sobretudo quando maior que 300 mL.[35] A *VATS* está associada à diminuição de permanência e custos hospitalares.[36] A contraindicação para *VATS* é a presença de instabilidade hemodinâmica.[35] O hemotórax retido é fator de risco para desenvolvimento de empiema, ocorrendo em aproximadamente 30% dos traumas graves.[2]

Empiema pós-traumático

Consiste na presença de pus na cavidade pleural, devido a infecção de seu conteúdo, por exemplo, hemotórax retido.

Manifestações clínicas

O paciente apresenta sinais e sintomas de infecção, microrganismos no fluido drenado e septações e níveis hidroaéreos nos exames de imagem. Ao exame físico, macicez à percussão e ausência de murmúrios vesiculares no local do empiema são comuns.

Diagnóstico

O diagnóstico pode ser realizado com RT, preferencialmente combinado com US pleural.[37] A confirmação diagnóstica se baseia em aspecto purulento, cultura positiva, leucocitose, diminuição do pH e hipoglicemia do conteúdo drenado do espaço pleural.[37,38]

Tratamento

O tratamento consiste em inserção precoce de dreno de tórax seguida de intervenção cirúrgica, quando apropriado, e antibioticoterapia.[37] pH do fluido inferior a 7,2 é indicação para drenagem imediata.[37,39] Recomenda-se inserção de dreno (32 a 40 Fr), no quinto espaço intercostal na linha axilar média. Em algumas situações, fibrinolíticos intrapleurais podem ser utilizados. A decorticação, via *VATS*, é a primeira opção para tratamento cirúrgico.[37,38]

Trauma de árvore traqueobrônquica

A traqueia é um tubo de aproximadamente 11 cm que se estende do nível da sexta vértebra cervical até a borda inferior da quinta vértebra torácica. Origina os brônquios principais direito e esquerdo, sendo o direito menor, mais "verticalizado" e mais lesionado.[40] Em razão do seu suporte cartilaginoso, mobilidade e características elásticas, além de relações com a mandíbula, esterno e coluna vertebral, a lesão traqueobrônquica está associada à alta mortalidade na cena e nas primeiras 24 horas do trauma, realidade de 80% dos casos.[40,41]

A principal causa, em traumas contusos, são acidentes automotores. Os possíveis mecanismos são esmagamento do tórax, compressão do tórax, desaceleração súbita e hiperextensão cervical. Feridas por armas de fogo são comuns em traumas penetrantes e estão mais associadas a complicações do que armas brancas. Em mais de 80% dos casos, a ruptura ocorre em torno dos 2,5 cm acima da carina.[40,42]

Manifestações clínicas

Dentre os sintomas estão tosse, escarro sanguinolento, dispneia, taquipneia, rouquidão, angústia respiratória e cianose. Hemoptise é observada quando há lesão de outros órgãos que sangram para dentro da traqueia. Pacientes podem ser assintomáticos em 5% a 80% dos casos até 48 horas após trauma.[41,43]

A maioria cursa com dispneia e angústia respiratória.[6] Metade apresenta enfisema subcutâneo, pneumotórax ou hemotórax.

Diagnóstico

O vazamento de ar em alto fluxo por dreno torácico associado à ausência de reexpansão pulmonar observados no local da lesão é considerado diagnóstico. Exames de imagem podem evidenciar transecção parcial ou completa da traqueia ou brônquios, presença de pneumomediastino e enfisema subcutâneo, tal qual complicações como pneumotórax hipertensivo. É frequente a presença de fratura de costelas associada.[41,42]

Tratamento

Após identificação da lesão, o tubo endotraqueal deve ser inserido com o auxílio de broncoscópio e seu balonete insuflado distal à lesão. O tratamento conservador baseia-se em intubação por 24 a 48 horas e observação. Porém, na maioria dos casos, reparo primário da lesão deve ser realizado imediatamente.[19] De acordo com Bagga *et al.* (2020), são pré-requisitos para tratamento conservador:

- Lacerações menores que 2 cm.
- Tubo endotraqueal com balonete insuflado distalmente à lesão.
- Ventilação adequada com pressão positiva expiratória final e baixos volumes correntes.
- Evacuação de ar da cavidade torácica por meio de dreno de tórax.
- Ausência de progressão do enfisema subcutâneo.
- Sinais de infecção em curso.

O tratamento cirúrgico consiste em excisão do segmento brônquico estenosado seguido de uma anastomose término-terminal. Inicialmente, as bordas devem ser desbridadas onde houver tecido infectado ou desvitalizado e o paciente posicionado para que não haja tensão na sutura. Lacerações devem ser fechadas com suturas diretas. A sutura deve ser realizada com fio absorvível.[40,43]

A traqueostomia é somente realizada em casos de lesões laringotraqueais com obstrução completa de via aérea e quando intubação é contraindicada, como na presença de lesão craniomaxilofacial concomitante. Em lesões cervicais penetrantes, pode-se utilizar um tubo de traqueostomia no local da ferida para assegurar a via aérea pérvia e poupar tecido para um possível reparo.[21]

Asfixia traumática

A asfixia traumática é síndrome sistêmica rara, resultante de trauma torácico contuso.[44] O aumento de pressão devido ao impacto induz à reversão do fluxo sanguíneo à cabeça e ao pescoço e leva a atonia, dilatação, engorgitamento e ruptura dos capilares da cabeça, pescoço, ombros e tórax superior e, por conseguinte, estagnação sanguínea.[45]

A razão pela qual os sinais de asfixia traumática estão confinados à cabeça e ao tórax superior pode ser devido ao fato de que a parte inferior do corpo está protegida da pressão venosa elevada por uma série de válvulas. A duração e a quantidade de pressão afetam o desfecho após asfixia traumática.[45]

Manifestações clínicas

O principal sintoma é a presença de manchas roxo azuladas – cianóticas – na pele em regiões da cabeça, pescoço, ombros e tórax superior. Sinais neurológicos como perda de consciência, confusão mental e convulsões ocasionalmente ocorrem.[45-47]

Diagnóstico

O diagnóstico é baseado na história do trauma e sinais clínicos específicos.

Tratamento

Asfixia traumática isolada geralmente não requer tratamento específico. O tratamento consiste em manter a oxigenação tecidual adequada e boa perfusão dos órgãos afetados.[45,47]

Conclusão

O conhecimento das diversas nuances do trauma torácico é essencial para seu manejo adequado. O diagnóstico precoce com o auxílio de exames precisos, no momento certo, corrobora o tratamento precoce e o bom prognóstico. O presente capítulo buscou destacar as lesões mais comuns e a conduta necessária diante destas, de forma objetiva e concisa.

É fundamental que todos os profissionais da saúde estejam preparados para abordagem e tratamento apropriados destas lesões de significativa morbimortalidade. Salienta-se, ainda, a importância do papel de cirurgiões experientes na equipe de atendimento ao traumatizado.

Referências bibliográficas

1. Beshay M, Mertzlufft F, Kottkamp HW, Reymond M, Schmid RA, Branscheid D, et al. Analysis of risk factors in thoracic trauma patients with a comparison of a modern trauma centre: A mono-centre study. World J Emerg Surg. 2020;15(1):1-10.
2. Bouzat P, Raux M, David JS, Tazarourte K, Galinski M, Desmettre T, et al. Chest trauma: First 48 hours management. Anaesth Crit Care Pain Med [Internet]. 2017;36(2):135-45. Disponível em: http://dx.doi.org/10.1016/j.accpm.2017.01.003
3. Ludwig C, Koryllos A. Management of chest trauma. J Thorac Dis. 2017;9(Suppl 3):S172-7.
4. Dogrul BN, Kiliccalan I, Asci ES, Peker SC. Blunt trauma related chest wall and pulmonary injuries: An overview. Chinese J Traumatol - English Ed [Internet]. 2020;23(3):125-38. Disponível em: https://doi.org/10.1016/j.cjtee.2020.04.003
5. Marro A, Chan V, Haas B, Ditkofsky N. Blunt chest trauma: classification and management. Emerg Radiol. 2019;26(5):557-66.
6. Chrysou K, Halat G, Hoksch B, Schmid RA, Kocher GJ. Lessons from a large trauma center: Impact of blunt chest trauma in polytrauma patients-still a relevant problem? Scand J Trauma Resusc Emerg Med. 2017;25(1):1-6.
7. Moya M De, Nirula R, Bif W. Rib fi xation: Who, What, When? Trauma Surg Acute Care Open. 2017;2:1-4.
8. Kani KK, Mulcahy H, Porrino JA, Chew FS. Thoracic cage injuries. Eur J Radiol [Internet]. 2019;110(2019):225-32. Disponível em: https://doi.org/10.1016/j.ejrad.2018.12.003
9. Baker EJ, Lee GA. A retrospective observational study examining the effect of thoracic epidural and patient controlled analgesia on short-term outcomes in blunt thoracic trauma injuries. Med (United States). 2016;95(2):1-8.
10. Majercik S, Pieracci FM. Chest Wall Trauma. Thorac Surg Clin [Internet]. 2017;27(2):113-21. Disponível em: http://dx.doi.org/10.1016/j.thorsurg.2017.01.004
11. Birse F, Williams H, Shipway D, Carlton E. Blunt chest trauma in the Elderly: An expert practice review. Emerg Med J. 2019;1-6.
12. Simon JB, Wickham AJ. Blunt chest wall trauma: an overview. Br J Hosp Med. 2019;80(12):711-5.
13. Schuurmans J, Goslings JC, Schepers T. Operative management versus non-operative management of rib fractures in flail chest injuries: a systematic review. Eur J Trauma Emerg Surg. 2016;43(2):163-8.
14. Pieracci FM, Lin Y, Rodil M, Synder M, Herbert B, Tran DK, et al. A prospective, controlled clinical evaluation of surgical stabilization of severe rib fractures. J Trauma Acute Care Surg. 2016;80(2):187-94.
15. Raab S, Grieser T, Sturm M, Beyer M, Reindl S. Management of Rib Fractures. Zentralblatt fur Chir - Zeitschrift für Allg Visz und Gefasschirurgie. 2019;144(3):305-21.
16. Mitchell JD. Blunt chest trauma: Is there a place for rib stabilization? J Thorac Dis. 2017;9(22):S211-7.
17. Pieracci FM, Rodil M, Stovall RT, Johnson JL, Biffl WL, Mauffrey C, et al. Surgical stabilization of severe rib fractures. J Trauma Acute Care Surg. 2015;78(4):883-7.
18. Rendeki S, Molnár TF. Pulmonary contusion. J Thorac Dis. 2019;11(Suppl 2):S141-51.
19. Dennis BM, Bellister SA, Guillamondegui OD. Thoracic Trauma. Surg Clin North Am. 2017;97(5):1047-64.
20. Schulz-drost S, Finkbeiner R, Lefering R, Langenbach A, Dgu T, Grosso M, et al. Lung Contusion in Polytrauma : An Analysis of the TraumaRegister DGU. Thorac Cardiovasc Surg. 2019;
21. Ruan G, Edquist C, Pagali S. Extensive subcutaneous emphysema : A complication of traumatic pneumothorax. Am Acad Physician Assist. 2021;34(1):52-4.
22. Pitukweerakul S, Pilla S. Massive Subcutaneous Emphysema. J Gen Intern Med [Internet]. 2016;31(6):700-1. Disponível em: http://dx.doi.org/10.1007/s11606-015-3581-2
23. Goubert R, Wray A. Subcutaneous Emphysema After Chest Trauma. J Educ Teach Emerg Med. 2018;3(4).
24. American College of Surgeons Committee on Trauma. Advanced Trauma Life Support - ATLS: Student Course Manual. 10th ed. 2018.
25. Chan K, Joo DA, McRae AD, Takwoingi Y, Premji ZA, Lang E, et al. Chest ultrasonography versus supine chest radiography for diagnosis of pneumothorax in trauma patients in the emergency department. Cochrane Database Syst Rev. 2020;2020(7).
26. Jönck L, Rodolfo R, Biscaro M, Kaszubowski E, Maurici R. Chest ultrasonography for the emergency diagnosis of traumatic pneumo-

27. Laan D V., Vu TDN, Thiels CA, Pandian TK, Schiller HJ, Murad MH, et al. Chest wall thickness and decompression failure: A systematic review and meta-analysis comparing anatomic locations in needle thoracostomy. Injury [Internet]. 2016;47(4):797-804. Disponível em: http://dx.doi.org/10.1016/j.injury.2015.11.045
28. Roberts DJ, Leigh-Smith S, Faris PD, Blackmore C, Ball CG, Robertson HL, et al. Clinical presentation of patients with tension pneumothorax: A systematic review. Ann Surg. 2015;00:1-11.
29. Choi W Il. Pneumothorax. Tuberc Respir Dis (Seoul). 2014;76(3): 99-104.
30. Paplawski M, Munnangi S, Digiacomo JC, Gonzalez E, Modica A, Tung SS, et al. Factors Associated with Chest Tube Placement in Blunt Trauma Patients with an Occult Pneumothorax. Crit Care Res Pract. 2019;2019.
31. Wilson H, Ellsmere J, Tallon J, Kirkpatrick A. Occult pneumothorax in the blunt trauma patient: Tube thoracostomy or observation? Injury. 2009;40(9):928-31.
32. Omar HR, Abdelmalak H, Mangar D, Rashad R, Helal E, Camporesi EM. Occult pneumothorax, revisited. J Trauma Manag Outcomes. 2010;4(1):2-7.
33. Karapolat S, Buran A, Turkyilmaz A. Bilateral open pneumothorax resulting in a sucking chest wound. Acta Chir Belg [Internet]. 2018; Disponível em: https://doi.org/10.1080/00015458.2018.1493819
34. Zeiler J, Idell S, Norwood S, Cook A. Hemothorax: A review of the literature. Clin Pulm Med. 2020;27(1):1-12.
35. Chou YP, Lin HL, Wu TC. Video-Assisted thoracoscopic surgery for retained hemothorax in blunt chest trauma. Curr Opin Pulm Med. 2015;21(4):393-8.
36. Patel NJ, Dultz L, Ladhani HA, Cullinane DC, Klein E, McNickle AG, et al. Management of simple and retained hemothorax: A practice management guideline from the Eastern Association for the Surgery of Trauma. Am J Surg [Internet]. 2020; Disponível em: https://doi.org/10.1016/j.amjsurg.2020.11.032
37. Shen KR, Bribriesco A, Crabtree T, Eby J, Eiken P, Jones DR, et al. AATS Consensus Guidelines for Management of Empyema. J Thorac Cardiovasc Surg [Internet]. 2017; Disponível em: http://dx.doi.org/10.1016/j.jtcvs.2017.01.030
38. Godfrey MS, Bramley KT, Detterbeck F. Medical and Surgical Management of Empyema. Semin Respir Crit Care Med. 2019; 40(3).
39. Aujayeb A, Jackson K, Johnston R. Ambulatory drainage and management of a pleural empyema. Acute Med. 2020;19(1):4-9.
40. Shemmeri E, Vallières E. Blunt Tracheobronchial Trauma. Thorac Surg Clin [Internet]. 2018;28(3):429-34. Disponível em: https://doi.org/10.1016/j.thorsurg.2018.04.008
41. Bagga B, Kumar A, Chahal A, Gamanagatti S, Kumar S. Traumatic Airway Injuries: Role of Imaging. Curr Probl Diagn Radiol [Internet]. 2020;49(1):48-53. Disponível em: https://doi.org/10.1067/j.cpradiol. 2018.10.005
42. Grewal HS, Dangayach NS, Ahmad U, Ghosh S, Gildea T, Mehta AC. Treatment of Tracheobronchial Injuries: A Contemporary Review. Chest [Internet]. 2019;155(3):595-604. Disponível em: https://doi.org/10.1016/j.chest.2018.07.018
43. Prokakis C, Koletsis EN, Dedeilias P, Fligou F, Filos K, Dougenis D. Airway trauma: A review on epidemiology, mechanisms of injury, diagnosis and treatment. J Cardiothorac Surg. 2014;9(1):1-8.
44. Shiber JR, Fontane E. Olivier Syndrome : Traumatic Asphyxia. West J Emerg Med. 2013;14(6).
45. Sertaridou E, Papaioannou V, Kouliatsis G, Theodorou V, Pneumatikos I. Traumatic asphyxia due to blunt chest trauma : a case report and literature review. J Med Case Rep. 2012;6(257):1-5.
46. Byard RW, Langlois NEI. Crush asphyxia and ride-on lawn mowers. Med Sci Law. 2017;57(3):134-6.
47. Lateef H. Traumatic Asphyxia with Diaphragmatic Injury: A Case Report. Oman Med J. 2015;30(2):142-5.

24 Ferimentos da Zona de Transição Toracoabdominal à Direita – Qual a Melhor Conduta em Doentes Estáveis?

Roberto Saad Junior • Samir Rasslan

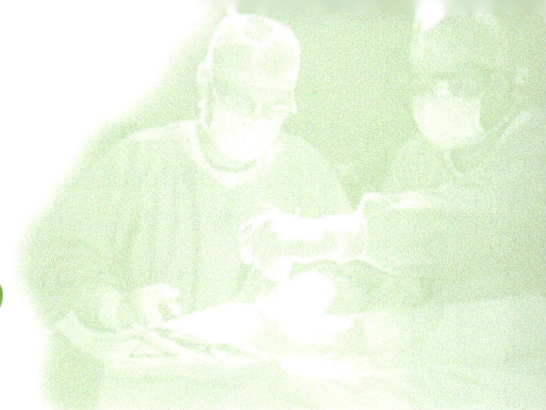

Introdução

Pela posição anatômica peculiar que apresenta, isto é, entre a cavidade torácica e abdominal, o diafragma pode ser alvo tanto de um ferimento penetrante de localização alta abdominal como de um ferimento de localização baixa no tórax. Essa área é chamada de zona de transição toracoabdominal.

A zona de transição toracoabdominal apresenta os seguintes limites:[1]

1. *Limite superior:* linha imaginária que passa pelo quarto espaço intercostal na face anterior do tórax.
2. *Limite inferior:* linha imaginária que passa pela segunda vértebra lombar.

Portanto, qualquer ferimento que atinja essa região, seja por projétil de arma de fogo ou por arma branca, tem alto potencial de ter atingido o diafragma, e não apenas este, outras vísceras que aí estão também poderão apresentar algum tipo de comprometimento.

Em consequência desses ferimentos, as seguintes possibilidades de lesões deverão ser lembradas:[2]

- Lesões apenas de vísceras torácicas.
- Lesões apenas de vísceras abdominais.
- Lesões isoladas de diafragma.
- Lesões de vísceras torácicas, diafragma e vísceras abdominais.
- Lesões de diafragma e presença de hérnia diafragmática, isto é, víscera abdominal presente na cavidade pleural.

É mandatório que, diante um ferimento da transição toracoabdominal, se faça o diagnóstico de qual víscera está comprometida para que possamos, em seguida, orientar uma terapêutica correta.

Não é nosso interesse neste capítulo discutir todos os aspectos pertinentes a este tipo de ferimento. O que nos importa no momento é analisar somente as consequências para o lado do diafragma: sempre tem lesão? É fácil o diagnóstico de uma lesão diafragmática? E se existir tal lesão, qual a melhor conduta?

Segundo a nossa experiência, 30% destes ferimentos atingem o diafragma. Na literatura encontramos uma incidência entre 20% a 48%.[3,4]

Das lesões diafragmáticas, 70% apresentam sintomatologia abundante,[5] de modo que o cirurgião no Serviço de Emergência não terá qualquer dificuldade em estabelecer o diagnóstico das mesmas e tratá-las convenientemente. Porém, 30% delas são oligossintomáticas ou mesmo assintomáticas.[6] São as lesões diafragmáticas isoladas ou aquelas acompanhadas de lesões viscerais intra-abdominais que, em um primeiro momento, ainda não apresentaram sintomas. Estes últimos aparecem com o exame clínico realizado durante a evolução e a observação do doente. Então, se necessário, indicamos a laparotomia e, portanto, o diagnóstico da lesão diafragmática. Porém, em 8% a 10% desses doentes, as lesões diafragmáticas são isoladas.[6] Nesses casos, não há como fazer o diagnóstico de modo convencional e não invasivo. Eis o desafio!

Pois bem, o tema deste capítulo é exatamente analisar esse grupo de doentes com ferimentos na zona de transição toracoabdominal assintomáticos e à direita: existe ou não lesão diafragmática?

Estes formam um grupo de doentes que provavelmente têm uma lesão pequena do diafragma ou mesmo não têm qualquer lesão.

Os ferimentos desta zona à esquerda não serão objeto da nossa análise, visto que, do lado esquerdo, pelo menos por enquanto, não há muita polêmica. A conduta nesse caso é unânime: temos que, ativamente, mesmo com procedimentos invasivos, procurar o diagnóstico e caso encontremos lesão diafragmática, há que se operar e suturar esse músculo.

Os desafios de um ferimento da zona de transição toracoabdominal à direita em doentes assintomáticos

O primeiro desafio: neste ferimento existe ou não lesão diafragmática isolada?

Como responder a esta dúvida?

Acredita-se que parte das lesões diafragmáticas não seja diagnosticada por ocasião do trauma. O diagnóstico da lesão isolada do diafragma é particularmente difícil, pois a sintomatologia, em geral, não é característica, e muitas vezes o que vemos é a total ausência de sintomas.

Historicamente algumas manobras foram preconizadas na tentativa de identificar a lesão do diafragma, como a produção de pneumoperitônio com o objetivo de produzir um pneumotórax, caso haja solução de continuidade no músculo. No entanto, o número de falso negativo é grande devido à possível obliteração do ferimento por epíplon ou mesmo por uma víscera.

A punção percutânea de contraste no peritônio com avaliação radiológica para evidenciar o contorno do diafragma ou mesmo a passagem do contraste para o tórax também não revelou ser um método eficaz.

A exploração digital para tocar o diafragma é ainda utilizada, mas a não constatação por esse método de um ferimento diafragmático não é conclusiva, pois só se consegue examinar a porção mais externa do diafragma, local de alcance digital.

A lavagem peritoneal diagnóstica foi, em um tempo não muito distante, utilizada nesta investigação, mas teve a sua sensibilidade questionada a partir de relatos de falso negativos tão altos quanto 25% a 34%.[7] Com relação aos métodos de imagem, as radiografias de tórax podem ser normais em até 50%[8] dos casos ou com alterações inespecíficas, como velamento do seio costofrênico homolateral interpretado como hemotórax, pneumotórax ou elevação diafragmática. Pouco se discute sobre a utilização da ultrassonografia para a avaliação dos ferimentos penetrantes da transição toracoabdominal com o objetivo de caracterizar a lesão diafragmática. Alguns estudos têm destacado esse método para evidenciar hemoperitônio e derrame pleural homolateral, o que levanta a suspeita de lesão do diafragma, destacando ainda a possibilidade de identificar o trajeto da ferida por alterações no subcutâneo e fáscias, mas a experiência ainda é muito limitada.

A tomografia computadorizada e mesmo a ressonância nuclear magnética são métodos que vêm sendo utilizados na avaliação do trauma fechado com suspeita de ruptura do diafragma, mas sem experiência conclusiva para trauma penetrante, sendo ainda limitada mesmo com tomógrafos multidetectores. Dentre os sinais radiológicos que podem ser observados, citam-se: "sinal da víscera pendente"(*dependent viscera*), em que vísceras abdominais ficam em contato direto com a parede abdominal sem interposição dos pulmões ou o diafragma, "sinal do espessamento do diafragma"(*thickening diaphragm*) localizado ou difuso, não visualização de um segmento diafragmático e "sinal da ampulheta" (*hourglass*) ou "sinal do colar", considerado patognomônico de hérnia diafragmática, em que há constrição de uma víscera abdominal pela fenda produzida pelo trauma no diafragma.

Todos esses métodos discutidos têm suas limitações e muitas vezes acurácia discutível, com possibilidade de falso negativo para detecção da lesão do diafragma, particularmente se isolada, de até 30%.[9]

Conclusão

Ainda não temos como realizar o diagnóstico de um ferimento diafragmático tanto à direita como à esquerda sem a utilização de um método invasivo. Os exames que temos, principalmente os de imagem, são inúteis para tal função.

A única maneira segura e 100% efetiva é a indicação de laparoscopia ou toracoscopia. Qual das duas? Bom, essa discussão não faremos agora!

Pergunta

Então, obrigatoriamente, é preciso, no atendimento no pronto-socorro, diante destes ferimentos à direita, realizar uma toracoscocopia ou laparoscopia para assim definir o diagnóstico? Eis a questão! Como salientamos, à esquerda, a resposta é sim. Mas, e à direita?

O segundo desafio: será mesmo necessário saber se existe lesão diafragmática à direita?

Segundo vários autores, este diagnóstico não se faz necessário porque o tratamento será sempre conservador. Se existir lesão, o fígado aí presente, logo abaixo do diafragma, tamponaria tal ferimento (o que não acontece à esquerda) e assim evitaria a formação futura de uma hérnia diafragmática. Se não existir lesão alguma, melhor ainda. Portanto, não há necessidade de confirmar a presença de solução de continuidade do diafragma! Será isso uma verdade?

Procurando responder essa pergunta, o grupo da Faculdade de Ciências Médicas da Santa Casa de São Paulo iniciou uma série de pesquisas com animais desde o ano de 2000, com o objetivo de conhecer a história natural dos ferimentos diafragmáticos. O que acontece? O fígado, de fato, protege contra uma herniação de vísceras? Há possibilidade de cicatrização espontânea desse músculo?

História natural das lesões diafragmáticas – estudos experimentais

Com a intenção de se obter uma história natural do ferimento diafragmático e verificar se ocorre ou não cicatrização espontânea deste músculo após um ferimento penetrante ou até mesmo proteção hepática, realizamos alguns estudos que começaram a esclarecer esse fenômeno.

Perlingeiro et al., em 2001,[10] utilizando modelo murino, provocaram a lesão experimental de 10% da superfície do diafragma por videolaparoscopia, sob anestesia geral. Dividiu os animais em dois grupos, de acordo com o acompanhamento temporal (precoce e tardio). Os animais do grupo precoce foram mortos entre 11 e 60 dias de pós-operatório, e os animais do grupo tardio foram mortos entre 120 a 150 dias. Após a morte dos animais, foram analisados aspectos macroscópicos com presença ou ausência de hérnia diafragmática, cicatrização espontânea e estudo microscópico. Não houve significância estatística em relação ao tempo de evolução, apresentando cicatrização espontânea em 91,1% do total (n= 56 ratos). As lesões foram realizadas tanto no diafragma direito como no diafragma esquerdo. Houve cicatrização em 100% das lesões à direita e 83% à esquerda.

O interessante foi que, em 33,9%, não foi possível identificar o local da cicatrização, o que sugere ter ocorrido regeneração muscular. Dentro das alterações histológicas foram encontrados no diafragma cicatrizados: ausência de lesão, infiltrado inflamatório e/ou alterações reparadoras, comprometimento neurogênico exclusivo e alterações inflamatórias e/ou reparadoras em associação ao comprometimento neurogênico. Esse foi o primeiro trabalho de uma série que estão mostrando a capacidade de cicatrização espontânea do músculo diafragmático.

Gonçalves, em 2008,[11] repetiu o trabalho anterior também com murinos, no entanto, provocou lesões maiores, equivalentes a 30% de extensão e somente no diafragma esquerdo. Nesse estudo não foi avaliado o diafragma direito. Após 7, 14 e 21 dias os animais foram mortos. Foram utilizados 40 ratos da raça Wistar. Observou-se, ao final do experimento, a evolução da lesão provocada: cicatrização espontânea e presença ou ausência de hérnia diafragmática. Em 65%, houve presença de hérnia diafragmática, em 22,5%, lesão diafragmática sem herniação, e, finalmente, em 12,5%, cicatrização espontânea. As análises histológicas dos espécimes que apresentaram cicatrizações espontâneas mostraram invariavelmente infiltrado monocelular, proliferação de fibroblastos, neoformação vascular e deposição de colágeno. Os espécimes que apresentaram lesões sem herniação dos órgãos abdominais para o tórax bem como o grupo que apresentou hérnia diafragmática mostraram fibrose associada a infiltrado inflamatório crônico. Desse modo, lesões maiores do diafragma esquerdo, que não possuem a suposta proteção do fígado, também têm capacidade de cicatrização, embora em número inferior ocorrido no trabalho anterior.

Squeff, em 2008,[11] analisou a evolução natural de ferimentos penetrantes no diafragma, no lado direito, com extensão de 30%, em 25 ratos por um período de 42 dias. Verificou ocorrer cicatrização espontânea ou proteção hepática em 56% dos animais com lesões no diafragma direito.

O mesmo ocorreu no trabalho de Rivaben em 2009.[12] Esse autor fez o mesmo experimento, porém no período de observação menor, apenas durante 21 dias. Realizou o mesmo protocolo em 28 animais. Verificou que ocorrera cicatrização espontânea em 54% das lesões do lado direito.

Caiel, em 2015,[13] retirando 10% de um segmento do diafragma à direita, mostrou que ocorreu: presença de hérnia diafragmática em 42,5%, proteção hepática em 50% e 7,5 % de cicatrização espontânea.

La Falce, em 2019 (no prelo), estudando o tipo de cicatrização que ocorre no diafragma (à esquerda) utilizando 50 ratos e provocando lesão linear de 30%, documentou cicatrização espontânea com ou sem proteção hepática em 90% dos casos.

E, finalmente, Mota, em 2020,[14] no corrente ano mostrou que, mesmo retirando-se 10% de um segmento diafragmático à esquerda, ocorreu cicatrização espontânea em 15% com restituição total do diafragma, e cicatrização com proteção hepática em 50%, além de presença de hérnia diafragmática em 35%.

Esses estudos sugerem que, em ratos:

- A maioria dos ferimentos pequenos no diafragma cicatriza, tanto do lado direito como do lado esquerdo.
- Ferimentos maiores também podem cicatrizar, no entanto, aqueles do lado direito do diafragma são

os que têm maior chance de cicatrização. Houve cicatrização dos ferimentos do lado esquerdo do diafragma, porém em um número menor de casos, mostrando talvez o poder protetor do fígado na prevenção de uma hérnia diafragmática.

- O tempo necessário para possíveis cicatrizações é de 21 dias.

> **Conclusão**
>
> Ocorre, sim, pelo menos em ratos, cicatrização diafragmática, com proteção hepática e, mais do que isso, ocorre também cicatrização desse músculo de modo espontâneo e independente do diafragma, porém não em 100% dos casos. Houve casos de não cicatrização e presença de hérnia diafragmática tanto à esquerda como à direita.
>
> Com toda esta análise sobre ferimentos diafragmáticos, agora estamos aptos para definir qual a conduta diante de um ferimento da zona de transição à direita em doentes estáveis.

Ferimento da transição toracoabdominal à direita, qual a melhor conduta em doentes estáveis?

A tendência atual para o tratamento de lesões intra-abdominais advindas de traumatismos fechados ou penetrantes, desde que possível e seguindo todos os preceitos já conhecidos, é o de evitar o tratamento operatório. Essa conduta tem se revelado verdadeira para casos selecionados, de modo que o tratamento não operatório é a solução ideal para esses pacientes. Dessa forma, evita-se uma laparotomia que, sem dúvida, expõe o doente a mais um trauma e a complicações inerentes à operação.

Vamos analisar esse aspecto comparando com o que realizamos hoje com o tratamento não operatório de lesões de vísceras parenquimatosas: rim, baço e fígado.

Nestes casos existem postulados que devem ser seguidos. Nestas situações, optando-se por este tratamento, faz-se mister:

- Realizar o diagnóstico da lesão.
- Ter condições de caracterizar as lesões: gravidade, tamanho etc.
- Ter condições de acompanhar a evolução das lesões.
- Estabelecer o tempo de acompanhamento.
- Alta definitiva.

Como já exaustivamente mostramos, no caso de uma lesão diafragmática, as cinco condições descritas anteriormente não podem ser atendidas. É importante lembrar ainda que, não raras vezes, o tratamento não operatório das lesões hepáticas ou renais é suspenso por conta da má evolução clínica do doente ou ainda porque os exames de imagem não mostram uma cicatrização ideal dessas vísceras.

Para os ferimentos isolados do diafragma, ainda não existem métodos que possam nos fornecer o diagnóstico com segurança dessa lesão, portanto, o primeiro postulado, para que possamos indicar um tratamento não operatório, não pode ser cumprido. Se não temos o diagnóstico, não temos como caracterizar a possível lesão. Não temos também meios de acompanhar o ferimento, isto é, se está ocorrendo melhora ou não, muito menos estabelecer o tempo de acompanhamento.

Seguindo essa tendência, o tratamento não operatório das lesões diafragmáticas à direita seria viável? Seria lógico? Ou qual a melhor conduta nessas situações?

Doente presente no pronto-socorro portador de uma lesão da região toracoabdominal à direita, assintomático e hemodinamicamente estável

Vamos analisar e criticar as várias possibilidades.

Conduta I

Realizar toracoscopia ou laparoscopia. Com certeza, faremos o diagnóstico correto e a conduta mais adequada. Se houver lesão, suturar o diafragma. Se não houver lesão, nada a fazer. Com este tipo de conduta temos a vantagem de resolver o problema do doente definitivamente. A desvantagem é submeter o doente a um exame invasivo e que muitas vezes mostrará um diafragma normal. Outra desvantagem é a realização desses exames na emergência e com todos os possíveis problemas: falta de aparelho adequado, falta de anestesistas, exame muitas vezes realizados de madrugada etc.

Neste caso o cirurgião assume que:

1. Realizará o diagnóstico.
2. Tratará por definitivo o doente.
3. O exame invasivo muitas vezes mostrará um diafragma normal.
4. O procedimento é realizado na urgência, quando nem sempre é o melhor momento.

Conduta II

Não indicar toracoscopia ou laparoscopia, realizar apenas exames não invasivos, observar o doente por 24 horas. Caso nada se modifique, alta hospitalar.

Fica evidente que nestes casos nunca saberemos se houve ou não ferimento diafragmático. Se não houve, é claro que o doente será beneficiado, pois não se submeteu a exames invasivos e está curado. Se existiu ferimento do diafragma, acredita-se que o fígado protegerá essa solução de continuidade, de modo que o doente jamais fará uma hérnia diafragmática, no futuro, com todas as suas consequências.

Neste caso o cirurgião assume que:

1. Não realizará o diagnóstico.
2. Houve uma conduta às cegas, isto é, sem levar em consideração a presença ou não de uma lesão no diafragma.
3. No futuro poderá, sim, ocorrer um desenvolvimento de uma hérnia diafragmática que eventualmente poderá ser fatal.

Conduta III

Doente estável e assintomático. Este doente, com certeza, não corre risco de morte. Se não houver uma lesão diafragmática, é claro que estará curado. Ora, mesmo na presença de um ferimento diafragmático, esse doente também não corre risco de morte. Então pergunto: por que tentar realizar um diagnóstico que necessita de um exame invasivo: laparoscopia ou toracoscopia em ambiente de pronto-socorro? Quero demonstrar que não existe aqui uma emergência. O doente na fase aguda sobrevive muito bem sem o diagnóstico imediato. Como já descrevemos, o problema está no futuro deste doente. Se o ferimento presente não cicatrizar, poderá aparecer uma hérnia diafragmática com todas as complicações conhecidas. Este doente poderá ter alta do pronto-socorro, mas com encaminhamento ao ambulatório de cirurgia torácica ou mesmo do ambulatório da cirurgia geral. E lá, com calma, longe do estresse do ambiente de pronto-socorro, ser acompanhado por tempo indeterminado pelo médico atendente. Este poderá pedir novas tomografias ou mesmo indicar laparoscopia ou toracoscopia, dependendo da evolução do doente.

A diferença em relação à conduta anterior é que nesta conduta não damos alta definitiva para o doente, damos alta do pronto-socorro e encaminhamos ao ambulatório. Lá o cirurgião vai acompanhar o caso, tomar as decisões necessárias para o bem-estar do doente.

Neste caso o cirurgião assume que:

1. Não realizará o diagnóstico.
2. Houve uma conduta às cegas, isto é, sem levar em consideração a presença ou não de uma lesão no diafragma, quando da alta do pronto-socorro.
3. Mas não importa, pois esse doente continuará sendo examinado eletivamente no ambulatório por tempo indeterminado e com a possibilidade de realização de todos os exames que se fizerem necessários, inclusive os invasivos.

Conclusões

Caso admitamos um doente nestas condições, se o pronto-socorro for adequado, se houver material também adequado, anestesista experiente e o cirurgião se sentir à vontade para realizar o diagnóstico de imediato, então a conduta I será a mais apropriada.

Se, ao contrário, as condições do pronto-socorro não forem adequadas, se não houver material para realização de videocirurgia, então não haverá necessidade de prosseguir o atendimento no pronto-socorro. Para esses casos, então, a melhor conduta é a III. Esse doente não morrerá por conta de uma provável existência de um ferimento isolado do diafragma. Ele terá alta do pronto-socorro e o encaminharemos para o ambulatório de cirurgia geral ou o de tórax.

Acreditamos que a conduta II nunca dever ser seguida!

Starling *et al.*, em 2012,[15] publicaram uma casuística interessante que, em linhas gerais, segue a conduta III descrita. Acompanharam 115 pacientes, hemodinamicamente estáveis, que apresentaram ferimento por arma de fogo na região toracoabdominal direita. A proposta dos autores era a de tratar esses doentes não operatoriamente. E aqueles que assim foram tratados também foram encaminhados ao ambulatório após 6, 12, 18 e 24 meses para uma avaliação a longo prazo. Temos de lembrar que nesses casos havia também lesões de vísceras abdominais e/ou torácicas. A lesão hepática esteve presente em 109 pacientes (94,8%), a lesão renal ocorreu em 28 pacientes (24,4%). Hemotórax e lesão concomitante intra-abdominal foram verificados em 72 doentes (62,6%). Logo, para esses doentes, tinha-se a certeza de lesão diafragmática. Houve outras lesões associadas em 19 doentes, como trauma craniano e fratura de coluna toracolombar (16,5%). Por fim, da totalidade dos doentes, apenas quatro (3,5%) necessitaram de uma cirurgia para o tratamento definitivo! E dois pacientes morreram (1,7%) por conta de traumatismos cranianos. Os doentes que não foram operados foram encaminhados ao ambulatório para seguimento a longo prazo.

Os autores discutem sobre as vantagens e as desvantagens do tratamento não operatório principalmente quanto à evolução dos ferimentos de órgãos parenquimatosos lesados: rim e fígado. Quanto ao diafragma, afirmam que não existem certezas quanto a proteção hepática ou cicatrização espontânea do mesmo, mas que há indícios na literatura de que isso ocorre.[10,16] Por essa razão, é estritamente necessário, quando se realiza um tratamento não operatório nestas situações, que se faça seguimento destes doentes com métodos de imagem por um período mais longo. Nessa publicação, os autores relataram que 39,2% realizaram o controle até dois anos pós-trauma, não se evidenciando nenhum sinal de hérnia diafragmática.

Referências bibliográficas

1. Madden MR, Pauli DE, Finkelstein JL, Goodwin CW et al. Occult diaphragmatic injury from stab wounds to the lower abdomen, J. Trauma 1957; 29:292-8.
2. Saad Jr R, Gonçalves R. Toda lesão do diafragma por ferimento penetrante deve ser suturada? Rev.Col. Bras.Cir 2012; 39 (3) 222-225.
3. Zantut LF, Ivatury RR, Smith S et al. Diagnostic and therapeutic laparoscopy and penetrating abdominal trauma: a multicenter experience. J. Trauma 1997; 42:825-31.
4. Ivatury RR, simon RJ, Sthal WM. A critical evaluation of laparoscopy in penetrating abdominal trauma. J. Trauma 1993;34:822-28.
5. Soldá SC, Rodrigues FCM, Martins L, Pinto MCC, Rasslan S. Lesão diafragmática isolada por ferimento penetrante tratada por videolaparoscopia. Rer Col Bras Cir 1994; 21:213-5.
6. Giannini JA. Ferimentos penetrantes tóraco-abdominais e de tórax e Abdome: Análise da morbilidade e mortalidade pós-operatória. Tese de Mestrado – Santa Casa de São Paulo. São Paulo, 1996.
7. Feliciano DV, Cruse PA, Mattox KL, Bitondo KG; Burch JM; Noon PG – Delayed dosis of injuries to the diaphragm after penetrating wounds. J Trauma 1988; 28: 1135-1145.
8. Murray AJ, Demetriades D, Ascencio J, Cornwell EE, Velmahos CG; Belzberg ET AL – Occult injuries to the diaphragma: prospective evaluation of laparoscopy in penetrating injuries to the left lower chest.J Am Col Surg 1998;187: 626-9.
9. Ochsner GM, Rozycki SG, Lucente F, Wherry CD, Champion RH – Prospective evaluation of thoracoscopy for diagnosis diaphgmatic injuri in thoracoabdominal trauma: a preliminary report. J trauma 1993; 34: 704-9.
10. Perlingeiro JAG, Saad Jr R, Lancelotti CLP et al. Natural course of penetrating diaphragmatic injury: An experimental study in rats. Int. Surg. 2007; 92:1-9.
11. Gonçalves R. Análise da Evolução Natural das Feridas Perfuro-Cortantes Equivalentes a 30% do Diafragma Esquerdo. Estudo Experimental em ratos. Tese de Mestrado. Santa Casa de São Paulo. São Paulo, 2008.
12. Rivaben HR. história natural do ferimento diafragmático extenso à direita: estudo experimental em ratos. Tese de Mestrado. Santa casa de São Paulo. São Paulo,2011.
13. Caiel BA, Scapulatempo Neto C, Souza Jr AS, Saad Jr R – Análise da evolução natural dos ferimentos diafragmáticos em ratos. Ver Col Bras Cir 2015; 42:386-392.
14. Mota HJ. Análise da evolução natural das feridas perfuro cortantes equivalentes a retirada de aproximadamente 10% do diafragma esquerdo. Estudo Experimental. Tese de Doutorado – Santa Casa de São Paulo. São Paulo, 2019.
15. Starling SV, Rodrigues BL, Martins MPR, Siva, MAS, Drumond DAF, Tratamento não operatório do trauma na transição toracoabdominal direita por arma de fogo. Rer Col Bras Cir 2012; 39(4).
16. Renz BM, Feliciano DV. Gunshot wounds to the right thoracoabdomen: a prospective study of nonoperatiive management. The J. Trauma, 1994, 37:737-44.

25 Fraturas de Costelas – Fixação *versus* Não Fixação

Roberto Saad Junior • Marcio Botter

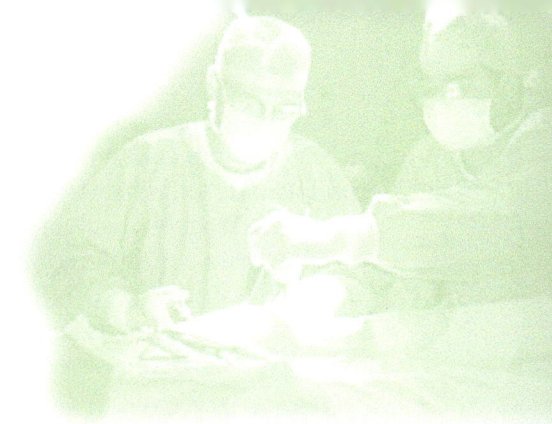

Introdução

O traumatismo torácico que resulta em movimentação paradoxal de um segmento da caixa torácica é chamado afundamento de tórax, tórax flácido ou tórax instável.

Durante a inspiração normal, a contração do diafragma e dos músculos intercostais externos promovem a expansão do tórax contra forças elásticas do pulmão e da própria caixa torácica. A aplicação de forças opostas na interface pleural determina o aumento de pressão negativa intrapleural, o que determina a expansão dos pulmões e o consequente fluxo de ar das vias aéreas para os alvéolos.

Entretanto, no tórax flácido, o plastrão torácico esmagado já não se encontra em continuidade com o restante da caixa torácica, e, durante a inspiração, afunda, dada a pressão atmosférica na sua face externa e o aumento da pressão negativa intrapleural em sua face interna.

Durante a fase expiratória, a caixa torácica volta passivamente à posição de repouso, e a pressão intrapleural torna-se menos negativa. Essa variação de pressão determina um movimento do segmento instável para fora, em relação à superfície da caixa torácica. Essa mecânica do segmento flácido instável que se movimenta na contramão da dinâmica torácica recebeu o nome de *respiração paradoxal*.

Em outras palavras, no tórax flácido, existe um segmento da parede torácica que não segue as regras de uma respiração normal. Enquanto na inspiração todo o tórax se expande, o segmento comprometido afunda, e, ao contrário, na expiração, enquanto toda a caixa torácica diminui o volume, o segmento comprometido se expande.

Existe também uma definição anatômica de tórax flácido. Quando ocorrem fraturas de duas ou mais costelas consecutivas e em pelo menos dois locais diferentes de cada costela, teremos também a respiração paradoxal, o que identifica um tórax flácido.

Doentes vítimas de trauma torácico e que apresentam um tórax flácido (respiração paradoxal) passaram, durante vários períodos, pelos mais diversos tipos de tratamento. E, como sempre acontece em medicina, cada tratamento proposto o foi com base no que se acreditava a respeito da fisiopatologia desta doença.

Nos capítulos seguintes, faremos um histórico de como este tratamento evoluiu até os dias atuais. Discutiremos a fisiopatologia, o que leva estes doentes a uma alta mortalidade e por fim responderemos à pergunta formulada: com relação a fraturas de costelas, há lugar para fixação? É um tema atual e que tem criado grandes polêmicas!

No entanto, um fato é bastante claro. Fraturas únicas de costelas, ou quando não existe respiração paradoxal, não há que se falar em fixação de costelas. Em meus mais de 40 anos de experiência com este tema, jamais fixei uma costela nessas condições. O que vamos discutir é se há lugar para fixação de costelas no tórax flácido.

Evolução do conhecimento sobre a fisiopatologia do tórax flácido e do seu tratamento

Brauer, em 1909,[1] postulou a teoria PENDELLUFT, atribuindo a ventilação mecânica ineficiente a um movimento de ar tipo pêndulo de um pulmão para o outro durante a fase inspiratória e vice-versa, durante a fase expiratória. De modo que a instabilidade do tórax flácido e a respiração paradoxal foram consideradas como responsáveis pelo alto índice de mortalidade nestes doentes portadores de trauma torácico grave.

Com essa teoria, teríamos a presença nos pulmões de altas concentrações de gás carbônico e rarefação de oxigênio. Isso porque na inspiração, o hemitórax doente (instável) mandaria o seu conteúdo aéreo para o pulmão contralateral e na expiração aconteceria o contrário, de modo que, teríamos sempre no interior da árvore respiratória um ar "viciado," e, lógico, esse fenômeno mataria o doente.

Para a época, o que importava eram as fraturas costais, e a respiração paradoxal era a responsável pela alta mortalidade desses doentes. O lógico seria, então, propor um tratamento que impedisse a respiração paradoxal. Propuseram, desse modo, as fixações de costelas. Assim, foram descritos vários métodos de tratamento com esse fim: imobilização por enfaixamento, aplicação de sacos de areia na região do segmento instável, fixação externa do plastrão flácido pela tração dos arcos costais com pinças de BACKAUS ou fio de aço pericostal e a tração era realizada por um peso de dois a três quilos, aplicado a um sistema de polia à beira do leito (Figura 25.1).

Portanto, de 1909 até a década de 1960, considerava-se como o principal fator para a alta mortalidade nos traumas com tórax flácido a presença da respiração paradoxal.

Nessa época, apesar desse tipo de tratamento, a mortalidade permanecia entre 40% a 50%. Ficou então muito evidente que alguma coisa não estava bem, ou a interpretação da fisiopatologia não estava correta ou esse tipo de tratamento não era o ideal.

Em 1945, veio então a ideia de promover a fixação externa das costelas. Embora fosse uma nova ideia, o princípio era o mesmo, isto é, fixar as costelas. Nessa época, Hagen,[2] tentou estabilizar esses doentes com o respirador tipo DRINKER

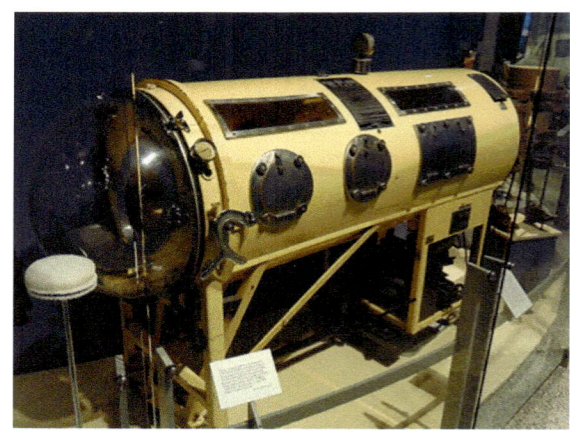

FIGURA 25.2 – *Fixação externa de costelas com respirador tipo DRINKLE.* Fonte: *autores.*

(Figura 25.2). Na realidade, a pressão negativa aplicada em volta da caixa torácica funcionava como uma fixação externa muito mais fisiológica. Ainda assim, a mortalidade não diminuiu.

Em 1952, Jensen[3] utilizou-se da ventilação mecânica por pressão positiva intermitente no tratamento do tórax flácido e, em 1956, Avery, Morch e Betsen[4] popularizaram o conceito de "estabilização pneumática interna", empregando o respirador de volume Morch, então recentemente desenvolvido. O conceito da estabilização pneumática interna foi rapidamente difundido, tornando-se o tratamento universal para o tórax flácido. Em geral, o doente era submetido a traqueostomia precoce e ventilação mecânica pelo período de 10 a 20 dias. Embora o segmento instável do tórax flácido tivesse sido controlado e, aparentemente, as alterações da dinâmica respiratória tivessem sido corrigidas, a mortalidade de pacientes com afundamento do tórax continuava elevada, 35 a 42,2%.[5]

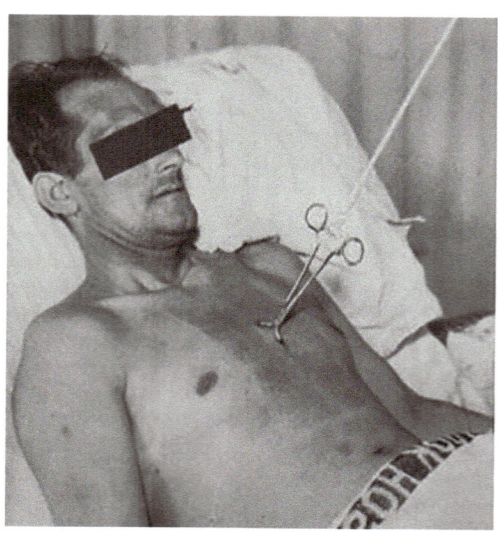
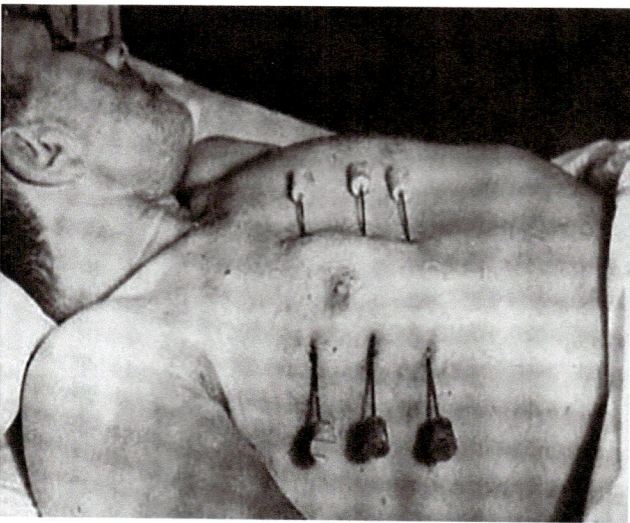

FIGURA 25.1 – *Fixação de costelas com BACKAUS ou fios de aço.* Fonte: *autores.*

Notem que todo o tipo de tratamento proposto até esta época tinha como objetivo a fixação de costelas. A respiração paradoxal até então era a grande vilã!

Trinkle et al.,[6] em 1975, publicaram um trabalho questionando o uso indiscriminado da traqueostomia e da ventilação mecânica no tórax flácido. Sugeriram a presença da contusão pulmonar no tórax flácido, isto é, o trauma que ocasionou as fraturas múltiplas de costelas também provocou lesões pulmonares, chamadas genericamente de contusões pulmonares. Para esses autores, não a respiração paradoxal, mas sim a *contusão pulmonar* era a vilã e causa da alta mortalidade. Sendo assim, acreditando em uma nova interpretação da fisiopatologia, propôs um novo tratamento, pois o alvo agora era outro: a contusão pulmonar.

Trinkle et al.[6] indicavam o seguinte tratamento: restrição hídrica, diuréticos, corticoides, albumina para diminuir o edema da contusão pulmonar somados a fisioterapia respiratória agressiva e o bloqueio intercostal para diminuir a dor e facilitar a tosse, além de mobilização traqueobrônquica. Com essa terapêutica, conseguiram diminuir a mortalidade para zero por cento, complicações de 100% para 20%, e o tempo médio de hospitalização de 31,33 para 9,3 dias. Os autores concluíram que a maior parte dos pacientes com tórax flácido não necessitam de estabilização pneumática interna, se o pulmão subjacente é adequadamente tratado. Ficou bastante evidente que é pouco relevante o segmento instável do tórax flácido, por maior que seja a respiração paradoxal.

Atualmente, e desde então, o tratamento conservador deve ser dirigido para o tratamento da contusão pulmonar e no controle da dor. A traqueostomia e a própria ventilação mecânica podem ser necessárias, a depender das condições do doente, mas não com o intuito de promover uma fixação pneumática das costelas, mas sim, para o tratamento da *contusão pulmonar*.

Quem não conhece os erros do passado tem grande probabilidade de cometer os mesmos erros no presente e no futuro

Nos últimos anos, retornou a discussão sobre o tratamento do tórax flácido, e muitos autores, com muito entusiasmo, estão propondo a fixação das costelas como tratamento ideal nesta situação.

Esse entusiasmo provocou um *boom* de artigos sobre o tema na literatura nacional e internacional. A maioria apoiando a fixação de costelas.

Uma análise crítica desses artigos revela, como veremos, uma grande inconsistência nas suas conclusões. Podemos classificar estes estudos da seguinte maneira:

a. Artigos a favor da fixação de costelas.
b. Artigos de relatos de casos (a favor da fixação).
c. Artigos que fazem comentários sobre o tema, mas não apresentam nenhuma casuística (a favor da fixação).
d. Artigos contra a fixação de costelas.

Inicialmente, quero chamar a atenção para aqueles que insistem em afirmar que são inúmeros estudos a respeito dos efeitos benéficos da fixação de costelas, com base nesses artigos, que estão enganados, pois, quem tiver curiosidade vai verificar que a maioria deles são apenas comentários ou mesmo relato de caso isolado. Portanto, restam, depois desses comentários, um número bem menor do que se supunha de trabalhos pertinentes: a favor ou contra.

Analisando os artigos que sobraram, posso afirmar com muita certeza que aqueles que são a favor ou mesmo contra a fixação de costelas não são conclusivos e apresentam muitas falhas!

Eis as inconsistências:

a. O número de doentes estudados sempre apresentam um "*n*" muito pequeno.
b. Os doentes estudados apresentaram *status* de chegada no pronto-socorro muito diferentes: politraumatizado, trauma isolado de tórax, lesões associadas, trauma de crânio, hipotensão etc. Sim, os autores separavam dois grupos de doentes, promoviam a fixação de costelas em um grupo, e no outro, o tratamento conservador. Pergunto: como podemos compará-los? São doentes que apresentaram, sim, a respiração paradoxal, mas esse fato era o único fato em comum!
c. Qualidade dos *trials*: evidência baixa.
d. Elegem como principal causa de mortalidade a respiração paradoxal. Esqueceram, com raras exceções, da contusão pulmonar. Existem trabalhos que nem mencionam a contusão pulmonar.
e. Como sabemos, a mortalidade de um doente politraumatizado é alta, mas não por conta da respiração paradoxal, e, sim, por todos

os fenômenos envolvidos. Não é possível culpar a morte desses doentes ao tórax instável, mas, eles estão incluídos nesses estudos. Considero um erro primário!

f. Todos os artigos (sem exceção) relatam que nos doentes em que foram colocados fixadores de costelas não houve melhora da mortalidade. Segundo esses autores houve melhoras no tempo de internação de UTI, menos indicação de traqueostomia, menor número de pneumonias.

g. Pelo menos a metade dos artigos publicados era de autores que pouco escreveram sobre o trauma em geral ou são ortopedistas.

h. A mortalidade destes doentes está mais relacionada a lesões associadas do que ao tórax flácido propriamente dito (Tabela 25.1).

i. Todos os artigos, sem exceção, concluem: são necessários melhores estudos (randomizados) e multicêntricos para uma conclusão definitiva.

Se fixar costelas é importante, como explicar operações eletivas que provocam grandes lesões da parede torácica?

Durante anos, o Grupo de Cirurgia da Santa Casa de São Paulo acumulou grande experiência com operações sobre a parede torácica em diversas situações, e nunca utilizamos a fixação de costelas para reconstruí-la com baixa morbidade e sem mortalidade.

A título de exemplo, vamos citar duas delas: a plástica do tórax *carinatum* ou *excavatum* e os tumores próprios da parede torácica. O princípio fundamental no tratamento do tórax *excavatum* ou *carinatum* é liberar o esterno das costelas, por meio da retirada das cartilagens condrocostais, de modo que o esterno "flutua" e, aí sim, podemos moldá-lo conforme o nosso interesse.

Não vamos aqui discutir todas as técnicas existentes para o resultado final, pois não é o nosso foco de discussão. O que queremos salientar é que, ao término dessa operação, verificamos nitidamente a presença de respiração paradoxal na região anterior da parede torácica, sem que isso abale a fisiologia respiratória do nosso doente. Ele acorda, é extubado e nem necessita de tratamento especial na UTI. Ora, nós temos respiração paradoxal, não fixamos qualquer costela e tudo termina bem! Por quê? É fácil a resposta, não há contusão pulmonar, não houve trauma. Eis o segredo: o pulmão é sadio!

Na ressecção de grande porção da parede torácica para tratamento de neoplasias benignas ou malignas, o fenômeno se repete (Figura 25.3). Nas figuras estão representados os tempos cirúrgicos da ressecção total do esterno pela presença de um tumor. Na reconstrução, foi utilizada uma tela "mole" sem a preocupação de fixar qualquer coisa! E, novamente, o doente acorda bem e pode apresentar respiração paradoxal, mas não apresenta insuficiência respiratória. Por quê? A história se repete: o pulmão é sadio, não sofreu qualquer contusão, não sofreu um trauma pulmonar.

Por esta experiência, o grupo, por enquanto, não apoia a ideia "nova" de fixar costelas no tratamento do tórax flácido. Acreditamos que um trauma torácico capaz de provocar inúmeras fraturas tem energia suficiente para provocar contusão pulmonar. Desse modo, a contusão pulmonar mais a dor provocada pelas fraturas costais são responsáveis pela eventual insuficiência respiratória que o doente possa apresentar. E é por isso mesmo que o tratamento deve combater esses dois fatores e não fixar costelas.

Além do mais, quando a vítima chega ao pronto-socorro já apresenta um grande trauma, não é possível defender que nele se faça um novo trauma em nome da fixação de costelas: toracotomia e fixação de costelas (Figura 25.4).

Melhorar a morbidade e a mortalidade?

Inúmeros fatores contribuem para a mortalidade dos doentes portadores do tórax flácido com contusão pulmonar, e a respiração paradoxal é o menos importante de todos.

Investigações sobre esses diversos fatores merecem comentários, pois são pertinentes, mas não são corriqueiramente citados quando se discute sobre o tratamento deste tipo de trauma:

1. Melhor compreensão da contusão pulmonar.

Tabela 25.1
Mortes em consequência de lesões associadas ao tórax flácido

Trauma associado	%
Órgãos intratorácicos	5% – 20%
Vísceras abdominais	18% – 35%
Cranioencefálico	41% – 55%
Raquimedular	37% – 70%

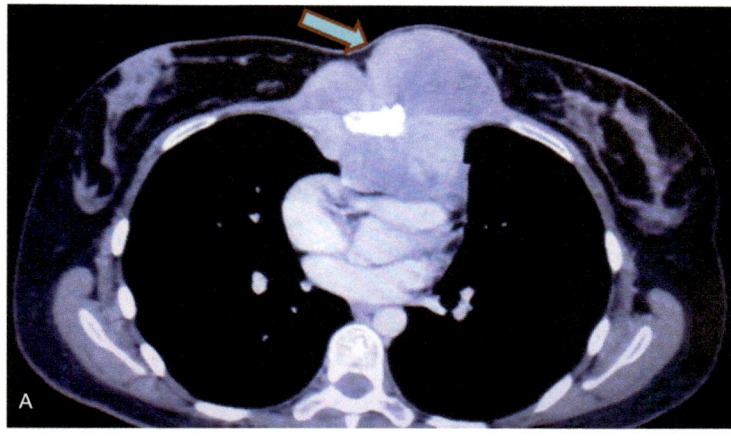
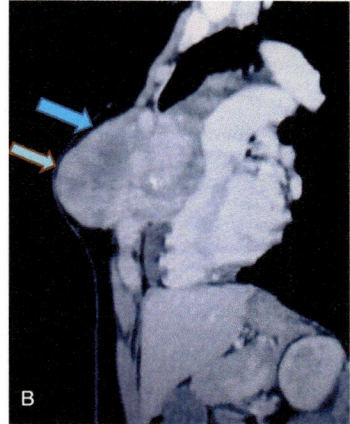
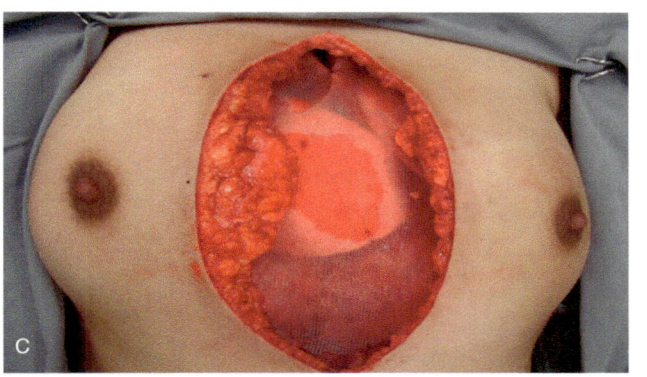
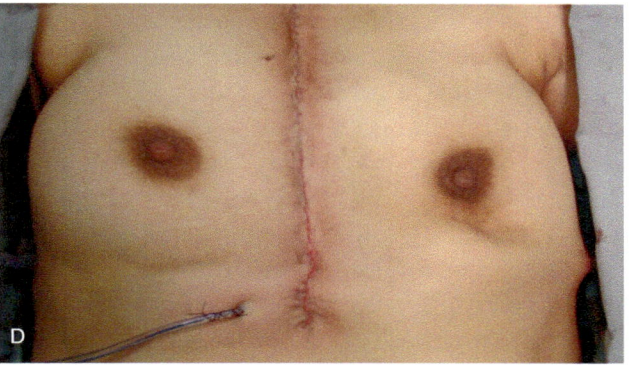

FIGURA 25.3 – **A.** Tumor de parede, radiografia de Tórax em PA. **B.** Tumor de parede, radiografia de tórax em perfil. **C.** Retirada total do esterno. **D.** Reconstrução da parede torácica sem qualquer tipo de fixação de costelas.

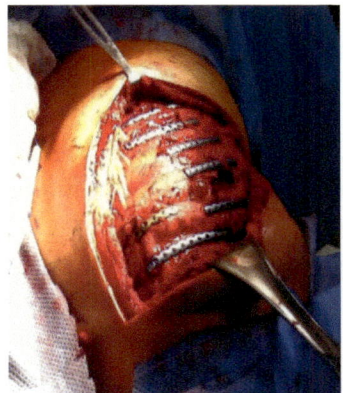
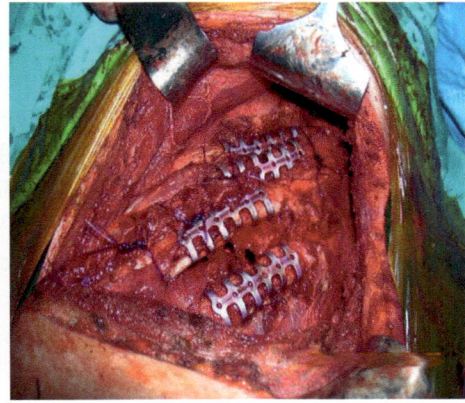
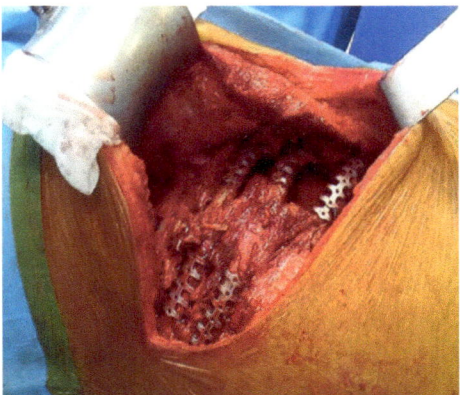

FIGURA 25.4 – *Fixar costelas em um doente politraumatizado é provocar um outro trauma, além do trauma original. Fonte: autores.*

2. Princípios para a reposição volêmica em doentes com contusão pulmonar.
3. Sobre a ventilação mecânica: quando está indicada? Há lugar para ventilação não invasiva? Qual a melhor maneira de ventilar estes doentes?
4. Qual o melhor método para analgesia?
5. Está indicado o uso de corticoides?
6. Está indicado o uso de diuréticos?
7. O pulmão contralateral também sofre danos que devem ser tratados?
8. Quais são os efeitos sistêmicos deste tipo de trauma? E para a imunidade?

Como veremos, vários autores acreditam que, antes de pensar em fixar costelas, essas questões devem ser respondidas, e as respostas adequadas, com certeza, farão diminuir a morbidade e a mortalidade dos doentes.

A título de ilustração, comentaremos algumas situações, com o intuito de entender o nosso grau de desconhecimento e a importância desses fatores na mortalidade dos doentes.

Contusão pulmonar

Oppenheimer et al.,[7] identificaram que na contusão pulmonar ocorre laceração do tecido pulmonar, com saída de sangue e de plasma para o interior do alvéolo, diminuição da complacência, resultando em redução da ventilação e aumento do *shunt* arterial. Fulton et al.,[8] verificaram rupturas de alvéolos, aumento da resistência vascular e, como consequência, uma diminuição do fluxo sanguíneo.

Davis et al.,[9] em estudo experimental, notaram no trauma unilateral um aumento precoce de proteínas bronquioloalveolares no lado lesado e um vazamento tardio pelos capilares no pulmão contralateral. Da mesma maneira, Hellinger et al.,[10] mostraram que, em ambos os pulmões (lado traumatizado e lado são), desenvolveram-se rupturas de alvéolos e edemas durante 8 horas após o trauma. Além disso, houve um aumento de neutrófilos em ambos os pulmões. Níveis de complemento local e sistêmico aumentaram, e o complemento C3 diminuiu. Perl et al.,[11] mostraram diminuição da imunidade celular. Em resumo, todos esses estudos mostraram que a contusão pulmonar não é um processo local apenas, mas um processo pulmonar global com efeitos sistêmicos que devem ser melhor compreendidos.

Reposição volêmica

Qual o melhor método para repor líquidos em doentes com fraturas múltiplas de costelas com contusão pulmonar? Ainda não temos respostas satisfatórias. Existem, sim, muitos estudos (em animais e em seres humanos) a esse respeito. Citaremos alguns deles.

Trinkle et al., em 1973,[12] em estudos experimentais, mostraram que a reposição volêmica com cristaloides causava mais lesões nos pulmões em comparação com o uso de coloides; que a diurese diminuía as lesões. Fulton[13] estudou em cães o efeito da hidratação em contusão pulmonar. Verificou que a hidratação causava aumento da porcentagem em água do pulmão com contusão, resultando em "atelectasia congestiva", o que era prejudicial. Richardson et al.[14] observaram que cães que receberam Ringer lactato em várias doses tiveram queda na saturação de oxigênio e aumento da congestão pulmonar quando comparados com animais que receberam plasma. Em seres humanos, Bongard e Lewis[15] não observaram conexão entre saturação baixa de oxigênio e o uso de cristaloides. Richardson et al.[14] revendo 86 doentes com contusão pulmonar também não observaram influência da qualidade de líquidos infundidos: cristaloide ou coloide. A mortalidade foi a mesma. Como conclusão, podemos afirmar que ainda hoje não temos um padrão quanto à quantidade e à qualidade de líquido que deve ser usado no tratamento do tórax flácido com contusão pulmonar.

Ventilação mecânica

As questões que surgem são: quando indicar? Tem lugar a ventilação não invasiva? Qual o melhor método para ventilar estes doentes? Intubação ou traqueostomia precoce?[16,17,18]

Também neste aspecto não há ainda um consenso entre os autores.

MgGee e Trinkle[19] demonstraram, em estudos experimentais em cães, que a utilização do PEEP (pressão positiva expiratória final) diminui os danos causados pela contusão pulmonar por recrutação de alvéolos pulmonares. Sladen et al.,[20] em seres humanos, também mostraram que o uso do PEEP é benéfico. Pinella[21] estudou a aplicação da ventilação mandatória intermitente. Também foi analisado o uso de CPAP (pressão positiva contínua em vias aéreas) em duas situações, não invasiva e com intubação, testado em porcos.[22] Além disso, mencionamos a utilização da "ventilação oscilatória de alta frequência"[23] e, finalmente, o uso da ventilação pulmonar independente.[24]

Portanto, ainda hoje, ainda é uma incógnita qual a melhor maneira de se ventilar um doente com fraturas múltiplas de costelas e com contusão pulmonar!

Traqueostomia precoce, ventilação não invasiva, PEEP, ventilação intermitente, CPAP, ventilação com alta frequência e até mesmo a ventilação pulmonar independente... Não, ainda não temos uma resposta!

Qual o melhor método para o controle da dor?

Além dos métodos conhecidos para a analgesia, como anestesia local, uso da anestesia peridural, outros métodos têm sido testados. Vale a pena mencionar, embora ainda esteja em estudo,[25] o anestésico local administrado por via transcutânea, o adesivo composto por lidocaína 5%, Lidoderme..

Está indicado o uso de corticoides?

Em cães, Franz *et al.*,[26] observaram que o uso de metilprednisolona, administrado 30 minutos depois do trauma (contusão pulmonar), protege o pulmão do edema pulmonar. Em humanos, Svennevig *et al.*,[27] mostraram que o uso de corticoides em trauma de tórax graves diminui a mortalidade, mas, como não são estudos randomizados, fica impossível afirmar com certeza a eficácia desse tratamento. Os estudos continuam.

Conclusões

Além dos estudos discutidos aqui, outros aspectos devem ser considerados para o tratamento ideal dos doentes portadores de fraturas múltiplas de costelas com contusão pulmonar:

a. O uso de solução salina hipertônica.

b. O uso de anti-inflamatórios.

c. O uso de vasopressina.

d. Tratamento do pulmão contralateral.

E a fixação de costelas? Esse tratamento ainda não mostrou melhora na mortalidade desse grupo de doentes. Mas, como é o sinal que mais chama a atenção após um trauma, vários autores insistem erroneamente que este deva ser o tratamento. A contusão pulmonar, que não é tão evidente, e não chama a atenção como a respiração paradoxal, para esses autores é lançada ao segundo plano!

Portanto, não há argumentos, por enquanto, para fixação de costelas. Não há lugar para tal procedimento na fase aguda do tórax flácido.

Referências bibliográficas

1. Brauer,L. Erfahrungen zur lungenkollapstherapie. Bietr.Klin. Tuberk, 1909,12:49.
2. Hagen,K. Multiple rib fratures treatet with a Drinker respirator. J Bone Joint Surg, 1945,27:330.
3. Jensen, NK. Recovery of pulmonar junction after crushing injuries of the chest. Dis.Chest. 1952, 22:319.
4. Avery, EE; Morch, ET; Benson, DW. Critically crushed chests: a new method of treatment with continuous mechanical hyper ventilation to produce alkalotic apnea and internal pneumatic stabilization. J Thoracic Surg, 1956, 32:291.
5. Ribeiro Dias, A ; De Paula, W ; Zerbini, EJ. Afundamentos de tórax: tratamento com pressão positiva endotraqueal. Rev. Paul. Medicina, 1969, 74:301.
6. Trinkle, K; Richardson, JD; Franz JL; Grover, FL; Arom, KV; Holmstrom FMG. Management of flail chest without mechanichal ventilation. Ann. Thoracic.Surg. 1975, 19:355.
7. Oppenheimer ,L et al. Pathophysiology of pulmonar contusion in dogs, - J Appl Physiol, 1979, 47: 718-728.
8. Fulton RL; Peter ET. The progressivenature of pulmonary contusion. Surgery. 1970; 67499-506.
9. Davies, KA et al. Prostanoids: early mediators in the secondary injury that develops after unilateral pulmonar contusion. J Trauma, 1999;46: 824-831.
10. Hellinger, A et al. Does lung contusion affect both the traumatized and noninjurided lung parenchyma? A morphological and morphometric study in the pig. – J Trauma , 1005; 39:712-719.
11. Perl M et al. Pulmonary contusion causes impairment of macrophage and lumphocyte imune funcyions and increases mortality associated with a subsequent septic challenge. Crit Care Med . 2005; 33:1351-1358.
12. Trinkle et al. Pulmonary contusion. Pathogenesis and effects of various ressuscitative measures. Ann Thorac Sur. 1973;16:568-573.
13. Fulton, RL; Peter, ET. Physiologic effects of fluids therapy after pulmonar contusion. Am J Surg. 1973, 126:773-777.
14. Richardson JD et al. Pulmonary contusion and hemorrhage- crystalloid versus colloid replacement. J Surg Res. 1974; 16:330-336.
15. Bongard FS; Lewis FR. Crystalloid resuscitation of patients with pulmonar contusion. AM J Surg. 1984: 148:145-151.
16. Christensson P et al. Early and late results of controlled ventilation in flail chest. Chest 1979; 75:456-460.
17. Shackford SR el al. The manegement of flail chest. A comparison of ventilatory and nonventilatory treatment.Am J Surg; 1976;132:759-762.
18. Dittmam M et al. Epidural analgesia or mechanical ventilation for multiple rib fractures? Intensive Care Med; 1982; 8:89-92.
19. McGee EM; Trinkle JK. Pulmonary contusion - pathogenesis and current management. 1972; 29:224.
20. Sladen A; Aldredge CF; Albarran R. Peep vs Zeep in the treatment of flail chest injuries. Crit Care Med. 1973;1:187-191.
21. Pinella J.Acute respiratory failure in severe blunt chest trauma. J Trauma. 1982;22:221-225.
22. Tanaka H et al. Pneumatic stabilization for flail chest injury: an 11 year study. Surg Today. 2001;31:12-17.
23. Treggiari MM et al. Effect of acute lung injury and acute respiratory distress syndrome on outcome in critically ill trauma patients. Crit Care Med. 2004; 327-331.
24. Katsaragakis S; Stamou KM; Androulakis G. Independend lung ventilation and haemodynamic parameters. Injury.2005;36:501-504.
25. Ingalls NK et al. Randomized double blind placebo controlled trial using lidocaine patch 5% in traumatic rib fractures. J AM Coll Surg. 2010;210:205-209.
26. Franz JL et al. Effect of methylprednisolone sodium succinate on experimental pulmonary contusion. J Thorac Cardiovasc Surg. 1974; 68:842-844.
27. Svennevig JL et al. Early use of corticosteroids in severe closed chest injuries: a 10 year experience. Injury. 1987; 18:309-312.

26 Trauma Abdominal Contuso

Octacílio Martins Junior

Introdução

O abdômen constitui-se em um dos locais mais frequentemente acometidos nos pacientes vítimas de trauma. Devido a sua grande área e principalmente em razão de abrigar órgãos e estruturas vitais no seu interior, o traumatismo abdominal merece destaque no estudo do paciente traumatizado.

Didaticamente podemos dividir o traumatismo abdominal em dois grandes grupos: o fechado (também chamado de contusão abdominal) e o penetrante.

No traumatismo abdominal fechado (TAF) não ocorre solução de continuidade da pele – diferentemente do que ocorre com os ferimentos abdominais penetrantes – e as lesões internas abdominais que podem ocorrer são devidas a mecanismos diretos (p. ex., trauma na região do hipocôndrio direito com lesão hepática direta) ou indiretos (p. ex., trauma no hipocôndrio direito com fraturas de arcos costais com fragmento ósseo levando a lesão hepática) sobre a cavidade abdominal.

Devido ao grande número de estruturas intra-abdominais como órgãos parenquimatosos (fígado, baço, rim e pâncreas), órgãos ocos (esôfago distal, estômago, intestinos delgado e grosso, ureteres e bexiga), órgãos retroperitoneais (duodeno, pâncreas e rins), vasos abdominais (aorta, cava e vasos ilíacos), os pacientes traumatizados podem se apresentar tanto com quadros hemorrágicos graves em razão de lesão de órgãos parenquimatosos (principalmente fígado e baço) ou de grandes vasos abdominais, ou com quadros de difícil diagnóstico, como nas lesões de vísceras ocas e órgãos retroperitoneais. Frequentemente as lesões de órgãos parenquimatosos como fígado e baço são as mais encontradas e o paciente geralmente se apresenta com alteração hemodinâmica.

Anatomia

Externamente, o abdômen pode ser dividido em três principais áreas: o abdômen anterior, o flanco e o dorso[1]. O abdômen anterior estende-se superiormente do 4º espaço intercostal (limitado por uma linha imaginária que passa através dos mamilos), ligamento inguinal e sínfise púbica inferiormente e lateralmente limitado pelas linhas axilares anteriores de cada lado. O flanco compreende a área localizada do 6º espaço intercostal superiormente até a asa do osso ilíaco inferiormente, entre as linhas axilar anterior e posterior, e o dorso é limitado superiormente pela borda inferior da escápula e crista ilíaca inferiormente e lateralmente entre as linhas axilares posteriores (Figura 26.1).

Deve-se também lembrar de uma área de transição denominada área toracoabdominal, compreendida pela linha imaginária que passa pelos mamilos e se

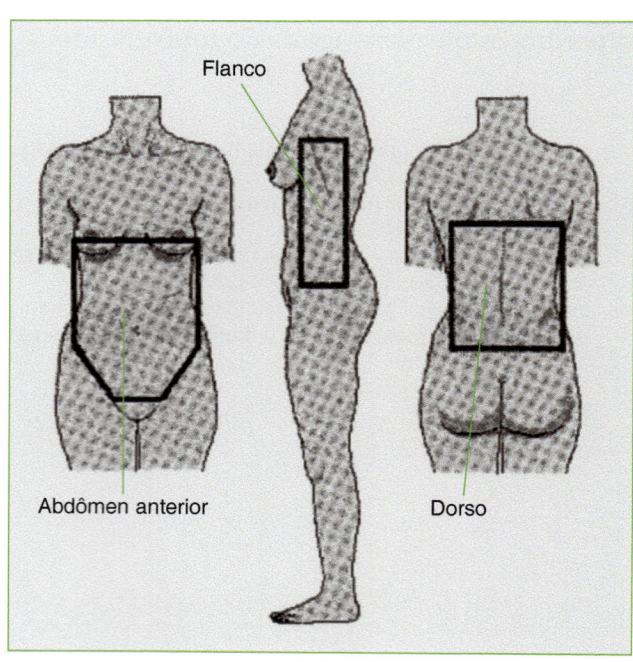

FIGURA 26.1 – *Regiões externas abdominais.* Fonte: *autor.*

prolonga até o rebordo costal anteriormente e da borda inferior da escápula até o rebordo costal posteriormente[2]. Traumatismos nessa região devem sempre trazer à mente do cirurgião a possibilidade de lesão tanto pulmonar como abdominal, incluindo o diafragma, na sua avaliação (Figura 26.2).

Internamente a cavidade peritoneal pode ser dividida em quatro regiões: a superior, que está protegida pelos arcos costais mais inferiores e que contém estruturas importantes na fisiopatologia do trauma abdominal contuso, como o fígado e o baço, por serem fontes de sangramento, além do estômago, cólon transverso e diafragma. A região inferior que se estende do rebordo costal até o púbis e asa do ilíaco e que contém o intestino delgado e cólons ascendente, descendente e transverso, a região pélvica que abriga o reto, bexiga, vasos ilíacos e órgãos genitais femininos internos e a região retroperitoneal com os grandes vasos abdominais – aorta e cava – além de órgãos de difícil avaliação clínica no traumatismo abdominal fechado, como o duodeno, pâncreas, rins e ureteres e partes retroperitoneais dos cólons.

Incidência e tipo de lesão

De fevereiro a dezembro de 2006, 835 pacientes foram atendidos e internados no Serviço de Cirurgia de Emergência do Hospital das Clínicas da Faculdade de Medicina da Universidade de São Paulo. Desse total, 135 (16,16%) foram vítimas de traumatismo abdominal, sendo 102 (75,6%) por traumatismo abdominal fechado e 33 (24,4%) por traumatismo abdominal penetrante. Entre os vários tipos de traumatismos abdominais fechados, o atropelamento foi o tipo de trauma mais encontrado, seguido da colisão de veículo, motocicleta e queda (Tabela 26.1). Em relação ao tipo de lesão intra-abdominal mais encontrada nos traumatismos abdominais fechados, os órgãos mais acometidos foram baço, fígado, rim e cólon (Tabela 26.2).

Tabela 26.1
Etiologia do trauma abdominal fechado

Tipo	n	%
Atropelamento	32	31,38
Colisão de veículo	27	26,47
Colisão de motocicleta	21	20,59
Queda	14	13,72
Esmagamento	3	2,94
Colisão com bicicleta	2	1,96
Agressão	1	0,98
Explosão/Incêndio	1	0,98
Outros	1	0,98
Total	102	100

Tabela 26.2
Estruturas anatômicas mais lesadas em pacientes operados por TAF

Órgão	n	%
Baço	36	35,29
Fígado	23	22,55
Rim	9	8,82
Cólon	7	6,86
Jejuno-íleo	6	5,88
Bexiga	8	7,84
Diafragma	3	2,94
Pâncreas	3	2,94
Duodeno	2	1,96
Estômago	2	1,96
Outros	3	2,96
Total	102	100

Avaliação clínica

No atendimento inicial de um paciente vítima de traumatismo abdominal fechado, a primeira avaliação diz respeito ao estado hemodinâmico do paciente. Todo paciente instável deverá ser avaliado rapidamente na sala de emergência e, se a fonte de sangramento for a cavidade abdominal, esses pacientes deverão ser encaminhados à laparotomia exploradora para o controle imediato dessa perda sanguínea. Essa mesma conduta vale para o paciente com sinais clínicos nítidos de peritonite. Por outro lado, se estiver estável e normal do ponto de vista hemodinâmico ou se responder bem à reposição volêmica inicial, a avaliação poderá ser mais minuciosa através de exames complementares, para que se determine a existência ou não de lesão de órgãos intra-abdominais.

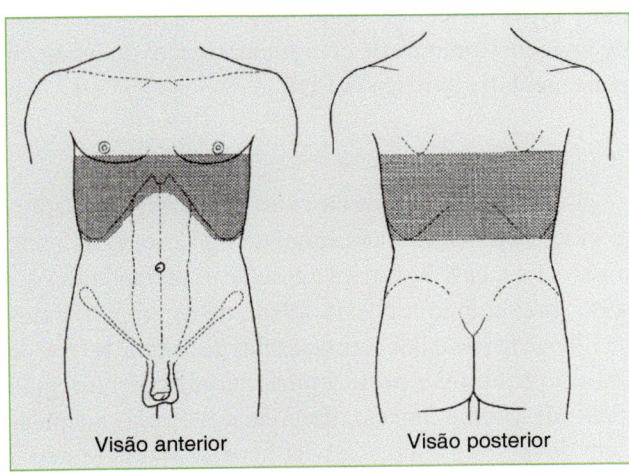

FIGURA 26.2 – Área toracoabdominal. Fonte: autor.

História

Devem ser valorizados e perguntados dados de história para o paciente ou para a equipe que fez o atendimento pré-hospitalar. No caso de acidente de automóvel, dados importantes são velocidade, tipo de impacto (frontal, traseiro, lateral ou capotamento), condições do veículo, número de vítimas no interior do carro, mortes no local do acidente, uso de cinto de segurança, presença de *air-bag* ou outros mecanismos de segurança do carro, se houve ou não extricação (retirada do acidentado das ferragens), associação com incêndio dos automóveis envolvidos. No caso de atropelamento, deve-se procurar saber a respeito da velocidade do veículo que atropelou, se o acidentado foi arremessado para longe ou não, condições do veículo. Em quedas, os dados referentes à altura da queda, presença de obstáculos durante a queda, tipos desses obstáculos etc.

Exame físico

Segue a normatização do *Advanced Trauma Life Support* (ATLS) do Colégio Americano dos Cirurgiões, que inclui um exame primário (ABCDEs), reanimação, medidas auxiliares ao exame primário e a reanimação, exame secundário, medidas auxiliares ao exame secundário, reavaliação e monitorização contínuas e tratamento definitivo[1] (ver capítulo 20 – Atendimento Inicial ao Traumatizado).

O exame físico deve ser meticuloso e seguindo sempre a sequência-padrão de inspeção, ausculta, percussão e palpação.

Na *inspeção* o paciente deverá ser despido totalmente e todas as regiões abdominais externas devem ser avaliadas, inclusive o dorso do paciente, tomando-se cuidado com a proteção da coluna. O paciente deve ser "rolado em bloco" para uma perfeita avaliação do seu dorso na procura de lesões posteriores. Devem ser procuradas escoriações, hematomas, contusões e sinais de marca de cinto de segurança.

A *ausculta* é utilizada para se verificar a presença ou ausência de ruídos hidroaéreos. Nos casos de irritação peritoneal por sangue ou líquidos digestivos, pode ocorrer sua ausência. Ruídos intestinais auscultados no tórax devem levantar a suspeita de hérnia diafragmática traumática.

A *percussão* poderá mostra sinais locais ou difusos de irritação peritoneal. A presença de timpanismo na região do hipocôndrio direito (sinal de Jobert) poderá levar a suspeita de pneumoperitônio decorrente de lesão de estruturas ocas intra-abdominais como estômago e cólon, ou a dilatação aguda do estômago. A presença de macicez poderá ser decorrente da existência de sangue na cavidade abdominal (hemoperitônio).

Na *palpação* precisamos diferenciar a defesa voluntária da parede abdominal, dos quadros de defesa involuntária que ocorrem na presença de irritação peritoneal decorrente de lesão de estruturas intra-abdominais. Nesse último caso o encontro de descompressão brusca sugere grau importante de peritonite e deve chamar a atenção do médico para a possibilidade de tratamento cirúrgico.

A avaliação da estabilidade pélvica é obrigatória uma vez que a fratura de bacia pode levar a grandes sangramentos retro e pré-peritoneais, causando a dor abdominal importante além de alteração do padrão hemodinâmico do paciente. A compressão manual das espinhas ilíacas anterossuperiores, das cristas ilíacas e do púbis constitui etapa fundamental na avaliação da bacia.

A região perineal, juntamente com a avaliação dos órgãos genitais externos masculinos e femininos, é obrigatória. Faz parte também dessa etapa o exame retal e vaginal através do toque. No toque retal deve ser avaliada a presença de sangue, tonicidade esfincteriana e posição da próstata nos homens. A identificação de sangue ao toque retal sugere lesão colo retal e a perda da tonicidade esfincteriana, a presença de lesão medular. A próstata não tocável, presença de hematoma perineal ou escrotal e uretrorragia sugerem lesão de uretra bulbar e a sondagem vesical deve ser evitada. Nessa fase também deve ser avaliada a região glútea.

O exame físico abdominal pode ser falseado por situações como trauma de crânio, lesões raquimedulares e em pacientes alcoolizados e drogados. Nessas situações o alto grau de suspeita de lesões abdominais baseado na história clínica e mecanismo de lesão devem ser considerados e outras medidas diagnósticas mais específicas devem ser tomadas como métodos de imagem (tomografia computadorizada) ou lavagem peritoneal diagnóstica (LPD).

Descompressão gástrica e sondagem vesical

A colocação de sonda naso ou orogástrica possui dois grandes objetivos – descompressão gástrica (aliviando possível distensão gástrica aguda) e esvaziamento gástrico (prevenindo a possibilidade de aspiração) antes da LPD. Em pacientes com suspeitas de fratura de base de crânio (equimose periorbitária, equimose na região mastóidea, hemotímpano, rinorreia e otorreia) a sondagem deverá ser realizada pela boca, e não pelo nariz, evitando-se que a sonda ultrapasse a placa crivosa do osso etmoide e penetre no crânio. A sondagem vesical é de fundamental importância no acompanhamento da reposição volêmica, servindo para a medida da diurese e também para o esvaziamento da bexiga antes da LPD.

Exames laboratoriais

São inespecíficos para a avaliação do traumatismo abdominal contuso. Geralmente, indica-se a colheita de amostra sanguínea para a dosagem de hematócrito e hemoglobina, leucócitos e tipagem sanguínea. A gasometria arterial e o lactato são importantes no acompanhamento de pacientes com choque hipovolêmico. A dosagem sérica de amilase não se mostrou sensível e/ou específica o suficiente para o uso sistemático em traumatismo abdominal[2]. O exame de urina serve para avaliação da presença de hematúria microscópica, que pode sugerir trauma urológico.

Métodos diagnósticos

Exames radiológicos

- *Exames radiológicos de rotina:* as radiografias de tórax (PA) e bacia são exames de rotina segundo recomendação do ATLS. Na suspeita de pneumoperitônio em paciente estável, a radiografia simples do abdômen em posição supina e ortostática ou em decúbito lateral com raios horizontais, se o paciente tiver condições de realizá-los, pode mostrar pneumoperitônio e indicar laparotomia exploradora.

- *Exames radiológicos em circunstâncias especiais:* nas suspeitas de lesão de uretra, a uretrografia retrógrada pode ser utilizada para o estudo uretral. No caso de suspeita de lesão de bexiga, a cistografia retrógrada poderá mostrar se a lesão é intra ou extraperitoneal. Na suspeita de lesão do sistema urológico, a urografia excretora poderá também ser realizada, com a vantagem de mostrar a excreção renal além dos ureteres, bexiga e uretra. Na suspeita de lesões de tubo digestivo alto ou baixo, o uso de contraste também poderá ser utilizado, porém a tomografia computadorizada com contraste mostrará melhores imagens nessa situação.

- *Tomografia computadorizada (TC):* constitui-se em excelente exame, porém apenas pode ser realizado em pacientes hemodinamicamente normais e estáveis que podem ser transportados para o setor de radiologia específico da tomografia. É um exame caro, demorado, que necessita de pessoal treinado e especializado para sua realização e que expõe o paciente à radiação. Além disso, existe sempre a possibilidade de reações alérgicas ao contraste EV injetado. Por outro lado, fornece informações muito precisas em relação à extensão de lesões, particularmente em órgãos parenquimatosos como fígado, baço, rins e pâncreas, além dos órgãos pélvicos e também dos ossos como bacia e vértebras. Possui limitação para o diagnóstico de lesão intestinal e diafragmática. Portanto, a presença de líquido intraperitoneal e a ausência de lesão de fígado, baço ou bexiga sugerem fortemente a possibilidade de lesão intestinal ou de vasos do mesentério. Recentemente, com os aparelhos de tomografia que utilizam a tecnologia helicoidal e os mais modernos com 128 canais, as imagens são mais nítidas e o exame, mais rápido. Vários trabalhos recentes sugerem a realização de TC de corpo inteiro em situações de trauma de alta energia ou quando o mecanismo de trauma é muito importante. Se por um lado existe uma redução no tempo de diagnóstico das lesões[3-5], por outro lado não foi confirmada, até agora, uma redução real na morbidade e mortalidade desses pacientes submetidos a TC de corpo inteiro[5-6]. Outros pontos ainda discutíveis são o aumento do número de exames negativos[7-10] e, principalmente, o excesso de radiação a que esses pacientes são submetidos. Em um paciente traumatizado grave um diagnóstico preciso e rápido pode significar também um tratamento mais rápido e, talvez, nesse tipo de paciente, o aumento da radiação possa ser justificado[11-13]. Ainda existe dúvida também em relação a uma diminuição do número de lesões despercebidas com o emprego da TC de corpo inteiro[10,12,14,15] e se essas lesões identificadas possuem real impacto no tratamento e prognóstico do paciente traumatizado[16-19]. Portanto, até o momento, a TC de corpo inteiro ainda permanece como dúvida e se deve ser empregada como rotina em todos os pacientes traumatizados.

A angiotomografia permite o estudo tomográfico associado ao estudo dos vasos sanguíneos – artérias e veias – além de reconstrução em 3D das imagens. Além disso, pode ser introduzido contraste via sonda naso ou orogástrica para estudo do tubo digestivo na suspeita de lesões de vísceras ocas.

Ultrassonografia Direcionada para o Trauma (*Focused Assessment Sonography in Trauma – FAST*)

A ultrassonografia pode ser utilizada para a pesquisa de líquido livre intraperitoneal (sangue) em pacientes vítimas de traumatismo abdominal fechado.

É um exame rápido, não invasivo, que pode ser feito na sala de admissão, não necessitando transportar-se o paciente para outro local e que pode ser repetido. Possui sensibilidade, especificidade e acurácia comparáveis à LPD e TC de abdômen. Atualmente é feito avaliando-se o saco pericárdico, espaço hepatorrenal (Rutherford Morison), espaço esplenorrenal e pelve (Figura 26.3)[20]. Assim como a TC não é um bom exame para o diagnóstico de lesões diafragmáticas, intestinais e pancreáticas (Tabela 26.3)[21]. Atualmente o FAST vem substituindo a LPD na avaliação inicial dos traumatismos abdominais contusos na maioria dos centros que atendem trauma.

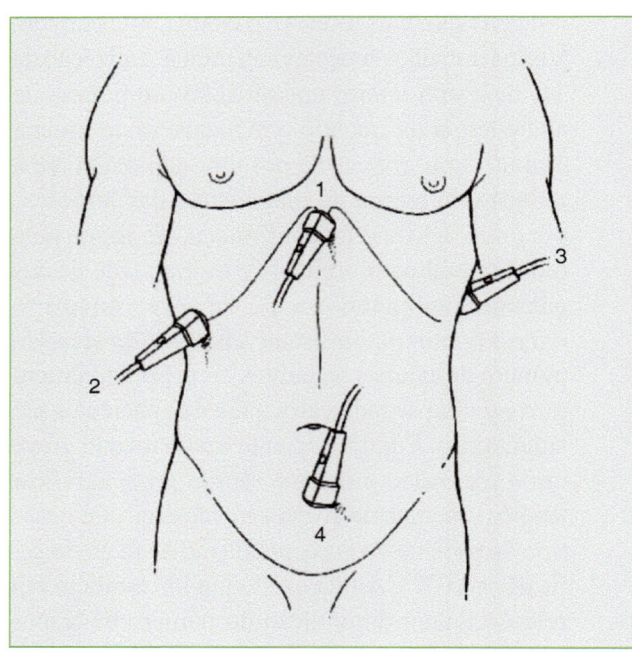

FIGURA 26.3 – Locais pesquisados durante o FAST: 1 - saco pericárdico; 2 - espaço hepatorrenal (Rutherford Morison); 3 - espaço esplenorrenal e 4 - pelve. Fonte: autor.

Lavagem Peritoneal Diagnóstica (LPD)

É um procedimento cirúrgico invasivo que pode ser realizado na sala de emergência e que possui taxas de sensibilidade de 98 a 100% para a detecção de hemorragia intraperitoneal. Diferentemente do FAST, após a realização de LPD os exames físico e de imagem subsequentes ficam prejudicados, uma vez que parte do líquido de lavagem permanece no interior da cavidade abdominal.

Está indicada no caso de paciente vítima de traumatismo abdominal contuso e hemodinamicamente instável e com dificuldade diagnóstica ao exame físico abdominal como, por exemplo, trauma cranioencefálico, intoxicação por álcool, uso de drogas, alterações na sensibilidade decorrentes de traumas raquimedulares e dúvida ao exame físico. A LPD também está indicada em paciente hemodinamicamente normal quando não se pode realizar o FAST ou TC para avaliação de traumatismo abdominal contuso.

A principal contraindicação da LPD é em pacientes com indicação precisa de laparotomia exploradora (por exemplo, abdômen com sinais claros de irritação peritoneal). Outras contraindicações relativas para a realização da LPD são a presença de cicatriz cirúrgica abdominal prévia, obesidade mórbida e cirrose avançada. Em pacientes com fratura de bacia e grávidas prefere-se a incisão supraumbilical.

O procedimento consiste na realização de uma pequena incisão infraumbilical (supraumbilical em caso de paciente com fraturas de bacia ou gestantes), sob anestesia local, atingindo-se até o peritônio parietal, que é aberto após a realização de sutura em bolsa, e a colocação de cateter multiperfurado do tipo utilizado

Tabela 26.3
Comparação entre lavagem peritoneal diagnóstica (LPD), ultrassonografia para o trauma (FAST) e tomografia computadorizada (TC) no trauma abdominal contuso

	LPD	FAST	TC
Indicações	• Documentar sangramento em doente hipotenso	• Documentar a presença de líquido se doente hipotenso	• Documentar lesão orgânica se PA normal
Vantagem	• Diagnóstico precoce • Todos doentes • Realização rápida • Sensibilidade 98% • Detecta lesão intestinal • Transporte: não	• Diagnóstico precoce • Todos doentes • Não invasivo • Realização rápida • Repetível • Acurácia 86 a 97% • Transporte: não	• O mais específico para definir lesão • Sensibilidade 92 a 98%
Desvantagem	• Invasivo • Especificidade baixa • Não diagnostica lesão de diafragma e de retroperitônio	• Operador-dependente • Distorção da imagem por meteorismo e enfisema subcutâneo • Não diagnostica lesões do diafragma, intestino e lesão pancreática	• Custo elevado • Exame demorado • Não diagnostica lesões do diafragma, intestino e algumas lesões pancreáticas • Necessita de transporte • Necessita de pessoal treinado

em diálise peritoneal em direção à pelve do paciente. Após a colocação do cateter é aspirado o conteúdo da cavidade abdominal. A presença de volume aspirado maior que 10 mL com a presença de sangue, líquido entérico, fibras vegetais ou bile resulta em LPD positiva e implica em laparotomia exploradora. Quando não é possível a aspiração de líquido peritoneal, realiza-se a lavagem peritoneal infundindo-se 1.000 mL (adultos) ou 10 mL/kg peso (crianças) de solução de Ringer lactato ou soro fisiológico 0,9% aquecida. Após alguns minutos, e com manobras de rotação lateral do paciente, recupera-se o líquido infundido por sifonagem e analisa-se o líquido retornado. A presença de sangue ou líquido entérico indica lavagem peritoneal positiva. Se houver dúvida, o líquido recuperado pode ser encaminhado para o laboratório e o teste será considerado positivo nos casos de mais de 100.000 hemácias ou 500 leucócitos/mm^3 sangue, presença de bactérias ou fibras vegetais.

Um dos grandes problemas da LPD é que o método não consegue quantificar o sangramento, isto é, se houver sangue na cavidade abdominal a lavagem será positiva independentemente da quantidade. Isso leva a um número razoável de laparotomias não terapêuticas, onde pequenos sangramentos que já haviam cessado, como por exemplo em lesões superficiais de fígado ou baço, sejam operadas desnecessariamente[21].

Portanto, deve ser salientado que a simples presença de lavado positivo não indica obrigatoriamente laparotomia exploradora. Com a chegada da tomografia e o estudo mais preciso das lesões de órgãos parenquimatosos – como fígado e baço, que são os mais lesados nos TAF – constatou-se que muitas lesões que ocorrem são hemostasiadas pelo próprio organismo e, com isso, a laparotomia poderá ser evitada (ver adiante Tratamento não Operatório do Trauma Abdominal Contuso).

Videolaparoscopia

Parece que a videolaparoscopia (VLP) não apresenta vantagens em relação aos outros métodos de avaliação citados, como o FAST, LPD e a TC. Além disso, trata-se de exame invasivo, que necessita de anestesia geral e equipamento específico, assim como cirurgiões treinados. Logicamente, apenas pacientes estáveis podem ser submetidos a esse tipo de abordagem. Porém, em duas situações a VLP poderá auxiliar o cirurgião na sua avaliação[22]:

- Em pacientes vítimas de traumatismo abdominal contuso, estáveis, com lesão de órgãos parenquimatosos e que estão em tratamento não operatório, e que evoluem com dor abdominal. Nessa situação a VLP poderia esclarecer a dúvida em relação à presença apenas de hemoperitônio causando a dor ou a associação com lesão de víscera oca.
- Trauma abdominal fechado com presença de líquido intraperitoneal e onde a TC não mostrou lesão de órgãos parenquimatosos, a VLP poderá esclarecer se existe lesão intestinal.

A Tabela 26.3 compara as indicações, vantagens e desvantagens da LPD, FAST e TC de abdômen em pacientes vítimas de TAF[1].

A Tabela 26.4 mostra uma comparação das diversas modalidades diagnósticas atualmente disponíveis frente a um paciente vítima de traumatismo abdominal contuso.

Em 1993, Liu *et al.*, publicaram importante trabalho comparando LPD, FAST e TC em 55 pacientes vítimas de TAF e mostraram que os três métodos são bons e complementam-se na avaliação abdominal em trauma contuso. A Tabela 26.5 mostra os resultados comparativos obtidos nesse estudo das três técnicas comparando a acurácia, sensibilidade e especificidade[23].

Tabela 26.4
Comparação das diversas modalidades diagnósticas utilizadas na avaliação do paciente com trauma abdominal fechado

	A favor	Contra
Exame físico	• Fácil realização • Boa acurácia quando positivo	• Lesões associadas • Estado mental alterado
LPD	• Alta sensibilidade • Lesão de vísceras ocas	• Muito sensível • Invasivo • Não detecta lesões retroperitoneais
FAST	• Não invasivo • Rápido • Boa sensibilidade • Portátil • Exames seriados	• Baixa especificidade • Operador-dependente
TC	• Melhores informações	• Necessita de transporte • Ruim para pacientes instáveis
VLP	• Identifica penetração na cavidade abdominal	• Anestesia • Não confiável em trauma fechado

Tabela 26.5
Comparação de sensibilidade e especificidade entre LPD, FAST e TC em TAF

	Acurácia	Sensibilidade	Especificidade
LPD	94,5%	94,5%	84,2%
FAST	92,7%	91,7%	94,7%
TC	96,4%	97,2%	94,7%

Indicações para laparotomia exploradora

Constituem-se indicações clássicas para a laparotomia exploradora[21] em pacientes vítimas de traumatismo abdominal contuso associado a:

- Sinais clínicos de peritonite (dor abdominal e descompressão brusca positiva).
- Hipotensão recorrente apesar da reposição volêmica e evidência de sangramento intraperitoneal.
- FAST ou LPD positivos com hipotensão recorrente.
- Pneumoperitônio (raios-X ou TC).
- Pneumoretroperitônio (raios X ou TC).
- Ruptura de diafragma (raios X ou TC).
- Sinais de ruptura intraperitoneal de bexiga (TC ou cistografia).

Situações especiais

Algumas situações devem chamar a atenção do médico que atende o paciente vítima de TAF. A associação de fraturas de arcos costais inferiores, vértebras abdominais e bacia pode estar relacionadas com lesão de órgãos intra-abdominais, como mostra a Tabela 26.6.

Outro dado importante de exame físico é a presença de equimoses lineares no local onde estava colocado o cinto de segurança. Essa "impressão" do cinto de segurança indica que o impacto que atingiu esse abdômen foi muito grande e que foi contido pelo cinto de segurança. Essas marcas devem chamar a atenção e levantar a possibilidade de lesão de mesentério e de alças de intestino delgado devido à tração aplicada sobre o mesmo. A presença do "sinal do cinto de segurança" associado a líquido no interior da cavidade abdominal sem lesão de víscera parenquimatosa deve levantar a suspeita de lesão de intestino delgado[24-27]. A fratura de Chance (fratura do corpo vertebral, geralmente lombar) também pode sugerir lesão de intestino delgado quando associada ao "sinal do cinto de segurança"[25,28-30].

A presença de pneumoretroperitônio à direita no exame radiológico simples do abdômen, contornando a silhueta renal e o músculo psoas, deve levantar a suspeita de lesão duodenal.

Tratamento não operatório do trauma abdominal contuso

Atualmente o tratamento não operatório das lesões de órgãos sólidos de pacientes vítimas de traumatismo abdominal contuso, particularmente fígado, baço e rim, tornou-se padrão nos grandes hospitais com condições tecnológicas de fazê-lo, mostrando que é um tratamento seguro e eficaz, além de diminuir o tempo de internação. Os grandes serviços de trauma americanos também realizam, em algumas situações, o tratamento não operatório das lesões pancreáticas. O tratamento não operatório das lesões de órgãos sólidos é um método com um nível de complicações aceitável e, principalmente, que evita a exploração cirúrgica desnecessária da cavidade abdominal e, portanto, evita todas as consequências e complicações de uma laparotomia não terapêutica (laparotomia "branca").

A condição básica para o tratamento não operatório, é que o paciente esteja normal e estável do ponto de vista hemodinâmico e, logicamente, não apresente outras lesões intra-abdominais cirúrgicas. O paciente deverá ser internado em uma unidade de tratamento intensivo ou semi-intensivo, permanecer em repouso, ser avaliado frequentemente em relação aos seus parâmetros vitais (pressão arterial, pulso e frequência respiratória), laboratoriais (hematócrito e hemoglobina) e ser reavaliado constantemente.

O tratamento não operatório das lesões de órgãos sólidos é um procedimento que somente deverá ser realizado em locais onde existam condições de diagnóstico por imagem (ultrassonografia e, preferencialmente, tomografia computadorizada helicoidal) e suporte hospitalar com serviços funcionantes durante as 24 horas do dia. É necessário também retaguarda laboratorial, banco de sangue, unidade de terapia intensiva ou semi-intensiva e equipe cirúrgica treinada no atendimento desse tipo de paciente, caso o tratamento não operatório não dê resultado (Tabela 26.7).

A tomografia computadorizada de abdômen é o método atualmente de escolha tanto para o diagnóstico como para o estadiamento da lesão. Com aparelhos de tomografia cada vez mais sofisticados, que permitem cortes muito finos e até mesmo reconstruções tridimensionais, torna-se muito segura a avaliação da lesão e sua classificação de acordo com a gravidade.

Tabela 26.6
Associação de lesões ósseas com lesões de estruturas intra-abdominais

Lesões Ósseas	Lesões Associadas
Arcos costais inferiores	Fígado e/ou baço
Coluna torácica inferior	Pâncreas, intestino delgado
Processo transverso lombar	Vísceras abdominais, rins
Fratura corpo vertebral lombar com desvio (Fratura de Chance)	Intestino delgado
Fratura pélvica	Órgãos pélvicos, diafragma e vasos retroperitoneais

Tabela 26.7
Condições básicas para o tratamento não operatório das lesões em órgãos sólidos

Dependente do paciente	• Estabilidade hemodinâmica (PA sistólica ≥ 90 mmHg) • Ausência de sinais de peritonite generalizada
Dependente das condições locais	• Unidade de terapia intensiva ou semi-intensiva • Equipe cirúrgica com experiência disponível 24 h • Centro cirúrgico disponível 24 h • Serviço de tomografia computadorizada 24 h • Banco de sangue 24 h • Laboratório 24 h

Seleção de pacientes

Todo paciente vítima de TAF é avaliado pelo ABCDE do trauma segundo orientação do ATLS (*Advanced Trauma Life Support*)[4]. Após as medidas iniciais, o paciente é submetido ao FAST[3], onde se avalia a presença de líquido livre (sangue) no saco pericárdico e nos espaços sub-hepático, subesplênico e na pelve. Se positivo e o paciente encontra-se normal e estável do ponto de vista hemodinâmico, ele é encaminhado para a tomografia computadorizada para avaliação minuciosa da cavidade abdominal, onde se tentará determinar, com exatidão, o local que está sangrando (fígado, baço ou qualquer outro órgão) e qual a extensão dessa lesão de acordo com a classificação proposta pela AAST (*American Association for Surgery of Trauma*). O exame tomográfico, sempre que não existam contraindicações, deve ser complementado com a infusão de contraste endovenoso para o diagnóstico de extravasamento ou de pseudoaneurismas que devem ser embolizados para se evitarem sangramentos futuros.

Atualmente, a classificação mais utilizada para a graduação das lesões é a estabelecida pelo comitê da AAST, onde essas lesões são divididas em graduações de acordo com a sua gravidade[31-33] (Tabela 26.8).

Baço

O baço é o segundo órgão mais lesado em traumatismos contusos abdominais e fonte importante de choque hipovolêmico. Possui importante função imunológica, funcionando como filtro de várias substâncias, removendo antígenos em forma de partículas como as bactérias, assim como as hemácias velhas da circulação[34]. O baço produz também imunoglobulina M – tuftsina e properdina – duas das mais importantes proteínas necessárias para defender o hospedeiro contra bactérias particularmente as encapsuladas. Regula também a relação dos linfócitos T auxiliares e supressores.

A síndrome da sepse fulminante pós-esplenectomia, descrita por King e Shumacker em 1952[35], é a complicação mais temida pós-esplenectomia e é causada por bactérias encapsuladas. A tuftsina possui papel importante na opsonização dessas bactérias encapsuladas, levando a sua destruição. Atualmente, com o desenvolvimento de vacinas específicas, essa síndrome felizmente é rara. Por outro lado, os indivíduos aspênicos possuem maior risco de complicações pós-operatórias precoces, incluindo pneumonias, infecção de ferida, abscesso subfrênico, pancreatite, falência de múltiplos órgãos, sangramento, coagulopatia e eventos tromboembólicos[23,34-39].

Os pacientes pediátricos foram os primeiros a se beneficiarem do tratamento não operatório das lesões de baço, com taxa de sucesso em torno de 98% dos casos. Nos adultos essa taxa é menor, variando de 61[40] a 77%[41]. Várias são as explicações para essa diferença, como a espessura da cápsula esplênica, a orientação da cicatriz esplênica e a associação com fraturas de arcos costais, porém todas sem confirmação científica ainda[42].

Provavelmente a principal diferença se relacione mais à gravidade das lesões nos adultos quando comparados com as crianças, inclusive com associação de lesões extra e intra-abdominais[43].

Existe uma correlação direta entre o grau da lesão esplênica e a porcentagem de falha do tratamento não operatório, isto é, quanto maior o grau da lesão, maior a porcentagem de falha, como bem mostrou o trabalho multicêntrico da EAST (*Eastern Association for Surgery of Trauma*). Segundo esse estudo multicêntrico de Peitzman *et al.*[40], a maioria das falhas apareceu durante as primeiras 96 horas pós-trauma. McIntyre[44] mostrou que as falhas ocorrem na porcentagem de 75% nos primeiros 2 dias, 88% nos primeiros 5 dias, 93% dentro de 1 semana da lesão e 1,1% após a alta hospitalar.

A quantidade de sangue encontrada durante os exames de imagem também se constitui em importante informação em relação à probabilidade de sucesso do tratamento não operatório. Pacientes com pequeno hemoperitônio (presença de sangue no espaço de Rutherford Morison ou no periesplênico) obtiveram um índice de sucesso para o tratamento não operatório de 80,1%, enquanto apenas 27,4% dos pacientes com grande hemoperitônio (sangue no espaço de Rutherford Morison ou periesplênico + goteiras + pelve) conseguiram não ser operados[40].

Outras condições parecem ser importantes também como fatores preditivos de falha para o tratamento não operatório das lesões esplênicas, como a hipotensão na admissão, extravasamento de contraste na tomografia computadorizada (*blush*) e a necessidade de transfusão[45-48].

Tabela 26.8
Classificação das lesões: baço, fígado, rim e pâncreas (American Association for the Surgery of Trauma – AAST)

Baço[74]

Grau	
I	Hematoma subcapsular, não expansível < 10% da superfície Laceração capsular, não sangrante < 1 cm de profundidade
II	Hematoma subcapsular, não expansível 10 a 50% da superfície ou intraparenquimatosos, não expansível < 5 cm de diâmetro Laceração capsular, sangramento ativo, 1 a 3 cm de profundidade
III	Hematoma subcapsular > 50% da superfície ou em expansão, hematoma subcapsular roto com sangramento ativo, hematoma intraparenquimatoso > 5 cm ou em expansão Laceração > 3 cm de profundidade ou envolvendo trabéculas dos vasos
IV	Hematoma intraparenquimatoso roto com sangramento ativo Laceração envolvendo os vasos segmentares ou hílares com grande desvascularização (> 25% do baço)
V	Baço completamente despedaçado, lesão vascular hílar com desvascularização

Fígado[74]

Grau	
I	Hematoma subcapsular < 10% da superfície Laceração < 1 cm de profundidade
II	Hematoma subcapsular 10 a 50% da superfície Laceração 1 a 3 cm de profundidade, < 10 cm de comprimento
III	Hematoma subcapsular > 50% da superfície ou em expansão Laceração > 3 cm de profundidade
IV	Rotura do parênquima envolvendo 25 a 75% do lobo hepático ou 1 a 3 segmentos de Couinaud em um único lobo
V	Rotura de parênquima > 75% do lobo ou > 3 segmentos de Couinaud Lesões venosas justa-hepáticas (veia cava retro-hepática/veias hepáticas)
VI	Avulsão hepática

Rim[75]

Grau	
I	Contusão: hematúria com exames urológicos normais Hematoma subcapsular, ausência de expansão e sem laceração do parênquima
II	Hematoma sem expansão, hematoma perirrenal confinado ao retroperitônio Laceração < 1 cm de profundidade no parênquima do córtex renal
III	Laceração > 1 cm de profundidade no parênquima do córtex renal sem rotura do sistema coletor nem vazamento de urina
IV	Laceração do parênquima que se estende através do córtex renal, da medula e do sistema coletor Artéria ou veia renal principal com hemorragia contida
V	Rim completamente despedaçado Avulsão do hilo renal que desvascularizou o rim

AAST Pâncreas[76]

Grau	
I	Hematoma: contusão menor sem lesão ductal Laceração superficial sem lesão ductal
II	Hematoma: contusão maior sem lesão de ducto ou perda de tecido Laceração maior sem lesão de ducto ou perda de tecido
III	Laceração: transecção distal ou lesão de parênquima com lesão de ducto
IV	Laceração: transecção proximal (à direita da veia mesentérica superior) ou lesão de parênquima acometendo a papila
V	Laceração: lesão grave da cabeça do pâncreas

O extravasamento de contraste através da lesão, que se observa quando se injeta contraste endovenoso, constitui-se em importante sinal de probabilidade de falha para o tratamento não operatório. Davis et al.[49] mostraram que 67% dos pacientes nos quais o tratamento não operatório falhou apresentaram extravasamento. Os pacientes que apresentam extravasamento de contraste na tomografia têm possibilidade de falha para o tratamento não operatório 24 vezes maior.

Contrariamente a essa conclusão, Lutz et al.,[50] mostraram que o extravasamento de contraste apenas como dado isolado não pode ser considerado como fator obrigatório de contraindicação de tratamento não operatório. Esse autor conclui que os fatores principais são a instabilidade hemodinâmica e as lesões de outros órgãos associadas ao extravasamento de contraste como fatores decisivos na indicação ou não de tratamento não operatório na lesão esplênica. Conclusão semelhante foi feita por Nwomeh *et al.* em crianças vítimas de traumatismo contuso de baço, nas quais o extravasamento de contraste mostrou ser um marcador específico de sangramento ativo que poderia indicar a necessidade de intervenção cirúrgica nesse grupo de pacientes[51].

Esses autores também sugerem que a tomografia computadorizada de abdômen com contraste deva ser repetida após 24 horas de observação, uma vez que 74% dos aneurismas esplênicos foram identificados nesse período[49]. De qualquer maneira, a conduta adotada hoje pela maioria dos Centros de Trauma indica a realização da arteriografia com tentativa de embolização seletiva do vaso sangrante nos casos de extravasamento de contraste, com bons resultados.

A ausência de *blush* nos casos de lesão esplênica graus IV e V não exclui sangramento ativo e talvez esta seja a razão das altas taxas de falha no tratamento não operatório dessas lesões esplênicas. Baseado nesses dados, Bhullar IS *et al.*[52] sugerem que esses pacientes com lesão esplênica graus IV e V sempre realizem arteriografia independentemente da presença de *blush* ou não, com o intuito de otimizar o tratamento não operatório dessas lesões.

McIntyre *et al.* mostraram que pacientes com ISS *(Injury Severity Score)* superior a 25 possuem mais possibilidade de insucesso para o tratamento não operatório das lesões esplênicas[44].

Algumas controvérsias que ainda existiam eram em relação ao tratamento não operatório em pacientes acima dos 55 anos de idade e também em pacientes de qualquer idade com traumatismo craniano associado. Porém, na literatura disponível encontram-se trabalhos recentes que mostram que a idade superior a 55 anos não é obstáculo ao tratamento não operatório e mostram taxas de insucesso semelhantes àquelas de pacientes abaixo dos 55 anos de idade[53-57]. Em relação ao tratamento não operatório das lesões esplênicas em pacientes com escala de coma de Glasgow rebaixada (< 13), os trabalhos de Keller *et al.*[58], (crianças < 19 anos), Brasel *et al.*[59], e Shapiro *et al.*[60] mostraram que a alteração do nível de consciência não se constitui mais em contraindicação formal para o tratamento não operatório das lesões tanto de baço como de fígado.

O tempo de internação e repouso no leito vai depender do grau da lesão esplênica de acordo com a classificação da AAST e, logicamente, do exame físico do paciente, particularmente a palpação abdominal e o controle dos parâmetros vitais (PA e pulso).

A internação do paciente em UTI vem sendo questionada por alguns autores[38,61-63] que acreditam não ser obrigatória. As condições locais do serviço, a experiência do cirurgião e o grau da lesão esplênica (AAST) provavelmente são os principais fatores para a escolha do local onde esse tipo de paciente deverá permanecer para sua observação clínica.

Pacientes com lesões graus I-II são mantidos em repouso no leito até a melhora da dor abdominal e início da alimentação pela boca. Após esse período podem receber alta com orientação de evitarem esportes por 8 semanas. Não há necessidade da repetição de métodos de imagem, a não ser que alguma alteração ocorra como dor recorrente, febre, queda de hematócrito etc.[64].

Com lesões grau III ou superiores a sugestão é que esses pacientes sejam mantidos em repouso no leito por um período de 4 a 5 dias, seguidos de mínima atividade por 10 a 12 semanas. Nesse tipo de lesão o controle tomográfico deve ser rotineiramente realizado[64].

Sugere-se a repetição do exame de imagem nos casos de extravasamento do contraste no primeiro exame realizado, na presença de hematomas subcapsulares no exame inicial, patologia esplênica subjacente, coagulopatias e em pacientes atletas.

A deambulação poderá ser liberada quando os valores de hematócrito estiverem estabilizados e a alimentação oral liberada após o restabelecimento dos movimentos peristálticos intestinais.

No caso de atletas de esportes de contacto, a volta às atividades sugerida é em torno de 6 a 8 semanas[45].

Fígado

O uso liberal da tomografia de abdômen mostrou que o fígado era o órgão abdominal mais lesado em traumatismos abdominais contusos[65] e também que muitas lesões passaram a ser "descobertas" sem apresentar suspeita clínica inicial. Semelhante ao que ocorreu com o baço, os cirurgiões pediátricos foram os primeiros a mostrar que as muitas lesões hepáticas do fígado também poderiam ser tratadas de forma não operatória devido à capacidade de hemostasia espontânea e também de cicatrização e regeneração desse órgão[66].

A publicação de Meyer *et al.*[67], em 1985, mostrou que a conduta não operatória no tratamento das lesões hepáticas em adultos era possível. Em 1990, Knudson[68] descreveu o tratamento não operatório de 52 pacientes adultos com traumatismo hepático contuso e acompanhados com tomografia computadorizada sem um único insucesso. Desde então a abordagem não operatória tornou-se padrão para o tratamento de lesões hepáticas contusas em pacientes estáveis pediátricos e adultos.

Atualmente as principais indicações para o tratamento não operatório são a estabilidade hemodinâmica, ausência de sinais de peritonite, ausência de lesões intraperitoneais ou retroperitoneais que mereçam ser tratadas cirurgicamente e necessidade de não mais que duas bolsas de sangue[68-71] (Tabela 26.9).

Diferentemente do que ocorre com o baço, o estadiamento das lesões hepáticas parece ser menos importante na tomada de decisão para qual tipo de tratamento deva ser empregado – não operatório ou cirúrgico. Knudson e Meredith[68,72] mostraram que a seleção dos pacientes deveria ser baseada principalmente na estabilidade hemodinâmica, e não no grau de lesão. Confirmando esse dado, foram publicados vários trabalhos mostrando o tratamento não operatório das lesões hepáticas Graus IV e V, com sucesso que variou de 21 a 33%[68,72,73]. Além disso, outra diferença importante entre o fígado e o baço é que apenas em 2% dos casos ocorre o sangramento subsequente nos pacientes com lesão hepática tratada conservadoramente[74].

Um estudo multicêntrico englobando 13 grandes centros de trauma americanos foi publicado por Pachter e Knudson[75], recolhendo informações de 404 pacientes com lesões hepáticas tratados de forma não operatória com sucesso global de 98,5%.

O número de bolsas transfundidas também se constitui em importante fator preditivo em relação à mortalidade, como mostraram Robinson et al.[76]. Segundo esse estudo a transfusão de sangue é um fator independente de aumento na mortalidade e no tempo de internação.

Interessante publicação de um estudo prospectivo com 78 pacientes com lesão hepática contusa foi feita por Velmahos et al.[77], em 2003. A taxa de sucesso para o tratamento não operatório foi de 85%, com nenhum insucesso relacionado ao fígado e sim a outras lesões associadas (baço, rim, intestino delgado). As causas de falha estiveram relacionadas ao ISS, maior necessidade de transfusão sanguínea e a presença de lesões associadas. Interessante comentar que nos pacientes com instabilidade hemodinâmica e que não são encaminhados diretamente para a cirurgia, os autores propõe o aspirado peritoneal profundo ao invés da lavagem peritoneal diagnóstica, porém não fornecem dados em relação a essa manobra.

Um dos grandes desafios para quem indica o tratamento não operatório em lesões hepáticas e esplênicas é a certeza de que não existem lesões de órgãos intra-abdominais associados, particularmente as vísceras ocas (intestino delgado). E esse é um problema real visto que os métodos atuais de imagem como a ultrassonografia e a tomografia computadorizada possuem grande dificuldade em realizar o diagnóstico de ruptura de víscera oca. O aparecimento de pneumoperitônio ou pneumoretroperitônio são infrequentes nessas situações. Associado a esse fato, deve ser lembrado que essas lesões frequentemente são diagnosticadas tardiamente o que aumenta a morbidade e a mortalidade desses pacientes, particularmente dos politraumatizados. As lesões de pâncreas e intestinos estão mais associadas com lesão hepática do que esplênica segundo trabalho publicado por Miller *et al.*, talvez em razão da maior energia dos traumas que acometem o fígado[78].

Da mesma forma que ocorre no baço, o encontro de extravasamento de contraste durante a angiografia é um fator importante na falha do tratamento não-operatório[72,79-81].

Como foi comentado anteriormente para lesões esplênicas, pacientes com lesão hepática e alteração do nível de consciência são passíveis de tratamento não operatório sem aumento na taxa de insucesso.

A necessidade de internação dos pacientes com lesão hepática na UTI também é alvo de discussões e a maioria dos autores concorda que as lesões graus I III podem dispensar a internação na UTI, enquanto as de grau IV e V devem obrigatoriamente permanecer na UTI[65].

Tanto os pacientes internados na semi-intensiva quanto os internados na UTI devem ter controle seriado do hematócrito. Se ocorrer queda nessa contagem, os pacientes devem ser encaminhados para a tomografia computadorizada de abdômen com estudo angiográfico. Se ocorrer extravasamento do contraste, a angioembolização seletiva pode ser o tratamento definitivo dessa lesão.

Outro ponto de controvérsia diz respeito à indicação de quando se deve repetir a tomografia computadorizada após a instituição do tratamento não operatório nas lesões hepáticas. Segundo a maioria dos trabalhos, não há razão para a repetição da tomografia em pacientes assintomáticos e com lesões de graus I-III. Nos pacientes com lesão graus IV e V sugere-se que a tomografia deva ser repetida em 7 dias[65].

Geralmente em torno de 6 semanas o fígado encontra-se cicatrizado e o paciente pode retornar à pratica desportiva mais intensa[18].

Tabela 26.9
Condições básicas para o tratamento não operatório das lesões hepáticas contusas
Estabilidade hemodinâmica (PA sistólica ≥ 90 mmHg)
Ausência de sinais de peritonite
Ausência de lesões intraperitoneais ou retroperitoneais que mereçam tratamento cirúrgico
Necessidade inferior a 2 bolsas de sangue

Lesão concomitante de fígado e baço

A concomitância de lesões do fígado e baço deve merecer atenção redobrada quando se escolhe o tratamento não operatório. Pacientes com esse tipo de lesão concomitante, quando comparados a pacientes com lesões de órgãos isolados, apresentaram pressão arterial sistólica menor na admissão e maiores valores de ISS, mortalidade, período de internação, necessidade de transfusão e lactato sérico. Houve também um maior índice de falha para o tratamento não operatório no grupo das lesões concomitantes, 11,6% contra 5,8% do grupo com lesões isoladas[82].

Um resumo das diversas condutas que podem ser aplicadas aos pacientes vítimas de traumatismos abdominais contusos pode ser encontrado na revisão realizada pela EAST (*Eastern Association For The Surgery of Trauma*) em 2003[83]. Essas condutas foram recentemente revistas e publicadas em 2012 e muitas dúvidas ainda não foram totalmente respondidas, apesar das várias publicações existentes sobre o assunto [85].

Rim

Cerca de 90% dos traumatismos renais contusos apresentam-se como lesões de graus I-III e, portanto, passíveis de tratamento não operatório. Os resultados dessa conduta nesses pacientes são excelentes e geralmente não levam a complicações[63]. Nas lesões graus IV ou V geralmente o tratamento cirúrgico se impõe devido à grande extensão das lesões que comprometem o sistema coletor e os vasos renais.

A hematúria quando avaliada isoladamente tem pouco valor e não mostra relação alguma com a gravidade das lesões[86].

Davis *et al.*[87] estudando 72 pacientes vítimas de traumatismo renal contuso, mostraram uma taxa de nefrectomia de apenas 7%, enquanto a taxa de tratamento não operatório foi de 89%. Nesse trabalho o autor concluiu que os fatores preditivos de nefrectomia foram ISS, grau de lesão renal, instabilidade hemodinâmica e necessidade de transfusão.

Atualmente, com o desenvolvimento de técnicas mais refinadas de angioembolização e colocação de *stents*, as lesões renais com extravasamento de contraste – antigamente tratadas exclusivamente por cirurgia – podem ser tratadas mais conservadoramente[88-91].

As indicações absolutas para a exploração cirúrgica nos traumatismos renais atualmente são instabilidade hemodinâmica e hematomas em expansão (geralmente provocados por lesões no pedículo renal). O extravasamento de urina ou contraste (observado pela tomografia computadorizada ou urografia excretora), lesões vasculares renais, surgimento de hipertensão renovascular e aparecimento de abscessos ou coleções de urina passaram a ser indicações relativas, uma vez que podem ser tratadas através de angioembolização ou drenagem percutânea.

Importante revisão foi feita e publicada pela EAST (*Eastern Association for Surgery of Trauma*) a respeito do tema[92].

Pâncreas

Cerca de 70% das lesões pancreáticas são decorrentes de traumatismos penetrantes e, portanto, de exploração cirúrgica em mais de 80% desses casos, principalmente em razão de lesões concomitantes de outras estruturas intra-abdominais. Em se tratando de contusão pancreática, a literatura coleta alguns trabalhos de tratamento não operatório dessas lesões principalmente em pacientes pediátricos[93-97].

Apesar de não ser rotina nos hospitais brasileiros e no Serviço de Cirurgia de Emergência do Hospital das Clínicas da FMUSP, existem vários trabalhos internacionais que mostram abordagem não operatória de lesões pancreáticas com a colocação de *stents* nas lesões ductais, com bons resultados. A maioria dos autores concorda em que além da tomografia computadorizada, a colangiopangreatografia retrógrada endoscópica (CPRE), realizada ainda na fase aguda do trauma e com o paciente estável, é o exame de escolha nos casos suspeitos pela tomografia ou quando o mecanismo de trauma sugere a possibilidade de lesão pancreática. Outros autores também sugerem que somente após a exclusão da lesão pancreática nos casos de contusão abdominal é que se poderia iniciar o tratamento não operatório dos traumatismos abdominais contusos[98].

Em lesões pancreáticas distais e localizadas à esquerda dos vasos mesentéricos, onde a passagem do *stent* não foi possível, a indicação da pancreatectomia distal é a opção final. Nas lesões proximais, e estando o paciente em boas condições, é descrito o tratamento não operatório, permitindo-se a formação de pseudocisto que poderá ser drenado percutaneamente[94].

Wales *et al.*[95] estudaram a evolução durante o período de 10 anos em nove crianças submetidas a tratamento não operatório de transecções pancreáticas por contusão. O tempo de internação variou de 6 a 52 dias (média de 24 dias). Quatro crianças evoluíram para pseudocistos, que foram resolvidos percutaneamente num período que variou de 14 a 60 dias. Em oito das nove crianças avaliadas, a tomografia mostrou atrofia de corpo e cauda do pâncreas em seis pacientes sem qualquer alteração referente à insuficiência endócrina ou exócrina pancreática. Em duas crianças o pâncreas permaneceu normal.

Os relatos de tratamento não operatório de contusão pancreática em adultos não são muitos e os resultados são inferiores àqueles obtidos em crianças. Ong et al.[99] relataram resultado obtido com o tratamento não operatório em 12 pacientes (22%) de um total de 54 pacientes atendidos com trauma pancreático. A colocação de *stent* foi necessária em apenas um paciente. Cinco pacientes do grupo que iniciou o tratamento não operatório precisaram ser operados. A mortalidade foi de três pacientes (25%).

Apesar de procedimento factível, a CPRE, por ser um método invasivo, deve ser realizada apenas por médicos experientes e em ambiente adequado e com toda a infraestrutura à disposição para o tratamento das complicações que possam ocorrer. Deve ser lembrado particularmente o desenvolvimento de pancreatites agudas graves, cuja morbidade e mortalidade podem superar, em muito, a do tratamento cirúrgico inicial dessas lesões.

A EAST *(Eastern Association for Surgery of Trauma)* publicou em 2009 revisão sobre o tema[100].

Tratamento

Uma vez indicada a laparotomia exploradora, algumas regras devem ser seguidas para uma melhor abordagem das lesões intra-abdominais. No Serviço de Cirurgia de Emergência do Hospital das Clínicas da Faculdade de Medicina da Universidade de São Paulo (HCFMUSP) empregamos de rotina a laparotomia mediana supra e infraumbilical com ampla exposição da cavidade abdominal. Trata-se de incisão fácil e rápida de ser realizada, permite uma ampla exposição de todas as regiões da cavidade abdominal e possibilita extensão para o tórax, seja através do diafragma (toracofrenolaparotomia) ou através de esternotomia mediana. Além disso, tem a vantagem de ser mais rápida para fechar e permitir fácil colocação de tela ou plástico em casos de cirurgia abreviada em pacientes graves se instáveis (bolsa de Bogotá – ver Controle do Dano).

Após a abertura da cavidade abdominal a inspeção deve ser sistemática e obedecer a um roteiro que visa inicialmente o controle do sangramento. Inicia-se com a avaliação dos hipocôndrios direito e esquerdo, tamponando-se com compressas as lojas hepática e esplênica, respectivamente. Outras compressas são colocadas nas goteiras parietocólicas direita e esquerda e também na pelve. Com a colocação dessas compressas todos os focos principais de sangramento estarão teoricamente tamponados, além da secagem da cavidade. Se existirem outros focos de sangramento, por exemplo, originários do mesentério, os vasos poderão rapidamente ser ligados com pinças hemostáticas. Terminada essa primeira fase, e se o paciente estiver mais bem controlado, inicia-se a remoção cuidadosa e sistemática das compressas para que os locais de sangramento sejam definitivamente tratados. Se o paciente estiver instável devem-se aguardar alguns minutos, sem remover as compressas, enquanto o anestesista repõe o volume.

Após a retirada de compressas inicia-se a segunda fase em que as lesões serão mais bem avaliadas e os reparos necessários serão realizados. É nessa fase que se definirá a necessidade ou não de ressecções, anastomoses primárias ou não e estomias.

Dependendo da necessidade, o retroperitônio será aberto para a exploração das estruturas ali localizadas como os rins, pâncreas e grandes vasos.

Controle do dano (*damage control*)

Com a melhoria do atendimento pré-hospitalar e do rápido transporte do paciente, cada vez mais chegam às salas do pronto-socorro pacientes mais graves que antigamente não resistiriam ao trauma. Pacientes vítimas de TAF fazem parte dessa estatística, e em razão da grande perda sanguínea, apresentam alterações fisiológicas graves como a hipotermia, a acidose metabólica e a coagulopatia, conhecidas também como a tríade fatal. Pacientes com esse grau de alteração na sua homeostase têm altos índices de mortalidade e não resistiriam muito tempo até que todas as suas lesões fossem completamente corrigidas. Foi com esse intuito que, em 1983, Stone et al.[101] introduziram a chamada cirurgia abreviada em pacientes com coagulopatia, em que a cirurgia era interrompida após o tamponamento do sangramento, o paciente encaminhado à UTI e, com a melhora da coagulação, retornava à sala de operação para término da cirurgia. Baseados nessas observações, Rotondo et al. em 1993[102], introduziram o conceito de controle do dano (*damage control*), que foi definido como "controle inicial da hemorragia e contaminação, seguido de tamponamento intraperitoneal e fechamento rápido; permitindo a reanimação para a fisiologia normal na unidade de terapia intensiva e subsequente reoperação definitiva".

A cirurgia de controle de dano é uma abordagem sistematizada do paciente vítima de traumatismo grave que tem como principal objetivo interromper o ciclo letal das alterações metabólicas decorrentes da exsanguinação[103]. Didaticamente ela pode ser dividida em três fases: 1) Controle do dano; 2) Reanimação (UTI) e 3) Reoperação(ões) ou reconstrução(ões) (Figura 26.4).

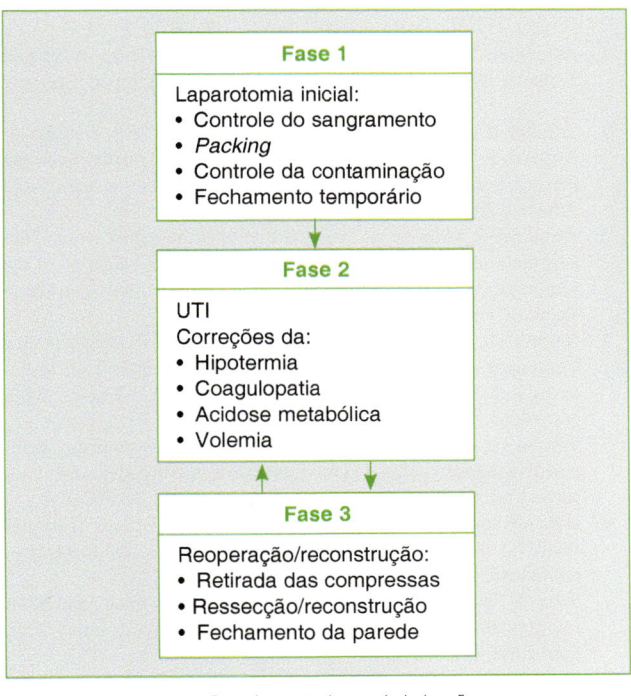

FIGURA 26.4 – *Fases da cirurgia de controle de dano.* Fonte: *autor.*

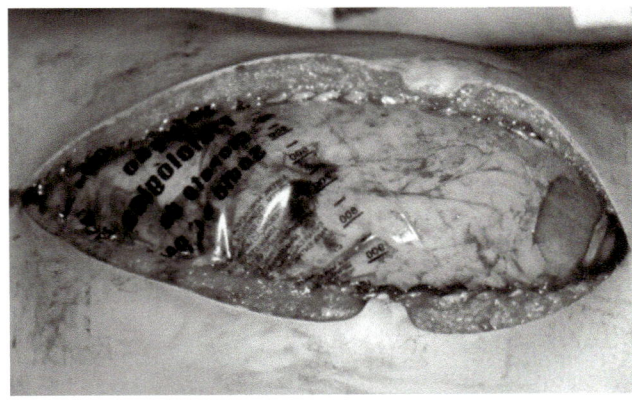

FIGURA 26.5 – *Controle do dano – fechamento da parede abdominal com "bolsa de Bogotá".* Fonte: *autor.*

- *Controle do dano:* é a fase mais crítica da cirurgia, onde a atenção do cirurgião deve estar voltada para o controle do sangramento. Esse controle pode ser feito por ligaduras e tamponamentos, geralmente com compressas. No caso de lesões arteriais, o controle do sangramento também poderá ser feito através de *shunts* temporários com cateteres de polietileno, com o propósito de se manter a irrigação da área distal à lesão. É nessa primeira fase também que é realizado o controle da contaminação da cavidade abdominal. As lesões de vísceras ocas são ocluídas por suturas contínuas ou com o uso de grampeadores. As ressecções, quando indicadas, são realizadas rapidamente e com o fechamento de ambas as bocas, deixando-se a reconstrução para a terceira fase. Obtido o controle do sangramento e da contaminação, o abdômen não deve ser fechado, uma vez que o grande edema de alças decorrente da politransfusão e hiper-hidratação que ocorre nessa situação tornaria impossível a aproximação das bordas da laparotomia. A tentativa primária do fechamento nessa situação leva, invariavelmente, o paciente a um quadro denominado de síndrome compartimental abdominal (SCA). As opções para se evitar essa hipertensão intra-abdominal podem ser o fechamento apenas da pele ou a colocação de silos plásticos, como o das bolsas de soro ou urina (bolsa de Bogotá – Figura 26.5). Essa é a conduta preferida no Serviço de Cirurgia de Emergência do HCFMUSP e as vantagens são a facilidade e a rapidez no fechamento, baixo custo e a colocação de material inerte, não aderente e transparente, o que permite a "visualização" da cavidade. É importante que o material colocado seja macio, inerte e não corrosivo quando em contato com as alças intestinais, com a finalidade de se evitar a formação de fístulas digestivas. Deve ser suturado à aponeurose ou à pele e não pode ficar tenso para se evitar o desenvolvimento de SCA.

- *Reanimação:* o paciente é encaminhado para a UTI para que todas as alterações metabólicas, particularmente a hipotermia, acidose metabólica e a coagulopatia sejam corrigidas. É na UTI que o paciente poderá ser mais bem monitorado para que todas as alterações na sua homeostase sejam corrigidas e o paciente possa ir para a terceira fase da cirurgia de controle de dano. A hipotermia poderá ser corrigida através do aquecimento ativo (colchões e mantas térmicas, aquecimento das vias aéreas, infusão de líquidos aquecidos por via intravenosa ou na cavidade pleural e até é descrito *bypass* cardiopulmonar) e passivo (sala com temperatura controlada). A acidose metabólica será compensada através da correção do déficit orgânico perfusional, melhorando-se o aporte de oxigênio aos tecidos e até correções com bicarbonato de sódio. A coagulopatia será corrigida com a infusão de plaquetas, plasma fresco e sangue. O objetivo é manter uma contagem de plaquetas superior a 100.000/mm^3, um tempo de protrombina abaixo de 16 segundos e um PTT menor que 1,5 vez o valor controle[101]. A fase de reanimação demora uma média de 24 a 48 horas e, após essa fase de correções, o paciente retorna ao centro cirúrgico para a terceira fase.

- *Reoperação ou reconstrução:* é a fase de remoção das compressas e do tratamento definitivo das lesões, como anastomoses e ressecções. Geralmente essa fase é realizada 24 a 48 horas após uma estabilização na UTI, porém existem casos em que o sangramento, mesmo com o tamponamento, não cessa totalmente ou existe o desenvolvimento da SCA. Nesses casos o retorno ao centro cirúrgico deve ser mais precoce para uma nova revisão e rápido retorno do paciente à UTI para uma nova tentativa de controle dos parâmetros fisiológicos. Em casos de sangramento contínuo o paciente poderá ser encaminhado ao setor de radiologia intervencionista para uma tentativa de cateterização seletiva da região sangrante para sua embolização. Isso pode ser realizado nos casos de trauma hepático central, trauma renal e fraturas de bacia. É nessa fase que será feito o desbridamento de tecidos desvitalizados e o fechamento da parede abdominal.

A Tabela 26.10 mostra as indicações para a cirurgia de controle de danos[104,105].

- *Síndrome Compartimental Abdominal (SCA):* é um conjunto de alterações fisiológicas decorrentes da elevação súbita da pressão intra-abdominal (PIA). Ocorre nos pacientes vítimas de traumatismos abdominais penetrantes ou contusos graves nos quais o choque hipovolêmico associado ao grande edema de alças intestinais e a hiper-hidratação. O grande aumento da PIA leva à diminuição do retorno venoso, com consequente redução do débito cardíaco e da perfusão renal. Associa-se também dificuldade mecânica de ventilação, pela súbita elevação do diafragma. O paciente mostra abdômen tenso, aumento da pressão das vias aéreas e oligúria. O tratamento imediato é a descompressão da cavidade abdominal, deixando-se o abdômen aberto, ou com a colocação da bolsa de Bogotá ou outro silo.

Tabela 26.10
Indicações intraoperatórias para a indicação de controle de dano

Incapacidade de hemostasia devido à coagulopatia
Inacessibilidade aos vasos lesados
Incapacidade de aproximação da fáscia abdominal devido ao edema visceral
ISS (*Injury Severity Score*) > 35
Choque hipovolêmico acima de 70 minutos
Hipotermia < 35°C
Coagulopatia (TP ou TTPA 50% do normal)
Acidose (pH arterial < 7,2)
Déficit de base < 15 mmol/L (< 55 anos) ou ≤ 6 mmol/L (> 55 anos);
Lactato sérico > 5 mmol/L

Referências bibliográficas

1. American College of Surgeons / Committee on Trauma. Advanced Trauma Life Support for Doctors. Faculty Manual 9th ed. Chicago, 2012.
2. Sánchez R, Lama T, Carrillo EH and Drumond DAF. Trauma abdominal. In Rodriguez A and Ferrada R editors. Trauma. Sociedad Panamericana de Trauma. Colombia: Distribuna Editorial and Editora Atheneu, 2010. P.327-336.
3. Weninger P, Mauritz W, Fridrich P et al. Emergency Room Management of Patients with Blunt Major Trauma: Evaluation of the Multislice Computed Tomography Protocol Exemplified by an Urban Trauma Center. J Trauma 2007; 62:584-591.
4. Wurmb TE, Fruhwald P, Hopfner W et al. Whole-Body Multislice Computed Tomography as the First Line Diagnostic Tool in Patients with Multiple Injuries: The Focus on Time. J Trauma 2009; 66:658665.
5. Wurmb TE, Quaisser C, Balling H et al. Whole-body multislice computed tomography (MSCT) improves trauma care in patients requiring surgery after multiple trauma. Emerg Med J. 2011; 28:300-304.
6. Huber-Wagner S, Lefering R, Qvick L-M et al. Eff ect of whole-body CT during trauma resuscitation on survival: a retrospective, multicentre study. Lancet 2009; 373:1455-61.
7. Salim A, Sangthong B, Martin M et al. Whole Body Imaging in Blunt Multisystem Trauma Patients Without Obvious Signs of Injury. Arch Surg 2006; 141:468-475.
8. Stengel D, Ottersbach C, Matthes G et al. Accuracy of single-pass whole-body computed tomography for detection of injuries in patients with major blunt trauma. CMAJ 2012; 184:869-76.
9. Babauda J, Ridereau-Zinsa C, Bouhoursb G et al. Benefit of the Vittel criteria to determine the need for whole body scanning in a severe trauma patient. Diagn Interven Imaging 2012; 93:371-9.
10. Smith CM, Woolrich-Burt L, Wellings R, Costa ML. Major Trauma CT Scanning: the experience of a regional trauma centre in the UK. Emerg Med J 2011; 28:378-82.
11. Brenner DJ and Elliston CD. Estimated Radiation Risks Potentially Associated with Full-Body CT Screening. Radiology 2004; 232:735–738.
12. Asha S, Curtis KA, Grant N et al. Comparison of radiation exposure of trauma patients from diagnostic radiology procedures before and after the introduction of a panscan protocol. Emerg Med Austral 2012; 24: 43–51.
13. Mathews JD, Forsythe AV, Brady Z et al. Cancer risk in 680 000 people exposed to computed tomography scans in childhood or adolescence: data linkage study of 11 million Australians. BMJ 2013;346:f2360.
14. Weninger P, Mauritz W, Fridrich P et al. Emergency room management of patients with blunt major trauma: evaluation of the multislice computed tomography protocol exemplified by an urban trauma center. J Trauma. 2007;62(3):584-91.
15. Lawson CM, Daley BJ, Ormsby CB and Enderson B. Missed injuries in the era of the trauma scan. J Trauma. 2011;70(2):452-6.
16. Sierink JC, Saltzherr TP, Reitsma JB. Systematic review and meta-analysis of immediate total-body computed tomography compared with selective radiological imaging of injured patients. Br J Surg. 2012;99 Suppl 1:52-8.
17. Stengel D, Frank M, Matthes G, Schmucker U. Primary pan-computed tomography for blunt multiple trauma: can the whole be better than its parts? Injury. 2009;40 Suppl 4:S36-46.
18. Snyder GE. Whole-body imaging in blunt multisystem trauma patients who were never examined. Ann Emerg Med 2008;52(2):101-3.
19. Gonzalez RP, Dziurzynski K and Maunu M. Emergent extra-abdominal trauma surgery: is abdominal screening necessary? J Trauma. 2000;49(2):195-8; discussion 198-9.
20. FAST Consensus Conference Committee: Focused assessment with sonography for trauma (FAST): results on international consensus conference J Trauma 1999; 46: 466.
21. Trauma abdominal e Pélvico. In Manual do Curso para Alunos Colégio Americano de Cirurgiões / Comitê de Trauma, Nona edição. 2012. P. 122-140.
22. Soldá SC. Videolaparoscopia no Trauma Abdominal. Rev Col Bras Cir 2002; 29(1):49-53.

23. Liu M, Lee CH & P'eng FK. Prospective comparison of diagnostic peritoneal lavage, computed tomographic scanning, and ultrasonography for the diagnosis of blunt abdominal trauma. J Trauma 1993; 35(2):267-70
24. Fakhry SM, Brownstein M, Watts DD et al. Relatively Short Diagnostic Delays (<8 Hours) Produce Morbidity and Mortality in Blunt Small Bowel Injury: An Analysis of Time to Operative Intervention in 198 Patients from a Multicenter Experience. J Trauma 2000;48(3):408415.
25. Beaunover M, St-Vil D, Lallier M and Blanchard H. Abdominal injuries associated with thoraco-lumbar fractures after motor vehicle collision. J Pediatr Surg 2001;36(5):760-2.
26. Campbell DJ, Sprouse LR 2nd, Smith LA, Kelley JE and Carr MG. Injuries in pediatric patients with seatbelt contusions Am Surg 2003; 69(12):1095-9.
27. Achildi O, Betz RR and Grewal H. Lapbelt injuries and the seatbelt syndrome in pediatric spinal cord injury J Spinal Cord Med 2007;30 Suppl1:S21-4.
28. Fakhyr SM, Watts DD, Luchette FA et al. Current Diagnostic Approaches Lack Sensitivity in the Diagnosis of Perforated Blunt Small Bowel Injury: Analysis from 275,557 Trauma Admissions from the EAST Multi-Institutional HVI Trial. J Trauma 2003;54:295-306.
29. Tyroch AH, McGuire EL, McLean SF et al. The Association between Chance fractures and Intra-abdominal Injuries Revisited: a Multicenter Review. Am Surg 2005;71(5):434-8.
30. Ng AK, Simons RK, Torreggiani WC et al. Intra-abdominal Free Fluid without Solid Organ Injury in Blunt Abdominal Trauma: An Indication for Laparotomy. J Trauma 2002;52(6):1134-40.
31. Moore EE, Cogbill TH, Jurkovich GJ, Schakford SL, Malangoni MA, Champion HR: Organ iniury scaling: Spleen and liver (1994 Revision). J Trauma 1995; 38(3):323-4.
32. Moore EE, Shackford SR, Pachter HL, , McAninch JW, Browner BD, Champion HR, et al: Organ injury scaling: Spleen, liver, kidney. J Trauma 1989; 29(12):1664-6.
33. Moore EE, Cogbill TH, Malangoni MA, Jurkovich GJ, Champion HR, Gennarelli TA, et al.: Organ iniury scaling, II: pancreas, duodenum, small bowel, colon, and rectum. J Trauma 1990; 30(11): 1427-9.
34. Esposito TH, Gamelli RL. Injury to the spleen. In: Felicano DV, Moore EE, Mattox KL, editors. Trauma. 3rd ed. Stamford, Connecticut: Appleton & Lange, 1996. P. 525-50.
35. King H, Shumacker HB. Splenic studies: I. Susceptibility to infection after splenectomy performed in infancy. Ann Surg 1952; 136:239.
36. Fry ED, Garrison RN, William HC. Patterns of morbidity and mortality in splenic trauma. Am Surg 1980; 46: 28.
37. Malangoni MA, Dillon LD, Klamer TW. Factors influencing the risk of early and late serious infection in adults after splenectomy for trauma. Surgery 1984; 96:775.
38. Steele M, Lim RC. Advances in management of splenic injuries.Am J Surg 1975; 130:159.
39. Willis BK, Deitch EA, McDonald JE. The influence of trauma to the spleen on postoperative complications and mortality. J Trauma 1986; 26:1073.
40. Peitzman AB, Heil B, Rivera L, Federle M, Harbrecht BG, Clancy KD, et al. Blunt splenic injury in adults: multi-institutional study of the Eastern Association for the Surgery of Trauma. J Trauma 2000; 49:177-189.
41. Bee TK, Croce MA, Miller PR, Pritchard E, Davis KA, Fabian TC. Failures of splenic nonoperative management: is the glass half empty or half full? J Trauma 2001; 50:230-6.
42. Dellius RE, Frankel W, Coran AG. A comparison between operative and nonoperative management of blunt injuries to the liver and spleen in adult and pediatric patients. Surgery 1989; 106:788.
43. Powell M, Courcoulas A, Gardner M, et al. Management of blunt splenic trauma: significant differences between adults and children. Surgery 1997; 122:654.
44. McIntyre LK, Schiff M, Jurkovich GJ. Failure of nonoperative management of splenic injuries. Arch Surg 2005; 140:563-9.
45. Knudson MM, Maull KI. Nonoperative management of solid organ injuries: past, present, and future. Surg Clin North Am 1999; 79:135771.
46. Velmahos GC, Chan LS, Kamel E, et al. Nonoperative management of splenic injuries: have we gone too far? Arch Surg 2000; 135:674-81.
47. Oschner MG. Factors of failure for nonoperative management of blunt liver and splenic injuries. World J Surg 2001; 25:1393-6.
48. Schwab CW. Selection on nonoperative management candidates. World J Surg 2001; 25:1389-92.
49. Davis KA, Fabian TC, Croce MA, et al. Improved success in nonoperative management of blunt splenic injuries: embolization of splenic artery peudoaneurysms. J Trauma 1998; 44:1008-15.
50. Lutz N, Mahboubi S, Nance ML, Stafford PW. The significance of contrast blush on computed tomography in children with splenic injuries. J Pediatr Surg 2004; 39:491-4.
51. Nwomeh BC, Nadler EP, Meza MP, Bron K, Gaines BA, Ford HR. Contrast extravasation predicts the need for operative intervention in children with blunt splenic trauma. J Trauma 2004; 56:537-41.
52. Bhullar IS, Frykberg ER, Tepas III JJ. At first blush: Absence of computed tomography contrast extravasation in Grade IV or V adult blunt splenic trauma should not preclude angioembolization. J Trauma Acute Care Surg 2012;74(1):105-112.
53. Myers JG, Dent DL, Stewart RM, et al. Blunt splenic injuries: dedicated trauma surgeons can achieve a high rate of nonoperative success in patients of all ages. J Trauma 2000; 48:801-6.
54. Cocanour CS, Moore FA, Ware DN, et al. Age should not be a consideration for nonoperative management of blunt splenic injury. J Trauma 2000; 48:606-12.
55. Brasel KJ, DeLisle CM, Olson CJ, et al. Trends in the management of hepatic injury. Am J Surg 1997; 174:674-7.
56. Barone JE, Burns G, Svehlak SA, et al. Management of blunt splenic trauma in patients older than 55 years. Southern Connecticut Regional Trauma Quality Assurance Committee. J Trauma 1999; 46:87-90.
57. Nix JA, Constanza M, Daley BJ, Powell MA, Enderson BL. Outcome of the current management of splenic injuries. J Trauma 2001; 50:835-42.
58. Keller MS, Sartorelli KH, Vane DW. Associated head injury should not prevent nonoperative management of spleen or liver injury in children. J Trauma 1996; 41:471-5.
59. Brasel KJ, DeLisle CM, Olsen CJ, et al. Splenic injury: trends in evaluation and management. J Trauma 1998; 44:283-6.
60. Shapiro MB, Nance ML, Schiller HJ, Hoff WS, Kauder DR, Schwab CW. Nonoperative management of solid abdominal organ injuries from blunt trauma: impact of neurologic impairment. Am Surg 2001; 67:283-6.
61. Lynch JM, Ford H, Gardner MJ, et al. Is early discharge following isolated splenic injury in the hemodynamically stable child possible? J Pediatr Surg 1993; 28: 1403.
62. Pearl RH, Wesson DE, Spencer LJ, et al. Splenic injury: a 5-year update with improved results and changing criteria for conservative management. J Pediatr Surg 1989; 24: 428.
63. Schwartz MA, Kangah R. Splenic injury in children after blunt trauma: blood transfusion requirements and length of hospitalization for laparotomy versus observation. J Pediatr Surg 1994; 29: 596.
64. Sartorelli KH, Frumiento C, Rogers FB, Osler TM. Nonoperative management of hepatic, splenic, and renal injuries in adults with multiple injuries. J. Trauma 2000; 49: 56-62.
65. Pachter HL, Liang HG, Hofstetter SR. Liver and biliary tract trauma. In: Felicano DV, Moore EE, Mattox KL, editors. Trauma. 3rd ed. Stamford, Connecticut: Appleton & Lange, 1996. P. 487-523.
66. Karp MP, Cooney DR, Pros GA, et al. The nonoperative management of pediatric hepatic trauma. J Pediatr Surg 1983; 18:512.
67. Meyer AA, Crass RA, Lim RL Jr, et al. Selective nonoperative management of blunt liver injury using computed tomography. Arch Surg 1985; 120: 550-4.
68. Knudson MM, Lim RC, Oakes DD, et al. Nonoperative management of blunt liver injuries in adults: The need for continued surveillance. J Trauma 1990; 30: 1494.
69. Hiatt JR, Harrier HD, Koenig BV, Ranson KJ. Nonoperative management of major blunt liver injury with hemoperitoneum. Arch Surg 1990; 125: 101.
70. Federico JA, Horner WR, Clark DE, Isler RJ. Blunt hepatic trauma: nonoperative management in adults. Arch Surg 1990; 125: 905.
71. Pachter HL, Spencer FC, Hofstetter SR, et al. Significant trends in the treatment of hepatic trauma: experience with 411 injuries. Am J Surg 1992; 215: 492.

72. Meredith JW, Young JS, Bowling J, et al. Nonoperative management of blunt hepatic trauma: the exception or the rule? J Trauma 1994; 36: 529.
73. Boone DC, Federle M, Billiar TR, et al. Evolution of nonoperative management of major hepatic trauma: identification of patterns of injury. Presented at the Eastern Association for the Surgery of Trauma. January 14, 1994, Freeport, Bahamas.
74. Gates JD. Delayed hemorrhage with free rupture complicating the nonsurgical management of blunt hepatic trauma: a case report and review of the literature. J Trauma 1994; 36: 572.
75. Pachter HL, Knudson MM, Esrig B, et al. Status of nonoperative management of blunt hepatic injuries in 1995: A multicenter experience with 404 patients. J Trauma 1996; 140: 31.
76. Robinson WP 3rd, Ahn J, Stiffler A, Rutherford EJ, Hurd H, et al. Blood transfusion is an independent predictor of increased mortality in nonoperatively managed blunt hepatic and splenic injuries. J Trauma 2005; 58: 437-44.
77. Velmahos GC, Toutouzas K, Radin R, Chan L, Rhee P, Tillou A, et al. High success with nonoperative management of blunt hepatic trauma. The liver is a sturdy organ. Arch Surg 2003; 138: 475-81.
78. Miller PR, Croce MA, Bee TK, Malhotra AK. Associates injuries in blunt solid organ trauma: Implications for missed injury in nonoperative management. J Trauma 2002; 53: 238-44.
79. Davis RA, Shayne JP, Max MH, Woolfitt RA, Schwab W. The use of computerized axial tomography versus peritoneal lavage in the evaluation of blunt abdominal trauma: a prospective study. Surgery 1985; 98: 845.
80. Rutledge R, Hunt JP, Lentz CW, Fakhry SM, Meyger AA, Baker CC. A statewide, population-based time-series analysis of the increasing frequency of nonoperative management of abdominal solid organ injury. Ann Surg 1995; 222: 311.
81. American Association for the Surgery of Trauma. AAST Injury Scaling and Scoring System, Daphne, AL, 1998. Available from: URL: http://www.aast.org/injury/injury.html.
82. Malhotra AK, Fabian TC, Croce MA, Gavin TJ, Kudsk KA, Minard G, et al. Blunt hepatic injury: A paradigm shift from operative to nonoperative management in the 1990s. Ann Surg 2000; 231: 804-13.
83. Alonso M, Brathwaite C, Garcia V, Patterson L, Scherer T, Stafford P and Young J. Practice Management Guidelines for the Nonoperative Management of Blunt Injury to the Liver and Spleen. Eastern Association For The Surgery of Trauma 2003; 1-32.
84. Stassen NA, Bhullar I, Cheng JD et al. O. Nonoperative management of blunt hepatic injury: an Eastern Association for the Surgery of Trauma practice management guideline. J Trauma Acute Care Surg. 2012;73(5):S288-S293.
85. Stassen NA, Bhullar I, Cheng JD et al. Selective nonoperative management of blunt splenic injury: an Eastern Association for the Surgery of Trauma practice management guideline. J Trauma Acute Care Surg. 2012;73(5 Suppl 4):S294-300.
86. Accetta I, Accetta P, Maia AM, Guarino JL. Cirurgia conservadora no trauma das vísceras maciças do abdômen. In: Freire E, editor. Trauma: A doença dos séculos. São Paulo, Brasil: Editora Atheneu, 2001. P. 2455-63.
87. Davis KA, Reed RL 2nd, Santaniello J, Abodeely A, Esposito TJ, Poulakidas SJ, et al. Predictors of the need for nefrectomy after renal trauma. J Trauma 2006; 60: 164-70.
88. Goodman DN, Saibil EA, Kodama RT. Traumatic intimal tear of the renal artery treated by insertion of a Palmaz stent. Cardiovasc Intervent Radiol 1998; 21: 69-72.
89. Lee JT, White RA. Endovasculrar management of blunt traumatic renal artery dissection. J Endovasc Ther 2002; 9: 354-8.
90. Inoue S, Koizumi J, Iino M, Seki T, Inokuchi S. Self-expanding metallic stent placement for renal artery dissection due to blunt trauma. J Urol 2004; 171: 347-8.
91. Flugsrud GB, Brekke M, Roise O. Endovascular stent in the acute treatment of blunt renal arterial injury. J Trauma 2005; 59: 243-5.
92. Holevar M, DiGiacomo JC, James Eberthttp J et al. Practice Management Guidelines for the Evaluation of Genitourinary Trauma The EAST Practice Management Guidelines Work Group, 2003. Available from: URL: http://www.east.org/resources/treatment-guidelines/genitourinary-trauma-management-of.
93. Shilyansky J, Sena LM, Kreller M, Chait P, Babyn PS, Filler RM, et al. Nonoperative management of pancreatic injuries in children. J Pediatr Surg 1998; 33: 343-9.
94. Jobst MA, Canty TG Sr, Lynch FP. Management of pancreatic injury in pediatric blunt abdominal trauma. J Pediatr Surg 1999; 34: 818-4.
95. Wales PW, Shuckett B, Kim PC. Long-term outcome after nonoperative management of complete traumatic pancreatic transaction in children. J Pediatr Surg 2001; 36: 823-7.
96. Canty TG Sr, Weinman D. Management of major pancreatic duct injuries in children. J Trauma 2001; 50: 1001-7.
97. Lin BC, Chen RJ, Fang JF, Hsu YP, Kao YC, Kao JL. Management of blunt major pancreatic injury. J Trauma 2004; 56: 774-8.
98. Leppaniemi AK, Haapiainen RK. Risk factors of delayed diagnosis of pancreatic trauma. Eur J Surg 1999; 165: 1134-7.
99. Ong A, Rodriguez A, Cortes V, Kelly R. Non-operative management of adult blunt pancreatic injuries: is it feasible? Presented at the Eastern Association for the Surgery of Trauma. September 22, 2005, Georgia, Atlanta.
100. Bokhari F, Phelan H, Holevar M et al. EAST Guidelines for the Diagnosis and Management of Pancreatic Trauma, 2009. Available from: URL: http://www.east.org/resources/treatment-guidelines/pancreatic-trauma-diagnosis-and-management-of.
101. Stone HH, Strom PR and Mullins RJ. Management of the coagulopathy with onset during laparotomy. Ann Surg 1983; 197(5):532-5.
102. Rotondo MF, Schwab CW, McGonigal MD et al. "Damage Control": An approach for improved survival in exsanguinating penetrating abdominal injury. J Trauma 1993; 35:375.
103. Carreiro PRL & Moura AD. Laparotomia Estagiada para o Controle do Dano. In: Freire E editor. Trauma: A Doença do Século. Editora Atheneu, São Paulo. 2001. Vol.2, P. 2081-2089.
104. Brasel KJ, Ku J, Baker CC, Rutherford EJ. Damage Control in the critically ill and injured patient. New Horizon 1999; 7:73.
105. Feliciano DV, Moore EE & Mattox KL. Controle do Dano em Trauma. In: Feliciano DV, Moore EE & Mattox KL editors. Trauma. Trauma. 4rd ed. Livraria e Editora Revinter, Rio de Janeiro, 2005. P. 907-931.

27 Trauma Abdominal Penetrante

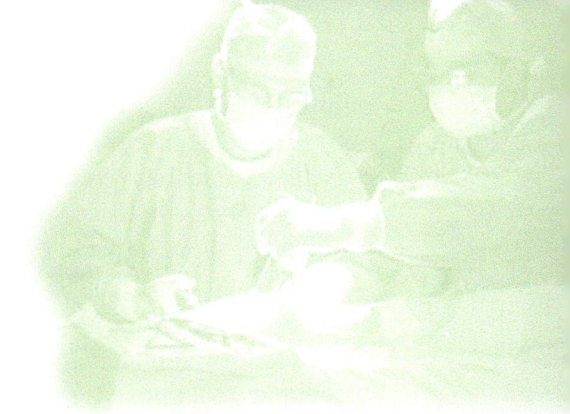

Sizenando Vieira Starling • Ricardo Breigeiron

Introdução

Trauma abdominal penetrante (TAP) ou trauma abdominal aberto, por definição, é aquele no qual o agente vulnerante provoca uma solução de continuidade nas camadas da pele. Consideram-se como agentes vulnerantes no TAP os ferimentos provocados por projétil de arma de fogo e/ou por arma branca. Teoricamente, o termo mais adequado seria trauma abdominal aberto, visto que, em muitos pacientes, os ferimentos por projétil de arma de fogo (FPAF), assim como os ferimentos por arma branca (FAB), mesmo perfurando a pele, não penetram na cavidade abdominal. Entretanto, o termo trauma abdominal penetrante já está consagrado no meio médico nacional e internacional.

No trauma abdominal penetrante as lesões são mais evidentes em sua apresentação, tornando o diagnóstico mais fácil. Além disso, neste tipo de traumatismo, existe uma alta probabilidade de lesão visceral e de vasos sanguíneos. O sucesso do manejo do TAP depende da eficiência da abordagem inicial, que possibilita instituir o diagnóstico precoce assim como o tratamento oportuno das lesões. É muito importante lembrar que os ferimentos torácicos, toracoabdominais, dorsais, glúteos, inguinais, perineais e localizados na raiz da coxa podem atingir a cavidade abdominal e lesar as vísceras ou outras estruturas localizadas no abdômen. Todos os ferimentos localizados nessas regiões, tanto por arma branca quanto por projétil de arma de fogo, devem ser considerados ferimentos abdominais até prova em contrário.

Desde a admissão do paciente, deve-se diferenciar os ferimentos por projétil de arma de fogo daqueles por arma branca. Eles possuem fisiopatologia, gravidade, evolução, abordagem e prognóstico diferentes. Todo paciente com trauma penetrante do abdômen deve ser avaliado seguindo as normas preconizadas pelo ATLS.

O objetivo deste capítulo é abordar o TAP com uma visão genérica e sequencial do paciente até a definição de qual será o seu tratamento definitivo. O tratamento específico de lesões viscerais ou vasculares do abdômen não é objetivo do escopo deste capítulo.

Epidemiologia

Os ferimentos abdominais penetrantes são muito frequentes nas emergências que atendem pacientes traumatizados, sendo uma causa significativa de morte e de morbidade. O abdômen, em conjunto com o tórax, são os locais anatômicos mais acometidos nos traumatismos penetrantes. As informações epidemiológicas sobre os ferimentos penetrantes no abdômen são muito variáveis e dependem das características da instituição e do local onde a mesma está inserida. Em países como Irlanda, Canadá, Austrália, Bélgica e Alemanha, citando alguns como exemplo, em que o nível de educação, assim como as condições socioeconômicas são altos, o índice de ferimentos penetrantes no abdômen é baixo. Na Suíça, considerada um dos países com a menor taxa de criminalidade do mundo, somente 0,2% de todas as admissões em sala de emergência são por ferimentos penetrantes causados intencionalmente. Nos Estados Unidos, por outro lado, a taxa de ferimentos penetrantes é muito mais alta, provavelmente em decorrência do fácil acesso aos armamentos. Nos países da América Central e da América do Sul, as taxas são ainda mais altas, assim como na África do Sul, locais onde a violência interpessoal é intensa e alarmante, principalmente em grandes centros urbanos.[1]

Segundo dados epidemiológicos de um centro de trauma em Teerã, no Irã, dos 472 pacientes com trauma penetrante atendidos no período de 1 ano, 87 possuíam lesão no abdômen, sendo 97% por arma branca, demonstrando a variabilidade encontrada de acordo com as características de cada país.[2]

Em trabalho realizado no Instituto Médico Legal de Belo Horizonte, Brasil, foram analisadas 1.888 autópsias de óbitos por trauma abdominal. Nessa publicação foi verificado que o óbito por TAP foi mais frequente que o trauma contuso. Os FPAF foram os mais prevalentes, sendo os homicídios a principal causa. Os órgãos mais acometidos nos traumatismos penetrantes foram o fígado e intestinos.[3]

Analisando tais dados epidemiológicos, nota-se uma correlação direta entre o nível de desenvolvimento do local e o aumento das taxas de ferimentos penetrantes, com poucas exceções. As características e os costumes de cada população irão determinar o armamento mais frequentemente utilizado. A violência interpessoal, o alto índice de pobreza e subdesenvolvimento, o tráfico e consumo de drogas, o fácil acesso aos armamentos e o baixo nível cultural são as principais causas do aumento no número de ferimentos penetrantes no abdômen.

Regiões topográficas do abdômen

Para um enfoque topográfico adequado, o abdômen se divide em regiões anatômicas. Essa divisão é necessária devido às diferentes possibilidades de lesão de estruturas específicas, de manifestações clínicas, do valor dos exames diagnósticos empregados e do tipo de abordagem.

Abdômen anterior

- Limite superior: rebordo costal direito e esquerdo.
- Limite inferior: ligamento inguinal direito e esquerdo e sínfise púbica.
- Limites laterais: linha axilar anterior direita e esquerda.

Flanco

- Limite superior: 6º espaço intercostal direito e esquerdo.
- Limite anterior: linha axilar anterior direita e esquerda.
- Limite posterior: linha axilar posterior direita e esquerda.
- Limite Inferior: crista ilíaca direita e esquerda.

Dorso

- Limite superior: linha que une os ângulos inferiores das escápulas direita e esquerda (7º espaço intercostal posterior direito e esquerdo).
- Limite inferior: cristas ilíacas direita e esquerda.
- Limites laterais: linha axilar posterior direita e esquerda.

Toracoabdominal

- Limite superior e anterior: 4º espaço intercostal direito e esquerdo.
- Limite superior e lateral: 6º espaço intercostal direito e esquerdo.
- Limite superior e posterior: uma linha que une os ângulos inferiores das escápulas direita e esquerda (7º espaço intercostal posterior).
- Limite inferior, anterior e lateral: rebordo costal direito e esquerdo.
- Limite inferior e posterior: borda inferior da 12ª costela direita e esquerda.

Glútea

- Limite superior e anterior: ligamento inguinal direito e esquerdo.
- Limite superior e posterior: crista ilíaca direita e esquerda.
- Limite inferior e anterior: o prolongamento da prega glútea inferior direita e esquerda (ao nível da região femoral)
- Limite inferior e posterior: prega glútea inferior direita e esquerda.

Biomecânica

Ferimentos por arma branca

Nos FAB que atingem a parede abdominal, várias são as possibilidades no que diz respeito à profundidade de penetração e, como consequência, à probabilidade de lesão visceral. Na parede abdominal anterior, lateral e posterior, o objeto perfurante deve atravessar a pele, o tecido celular subcutâneo, a musculatura com suas fáscias ou aponeuroses até atingir o peritônio parietal e a cavidade peritoneal ou, no caso da parede posterior, o retroperitônio. Nos ferimentos de transição toracoabdominal, o objeto traumático, além de ultrapassar todas as camadas da parede torácica, deve perfurar o diafragma para atingir a cavidade peritoneal ou o retroperitônio. É importante ressaltar que na parede abdominal posterior a espessura é maior em decorrência da musculatura paravertebral e lombar, fator que diminui a chance de penetração no retroperitônio, mas, por outro lado, dificulta o diagnóstico preciso. A delimitação do grau de penetração nem sempre é fácil e passa a ser um dos grandes problemas diagnósticos.

Os FAB compreendem as facas de tamanhos variados, facão, canivetes ou outros objetos perfurantes, como ferramentas. Todos possuem capacidade de penetração na parede abdominal, mas com graus variados, na dependência de comprimento, largura e força aplicada. Quanto mais fino for o objeto, mais capacidade de penetração. Sendo assim, é importante não menosprezar pequenos ferimentos na pele da parede abdominal. Normalmente, os FAB são considerados de baixa energia se comparados aos FPAF, e o número de órgãos lesados é menor, já que a área atingida é mais restrita. Entretanto, é importante lembrar que existe o chamado "cone de penetração", definido como as possibilidades de trajeto e área de abrangência do objeto perfurante. Tais possibilidades dependem da profundidade, da posição do agressor e do movimento exercido pelo mesmo durante o ato. Um dos exemplos é o FAB em região epigástrica que pode atingir até mesmo a área cardíaca se o golpe for executado de baixo para cima (Figura 27.1).

É importante mencionar, também, que as lesões viscerais podem ocorrer tanto na entrada como na saída do objeto. Dentro dessa lógica, os "empalamentos" devem ser considerados lesões incompletas, já que o objeto somente penetrou (Figura 27.2). Tal fato, associado à possibilidade do tamponamento de algum vaso, reforça a recomendação de que a arma branca só poderá ser retirada no bloco cirúrgico sob visão direta.

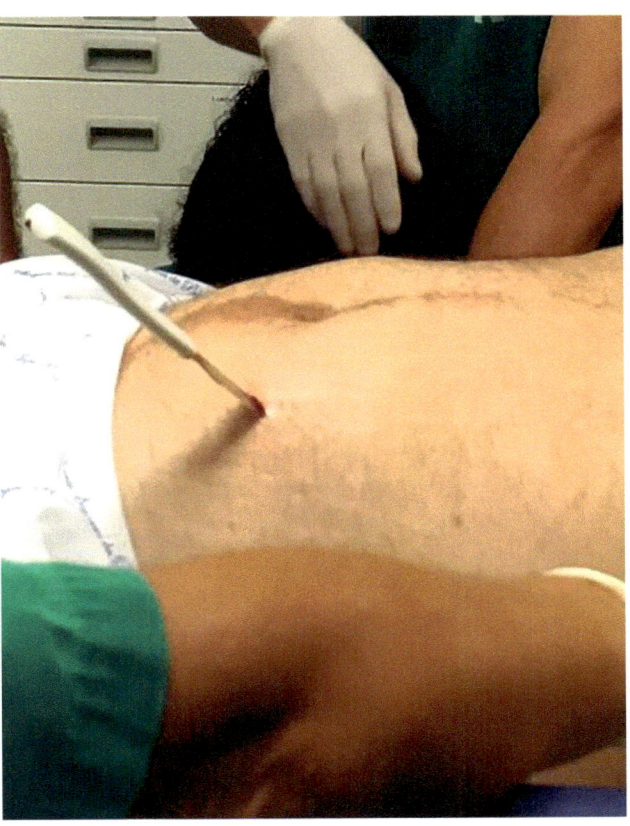

FIGURA 27.2 – *Empalamento por faca em parede anterior do abdome.* Fonte: *autores.*

Ferimentos por projétil de arma de fogo

O estudo das feridas por arma de fogo é tradicionalmente dividido nas lesões causadas por projéteis de alta e baixa energia. As feridas de baixa energia são menos graves, mas não menos importantes e, caracteristicamente, ocasionadas por armas de cano curto, com projéteis trafegando a uma velocidade de 250 a 450m/s. Nos ferimentos causados quando se utiliza armas de cano longo (450 a 1000m/s) o dano tecidual é bem maior.

A balística terminal, também denominada balística das feridas, estuda os efeitos das munições no corpo humano. É o ramo da balística que interessa ao cirurgião do trauma, visto que interfere diretamente na abordagem dos FPAF. Um projétil em movimento está repleto de energia cinética, e a sua capacidade de causar lesões depende da quantidade de energia cinética que ele possui. Energia cinética = $1/2 mv^2$. Portanto, quanto maior a velocidade do projétil, maior a quantidade de energia que ele contém e maior a sua capacidade de provocar lesão tecidual. Entretanto, os fatores mais importantes para provocar dano tecidual são a capacidade de o projétil transmitir a energia ao alvo e a interação dessa energia com o tecido atingido. Para o projétil transmitir a energia e causar lesões ocorrem os seguintes processos: cavitação, desestabilização, deformação e fragmentação.

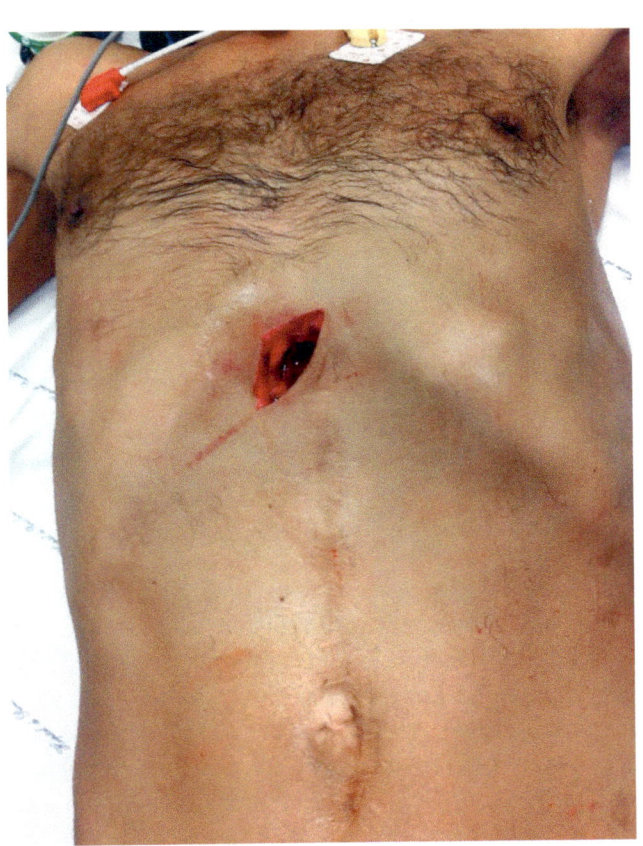

FIGURA 27.1 – *FAB em região epigástrica.* Fonte: *autores.*

O projétil, ao percorrer seu trajeto no interior do corpo, não só desloca e lesa o tecido por contato direto, como também lesa toda estrutura que está em seu caminho (cavitação permanente). Ele também libera energia e irradia uma "onda de choque" ao seu redor que produz uma cavitação temporária a qual, muitas vezes, pode ser maior que o diâmetro do projétil. Essa "onda de choque" cresce rápido, mas dura pouco tempo, colapsa e desaparece. Órgãos mais elásticos (pulmão, músculos estriados) suportam mais a cavitação temporária e resultam em cavitações permanentes menores do que órgãos menos elásticos (fígado).

A estabilidade de um projétil em voo é um movimento de giro sobre seu próprio eixo (tipo cambalhota) até acertar o alvo. Como ele está girando sobre o próprio eixo, o projétil pode entrar no seu alvo em várias posições (de lado ou de frente, entre outras). Inclusive, pode dar mais cambalhotas no interior do corpo, provocando uma cavitação temporária maior, com consequente maior destruição de tecidos.

A deformação e a fragmentação do projétil ao atingir o alvo e após o impacto com outras estruturas tendem a criar projéteis secundários dispersando sua energia, diminuindo sua velocidade, causando lesões menos graves e, muitas vezes, evitando a transfixação do corpo da vítima. A fragmentação do projétil cria novos trajetos que dificultam ao cirurgião entender e definir a sua real trajetória apenas pelo exame físico do paciente.

Diagnóstico e conduta

Ferimentos por arma branca

Nos ferimentos por arma branca existem inúmeras possibilidades no que diz respeito a métodos diagnósticos e condutas, na dependência da localização do ferimento e, principalmente, da condição hemodinâmica do paciente. Duas questões devem conduzir o direcionamento das condutas: Houve penetração na cavidade peritoneal ou no retroperitônio? Caso tenha penetrado, houve lesão visceral? As respostas a esses dois questionamentos serão dadas por uma semiologia adequada e, caso necessário, exames diagnósticos.

Existem circunstâncias em que o quadro clínico do paciente já consegue responder aos questionamentos e direcionar a conduta. É o caso dos pacientes com FAB e instabilidade hemodinâmica, em que a indicação cirúrgica já está definida. Outro exemplo são os pacientes com irritação peritoneal e quadro de peritonite franca, indicação formal de cirurgia. Nos pacientes eviscerados, como conceito básico, a laparotomia também está indicada (Figuras 27.3 e 27.4).

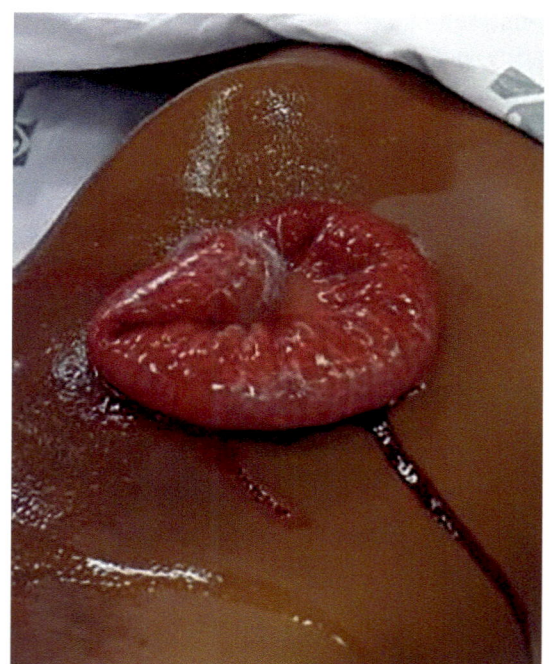

FIGURA 27.3 – *Evisceração de intestino por FAB em epigastro com sangramento ativo.* Fonte: autores.

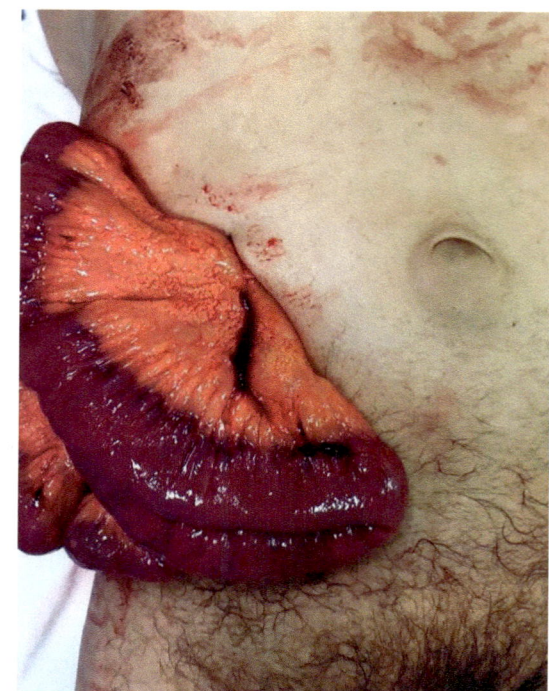

FIGURA 27.4 – *Evisceração de intestino por FAB em hipocôndrio direito.* Fonte: autores.

Nos casos de empalamentos, partindo da premissa de que o objeto deve ser retirado sob visão direta, está indicada laparotomia ou laparoscopia, independente dos exames de imagem que forem solicitados para investigar trajeto. Ainda nesse contexto, inserem-se os casos em que ocorre a saída de conteúdo intestinal, bile ou urina pelo orifício do ferimento, situações em que fica evidente a presença de lesão e que esta deve ser corrigida cirurgicamente. Nos ferimentos unicamente abdominais, em que se verifica a presença de vômito com sangue, sangue na sonda nasogástrica ou sangue ao toque retal, na maioria das vezes existe indicação formal de investigação cirúrgica.

Outra situação que necessita de atenção e cuidado é o caso de paciente com múltiplas lesões abdominais, mesmo sem instabilidade hemodinâmica ou dor abdominal difusa. A cada ferimento duplica a chance de lesão, o que traz um grande desafio diagnóstico e, em alguns casos, uma indicação cirúrgica mais precoce e formal.

O ultrassom abdominal tem demonstrado ser bastante adequado para detectar líquido livre na cavidade abdominal. Na sala de emergência, a ultrassonografia ganhou espaço significativo como ferramenta diagnóstica para tomada de decisões rápidas. Denominada de FAST, a ecografia na sala de emergência é bastante útil em determinadas situações do trauma abdominal. Além disso, possui a vantagem de ser rápida, não invasiva, barata, portátil e fácil de ser repetida.[4] O principal objetivo desse exame é detectar a presença de líquido livre na cavidade abdominal, auxiliando na decisão terapêutica ou no prosseguimento da investigação diagnóstica.

No traumatismo abdominal penetrante, uma revisão sistemática, publicada por Quin e Sinert, procurou demonstrar a real validade do exame no mecanismo de trauma. Tal revisão verificou a acurácia do FAST em detectar líquido livre na cavidade, comparando com demais métodos diagnósticos, a saber: tomografia computadorizada, exploração digital e lavado peritoneal diagnóstico. Foram validados apenas oito estudos observacionais, contabilizando um total de 565 pacientes. Na conclusão, os autores reconhecem que um FAST positivo deve alertar o emergencista ou o cirurgião para uma chance considerável de lesão intra-abdominal. Por outro lado, caso o FAST seja negativo, é necessário que se prossiga a avaliação com outros métodos diagnósticos.[5] Soffer et al. analisaram 177 pacientes com trauma penetrante em tronco que realizaram ecografia na avaliação inicial, sendo que 92 possuíam ferimento por arma branca. O ultrassom demonstrou sensibilidade de 48% e especificidade de 98%. Em apenas três pacientes a conduta foi alterada após o exame de ultrassom.[6] Fica evidente que o FAST pode servir como uma ferramenta de triagem nos pacientes com ferimento penetrante abdominal que estejam estáveis hemodinamicamente.

Ferimentos por arma branca na parede anterior do abdômen

A parede anterior do abdômen é o local mais comumente atingido nos FAB abdominais. Isso se deve ao fato de as posições de ataque do agressor e da vítima serem normalmente frontais. Da mesma forma, as tentativas de suicídio ocorrem na região anterior do abdômen, por ser o local de mais fácil acesso.

Nos pacientes com indicações cirúrgicas, já citadas anteriormente, o diagnóstico e a conduta são mais diretos e facilitados pela condição clínica e achados do exame físico. Entretanto, nem sempre as condições clínicas demonstram o caminho a ser tomado, sendo necessário conhecimento das possibilidades diagnósticas. Nos pacientes sem indicação cirúrgica imediata, existem protocolos diversos para o diagnóstico de penetração na cavidade e de lesão visceral.

O exame radiológico de maior rendimento é a tomografia computadorizada de abdômen. Tal exame possui capacidade de detectar sinais diretos ou indiretos de lesão, tais como lesão de vísceras maciças, irregularidades no diafragma, irregularidades em omento, pneumoperitônio, líquido livre na cavidade sem lesão de víscera maciça, alterações ou descontinuidade da parede intestinal e alterações em mesentério. Muitos protocolos utilizam a tomografia como o exame de escolha para pacientes sem indicação cirúrgica imediata. Em trabalho retrospectivo que procurou verificar a eficácia da TC abdominal nos pacientes com ferimentos por arma branca na região anterior do abdômen, Lee et al. analisaram um período de oito anos. Neste período, foram alocados 108 pacientes que fizeram TC de abdômen, sendo que 98 possuíam achados positivos. O estudo demonstrou que a TC apresentou sensibilidade de 94,2%, especificidade de 67,7%, valor preditivo positivo de 98,8% e valor preditivo negativo de 28,6%. Os autores concluíram que a TC de abdômen, quando positiva, demonstra ser de grande valor para o diagnóstico. Entretanto, caso negativa, não descarta totalmente a possibilidade de lesão abdominal.[7]

Outra forma de manejar os casos de FAB na região anterior do abdômen que não tenham indicação cirúrgica é o exame clínico seriado. Tal conduta consiste no exame clínico do paciente com certa periodicidade (a cada 6 horas ou 8 horas) buscando sinais indicativos de lesão, que consistem no aumento da frequência cardíaca ou respiratória, presença de dor abdominal difusa ou irritação peritoneal, febre ou hipotensão. Caso exista lesão, os trabalhos demonstram que tais sinais irão se manifestar nas primeiras 12 horas, e o paciente será levado à cirurgia, sem que esse atraso signifique mudança no prognóstico. Caso ainda exista dúvida quanto à necessidade de cirurgia, a tomografia poderá auxiliar na tomada de decisão. O grande mérito desta conduta é que ela possui uma alta sensibilidade, não necessita uso de tecnologia e não submete o paciente à radiação (Figura 27.5). É importante enfatizar que o sucesso deste tipo de método é a indicação

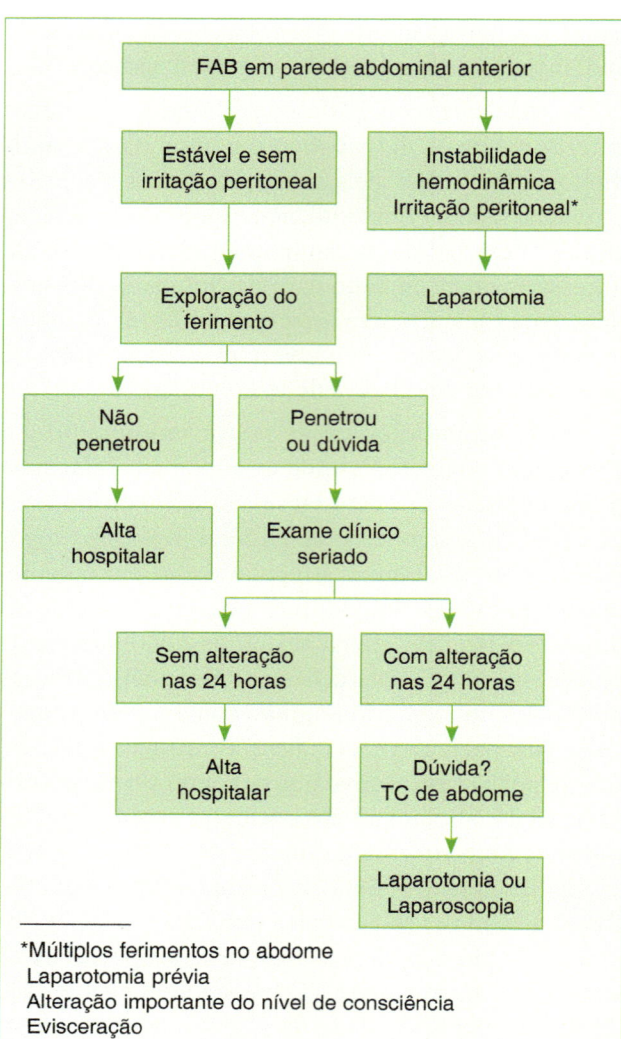

FIGURA 27.5 – *Fluxograma de conduta no FAB em parede anterior do abdome. Fonte: autores.*

precisa com critérios bem estabelecidos, tais como a ausência de alterações que tornem o exame físico não confiável.[8-10]

A exploração digital é assunto controverso atualmente. Tal método consiste na anestesia local de um FAB e exploração do mesmo com o dedo ou com alguma pinça cirúrgica. O principal objetivo é verificar se houve penetração na cavidade abdominal, ou seja, violação do peritônio visceral. Em algumas circunstâncias, o examinador consegue verificar se houve penetração ou não. Entretanto, não é incomum ocorrer dúvida, e o seguimento da propedêutica se faz necessário. A controvérsia reside no fato de que muitas vezes a exploração do ferimento não modifica a conduta no que diz respeito à avaliação diagnóstica.

O uso da videolaparoscopia para os ferimentos na parede abdominal anterior que não tenham indicação imediata de cirurgia ainda é controverso, mas já utilizado em alguns serviços. A videolaparoscopia, como método de diagnosticar penetração na cavidade ou presença de lesão visceral, possui ótimo rendimento quando realizada por cirurgiões experientes na videocirurgia e na cirurgia do trauma. Entretanto, alguns fatores estão em discussão como método de primeira escolha, tais como necessidade de anestesia geral, zonas de difícil visualização e a dificuldade de visualização do retroperitônio e de inventário completo e preciso da cavidade abdominal.

Ferimentos por arma branca em dorso

Nos pacientes com sinais de lesão visceral e vascular, como citado anteriormente, não há dúvida da indicação cirúrgica. Entretanto, a dificuldade se concentra nos casos em que o paciente é assintomático. São situações em que não se pode descartar lesão de retroperitônio, principalmente de vísceras ocas ou sistema urinário. Sabe-se que a penetração da arma branca no dorso em toda a espessura da parede é mais rara, em razão de uma musculatura espessa e da presença da coluna vertebral na linha média. Independente desses fatores, é fundamental descartar lesão.

O exame com maior especificidade e sensibilidade é a tomografia computadorizada de abdômen com contraste endovenoso e por via oral, no sentido de descartar lesão duodenal, quando ferimento à direita, assim como lesão renal e ureteral. Embora extremamente raras, as lesões pancreáticas também podem ser identificadas pela tomografia. Para descartar lesões de cólon ascendente e descendente, pode-se indicar a colocação de contraste via retal, embora o rendimento não seja alto nos casos de pequenas perfurações. Importante destacar a possibilidade de lesão raquimedular nos ferimentos de linha média, casos em que a tomografia também deve ser realizada. Mesmo nos casos em que a tomografia computadorizada de abdômen não demonstre alterações, é importante que o paciente fique em observação atenta por, no mínimo, 24 horas, pois pequenas lesões podem passar despercebidas pela tomografia, podendo manifestar-se clinicamente no decorrer das horas.[11]

A exploração do ferimento em dorso, no sentido de verificar a profundidade da lesão, não está indicada, devido à grande espessura da parede e contratura da musculatura, com possibilidade real de falso negativo.

Ferimentos por arma branca em transição toracoabdominal

Tais ferimentos, na vigência de estabilidade hemodinâmica e sem indicação cirúrgica de imediato, representam um desafio em relação a diagnóstico e terapêutica. Ainda não há consenso entre diversos serviços sobre qual a melhor abordagem para tais lesões. A grande dificuldade é a possibilidade de lesão diafragmática que, quando isolada, dificulta um diagnóstico preciso com consequente hérnia diafragmática tardia caso não identificada.[12] A propedêutica pode variar de acordo com o local do ferimento (direita ou esquerda) e presença ou ausência de intercorrência pleural.

Os ferimentos da transição toracoabdominal direita podem ser manejados de forma conservadora, pois o fígado dificulta a formação de uma hérnia diafragmática. Nesses casos, a tomografia computadorizada de tórax e abdômen se impõe como forma de diagnosticar lesão visceral e/ou intercorrência pleural. Nos ferimentos da transição toracoabdominal esquerda, além de maior chance de lesões de vísceras ocas, a lesão diafragmática tem maior possibilidade de formar uma herniação de vísceras abdominais para a cavidade torácica (Figura 27.6). Sendo assim, a necessidade do diagnóstico da lesão do diafragma é importante no sentido de evitar hérnias tardias. A videolaparoscopia é um método diagnóstico e, algumas vezes terapêutico, que pode ser utilizado principalmente nas lesões anteriores e laterais à esquerda. Tal método pode facilitar a visualização do diafragma e dos demais órgãos abdominais e, caso necessário, corrigir a lesão. Nos ferimentos à esquerda em que existe intercorrência pleural, é possível realizar uma videotoracoscopia para visualizar o diafragma. Alguns serviços utilizam a tomografia computadorizada de rotina antes de qualquer outro método semiológico com o objetivo de detectar lesões abdominais de forma precoce e não invasiva.

Os ferimentos em transição toracoabdominal, independente do local lesado, não devem ser explorados digitalmente ou com algum instrumento no sentido de diagnosticar penetração por risco de perfuração inadvertida da pleura parietal.

Ferimentos por projétil de arma de fogo

Quando comparados com os FAB, as lesões são mais graves e em maior quantidade. Isso pode ser explicado pelo maior poder de penetração do projétil na cavidade abdominal, percorrendo maiores distâncias no corpo do paciente, associado a uma maior dissipação de energia cinética devido à velocidade. Importante lembrar que a gravidade da lesão provocada depende, além da energia transmitida pelo projétil, do calibre da munição utilizada e da distância em que foi feito o disparo (quanto mais longe da vítima menor a possibilidade de penetração na cavidade abdominal). Os FPAF acometem principalmente, em ordem decrescente, o jejuno e o íleo, o cólon, o fígado e as estruturas vasculares. É importante frisar que toda lesão visceral provocada por projétil de arma de fogo deve ser desbridada, sempre que possível, retirando os tecidos lesados e inviáveis situados, principalmente, nas bordas das lesões das vísceras ocas e dos vasos sanguíneos.

Independentemente do local da penetração do projétil, a localização exata e a quantidade do(s) orifício(s) existente(s) são informações muito importantes e devem ser relatadas, obrigatoriamente, no prontuário do paciente. Quando é factível determinar qual o orifício de entrada e o de saída (se houver), é possível ter uma ideia do provável trajeto do projétil e quais são as prováveis lesões viscerais e/ou vasculares. Entretanto, quando existe apenas o orifício de entrada, significa que o projétil está alojado em algum local no interior do corpo da vítima. Nessa situação é necessário utilizar exames de imagem para localizar o projétil, iniciando pelos mais acessíveis, como a radiografia simples sem contraste do abdômen em duas incidências (AP e perfil), radiografia de tórax e de bacia, até os mais sofisticados, como a tomografia computadorizada. Esta é uma informação muito importante que orienta o cirurgião sobre a possível trajetória do projétil, permitindo estabelecer qual será a sua estratégia de abordagem do paciente. Em algumas situações específicas, quando o projétil não for localizado na radiografias de abdômen, tórax ou bacia, deve-se realizar radiografias de outros locais, principalmente dos MMII, devido à possibilidade de embolo balístico (embalia).

Ferimentos por projétil de arma de fogo em parede anterior do abdômen e flanco

Sem dúvida, a parede anterior do abdômen e o flanco são as regiões da parede abdominal atingidas com maior frequência por projéteis de arma de fogo. Os FPAF

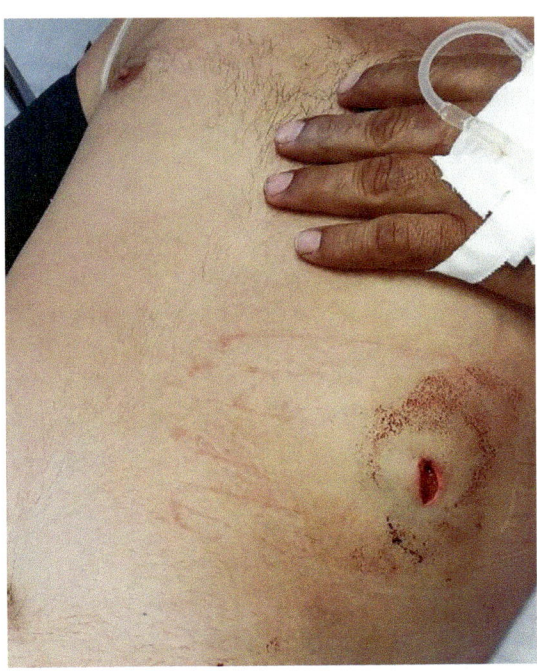

FIGURA 27.6 – *FAB em transição toracoabdominal esquerda próximo ao último rebordo costal.*
Fonte: *autores*.

podem ser causados por armas de cano longo (rifle, espingarda, fuzil) ou de cano curto (revolver, pistola).

Avaliação Inicial

Na avaliação inicial do TAP por projétil de arma de fogo, existem duas situações distintas que devem ser definidas precocemente: o paciente com instabilidade hemodinâmica e aquele com estabilidade hemodinâmica. Os pacientes admitidos com instabilidade hemodinâmica grave, após a avaliação das vias aéreas e respiração, e confirmado o abdômen como sendo a fonte do sangramento, devem ser encaminhados imediatamente para tratamento cirúrgico (Tabela 27.1). Muitas vezes ele será submetido à cirurgia de Controle de Danos com acionamento, concomitante, do Protocolo de Transfusão Maciça. Em alguns pacientes, menos graves, pode ser tentada reanimação volêmica inicial com até 1000 mL de solução eletrolítica. Havendo melhora com estabilização hemodinâmica persistente, o paciente deverá ser submetido a um exame físico completo, exames complementares necessários e mantido em observação hospitalar como nos pacientes admitidos com estabilidade hemodinâmica.

Todo paciente hemodinamicante estável com TAP por projétil de arma de fogo, após o exame físico inicial, deve ser despido e lateralizado para exame minucioso de dorso, nádegas, períneo e região inguinal em busca de provável FPAF. A queixa de dor abdominal de qualquer localização ou intensidade deve ser considerada como suspeita de lesão visceral. No exame físico, a palpação do abdômen evidenciando defesa ou contratura abdominal generalizada caracteriza sinal de irritação peritoneal e indicação formal de cirurgia, sem necessidade de exames complementares (Tabela 27.1). Embora pouco frequente no FPAF, a presença de evisceração pelo local do ferimento pode acontecer e é, também, indicação de tratamento cirúrgico (Figura 27.7).

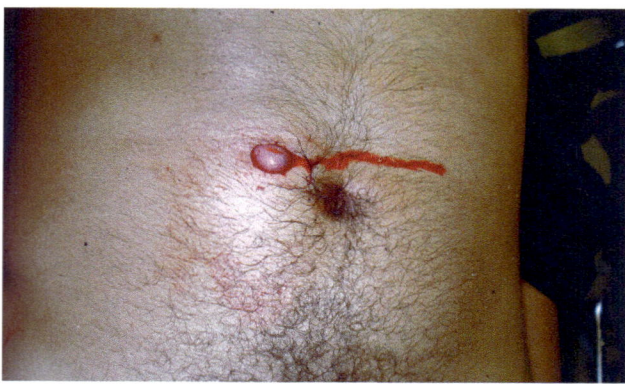

FIGURA 27.7 – *FPAF paraumbilical direito com pequena evisceração do intestino delgado.* Fonte: *autores.*

A realização do toque retal e vaginal, assim como a pesquisa de hematúria (por micção espontânea ou sonda vesical de demora) nos FPAF infraumbilicais, no períneo, nas nádegas e na raiz da coxa são sempre necessárias. A presença de sangue no toque retal e de urina hematúrica sugere, respectivamente, lesão intestinal e de bexiga.

Sendo descartada a necessidade de tratamento cirúrgico de urgência (instabilidade e peritonite) após avaliação inicial de uma vítima de FPAF, a mesma deverá ser mantida em observação hospitalar para exame clínico seriado e/ou realização de exames complementares. Se durante o período de observação desenvolver sinais de irritação peritoneal difusa, acompanhado ou não de taquicardia, queda da pressão arterial, desidratação e leucocitose, o paciente deverá ser encaminhado para tratamento cirúrgico. Entretanto, se o exame clínico for duvidoso quanto à presença de irritação peritoneal, ou não for confiável (Tabela 27.2), a opção mais segura é realizar exames de imagem (FAST, Tomografia computadorizada ou videolaparoscopia) para descartar uma provável lesão abdominal.

Exames de imagem

Até o início da década de 1980, os principais métodos de exame de imagem no TAP eram as radiografias simples para localizar projéteis ou pneumoperitônio (RX de tórax em ortostatismo) e o Lavado Peritoneal Diagnóstico. Este último é muito pouco utilizado, atualmente, por ser invasivo e devido à sua pequena acurácia

Tabela 27.1
Indicações de Laparotomia no FPAF
Instabilidade hemodinâmica sem resposta a reanimação volêmica
Sinais de peritonite difusa
Ferimento transfixante do abdome (anteroposterior, laterolateral, oblíquo)
Evisceração
Hematêmese
Melena
Sangue na sonda nasogástrica
Presença de sangue no toque retal
Hematúria macroscópica
Tomografia sugestiva de lesão de víscera ôca (pneumo ou retropneumoperitônio)
Tomografia evidenciando lesão de bexiga intraperitoneal

Tabela 27.2
Indicações de exames de imagem (ultrassom e/ou tomografia)
TCE com ECG < 8
TRM acima de T4. Ausência de sensibilidade abdominal
Exame físico não confiável: vítima alcoolizada/usou drogas ilícitas
Perda de contato com paciente (exemplo: anestesia geral para tratar lesões extra-abdominais)

no TAP. Na realidade, a laparotomia era utilizada rotineiramente como método propedêutico e terapêutico (*open to see*).

Desde então, inicialmente, o ultrassom focado especificamente para pesquisar líquido livre no saco pericárdico, no espaço peri-hepático, periesplênico e na pelve (FAST – *Focused Assessment with Sonography for Trauma*) passou a ser utilizado como método para confirmar penetração do agente vulnerante na cavidade abdominal e no saco pericárdico (Tabela 27.3). Logo após, nessa mesma época, iniciaram as primeiras publicações da utilização **da** Tomografia Computadorizada (TC) no trauma abdominal tanto contuso como penetrante.[13] A utilização da TC no atendimento ao politraumatizado, de maneira mais assídua nas vítimas com estabilidade hemodinâmica, permitiu o estudo detalhado das vísceras, vasos e demais estruturas abdominais, possibilitando o diagnóstico e o diagnóstico de determinadas lesões que, antes, só eram possíveis quando se utilizava a exploração cirúrgica. A partir do conhecimento dessas informações houve uma evolução e, logicamente, uma mudança na abordagem de determinadas lesões com o objetivo de planejar melhor seu tratamento, tornando-o menos dispendioso e invasivo e, principalmente, mais simples e seguro. Atualmente, a TC é um método diagnóstico imprescindível para a abordagem do TAP por FPAF. O estudo da trajetória do projétil é uma informação da maior importância fornecida pela TC. Esse estudo é necessário para definir qual será a melhor e mais segura opção de tratamento para cada paciente (Tabelas 27.4 e 27.5).

Tabela 27.3
Vantagens e desvantagens do FAST

Vantagens	Desvantagens
Não invasivo	Operador dependente
Rápido	Não visualiza gás extraluminal
Pode ser repetido sempre que necessário	Gás intra-abdominal ou subcutâneo e Obesidade distorcem imagem
Portátil	Não acessa retroperitônio
Realizado na Sala de Emergência	Ruim para diafragma, víscera ôca e pâncreas.

Tabela 27.4
Vantagens e desvantagens da tomografia computadorizada

Vantagens	Desvantagens
Não invasivo	Alto custo e demorado
Pode ser repetido	Exposição à radiação
Diagnostica lesões vísceras maciças	Reação alérgica ao contraste
Visualiza pneumo e retropneumoperitônio	Ruim para lesão do diafragma, víscera oca e pâncreas
Visualiza partes moles e projéteis	Transporte para setor de radiologia

Tabela 27.5
Principais achados da tomografia computadorizada no trauma penetrante do abdome por arma de fogo

Presença de líquido livre no abdome e determina local estima volume
Diagnostica e classifica as lesões das vísceras maciças (fígado, baço, rim)
Evidencia a presença de sangramento ativo (escape do contraste venoso)
Pneumoperitônio e retropneumoperitônio (lesão de vísceras ôcas)
Escape de contraste no sistema excretor (lesão ureter, vias urinárias)
Estuda a trajetória do projétil de arma de fogo

Abordagem

Nos FPAF, a possibilidade de lesão de órgãos e de vasos sanguíneos abdominais é muito significativa, ocorrendo em torno 80% a 97% dos pacientes.[14,15] Por esse motivo, o tratamento cirúrgico mandatório era o preconizado em todo paciente com FPAF abdominal até a década de 1980. Entretanto, apesar dessa alta possibilidade de lesão visceral e vascular nos FPAF, a incidência de laparotomia não terapêutica não era desprezível, variando de 14% a 30,1%.[16,17] A melhoria significativa dos métodos de diagnóstico, principalmente pela utilização da tomografia computadorizada no trauma abdominal tanto contuso quanto penetrante, proporcionou um diagnóstico precoce e mais preciso das lesões abdominais, propiciando utilizar outros tipos de tratamento no TAP em situações especiais e em casos muito bem selecionados de FPAF.

Nas vítimas de FPAF no abdômen anterior/flanco que estão estáveis hemodinamicamente e apresentam no exame do abdômen ausência de sinais de peritonite, uma opção segura é interná-las para realizar o tratamento não operatório seletivo com o exame clínico seriado em intervalo de tempo regulares, p. ex. de a cada 3 horas ou a cada 4 horas. Para realizar o tratamento não operatório (TNO) seletivo no trauma abdominal penetrante por FPAF, com qualidade e segurança, é necessário que a instituição esteja adequadamente preparada e organizada. Esse tipo de abordagem tem demonstrado ser segura, alcançando bons resultados.[18,19] É primordial haver uma equipe cirúrgica experiente, coesa, unida e focada em seguir os preceitos normatizados no protocolo. Realizar o TNO seletivo é trabalhoso, exige responsabilidade e dedicação de todo aquele profissional que se propõe a executá-lo.

Especificamente nos pacientes com suspeita de FPAF tangenciais no abdômen anterior e/ou no flanco, que apresentam dor localizada apenas em torno dos orifícios e no trajeto dos ferimentos, com o restante do exame do abdômen normal, a possibilidade de o projétil não ter penetrado na cavidade abdominal é muito grande (Figura 27.8). Essa possibilidade deve

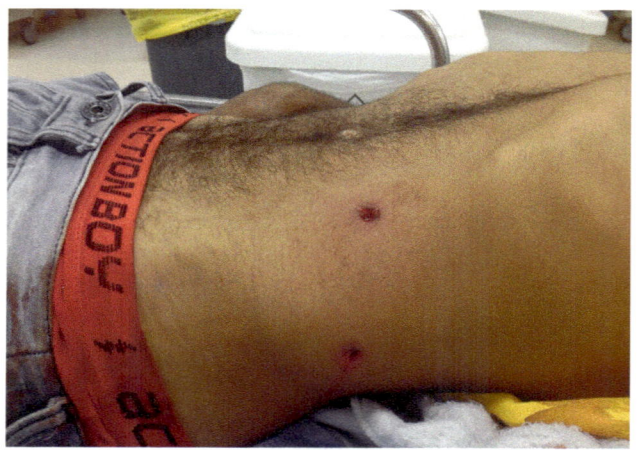

FIGURA 27.8 – *FPAF transfixante no flanco esquerdo. Fonte: autores.*

ser confirmada, sempre que possível, realizando uma TC. Sendo confirmada a não penetração na cavidade, o paciente deve ser mantido em observação hospitalar por um período não inferior a 24 horas, devido à possibilidade de acontecer lesão visceral (principalmente de víscera oca) em decorrência da dissipação de energia cinética no trajeto do projétil.[20,21]

Ferimentos por projétil de arma de fogo na região toracoabdominal direita

As lesões por trauma penetrante na transição toracoabdominal direita acometem principalmente as seguintes estruturas: fígado, pulmão direito, diafragma direito, rim direito, duodeno, ângulo hepático do cólon e veia cava inferior. As lesões colônicas, duodenais e de veia cava inferior necessitam de tratamento cirúrgico de rotina e imediato. A drenagem torácica é o tratamento adotado rotineiramente para as lesões pulmonares. A discussão sobre qual o melhor tratamento para as lesões hepáticas e renais ainda gera controvérsia.

A maioria dos pacientes com FPAF toracoabdominal direito necessitarão de laparotomia para tratamento de suas lesões. Entretanto, existe um número de pacientes que varia de 6,5% a 40% que não necessitam, inicialmente, de cirurgia obrigatória.[22,23,24] Nessas situações, o TNO é uma opção de abordagem desde que exista um protocolo que seja seguido e que o paciente preencha os critérios de inclusão (Tabela 27.6). Os

Tabela 27.6
Critérios de inclusão para tratamento não operatório do trauma abdominal penetrante por projétil de arma de fogo
Estabilidade hemodinâmica
Ausência de sinais de irritação peritoneal difusos
Realização de tomografia computadorizada
Ferimentos provocados por arma de fogo localizados apenas na transição toracoabdominal direita (que penetram entre arcos costais)

achados tomográficos são imprescindíveis para realizar TNO. No TAP por FPAF, especial atenção deve ser dada ao estudo da trajetória do projétil para diagnosticar as lesões das vísceras maciças (hepática e renal), assim como classificá-las e excluir a presença de lesões de vísceras ocas, principalmente as retroperitoniais e de sangramento ativo (Figura 27.9).

Sem dúvida, o fígado é o órgão mais lesado por ferimentos toracoabdominais direitos. A análise dos resultados dos estudos existentes abordando o TNO da lesão hepática devido a FPAF toracoabdominal direito é surpreendente e encorajadora, mostrando índices de sucesso que variam de 67% a 100%.[24,25,26] O TNO pode ser realizado com segurança em todos os graus da lesão hepática por FPAF, inclusive naquelas classificadas como graus IV e V, que são consideradas como lesões complexas.[24,27,28]

A outra víscera lesada com frequência nos ferimentos toracoabdominais direitos por projétil de arma de fogo é o rim direito. O TNO da lesão renal por FPAF deve respeitar também os critérios de inclusão do protocolo. Recomenda-se bastante atenção quanto à localização das perfurações ocasionadas pelo projétil. Os autores que propõem essa abordagem conseguem realizá-la em 10% a 40% das lesões, obtendo um índice de sucesso que varia de 91% a 100% dos pacientes.[29,30,31]

Existe uma crescente evidência de que o TNO da lesão visceral no TAP é factível e seguro. Em torno de um terço de todo trauma abdominal ou toracoabdominal por FPAF pode ser abordado de forma não operatória.[32,33]

Guideline para TNO em TAP sugere as seguintes recomendações baseadas no nível de evidência:

- A laparotomia de rotina está contraindicada em pacientes estáveis hemodinamicamente com FPAF se o mesmo for tangencial e o paciente não tiver sinais de irritação peritoneal (nível 2 de evidência).
- Pacientes com lesões penetrantes isoladas na região toracoabdominal direita podem ser tratados sem laparotomia na presença de sinais vitais estáveis, exame físico confiável e nenhuma ou mínima dor abdominal (nível 3 de evidência).[34]

Apesar dos bons resultados existentes, a opção por TNO do TAP, principalmente por FPAF na transição toracoabdominal direita, deve ser vista com cautela e empregada em casos muito bem selecionados, pelo uso de protocolos bem fundamentados e em locais com toda infraestrutura necessária. Na ausência de profissionais experientes nesse tipo de abordagem e qualificados em selecionar e monitorizar adequadamente o paciente, a exploração cirúrgica é, ainda, o método mais seguro de tratamento.

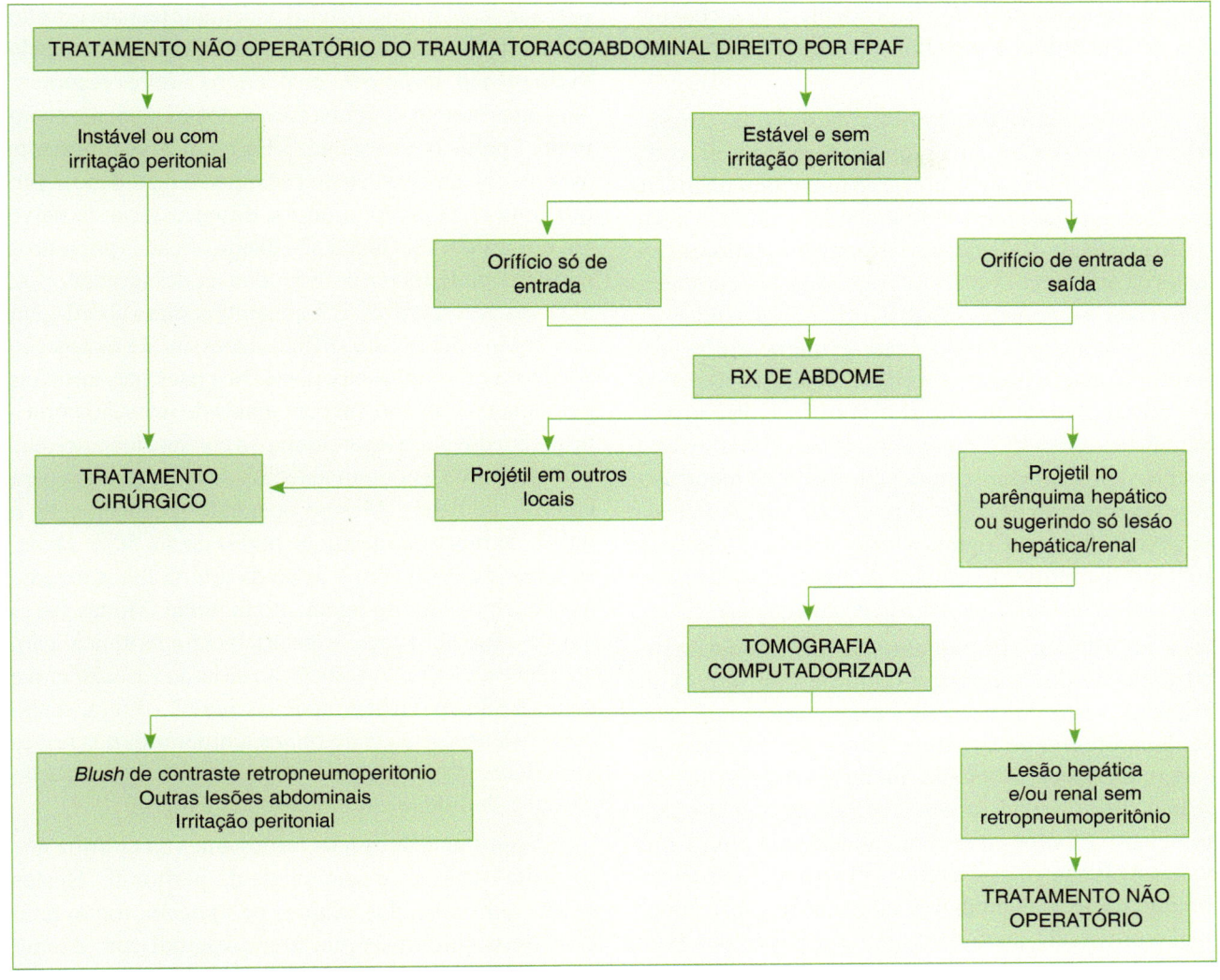

FIGURA 27.9 – *Fluxograma de tratamento não operatório do FPAF na transição toracoabdominal direita. Fonte: autores.*

Ferimentos por projétil de arma de fogo na região toracoabdominal esquerda

As lesões por FPAF na transição toracoabdominal esquerda acometem principalmente as seguintes estruturas: pulmão esquerdo, diafragma esquerdo, baço, estômago, rim esquerdo, pâncreas, ângulo esplênico do cólon. As lesões colônicas, gástricas, pancreáticas e frênicas necessitam de tratamento cirúrgico de rotina e imediato. A drenagem torácica é o tratamento adotado rotineiramente para as lesões pulmonares. O melhor tratamento para as lesões esplênicas e renais causadas por FPAF nessa localização também ainda gera controvérsia. De uma maneira geral, devido à proximidade das vísceras envolvidas e à presença de lesões associadas, principalmente esplênica e de víscera ocas, é muito mais arriscado realizar o tratamento não operatório seletivo. Entretanto, existe a possibilidade de a lesão renal se apresentar de maneira isolada, principalmente devido à sua localização retroperitoneal. Nessa situação, dependendo do resultado da TC (lesão renal isolada, sem extravasamento de contrate do sistema excretor e sem sinais de sangramento ativo e de lesão de víscera oca), dos recursos hospitalares e da experiência da equipe cirúrgica, pode-se optar por um cuidadoso TNO seletivo.

A videolaparoscopia nos FPAF toracoabdominais esquerdos pode também ser uma opção diagnóstica e, às vezes, terapêutica, principalmente para lesão diafragmática esquerda, visto que no FPAF as lesões frênicas habitualmente são pequenas, e a acurácia da TC para diagnóstico dessas lesões é baixa, quando não ocorre herniação do conteúdo abdominal para a cavidade torácica pelo local da lesão frênica.

Ferimentos por projétil de arma de fogo no dorso

Os ferimentos no dorso são causados principalmente por arma branca. As lesões por FPAF no dorso ocorrem com baixa frequência e acometem, na maioria das vezes, além do intestino delgado, o sistema urinário, particularmente os rins e ureteres, o duodeno, a parede posterior do cólon ascendente e descendente, a aorta abdominal e seus ramos viscerais e reto extra peritoneal.

A coluna vertebral e a robusta musculatura paravertebral proporcionam uma proteção bem mais eficaz das vísceras e estruturas abdominais do que a musculatura da parede abdominal anterior, diminuindo, assim, a frequência e a gravidade das lesões das vísceras retroperitoniais. As lesões de órgãos retroperitoniais são, na maioria das vezes, difíceis de serem diagnosticadas pelo exame clínico nas primeiras horas após a lesão, a não ser que ocorra lesão do peritônio parietal posterior com contaminação da cavidade peritoneal propriamente dita. Por isso, o diagnóstico, muitas vezes, é tardio. A presença de hematúria macro e microscópica deve ser sempre pesquisada. O toque retal deve ser realizado de rotina durante a avaliação inicial e a presença de sangue significa lesão intestinal. Menos de 20% dos pacientes necessitam de tratamento cirúrgico logo após a sua admissão na sala de emergência.[35]

A abordagem do paciente admitido com instabilidade hemodinâmica e daquele com sinais de irritação peritoneal difusa no exame clínico consiste em laparotomia de urgência. Nos pacientes estáveis e assintomáticos, a conduta inicial é observação com exame clínico seriado por um período de 24 a 48 horas, associado a tomografia computadorizada com triplo contraste (venoso, oral e retal), visto que este é o exame que fornece as melhores informações, orientando qual o provável trajeto do projétil e quais as possíveis lesões. Deve ser pesquisada com atenção a presença de retropneumoperitônio, de extravasamento de contraste do sistema excretor e de sinais de sangramento ativo. A realização da fase tardia ou excretora da tomografia em todo ferimento por FPAF na região dorsal é obrigatória para afastar lesão renal e do sistema excretor. A TC com triplo contraste prediz a necessidade de laparotomia, e pode excluir a presença de violação do peritônio parietal posterior no trauma penetrante no dorso.[36]

Ferimentos por projétil de arma de fogo na pelve e região inguinal

A pelve corresponde a uma área abaixo da crista ilíaca e acima da reflexão peritoneal vesico-retal no homem e histero-retal na mulher. As lesões nesta área diferem das localizadas no restante do abdômen, visto que a trajetória dos projéteis pode ocorrer sem penetração na cavidade abdominal propriamente dita.

A pelve é a porção mais inferior do abdômen, e sua característica anatômica é a presença de numerosos órgãos total ou parcialmente extraperitoneais localizados em um espaço muito estreito: cólon sigmoide, reto, bexiga, uretra, ureteres, vasos ilíacos e seus ramos, nervos e músculos. Essas características fazem com que os pacientes com trauma pélvico penetrante tenham um alto risco de ter lesões importantes de difícil diagnóstico pelo exame físico, razão pela qual alguns autores recomendam laparotomia de rotina para todos os pacientes com trauma pélvico penetrante.[37] Entretanto, é importante avaliar o quadro clínico do paciente com cuidado, visto que uma exploração cirúrgica desnecessária da pelve em busca de lesões ainda não diagnosticadas por outros métodos pode trazer consequências desagradáveis e, algumas vezes, graves. É bom lembrar que a abordagem dos órgãos pélvicos é difícil, necessita de exposição adequada e cirurgião experiente. Nos pacientes instáveis hemodinamicamente ou com sinais de irritação peritoneal, sem dúvida, a laparotomia é a conduta mais correta, e nesses casos é comum a necessidade de cirurgia para controle de danos. Mesmo operando precocemente, o índice de mortalidade atinge níveis de até 50%. Deve-se tomar cuidado com a lesão da artéria ilíaca externa nas proximidades do ligamento inguinal. Muitas vezes é necessário um acesso específico extraperitoneal para abordar essa lesão. A associação de lesão vascular grave com a lesão colônica e/ou de bexiga não é rara, sendo comum a necessidade de *shunts* temporários nas lesões vasculares com o objetivo de realizar a reconstrução vascular definitiva em um segundo tempo.

É importante definir as lesões antes da cirurgia nos pacientes estáveis e sem sinais de peritonite. Nestes devem ser realizados exames de imagem, toque retal com retosigmoidoscopia, toque vaginal com exame ginecológico e pesquisar urina hematúrica (por micção espontânea ou sondagem vesical), os quais podem fornecer informações valiosas e ajudam a planejar a cirurgia. A presença de sangue no toque retal pode ser a única evidência de lesão do reto extraperitoneal. O exame clínico seriado associado a métodos de imagem também é fundamental. A uretrocistografia retrógrada é um excelente e simples método de pesquisar lesão de uretra e de bexiga (intra e extraperitoneal). Entretanto, a tomografia computadorizada com triplo contraste de abdômen e pelve é o método mais fidedigno e menos invasivo para diagnosticar as lesões pélvicas. Ela permite descartar lesões ocultas que podem colocar em risco a vida do paciente. Nos pacientes com extravasamento de contraste venoso na TC, sugerindo lesão vascular, a abordagem mais segura é a arteriografia com embolização.

Os FPAF na região inguinal podem penetrar na pelve ou na cavidade abdominal (abdômen anterior), e sua abordagem deve ser orientada conforme a região anatômica atingida. Entretanto, quando localizados exclusivamente na região inguinal, deve-se diagnosticar ou descartar uma provável lesão vascular.

Ferimentos por projétil de arma de fogo em glúteo ou períneo

A abordagem dos ferimentos por arma de fogo na região glútea e perineal é um dilema diagnóstico e terapêutico. Embora o tecido adiposo local, a musculatura robusta e o arcabouço ósseo dessa região possam funcionar como um escudo protetor, a ocorrência de lesões abdominais importantes não é rara. Os órgãos retroperitoniais como bexiga, reto e ureter apresentam um risco particularmente maior. As manifestações clínicas desses órgãos são sutis e demoradas, implicando em real possibilidade de diagnóstico tardio.

Os pacientes instáveis hemodinamicamente e aqueles com sinais de irritação peritoneal devem ser encaminhados para tratamento cirúrgico imediato. Esses pacientes devem ser submetidos a cateterização vesical, toque vaginal, toque retal e, se possível, retosigmoidoscopia antes de iniciar o ato cirúrgico propriamente dito. A presença de hematúria e de sangue no toque retal confirmam lesão e orientam o cirurgião durante o procedimento cirúrgico. A presença de lesões associadas é frequente, principalmente vasculares. Nos pacientes muito graves com sangramento de difícil controle, principalmente dos vasos ilíacos internos, a ligadura associada ao tamponamento com sonda com balão (Foley) e/ou com compressas para controle do sangramento (cirurgia para controle de danos) é a opção mais segura.

Os pacientes sem instabilidade hemodinâmica ou exame do abdômen sem alterações devem ser submetidos a exames apropriados para afastar lesões das vias urinárias, do reto e do cólon extraperitoneais (cistografia e toque retal associado a retosigmoidoscopia, se possível). O FAST positivo significa lesão na cavidade abdominal e necessidade de tratamento cirúrgico. Sem dúvida, a tomografia computadorizada, mais uma vez, é o exame, quando disponível, imprescindível capaz de fazer diagnóstico de lesão de vísceras ocas (pneumo e retropneumoperitônio), ureter e bexiga (extravasamento de contraste na fase excretora da TC) e lesões vasculares (*blush* de contraste) e, também, porque permite realizar estudo pormenorizado do trajeto do projétil. Nos pacientes com lesões vasculares, a melhor opção de tratamento, desde que disponível, é a arteriografia com embolização. Os pacientes que persistem sem alterações no exame físico e cujos exames de imagem não identificam lesões cirúrgicas devem ser admitidos para observação seletiva com monitorização e exame clínico seriado.

Velmahos *et al.* avaliaram 59 pacientes com FPAF na região glútea, sendo que 17 (28,8%) foram submetidos a laparotomia precoce, todos com sinais significativos de lesão intra-abdominal. Todas as laparotomias foram consideradas terapêuticas. Quarenta e dois pacientes (71,2%) foram submetidos a tratamento não operatório seletivo. Dois pacientes foram operados, ambos por dor abdominal, um após 6 horas e o outro retornou ao hospital 48 horas após alta hospitalar. Em ambos, a laparotomia foi não terapêutica.[38] Lunevicius & Schulte, em artigo de revisão, estudaram 664 pacientes com trauma penetrante nas nádegas, sendo que o FPAF ocorreu em 457 (68,8%) pacientes.[39] Destes 457 pacientes, 148 (32,4%) foram operados. As principais lesões encontradas foram: intestino delgado, cólon, reto, bexiga e lesão vascular, principalmente da artéria glútea superior.

Ferimentos múltiplos por projétil de arma de fogo

Nos ferimentos múltiplos por projétil de arma de fogo no tronco, é praticamente impossível não haver lesão cirúrgica na cavidade abdominal. Portanto, o tratamento desses pacientes é, quase sempre, a laparotomia exploradora, independente de em qual região anatômica do abdômen estão localizadas as perfurações. A exploração do abdômen deve ser minuciosa para não deixar passar lesões despercebidas. Entretanto, se o paciente estiver estável do ponto de vista hemodinâmico, é interessante realizar uma série de radiografia simples do tórax, abdômen e pelve apenas para se ter uma noção da distribuição dos projéteis no tronco da vítima. É bom recordar que a existência de um número ímpar de perfurações no tronco fala a favor de uma grande possibilidade de haver projéteis remanescentes no corpo da vítima.

Ferimentos por cartucheira

Cartucheira ou espingarda é uma arma de fogo de cano longo, sendo o interior do cano liso e, geralmente, afunilado (para diminuir a dispersão dos chumbos) utilizada para a caça de aves e pequenos animais.

A munição deste tipo de arma é o cartucho. Ele é composto por vários grãos esféricos de chumbo de tamanhos variados. Muitas vezes são manipulados artesanalmente utilizando vários tipos de materiais (plásticos, panos, sabugo de milho, crina de cavalo e até mesmo capim) denominados vulgarmente como "buchas". Eles são utilizados para compactar e separar a pólvora dos grãos de chumbo. O risco de infecção, inclusive, por anaeróbios provocado pela bucha é muito grande. Portanto, ela deve ser, obrigatoriamente, retirada do interior do ferimento.[40] A ferida deve ser desbridada e higienizada da melhor maneira possível. Sempre que possível, a cicatrização da ferida deve ocorrer por segunda intenção. O uso de antibiótico e a vacinação antitetânica dos pacientes é recomendada.

As feridas provocadas por tiro de cartucheira têm características próprias que dependem da distância da boca do cano até o alvo. Quanto mais perto do alvo, mais compacta a nuvem de chumbo (Figura 27.10). Nessa situação

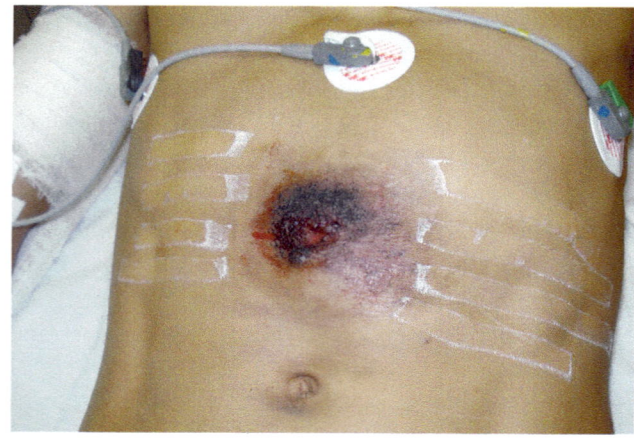

FIGURA 27.10 – *Ferimento no epigástrio por cartucheira à queima roupa. Observa-se no centro da área queimada um orifício maior. Provável local de penetração da "bucha". Fonte: autores.*

os grãos de chumbo e a bucha (se houver) penetram mais profundamente no alvo. Habitualmente, quando se depara com uma vítima de tiro de cartucheira, o cirurgião deve procurar por um orifício maior que os demais no centro da "rosa de tiro". Muitas vezes o material utilizado para confeccionar a "bucha" estará no interior deste orifício.

Quando o abdômen é atingindo por um tiro de cartucheira, a possibilidade de tratamento cirúrgico é muito grande, principalmente se o tiro tiver sido realizado à curta distância (menos de 3 metros). Nesses casos, se o paciente estiver estável, é prudente realizar radiografias simples de abdômen, de bacia e de tórax para estudar o grau de dispersão dos grãos de chumbo e excluir penetração em outros locais que não o abdômen (Figura 27.11). Na laparotomia será necessária exploração cuidadosa e minuciosa de todas as vísceras, vasos e estruturas abdominais. O risco de passar lesão despercebida é muito grande dependendo do tamanho dos grãos de chumbo utilizados. Os principais locais são: junção esofagogástrica, parede posterior do estômago, borda antimesentérica do intestino delgado e do cólon transverso e sigmoide, duodeno, parede posterior do cólon descendente e ascendente e ureter.

Referências bibliográficas

1. P Störmann, K Gartner, H Wyen, T Lustenberger, I Marzi, S Wutzler. Epidemiology and outcome of penetrating injuries in a Western European urban region. Eur J Trauma Emerg Surg. 2016; 42:663–669. DOI 10.1007/s00068-016-0630-4.
2. Derakhshanfar H, Azizkhani R, Masoumi B, Hashempour A, Amini A. The demographics and outcome of patients with penetrating abdominal trauma admitted to emergency medicine department: A descriptive cross-sectional study. Advanced Biomedical Research. 2013 Vol 2 Issue 2. DOI:10.4103/2277-9175.107991.
3. Bordoni PHC, Moreira dos Santos DM, Teixeira JS, Leonardo Santos Bordoni LS. Óbitos por trauma abdominal: análise de 1888 autopsias médico-legais. Rev Col Bras Cir 2017; 44(6): 582-595. DOI: 10.1590/0100-69912017006006.
4. Udobi KF et al. Role of ultrasonography in penetrating abdominal trauma: a prospective clinical study. J Trauma. Mar 2001; 50(3):475-9.
5. Quinn AC, Sinert R. What is the utility of the Focused Assessment with Sonography in Trauma (FAST) exam in penetrating torso trauma? Injury. May 2011; 42(5):482-7.
6. Soffer D et al. A prospective evaluation of ultrasonography for the diagnosis of penetrating torso injury. J Trauma. 2004; 56(5):953-7.
7. Lee GJ et al. Efficacy of computed tomography for abdominal stab wounds: a single institutional analysis. Eur J Trauma Emerg Surg. 2015; 41(1):69-74.
8. Breigeiron R, Breitenbach TC, Zanini LAG, Corso CO. Comparison between isolated serial clinical examination and computed tomography for stab wounds in the anterior abdominal wall. Rev Col Bras Cir. 2017; 44(6):596–602.
9. Biffl WL et al. Management of patients with anterior abdominal stab wounds: a Western Trauma Association multicenter trial. J Trauma. 2009; 66(5):1294-301, May 2009.
10. Biffl W L et al. Validating the Western Trauma Association algorithm for managing patients with anterior abdominal stab wounds: a Western Trauma Association multicenter trial. J Trauma. 2011; 71(6):1494-502.
11. Martin Matthew J, Brown Carlos VR MD, Shatz David V, Alam Hasan B, Brasel Karen J, Hauser Carl J et al. Evaluation and management of abdominal stab wounds: A Western Trauma Association critical decisions algorithm. Trauma and Acute Care Surgery. 2018; 85(5):1007–1015.
12. Leppäniemi Reijo Haapiainen R. Occult diaphragmatic injuries caused by stab wounds. The Journal of Trauma: Injury, Infection, and Critical Care. October 2003; 55 (4):646-650.
13. Federle MP, Goldberg HI, Kaiser JA, Moss AA, Jeffrey Jr RB, Mall JC. Evaluation of abdominal trauma by computed tomography. Radiology 1981;138(3):637-44.
14. Moore EE, Moore JB, van Duzer-Moore S, Thompson JS. Mandatory laparotomy for gunshot wounds penetrating the abdomen. Am J Surg. 1980 Dec; 140(6):847-51.
15. Lowe RJ, Saletta JD, Read DR, Radhakrishnan J, Moss G. Should laparotomy be mandatory or selective in gunshot wounds of the abdomen? J Trauma. 1977 Dec; 17(12):903-7. doi: 10.1097/00005373-197712000-00003
16. Dawidson I, Miller E, Litwin MS. Gunshot wounds of the abdomen. A review of 277 cases. Arch Surg. 1976; 111(8):862-5.
17. Lowe RJ, Boyd DR, Folk FA, Baker RJ. The negative laparotomy for abdominal trauma. J Trauma. 1972;12(10):853-61.
18. Lamb CM, Garner P. Selective non-operative management of civilian gunshot wounds to the abdomen: A systematic review of evidence. Injury.2014; 45:659-666.
19. Al Rawahi AN, Al Hinai FA, Boyd JM, Doig CJ, Ball CG, Velmahos GC, Kirkpatrick AW, Navsaria PH, Roberts DJ. Outcomes of selective

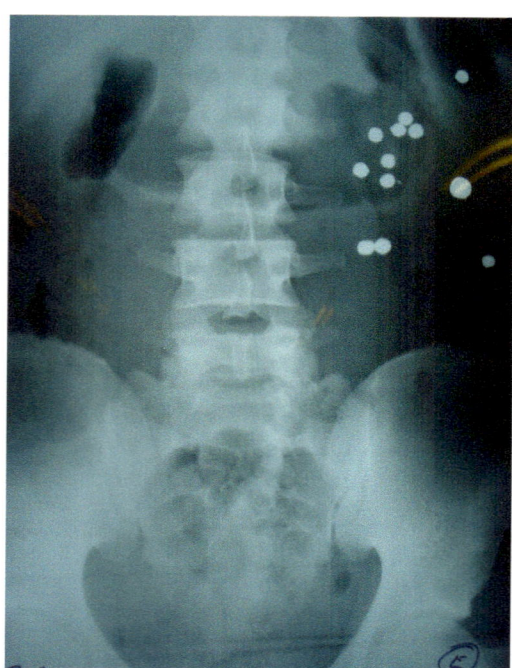

FIGURA 27.11 – *Radiografia simples do abdome em AP evidenciado nuvem de chumbo compacta e com pouca dispersão dos grãos de chumbo. Fonte: autores.*

nonoperative management of civilian abdominal gunshot wounds: a systematic review and meta-analysi. World J Emerg Surg. 2018. 27:13:55.
20. Ben-Menachem Y. Intra-abdominal injuries in nonpenetrating gunshot wounds of the abdominal wall: two unusual cases. JTrauma.1979;19(3):207-11.
21. Edwards AJ, Gaspard DJ. Visceral injury due to extraperitoneal gunshot wounds. Arch Surg. 1974; 108(6):865-6.
22. Renz BM, Feliciano DV Gunshot wounds to the right thoracoabdomen; a prospective study of nonoperative management. J Trauma 1994; 37:737-44.
23. Chmielewski GW, Nicholas JM, Dulchavsky SA, Diebel LW. Nonoperative management of gunshot wounds of the abdomen. Am Surg 1995; 61:665-8.
24. Demetriades D, Gomez H, Chahwan S, Charalambides K, Velmahos G, Murray M et al. Gunshot injuries to the liver: the role of selective nonoperative management. J Am Coll Surg 1999; 188:343-8.
25. Renz BM, Feliciano DV Gunshot wounds to the right thoracoabdomen; a prospective study of nonoperative management. J Trauma 1994; 37:737-44.
26. Starling SV, De Azevedo CI, Santana AL, Rodrigues BL, Drumond DAF. Lesão hepática isolada por arma de fogo: é possível realizar tratamento não operatório? Rev Col Bras Cir. 2015; 42:238-43.
27. Navsaria PH, Nicol AJ, Krige JE, Edu S. Selective nonoperative management of liver gunshot injuries. Ann Surg 2009; 249:653-6.
28. Starling SV, Rodrigues B de L, Martins MP, da Silva MS, Drumond DAF. Tratamento não operatório do ferimento por arma de fogo na região toracoabdominal direita. Rev Col Bras Cir. 2012; 39:286-94.
29. Cesar BP, Starling SV, Drumond DAF. Tratamento não operatório das lesões renais por arma de fogo. Rev Col Bras Cir. 2013; 40:330-34.
30. Voelzke BB, Mc Aninch JW. Renal gunshot wounds: clinical management and outcome. J Trauma 2009;66:593-601.
31. Velmahos GC, Demetriades D, Cornwell III HB, Murray J, Ascencio J, Berne TV. Selective management of renal gunshot wounds, Br J Surg 1998; 85:1121-4.
32. Demetriades D, Charalambides C, Lakhoo D, Pantanowitz D. Gunshot wounds of the abdomen: role of selective conservative management. Br. J. Surg. 1991;78:220-2.
33. Pryor JP, Reilly PM, Dabrowsky GP, Grossman MD, Schwab CW. Nonoperative management of abdominal gunshot wounds. Ann. Emerg. Med. 2004;43:344-53.
34. Como JJ, Bokhari F, Chiu WC, Duane TM, Holevar MR, Tandoh MA et al. Practice management guidelines for selective nonoperative management of penetrating abdominal trauma. J Trauma 2011; 68:721-33.
35. Demetriades D, Rabinowitz B, Sofianos C, Charalambides D, Melissas J, Hatzitheofilou C, Da Silva J. The management of penetrating injuries of the back. A prospective study of 230 patients. Ann Surg. 1988 Jan; 207(1):72-4.
36. Shanmuganathan K, Mirvis SE, Chiu WC, Killeen KL, Scalea TM. Triple contrast helical CT in penetrating torso trauma: a prospective study to determine peritoneal violation and the need for laparotomy. AJR Am J Roentgenol. 2001; 177(6):1247-56.
37. Duncan A, Philipis T, Sheldon B. Management of transpelvic gunshot wounds. J Trauma.1989; 29:1335-1340.
38. Velmahos CG, Demetriades D, Cornwell EE, Asensio J, Belzberg H, Berne TV. Gunshot wounds to the buttocks: predicting the need for operation. Dis Colon Rectum. 1997; 40:307-11.
39. Lunevicius R, Schulte KM. Analytical review of 664 cases of penetrating buttock trauma. World J Emerg Surg. 2011; 13(6):33.
40. Albergaria B. Feridas por Cartucheira no Sistema Musculo Esquelético In Albergaria B, editor. Ferimentos por Arma de Fogo em Ortopedia e Traumatologia. Belo Horizonte. Folium Editorial 2009:95-10.

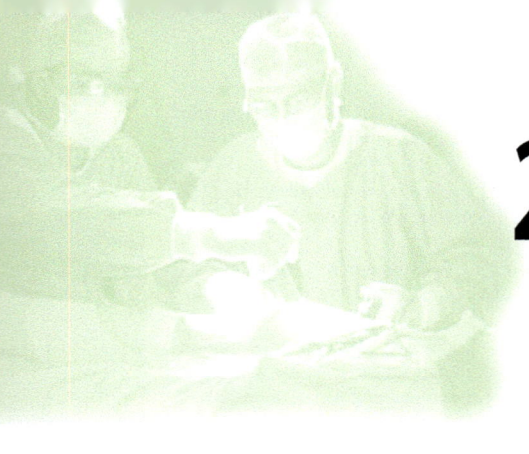

28 Lesões Musculoesqueléticas e Nervosas

Ubirajara Martins Figueiredo

Lesões traumáticas do sistema musculoesquelético

■ Introdução

As lesões traumáticas do sistema musculoesquelético crescem dia a dia, atreladas ao aumento da incidência de traumas, na rotina do homem moderno. Isto se deve a tendências como o impulso das práticas esportivas, notadamente as modalidades mais radicais, à violência urbana e do trânsito e aos acidentes profissionais e domésticos; os últimos envolvendo, principalmente, crianças e idosos.

Considerando as ocorrências de lesões traumáticas, estima-se que 2/3 afetem o sistema osteomuscular, produzindo lesões associadas (músculos, tendões, nervos, vasos). Essas lesões assumem maior gravidade no paciente politraumatizado, pelo comprometimento do membro afetado e pela ameaça à vida do doente.

O reconhecimento de fatores biomecânicos na recuperação do paciente e a criação de novos equipamentos e materiais têm favorecido os resultados do tratamento desse tipo de lesão.

O antigo conceito de imobilização rígida, com contenções prolongadas, foi contraposto pela introdução da fixação interna, de osteossíntese segura e mobilização precoce das articulações. Mas a nova técnica apresentou resultados conflitantes, pelas infecções decorrentes e pelo uso de implantes inadequados. Estabeleceram-se, em vista disso, controvérsias quanto à indicação do tratamento conservador ou cirúrgico. Na prática, cabe ao médico avaliar cada caso, optando dentre as técnicas disponíveis.

Este capítulo leva em consideração os princípios, em vez de técnicas, para tratamento das fraturas. Detalhes específicos para condução terapêutica de cada fratura estão fartamente descritos nos livros especializados. Contudo, observações de comportamento geral serão apresentadas. As fraturas expostas e as lesões dos nervos periféricos serão abordadas com maiores detalhes.

■ Biomecânica das fraturas

O osso é um tecido complexo e organizado caracterizado pela capacidade de autorrestauração quando fraturado (*restitutio ad integrum*), em vez de ser reparado por tecido cicatricial. A marcante diferença entre o osso e os outros tecidos é a sua estrutura dura, que resulta da deposição de substâncias minerais na sua matriz. Além da consistência, tem o osso a característica de elasticidade, que absorve forças de compressão, torção e tensão. As fraturas são resultantes da intensidade dessas agressões.

O osso é anisotrópico, isto é, tem a propriedade mecânica de variar de acordo com a direção da força aplicada[1]. O conhecimento dessa capacidade é baseado em estudos experimentais *in vitro* e em animais, havendo pouca informação de testes em humanos. Um estudo *in vivo* numa tíbia humana sob carga fisiológica demonstrou deformações cíclicas[2]. A duração, a frequência e a intensidade da força influenciam a propriedade mecânica do osso e, na prática, a magnitude, a duração e a direção da força determinarão a falha óssea.

O tipo de osso altera a propriedade mecânica. O osso esponjoso absorve mais energia, sendo menos sujeito à fratura; o osso cortical é mais suscetível.

■ Processo de consolidação

A consolidação da fratura é uma condição de neoformação tissular, onde uma ponte de calo ósseo é construída entre os cabos fraturados, terminando com a restauração do tecido.

Indução

Imediatamente após a fratura existe sangramento do osso fraturado e dos tecidos vizinhos lesados, com formação de hematoma. Segue-se um processo inflamatório com indução de formação óssea.

Formação do calo ósseo

O tecido granulomatoso é invadido por células osteogênicas (progenitoras) e fibras colágenas são depositadas formando a matriz que é mineralizada. Uma ponte óssea começa então a ser formada, originando-se do periósteo e do endósteo, na tentativa de unir os cabos fraturados numa sequência de eventos[3]. Este processo de formação óssea é chamado de secundário ou indireto, diferenciando-se do processo primário ou direto, onde o osso se forma sem a produção de calo evidente, como observado nas osteossínteses por compressão[4].

Remodelação

Formada a ponte óssea assegurando a união, inicia-se a fase de remodelação; o processo de deposição (osteoblástico) e reabsorção óssea (osteoclástico) continua e o osso imaturo vai sendo substituído por osso lamelar, com restauração da estrutura óssea.

Fraturas e lesões associadas

Uma fratura pode ser definida, de forma simplista, como a interrupção na continuidade do osso. Quando se fala de fratura, pensa-se em osso quebrado, visualizando a imagem radiográfica. Entretanto, deve-se ter em mente não só o osso, mas também as estruturas que o envolvem no local da fratura, isto é, avaliar as possíveis lesões de partes moles.

O osso normal, aparentemente rígido, tem um grau de elasticidade capaz de suportar agressões físicas. A morfologia ou a orientação do traço de fratura é determinada pela intensidade e direção da força de impacto. Existem evidências que sugerem as possíveis lesões associadas[5].

Classificação das fraturas

A classificação das fraturas tem importância prática por indicar a natureza da lesão e possibilitar a indicação do tratamento apropriado. A comparação dos resultados, obtidos com diferentes métodos de tratamento, só é possível quando se baseia em um tipo de classificação, assegurando agrupar lesões semelhantes para cada tipo de tratamento.

A fratura pode ser descrita de acordo com o local, a extensão, a configuração, a relação dos fragmentos entre si, a comunicação com o meio ambiente e o envolvimento de estruturas associadas.

Quanto ao local, podem ser diafisárias, metafisárias ou epifisárias. As fraturas que ocorrem nas extremidades dos ossos longos podem envolver as articulações, sendo classificadas como intra ou extra-articulares. Ocorrendo em crianças, nas quais as placas epifisárias (de crescimento) estão abertas, apresentam o potencial risco de distúrbio do crescimento ósseo (Figura 28.1).

Quanto à extensão, podem ser completas ou incompletas e, de acordo com a configuração, podem ser transversas, oblíquas, espirais, segmentares ou cominutivas.

Quanto à relação dos fragmentos entre si, podem ser impactadas, sem desvios, ou desviadas (anguladas, cavalgadas, rodadas).

As fraturas são consideradas fechadas quando a pele está intacta; ao contrário, nas fraturas expostas o foco de fratura está em comunicação com o meio ambiente. Naturalmente as fraturas expostas correm maior risco de sofrer contaminação e tornarem-se infectadas.

Aspectos clínicos e diagnóstico

História clínica

Uma fratura, via de regra, ocorre como resultado de um traumatismo. Exceções são as fraturas patológicas ou por estresse.

Em muitos pacientes a coleta da história é fácil, com obtenção dos detalhes importantes; outros, com quadro de sofrimento de dor, ansiosos e, particularmente, com

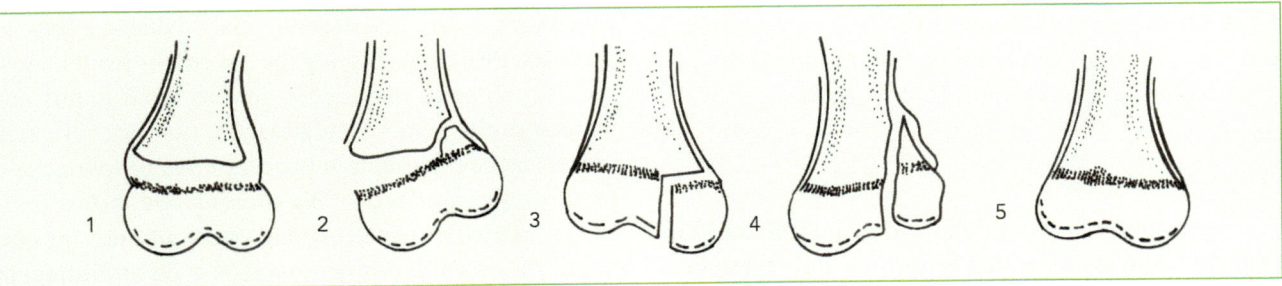

FIGURA 28.1 – Lesões da placa epifisária. 1: descolamento epifisário sem desvio; 2: fratura através da fise e da metáfise; 3: fratura intra-articular da epífise com descolamento da fise; 4: fratura da epífise e da metáfise através da fise; 5: compressão da placa epifisária. Fonte: autores.

crianças, as informações nem sempre são precisas. Importante investigar o mecanismo circunstancial do trauma (como, onde e quando aconteceu o acidente).

Exame físico

Olhar, palpar e movimentar é a tríade que deve nortear o exame físico, em casos de suspeita de fratura. Observar aumento de volume, deformidade, presença de equimose ou óbvia ferida. A palpação produz dor no foco da fratura por pressão local, sendo um sinal característico; a manipulação, que ocasiona mobilidade anormal no foco da fratura, deve ser feita com cuidado, para evitar maior dano, na busca da crepitação. A impotência funcional impeditiva do movimento é uma particularidade da fratura. Exames circulatório e neurológico do segmento afetado devem complementar o exame semiológico.

Exame radiológico

O diagnóstico de uma fratura é usualmente fácil pelo exame clínico, mas o exame radiográfico é necessário, para estabelecer a natureza e a extensão da lesão. Pelo menos duas incidências são obrigatórias (anteroposterior e lateral), devendo incluir todo o osso e as articulações de cada extremidade. Algumas fraturas devem ser exploradas com outras incidências ou diferentes tipos de exame por imagem (tomografia computadorizada ou ressonância magnética).

Métodos de tratamento

Imobilização gessada

É a forma mais simples de tratamento para as fraturas estáveis, sendo a maioria tratada por esse método. Em algumas fraturas, particularmente no antebraço e na perna, em que obliquidade e cominuição predispõem à perda de redução, técnicas de moldagem com aplicação do princípio de três pontos de fixação estão bem descritas na literatura[3]. Para controlar os desvios rotacionais é necessário incluir no gesso as articulações, acima e abaixo da fratura.

A finalidade do tratamento com gesso é aliviar a dor e manter o alinhamento da fratura, possibilitando a consolidação e a restauração da função.

Tração

É um tipo seguro e satisfatório de imobilização de fraturas instáveis. Esse tipo de técnica pode ser aplicado por sustentação na pele ou através do esqueleto, sendo, geralmente, usado em fraturas cominutivas instáveis do membro inferior. De aplicação simples, possibilita alinhamento satisfatório, mas com os riscos inerentes à imobilização do paciente no leito. É mais usada em crianças, nas quais o tempo de imobilização é curto.

Este método de tratamento tem sido adotado há séculos, como tratamento definitivo, e permanece em voga em muitas regiões onde existe carência de assistência especializada. O autor teve oportunidade de tratar uma fratura supracondiliana do úmero de uma criança, complicada com paralisia dos nervos radial, mediano e ulnar. A criança, de 10 anos de idade, chegou ao hospital 2 horas após o acidente (queda de cavalo), sem pulso radial palpável e com um edema significativo no cotovelo, que impossibilitava a manipulação. Tração esquelética transolecraniana foi instalada e mantida ao longo do processo de consolidação clínica; houve total regressão das lesões associadas e restauração completa dos movimentos do cotovelo.

Fixação externa

A ideia de imobilização óssea através de fixação externa do esqueleto é antiga, mas em consequência das dificuldades encontradas nas tentativas iniciais, por complicações biológicas e mecânicas, seu uso foi desencorajado. Atualmente existem vários sistemas que garantem, de maneira segura, a estabilização do esqueleto, facilitando o tratamento das lesões de partes moles e favorecendo a consolidação. Está indicada principalmente nas fraturas expostas graves, com perda de substância, quando a fixação interna é desaconselhável.

Tem sido sugerido que a diminuição gradativa da rigidez da configuração pode ser possível e mesmo desejável para incrementar a produção de calo ósseo[6]. Estudos têm investigado a influência de movimento axial intermitente favorecendo a osteogênese no processo de consolidação[7,8].

Fixação interna

O tratamento das fraturas com osteossíntese visa obter e manter a redução, possibilitando a mobilização precoce e a restauração muscular, criando condições favoráveis à consolidação. É principalmente usado em fraturas instáveis, que necessitam de redução e fixação precisas. Princípios biológicos devem ser respeitados, para se evitar as dissecções amplas, com danos aos tecidos moles, e à vascularização, que podem gerar complicações, inibindo o processo de consolidação e predispondo à infecção. Na presença de lesões múltiplas, particularmente quando ocorrem num mesmo membro, os cuidados ortopédicos e de enfermagem são substancialmente simplificados no pós-operatório, após a estabilização das fraturas.

Fraturas intra-articulares

O tratamento das fraturas articulares difere dos demais por fatores específicos. As superfícies articulares necessitam de congruência. Embora pequenas deformidades possam ser aceitáveis, quando existe incongruência articular a incidência de osteoartrose pós-traumática é previsível. Assim, redução anatômica e fixação interna rígida são requisitos essenciais para permitir a mobilização, função fundamental da articulação. A mobilização precoce, entre outros benefícios, favorece a consolidação das fraturas articulares, enquanto prolongadas imobilizações resultam em degeneração das articulações[9].

Complicações

É sabido que o dano às partes moles dificulta a consolidação; a gravidade das fraturas está associada à extensão das lesões dos tecidos vizinhos em torno do osso[10] e deverão ser consideradas no tópico das fraturas expostas.

Síndrome compartimental

O aumento da pressão nos tecidos dentro de um compartimento osteofascial de um segmento de membro pode ser causado por obstrução da perfusão neuromuscular[11].

Sangramento em compartimento com fratura, esmagamento ou coagulopatias podem ocasionar síndrome compartimental. São frequentes as complicações decorrentes de aparelhos gessados circulares apertados; queixas de dor intensa, exacerbadas pelo movimento de extensão passiva da musculatura afetada, edema e diminuição da sensibilidade distal são sinais que devem alertar para isquemia. A presença de pulso periférico distal à compressão não exclui a síndrome. A ação imediata do cirurgião deve ser voltada para restaurar a circulação, sem perda de tempo com outras investigações como, por exemplo, angiografia. Fasciotomias amplas longitudinais devem ser feitas para liberar a tensão intracompartimental. Os segmentos envolvidos com maior frequência são o antebraço e a perna, fato que exige atenção redobrada do cirurgião.

McQuillan e Nolan[12] demonstraram a importância desses sintomas e recomendaram não prescrever analgésicos para pacientes com imobilizações gessadas após redução de fraturas, até que a complicação vascular tenha sido excluída.

Fraturas expostas

Considerações gerais

Define-se como fratura exposta aquela cujo foco de fratura tem comunicação com o meio ambiente. Por suposição, todas as fraturas expostas são contaminadas, sendo importante evitar que a contaminação seja transformada em infecção. O risco é considerável e sua ocorrência compromete a consolidação, com ameaça à função do membro.

Princípios básicos do tratamento

O primeiro aspecto a ser considerado no tratamento da fratura exposta é o cuidado com a ferida. Isto implica em promover um desbridamento radical, com remoção de todos os tecidos desvitalizados e corpos estranhos, com o cuidado de deixar a ferida aberta conforme a gravidade da lesão. O segundo diz respeito à estabilização da fratura. Seguindo esses princípios é possível reduzir a incidência de infecção[13].

Com o desenvolvimento das técnicas de fixação externa, propiciando um meio biomecânico favorável para a cicatrização, grande parte das fraturas expostas tem sido tratada com esse método. Entretanto, existem indicações para fixação interna ou uso de tração transesquelética. A principal vantagem da fixação interna é a facilidade do manuseio das partes moles, com garantia da estabilidade e estímulo à mobilização precoce, importantes para a reabilitação.

Com uso de fixação externa e aparelhos gessados como tratamento definitivo de fraturas dos ossos do antebraço por projétil de arma de fogo (PAF) de alta energia, Amaral encontrou baixo índice de resultados satisfatórios e alta taxa de complicações, recomendando o emprego de osteossíntese rígida[14].

Classificação das fraturas expostas

A opção do tratamento das fraturas expostas depende de diferentes fatores estabelecidos na classificação proposta por Gustillo e Anderson. Baseados nos resultados de um estudo de prevenção à infecção, incluindo 1.025 fraturas expostas de ossos longos, esses autores propuseram a divisão dessas fraturas em três grupos:

- *Grupo I* – fratura simples, com ferida limpa menor que 1 cm e mínima contusão muscular.
- *Grupo II* – fratura suja, com laceração maior que 1 cm e menor que 10 cm, com moderado traumatismo muscular e fratura segmentar.
- *Grupo III* – fratura com grande sujidade, extensas lesões de partes moles (incluindo vascular), destruição óssea ou amputação traumática.

As fraturas do grupo III são subdivididas em três subgrupos:

- *Grupo III A* – extensa lesão de partes moles, mas com cobertura óssea; fratura cominutiva ou produzida por arma de fogo (PAF).

- *Grupo III B* – grave lesão de partes moles, contaminada, com perda óssea necessitando de reconstrução.
- *Grupo III C* – ferida extensa com grande dano de partes moles e ósseo, com lesão vascular.

Lesões classificadas como dos tipos I ou II pelos seus aspectos, mas provenientes de zona rural ou ambientes contaminados, devem ser consideradas como do tipo III.

Tratamento das fraturas expostas

O tratamento das fraturas inicia-se no local do acidente, com avaliação global do paciente e atenção às prioridades. Trataremos aqui do atendimento hospitalar, seguindo os diferentes procedimentos de maneira sistematizada.

- *Na sala de emergência* (SE) – Cobrir a ferida com compressa estéril, mantendo a imobilização provisória feita no local do acidente. Evitar qualquer manuseio do foco da fratura ou tentativa de limpeza nesta fase.
- *Na sala de cirurgia* (SO) – Com a ferida coberta, fazer limpeza exaustiva do membro com água e sabão, para remoção de toda sujeira. Antissepsia com tintura antisséptica (clorexidine) evitando que a solução penetre na ferida.

Após a preparação dos campos, o membro deve ser colocado numa bacia estéril para que a ferida seja lavada com soro fisiológico em grande volume, em torno de 10 litros. A lavagem com fluxo a jato reduz o volume de soro a ser utilizado, bem como o tempo de aplicação. Complementa-se essa lavagem com a retirada de fragmentos ósseos soltos, corpos estranhos e toda a sujeira. Nesta etapa recomenda-se a troca da indumentária da equipe cirúrgica. A antissepsia deverá ser repetida e novos campos colocados. Segue-se o desbridamento, com remoção de todos os tecidos desvitalizados (pele, músculo, osso) e corpos estranhos residuais. As bordas da ferida devem ser regularizadas e fasciotomia longitudinal, particularmente nas fraturas do antebraço e perna, deve ser feita. Completa-se o desbridamento com a limpeza das extremidades ósseas.

Revisão deve ser observada, para garantia de que a toalete foi completa. Segue-se a eleição do método de fixação mais apropriado.

Fechamento da ferida

A opção dependerá de diferentes fatores, baseados na classificação citada, levando em consideração o aspecto anatomopatológico da fratura, a extensão das lesões de partes moles, o grau de contaminação e a energia causadora do trauma.

As feridas pequenas, com mínima contaminação, após a regularização podem ser suturadas sem tensão. As feridas mais extensas, com maior potencial de contaminação, devem ser deixadas abertas.

Após 48 h uma revisão deve ser feita na SO; caso haja necessidade, outra revisão em 3 ou 4 dias. Nessa fase, afastada a infecção, a cobertura cutânea poderá ser tratada através de enxertos livres ou retalhos pediculados, dependendo da necessidade.

Recomendação de Gustillo: "Havendo a menor dúvida na mente do cirurgião sobre a eficácia do desbridamento da ferida após uma fratura exposta, esta não deverá ser fechada, independentemente do tipo da fratura. Para o cirurgião que trata ocasionalmente uma fratura exposta, a regra segura é deixar a ferida aberta".

Considerações finais

- As fraturas expostas necessitam de tratamento de emergência, com desbridamento radical e copiosa irrigação.
- O fechamento da ferida pode ser efetuado nas fraturas dos tipos I e II, mas o fechamento secundário é recomendado para as lesões do tipo III.
- A estabilização da fratura é necessária para o manuseio das partes moles, propiciando a consolidação.
- Antibióticos devem ser aplicados antes, durante e após o ato cirúrgico, com injeção intravenosa de cefalosporina isolada ou em associação com aminoglicosídeo.
- A profilaxia para o tétano deve ser feita de rotina na sala de emergência.

Avanços no tratamento das fraturas

Cirurgias minimamente invasivas; estímulo à formação óssea

Métodos modernos de condução do tratamento incluem técnicas cirúrgicas com acessos reduzidos, menor trauma de partes moles e preservação da vascularização no foco da fratura, em benefício do prognóstico. Redução do tempo cirúrgico, tempo de consolidação mais curto, diminuição da incidência de infecção, menor período de internação e de custo do tratamento são vantagens inerentes ao método.

Nas fraturas diafisárias dos ossos longos, o dogma de estabilização absoluta foi substituído por fixação biológica, deixando intacto o foco de fratura; nas fraturas articulares, o conceito de redução anatômica e a fixação rija são fundamentais para garantir a congruência das superfícies articulares.

A dificuldade da técnica cirúrgica minimamente invasiva consiste na necessidade de redução à distância (redução indireta), para não molestar o foco da fratura. O uso de mesa ortopédica especial, distrator de fratura, fixador externo, pinças ósseas especiais e fluoroscopia possibilita a redução da fratura com o foco fechado. Tal manobra preserva o hematoma focal, fator importante para o início da formação do calo, mantendo a vascularização dos fragmentos ósseos. Cirurgia minimamente invasiva não deve significar fratura insuficientemente reduzida, mas técnica minimamente traumática, com conceito de redução indireta, preservação da vascularização e estabilização biológica. Pode ser realizada com implantes clássicos (pino, fixador externo, placa em ponte, haste intramedular bloqueada), de modo percutâneo, visando a melhor recuperação funcional do paciente. Novos implantes têm sido desenvolvidos como, por exemplo, a placa LCP (*locking compression plate*), que estabelece um novo conceito de estabilização. Neste sistema os parafusos são rosqueados na placa e não no osso, permitindo que a placa fique afastada do osso, evitando dano ao periósteo e necrose óssea subjacente.

Este novo sistema funciona como um fixador externo próximo ao osso, promovendo estabilidade mesmo em osso osteopênico, vantagem importante em comparação com as placas clássicas.

O tecido ósseo tem uma capacidade peculiar de regeneração, mas em algumas fraturas complexas torna-se necessário o uso de enxerto autólogo, significando outro procedimento cirúrgico. Investigações sobre o emprego de substâncias estimuladoras de osteogênese – fosfato de cálcio, sulfato de cálcio, proteínas osteogênicas (BMP-7) e proteínas morfogênicas (BMP-2) – têm demonstrado melhora na consolidação, com comprovação radiológica, histológica e mecânica[15].

Pesquisadores estão empenhados em melhorar o potencial osteogênico de preparados da medula óssea humana, desenvolvendo sistemas de aplicação local de proteínas osteoformadoras e explorar a utilização sistêmica de fatores de crescimento.

Lesões dos nervos periféricos

Introdução

As lesões dos nervos periféricos são comuns em traumatismos que envolvem as extremidades e, via de regra, causam incapacitação motora e sensitiva, particularmente nos membros superiores, onde são mais frequentes.

O efeito das lesões nervosas, que podem ser completas ou parciais, únicas ou múltiplas, exige um exame clínico acurado. Preocupação com o futuro funcional do segmento lesado leva em consideração dor, sensibilidade e capacidade motora.

Várias formas de lesões nervosas podem ocorrer, de acordo com o envolvimento dos fascículos ao longo do eixo do tronco nervoso. O entendimento dessas lesões é importante para o correto plano de tratamento, com definição da natureza e do prognóstico da lesão.

Estrutura nervosa

O tronco nervoso periférico é composto de várias fibras englobadas por tecido conjuntivo de suporte. Funcionalmente existem três tipos de fibras: motoras, que controlam a atividade voluntária do músculo, carreando impulsos do sistema nervoso central ao músculo periférico; sensitivas, que levam impulsos dos vários receptores para o sistema nervoso central, no qual são interpretados como sensações; autônomas, relacionadas com o controle da musculatura lisa, atividade glandular e outras funções involuntárias do corpo.

Os axônios, elementos condutores dos nervos periféricos, são extensões citoplasmáticas dos corpos celulares dos cornos anteriores da medula espinal e dos gânglios dorsais. As fibras nervosas periféricas estão envoltas por células de Schwann, uma para cada segmento entre os nódulos de Ranvier. Essas células possuem pseudópodos que se entrelaçam com fibras vizinhas formando um intrincado complexo. As células de Schwann envolvem o axônio formando um envelope lamelar, a bainha de mielina. Feixes de axônios juntos com as células de Schwann e matriz endoneural estão envolvidos por uma membrana, o perineuro. O tronco nervoso é formado por um conjunto desses fascículos, que são englobados por uma capa de tecido conjuntivo formando o epineuro. De uma camada adventícia difusa semelhante ao mesentério, o mesoneuro, pedículos vasculares garantem a vascularização segmentar do tronco nervoso (Figura 28.2).

Em virtude de sua rica vascularização, os nervos são menos suscetíveis à isquemia que os músculos esqueléticos, sofrendo menos que estes. Quando da mobilização cirúrgica em neurólise, cuidado especial deve ser tomado para não lesar os grandes vasos nutridores, comprometendo a vascularização nervosa. Havendo escolha, a mobilização do nervo seccionado deve preferir o proximal ao cabo distal.

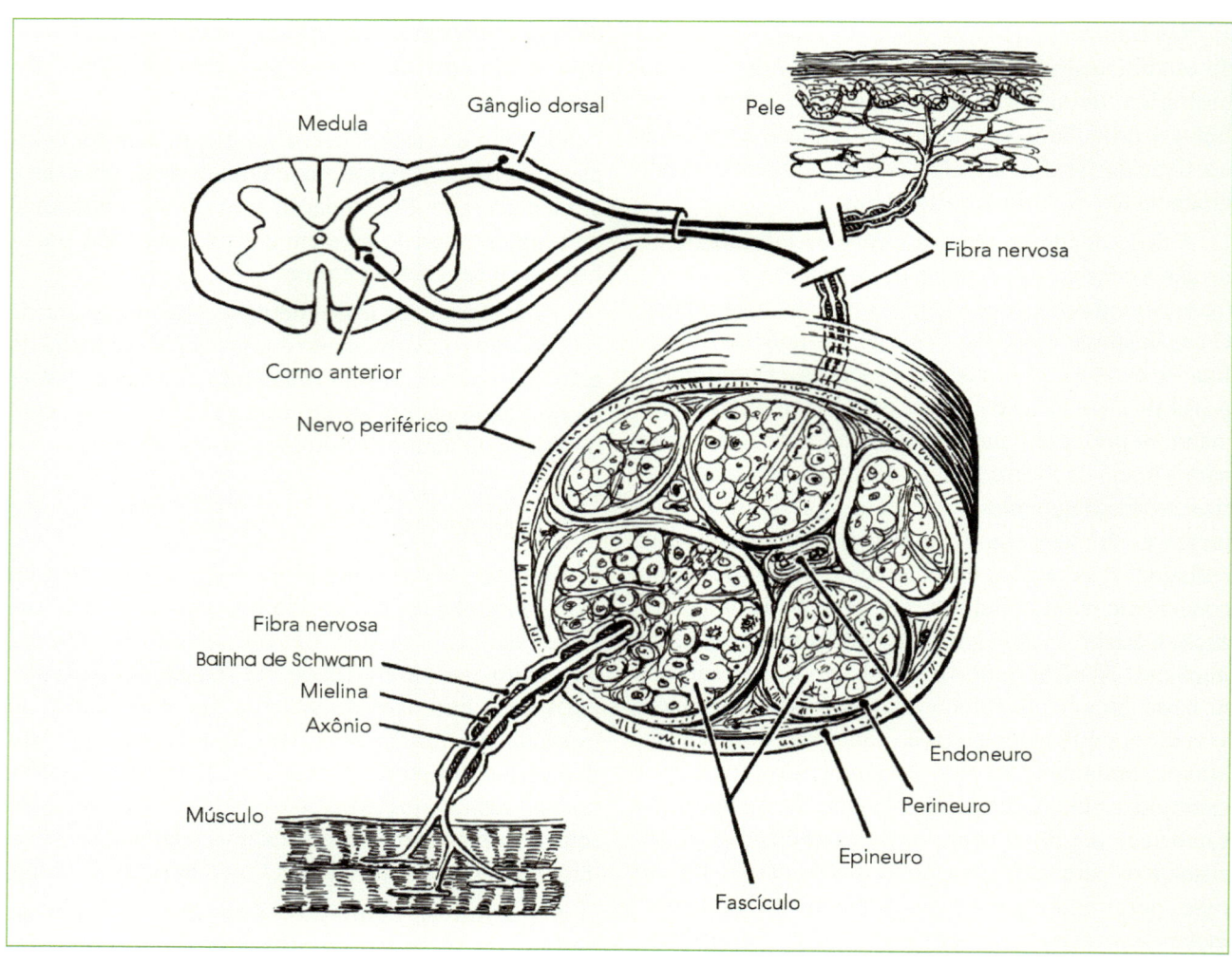

FIGURA 28.2 – *Anatomia esquemática do nervo periférico.* Fonte: autores.

Classificação das lesões nervosas

Seddon descreveu, segundo o grau de gravidade, uma classificação dividindo as lesões traumáticas dos nervos periféricos em três tipos:

- *Neuropraxia* – Quando o nervo sofre uma temporária alteração fisiológica que causa interrupção da condução. Inexiste alteração anatômica e o nervo mantém sua continuidade. A recuperação motora e sensitiva é completa após alguns dias.
- *Axoniotmese* – Onde há lesão do axônio, mas com preservação da bainha de Schwann, permanecendo inalterado o endoneuro. Existe bloqueio da condução nervosa sensitiva e motora distal à lesão, mas pode haver regeneração com recuperação da função num prazo de semanas ou meses.
- *Neurotmese* – Significa lesão total do nervo, com perda completa da função nervosa, não sendo possível a recuperação espontânea. As alterações distais à lesão são semelhantes às observadas na axoniotmese e, nos estágios iniciais, as duas são indistinguíveis, só se tornando possível a diferenciação pela exploração cirúrgica. A neurorrafia é imprescindível para a recuperação.

Embora outros autores tenham acrescentado algumas modificações, a classificação de Seddon permanece e é usada universalmente.

Degeneração e regeneração

A interrupção da continuidade do axônio determina degeneração da fibra nervosa e sua extensão depende da causa do traumatismo.

No foco da secção do nervo desenvolve-se um processo degenerativo, tanto no coto proximal como no distal. Neste há formação de colágeno, denominado glioma, enquanto naquele se forma o neuroma, tanto maior quanto maior a violência do trauma[16,17]. A regeneração dos axônios produz-se ao longo do tubo neural num ritmo de 1 mm por dia; isto pode ser observado durante o acompanhamento do doente após a neurorrafia.

Exame do paciente com lesão nervosa

A avaliação neurológica pré-operatória é crítica. Havendo lesão completa do nervo, as funções sensitiva e motora inexistem na área de distribuição do nervo envolvido. As lesões mais frequentes resultantes de trauma ocorrem no nervo radial no braço, associadas à fratura da diáfise do úmero; nos nervos ulnar e mediano ao nível do punho, por cortes com cacos de vidro ou arma branca; lesão do nervo ciático na luxação posterior do quadril e fraturas da bacia; lesões do plexo braquial resultantes de acidentes de trânsito e tocotraumatismos. Contudo, lesões nervosas podem estar associadas a qualquer tipo de fratura ou luxação, de tal forma que um exame neurológico detalhado distal à lesão é recomendado.

Desde que a grande maioria das lesões nervosas associadas a fraturas fechadas é do tipo neuropraxia ou axoniotmese, que se resolvem espontaneamente, os nervos não são explorados de rotina. Caso não haja sinais de regeneração nas primeiras semanas, passando o tempo de recuperação da neuropraxia, certamente a lesão será axoniotmese ou neurotmese, sendo indicada a exploração do nervo.

Em pacientes politraumatizados ou com traumatismo cranioencefálico, a avaliação clínica nem sempre é possível, mas lesões suspeitas devem ser investigadas.

O exame deve incluir pesquisa da sensibilidade, proximal e distalmente à lesão, tanto superficial como profunda. Importante observar as alterações simpáticas e, nos casos de lesão do plexo braquial, a presença de síndrome de Horner, caracterizando lesões pré e pós-ganglônicas.

O exame motor deve seguir a avaliação da força muscular segundo a escala do *Medical Research Council* (MRC):

- Grau 0 – paralisia completa;
- Grau 1 – contração muscular sem movimento;
- Grau 2 – contração muscular com movimento eliminando a gravidade;
- Grau 3 – contração muscular com movimento contra a gravidade, mas sem resistência;
- Grau 4 – contração muscular com movimento contra a resistência parcial;
- Grau 5 – força muscular normal.

Alguns pacientes produzem movimentos falsos (*trick movements*), usando um músculo normal para substituir a ação de outro paralisado; como, por exemplo, na paralisia do nervo ulnar, onde o adutor do polegar paralisado é substituído pelo flexor profundo para segurar uma folha de papel entre os dedos, caracterizando o sinal de Froment (Figura 28.3).

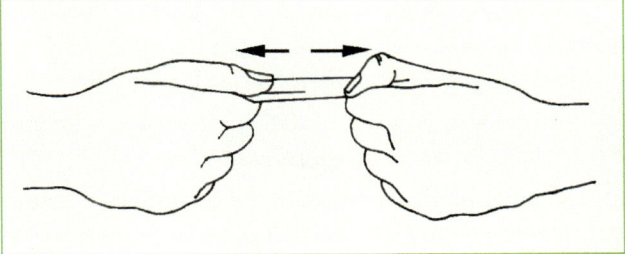

FIGURA 28.3 – *Sinal de Froment.* Fonte: *autores.*

Atentar para a presença de anomalias congênitas ou variações de inervação muscular que possibilitam confusão diagnóstica[18].

Reparo nervoso

O uso da microcirurgia na reconstrução nervosa possibilita a sutura epineural, aproximando com precisão os cabos seccionados. Na técnica de sutura alguns pontos básicos devem ser observados: uso de microscópio ou lupa de magnificação, material de sutura e instrumental apropriados, para perfeita identificação das estruturas lesadas. A estimulação elétrica serve para identificar feixes motores e sensitivos.

A natureza da lesão sugere a extensão do dano nervoso. A maioria das lesões nervosas agudas pode ser reparada primariamente. Nas feridas limpas, a sutura primária está indicada após a regularização dos cotos com pontos epineurais (Figura 28.4).

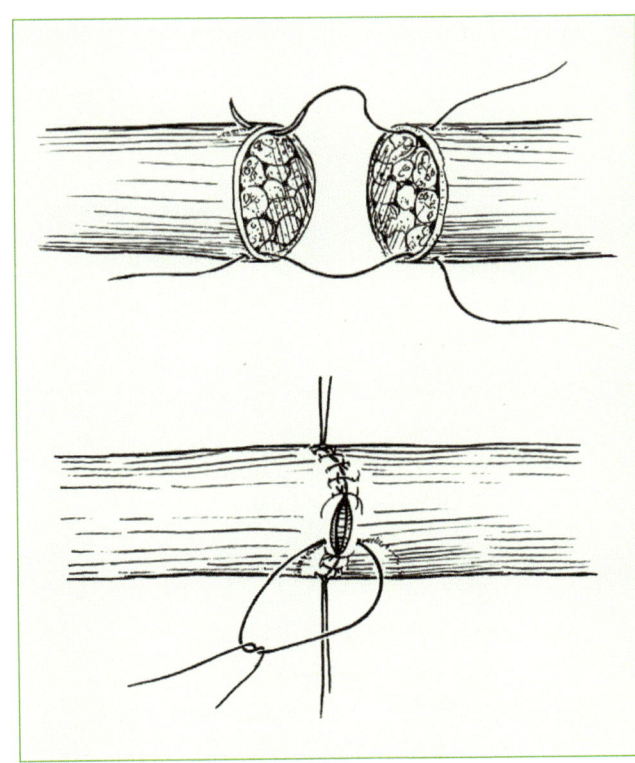

FIGURA 28.4 – *Neurorrafia epineural.* Fonte: *autores.*

É essencial a identificação de fibrilas nervosas normais nas duas extremidades para aproximar os fascículos e proceder a neurorrafia (Figura 28.5).

A orientação da sutura é dada pelo posicionamento e pela vascularização dos fascículos[19].

Havendo perda de substância que impeça a sutura sem tensão, o enxerto nervoso deve ser considerado. O enxerto possibilita o reparo sem tensão, mas tem as desvantagens de uma incisão extra e da alteração de sensibilidade na área doadora. Os nervos mais frequentemente usados como enxerto são o sural, medial cutâneo do braço e do antebraço. Pequenos afastamentos podem ser compensados com neurólise proximal, após a ressecção do neuroma. A transposição nervosa é outro recurso utilizado para compensar perdas maiores, como transferência anterior do nervo ulnar ao nível do cotovelo. Caso contrário, pontos de reparo são aplicados, protegendo o nervo com uma lâmina plástica, deferindo a sutura nervosa para um segundo tempo, 3 ou 4 semanas após o acidente, tempo em que a extensão do dano nervoso pode ser avaliada e a bainha nervosa está mais espessa, facilitando a sutura epineural. A neurorrafia deve ser protegida por imobilização gessada, com o cuidado de evitar posições forçadas.

Prognóstico das lesões nervosas

Vários fatores determinam a evolução e o resultado final do tratamento das lesões nervosas. A idade é fator de suma importância, com as crianças apresentando os melhores resultados. O nível da lesão também é significante; quanto mais proximal (alta) a lesão, pior o prognóstico. Como o nervo cresce na proporção de 1 mm por dia, reparação de lesões na axila proporciona, apenas, alguma função da musculatura extrínseca e sensibilidade de proteção na mão. A natureza da lesão é importante, sendo as lesões por tração ou esmagamento as mais complicadas, em comparação com as feridas cortantes, com perdas segmentares do tronco nervoso. Finalmente, o tipo de nervo lesado é também significante. Existe grande chance de excelente resultado na sutura nervosa do radial no braço. A recuperação dos nervos mediano e ulnar apresenta resultados menos gratificantes. A motivação do paciente é fator importante na recuperação; o desejo de compensação financeira, paga por seguradoras, faz com que alguns pacientes deixem de seguir os protocolos de reabilitação.

O sinal de Tinel é a demonstração mais evidente de regeneração nervosa, fazendo a percussão do nervo de distal para proximal. O paciente experimenta a sensação de choque no território do nervo. Quando isto é sentido distalmente à lesão, significa que a regeneração está progredindo ao contrário, a sensação de choque ao percurtir o local da lesão significa a formação de neuroma, o que impede a regeneração.

Reabilitação pós-operatória

No período pós-operatório, a manutenção dos movimentos dos dedos é crítica, sendo indicada a mobilização passiva imediatamente após a cirurgia e a mobilização ativa das articulações livres. A estimulação elétrica da musculatura desnervada tem sido motivo de debate. Mesmo na ausência de influência neurotrófica, a atividade contrátil produzida pela estimulação elétrica poderia ser benéfica para a recuperação motora[20]. Desnecessário enfatizar a importância da capacitação do cirurgião que se dedica a essa técnica de tratamento, como também a intervenção e a dedicação dos fisioterapeutas e terapeutas ocupacionais.

Novos horizontes

O tratamento das lesões traumáticas dos nervos periféricos prima por criar condições para a regeneração dos axônios através dos cabos nervosos seccionados. A aproximação dos cotos por sutura epineural foi aprimorada com o uso de magnificação microscópica, possibilitando a individualização dos fascículos para a execução de sutura perineural. Recentes estudos experimentais têm demonstrado o efeito benéfico do aspirado de medula óssea na regeneração de nervos periféricos seccionados[21]. Elegante trabalho de pesquisa elaborado

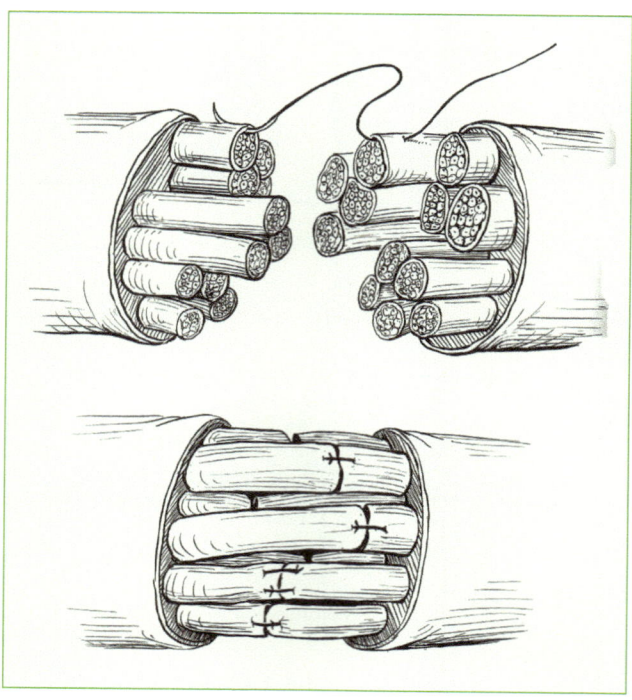

FIGURA 28.5 – *Neurorrafia perineural (interfascicular).* Fonte: *autores.*

por um grupo de cientistas da Universidade Federal do Rio de Janeiro[22], numa estratégia para melhorar a regeneração de nervos periféricos lesados, com implantação de células da medula óssea em nervos ciáticos de ratos, usando um tubo-guia de colágeno reabsorvível suturado às extremidades dos cotos proximal e distal do nervo seccionado. Concluíram que a associação de um colágeno biodegradável preenchido com células derivadas da medula óssea influenciou beneficamente a regeneração da fibra nervosa, abrindo uma nova perspectiva para o tratamento das lesões dos nervos periféricos.

Referências bibliográficas

1. Wolf J. The law of bone remodeling. Maquet P and Furlong R (trans). Berlin: Springer-Verlag; 1986.
2. Lanyon IE, Hampson WGJ, Goodship AE, Shah JS. Bone deformation recorded in vivo from strain gauges attached to the human tibial shaft. Acta orthop scandinavica. 1975;46(2):256-68.
3. Charnley J. The closed treatment of common fractures. Edinburgh: Churchill Livingstone; 1970.
4. Muller M, Allgower M, Schneider R, Willenegger H (eds.). Manual of internal fixation. 3rd ed. Berlin: Springer-Verlag; 1991.
5. Oni OO, Gregg PJ. Terminology, Description and Classification. In: Fractures and Dislocations. Paul Gregg (ed.). New York: Blackwell Science; 1996.
6. Burny F, Donkervolck M. Elastic fixation of fractures: biomechanics of fracture healing. In: Lane JM (ed.) Fracture healing, Chap 12, Bristol-Myers-Zimmer Orthopaedic Symposium. New York: Churchill Livingstone; 1987.
7. Kenwright J, Goodship AE.: Controlled mechanical stimulation in the treatment of tibial fracture. Clin Orthop. 1989;(241):36-47.
8. Figueiredo UM. The application of micromovement on distraction osteogenesis. Thesis of PhD, University of Bristol, England; 1993.
9. Salter RB. Textbook of Disorders and Injuries of the Musculoskeletal System. Baltimore: The William & Wilkins Company; 1970.
10. Holden CEA. The role of blood supply to soft tissues in the healing of diaphyseal fractures. J Bone Joint Surg. 1972;;54(5):993-1000.
11. Mubarack SJ, Hargens AR. Compartment syndromes and Volkmann's contracture. Philadelphia: Saunders; 1981.
12. McQuillan WM, Nolan B. Ischemia complicating injury. A report of 37 cases. J Bone Joint Surg. 1968;;50(3):482-92.
13. Gustillo RB, Anderson JT. Prevention of infection in the treatment of one thousand and twenty five open fractures of long bones. J Bone Joint Surg. 1976;58A(4):453-8.
14. Amaral NP, Giordano V, Gonçalves AP, Fabri HB, Tafas ML, Pallotino A et al. Fratura complexa dos ossos do antebraço por projétil de arma de fogo de alta energia – fixação externa versus aparelho gessado. Rev Bras Ortop. 2007;42(3):47-54.
15. Einhorn TA. The biology of fracture healing. The 3rd Conference of the International Society for Fracture Repair. September 24-26, Brussels, 1992.
16. Seddon HJ. Surgical disorders of the peripheral nerves. 2nd ed. CL Edinburgh: Springer; 1975.
17. Cabaud HE, Rodney WG, Nemeth TJ. Progressive ultrastructural changes after peripheral nerve transaction and repair. J Hand Surg. 1982;7(4):353-365.
18. Figueiredo UM, Hooper G. The abnormal course of the median nerve associated with an anomalous belly of flexor digitorum superficialis. The Hand .1980;12(3):273-4.
19. Millesi H, Meisel G, Berger A. The interfascicular nerve grafting of the median and ulnar nerves. J Bone Joint Surg. 1972;54(4):727-50.
20. Gelberman RH. Operative nerve repair and reconstruction. Philadelphia: JP Lippincott; 1991.
21. Chen CJ, Ou YC, Liao SL, Chen WY, Chen SY, Wu CW et al. Transplantation of bone marrow stromal cells for peripheral nerve repair. Disponível em: http://www.sciencedirect.com Acesso em: 12 jan. 2007.
22. Lopes FR, Campos LM, Corrêa Jr. JD, Balduino A, Lora S, Langone F et al. Bone Marrow stromal cell and resorbable collagen guidance tubes enhance sciatic nerve regeneration in mice. Disponível em: http://www.sciencedirect.com Acesso em: 20 fev. 2006.

Agradecimentos

Desejo expressar meu profundo agradecimento à minha mulher, pela meticulosa revisão e correção dos manuscritos. Ao Raphael Heitz, do Centro de Produção Científica do Instituto Nacional de Traumatologia e Ortopedia (INTO), por sua dedicação e cuidado na preparação das ilustrações.

29 Trauma Pelviperineal Complexo

Domingos André Fernandes Drumond

Introdução

Define-se como trauma pelviperineal complexo a condição em que a fratura pélvica está associada a uma ou mais das seguintes lesões circunvizinhas: dano significativo de partes moles; lesão do trato urogenital; lesão neurovascular; lesão anorretal.[1-4]

As fraturas pélvicas ocorrem pela absorção significativa de energia. A hemorragia pélvica, venosa ou arterial, é o grande desafio no atendimento inicial desses pacientes. As lesões associadas dificultam o tratamento e agravam o prognóstico.[1,2,5]

De fato, o traumatismo pélvico revela-se com uma entidade singular, não só como resultante da magnitude do mecanismo que o produz, mas também pela possibilidade de lesões concomitantes na área motora, urogenital, neurológica e intestinal. Ao se apresentar com grave desarranjo da arquitetura do anel pélvico, é frequentemente causa de instabilidade hemodinâmica pelo sangramento, de difícil tratamento e alta morbimortalidade.[5-8] A abordagem do paciente vítima de trauma pélvico grave é multidisciplinar. Exige rápida e correta sequência de condutas em busca de estabilidade, o que é importante fator prognóstico.

As fraturas da pelve constituem 1% a 3% de todas as fraturas do esqueleto, porém, estão presentes em até 20% dos politraumatizados.[2-4,7,8]

A participação do cirurgião é essencial no atendimento inicial do traumatizado pélvico, investigando lesões associadas à fratura do anel pélvico, tendo como guia o mecanismo de trauma, como mostra a Figura 29.2.

Devido à sua constituição, para que haja lesão do complexo osteoligamentar, a energia de movimento absorvida pela pelve deve ser de grande magnitude. Nessa circunstância, a presença de lesões associadas e múltiplas é frequente. A perda volêmica é a principal consequência da fratura de bacia.[7-11] Quando proveniente da lesão pélvica em si, as principais fontes são

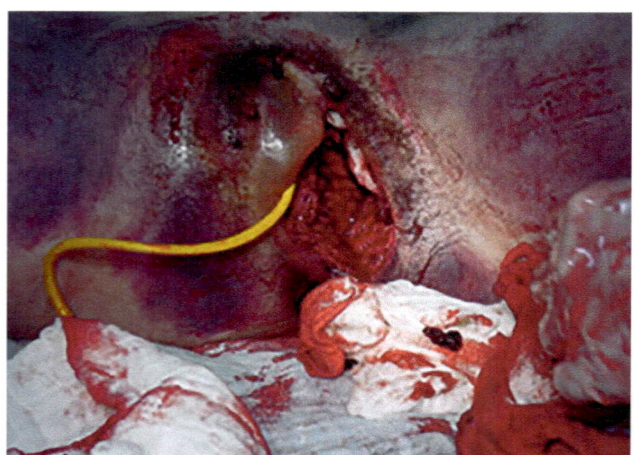

DEFINIÇÃO

Trauma pélvico complexo ➡ Fratura pélvica +
➡ Grave danos de partes moles
➡ Lesão do trato urogenital
➡ Lesão neurovascular
➡ Lesão anorretal

FIGURA 29.1 – *Trauma pélvico complexo: fratura pélvica associada a uma ou mais lesões circunvizinhas. Fonte: próprio autor.*

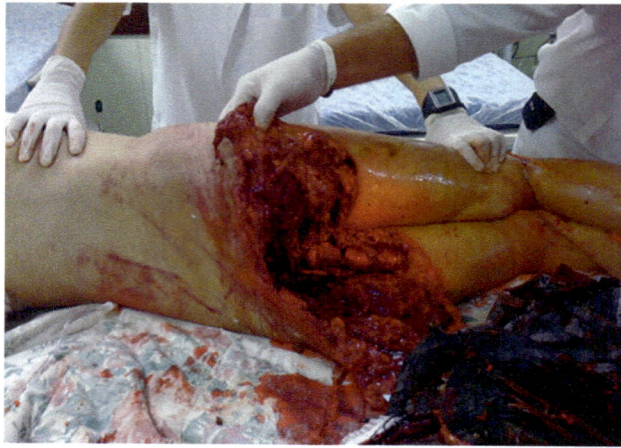

FIGURA 29.2 – *Trauma pélvico complexo: fratura pélvica associada a grave lesão de partes moles em acidente motociclístico. Fonte: próprio autor.*

as superfícies ósseas fraturadas, as lesões musculares, as lesões arteriais e venosas, principalmente as do plexo venoso pré-sacral. Sangramento de partes moles pode ser significativo e exigir rápido controle, muitas vezes por tamponamento (Figura 29.3).[7,8,12-15]

A participação integrada do cirurgião, do ortopedista e do hemodinamicista, cada um exercendo a sua função no momento oportuno, é fundamental.[12] Em relação às lesões associadas, 30% a 40% dos portadores de fratura de pelve têm lesões graves em outros segmentos corpóreos. As mais frequentes são: lesão de bexiga, de uretra, de reto extraperitonial, das vísceras maciças intra-abdominais, do hemidiafragma esquerdo e da aorta torácica.[7,8,15] Duas preocupações iniciais são fundamentais na assistência ao traumatizado com fratura pélvica: 1) diagnosticar se houve perda volêmica significativa e a sua origem; 2) diagnosticar ou afastar lesões associadas.

Mesmo com o progresso do atendimento ao traumatizado, a mortalidade do trauma pelviperineal complexo permanece elevada.[7,8,15] A hemorragia incontrolável é responsável por um terço dessas mortes decorrentes da fratura pélvica. Nos pacientes com trauma pelviperineal complexo, a infecção é frequente, e essa complicação aumenta sobremaneira a mortalidade.[3,4,7,8,15]

Objetiva-se, neste capítulo, dar ênfase aos aspectos que envolvem o mecanismo de trauma e sua classificação, padrão de lesão e ocorrências de lesões colorretais e urogenitais, mas, sobretudo, a importância do tamponamento extraperitoneal para controle do sangramento e da terapia com pressão negativa das lesões.

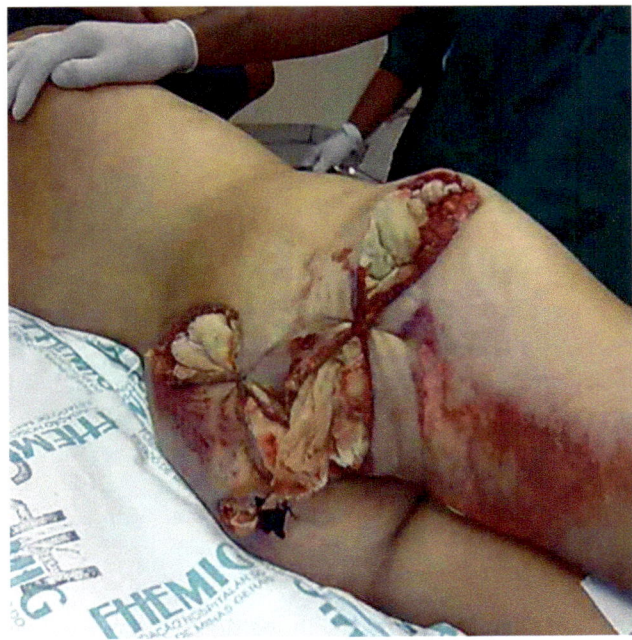

FIGURA 29.3 – *Trauma pélvico complexo: sangramento de partes moles inicialmente controlado por meio de tamponamento.* Fonte: próprio autor.

Mecanismo de trauma

Conhecer o mecanismo de trauma é fundamental no atendimento do politraumatizado.[7,8,15] É o caminho para o diagnóstico de lesões, muitas vezes, ocultas. Isso é de particular importância quando o paciente é portador de fratura de bacia. Nessa eventualidade, os padrões de força que causam esse tipo de lesão são: compressão lateral, compressão anteroposterior e cisalhamento vertical. Em pacientes com fraturas complexas, vários padrões de força podem atuar concomitantemente.[15-18]

Na compressão lateral, a lesão traumática decorre da rotação interna da hemipelve comprometida. As forças agem através da asa do ilíaco ou do grande trocanter. Esse fato explica a associação eventual entre fratura do acetábulo e fratura da bacia. Quando o complexo ligamentar permanece íntegro ou parcialmente lesado, a fratura permanece estável. Nesse tipo de fratura, o volume interno não aumenta, e o risco de hemorragia vultuosa é pequeno. Entretanto, essa rotação desloca e empurra o púbis internamente contra as vísceras do sistema geniturinário, resultando em lesões de bexiga e uretra.[1-3] Exemplo típico de acidentes que ocasionam esse tipo de lesão são as colisões e as quedas com impacto lateral.

Na compressão anteroposterior frequentemente ocorre disjunção da sínfise púbica. Quando essa disjunção é maior que 2,5 cm, a ruptura do complexo ligamentar posterior (sacrilíaco, sacro espinhoso e sacro tuberoso) é a regra. A disjunção da articulação sacroilíaca e a fratura do sacro são consideradas lesões graves porque abrem o anel pélvico (fratura em livro aberto), o que determina um aumento no volume total da pelve capaz de abrigar grande volume de sangue. A lesão do plexo venoso pré-sacral e, ocasionalmente, lesão dos ramos da artéria ilíaca interna são os grandes responsáveis pela perda sanguínea que, frequentemente, se associa a essa lesão de tamanha gravidade. Portanto, nessa ocasião, o fechamento do anel pélvico é essencial para estancar o sangramento. Esse tipo de fratura ocorre mais em atropelamentos, em colisões de motocicleta e esmagamento direto da pelve.[7,8,15]

Nas forças de cisalhamento vertical, fato frequente nas quedas de grandes alturas, uma grande energia é aplicada nas faces anterior e posterior do anel pélvico. A ruptura dos complexos ligamentares, principalmente posteriores (sacro espinhoso e sacro tuberoso), é a regra. Esse tipo de fratura pode provocar a elevação da hemipelve, o que gera uma grande instabilidade na estrutura osteoligamentar. Essa instabilidade e a propagação da energia de movimento podem gerar lesões do conteúdo pélvico (vasos e nervos) e, à distância, como ocorre com o diafragma.[7,8,15,19-21]

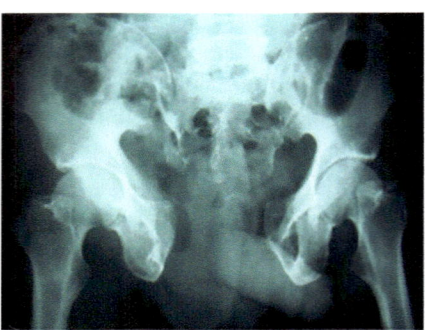 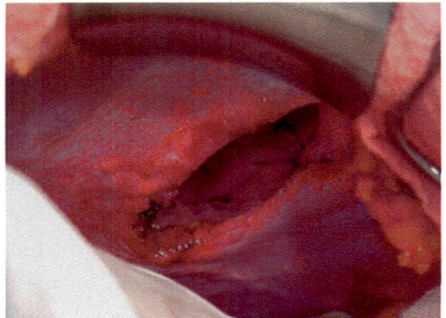 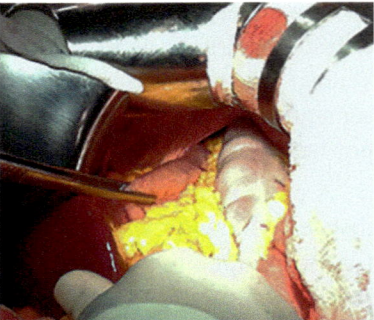

FIGURA 29.4 – *Importância do mecanismo de trauma: fratura pélvica associada à lesão do diafragma. Cólon esquerdo no espaço pleural. Fonte: próprio autor.*

A associação das forças de compressão e cisalhamento provocam lesões complexas, graves e bizarras que, frequentemente, se associam a hemorragia vultuosa, lesões associadas importantes, em especial o traumatismo cranioencefálico, culminando em alto índice de mortalidade.[15,20,21]

Classificação

A classificação da fratura possibilita o rápido reconhecimento do tipo de tratamento a ser instituído, suas implicações e prognóstico. Além disso, permite a comparação dos resultados obtidos entre os diversos centros de trauma. Em relação às fraturas de bacia, duas são as classificações mais utilizadas. A classificação de Young e Burgess se baseia no vetor da força e no mecanismo de trauma.[16,17] Três são os tipos que a compõe: A) compressão lateral; B) compressão anteroposterior e C) cisalhamento vertical. Todas com subtipos específicos. A outra classificação foi proposta por Tile.[18] É mais simples e abrangente, por se basear no mecanismo de trauma e no grau de instabilidade pélvica. Também é dividida em três tipos: A) estável com arco posterior intacto; B) parcialmente estável com ruptura incompleta do arco posterior e C) totalmente instável com ruptura completa do arco posterior. Cada tipo também é subdividido em vários subtipos. Nessa classificação o grau da instabilidade é diretamente proporcional à gravidade da lesão.[16-19]

Padrão de lesão do anel pélvico e ocorrência de lesões colorretais, urogenitais e de partes moles

A gravidade do trauma pélvico está diretamente relacionada a lesões associadas complexas. Fraturas da pelve apresentam lesões associadas em 2% a 25% dos casos.[20-24] O trauma contuso, com ruptura do anel pélvico, é o mecanismo mais frequente. As lesões urogenitais são mais comuns que as colorretais.[20-22]

No trauma contuso, os mecanismos de lesão são decorrentes da laceração direta por fragmentos ósseos, ruptura ou avulsão por forças de cisalhamento, esmagamento e explosão por aumento da pressão intracavitária.[20-22] No trauma penetrante, o mecanismo de lesão ocorre de forma direta por ação do agente agressor: arma branca (ruptura), arma de fogo (laceração, cavitação) e objeto perfuro-contuso (laceração).[22-24]

As lesões urogenitais estão associadas a fratura dos ramos púbicos, ruptura do anel pélvico anterior e posterior.[21,22] O cisalhamento vertical da hemipelve aumenta, ainda mais, o risco de lesão urogenital. O alargamento da sínfise púbica e diástase da articulação sacroilíaca propiciam instabilidade vertical da hemipelve. Nesses casos, a lesão uretral não é incomum.[7,8,15] Ela ocorre mais comumente em homens pelo maior comprimento da uretra. É importante ressaltar que, mesmo na ausência de fratura no trauma pélvico, lesões vesicais podem ser vistas em 17% a 25% dos pacientes.[15,22-24]

As lesões colorretais são mais associadas ao trauma penetrante por arma de fogo. O reto extraperitonial é o segmento mais acometido. Há correlação com 39% a 47% de lesão genitourinária, sendo a bexiga a lesão mais encontrada.[7,8,15,20,23,24]

As lesões de partes moles têm estreita relação com o mecanismo de trauma e a quantidade de energia absorvida na pelve. Basta dizer que a energia de movimento capaz de provocar grave desarranjo anatômico do anel pélvico é a mesma que passou pelas partes moles da região pelviperineal. Os tecidos que circunscrevem as estruturas osteoligamentares da pelve, não tendo resistência suficiente para suportar tamanha absorção de energia de movimento, acabam sendo lacerados e, por vezes, de forma grosseira.[7,8,15]

Diagnóstico

De acordo com os princípios do programa ATLS (*Advanced Trauma Life Support*), o exame do traumatizado pélvico inicia-se através da avaliação rápida do

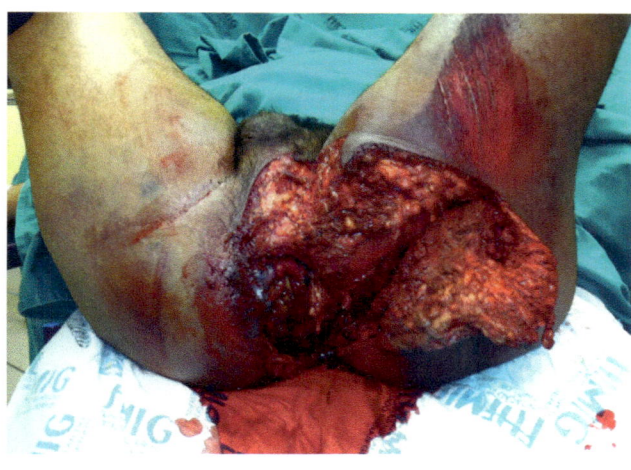

FIGURA 29.5 – *Trauma pélvico complexo com grave lesão de partes moles. Paciente em centro cirúrgico para desbridamento e higienização da lesão. Fonte: próprio autor.*

ABCDE: via aérea (A), ventilação(B) e circulação(C), tendo em vista que a prioridade inicial no trauma pélvico grave é a correção do sangramento.[25,26] A imobilização (com faixa, lençol ou tala ortopédica moldável) do anel pélvico (Figura 29.6) e investigação quanto à presença de hemoperitônio (FAST – *Focused Assessment with sonography for trauma)* são condutas prioritárias. A presença de líquido livre intraperitoneal e a condição hemodinâmica do paciente irão determinar o que fazer nesse primeiro momento.[25,26]

O mecanismo de trauma é fonte preciosa de orientação, e serve como guia na investigação da integridade da pelve e no reconhecimento ou não de lesões associadas. A queixa de dor no andar inferior do abdome ou na pelve deve chamar a atenção para provável fratura. Devido a menor resistência óssea nos idosos, traumas de pequena magnitude podem provocar fraturas nessa faixa etária.

O exame clínico se inicia com a inspeção de flancos, períneo, região glútea e raiz das coxas em busca de edema, hematomas, equimoses, ferimentos e escoriações. No homem é fundamental o exame do escroto e a pesquisa de sangue no meato uretral. O toque retal pode auxiliar na identificação de sangue ou espículas ósseas no reto. O deslocamento da próstata é indicativo de lesão de uretra. Na mulher, o toque vaginal é imprescindível, mesmo na ausência de lesões evidentes à inspeção. O posicionamento de um membro inferior encurtado e rodado externamente levanta suspeita de fratura, com envolvimento ou não da pelve. A palpação da bacia pode revelar dor, crepitação e movimento anormal, que são sinais sugestivos de fratura. Esses sinais, quando presentes, não devem ser insistentemente pesquisados, porque podem aumentar o sangramento. As manobras para palpação da bacia consistem em palpação bimanual da sínfise púbica e afastamento e aproximação das cristas ilíacas (manobra de compressão e afastamento).

O estudo radiológico da pelve agrega valor à avaliação inicial do politraumatizado.[27-29] Embora a radiografia anteroposterior da pelve seja suficiente para o diagnóstico das maiores fraturas, a tomografia computadorizada é fundamental para o estudo detalhado das lesões, mas só deve ser realizada nos pacientes estáveis.[30-34] O exame permite avaliar as articulações e os ligamentos da pelve, o que é importante para adequação do tratamento definitivo. Ele fornece informações sobre as lesões do complexo ligamentar posterior, define as fraturas do sacro e as deformidades rotacionais que geram instabilidade pélvica. Assim, a tomografia é um adjunto necessário, particularmente quando o tratamento cirúrgico é indicado (Figura 29.7).

As lesões urogenitais e do trato digestivo associadas à fratura do anel pélvico devem ser devidamente investigadas e tratadas em momento apropriado, particularmente após obtenção do controle do sangramento e equilíbrio metabólico.[21,22] Essas lesões, mesmo que corretamente tratadas, podem resultar em dor neuropática, disfunção urogenital, alterações do

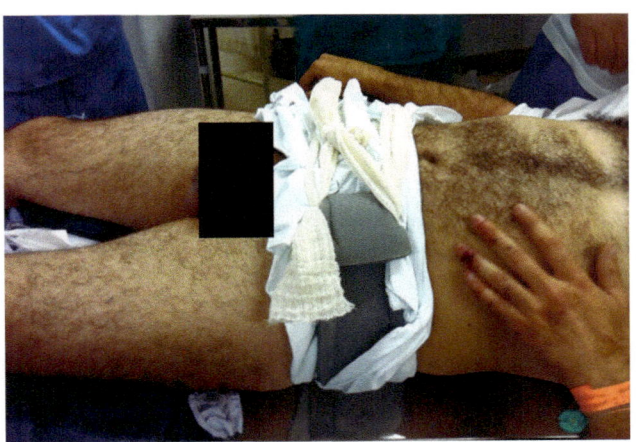

FIGURA 29.6 – *Fechamento inicial do anel pélvico através de tala ortopédica moldável. Fonte: próprio autor.*

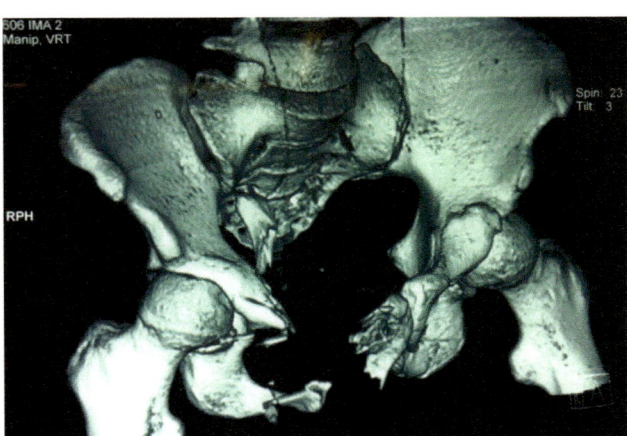

FIGURA 29.7 – *Importância da tomografia da pelve no paciente estável para definição do tratamento ortopédico definitivo. Fonte: próprio autor.*

trato gastrointestinal baixo (p. ex., hipotonia esfincteriana), além das limitações motoras temporárias ou definitivas. As lesões associadas à fratura pélvica são frequentes nos traumas motociclísticos, como também nos traumas penetrantes.[7,8,15]

O diagnóstico das lesões à distância da pelve faz parte da abordagem inicial do paciente com fratura da bacia. Além da radiografia da pelve, a radiografia simples de tórax é um adjunto importante. O exame deve ser seguido de estudo angiotomográfico de tórax, nos casos suspeitos de lesão vascular em pacientes estáveis. Na avaliação do abdômen, o ultrassom (FAST) é a propedêutica de escolha. A presença de líquido livre confirma provável lesão e a necessidade de eventual estudo tomográfico adicional.[25,26]

Tratamento

As lesões com risco de morte são prioridade no tratamento do trauma pélvico. Parar o sangramento e controlar a contaminação são princípios elementares.[35,36,37] O tratamento baseia-se nas consequências fisiológicas, anatômicas e mecânicas das lesões e seus efeitos funcionais. A condição hemodinâmica do paciente é fundamental para definir a conduta, conservadora ou cirúrgica.[38-40] No paciente estável, é possível considerar a reconstrução anatômica precoce das lesões. No paciente instável, a prioridade é restabelecer o equilíbrio fisiológico (controle do sangramento), adiando o reparo definitivo das lesões.[20-22] A coordenação de cuidados deve ser definida pelo cirurgião do trauma, seguindo protocolos da instituição e em obediência à condição clínica do paciente. Isso é essencial.[7,8,15,19]

Como visto, não é simples a condução do trauma pelviperineal complexo. É fundamental a sistematização do atendimento. Isso pode ser alcançado com de protocolos agregados à experiência multiprofissional, com utilização racional dos recursos institucionais. O serviço de cirurgia geral e do trauma do Hospital de Pronto-Socorro João XXIII, em Belo Horizonte, tem empregado o seguinte fluxograma às vítimas de trauma pélvico (Figuras 29.8 e 29.9). Esses protocolos são empregados como uma bússola, em que sempre são bem-vindos ajustes individuais, à luz da experiência da equipe.

Tamponamento extraperitoneal

Apesar da evolução no reconhecimento e tratamento do trauma pélvico nas últimas décadas, esse tipo de lesão continua sendo um dos mais difíceis problemas no tratamento do politraumatizado. Como já comentado, o maior desafio é o paciente com grave fratura pélvica, admitido em choque hemorrágico.[8,15] O espaço retroperitoneal pode incorporar 3 a 6 litros de sangue, pela sua flacidez, sem fáscia e sem septos. Há mais de quatro décadas se sabe que o hematoma retroperitoneal, decorrente dessa fratura, não deve ser explorado. Esse sangramento é venoso na maioria dos casos, e só ocasionalmente é arterial.

Nas décadas de 1970 e 1980, o tratamento inicial da fratura pélvica era baseado em três pilares: PASG (*pneumatic antishock garment*), fixação externa da pelve e angioembolização.[7,8,15]

Hoje se reconhece que o tipo de fratura, os recursos disponíveis e a gravidade do sangramento são as três variáveis que determinam a conduta. É de se prever, portanto, que os protocolos para a abordagem do trauma pélvico não sejam uniformes em todas as instituições.[39-43] Por outro lado, os princípios fundamentais que norteiam o tratamento da fratura pélvica nos centros de trauma são: A) identificação precoce e controle do sangramento; B) reanimação volêmica; C) tratamento das lesões associadas. Apesar disso, a mortalidade continua alta (em torno de 40%) nos

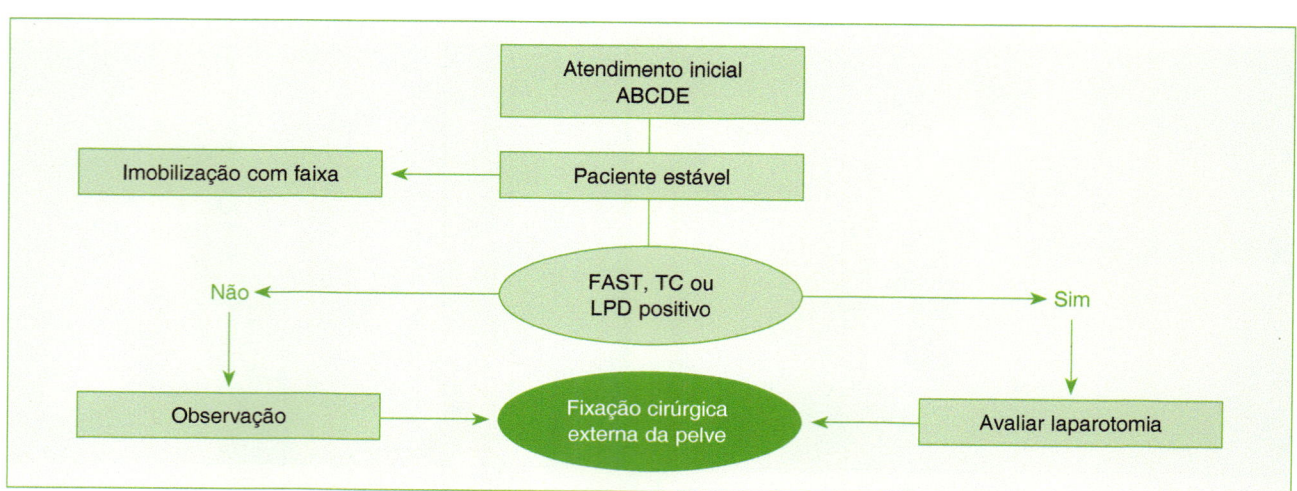

FIGURA 29.8 – *Fluxograma do Hospital João XXIII-BH, para o atendimento inicial do trauma pélvico, em paciente estável.* Fonte: próprio autor.

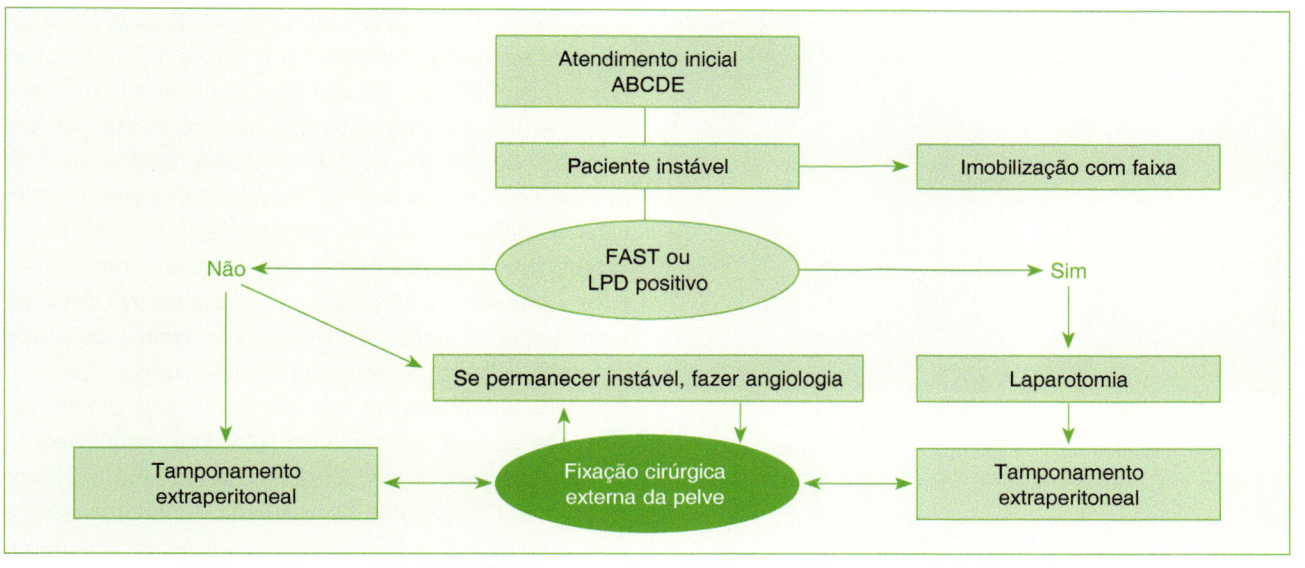

FIGURA 29.9 – *Fluxograma do Hospital João XXIII-BH, para o atendimento inicial do trauma pélvico, em paciente instável. Fonte: próprio autor.*

pacientes de alto risco.[15,44-46] Quando a fratura pélvica complexa se associa a lesões de outras regiões do corpo, tal como o abdômen, a morbimortalidade aumenta consideravelmente.[20-24]

Pelo fato de a maioria dos sangramentos ser venoso ou decorrente do próprio tecido ósseo fraturado, a ideia de comprimir a área de fratura tornou-se atraente. Por outro lado, empacotar a pelve fraturada e fixá-la externamente não resolve o sangramento arterial que, embora bem menos frequente do que parece, tem na arteriografia e angioembolização a melhor opção para a correção do sangramento. Em muitos centros de trauma norte-americanos, a angiografia com embolização é a conduta de eleição para pacientes que sangram rapidamente nas fraturas da pelve, e/ou que apresentam inadequada resposta à redução do volume pélvico (Figura 29.10).[44-51]

É frequente a indisponibilidade de recursos para execução dessa técnica, diuturnamente, em muitos serviços de trauma. Daí, vários protocolos recentes contemplarem o tamponamento pélvico extraperitoneal, com o posicionamento de compressas no espaço de Retzius, para que se consiga executar o procedimento hemodinâmico (arteriografia) em momento mais apropriado, quando possível. Muitas publicações atuais dão conta de que, curiosamente, o tamponamento extraperitoneal da pelve tem diminuído a necessidade de angioembolização, como mostra a Figura 29.11.[38,39,41,42,44,51]

Tamponamento extraperitoneal (também denominado pré-peritoneal) tem sido empregado com sucesso na Europa e reportado com ênfase na literatura norte-americana.[35-43] Alguns centros europeus têm praticado o rápido transporte desses pacientes instáveis até o centro cirúrgico, realizado a fixação externa da pelve e tamponamento extraperitoneal por meio de laparotomia. Cothren *et al.*[42] modificaram a técnica, realizando direto acesso extraperitoneal para rápida obtenção do tamponamento nos pacientes hemodinamicamente instáveis, portadores de fraturas pélvicas complexas. A técnica descrita a seguir contempla essa modificação e se traduz em estratégia de controle de dano, como mostra a Figura 29.12.

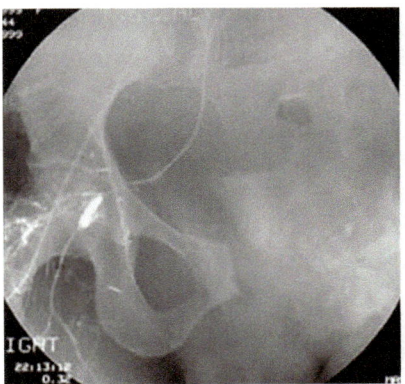 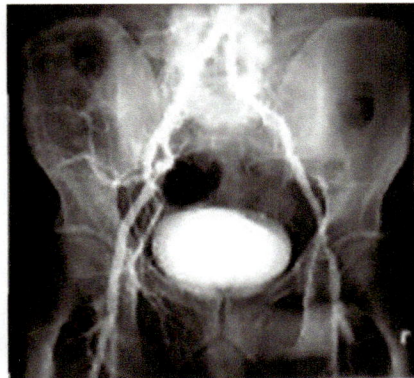 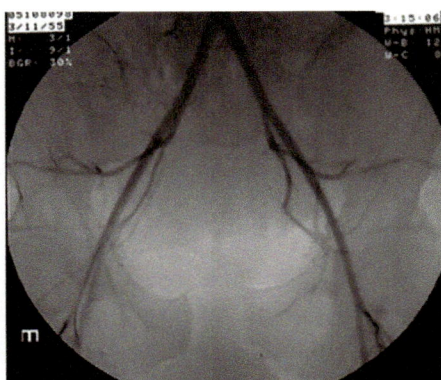

FIGURA 29.10 – *Arteriografia e embolização de sangramento arterial no trauma pélvico. Fonte: próprio autor.*

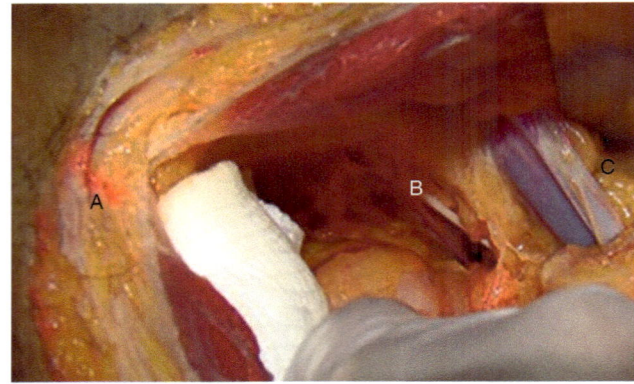

FIGURA 29.11 – *Dissecção em cadáver. Espaço extraperitoneal amplamente exposto, o que não é recomendado na prática do tamponamento extraperitoneal da pelve. Visualizam-se, para efeito didático, os vasos ilíacos externos e o nervo obturatório à direita, além de uma compressa à esquerda. Fonte: próprio autor.*

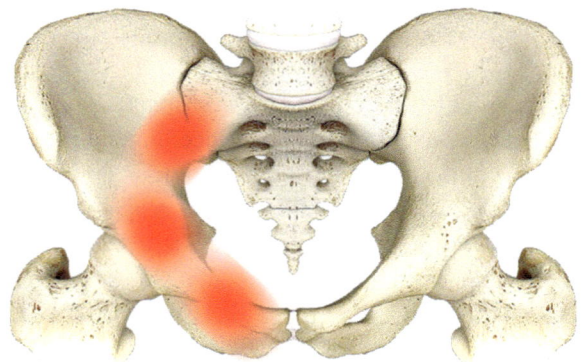

UMA TÉCNICA DE CONTROLE DE DANO
- Decisão precoce (na primeira hora)
- Estabilização do anel pélvico/tamponamento
- Diminuição da necessidade de angioembolização

ÚTIL EM INSTITUIÇÕES SEM RECURSOS HEMODINÂMICOS IMEDIATOS

FIGURA 29.12 – *Tamponamento extraperitoneal no trauma pélvico. Fonte: próprio autor.*

Tão logo se decida o que fazer para estabilizar o anel pélvico, deve-se proceder a uma incisão mediana, infraumbilical. Ao chegar no conjuntivo pré-peritoneal, faz-se o reconhecimento do espaço de Retzius e a identificação do anel pélvico. O hematoma frequentemente disseca o espaço pré-peritoneal e paravesical.[42] Após a palpação do anel pélvico o mais posteriormente possível, três compressas, dispostas em forma de cilindro, devem ser posicionadas nesse espaço: a primeira, bem posterior e próxima à articulação sacroilíaca. A segunda é disposta anteriormente em relação à primeira compressa, a meio caminho entre a sínfise púbica e o sacro. Deve-se ter cuidado com o posicionamento dessa segunda compressa para não lesar o nervo e os vasos obturatórios, caso estejam ainda íntegros. Quando dissecados, devem ser rechaçados lateralmente. Da mesma forma, atenção deve ser dispensada para que não haja lesão ou estiramento da artéria vesical superior. A terceira compressa é posicionada no espaço retropúbico (Retzius), rechaçando a bexiga posteriormente e para o lado oposto ao posicionamento das compressas. A mesma manobra é repetida no lado oposto do anel pélvico. Assim, ambos os lados estarão simetricamente tamponados por três compressas de cada lado.[37,39,40] As compressas deverão estar dispostas abaixo do anel pélvico. A partir desse momento, o sangramento deverá estar controlado. Caso contrário, angiografia no ato operatório deve ser considerada. A linha alba deve ser fechada com sutura contínua, a fim de se criar um compartimento fechado, para que a compressão seja efetiva. A pele deverá ser suturada sem maiores detalhes. Acredita-se que o tempo dispensado para o procedimento não deva ultrapassar 20 minutos. Caso haja necessidade de laparotomia, o procedimento deve ser realizado após o tamponamento extraperitoneal da pelve, e não o contrário. Se a laparotomia, por qualquer motivo, for realizada primeiro, o peritônio é deixado intacto distalmente para facilitar o tamponamento no espaço extraperitoneal.[42] Como ocorre nos tamponamentos do abdômen, as compressas do tamponamento pélvico devem ser retiradas ou trocadas 24 a 48 horas após o procedimento. O tamponamento extraperitoneal do sangramento pélvico é considerado um procedimento de controle de danos e, certamente, trouxe modificações aos protocolos institucionais da atualidade.[52-55]

Terapia de pressão negativa no ferimento pelviperineal

Na fase aguda do trauma, a elevada mortalidade das lesões pelviperineais abertas decorre de sangramento. Posteriormente, a morbimortalidade resulta de complicações infecciosas e falência de múltiplos órgãos.[56,57,60,62] A morbidade é alta e reflete taxas de internação prolongada, limitações motoras, sensitivas e psicossociais (disfunção sexual, miccional, evacuatória), transitórias ou permanentes, que dificultam a reabilitação.[56,57,61,62]

A Terapia de Pressão Negativa (TPN) tem demonstrado excelente aplicabilidade no cuidado das lesões pelviperineais.[56-59] Centros de trauma têm utilizado essa tecnologia para o tratamento de feridas complexas.[56,57,60,61] Os resultados são promissores em diversas áreas, como a cirurgia geral, vascular, plástica e ortopedia.[56,57,60,61]

A pressão negativa, aplicada ao leito da ferida, promove a deformação dos tecidos aproximando as bordas e diminuindo a área da lesão. A aspiração do líquido (exsudato) diminui o edema intersticial, mantendo o ambiente úmido e adequado.[56-58] Há diminuição da carga bacteriana eliminada com o excesso de fluido. Aumenta o fluxo sanguíneo local, permitindo a chegada de oxigênio e nutrientes, estimulando a angiogênese e acelerando o crescimento do tecido de granulação.[56-58]

A Terapia com Pressão Negativa atua na ferida como um modulador da cicatrização, promovendo aceleração do processo de cura da lesão.[56-58] Permite melhor coleta e controle das secreções, menos troca de curativo, menor exposição dos tecidos à reinfecção, melhor controle da dor, maior conforto para o paciente e otimiza os cuidados de enfermagem.[56-59,62]

No trauma pelviperineal é importante definir, rapidamente, o estado clínico e hemodinâmico do paciente na primeira avaliação.[59-62] Nos pacientes instáveis, o objetivo inicial é parar o sangramento e controlar a contaminação.[59-61] Em relação ao sangramento externo, ele deve ser controlado com tamponamento, ligadura e rafia dos vasos e tecidos lesados, como já comentado.[59,60,62] A ferida deve ser higienizada e, muitas vezes, será submetida apenas ao tamponamento com compressas (Figura 29.13).[7,8,12-15,59,61,62]

Como já descrito, o controle do sangramento retroperitoneal pode ser obtido com a fixação externa da pelve associada ao tamponamento extraperitoneal do anel pélvico.[35-43,59-62] O paciente é encaminhado ao Centro de Terapia Intensiva para continuidade da reanimação.[59-62] O equilíbrio hemodinâmico e metabólico proporcionará a continuidade dos cuidados.[60,62-64] No paciente estável, é possível realizar desbridamento dos tecidos desvitalizados após higiene rigorosa da lesão, aplicando cobertura temporária para otimizar procedimentos subsequentes.[60,62-64] A reconstrução anatômica primária dessas feridas não é recomendada porque as lesões são muito contaminadas e predispostas a complicações infecciosas.[60,62-64] A isquemia dos tecidos é progressiva e pode persistir por dias ou até semanas após o trauma. A evolução da necrose tecidual contribui para a manutenção da resposta inflamatória.[62,64,65] A contaminação habitual das lesões traumáticas é exacerbada na região pelviperineal considerando a típica flora anogenital exuberante.[63,64,65] A área cruenta deve ficar protegida com coberturas temporárias até a reconstrução definitiva.[63-65] É importante identificar as lesões urogenitais e colorretais associadas porque há implicações diretas nos cuidados sequenciais.[60,61,64,65]

O plano terapêutico desses pacientes envolve procedimentos cirúrgicos programados.[62,64,65] O desbridamento sequencial dos tecidos desvitalizados é fundamental e deve ser iniciado precocemente. A confecção de ostomias (colostomia e/ou cistostomia) deve ser considerada quando há contaminação dos tecidos com secreção fecal e/ou urinária. Essa decisão não deve ser tomada durante a instabilidade, em que o controle do sangramento é que importa (Figuras 29.14 e 29.15).

A lesão do esfíncter anal ou a lesão da uretra são relevantes na indicação das ostomias.[60,63,65] Em geral, no segundo ou terceiro dia após o trauma inicial, é possível reconduzir o paciente ao centro cirúrgico para

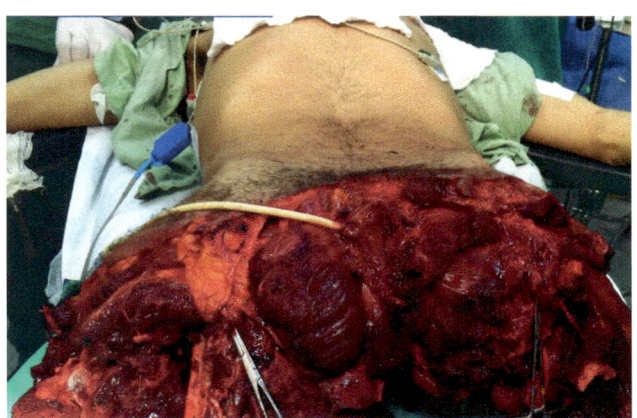

FIGURA 29.14 – Trauma pélvico associado a sangramento pelos vasos femorais e choque. Amputação traumática de ambos os membros inferiores, lesão urogenital e anorretal. Fonte: próprio autor.

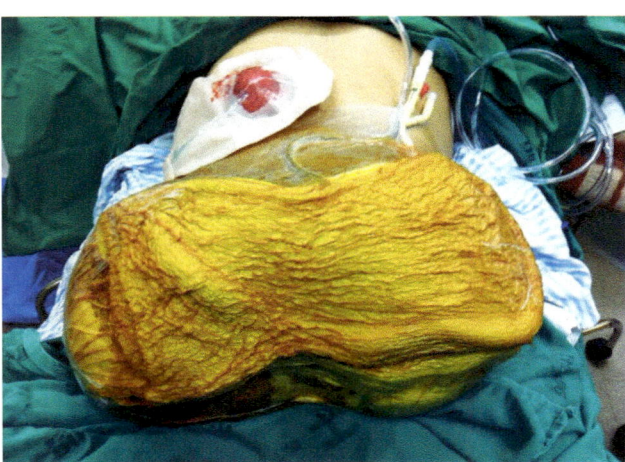

FIGURA 29.15 – Paciente da figura anterior, agora estável. Tratamento da área de amputação (curativo com pressão negativa), tratamento da lesão urogenital (cistostomia) e da lesão anorretal (colostomia). Fonte: próprio autor.

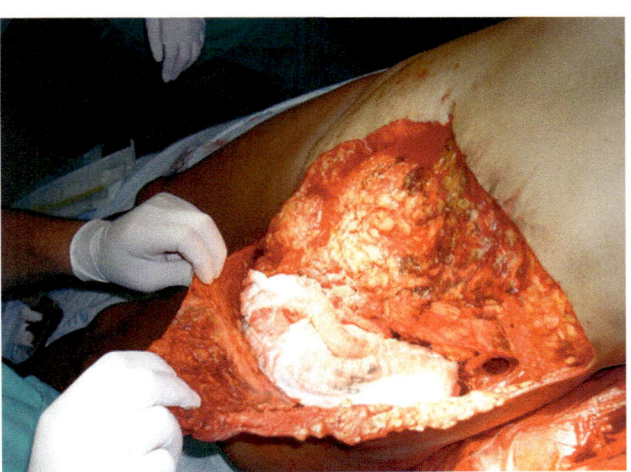

FIGURA 29.13 – Tamponamento de ferimentos associados a fratura pélvica. Fonte: próprio autor.

continuidade dos procedimentos, que devem ser realizados em ambiente estéril e com assistência anestésica.[60,63,65] Desbridamento e trocas do curativo devem ser programados, considerando a evolução, tanto do paciente quanto da lesão.[60-62,64] O tempo de tratamento dessas lesões é variável, entre 10 a 15 dias, totalizando 3 a 5 trocas, com intervalos de 48 a 72 horas.[60-63] As intercorrências (sangramento, contaminação, perda do curativo) precisam ser resolvidas em caráter de prioridade. Lesões muito secretivas e desvitalizadas saturam o curativo mais rapidamente.[60-63] Posteriormente, a melhora do ambiente da ferida e o início da granulação dos tecidos permitem trocas mais espaçadas. Naturalmente, o aspecto do curativo é, também, um bom parâmetro para indicação de troca.

A reconstrução das lesões pelviperineais complexas é realizada com enxertos e/ou retalhos.[57,60,62,63] A condição para iniciar esses procedimentos é a presença de tecido de granulação saudável. No entanto, é possível e aconselhável promover a aproximação progressiva dos tecidos viáveis (pontos de ancoragem, suturas elásticas) organizando o ambiente para o fechamento definitivo.[57,60-63]

O cuidado integral do paciente com lesão pelviperineal complexa exige atenção multidisciplinar (cirurgião, intensivista, ortopedista, nutrológo, infectologista, enfermeiro, fisioterapeuta, dentre outros). A introdução de nutrição precoce é importante para minimizar as perdas.[57,60,62,63] Antibiótico de largo espectro está indicado até o controle infeccioso da lesão. Culturas de secreções e/ou tecidos auxiliam no manejo dos antibióticos. Agressão renal é frequente nesses pacientes, e é fundamental atenção especial à fisiologia desse órgão.[56,57,60,62,63]

Do ponto de vista técnico, o curativo com pressão negativa deve ser confeccionado após procedimento de desbridamento dos tecidos desvitalizados. A coagulopatia deve estar controlada. Gaze petrolatada deve ser posicionada sobre o leito da ferida, a fim de se evitar a aderência da espuma no tecido de granulação.[56,57,62,63] A espuma é posicionada sobre a gaze petrolatada que recobre a área cruenta, sem ultrapassar as bordas da lesão. As cavitações, quando presentes, devem ser preenchidas evitando o espaço morto.[56,57,62,63] O plástico filme semipermeável (para vedação) é posicionado sobre a espuma e conectado ao sistema de aspiração.[56-58] A pressão de trabalho varia de 80 a 125 mmHg.[56-58] Há controvérsias, mas é possível usar TPN, com segurança, sobre tecidos nobres.[56-58] Para tanto, vasos, nervos e tendões expostos devem ser protegidos com plástico filme não fenestrado, dentro do curativo. Nesses casos, é adequado usar pressões mais baixas agindo sobre os tecidos (50 a 80 mmHg).[56-58]

A literatura demonstra o surgimento da TPN com modelos alternativos utilizando material de uso hospitalar habitual.[56,57,58,63] A confecção do curativo pode ser realizada com gaze e/ou compressas, tubos de aspiração e plástico filme conectados ao sistema de aspiração hospitalar. O uso de válvulas, para controle da pressão de aspiração, permite maior segurança na utilização deste método. Há relatos de resultados muito favoráveis e com baixo custo, com a utilização dessa técnica.[56-58,63]

No trauma pelviperineal complexo, o plano de cuidado é fundamentado em procedimentos sequenciais planejados.[56,57,60,63] Os desbridamentos teciduais e a TPN favorecem o controle da ferida, facilitando o fechamento definitivo, como mostra a Figura 29.16.[56,57,62-65]

Discussão

Uma fratura pélvica instável acompanhada de sinais de choque deve ser tratada como uma lesão vascular.[7,8,15] Apesar dos avanços no tratamento do trauma pélvico, a mortalidade continua alta nos pacientes admitidos em condições de instabilidade.[66-69] Considerando que 85% dos sangramentos das grandes fraturas pélvicas não são arteriais, parece razoável acreditar que a organização anatômica do anel pélvico por meio de estabilização mecânica, seguida de tamponamento extraperitoneal, seja uma conduta aceitável nos pacientes instáveis.[40-43,70] Vécsei *et al*.[70] concluíram, em estudo recente, que o uso do fixador externo nas fraturas pélvicas complexas dos pacientes instáveis continua ocupando lugar de destaque no

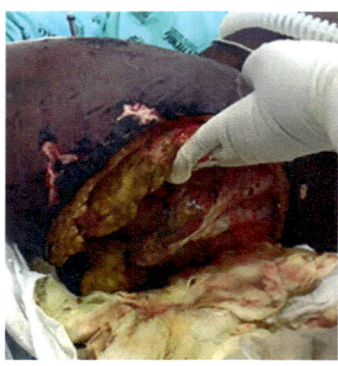 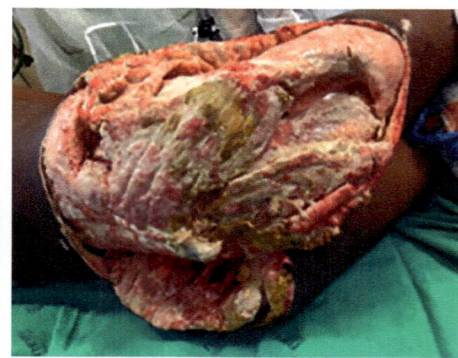 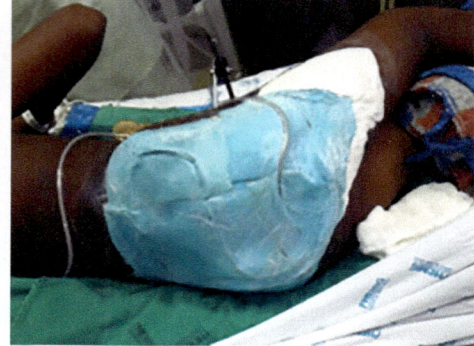

FIGURA 29.16 – *Trauma pélvico complexo. Desbridamento da lesão de partes moles, higienização hidráulica da lesão e curativo com pressão negativa. Fonte: próprio autor.*

tratamento inicial desses pacientes. É bom enfatizar também que a decisão do tamponamento deve ser precoce em relação ao andamento da reanimação, ou seja, dentro da primeira hora de tratamento (controle do dano). Assim, a equipe cirúrgica terá melhores condições para dedicar atenção ao tratamento das lesões associadas.[20-24] O controle precoce do sangramento é tudo o que o cirurgião de trauma deseja. É um dos seus principais compromissos no atendimento do traumatizado.[52-55]

Na descrição da técnica foi comentado que, diante da ineficácia do tamponamento, a arteriografia se impõe, ou mesmo a exploração cirúrgica, para se obter direto controle do sangramento arterial.[35,36,38,41,55] Parece lógico supor que arteriografia deverá mesmo seguir ao tamponamento.[36,38,44] Muitos protocolos, ainda atuais, contemplam a estabilização mecânica da pelve e a arteriografia como esteios do tratamento dos traumatizados pélvicos em condições de instabilidade.[7,8,15,45,71] Na verdade, os sangramentos pélvicos são predominantemente venosos e decorrentes da própria fratura. Não há rápido caminho para determinar, em forma de triagem, a origem do sangramento pélvico, responsável pela instabilidade. Não é fácil reconhecer rapidamente os pacientes que sangram por lesão arterial da pelve ou por lesão venosa. Sarin et al.[51] analisaram, retrospectivamente, o tipo de fratura pélvica em pacientes hipotensos. Concluíram que a fratura pélvica não se correlaciona consistentemente com a necessidade de urgente angioembolização. Assim, parece não haver razão para se insistir nos protocolos que orientam pela imobilização e arteriografia, como primeira medida nos pacientes instáveis com fratura complexa da pelve. Osborn et al.[41] compararam dois protocolos de tratamento de fraturas pélvicas em pacientes hemodinamicamente instáveis. No primeiro grupo (n:20), o protocolo era orientado para direto tamponamento extraperitoneal. O segundo grupo (n:20), o protocolo era direcionado para arteriografia e embolização. Os resultados foram favoráveis ao grupo do tamponamento, no que diz respeito a rapidez no controle do sangramento, menor necessidade de embolização e significativa diminuição de transfusões nas primeiras 24 horas pós-intervenção.[41] Totterman et al.,[40] em um estudo de pacientes instáveis por trauma pélvico (18 pacientes), uma alta taxa (80%) de lesão arterial foi observada pela angiografia após tamponamento extraperitoneal da pelve. Os resultados apontam para a associação entre trauma pélvico complexo, com instabilidade hemodinâmica, e lesões combinadas vasculares, arteriais e venosas. Consequentemente, concluíram que o tamponamento deve ser complementado com angiografia em todos os casos. Para Burlew e Moore,[45] o tamponamento extraperitoneal com fixação externa interrompe o sangramento rapidamente, facilita os procedimentos cirúrgicos das lesões associadas e assegura o uso mais racional e eficiente da angioembolização. Na experiência desses autores, a necessidade de angioembolização diminui com o tamponamento e seleciona o uso desse recurso. Além disso, o tamponamento permite contemporizar o sangramento arterial, ganhando-se tempo para transferência do paciente até uma instituição dotada de recurso para execução do exame. Para Costantini et al.,[44] a real necessidade de angiografia e embolização é muito pequena nos pacientes vítimas de fratura pélvica. Entre 819 pacientes diagnosticados com fratura pélvica durante nove anos de estudo, somente 3,8% (31 pacientes) se submeteram à angiografia pélvica. Desses, apenas 18 tinham sangramento arterial ativo. Controvérsias à parte, na prática, os pacientes que sangram por lesão arterial devem ser identificados pelo quadro clínico, tomografia com fuga de contraste, ou pela persistente necessidade de volume após fixação externa/tamponamento extraperitoneal.

É correta a assertiva de que o tamponamento extraperitoneal da pelve pode controlar o sangramento e proporcionar tempo para correção das alterações fisiológicas dos pacientes instáveis. É, sem dúvida, uma técnica de "controle do dano". O procedimento é útil, particularmente em instituições desprovidas de recursos hemodinâmicos.

Considerando-se as fraturas pélvicas complexas, instabilidade hemodinâmica e lesões associadas,[72] verifica-se que o atendimento a esses pacientes é desafiador. Os protocolos são diferentes e muito dependentes dos recursos humanos e institucionais.

Considerações finais

O tratamento da fratura pélvica tem experimentado mudanças nos últimos anos. A estabilização mecânica da pelve instável é uma necessidade indiscutível. As diferentes medidas para reduzir o volume da pelve e restaurar sua estabilidade mecânica não são competitivas, mas complementares.

O tamponamento extraperitoneal da pelve pode controlar o sangramento e proporcionar tempo para correção das alterações fisiológicas dos pacientes instáveis. A técnica é fácil, rápida e deve ser considerada medida de "controle do dano" para tratar o sangramento pélvico. Além do mais, o procedimento deve fazer parte dos protocolos das instituições que não dispõem de arteriografia.

A arteriografia e embolização continuam sendo muito úteis em pacientes com sangramento arterial ativo. Para sua correta indicação deve-se considerar o quadro clínico, a tomografia com fuga de contraste, ou persistente necessidade de volume após fixação externa/tamponamento extraperitoneal. Assim, não deve ser usada como procedimento de primeira escolha.

O retardo da laparotomia na presença de sangramento intraperitoneal associado à fratura pélvica não é infrequente. Esse sangramento é causa de persistente instabilidade hemodinâmica, muitas vezes atribuída exclusivamente ao sangramento pélvico. Por isso, deve-se ter atenção às lesões intra-abdominais e retroperitoneais ocultas, assim como nos ferimentos de dorso e de flanco associados ao trauma pélvico. Quando subestimados, eles podem interferir negativamente no tratamento. A inconveniência da manipulação repetida da fratura da pelve, a lesão medular e a alteração do sensório também constituem armadilhas na condução desses pacientes e não devem ser esquecidas.

O trauma pélvico tem o seu prognóstico relacionado à magnitude do desarranjo do anel pélvico, agravado pela presença de lesão(ões) associada(s). É fundamental o trabalho em conjunto (cirurgião, ortopedista, radiologista). Inicialmente, o importante é o controle do sangramento.

O reconhecimento das lesões associadas ao trauma pélvico pode ser complexo. O exame físico detalhado e atencioso pode ser suficiente para o diagnóstico, além de ser imprescindível para indicar a melhor propedêutica em cada caso. Exames de imagem (tomografia, estudos contrastados etc) auxiliam na investigação dessas lesões, mas há de se ter cuidado em realizá-los com foco na condição hemodinâmica dos pacientes.

A partir do controle do sangramento, as lesões associadas devem merecer a devida atenção. Os procedimentos não raramente passam por desbridamento de lesões perineais, tratamento de lesão de uretra (cistostomia), tratamento de lesões colorretais (colostomia) e outros procedimentos extrapélvicos e/ou extraperitoniais. O tratamento direcionado e em momento oportuno tem grande influência em relação à morbimortalidade.

Nas lesões de partes moles, o controle do sangramento é a primeira parte da abordagem. Isso se faz com tamponamento e compressão, na maioria dos casos. Numa segunda etapa, a preocupação é o desbridamento dos tecidos desvitalizados e higienização da lesão com solução cristaloide, quantas vezes forem necessárias, de acordo com a gravidade da lesão. Curativos sequenciais com utilização de pressão negativa têm facilitado o tratamento do trauma pélvico associado a essas lesões de partes moles, com resultados animadores. O plano de cuidado é fundamentado em procedimentos sequenciais planejados. Os desbridamentos teciduais e a TPN favorecem o controle da ferida, facilitando o fechamento definitivo.

Considerando a complexidade desses pacientes, protocolos bem estabelecidos são úteis na condução dos casos. A experiência multiprofissional e os recursos institucionais apropriados interferem sobremaneira no resultado do tratamento.

Referências bibliográficas

1. Petrone P, Rodríguez Velandia W, Dziakova J, Marini CP. Tratamiento del trauma perineal complejo. Revision de la literatura. Cir Esp. 2016; 94: 313–322.
2. Grotz MR, Allami MK, Harwood P, Pape HC, Krettek C, Giannoudis PV. Open pelvic fractures: epidemiology, current concepts of management and outcome. Injury. 2005; 36:1-13.
3. Arvieux C, Thony F, Broux C, Ageron FX, Rancurel E, Abba J, et al. Current management of severe pelvic and perineal trauma. J Visc Surg. 2012; 149(4):227-38.
4. Durkin A, Sagi HC, Durham R, Flint L. Contemporary management of pelvic fractures. Am J Surg. 2006; 192(2):211-23.
5. Karim Brohi, London UK. Management of Exsanguinating Pelvis Injuries. 2008. Disponível em: http://www.trauma.org (acesso em 6 de janeiro de 2012).
6. Pol M. Rommens, Alexander Hofmann, Martin H. Hessmann. Management of Acute Hemorrhage in Pelvic Trauma: An Overview. Eur J Trauma Emerg Surg. 2010; (36)91-9.
7. Flint L., Cryer H. G. Pelvic Fracture: The Last 50 Years. The Journal of Trauma. 2010; (69)483-88.
8. Scalea T. M., Burgess A. R. Pelvic Fractures. In: Feliciano D, Moore EE, Mattox K (Ed). Trauma. 4 Ed. McGraw-Hill. New York, pg 807-38, 2000.
9. Craig blackmore C, Cummings P, Jurkovich G et al. Predicting major hemorrhage in patients with pelvic fractures. J Trauma. 2006;61(2):346-52.
10. Flint L, Babikian G, Anders M, et al. Definitive control of mortality from severe pelvic fracture. Ann Surg 1990;211:703–7.
11. Jeske HC, Larndorfer R, Krappinger D, et al. Management of hemorrhage in severe pelvic injuries. J Trauma 2010;68:415–20.
12. Stein DM, O'Toole R, Scalea TM. Multidisciplinary approach for patients with pelvic fractures and hemodynamic instability. Scand J Surg 2007;96:272–80.
13. Eastridge BJ, Starr A, Minei JP, et al. The importance of fracture pattern in guiding therapeutic decision-making in patients with hemorrhagic shock and pelvic ring disruptions. J Trauma 2002;53:446–51.
14. Blackmore CC, Cummings P, Jurkovich GJ, Linnau KF, Hoffer EK, Rivara FP. Predicting major hemorrhage in patients with pelvic fracture. *J Trauma.* 2006;61:346–352.
15. Velmahos GC. Pelvis. In: Mattox KL, Moore EE, Feliciano DV, editors. Trauma. 8th ed. New York (NY): McGraw-Hill. 2017; 35
16. Dalal SA, Burgess AR, Siegel JH, et al. Pelvic fracture in multipletrauma: classification by mechanism is key to pattern of organ injury, resuscitative requirements, and outcome. J Trauma 1989; 29:981–1002.
17. Burgess AR, Eastridge BJ, Young JWR et al Pelvic ring disruptions; effective classification system and treatment protocols. J Trauma 1990;30:848-56.
18. Tile M. Classification In Tile M. Fracture of the pelvis and acetabulum. Baltimore. Williams and Wilkins, 1995;73-74.

19. Coccolini F, Stahel PF, Montori G, Biffl W, Horer TM, Catena F, et al. Pelvic trauma: WSES classification and guidelines. World J Emerg Surg. 2017; 12:5.
20. Demetriades D, Karaiskakis M, Toutouzas K, et al. Pelvic fractures: epidemiology and predictors of associated abdominal injuries and outcomes. J Am Coll Surg 2002;195:1–10.
21. Gustavo Parreira J, Coimbra R, Rasslan S, et al. The role of associated injuries on outcome of blunt trauma patients sustaining pelvic fractures. Injury 2000;31:677– 82.
22. Wu K, Posluszny, JA, Branch J, et al. Trauma to the Pelvis: Injuries to the Rectum and Genitourinary Organs. Curr Trauma Rep. 2015; 1: 8–15.
23. Tsing V, Jessica Ng, Wullschleger M. Risk Factors Associated with Lower Urinary Tract Injuries in Traumatic Pelvic Fractures. Med Sur Urol. 2017; 6: 188.
24. Lee MJ, Wright A, Cline M, Mazza MB, Alves T, Chong S. Pelvic fractures and associated genitourinary and vascular injuries: a multisystem review of pelvic trauma. AJR Am J Roentgenol. 2019; 213(6):1297–306.
25. American College of Surgeons Committee on trauma. Advanced Trauma Life Support (ATLS®) Student Manual. Chicago; 2009.
26. American College of Surgeons. Advanced Trauma Life Support Program for Physicians: ATLS. 8th ed. Chicago, IL: American College of Surgeons; 2008.
27. Civil ID, Ross SE, Botehlo G, Schwab CW. Routine pelvic radiography in severe blunt trauma: is it necessary? Ann Emerg Med. 1988; 17:488–490.
28. Guillamondegui OD, Pryor JP, Gracias VH, Gupta R, Reilly PM,Schwab CW. Pelvic radiography in blunt trauma resuscitation: a diminishing role. J Trauma. 2002;53:1043–1047.
29. Resnik CS, Stackhouse DJ, Shanmuganathan K, Young JW. Diagnosis of pelvic fractures in patients with acute pelvic trauma: efficacy of plain radiographs. AJR Am J Roentgenol. 1992;158:109 –112.
30. Duane TM, Dechert T, Wolfe LG, et al. Clinical examination is superior to plain films to diagnose pelvic fractures compared to CT. Am Surg. 2008;74:476–479; discussion 479–480.
31. Obaid AK, Barleben A, Porral D, Lush S, Cinat M. Utility of plain film pelvic radiographs in blunt trauma patients in the emergency department. *Am Surg.* 2006;72:951–954.
32. Their ME, Bensch FV, Koskinen SK, Handolin L, Kiuru MJ. Diagnostic value of pelvic radiography in the initial trauma series in blunt trauma. Eur Radiol. 2005;15:1533–1537.
33. Duane TM, Cole FJ Jr, Weireter LJ Jr, Britt LD. Blunt trauma and the role of routine pelvic radiographs. *Am Surg.* 2001;67:849–852; discussion 852–853.
34. Gillott A, Rhodes M, Lucke J. Utility of routine pelvic X-ray during blunt trauma resuscitation. J Trauma. 1988;28:1570 –1574.
35. Patrick M. Osborn, Wade R. Smith, Ernest E. Moore, C. Clay Cothren, Steven J. Morgan, Allison E. Williams *et al.* Direct retroperitoneal pelvic packing versus pelvic angiography: comparison of two management protocols for haemodynamically unstable pelvic fractures. Injury. 2009;(40)54-60.
36. Clay Cothren Burlew, Ernest E. Moore, Wade R. Smith, Jeffrey L. Johnson, Walter L. Biffl, Carlton C. Barnett *et al.* Preperitoneal Pelvic Packing/External Fixation with Secondary Angioembolization: Optimal Care for Life-Threatening Hemorrhage from Unstable Pelvic Fractures. Journal of the American College of Surgeons. 2011;(212)628-35.
37. Ernest E. Moore. Retroperitoneal Packing as a Resuscitation Technique for Hemodynamically Unstable Pelvic Fracture. 2005. Disponível em: http://www.medicosecuador.com (acesso em 6 de janeiro de 2012).
38. Takashi Suzuki, Wade R. Smith, Ernest E. Moore. Pelvic Packing or angiography: Competitive or complementary?. Injury. 2009; (40)343-53.
39. Cothren CC, Osborn PM, Moore EE, Morgan SJ, Johnson JL, Smith WR. Preperitonal pelvic packing for hemodynamically unstable pelvic fractures: a paradigm shift. J Trauma. 2007; (4)834-9.
40. Totterman A, Madsen JE, Skaga NO, Roise O. Extraperitoneal pelvic packing: a salvage procedure to control massive traumatic pelvic hemorrhage. J Trauma. 2007; (4)843-52.
41. Osborn PM, Smith WR, Moore EE, et al. Direct retroperitoneal pelvic packing versus pelvic angiography: a comparison of two management protocols for haemodynamically unstable pelvic fractures. Injury 2009;40:54–60.
42. Cothren CC, Osborn PM, Moore EE, et al. Preperitoneal pelvic packing for hemodynamically unstable pelvic fractures: a paradigm shift. J Trauma 2007;62:834–42.
43. Pohlemann T.,Gansslen A.,Hufner T., Tscherne H. Extraperitoneal packing at laparotomy. Abstract OTA-AAST Annual Meeting 2000
44. Todd W. Costatini, M.D., Patrick L. Bosarge, M.D., Dale Fortlage, B.A., Vishal Bansal, M.D., Raul Coimbra, M.D., Ph.D. Arterial embolization for pelvic fractures after blunt trauma: are we all talk? The American Journal of Surgery. 2010;(200):752-8.
45. Clay Cothren Burlew, Ernest E. Moore, Wade R. Smith, Jeffrey L. Johnson, Walter L. Biffl, Carlton C. Barnett *et al.* Preperitoneal Pelvic Packing/External Fixation with Secondary Angioembolization: Optimal Care for Life-Threatening Hemorrhage from Unstable Pelvic Fractures. Journal of the American College of Surgeons. 2011;(212)628-35.
46. Takashi Suzuki, Wade R. Smith, Ernest E. Moore. Pelvic Packing or angiography: Competitive or complementary?. Injury. 2009; (40)343-53.
47. Suzuki T, Smith WR, Moore EE. Pelvic packing or angiography: competitive or complementary? Injury 2009;40:343–53.
48. Lopez PP. Unstable pelvic fractures: the use of angiography in controlling arterial hemorrhage. J Trauma 2007;62:S30 –1.
49. Velmahos GC, Toutouzas KG, Vassiliu P, et al. A prospective study on the safety and efficacy of angiographic embolization for pelvic and visceral injuries. J Trauma 2002;53:303– 8.
50. Salim A, Teixeira PG, DuBose J, et al. Predictors of positive angiography in pelvic fractures: a prospective study. J Am Coll Surg 2008; 207:656–62.
51. Sarin EL, Moore JB, Moore EE, et al. Pelvic fracture pattern does not always predict the need for urgent embolization. J Trauma 2005;58: 973–7.
52. Drumond D A F, Vieira Junior H M. Protocolos em trauma – Hospital de Pronto-Socorro João XXIII. 1ª ed. Belo Horizonte: Medbook; 2009.
53. Geijer M, El-Khoury GY. MDCT in the evaluation of skeletal trauma: principles, protocols, and clinical applications. Emerg. Radiol. 2006;13(1):7-18.
54. Barleben A., Jafari F., Rose J., Dolich M., Malinoski D., Lekawa M., *et al.* Implementation of a Cost-Saving Algorithm for Pelvic Radiographs in Blunt Trauma Patients. J Trauma 2011;71:582-84. Acesso em 20 de outubro, 2008.
55. Coccolini F, Stahel PF, Montori G, Biffl W, Horer TM, Catena F, et al. Pelvic trauma: WSES classification and guidelines. World J Emerg Surg. 2017; 12:5.
56. Krug E, Berg L, Lee C, Hudson D, Birke-Sorensen H, Depoorter M *et al.* International Expert Panel on Negative Pressure Wound Therapy [NPWT-EP]. Evidence-based recommendations for the use of Negative Pressure Wound Therapy in traumatic wounds and reconstructive surgery: steps towards an international consensus. Injury. 2011 Feb; 42 Suppl 1:S1-12.
57. Apelqvist J, Willy C, Fagerdahl AM, Fraccalvieri M, Malmsjö M, Piaggesi A, Probst A, Vowden P. EWMA Document: Negative Pressure Wound Therapy. J Wound Care. 2017 Mar 1; 26(Sup3):S1-S154.
58. Huang C, Leavitt T, Bayer LR, Orgill DP. Effect of negative pressure wound therapy on wound healing. Curr Probl Surg. 2014 Jul;51(7):301-31.
59. Kanakaris NK, Thanasas C, Keramaris N, Kontakis G, Granick MS, Giannoudis PV. The efficacy of negative pressure wound therapy in the management of lower extremity trauma: review of clinical evidence. Injury. 2007 Dec;38 Suppl 5:S9-18.
60. Petrone P, Rodríguez Velandia W, Dziakova J, Marini CP. Tratamiento del trauma perineal complejo. Revision de la literatura. Cir Esp. 2016; 94: 313–322.
61. Fries CA, Jeffery SL, Kay AR. Topical negative pressure and military wounds--a review of the evidence. Injury. 2011 May;42(5):436-40.

62. Labler L, Trentz O. The use of vacuum assisted closure (VAC) in soft tissue injuries after high energy pelvic trauma. Langenbecks Arch Surg. 2007 Sep;392(5):601-9.
63. Milcheski DA, Zampieri FMC, Castro FM, Nakamoto HA, Júnior PT, Ferreira MC. Terapia por pressão negativa na ferida traumática complexa do períneo. Rev Col Bras Cir. 2013; 40(4):312-17.
64. Streubel PN, Stinner DJ, Obremskey WT. Use of negative - pressure wound therapy in orthopaedic trauma. J Am Acad Orthop Surg. 2012 Sep;20(9):564-74.
65. Rispoli DM, Horne BR, Kryzak TJ, Richardson MW. Description of a technique for vacuum-assisted deep drains in the management of cavitary defects and deep infections in devastating military and civilian trauma. J Trauma. 2010 May;68(5):1247-52.
66. Bjurkin MA, Fantus RJ, Mellett MM, Goble SM Genitourinary injuries in pelvic fractures morbidity and mortality using the National Trauma Data Bank. J Trauma 2009;67:1033-9
67. White CE, Hsu JR, Holcomb JB Hemodynamically instable pelvic fractures Injury 2009;40:1023-30.
68. Flint L, Babikian G, Anders M, et al. Definitive control of mortality from severe pelvic fracture. Ann Surg 1990;211:703–7.
69. Sathy AK, Starr AJ, Smith WR, et al. The effect of pelvic fracture on mortality after trauma: an analysis of 63,000 trauma patients. J Bone Joint Surg 2009;91:2803–10.
70. Vécsei V., Negrin L.L., Hajdu S. Today's Role of External Fixation in Unstable and Complex Pelvic Fractures. Eur J Trauma Emerg Surg. 2010; (36)100-6.
71. Croce MA, Magnotti LJ, Savage SA, et al. Emergent pelvic fixation in patients with exsanguinating pelvic fractures. J Am Coll Surg 2007;204:935– 42.
72. Collinge C, Tornetta P. Soft tissue injuries associated with pelvic fractures. Orthop Clin North Am. 2004;35(4):451-6.

30 Terapia Intensiva no Trauma

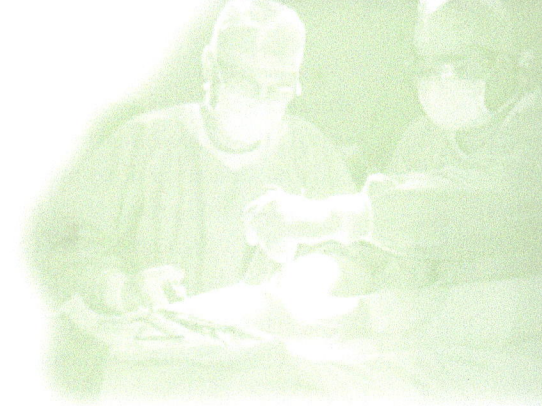

Valter Nilton Felix

Introdução

Trauma é doença epidêmica da sociedade moderna e determina consumo de grandes importâncias no atendimento emergencial. Médicos e paramédicos devem seguir protocolos de triagem e guias diagnósticos e terapêuticos na assistência aos pacientes, buscando apurá-los continuamente para obter resultados cada vez melhores, com custo menor.

A terapia intensiva torna-se imprescindível em tais casos, para que a atitude certa possa ser tomada no tempo certo, já que o atendimento global do trauma obriga à existência de sistemas de resgate, transporte e recepção hospitalar dotados de equipes treinadas e instrumentos capazes de propiciar assistência competente.

À medida que transcorre o atendimento do politrauma no Centro de Terapia Intensiva, fase bastante complexa, e que pode ser denominada "terceira fase do atendimento", é preciso documentar detalhadamente todos os achados e as respectivas intervenções, para que não ocorra qualquer omissão que possa repercutir gravemente a posteriori.[1]

O objetivo principal dos intensivistas no trauma é evitar e tratar a síndrome de disfunção múltipla de órgãos e sistemas (SDMOS) e, modernamente, são muito mais extensos os recursos de monitoração e terapêutica com os quais contam. Por exemplo, a normalização dos sinais vitais e mesmo do débito urinário pode ainda ocultar hipoperfusão, detectável à análise de déficit de bases, do nível de lactato sérico e da saturação venosa de oxigênio.

Classicamente, os maiores problemas a serem enfrentados são os circulatórios, respiratórios, renais e infecciosos, mas hoje se impõe uma visão holística do paciente, exigindo cada vez maior conhecimento de tais profissionais. Sua integração na equipe de emergência, desde o momento da admissão do paciente, certamente confere melhora ao atendimento integrado do politrauma.

Protocolo de atendimento do trauma e interface com a terapia intensiva

Atualmente, são bastante difundidos os princípios propostos pelo Colégio Americano de Cirurgiões, por meio dos seus *guidelines* ATLS[2] para o atendimento inicial do trauma grave, descritos nas subseções a seguir.

Preparação

O mecanismo de lesão, os sinais vitais e o estado geral do paciente devem ser comunicados antes de sua chegada à Unidade Hospitalar Emergencial, permitindo adequado preparo de equipe para sua recepção.

O líder da equipe de atendimento intra-hospitalar de emergências, que deve contar com intensivista, organizará os procedimentos de ressuscitação de forma ágil, seguindo protocolos diagnóstico e terapêutico, enquanto recebe as informações complementares da equipe de transporte.

Ressuscitação e Primeira Avaliação

A primeira avaliação objetiva identificar e atuar imediatamente sobre as lesões que determinam risco de morte, com base no sistema ABCDE.

Respiração inadequada determina hipoxemia, hipercarbia, cianose, redução do nível de consciência, bradi ou taquicardia e, até que a estabilidade seja promovida, justifica-se aumento na oferta de oxigênio.

Intubação orotraqueal é frequentemente necessária quando a via aérea está comprometida ou exposta, a oxigenação e/ou a ventilação são insatisfatórias, o nível de consciência está diminuído (escala de Glasgow – Tabela 30.1 – indica 8 ou menos) e o paciente está agitado, aumentando o risco de autolesão. Também está indicada quando a perda da condição respiratória é iminente (afundamento de tórax, p. ex.) ou a via respiratória pode ser útil para procedimento diagnóstico ou terapêutico. A sonda nasogástrica deve preceder a intubação endotraqueal no trauma grave; quando não for possível passá-la pelo nariz, utiliza-se a rota orogástrica.

A videolaringoscopia nem sempre é superior em relação à laringoscopia para facilitar intubação orotraqueal, após indução rápida,[3] em casos, p. ex., de trauma facial, e, caso não seja bem-sucedida, deve-se recorrer, de pronto, a máscara laríngea, cricotirotomia ou traqueostomia.

Não se pode desprezar as complicações da ventilação mecânica, o barotrauma, o volutrauma e o atelectrauma, o que justifica estratégia protetiva, utilizando volume corrente de 6 a 8 mL/Kg e pressão de platô abaixo de 30 mmHg como norma geral. A hipercapnia permissiva deve ser evitada à mínima suspeita de hipertensão intracraniana. Quanto a evitar pneumonia associada, algumas medidas podem ser úteis, como elevação do dorso, mudanças frequentes de decúbito, balanceamento da sedação, higiene diária da boca com antissépticos.

Os pacientes politraumatizados correm risco constante de hipoxemia em função de contusão pulmonar, aspiração, pneumonia ou síndrome da angústia respiratória aguda superveniente, requisitando, então, terapias de recrutamento, como a pronação, ou o uso de broncodilatadores, como óxido nítrico ou esoprostenol. O emprego de oxigenação de membrana extracorpórea (ECMO) atualmente tem ganho maior projeção, apesar dos riscos de sangramento.[4]

Sinais de coleções pleurais exigem imediata drenagem para preservar a vida, assim como o rápido controle de hemorragia externa, exsanguinante, o que às vezes é possível até com manobra compressiva; no entanto, em outros momentos, se impõe operação urgente. O choque, no trauma, é, na maioria das vezes, hipovolêmico, determinando má perfusão tecidual, sinalizado por taquipneia, taquicardia, pulsos finos, hipotensão, palidez cutânea, oligúria e perda de consciência, esta determinada por redução da perfusão cerebral, mesmo sem trauma craniano propriamente dito.

Isso justifica que, à primeira abordagem, já se promovam dois acessos venosos periféricos calibrosos ao paciente com trauma, com coleta de sangue para tipagem e início de reposição volêmica. A recomendação ATLS é a de que pacientes hipotensos recebam, de pronto, 2 L de cristaloides.

A sondagem vesical, essencial, deve ser procedida com especial cuidado nos pacientes com trauma pélvico e nos que apresentam extravasamento de sangue pela uretra. O toque retal pode ser suficiente para detectar trauma uretral, ou uma uretrocistografia pode ser necessária. Lesão uretral justifica cateterização vesical transcutânea suprapúbica.

Uma avaliação sistemática deve considerar cinco focos hemorrágicos primordialmente: externo, pleural, peritoneal, pélvico ou retroperitoneal, e decorrente de fraturas de ossos longos. A atenção é redobrada se não houver controle da hipotensão com a infusão dos primeiros 2 L de cristaloides.

Sinais neurológicos de decorticação, descerebração, assimetria pupilar, ausência de reação das pupilas à luz e perda de capacidade de resposta do paciente aos estímulos verbais são de enorme importância desde cedo no atendimento do trauma.

A radiologia inicial deve incluir radiografias laterais da coluna cervical, capazes de afastar ou confirmar 90% das lesões possíveis, e anteroposteriores do tórax e da pelve, para localização de drenos e cateteres, pesquisa de derrames, alargamento de mediastino, lesões de parênquima pulmonar, da caixa torácica e dos ossos pélvicos.

Avaliação avançada

Na segunda avaliação, parte-se para história detalhada, exame físico completo, radiografias adicionais, ultrassonografia, angiografia, tomografia computadorizada, lavagem peritoneal ou videolaparoscopia, para apuro diagnóstico e tratamento definitivo.

Nesta fase, depuram-se alergias do paciente, passado médico, clínico e cirúrgico, momento da última refeição e detalham-se os dados obtidos desde o atendimento da equipe externa até a chegada ao hospital.

Tabela 30.1
Escala de coma de Glasgow

Abertura ocular		Resposta motora		Resposta verbal	
Espontânea	4	Obediente	6	Orientada	5
Ao comando de voz	3	Esboçada à dor	5	Desorientada	4
À dor	2	Em retração à dor	4	Inapropriada	3
Ausente	1	Em flexão anormal	3	Incompreensível	2
		Em extensão	2	Ausente	1
		Ausente	1		

Fonte: ATLS Guidelines. 2019. Disponível em: http://www.facs.org/trauma/atls/team.html. Consultado em 17/11/2020.

É a hora de realizar suturas, investigar fraturas da face ou da base do crânio, manifestadas por otorragia, refazer a classificação pela escala de Glasgow, rever o exame neurológico sumário e aperfeiçoá-lo, com pesquisa de reflexos e de funções motora e sensitiva periféricas. A tomografia de crânio pode impor-se, bem como descompressões cerebrais de caráter urgente, impeditivas de expressivo índice de mortalidade.

Lesões penetrantes no pescoço podem requerer angiografia e laringotraqueobroncoscopia. Suspeitas de tamponamento cardíaco justificam ecodopplercardiograma; aortografia e tomografia podem ser necessárias. Distensão, rigidez e defesa abdominal devem ser valorizadas e implicam detalhamento diagnóstico. Os membros devem ser cuidadosamente examinados, em busca de fraturas ou lesões vasculonervosas.

Contínua Reavaliação e Terapêutica Definitiva

Lesão Craniana

Quanto mais eficaz o tratamento inicial, maior a prevenção das lesões secundárias incapacitantes, dependentes de hipotensão, hipoxemia, hipercarbia, febre, convulsões, hiperglicemia. Os cuidados devem ser iniciados no atendimento extra-hospitalar, incluindo imediata permeação das vias respiratórias.

No atendimento hospitalar, descartado o uso de drogas ou álcool, a classificação de 3 a 8 na escala de Glasgow prevê prognóstico sombrio. As indicações de tratamento cirúrgico são:

- Presença de coleções intracranianas ou extra-axiais com efeito de massa.
- Lesão penetrante cerebral, gerando tecido necrótico.
- Presença de corpo estranho intracerebral.
- Fratura que desnivela em 1 cm ou mais a calota craniana.

É preciso manter adequada pressão de perfusão cerebral, evitar hipoxia e hipercarbia e reduzir a demanda cerebral de oxigênio. Assim, cuidados com ventilação e oxigenação pulmonares são essenciais, em busca de PCO_2 próxima de 40 mmHg e PO_2 acima de 90 mmHg. A pressão arterial média desejável é de 90 mmHg, e a intracraniana, menor que 20 mmHg.

O tratamento da hipertensão intracraniana é baseado na doutrina de Monro-Killie, que estabelece que o espaço intracraniano é composto de tecido cerebral, sangue e líquor e que o tratamento deve buscar a redução do volume de um.[5]

A hipertermia deve ser combatida, e manitol 0,5-1 g/kg é admitido em pacientes com indicação cirúrgica, a caminho do procedimento, caso contrário podendo determinar depleção de volume intravascular e hipoperfusão cerebral. São fundamentais os cuidados de terapia intensiva, em termos de monitoração e tratamento das elevações da pressão intracraniana, manutenção de adequada perfusão cerebral, aporte nutricional e equilíbrio metabólico.

A pressão de perfusão cerebral pode ser estimada subtraindo-se a pressão intracraniana da pressão arterial média, devendo-se manter maior que 70 mmHg, embora, no trauma, nem sempre a oferta de oxigênio corresponda ao seu consumo. Mais precisa e adequada no trauma grave é a monitoração da pressão intracraniana por cateter inserido no ventrículo lateral. Seu valor normal é de 15 mmHg, mas 20 mmHg são aceitáveis no pós-trauma; índices maiores se associam a pior prognóstico e devem ser combatidos com coma induzido ou procedimentos descompressivos, quando há coleções drenáveis ou hidrocefalia aguda. Repetidas avaliações clínicas, tomográficas e de potenciais evocados somatossensoriais podem demonstrar progressos clínico-terapêuticos.

Lesões medulares

Os pacientes com lesões traumáticas graves de medula espinhal necessitam de cuidados respiratórios intensivos, incluindo fisioterapia, aspiração frequente de secreções, broncodilatadores, mucolíticos, ventilação assistida e estimulação de tosse.

Muitas vezes, é vantajosa traqueostomia precoce, permitindo redução do tempo de uso da ventilação mecânica e facilitando todas as demais manobras de atendimento e reabilitação.

Os pacientes com lesão acima de C3 podem beneficiar-se do implante videolaparoscópico de marca-passo diafragmático.[6]

O choque neurogênico, decorrente da perda da estimulação simpática, que sucede lesões acima de T6, é forma de choque distributivo, que pode durar de uma a três semanas. Nesse período, a atividade parassimpática e a estimulação vagal, sem oposição, além de hipotensão, podem ocasionar severa bradicardia e bloqueio atrioventricular. Quanto mais alta e mais completa a lesão medular, maior a gravidade do choque neurogênico. Os recursos terapêuticos são a reposição volumétrica, em busca da euvolemia, os vasopressores (principalmente a noradrenalina) e os inotrópicos. A terapia beta-agonista, albuterol, p. ex., pode ser empregada em casos selecionados.[7] O objetivo primordial é manter a pressão arterial média de 85-90 mmHg.

Lesões Torácicas

A rotura da aorta torácica decorre usualmente de força de desaceleração e é rapidamente fatal. Em geral, é lesão associada a traumas graves de crânio, pulmões, órgãos abdominais e ossos longos.

A aorta pode romper-se em qualquer um de seus níveis de fixação: válvula aórtica, *ligamentum arteriosum* (mais comum) ou hiato diafragmático. O diagnóstico deve ser pensado na investigação do mecanismo de lesão, suspeitado quando de alargamento ou deformação mediastinal, com borramento dos contornos da aorta, desvio para a direita da traqueia e/ou do esôfago, à radiografia de tórax, e confirmado à tomografia, caso não se imponha imediata toracotomia.

Habitualmente, é necessária circulação extracorpórea para tratamento cirúrgico, e cerca de 10% dos pacientes evoluem com paraplegia, em função de lesão concomitante da medula espinal, ou secundária, por bloqueio vascular induzido. Pneumotórax hipertensivo é fatal se não diagnosticado e tratado precocemente. Sinais clínicos envolvem desconforto respiratório, desvio de traqueia, abolição ipsolateral de murmúrio vesicular, percussão hipersonora e jugulares ingurgitadas, hipotensão e taquicardia.

A radiografia de tórax evidencia hipertransparência e desvio contralateral do mediastino. Em situação aflitiva, a drenagem, em sifonagem simples, pode ser precedida de descompressão com agulha calibrosa, introduzida no segundo espaço intercostal, na linha hemiclavicular, até alcançar o espaço pleural.

O hemotórax maciço pode resultar de trauma aberto ou fechado e requer rápida descompressão e reposição volêmica. Seus sinais clínicos incluem hipovolemia, abolição regional de murmúrio vesicular, percussão maciça no local do acúmulo hemático, que corresponde a velamento à radiografia de tórax, diferenciada de atelectasia lobar por não haver desvio homolateral do mediastino.

A drenagem torácica e a reposição volêmica com coloides e cristaloides podem ser, nos casos mais graves, seguidas de transfusão sanguínea. Toracotomia e controle cirúrgico do foco hemorrágico estão indicados se houver:

- Extravasamento de mais de 1,5 L de sangue pelo dreno, de pronto.
- Manutenção de sangramento maior que 200 mL/h por 4 h.
- Sangramento contínuo de menor monta, mas determinando instabilidade hemodinâmica.

O afundamento de tórax decorre de fraturas múltiplas de esterno e/ou de costelas, implicando em movimentos paradoxais da caixa torácica (retração com a inspiração) e dor intensa, que impedem o paciente de respirar. Não raramente estão associadas lesões do parênquima pulmonar, perfurado por fragmento de costela ou extremidade óssea desgarrada. O afundamento em si e a crepitação local permitem fácil diagnóstico à palpação.

O tratamento baseia-se em instituir acesso à via respiratória, instalar ventilação mecânica, promover sedação e analgesia, além de proceder a drenagem torácica, quando de lesões do parênquima pulmonar contíguo. Após o desmame do ventilador mecânico, fisioterapia respiratória é fundamental no combate a áreas de atelectasia. Raramente é indispensável fixação cirúrgica das fraturas determinantes do afundamento torácico, mas algumas iniciativas recentes propõem o procedimento buscando reduzir o tempo de ventilação mecânica e a mortalidade.[8]

O tamponamento cardíaco decorre de impossibilidade de enchimento ventricular pela compressão extrínseca sobre as câmaras cardíacas, exercida por sangue acumulado no saco pericárdico. Geralmente decorre de ferimento penetrante, torácico ou de abdômen superior, é determinante de choque, precoce ou tardio, na dependência da velocidade do acúmulo de sangue, e caracteriza-se clinicamente pela tríade de Beck: pressão venosa central elevada, hipotensão arterial e abafamento de bulhas à ausculta cardíaca.

Modernamente, os *guidelines* ATLS[2] têm pregado que a abordagem terapêutica seja feita por meio de esternotomia ou toracotomia transversa, que permitem atuação pronta sobre o foco hemorrágico, ao efetuar a abertura do saco pericárdico. Toracotomia para ressuscitação está autorizada no caso de perda de sinais vitais no transporte ou na sala de emergência. Trauma aberto ou fechado pode determinar rotura, perfurações ou lacerações diafragmáticas. No lado esquerdo, onde é mais desprotegido, o diafragma sofre, de hábito, as mais graves explosões; no lado direito, tais lesões, menos expressivas pela proteção proporcionada pelo fígado, costumam passar despercebidas, sendo diagnosticadas tardia e incidentalmente.

O desconforto respiratório e a presença de vísceras abdominais no interior do tórax, à radiografia simples, caracterizam a lesão, que é definitivamente confirmada à tomografia computadorizada. O tratamento é essencialmente cirúrgico e consiste em sutura diafragmática após redução das vísceras herniadas.

Lesões Abdominais

O baço e o fígado são os órgãos mais vezes acometidos no trauma fechado, via de regra por colisão de autos, que também pode determinar lesão de parede abdominal, de outras vísceras, ocas ou parenquimatosas, avulsão e laceração mesentérica, fraturas vertebrais, não raramente associadas a contusão pulmonar e rotura de grandes vasos.

O exame físico é muito útil em pacientes conscientes que apresentam dor, rigidez ou defesa abdominal, principalmente se o mecanismo de trauma for bem definido. Entretanto, comprometimento do estado de consciência ou trauma torácico/pélvico, acompanhado de dor intensa, descaracteriza o exame físico, obrigando a recorrer a outros meios diagnósticos. Nesses casos, o ultrassom tem grande valor, principalmente pela sua praticidade e acuidade em detectar líquido livre no abdômen, sobretudo em enfermos hemodinamicamente afetados.

Nos pacientes estáveis, pode-se indicar mais precocemente exploração cirúrgica, caso se evidencie líquido na cavidade peritoneal. Naturalmente, sua importância e até sua especificidade decrescem nos traumas penetrantes. A lavagem peritoneal diagnóstica é método antigo que acaba encontrando, vez ou outra, indicação, nos dias de hoje. O procedimento é simples: depois de sondagem gástrica e vesical, é introduzido cateter na cavidade abdominal, por trocarte ou minilaparotomia. Se a aspiração do cateter não trouxer sangue ou secreção digestiva, através dele injeta-se 1 L de soro fisiológico ou Ringer lactato. A lavagem é considerada positiva quando o líquido retornado contiver mais de 100.000 hemácias/mm^3 ou mais que 500 leucócitos/mm^3.

Naturalmente, o exame é passível de elevado índice de resultados falsos, positivos e negativos, sem contar que, com a injeção de líquido e ar na cavidade peritoneal, ulteriores exames imagenológicos poderão ter sua interpretação comprometida. Com tais evidências, tem sido reservado para situações de indisponibilidade de ultrassonografia. A tomografia computadorizada tem tido uso expandido nos casos de trauma fechado, com estabilidade hemodinâmica, pois, além de detectar líquido livre na cavidade peritoneal, localiza o foco e ainda permite a avaliação das outras vísceras e do retroperitônio. É exame definitivo nas lesões diafragmáticas. O problema é que o paciente tem de ser deslocado, monitorado, da sala de emergência até o equipamento, devendo permanecer sob estreita vigilância durante a realização do exame.

A maior parte das vítimas de trauma penetrante apresenta sinais evidentes de irritação peritoneal, fazendo indicar pronta exploração cirúrgica. Nos estáveis, a videolaparoscopia pode evitar uma série de laparotomias desnecessárias, permitindo detectar e tratar pequenas lesões vasculares ou comprovar a falta de necessidade de qualquer atitude terapêutica. Trauma fechado grave pode comprimir o pâncreas contra a coluna vertebral com força suficiente para romper a glândula ou lacerar seu parênquima. A dosagem de amilase sérica ou no líquido de lavagem peritoneal e mesmo imagens tomográficas sem contraste podem ser inespecíficas em tais casos, que podem evoluir com SIRS (síndrome de resposta inflamatória sistêmica) grave. Na suspeita de extravasamento do contraste tomográfico ou de redução de sua concentração em área pancreática, está indicada colangiopancreatografia endoscópica de urgência ou mesmo imediata exploração cirúrgica para reparo glandular, decisivo para a evolução do caso.

A laparotomia deve promover o controle da hemorragia mais ostensiva e minimizar a contaminação; daí, o abdômen deve ser recoberto por plásticos ou similares, deixando-se de fechar a aponevrose de pronto, para evitar a síndrome compartimental e para permitir reexploração dentro do período subsequente de 72 horas, assim que a homeostase tenha sido restabelecida.

Durante aquele período, o paciente deve ser mantido sedado, associado a bloqueio neuromuscular só quando absolutamente necessário, e o fornecimento restritivo de cristaloides facilitará o fechamento aponevrótico.

No caso de lesão duodenal retroperitoneal por trauma fechado (e é possível que a víscera seja violentamente comprimida até pelo cinto de segurança), a radiografia simples de abdômen pode demonstrar borramento da sombra do psoas ipsilateral, ou presença de ar livre no retroperitônio, mas, de novo, o extravasamento do contraste tomográfico é o dado de maior sensibilidade e especificidade.

As lesões pancreáticas e duodenais, não raro, são detectadas em laparotomias indicadas por outros achados pré-operatórios, geralmente hemoperitônio, o que reforça a importância de adequado balanço lesional durante o procedimento, conduzido por cirurgião experiente e atento.

Lesão renal é suspeitada quando o paciente apresenta sinais de grave trauma lateral ou posterior ou quando há hematúria macroscópica. A tomografia tem grande índice de sensibilidade diagnóstica. Importante hematúria também ocorre quando fraturas pélvicas determinam lesões uretrais, mas pode estar ausente, p. ex., na trombose traumática da artéria renal, nas desinserções do pedículo vascular renal, nas roturas ureterais, situações em que a tomografia, a arteriografia e a urografia excretora desempenham destacado papel diagnóstico.

O trauma pélvico grave costuma determinar lesões múltiplas e perda sanguínea de tal monta, que torna o choque hipovolêmico insensível às primeiras manobras de ressuscitação. Não é incomum disjunção púbica e sacroilíaca, determinando grande instabilidade do quadril e lesões dos vasos ilíacos e de seus ramos, com hemorragia profusa, frequentemente fatal, e que oferece dificuldade de diagnóstico diferencial com sangramento intraperitoneal. O ato cirúrgico é complexo, pode exigir fixação óssea, embolização concomitante por radiologia invasiva, aposição provisória de compressas para conter o sangramento difuso, impeditivo de manobras cirúrgicas hemostáticas convencionais. Assim, o achado, à laparotomia, de grande hematoma retroperitoneal contido recomenda investigação angiográfica, com eventual embolização e fixação pélvica externa, prévias à sua exploração que, se precipitada, pode levar à exsanguinação inevitável. No caso de hematoma já rompido para a cavidade peritoneal, a laparotomia comumente é realizada com base diagnóstica errada, fazendo com que o cirurgião tenha de criar soluções diante do achado intraoperatório real.

Lesões ortopédicas

Os danos ortopédicos nem sempre permitem osteossíntese imediata. O raciocínio é o mesmo, e a atitude é a de controlar de pronto a hemorragia e minimizar a contaminação, deixando-se o reparo definitivo para um segundo tempo. Lesões vasculares ou nervosas concomitantes devem ter correção imediata.

Aspectos de destaque da terapia intensiva do trauma

Monitoração

A monitoração visa a proporcionar condições adequadas para atendimento imediato às instabilizações da vítima de trauma, procurando atingir as metas fundamentais do tratamento intensivo. Tudo começa por atenciosa e contínua observação clínica, e são necessários equipamentos básicos: monitor cardíaco, oxímetro de pulso, sistema não invasivo de medição de pressão arterial ou cateter na artéria radial para detecção de PAM, sonda vesical, cateter em sistema venoso central para instalação de sistema de medição de PVC. Dessa forma, há condição de acompanhar, em todo momento, PAM, débito urinário, balanço volumétrico, oxigenação tecidual e consumo periférico de oxigênio. Ocorre que esses procedimentos muitas vezes não são capazes de fornecer dados fidedignos a ponto de orientar atuação terapêutica efetiva. Perfusão tecidual comprometida e movimentos constantes do paciente, muitas vezes fora do nível normal de consciência, podem inviabilizar o uso da oximetria de pulso. Ainda vale destacar que o uso clínico da PVC como indicadora da pressão capilar pulmonar (PCP) pressupõe existir relação entre as funções ventriculares direita e esquerda, o que frequentemente não ocorre em doentes politraumatizados.

Em busca de aperfeiçoar a monitoração do paciente vítima de trauma, podem ser necessários outros métodos não invasivos, avançados. A bioimpedância torácica estabelece campo elétrico limitado por eletrodos cervicais e torácicos, determinando-se o volume sistólico, que entra no cálculo do débito cardíaco pelas modificações da impedância induzida pelo fluxo sanguíneo na aorta torácica. O método é impreciso nos casos de trauma torácico e arritmias cardíacas. O ecodoppler pode determinar a área de secção transversal da aorta e a velocidade média do sangue durante o ciclo cardíaco; o produto desses dois parâmetros estima o volume sistólico, sem maior precisão.

As dificuldades na implementação de confiabilidade desses métodos de monitoração não invasiva têm feito com que os de maior invasibilidade ainda sejam os mais valorizados nas unidades de terapia intensiva. A queda do fluxo esplâncnico é evento dos mais precoces do estado de choque e pode ser detectado, assim que ocorre, por tonômetro gastrointestinal locado no lume gástrico. O tonômetro gastrointestinal consiste em balão de silicone acoplado a extremidade de sonda plástica, preenchido com solução salina. A medição da pCO_2 dessa solução (que se equilibra com a da mucosa após 2 horas), simultaneamente com a dosagem do bicarbonato arterial, permite o cálculo do pH intramucoso, utilizando-se a equação de Henderson-Hasselbach acrescida de fator de correção dependente do tempo de equilíbrio e do volume de soro empregado, já que a permeabilidade do silicone ao CO_2 não é total.

A administração de bloqueadores H_2 por via venosa minimiza a influência do CO_2 gerado no lume do estômago pela neutralização do suco gástrico por secreção pancreática, rica em bicarbonato. O cálculo do pH intramucoso, a partir desse método, mostra-se função linear da concentração de lactato na veia hepática; valores menores que 7,32 expressam isquemia da mucosa digestiva, mesmo na fase inicial do choque, em que PAM, débito cardíaco e pressão capilar pulmonar ainda estão normais. O paciente, enquanto submetido ao exame, não deve receber qualquer medicação por via oral ou por sonda nasogástrica, para evitar que haja interferência direta sobre a medição ou lesão da membrana de silicone. O cateter de Swan-Ganz permite a correta verificação do transporte e do consumo de oxigênio, parâmetros que guardam a maior relação com os índices de sobrevida por amostras obtidas na artéria pulmonar para dosagem de saturação venosa de O_2 e pressão parcial venosa de O_2.

Mais ainda, possibilita a verificação da pressão diastólica final (pré-carga), dada pela pressão capilar pulmonar. A pré-carga é ótimo parâmetro inicial para estimar o volume diastólico final, e, por conseguinte, o volume sistólico e o débito cardíaco. A medição da pressão capilar pulmonar é dos mais valiosos meios para evitar a síndrome da angústia respiratória do adulto (SARA), por orientar a adoção de medidas precoces de otimização do índice cardíaco. No entanto, como todos os outros métodos, apresenta problemas, pois afere condições do sangue venoso misto e despreza alterações perfusionais em órgãos específicos, facilita a reposição volêmica na fase inicial do choque, mas, no seu curso, não determina o estado volêmico (pela perda da correlação volume sistólico/pressão diastólica final).

Os cuidados na UTI ainda exigem o acompanhamento dos casos com exames laboratoriais, sendo indispensáveis gasometria arterial e venosa, ionograma sanguíneo, hemograma, coagulograma, glicemia, laticidemia, proteína C reativa, proteinograma, provas de função hepática e provas de função renal. A monitoração do paciente crítico em geral depende sobretudo da experiência do corpo clínico da UTI no emprego dos vários equipamentos disponíveis. Sua importância é diretamente dependente da capacidade de promover de pronto os reparos terapêuticos que se mostrarem indicados. Os valores normais dos principais alvos da monitoração constam do Quadro 30.1.

[TIT3] SIRS, Sepse e SDMOS

A principal característica da **SIRS** é a criação de estado pró-inflamatório, marcado por taquicardia, taquipneia, hipotensão, hipoperfusão, oligúria, leucocitose ou leucopenia, hiper ou hipotermia, sem que haja demonstração de fonte infecciosa. A leucocitose, no caso, não tem nexo causal com infecção, mas com estresse metabólico e/ou lesão tecidual. O "escore de SIRS", bastante valorizado à admissão hospitalar do portador de trauma,[9] inclui temperatura, frequência cardíaca, contagem de neutrófilos e frequência respiratória. A acidose metabólica é frequente, assim como a evolução para SDMOS.

O modelo teórico explicativo da SIRS integra translocação de toxinas, caos na inter-relação de órgãos e sistemas e inflamação "imunológica" exacerbada. Certa é a participação de interleucinas IL-1, IL-5, IL-6, IL-8, IL-11, IL-15, de múltiplos fatores estimulantes de colônia, como quimiocinas (proteína 1 quimiotátil de monócitos, células T ativadas e alfaproteína de crescimento oncogênico),[10] de fator de necrose tumoral, de produtos da degradação bacteriana, tais como lipossacárides, enterotoxinas estafilocócicas A-E e toxinas da síndrome do choque tóxico. A variedade dos elementos envolvidos na síndrome privilegia a aceitação do modelo teórico atual da SIRS.

A frequência da SIRS nos vários serviços é extremamente variável, sempre na dependência da aplicação das tábuas de critérios de definição da síndrome e de sua diferenciação com a sepse, o que implica controvérsia extrema nos índices de mortalidade que determina, de 20% a 100%, crescente com o número de órgãos acometidos na SDMOS.

Rota fisiopatológica das mais contumazes é a que vai de hipoperfusão por má distribuição volêmica ao aumento do trabalho respiratório e à acidose metabólica, havendo precoce instalação de insuficiência renal. Os jovens apresentam reação pró-inflamatória mais exuberante, mas, paradoxalmente, menores índices de mortalidade, provavelmente pela maior capacidade orgânica de superar o caos instalado. O trauma é das mais frequentes afecções de base em acometidos de SIRS, que, no mais das vezes, será caracterizado por febre, mas, às vezes, hipotermia, taquicardia, pulso rápido e fino, vasoconstrição periférica, labilidade de pressão arterial e taquipneia, pouco diferindo, portanto, dos indícios de instalação de qualquer tipo de choque. Portanto, a monitoração desses enfermos em nada difere do paciente crítico em geral, com laticidemia e creatinina sérica elevadas, disfunções dos parâmetros dosáveis da cascata de coagulação, aumento dos níveis sanguíneos das transaminases, entre tantos outros que indiquem que os vários sistemas orgânicos estão sendo agredidos.

O estudo do trauma em si, além do suporte orgânico imperativo, é essencial para orientar o procedimento terapêutico realmente capaz de eliminar a causa, possibilitando a erradicação da SIRS. A atuação direta sobre o estado pró-inflamatório alentou muito e efetivou pouco. As técnicas de coleta de material orgânico para acareação bacteriológica têm evoluído e devem ser insistentemente aplicadas. *A dosagem de procalcitonina tem sido bastante valorizada, preconizada como instrumento de diferenciação entre SIRS, sepse e SDMOS, particularmente no trauma, apresentando, respectivamente, concentração sérica de 0,5 a 2 ng/mL, mais que 2 e menos que 10 ng/mL e mais que 10 ng/mL.* Assim, significativo aumento de procalcitonina justificaria completo mapeamento bacteriológico no trauma.

Quadro 30.1
Monitoração – valores normais

IC – índice cardíaco (débito cardíaco/superfície corporal)	$3,2 \pm 0,2$ L/min/m²
PCP – pressão capilar pulmonar	12 ± 4 mmHg
IDO$_2$ – índice de transporte de O$_2$ = IC x CaO$_2$	600 ± 50 mL/min/m²
IVO$_2$ – índice de consumo de O$_2$ = IC x C (a-v) O$_2$	140 ± 25 mL/min/m²

sendo que
CaO$_2$ = conteúdo arterial de O$_2$ = 1,36 x Hb x Sat (a) % + 0,0031 x PaO$_2$
CvO$_2$ = conteúdo venoso de O$_2$ = 1,36 x Hb x Sat (v) % + 0,0031 x PvO$_2$
C (a-v) O$_2$ = diferença arteriovenosa de O$_2$

Fonte: própio autor.

Há também os que preferem a dosagem de proteína C reativa como identificadora de processo infeccioso em curso, se seu nível sérico superar 17 mg/dL em paciente febril, após o quarto dia contado do trauma. Também se tem valorizado o ionograma, o mais completo possível para acerto do ânion *gap* no trauma e admitido, cada vez mais, na transição de SIRS para sepse, e depois para SDMOS, no caminho para o óbito, o que é de certa forma intuitivo quando se imagina uma lesão tecidual propiciando infecção, se não adequadamente abordada. Fundamentais são ressuscitação volêmica, cuidadosamente monitorada com utilização de cateter de artéria pulmonar, uso de drogas vasoativas e medidas ventilatórias, para de pronto estabelecer melhor condição de transporte de oxigênio, e controle da dor.

Estudo de 573 vítimas de traumas fechados e de 129 de ferimentos penetrantes demonstrou que a SIRS persistente entre o terceiro e o sétimo dia de internação hospitalar é fator preditivo de infecção e, além do sétimo dia, de mortalidade.[11] Isso pode ter dois importantes desdobramentos, ou seja, tanto o retardo de intervenções recomendadas quanto a impossibilidade de controle da lesão traumática implicam direcionamento para o óbito, tendo a SIRS como veículo. A prevenção de fenômenos tromboembólicos, *com manobras fisioterápicas e uso de dispositivos de ativação de drenagem venosa periférica*, e de hemorragia digestiva alta (HDA) é essencial nesses enfermos, pois imobilidade e estresse são quase invariáveis. O *omeprazol* é o agente profilático mais consagrado quanto à HDA.[12]

Reposição volêmica

Os cuidados com a hipovolemia devem ser diferenciados para casos de sangramento controlado e descontrolado. Quando o sangramento já está controlado, o aumento imediato da pressão arterial média e o aumento do transporte de oxigênio reduzem a isquemia visceral e a formação de radicais livres e conferem melhor prognóstico ao paciente. No entanto, se a hemorragia estiver apenas parcialmente controlada, a expansão plasmática, com elevação da pressão de perfusão, pode determinar destamponamento, ressangramento e aumento do índice de mortalidade.

Nesses pacientes, muitas vezes é mais vantajoso o suporte hemodinâmico com drogas vasoativas, destacando-se a noradrenalina, até que o controle cirúrgico do foco hemorrágico seja processado. O índice de hematócrito, que tem sido aceito como indicativo de transfusão de glóbulos vermelhos, é de 30%.

No entanto, há recomendação da Sociedade Americana de Anestesia de que aquele nível referencial deve ser mantido somente para pacientes clinicamente mais descompensados (ASA III e IV); nos de melhor condição cardiorrespiratória (ASA I e II), pode-se aceitar hematócrito de até 18% como suficiente para manter condições vitais, evitando-se complicações transfusionais. A expansão plasmática mantém tendência geral de ser efetuada com volume mínimo, prevenindo infiltrações intersticiais e complicações, principalmente respiratórias, decorrentes de desmedidas e precipitadas infusões de cristaloides.

Não é infrequente que os acometidos de choque hemorrágico requeiram transfusão maciça, mais de dez unidades de concentrado de hemácias em 24 horas. Esses pacientes teriam maior benefício ao receber sangue total, hoje não mais disponível. Resta utilizar plasma fresco e concentrado de plaquetas, complementado com crioprecipitado, associados aos concentrados de hemácias, na proporção 1:1:1, na ressuscitação inicial, em busca de reduzir a aplicação de transfusão maciça e os excessivos volumes de coloides, cristaloides e soluções hipertônicas.[13]

Para os que mantêm hemorragia ativa, restam a hipotensão permissiva, a níveis não claramente definidos, e o balão oclusivo da aorta, este, em especial, para o trauma pélvico hemorrágico, medidas extremas e de resultados discutíveis.[14]

Soluções hipertônicas e hiperoncóticas, coloides e substitutos do sangue podem ser empregados. Entre as soluções hipertônicas e hiperoncóticas, destaca-se a que associa NaCl hiperosmolar (7,5%) com Dextran 70 (6%). Com a infusão venosa de 250 mL da solução, que tem meia-vida de 6 a 7 horas, recuperam-se os parâmetros vitais na maioria dos casos. Os maiores problemas são possível anafilaxia (geralmente leve), hipernatremia e acidose hiperclorêmica, esta facilmente controlável com o ajuste do respirador, em pacientes submetidos a ventilação mecânica. Dos coloides, o principal é a albumina; o grande problema é o custo, mas sua meia-vida, em termos de atuação sobre a pressão arterial média, é de 24 horas, reduzindo significantemente a resposta inflamatória sistêmica quando empregada precocemente. Outra boa opção é o *starch* (Hidroxietilstarch – HES 200/0,5), principalmente na preparação a 6%, infundidos 33 mL/kg, cujo índice de anafilaxia não supera 0,1%, e tem meia-vida plasmática de 8 horas. Ainda não há evidência para o uso sistemático de eritropoetina no trauma.[15]

Quanto aos substitutos do sangue, a solução de hemoglobina livre ainda não alcançou aceitação em grande escala, pois tem elevado custo e meia-vida curta (2 a 4 horas), já que seu baixo peso molecular estimula importante diurese osmótica. Os perfluorocompostos de segunda geração são compostos ávidos por oxigênio, melhoram seu transporte, mas não tanto o consumo de O_2; têm meia-vida de pouco menos de 24 horas; as micropartículas são progressivamente retidas no sistema reticuloendotelial, que as elimina lentamente, ao cabo de meses ou anos. A ressuscitação hemodinâmica deve ser suficiente para a manutenção de condições vitais, sem desencadeamento de efeitos tardios e fatais do choque hipovolêmico, mas também sem precipitações.

A observação contínua do paciente, em centro de terapia intensiva, e os resultados de tais atuações determinam a necessidade ou não de novas medidas para controle definitivo de perdas sanguíneas.

O certo é que a hemorragia severa e a ressuscitação conduzem a ciclo vicioso de deterioração, incluindo coagulopatia, acidose metabólica e hipotermia. A coagulopatia do trauma decorre sobretudo de diluição de fatores de coagulação, consumo dos fatores no local de sangramento, coagulação intravascular, fibrinólise, hipotermia, acidose e inflamação. Na investigação diagnóstica, destacam-se aferição de tempo de protrombina, de tempo de tromboplastina parcial ativada e contagem de plaquetas, atualmente destacando-se a tromboelastografia e a tromboelastometria rotacional.[16]

Complementos transfusionais têm sido pesquisados a par de plasma liofilizado, crioprecipitado e fibrinogênio, tais como fator VII ativado recombinante e concentrado de complexo protrombínico.[17] Por outro lado, o ácido tranexâmico pode ser útil em casos de hiperfibrinólise.[18]

O melhor entendimento da coagulopatia do trauma e sua extrema complexidade justifica a agressividade no controle da hemorragia e estimula a aplicação da ressuscitação com controle dos danos o mais rápido possível.

Nutrição

O mais precoce possível deve ser o cuidado específico do trauma em si e o atendimento nutricional do paciente que apresenta crescente necessidade calórico-proteica, via de regra, de 25 a 35 kcal/kg/dia e 1,2 a 1,8 g/kg/dia, respectivamente. O catabolismo determina desde graves comprometimentos imunológicos até alterações no processo de cicatrização e facilitação a infecções. Perdas de 10% a 30% do peso habitual podem estar associadas a 50% de mortalidade. Assim, a terapia nutricional, tendo como rota preferencial a via enteral, atualmente é tida como dos mais importantes cuidados a serem ministrados ao paciente grave, mas alguns problemas constituem obstáculos a tal intenção. Já foi demonstrado que, ao contrário do que se possa pensar de antemão, a alimentação transpilórica proporciona melhor aporte nutricional do que a aparentemente simples liberação de solução nutricional no lume gástrico, e com vantagem infusional de 61% a 47%. De qualquer forma, é clara na prática diária a redução da atividade motora do trato digestório superior no paciente grave.

Todo o sistema neurogastroenterológico é danificado pelas alterações hemodinâmicas e de oferta/consumo de oxigênio, comuns nos pacientes críticos, além de sofrer direta influência de sedativos e catecolaminas endógenas e exógenas. Tais alterações promovem desarranjos de condução nervosa e de ação hormonal endócrina e parácrina tão intensas que justificam o grande número de complicações digestórias da terapia nutricional enteral. *Desde há muito*, começaram a surgir publicações acerca de um aspecto de fundamental importância: quanto o paciente de fato recebe da nutrição enteral que é prescrita? Considerem-se: períodos de jejum para exames, suspensão transitória da administração da dieta para aspirações da sonda traqueal, obstruções e deslocamentos não raros das sondas de alimentação, instabilidades hemodinâmicas que inviabilizam ao menos provisoriamente a manutenção de uso da via enteral, suspensão da infusão por gastroparesia, diarreia e distensão abdominal. Na verdade, o paciente crítico é muitas vezes mal nutrido por via enteral exclusiva e pode apresentar complicações até fatais em decorrência direta disso.[19]

Por outro lado, em outros trabalhos destacam-se vários benefícios da nutrição enteral em termos de combate à translocação bacteriana e de proteção contra a hemorragia digestiva, principalmente se associada a bloqueadores H_2 ou a inibidores da bomba de prótons.[20] Há que se ter uma equipe multidisciplinar na UTI, adequadamente treinada para que a assistência nutricional seja bem realizada, e o emprego da nutrição parenteral não está totalmente descartado nos cuidados ao paciente grave. Ao contrário, é preciso haver preparo para indicar e aplicar os dois métodos, até em conjunto, conforme o caso.

Morte cerebral e doação de órgãos

A morte cerebral, definida como cessação irreversível de todas as funções cerebrais, inclusive as do tronco, é sequela frequente do trauma cerebral. O aumento da pressão intracraniana deflagra o reflexo de *Cushing*, caracterizado por hipertensão sistêmica e bradicardia; a isquemia do tronco resulta estimulação simpática com intensa vasoconstrição, levando a disfunção de múltiplos órgãos, seguida de profunda isquemia cerebral e falência do hipotálamo e da hipófise, daí decorrendo hipotensão extrema. Quando a pressão intracraniana supera a pressão arterial média, cessa o fluxo cerebral.

Algoritmos consagrados[21] determinam a morte cerebral a partir de coma irreversível, ausência de reflexos e de respiração espontânea, comprovação de inatividade cerebral por eletroencefalografia, podendo também ser utilizados angiografia cerebral, cintilografia e *doppler* transcraniano. É essencial o registro do momento oficial da morte no prontuário médico.

Estes casos de trauma craniano grave constituem importante fonte de transplantes, mas os órgãos podem ser muito danificados depois da morte cerebral. Tais disfunções orgânicas podem ser evitadas com a instituição de suporte hemodinâmico, ventilação pulmonar de alta frequência e terapia hormonal, controlando sobretudo a hiperglicemia, em regime de terapia intensiva, com a nobre missão de preservar órgãos para transplante, enquanto são providos os devidos trâmites legais e operacionais.

Referências bibliográficas

1. Hajibandeh S, Hajibandeh S, Idehen N. Meta-analysis of the effect of tertiary survey on missed injury rate in trauma patients. Injury. 2015; 46:2474–82.
2. ATLS Guidelines. 2019. Disponível em: http://www.facs.org/trauma/atls/team.html. Consultado em 17/11/2020.
3. Szarpak L, Madziala M, Evrin T. Which airways management technique is optimal for trauma patient ventilation? Eur J Emerg Med. 2016; 23:455–6.
4. Menaker J, Tesoriero RB, Tabatabai A. Veno-venous extracorporeal membrane oxygenation (VV ECMO) for acute respiratory failure following injury: Outcomes in a high-volume adult trauma center with a dedicated unit for VV ECMO. World J Surg. 2018; 42:2398–403.
5. American College of Surgeons Trauma Quality Improvement Program: ACS TQIP Best Practices in the Management of Traumatic Brain Injury. 2015. Disponível em: https://www.facs.org/~/media/files/quality%20programs/trauma/tqip/traumatic%20brain%20injury%20guidelines.ashx. Acessado em 20/11/2020.
6. Posluszny JA Jr, Onders R, Kerwin AJ. Multicenter review of diaphragm pacing in spinal cord injury: Successful not only in weaning from ventilators but also in bridging to independent respiration. J Trauma Acute Care Surg. 2014; 76:303–9.
7. Evans CH, Duby JJ, Berry AJ. Enteral albuterol decreases the need for chronotropic agents in patients with cervical spinal cord injury--induced bradycardia. J Trauma Acute Care Surg. 2014; 76:297–301.
8. McClure TT, Tanner T, Myers PM, Triplet JJ, Jacob PM, Johnson DB et al. Surgical Treatment of Flail Chest and Rib Fractures: A Systematic Review of the Literature. 2019. Disponível em: http://www.ghrnet.org/index.php/ijo/article/view/2498/2882. Acessado em 20/11/2020.
9. Malone DL, Kuhls D, Napolitano LM. Back to Basics: Validation of the Admission Systemic Inflammatory Response Syndrome Score in Predicting Outcome in Trauma. J Trauma 2001; 51:458-463.
10. Spolarics Z, Siddiqi M, Siegel JH. Increased incidence of sepsis and altered monocyte functions in severely injured type A-glucose-6-phosphate dehydrogenase-deficient African. American trauma patients. Crit Care Med 2001; 29: 728-36.
11. Bochicchio GV, Napolitano LM, Joshi M. Persistent Systemic Inflammatory Response Syndrome is Predictive of Nosocomial Infection in Trauma. J Trauma. 2002; 53: 245-51.
12. Felix VN. É possível a profilaxia da hemorragia digestiva no doente crítico? Clin Bras Med Int 2001; 10:249-58.
13. Holcomb JB, Tilley BC, Baraniuk S. PROPPR Study Group: Transfusion of plasma, platelets, and red blood cells in a 1:1:1 vs a1:1:2 ratio and mortality in patients with severe trauma: The PROPPR randomized clinical trial. JAMA. 2015; 313:471–82.
14. DuBose JJ, Scalea TM, Brenner M. AAST AORTA Study Group: The AAST prospective aortic occlusion for resuscitation in trauma and acute care surgery. J Trauma Acute Care Surg. 2016; 81:409–19.
15. Stubbs JR. Alternatives to blood product transfusion in the critically ill: erythropoietin. Crit Care Med 2006; 34:160-9.
16. David JS, Durand M, Levrat A. Correlation between laboratory coagulation testing and thromboelastometry is modified during management of trauma patients. J Trauma Acute Care Surg. 2016; 81:319–27.
17. Jehan F, Aziz H, O'Keeffe T. The role of four-factor prothrombin complex concentrates in coagulopathy of trauma: A propensity matched analysis. J Trauma Acute Care Surg. 2018; 85:18–24.
18. Taylor JR 3rd, Fox EE, Holcomb JB. PROPPR Study Group: The hyper fibrinolytic phenotype is the most lethal and resource intense presentation of fibrinolysis in massive transfusion patients. J Trauma Acute Care Surg. 2018; 84:25–30.
19. Mentec H, Dupont H, Bocchetti M. Upper digestive intolerance during enteral nutrition in critically ill patients: Frequency, risk factors, and complications. Crit Care Med 2001; 29:1955-61.
20. Felix VN, Ricardi LR, Carvalho JG, Kim JU. Translocação bacteriana. Repaginação. In: Felix VN ed. Atualização em Medicina Intensiva. Vol. 6. São Paulo: CLR Baliero; 2006: 17-19.
21. Wijdicks EF, Varelas PN, Gronseth GS. American Academy of Neurology: Evidence-based guideline update: Determining brain death in adults: Report of the Quality Standards Subcommittee of the American Academy of Neurology. Neurology. 2010; 74:1911–18.

31 Trauma Vascular

Alexandre Giandoni Wolkoff • Paulo Eduardo Ocke Reis

Histórico

Os traumas vasculares são reconhecidos desde a Antiguidade. O conhecimento sobre o tratamento dessas lesões aumentou muito em períodos de guerras. Isso também se observa em nossos dias com relatos sobre o tratamento de lesões vasculares em acidentes automobilísticos e até em guerras mais recentes como no Kuwait[1].

A observação de que essas lesões é que podem apresentar hemorragias determinantes da morte também não é recente. Há relatos do uso de emplastros hemostáticos no Egito em torno de 1600 a.C. Na China, no ano de 1000 a.C. Celsus, no ano de 25 d.C., relata uso de ligadura para hemostasia. Como médico dos gladiadores do Império Romano, Claudius Galeno, em torno de 200 d.C. descreveu a anatomia dos vasos sanguíneos e suas principais lesões, e esse conhecimento anatômico perdurou quase 14 séculos até a publicação do livro *De Humani Corporis Fabrica,* por Andreas Vesalius, em 1543.

Posteriormente a Ambroise Paré, no século XVI, surgiram relatos de algumas intervenções em lesões vasculares. A técnica preconizada por Alexis Carrel, em 1902, é denominada sutura vascular triangular e começou a ser difundida como alternativa à ligadura clássica.

Porém, somente na guerra da Coreia, já no século XX, é que se realizou um método alternativo à ligadura das artérias como tratamento-padrão do trauma arterial[2]. É descrita uma rafia bem-sucedida e reconstrução arterial. Nessa época, foram observados progressos na técnica cirúrgica e anestésica, utilização racional de antibióticos e transfusão sanguínea, aumentando a possibilidade de sucesso em cirurgias mais delicadas. A redução de tempo no deslocamento entre trauma e cirurgia diminuiu a incidência de amputações de 49% para 13%, no período entre as duas Guerras Mundiais e a guerra da Coreia.

Na guerra do Vietnã os resultados melhoraram devido ao aperfeiçoamento técnico e ao tratamento dos ferimentos com restauração arterial primária, evitando-se complicações como fístulas arteriovenosas e pseudoaneurismas, diminuindo as limitações funcionais. Os resultados publicados em 1969 mostraram queda do número de amputações e do percentual de perda de membros entre 0,7 e 3,8%[3].

A formação de grandes hematomas, fístulas arteriovenosas, variações anatômicas ou mesmo localizações incomuns do trauma podem transformar lesões que teriam reparo simples em casos complexos, comprometendo a viabilidade do tratamento, aumentando o risco de morte. Em áreas urbanas, há lesões decorrentes de traumas penetrantes, por projéteis de arma de fogo e arma branca, sendo os primeiros responsáveis por 64% dos casos e aumento dos custos hospitalares.

Nos dias atuais, observa-se aumento da utilização das armas de fogo, com projéteis de alta velocidade. Esses ocupam lugar de destaque como agentes causadores de lesões vasculares graves em civis. Observam-se também lesões musculoesqueléticas extensas. As lesões vasculares são resultado da dissipação de energia nos tecidos adjacentes, efeito *blast* e fragmentação do projétil ou de partes ósseas. Os acidentes automobilísticos também têm sido importante causa de morte nas rupturas traumáticas de aorta em traumas torácicos fechados[5].

Recentemente, existem relatos de traumas vasculares em crianças decorrentes de ferimentos por arma de fogo[6]. Essas novas características das armas de fogo no cenário civil são motivo de preocupação de todos envolvidos em atendimentos de urgência e emergência.

Epidemiologia e etiopatogenia

A experiência das guerras contribuiu para o aprimoramento do tratamento das lesões vasculares, tanto pelos recursos utilizados no transporte dos pacientes, propiciando atendimento mais rápido, quanto pela introdução de atendimento especializado com novas técnicas. Essa experiência militar foi aproveitada na vida civil.

Os traumas vasculares em civis estão relacionados diretamente ao índice de crimes de cada comunidade e têm participação crescente no desenvolvimento de técnicas para tratamento das lesões vasculares. Recentes conhecimentos técnicos aplicados têm como objetivo básico a manutenção do fluxo arterial por meio de *shunts*.

Em áreas urbanas, as lesões são mais comumente causadas por traumas penetrantes, por projéteis e arma branca, sendo os revólveres responsáveis por 64%, facas, 24% e espingardas, 12%[7]. Portanto, o trauma penetrante permanece como causa dominante de lesões não iatrogênicas de vasos sanguíneos, encontrado em 60 a 90% de todas as lesões. Os fatores de risco têm sido associados ao homicídio e assalto, idade, sexo, raça, perfil socioeconômico, uso de álcool e drogas.

O trauma contuso é resultante de acidentes automobilísticos, queda de altura e esmagamentos, sendo responsáveis por cerca de 50% de todos os casos de traumas vasculares não iatrogênicos. Lesões vasculares secundárias ao trauma contuso têm aspectos anatômicos específicos. Nos acidentes automobilísticos, os vasos abdominopélvicos, torácicos e dos membros inferiores são os mais acometidos. Lesões arteriais cervicais e de extremidades superiores são observadas em menor frequência.

Vários fatores foram associados à presença de lesões vasculares após trauma contuso, como intensidade do trauma e presença de lesões ortopédicas. Contusões torácicas graves são mais comuns em pessoas com fraturas da primeira costela, escápula e esterno. Os vasos pélvicos raramente são lesionados na ausência de fratura pélvica ou lesão de ligamentos. Nas lesões desses segmentos com sangramento há uma ameaça imediata à vida por hipovolemia, possíveis lesões em outros órgãos e alterações hemodinâmicas.

Vários tipos de fraturas e deslocamentos envolvendo as extremidades são associados ao aumento do risco de trauma vascular, com possível isquemia e perda do membro, como o deslocamento de joelho associado à lesão da artéria poplítea e fratura associada a lesão de artéria femoral (Figura 31.1).

Os homens continuam sendo as vítimas mais frequentes de trauma vascular. Dois terços dos pacientes estão na 3ª e 4ª décadas de vida. A arma branca predomina como agente nas lesões de extremidades superiores, enquanto as armas de fogo causam a grande parte das lesões em membros inferiores. Nestes, a artéria femoral superficial é a mais frequentemente lesionada, seguida pela lesão da artéria poplítea.

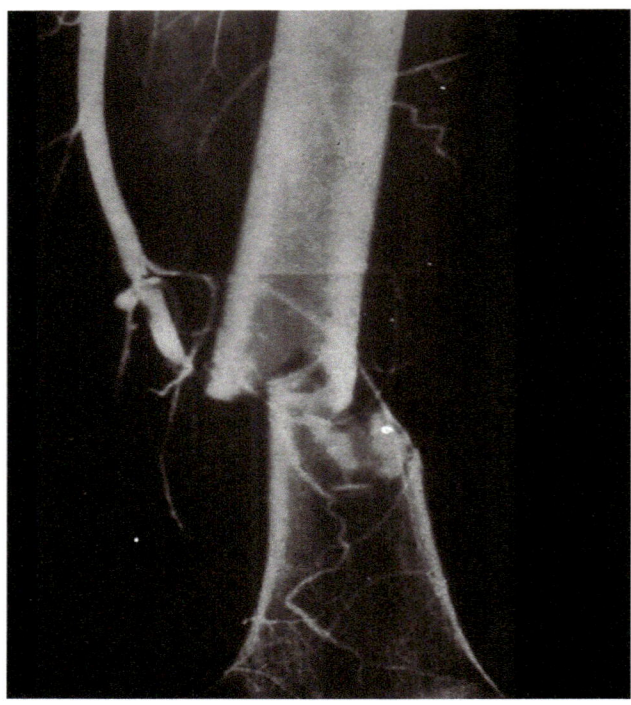

FIGURA 31.1 – *Lesão de artéria femoral distal com fratura associada. Fonte: autores.*

Lesões vasculares iatrogênicas são causadas por outros especialistas ou pelos próprios cirurgiões vasculares. Acredita-se ser este tipo de lesão importante causa de trauma vascular nos dias atuais[8]. A maioria decorre de cateterismos percutâneos para diagnóstico e terapêutica. As artérias femoral e braquial são as mais utilizadas como vias de acesso.

Existe, modernamente, uma busca por intervenções minimamente invasivas. Os dispositivos como clipe de titânio para tratamento de lesões vasculares, malhas intravasculares, como *stents* e embolizações, são recursos interessantes no tratamento de lesões vasculares e lesões em órgãos maciços, podendo se tornar conduta padrão em casos específicos[9].

A fronteira mais recente é a tecnologia robótica e centros de simulação com finalidade de aperfeiçoamento técnico, como a caverna digital, um promissor recurso tecnológico para treinamento a partir de tecnologia robótica e de 3D.

Classificação das lesões vasculares

As lesões vasculares podem ser diretas ou indiretas, arteriais, venosas ou combinadas. As diretas são as mais frequentes, causadas por agentes que perfuram ou comprimem vasos e produzem ferimentos variados. As indiretas podem ser observadas nos traumas fechados, sobretudo no tórax, causadas por contusões, desaceleração ou tração dos membros. Em termos gerais podem ser descritas como:

- *Puntiformes ou lacerações:* produzidas por estiletes, pontas, canivetes, pequenos fragmentos de vidro ou outro material.
- *Incisas ou cortantes:* lineares, com bordas regulares, sem perda de partes da parede do vaso, sendo apenas seccionada, transecção incompleta ou completa. Produzidas por facas, bisturis ou serras.
- *Perfurocontusas:* há lesão mais extensa da parede e se associam a outras lesões. Produzidas por projéteis de arma de fogo.
- *Dissecantes:* desencadeiam lesão de íntima, descolando-a das demais túnicas. Podem ser decorrentes de cateterismo ou em áreas limitadas à proximidade das feridas, formando *flaps* da túnica íntima.

Cada tipo de lesão arterial ou venosa acima descrita corresponde a uma técnica de reparação. Assim, as principais lesões arteriais e venosas são[10]:

- Lesão de íntima isolada.
- Laceração simples.
- Laceração por projétil de baixa velocidade.
- Secção total.
- Trombose limitada.
- Contusão extensa.
- Laceração extensa.
- Trombose extensa.

Princípios básicos do diagnóstico e tratamento

A formação de grandes hematomas, hemorragia externa volumosa, hematoma pulsátil, fístulas arteriovenosas, ausência de pulso distal ou sinais de isquemia são evidências de trauma vascular.

A avaliação inicial da lesão vascular depende, em grande parte, do agente causador, mecanismo de lesão, nível de lesão arterial, manifestações provocadas por lesões venosas associadas, neurológicas e de outros tecidos. Determiná-los é de grande importância para que o cirurgião possa utilizar apropriadamente opções diagnósticas e terapêuticas.

Os traumatismos arteriais periféricos podem determinar quadro clínico misto de isquemia e hemorragia. Três síndromes são descritas após trauma vascular: tumoral, hemorrágica e isquêmica. O diagnóstico e tratamento imediatos destas lesões são extremamente importantes para prevenir futuras sequelas, que poderão ocorrer quando passam despercebidas ou são inadequadamente tratadas. As fístulas arteriovenosas e pseudoaneurismas são exemplos dessas situações.

Por outro lado, sinais clínicos de trauma vascular podem ser mínimos ou ausentes. Após o transporte a um centro especializado e anamnese, deve-se realizar exame físico meticuloso e ter suspeição para possíveis lesões não aparentes.

O atendimento inicial pode e deve ser multidisciplinar na sequência preconizada pelo ATLS (*Advanced Trauma Life Support*), nessa sistemática, devem ser considerados sinais maiores de lesão vascular:

- Sangramento arterial.
- Hemorragia com choque.
- Ausência de pulso distal.
- Isquemia de membro.
- Hematoma em expansão ou pulsátil.
- Sopro ou frêmito no local de lesão.

Na sequência do atendimento devem ser considerados sinais menores de lesão vascular:

- História de sangramento prévio que cessou.
- Hematoma pequeno não expansivo.
- Lesão de nervo.
- Diminuição dos pulsos distais.
- Lesão próxima a um vaso troncular (< 1 cm).

Em décadas passadas[11], o conceito de que toda lesão próxima aos vasos deveria ser explorada foi divulgado e associado à prática da época[12]. Com o amadurecimento desses procedimentos durante as décadas de 1970 e 1980, verificou-se que grande número de explorações, sem sinais maiores de lesão vascular, foi desnecessário. Essas explorações têm morbidade alta e atualmente devem ser evitadas[13].

Pacientes com sinais maiores de lesão vascular e diagnóstico estabelecido devem ser transferidos para o centro cirúrgico o mais rápido possível. Pacientes com sinais menores de lesão vascular devem ser divididos em sintomáticos e assintomáticos. Nos pacientes assintomáticos com exame físico normal não se deve realizar arteriografia rotineiramente. Preconiza-se o exame físico seriado de rotina, com ou sem realização de *duplex scan*, em especial nos pacientes com evidência de lesão no trajeto vascular. A evidência de piora ou evolução do quadro clínico pode indicar a transferência para o centro cirúrgico ou realização de exame com contraste.

A sequência de exames complementares é baseada principalmente nas condições clínicas gerais do paciente e na avaliação do tempo que será necessário para cada exame. Podem ser utilizados: radiografia simples de tórax, Doppler, *duplex scan*, tomografia helicoidal e angiorressonância. Nos traumas fechados de tórax, a tomografia computadorizada helicoidal e o ecotransesofágico podem ajudar no diagnóstico do trauma de aorta, mas não são considerados superiores à aortografia[14] (Figs. 31.2 e 31.3).

Tratamento cirúrgico

Os princípios básicos da técnica operatória são aplicáveis à grande maioria das lesões vasculares. Pacientes com hipovolemia grave devem ter o compartimento intravascular rapidamente restaurado com soluções cristaloides e/ou derivados do sangue, pois o destamponamento de uma lesão e consequente sangramento podem ser fatais.

É fundamental o controle proximal e distal dos vasos antes de se explorar a região do trauma, prevenindo perda sanguínea adicional. A compressão, digital ou com gaze montada em pinça, é manobra fundamental temporária para estancar um sangramento abundante, enquanto o controle vascular proximal e distal é obtido. Nos grandes vasos abdominais, o controle proximal pode ocasionalmente ser obtido pela inserção, através da lesão ou de um vaso à distância, de um cateter de Fogarty ou uma sonda vesical, enquanto se obtém o controle definitivo do vaso lesado[16].

No reparo de qualquer lesão arterial, é fundamental que toda a íntima lesada seja ressecada, principalmente no trauma fechado ou por ferimento de arma de fogo, situações nas quais a ruptura da íntima pode ocorrer por uma extensão maior que a inicialmente suposta. Quando houver qualquer suspeita de trombose secundária, deve ser realizada trombectomia proximal e distal, seguida da heparinização regional proximal e distal e se não houver contraindicação, realizar a heparinização sistêmica. A veia safena magna é o substituto mais adequado e versátil para reparação de diversas artérias e veias. Outras veias ou mesmo próteses podem ser ocasionalmente utilizadas, caso ocorra lesão bilateral dos membros inferiores ou se a veia safena for considerada inapropriada para uso[15].

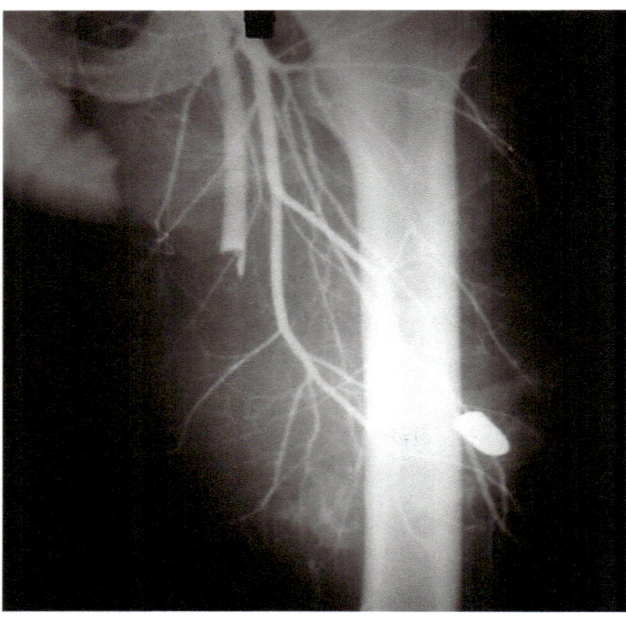

FIGURA 31.2 – *Ferimento por arma de fogo (FAF) na coxa com interrupção do fluxo.* Fonte: *autores.*

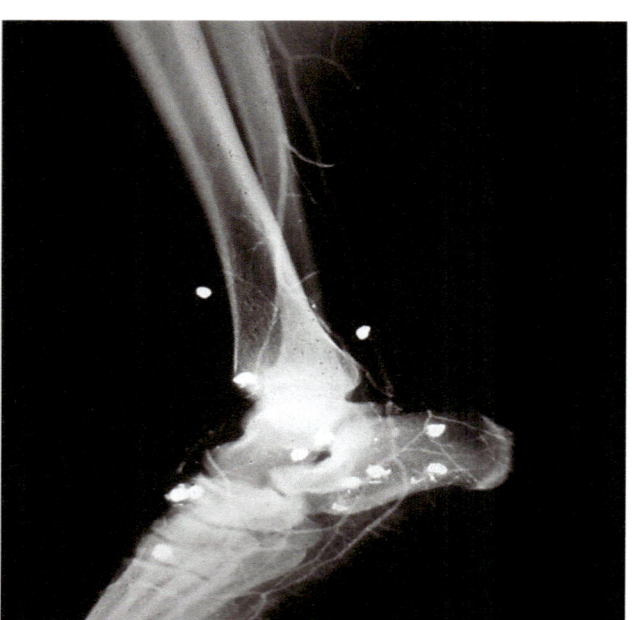

FIGURA 31.3 – *Arteriografia de MI pós-PAF (projétil de arma de fogo) sem lesão vascular.* Fonte: *autores.*

Lesões mínimas arteriais e venosas, geralmente induzidas por ferimentos de arma branca, podem ser reparadas por uma rafia simples ou sutura lateral. Lesões tangenciais um pouco mais extensas podem ser reparadas com um remendo, evitando-se estenose resultante de eventual rafia primária. Ressecção da área lesada e anastomose terminoterminal, com ou sem enxerto venoso, são as técnicas preferidas nos casos de lesões de curta extensão com rotura de íntima, trombose ou secção parcial ou total do vaso. Na maioria das lesões por ferimento por arma de fogo ou contusões vasculares mais extensas, deve ser empregado um enxerto de interposição ou de derivação. Sempre que possível, devemos utilizar tecido autógeno para reparar os vasos lesados. O uso de prótese sintética deve ser reservado às lesões de grandes vasos abdominais e torácicos, particularmente da aorta, quando o reparo primário não é apropriado.

Trombose e sangramento são as complicações imediatas mais frequentes do reparo cirúrgico das lesões vasculares. A causa mais comum de trombose é a imperfeição técnica da restauração, principalmente por ressecção ou desbridamento insuficientes da íntima ou dos bordos lesados. O sangramento pós-operatório também pode ser causado por uma anastomose inadequada, lesões à distância não detectadas, coagulopatia ou infecção da restauração vascular[17].

Tratamento não operatório

Existem lesões vasculares que não necessitam de reparo cirúrgico, como por exemplo as oclusões pós-traumáticas de pequenos ramos ou lesões isoladas de um vaso na perna ou no antebraço. Não operar lesões mínimas, não oclusivas, de vasos tronculares é motivo de controvérsia. Diversos autores têm recomendado a observação de pequenas lesões de íntima e pseudoaneurismas, desde que a circulação distal esteja íntegra[18,19]. Essa conduta é baseada na documentada capacidade de essas lesões cicatrizarem espontaneamente, de modo análogo às induzidas por angioplastias. Ao se decidir pelo tratamento conservador, é importante que se saiba que o seguimento seriado com mapeamento duplex ou angiografia é fundamental. Se não houver condições para o seguimento rigoroso, deve-se operar imediatamente.

A maioria dos cirurgiões ainda prefere operar uma lesão mínima, evitando a ocorrência mais tardia de trombose ou aumento do pseudoaneurisma.

Diversas lesões vasculares traumáticas podem ser idealmente tratadas por técnicas endovasculares, durante procedimentos angiográficos diagnósticos. A embolização terapêutica pode resolver sangramentos ativos, pseudoaneurismas e fístulas arteriovenosas de baixo fluxo, quando provenientes de ramos musculares, ramos da artéria hipogástrica e das artérias carótida externa e femoral profunda distal.

Em diversas situações, a embolização terapêutica oferece vantagens inquestionáveis com relação ao tratamento cirúrgico como, por exemplo, no controle de sangramentos provenientes de ramos da artéria ilíaca interna nas fraturas pélvicas, de ramos intraparenquimatosos de artérias viscerais no fígado, pulmão e rim[20,21] e segmentos de difícil acesso na artéria vertebral. Em outras situações, a embolização pré-operatória pode facilitar o tratamento cirúrgico pela redução do sangramento intraoperatório. O controle imediato pré-operatório de sangramentos ativos pode ser temporariamente obtido pela colocação de cateter-balão, enquanto o paciente e, preparado para a intervenção.

Técnicas endovasculares

A embolização como método terapêutico é uma prática já consagrada, desde que Brooks, em 1931, utilizou músculo para ocluir uma fístula arteriovenosa[22].

Em 1963, Dotter deu início à história da angioplastia transluminal[23, 24]. Em 1974, Grüntzig idealizou o cateter-balão para angioplastia e houve novo avanço na técnica de dilatação[25].

A cirurgia endovascular é alternativa terapêutica, com procedimentos minimamente invasivos para tratar lesões vasculares de uma forma menos agressiva. Técnicas como embolizações terapêuticas e endopróteses podem, associadas às técnicas arteriográficas, oferecer o diagnóstico e o tratamento de lesões. A interpretação das arteriografias é essencial para a programação cirúrgica. As alterações radiológicas nos traumas mais encontradas nas lesões vasculares são:

- Extravasamento de contraste.
- Falso aneurisma.
- Fístula arteriovenosa (FAV) (Figs. 31.4 e 31.5).
- Estreitamento da luz do vasodissecção.
- Oclusão do vaso.

O tratamento temporário pode ser realizado por meio de balões oclusores que interrompem o sangramento agudo e oferecem mais tempo à equipe cirúrgica para realizar o acesso adequado à lesão arterial, diminuindo assim a mortalidade devido à perda sanguínea e a morbidade em acessos cirúrgicos inadequados. Possibilita ainda a abordagem em pacientes politraumatizados graves que não suportariam uma grande cirurgia reparadora ou apresentam lesões em áreas de difícil acesso.

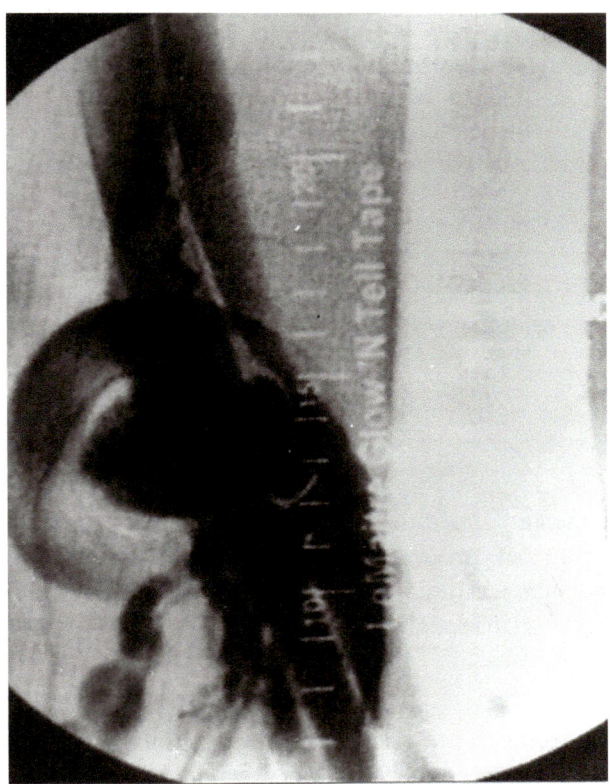

FIGURA 31.4 – *Paciente 37 anos com projétil de arma de fogo (PAF) na coxa.* Fonte: *autores.*

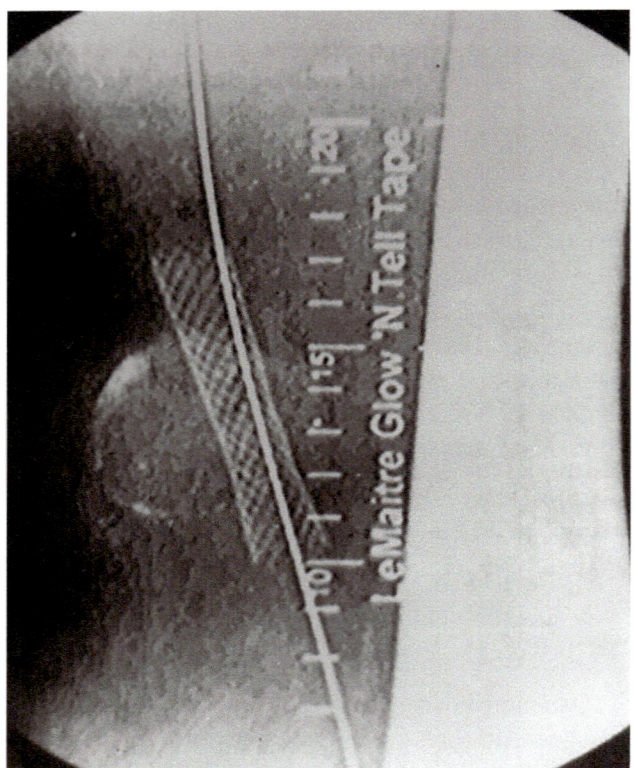

FIGURA 31.5 – *Tratamento da fístula arteriovenosa (FAV) após liberação da endoprótese.*
Fonte: *autores.*

O objetivo do tratamento com materiais embólicos consiste em ocluir a circulação do território vascular que necessita de tratamento. Esta oclusão pode ser proximal, no tronco da artéria que está sendo abordada, interrompendo a hemorragia no local ou na circulação distal. Nesse local os vasos são ocluídos na pequena circulação de um leito vascular completo ou em segmento do parênquima de um órgão.

Esses materiais têm características físicas específicas e podem ser classificados quanto ao tempo que o leito vascular permanece ocluído, nível de oclusão, tipo de condutor, facilidade de manuseio individual e a disponibilidade do agente embogênico. Podem ser usados os de longa, média e curta duração.

Agentes de longa duração
Molas de Gianturco-Wallace

São espirais aramadas com uma lã acrílica que se enovelam à medida que saem do cateter, ocluindo de forma definitiva o vaso sanguíneo. Atualmente, os sistemas das molas têm controle de destaque e possibilidade de recuperação.

Ivalon

Atua como oclusor mecânico definitivo por impactação distal no território vascular que está sendo embolizado. Na atualidade, o álcool polivinílico é utilizado principalmente na forma de microesferas de 600 a 300 µm. Sua principal utilidade é promover a hemostasia em segmentos de parênquima.

Balões destacáveis

Foi principalmente na neurorradiologia intervencionista que seu uso se difundiu devido à grande precisão com que podem ser posicionados. Pode ser utilizado em lesões vasculares periféricas, principalmente em vasos calibrosos.

Esclerosantes

Os principais agentes esclerosantes utilizados em cirurgia endovascular são o álcool absoluto, o oleato de etanolamina e a glicose a 50%. Estas substâncias são de fácil manuseio e provocam uma oclusão vascular definitiva por lesão da íntima e posterior desenvolvimento de fibrose.

Agentes de média duração
Gelfoam

Atua provocando uma oclusão mecânica distal, de forma temporária, no território vascular embolizado. O tempo médio de permanência das partículas de Gelfoam é de 4 semanas. Há uma reação inflamatória local moderada que pode deixar sequelas oclusivas permanentes no vaso. As vantagens são o baixo custo e a fácil aquisição.

Agentes de curta duração
Coágulo autólogo e tecido biológico

Material de fácil obtenção, bastando retirar um pouco de sangue do paciente e esperar alguns minutos até ocorrer a formação do coágulo, que pode ser injetado em forma de fragmentos através do cateter. Promove-se embolização distal de curta duração, por volta de 12 horas, e após este período o coágulo sofre lise. Na prática não é mais utilizado nos grandes centros. Existem também, atualmente, substâncias adesivas que podem ser utilizadas:

- Histoacryl.
- Glubran.
- Ônix.

Endopróteses vasculares

A primeira intervenção descrita foi realizada em 1986. O autor descreve uma endoprótese vascular coberta por Dacron no tratamento de um pseudoaneurisma da aorta torácica[26].

As endopróteses ou *stents* foram criadas e rapidamente se tornaram parte do arsenal do cirurgião vascular. As endopróteses vasculares são malhas metálicas de forma tubular que atuam como um arcabouço interno. Estas próteses são de aço inoxidável ou nitinol. Uma vez abertas, estas próteses servem como apoio para sustentar o endotélio vascular.

Existem dois tipos de endopróteses: as que necessitam de um cateter-balão para promover a sua abertura e as que não necessitam de balão, denominadas autoexpansíveis. Suas características diferem muito entre si, variando quanto à força radial, ao perfil, a trombogenicidade e taxa de estenose.

Inicialmente, foram utilizados para recobrir as endopróteses segmentos de veia safena ou materiais sintéticos como o PTFE ou Dacron *woven*. O objetivo de criar um revestimento externo para a endoprótese é o de torná-la impermeável aos fluidos, com oclusão da solução de continuidade da parede vascular traumatizada.

A fixação da endoprótese à parede do vaso é conferida pela força radial proporcionada pela sua estrutura metálica. Os procedimentos devem ser realizados sobre fluoroscopia e a endoprótese introduzida na circulação sanguínea por um local de acesso distante da lesão que vai ser tratada, comumente pelas artérias braquiais ou femorais. O acesso ilíaco pode ser realizado principalmente nas lesões torácicas.

Lesões vasculares – visão topográfica

Lesões vasculares das extremidades

Aproximadamente 90% de todas as lesões arteriais periféricas ocorrem nas extremidades. As lesões de artéria femoral estão entre as mais comuns e compreendem aproximadamente 70% de todas as lesões vasculares. Mais de 90% dessas lesões são causadas pelo trauma penetrante resultante de agressão por arma de fogo[27].

As lesões dos vasos poplíteos são um desafio. A artéria poplítea é uma artéria terminal com um leito colateral pobre e a veia poplítea realiza a drenagem venosa do tornozelo e do pé, ou seja, distal. Isso explica porque a lesão desses vasos é tão perigosa. Independente do risco de perda do membro e da morbidade funcional existe a necessidade de contenção da hemorragia inicial, principalmente dos vasos mais superficiais[28].

A lesão da artéria por secção completa, com retração dos cotos por esmagamento ou estiramento dos vasos pode favorecer a ocorrência de trombose. Isso também pode ocorrer por compressão extrínseca ou contusões. A manifestação mais comum é a tríade clássica: palidez distal à lesão, diminuição da temperatura e desaparecimento de pulsos, quase sempre associados à dor. O pulso pode estar presente distal à lesão. Não se deve aguardar cianose, muito menos impotência motora para estabelecer o diagnóstico. A isquemia cutânea é tardia e a irreversibilidade das lesões isquêmicas atinge nervos, músculos e finalmente a pele.

A hemorragia aguda ocorre mais frequentemente em lesões incompletas das artérias e tem como características sinais de anemia aguda que podem evoluir para óbito. O sangue geralmente escoa para as cavidades nas lesões de grandes vasos do tronco.

Já nas extremidades, a hemorragia é vultosa quando se esvai o sangue do vaso para o exterior e é mais comum nos ferimentos cortantes. Os pulsos distais, mesmo que débeis, podem ser percebidos quando não se instala o choque hipovolêmico. É geralmente causada por ferimentos perfurocontusos, como os por perfuração por arma de fogo.

Os hematomas são formados pelo sangue contido na massa muscular, como uma tumoração. Com a evolução da ferida, o escape sanguíneo determina a formação de cavidade, que fica forrada apenas pelo crescimento da íntima. Pode-se perceber pulsação sincrônica com os batimentos do vaso. Denomina-se hematoma pulsátil ou falso aneurisma, pois em sua formação não estão presentes todas as camadas da artéria. É causado por arma de fogo de baixo poder de propulsão ou ferimentos puntiformes, como os decorrentes de cateterismo, fratura de artérias acometidas por aterosclerose e calcificações (Figura 31.6).

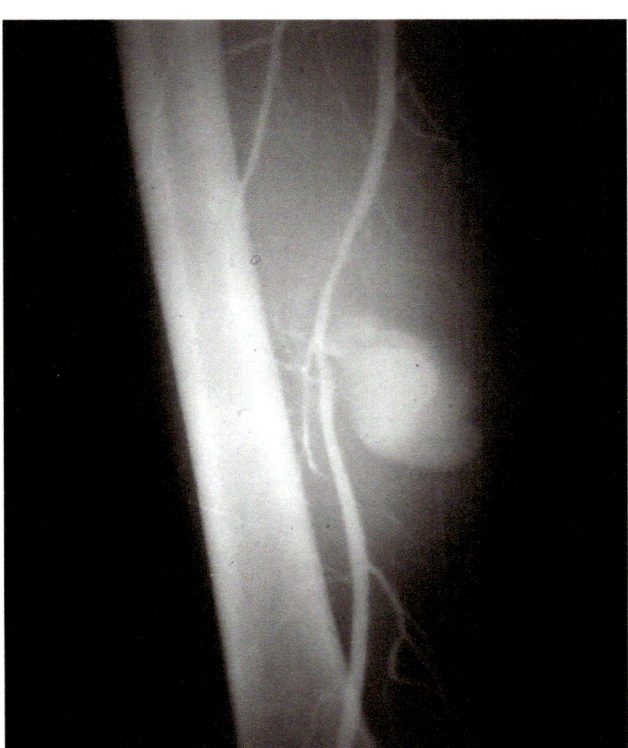

FIGURA 31.6 – *Pseudoaneurisma pós-PAF.* Fonte: *autores*.

Na maioria desses pacientes não há problema no diagnóstico. Se for necessário, deverá ser realizada arteriografia para confirmar uma ou mais lesões no membro inferior.

Conduta nas lesões vasculares e ortopédicas associadas:

- Arteriografia diagnóstica.
- Plano cirúrgico entre ortopedistas, cirurgiões plásticos e cirurgiões, para determinar tipo de incisão, cobertura das partes moles e tempo cirúrgico.
- Isolar a lesão e inserir *shunt* arterial e/ou venoso nas lesões tronculares.
- Fixação do esqueleto.
- Reparo vascular definitivo: terminoterminal ou com safena contralateral.
- Fasciotomia profilática – 6/8 h de trauma vascular-lesão arterial e venosa associada.
- Cobertura muscular e partes moles.

As duas indicações clássicas de arteriografia para afastar a suspeita de lesões vasculares da extremidade são[29]:

- Exclusão de lesão vascular em pacientes sem sinais maiores de lesão.
- A determinação do local, natureza e extensão da lesão vascular quando os sinais clínicos não são facilmente interpretados durante o exame físico e o índice bráquio/tornozelo é anormal (< 1,0). Essa avaliação deve considerar fatores como idade, doenças prévias e lesões associadas.

A síndrome compartimental pode ser uma complicação. Verifica-se com maior frequência nas lesões tronculares femorais, arterial e venosa associadas. Relacionada a reperfusão em membro isquêmico com tempo prolongado de isquemia. A fasciotomia deve ser feita quando há forte suspeita dessa ocorrência. As lesões ocultas são encontradas em 34%[30] e em 11 e 17%[31]. O tempo de diagnóstico dessas lesões varia de 6 a 39 semanas.

Fluxo do atendimento ao trauma vascular de extremidades com lesão:

- Atendimento inicial – ATLS.
- Arterial: acesso proximal e distal, ressecção do tecido inviável, utilização de material delicado atraumático, avaliação do endotélio proximal e distal à lesão, pensar em *shunt* se necessário, anastomose delicada, preferencialmente terminoterminal, heparinização.
- Venoso: tentar preservar o fluxo venoso, técnica atraumática e delicada.
- Partes moles: desbridamento, irrigação dos tecidos.

Lesões cerebrovasculares extracranianas

As lesões das artérias carótidas e vertebrais são associadas a altas taxas de complicações e morte. De modo semelhante às lesões vasculares das extremidades, 90% das lesões vasculares cervicais são causadas por trauma penetrante[32]. No paciente assintomático, os ferimentos que não ultrapassam o platisma podem ser desbridados e suturados.

Entre os sinais e sintomas de lesão cervical significativa incluímos a presença de sopro, sangramento, hematoma, crepitação subcutânea, hemoptise, instabilidade das cartilagens laríngeas, comprometimento da via aérea, rouquidão e odinofagia[32,33]. Déficit neurológico contralateral ao trauma, síndrome de Horner ipsilateral e lesão dos nervos cranianos IX, X, XI e XII podem estar presentes[33,34].

Todo paciente com sangramento ativo ou hematoma expansivo na região cervical, com potencial para causar comprometimento da via aérea, deve ser imediatamente operado, sem qualquer exame pré-operatório[32,33]. Nos demais pacientes, o exame arteriográfico deve ser realizado em todo ferimento penetrante em trajeto de vasos, para excluir lesão ou definir a via de acesso e estratégia operatória. A região cervical pode ser dividida em três zonas, para fins de avaliação dos ferimentos penetrantes.

Nos ferimentos da zona I, base do pescoço, as estruturas passíveis de serem lesadas são: arco aórtico e origem dos grandes vasos, veias inominadas, traqueia, esôfago e pulmões. Nos pacientes estáveis, a avaliação angiográfica é obrigatória. Broncoscopia e esofagoscopia podem ser indicadas, conforme a apresentação clínica[32,34].

Na zona II, entre a clavícula e o ângulo da mandíbula, existe controvérsia quanto à conduta a ser adotada nos pacientes estáveis. Alguns cirurgiões recomendam a exploração cirúrgica de todos os ferimentos nessa região, pelo fato de as estruturas vitais poderem ser facilmente expostas, permitindo a inspeção visual e o reparo das lesões de artérias carótidas, veias jugular interna, traqueia e esôfago[35,36].

A tendência atual, adotada pela maioria dos serviços, é a exploração cirúrgica seletiva[33,37-39]. Deve ser realizada a arteriografia de ambas as artérias carótidas e das artérias vertebrais, assim como o esofagograma com bário. O mapeamento duplex tem sido utilizado para avaliar os vasos cervicais nessa região, substituindo, muitas vezes, a arteriografia[38,40]. Os pacientes com hemoptise ou crepitação ao exame físico devem ser explorados cirurgicamente.

A zona III é a região entre o ângulo da mandíbula e a base do crânio. Ferimentos nessa região não comprometem a via aérea ou o esôfago, e a avaliação tem como objetivo identificar possíveis lesões vasculares. O controle distal e a exposição dos vasos nessa região são muito difíceis, e a arteriografia é fundamental para identificação da lesão, planejamento cirúrgico e eventual tratamento endovascular.

Artérias carótidas

Todas as lesões carotídeas com fluxo anterógrado devem ser reparadas. A artéria carótida não deve ser restaurada no paciente com déficit neurológico definido e área isquêmica extensa na tomografia de crânio[41]. Também não são operados aqueles com trombose carotídea assintomática[42].

O tratamento das lesões de íntima e dos pequenos pseudoaneurismas tem sido motivo de controvérsia[32,36]. Enquanto a correção cirúrgica sistemática é empregada por muitos pela preocupação com as consequências catastróficas de eventuais complicações tardias no território cerebral, tem sido demonstrado que essas lesões podem cicatrizar espontaneamente. Entretanto, o seguimento repetitivo com mapeamento duplex ou arteriografia é obrigatório nas 2 primeiras semanas, para documentar a não progressão e cicatrização da lesão.

As lesões em artérias carótidas comum e interna são reparadas por rafia lateral, excisão e anastomose terminoterminal, reimplante de carótida interna, transposição de carótida externa para a interna ou interposição de enxerto em lesões mais complexas.

O uso seletivo de *shunt* intraluminal é recomendado nos casos de fluxo retrógrado discreto ou quando reparos mais prolongados da carótida interna são necessários. Existem cirurgiões que questionam os benefícios do *shunt*, enquanto outros o utilizam sistematicamente[43,44].

Nas lesões da carótida interna mais distal e com sangramento ativo, o controle distal pode ser obtido por introdução de cateter de Fogarty pela lesão ou por arteriotomia mais proximal. A seguir, restaura-se a artéria. A ligadura é utilizada quando o campo operatório não permite reparo.

Lesões mais distais, inacessíveis cirurgicamente, podem ser embolizadas durante o estudo angiográfico. A ligadura ou embolização é o tratamento de escolha nas lesões complexas da carótida externa, enquanto o reparo pode ser realizado nas lesões simples.

A lesão carotídea é rara nos traumatismos fechados. O mecanismo mais frequente é a hiperextensão do pescoço, estirando a carótida interna por sobre o processo transverso da segunda vértebra cervical e produzindo contusão da parte e/ou lesão da íntima, que pode evoluir para dissecção da parede e trombose completa. A formação de pseudoaneurisma e embolização distal para o cérebro também podem ocorrer. Estas mesmas complicações podem ser observadas após a lesão direta da carótida por trauma fechado no pescoço (Figura 31.7).

Artérias vertebrais

Os sintomas de insuficiência vascular vertebrobasilar são muito raros. Ocasionalmente, a presença de uma fístula arteriovenosa pré-operatória pode ser detectada clinicamente pela observação de sopro e frêmito. A maioria das lesões das artérias vertebrais passou a ser identificada pelo uso sistemático da angiografia na avaliação das lesões cervicais[38,44]. A conduta deve ser individualizada conforme o aspecto angiográfico da artéria vertebral contralateral e circulação cerebral posterior. Na grande maioria das vezes, a artéria vertebral contralateral é adequada e o tratamento de escolha é a embolização ou oclusão com balão por técnica endovascular da artéria vertebral, prevenindo sangramento, formação de fístula arteriovenosa e embolização distal[44-46].

O acesso supraclavicular permite a exposição do segmento proximal da artéria vertebral. Para acesso ao segundo segmento é necessária remoção do arco

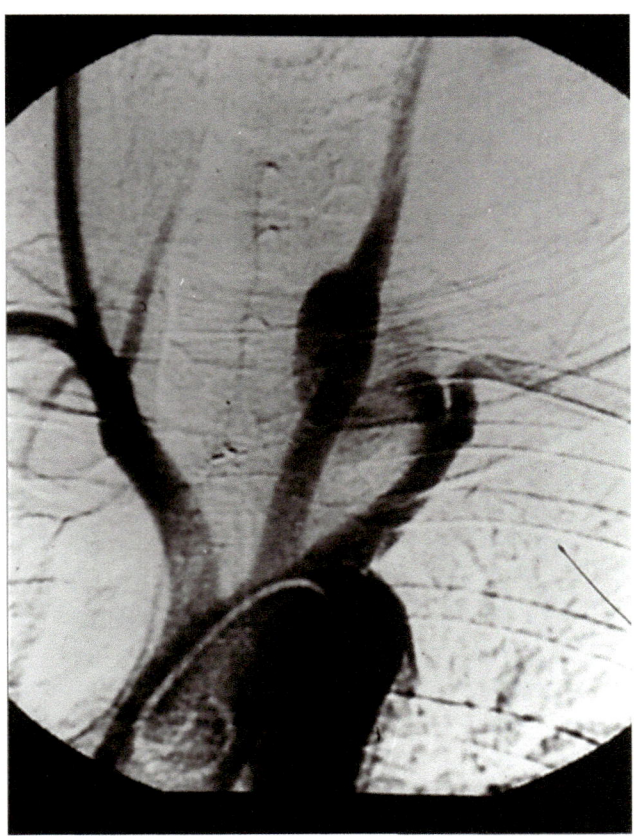

FIGURA 31.7 – *Pseudoaneurisma de carótida.* Fonte: autores.

anterior do processo transverso. O controle proximal deve ser feito junto à origem da vertebral na artéria subclávia e o distal, entre os processos transversos da primeira e segunda vértebra cervicais. É necessária a realização de craniotomia para o acesso ao terceiro e quarto segmentos da artéria vertebral.

Veia jugular interna

Ferimentos simples da veia jugular interna devem ser reparados, sempre que possível. Entretanto, a ligadura unilateral dessa veia pode ser realizada sem complicações, e deve ser a opção de escolha nos pacientes instáveis, naqueles com perda sanguínea significativa e nas lesões extensas e complexas da veia.

Lesões vasculares torácicas

Todo paciente com trauma penetrante de tórax ou base do pescoço com instabilidade hemodinâmica grave deve ser submetido à toracotomia imediata e pinçamento da aorta torácica descendente[47].

A lesão de grandes vasos no tronco geralmente provoca morte imediata por exsanguinação para o espaço pleural ou por tamponamento cardíaco[48]. Pacientes com lesões vasculares torácicas e estáveis apresentam hematomas tamponando temporariamente as lesões e exigem diagnóstico angiográfico rápido e tratamento imediato.

Lesões vasculares torácicas raramente são oclusivas. Entretanto, ausência ou assimetria de pulsos é altamente sugestiva de lesão. O tratamento das lesões penetrantes é rafia primária, aortoplastia com remendo de Dacron®, interposição de prótese por cirurgia ou colocação de endoprótese por via transfemoral[49].

Nos traumas fechados, a aorta descendente logo abaixo da origem da artéria subclávia esquerda é o local onde ocorrem mais de 90% das lesões. Trata-se do local onde a aorta é fixa pelas artérias intercostais e o arco aórtico é relativamente móvel, tornando-a suscetível a desaceleração súbita, com ruptura da íntima, formação de pseudoaneurisma e hemorragia fatal.

Esse mecanismo é responsável por 30-40% de todas as mortes em acidentes automobilísticos.

Um alto índice de suspeita deve ser levantado de acordo com o mecanismo de trauma[50], vítimas de acidentes de alta velocidade ou quedas de alturas elevadas, naqueles com assimetria de pulsos, hemotórax esquerdo e hipotensão, e nos com fratura dos primeiros arcos costais, esterno e clavícula. A radiografia simples de tórax pode revelar hemotórax, alargamento do mediastino, indefinição do botão aórtico, depressão do brônquio principal esquerdo, opacidade da cúpula pleural e desvio da sonda nasogástrica para a direita.

Quatro pontos básicos para a melhora dos resultados na ruptura traumática da aorta por trauma torácico fechado são[51,52]:

1. Rápido reconhecimento pela investigação do mecanismo de trauma.
2. Uso da tomografia *multislice* realizada na admissão de pacientes de risco ou em politraumatizados com alargamento de mediastino.
3. Condições para o tratamento endovascular da ruptura traumática de aorta que se tornaram conduta padrão.
4. Correção precoce das lesões viscerais, ortopédicas e neurológicas.

Em casos especiais, o acesso às lesões da aorta ascendente e dos vasos da base é obtido por esternotomia mediana, podendo ser necessário o emprego da circulação extracorpórea, porém ferimentos simples por arma branca são passíveis de rafia primária. O acesso para a aorta descendente é através da toracotomia posterolateral esquerda, com ventilação seletiva e colapso intencional do pulmão esquerdo. O controle proximal da aorta é geralmente obtido entre a origem da artéria carótida esquerda e a subclávia, sendo esta controlada por uma pinça isolada. As pinças aórticas devem ser posicionadas o mais próximo possível da lesão, para diminuir o número de artérias intercostais interrompidas, importantes colaterais para a perfusão da medula espinal, minimizando o risco de paraplegia[53]. Existem métodos descritos para diminuição da incidência de lesões medulares decorrentes do pinçamento aórtico[54]. O tratamento com endoprótese é de grande interesse nessas circunstâncias[55].

Lesões vasculares abdominais

As lesões abdominais ocorrem em 30% dos pacientes com trauma vascular. As lesões tronculares são mais frequentes após trauma penetrante. A mortalidade é de 40 a 60% dos pacientes que são atendidos nas unidades de trauma. A maioria dessas lesões é diagnosticada durante a intervenção cirúrgica. Lesões abdominais associadas são frequentes. A magnitude da lesão retroperitoneal ainda é uma das causas mais frequentes de morte após trauma abdominal. Uma abordagem sistemática deve ser realizada para essas lesões[55-57].

No atendimento a esses pacientes, recordar as seguintes etapas descritas na Figura 31.8:

Após realizar incisão ampla xifopúbica, o cirurgião poderá observar hematoma contido no espaço

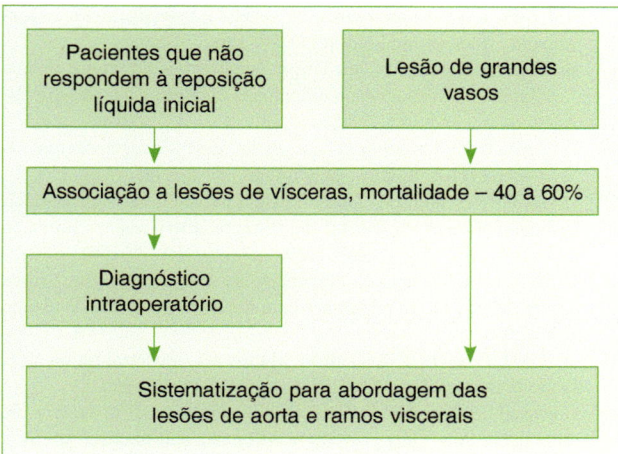

FIGURA 31.8.

retroperitoneal ou sangue livre na cavidade. Os hematomas são classificados de acordo com a sua localização em central supra ou inframesocólico, lateral e pélvico[57].

A presença de sangue livre na cavidade determina a realização da primeira manobra crítica, ou seja, ocupar os quatro quadrantes e a pélvis com compressas, com o objetivo de "empacotar" temporariamente essas regiões. Isso se faz necessário para controle do sangramento até que se reponha líquido e sangue. Se o paciente permanecer hipotenso após essa manobra inicial, toracotomia esquerda deverá ser realizada para pinçamento da aorta torácica ou descendente ao nível do hiato aórtico.

Lesões vasculares abdominais

As lesões abdominais ocorrem em 30% dos pacientes com trauma vascular. As lesões tronculares são mais frequentes após trauma penetrante. A mortalidade é de 40% a 60% dos pacientes que são atendidos nas unidades de trauma. A maioria dessas lesões é diagnosticada

O controle de lesão, descrito na literatura como *damage control*, ou seja, medida temporária rápida para o controle do sangramento, do extravasamento fecal e urinário, é medida que tem por objetivo diminuir mortalidade, acidose, hipotermia e coagulopatia.

Referências bibliográficas

1. Asfar S, Jassim AA, Safar H, Al Bader M. 155 Vascular Injuries: A retrospective study in Kuwait, 1992-2000. Eur J. Surg 168: 626-30, 2002.
2. DeBakey ME, Simeone FA. Battle injuries of arteries in World War II. An analysis of 2471 cases.AnnSurg;123:534–579,1946.
3. Rich NM, Hobson RW II, Collins GJ Jr. Traumatic Arteriovenous fistulas and false aneurysms: A review of 558 lesions. Surgery ; 78:817-28 ,1975.
4. Ordog, G, Wassemberger J, Ackroyd G. Hospital Costs of firearm injuries. J Trauma 38: 291-298, 1995.
5. Mattox KL, Wall MJ Jr. Historical review of blunt injury to the toracic aorta. Chest Surg Clin N Am 10:167-82, 2000.
6. Goz M, Cakir A, Eren N. Peripheral Vascular Injuries Due to firearms in Children. Eur J Vasc Endovasc Surg 32: 690-695, 2006.
7. Morris GC Jr., CreechO, De Bakey ME. Acute arterial injuries in civilian practice .AM J Surg 93: 565-72, 1957.
8. Feld R, Patton GM, Carabasi RA, Alexander A, Merton D, Needleman L. Treatment of iatrogenic femoral artery injuries with ultrasound--guided compression.J Vasc Surg;16:832-840, 1992 .
9. Rhee P, Sharpe R, Huynh T et al. Use of titanium vascular staples in trauma. J Trauma 45:1097, 1998 .
10. Von Ristow A. Urgencias Vasculares, Rio de Janeiro. Cultura Medica 287, 1983.
11. Drapanas T, Hewitt RL. Civilian vascular injuries: A critical appraisal of three decades of management. Ann Surg 172:351–360, 1970.
12. Hughes CH. Arterial repair during the Korean War. Ann Surg 147:555–561,1958.
13. Perry MO, Thal ER. Management of arterial injuries. Ann Surg 173:403–408, 1971.
14. Brooks SW, Young JC, Cmolik B et al. The use of transesophageal echocardiography in the evaluation of chest trauma. J Trauma 32:761–767,1992.
15. Feliciano DV, Mattox KL, Graham JM et al. Five-years experience with PTFE GRAFTS in vascular wounds. J Trauma 25: 71-82; 1985.
16. Poli de Figueiredo LF, Peres CA, Attalah NA et al. Hemodynamic improvement in hemorrhagic shock by aortic balloon occlusion and hypertonic saline solutions. Cardiovasc Surg 3:679-86; 1995.
17. Poli de Figueiredo LF, Coselli J. Individual strategies for hemostasis for thoracic aortic surgery. J Card Surg 12: 222-8; 1997.
18. Frykberg ER. Advances in the diagnosis and treatment of extr Robbs JV, Human RR, Ryaruthnam P et al. Neurological deficits and injuries involving the neck arteries. Br J Surg 287; 1983.
19. Robbs JV, Human RR, Ryaruthnam P et al. Neurological deficits and injuries involving the neck arteries. Br J Surg 287; 1983.
20. Eastham JA, Wilson TG, Larson DW, Ahlering TE. Angiographic embolization of renal stab wounds. J Urol 147: 1.259-62; 1982.
21. McNeese S, Fink, E, Yellin AE. Definitive treatment o selected vascular injuries and post-traumatic arteriovenous fistulas by arteriographic embolization. Am J Surg 140: 252-9; 1980.
22. Feliciano DV, Moore EE, Mattox KL (eds). Trauma. Stamford, Connecticut: Appleton & Lange, 1996: 1.280. Brooks, B. Citado em Noland L, Taylor AS.Pulsating exophthalmos: Result of Injury.Trans. South.Surg.Assoc.;43:176-177,1931.
23. DotterCT. Transluminal Treatment of Arteriosclerotic Obstruction Description of a New Tecnique   and Preliminary Report of its Application.Circulation;30:654-670,1964.
24. Dotter CT. Transluminal Angioplasty: A Long View. Radiology; 135:561-564,1980.

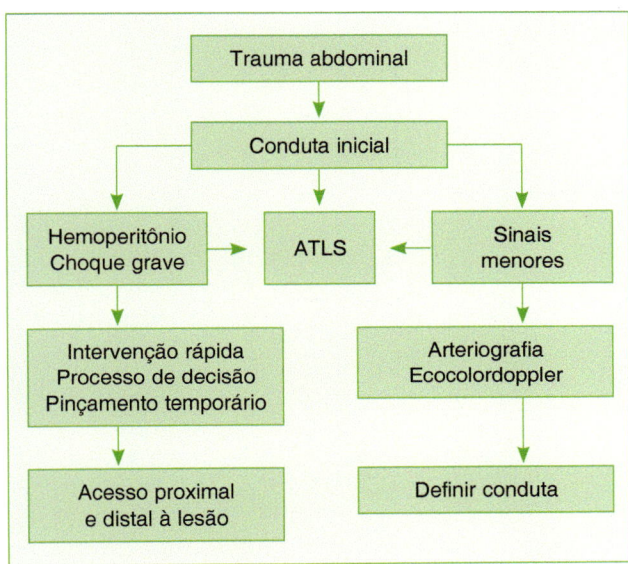

FIGURA 31.9.

25. Grüntzig A. Percutaneus Transluminal Recanalization with the Double Lumen Dilatation Catheter.New York,Springer-Verlag; 17-23,1978.
26. Volodos NL, Karpovich IP, Troyan VI. Clinical experience of the use of self-fixing synthetic prosthesis for remote endoprosthestics of the thoracic, the abdominal aorta and iliac arteries through the femoral artery and as intraoperative endoprosthesis for aorta reconstruction. VASA 33 (Suppl) 93-95, 1991.
27. Feliciano DV, Bitondo CG, Mattox KL et al. Civilian trauma in the 1980s: A one year experience with 456 vascular and cardiac injuries. Ann Surg 199:717–724, 1984.
28. Edwards JM, Moneta GL. Peripheral venous injury. Advances in Trauma and Critical Care 8:217–228, 1993.
29. Applebaum R, Yellin AE, Weaver FA et al. Role of routine arteriography in blunt lower extremity trauma. Am J Surg 160:221–225, 1990.
30. Aun R, Tozzi R. Arteriografia em pacientes vítimas de Trauma em trajeto vascular sem sinal clínico de lesão arterial. Cir. Vasc. Angiol;4:19-24,1988.
31. Anderson RJ. Penetrating extremity trauma .J Vasc. Surg.; 11:544-8, 1990.
32. Demetriades D, Asencio JA, Velmahos G, Thal E. Complex problems in penetrating neck trauma. Surg Clin North 76: 661-83; 1996.
33. Demetriades D, Charalambides D, Lakloo M. Physical examination and selective conservative management in patients with penetrating injuries of the neck Br J Surg 80:1.543-36; 1993.
34. Sclafani SJ, Cavaliere G, Atweh N. The role of angiography in penetrating neck trauma. J Trauma 31: 557-62; 1991.
35. Apffelstaedt JP, Muller R. Results of mandatory exploration for penetrating neck trauma. World J Surg 18: 917-20; 1994.
36. Timberlake GA, Rice JC, Kerstein MD et al. Penetrating injury to the carotid artery. A reappraisal of management. Am Surg 55: 154-7; 1989.
37. Asencio JA, Valenziano CP, Falcone RE, Grosh JD. Management of penetrating neck injuries. The controversy surrouding zone II injuries. Surg Clin North Am 71: 267-96; 1991.
38. DemetriadesD, Theodourou D, Asencio J et al. Penetrating injuries of the neck in stable patients: Physical examination, angiography, or color flow Dooppler. Arch Surg 130: 971-9; 1995.
39. Golucke PJ, Goldstein AS, Sclafani T et al. Routine versus selective exploration os penetrating neck injuries: a radiological, prospective study. J Trauma 24: 1.010-4; 1984.
40. Meyer JP, Barrett JA, Schuler JJ, Flaningan P. Mandatory vs. selective exploration for penetrating neck trauma. Arch Surg 122: 592-7; 1987.
41. Ledgerwood A, Mullins R, Lucas C. Primary repair vs. ligation for carotid artery injuries. Arch Surg 115: 488-93; 1980.
42. Coselli JS, Poli de Figueiredo LF. Carotid surgery in asymptomatic patients with coronary diseases. In: Caplan LR, Sifrin EG, Nicolaides AN, Moore WE. Cerebrovascular Ischemia. Investigation & Management. Londron: Med-Orion 185-97; 1996.
43. Johansen K, Bandyk D, Thile B et al. Temporary intraluminal shunts: Resolution of a management dilemma in complex vascular injuries. J Trauma 22: 395-402; 1982.
44. Demetriades D, Theodourou D, Asencio J et al. Management options in vertebral artery injuries. Br J Surg 83: 83-6; 1996.
45. Higashida RT, Halback V, Tsai FY et al. Interventional neurovascular treatment of traumatic carotid and vertebral artery lesions: results in 234 cases. AJR 153: 577-83; 1989.
46. Ocke Reis PE.Tratamento Percutâneo do Trauma Vascular, Rio de Janeiro.Monografia Apresentada para Ascensão a Membro Titular do CBC, 2001.
47. Wall MJ, Granchi T, Liscum K, Mattox KL. Penetrating thoracic vascular injuries. Surg Clin North Am 76: 749-61; 1996.
48. Cornwell EE, Kennedy F, Berne TV. Gunshot wounds to the thoracic aorta in the 90's: Only prevention will make a difference. Am Surg 61: 721-3; 1995.
49. Semba CP, Kato N, Kee ST et al. Acute rupture of the descending thoracic aorta. Repair with the use of endovascular stent grafts. J Vasc Interv Radiol 8: 337-42; 1997.
50. Bansal V, Lee J, Coimbra R. Current diagnosis and management of blunt traumatic rupture of the thoracic aorta. J Vasc Bras 2007, vol 6 n 1, p 64-73.
51. Mioto Neto B, Aun R, Estenssoro AEV, Puech-Leao P. Tratamento das lesoes de aorta nos traumatismos toracicos fechados. J Vasc Bras 4: 217-26; 2005.
52. Aun R. Ruptura traumatica da aorta por traumatismo toracico fechado. J Vasc Bras 6: 1, 5-6, 2007.
53. Coselli JS, LaMarie SA, Poli de Figueiredo LF, Kirby R. Paraplegia folloiwing surgery for thoracoabdominal aortic aneurysms: Is dissection a risk factor? Annals Thorac Surgery 63: 28-36; 1997.
54. Wolkoff AG. Efeito do sulfato de Magnesio na protecao medular durante isquemia decorrente do pincamento aortico: estudo experimental. Tese doutorado USP, Sao Paulo, 2000.
55. Deshpande A, Mossop P, Gurry J et al. Treatment of false aneurysm of the thoracic aorta with endoluminal grafts. J Endovasc Surg 1998; 5: 120-5. Feliciano, DV: Abdominal vascular injuries. Surg Clin North Am 68:741–755, 1988.
56. Mattox KL, Burch JM, Richardson R et al. Retroperitoneal vascular injury. Surg Clin North Am 70:635–653, 1990.
57. Mullins RJ, Huckfeldt R, Trunkey DD. Abdominal vascular injuries. Surg Clin North Am 76:813–832, 1996.

32 Atendimento Hospitalar em Catástrofes

Milton Steinman • Dario Birolini

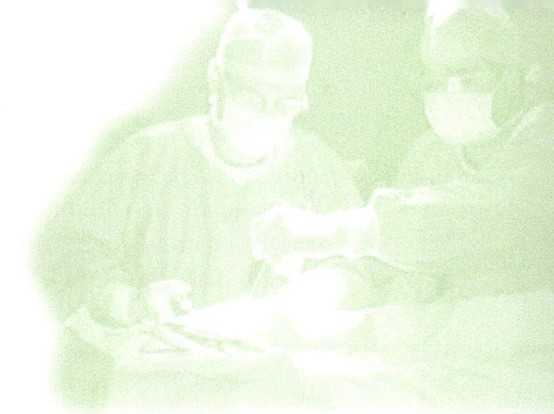

Introdução

O tema catástrofe tem recebido muito interesse, principalmente após os eventos terroristas, em especial o que ocorreu em 11 de setembro de 2001, e também após as calamidades naturais, como a que ocorreu com o *tsunami* na Ásia, mais recentemente. Na verdade, estamos expostos a toda espécie de eventos que podem levar a catástrofes: acidentes naturais (terremotos, enchentes), relacionados com meios de transporte (quedas de aviões, acidentes automobilísticos), incêndios, tóxicos, químicos, radioativos, guerras, e os advindos de atos terroristas.

Catástrofe ou desastre é o resultado de um evento adverso, natural ou provocado pelo homem, sobre um ecossistema vulnerável, causando danos humanos, materiais e ambientais, com sérias consequências econômicas e sociais. A magnitude de um evento adverso e a vulnerabilidade do sistema, ou corpo receptor, são os fatores que determinam a intensidade de uma catástrofe. Embora os termos desastre ou catástrofe sejam comumente usados como sinônimos, a Organização Mundial da Saúde (OMS) definiu o desastre como um fenômeno ecológico súbito de magnitude suficiente para exigir auxílio externo, ou em termos de uma perspectiva médica, quando uma situação resulta em um número de vítimas que ultrapassa a capacidade de atendimento dos recursos locais disponíveis. Já a catástrofe implica no envolvimento de meio ambiente e prejuízo do abastecimento, da comunicação, dos transportes, do acesso local etc., portanto é um evento mais dramático.

O conceito-chave para definir o que é ou não uma situação de catástrofe/desastre é de que o impacto do incidente excede os recursos disponíveis para a sua resolução, portanto esta definição depende da capacidade de resposta do local que está vivenciando o incidente, o que geralmente implica em um incidente com múltiplas vítimas.

Um acidente com múltiplas vítimas (AMV) ocorre quando você menos espera e na hora mais inoportuna. A única alternativa para esta situação é o preparo antecipado, de tal forma que a equipe possa agir instintivamente e reduzir o período de caos. O atendimento a acidentes com múltiplas vítimas é um desafio, no qual os serviços de atendimento pré-hospitalares e os hospitais se deparam com frequência. Do ponto de vista prático, esta situação é muito mais comum do que se imagina, pois diariamente temos, em nosso país, acidentes dos mais variados tipos, e não infrequentemente com número de vítimas superior a cinco.

O conceito do melhor esforço, ou seja, o melhor atendimento para a vítima mais grave deve dar lugar ao conceito de o melhor atendimento para o maior número possível de vítimas, no momento em que elas mais precisam e no menor tempo possível.

Todo sistema organizado para atendimento às emergências deve ter um plano estabelecido para fazer frente a um acidente com múltiplas vítimas. O plano deve ser específico, estabelecido a partir de características locais e regionais. Tendo isto em mente, o ideal é que todo hospital tenha seu plano de atendimento por escrito, com ordens claras e objetivas. Entre muitos pontos, deve o plano estabelecer a forma mais eficiente de oferecer socorro a todas as vítimas. Muitas vezes, no entanto, temporariamente, isto não é possível.

A "doutrina israelense" para situações de catástrofes, tendo em vista a enorme experiência adquirida com eventos terroristas, é atualmente o principal modelo a ser seguido, que pode ser ajustado e adaptado para todo hospital. O requisito mínimo para o atendimento adequado em situações de catástrofe é o bom funcionamento em tempos de paz, ou seja, a condição ideal deve ser almejada no dia a dia. O objetivo deste capítulo é delinear os principais aspectos relacionados com o atendimento hospitalar envolvendo múltiplas vítimas.

Definição

É uma situação na qual o número de vítimas excede a capacidade de atendimento por parte da equipe médica. Em geral, é uma situação temporária, rápida, que desequilibra a oferta e a demanda de cuidados médicos, seja de recursos humanos, de equipamentos ou de espaço físico em cada nível de cuidado médico, seja na cena do acidente, em nível regional ou territorial. A característica mais importante do atendimento a múltiplas vítimas é a redução temporária do cuidado individual, passando-se a priorizar procedimentos direcionados a salvar o maior número possível de vítimas.

Protocolos gerais

Triagem

Os recursos humanos representam frequentemente o principal problema no AMV. Para contornar este problema, devemos selecionar os pacientes que terão maior benefício com o tratamento imediato. Os pacientes podem ser divididos em três grupos:

- *Grupo 1:* grupo de cuidados retardados – composto por pacientes com lesões menores, em que um período de espera de poucas horas não coloca a vida ou o membro em risco.
- *Grupo 2:* grupo de cuidados imediatos – composto por pacientes com lesões moderadas e graves, que se não tratadas prontamente colocam a vida ou o membro em risco.
- *Grupo 3:* grupo de pacientes críticos – composto por pacientes com lesões muito graves, com mínimas chances de sobrevida.

Obviamente, os recursos humanos devem ser alocados preferencialmente para os pacientes do grupo 2. Os grupos devem ser separados em diferentes locais, para facilitar o atendimento:

- *Grupo 1:* é o maior grupo, sendo necessários pelo menos um médico e uma enfermeira para cada dez a 15 pacientes;
- *Grupo 2:* os pacientes devem ficar alocados no departamento de emergência, com um médico e duas enfermeiras para cada paciente;
- *Grupo 3:* requer um médico e uma enfermeira para todo contingente, a fim de assegurar que nenhum erro está sendo cometido.

Tratamento

O tratamento preconizado para os doentes traumatizados baseia-se nos princípios normatizados pelo Colégio Americano de Cirurgiões, através do programa *Advanced Trauma Life Support* (ATLS). O objetivo é oferecer o melhor tratamento possível, entretanto, em um AMV, o objetivo passa a ser oferecer o mínimo tratamento aceitável, levando-se em conta o grande número de pacientes, a proporção médicos/pacientes e a inexperiência das equipes que vão sendo alocadas para auxiliar no tratamento. Em última análise, almeja-se salvar o maior número possível de vítimas. Deve-se ter em mente que a melhor equipe pode não estar disponível.

O tratamento deve-se basear em protocolos clínicos e não em exames subsidiários. Na dúvida, a melhor conduta é agir. Não há lugar para exames subsidiários, exceto para duas situações:

- Uso do ultrassom (FAST – *focused abdominal sonogram for trauma*) para excluir hemoperitônio, cuja aplicação se mostrou bastante útil em situações de catástrofes.
- Tomografia de crânio (para doentes inconscientes com trauma craniano, exceto aqueles com ferimentos penetrantes).

A utilização do aparelho portátil de Raios X é desaconselhável, pois pode levar a uma maior desorganização na sala de emergência. O uso dos Raios X deve ser postergado até a completa distribuição dos doentes dentro do hospital.

Protocolos para o centro cirúrgico e radiologia

Durante a primeira fase de atendimento a múltiplas vítimas, na qual os pacientes continuam a chegar ao hospital, o centro cirúrgico é um dos locais mais importantes e com recursos limitados. Isto ocorre por dois motivos: o número limitado de salas cirúrgicas e também o número limitado de cirurgiões habilitados para o tratamento de doentes traumatizados. Desta maneira, deve-se discutir qual doente deve ter prioridade para o tratamento cirúrgico e qual pode esperar, e por quanto tempo. Assim que o hospital é notificado da catástrofe, todas as cirurgias eletivas devem ser suspensas. Apenas os procedimentos para reanimação ou preservação de membros serão autorizados. Em outras palavras, inicialmente, apenas doentes instáveis do ponto de vista hemodinâmico ou com risco de perda de membros ou com hematomas subdurais ou extradurais devem ser operados.

Devem-se otimizar os recursos humanos, alocando os cirurgiões preferencialmente na sala de emergência. Do mesmo modo, todos os exames radiológicos devem ser postergados.

Triagem secundária

Em razão da demanda, pode haver necessidade de transferir alguns pacientes para outro hospital caso não seja possível oferecer os cuidados mínimos aceitáveis. Isto pode ocorrer em duas situações:

- Pacientes com lesões específicas, como por exemplo trauma de crânio, na ausência do neurocirurgião.
- Pacientes que não necessitam de cirurgia de emergência, como por exemplo doentes com fraturas, nos quais a demora pode ser superior a 6 horas.

O sistema deve estar organizado antecipadamente para que este tipo de triagem possa ocorrer, cabendo à administração do hospital a responsabilidade pela transferência.

Triagem terciária

Após a avaliação de todas as vítimas, passado o período mais crítico, deve-se atentar para o cuidado definitivo das mesmas. Para evitar equívocos e lesões despercebidas, um grupo designado (médico e enfermeira) deve realizar uma avaliação terciária, que compreende uma reanálise de cada paciente.

Diretrizes

Diante de um AMV, muitas decisões precisam ser tomadas em curto espaço de tempo, e todos estão sujeitos a erros. Para minimizar estes erros, as ordens e os protocolos devem estar escritos de forma clara e concisa, acessível a todos. Representam uma espécie de *check-list*; segui-los é a melhor maneira de minimizar o caos.

Passo a passo

- *Notificação:* abra o livro de diretrizes e faça as seguintes perguntas ao ser notificado:
  - Tipo de acidente.
  - Número de vítimas.
  - Tempo para chegada.
  - Telefone de contato.
  - Cheque as informações passadas para confirmar o evento.
- Delegue papéis e funções:
  - *Diretor médico:* deve ser um médico experiente e não deve prestar atendimento propriamente dito a nenhum paciente específico. Deve-se preocupar em alocar o próximo paciente que chega e supervisionar a equipe médica, obtendo as informações necessárias para decidir qual paciente deve receber o tratamento correto, no local apropriado, e qual deve ser removido. Por exemplo, ele é quem deve indicar quais doentes devem ser operados inicialmente.
  - *Médico triador:* deve ficar na porta de entrada, e decidir em segundos se o paciente é crítico, moderado ou grave. Não necessariamente precisa ser um cirurgião, porém deve ser experiente. Os cirurgiões serão importantes na sala de emergência.
  - *Enfermeira 1:* deve notificar todos os setores do hospital (radiologia, banco de sangue, centro cirúrgico, terapia intensiva) e recrutar recursos humanos.
  - *Enfermeira 2:* é responsável pela evacuação da emergência e por provisionar leitos. Frente ao número de vítimas ela deve dispensar todos os doentes ambulatoriais e transferir os casos internados para outros hospitais.
  - *Enfermeira 3:* deve provisionar todo equipamento necessário.
  - *Enfermeira 4:* sua função depende do tipo de evento. Em geral é responsável pela disponibilização de espaço físico em outras áreas.
- Pacientes começam a chegar ao hospital:
  - *Identificação:* no trajeto para o hospital o paciente recebe uma tarja de identificação que deve acompanhá-lo durante sua permanência no hospital. A utilização de celulares para fotografar é recomendada para vítimas inconscientes e encaminhadas ao setor de informações ao público.
  - *Tratamento:* como comentado, as decisões devem-se basear nos achados clínicos. O diretor médico deve ser informado e decidir o destino do paciente: enfermaria, radiologia, centro cirúrgico ou transferência.
  - *Administração do hospital:* deve ser prontamente identificada sobre o evento. Deve trabalhar em conjunto com o diretor médico e oferecer todas as condições que este requisitar, desde equipamentos, recursos humanos etc.
  - *Informação ao público:* deve ser providenciada em todo AMV. A presença da assistente social é fundamental.
  - *Documentação:* é parte importante da organização, pois é impossível para a equipe recordar-se de todos os dados após o evento.

Problemas

Não há como evitar que surjam problemas não planejados. Tendo isto em mente, a única solução é tentar preparar-se antecipadamente e rever o plano repetidas vezes.

Após o evento, é fundamental que haja uma reunião com todos que participaram, para que seja feita uma análise dos erros cometidos. Não existe um número absoluto de leitos que caracterize a capacidade de um determinado hospital frente a um AMV, pois isto varia conforme o tipo de evento, os recursos humanos e com as características do hospital. Como regra geral, admitem-se até 20% dos leitos para uma abordagem adequada.

Conclusões

Deve-se entender que a deflagração de um plano de catástrofe muda a forma de atendimento da instituição de saúde, que canaliza os seus esforços para o atendimento de uma situação que foge do seu cotidiano e excede os seus recursos habituais de atendimento. O plano deve diminuir o tempo do caos, otimizando o que houver disponível, com a menor perda de vidas possível; portanto, não é uma situação que possa depender da agilidade ou experiência das pessoas que estiverem presentes, mas deve estar escrito e as pessoas-chaves precisam ser treinadas para desempenhar os seus papéis a qualquer ocasião, pois não se sabe em que momento esta situação irá ocorrer.

Tenha em mente: um acidente com múltiplas vítimas ocorre quando você menos espera e na hora mais inoportuna. A única alternativa para esta situação é o preparo antecipado.

Só se alcança um atendimento adequado em situações de catástrofe quando existe um bom funcionamento no dia a dia. Na circunstância de múltiplas vítimas os erros crescem em progressão logarítmica.

O ideal é que todo hospital tenha seu plano de atendimento escrito, detalhado, com ordens claras e objetivas.

É necessário realizar, periodicamente, simulações e treinamentos.

O tratamento deve-se basear em achados clínicos e não em exames subsidiários. Aqui, mais do que nunca, a clínica é soberana.

Na dúvida, atue.

Bibliografia

Bar-Joseph G, Michaelson M, Halberthal M. Managing masscasualties. Cur Opin Anaesthesiol 2003; 16(2):193-9.

Centro Regional de Información sobre Desastres. http://www.crid.or.cr

Frykberg ER. FACS Principles of mass casualty management following terrorist disasters. Ann Surg 2004; 239(3):319-21.

Hirshberg A, Holcomb J, Mattox K. Hospital trauma care in multiple casualty incidents: A critical view. Ann Emerg Med 2001; 37(6):647-52.

Kirschenbaum LDO, Keene A, O'Neill PRN, Westfal R, Astiz ME. The experience at St. Vincent's Hospital, Manhattan, on September 11, 2001: Preparedness, response, and lessons learned. Crit Care Med 2005; 33(suppl. 1):S48-S52.

Peleg K, Aharonson-Daniel L, Michael M, Shapira SC. The Israel Trauma Group. Patterns of injury in hospitalized terrorist victims. Am J Emerg Med 2003; 21(4):258-62.

Treat KN, Williams JM, Furbee PM, Manley WG, Russel FK, Stamper CD. Hospital preparedness for weapons of mass destruction incidents: an initial assessment. Ann Emerg Med 2001; 38:562-5.

33 Videocirurgia no Trauma

Átila Varela Velho
Miguel Prestes Nácul
Rafael Alencastro Brandão Ostermann
Mariana Kumaira Fonseca

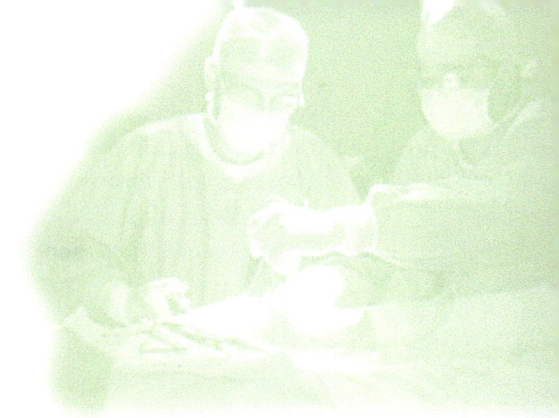

Introdução

O trauma é a principal causa de óbito e incapacidade na população com menos de 45 anos de idade,[1] representando um grande desafio de saúde pública. Nas últimas décadas, houve um notável progresso na abordagem desta doença, envolvendo a utilização de protocolos de atendimento específicos, o surgimento de uma nova área de atuação cirúrgica (cirurgia de emergência e trauma), manejo não operatório, técnicas de controle de danos, a melhora da qualidade de exames de imagem e o advento de procedimentos cirúrgicos minimamente invasivos, em especial da videocirurgia.[2-3]

A videocirurgia representa um dos maiores avanços da cirurgia moderna e a mais característica manifestação da metamorfose sofrida pela medicina com a progressiva incorporação de tecnologia.[2] Remonta à idade antiga o interesse médico pela observação do interior do corpo humano. Até o século XIX, a propedêutica se baseava no exame físico, cabendo aos médicos observar o interior do corpo humano apenas pelos seus orifícios naturais. A endoscopia nasceu com a ginecologia, pois a vagina foi o primeiro orifício natural a ser examinado com o uso de um espéculo. A partir do século XIX, diferentes autores desenvolveram formas criativas de visualização da uretra, da bexiga e do útero. Entretanto, foi no início do século XX que, com a adaptação dos avanços tecnológicos, tornou-se possível o acesso ao interior da cavidade abdominal com instrumentos óticos, inicialmente pelo fundo do saco vaginal e posteriormente pela parede abdominal anterior. A laparoscopia evoluiu significativamente ao longo do século, passando a ser um método diagnóstico importante, em especial na ginecologia.[4]

Em meados da década de 1980, a evolução tecnológica propiciou o desenvolvimento de equipamentos que expandiram as possibilidades da técnica, que passou de diagnóstica a terapêutica. A grande explosão do método ocorreu com a adaptação de novas câmeras à ótica laparoscópica. Em 1987, a colecistectomia de Philippe Mouret, em Lyon, na França, estabeleceu as condições que propiciaram o surgimento da cirurgia videolaparoscópica e sua rápida expansão, caracterizando um dos maiores avanços da cirurgia no século XX.[5]

A revolução gerada pela colecistectomia videolaparoscópica determinou que essa abordagem passasse a ser utilizada em uma grande variedade de procedimentos. A videolaparoscopia foi incorporada gradativamente no tratamento de diferentes doenças, alcançando *status* de padrão ouro terapêutico em diversas situações, incluindo procedimentos eletivos de alta complexidade e urgências não traumáticas.[6] A introdução desta nova maneira de operar representou uma quebra de paradigma, constituindo um ponto irreversível na evolução da cirurgia.[7] O advento dos procedimentos cirúrgicos realizados por videolaparoscopia alcançou não apenas a cirurgia geral e a cirurgia do aparelho digestivo, como também as demais especialidades cirúrgicas, recebendo projeção importante. O desenvolvimento tecnológico, com repercussão na qualidade e variedade cada vez maiores dos equipamentos e instrumentais, aliado ao progresso técnico dos cirurgiões, determinou uma rápida evolução do método, que se tornou altamente especializado, necessitando treinamento específico.[8]

A adoção da videocirurgia no arsenal diagnóstico e terapêutico do atendimento às vítimas de trauma representa uma alternativa segura, com acurácia e eficiência muitas vezes comparáveis aos métodos tradicionalmente empregados em lesões traumáticas do tórax e do abdômen.[2,9] As reconhecidas vantagens do método, como menor morbidade cirúrgica e recuperação pós-operatória mais rápida, são particularmente interessantes no cenário do trauma, em que a laparotomia e a toracotomia são, historicamente, as abordagens cirúrgicas de escolha.

Neste capítulo, é abordado o papel da videocirurgia no trauma abdominal e torácico, correlacionando o método com alternativas de avaliação e tratamento, ressaltando suas indicações, limitações, complicações, além dos aspectos históricos e técnicos.

História

A laparoscopia no trauma foi mencionada pela primeira vez na literatura por Short[10] (1925), em relato pessoal sobre a possibilidade de utilização do celioscópio para investigar a presença de sangue ou de conteúdo entérico decorrentes de lesão visceral abdominal. Lamy e Sarles[11] (1956) foram pioneiros ao descreverem o diagnóstico laparoscópico de hemoperitônio em dois pacientes vítimas de trauma abdominal contuso com lesões esplênicas. Duas décadas depois, Gazzaniga et al.[12] e Carnevale et al.[13] descreveram a aplicação da laparoscopia como método diagnóstico também no trauma abdominal penetrante, destacando seu potencial para redução do índice de laparotomias negativas e não terapêuticas. Os primeiros relatos de abordagens minimamente invasivas do trauma abdominal por autores brasileiros foram publicados por Carrilho e Zeitune[14] (1983) e Zantut et al.[15] (1989).

Já a toracoscopia foi inicialmente descrita como recurso de triagem no trauma torácico penetrante pelo brasileiro Martins Castello Branco[16] em 1946, orientando a necessidade de toracotomia de acordo com a avaliação das lesões identificadas. Anos mais tarde, em 1981, Jones et al.[17] apresentaram sua experiência utilizando a toracoscopia como método diagnóstico e terapêutico em pacientes com hemotórax traumático.

O crescente sucesso da aplicação da videocirurgia para procedimentos cirúrgicos eletivos e nas urgências não traumáticas despertou interesse pelo método nos grandes centros de trauma.[18] Por outro lado, o número relativamente pequeno de publicações sobre o tema e o baixo nível de evidência disponível na literatura[19,20] apontam para uma evolução relativamente lenta, com indicações restritas da videocirurgia no trauma. Não obstante, com o decorrer dos anos, a videocirurgia evoluiu de uma ferramenta de triagem adicional para uma importante modalidade diagnóstica e terapêutica. Diversos serviços de referência no Brasil e no mundo, atualmente, preconizam sua utilização em casos selecionados,[21] e novos estudos buscam uma melhor definição de sua aplicabilidade no atendimento ao doente traumatizado.

Avaliação inicial do trauma

A avaliação inicial do trauma conta atualmente com um amplo arsenal de métodos invasivos e não invasivos que permitem uma abordagem cirúrgica mais seletiva, especialmente nos doentes estáveis.[22] No entanto, o reconhecimento imediato de lesões traumáticas ainda representa um desafio clínico, em particular nos pacientes sem indicação óbvia de cirurgia de emergência. A abordagem das vítimas de trauma deve ser breve, possibilitar um diagnóstico rápido e promover uma intervenção adequada, de forma a evitar o desenvolvimento de complicações.[23]

Após uma breve avaliação primária, com determinação do mecanismo do trauma, exames de imagem auxiliam a ordenar uma análise precisa do quadro, com identificação das lesões e indicação ou não de abordagem cirúrgica.[24] Embora vários métodos diagnósticos, incluindo aqueles não invasivos (exame físico seriado, ultrassonografia, radiografia, tomografia computadorizada, ecocardiografia e ressonância magnética) e métodos invasivos (lavado peritoneal diagnóstico, exploração digital do ferimento, angiografia, urografia excretora, fibrobroncoscopia, endoscopia e videocirurgia) estejam disponíveis para avaliação dos pacientes, não dispomos de um teste único para fornecer o diagnóstico adequado e preciso em todas as situações e mecanismos de lesão. Esses métodos apresentam definida sensibilidade, especificidade e acurácia, mas nenhum representa o padrão ouro para todos os tipos de lesão.

A escolha do método diagnóstico depende, sobretudo, do *status* hemodinâmico do paciente e do mecanismo de trauma, devendo ser adequada à expectativa do potencial de dano e individualizada a cada caso.[25] As indicações de laparotomia imediata (instabilidade hemodinâmica de origem abdominal, empalamento, evisceração ou sinais francos de peritonite), assim como as indicações inequívocas de toracotomia de emergência ou de reanimação (instabilidade hemodinâmica persistente de origem torácica ou de ferimento penetrante torácico em paciente *in extremis*) não devem ser postergadas em favor de estudos complementares.[9]

Videocirurgia

A introdução da videocirurgia não modificou a avaliação inicial do doente traumatizado, permanecendo a avaliação primária e os exames de imagem métodos fundamentais na determinação de um diagnóstico presuntivo e da conduta diagnóstica e terapêutica subsequente. Apesar de ser um procedimento invasivo, constitui interessante e valioso recurso de avaliação do trauma torácico e abdominal, possibilitando inspeção direta, identificação e, eventualmente, tratamento definitivo das lesões.[26]

Como abordagem minimamente invasiva, a videocirurgia apresenta vantagens já amplamente reconhecidas na literatura em termos de menor resposta inflamatória sistêmica ao trauma cirúrgico, melhor controle da dor, menor incidência de infecção de ferida operatória, de hérnia incisional e de aderências, recuperação funcional mais rápida com diminuição do tempo de hospitalização e retorno mais precoce às atividades diárias, além de melhor resultado cosmético, reprodutíveis no cenário do trauma.[6] Tanto no trauma torácico como no abdominal, a videocirurgia evita a elevada morbidade associada às cirurgias abertas, em especial quando estas se mostram negativas e não terapêuticas.[9] A estimativa é de que até um terço dos pacientes submetidos a laparotomias ou toracotomias desnecessárias desenvolvam complicações associadas ao procedimento.[18]

A despeito desses benefícios, vários fatores são considerados responsáveis pela limitação e evolução lenta da inserção da videocirurgia no trauma. O controle rápido da hemorragia e contaminação é um conceito fundamental no atendimento ao paciente traumatizado, o que torna inconveniente a logística de montagem de equipamentos e o tempo necessário para acessar a cavidade e controlar uma fonte de sangramento por videocirurgia, notadamente nos casos que exigem conduta imediata.[9]

Em virtude da maior complexidade técnica, os procedimentos minimamente invasivos realizados por videocirurgia inicialmente apresentavam maior tempo operatório para cirurgias eletivas e urgências não traumáticas.[27] Essa percepção pode ter restringido sua indicação no trauma, dado que o aumento do tempo cirúrgico é sabidamente relacionado a maiores chances de complicações pós-operatórias,[28] podendo induzir coagulopatia, instabilidade hemodinâmica e/ou hipotermia, elementos da conhecida tríade letal.[6] Ainda, grande parte dos traumas ocorre à noite, quando a equipe de plantão pode estar menos determinada a enfrentar uma cirurgia prolongada. A literatura recente, no entanto, já reconhece que a duração do procedimento depende do cirurgião, e que um incremento na curva de aprendizado se correlaciona com redução no tempo cirúrgico.[27] De fato, revisões sistemáticas com metanálises recentes demonstram tempos operatórios de procedimentos videocirúrgicos equivalentes ou até mesmo menores do que laparotomias exploradoras,[29,30] embora a heterogeneidade dos estudos incluídos não permita uma conclusão definitiva.

Apesar da crescente capacitação do cirurgião, a aplicação do método no trauma, com segurança e efetividade, exige simultaneamente treinamento em trauma e em videocirurgia, ainda um obstáculo mesmo em centros de referência.[22] Habilidades videocirúrgicas avançadas são de difícil aquisição em ambiente de trauma, em que a utilização do método é mais restrita, e devem ser desenvolvidas por médicos residentes e cirurgiões, preferencialmente por meio de simulação em modelos realísticos e com procedimentos eletivos supervisionados.[21] O treinamento multimodal com avaliação objetiva e *feedback* regular é método efetivo de aquisição, progressão e manutenção dessas habilidades, com comprovada transferência direta do aprendizado para o cenário do trauma.[31]

A necessidade de estrutura com equipamento e material específico de alto custo também é descrita como possível desvantagem, embora as despesas diretamente relacionadas ao procedimento sejam compensadas pelos benefícios da cirurgia minimamente invasiva no pós-operatório, em termos de recuperação e tempo de internação.[3,32] A relação custo-efetividade da videolaparoscopia diagnóstica em relação à laparotomia não terapêutica, bem como da videolaparoscopia terapêutica em relação à laparotomia terapêutica, já foi demonstrada, com despesas totais até duas vezes menores como consequência direta do menor tempo de permanência hospitalar e menor índice de complicações.[33-35] O mesmo foi demonstrado para a toracoscopia videoassistida no trauma, que permite redução dos custos hospitalares devido ao menor tempo de drenagem torácica e hospitalização.[36]

A principal crítica à utilização da videocirurgia no trauma é o alto índice de lesões despercebidas relatadas em estudos iniciais de séries de casos (41% a 77%).[37,38] O desenvolvimento de estratégias de avaliação sistematizada da cavidade, como as descritas por Kawahara et al.[39] e Koto et al.,[40] paralelamente aos avanços tecnológicos e ao aprimoramento das habilidades técnicas melhoraram substancialmente a acurácia do método. Relatos recentes demonstram taxas de lesão despercebida equivalentes às da cirurgia aberta (0% a 1,5%).[20,29,40] A reprodutibilidade desses resultados, no entanto, depende de experiência e treinamento da equipe e disponibilidade de recursos, que podem variar entre diferentes instituições.[27,41] O risco de lesão despercebida e suas catastróficas repercussões ainda provocam apreensão entre os cirurgiões no momento de decidir pela abordagem videocirúrgica, especialmente naqueles com pouca experiência com o método.[31]

A ausência de evidências de qualidade também restringe indicações definitivas e precisas da videocirurgia no trauma. A literatura disponível é limitada, com poucos estudos comparativos randomizados, predominando séries de casos muito heterogêneas em relação a: topografias, graus e tipos de associação das lesões, indicações cirúrgicas, técnica utilizada, experiência do cirurgião e estrutura do serviço.[19,20] Como a sensibilidade, a especificidade, a acurácia e a proporção de lesões não visualizadas estão diretamente relacionadas a esses fatores, é difícil gerar protocolos e algoritmos padronizados de conduta.

Por fim, deve ser destacado o refinamento dos métodos diagnósticos por imagem, em especial o advento da tomografia computadorizada de alta resolução, que permitiram maior indicação do tratamento não operatório, tanto no trauma abdominal contuso quanto no penetrante. Estudos recentes expressam uma redução significativa da utilização da videolaparoscopia no trauma abdominal em números absolutos durante a última década.[20,41] Esse fato está relacionado à crescente ênfase no manejo conservador e à seleção mais precisa dos candidatos a tratamento cirúrgico.

Muitas limitações da utilização da videocirurgia no trauma foram superadas pelo desenvolvimento técnico e tecnológico, e pela maior experiência dos cirurgiões com o método. Embora os centros de trauma apresentem grande variabilidade na indicação, a videocirurgia parece oferecer ao cirurgião um recurso adicional no cuidado dos pacientes traumatizados, situando-se em algum lugar no espectro entre o tratamento conservador e uma laparotomia ou toracotomia completa.[18]

Videolaparoscopia no trauma

A videolaparoscopia no trauma pode ser empregada como método de triagem (*screening*), diagnóstico ou terapêutico.[19,40] Os primeiros relatos da utilização da videocirurgia no trauma abdominal mostram a sua aplicação exclusivamente como *screening* de sinais indiretos de lesão intra-abdominal, como violação da cavidade peritoneal, líquido livre ou hemoperitônio. Uma vez constatado qualquer desses achados, nenhuma tentativa para diagnosticar outras lesões ou mesmo tratar lesões por via videolaparoscópica era realizada, com conversão imediata para laparotomia.[19] A videolaparoscopia apenas como triagem é pouco utilizada, pois não aproveita o potencial diagnóstico e terapêutico de um método consagrado aplicado para o tratamento de outras doenças e no próprio trauma. Além disso, a proporção de procedimentos não terapêuticos é considerável, visto que a mera violação do peritônio parietal pode não determinar lesão intra-abdominal significativa em até 30% dos casos.[9] Por exemplo, o achado de hemoperitônio por pequenas lacerações de órgãos sólidos, omento ou mesentério, sem sangramento ativo, geralmente não necessita manejo cirúrgico.

Uma aplicação recentemente descrita é o *screening* videolaparoscópico na sala de emergência sob anestesia local e sedação leve, conhecida como *Laparoscopic Assessment in Surgical Trauma* (LAST).[42] Reproduzindo os conceitos já descritos por Berci *et al.*[43] em 1983 e por Weinberg *et al.*[44] em 2007, a laparoscopia na sala de emergência com portal único e mínima insuflação abdominal pode auxiliar na seleção de pacientes em condições de alta hospitalar de forma segura e rápida, sem necessidade de investigação ou observação adicional. Apesar dos resultados promissores, essa ferramenta ainda carece de validação na literatura.

A videolaparoscopia aplicada como método puramente diagnóstico pode ser indicada tanto no trauma contuso quanto penetrante, com sensibilidade para detecção de evidências de lesão intra-abdominal de 94% a 100% e 85% a 100%, respectivamente, contribuindo para uma redução significativa das laparotomias negativas.[2,37,45] Apesar das várias ferramentas de diagnóstico disponíveis, as taxas de laparotomias negativas e não terapêuticas no trauma podem ser de até 30%.[9] O objetivo geral do método é classificar o procedimento como negativo (ausência de lesão intra-abdominal), não terapêutico (lesões detectadas sem necessidade de reparo cirúrgico) ou positivo (lesões detectadas com necessidade de reparo cirúrgico). A videolaparoscopia procura realizar uma revisão completa da cavidade abdominal, identificando todas as possíveis lesões. Aquelas passíveis de tratamento cirúrgico serão, neste caso, abordadas após conversão para laparotomia direcionada. A diminuição de laparotomias desnecessárias e suas possíveis complicações parece ser a grande contribuição nesses cenários, o que é possível em até 78% dos casos.[9]

A videolaparoscopia terapêutica permite detecção e reparo completo de todas as lesões identificadas. Uma vez que o diagnóstico é estabelecido, a possibilidade de realizar tratamento definitivo por via videolaparoscópica depende do tipo e da extensão das lesões, da condição clínica do paciente, das habilidades técnicas do cirurgião, do treinamento da equipe e da disponibilidade de equipamento e instrumental adequados.

Reparos videolaparoscópicos bem-sucedidos de lesões em praticamente todos os órgãos abdominais já foram descritos na literatura. Os procedimentos terapêuticos mais comumente realizados são sutura de ferimentos diafragmáticos, hemostasia de órgãos sólidos e mesentério, sutura ou ressecção com anastomose de lesões gastrintestinais, drenagem de lesões pancreáticas e esplenectomia.[6]

Revisões sistemáticas recentes reportaram taxas de videolaparoscopias terapêuticas no trauma abdominal de 19,3% a 22,7%.[20,46] Outros trabalhos que analisaram o subgrupo de traumas contusos e penetrantes descrevem índices de tratamento videolaparoscópico exclusivo de 49%[23] e 13,8%,[45] respectivamente. Apesar das poucas estatísticas brasileiras, os trabalhos de Von Bahten *et al.*[47] e Cunha *et al.*[41] estão em consonância com a literatura internacional, com 22% e 24,4% de videolaparoscopias terapêuticas em suas respectivas séries.

A maioria dos estudos publicados na literatura não apresenta critérios bem definidos para indicação de conversão para a cirurgia aberta. As taxas de conversão gerais estão entre 20,2% a 26,2%,[20,30] sendo de maior proporção nos ferimentos penetrantes (33,8%)[45] do que nos contusos (14,9%).[23] No entanto, essa diferença é bastante variável entre os estudos, a depender da seleção dos pacientes e da indicação do uso da videolaparoscopia (se diagnóstica ou terapêutica). Cunha *et al.*[41] descrevem índice de conversão em 28,8% dos casos, sendo 26,9% nos traumas penetrantes e 42,8% nos contusos. As causas mais frequentes de conversão para laparotomia descritas na literatura são: evolução para instabilidade hemodinâmica no transoperatório, infiltrações teciduais hemorrágicas duvidosas e de difícil exploração, lesões retroperitoneais, ferimentos de vísceras maciças com sangramento ativo e falha ou impossibilidade de executar o reparo pelo método videolaparoscópico por aderências, obesidade, incerteza no diagnóstico, lesões múltiplas ou complexas, inexperiência do cirurgião e indisponibilidade instrumental.[3]

Indicações

Trauma abdominal penetrante

O tratamento ideal dos pacientes com trauma penetrante de abdômen tem sido tema de debate há décadas, uma vez que a laparotomia já foi considerada mandatória em todos os casos. Apesar de ser uma opção segura para identificar e tratar todas as lesões em tempo hábil, o índice de laparotomias negativas e não terapêuticas pode chegar a 82%, sobretudo nos ferimentos por arma branca.[48]

O princípio da laparotomia obrigatória deu lugar ao conceito de "conservadorismo seletivo" proposto por Shaftan[49] em 1969. Na ausência de indicações para cirurgia imediata, como instabilidade hemodinâmica, empalamento, evisceração ou peritonite, métodos diagnósticos podem ser utilizados para determinar as características da lesão e a necessidade ou não de abordagem cirúrgica. A evolução dos exames de imagem e a consolidação das estratégias não operatórias modificaram a conduta no trauma abdominal penetrante, variando conforme a localização (parede anterior, transição toracoabdominal e flanco/região lombar) e mecanismo do trauma (arma branca ou arma de fogo).

De todos os ferimentos penetrantes da parede abdominal anterior por arma branca, apenas 50% a 75% penetram efetivamente a cavidade peritoneal. Destes, 50% a 75% provocam lesão intra-abdominal e, em geral, determinam sintomas como comprometimento hemodinâmico ou sinais de peritonite.[24] Portanto, apenas uma minoria de pacientes assintomáticos e estáveis necessita intervenção cirúrgica.[24] A exploração digital do ferimento pode ser utilizada nesses casos. Na ausência de violação peritoneal, o paciente pode ser mantido em observação hospitalar ou mesmo domiciliar. Se o exame demonstrar penetração da cavidade abdominal, é indicada internação para avaliação clínica seriada. A abordagem não operatória com exame seriado do abdômen pode ser conduzida de forma eficaz e segura em serviços de referência com protocolos bem definidos.[48] A exploração do ferimento pode ser comprometida em obesos ou nos ferimentos tangenciais através de camadas musculares.

O lavado peritoneal diagnóstico, como exame de triagem, apresenta grande sensibilidade na detecção de hemoperitônio e conteúdo entérico. No entanto, a baixa especificidade (73% a 100%) e a incapacidade de definir o grau de atividade do sangramento podem levar a maior número de laparotomias não terapêuticas.[50] Sua utilização, hoje, está restrita aos centros que não dispõem de outros recursos.

O *Extended Focused Assessment with Sonography for Trauma* (eFAST) pode ser realizado como método de triagem na sala de emergência, determinando a presença de líquido livre na cavidade abdominal, com potencial de revelar lesões maiores em órgãos sólidos. No entanto, apresenta limitações consideráveis na avaliação de lesões em vísceras ocas, além de resultados examinador-dependentes. Seu valor no manejo do trauma abdominal penetrante por arma branca é, portanto, duvidoso e um resultado negativo não exclui a possibilidade de lesão intra-abdominal.[25]

A tomografia computadorizada de abdômen (TC) contrastada é incluída em diversos protocolos de avaliação de ferimentos penetrantes por arma branca na parede anterior do abdômen. Por outro lado, a ausência de alterações significativas nos tecidos, devido à baixa energia cinética, dificulta a interpretação das imagens e a identificação do trajeto da lesão. A baixa acurácia da TC de abdômen na detecção de lesões de vísceras ocas, diafragma e mesentério, bem como da presença ou não de violação peritoneal, indicam que o exame não tem a relação custo-efetividade ideal para esses pacientes.[24,48]

A videolaparoscopia, quando disponível e executada por cirurgião experiente, pode auxiliar no diagnóstico de violação peritoneal ou de lesão intracavitária. Uma revisão sistemática realizada por O'Malley *et al.*[45] demonstrou sensibilidade de 66,7% a 100%, especificidade de 33,3% a 100% e acurácia de 50% a 100% em sua utilização no trauma abdominal penetrante, com quase metade dos estudos avaliados reportando 100% de acurácia. Em uma revisão de nove séries prospectivas, publicadas por Villavicencio e Ancar,[37] a videolaparoscopia apresentou sensibilidade de 85% a 100%, especificidade de 73% a 100% e acurácia de 80% a 100% como método de triagem no trauma abdominal penetrante, com apenas duas complicações relacionadas ao procedimento entre 543 pacientes.

Redução de 55% nas laparotomias negativas e não terapêuticas foi encontrada no estudo de Leppaniemi e Haapiainene.[51] Lin et al.[52] observaram, em um período de dez anos, que a videolaparoscopia diminuiu as taxas de laparotomias não terapêuticas de 57,9% para 0%, com acurácia de 100%, além de menor tempo cirúrgico e de internação. A videolaparoscopia terapêutica foi realizada em 94,1% dos pacientes com lesões significativas. Conforme os autores, sem a incorporação do método no algoritmo de manejo do trauma penetrante por arma branca, a taxa de laparotomias não terapêuticas seria de 64,6%.

Kawahara et al.,[39] em estudo prospectivo, alcançaram sensibilidade de 97,6% e especificidade de 100% na utilização da videolaparoscopia em ferimentos penetrantes abdominais da parede anterolateral e região toracoabdominal utilizando critérios de inclusão rígidos e uma bem definida tática operatória. Os valores preditivos positivo e negativo foram, respectivamente, de 100% e 97%, com a acurácia de 98,6%. Em estudo de Marwan et al.,[53] em pacientes pediátricos, a utilização da laparoscopia evitou laparotomia em 62% dos casos com trauma abdominal e em 100% no trauma penetrante, com significância estatística.

As principais indicações da videolaparoscopia nos ferimentos abdominais penetrantes são: penetração peritoneal duvidosa, ferimentos tangenciais, ferimentos na transição toracoabdominal, em especial do lado esquerdo, e penetração peritoneal sem indicação óbvia de laparotomia.[9] Assim como a utilização de exames de imagem e condutas não operatórias, as indicações da videolaparoscopia nos ferimentos penetrantes variam conforme a região e o agente, arma branca ou arma de fogo.

Abdômen anterior

O tratamento não operatório seletivo de pacientes estáveis que apresentam lesão penetrante na parede anterior do abdômen foi sugerido há mais de 50 anos. Apesar disso, a melhor maneira de conduzir esses pacientes ainda é matéria de debate. Diversos estudos demonstraram que eles podem ser submetidos a tratamento seletivo, baseado em protocolos que incorporem recursos específicos.[54]

Nos doentes que são admitidos sem sintomas, a exploração digital do ferimento sob anestesia local é importante para orientar a conduta. A ausência de penetração na cavidade abdominal admite a alta hospitalar com observação em nível domiciliar. Mesmo quando existe violação do peritônio, o exame físico seriado é um método seguro em centros que dispõem de cirurgiões treinados e unidades com estrutura adequada para observação, uma vez que os sintomas das lesões que exigem tratamento cirúrgico geralmente se manifestam nas 12 horas iniciais.[48] A possibilidade de comparar achados entre os exames seriados do abdômen é fundamental para condução do caso de forma segura, o que exige protocolos institucionais bem definidos. É sempre bom lembrar que a TC de abdômen não é tão confiável nesses casos.

Já a videolaparoscopia, nas mãos de um cirurgião experiente, pode ser um importante recurso para elucidar se houve violação peritoneal. Pode ser útil, ainda, nos casos de pacientes estáveis em que a exploração da ferida é positiva e há suspeita de lesão intracavitária (principalmente se houver possibilidade de tratamento por essa via).[54] Sumislawski et al.,[55] em estudo retrospectivo, analisaram 120 pacientes com ferimento penetrante por arma branca da parede abdominal anterior, estáveis hemodinamicamente e com exame físico normal. Destes, 99 apresentavam penetração à exploração digital do ferimento. Setenta (71%) foram submetidos à videolaparoscopia diagnóstica, resultando em 32 indicações de laparotomia, sendo 20 destas terapêuticas. Trinta e oito (54%) videolaparoscopias foram negativas e 50% desses pacientes obtiveram alta precoce. O restante dos pacientes permaneceu internado para avaliação de outros sistemas. Nenhum paciente com videolaparoscopia negativa apresentou complicações pós-operatórias.

Estudo da *Western Trauma Association* (WTA)[56] não apresentou significância estatística no número de laparotomias não terapêuticas entre pacientes submetidos à videolaparoscopia diagnóstica e ao protocolo de exame físico seriado com exploração local do ferimento. O número de pacientes com alta precoce, entretanto, foi significativamente maior no grupo da videolaparoscopia (33%). Nesse estudo, os custos de uma videolaparoscopia negativa foram similares aos de uma laparotomia negativa, porém ambos foram superiores aos custos da utilização de exames clínicos seriados.[54]

Cada serviço deve estabelecer o seu protocolo de acordo com os recursos humanos e a experiência disponíveis. A presença de cirurgiões experientes em trauma e videocirurgia, equipes horizontais, serviço de radiologia completo e permanente, bloco cirúrgico 24 horas, alocação de leitos de observação, UTI e equipamento de videocirurgia são alguns fatores que aumentam a possibilidade de êxito do tratamento não operatório ou videolaparoscópico, procurando manter baixas taxas de lesões despercebidas e laparotomias não terapêuticas.[54]

Transição toracoabdominal

Talvez a principal indicação da videolaparoscopia no trauma abdominal penetrante sejam os ferimentos da transição toracoabominal, especialmente à esquerda, devido à possibilidade de lesão diafragmática oculta em até 30% dos casos.[26] Ferimentos penetrantes com lesão diafragmática são de difícil identificação na admissão inicial pela frequente sintomatologia frustra, ausência de sinais clínicos e exames de imagem pouco sensíveis, com radiografia de tórax aparentemente normal (pneumotórax não é detectado em 20% dos casos).[38] Os achados mais específicos de lesão diafragmática à TC são: lesão de órgão contíguo ao diafragma ou herniação de gordura abdominal através do defeito diafragmático, presentes em apenas 40% dos pacientes. Achados não específicos incluem trajeto do ferimento que se estende até o diafragma, espessamento da membrana por sangue ou edema, ou defeito aparente no diafragma, sem herniação ou hematoma adjacente.[24]

A sutura dessas lesões é geralmente recomendada nos ferimentos à esquerda, devido ao risco de herniação com encarceramento ou estrangulamento. Ferimentos da transição toracoabdominal à direita tendem a ser submetidos ao tratamento conservador pelo menor risco de lesão de víscera oca e a eventual proteção do fígado a uma herniação por lesão diafragmática.[9] No entanto, a evidência é limitada para prever ou estimar a incidência desta complicação.[39]

Ivatury et al.[38] avaliaram 40 pacientes com ferimentos penetrantes da transição toracoabdominal submetidos à videocirurgia e concluíram que o método é sensível e específico para o diagnóstico de lesões diafragmáticas. Da mesma forma, Zantut et al.,[15] em estudo retrospectivo multicêntrico, constataram que a laparotomia foi evitada em 54,3% dos casos suspeitos. Em estudo prospectivo envolvendo 34 casos de laparoscopia seguida de laparotomia, Friese et al.[57] obtiveram sensibilidade de 87,5% e especificidade de 100% para lesões diafragmáticas.

A opção pela realização da videotoracoscopia é restrita aos ferimentos penetrantes com lesão pleuropulmonar e está baseada na necessidade de drenagem pleural. Esse acesso permite, além da identificação da lesão diafragmática, adequada aspiração da cavidade pleural e diagnóstico de outras lesões de órgãos torácicos. Na presença de lesão diafragmática, apesar de já descrita a sutura por videotoracoscopia, há necessidade da revisão da cavidade abdominal, o que determina a necessidade de uma videolaparoscopia ou laparotomia.[24] Uribe et al.[58] realizaram videotoracoscopia de rotina e encontraram lesões diafragmáticas em 32% dos pacientes com ferimentos penetrantes toracoabdominais. Esse grupo, com lesão diafragmática, foi submetido à laparotomia que identificou lesões intra-abdominais com necessidade de reparo em 89% desses pacientes.

Região lombar e flancos

Os ferimentos da região lombar e flancos estão associados a menor probabilidade de lesão intraperitoneal quando comparados aos ferimentos de parede anterior ou toracoabdominais. Por outro lado, essas lesões podem representar um problema diagnóstico relativo à dificuldade de avaliar clinicamente os órgãos retroperitoneais e mesmo por videolaparoscopia. Em pacientes assintomáticos e estáveis, a TC permanece o exame de escolha.[24]

Ferimentos por arma de fogo

A laparotomia mandatória tem sido, historicamente, o manejo padrão dos ferimentos por arma de fogo, uma vez que mais de 90% dos casos apresentam lesões que requerem tratamento operatório. Pacientes estáveis e assintomáticos, com trajetória presumivelmente tangencial ou extracavitária, podem ser submetidos à TC ou à videolaparoscopia para determinar a presença de penetração peritoneal. Nos últimos anos, uma série de trabalhos identificou um subgrupo de pacientes com lesões isoladas de órgãos sólidos, em especial fígado e rim, que podem ser candidatos a tratamento não operatório.[24]

Trauma contuso

O manejo adequado dos pacientes vítimas de trauma abdominal contuso depende do diagnóstico preciso da presença e da gravidade das lesões intra-abdominais. A laparotomia de urgência é indicada nos casos de instabilidade hemodinâmica com peritonite ao exame físico e/ou líquido livre no abdômen, constatados pelo eFAST ou pelo lavado peritoneal diagnóstico.[25] No entanto, mesmo doentes pouco sintomáticos, conscientes e sem repercussão hemodinâmica, podem apresentar pequenas lesões que virão a se manifestar tardiamente com consequências graves. Da mesma forma, alteração do estado de consciência determinado por uso de substâncias psicoativas ou traumatismo cranioencefálico podem dificultar a avaliação clínica de sintomas abdominais. A TC contrastada de abdômen é o padrão ouro nesses casos, proporcionando diagnóstico e estadiamento das lesões de órgãos sólidos, bem como a concomitância da avaliação de trauma cranioencefálico, torácico e pélvico.[23]

Diversos estudos demonstram altos índices de sucesso do tratamento não operatório de lesões de órgãos sólidos fundamentado nos achados da TC.[59-61] Contudo, a menor acurácia da imagem na detecção de lesões de víscera oca, mesentério e pâncreas em seus estágios iniciais pode levar a certo grau de incerteza diagnóstica.[25] Na presença de achados de imagem duvidosos, como líquido livre sem evidência de lesão de víscera maciça, espessamento e/ou infiltração mesentérica, espessamento e/ou distensão intestinal, especialmente em pacientes com sinal do cinto de segurança, a videolaparoscopia pode ser indicada para estabelecer o diagnóstico de modo precoce, eventualmente representando opção terapêutica.[6]

Pacientes estáveis hemodinamicamente, com exames de imagem apresentando líquido livre na cavidade peritoneal, mas sem evidências de lesão de víscera maciça, podem ser portadores de lesão de víscera oca, mesentério ou mesmo de via urinária (em especial, bexiga). Nesses casos, a videolaparoscopia pode estabelecer um diagnóstico precoce e, eventualmente, tratar o problema.[22] Pacientes vítimas de trauma com fraturas complexas de bacia, em que há presença de líquido intraperitoneal, não possuem qualquer lesão de órgãos em até 40% dos casos. Nessa situação, a videolaparoscopia pode certificar a ausência de lesão e evitar uma laparotomia diagnóstica, desde que o paciente esteja estabilizado do ponto de vista hemodinâmico.[62]

A videolaparoscopia também oferece vantagens em relação à laparotomia exploradora nos casos duvidosos, em que há discrepância entre os resultados dos estudos de imagem e o exame clínico. Pacientes em tratamento não operatório com evolução clínica insatisfatória, sugerindo a possibilidade de lesão despercebida ou de complicações, também podem se beneficiar da videolaparoscopia desde que se mantenham hemodinamicamente estáveis.[23]

A videolaparoscopia tardia tem se mostrado útil no diagnóstico e tratamento de complicações após o manejo não operatório de lesões de órgãos sólidos, como alternativa aos métodos de radiologia intervencionista (p. ex., drenagem percutânea).[63] Sua utilização como terapia adjuvante para hemoperitônio retido, coleções infecciosas, biliomas, abscessos hepáticos, peritonite biliar e necrose pancreática é recomendada em diversas diretrizes na falha do tratamento não operatório.[63]

Contraindicações

A maior limitação da utilização da videolaparoscopia no trauma abdominal é a instabilidade hemodinâmica, considerada contraindicação absoluta ao método. Além da dificuldade técnica de rápido controle de um volumoso sangramento intra-abdominal, o pneumoperitônio com CO_2 determina alterações hemodinâmicas que podem agravar uma síndrome de baixo débito. Em pacientes instáveis hemodinamicamente, o objetivo do procedimento cirúrgico é salvar a vida, o que é realizado de forma mais rápida por laparotomia. Portanto, apenas pacientes absolutamente estáveis ou aqueles com choque hipovolêmico classe I, segundo o *Advanced Trauma Life Support* (ATLS), que apresentam resposta rápida à reposição volêmica inicial, são candidatos ao método. Casos selecionados de choque classe II, com rápida e completa resposta à administração de pequeno volume de fluidos, podem ser também considerados. Todas as outras classes de choque hipovolêmico (classes III e IV), mesmo que haja resposta transitória, não devem ser submetidas à cirurgia minimamente invasiva.[6]

Chersakov *et al.*[64] consideraram segura a realização de videolaparoscopia em pacientes instáveis hemodinamicamente, desde que respondessem de modo satisfatório à reposição volêmica inicial, sem manutenção de parâmetros de choque grave. Nessa série de casos, as indicações absolutas para conversão incluíram ferimentos extensos de órgãos sólidos, lesões de múltiplos órgãos abdominais, hemoperitônio maior que 500 mililitros e sangramento intenso e contínuo. Apesar dos bons resultados, a validade externa desses achados não foi analisada em outros estudos, e predomina na literatura a obrigatoriedade da estabilidade hemodinâmica.

A segurança da videolaparoscopia em pacientes com traumatismo cranioencefálico não está bem definida em função dos potenciais efeitos do pneumoperitônio com gás carbônico na pressão intracraniana.[65] A insuflação pode causar efeitos nocivos sobre os mecanismos de regulação da perfusão cerebral, agravando ou induzindo hipertensão intracraniana. Também há evidências de que a posição de Trendelenburg durante o procedimento aumente ainda mais a pressão intracraniana.[65] Ademais, a absorção de CO_2 com consequente hipercarbia pode provocar edema cerebral. Nessa perspectiva, uma pontuação menor que 12 na escala de coma de Glasgow é considerada uma contraindicação absoluta ao uso do método.[39] A utilização de menor pressão de insuflação peritoneal, não ultrapassando 10 mmHg[65], e o uso de sistemas de elevação da parede abdominal (*gasless laparoscopy*) podem vir a se constituir uma opção.[39]

Contraindicações relativas incluem pacientes com doenças cardiorrespiratórias ou coagulopatias graves, trauma torácico ou contusão miocárdica grave e trauma multissistêmico, em que a adição do pneumoperitônio pode agravar a condição clínica.[9,23] Distensão abdominal importante e útero gravídico do terceiro trimestre de gestação oferecem grandes dificuldades pela complexidade de criação de espaço peritoneal que proporcione acesso seguro e inventário adequado.[22] Múltiplas laparotomias prévias e abdômen congelado por aderências também podem representar limitações ao acesso à cavidade.[66]

A videolaparoscopia, mesmo realizada por cirurgião experiente e bem treinado, não permite de forma ágil e minuciosa a avaliação adequada do retroperitônio, especialmente da retrocavidade de omentos, corpo e cauda do pâncreas, parede posterior do estômago, áreas hepáticas e esplênicas posteriores e cólon em suas porções retroperitoneais.[39] A limitação visual, determinada por grandes infiltrações hemáticas, avaliada em estudos comparativos entre o inventário da cavidade abdominal por videolaparoscopia e por laparotomia no trauma abdominal, reduz a segurança do acesso videolaparoscópico e aumenta o risco de lesão despercebida.[24] A tentativa de reparar múltiplas lesões complexas por via videolaparoscópica não é recomendada, já que potenciais benefícios da abordagem minimamente invasiva não superam os riscos.

Aspectos técnicos

Preparo pré-operatório

Um preparo pré-operatório padrão, em geral, não é possível no paciente vítima de trauma. A ausência de jejum adequado aumenta o risco de aspiração de conteúdo gastrointestinal para as vias respiratórias, além de dificultar tecnicamente o procedimento em função da distensão do estômago, intestino delgado e cólon. O uso de sonda gástrica, por via oral ou nasal, com aspiração do conteúdo, melhora o espaço de trabalho intracavitário e deve ser rotina após a indução anestésica.

O procedimento cirúrgico deve sempre ser realizado com anestesia geral e intubação traqueal. Deve ser evitada uma fase prolongada de pré-oxigenação com pressão positiva em função do risco de aspiração de conteúdo gástrico, evitando ainda maior distensão aérea do trato gastrintestinal.

O paciente deve ser posicionado em decúbito dorsal e fixado à mesa cirúrgica para prevenir quedas, em função da necessidade frequente de decúbitos extremos para melhor exposição dos órgãos abdominais. Os membros superiores devem ser posicionados ao longo do corpo. Se houver indicação de avaliação ou manipulação perineal, é indicada a posição de litotomia (no sexo feminino, deve ser descartada gestação antes do uso do manipulador uterino). A sondagem vesical de demora após a indução anestésica permite o esvaziamento vesical e o controle da diurese. Não deve ser empregada nos casos com suspeita de lesão uretral.

A antibioticoprofilaxia está indicada, sendo usualmente recomendadas cefalosporinas de segunda geração ou associação de cefalosporinas de primeira geração com metronidazol, com repetição da dose no período transoperatório de acordo com a meia-vida da droga, a perda sanguínea estimada e a duração do procedimento. Também deve ser realizada a prevenção do tétano com toxoide tetânico e administrar imunoglobulina específica nos pacientes com trauma abdominal penetrante com cobertura vacinal incompleta ou desconhecida.

A delimitação do campo operatório é semelhante à abordagem por laparotomia, ou seja, com exposição ampla da parede abdominal anterolateral e parte do tórax. Antissepsia deve se estender da região abdominal à torácica, antecipando uma eventual necessidade de abordagem da cavidade pleural no mesmo tempo operatório. Havendo suspeita de lesão diafragmática, a drenagem pleural homolateral deve ser realizada previamente, a fim de evitar um pneumotórax hipertensivo durante a realização do pneumoperitônio.

Equipamento e instrumental

O equipamento possui basicamente a mesma composição de um sistema para videocirurgia eletiva e é composto por monitor, microcâmera, processador de imagem, fonte de luz, insuflador de CO_2 e sistema de documentação. A utilização de um sistema de imagem de alta definição expande as possibilidades diagnósticas e terapêuticas do procedimento.

A torre de vídeo é posicionada de forma oposta ao provável órgão acometido pelo trauma, o que é mais fácil de prever nos ferimentos penetrantes. A utilização de um segundo monitor, colocado em posição contralateral ao monitor principal, permite que a equipe trabalhe em diferentes direções, sem a necessidade de movimentar o equipamento. O uso de um gerador de energia de alto desempenho para dissecção, hemostasia e corte, seja eletrocirurgia monopolar e/ou bipolar e/ou energia ultrassônica, é de grande importância.

A mesa de instrumentação cirúrgica deve ser enxuta, tanto em termos do material videocirúrgico como para cirurgia aberta, não havendo necessidade de composição de uma mesa completa para laparotomia.

No entanto, todo o instrumental para cirurgia aberta deve estar disponível para uso imediato se houver necessidade de conversão. A presença de um sistema de aspiração competente, pinças tipo *clamp* intestinal para o manuseio de alças, pinças tipo *clamp* vasculares, porta-agulhas, grampeadores endoscópicos e ótica de visão lateral (30 ou 45 graus) aumentam as possibilidades diagnósticas e terapêuticas do método.

Procedimento cirúrgico

O acesso à cavidade abdominal deve ser realizado preferencialmente por técnica aberta, com o primeiro trocarte posicionado na região umbilical. Em traumas penetrantes, deve ser evitado o acesso pelo ferimento na parede abdominal. Alguns autores preconizam a punção com trocartes óticos.[39]

A insuflação de CO_2 deve ser iniciada de forma lenta (1 a 2,5 litros por minuto). É recomendável empregar a menor pressão possível que permita a realização do procedimento com segurança (em torno de 10 a 14 mmHg). Por vezes, a sutura de ferimentos penetrantes pode ser necessária a fim de evitar vazamento do gás pela solução de continuidade da parede abdominal.

O número e o posicionamento dos trocartes de trabalho e auxiliares dependem de tipo, extensão e localização da lesão, bem como da anatomia do paciente. Para o inventário da cavidade, em geral dois portais de trabalho de 5 ou 10 mm são suficientes, posicionados no flanco direito e esquerdo na borda lateral do músculo retoabdominal. A utilização de pelo menos dois trocartes de 10 mm permite a troca de posição da ótica, facilitando a visualização de toda a cavidade. Punções acessórias são posicionadas de acordo com a necessidade. Técnica com utilização de portal único em trauma é referida em casos específicos.[67]

Analogamente à cirurgia aberta, o inventário da cavidade abdominal deve ser sistematizado, preferencialmente iniciando no quadrante superior direito e seguindo no sentido horário, sempre à procura de sinais indiretos de penetração abdominal ou de lesões de órgãos abdominais. O andar supramesocólico deve ser inspecionado com o paciente em cabeceira elevada. São avaliados: peritônio parietal, grande omento, fígado, vesícula biliar, diafragma, hiato esofágico, estômago, primeiras porções duodenais, cólon transverso e baço. Os decúbitos laterais direito e esquerdo podem auxiliar na mobilização dessas vísceras. Nas lesões diafragmáticas, é possível o inventário da cavidade pleural através do orifício da lesão, bem como algumas intervenções terapêuticas (lavagem e aspiração pleural, hemostasia e sutura diafragmática) com punção auxiliar de 5 mm na região subxifoide.

O andar inframesocólico é melhor investigado com o paciente em posição de Trendelenburg e decúbitos laterais. Devem ser cuidadosamente inspecionados: peritônio parietal, ceco, apêndice cecal, cólon ascendente e descendente, sigmoide, reto, bem como órgãos pélvicos, como bexiga, útero e anexos. A manipulação uterina pode facilitar a revisão da pelve feminina.

A avaliação do intestino delgado ("desfile de alças") deve ser realizada rotineiramente no trauma, exceto nos casos de comprovada ausência de violação peritoneal. Para realização da inspeção dinâmica das alças intestinais, primeiro o paciente é posicionado com a cabeceira elevada. O cólon transverso é mobilizado cranialmente com uma pinça de apreensão atraumática, permitindo a localização da primeira alça fixa jejunal. A partir desse ponto, as alças e o mesentério são revisados com movimentos delicados até o íleo terminal. Essa avaliação pode também ser realizada de forma retrógrada, do íleo terminal até o ângulo de Treitz. Nesse caso, porém, o posicionamento do paciente em Trendelenburg é mais adequado.

A revisão de órgãos retroperitoneais, quando indicada, pode ser facilitada por uma quarta punção, contralateral ao terceiro trocarte. Após a abertura do ligamento gastrocólico com exposição da retrocavidade dos omentos, uma pinça auxiliar permite afastamento adequado para avaliação da parede posterior do estômago e pâncreas. Os cólons direito e esquerdo podem ser mobilizados nas goteiras parietocólicas para visualização de suas porções retroperitoneais, bem como para exposição de estruturas como ureter, vasos gonadais, aorta, veia cava e vasos ilíacos. A manobra de Kocher pode ser efetuada em decúbito lateral esquerdo, com deslocamento do ângulo hepático do cólon e mobilização medial do duodeno para exame da parede posterior.

Para inspeção adequada da cavidade, pode ser necessária irrigação com solução fisiológica e aspiração completa do conteúdo. A administração de azul de metileno por via transanal, sonda gástrica ou intravenosa pode ainda auxiliar na identificação de lesões suspeitas colorretais, gastroduodenais ou do trato urinário, respectivamente.[6]

Nos hematomas extensos de retroperitônio, a infiltração hemorrágica local dificulta a exclusão de lesões associadas nessa região. A exploração de hematomas retroperitoneais ou pélvicos pulsáteis ou em expansão por videolaparoscopia não é recomendada, devido à possibilidade de lesão vascular com sangramento ativo de difícil controle.[23]

A seguir deve ser feito o tratamento das lesões encontradas por via videolaparoscópica ou videoassistida. A presença de múltiplas lesões, ferimentos muito complexos ou deterioração clínica do paciente pode requerer conversão para laparotomia. Um baixo limiar para conversão deve ser mantido se o cirurgião não estiver seguro ou suspeitar da presença de lesões não identificadas.

As causas mais frequentes de conversão são: o surgimento de instabilidade hemodinâmica durante a cirurgia, infiltrações teciduais hemorrágicas duvidosas, lesões retroperitoneais, lesões múltiplas de vísceras ocas, ferimento hepático ou esplênico com sangramento ativo e falha ou impossibilidade de executar o reparo pelo método laparoscópico.[45] A conversão também se impõe quando há lesões que não podem ser identificadas corretamente, aderências extensas, obesidade, equipe cirúrgica inexperiente, incerteza no diagnóstico e difícil visualização.[3]

Na ausência de lesões que requeiram tratamento cirúrgico, ou nos casos de comprovada ausência de violação do peritônio parietal, o procedimento pode ser encerrado e o paciente permanecer em observação clínica de 24 a 48 horas.

■ Complicações

As complicações da videolaparoscopia no trauma podem ser divididas em: sistêmicas, de acesso, abdominais, extra-abdominais e relacionadas aos equipamentos e instrumentais utilizados no procedimento.

Complicações sistêmicas

As repercussões fisiológicas do pneumoperitônio com CO_2, geralmente bem toleradas em indivíduos sadios, podem causar distúrbios importantes em pacientes traumatizados. O aumento da pressão intra-abdominal secundária à insuflação e a absorção do gás provocam alterações hemodinâmicas e metabólicas, incluindo hipotensão e acidose, que podem desencadear a temida tríade letal do trauma ou agravar uma hipertensão intracraniana.[66] Essas alterações geralmente costumam melhorar com o tempo, mas impõem desinsuflação imediata se o paciente apresentar instabilidade hemodinâmica em qualquer momento do procedimento.

Enfisema subcutâneo clinicamente significativo pode decorrer de pressões ou fluxo de insuflação mais altos, insuflação pré-peritoneal, posicionamento incorreto do trocarte ou falha do equipamento anestésico. Habitualmente, tem repercussões leves e resolução espontânea. No entanto, pode precipitar pneumotórax e pneumomediastino pela dissecção subcutânea através dos planos pré-fasciais. Por outro lado, deve aumentar o alerta da equipe, pois pode significar manifestação de pneumomediastino ou pneumotórax de origem traumática.[66]

No trauma abdominal, particularmente nos ferimentos penetrantes da região toracoabdominal, existe risco de pneumotórax hipertensivo durante a realização do pneumoperitônio se houver lesão diafragmática não diagnosticada. Embora seja um evento raro, uma piora clínica súbita durante a insuflação da cavidade deve determinar alta suspeição do diagnóstico. A descompressão imediata por toracocentese e drenagem torácica deve ser realizada, e o procedimento original retomado.[22]

A possibilidade de embolia gasosa também é referida, e, embora não tenha sido relatada no trauma, existe risco potencial nos casos de lesão de grandes vasos ou lacerações hepáticas. O aprisionamento de gás na veia cava e átrio direito pode causar redução do retorno venoso e do débito cardíaco, levando a colapso circulatório. O tratamento padrão envolve evacuação do pneumoperitônio, irrigação da cavidade e posicionamento do paciente em cefalodeclive e decúbito lateral esquerdo, com objetivo de deslocar as bolhas da via de saída da circulação pulmonar. A cateterização de veia central para aspiração do ar pode auxiliar na desobstrução mecânica. Não existem recomendações para manejo dessa condição no paciente traumatizado.

Complicações de acesso

A maioria das complicações relacionadas ao acesso ocorre no momento da entrada na cavidade, principalmente nas punções com agulha de Veress e introdução do primeiro trocarte. Podem também ser secundárias a inserção, manipulação ou retirada dos demais trocartes e à realização de manobras sem visualização direta do operador. Extremos de peso e distúrbios da coagulação são os principais fatores de risco relacionados ao paciente.[66]

Lesões de parede abdominal geralmente são devido à laceração dos vasos epigástricos, enquanto a hemorragia intra-abdominal geralmente é consequência de lesão de vasos mesentéricos, omentais e retroperitoneais, sendo a veia ilíaca comum a mais frequente.[66] Também são descritos ferimentos iatrogênicos de órgãos sólidos e vísceras ocas, em especial a bexiga. Embora raras, as complicações incluem sangramento, peritonite, disfunção de múltiplos órgãos e óbito. Alguns cuidados podem prevenir essas complicações, como a entrada inicial segura na linha média, a transiluminação da parede e a visualização direta das demais punções.[9]

Complicações abdominais

As complicações abdominais são de natureza técnica, refletindo diferentes níveis de complexidade do procedimento, características das lesões tratadas e experiência do cirurgião. São infrequentes, com incidência estimada em menos de 1% dos casos.[9]

O uso inadequado do instrumental laparoscópico, em especial na manipulação de alças intestinais, é uma das causas de complicações abdominais no trauma e pode ser minimizado com a manipulação cuidadosa das alças com pinças atraumáticas e monitorização rotineira da entrada do instrumental. A utilização de diferentes formas de energia para corte e coagulação em um abdômen fechado também pode provocar lesões inadvertidas por falha de isolamento, contato capacitivo ou direto. Seu uso deve ser criterioso e cuidadoso.

Provavelmente, a principal limitação e a mais temida complicação da utilização da videocirurgia no trauma são as lesões não visualizadas. Lesões despercebidas são seguidas de grande morbimortalidade e são evitadas com o uso de critérios rígidos de indicação e com boa tática de revisão da cavidade abdominal. Além disso, treinamento na avaliação do trauma, assim como a realização do procedimento por cirurgiões treinados em procedimentos videolaparoscópicos avançados são fatores de prevenção. Conforme Lin et al.,[52] os pontos fundamentais para evitar lesões não visualizáveis em uma videolaparoscopia incluem uma inspeção sistemática e cuidadosa da cavidade abdominal, mudança da posição do paciente durante o procedimento para inspeção e uso de pinça atraumática para manipulação do intestino. Kawahara et al.[39] reforçam a importância da realização de abordagem sistemática e inspeção cuidadosa como ações fundamentais para a segurança do procedimento. A conversão para laparotomia é mandatória quando não for possível obter um inventário seguro da cavidade abdominal com completa visualização das estruturas intra-abdominais.[45]

Complicações extra-abdominais

Outras complicações relacionadas ao procedimento cirúrgico, porém expressas em outros sistemas, como infecção do trato urinário, atelectasias, pneumonia, trombose venosa profunda e lesões por mau posicionamento do paciente na mesa cirúrgica, devem ser prevenidas ou tratadas com medidas específicas.[22]

Complicações relacionadas aos equipamentos

embora infrequente, mau funcionamento ou falha do equipamento para videocirurgia podem produzir atrasos inaceitáveis no cenário de trauma. A decisão pela conversão nesses casos deve ser guiada por fatores que incluem segurança do paciente, estabilidade hemodinâmica, quaisquer etapas cirúrgicas críticas em andamento e tempo estimado para resolução do problema.[66]

Videotoracoscopia no trauma

Enquanto a maioria das doenças traumáticas do tórax (80% a 85%) pode ser tratada de forma conservadora com analgesia, suporte respiratório, fisioterapia e toracostomia tubular exclusiva, alguns pacientes podem evoluir com complicações agudas e crônicas que requerem tratamento cirúrgico.[9] No passado, esses casos seriam indicações de toracotomia, acesso que envolve incisões geralmente amplas, retração costal e potencial de lesão de nervos intercostais. A significativa morbidade do trauma cirúrgico da toracotomia em termos de dor pós-operatória, atelectasia e pneumonia pode potencializar a resposta orgânica no doente traumatizado, levando à exaustão fisiológica.[68]

Com exceção dos pacientes em franca instabilidade hemodinâmica, nos quais a toracotomia é formalmente indicada, procedimentos minimamente invasivos representam uma opção diagnóstica e terapêutica na abordagem das lesões torácicas com eficácia e segurança, proporcionando benefícios em termos de recuperação pós-operatória. A videotoracoscopia e a cirurgia toracoscópica videoassistida (VATS) estão associadas a menos complicações pulmonares pós-operatórias, melhor controle da dor, menor duração da drenagem torácica e, consequentemente, da permanência hospitalar, com retorno mais rápido às atividades habituais.[9,69]

■ Indicações

Atualmente, a videotoracoscopia é utilizada na avaliação inicial do doente traumatizado como modalidade diagnóstica e terapêutica, e na abordagem de complicações tardias.[68]

Na avaliação inicial do doente traumatizado estável, a videotoracoscopia pode ser indicada para controle de sangramento persistente pelo dreno de tórax, com diversas estratégias de hemostasia de lesões pulmonares e de vasos intercostais como suturas, uso de hemostáticos, formas de energia para fins de coagulação, *clips* e grampeadores.[70] Em ferimentos penetrantes da transição toracoabdominal, para descartar ou tratar lesões diafragmáticas com alta sensibilidade e precisão, inclusive nos recessos posteriores da cavidade pleural. Em todos esses casos, a abordagem minimamente invasiva ainda facilita a evacuação do hemotórax e o posicionamento adequado do dreno torácico.

A videotoracoscopia também já foi relatada como método de avaliação da integridade de estruturas mediastinais em ferimentos penetrantes da região, embora cada vez mais infrequente devido à alta sensibilidade diagnóstica da tomografia de alta resolução.[71] A janela pericárdica videoassistida também tem sido descrita com bons resultados em casos selecionados.[72]

Embora a toracostomia tubular seja suficiente para tratamento da maioria das lesões torácicas traumáticas, o desenvolvimento de complicações tardias é relatado em até 25% dos casos,[73] incluindo hemotórax retido e empiema. Nesses casos, a videotoracoscopia tem potencial de evitar a evolução para sequelas conhecidas desses processos pleurais, como fibrotórax e encarceramento pulmonar, diminuindo o tempo de drenagem torácica, hospitalização e custos.[9] O momento da cirurgia também é uma consideração importante no hemotórax retido, pois a mortalidade e a chance de conversão para toracotomia aumentam com o tempo. Portanto, a recomendação é de que a cirurgia seja realizada em até cinco dias após o trauma.[70]

Pneumotórax persistente decorrente de uma fístula broncopleural também pode ser manejado por videotoracoscopia, reduzindo significativamente o tempo de internação em comparação ao tratamento conservador com drenagem.[71] Outra indicação é o quilotórax secundário à lesão traumática do ducto torácico sem resposta ao tratamento clínico, passível de reparo cirúrgico por meio de ligadura videoassistida.

A taxa de sucesso da abordagem minimamente invasiva no tratamento das complicações do trauma torácico é de 75% a 100%, com índices de conversão para toracotomia de 11%, conforme Billeter *et al.*[68] em revisão sistemática. Essas indicações, já bem estabelecidas, têm potencial de ampliação com o crescente avanço técnico e tecnológico.

■ Contraindicações

Assim como na abordagem videolaparoscópica, a videotoracoscopia é contraindicada em pacientes instáveis hemodinamicamente, nos quais a abordagem aberta permite controle mais rápido do sangramento. Intolerância à ventilação monopulmonar, especialmente em casos de contusão pulmonar extensa, também é impedimento ao método.[71] Contraindicações relativas incluem dificuldades de acesso impostas por cirurgia torácica ou pleurodese prévia, bem como sinais radiológicos de múltiplas aderências.[70]

■ Aspectos técnicos

Preparo pré-operatório

O procedimento cirúrgico deve sempre ser realizado sob anestesia geral e intubação traqueal, preferencialmente com tubo bronquial de duplo lúmen para garantir o colapso pulmonar na cavidade abordada. O paciente deve ser posicionado em decúbito lateral com apoio do membro superior e flexão do membro inferior contralaterais ao decúbito. Todos os pontos de pressão devem ser protegidos com acolchoamento adequado.[71]

Equipamento e instrumental

Equipamentos e instrumentais padrão da videolaparoscopia também podem ser utilizados na videotoracoscopia. Alguns materiais de cirurgia aberta, como pinças de apreensão específicas e aspiradores, podem auxiliar nos procedimentos com acesso combinado por minitoracotomia. O instrumental completo para cirurgia aberta também deve estar disponível para uso imediato no caso de necessidade de conversão para toracotomia.

Procedimento cirúrgico

Em pacientes com toracostomia tubular, pode ser conveniente utilizar o pertuito do dreno como acesso inicial para introdução da ótica. Caso contrário, a abordagem deve ocorrer no nível do sexto ou sétimo espaço intercostal, na linha axilar média. Não é necessária insuflação da cavidade pleural. Quando for necessário mais espaço, a insuflação de CO_2 com pressão de até 8 mmHg pode ser utilizada com segurança.[70]

Trocartes adicionais são inseridos após inspeção inicial, com pelo menos um acesso que possa ser incorporado a uma incisão de minitoracotomia ou toracotomia, caso necessário. Em geral, pelo menos dois portais de trabalho são necessários, e o posicionamento nas linhas axilares anterior e posterior permite triangulação adequada.[71] Ao final do procedimento, o pulmão deve ser novamente expandido, e drenos torácicos posicionados sob visão direta, preferencialmente através das incisões já existentes. A dor pós-operatória pode ser minimizada com bloqueio intercostal ou analgesia controlada pelo paciente.

Complicações

Segundo metanálise que avaliou estudos sobre videotoracoscopia no trauma,[74] o índice de complicações e de lesões despercebidas é baixo, estimado em 2% e 0,8%, respectivamente. As complicações mais comuns são hipoxemia transitória e arritmia reversível, secundárias à ventilação monopulmonar. Sangramento da parede torácica, lesões pulmonares iatrogênicas e neurite no local de inserção dos portais também são relatados, embora possam ser prevenidos pela exploração digital direta do acesso intercostal para assegurar entrada segura e ausência de aderências locais. Pneumotórax hipertensivo e embolia gasosa são complicações raras, porém graves.[71]

Plataforma robótica

A plataforma robótica garante todos os benefícios que a cirurgia minimamente invasiva proporciona, agregando vantagens técnicas na execução do procedimento em relação a visualização tridimensional, precisão de movimentos e ergonomia do cirurgião. As questões de custo, eficácia e complexidade, quando comparadas à videocirurgia padrão, ainda são objetos de debate, mas é provável que essa tecnologia, progressivamente, se constitua em uma opção na cirurgia do trauma. Procedimentos e manobras operatórias específicas, como sutura de grandes lacerações diafragmáticas, poderiam ser facilitados pelo controle robótico, em casos selecionados.[9] Novas plataformas estão sendo desenvolvidas, e uma provável redução dos custos envolvidos talvez permita popularizar o método.

Conclusão

Procedimentos minimamente invasivos, em especial a videocirurgia, têm sido apontados como uma alternativa na abordagem do paciente traumatizado, ratificando sua utilidade no diagnóstico e tratamento das lesões torácicas e abdominais, em casos selecionados. Apesar de resultados promissores em termos de segurança e eficácia, e da vantagem de reduzir a morbidade, a videocirurgia não visa modificar a avaliação inicial do doente traumatizado, e não é capaz de substituir totalmente a laparotomia exploradora, sendo imprescindível que o cirurgião do trauma esteja preparado e saiba quando indicá-la.

A videocirurgia no cenário do trauma é tecnicamente difícil, visto que o paciente pode apresentar diferentes tipos de lesões em qualquer região do corpo, exigindo do cirurgião domínio de técnicas minimamente invasivas avançadas e treinamento em trauma. O sucesso de sua utilização depende ainda de criteriosa seleção de pacientes, organização estrutural, apoio tecnológico e equipe treinada.

Estudos randomizados e metodologicamente bem construídos, com casuística de vulto, poderão trazer respostas para importantes questões que envolvem o tema. O aumento de experiência e uma análise cuidadosa das evidências devem, em futuro próximo, ampliar o uso das técnicas minimamente invasivas nas urgências abdominais e torácicas, com desenvolvimento de protocolos e algoritmos mais específicos.

Referências bibliográficas

1. World Health Organization (WHO). Injuries and violence: the facts. Geneva: WHO; 2010.
2. Nicolau AE. Is laparoscopy still needed in blunt abdominal trauma? Chirurgia (Bucur). 2011;106(1):59-66.
3. Matsevych O, Koto M, Balabyeki M, Aldous C. Trauma laparoscopy: When to start and when to convert? Surg Endosc. 2018;32:1344-52.
4. Lau WY, Leow CK, Li AK. History of endoscopic and laparoscopic surgery. World J Surg. 1997;21(4):444-53.
5. Litynski GS. Profiles in laparoscopy: Mouret, Dubois, and Perissat: the laparoscopic breakthrough in Europe (1987-1988). JSLS. 1999;3(2):163-67.
6. Di Saverio S. Emergency laparoscopy: a new emerging discipline for treating abdominal emergencies attempting to minimize costs and invasiveness and maximize outcomes and patients' comfort. J Trauma Acute Care Surg. 2014;77: 338-50.
7. Cezário-Melo MA. Mudanças: conceitos e resistências. In: Melo MC, editor. A reconfiguração da cirurgia. Recife: Editora Prazer de Ler - Distribuidora de Edições Pedagógicas Ltda; 2010;21-39.
8. Nácul MP, Cavazzola LT, de Melo MC. Current status of residency training in laparoscopic surgery in Brazil: a critical review. Arq Bras Cir Dig. 2015;28(1):81-85.
9. Grushka J, Ginzburg E. Through the 10-mm looking glass: advances in minimally invasive surgery in trauma. Scand J Surg. 2014;103:143-48.
10. Short AR. The uses of coelioscopy. Br Med J. 1925;2(3371):254-55.
11. Lamy R, Sarles H. Interêt de la peritonéoscopie chez le polytraumatisés. Mars Chir. 1956;8:82-85.
12. Gazzaniga AB, Stanton WW, Bartlett RH. Laparoscopy in the diagnosis of blunt and penetrating injuries to the abdomen. Am J Surg. 1976;131:315-19.
13. Carnevale N, Baron N, Delany HM. Peritoneoscopy as an aid in the diagnosis of abdominal trauma: a preliminary report. J Trauma. 1977;17: 634-41.
14. Carrilho IJ, Zeitune JMR. Laparoscopia em urgências. Gastroenterol Endosc Digest. 1983;2:09-13.
15. Zantut LF, Rodrigues Jr AJ, Birolini D. Laparoscopy as a diagnostic tool in the evaluation of trauma. Panam J Trauma. 1990;2:06-11.
16. Martins Castello Branco J. Thoracoscopy as a method of exploration in penetrating injuries of the thorax. Dis Chest. 1946;12:330-35.
17. Jones JW, Kitahama A, Webb WR, McSwain N. Emergency thoracoscopy: a logical approach to chest trauma management. J Trauma. 1981;21(4):2808-14.
18. Naumann DN, Pearce AP, Martin M, Khan MA. Should All Trauma Surgeons be Proficient in Laparoscopy? Surg Laparosc Endosc Percutan Tech. 2020;30(1):91-92.
19. Coleman L, Gilna G, Portenier D, Auyang E et al. Trauma laparoscopy from 1925 to 2017: publication history and study demographics of an evolving modality. J Trauma Acute Care Surg. 2018;84(4):664-69.
20. Cirocchi R, Birindelli A, Inaba K, Mandrioli M et al. Laparoscopy for trauma and the changes in its use from 1990 to 2016: a current systematic review and meta-analysis. Surg Laparosc Endosc Percutan Tech. 2018;28(1):01-12.
21. Nácul MP, Olijinyk JG, Saegnago FL, Cunha O, Ribeiro GBS, Moschetti L. O uso da videolaparoscopia no manejo do paciente vítima de trauma. Br J Videoendosc Surg. 2009;(2)-74.
22. Nácul MP, Velho AV, Nimer NY, Gus J et al. Videolaparoscopia no trauma abdominal contuso. Rev Bras Videocir. 2005:3(4)196-07.
23. Uranues S, Popa DE, Diaconescu B, Schrittwieser R. Laparoscopy in penetrating abdominal trauma. World J Surg. 2015;39:1381-88.
24. Biffl WL, Leppaniemi A. Management guidelines for penetrating abdominal trauma. World J Surg. 2015;39(6):1373-80.
25. Velho AV SJM, Gabiatti G, Ostermann RAB, Poli D. Videolaparoscopia no trauma abdominal. Rev Col Bras Cir. 2000;27(2):118-24.
26. Zantut LFC. Videolaparoscopia no abdome agudo traumático. In: Trauma: a doença do século. 1ª ed. Atheneu; 2001:949-53.
27. Mandrioli M, Inaba K, Piccinini A et al. Advances in laparoscopy for acute care surgery and trauma. World J Gastroenterol. 2016; 22(2): 668-680.
28. Jackson TD, Wannares JJ, Lancaster RT, Rattner DW, Hutter MM. Does speed matter? The impact of operative time on outcome in laparoscopic surgery. Surg Endosc. 2011;25(7):2288-95.
29. Hajibandeh S, Hajibandeh S, Gumbar AO, Wong CS. Laparoscopy versus laparotomy for the management of penetrating abdominal trauma: a systematic review and meta-analysis. Int J Surg. 2016;34:127-36.
30. Li Y, Xiang Y, Wu N, Wu L et al. A comparison of laparoscopy and laparotomy for the management of abdominal trauma: a systematic review and meta-analysis. World J Surg. 2015:39(12):2862-71.

31. Matsevych OY, Koto MZ, Aldous C: Trauma laparoscopy: A prospect of skills training (cohort study). Int J Surg. 2018;55:117-23.
32. Chol YB, Lim KS. Therapeutic laparoscopy for abdominal trauma. Surg Endosc. 2003;17(3):421-27.
33. Marks JM, Youngelman DF, Berk T. Cost analysis of diagnostic laparoscopy vs laparotomy in the evaluation of penetrating abdominal trauma. Surg Endosc. 1997;11(3):272-76.
34. Taner AS, Topgul K, Kucukel F et al. Diagnostic laparoscopy decreases the rate of unnecessary laparotomies and reduces hospital costs in trauma patients. J Laparoendosc Adv Surg Tech A. 2001;11(4):207-11.
35. Shamim AA, Zeineddin S, Zeineddin A et al. Are we doing too many non-therapeutic laparotomies in trauma? An analysis of the National Trauma Data Bank. Surg Endosc. 2020;34(9):4072-78.
36. Wu N, Wu L, Qiu C et al. A comparison of video-assisted thoracoscopic surgery with open thoracotomy for the management of chest trauma: a systematic review and meta-analysis. World J Surg. 2015;39(4):940-52.
37. Villavicencio RT, Aucar JA: Analysis of laparoscopy in trauma. J Am Coll Surg. 1999;189(1):11–20.
38. Ivatury RR, Simon RJ, Stahl WM. A critical evaluation of laparoscopy in penetrating abdominal trauma. J Trauma.1993;34:822-28.
39. Kawahara NT, Alster C et al. Standard examination system for laparoscopy in penetrating abdominal trauma. J Trauma. 2009;67(3):589-95.
40. Koto MZ, Matsevych OY, Aldous C: Diagnostic laparoscopy for trauma: How not to miss injuries. J Laparoendosc Adv Surg Tech. 2018;28(5):506-13.
41. Cunha CEB, Fonseca MK, Siebert-Junior M et al. Minimally Invasive Surgery in the Management of Blunt and Penetrating Abdominal Injuries: Two-decade Experience from a Brazilian Trauma Center. Panam J Trauma Crit Care Emerg Surg. 2020;9(1):74-80.
42. Park H, Youssef Y. Laparoscopic assessment in surgical trauma (LAST): A "last" diagnostic step in the trauma bay. Injury. 2014;45:918-19.
43. Berci G, Dunkelman D, Michel SL et al. Emergency minilaparoscopy in abdominal trauma. Am J Surg. 1983;146:261-65.
44. Weinberg JA, Magnotti LJ, Edwards NM et al. "Awake" laparoscopy for the evaluation of equivocal penetrating abdominal wounds. Injury. 2007;38(1):60-64.
45. O'Malley E, Boyle E, Callaghan A et al. Role of laparoscopy in penetrating abdominal trauma: a systematic review. World J Surg. 2013;37:113-22.
46. Zafar SN, Onwugbufor MT, Hughes K, Greene WR et al. Laparoscopic surgery for trauma: the realm of therapeutic management. Am J Surg. 2015;209(4):627-32.
47. Von Bahten LC, Smaniotto B, Kondo W et al. Papel da laparoscopia no trauma abdominal penetrante. Rev Col Bras Cir. 2005;32(3):127-31.
48. Breigeiron R, Breitenbach TC et al. Comparison between isolated serial clinical examination and computed tomography for stab wounds in the anterior abdominal wall. Rev Col Bras Cir. 2017;44(6): 596-02.
49. Shaftan GW. Selective conservatism in penetrating abdominal trauma. J Trauma. 1969;9(12):1026-28.
50. Ozkan OV, Justin V, Fingerhut A et al. Laparoscopy in abdominal trauma. Curr Trauma Rep. 2016;2:238-46.
51. Leppaniemi A, Haapiainen R. Diagnostic laparoscopy in abdominal stab wounds: a prospective, randomized study. J Trauma. 2003;55:636-45.
52. Lin HF, Wu JM et al. Value of diagnostic and therapeutic laparoscopy for abdominal stab wounds. World J Surg. 2010;34: 1653-62.
53. Marwan A, Harmon CM, Georgeson KE, Smith GF, Muenserer OJ. Use of laparoscopy in the management of pediatric abdominal trauma. J Trauma Injury Infect Crit Care. 2010;69(4):761-64.
54. Rezende-Neto JB, Vieira HM Jr, Rodrigues L et al. Management of stab wounds to the anterior abdominal wall. Rev Col Bras Cir. 2014;41(1):75-79.
55. Sumislawski JJ, Zarzaur BL, Paulus EM et al. Diagnostic laparoscopy after anterior abdominal stab wounds: worth another look? J Trauma Acute Care Surg. 2013;75(6):1013-7;1017-18.
56. Biffl WL, Kaups KL, Pham TN et al. Validating the Western Trauma Association algorithm for managing patients with anterior abdominal stab wounds: a Western Trauma Association multicenter trial. J Trauma. 2011;71(6):1494-02.
57. Friese RS, Coln E, Gentilello L. Laparoscopy is sufficient to exclude occult diaphragm injury after penetrating abdominal trauma. J Trauma. 2005; 58:789-92.
58. Uribe RA, Pachon CE, Frame SB et al. A prospective evaluation of thoracoscopy for the diagnosis of penetrating thoracoabdominal trauma. J Trauma. 1994;37:650-54.
59. Croce MA, Fabian TC, Menke PG et al. Nonoperative management of blunt hepatic trauma is the treatment of choice for hemodynamically stable patients. Ann Surg. 1995; 221(6):744-53.
60. Meyer AA, Crass RA, Lim RC et al. Selective nonoperative management of blunt liver injury using computed tomography. Arch Surg. 1985;120:550-54.
61. Demetriades D, Velmahos G. Technology-driven triage of abdominal trauma: the emerging era of nonoperative management. Annu Rev Med. 2003;54:01-15.
62. Mortelmans D, Messaoudi N, Jaekers J et al. Laparoscopic repair of intraperitoneal bladder rupture after blunt abdominal trauma. Urol J. 2014;4:11(1):1338-40.
63. Justin V, Fingerhut A, Uranues S. Laparoscopy in blunt abdominal trauma: for Whom? When? and Why? Curr Trauma Rep. 2017;3(1):43-50.
64. Cherkasov M, Sitnikov V, Sarkisyan B et al. Laparoscopy versus laparotomy in management of abdominal trauma. Surg Endosc. 2008;22:228-31.
65. Nácul MP, Ribeiro GS. Considerações sobre a videolaparoscopia em pacientes com traumatismo cranioencefálico. Rev Bras Videocir. 2004;2(3):156-60.
66. Kindel T, Latchana N, Swaroop M et al. Laparoscopy in trauma: overview of complications and related topics. Int J Crit Illn Inj Sci. 2015;5:196-05.
67. Chung JH, Kim KS, Choi HY, Moon HS et al. The safety and feasibility of the single-port laparoscopic repair of intraperitoneal bladder rupture. J Endourol. 2018;32(5):403-09.
68. Billeter AT, Druen D, Franklin GA et al. Video-assisted thoracoscopy as an important tool for trauma surgeons: a systematic review. Langenbecks Arch Surg. 2013;398(4):515-23.
69. Godat L, Cantrell E, Coimbra R. Thoracoscopic Management of Traumatic Sequelae. Curr Trauma Rep. 2016;2(3):144-50.
70. Lodhia JV, Konstantinidis K, Papagiannopoulos K. Video-assisted thoracoscopic surgery in trauma: pros and cons. J Thorac Dis. 2019;11(4):1662-1667.
71. Ivatury RR. Thoracoscopy for Trauma. Eur J Trauma Emerg Surg. 2010;36(1):15-8.
72. Anderson JE, Salcedo ES, Rounds KM, Galante JM. Getting a better look: Outcomes of laparoscopic versus transdiaphragmatic pericardial window for penetrating thoracoabdominal trauma at a Level I trauma center. J Trauma Acute Care Surg. 2016;81(6):1035-38.
73. Menger R, Telford G, Kim P, Bergey MR et al. Complications following thoracic trauma managed with tube thoracostomy. Injury. 2012; 43(1):46-50.
74. Villavicencio RT, Aucar JA, Wall-Jr MJ. Analysis of thoracoscopy in trauma, Surg Endosc. 1999;13:03-09.

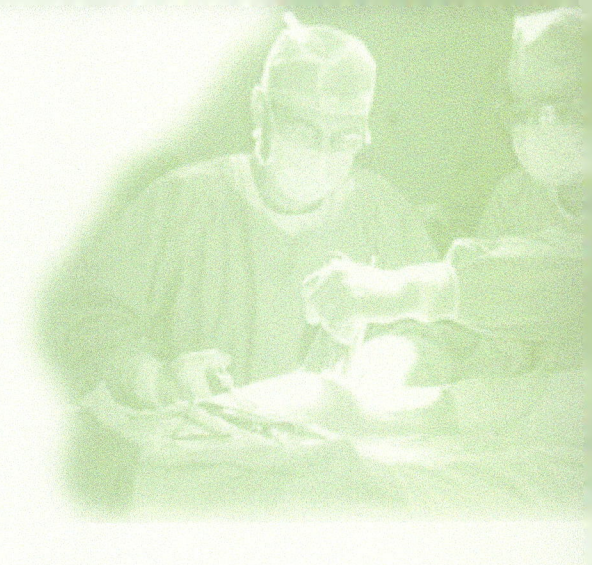

Seção 5

Transplantes

34 Imunologia dos Transplantes

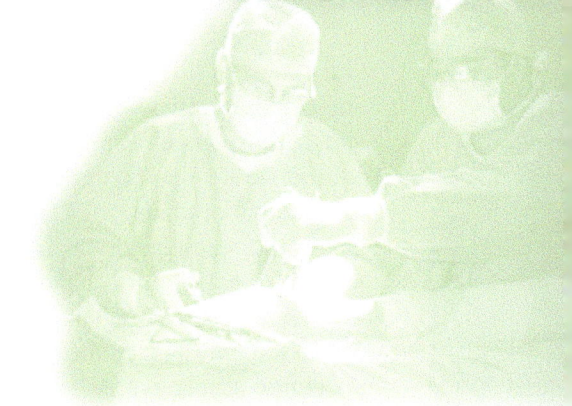

José Guido Corrêa de Araújo Júnior
Álvaro Antônio Bandeira Ferraz
Fabio Marinho Barros

INTRODUÇÃO

Desde a antiguidade, a possibilidade de se prolongar a vida através da retirada de órgãos doentes e da substituição destes por órgãos sadios tem estimulado a imaginação dos homens. É conhecido o monstro *Chimaera* descrito por Homer, na obra Ilíada – uma criatura monstruosa criada pelos deuses que continha partes transplantadas de diferentes animais, e que expirava fogo através das cabeças de um leão, de uma cabra e de uma serpente. Atualmente, o termo "quimerismo" é utilizado para designar pessoas que têm características híbridas, como aquelas que têm células circulantes nativas assim como células circulantes de um doador, após um transplante de medula óssea.

O desenvolvimento do transplante de órgãos como uma possibilidade real de cura de falências orgânicas irreversíveis só foi possível a partir do início do século XX, deixando de ter caráter experimental e se tornando-se importante opção terapêutica a partir do final da década de 1970. Barreiras limitantes ao transplante, como a inadequação técnica e a rejeição de órgãos em receptores foram superadas, respectivamente, com o desenvolvimento de técnica cirúrgica refinada para anastomoses vasculares e o desenvolvimento de drogas imunossupressoras eficazes.

Os avanços na captação de órgãos a partir da década de 1990 devem-se também ao desenvolvimento da técnica cirúrgica. Há cerca de 40 anos, acreditava-se não ser possível captar um fígado e um pâncreas do mesmo doador cadáver. Hoje, em centros de transplantes múltiplos pode-se captar coração, pulmões, rins, fígado (inteiro ou dividido), pâncreas e intestino de um mesmo doador cadáver, e então transplantá-los em até nove receptores. A captação de múltiplos órgãos a partir de um doador cadáver é regra, e não exceção, na maioria dos centros de transplante. Ainda, tecidos não vascularizados como osso, córneas, válvulas cardíacas e pele podem ser retirados e ajudar um número ainda maior de pacientes. O transplante de rim e fígado a partir de um doador vivo já é bem estabelecido na maioria dos centros de transplante de múltiplos órgãos.

O sistema imune é um sistema muito complexo, que se desenvolveu ao longo do processo evolucionário em resposta à coexistência com uma infinidade de antígenos de variados microrganismos. Didaticamente, pode ser dividido em *imunidade inata*, que diz respeito a respostas imunes generalistas e não específicas, e *imunidade adaptativa*, representada por respostas imunes específicas a um determinado antígeno.

O entendimento dos complexos fenômenos imunobiológicos que ocorrem em um receptor durante e após um transplante é essencial para uma boa assistência ao paciente transplantado. A compreensão dos eventos imunológicos determinantes de rejeição e tolerância de enxertos alogênicos ganhou força a partir de 1954, após os experimentos de Gibson e Medawar[1]. O transplante de órgãos continua sendo um campo aberto para investigação, apesar de importantes avanços nas últimas décadas. Em pesquisas relacionadas a rejeição, o objetivo final para o futuro será o desenvolvimento de técnicas que levem à Tolerância – a ausência de rejeição natural de um indivíduo a um órgão transplantado, sem a necessidade de imunossupressão medicamentosa.

A rejeição de um transplante envolve o fenômeno de reconhecimento como não próprio de proteínas do tecido transplantado a partir de células do sistema imune. Um bom exemplo é a hemotransfusão, que foi o primeiro e é o mais comum transplante de tecido. Em uma transfusão sanguínea, deve ser observada compatibilidade ABO e Rh a fim de se evitar a destruição rápida das hemácias por anticorpos do receptor. Como só existem quatro tipos maiores de ABO e dois de Rh, isto se torna relativamente fácil. Entretanto, quando isso acontece com tecidos nucleados, há, nas superfícies celulares dos tecidos transplantados, proteínas com inúmeras formas (polimórficas), que compõem o Complexo Maior de Histocompatibilidade (MHC), e disparam o gatilho da resposta do receptor, produzindo agressão ao enxerto. De uma forma geral, as chances de sobrevida do órgão transplantado e o sucesso do transplante são determinados não somente pela imunossupressão medicamentosa, mas também pela avaliação de compatibilidade entre as proteínas do MHC do doador e do receptor antes do transplante, com o intuito de se buscar a melhor compatibilidade possível.

A compreensão do texto será facilitada através do detalhamento de alguns termos que são utilizados rotineiramente no estudo da imunologia dos transplantes:

- *Transplante autólogo*: transplante de um órgão ou tecido próprio no mesmo indivíduo, em uma região topográfica diferente. Exemplo – transplante de pele de uma região doadora para outra região anatômica *em um mesmo indivíduo*, como no tratamento de queimaduras extensas.
- *Transplante singênico ou isogênico*: transplante de órgão ou tecido realizado entre dois indivíduos geneticamente idênticos, como no caso de gêmeos idênticos.
- *Transplante alogênico*: transplante de órgão ou tecido realizado entre dois indivíduos geneticamente diferentes, porém da mesma espécie.
- *Transplante xenogênico ou xenotransplante*: transplante de órgão ou tecido realizado entre indivíduos de espécies diferentes, como em transplante de órgão de suínos em primatas (Obs.: o xenotransplante ainda tem caráter experimental).
- *Aloantígenos e xenoantígenos*: antígenos de um transplante alogênico e xenogênico, respectivamente.
- *Linfócitos alorreativos*: linfócitos que reconhecem e reagem a aloantígenos.
- *Imunidade inata*: sistema de reconhecimento de antígenos presente em células nativas que contém receptores ou anticorpos padronizados (pré-formados). O sistema imune inato é capaz de produzir uma resposta imune em questão de horas, pois não se baseia na expansão clonal de linfócitos antígeno-específicos. O antígeno é reconhecido e eliminado por células efetoras inespecíficas, com anticorpos pré-formados. Células do sistema imune inato incluem linfócitos NK (*Natural Killer*), monócitos, macrófagos, neutrófilos, basófilos, eosinófilos, mastócitos, células dendríticas e células epiteliais.
- *Imunidade adaptativa ou adquirida*: sistema de resposta imune mediada por linfócitos B e T, além de várias células apresentadoras de antígenos que exercem um papel coadjuvante. A resposta imune adaptativa baseia-se no reconhecimento específico de um determinado antígeno por anticorpos produzidos a partir de uma expansão clonal; os anticorpos são codificados por genes que se remodelam e se expressam durante o desenvolvimento do sistema imune e durante toda a vida do indivíduo. A resposta adaptativa compreende o transporte do antígeno para os órgãos linfoides, onde haverá o reconhecimento deste pelas células T e B virgens, originando uma expansão clonal e diferenciação em células efetoras específicas para eliminar o antígeno. São características da imunidade adaptativa a *especificidade* e a *memória*.
- *MCH (complexo maior de histocompatibilidade)*: complexo antigênico codificado no cromossomo 6 e expresso através de moléculas nas superfícies celulares. Está relacionado ao reconhecimento de antígenos como sendo próprios ou estranhos ao nosso organismo e será detalhado a seguir.
- *HLA (*Human Leukocyte Antigen*)*: nome dado ao MCH em humanos.
- *MiHA (complexo menor de histocompatibilidade)*: são antígenos compostos de pequenos peptídeos que ocupam o sítio de ligação das moléculas MCH, reconhecidos por linfócitos $CD8^+$ citotóxicos e envolvidos também na rejeição de órgãos, com papel mais importante no transplante de medula óssea.

O complexo maior de histocompatibilidade (MHC)

Em transplante de órgãos, o principal alvo da resposta imune do hospedeiro é o MCH, que é expressado na superfície das células do órgão do doador. O MCH exerce um papel central na resposta imune aos transplantes. Foi inicialmente descrito em camundongos, mas guarda semelhança gênica extensa em diferentes tipos de mamíferos. Em humanos, tem o nome de HLA (*Human Leukocyte Antigen* ou Antígeno Leucocitario Humano) e é uma região de quatro bases localizada no braço curto do cromossomo 6 (6p21.3). Inicialmente interpretado como efetor de rejeição em transplantes a partir de leucócitos, na verdade é o responsável pelo processo de apresentação de antígenos estranhos às células T. Estas, por sua vez, são responsáveis pela destruição de antígenos estranhos (antígenos de tecidos transplantados vírus, bactérias, etc.) através do não reconhecimento como próprios.

O HLA é constituído de três principais agrupamentos de genes na região do sistema, que são:

- *Região de Classe I* – codificando três moléculas clássicas, HLA-A, B e C. As moléculas HLA-A são expressas na superfície das células nucleadas. As moléculas HLA-E, F e G também são codificadas pela Classe I, porém o produto destes *loci* não provoca reação de alorresposta (resposta a antígenos de mesma espécie em organismos diferentes).
- *Região de Classe II* – codificando três moléculas, HLA-DR, DQ, DP. Estas têm uma distribuição mais limitada, sendo expressas em células B, macrófagos, células dendríticas, células do epitélio tímico e algumas células endoteliais vasculares.
- *Região de Classe III* – codifica um grande número de proteínas, entre elas os componentes do complemento, do citocromo p450, o fator de necrose tumoral (TNF), entre outras com funções diversas.

Das três classes identificadas, a atenção normalmente se volta para as funções do MHC Classes I e II. O MHC Classe III está situado entre os MHC Classe I e II no cromossomo 6 e suas funções frequentemente são discutidas em conjunto com as funções do MHC Classes I e II.

Cada molécula de HLA é expressa na superfície das células através de seus epítopos, pequenos fragmentos proteicos que são uma representação da codificação cromossômica do MHC. É de fundamental importância o entendimento de que o HLA tem papel decisivo na apresentação de antígenos às células T, e que as células T têm o papel de efetoras dos processos de rejeição aos transplantes em humanos. Assim, entenderemos a importância da histocompatibilidade HLA para diminuirmos as chances de rejeição e aumentarmos as chances de sucesso dos transplantes de órgãos.

Funcionamento do sistema imune – apresentação de antígenos

A possibilidade que temos de reconhecer como não próprios elementos alheios a nossa própria constituição se dá através da percepção de pequenos fragmentos proteicos, os peptídeos. Quer seja uma partícula viral, bacteriana, fúngica ou um agente químico, físico, um vegetal ou algo de qualquer reino, sempre será constituído de peptídeos. O sistema imunológico entra em ação para debelar este agente externo pelo reconhecimento destas estruturas proteicas. Quando há falha no reconhecimento de nossas próprias proteínas como próprias, por qualquer razão, pelo nosso sistema imunológico, desenvolvem-se doenças autoimunes.

A partir do nosso contato com o agente "estrangeiro", nosso sistema imune, através de sua porção inata constituída principalmente de células dendríticas, macrófagos, células *natural-killer*, entre outras, tenta debelar a invasão. Esta é uma ação rápida, de minutos a poucos dias. É a primeira linha de nossa imunidade. Suas armas são principalmente a endocitose e a capacidade de infligir uma morte celular programada (apoptose) aos nossos agressores. Seus poderes, entretanto, são limitados. Muitas vezes necessitam de uma segunda linha de ataque, então as chamadas Células Apresentadoras de Antígeno (APCs), das quais as principais são as células dendríticas, levam uma amostra (um peptídeo) ao linfonodo mais próximo para a ativação das células T (Linfócitos T). Estas, por sua vez, serão específicas contra aquele peptídeo, desencadeando a resposta imunológica *adquirida* ou *adaptativa*. As linfonodomegalias regionais em vigência de infecções são um exemplo disso. O mecanismo através do qual as células T se ligam ao antígeno se dá pela ativação do Receptor de Antígenos das Células T (TCR), localizado na superfície destas células, associado quase sempre a uma molécula CD3.

As moléculas CD originam-se do termo *cluster of diferentiation* e são normalmente receptores ou ligantes, imunologicamente ativos, expressos na superfície dos linfócitos.

Para que haja a ativação do TCR e, por conseguinte, da célula T, é fundamental que o antígeno esteja "ligado" a uma molécula do MHC. O antígeno, por si só, é incapaz de desencadear uma reação eficaz, à exceção das próprias moléculas do MHC. Daí a importância do sistema HLA.

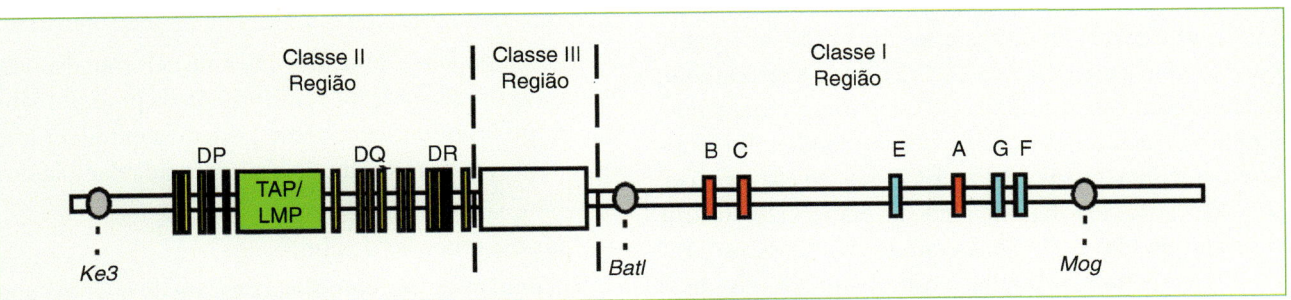

FIGURA 34.1 – *Gene HLA no cromossomo 6 e suas regiões.* Fonte: autores.

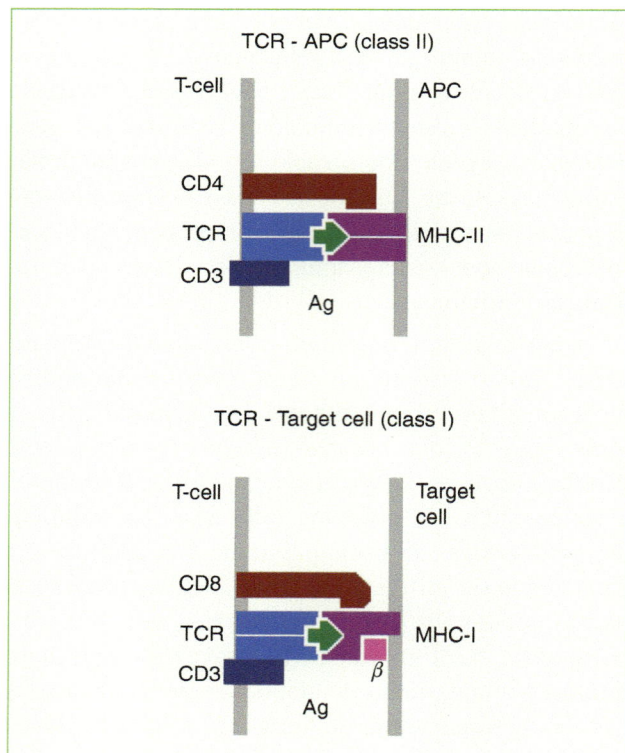

FIGURA 34.2 – *Apresentação do antígeno e formação do complexo TCR-APC-Ag. Fonte: autores.*

A apresentação de um antígeno, no transplante, ao nosso sistema imune pode se dar de duas formas: direta e indireta. Na direta os MHC das células e os antígenos do doador são apresentados pelas APCs do doador, também chamadas de leucócitos de passagem.

Na indireta, por sua vez, é necessário que as APCs do receptor internalizem, processem e apresentem os peptídeos do doador. Os processos de rejeição estão mais relacionados à apresentação indireta[2].

Ativação das células T

A ativação da célula T é um evento-chave no processo de rejeição de órgãos. As células T reconhecem um aloantígeno através de Receptores de Células T.

Uma vez estabelecido o complexo TCR-HLA--antígeno, uma cascata de eventos ocorre no citoplasma celular até que a informação chegue ao núcleo do linfócito, onde genes específicos serão ativados para a formação de citoquinas ou outras estruturas proteicas, como por exemplo a interleucina-2 (IL-2), que é a responsável pela proliferação das células T específicas para aquele antígeno, o gerador da cascata, nos linfonodos. No linfonodo, inicialmente as células T CD4 estão em repouso, sendo reconhecidas fenotipicamente como TH0. A partir do estímulo elas poderão desenvolver o fenótipo TH1 ou TH2, sendo o primeiro estimulador de atividade através do perfil de citoquinas a ele relacionadas, e o segundo fenótipo, o supressor. As células CD8, também chamadas de citolíticas ou CTL, são recrutadas após o estímulo adequado das células CD4.

Interessantemente há uma restrição na ligação dessas células, ou seja, as células CD4 se ligam a moléculas MHC classe II e as CD8 se ligam as de classe I. Assim, pode-se inferir que quem inicia a reação são às células CD4 pela ligação com as células apresentadoras de antígenos (portadoras de moléculas MHC classe II) ou células do endotélio vascular ou de alguns epitélios. Ainda, como diferencial, as células CD4 são responsáveis pela produção dos fatores solúveis, como as citoquinas, e pela estimulação da produção de anticorpos pelas células B. Já as CD8 são imunologicamente ativas pela liberação transmembrana de moléculas solúveis responsáveis pela *lise* ou apoptose da célula-alvo, chamadas *perforinas* e *granzimas*, bem como pela ligação de uma molécula de membrana chamada *Fas*, que se liga a uma molécula na célula-alvo chamada *Fas-ligand* (ou CD 95), induzindo fenômenos apoptóticos nesta célula.

O perfil de citoquinas observado pode ser brevemente resumido da seguinte maneira[3]: as células CD4 TH0 secretam em graus variáveis as citoquinas IL-2, IL-4, IL-12 e interferon-gama (INF). Dependendo do estímulo, a expressão fenotípica será dirigida a produção de resposta TH1 ou TH2. Por exemplo, se há INF e IL-12 abundantes, a resposta será predominantemente TH1, levando à produção de outras citoquinas, como IL-2 e mais INF-gama, além de INF-alfa e INF-beta. Isto pode ser chamado de reação de hipersensibilidade tardia (RHT), o que faz com que haja recrutamento de CTLs e macrófagos, além de servir de *feedback* positivo para a coestimulação, como mostrado a seguir, através do aumento da expressão de moléculas de MHC classe I na superfície celular, e de moléculas B7 nas APCs.

Por outro lado, se a IL-4 for predominante, haverá uma tendência à formação do fenótipo TH2, que suprime a RHT, diminui a expressão de B7 na superfície das APCs e leva à produção de citoquinas como IL-4, IL-5, IL-6, IL-10, esta um potente anti-inflamatório. Isto tudo promove a estimulação de linfócitos B e a produção de anticorpos, principalmente das classes IgE e IgG. Também tem função de quimiotaxia para eosinófilos.

Assim, podemos entender que uma perfeita resposta imunológica depende do equilíbrio ou da predominância de um fenótipo, bem como podemos entender que os fenômenos de rejeição são basicamente relacionados a células T, fenótipo TH1.

Mas e a ativação dos linfócitos?

Há uma intensa e complexa cascata de eventos que ocorre no linfócito a partir da formação do complexo

TCR-HLA-antígeno. Devemos conhecer ao menos seus pontos básicos para que possamos entender onde agem as drogas imunossupressoras. Para começar, devemos entender que esta ligação entre a célula apresentadora de antígeno (MHC e antígeno) e o TCR por si só não é capaz de provocar uma resposta completa. Ela precisa de outras formas de ativação, a chamada coestimulação. Se não houver esta ativação "complementar", dois fenômenos podem ocorrer: a célula se torna anérgica, ou pode sofrer apoptose. O mais estudado caminho de coestimulação é a ligação entre o CD-28 da célula T e o B7.2 (CD86) da APC, além do CD40 da APC e o CD40L(CD154) da célula T, ambos agindo independentemente e de forma interativa na produção do segundo sinal de coestimulação, considerando-se como primeiro sinal a própria ligação do TCR ao MHC-antígeno. Estas ligações, além de servirem de sinal estimulatório para a célula T, têm papel fundamental nas APCs, levando à produção de citocinas pró-inflamatórias como IL-12 e INF-gama.

Passando para as próximas etapas, após a ligação das moléculas acima descritas tem início a cascata, através da ativação (fosforilação) das tirosina-quinases, num fenômeno cálcio-dependente esquematizado na Figura 34.3.

Endotélio no transplante

Como acontece na formação de placas ateromatosas nos vasos, o endotélio também tem profunda responsabilidade no recrutamento de leucócitos no cenário do transplante. Quando estão em "repouso", as células endoteliais permitem a passagem dos leucócitos (linfócitos inclusive) pela corrente sanguínea que as banha. Quando ativadas, entretanto, tornam-se alvo fácil de linfócitos. Um dos fatores de ativação que veremos a seguir é a lesão causada pela reperfusão do órgão após transplantado. Esta ativação leva a recrutamento de células CD4 e aumento de expressão de moléculas de coestimulação nas células T. As células endoteliais, apesar de nucleadas, também são capazes de expressar MHC classe II, principalmente quando lesadas ou ativadas. As lesões endoteliais e as decorrentes de isquemias secundárias são o substrato da rejeição crônica[4].

Imunopatologia das lesões tissulares do enxerto

Podemos, grosseiramente, classificar estas lesões em:

A. Injúria de isquemia/reperfusão.
B. Rejeição hiperaguda.
C. Rejeição celular aguda.
D. Rejeição crônica.
E. Doença do enxerto *versus* hospedeiro.

Injúria de isquemia/reperfusão

Também chamada de injúria peritransplante. Pode ser vista como focos subendocárdicos de miocitólise

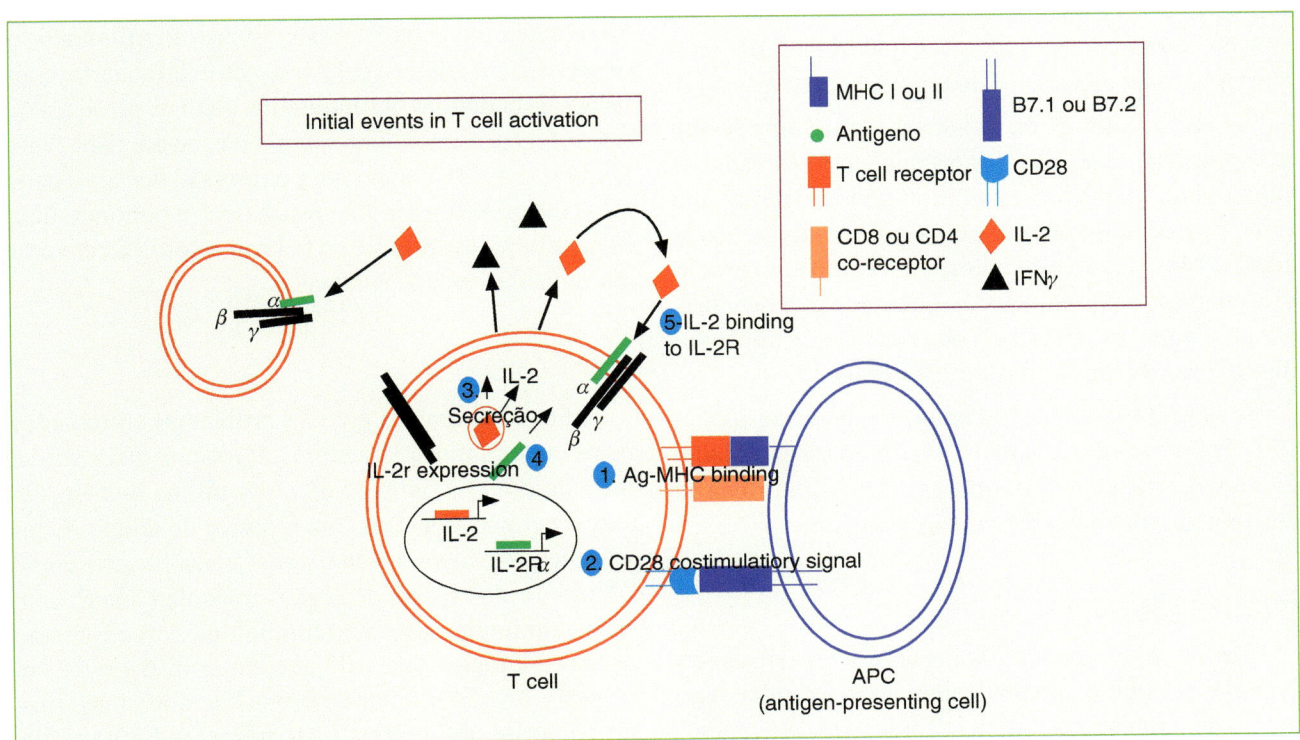

FIGURA 34.3 – *Ativação da célula T.* Fonte: *autores*.

no enxerto cardíaco, lesões hepatocitárias e infiltrado polimorfonuclear no fígado (responsável por até 10% de insuficiência hepática precoce), ou como a entidade mais responsável por disfunção ou retardo da função no enxerto renal, através de necrose tubular aguda[5]. Estas lesões podem favorecer o desenvolvimento de rejeição, pela indução de expressão de MHC de classe II.

Seu aparecimento está relacionado ao sistema imune inato, sendo independente de apresentação de antígenos ao sistema adaptativo. Sua fisiopatologia pode ser descrita como a lesão que ocorre após o período em que o órgão ou tecido é privado de oxigênio e a seguir reoxigenado. Também ocorre em estados de baixo fluxo sanguíneo e procedimentos cirúrgicos diversos. A hipotermia resultante da ausência ou deficiência de fluxo sanguíneo leva a alterações do citoesqueleto e de organelas, através da perda do gradiente elétrico transmembrana, quebrando o equilíbrio da microcirculação, levando a atração, ativação, adesão e migração de neutrófilos, com destruição tissular local e liberação de proteases e radicais livres de oxigênio. Estes, por sua vez, são o grande vilão da lesão de isquemia/reperfusão (LIR). No transplante de pulmão, por exemplo, o não funcionamento primário do órgão pós-transplante tem como manifestação clínica a Síndrome da Angústia Respiratória do Adulto (SARA), com expressão laboratorial de níveis séricos elevados de IL-6, produzida pelos macrófagos alveolares, resultante, basicamente, da LIR. Nos transplantes renais a LIR predispõe a rejeição celular pela indução de antígenos HLA classe II no epitélio tubular. Há uma relação direta entre tempo de isquemia e LIR, com pior prognóstico quando este tempo é maior que 24 h.

Os radicais livres de oxigênio são o componente mais importante da LIR. Os principais são os radicais superóxido, hidroxil e o peróxido de hidrogênio. São liberados principalmente pelos polimorfonucleares aderidos às células endoteliais. Têm como alvo proteínas, enzimas, ácidos nucleicos, citoesqueleto, membranas celulares, resultando em peroxidação de lipídeos e diminuição da função das mitocôndrias.

Atualmente não há tratamento específico para a LIR. Sua prevenção é de fato o objetivo a ser alcançado. O foco da terapêutica envolve as diferentes formas de clareamento de radicais livres de oxigênio.

Rejeição Hiperaguda

Ocorre em minutos ou horas após a reperfusão do órgão. É predominantemente uma lesão vascular, para a qual as terapêuticas imunossupressoras convencionais são ineficazes, tornando-a uma entidade grave, de prognóstico ruim, podendo levar ao retransplante, como acontece no transplante de fígado, ou a indução de rejeição crônica, como acontece no transplante renal[6]. É mediada por *anticorpos pré-formados* do receptor contra epítopos alogênicos expressos pelas células endoteliais do doador.

A ativação do endotélio cria um estado de hipercoagulabilidade, que se continua com a deposição de anticorpos e a fixação de complemento, coagulação com formação de trombos e síntese de polipeptídeos vasoespásticos. Esta cascata de eventos leva a destruição do endotélio, obstrução da microvasculatura e isquemia das áreas adjacentes. Atualmente, com o uso rotineiro de testes citotóxicos, pode-se avaliar a presença de anticorpos pré-formados num eventual receptor, e compará-los ao fenótipo do doador. Quanto menos anticorpos presentes, melhor. Desta forma, a rejeição hiperaguda é considerada uma rejeição do tipo humoral[7].

Rejeição celular aguda

Trata-se de uma reação de hipersensibilidade tardia (RHT), como vimos anteriormente. Desenvolve-se pela apresentação dos antígenos de MHC do doador ao receptor, e do reconhecimento como não próprios[8]. A forma de apresentação principal dos antígenos na RCA é direta. O perfil imunológico predominante é o TH1 (representado principalmente por INF-gama e IL-2), levando ao recrutamento de células CD8 ou CTLs, que são verdadeiros agentes das lesões da RCA. A resposta TH2 parece ser a responsável pelo aparecimento de tolerância no receptor[9]. Assim, o padrão inflamatório observado em rejeição celular aguda é linfocitário, com lesões de endotélio, ou endotelite, além da presença de macrófagos, e em menor quantidade, eosinófilos. Vale lembrar que o INF aumenta a expressão dos antígenos HLA classe II, tornando o processo um contínuo que, se não for interrompido, pode levar a perda do enxerto em uma média de 2 semanas.

Rejeição crônica

Trata-se de um dos grandes problemas enfrentados pelos centros transplantadores. Podemos dizer que se trata de dois fenômenos que, em última análise, levam à perda do enxerto com o passar do tempo. Estes fenômenos podem ser mais bem classificados como "deterioração tardia" de órgãos transplantados[6], com causas imunológica e não imunológica. A expressão deste fenômeno varia de acordo com o órgão em questão: Atrofia tubular e fibrose intersticial nos rins, bronquiolite obliterativa e síndrome de bronquiolite obliterante nos pulmões, obliteração de dutos biliares

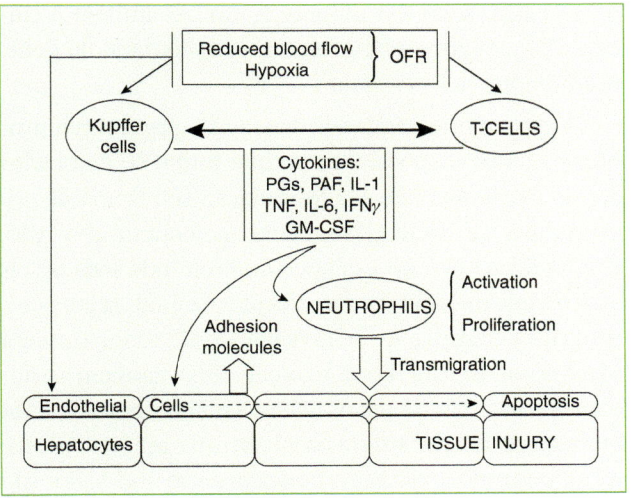

FIGURA 34.4 – *Fisiopatologia de LIR usando como modelo enxerto hepático. OFR: oxigen free radicals (radicais livres de oxigênio). Fonte: autores.*

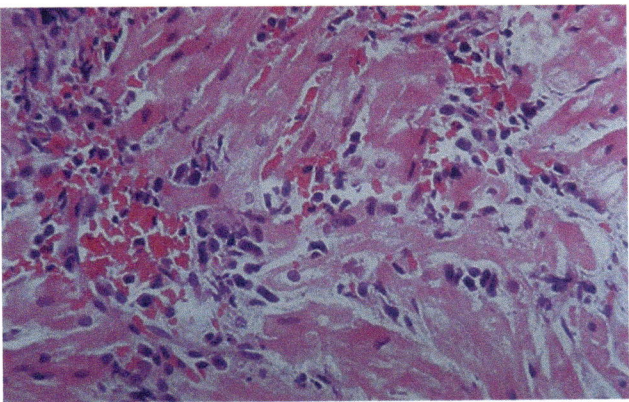

FIGURA 34.5 – *Rejeição celular aguda em transplante cardíaco com infiltrado predominantemente linfocitário, envolvendo primariamente pequenas artérias, compatível com vasculite. Fonte: autores.*

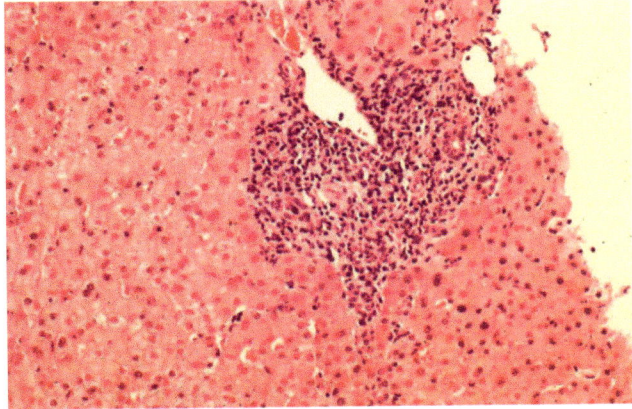

FIGURA 34.6 – *Rejeição celular aguda em transplante hepático, com presença de lesão endotelial (endotelite), predominância de infiltrado linfocitário e agressão aos dutos biliares. Fonte: autores.*

no fígado, doença ateromatosa nos corações, sempre tendo como pano de fundo uma vasculopatia associada.

Levando-se em consideração apenas a causa imunológica, não há clara definição de sua origem, entretanto sugere-se que a apresentação indireta e contínua dos aloantígenos, junto com anticorpos, participe do desenvolvimento da rejeição crônica, sobretudo direcionada a células endoteliais. Então, através também do recrutamento do sistema do complemento, ter-se-ia a lesão endotelial e posterior obstrução de pequenos vasos, levando a fenômenos isquêmicos como infartos do miocárdio e síndrome dos ductos biliares evanescentes no fígado.

No que diz respeito a fatores não imunológicos, estes também contribuem para o desenvolvimento de deterioração tardia do enxerto. Fatores como idade do doador e do receptor, doenças preexistentes e anormalidades lipídicas, associadas à hiperlipidemia comumente observada no uso de imunossupressores, assim como o surgimento de diabetes *mellitus* pós-transplante, propiciam o surgimento e desenvolvimento de lesões vasculares.

Infelizmente, a rejeição crônica é uma condição que tem baixos índices de sucesso no tratamento. Ocasionalmente a uma resposta ao aumento da dose do imunossupressor, ou a sua troca (rapamicina ou sirolimus), por sua atividade antifibrogênica, pode ser alternativa ao tratamento. Porém, as chances de sucesso são pequenas e é muito provável que a evolução da doença leve o paciente à necessidade de retransplante – a rejeição crônica é uma importante causa de retransplante na atualidade.

Doença do enxerto *versus* hospedeiro (GVHD)

Ocorre em transplante de medula óssea, e essencialmente pode ser descrita como a tentativa das células do doador e do receptor manterem suas próprias características, defendendo suas identidades. Pode ser classificada como aguda ou crônica. A GVHD aguda ocorre em até 50% dos transplantes de medula óssea, variando em graus de intensidade. Os principais órgãos-alvo são a pele, o fígado e o aparelho digestivo, por servirem de barreira entre o hospedeiro e o ambiente, e serem ricos em células apresentadoras de antígeno.

A patogênese se dá através da agressão das células T do doador às células do receptor, por isso há regimes "pré-condicionadores" antes do transplante, como quimioterapia ou radioterapia, a fim de haver melhor aceitação das células-tronco da linhagem hematogênica[10]. As células dendríticas têm papel fundamental como apresentadoras de antígeno às células T do doador, e as lesões ocorridas em outros órgãos parecem ser mediadas por citoquinas pró-inflamatórias, como INF-alfa, INF-gama, perforina, IL-6, IL-8 e IL-18.

A maior ênfase à profilaxia da GVHD deve ser dada na eliminação ou supressão das células T do doador. Esquemas de imunossupressão com tacrolimus ou ciclosporina associados a metotrexato ou, mais recentemente, sirolimus e micofenolato, são comumente utilizados com este objetivo.

A terapêutica da GVHD se baseia principalmente em corticosteroides, conseguindo uma resposta completa em cerca de 30% dos pacientes, além de uma crescente utilização de anticorpos monoclonais.

Drogas imunossupressoras

Podem ser classificadas em cinco grupos:
- Corticosteroides.
- Inibidores de calcineurina.
- Inibidores da biossíntese das purinas.
- Inibidores do receptor de rapamicina em mamíferos (mTOR).
- Anticorpos mono e policlonais.

Corticosteroides

São drogas anti-inflamatórias não específicas e imunossupressoras. Suas funções são a depleção da atividade de leucócitos e macrófagos, diminuição da atividade das CTLs e a produção de citoquinas como IL-2, IL-3, IL-4, IL-6 e INF-gama, atenuação da liberação de prostaglandinas e leucotrienos, bem como de eosinófilos e mastócitos. Ainda têm papel fundamental na redução da expressão de moléculas de adesão e do MHC. Tem seu uso bem determinado em esquemas de indução, normalmente associados a um dos inibidores de calcineurina. Pelo grande número de efeitos colaterais, deve ter sua dose reduzida ou abolida ainda no primeiro ano de transplante. É a droga de escolha para transplante de córnea, sob a forma de colírio.

Além do uso nos esquemas de indução, tem na terapia das rejeições agudas seu grande papel. A sua apresentação mais utilizada é a metilprednisolona, em posologias variáveis de acordo com cada serviço e situação clínica.

Seus principais efeitos colaterais são hipertensão, dislipidemia, desenvolvimento de intolerância a glicose, osteopenia, entre outros.

Inibidores de calcineurina

Aqui se encontram as drogas que mudaram radicalmente a história natural dos transplantes a partir de 1983, com a ciclosporina, e mais recentemente, em 1993, o tacrolimus (FK-506). Sua função é a de repressão do gene de transcrição da IL-2, responsável pela proliferação das células T. Ambas inibem a calcineurina, enzima-chave na transcrição daquele gene, promovendo a tolerância[11].

A ciclosporina, quando lançada, apresentava problemas na biodisponibilidade, que foram solucionados com o lançamento de sua formulação sob forma de microemulsão, e consequentemente, melhora na absorção. É uma droga que necessita de controle dos seus níveis séricos, que deverão ser decrescentes na medida em que o tempo pós-transplante for aumentando até atingir o menor nível possível para a não rejeição. Tem também vários efeitos colaterais, dentre os quais os mais importantes são hipertensão arterial sistêmica, hipertrofia gengival e lesão renal, podendo levar a insuficiência deste órgão. Por isto é de fundamental importância se dosar o seu nível sérico.

O tacrolimus (ou FK-506) na verdade se trata de um antibiótico, que apresenta função similar à da ciclosporina, na inibição da calcineurina, com potência cerca de 100 vezes maior, porém com menores efeitos colaterais em relação a hipertensão e dislipidemia. Entretanto os efeitos colaterais neurológicos e diabetogênicos são maiores com o tacrolimus. Em estudos clínicos comparando as duas drogas parece haver uma tendência a menor índice de rejeição celular aguda com o tacrolimus em relação a ciclosporina. Pode ser usado também com terapia de resgate em pacientes com rejeição aguda refratária a corticoide que estejam em uso de ciclosporina. Seu uso em rejeição crônica para os mesmos pacientes tem resultado conflitante. É uma droga que também precisa de monitorização de seus níveis séricos, visando sempre a menor dose possível para evitar rejeição e diminuir a possibilidade de efeitos colaterais.

Drogas antiproliferativas

Estas drogas inibem a expansão de células T ativadas e a formação de células B. A Azatioprina é a representante mais conhecida, já que desde o ano de 1960 vem sendo utilizada como droga imunossupressora. Sua função é inibir a síntese das purinas, inibindo, portanto, a síntese de DNA necessário para a expansão celular. É metabolizada pelo fígado em seu metabolito ativo 6-mercaptopurina, que inibe a produção de adenosina e guanosina. Seus efeitos colaterais são relacionados a seu mecanismo de ação, naquelas células que tem *turn-over* aumentado, como as células da medula óssea. Outro efeito colateral relativamente frequente é a hepatotoxicidade. Seus níveis séricos não são dosados na pratica clinica.

Outra droga nesta classificação é a micofenolato mofetil (MMF), comumente referida como micofenolato, que age de forma semelhante, com um pouco mais de seletividade. Seu metabolito ativo é o acido micofenolico, que inibe a síntese *de novo* de guanina, tão necessária para a produção de linfócitos T e B. Tem menos efeitos colaterais que a azatioprina, com especial ênfase no trato gastrointestinal, com náusea, vômitos e diarreia sendo os mais prevalentes em um padrão dose-dependente, podendo acometer ate 25% dos pacientes. Não há necessidade de dosagem sérica desta droga. E' uma droga que vem sendo utilizada em associação com inibidores de calcineurina, e em alguns casos como seu substituto, como nos casos de insuficiência renal relacionadas ao uso daquelas drogas.

Inibidores de mTOR

Nesta categoria estão incluídas as drogas sirolimus (rapamicina) e everolimus, que alem de imunossupressores são também potentes antifúngicos e drogas antiproliferativas. Seu mecanismo de ação lembra o dos inibidores de calcineurina, porém sua ação se da mais distalmente do receptor de IL-2, inibindo a progressão do ciclo celular na fase S deste. Esta liberado para uso em transplante renal, e estudos em outros transplantes estão sendo realizados. Seus efeitos colaterais mais frequentes são leucopenia, trombocitopenia e hiperlipidemia, este num padrão dose-dependente. Parece não apresentar neuro ou nefrotoxicidade, o que poderia justificar seu uso em casos de toxicidade pelos inibidores de calcineurina. Parece ainda, favorecer ao não aparecimento de rejeição crônica pelo seu efeito antiproliferativo. E por causa dele é a droga utilizada para recobrir *stents* endovasculares, principalmente coronarianos. Atualmente seu uso se faz em associação com inibidores de calcineurina, embora, como já comentado, alguns esquemas estejam sendo propostos como droga única ou em associação as drogas antiproliferativas, principalmente naqueles pacientes com manifestos efeitos colaterais dos inibidores de calcineurina. Pode ser utilizado também em terapia de resgate em casos de rejeição refrataria a corticoides. Acredita-se que a dosagem sérica desta droga traga benefícios ao paciente.

O everolimus é uma droga derivada do sirolimus, com maiores biodisponibilidade e meia-vida. É ainda uma droga jovem no arsenal terapêutico da imunossupressão, porém há evidências de vantagens e resultado promissores com a sua utilização[12,13], além de sua utilização cada vez maior na oncologia clínica[14,15].

Anticorpos antilinfóciticos

Podem ser divididos em anticorpos mono e policlonais.

Anticorpos policlonais

Estão entre as primeiras drogas utilizadas no transplante. Eram derivadas do soro de coelho ou de cavalo seguidos da inoculação de linfócitos humanos. Embora extremamente potentes como imunossupressores, apresentavam elevada taxa de reações alérgicas, bem como o aparecimento da doença do soro. Hoje, porém, novas formas purificadas estão disponíveis como globulinas antitimociticas (ATG). Pode ser usada em terapia de indução quando se não se deseja usar corticoides.

Anticorpos monoclonais

Existem sob dois mecanismos de ação: inibição dos receptores CD3 e inibição dos receptores de IL-2.

- *Muromonab (ou anti-CD-3 ou OKT3):* se destina a bloquear os receptores CD3 localizados na superfície da célula T, impedindo sua ativação. Apresenta uma serie de efeitos colaterais,

Tabela 34.1
Principais categorias das drogas imunossupressoras

Classe do imunossupressor	Principal célula-alvo	Principal molécula-alvo	Principais efeitos colaterais
Corticosteroides	Todos os leucócitos e células apresentadoras de antígenos	Receptores nucleares responsáveis pela produção de citoquinas	Diabetes, osteopenia, dislipidemia, hipertensão arterial
Inibidores de calcineurina	Linfócitos T	Calcineurina	Nefrotoxicidade, hipertensão arterial, diabetes e neurotoxicidade
Antimetabolitos	Linfócitos B e T	Enzimas da síntese das purinas	Toxicidade de medula óssea e alterações do trato gastrointestinal
Inibidores de Mtor	Linfócitos T e B e células endoteliais	TOR	Hiperlipidemia, trombocitopenia
Anticorpos policlonais antilinfócitos	Linfócitos T	Moléculas de membrana	Síndrome de liberação de citoquinas
Anticorpos monoclonais: Anti CD-3	Linfócitos T	Molécula CD3	Síndrome de liberação de citoquinas Síndrome de liberação de citoquinas
Anti IL-2 ou anti-CD25	Linfócitos T ativados	CD25	

chamados de síndrome da liberação de citoquinas, como febre, diarréia, náusea, vômitos, cefaleia, mialgia e dispneia. São mais presentes na primeira administração, e podem ser aliviados com o uso de corticoides como pré-medicação. Seu uso profilático (terapia de indução) mostrou-se bastante eficaz na redução de episódios de rejeição, entretanto o numero de episódios infecciosos praticamente restringiu seu uso na terapia de resgate de rejeição cortiçorresistente. Alem de episódios infecciosos notou-se um aumento na incidência de doenças linfoproliferativas com seu uso.

- *Anticorpos antirreceptores de IL-2:* nesta categoria estão as drogas que se ligam aos receptores IL-2, competindo com a IL-2, inibindo, portanto, sua ação, ou seja, ativação linfocitária e expansão clonal. Tem ação prolongada, e uma potente atividade. Há duas apresentações disponíveis: daclizumab e basiliximab. Seu uso tem sido advogado principalmente em terapias de indução, normalmente diminuindo o numero de episódios de rejeição aguda.

Referências Bibliográficas

1. Medawar PB A second study of the behavioral and fate of skin homografts in rabbits. *J Anatomy 1954 (79) 157-176.*
2. Mathis D, Goodnow CC, Ravetch J, Wood K, Auchincloss H, Craft JE, Erikson J, Elkon K, Powrie F. Autoimmunity and Transplantation. In Janeway CA, Travers P, Walport M e Shlomchik M *Immunobiology: the immune system in health and disease 5ªed* 2001 Garland Publishing, New York.
3. Vierling JM Immunology of acute and Chronic Hepatic Allograft Rejection *Liver Transplant Surg 1999 (5) S1 1-20.*
4. Joosten SA, Kooten C, Paul LC. Pathogenesis of chronic allograft rejection. *Transpl Int 2003 (16) 137-145.*
5. Fondevila C, Busuttil RW, Kupiec-Weglinski JW Hepatic ischemia/reperfusion injury-a fresh look. *Exp Mol Pathol 2003 (74)86-93.*
6. Gourishankar S and Halloran PF. Late deterioration of organ transplants: a problem in injury and homeostasis. *Cur Op Immunol 2002 (14) 576-583.*
7. Sumitran-Holgersson S HLA-specific alloantibodies and renal graft outcome *Nephrol Dial Transplant 2001 (16) 897-904.*
8. Dallman MJ. Immunobiology of graft rejection. In Thiru S e Waldmann H *Pathology and Immunonolgy of transplantation and rejection* 2001 Blackwell Science Oxford.
9. Brent L. The 50th anniversary of the discovery of immunologic tolerance. *N Engl J Med 2003 (14) 1381-3.*
10. Deeg HJ. New strategies for prevention and treatment of Graft-versus-host-disease and for induction of graft-versus-leukemia effects. *Int J Hematol 2003 (77) 15-21.*
11. Starlz TE, Murase N, Abu-Elmagd K, et al. Tolerogenic immunosuppression for organ transplantation. *Lancet 2003 (361) 1501-10.*
12. Eisen HJ, Tuzcu EM, Dorent R, et al.; RAD B253 Study Group. Everolimus for the prevention of allograft rejection and vasculopathy in cardiac-transplant recipient. *N Engl J Med 2003; 349: 847–858.*
13. Keogh A, Richardson M, Ruygrok P, et al. Sirolimus in de novo heart transplant recipients reduces acute rejection and prevents coronary artery disease at 2 years: A randomized clinical trial. *Circulation 2004; 110: 2694–2700.*
14. Motzer RJ, Escudier B, Oudard S, et al.; RECORD-1 Study Group. Efficacy of everolimus in advanced renal cell carcinoma: A double-blind, randomised, placebo-controlled phase III trial. *Lancet 2008; 372: 449–456.*
15. Agarwala SS, Case S. Everolimus (RAD001) in the treatment of advanced renal cell carcinoma: A review. *Oncologist 2010; 15: 236–245.*

35 Transplante Hepático

Sergio Mies
Agnaldo Soares Lima
Adriano Miziara Gonçáles

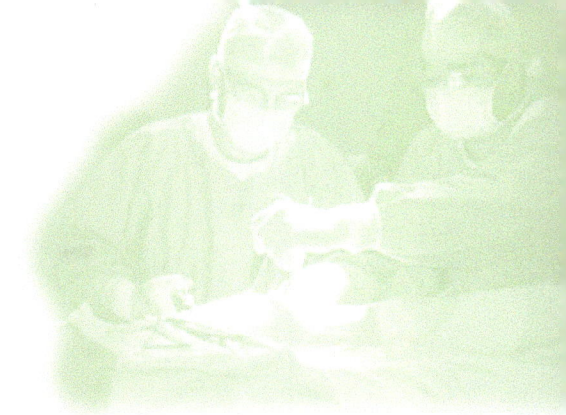

Introdução

O transplante hepático é considerado o procedimento mais complexo da medicina moderna e é o tratamento de escolha para doenças hepáticas agudas ou crônicas para as quais não existam outras alternativas terapêuticas. A equipe coordenada por Thomas Starzl realizou a primeira tentativa clínica em 1963, nos Estados Unidos, mas o receptor faleceu no intraoperatório por sangramento incontrolável devido à coagulopatia. Outras tentativas foram feitas. Em 1967, o grupo coordenado por esse mesmo autor obteve a primeira sobrevida prolongada (um ano) em uma criança com 18 meses de idade e com colangiocarcinoma. A paciente faleceu com recidiva do tumor.[1] No Brasil, as cinco primeiras tentativas ocorreram entre 1968 e 1972 no Hospital das Clínicas da Faculdade de Medicina da Universidade de São Paulo (HCFMUSP), e todos os pacientes faleceram dentro do primeiro mês em decorrência de problemas metabólicos, técnicos ou de rejeição não reconhecida. Tal como ocorreu em muitos centros, os programas foram interrompidos.[2]

Em 1976, foram descritos os efeitos da ciclosporina como agente imunossupressor e, em 1978, Calne iniciou sua utilização clínica na Inglaterra. A utilização dessa droga representou mudança radical na manutenção de enxertos e é considerada responsável pelo início de uma nova era nos transplantes de órgãos, especialmente nos de fígado. A partir de então, várias equipes na Europa e nos Estados Unidos passaram a realizar o procedimento. No Brasil não foi diferente. O programa foi retomado em 1985, pela equipe da Unidade de Fígado no HCFMUSP, com a realização do primeiro transplante com sucesso da América Latina em uma paciente portadora de hepatoblastoma, que faleceu por recidiva tumoral mais de um ano depois do transplante.[3]

Outro fator que facilitou a logística dos transplantes, especialmente o de fígado, foi a apresentação da solução de UW – Belzer (University de Wisconsin) em 1987. Essa solução permite preservar o enxerto por tempo prolongado (18 a 24 horas), tornando possível a realização do transplante de forma semieletiva (não mais de urgência).

A criação da primeira central de captação de órgãos em 1991, em São Paulo, e o financiamento pelo Sistema Único de Saúde, foram fundamentais para impulsionar os transplantes de modo geral e o de fígado em especial, em números absolutos (Figura 35.1). A organização legal do Sistema Nacional de Transplante permitiu, também, atingir níveis relacionados à população que se assemelham aos de alguns países com sistema de saúde mais desenvolvidos (Figura 35.2). O número crescente de casos e o progresso técnico na área de anestesia, reanimação e equipamentos conferiram experiência às equipes, permitindo alcançar os índices atuais de sobrevida no país, da ordem de 80% no primeiro ano. Pelo que se sabe, depois disso, a sobrevida é apenas cerca de 2% menor do que a população normal da mesma faixa etária.

Indicações do transplante hepático

A indicação de qualquer procedimento se baseia na comparação dos resultados obtidos com a história natural da doença. Para avaliar o grau de comprometimento da função hepática foram criados alguns índices. Os pacientes com o índice Child-Pugh-Turcotte (CPT, desenvolvido nos anos 1960 e 1970, mais comumente citado como "Classificação de Child") com escore de 10 ou mais (classe C) têm probabilidade de sobrevida em um ano de 45%; os pacientes com escore 7 a 9 (classe B) têm probabilidade de sobrevida de 80% em 5 anos, e os com escore 5 a 6 (classe A) têm expectativa de sobrevida maior que 5 anos. O desenvolvimento de ascite,

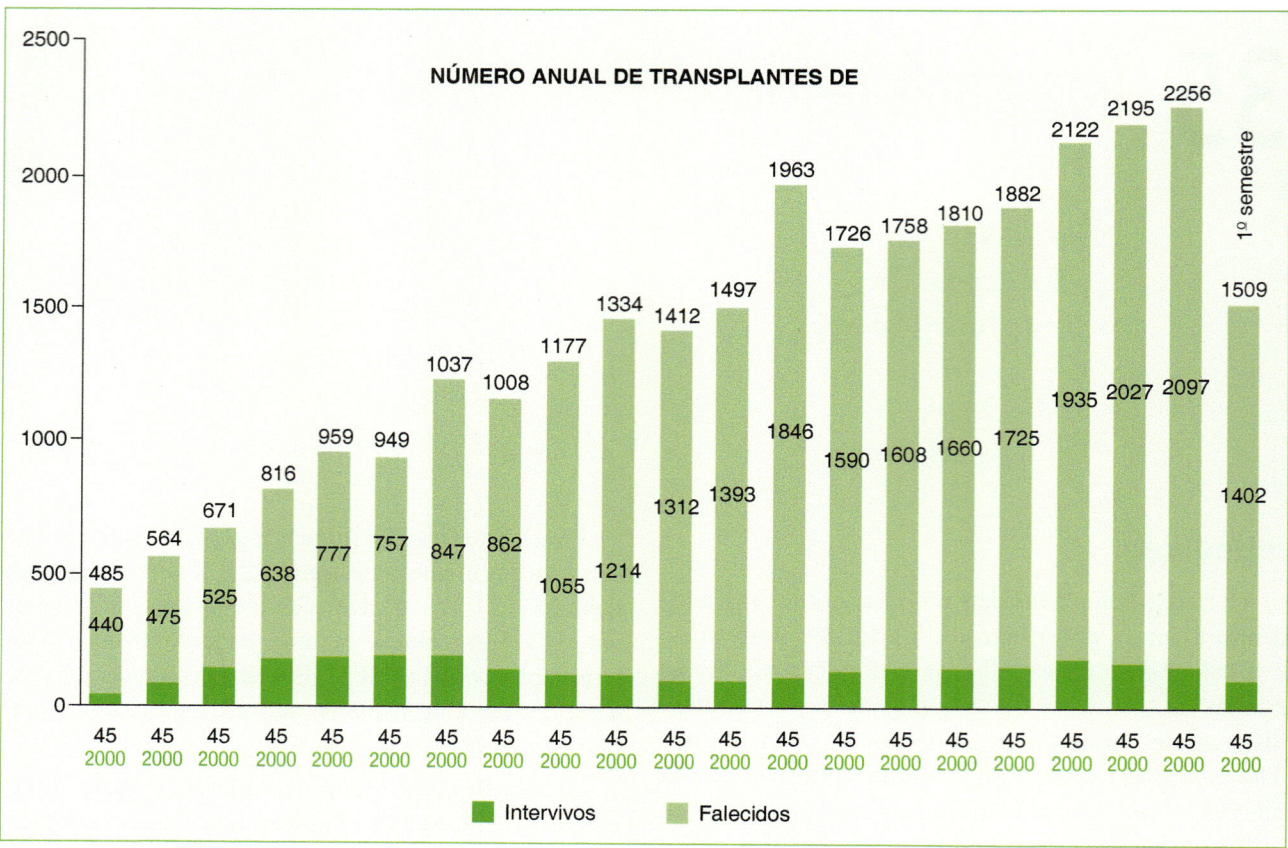

FIGURA 35.1 – Transplante de fígado no Brasil desde 2000 até 1º semestre de 2020. A modalidade intervivos ganhou maior participação nos últimos anos, mas não são conhecidos os dados nacionais dessa modalidade anteriores a 2002, pois apenas a partir dessa data a Associação Brasileira de Transplante de Órgãos (ABTO) passou a coletá-los. Fonte: www.abto.org.br.

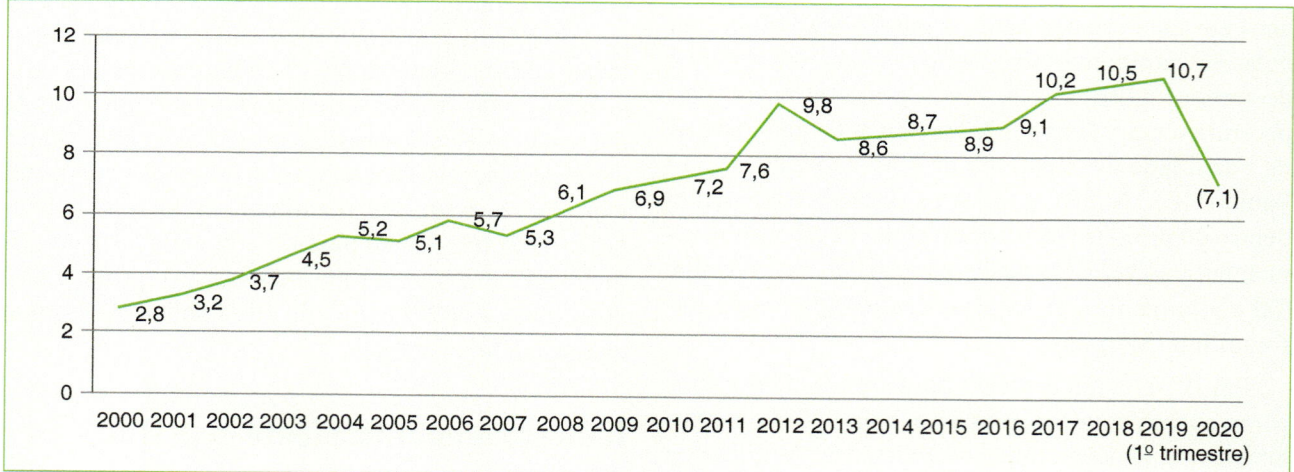

FIGURA 35.2 – Transplante de fígado no Brasil por milhão de habitantes desde 2000 até o 1º semestre de 2020. A modalidade intervivos ganhou maior participação nos últimos anos, mas não são conhecidos os dados nacionais dessa modalidade anteriores a 2002, pois apenas a partir dessa data a Associação Brasileira de Transplante de Órgãos (ABTO) passou a coletá-los. Fonte: www.abto.org.br..

hemorragia digestiva, encefalopatia hepática, peritonite bacteriana espontânea, ou síndrome hepatorrenal, torna a expectativa de sobrevida de apenas 20 a 50 % em 5 anos.[4]

O escore MELD (*Model for End-stage Liver Disease*) foi idealizado (no final da década de 1990) para avaliar o prognóstico em curto prazo (três meses) de pacientes submetidos ao TIPS (*transjugular intra-hepatic portosystemic shunt*), utilizando níveis de bilirrubina, RNI (relação normatizada internacional da protrombina) e creatinina séricos. Observou-se que é também eficaz para avaliar o prognóstico de pacientes com doença hepática crônica em lista de transplante. A graduação vai de 6 (menos grave) a 40 (mais grave). O paciente com MELD de 16 ou mais tem maior probabilidade de morrer da doença do que do transplante em si no primeiro ano, e são esses pacientes que devem ser transplantados.[5]

Existem contraindicações que são consideradas absolutas. Dentre elas citam-se a neoplasia ou infecção extra-hepática, as doenças cardiopulmonares graves não relacionadas à doença hepática e o alcoolismo persistente. As contraindicações relativas são principalmente a trombose do sistema porta, o hepatocarcinoma maior que 5 cm, bem como a doença infecciosa ativa hepatobiliar. O transplante em pacientes com infecção concomitante pelo HIV tem sido cada vez mais frequente. Com o advento de novas drogas antirretrovirais, o resultado vem melhorando substancialmente; aqueles pacientes que respondem ao tratamento e negativam a viremia do HIV não são, atualmente, considerados como contraindicação ao transplante.[6]

A disfunção renal apresentada pelo hepatopata é multifatorial, podendo muitas vezes refletir insuficiência hepática terminal. Nessa condição, a falência renal é determinada pela isquemia renal funcional induzida pela doença hepática (síndrome hepatorrenal), que é revertida pelo transplante de fígado. Na era MELD, torna-se mais frequente a indicação do transplante duplo fígado-rim por falência orgânica deste último.

Doenças colestáticas

Este grupo de doenças compreende a cirrose biliar primária (CBP), a cirrose biliar secundária, colangite esclerosante primária (CEP), atresia de vias biliares, síndrome de Alagille, entre outras. São geralmente indicações de bom prognóstico, com sobrevida ao redor de 90% em um ano.[7] A CBP ocorre geralmente em mulheres com idade superior a 50 anos, e a indicação de transplante obedece a critérios próprios, sendo a colestase com bilirrubina total maior que 15 mg%, prurido intratável ou sinais de insuficiência hepática (p. ex., ascite e hemorragia digestiva alta por varizes) suficientes para indicar o transplante. Alguns modelos matemáticos podem auxiliar na indicação. No entanto, a indicação é facilitada pelos critérios MELD. O mesmo ocorre com a CEP que compromete ductos biliares intra e extra-hepáticos, é vista geralmente em homens jovens e está associada à doença inflamatória intestinal em cerca de 70% dos casos.[8]

Como ocorre na CBP, podem-se empregar índices prognósticos em que se utilizam idade, nível de bilirrubina, esplenomegalia e estágio histopatológico da doença, para melhor definir o ganho de sobrevida ao indicar o transplante. Vale ressaltar que a incidência de colangiocarcinoma é de cerca de 15% e aumenta em 33% quando a doença intestinal inflamatória está presente.[9] O diagnóstico precoce é raro, mesmo nos pacientes com seguimento adequado. A possibilidade de recorrência no órgão transplantado, tanto da CEP quanto da CBP, foi claramente constatada.[7] Mesmo nesses casos, a sobrevida do enxerto é boa quando comparada a outras indicações (90% em 3 anos), embora com maiores índices de retransplante em longo prazo.[10-12]

Doenças metabólicas

Pacientes portadores de diversas doenças metabólicas têm se beneficiado do transplante. Entre elas, destacam-se a deficiência de α_1-antitripsina, doença de Wilson, hemocromatose, síndrome de Crigler-Najjar, tirosinemia e hiperoxalúria primária. Os resultados, em geral, são excelentes devido à boa condição do paciente no pré-operatório e à maior facilidade técnica da hepatectomia.

No Brasil e em Portugal, a paramiloidose familiar (PAF) é uma indicação particular que merece destaque pela maior frequência. Causada por mutação hereditária, incide em portugueses provenientes de aldeias de pescadores da região norte de Portugal (Póvoa do Varzim e Vila do Conde, próximas de Coimbra) que, durante a colonização, partiram para outros países em busca de melhores oportunidades. No Brasil, estabeleceram-se principalmente no Rio de Janeiro. Vários transplantes vêm sendo realizados com esta indicação com resultados semelhantes aos observados na literatura mundial.[2]

Hepatite por vírus C (VHC)

A sobrevida do paciente com cirrose pelo vírus da hepatite C complicada não ultrapassa 50% em 5 anos. Além disso, existe um risco importante de desenvolvimento de hepatocarcinoma, da ordem de até 6,6% ao ano.[13] Essa indicação para transplante aumentou muito nos últimos anos, correspondendo a cerca de 50% dos casos em alguns serviços. No início, houve otimismo em relação à sua evolução depois do transplante, não mudando a sobrevida do enxerto (70% em 3 anos), mesmo quando se detectava recorrência da infecção no fígado transplantado. A evolução na maioria dos casos é lenta e insidiosa. Fatores associados à progressão da fibrose incluem: idade do doador maior de 55 anos, diabetes pré e pós-transplante, níveis altos de viremia e tratamento de rejeição celular aguda com *bolus* de corticosteroides.[14] A recidiva da hepatite C no enxerto pode afetar a sobrevida depois de 5 a 7 anos. Todavia, nos últimos anos, um novo grupo de drogas administradas por via oral, conhecido como DAAs (*direct acting antiviral*), revolucionou o tratamento da hepatite C crônica e os resultados do transplante de fígado nessa condição.[15,16] São diferenças marcantes, nesta nova modalidade terapêutica, a boa tolerância aos medicamentos mesmo nos pacientes cirróticos e a elevada eficácia em obter resposta virológica sustentada, frequentemente acima de 90%. O tratamento pode ser empreendido antes ou após o transplante.[16]

Hepatite por vírus B

O paciente com cirrose hepática por vírus B (VHB) compensada tem sobrevida de 84% em 5 anos, mas quando apresenta suas complicações não ultrapassa 14%. Com o advento de novos esquemas antivirais (gamaglobulina hiperimune, lamivudina, adefovir, entecavir, entre outros), a indicação do transplante nesses pacientes tornou-se novamente uma realidade com sobrevida semelhante às outras indicações.[17]

Doença alcoólica

Corresponde a 19% das indicações nos Estados Unidos, sendo que cerca de metade apresenta associação com o VHC. No Brasil, a porcentagem de participação da cirrose alcoólica entre as indicações ao transplante varia conforme as diferentes regiões e os serviços; no estado de São Paulo não chega a 10%, no Paraná alcança cerca de 16% e em Minas Gerais cerca de 26%.[18,19] A maior argumentação contra o procedimento se devia à suspeita de não adesão ao seguimento depois do transplante, além de recidiva do alcoolismo. Com o passar dos anos, demonstrou-se que os resultados são semelhantes, e até melhores, que os de outras indicações a médio e longo prazos. A recorrência da ingestão alcoólica ocorre em aproximadamente 20% dos casos, sendo fatores de risco o fraco vínculo familiar, avaliação psiquiátrica desfavorável e menos de seis meses de abstinência.[20,21]

Hepatite autoimune

Doença inflamatória crônica do fígado de natureza autoimune, que leva à destruição progressiva do parênquima hepático e evolui frequentemente para cirrose. Acomete preferencialmente mulheres e caracteriza-se pela presença de hipergamaglobulinemia, autoanticorpos circulantes e infiltrado inflamatório portal linfoplasmocitário associado a necrose em saca bocado e formação de rosetas de hepatócitos. A maioria dos pacientes com hepatite autoimune responde satisfatoriamente à terapêutica imunossupressora com remissão clínica, laboratorial e histológica. O melhor tratamento para aqueles com falência terapêutica é o transplante de fígado. A sobrevida em 5 anos é de 80%.[22] Pode haver recidiva da doença, mas raramente leva à perda do fígado transplantado.

Tumores primários

O resultado do transplante no carcinoma hepatocelular (CHC) melhorou a partir da observação de que o sucesso está diretamente relacionado ao estágio da doença. As vantagens do tratamento do CHC pelo transplante incluem a cura do tumor em cerca de 90% dos casos, quando limitado ao estágio II, a prevenção do aparecimento de novos tumores e a resolução da cirrose e suas complicações. O grau de disfunção do fígado, imposto pela hepatopatia, não constitui limitação ao transplante, ao contrário da ressecção do tumor, que só pode ser indicada em situações de bom funcionamento hepático. No entanto, o transplante é penalizado pela escassez de órgãos e por taxa de mortalidade superiores à da ressecção, quando esta é possível. Assim, para pacientes com boa função hepática (Child A) portadores de neoplasias de fácil acesso cirúrgico, a ressecção deve ser discutida como método de tratamento.[23]

Existem três situações a serem consideradas:

- Presença de tumor único entre 2 e 5 cm, ou multifocal com até três lesões, entre 2 ou 3 cm cada, sem evidências de invasão vascular macroscópica ou de lesão extra-hepática (critérios de Milão), com demonstração radiológica de realce hipervascular na fase arterial, seguido de lavagem do contraste (*washout*) na fase portal ou de equilíbrio, classificado como LiRADS V; ou pacientes com nódulo de mesmas dimensões classificado como LiRADS IV e alfa fetoproteina acima de 200ng/ml; ou, ainda, pacientes com nódulos dentro dos Critérios de Milão, sem características radiológicas confirmatórias, mas com biopsia confirmatória de CHC.

- Presença de tumor que excede o Critério de Milão, mas não apresenta invasão vascular, nem acometimento extra-hepático; a utilização de métodos de tratamento como a quimioembolização arterial, a radioembolização ou a administração de drogas anti-neoplásicas pode reduzir a área de atividade tumoral, devolvendo o tumor às dimensões nas quais o transplante está indicado.

- Presença de tumores maiores de 5 cm de diâmetro ou multifocais (mais que três nódulos), ou associados à invasão vascular veia porta, cava inferior ou veias hepáticas. Trata-se de doença tumoral avançada, estando o transplante contraindicado.[24]

O transplante *intervivos* pode ser uma boa opção.²⁵ A utilização de doador vivo abrevia a realização do transplante e é melhor tolerado em receptores com bom funcionamento hepático. É possível a indicação do transplante *intervivos* em pacientes com tumores que excedem o estágio II, desde que o menor benefício esperado esteja claro para doador e receptor. Além disso, no transplante que não se enquadra nos critérios de Milão, existem limitações ao uso de enxerto de doador falecido em caso de falha do transplante *intervivos*.

O transplante também pode estar indicado em pacientes com colangiocarcinoma da confluência dos ductos hepáticos (tumor de Klatskin). Pacientes com tumores irressecáveis, com diâmetro de até 3 cm, sem doença extra-hepática e sem linfonodos regionais acometidos, submetidos a protocolo de tratamento quimio-radioterápico obtiveram sobrevida de 64% em 5 anos, enquanto pacientes que puderam ter seus tumores ressecados alcançaram apenas 18% de sobrevida no mesmo período.²⁶ Transplantes realizados sob estrito rigor no processo de seleção, sem tratamento quimio-radioterápico produziram resultados semelhantes.²⁷

O hepatoblastoma, o carcinoma fibrolamelar e o hemangioendotelioma epitelioide oferecem bons resultados com o transplante, o qual deve ser considerado apenas nos casos em que a ressecção não é possível.

Tumores secundários

A recidiva tumoral depois do transplante para tumores metastáticos no fígado é, em regra, muito elevada, contraindicando o procedimento. Entretanto, protocolos para seleção de casos específicos de metástases de tumor de cólon têm demonstrado boa evolução após o transplante. As características desta opção terapêutica, no entanto, são de número restrito de casos, em um contexto de importante escassez de órgãos. *Os resultados são melhores para os tumores* neurendócrinos.²⁸⁻³³

Doença policística hepática do adulto: a indicação do transplante está relacionada a situações de debilidade por dor abdominal, anorexia e fadiga (síndrome compartimental), com enorme ganho de qualidade de vida. Não é incomum a necessidade de transplante duplo fígado-rim pela coexistência de doença policística também renal.

Síndrome de Budd-Chiari

Ocorre por obstrução de uma ou todas as veias hepáticas, resultando em bloqueio do efluxo venoso, com ascite e falência hepática graves. Entre as várias causas estabelecidas, a mais comum é a hipercoagulabilidade relacionada a desordens mieloproliferativas, tais como policitemia *vera* ou trombocitose essencial. As alternativas terapêuticas incluem o TIPS (*Transjugular Intrahepatic Portosystemic Shunt* – anastomose porto-cava intra-hepática por cateterismo), anastomoses cirúrgicas e o transplante de fígado. O resultado do transplante está relacionado a gravidade da doença, extensão da trombose e adequado controle da doença que produziu a trombose. Esses pacientes, depois do transplante, devem ser mantidos anticoagulados com a RNI entre 2 e 3.³⁴

Insuficiência hepática aguda grave

A rápida deterioração da função hepática, culminando com icterícia e coma, na ausência de doença hepática preexistente, é definida como insuficiência hepática aguda grave (IHAG), conhecida previamente como "hepatite fulminante". As possíveis causas são muitas, tais como viral, medicamentosa, intoxicação exógena, doença de Wilson e esteatose hepática da gravidez. Os resultados do transplante hepático no tratamento da IHAG são inferiores aos das outras indicações no curto prazo. No entanto, aqueles que sobrevivem têm boa evolução a médio e longo prazos.³⁵

Retransplante

Esta condição corresponde a cerca de 5% a 12 % das indicações de transplante. Os retransplantes realizados precocemente se devem, na maioria das vezes, a não funcionamento primário do enxerto ou trombose vascular, principalmente da artéria hepática. São realizados em situação de urgência, e os resultados são piores do que o transplante original, com cerca 50% de mortalidade, devido principalmente a infecção e falência de outros órgãos.³⁶ O retransplante tardio se deve geralmente a rejeição crônica ou recidiva da doença primária, em que os resultados a médio e longo prazos são mais desanimadores, levando algumas equipes a não indicar o retransplante nessas condições.

Imunologia e transplante

O fígado sofre menor agressão imunológica quando comparado a outros órgãos, mas a detecção de sinais de rejeição pode ocorrer em até 60% dos pacientes, dependendo da intensidade da imunossupressão, levando à perda do enxerto em 5% a 10% dos casos. As principais formas são:

- **Rejeição celular aguda (RCA)**: a alteração dos testes de função hepática principalmente entre o quinto e décimo quarto dia depois do transplante, na ausência de complicações técnicas, sugere rejeição celular aguda. É uma reação inflamatória especifica mediada por linfócitos T que visa à exclusão do enxerto. Ocorre em cerca de 30% a 60% dos receptores de transplante hepático e é inevitável na ausência de imunossupressão, sendo a célula do epitélio biliar e as células endoteliais vasculares os focos de agressão. A presença de elevação das enzimas hepatocelulares, ou das canaliculares, ao lado de plaquetopenia, eosinofilia, elevação dos marcadores de inflamação (VHS, PCR etc.) podem sugerir o diagnóstico que é confirmado por biópsia hepática, em que se evidenciam infiltrado portal mononuclear, colangite linfocitária e endotelialite portal ou centrolobular. Nas formas mais graves pode-se observar necrose (com aumento do DHL). Os sintomas são inespecíficos, podendo cursar com febre baixa intermitente e queda do estado geral. Muitas vezes verifica-se também dor "surda", incomodativa, no ombro direito. A *rejeição celular aguda* frequentemente cursa com elevação das bilirrubinas, principalmente a bilirrubina conjugada, devido ao acometimento dos canais biliares. O acometimento de ductos biliares pode, em um dado momento, ser a alteração mais importante da rejeição, em comparação com o infiltrado portal e a endotelialite, aspectos microscópicos considerados característicos da rejeição. Em geral, é facilmente controlada com ajuste das doses das drogas imunossupressoras ou, eventualmente, com pulsos de metilprednisolona.[37,38]

- **Rejeição crônica**: ocorre em cerca de 5% a 7% dos receptores, geralmente no primeiro ano, podendo muito excepcionalmente ocorrer nas primeiras duas a três semanas. A suspeita clínica é evocada em paciente com colestase persistente, sem disfunção da drenagem biliar, enzimas canaliculares elevadas e alterações discretas das enzimas hepatocitárias. Os achados histopatológicos de desaparecimento progressivo dos ductos biliares reforçam a suspeita, mas a arteriopatia obliterativa, que é alteração histológica patognomônica em artérias de médio e grosso calibre, raramente é surpreendida em biópsias percutâneas. Até há algum tempo considerava-se esta situação irreversível, com perda do enxerto. Com o advento de novas drogas imunossupressoras (principalmente o tacrolimus) tem-se conseguido cada vez mais resgatar o órgão, sem necessidade de retransplante.[38]

- **Rejeição humoral**: a rejeição mediada por anticorpos específicos contra o doador é usualmente vista nas primeiras semanas após o transplante, mas também pode ocorrer tardiamente (depois de 6 meses). A rejeição humoral pode coexistir com a rejeição *celular* aguda, mediada por células T e com a rejeição crônica, tornando o tratamento dessas formas menos responsivo. O diagnóstico é baseado na imunomarcação tecidual do C4D e presença de DAS (*donor specific antigen*) circulante no receptor. Não há tratamento padronizado para a rejeição humoral, mas foram relatadas intervenções com plasmaférese, *imunoglobulinas* e agentes anti-célula B (rituximab) em casos de acometimento grave do enxerto.[38, 39]

Agentes imunossupressores

- **Corticosteroides**: a prednisona é a droga mais utilizada. As demais são empregadas para controle de rejeição. Os corticosteroides são utilizados em combinação com outras drogas, inicialmente com doses mais altas, sendo diminuídas aos poucos até sua retirada, na maioria dos casos, depois de três meses do transplante.

- **Inibidores da calcineurina**: tacrolimus e ciclosporina são os representantes desta classe farmacológica de uso mais corrente em transplante de órgãos sólidos. A monitorização sanguínea dos níveis dessas drogas é fundamental para evitar graves eventos adversos. O tacrolimus pode reverter a rejeição crônica. A ciclosporina pode ajudar a combater a hepatite C.[40, 41]

- **Antimetabólicos**: são a azatioprina, o micofenolato mofetil e o micofenolato sódico. Raramente são usados como monoterapia, e seu emprego, em geral, é associado a corticosteroides e inibidores da calcineurina.

- **Inibidores da TOR (*target of rapamycin*)**: o sirolimus (rapamicina) e seu derivado everolimus constituem uma nova classe de imunossupressores que agem bloqueando a serina-treoninoquinase de mamíferos. O uso do sirolimus está mais bem estabelecido em transplante renal. O everolimus foi testado com sucesso, em associação a baixas doses de tacrolimus, com o objetivo de proteção renal a curto e longo prazos. Outros efeitos observados com a droga, como a atividade antineoplásica e antifibrótica, são motivos adicionais para sua utilização em pacientes transplantados por carcinoma hepatocelular ou por hepatite C, embora ainda não exista, em estudos clínicos randomizados, comprovação inequívoca de sua real eficácia nestas indicações.[42, 43]

- **Anticorpos antilinfocíticos**: durante os primeiros anos do transplante, na década de 1980, a globulina antilinfocítica (ALG) e a antimocítica (ATG) eram das poucas drogas disponíveis para associação com a ciclosporina nas primeiras semanas do transplante, utilizadas com o objetivo de diminuir os efeitos adversos desta última. O benefício da utilização clínica dessas drogas é visto no tratamento da rejeição córtico-resistente e na indução da imunossupressão nos primeiros dias de transplante, em casos selecionados. É de utilização muito excepcional.

Origem do enxerto hepático

Para a realização de transplantes, são utilizados enxertos provenientes de doadores falecidos ou de doadores vivos. A escassez de doadores para atender à demanda de transplantes de todos os órgãos motivou pesquisas sobre a utilização de enxertos vindos de organismos de espécie diferente (xenotransplantes) ou mesmo a produção de enxertos em laboratório. Tais iniciativas não resultaram *ainda* em aplicação na prática clínica diária. No Brasil, menos de 50% da demanda estimada para transplantes de fígado é atendida.[44]

- **Doador falecido**: a origem mais frequente de enxertos para o transplante de fígado é de um paciente no estado de morte encefálica, ou seja, com lesões irreversíveis no sistema nervoso central, e que mantém os demais órgãos com adequada perfusão sanguínea. Os traumatismos cranioencefálicos e os acidentes vasculares cerebrais são responsáveis pela quase totalidade das causas que conduzem ao estado de morte encefálica.
- **Doador vivo (transplante intervivos)**: geralmente é proveniente de um parente ou pessoa muito próxima do receptor. Dependendo da relação do porte físico entre o doador e o receptor, pode ser utilizado o lobo hepático direito (segmentos V a VIII), o esquerdo (segmentos II a IV), o "segmento lateral esquerdo" (segmentos II e III) ou, ainda, apenas um segmento hepático (segmento II, p. ex.) – transplante monossegmentar. Por implicar em riscos consideráveis para o doador, e maior incidência de complicações no receptor, o procedimento só deve ser realizado por equipes muito experientes, tanto em ressecções hepáticas, quanto em transplante de fígado.[2]

Receptor de transplante hepático

Ao longo das últimas décadas, diversos métodos de realização do transplante de fígado foram desenvolvidos ou aperfeiçoados. Inicialmente, o transplante pode ser classificado como *ortotópico* ou *heterotópico*, de acordo com o sítio de implante do enxerto. O transplante ortotópico é aquele no qual o fígado doente é retirado e o enxerto é implantado em seu lugar. É, de longe, com uma série de variantes, a modalidade mais realizada na prática diária. No transplante heterotópico, o fígado é implantado em outro local da cavidade abdominal, geralmente em uma das goteiras parieto-cólicas. Nessa situação, o fígado original é mantido e o fígado heterotópico é auxiliar, isto é, fornece apenas parte da função hepática. Essa situação pode ser empregada quando há expectativa de recuperação do fígado do paciente, especialmente em agressões agudas. Com a recuperação do fígado autóctone, diminui-se a imunossupressão, e o órgão transplantado vai sendo lentamente excluído por fenômenos imunológicos.[45]

Na prática, na grande maioria das vezes, emprega-se o enxerto inteiro em situação ortotópica. Há diversas formas de fazê-lo. A variante mais conhecida é chamada de convencional. Por ela, retira-se o fígado inteiro, juntamente com a veia cava inferior retro-hepática. O enxerto vem com essa veia. Assim, a reconstrução implica na anastomose da veia cava inferior abaixo e acima do fígado (Figura 35.3). Este tem a desvantagem de interromper, por um período variável (em geral ao redor de uma hora), tanto a circulação de retorno venoso do território da veia cava inferior, quanto do sistema porta. Em casos de hepatite fulminante, ou de doenças metabólicas sem hipertensão portal, em que não há circulação colateral, a interrupção do sangue portal pode produzir estagnação e edema de alças, inclusive com alterações hemodinâmicas sistêmicas. Para diminuir ou mesmo evitar essa estase venosa, pode-se empregar um desvio porto-cava inferior para o território da veia cava superior, mantendo, assim, o retorno venoso. O uso desse método de transplante convencional usando o desvio porto-cava jugular traz segurança especial em algumas situações de instabilidade hemodinâmica do receptor. Todavia, tem a desvantagem de exigir um sistema complexo e caro de circulação extracorpórea ao lado de dissecções venosas adicionais. Além disso, trazem riscos inerentes à circulação extracorpórea que incluem embolia gasosa e fenômenos tromboembólicos. Vem sendo cada vez menos utilizado.

O método mais utilizado é o chamado de *piggyback*. Por ele, disseca-se o fígado da veia cava inferior retro-hepática no receptor, que fica, assim, com a circulação desse vaso intacta, mantendo esse retorno venoso. A veia porta é simplesmente pinçada, e a circulação portal geralmente é mantida pela exuberante circulação colateral dos hepatopatas crônicos. Caso

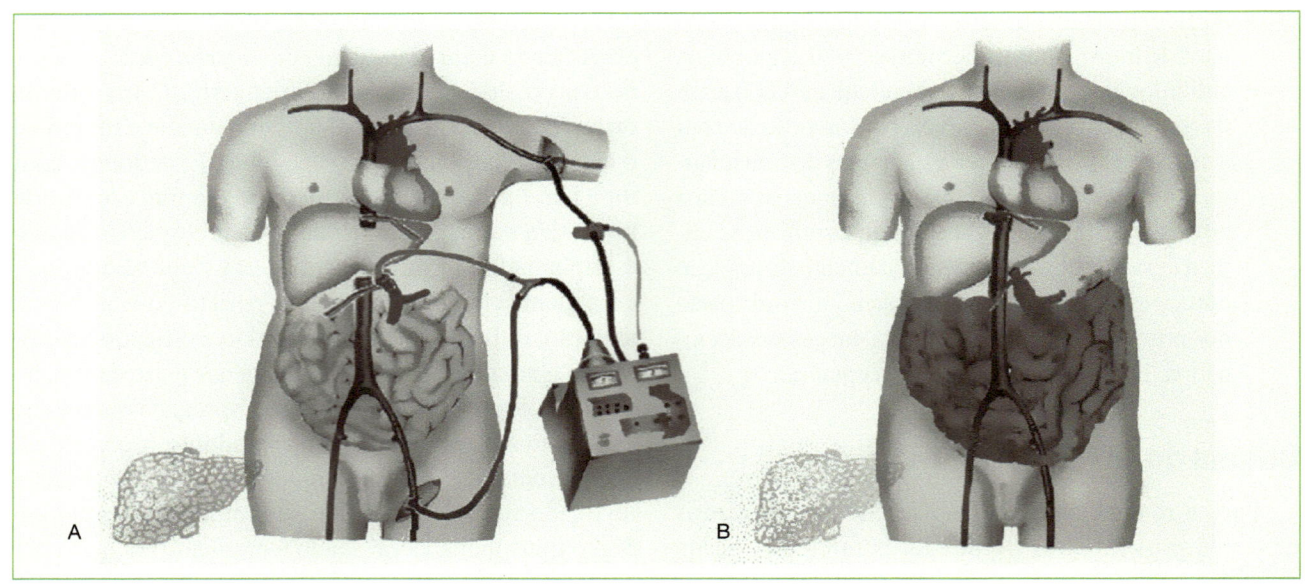

FIGURA 35.3 – Transplante ortotópico de fígado. À esquerda (**A**) vê-se esquematicamente o método convencional empregando desvio porto-cava-axilar por dissecção das veias femoral e axilar. A veia porta é canulada. A bomba de circulação extracorpórea (Biopump) mede continuamente o fluxo sanguíneo desviado – da ordem de 1 a 3 litros/minuto. À direita (**B**) vê-se o esquema da modalidade piggyback, sem necessidade de circulação extracorpórea. A circulação da veia cava inferior é preservada. A circulação portal pode sofrer estagnação quando não há circulação colateral. Fonte: autores.

se trate de um paciente sem a circulação colateral, e na presença de estase portal importante, pode-se realizar uma anastomose porto-cava temporária. A reconstrução venosa é feita pela anastomose da veia cava inferior supra-hepática do enxerto numa combinação entre as veias hepáticas do receptor, geralmente na "boca" formada pelas três veias – direita, média e esquerda. Assim, o receptor fica com duas veias cavas, uma à cavaleiro da outra (daí a expressão inglesa *piggyback*: a cavalinho). Pode-se também realizar uma anastomose entre ambas as veias cavas (látero-lateral).

A escassez de órgãos de doador falecido leva à busca de alternativas para a obtenção de enxertos visando diminuir o tempo de espera em lista e a consequente mortalidade. Dentre as opções existentes encontra-se o transplante com doador falecido utilizando a técnica de *split* (fígado dividido ou compartilhado – beneficiando dois pacientes com um único órgão).[46] Neste caso, o fígado é preparado em um procedimento de bandeja e dividido em dois: o pedaço maior (geralmente o lobo direito acrescido ou não do segmento medial do lobo esquerdo – segmentos V a VIII acrescidos ou não do segmento IV) é transplantado num receptor adulto. O pedaço menor é utilizado em criança ou adulto de peso pequeno (o ideal é que cada receptor receba uma quantidade de fígado de pelo menos 50% do que seria o peso normal para o receptor – geralmente o fígado pesa, no adulto, ao redor de 2% do peso corpóreo).

Outra alternativa é o transplante *intervivos* entre adultos ou de adulto para criança. Esse método foi desenvolvido pioneiramente pela Unidade de Fígado da Universidade de São Paulo e descrito em 1989 para receptores pediátricos, utilizando o lobo esquerdo anatômico do fígado ("segmento" lateral esquerdo ou segmentos II e III).[47] Ulteriormente, na década de 1990, foi expandido para receptores adultos empregando o lobo direito do fígado.[28] Constitui uma forma importante de transplante e uma expectativa real de realizar o procedimento em condições clínicas mais adequadas, em relação à evolução da doença hepática. O uso de doador vivo permite que o procedimento ocorra independente da alocação de órgãos pelo Estado. No entanto, deve-se salientar que esse procedimento é muito mais complexo que o realizado com o órgão inteiro. É tecnicamente muito mais difícil em adultos e apresenta complicações próprias, pouco usuais no transplante realizado com doador falecido.

Uma outra modalidade é o chamado transplante "dominó" ou "repique" quando se usa o fígado de um portador de doença de evolução muito lenta, como é o caso da paramiloidose familiar (também conhecida como PAF). Esses fígados são normais em todos os aspectos, com exceção da produção de uma proteína anômala chamada de transtirretina, depositada em terminais nervosos sensitivos e motores que vão determinar quadros neurológicos graves depois de 30 a 40 anos. O aparecimento de sinais da doença, auferido por exames da condução nervosa, no entanto, pode ser detectado no receptor em até 5 anos após o transplante *intervivos* de fígado com PAF.[48] Dessa forma, a utilização de fígados com PAF deve ser restrita a pacientes nos quais se prevê limitado tempo de sobrevida após o transplante.[49, 50]

Complicações técnicas pós-transplante

Não funcionamento primário do enxerto

Caracterizado por disfunção hepática no pós-operatório do transplante, na ausência de complicações vasculares ou de rejeição. Tipicamente, os pacientes que apresentam não funcionamento primário do enxerto não acordam após o transplante ou apresentam encefalopatia progressiva, após um período inicial de consciência. A função renal está comprometida, as enzimas hepáticas estão elevadas, e o coagulograma mostra coagulopatia pouco responsiva à transfusão de plasma fresco congelado. O não funcionamento primário do enxerto tem incidência de até 10% ou até de 24% dos pacientes, dependendo dos critérios de seleção de doadores utilizados pela equipe.[51,52] Foram relacionados ao aparecimento da entidade: esteatose do enxerto, extremos de idade do doador, período prolongado de hospitalização do doador e isquemia fria superior a 15 horas.

Estenos e trombose da artéria hepática

As alterações de fluxo sanguíneo da artéria hepática devem ser prontamente reconhecidas, uma vez que as consequências da disfunção arterial sobre o enxerto são de grande importância.[53] A ultrassonografia-Doppler é o método mais indicado para controle do fluxo, de maneira rotineira e seriada. Devido a sua simplicidade e inocuidade, o exame pode ser feito repetidas vezes, na intenção de surpreender alterações ainda corrigíveis.

Uma dúvida sobre estenose ou trombose ao Doppler deve ser investigada com arteriografia ou angiotomografia. A incidência de trombose arterial varia segundo as diversas equipes, em torno de 3% em adultos e até cerca de 20% em crianças.

O tratamento da trombose precoce, na maioria das vezes, é o retransplante hepático.[38] A reintervenção precoce pode salvar a artéria trombosada e o enxerto. A estenose e a trombose tardias podem se manifestar por estenose das vias biliares.[54,55]

Estenose e trombose da veia porta

A trombose da veia porta é um evento raro após o transplante hepático, correspondendo a menos de 2% das perdas de enxerto consequentes a problemas vasculares. Algumas imperfeições técnicas na anastomose podem ser responsáveis pela trombose. A redundância no comprimento da veia, levando a dobras ou angulações, também pode causar dificuldade à circulação sanguínea e trombose.

Drenagem inadequada das veias hepáticas

A dificuldade de drenagem venosa pelas veias hepáticas pode resultar em disfunção do enxerto. A trombose completa das veias, resultando em congestão venosa, leva à perda do enxerto com óbito do paciente, se não retransplantado rapidamente. Em graus menos importantes, a estenose pode ser detectada pela propedêutica que se segue à investigação de uma elevação de enzimas hepáticas, de uma ascite de difícil controle ou de disfunção renal. A biópsia hepática evidencia a congestão sinusoidal, e o ultrassom-Doppler demonstra a perda da fasicidade do fluxo nas veias hepáticas, que se torna contínuo e não mais pulsátil. O diagnóstico é confirmado pela angiografia e, no mesmo procedimento, pode-se proceder ao tratamento com dilatação via endoluminar, com balão.

Estenose e fístula biliar

A elevação da bilirrubina ou o achado de alterações clínicas de icterícia no pós-operatório do transplante hepático, no entanto, pode ter origem em eventos imunológicos, infecciosos (virais), complicações técnicas, complicações arteriais ou, ainda, constituir-se em uma doença metabólica do enxerto implantado.[56]

As complicações biliares compreendem, principalmente, as fístulas e as estenoses. A maioria dos serviços de transplante reconstrói a via biliar por meio de uma anastomose colédoco-coledociana, com ou sem dreno na anastomose. As fístulas são mais frequentes na reconstrução biliar do tipo colédoco-coledociana. As manifestações da fístula biliar são diversas, desde a icterícia ao abdômen agudo. A detecção de coleção sub-hepática em exames de ultrassonografia ou tomografia, mesmo sem sintomas, pode ser o único achado de uma complicação biliar.

Os estreitamentos e as fístulas biliares não estão sempre relacionados a problemas técnicos da anastomose da via biliar. A insuficiência de fluxo arterial, seja por estenose ou por trombose da artéria, está diretamente relacionada à necrose da parede biliar, que dá origem à fístula ou a estreitamento cicatricial. Infecções pelo citomegalovirus foram relacionadas a maior incidência de complicações biliares, na ausência de deficiências técnicas ou de alterações arteriais.[57.]

O diagnóstico da estenose biliar pode ser suspeitado por elevação de enzimas canaliculares e transaminases, com ou sem elevação da bilirrubina. A confirmação envolve a dilatação da via biliar proximal e a imagem de estenose, preferentemente por colangiorressonância. Na fístula biliar, o extravasamento de bile pode ser confirmado por punção da coleção ou pela colangiografia endoscópica retrógrada.[58]

O tratamento das estenoses biliares pós-transplante pode requerer diferentes modalidades terapêuticas, segundo sua localização, intensidade e causa. As estenoses localizadas na via biliar externa podem ser tratadas com dilatação e implante de prótese por via endoscópica, quando a estenose atinge segmento curto ou, de preferência, quando acomete somente a região da anastomose colédoco-coledociana. O procedimento cirúrgico é a opção de escolha em casos de estenose importante ou em situações em que o implante de prótese não foi bem-sucedido. Nesse caso, empreende-se anastomose biliodigestiva com alça exclusa em Y de Roux, com cerca de 60 cm. Quando a anastomose biliodigestiva é a opção primária na reconstrução biliar do transplante, a estenose da anastomose pode ser tratada por manipulação percutânea trans-hepática ou por reanastomose em um nível mais proximal na via biliar. Lesões biliares limitadas a um lobo hepático podem ser tratadas com hepatectomia parcial, na tentativa de salvar o enxerto de uma indicação de retransplante.[2]

Referências bibliográficas

1. Starzl TE, Groth CG, Brettschneider L, Penn I, Fulginiti VA, Moon JB, et al. Orthotopic homotransplantation of the human liver. Ann Surg. 1968;168(3):392-415.
2. Mies S, Massarollo PC, Baia CE, Kallas MR, Raia S. Liver transplantation in Brazil. Transplant Proc. 1998;30(6):2880-2.
3. Mies S. [Liver transplantation]. Rev Assoc Med Bras (1992). 1998;44(2):127-34.
4. Franca AV, De Souza JB, Silva CM, Soares EC. Long-term prognosis of cirrhosis after spontaneous bacterial peritonitis treated with ceftriaxone. Journal of clinical gastroenterology. 2001;33(4):295-8.
5. Wiesner R, Edwards E, Freeman R, Harper A, Kim R, Kamath P, et al. Model for end-stage liver disease (MELD) and allocation of donor livers. Gastroenterology. 2003;124(1):91-6.
6. Cooper C, Kanters S, Klein M, Chaudhury P, Marotta P, Wong P, et al. Liver transplant outcomes in HIV-infected patients: a systematic review and meta-analysis with synthetic cohort. AIDS. 2011;25(6):777-86.
7. Maheshwari A, Yoo HY, Thuluvath PJ. Long-term outcome of liver transplantation in patients with PSC: a comparative analysis with PBC. Am J Gastroenterol. 2004;99(3):538-42.
8. Palmela C, Peerani F, Castaneda D, Torres J, Itzkowitz SH. Inflammatory Bowel Disease and Primary Sclerosing Cholangitis: A Review of the Phenotype and Associated Specific Features. Gut Liver. 2018;12(1):17-29.
9. Gulamhusein AF, Eaton JE, Tabibian JH, Atkinson EJ, Juran BD, Lazaridis KN. Duration of Inflammatory Bowel Disease Is Associated With Increased Risk of Cholangiocarcinoma in Patients With Primary Sclerosing Cholangitis and IBD. Am J Gastroenterol. 2016;111(5):705-11.
10. Williamson KD, Chapman RW. Primary sclerosing cholangitis. Digestive diseases. 2014;32(4):438-45.
11. Tsaitas C, Semertzidou A, Sinakos E. Update on inflammatory bowel disease in patients with primary sclerosing cholangitis. World J Hepatol. 2014;6(4):178-87.
12. Eksteen B. Advances and controversies in the pathogenesis and management of primary sclerosing cholangitis. Br Med Bull. 2014;110(1):89-98.
13. Llovet JM, Burroughs A, Bruix J. Hepatocellular carcinoma. Lancet. 2003;362(9399):1907-17.
14. Soule JL, Olyaei AJ, Schwartz JM, Rosen HR, Ham JM, Orloff SL. Recurrent hepatitis C is a risk factor for pour outcome after livre retransplantation Hepatology. 2005;42(4):2.
15. Pawlotsky JM. New hepatitis C therapies: the toolbox, strategies, and challenges. Gastroenterology. 2014;146(5):1176-92.
16. Murag S, Dennis BB, Kim D, Ahmed A, Cholankeril G. Recent advances in liver transplantation with HCV seropositive donors. F1000Res. 2019;8.
17. Dan YY, Wai CT, Yeoh KG, Lim SG. Prophylactic strategies for hepatitis B patients undergoing liver transplant: a cost-effectiveness analysis. Liver Transpl. 2006;12(5):736-46.
18. Domingos MF, Coelho JCU, Nogueira IR, Parolin MB, Matias JEF, De Freitas ACT, et al. Quality of Life after 10 Years of Liver Transplantation. Journal of gastrointestinal and liver diseases : JGLD. 2020;29(4):611-6.
19. Anastacio LR, Ferreira LG, Ribeiro HS, Diniz KGD, Lima AS, Correia M, et al. Sarcopenia, Obesity and Sarcopenic Obesity in Liver Transplantation: A Body Composition Prospective Study. Arquivos brasileiros de cirurgia digestiva: ABCD = Brazilian archives of digestive surgery. 2019;32(2):e1434.
20. Nuessler NC, Pfitzmann R, Schwenzer J, Langrehr JM, Neuhaus P. Duration of abstinence prior to transplantation predicts recurrence of alcoholism after liver transplantion. Hepatology. 2005;42(S1):1.
21. Garcia CS, Lima AS, La-Rotta EIG, Boin IFSF. Social support for patients undergoing liver transplantation in a Public University Hospital. Health and quality of life outcomes. 2018;16(1):35.
22. Neuberger J. Transplantation for autoimmune hepatitis. Semin Liver Dis. 2002;22(4):379-86.
23. Dimitroulis D, Damaskos C, Valsami S, Davakis S, Garmpis N, Spartalis E, et al. From diagnosis to treatment of hepatocellular carcinoma: An epidemic problem for both developed and developing world. World J Gastroenterol. 2017;23(29):5282-94.
24. Knechtle SJ. Challenging choices: liver transplantation for hepatocellular carcinoma. Ann Surg. 2004;239(2):160-1.
25. Broelsch CE, Frilling A, Testa G, Malago M. Living donor liver transplantation in adults. Eur J Gastroenterol Hepatol. 2003;15(1):3-6.
26. Sapisochin G, Javle M, Lerut J, Ohtsuka M, Ghobrial M, Hibi T, et al. Liver Transplantation for Cholangiocarcinoma and Mixed Hepatocellular Cholangiocarcinoma: Working Group Report From the ILTS Transplant Oncology Consensus Conference. Transplantation. 2020;104(6):1125-30.
27. Mantel HT, Westerkamp AC, Adam R, Bennet WF, Seehofer D, Settmacher U, et al. Strict Selection Alone of Patients Undergoing Liver Transplantation for Hilar Cholangiocarcinoma Is Associated with Improved Survival. PLoS One. 2016;11(6):e0156127.
28. Le Treut YP, Delpero JR, Dousset B, Cherqui D, Segol P, Mantion G, et al. Results of liver transplantation in the treatment of metastatic neuroendocrine tumors. A 31-case French multicentric report. Ann Surg. 1997;225(4):355-64.
29. Foss A, Lerut JP. Liver transplantation for metastatic liver malignancies. Curr Opin Organ Transplant. 2014;19(3):235-44.
30. Dueland S, Guren TK, Hagness M, Glimelius B, Line PD, Pfeiffer P, et al. Chemotherapy or liver transplantation for nonresectable liver metastases from colorectal cancer? Ann Surg. 2015;261(5):956-60.
31. Hagness M, Foss A, Line PD, Scholz T, Jorgensen PF, Fosby B, et al. Liver transplantation for nonresectable liver metastases from colorectal cancer. Ann Surg. 2013;257(5):800-6.
32. Andersen MH, Dueland S, Hagness M, Vidnes T, Finstad ED, Wahl AK, et al. Quality of life following liver transplantation in patients with liver metastases from colorectal carcinoma. Scand J Caring Sci. 2012;26(4):713-9.
33. Foss A, Adam R, Dueland S. Liver transplantation for colorectal liver metastases: revisiting the concept. Transpl Int. 2010;23(7):679-85.
34. Best JH, Veenstra DL, Geppert J. Trends in expenditures for Medicare liver transplant recipients. Liver Transpl. 2001;7(10):858-62.
35. Bismuth H, Samuel D, Castaing D, Adam R, Saliba F, Johann M, et al. Orthotopic liver transplantation in fulminant and subfulminant hepatitis. The Paul Brousse experience. Ann Surg. 1995;222(2):109-19.
36. Markmann JF, Markowitz JS, Yersiz H, Morrisey M, Farmer DG, Farmer DA, et al. Long-term survival after retransplantation of the liver. Ann Surg. 1997;226(4):408-18; discussion 18-20.
37. Leitão RMC, Figueira ER, Bittencourt PL, Costa ACL, Massarollo PC, Mies S, et al. Terminal hepatic venule endothelialitis – an histopathological marker of steroid-resistant rejection - study of 165 Brazilian patients. Hepatology. 1998;28(4):1.

38. Choudhary NS, Saigal S, Bansal RK, Saraf N, Gautam D, Soin AS. Acute and Chronic Rejection After Liver Transplantation: What A Clinician Needs to Know. Journal of clinical and experimental hepatology. 2017;7(4):358-66.
39. Koo J, Wang HL. Acute, Chronic, and Humoral Rejection: Pathologic Features Under Current Immunosuppressive Regimes. Surg Pathol Clin. 2018;11(2):431-52.
40. Fernandez-Yunquera A, Ripoll C, Banares R, Puerto M, Rincon D, Yepes I, et al. Everolimus immunosuppression reduces the serum expression of fibrosis markers in liver transplant recipients. World J Transplant. 2014;4(2):133-40.
41. Tanaka K, Lake J, Villamil F, Levy G, Marotta P, Mies S, et al. Comparison of cyclosporine microemulsion and tacrolimus in 39 recipients of living donor liver transplantation. Liver Transpl. 2005;11(11):1395-402.
42. Cholongitas E, Mamou C, Rodriguez-Castro KI, Burra P. Mammalian target of rapamycin inhibitors are associated with lower rates of hepatocellular carcinoma recurrence after liver transplantation: a systematic review. Transpl Int. 2014;27(10):1039-49.
43. Saliba F, De Simone P, Nevens F, De Carlis L, Metselaar HJ, Beckebaum S, et al. Renal function at two years in liver transplant patients receiving everolimus: results of a randomized, multicenter study. Am J Transplant. 2013;13(7):1734-45.
44. ABTO ABdTdÓ-. Dimensionamento dos Transplantes no Brasil e em cada estado. RBT - Registro Brasileiro de Transplantes. 2020;XXVI(4).
45. Polson J, Lee WM, American Association for the Study of Liver D. AASLD position paper: the management of acute liver failure. Hepatology. 2005;41(5):1179-97.
46. Trotter JF. Adult-to-adult Right Hepatic Lobe Living Donor Liver Transplantation. Current treatment options in gastroenterology. 2002;5(6):491-501.
47. Llado L, Baliellas C, Casasnovas C, Ferrer I, Fabregat J, Ramos E, et al. Risk of transmission of systemic transthyretin amyloidosis after domino liver transplantation. Liver Transpl. 2010;16(12):1386-92.
48. Vollmar J, Schmid JC, Hoppe-Lotichius M, Barreiros AP, Azizi M, Emrich T, et al. Progression of transthyretin (TTR) amyloidosis in donors and recipients after domino liver transplantation-a prospective single-center cohort study. Transpl Int. 2018;31(11):1207-15.
49. Raia S, Nery JR, Mies S. Liver transplantation from live donors. Lancet. 1989;2(8661):497.
50. Pokorny H, Gruenberger T, Soliman T, Rockenschaub S, Langle F, Steininger R. Organ survival after primary dysfunction of liver grafts in clinical orthotopic liver transplantation. Transpl Int. 2000;13 Suppl 1:S154-7.
51. Bittencourt PL, Couto CA, Farias AQ, Marchiori P, Bosco Massarollo PC, Mies S. Results of liver transplantation for familial amyloid polyneuropathy type I in Brazil. Liver Transpl. 2002;8(1):34-9.
52. Salviano MEM, Lima AS, Tonelli IS, Correa HP, Chianca TCM. Primary liver graft dysfunction and non-function: integrative literature review. Revista do Colegio Brasileiro de Cirurgioes. 2019;46(1):e2039.
53. Yang Y, Zhao JC, Yan LN, Ma YK, Huang B, Yuan D, et al. Risk factors associated with early and late HAT after adult liver transplantation. World J Gastroenterol. 2014;20(30):10545-52.
54. Bade SA, Bayley GJ, Coren RA, Emmett JA, Fawcett J, Kane AJ, et al. Microsurgical hepatic artery reconstruction in paediatric liver transplantation. Hepatogastroenterology. 2009;56(94-95):1414-6.
55. Pastacaldi S, Teixeira R, Montalto P, Rolles K, Burroughs AK. Hepatic artery thrombosis after orthotopic liver transplantation: a review of nonsurgical causes. Liver Transpl. 2001;7(2):75-81.
56. McKusick MA. Cholangiographic findings in bile duct ischemia after liver transplantation. Liver Transpl. 2001;7(4):374-5.
57. Lima AS, Pereira BB, Jungmann S, Machado CJ, Correia M. Risk factors for post-liver transplant biliary complications in the absence of arterial complications. Arquivos brasileiros de cirurgia digestiva: ABCD = Brazilian archives of digestive surgery. 2020;33(3):e1541.
58. Honore P, Detry O, Hamoir E, Defechereux T, Detroz B, Meurisse M, et al. Right hepatic lobectomy as a liver graft-saving procedure. Liver Transpl. 2001;7(3):269-73.

36 Transplante de Pâncreas

José Marcus Raso Eulálio
José Eduardo Ferreira Manso
Juan Miguel Renteria

Introdução

O transplante vascularizado de pâncreas é o único tratamento que estabelece a normalização da glicemia e dos níveis séricos de hemoglobina glicosilada em pacientes diabéticos tipo 1. O primeiro transplante de pâncreas vascularizado foi realizado para tratar um paciente diabético tipo 1 em dezembro de 1966, por William Kelly e Richard Lillehei.[1] No Brasil, Edison Teixeira[2] realizou o primeiro transplante de pâncreas segmentar isolado em 1968. Até a década de 1980, os transplantes de pâncreas ficaram restritos a poucos centros dos Estados Unidos e da Europa. A introdução dos imunossupressores tacrolimo e micofenolato mofetila, a partir de 1994, propiciou a melhora significativa dos resultados e a consequente realização de transplantes em escala crescente em vários países.[3]

O Transplante de Pâncreas (TP) é indicado na imensa maioria dos casos para pacientes diabéticos do tipo 1. A sua principal modalidade é o transplante duplo pâncreas-rim (TDPR), embora haja também as modalidades: pâncreas após transplante renal (doadores diferentes) e transplante único de pâncreas.

No Brasil, estima-se que haja cerca de 12 milhões de diabéticos,[4] sendo ao menos 600 mil do tipo 1. Já em relação à hemodiálise, existem cerca de 133 mil pacientes, sendo 25% de diabéticos e, em torno de metade destes, do tipo 1 (15 a 20 mil pacientes).[5]

Estado atual do transplante pancreático

Até dezembro de 2017, o Registro Internacional de Transplante de Pâncreas e Rim-Pâncreas havia reportado mais de 56 mil transplantes pancreáticos em todo o mundo. Mais de 32 mil nos Estados Unidos, com 80% de transplantes duplos pâncreas-rim, 15% de transplantes de pâncreas após rim e 5% de transplantes de rim isolado (ver Gráfico 36.1).[6]

Já em 2018, Strata et. al.[6] sinterizaram o transplante pancreático pela regra dos 90. Em todo o mundo, 90%:

- São transplantes duplos pâncreas-rim.
- São de doadores convencionais (jovens e com baixo índice de massa corporal [IMC] < 30 kg/m^2).
- São realizados com drenagem entérica.
- Têm drenagem venosa sistêmica.
- São controlados com indução de anticorpos.
- Recebem terapia de manutenção inicial com tacrolimus ou micofenolato.
- Os receptores são caucasianos.
- Têm diabetes tipo 1.
- Os receptores têm um IMC < 30 kg/m^2.
- Têm um nível de anticorpo reativo de painel ≤ 20%.
- A taxa de sobrevivência do enxerto em 1 ano para transplantes duplo pâncreas-rim é de 90%;
- As taxas de sobrevivência em 5 anos do paciente são 90% em todas as três categorias de destinatários.

No outro extremo do espectro, existe a "regra dos 30", em que 30% dos pacientes:

- Têm ≥ 50 anos de idade;
- São submetidos a relaparotomia;
- Experimentam rejeição aguda
- Suas biópsias de órgãos duplos são discordantes;
- Desenvolvem anticorpos específicos do doador
- Permanecem livres de esteroides a longo prazo.

Além disso, em relação aos centros, 30% deles:

- Realizam Transplante de Pâncreas Isolado;
- Realizaram mais transplantes na era mais recente [2010-2014] em comparação com a era anterior [2005-2009]

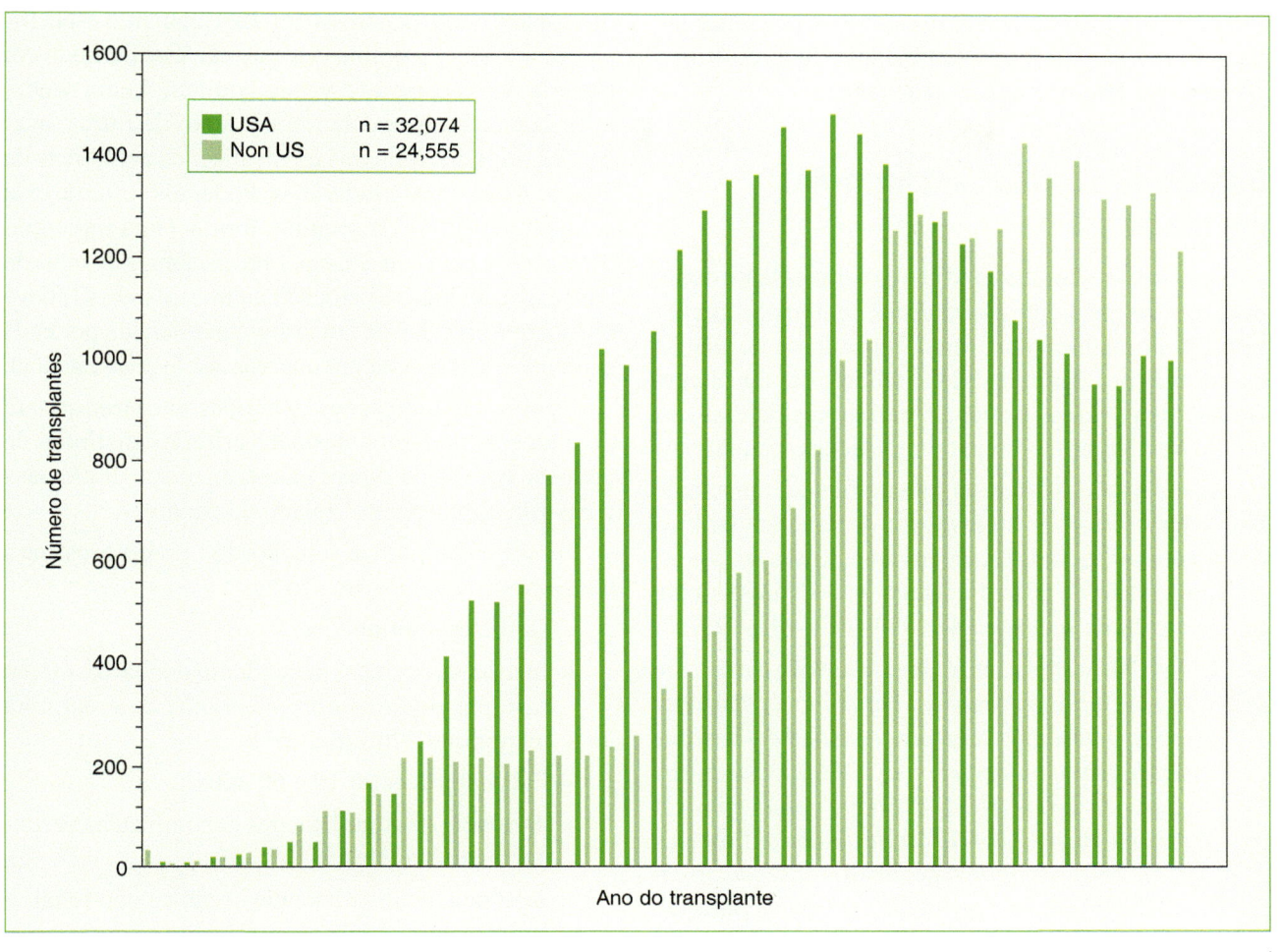

GRÁFICO 36.1 – *Número total de transplantes de pâncreas realizados nos Estados Unidos e fora entre 1966 e 2017, conforme relatado pelo Registro Internacional de Transplante de Pancreas (IPTR).[6]*

- São centros de volume muito baixo [≤ 10 transplantes de pâncreas em 5 anos;
- 30% dos transplantes duplos pâncreas-rim nos Estados Unidos são realizados por 12 centros de grande volume.

E, para concluir, uma redução geral de 30% no total de transplantes de pâncreas realizados anualmente nos Estados Unidos ocorreu na década de 2005 a 2015.[6]

A melhora dos resultados foi possível devido ao avanço nos passos cruciais de preservação orgânica, seleção de doadores e receptores, técnica cirúrgica, imunossupressão e estrutura hospitalar. O melhor controle do diabetes tipo I levou a uma tendência de diminuição no número de transplantes pancreáticos como um todo. O incremento recente no número de candidatos a transplante pancreático se deve ao reconhecimento de resultados favoráveis em pacientes portadores de diabetes tipo II adequadamente selecionados.

O Registro Brasileiro de Transplantes[7] indica que, entre 1997 e março de 2020, foram realizados 3.119 transplantes de pâncreas no Brasil, a imensa maioria de duplos pâncreas-rim. De janeiro a junho de 2020, a média de cirurgias caiu acentuadamente em todo o mundo devido à pandemia de COVID 19. Nesse período foram realizados no Brasil 62 transplantes pancreáticos por 12 equipes ativas em oito estados da federação. Vale ressaltar que os estados que possuem mais de um estabelecimento credenciado frequentemente utilizam uma mesma equipe. Dessa forma, no momento em que se escreve este capítulo, o Brasil tem menos de dez equipes transplantadoras de pâncreas (Tabela 36.1).

Tabela 36.1
Estados da Federação que possuem Centros de Transplante Pancreático

Estados	TDPR	TIP
São Paulo	3	4
Minas Gerais	2	—
Ceará	2	—
Rio de Janeiro	1	—
Rio Grande do Sul	1	—
Paraná	1	2
Santa Catarina	1	—
Pernambuco	1	—

TDPR – Transplante Duplo Pâncreas-Rim; TIP – Transplante Isolado de Pâncreas.
Fonte: *Registro Brasileiro de Transplantes, Ano XXVI, no 2: https://site.abto.org.br/publicacao/ano-xxvi-no-2/*

Em junho de 2020, o Brasil possuía 349 pacientes em lista de espera para transplante duplo pâncreas-rim e 14 para transplante isolado de pâncreas.[7]

Indicações e rotina para inclusão em fila de espera

Genericamente, são candidatos a transplante duplo pâncreas-rim pacientes portadores de diabetes melito tipo I com insuficiência renal dependente de diálise ou em fase pré-dialítica. São candidatos a transplante isolado de pâncreas pacientes portadores de diabetes melito tipo I hiperlábil sem complicações secundárias.

As indicações para inscrição na fila de transplante Duplo Pâncreas-Rim e transplante de Pâncreas Isolado no Brasil são reguladas respectivamente nos artigos 74 e 82 da portaria de consolidação nº 4, do Ministério da Saúde, de 28 de setembro de 2017 (PC4-MS-2017).[8]

> *Art. 74. Serão aceitos, para inscrição em lista de espera para transplante conjugado de rim-pâncreas, potenciais receptores com diabete mellitus (DM) insulino-dependentes (DM tipo I e outros casos de LADA (LADALatente Adult Diabete Autoimunne) e MODY (Maturity-Onset Diabetes of the Young), com insuficiência renal crônica em diálise ou em fase pré-dialítica, com depuração de creatinina menor que 20 mL/min/m².*
>
> *Art. 82. Serão aceitos para inscrição em lista de espera para transplante isolado de pâncreas, pacientes com diabetes mellitus tipo I, insulino-dependente, com depuração de creatinina maior que 60mL/min/m² que preencham os critérios isolados ou associados deste Regulamento.*
>
> *§ 1º O pâncreas poderá ser implantado isoladamente ou em cirurgia simultânea para transplante de rim, devendo que neste último caso, a depuração de creatinina endógena ser igual ou menor a 20 mL/min/m².*
>
> *§ 2º Poderá ser realizado em potenciais receptores com diabete mellitus tipo I, insulino-dependente, já submetidos a transplante renal, com função do enxerto renal estável, mas com progressão do diabetes."*

No artigo 82 acima reproduzido abre-se a possibilidade de implantação isolada do pâncreas, ou conjugada com o transplante renal, podendo ainda ser simultânea ou sequencial. Caracterizam-se assim as modalidades de: (1) transplante duplo pâncreas-rim; (2) transplante isolado de pâncreas e (3) transplante de pâncreas após rim. Porém, não são detalhadas as indicações precisas para transplante isolado, nem as limitações para transplante duplo pâncreas-rim. Esse conjunto específico de indicações e limitações, que não está definido em portaria, varia entre as diversas equipes. Assim sendo, é fundamental que exista um conjunto de filtros, avaliações multidisciplinares e reavaliações periódicas da indicação para cada indivíduo. Podemos resumir esse conjunto de filtros da seguinte forma: (1) a indicação deve ser feita em consenso por profissionais de mais de uma especialidade relacionada ao transplante; (2) deve obedecer a critérios de uma rotina publicitada por cada equipe; (3) deve passar por uma câmara técnica estadual.

Dentro das indicações genéricas para transplante de pâncreas podemos destacar critérios distintos de inclusão em fila de espera para transplante duplo pâncreas-rim e transplante isolado de pâncreas.

Os critérios para a seleção dos receptores para transplante pâncreas-rim são:[8]

- Diabetes mellitus tipo 1.
- Insuficiência renal dependente de diálise ou em fase pré-dialítica com clearance de creatinina menor que 20ml/min/m².
- Faixa etária entre 18 e 60 anos.
- Ausência de complicações generalizadas secundárias ao diabetes.
- Ausência de insuficiência orgânica não renal.
- Ausência de doença maligna ou critério de cura.
- Ausência de contraindicação à imunossupressão.
- Estabilidade emocional e social (para entender os riscos e benefícios da cirurgia e da necessidade da imunossupressão e de seus efeitos colaterais).

Alguns pacientes muito bem selecionados, portadores de diabetes do tipo 2, principalmente aqueles que tenham indicação de transplante renal, poderão receber o enxerto pancreático, se:

- Não forem obesos.
- Fazem uso de insulina ao menos por 3 anos.
- Recebem dose baixa de insulina (geralmente abaixo de 1 UI/kg).
- Têm peptídeo C < 10 ng/mL.
- Têm diabetes hiperlábil.

Os critérios para a seleção dos receptores para transplante isolado de pâncreas são:[8]

- Diabetes hiperlábil para transplante de pâncreas sem previsão de transplante renal.
- Faixa etária entre 18 e 60 anos.
- Ausência de complicações generalizadas secundárias ao diabetes.
- Ausência de insuficiência orgânica.

- Ausência ou critério de cura para doença maligna.
- Ausência de contraindicação à imunossupressão.
- Estabilidade emocional e social (para entender os riscos e benefícios da cirurgia e da necessidade da imunossupressão e de seus efeitos colaterais).

Não existe consenso sobre a definição de diabetes hiperlábil, e isso gera alguma variabilidade e controvérsia entre especialistas,[9] mas em linhas gerais, o paciente com diabetes hiperlábil é aquele que, "pela frequência ou intensidade dos episódios de hipo ou hiperglicemia, se vê impedido de ter um ritmo de vida no qual possa desempenhar as atividades normais do cotidiano, independentemente da causa da hiperlabilidade".[10]

Entre os critérios de inclusão dos dois grupos, varia a faixa etária limite dentro da rotina das diferentes equipes, sendo melhores os resultados em pacientes de até 45 anos. Todo paciente diabético tipo I com transplante renal pode ser candidato ao transplante de pâncreas, uma vez que a imunossupressão do transplante renal dificulta o controle do diabetes, e o próprio diabetes põe em risco a médio e longo prazo a viabilidade do enxerto renal. Nesses pacientes, o rim transplantado recebe as consequências do uso prolongado de imunossupressores inibidores de calcineurina e da tendência de recidiva da nefropatia diabética caso não seja realizado o transplante pancreático.

No período pré-operatório, a seleção é feita com a realização de exames habituais para cirurgias de grande porte concomitante à busca do melhor controle glicêmico possível. Pacientes com complicações secundárias severas não devem ser incluídos em lista para transplante devido ao alto índice de insucesso.

Os critérios de exclusão são:[8]

- Comprometimento da função cardíaca (infarto agudo do miocárdio recente, angina com obstrução coronariana intratável e ecocardiograma com fração de ejeção < 50%).
- Instabilidade emocional e social (distúrbio psiquiátrico, dependência de álcool ou drogas ilícitas e falta de motivação).
- Presença de infecção ativa ou sepse (infecção de parede/peritonite).
- Presença de tumor maligno.
- Obesidade com índice de massa corporal superior a 30kg/m².
- Achados de doença irreversível ou grave (coração, pulmão e fígado).
- Sorologia positiva para o vírus da imunodeficiência adquirida.
- Prova cruzada positiva (células T).
- Diabetes tipo 2 na imensa maioria dos casos (ver exceções anteriores).

Equipe necessária e funções

No Brasil, segundo a PC4-MS-2017, a equipe mínima de transplante duplo pâncreas rim deve ser composta por sete membros:[8]

a. Coordenador, médico especialista em uma das áreas obrigatórias listadas nos itens "b" a "f".

b. Dois nefrologistas, com residência ou título de especialista com experiência comprovada de seis meses em serviço de transplante renal em hospital de ensino ou de excelência.

c. Dois urologistas, com residência ou título de especialista, com treinamento formal de ensino ou de excelência.

d. Um cirurgião geral com residência ou título de especialista, com treinamento formal de duração mínima de doze meses em serviço de transplante de pâncreas em hospital de ensino ou de excelência.

e. Um endocrinologista, com residência ou título de especialista.

f. Um anestesista com residência ou título de especialista com treinamento de três meses, em transplantes de órgãos abdominais.

As responsabilidades são permanentes e, para o credenciamento, cada membro deve se comprometer por escrito em relação à sua (1) disponibilidade integral, (2) capacidade para realizar tanto captação quanto implante dos órgãos e (3) geração de relatórios sobre órgãos captados, órgãos recusados, procedimentos assistenciais e sobrevida de pacientes e enxertos. As declarações obrigatórias que deverão constar do pedido de credenciamento são:

a. Declaração de disponibilidade para realizar os procedimentos em tempo integral de todos os membros da equipe.

b. Declaração de capacidade da equipe de realizar, de modo concomitante, os procedimentos de retirada e transplante do órgão.

c. Relatório da produção e do acompanhamento dos transplantes com doadores vivos e falecidos realizados durante o período da autorização, apresentando resultados de sobrevida de pacientes e enxertos aos primeiros 15 dias, 3º, 6º, 12º, 36º e 60º meses, nos casos em que se aplique.

d. Relatório dos órgãos e tecidos recusados para transplante e das razões de recusa, durante o último período de vigência da autorização.
e. Cópias dos procedimentos operacionais e assistenciais atualizadas.

Diferentemente do transplante duplo, em que a equipe mínima deve ter sete especialistas, a equipe básica para transplante de pâncreas isolado deve ter no mínimo cinco membros especialistas: cirurgião geral (1), urologista (1), nefrologista (1), endocrinologista (1), anestesista (1). As responsabilidades e disponibilidade são semelhantes àquelas listadas para o transplante duplo.

Captação pancreática – indicações, técnica e complicações

Indicações de captação pancreática

As indicações para captação de órgãos para transplante de pâncreas são reguladas nos artigos 72, 79 e 80 da PC4-MS-2017.[8]

Art. 72. *Serão aceitos, como doadores falecidos para transplante de rim-pâncreas para os potenciais receptores que integrem o CTU, aqueles com idade entre 18 (dezoito) e 45 (quarenta e cinco) anos e índice de massa corpórea (IMC) < 30 kg/m² sem antecedentes pessoais de diabete mellitus.*

Art. 79. *Serão aceitos para transplante de pâncreas doadores de órgão com idade maior de 7 (sete) dias e menor que ou igual a cinquenta anos, com índice de massa corpórea menor que ou igual a 30 kg/m², sem antecedentes próprios de diabetes.*

Art. 80. *São critérios de seleção para transplante de pâncreas isolado de doador falecido ou pâncreas de doador falecido combinado com rim de doador vivo, para potenciais receptores:*

I – *doadores com até dezoito anos incompletos: os órgãos de doadores nesta faixa etária serão preferencialmente oferecidos para a modalidade de transplante isolado de pâncreas, ou para casos de transplante de pâncreas após rim, retransplante de pâncreas e transplante simultâneo de rim-pâncreas com doador vivo de rim.*

II – *doadores com idade entre dezoito e quarenta e cinco anos: os órgãos de doadores nesta faixa etária serão oferecidos para o transplante simultâneo de rim-pâncreas.*

III – *doadores com idade entre quarenta e cinco anos e cinquenta anos cuja causa mortis não seja cérebro-vascular: serão oferecidos para a modalidade de transplante isolado de pâncreas ou transplante de pâncreas após rim, retransplante de pâncreas e transplante simultâneo de rim-pâncreas com doador vivo de rim.*

IV – *os demais doadores falecidos, que não se aplicarem aos critérios acima descritos, poderão ser considerados para doação para os programas de pesquisa em uso de ilhotas pancreáticas, desde que aprovados pela CONEP, caso em que o pesquisador responsável deverá atestar o recebimento do órgão e seu destino, e aqueles considerados inválidos para extração de ilhotas deverão ser submetidos a exame anatomopatológico para descarte, cujo laudo deverá ser enviado à CNCDO.*

O documento completo possui extenso conjunto de normas regulatórias e está disponível no site oficial do Ministério da Saúde do Brasil.[8]

Embora a legislação brasileira permita a utilização de pâncreas de doadores de até 50 anos, existe tendência à conduta seletiva com doadores acima de 40 anos, devido a maior taxa de complicações pós-operatórias. A escassez de órgãos e a necessidade dos pacientes em fila aumentam a responsabilidade no aceite ou descarte de um possível doador.

Preservação pancreática

O pâncreas é altamente sensível à isquemia e à lesão de reperfusão. O próprio ato de perfundir uma solução de preservação e a forma de conservação, se não realizados com critério, podem gerar dano tecidual e edema, afetando sua microcirculação,[11] induzindo pancreatite e trombose do enxerto. Para termos uma ideia de como devemos ser seletivos no processo de aceitação do pâncreas, no Reino Unido, em 2019, mais pâncreas captados foram descartados (54%) do que transplantados.[12]

Devido à escassez de doadores ideais (jovens, doação após morte encefálica, estabilidade hemodinâmica), muitos centros na Europa e nos Estados Unidos aceitam doadores com critérios estendidos[13] (mais velhos, após parada circulatória),[14] com consequências na função pós-transplante e nos resultados. Nesse sentido devemos conhecer as limitações dos *métodos de preservação* e, em especial, as características das principais *soluções de preservação*.

Os métodos descritos incluem o (1) armazenamento refrigerado estático, a (2) máquina de perfusão hipotérmica e a (3) máquina de perfusão normotérmica. O armazenamento refrigerado estático é o método utilizado clinicamente no transplante de pâncreas. O método com máquina de perfusão hipotérmica é promissor, mas ainda utilizado apenas em ensaios pré-clínicos. A máquina de perfusão normotérmica não apresenta resultados compatíveis com as necessidades de preservação do pâncreas humano.[12]

O armazenamento refrigerado estático é o método de preservação utilizado com maior frequência no transplante de diferentes órgãos. Sua popularidade é devida à sua simplicidade, eficácia e baixo custo. No processo de captação, a solução de preservação "lava" os órgãos a serem captados, de forma que o sangue é completamente substituído pela solução, permitindo que a mesma entre em contato com a microcirculação e a intimidade dos tecidos. Imediatamente após a retirada, o órgão é acondicionado imerso na solução preservante, em recipiente estéril, à temperatura baixa e constante (4ºC). O acondicionamento tem toda uma técnica para garantir o resfriamento sem congelamento e evitar contaminação bacteriana. Para tal, são utilizados três sacos plásticos e um *container* com gelo nesta sequência: órgão + solução de preservação (embalagem primária) + embalagem com solução estéril (primeira secundária) + embalagem vazia (segunda secundária) + caixa térmica com gelo.

A preservação hipotérmica é baseada no princípio de que o resfriamento de um órgão reduz a taxa metabólica e a demanda por trifosfato de adenosina (ATP). O pâncreas é extremamente sensível à isquemia quente e fria, o que tem um impacto significativo na preservação.[15,16]

Os primeiros transplantes de pâncreas foram realizados com solução de Collins e Eurocollins. Mesmo com os maiores cuidados técnicos, uma taxa de trombose de até 25% foi observada imediatamente após o transplante nessa época.[17] Ficava claro que o processo de seleção e preservação era crucial e que a solução de preservação deveria ser aperfeiçoada.

Belzer e Southard, em 1986, desenvolveram a solução da Universidade de Wisconsin (UWS) no contexto do transplante de pâncreas. Para tal, contemplaram algumas das necessidades de preservação do pâncreas substituindo o cloreto pelo ácido lactobiônico, ânion de maior peso molecular, e adicionando um grande sacarídeo, a rafinose. A nova solução também continha o amido hidroxietil diafiltrado (HES, na sigla em inglês), e sua primeira aplicação bem-sucedida em experimentos foi publicada pelo grupo de transplante de pâncreas de Wisconsin por Wahlberg.[18]

Também foi demonstrado que o coloide HES na nova solução da Universidade de Wisconsin era particularmente importante para pâncreas, em especial em órgãos subótimos e com tempos de isquemia fria mais longos.[19] O uso clínico da Solução de Wisconsin resultou em melhora significativa nos resultados do transplante de pâncreas pela redução acentuada na incidência de pancreatite e trombose dos enxertos.[20]

Outras soluções estão disponíveis para a preservação pancreática (Tabela 36.2). As principais são: Celsior, HTK (histidina-triptofano-ketoglutarato) e IGL (Solução do Instituto Georges Lopez). As diferentes composições e concentrações conferem propriedades distintas que buscam vantagens ainda não comprovadas.[12] A solução de Celsior é bem semelhante à de Wisconsin, exceto pelo fato de que substitui o HES e a rafinose por manitol. Existem boas evidências de que os resultados com as soluções de Celsior e HTK para o pâncreas são semelhantes aos da de Wisconsin se o tempo de preservação não for superior a 10 horas.[21,22] Na solução IGL o HES é substituído por *polyethylene glycol*, um coloide com propriedades antioxidantes.

A UWS permanece nos dias atuais como a solução mais frequentemente usada para a preservação hipotérmica de órgãos abdominais.[23-25] Como característica marcante, ela possui composição de íons comparável àquela do meio intracelular: altas concentrações de potássio e baixas concentrações de sódio. Contém HES, rafinose e lactobinato, e tem uma alta viscosidade de 3.159 mm^2/s, o que resulta em redução do edema intracelular e intersticial.

Tabela 36.2
Soluções utilizadas para preservação pancreática. Diferenças de composição

	UW	Celsior	HTK	IGL 1
pH	7,4	7,3	7,2	7,4
Osmolarity (mOsm/L)	320	320	310	320
Viscosity (cp)	5,70	1,15	1,8	1,28
Na$^+$ (mmol/L)	30	100	15	120
K$^+$ (mmol/L)	125	15	10	30
Mg^{2+} (mmol/L)	5	13	4	5
Histidine (mmol/L)	–	30	198	–
Tryptophan (mmol/L)	–	–	2	–
Lactobionic acid (mmol/L)	100	80	–	100
Glutathione (mmoL)	3	3	–	3
Raffinose pentahydrate (mmoL)	30	–	–	30
PEG 35 (g/L)	–	–	–	1
HES (g/L)	50	–	–	–

UW: solução da Universidade de Wisconsin; HTK: solução histidina-triptofano-ketoglutarato; IGL: solução do Instituto Georges Lopez; PEG: polietileno glicol; HES: amido hidroxietil.
Fonte: Branchereau J, Hunter J, Friend P, Ploeg R. Pancreas preservation: clinical practice and future developments. Curr Opin Organ Transplant. 2020 Aug;25(4):329-335. doi: 10.1097/MOT.0000000000000784. PMID: 32618717.

Em resumo, a solução da Universidade de Wisconsin é a solução de preservação padrão ouro para o transplante de pâncreas, e a que se associa aos melhores resultados.

As demais (Celsior, HTK, IGL) têm mostrado bons resultados quando utilizadas com tempo de preservação mais curto, preferencialmente um período máximo de 10 horas de isquemia fria.[12]

Técnica de captação pancreática

O pâncreas é um órgão que se deteriora rapidamente e sofre as consequências do processo de morte encefálica. Dessa forma, o cirurgião captador só saberá se o órgão é adequado no momento em que o mesmo for abordado durante a cirurgia de captação.[26]

O doador deverá ser mantido monitorizado, com reposição hidroeletrolítica generosa, em estabilidade hemodinâmica, com diurese satisfatória. Preconiza-se antibioticoprofilaxia com Cefalotina. Uma das dificuldades para o desenvolvimento do transplante de pâncreas em larga escala é a escassez de doadores que recebem os cuidados adequados para uma retirada segura. Após o diagnóstico de morte cerebral, é essencial a manutenção da estabilidade hemodinâmica até o momento da retirada. Em alguns hospitais, existem unidades especializadas para seleção e preparo do doador.

Para análise de compatibilidade é necessário o *cross-match* (métodos padrão, modificado e citometria de fluxo) a partir de linfonodos e/ou baço, associado a análises sanguíneas de rotina (semelhante ao transplante de rim).

A captação pancreática é realizada em centro cirúrgico com equipe multidisciplinar e equipamento semelhante ao utilizado na retirada de outros órgãos. A solução preferencial de preservação é a ViaSpan (Solução de Wisconsin). O pâncreas é retirado conjuntamente com o baço e com o duodeno após lavagem intravascular com dois litros de solução de preservação. Durante a captação multiorgânica, o pâncreas é retirado após o fígado e antes do rim, sendo acondicionado em recipiente hermético com temperatura constante de 4 graus C.

Devido a peculiaridades da vascularização pancreática, à frequente concomitância de captação hepática e ao consenso de que nos casos de enxertos compartilhados a captação hepática deve ser priorizada por ser um órgão vital, são também captados enxertos vasculares suplementares para posterior montagem dos enxertos arteriais e venoso do pâncreas.

O volume estimado de solução de preservação (ViaSpan® – Universidade de Wisconsin) para retirada e acondicionamento de rins e pâncreas é de 4 a 8 litros. Antes de o recipiente com os órgãos retirados ser lacrado, é colhido líquido adjacente aos órgãos para cultura e Gram. Procedimento semelhante é realizado após abertura do recipiente, imediatamente antes do transplante.

O tempo estimado para a tipagem HLA é de 6 horas. O paciente e a instituição deverão estar prontos para a cirurgia de transplante em período que varie entre 7 a 12 horas após a retirada dos órgãos. Devido à deterioração, nenhum transplante de pâncreas deve ser realizado após período de 24 horas de conservação.

Complicações da captação pancreática

A captação e a preservação orgânica são duas etapas críticas no transplante de pâncreas. Qualquer problema ou desatenção pode gerar consequências irreversíveis para a sobrevivência do enxerto e do paciente.[26]

Na seleção de receptores os principais critérios de risco são: idade acima de 55 anos, índice de massa corporal acima de 30%, nível de creatinina acima de 1,5, período de preservação acima de 20 horas, períodos prolongados de parada cardíaca e hipotensão, e doadores com aterosclerose como causa de morte encefálica, presença de ateriosclerose no tronco celíaco, trombofilia e história de parada cardíaca.[27, 28]

As complicações potenciais são numerosas, mas as mais comuns são: sangramento pós-operatório, trombose do enxerto, coleções e abscessos peripancreáticos, fístulas duodenais, pancreatite, formação de pseudocisto, síndrome compartimental e formação de aneurismas fúngicos a longo prazo.[29, 30]

Como os doadores de pâncreas geralmente também são doadores de fígado, é obrigatório compartilhar a vascularização[31,32,33] arterial e venosa. Como tal, há uma série de fatores específicos que determinam a viabilidade de um enxerto pancreático. Especial atenção deve ser dada para: anormalidades vasculares, especialmente da artéria hepática, edema ou infiltração de gordura no pâncreas, lesões durante a colheita, lesões na superfície do pâncreas e hematomas na superfície do órgão.[34,35]

Uma das anomalias vasculares mais perigosas é aquela em que a artéria hepática direita emerge da artéria mesentérica superior como um vaso dominante para o fígado (Figuras 36.1a e 36.1b). Essa anomalia deve ser detectada no início da operação de recuperação, pois lesão ou secção inadvertida dessa artéria compromete o uso de uma das artérias associadas e, frequentemente, de um dos enxertos.[34, 35]

Outra anomalia frequentemente encontrada é uma artéria pancreática dorsal saindo diretamente para o tronco celíaco ou logo antes da artéria esplênica (Figura 36.1b);

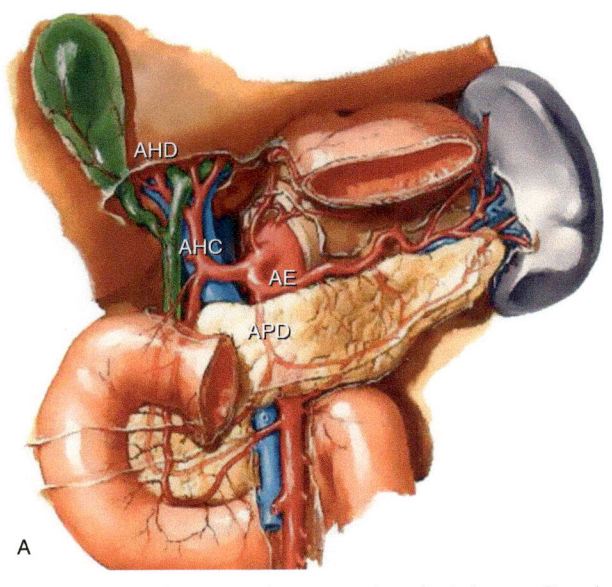 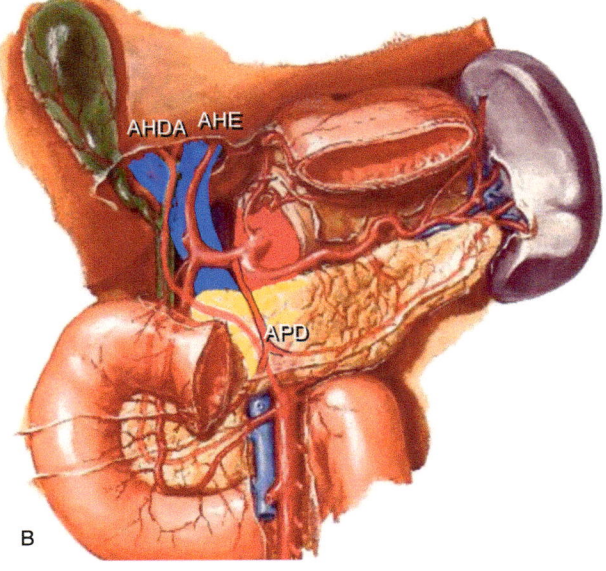

FIGURA 36.1 – A. Vascularização arterial típica mostrando ramificação do tronco celíaco e da artéria mesentérica superior para o pâncreas e para o fígado. A artéria hepática direita (AHD) se origina da artéria hepática comum (AHC); a artéria pancreática dorsal (APD) se origina da artéria esplênica (AE). **B.** Esquema unindo duas variações perigosas na vascularização comum entre fígado e pâncreas. A artéria hepática direita aberrante (AHDA) se origina da artéria mesentérica superior (AMS); a artéria hepática esquerda (AHE) se origina da artéria hepática comum; a artéria pancreática dorsal (APD) se origina próxima à ramificação do tronco celíaco. Fonte: Atlas Netter.

a lesão dessa artéria durante as manobras cirúrgicas resulta em trombose do enxerto.[26]

Do ponto de vista técnico, recomenda-se mobilizar o pâncreas sem tocar na glândula (o máximo possível), segurando-o pelo baço para evitar tração, hematomas e rompimento da cápsula.

As lesões mais críticas são aquelas que envolvem os vasos da glândula na cabeça do pâncreas e duodeno. É conveniente colocar alguns pontos que identifiquem a borda da artéria esplênica, pois ela pode retrair, e também identificar a borda de secção da veia porta, devido ao seu pequeno tamanho.

É importante verificar se a artéria pancreaticoduodenal inferior está localizada inteiramente no lado pancreático; isso é importante, em especial, durante a preparação do segmento duodenal do enxerto e durante a secção distal dos vasos mesentéricos.

A técnica de perfusão pode ser realizada com diferentes soluções de preservação. As características principais que as diferenciam podem ser resumidas em: intracelular – UW, extracelular – IGL, contendo manitol – Celsior, contendo histidina-triptofano-cetoglutarato HTK. A infusão é feita por meio de cânulas arteriais de baixa pressão (< 60 cm) para minimizar o edema.[31] Em geral, recomenda-se a realização da perfusão pela aorta, seccionando a veia porta acima do pâncreas após a perfusão do primeiro litro de solução, de modo a facilitar a drenagem do pâncreas e evitar edema.[36,37,38,39]

A fim de manter a perfusão arterial e venosa para o fígado, a veia porta proximal ao fígado pode ser canulada e a perfusão continuada. A perfusão arterial também deve ser mantida para manter a perfusão do fígado e dos rins. Um máximo de 4 L de solução de perfusão é recomendado para um doador de 70 kg.[32]

A integração das diferentes equipes é fundamental. Há boas evidências de que o fígado e o pâncreas funcionam melhor quando recuperados em bloco e separados na bancada.[32]

Na cirurgia de bancada, a integridade da glândula e de seus vasos deve ser verificada. Além de confirmar que a cápsula está intacta, o cirurgião deverá infundir solução de preservação em baixa pressão através das extremidades cortadas das artérias esplênica e mesentérica superior, para verificar se o efluente flui adequadamente através da extremidade da veia portal do enxerto. Ele também pode ser deixado sem ligadura do coto da artéria gastroduodenal para verificar a permeabilidade da árvore arterial naquele nível. A drenagem venosa do pâncreas é composta por vasos que se conectam à veia esplênica e à veia mesentérica superior, dando lugar à veia porta. Se a perfusão não for satisfatória ou o efluente portal permanecer sanguinolento com pequenos coágulos, a perfusão é considerada inadequada e apresenta risco de trombose venosa do enxerto.[40] A utilização desses princípios técnicos evita uma série de complicações precoces e é um dos principais fatores para a obtenção de bons resultados.

Implante pancreático

Técnicas

No transplante pancreático, a cirurgia de implante é um procedimento de grande porte, frequentemente associado ao transplante renal, e se constitui em dois ou três procedimentos distintos: (1) revisão e preparo vascular do enxerto pancreático; (2) o implante do enxerto pancreático; (3) o implante do enxerto renal, quando for o caso. A composição da equipe, o material necessário e as estimativas aproximadas de tempo estão resumidos no Quadro 36.1.

Antes da implantação, o pâncreas deverá ser revisto quanto à sua preservação e, em mesa cirúrgica separada, os pedículos vasculares serão preparados. Os pedículos arteriais correspondentes às artérias esplênica e mesentérica superior são unidos por um enxerto arterial em "Y" captado da artéria ilíaca do doador (Figura 36.2), e a veia porta é alongada pela anastomose de um enxerto venoso captado da veia ilíaca do doador. Esses enxertos são captados e acondicionados juntamente com o pâncreas por ocasião da captação multiorgânica.

Os enxertos são colhidos do mesmo doador, logo após a retirada do pâncreas, e acondicionados

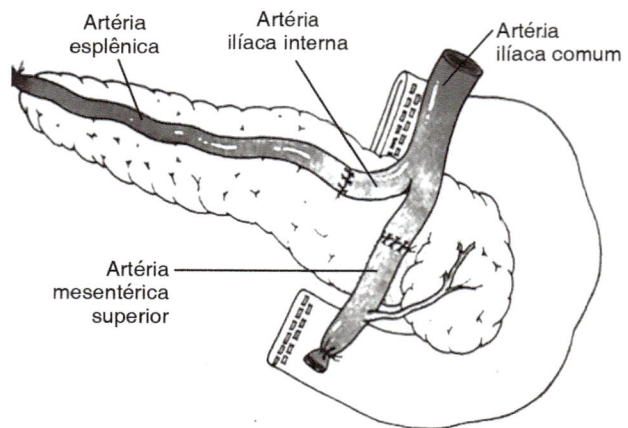

FIGURA 36.2 – *Pedículo arterial do enxerto pancreático. As artérias mesentérica superior e esplênica são unidas por um enxerto em "Y". arquivo do autor.*

conjuntamente com o referido pâncreas. É utilizado como enxerto arterial um segmento em "Y" da artéria ilíaca do doador, e como enxerto venoso, um segmento da veia ilíaca do doador.

Existem inúmeras variantes técnicas sendo utilizadas com êxito, no transplante de pâncreas. Essas variantes podem ser divididas segundo a escolha (1) da reconstrução duodenal e (2) da reconstrução venosa. A Figura 36.3, além da montagem dos enxertos vasculares, exemplifica a técnica de reconstrução venosa portal.

A reconstrução duodenal pode ser feita de duas formas principais: (1) com a bexiga ou (2) com o intestino delgado, no caso, o jejuno. Outras possibilidades descritas recentemente serão comentadas adiante.

Quadro 36.1
Resumo dos materiais utilizados na cirurgia de implante pancreático e renopancreático

Equipe cirúrgica
- Cirurgião + 3 auxiliares + 2 instrumentadores
- 2 anestesistas
- 3 circulantes (1 enfermeiro formado)

Caixas cirúrgicas
Material para cirurgia gastrointestinal e vascular a ser escolhido e separado em caixas específicas pela equipe cirúrgica.

Material descartável
- Grampeador linear cortante de 75 mm com três recargas
- Liga Sure e bisturí elétrico
- Dois aspiradores de cavidade
- Roupas cirúrgicas e campos cirúrgicos descartáveis

Fios cirúrgicos
- Anastomoses vasculares – prolene 4-0, 5-0, 6-0, 7-0
- Ligaduras e suturas – algodão 2-0, 3-0, 4-0 e 5-0 sutupak; vicryl 4-0, 5-0, 6-0 sertix agulha cilíndrica
- Parede abdominal – prolene 0 agulha cilíndrica; caprofil 2-0 e 3-0 agulha cilíndrica; mononylon 4-0 agulha cortante

Tempo médio previsto para cada ato cirúrgico
- Revisão e preparo do pâncreas – 30 a 60 minutos
- Transplante de pâncreas – 2,0 a 3,0 horas
- Transplante de rim quando for transplante duplo – 1,0 a 2,0 horas

Revisão e preparo do pâncreas
Equipe: cirurgião, 1 auxiliar e instrumentador.

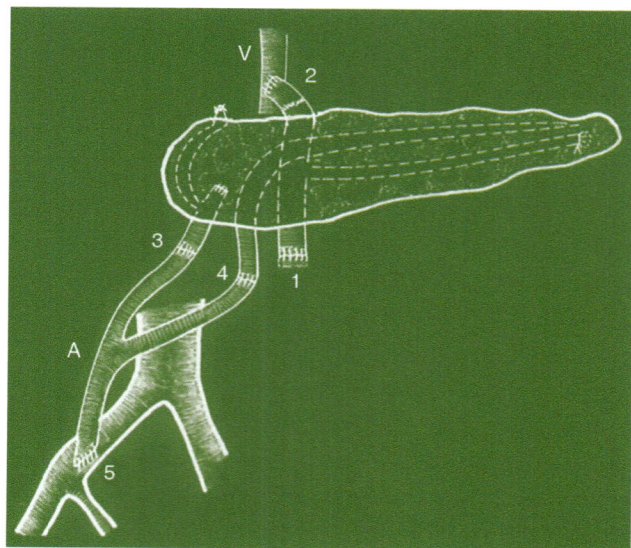

FIGURA 36.3 – *Esquema de montagem vascular realizada em bancada antes do implante pancreático: a veia mesentérica superior (1) está ligada e a veia porta do doador é alongada com uma anastomose com um enxerto de veia ilíaca (2); a artéria mesentérica superior (3) e a artéria esplênica (4) do doador são anastomosadas a um enxerto arterial em "Y" (A) captado da artéria ilíaca do doador. Esquema de implante vascular: a extremidade venosa alongada (2) é anastomosada na veia mesentérica do receptor (V); a extremidade do enxerto arterial unificado (A) será anastomosada na artéria ilíaca do receptor (5). Fonte: arquivo do autor.*

A reconstrução com a bexiga é feita por anastomose lateral do duodeno no fundo da bexiga, de forma que o pâncreas fica em posição vertical com a cabeça na pelve e a cauda no abdome (Figura 36.4). A principal vantagem dessa técnica é a possibilidade de se diagnosticar rejeição do enxerto duodeno-pancreático pela análise do conteúdo urinário, que será, nesses pacientes, um misto de urina e secreção pancreática. A diminuição da amilase urinária é o padrão utilizado. Por esse motivo essa técnica tem sido ainda preferida por centros que realizam transplante isolado. Porém, a intensa alcalinização da urina se associa a longo prazo a complicações como cistite, hemorragia e infecção. Dessa forma, no transplante duplo em que o rim pode auxiliar o diagnóstico de rejeição, se prefere a reconstrução entérica do duodeno transplantado para o jejuno. Devido às complicações urinárias e à melhoria da imunossupressão, várias equipes realizam hoje o transplante isolado com anastomose intestinal do duodeno.[41]

No transplante duplo pâncreas-rim, o rim e, no caso, a creatinina urinária e a biópsia renal são os parâmetros utilizados para diagnóstico e tratamento da rejeição de ambos os órgãos.

A reconstrução com o intestino pode ser feita por anastomose jejunal ou ileal. O mais frequente é a utilização de alça jejunal. Pode ser feita por anastomose latero-lateral, ou por anastomose término-terminal em alça exclusa de um Y de Roux (Figura 36.5). Pelo fato de Y de Roux isolar a anastomose do duodeno enxertado do trânsito de alimentos, essa modalidade ganhou popularidade. As desvantagens do Y de Roux são a necessidade de duas suturas intestinais e a maior tendência a hérnias internas. A desvantagem da anastomose latero-lateral é a possibilidade de fístula associada ao trânsito intestinal por rejeição. A melhora dos resultados associados aos modernos protocolos de seleção, preservação e imunossupressão levou a maioria das equipes a preferir a técnica mais simples com anastomose latero-lateral.[41]

Na maior parte das vezes, acompanhando a literatura mundial, será realizado o transplante conjunto rim-pâncreas. Nesse caso, o primeiro órgão a ser implantado é o pâncreas. Este é implantado com anastomose arterial na artéria ilíaca comum direita, e a anastomose venosa, temos realizado, preferencialmente, na veia mesentérica superior (drenagem portal da secreção de insulina). O duodeno é anastomosado com o jejuno pela técnica de "Y" de ROUX (Figura 36.5). Variantes técnicas incluem anastomose venosa na veia ilíaca direita (drenagem sistêmica da secreção de insulina) (Figura 36.4).

O aspecto *in vivo* do enxerto com montagem vascular, o preparo para o implante e o aspecto das anastomoses arterial, venosa e duodenal estão exemplificados nas Figuras 36.6 a 36.10.

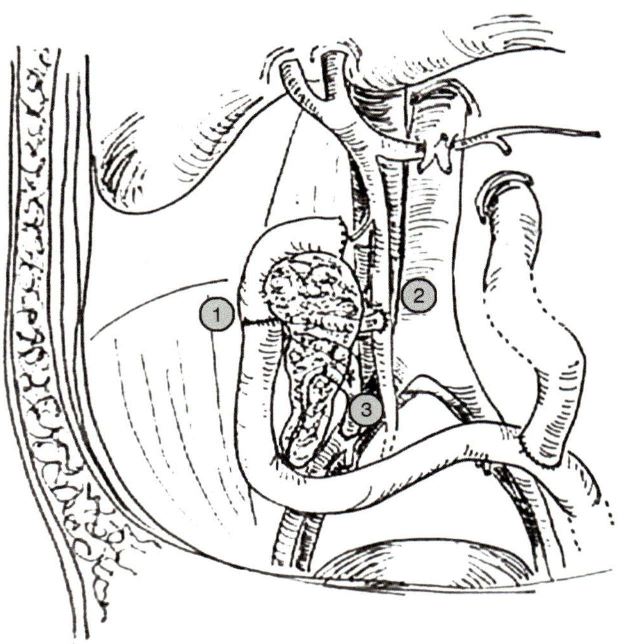

FIGURA 36.5 – *Transplante pancreático. Anastomose arterial na artéria ilíaca comum direita, anastomose venosa na veia mesentérica superior, duodenojejunostomia em "Y" de Roux. 1. Duodenojejunostomia. 2. Anastomose venosa portal. 3. Anastomose arterial. Fonte: Adaptado de Atlas de Técnicas de Transplante de Pâncreas.*

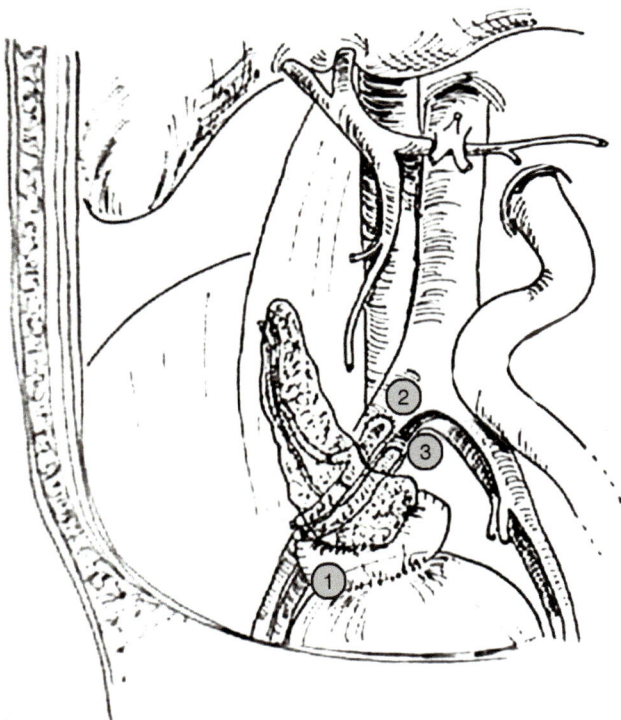

FIGURA 36.4 – *Transplante Pancreático. Anastomoses arterial e venosa nos vasos ilíacos. Anastomose duodenal na bexiga (cistoduodenostomia). 1. Cistoduodenostomia. 2. Anastomose arterial. 3. Anastomose venosa sistêmica. Fonte: adaptada de Atlas de Técnicas de Transplante de Pâncreas.*

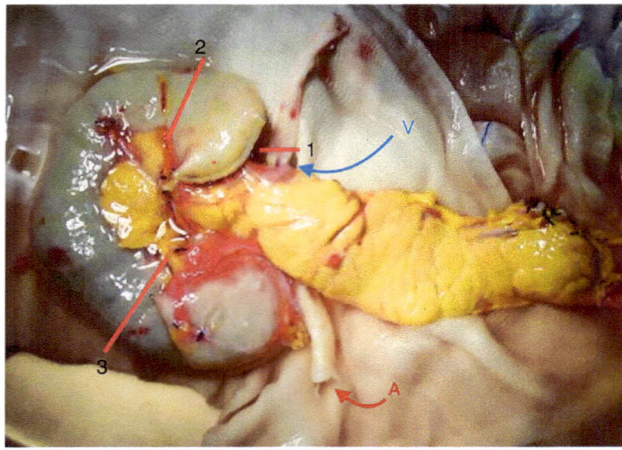

FIGURA 36.6 – Enxerto duodeno-pancreático com os pedículos vasculares arterial (A) e venoso (V) montados. A ponta da seta azul evidencia o limite da veia porta do doador que foi anastomosada com uma veia ilíaca do receptor. A linha vermelha no 1 marca o limite de secção da veia montada que está redundante. As linhas vermelhas no 2 e no 3 marcam os limites de secção e redução do duodeno do enxerto. Essa redução se associa a menor taxa de complicações. Fonte: arquivo do autor.

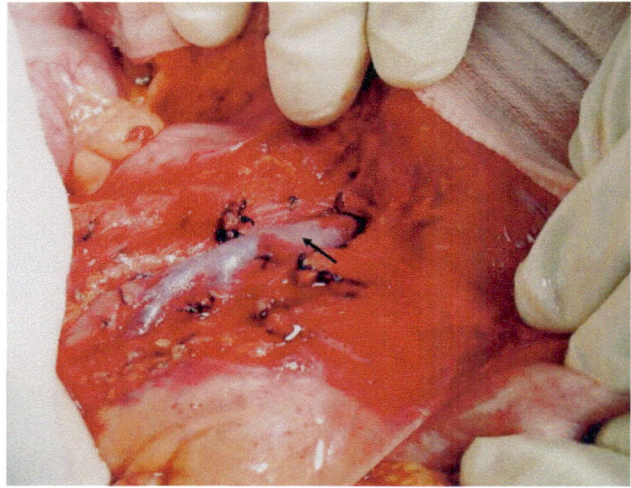

FIGURA 36.7 – Aspecto da veia mesentérica superior (→) dissecada na raiz do mesentério. Nesta veia será realizada a anastomose com a veia porta alongada do doador (derivação portal). Fonte: arquivo do autor.

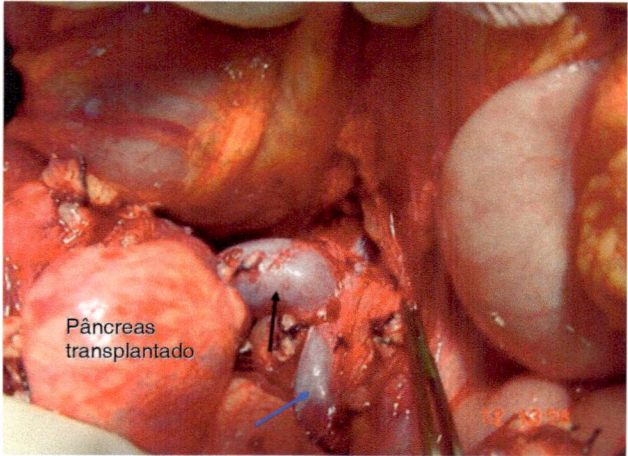

FIGURA 36.8 – Anastomose entre a veia porta do doador (→) e a veia mesentérica superior do receptor (→). Fonte: arquivo do autor.

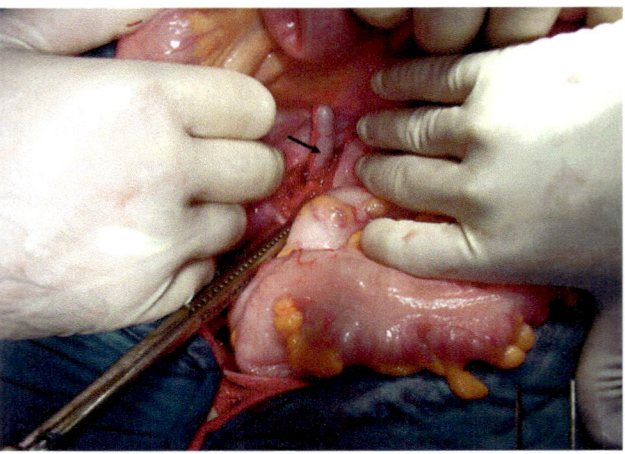

FIGURA 36.9 – Anastomose do pedículo arterial do enxerto pancreático (→) com a artéria ilíaca direita do receptor. Fonte: arquivo do autor.

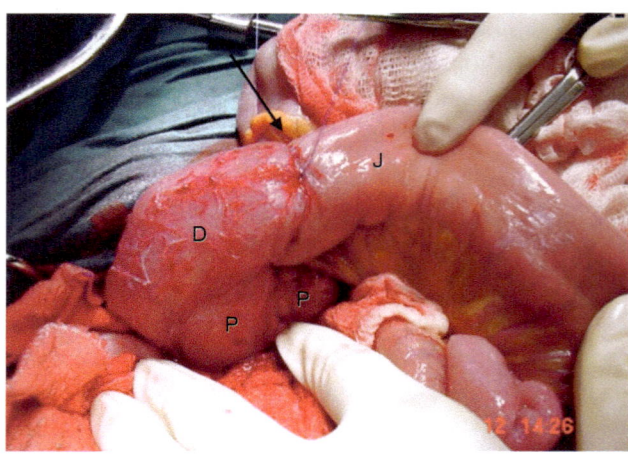

FIGURA 36.10 – Aspecto do enxerto duodeno-pancreático vascularizado mostrando a anastomose duodeno-jejunal (→), com o contraste entre o pâncreas transplantado (P), o duodeno transplantado (D) e o jejuno do receptor (J). Fonte: Arquivo do autor.

Logística do transplante duplo pâncreas-rim[41]

1. Devido à fragilidade do pâncreas em relação ao rim quanto ao tempo máximo de preservação, o implante deverá ser programado de forma que esse tempo, preferencialmente, não ultrapasse 12 horas. O pâncreas tende a ser descartado se o tempo de preservação for superior a 24 horas.

2. A necessidade de linfonodos do doador para prova cruzada e a dependência desta para a escolha do receptor impõem planejamento para colheita precoce destes. Será aconselhável a colheita dos linfonodos antes do início da cirurgia de captação. Esse modelo diminui o tempo de espera pelo resultado da prova cruzada na vigência de isquemia fria do pâncreas captado.

3. Enquanto o cirurgião e um dos auxiliares prepara a peça pancreática em mesa separada, é feita

programação para que os outros dois auxiliares iniciem a cirurgia do receptor e preparem os pedículos vasculares para o implante. Caso o pâncreas precise ser descartado (situação bastante rara nessa fase do procedimento), os pedículos dissecados poderão ser utilizados para o transplante renal. O objetivo é superpor preparo vascular do pâncreas e preparo do receptor de forma a diminuir o tempo de isquemia fria.

4. O pâncreas será implantado primeiro, de forma que, após o implante renal já será possível validar aspectos importantes de segurança vascular, viabilidade e funcionamento do enxerto pancreático.

5. Enquanto o pâncreas estiver sendo implantado, o rim estará sendo preparado na mesa auxiliar.

6. É fundamental o menor tempo possível de isquemia fria para o rim, de forma que a regra seja o funcionamento primário e precoce do mesmo. Isso confere enorme vantagem no pós-operatório, uma vez que o pâncreas não fornece parâmetros laboratoriais para diagnóstico hábil de rejeição. O diagnóstico de rejeição do transplante duplo é realizado a partir de alterações funcionais do enxerto renal.

Variações técnicas e Complicações em transplante pancreático

Drenagem venosa portal versus sistêmica

Historicamente, a modalidade mais frequente de anastomose venosa utilizada nos transplantes pancreáticos foi a drenagem venosa sistêmica (DVS), em que a veia mesentérica do enxerto é anastomosada com a veia ilíaca do receptor ou com a veia cava. Porém, para mimetizar a fisiologia de drenagem venosa do pâncreas nativo e conseguir o efeito de "primeira passagem" através do fígado, foi desenvolvida a anastomose venosa através do sistema portal (DVP – essencialmente através de veia mesentérica superior). As *vantagens potenciais* são o *não desenvolvimento de efeitos adversos* vistos na SVD, como hiperinsulinemia sistêmica, hiperlipidemia, aterosclerose acelerada e resistência à insulina.[42-44] O fígado poderia pré-condicionar as células de Kupffer e dendríticas que, por sua vez, teriam como resultado a diminuição da detecção e do processamento do antígeno, diminuindo o risco de rejeição do aloenxerto.[45-49] Outra vantagem potencial está na relativa facilidade técnica para a construção da anastomose venosa: o SVP é mais superficial do que aquele da veia ilíaca comum ou cava e, portanto, mais fácil de ser manipulado cirurgicamente.

Os oponentes do DVP entendem que a hiperinsulinemia sistêmica não foi associada a efeitos deletérios significativos. Newell *et al.*[50] compararam a eficácia e os efeitos colaterais de DVS *versus* DVP em 192 pacientes que receberam SPKs. A sobrevivência do pâncreas foi semelhante em 5 anos para os pacientes com SVD *versus* PVD (81,8% *versus* 75,5%) e 10 anos pós-transplante (65,1% *versus* 60%; P ¼ NS). Da mesma forma, nenhuma diferença foi detectada entre os grupos em relação ao rim com sobrevivência do enxerto após 5 anos (92,9% *versus* 84,4%) e 10 anos (81,6% *versus* 75,5%; P ¼NS). A sobrevida do paciente também não diferiu em 5 anos (94,3% contra 88,8%) e em 10 anos (85,1% versus 84,4%; P ¼ NS). O perfil funcional do pâncreas, do rim e os perfis lipídicos foram também semelhantes em ambos os grupos. Os autores concluíram que, uma vez que SVD e PVD ofereceram taxas semelhantes de sobrevivência do enxerto a longo prazo, a escolha em relação à técnica de drenagem venosa deve ficar a cargo do cirurgião a partir de critérios individuais ou do programa de transplante. As supostas vantagens do DVP sobre a DVS não se confirmaram pelas grandes análises de registro, nem por estudos multicêntricos prospectivos.[46-51] A drenagem venosa sistêmica permanece a técnica mais utilizada e referida na casuística mundial para as três modalidades de transplante pancreático (simultâneo rim-pâncreas, isolado e pâncreas após rim)[52] (Gráfico 36.2).

Drenagem vesical versus drenagem entérica

A drenagem vesical foi a técnica mais utilizada até o final da década de 1990 para a reconstrução duodenal no transplante de pâncreas completo. Embora não fosse isenta de complicações, a possibilidade de monitorar a rejeição pancreática com a captação e a análise do conteúdo pancreatoduodenal na urina a mantiveram como técnica preferencial. Modernamente, a melhora significativa dos cuidados, com preservação e protocolos de imunossupressão, modificou essa preferência tornando a drenagem entérica a técnica mais utilizada.[52]

A drenagem vesical ainda é uma alternativa considerada em casos selecionados no transplante isolado de pâncreas, em que existe uma maior probabilidade de rejeição aguda.[52]

As desvantagens se relacionam a problemas metabólicos que surgem da perda urinária de suco pancreático com conteúdo alcalino. Embora a maioria dos pacientes compense essa perda alcalina com aumento da hidratação e suplementação de bicarbonato, pode ocorrer acidose metabólica hiperclorêmica e desidratação.[53] Para minimizar a perda de proteína e bicarbonato

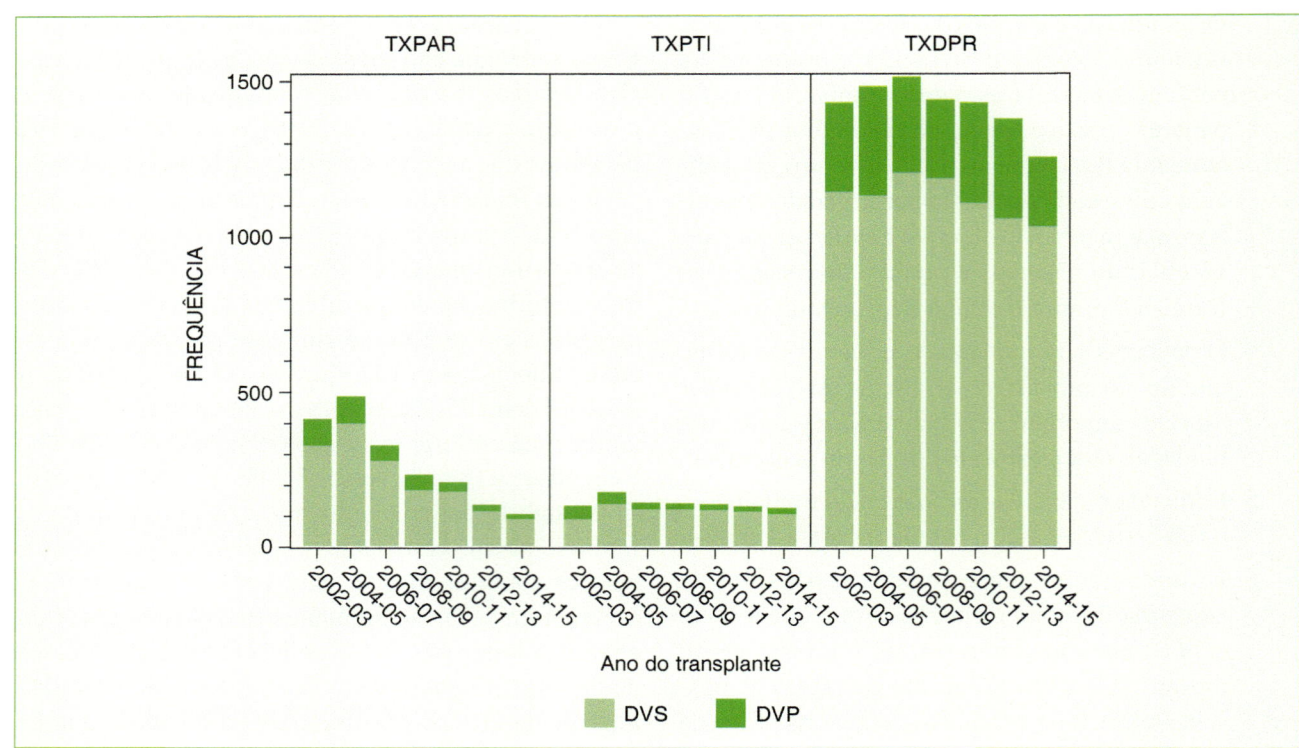

GRÁFICO 36.2 – *Transplantes de Pâncreas (TXP): Drenagem venosa sistêmica (DVS) x Drenagem Venosa Portal (DVP). A maioria dos TXPs é realizada por meio de técnica de drenagem sistêmica. IPTR, Registro Internacional de Transplante de Pâncreas, (março de 2017). Fonte: copiado de Laftavi et al. 2017.*[56]

da mucosa duodenal do aloenxerto, o comprimento do duodeno doador transplantado com o pâncreas deve ser o mais curto possível.[54]

A presença de estudo urodinâmico anormal no pré-transplante se associa a maior incidência de complicações urológicas.[55] As complicações mais importantes são: hematúria (16%); fístula duodenal (14%); pancreatite de refluxo (11%); infecções do trato urinário (10%); uretrite (3%); e estenose uretral (3%).[52]

A hematúria no período pós-operatório precoce é frequente e geralmente autolimitada. Se associa com a manipulação e lesão de reperfusão. Em caso de hematúria pós-operatória severa, o manejo inclui a instituição de um regime de irrigação contínua da bexiga. Se o sangramento persistir, a cistoscopia será necessária para avaliar a melhor solução.

Em contraste com a drenagem entérica, a drenagem da bexiga não interfere na integridade do intestino nativo. Consequentemente, fístulas de enxerto relacionados a esta última têm uma taxa menor de complicações infecciosas com risco de vida e curso clínico menos grave.[54,56] Fístulas precoces (≤ 4 semanas após o transplante) ocorrem tipicamente na duodeno-cistostomia, enquanto fístulas tardias (> 4 semanas após o transplante) geralmente se originam do duodeno doador.[57-59]

Fístulas precoces de alto débito não orientadas ou com peritonite irão necessitar de relaparotomia, e a conduta mais frequente será a transplantectomia. Fístulas de baixo débito poderão ser corrigidas em casos selecionados em que se identifique e se corrija o fator causal. Fístulas do segmento duodenal em duodenocistostomia de início tardio geralmente requerem conversão para drenagem entérica, independentemente da etiologia.[57-59]

Sollinger *et al.* descreveram uma condição conhecida como pancreatite de refluxo, definida pelos seguintes critérios: (1) início rápido de dor abdominal situada no entorno do enxerto pancreático; (2) amilase sérica aumentada; (3) ausência de fístula; (4) edema do pâncreas, sem evidência de abscesso/coleção líquida na tomografia computadorizada; e (5) resolução dos sintomas 24 horas após a colocação de cateter de Foley. A pancreatite do enxerto é possivelmente causada pelo refluxo da urina no ducto pancreático durante a fase de alta pressão da micção, quando as pressões do detrusor excedem as existentes no duto pancreático (10-12 cm de água).[60-63] A terapia de drenagem vesical com sonda de Foley por vários dias geralmente é bem-sucedida.[63]

Em pacientes diabéticos, as infecções do trato urinário são comuns, e a maioria responde ao tratamento com antibióticos. Os fatores predisponentes incluem: (1) drenagem prolongada por cateter vesical, (2) urina alcalina secundária à excreção de bicarbonato do pâncreas exócrino, (3) dano à mucosa e (4) presença de bexiga neuropática diabética com esvaziamento incompleto.[57] Além disso, suturas e grampos não absorvíveis podem ser foco para cálculos urinários no transplante de pâncreas com drenagem vesical.[64] Infecções persistentes do trato urinário requerem estudos adicionais, como exame cistoscópico com o objetivo de excluir patologias subjacentes do trato urinário inferior. Outras complicações específicas da drenagem vesical, como uretrite, estenoses uretrais e disrupções, são provavelmente devidas à ativação de enzimas pancreáticas na bexiga.[52]

Apesar de fístulas do aloenxerto duodenal terem sido mais frequentes em transplantes de pâncreas com drenagem para a bexiga (5% a 20%) que aqueles com drenagem para o intestino (5% a 8%), os estudos disponíveis não mostraram diferenças relevantes nos resultados de mortalidade e perda de enxerto para transplantes com drenagem entérica x vesical ou drenagem venosa portal x sistêmica.[65, 66]

Na era moderna, o transplante de pâncreas com drenagem exócrina entérica primária e anastomose venosa portal ou sistêmica é realizado na maioria dos casos.[67] Uma variedade de técnicas foi descrita usando diferentes locais do intestino delgado para a anastomose entérica.[54, 68] Alguns grupos preferem usar uma alça em Y de Roux, enquanto outros cirurgiões escolhem a anastomose direta[69] (Figura 36.2). Mais comumente, a duodeno-jejuno anastomose é realizada usando uma técnica de sutura manual de duas camadas para criar um fechamento hemostático.[70] Embora as taxas de sangramento possam ser maiores, as técnicas que usam grampeador circular ou linear[71, 72] também são aceitas com o objetivo de simplificar a entero-anastomose.

Técnicas recentes incluem a drenagem no duodeno e estômago nativos. Teoricamente, a técnica de duodenoduodenostomia (Figura 36.3) (anastomose lateral entre o segmento duodenal do doador e o joelho duodenal inferior dos receptores -- duodeno com duodenotomia longitudinal de 2,5 a 3,0 cm) poderia facilitar intervenções como implante de *stent* no ducto pancreático nos casos de fístula da anastomose, como também facilitar o acesso endoscópico ao local da drenagem exócrina para biópsias de enxerto de pâncreas, quando indicado.[73]

Não existe consenso, entre as diversas técnicas, sobre qual é a melhor. A avaliação da anatomia do enxerto e das condições do receptor influencia na decisão per-operatória. Fístula anastomótica (1,6% *vs.* 7%) e relaparotomia (41% vs 48%) ocorreram com mais frequência no grupo de duodenojejunostomia, enquanto o sangramento gastrointestinal (11% *vs.* 3%) ocorreu com mais frequência no grupo de duodenoduodenostomia.[74]

Outra possibilidade técnica é o procedimento de drenagem gástrica do duodeno. Existem relatos de excelente sobrevida do paciente e do enxerto,[56] visto que a terceira porção do duodeno doador é anastomosada em duas camadas à grande curvatura do estômago. Nesse caso é importante a reconstrução arterial do pâncreas com um enxerto arterial longo de artéria ilíaca, de forma que o duodeno fique posicionado em contato com a grande curvatura gástrica para uma anastomose sem tensão. O acesso ao enxerto de duodeno e pâncreas via endoscopia é mais simples nos pacientes submetidos à anastomose duodeno-gástrica.[75]

Com o aumento da experiência, a incidência de complicações pós-operatórias (2% a 10%) diminuiu notavelmente nos últimos anos, com menos de 1% dos enxertos sendo perdidos devido a fístulas digestivas precoces.[76]

Porém, as fístulas tardias continuam a ser uma fonte significativa de morbidade. As que surgem nos 3 meses após a cirurgia são normalmente resultado de isquemia ou problemas técnicos, enquanto as fístulas tardias geralmente surgem de infecções ou rejeição aguda. Esse evento representa a segunda causa de relaparotomia após hemorragia.[59]

O vazamento entérico geralmente compartilha sinais e sintomas característicos de perfuração intestinal, incluindo dor abdominal, febre, náuseas e vômitos, taquicardia, leucocitose, peritonite ou sepse.[76]

Em casos obscuros, as imagens radiográficas geralmente fornecem evidências confirmatórias, sendo as imagens de TC com contraste oral as mais úteis.

A pancreatectomia com enxerto é a escolha preferida nos casos de: fístula com sepse ou peritonite grave; presença de tecido desvitalizado; instabilidade do paciente.[77, 78] Em uma das maiores séries de um único centro, Sollinger *et al.* descreveram uma incidência de 5,7% de fístulas digestivas em 610 transplantes drenados entericamente, dos quais até 50% resultaram em perda do enxerto de pâncreas. Não existe evidência de benefício com o uso de octreotide em pacientes drenados para promover o fechamento dessas fístulas.[79, 80]

Em 2005, Boggi *et al.*[81] descreveram uma técnica modificada com drenagem portal-entérica realizada por via transperitoneal, com o enxerto de pâncreas colocado em posição totalmente retroperitoneal. Uma duodenojejunostomia foi realizada lado a lado com um membro jejunal em Y de Roux. A vantagem da localização do enxerto "retroperitoneal" atrás do cólon direito é que, em vez de causar peritonite, complicações infecciosas potencialmente permanecem localizadas. Diante disso, outros cirurgiões têm adotado essa técnica, empregando uma drenagem venosa sistêmica na veia cava inferior.[82, 83] Isso, por sua vez, exclui a drenagem portal e torna a opção menos fisiológica.

A infecção por citomegalovírus (CMV) se associa ao uso de drogas imunossupressoras e também resulta em aumento nas taxas de mortalidade, rejeição e fístulas duodenais tardias.[84]

As infecções intra-abdominais representam um problema potencialmente sério, levando não apenas a altas taxas de perda do enxerto, mas também a mortalidade substancial.[59, 85] As infecções geralmente ocorrem dentro de 30 dias após o transplante, com etiologia bacteriana sendo mais comum do que abscessos fúngicos. Os fatores de risco de infecção intra-abdominal incluem: idade do doador mais avançada; retransplante, diálise peritoneal pré-transplante; tempo de preservação estendido; pancreatite de enxerto; e imunossupressão com sirolimus.[59,86,87]

Imunussupressão e suporte pós-operatório

Os regimes de imunossupressão continuam a evoluir ao longo do tempo, com variações de centro para centro. O uso de agentes biológicos para indução, juntamente com combinações de vários agentes com diferentes mecanismos de ação para terapia de manutenção, tornou-se o padrão de cuidado na imunossupressão contemporânea. Esses regimes cumprem os objetivos primários da imunossupressão, que são alcançar o controle eficaz da rejeição aguda, minimizando os riscos de lesões no aloenxerto.[88,89]

Terapia de Indução

A maioria dos centros de transplante preconiza o uso de terapia de indução para todos os transplantes de pâncreas. Os agentes disponíveis para indução incluem anticorpos de depleção de células T (tais como globulina antitimócito de coelho policlonal [rATG] -Timoglobulina e alemtuzumab monoclonal [anticorpo anti-CD52]) e anticorpos de receptor de interleucina (IL) -2 (basiliximabe monoclonal). Oitenta e cinco por cento dos transplantes de pâncreas realizados usam agentes depletores de células T para indução; menos de 10% dos transplantes usaram anticorpos do receptor de IL-2 ou não relataram nenhum agente de indução.[88,89]

Terapia de manutenção

A maioria dos centros de transplante utilizam o regime de terapia de imunossupressão tripla com um inibidor da calcineurina, um antimetabólito e doses decrescentes de glicocorticoides.[88,90]

Acompanhamento

O acompanhamento pós-alta se dá em nível ambulatorial, no qual se avalia, principalmente: funcionamento do enxerto, possível rejeição do enxerto, efeitos colaterais da imunossupressão. Os exames laboratoriais são os mais comumente utilizados, como: hematológicos e bioquímica. Em especial é a dosagem sérica dos imunossupressores (procedimento comum para qualquer tipo de transplante de órgão sólido).[88, 90]

Conclusão

O transplante pancreático é um procedimento de alta complexidade. Sua realização pressupõe intenso treinamento, disciplina e dedicação. Todos os passos são cruciais: seleção de doadores, inclusão em fila de espera, captação e preservação orgânica, implante, cuidados pós-operatórios, imunossupressão e acompanhamento permanente. Ele é possível a partir da criação de vínculos fortes e absolutamente necessários entre médicos, pacientes, profissionais de saúde, treinandos, pesquisadores e a instituição que se propõe a realizá-lo. Vem da fusão da generosidade de quem doa, responsabilidade do estado que regula, acolhimento da estrutura médica que o viabiliza e síntese de interação humana da equipe que o realiza. Devido a essas características, é um grande indicador de competência institucional e conquista coletiva. Um desafio consciente com resultados gratificantes e promissores.

Referências bibliográficas

1. Kelly WD, Lillehei RC, Merkel FK, Idezuki Y, Goetz FC. Allotransplantation of the pancreas and duodenum along with the kidney in diabetic nephropathy. Surgery. 1967;61(6):827-37. 7.
2. Teixeira E, Monteiro G, De Cenzo M, Teixeira A, Bergan JJ. Transplantation of the isolated pancreas: report on the first human case. Bull Soc Int Chir. 1970;29(6):337-44.
3. Meirelles Jr RF et al. Transplante de pâncreas: revisão. Einstein. 2015;13(2):305-9.
4. Site da Sociedade Brasileira de Endocrinologia e Metabologia. Disponível em: http://www.endocrino.org.br/numeros-do-diabetes-no-brasil/ .
5. Censo Brasileiro de Diálise 2009-2018. Braz. J. Nephrol. (J. Bras. Nefrol.) 2020;42(2):191-200.
6. Robert J. Stratta, Angelika C. Gruessner, Rainer W.G. Gruessner. The Past, Present, and Future of Pancreas Transplantation for Diabetes Mellitus; Endocrinol Diabetes Metab J, Volume 2(3): 1–9, 2018.
7. Registro Brasileiro de Transplantes, Ano XXVI, no 2: https://site.abto.org.br/publicacao/ano-xxvi-no-2/
8. Portaria de consolidação no 4, de 28 de setembro de 2017. Link: http://bvsms.saude.gov.br/bvs/saudelegis/gm/2017/prc0004_03_10_2017_comp.html
9. Alhamad T; Stratta RJ. Pancreas-kidney transplantation in diabetes mellitus: Patient selection and pretransplant evaluation. UpToDate. 2020.
10. Eliaschewitz Freddy Goldberg, Franco Denise Reis. O diabetes hiperlábil existe como entidade clínica?. Arq Bras Endocrinol Metab [Internet]. 2009 June [cited 2020 Dec 05] ; 53(4): 466-469.
11. Benz S, Bergt S, Obermaier R, et al. Impairment of microcirculation in the early reperfusion period predicts the degree of graft pancreatitis in clinical pancreas transplantation. Transplantation 2001; 71:759–763.

12. Branchereau J, Hunter J, Friend P, Ploeg R. Pancreas preservation: clinical practice and future developments. Curr Opin Organ Transplant. 2020 Aug;25(4):329-335. doi: 10.1097/MOT.0000000000000784. PMID: 32618717.
13. Neidlinger NA, Odorico JS, Sollinger HW, Fernandez LA. Can 'extreme' pancreas donors expand the donor pool? Curr Opin Organ Transplant, 2008; 13:67–71.
14. Mittal S, Gilbert J, Friend PJ. Donors after circulatory death pancreas trans-plantation. Curr Opin Organ Transplant 2017; 22:372–376.
15. Lakey JR, Kneteman NM, Rajotte RV, et al. Effect of core pancreas temperature during cadaveric procurement on human islet isolation and functional viability. Transplantation 2002; 73:1106–1110.
16. Weegman BP, Suszynski TM, Scott WE 3rd, et al. Temperature profiles of different cooling methods in porcine pancreas procurement. Xenotransplantation 2014; 21:574–581.
17. Gruessner RW, Gruessner AC. Pancreas transplant alone: a procedure coming of age. Diabetes Care 2013; 36:2440–2447.
18. Wahlberg JA, Southard JH, Belzer FO. Development of a cold storage solution for pancreas preservation. Cryobiology 1986; 23:477–482.
19. Ploeg RJ, Goossens D, Sollinger HW, et al. The Belzer-UW solution foreffective long-term preservation in canine pancreas transplantation. Trans-plant Proc 1989; 21(1 Pt 2):1378–1380.
20. Belzer FO, D'Alessandro AM, Hoffmann RM, et al. The use of UW solution inclinical transplantation. A 4-year experience. Ann Surg, 1992; 215:579–583 discussion 84-5.
21. Alonso D, Dunn TB, Rigley T, et al. Increased pancreatitis in allografts flushed with histidine-tryptophan-ketoglutarate solution: a cautionary tale. Am J Transplant 2008; 8:1942–1945.
22. Boggi U, Vistoli F, Del Chiaro M, et al. Pancreas preservation with University of Wisconsin and Celsior solutions: a single-center, prospective, randomized pilot study. Transplantation 2004; 77:1186–1190.
23. Stewart ZA. UW solution: still the 'gold standard' for liver transplantation. AmJ Transplant 2015; 15:295–296.
24. O'Callaghan JM, Knight SR, Morgan RD, Morris PJ. Preservation solutions for static cold storage of kidney allografts: a systematic review and meta-analysis. Am J Transplant 2012; 12:896–906.
25. Boggi U, Signori S, Vistoli F, et al. University of Wisconsin solution versus Celsior solution in clinical pancreas transplantation. Transplant Proc 2005;37:1262–1264.
26. Casanova D, Gutierrez G, Gonzalez Noriega M, Castillo F. Complications during multiorgan retrieval and pancreas preservation. World J Transplant. 2020 Dec 28;10(12):381-391. doi: 10.5500/wjt.v10.i12.381. PMID: 33437671; PMCID: PMC7769728.
27. Maglione M, Ploeg RJ, Friend PJ. Donor risk factors, retrieval technique, preservation and ischemia/reperfusion injury in pancreas transplantation. Curr Opin Organ Transplant 2013; 18: 83-88 [PMID: 23254698 DOI: 10.1097/MOT.0b013e32835c29ef]
28. Gruessner AC, Sutherland DE, Gruessner RW. Pancreas transplantation in the United States: a review. Curr Opin Organ Transplant 2010; 15: 93-101 [PMID: 20009932 DOI: 10.1097/MOT.0b013e32833552d2]
29. Troppmann C. Complications after pancreas transplantation. Curr Opin Organ Transplant 2010; 15: 112-118 [PMID: 20009931 DOI: 10.1097/MOT.0b013e3283355349]
30. Humar A, Ramcharan T, Kandaswamy R, Gruessner RW, Gruessner AC, Sutherland DE. Technical failures after pancreas transplants: why grafts fail and the risk factors--a multivariate analysis. Transplantation 2004; 78: 1188-1192 [PMID: 15502718 DOI: 10.1097/01.tp.0000137198.09182.a2]
31. Brockmann JG, Vaidya A, Reddy S, Friend PJ. Retrieval of abdominal organs for transplantation. Br J Surg 2006; 93: 133-146 [PMID: 16432811 DOI: 10.1002/bjs.5228]
32. Marsh CL, Perkins JD, Sutherland DE, Corry RJ, Sterioff S. Combined hepatic and pancreaticoduodenal procurement for transplantation. Surg Gynecol Obstet 1989; 168: 254-258 [PMID: 2645667]
33. Dunn DL, Morel P, Schlumpf R, Mayoral JL, Gillingham KJ, Moudry-Munns KC, Krom RA, Gruessner RW, Payne WD, Sutherland DE. Evidence that combined procurement of pancreas and liver grafts does not affect transplant outcome. Transplantation, 1991; 51: 150-157 [PMID: 1987684 DOI: 10.1097/00007890-199101000-00023]
34. Sanseverino R, Martin X, Caldara R, Faure JL, Lefrancois N, Dubernard JM. Technique of pancreas revascularization after combined liver and pancreas harvesting in the same cadaveric donor. Clin Transplant 1991; 5: 55-59 [PMID: 10147635].
35. Fernández ED, Schmid M, Schlosser K, Mauer D; Working Group of the Organ Procurement Central Region of the German Foundation for Organ Transplantation (DSO). Technical complications in organ procurement. Transplant Proc 2007; 39: 2975-2976 [PMID: 18089303 DOI: 10.1016/j.transproceed.2007.07.092].
36. Parsons RF, Guarrera JV. Preservation solutions for static cold storage of abdominal allografts: which is best? Curr Opin Organ Transplant 2014; 19: 100-107 [PMID: 24553501 DOI: 10.1097/MOT.0000000000000063].
37. Voigt MR, DeLario GT. Perspectives on abdominal organ preservation solutions: a comparative literature review. Prog Transplant 2013; 23: 383-391 [PMID: 24311404 DOI: 10.7182/pit2013100].
38. Potdar S, Malek S, Eghtesad B, Shapiro R, Basu A, Patel K, Broznick B, Fung J. Initial experience using histidine-tryptophan-ketoglutarate solution in clinical pancreas transplantation. Clin Transplant 2004; 18: 661-665 [PMID: 15516240 DOI: 10.1111/j.1399-0012.2004.00262.x].
39. Agarwal A, Powelson JA, Goggins WC, Milgrom ML, Fridell JA. Organ preservation with histidine-tryptophan ketogluatarate solution in clinical pancreas transplantation: an update of the Indiana University experience. Transplant Proc 2008; 40: 498-501 [PMID: 18374113 DOI: 10.1016/j.transproceed.2008.01.011]
40. Baertschiger RM, Berney T, Morel P. Organ preservation in pancreas and islet transplantation. Curr Opin Organ Transplant 2008; 13: 59-66 [PMID: 18660708 DOI: 10.1097/MOT.0b013e3282f44a63]
41. Lombardo C, Baronti W, Amorese G, Vistoli F, Marchetti P, Boggi U. Transplantation of the Pancreas. 2017 Dec 26. Pancreas. Am J Transplant. 2016 Jan;16 Suppl 2:47-68. doi: 10.1111/ajt.13667. PMID: 26755263.
42. Gaber AO, Shokouh-Amiri MH, Hathaway DK, et al. Results of pancreas transplantation with portal venous and enteric drainage. Ann Surg 1995; 221:613–622; discussion 622–624.
43. Earnhardt RC, Veldhuis JD, Cornett G, Hanks JB. Pathophysiology of hyperinsulinemia following pancreas transplantation. Ann Surg 2002; 236:480–491.
44. Nymann T, Hathaway DK, Shokouh-Amiri MH, et al. Patterns of acute rejection in portal-enteric versus systemic-bladder pancreas kidney transplantation. Clin Transplant 1998; 12:175–183.
45. Nymann T, Hathaway DK, Shokouh-Amiri MH, et al. Incidence of kidney and pancreas rejection following portal-enteric versus systemic-bladder pancreas-kidney transplantation. Transplant Proc 1997; 29:640–641.
46. Philosophe B, Farney AC, Schweitzer EJ, et al. Superiority of portal venous drainage over systemic venous drainage in pancreas transplantation: a retrospective study. Ann Surg 2001; 234:689–696.
47. Kamei T, Callery MP, Flye MW. Pretransplant portal venous administration of donor antigen and portal venous allograft drainage synergistically prolong rat cardiac allograft survival. Surgery 1990; 108:415–421; discussion 421– 422.
48. Thomson AW, Lu L. Are dendritic cells the key to liver transplant tolerance? Immunol Today 1999; 20:27–32.
49. Katz H, Homan M, Velosa J, et al. Effects of pancreas transplantation on postprandial glucose metabolism. N Engl J Med 1991; 325:1278–1283.
50. Newell KA, Bruce DS, Cronin DC, et al. Comparison of pancreas transplantation with portal venous and enteric exocrine drainage to the standard technique utilizing bladder drainage of exocrine secretions. Transplantation 1996; 62:1353–1356.
51. Gruessner AC, Sutherland DE. Pancreas transplant outcomes for United States (US) and non-US cases as reported to the United Network for Organ Sharing (UNOS) and the International Pancreas Transplant Registry (IPTR) as of May 2003. Clin Transpl 2003; 21–51.
52. Ferrer-Fabrega J, Fernandez-Cruz L. Exocrine drainage in pancreas transplantation: Complications and management. World J Transplant. 2020 Dec 28;10(12):392-403. doi: 10.5500/wjt.v10.i12.392. PMID: 33437672; PMCID: PMC7769732.
53. Sollinger HW, Odorico JS, Knechtle SJ, D'Alessandro AM, Kalayoglu M, Pirsch JD. Experience with 500 simultaneous pancreas-kidney transplants. Ann Surg 1998; 228: 284-296 [PMID: 9742912 DOI: 10.1097/00000658-199809000-00002].

54. El-Hennawy H, Stratta RJ, Smith F. Exocrine drainage in vascularized pancreas transplantation in the new millennium. World J Transplant 2016; 6: 255-271 [PMID: 27358771 DOI: 10.5500/wjt.v6.i2.255].

55. Blanchet P, Droupy S, Eschwege P, Hammoudi Y, Durrbach A, Charpentier B, Benoit G. Urodynamic testing predicts long-term urological complications following simultaneous pancreas-kidney transplantation. Clin Transplant 2003; 17: 26-31 [PMID: 12588318 DOI: 10.1034/j.1399-0012.2003.02026.x].

56. Laftavi MR, Gruessner A, Gruessner R. Surgery of pancreas transplantation. Curr Opin Organ Transplant 2017; 22: 389-397 [PMID: 28682797 DOI: 10.1097/MOT.0000000000000434].

57. Sollinger HW, Messing EM, Eckhoff DE, Pirsch JD, D'Alessandro AM, Kalayoglu M, Knechtle SJ, Hickey D, Belzer FO. Urological complications in 210 consecutive simultaneous pancreas-kidney transplants with bladder drainage. Ann Surg 1993; 218: 561-8; discussion 568 [PMID: 8215647 DOI:10.1097/00000658-199310000-00016].

58. Nath DS, Gruessner A, Kandaswamy R, Gruessner RW, Sutherland DE, Humar A. Late anastomotic leaks in pancreas transplant recipients - clinical characteristics and predisposing factors. Clin Transplant 2005; 19: 220-224 [PMID: 15740558 DOI: 10.1111/j.1399-0012.2005.00322.x].

59. Troppmann C. Surgical complications. In: Gruessner RWG, Sutherland DER. Pancreas transplantation. New York: Springer, 2004: 206-237.

60. Del Pizzo JJ, Jacobs SC, Bartlett ST, Sklar GN. Urological complications of bladder-drained pancreatic allografts. Br J Urol 1998; 81: 543-547 [PMID: 9598625 DOI: 10.1046/j.1464-410x.1998.00619.x].

61. deGroat WC, Booth AM. Physiology of the urinary bladder and urethra. Ann Intern Med 1980; 92: 312-315 [PMID: 6243894 DOI: 10.7326/0003-4819-92-2-312].

62. Stephanian E, Gruessner RW, Brayman KL, Gores P, Dunn DL, Najarian JS, Sutherland DE. Conversion of exocrine secretions from bladder to enteric drainage in recipients of whole pancreaticoduodenal transplants. Ann Surg 1992; 216: 663-672 [PMID: 1466620 DOI: 10.1097/00000658-199212000-00008].

63. Hickey DP, Bakthavatsalam R, Bannon CA, O'Malley K, Corr J, Little DM. Urological complications of pancreatic transplantation. J Urol 1997; 157: 2042-2048 [PMID: 9146576 DOI: 10.1016/S0022-5347(01)64670-6].

64. Hakim NS, Gruessner AC, Papalois BE, Troppmann C, Dunn DL, Sutherland DE, Gruessner RW. Duodenal complications in bladder-drained pancreas transplantation. Surgery 1997; 121: 618-624 [PMID: 9186461 DOI: 10.1016/s0039-6060(97)90049-0].

65. Sutherland DE, Gruessner RW, Dunn DL, Matas AJ, Humar A, Kandaswamy R, Mauer SM, Kennedy WR, Goetz FC, Robertson RP, Gruessner AC, Najarian JS. Lessons learned from more than 1,000 pancreas transplants at a single institution. Ann Surg 2001; 233: 463-501 [PMID: 11303130 DOI: 10.1097/00000658-200104000-00003].

66. Corry RJ, Chakrabarti P, Shapiro R, Jordan ML, Scantlebury VP, Vivas CA. Comparison of enteric vs bladder drainage in pancreas transplantation. Transplant Proc 2001; 33: 1647-1651 [PMID: 11267454 DOI: 10.1016/S0041-1345(00)02626-9].

67. Siskind EJ, Amodu LI, Pinto S, Akerman M, Jonsson J, Molmenti EP, Ortiz J. Bladder Versus Enteric Drainage of Exocrine Secretions in Pancreas Transplantation: A Retrospective Analysis of the United Network for Organ Sharing Database. Pancreas 2018; 47: 625-630 [PMID: 29683972 DOI: 10.1097/MPA.0000000000001043].

68. Boggi U, Amorese G, Marchetti P. Surgical techniques for pancreas transplantation. Curr Opin Organ Transplant 2010; 15: 102-111 [PMID: 20010103 DOI: 10.1097/MOT.0b013e32833553de].

69. Di Carlo V, Castoldi R, Cristallo M, Ferrari G, Socci C, Baldi A, Molteni B, Secchi A, Pozza G. Techniques of pancreas transplantation through the world: an IPITA Center survey. Transplant Proc1998; 30: 231-241 [PMID: 9532012 DOI:10.1016s0041-1345(98)00003-7].

70. Rogers J, Farney AC, Orlando G, Farooq U, Al-Shraideh Y, Stratta RJ. Pancreas transplantation with portal venous drainage with an emphasis on technical aspects. Clin Transplant 2014; 28: 16-26 [PMID: 24410731 DOI: 10.1111/ctr.12275].

71. Fridell JA, Milgrom ML, Henson S, Pescovitz MD. Use of the end-to-end anastomotic circular stapler for creation of the duodenoenterostomy for enteric drainage of the pancreas allograft [corrected]. J Am Coll Surg 2004; 198: 495-497 [PMID: 15008165 DOI: 10.1016/j.jamcollsurg.2003.09.006].

72. Lam VW, Wong K, Hawthorne W, Ryan B, Lau H, Robertson P, Allen RD, Pleass H. The linear cutting stapler for enteric anastomosis: a new technique in pancreas transplantation. Transpl Int 2006; 19: 915-918 [PMID: 17018127 DOI: 10.1111/j.1432-2277.2006.00368.x].

73. Lindahl JP, Horneland R, Nordheim E, Hartmann A, Aandahl EM, Grzyb K, Haugaa H, Kjøsen G, Åsberg A, Jenssen T. Outcomes in Pancreas Transplantation With Exocrine Drainage Through a Duodenoduodenostomy Versus Duodenojejunostomy. Am J Transplant 2018; 18: 154-162 [PMID: 28696022 DOI: 10.1111/ajt.14420].

74. Walter M, Jazra M, Kykalos S, Kuehn P, Michalski S, Klein T, Wunsch A, Viebahn R, Schenker P. 125 Cases of duodenoduodenostomy in pancreas transplantation: a single-centre experience of an alternative enteric drainage. Transpl Int 2014; 27: 805-815 [PMID: 24750305 DOI: 10.1111/tri.12337].

75. Linhares MM, Beron RI, Gonzalez AM, Tarazona C, Salzedas A, Rangel EB, Sá JR, Melaragno C, Goldman SM, Souza MG, Sato NY, Matos D, Lopes-Filho GJ, Medina JO. Duodenum-stomach anastomosis: a new technique for exocrine drainage in pancreas transplantation. J Gastrointest Surg 2012; 16: 1072-1075 [PMID: 22258867 DOI: 10.1007/s11605-011-1806-1].

76. Goodman J, Becker YT. Pancreas surgical complications. Curr Opin Organ Transplant 2009; 14: 85-89 [PMID: 19337152 DOI: 10.1097/MOT.0b013e328320a8ec].

77. Sollinger HW, Odorico JS, Becker YT, D'Alessandro AM, Pirsch JD. One thousand simultaneous pancreas-kidney transplants at a single center with 22-year follow-up. Ann Surg 2009; 250: 618-630[PMID: 19730242 DOI: 10.1097/SLA.0b013e3181b76d2b].

78. Al-Adra D, McGilvray I, Goldaracena N, Spetzler V, Laurence J, Norgate A, Marquez M, Greig P,Sapisochin G, Schiff J, Singh S, Selzner M, Cattral M. Preserving the Pancreas Graft: Outcomes of Surgical Repair of Duodenal Leaks in Enterically Drained Pancreas Allografts. Transplant Direct 2017; 3: e179 [PMID: 28706982 DOI: 10.1097/TXD.0000000000000698].

79. Hesse UJ, Meester D, Troisi R, Cathenis K, Lameire N, Hemptinne B. The use of low dose octreotide prophylaxis in pancreatic transplants with enteric drainage. Results of a prospective randomized single center trial. Clin Transplant 2005; 19: 299-303 [PMID: 15877788 DOI: 10.1111/j.1399-0012.2005.00208.x].

80. Benedetti E, Coady NT, Asolati M, Dunn T, Stormoen BM, Bartholomew AM, Vasquez EM, Pollak R. A prospective randomized clinical trial of perioperative treatment with octreotide in pancreas transplantation. Am J Surg 1998; 175: 14-17 [PMID: 9445231 DOI: 10.1016/s0002-9610(97)00236-5].

81. Boggi U, Vistoli F, Signori S, Del Chiaro M, Campatelli A, Amorese G, Marciano E, Coppelli A, Tregnaghi C, Rizzo G, Marchetti P, Mosca F. A technique for retroperitoneal pancreas transplantation with portal-enteric drainage. Transplantation 2005; 79: 1137-1142 [PMID: 15880057 DOI: 10.1097/01.tp.0000157279.39761.cc].

82. Kahn J, Iberer F, Kniepeiss D, Duller D, Jakoby E, Tscheliessnigg K. Retroperitoneal pancreas transplantation with systemic-enteric drainage--case report. Clin Transplant 2008; 22: 674-676 [PMID: 18435782 DOI: 10.1111/j.1399-0012.2008.00830.x].

83. Ono S, Kuroki T, Kitazato A, Adachi T, Chen YY, Chen SC, Eguchi S, Shyr YM, Wang SE. Simultaneous pancreas and kidney composite graft transplantation with retroperitoneal systemic-enteric drainage. Ann Transplant 2014; 19: 586-590 [PMID: 25389032 DOI: 10.12659/AOT.891350].

84. Kotton CN, Kumar D, Caliendo AM, Asberg A, Chou S, Danziger-Isakov L, Humar A; Transplantation Society International CMV Consensus Group. Updated international consensus guidelines on the management of cytomegalovirus in solid-organ transplantation. Transplantation 2013; 96: 333-360 [PMID: 23896556 DOI: 10.1097/TP.0b013e31829df29d].

85. Troppmann C. Complications after pancreas transplantation. Curr Opin Organ Transplant 2010; 15: 112-118 [PMID: 20009931 DOI: 10.1097/MOT.0b013e3283355349].

86. Troppmann C, Pierce JL, Gandhi MM, Gallay BJ, McVicar JP, Perez RV. Higher surgical wound complication rates with sirolimus immunosuppression after kidney transplantation: a matched-pair pilot study. Transplantation 2003; 76: 426-429 [PMID: 12883205 DOI: 10.1097/01.TP.0000072016.13090.4E].
87. Humar A, Kandaswamy R, Drangstveit MB, Parr E, Gruessner AG, Sutherland DE. Prolonged preservation increases surgical complications after pancreas transplants. Surgery 2000; 127: 545-551 [PMID: 10819063 DOI: 10.1067/msy.2000.104742].
88. Kandaswamy R, Stock PG, Gustafson SK, et al. OPTN/SRTR 2016 Annual Data Report: Pancreas. Am J Transplant 2018; 18 Suppl 1:114.
89. Stratta RJ, Farney AC, Rogers J, Orlando G. Immunosuppression for pancreas transplantation with an emphasis on antibody induction strategies: review and perspective. Expert Rev Clin Immunol 2014; 10:117.
90. Kimelman M, Brandacher G. Trends in immunosuppression after pancreas transplantation: what is in the pipeline? Curr Opin Organ Transplant 2013; 18:76.

37 Transplante de Intestino e Multivisceral

André Ibraim David • Rafael Antonio Arruda Pécora

Introdução

O primeiro transplante de fígado com sobrevida prolongada foi realizado por Thomas Starzl em 1967. Em 50 anos, o transplante de fígado teve notáveis avanços, sejam nas indicações e contraindicações, na seleção dos doadores e na alocação dos enxertos, na técnica operatória, no controle pós-operatório e na imunossupressão. Hoje é a terapia de escolha para doenças hepáticas terminais, agudas ou crônicas.

Indicações

O transplante de fígado pode estar indicado em uma serie de situações, incluindo cirrose descompensada, tumores hepáticos, doenças metabólicas e insuficiência hepática aguda (Quadro 37.1).

A indicação do transplante deve ser avaliada considerando-se os riscos de um procedimento de cirúrgico de grande porte e a história natural da doença de base. Em linhas gerais, é reservado para pacientes com alta mortalidade sem o transplante ou qualidade de vida ruim.

No que se refere ao carcinoma hepatocelular, para a realização do transplante no Brasil, é necessário que: seja complicação de doença hepática crônica; haja ausência de doença metastática à distância ou invasão macrovascular; esteja dentro dos critérios de Milão (três nódulos de até 3 cm ou nódulo único até 5 cm).

Entre as contraindicações para o transplante temos: sepsis ou infecção ativa, doença cardiopulmonar grave, dano cerebral grave irreversível, doença neoplásica maligna extra-hepática, período de abstinência alcoólica menor que 6 meses, não aderência ao tratamento. Pacientes com idade além de 70 anos necessitam obrigatoriamente de avaliação do cardiologista.

Seleção de doadores

No ocidente, a imensa maioria dos transplantes de fígado são realizados com enxertos provenientes de doadores falecidos (morte encefálica). Diversos parâmetros dos doadores e dos enxertos podem estar associados ao risco de perda do enxerto e menor sobrevida do receptor (Quadro 37.2). Doadores com variáveis de risco são denominados como "Doador de Critério Estendido".

Alocação dos enxertos

O número de pacientes em lista para transplantes excede em muito os órgãos disponibilizados. Órgãos devem ser alocados de maneira justa e equitativa,

Quadro 37.1 — Indicações de transplante hepático

Hepatites virais B e C	Carcinoma Hepatocelular
Doença hepática alcoólica	Hepatoblastoma
Hepatite autoimune	Hemangioendotelioma epitélioide
NASH	Tumores neuroendócrinos metastáticos
Hemocromatose Hereditária	Doença policística
Doença de Wilson	Síndrome de Budd-Chiari
Deficiência de α1-antitripsina	Insuficiência Hepática Aguda Grave
Neuropatia Amiloidótica Familiar	Retransplante
Cirrose Biliar Primária	
Colangite Esclerosante	
Atresia de Vias Biliares	
Síndrome de Alagille	

Fonte: Fayek SA, Quintini C, Chavin KD, Marsh CL. The Current State of Liver Transplantation in the United States: Perspective From American Society of Transplant Surgeons (ASTS) Scientific Studies Committee and Endorsed by ASTS Council. American journal of transplantation: official journal of the American Society of Transplantation and the American Society of Transplant Surgeons. 2016 Nov;16(11):3093-104. PubMed PMID: 27545.

Quadro 37.2 — Parâmetros de risco dos doadores e enxertos

Idade avançada (> 50 anos)	Obesidade
Instabilidade Hemodinâmica	Doença cerebrovascular como causa do óbito
Parada Circulatória	Esteatose macrovesicular (>30%)
Tempo de UTI (> 5 dias)	Perfusão heterogênea do órgão
Sódio Sérico (> 150 mEq/L)	Aterosclerose dos vasos do enxerto
Alterações das provas hepáticas	Enxertos divididos (Split)
Acidose	

Fonte: Fayek SA, Quintini C, Chavin KD, Marsh CL. The Current State of Liver Transplantation in the United States: Perspective From American Society of Transplant Surgeons (ASTS) Scientific Studies Committee and Endorsed by ASTS Council. American journal of transplantation: official journal of the American Society of Transplantation and the American Society of Transplant Surgeons. 2016 Nov;16(11):3093-104. PubMed PMID: 27545.

equilibrando princípios éticos de justiça, utilitarismo, autonomia e benevolência.

O sistema adotado no Brasil contempla as escalas de gravidade MELD (*Model For End-Stage Liver Disease*) e PELD (*Pediatric End-Stage Liver Disease*).

O sistema MELD foi desenvolvido incialmente para estimar mortalidade em 3 meses de pacientes cirróticos submetidos à passagem de TIPS (*Transjugular Portosystemic Shunt*), sendo validado posteriormente para mortalidade em lista de transplante hepático.

A fórmula para cálculo do MELD leva em conta bilirrubina, creatinina e RNI; já o PELD utiliza bilirrubina, RNI, albumina e déficit de crescimento.

Os enxertos são disponibilizados inicialmente para pacientes com pontuação mais elevada (critério de gravidade).

Existem determinadas situações clínicas que não são contempladas adequadamente pelo MELD, ou seja, a pontuação MELD não é capaz de representar a gravidade e evolução natural da doença. São pacientes que necessitam do transplante, mas a sua pontuação MELD pode, eventualmente, não se elevar. São exemplos: carcinoma hepatocelular, doenças metabólicas, ascite refratária, encefalopatia, trombose de artéria hepática após o transplante e colangite de repetição. Nesses casos, os pacientes podem receber pontos especiais para a sua escala MELD. São as denominadas Situações Especiais.

Existem situações críticas, como Insuficiência hepática aguda grave, não funcionamento primário do enxerto e anepáticos por trauma, em que os pacientes tornam-se prioridades para realização do transplante, independente da pontuação MELD. São as denominadas Priorizações.

Aspectos cirúrgicos

Os enxertos podem ser provenientes de doadores falecidos ou vivos. São preservados em soluções específicas a 4°C. A solução de preservação mais utilizada é a solução de UW (Belzer), que permite preservação adequada de enxertos até 12h. Existem diversas soluções disponíveis (Celsior®, IGL®, Custodiol®) com formulações e propriedades distintas, mas que proporcionam sobrevidas relativamente semelhantes dos enxertos.

A hepatectomia total do receptor pode ser dividida didaticamente nas seguintes etapas: liberação do fígado de seus ligamentos; dissecção do hilo hepático com ligadura do canal biliar e desvascularização do órgão (ligadura dos ramos arteriais e veia porta); liberação do fígado da veia cava inferior com preservação da mesma (método *piggy-back*) ou remoção do fígado em conjunto com a veia cava inferior (método convencional).

O implante do enxerto envolve a reconstrução da via de drenagem venosa por anastomose envolvendo a veia cava do enxerto e a do receptor. A irrigação do enxerto é estabelecida por anastomoses da veia porta e da artéria hepática. A drenagem biliar é reconstruída por meio de hepático-colédoco anastomose ou hepático-jejuno anastomose.

Manejo pós-operatório

Além de complicações de qualquer procedimento cirúrgico de grande porte (hemorragia, infecções etc), existem uma série de complicações específicas do transplante de fígado.

O enxerto pode apresentar funcionamento inadequado em graus variáveis, secundário às lesões decorrentes do processo de isquemia e reperfusão. O não funcionamento primário do enxerto é um evento grave, ocorrendo em aproximadamente 5% dos casos, iniciando-se logo após a revascularização do enxerto. Caracteriza-se pela presença de: coagulopatia, instabilidade hemodinâmica, hipotermia, acidose láctica, hipoglicemia, falência renal, alterações neurológicas, elevação severa de transaminases (AST>3.000), hiperbilirrubinemia e ausência de produção de bile. A representação histológica é a necrose do enxerto. O tratamento consiste no retransplante de urgência. Em 15% a 30%, podemos ter formas mais leves, em que pode ocorrer a normalização de algumas provas hepáticas. O tratamento pode variar do retransplante até a simples observação clínica.

A trombose da artéria hepática precoce é reportada em 4% a 11% dos transplantes adultos e 11% a 26% dos pediátricos. Apresenta quadro variável, desde simples elevação de transaminases, até necrose hepática maciça, mas associa-se habitualmente a necrose da árvore biliar. A ultrassonografia doppler é o método de investigação inicial, podendo ser complementada com angiotomografia ou angiografia convencional. Em linhas gerais, o tratamento envolve o retransplante hepático. Além da trombose, pode ocorrer estenose da artéria, com incidência reportada em até 8%. A princípio, o tratamento é endovascular.

Diversas complicações associadas à arvore biliar podem ocorrer: fístulas, estenose da anastomose, estenoses difusas, formação de cálculos etc. Séries reportam incidência de 5% a 25%.

Resultados

Houve melhora significativa dos resultados nos últimos 25 anos. Nos anos 1990, a sobrevida de pacientes em 1 ano girava em torno de 77% nos Estados Unidos, atingindo 90% em 2008. Atualmente, centros reportam sobrevidas de 1 ano de até 95%. Sobrevidas de 10% atingem hoje os 60% a 65%.

Estudos mostram melhora significativa da qualidade de vida em relação ao pré-transplante, embora a qualidade possa ser inferior aos indivíduos considerados normais. Estudos mostram ainda que o transplante permite a reintegração do indivíduo em sua família, trabalho e sociedade.

Transplante intestinal

Introdução

O transplante de intestino delgado (TID) é um dos grandes desafios dentro do contexto dos transplantes de órgãos sólidos, tendo apresentado desenvolvimento mais lento que os demais. É um procedimento tecnicamente complexo em pacientes com condição clínica comprometida.

Atualmente, o TID é a única possibilidade de cura para pacientes com falência intestinal (FI) que desenvolvem complicações relacionadas ao uso da nutrição parenteral (NP).

O TID compreende uma série de modalidades cirúrgicas em que o órgão central a ser transplantado é o intestino delgado. Apesar de existir variação quanto à terminologia, as modalidades frequentemente descritas são: intestino delgado isolado, multivisceral (estômago, duodeno-pâncreas, intestino delgado, fígado e segmento de cólon), multivisceral modificado (estômago, duodeno-pâncreas, intestino delgado e segmento de cólon) e fígado-intestino (fígado duodeno-pâncreas) (Figuras 37.1 a 37.4).

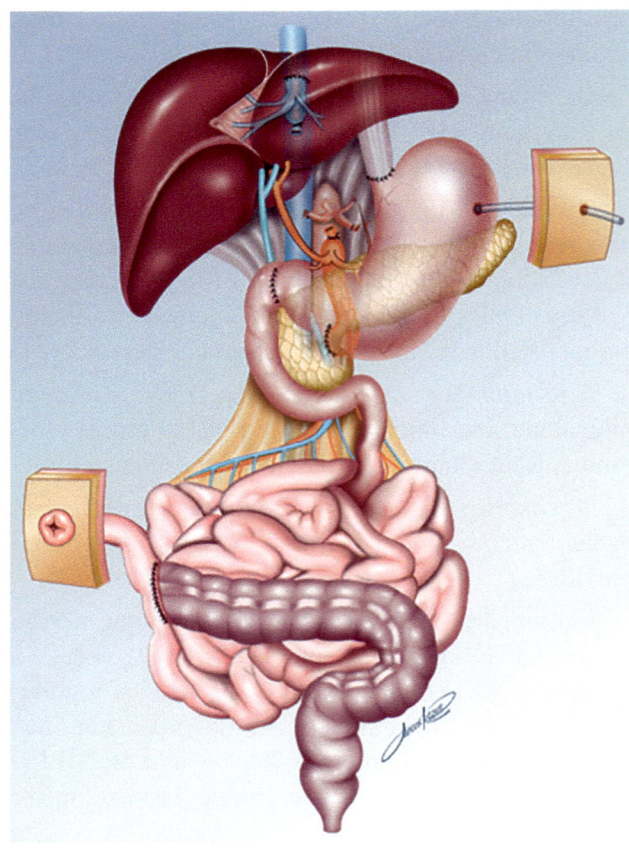

FIGURA 37.2 – *Multivisceral*. Fonte: *autores*.

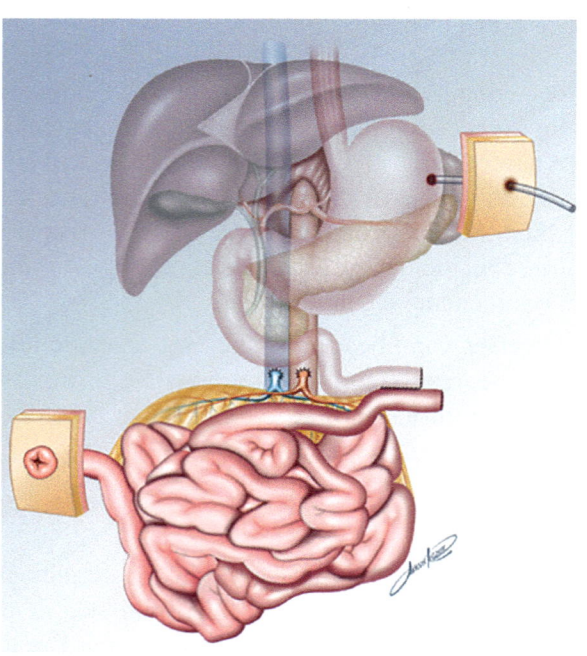

FIGURA 37.1 – *Intestino delgado isolado*. Fonte: *autores*.

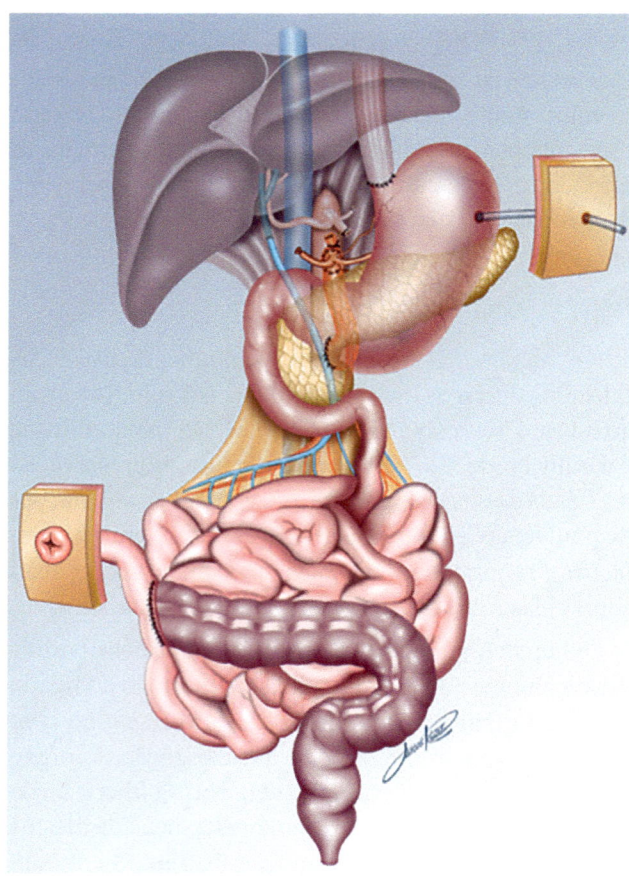

FIGURA 37.3 – *Multivisceral modificado*. Fonte: *autores*.

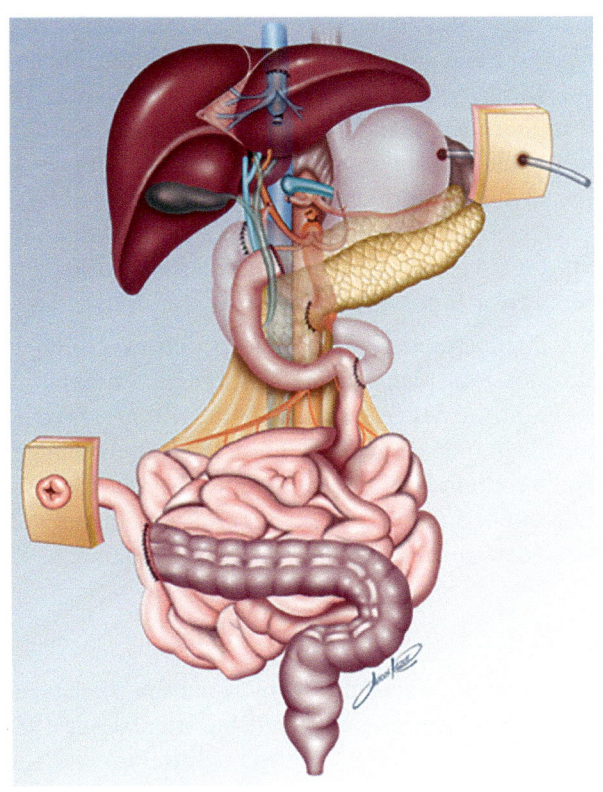

FIGURA 37.4 – *Fígado-Intestino.* Fonte: *autor.es*

Existe a necessidade do emprego de imunossupressão intensa em razão da grande resposta imunológica ao enxerto. Dessa forma, infecções oportunistas e doenças proliferativas são mais prevalentes em relação aos demais transplantes de órgãos sólidos. Em razão da grande quantidade de tecido transplantada, a doença enxerto *versus* hospedeiro também é mais prevalente. Soma-se a todas essas dificuldades clínicas e cirúrgicas o alto custo financeiro.

Falência intestinal

A FI é uma condição clínica caracterizada pela redução da capacidade funcional do trato gastrointestinal para manter a digestão, a absorção dos nutrientes e fluidos, necessários para a subsistência nos adultos, e ou, para o crescimento e o desenvolvimento nas crianças.

Estima-se que 1 a 3 pessoas por milhão de habitantes por ano apresentarão falência intestinal, destas, 15% serão candidatas ao TID por irreversibilidade da falência intestinal e complicações da nutrição parenteral.

Na infância, a FI ocorre em cerca de 2 a 6,8 indivíduos a cada 1.000.000 de crianças em países desenvolvidos.

A mortalidade desse grupo é alta, atinge 40% em 5 anos nos pacientes com menos de 50 cm de intestino delgado, sendo decorrente de infecções dos cateteres, tromboses dos acessos e doença hepática.

A FI pode ser resultante de grandes ressecções intestinais (Síndrome do Intestino Curto), doenças motoras do tubo digestivo e doenças específicas dos enterócitos, podendo existir associação dessas manifestações. Muitas das doenças não causam intrinsicamente perda de função, mas demandam múltiplas ressecções intestinais na sua história natural. Cerca de 60% dos casos ocorrem na população pediátrica. As causas mais frequentes são a enterocolite necrotizante, gastrosquise, atresia intestinal, volvo, pseudo-obstrução e aganglionose. Entre os adultos, isquemia mesentérica, doenças inflamatórias, enterite actínica, traumas e tumores são as causas mais comuns.

Indicações

Em linhas gerais, o principal objetivo do transplante intestinal é tratar a FI irreversível.

Atualmente, a falha da terapia nutricional parenteral, ou seja, pacientes que apresentam complicações da NP são candidatos ao TID. As complicações mais aceitas como indicações para TID isolado são:

- Trombose de dois dos seis acessos venosos principais (jugular, subclávia e femoral).
- Doença hepática colestática reversível.
- Episódios de infecções relacionadas ao cateter (dois ou mais ao ano, fungemia, choque ou insuficiência respiratória).
- Alterações hidroeletrolíticas refratárias apesar de suporte clínico otimizado.
- Alterações do crescimento e desenvolvimento em crianças.

O transplante multivisceral apresenta indicações bastante variadas, servindo como terapia de resgate de muitas doenças complexas do aparelho digestivo.

São possíveis indicações de transplante miultivisceral:

- Tumores benignos ou malignos de baixo grau do eixo mesentérico.
- Doenças motoras difusas do tubo digestivo.
- Trombose difusa do sistema mesentérico-portal.
- Catástrofes abdominais.

As catástrofes abdominais são uma série de situações crônicas, debilitantes, em que a substituição completa de todas as vísceras da cavidade abdominal (transplante multivisceral) pode ser a única alternativa de reestabelecimento da normalidade fisiológica da cavidade abdominal. Podem ser exemplos de catástrofes: trauma abdominal maciço, abdômen congelado (pancreatite – aguda com necrose, múltiplas intervenções abdominais etc), múltiplas fístulas enterocutâneas e obstruções intestinais crônicas.

Tromboses complexas do sistema venoso mesentérico-portal também podem ser indicações do transplante multivisceral. A situação mais comumente envolvida nesse contexto é o transplante de fígado com trombose portal. No passado, a presença de trombose portal nos candidatos ao transplante de fígado já foi contraindicação ao procedimento. Apesar de não limitar o procedimento, adiciona dificuldades técnicas importantes e morbimortalidade.

O transplante multivisceral tem sido proposto como alternativa para tromboses complexas do sistema mesentérico portal, mesmo na ausência de falência hepática ou intestinal. Série com 25 pacientes mostrou sobrevida de enxertos/pacientes de 80%, 72% e 72%, em 1, 3 e 5 anos, respectivamente.

Uma variedade de tumores pode envolver o eixo mesentérico portal e celíaco, p. ex., tumores neuroendócrinos e adenocarcinoma do pâncreas, além de tumores desmoides. A ressecção por vezes é arriscada, em outras impossível sem comprometimento da vascularização das vísceras abdominais. O transplante de intestino isolado, incluindo o autotransplante, e multivisceral têm sido propostos como alternativas para essas situações. Em razão de recidiva precoce e grave no adenocarcinoma, o transplante para os tumores desmoides e neuroendócrinos bem diferenciados, com baixo índice proliferativo (Ki-67), tem sido mais aceito. No entanto, as casuísticas são pequenas, e é necessário aprimoramento dos critérios de seleção.

Pacientes dependentes de nutrição parenteral sem complicações não são candidatos ao transplante intestinal a princípio. Existem relatos de pacientes mantidos em nutrição parenteral por muitos anos. No entanto, a qualidade de vida deles é questionada, além do alto custo para manutenção da nutrição. Estudos que avaliaram a qualidade de vida, antes e depois do transplante, com questionários validados, mostraram melhora em diversos aspectos, incluindo ansiedade, depressão e autoimagem. Não existem estudos randomizados e controlados comparando a nutrição parenteral com o TID.

Manejo pós-operatório

O maior obstáculo ao transplante intestinal é a rejeição do enxerto. É o principal fator de morbimortalidade no transplante intestinal, apresentando impacto negativo na sobrevida do enxerto. A rejeição celular aguda ocorre em 50% a 75% dos pacientes, sendo mais comum nos primeiros 90 dias. A rejeição crônica ocorre em 15% dos pacientes.

As infecções são manifestações universais no TID. Infecções de cateteres, condição clínica ruim, imunossupressão intensa, procedimentos cirúrgicos de grande porte e translocação bacteriana intestinal após rejeição são responsáveis pelo quadro. São a principal causa de mortalidade direta. São relatadas infecções bacterianas em 94%, virais em 67% e fúngicas em 28%. O objetivo principal do transplante intestinal é o restabelecimento da nutrição pelo trato digestivo. Até 90% dos pacientes submetidos ao transplante intestinal podem ficar livres da nutrição parenteral.

A doença enxerto *versus* hospedeiro é pouco comum nos transplantes renal, pancreático e hepático, no entanto, é esperada no transplante intestinal em razão da grande carga linfocitária que é transplantada. É mais comum no transplante multivisceral. Em estudo de 2004, 5,6% dos pacientes tiveram confirmação histológica, com mortalidade de aproximadamente 9%.

Resultados do transplante intestinal

O Registro de Transplante Intestinal tem coletado dados dos resultados do transplante intestinal desde 1985. Até janeiro de 2013, 82 centros reportaram os dados relativos a 2.887 transplantes em 2.699 pacientes. Dez programas contribuíram com a maior parte dos casos, sendo oito centros localizados nos Estados Unidos.

De acordo com o registro, a sobrevida atuarial de pacientes é 76%, 56% e 43% em 1, 5 e 10 anos, respectivamente. Uma taxa de 8% de retransplantes foi observada. As principais causas de perda de enxerto foram: sepse em 50% dos casos, rejeição em 13% e eventos cardiovasculares em 8%.

A maior série isolada publicada é da Universidade de Pittsburgh. Já atingiram mais de 500 transplantes, com sobrevida atuarial de 85% em 1 ano e 61% em 5 anos. A sobrevida do enxerto foi de 80% em 1 ano e 50% em 5 anos.

Bibliografia

Song AT, Avelino-Silva VI, Pecora RA, Pugliese V, D'Albuquerque LA, Abdala E. Liver transplantation: fifty years of experience. World journal of gastroenterology. 2014 May 14;20(18):5363-74. PubMed PMID: 24833866. Pubmed Central PMCID: 4017051.

Petrowsky H, Busuttil RW. Evolving surgical approaches in liver transplantation. Seminars in liver disease. 2009 Feb;29(1):121-33. PubMed PMID: 19235664.

Fayek SA, Quintini C, Chavin KD, Marsh CL. The Current State of Liver Transplantation in the United States: Perspective From American Society of Transplant Surgeons (ASTS) Scientific Studies Committee and Endorsed by ASTS Council. American journal of transplantation : official journal of the American Society of Transplantation and the American Society of Transplant Surgeons. 2016 Nov;16(11):3093-104. PubMed PMID: 27545282.

Tzakis AG, Kato T, Levi DM, Defaria W, Selvaggi G, Weppler D, et al. 100 multivisceral transplants at a single center. Ann Surg. 2005; 242:480-493.

Abu-Elmagd KM, Costa G, Bond GJ, Soltys K, Sindhi R, Wu T, et al. Five hundred intestinal and multivisceral transplantations at a single center: major advances with new challenges. Ann Surg. 2009; 250:567-581.

38 Transplante de Pulmão

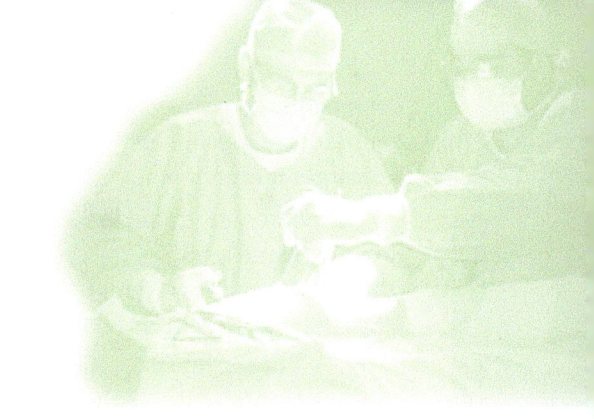

Lucas Matos Fernandes • Flávio Pola dos Reis
Marcio Botter • Paulo Manuel Pêgo Fernandes

Introdução

O transplante pulmonar é bem estabelecido como terapia para tratamento de doenças pulmonares terminais há mais de 20 anos. O desenvolvimento científico verificado nos transplantes de órgãos, especialmente nessas duas últimas décadas, quanto a obtenção e preservação de tecidos, técnica operatória, imunossupressão, profilaxia, diagnóstico precoce e tratamento das complicações pós-operatórias possibilitou a redução da morbidade, o aumento da sobrevida e a melhora da qualidade de vida dos doentes. Sem dúvida, o transplante pulmonar foi um dos grandes beneficiados desse desenvolvimento.

Desde o primeiro transplante pulmonar, em 1963, mais de 69.200 transplantes foram realizados no mundo até junho de 2018, segundo a Sociedade Internacional de Transplantes de Coração e Pulmão (ISHLT – International Society of Heart and Lung Transplantation).[1] Ainda um número bem aquém das necessidades dos pacientes terminais, e também em comparação aos outros órgãos sólidos como coração, fígado e rim. Esse número expõe a complexidade do procedimento e a dificuldade de encontrar bons doadores que atendam aos critérios mínimos para um procedimento de sucesso. São aproximadamente 260 centros transplantadores em todo o mundo, entre os quais 20 centros de alto volume anual (mais de 50 transplantes por ano), responsáveis por 40% do total.[1]

Apesar dos progressos, dois fatores ainda limitam o pleno desenvolvimento do transplante pulmonar: a crônica falta de órgãos, comum a praticamente todas as modalidades de transplante, e o pequeno número de centros especializados em transplante de pulmão. No Brasil, atualmente, há sete equipes em quatro estados,[2] gerando um aumento do tempo de espera pelo órgão. Por outro lado, a indicação de transplante para um doente pneumopata crônico significa, em outras palavras, o esgotamento das demais alternativas terapêuticas, de forma que aproximadamente 20% dos doentes selecionados para o transplante acabam morrendo na fila de espera,[2] além da significativa porcentagem de doentes cuja rápida piora das condições clínicas leva à perda do momento ideal para a operação. Por isso, alguns países adotam sistema de alocação de receptores como "Lung Allocation Score" nos Estados Unidos.

Em contrapartida, duas tecnologias têm se apresentado como pontes para o aumento da demanda e melhora dos resultados pós transplante: a ECMO (sigla em inglês para *extracorporeal membrane oxygenation*) e a EVLP (sigla em inglês para *Ex-vivo Lung Perfusion*). A ECMO se trata de uma circulação extracorpórea e serve de ponte pré, trans ou pós-operatória para os pacientes com disfunção pulmonar grave por hipoxemia, hipercapnia ou hipertensão pulmonar/disfunção ventricular, seja da doença de base, seja por disfunção aguda do enxerto (PGD – *Primary Graft Dysfunction*). Já a EVLP é composta por um circuito semelhante ao de uma circulação extracorpórea, porém, a partir de uma solução especial, é possível a avaliação mais detalhada de pulmões de doadores com o coração parado ou até mesmo o recondicionamento a partir da diminuição da congestão pulmonar e do recrutamento pulmonar. Novos estudos têm mostrado também que logo será possível o tratamento de pulmões com pneumonias e lesões antes irreversíveis, por meio de interleucinas, antibióticos e tratamento genético.[3]

Histórico

O transplante de pulmão, por diversas peculiaridades, teve surgimento recente como modalidade terapêutica, quando comparado aos demais órgãos. A própria cirurgia pulmonar, de modo geral, só se estabeleceu em meados do século XX, após o desenvolvimento de ventiladores mecânicos, sondas de intubação traqueal e cirurgia minimamente invasiva.[4]

Há relatos de trabalhos experimentais a respeito do transplante renal, p. ex., desde 1902,[5] enquanto os primeiros trabalhos referentes ao transplante pulmonar experimental, porém, só aparecem meio século depois.

Demikhov, em 1947, na Rússia, antes do desenvolvimento da circulação extracorpórea e em meio à Revolução Russa e à Segunda Guerra Mundial,[6,7] propôs modelos experimentais de autotransplante dos pulmões, do coração e do bloco coração-pulmão em cães, obtendo, no primeiro transplante pulmonar experimental relatado, uma sobrevida de sete dias, vindo o animal a morrer por deiscência da sutura brônquica.

Logo a seguir, estudos experimentais realizados por diversos autores, como Metras, Juvenelle et al., Neptune et al. e outros, demonstraram a viabilidade técnica do autotransplante pulmonar em cães. Diversos outros foram realizados para avaliar aspectos anatômicos e funcionais desse procedimento.[8]

Os fenômenos imunológicos como a rejeição aguda dificultaram a progressão da realização dos experimentos. Portanto, a tentativa de controle desses fenômenos passou a ser o foco principal dos estudos realizados.[9-11] Os melhores resultados foram obtidos com o uso experimental de drogas supressoras da imunidade, primeiramente os corticosteroides, e depois metotrexato e azatioprina, que já vinha sendo utilizada clinicamente no transplante renal e apresentou bons resultados no transplante pulmonar experimental.[12,13]

Hardy et al., em 1963, ainda em meio às incertezas quanto à viabilidade do procedimento, realizaram o primeiro transplante pulmonar em um ser humano em Mississippi. Paciente portador de DPOC e carcinoma do pulmão esquerdo, foi submetido ao transplante em 11 de junho de 1963. Do ponto de vista técnico, o procedimento foi bem-sucedido, porém, o receptor morreu no 18º dia pós-operatório em virtude de insuficiência renal.[13]

Durante os 20 anos seguintes à data desse procedimento inicial, foram realizados outros 38 transplantes, todos, porém, com maus resultados. Cerca de 60% desses doentes morreram nas duas primeiras semanas de pós-operatório devido a falência primária do enxerto, sepse ou rejeição aguda. Após duas semanas, a principal causa de morte foi a deiscência da anastomose brônquica, na época considerado o principal problema relativo ao transplante de pulmão.[14-16]

Esse problema foi considerado parcialmente resolvido quando Lima et al., em 1981, demonstraram experimentalmente a influência dos corticoides na cicatrização do brônquio, o que levou, na época, à abolição do seu uso, pelo menos no pós-operatório imediato.[17] O mesmo grupo demonstrou a seguir a presença de neoformação vascular na parede brônquica quando esta era envolvida por epíplon, o que viria a corrigir o problema da isquemia instalada nas vias aéreas do enxerto, uma vez que a circulação brônquica não era restabelecida.[18]

Após o início do uso clínico da ciclosporina-A, no começo da década de 1980, Reitz et al. relataram, na Universidade de Stanford, em 1982, resultados superiores para o transplante do bloco cardiopulmonar comparativamente aos do pulmão isolado.[19] A partir dessa publicação, o transplante cardiopulmonar foi considerada a melhor alternativa terapêutica, tanto para as doenças cardíacas como para as pulmonares.

Apesar de momentaneamente desacreditado, o grupo de transplante pulmonar de Toronto realizou o primeiro transplante pulmonar unilateral da era pós-ciclosporina em 1983, com sobrevida de 6 anos.[20] A morte do doente foi relacionada à insuficiência renal causada pela ciclosporina, e o sucesso do procedimento atribuído à cobertura da anastomose brônquica com epíplon e ao início do uso de corticoides apenas 21 dias após a cirurgia, conforme preconizado até então.

Uma vez estabelecida a possibilidade de execução do transplante pulmonar unilateral, outros centros lentamente passaram a realizá-lo. As indicações clínicas eram, na época, muito restritas. O transplante por DPOC era contraindicado devido ao receio de hiperinsuflação do pulmão remanescente. As doenças pulmonares de origem vascular e as doenças supurativas eram tratadas exclusivamente pelo transplante cardiopulmonar, de tal forma que as únicas indicações de transplante de pulmão limitavam-se aos casos de fibrose pulmonar.

A técnica de transplante pulmonar duplo, que viria a tornar possível a realização de transplantes em doenças supurativas, foi demonstrada, clinicamente, pelo grupo de Toronto, que realizou o transplante duplo de pulmões.[21] O método foi posteriormente aperfeiçoado pelo mesmo grupo[22] e, em sequência, por Noirclerc et al., em 1989,[23] e por Pasque et al., em 1990,[24] que descreveram a técnica do transplante pulmonar bilateral sequencial utilizada até os dias atuais.

As doenças pulmonares de origem vascular, até então tratadas apenas por transplante cardiopulmonar, sofreram uma revolução terapêutica em 1990, quando o Grupo de Transplante Pulmonar de Toronto relatou um caso de sucesso em transplante pulmonar unilateral associado ao fechamento do ducto arterioso em um doente portador de Síndrome de Eisenmenger.[25] O grupo de Saint Louis demonstrou que o transplante pulmonar unilateral era uma opção com resultados funcionais bastante satisfatórios para os casos de hipertensão pulmonar primária.[26] Resultados semelhantes foram demonstrados por Bando *et al.*, em 1994, com a realização de transplante pulmonar bilateral sequencial para tratamento da HPP.[27]

Outras contribuições importantes foram publicadas por Calhoun *et al.*[28] referentes à aplicação clínica da técnica de telescopagem, proposta experimentalmente, em 1970,[29] para a realização da anastomose brônquica, tornando desnecessário o uso de epíplon para proteção da sutura brônquica.

Pouco tempo depois, Inui *et al.*[30] demonstraram que os efeitos dos corticoides no pós-operatório haviam sido superestimados. Além de não apresentarem ações deletérias sobre a cicatrização brônquica, sua utilização precoce mostrou efeitos benéficos na preservação do órgão.

O número de procedimentos realizados a cada ano passou a aumentar progressivamente, passando de dois, em 1985, para 896, em 1993.[31] Além disso, à medida que antigos problemas foram sendo solucionados, o tempo de sobrevivência pós-operatória dos doentes passou a aumentar e, como resultado, novos problemas despontaram, exigindo a realização de novas pesquisas que apresentassem alternativas terapêuticas viáveis.

A necessidade de aumento do número de órgãos doados estimulou pesquisas na área de preservação pulmonar. Além da hipotermia e das soluções de preservação de órgãos,[32-35] diversos agentes farmacológicos, como a prostaglandina-E1, a pentoxifilina e o óxido nítrico, tiveram comprovada eficiência nesse sentido e tornaram possível, p. ex., a busca de órgãos em locais distantes do centro de transplante.[36-38]

Outro importante avanço foi a utilização de doadores vivos em transplante pulmonar. Essa ideia, proposta experimentalmente por Backer *et al.*, em 1991,[39] teve sua aplicação clínica relatada em 1992.[40] Trata-se da utilização de lobos pulmonares de familiares ou outros doadores compatíveis para crianças, em especial portadores de fibrose cística, e adultos de pequena estatura e peso, para os quais a adequação de dimensões torácicas com um doador cadáver é extremamente difícil.

Indicações

O transplante de pulmão, segundo critérios da ISHLT, deve ser considerado para os pacientes com doença pulmonar terminal com tratamento otimizado com alto (> 50%) risco de morte devido à doença pulmonar em dois anos caso o transplante não seja realizado; alta (> 80%) chance de sobrevida em 90 dias após o transplante e alta (> 80%) chance de sobrevida após cinco anos de transplante considerando-se que tenha uma boa função do enxerto.[41]

Segundo o banco de dados da ISHLT, as principais indicações de transplante pulmonar nos últimos 10 anos até junho de 2018 foram: doença pulmonar obstrutiva crônica (30,1%), pneumonia intersticial idiopática (26,1%) e fibrose cística (15,2%).[1] A sobrevida pós-transplante pulmonar corresponde a 80,3%, 65,5% e 54,2% no primeiro, terceiro e quinto anos.[41] As indicações mais frequentes de transplante pulmonar no Instituto do Coração do Hospital das Clínicas da Faculdade de Medicina da Universidade de São Paulo são semelhantes, entretanto com frequências diferentes, sendo elas: fibrose cística (22,9%), doença pulmonar obstrutiva crônica (19,9%), bronquiectasias (18,3%) e pneumonia intersticial idiopática (10,8%). Em nossa casuística, a sobrevida dos transplantados de pulmão em um, três e cinco anos de seguimento corresponde a 66,9%, 60,3% e 55,5%, respectivamente.

Didaticamente, as pneumopatias passíveis de tratamento com transplante pulmonar são divididas em quatro grupos: doença pulmonar obstrutiva, doença pulmonar intersticial (restritiva), doença supurativa e doença vascular pulmonar.[42]

Para esses grupos há duas fases de indicação. Primeiramente são os critérios de encaminhamento ao grupo especializado multidisciplinar, constituído por pneumologista, cirurgião torácico, enfermeiro, fisioterapeuta, assistente social, psicólogo e nutricionista. Esse encaminhamento deve ser feito de forma precoce de forma a permitir uma avaliação completa do paciente e familiarização do mesmo com o procedimento proposto. Por último, temos os critérios para inclusão em lista de espera, quando o paciente efetivamente é listado para realização do transplante. Importante ressaltar que o tempo de espera na lista atualmente é de cerca de dois anos.

Doença pulmonar obstrutiva

Constitui a indicação mais frequente de transplante pulmonar segundo a estatística mundial. As doenças mais comuns são: deficiência de alfa 1-antitripsina e enfisema pulmonar secundário ao tabagismo. A sobrevida pós-operatória em curto e médio prazo é maior comparativamente às outras indicações de transplante.

Fatores associados à maior mortalidade são idade avançada, uso de oxigênio, menor capacidade pulmonar total e maior volume residual na prova de função pulmonar, menor carga na ergoespirometria para obtenção de teste máximo, maior proporção de enfisema nos campos inferiores em comparação aos campos superiores e menor razão de perfusão pulmonar superior-inferior. Obviamente, ao encaminhar o paciente, deve-se checar a cessação ao tabagismo.

Segue a tabela com os critérios para encaminhamento e para inclusão em lista das doenças obstrutivas (Tabela 38.1).

Para inclusão em lista, a presença de um dos critérios mencionados é suficiente. O índice BODE (Tabela 38.2) utilizado consiste em um sistema de classificação clínica dos pacientes com doença obstrutiva, com valor prognóstico. Os dados utilizados são índice de massa corpórea (Body mass index), grau de obstrução de via aérea (Obstruction) de acordo com o volume expirado no primeiro segundo (VEF1), grau de dispneia avaliado pelo índice MMRC (Dyspnea) e tolerância ao exercício (Exercise) de acordo com o teste de caminhada de seis minutos (TC6M). Esse índice constitui melhor indicador de sobrevida se comparado ao estadiamento espirométrico, com mortalidade de 80% em 4 anos se BODE entre 7 e 10 e 60% se BODE entre 5 e 6.

Doença pulmonar intersticial (restritiva)

As doenças intersticiais apresentam o pior prognóstico dentre as indicações mais comuns de transplante pulmonar, com alta mortalidade em lista de espera. A fibrose pulmonar idiopática apresenta o pior prognóstico dentro deste grupo, com sobrevida mediana de dois a três anos após o diagnóstico. Alguns fatores de pior prognóstico são idade avançada, função pulmonar ruim ou em declínio, dispneia, hipertensão arterial pulmonar, enfisema pulmonar associado, acometimento extenso do parênquima e baixa tolerância ao exercício. A Tabela 38.3 aponta os critérios de encaminhamento e inclusão de pacientes com doenças intersticiais.

Estas doenças podem estar associadas a doenças do colágeno e, não havendo contraindicações extrapulmonares, os critérios de encaminhamento e inclusão em lista de doenças intersticiais referidos abaixo podem ser usados em caso de acometimento pulmonar sem resposta ao tratamento adequado da colagenose.

Fibrose cística e doenças supurativas

O transplante deve ser considerado para os pacientes com fibrose cística com sobrevida prevista em dois anos menor que 50% e que tenham limitações funcionais significativas, classificados como New York Heart Association (NYHA) Classes III ou IV. O índice mais utilizado para avaliar a progressão de doença tem sido o VEF1, sendo uma aferição menor que 30% relacionada à mortalidade de 40% em homens e 55% em mulheres, como podemos ver na Tabela 38.4.

A microbiologia respiratória é um fator importante na avaliação do paciente com fibrose cística em avaliação para transplante, uma vez que infecções por *Burkholderia cepacia* impactam na sobrevida, estando relacionadas a progressão mais rápida da doença, e infecções por *Burkholderia cenocepacia* têm relação com maior mortalidade pós-transplante, principalmente pela maior chance de recidiva após o procedimento, não observada em outras espécies do gênero. Outro grupo de bactérias que deve sempre ser investigado e tratado antes da inclusão em lista é constituído pelas micobactérias não tuberculosas (MNT), também relacionadas a progressão mais rápida de doença, sobretudo nas infecções por *Mycobacterium abscessus*, e maior mortalidade. Um maior número de

Tabela 38.1
Critérios de encaminhamento e inclusão em lista das doenças obstrutivas

Encaminhamento	Inclusão em lista
Doença progressiva apesar de terapia clínica otimizada	Três ou mais exacerbações no último ano
Não candidato a cirurgia redutora ou tratamento endoscópico do enfisema	Hipertensão pulmonar moderada a grave associada
Índice BODE 5 – 6	Índice BODE ≥ 7
PaCO2>50mmHg e/ou PaO2<60mmHg	Uma exacerbação grave com insuficiência respiratória aguda hipercápnica
VEF1<25% previsto	VEF1 entre 15% e 20% do previsto

Tabela 38.2
Índice de BODE

	IMC (kg/m2)	VEF1(%)	MMRC	TC6M(m)
0	>21	≥65	0-1	≥350
1	≤21	50-64	2	250-349
2	-	36-49	3	150-249
3	-	≤35	4	≤149

Tabela 38.3
Critérios de encaminhamento e inclusão em lista das doenças intersticiais

Encaminhamento	Inclusão em lista
Evidência radiográfica ou anatomopatológica de pneumonia intersticial usual (UIP) ou pneumonia fibrosante não específica (NSIP)	Dessaturação <88% ou <250 metros no teste de caminhada de seis minutos ou queda maior que 50 metros no seguimento
CVF <80% ou DLCO <40%	Queda ≥10% da CVF em 6 meses
Dispneia ou limitação funcional atribuída a doença pulmonar	Queda ≥15% em 6 meses
Necessidade de oxigenioterapia	Hipertensão pulmonar
Se doença inflamatória intersticial (ILD): ausência de melhora em função pulmonar, dispneia ou necessidade de oxigênio após terapia clínica	Hospitalização devido a exacerbação, pneumotórax ou piora clínica

Tabela 38.4
Critérios para encaminhamento e inclusão em lista dos pacientes com fibrose cística

Encaminhamento	Inclusão em lista
VEF1 ≤30% ou piora progressiva rápida apesar de terapia otimizada, infecção por *B cepacia* ou MNT	Piora rapidamente progressiva de função pulmonar
TC6M <400m	Hospitalizações frequentes
Hipertensão pulmonar na ausência de exacerbação hipoxêmica	Hipertensão pulmonar
Piora clínica caracterizada por maior número de exacerbações associada a um destes fatores: • Pneumotórax • Hemoptise maciça mesmo após embolização • Insuficiência respiratória com necessidade de pressão positiva não invasiva • Aumento de resistência antibiótica ou pior recuperação após exacerbações • Piora do status nutricional mesmo em suplementação	Classe funcional OMS IV
	Ventilação não invasiva prolongada
	Insuficiência respiratória crônica • Hipoxêmica ($PaO_2 < 60mmHg$) • Hipercápnica ($PaCO_2 > 50mmHg$)

exacerbações e internações, sexo feminino, desenvolvimento de pneumotórax, hipertensão pulmonar e baixa tolerância ao exercício também estão relacionados a um pior prognóstico.

■ Doença vascular pulmonar

O momento de encaminhamento e inclusão na lista dos pacientes com doença vascular é menos claro, variando significativamente entre os centros. Essa indefinição ocorre devido à boa resposta deste tipo de doença ao tratamento medicamentoso. Os critérios definidos pela ISHLT são listados na Tabela 38.5.

Fatores associados a maior mortalidade são classe funcional NYHA IV, sexo masculino com mais de 60 anos, aumento da resistência vascular pulmonar,

Tabela 38.5
Critérios de encaminhamento e inclusão em lista das doenças vasculares

Encaminhamento	Inclusão em lista
Classe funcional NYHA III ou IV com aumento de doses	Classe funcional NYHA III ou IV apesar de terapia combinada, incluindo prostanoides, por três meses
Doença rapidamente progressiva	Índice cardíaco < 2 L/min/m²
Uso de terapia intravenosa para tratamento da hipertensão arterial pulmonar, independente da classe funcional	Hemoptise maciça, derrame pericárdico ou sinais de insuficiência cardíaca progressiva direita
Doença veno-oclusiva suspeita ou confirmada ou hemangiomatose pulmonar capilar	Teste de caminhada de 6 minutos < 350 metros
—	Pressão atrial direita média >15mmHg

hipertensão arterial pulmonar associada à hipertensão portal e histórico familiar de hipertensão arterial pulmonar.

Contra-indicações

Os casos devem ser avaliados de forma singular, e cada serviço deve pontuar as limitações e suas excelências em seus respectivos serviços. As contraindicações absolutas são:[41,42]

- Ausência de história de malignidade de pelo menos 2 anos em câncer de pele não melanoma e 5 anos em neoplasias de recorrência como hematológicos, sarcoma, melanoma, mama, rim, cólon.
- Disfunção significativa de um órgão (coração, fígado, rim, cérebro), exceto se avaliar transplante duplo.
- Doença coronariana intratável.
- Coagulopatia incorrigível.
- Infecções crônicas com alta virulência e multirresistentes que não são bem controladas pré-transplante.
- Infecção ativa por *Mycobacterium tuberculosis*.
- Deformidade da parede torácica importante ou deformidade da coluna que causará severa disfunção restritiva no pós-operatório.
- Obesidade – IMC>35.
- Antecedente de não aderência ao tratamento médico.
- Condições psicológicas de inabilidade de cooperar com o tratamento.
- Ausência de suporte social.

Contraindicações relativas:

- Idade > 65 anos, mas há serviços que permitem o transplante até 75 anos.
- IMC > 30.
- Desnutrição severa.
- Osteoporose severa.
- Infecção pelo HIV. É permitido aos pacientes com carga viral indetectável, boa adesão ao tratamento em uso dos antirretrovirais.
- Infecções por bactérias multirresistentes, *Burkholderia cenocepacia*, *Burkholderia gladioli*, *Mycobacterium abscessus*. Cada centro deve avaliar os candidatos e as infecções por essas bactérias.
- Doença coronariana – caso seja necessário, deve-se prosseguir com a colocação de *stents* ou revascularização do miocárdio concomitantemente ao transplante.

- Outras complicações clínicas descompensadas, como diabetes, hipertensão arterial sistêmica, doença do refluxo gastrointestinal.

Avaliação do receptor

O candidato a transplante pulmonar deve ser analisado por uma equipe multiprofissional que consiste em pneumologista, cirurgião torácico e infectologista, assim como equipes de enfermagem, nutrição, fisioterapia, psicologia e serviço social.[42,43]

Exames necessários para a avaliação

- Exames laboratoriais: hemograma completo; coagulograma; tipagem sanguínea; ureia; creatinina; sódio; potássio; cálcio ionizado; magnésio; colesterol total e frações; triglicérides; bilirrubinas totais e frações; proteínas totais e albumina; desidrogenase lática; transaminase oxalacética; transaminase pirúvica; fosfatase alcalina; gama glutamiltransferase; amilase; gasometria arterial em ar ambiente; TSH e tiroxina livre; sorologias para HIV, hepatites (A, B e C); sífilis, doença de Chagas, citomegalovírus (CMV), toxoplasmose, vírus Epstein-Barr e HSV; glicemia; hemoglobina glicada; painel imunológico (quando da inclusão na lista); urina tipo I; *clearance* de creatinina; e exame de escarro (cultura aeróbia, pesquisa de BAAR, cultura de BAAR, pesquisa de fungos e cultura de fungos).
- Como exame funcional, prova de função pulmonar completa com DLCO.
- Exames de imagem: radiografia de tórax (incidências posteroanterior e perfil); eletrocardiograma; tomografia de tórax de alta resolução; TC de crânio; TC dos seios da face (para pacientes com doença supurativa); cintilografia de perfusão pulmonar quantitativa; ecocardiograma; cateterismo esquerdo (para pacientes com mais de 50 anos); cateterismo direito (para pacientes que apresentarem sinais ecocardiográficos compatíveis com hipertensão arterial pulmonar) e densitometria óssea.

Observação: pacientes com história de doença do refluxo gastroesofágico ou esclerodermia deverão realizar investigação com estudo de pHmetria e manometria esofágica.

Sempre que necessário, os pacientes deverão ser encaminhados para avaliação de outras equipes, como gastroenterologia, psiquiatria, cardiologia, nefrologia, neurologia, hematologia, urologia e/ou ginecologia. A decisão de inclusão ou recusa é baseada em reunião com a equipe multidisciplinar, baseada em toda a avaliação realizada, caso a caso.

No momento da inscrição do paciente em lista de espera, solicitamos a coleta do painel imunológico, que identifica a presença de anticorpos pré-formados para HLA tipo I e II. Um painel positivo > 10% aumenta o risco para o desenvolvimento de rejeição hiperaguda, e faz-se necessária a realização de *crossmatch* virtual antes do transplante. A coleta de painel imunológico é repetida a cada 6 meses. Transfusões de sangue podem estimular a formação de anticorpos anti-HLA. Assim, se o paciente em lista de espera receber transfusão de hemoderivados, deverá ser repetida a coleta do painel.

Técnica operatória

Avaliação do doador

Apesar do aumento contínuo no número de pacientes em lista de espera, os transplantes realizados não acompanham esse crescimento, pois o número de órgãos disponibilizados sempre está abaixo do número necessário. Além disso, o índice de aproveitamento dos pulmões diante do número de doações é baixo. Isso se deve ao fato de que, em contato direto com o ambiente por ventilação invasiva, os pulmões sofrem constante agressão, estando vulneráveis às infecções. Também sofrem diretamente com as ressuscitações volêmicas, tornando-se congestos e edemaciados, piorando as trocas gasosas e, consequentemente, tornando-se inaptos para aceitação. De modo geral, esse baixo índice de aceitação reflete o mau estado em que se encontra a maioria das UTIs brasileiras e o sistema nacional de captação de órgãos, que, por um lado, vem conseguindo aumentar o número de doações a cada ano, por outro, permanece com índices de aproveitamento baixos, se comparados aos modelos americano e espanhol.

A avaliação inicial inclui a história do doador, mecanismo do óbito, avaliar antecedentes pessoais como tabagismo < 20 anos-maço, pneumonias, tuberculose (contraindicação), uso de drogas ilícitas, trombose venosa. A radiografia do tórax mostra presença de pneumonia, pneumotórax (se houver, deve ser drenado), contusão pulmonar. A gasometria arterial deve, idealmente, ser coletada com FiO2 a 100%, PEEP 5, volume corrente de 8-10 mL/Kg, FR 12-18 com pelo menos 10 minutos, após a coleta, deve retornar aos parâmetros prévios. A tipagem sanguínea deve ser compatível[42,44] (Tabela 38.6). A capacidade pulmonar total (CPT) predita é calculada conforme as fórmulas de Orens e Mason e não deve exceder 25% do receptor. Deve ser realizado *crossmatching* virtual, idealmente,

Tabela 38.6
Critérios de seleção de doadores ideais e estendidos

Critério	Ideal	Estendido
Idade	< 55 anos	> 55 anos
Carga tabágica	< 20 anos-maço	> 20 anos-maço
Trauma torácico	Ausente	Presente
Infecção pulmonar	Ausente	Presente
PaO_2/FiO_2	> 300	< 300
Radiografia de tórax	Normal	Alterado

negativo ou com no máximo MFI < 2000; caso o *crossmatching* seja positivo, há protocolo específico para dessensibilização.

Após a escolha do receptor, a equipe da captação vai avaliar o potencial doador *in loco*. Primeiramente, é realizada uma broncoscopia flexível para checar se tem variações anatômicas da via aérea e buscar sinais de broncoaspiração ou presença de grande quantidade de secreção purulenta. Nesse momento, é realizado rotineiramente lavado broncoalveolar bilateral, para guiar antibioticoterapia a posterior.

Extração do órgão

O doador é posicionado preferencialmente em decúbito dorsal horizontal, com os braços ao longo do corpo e com coxim sob as escápulas. A monitoração hemodinâmica deve incluir, se possível, a cateterização arterial radial para monitoramento contínuo da pressão arterial. Há necessidade de monitoramento, pois o doador progressivamente evolui com instabilidade durante o procedimento, além do mais, a equipe de fígado e rim ligam a aorta descendente para a canulação e perfusão dos órgãos abdominais.

A esternotomia é a incisão de escolha para a captação dos órgãos torácicos. Uma vez abertas as pleuras mediastinais, os pulmões são palpados, para avaliar a presença de nódulos, bolhas ou outras alterações anatômicas que possam contraindicar a viabilidade dos órgãos. Se houver aderências pleuropulmonares, elas são desfeitas nesse momento, com zelo para que não haja lesão do parênquima pulmonar, evitando fístulas aéreas. Realiza-se a abertura do pericárdio e dissecção e reparo das veias cavas superior (VCS) e inferior (VCI) (Figura 38.1). Disseca-se o plano posterior entre a aorta e a artéria pulmonar direita, para permitir a colocação de pinça hemostática na aorta. Uma sutura em bolsa é realizada com fio de polipropileno 4-0 no tronco pulmonar 2 cm acima da valva.

No momento em que todas as equipes estiverem prontas, deve-se heparinizar o doador (250 a 300 U/kg) e aguardar cerca de 5 minutos para introduzir as cânulas de perfusão. Antes da perfusão, aplica-se 500 mcg de prostaglandina E1 no tronco da artéria pulmonar (Figura 38.1). A prostaglandina tem efeito de vasodilatação pulmonar, melhorando a perfusão, embora também cause vasodilatação sistêmica, com queda da PA e instabilização hemodinâmica. Assim, é importante que nesse momento todas as equipes estejam preparadas para iniciar as perfusões. A VCS é ligada, e a VCI é seccionada acima do diafragma, permitindo um bom coto para o fígado e coração (Figura 38.2). Inicia-se a perfusão pulmonar da solução

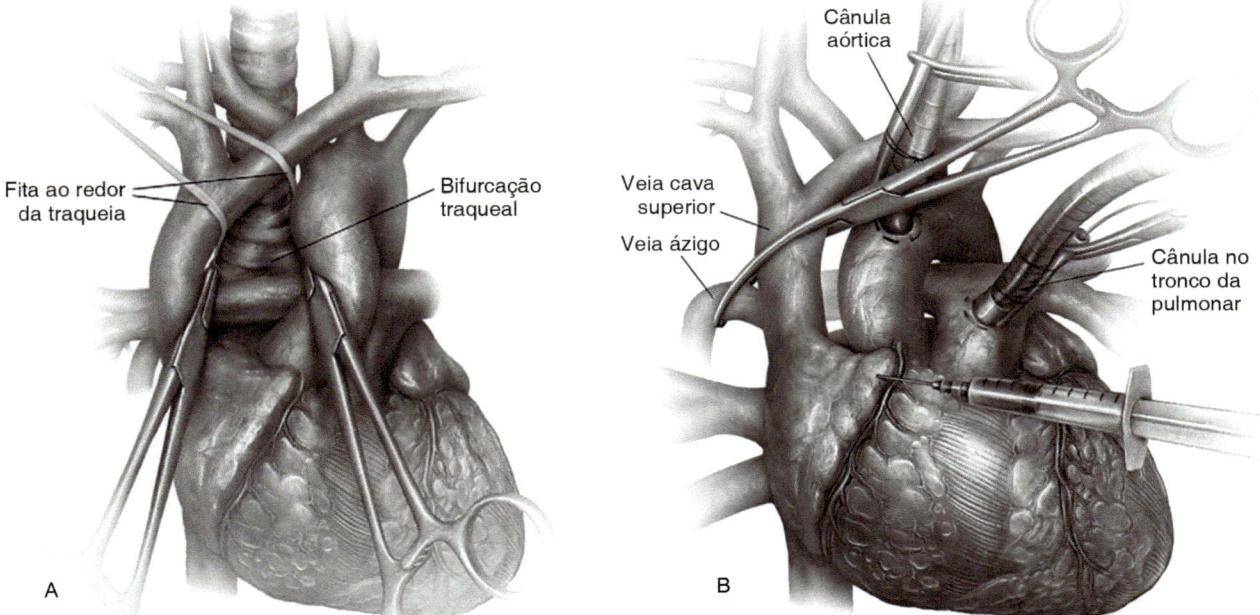

FIGURA 38.1 – **A.** após dissecção do mediastino. **B.** Após a canulação dos vasos para a perfusão. Fonte: *Camp P. Heart Transplantation: Donor Operation for Heart and Lung Transplantation. Operative Techniques in Thoracic and Cardiovascular Surgery. 2010;15(2):125-137. doi:10.1053/j.optechstcvs.2010.04.003.*

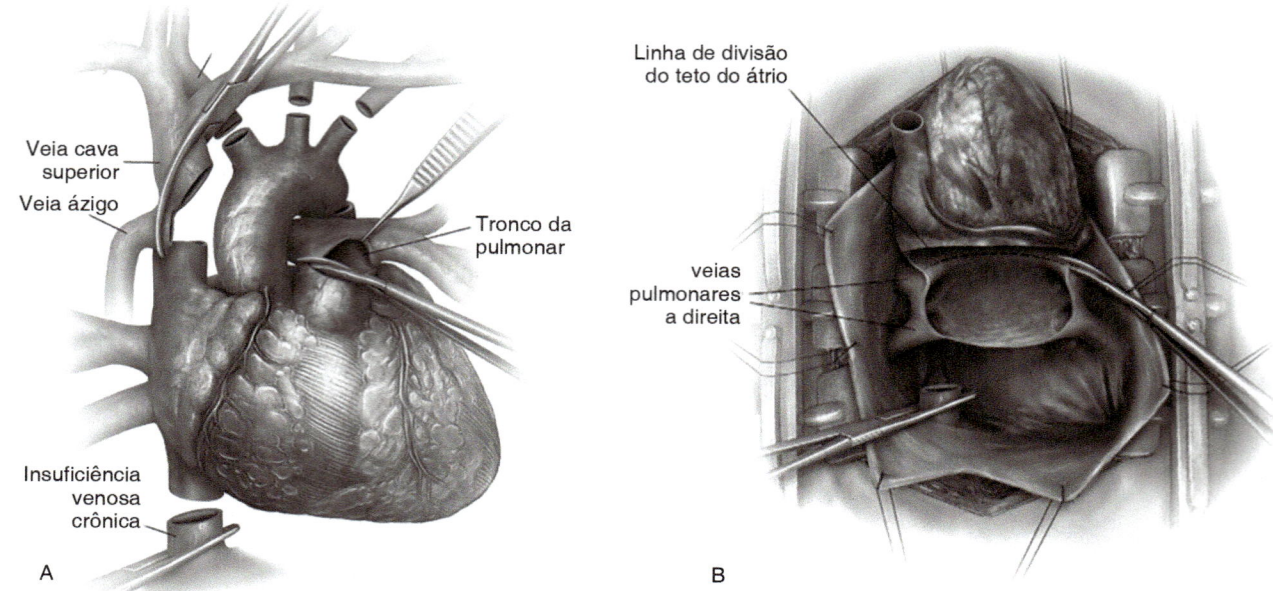

FIGURA 38.2 – **A.** Cardiectomia, retirada do coração, liberação da veia cava inferior, veia cava superior, aorta e tronco da pulmonar. **B.** liberado teto do átrio esquerdo, preservando as veias pulmonares. Fonte: Camp P. Heart Transplantation: Donor Operation for Heart and Lung Transplantation. Operative Techniques in Thoracic and Cardiovascular Surgery. 2010;15(2):125-137. REF: doi:10.1053/j.optechstcvs.2010.04.003.

ativa de Perfadex® a 4°C. O sulco atrial esquerdo deve ser aberto para que ocorra drenagem do Perfadex® dos pulmões. Como alternativa à secção do sulco atrial, pode ser aberta a aurícula esquerda. Solução salina gelada pode ser colocada nas cavidades pleurais para o resfriamento dos órgãos, enquanto todo o sangue do doador é aspirado. Durante todo o processo de perfusão a ventilação é mantida, a fim de permitir uma perfeita distribuição do Perfadex® e evitar atelectasias.

Terminadas as perfusões, as cânulas são retiradas, e inicia-se a extração do coração pela divisão do átrio esquerdo (Figura 38.2). Nesse processo, é necessária a cooperação das equipes de transplante cardíaco e pulmonar. As veias pulmonares de cada lado devem estar unidas através de um *cuff* atrial, com a presença de tênue camada de musculatura do átrio esquerdo com 5 a 10 mm das veias. A VCS é seccionada logo abaixo da ligadura, liberando-a da artéria pulmonar direita. A aorta é seccionada próximo ao local de pinçamento, o tronco pulmonar seccionado antes de sua bifurcação, e o coração é retirado definitivamente (Figura 38.2). Inicia-se o processo pela perfusão retrógrada da solução de Perfadex® através das veias pulmonares utilizando uma sonda ou cateter. Com essa medida, pequenos coágulos e sangue são eliminados através das artérias pulmonares, parte deles originários das artérias brônquicas, fato que não ocorre durante a perfusão (Figura 38.3).

Após isso, inicia-se a liberação dos pulmões pelos ligamentos pulmonares. A seguir, libera-se todo o tecido mediastinal anterior ao esôfago, até dois ou três anéis acima da traqueia. Procede-se à retirada em bloco de todas as estruturas torácicas, incluindo todo o pericárdio e estruturas adjacentes, a fim de evitar lesões a traqueia, artéria e veias pulmonares. Liberados os pulmões e dissecada a traqueia distal, esta é grampeada com os pulmões insuflados utilizando-se um *stapler* linear e seccionada nesse nível, sendo o bloco, então, retirado do campo operatório (Figura 38.3).

Os pulmões são armazenados em três sacos estéreis, o primeiro em 2 litros de soro fisiológico gelado (há centros que colocam solução de preservação), o segundo com gelo de soro fisiológico e o último seco, e transportados em caixas térmicas com gelo. O tempo total de isquemia fria (início da perfusão até abertura do *clamp* arterial após as anastomoses) deve ser o mais breve possível. Classicamente, 6 horas utilizando a solução Euro-Collins; porém, acreditamos que esse tempo deva ser maior utilizando a solução Perfadex® Na Figura 38.4), observamos o aspecto do bloco pulmonar após retirada da caixa torácica.

Preservação pulmonar

Devido à necessidade de aumentar o número de pulmões viáveis para o transplante, diferentes técnicas de preservação pulmonar foram desenvolvidas e, ao longo dos anos, modificadas. Entretanto, as bases da preservação do pulmão são as mesmas de outros órgãos: perfusão com uma solução de preservação e resfriamento (4°C). No caso dos pulmões, isso é

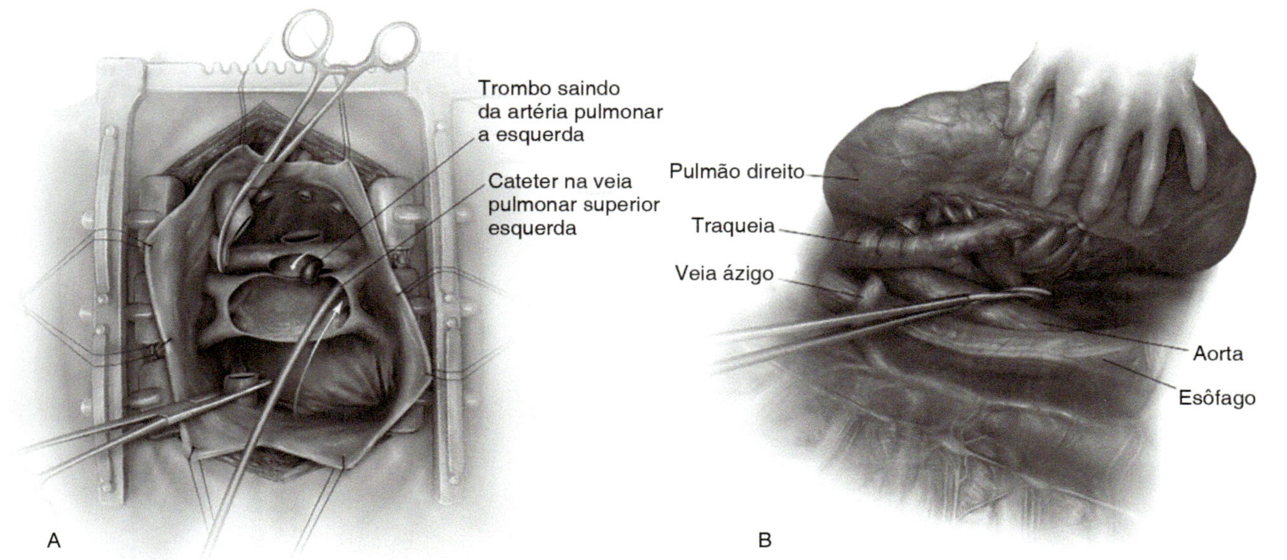

FIGURA 38.3 – **A.** perfusão retrógrada. **B.** Extração do bloco pulmonar em mediastino posterior. Fonte: Camp P. Heart Transplantation: Donor Operation for Heart and Lung Transplantation. Operative Techniques in Thoracic and Cardiovascular Surgery. 2010;15(2):125-137. REF: doi:10.1053/j.optechstcvs.2010.04.003

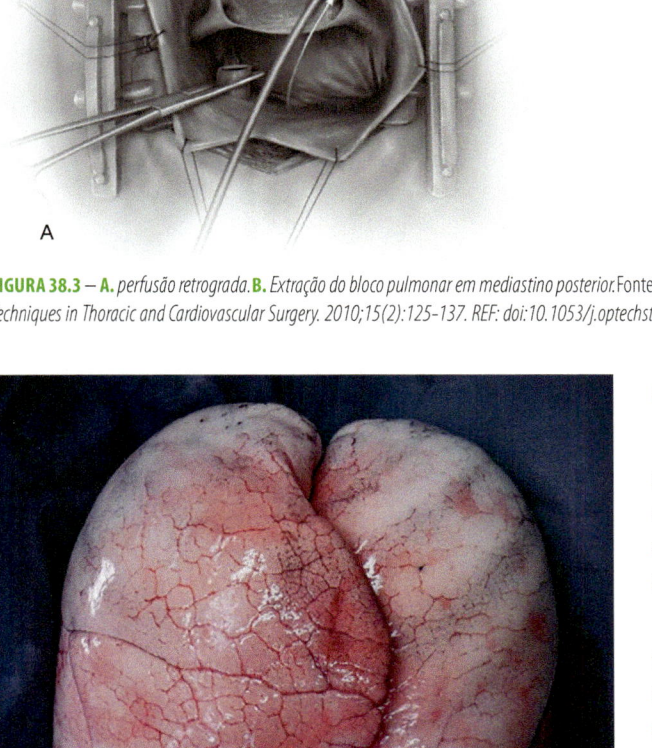

FIGURA 38.4 – Bloco pulmonar após a extração do órgão. Fonte: cortesia do Dr. Luiz Ângelo Alencar Peixoto.

conseguido pela perfusão da solução resfriada pela artéria pulmonar, juntamente com o resfriamento externo dos pulmões inundando-se a cavidade torácica com a mesma solução resfriada.

A perfusão anterógrada[45] é a via preferencial de administração das soluções de preservação, devido ao fácil acesso e à simplicidade técnica. No entanto, o uso adicional da perfusão retrógrada, isto é, a partir das veias pulmonares, promove a retirada de pequenos trombos dos capilares e uma melhor distribuição do fluxo da solução. Cabe ressaltar a importância da manutenção da ventilação pulmonar durante a captação para a obtenção de uma perfusão uniforme.

Soluções de perfusão

Diferentes tipos de solução de preservação foram desenvolvidos e usados na prática médica na tentativa de melhorar os resultados e diminuir a PGD. Contudo, a eficácia clínica relativa dessas soluções em prevenir a PGD permanece controversa.[46-48]

Os líquidos de preservação de órgãos podem ser divididos em: predominantemente intracelulares, com alto teor de potássio e baixo teor de sódio, como a solução Euro-Collins® e a solução da Universidade de Wisconsin®; e predominantemente extracelulares, com baixo teor de potássio e alto teor de sódio, como as soluções Celsior® e Perfadex® (também conhecida como LPD-G, do inglês *low potassium dextran glucose*).

Dessas soluções, apenas o Perfadex® foi originalmente desenvolvido com o propósito de servir para a preservação dos pulmões. Porém, as demais soluções também são, ou já foram, utilizadas na proteção pulmonar. A solução da Universidade de Wisconsin® foi criada para a preservação do fígado e do pâncreas;[49] a solução de Euro-Collins para a preservação dos rins;[50] e a Celsior para o coração.[51] A composição dessas soluções pode ser observada na Tabela 38.7.

As soluções intracelulares, Euro-Collins® e da Universidade de Winsconsin® são ricas em potássio e têm como objetivo evitar a formação de edema celular no órgão preservado, por meio do equilíbrio iônico do ambiente extracelular, uma vez que, durante a isquemia fria, a bomba de sódio-potássio-ATPase encontra-se inativa. O aumento do potássio extracelular evita o movimento natural do sódio para fora da célula e o movimento de água para o meio intracelular. Ainda

Tabela 38.7
Composição das principais soluções de preservação de órgãos

Componente	Euro-Collins®	University of Wisconsin®	Celsior®	Perfadex®
Na+	10	28	100	138
K+	108	125	15	6
Cl-	14	-	41,5	142
Mg+2	-	-	13	0,8
Ca+2	-	-	0,25	0,3
Glicose	35	-	-	5
Rafinose	-	30	-	-
Lactobionato	-	100	80	-
Dextran 40	-	-	-	50
Manitol	-	-	60	-
SO-2	8	4	-	0,8
PO4-3	93	25	-	0,8
HCO3-	8	5	-	1
Histidina	-	-	30	-
Trometanol	-	-	-	1
Adenosina	-	1	-	-
Glutamato	-	-	20	-
Alopurinol	-	1	-	-
Glutationa	-	3	3	-
Insulina	-	100	-	-
Metilprednisolona	-	8	-	-
Osmolaridade	452	327	320	335

Nota: As concentrações estão expressas em mmol/L, com exceção de: glicose e dextran 40, expressos em g/L; insulina, expressa em U/L; metilprednisolona, expressa em mg/L; e osmolaridade, expressa em mOsm/L.

na linha de se evitar o edema celular, as soluções de preservação, tanto intra quanto extracelulares, também contam com a presença de substâncias de alto peso molecular (geralmente açúcares) que não são permeáveis à membrana celular, aumentando a pressão coloidosmótica do ambiente extracelular.[52]

Um problema do uso de soluções de preservação intracelulares é que o alto teor de potássio favorece a vasoconstrição do leito capilar pulmonar e a possibilidade de parada cardíaca por hipercalemia durante a reperfusão. Por isso, as soluções extracelulares têm sido amplamente aplicadas. Um exemplo é o Perfadex® que, além da baixa concentração de potássio, utiliza o dextran 40 como componente osmótico, e tem propriedades de deformação das hemácias, prevenindo a agregação dos eritrócitos, incluindo a dissolução dos já agregados, melhorando a microcirculação pulmonar e preservando a barreira alvéolo-capilar.[53]

O conceito do uso de uma solução extracelular para a preservação dos pulmões foi desenvolvido no final dos anos 1980. Fujimura et al., utilizando a solução de Euro-Collins® como base, demonstraram que uma solução extracelular modificada era superior à intracelular para preservação pulmonar prolongada.[54] Acompanhando os testes iniciais, outros trabalhos demonstraram que as soluções extracelulares melhoram a função pulmonar e diminuem a PGD quando comparadas às intracelulares.[48,55-65]

No entanto, poucas comparações estão publicadas entre as soluções extracelulares. O grupo de Hannover publicou dois trabalhos apresentando superioridade da solução Celsior® sobre a LPD-G em modelo animal. Contudo, as diferenças foram pequenas ou com tempo de isquemia maior que o tradicionalmente utilizado.[47,66] Já Wittwer aponta o uso do Perfadex® como suficiente para tempos de isquemia prolongados e considera a Celsior® como não adequada para tempos mais extensos.[67]

Hoje em dia, existe uma clara preferência ao uso de soluções extracelulares para preservação pulmonar.

■ Via de perfusão

Como já apontado anteriormente, a rota preferencial de administração da solução de preservação é a artéria pulmonar. Contudo, desde meados dos anos 1990, tem-se estudado a rota contrária, isto é, a perfusão retrógrada, a partir de uma abertura no átrio esquerdo ou pelas veias pulmonares. O fluxo retrógrado possui algumas particularidades que parecem torná-lo muito atrativo em relação à via convencional, anterógrada. A perfusão retrógrada promove a retirada de microêmbolos (coágulos e gorduras) dos leitos capilares, formados apesar do uso de heparina, perfusão da vascularização brônquica (não irrigada pela artéria pulmonar) e a limitação do efeito da vasoconstrição da trama vascular pulmonar.[45]

Estudos experimentais já associaram a rota retrógrada com melhor função e histologia do enxerto quando comparada com a via anterógrada[68] e menor resistência vascular pulmonar em doadores com o coração parado.[69] Venuta et al., em ensaio clínico randomizado, sugerem o uso da via anterógrada e retrógrada combinadas para a perfusão pulmonar.[70] Apesar de a via anterógrada continuar sendo a via preferencial durante a captação pulmonar (principalmente por sua facilidade técnica), muitos centros adotaram em sua prática uma nova perfusão por via retrógrada durante o preparo do bloco pulmonar pré-implante, com o objetivo de perfundir a árvore brônquica, retirar possíveis êmbolos e elementos figurados do sangue para reduzir a produção de radicais livres pelo mecanismo das xantinas.[71,72] O grupo de Toronto advoga uma perfusão inicial com a solução de LPD-glicose anterógrada com 60-75 mL/kg de solução e uma retrógrada com 250 mL por veia pulmonar antes do implante.[53] Um estudo retrospectivo com 153 pacientes transplantados de pulmão reportou que a perfusão tardia por via retrógrada não acrescenta nada aos resultados da rota tradicional anterógrada exclusiva, contudo, sugerem o uso da perfusão retrógrada ainda com os pulmões no doador em ventilação, após a perfusão inicial pela artéria pulmonar.[73]

Volume de solução de preservação

A quantidade de solução utilizada para preservação pulmonar vem sendo analisada desde os anos 1980. Baixos volumes de solução, como 20 mL/kg, não atingem o necessário para uma boa perfusão. Com esses volumes, associados ao baixo fluxo, os pulmões não são perfundidos de maneira uniforme. As regiões pulmonares dependentes da gravidade recebem a maior parte da solução, enquanto segmentos ventrais são pouco perfundidos e apresentam deterioração mais precoce com perda importante da função. A maioria dos grupos de transplante usa de 50 a 75 mL/kg, volume suficiente para uma perfusão uniforme e resfriamento do órgão. Contudo, Steen et al. sugerem o uso de 150 a 180 mL/kg de Perfadex® para obter uma limpeza mais clara das regiões anteriores.[74]

Pressão de perfusão da solução de preservação

A perfusão da solução de preservação pela artéria pulmonar no momento da coleta não deve ser realizada com pressões muito elevadas. O tema foi analisado por Sasaki et al. que, utilizando coelhos, demonstraram que perfusão com pressão da solução de 5, 20 e 25 mmHg não foi capaz de uma perfusão clara e uniforme do leito vascular pulmonar, resultando em hipofunção e edema pulmonar pós-reperfusão. Contudo, com pressões de perfusão de 10 e 15 mmHg (13,6 e 20,4 cmH$_2$O) se obteve boa perfusão do leito pulmonar e manutenção de função pulmonar adequada.[75] Seguindo essa linha de pesquisa, Tanaka et al. observaram que pressões de perfusão menores que 20 mmHg são necessárias para que se mantenha a habilidade de produção de óxido nítrico endógeno nos pulmões preservados.[76] Os melhores resultados com pressões mais baixas da solução também foram encontrados por Schumann et al. em modelos suínos, quando os pulmões perfundidos com soluções posicionadas a 65 cm de altura em relação aos pulmões apresentaram menos edema e melhor função da mecânica pulmonar que os pulmões perfundidos com soluções a 105 cm de altura.[77] Ainda não há ensaios clínicos que confirmem os experimentos, mas baixas pressões de infusão da solução de perfusão têm sido utilizadas na prática clínica.

Temperatura da solução de preservação e de armazenamento

A hipotermia permanece como meio fundamental para a preservação pulmonar. Entretanto, baixas temperaturas interferem em várias atividades celulares, como a produção de surfactante pelos pneumócitos tipo II, e causam lesões ao endotélio. Os efeitos negativos do resfriamento, no entanto, são compensados pela sua capacidade em diminuir o metabolismo celular, essencial na preservação pulmonar em um ambiente hipoxêmico e com baixa oferta de substratos energéticos.

A refrigeração dos pulmões é realizada tanto pela solução de preservação quanto pelo resfriamento direto do órgão. Trabalhos apresentaram proposta de uso de soluções de perfusão a 22°C[78] e 23°C[79] seguidos de resfriamento tópico dos pulmões como sendo melhor que soluções em temperaturas de 10°C ou mesmo 30°C, contudo, ainda faltam estudos clínicos que sustentem o uso de soluções nessas temperaturas. Portanto, apesar das potenciais lesões que a infusão da solução fria possa fazer ao endotélio vascular, sua participação no processo de resfriamento e preservação dos pulmões é mais vantajosa, e a perfusão pulmonar com solução resfriada (em torno de 4°C) ainda é recomendada pela maior parte dos centros de transplantes.

A temperatura ideal para a conservação dos pulmões ainda não é um consenso. A maioria dos centros mantém o órgão armazenado entre 0 e 10 °C, uma vez que pulmões preservados a mais de 10°C requerem uma quantidade superior de compostos metabólicos, têm tempo de isquemia menor e maior risco de lesão de reperfusão. Os órgãos, após a retirada, são acondicionados em sacos estéreis contendo solução de preservação ou salina e mantidos em recipientes com gelo para sua conservação até o implante. Com o desenvolvimento da técnica de perfusão pulmonar *ex vivo*, a refrigeração dos pulmões pode começar a ser menos necessária, tendo em vista que é possível mantê-los conservados em normotermia por um período de tempo superior aos praticados com a isquemia fria.[80]

Ventilação e insuflação pulmonar durante o armazenamento

Os pulmões, como mencionado anteriormente, possuem uma particularidade em relação a outros órgãos, que é a capacidade de manter um metabolismo aeróbio durante o período de isquemia. Todavia, a presença de oxigênio na membrana alvéolo-capilar possui como desvantagem a indução de um aumento na produção de radicais livres de oxigênio causado pela peroxidação lipídica. A fração de oxigênio ideal para ser usada durante a perfusão e o armazenamento dos pulmões ainda não é certa e, apesar de alguns grupos utilizarem concentrações de até 100% de oxigênio, a maioria dos centros prefere porcentagens menores que 50%, não somente durante o período de perfusão, mas também durante o armazenamento, visando evitar lesões celulares por radicais livres.

Áreas pulmonares atelectasiadas não são bem perfundidas, devido à vasoconstrição reflexa do leito vascular. A ventilação pulmonar antes e durante a infusão da solução de preservação é fundamental para assegurar que os segmentos não permaneçam colapsados durante a perfusão. Contudo, vários autores alertam sobre os riscos da hiperinsuflação pulmonar e a correlaciona com aumento da permeabilidade capilar,[81] injúria de reperfusão por barotrauma[82] e disfunção do enxerto.[83]

Para evitar lesões alveolares e garantir segmentos sem atelectasias, o grupo de Toronto recomenda manobras de recrutamento pulmonar antes do início da perfusão e a ventilação com aproximadamente 10 mL/kg e pressão positiva expiratória final (PEEP) de 5 cmH$_2$O durante a perfusão. Os pulmões são, então, insuflados com um volume de 50% da capacidade pulmonar total ou uma pressão máxima de 20 cmH$_2$O e a traqueia clampeada.[53,84] A manutenção dos pulmões insuflados durante o armazenamento mantém a produção de surfactante e diminui a lesão de isquemia e reperfusão.[80,85]

Perfusão pulmonar *ex vivo*

Atualmente, a utilização de um sistema de avaliação e recondicionamento pulmonar após a retirada dos pulmões do doador está entre as principais tentativas de diminuir a desproporção entre procura e demanda por pulmões para transplante. Essa técnica foi proposta inicialmente por Steen *et al.*, do Grupo de Transplante Pulmonar de Lund, na Suécia, para avaliação de pulmões retirados de um doador com coração parado,[86] ou seja, doadores que tiveram parada cardiorrespiratória irreversível. Nessas condições não era possível avaliar a função pulmonar do doador antes da retirada dos órgãos. Assim, a intenção dos autores foi realizar uma avaliação da função pulmonar *ex vivo*, utilizando um ventilador mecânico e um circuito de circulação extracorpórea. Na ocasião, apenas o pulmão direito foi utilizado para transplante com bons resultados.[86] A técnica de avaliação *ex vivo* foi refinada e consolidada em estudo experimental em porcos, no qual se observou a manutenção de função pulmonar satisfatória tanto durante a avaliação *ex vivo* quanto após o transplante.[87]

Desde os primeiros experimentos com doadores com coração parado, Steen *et al.* aventaram a possibilidade do uso da técnica de avaliação *ex vivo* para pulmões que tivessem sido recusados para transplante de doadores cadavéricos convencionais,[86] ou seja, em morte encefálica. De fato, trabalhos ulteriores foram publicados nos quais a técnica de avaliação *ex vivo* foi utilizada em pulmões humanos rejeitados para transplante pulmonar.[80,88] A recusa se deveu principalmente à baixa relação PaO$_2$/FiO$_2$. Nesses estudos, foi evidenciado que os pulmões previamente recusados poderiam ser recondicionados pela técnica *ex vivo*, tornando-os definitivamente aptos a serem transplantados.[80,88] O relato do primeiro transplante de um pulmão previamente rejeitado e utilizado após o recondicionamento *ex vivo* realizado com sucesso em humanos foi publicado em 2007.[89] Posteriormente, o Grupo de Lund publicou resultados satisfatórios, após o seguimento de um ano, de espirometria e teste de caminhada de seis minutos de cinco pacientes que receberam pulmões recondicionados pela técnica *ex vivo*. A técnica de recondicionamento *ex vivo* se mostrou factível e segura para uso clínico.[90]

■ Solução de recondicionamento e normotermia

Dois fatores são apontados como fundamentais para o sucesso da técnica de recondicionamento *ex vivo*:

1) o uso de uma solução de alto gradiente de pressão coloidosmótica; e 2) a manutenção da normotermia.[91]

A solução de recondicionamento utilizada foi desenvolvida pelo Grupo de Lund e chamada de Steen Solution®. A Steen Solution® é uma solução tamponada, do tipo extracelular (ou seja, com baixa concentração de potássio e alta concentração de sódio), contendo dextrano e albumina.[8] Sabe-se que a baixa concentração de potássio é menos lesiva à integridade estrutural e funcional das células endoteliais, podendo levar à diminuição na produção de oxidantes e vasoconstrictores.[92]

O dextrano é uma macromolécula que, além de exercer função de aumento da pressão oncótica, melhora a capacidade de deformação das hemácias, previne a agregação eritrocitária e induz desagregação nas hemácias já agregadas, além de apresentar efeito antitrombótico por ação na superfície endotelial e plaquetária.[92] Esses efeitos contribuem para melhorar a microcirculação pulmonar e preservam a interface endotélio-epitélio, o que pode, secundariamente, reduzir o grau de extravasamento de água e proteínas quando da reperfusão.[92] A albumina tem a função, junto com o dextrano, de manter um alto gradiente de pressão coloidosmótica, no intuito de evitar o desenvolvimento de edema pulmonar durante o recondicionamento.[87]

O uso de isquemia fria, apesar de ser fundamental na preservação pulmonar, tendo em vista a diminuição da atividade metabólica e consequente redução na taxa de degradação de componentes celulares essenciais, também está implicada com uma sucessão de eventos que propiciam a ativação de mediadores inflamatórios.[93] Entre esses eventos está a inativação da bomba Na/K-ATPase, com consequente edema celular;[94] o acúmulo de oxidantes, principalmente devido a resposta do endotélio, macrófagos e neutrófilos marginados à isquemia, levando aos efeitos deletérios da peroxidação lipídica;[95,96] a sobrecarga intracelular de cálcio potencializando a ação dos radicais livres;[97] a liberação de ferro livre promovendo as reações oxidativas e ativando a agregação plaquetária;[98] e a indução de morte celular, tanto na forma de necrose como na forma de apoptose, ambas associadas a pior função pulmonar após a reperfusão.[99,100]

Utilizando a técnica de recondicionamento *ex vivo*, Cypel *et al.* demonstraram a preservação da função de pulmões submetidos a 12 horas de perfusão em normotermia.[90] Dessa forma, a possibilidade de manutenção da função pulmonar após períodos prolongados de normotermia poderia diminuir o efeito dos processos deletérios desencadeados pela isquemia fria. Além disso, poderia permitir a ação de processos reparadores habituais no pulmão lesado durante o período entre a extração e o implante.[91]

Vantagens do recondicionamento pulmonar *ex vivo*

O principal benefício imediato da técnica de recondicionamento *ex vivo* seria o aumento substancial no número de pulmões disponíveis para transplante, levando à diminuição do tempo de espera e, consequentemente, à diminuição da mortalidade em lista de espera. Além disso, novas possibilidades têm sido abertas para o uso de medidas terapêuticas específicas durante o processo de recondicionamento pulmonar. Por exemplo, antibióticos poderiam ser utilizados para combater infecções no pulmão doador, ou poder-se-ia lançar mão de estratégias ventilatórias diferenciadas para cada pulmão sob recondicionamento, inclusive uso de quimioterapia somente no pulmão e a seguir reimplantado[3] visam melhorar os desfechos associados ao transplante e à cirurgia pulmonar em um futuro próximo[91] (Figura 38.5).

Implante do órgão

Preparo anestésico

O preparo anestésico de pacientes candidatos ao transplante pulmonar deve ser o mais completo possível, com monitorização com cateter de Swan-Ganz, pressão arterial invasiva radial e femoral e sondagem vesical de demora. Intubação orotraqueal seletiva é importante e deve ser cuidadosamente locada para evitar deslocamento intraoperatório, com a visualização através de fibrobroncoscopia e a fixação rigorosa da cânula. Exceção ocorre nos transplantes pediátricos e receptores pequenos, nos quais não é possível utilizar cânulas seletivas. Nos casos dos pacientes com doenças supurativas, antes da intubação seletiva, deve ser intubado com tubo orotraqueal convencional e realizar toalete brônquico para reduzir riscos de rolhas no intraoperatório. A disponibilidade de óxido nítrico é importante para os casos em que houver instabilização hemodinâmica, hipoxemia ou elevação da pressão arterial pulmonar durante o transplante. A analgesia por cateter epidural deve ser realizada sempre que possível, e o momento da punção pode ser no preparo anestésico ou após o transplante. Exceção ocorre nos casos em que a utilização de circulação extracorpórea é certa e haverá heparinização plena do receptor. O cateter epidural oferece conforto ao paciente com o controle da dor pós-operatória pela instalação de aparelhos de PCA (*patient controlled analgesia*), recurso utilizado rotineiramente em todos os transplantes, além de diminuir a necessidade de

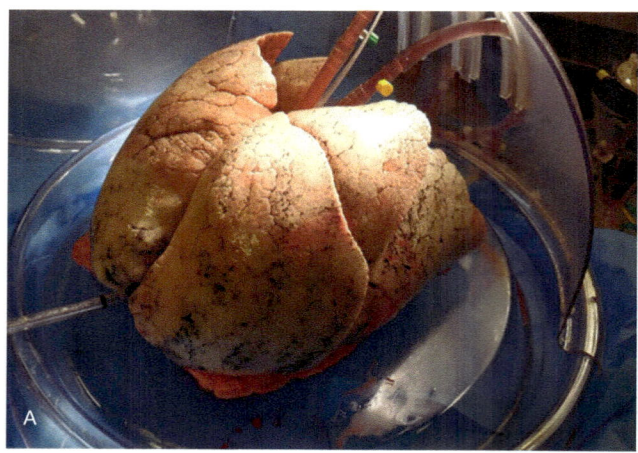 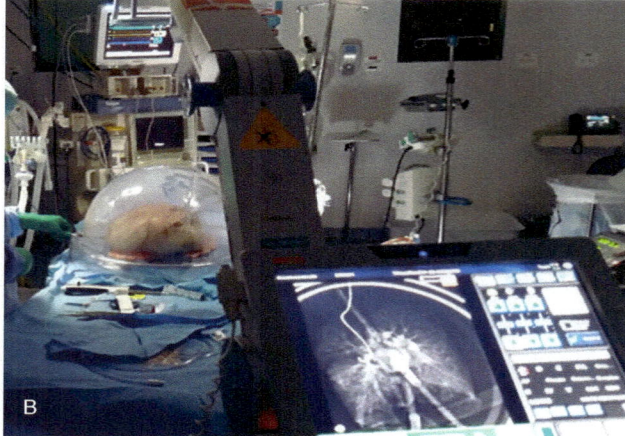

FIGURA 38.5 – A. Pulmão no ex-vivo chamber em perfusão. **B.** Radiografia de controle durante a perfusão. Fonte: acervo pessoal do Dr. Lucas Matos Fernandes.

anestésicos intravenosos. Durante a indução anestésica, inicia-se a imunossupressão com basiliximab, que é um anticorpo monoclonal do receptor da interleucina-2 e pulsoterapia com metilprednisolona 500-1000mg. A antibioticoprofilaxia é guiada por culturas prévias nos pacientes supurativos ou Cefepime.

Circulação extracorpórea (CEC)

A existência de suporte de circulação extracorpórea é imprescindível para a realização de transplante pulmonar, pois muitas vezes sua utilização é imprevisível. As indicações gerais no transplante pulmonar são: crianças, transplantes lobares, pacientes sem condições de intubação seletiva, procedimentos intracardíacos concomitantes e hipertensão arterial pulmonar grave. Iniciar o transplante bilateral a partir do pulmão menos perfundido diminui a necessidade de CEC. No entanto, é possível ocorrer instabilidades hemodinâmicas após a implantação do primeiro pulmão, principalmente quando há hipertensão pulmonar associada, indicando sua necessidade. O princípio básico é oferecer o menor tempo possível em CEC, diminuindo seus efeitos deletérios.

ECMO

A oxigenação por membrana extracorpórea (ECMO) é uma técnica de suporte de vida avançada que permite a troca gasosa (remoção de dióxido de carbono e oxigenação) além de suporte cardiocirculatório, temporariamente substituindo os pulmões e o coração. A ECMO no transplante de pulmão tem sido usada no tratamento da disfunção primária do enxerto, ponte para o transplante, suporte intraoperatório e manejo de instabilidade no período perioperatório.[101]

A ECMO pode ser utilizada em duas configurações: veno-venosa (VV) e venoarterial (VA). Na configuração VV, o sangue é drenado por uma veia, entra no circuito da ECMO e retorna por outra veia. Nessa modalidade, o suporte é apenas ventilatório, proporcionando a oxigenação do sangue e a remoção do dióxido de carbono. Em casos cirúrgicos complexos, permite a troca gasosa adequada independentemente da ventilação mecânica. Por outro lado, na configuração VA, o sangue é drenado por uma veia, entra no circuito da ECMO e retorna em uma artéria, o que associa o suporte cardiocirculatório à função de trocas gasosas. Nos casos em que há risco de instabilidade hemodinâmica grave ou em pacientes com hipertensão arterial pulmonar, torna-se uma possibilidade de manejo intraoperatório. A ECMO VA pode ser realizada por via periférica ou central, esta última instalando-se as cânulas nos vasos da base do coração, de forma semelhante à circulação extracorpórea (CEC).[102]

Uma das vantagens da ECMO intraoperatória em relação à CEC, por ser um circuito fechado e heparinizado, é usar doses mais baixas de heparina ou até mesmo evitar sua administração quando utilizados fluxos acima de 3 L/min. Além disso, na ECMO periférica, o fato de as cânulas não estarem dentro do campo cirúrgico facilita o ato operatório, pois elas não estão no campo de visão do cirurgião.

Técnica cirúrgica

O preparo para implantação do órgão é denominado *back table*. Ele é realizado já na sala cirúrgica do transplante. As artérias pulmonares são divididas e regularizadas, assim como o *cuff* atrial. Secreções brônquicas, dos brônquios tanto do doador como do receptor, são colhidas de cada lado para realização de cultura do material e posterior direcionamento de antibioticoterapia durante o período pós-operatório. Se a opção do transplante for unilateral, o paciente é posicionado em decúbito lateral e submetido à toracotomia posterolateral clássica. Nos transplantes bilaterais sequenciais, o paciente é posicionado em decúbito dorsal horizontal com os braços ao longo do corpo. Embora alguns autores preconizem a toracotomia bilateral anterolateral sem divisão do esterno, os autores preferem a realização de toracotomia bilateral transesternal (tipo Clamshell), com ou sem secção do esterno, por proporcionar melhor exposição dos campos pulmonares. Se a utilização da CEC é certa, o transplante bilateral pode ser realizado por esternotomia mediana.

No caso de um transplante bilateral, o pulmão menos funcionante é extraído primeiro. Essa decisão baseia-se na cintilografia de perfusão pulmonar, que indica o percentual relativo perfusional. É frequente haver firmes aderências pleuropulmonares, principalmente nos pacientes portadores de doença supurativa e nos submetidos a procedimentos prévios como biópsia pulmonar, cirurgia redutora do volume pulmonar ou mesmo lobectomias. O tempo necessário para essa etapa do transplante deve ser cuidadosamente analisado, para que não haja aumento do tempo de isquemia do órgão. De modo geral, no momento em que se inicia a operação de extração de órgãos no doador, e que não se observa nenhum fator macroscópico que contraindique a doação, dá-se início à indução anestésica do receptor.

Os ramos vasculares devem ser dissecados e ligados distalmente, a fim de preservar um coto longo para as anastomoses. O brônquio principal é grosseiramente dissecado, evitando a ressecção de todos os linfonodos, que, em geral, lesionam a irrigação sanguínea, prejudicando a vascularização do enxerto.

Coloca-se uma compressa úmida fria na cavidade pleural, e o pulmão a ser implantado é coberto por outra compressa gelada. Inicialmente, realiza-se a anastomose brônquica, por sutura contínua com polipropileno 4-0 na porção membranácea. A porção cartilaginosa é suturada com pontos simples. Como alternativa, a anastomose brônquica pode ser realizada por meio de sutura contínua tanto na parede membranácea como na parede cartilaginosa com polipropileno 3-0 (Figura 38.6). Embora vários autores descrevam a utilização de fios monofilamentados absorvíveis nessa anastomose, temos utilizado fios inabsorvíveis com bons resultados. Em decorrência da desvascularização do brônquio e do alto índice de complicações decorrentes dessa anastomose, sua proteção é recomendada, seja pela utilização de pedículo do omento, técnica descrita por Cooper em 1987, seja pela gordura peribrônquica ou pelo uso de pericárdio do doador. Atualmente, a proteção brônquica vem sendo realizada apenas com o tecido peribrônquico que circunda a anastomose. A artéria pulmonar proximal deve ser pinçada o mais

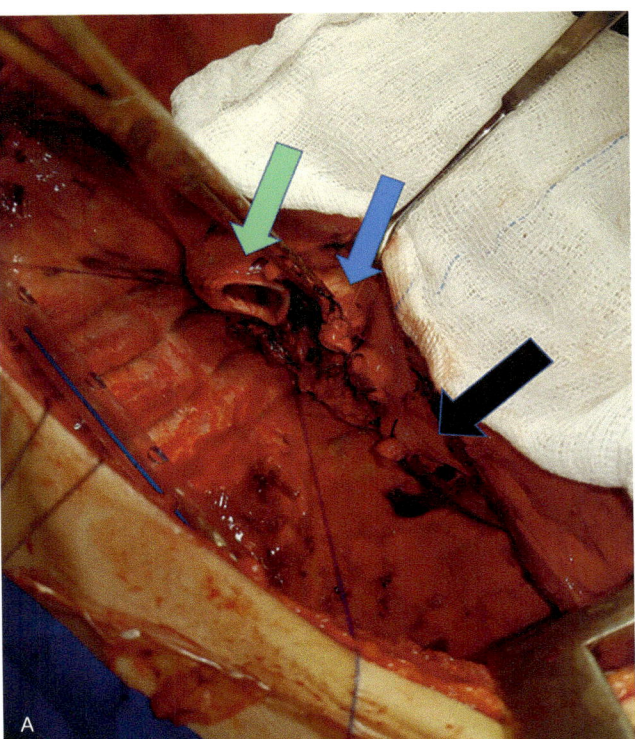
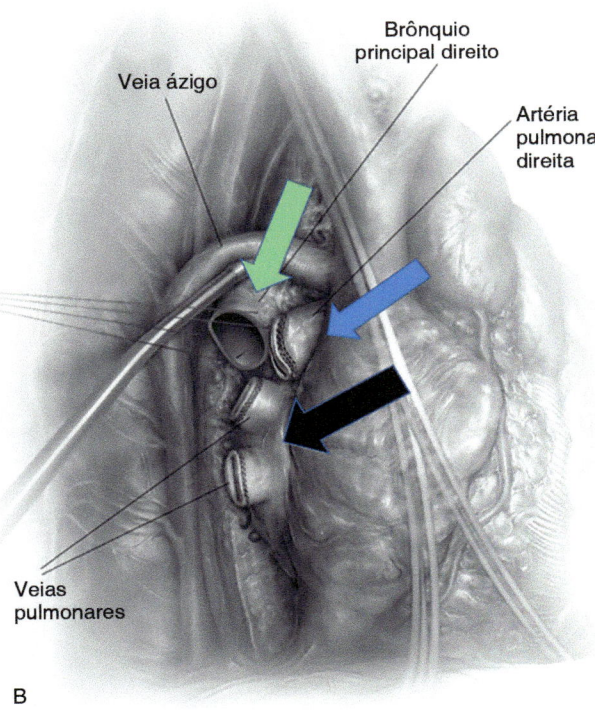

FIGURA 38.5 – **A.** Aspecto após a pneumectomia. **B.** Imagem correspondente. Seta verde, brônquio; seta azul, artéria pulmonar; seta preta, veias pulmonares. Fonte: **(A)** acervo pessoal Dr. Lucas Matos Fernandes. **(B)** Aigner C, Klepetko W. Bilateral Lung Transplantation. Operative Techniques in Thoracic and Cardiovascular Surgery. 2012;17(3):181-193. REF: http://dx.doi.org/10.1053/j.optechstcvs.2012.09.001.

proximalmente possível, a fim de permitir coto suficiente para uma anastomose segura. Utiliza-se fio inabsorvível monofilamentado (polipropileno 5-0), e a sutura é contínua (Figura 38.7). O pericárdio ao redor das veias pulmonares ligadas é aberto, e o átrio esquerdo é totalmente exposto nesta porção. Em seguida, com uma pinça hemostática tipo Satinsky controlando o sangramento, as veias pulmonares são abertas e unidas, permitindo o início da anastomose venosa. Utiliza-se fio monofilamentado inabsorvível 4-0 (polipropileno), e a sutura também é contínua (Figura 38.8). Essa sutura não é completada antes da abertura da pinça da artéria

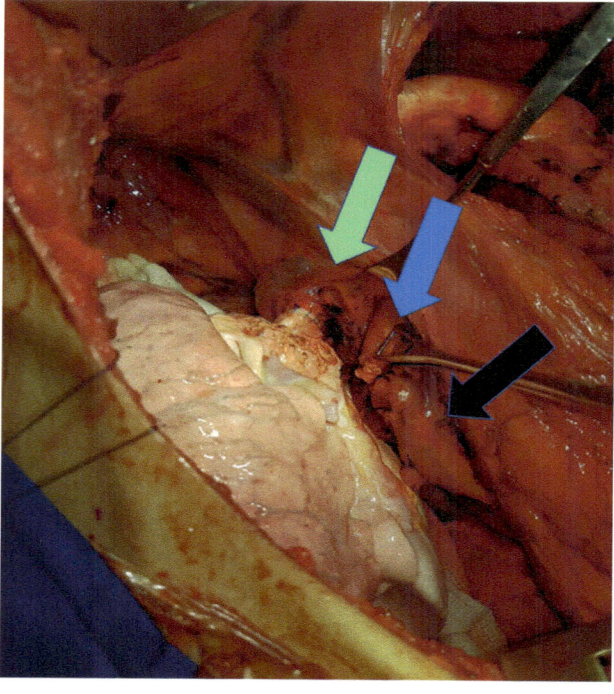
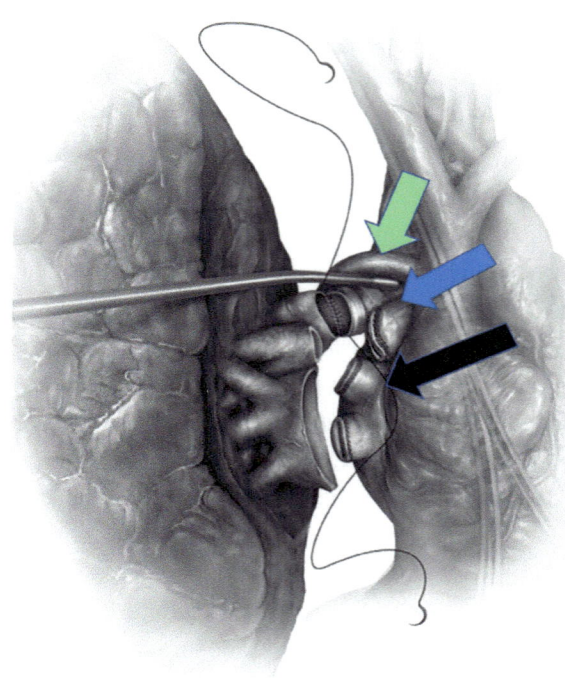

FIGURA 38.7 – **A.** *Aspecto após a anastomose brônquica.* **B.** *Imagem correspondente. Seta verde: brônquio, seta azul: artéria pulmonar, seta preta: veias pulmonares. Fonte:* **(A)** *acervo pessoal do Dr. Lucas Matos Fernandes.* **(B)** *REF: http://dx.doi.org/10.1053/j.optechstcvs.2012.09.001. Aigner C, Klepetko W. Bilateral Lung Transplantation. Operative Techniques in Thoracic and Cardiovascular Surgery. 2012;17(3):181-193.*

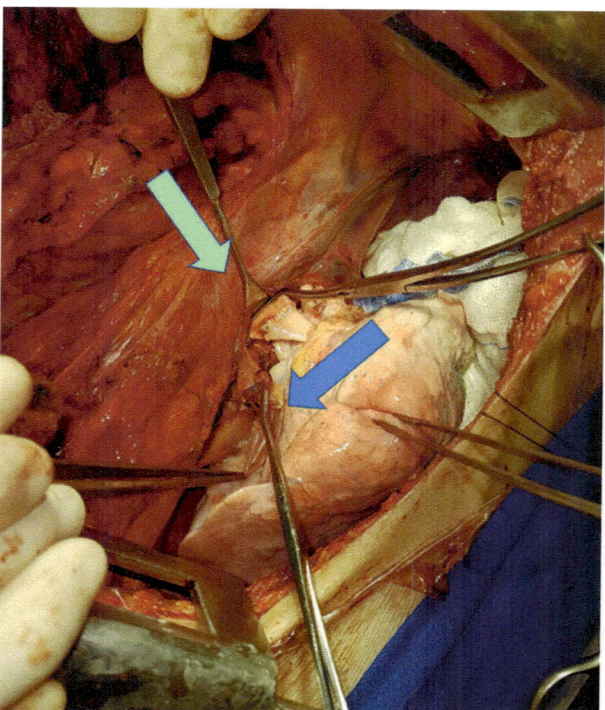
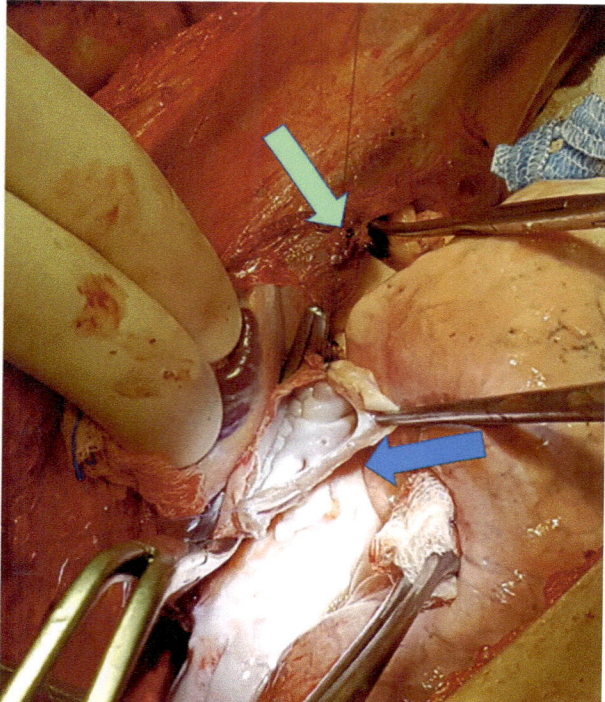

FIGURA 38.8 – **A.** *Aspecto após a anastomose da artéria pulmonar.* **B.** *Aspecto após a anastomose do cuff atrial. Seta verde: artéria pulmonar, seta azul: veias pulmonares. Fonte: acervo pessoal do Dr. Lucas Matos Fernandes.*

pulmonar, para evitar embolia aérea. A reperfusão do pulmão deve ser lenta e gradual, e a pinça da artéria pulmonar é liberada aos poucos, por aproximadamente 10 minutos. Enquanto isso, ar e sangue são eliminados com a sutura incompleta do átrio e captados pelo Cell Saver®. Permitimos um sangramento de aproximadamente 300 mL, que, captado pelo sistema de autotransfusão, diminui a necessidade de transfusão sanguínea. A sutura venosa então é completada, e a pinça hemostática do átrio esquerdo é retirada com a pinça arterial. O processo contralateral é idêntico, devendo sempre ser lembrado que o segundo pulmão permanece em isquemia fria (Figura 38.9). Instalamos dois drenos torácicos (36F) em cada cavidade pleural, localizados anterior e posterior, e o fechamento é feito após cuidadosa hemostasia. O fechamento do tórax se faz por planos. Para a sutura esternal, há duas possibilidades, primeira com fio de aço, três fios entrelaçando-se em estrela; como alternativa, atualmente há placas destinadas para esse fechamento. Ao término da cirurgia, realizamos uma fibrobroncoscopia para aspiração e visualização da anastomose brônquica.

Cuidados perioperatórios

Todos os pacientes são encaminhados à UTI ainda intubados, e os cuidados ventilatórios não diferem muito de qualquer pós-operatório de cirurgia torácica. Radiografia de tórax imediata pode evidenciar sinais de lesão de isquemia-reperfusão, indicando a necessidade de otimizar os parâmetros ventilatórios. O momento ideal para extubação depende do nível de consciência do paciente e da troca gasosa, sendo preconizada a extubação precoce, se possível.

Bom controle analgésico é fundamental para permitir adequado *clearance* traqueobrônquico. Rotineiramente, todos os pacientes transplantados são acompanhados pelo grupo de dor, recebendo, preferencialmente, analgesia pela bomba de PCA. A denervação brônquica acarreta dessensibilização de todo o trato respiratório inferior, abolindo o reflexo de tosse, motivo pelo qual a fisioterapia respiratória se torna fundamental na drenagem de secreções. Há tendência ao edema pulmonar, uma vez que toda a drenagem linfática pulmonar é comprometida pelo transplante. Assim, o balanço hídrico do paciente deve ser rigorosamente controlado, evitando-se o acúmulo no terceiro espaço. Antibioticoterapia profilática é instalada durante a operação e é baseada na cultura de secreção traqueal prévia ao transplante e nas culturas de secreção brônquica tanto do doador como do receptor, além dos lavados broncoalveolares. A rejeição aguda não é comum na primeira semana, mas faz parte do diagnóstico diferencial de infiltrado pulmonar. A retirada dos drenos pleurais ocorre mediante baixo volume de drenagem, expansão pulmonar completa e ausência de fuga aérea. O aumento repentino do volume de drenagem pode ser indicativo de rejeição.

Manejo dos pacientes transplantados

Imunossupressão

A terapia de indução à imunossupressão é feita com corticosteroide (metilprednisolona i.v., 500 mg) e um anticorpo monoclonal antirreceptor de IL-2 (basiliximabe i.v., 20 mg), ambos realizados na indução anestésica. O uso de basiliximabe na dose de 20 mg endovenoso na indução anestésica e quarto dia de pós-operatório.

A terapia de manutenção da imunossupressão alvo está baseada no uso concomitante de três drogas: um inibidor de calcineurina (ciclosporina ou tacrolimo), um agente inibidor de proliferação celular (azatioprina ou micofenolato) e um corticosteroide (prednisona). Em algumas situações, inibidores do receptor de *mammalian target of rapamycin* (sirolimo ou everolimo) podem ser associados ou substituir algum medicamento do esquema; porém, apenas a partir do terceiro mês do pós-operatório pelo alto risco de deiscência de anastomose.[42]

Profilaxia

Infecções bacterianas

O esquema de antibioticoterapia no intraoperatório e pós-operatório imediato deve ser escolhido de acordo com a pneumopatia de base do paciente.

No caso de doenças não supurativas, com bacterioscopia prévia negativa, a escolha inicial é cefepime, a ser mantido até o 14º dia do pós-operatório. Esse esquema

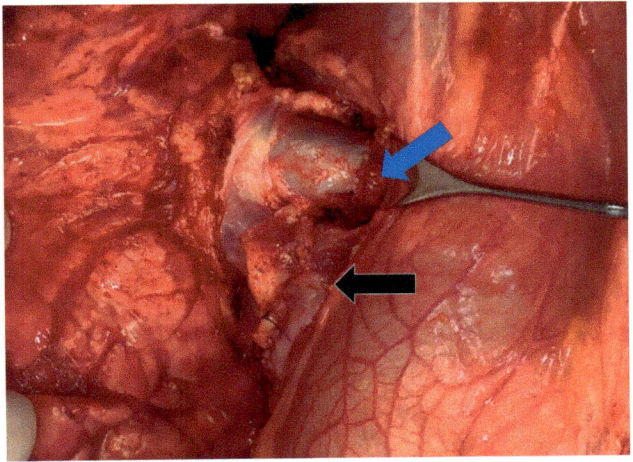

FIGURA 38.9 – *Aspecto final do implante após a reperfusão. Seta azul: artéria pulmonar. Seta pretas: veias pulmonares. Fonte: acervo pessoal do Dr. Flávio Pola dos Reis.*

pode ser modificado de acordo com os resultados de culturas obtidas do doador e do receptor (hemocultura do doador, lavado broncoalveolar do doador e secreção brônquica do doador e do receptor no intraoperatório) ou com as indicações clínicas do paciente.

Pacientes com doenças pulmonares supurativas terão seu esquema selecionado a partir de culturas e antibiogramas apresentados previamente.

Infecções virais

A profilaxia para infecções virais contempla a cobertura dos vírus da família herpes: HSV e CMV. Nos casos em que o doador e o receptor apresentem sorologias negativas para CMV, a profilaxia é realizada apenas para HSV, com aciclovir v.o. durante 3 meses. Nos demais casos, a profilaxia é realizada com ganciclovir i.v. por 3 meses. Em receptores com sorologia negativa que recebem órgão de doadores com sorologia positiva (grupo que apresenta maior risco de reativação viral), deve-se estender a profilaxia com valganciclovir v.o. até o 6º mês após o transplante.

Infecções fúngicas

A profilaxia para fungos é direcionada aos seguintes agentes: *Aspergillus* spp., *Candida* spp. e *Pneumocystis jirovecii*. Esta consiste em anfotericina inalatória, 10 mg, duas vezes ao dia, associada a itraconazol 400 mg/dia durante 3 meses, no caso de *Aspergillus* spp.; nistatina em suspensão oral, também por um período de 3 meses, no caso de *Candida* spp.; ou de sulfametoxazol + trimetoprima v.o., na dose de 400/80 mg por dia, indefinidamente, no caso de *P. jirovecii*.

Rejeição aguda

Existem dois tipos de rejeição aguda. A celular, mais comum, é caracterizada por infiltrado celular mononuclear perivascular e intersticial, e a humoral, mais rara, mediada por anticorpos. A rejeição humoral está mais relacionada à rejeição hiperaguda, que ocorre imediatamente após o procedimento cirúrgico; porém, pode ocorrer tardiamente, com a formação de anticorpos específicos contra o doador *de novo*, levando a lesão de células endoteliais e consequente capilarite pulmonar.

A pesquisa de rejeição celular é realizada ativamente, por meio das broncoscopias de vigilância com biópsia transbrônquica, independentemente dos sintomas do paciente ao longo do primeiro ano após o transplante de pulmão. Adicionalmente, caso o paciente apresente piora clínica ou perda funcional, é considerada também como diagnóstico diferencial de infecções ou demais complicações.

Seu tratamento varia de acordo com o grau de comprometimento e vai desde o ajuste da dose de imunossupressores, pulso de corticosteroide, troca do esquema de imunossupressão e, em casos selecionados, globulina antitimocítica.

A rejeição humoral é tratada com plasmaferese, com o objetivo de remover os anticorpos específicos contra o doador, associada à imunoglobulina policlonal.

Infecções

O risco de infecções está presente em todo o período do pós-operatório. Porém, a prevalência dos agentes varia de acordo com o tempo do transplante.[16] Até o primeiro mês, as infecções relacionadas ao procedimento cirúrgico e derivadas do doador ou do próprio receptor são mais comuns. Do primeiro ao sexto mês, a ativação de infecções latentes é mais frequente (como CMV e tuberculose). Após o sexto mês, aumenta a prevalência de infecções adquiridas na comunidade (pneumonia e infecção urinária).

Neoplasias

Pacientes que recebem imunossupressores possuem maior risco de desenvolvimento de neoplasias. As mais comuns são os tumores de pele e as doenças linfoproliferativas. Existe uma relação entre o desenvolvimento de linfoma e a infecção pelo vírus Epstein-Barr; a infecção recorrente por CMV é um fator de risco para o desenvolvimento dessa afecção.

Disfunção primária do enxerto

Uma das principais causas de morbimortalidade do transplante pulmonar é a disfunção primária do enxerto (PGD), sendo definida como a lesão pulmonar aguda precoce após o transplante de pulmão, tendo uma incidência entre 15% e 57% e mortalidade em 30 dias, podendo chegar a 24,5% no grau III.[103] Tem-se como diagnóstico diferencial a rejeição hiperaguda, o choque cardiogênico, o edema pulmonar, a estenose vascular, a trombose das veias pulmonares e a infecção.[99] Além do mais, é reconhecida como um dos fatores de risco para o desenvolvimento da disfunção crônica do enxerto, podendo ser necessário evoluir para o retransplante.[104]

A atualização da definição da disfunção primária do enxerto realizada em 2016 e publicada em 2017 foi graduada em quatro graus, variando entre 0-III, utilizando raio X de tórax e gasometria arterial, realizado nas primeiras 72 horas (ver Tabela 38.8).

Tabela 38.8
Classificação da PGD

	Edema pulmonar no Rx de Tórax	Relação pO$_2$/FiO$_2$
Grau 0	Não	Qualquer
Grau I	Sim	> 300
Grau II	Sim	Entre 200 – 300
Grau III	Sim	< 200

Observações: Pacientes sem evidência de infiltrado pulmonar no raio X de tórax será considerado grau 0. Ausência de ventilação mecânica deverá ser graduada de acordo com a relação pO$_2$/FiO$_2$ na gasometria arterial. O uso de oxigenação por membrana extracorpórea (ECMO) com infiltrado pulmonar deverá ser considerado grau III. O uso de ECMO com raio X de Tórax normal deverá ser considerado de acordo com a gasometria. A DPE deverá ser avaliada em quatro tempos: T0, T1, T2, T3 a cada 24 horas. Sendo que a primeira inicia-se após a reperfusão do segundo lado entre um período de 6 horas. Caso sejam coletadas várias gasometrias, deve-se utilizar a pior relação pO$_2$/FiO$_2$.

Diversos estudos mostraram possíveis fatores de risco para a PGD, didaticamente divididos em fatores relacionados a: doador (tabagista, idade, gênero), intraoperatório (uso de circulação extracorpórea, tempo de isquemia, transfusão) e receptor (hipertensão pulmonar, cirurgias prévias). Além do mais, a PGD está relacionada ao prognóstico do enxerto e é um fator de risco para disfunção crônica do enxerto.

Disfunção crônica do enxerto

Atualmente, sabemos que existem dois fenótipos de disfunção crônica do enxerto, padrão de síndrome da bronquiolite obliterante, sendo a mais comum, e síndrome restritiva (de pior prognóstico), ambas manifestadas pela queda progressiva do valor de VEF$_1$ em relação ao valor basal do paciente no pós-transplante e não explicada por outras razões, como rejeição aguda, infecções ou estenose brônquica. Diversos fatores de risco estão relacionados ao seu desenvolvimento, sendo os principais as infecções virais prévias, doença do refluxo gastroesofágico e antecedente de rejeição aguda.[42]

Complicações brônquicas

As complicações brônquicas figuram como uma das principais causas de morbimortalidade entre os pacientes submetidos a transplantes pulmonares. Os primeiros transplantes realizados apresentam relatos de tais complicações e suas implicações no desfecho. A incidência varia na literatura, em parte, talvez pela falta de padronização para descrever tais achados até a publicação recente da International Society for Heart and Lung Transplatation, cujo objetivo foi uniformização dessas lesões. As causas são múltiplas, sendo algumas delas comprovadas cientificamente e outras sem confirmação.[105]

Os fatores de risco mais importantes são: discrepância de tamanho entre doador e receptor, hipoperfusão durante a cirurgia, anastomoses à direita, preservação do órgão, ventilação mecânica, disfunção primária do enxerto, infecções e colonização prévias, imunossupressão, rejeição aguda celular, tempo de isquemia.

As principais complicações agudas são deiscência, isquemia e necrose, sendo que tem pior prognóstico. As complicações tardias são: estenose e malácia. A estenose brônquica é a complicação mais comum, o tratamento de escolha é dilatação com balão hidrostático, caso haja falha, próteses endobrônquicas podem ser úteis. Quando há falha terapêutica, intervenção cirúrgica pode ser considerada, desde broncoplastia a retransplante.

Perspectivas

O entendimento da patofisiologia e a melhora tecnológica dos últimos anos têm influenciado muito na melhora dos transplantes nos últimos anos. Três pontos ainda devem pesar no aumento do número de transplantes e sobrevida: 1) déficit de doadores; 2) seleção de candidatos para o transplante e 3) disfunção primária do enxerto.

Escassez de doadores

Apesar do aumento do número de transplantes, o número de doadores aproveitados permanece um problema complexo. A maioria dos pulmões são recusados no momento da avaliação devido a problemas de saúde do doador, traumas torácicos, pneumonias, aspiração e complicações variadas da UTI.[106-109]

O problema com a escassez de doadores é ainda pior em algumas populações específicas como em mulheres (pela estatura mais baixa e alossensibilização pré-transplante).

Algumas soluções são usadas e estão em desenvolvimento para aumentar o uso dos doadores: uso de doadores com o coração parado, uso de doadores com critérios estendidos e uso da perfusão pulmonar *ex vivo*.

Seleção de candidatos ao transplante

A seleção apropriada de receptores de pulmão tem um amplo impacto no resultado e na sobrevivência. Além disso, é de extrema importância que a comunidade médica fora de grandes centros transplantadores entenda a necessidade de um encaminhamento precoce para avaliação de pacientes com uma doença pulmonar ainda não tão grave para o transplante. O encaminhamento precoce pode ser particularmente interessante a fim de que possam ser identificadas principalmente contraindicações relativas e modificáveis como obesidade, cuidadores, moradia, infecções crônicas, assistência psicológica e que possam ser resolvidas antes do momento ideal do transplante para que não perca tempo na lista e aumente a mortalidade na espera. Em contrapartida, doenças que antes possuíam poucas opções terapêuticas hoje podem ganhar mais tempo de tratamento com drogas mais modernas como para fibrose pulmonar idiopática, hipertensão pulmonar primária e fibrose cística. Adicionalmente, doenças crônicas como HIV e hepatite C se tornaram passíveis de transplantes com tratamentos e controles.

Disfunção primária do enxerto

Como visto, a disfunção primária do enxerto é definida como como uma disfunção aguda nas primeiras 72 horas e classificada de acordo com critérios gasométricos e radiológicos. A disfunção grau III tem pior sobrevida a curto prazo, maior chance de disfunção crônica precoce.

Um dos problemas que ainda persiste é a heterogeneidade da severidade e duração da PGD, o que levou a hipótese de haver subgrupos dentro da disfunção grau III, cada um com mecanismo distinto. Estudos apontam que alguns caminhos podem indicar ou patógenos ou resposta a um dano celular ou tecidual como sinalizador para o desenvolvimento da PGD.[110] Realmente, várias proteínas e citocinas inflamatórias agudas estão presentes e suprarregulam a PGD como IL-1B, angiopoetina-2 e outras citocinas de cascata inflamatória e devem contribuir com a piora da disfunção inicial.[110-112] A identificação de marcadores específicos dos doadores e receptores pode ser de grande valia na identificação e no tratamento precoce da PGD.

Referências bibliográficas

1. Chambers DC, Cherikh WS, Harhay MO, Hayes D, Hsich E, Khush KK, et al. The International Thoracic Organ Transplant Registry of the International Society for Heart and Lung Transplantation: Thirty-sixth adult lung and heart–lung transplantation Report—2019; Focus theme: Donor and recipient size match. J Hear Lung Transplant [Internet]. 2019;38(10):1042–55. Disponível em: https://doi.org/10.1016/j.healun.2019.08.001
2. Associação Brasileira de Transplantes de Órgãos. Registro Brasileito de Transplantes 2019 [Internet]. 2019. Disponível em: https://site.abto.org.br/publicacao/rbt-2019/
3. Prasad N, Pasrija C, Talaie T, Krupnick A, Zhao Y, Lau C. Ex Vivo Lung Perfusion: Current Achievements and Future Directions. Vol. Publish Ah, Transplantation. 2020.
4. Sauerbruch F. Bosquejo histórico sobre la cirugía torácica. In: Cirugía del Tórax 2.ed. Barcelona: Editorial Labor; 1926. p. 3–6.
5. Browne B, Kahan B. Novos Horizontes em Transplante de Órgãos. Rio de Janeiro: Interlivros; 1994. 1155–75 p.
6. Davies LG, Rosser TH, West LR. Autotransplantation of the lung in sheep. Thorax [Internet]. 1965 Nov;20(6):481–94. Disponível em: http://www.ncbi.nlm.nih.gov/pubmed/5324405
7. Konstantinov IE. A mystery of Vladimir P. Demikhov: the 50th anniversary of the first intrathoracic transplantation. Ann Thorac Surg [Internet]. 1998 Apr;65(4):1171–7. Disponível em: https://linkinghub.elsevier.com/retrieve/pii/S0003497597013088
8. Venuta F, Van Raemdonck D. History of lung transplantation. J Thorac Dis. 2017;9(12):5458–71.
9. Gago O, Delgado E, Archer FL, Schoenfeld FG, Ranniger K, Nigro SL, et al. Homotransplantation And Autotransplantation of a Pulmonary Lobe. J Thorac Cardiovasc Surg [Internet]. 1964 Nov;48:726–32. Disponível em: http://www.ncbi.nlm.nih.gov/pubmed/14221238
10. Neptune WB, Weller R, Bailey CP. Experimental lung transplantation. J Thorac Surg [Internet]. 1953 Sep;26(3):275–89. Disponível em: http://www.ncbi.nlm.nih.gov/pubmed/13097582
11. Parsa P, Faber LP, Staub EW, Beattie EJ. Experimental Homotransplantation of the Lungs with Cytoxic Agents. Dis Chest [Internet]. 1964 Apr;45:365–71. Disponível em: http://www.ncbi.nlm.nih.gov/pubmed/14136622
12. Blumenstock DA, Collins JA, Hechtman HB, Thomas ED, Ferrebee JW. Functioning homografts of the lung in dogs. Ann N Y Acad Sci [Internet]. 1962 Oct 24;99:882–90. Disponível em: http://www.ncbi.nlm.nih.gov/pubmed/13971908
13. Hardy JD, Webb WR, Dalton ML, Walker GR. Lung Homotransplantation in Man. JAMA [Internet]. 1963 Dec 21;186:1065–74. Disponível em: http://www.ncbi.nlm.nih.gov/pubmed/14061414
14. Derom F, Barbier F, Ringoir S, Versieck J, Rolly G, Berzsenyi G, et al. Ten-month survival after lung homotransplantation in man. J Thorac Cardiovasc Surg [Internet]. 1971 Jun;61(6):835–46. Disponível em: http://www.ncbi.nlm.nih.gov/pubmed/4932557
15. Wildevuur CR, Benfield JR. A review of 23 human lung transplantations by 20 surgeons. Ann Thorac Surg [Internet]. 1970 Jun;9(6):489–515. Disponível em: http://www.ncbi.nlm.nih.gov/pubmed/4193736
16. Nelems JM, Rebuck AS, Cooper JD, Goldberg M, Halloran PF, Vellend H. Human lung transplantation. Chest [Internet]. 1980 Oct;78(4):569–73. Disponível em: http://www.ncbi.nlm.nih.gov/pubmed/6998666
17. Lima O, Cooper JD, Peters WJ, Ayabe H, Townsend E, Luk SC, et al. Effects of methylprednisolone and azathioprine on bronchial healing following lung autotransplantation. J Thorac Cardiovasc Surg [Internet]. 1981 Aug;82(2):211–5. Disponível em: http://www.ncbi.nlm.nih.gov/pubmed/7019582
18. Morgan E, Lima O, Goldberg M, Ayabe H, Ferdman A, Cooper JD. Improved bronchial healing in canine left lung reimplantation using omental pedicle wrap. J Thorac Cardiovasc Surg [Internet]. 1983 Jan;85(1):134–9. Disponível em: http://www.ncbi.nlm.nih.gov/pubmed/6336814
19. Reitz BA, Wallwork JL, Hunt SA, Pennock JL, Billingham ME, Oyer PE, et al. Heart-lung transplantation: successful therapy for patients with pulmonary vascular disease. N Engl J Med [Internet]. 1982 Mar 11;306(10):557–64. Disponível em: http://www.ncbi.nlm.nih.gov/pubmed/6799824
20. Toronto Lung Transplant Group. Unilateral lung transplantation for pulmonary fibrosis. N Engl J Med [Internet]. 1986;314(18):1140–5. Disponível em: http://www.ncbi.nlm.nih.gov/pubmed/3515192
21. Patterson GA, Cooper JD, Goldman B, Weisel RD, Pearson FG, Waters PF, et al. Technique of successful clinical double-lung transplantation. Ann Thorac Surg [Internet]. 1988 Jun;45(6):626–33. Disponível em: http://www.ncbi.nlm.nih.gov/pubmed/3288141
22. Patterson GA, Todd TR, Cooper JD, Pearson FG, Winton TL, Maurer J. Airway complications after double lung transplantation. Toronto Lung Transplant Group. J Thorac Cardiovasc Surg [Internet]. 1990 Jan;99(1):14–20; discussion 20-1. Disponível em: http://www.ncbi.nlm.nih.gov/pubmed/2294347
23. Noirclerc M, Chazalette JP, Metras D, Camboulives J, Vaillant A, Dumon JF, et al. [Double lung transplantation. Report of the 1st French case and comments on the 5 subsequent cases]. Ann Chir [Internet]. 1989;43(8):597–600. Disponível em: http://www.ncbi.nlm.nih.gov/pubmed/2589793
24. Pasque MK, Cooper JD, Kaiser LR, Haydock DA, Triantafillou A, Trulock EP. Improved technique for bilateral lung transplantation: rationale and initial clinical experience. Ann Thorac Surg [Internet]. 1990 May;49(5):785–91. Disponível em: http://www.ncbi.nlm.nih.gov/pubmed/2339934
25. Fremes SE, Patterson GA, Williams WG, Goldman BS, Todd TR, Maurer J. Single lung transplantation and closure of patent ductus arteriosus for Eisenmenger's syndrome. Toronto Lung Transplant Group. J Thorac Cardiovasc Surg [Internet]. 1990 Jul;100(1):1–5. Disponível em: http://www.ncbi.nlm.nih.gov/pubmed/2366548
26. Pasque MK, Trulock EP, Kaiser LR, Cooper JD. Single-lung transplantation for pulmonary hypertension. Three-month hemodynamic

follow-up. Circulation [Internet]. 1991 Dec;84(6):2275–9. Disponível em: http://www.ncbi.nlm.nih.gov/pubmed/1959182.

27. Bando T, Kosaka S, Liu C, Hirai T, Hirata T, Yokomise H, et al. Effects of newly developed solutions containing trehalose on twenty-hour canine lung preservation. J Thorac Cardiovasc Surg [Internet]. 1994 Jul;108(1):92–8. Disponível em: http://www.ncbi.nlm.nih.gov/pubmed/8028386.

28. Calhoon JH, Grover FL, Gibbons WJ, Bryan CL, Levine SM, Bailey SR, et al. Single lung transplantation. Alternative indications and technique. J Thorac Cardiovasc Surg [Internet]. 1991 May;101(5):816–24; discussion 824-5. Disponível em: http://www.ncbi.nlm.nih.gov/pubmed/2023438.

29. Veith FJ, Richards K. Improved technic for canine lung transplantation. Ann Surg [Internet]. 1970 Apr;171(4):553–8. Disponível em: http://www.ncbi.nlm.nih.gov/pubmed/4908122.

30. Inui K, Schäfers HJ, Aoki M, Becker V, Ongsiek B, Kemnitz J, et al. Bronchial circulation after experimental lung transplantation. The effect of long-term administration of prednisolone. J Thorac Cardiovasc Surg [Internet]. 1993 Mar;105(3):474–8; discussion 478-9. Disponível em: http://www.ncbi.nlm.nih.gov/pubmed/8445926.

31. Hosenpud JD, Bennett LE, Keck BM, Boucek MM, Novick RJ. The Registry of the International Society for Heart and Lung Transplantation: seventeenth official report-2000. J Heart Lung Transplant [Internet]. 2000 Oct;19(10):909–31. Disponível em: http://www.ncbi.nlm.nih.gov/pubmed/11044685.

32. Aeba R, Keenan RJ, Hardesty RL, Yousem SA, Hamamoto I, Griffith BP. University of Wisconsin solution for pulmonary preservation in a rat transplant model. Ann Thorac Surg [Internet]. 1992 Feb;53(2):240–5; discussion 245-6. Disponível em: http://www.ncbi.nlm.nih.gov/pubmed/1531007.

33. Feeley TW, Mihm FG, Downing TP, Sadeghi AM, Baumgartner WA, Reitz BA, et al. Hypothermic preservation of the heart and lungs with Collins solution: effect on cardiorespiratory function following heart-lung allotransplantation in dogs. Ann Thorac Surg [Internet]. 1986 Mar;41(3):301–6. Disponível em: http://www.ncbi.nlm.nih.gov/pubmed/3082303.

34. Puskas JD, Winton TL, Miller JD, Scavuzzo M, Patterson GA. Unilateral donor lung dysfunction does not preclude successful contralateral single lung transplantation. J Thorac Cardiovasc Surg [Internet]. 1992 May;103(5):1015–7; discussion 1017-8. Disponível em: http://www.ncbi.nlm.nih.gov/pubmed/1569754.

35. Hardesty RL, Aeba R, Armitage JM, Kormos RL, Griffith BP. A clinical trial of University of Wisconsin solution for pulmonary preservation. J Thorac Cardiovasc Surg [Internet]. 1993 Apr;105(4):660–6. Disponível em: http://www.ncbi.nlm.nih.gov/pubmed/8468999.

36. Aoe M, Okabayashi K, Cooper JD, Patterson GA. Hyperinflation of canine lung allografts during storage increases reperfusion pulmonary edema. J Thorac Cardiovasc Surg [Internet]. 1996 Jul;112(1):94–102. Disponível em: http://www.ncbi.nlm.nih.gov/pubmed/8691891.

37. Okabayashi K, Aoe M, DeMeester SR, Cooper JD, Patterson GA. Pentoxifylline reduces lung allograft reperfusion injury. Ann Thorac Surg [Internet]. 1994 Jul;58(1):50–6. Disponível em: http://www.ncbi.nlm.nih.gov/pubmed/8037560.

38. Triantafillou AN, Pasque MK, Huddleston CB, Pond CG, Cerza RF, Forstot RM, et al. Predictors, frequency, and indications for cardiopulmonary bypass during lung transplantation in adults. Ann Thorac Surg [Internet]. 1994 May;57(5):1248–51. Disponível em: http://www.ncbi.nlm.nih.gov/pubmed/8179394.

39. Backer CL, Ohtake S, Zales VR, LoCicero J, Michaelis LL, Idriss FS. Living-related lobar lung transplantation in beagle puppies. J Pediatr Surg [Internet]. 1991 Apr;26(4):429–32; discussion 432-3. Disponível em: http://www.ncbi.nlm.nih.gov/pubmed/2056403.

40. Starnes VA, Oyer PE, Bernstein D, Baum D, Gamberg P, Miller J, et al. Heart, heart-lung, and lung transplantation in the first year of life. Ann Thorac Surg [Internet]. 1992 Feb;53(2):306–10. Disponível em: http://www.ncbi.nlm.nih.gov/pubmed/1731673.

41. Weill D, Benden C, Corris PA, Dark JH, Davis RD, Keshavjee S, et al. A consensus document for the selection of lung transplant candidates: 2014—An update from the Pulmonary Transplantation Council of the International Society for Heart and Lung Transplantation. J Hear Lung Transplant [Internet]. 2015 Jan;34(1):1–15. Disponível em: https://linkinghub.elsevier.com/retrieve/pii/S1053249814011814.

42. Camargo PCLB de, Teixeira RH de OB, Carraro RM, Campos SV, Afonso Junior JE, Costa AN, et al. Lung transplantation: overall approach regarding its major aspects. J Bras Pneumol [Internet]. 2015 Dec;41(6):547–53. Disponível em: http://www.scielo.br/scielo.php?script=sci_arttext&pid=S1806-37132015000600547&lng=en&tlng=en.

43. Afonso Júnior JE, Werebe E de C, Carraro RM edeiro., Teixeira RH enriqu. de OB rag., Fernandes LM ato., Abdalla LG ustav., et al. Lung transplantation. Einstein (Sao Paulo). 2015;13(2):297–304.

44. Pêgo-Fernandes PM, Samano MN, Fiorelli AI, Fernandes LM, Camargo SM, Xavier AM, et al. Recommendations for the use of extended criteria donors in lung transplantation. Transplant Proc [Internet]. 43(1):216–9. Disponível em: http://www.ncbi.nlm.nih.gov/pubmed/21335191.

45. Struber M, Hohlfeld JM, Kofidis T, Warnecke G, Niedermeyer J, Sommer SP, et al. Surfactant function in lung transplantation after 24 hours of ischemia: advantage of retrograde flush perfusion for preservation. J Thorac Cardiovasc Surg [Internet]. 2002 Jan [cited 2013 Jun 21];123(1):98–103. Disponível em: http://www.ncbi.nlm.nih.gov/pubmed/11782762.

46. Bando T, Albes JM, Nusse T, Wada H, Hitomi S, Wahlers T, et al. Comparison of euro-collins solution, low-potassium dextran solution containing glucose, and ET-kyoto solution for lung preservation in an extracorporeal rat lung perfusion model. Eur Surg Res [Internet]. 1998 Jan [cited 2013 Jun 21];30(5):297–304. Disponível em: http://www.ncbi.nlm.nih.gov/pubmed/9731097.

47. Wittwer T, Wahlers T, Fehrenbach A, Elki S, Haverich A. Improvement of pulmonary preservation with Celsior and Perfadex: impact of storage time on early post-ischemic lung function. J Heart Lung Transplant [Internet]. 1999 Dec [cited 2013 Jun 21];18(12):1198–201. Disponível em: http://www.ncbi.nlm.nih.gov/pubmed/10612378.

48. Rabanal J., Ibañez a.., Mons R, Gonzalez a.., Carbajo M, Ortega J, et al. Influence of preservation solution on early lung function (Euro-Collins vs Perfadex). Transplant Proc [Internet]. 2003 Aug [cited 2013 Mar 28];35(5):1938–9. Disponível em: http://linkinghub.elsevier.com/retrieve/pii/S0041134503006900.

49. Gordon RD, Starzl TE. Changing perspectives on liver transplantation in 1988. Clin Transpl [Internet]. 1988 Jan [cited 2013 Jun 21];5–27. Disponível em: http://www.ncbi.nlm.nih.gov/pubmed/3154494.

50. Dreikorn K, Horsch R, Röhl L. 48- to 96-hour preservation of canine kidneys by initial perfusion and hypothermic storage using the Euro-Collins solution. Eur Urol [Internet]. 1980 Jan [cited 2013 Jun 21];6(4):221–4. Disponível em: http://www.ncbi.nlm.nih.gov/pubmed/6993210.

51. Menasché P, Termignon JL, Pradier F, Grousset C, Mouas C, Alberici G, et al. Experimental evaluation of Celsior, a new heart preservation solution. Eur J Cardiothorac Surg [Internet]. 1994 Jan [cited 2013 Jun 21];8(4):207–13. Disponível em: http://www.ncbi.nlm.nih.gov/pubmed/8031565.

52. Padilla AM, Padilla JD. [Lung preservation: current practices]. Arch Bronconeumol [Internet]. 2004 Feb [cited 2013 Aug 2];40(2):86–93. Disponível em: http://www.ncbi.nlm.nih.gov/pubmed/14746732.

53. de Perrot M, Keshavjee S. Lung preservation. Semin Thorac Cardiovasc Surg [Internet]. 2004 Dec [cited 2013 Mar 28];16(4):300–8. Disponível em: http://linkinghub.elsevier.com/retrieve/pii/S1043067904000760.

54. Fujimura S, Handa M, Kondo T, Ichinose T, Shiraishi Y, Nakada T. Successful 48-hour simple hypothermic preservation of canine lung transplants. Transplant Proc [Internet]. 1987 Feb [cited 2015 Mar 3];19(1 Pt 2):1334–6. Disponível em: http://www.ncbi.nlm.nih.gov/pubmed/3274329.

55. Hausen B, Beuke M, Schroeder F, Poets CF, Hewitt C, DelRossi a J, et al. In vivo measurement of lung preservation solution efficacy: comparison of LPD, UW, EC and low K+-EC following short and extended ischemia. Eur J Cardiothorac Surg [Internet]. 1997 Nov;12(5):771–9; discussion 779-80. Disponível em: http://www.ncbi.nlm.nih.gov/pubmed/9458150.

56. Gámez P, Córdoba M, Millán I, Madrigal L, Alfageme F, Álvarez R, et al. Improvements in Lung Preservation : 3 Years ' Experience With a Low-Potassium Dextran Solution. 2005;41(1):24–7.

57. Sakamaki F, Hoffmann H, Muller C, Dienemann H, Messmer K, Schildberg FW. Reduced Lipid Peroxidation and Ischemia-Reperfusion Injury after Lung Transplantation Using Low-Potassium Dextran Solution for Lung Preservation.

58. Thabut G, Vinatier I, Brugière O, Lesèche G, Loirat P, Bisson A, et al. Influence of preservation solution on early graft failure in clinical lung transplantation. Am J Respir Crit Care Med [Internet]. 2001 Oct 1 [cited 2015 Mar 3];164(7):1204–8. Disponível em: http://www.ncbi.nlm.nih.gov/pubmed/11673210.

59. Abdefg PD, Acdef EK, Def EA, Df MC, Ad BS, Adef AP, et al. The effectiveness of an extracellular low-potassium solution in 24-hour lung graft preservation. 2006;12(11):355–62.

60. Kelly RF, Murar J, Hong Z, Nelson DP, Hong F, Varghese A, et al. Low potassium dextran lung preservation solution reduces reactive oxygen species production. Ann Thorac Surg [Internet]. 2003 Jun [cited 2013 Mar 28];75(6):1705–10. Disponível em: http://www.ncbi.nlm.nih.gov/pubmed/12822603.

61. Barr ML, Nishanian GP, Sakamaki Y, Carey JN, Chang J, Starnes V a. A new organ preservation solution, Celsior, is superior to Euro-Collins and University of Wisconsin solutions in decreasing lung reperfusion injury. Transplant Proc [Internet]. 1997;29(1–2):1357–8. Disponível em: http://www.ncbi.nlm.nih.gov/pubmed/9123338.

62. Fischer S, Matte-Martyn a, De Perrot M, Waddell TK, Sekine Y, Hutcheon M, et al. Low-potassium dextran preservation solution improves lung function after human lung transplantation. J Thorac Cardiovasc Surg [Internet]. 2001 Mar [cited 2015 Mar 3];121(3):594–6. Disponível em: http://www.ncbi.nlm.nih.gov/pubmed/11241101.

63. Nath DS, Walter AR, Johnson AC, Radosevich DM, Prekker ME, Herrington CS, et al. Does Perfadex affect outcomes in clinical lung transplantation? J Heart Lung Transplant [Internet]. 2005 Dec [cited 2013 Mar 28];24(12):2243–8. Disponível em: http://www.ncbi.nlm.nih.gov/pubmed/16364877.

64. Oto T, Griffiths AP, Rosenfeldt F, Levvey BJ, Williams TJ, Snell GI. Early outcomes comparing Perfadex, Euro-Collins, and Papworth solutions in lung transplantation. Ann Thorac Surg [Internet]. 2006 Nov [cited 2013 Mar 24];82(5):1842–8. Disponível em: http://www.ncbi.nlm.nih.gov/pubmed/17062258.

65. Okada Y, Kondo T. Impact of lung preservation solutions, Euro-Collins vs. low-potassium dextran, on early graft function: a review of five clinical studies. Ann Thorac Cardiovasc Surg [Internet]. 2006 Feb [cited 2013 Mar 28];12(1):10–4. Disponível em: http://www.ncbi.nlm.nih.gov/pubmed/16572068.

66. Sommer SP, Warnecke G, Hohlfeld JM, Gohrbandt B, Niedermeyer J, Kofidis T, et al. Pulmonary preservation with LPD and celsior solution in porcine lung transplantation after 24 h of cold ischemia. Eur J Cardiothorac Surg [Internet]. 2004 Jul [cited 2015 Mar 3];26(1):151–7. Disponível em: http://www.ncbi.nlm.nih.gov/pubmed/15200994.

67. Wittwer T, Franke UFW, Fehrenbach A, Ochs M, Sandhaus T, Schuette A, et al. Experimental lung transplantation: impact of preservation solution and route of delivery. J Heart Lung Transplant [Internet]. 2005 Aug [cited 2013 Mar 28];24(8):1081–90. Disponível em: http://www.ncbi.nlm.nih.gov/pubmed/16102444.

68. Wittwer T, Franke U, Fehrenbach A, Meyer D, Sandhaus T, Pfeifer F, et al. Impact of retrograde graft preservation in Perfadex-based experimental lung transplantation. J Surg Res [Internet]. 2004 Apr [cited 2015 Mar 3];117(2):239–48. Disponível em: http://www.ncbi.nlm.nih.gov/pubmed/15047129.

69. Van De Wauwer C, Neyrinck AP, Geudens N, Rega FR, Verleden GM, Verbeken E, et al. Retrograde flush following topical cooling is superior to preserve the non-heart-beating donor lung. Eur J Cardiothorac Surg [Internet]. 2007 Jun [cited 2015 Mar 3];31(6):1125–32; discussion 1132-3. Disponível em: http://www.ncbi.nlm.nih.gov/pubmed/17360192.

70. Venuta F, Rendina EA, Bufi M, Della Rocca G, De Giacomo T, Costa MG, et al. Preimplantation retrograde pneumoplegia in clinical lung transplantation. J Thorac Cardiovasc Surg [Internet]. 1999 Jul [cited 2015 Mar 3];118(1):107–14. Disponível em: http://www.ncbi.nlm.nih.gov/pubmed/10384193.

71. Sarsam MA, Yonan NA, Deiraniya AK, Rahman AN. Retrograde pulmonaryplegia for lung preservation in clinical transplantation: a new technique. J Heart Lung Transplant [Internet]. [cited 2015 Mar 3];12(3):494–8. Disponível em: http://www.ncbi.nlm.nih.gov/pubmed/8329424.

72. LoCicero J, Massad M, Matano J, Greene R, Dunn M, Michaelis LL. Contribution of the bronchial circulation to lung preservation. J Thorac Cardiovasc Surg [Internet]. 1991 May [cited 2015 Mar 3];101(5):807–14; discussion 814-5. Disponível em: http://www.ncbi.nlm.nih.gov/pubmed/2023437.

73. Ferraro P, Martin J, Dery J, Prenovault J, Samson L, Coutu M, et al. Late retrograde perfusion of donor lungs does not decrease the severity of primary graft dysfunction. Ann Thorac Surg [Internet]. 2008 Oct [cited 2015 Mar 3];86(4):1123–9. Disponível em: http://www.ncbi.nlm.nih.gov/pubmed/18805145.

74. Steen S, Kimblad PO, Sjöberg T, Lindberg L, Ingemansson R, Massa G. Safe lung preservation for twenty-four hours with Perfadex. Ann Thorac Surg [Internet]. 1994 Feb [cited 2015 Mar 3];57(2):450–7. Disponível em: http://www.ncbi.nlm.nih.gov/pubmed/8311611.

75. Sasaki M, Muraoka R, Chiba Y, Hiramatu Y. Influence of pulmonary arterial pressure during flushing on lung preservation. Transplantation [Internet]. 1996 Jan 15 [cited 2015 Mar 3];61(1):22–7. Disponível em: http://www.ncbi.nlm.nih.gov/pubmed/8560567.

76. Tanaka H, Chiba Y, Sasaki M, Matsukawa S, Muraoka R. Relationship between flushing pressure and nitric oxide production in preserved lungs. Transplantation [Internet]. 1998 Feb 27 [cited 2015 Mar 3];65(4):460–4. Disponível em: http://www.ncbi.nlm.nih.gov/pubmed/9500617.

77. Schumann S, Kirschbaum A, Schliessmann SJ, Wagner G, Goebel U, Priebe H-J, et al. Low pulmonary artery flush perfusion pressure combined with high positive end-expiratory pressure reduces oedema formation in isolated porcine lungs. Physiol Meas [Internet]. 2010 Feb [cited 2015 Mar 3];31(2):261–72. Disponível em: http://www.ncbi.nlm.nih.gov/pubmed/20086272.

78. Chiang CH, Wu K, Yu CP, Yan HC, Perng WC, Wu CP. Hypothermia and prostaglandin E(1) produce synergistic attenuation of ischemia-reperfusion lung injury. Am J Respir Crit Care Med [Internet]. 1999 Oct;160(4):1319–23. Disponível em: http://www.ncbi.nlm.nih.gov/pubmed/10508824.

79. Wang LS, Nakamoto K, Hsieh CM, Miyoshi S, Cooper JD. Influence of temperature of flushing solution on lung preservation. Ann Thorac Surg [Internet]. 1993 Mar [cited 2015 Mar 3];55(3):711–5. Disponível em: http://www.ncbi.nlm.nih.gov/pubmed/8452435.

80. Cypel M, Yeung JC, Hirayama S, Rubacha M, Fischer S, Anraku M, et al. Technique for prolonged normothermic ex vivo lung perfusion. J Heart Lung Transplant [Internet]. 2008 Dec [cited 2013 Jun 17];27(12):1319–25. Disponível em: http://www.ncbi.nlm.nih.gov/pubmed/19059112.

81. Haniuda M, Hasegawa S, Shiraishi T, Dresler CM, Cooper JD, Patterson GA. Effects of inflation volume during lung preservation on pulmonary capillary permeability. J Thorac Cardiovasc Surg [Internet]. 1996 Jul [cited 2015 Mar 3];112(1):85–93. Disponível em: http://www.ncbi.nlm.nih.gov/pubmed/8691890.

82. DeCampos KN, Keshavjee S, Liu M, Slutsky AS. Optimal inflation volume for hypothermic preservation of rat lungs. J Heart Lung Transplant [Internet]. 1998 Jun [cited 2015 Mar 3];17(6):599–607. Disponível em: http://www.ncbi.nlm.nih.gov/pubmed/9662096.

83. Patel MR, Laubach VE, Tribble CG, Kron IL. Hyperinflation during lung preservation and increased reperfusion injury. J Surg Res [Internet]. 2005 Jan [cited 2015 Mar 3];123(1):134–8. Disponível em: http://www.ncbi.nlm.nih.gov/pubmed/15652961.

84. Kao SJ, Wang D, Yeh DY, Hsu K, Hsu YH, Chen HI. Static inflation attenuates ischemia/reperfusion injury in an isolated rat lung in situ. Chest [Internet]. 2004 Aug [cited 2015 Mar 3];126(2):552–8. Disponível em: http://www.ncbi.nlm.nih.gov/pubmed/15302744.

85. Steen S, Liao Q, Wierup PN, Bolys R, Pierre L, Sjöberg T. Transplantation of lungs from non-heart-beating donors after functional assessment ex vivo. Ann Thorac Surg [Internet]. 2003 Jul [cited 2013 Jun 17];76(1):244–52; discussion 252. Disponível em: http://www.ncbi.nlm.nih.gov/pubmed/12842550.

86. Steen S, Sjöberg T, Pierre L, Liao Q, Eriksson L, Algotsson L. Transplantation of lungs from a non-heart-beating donor. Lancet [Internet]. 2001 Mar 17;357(9259):825–9. Disponível em: http://www.ncbi.nlm.nih.gov/pubmed/11265950.

87. Steen S, Ingemansson R, Eriksson L, Pierre L, Algotsson L, Wierup P, et al. First human transplantation of a nonacceptable donor lung after reconditioning ex vivo. Ann Thorac Surg [Internet]. 2007 Jun [cited 2013 Mar 15];83(6):2191–4. Disponível em: http://www.ncbi.nlm.nih.gov/pubmed/17532422.

88. Cypel M, Yeung JC, Machuca T, Chen M, Singer LG, Yasufuku K, et al. Experience with the first 50 ex vivo lung perfusions in clinical transplantation. J Thorac Cardiovasc Surg [Internet]. 2012 Nov [cited 2013 Jun 11];144(5):1200–6. Disponível em: http://www.ncbi.nlm.nih.gov/pubmed/22944089.
89. Martins S, de Perrot M, Imai Y, Yamane M, Quadri SM, Segall L, et al. Transbronchial administration of adenoviral-mediated interleukin-10 gene to the donor improves function in a pig lung transplant model. Gene Ther [Internet]. 2004 Dec [cited 2013 Jun 17];11(24):1786–96. Disponível em: http://www.ncbi.nlm.nih.gov/pubmed/15470481.
90. Cypel M, Liu M, Rubacha M, Yeung JC, Hirayama S, Anraku M, et al. Functional repair of human donor lungs by IL-10 gene therapy. Sci Transl Med [Internet]. 2009 Oct 28 [cited 2013 Jun 7];1(4):4ra9. Disponível em: http://www.ncbi.nlm.nih.gov/pubmed/20368171.
91. Lee JW, Fang X, Gupta N, Serikov V, Matthay M a. Allogeneic human mesenchymal stem cells for treatment of E. coli endotoxin-induced acute lung injury in the ex vivo perfused human lung. Proc Natl Acad Sci U S A [Internet]. 2009 Sep 22;106(38):16357–62. Disponível em: http://www.pubmedcentral.nih.gov/articlerender.fcgi?artid=2735560&tool=pmcentrez&rendertype=abstract.
92. Hirayama S, Cypel M, Sato M, Anraku M, Liaw PC, Liu M, et al. Activated protein C in ischemia-reperfusion injury after experimental lung transplantation. J Heart Lung Transplant [Internet]. 2009 Nov [cited 2013 May 21];28(11):1180–4. Disponível em: http://www.ncbi.nlm.nih.gov/pubmed/19782612.
93. Emaminia A, Lapar DJ, Zhao Y, Steidle JF, Harris D a, Laubach VE, et al. Adenosine A$_2$A agonist improves lung function during ex vivo lung perfusion. Ann Thorac Surg [Internet]. 2011 Nov [cited 2013 Jun 17];92(5):1840–6. Disponível em: http://www.pubmedcentral.nih.gov/articlerender.fcgi?artid=3259746&tool=pmcentrez&rendertype=abstract.
94. Pêgo-Fernandes PM, Medeiros IL de, Mariani AW, Fernandes FG, Unterpertinger F do V, Samano MN, et al. Ex vivo lung perfusion: initial Brazilian experience. J Bras Pneumol publicação da Soc Bras Pneumol e Tisilogia [Internet]. 2009 Nov [citado 2013 Jun 17];35(11):1107–11. Disponível em: http://www.ncbi.nlm.nih.gov/pubmed/20304159.
95. Unilateral lung transplantation for pulmonary fibrosis. Toronto Lung Transplant Group. N Engl J Med [Internet]. 1986 May 1 [cited 2013 Jun 21];314(18):1140–5. Disponível em: http://www.ncbi.nlm.nih.gov/pubmed/3515192.
96. Christie JD, Edwards LB, Aurora P, Dobbels F, Kirk R, Rahmel AO, et al. The Registry of the International Society for Heart and Lung Transplantation: Twenty-sixth Official Adult Lung and Heart-Lung Transplantation Report-2009. J Heart Lung Transplant [Internet]. 2009 Oct;28(10):1031–49. Disponível em: http://www.ncbi.nlm.nih.gov/pubmed/19782285.
97. Fernandes PMP, Samano MN, Junqueira JJM, Waisberg DR, Noleto GS, Jatene FB. [Lung donor profile in the State of São Paulo, Brazil, in 2006]. J Bras Pneumol publicação da Soc Bras Pneumol e Tisilogia [Internet]. 2008 Jul [cited 2013 Jun 21];34(7):497–505. Disponível em: http://www.ncbi.nlm.nih.gov/pubmed/18695795.
98. Costa da Silva F, Afonso JE, Pêgo-Fernandes PM, Caramori ML, Jatene FB. São Paulo lung transplantation waiting list: patient characteristics and predictors of death. Transplant Proc [Internet]. 2009 Apr [cited 2013 Jun 21];41(3):927–31. Disponível em: http://www.ncbi.nlm.nih.gov/pubmed/19376390.
99. Christie JD, Carby M, Bag R, Corris P, Hertz M, Weill D. Report of the ISHLT Working Group on Primary Lung Graft Dysfunction part II: definition. A consensus statement of the International Society for Heart and Lung Transplantation. J Heart Lung Transplant [Internet]. 2005 Oct [cited 2013 Jun 17];24(10):1454–9. Disponível em: http://www.ncbi.nlm.nih.gov/pubmed/16210116.
100. Arcasoy SM, Fisher A, Hachem RR, Scavuzzo M, Ware LB. Report of the ISHLT Working Group on Primary Lung Graft Dysfunction part V: predictors and outcomes. J Heart Lung Transplant [Internet]. 2005;24(10):1483–8. Disponível em: http://www.ncbi.nlm.nih.gov/pubmed/16210119.
101. Pola-Dos-Reis F, Samano MN, Abdalla LG, Carvalho GVS de, Fernandes LM, Gomes-Júnior O, et al. Extracorporeal Membrane Oxygenation and Lung Transplantation: Initial Experience at a Single Brazilian Center. Clinics (São Paulo) [Internet]. 2020;75:e1698. Disponível em: http://www.ncbi.nlm.nih.gov/pubmed/32556057.
102. Reis FP Dos, Costa AN, Lauricella LL, Terra RM, Pêgo-Fernandes PM. Intraoperative support with venovenous extracorporeal membrane oxygenation for complex thoracic oncologic resection. J Bras Pneumol [Internet]. 2020;46(1):e20180416. Disponível em: http://www.ncbi.nlm.nih.gov/pubmed/31967273.
103. Diamond JM, Arcasoy S, Kennedy CC, Eberlein M, Singer JP, Patterson GM, et al. Report of the International Society for Heart and Lung Transplantation Working Group on Primary Lung Graft Dysfunction, part II: Epidemiology, risk factors, and outcomes-A 2016 Consensus Group statement of the International Society for Heart and Lung Tran. J Heart Lung Transplant [Internet]. 2017;36(10):1104–13. Disponível em: http://www.ncbi.nlm.nih.gov/pubmed/28802530.
104. Van Raemdonck D, Hartwig MG, Hertz MI, Davis RD, Cypel M, Hayes D, et al. Report of the ISHLT Working Group on primary lung graft dysfunction Part IV: Prevention and treatment: A 2016 Consensus Group statement of the International Society for Heart and Lung Transplantation. J Heart Lung Transplant [Internet]. 2017;36(10):1121–36. Disponível em: http://www.ncbi.nlm.nih.gov/pubmed/28784325.
105. Crespo MM, McCarthy DP, Hopkins PM, Clark SC, Budev M, Bermudez CA, et al. ISHLT Consensus Statement on adult and pediatric airway complications after lung transplantation: Definitions, grading system, and therapeutics. J Heart Lung Transplant [Internet]. 2018;37(5):548–63. Disponível em: http://www.ncbi.nlm.nih.gov/pubmed/29550149.
106. Valapour M, Skeans MA, Heubner BM, Smith JM, Hertz MI, Edwards LB, et al. OPTN/SRTR 2013 Annual Data Report: Lung. Am J Transplant [Internet]. 2015 Jan;15(S2):1–28. Disponível em: http://doi.wiley.com/10.1111/ajt.13200.
107. From the American Association of Neurological Surgeons (AANS), American Society of Neuroradiology (ASNR), Cardiovascular and Interventional Radiology Society of Europe (CIRSE), Canadian Interventional Radiology Association (CIRA), Congress of and WSO (WSO), Sacks D, Baxter B, Campbell BC V, Carpenter JS, Cognard C, et al. Multisociety Consensus Quality Improvement Revised Consensus Statement for Endovascular Therapy of Acute Ischemic Stroke. Int J Stroke [Internet]. 2018;13(6):612–32. Disponível em: http://www.ncbi.nlm.nih.gov/pubmed/29786478.
108. Charles EJ, Huerter ME, Wagner CE, Sharma AK, Zhao Y, Stoler MH, et al. Donation After Circulatory Death Lungs Transplantable Up to Six Hours After Ex Vivo Lung Perfusion. Ann Thorac Surg [Internet]. 2016 Dec;102(6):1845–53. Disponível em: https://linkinghub.elsevier.com/retrieve/pii/S0003497516307500.
109. Krutsinger D, Reed RM, Blevins A, Puri V, De Oliveira NC, Zych B, et al. Lung transplantation from donation after cardiocirculatory death: a systematic review and meta-analysis. J Heart Lung Transplant [Internet]. 2015 May;34(5):675–84. Disponível em: http://www.ncbi.nlm.nih.gov/pubmed/25638297.
110. Cantu E, Lederer DJ, Meyer K, Milewski K, Suzuki Y, Shah RJ, et al. Gene set enrichment analysis identifies key innate immune pathways in primary graft dysfunction after lung transplantation. Am J Transplant [Internet]. 2013 Jul;13(7):1898–904. Disponível em: http://www.ncbi.nlm.nih.gov/pubmed/23710539.
111. Diamond JM, Lederer DJ, Kawut SM, Lee J, Ahya VN, Bellamy S, et al. Elevated plasma long pentraxin-3 levels and primary graft dysfunction after lung transplantation for idiopathic pulmonary fibrosis. Am J Transplant [Internet]. 2011 Nov;11(11):2517–22. Disponível em: http://www.ncbi.nlm.nih.gov/pubmed/21883907.
112. Diamond JM, Porteous MK, Cantu E, Meyer NJ, Shah RJ, Lederer DJ, et al. Elevated plasma angiopoietin-2 levels and primary graft dysfunction after lung transplantation. PLoS One [Internet]. 2012;7(12):e51932. Disponível em: http://www.ncbi.nlm.nih.gov/pubmed/23284823.

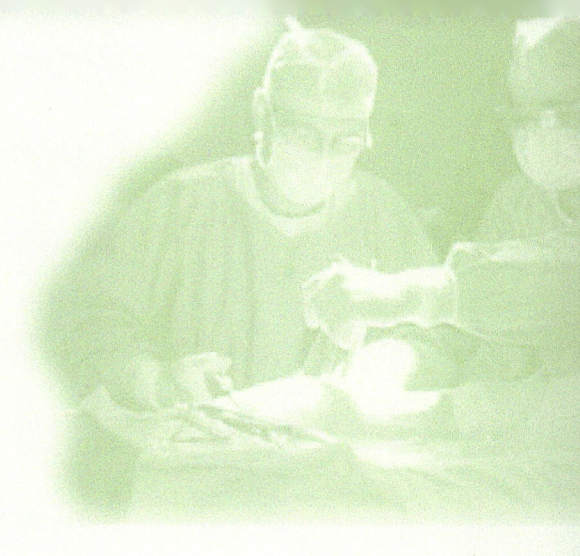

Seção 6

Videocirurgia

39 Princípios Gerais

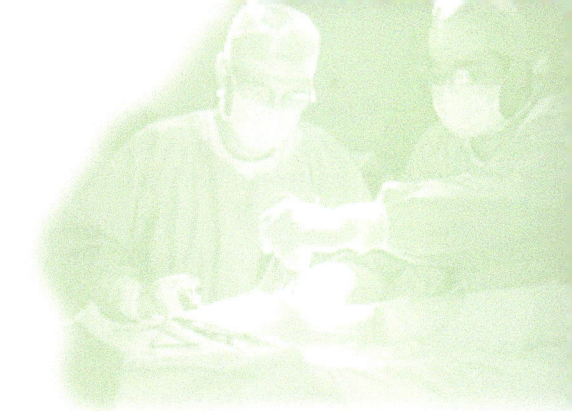

Carlos Augusto de Oliveira Cavalcanti
Roberto Anania de Paula

Introdução

O método da laparoscopia óptica já era praticado por cirurgiões, ginecologistas e clínicos gastroenterologistas desde o início do século passado, sobretudo como método diagnóstico. Posteriormente, com o advento de métodos de imagem como a ultrassonografia, a tomografia computadorizada, a ressonância nuclear magnética e a endoscopia, a laparoscopia caiu em desuso.

Com o desenvolvimento efetivo da microcâmera, do processador de imagem e da fibra óptica a partir de 1980, as imagens passaram a ser reproduzidas e se tornaram disponíveis a todos. O cirurgião, com a liberalidade das mãos e a observação das imagens na tela, passou a ter a possibilidade de operar. O desenvolvimento de instrumentos que permitiram a transposição dos movimentos, junto com a maximização das imagens, foi o caminho para a laparoscopia intervencionista e, a partir de então, o mundo assistiu a mais fantástica evolução na abordagem cirúrgica.

Mudou-se o paradigma e o cirurgião passou a observar as imagens anatômicas não diretamente no paciente, e sim em um monitor de vídeo. A sensibilidade manual foi substituída pela transmissão fria do toque por um instrumento e a habilidade das mãos foi transferida para a extremidade de instrumentos articulados. Desenvolveram-se modelos de treinamento de habilidades em animais e nas chamadas "caixas pretas". As salas de operações tiveram que ser modificadas e ampliadas devido à presença de monitores, insufladores, processadores de imagens e cilindros de gás carbônico. Mudou-se o controle do ato anestésico. Capnógrafos e oxímetros de pulso, até então aparelhos eventuais, passaram a ser obrigatórios na sala de operação. Cirurgiões, até então habituados à cirurgia aberta ou tradicional, tiveram que reciclar seus conhecimentos e desenvolver habilidades manuais para a cirurgia minimamente invasiva por vídeo. O comportamento ético mudou, pois, até então, aspectos intraoperatórios restritos à sala de cirurgia e à descrição operatória puderam ser gravados e colocados à disposição dos pacientes.

No limiar destas duas décadas de procedimentos laparoscópicos, a videocirurgia ampliou-se para as demais especialidades cirúrgicas como a cirurgia de cabeça e pescoço, torácica, vascular, neurocirurgia, plástica, urologia, otorrinolaringologia, ortopedia, cirurgia fetal, cirurgia da obesidade, cirurgia oncológica e outras. Nos nossos dias, a cirurgia videoscópica e a cirurgia robótica são uma realidade e a telecirurgia, uma perspectiva real. O limite desses procedimentos, sem dúvida, está ligado à disponibilidade da tecnologia, à habilidade e à experiência na realização do procedimento e ao desenvolvimento de centros de referência. Nesse contexto, a factibilidade de hoje, sem a correspondente conveniência, poderá sem dúvida ser a realidade do amanhã.

Histórico

Em 1901, George Kelling introduziu um cistoscópio na cavidade abdominal de um cão, realizando a primeira laparoscopia[1]. A moderna cirurgia videolaparoscópica do aparelho digestivo iniciou-se com Semm[2], em 1983, com a primeira apendicectomia. Posteriormente, Schereibeir[3], em 1987, publicou casuística expressiva de apendicectomias. No mesmo ano de 1987, Philippe Mouret[4], em Lyon, na França, ao realizar um procedimento ginecológico, associou à primeira colecistectomia laparoscópica. Em 1988, Francois Dubois[5] realizou, em Paris, a sua primeira colecistectomia laparoscópica e, em 1990, publicou a sua primeira casuística.

No Brasil, coube a Thomas Szego[6], em São Paulo, realizar a primeira colecistectomia laparoscópica, e a partir dos anos 1990 começaram a ser publicadas as grandes casuísticas nacionais e internacionais de colecistectomias laparoscópicas[7-9].

A abordagem peritoneal por vídeo ganhou adeptos e novos procedimentos começaram a ser realizados, como o tratamento da doença do refluxo gastroesofágico com a hiatoplastia e as válvulas antirrefluxo, o tratamento do megaesôfago com a cardiomiotomia e cardioplastia, a correção das hérnias inguinais através da abordagem transabdominal pré-peritoneal (TAPP) ou totalmente extraperitoneal (TEP), a laparoscopia diagnóstica com biópsias, sobretudo hepáticas, o estadiamento de neoplasias abdominais, as urgências cirúrgicas, a cirurgia dos cólons e a cirurgia oncológica.

Contraindicações relativas à presença de cirurgias abdominais prévias foram superadas pela maior experiência como o método e a disponibilidade de trocartes especiais, com o de Hasson, que pode ser passado sob visão inicial da cavidade, com mecanismos de vedação da punção. Métodos de colecistectomia sem pneumoperitônio, com suspensão mecânica da parede[7], foram desenvolvidos em situações de contraindicação à insuflação gasosa. Os acidentes de punção, inicialmente relatados e muitas vezes fatais, foram praticamente superados por sistematização, experiência e treinamento.

Atualmente, com o desenvolvimento de instrumentos mais adequados, técnicas e instrumentais de suturas, processadores de imagens em três dimensões, a nova geração de cautérios ultrassônicos, grampeadores endoscópicos e o desenvolvimento de instrumentos para videoassistência, os procedimentos se tornaram mais seguros e factíveis[10]. No entanto, apesar do enorme progresso da cirurgia laparoscópica, algumas controvérsias permanecem, entre elas:

- Abordagem laparoscópica por pressão positiva por CO_2, laparoscopia sem pneumoperitônio, laparoscopia assistida manualmente ou cirurgia laparoscópica videoassistida.
- Procedimentos que definitivamente melhoram os resultados (laparoscopia diagnóstica e estadiamento oncológico, colecistectomia, adrenalectomia, esplenectomia, cirurgia antirrefluxo, cardiomiotomia, cirurgia da obesidade, cirurgia do intestino delgado e do cólon, nefrectomia do doador); procedimentos que parecem ser úteis ao paciente (pancreatectomia distal, hepatectomias, ressecções gástricas e esofágicas e cirurgia das hérnias) e cirurgias com benefício incerto (gastropancreatoduodenectomia).
- Desenvolvimento tecnológico: dissectores ultrassônicos, aparelhos circulares e lineares de sutura interna, monitores, cirurgia endoluminal, cirurgia robótica, telecirurgia, telemonitoramento e outros.
- Garantia de treinamento da futura geração de cirurgiões com habilidades laparoscópicas e recursos materiais e humanos suficientes para suportar as práticas laparoscópicas e eventuais subespecialidades[11].

Estes questionamentos, no entanto, não nos tiram a convicção de que no futuro, com tecnologia, recursos materiais, treinamento especializado e habilidade, a cirurgia laparoscópica terá aplicações ilimitadas.

Pneumoperitônio, técnicas e complicações

A criação do pneumoperitônio é o primeiro passo para a cirurgia laparoscópica. A punção através da agulha de Veress é o método mais utilizado. Idealizada pelo médico húngaro János Veress para criar pneumoperitônio no tratamento da tuberculose pulmonar, é utilizada como via de acesso para introdução gasosa e propiciar procedimentos laparoscópicos. Ela é composta de dois tubos, inseridos um no outro. O mais externo é mais curto e em forma de bisel. Quando pressionado, corta e penetra nos tecidos. Quando atinge a cavidade, através de uma mola, ocorre a protrusão do tubo mais interno, de extremidade romba e com um orifício lateral que permite a entrada do gás[12]. Este mecanismo dá segurança à punção.

Este acesso à cavidade constitui a fase cega do procedimento e é possível a ocorrência de lesões vasculares e viscerais. No início do procedimento, essas lesões eram mais frequentes. As lesões vasculares retroperitoneais representam a causa mais comum de morte nos procedimentos[13]. O diagnóstico imediato, seguido da abertura da cavidade e reparo, é imperativo. Já foram mais frequentes, mas atualmente ainda constituem motivo de preocupação, sobretudo durante a curva de aprendizado do método. As lesões viscerais também são possíveis quando há aderências intestinais parietais que interferem na insuflação e se revestem de menor gravidade quando diagnosticadas no ato operatório.

O local clássico praticado pela maioria dos cirurgiões é a linha mediana do abdome, junto à cicatriz umbilical. Nesta região, a punção pode estar mais sujeita a riscos devido à pequena distância das estruturas vasculares retroperitoneais. Alguns autores preferem a punção descrita por Palmer[14]. Ela se localiza no hipocôndrio esquerdo, junto ao rebordo costal, a mais ou menos 8 cm da linha média, com elevação e tração da parede abdominal para o lado oposto em forma de tenda.

Alterações endócrinas e metabólicas pós-operatórias em videocirurgia

É do conhecimento de todos que as alterações metabólicas e endócrinas pós-traumatismo cirúrgico dependem dos componentes da agressão, ditos primários, secundários e associados[15]. A videocirurgia abdominal, além de uma forma de abordagem à cavidade, oferece uma melhor visão anatômica, além da maximização das imagens, o que permite uma dissecção muito mais anatômica com lesão celular indiscutivelmente menor.

Muitas vezes, o próprio acesso à cavidade numa cirurgia convencional representa lesão celular extensa. Assim, as alterações metabólicas e endócrinas dependentes do componente primário são muito menos intensas. Evidentemente, em cirurgias extensas com grande manipulação de tecidos, como esofagectomias, cirurgias oncológicas radicais e cirurgias de cólon, esta diminuição não é muito evidente. Nas colecistectomias e na correção do refluxo gastroesofágico pela cirurgia convencional, muitas vezes a incisão da parede abdominal é mais traumática que o próprio procedimento cirúrgico interno.

Mesmo a ação dos componentes secundários, mediada pela estimulação do eixo hipotalâmico-hipofisário, é menor pela própria expectativa do paciente de um procedimento minimamente invasivo e com uma recuperação mais rápida. Assim, a fase catabólica é muito mais rápida, a movimentação e realimentação são muito mais precoces, de tal forma que minimizam a ação dos componentes associados.

De modo geral, existe uma redução das respostas inflamatória (proteína C reativa, TNF-alfa, e interleucina-6) e imunomoduladora, melhora da função pulmonar com menos hipoxia, o que evidentemente colabora para um menor índice de complicações infecciosas[16,17]. Outras interleucinas (IL-1, IL-4 e IL-10) parecem ter papel na agressão cirúrgica. Os efeitos imunomoduladores na videocirurgia ainda carecem de estudos complementares[18].

Em relação ao pneumoperitônio, algumas considerações: existe um aumento nos níveis de sanguíneos e uma diminuição no pH causados pela maior absorção do CO_2 na cavidade peritoneal. Estas alterações não são acompanhadas de mudanças significativas da frequência cardíaca, pressão arterial, ventilação pulmonar, PaO_2, saturação de O_2 e excesso de bases e não têm nenhum impacto na sobrevida dos pacientes.

Ainda em relação ao gás utilizado, estudos experimentais têm mostrado diferenças significativas em relação à incidência de metástases nos orifícios dos trocartes e disseminação neoplásica intraperitoneal. Quando se usa o gás hélio, existe baixa possibilidade de estes eventos ocorrerem, quando comparado ao uso do CO_2. Alterações metabólicas e imunológicas relacionadas com a insuflação de CO_2 parecem justificar a maior incidência destes eventos[19]. Essas alterações representam o padrão de adultos submetidos à cirurgia laparoscópica. No entanto, este procedimento, quando em crianças, acompanha-se de uma resposta hipermetabólica durante o ato cirúrgico. Ocorre um aumento da temperatura corpórea e maior consumo de oxigênio, quando comparada com a cirurgia aberta. Essas alterações são mais intensas quanto mais jovens forem as crianças[20].

Perspectivas

Como perspectiva futura, a cirurgia endoscópica em desenvolvimento através dos orifícios naturais: NOTES (*Natural Orifices Transluminal Endoscopy Surgery*) tem sido praticada, estudada e desenvolvida em centros especializados.

A técnica utiliza os orifícios naturais: boca, vagina e ânus para abordagens transviscerais como apendicectomia, colecistectomia, laparoscopia diagnóstica, através do estômago, cólon e fundo de saco vaginal. Trata-se em realidade de técnica híbrida de laparoscopia convencional e endoscopia terapêutica, utilizando equipamentos e materiais em evolução, minimizando ainda mais múltiplas incisões e suas complicações estéticas, hemorrágicas, infecciosas e herniárias[22].

Como alternativa à cirurgia videoscópica por orifícios naturais, a incisão única para procedimentos laparoscópicos: SILS (*Single Incision Laparoscopic Surgery*) foi introduzida recentemente, com resultados promissores mesmo com o instrumental laparoscópico padrão. Cremos que com o desenvolvimento de novos portais específicos e treinamento de habilidades devido à nova sistemática de espaços e movimentos das pinças, terá um futuro muito mais promissor do que a técnica endoscópica sem cicatriz.

Torna-se evidente que estas duas técnicas serão responsáveis por uma contribuição inestimável no desenvolvimento de novos instrumentos[23].

Esta técnica tem sido realizada com resultados promissores, com melhor resultado cosmético e mesmo menor dor pós-operatória em vários procedimentos videoscópicos como cirurgia da vesícula, cirurgia bariátrica, do baço, esôfago e inclusive cirurgia oncológica[24].

Referências bibliográficas

1. Speranza JR. Colecistectomia sem pneumoperitônio (apresentado no 2º Curso em Cirurgia Videolaparoscópica) 20º Curso de Atualização em Cirurgia do Aparelho Digestivo, São Paulo.
2. Riskin DJ, Longaker MT, Gertner M, Thomas M, Krummel TM. Innovation in Surgery. A Historical Perspective. Ann Surg 2006; 244(5):686-693.
3. Semm K. Endoscopy Appendectomy. Endoscopy 1983; 15:59-64.
4. Schereibeir JH. Early experience with laparoscopy appendectomy in women. Surg Endosc 1987; 1:211-216.
5. Mouret P. From the first laparoscopy cholecystectomy to the frontiers of laparoscopic surgery: The future porspective. Dig Surg 1991; 8:126.
6. Dubois F, Berthelot G, Levard H. Cholécystectomie par coelioscopie. La Nouv. Presse Médicale 1989; 19:980-82.
7. SzegoT, Roll S, Nogueira WSF, Bensenor F. Videolaparoscopic cholecystectomy. Report of the first brasilian series. Arq Gastroenterol 1992; 28(1):6-8.
8. De Paula AL, Hashiba K, Bafutto M, Grecco EC. Colecistectomia Laparoscópica. In: Cirurgia Videolaparoscópica. De: Paula AL, Hashiba K, Bafutto M (eds.) Goiânia. 1993.
9. Gama-Rodrigues J, Bresciani C, Pinto Jr PE, Arab-Fadul R, Sapucahy MV, Maia MR et al. Estudo comparativo de 208 colecistectomia videolaparoscópicas contra 144 colecistectomias convencionais. Anais do I Congresso Brasileiro de Cirurgia Laparoscópica. São Paulo, 1992.
10. Perissat J, Collet D, Belliard R, Dost C, Bikandou G. Cholécystectomie par Laparoscopie. La tecnique operatoire. Les résultats des 100 premières observations. (Paris) J Chir 1990; 127:347-355.
11. Wolf JS. Devices for hand-assisted laparoscopy surgery. Expert Rev Med Devices 2005; 2(6):725-30.
12. Cuschieri A. Laparoscopic Surgery in Europe. Where are we going? Cir Esp 2006; 79(1):10-21.
13. Otávio CA. Punção no hipocôndrio esquerdo na criação do pneumoperitônio: valor diagnóstico das provas de posicionamento da agulha de Veress, das pressões intraperitoneais e dos volumes injetados durante a insuflação. Tese de Doutoramento apresentada à Universidade Federal de São Paulo – Escola Paulista de Medicina – para obtenção do Título de Doutor em Ciências. São Paulo, 2006.
14. Catarci M, Carlini M, Gentileschi P, Santoro E. Major and Minor injuries during the creation of pneumoperitoneum. Surg Endosc 2001; 15:566-9.
15. Palmer R. Safety in laparoscopy. J Reprodu Med 1974; 13:1-5.
16. Bevilacqua RG. Alterações endócrinas e metabólicas no trauma, in Manual de Cirurgia. São Paulo: Springer Editora EPU, 1981.
17. Kehlet H, Nielsen HJ. Impact of laparoscopic surgery on stress response, immunofunction, and risk of infectious complications. New Horiz 1998; 6(Suppl.2):80-88.
18. Sietses C, Wiezer MJ, Eijsbouts QA, Beelen RH, van Leeuwen PA, von Blomberg BM et al. A prospective randomized study of the systemic immune response after laparoscopic and convecional Nissen fundoplication. Surgery 1999; 126(1):5-9.
19. Corrigan M, Cahill RA, Redmond HP. The immunomodulatory effects of laparoscopic surgery. Surg Laparosc Endosc Percutan Tech 2007; 17(4):256-261.
20. Gupta A, Watson DI, Ellis T, Jamielson GG. Tumor implantation following laparoscopy using different insufflation gases. ANZ j Surg 2002; 72(4):205-7.
21. McHoney MC, Corizia L, Eaton S, Wade A, Spitz L et al. Laparoscopic surgery in children is associated with an intraoperative hypermetabolic response. Surg Endosc 2006; 20(3): 452-7.
22. Hondo FY and Sakai P. Evolução eo Racional do NOTES. Atualização em Cirurgia Geral, Emergência e Trauma. Cirurgião Ano 3. FMUSP 2009: 30-34.
23. Iannelli A, Schneck AS, Ioia G, Gugenheim J. Single Incision Laparoscopic Surgery Cholecystectomy: A Preliminary Experience. Surg Laparosc Endosc Percutan Tech. 2010 Jun;20(3) 89-91.
24. Morales-Cone S, Moreno LG, Canete Gomez J, Socas M, BarrancoA, AlarconI, CasadoM, Cadet JM, Marti N-Cartes J. Total Intracorporeal Anastomosis During Single-Port Laparoscopic Right Hemicoletomy for Carcinoma of Colon: A New Step Forward. Surg Innov. 2010 Jun.

40 Cirurgia Bariátrica Videolaparoscópica

Bruno Zilberstein • Anna Carolina Batista Dantas
Marnay Helbo de Carvalho

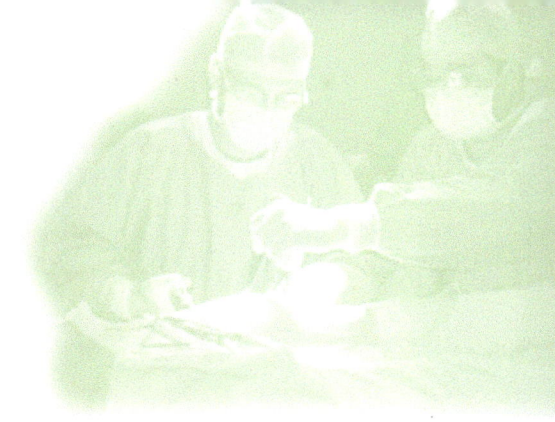

Introdução

A obesidade é uma doença crônica de alta incidência e de difícil tratamento. É fator de risco para comorbidades importantes como hipertensão arterial sistêmica, diabetes melito, insuficiência coronariana, infarto agudo do miocárdio, dislipidemia, apneia do sono e o câncer em geral. Os tratamentos clínicos multidisciplinares são utilizados e estão em constante aprimoramento, no entanto, o tratamento cirúrgico ainda é o mais eficaz em perda de peso e resolução de comorbidades a longo prazo, nos pacientes em que está indicado.[1-3]

Em 1994, Wittgrove e Clark descreveram o primeiro procedimento de *bypass* gástrico videolaparoscópico bem-sucedido.[4] Dessa época até os dias atuais, milhares de cirurgiões foram capacitados, e a técnica se difundiu em todo o mundo. Hoje podemos dizer que a evolução da cirurgia bariátrica moderna está indissociada da introdução da videolaparoscopia, tendo esta sido essencial para sua padronização e ensino. No início dos anos 2000, houve um crescimento superior a 400% no volume de cirurgias bariátricas nos Estados Unidos, coincidente com a disseminação da laparoscopia e sua padronização técnica.[5] Considerada tecnicamente difícil, a morbidade da cirurgia bariátrica videolaparoscópica diminui com a experiência do cirurgião, com curva de aprendizado de pelo menos 100 casos.[6,7]

Também há de se considerar que a cirurgia minimamente invasiva, representada pela videolaparoscopia com ou sem auxílio do robô, por promover melhora na resposta ao trauma cirúrgico, diminuição no tempo de internação e retorno mais rápido às atividades habituais, tem proporcionado resultados cada vez melhores na abordagem cirúrgica destes pacientes.[7,8]

Várias técnicas já foram propostas e utilizadas, sendo as principais: banda gástrica ajustável; gastrectomia vertical, popularmente conhecida como *sleeve*; gastroplastia com derivação em Y de Roux, conhecida como *bypass* gástrico e as derivações biliopancreáticas representadas pelas técnicas de "Duodenal Switch" e "Scopinaro" (Figuras 40.1 a 40.5). Atualmente, as técnicas de *sleeve* e *bypass* são as modalidades mais utilizadas, e passaremos a descrevê-las.[9]

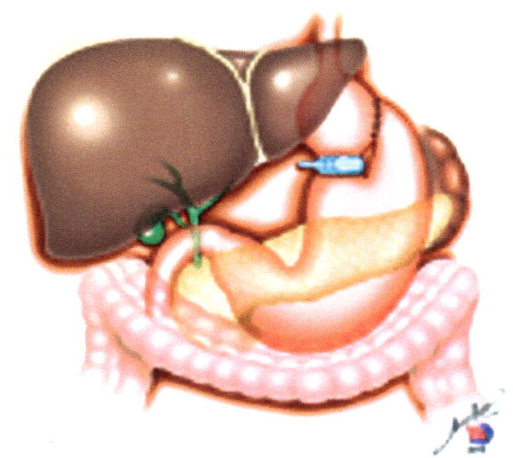

FIGURA 40.1 -- *Banda gástrica ajustável*. Fonte: autores.

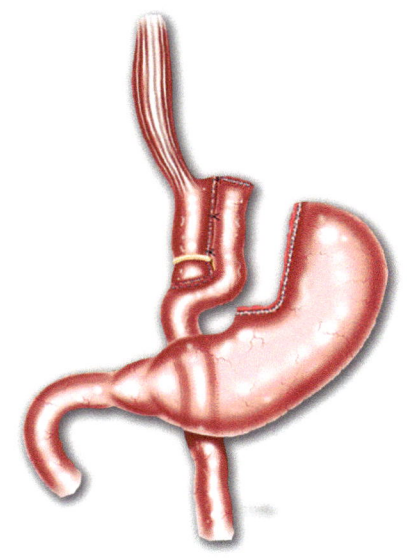

FIGURA 40.2 — *Bypass gástrico*. Fonte: autores.

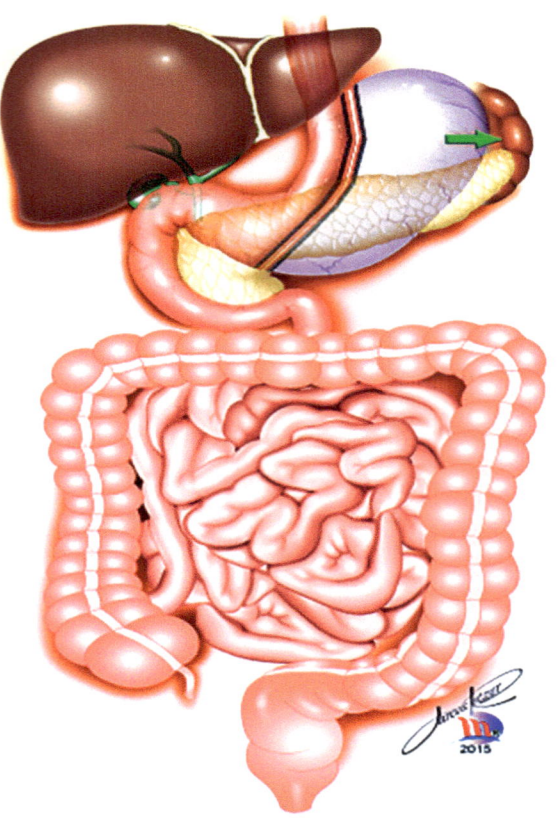

FIGURA 40.3 – *Gastrectomia vertical*, Sleeve. Fonte: *autores*.

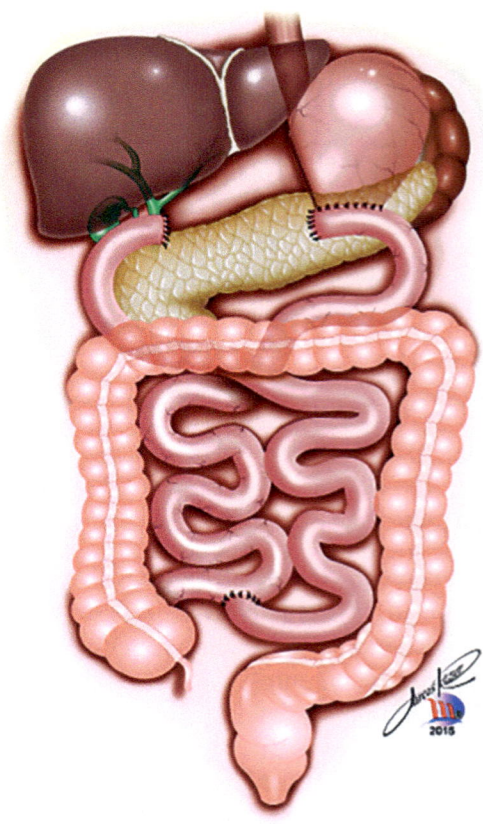

FIGURA 40.5 – *Scopinaro*. Fonte: *autores*.

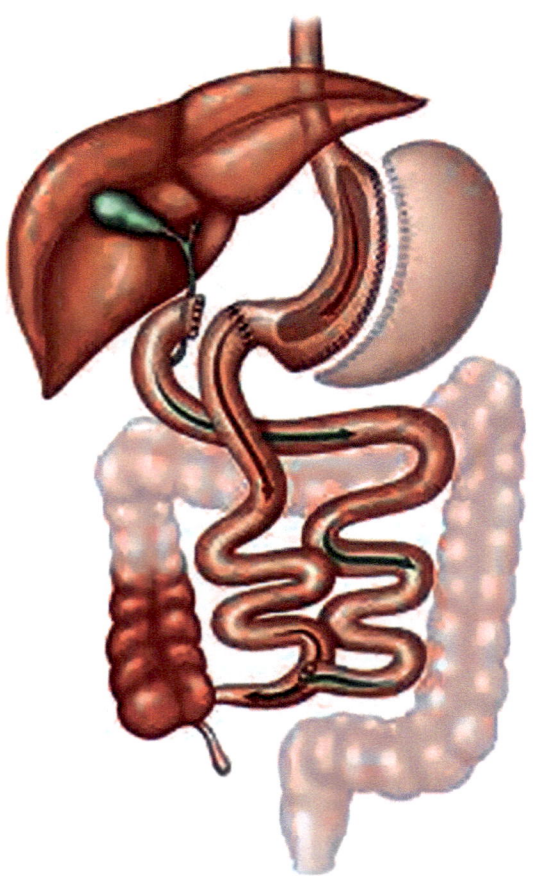

FIGURA 40.4 – Duodenal Switch. Fonte: *autores*.

Principais procedimentos

Gastrectomia vertical – *Sleeve*

Histórico

A gastrectomia vertical (GV), conhecida como *sleeve*, foi proposta a partir da técnica de *duodenal switch* descrita por Marceau em 1993 e posteriormente reproduzida por laparoscopia por Ren *et al.*, em 2000. A GV é a aplicação da parte restritiva do *duodenal switch* sem o desvio intestinal. É, portanto, um método puramente restritivo que não utiliza nenhum tipo de prótese.[10,11]

Aparentemente, é uma técnica de mais fácil execução quando comparada ao *bypass* ou às derivações biliopancreáticas, pois não necessita de anastomose. Nesta técnica, realiza-se a ressecção de parte do antro, corpo e do fundo gástrico e, segundo Langer, isso traz como resultado diminuição do estímulo no centro da fome pela queda de produção da Grelina, hormônio da fome. Em alguns estudos, a GV apresentou uma taxa menor de complicações e menor tempo cirúrgico quando comparada às técnicas disabsortivas, mas vale ressaltar que a fístula da porção proximal da GV, quando presente, é de difícil resolução.[12-15]

Entre as principais indicações da GV são: (1) pacientes que apresentam dificuldades técnicas na realização dos desvios intestinais, seja por cirurgias prévias ou por obesidade severa; (2) portadores de deficiências nutricionais, pois a GV não altera a absorção intestinal. No entanto, essa modalidade não deve ser preferida em casos com doença do refluxo gastroesofágico avançado e também em pacientes portadores de diabetes melito, situações das quais o *bypass* pode ser mais eficaz.[9]

Aspectos técnicos

Existem várias maneiras de realizar a GV. Iremos descrever a que habitualmente realizamos. O paciente é submetido a anestesia geral. É realizada antibioticoprofilaxia com 2 g de cefazolina. O paciente é posicionado em decúbito dorsal horizontal com as pernas entreabertas, e o cirurgião atua posicionando-se entre as pernas. O paciente é cuidadosamente fixado à mesa pela cintura pélvica e pelos membros inferiores, utilizando coxins nos pontos de maior pressão para evitar lesões e úlceras. A mesa cirúrgica é ajustada em proclive (Trendelenburg reverso) entre 30 e 40 graus de inclinação. O primeiro cirurgião assistente e o instrumentador se posicionam ao lado esquerdo do cirurgião, o segundo assistente do lado direito (Figura 40.6).

O pneumoperitônio é realizado com agulha de Veress no hipocôndrio esquerdo abaixo do rebordo costal, técnica de Palmer, com pressão de 14 a 18 mmHg para a passagem dos trocateres, e é mantido entre 12 e 14 mmHg durante a operação. Uma sonda orogástrica de Fouchet de 32 Fr é introduzida por via oral. Promove-se o esvaziamento gástrico, e a mesma é posicionada na transição esofagogástrica.[16]

Posição dos trocateres

O primeiro trocarte utilizado para ótica (10mm) é posicionado a cerca de 2 a 3 cm à esquerda da linha média do abdômen entre o terço médio e o terço inferior da linha que une o processo xifoide ao umbigo. O segundo

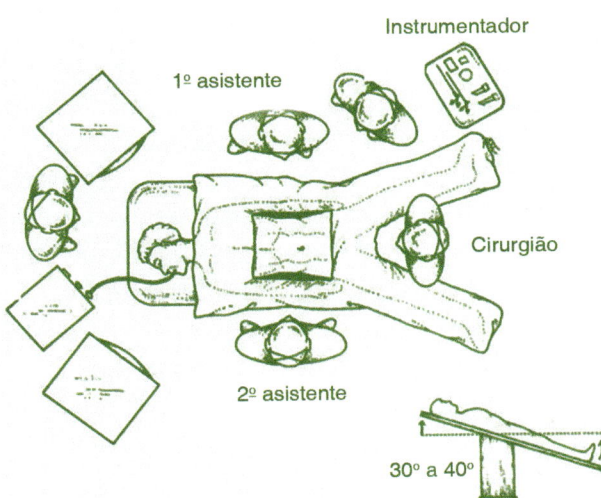

FIGURA 40.6 – *Posições do paciente, cirurgião e auxiliares.* Fonte: *autores.*

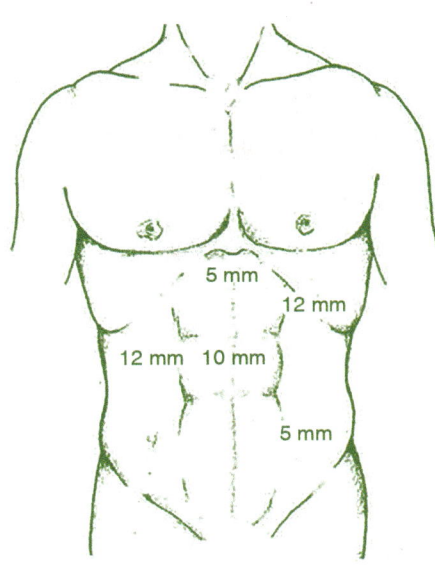

FIGURA 40.7 – *Posição dos trocateres.* Fonte: *autores.*

trocarte (5 mm) é colocado abaixo do apêndice xifoide e é utilizado para afastar o fígado e expor a transição esofagogástrica. O terceiro (12 mm) é posicionado no lado esquerdo do paciente, na borda lateral da bainha do músculo reto esquerdo, abaixo do rebordo costal esquerdo. O quarto (12 mm) é posicionado no lado direito do paciente a cerca de 2 cm da linha média do abdômen levemente abaixo do nível do terceiro trocarte. O último trocarte utilizado pelo cirurgião assistente (5 mm) é colocado na linha axilar anterior esquerda abaixo do terceiro trocarte (Figura 40.7).

Tempo operatório

Inicia-se com a remoção do coxim de gordura presente na transição esofagogástrica, empregando pinças ou tesouras de energia ultrassônica, monopolar ou ainda bipolar, a depender da disponibilidade e preferência da equipe cirúrgica. Posteriormente, faz-se a dissecção do ângulo de His e a ligadura dos vasos curtos e da arcada gastroepiplóica em toda a extensão da grande curvatura gástrica, até 2 a 3 cm do piloro (Figura 40.8). Na sequência, é necessário verificar e liberar possíveis aderências presentes na parede posterior do estômago, a fim de

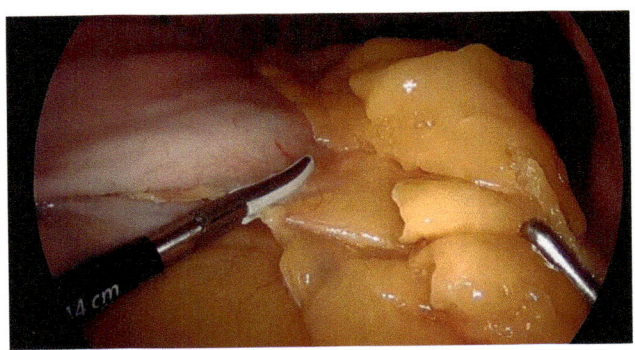

FIGURA 40.8 – *Ligadura dos vasos.* Fonte: *autores.*

permitir que este fique totalmente livre girando apenas e pelos vasos da pequena curvatura como se fosse uma "página de livro" (Figura 40.9). Em seguida, a sonda de Fouchet é posicionada com a extremidade distal próxima ao piloro. O grampeador laparoscópico é introduzido no trocarte de 12 mm da direita do paciente, e é realizado o grampeamento da porção distal do antrogástrico a 2 ou 3 cm do piloro, locando-se o grampeador próximo e paralelo à sonda de Fouchet. Recomenda-se usar carga de 60 mm adequada para tecido espesso, característica do antro gástrico, moldada à sonda gástrica de 32 (Figura 40.10). Os grampeamentos subsequentes seguem sob esse molde até o ângulo de His utilizando quantas cargas forem necessárias para a confecção da GV (Figura 40.11).

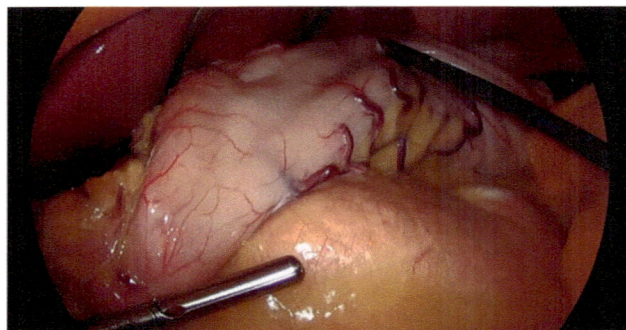

FIGURA 40.9 – *Parede posterior do estômago livre.* Fonte: autores.

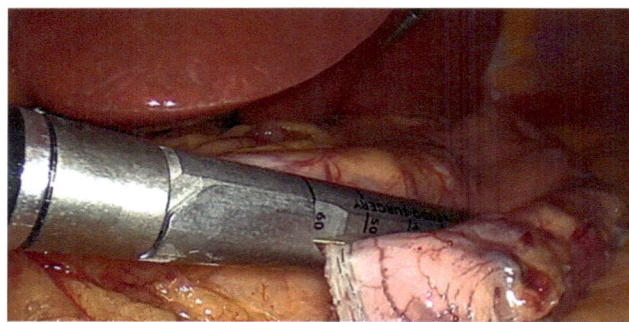

FIGURA 40.10 – *Primeiro grampeamento.* Fonte: autores.

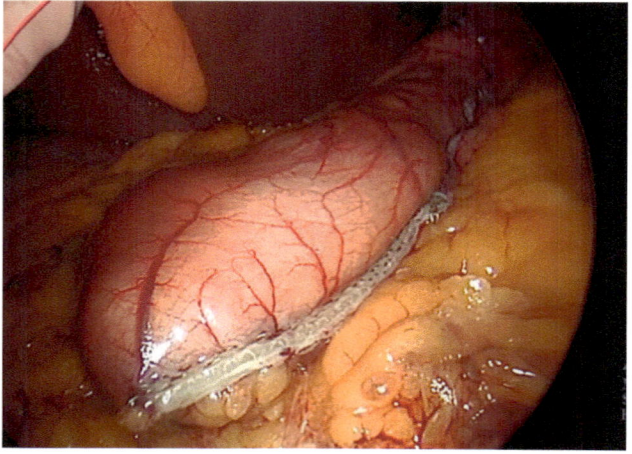

FIGURA 40.11 – *Manga gástrica.* Fonte: autores.

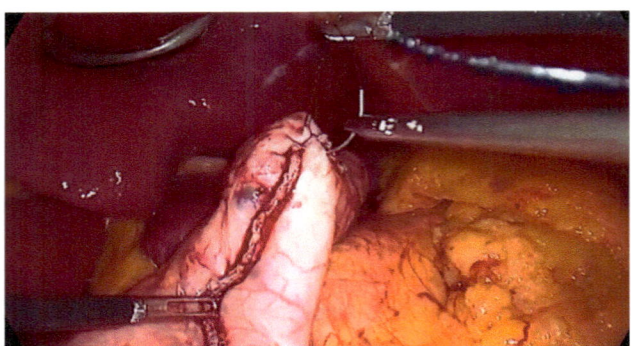

FIGURA 40.12 – *Sobressutura.* Fonte: autores.

Nós recomendamos a realização de sobressutura com fio PDS (2-0) em toda a extensão da linha de grampo, pois, embora a diminuição de fístulas com esta prática seja discutível, a diminuição de sangramento é evidente (Figura 40.12). Também realizamos de rotina a sutura do epíplon ao novo estômago, com pontos separados de algodão 2-0, no sentido de fixar o estômago remanescente e evitar sua torção. É realizada a injeção de azul de metileno pela sonda de Fouchet a fim de testar a integridade da linha de sutura.

A seguir retira-se a peça cirúrgica pelo orifício de um dos trocateres de 12 mm, ampliando esse orifício sempre que for necessário. Uma revisão hemostática criteriosa é realizada, com a contagem sistemática das gazes. Recomendamos a utilização de dreno de silicone posicionado junto à linha de sutura, no nível da transição esofagogástrica, ponto mais frequente das eventuais fístulas, exteriorizando-o pelo trocarte de 5 mm da esquerda do paciente. Por fim, após a retirada dos trocateres sob visão direta e o fechamento da aponeurose dos orifícios dos trocateres de 12 mm, promove-se a sutura da pele e curativos.

Pós-operatório

Os pacientes são mantidos internados indicando-se medidas profiláticas da trombose venosa com uso das meias elásticas, orientação de deambulação assistida o mais precoce possível e anticoagulantes. No dia seguinte é realizado novo teste da sutura gástrica administrando-se azul de metileno por via oral e observação do dreno abdominal. Caso não se comprove qualquer escape, é oferecida dieta líquida restrita 50 ml a cada 20-30 minutos.

■ *Bypass* gástrico com desvio gastrojejunal em Y de Roux

Histórico

Tendo evoluído em diferentes aspectos desde a década de 1970, o *bypass* gástrico passou por diversas mudanças técnicas na era da cirurgia aberta: confecção da bolsa gástrica pela pequena curvatura, bolsa comprida, anastomose calibrada, gastrostomia protetora e uso de anel.[17] O advento da laparoscopia foi paralelo a padronizações técnicas que culminaram no modelo atual mais comumente realizado, com bolsa gástrica curta, anastomose ampla e sem uso de anel.

A despeito da popularização da GV na última década, no Brasil o *bypass* permanece ainda a cirurgia bariátrica mais realizada. É indicada amplamente para casos de obesidade grave, com preferência para casos com IMC acima de 45 kg/m^2, diabetes tipo 2 e doença do refluxo gastroesofágico.

Aspectos técnicos

O preparo do paciente, a posição da mesa cirúrgica, da equipe e o posicionamento dos trocáteres são semelhantes aos descritos para técnica de GV. Inicia-se com a remoção do coxim de gordura presente na transição esofagogástrica (TEG), com pinças de energia e a dissecção do ângulo de Hiss. É realizado o acesso à retrocavidade dos epiplons pela pequena curvatura cerca de 7 cm abaixo da TEG (Figura 40.13), entre o segundo e terceiro vaso desta. Confecciona-se então a bolsa gástrica *(pouch)* com endogrampeador, que é introduzido no trocater de 12mm da direita do paciente. Em seguida, visualiza-se e disseca-se adequadamente a face posterior do estômago, separando-o da face anterior do pâncreas. Nessa dissecção é necessário tomar cuidado com o próprio pâncreas para não lesar e com a artéria esplênica, que fica próxima à área de dissecção. Introduz-se por via oral, com auxílio do anestesista, sonda de Fouchet nº 12, e grampeia-se o estômago paralelo e próximo à sonda em direção ao ângulo de Hiss, separando, assim, o *pouch* do restante do estômago, utilizando 2 a 3 cargas de 45 ou 60 mm (Figura 40.14).

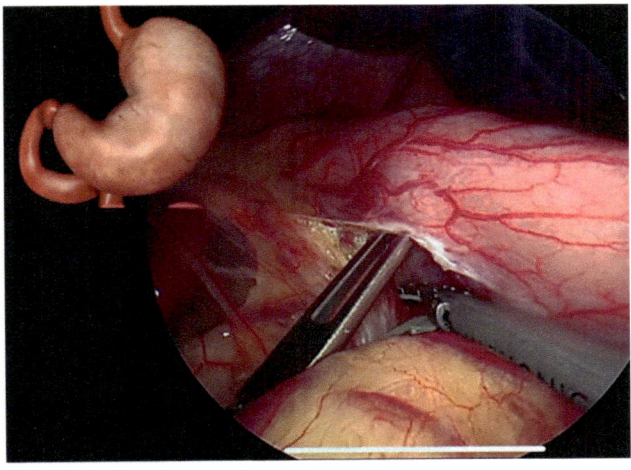

FIGURA 40.13 – *Acesso a retrocavidade.* Fonte: *autores.*

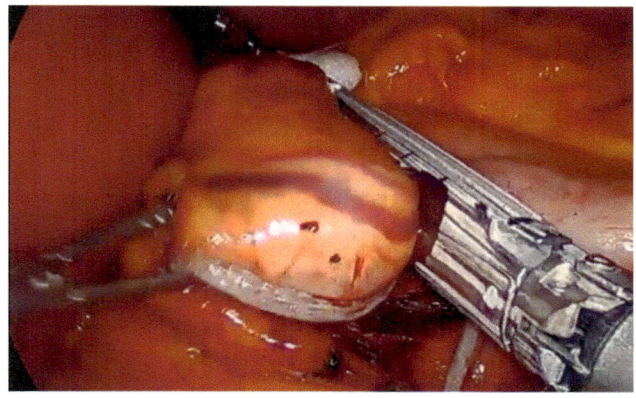

FIGURA 40.14 – Pouch *gástrico.* Fonte: *autores.*

Anastomose gastrojejunal

Terminada a confecção da bolsa gástrica, passa-se ao andar inframesocólico no sentido de criar uma brecha no epiplon para facilitar a ascensão da alça jejunal "alimentar" em situação pré-cólica. Identifica-se o ângulo de Treitz e mede-se uma "alça biliar" de cerca de 80 cm que deve permanecer sempre do lado esquerdo do paciente, rodando a alça em sentido horário da esquerda para direita do cirurgião. Faz-se um orifício a esse nível para entrada do endogrampeador, recomendando-se o uso de cargas brancas ou bege na região antimesentérica do intestino e outro orifício na parte distal da parede posterior do *pouch* gástrico (Figura 40.15), para realização da anastomose gastrojejunal. A introdução do grampeador no *pouch* é guiada justamente pela sonda de Fouchet tracionada pelo anestesista. A seguir, a sonda é reintroduzida, e recomenda-se que ela seja locada na alça jejunal abaixo da brecha criada pelos orifícios de entrada do grampeador para evitar que o fechamento dos orifícios de entrada do grampeador com fio PDS 3-0 com sutura mecânica crie uma área de estenose.

Anastomose jejunojejunal laterolateral

Mede-se cerca de 120 cm a partir da anastomose gastrojejunal para distal rodando a alça em sentido anti-horário da direita para esquerda do cirurgião e unindo-a

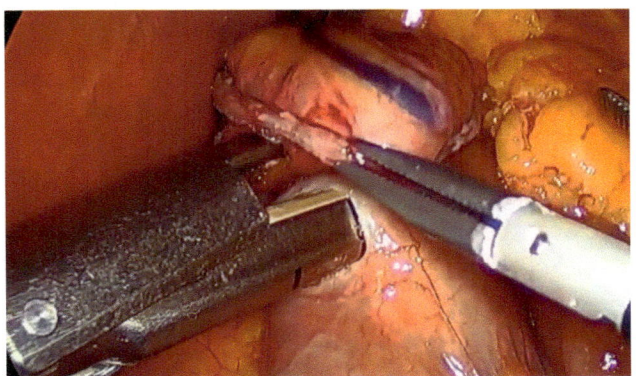

FIGURA 40.15 – *Anastomose gastrojejunal.* Fonte: *autores.*

à alça biliopancreática. Introduz-se o grampeador com carga branca ou tri*staple* nos orifícios criados nas regiões anti-mesentéricas da alça biliar e alça alimentar, e faz-se a entero-entero anastomose "biliodigestiva". Posteriormente, é feito o fechamento da brecha dos orifícios com fio PDS 3-0 (Figura 40.16).

Fechamento dos defeitos mesentéricos

Os defeitos mesentéricos criados pela ascensão da alça alimentar pré-cólica, espaço de Petersen e a brecha entre os mesentérios do Y de Roux, são fechados com fio Ethibond 2-0 em sutura contínua a fim de evitar hérnias internas (Figura 40.17).[18]

Drenagem e retirada dos trocateres

É realizado o teste das suturas gastrojejunal e da entero-entero anastomose com a injeção de azul de metileno pela sonda de Fouchet, e a seguir a alça alimentar e biliar são separadas ao nível da anastomose gastrojejunal, com nova secção com endogrampeador e carga branca. Faz-se a revisão da hemostasia, e o posicionamento de um dreno de silicone junto à anastomose gastrojejunal, que é exteriorizado pelo trocarte de 5 mm da esquerda do paciente. Por fim, após a retirada dos trocateres sob visão direta e o fechamento da aponeurose dos orifícios dos trocateres de 12mm, promove-se a sutura da pele e curativos. O manejo pós-operatório é exatamente igual ao descrito anteriormente para a técnica de Sleeve.

Complicações – aberta vs. laparoscopia

Amplamente realizada em todo o mundo, a via laparoscópica trouxe grandes avanços em relação à morbimortalidade da cirurgia bariátrica. Estudos baseados em database mostraram menor tempo de internação hospitalar e menores taxas de reoperação quando se compara o *bypass* gástrico por via aberta com a laparoscópica,[19] bem como menores índices de complicações precoces cirúrgicas, como fístula, e clínicas, como respiratórias e cardiovasculares. Além disso, é importante ressaltar o problema comum de hérnia incisional pós-operatória que tínhamos na era da bariátrica por via aberta: algumas casuísticas relatam incidências de 12% a 20%.[20]

De uma forma geral, a introdução da laparoscopia na cirurgia bariátrica diminuiu o número de complicações de ferida operatória e otimizou a recuperação pós-operatória do paciente obeso, com menos dor, deambulação precoce e menor tempo de permanência hospitalar.[21] Conforme mostra a Tabela 40.1, hoje a cirurgia bariátrica por via laparoscópica é segura e amplamente realizada, com taxas de conversão, complicação e mortalidade inferiores às principais cirurgias abdominais.[22]

Resultados – Sleeve vs. Bypass

Comparando os resultados entre as duas técnicas mais realizadas, temos, de um modo geral, que *sleeve* e *bypass* têm resultados equivalentes em termos de perda de peso, controle de comorbidades e qualidade. Entretanto, estudos específicos com foco em cada um desses desfechos mostram diferenças entre as técnicas, principalmente a médio-longo prazo.

Com relação à perda de peso, estudo realizado por Boza *et al.* com pacientes com IMC médio inferior a 40 kg/m² mostrou perda de peso maior no *bypass* gástrico em 1 ano de seguimento, porém equivalente com seguimento de 3 anos: perda de excesso de peso (PEP) de 93,1% para BGYR comparado a 86,8% para GV, sem significância estatística.[23] Por outro lado, estudo prospectivo randomizado com pacientes com IMC > 45 kg/m² mostrou perda de peso em 5 anos superior no *bypass* gástrico, com PEP de 76% para BGYR comparado a 63% para GV.[24]

Com relação ao controle da diabetes (DMT2), estudo consagrado publicado por Schauer *et al.* Mostrou, ao longo de 5 anos de seguimento, melhora significativa do controle da diabetes comparando a cirurgia

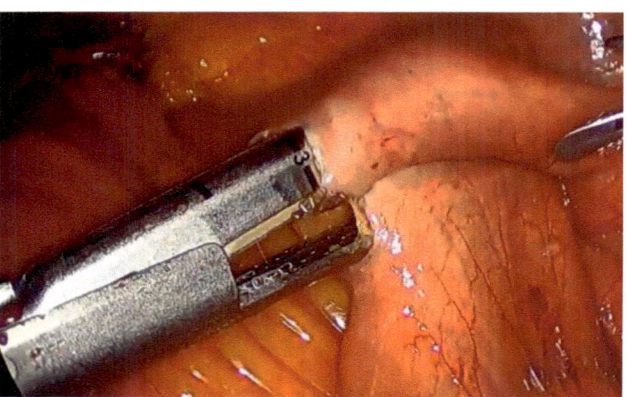

FIGURA 40.16 – *Anastomose jejunojejunal.* Fonte: autores.

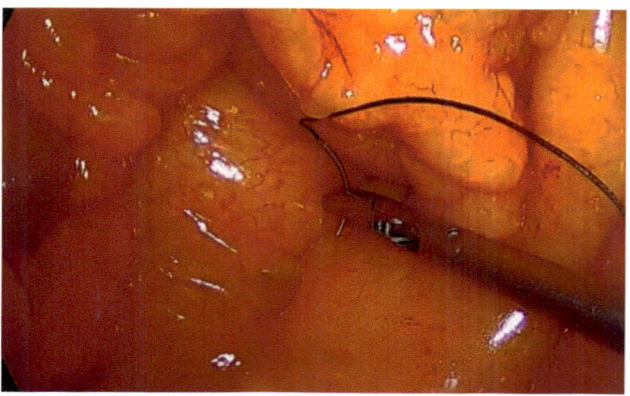

FIGURA 40.17 – *Fechamento dos defeitos mesentéricos.* Fonte: autores.

Tabela 40.1
Evolução da laparoscopia para procedimentos comuns no aparelho digestivo

Procedimento	Início	Vídeo > aberta	% vídeo	Conversão	Complicação	Mortalidade
Colecistectomia	1989	1992	77%	15%	4%	0,3%
Fundoplicatura	1991	1996	84%	3%	4%	0,2%
Bariátrica	1994	2005	94%	1%	2%	0,1%
Apendicectomia	1983	2006	80%	2%	1%	0,0%
Colectomia	1991	2009	52%	14%	6%	0,4%

Fonte: autores.

bariátrica com tratamento clínico, porém essa melhora foi mais pronunciada no grupo submetido ao BGYR, com maior taxa de remissão da DMT2, menores valores de hemoglobina glicada e menor necessidade de medicação para controle da glicemia.[25]

Com relação às demais comorbidades, como hipertensão arterial, dislipidemia e apneia do sono, a melhora é equivalente entre as técnicas, como demonstrado por uma metanálise com 21 estudos comparativos.[26]

Referências bibliográficas

1. Andrade CG, Lobo A. Weight loss in the first month post-gastroplasty following diet progression with introduction of solid food three weeks after surgery. Arq Bras Cir Dig. 2014;27 Suppl 1:13-6.
2. Obeid NR, Schwack BF, Kurian MS, Ren-Fielding CJ, Fielding GA. Single-stage versus 2-stage sleeve gastrectomy as a conversion after failed adjustable gastric banding: 30-day outcomes. Surg Endosc. 2014;28:3186-92.
3. Faria G, Preto J, da Costa EL, Guimarães JT, Calhau C, TaveiraGomes A. Acute improvement in insulin resistance after laparoscopic Roux-en-Y gastric bypass: is 3 days enough to correct insulin metabolism? Obes Surg. 2013;23:103-10.
4. Wittgrove ACClark W Bypass gástrico laparoscópico, Roux-en-Y: relato preliminar de cinco casos. Obes Surg 1994; 4353- 357.
5. Encinosa WE, Bernard DM, Steiner CA, et al. Use and costs of bariatric surgery and prescription weight-loss medications. Health Aff (Mill- wood). 2005;24:1039–1046.
6. Su-Hsin Chang, Carolyn R.T. Stoll, Jihyun Song, J. Esteban Varela, Christopher J. Eagon, Graham A. Colditz Bariatric surgery: an updated systematic review and meta-analysis, 2003–2012. JAMA Surg. Author manuscript; available in PMC 2015 Mar 1.
7. Scott A. Shikora, MD; Julie J. Kim, MD; Michael E. Tarnoff, MD; et al . Laparoscopic Roux-en-Y Gastric BypassResults and Learning Curve of a High-Volume Academic Program. Arch Surg. 2005; 140 (4): 362-367. doi: 10.1001 / archsurg.140.4.362.
8. Masoomi H1, Nguyen NT, Stamos MJ, Smith BR. Overview of outcomes of laparoscopic and open Roux-en-Y gastric bypass in the United States. Surg Technol Int. 2012;22:72-76.
9. Zilberstein B, Carvalho M, Santo MA. Critical analysis of surgical treatment techniques of morbid obesity. ABCD, arq. bras. cir. dig. vol.32 no.3. São Paulo, 2019. Epub Oct 21, 2019.
10. Marceau P, Biron S, Bourque RA, Potvin M, Hould FS, Simard S. Biliopancreatic Diversion with a New Type of Gastrectomy.Obes Surg. 1993 Feb;3(1):29-35. doi: 10.1381/096089293765559728.
11. Ren CJ, Patterson E, Gagner M. Early results of laparoscopic biliopancreatic diversion with duodenal switch: a case series of 40 consecutive patients. Obes Surg 2000; 10(6):514-23; discussion 524.
12. Langer FB, Reza Hoda MA, Bohdjalian A, Felberbauer FX, Zacherl J,Wenzl E, Schindler K, Luger A, Ludvik B, Prager G. Sleeve gastrectomy and gastric banding: effects on plasma ghrelin levels. Obes Surg. 2005;15:1024-9.
13. Ben Yaacov A, Sadot E, Ben David M, Wasserberg N, Keidar A. Laparoscopic total gastrectomy with roux-y esophagojejunostomy for chronic gastric fistula after laparoscopic sleeve gastrectomy. Obes Surg 2014;24(3):425-9.
14. Basha J, Appasani S, Sinha SK, Siddappa P, Dhaliwal HS, Verma GR, et al. Mega stents: a new option for management of leaks following laparoscopic sleeve gastrectomy. Endoscopy 2014;46(S 01): E49-E50.
15. Albanopoulos K, Alevizos L, Flessas J, Menenakos E, Stamou KM, Papailiou J, Natoudi M, Zografos G, Leandros E. Reinforcing the staple line during laparoscopic sleeve gastrectomy: prospective randomized clinical study comparing two different techniques. Preliminary results. Obes Surg. 2012;22(1):42-6.
16. Palmer R. Safety in laparoscopy. J Reprod Med. 1974;13(1):1-5.
17. Buchwald H, Buchwald JN. Evolution of operative procedures for the management of morbid obesity 1950-2000. Obes Surg. 2002 Oct;12(5):705-17.
18. Higa KD, Boone KB, Ho T. Complication of the laparoscopic Rouxen-Y gastric bypass:1040 patients – What have we learned? Obes Surg 2000;10:509-513.
19. Weller WE, Rosati C. Comparing outcomes of laparoscopic versus open bariatric surgery. Ann Surg. 2008 Jul;248(1):10-5.
20. Sarr MG. The success of laparoscopic bariatric surgery--it has come of age and it is safe. Ann Surg. 2008 Jul;248(1):16-7.
21. Nguyen NT, Nguyen B, Shih A, Smith B, Hohmann S. Use of laparoscopy in general surgical operations at academic centers. Surg Obes Relat Dis 2013; 9:15-20.
22. Sundbom M. Laparoscopic revolution in bariatric surgery. World J Gastroenterol. 2014 Nov 7;20(41):15135-43.
23. Boza C, Gamboa C, Salinas J, Achurra P, Vega A, Pérez G. Laparoscopic Roux-en-Y gastric bypass versus laparoscopic sleeve gastrectomy: a case-control study and 3 years of follow-up. Surg Obes Relat Dis. 2012 May-Jun;8(3):243-9.
24. Zhang Y, Zhao H, Cao Z, Sun X, Zhang C, Cai W, Liu R, Hu S, Qin M. A randomized clinical trial of laparoscopic Roux-en-Y gastric bypass and sleeve gastrectomy for the treatment of morbid obesity in China: a 5-year outcome. Obes Surg. 2014 Oct;24(10): 1617-24.
25. Schauer PR, Bhatt DL, Kirwan JP, Wolski K, Aminian A, Brethauer SA, Navaneethan SD, Singh RP, Pothier CE, Nissen SE, Kashyap SR; STAMPEDE Investigators. Bariatric Surgery versus Intensive Medical Therapy for Diabetes - 5-Year Outcomes. N Engl J Med. 2017 Feb 16;376(7):641-651.
26. Zhang Y, Wang J, Sun X, Cao Z, Xu X, Liu D, Xin X, Qin M. Laparoscopic sleeve gastrectomy versus laparoscopic Roux-en-Y gastric bypass for morbid obesity and related comorbidities: a meta-analysis of 21 studies. Obes Surg. 2015 Jan;25(1):19-26.

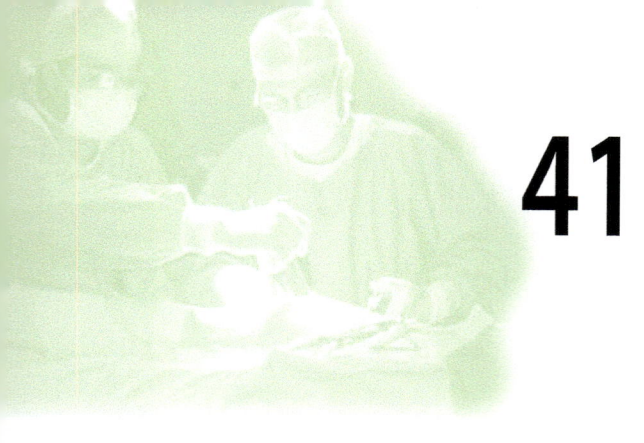

41 Videocirurgia Abdominal

Luiz Henrique de Sousa • Edson Lemes Sardinha
Luiz Henrique de Sousa Filho • Murilo Miranda de Sousa
Vitor Miranda de Sousa • Ana Patrícia Miranda de Sousa

Introdução

As décadas de 1980 e 1990 são consideradas pela comunidade de cirurgiões em todo o mundo como "um período da revolução" na abordagem dos órgãos, para diagnóstico e tratamento cirúrgico das doenças que exigem intervenção. A possibilidade de transmissão das imagens intracavitárias ou do interior dos órgãos através de uma microcâmera para um monitor de vídeo com alta definição em tempo real e o desenvolvimento de instrumentos que permitem tocar, pinçar, seccionar e suturar os tecidos sem o contato direto das mãos da equipe cirúrgica permitem fazer diagnósticos e procedimentos complexos sem a necessidade de grandes incisões ou do toque da mão do cirurgião diretamente no órgão-alvo.

O princípio "minimamente invasivo" surgiu e desenvolveu-se rapidamente, a ponto de praticamente a maioria dos procedimentos cirúrgicos eletivos e de urgência se tornar factível pela abordagem minimamente invasiva. Evidentemente, raras exceções merecem consideração, no que diz respeito a vantagens e resolutividade, como por exemplo os grandes tumores invasivos e também os casos emergenciais em pacientes com instabilidade hemodinâmica.

No Brasil, praticamente todos os procedimentos cirúrgicos torácicos, abdominais e pélvicos são amplamente realizados por videocirurgia.

A experiência do grupo que coordenamos iniciou-se em 1991, com a realização da colecistectomia, e subsequentemente todas as técnicas aceitas pela comunidade científica atual. Os treinamentos foram e ainda são realizados em regime de "imersão", em cães, no centro de treinamento que adaptamos para possibilitar o aprendizado de cirurgiões brasileiros e de toda a América Latina.

A equipe deve conhecer os passos fundamentais do procedimento videocirúrgico, riscos, custos e principalmente vantagens sobre a via aberta, tais como menor dor pós-operatória, ausência de íleo paralítico prolongado, alimentação e deambulação precoces com menor incidência de complicações pulmonares e tromboembólicas, menor índice de infecção de parede abdominal e hérnia incisional, recuperação pós-operatória mais rápida com alta precoce, melhor estética e, consequentemente, melhora na qualidade de vida que se inicia já no pós-operatório imediato.

Para qualificação e titulação, os cirurgiões brasileiros devem seguir normas de aprendizado específicas envolvendo o Colégio Brasileiro de Cirurgiões, Colégio Brasileiro de Cirurgia Digestiva, a Sociedade Brasileira de Videocirurgia e a Sociedade Brasileira de Endoscopia Digestiva. Estas entidades estabeleceram alguns critérios: provas teóricas (escrita e oral), provas práticas com cirurgia assistida por membro qualificado, gravação da cirurgia e reexame da fita gravada por três membros da comissão. Estes títulos inicialmente tinham validade de 10 anos, mas atualmente passaram a ter validade de 5 anos, sendo necessário comprovante de reciclagem neste período.

Previamente, os cirurgiões devem ter residência médica na área que pretendem qualificar, ou o título da Sociedade que representa esta área, bem como realizar treinamento em animais em cursos reconhecidos pelas sociedades específicas.

Existem, no Brasil, cursos privados e nas universidades que permitem a prática e o treinamento em videocirurgia. No centro de treinamento sob nossa coordenação em regime de "imersão", na cidade de Goiânia, acreditado pelo Conselho Federal de Medicina e pela Associação Médica Brasileira para pontuação de reciclagem, além de assistirem vários filmes com detalhes técnicos, os cirurgiões realizam procedimentos em esôfago, estômago, cólon, apêndice, vesícula e vias biliares, cirurgias bariátricas como banda gástrica, gastroplastia com *bypass* e anel, gastroplastia com *bypass* sem anel, *duodenal switch* e derivação biliopancreática de Scopinaro em cães.

Cada cirurgião participa de 25 cirurgias durante 1 semana de treinamento. Se necessário, pode repetir o treinamento quantas vezes desejar. Após as cirurgias em animais, os cirurgiões participam de cirurgias nos hospitais com professores experientes (Figura 41.1).

Como os procedimentos videocirúrgicos torácicos, abdominais e pélvicos implicam em punções muitas vezes às cegas e exigem infusão de gases para ampliação da cavidade de trabalho, não são incomuns complicações ocorrerem tanto no intraoperatório, relacionadas diretamente com instrumentos ou por alterações sistêmicas hemodinâmicas provocadas pelo pneumoperitônio, como também no pós-operatório, principalmente durante o período da curva de aprendizagem Tabela 41.1.

Classificação

Devido à abrangência do tema e à subdivisão deste compêndio em vários capítulos dedicados a todas as especialidades que praticam a videocirurgia, abordando em maior ou menor escala as complicações específicas, daremos ênfase aos principais e mais frequentes procedimentos de cirurgia geral e digestiva realizados no tórax, no abdome e na pelve. Com finalidade puramente didática, podemos classificar as complicações de videocirurgia conforme a Tabela 41.1.

Seguindo esta classificação, discutiremos, item por item, as complicações:

Complicações comuns a todos os procedimentos

São as complicações passíveis de ocorrerem em qualquer procedimento realizado no tórax, no abdome e na pelve, e podem ser parietais, intracavitárias ou sistêmicas.

Tabela 41.1
Classificação das complicações em videocirurgia

I. Complicações comuns a todos os procedimentos:
- Cirúrgicas:
  – Durante a instalação do pneumoperitônio
  – Durante o ato cirúrgico propriamente dito
  – Pós-operatórias
- Clínicas:
  – Durante a anestesia
  – Pós-operatórias
  – Equipamentos

II. Complicações específicas para cada procedimento
- Cirúrgicas:
  – Durante o ato cirúrgico propriamente dito
  – Pós-operatórias
- Clínicas:
  – Durante a anestesia
  – Pós-operatórias

Cirúrgicas

São as complicações que têm origem no ato técnico-cirúrgico, após a indução anestésica, ou seja, pela atividade do cirurgião e/ou de seus auxiliares no campo cirúrgico.

Durante a Instalação do Pneumoperitônio

Complicações decorrentes do manuseio do instrumental cirúrgico na parede abdominal, para cirurgias abdominais e pélvicas, no período de tempo que se inicia com a incisão da pele para instalação do pneumoperitônio, seja pela técnica de punção ou pela técnica aberta de Hasson, e termina com a pressão intra-abdominal no nível que se deseja realizar o procedimento, no máximo de 15 mmHg, imediatamente antes da introdução do primeiro trocarte na técnica fechada ou do segundo trocarte na técnica aberta de Hasson.

Lesões vasculares parietais

Diferentemente das cirurgias abdominais e pélvicas, as videocirurgias de tórax não exigem, em sua grande maioria, a instalação de pneumotórax com gás carbônico. Lesões vasculares na parede torácica podem ocorrer, principalmente quando se secciona ou punciona as artérias intercostais que se localizam em um sulco próximo à borda inferior das costelas. O conhecimento anatômico da distribuição vascular na parede abdominal é a maneira mais eficaz de prevenir lesões parietais nas videolaparoscopias.

Nas proximidades do umbigo, tanto os vasos epigástricos superficiais quanto os vasos laterais (ilíaca superficial e circunflexa profunda) estão em risco de lesões, as quais podem ser provocadas pela

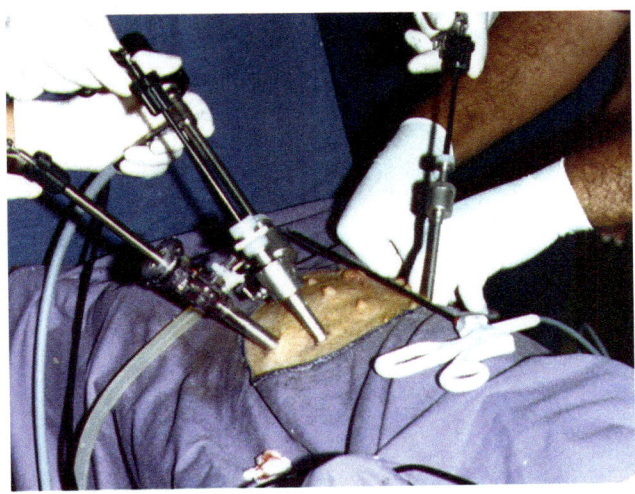

FIGURA 41.1 – *Treinamento em animais em regime de imersão.* Fonte: *Sousa LH.*

própria lâmina de bisturi, como também pela agulha de Veress na técnica de punção ou técnica fechada. Entretanto, mesmo a realização do pneumoperitônio pela técnica aberta de Hasson não é isenta de lesões. Estes sangramentos podem ser de pequeno ou grande volume, provocando equimose e hematoma de parede ou hemoperitônio. A consequência mais grave e temida da punção vascular é a embolia gasosa, descrita adiante.

Enfisema subcutâneo

Insuflação extraperitoneal de dióxido de carbono é uma das complicações mais frequentes da cirurgia videolaparoscópica. A sua incidência foi descrita com variação de 0,4 a 2%. Tem como mecanismo de formação a infusão direta de gás carbônico na camada subcutânea da parede abdominal, pela colocação da ponta da agulha de Veress diretamente em contato com a mesma, ou pelo aumento excessivo da pressão intracavitária com escape de gás para o mediastino e daí para o tecido celular subcutâneo do pescoço e da face.

Múltiplas tentativas de punção peritoneal com agulha de Veress podem formar vários túneis entre a cavidade e o subcutâneo, propiciando a criação e manutenção do enfisema durante toda a cirurgia, com absorção maciça de dióxido de carbono. Além da modificação do aspecto físico do paciente, o enfisema não representa, frequentemente, maiores riscos, entretanto vários autores relataram a ocorrência de enfisemas subcutâneos extensos, associados a hipercarbia e disritmias cardíacas no período intraoperatório.

Lew et al. relataram a ocorrência de extenso enfisema subcutâneo, que afetou pescoço, tórax e abdome e estendeu-se à virilha, atribuindo-o à insuflação subcutânea de dióxido de carbono a partir de uma agulha de Veress mal estabilizada. Insuflação extraperitoneal foi associada a níveis mais altos de absorção de dióxido de carbono que a insuflação intraperitoneal e pode ser a causa de uma elevação súbita da PET de dióxido de carbono durante o procedimento. Wahba et al. enumeram, entre as complicações ventilatórias agudas das cirurgias laparoscópicas de abdome superior, o enfisema subcutâneo.

Pré-pneumoperitônio

Consiste na infusão de gás carbônico diretamente no espaço pré-peritoneal, formando uma "loja gasosa" que dificulta o acesso à cavidade peritoneal e o procedimento cirúrgico propriamente dito, uma vez que o peritônio parietal permanece com a tendência de diminuir parcialmente sua cavidade, mesmo com a insuflação contínua durante o ato operatório.

O pré-pneumoperitônio pode ser evitado através da confirmação prévia, antes da infusão gasosa, de que a extremidade da agulha de Veress se encontra dentro da cavidade peritoneal (Figura 41.3).

Embolia gasosa

Embolia gasosa clinicamente aparente é uma complicação rara de se observar em cirurgia laparoscópica, porém muito importante em razão da gravidade dos seus efeitos. Tem como causa a absorção maciça ou injeção intravascular do dióxido de carbono, gás mais utilizado para insuflação do pneumoperitônio. Pode advir também da insuflação rápida de gás carbônico, promovendo rompimento das veias do peritônio, as quais absorvem rapidamente o gás.

Apesar de ser uma complicação muito grave, poucos casos com repercussão clínica são relatados na literatura, com desfechos fatais em sua maioria. A incidência de embolia gasosa durante cirurgia laparoscópica pode variar desde 0,01% (quando sinais clínicos são evidentes) até 69% (subclínica), verificada com uso de ecocardiografia transesofágica (ETE), considerada o padrão-ouro para sua detecção.

Derouin et al., usando ETE, observaram embolia gasosa por dióxido de carbono em 11 de 16 pacientes estudados em colecistectomias laparoscópicas (cinco casos durante a insuflação peritoneal e seis casos durante a dissecção da vesícula), sem, contudo notarem nenhum episódio de instabilidade cardiorrespiratória durante os eventos embólicos.

O efeito do dióxido de carbono intravenoso sobre a PET de dióxido de carbono, a pressão da artéria pulmonar e a pressão arterial sistêmica em experimentos realizados em porcos depende do volume injetado. Pequenos volumes resultam em insignificantes modificações na PET de dióxido de carbono. Volumes maiores que 0,1 mL/kg/min, por injeção em *bolus* ou infusão contínua, causaram redução na PET de dióxido de carbono, aumento da pressão média da artéria pulmonar e hipotensão.

O volume de dióxido de carbono requerido para detecção pelo ETE foi de 0,26 +/− 0,24 mL/kg, enquanto para ocorrer mudanças na PET de dióxido de carbono foi de 0,66 +/− 0,51 mL/kg.

Outro estudo examinou os efeitos de várias pressões intra-abdominais durante a insuflação de dióxido de carbono sobre a ocorrência de embolismo, com a captação vascular do gás ocorrendo através de um corte de 5 mm na veia ilíaca.

Em pressões menores que 10 cmH$_2$O, somente sangramento foi observado pelo laparoscópio. Em pressões entre 10 e 25 cmH$_2$O, o Doppler transesofágico detectou bolhas de gás. Pressões maiores que 25 cmH$_2$O causaram colapso da veia e cessação do sangramento e da percepção da embolia. Então, a diferença entre as pressões intravascular e intra-abdominal determinará se ocorrerá hemorragia ou embolia por dióxido de carbono.

A prevenção da embolia gasosa consiste em aspirar a agulha de Veress logo após a punção, para confirmar a ausência de sangue, demonstrando assim que a agulha não se localiza no espaço intravascular, e também infundindo lentamente o gás a 1 L/minuto quando da instalação do pneumoperitônio, até atingir a pressão intracavitária desejável em torno de 14 a 15 mmHg. As repercussões da embolia gasosa estão descritas adiante quando da discussão sobre complicações durante o ato cirúrgico propriamente dito.

Pneumomediastino e pneumotórax

Pneumotórax é uma complicação rara do pneumoperitônio, porém, potencialmente ameaçadora à vida. A história, a patogênese e o tratamento dessas complicações intraoperatórias foram revistos por Prystowsky et al. e por Wahba et al. Estas complicações ocorrem principalmente no lado direito nas colecistectomias e no esquerdo nas cirurgias de esôfago inferior. O gás insuflado pode caminhar em torno dos hiatos aórtico e esofagiano do diafragma para dentro do mediastino, e a seguir irromper para o espaço pleural. Entretanto, uma base anatômica para passagem de gás para dentro da cavidade torácica, através de um defeito diafragmático, é o mais provável. Comumente estes pontos fracos que permitem a passagem do dióxido de carbono ocorrem no hiato pleuroperitoneal ou no forame de Bochdalek, no pilar externo ou no hiato esofagiano.

Um defeito congênito do diafragma (canal pleuroperitoneal patente) tem sido demonstrado em pacientes com ascite, através do qual se acredita que o gás insuflado sob alta pressão na cavidade peritoneal passa para a cavidade torácica. Pontos fracos no diafragma podem se romper durante o pneumoperitônio, causando pneumotórax, bem como pode haver penetração de dióxido de carbono para o espaço pleural através do orifício da veia cava. Outra gênese descrita é a insuflação do gás entre as lâminas do ligamento falciforme do fígado.

Durante o ato cirúrgico propriamente dito

Complicações decorrentes do manuseio do instrumental cirúrgico no período de tempo que se inicia com a introdução do primeiro trocarte após a estabilização do pneumoperitônio e termina com a sutura da pele do último orifício, após a cirurgia realizada.

Lesões vasculares parietais

Lesões vasculares das paredes torácica e abdominal que ocorrem durante a introdução dos trocartes, principalmente quando o primeiro trocarte é introduzido às cegas (técnica fechada). Entretanto, podem ocorrer mesmo durante a realização da técnica aberta de Hasson. A compressão com o balonete da sonda de Foley é suficiente, na maioria das vezes, para realizar hemostasia (Figura 41.2).

Enfisema subcutâneo

Infusão direta de gás carbônico na camada subcutânea da parede abdominal pela colocação da ponta do trocarte diretamente em contato com a mesma. Justo da Silva et al. descreveram a ocorrência de enfisema subcutâneo envolvendo braços, ombro direito, tórax e metade direita da face, em colecistectomia videolaparoscópica, associado à pressão intra-abdominal de 30 mmHg e significativa hipercarbia (PET de dióxido de carbono = 62 mmHg e Pa de dióxido de carbono = 59 mmHg), acidose respiratória aguda (pH = 7,16) e aumento de 40% da frequência cardíaca com extrassístoles unifocais sem maiores instabilidades, com exame radiológico no final do procedimento não evidenciando pneumotórax ou pneumomediastino associados.

Os referidos autores sugerem que é essencial monitorar a pressão intra-abdominal criteriosamente durante o procedimento, bem como o acompanhamento da PET de dióxido de carbono é de valor inquestionável, já que facilita o diagnóstico precoce e o tratamento deste e de outros tipos de complicações relacionadas com a técnica laparoscópica.

Pearce et al. relataram a ocorrência, em videocolecistectomia laparoscópica, de hipercarbia (Pa de dióxido de carbono = 100 mmHg) e acidose respiratória aguda (pH do sangue arterial = 7,07) sem instabilidade hemodinâmica ou pirexia. Depois de excluídas outras causas de hipercarbia (hipoventilação, falhas no circuito ventilatório, má posição do tubo endotraqueal, obstrução de vias aéreas, pneumotórax, pneumomediastino, embolia por dióxido de carbono e hipertermia maligna), esta foi atribuída à absorção do dióxido de carbono de extenso enfisema subcutâneo que se estendia em toda a parede anterior do tórax e pescoço, o que foi confirmado através de exame clínico e raios X.

Após a deflação do pneumoperitônio, o paciente deve ser ventilado mecanicamente com oxigênio a 100%, com um maior volume-minuto, até a normalização dos parâmetros clínicos e gasométricos, para posterior extubação.

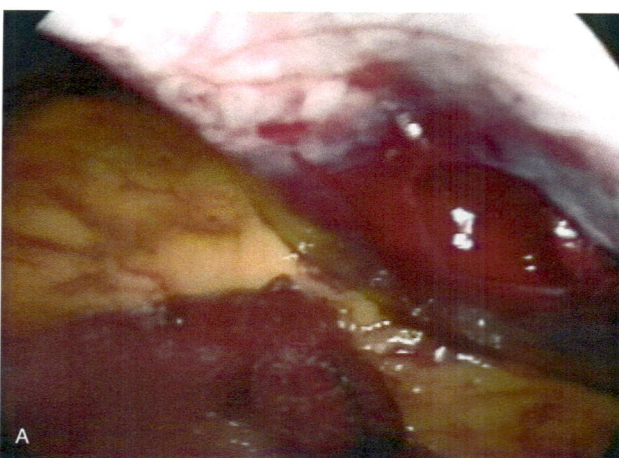 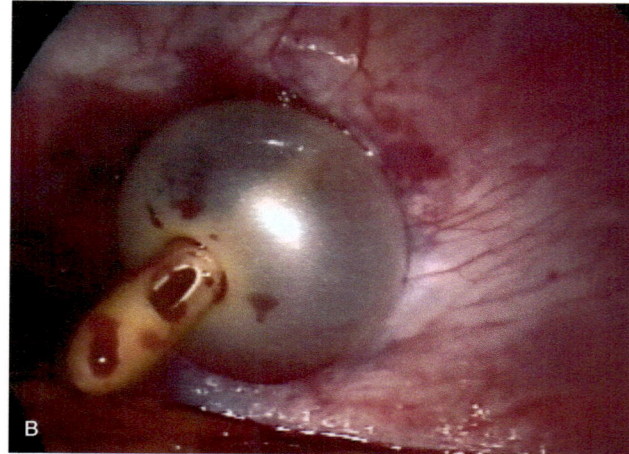

FIGURA 41.2 – *Lesão vascular na parede abdominal (**A**) e tamponamento compressivo com sonda de Foley (**B**).* Fonte: *Sousa LH.*

Recomendam os autores que, ao defrontarmo-nos com dramática absorção de dióxido de carbono durante cirurgia laparoscópica, deveremos considerar:

- Inspeção rotineira e cuidadosa da parede abdominal à procura de crepitações que denunciam enfisema subcutâneo.
- Descontinuar uso de N_2O, para evitar aumento do enfisema subcutâneo.
- Usar absorvedor de dióxido de carbono novo.
- Aumentar a ventilação com oxigênio a 100% para eliminar o dióxido de carbono excessivo absorvido.
- Imediata deflação do pneumoperitônio com cessação da insuflação de dióxido de carbono nos pacientes instáveis.
- Procurar excluir outras causas de hipercarbia.

Advoga-se padronização de criteriosa monitoração, incluindo PET de dióxido de carbono e temperatura. O enfisema subcutâneo pode se associar a pneumotórax, e frequentemente ocorre durante manipulação cirúrgica em volta do esôfago. Na maioria das vezes, o enfisema surge 45 minutos após o início da cirurgia, e está associado à elevação súbita da PET de dióxido de carbono (até 100 mmHg).

Aumento simultâneo na pressão de vias aéreas ou diminuição da complacência pulmonar indicam associação a pneumotórax, raramente do tipo hipertensivo. Ausculta pulmonar clínica e raios X de tórax são essenciais para verificação de sua ocorrência.

Pré-pneumoperitônio

Infusão diretamente no espaço pré-peritoneal de gás carbônico, pelo posicionamento da ponta do trocarte neste local. Faz-se necessária a correção imediata com punção do peritônio parietal e injeção de gás na cavidade peritoneal, para viabilizar a realização do procedimento cirúrgico (Figura 41.3).

Embolia Gasosa

Ocorre na fase intraoperatória se houver lesão vascular pelo trocarte com infusão rápida de gás carbônico diretamente na corrente circulatória, ou com o rompimento das veias do peritônio. Pode ocorrer também através do contato do gás com áreas cruentas de órgãos parenquimatosos, permitindo sua absorção rápida.

Sempre, após a introdução do primeiro trocarte, deve-se introduzir a óptica através dele para visualizar se sua extremidade está livre na cavidade. Os outros trocartes devem ser introduzidos na cavidade sob visão direta com auxílio da óptica.

Quanto ao mecanismo necessário para ocorrência de embolia por dióxido de carbono, durante cirurgia laparoscópica deveremos considerar em primeiro lugar que o dióxido de carbono é muito solúvel no sangue.

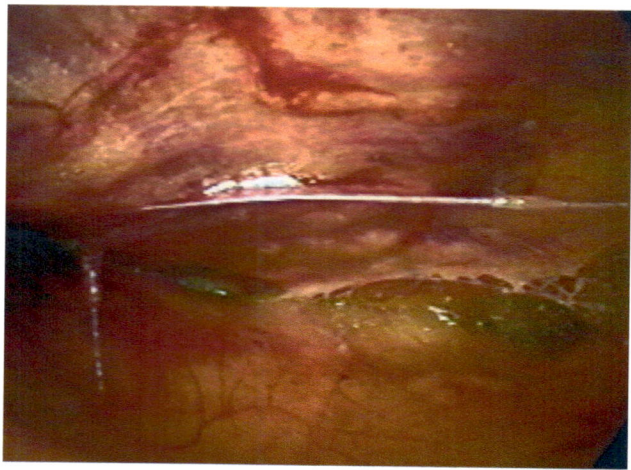

FIGURA 41.3 – *Pré-pneumoperitônio. 1 – Músculo reto abdominal; 2 – peritônio parietal.* Fonte: *Sousa LH.*

Embolia cerebral por dióxido de carbono foi relatada durante cirurgia laparoscópica em um paciente com defeito do septo interatrial, sem sequelas neurológicas, provavelmente devido às propriedades físicas do dióxido de carbono, que é altamente solúvel no sangue. Esta citação nos faz alertar para a existência de forame oval aberto em 15 a 20% da população, com risco em potencial para tal ocorrência. A dose letal em uma embolia por dióxido de carbono em cães é de 25 mL/kg, contra 5 mL/kg para o caso de embolia por ar. Em segundo lugar, deveremos considerar que a pressão venosa central e a pressão arterial pulmonar se elevam bastante após a instalação do pneumoperitônio, principalmente na posição de proclive.

Schindler et al. demonstraram que a embolia por dióxido de carbono ocorre em qualquer tempo durante a operação. O gradiente necessário para a ocorrência de embolização é a diferença entre a pressão intra-abdominal e a pressão intracardíaca, a qual determinará o volume de gás introduzido na circulação.

Clinicamente, a absorção de dióxido de carbono pode acarretar desde hipercarbia com acidose respiratória até embolia fatal com formação de bolhas dentro do átrio ou ventrículo direitos, com prejuízo ao enchimento do coração direito, possibilidade de embolia pulmonar com hipoxia e parada cardíaca. A gravidade dos sintomas está diretamente relacionada à velocidade de absorção do dióxido de carbono e à quantidade de gás na circulação sob a forma de bolhas. A sequência de sinais e sintomas mais relatada na literatura é: diminuição abrupta da PET de dióxido de carbono e da complacência pulmonar, seguida de hipotensão profunda e dessaturação (diminuição da Sa de oxigênio e da Sp de oxigênio), com elevação do gradiente arterial-expirado de dióxido de carbono (PET de dióxido de carbono – Pa de dióxido de carbono), seguida da ausculta torácica do "murmúrio da roda de moinho". Entretanto, alguns autores relatam, sequencialmente, elevação da PET de dióxido de carbono quando o fluxo sanguíneo pulmonar é parcialmente restabelecido, ou mesmo iniciando o quadro embólico. Casos graves podem conduzir a arritmias severas por embolismo coronariano, colapso cardiovascular e até a assistolia, geralmente seguida de óbito.

O diagnóstico, além do quadro clínico já mencionado e do valioso auxílio da monitoração-padrão para cirurgias laparoscópicas (Pani, ECG, capnografia, oximetria, pressão de vias aéreas e temperatura), poderá ser comprovado pela ecocardiografia transesofágica e pelo Doppler precordial, que são métodos mais sensíveis para detecção de pequenos êmbolos vasculares. Necessário se faz, também, o diagnóstico diferencial com as outras complicações ventilatórias agudas, conforme algoritmo publicado por Wahba et al.

O tratamento da embolia por dióxido de carbono consiste na desinsuflação imediata do pneumoperitônio, com colocação do paciente em decúbito lateral esquerdo e em cefalodeclive (posição de Durant). Dessa forma, a quantidade de gás que passa do ventrículo direito (VD) para a circulação pulmonar será menor e haverá alívio parcial pela obstrução mecânica na via de saída de VD, permitindo parcialmente perfusão pulmonar e trocas gasosas, enquanto o dióxido de carbono se dissolve no sangue e a obstrução mecânica diminui. Necessária se faz também a instituição de completo suporte cardiopulmonar, com reposição volêmica adequada e rápida, uso de drogas inotrópicas, suspensão das drogas anestésicas, principalmente óxido nitroso, e ventilação com oxigênio a 100%. A colocação de cateter venoso central com aspiração da bolha de dióxido de carbono ao nível de átrio ou ventrículo direitos, pode ser de grande valia nas embolias de maior porte. Nos casos refratários, pode ser requerido uso de *bypass* cardiopulmonar para evacuação do gás aprisionado que está causando a obstrução mecânica da circulação.

O conhecimento destes sinais, bem como uma adequada vigilância do anestesiologista aos parâmetros clínicos, à ocorrência dos fatores de risco, à variação dos dados de monitoração, mantendo uma perfeita sincronização com a equipe cirúrgica, em cada tempo da cirurgia, será de importância crucial para o diagnóstico precoce das complicações embólicas por dióxido de carbono e instituição do tratamento adequado, visando diminuir a morbidade e mortalidade dos procedimentos laparoscópicos.

Lesões de órgãos intracavitários

Lesões de pulmão, pericárdio, esôfago, fígado, baço, omento, mesentério, colédoco, estômago, duodeno, intestino delgado, intestino grosso, bexiga, aorta, cava, ilíacas etc. ocorrem com uma maior prevalência na fase denominada "curva de aprendizagem" devido ao deficiente manuseio do instrumental de videocirurgia pela equipe, bem como à falta de adaptação com a visão bidimensional e ao menor senso de profundidade.

Um dos instrumentos que podem promover lesões é o eletrocautério monopolar, que difunde corrente em uma grande área além daquela que se deseja cauterizar. As consequências destas lesões, como fístulas, infecções e abscessos, podem aparecer tardiamente, no pós-operatório, às vezes depois que o paciente já recebeu alta hospitalar.

Pacientes com cirurgia prévia e aderências intracavitárias são mais propensos a lesões durante a punção com agulha de Veress e com a passagem às cegas do primeiro trocarte (Figura 41.4). O treinamento prévio, indispensável, em animais, não oferece por si a prática necessária para que o período da "curva de aprendizagem" ocorra ainda experimentalmente. Infelizmente, esta "curva", na maioria dos serviços, ocorre em cirurgias de humanos.

Com o desenvolvimento de instrumentais, da habilidade e experiência dos cirurgiões, muitas lesões intracavitárias podem ser corrigidas no mesmo ato cirúrgico. Por exemplo, podemos citar as lesões esofágicas, gástricas, intestinais e de bexiga, as quais são facilmente suturadas depois que se domina a sutura intracavitária endoscópica (Figuras 41.5 e 41.6).

Nas cirurgias ginecológicas, as lesões de vasos ilíacos, ureter, reto e bexiga podem ocorrer devido à proximidade destes órgãos com o útero, anexos e ovários.

Gees e Holden reviram retrospectivamente 2.201 procedimentos laparoscópicos efetuados em Columbus, Ohio, de 1992 a 1995, observando três lesões vasculares

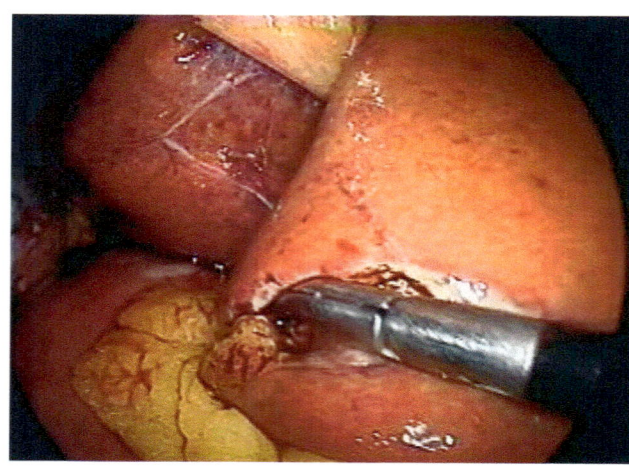

FIGURA 41.6 – *Lesão do fígado com pinça. Fonte: Sousa LH.*

importantes – da veia ilíaca comum esquerda, da artéria ilíaca comum direita e da artéria ilíaca interna esquerda – dando uma incidência combinada de 0,14%.

Mases *et al.* relatam lesão de aorta abdominal infrarrenal durante cirurgia laparoscópica com apresentação inicial não usual: hipertensão, taquicardia e súbita diminuição do dióxido de carbono expirado, seguida de colapso cardiovascular e parada cardíaca. Concluíram que o hematoma retroperitoneal bloqueou o fluxo aórtico e o retorno venoso, provocando as alterações hemodinâmicas iniciais diferentes do usual – hipotensão e taquicardia – confundindo o raciocínio clínico até o diagnóstico da lesão vascular grave, após a conversão para laparotomia.

Neves *et al.* descreveram dois casos de lesões vasculares graves em colecistectomia videolaparoscópica, associados a importante hipotensão arterial, taquicardia, queda da oximetria e hipocapnia, com visualização de volumoso hemoperitônio logo após a passagem do primeiro trocarte. Com a conversão para técnica laparotômica, foram observadas e tratadas em ambos os casos, as lesões aórticas acima da bifurcação das artérias ilíacas. Concluem os autores que tais intercorrências, embora infrequentes, exigem atenção por parte do anestesiologista, já que a monitoração adequada, o diagnóstico e terapêutica precoces são fundamentais para diminuir as repercussões do acidente. Considerar sempre o diagnóstico diferencial com embolia gasosa.

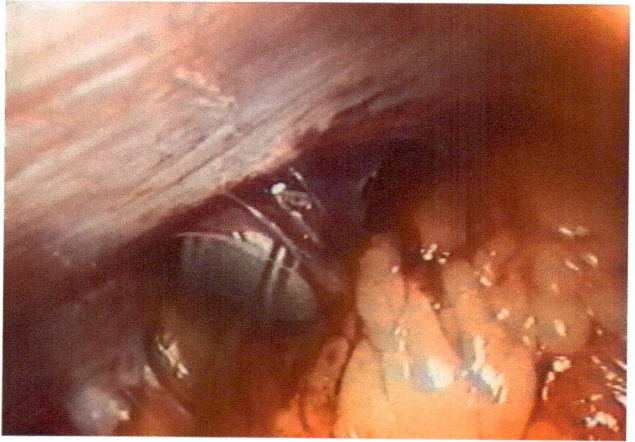

FIGURA 41.4 – *Aderência de parede abdominal com cirurgia prévia. Trocarte introduzido pela técnica de Hasson. Fonte: Sousa LH.*

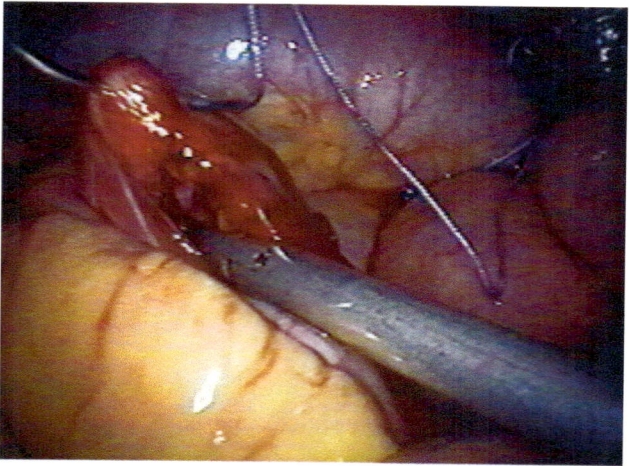

FIGURA 41.5 – *Lesão de jejuno causada por trocarte. Sutura laparoscópica. Fonte: Sousa LH.*

Classi *et al.* relataram perfuração de bexiga com distensão gasosa da bolsa coletora de urina, hematúria e presença de líquido claro no campo operatório, diagnosticada precocemente durante histerectomia vaginal assistida por videolaparoscopia. Noga *et al.* salientaram o papel dos anestesiologistas no diagnóstico precoce do hematoma retroperitoneal, complicação potencialmente fatal da cirurgia laparoscópica. Necessário se faz também um acesso venoso de bom calibre, fluidos para infusão endovenosa adequados e bom relacionamento do anestesiologista com a equipe cirúrgica, para rápida reversão da provável instabilidade hemodinâmica causada por este tipo de complicação.

Sangramento

Lesões de órgãos e vasos com os instrumentos, principalmente tesoura, *hook*, pinças etc., podem ser evitadas introduzindo as pinças e movimentando-as sempre sob visão direta guiada pela óptica. Os vasos que se pretende ligar devem ser cuidadosamente dissecados antes da colocação de clipes, ligaduras com fios ou cauterizados com bisturi. Sangramentos vultosos que interrompem a visão endoscópica podem levar a consequências graves como pré-choque ou choque hemorrágico. Estes tipos de sangramentos limitam a continuidade do procedimento por via endoscópica, indicando, praticamente em todos os casos, a conversão imediata para cirurgia aberta e hemostasia.

Pneumotórax e pneumomediastino

Nas cirurgias de esôfago com abordagem toracoscópica pode haver lesão pulmonar despercebida culminando com pneumotórax hipertensivo e fístula aérea.

O uso da cânula de Carlens para intubação seletiva também pode levar a perfuração traqueal. Durante as cirurgias, podem ocorrer pneumotórax e pneumomediastino pelos seguintes orifícios do diafragma:

- Em torno dos hiatos aórtico e esofagiano.
- Pelo hiato pleuroperitoneal ou forame de Bochdalek.
- Pelo defeito congênito do diafragma (canal pleuroperitoneal).
- Por pontos fracos do diafragma.
- Pelo orifício da veia cava.
- Entre as lâminas do ligamento falciforme do fígado.

Hemotórax

Lesões de vasos intercostais, grandes vasos da base, coração e ázigos em pacientes que estão sendo submetidos a cirurgias torácicas são complicações que levam à conversão para toracotomias, devido ao volume da hemorragia.

Corpo estranho

Os corpos estranhos, como gaze, fio cirúrgico, dreno, agulhas etc., tanto podem ser esquecidos inadvertidamente nas cavidades como não ser encontrados após procura exaustiva. Na primeira condição podem levar a complicações pós-operatórias como infecção, abscessos e fístulas, exigindo intervenções cirúrgicas para sua retirada e correções das complicações. Muitas vezes são eliminados através de cicatrizes ou mesmo pelas vias respiratórias ou digestivas.

Quando não são encontrados durante o ato operatório por videocirurgia, mesmo com auxílio de raios X, faz-se necessária a conversão para cirurgia aberta e exaustiva procura manual pelo cirurgião (Figura 41.7).

Implantação de células tumorais em outros sítios

No início da experiência mundial em videocirurgia, nas décadas de 1980 e 1990, muito se discutiu sobre o implante de células malignas que a videocirurgia promoveria nos sítios dos trocartes e em outros órgãos. O implante seria pelo toque do tumor com os instrumentos, contaminando suas extremidades com células malignas e disseminando-as para outros sítios, ou pela difusão de células malignas que "flutuam" no gás usado para manter o pneumoperitônio (Figura 41.8).

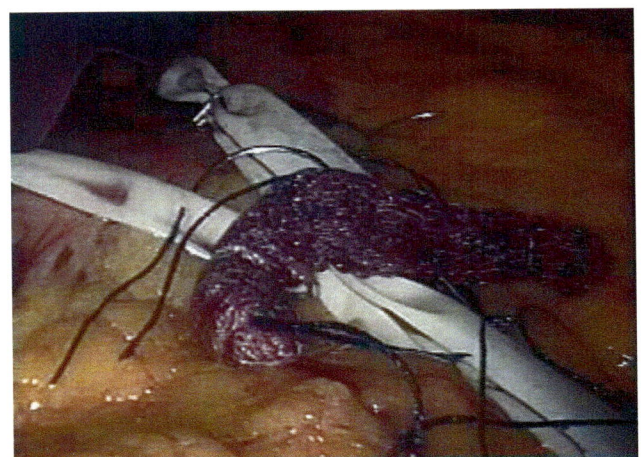

FIGURA 41.7 – *Corpos estranhos (dreno, gaze, fios e agulhas) intra-abdominais. Fonte: Sousa LH..*

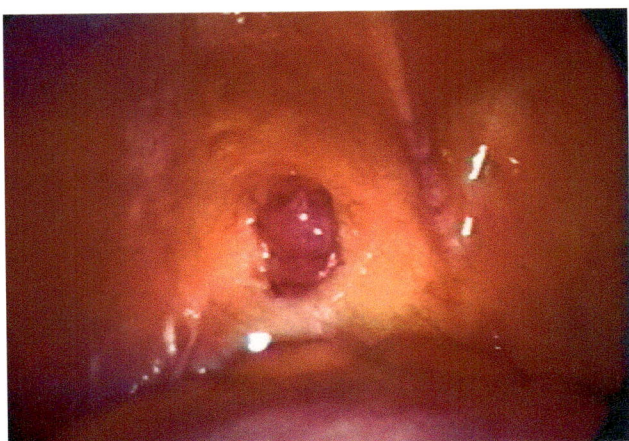

FIGURA 41.8 – *Implante tumoral no peritônio parietal, 60 dias após colectomia videolaparoscópica para tratamento de adenocarcinoma de cólon esquerdo. Fonte: Sousa LH.*

Pós-operatórias

São as complicações que ocorrem após a sutura do último orifício da pele.

■ Infecção

As infecções cirúrgicas estão relacionadas com a contaminação do instrumental, principalmente na década de 1990, quando era aceitável apenas a desinfecção de alto nível dos mesmos. Estão relacionadas também com lesões de vísceras e extravasamento de conteúdo infectante, levando a complicações como peritonite fecal, peritonite química, abscesso e infecção generalizada.

Infecções nos sítios dos trocartes são mais frequentes no nível da cicatriz umbilical, local muitas vezes utilizado para primeira punção e retirada de órgãos intracavitários, além de ter difícil higienização.

■ Pneumotórax

O pneumotórax hipertensivo pode aparecer no intraoperatório e no pós-operatório, por lesões inadvertidas de pulmão ou via respiratória, ou ainda por passagem do gás para o espaço interpleural por forames ou hiatos diafragmáticos. O aumento simultâneo na pressão de vias aéreas ou a diminuição da complacência pulmonar indicam pneumotórax, raramente do tipo hipertensivo. Ausculta pulmonar clínica e raios X de tórax são essenciais para verificação de sua ocorrência.

Manipulações cirúrgicas nas proximidades do esôfago terminal nas cirurgias antirrefluxo e/ou esofagectomias geralmente ocasionam pneumomediastino e se houver ruptura da pleura mediastinal durante a dissecção, resultará em pneumotórax. No diagnóstico destas complicações deverão ser considerados:

- Aumento abrupto da PET de dióxido de carbono.
- Elevação de pressão das vias aéreas com diminuição da complacência dinâmica torácica.
- Ressaturação (diminuição da Sp de oxigênio).

Se o pneumotórax for hipertensivo, poderá ocorrer colabamento pulmonar completo e desvio do mediastino para o lado oposto, com mudanças no eixo elétrico do coração, diminuição da voltagem do QRS no traçado eletrocardiográfico e significativo comprometimento hemodinâmico, com hipotensão grave, piorando as condições ventilatórias e hemodinâmicas já alteradas pelo próprio pneumoperitônio, podendo levar a óbito se não forem feitos o diagnóstico e tratamento precoce.

O quadro clínico intraoperatório de um pneumotórax durante laparoscopia poderá ser confundido com intubação brônquica seletiva. Em ambos, haverá um aumento de pressão de vias aéreas (Paw) e uma diminuição da Sp de oxigênio. Entretanto, com intubação brônquica, a PET de dióxido de carbono não aumentará inicialmente. Além do mais, intubação brônquica usualmente ocorre durante mudanças na posição do paciente e na instalação do pneumoperitônio pela insuflação de dióxido de carbono, que provocará desvio cefálico do diafragma. O reposicionamento do tubo endotraqueal rapidamente normalizará a Sp de oxigênio e Paw, no caso de uma intubação brônquica seletiva.

No manuseio desta complicação, se o pneumotórax ocorrer perto do final da operação e o paciente estiver hemodinamicamente estável, certamente não será hipertensivo. A cirurgia poderá ser concluída sem intervenção terapêutica específica, usando como artifício a redução da insuflação de dióxido de carbono e da pressão intra-abdominal ao mínimo possível, aumento da ventilação-minuto, instalação de PEEP (pressão expiratória final positiva de vias aéreas) até 5 cmH_2O e descontinuação do N_2O se o mesmo estiver sendo usado. Estas medidas tenderão a reexpandir parcialmente o pulmão, permitindo razoáveis trocas gasosas e o prosseguimento do ato cirúrgico sem maiores problemas ventilatórios. Uma vez desinsuflado o abdome, o dióxido de carbono na cavidade pleural é rapidamente reabsorvido e o pulmão, reexpandido, evitando a necessidade de drenagem com um tubo torácico.

Uma vez diagnosticado clinicamente um pneumotórax hipertensivo, em geral haverá instabilidade hemodinâmica e a necessidade de descompressão imediata, por dreno de tórax e deflação do abdome, mesmo antes de fazer a sua comprovação por radiografia. Com o dreno de tórax em posição satisfatória e o paciente estável, o abdome poderá ser reinsuflado e o procedimento cirúrgico, concluído.

■ Hemotórax

Como nos casos de pneumotórax, as lesões inadvertidas de vasos intercostais, grandes vasos, coração ou ázigos podem-se manifestar no pós-operatório de pacientes que estão sendo submetidos a cirurgias torácicas. Tanto pneumotórax como hemotórax podem ser tratados com drenagem fechada, dependendo do volume e dos sinais e sintomas pós-operatórios.

■ Obstrução intestinal

Mesmo as pequenas incisões realizadas nos procedimentos videocirúrgicos promovem aderências de epíploo e vísceras na parede abdominal. A videocirurgia não evita definitivamente esta reação normal do organismo. Suboclusões e oclusões intestinais por bridas e aderências podem ocorrer no pós-operatório recente e tardio, independentemente da cirurgia realizada. Os casos de suboclusão podem ser resolvidos com repouso, hidratação, reposição eletrolítica e sondagem nasogástrica para descompressão. Muitas vezes se faz necessária abordagem cirúrgica para desbridamentos e ressecções segmentares ou até ostomias.

Hérnia incisional em sítios de trocartes

Apesar dos pequenos orifícios que são realizados na pele e não obstante a ponta do perfurador do trocarte divulsionar as fibras da aponeurose e dos músculos da parede, em vez de cortá-las, a possibilidade de hérnia incisional abdominal pelo sítio de introdução dos trocartes não é nula.

Principalmente nos orifícios de 1 cm localizados no interior da cicatriz umbilical e nos orifícios maiores que 1 cm localizados em qualquer região do abdome, há necessidade de sutura da aponeurose. Os abscessos de parede em sítios de trocartes e cirurgias em pacientes obesos favorecem o aparecimento das hérnias.

Fístulas

As fístulas decorrem principalmente de lesões viscerais intraoperatórias, anastomoses mecânicas ou manuais, linhas de secção mecânica grampeada e também por esquecimento de corpo estranho intracavitário. Fístulas aéreas podem ocorrer em lesões de vias aéreas ou de pulmão nas cirurgias de tórax.

As fístulas digestivas decorrentes de lesões viscerais, localizadas no tórax, abdome e pelve, ocorrem na maioria das vezes como lesões imperceptíveis. Estas lesões, como já foi discutido, podem ter como consequência infecção, abscesso, peritonite generalizada ou mesmo fístulas verdadeiras com drenagem do conteúdo para o exterior. Nestes casos, o prognóstico é melhor, em função do bloqueio do trajeto fistuloso pelas vísceras. Podem também ocorrer devido a isquemia de linha grampeada ou linha anastomótica. Nos casos de corpo estranho, a eliminação espontânea pela via aérea ou digestiva pode ter como consequência abscessos e fístulas.

Clínicas

As complicações clínicas em videocirurgia, na maioria das vezes, estão relacionadas à anestesia, ao pneumoperitônio e às alterações sistêmicas próprias do método, entretanto pode haver complicações clínicas independentes destes três importantes tópicos específicos da via de acesso videocirúrgica.

Embora apresentem diversas vantagens pós-operatórias, os procedimentos cirúrgicos pela técnica laparoscópica envolvem modificações no posicionamento do paciente na mesa cirúrgica, de Trendelenburg até Trendelenburg inverso (Ti), e insuflação intraperitoneal de dióxido de carbono (pneumoperitônio), acompanhadas por potenciais alterações fisiológicas que devem ser conhecidas da equipe médica (Tabela 41.2).

Durante a Anestesia

São as complicações que têm origem no preparo do paciente para indução anestésica no centro cirúrgico, e terminam com o fim da cirurgia e da recuperação anestésica. Devido à continuidade do ato anestésico, tanto na indução como na manutenção e na recuperação pós-operatória, discutiremos de uma maneira dinâmica e contínua as alterações e complicações que podem ocorrer nestas fases.

Tabela 41.2
Videocirurgia: resumo das alterações sistêmicas fisiológicas

Posição de Trendelenburg (T)
- Circulação:
  – frequência cardíaca
  – volume sistólico
- Respiração:
  – volume-minuto
  – trabalho da respiração
  – volumes pulmonares
  – trocas gasosas

Posição de Trendelenburg Inverso (Ti)
- Circulação:
  – retorno venoso
  – pós-carga
- Respiração:
  – volumes pulmonares
  – trabalho respiratório
  – ventilação-minuto
  – trocas gasosas

Pneumoperitônio
- Circulação:
  – retorno venoso (pressões de enchimento cardíaco)
  – contratilidade (neurais/humorais)
  – pós-carga
- Respiração:
  – ventilação-minuto
  – pressão nas vias aéreas
  – volumes pulmonares (capacidade residual funcional)
  – troca gasosa (hipoxemia/hipercarbia)

CO_2 exógeno
- Circulação:
  – arritmias
  – contratilidade
  – embolia gasosa venosa
- Respiração:
  – ventilação (espaço morto)
  – homeostasia e dióxido de carbono

Alterações hemodinâmicas relacionadas ao posicionamento do paciente na mesa cirúrgica

O posicionamento do paciente durante o procedimento laparoscópico, necessário para produzir deslocamento gravitacional das vísceras abdominais, permitindo melhor visualização do sítio cirúrgico, às vezes tem efeitos profundos sobre os sistemas cardiovascular e respiratório.

A posição de Trendelenburg, usada para procedimentos ginecológicos, cirurgias de cólon, hernioplastias inguinais e na fase inicial da instalação do pneumoperitônio é acompanhada por aumento no volume sanguíneo central, diminuição da capacidade vital e excursão diafragmática, enquanto a posição de Trendelenburg inversa (Ti) favorece a dinâmica pulmonar, mas reduz o retorno venoso. Estas alterações, associadas ao posicionamento, podem ser influenciadas pela extensão da inclinação, idade do paciente, volemia, doenças cardíacas prévias, drogas anestésicas utilizadas e técnicas de ventilação escolhidas.

O potencial risco de intubação seletiva endobrônquica, principalmente direita, e hipoxemia associada à posição de Trendelenburg, foi descrito por Wilcox e Vandam. O mecanismo proposto é que o tubo traqueal, fixo na sua extremidade proximal à mandíbula, nem sempre se move juntamente com a traqueia quando o diafragma causa desvio cefálico do pulmão e da carina com o referido posicionamento.

Efeito aditivo foi observado durante o procedimento laparoscópico logo após a instalação do pneumoperitônio, quando mecanicamente ocorrerá elevação cefálica adicional da cúpula diafragmática e de toda árvore traqueobrônquica, potencializando o risco de intubação endobrônquica seletiva e irritação da carina. Lobato *et al.* alertam para os anestesiologistas considerarem a intubação seletiva como diagnóstico diferencial precoce no caso de ocorrência de hipoxemia, com elevação de pressão de vias aéreas durante cirurgias laparoscópicas ginecológicas. A introdução do balonete da cânula endotraqueal imediatamente além das cordas vocais, bem como a ausculta das bases pulmonares após instalação de pneumoperitônio ou após mudanças no posicionamento dos pacientes, constituem medidas preventivas que diminuem a ocorrência da complicação citada.

Nishikawa *et al.* alertam, em trabalho comparando a distância entre a extremidade do tubo traqueal e a carina nas diferentes faixas etárias da população, para o maior risco de ocorrência de intubação seletiva em procedimentos laparoscópicos após os 70 anos de idade. Outra complicação relacionada ao posicionamento do paciente é a maior incidência de tromboembolismo venoso e pulmonar (TEP), principalmente quando este é colocado na posição europeia (cirurgião entre as pernas do paciente) e em Trendelenburg invertido, que diminui o retorno venoso e, juntamente com o efeito compressivo do pneumoperitônio sobre os grandes vasos abdominais, provoca estase nos membros inferiores. O uso de meias elásticas de compressão intermitente e de anticoagulantes nos grupos de risco minimiza sua ocorrência (Figura 41.9).

Regurgitação e aspiração pulmonar

Principalmente durante a intubação traqueal pode ocorrer aspiração pulmonar do conteúdo gástrico.

A regurgitação ocorre durante a instalação do pneumoperitônio, devida ao aumento da pressão intra-abdominal, e durante a cirurgia propriamente dita devida à posição de Trendelenburg. Entretanto, nestas fases, como o paciente está intubado, a possibilidade de aspiração pulmonar é remota.

Tromboembolismo

Idade avançada, obesidade, tempo prolongado de cirurgia e cefaloaclive com diminuição do retorno venoso são fatores que, isoladamente ou associados, aumentam a possibilidade de trombose venosa com embolia pulmonar. Nas cirurgias bariátricas, a embolia pulmonar constitui uma das importantes causas de morbidade e mortalidade pós-operatória.

Colapso cardiovascular

Vários relatos de casos descrevem hipotensão aguda, hipoxemia e colapso cardiovascular associados a laparoscopias. As causas postuladas incluem hipercarbia, que pode induzir arritmias com baixo débito cardíaco, aumento do tônus vagal reflexo, devido ao estiramento

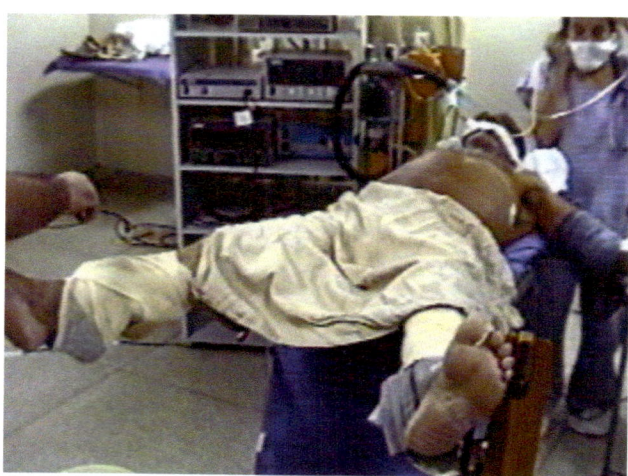

FIGURA 41.9 – *Posição do paciente em decúbito dorsal com membros inferiores entreabertos.*
Fonte: *Sousa LH.*

excessivo e brusco do peritônio, compressão da veia cava inferior, diminuição do retorno venoso e o débito cardíaco, hemorragia e embolia gasosa venosa.

As alterações fisiológicas impostas ao sistema cardiovascular pelo efeito mecânico do pneumoperitônio, posicionamento do paciente, efeito direto do dióxido de carbono absorvido e suas interações com a excitação do sistema nervoso autônomo simpático e do eixo hipotálamo-hipófise-adrenal ocasionam modificações humorais significativas.

O anestesiologista deve avaliar bem o estado físico do paciente, conhecer suas limitações e drogas em uso, para posteriormente indicar a melhor técnica anestésica e os melhores fármacos que possam minimizar depressões hemodinâmicas adicionais, permitindo assim melhor perfusão dos diferentes órgãos e tecidos, principalmente favorecendo o transporte do dióxido de carbono absorvido da cavidade abdominal aos pulmões, onde este será eliminado para o meio ambiente e ocorrerá a captação do oxigênio, evitando sua retenção (hipercarbia) e hipoxemia, com suas consequências deletérias já conhecidas para os pacientes, especialmente os debilitados.

Shaughnessy *et al.* descreveram colapso cardiovascular e morte por hemorragia retroperitoneal aguda em biópsia hepática laparoscópica, após deflação do pneumoperitônio, onde o aumento da pressão intra-abdominal tamponou temporariamente a lesão retroperitoneal pelo trocarte, mantendo estabilidade cardiovascular intraoperatória e mascarando inicialmente a lesão.

Pós-operatórias

São complicações que surgem após o final da cirurgia e recuperação anestésica.

Náuseas e Vômitos

A insuflação de gás com aumento da pressão intra-abdominal e o uso de opioides favorecem náuseas e vômitos pós-operatórios.

Dor escapular

Constitui uma das mais frequentes queixas dos pacientes em pós-operatório de videocirurgia abdominal. Deve-se à irritação frênica por gás carbônico quando rapidamente insuflado na cavidade peritoneal, ou mesmo quando, no final da cirurgia, deixa-se gás residual intracavitário. Como já foi discutido anteriormente, quando da instalação do pneumoperitônio se deve infundir o gás lentamente a 1 L/minuto até a estabilização na pressão intracavitária desejada. No final da cirurgia, antes ainda da retirada dos trocartes, deve-se comprimir o abdome do paciente para eliminar a maior quantidade possível do gás.

Regurgitação e aspiração pulmonar

Podem ocorrer após a recuperação do paciente, devido a náuseas e vômitos persistentes e posição em decúbito horizontal. Nesta fase o paciente está extubado e já não há mais proteção da cânula traqueal.

Tromboembolismo

Conhecendo os fatores predisponentes e as altas taxas de morbimortalidade desta complicação, deve-se iniciar fisioterapia motora logo no pós-operatório imediato e manter o uso de anticoagulantes e compressão intermitente usada durante o ato cirúrgico.

Equipamentos

Os equipamentos de videocirurgia foram novidades e ainda são em vários serviços que se iniciam no método. O desconhecimento e a inexperiência no manuseio dos mesmos, até em serviços de grande experiência, e a displicência quanto às etapas que devem ser respeitadas no manuseio destes equipamentos podem levar às complicações relacionadas a seguir:

- *Pane elétrica:* pode ocorrer em qualquer serviço por curto-circuito da rede elétrica, ausência de geradores de energia no hospital, sobrecarga elétrica, estragos definitivos da fonte de luz, monitor, insuflador etc.
- *Insuflação inadvertida de oxigênio:* vasilhames que contêm gás carbônico e oxigênio misturados podem, inadvertidamente, ser conectados ao insuflador e consequentemente insuflados para a cavidade a ser operada, e com isto provocarem explosões e queimaduras quando em contato com o bisturi elétrico em funcionamento. Greilich *et al.* relataram a ocorrência de fogo intra-abdominal secundário à insuflação de concentração incorreta de dióxido de carbono durante colecistectomia laparoscópica com uso do eletrocautério. Após exame do conteúdo do cilindro, observaram ser uma mistura de 14% dióxido de carbono e 86% de oxigênio, possibilitando a ocorrência do acidente raro, porém com possibilidades de consequências devastadoras para o paciente. Alertam aos anestesiologistas e cirurgiões para verificação rotineira da identificação dos cilindros de gases e utilização de concentração padrão de dióxido de carbono a 100%, como forma de profilaxia de complicações similares.

- *Hiperinsuflação de gás carbônico:* pressão intracavitária não deve ultrapassar 15 mmHg, pois acima deste patamar podem ocorrer complicações como colabamento de veia cava com diminuição do retorno venoso e da perfusão. Pode também levar a enfisema subcutâneo, pneumotórax e pneumomediastino, dependendo de qual procedimento está sendo realizado no momento.
- *Queimadura com placa de bisturi:* não obstante a tecnologia dos bisturis elétricos ter-se desenvolvido muito, contendo orientação quanto a segurança e alarmes visuais e sonoros que alertam para o uso incorreto; ainda nos dias de hoje é possível ocorrer lesões como queimaduras de pele devido à colocação incorreta e mesmo umidificação com soluções usadas em cirurgias, das placas que ficam em contato com a pele dos pacientes.

Complicações específicas para cada procedimento

A abordagem videocirúrgica geral e digestiva abrange três segmentos do corpo, que podem ter acessos simultâneos ou isoladamente. O esôfago, por exemplo, é um órgão que ocupa o pescoço, tórax e abdome, e para abordá-lo, às vezes, faz-se necessária uma intervenção nos três segmentos.

Discutiremos de agora em diante cada órgão especificamente, citando os principais procedimentos cirúrgicos realizados pelo cirurgião geral e digestivo e realizando comentários específicos para cada procedimento, conforme a Tabela 41.3.

Cirurgias do esôfago

Complicações cirúrgicas

Como descrito anteriormente, são as complicações que têm origem no ato técnico-cirúrgico, após a indução anestésica, ou seja, pela atividade do cirurgião e/ou auxiliares em campo cirúrgico.

Durante o ato cirúrgico propriamente dito

Complicações decorrentes do manuseio do instrumental cirúrgico nas cirurgias no período de tempo que se inicia com a introdução do primeiro trocarte, após a estabilização do pneumoperitônio, e termina com a sutura da pele do último orifício, após a cirurgia realizada. De uma maneira geral, as complicações mais frequentes que podem ocorrer durante o ato cirúrgico abordando o esôfago estão relacionadas com a lesão do próprio esôfago e de órgãos vizinhos, pelo manuseio inadequado das pinças, como detalhado a seguir.

- *Lesão do próprio esôfago:* deve ser suturada de imediato mas, mesmo assim, pode evoluir com fístula pós-operatória. Ocorrem principalmente durante a cardiomiotomia para tratamento do

Tabela 41.3
Videocirurgias gerais e digestivas mais comuns

Cirurgias do esôfago
- Cardiomiotomia a Heller com fundoplicatura a Pinotti
- Fundoplicatura para tratamento da doença do refluxo gastroesofágico
- Esofagectomia subtotal trans-hiatal videolaparoscópica com esofagogastroplastia cervical
- Esofagectomia subtotal por toracoscopia

Cirurgias do estômago
- Vagotomia
- Gastrostomia
- Gastroenteroanastomose
- Gastrectomia total e parcial
- Cirurgia gástrica intraluminal
- Piloromiotomia e piloroplastia

Cirurgias bariátricas
- Bandagem gástrica para tratamento da obesidade
- Gastroplastia para tratamento da obesidade
- Cirurgia de Scopinaro
- Cirurgia de *duodenal switch*

Cirurgias das vias biliares
- Colecistectomia
- Exploração de via biliar principal
- Anastomose biliodigestiva
- Papiloesfincterotomia anterógrada laparoscópica

Cirurgias do fígado
- Biópsia hepática
- Hepatectomia
- Cirurgia de cisto hepático

Cirurgia do baço
- Esplenectomia

Cirurgias do pâncreas
- Pancreatectomia parcial
- Duodenopancreatectomia

Cirurgias de hérnias da parede abdominal
- Hérnia epigástrica
- Hérnia incisional
- Hérnia umbilical

Cirurgias de hérnia inguinal
- Transabdominal pré-peritoneal (TAPP)
- Totalmente pré-peritoneal (TEP)

Cirurgias do intestino delgado
- Jejunostomia
- Ressecções intestinais

Cirurgias do cólon e reto
- Colectomias
- Amputação abdominoperineal de reto
- Cirurgias associadas à colonoscopia

Cirurgias na urgência abdominal
- Traumática
- Não traumática

Miscelânia
- Tumor de parede abdominal
- Cisto mesentérico

megaesôfago. Durante a miotomia pode ocorrer lesão de mucosa e submucosa. O tratamento consiste em suturar a mucosa e submucosa com fio 4-0 ou 5-0 e promover a fundoplicatura a 270 graus cobrindo a mucosa lesada com o fundo gástrico (Figura 41.10).

- *Lesão de pleura:* promove pneumotórax imediatamente, quase sempre sem maiores consequências. O pneumotórax raramente necessita de drenagem. A hiperinsuflação pulmonar no momento de desfazer o pneumoperitônio, com as válvulas dos trocartes abertas, é suficiente como tratamento.

- *Lesão de pulmão:* ocorre principalmente nas esofagectomias toracoscópicas e pode evoluir com fístula aérea e pneumotórax hipertensivo. Deve ser reparada com sutura.

- *Lesão do estômago:* ocorre principalmente no fundo gástrico, o qual é tracionado pelo auxiliar durante as cirurgias que abordam o hiato esofágico, como a cardiomiotomia de Heller e as fundoplicaturas para tratamento da doença do refluxo gastroesofágico. Deve-se realizar sutura imediatamente. Se passar despercebida pode evoluir com fístula gástrica (Figuras 41.11 e 41.12).

- *Lesão dos troncos vagais:* pode ocorrer em qualquer cirurgia de esôfago. Tem como consequência gastroparesia e diarreia pós-operatória. Não há tratamento imediato para reparar a lesão nervosa. Nas esofagectomias, obrigatoriamente se realiza vagotomia troncular anterior e posterior.

- *Lesão vascular da transição esofagogástrica:* os vasos que cruzam a transição esofagogástrica, quando lesados, promovem sangramento. Faz-se hemostasia ligando-os com pontos e clipes ou simplesmente os cauterizando.

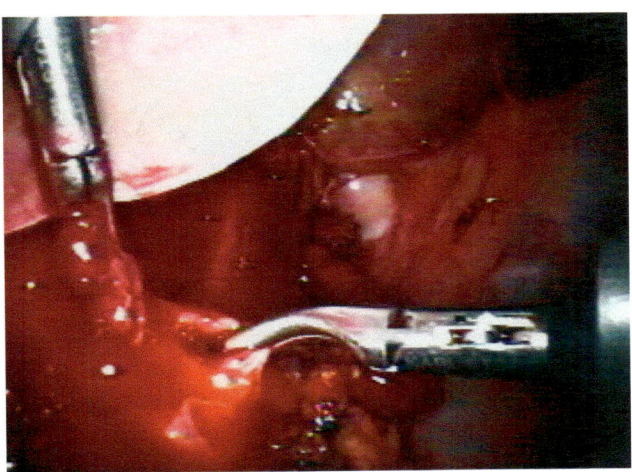

FIGURA 41.10 – *Lesão do esôfago durante cardiomiotomia de Heller.* Fonte: *Sousa LH.*

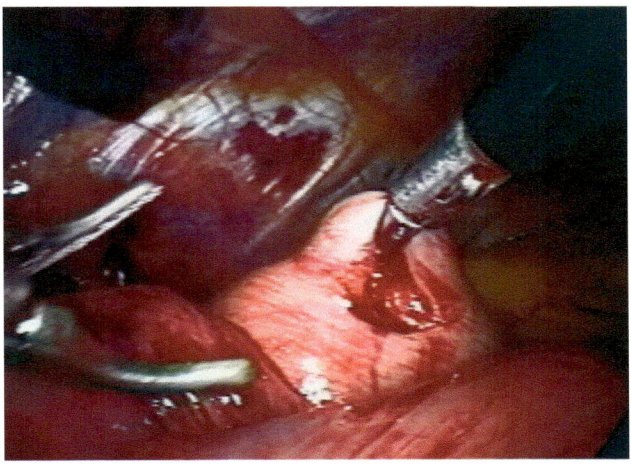

FIGURA 41.11 – *Lesão do fundo gástrico com pinça usada pelo cirurgião auxiliar durante fundoplicatura.* Fonte: *Sousa LH.*

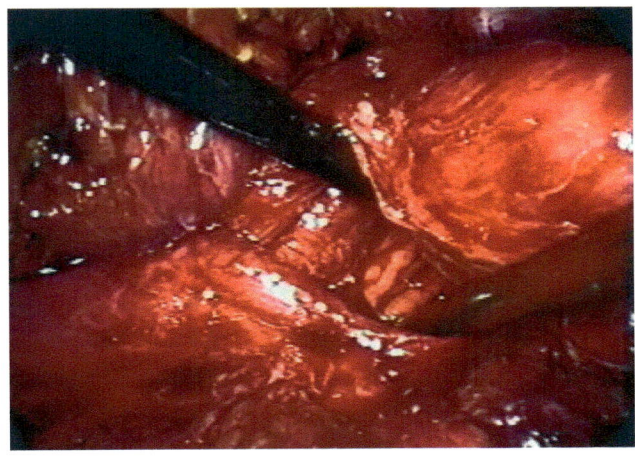

FIGURA 41.12 – *Lesão do estômago em reoperação de fundoplicatura. Mucosa gástrica* Fonte: *Sousa LH.*

- *Lesão de vasos curtos:* alguns cirurgiões realizam a ligadura de vasos curtos no intuito de liberar todo o fundo gástrico para proceder fundoplicatura. As lesões levam a sangramentos, às vezes incontroláveis, por videocirurgia, necessitando de conversão para cirurgia aberta.

- *Lesão do diafragma:* lesões musculares dos braços dos pilares diafragmáticos levam a sangramentos. A simples cauterização ou a ligadura com pontos são geralmente suficientes para promover hemostasia.

- *Lesão de fígado:* lesão muito comum, principalmente na elevação do lobo esquerdo do fígado para abordagem do hiato esofágico. Leva a sangramento contínuo e necessita de tamponamento compressivo.

- *Lesão de baço:* pode apresentar desde pequenas lacerações da cápsula até lesões hemorrágicas graves que requerem esplenectomia (Figura 41.13).

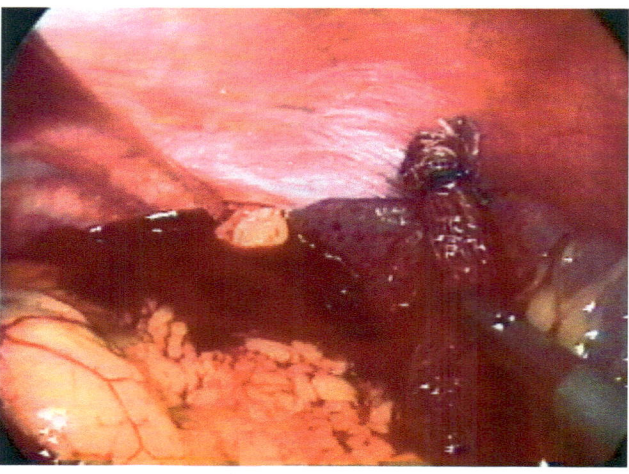

FIGURA 41.13 – *Lesão de baço tamponada com gaze.* Fonte: *Sousa LH.*

- *Lesão de aorta:* complicação que pode ocorrer principalmente durante esofagectomia, entretanto pode acontecer também durante a dissecção posterior do esôfago e a hiatoplastia para correção de doença do refluxo. Complicação grave que quase sempre exige conversão imediata, compressão da aorta ou sutura a céu aberto, dependendo da extensão da perfuração.

- *Lesão de veia ázigos:* ocorre durante a esofagectomia toracoscópica ou trans-hiatal. Necessita de ligadura imediata, quase sempre de difícil resolução videocirúrgica (Figura 41.14).

Pós-operatórias

São as complicações que ocorrem após a sutura do último orifício da pele.

Nas cirurgias específicas sobre o esôfago, as complicações cirúrgicas pós-operatórias são descritas a seguir.

- *Disfagia:* pode ocorrer por falha técnica na realização de cirurgia de fundoplicatura para tratamento da doença do refluxo gastroesofágico, realizando válvula tensa ou usando o corpo gástrico para confeccionar a válvula (em vez de usar o fundo), formando a chamada "válvula em caracol", que comprime o esôfago. Pode ocorrer também quando esta válvula desliza para o corpo gástrico ou quando ocorre migração em bloco da mesma para o mediastino, por ruptura dos pontos da hiatoplastia. Esta ruptura ocorre com mais frequência nos pacientes que vomitam abruptamente e com relativa frequência no pós-operatório (Figuras 41.15 a 41.18). A migração da válvula em bloco para o tórax pode evoluir com necrose gástrica e medistinite grave (Figuras 41.17 e 41.18). A disfagia persistente após tratamento cirúrgico do megaesôfago com acalasia do esfíncter inferior pode ter duas causas principais:

    – Falha técnica na realização da miotomia, a qual deve abranger uma extensão de 5 cm do esôfago e de 2 a 3 cm do estômago, atingindo toda a extensão do esfíncter inferior, inclusive suas fibras oblíquas do cárdia e do corpo gástrico.

    – Falha técnica na realização da fundoplicatura após a miotomia. A válvula fica apertada, comprimindo o esôfago.

- *Estenose:* a disfagia alta após esofagectomia deve-se à estenose da anastomose esofagogástrica cervical. Geralmente é passível de dilatação endoscópica com balão hidrostático ou mesmo por incisões endoscópicas radiadas com estilete. A estenose da enteroenteroanastomose em Y de Roux na esofagectomia subtotal é corrigida cirurgicamente, realizando-se nova anastomose (Figuras 41.19 e 41.20).

- *Fístula:* já descrita anteriormente, podendo ocorrer devido a lesões do esôfago ou do estômago. As fístulas do pescoço, após esofagogastroanastomose

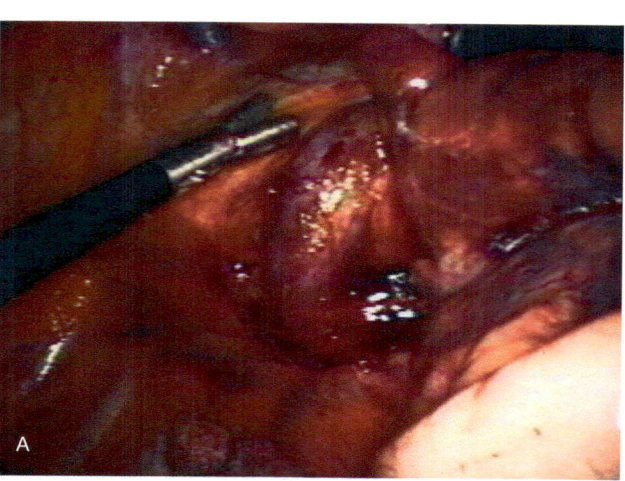
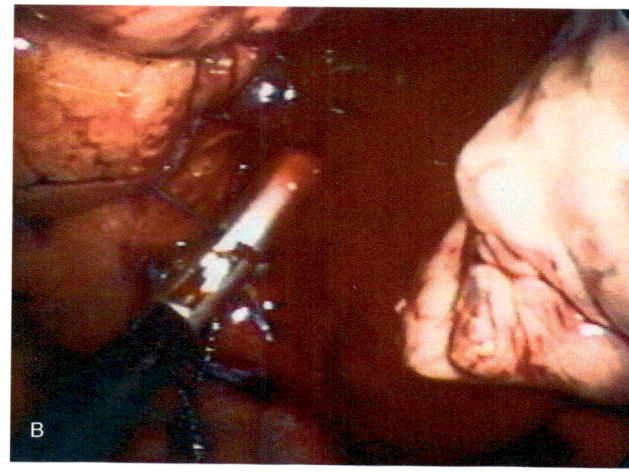

FIGURA 41.14 – *Videotoracoscopia para realização de esofagectomia.* **A.** *Veia ázigos dissecada.* **B.** *Hemorragia por lesão da veia ázigos.* Fonte: *Sousa LH.*

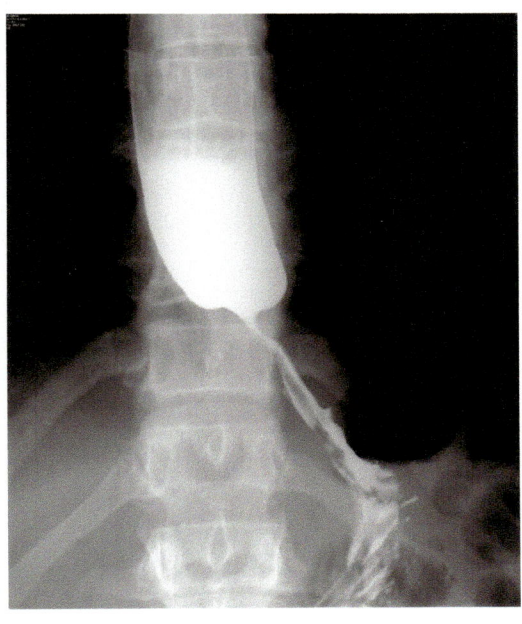

FIGURA 41.15 – *Esofagograma. Compressão do esôfago inferior com retenção de contraste.*
Fonte: *Sousa LH.*

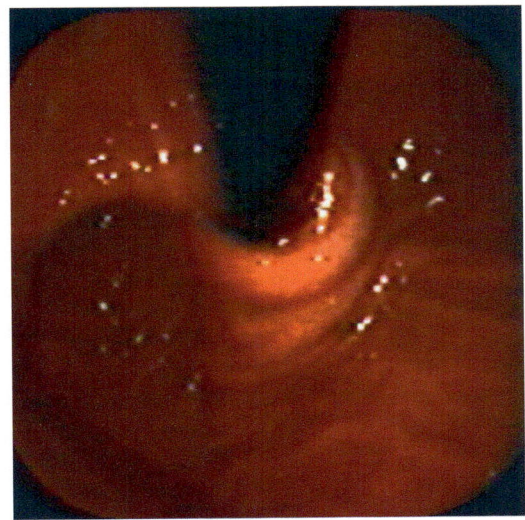

FIGURA 41.16 – *Gastroscopia em manobra de U-Turn. Válvula em caracol.* Fonte: *Sousa LH.*

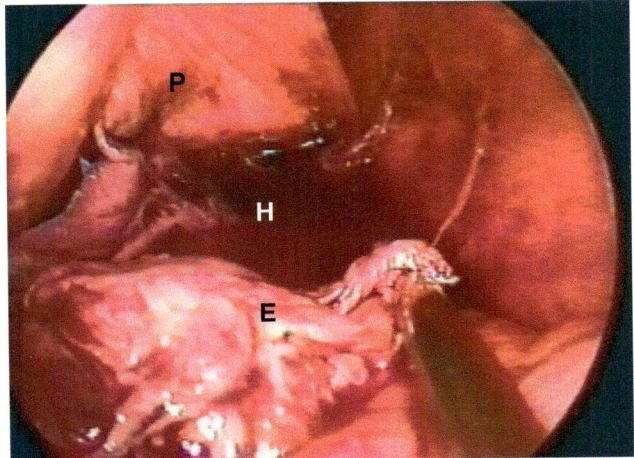

FIGURA 41.17 – *Migração da válvula em bloco para o mediastino e hemitórax esquerdo.*
P: pulmão; E: estômago; H: hemitórax esquerdo. Fonte: *Sousa LH.*

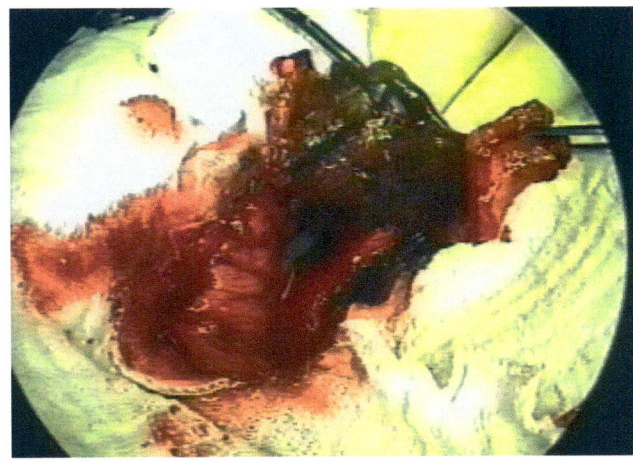

FIGURA 41.18 – *Estômago da Figura 41.17, com necrose por compressão no hemitórax esquerdo*
Fonte: *Sousa LH.*

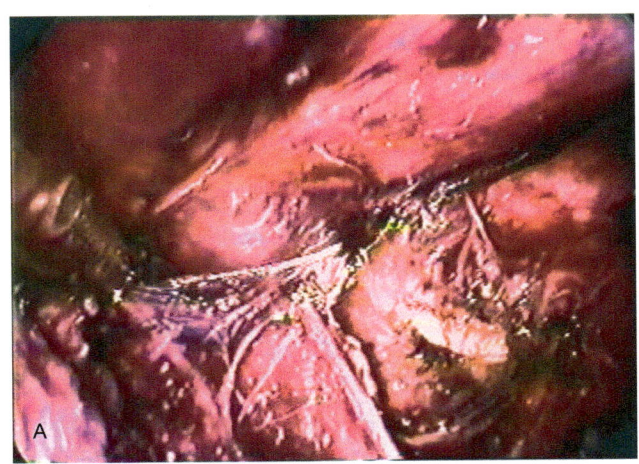

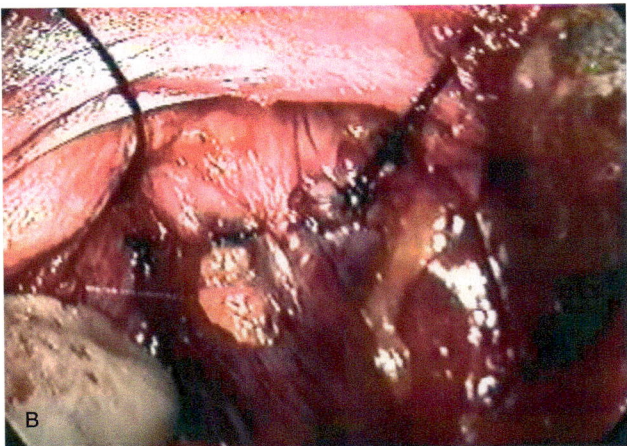

FIGURA 41.19 – *Esofagectomia trans-hiatal videolaparoscópica.* **A.** *Esôfago mediastinal intraoperatório.* **B.** *Anastomose esofagogástrica cervical.* Fonte: *Sousa LH.*

cervical nos pacientes submetidos a esofagectomia subtotal, são frequentes e curam-se com facilidade, não necessitando de maiores intervenções. As fístulas da enteroenteroanastomose em Y de Roux são de alto débito e exigem alimentação enteral ou parenteral para fechamento e, em alguns casos refratários, tratamento cirúrgico.

- *Infecção:* abscessos abdominais ou mediastinais consequentes a lesões de esôfago ou estômago e contaminação da cavidade.
- *Doença do refluxo gastroesofágico:* recidivante ou não, pode ocorrer por incompetência da válvula após miotomia para tratamento da acalasia do esfíncter inferior do esôfago ou mesmo após tratamento cirúrgico da doença do refluxo gastroesofágico. Em pacientes que vomitam com frequência no pós-operatório, pode ocorrer também o rompimento da válvula com consequente recidiva da doença do refluxo gastroesofágico.
- *Pneumomediastino:* ocorre pela invasão do mediastino após abertura da membrana frenoesofágica durante a dissecção do hiato esofágico. Pode ser acompanhado de enfisema subcutâneo no pescoço.
- *Pneumotórax hipertensivo:* é decorrente de lesão pleuropulmonar e pode persistir no pós-operatório, necessitando de intervenção cirúrgica pelo risco de mortalidade decorrente do desvio de mediastino.
- *Diarreia persistente:* consequente a lesão vagal.
- *Dificuldade para eructação:* as fundoplicaturas totais tipo Nissen e Nissen-Rosseti não permitem eructação com facilidade, levando a desconforto epigástrico e sensação de plenitude constante, principalmente nos primeiros meses de pós-operatório.

Complicações clínicas

Pós-operatórias

- *Esôfago de Barrett no coto cervical:* complicação tardia após esofagectomia com esofagogastroanastomose cervical consequente a refluxo biliar e cloridropéptico.

Adaptação celular do epitélio escamoso do esôfago cervical devida à agressão prolongada pelo conteúdo refluído, epitélio este que se metaplasia para epitélio intestinal (Figura 41.20).

Cirurgias do estômago

Complicações cirúrgicas

Durante o ato cirúrgico propriamente dito

As complicações mais frequentes que podem ocorrer durante o ato videocirúrgico no estômago estão relacionadas com a lesão do próprio estômago e de órgãos vizinhos, pelo manuseio inadequado das pinças:

- *Lesão do próprio estômago:* as lesões gástricas são corrigidas com sutura videolaparoscópica. Sua deiscência pode resultar em peritonite, abscesso ou fístula, quase sempre de alto débito.

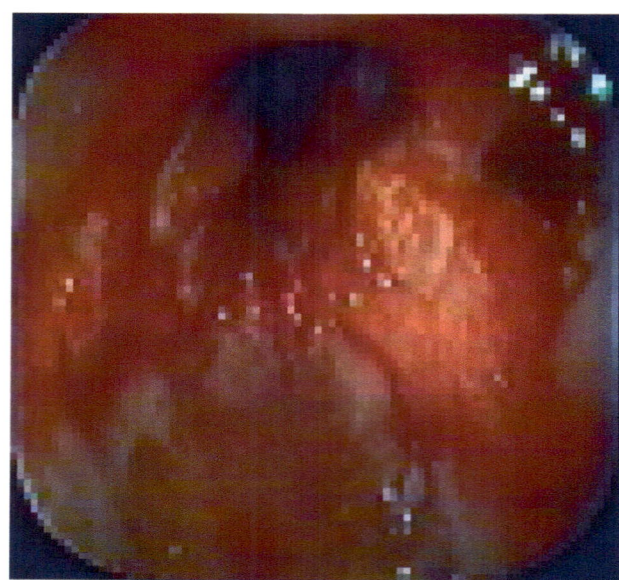

FIGURA 41.20 – *Endoscopia de anastomose esofagogástrica cervical. Estenose da anastomose ao fundo e esôfago de Barrett em primeiro plano. Fonte: Sousa LH.*

- *Lesão de pleura:* pode ocorrer durante gastrectomia total videolaparoscópica quando da dissecção do esôfago inferior no hiato diafragmático. Tem como consequência imediata pneumotórax, o qual foi amplamente discutido anteriormente neste capítulo.
- *Lesão do esôfago:* pode acontecer com a dissecção já referida do esôfago inferior durante gastrectomia total. Requer sutura imediata.
- *Lesões dos ramos vagais:* seja na gastrectomia total, seja nas vagotomias superseletivas para tratamento cirúrgico de úlcera péptica, raramente indicadas nos dias de hoje. Suas consequências são principalmente distúrbios de esvaziamento gástrico e diarreia pós-operatória.
- *Lesão de vasos curtos:* a "esqueletização" da grande curvatura, tanto em gastrectomia parcial como subtotal ou total, faz-se necessária. Nestes casos, lesões vasculares não são incomuns. O tratamento, evidentemente, deve ser a ligadura com pontos ou clipes metálicos, mas também pode ser efetivo com o uso de cautério monopolar, bipolar ou ultrassônico.
- *Lesão de fígado:* lesão muito comum já referida anteriormente, sobretudo na elevação do lobo esquerdo do fígado, para dissecção da transição esofagogástrica (Figura 41.21).
- *Lesão de baço:* ocorre quando se traciona o ligamento gastroesplênico para ligadura dos vasos curtos. Pode levar a hemorragia incontrolável com necessidade de conversão e esplenectomia (Figura 41.13).

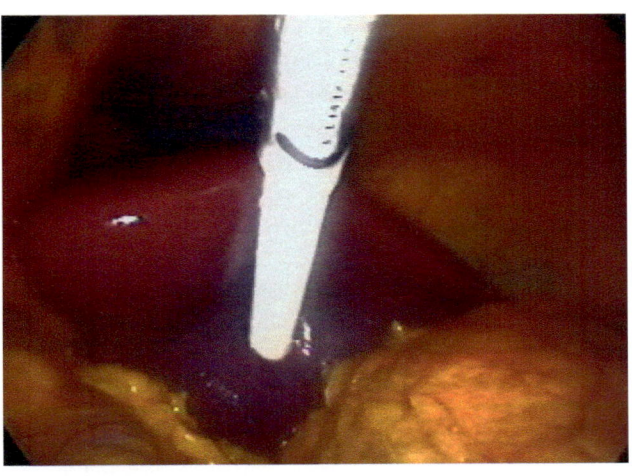

FIGURA 41.21 – *Lesão de fígado. Bastão afastando o lobo esquerdo fígado, penetrando seu parênquima. Fonte: Sousa LH.*

Pós-operatórias

- *Fístula:* pode ocorrer por lesão gástrica ou deiscência de anastomose, seja gastrojejunal, seja esofagogástrica ou enteroenteral em Y de Roux. Normalmente é de alto débito. Seu tratamento pode ser conservador, com alimentação enteral ou parenteral prolongada, bem como cirúrgico, com digastrectomia ou ressecções intestinais.
- *Estenose de anastomose:* estenoses cicatriciais de anastomoses gastrojejunal ou esofagogástrica respondem bem a dilatação endoscópica. A estenose da enteroenteroanastomose em Y de Roux, se severa, exige tratamento cirúrgico.
- *Infecção:* abscessos abdominais ou mediastinais consequentes a lesões de esôfago ou estômago e contaminação da cavidade.
- *Doença do refluxo gastroesofágico:* a dissecção do esôfago inferior destrói mecanismos antirrefluxo como ângulo de Hiss e membrana frenoesofágica, favorecendo refluxo patológico pós-operatório. Faz-se necessária prevenção com realização de fundoplicatura.
- *Anemia:* a gastrectomia tem como consequência a diminuição da produção de fator intrínseco, responsável pela reabsorção da vitamina B_{12} no íleo. Os pacientes podem desenvolver anemia megaloblástica por deficiência desta vitamina, a qual deve ser reposta por via parenteral.
- *Diarreia persistente:* consequente a lesão vagal.
- *Obstrução:* seja por estenose de anastomose, já discutida, seja por bridas, que neste caso requerem tratamento cirúrgico com desbridamento ou ressecções. Quando ocorrem nas alças aferente e eferente das reconstituições a Bilroth II ou Y de Roux, levam a quadro clínico característico de vômitos, cólica e síndrome da alça fechada.
- *Necrose gástrica:* complicação raríssima, que ocorre por deficiência de aporte sanguíneo arterial no órgão residual. O estômago possui quatro pedículos vasculares arteriais. Raramente a ligadura de até três pedículos tem como consequência a necrose gástrica.
- Dumping: hipovolemia transitória após ingestão de carboidratos, cujos sintomas são fraqueza, sudorese, tonteira e diarreia.
- *Gastrite alcalina de refluxo:* pode ocorrer em pacientes gastrectomizados com reconstituição a Bilroth I e II. O refluxo de bile para o estômago leva a alterações histológicas caracterizadas como gastrite alcalina de refluxo. Estes pacientes evoluem com dor epigástrica e vômitos biliosos recorrentes exigindo, não raras vezes, a realização de Y de Roux, a o qual é perfeitamente factível de ser realizada por videocirurgia.

Cirurgia bariátrica

Complicações cirúrgicas

Com exceção da bandagem gástrica, que não requer secção e anastomose, todas as complicações cirúrgicas referidas para cirurgia gástrica são também passíveis de acontecer em cirurgia bariátrica, seja qual for a técnica realizada.

Durante o ato cirúrgico propriamente dito

Lesão do próprio estômago, lesão de pleura, lesão do esôfago, lesões dos ramos vagais, lesão de vasos curtos, lesão de fígado e lesão de baço (Figura 41.21). Entretanto, algumas complicações são muito mais frequentes em pacientes obesos, em razão da própria condição metabólica, da dificuldade cirúrgica e de outras alterações peculiares destes pacientes.

- *Falha do grampeador:* os grampeadores podem estar com defeito e não fechar hermeticamente, promovendo sangramento e facilitando a formação de fístula pós-operatória. Um novo grampeamento ou uma sutura manual podem ser suficientes para corrigir esta falha (Figura 41.22).
- *Engano nas reconstituições:* formam-se *loops* gastroenteral e enteroenteral como duas alças fechadas, provocando cólica, vômitos e desidratação, com desequilíbrio eletrolítico pós-operatório. Necessita de reintervenção para correção das anastomoses (Figura 41.23).

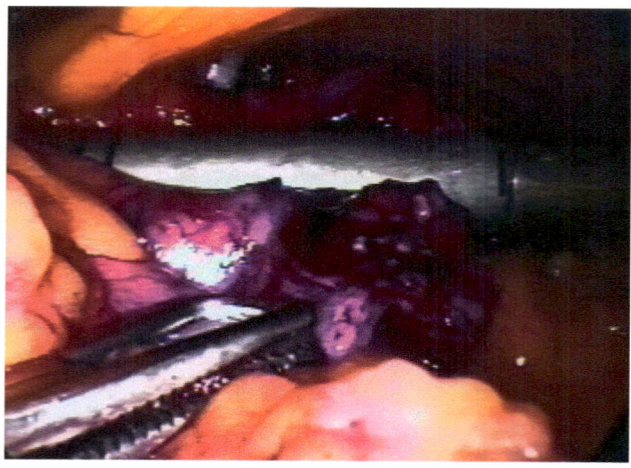

FIGURA 41.22 – *Falha de grampeador. O stapler seccionou o estômago sem grampear.* Fonte: Sousa LH.

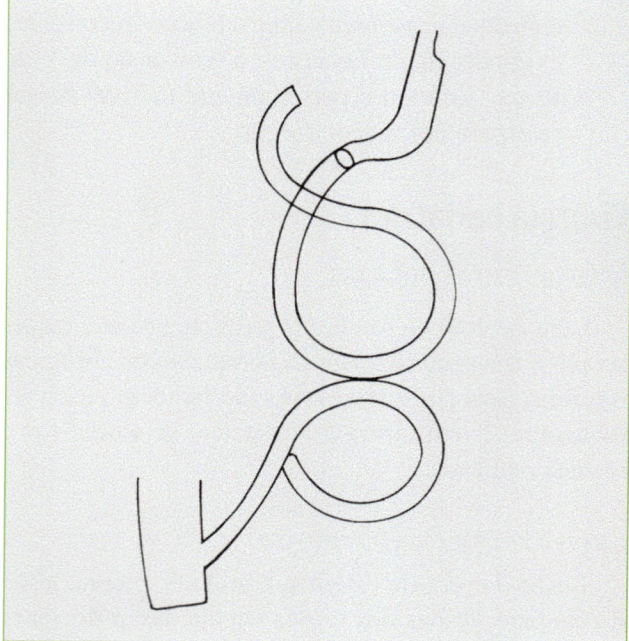

FIGURA 41.23 – *Engano nas reconstituições em cirurgia de duodenal switch formando duas loops com alças fechadas. Cirurgia do autor em Alcoy, Espanha.*

outras cirurgias gástricas, por não requerer anastomose. Entretanto, as outras técnicas realizadas para tratamento de obesidade podem sofrer as mesmas complicações já descritas para videocirurgia gástrica, tais como: fístula, estenose anastomótica, infecção, anemia, diarreia persistente, obstrução intestinal, necrose gástrica e *dumping* (Figuras 41.24 a 41.27).

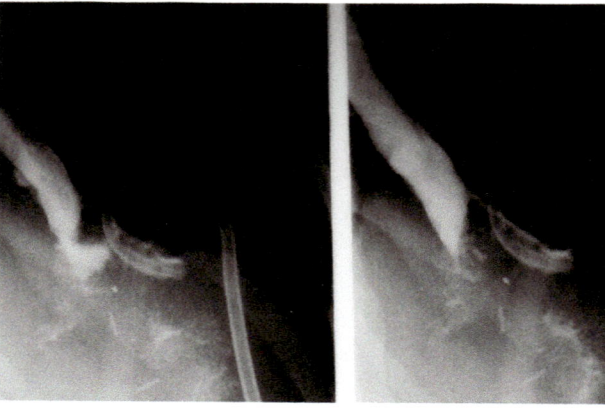

FIGURA 41.24 – *Radiografia mostrando fístula de anastomose gastroenteral após* duodenal switch. Fonte: Sousa LH.

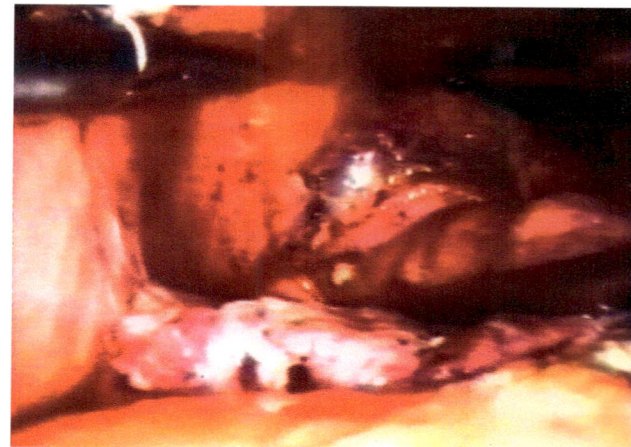

FIGURA 41.25 – *Fístula com peritonite. Orifício fistuloso (círculo).* Fonte: Sousa LH.

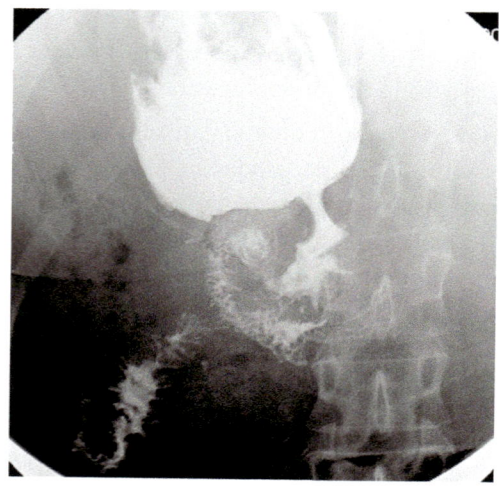

FIGURA 41.26 – *Radiografia mostrando estenose da anastomose gastrojejunal após gastroplastia. Alcoy, Espanha (cirurgia do autor).* Fonte: Sousa LH.

- *Hemorragia intraluminal:* quando os grampos não promovem hemostasia suficiente, a hemorragia intraluminal não é diagnosticada no ato cirúrgico, pois ocorre para a luz do estômago ou intestino. Pode manifestar-se no pós-operatório como hemorragia digestiva alta ou baixa, com suas características. O paciente pode chegar ao pré-choque com necessidade de exames endoscópicos para diagnóstico e/ou tratamento, ou até cirurgia para promover a ligadura vascular.

Pós-operatórias

Também no pós-operatório, a bandagem gástrica é exceção e diferencia-se das complicações referidas de

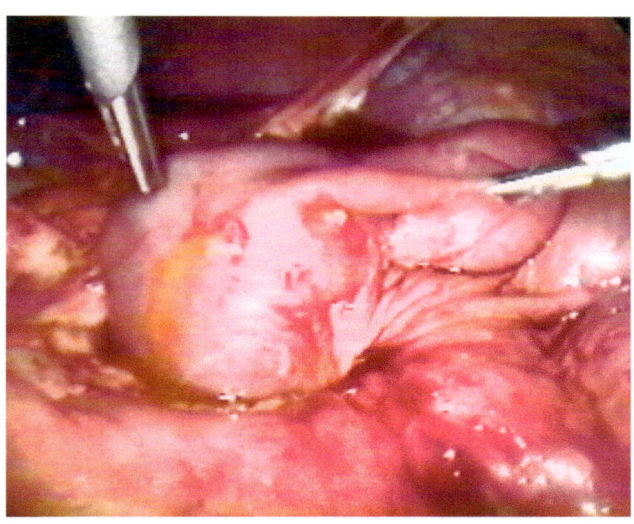

FIGURA 41.27 – *Obstrução intestinal com duas perfurações e extravasamento de conteúdo intestinal para a cavidade abdominal. Fonte: Sousa LH.*

Algumas complicações, como já referido, são muito mais frequentes em pacientes obesos, merecendo descrição e discussão à parte.

- *Seroma:* frequente nos sítios de inserção de trocartes, devido ao alto teor de gordura.
- *Hérnia incisional:* incidência maior no paciente obeso devida ao acúmulo de serosidade e gordura associado ao aumento da pressão intra-abdominal natural destes pacientes.
- *Erosão do anel:* complicação específica da gastroplastia com anel. Pode sofrer intrusão para dentro da *pouch* gástrica ou para a anastomose gastrojejunal. Alguns casos de intrusão do anel foram descritos para dentro do estômago excluso. Nas duas primeiras ocasiões o anel pode ser retirado por endoscopia. No terceiro caso há a necessidade da retirada cirúrgica.
- *Erosão da banda:* complicação específica da bandagem gástrica. Pode sofrer intrusão para dentro da *pouch* gástrica ou do esôfago. Nestes casos a banda pode ser retirada por endoscopia. Quando não se consegue retirá-la endoscopicamente, deve-se retirar por cirurgia.
- *Disfagia:* ocorre quando a banda escorrega para o esôfago provocando dilatação do órgão, com retenção alimentar. Deve-se, neste caso, reposicionar ou retirar cirurgicamente a banda.
- *Escorregamento da banda:* ocorre com mais frequência distalmente, levando ao aumento da câmara gástrica superior, com ganho de peso. Quando ocorre cranialmente leva a disfagia e megaesôfago. Necessita de reposicionamento ou retirada cirúrgica.

Complicações clínicas

Pós-operatórias

- *Dilatação gástrica aguda:* nas técnicas que mantêm estômago excluso, como nas gastroplastias com *bypass*, este órgão pode sofrer dilatação aguda com necessidade de drenagem por gastrostomia.
- *Úlcera péptica:* considera-se que as técnicas cirúrgicas em que não se realiza antrectomia são ulcerogênicas em razão da permanente secreção cloridropéptica pela presença do estímulo das células G antrais, produtoras de gastrina, aos receptores do polo basal das células parietais do corpo e fundo gástrico. Estas úlceras ocorrem mais na borda jejunal da anastomose (Figura 41.28).
- *Colelitíase:* os pacientes submetidos a cirurgia bariátrica disabsortiva têm uma prevalência maior de formação calculosa na vesícula biliar, tanto que alguns autores preconizam a colecistectomia profilática no mesmo ato da cirurgia bariátrica.
- *Náuseas e vômitos persistentes:* ocorrem principalmente devido ao pequeno continente gástrico nos casos de bandagem gástrica e gastroplastias com ou sem anel. O tratamento é conservador, com orientação alimentar e antieméticos.
- *Déficit proteico-nutricional:* mais frequente naqueles pacientes que não fazem corretamente o acompanhamento pós-operatório tardio e nos pacientes submetidos a cirurgias desabsortivas. O tratamento com reposição proteica, quando refratário, deve ser cirúrgico e consiste no aumento da alça comum de 50 cm para 250 cm de comprimento.
- *Distúrbio eletrolítico:* também é mais frequente naqueles pacientes que não fazem corretamente o acompanhamento pós-operatório tardio e nos pacientes submetidos a cirurgias disabsortivas.

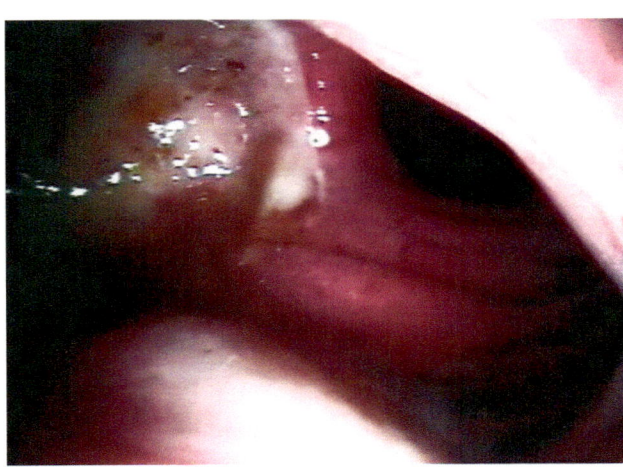

FIGURA 41.28 – *Grande úlcera jejunal após gastroplastia com bypass. Fonte: Sousa LH.*

- *Pneumonia:* mais comum nas cirurgias abertas que nas laparoscópicas, devido à restrição causada pela dor abdominal, que impede a deambulação precoce. Tratamento com fisioterapia respiratória e motora associada a terapia com antibiótico.

- *Atelectasia pulmonar:* também segue os mesmos princípios da pneumonia, requerendo fisioterapia respiratória específica.

- *Insuficiência respiratória:* própria dos pacientes com restrição respiratória e portadores de doença pulmonar obstrutiva crônica. Estes pacientes devem permanecer em regime de UTI com assistência ventilatória adequada e intubação traqueal.

- *Edema agudo de pulmão:* ocorre em pacientes cardiopatas e hipertensos. É complicação grave e indica assistência em regime de UTI, cardiológica e respiratória especializada.

- *Embolia pulmonar:* discutida anteriormente. Nos pacientes obesos a prevalência aumenta muito.

- *Infarto:* pacientes com doença coronariana devem ser operados previamente para revascularização. Cuidados intensivos pós-operatórios são necessários.

- *Insuficiência renal aguda:* principalmente em pacientes obesos com comorbidades como diabetes tipo II e hipertensão arterial crônica. Nestes casos, a monitoração e a correção pré e pós-operatória de função renal, glicemia e pressão arterial são mandatórias.

- *Depressão severa, psicose tardia, anorexia nervosa e bulimia*: são distúrbios psíquicos previstos no preparo pré-operatório e que devem ser acompanhados longamente por psicólogo e psiquiatra. Quase sempre contraindicam a cirurgia. São pacientes graves, de difícil controle e condenados ao insucesso do procedimento.

- *Deficiência de vitaminas A, D, K, E, caroteno:* necessitam de acompanhamento constante no pós-operatório e reposição vitamínica por tempo prolongado.

- *Encefalopatia de Wernicke:* complicação que ocorre por deficiência de tiamina ou vitamina B_1, que cursa com vômitos e distúrbios neuromotores, podendo levar ao óbito se o diagnóstico e a reposição parenteral de tiamina forem protelados.

- *Deficiência de minerais como ferro e cálcio:* necessitam de acompanhamento constante no pós-operatório e reposição destes minerais por tempo prolongado.

- *Insuficiência hepática e cirrose:* ocorrem principalmente nos pacientes submetidos à cirurgia disabsortiva, com desnutrição proteica prolongada não tratada adequadamente. Pode ser doença irreversível com alta taxa de morbimortalidade.

Cirurgias de vias biliares

Complicações cirúrgicas

Durante o ato cirúrgico propriamente dito

- *Perfuração da vesícula:* é a mais frequente complicação intraoperatória. Deve-se ao uso de instrumento diretamente em contato com a vesícula biliar, como a pinça com que o auxiliar empurra a vesícula em direção à cúpula diafragmática direita, e também a pinça que o cirurgião manipula com a mão esquerda no infundíbulo para apresentar o pedículo a ser dissecado (Figura 41.29). Consequentemente à perfuração pode ocorrer queda de cálculos na cavidade abdominal. Estes cálculos devem ser capturados. A permanência de cálculos na cavidade, na maioria das vezes, não tem maior consequência, mas pode evoluir com infecção e abscesso. Os cálculos podem ser eliminados pelo tubo digestivo, como também pela via aérea, principalmente quando se localizam no espaço subfrênico esquerdo.

- *Lesão da via biliar principal:* ocorre principalmente pela má apresentação do pedículo da vesícula quando o cirurgião traciona o infundíbulo no sentido cranial, em vez de tracioná-lo perpendicularmente ao corpo da vesícula. Deve-se dissecar junto ao infundíbulo, portanto bem próximo da vesícula e nunca junto ao pedículo hepático. O isolamento do ducto cístico e da artéria cística antes de sua clipagem e secção permite

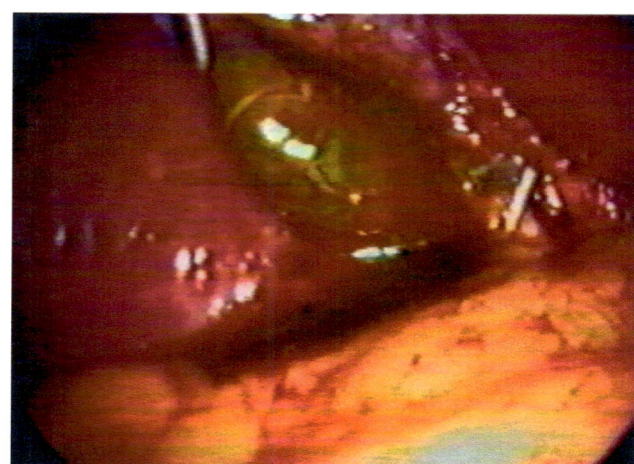

FIGURA 41.29 – *Perfuração da vesícula biliar durante colecistectomia videolaparoscópica.*
Fonte: *Sousa LH.*

diferenciar e afastar as estruturas do pedículo hepático, evitando-se lesões graves do mesmo com suas desastrosas consequências (Figura 41.30). O grande número de variações, tanto do sistema arterial como do sistema biliar no pedículo hepático e no pedículo da vesícula, são fatores que aumentam a prevalência de lesões intraoperatórias.

- *Hemorragia:* ocorre principalmente por secção antes da clipagem da artéria cística. Pode acontecer também por lesão da veia porta e das artérias hepáticas direita e comum. Durante a dissecção retrógrada do leito hepático da vesícula biliar podem ocorrer lesões de vasos que partem diretamente do fígado, com sangramento difuso e volumoso (Figura 41.31).

- *Falsos trajetos:* principalmente durante a realização da colangiografia intraoperatória, pode-se provocar falsos trajetos com instrumentos tipo cateteres, pinças etc. Estes falsos trajetos têm, como consequência, biliomas, abscessos e fístulas. Se tiver lesão associada do parênquima pancreático, pode evoluir com pancreatite, podendo chegar a necrose e hemorragia, configurando um quadro de gravíssimas proporções com altos índices de morbimortalidade.

Pós-operatórias

- *Hemoperitônio:* ocorre principalmente por sangramento do leito hepático. Durante a colecistectomia deve-se cauterizar o leito da vesícula para prevenir sangramento difuso, que se manifesta no pós-operatório com palidez, dor e distensão abdominal (Figura 41.32).

- *Fístula biliar:* pode ocorrer pela presença de falsos trajetos não identificados durante o ato cirúrgico, já discutidos anteriormente. Pode acontecer por lesões inadvertidas da via biliar principal, ou mesmo por deiscência de lesões identificadas e suturadas. A soltura da ligadura do ducto cístico, quando este é de grosso calibre, é um fator causador de fístula biliar. No caso de ducto cístico calibroso, sugerimos ligadura com pontos em vez de clipes, os quais podem não transpor toda a extensão do ducto. As fístulas biliares de alto débito nem sempre curam com o tratamento conservador. Às vezes, são necessárias intervenções reparadoras, que podem ser simples sutura ou chegar até anastomose biliodigestiva e/ou hepatectomias.

- *Deiscência de anastomose biliodigestiva:* as anastomoses biliodigestivas com o duodeno ou jejuno são factíveis de serem realizadas por videolaparoscopia. Sua deiscência tem como consequência o extravasamento de bile para a cavidade peritoneal formando bilioma, infecção, abscesso e/ou fístula. O tratamento já foi discutido no item anterior sobre fístula biliar (Figura 41.33).

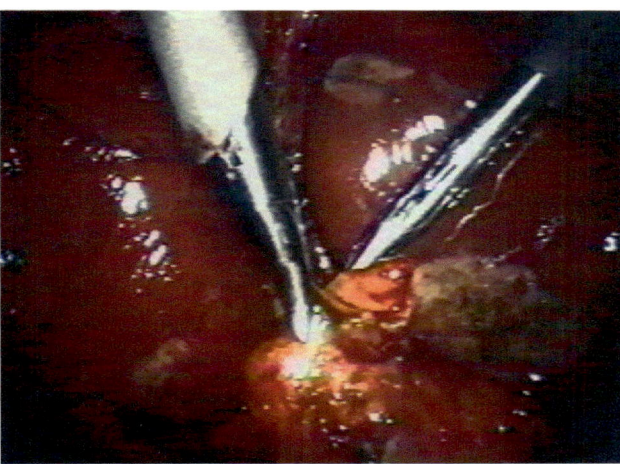

FIGURA 41.41 – *Sutura de lesão de colédoco durante colecistectomia videolaparoscópica.* Fonte: *Sousa LH.*

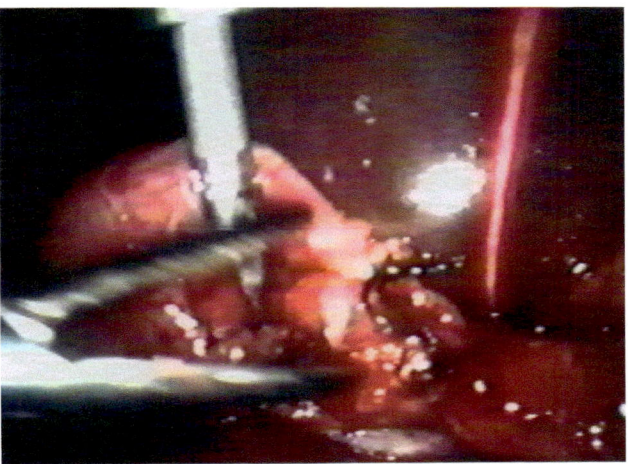

FIGURA 41.31 – *Lesão de artéria cística e hemorragia durante colecistectomia videolaparoscópica.* Fonte: *Sousa LH.*

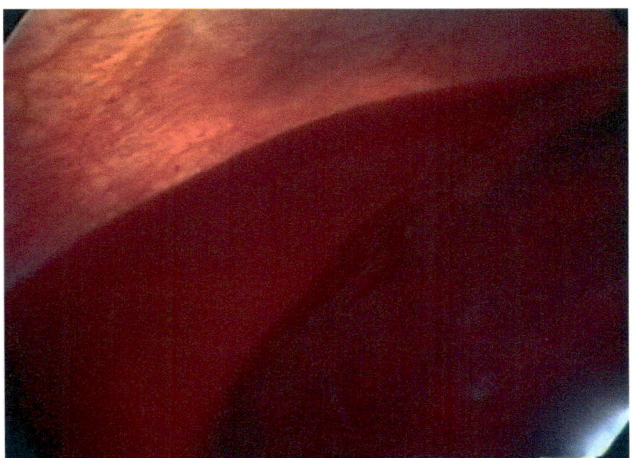

FIGURA 41.32 – *Hemoperitônio no pós-operatório imediato de colecistectomia videolaparoscópica.* Fonte: *Sousa LH.*

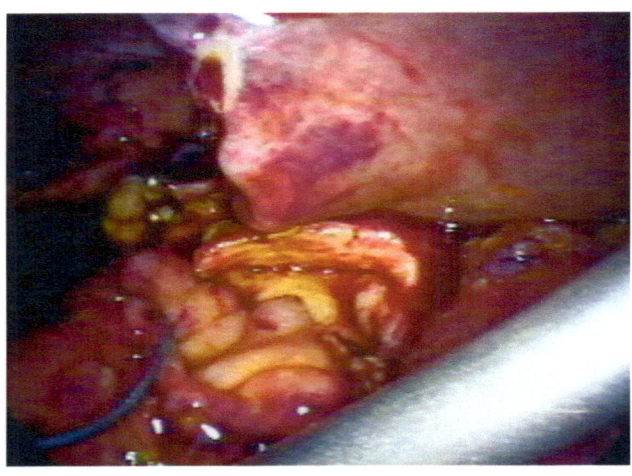

FIGURA 41.33 – *Anastomose coledocoduodenal videolaparoscópica.* Fonte: *Sousa LH.*

- *Bilioma e peritonite biliar:* consequente ao extravasamento intraoperatório ou pós-operatório de bile para a cavidade peritoneal. Quando não há fístula, a conduta terapêutica se resume à lavagem do local e drenagem, associadas a antibioticoterapia. Na presença de fístula, seguem-se as recomendações já discutidas anteriormente (Figura 41.34).
- *Estenose:* a estenose é consequente à fibrose cicatricial da via biliar principal, quando lesada. Complicação de difícil tratamento que, quase sempre, indica o uso de próteses e/ou cirurgias com derivações biliodigestivas, podendo evoluir até o transplante hepático.
- *Síndrome de Sump:* nas derivações coledocoduodenais, o acúmulo de alimentos entre a anastomose e a papila leva a um quadro de infecção repetitiva (colangite) com diarreia, denominado síndrome de Sump. A realização de papilotomia endoscópica minimiza a morbidade desta síndrome.
- *Cálculos residuais:* cálculo residual, como o próprio nome indica, é a presença de cálculo na via biliar principal imediatamente após a colecistectomia. É diagnosticado no pós-operatório, apesar da propedêutica disponível pré e intraoperatória com ultrassom, colangiorressonância e colangiografia. O tratamento consiste em realizar procedimentos de clareamento da via biliar. A retirada endoscópica hoje é a primeira opção, pois evita anestesia e nova abordagem cirúrgica, a qual está somente indicada quando ocorre falha de clareamento pela via endoscópica. Os tipos de procedimentos cirúrgicos dependem da localização dos cálculos. São realizadas mais frequentemente a abertura da via biliar com retirada do cálculo e sua drenagem, ou até mesmo anastomose biliodigestiva (Figura 41.33).

Complicações clínicas

Pós-operatórias

- *Diarreia e esteatorreia:* podem ocorrer por má absorção.
- *Litíase recidivante:* quando a via biliar é clareada durante a colecistectomia e surge cálculo na via biliar principal no pós-operatório, sem que houvesse o cálculo durante a cirurgia, pode-se estar diante de alguma alteração que dificulta o escoamento e a drenagem da bile para o duodeno. Neste caso, a via biliar não tem peristaltismo eficaz ou apresenta estenose. A estase biliar é fator formador de cálculos. O tratamento requer clareamento e drenagem satisfatória da via biliar para o duodeno, ou mesmo anastomose biliodigestiva, seja com o duodeno, seja com o jejuno.
- *Pancreatite:* a pancreatite é uma complicação grave decorrente sobretudo da manipulação da via biliar, com consequente lesão do canal e/ou

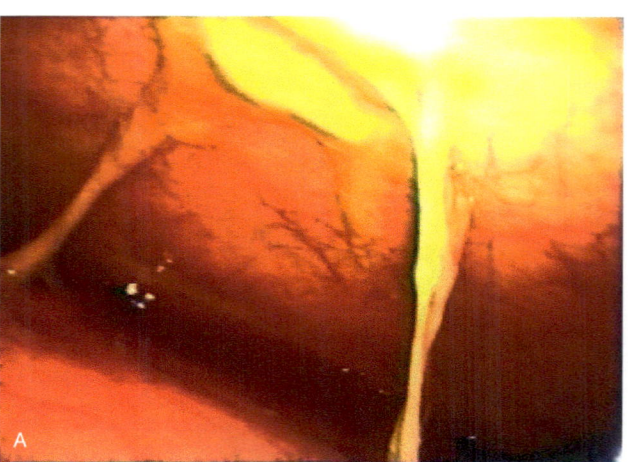
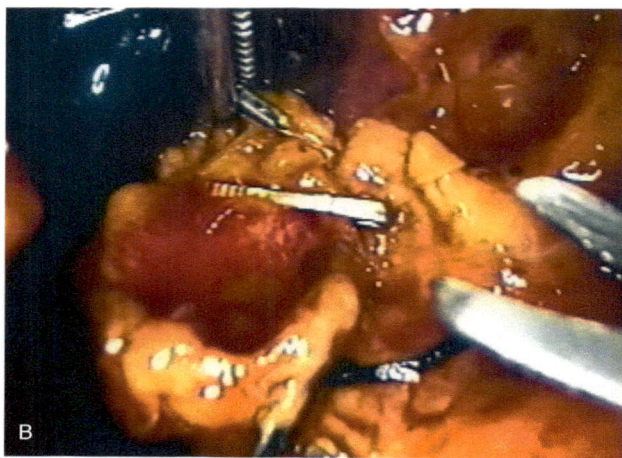

FIGURA 41.34 – *Peritonite biliar por soltura do clipe em ducto cístico calibroso após colecistectomia videolaparoscópica.* **A.** *Coleperitônio.* **B.** *Ducto cístico calibroso com extravasamento de bile e clipe preso lateralmente.* Fonte: *Sousa LH.*

parênquima pancreático, que pode ocorrer durante a realização da colangiografia. Outra causa pode ser o refluxo de contraste para o canal pancreático. Na maioria das vezes o tratamento é conservador, mas pode evoluir com gravidade, chegando mesmo à pancreatite necro-hemorrágica, com altos índices de morbimortalidade.

- *Colangite:* também pode ser consequência da manipulação da via biliar durante a colangiografia, injeção de contraste e anastomose colédoco-duodenal. Sua evolução mais temida diz respeito à conlangite esclerosante, que leva a cirrose e consequente necessidade de transplante hepático.

Cirurgias do fígado

Complicações cirúrgicas

Durante o ato cirúrgico propriamente dito

- *Lesão do próprio fígado:* lesão instrumental leva a sangramento intraoperatório, às vezes de difícil controle.
- *Hemorragia:* as hepatectomias são cirurgias com alto índice de hemorragia, apesar do desenvolvimento de bisturis com grande eficácia hemostática como os bisturis ultrassônicos e do *laser* de argônio. A conversão para cirurgia aberta faz-se necessária quando a hemorragia se torna incontrolável por via laparoscópica, colocando a vida do paciente em risco.

Pós-operatórias

- *Fístula:* fístulas biliares são comuns após cirurgias hepáticas, seja por via aberta ou videocirurgia. O tratamento pode ser conservador, bem como exigir papilotomia endoscópica, reintervenções, anastomose biliodigestiva ou novas ressecções (Figura 41.35).

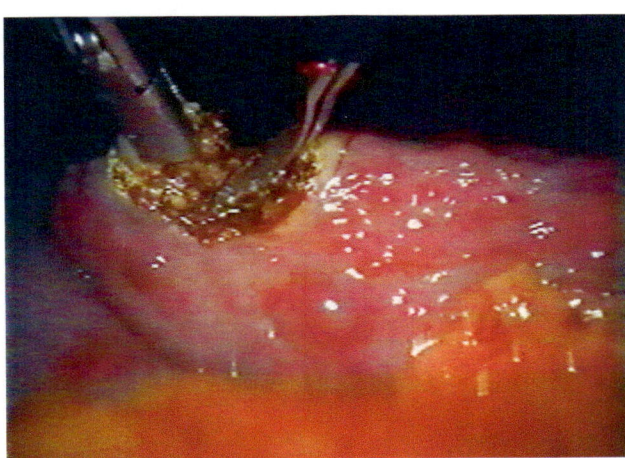

FIGURA 41.35 – *Biópsia hepática videolaparoscópica em paciente cirrótico.* Fonte: *Sousa LH.*

- *Bilioma e peritonite biliar:* o bilioma e a peritonite biliar ocorrem inicialmente com o extravasamento de bile para a cavidade peritoneal, evoluindo para infecção e peritonite infecciosa, a qual exige lavagem, drenagem e antibioticoterapia.

Cirurgias do baço

Complicações cirúrgicas

Durante o ato cirúrgico propriamente dito

- *Hemorragia intra-abdominal:* ocorre devida a lesões tanto do pedículo esplênico quanto do seu próprio parênquima. Hemorragia, às vezes incontrolável por videocirurgia, exige conversão para cirurgia aberta. Pacientes que possuem distúrbios de coagulação são mais propensos a este tipo de complicação.
- *Lesão pancreática:* a cauda do pâncreas tem relação íntima com o pedículo esplênico e pode ser lesada facilmente em manobras instrumentais quando da dissecção do mesmo. As lesões extensas podem evoluir com quadro de pancreatite, felizmente raro.
- *Lesão do* ângulo *esplênico do cólon:* devida também à proximidade e relação íntima com o baço, quando da liberação do ligamento esplenocólico pode haver lesão do ângulo colônico. A rafia primária é a opção inicial, quando são percebidas. Lesões grandes devem ser exteriorizadas em forma de colostomia. As que passam despercebidas evoluem com peritonite fecal, exigindo reintervenção e colostomia.

Pós-operatórias

- *Hematoma subfrênico esquerdo:* é complicação que ocorre na loja esplênica por pequenos sangramentos difusos na região. Tratamento conservador.
- *Abscesso subfrênico esquerdo:* quando o hematoma subfrênico se infecta, pode evoluir com volumosos abscessos nesta região, os quais requerem drenagem percutânea guiada por ultrassonografia e tomografia, associada a antibioticoterapia.

Complicações clínicas

Pós-operatórias

- *Pneumonia:* pneumonia e atelectasia de base pulmonar esquerda quase sempre são consequentes à formação do abscessso subfrênico. A drenagem do abscesso e o uso de antibióticos, associados à fisioterapia respiratória, oferecem bons resultados na cura da pneumonia.

Cirurgias do pâncreas

Complicações cirúrgicas

Durante o ato cirúrgico propriamente dito

- *Hemorragia:* além de as cirurgias pancreáticas serem extensas, o órgão possui relações com o baço e com vasos calibrosos de difícil acesso, como: artéria mesentérica, aorta e artéria esplênica, cujas lesões levam a hemorragia de grande vulto. Tanto nas pancreatectomias parciais, como na duodenopancreatectomia, o risco de hemorragia é permanente e exige dissecções amplas e extremamente cautelosas. Devem ser praticadas por cirurgiões afeitos aos métodos cirúrgicos pancreáticos e extremamente experientes na via laparoscópica.

Pós-operatórias

- *Pancreatite:* a lesão pancreática é fator causador de inflamação e infecção. O tratamento incialmente é conservador, podendo chegar à necrosectomia cirúrgica quando a doença evolui para pancreatite necro-hemorrágica.
- *Abscesso:* pode se formar a partir de lesões pancreáticas e contaminação da cavidade. Exige drenagem cirúrgica e antibioticoterapia.
- *Fístula:* fístulas pancreáticas são consequentes a lesão do pâncreas ou à pancreatite pós-operatória. Podem ser acompanhadas conservadoramente ou exigir intervenções cirúrgicas, com derivações enterais ou ressecções. Devido às várias anastomoses da duodenopancreatectomia, nestes procedimentos são mais comuns as ocorrências de fístulas de difícil controle.

Complicações clínicas

Pós-operatórias

- *Derrame pleural:* a pancreatite pós-operatória consequente às cirurgias pancreáticas quase sempre se acompanha de derrame pleural esquerdo, cujo tratamento é conservador. Se houver contaminação secundária com empiema pleural o tratamento exige drenagem, podendo mais tardiamente necessitar de decorticação pulmonar por encarceramento do mesmo.

Cirurgias de hérnia inguinal e parede abdominal

Complicações cirúrgicas

Durante o ato cirúrgico propriamente dito

As complicações da cirurgia das hérnias de parede abdominal são praticamente relacionadas com a prótese usada, portanto abordaremos mais a cirurgia da hérnia inguinal, por ser rica em discussões, inclusive sobre a prótese, sendo esta, como já referimos, comum a todos os procedimentos para correção dos defeitos herniários por videocirurgia.

- *Lesão de ducto deferente:* são lesões instrumentais que requerem reanastomose ou ligadura, quando da dissecção do triângulo de Doom. A consequência é a esterilidade, caso as lesões passem despercebidas.
- *Lesão neurológica:* os nervos ilioinguinal, íleo-hipogástrico, cutâneo lateral e genitofemoral têm íntima relação com o quadrante inferior externo da área dissecada na região inguinal para colocação da tela. A lesão destes nervos pode ocorrer com facilidade, principalmente durante a curva de aprendizagem, apesar da possibilidade de visualizá-los durante o procedimento.
- *Lesão vascular:* os vasos gonadais são dissecados e isolados do peritônio parietal, podendo nesta dissecção ocorrer lesões dos mesmos. Os vasos ilíacos externos, epigástricos superficiais, femorais e obturadores estão intimamente relacionados com a região inguinal. O desconhecimento da anatomia endoscópica da região favorece suas lesões, com consequente hemorragia intraoperatória de grande vulto e, algumas vezes, de difícil resolução (Figura 41.36).

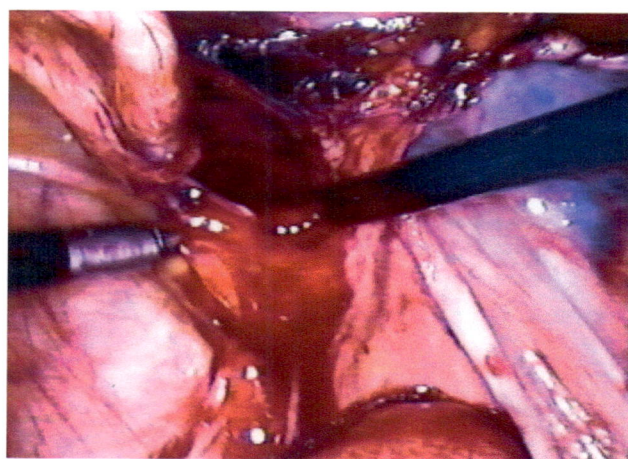

FIGURA 41.36 – *Lesão vascular com sangramento durante hernioplastia inguinal videolaparoscópica. Fonte: Sousa LH.*

- *Lesão de bexiga:* devido à proximidade da bexiga com o tubérculo púbico (limite medial da dissecção da região inguinal), pode ocorrer lesão de bexiga, cujo tratamento é a sutura imediata e drenagem vesical com sonda uretral de demora.
- *Lesão de intestino:* tanto o lado esquerdo com o cólon sigmoide, quanto o lado direito com as alças intestinais, ceco e apêndice cecal, podem ser locais de lesão, com suas consequências já discutidas anteriormente. Outra ocasião em que pode ocorrer lesão é durante a redução para a cavidade abdominal de alças intestinais que se aderem ao saco herniário e adquirem residência no seu interior. A tração e dissecção destas alças favorecem lesões intraoperatórias.
- *Hemorragia:* consequente a lesões vasculares já discutidas.

Pós-operatórias

- *Seroma:* é uma complicação considerada menor. Ocorre por transudação na grande área cruenta de descolamento peritoneal que permanece na região inguinal após a cirurgia. O tratamento é conservador. Somos contra a punção ou drenagem, uma vez que esta região é potencialmente contaminada devido à proximidade com a região anal.
- *Hematoma:* consequente a pequenos e difusos sangramentos na área cruenta dissecada. O tratamento é conservador, a não ser quando se infecta, transformando-se em abscesso.
- *Abscesso:* abscesso em presença de tela dificulta sua adesão aos tecidos vizinhos, pois impede a proliferação fibroblástica de permeio às malhas da prótese, proliferação esta responsável por adesão ou incorporação da prótese. Sousa *et al.*, em 2004, demonstraram que a incorporação total da prótese aos tecidos é necessária para evitar seu encistamento e aumentar a resistência na região herniária. A infecção com abscesso praticamente exige drenagem e retirada da prótese.
- *Neuralgia e parestesia:* são complicações do tratamento conservador consequentes ao trauma dos nervos existentes na região inguinal, referidos anteriormente.
- *Fístula urinária e intestinal:* podem ocorrer aderências e fístulas quando a tela se apresenta exposta em contato com as alças intestinais ou com a bexiga. Deve-se cobrir totalmente a tela com peritônio, tanto na técnica TAPP quanto na TEP (Figura 41.37).
- *Atrofia testicular:* é uma complicação tardia, consequente à lesão dos elementos do cordão espermático. Leva evidentemente à esterilidade.

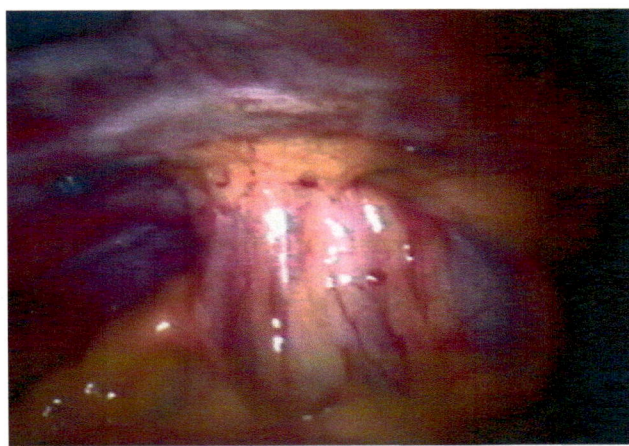

FIGURA 41.37 – *Aderência de sigmoide na linha de sutura peritoneal após 2 meses de hernioplastia inguinal esquerda videolaparoscópica. Fonte: Sousa LH.*

- *Recidiva:* a videocirurgia trouxe uma baixa taxa de recidiva da hérnia inguinal porque usa dois princípios básicos para tratamento desta frequente doença, o princípio *tension free*, de Lichtenstein, e o princípio manchão de pneu, de Stoppa. Não existe tensão dos tecidos da região inguinal, pois eles não são usados para reparo das hérnias. Para evitar recidiva, a tela deve ter um tamanho compatível com a região inguinal a ser operada, cobrindo todos os seus possíveis defeitos naturais.

Complicações clínicas

Pós-operatórias

- *Periostite:* ocorre por grampeamento ou sutura para fixação da prótese no periósteo do osso pectíneo. Provoca dor pós-operatória devida ao processo inflamatório. A prótese deve ser fixada em um tecido fibroso que se localiza junto ao periósteo do osso pectíneo, denominado ligamento de Cooper (Figura 41.38).

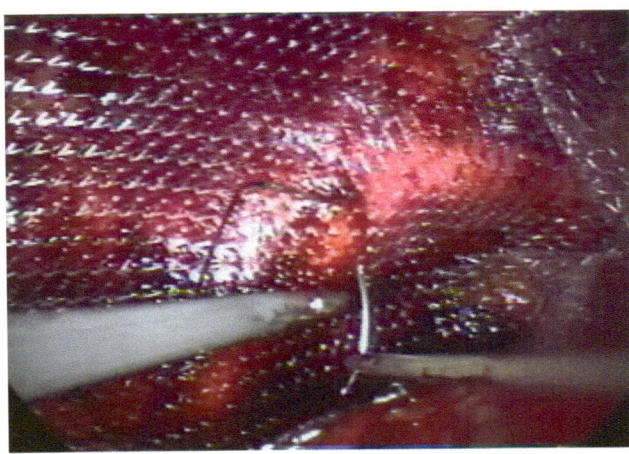

FIGURA 41.38 – *Fixação da prótese de Marlex no ligamento de Cooper com fio, durante hernioplastia inguinal esquerda videolaparoscópica. Fonte: Sousa LH.*

- *Rejeição da tela:* Mrué et al. demonstraram, em 2000, que a rejeição de próteses está relacionada com a formação de anticorpos contra o material da mesma.

É muito confundida com infecção, que é resultado de contaminação. As telas mais usadas são praticamente isentas, por não provocarem reação alérgica, portanto com baixíssimos índices de rejeição. O desenvolvimento da prótese de látex no Brasil pode vir a ser mais uma opção de uso em hérnias inguinais, mas ainda está em fase experimental. Entretanto, é totalmente isenta de risco quanto à reação alérgica.

Cirurgias do intestino delgado

Complicações cirúrgicas

Durante o ato cirúrgico propriamente dito

- *Sangramento:* principalmente por lesão vascular do mesentério. É facilmente corrigível com simples cauterização ou clipagem.

Pós-operatórias

- *Abscesso:* contaminação com formação de loja purulenta intra-abdominal. Tratamento com drenagem e antibioticoterapia.
- *Deiscência e fístula:* são duas complicações que se inter-relacionam e são praticamente sequenciais. São raras para cirurgias do intestino delgado, na maioria das vezes consequentes a anastomoses mal realizadas, tensas ou devidas a isquemia. O tratamento pode ser conservador ou cirúrgico, dependendo do tempo de fístula, grau de infecção ou de seu débito.
- *Estenose:* complicação rara. Ocorre quando a anastomose foi realizada com calibre reduzido. Por isto pode ser considerada complicação intra-operatória.

Cirurgias do cólon e reto

Complicações cirúrgicas

Durante o ato cirúrgico propriamente dito

- *Hemorragia:* consequente sobretudo a lesão vascular do mesocólon, evidentemente mais grave em cirurgias radicais para tratamento de câncer, quando se procura ligar os vasos no seu tronco, na emergência da aorta.
- *Perfuração:* ocorre por uso indevido do instrumental laparoscópico. Deve ser suturada no momento da lesão. A não identificação pode levar a abscesso, peritonite e fístula.
- *Lesão de ureter:* mais comum do lado esquerdo, quando da dissecção do sigmoide e reto superior. O tratamento é a anastomose com cateter intraluminal, o qual é retirado posteriormente por via endoscópica. A complicação mais comum é a estenose tardia. Para evitar a lesão do ureter, deve-se dissecar, visualizando-o em seu trajeto durante todo o desenrolar do procedimento cirúrgico (Figura 41.39).

Pós-operatórias

- *Abscesso:* consequente à contaminação da cavidade abdominal. Deve-se drenar e associar o uso de antibiótico.
- *Deiscência e fístula:* quando ocorre o tratamento, pode ser conservador ou cirúrgico, dependendo do tempo e do segmento afetado.
- *Estenose:* ocorre principalmente nas anastomoses colorretais grampeadas. O tratamento nestes casos consiste em dilatação endoscópica.
- *Obstrução:* pode ocorrer por torção da anastomose, aderência (bridas) ou estenoses. Exige tratamento cirúrgico na grande maioria das vezes, exceto no caso da estenose da anastomose colorretal, que pode ser tratada com dilatação endoscópica, como já foi referido (Figura 41.40).

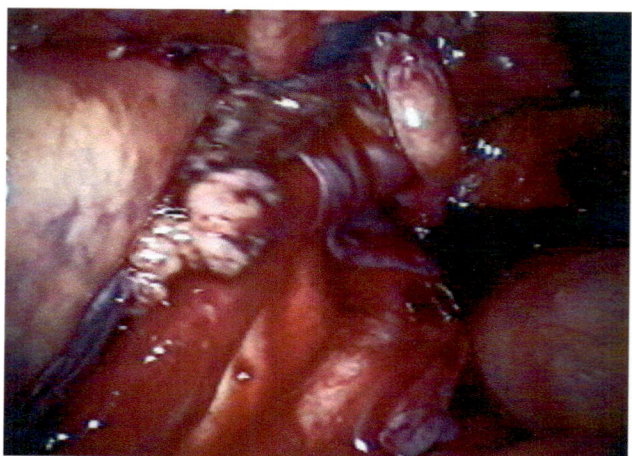

FIGURA 41.39 – *Retossigmoidectomia videolaparoscópica. Ureter.* Fonte: *Sousa LH.*

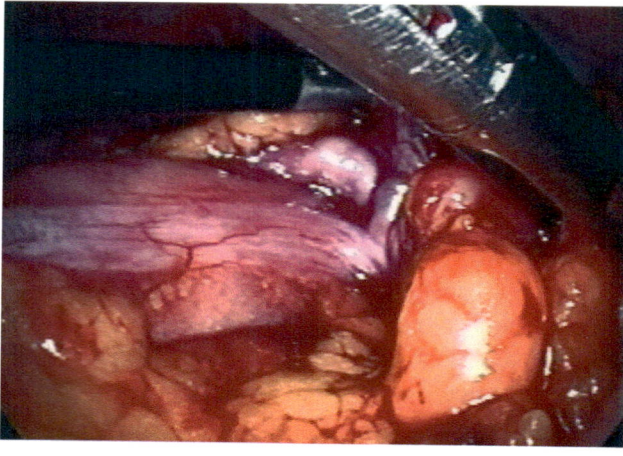

FIGURA 41.40 – *Torção de anastomose colorretal videolaparoscópica causando obstrução*
Fonte: *Sousa LH.*

Cirurgias na urgência abdominal

A urgência abdominal pode ser subdividida em:

Urgência abdominal traumática

Não se indica abordagem videocirúrgica na urgência abdominal em pacientes hemodinamicamente instáveis, em função da demora no preparo dos equipamentos, em função do pneumoperitônio e de suas consequências já referidas, e da rapidez com que se necessita reparar lesões graves que acontecem nestes pacientes, como ressecções amplas, hemostasia etc. Os pacientes com urgência abdominal hemodinamicamente estáveis devem ser abordados por videocirurgia em duas situações principais:

- *Trauma fechado:* a abordagem laparoscópica, a princípio diagnóstica, pode-se tornar terapêutica em muitos casos. Além da possibilidade de confirmar o diagnóstico quanto à existência ou não de lesões intracavitárias, diminuindo a incidência de laparotomias brancas ou desnecessárias, a videocirurgia permite tratar várias lesões porventura existentes, dentre elas: lesões de alças, pequenos sangramentos hepáticos e esplênicos, realizar anastomoses, lavagem e aspiração da cavidade, drenagens etc.

- *Trauma penetrante:* nos pacientes com ferimentos na transição toracoabdominal, a videocirurgia diagnóstica está plenamente indicada porque permite confirmação diagnóstica de perfuração diafragmática. Além da correção das lesões já referidas no item anterior, permite também lavagem e aspiração torácica com sutura diafragmática, podendo evitar ou mesmo acompanhar a realização da drenagem torácica.

Complicações cirúrgicas

Durante o ato cirúrgico propriamente dito

Todas as complicações descritas em itens anteriores, durante o ato cirúrgico propriamente dito ou no período pós-operatório, podem ocorrer nas urgências abdominais traumáticas.

Urgência abdominal não traumática

Estão principalmente relacionadas com quadros infecciosos, hemorrágicos e obstrutivos demonstrados na Tabela 41.4 e nas Figuras 41.41 a 41.43.

Tabela 41.4 — Urgências abdominais não traumáticas abordáveis por videocirurgia

Colecistite aguda
Úlcera perfurada
Pancreatite necro-hemorrágica
Apendicite aguda
Diverticulite
Trombose mesentérica
Obstrução intestinal

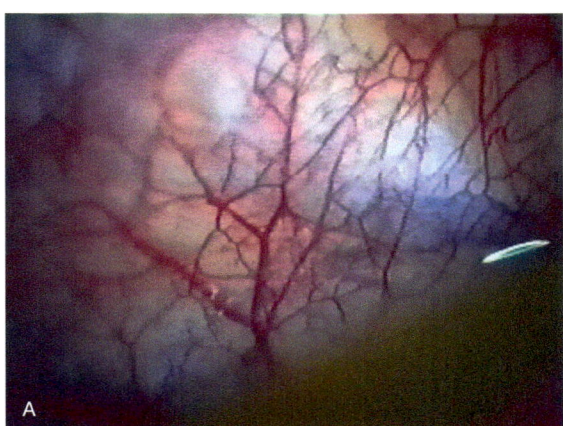

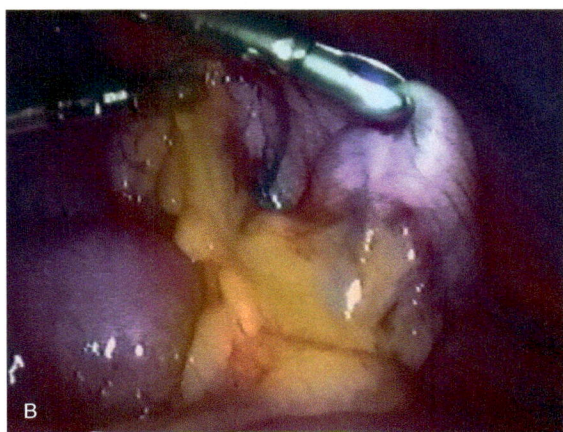

FIGURA 41.41 — *Apendicite aguda com peritonite localizada. Apendicectomia videolaparoscópica.* Fonte: *Sousa LH.*

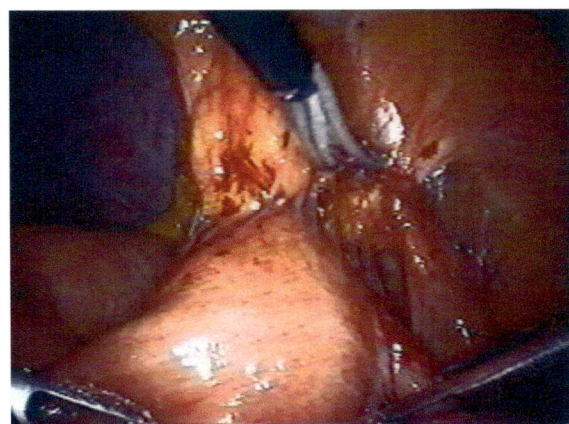

FIGURA 41.42 — *Obstrução intestinal por bridas após cirurgia videolaparoscópica* Fonte: *Sousa LH.*

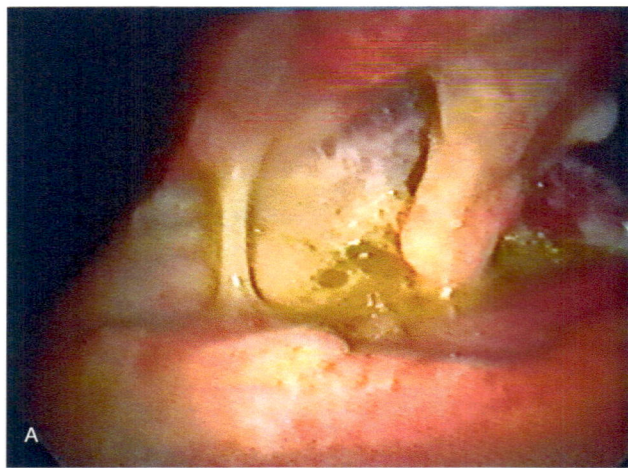
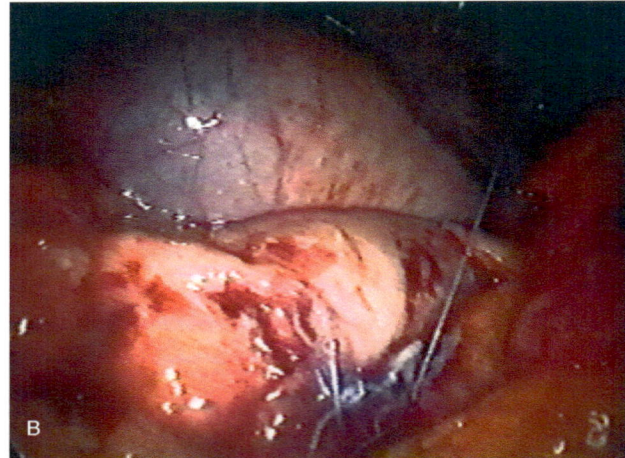

FIGURA 41.43 – *Úlcera duodenal perfurada com peritonite.* **A.** *Peritonite.* **B.** *Úlcera suturada. Fonte: Sousa LH.*

■ Complicações cirúrgicas

Durante o ato cirúrgico propriamente dito e pós-operatórias

Todas as complicações descritas em itens correspondentes aos órgãos doentes referidos na Tabela 41.3, seja durante o ato cirúrgico propriamente dito, seja no período pós-operatório, podem ocorrer nas urgências abdominais não traumáticas aqui relacionadas, com os agravantes do processo inflamatório, da hemorragia ou da isquemia.

Cirurgias variadas: miscelânea

Merecem comentários, devido à sua frequência, os tumores de parede abdominal e os cistos mesentéricos. São doenças facilmente tratadas por videocirurgia, mas não isentas de complicações (Figuras 41.44 e 41.45).

■ Complicações cirúrgicas

Durante o ato cirúrgico propriamente dito

- *hemorragia:* ocorrrem principalmente na dissecção dos pedículos nutridores de tumores e cistos.

Deve-se promover uma dissecção cuidadosa, se possível usando bisturi bipolar ou ultrassônico.

Pós-operatórias

- *Abscesso:* consequente a infecção. Deve-se drenar sob acompanhamento ultrassonográfico ou tomográfico.

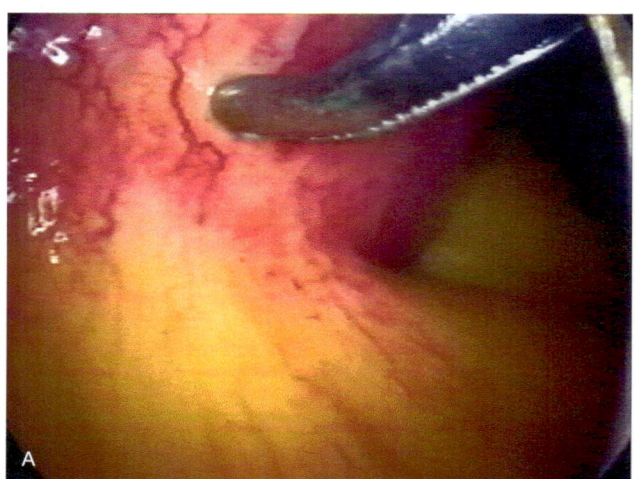
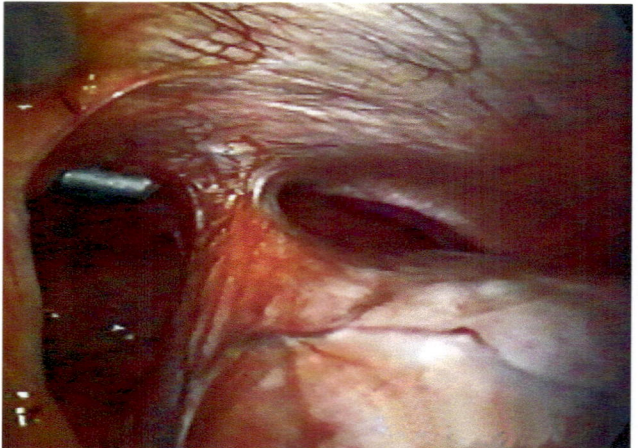

FIGURA 41.44 – *Tumor de parede abdominal anterior. Ressecção videolaparoscópica. Fonte: Sousa LH.*

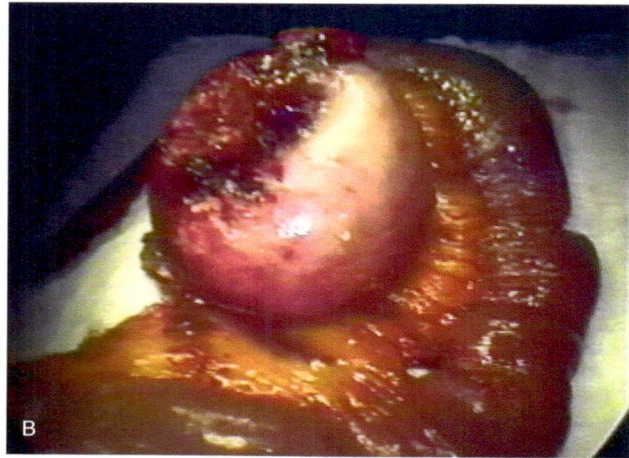

FIGURA 41.45 – *Cisto mesentérico. Ressecção videolaparoscópica. Fonte: Sousa LH.*

- *Recidiva:* pode ocorrer dependendo da amplitude da ressecção ou do tipo histológico da lesão. Pode ser abordada por videocirurgia quando necessário.

Conclusão

A videocirurgia é uma modalidade cirúrgica realizada em todo o mundo e no Brasil há mais de 17 anos. Sua evolução nas 2 últimas décadas é considerada revolucionária e trouxe vantagens incontestáveis. Entretanto, a necessidade de muito treinamento por parte da equipe de cirurgiões, como também a necessidade de passar pela "curva de aprendizagem", a qual, pessoalmente, preferimos denominar de "curva de adaptação", em função do comprometimento ético de se aprender em humanos; e ainda a necessidade de insuflação de gás nos procedimentos abdominais e suas implicações anestésicas e fisiológicas sistêmicas, tornam o procedimento um capítulo especial quando se discutem complicações.

A anestesia para cirurgia videolaparoscópica cursa com possibilidades de complicações peculiares ao pneumoperitônio, ao posicionamento do paciente, ao gás insuflado no paciente, à baixa iluminação da sala e ao grande número de equipamentos sofisticados utilizados na técnica.

O conhecimento de tais peculiaridades pelo anestesiologista, os cuidados profiláticos, a utilização de equipamentos de ventilação, monitoração, drogas anestésicas e unidades de cuidados pós-operatórios adequados, conforme regulamenta a portaria 1.363/93 do CFM, bem como uma perfeita sincronia com a equipe cirúrgica, visando diagnóstico e tratamento precoces de quaisquer complicações ocorridas, diminuem a morbidade da técnica videocirúrgica e a colocam como escolha para grande número de procedimentos cirúrgicos na atualidade.

Com o avanço do treinamento e da experiência, muito já se tem consolidado quanto à profilaxia e ao tratamento das complicações, mas muito há que se fazer no desenvolvimento de novos instrumentais, como também no treinamento oferecido aos jovens cirurgiões em seus cursos de residência médica e pós-graduação.

Hoje, permite-se definir e classificar as complicações em videocirurgia, objetivando didaticamente ensinar e auxiliar os cirurgiões que, obrigatoriamente, pela consagração do método, veem-se diante do desafio de aprender esta nova e revolucionária via cirúrgica que, comprovadamente, veio oferecer muitas vantagens para a humanidade, no que se refere ao menor trauma e à melhor recuperação do paciente submetido a estas cirurgias.

As complicações cirúrgicas sempre aconteceram nos tempos da cirurgia aberta, acontecem agora nos novos tempos da videocirurgia e continuarão a acontecer no futuro, seja qual for o método usado. Entretanto, devemos estar sempre atentos, não só no sentido de corrigi-las, mas, principalmente, no sentido de evitá-las, estudando sempre, não escondendo nem os bons, nem os maus resultados, procurando sempre mostrar nossos acertos e principalmente nossos erros para os novos cirurgiões, que herdarão nossas experiências e aprenderão com elas.

Bibliografia consultada

Agacham F, Joo JS, Weiss EG, Wexner SD. Intraoperative laparoscopic complications. Are we getting better? Surg Endosc 2002 May; 16(5):795-8. Epub 2002 Feb.

Arregui ME, Davis CD, Yucel O et al. Laparoscopic mesh repair of inguinal hernia using a preperitoneal approach: A preliminary report. Surg Laparosc Endosc 1991; 2:53-58.

Bech DH, McQuillan PJ. Fatal carbon dioxide embolism and severe haemorrhage during laparoscopy salpingectomy. Br J Anaesth 1994; 72:243-245.

Berger T, Silva RV, Marui AS, Cicarelli DD. Embolia Gasosa por Dióxido de carbono durante Cirurgia Laparoscópica. Relato de Caso. RBA 2005; 55(1):87-89.

Brimacombe JR, Orland H. Endobronchial intubation during upper abdominal laparoscopic surgery in the reverse Trendelenburg position. Anesth Analg 1994; 78:607.

Campos FG. Complications and conversions in laparoscopic colorectal surgery: results of a multicenter Brazilian trial. 1996 Oct; 39(10 Suppl):S14-9.

Clarke CC, Weeks DB, Gusdon JP. Venous carbon dioxide embolism during laparoscopy. Anesth Analg 1977; 56:650.

Classi RM, Sloan PA. Intraoperative detection of laparoscopic bladder injury. Can J Anaesth 1995; 42(5):415-6.

Cohen RV. Laparoscopia intervencionista. Consequências metabólicas, sistêmicas e Imunológicas, Interlivros Rio de Janeiro: Edições Ltda. 1997, 1-122.

Coelho JCU, Marchesini JB, MALAFAIA. Complicações da Videocirurgia. Rio de Janeiro: Medsi, 1995, 27-425.

Couture P, Boudreault D, Derouin M et al. Venous carbon dioxide embolism in pigs: an evaluation of end-tidal carbon dióxid, transesophageal echocardiography, pulmonary artery pressure, and precordial auscultation as monitoring modalities. Anesth Analg 1994; 79:867-73.

Craig DB. Posoperative recovery of pulmonary function. Anesth Analg 1981; 60:46.

Cunningham AJ, Dowd N. Anestesia para procedimentos minimamente invasivos. In: Barash PG, Cullen BF, Stoelting RK (ed.). Anestesia Clínica, 4 ed. São Paulo: Editora Manole, 2004; 38:1.051-1.065.

Derouin M, Couture P, Boudrealt D, Girard D, Gravel D. Detection of Gas Embolism by Transesophageal Echocardiography During Laparoscopic Cholecystectomy. Anesth Analg 1996; 82:119-24.

Don HF. The measurement of trapped gas in the lungs at functional residual capacity and the effects of posture. Anesthesiology 1971; 35:582.

Forrest JB, Beattie WS, Goldmith CH. Risk factors for nause and vomitin after general anesthesia. Can Anesth 1990; 2:590-5.

Gees J, Holdem C. Major vascular injury as a complication of laparoscopic surgery: A review of three cases and review of the literature. Am Surg 1996; 62:377.

Gillart T, Bazin JE, Conio N, Rasson P, Schoeffler P. Visualization of venous injury during laparoscopy: assessment of pressure conditions promoting gas embolism. Br. J Anasth 1995; 74:A125.

Greilich PE, Greilich NB, Froelich EG. Intra-abdominal Fire during Laparoscopic Cholecystectomy. Anesthesiology 1995; 83:871-874.

Greville AC, Clements EAF, Erwin DC, Wellwood JM. Pulmonary air embolism during laparoscopy lase cholecystectomy. Anesthesia 1991; 46:113-4.

Harkin CP, Sommerhaug EW, Mayer KL. An Unexpected Complication During Laparoscopic Herniorrhaphy. Anest Analg 1999; 89:1576-8.

Hasel R, Arora SK, Hickey DR. Intraoperative complications of laparoscopic cholecystectomy. Can J Anaesth 1993; 40(5):459-64.

Hasson H. A modified instrument and method for laparoscopy. Am J Obstet Gynecol 1971; 70:886.

Joris JL, Chiche JD, Lamy ML. Pneumothorax during laparoscopic fundoplication; diagnosis and treatment with PEEP. Anesth Analg 1995; 81:993-1000.

da Silva J, Boso AL. Enfisema subcutâneo Associado à Colecistectomia Videolaparoscópica. RBA 1993; 43(3)195-198.

Kabukoba JJ, Skillem LH. Coping with extraperitoneal insufflation during laparoscopy: A new technique. Obstet Gynecol 1992; 80:144.

Kendall AP, Bhatt S, Oh TE. Pulmonary consequences of carbon dioxide insuflation for laparoscopic cholecystectomies. Anaesthesia 1995; 50:286.

Kubal K, Komatsu T, Sanchala V. Trendelenburg position used during venous cannulation increases myocardial oxygen demands. Anesth Analg 1984; 63:239.

Lew JKI, Gin T, Oh TE. Anaesthesic problems during laparoscopic cholecystectomy. Anaesth Intensive Care 1992; 20:91.

Lichistenstein IL, Shulman AG, Amid PK, Montlor MM. The pathophysiology of recurrent hernia. A new concept introduction the tension-free repair. Cont.Surg 1989; 35:13-18.

Lichistenstein IL, Shulman AG, Amid PK, Montlor MM. The tensionfree hernioplasty. Am J. Surg 1989; 188-193.

Lobato EB, Paige GB, Brow MM, Bennett B, Davis JD. Pneumoperitoneum as a Risk Factor for Endobronchial Intubation During Laparoscopic Gynecologic Surgery. Anesth Analg 1998; 86:301-3.

Lonie DS, Harper NJN. Nitrus oxide anaesthsia and vomiting. The effect of nitrous oxide anaesthesia on the incidence of vomiting following gynaecological laparoscopy. Anaesthesia 1986; 41:703-7.

Marchesini JB, Malafaia O, Marchesini JCD. Treinamento em cirurgia laparoscópica. In: Potti HW, Domene CE (eds.) CE (eds.) Cirurgia Videolaparoscópica, Robe Editorial, São Paulo, 1993, 101-15.

Mases AM, Ramos TL, Puig MM. Injury to the Abdominal Aorta During Laparoscopy Surgery: Na Unusual Presentation. Anesth Analg 2000; 91:561-2.

McKernan JB, Laws H. Laparoscopic preperitoneal prothetic repair of inguinal hernias. Surg Rounds 1992; 15:597-608.

McKernan JB, Laws H. Laparoscopic repair of inguinal hernia using a totalllly extraperitoneal prosthetic approach. Surg. Endosc 1993; 7:26-28.

Miller AH. Surgical posture with symbols for its record on the anesthetists chart. Anesthesiology 1940; 1:241.

Mrué F. Substituição do esôfago cervical por prótese biossintética de latex. Estudo experimental em cães. Tese de Mestrado, FMRP-USP, 1996.

Mrué F. Neoformação tecidual induzida por biomembrana de latex natural com polilisina. Aplicabilidade na neoformação esofágica e da parede abdominal. Estudo experimental em cães. Tese de Doutorado, FMRP-USP, 2000.

Mrué F, Ceneviva R, Lachat JJ, Soares M, Coutinho-Netto J. Um novo método de reconstrução de defectos extensos da parede abdominal e peritoniostomias. Congresso Mundial de Gastrocirurgia, Goiânia, 2001.

Neves JFNP, Monteiro GA, Almeida JR, Brun A, Sat'Anna RS, Cangussu IP et al. Lesão Vascular Grave em Colecistectomia Videolaparoscópica. Relato de Dois Casos. RBA 2000; 50(4):294-296.

Nishikawa, K, Nahashima C, Shimodate Y, Igarashi M, Namiki A. Migration of the endotracheal tube during laparoscopy-assisted abdominal surgery in young and elderly patients. Can J Anesth 2004; 10:1053-1054.

Noga J, Fredman B, Olsfanger D, Jedeikin R. Role of the anesthesiologist in the early diagnosis of life-threatening complications during laparoscopic surgery. Surg Laparosc Endosc 1997; 7:63.

Nord HJ. Complications of laparoscopy. Endoscopy 1992; 24:693.

Pearce DJ. Respiratory acidosis and subcutaneous emphysema during laparoscopic cholecystectomy. Can J Anaesth 1994; 41(4):314-6.

Ponsky JL. Complications of laparoscopic cholecystectomy. Am J Surg 1991; 161:393.

Posse IP, Awade R, Posso JP, Nishina MH, Lopes JRC. Pneumotórax Hipertesivo durante Videolaparoscopia para Correção de Hérnia do Hiato Esofagiano. Relato de Dois casos. RBA 1998; 48:3:198-201.

Prystowsky JB, Jerico BJ, Epstein HB. Spontaneous bilateral pneumothorax: complication of laparoscopic cholecystectomy. Surgery 1993; 114:988.

Savassi PR. Brazilian Experience 91,232 laparoscopic cholecystectomies, 170 services in Brazil between 1990 and 1997 Surg Endosc

Schiller WR. The Trendelenburg position: Surgical aspects. In: Martin JT (ed): Positioning in Anesthesia and Surgery. 2 ed, Philadelphia: WB Saunders, 1987, p117.

Schindler E, Muller M, Kelm C. Cerebral Carbono Embolismo During Laparoscopic Cholecystectomy Case Report. Anesth Analg 1995; 81;643-5.

Shaughnessy TE, Raskin D. Cardiovascular collapse after laparoscopic liver biobsy. British J Anaesthesia 1995; 75:782-784.

Shifren JL, Adeslstein L, Finkler NJ. Asystolic cardiac arrest: A rare complication of laparoscopy. Obstet Gynecol 1992; 79:840.

Sonkodi S, Agabiti-Rosei E, Fraser R. Response of the renninangiotensin-aldosterone system to upright tilting and to intravenous furosemide: Effect of prior metoprolol and propranolol. Br J Clin Pharmacol 1982; 13:341.

Sousa LH, Sousa Filho LH. Curso "Imersão em treinamento de cirurgia videolaparoscópica", 1993 a 2005. www.imersao.ccdo.com.br.

Sousa LH, Sousa Filho LH. Colecistectomia videolaparoscópica, Complicações 1994; www.imersao.ccdo.com.br.

Sousa LH, Sousa Filho LH. Complicações em videocirurgia 1995; www.imersao.ccdo.com.br.

Sousa LH, Sousa Filho LH, Sousa JAG. Esofagectomia transhiatal videolaparoscópica, Técnica 1995; www.imersao.ccdo.com.br.

Sousa LH, Sousa Filho LH. Cirurgia videolaparoscópica de cisto mesentérico e tumor de parede abdominal, 1996; www.imersao.ccdo. com.br.

Sousa LH, Sousa Filho LH. Modelo animal para treinamento em cirurgia videolaparoscópica de hérnia inguinal TAPP. Imersão em Treinamento de Cirurgia Videolaparoscópica, Vídeo, 1997.

Sousa LH, Sousa Filho LH, Sousa JAG. Cirurgia videolaparoscópica em obesidade mórbida. Técnicas de Fobi/Capella e Scopinaro 2000; www.imersao.ccdo.com.br.

Sousa LH, Ceneviva R. Avaliação morfológica da utilização da prótese de látex na inguinoplastia videolaparoscópica. Tese apresentada à Faculdade de Medicina de Ribeirão Preto da Universidade de São Paulo para obtenção do título de Doutor. São Paulo, Brasil, 2004.

Stoppa RE, Petit J, Hery X. Unsutured Dracon prosthesis in groin hernias. Int Surg 1975; 60:411.

Strasberg SM, Sanabria JR, Clavien PA. Complications of laparoscopic cholecystectomy. Can J Surg 1992; 35:275.

Wahba RWM, Tessler MJ, Kleiman SJ. Acute ventilatory complications during laparoscopic upper abdominal surgery. Can J Aneaesth 1996; 43:1:77-83.

Wilcox S, Vandam LD. Alas, poor Trendelenburg and his position! A critique of its uses and effectiveness. Anesth Analg 1988; 67:574.

Yacoub OF, Cardona I, Coveller LA, Dodson MG. Carbon dioxide embolism during laparoscopy. Aesthesiology 1982; 57:533-35.

42 Videocirurgia Torácica

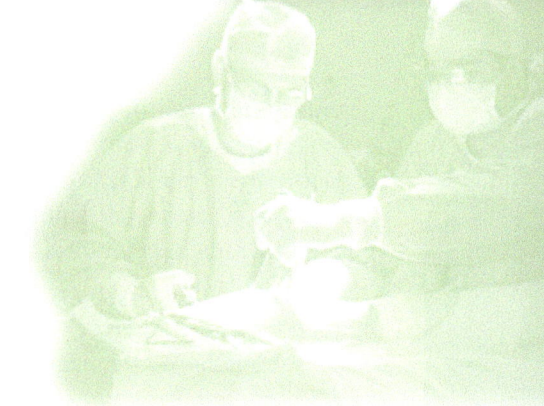

Luiz Eduardo Villaça Leão
Luis Carlos Losso • Rui Haddad

Introdução

A videocirurgia está perfeitamente consolidada nos dias atuais. Embora ela corresponda a mais um acesso para abordagem operatória, não há dúvidas de que ela modificou, de forma significativa e positiva, a prática médica e cirúrgica. Com a vertiginosa evolução da tecnologia e da computação, as potencialidades que o futuro da videocirurgia nos reserva são inumeráveis. As abordagens diagnósticas e terapêuticas minimamente invasivas por videocirurgia representam uma realidade concreta de realizar procedimentos cirúrgicos muito adequados com um mínimo de desconforto e sofrimento, com alta hospitalar precoce e retorno rápido às atividades laborativas e sociais, objetivo maior da cirurgia moderna.

Observamos, na evolução da videocirurgia torácica, além das grandes inovações e do desenvolvimento de novas tecnologias, um notável crescimento da experiência consolidada mundial, que permitiram uma enorme expansão do seu uso em uma série de doenças onde o emprego desse recurso era até recentemente considerado experimental ou investigacional.

Sem dúvida, existem procedimentos por via toracoscópica cuja indicação está estabelecida há décadas e onde essa via de acesso é consagrada e amplamente utilizada. Tais procedimentos são realizados por quase a totalidade dos cirurgiões torácicos. Esse treinamento é fundamental e está incluído nos programas de residência da especialidade.

Dentro da videotoracoscopia há vários procedimentos avançados, que até há poucos anos atrás seriam considerados investigacionais, e que hoje são ferramentas importantes no arsenal terapêutico da especialidade. Tais procedimentos geralmente *requerem treinamento específico* que tem sido propiciado por cursos especiais, geralmente promovidos pelas universidades, sociedades médicas da especialidade e grandes laboratórios.

Peculiaridades da cirurgia torácica videoassistida

Existem características anatômicas e fisiológicas do tórax que fazem com que a videocirurgia torácica tenha peculiaridades que a diferenciam da cirurgia geral, entre as quais destacamos:

Instrumental

A cavidade pleural muitas vezes necessita de material apropriado, por exemplo, instrumentos com articulação distal que permitam sua abertura completa dentro apenas da cavidade torácica, pois o tamanho dos portais está limitado à largura do espaço intercostal. Por outro lado, face à pressão negativa intrapleural, os trocartes para introdução dos instrumentos não necessitam de válvulas, e por isso é possível utilizar instrumentos cirúrgicos convencionais, principalmente quando se associam incisões intercostais pequenas (de 4 a 6 cm), chamadas usualmente toracotomias utilitárias, sempre sem utilizar afastadores de costelas. Aperfeiçoamentos nos grampeadores, com maior capacidade de abertura e de articulação, maior tamanho, além de opções mais adequadas face às diferentes características e espessura dos tecidos a serem grampeados, principalmente para uso vascular, são fundamentais na cirurgia avançada. Adesivos cirúrgicos, especialmente a cola biológica de fibrina, podem ser úteis nas cirurgias de ressecção pulmonar, tanto para hemostasia quanto para aerostasia.

Anestesia

As operações torácicas videoassistidas são realizadas sob anestesia geral, e na maioria das vezes com entubação seletiva com cânulas de duplo lúmen, que possibilitam a ventilação monopulmonar. O colapso assim produzido é geralmente suficiente para se obter espaço para a realização do procedimento videotoracoscópico, razão pela qual a insuflação de gás é pouco utilizada pela maioria dos cirurgiões torácicos.

Excepcionalmente, operações videotoracoscópicas de menor porte e situações especiais podem ser realizadas sob intubação traqueal simples e ventilação com baixo volume corrente, associando-se ou não curtos momentos de apneia ou insuflação de CO_2 com baixas pressões (6 a 8 mmHg). Existem relatos esporádicos de operações simples, geralmente pleurais, realizadas sob anestesia local ou anestesia regional mais sedação em gabinetes de endoscopia, ou seja, fora do centro cirúrgico (toracoscopia médica), mas esse procedimento pode ser perigoso e deve ser desencorajado.

Posicionamento do paciente na mesa de operações

O acesso à cavidade torácica é realizado na grande maioria das vezes com o paciente colocado em decúbito lateral, sendo os portais geralmente posicionados como um triângulo, com localização tal que facilite o acesso à região ou estrutura que se necessite abordar: câmera no centro e duas incisões para manuseio e dissecção das estruturas a serem operadas, podendo ser associada uma ou mais incisões de 5 mm para afastamento, coagulação e manipulação. Lembrar que a mobilização é limitada pelo gradeado costal. Um recurso frequentemente utilizado é a colocação de um coxim sob a região axilar contralateral, ao mesmo tempo que se flete a mesa cirúrgica, obtendo-se assim ampliação do espaço intercostal.

Indicações de cirurgia torácica videoassistida

Como já mencionado acima, a evolução técnica e a experiência clínica adquiridas pelos cirurgiões nos últimos 25 anos permitiram que inúmeros procedimentos complexos fossem continuamente aprimorados para serem executados de forma segura e assim progressivamente incorporados à rotina da cirurgia torácica.

Importante ressaltar também que a maior disponibilidade dos sistemas de videocirurgia nos centros cirúrgicos tem possibilitado que operações programadas como "abertas", possam ser iniciadas por toracoscopia como recurso inicial para exploração e inventário, avaliação da extensão da doença e outras condições que possam facilitar o planejamento, aprimorando o resultado da cirurgia convencional, ou transformando essa em cirurgia por vídeo, ou seja, modificando completamente o plano terapêutico.

Pleura

Derrames pleurais indeterminados e massas pleurais

Os derrames e as massas pleurais são condições muito propícias para a investigação sob visão direta. A visualização do derrame e das lesões na pleura parietal e visceral possibilita a coleta precisa da quantidade de tecido necessária para o estudo citológico, anatomopatológico, imuno-histoquímico ou qualquer outro que se faça necessário para o diagnóstico preciso.

A videotoracoscopia diagnóstica pode ser indicada precocemente quando os procedimentos mais simples e menos invasivos, como punção e biópsia por agulha, não estabeleceram diagnóstico conclusivo.

Derrame pleural maligno e/ou recidivante

Nos derrames pleurais de etiologia maligna, a videotoracoscopia confirma o diagnóstico, pela biópsia de metástases sempre com patologista na sala. A exploração toracoscópica também é recurso terapêutico importante, ao permitir a limpeza da cavidade pleural, evitando o encarceramento pulmonar pela progressão ou extensão do tumor. Além disso, nos derrames pleurais malignos, frequentemente recidivantes, o procedimento permite a realização da pleurodese, seja pela instilação de agentes esclerosantes, como pela ressecção da pleura.

Entre as opções disponíveis para a pleurodese por videotoracoscopia, as mais utilizadas são a pleurodese química com o talco e a iodopovidona a 2%, e a ressecção ampla da pleura (pleurectomia parietal). O talco insuflado é espalhado na cavidade pleural e produz intensa reação inflamatória, que resulta na obliteração do espaço pleural. O mesmo ocorre com a iodopovidona e outros agentes esclerosantes.

Situações mais raras também podem ser tratadas por essa via, como os derrames recidivantes de etiologia benigna (hepáticos, renais, mixedematosos, cardíacos). Procedimentos toracoscópicos para diagnóstico e subsequente pleurodese podem ser indicados. Em casos de hidrotórax hepático, achados videotoracoscópicos de defeitos diafragmáticos podem ser reparados com mínima agressão operatória.

Empiema pleural

A utilização terapêutica da pleuroscopia encontra no empiema pleural complicado uma grande área de aplicação. O método interpõe-se entre a drenagem pleural fechada, realizada às cegas, e procedimentos mais extensos como a toracotomia e decorticação pulmonar. Está indicada nas fases iniciais do empiema, mais precisamente na fase de transição ou fibrinopurulenta. O método permite adequado controle do processo infeccioso e reexpansão através da remoção dos coágulos de fibrina, lise das locuções pleurais, lavagem da cavidade e posicionamento dos drenos pleurais sob visão direta. A ausência de espaço pleural real leva, na maioria dos casos, à cura mais rápida da doença.

Coágulo intrapleural pós-operatório

A videotoracoscopia é recurso que permite aspirar e lavar a cavidade pleural, localizar o sangramento e assim tratar adequadamente hemotórax pós-operatório ou secundário a doenças intratorácicas. O coágulo retido na cavidade pleural pode determinar a ocorrência de derrames hemorrágicos prolongados, em virtude da alta concentração de fatores fibrinolíticos no espaço pleural, que mantém o sangramento pelo dreno devido à fibrinólise localizada, mesmo quando não há foco de sangramento ativo. Esse recurso permite estabilizar rapidamente o paciente, prevenindo a ocorrência de empiema por infecção secundária ou mesmo o encarceramento pulmonar pela organização do hemotórax.

Quilotórax

Quando necessária a conduta cirúrgica para tratamento invasivo do quilotórax, seja no pós-operatório de intervenções torácicas, no trauma ou secundário a doenças intratorácicas, a videotoracoscopia pode ser boa opção para identificação direta do ducto torácico e sua ligadura, grampeamento ou sutura.

Pulmão

Doenças pulmonares intersticiais e infiltrado pulmonar difuso

Nas doenças pulmonares intersticiais, além dos processos inflamatórios, infecciosos e neoplásicos, muitas vezes os métodos conservadores e a biópsia transbrônquica não estabelecem diagnóstico conclusivo, principalmente pela pequena quantidade de tecido disponível para ser estudado. Nestes casos, a videotoracoscopia constitui-se em excelente alternativa, por propiciar boa quantidade de tecido para exame, obtida sob visão direta e guiada pelos achados tomográficos, se necessário de lobos pulmonares diferentes.

Assim, a biópsia pulmonar por videotoracoscopia permite definição anatomopatológica precisa nas doenças pulmonares intersticiais.

Infiltrados pulmonares difusos têm sido situação clínica cada vez mais comum, sobretudo em pacientes graves como transplantados, imunodeprimidos, na imunodeficiência adquirida e sob quimioterapia. A biópsia pulmonar tem sido particularmente útil para diagnóstico e identificação da etiologia a fim de orientar as medidas terapêuticas mais específicas.

Pneumotórax espontâneo e enfisema bolhoso

A conduta terapêutica no pneumotórax espontâneo benigno depende de diferentes fatores, como a condição clínica do paciente, a extensão do colapso pulmonar e episódios anteriores de pneumotórax.

O acesso minimamente invasivo permite realizar o tratamento da doença pulmonar (ressecção das *blebs* e bolhas pulmonares), geralmente associando à ressecção algum método para prevenção da recorrência (pleurodese abrasiva, química ou pleurectomia parietal apical). A videotoracoscopia também é útil para identificar e tratar eventuais complicações associadas, como fuga aérea prolongada, reexpansão pulmonar incompleta e hidro, pio ou hemotórax associados. A operação pode ser realizada bilateralmente em um único tempo operatório. A indicação do procedimento deve ser precoce, 3 a 4 dias de evolução desfavorável após drenagem pleural fechada. Ainda não há, entretanto, consenso quando se trata de pneumotórax primário espontâneo não complicado no primeiro episódio. Não há dúvida que algumas situações particulares, como pacientes com atividade profissional de risco, tais como mergulhadores, aeronautas, praticantes de esportes radicais devem ser tratados já no primeiro episódio. Também os pacientes portadores de pneumotórax secundário ou bilateral sincrônico devem ser tratados no primeiro episódio. O índice de complicações e recorrência em longo prazo é equivalente aos de procedimentos mais invasivos com toracotomias limitadas.

Enfisema pulmonar

Doentes com enfisema pulmonar localizado têm na cirurgia uma opção terapêutica bem estabelecida, pela perspectiva de ganho funcional pulmonar imediato com ressecção de lesão. Atualmente são encaminhados à cirurgia os doentes com sintomas clínicos ou com bolhas que ocupam mais que 30% da cavidade pleural e aqueles em que há crescimento das bolhas. A ressecção dessas bolhas pode beneficiar esse grupo de doentes quando o parênquima pulmonar adjacente é potencialmente funcionante e está comprimido pela bolha. São recomendadas ressecções pulmonares econômicas no tratamento deste tipo de enfisema pulmonar. O esvaziamento das bolhas no início da operação facilita a identificação do limite da lesão com tecido pulmonar normal e aponta a extensão ideal de ressecção.

Por outro lado, no enfisema pulmonar difuso existe também a opção da cirurgia torácica videoassistida para a realização da operação de redução volumétrica pulmonar. Nesse tipo de operação são ressecados de 20 a 30% do volume pulmonar, utilizando-se, para isto, suturas mecânicas protegendo-se a linha de sutura com pericárdio bovino ou algum outro material de reforço. Esta proteção garante uma maior resistência tecidual e reduz a intensidade e a duração da perda aérea no pós-operatório, uma das mais frequentes complicações da cirurgia de ressecção pulmonar em doentes enfisematosos. Os acessos operatórios utilizados para a redução volumétrica pulmonar foram inicialmente a esternotomia mediana ou a toracotomia, mas a cirurgia torácica videoassistida logo assumiu posição relevante como alternativa de acesso para a redução de volume pulmonar, com resultados semelhantes aos obtidos por outros acessos, com menor morbimortalidade. Nessa situação, a ressecção por abordagem bilateral tem oferecido melhores resultados.

Nódulo pulmonar indeterminado

A videotoracoscopia mudou a abordagem diagnóstica dos nódulos pulmonares indeterminados periféricos. Em tais pacientes, geralmente assintomáticos, a probabilidade de tratar-se de nódulo maligno deve ser considerada e orientar a decisão cirúrgica da ressecção do nódulo com margem de segurança. Critérios clínicos como idade, tabagismo, atividade profissional, antecedentes pessoais e critérios radiológicos de risco de malignidade, como o tamanho do nódulo, tempo de crescimento entre 21 e 400 dias em exames tomográficos seriados, bordas boceladas, espiculadas, lobuladas, não definidas, densidade de partes moles, presença de calcificação irregular e presença ou não de cavidade, não são superiores ao estudo histopatológico de uma lesão para definir diagnóstico do nódulo pulmonar indeterminado. A biópsia excisional do nódulo através de ressecções em cunha ou segmentectomias permite a ressecção com margem de segurança e é o padrão-ouro para o diagnóstico. A videotoracoscopia permite a ressecção de nódulos pulmonares de até 3 cm de diâmetro, situados na periferia dos pulmões, para diagnóstico e eventual terapêutica.

Nos nódulos malignos a recomendação é que após o exame por congelação se proceda à lobectomia pulmonar para melhor prognóstico oncológico. No entanto, alguns fatores como tumor muito pequeno, capacidade funcional cardiopulmonar comprometida e condições clínicas gerais do paciente podem sugerir que, em caráter excepcional, a ressecção sublobar possa ser considerada como procedimento definitivo.

Câncer de pulmão

Em pacientes com nódulo maligno, o tratamento cirúrgico deverá respeitar os critérios oncológicos já definidos para o câncer de pulmão, os quais recomendam a lobectomia (ou pneumonectomia) associada à linfadenectomia hilar e mediastinal como tratamento padrão.

A videotoracoscopia e as operações pouco invasivas têm sido utilizadas na realização de ressecções pulmonares complexas – lobectomia e pneumonectomia com linfadenectomia sistemática mediastinal – em doentes selecionados com câncer de pulmão, nos estádios Ia e Ib T1-2N0. Já há consenso quanto à vantagem técnica da lobectomia videoassistida em relação à realizada por toracotomia, e sua realização tem sido rotina em diversos centros, com baixos índices de complicações e necessidade de conversão abaixo de 10%.

O ponto de maior controvérsia quanto ao tratamento videoassistido do câncer do pulmão – estádios IA e IB – era com relação à dissecção sistemática linfonodal do mediastino. A qualidade do esvaziamento linfonodal, entretanto, pode ser garantida por vídeo, com acesso a todas as áreas de linfonodos e com número de linfonodos ressecados similar ao da cirurgia aberta. Por outro lado, doentes com câncer do pulmão sem reserva funcional ou de alto risco, com recomendação de ressecções pulmonares limitadas, encontram na videocirurgia uma excelente via de acesso, pois estas acarretam repercussões funcionais menores e interferindo menos na evolução pós-operatória. Nestes doentes há grupos trabalhando com aplicação de braquiterapia após a ressecção limitada. Portadores de nódulos pulmonares múltiplos constituem um grupo especial de doentes, quando se considera a videopleuroscopia como via de acesso terapêutico, atualmente. Modernos tomógrafos helicoidais, identificando lesões tão pequenas quanto 2 mm de diâmetro, poderiam, em princípio, identificar praticamente todas as metástases, o que levou pesquisadores a novos estudos, ainda em andamento, sobre o valor da videopleuroscopia na metastasectomia pulmonar de tumores epiteliais.

Estadiamento do câncer de pulmão

Metástases pleurais ipsilaterais não suspeitadas, sem derrame pleural associado, não são ocorrências raras em doentes com câncer de pulmão e com indicação de tratamento cirúrgico curativo. Doentes com câncer de pulmão, em outras ocasiões, apresentam derrame pleural secundário a atelectasia ou processo obstrutivo, e não por carcinomatose pleural. Para estes dois grupos de doentes, a videopleuroscopia diagnóstica antes da toracotomia é de valor, uma vez que pode evitar toracotomia desnecessária ou confirmar a operação em doentes previamente considerados inoperáveis.

A cirurgia torácica videoassistida no estadiamento pré-operatório também pode ser útil nos doentes com comprometimento hilar ou mediastinal não passíveis de biópsia por mediastinoscopia convencional ou mediastinotomia anterior. Sua utilização não tem implicado em aumento da morbidade pós-operatória nos casos em que se prossegue com a ressecção pulmonar, e naqueles com achados que caracterizam a inoperabilidade, permite a pronta realização da pleurodese.

Metástases pulmonares

Frente ao achado de nódulos pulmonares múltiplos, o diagnóstico mais frequente é a presença de metástases. Também várias lesões benignas, como granulomas ou micoses, podem ser encontradas. Nestas condições, a videotoracoscopia pode constituir-se em excelente ferramenta no diagnóstico das lesões nodulares múltiplas.

Feito o diagnóstico de metástase pulmonar, existem várias situações em que esta ressecção é indicada e pode melhorar substancialmente o prognóstico dos pacientes, como por exemplo nos sarcomas ósseos da infância. As metástases pulmonares são geralmente múltiplas e periféricas, e a indicação de tratamento cirúrgico tem como princípio fundamental a ressecção completa de todas as lesões. Alguns estudos foram realizados com a ressecção de metástases por videotoracoscopia, mas a experiência recente tem demonstrado que tanto o estudo tomográfico prévio, bem como a visualização toracoscópica, pode subestimar esta avaliação e identificação. Frequentemente, metástases podem não ser detectadas pela toracoscopia, porque a perda da sensibilidade tátil é marcante. Por esse motivo, para a ressecção completa de metástases, quando indicada, prefere-se a cirurgia aberta, que possibilita a palpação de todo o pulmão. Metástases isoladas podem ser tratadas por videotoracoscopia.

Mediastino

O mediastino tem sido abordado por cirurgia torácica videoassistida, para o diagnóstico de massas e para a ressecção de cisto e tumores benignos. Enquanto a utilização diagnóstica da videopleuroscopia tem sido indicada em doentes nos quais a punção-biópsia percutânea foi inconclusiva ou contraindicada, a indicação terapêutica está limitada às doenças benignas de pequeno tamanho (até 5 cm) e não invasivas. Em doenças malignas o acesso é útil no diagnóstico, mas não deve ser usado no tratamento, pois as doenças são usualmente invasivas e requerem ressecção completa através de abordagem operatória ampla. A região contém estruturas vasculares vitais e uma maior atenção é recomendada para a prevenção de complicações hemorrágicas.

Compartimento posterior do mediastino

Tumores neurogênicos benignos, de diâmetro menor que 5 cm e sem componente intraespinal podem ser ressecados, em geral sem grandes dificuldades técnicas, quando apresentam planos de clivagem frouxos e não estão firmemente aderidos a estruturas vitais. A abertura da pleura parietal que reveste a massa permite sua dissecção romba e a liberação de sua base no mediastino. Em casos de extensão do tumor pelo forame intervertebral, é correto e prudente seguir a operação juntamente com o neurocirurgião, a fim de que seja abordada primeiro a porção intrarraquidiana, evitando assim o risco de lesão medular. Outros cuidados técnicos, como a atenção à artéria espinal anterior, não devem ser esquecidos.

Compartimento visceral do mediastino

A abordagem diagnóstica do compartimento visceral está voltada à biópsia de massas e linfonodos que não podem ser alcançados por acesso menos invasivo, como a punção percutânea guiada por tomografia computadorizada, a punção transtraqueal ou transbrônquica (EBUS), a transesofageana guiada por ultrassom (EUS) ou mesmo a via cervical. Como a abordagem da maioria das massas e estações linfonodais no mediastino é possível pela videopleuroscopia, isto a torna um excelente acesso operatório, por vezes complementar à mediastinoscopia cervical, no diagnóstico do envolvimento primário ou secundário das estruturas dessa região. É no compartimento visceral que se desenvolvem os cistos pericárdicos, enterogênicos e broncogênicos que têm na videopleuroscopia sua ressecção indicada em casos de crescimento, compressão e existência de sintomas (dor, cansaço, desconforto torácico, tosse etc.). Em geral, os cistos são frouxamente aderidos aos tecidos relacionados e sua exérese é simples. Em determinadas situações, entretanto, pode ocorrer firme aderência da base do cisto a estruturas vitais mediastinais, e sua dissecção pode ser difícil e perigosa. Nestes casos, pode-se deixar parte da parede do cisto sem ressecar, desde que se tenha o cuidado de cauterizar sua superfície interna a fim de evitar sua recidiva.

Compartimento anterossuperior do mediastino

Se não há quase dúvidas quanto às indicações e vantagens da cirurgia torácica videoassistida na abordagem das doenças dos compartimentos posterior e visceral, o mesmo não se pode afirmar quando se trata do compartimento anterossuperor do mediastino. A grande maioria das doenças nele localizadas é maligna, invasiva e o uso desse acesso operatório está indicado, preferencialmente, para o diagnóstico. Em doenças benignas, entretanto, pode-se utilizar o acesso videopleuroscópico para a ressecção do timo hiperplásico em portadores de miastenia *gravis*. Diversos estudos clínicos têm demonstrado resultados consistentemente excelentes e possíveis vantagens. Seguimentos de longo prazo, em séries expressivas, apresentaram resultados que justificam o uso da timectomia por vídeo na miastenia *gravis* mesmo com timomas de até 5 cm de diâmetro e sem sinais de invasão nos métodos de imagem.

Miscelânea

Cirurgia torácica videoassistida na criança

Na criança, a videopleuroscopia tem-se mostrado uma opção técnica no diagnóstico e na terapêutica. A idade da criança e o tamanho da cavidade torácica são fatores importantes nessa indicação. Em crianças com menos de 2 anos de idade a videopleuroscopia é indicada para tratamento das infecções pleurais; em crianças entre 2 e 8 anos é muito útil para as afecções pleurais e mediastinais; acima dos 8 anos, as indicações são praticamente as mesmas dos adultos. A principal preocupação técnica quando da indicação de videopleuroscopia em crianças diz respeito às dificuldades básicas de ventilação monopulmonar em procedimentos videopleuroscópicos; onde frequentemente se necessita de colapso pulmonar ipsolateral e ventilação monopulmonar contralateral. A possibilidade de utilização de bloqueadores brônquicos e outras formas de intubação seletiva são decisivas na indicação dessa técnica.

Simpatectomia torácica e hiperidrose

A interrupção cirúrgica intratorácica das cadeias nervosas autonômicas tem grande número de aplicações clínicas. Destas, destaca-se a simpatectomia torácica para o tratamento da hiperidrose. Nos pacientes com hiperidrose primária localizada, principalmente palmar e axilar, a videotoracoscopia é a via de escolha para o tratamento dessa condição, que consiste na simpatectomia torácica bilateral. A via toracoscópica propicia adequada visualização da cadeia simpática e possibilita atuação precisa do cirurgião na região desejada, com recuperação rápida e resultado cosmético excelente. Na simpatectomia torácica é realizada a abordagem bilateral (sequencial) e o nível do bloqueio simpático é decidido em função da região do corpo onde predominam os sintomas da hiperidrose. A operação pode ser a simpatectomia propriamente dita (ressecção da porção da cadeia simpática), mas tem sido também realizada por ablação com bisturi elétrico, por ablação com bisturi ultrassônico ou por clipagem do tronco simpático no nível desejado. Os resultados atuais da simpatectomia torácica têm propiciado sucesso em mais de 95% nos sintomas palmares, cerca de 85% na hiperidrose axilar. Observa-se também melhora dos sintomas plantares entre 50-70% dos casos, melhora que ocorre mesmo não sendo realizada a abordagem direta da cadeia simpática lombar.

A ressecção da cadeia simpática para quadros isquêmicos do membro superior foi reconhecida há muitos anos como forma de tratamento eficaz de uma série de distúrbios vasoespásticos e vasculares. São indicações da simpatectomia torácica alguns portadores de fenômeno de Raynaud, de arterites, acrocianose e eventualmente em síndromes isquêmicas digitais. A simpatectomia cervicotorácica pode ser indicada em distrofia simpática reflexa (ou causalgia, ou atrofia de Sudeck), e em queimadura pelo frio, comum em países com inverno rigoroso.

A simpatectomia cervicotorácica pode ainda ser indicada em alguns tipos de arritmia cardíaca graves, refratários ao tratamento convencional (síndrome do QT longo).

Pectus excavatum

A toracoscopia também tem lugar na correção de algumas deformidades torácicas, principalmente no *pectus excavatum*. Nessa condição, a operação clássica (Ravitch e suas variantes) consiste em incisão ampla e ressecção de diversas cartilagens costais, reposicionamento do esterno e outras manobras adicionais (esternocondroplastia). Recentemente, um procedimento alternativo menos invasivo tem sido utilizado, que consiste na colocação de uma barra retroesternal objetivando o remodelamento do tórax (técnica de Nuss). A toracoscopia permite a colocação da barra sob visão direta da barra, diminuindo substancialmente o risco de lesões cardíacas, de artérias torácicas internas ou de outras vísceras. Como esta técnica depende da elasticidade das cartilagens costais e consequentemente da idade do paciente, da simetria e de outras características anatômicas da deformidade, os melhores resultados estão na dependência da seleção do candidato ideal à operação por essa técnica-pacientes na adolescência e com o *pectus excavatum* com deformidade simétrica.

Coluna (acesso)

O acesso anterior videotoracoscópico à coluna torácica, minimizando o dano iatrogênico à integridade da caixa torácica, permite a realização de procedimentos de drenagem de abscessos vertebrais, discectomia, ressecção de costelas, fusão intervertebral, correção de escoliose < 70º, colocação de implantes e outros, com morbidade diminuída.

Esôfago

A exérese de tumores benignos do esôfago de pequeno tamanho, bem como a realização de esofagectomia minimamente invasiva para doença benigna e para câncer de esôfago, podem ser executadas com segurança em casos selecionados, com benefícios funcionais.

Trauma torácico

Esse é mais um dos promissores campos da moderna cirurgia torácica videoassistida. O acesso tem sido utilizado na avaliação de doentes traumatizados hemodinamicamente estáveis. O uso consciencioso da cirurgia torácica videoassistida nos traumatismos torácicos ou toracoabdominais permite a indicação precoce da exploração cirúrgica nos casos que realmente a necessitam, ao mesmo tempo em que evita operações desnecessárias em grande número de doentes. Soma-se a isso o fato de se poder limpar completamente o hemitórax de qualquer sangue retido, manobra essa muito útil na profilaxia do encarceramento pulmonar, na prevenção da síndrome do coágulo retido e do empiema pleural. Perdas aéreas prolongadas consequentes a ferimento pulmonar também podem de ser identificadas e suturadas (grampeadas) precocemente.

Contraindicações da cirurgia torácica videoassistida

As contraindicações relativas são operações torácicas ou pleurodese prévias, evidências de espessamento pleural na radiografia de tórax e obesidade importante. A contraindicação formal à realização de procedimentos torácicos videocirúrgicos complexos é a ausência de condições funcionais cardiorrespiratórias mínimas de suporte para anestesia geral e ventilação monopulmonar, quando sua necessidade for imperiosa.

Complicações da cirurgia torácica videoassistida

A incidência de complicações intraoperatórias é pequena quando realizada por cirurgiões torácicos e quando se obedece aos princípios consagrados para as cirurgias torácicas. Complicações maiores, aquelas que podem colocar em risco a vida do doente, são representadas pelos sangramentos e pelas perdas aéreas prolongadas. Complicações menores ocorreram com pequenas incidências.

Sangramento

Sangramento é a mais séria das complicações operatórias. Sangramentos maiores podem ocorrer em lobectomias, pneumonectomias e intervenções mediastinais por acidentes vasculares ou mau funcionamento do grampeador endoscópico. Hemorragias menores podem aparecer por penetração do instrumento no plano extrapleural, lesão do feixe vasculonervoso intercostal ou mamário, secção de aderências pleurais e lesões de tecido pulmonar.

Perda aérea prolongada

As perdas aéreas comumente ocorrem no pós-operatório de intervenções pulmonares, através da linha de sutura do coto brônquico, da linha de sutura do parênquima pulmonar ou ainda pelas superfícies de dissecção cirúrgica segmentares. Recursos técnicos como o uso de pericárdio bovino para reforçar a linha de sutura mecânica, *laser* de argônio, colas biológicas, as malhas absorvíveis aplicadas sobre a área da perda aérea, pleurectomia parietal, a pleurodese e a tenda pleural são alternativas que têm contribuído como medidas complementares, no controle das perdas aéreas prolongadas.

Implante e disseminação tumoral

Implante tumoral na incisão torácica, na linha de sutura ou disseminação na cavidade pleural têm sido descritos na literatura. A medida preventiva mandatória é o manuseio cuidadoso dos tecidos e dos instrumentos, bem como a proteção dos tecidos com a colocação dos espécimes malignos, dos infectados ou dos suspeitos dentro de embalagens plásticas para, só então, retirá-los da cavidade pleural.

Lesão Intercostal

A neuralgia intercostal é um problema comum consequente ao manuseio do instrumental cirúrgico pelos orifícios nos espaços intercostais. A escolha dos espaços intercostais mais adequados, o uso de instrumentos de pequeno diâmetro e o cuidado no seu manuseio são absolutamente básicos para minimizar a dor torácica pós-operatória.

Infecções

Infecções de parede torácica ocorrem e o empiema pleural é uma complicação grave, porém rara.

Videomediastinoscopia

A videomediastinoscopia nada mais é do que o acoplamento de um sistema de vídeo ao mediastinoscópio tradicional. O fundamento da técnica de mediastinoscopia não foi modificado com a videocirurgia, porém, com o auxílio de um braço mecânico, pode-se fixar o aparelho numa determinada posição e, assim, o cirurgião tem as duas mãos livres para trabalhar. Isto estendeu o uso do equipamento para operações mais complexas. É um procedimento que pode ser efetuado em regime de "hospital-dia" com extrema segurança.

As indicações da mediastinoscopia foram sendo ampliadas com o uso da videocirurgia; de início basicamente para diagnóstico de massas mediastinais e linfadenopatias peritraqueais, ampliou-se para a drenagem de coleções purulentas no mediastino a timectomia, ressecções de cistos (principalmente o pericárdico e o broncogênico), auxílio na esofagectomia, auxílio na dissecação linfonodal sistemática (quando de uma lobectomia realizada por videocirurgia), como via de acesso complementar em ressecções pulmonares apicais bilaterais e até no fechamento de fístulas de cotos de pneumonectomias.

O principal uso da videomediastinoscopia é no estadiamento do carcinoma do pulmão. Atingimos os linfonodos das cadeias 1, 2, 3, 4D, 4E e 7. Na técnica estendida, atingimos os linfonodos das cadeias 5 e 6, e a indicamos nos tumores do lobo superior esquerdo, com N2-3. São inacessíveis ao método os linfonodos das cadeias 8 e 9.

Situações controversas podem incluir a síndrome da veia cava superior (SVCS) e a remediastinoscopia. O risco teórico de sangramento em pacientes com SVCS submetidos à mediastinoscopia mostrou-se ser na prática desprezível, e assim não se converte em contraindicação ao método. Por seu lado a remediastinoscopia passou a ser amplamente aceita após as publicações dos últimos anos, com o advento da quimioterapia de indução.

As complicações incluem desde pequenas infecções de ferida operatória até hemorragias incontroláveis. O procedimento é seguro, com um índice de complicações menor que 2,5%, e com uma mortalidade próxima de 0,5%. Isto nos mostra que, apesar de raras, as complicações podem ser extremamente graves e fatais.

Conclusões

A videocirurgia foi, sem sombra de dúvidas, a chave de ouro com a qual a cirurgia encerrou o milênio.

Embora ela nada mais seja, em essência, do que uma nova técnica de abordagem, não há duvidas de que ela modificou, de forma significativa, a praxe cirúrgica em todo o mundo.

Tampouco há dúvidas quando às potencialidades que o futuro da videocirurgia nos reserva: o uso de imagens tridimensionais, o desenvolvimento de instrumentos e equipamentos mais compactos e mais eficientes, a robótica, a integração com outros métodos da era digital, como a adoção da realidade virtual para o treinamento do cirurgião e da telemedicina para educação e tratamentos cirúrgicos à distância.

Com a evolução da medicina nesta era da informatização, a cirurgia mundial experimenta essa renovação e a cirurgia torácica certamente estará presente no aperfeiçoamento ainda maior da videocirurgia.

Bibliografia consultada

Azorin JF, Francisci MP, Tremblay B, Larmignat P, Carvaillo D. Closure of bronchopleural fistula by video-assisted mediastinal surgery after pneumonectomy. Presse Med 1996;25:805-6.

Balduyck B, Hendriks J, Lauwers P, van Schil P. Quality of life evolution after lung cancer surgery: a prospective study in 100 patients. Lung Cancer. 2007;56(3):423–431.

Bonadies J, D'Agostino RS, Ruskis AF, Ponn RB. Out patient mediastinoscopy. J Thorac Cardiovasc Surg 1993;106:686–688

Brunelli A, Socci L, Refai M, Salati M, Xiumé F, Sabbatini A. Quality of life before and after major lung resection for lung cancer: a prospective follow-up analysis. Ann Thorac Surg. 2007;84(2):410–416.

Burdine J, Joyce LD, Plunkett MB e cols. Feasibility and value of video-assisted thoracoscopic surgery wedge resection of small pulmonary nodules in patients with malignancy. Chest 2002; 122:1467.

Carlens E. Mediastinoscopy: a method for inspection and tissue biopsy in the superior mediastinum. Dis Chest 1959;36:343-52.

Cupisti K, Dotzenrath C, Simon D, Roher HD, Goretzki PE. Therapy of suspected intrathoracic parathyroid adenomas. Experiences using open transthoracic approach and video-assisted thoracoscopic surgery. Langenbecks Arch Surg 2002;386:488-93.

Detterbeck FC, Falen S, Rivera MP, Halle JS, Socinski MA. Seeking a home for a PET, part 2: Defining the appropriate place for positron emission tomography imaging in the staging of patients with suspected lung cancer. Chest 2004;125:2300-8. Review

Ghefter MC, Losso LC. Extended cervical mediastinoscopy and VATS for staging lung cancer. The Second International Workshop on Surgical Exploration of the Mediastinum and Systemic Nodal Dissection 2000 Nov. Barcelona.

Haciibrahimoglu G, Cevik A, Bedirhan MA, Kutlu CA. Late complication of extended cervical mediastinoscopy. Can J Surg 2004;47:223-4.

Hansen HJ, Petersen RH, Christensen M. Video-assisted thoracoscopic surgery (VATS) lobectomy using a standardized anterior approach. Surgical Endoscopy and Other Interventional Techniques. 2011;25(4):1263–1269.

Higgins JPT, Thompson SG, Deeks JJ, Altman DG. Measuring inconsistency in meta-analyses. British Medical Journal. 2003;327(7414):557–560.

Ikeda Y, Niimi M, Kan S, Takami H, Kodaira S. Thoracoscopic esophagectomy combined with mediastinoscopy via the neck. Ann Thorac Surg 2002;73:1329-31

Landreneau RJ, Mack MJ, Hazelrigg SR, et al. Video-assisted thoracic surgery: basic technical concepts and intercostals approach strategies. Ann Thorac Surg 1992;54:800-7.

Lardinois D, Schallberger A, Betticher D, Ris HB. Postinduction video-mediastinoscopy is as accurate and safe as video-mediastinoscopy in patients without pretreatment for potentially operable non-small cell lung cancer. Ann Thorac Surg 2003;75:1102-6.

Leaver HA, Craig SR, Yap PL, Walker WS. Acute phase responses following minimal access and conventional thoracic surgery. Eur J 2001;20:455-63.

Leschber G, Holinka G, Linder A. Video-assisted mediastinoscopic lymphadenectomy (VAMLA) a method for systematic mediastinal lymphnode dissection. Eur J Cardiothorac Surg 2003;24:192–5.

Li WWL, Lee TW, Lam SSY, et al. Quality of life following lung cancer resection: video-assisted thoracic surgery vs thoracotomy. Chest. 2002;122(2):584–589.

Losso LC, Ghefter MC, Imaeda CJ. Complicações da cirurgia torácica videoassistida. J. Pneumol 1995; 21:159-64.

Mantegazza R, Baggi F, Bernasconi P, e cols. Video-assisted thoracoscopic extended thymectomy and extended transsternal thymectomy (T-3b) in non-thymomatous myasthenia gravis patients: remission after 6 years of follow-up. J Neurol Sci 2003;212(1-2):31-6.

National Emphysema Treatment Trial. J Thorac Cardiovasc Surg 2004;127:1350-60.

Pompeo E, Nofroni I, Iavicoli N, Mineo TC. Thoracoscopic completion thymectomy in refractory nonthymomatous myasthenia. Ann Thorac Surg 2000; 70:918-23.

Pons L, Lang-Lazdunski L, de Kerangai X e cols. The role of videothoracoscopy in management of precordial thoracic penetrating injuries. Eur J Cardiothorac Surg 2002;22:7.

Pop D, Venissac N, Leo F, Mouroux J. Video-assisted mediastinoscopy: A useful technique for paratracheal mesothelial cysts. J Thorac Cardiovasc Surg. 2005;129:690-1.

Pramesh CS, Mistry RC, Deshpande RK, Sharma S. Is routine preoperative mediastinoscopy indicated in clinical stage I non-small-cell lung cancer? Ann Thorac Surg 2004;77:1877-8.

Pun YW, Balsalobre RM, Vicente JP e Fau LF. Experiência multicêntrica de cirugía videotoracoscópica em el tratamiento de quistes y tumores del mediastino. Arch Broncopneumol 2002; 38:410.

Rami-Porta R, Mateu-Navarro M, Serra-Mitjans M, Hernandez-Rodriguez H. Remediastinoscopy: comments and updated results. Lung Cancer 2003;42:363-4.

Roviaro GC, Varoli F, Vergani C e Maciocco M. State of the art in thoracoscopic surgery: a personal experience of 2000 videothoracoccopic procedures and a overview of the literature. Surg Endosc 2002;16:881.

Rueth NM, Andrade RS. Is VATS lobectomy better: perioperatively, biologically and oncologically? Ann Thorac Surg. 2010;89(6):S2107–S2111.

Sahn AS e Heffner JE. Spontaneous pneumothorax. New Engl J Med 2000;3 42:868, 2000

Semik M, Netz B, Schmidt C, Scheld HH. Surgical exploration of the mediastinum: mediastinoscopy and intraoperative staging. Lung Cancer. 2004;45 Suppl 2:S55-61. Review

Smulders SA, Smeenk FW, Janssen-Heijnen ML, Wielders PL, de Munck DR, Postmus PE. Surgical mediastinal staging in daily practice. Lung Cancer. 2005;47:243-51.

Society of Cardiothoracic Surgeons of Great Britain and Ireland. Video Assisted Thoracic Surgery – Guidelines for practice, training and procedure development, SCSGBI – 1995.

Solaini L, Prusciano F, Bagioni P e cols. Videoassisted surgery major pulmonary resections. Present experience. Eur J Cardiothorac Surg 2001; 20:437.

Spaggiari L. Video-assisted Abruzzini technique for bronchopleural fistula repair. A pathology study. J Cardiovasc Surg (Torino) 2000;41:957-9.

Thomas P, Doddoli C, Yena S, Thirion X, Sebag F, Fuentes P, Giudicelli. VATS is an adequate oncological operation for stage I non-small cell lung cancer. Eur J Cardiothorac Surg 2002;21:1094-99.

Uchiyama A, Shimizu S, Murai H, Kuroki S, Okido M, Tanaka M. Infrasternal mediastinoscopic thymectomy in myasthenia gravis: surgical results in 23 patients. Ann Thorac Surg 2001;72:1902-5.

Verhagen AF, Bootsma GP, Tjan-Heijnen VC. FDG-PET in staging lung cancer: how does it change the algorithm? Lung Cancer 2004;44:175-81.

Whitson BA, Groth SS, Duval SJ, Swanson SJ, Maddaus MA. Surgery for early-stage non-small cell lung cancer: a systematic review of the video-assisted thoracoscopic surgery versus thoracotomy approaches to lobectomy. The Annals of Thoracic Surgery. 2008;86(6):2008–2018.

Yim APC. VATS Major pulmonary resection revised – controversies, techniques and results. Ann Thoracic Surg 2002;74:615-23.

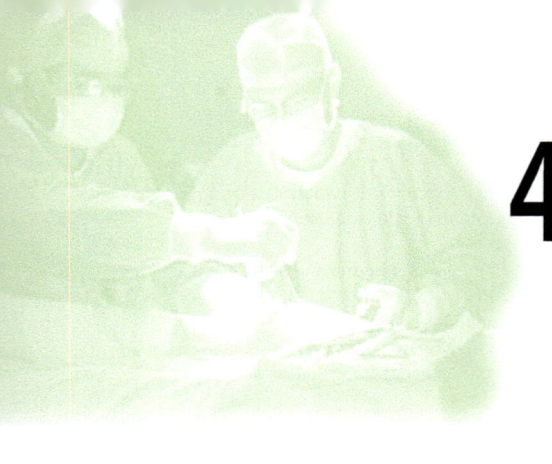

43 Videocirurgia Ginecológica

Ricardo Bassil Lasmar • Paulo Roberto Mussel Barrozo
Carlos Romualdo Barboza Gama
Roberto Carvalhosa dos Santos • Daniela Baltar da Rosa
Bernardo Portugal Lasmar

Introdução

Na ginecologia, a endoscopia se divide em histeroscopia e laparoscopia, assistida ou não por robô (cirurgia robótica), a primeira relacionada com o estudo visual da vagina, do canal cervical e da cavidade uterina, enquanto a laparoscopia permite o acesso e a cirurgia dos órgãos pélvicos femininos. Acrescentamos neste capítulo, também como cirurgias minimamente invasivas, as cirurgias vaginais.

Histeroscopia

Histórico

O primeiro a aventar a possibilidade de um procedimento endoscópico do útero foi Philip Bozzini (1773-1809) em Frankfurt, Alemanha. Em 1804, confeccionou um instrumento para condução de luz, a fim de pesquisar as causas do sangramento uterino, da infertilidade e das alterações gestacionais. Entretanto, a primeira histeroscopia foi descrita no jornal inglês *Medical Press* por Pantaleoni, em 1869. Ele introduziu um tubo de 12 mm de diâmetro no útero de uma mulher de 60 anos com sangramento uterino e detectou pólipos endometriais. Nesse período não existia nem meio de distensão da cavidade uterina, nem sistema óptico, e a iluminação era obtida utilizando a luz de uma vela com espelho côncavo.[1]

Indicações

A histeroscopia apresenta vantagens sobre ultrassonografia na avaliação da cavidade uterina, sendo atualmente o padrão ouro na avaliação das patologias intrauterinas. O exame possibilita a visão ampliada do canal cervical e da cavidade uterina, estudando da vagina até os óstios tubários, inclusive nas pacientes virgens. Além do equipamento de video-histeroscopia (monitor, microcâmera e fonte de luz), são utilizadas, para a realização do procedimento, ópticas de 4; 2,9; 2,7 e 2 mm, camisas com canais operatórios, pinças e tesouras. O meio de distensão uterino líquido é o mais utilizado (soluto fisiológico). A principal indicação da histeroscopia, respondendo por quase 50% delas, é o sangramento uterino anormal (SUA).

A histeroscopia pode ser ambulatorial ou hospitalar. A principal diferença entre elas é a associação de algum tipo de anestesia no ambiente hospitalar. Na ambulatorial se fazem, inicialmente, a investigação e a suspeita diagnóstica, podendo tratar cirurgicamente a paciente no mesmo momento, é o "*see and treat*", diagnosticar e tratar no mesmo momento. São numerosas as indicações cirúrgicas ambulatoriais ou hospitalares: desde biópsias orientadas ou dirigidas (sob visão direta), lise de sinéquias, polipectomias endocervicais e endometriais, miomectomias, septoplastias, ablação de endométrio a extração de restos ovulares e corpos estranhos.

As contraindicações absolutas da histeroscopia estão em geral associadas a infecções do trato genital inferior: doença inflamatória pélvica aguda (DIPA) e colpocervicites bacterianas agudas. Algumas condições podem ser consideradas limites para o método, tais como sangramento uterino profuso, perfuração uterina recente, sinéquias uterinas, hipertensão arterial sistêmica e doença cardiovascular, entre outras.

A principal causa de SUA, na menacme, é a gravidez, caso em que a histeroscopia não está indicada. Em seguida, as doenças benignas do útero como: pólipos endocervicais e endometriais, miomas e adenomiose. A presença de sangramento na pós-menopausa sugere, na maioria das vezes, sangramento por atrofia endometrial pela exposição e fragilidade dos vasos da camada basal do endométrio. No entanto, é mandatório afastar a presença de doença maligna ou pré-maligna de endométrio, que possuem como principal queixa o sangramento uterino anormal.

Na propedêutica para infertilidade, a histeroscopia tem importância no estudo do endométrio para datação, é única no diagnóstico de endometrite crônica, na investigação de malformações uterinas, septos ou sinéquias.

Nos casos de abortamentos incompletos e de doença trofoblástica gestacional, a histeroscopia permite o diagnóstico e o tratamento, com a retirada da lesão com menor trauma à cavidade uterina, reduzindo significativamente o risco de sinéquias uterinas.

Técnica do exame

Utilizando o meio líquido, o exame é iniciado pela vaginoscopia. Este passo permite a avaliação da mucosa vaginal e do colo, com visão privilegiada do orifício externo. A seguir, o orifício externo é vencido e faz-se a avaliação do canal cervical. Nesse momento, o ginecologista precisa aguardar a distensão do canal pelo líquido. Com a distensão completa do canal cervical faz-se a investigação do mesmo, que na menacme é caracterizado por epitélio glandular e criptas abundantes, e na pós-menopausa, por atrofia. O final do canal cervical é caracterizado por uma região circular, com contrações intermitentes, rico em terminações nervosas: o orifício interno que, em geral, é o local de maior desconforto a passagem do histeroscópio.

Chegando-se à cavidade uterina, deve-se novamente aguardar a distensão completa das paredes uterinas, evitando-se os movimentos bruscos com o instrumento, o que causaria traumas e levaria ao sangramento, prejudicando a investigação. Com a visão panorâmica, identificam-se os óstios tubários bilateralmente, confirmando-se, assim, estar a óptica no interior da cavidade uterina. Nesse tempo, avalia-se a arquitetura da cavidade, a superfície e o aspecto do endométrio.

O exame deve ser realizado preferencialmente na primeira fase do ciclo, nas pacientes na menacme. Nesse período o muco cervical está translúcido, facilitando a visão do canal, e o orifício interno encontra-se hipotônico, trazendo menos desconforto à passagem do histeroscópio, e o endométrio encontra-se baixo, permitindo a identificação de lesões com maior facilidade. Pacientes em amenorreia por anticoncepcionais ou na pós-menopausa podem realizar em qualquer dia.

Histeroscopia ambulatorial

A utilização de instrumental com canal operatório permite o diagnóstico e o tratamento das lesões em um mesmo momento. Para isso utilizam-se tesouras, pinças ou energia bipolar, sem anestesia, com anestesia local ou locorregional. Assim, sinéquias uterinas, pólipos endocervicais, pólipos endometriais e alguns pequenos miomas submucosos podem ser retirados no consultório, sem necessidade de internação.

A técnica para a polipectomia endocervical ou endometrial tem como princípio dirigir a pinça ou tesoura à base da lesão, promovendo a sua exérese com facilidade e mínimo desconforto, no caso de pólipos pediculados. Alguns pólipos com bases largas, sésseis, podem ser retirados ambulatorialmente, porém exigem maior domínio da técnica pelo cirurgião e maior cooperação da paciente. Por isso, o limite da polipectomia histeroscópica ambulatorial está relacionado às dimensões da base e não ao tamanho do pólipo.

Da mesma forma pode ser realizada a lise das sinéquias intrauterinas em ambiente ambulatorial com segurança. O fato de a paciente estar acordada auxilia o cirurgião, pois qualquer falso trajeto será referido de imediato pela paciente como desconforto intenso e dor.

A miomectomia ambulatorial está reservada para miomas pequenos e com penetração menor que 50% no miométrio (nível I). A técnica consiste em encontrar o plano da pseudocápsula com uma pinça saca-bocado, dissecando esse plano com a pinça e empurrando o mioma com o histeroscópio. Para predizer a complexidade da miomectomia histeroscópica, Lasmar *et al.* desenvolveram uma classificação pré-operatória. A classificação do mioma submucoso "Classificação de Lasmar" ou "STEPW classification" permite que o cirurgião estratifique a dificuldade da miomectomia histeroscópica, antevendo uma cirurgia "com baixa complexidade", "com média complexidade" ou "não recomendada por esta técnica".[2] Diversos parâmetros são levados em consideração, e, uma vez tendo essas informações, pode-se prever o tempo de cirurgia esperado, assim como o grau de dificuldade do procedimento.

Atualmente, é possível a utilização de energia mono ou bipolar em ambiente ambulatorial com o uso de minirressectoscópios. Estes têm diâmetro menor, permitindo a passagem pelo canal cervical sem necessidade de dilatação. Dessa forma, é possível seccionar e coagular lesões intrauterinas no mesmo momento do procedimento diagnóstico.

É possível também a anticoncepção definitiva, com a oclusão tubária por aplicação de um dispositivo intratubário por histeroscopia. Por histeroscopia ambulatorial se faz a identificação e a cateterização dos dois óstios tubários, aplicando o dispositivo intratubário. Esse dispositivo é constituído de aço inoxidável, níquel titânio (nitinol) e coberto com fibras de polietileno, disposto em forma de mola. Esse método anticoncepcional está proibido no momento devido a complicações ocasionadas na colocação ou pela reação ao material do dispositivo.

Deve-se evitar uma cirurgia no consultório, potencialmente de risco, caso não se esteja devidamente treinado e equipado para resolver as intercorrências.

Não existe um limite claro para a histeroscopia ambulatorial, devendo estar vinculado às possibilidades técnicas e materiais do ginecologista, além do nível de sensibilidade e resistência da paciente. Esta, quando respeitada e orientada, imbuída do desejo de cura imediata da doença recém-diagnosticada, não só facilita como colabora e estimula o tratamento cirúrgico ambulatorial.

Histeroscopia hospitalar

A necessidade de dilatação da cérvice uterina para utilização de instrumental de maior calibre exige que a paciente seja submetida a anestesia e internação hospitalar. Esta pode ser realizada como sedação ou bloqueio. A utilização de ressectoscópio conectado a um gerador elétrico com energia mono ou bipolar permite a exérese de pólipos, miomas, lise de sinéquias, septos e endometrectomias.[3] O meio líquido de distensão varia com o tipo de energia utilizada: bipolar – soluto fisiológico, e monopolar – soluções hipotônicas (não eletrolíticas) como glicina a 1,5% ou manitol-sorbitol a 3%.

A histeroscopia hospitalar tem indicação nos casos de miomas submucosos maiores, pólipos endometriais de base larga ou sésseis ou para realização de septoplastias e endometrectomias. Nesses casos há necessidade de dilatação cervical para utilização do ressectoscópio, sendo necessário sedação ou bloqueio espinhal associado. Além disso, pacientes que não toleraram a histeroscopia ambulatorial devem ser submetidas a analgesia para realização da histeroscopia diagnóstica ou terapêutica.

O procedimento cirúrgico deve sempre ser iniciado pela histeroscopia diagnóstica, com o mesmo material indicado na histeroscopia ambulatorial, em que confirma-se o diagnóstico e permite a visão segura da cavidade. Isso é fundamental, pois reduz a incidência de perfuração uterina e faz-se a identificação das lesões antes da dilatação com velas de Hegar e inserção do ressectoscópio, o que modifica a visão da cavidade uterina.

O ressectoscópio pode ser bipolar ou monopolar, sendo diferente apenas o meio de distensão. O movimento da alça deve ser sempre no sentido fundo uterino-cérvice, e nunca o contrário, sob o risco de perfuração uterina e necessidade de conversão laparoscópica ou laparotômica. As regiões cornuais são mais delgadas e exigem cuidado extremo com ressecções nesses locais. A perfuração uterina com o uso de corrente exige avaliação da cavidade abdominal à procura de lesões de alças intestinais associadas.

Outro instrumental presente para os procedimentos cirúrgicos são os Sistemas Removedores de Tecidos – Morceladores. O morcelador é um sistema de corte rígido ou *shaver*, que tem uma bainha de fluxo duplo e um canal operacional extra no qual é introduzido um sistema de corte rígido. A bainha de fluxo duplo é conectada a uma bomba de infusão a fim de manter a distensão e a visão dentro da cavidade uterina, ficando a ótica no interior desse sistema. Com um pedal é acionada a rotação do sistema de lâminas e com o outro o acionamento da bomba de aspiração e infusão do meio de distensão. Com o morcelador se faz, ao mesmo tempo, a secção e a aspiração dos fragmentos do tecido a ser retirado, diminuindo o tempo operatório, sendo de fácil manuseio.

Para predizer a complexidade da miomectomia histeroscópica, Lasmar *et al.* desenvolveram uma classificação pré-operatória. A classificação do mioma submucoso "Classificação de Lasmar" ou "STEPW classification" permite que o cirurgião estratifique a dificuldade da miomectomia histeroscópica, antevendo uma cirurgia "com baixa complexidade", "com média complexidade" ou "não recomendada por esta técnica". Diversos parâmetros são levados em consideração, e uma vez tendo essas informações, pode-se prever o tempo de cirurgia esperado, assim como o grau de dificuldade do procedimento.

A cirurgia minimamente invasiva vem sendo desenvolvida, trazendo respostas a uma população mais esclarecida e conhecedora das vantagens dos procedimentos conservadores, com menor morbidade e mortalidade. Esse comportamento mais conservador vem fazendo com que as cirurgias radicais, tais como as histerectomias, fiquem reservadas para os casos de doenças malignas ou pré-malignas.

Em contrapartida, uma cirurgia preservadora do órgão deve ser antecipada por investigação diagnóstica correta e segura, afastando-se a possibilidade de doenças malignas ou pré-malignas. Para cirurgia histeroscópica são necessários treinamento específico, equipamento adequado e seleção correta dos casos.

Laparoscopia ginecológica e cirurgia robótica

O preparo da paciente, o posicionamento e a anestesia são os mesmos para laparoscopia quanto para a robótica, a diferença importante é que na cirurgia

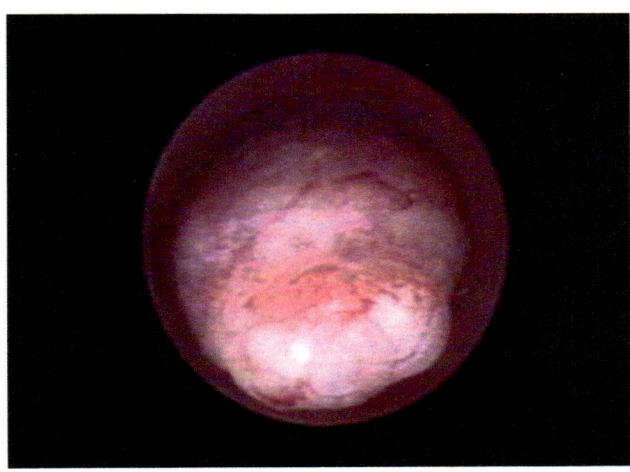

FIGURA 43.1 – *Pólipo endometrial.* Fonte: *autores.*

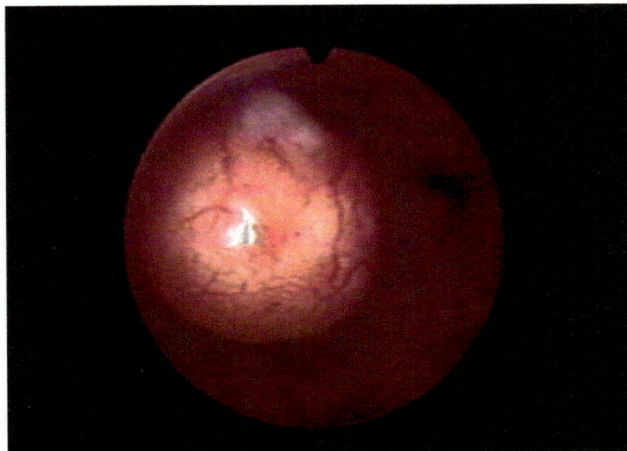

FIGURA 43.2 – *Mioma submucoso.* Fonte: *autores.*

robótica não se pode mover a paciente sem a retirada de todos os braços do robô, o que na laparoscópica não tem risco. A anestesia é geral com intubação endotraqueal. Existem sistemas em que os braços do robô estão acoplados à mesa cirúrgica, fazendo com que eles acompanhem a mudança de posição da mesa, facilitando ainda mais o procedimento por robótica. Os braços da paciente devem ser posicionados ao longo do corpo, os membros inferiores, abduzidos em aproximadamente 45°, e as pernas, fletidas em aproximadamente 30°. As nádegas são posicionadas a 6 cm do bordo inferior da mesa cirúrgica, permitindo, assim, a movimentação ampla do manipulador uterino, que é colocado antes do procedimento cirúrgico, logo após o cateterismo vesical. Na laparoscopia a punção umbilical com trocarte de 10 mm e as punções auxiliares são em número de duas a três, de 5 ou 10 mm de diâmetro. Localizam-se de acordo com a cirurgia, podendo ser em fossas ilíacas, suprapúbicas e em uma área de um triângulo imaginário, tendo como vértices a crista ilíaca, o umbigo e um ponto lateral ao umbigo, distante 10 cm deste. O cirurgião habitualmente se posiciona à esquerda da paciente, com o monitor entre os membros inferiores dela.

Na cirurgia robótica a punção umbilical e acessórias são de 8 mm, tendo o cuidado de distanciamento de no mínimo 10 cm entre as punções acessórias. Regularmente se faz uma punção de 8 ou 12 mm para auxiliar a entrada e a saída de material da cavidade uterina, tais como agulhas, fios, gazes e retirada de peça. Desse modo, não se utilizam os portos dos braços do robô para essa função, evitando a interrupção do procedimento para retirada e reintrodução da pinça. O cirurgião realiza o procedimento sentado em um console com visão 3 D, comandando os braços do robô com os dedos da mão e o acionamento da energia com o pé direito.

A imensa vantagem do procedimento laparoscópico em relação ao laparotômico é a maior possibilidade de cirurgias conservadoras, devido à ampliação das estruturas pela microcâmera e ao uso de pinças e tesouras delicadas. Quase todas as cirurgias ginecológicas pélvicas podem ser realizadas por laparoscopia. Os

	Tamanho (*size*)	Terço (*Topography*)	Base (*Extension*)	Penetração (*Penetration*)	Parede lateral (*Wall*)	
0	≤ 2 cm	Inferior	≤ 1/3	0	+1	
1	> 2 a 5 cm	Médio	> 1/3 a 2/3	≤ 50%		
2	> 5 cm	Superior	> 2/3	> 50%		
Escore	+	+	+	+		=</SP

Escore	Grupo	Conduta sugerida
0 a 4	I	Miomectomia histeroscópica de baixa complexidade.
5 e 6	II	Miomectomia de alta complexidade, pensar em preparo com análogo do GnRH e/ou cirurgia em 2 tempos.
7 a 9	III	Indicar outra técnica não histeroscópica.

FIGURA 43.3 – *Classificação de miomas submucosos – STEPW classification.* Fonte: *Lasmar.RB.et al., J Minim Invasive Gynecol. 2005 Jul-Aug;12(4):308-11.*

limites desta técnica estão relacionados com o grande volume de massas sólidas do útero e com a ausência de mobilização uterina na histerectomia. Outros limites são inerentes às condições clínicas da paciente.

A cirurgia robótica amplia as vantagens, oferecendo uma visão melhor, 3D, agora controlada diretamente pelo cirurgião, pinças articuladas, mimetizando os movimentos das mãos, sem tremor, sistema de energia mais preciso e conforto para o cirurgião (Figura 43.4).

Aderências pélvicas

As aderências pélvicas acontecem em resposta a um processo inflamatório oriundo de uma agressão ao peritônio. Essa agressão pode ser causada por endometriose, agentes infecciosos, físicos e químicos. Podem evoluir com dor pélvica crônica, interferindo na qualidade de vida da paciente.[4,5] Também podem ser responsáveis por dispareunia, infertilidade e, dependendo da extensão, levar a um quadro de obstrução intestinal.[6] Exemplos frequentes de aderências por infecção, geralmente por *Chlamydia trachomatis*, são aquelas finas e avasculares, que quando se apresentam entre a cápsula hepática e o peritônio parietal, denominam-se de síndrome de Fitz-Hugh-Curtis.

Inicialmente, achava-se que o advento das cirurgias laparoscópicas reduziria a formação de aderências pélvicas. No entanto, algumas cirurgias, seja pela via laparoscópica ou laparotômica, associam-se ao desenvolvimento de aderências. Nesse grupo incluímos as miomectomias e miólises.

As aderências podem ser classificadas em três tipos: tipo I, traves finas ou em véu e avasculares; tipo II, traves finas ou em véu e vasculares; e tipo III, traves densas, fibrosas e vasculares. Nas pacientes com infertilidade, a avaliação dos ovários e das tubas é fundamental para a decisão da conduta.[7]

As aderências só devem ser abordadas cirurgicamente quando sintomáticas, por dor incapacitante, por suboclusão ou oclusão intestinal, ou ainda por infertilidade. Na cirurgia, a tesoura é o instrumento principal, funcionando como dissector e sector, principalmente em aderências avasculares, fazendo-se a hemostasia

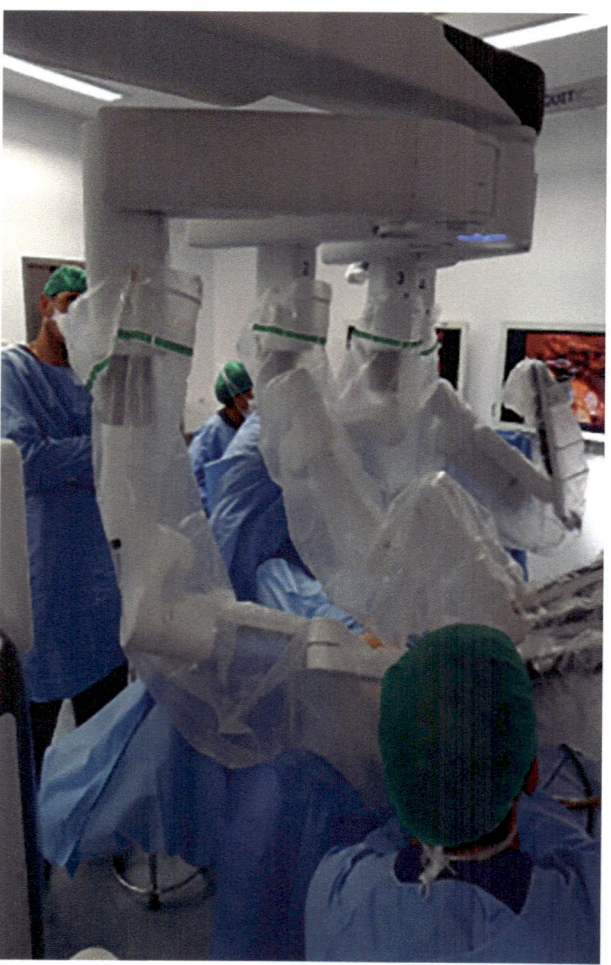
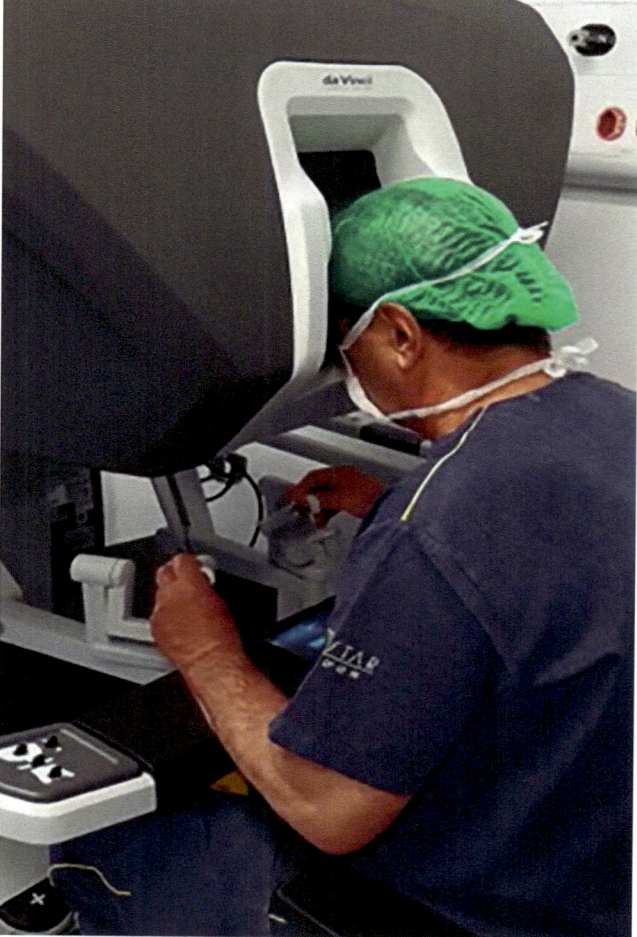

FIGURA 43.4 – *Os braços do robô e o cirurgião no console.* Fonte: *autores.*

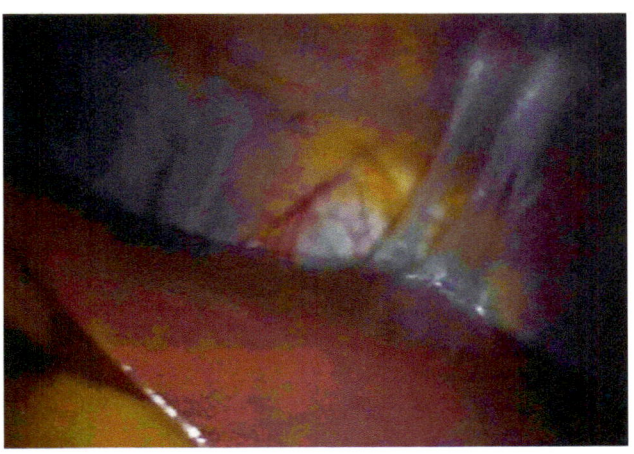

FIGURA 43.5 – *Aderências peri-hepáticas - síndrome de Fitz-Hugh-Curtis.* Fonte: *autores.*

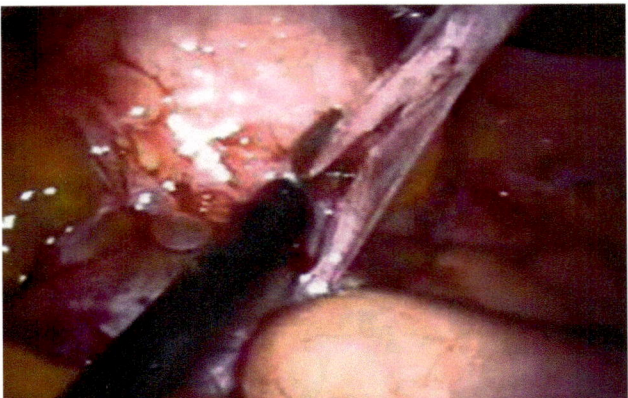

FIGURA 43.6 – *Adesiólise.* Fonte: *autores.*

pontual. É discutível a utilização de métodos de barreira para prevenir as aderências *de novo*, e seu uso deve ser criterioso, já que algumas reações adversas podem ocorrer.

Videocirurgia das tubas uterinas

O comprimento das tubas é de aproximadamente 10 cm, divide-se em quatro porções: *infundibular*, ou porção fímbrica; *ampolar*, a porção mais larga da tuba; *ístmica*, a porção mais estreita; e *intramural*.

O principal papel da laparoscopia é a investigação e o tratamento da infertilidade proveniente do fator tubo-peritoneal e o segundo, a laqueadura. A avaliação do fator tubário é constituída por cromotubagem, passagem de azul de metileno pelas tubas e avaliação do terço distal do endossalpinge, tuboscopia.

Esterilização tubária

A esterilização tubária é um procedimento seguro, com baixa morbidade e raros efeitos colaterais. Pode ser realizada por punção única, utilizando-se camisa com canal operatório, ou por duas punções, utilizando-se material convencional de laparoscopia. Com o uso de um manipulador uterino, a apresentação das tubas se faz de forma fácil, e a oclusão pode ser realizada por métodos mecânicos, como clipes (Hulka e Filshie), anel de Yoon e *endoloop*, ou com o uso de energia monopolar, bipolar, harmônica e *laser*. A técnica mais frequente é com energia bipolar, na qual a tuba é apreendida e coagulada em três pontos sucessivos de sua porção ístmica, com potência de corte entre 25 W e 35 W, até que o tecido seja totalmente dessecado, seguindo-se a secção com tesoura.

Salpingectomia

A salpingectomia é um procedimento que tem como indicações as salpingites agudas e crônicas, o hidrossalpinge; a prenhez tubária sem possibilidade de tratamento conservador; a esterilização tubária e a neoplasia maligna da tuba.[8] A técnica cirúrgica consiste em apreensão com tração da tuba, seguindo-se coagulação bipolar e secção. O procedimento pode iniciar da região ampolar para a justa uterina ou no sentido contrário. A peça pode ser retirada pelo trocarte de 10 mm.

Salpingostomia

Consiste na abertura da porção ampolar do hidrossalpinge, com eversão das bordas. Tem indicação nas pacientes inférteis que apresentam hidrossalpinge, com o endossalpinge preservado. A técnica cirúrgica consiste em se fazer inicialmente a cromotubagem para distensão da porção ampolar. A seguir, faz-se uma incisão em "cruz", preferencialmente com tesoura, sem utilização de energia. Após, realiza-se a tuboscopia para avaliação do padrão do endossalpinge. A eversão da mucosa deve ser feita com pontos separados (fio de ácido poliglicólico 5-0 ou 6-0) evitando-se eversão com corrente bipolar.

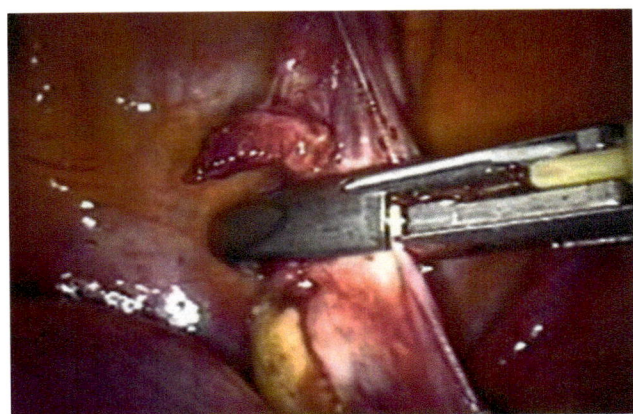

FIGURA 43.7 – *Salpingectomia.* Fonte: *autores.*

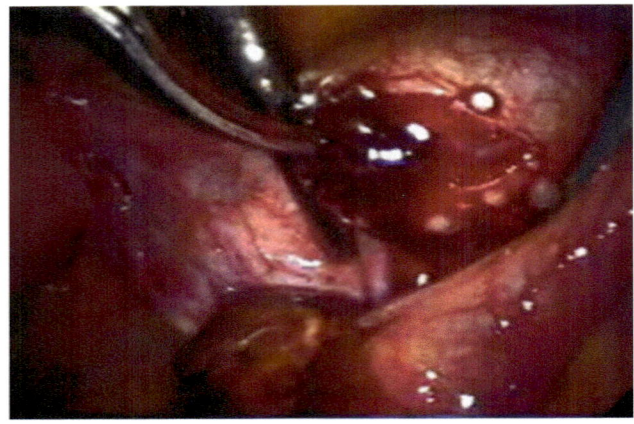

FIGURA 43.8 – *Salpingostomia.* Fonte: *autores.*

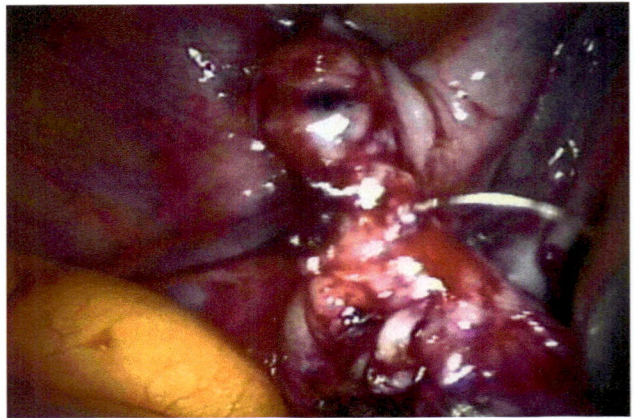

FIGURA 43.9 – *Reanastose tubária – aspecto inicial.* Fonte: *autores.*

A salpingostomia linear tem indicação no tratamento da prenhez ectópica[9] tubária íntegra e com saco gestacional menor que 5 cm de diâmetro, localizado principalmente no terço médio da tuba. A incisão é realizada no bordo antimesentérico, na porção de maior dilatação, com o uso de tesoura, corrente monopolar com ponta fina ou *laser*. Após a abertura da tuba, observa-se a extrusão espontânea do conteúdo gestacional. Nesse tempo pode-se auxiliar a saída do material com a hidrodissecção. É importante a hidrotubação com soluto fisiológico para retirada dos fragmentos embrionários residuais, fazendo-se uma "lavagem" da tuba. A hemostasia deve ser cuidadosa e pontual, não sendo necessária a sutura, e o material é retirado em *endobag*. O controle pós-operatório dos níveis de β-HCG é necessário para avaliar a possibilidade de fragmentos embrionários residuais.

Reanastomose tubária

O instrumental adequado é o de 3 mm. A investigação intraoperatória da tuba é fundamental, avaliando-se o estado e o tamanho do coto distal e proximal, assim como da mucosa endotubária através da tuboscopia.

Os melhores resultados acontecem quando a tuba pós-reanastomose mede 3 cm ou mais. Inicia-se a técnica com a ressecção do granuloma resultante da laqueadura tubária, com secção da tuba em ângulo reto. A seguir, testa-se a permeabilidade dos cotos proximal e distal. Em seguida, faz-se a aproximação do mesossalpinge com pontos simples utilizando fio de *nylon* 6-0 a 7-0. A síntese das bordas deve ser realizada com fios de *nylon* 7-0 a 8-0, com pontos separados às 3, 6, 9 e 12 horas, penetrando somente na camada muscular, evitando a mucosa. Encerra-se o procedimento com a cromotubagem.

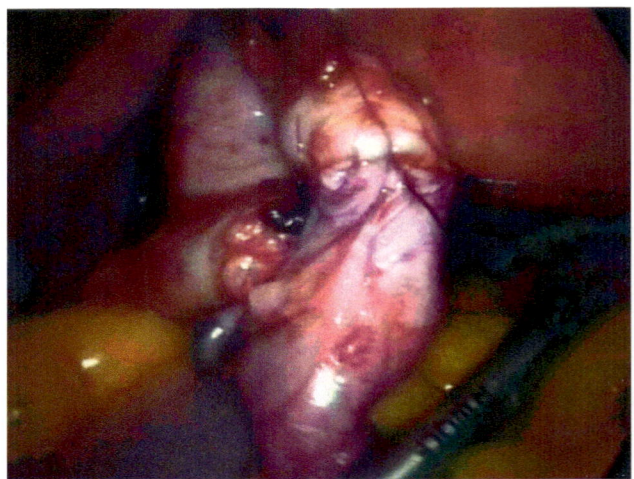

FIGURA 43.10 – *Reanastose tubária – aspecto final.* Fonte: *autores.*

Cirurgia do útero

A histerectomia ainda é a cirurgia ginecológica mais realizada em todo o mundo, e sabemos que quando corretamente indicada traz satisfação para a paciente. Com base nos riscos da preservação da matriz uterina, nos riscos do procedimento cirúrgico e no desejo da paciente em gestar, classificamos as indicações de histerectomia em opcionais ou necessárias. As opcionais são aquelas em que existem tratamentos clínicos e/ou cirúrgicos alternativos à histerectomia e a paciente ainda deseja gestar ou não deseja cirurgia radical para tratamento da doença benigna. As indicações necessárias são aquelas nas quais não existe o desejo de gestar, a paciente concorda com a cirurgia extirpativa ou existe doença pré-maligna ou maligna associada.[10]

A videocirurgia aplicada ao útero também pode ser dividida em cirurgias extirpativas e não extirpativas da matriz. Extirpativas são as histerectomias e suas variações. As não extirpativas são as cirurgias histeroscópicas e as miomectomias.

Histerectomia laparoscópica

A histerectomia laparoscópica é considerada uma boa alternativa à histerectomia abdominal e à vaginal quando está presente a endometriose profunda.[11] De acordo com a escola de Clermont-Ferrand, ela pode ser histerectomia videoassistida quando é realizada por via vaginal com adesiólise e/ou anexectomia por laparoscopia, até totalmente laparoscópica, quando se faz a abertura da vagina por laparoscopia.

Existe a possibilidade de histerectomia subtotal ou supracervical por laparoscopia, na qual o corpo uterino é retirado por colpotomia posterior ou com o uso de morcelador. O manipulador uterino é utilizado em todas as cirurgias ginecológicas, mas é fundamental na histerectomia. O manipulador com delineador vaginal – "com copinho" – permite a elevação e mobilização do útero, ressalta o fórnix vaginal; afasta os ureteres das ligaduras e facilita a identificação da cúpula vaginal no momento da colpotomia.

A técnica consiste em coagulação bipolar e corte dos pedículos, até alcançar e seccionar a vagina. O sistema Ligasure Atlas™ permite ainda maior segurança e confiabilidade nas ligaduras, apresentando boa capacidade de coagulação e corte em um único instrumento.

Após a secção dos pedículos superiores, o ligamento largo deve ser separado dos seus folhetos até a prega vesical anteriormente e aos ligamentos uterossacros posteriormente. Em seguida, a fáscia vesicouterina e a bexiga devem ser rebaixadas, afastando o ureter da área de pinçamento dos vasos uterinos. A apreensão dos vasos uterinos deve ser paralela e próxima ao útero. A cauterização deve ser lenta, gradual e não excessiva. Os ligamentos uterossacros também devem ser seccionados próximos à sua inserção no útero. A seguir, é feita ligação e secão justauterina dos paracolpos. A abertura da cúpula vaginal poderá ser feita tanto por via laparoscópica, com o uso do Hook com carga monopolar, como pela vaginal, com lâmina fria. A colporrafia também pode ser realizada por ambas as vias. Na histerectomia total, a extração do útero se faz pela vagina, tornando a colporrafia mais prática também por essa via. Os fios utilizados devem ser absorvíveis, de preferência os de absorção rápida, prevenindo a formação de granulomas. Os pontos podem ser separados ou contínuos. A peritonização é desnecessária.

Ao final da cirurgia, mesmo quando a colporrafia é por via vaginal, faz-se a revisão criteriosa da hemostasia e lavagem e aspiração exaustivas da cavidade com soro fisiológico ou Ringer lactato aquecido, por via laparoscópica.

Complicações

A taxa de complicação da histerectomia laparoscópica é aproximadamente 3%. Além das complicações comuns a todas as laparoscopias, na histerectomia existe o maior risco de lesões de bexiga e ureter.[12] O ideal é que essas lesões sejam identificadas no perioperatório, mas nem sempre isso é possível, principalmente em relação às lesões térmicas. No pós-operatório imediato essas lesões são oligossintomáticas, e os sintomas são quase sempre inespecíficos, como dor abdominal difusa ou em fossas ilíacas, febre e dor lombar. Quando ainda assim não são identificadas, as lesões evoluem para a formação de fístulas, sendo as mais comuns as vesicovaginais e ureterovaginais.

A hemorragia pós-operatória quase sempre é proveniente de cauterização insuficiente ou soltura de clipes dos pedículos vasculares. O tratamento deve ser a reintervenção cirúrgica imediata.

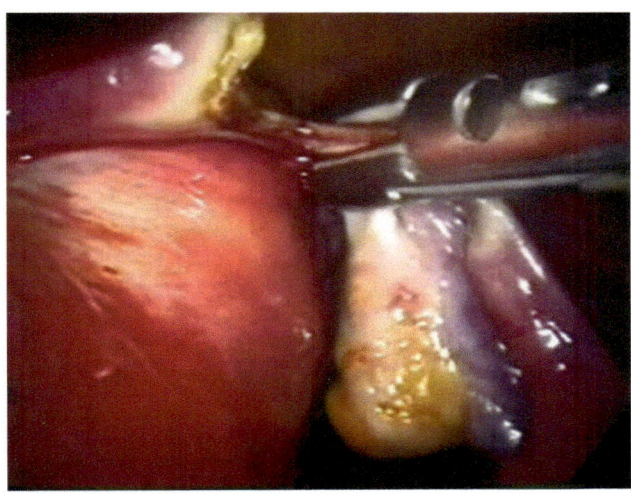

FIGURA 43.11 – *Histerectomia laparoscópica – ligadura e secção do ligamento redondo.* Fonte: *autores*.

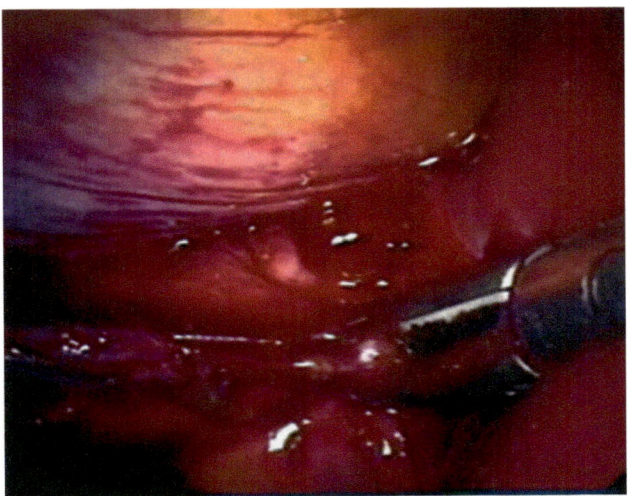

FIGURA 43.12 – *Histerectomia laparoscópica – ligadura de artérias uterinas.* Fonte: *autores*.

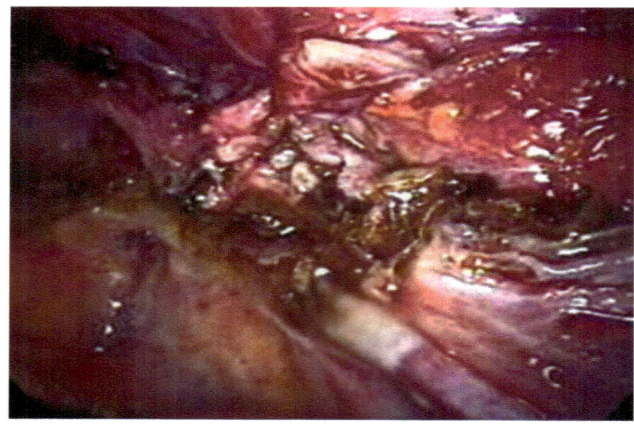

FIGURA 43.13 – *Visão final pós-histerectomia.* Fonte: *autores.*

Miomectomia

Miomas são tumores benignos que se originam a partir de fibras musculares e têm incidência maior no menacme, variando de 20% em mulheres acima de 35 anos (Graves)[13] até de 77% (estudo de necrópsias – Cramer e Patel).[14] Outros fatores contribuem para o aumento da incidência dos miomas, como história familiar (RR de 3,47); etnia, a raça negra apresenta um risco tanto na precocidade quanto no número e no tamanho; nuliparidade e obesidade. Geralmente são assintomáticos; quando sintomáticos, as pacientes podem apresentar sangramento anormal, dor e infertilidade.

Miomas intramurais e subserosos pequenos dificilmente estão relacionados com infertilidade, enquanto os miomas submucosos que provocam sangramentos anormais ou distorcem a arquitetura da cavidade uterina podem comprometer a evolução de uma gestação e por vezes a obtenção. O "crescimento rápido" tem importância quando ocorre em pacientes no climatério sem reposição hormonal, devido à possibilidade de degeneração sarcomatosa. Nas pacientes no menacme, a incidência de sarcoma não se alterou nos miomas que tiveram crescimento rápido, em relação aos que não o tiveram.[15]

Para realizar um tratamento conservador da matriz uterina, em especial se estamos visando a "restauração" ou a manutenção da função reprodutiva, o diagnóstico de "útero miomatoso" não é suficiente. Além de um exame físico/ginecológico minucioso, é indispensável a ultrassonografia (US) ou a ressonância nuclear magnética (RM) e a histeroscopia (HSC).

Os fatores que vão determinar o tipo de tratamento a ser instituído são: tamanho e localização dos miomas, sintomas relacionados, doenças concomitantes como adenomiomas, adenomiose ou patologias endometriais, idade e expectativas da paciente em relação ao seu futuro reprodutivo. A miomectomia laparoscópica apresenta o maior índice de conversão em relação às outras intervenções, o que está diretamente relacionado com o treinamento e a habilidade cirúrgica, aliados à disponibilidade de equipamentos e instrumental laparoscópico.

O limite da miomectomia laparoscópica é amplo, diretamente dependente do número e tamanho dos miomas e da experiência da equipe cirúrgica; com isso, existe a preocupação em saber qual o limite da indicação da via laparoscópica. Dubuisson refere que em até cinco miomas ou nódulo de até 10 cm essa via seria a preferencial.[16] Para nós, o limite está no número de incisões no útero, independentemente do número de miomas, assim como na utilização de morcelador ou opção por técnicas associadas, como minilaparomia, para retirada da peça e sutura.

A técnica consiste em incisão na área de maior protrusão do mioma na serosa do útero, sempre que possível respeitando as linhas de tensão uterinas. Esta deverá ser realizada com Hook monopolar seccionando serosa e muscular, até alcançar a pseudocápsula do mioma. Apreende-se o nódulo com pinça forte denteada, e inicia-se a dissecção dentro da pseudocápsula utilizando tesoura ou pinça romba. Em seguida, com movimentos de tração com giro do mioma e contratração do miométrio, faz-se a liberação gradual do mioma de seu leito, procedendo-se a coagulação pontual dos vasos sangrantes.[17]

Como opção para a redução do sangramento intraoperatório, ou como uma ação adjuvante no tratamento de pequenos miomas que não foram retirados, a ligadura das artérias uterinas pode ser útil. A sutura miometrial requer extrema habilidade e um treinamento intenso do cirurgião e de sua equipe, e deve ser realizada por planos, preocupando-se em coaptar adequadamente os bordos e promover a hemostasia

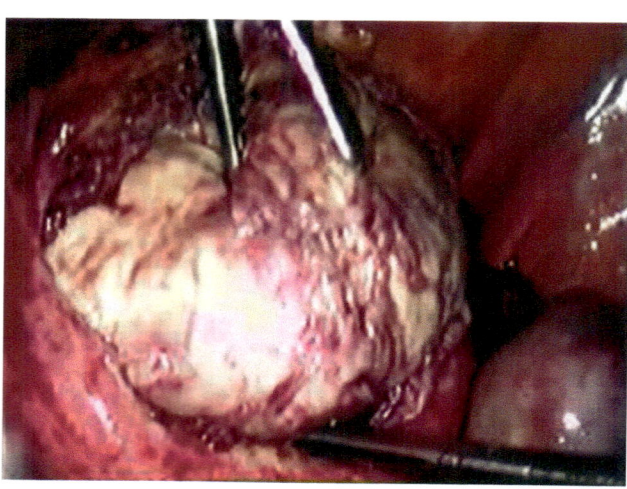

FIGURA 43.14 – *Miomectomia laparoscópica.* Fonte: *autores.*

sem, no entanto, causar isquemia do miométrio, como na laparotomia. Na técnica de Nezhat,[18] a sutura acontece com minilaparotomia. O fio mais recomendado é o *vicryl*, podendo ser 2-0 ou 0, porém outros fios de absorção lenta, como o PDS, podem ser utilizados.

A retirada da peça da cavidade pode ser mais trabalhosa do que o restante da cirurgia. Na minilaparotomia para realização da histerorrafia, essa mesma incisão poderá ser utilizada para retirada da peça da cavidade. Os miomas menores que 10 mm poderão sair pelos trocartes desse mesmo diâmetro. Já os maiores deverão ser fragmentados por morceladores mecânicos ou elétricos. Os miomas também podem ser retirados por colpotomia posterior.

Ao término da cirurgia, a hemostasia deve ser revista, e todos os coágulos e debris devem ser retirados da cavidade com irrigação e aspiração exaustivas. Em nosso serviço, ao final da cirurgia deixamos um volume entre 1.000 e 1.500 mL de Ringer lactato aquecido na cavidade abdominal. Com isso, oferecemos um *buffer* de calor para a paciente, o CO_2 é completamente retirado da cavidade, impedindo a formação de ácido carbônico e a consequente irritação frênica que provoca a ombralgia.

Endometriose

A endometriose é definida pela presença de tecido endometrial fora da cavidade uterina. Quando esse tecido é encontrado no miométrio, chama-se adenomiose. O tecido endometrial pode ser representado por glândula e/ou estroma. Existem três principais teorias que explicam a etiologia da endometriose. A primeira delas é a teoria mulleriana. Pelo fato de os ductos mullerianos e ovarianos serem derivados do mesotélio celômico, acredita-se que no ovário, em resposta aos estímulos anormais de diferenciação do epitélio celômico, desenvolva-se tecido endometrial ectópico. Acredita-se também que o mesotélio peritoneal é totipotente, e que, a partir de sua metaplasia, implantes endometrióticos poderiam surgir no peritônio.[19]

A segunda teoria é a de implantação e a metastática.[20] Neste caso, o surgimento dos focos de endometriose acontece por disseminação das células endometriais, que pode ocorrer por menstruação retrógrada (teoria de Sampson), por contiguidade em procedimentos cirúrgicos e por meio de linfáticos e vasculares. A terceira teoria é a da indução[21] e propõe que células indiferenciadas, ao serem induzidas por um fator bioquímico endógeno, desenvolvam-se em células endometriais. Portanto, essa teoria acaba por ser uma extensão da teoria da metaplasia celômica.

Os estudos sugerem que a endometriose é uma doença sistêmica e que seu desenvolvimento é influenciado por inúmeros fatores, dentre eles os mais importantes são os fatores genéticos, imunológicos, hormonais e químicos.

A análise genética em parentes de primeiro grau de mulheres com endometriose (mãe, irmã e filha) revelou um risco de 6,9 vezes maior de estas apresentarem a doença numa forma mais grave, bilateral e mais precoce. As malformações congênitas ou adquiridas do trato genital feminino, como hímen imperfurado, septos vaginais, miomas distorcendo a cavidade uterina e outras anomalias uterinas também constituem um fator de risco para o desenvolvimento e o agravamento da endometriose.[22] A estenose cervical causada por cauterização ou conização do colo uterino pode provocar um aumento do refluxo menstrual, reforçando a teoria da implantação.

Em mulheres na idade fértil, a prevalência da endometriose é estimada em aproximadamente 10%, e na população geral, em aproximadamente 2%.[23] O quadro clínico da endometriose é caracterizado por dor e infertilidade. Nos casos de infertilidade primária, a endometriose está presente em 26% a 39% dos casos. Já na infertilidade secundária, ela está presente em 12% a 25%.

Ao contrário do senso comum de que o diagnóstico da endometriose é laparoscópico, a suspeita diagnóstica é fundamentalmente clínica, baseada em anamnese, exame físico e exames complementares. Na paciente com suspeita de endometriose, a anamnese deve ser dirigida, o exame físico inclui toque vaginal e retal, e os exames complementares, sob orientação clínica, são voltados para sinalizar a extensão da doença. Em nosso serviço, essa paciente é avaliada pelo serviço de psicologia, pois as mulheres trazem, com a endometriose, comprometimento importante da sua qualidade de vida. A paciente com endometriose só deve ser submetida a intervenção cirúrgica após a identificação clara do seu objetivo (infertilidade, dor, tumor); o mapeamento da topografia e extensão da

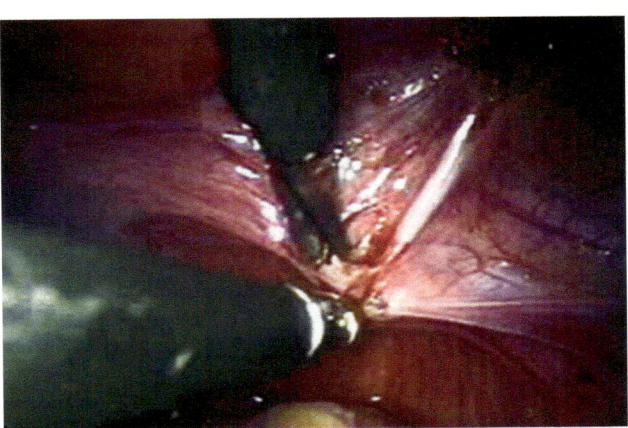

FIGURA 43.15 – *Excisão do foco de endometriose peritoneal.* Fonte: *autores.*

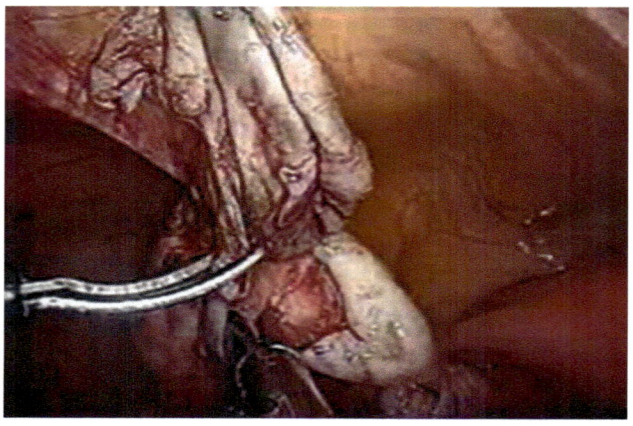

FIGURA 43.16 – *Excisão de cápsula de endometrioma. Fonte: autores.*

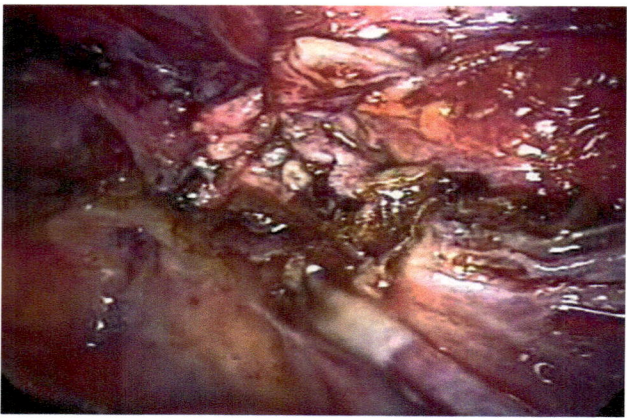

FIGURA 43.17 – *Ressecção de ligamento uterossacro. Fonte: Lasmar RB, et al, Diagram to map the locations of endometriosis, Int J Gynecol Obstet. 2012 Jul;118(1):42-6.*

doença e esclarecimento dos prováveis resultados a serem obtidos com a cirurgia.

Os exames complementares são ultrassonografia transvaginal, ressonância magnética da pelve com contraste venoso, retal e vaginal, urografia excretora ou uror-ressonância e cistoscopia na suspeita de acometimento das vias urinárias e colonoscopia, quando há suspeita de endometriose intestinal. Entre os exames laboratoriais, o mais importante é o Ca 125, que aumenta a suspeita clínica e é utilizado para controle pós-operatório.

Na laparoscopia faz-se inicialmente a investigação das cavidades abdominal e pélvica, confirmando o diagnóstico e a extensão da doença. A meta da abordagem cirúrgica é remover todos os implantes, ressecar as aderências, aliviar a dor, reduzir o risco de recorrência da doença e da formação de novas aderências, e principalmente restaurar a normalidade anatômica e fisiológica nos órgãos envolvidos.[24] Para se atingir essa meta, além de toda a investigação clínica prévia e cuidadosa, a intervenção deve ser realizada por cirurgiões habilitados e habituados com a abordagem conservadora da pelve com grande distorção anatômica, com instrumental e equipamentos adequados.

Nosso serviço segue a linha preconizada por Redwine,[25] em que todos os tipos de focos de endometriose, superficiais ou profundos, devem ser ressecados e não coagulados. Essa forma de abordagem melhora a dor e diminui a recidiva da doença.[26] A ressecção pode ser realizada com tesoura, bisturi harmônico ou *laser*. Como a endometriose acomete pacientes jovens, deve-se ter cuidado na preservação dos órgãos envolvidos na reprodução: útero, tubas e ovários. Principalmente nos ovários acometidos pela doença, o cirurgião deve excisar todo o tecido infiltrado pela endometriose, buscando a preservação do parênquima sadio.

Na endometriose peritoneal, a cirurgia a ser realizada é a ressecção ampla do peritônio acometido, devido à presença de focos em torno da lesão.[27] Já na endometriose profunda deve-se avaliar a possível extensão para bexiga, ureter e retossigmoide, o que determinará a conduta. Esse mapeamento orienta o cirurgião sobre quais estruturas serão ressecadas e que cuidados pré e pós-operatórios serão tomados. O preparo intestinal é necessário sempre que houver suspeita de endometriose profunda.[28]

Existe uma tendência de que, nas pacientes com prole definida e perimenopáusicas, além da ressecção completa dos focos de endometriose, a opção de histerectomia total com anexectomia bilateral poderia melhorar a dor central e diminuir a incidência, em alguns casos, de recorrência da doença. Para as pacientes que ainda desejam gestar no futuro ou aquelas que apenas desejaram cirurgia conservadora, é aconselhável o bloqueio com medicações hormonais após o tratamento cirúrgico.

Para as pacientes que desejam engravidar, deverão iniciar as tentativas, imediatamente após a cirurgia, ou ser encaminhadas aos serviços de reprodução assistida. Para o nosso serviço, a paciente com endometriose representa um desafio devido à complexidade clínica, anatômica e psicológica e, como tal, é merecedora de um atendimento interdisciplinar, em que há ginecologistas qualificados e experientes, médicos especializados no tratamento da dor e psicóloga trabalhando em conjunto para um atendimento individualizado.[26]

Em 2012, Lasmar *et al.* publicaram um diagrama para mapear a endometriose.[29] O MAPA é uma representação gráfica de todos os sítios de endometriose. Deverá ser preenchido no momento da indicação da cirurgia, isto é, com toda a propedêutica concluída e com o cirurgião já tendo identificado os locais acometidos pela doença. Com o diagrama em mãos, o cirurgião, no momento da cirurgia, dispõe de uma ferramenta única que concentra todas as informações do caso e que pode ser checado a qualquer momento na cirurgia, podendo orientar toda a equipe cirúrgica mesmo na ausência do prontuário.

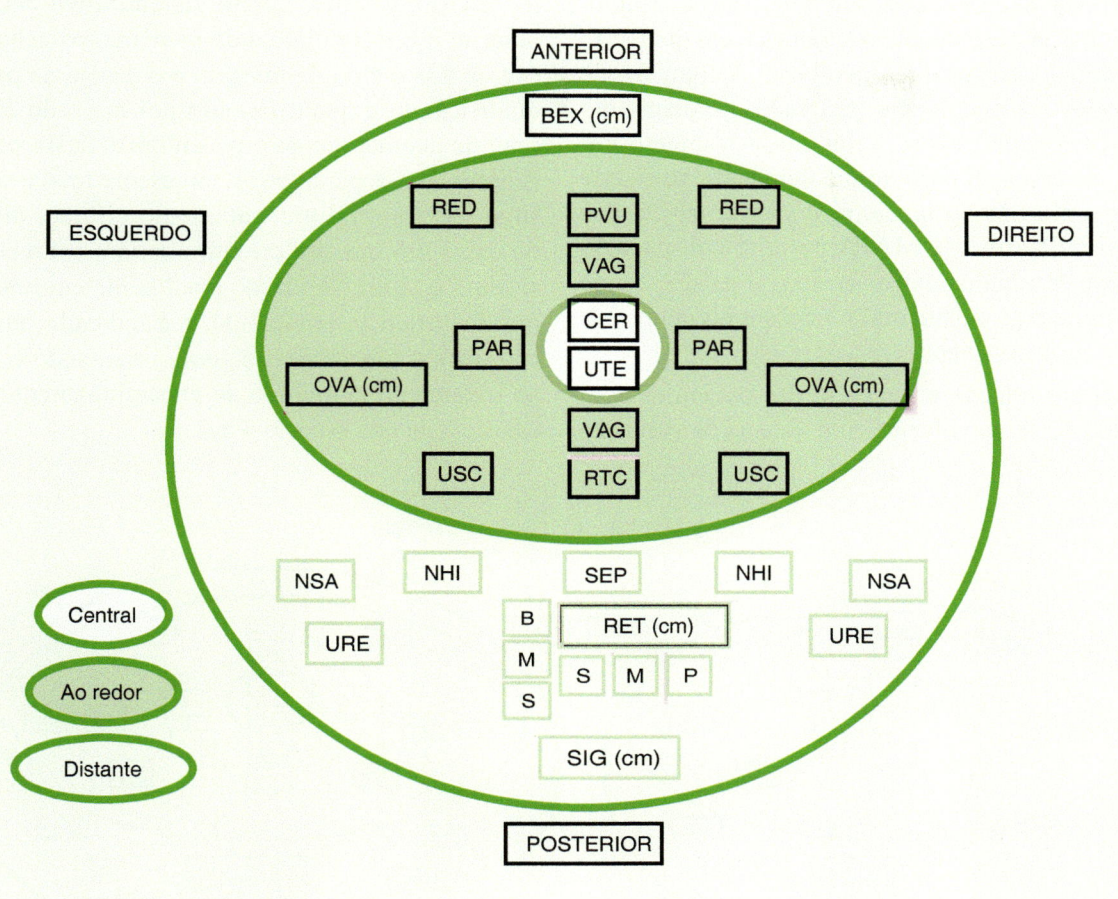

Legenda

Central

| CER = adenomiose cervical | UTE = adenomiose uterina |

Ao redor

| VAG = vagina | RTC = retrocervical | SEP = septo retovaginal | PAR = paracolpos/parametrio |
| VUS = prega vesicouterina | OVA = ovário | USC = ligamento uterossacro | RED = ligamento redondo |

Distante

| BEX = bexiga | URE = ureter | RET = Reto | NSA = nervo sacral |
| SIG = sigmoide | CEC = ceco | APE = apêndice | NHI = nervo hipogastrico |

Penetração no reto

| S = superficial | M = media ou muscular | P = Profunda ou mucosa |

Altura do reto

| B = baixo | M = médio | S = Superior |

Lado

| Direito | Esquerdo | Anterior | Posterior |

FIGURA 43.18 — *MAPA para localização dos sítios de endometriose* Fonte: autores.

Além disso, o MAPA traz a avaliação da nossa propedêutica, demonstrando em que locais conseguimos identificar a existência da doença e em quais não conseguimos saber no pré-operatório. A comparação dos achados pré-operatórios (marcados no diagrama) com os perioperatórios se torna um instrumento importante na autoavaliação do médico, tanto no exame físico, quanto nos de imagem. A padronização dos casos ao utilizarmos o MAPA permite comparação de casos e resultados entre serviços e países, sendo uma ferramenta fundamental no desenvolvimento de trabalhos multicêntricos.

Ainda em relação ao manejo das pacientes com endometriose, desenvolvemos um sistema de avaliação da conduta em pacientes com endometriose, chamado de "ECO System".[30] Esse sistema leva em consideração a queixa clínica da paciente, os achados do exame físico e/ou de imagem e o desejo da paciente, qualificando e quantificando por meio de escore o grau de acometimento e os sintomas nessa paciente. A partir desses parâmetros, um escore total é somado, sugerindo a conduta: tratamento clínico, cirúrgico ou casos em que um ou outro seriam cabíveis. Esse sistema está em validação atualmente em um estudo multicêntrico internacional, e é indicado, em especial, para o ginecologista geral, orientando o mesmo ao tratamento clínico ou ao encaminhamento para o especialista nos escores 4 a 6.

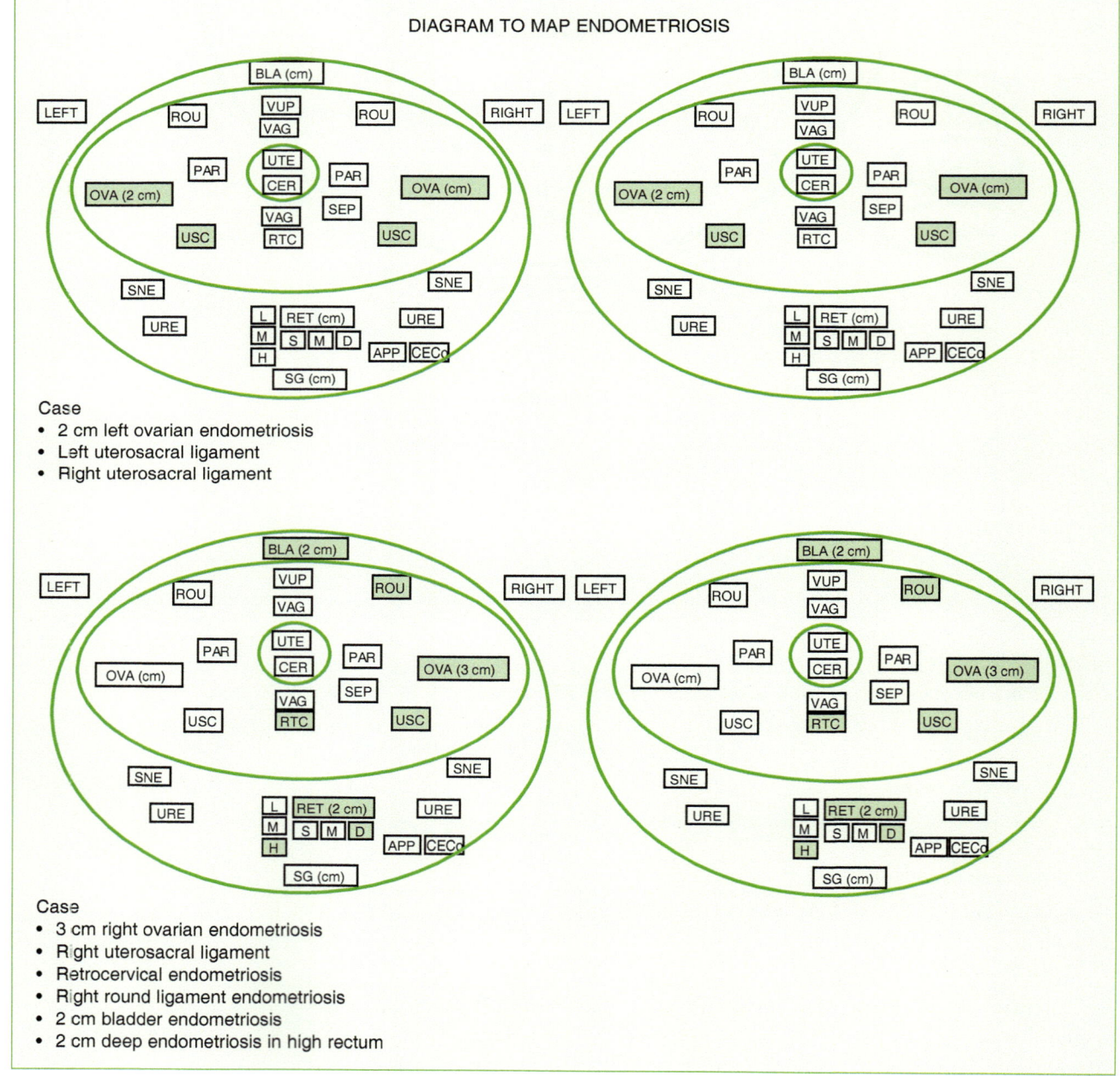

FIGURA 43.19 – Exemplos de aplicação do MAPA de endometriose. Fonte: autores.

ECO SYSTEM para abordagem da endometriose

Parâmetros	Escore	Achados
Extensão	0	Peritoneal
	1	Útero e/ou ligamentos uterinos, endometrioma ovariano ≤ 3 cm
	2	Intestino e/ou bexiga, ureter, endometrioma ovariano > 3 cm
Clínica	0	Assintomática
	1	Infertilidade ou dor não incapacitante
	2	Dor incapacitante (disquezia, dispareunia, disuria, dismenorréia)
Objetivos	0	Não mudar nada, aceita a situação
	1	Deseja engravidar ou melhorar da dor
	2	Deseja engravidar e melhorar da dor

Conduta no ECO SISTEMA (modificado)

Escore	Condutas sugeridas
0 a 3	Conservadora (tratamento medicamentoso)
4	Conservadora ou cirúrgica
5 a 6	Cirúrgica (laparoscopia)

FIGURA 43.20 – *ECO sistema na abordagem de paciente com endometriose. Fonte: autores.*

Cirurgia vaginal

Anatomia

A genitália externa feminina ou vulva é composta pelos grandes lábios, pequenos lábios, clitóris, vestíbulo vaginal e monte pubiano. Os grandes lábios separam-se dos sulcos genitofemorais por depressões laterais e pelo tecido conjuntivo gluteoperineal. O sulco genitofemural margeia a vulva, o períneo e o ânus posterior e lateralmente, em direção à porção superior da coxa e continua anteriormente em direção ao sulco glúteo. Medialmente ao sulco genitofemural há uma depressão acessória na qual se inicia a região urogenital. Os dois lábios se unem na linha média, na comissura labial anterior que margeia o monte pubiano inferiormente.

O ligamento clitoridiano profundo aparece aproximadamente no meio do monte pubiano. Os ligamentos redondos do útero encontram-se no subcutâneo, vindos dos canais inguinais. Os pequenos lábios delimitam medialmente o vestíbulo vaginal e são separados lateralmente dos grandes lábios pelos sulcos ninfolabiais.

Os pequenos lábios não contêm pelos e são cobertos somente por uma fina camada de epitélio escamoso cornificado. Eles contêm principalmente fibras elásticas, vasos sanguíneos, nervos, tecido conjuntivo e glândulas sebáceas livres, e não contêm glândulas sudoríparas. Eles podem ter vários tamanhos, inclusive projetando-se por entre os grandes lábios.

O introito vaginal e o meato uretral abrem-se no vestíbulo vaginal entre os grandes lábios. No outro lado do introito encontram-se os orifícios das glândulas vestibulares de Bartholin. Na margem posterior do vestíbulo encontra-se a fossa navicular. O meato uretral abre-se na papila uretral e anterior, e lateralmente a ela estão os óstios dos ductos parauretrais, vindos das glândulas periuretrais.

O hímen é uma membrana no introito vaginal. Normalmente possui uma abertura anelar, por onde são eliminadas as secreções genitais e a menstruação.

O clitóris é formado pelas duas pregas que se originam no ramo púbico inferior, na região do espaço perineal interfascial. A união dessas pregas forma o corpo clitoridiano. Cada prega clitoridiana é composta por um corpo cavernoso. A prega clitoridiana é recoberta pelo músculo isquiocavernoso, que se origina na tuberosidade isquiática. Os corpos cavernosos são cobertos pelos músculos bulbocavernosos. O bulbocavernoso é um músculo plano que recobre o bulbo vestibular e a glândula de Bartholin, tendo a sua capacidade constritiva reforçada pelos músculos elevadores.

O ânus é a porção perineal do canal anal. O orifício anal está situado na fenda glútea e margeia o períneo posteriormente. Lateralmente, o ânus se relaciona com o esfíncter anal externo, para onde se irradiam as fibras puborretais do músculo elevador do ânus. O ânus e o canal anal estão fixos anteriormente pelo corpo perineal e posteriormente pelo ligamento anocoecígeo.

A pelve óssea é composta por dois ossos inominados, pelo sacro e pelo cóccix. A pelve falsa é formada pelos dois íleos e completa-se anteriormente em uma projeção em faixa da espinha ilíaca anterossuperior e do tubérculo púbico, através do ligamento inguinal. A pelve verdadeira é cercada completamente por ossos. O forame obturador encontra-se na parede anteroinferior da pelve. O ligamento sacroespinhoso vai da transição sacrococcígea até a espinha isquiática. O ligamento sacrotuberoso é maior e mais forte que o ligamento sacroespinhoso, origina-se ao longo do sacro e segue lateral e dorsalmente em direção à tuberosidade isquiática. O cruzamento desses ligamentos forma o forame ciático. A pelve verdadeira contém a bexiga, a uretra, os ureteres, a vagiria, o útero, com seus anexos e o reto.

A parede óssea da pelve verdadeira é revestida pelos músculos piriforme e obturador interno. O músculo obturador interno se origina na margem óssea do forame obturador e na membrana obturadora, atravessa o forame ciático menor e se insere no grande trocanter. Na sua origem, ele completa o canal obturador, localizado na margem superior do forame obturador.

A musculatura do diafragma pélvico é recoberta por fáscia nas suas superfícies superior e inferior. A fáscia superior se estende do arco tendíneo da fáscia obturadora à fáscia pélvica lateral.

Tanto a fáscia inferior como a superior têm origem na fáscia pélvica parietal e se unem à fáscia visceral do reto, da vagina e da uretra. Na mulher existe um complexo sistema fascial, dividido em sistemas de suspensão, de contenção e de sustentação dos órgãos pélvicos.

O sistema de suspensão é composto pelos ligamentos de Mackenrodt; uterossacros e pubocervicais, e envolve o quarto superior da vagina e o colo uterino, na sua porção supravaginal; o sistema de contenção é formado pela fáscia endopélvica, e envolve a vagina, a bexiga, o reto e o corpo perineal e o sistema de sustentação ou assoalho pélvico. Este é formado pelo diafragma pélvico (músculos elevadores e coccígeo e membrana. perineal), pelo diafragma urogenital (ligamento triangular e músculos transversos profundos) e pelo sistema esfincteriano (esfíncter do ânus, músculo bulbocavernoso e músculo compressor da uretra). Os defeitos do sistema de suspensão acarretam no prolapso do útero ou da cúpula vaginal e na enterocele; os defeitos do sistema de contenção provocam os descensos dos dois quartos médios da vagina, a colpocele anterior e a posterior e, por fim, os defeitos do sistema de sustentação ocasionam a uretrocele e a deficiência do corpo perineal.

O *preparo da paciente no pré-operatório* é fundamental para a prevenção de complicações no transcurso da cirurgia ou no período pós-operatório. Deve levar em consideração principalmente a idade e as condições clínicas da paciente, a patologia a ser abordada, a avaliação pré-anestésica e as condições de infraestrutura do hospital. O procedimento cirúrgico será realizado com a paciente em posição ginecológica ou de litotomia, com as nádegas ultrapassando a borda da mesa cirúrgica e com os membros inferiores bem fixados às perneiras. Os campos cirúrgicos cobrirão a nádega, os membros inferiores e o abdômen. O cirurgião se posicionará sentado, com auxílio de dois assistentes.

Os principais procedimentos cirúrgicos por via vaginal são:

Histerectomia vaginal

A histerectomia pode ser realizada por via vaginal, por laparotomia ou por laparoscopia. A decisão sobre a via de abordagem cirúrgica depende da patologia, das condições clínicas da paciente e da experiência da equipe cirúrgica.

A indicação da histerectomia, os riscos e os benefícios do procedimento, a via cirúrgica, as alternativas terapêuticas, a ooforectomia profilática e as expectativas do resultado devem ser discutidos com a paciente no pré-operatório.

A *histerectomia vaginal* poderá ser realizada na presença ou na ausência de prolapso do órgão, e o tamanho e o peso do útero, individualmente, não são considerados contraindicação absoluta para esta cirurgia.[33]

O cirurgião deve observar o posicionamento da paciente na mesa cirúrgica e o cateterismo vesical. Na presença de descenso genital, a retirada do útero geralmente é menos complexa do que a correção dos defeitos responsáveis pelos prolapsos; já nos casos em que não há o descenso, a retirada do útero costuma ser mais complexa do que a fixação e a conservação da estática pélvica.

Geralmente o prolapso uterino está associado a cistocele, enterocele, retocele e ruptura perineal. Na correção cirúrgica da uterocele, deve-se estar preparado para prevenção do prolapso de cúpula e para a correção dessas distopias.

Técnica da histerectomia com descenso genital

Pinçamento do colo uterino, com sua tração inferior. Realiza-se a incisão em torno do colo uterino, na junção com a vagina, expondo anteriormente a bexiga e posteriormente o peritônio do fundo de saco de Douglas. Complementa-se com incisão longitudinal na parede anterior da vagina e dissecção completa da bexiga. Abre-se o peritônio posterior e, com o dedo indicador, procede-se o inventário cirúrgico da cavidade pélvica. Realiza-se o pinçamento e a secção dos ligamentos do sistema se suspensão (ligamentos cardinais). A ligadura desses ligamentos deve ser reparada para posteriormente serem aproximados na linha média e a seguir transfixados na cúpula vagina. Mantendo-se a tração do útero no sentido inferior e lateral, faz-se o pinçamento, a secção e a ligadura do pedículo uterino contralateral – *uma alternativa para a ligadura do pedículo vascular é o uso de métodos de eletrocirurgia. Uma metanálise de sete estudos randomizados, incluindo 662 mulheres submetidas à histerectomia vaginal, demonstrou que o uso desse recurso (p. ex. LigaSure ™, BiClamp®) em comparação com sutura tradicional diminuiu a perda sanguínea em torno de 48 mL e o tempo operatório em torno de 17 minutos.*[34] Ainda com a tração inferior do útero complementa-se a dissecção posterior da bexiga, com exposição e abertura do peritônio do fundo de saco anterior. Coloca-se um afastador de ramo longo anteriormente ao útero, o corpo do útero é exteriorizado, deixando os pedículos uterinos superiores (ligamento redondo, trompa e ligamento útero-ovariano) aparentes para o pinçamento e a ligadura de ambos, que também serão reparados, aproximados na linha média e transfixados na mucosa vaginal – neste momento a ressecção das trompas e/ou dos ovários pode ser realizada, mas essa técnica aumenta o risco de complicação hemorrágica se o infundíbulo pélvico não for devidamente identificado, isolado e ligado. Após a retirada da peça cirúrgica, o peritônio poderá ou não ser fechado. A cúpula vaginal poderá ser fechada no sentido vertical ou horizontal, o que não afeta a morbidade pós-operatória ou profundidade vaginal. Um ensaio clínico randomizado mostrou que há um aumento da profundidade vaginal com fechamento vertical.[35] Antes de a vagina ser reparada com utilização de fio absorvível, realiza-se a correção da incontinência urinária, da cistocele e da retocele, por meio de sutura em bolsa da fáscia endopélvica, e da rotura perineal, com a aproximação dos músculos perineais.

A culdoplastia posterior é recomendada para diminuir o risco de prolapso de cúpula vaginal e de enterocele – técnica de Moschcowitz (suturas em bolsa em torno do fundo de saco, incorporando a parede vaginal posterior, a serosa do sigmoide e as paredes pélvicas laterais); técnica de McCall (obliteração do fundo de saco redundante, com incorporação da mucosa vaginal posterior) e técnica de Halban. (fechamento do fundo de saco com suturas sagitais entre os ligamentos uterossacros).[34,35]

Estudo com distribuição aleatória de 100 mulheres submetidas à histerectomia vaginal verificou que a técnica de McCall foi significativamente melhor para a prevenção enterocele após três anos de seguimento.[35]

Técnica de histerectomia sem prolapso genital

É fundamental a seleção da paciente para o sucesso na realização desta técnica cirúrgica, assim deve-se considerar:

- Antecedentes pessoais – a paridade não é fator de limitação ou indicação dessa via. As principais condições a serem consideradas são: presença de aderências, cirurgias prévias, endometriose pélvica, antecedentes de doença inflamatória pélvica e peritonite.
- Mobilidade uterina – é um dos principais fatores a ser considerado, pois um útero fixo ou com mobilidade diminuída pode contraindicar a cirurgia.
- Amplitude da vagina e arquitetura óssea pélvica – outros dois fatores fundamentais para o sucesso da cirurgia. A vagina deve ter consideráveis amplitude, elasticidade e diâmetro; o arco pubiano também deve ser amplo, a distância entre as duas tuberosidades isquiáticas deve estar em torno de 10 cm, e o ângulo do arco infrapúbico deve ser maior que 90°.
- Tamanho e volume do útero – como dito anteriormente, não são condições que individualmente contraindiquem o procedimento.[29]

Com o pinçamento e tração inferior do colo uterino, faz-se a incisão circular no sulco cérvico-vaginal, nesta técnica não se faz a incisão longitudinal anterior. Com tração inferior e anterior, por meio de dissecções com tesoura e romba, os ligamentos uterossacros são identificados, pinçados, seccionados, assim o útero descerá mais; as ligaduras serão reparadas para posterior transfixação e fixação na cúpula vaginal. Se já identificado, o peritônio do fundo de saco de Douglas deverá ser aberto. Com tração posterior, a bexiga deverá ser descolada até a visualização e a abertura da prega anterior do peritônio. Com tração inferior e lateral, os plexos uterinos são identificados, pinçados e seccionados, incluindo o restante dos ligamentos cardinais. Com essas ligaduras o útero descerá mais ainda, ficando fixo apenas pelos elementos do seu pedículo superior (ligamento útero-ovariano, trompa e ligamento redondo). Se possível, com a utilização de afastador de ramo longo, o fundo do útero é exteriorizado para facilitar a ligadura dos pedículos superiores, que também poderão ser ligados com segurança pelo pinçamento de baixo para cima e com auxílio de dois afastadores de ramo longo. Após a retirada da peça cirúrgica e da hemostasia rigorosa realiza-se o fechamento do peritônio e da mucosa vaginal.

Cirurgia do prolapso dos órgãos pélvicos e da incontinência urinária

A cirurgia reparadora em mulheres com prolapso genital consiste em uma combinação de suspensão da cúpula vaginal e reparação dos defeitos das paredes anterior e posterior da vagina.[36] As indicações para correção são geralmente as mesmas, ou seja, nas mulheres sintomáticas, com desconforto diário, que interfere na função sexual e na atividade física.

A escolha do procedimento cirúrgico depende de uma série de considerações, incluindo a localização anatômica do defeito, a presença de incontinência urinária ou fecal, condições clínicas e as preferências do paciente.[37,38]

Incontinência urinária

Patologia que interfere no cotidiano das pacientes, piorando significativamente a sua qualidade de vida. A Sociedade Internacional de Continência define incontinência urinária como perda involuntária de urina que cause problema social ou higiênico à paciente, e incontinência urinária de esforço como perda de urina através do meato externo da uretra, quando a pressão vesical excede a pressão uretral, na ausência de contração do músculo detrusor. A terapêutica mais utilizada é a cirúrgica, com uso do *sling*.

A técnica transobturatória é bastante utilizada pelos ginecologistas, não necessitando de acompanhamento com o cistoscópio. Utiliza-se uma tela monofilamentar de polipropileno; realiza-se incisão vaginal vertical e mediana de 0,5 cm abaixo do meato uretral, no terço médio e inferior da uretra. Em direção paravaginal, disseca-se com tesoura delicada um comprimento de aproximadamente 3,5 cm de cada lado da uretra. Identifica-se a zona ínfero-interna do forame obturador, tendo como referência o tendão longo do músculo adutor longo da coxa, e faz-se uma incisão cutânea puntiforme. Essa incisão é realizada de ambos os lados, na prega inguinal, no mesmo nível horizontal do clitóris. Com orientação do dedo indicador, o cirurgião passa a agulha com a prótese, no sentido de fora para dentro ou de dentro para fora, de acordo com o material escolhido. Por fim, o *sling* é posicionado sem tração na uretra média.

Na técnica retropúbica, realizam-se duas incisões abdominais transversas, de aproximadamente 0,5 cm a 1 cm, em cada lado da linha média, logo acima da sínfise púbica e outra na parede vaginal anterior. Dissecam-se bilateralmente os espaços parauteratrais. O conjunto agulha-prótese é introduzido no sentido anterolateral para o espaço parauretral até perfurar a fáscia endopélvica. A agulha irá seguir pelo espaço de Retzius até perfurar o músculo retoabdominal e a sua bainha, continuando até a incisão abdominal ipsilateral. Expondo a ponta da agulha, puxa-se o conjunto formado pela agulha e pela tela para cima, em ambos os lados. Mantendo-se pouca tensão, a tela é posicionada na uretra média.

Prolapso apical

É a descida do útero, do colo do útero ou da cúpula vaginal. Deve-se realizar a fixação da cúpula vaginal no ligamento sacroespinhal com sutura após dissecção e identificação do ligamento ou com o uso de tela de polipropileno. Essa técnica pode ser aplicada como um tempo da histerectomia vaginal ou, na ausência do útero, no prolapso de cúpula. Atualmente, com o advento de conjuntos próprios para a aplicação da prótese, as cirurgias se tornaram menos invasivas e mais eficientes.

Traquelectomia

Realizada pela ressecção plana ou em cone. É indicada nos casos de tratamento do alongamento hipertrófico do colo uterino e no diagnóstico e tratamento do câncer do colo uterino. Na amputação cônica, com o colo uterino exposto, aplica-se solução de lugol para limitação da área a ser ressecada. Após pinçamento e tração inferior, cervicometria, dilatação cervical até a vela de Heggar nº 8 e ligadura das artérias paracervicais através da mucosa, inicia-se a ressecção em cone, com a base voltada para a ectocérvice, até a proximidade o orifício interno, sem comprometê-lo. A hemostasia deve ser rigorosa, e há necessidade de colocação de tampão vaginal.

Curetagem uterina

Hoje amplamente substituída pela histeroscopia. Indicada em ginecologia e obstetrícia, com fins diagnósticos e/ou terapêuticos. É realizada em três etapas: histerometria, dilatação do colo uterino e curetagem da cavidade endometrial. Deve ser precedida dos toques vaginal e retal, principalmente nos casos de suspeita de patologia maligna.

Culdocentes e colpotomia

Podem ser indicadas no diagnóstico diferencial de patologias pélvicas e nas punções e drenagens de abscessos pélvicos. A esterilização tubária pode ser realizada pela colpotomia anterior ou posterior. A abordagem é feita principalmente pelo fundo de saco vaginal posterior, após o pinçamento e o deslocamento anterior do colo uterino.

Divertículo de uretra

Patologia rara, podendo passar despercebida. Há herniação sacular na uretra, em direção ao septo uretrovaginal. O tratamento é cirúrgico e consiste na excisão completa do divertículo. O acesso é vaginal; o divertículo é dissecado até o seu colo e ressecado completamente. A reparação da uretra é realizada por sutura transversal. A sonda de Foley tem a função de orientar a cirurgia e moldar a uretra no pós-operatório, portanto, ela deve ser colocada antes do início do procedimento e permanecer por cerca de 10 dias.

Cirurgia oncológica

Tanto a laparoscopia quanto a cirurgia robótica são vias de excelência para cirurgias no tratamento do câncer ginecológico. Com seu acesso minimamente invasivo, é excelente no inventário da cavidade abdominal, permite a execução plena de todo o procedimento radical e pode ser associada como adjuvante a abordagens vaginais

(Schauta-Amreich), como a linfadenectomia das cadeias ilíacas e obturadora.

Nos tumores que comprometem o colo uterino, a técnica de Wertheim-Meigs tem sido cada vez mais utilizada pela via laparoscópica.[39] Nos carcinomas do endométrio, a via laparoscópica também se tem mostrado exequível, pois mantém os mesmos parâmetros de radicalidade da via tradicional, permitindo inclusive a realização da linfadenectomia pélvica e para-aórtica, quando necessárias.[40]

A perspectiva sobre a citorredução cirúrgica do câncer de ovário avançado está evoluindo à medida que continuamos a refinar o escopo e o momento da cirurgia primária e da quimioterapia. Porém, a importância e a relevância do esforço cirúrgico para a sobrevida do paciente permanecem evidentes. O volume de doença residual após a cirurgia de citorredução ainda é o fator prognóstico mais forte para a sobrevida livre de progressão e sobrevida geral. A cirurgia de citorredução primária é geralmente preferida, mas a quimioterapia neoadjuvante seguida por cirurgia de citorredução de intervalo é uma alternativa para um determinado subconjunto de pacientes, como aquelas que são mais idosas, mulheres com uma grande carga de doença ou aquelas com múltiplas comorbidades.

Independentemente do momento do procedimento, o esforço máximo de citorredução continua sendo o padrão de tratamento. As abordagens geralmente incluem salpingo bilateral, ooforectomia, histerectomia, omentectomia infracólica e infragástrica e ressecção de qualquer outra doença visível macroscópica. O estadiamento abrangente, incluindo múltiplas biópsias e dissecção de linfonodos, é mais importante em pacientes com doença em estágio inicial que aparece grosseiramente confinada ao ovário ou pelve. Para pacientes com doença em estágio III ou IV aparente, a falta de benefício para linfadenectomia de rotina foi recentemente esclarecida no ensaio LION de fase III, publicado em 2019.[41]

Existe um grande debate na literatura sobre a eficiência da abordagem laparoscópica em tumores avançados de ovário e a capacidade de citorredução ótima. No entanto, está bem estabelecido que a via laparoscópica apresenta maior tempo operatório, menor tempo de internação hospitalar e menor intervalo de tempo entre a operação e o início da quimioterapia do que os pacientes submetidos à cirurgia aberta.[42]

Referências bibliográficas

1. Lindemann HJ. Tracing the hystory of hysteroscopy. In: Phillips JM, Hysteroscopy update. Miami, AAGL Publications, 1997, seção III, p. 11-13.
2. Lasmar RB, Barrozo PRM, Dias R, Oiveira MAP. Submucous fibroids: A new presurgical classification (STEP-w). J Minim Invasive Gynecol.2005; 12(4):308-11.
3. Lasmar RB et al. Miomectomia histeroscópica. In: Crispi CP (ed). Tratado de videoendoscopia e cirurgia minimamente invasiva em ginecologia. 2 ed. Rio de Janeiro: Revinter, 2007, p. 1029-1045.
4. Monk BJ, Berman ML, Montz FJ. Adhesion after extensive gynecologic surgery: clinical significance, etiology and prevention. Am J Obstet Gynecol 1994; 170:1396-403.
5. Motta ELA, Schizzi A, Paula FJP, Furtado FOF, Pina H, Chein MBC. Adesiólise. In: Donadio N, Albuquerque Neto LC (eds). Consenso Brasileiro em Videoendoscopia Ginecológica. 1 ed. FEBRASGO, 2001. p. 126-8.
6. American Society for Reproductive Medicine, Birmingham, Alabama The Practice Committee of the American Society for Reproductive Medicine in collaboration with the Society of Reproductive Surgeons. Pathogenesis, consequences, and control of peritoneal adhesions in gynecologic surgery.Fertility and Sterility, Volume 88, Issue 1, July 2007, p. 21-26.
7. Pedrosa F. Indicações, contraindicações e complicações da cirurgia videolaparoscópica. In: Oliveira MAP, Oliveira HC e Meirelles Jr HL (eds). Cirurgia videolaparoscópica em ginecologia. 1 ed. Rio de Janeiro: Revinter, 1995, p. 45-58.
8. StrandellA.Treatment of hydrosalpinx in the patient undergoing assisted reproduction. CurrOpinObstetGynecol 2007 Aug; 19(4):360-5.
9. Hajenius PJ, Mol F, Mol BW, Bossuyt PM, Ankum WM, van der Veen F. Interventions for tubal ectopic pregnancy. Cochrane Database Syst Rev 2007 Jan 24; (1):CD000324.
10. Barrozo PRM, Dias R, Lasmar RB, Traiman P, Nahás EAP, Dias DS. Uma Visão atual: alternativas à histerectomia. FEMINA jun 2004; 32(5):425-428.
11. Garry R, Fountain J, Brown J, Manca A, Mason S, Sculpher M et al. EVALUATE hysterectomy trial: a multicentrerandomised trial comparing abdominal, vaginal and laparoscopic methods of hysterectomy. Health Technol Assess 2004 Jun; 8(26):1-154.
12. Chapron C, Dubuisson JB, Ansquer Y, Fernandez B. Total hysterectomy for benign pathologies. Laparoscopic surgery does not seem to increase the risk of complications. J GynecolObstetBiolReprod (Paris) 1998 Jan; 27(1):55-61.
13. Graves WP. Tumours of the uterus. In: Curtis AH (ed). Obstetric and Gynecology. Philadelphia: WB Saunders, 1933.
14. Cramer SF, Patel D. The frequency of uterine leiomyomas.Am J ClinPathol 1990; 94:435.
15. Parker WH, Fu YS, Berek JS. Uterine sarcoma in patients operated on for presumed leiomyoma and rapidly growing leiomyoma. ObstetGynecol 1994 Mar;83(3):414-8.
16. Dubuisson JB, Chapron C. Laparoscopic myomectomy and myolysis. Baillieres Clin Obstet Gynaecol 1995 Dec; 9(4):717-28.
17. Lasmar RB. Miomectomia laparoscópica. In: Oliveira HC, Lemgruber I. Tratado de Ginecologia da Febrasgo, 1 ed. vol II. Rio de Janeiro: Revinter, 2000. p. 1451-1554.
18. Seidman DS, Nezhat CH, Nezhat F, Nezhat C. The role of laparoscopic-assisted myomectomy (LAM). JSLS 2001 Oct-Dec; 5(4):299-303.
19. Lauchlan SC. The secondary mullerian system revisited. Int J GynecolPathol 1994 Jan; 13(1):73-9.
20. Sampson JA. Peritoneal endometriosis due to menstrual dissemination of endometrial tissue into the peritoneal cavity. Am J ObstetGynecol 1927; 14;422-69.
21. Merril JA. Endometrial indution of endometriosis across millipore filters. Am J ObstetGynecol 1966;94:780.
22. Barbieri RL. Etiology and epidemiology of endometriosis.Am J ObstetGynecol 1990; 162:565-7.
23. Olive DL. Epidemiologia da endometriose. Clínicas Obstétricas e Ginecológicas da América do Norte 1997; 2:217-240.
24. Nezhat CR et al. Operative Gynecologic Laparoscopy – Principles and Techniques, New York: McGraw-Hill, 1995, chapter 11.
25. Redwine DB. Aggressive laparoscopic excision of endometriosis of the cul-de-sac and uterosacralligaments.J Am AssocGynecolLaparosc 1997 Aug; 4(4):540-1.
26. Barrozo PRM et al. Síndrome da dor pélvica crônica – Diagnóstico e abordagem videolaparoscópica. In: Crispi CP (ed).Tratado de videoendoscopia e cirurgia minimamente invasiva em ginecologia. 2 ed. Rio de Janeiro: Revinter, 2007. p. 286-293.

27. Redwine DB. 'Invisible' microscopic endometriosis: a review. GynecolObstet Invest 2003; 55(2):63-7.
28. Dubernard G, Piketty M, Rouzier R, Houry S, Bazot M, Darai E. Quality of life after laparoscopic colorectal resection for endometriosis. Hum Reprod 2006 May; 21(5):1243-7.
29. Lasmar RB, Lasmar BP. Pillar C, Diagram to map the locations of endometriosis, Int J Gynecol Obstet. 2012 Jul;118(1):42-6
30. Lasmar RB, Abraão MS, Lasmar BP, Dwild RL, Simplified approach to the treatment of endometriosis – ECO system, MINERVA GINECOL 2012;64:1-2.
31. Diez-Itza I, Aizpitarte I, Becerro A. Risk factors for the recurrence of pelvic organ prolapse after vaginal surgery: a review at 5 years after surgery. IntUrogynecol J Pelvic Floor Dysfunct 2007; 18:1317.
32. Gutman RE, Ford DE, Quiroz LH, et al. Is there a pelvic organ prolapse threshold that predicts pelvic floor symptoms? Am J ObstetGynecol 2008; 199:683.e1.
33. Mouritsen L, Larsen JP. Symptoms, bother and POPQ in women referred with pelvic organ prolapse. IntUrogynecol J Pelvic Floor Dysfunct 2003; 14:122.
34. Bradley CS, Zimmerman MB, Qi Y, Nygaard IE. Natural history of pelvic organ prolapse in postmenopausal women. Obstet Gynecol 2007; 109:848.
35. Handa VL, Garrett E, Hendrix S, et al. Progression and remission of pelvic organ prolapse: a longitudinal study of menopausal women. Am J ObstetGynecol 2004; 190:27.
36. Ellerkmann RM, Cundiff GW, Melick CF, et al. Correlation of symptoms with location and severity of pelvic organ prolapse. Am J ObstetGynecol 2001; 185:1332.
37. Olsen AL, Smith VJ, Bergstrom JO, et al. Epidemiology of surgically managed pelvic organ prolapse and urinary incontinence. ObstetGynecol 1997; 89:501.
38. Asante A, Whiteman MK, Kulkarni A, et al. Elective oophorectomy in the United States: trends and in-hospital complications, 1998-2006. ObstetGynecol 2010; 116:1088.
39. Frumovitz M, dos Reis R, Sun CC, Milam MR, Bevers MW, Brown J et al. Comparison of total laparoscopic and abdominal radical hysterectomy for patients with early-stage cervical cancer. ObstetGynecol 2007 Jul; 110(1):96-102.
40. Barakat RR, Lev G, Hummer AJ, Sonoda Y, Chi DS, Alektiar KM et al. Twelve-year experience in the management of endometrial cancer: a change in surgical and postoperative radiation approaches. GynecolOncol 2007 Apr; 105(1):150-6. Epub 2007 Jan 2.
41. Ghezzi F, Cromi A, Uccella S, Bergamini V, Tomera S, Franchi M et al. Laparoscopy versus laparotomy for the surgical management of apparent early stage ovarian cancer. GynecolOncol 2007 May; 105(2):409-13. Epub 2007 Jan 31.
42. Harter P, Sehouli J, Lorusso D, Reuss A, Vergote I, Marth C, et al. A randomized trial of lymphadenectomy in patients with advanced ovarian neoplasms. N Engl J Med 2019;380:822–32. doi: 10.1056/NEJMoa1808424.

44 Videocirurgia Urológica

Mauricio Rubinstein • Irineu Rubinstein

Introdução

Desde o primeiro relato de nefrectomia laparoscópica (NL) transperitoneal por Clayman et al.[1] em 1991 e a primeira abordagem retroperitoneal com uso de balão por Gaur et al.[2] em 1993, a laparoscopia emergiu como importante opção de acesso para as patologias urológicas que requerem intervenção cirúrgica.

Nefrectomia laparoscópica

Durante a década de 1990, a nefrectomia laparoscópica se consolidou e aos poucos foi se expandindo pelo mundo, chegando a se tornar a técnica "ouro" para o tratamento dos tumores renais. A diferença é que para grandes tumores (> 4 cm), a nefrectomia realizada é a chamada "radical", e para tumores menores, a nefrectomia parcial pode e deve ser realizada, sempre que possível.

Com o aumento da detecção incidental de lesões renais pequenas (≤4 cm), observou-se a expansão de procedimentos das técnicas preservadoras de néfrons em pacientes com tumor renal, oferecendo resultados oncológicos semelhantes a médio e longo prazo.[3-8] O crescimento da utilização do acesso laparoscópico em cirurgias urológicas gerou maior experiência no controle vascular renal, ressecção do tumor e nas suturas hemostáticas e de via excretora. Como resultado, a nefrectomia parcial laparoscópica (NPL) surgiu como uma alternativa atraente para a realização da nefrectomia parcial em pacientes selecionados. O procedimento minimamente invasivo duplica os princípios do acesso aberto.[8]

Indicações

As indicações de NL são as mesmas que para a cirurgia convencional (aberta). O carcinoma de células transicionais do sistema coletor ou do ureter são as principais indicações. Pacientes apresentando alterações/doenças de coagulação são a única contraindicação absoluta ao procedimento. Contraindicações relativas são cirurgias abdominais extensas anteriores, insuficiência renal crônica (maior risco de complicações).

As indicações atuais de NPL, inicialmente limitadas aos tumores renais pequenos, únicos, periféricos, superficiais e exofíticos, agora têm sido criteriosamente expandidas, incluindo pacientes com tumores que atinjam o sistema coletor ou seio renal, tumores completamente intrarrenais e próximos ao hilo renal.[7-8] A grande limitação do procedimento ainda é manter o tempo de isquemia quente <25 min, assim como minimizar os índices de complicação.[9, 10, 11]

Diagnóstico e preparo pré-operatório

O diagnóstico de carcinoma de células renais e ou doenças renais benignas devem ser firmados com exames complementares (tomografia computadorizada, ressonância magnética).

Um preparo intestinal mecânico pode ser realizado na véspera do procedimento, com ingestão de dieta líquida sem resíduos e uso de substâncias laxativas na tarde anterior. Antibióticos profiláticos são utilizados de rotina e, no momento do procedimento, realiza-se sondagem orogástrica e vesical antes do início da cirurgia.

Técnica operatória

A utilização do acesso retroperitoneal ou transperitoneal para a nefrectomia é de total escolha do cirurgião.[4] As técnicas nunca devem ser competitivas entre elas, e sim complementares, pois existem indicações específicas para cada uma delas.

Via Transperitoneal
Posição do paciente e cirurgiões

O paciente é colocado na posição de lombotomia, com o quadril e os ombros rodados em aproximadamente 20°. Os pontos de pressão são acolchoados; o paciente é ligeiramente fletido no quadril e fixo à mesa pelo tórax, quadril e membros inferiores.

Essa posição permite que o paciente seja girado do decúbito dorsal horizontal, durante a insuflação para a posição de lombotomia para a nefrectomia sem a necessidade de reposicionamento do paciente na mesa cirúrgica.[6] (Figura 44.1)

Mobilização do cólon

Após a inserção dos trocartes, a posição de lombotomia permite que as vísceras abdominais se desloquem medialmente. Realiza-se uma incisão ao longo da linha branca de Toldt, desde o início dos vasos ilíacos. À esquerda, essa incisão é estendida até a flexura esplênica, e à direita, até a flexura hepática. Posterior à incisão do peritônio, os ligamentos renocólicos são seccionados, permitindo que o cólon seja rebatido medial e passivamente, expondo o retroperitônio[6] (Figura 44.2).

Exceto em variantes, a gonadal será sempre encontrada em primeiro lugar e em uma situação mais externa à linha média da posição de lombotomia.[4,6]

Realiza-se então o acesso ascendente em direção ao hilo renal, no qual podem ser encontrados os pedículos polares inferiores que devem ser corretamente controlados com clips de titânio ou clips Hem-o-lock, como mostra a Figura 44.4.[6]

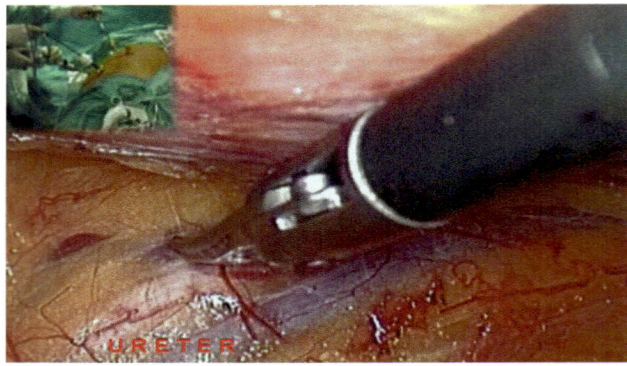

FIGURA 44.3 – *Identificação de veia gonadal e ureter. Fonte: arquivo pessoal do autor.*

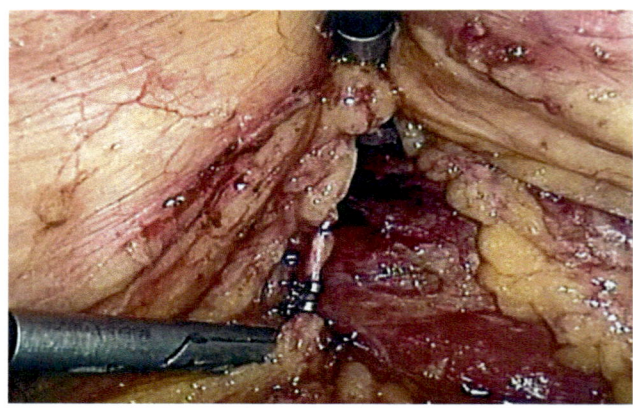

FIGURA 44.4 – *Ligadura de pedículos polares inferiores. Identificação e secção da artéria e veia renal. Fonte: arquivo pessoal do autor.*

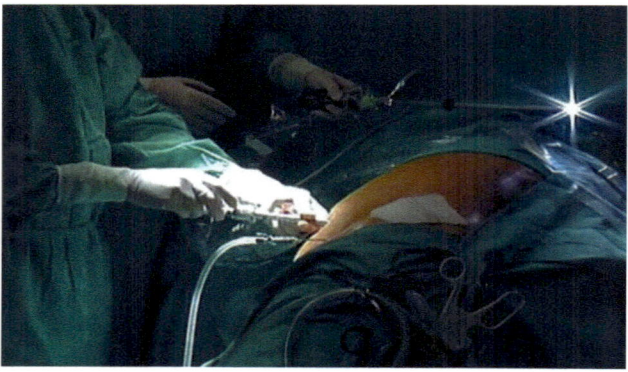

FIGURA 44.1. *Posição do paciente e cirurgiões. Fonte: arquivo pessoal do autor.*

A dissecção dos elementos do hilo renal deve ser realizada conforme os princípios da técnica aberta. A artéria renal é clipada com três clips *hem-o-locks*, deixando 2 clips proximais e 1 distal. A seguir secciona-se a veia renal com grampeadores vasculares ou posicionamento de clips *hem-o-locks*[4,6] (Figuras 44.5 a 44.7).

Liberação do pólo superior

A manobra é facilitada com a utilização da ótica de 30° para melhor visualização. No lado esquerdo, a mobilização prévia do eixo espleno-pancreático também melhora a exposição.

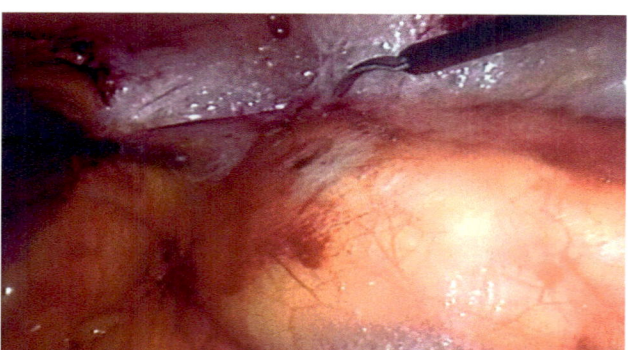

FIGURA 44.2. *Mobilização do Cólon. Identificação de veia gonadal e ureter (vide Fig. 44.3). Fonte: arquivo pessoal do autor.*

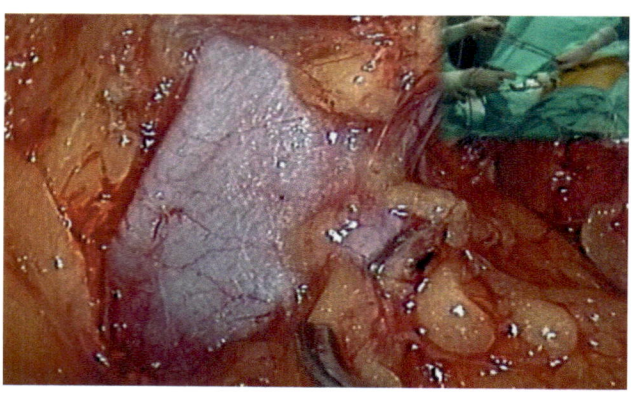

FIGURA 44.5 – *Identificação dos elementos do hilo renal. Fonte: arquivo pessoal do autor.*

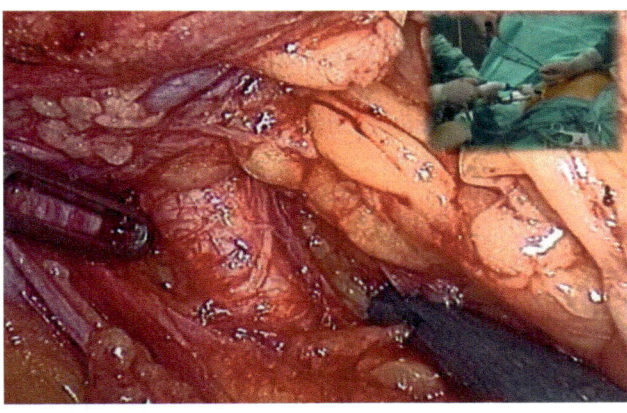

FIGURA 44.6 – *Dissecção da artéria e veia renal.* Fonte: *arquivo pessoal do autor.*

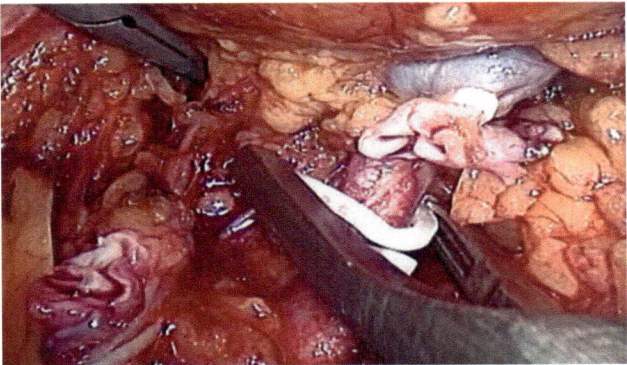

FIGURA 44.7 – *Colocação de clips e secção dos elementos do hilo.* Fonte: *arquivo pessoal do autor.*

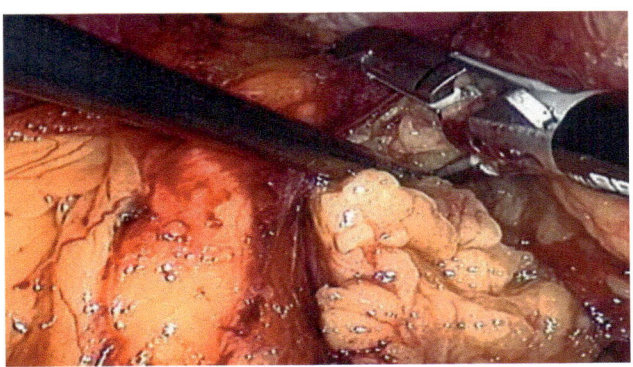

FIGURA 44.8 – *Liberação do pólo superior do rim.* Fonte: *arquivo pessoal do autor.*

Via Retroperitoneal

Na via retroperitoneal, posiciona-se o paciente em lombotomia clássica. O acesso ao retroperitônio se realiza com uma pequena incisão de 1-2 cm na ponta da 12° costela, com dissecção digital do espaço retroperitoneal entre o músculo psoas e a face anterior da Gerota. Realiza-se a inserção do balão dilatador, indução do pneumorretroperitônio e posterior colocação dos trocartes.[6,7,8]

Para acesso ao hilo renal, realiza-se uma incisão na fáscia de Gerota, junto ao músculo psoas, com posterior acesso à artéria renal.

A veia renal posiciona-se anteriormente à artéria, é ligada e seccionada com grampeador vascular, clip de titânio ou clip *hem-o-lock*.

Posterior à secção dos vasos hilares, é realizada uma dissecção superior seguindo a musculatura retroperitoneal. Identifica-se o ureter e, posteriormente, é realizada a retirada da peça cirúrgica.[7]

Nefrectomia Parcial Laparoscópica (NPL)

Durante a NPL, após a dissecção cuidadosa do pedículo (exposto anteriormente), de acordo com o caso, há necessidade de clampeamento dos vaso renais (artéria e veia) quando o cirurgião julgar necessário, utilizando pinças *satinsky* ou *bulldogs*.

Com o uso do probe de ultrassom estéril e flexível, posicionado em contato direto com a superfície renal, pode-se obter informações sobre o tamanho do tumor, a extensão e a profundidade de invasão no parênquima, distância até o sistema pielocalicial.

O tumor é ressecado a frio, utilizando-se a tesoura. A gordura perirrenal preservada, neste momento, é apreendida a fim de se realizar contratração, suspendendo e afastando o tumor do leito do rim. A aspiração, por parte do auxiliar, de forma ativa e intermitente, é fundamental para a aquisição de um campo operatório limpo e seguro para a realização da ressecção.

A sutura contínua do leito tumoral na nefrectomia parcial com o uso de Poliglactina 2-0 em CT-1 visa: reparo impermeável de qualquer abertura do sistema pielocalicial e sutura hemostática de todos os consideráveis vasos sanguíneos intrarrenais, utilizando-se a técnica sem nós, empregando-se clipes de *hem-o-lok* nas extremidades do fio para manter a compressão do parênquima renal. A renorrafia externa é realizada com fios de Poliglactina 0 em CT. Um clipe *hem-o-lok* é previamente colocado a 2 cm do final de cada fio, servindo como ponto de ancoragem e suporte para o início da sutura. É necessário o planejamento preciso do ângulo e da profundidade de cada passagem da agulha para se evitarem múltiplas passagens da mesma, levando-se, assim, a um maior número de lesões e pontos sangrantes. Após a passagem do ponto, outro clipe é aplicado sobre a extremidade livre do fio, tracionando levemente o fio, de forma a pressionar e comprimir o parênquima renal. Este tempo operatório geralmente requer a passagem de 3 a 5 pontos, dependendo do tamanho tumoral.

Após a abertura do *Satinsky*, ou retirada dos *bulldogs*, o cirurgião observa se houve hemostasia efetiva do leito renal. A hemostasia é observada laparoscopicamente e reavaliada após desinsuflação temporária da cavidade peritoneal.

A peça é retirada em um *endobag*, e um dreno posicionado na cavidade abdominal. O cirurgião deve inspecionar a peça e encaminhá-la ao patologista, para se confirmarem as margens negativas, antes do final do procedimento.

O acesso robô-assistido vem ganhando aplicabilidade na nefrectomia parcial devido à longa curva de aprendizado no acesso laparoscópico puro. Utiliza-se normalmente um acesso com 4 ou 5 trocartes, dependendo da preferência do cirurgião com a utilização do quarto braço robótico. Os passos cirúrgicos são semelhantes, sendo que normalmente o uso da pinça de Satinsky é evitado pelo risco de colisão extracorpórea com os braços do robô.

Recuperação pós-operatória

A literatura contemporânea é consensual quando analisamos a recuperação pós-operatória da nefrectomia aberta e laparoscópica. O acesso minimamente invasivo proporciona menor utilização de analgésicos, menor tempo de internação hospitalar, além de menor tempo para o retorno as atividades habituais.[6, 12-14]

Aparentemente, não existe diferença nos parâmetros supracitados quando avaliamos a recuperação pós-operatória comparando o acesso laparoscópico puro e o acesso robô-assistido.[15-17]

Resultados oncológicos

Não existe diferença oncológica quando comparamos o acesso minimamente invasivo ao acesso aberto. Analisando a sobrevida global e câncer-específica nas séries mais atuais, é possível concluir os acessos são igualmente seguros no tratamento de tumores renais.[18,19]

Conclusão

Atualmente, a videolaparoscopia convencional é utilizada na Urologia para tratar a grande maioria dos tumores com uma menor morbidade, oferecendo ao paciente uma cirurgia segura e menos dolorosa. Após mais de uma década, diversos centros mundiais utilizam a técnica videolaparoscópica como método para tratar seus pacientes. Devemos lembrar, porém, que a melhor técnica é aquela em que o cirurgião possui experiência, oferecendo segurança ao seu paciente.

Prostatectomia radical laparoscópica

O advento da laparoscopia na prostatectomia radical ocorreu em estágios, em que a linfadenectomia laparoscópica era realizada antes da cirurgia aberta, no intuito de definir com mais precisão uma possível extensão da doença localizada. Kavoussi et al.[20] descreveram, durante uma dissecção nodal laparoscópica, antes de realizar uma prostatectomia radical perineal, que era possível o acesso às vesículas seminais. A laparoscopia facilitava a abordagem das vesículas seminais, etapa considerada difícil na modalidade aberta, seja pelo acesso transperitonial, transvesical, paravesical, retrovesical ou transcoccígeo utilizados.

Uma primeira série de nove casos de Prostatectomia Radical Videolaparoscópica (PRL) foi realizada por Schuessler com uma abordagem transperitonial em 1991, sendo então descrita na literatura em 1997.[21] Sua conclusão foi de que a técnica não oferecia vantagens em relação à cirurgia convencional, embora os resultados pudessem melhorar com o progresso da técnica, incluindo a experiência e a qualidade da instrumentação. Em 1998, Guillonneau et al., utilizando a técnica de Gaston, descreveram 28 casos iniciais,[22] seguidos de uma série de mais de 800 casos.[23-24] A partir de 2000, com o melhor refinamento da técnica, Abbou et al.[25] e diversos centros, principalmente europeus, divulgaram seus resultados,[26-27] com publicações em torno de 1.200 cirurgias realizadas.

Técnica

A técnica de referência continuou sendo a clássica prostatectomia radical retropúbica descrita por Walsh et al.[28] Entre 1998 e 1999, a técnica laparoscópica utilizada pela equipe de Montsouris tornou-se bem estandartizada,[29] reprodutível e aceita nos principais centros dos Estados Unidos e Europa, sendo utilizada em grande escala com pequenas modificações.

O paciente é colocado em posição de Trendelenburg a 15-30 graus com os membros superiores ao longo do corpo e membros inferiores em abdução de 60 graus. O monitor de vídeo instalado na posição mais alta da torre laparoscópica e equipamento de insuflação são colocados entre as pernas do paciente.

A equipe cirúrgica inclui o cirurgião, à esquerda do paciente, o primeiro auxiliar, à direita, e um segundo assistente opcional, ao lado do cirurgião, para auxílio do sistema de câmera. Um cateter de Foley estéril é colocado para permitir a drenagem contínua da bexiga. Utilizando a técnica transperitonial, o pneumoperitônio é confeccionado por agulha de Veress ou Hasson na altura da linha mediana supra ou umbilical, até atingir a pressão de 12-15 mmHg. Nesse local, insere-se o primeiro trocarter de 10 mm para a entrada da óptica, com realização do inventário da cavidade e introdução dos outros quatro trocartes de 5 mm sob controle visual, sendo dois trocartes colocados lateralmente próximos às espinhas ilíacas anterossuperiores (4 cm medial), um terceiro trocarter na linha média entre o umbigo e o púbis, e o último trocarter na margem lateral do reto abdominal próximo à fossa ilíaca esquerda.

Técnica passo a passo

1) Dissecção dos deferentes e vesículas seminais (Dissecção Posterior): afastando-se cranialmente as alças intestinais da pelve, inicia-se a dissecção posterior com incisão do peritônio, abaixo do saco de Douglas, sobre o ducto deferente em direção à próstata. As vesículas seminais são identificadas após dissecção dos deferentes na altura da ampola em direção lateral e caudal. É importante a dissecção das vesículas seminais bem próxima da próstata, evitando-se lesão ureteral e retal, com sua mobilização completa anterior, lateral e posterior antes da liberação da fáscia de Denonvilliers.

2) Peritoniotomia anterior para acesso ao espaço de Retzius (Dissecção Anterior): incisão circunferencial do peritônio anterior em U invertido na altura do ligamento umbilical medial, tendo acesso ao espaço retropúbico. A ampla exposição da anatomia da pelve permite a realização da linfadenectomia, se necessário, neste momento.

3) Abertura da fáscia endopélvica bilateral: a fáscia é incisada distalmente até o ligamento puboprostático até visualização do ápice prostático. Dissecção romba do músculo elevador do ânus expõe o aspecto lateral completo da próstata.

4) Ligadura isolada do complexo da veia dorsal: com o ápice prostático bem exposto, realiza-se a sutura hemostática do complexo da veia dorsal do pênis com vycril 2-0.

5) Transecção anterior do colo vesical: após remoção da gordura pré-vesical, a tração do cateter de Foley nos ajuda a definir precisamente a localização entre o colo vesical móvel e a próstata. Após a abertura da parte anterior da bexiga na posição de 12 h do relógio, identificamos a saída do cateter em direção ao espaço retropúbico.

6) Transecção posterior do colo vesical: após identificação dos meatos ureterais, incisa-se transversalmente a parte posterior da bexiga na posição de 6 horas do relógio, até a separação completa entre bexiga e próstata. As vesículas seminais e os ductos deferentes poderão ser visualizados no campo operatório após dissecção da fáscia de Denonvilliers.

7) Secção dos pedículos prostáticos laterais: os pedículos prostáticos são seccionados a partir da base da vesícula seminal em direção à uretra bilateralmente, sendo esta etapa realizada mais facilmente se a dissecção da fáscia de Denonvilliers tiver sido realizada de modo adequada e completa. Atenção na liberação dos feixes neurovasculares para sua preservação.

8) Secção do complexo da veia dorsal (dissecção apical): após a completa mobilização da próstata nas direções posterior, laterais e anterior, o plexo de Santorini finalmente é seccionado, com a uretra sendo seccionada bem próxima ao ápice prostático, preservando-se um bom coto uretral para a anastomose. É importante evitar a eletrocauterização da uretra, principalmente com bisturi monopolar, para se preservar o esfíncter. A espécime cirúrgica é temporariamente colocada no espaço paracólico ou no recesso cecal para posterior remoção.

9) Anastomose uretrovesical: a sutura contínua com fio único de duas agulhas (vycril, caprofyl, sutura farpada) em suas extremidades inicia-se no sentido fora/dentro no colo vesical e dentro/fora no coto uretral, às 6 horas da direção do relógio. A primeira agulha corre no sentido horário do relógio, das 6 às 11 horas, criando a metade esquerda da anastomose. A segunda agulha corre no sentido anti-horário do relógio, das 6 às 12 horas, criando a metade direita da anastomose. Um cateter de Foley 18 Fr é inserido dentro da bexiga, e os dois fios são apertados juntos. Outra opção é a sutura com pontos separados às 5 e 7 horas intraluminal, quatro suturas adicionais às 4, 8, 2 e 10 horas, e duas suturas finais às 1 e 11 horas na posição do relógio.

10) Retirada da peça com *endobag*: um dreno tubular ou *penrose* é colocado no espaço retropúbico, e a peça é retirada com auxílio de *endobag* por incisão umbilical.

Curva de aprendizado

A prostatectomia radical laparoscópica (PRL) é um procedimento tecnicamente avançado, que está associado a relatos de tempo operatório significativamente prolongados.[23] No entanto, a PRL necessita de grande experiência em procedimentos laparoscópicos e é realizada com segurança após 50-100 casos. Guilloneau *et al.* relataram um tempo operatório médio de 268 minutos nos primeiros 50 casos, 245 minutos nos 50 subsequentes e 180 minutos nos 350 casos finais, em uma série de 567 pacientes.[24] Na mesma série, realizaram 12 conversões para cirurgia aberta nos primeiros 50 casos, duas conversões nos 50 subsequentes e nove nos 467 casos finais.

A curva de aprendizado inclui a necessidade de autoavaliação contínua em relação a resultados do controle oncológico, potência e continência. Diferentes métodos podem ser empregados para melhora da técnica, como utilização de laboratório seco, cirurgia em animais, dissecção laparoscópica cadavérica, simuladores laparoscópicos ou treinamento com cirurgião muito experiente. Essa transferência de tecnologia, experiência e habilidade cirúrgicas é problemática, pois tem sido demonstrado que cursos de treinamento e sessões de laboratório de curto prazo não se traduzem por habilidade clínica para poder realizar procedimentos avançados. A falta de progressão é considerada umas das razões mais comuns para a conversão à cirurgia aberta durante um procedimento laparoscópico. Os passos mais difíceis do procedimento incluem a sutura do complexo da veia dorsal, a dissecção do colo vesical, a liberação do reto e a anastomose uretrovesical, em que a presença de um *expert* laparoscópico orienta e aumenta a eficiência do cirurgião em treinamento.

Resultados

Nas maiores séries de acompanhamento da prostatectomia radical videolaparoscópica, não é possível definir a avaliação oncológica definitiva por meio da sua eficácia cirúrgica. No entanto, os resultados preliminares garantem um resultado oncológico semelhante ao procedimento aberto.[30]

A grande variação de taxa de continência na literatura pode ser decorrente da falta de uma definição uniforme no pós operatório. Utilizando a definição rígida de não utilizar qualquer proteção (forro), seja de dia ou de noite, Guilloneau *et al.* relataram uma taxa de continência de 73,3% em meses, sendo 15% dos pacientes ainda utilizando proteção e 11,6% necessitando de mais de um forro/dia.[31]

Comparações de resultados sobre potência sexual são difíceis de avaliar, seja devido a falta do histórico sexual pré-operatório, idade do paciente, grau de preservação neurovascular, acompanhamento prolongado e ereção espontânea ou com uso de inibidores de fosfodiesterases. As taxas de potência após preservação bilateral nervosa laparoscópica variam de 33% a 67% na literatura, em que um período de até 18 meses é necessário para um melhor resultado.[31] Segundo Guilloneau *et al.*, em uma série de 47 pacientes com menos de 70 anos, potentes no pré-operatório e com cirurgia de preservação nervosa bilateral, relataram uma taxa de 66% de habilidade em relação com ou sem sildenafila.[31]

Complicações

A taxa de lesão ureteral na PRL é baixa e varia de 0%[11] a 1,4%[32] em séries com mais de 100 casos, em que pode ser mais prevalente na técnica transperitonial, se a incisão do peritônio posterior para dissecção da vesícula seminal for muito alta, e o ureter é confundido com o ducto deferente. A taxa de lesão do reto também é baixa, podendo ocorrer durante a dissecção apical (na tentativa de desenvolver o plano entre o reto e a fáscia de Denonvilliers) ou durante a própria incisão da fáscia, se não incisada bem próxima à superfície posterior da próstata. Guilloneau *et al.* descreveram o relato de oito casos (1,4%) de lesão retal em 567 pacientes.[32]

Em séries mais recentes, a taxa de lesão retal varia de 1,7% a 3,3%, íleo 2,5%, transfusão de sangue 2,2%, lesão neurológica 1,8%, lesão intestinal 0,9%, tromboembolismo 0,6% a 0,8%, lesão ureteral 0,1%, e taxa de complicação geral de 8,9% a 12,9%. Complicações como infecção do trato urinário, alterações neurológicas, fístulas, linforreias, hérnia de trocarter são raras e estão abaixo de 1%.[32-33] A necessidade de transfusão na literatura varia de 1,6% a 31% nas maiores séries.[31-32]

A incidência de embolia pulmonar é descrita como causa de morte perioperatória em pacientes oncológicos em torno de 0,5%.[33] A incidência de tromboembolismo venoso sintomático em pacientes submetidos à PRL é incerta. Segundo Secin *et al.*, presença de tromboembolismo prévio, tabagismo, próstata volumosa, tempo operatório prolongado e internação hospitalar prolongada foram fatores associados a risco maior do evento.[33]

Prostatectomia radical laparoscópica robô assistida

A Prostatectomia Radical laparoscópica Robô Assistida (PRLRA) foi realizada inicialmente no ano de 2000 por Abbou *et al.*[34] A cirurgia foi popularizada por Menon com a intenção de diminuir a curva de aprendizado da Prostatectomia Radical Laparoscópica com os avanços da cirurgia minimamente invasiva. As vantagens da cirurgia robótica seriam: maior precisão de movimentos devido a instrumentais mais refinados (pinças articuladas), ausência de tremor e uma visão tridimensional. O procedimento vem aos poucos sendo poupularizado para o tratamento do câncer de próstata, de acordo com o acesso ao sistema robótico nos mais diversos países.

Conclusão

A Prostatectomia Radical Laparoscópica vem obtendo bastante aceitação como abordagem cirúrgica para o tratamento do câncer de próstata localizado. As publicações comparando o acesso aberto *versus* acesso laparoscópico demonstraram melhores resultados com a cirurgia minimamente invasiva no que diz respeito a perda sanguínea, dor pós-operatória, retorno às atividades diárias e resultados cosméticos. A cirurgia laparoscópica e a cirurgia robô assistida vem assumindo importante papel no tratamento do câncer de próstata localizado na era da cirurgia minimamente invasiva.

Referências bibliográficas

1. Clayman RV, Kavoussi LR, Soper NJ, et al. Laparoscopic Nephrectomy: initial case report. J. Urol.1991; 146: 82-278.
2. Gaur DD, Agarwal DK, Purohit KC: Retroperitoneal laparoscopic nephrectomy: initial case report. J Urol 1993, 149:103-105.
3. Chow WH, Devesa SS, Warren JL et al: Rising incidence of renal cell cancer in the United States. JAMA 1999; 281: 162.
4. Fergany AF, Hafez KS, Novick AC. Long-term results of nephron sparing surgery for localized renal cell carcinoma: 10-year follow-up. J Urol 2000; 163: 442.
5. Leibovich BC, Blute ML, Cheville JC et al: Nephron sparing surgery for appropriately se- lected renal cell carcinoma between 4 and 7 cm results in outcome similar to radical nephrec- tomy. J Urol 2004; 171: 1066.
6. Lee CT, Katz J, Shi W et al. Surgical management of renal tumors 4 cm or less in a contemporary cohort. J Urol 2000; 163: 730.
7. Gill IS, Desai MM, Kaouk JH et al. Laparoscopic partial nephrectomy for renal tumor: duplicating open surgical techniques. J Urol 2002; 167: 469.
8. Frank I, Colombo JR Jr, Rubinstein M et al: Laparoscopic partial nephrectomy for centrally located renal tumors J Urol 2006; 175: 849.
9. Goel A, Hema IAK, Gupta NP et al. Retroperitoneal radical nephrectomy and nephroureterectomy and comparison with open surgery. J Urol.2002; 20 :219-223.
10. Thompson RH, Lane BR, Lohse CM et al. Every minute counts when the renal hilum is clamped during partial nephrectomy. Eur Urol 2010; 58: 340.
11. Baumert H, Ballaro A, Shah N et al: Reducing warm ischemia time during laparoscopic partial nephrectomy: a prospective comparison of 2 renal closure techniques. Eur Urol 2007; 52: 1164.
12. Gill IS, Kavoussi LR, Lane BR et al: Comparison of 1,800 laparoscopic and open partial nephrectomies for single renal tumors. J Urol 2007; 178: 41.
13. Gill IS, Kamoi K, Aron M et al: 800 Laparoscopic Partial Nephrectomies: A Single Surgeon Series. J Urol 2010; 183: 34.
14. Benway BM, Bhayani SB, Rogers CG et al. Robot-assisted partial nephrectomy: an international experience. Eur Urol 2010; 57: 815.
15. Benway BM, Bhayani SB, Rogers CG et al. Robot assisted partial nephrectomy versus laparoscopic partial nephrectomy for renal tumors: a multi-institutional analysis of perioperative outcomes. J Urol 2009; 182: 866.
16. Haber GP, White WM, Crouzet S et al. Robotic versus laparoscopic partial nephrectomy: single-surgeon matched cohort study of 150 patients. Urology 2010; 76: 754.
17. Permpongkosol S, Bagga HS, Romero FR et al: Laparoscopic versus open partial nephrectomy for the treatment of pathological T1N0M0 renal cell carcinoma: a 5-year survival rate. J Urol 2006; 176: 1984.
18. Lane BR and Gill IS: 5-Year outcomes of laparoscopic partial nephrectomy. J Urol 2007; 177: 70.
19. Lane BR, Gill IS. 7-year oncological outcomes after laparoscopic and open partial nephrectomy. J Urol 2010; 183: 473.
20. Kavoussi LR, Schuesller WW, Clayman RV. Laparoscopic approach to the seminal vesicles. J Urol 1993;150:417-9.
21. Schuessler, WW. et al. 1997. Laparoscopic radical prostatectomy: initial short-term experience. Urology 50:854-857.
22. Guillonneau B, Catheliau X, Barret E, Vallancien G. Prostatectomy radical coelioscopique: première evaluation après 28 interventions. Presse Med 1998; 27:1570-4.
23. Guillonneau B, Vallencien G. Laparoscopic radical prostatectomy: initial experience and preliminary assessment after 65 operations. Prostate 1999;39:71-5.
24. Vallencien G, Guillonneau B, Catheliau X. Cancer de la prostate localize: traitement par prostatectomy radical coelioscopique. Etude de 841 cas. Bull Acad Natl Med 2002;186:117-23.
25. Abbou CC, Salomon L, Hosnek A et al. Laparoscopic radical prostatectomy: preliminary results. Urology 2000; 55: 630-03.
26. Sulser et al. Complication and initial 1228 laparoscopic radical prostatectomies at 6 european centers. J Urol 2001;165(Suppl):150A615.
27. Eden CG, Cahill D, Vass JA, Dauleh MI. Laparoscopic radical prostatectomy; the initial UK series. BJU Int 2002;90:867-82.
28. Walsh PC, Lepor H, Eggleston JD. Radical prostatectomy with preservation of sexual function:anatomical and pathological considerations. Prostate 1983;4:473-80.
29. Guilloneau B, Vallancien G. Laparoscopic radical prostatectomy: The Montsouris technique. J Urol 2000;163:1643-9.
30. Salomon L, Hosnek A et al. Comparison of early oncologic results of laparoscopic radical prostatectomy by extraperitonial versus transperitonial approach. Eur Urol.2004;46:50-4;discussion 54-6.
31. Guillonneau B, Catheliau X Vallancien G> laparoscopic radical prostatectomy:assessment after 550 procedures. Crit Rev Oncol Hematol 2002;43:123-33.
32. Vallancien G, Cathelineau X , Guilloneau B et al. Complications of transperitonial laparoscopic surgery in urology: review of 1311 procedures at single center. J Urol 2002;168:23-6.
33. Secin FP, Salomon L, Abbou CC et al. Multi-institutional study of syntomatic deep venous thrombosis and pulmonary embolism in prostate cancer patients undergoing laparoscopic or robot assisted laparoscopic radical prostatectomy. Eur Urol 2008;53:134-45.
34. Abbou CC, Hoznek A, Salomon L, Lobontiu A, Saint F, Cicco A, Antiphon P, Chopin D. Remote laparoscopic radical prostatectomy carried out with aa robot. Report of a case. Prog Urol. 2000 Sep;10(4):520-3.

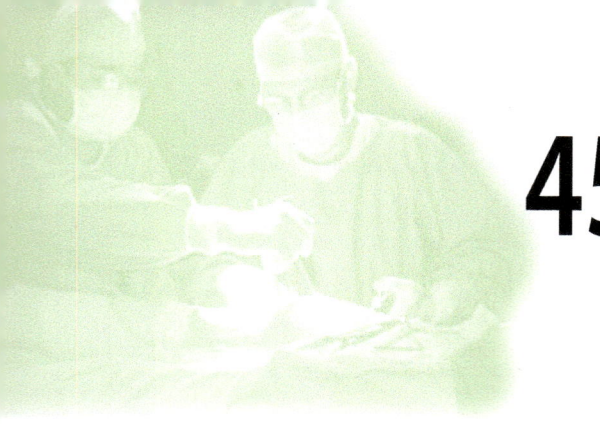

45 Videocirurgia Otorrinolaringológica

Ciríaco Cristóvão Tavares Atherino (*in memoriam*)
Roberto Campos Meirelles • Pedro Geisel dos Santos

Introdução

Nos últimos anos, a videocirurgia na Otorrinolaringologia ganhou impulso e dimensões nunca antes imaginados. As abordagens endoscópicas abriram novas perspectivas e ampliaram os limites da especialidade.

Neste capítulo, vamos discorrer sobre as várias possibilidades que a videocirurgia nos trouxe, num enfoque mais leve e abrangente destinado ao cirurgião geral.

Rinologia

No caso da Rinologia, a videocirurgia se aplica especialmente às cavidades paranasais. Após a introdução do conceito de complexo óstio-meatal (área de ventilação e drenagem das cavidades paranasais anteriores, ou seja, seios maxilares, células etmoidais anteriores e seio frontal) (Figura 45.1) por Kennedy, em 1985[1], o foco cirúrgico mudou para a correção das alterações desta região devido ao seu papel na gênese das rinossinusites crônicas.

Perspectiva histórica

Os cirurgiões otorrinolaringológicos sempre quiseram atingir as cavidades paranasais através do nariz. A primeira tentativa de endoscopia nasossinusal foi feita por Hirshman, em 1901, usando um cistoscópio modificado. Mas só em 1967 a cirurgia endoscópica foi introduzida na literatura europeia, por Messeklinger. Contudo, a sua aceitação foi lenta e, em 1985, Kennedy introduziu a técnica da cirurgia sinusal endoscópica funcional e, desde então, existe um esforço continuado de aperfeiçoamento desta modalidade operatória, de forma a facilitar a abordagem segura das diversas cavidades paranasais[1,2].

Extensão da cirurgia

Nas infecções crônicas do nariz e dos seios paranasais havia, antigamente, o conceito de "doença irreversível da mucosa", ou seja, a presença de lesões tão relevantes que seria impossível a preservação da mesma no ato cirúrgico. Com o advento da endoscopia, que possibilitou uma avaliação mais minuciosa das áreas danificadas, tal conceito foi posto definitivamente por terra, surgindo, assim, procedimentos operatórios mais econômicos e menos radicais. Entretanto, muitas vezes a cirurgia visando apenas a drenagem e ventilação das cavidades afetadas se mostrou insuficiente no controle da doença; verificou-se, então, que haveria uma participação importante do tecido ósseo subjacente que, portanto, deveria ser removido. Com o próprio Kennedy surgiu a denominação *functional endoscopic sinus surgery* – FESS para este tipo de operação. Atualmente, emprega-se a sigla FESS para

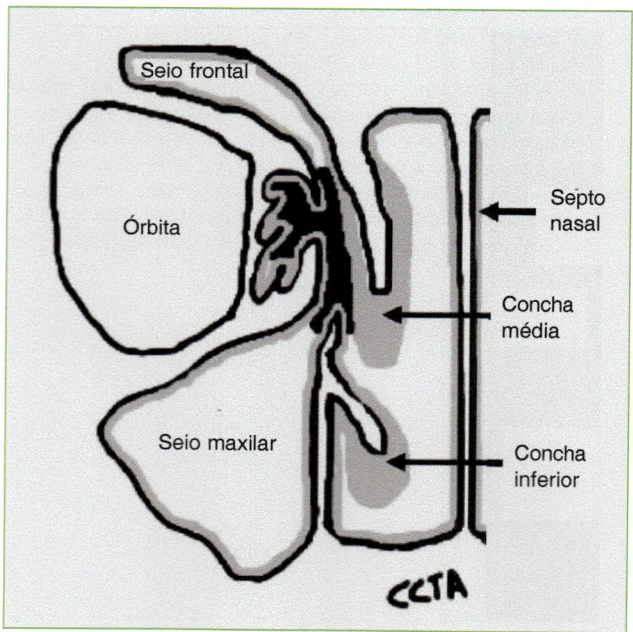

FIGURA 45.1 – *Esquema mostrando em corte coronal a hemiface direita. Em negro, a região do complexo óstio-meatal.*

as cirurgias endoscópicas nasossinusais minimamente invasivas[1].

Dentre as principais vantagens da FESS, podemos mencionar[3]:

- Ser minimamente invasiva.
- Oferecer melhores resultados estéticos.
- Ser realmente "funcional".
- Oferecer melhor visualização das estruturas, com maior riqueza de detalhes.
- Melhor controle hemostático.

Além disso, o tempo de recuperação do paciente no pós-operatório é, geralmente, menor.

Indicações, contraindicações e complicações

As *indicações* devem ser sempre baseadas na história clínica, no exame otorrinolaringológico completo, com ênfase na endoscopia nasal pré-operatória, e na análise minuciosa dos exames de imagem, como a tomografia computadorizada e a ressonância nuclear magnética. As indicações para FESS são crescentes. Algumas contraindicações existentes no passado, com os avanços tecnológicos, hoje são plenamente factíveis, com bons resultados.

Dentre as principais indicações, podemos mencionar[4]:

- Polipose nasossinusal.
- Tumores nasossinusais, seja com objetivo diagnóstico (biópsias) ou terapêutico.
- Estenose do canal nasolacrimal.
- Cistos de retenção.
- Mucoceles.
- Sinusites fúngicas.
- Correção de fístulas liquóricas.
- Meningoceles (dependendo da extensão).
- Rinossinusite crônica.
- Rinossinusite aguda complicada.
- Obstrução nasal (hipertrofia das conchas nasais inferiores, desvios septais posteriores, conchas nasais médias bolhosas).
- Ligadura arterial em casos de epistaxe copiosa ou persistente.
- Disfunções tubárias.
- Doenças hipofisárias ou das regiões selar e parasselar.
- Descompressão de nervo óptico.
- Exoftalmia (descompressão orbitária).

Como falamos anteriormente, a evolução crescente da tecnologia fez com que as *contraindicações* tenham diminuído e mudado com o tempo. Dentre algumas descritas, podemos mencionar[3]:

- Estenose do óstio do seio frontal após osteíte.
- Osteomielite do seio frontal (sendo necessário acesso externo combinado).
- Lesões muito extensas das cavidades paranasais (via externa combinada, muitas vezes, pode ser necessária).
- Tumores invasivos da base do crânio muito extensos.

As *complicações* da FESS podem ser divididas em peroperatórias e pós-operatórias.

- Peroperatórias:
  - Sangramento.
  - Fístula liquórica.
  - Herniação de gordura orbitária.
  - Hemorragia retro-orbitária.
  - Lesão do músculo reto medial.
  - Lesão dos nervos óptico, vidiano ou maxilar.
- Pós-operatórias:
  - Aderências.
  - Sangramentos.
  - Anosmia.
  - Enfisema orbitário.
  - Diplopia.
  - Epífora.
  - Infecção.
  - Osteíte.
  - Estenoses de recesso frontal, antromaxilar.
  - Dor neuropática;
  - Formação de crostas.
  - Rinite atrófica.

Vale ressaltar que, até bem pouco tempo, lesões tumorais invasivas eram contraindicação para cirurgia endoscópica. O desenvolvimento de novas técnicas e materiais tornou possível o tratamento de lesões invasivas pela via endoscópica, a qual, por ser minimamente invasiva, não deve ser confundida como conservadora. Naturalmente, a via de abordagem dependerá da extensão, localização, relação com estruturas adjacentes e das características histopatológicas da lesão, bem como das condições do paciente.

Outra operação realizada mais e mais vezes é a *septoplastia endoscópica*, cuja primeira e principal indicação é a correção de esporões e desvios septais.

Outra indicação mais específica seria a correção dos desvios septais posterossuperiores que obstruam o óstio do seio esfenoidal[5]. As vantagens do procedimento incluem um menor tempo operatório com melhor visualização da deformidade septal, a não utilização do espéculo nasal (evitando possível distorção na precisa avaliação do desvio), e melhor aplicação em crianças, já que na infância o cirurgião necessita ser conservador. Contudo, tal procedimento também apresenta limitações, como o surgimento de sangramento importante, os grandes desvios, em especial os anteriores, e quando uma significante deformidade externa está associada[6].

Ainda falando em problemas obstrutivos nasais, também a *turbinectomia* ou a *turbinoplastia endoscópica*, sejam de concha nasal inferior ou média, parciais ou totais, tiveram a sua realização simplificada com a utilização da videocirurgia endoscópica[1]. Entende-se por turbinectomia a exérese de parte da concha nasal abordada, seja de tecido ósseo ou de partes moles, tendo como objetivo a redução do seu volume, o que possibilitaria uma melhor passagem da corrente aérea nasal (Figura 45.2).

A turbinoplastia difere apenas em que, nesta operação, o cirurgião praticamente preserva a forma original da concha, esvaziando apenas seu conteúdo. A indicação de ambas seria, portanto, obstrução nasal crônica devido ao aumento de volume destas estruturas e que não responde a tratamento clínico. A grande complicação desta operação que, por vezes, pode ocorrer é a hemorragia da área manipulada.

Capítulo especial são as *neoplasias* das cavidades paranasais e da base do crânio. Antes estas eram consideradas contraindicação formal às cirurgias endoscópicas. Surgiram, então, novos instrumentos, tais como pinças e tesouras especiais, telescópios com lentes angulares e, principalmente, os neuronavegadores. Estes são aparelhos que localizam, em imagens de tomografia computadorizada e ressonância nuclear magnética pré-operatórias gravadas em computador, em tempo real, a posição do instrumental durante o procedimento cirúrgico. Isto possibilitou maior segurança e confiabilidade nas intervenções, mudando, assim, as indicações e contraindicações das mesmas[1,2].

Hoje, as neoplasias não representam contraindicação absoluta aos procedimentos videoassistidos. Normalmente as lesões em estágios iniciais podem ser ressecadas, de modo minimamente invasivo, porém, como já dissemos, não necessariamente conservador. Ainda no que tange às cirurgias videoassistidas com abordagem nasal, temos a dacriocistorrinostomia e a descompressão orbitária.

Durante muitos anos a *dacriocistorrinostomia* por via externa foi o tratamento de eleição para as obstruções do canal nasolacrimal e era realizada principalmente por oftalmologistas. Com o desenvolvimento dos endoscópios endonasais rígidos, que permitem visão direta da cavidade nasal e acesso fácil ao osso e ao saco lacrimal, a via de acesso endonasal passou a ser a preferida e, no final dos anos 1980, começaram a ser publicados os primeiros artigos com a utilização desta abordagem[7].

A *descompressão de* órbita videoassistida representou um grande avanço no tratamento de alguns problemas naso-orbitários de difícil resolução. Pode ser indicada em doenças como a de Basedow-Graves, nos abscessos periorbitários e nas hemorragias orbitárias com risco de compressão do nervo óptico. Os resultados costumam ser satisfatórios. Normalmente o procedimento é precedido por sinusotomia etmoidal, esfenoidal, frontal e por antrostomia maxilar, em razão da ocupação de parte da cavidade nasal pelo globo ocular, o que pode levar à obstrução da drenagem destas cavidades (Figura 45.3).

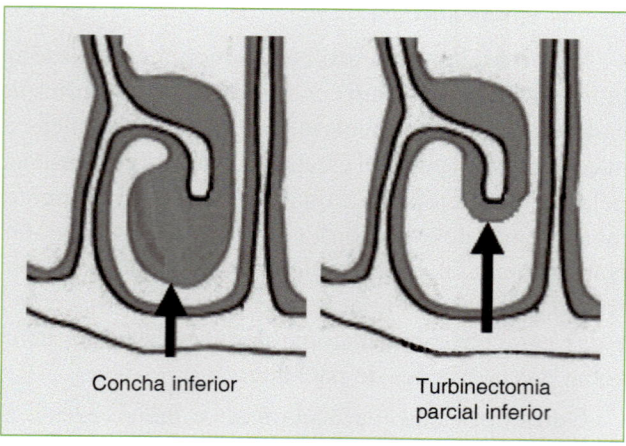

FIGURA 45.2 – *Corte coronal da porção inferior da fossa nasal direita. Do lado direito, hipertrofia da concha nasal inferior. Lado esquerdo, turbinectomia parcial inferior de partes moles.*

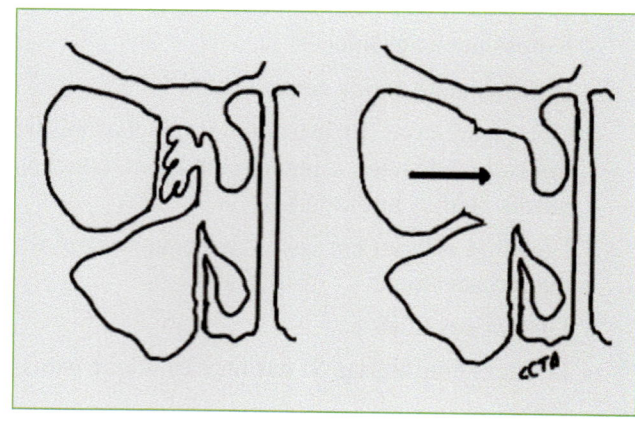

FIGURA 45.3 – *Lado direito: relações anatômicas normais entre órbita e fossa nasal. Lado esquerdo: etmoidectomia e antrostomia maxilar para permitir a expansão do globo ocular naquela direção (seta).*

Instrumental adjuvante

Com o passar do tempo, outros aparelhos foram acrescentados ao arsenal terapêutico. O microdebridador é um instrumento que conjuga o poder do corte de lâminas em alta rotação e a aspiração de forma simultânea. Foi originalmente desenvolvido para remoção de cartilagem nas artroscopias. Em 1996, Setliff e Parsons o introduziram na cirurgia nasal e mostraram que o osso e tecido sinusais poderiam ser removidos com ele. Embora os microdebridadores antigos fossem lentos e entupissem frequentemente, os novos removem pólipos e doenças muito mais rapidamente que os *lasers*[2]. Outra vantagem é a sucção concomitante, que permite boa visualização mesmo na presença de sangramento significativo. Uma grande desvantagem do microdebridador é a falta de sensibilidade tátil, ou seja, não há como sentir à palpação estruturas atrás das partições ósseas. Além disso, são ineficazes em presença de osso espesso e, no caso de entrarem em contato com gordura orbitária ou penetrarem no crânio, podem causar dano significativamente maior que a instrumentação convencional. Na sua utilização é recomendável que o tecido removido seja coletado e submetido a análise histológica, com separação de frascos para cada lado ou território abordado. A razão para esta recomendação está na potencial existência de uma neoplasia oculta no material obtido. Tais lesões ocultas entre pólipos podem ser perdidas em espécimens retirados por biópsias ao acaso. Entretanto, alguns autores acham que isto seria desnecessário pela incidência muito pequena destas neoplasias ocultas.

Os *navegadores* também vieram a acrescentar segurança à videocirurgia endoscópica[8]. Como falamos anteriormente, estes sistemas convertem imagens pré-operatórias (tomografias ou de ressonância magnética) em mapas da área da cirurgia. Os movimentos reais dos instrumentos são detectados pelo sistema e projetados no conjunto destas imagens e mostrados no monitor. Através da sua utilização, o cirurgião tem a exata posição do seu instrumental no interior da cavidade nasossinusal. Deve ser usado principalmente nas cirurgias revisionais e na exérese de neoplasias de seios paranasais.

Otologia

A teleotoscopia trouxe inúmeras vantagens no diagnóstico preciso das lesões da orelha média, principalmente em crianças, nas quais o diagnóstico muitas vezes era feito no campo cirúrgico. Falando-se no ato operatório, equipes no mundo inteiro[9] estão relatando seus resultados nas timpanoplastias endoscópicas simples. Thomassin *et al.*[9] relataram uma série de 81 timpanoplastias endoscópicas simples com enxerto de gordura, obtendo um índice de sucesso de 92%, comparável às melhores séries de timpanoplastias convencionais.

El-Meselaty *et al.*[10] mostraram também a importância dos teleotoscópios nas tomadas de decisão intraoperatórias na cirurgia do colesteatoma. Verificaram que o número de recidivas era menor no grupo que sofria inspeção endoscópica peroperatória quanto à presença de resíduos da doença. Esta inspeção era realizada após a remoção da lesão por via microscópica e antes do tempo de reconstrução das estruturas da orelha média. Para isto, utilizaram endoscópios de 0º, 30º e 70º com 2,7 mm de diâmetro.

Hoje em dia mais e mais cirurgiões realizam todos os tipos de cirurgia da orelha média através de endoscópios. Isto é motivo ainda de controvérsias, visto que o microscópio possibilita melhor visão em profundidade e a utilização das duas mãos, o que não ocorre com o uso do endoscópio[11].

Laringologia

Em meados de 1995, o especialista português Mário Andrea[12], juntamente com alguns assistentes, idealizou a chamada "endoscopia de contato" para estudo da mucosa laríngea. Este método pode ser empregado para fins diagnósticos. Permite a observação *in vivo* e *in situ* das células epiteliais e da rede microvascular subepitelial, inclusive das características cinéticas da rede sanguínea. Atualmente, pode ser também empregado para estudo da mucosa de outras áreas.

Aplica-se azul de metileno a 1% sobre a mucosa a ser analisada, observando-a, após, com ópticas de grande aumento (60 x ou 150 x). Isto permite o estudo da morfologia do citoplasma e do núcleo celulares e suas relações, além dos óstios das glândulas submucosas e da dinâmica de eliminação de muco.

Assim, lesões inflamatórias crônicas ou com suspeita clínica de displasias ou neoplasias podem ser avaliadas pela endoscopia de contato, cujo resultado vai auxiliar na conduta terapêutica das mesmas.

Em suma, as perspectivas para o século XXI são extremamente promissoras. A robótica deve-se tornar parte integrante rotineira das intervenções terapêuticas e, além disso, mais e mais indicações videoendoscópicas surgirão, na medida do progresso tecnológico alcançado.

Referências bibliográficas

1. Kennedy DW. Technical Innovations and the Evolution of Endoscopic Sinus Surgery. Ann Otol Rhinol & Laryngol 2006; 115(9 suppl.):196:3-12.

2. Casiano RR. Endoscopic Sinus Surgery Dissection Manual. Marcel Dekker, Inc. New York, 2002.
3. Simmen D, Jones N. Cirurgia Endoscópica Nasossinusal Básica e Avançada. Rio de Janeiro: Revinter, 2006.
4. Kennedy DW. Doença dos Seios Paranasais – Diagnóstico e Tratamento. Rio de Janeiro: Revinter, 2004.
5. Fonseca MT, Filho JAX, Voegels RL. Septoplastia Endoscópica. Arq Int de Otorrinolaringol 2002; 6(4):210.
6. Hwang PH, McLaughlin RB, Lanza DC, Kennedy DW. Endoscopic septoplasty: indications, technique, and results. Otolaryngol Head Neck Surg 1999; 120: 678-82.
7. Sameshima LM, Vilela DSA, Lazarini PR, Filho JV. Dacriocistorrinostomia endoscópica nasal: análise de 17 casos. Acta ORL 2007; 25(1):24-30.
8. Kingdom TT, Orlandi RR. Image-guided surgery of the sinuses: current technology and applications. Otolaryngol Clin N Am 2004; 37 (2):381-400.
9. Thomassin J-M, Devèze A, Facon F, Gabert K. Intérêt de l'otoendoscopie dans la myringoplastie par greffon adipocytaire. Ann Otolaryngol Chir Cervicofac 2004; 121(6):346-349.
10. El-Meselaty K, Badr-el-Dine M, Mandour M, Mourad M, Darweesh R. Endoscope Affects Decision Making in Cholesteatoma Surgery. Otolaryngol Head and Neck Surgery 2003; 129(5):490-496.
11. Badr-El-Dine M, James AL, Panetti G, Marchioni D, Presutti L, Nogueira JF. Instrumentation and Technologies in Endoscopic Ear Surgery. Otolaryngol Clin N Am 2013;46 (3): 211–225
12. Andrea M, Dias O, Santos A. Contact endoscopy during microlaryngeal surgery: a new technique for endoscopic examination of the larynx. Ann Otol Rhinol Laryngol 1995; 104(5):333-339.

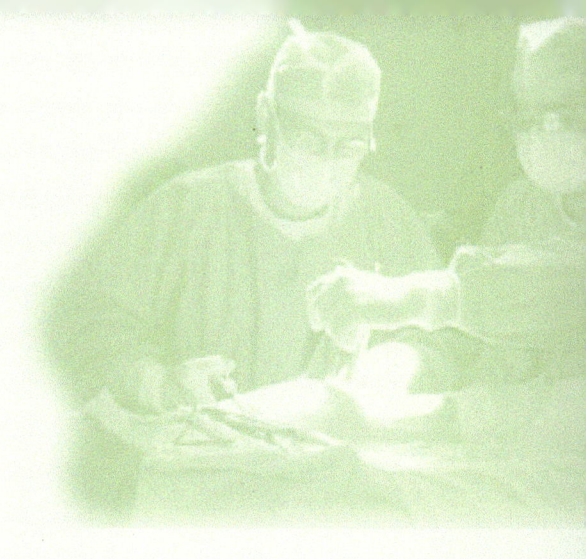

Seção 7

Robótica

# 46 Princípios Gerais da Cirurgia Robótica

Flavio Daniel Saavedra Tomasich • Marcos Gómez Ruiz
Phillipe Abreu Reis • Dyego Sá Benevenuto

Introdução

Robótica na área da saúde

A inclusão dos robôs na rotina da sociedade deixou de ser parte da ficção científica e se tornou uma realidade, estamos utilizando essas máquinas para termos uma vida mais tranquila, com menos riscos e mais saúde. Em muitas situações rotineiras da vida em sociedade, realizamos interações com robôs, sem sequer desconfiar que a solução do problema foi dada por um autômato. A indústria, as instituições financeiras e também a área da saúde se utilizam de diferentes tipos de robôs para automatizar processos.

É real e significativo o aumento do uso de robôs em diversos processos hospitalares, como gestão de agenda, farmácia, laboratórios, análise de prognóstico e atendimento a pacientes. O benefício da vasta utilização de autômatos nos hospitais é a "redução de custos, uma vez que assume a execução de todo um processo de maneira mais eficiente. Associado a isso, as instituições que possuem tecnologia robótica divulgam esse fato por meio de elaboradas campanhas de marketing, com o objetivo de angariar novos recursos que lhe permitam manter-se em um círculo virtuoso de melhorias.

Aspecto importante a considerar é a exigência da sociedade pela utilização de tecnologias de última geração, que sejam realmente eficientes e tenham um custo acessível.

Na área da saúde existem duas categorias de robôs: substitutivos e disruptivos. No primeiro caso, são utilizados para substituir processos de trabalhos ou cadeias de produção, ineficientes. Nessa situação costuma substituir um número grande de pessoas, tornando a tarefa mais simples e eficiente. A segunda categoria de robôs está associada à incorporação de novas tecnologias, que trazem soluções, geralmente baseadas em telemedicina, para realizar coisas ou resolver problemas que até o momento não tinham sido equacionados. As plataformas robóticas cirúrgicas se encaixam nesta última categoria.

Evolução da cirurgia minimamente invasiva

O principal vetor de mudanças na cirurgia, nos últimos 50 anos, foi a adoção da cirurgia minimamente invasiva como uma das opções de abordagem para a maioria das enfermidades de resolução operatória. Desde a primeira colecistectomia laparoscópica, realizada em 1985, até a introdução de telemanipuladores cirúrgicos robóticos, no início do século XXI, a cirurgia tem vivenciado frequentes mudanças na sua prática.[1-4]

É indiscutível a contribuição da videolaparoscopia para o desenvolvimento da cirurgia minimamente invasiva, apesar disso, devemos considerar que os procedimentos realizados usando instrumentos controlados por humanos têm suas limitações. Instrumentos não estão sob controle direto do cirurgião, sendo manipulados por médicos assistentes. A movimentação intracavitária está sujeita a tremores e fadiga, o que torna difíceis e arriscadas as manobras cirúrgicas, principalmente em estruturas anatômicas delicadas.[5-7]

Ofertar maior precisão e segurança ao paciente, tornar o trabalho do cirurgião mais fácil e efetivo sempre foi um desejo de evolução daqueles que realizam cirurgia videolaparoscópica.

A evolução na Medicina acontece pela prática baseada em evidências, entretanto, de vez em quando, ocorrem avanços científicos, tecnológicos ou clínicos que levam a uma mudança de paradigmas, trazendo uma abordagem disruptiva da realidade do cuidado em saúde. A cirurgia minimamente invasiva representa um desses saltos evolutivos, e em especial, mais recentemente, a cirurgia robótica. Ela é consequência de uma convergência única de tecnologias e necessidades clínicas, bem como de vários grupos de profissionais que reconheceram o papel que a robótica e as tecnologias de telepresença podem desempenhar na medicina. Esse avanço revolucionário introduz na sala de operações conhecimentos tecnológicos de última geração, melhorando a qualidade do resultado cirúrgico e beneficiando pacientes em todo o mundo.[6]

A atual proposta da cirurgia robótica é fornecer altos níveis de destreza e uma melhor visão das estruturas anatômicas, permitindo ao cirurgião especialista a realização de procedimentos operatórios complexos com uma maior facilidade e segurança. Isso justifica o seu crescente número de aplicações clínicas nos últimos anos. A robótica moderna capacita a humanidade a atingir objetivos antes questionáveis, no campo da medicina. Os robôs cirúrgicos elevam ao grau máximo os conceitos de invasão mínima, precisão aprimorada, trauma reduzido e rápida recuperação.

A proposta da cirurgia robótica para um futuro próximo é ser o início da digitalização da cirurgia, digitalizando os dados do paciente e os gestos do cirurgião e integrando-os ao ato operatório de maneira sinérgica.

Cabe ressaltar que, neste momento evolutivo da história da medicina, não estamos falando de máquinas autônomas que executam instruções pré-programadas. Os equipamentos atualmente disponíveis são projetados para complementar as habilidades do cirurgião. Eles traduzem os movimentos humanos em movimentos robóticos extremamente estáveis e precisos, que, por sua vez, permitem que pequenos instrumentos com articulações nas suas extremidades realizem uma ampla gama de movimentos no auxílio a operações delicadas.[5]

Neste capítulo apresentamos uma visão geral da cirurgia robótica atualmente disponível, destacando seus princípios básicos de funcionamento, e as contribuições para a melhoria da prática cirúrgica minimamente invasiva. No entanto, o conceito que gostaríamos de deixar registrado de maneira muito clara é que os sistemas robóticos nada mais são do que ferramentas muito sofisticadas, mas, ainda assim, ferramentas a serviço do cirurgião.

Histórico

No início, a espécie humana contava apenas com unhas e dentes para manipular e modificar o seu habitat, progredindo para paus, pedras, metal e finalmente energia. No decorrer de centenas de milhares de anos, a humanidade foi desenvolvendo a capacidade de interagir e moldar o meio ambiente, o que permitiu controlar em maior grau do que nunca os fenômenos da natureza.[6]

Há registros de que o homem sempre perseguiu a ideia de criar dispositivos autômatos que poderiam ser controlados, com a intenção de realizar aquelas tarefas que lhe resultassem cansativas e repetitivas. Talvez essa ideia seja tão antiga quanto a humanidade. Vários são os relatos de ficção cientifica que confirmam essa intenção.[8]

O renascentista Leonardo da Vinci (1452-1519), um dos maiores gênios da humanidade, entre múltiplas atividades que desenvolveu, dedicou boa parte do tempo às dissecções anatômicas para entender o funcionamento do corpo humano. Teve uma especial atenção no detalhamento do funcionamento dos músculos e das articulações. No seu vasto legado à humanidade, deixou vários estudos de mecanismos e protótipos, entre os quais se destaca o primeiro projeto de um autômato, com desenhos que sugerem um "Soldado Escravo" (robô), que apresentaria movimentos em suas extremidades, similares aos das articulações humanas (Figura 46.1). No projeto, esse efeito seria obtido graças a um engenhoso sistema de cordas e roldanas.

Passaram-se mais de dois séculos, até que, em 1769, o húngaro Wolfgang Von Kempelen apresentou, em Viena, o que seria o primeiro autômato de fama internacional reconhecida, denominado de "O Turco". Essa máquina supostamente provida de inteligência artificial, no seu aspecto externo, apresentava um boneco com vestimentas que remetiam a um cidadão turco da época, que era capaz de jogar xadrez contra oponentes humanos. A realidade é que era uma ilusão mecânica, permitia a um jogador de xadrez escondido operar a máquina, por meio de um sofisticado sistema de cordas e roldanas. A ideia de Da Vinci tinha finalmente sido colocada em prática.

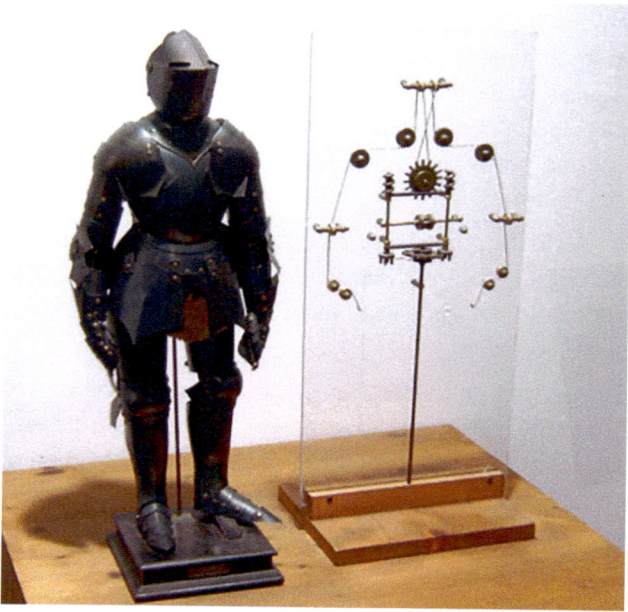

FIGURA 46.1 – *Projeto de soldado escravo idealizado por Leonardo da Vinci.* Fonte: *autores.*

Passaram-se mais de quatro séculos até que finalmente a ideia de Da Vinci chegasse à medicina, ajudando a desenvolver a cirurgia robótica. Um sofisticado sistema de cordas e roldanas movimenta pinças cirúrgicas diminutas, precisas e articuladas nas plataformas robóticas da atualidade. (Figura 46.2)

Mais uma vez, observamos a saúde como um retardatário na utilização das novidades, pois raramente desenvolve uma nova tecnologia, mas frequentemente tem sucesso ao adotar tecnologias de outras disciplinas e setores da sociedade.

O termo "robô" é relativamente novo, originário da palavra checa "robota", que significa "trabalho escravo", "trabalho forçado". Ficou conhecido pela peça *Rossom's Universal Robots*, do escritor Checoslovaco Karel Capek, em 1921.

Para compreender a história evolutiva da robótica, até chegar à cirurgia robótica, precisamos ter muito claro o conceito que é fruto da interseção de várias tecnologias. Uma delas é a telemanipulação, que surgiu na década de 1940.[6] Outra vertente que aportou sua contribuição foi o desenvolvimento de todos os dispositivos semelhantes aos endoscópios, evolução tecnológica esta que se intensificou na década de 1980, e que culminou com a primeira colecistectomia laparoscópica em 1987, pelo médico francês Phillipe Mouret.[9]

A partir desse momento, e durante toda a década de 1990, a cirurgia videolaparoscópica se difundiu pelo mundo, sendo utilizada para a realização de procedimentos cirúrgicos relativamente simples, como colecistectomia, ooforectomia, histerectomia simples, entre outros, os quais passaram a serem realizados preferencialmente por essa via de acesso. Ao mesmo tempo, as operações que requerem reconstruções complexas falharam em adotar as técnicas laparoscópicas de maneira rotineira.[7]

É fato que todos os avanços tecnológicos que apoiaram o desenvolvimento da cirurgia videolaparoscópica serviram como base sólida até atingir a realidade da cirurgia robótica.

Avanços trazidos por telemanipulação, telepresença, tecnologia da informação, cirurgia videolaparoscópica, entre outros, são essenciais na formação do conceito de telecirurgia. Citamos a seguir alguns dos marcos históricos que influenciaram o desenvolvimento atual da cirurgia robótica.

A primeira plataforma robótica para o setor de saúde, e efetivamente empregada em humanos, era denominada *Programmable Universal Machine for Assembly (P.U.M.A.)*, no ano de 1985, sendo utilizada para a realização de biópsias neurocirúrgicas. Além disso, a máquina foi adaptada e usada para procedimentos urológicos pelo The Robotics Center, no Imperial College.[10-12]

A introdução dos robôs na cirurgia geral começou em 1993, com o uso de posicionadores de câmera automatizados, permitindo uma abordagem de mãos livres e diminuindo a necessidade do assistente de câmera. Esses sistemas eram o *EndoAssist* (Amstrong Health Care, High Wycombe, Reino Unido) e o *AESOP* (Computer Motion, Goleta, California).[4]

A partir de 1995, a *Intuitive Surgical Inc.* desenvolveu ao longo de três anos vários protótipos de plataformas cirúrgicas, culminando com o Sistema Cirúrgico *"Da Vinci"*, que foi o primeiro produto comercial a ser colocado no mercado. Apesar de mais de 25 anos de existência da empresa, a plataforma atual representa aproximadamente 35 anos de esforços combinados a favor da evolução da cirurgia robótica. O nome da plataforma foi decido no primeiro mês de existência da empresa, em homenagem a Leonardo da Vinci, de quem já falamos anteriormente. Ao longo de sua vida,

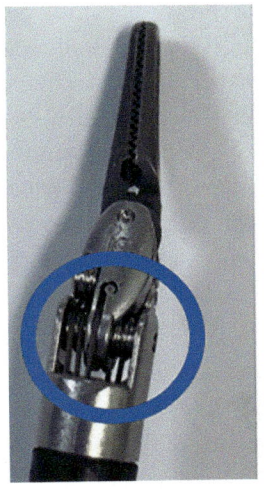 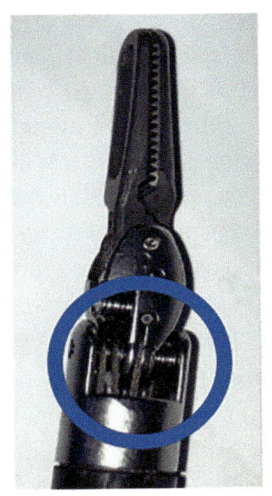 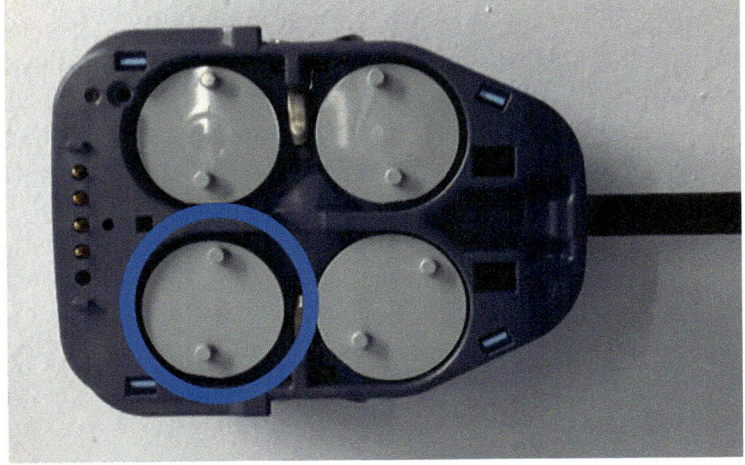

FIGURA 46.2 – *Sofisticado sistema de cordas e roldanas, aplicado no desenvolvimento dos instrumentais para a cirurgia robótica.* Fonte: Tomasich FDS.

ele combinou arte, ciência, anatomia e engenharia, uma combinação que parecia se adequar à visão empresarial da *Intuitive Surgical Inc.*[6,12]

A cirurgia robótica humana iniciou com a equipe de Cadiere (St. Pierre Hospital, Bruxelas, Bélgica), em março de 1997, quando realizaram uma colecistectomia laparoscópica telecirúrgica, que foi executada em conjunto com o Dr. Himpens, em Dendermonde, Bélgica. A primeira fundoplicatura de Nissen, telecirúrgica, foi realizada pela mesma equipe em maio de 1998.[5,13]

No ano 2000, o projeto "Da Vinci", da empresa Intuitive Surgical Inc., obteve a aprovação da Food and Drug Administration (FDA) para ser utilizada em procedimentos operatórios laparoscópicos gerais nos Estados Unidos. A partir desse momento a cirurgia robótica assistida começa a ser divulgada, acrescentando à cirurgia minimamente invasiva as vantagens da visão tridimensional e a grande mobilidade dos instrumentos no sítio cirúrgico.[4,14,15] Nesse momento da evolução da cirurgia robótica, já existia a plataforma robótica denominada de *Zeus*, da empresa Compute Motion, com algumas semelhanças ao projeto aprovado pela FDA.

Em 2001, aconteceu a operação *Lindberg* (homenagem ao aviador americano Charles Lindberg, que realizou o primeiro voo transatlântico solo). Consistia em uma operação robótica realizada na plataforma *Zeus* associada ao sistema de telecolaboração *Socrates*, permitindo ao cirurgião utilizar estação remota de operação para controlar o braço robótico localizado do outro lado do Atlântico. O procedimento foi uma colecistectomia realizada por Jacques Marescaux, em Nova York, em paciente situado em Estrasburgo, França. A operação teve duração de 54 minutos e não teve incidentes técnicos ou percepção de distância.[12,16,17] A telecirurgia remota também foi explorada na zona rural do Canadá por Anvari.[18]

Em 2003, após batalha judicial de três anos, a Computer Motion se fundiu com a Intuitive Surgical Inc. em uma única empresa, interrompendo o desenvolvimento do sistema *Zeus*. Desse modo, o Sistema *Da Vinci* passou a ser o único comercializado no mercado mundial desde então. Nessa fusão houve muitos elementos integrados com projetos posteriores na produção de tecnologia mais eficaz.

Podemos afirmar que, a partir desse momento, se inicia a etapa da cirurgia robótica como a conhecemos hoje, a denominada por alguns autores como Era Da Vinci. Nesse período foram lançados vários modelos de plataforma pela detentora do mercado. Importante destacar que sempre, a cada novo modelo, havia uma série de incorporações de tecnologia que se refletiram no sucesso da cirurgia robótica dos últimos anos. O protótipo inicial do *Da Vinci* foi substituído no ano de 2006 pela plataforma *Da Vinci S*. Três anos mais tarde, em 2009, foi lançado o modelo *Da Vinci Si*, tornando-se a plataforma mais difundida mundialmente desde a criação. Posteriormente, em 2014, ocorreu o lançamento do sistema mais eficiente criado até o momento, a plataforma *Da Vinci Xi*.[12,19]

Atualmente estão disponíveis no mercado as plataformas *Da Vinci Si e Xi*, as quais se encontram em constante evolução e incorporando novas tecnologias. Não obstante, existem algumas desvantagens das atuais plataformas, que são o alto custo operacional, a aplicação subótima para operações multiquadrantes e a ausência de *feedback* tátil.

O desenvolvimento da cirurgia robótica, desde a ficção científica até a realidade neste início do século XXI, aconteceu pela associação de conhecimentos de engenharia, medicina, ciências e indústria, e acabou criando uma maneira completamente nova de realizar cirurgia.

Cirurgia robótica

Princípios básicos

A primeira característica que gostaríamos de destacar, do atual momento de evolução da cirurgia robótica, é que o cirurgião mantém o controle total sobre o procedimento cirúrgico. Não existem sistemas automáticos ou autônomos com a capacidade de realizar uma operação.[20] Por outro lado, este momento da cirurgia interpõe sistemas computadorizados entre o cirurgião e o paciente, que adicionam múltiplos filtros de visão, melhorando informações e funcionalidade para o cirurgião.

A cirurgia robótica pretende recuperar benefícios importantes da cirurgia aberta que foram perdidos na abordagem laparoscópica, mantendo as vantagens de ser minimamente invasiva. A proposta traz como principais argumentos uma visão tridimensional de qualidade, devolver ao cirurgião o controle intuitivo dos instrumentos, que são mais precisos e delicados, dando confiabilidade e segurança para realizar procedimentos cirúrgicos mais complexos, os quais não eram realizados de maneira rotineira pela videolaparoscopia. Consequentemente são esperados melhores resultados clínicos.[6,7]

As plataformas robóticas da atualidade são projetadas para funcionar de maneira "mestre-escravo", oferecendo aos cirurgiões a capacidade de telemanipulação. Vários braços robóticos gerenciados por um cirurgião a partir de um console computadorizado, localizado remotamente à mesa de operações. Os braços são equipados com ferramentais cirúrgicos especialmente desenhados para a modalidade.[21-23]

Uma das principais vantagens da cirurgia robótica sobre a laparoscopia convencional é a eliminação do movimento contraintuitivo que somos obrigados a realizar nesta ultima. Outra vantagem é o alinhamento do campo de visão e das mãos do cirurgião, uma vez que a robótica permite que o controle da ótica seja exclusivo do cirurgião. Somado a isso, a visão é tridimensional, aumentada e de alta resolução. Os instrumentos possibilitam, pelas suas características, que o ato operatório se assemelhe à cirurgia aberta. As plataformas cirúrgicas robóticas são indiscutivelmente superiores à cirurgia laparoscópica, pelo fato de interpor sistemas computadorizados entre o paciente e o cirurgião, melhorando a performance deste último no campo operatório. O início da próxima evolução tecnológica em cirurgia é a cirurgia digital.

Como benefício exclusivo ao cirurgião, destacamos que, durante o ato operatório, ele fica no console, posicionado de maneira confortável e ergonômica, o que lhe permite uma maior atenção e persistência no ato operatório.

Componentes do sistema robótico

No presente momento, existe uma única empresa que atua no mercado brasileiro. Esse fenômeno se repete na grande maioria dos países. Interpretamos isso como uma situação momentânea do mercado, e acreditamos que no futuro existirão ofertas provenientes de outras empresas.

A Intuitive Surgical Inc. disponibiliza as plataformas cirúrgicas *Da Vinci*, nos seus modelos Si e Xi, que passaremos a descrever a seguir. Ambos os modelos são compostos por três unidades: Console, Carro Cirúrgico (Robô -Telecomandado) e a Unidade Central.

Console do cirurgião (unidade mestre)

O sistema cirúrgico *Da Vinci* possui um grande console, em que o cirurgião recebe uma imagem binocular do campo cirúrgico e opera braços robóticos por meio de um sistema computadorizado utilizando dois controles mestres (Figura 46.3).

O desenho ergonômico permite que o cirurgião fique imerso no campo operatório, sentado, com a sua cabeça apoiada confortavelmente no visor, focando sua visão em uma imagem espelhada, tridimensional e aumentada. Imagem muito semelhante à que percebemos durante a realização da cirurgia aberta. A posição em que o cirurgião opera é semelhante à posição em que ficamos quando sentamos em cadeiras específicas para massagens (Figura 46.4).

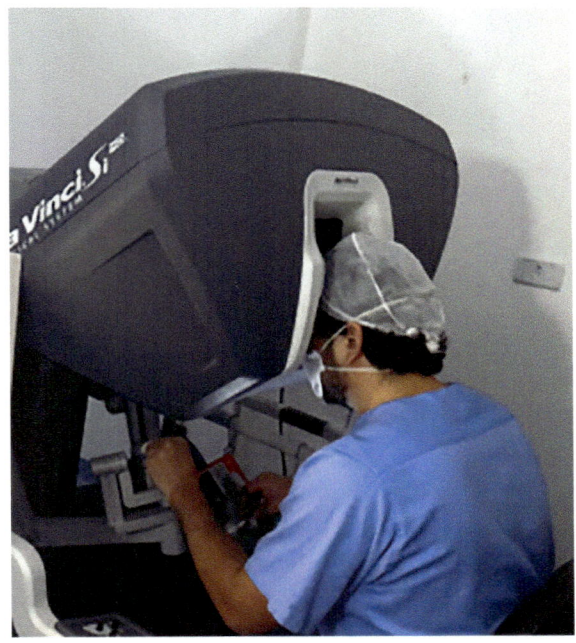

FIGURA 46.3 – *Cirurgião sentado ao console, durante a realização de um ato operatório.* Fonte: Tomasich FDS.

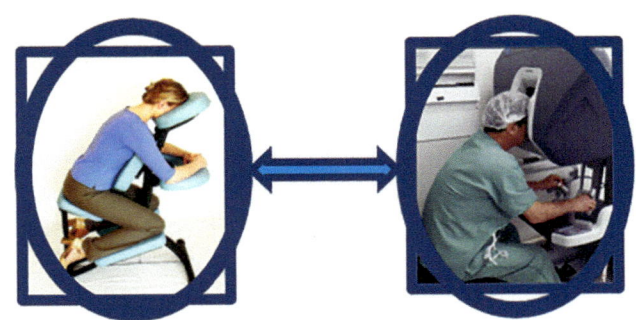

FIGURA 46.4 – *Comparativo da posição ergonômica em que o cirurgião trabalha sentado ao console.* Fonte: autores.

O console é considerado a unidade mestre do sistema robótico, que acionará a unidade escrava (carro cirúrgico). Esse acionamento acontece pela manipulação de dois controles mestres, que transmitem posição, orientação e movimentos por meio de sensores sensíveis e se traduzem remotamente nas manobras cirúrgicas na extremidade dos braços da unidade escravo.

Carro cirúrgico (unidade escrava)

É a unidade que permite a telepresença do cirurgião no campo operatório, para a manipulação dos microinstrumentos, também denominada de unidade escrava. Constituída por quatro braços robóticos, acoplados a uma única unidade móvel (Figura 46.5). Um dos braços suporta o sistema de câmeras, e os outros, os instrumentos robóticos. No modelo Si, o braço que dá suporte ao sistema de câmeras é o central; já no modelo Xi, a posição do sistema de câmeras é intercambiável.

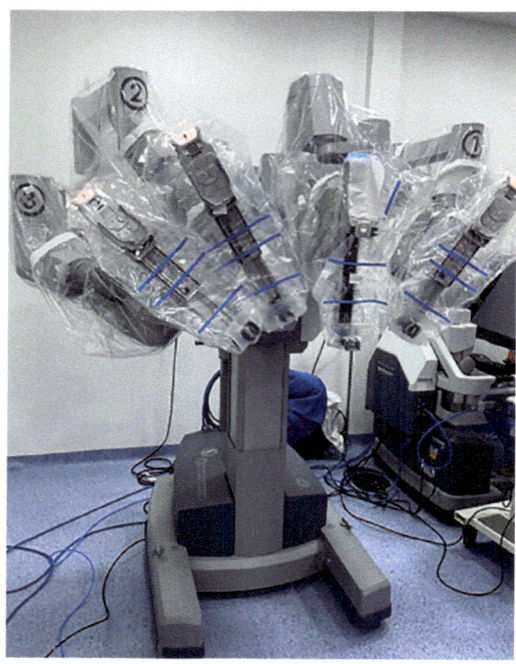

FIGURA 46.5 – *Carro cirúrgico, unidade acoplada ao paciente durante o ato operatório. Nesta figura, está devidamente paramentada para ser utilizada. Fonte: Tomasich FDS.*

Unidade central

Aparentemente, semelhante a uma torre da videolaparoscopia, conectada com as outras duas unidades pelo sistema de fibra ótica (Figura 46.6). Também denominado de Carro ou Torre de Visão, por possuir monitor *touchscreen*, de alta resolução. Nela ficam alocados os sistemas e as tecnologias necessários para o funcionamento da plataforma robótica: conexão do sistema de câmeras, fonte de Luz, sistemas de energia, insuflador, ajustes e controles de áudio e vídeo. A unidade central concentra todas as novidades tecnológicas, podendo ser considerada a porta de entrada em que se realizam as incorporações de tecnologias que melhoram a eficácia do sistema.

Vantagens do sistema robótico

As imagens são obtidas e entregues simultaneamente em dois monitores do console, que são observados de forma binocular paralela pelos olhos do cirurgião, possibilitando a visão estereoscópica. Dessa maneira, o sistema *Da Vinci* devolve ao cirurgião a profundidade de percepção, que foi perdida com o uso de monitores laparoscópicos padrão.[4]

O sistema de imagem consiste em duas câmeras com duas fontes de luz para garantir uma imagem do campo operatório brilhante e de alta resolução.

As óticas mais frequentemente utilizadas são a de 30°, podendo ser fixadas para baixo ou para cima. O sistema permite a ampliação da imagem de até 10-15 vezes de acordo com a distância de trabalho em relação ao campo operatório. O endoscópio é colocado no braço central do carro cirúrgico no modelo Si, sendo intercambiável nos braços do modelo Xi. A movimentação acontece quando o cirurgião pressiona o pedal da câmera; isso travará os braços dos instrumentos e dará ao operador o controle da câmera por meio dos manipuladores mestres.

O sistema *Navigator TM Camera Control* oferece ao cirurgião a experiência de segurar e mover a câmera sem a necessidade de um assistente de câmera.[24,25]

O sistema duplica os movimentos das mãos do cirurgião, realizados nos manipuladores mestres localizados no console, nas extremidades dos braços robóticos localizados na unidade escrava. Nessas extremidades se encontram acoplados instrumentos especiais, com as vantagens de eliminar os tremores do cirurgião e aumentando a precisão e a eficácia nas manobras.[4,25,26]

Ajustes ergonômicos no console permitem que o cirurgião opere em uma posição confortável, reduzindo a fadiga e permitindo persistir nas delicadas manobras cirúrgicas; e estas são realizadas por instrumentos especificamente desenhados para esse tipo de abordagem. O sistema robótico possibilita uma grande movimentação e precisão nos instrumentos,

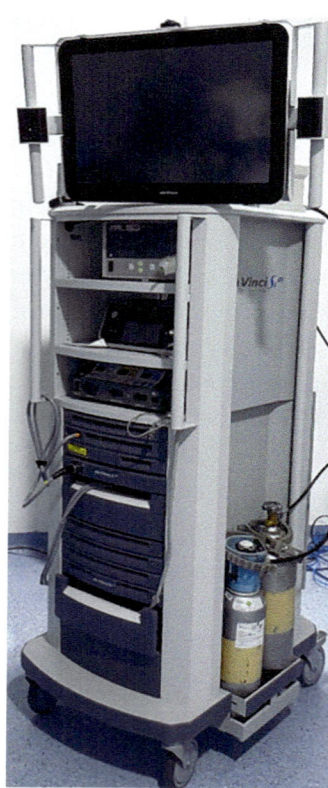

FIGURA 46.6 – *Unidade central, detentora do controle de todos os sistemas acoplados na plataforma robótica. Fonte: Tomasich FDS.*

denominado pela indústria de sete graus de liberdade. Isso devolve ao cirurgião a destreza experimentada na cirurgia aberta, que tinha sido perdida na cirurgia videolaparoscópica, em que a liberdade é limitada pelo fato de os instrumentos serem longos e manipulados por portais fixos, obrigando ao profissional a se movimentar em torno desses pontos fixos. Isso torna os seus movimentos não intuitivos.

Para superar essas limitações o sistema robótico oferece a movimentação dos braços em três planos, somada à movimentação em quatro planos das extremidades dos instrumentos especificamente desenhados. Configuram assim os sete graus de liberdade referidos anteriormente. A versatilidade de movimentos dos instrumentos robóticos é obtida por um complexo sistema de cordas e roldanas, que obedece aos movimentos gerados no console do cirurgião (Figura 46.7). Porém, essa vantagem torna a manipulação do instrumento muito mais complexa, sendo necessária a assistência constante do computador, por meio de um sofisticado sistema de controle (Tecnologia EndoWristTM®).[5]

O sistema de controle se torna parte integrante do ciclo de coordenação "Olho-mão do cirurgião" sendo o garantidor da precisão cirúrgica.

Outra vantagem que a plataforma robótica *Da Vinci* acrescentou ao ambiente da sala de operações foi a melhoria da comunicação entre todos os integrantes da equipe de saúde, que ali desenvolvem suas atividades. A coordenação adequada entre o cirurgião no console e seu assistente na mesa de operações é garantida por uma comunicação permanente.

Em algumas instituições, o console do cirurgião é instalado em uma sala separada da sala de operações, sem prejuízo da comunicação. Em nosso país, a maioria dos serviços prefere que o console fique localizado dentro da própria sala cirúrgica.

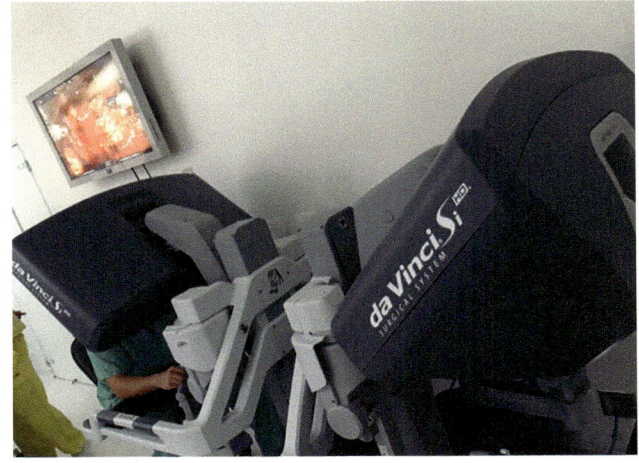

FIGURA 46.8 – *Console duplo, possibilidade a partir do modelo Da Vinci Si, sendo utilizado para treinamento do cirurgião e para realização de operações colaborativas.* Fonte: *Tomasich FDS*

Em relação ao console do cirurgião, destacamos mais uma vantagem, a partir do modelo *Da Vinci Si*: o sistema foi construído com a possibilidade de suportar duas unidades mestres (Consoles), operando um único carro cirúrgico no campo operatório. Isso permite que dois cirurgiões compartilhem o controle dos instrumentos, com o propósito de aprimorar o treinamento do cirurgião, bem como para permitir a cirurgia colaborativa[6] (Figura 46.8).

Por último, ressaltamos uma vantagem inata da plataforma robótica, que é a facilidade de incorporação de novas tecnologias, garantindo uma contínua evolução da modalidade. A incorporação de imagens de exames do próprio paciente, durante o ato operatório, já é possível, possibilitando a consulta do cirurgião para fundamentar a suas decisões. A cirurgia navegada é uma realidade presente na atualidade da cirurgia robótica, que deverá melhorar muito nos próximos anos.

Confira na Tabela 46.1 as vantagens comparativas entre a cirurgia aberta, a videolaparoscópica e a robótica.

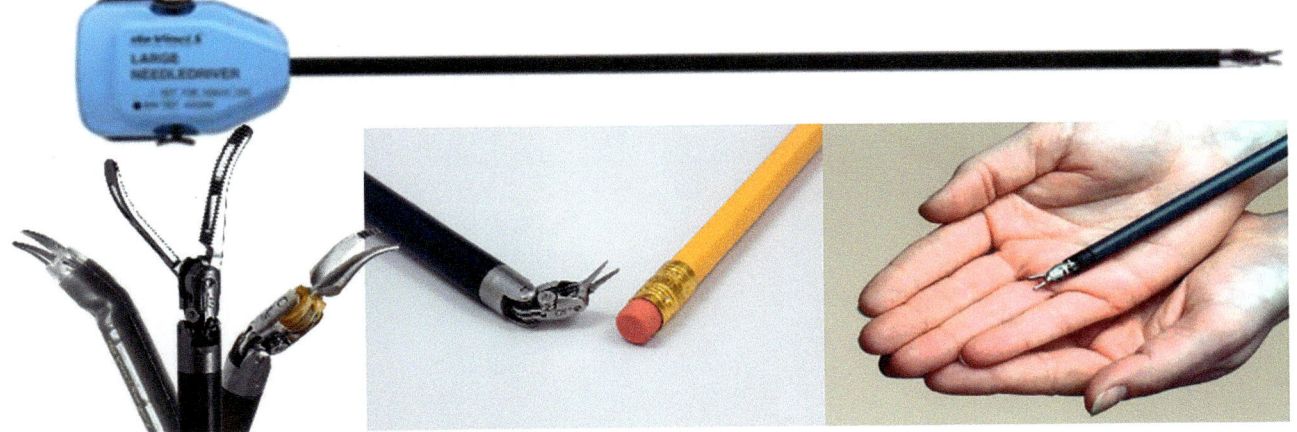

FIGURA 46.7 – *Instrumentos da plataforma Da Vinci. Diferentes tipos, visualização de tamanho comparativo.* Fonte: *autores.*

Tabela 46.1
Comparação das vantagens entre as modalidades

Tipo de Cirurgia	Aberta/Tradicional	Videolaparoscópica	Robótica
Vantagens			
	Método universal. Adaptabilidade e flexibilidade. Coordenação motora "Olho-Mão" inata. Destreza. Máxima sensação tátil. Consegue utilizar informações qualitativas. Ampla quantidade de conhecimentos acumulados. Método de aprendizado mais consolidado no momento.	Tecnologia consolidada. Acessível. Amplamente difundida. Eficácia comprovada.	Torna possível procedimentos complexos via minimamente invasiva. Possibilita a telecirurgia. Intuitiva, eliminação do efeito fulcro. Destreza melhorada. Sete graus de liberdade. Eliminação de tremores fisiológicos. Dimensionamento dos movimentos. Imagem tridimensional. (reproduz a cirurgia aberta) Posição ergonômica do cirurgião. Estável e incansável Possui múltiplos sistemas de segurança.

Desvantagens do sistema robótico

As desvantagens das atuais plataformas robóticas são o alto custo de instalação e manutenção, o aproveitamento subótimo em operações multiquadrantes e a ausência de sensibilidade tátil, o que exige uma maior atenção visual compensatória do cirurgião.[11,24-27]

É importante entender que a maneira tradicional de operar está se modificando com a cirurgia robótica. Tanto na cirúrgica aberta como na videolaparoscópica, o cirurgião permanece ao lado do paciente o tempo todo, sem nenhuma interface entre ambos. Com o advento da cirurgia robótica, interpomos várias interfaces tecnológicas entre o paciente e o cirurgião.[15] Começando pelo fato de que, fisicamente, paciente e cirurgião não se encontram mais em contato direto durante todo o ato operatório. Essa nova abordagem é multiprofissional pelas suas características, implicando na definição de novos limites e responsabilidades dos autores. Dessa maneira, não há mais espaço para doutrinas antigas, em que as responsabilidades eram exclusivas do cirurgião chefe. Isso não chega a ser uma desvantagem, mas é, sim, um campo ainda incerto, e sem jurisprudência estabelecida.[8]

Da mesma maneira, a formação do cirurgião para poder operar nessas plataformas é diferente, estabelecendo-se novas realidades sobre as quais o Colégio Brasileiro de Cirurgiões tem trabalhado arduamente com objetivo de melhorar o ensino e normatizar a habilitação em cirurgia robótica em nosso país.[28]

Confira, na Tabela 46.2, as desvantagens comparativas entre a cirurgia aberta, a videolaparoscópica e a robótica.

Ensino e treinamento em ciriurgia robótica

O ensino e o treinamento da cirurgia robótica é um dos capítulos que compõem este tratado, apesar disso, gostaríamos de ressaltar alguns detalhes a respeito.

A abordagem cirúrgica com o uso de plataformas robóticas é cada vez mais utilizada, no entanto, faltam oportunidades de centros de treinamentos estruturados para preparar os cirurgiões. Ergonomia, habilidades específicas e interfaces usuário-máquina são diferentes daquelas da cirurgia laparoscópica tradicional. Estabelecer um novo modelo de habilitação

Tabela 46.2
Comparação das desvantagens entre as modalidades

Tipo de Cirurgia	Aberta/Tradicional	Videolaparoscópica	Robótica
Desvantagens			
	Destreza limitada em pequenos espaços anatômicos. Propenso a tremores e fadiga do cirurgião e seus auxiliares. Capacidade limitada de utilizar informações quantitativas.	Perda parcial da sensibilidade tátil. Perda da visualização tridimensional. Destreza comprometida. Perda da movimentação intuitiva, surgimento do efeito fulcro. Graus limitados de movimentos. Amplificação dos tremores fisiológicos.	Ausência de sensibilidade tátil. Alto custo de implantação. Alto custo de manutenção. Exige equipe multiprofissional treinada. Nova metodologia de treinamento, habilitação e certificação. Incapaz de utilizar informações qualitativas. Nova jurisprudência a respeito das responsabilidades.

e certificação é mais um desafio para a implantação da cirurgia robótica.[29]

Pesquisa recente conduzida pelo Colégio Brasileiro de Cirurgiões em âmbito nacional demonstrou o grande interesse do cirurgião brasileiro a respeito desta nova tecnologia, que ainda se encontra em fase de implantação e expansão em nosso país. Na mesma foram abordados aspectos referentes a ensino, treinamento e certificação.

A maioria dos cirurgiões participantes (82,7%) responderam que têm a impressão de que a plataforma robótica é útil para melhorar as habilidades cirúrgicas. Esses cirurgiões representavam a grande maioria das áreas de atuação cirúrgica, sendo que mais da metade trabalhava em mais de uma área. Por outro lado, esses mesmos cirurgiões apoiam a transição para um novo processo de habilitação-certificação robótica no Brasil, conduzido pelas entidades de classe e não mais pela indústria.[11]

O Colégio Brasileiro de Cirurgiões entende que um currículo mínimo de treinamento para a realização de procedimentos cirúrgicos robóticos visa a aquisição de conhecimentos e habilidades específicas para que o cirurgião alcance nível determinado de proficiência antes de realizar procedimentos cirúrgicos em humanos. O processo de habilitação deve garantir que o cirurgião robótico possa prestar cuidados seguros e eficazes a seus pacientes.[28]

Futuro da cirurgia robótica

A cirurgia robótica já se consolidou na clínica cirúrgica, e as vantagens da utilização da plataforma robótica foram enumeradas neste capítulo (Figura 46.9). Entretanto, podemos afirmar que o verdadeiro potencial desta abordagem cirúrgica ainda não foi atingido. Com toda certeza, no futuro próximo, a prática da cirurgia robótica que vivenciamos hoje será diferente. A transformação digital, a incorporação de inteligência artificial são fatores emergentes que transformam o cenário a cada dia. A criatividade das ciências físicas e da engenharia continuará a fornecer novidades, e juntamente com os conhecimentos biológicos, elevará o patamar atual da cirurgia robótica.

Importante ressaltar sempre o propósito fundamental de potencializar o desempenho humano e nunca o substituir.

Os equipamentos que possuímos hoje são simples quando comparados a outros sistemas robóticos sofisticados usados em outras indústrias. Princípios fundamentais da robótica precisam ser explorados e implementados, como a integração de sistemas, simulação e ensaio, desempenho automático, miniaturização, portanto, dessa maneira, é possível especular sobre as direções futuras da cirurgia robótica. Em geral, os instrumentos e os sistemas se tornarão mais inteligentes e integrados, não apenas na sala de cirurgia, mas em todo o hospital.[6]

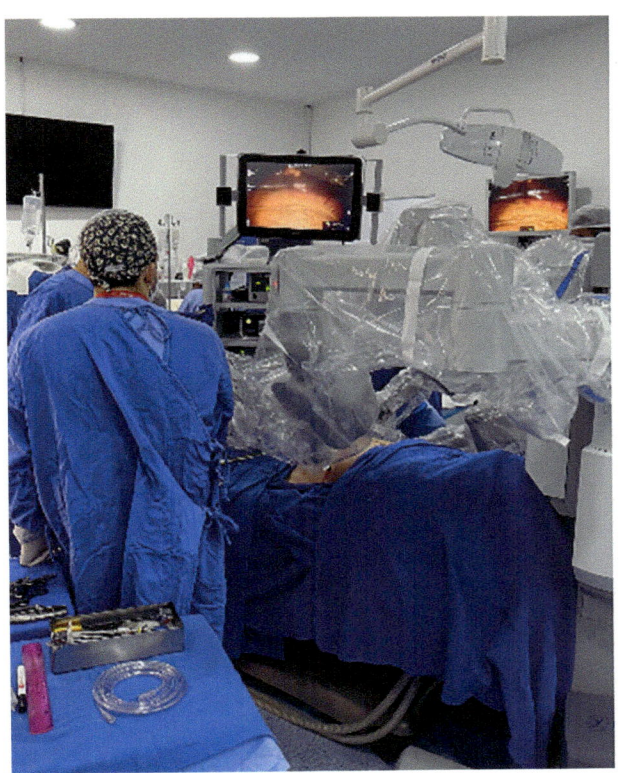
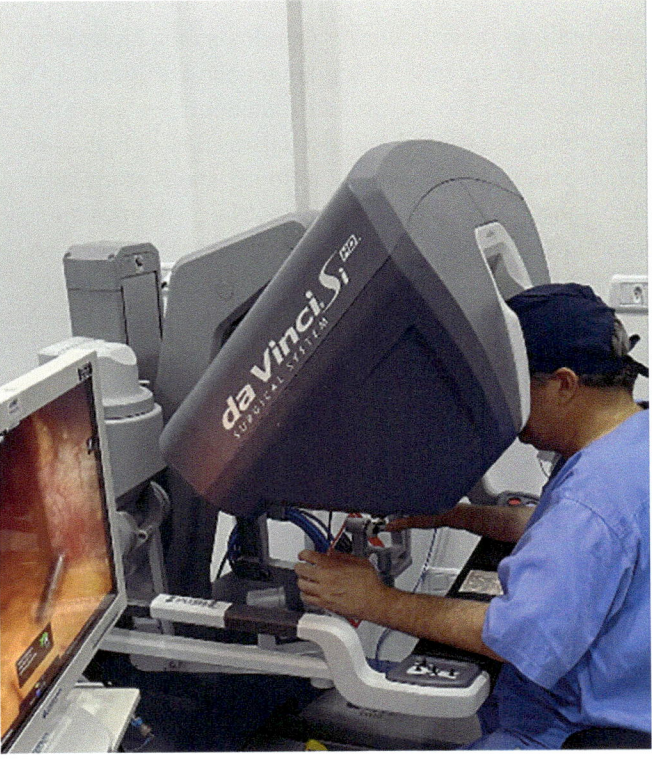

FIGURA 46.9 – *Plataforma cirurgica Da Vinci em operação.* Fonte: Tomasich FDS.

Já são conhecidos alguns avanços que em breve estarão potencializando vantagens vistas até o momento. O sistema *Da Vinci* permite a possibilidade de realização de procedimentos endoluminais e com o uso de uma única via de entrada. Sistemas como o Senhance, com capacidade de *feedback* tátil, têm a possibilidade de automatizar alguns gestos cirúrgicos. Outros robôs, como Cambridge Medical Robotics ou Medtronic, entrarão em fase clínica muito em breve. O sistema robótico Verb Surgical promete incorporar capacidade de inteligência artificial e análise de *big data* com processamento de imagem avançado, como simulação virtual e realidade aumentada.[15]

A comunidade cirúrgica aguarda a miniaturização das unidades, braços robóticos individuais, introdução de propriocepção, maior utilização da telecirurgia com a telecolaboração.

Diante do desenvolvimento, não é impensável que nos próximos anos todas as plataformas cirúrgicas sejam robotizadas e a cirurgia laparoscópica como a conhecemos hoje ficará para a história da cirurgia.

Conclusão

Embora já tenha sido categorizada como ficção científica, a robótica está avançando no campo da medicina, e na área da cirurgia tem sido responsável por uma grande revolução, baseada nos benefícios adicionais para pacientes e cirurgiões.

As operações intracavitárias mais complexas são as que mais se beneficiam do uso dos robôs cirúrgicos. O custo de implantação e manutenção tem limitado a sua utilização nas instituições acadêmicas. Talvez, a popularização e a redução dos custos de produção impactassem positivamente no número de casos operados assistidos por robô em nosso país. Nos próximos anos, os atuais sistemas passarão por mudanças evolutivas, com melhorias que tornarão os sistemas cirúrgicos robóticos mais presentes na rotina diária dos cirurgiões. Aguardamos ansiosamente por essas inovações futuras, que continuarão a impulsionar o avanço da cirurgia robótica.

A natureza provocativa e especulativa de nossos argumentos tem o propósito de criar uma visão do que é possível, e de preparar o cirurgião para a constante incorporação de novos conceitos e tecnologias, pois uma coisa é certa: a cirurgia robótica como a conhecemos hoje no futuro será diferente.

Referências bibliográficas

1. Jones, D.B., Soper, N.J.: Laparoscopic general surgery: current status and future potential. AJR Am. J. Roentgenol. 163(6), 1295–1301 (1994)
2. Gallagher, A.G., McClure, N., McGuigan, J., Ritchie, K., Sheehy, N.P.: An ergonomic analysis of the fulcrum effect in the acquisition of endoscopic skills. Endoscopy 30(7), 617–620 (1988).
3. Hanuschik, M.: The technology of robotic surgery, Chapter 2 in Robotic Surgery, Gharagozloo, F. and Najam, F. (eds.), McGraw Hill (2008).
4. Meireles, O., Horgan, S.: Applications of Surgical Robotics in General Surgery., Chapter 33 in Surgical Robotics: Systems Applications and Visions, J. Rosen et al. (eds.), 791 DOI 10.1007/978-1-4419-1126-1_33 (2011).
5. Lobontiu, A., Loisance, D.: Robotic surgery and tele-surgery: Basic principles and description of a novel concept. Jurnalul de Chirurgie, Iasi, 2007, Vol. 3, Nr. 3, p 208-214 (ISSN 1584-9341).
6. Satava, R.M.: Future directions in robotic surgery. Chapter 1 in Surgical Robotics: Systems Applications and Visions, J. Rosen et al. (eds.), 791 DOI 10.1007/978-1-4419-1126-1_33 (2011).
7. Rodrigues-Sanjuán, J. C., Gómez-Ruiz, M., Trugeda-Carrera, S., Palazuelos, C. M., López-Useros, A. et al. Laparoscopic and robot-assisted laparoscopic digestive surgery: Present and future directions. *World J Gastroenterol* 2016 February 14; 22(6): 1975-2004 ISSN 1007-9327 (print) ISSN 2219-2840 (online).
8. Couto Filho, A. F. Responsabilidades civil, penal e administrativas, na Cirurgia Robótica. A. Couto&Souza Advogados Associados. www.acouto.adv.br (2020).
9. Rosen, J., Brown, J.D., Chang, L., Sinanan, M., Hannaford, B.: Generalized approach for modeling minimally invasive surgery as a stochastic process using a discrete markov model. IEEE Trans. Biomed. Eng. 53(3), 399–413 (2006).
10. Davies BL, Hibberd RD, Ng WS, Timoney AG, Wickham JE. The development of a surgeon robot for prostatectomies. Proc Inst Mech Eng H. 1991;205(1):35-8.
11. Araujo, R.C., Benevenuto, D.S., Zilberstein, B, Sallum, R.A., Aguiar, S et al. Overview and perspectives about the robotic surgical certification process in Brazil: the new statement and a national web-survey. DOI:10.1590/0100-6991e20202714 Rev Col Bras Cir 47 (2020).
12. Morrell, A.L.G., Morrell Jr., A.C., Morrell, A.G., Mendes, J.M.F., Tustumi, F et al. The history of robotic surgery and its evolution: when illusion becomes reality. DOI:10.1590/0100-6991e20202798Rev Col Bras Cir 48 (2021).
13. Cadiere GB, Himpens J, Vertruyen M. The world's first obesity surgery performed by a surgeon at a distance. Obes Surg. 1999; 9(2): 206-209.
14. Satava, R.M.: Future applications of robotics. Prob. Gen. Surg. 20(2), 79–85 (2003).
15. Ruiz, M.G. Present and future of robotic surgery. Annals of Mediterranean Surgery 2019; 2(1) 01-02 DOI:10.22307/2603.87062019.01.001 ISSNe2603-8706.
16. Marescaux J, Leroy J, Gagner M, Rubino F, Mutter D, Vix M, et al. Transatlantic robot-assisted telesurgery. Nature. 2001;413(6854): 379-80.
17. Marescaux, J., Smith, M.K., Folscher, D., Jamali, F., Malassagne, B., Leroy, J.: Telerobotic laparoscopic cholecystectomy: initial clinical experience with 25 patients. Ann. Surg. 234, 1–7 (2001).
18. Anvari, M., McKinley, C., Stein, H.: Establishment of the world's first telerobotic remote surgical service: for provision of advanced laparoscopic surgery in a rural community. Ann. Surg. 241(3), 460–464 (2005).
19. Da Vinci ^{R} Model Side-by-Side Comparison. *Intuitive Surgical, Inc.* PN870100 Rev C 09/11. www.davincisurgerycommunity.com.
20. De, S., Rosen, J., Dagan, A., Swanson, P., Sinanan, M., Hannaford, B.: Assessment of tissue damage due to mechanical stresses. Int. J. Robot. Res. 26(11–12), 1159–1171 (2007).
21. Locke, G.R., III, Talley, N.J., Fett, S.L., et al.: Prevalence and clinical spectrum of gastro- esophageal reflux: a population-based study in Olmsted County, Minnesota. Gastroenterology 112(5), 1448–1456 (1997).
22. Campos, G.M., Peters, J.H., DeMeester, T.R., et al.: Multivariate analysis of factors predict- ing outcome after laparoscopic Nissen fundoplication. J. Gastroint. Surg. 3(3), 292–300 (1999).

23. Gill, I.S., Sung, G.T., Hsu, T.H., Meraney, A.M.: Robotic remote laparoscopic nephrectomy and adrenalectomy: the initial experience. J. Urol. 164, 2082–2085 (2000).
24. MacFarlane, M., Rosen, J., Hannaford, B., et al.: Force feedback grasper helps restore the sense of touch in minimal invasive surgery. J. Gastrointest. Surg. 3, 278–285 (1999).
25. Lanfranco, A.R., Castellanos, A.E., Desai, J.P., Meyers, W.C. Robotic Surgery: A current perspective. Annals of Surgery Vol 239, N1 DOI:10.1097/01.sla.0000103020.19595.7d (2004).
26. Stylopoulos, N., Rattner, D.: Robotics and ergonomics. Surg. Clin. N. Am. 83, 1321–1337 (2003).
27. Panait, L., Rafiq, A., Mohammed, A., Mora, F., Merrell, R.C.: Robotic assistant for laparoscopy. J. Laparoendosc. Adv. Surg. Tech. A 16(2), 88–93 (2006).
28. Nacul, M.P., Melani, A.G.F., Zilberstein, B., Benevenuto, D.S., Cavazzola, L.T. et al. Educational note: teaching and training in robotic surgery. An opinion of the Minimally Invasive and Robotic Surgery Committe of the Brazilian College of Surgeons. DOI:10.1590/0100-6991e20202681 Rev Col Bras Cir 47 (2020).
29. Gómez-Ruiz, M., Alfieri, S., Becker, T., Bergmann, M., Collins, J. et al. Expert consensus on a train-the trainer curriculum for robotic colorectal Surgery. Colorectal Disease Vol. 21 N8 Pag 903-908 (2019).

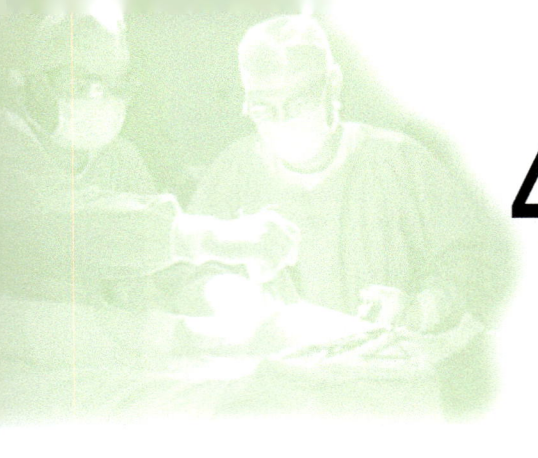

47 Comissão de Cirurgia Minimamente Invasiva e Robótica – Certificação e Habilitação em Cirurgia Robótica

Miguel Prestes Nácul • Raphael Leonardo Cunha de Araujo
Dyego Sá Benevenuto • Bruno Zilberstein
Rubens Antonio Aissar Sallum • Samuel Aguiar Junior
Leandro Totti Cavazzola • Armando Geraldo Franchini Melani
Flavio Daniel Saavedra Tomasich

Introdução

A aplicação cada vez maior de avanços tecnológicos na medicina tem gerado, de forma crescente, em pacientes, cirurgiões e hospitais, preocupação sobre como introduzi-los e utilizá-los de forma segura e eficaz na prática clínica.[1]

Na cirurgia, a evolução e a implantação da plataforma robótica representada no mundo ocidental pelo robô Da Vinci®, da empresa Intuitive®, têm trazido à discussão aspectos éticos, econômicos, educacionais e de aplicabilidade clínica que nos remetem ao início dos anos 1990, quando a videocirurgia começou a ser disseminada como tecnologia disruptiva, a qual revolucionaria a cirurgia.[2,3]

Introduzida no Brasil a partir de 1990, a videocirurgia foi vista com muita resistência por parte de diferentes setores, incluindo a própria academia médica.[3] Além disso, a técnica foi considerada muito cara, complexa, pouco disponível e com aplicações clínicas limitadas.[3] Utilizada em escala crescente por cirurgiões pouco treinados, disseminou-se de forma heterogênea não só no Brasil, mas também no resto do mundo. No entanto, em pouco tempo essa nova tecnologia tornou-se padrão para o tratamento de grande parte das doenças em diferentes sistemas orgânicos e especialidades cirúrgicas.[4] A evolução tecnológica determinou desenvolvimento muito significativo na qualidade dos equipamentos e dos instrumentais videocirúrgicos. Paralelo a isso, os cirurgiões evoluíram tecnicamente, ancorados em metodologias mais efetivas de treinamento baseadas em simulação, fator fundamental para o estabelecimento definitivo da videocirurgia.[4]

A primeira cirurgia minimamente invasiva com auxílio do robô (cirurgia robótica) humana, uma biópsia neurocirúrgica, foi realizada em 1985 com uma Máquina Universal Programável para Montagem (PUMA 200).[5] A necessidade de marcos anatômicos fixos limitava a sua aplicação à cirurgia abdominal e torácica, uma vez que, em ambas as áreas, o pneumoperitônio leva a mobilização e deformação dos órgãos.[6] A primeira colecistectomia assistida por robô em humanos foi realizada na Bélgica usando um protótipo intuitivo chamado "Mona".[7] Em 17 de julho de 2000, a Food and Drug Administration (FDA) aprovou nos Estados Unidos a plataforma Da Vinci® para cirurgias assistidas por robô em cirurgia geral, após pelo menos 300 cirurgias.[7] Em 2001, a primeira telecirurgia assistida por robô foi realizada por um cirurgião no console de uma plataforma robótica Zeus® (Computer Motion®, Califórnia) em Nova York, Estados Unidos, estando o paciente em Estrasburgo na França.[8] Em 2003, a Computer Motion® e a Intuitive® fundiram seus negócios. A plataforma Da Vinci® foi lançada, enquanto Zeus® foi descontinuado. A recomendação do uso da plataforma robótica Da Vinci® pelo Instituto Nacional de Excelência em Saúde e Cuidados (NICE) no Reino Unido, em 2015, foi outro marco importante para a aceitação e a difusão da cirurgia robótica.

O uso da plataforma robótica tem aumentado, com muitos artigos e sociedades apoiando a sua utilização em todo o mundo. A aceitação da cirurgia robótica ampliou o portfólio da cirurgia minimamente invasiva e se tornou um contraponto à laparoscopia. Atualmente, estão disponíveis 5.669 plataformas Da Vinci® no mundo (dados de 31 de março de 2020).[9] Também no Brasil, a cirurgia robótica tem apresentado nos últimos anos um grande desenvolvimento expresso no aumento do número de plataformas (74 – dados de 31 de março de 2020),[9] disponíveis em quase todos os estados da federação, e no número crescente de procedimentos robóticos realizados. No Brasil, existem atualmente cerca de 1.500 cirurgiões certificados para a realização de cirurgias robóticas.[7] Com milhares de robôs Da Vinci®

espalhados pelo mundo e incorporados com frequência crescente ao universo da cirurgia em várias especialidades,[6] a chegada de novas plataformas robóticas de outras empresas e a natural evolução do Da Vinci® projetam um futuro robótico para a cirurgia.

A cirurgia robótica, no momento atual, assim como foi a videocirurgia na década de 1990, atua como tecnologia disruptiva, determinando importante quebra de paradigmas e movendo adiante a roda da história.[3,6] Quando se analisam as particularidades de ambas as tecnologias no armamentário dos cirurgiões, notam-se muitas semelhanças nesse processo. A cirurgia robótica e a videocirurgia expressam-se como interface entre cirurgião e paciente e se complementam, já que é no ambiente da videocirurgia (cavidade fechada, videocâmera, imagem indireta, iluminação artificial, pneumoperitônio) que a cirurgia robótica se desenvolve.[3,6,10] Os equipamentos envolvidos em videocirurgia, assim como em cirurgia robótica (em muito maior quantidade e variedade), tornam o ambiente dentro da sala cirúrgica mais complexo em função do preenchimento do espaço físico e a diversidade de *hardwares* a serem controlados.[3,10] Nesse contexto, uma equipe cirúrgica muito bem treinada é altamente necessária. A comunicação entre os elementos da equipe cirúrgica se torna ainda mais relevante, influenciando significativamente no sucesso do procedimento.[10] Ambas as tecnologias impuseram novos desafios de conhecimento para cirurgiões, anestesistas, enfermeiros, engenheiros – a necessidade de aprender de novo e de desenvolver novas habilidades.[4,6,10]

Os adventos da videocirurgia e da cirurgia robótica aumentaram os custos diretos relativos aos procedimentos cirúrgicos.[6,10] Em poucos anos, a videocirurgia conseguiu comprovar o custo-efetividade baseado na diminuição significativa do valor dos equipamentos e instrumentais associada à diminuição do tempo de internação hospitalar e ao rápido retorno às atividades pelos pacientes.[3] É muito provável que a cirurgia robótica siga esse mesmo caminho, ainda que o custo seja bem maior do que o da videocirurgia, pelo menos neste momento.

Novas tecnologias estabelecem necessidade de novas metodologias de ensino.[4] Na videocirurgia, o modelo principal foi a simulação realística em simuladores simples e a cirurgia experimental em modelo animal vivo.[4] Já na cirurgia robótica, a simulação em realidade virtual parece ser o modelo mais acessível e sustentável,[11,12] gerando uma diminuição da utilização da cirurgia experimental em animais vivos. O uso de peças anatômicas de cadáver humano surge como opção interessante, apesar de ainda cara.[11]

O tutoramento cirúrgico, inicialmente pouco aplicado em videocirurgia, se estabelece hoje como importante método para o desenvolvimento de procedimentos avançados como videocirurgia bariátrica e colorretal.[4] Já na cirurgia robótica, o tutoramento é condição fundamental para o treinamento e a certificação.[11] A deficiência em número e qualidade de cursos prejudicou a evolução da videocirurgia e se repete na cirurgia robótica, causando formação inadequada, com excessiva influência da indústria.[11,12]

As semelhanças que observamos na introdução e no desenvolvimento de ambas as tecnologias são evidentes.[10] A videocirurgia é a evolução da laparoscopia do início do século XX, por meio da incorporação ao longo do tempo de avanços tecnológicos como fibra ótica, eletrocirurgia, insufladores de CO_2, videocâmera etc.[2] Em verdade, quando se comparam equipamentos e instrumentais, assim como a laparoscopia se mostrava rudimentar comparada à videocirurgia, a videocirurgia parece definitivamente uma tecnologia ultrapassada em relação à cirurgia robótica. A plataforma robótica tem extraordinário potencial de incorporação de outras tecnologias, principalmente na área de informação.[6] Além disso, a cirurgia robótica aproxima-se em termos de movimentos e visão da cirurgia aberta, com maior liberdade de ação de pinças articuladas e possibilidade de imagem em terceira dimensão.[6] A visão tridimensional estabelecida por duas câmeras fornece imagens mais precisas do campo cirúrgico quando comparada à visão videocirúrgica bidimensional. A estabilidade da imagem é outro aspecto importante, pois a câmera é operada pelo cirurgião, e seu movimento pode ser estático tanto quanto o cirurgião desejar. A plataforma robótica aumenta a ergonomia e a coordenação da equipe cirúrgica. Uma das contribuições mais valiosas do sistema é a tecnologia Endo Wrist®, que preserva os movimentos das pinças com mais graus de liberdade do que a videocirurgia. Por outro lado, a ausência de sensação tátil na cirurgia robótica se contrapõe à abordagem por videocirurgia, que possui sensação háptica, mesmo que limitada. O desenvolvimento de novas habilidades hápticas por meio da visão tridimensional oferecida pela plataforma robótica é uma habilidade comum geralmente assimilada na curva de aprendizado.[13]

Entre analogias e paralelos, pode-se concluir que o medo da "nova tecnologia", visto quando do aparecimento da videocirurgia, se repete com a cirurgia robótica. A experiência pregressa da implantação da videocirurgia deve ser lembrada e considerada, otimizando-se o cenário atual da cirurgia robótica, na introdução e disseminação junto à comunidade cirúrgica e

Treinamento Pós-Sistema (Pré-Clínico): Currículo para Desenvolvimento de Habilidades Psicomotoras[14,16-25]

Objetivos

- Treinar utilizando simulação em modelos inorgânicos, orgânicos ou virtuais das principais habilidades psicomotoras robóticas que incluem:
  – Manipulação do Endo Wrist®.
  – Navegação da câmera.
  – *Clutching* dos instrumentos.
  – Aplicação de 4º braço.
  – Aplicação de energia.
  – Dissecção final.
  – Direcionamento e posicionamento da agulha.
  – Realização de nós, suturas e anastomoses.
- Demonstrar habilidades psicomotoras essenciais na plataforma robótica em modelos inorgânicos, orgânicos ou virtuais:
  – Percepção de profundidade.
  – Destreza manual.
  – Movimentos eficientes.
  – Sensibilidade à força apropriada.
  – Autonomia.
  – Uso competente dos controles robóticos.
- Traduzir as principais habilidades psicomotoras robóticas para a execução dessas habilidades no console do cirurgião da plataforma cirúrgica robótica, utilizando simulação cirúrgica.

Métodos

Simulação em Realidade Virtual[19,24-26]

Existem vários sistemas de simulação em realidade virtual que reproduzem com maior ou menor qualidade e semelhança as atividades do cirurgião em seu console. Todos os simuladores possuem exercícios de variada complexidade que reproduzem movimentos e situações de uma cirurgia robótica. Os exercícios são avaliados de forma objetiva e têm critérios de proficiência. Uma vez cadastrado, o cirurgião tem a possibilidade de avaliar o seu desempenho ao longo do treinamento. Um currículo de exercícios específicos para cada tipo de simulador será sugerido, assim como um número de horas mínimo de treinamento e a exigência de proficiência em pelo menos alguns exercícios selecionados.

Simulação "Real"

Simulação realizada em plataforma robótica com objetos inanimados. Grupo liderado pelo Professor Richard Satava[20] desenvolveu uma sequência de exercícios, definidos como o *Fundamental of Robotic Surgery* (FRS), realizados em uma estrutura chamada de "Dome" que envolve movimentos que reproduzem situações existentes em procedimentos cirúrgicos com auxílio do robô. Exercícios utilizados historicamente nos simuladores laparoscópicos podem ser aproveitados, desde que organizados com critérios objetivos de avaliação. O problema desta etapa é a disponibilidade de uma plataforma e instrumentais robóticos para tal tipo de atividade.

Ao contrário da simulação em realidade virtual, em que o próprio sistema avalia objetivamente o desempenho do aluno, a simulação real necessita definir critérios objetivos de avaliação. Assim, um ou mais observadores treinados, de forma presencial ou por gravação em vídeo do exercício (ideal = imagem interna e externa) avaliam o aluno. Podem ser utilizados critérios baseados em tempo e erros específicos para cada exercício ou um modelo de avaliação tipo *Global Rate Scale* (GRS) ou variações como o GOALS[27] (desenvolvido para laparoscopia) ou o GEARS[28,29] (desenvolvido para cirurgia robótica urológica). Esses modelos enfatizam a percepção de profundidade, precisão de movimentos, força no manuseio dos tecidos, destreza e eficiência na realização das tarefas. Atualmente, autores pesquisam a utilização de inteligência artificial aplicada à avaliação do desempenho em campo cirúrgico com intuito de maior padronização, objetividade e precisão do desempenho do cirurgião.[30]

Simulação em Modelos Orgânicos[18,21]

Simulação na plataforma robótica com material orgânico (carcaça animal, cadáver humano ou animal vivo). Essa modalidade de simulação cirúrgica envolve a realização de procedimentos cirúrgicos completos ou movimentos específicos com objetivos determinados, treinamento de preparação do sistema, docagem e posicionamento dos portais, além de treinamento no console do cirurgião de:

- Navegação e controle da câmera.
- Uso do sistema de energia.
- *Clutching*.
- Troca de instrumental.
- Manejo de corpo estranho.
- Controle dos braços robóticos.
- Coordenação olho – mão – instrumento.
- Manejo do Endo Wrist®.
- Manejo atraumático dos tecidos.
- Dissecção fina e grosseira.
- Corte.

- Direcionamento da agulha.
- Nó, sutura e anastomose.

Apesar de não ser considerado obrigatório,[14] esse modelo é desejável, já que é o que mais se aproxima da cirurgia robótica em pacientes, não só relativo à técnica cirúrgica, mas também às relações humanas e à organização dos sistemas. Trata-se de atividade pedagógica de grande complexidade e custo organizacional, pois utiliza plataformas totalmente dedicadas à simulação e necessita de amplo espaço físico. Da mesma forma que na "simulação real", podem ser utilizados critérios de avaliação baseados em tempo e erros específicos para cada exercício ou um modelo de avaliação tipo *Global Rate Scale* (GRS) como o GOALS[27] ou o GEARS.[28,29]

Treinamento clínico sob tutoria

O tempo do cirurgião em atividade cirúrgica no console da plataforma robótica representa o componente final de qualquer treinamento e habilitação em cirurgia robótica.[18] Independentemente da quantidade de treinamento no estágio pré-clínico, uma curva de aprendizado acentuada será encontrada quando o cirurgião operar em ambiente clínico ao vivo.[18] Como tal, é crucial que esta etapa de treinamento seja bem estruturada e envolva avaliação objetiva de desempenho. Em uma situação ideal, isso envolveria progressão gradual de tarefas definidas e etapas para cada um dos procedimentos cirúrgicos, com base no grau de dificuldade e sob a supervisão direta presencial de um cirurgião especialista.[16,18,19,31]

O procedimento cirúrgico específico deve ser claramente definido pelas etapas necessárias para concluir a operação, desde o posicionamento inicial do paciente até a remoção final dos portais e a recuperação do paciente, modelo demonstrado para a cirurgia colorretal, p. ex.[23,32] Quando o cirurgião obtiver proficiência em uma etapa determinada, por meio de avaliação formal com base no julgamento de um cirurgião especialista, ele será transferido para a próxima etapa sequencialmente mais complexa do procedimento.[31] Eventualmente, o cirurgião será capaz de integrar as habilidades aprendidas e praticadas durante cada etapa e concluir todo o procedimento. O aprendizado pode ser aprimorado ainda mais com a gravação de vídeo e a revisão do desempenho operacional com um mentor ou cirurgião especialista, pois fornece uma informação valiosa para o cirurgião em treinamento.[21]

Melhorias recentes na tecnologia para telemedicina com utilização de conexão sem fio convencional propiciam sua utilização crescente. Considerando a complexidade da organização de um projeto educacional que envolva o tutoramento presencial repetido, a utilização de uma orientação cirúrgica remota por videotransmissão síncrona (*telementoring*) pode configurar uma ferramenta educacional interessante e custo-efetiva.[33,34,35,36] A utilização da telemedicina para o tutoramento à distância do cirurgião em formação pode ser útil, principalmente para casos subsequentes ou mais complexos desde que estabelecida uma integração tutor/cirurgião adequada, além de uma estrutura tecnológica segura e efetiva de comunicação.

Pré-requisitos

- Realização das etapas anteriores de treinamento.
- Observação de procedimentos cirúrgicos com auxílio do robô.
- Participação como auxiliar em campo cirúrgico de um número específico de procedimentos cirúrgicos (*bedside assistant*). A capacidade de auxiliar efetivamente esses procedimentos robóticos demonstra que o cirurgião adquiriu o conhecimento das etapas do procedimento, capacidade de trabalhar no ambiente robótico, conhecimento da funcionalidade e das limitações do robô, bem como das estratégias e técnicas usadas pelo cirurgião principal para concluir o procedimento específico. O número de casos recomendados nesta função permanece sem consenso, embora a maioria dos relatórios sugira um mínimo de dez casos durante o treinamento em cirurgia robótica.[37,38]
- Como as habilidades cirúrgicas robóticas se degradam substancialmente após semanas de inatividade em cirurgiões recém-treinados, o primeiro caso supervisionado deve ser realizado preferencialmente não mais de dois meses após o término do treinamento inicial.[19]
- Os procedimentos cirúrgicos devem ser realizados sob tutoramento de cirurgião habilitado em cirurgia robótica e com experiência documentada no procedimento cirúrgico a ser realizado.[14,19]
- Depois de concluir pelo menos dez procedimentos supervisionados, o cirurgião poderá realizar seus próximos procedimentos sem a presença do tutor.

Como a cirurgia robótica tem curvas de aprendizado longas (entre 25 até 90 procedimentos, mesmo para cirurgiões experientes em videocirurgia),[39,40,41] os cirurgiões recém-adestrados em procedimentos robóticos devem ser limitados em seus primeiros casos apenas a procedimentos básicos.[19] Em geral, espera-se que o cirurgião se torne proficiente em casos menos complexos antes de receber privilégios para avançar para casos de maior grau de dificuldade técnica. No entanto, Syneret *et al.*[40] demonstraram uma atenuação da curva de aprendizado quando o cirurgião é treinado em um serviço de robótica bem estruturado e com grande volume de casos. Isso se expressa em uma curva de apresentação bimodal para procedimentos robóticos colorretais com 15 casos iniciais, seguida de cerca de 25 a 30 casos para uma proficiência completa. Assim, é provável que, em situações de treinamentos isolados, a realização de um maior número de casos tutorados seja necessária para garantir a segurança dos pacientes. Já quando o treinamento é realizado em serviços mais estruturados, com centro de treinamento, alto volume de pacientes e equipe de preceptores fixos, menos procedimentos tutorados serão solicitados. Rice et al.,[42] especificamente discutindo a curva de aprendizado em gastroduodenopancreatectomias robóticas, sustentam que um currículo baseado em proficiência associado ao tutoramento permite uma introdução segura em procedimentos complexos mesmo para cirurgiões menos experientes (no estudo, médicos residentes). Shaw et al.,[41] em estudo de caso-controle em cirurgia robótica e laparoscópica colorretal, concluiu que procedimentos cirúrgicos complexos com auxílio do robô podem ser realizados com segurança mesmo por cirurgiões no início de sua experiência, embora complicações sejam reduzidas após 15 casos robóticos cumulativos. Esse estudo mostra que podem ocorrer diminuição do tempo operatório e melhora nos resultados cirúrgicos, enquanto a complexidade dos casos aumenta. Os resultados suportam o uso de critérios objetivos para selecionar casos mais fáceis para os primeiros 15 procedimentos robóticos colorretais da curva de aprendizado.

Cirurgiões que concluírem o caminho de treinamento recomendado são elegíveis para concessão de privilégios cirúrgicos para procedimentos cirúrgicos com auxílio do robô pela instituição a partir de certificação concedida pela Associação Médica Brasileira (AMB) em parceria com o Colégio Brasileiro de Cirurgiões (CBC) e outras sociedades de especialidade.[14] Cirurgiões não devem ter permissão para agendar ou executar casos clínicos de forma totalmente autônoma até que recebam pelo menos uma habilitação provisória por parte da instituição a partir da certificação AMB/CBC.[14]

Etapas

Observação de Casos em Sala Cirúrgica

Nesta etapa o cirurgião deve acompanhar cinco procedimentos cirúrgicos robóticos, realizados por um cirurgião habilitado.

- Objetivos:
  – Definir as funções e as responsabilidades de cada membro da equipe cirúrgica robótica.
  – Definir a configuração e a aplicação apropriadas da plataforma cirúrgica robótica.
  – Reconhecer a aplicação das habilidades de comunicação relacionadas ao desempenho da equipe cirúrgica robótica.
  – Examinar a aplicação clínica apropriada da plataforma cirúrgica robótica durante o procedimento cirúrgico.

Auxílio Cirúrgico (Bedside Assistant)

- Participar de procedimentos cirúrgicos robóticos na especialidade, realizadas por um cirurgião habilitado. O cirurgião preceptor poderá considerar estes casos na contagem dos observacionais.

- Objetivos
  – Pelo menos dez casos.[19]
  – Entender o fluxo do procedimento cirúrgico robótico, as funções de sala e a equipe cirúrgica.
  – Entender e realizar a configuração adequada da plataforma cirúrgica robótica.
  – Traduzir as habilidades básicas do primeiro assistente necessárias na cirurgia robótica, que incluem navegação por câmera, inserção e retirada de instrumentos e outros materiais como fios, gazes, peças, aspiração de secreções etc., transferências de movimentos entre a parte robótica interna e ações do auxiliar (videocirúrgicas) como corte, retração, sucção, irrigação, uso de energia e aplicação de *hemoclips*, desdocagem, retirada de peças cirúrgicas, conversão e retirada dos portais.

Realização de procedimentos cirúrgicos com auxílio do robô sob tutoria

Nesta fase o cirurgião deverá realizar um número mínimo de 10 procedimentos cirúrgicos robóticos sob supervisão de um cirurgião preceptor.

- Objetivos
  – Traduzir as habilidades necessárias à cirurgia robótica como cirurgião principal no console da plataforma robótica sob tutoria de cirurgião habilitado. Incluem a manipulação do recurso do Endo Wrist® dos instrumentos, navegação da câmera, *clutching* dos instrumentos, aplicação do 4º braço do robô, uso de energia, manipulação e posicionamento de agulha e realização de nós, suturas e anastomoses.

O ideal é que a habilitação se baseie na proficiência demonstrada e não tão somente por um número específico de casos concluídos ou pela avaliação de tempos estáticos na plataforma robótica. Assim como na simulação, pode ser utilizado um modelo de avaliação objetiva como o *Global Evaluative Assessment of Robotic Skills* (GEARS), proposto por Goh *et al.*[29] e direcionado para a Urologia. Essa ferramenta de avaliação de desempenho pode ser efetivamente transposta para qualquer especialidade cirúrgica. Nesse estudo, a variável "percepção de profundidade" provou não ser um elemento capaz de diferenciar indivíduos com diferentes níveis de experiência, o que é explicado pelo fato de que a visão tridimensional ideal fornecida pelo sistema Da Vinci® permite que cirurgiões não treinados tenham uma excelente pontuação nesse item. Parece razoável omitir o parâmetro "percepção de profundidade", tornando-o uma escala de cinco itens com uma pontuação máxima de 25 pontos (GEARS "modificado").[29]

Os hospitais devem determinar resultados esperados para cirurgiões com experiência no uso de sistemas cirúrgicos com auxílio do robô (50 ou mais procedimentos) em sua instituição com utilização de critérios como tempo total de cirurgia, perda estimada de sangue, complicações etc., o que deve ser registrado.[19]

Pós-treinamento – educação continuada

Procedimentos "avançados"

A AAGL em sua diretriz sugere critérios para a concessão de privilégios para procedimentos avançados.[19] Para ser elegível para a mudança de privilégios básicos para avançados, o cirurgião deve ter concluído pelo menos um número mínimo determinado de procedimentos básicos bem-sucedidos, sem complicações ou outros problemas. O tema é controverso, e a maior parte das associações de especialidade não especifica esta etapa de treinamento.

É prudente que, se um cirurgião desejar executar um novo procedimento, deve concluir o treinamento apropriado específico para o procedimento. Para o primeiro novo procedimento robótico, deve ser necessária a orientação, preferencialmente presencial, de um cirurgião habilitado que possua vasta experiência na sua execução.

Manutenção das habilidades para cirurgia robótica

Deve ser formulado um plano para a manutenção e o desenvolvimento das habilidades psicomotoras robóticas. Incentivar o treinamento continuado em cirurgia robótica com a utilização de simulação, em especial, virtual, por meio de programa que envolva um currículo específico com objetivos determinados, número mínimo de horas de treinamento semanal, avaliação objetiva do desempenho e possibilidade de *debriefing*. A inclusão de mídias sociais privadas que permitam a submissão de vídeos para a avaliação de cirurgiões *experts* é interessante e útil no desenvolvimento técnico do cirurgião.[16,21]

Um nível apropriado de atividade clínica contínua é necessário. O cirurgião deve estar atualizado, tendo realizado um número mínimo necessário de casos anualmente, devidamente acompanhados pelos critérios de qualidade assistencial determinados pela instituição. Além disso, é importante que o cirurgião participe rotineiramente de procedimentos robóticos como *bedside assistant* para manter a familiaridade com a instrumentação e com a plataforma robótica, além de estar ciente dos problemas e das situações que podem ocorrer durante esses procedimentos.

A educação médica continuada relacionada à cirurgia robótica é fundamental. Participações em reuniões locais, nacionais ou internacionais apropriadas e cursos devem ser incentivadas.

Manutenção de privilégios em robótica

Uma vez concedida a habilitação, sugere-se que o desempenho do cirurgião seja monitorado com mecanismos de qualidade assistencial determinados pela instituição. Esses mecanismos podem ser modificados conforme apropriado e devem avaliar os resultados e a competência no atendimento integral ao paciente.[19] Como o treinamento em simulação virtual para sistemas cirúrgicos com auxílio do robô continua a ser validado e mais amplamente disponível, a AAGL em sua diretriz[19] sugere que, no futuro, todos os cirurgiões que queiram realizar operações com auxílio do robô sejam obrigados a demonstrar proficiência anualmente em um simulador robótico ou equivalente.

Situações especiais

Cursos

Projetos de ensino expressos por cursos são fundamentais para o aprendizado em cirurgia, principalmente quando o conhecimento envolve novas tecnologias. Cursos devem ser organizados por instituições de ensino reconhecidas e independentes. A associação com entidades cirúrgicas reforça o caráter científico e acadêmico desses projetos, dando-lhes credibilidade.[11] A indústria também deve oferecer ferramentas pedagógicas para que o cirurgião possa conhecer os diferentes aspectos, componentes e funcionamento da sua plataforma robótica, o que corresponde ao treinamento em *hardware* e *software* específicos.[23]

Conceitualmente, os cursos podem ser classificados em intensivos ou extensivos. Cursos intensivos possuem curta duração e são realizados em um momento presencial único (data única). Oferecem a base conceitual do conhecimento, ou seja, os princípios que envolvem a cirurgia robótica, tanto da plataforma como das técnicas e táticas envolvidas. Contemplam a etapa do treinamento pré-clínico baseado em simulação. Podem, eventualmente, oferecer observação cirúrgica de casos clínicos.[4]

Cursos extensivos são aqueles realizados ao longo de um determinado período, com mais de uma atividade presencial (datas múltiplas). Buscam contemplar, além do treinamento pré-clínico baseado em simulação, observação de procedimentos cirúrgicos e, eventualmente, experiência como auxiliar ou cirurgião principal sob tutoria.[4]

Um curso por si só não possibilita um cirurgião a realizar procedimentos robóticos de forma independente, mas é passo fundamental e inicial no treinamento. A conclusão de um curso deve ser considerada apenas como preparação para a realização da etapa de treinamento clínico sob tutoramento.[14] Em última instância, as etapas de treinamento pré-clínico deverão ser realizadas em cursos, na grande maioria dos casos. O treinamento não se destina a ser usado como um programa de treinamento completo, mas sim o credenciamento inicial sobre o qual o treinamento adicional será desenvolvido.[11]

Cursos devem também estimular a educação continuada, incluindo não só a expansão do conhecimento, como também o treinamento continuado de habilidades. Caberá aos cirurgiões, além de aproveitar as oportunidades de ensino e treinamento, buscar ter uma prática continuada de procedimentos robóticos.

Um curso deve ser realizado em um centro de treinamento com adequada estrutura instrumental, material e pessoal, necessárias à realização da ação pedagógica proposta. Deve contemplar currículo e plano de ensino que envolva treinamento teórico-prático e avaliação objetiva do desempenho baseada em critérios claros e previamente estabelecidos. Material instrucional e referências bibliográficas devem ser apresentados aos alunos no primeiro dia do curso. Instrutores com experiência cirúrgica e certificados são fundamentais para uma ação educacional bem-sucedida.[11]

Cursos poderão ser acreditados ou certificados tanto pela indústria, em função da necessidade do domínio e conhecimento de plataformas robóticas específicas, quanto pelas instituições médicas (hospitais, universidades) e associações de especialidade, conforme contemplarem as etapas de treinamento necessárias para habilitação em procedimentos robóticos. Caberá às instituições de saúde, que possuam plataformas robóticas para uso clínico, incorporarem critérios de concessão de privilégios para a realização de cirurgia robótica baseados em evidências.[11] Nesse sentido, além da normativa para o processo de habilitação e certificação em cirurgia robótica no país,[11] o CBC definiu critérios para cadastramento de centros de treinamentos em cirurgia robótica.[43] A avaliação técnica é realizada pela Comissão de Cirurgia Minimamente Invasiva e Robótica do CBC, e a aprovação do curso e/ou centro de treinamento é deliberada pelo Diretório Nacional do CBC, com base no parecer técnico da referida comissão.[43]

Para receber a chancela do CBC, um curso deve ser ministrado por centro de estudos, hospital, sociedade médica, instituição universitária ou entidade assemelhada. O curso deverá ter em seu corpo docente pelo menos um cirurgião tutor que seja Membro Titular do CBC. Ele será responsável por garantir a qualidade exigida pelo CBC e chancelar a documentação dos alunos referente à simulação, para posterior encaminhamento ao CBC. O responsável técnico deve ser portador de título de especialista e de área de atuação em videocirurgia e de certificação em cirurgia robótica, sendo também profissional de notório saber na área. Os demais professores do curso também devem ser portadores de título de especialista e de área de atuação em videocirurgia e ter certificação em cirurgia robótica.[43]

Obrigatoriamente, o centro de treinamento que deseje ser cadastrado pelo CBC deve possuir um simulador disponível aos alunos presencialmente. Deverá ser organizada uma programação que possibilite completar o treinamento em simulador dos alunos, no tempo determinado (dois meses).

O centro de treinamento deve garantir ao aluno a possibilidade de completar pelo menos 24 horas de treinamento em simulador dentro de um tempo máximo de dois meses.

A capacidade de alunos do centro de treinamento é definida pelo número de horas/alunos/simulador, garantindo a qualidade do ensino durante o processo.

Um profissional treinado deve estar presente durante o treinamento para orientar o aluno no simulador, sobre a operação do mesmo, assim como a sequência de exercícios e a avaliação de desempenho.

Registros da avaliação de desempenho do processo de simulação devem ser anexados ao portfólio do aluno.

A gravação por câmeras do treinamento é opcional.

O centro de treinamento deve disponibilizar ambiente adequado para o *in-service*, que deverá ser preferencialmente realizado na sala robótica do centro cirúrgico ou em sala de simulação que possua uma plataforma robótica. Além dessa etapa, atividade de simulação realística é recomendada antes do início da fase clínica.

O centro de treinamento deve garantir que o aluno complete a fase clínica inicial (observacional e *bedside assistant*) em período de dois meses. Opcionalmente, o centro de treinamento poderá ofertar apoio para a realização da fase clínica do treinamento (realização de cirurgias robóticas tutoradas) no serviço do próprio profissional/aluno(a).

O profissional em treinamento será avaliado por Membro Titular do CBC que componha a equipe de professores do centro de treinamento, o qual concederá a proficiência baseada nos desempenhos obtidos no simulador e na percepção quanto ao desempenho e à segurança do aluno. Esse documento deverá estar anexado ao portfólio do aluno com a assinatura do responsável.

O CBC e o centro de treinamento assinarão contrato de cooperação científica para oficialização da chancela.

Conclusão

Um programa de cirurgia robótica em uma instituição hospitalar deve ser não excludente e agregador. É fundamental que integre assistência, ensino e pesquisa desde seu início e crie uma estrutura mínima para treinamento e retreinamento em cirurgia robótica dentro da instituição ou em parceria com centros de treinamento. Além disso, deve englobar todas as especialidades cirúrgicas (cirurgia geral, digestiva, bariátrica, oncológica, torácica, cardiovascular, colorretal, de cabeça e pescoço, urologia e ginecologia) dentro de um conceito de "Serviço de Cirurgia Robótica".

A criação de uma normativa para habilitação em cirurgia robótica e uma para cadastramento de cursos e centros de treinamento elaboradas pela Comissão de Cirurgia Minimamente Invasiva e Robótica do CBC em parceria com a AMB deve estimular que os hospitais brasileiros acolham e apliquem critérios objetivos de habilitação para esse tipo de procedimento tecnologicamente dependente. Além de auxiliar na estruturação dos serviços e o desenvolvimento da cirurgia robótica, essa ação deverá ter influência importante para a prestação de uma assistência com alta qualidade e segurança aos pacientes.

Referências bibliográficas

1. Pradarelli JC, Havens JM, Smink DS. Facilitating the Safe Diffusion of Surgical Innovations. Ann Surg. 2019; 269(4):610-1.
2. Lau WY, Leow CK, Li AK. History of endoscopic and laparoscopic surgery. World J Surg. 1997;21(4):444-53.
3. Cezário Melo MA. Mudanças: conceitos e resistências. In: Melo MC, editor. A reconfiguração da cirurgia. Recife, PE: Editora Prazer de Ler – Distribuidora de Edições Pedagógicas Ltda; 2010. p. 21-39.
4. Nácul MP, Cavazzola LT, de Melo MC. Current status of residency training in laparoscopic surgery in Brazil: a critical review. Arq Bras Cir Dig. 2015;28(1):81-5.
5. Kwoh YS, Hou J, Jonckheere EA, Hayati S. A robot with improved absolute positioning accuracy for CT guided stereotactic brain surgery. IEEE Trans Biomed Eng. 1988;35(2):153-60.
6. Leal Ghezzi T, Campos Corleta O. 30 Years of Robotic Surgery. World J Surg.2016;40(10):2550-7.
7. Araujo RLC, Benevenuto DS, Zilberstein B, Sallum RA, Aguiar-Jr S, Cavazzola LT, Nacul M, Melani AGF, Tomasich FDS. Overview and perspectives about the robotic surgical certification process in Brazil: the new statement and a national web-survey. Ver Col Bras Cir. 2020 Oct 26;47:e20202714.
8. Marescaux J, Leroy J, Gagner M, Rubino F, Mutter D, Vix M, et al. Transatlantic robot-assisted telesurgery. Nature. 2001;413(6854):379-80.
9. Surgical Intuitive [Internet]. Investor Overview. 2020. Disponível na internet: http://isrg.gcs-web.com.
10. Nacul MP. Laparoscopy & robotics: a historical parallel. Rev Col Bras Cir. 2020 Nov 23;47:e20202811.
11. Nacul MP, Melani AGF, Zilberstein B, Benevenuto DS, Cavazzola LT, Araujo RLC, Sallum RAA, Aguiar-Jr S, Tomasich F. Educational note: teaching and training in robotic surgery. An opinion of the Minimally Invasive and Robotic Surgery Committee of the Brazilian College of Surgeons. RevColBras Cir. 2020;47: e20202681.
12. Stefanidis D, Fanelli RD, Price R, Richardson W; SAGES Guidelines Committee. SAGES guidelines for the introduction of new technology and techniques. Surg Endosc. 2014;28(8):2257-71.
13. Seminara L, Gastaldo P, Watt SJ, Valyear KF, Zuher F, Mastrogiovanni F. Active Haptic Perception in Robots: A Review. Front Neurorobot. 2019; 13:53.
14. Associação Médica Brasileira. Normas para Habilitação em Cirurgia Robótica. 2019. Disponível na internet: https://amb.org.br/noticias/normas-para-habilitacao-em-cirurgia-robotica.
15. Pradarelli JC, Campbell DA Jr, Dimick JB. Hospital credentialing and privileging of surgeons: a potential safety blind spot. JAMA. 2015 Apr 7;313(13):1313-4.2
16. Herron DM, Marohn M; SAGES-MIRA Robotic Surgery Consensus Group. A consensus document on robotic surgery. Surg Endosc. 2008 Feb;22(2):313-25; discussion 311-2.
17. Collins JW, Levy J, Stefanidis D, et al. Utilising the Delphi Process to Develop a Proficiency-based Progression Train-the-trainer Course for Robotic Surgery Training. Eur Urol. 2019;75(5):775-785.
18. Lee JY, Mucksavage P, Sundaram CP, McDougall EM. Best practices for robotic surgery training and credentialing. J Urol. 2011 Apr;185(4):1191-7.
19. AAGL Advancing Minimally Invasive Gynecology Worldwide. Guidelines for privileging for robotic-assisted gynecologic laparoscopy. J Minim Invasive Gynecol. 2014 Mar-Apr;21(2):157-67.
20. Satava RM, Stefanidis D, Levy JS, et al. Proving the Effectiveness of the Fundamentals of Robotic Surgery (FRS) Skills Curriculum: A Single-blinded, Multispecialty, Multi-institutional Randomized Control Trial. Ann Surg 2019;10.1097.
21. Chen R, Rodrigues Armijo P, Krause C; SAGES Robotic Task Force, Siu KC, Oleynikov D. A comprehensive review of robotic surgery curriculum and training for residents, fellows, and postgraduate surgical education. Surg Endosc. 2020. Jan;34(1):361-367.
22. Online didactic and video-based self-assessment module. Disponível na internet: https://www.davincisurgerycommunity.com.
23. Petz W, Spinoglio G, Choi GS, et al. Structured training and competence assessment in colorectal robotic surgery. Results of a consensus experts round table. Int J Med Robot. 2016;12(4):634-641.
24. Kumar A, Smith R, Patel VR. Current status of robotic simulators in acquisition of robotic surgical skills. Curr Opin Urol. 2015 Mar;25(2):168-74.
25. Watkinson W, Raison N, Abe T, Harrison P, Khan S, Van der Poel H, Dasgupta P, Ahmed K. Establishing objective benchmarks in robotic virtual reality simulation at the level of a competent surgeon

26. Pimentel M, Cabral RD, Costa MM, Neto BS, Cavazzola LT. Does Previous Laparoscopic Experience Influence Basic Robotic Surgical Skills? J Surg Educ. 2018;75(4):1075-1081.
27. Vassiliou MC, Feldman LS, Andrew CG, et al. A global assessment tool for evaluation of intraoperative laparoscopic skills. Am J Surg. 2005;190(1):107-113.
28. Aghazadeh MA, Jayaratna IS, Hung AJ, Pan MM, Desai MM, Gill IS, Goh AC. External validation of Global Evaluative Assessment of Robotic Skills (GEARS). Surg Endosc. 2015 Nov;29(11):3261-6.
29. Goh AC, Goldfarb DW, Sander JC, Miles BJ, Dunkin BJ. Global evaluative assessment of robotic skills: validation of a clinical assessment tool to measure robotic surgical skills. J Urol. 2012;187(1):247-252.
30. Rogers MP, DeSantis AJ, Janjua H, Barry TM, Kuo PC. The future surgical training paradigm: Virtual reality and machine learning in surgical education. Surgery. 2020 Dec 3:S0039-6060(20)30750-9.
31. Al-Naami M, Anjum MN, Aldohayan A, Al-Khayal K, Alkharji H. Robotic general surgery experience: a gradual progress from simple to more complex procedures. Int J Med Robot. 2013;9(4):486-491.
32. Aradaib M, Neary P, Hafeez A, Kalbassi R, Parvaiz A, O'Riordain D. Safe adoption of robotic colorectal surgery using structured training: early Irish experience. J Robot Surg. 2019;13(5):657-662.
33. Schlachta CM, Lefebvre KL, Sorsdahl AK, Jayaraman S. Mentoring and telementoring leads to effective incorporation of laparoscopic colon surgery. Surg Endosc. 2010;24(4):841-844.
34. Wood D. No surgeon should operate alone: how telementoring could change operations. Telemed J E Health. 2011;17(3):150-152.
35. Augestad KM, Bellika JG, Budrionis A, et al. Surgical telementoring in knowledge translation--clinical outcomes and educational benefits: a comprehensive review. Surg Innov. 2013;20(3):273-281.
36. Nguyen NT, Okrainec A, Anvari M, Smith B, Meireles O, Gee D, Moran-Atkin E, Baram-Clothier E, Camacho DR. Sleeve gastrectomy telementoring: a SAGES multi-institutional quality improvement initiative. Surg Endosc. 2018. Feb;32(2):682-68.
37. Rashid HH, Leung YM, Rashid M et al: Robotic surgical education: a systematic approach to training urology residents to perform robotic-assisted laparoscopic radical prostatectomy. Urology 2006;68:75.
38. Schroeck FR, Palha de Sousa CA, Kalman RA et al: Trainees do not negatively impact the institutional learning curve for robotic prostatectomy as characterized by operative time, estimated blood loss, and positive surgical margin rate. Urology 2008;71:597.
39. Pernar LIM, Robertson FC, Tavakkoli A, Sheu EG, Brooks DC, Smink DS. An appraisal of the learning curve in robotic general surgery. Surg Endosc. 2017;31(11):4583-4596.
40. Syner MM, Sedrakyan A, Yeo HL. Case Sequence Analysis of the Robotic Colorectal Resection Learning Curve. Dis Colon Rectum. 2019;62(9):1071-1078.
41. Shaw DD, Wright M, Taylor L, et al. Robotic Colorectal Surgery Learning Curve and Case Complexity. J Laparoendosc Adv Surg Tech A. 2018;28(10):1163-1168.
42. Rice MK, Hodges JC, Bellon J, et al. Association of Mentorship and a Formal Robotic Proficiency Skills Curriculum with Subsequent Generations' Learning Curve and Safety for Robotic Pancreaticoduodenectomy JAMA Surg. 2020; e201040.
43. Cadastramento de centros de treinamentos em cirurgia robótica no Colégio Brasileiro de Cirurgiões. Publicada em 09/11/2020. Disponível na internet: https://cbc.org.br/cadastramento-de-centros-de-treinamentos-em-cirurgia-robotica-no-colegio-brasileiro-de-cirurgioes.

48 Cirurgia Robótica nas Doenças Gastrointestinais

Flavio Daniel Saavedra Tomasich • Ewerson Luiz Cavalcanti e Silva
Gabriel Bernardo de Assis Galhardo • Polyanna Borges da Rocha
Lucas Correia Arcanjo

Introdução

A realização da primeira cirurgia laparoscópica, feita em 1987 por Phillipe Mouret, inaugurou uma nova era da cirurgia.[1] As operações, anteriormente realizadas por grandes incisões, passaram a ser realizadas por pequenos cortes, trazendo consigo vários benefícios: menor estada hospitalar, menor sangramento, retorno mais precoce às atividades habituais. Na atualidade, a cirurgia minimamente invasiva faz parte do dia a dia de praticamente todas as especialidades cirúrgicas.

A laparoscopia tornou-se, aos poucos, padrão ouro para uma série de procedimentos. Porém, apesar de grandes benefícios, possui também algumas limitações: instrumentos com restrição de movimentos, potencialização de tremores naturais, visualização em duas dimensões. Isso tudo somado ao fato de que os procedimentos laparoscópicos complexos possuem uma curva de aprendizado longa, a qual exige a realização de muitos casos para que seja atingida a proficiência.

A proposta da cirurgia robótica é manter os benefícios da laparoscopia, ultrapassando as limitações da mesma. Nessa nova maneira de operar, o cirurgião trabalha com melhor ergonomia, visualização em três dimensões, pinças com amplitude de movimento aumentada, facilidade para acesso às áreas difíceis.

Na cirurgia gastrointestinal, a robótica já é utilizada amplamente, tanto em doenças malignas quanto em doenças benignas.

Desde o surgimento da cirurgia robótica, estudos compararam as vantagens do uso da plataforma em relação à cirurgia convencional e laparoscópica. Alguns comprovaram a menor incidência de complicações (como fístulas) em cirurgias gástricas, colorretais e pancreáticas, quando realizadas com o auxílio da plataforma robótica.[2-4] Em populações especiais, como idosos e obesos, a cirurgia robótica obteve os mesmos resultados que a população em geral, com um pequeno aumento nas taxas de conversão.[5,6] Outros estudos destacam a necessidade da realização de estudos clínicos randomizados, para uma conclusão mais assertiva em favor da realização da cirurgia robótica.[12]

Em algumas indicações, como as operações em abdômen superior, os resultados são conflitantes; alguns estudos sugerem uma clara vantagem da cirurgia robótica em relação à cirurgia aberta e laparoscópica, outros não conseguiram definir claramente os benefícios.[6,7]

Com relação à cirurgia colorretal, uma grande metanálise[8] comparou o tratamento do câncer de reto pela cirurgia aberta, laparoscópica, robótica e a ressecção transanal. Concluiu que as diferentes técnicas resultam em morbidade perioperatória e sobrevida em longo prazo comparáveis, porém ressaltando que as modalidades laparoscópica e robótica têm melhor recuperação pós-operatória, enquanto as modalidade aberta e transanal apresentam melhor resultado oncológico. Comparando as formas minimamente invasivas, aparentemente a cirurgia robótica apresenta melhores resultados que a cirurgia videolaparoscópica, com melhor recuperação pós-operatória, taxas de conversão menores e com resultados oncológicos semelhantes, utilizando um tempo operatório maior.[9-13]

Como pode-se perceber que, devido ao recente aumento da disponibilidade das plataformas robóticas pelo mundo, estudos mais robustos precisam ser realizados para que sejam comprovados (ou não) os benefícios teóricos da utilização da cirurgia robótica no trato gastrointestinal. Neste capítulo apresentamos uma visão geral das principais utilizações desta nova maneira de abordagem cirúrgica.

Esôfago

O tratamento cirúrgico minimamente invasivo de doenças esofágicas, como doença do refluxo gastresofágico e câncer de esôfago, está associado a muitos benefícios em comparação com as operações abertas.

A ampla popularidade desta abordagem possibilita uma adaptação mais ampla dos cirurgiões à abordagem minimamente invasiva das doenças do esôfago.

O número de cirurgias robóticas de afecções esofágicas tem aumentado gradualmente em todo o mundo, embora ainda não seja considerada a abordagem preferencial, devido ao seu alto custo e à necessidade de evidências mais consistentes.

A utilização da tecnologia robótica em pacientes submetidos a fundoplicatura para o tratamento da doença do refluxo gastroesofágico (DRGE) tem sido frequente, embora os benefícios sobre a laparoscopia convencional ainda não sejam evidentes. Há indícios que sugerem vantagens potenciais nas reoperações do hiato esofágico.

A realização de esofagectomias com auxílio de plataformas robóticas, para o tratamento do câncer, tem sido frequente e já começa a demonstrar benefícios.

Doença do refluxo gastroesofágico

A abordagem minimamente invasiva tem se consolidado hoje como padrão ouro para o manejo cirúrgico da doença do refluxo gastroesofágico, baseada nos benefícios demonstrados na curta internação hospitalar e menor taxa de complicações, bem como bons resultados na redução da exposição da mucosa esofágica ao suco gástrico a curto e longo prazo.[14]

A cirurgia robótica foi desenvolvida para enfrentar muitos dos desafios previamente identificados com a laparoscopia, e seu uso agora está se tornando generalizado também nesta doença. A fundoplicatura realizada em plataforma robótica demonstrou ser segura e viável, com resultados semelhantes a curto prazo aos da cirurgia laparoscópica. Não há diferença nos escores de dor pós-operatória, internação hospitalar, taxas de complicações, taxas de reoperações, morbidade, mortalidade e melhora da qualidade de vida.[15]

Embora não haja diferenças nos parâmetros manométricos, a média do tempo de exposição ao ácido esofágico pós-operatório (EAET) tende a ser menor para pacientes submetidos a cirurgia robótica.[14,15]

Os tempos operatórios na robótica são maiores, porém essa diferença pode ser diminuída quando os pacientes são operados por um cirurgião e uma equipe experientes na utilização desses equipamentos.[15,16]

Uma das grandes vantagens da plataforma robótica nesta doença é sua utilização em condições técnicas mais desafiadoras, como pacientes que fizeram operações abdominais anteriores, fundoplicatura prévia e/ou pacientes com deslizamento gigante tipo IV e hérnias hiatais paraesofágicas.[17] Nessas situações especiais há redução da morbidade perioperatória associada à cirurgia.[5] A utilização da plataforma robótica apresenta também a vantagem de tornar a lise de aderências muito mais rápida e segura.[17]

Para os casos complexos, a robótica e a laparoscopia não apresentam diferenças quanto ao sangramento intraoperatório e o tempo médio de permanência hospitalar. O tempo de operação costuma ser maior nos pacientes operados com robô, mas também tende a diminuir drasticamente com experiência da equipe.[18]

Esofagectomia

O câncer de esôfago representa a sétima causa mais comum de câncer e o sexto mais mortal. A esofagectomia radical com linfadenectomia representa o tratamento padrão de câncer de esôfago sempre que viável.[19,20] A segurança e a eficácia da esofagectomia minimamente invasiva, quando comparada à abordagem aberta, mostram resultados oncológicos e taxas de recidiva semelhantes a longo prazo, minimizando o trauma cirúrgico e otimizando o desfecho pós-operatório. No entanto, na prática clínica, a introdução da esofagectomia minimamente invasiva está longe de ser considerada como um padrão de cuidado, principalmente pelos desafios técnicos na sua realização. A introdução da plataforma robótica veio para auxiliar nesse desafio, trazendo benefícios, como a melhor visualização do campo cirúrgico com visão tridimensional e movimentos mais precisos em espaço estreito com a tecnologia EndoWrist. Porém ainda há controvérsias sobre suas vantagens.[19,21]

Inicialmente, a assistência robótica limitou-se à fase torácica, pois esta foi considerada a parte mais difícil de ser realizada por toracoscopia, associada às vantagens durante a dissecção mediastinal. Os benefícios potenciais na fase abdominal do procedimento raramente foram relatados. Isso provavelmente se deve às limitações técnicas dos primeiros sistemas robóticos que foram menos adequados para a fase abdominal. Os sistemas robóticos atuais são mais bem equipados para manobras com grande amplitude sem colisões dos braços robóticos, permitindo a implementação na fase abdominal.[22]

Em relação à cirurgia aberta, estudos demonstram que a cirurgia robótica detém um maior tempo cirúrgico, porém com menor perda sanguínea. Apresenta menos infecção de ferida operatória, pneumonia e menor tempo de internação, proporcionando melhor recuperação funcional pós-operatória e melhor qualidade de vida a curto prazo.[23] São observadas taxas similares de fístula anastomótica, hemorragia pós-operatória, paralisia do nervo laríngeo recorrente. A abordagem robótica consegue captar maior número de linfonodos e de ressecção completa (ressecção R0), mas sem diferença na taxa de recorrência e sobrevida global em cinco anos.[19,24]

A esofagectomia robótica, quando comparada com a esofagectomia laparoscópica, apresenta taxas similares de fístula anastomótica, hemorragia pós-operatória, infecção de ferida, quilotórax e mortalidade. Seus resultados são favoráveis em relação a pneumonia e paralisia de corda vocal,[19] com menor perda sanguínea devido a dissecção meticulosa e excelente visualização no console do robô.[25] Em relação aos resultados oncológicos, apresenta maior número de linfonodos colhidos, porém semelhança na taxa de ressecções completas (ressecção R0).[19,25] As duas técnicas apresentam valores similares de recorrência e sobrevida global em cinco anos. Piores resultados são observados quando comparados tempo e custo da operação.[19]

A curva de aprendizagem atinge picos e estabiliza em 20 esofagectomias para demonstrar um benefício no tempo de operação e 29 casos para diminuir as complicações pós-operatórias.[26,27] Portanto, em centros de alto volume, os cirurgiões devem ser capazes de superar essa curva de aprendizado em um período relativamente curto de tempo. No entanto, para centros de baixo volume, pode levar anos até que a curva de aprendizado seja superada.[21]

A cirurgia robótica pode ser considerada absolutamente segura, considerada superior à abordagem aberta, sendo garantidas menos complicações pós-operatórias e resultados oncológicos superiores.[19,21] As perspectivas futuras incluem a otimização do uso da plataforma robô para cirurgia guiada por imagem e diagnósticos de fluorescência de linfonodos e bordas tumorais.[27]

Estômago

A cirurgia minimamente invasiva é muito aplicada nas intervenções no estômago, e, com o advento da cirurgia robótica, a sua frequência aumentou. Analisaremos se a assistência robótica resulta em vantagens ou desvantagens significativas para o tratamento cirúrgico das principais doenças do estômago.

Sabemos que a aplicação da robótica parece ser uma opção segura, entretanto, há um aumento no custo com a aplicação desta tecnologia. Estudos comparando resultados robóticos e laparoscópicos tentam definir melhor o papel da robótica no campo da cirurgia gástrica.

Cirurgia da obesidade

A cirurgia bariátrica é reconhecida como o melhor tratamento para obesidade e comorbidades associadas.[28] O número de procedimentos realizados aumentou drasticamente nos últimos anos.[29] O *bypass* gástrico em Y de Roux (RYGB) é um dos procedimentos bariátricos mais realizados em todo o mundo.

O uso da via laparoscópica gerou um entusiasmo progressivo pela abordagem minimamente invasiva, sendo reconhecida como padrão ouro para a maioria das operações bariátricas, e a chegada das plataformas robóticas abriram novos horizontes.[30]

A realização do *bypass* gástrico em Y de Roux por via minimamente invasiva está associada a menores índices de comprometimento pulmonar, resposta ao estresse sistêmico e dano tecidual. Quando comparado com a técnica aberta, apresenta melhores resultados de mortalidade em 30 dias, complicações gerais, infecção de sítio cirúrgico e tempo de internação hospitalar. Não foram encontradas diferenças significativas em termos de fístula anastomótica, sangramento pós-operatório, complicações tromboembólicas, reoperação em 30 dias e readmissão hospitalar em 30 dias.[30]

Comparando ambas as técnicas minimamente invasivas, as taxas morbidade e mortalidade são similares,[30] porém a abordagem robótica está associada a um maior número de readmissões e reoperações.[31]

Quando o procedimento operatório bariátrico em análise é o *Sleeve*, a morbidade e a mortalidade são semelhantes. O grupo robótico, no entanto, demonstra maior tempo de internação em comparação com o grupo laparoscópico, o que impacta negativamente, agregando custo.[30]

O custo tende a ser maior em técnicas minimamente invasivas, especialmente na cirurgia robótica, o que é atribuído à manutenção do instrumento e aos custos do equipamento.[32]

A eficiência operacional da cirurgia bariátrica robótica ainda não atingiu a abordagem laparoscópica, padrão ouro atual. Apesar da melhoria da tecnologia, do aumento dos volumes anuais e dos relatos de uma "curva de aprendizagem" mais curta, os tempos operacionais permanecem significativamente mais longos. A vantagem que a cirurgia robótica parece ter em relação à facilidade da transição do cirurgião da cirurgia aberta não é possível na bariátrica porque quase todos os casos já são realizados por laparoscopia.[32]

Estudos recentes de cirurgia bariátrica assistida por robô continuaram a demonstrar o aumento dos tempos operacionais e o custo sem melhora nos desfechos de 30 dias quando comparados com abordagens laparoscópicas. Embora essa tendência pareça em desacordo com a equação de valor em saúde, a utilização da plataforma robótica tem sido justificada por uma expectativa de que a maioria dos procedimentos alcançaria maior eficiência com maior experiência e evolução tecnológica, levando a custos competitivos e resultados comparativamente melhores para os pacientes.[32]

Acredita-se que o uso da plataforma robótica seja especialmente benéfico no paciente bariátrico revisional. Isso é atribuído a melhor visualização, dissecção mais precisa e controlada. Além disso, a capacidade de usar braços adicionais e a capacidade do cirurgião de operar em uma posição mais ergonômica é benéfica durante casos de revisão longa. Esses benefícios potenciais da cirurgia robótica em casos bariátricos revisionais complexos podem gerar melhores resultados pós-operatórios.[33]

Cirurgia do câncer gástrico

O câncer gástrico é o quinto câncer mais comum e a terceira principal causa de mortes relacionadas ao câncer em todo o mundo. A gastrectomia radical com linfadenectomia é o tratamento curativo para a maioria dos pacientes.[34-36] A abordagem por via laparoscópica, ao longo do tempo, demonstrou segurança e bons resultados oncológicos quando comparada com a gastrectomia aberta. No entanto, é uma operação tecnicamente exigente que necessita de uma curva de aprendizado longa.

A cirurgia robótica propõe superar as limitações da gastrectomia laparoscópica, utilizando imagens tridimensionais ampliadas, câmera estável, destreza manual aprimorada, maior amplitude de movimento e, com filtração do tremor, tudo isso resulta em uma menor curva de aprendizado.[34-37]

As indicações para realizar uma gastrectomia robótica no câncer gástrico são as mesmas da abordagem videolaparoscópica. A gastrectomia robótica com linfadenectomia D1+ é indicada para câncer gástrico inicial e gastrectomia robótica com linfadenectomia D2 para câncer gástrico avançado ou tumor com qualquer suspeita de metástase linfonodal.[38]

Gastrectomia robótica ou videolaparoscópica se caracterizam por uma recuperação precoce, menor dor e curto tempo de internação,[36,38,39] diferindo nos instrumentais, uso de tecnologia envolvida e custos. Estes últimos são maiores na robótica, principalmente pela manutenção do equipamento, utilização de campos cirúrgicos especiais para o robô e instrumentos descartáveis.[40]

Na gastrectomia robótica há menor perda sanguínea estimada, principalmente em casos com linfadenectomia a D2 ou pacientes com IMC elevado.[36,41-43,44,45] É referida uma melhor qualidade na cirurgia robótica, baseada na manipulação delicada de pequenos vasos e tecidos, levando a menor quantidade de perda de sanguínea. Por outro lado, o tempo de operação é mais longo. A cirurgia robótica contém componentes adicionais demorados, como acoplamento e configuração do robô, trocas de instrumentos e controle da câmera sem movimento do instrumental.[36]

A sobrevida global e a taxa de recorrência não apresentam diferenças entre as técnicas robótica e laparoscópica, indicando que as duas têm desfechos oncológicos semelhantes a longo prazo.[35] Entretanto, a gastrectomia robótica apresenta melhores resultados de captação de linfonodos, com estadiamento mais preciso e melhor determinação do prognóstico, além de uma menor taxa de complicação cirúrgicas.[43,46,47]

As plataformas robóticas permitem a realização de cirurgias mais complexas, p. ex., as cirurgias de resgate apresentam uma menor taxa de conversão. A morbidade e a mortalidade da gastrectomia robótica são semelhantes a outras técnicas, o tempo de internação é menor. A gastrectomia robótica demonstrou risco reduzido de complicações infecciosas intra-abdominais em pacientes com estágios clínicos I/II, associado à tendência reduzida de desenvolver fístula pancreática pós-operatória.[35,37,40-42,47-49]

Embora a segurança cirúrgica e oncológica da gastrectomia robótica pareça fora de questão, a relação do seu custo deve ser melhorada. Possivelmente a solução desse problema esteja no seu potencial em reduzir complicações e melhorar a performance dos cirurgiões na execução dos princípios oncológicos da gastrectomia.[37]

Cirurgia colorretal

A primeira cirurgia colorretal robótica foi realizada em 2002, concomitantemente nos Estados Unidos e no Japão, em ambos os casos a sua aplicação foi para doença benigna.[49,50]

As principais vantagens técnicas das plataformas robóticas auxiliam a cirurgia colorretal possibilitando uma dissecção pélvica mais precisa e maior facilidade para a confecção de endosuturas manuais.

Em nosso meio os custos econômicos continuam sendo uma das principais preocupações. Os altos custos de implantação e manutenção da plataforma robótica, somados aos custos relacionados ao procedimento, não devem ser os únicos a serem considerados, mas também os benefícios dos diversos aspectos relacionados ao tratamento do paciente, como os resultados oncológicos. Até o momento, não há estudos em grande escala que avaliem esse aspecto do ponto de vista global.

Câncer colorretal

Os sistemas robóticos já são amplamente utilizados no tratamento cirúrgico do câncer colorretal, com sucesso na excisão total do mesorreto, bem como na excisão completa do mesocólon. As anastomoses intracorpóreas, dissecção vascular e linfadenectomia em espaços anatômicos complexos, como paredes laterais da pelve, são facilitadas com a ajuda do robô.

Os resultados operatórios e patológicos relatados são semelhantes aos obtidos com a cirurgia laparoscópica, exceto por alguns estudos retrospectivos que mostram uma qualidade maior na excisão do mesorreto e na preservação do nervo autonômico. Há consistência em afirmar que a cirurgia robótica está associada a uma redução estatisticamente significativa na conversão para cirurgia aberta em comparação com a laparoscopia. Isso é mais notável em grupos de alto risco como homens com pelve estreita, obesos com tumores de reto distal ou aqueles que receberam terapia neoadjuvante.[51-54]

Em geral, temos uma menor perda sanguínea na cirurgia robótica quando comparada à cirurgia aberta e à laparoscópica. Não se observam diferenças com relação a fístulas anastomóticas. A abordagem robótica parece ter um valor agregado na realização de anastomoses intracorpóreas e, posteriormente, para reduzir a infecção da ferida cirúrgica.[55]

Especificamente no câncer de reto, o objetivo da cirurgia com intenção curativa é uma ressecção R0. A excisão total mesorretal (TME) é o tratamento padrão ouro, sendo curativa em 93% dos pacientes em estágio clínico I.[49]

Em virtude das altas taxas de complicações e de resultados cirúrgicos indesejados, abordagens transanais minimamente invasivas foram desenvolvidas para tratar câncer retal em estágio inicial e neoplasias retais benignas. Para esses casos, este tipo de abordagem é considerada uma técnica de preservação do órgão com menos complicações.[50]

Por causa dos desafios técnicos, tem sido proposta a cirurgia transanal usando o robô. É uma alternativa razoável comparada a outras abordagens transanais, a qual tem como características o fato de ser um procedimento ambulatorial, seguro e com baixas taxas de complicações. Os resultados oncológicos têm se mostrado apropriados para a excisão de tumores retais benignos e canceres iniciais.[56]

Nas situações em que há necessidade de realizar uma amputação abdominoperineal (AAPR), as plataformas robóticas encontram uma grande aceitação por parte dos especialistas. Nesse procedimento cirúrgico podemos encontrar altas taxas de positividade da margem de ressecção circunferencial e eventuais perfurações no intraoperatório, geralmente associado a baixa visibilidade nas cirurgias abertas e laparoscópicas, o que influencia a recorrência local e a diminuição da sobrevida livre de doença. A utilização da cirurgia robótica, nesses casos, promete uma abordagem mais precisa e que supere essa dificuldade de visualização das estruturas anatômicas. Permite a visualização superior do mesorreto distal combinado com a transecção controlada do músculo elevador, diminuindo o risco de margens comprometidas e eventuais perfurações.[57]

A excisão total do mesorreto assistida por robô para câncer retal é viável e segura com resultados oncológicos de longo prazo aceitáveis, incluindo uma taxa de sobrevida livre de doença de 79% e uma taxa de sobrevida geral de 90%.[53,57]

Em casos mais avançados, a ressecção em bloco de órgãos adjacentes e a dissecção de linfonodos regionais podem ser necessárias. Exenterações pélvicas são procedimentos tecnicamente exigentes e de difícil execução por cirurgia laparoscópica. Nesses casos a abordagem robótica assistida pode oferecer várias vantagens técnicas em relação à laparoscopia, incluindo melhor visualização e dissecção pélvica.[57,58]

Proctocolectomia total com bolsa ileal

A proctocolectomia com bolsa ileal é o tratamento de escolha para colite ulcerativa e polipose adenomatosa familiar. A técnica cirúrgica evoluiu ao longo do tempo, incorporando a cirurgia minimamente invasiva, com ampla utilização da laparoscopia. Nas últimas décadas, o uso da laparoscopia aumentou pelos benefícios que acarreta, entre os quais se destacam: menor tempo de internação, melhora da imagem corporal do paciente, diminuição das taxas de infertilidade, diminuição do uso de narcóticos intravenosos.[57,59]

Mais recentemente tem se adotado uma abordagem transanal para a dissecção do reto distal e confecção da anastomose da bolsa, o que sugere que essa técnica é segura e pode resultar em menores taxas de complicações pós-operatórias. A técnica é factível e pode ser facilitada pela utilização da tecnologia robótica.[59]

Retopexia para tratamento do prolapso total do reto

O prolapso total do reto é uma condição que afeta principalmente mulheres de meia-idade. Os sintomas podem incluir incontinência urinária e fecal, defecação obstruída, dor pélvica, sintomas de protuberância e disfunção sexual.

Os distúrbios do assoalho pélvico podem ser encontrados no compartimento anterior, médio ou posterior. Prolapsos multicompartimentais também podem ser encontrados, com taxas que atingem 47%.[60]

Há controvérsias a respeito da técnica cirúrgica preferida para o tratamento. Não há um procedimento considerado padrão ouro, pois todas as modalidades de tratamento apresentam falhas. Abordagens perineais têm poucas complicações pós-operatórias, associadas a altas taxas de recorrência. Procedimentos perineais são menos invasivos que procedimentos abdominais, e oferecem uma possibilidade de sucesso em pacientes idosos frágeis com múltiplas comorbidades. A sutura e a retopexia com tela, por meio de uma abordagem intra-abdominal, têm menor taxa de recorrência. Essas abordagens abdominais são geralmente realizadas por via minimamente invasiva, com uma menor permanência no hospital, menos dor e menores taxas de complicações pós-operatórias.[57]

Prolapsos complexos multicompartimentais têm sido tratados pela combinação de sacrocolpopexia com retopexia com tela ventral, que tem se mostrado um procedimento seguro, e sem aumento de morbidade. A retopexia anterior leva a melhores resultados funcionais do que a retopexia posterior. A realização da retopexia é tecnicamente facilitada pela utilização da plataforma robótica, entretanto, os benefícios clínicos ainda não são claramente relatados.[60]

A ressecção do sigmoide, em pacientes com redundância do órgão, deve ser realizada para prevenir constipação, evitando-se a divisão dos ligamentos laterais para prevenir a disfunção retal. A sigmoidectomia robótica traz clara vantagens nesses casos.[60]

O uso da cirurgia robótica nos distúrbios do assoalho pélvico está aumentando rapidamente por causa de suas vantagens em manobras complexas, como a sutura intracorpórea profunda na pelve estreita, reduzindo as taxas de recorrência e uma curva de aprendizado mais curta.

Conclusão

A cirurgia robótica veio revolucionar a abordagem minimamente invasiva de grande parte das afecções de tratamento cirúrgico. Apesar das dificuldades econômicas e de infraestrutura encontradas em nosso país, a sua disseminação em todas as regiões é uma realidade. Vários centros de treinamentos vêm divulgando e habilitando os cirurgiões especialistas, que posteriormente são certificados pelo Colégio Brasileiro de Cirurgiões junto à Associação Médica Brasileira.

Esta nova maneira de executar o ato operatório é uma realidade mundial há mais de 20 anos, e no Brasil já completou 12 anos, trazendo vantagens incontestáveis e uma rotina diferente de atuação em sala de cirurgia. Há a exigência de um treinamento específico protocolado e controlado pelas entidades associativas. Outra exigência é a de ultrapassar a curva de adaptação a essa nova modalidade cirúrgica, antes de iniciar a prática clínica de maneira independente.

Como verificamos neste capítulo, a cirurgia robótica tem um grande potencial de aplicação nas doenças gastrointestinais de resolução cirúrgica. Contudo, apesar da evolução tecnológica, os preceitos da adequada técnica cirúrgica sempre devem ser respeitados. O cirurgião deverá propor a seu paciente a melhor forma de abordagem operatória de determinada enfermidade. Essa proposta deverá estar fundamentada no conhecimento acadêmico, adequado treinamento nas plataformas robóticas existentes, experiência profissional e bom senso, tendo como objetivo superior o bem-estar do paciente.

As complicações cirúrgicas inerentes ao ato operatório continuarão acontecendo também com o advento da cirurgia robótica. Entretanto, devemos estar sempre atentos, não só no sentido de corrigi-las, mas, principalmente, no sentido de evitá-las.

Referências bibliográficas

1. Grzegorz S.Litynski: Mouret, Dubois, and Perissat: The Laparoscopic Breakthrough in Europe (1987-1988). Profiles in Laproscopy. JSLS 1999 APR-JUN; 3(2): 163-167.
2. Matsunaga T, Miyauchi W, Kono Y, Shishido Y, MIyatani K, Hanaki T, Watanabe J, Kihara K, Yamamoto M, Fukumoto Y, Tokuyasu N, Takano S, Sakamoto T, Honjo S, Saito H and Fujiwara Y. The advantages of Robotic Gastrectomy over Laparoscopic Surgery for Gastric Cancer. Yonago Acta Medica 2020; 63(2): 99-106 doi: 10.33160/yam.2020.05.005.
3. DePaula A L, Hashiba K, Ferreira E A, de Paula R A, Grecco E. Laparoscopic transhiatal esophagectomy with esophagogas- troplasty. Surg Laparosc Endosc 1995; 5(1): 1–5.
4. Ceccarelli G, Andolfi E, Biancafarina A, Rocca A, Amato M, Milone M, Scricciolo M, Frezza B, Miranda E, de Prizio M, Fontani A. Robot-assisted surgery in elderly and very elderly population: our experience in oncologic and general surgery with literature review. Aging Clin Exp Res. 2017 Feb; 29(Suppl 1): 55-63. doi: 10.1007/s40520-016-0676-5. Epub 2016 Nov 30.
5. Marino MV, Podda M, Ruiz MG, Fernandez CC, Guarrasi D, Fleitas MG. Robotic-assisted versus open pancreaticoduodenectomy: the results of a case-matched comparison. J Robot Surg. 2020 Jun;14(3):493-502.doi: 10.1007/s11701-019-01018-w.
6. Gorgun E, Ozben V, Costedio M, Stocchi L, Kalady M, Remzi F. Robotic versus conventional laparoscopic rectal cancer surgery in

obese patients. Colorrectal disease Volume 18, Issue 11. November 2016. Pages 1063 – 1071.

7. Seto Y, Mori K, Aikou S. Robotic surgery for esophageal cancer: Merits and demerits. Annals of Gastrintestinal Surgery. Volume 1, Issue 3. September 2017. Pages 193-198.
8. Suda K, Nakauchi M, Inaba K, Ishida Y and Uyama I. Robotic surgery for upper gastrointestinal cancer: Current status and future perspectives. Digestive Endoscopy 2016; 28: 701–713.
9. Simillis C, Lal N, Thoukididou S N, Kontovounisios C, Smith J J, Hompes R, Adamina M, Tekkis P P. Open Versus Laparoscopic Versus Robotic Versus Transanal Mesorectal Excision for Rectal Cancer: A Systematic Review and Network Meta-analysis. Ann Surg. 2019 Jul;270(1):59-68. doi: 10.1097/SLA.0000000000003227.
10. Prete F P, Pezzolla A, Prete F, Testini M, Marzaioli R, Patriti A, Jimenez-Rodriguez R M, Gurrado A, Strippoli G F M. Robotic versus Laparoscopic Minimally Invasive Surgery for Rectal Cancer: A Systematic Review and Meta-analysis of Randomized Controlled Trials. Ann Surg. 2018 Jun; 267 (6):1034-1046. Doi: 10.1097/SLA.0000000000002523.
11. Wang X, Cao G, Mao W, Lao W, He C. Robotic-assisted minimally invasive transhiatal esophagectomy. Am Surg 2003; 69(7): 624-6.
12. Ng K T, Tsia A K V, Chong V Y L. Robotic Versus Conventional Laparoscopic Surgery for Colorectal Cancer: A Systematic Review and Meta-Analysis with Trial Sequential Analysis. World J Surg 2019 Apr 43(4):1146-1161. doi: 10.1007/s00268-018-04896-7.
13. Tan A, Ashrafian H, Scott A J, Mason S E, Harling L Athanasiou T, Darzi A. Robotic surgery: disruptive innovation or unfulfilled promise? A systematic review and meta-analysis of the first 30 years. Surg Endosc. 2016 oct; 30(10):4330-52. doi: 10.1007/s00464-016-4752-x.
14. Kuri OJA, Galeana NFI, Luján MKI, et al. Primeros 100 casos de funduplicatura Nissen asistida por robot en México. Un abordaje que mejorará los resultados de la cirugía antirreflujo. Serie de casos y descripción de la técnica. Rev Mex Cir Endoscop. 2020;21(2):71-78. doi:10.35366/98910.
15. Kushner, B., Gerull, W., Smith, E., & Awad, M. (2020). Approaches to anti-reflux surgery: laparoscopic, robotic, and endoscopic. Annals Of Laparoscopic And Endoscopic Surgery, 6. doi:10.21037/ales.2020.03.01
16. Ali Murtaza Samar, Amanda Bond & Charles Ranaboldo (2020) Comparison of FreeHand robot-assisted with human-assisted laparoscopic fundoplication,® Minimally Invasive Therapy & Allied Technologies, DOI: 10.1080/13645706.2020.1771373
17. Luberice, K., Ross, S., Crespo, K., De La Cruz, C., Dolce, J. K., Sucandy, I., & Rosemurgy, A. S. (2021). Robotic Complex Fundoplication in Patients at High-Risk to Fail. JSLS : Journal of the Society of Laparoendoscopic Surgeons, 25(2), e2020.00111. https://doi.org/10.4293/JSLS.2020.00111
18. Benedix, F., Adolf, D., Peglow, S. et al. Short-term outcome after robot-assisted hiatal hernia and anti-reflux surgery—is there a benefit for the patient? Langenbecks Arch Surg (2021). https://doi.org/10.1007/s00423-020-02051-2
19. Manigrasso, M.; Vertaldi, S.; Marello, A.; Antoniou, S.A.; Francis, N.K.; De Palma, G.D.; Milone, M. Robotic Esophagectomy. A Systematic Review with Meta-Analysis of Clinical Outcomes. J. Pers. Med. 2021, 11, 640. https://doi.org/10.3390/jpm11070640
20. Arnold, M.; Abnet, C.C.; Neale, R.E.; Vignat, J.; Giovannucci, E.L.; McGlynn, K.A.; Bray, F. Global Burden of 5 Major Types of Gastrointestinal Cancer. Gastroenterology, 2020.
21. Meredith, K., Blinn, P., Maramara, T. et al. Comparative outcomes of minimally invasive and robotic-assisted esophagectomy. Surg Endosc 34, 814–820 (2020). https://doi.org/10.1007/s00464-019-06834-7
22. de Groot, E.M., Goense, L., Ruurda, J.P. et al. State of the art in esophagectomy: robotic assistance in the abdominal phase. Updates Surg 73, 823–830 (2021). https://doi.org/10.1007/s13304-020-00937-w
23. van Boxel G.I., Kingma B.F., Voskens F.J., Ruurda J.P., van Hillegersberg R. Robotic-assisted minimally invasive esoph-agectomy: Past, present and future. J. Thorac. Dis. 2020;12:54–62. doi: 10.21037/jtd.2019.06.75
24. van der Sluis PC, Ruurda JP, van der Horst S, et al. Robot-assisted minimally invasive thoraco-laparoscopic esophagectomy versus open transthoracic esophagectomy for resectable esophageal cancer, a randomized controlled trial (ROBOT trial). Trials 2012;13:230. 10.1186/1745-6215-13-230
25. Jin D, Yao L, Yu J, et al. Robotic- assisted minimally invasive esophagectomy versus the conventional minimally invasive one: A meta-analysis and systematic review. Int J Med Robotics Comput Assist Surg. 2019;15: e1988. https://doi.org/10.1002/rcs.1988
26. Hernandez JM et al (2013) Defining the learning curve for robotic--assisted esophagogastrectomy. J Gastrointest Surg 17(8):1346–1351
27. van Hillegersberg R, Seesing MF, Brenkman HJ, et al. Robot--assisted minimally invasive esophagectomy. German version. Chirurg 2016;87:635-42. 10.1007/s00104-016-0239-5.
28. Schauer PR, Bhatt DL, Kirwan JP et al (2002e) Bariatric surgery versus intensive medical therapy for diabetes—3-year outcomes. N Engl J Med 370:2002e2013.
29. American Society of Metabolic and Bariatric Surgery Estimates: https://asmbs.org/resources/estimate-of-bariatric-surgery-numbers.
30. Aiolfi A, Tornese S, Bonitta G, et al. Roux-en-y gastric bypass: systematic review and Bayesian network meta-analysis comparing open, laparoscopic, and robotic approach. Surg Obes Relat Dis. 2019. https://doi.org/10.1016/j.soard.2019.03.006.
31. Papasavas P, Seip RL, Stone A, et al. Robot-assisted sleeve gastrectomy and roux-en-y gastric bypass: results from the metabolic and bariatric surgery accreditation and quality improvement program data registry. Surg Obes Relat Dis. 2019;15:1281–90.
32. Dudash, M., Kuhn, J., Dove, J. et al. The Longitudinal Efficiency of Robotic Surgery: an MBSAQIP Propensity Matched 4-Year Comparison of Robotic and Laparoscopic Bariatric Surgery. OBES SURG 30, 3706–3713 (2020). https://doi.org/10.1007/s11695-020-04712-z.
33. El Chaar, M., King, K., Pastrana, M. et al. Outcomes of robotic surgery in revisional bariatric cases: a propensity score-matched analysis of the MBSAQIP registry. J Robotic Surg 15, 235–239 (2021). https://doi.org/10.1007/s11701-020-01098-z.
34. Bray F, Ferlay J, Soerjomataram I, Siegel RL, Torre LA, Jemal A (2018) Global cancer statistics 2018: GLOBOCAN estimates of incidence and mortality worldwide for 36 cancers in 185 countries. CA Cancer J Clin 68(6):394–424. https://doi.org/10.3322/ caac.21492.
35. Liao, G., Zhao, Z., Khan, M. et al. Comparative analysis of robotic gastrectomy and laparoscopic gastrectomy for gastric cancer in terms of their long-term oncological outcomes: a meta-analysis of 3410 gastric cancer patients. World J Surg Onc 17, 86 (2019). https://doi.org/10.1186/s12957-019-1628-2.
36. Shibasaki, S., Suda, K., Obama, K. et al. Should robotic gastrectomy become a standard surgical treatment option for gastric cancer?. Surg Today 50, 955–965 (2020). https://doi.org/10.1007/s00595-019-01875-w.
37. Kim, Y.M., Hyung, W.J. Current status of robotic gastrectomy for gastric cancer: comparison with laparoscopic gastrectomy. Updates Surg 73, 853–863 (2021). https://doi.org/10.1007/s13304-020-00958-5.
38. Alhossaini RM, Altamran AA, Seo WJ, Hyung WJ (2017) Robotic gastrectomy for gastric cancer: current evidence. Ann Gastroenterol Surg 1(2):82–89. https://doi.org/10.1002/ags3.12020.
39. Suda K, Nakauchi M, Inaba K, Ishida Y, Uyama I. Robotic surgery for upper gastrointestinal cancer: current status and future perspectives. Dig Endosc. 2016;28:701–13.
40. Gao Y, Xi H, Qiao Z, Li J, Zhang K, Xie T, et al. Comparison of robotic- and laparoscopic-assisted gastrectomy in advanced gastric cancer: update short- and long-term results. Surg Endosc. 2019;33:528–34.
41. Pan HF, Wang G, Liu J, Liu XX, Zhao K, Tang XF, Jiang ZW. Robotic versus laparoscopic gastrectomy for locally advanced gastric cancer. Surg Laparosc Endosc Percutan Tech. 2017;27:428–33.
42. Wang G, Jiang Z, Zhao J, Liu J, Zhang S, Zhao K, et al. Assessing the safety and efficacy of full robotic gastrectomy with intracorporeal robot-sewn anastomosis for gastric cancer: a randomized clinical trial. J Surg Oncol. 2016;113:397–404.
43. Guerrini, P.G., Esposito, G., Magistri, P. et al. Robotic versus laparoscopic gastrectomy for gastric cancer: The largest meta-analysis. International Journal of Surgery 82 (2020) 210–228.
44. Ryan S, Tameron A, Murphy A, Hussain L, Dunki-Jacobs E, Lee DY. Robotic Versus Laparoscopic Gastrectomy for Gastric Adenocarcinoma: Propensity-Matched Analysis. Inovação Cirúrgica. 2020;27(1):26-31. doi:10.1177/1553350619868113.

45. Lee J, Kim YM, Woo Y, Obama K, Noh SH, Hyung WJ (2015) Robotic distal subtotal gastrectomy with D2 lymphadenectomy for gastric cancer patients with high body mass index: comparison with conventional laparoscopic distal subtotal gastrectomy with D2 lymphadenectomy. Surg Endosc 29(11):3251–3260. https://doi.org/10.1007/s00464-015-4069-1.
46. Park JM, Kim HI, Han SU, Yang HK, Kim YW, Lee HJ, An JY, Kim MC, Park S, Song KY, Oh SJ, Kong SH, Suh BJ, Yang DH, Ha TK, Hyung WJ, Ryu KW (2016) Who may benefit from robotic gastrectomy?: a subgroup analysis of multicenter prospective comparative study data on robotic versus laparoscopic gastrectomy. Eur J Surg Oncol 42(12):1944–1949. https://doi.org/10.1016/j.ejso.2016.07.012.
47. Hikage, M., Fujiya, K., Kamiya, S. et al. Robotic Gastrectomy Compared with Laparoscopic Gastrectomy for Clinical Stage I/II Gastric Cancer Patients: A Propensity Score-Matched Analysis. World J Surg 45, 1483–1494 (2021). https://doi.org/10.1007/s00268-020-05939-8.
48. Wang WJ, Li HT, Yu JP, Su L, Guo CA, Chen P, et al. Severity and incidence of complications assessed by the Clavien-Dindo classification following robotic and laparoscopic gastrectomy for advanced gastric cancer: a retrospective and propensity score matched study. Surg Endosc. 2018. https://doi.org/10.1007/s00464-018-06624-7.
49. Weber PA, Merola S, Wasielewski A, Ballantyne GH. Robotic-assisted right laparoscopic and sigmoid colectomy for benign disease. Dis Colon Rectum. 2002 ; 45 (12) : 1689 - 96.
50. Hashizume M, Shimada M, Tomikawa M, Ikeda Y, Takahashi I, Abe R, et al. Early experiences of endoscopic procedures in general surgery assisted by a computer-enhanced surgical system. Surg Endosc 2002;16(8):1187-91.
51. Wang Y, Zhao GH, Yang H, Lin J. A pooled analysis of robotic versus laparoscopic surgery for total mesorectal excision for rectal cancer. Surg Laparosc Endosc Percutan Tech . 2016; 26 (3): 259 – 64.
52. Sun Y, Xu H, Li Z, Han J, Song W, Wang J. Robotic versus laparoscopic low anterior resection for rectal cancer: a meta-analysis. World J Surg Oncol. 2016.
53. Simillis C , Lal N , Thoukididou SN , Kontovounisios C , Smith JJ, Hompes R , et al. Open versus laparoscopic versus robotic versus transanal mesorectal excision for rectal cancer: a systematic review and network meta-analysis. Ann Surg. 2019; 270 (1): 59 – 68.
54. Lee SH, Kim DH, Lim SW. Robotic versus laparoscopic intersphincteric resection for low rectal cancer: a systematic review and meta-analysis. Int J Colorectal Dis. 2018; 33 (12): 1741-53.
55. Kneist W, Stein H, Rheinwald M. Da Vinci Single-Port Robot Assisted Transanal Mesorectal Excision: A Promising Preclinical Experience . Surg Endosc. 2020.
56. Atallah S, Perez BM, Albert M, Beche-Adams T, Nassif G, Hunter L, Larach S. Transanal minimally invasive surgery for total mesorectal excicion (TAMIS-TME): results and experience with the first 20 patients undergoing curative-intent rectal cancer surgery at a single institution. Tech Coloproctol (2014) 18:473-480 DOI 10.1007/s10151-013-1095-7.
57. Gómez Fleitas M. Do procedimento de Miles à proctectomia transanal robótica. Cir Esp. 2014 ; 92 (8): 507 - 9.
58. Malakorn, Songphol, Sammour, Tarik, Pisters, Louis, Chang, George. Robotic Total Pelvic Exenteration. Dis Colon Rectum. 2017;60(5):555.
59. Lightner, Amy, Kelley, Scott, Larson, David. Robotic platform for an IPAA. Dis Colon Rectum. 2018; 61 (7): 869-874.
60. Perrenot, Cyril, Germain, Adeline, Scherrer, Marie-Lorraine, Ayav, Ahmet, Brunaud, Laurent, Bresler, Laurent. Long-term Outcomes of Robot-assisted Laparoscopic Rectopexy for Rectal Prolapse. Dis Colon Rectum. 2013;56(7):909-914.

49 Cirurgia Robótica – Doenças Hepato-Pancreático-Biliares

Raphael Leonardo Cunha de Araujo • Jean Michel Milani
Tomás Ramos Velloso Coelho

Introdução

Os benefícios da cirurgia minimamente invasiva são amplamente conhecidos e bem estabelecidos para uma ampla variedade de procedimentos. Eles incluem menor tempo de internação hospitalar, menos dor pós-operatória, retorno precoce às atividades, assim como vantagens estéticas. Além disso, a segurança e os desfechos cirúrgicos têm se mostrado não inferiores se comparados aos procedimentos convencionais.

Encarando a cirurgia minimamente invasiva no contexto evolutivo, a cirurgia laparoscópica tem alguns empecilhos, quando a comparamos com a cirurgia aberta, que dificultam uma ampla difusão da técnica, principalmente relacionadas à limitação dos movimentos dos instrumentos e à falta de sensibilidade tátil. Por conta disso, a curva de aprendizado para procedimentos complexos pode ser longa. Cirurgias hepato-pancreato-biliares (HPB), p. ex., que tiveram seus primeiros relatos laparoscópicos em 1992,[1] demandam notória experiência e treinamento do cirurgião, sendo que os melhores resultados são mostrados em centros de referência, com grande volume cirúrgico.

No entanto, a cirurgia robótica veio como um contraponto para reduzir algumas das limitações da laparoscopia. Os primeiros relatos de cirurgia robótica HPB vêm de 2003;[2] desde então, a técnica vem se aprimorando e expandindo, incentivada por melhor ergonomia, fácil acesso a toda cavidade abdominal, pinças articuladas com maior liberdade de movimento e precisão dos mesmos, imagem em 3D e sua estabilidade, com desfechos semelhantes aos observados na cirurgia laparoscópica.

Indicações

A cirurgia HPB laparoscópica exige treinamento técnico de seu executor devido a destreza necessária e limitações de movimentos, culminando em uma curva de aprendizado longa e, eventualmente, limitante. Algumas metanálises de estudos não randomizados concluíram que a cirurgia hepática minimamente invasiva oferece benefícios em termos de menor sangramento, menor necessidade de transfusão, tempo de internação mais curto e baixas taxas de complicação, sem comprometer o resultado oncológico, mas vieses de seleção e publicação devem ser considerados nesses trabalhos.[3,4] No entanto, por exigirem experiência do cirurgião, são executadas principalmente em centros de referência para cirurgia do fígado e vias biliares.

A cirurgia robótica, com sua visão tridimensional, favorece melhor precisão na avaliação de profundidade, elimina tremores fisiológicos e oferece uma melhor ergonomia, o que teoricamente facilita os procedimentos, em especial os de localização de mais difícil acesso.[5] Além disso, alguns estudos, já avaliados por metanálises, demonstraram que a ressecção por via robótica apresenta segurança e resultados oncológicos comparáveis aos da via laparoscópica.[6] Consensos mais recentes demonstram, inclusive, que a pancreatectomia distal robótica apresenta resultado oncológico semelhante à ressecção laparoscópica, mostrando a segurança e a aplicabilidade da plataforma para essa ressecção. Da mesma forma, a duodenopancreatectomia robótica tem se mostrado segura e factível, em comparação com a realizada por laparoscopia.[7] Ressecções hepáticas também têm sido amplamente realizadas por robô, com notório crescimento na última década.

Além das ressecções mais complexas, a plataforma robótica tem sido usada para procedimentos mais comuns, como a colecistectomia. Apesar da discussão sobre o custo do procedimento, novas tecnologias associadas a plataforma robótica têm aumentado o interesse pela realização da colecistectomia por este método, como a possibilidade de uso de portal único (*single-port*) e do uso da imunofluorescência como substituto da colangiografia intraoperatória. Além disso, a colecistectomia robótica é considerada um procedimento adequado para o cirurgião em treinamento, antes de procedimentos abdominais mais complexos.[8]

Cirurgia robótica hepática

Nos últimos anos, houve um aumento no número de publicações sobre a cirurgia hepática robótica. Desde o primeiro relato de cirurgia hepática robótica por Giulianotti *et al.* em 2003,[2] até os dias atuais, o interesse pela utilização da via robótica nas hepatectomias vem crescendo exponencialmente. O ponto alto do interesse pelo uso da plataforma para cirurgias hepáticas é o artigo de revisão sistemática de Ciria *et al.*,[9] compilando e analisando mais de 2.700 casos de hepatectomia robótica.

A principal questão em relação à cirurgia minimamente invasiva hepática é sua comparação com a laparoscopia. As bases da cirurgia laparoscópica hepática foram estabelecidas em 2008/2009.[10] Naquele momento, as indicações para cirurgia minimamente invasiva hepática eram bem restritas, e isso se devia não somente à novidade em relação ao método, mas também à curva de aprendizado e ao material laparoscópico para a realização de cirurgias em determinados segmentos hepáticos. Sendo assim, historicamente, os segmentos póstero-superiores (I, IVA, VII, VIII) eram ditos não laparoscópicos. Consequentemente, havia um encorajamento a abordagens apenas de segmentos ditos periféricos (II, III, IVB, V e VI), ou laparoscópicos, no sentido de desenvolvimento de uma curva de aprendizado.[11] Desde então, as indicações e aplicações da via laparoscópica na cirurgia hepática foram expandidas, atestando a viabilidade e exequibilidade da técnica.

A plataforma robótica entra no campo da cirurgia hepática exatamente por suplantar essas dificuldades. Os benefícios da cirurgia robótica são conhecidos: a ergonomia, a visão tridimensional, o controle de tremores, estabilidade da câmera estática e maior liberdade de movimento na utilização das pinças. A rigidez das pinças laparoscópicas e a visão bidimensional podem levar, muitas vezes, a manipulação biaxial: isso pode ser um dos limitantes para o uso da laparoscopia na cirurgia hepática, principalmente nos segmentos póstero-superiores.[12]

Em 2018, as bases da cirurgia hepática robótica foram bem registradas no primeiro consenso sobre o tema.[7] Apesar da falta de estudos randomizados comparando a via aberta, laparoscópica e robótica, revisões sistemáticas e metanálises puderam avaliar que a cirurgia hepática robótica tem sangramento intraoperatório, tempo de internação e taxas de morbi-mortalidade semelhantes à via aberta e comparáveis com a via laparoscópica, assegurando que a plataforma robótica é uma opção viável, apesar de os custos intrínsecos serem relativamente maiores com a via robótica e a presença de vieses de seleção de pacientes serem identificados em boa parte dos estudos analisados.[7]

Além dessas vantagens da plataforma robótica, podemos citar também a possibilidade do uso do verde de indocianina e da fluorescência infravermelha nas ressecções hepáticas. Nas plataformas robóticas mais modernas, como o Da Vinci XI®, esta tecnologia já vem integrada ao console do cirurgião e permite a visualização dos vasos e da via biliar. O verde de indocianina é aplicado por via intravenosa, se liga à albumina e assim é possível visualizá-lo nos vasos sanguíneos e sendo excretado na bile (após 45 minutos da infusão). Sua fase venosa auxilia na demarcação da linha de ressecção nas hepatectomias robóticas e tem se tornado um recurso comum na prática cirúrgica.[13] Além dessas vantagens, o verde de indocianina se concentra nos tumores hepáticos, aparecendo com maior brilho que o parênquima circundante e, no caso de metástases hepáticas, ele se liga a proteínas expressas na periferia da metástase, aparecendo como um halo brilhante em torno desta.[14] Indo mais além, a navegação intraoperatória, com a viabilidade de realidade aumentada, e a condensação da visão intraoperatória com os exames de imagem pré-operatórios é uma possibilidade cada vez mais próxima,[15,16] o que mostra que a capacidade da cirurgia robótica, em relação à cirurgia hepática, ainda está sendo explorada.

Para avaliar, no pré-operatório, o grau de dificuldade e complexidade de cirurgia hepática minimamente invasiva, Ban *et al.*[17] propuseram um escore que pontua de 0 a 12 o nível de dificuldade da ressecção, conhecido também como escore de IWATE. A pontuação total é baseada em seis índices:

1. Localização do tumor (pontuação variando de 1 a 5).
2. Extensão da ressecção hepática (pontuação de 0 a 4).
3. Tamanho do tumor (pontuação de 0 ou 1, sendo que 3 cm é o ponto de corte).
4. Proximidade com vaso principal (pontuação de 0 ou 1— "sim" ou "não").
5. Função hepática (pontuação, 0 ou 1, determinada pela pontuação de *Child - Pugh*).
6. Procedimento híbrido ou *hand-assisted* (pontuação 0 ou 1).

Os níveis de dificuldade são divididos em quatro categorias, da seguinte forma:
- Dificuldade baixa (0-3).
- Dificuldade intermediária (4-6).
- Dificuldade avançada (7-9).
- Nível de especialista (10-12).

Utilizando o escore de IWATE, é possível avaliar os casos previamente à cirurgia e antecipar a dificuldade do procedimento. Com base nesses critérios, o cirurgião que está iniciando sua curva de aprendizado na via robótica pode selecionar o caso que melhor se aplica ao ponto em que ele está da sua curva.

Nesse sentido, Efanov et al.[18] compararam as curvas de aprendizado para a hepatectomias laparoscópicas e robóticas, concluindo que a curva de aprendizado para a cirurgia robótica é menor em comparação com a da cirurgia laparoscópica, sendo necessário algo em torno de 8 a 10 procedimentos considerados de complexidade baixa ou intermediária, segundo os critérios de IWATE, antes da realização de um procedimento de alta complexidade na plataforma robótica. Comparativamente, para a cirurgia laparoscópica, são necessários pelo menos 15 procedimentos antes de o cirurgião hepático aumentar o grau de complexidade cirúrgica. Porém, faz-se necessária a percepção de que muitos dos cirurgiões que fazem curva em cirurgia robótica já dominam ou têm alguma experiência em cirurgia laparoscópica de fígado, sendo a mesma considerada como parte da formação do cirurgião que executa cirurgias HPB por via robótica.

Além das questões técnicas envolvidas, uma questão importante a ser respondida é sobre a segurança oncológica da plataforma robótica; ou seja, em comparação com a via laparoscópica, que já tem resultados demonstrando não haver inferioridade em relação à via aberta, a via robótica apresenta a mesma segurança oncológica, demonstrando que o paciente apresenta prognóstico semelhante aos outros métodos?

Como forma de uniformização da linguagem e de didática, utilizaremos a classificação de Brisbane[19] como referência para os segmentos e as ressecções hepáticas.

Hepatectomias maiores

As hepatectomias maiores são aquelas que ressecam três ou mais segmentos hepáticos contíguos, como a hepatectomia direita (segmentos V, VI, VII e VIII) ou hepatectomias esquerdas (segmentos II, III e IV). As hepatectomias maiores são desafiadoras para os cirurgiões experientes, independentemente da via cirúrgica escolhida, seja aberta, laparoscópica ou robótica. São cirurgias que apresentam maiores taxas de complicações, transfusão sanguínea e tempo operatório que as ressecções menores.

As hepatectomias maiores realizadas por via minimamente invasiva são uma realidade principalmente quando reservadas para centros e cirurgiões com experiência em laparoscopia e robótica. Ziogas et al.,[20] em revisão sistemática e metanálise de 2020, compararam os resultados das hepatectomias maiores laparoscópicas e robóticas, demonstrando que, nos centros com grande volume cirúrgico e em pacientes selecionados, os resultados cirúrgicos, como complicações pós-operatórias, complicações graves e mortalidade geral, são semelhantes. Isso reforça que a via robótica é uma opção minimamente invasiva para hepatectomias maiores.

Além disso, Chen et al.[21] avaliaram a curva de aprendizado necessária para a realização de hepatectomias maiores. Nessa análise, os autores mostram que, após os primeiros 40 casos, houve a fase de maturidade técnica, sendo que a fase inicial (primeiros 15 casos) foi o período em que o tempo cirúrgico e o tempo de internação foram diminuindo; na fase intermediária (25 casos), a perda sanguínea foi diminuindo conforme a evolução técnica, e, na fase final (52 casos), houve uma melhora progressiva de todos os elementos da cirurgia. Isso demonstra que, para atingir bons resultados com as hepatectomias maiores robóticas, é necessária uma curva longa de aprendizado, com a ressalva de que o grupo já tinha experiência com ressecções hepáticas laparoscópicas.

Hepatectomias menores

Hepatectomia menores são definidas pela ressecção de dois ou menos segmentos hepáticos, sendo ressecções regradas (que respeitam limites anatômicos) ou não. É importante notar que, quando falamos de cirurgia minimamente invasiva hepática, não é possível dizer que a ressecção de nódulo no segmento II é igual ressecar um nódulo no segmento VII. É consenso na literatura que a via minimamente invasiva é a preferencial para a segmentectomia lateral esquerda (II, III) e para a ressecção de lesões nos segmentos anteriores e inferiores (segmentos II, III, IVB, V e VI). No entanto, os segmentos hepáticos póstero-superiores, durante muito tempo, foram um obstáculo para a laparoscopia, visto que o acesso a essas lesões por essa via é difícil, estando a laparoscopia reservada a cirurgiões com experiência avançada nesta abordagem.

Uma das melhores indicações para a utilização da via robótica é a abordagem dos segmentos póstero-superiores (IVA, VII e VIII), seja para hepatectomias menores, como nodulectomias ou para ressecções maiores, como segmentectomias. Segundo Melstrom et al.,[22] nas cirurgias em que a dor decorrente da incisão cirúrgica é o fator de maior impacto na morbidade cirúrgica (chamada por ele de *incision-dominant*), a plataforma robótica oferece uma cirurgia minimamente invasiva, com todas as vantagens de um pós-operatório com menos dor e menor tempo de internação.

Nota et al.,[23] comparando pacientes submetidos a cirurgia aberta e cirurgia robótica para ressecções hepáticas nos segmentos póstero-superiores, demonstraram que não houve diferença no tempo cirúrgico, no sangramento estimado, nas complicações maiores e na necessidade de reinternação. No Brasil, Araújo et al.[24] publicaram uma série de casos sobre ressecções hepáticas nestes segmentos, com resultados comparáveis aos estudos citados, reforçando a via robótica como alternativa.

Cirurgia robótica biliar

Embora para as ressecções hepáticas a cirurgia robótica venha apresentando expressivo crescimento, a cirurgia biliar minimamente invasiva ainda precisa de maior aplicabilidade pelo método.[25-28] Os estudos na literatura ainda são muito limitados,[29-33] provavelmente porque as cirurgias biliares são relativamente mais incomuns do que as cirurgias hepáticas. A aplicação da laparoscopia na ressecção de colangiocarcinoma, p. ex., ainda apresenta resistência devido à necessidade de dissecções finas e de difíceis reconstruções.[25-27,34-36] A despeito do número limitado de casos, Levi Sandri et al. concluíram ser válida a ressecção de colangiocarcinoma por via robótica, principalmente nas exéreses maiores e naquelas com necessidade de reconstrução bilioentérica.[25] Li et al. recentemente mostraram a experiência em ressecções radicais de colanciocarcinoma hilar via robótica e concluíram ser uma alternativa em relação à cirurgia aberta para pacientes selecionados, principalmente os classificados como Bismuth-Corlette I, II e III.[37]

Entre as mais importantes indicações de exploração de via biliar estão a coledocolitíase, estenoses benignas de via biliar e as lesões biliares.[38] Alternativamente à abordagem endoscópica em segundo tempo, quando uma dessas patologias é identificada no intraoperatório, pode-se realizar a exploração de forma cirúrgica, promovendo menores tempos de internação hospitalar, custo e morbidade em casos bem selecionados.[38] Uma comparação entre abordagem da via biliar aberta e robótica mostrou maior tempo de permanência hospitalar e menor tempo cirúrgico para a abordagem convencional.[39] Porém, em outra análise de pacientes com coledocolitíase refratária à abordagem endoscópica, a plataforma robótica teve maior tempo cirúrgico e aumento dos custos cirúrgicos, mas com menor índice de complicações, menor tempo de permanência hospitalar e menor custo global.[40] Gilbert et al. também publicaram a experiência com coledocoduodenostomia robótica para obstrução biliar com falha de tratamento com colangiopancretografia endoscópica retrógrada em 12 pacientes, com um caso de colangite após o procedimento, sem outras complicações.[41] Giulianotti et al. reportaram a primeira série de cirurgias robóticas para manejo de lesões de via biliar após colecistectomia, combinando os resultados de 14 procedimentos, sendo que a cirurgia mais realizada foi a hepaticojejunostomia em Y-de-Roux, com resultados encorajadores.[26] Um grupo asiático também mostrou experiência de 27 casos com um caso de fístula e nenhum caso de conversão para cirurgia aberta, confirmando a segurança da plataforma robótica para casos selecionados.[42]

Portanto, o uso do robô – proporcionando maior mobilidade e estabilidade das pinças, visão tridimensional, maior controle fino dos movimentos e maior ergonomia – parece ser vantajoso para o tratamento de lesões de vias biliares. Essas vantagens permitem dissecção e suturas mais precisas em espaços de difícil acesso e em estruturas mais delicadas, como normalmente é a apresentação de patologias das vias biliares.[42,43] Os resultados são promissores, principalmente nas ressecções e reconstruções complexas ou de difícil dissecção.[44] No entanto, novos estudos ainda são necessários para confirmar a segurança e a eficácia do método.

Colecistectomia robótica

Colecistectomia é uma das cirurgias mais realizadas no mundo[45] e faz parte da rotina de todo profissional que atua na cirurgia do aparelho digestivo. Realizada pela primeira vez em 1882 pelo alemão Carl Langenbuch,[46] o procedimento convencional foi um dos mais atingidos pela chegada da laparoscopia, desde que Erich Muhe, também na Alemanha, realizou pela primeira vez o procedimento laparoscópico em 1985.[47] Hoje, a colecistectomia laparoscópica é considerada o padrão ouro para o tratamento da colelitíase sintomática assim como para outras indicações de ressecção da vesícula biliar, sendo o procedimento convencional mais utilizado quando há necessidade de conversão por dificuldade de identificação das estruturas anatômicas, por outras dificuldades técnicas, por falta de condição clínica que permita a confecção do pneumoperitônio,[48] assim como em lugares onde a cirurgia minimamente invasiva ainda não está disponível.

Com a chegada da plataforma robótica, acreditou-se que a imagem tridimensional, a supressão dos tremores e a maior liberdade de movimentos trariam grandes vantagens na utilização do robô. No entanto, o que os estudos mostraram foi que, quando se compara a laparoscopia convencional com a robótica, esta não apresenta vantagens ao paciente, além de ter maior custo e mais longo tempo operatório para esta cirurgia específica.[49,50] Uma metanálise comparando as duas opções minimamente invasivas mostrou que a plataforma robótica tem similar segurança e desfecho perioperatório, além de confirmar o maior tempo cirúrgico.[51] A colecistectomia robótica, no entanto, ainda é utilizada como ferramenta de familiarização do cirurgião com o sistema, servindo de ponte para procedimentos robóticos mais complexos para cirurgiões que ainda estejam efetuando curva de aprendizagem.[52] Apesar da mudança de sistema utilizado, o uso do robô segue os mesmos princípios cirúrgicos da laparoscopia, assim como tem as mesmas indicações, contraindicações e o mesmo manejo pós-operatório da laparoscopia convencional.[53]

Neoplasia da vesícula biliar

Neoplasia incidental da vesícula biliar é rara, acometendo entre 0,19% e 2,1% dos pacientes submetidos a colecistectomia por doença benigna.[54-56] Os pacientes que têm descoberto neoplasia incidentalmente têm melhor prognóstico quando comparados àqueles que têm diagnóstico pré-operatório, quase sempre relacionado ao estadiamento mais precoce.[57,58] No entanto, quando descoberto o câncer no intraoperatório, o procedimento deve ser abortado e o paciente submetido ao estadiamento completo por imagem, com adequado preparo pré-operatório em centro especializado para hepatectomia (segmentectomias IVb e V em monobloco) com linfadenectomia peri-hilar, de modo a evitar que se deixe doença residual, e estadiamento patológico completo para definição de prognóstico e tratamento.[57]

De modo geral, a cirurgia minimamente invasiva não era recomendada no tratamento das neoplasias de vesícula biliar, desde que alguns estudos demonstraram incidência de recorrência nos locais dos portais na parede abdominal, além da disseminação pelo efeito chaminé devido à insuflação da cavidade.[59-63] A ressecção da parede abdominal nos sítios de trocateres era uma medida usual, porém, atualmente, na presença de implantes nessas cicatrizes, esse paciente deve ser considerado com carcinomatose. Portanto, não há proposta de tratamento com intenção curativa por meio de cirurgia, evitando-se, assim, uma cirurgia fútil e sem impacto em sobrevida global.[64] Considerando a via de acesso, estudos mais recentes não demonstraram efeito prejudicial das abordagens laparoscópicas sobre os procedimentos abertos.[65-70] Sendo assim, procedimentos robóticos também têm sido descritos e realizados,[71] mantendo as mesmas indicações da laparoscopia convencional.

Paciente com neoplasia incidental da vesícula biliar tem indicação de re-hepatectomia com linfadenectomia em casos de tumores T1b e acima, devido a comprovado risco de 12,5% de linfonodos acometidos e doença residual no leito hepático em caso de colecistectomia sem ressecção hepática.[72] Assim, no contexto da reabordagem com hepatectomia, a plataforma robótica tem maior inserção, como mostrado em estudo publicado recentemente, em que foi relatada possibilidade de utilização do robô em pacientes com necessidade de re-hepatectomia após neoplasia de vesícula biliar incidental, sugerindo manutenção da segurança e sem comprometer os resultados oncológicos.[73]

Cirurgia robótica pancreática

Os avanços tecnológicos tornaram a cirurgia minimamente invasiva o padrão ouro para os procedimentos do aparelho digestivo, incluindo o pâncreas. Em 1994, Gagner *et al.* reportaram pela primeira vez uma duodenopancreatectomia laparoscópica,[74] iniciando a partir daí o desenvolvimento das plataformas minimamente invasivas em cirurgia pancreática. No entanto, a cirurgia pancreática enfrenta diversas dificuldades técnicas, confirmadas não somente pela menor difusão em serviços não especializados, como também na literatura, com a escassez de ensaios clínicos que abordam o tema. Com o advento da cirurgia robótica, que chegou para reduzir algumas das dificuldades da laparoscopia, os procedimentos minimamente invasivos podem se tornar mais acessíveis aos cirurgiões.

Duodenopancreatectomia robótica

As vantagens da plataforma robótica, já amplamente citadas, devem ser novamente lembradas para as duodenopancreatectomias, em especial a ergonomia para o cirurgião e a equipe. O console reduz a fadiga do cirurgião em procedimentos longos e complexos, fator claramente limitante para a laparoscopia convencional,[75] além de encorajador para alguns cirurgiões. Além disso, a tecnologia do *EndoWrist* permite uma liberdade de movimentação reproduzindo movimentos que, supostamente, melhorariam a confecção das reconstruções, porém essa inferência não foi ainda demonstrada em ensaios clínicos.

A duodenopancreatectomia minimamente invasiva (robótica ou laparoscópica convencional) ganhou popularidade nos últimos anos, com algumas revisões sistemáticas que sugeriram associação a menor perda sanguínea e menor taxa de margens positivas, quando comparadas ao procedimento aberto. Mas, como de costume nas metanálises de estudos não randomizados, vieses de seleção e de publicação não conseguem ser excluídos, e isso deve ser considerado na interpretação dos dados.[76-79]

Assim como para outras ressecções oncológicas, a exérese da lesão com margens livres e a extensão da linfadenectomia, muitas vezes avaliada pelo número de linfonodos ressecados, são fatores prognósticos para as duodenopancreatectomias. Segundo uma metanálise que comparou a duodenopancreatectomia robótica com o procedimento convencional, a plataforma minimamente invasiva apresentou menores taxas de comprometimento das margens, apesar de ausência de diferença quando comparados os números de linfonodos ressecados.[80] Ainda nessa comparação, estudos mostraram maior tempo cirúrgico e menor perda sanguínea para a cirurgia robótica, com taxa semelhante de transfusão.[80,81] Uma outra revisão sistemática com metanálise recente comparou a laparoscopia convencional com a robótica e concluiu que ambas as vias são seguras e factíveis, com vantagem para a via robótica em relação a taxa de conversão e tempo de permanência hospitalar.[82]

Sendo a laparoscopia o principal contraponto da cirurgia robótica, deve-se levar em consideração que ainda não temos ensaios clínicos randomizados que compararam tais vias. Considerando laparoscopia *versus* cirurgia aberta, três ensaios clínicos abordaram essa questão, e os dois primeiros mostraram menor sangramento e menor tempo de hospitalização.[83,84] Porém, van Hilst *et al.* publicaram ensaio clínico fase III em que a técnica laparoscópica apresentou maior mortalidade atrelada, e o estudo foi interrompido em sua análise interina (10% *versus* 2%).[85] Com os supostos benefícios da cirurgia robótica para reconstruções, esta permanece como técnica promissora, e estudos com duodenopancreatectomias são aguardados.

Pancreatectomia corpo-caudal robótica

A pancreatectomia corpo-caudal, ou pancreatectomia distal, é a cirurgia de ressecção pancreática em que não há necessidade de reconstrução ou anastomose pancreato-intestinal. Isso faz com que, em teoria, ela seja menos complexa do que as outras ressecções do órgão e, por consequência, tenha maior aceitação e difusão das plataformas minimamente invasivas. No entanto, para os casos em que seja necessária ressecção de órgãos adjacentes, veia mesentérica superior ou veia porta para ressecção R0, poucos estudos mostram a viabilidade da plataforma robótica, evidenciando a necessidade de grande experiência para tal.[86-88]

De acordo com revisão sistemática recente comparando pancreatectomia distal robótica e laparoscópica, não há diferença significativa em relação ao número de linfonodos ressecados ou em margem comprometida.[89] Do mesmo modo, *Liu et al.* também não encontraram significativa diferença em relação a número de linfonodos ressecados, margem comprometida, ressecção R0, linfonodos comprometidos, sobrevida global e sobrevida livre de doença, quando compararam pancreatoesplenectomia distal entre os métodos minimamente invasivos.[90]

Em comparação feita pelo American College of Surgeons por meio do National Surgical Quality Improvement Program and National Cancer Database para avaliar os desfechos perioperatórios de pancreatectomias distais laparoscópicas e robóticas, esta última mostrou maior tempo de cirurgia, menor taxa de conversão. Quando comparada com a cirurgia convencional, a robótica apresentou maior tempo cirúrgico, menor perda sanguínea e menor sangramento pós-operatório.[91] Esse resultado foi próximo ao da metanálise de Xu *et al.*, que mostrou menor taxa de conversão, mas sem diferença entre tempo operatório, perda sanguínea, taxa de transfusão, tempo de internação ou complicações pós-operatórias.[89]

A preservação esplênica tem sido a escolha dos cirurgiões quando não há invasão tumoral do órgão ou dos vasos esplênicos em casos nos quais não se faz necessária a linfadenectomia. No entanto, a preservação do baço pode ser tecnicamente difícil devido à necessidade de dissecção delicada da artéria e da veia esplênica, com risco de importante sangramento intraoperatório. Em sua metanálise, *Xu et al.* também mostraram que, apesar de terem taxas de preservação esplênica semelhantes, a plataforma robótica conseguiu maiores taxas de preservação da veia esplênica.[89]

Referências bibliográficas

1. Gagner M. Laparoscopic partial hepatectomy for liver tumor [abstract]. Surg Endosc. 1992;6:97-8.
2. Giulianotti PC, Coratti A, Angelini M, Sbrana F, Cecconi S, Balestracci T, et al. Robotics in general surgery: personal experience in a large community hospital. Archives of surgery (Chicago, Ill : 1960). 2003;138(7):777-84.
3. Sotiropoulos GC, Prodromidou A, Kostakis ID, Machairas N. Meta-analysis of laparoscopic vs open liver resection for hepatocellular carcinoma. Updates in surgery. 2017;69(3):291-311.

4. Mirnezami R, Mirnezami AH, Chandrakumaran K, Abu Hilal M, Pearce NW, Primrose JN, et al. Short- and long-term outcomes after laparoscopic and open hepatic resection: systematic review and meta-analysis. HPB : the official journal of the International Hepato Pancreato Biliary Association. 2011;13(5):295-308.
5. Montalti R, Scuderi V, Patriti A, Vivarelli M, Troisi RI. Robotic versus laparoscopic resections of posterosuperior segments of the liver: a propensity score-matched comparison. Surgical Endoscopy. 2016;30(3):1004-13.
6. Tsilimigras DI, Moris D, Vagios S, Merath K, Pawlik TM. Safety and oncologic outcomes of robotic liver resections: A systematic review. Journal of surgical oncology. 2018;117(7):1517-30.
7. Liu R, Wakabayashi G, Palanivelu C, Tsung A, Yang K, Goh BKP, et al. International consensus statement on robotic pancreatic surgery. Hepatobiliary Surg Nutr. 2019;8(4):345-60.
8. Zaman JA, Singh TP. The emerging role for robotics in cholecystectomy: the dawn of a new era? Hepatobiliary Surg Nutr. 2018;7(1):21-8.
9. Ciria R, Berardi G, Alconchel F, Briceño J, Choi GH, Wu YM, et al. The impact of robotics in liver surgery: A worldwide systematic review and short-term outcomes meta-analysis on 2,728 cases. Journal of hepato-biliary-pancreatic sciences. 2020.
10. Buell JF, Cherqui D, Geller DA, O'Rourke N, Iannitti D, Dagher I, et al. The international position on laparoscopic liver surgery: The Louisville Statement, 2008. Annals of surgery. 2009;250(5):825-30.
11. Cherqui D, Husson E, Hammoud R, Malassagne B, Stéphan F, Bensaid S, et al. Laparoscopic liver resections: a feasibility study in 30 patients. Annals of surgery. 2000;232(6):753-62.
12. Lafaro KJ, Stewart C, Fong A, Fong Y. Robotic Liver Resection. The Surgical clinics of North America. 2020;100(2):265-81.
13. Marino MV, Builes Ramirez S, Gomez Ruiz M. The Application of Indocyanine Green (ICG) Staining Technique During Robotic-Assisted Right Hepatectomy: with Video. Journal of gastrointestinal surgery : official journal of the Society for Surgery of the Alimentary Tract. 2019;23(11):2312-3.
14. Ishizawa T, Saiura A, Kokudo N. Clinical application of indocyanine green-fluorescence imaging during hepatectomy. Hepatobiliary Surg Nutr. 2016;5(4):322-8.
15. Kingham TP, Pak LM, Simpson AL, Leung U, Doussot A, D'Angelica MI, et al. 3D image guidance assisted identification of colorectal cancer liver metastases not seen on intraoperative ultrasound: results from a prospective trial. HPB : the official journal of the International Hepato Pancreato Biliary Association. 2018;20(3):260-7.
16. Banz VM, Müller PC, Tinguely P, Inderbitzin D, Ribes D, Peterhans M, et al. Intraoperative image-guided navigation system: development and applicability in 65 patients undergoing liver surgery. Langenbeck's archives of surgery. 2016;401(4):495-502.
17. Ban D, Tanabe M, Ito H, Otsuka Y, Nitta H, Abe Y, et al. A novel difficulty scoring system for laparoscopic liver resection. Journal of hepato-biliary-pancreatic sciences. 2014;21(10):745-53.
18. Efanov M, Alikhanov R, Tsvirkun V, Kazakov I, Melekhina O, Kim P, et al. Comparative analysis of learning curve in complex robot-assisted and laparoscopic liver resection. HPB : the official journal of the International Hepato Pancreato Biliary Association. 2017;19(9):818-24.
19. Belghiti J, Clavien PA, Gadzijev E, Garden JO, Lau WY, Makuuchi M, et al. The Brisbane 2000 Terminology of Liver Anatomy and Resections. HPB. 2011;2.
20. Ziogas IA, Giannis D, Esagian SM, Economopoulos KP, Tohme S, Geller DA. Laparoscopic versus robotic major hepatectomy: a systematic review and meta-analysis. Surgical endoscopy. 2020.
21. Chen PD, Wu CY, Hu RH, Chen CN, Yuan RH, Liang JT, et al. Robotic major hepatectomy: Is there a learning curve? Surgery. 2017;161(3):642-9.
22. Melstrom LG, Warner SG, Woo Y, Sun V, Lee B, Singh G, et al. Selecting incision-dominant cases for robotic liver resection: towards outpatient hepatectomy with rapid recovery. (2304-3881 (Print)).
23. Nota C, Molenaar IQ, van Hillegersberg R, Borel Rinkes IHM, Hagendoorn J. Robotic liver resection including the posterosuperior segments: initial experience. The Journal of surgical research. 2016;206(1):133-8.
24. Araujo RLC, Sanctis MA, Barroti LC, Coelho TRV. Robotic approach as a valid strategy to improve the access to posterosuperior hepatic segments-Case series and review of literature. Journal of surgical oncology. 2020;121(5):873-80.
25. Levi Sandri GB, Spoletini G, Mascianà G, Colasanti M, Lepiane P, Vennarecci G, et al. The role of minimally invasive surgery in the treatment of cholangiocarcinoma. European journal of surgical oncology : the journal of the European Society of Surgical Oncology and the British Association of Surgical Oncology. 2017;43(9):1617-21.
26. Giulianotti PC, Quadri P, Durgam S, Bianco FM. Reconstruction/Repair of Iatrogenic Biliary Injuries: Is the Robot Offering a New Option? Short Clinical Report. Annals of surgery. 2018;267(1):e7-e9.
27. Xu Y, Wang H, Ji W, Tang M, Li H, Leng J, et al. Robotic radical resection for hilar cholangiocarcinoma: perioperative and long-term outcomes of an initial series. Surgical endoscopy. 2016;30(7):3060-70.
28. Dokmak S, Amharar N, Aussilhou B, Cauchy F, Sauvanet A, Belghiti J, et al. Laparoscopic Repair of Post-cholecystectomy Bile Duct Injury: an Advance in Surgical Management. Journal of gastrointestinal surgery : official journal of the Society for Surgery of the Alimentary Tract. 2017;21(8):1368-72.
29. Lee H, Kwon W, Han Y, Kim JR, Kim SW, Jang JY. Comparison of surgical outcomes of intracorporeal hepaticojejunostomy in the excision of choledochal cysts using laparoscopic versus robot techniques. Annals of surgical treatment and research. 2018;94(4):190-5.
30. Han JH, Lee JH, Hwang DW, Song KB, Shin SH, Kwon JW, et al. Robot resection of a choledochal cyst with Roux-en-y hepaticojejunostomy in adults: Initial experiences with 22 cases and a comparison with laparoscopic approaches. Annals of hepato-biliary-pancreatic surgery. 2018;22(4):359-66.
31. Jang JY, Yoon YS, Kang MJ, Kwon W, Park JW, Chang YR, et al. Laparoscopic excision of a choledochal cyst in 82 consecutive patients. Surgical endoscopy. 2013;27(5):1648-52.
32. Hwang DW, Lee JH, Lee SY, Song DK, Hwang JW, Park KM, et al. Early experience of laparoscopic complete en bloc excision for choledochal cysts in adults. Surgical endoscopy. 2012;26(11):3324-9.
33. Palanivelu C, Rangarajan M, Parthasarathi R, Amar V, Senthilnathan P. Laparoscopic management of choledochal cysts: technique and outcomes--a retrospective study of 35 patients from a tertiary center. Journal of the American College of Surgeons. 2008;207(6):839-46.
34. Guerra F, Amore Bonapasta S, Di Marino M, Coratti F, Annecchiarico M, Coratti A. Surgical revision of benign hepaticojejunostomy stricture using a robotic system (with video). Journal of visceral surgery. 2016;153(5):389-90.
35. Nguyen KT, Gamblin TC, Geller DA. World review of laparoscopic liver resection-2,804 patients. Annals of surgery. 2009;250(5):831-41.
36. Shiraiwa DK, Carvalho P, Maeda CT, Silva LC, Forones NM, Lopes-Filho GJ, et al. The role of minimally invasive hepatectomy for hilar and intrahepatic cholangiocarcinoma: A systematic review of the literature. Journal of surgical oncology. 2020;121(5):863-72.
37. Li J, Tan X, Zhang X, Zhao G, Hu M, Zhao Z, et al. Robotic radical surgery for hilar cholangiocarcinoma: A single-centre case series. The international journal of medical robotics + computer assisted surgery : MRCAS. 2020;16(2):e2076.
38. Helton WS, Ayloo S. Technical Aspects of Bile Duct Evaluation and Exploration: An Update. The Surgical clinics of North America. 2019;99(2):259-82.
39. Alkhamesi NA, Davies WT, Pinto RF, Schlachta CM. Robot-assisted common bile duct exploration as an option for complex choledocholithiasis. Surgical endoscopy. 2013;27(1):263-6.
40. Almamar A, Alkhamesi NA, Davies WT, Schlachta CM. Cost analysis of robot-assisted choledochotomy and common bile duct exploration as an option for complex choledocholithiasis. Surgical endoscopy. 2018;32(3):1223-7.
41. Gilbert A, Doussot A, Ortega-Deballon P, Rostain F, Rat P, Facy O. Robot-Assisted Choledochoduodenostomy: A Safe and Reproducible Procedure for Benign Common Bile Duct Obstruction. Digestive surgery. 2017;34(3):177-9.
42. Goh BK, Lee SY, Chan CY, Wong JS, Cheow PC, Chung AY, et al. Early experience with robot-assisted laparoscopic hepatobiliary and pancreatic surgery in Singapore: single-institution experience with 20 consecutive patients. Singapore medical journal. 2018;59(3):133-8.
43. Stefanidis D, Wang F, Korndorffer JR, Jr., Dunne JB, Scott DJ. Robotic assistance improves intracorporeal suturing performance and

safety in the operating room while decreasing operator workload. Surgical endoscopy. 2010;24(2):377-82.
44. Guerra F, Di Marino M, Coratti A. Robotic Surgery of the Liver and Biliary Tract. Journal of laparoendoscopic & advanced surgical techniques Part A. 2019;29(2):141-6.
45. Stinton LM, Shaffer EA. Epidemiology of gallbladder disease: cholelithiasis and cancer. Gut and liver. 2012;6(2):172-87.
46. Traverso LW. Carl Langenbuch and the first cholecystectomy. American journal of surgery. 1976;132(1):81-2.
47. Reynolds W, Jr. The first laparoscopic cholecystectomy. JSLS : Journal of the Society of Laparoendoscopic Surgeons. 2001;5(1):89-94.
48. Soper NJ, Stockmann PT, Dunnegan DL, Ashley SW. Laparoscopic cholecystectomy. The new 'gold standard'? Archives of surgery (Chicago, Ill : 1960). 1992;127(8):917-21; discussion 21-3.
49. Han C, Shan X, Yao L, Yan P, Li M, Hu L, et al. Robotic-assisted versus laparoscopic cholecystectomy for benign gallbladder diseases: a systematic review and meta-analysis. Surgical endoscopy. 2018;32(11):4377-92.
50. Strosberg DS, Nguyen MC, Muscarella P, 2nd, Narula VK. A retrospective comparison of robotic cholecystectomy versus laparoscopic cholecystectomy: operative outcomes and cost analysis. Surgical endoscopy. 2017;31(3):1436-41.
51. Huang Y, Chua TC, Maddern GJ, Samra JS. Robotic cholecystectomy versus conventional laparoscopic cholecystectomy: A meta-analysis. Surgery. 2017;161(3):628-36.
52. Herron DM, Marohn M. A consensus document on robotic surgery. Surgical endoscopy. 2008;22(2):313-25; discussion 1-2.
53. Sanford DE. An Update on Technical Aspects of Cholecystectomy. The Surgical clinics of North America. 2019;99(2):245-58.
54. Pitt SC, Jin LX, Hall BL, Strasberg SM, Pitt HA. Incidental gallbladder cancer at cholecystectomy: when should the surgeon be suspicious? Annals of surgery. 2014;260(1):128-33.
55. Konstantinidis IT, Deshpande V, Genevay M, Berger D, Fernandez-del Castillo C, Tanabe KK, et al. Trends in presentation and survival for gallbladder cancer during a period of more than 4 decades: a single--institution experience. Archives of surgery (Chicago, Ill : 1960). 2009;144(5):441-7; discussion 7.
56. Kwon AH, Imamura A, Kitade H, Kamiyama Y. Unsuspected gallbladder cancer diagnosed during or after laparoscopic cholecystectomy. Journal of surgical oncology. 2008;97(3):241-5.
57. Qadan M, Kingham TP. Technical Aspects of Gallbladder Cancer Surgery. The Surgical clinics of North America. 2016;96(2):229-45.
58. Smith GC, Parks RW, Madhavan KK, Garden OJ. A 10-year experience in the management of gallbladder cancer. HPB : the official journal of the International Hepato Pancreato Biliary Association. 2003;5(3):159-66.
59. Lazcano-Ponce EC, Miquel JF, Muñoz N, Herrero R, Ferrecio C, Wistuba, II, et al. Epidemiology and molecular pathology of gallbladder cancer. CA: a cancer journal for clinicians. 2001;51(6):349-64.
60. Bouvy ND, Marquet RL, Jeekel H, Bonjer HJ. Impact of gas(less) laparoscopy and laparotomy on peritoneal tumor growth and abdominal wall metastases. Annals of surgery. 1996;224(6):694-700; discussion -1.
61. Lundberg O, Kristoffersson A. Open versus laparoscopic cholecystectomy for gallbladder carcinoma. Journal of hepato-biliary-pancreatic surgery. 2001;8(6):525-9.
62. Ricardo AE, Feig BW, Ellis LM, Hunt KK, Curley SA, MacFadyen BV, Jr., et al. Gallbladder cancer and trocar site recurrences. American journal of surgery. 1997;174(6):619-22; discussion 22-3.
63. Steinert R, Lippert H, Reymond MA. Tumor cell dissemination during laparoscopy: prevention and therapeutic opportunities. Digestive surgery. 2002;19(6):464-72.
64. Maker AV, Butte JM, Oxenberg J, Kuk D, Gonen M, Fong Y, et al. Is port site resection necessary in the surgical management of gallbladder cancer? Annals of surgical oncology. 2012;19(2):409-17.
65. Yoon YS, Han HS, Cho JY, Choi Y, Lee W, Jang JY, et al. Is Laparoscopy Contraindicated for Gallbladder Cancer? A 10-Year Prospective Cohort Study. Journal of the American College of Surgeons. 2015;221(4):847-53.
66. Gumbs AA, Hoffman JP. Laparoscopic radical cholecystectomy and Roux-en-Y choledochojejunostomy for gallbladder cancer. Surgical endoscopy. 2010;24(7):1766-8.
67. Gumbs AA, Hoffman JP. Laparoscopic completion radical cholecystectomy for T2 gallbladder cancer. Surgical endoscopy. 2010;24(12):3221-3.
68. Cho JY, Han HS, Yoon YS, Ahn KS, Kim YH, Lee KH. Laparoscopic approach for suspected early-stage gallbladder carcinoma. Archives of surgery (Chicago, Ill : 1960). 2010;145(2):128-33.
69. Agarwal AK, Javed A, Kalayarasan R, Sakhuja P. Minimally invasive versus the conventional open surgical approach of a radical cholecystectomy for gallbladder cancer: a retrospective comparative study. HPB : the official journal of the International Hepato Pancreato Biliary Association. 2015;17(6):536-41.
70. Gumbs AA, Jarufe N, Gayet B. Minimally invasive approaches to extrapancreatic cholangiocarcinoma. Surgical endoscopy. 2013;27(2):406-14.
71. Shen BY, Zhan Q, Deng XX, Bo H, Liu Q, Peng CH, et al. Radical resection of gallbladder cancer: could it be robotic? Surgical endoscopy. 2012;26(11):3245-50.
72. Pawlik TM, Gleisner AL, Vigano L, Kooby DA, Bauer TW, Frilling A, et al. Incidence of finding residual disease for incidental gallbladder carcinoma: implications for re-resection. Journal of gastrointestinal surgery : official journal of the Society for Surgery of the Alimentary Tract. 2007;11(11):1478-86; discussion 86-7.
73. Araujo RLC, de Sanctis MA, Coelho TRV, Felippe FEC, Burgardt D, Wohnrath DR. Robotic Surgery as an Alternative Approach for Reoperation of Incidental Gallbladder Cancer. Journal of gastrointestinal cancer. 2020;51(1):332-4.
74. Gagner M, Pomp A. Laparoscopic pylorus-preserving pancreatoduodenectomy. Surgical endoscopy. 1994;8(5):408-10.
75. Palep JH. Robotic assisted minimally invasive surgery. Journal of minimal access surgery. 2009;5(1):1-7.
76. Correa-Gallego C, Dinkelspiel HE, Sulimanoff I, Fisher S, Viñuela EF, Kingham TP, et al. Minimally-invasive vs open pancreaticoduodenectomy: systematic review and meta-analysis. Journal of the American College of Surgeons. 2014;218(1):129-39.
77. Wang S, Shi N, You L, Dai M, Zhao Y. Minimally invasive surgical approach versus open procedure for pancreaticoduodenectomy: A systematic review and meta-analysis. Medicine. 2017;96(50):e8619.
78. Zhang H, Wu X, Zhu F, Shen M, Tian R, Shi C, et al. Systematic review and meta-analysis of minimally invasive versus open approach for pancreaticoduodenectomy. Surgical endoscopy. 2016;30(12):5173-84.
79. Chen K, Liu XL, Pan Y, Maher H, Wang XF. Expanding laparoscopic pancreaticoduodenectomy to pancreatic-head and periampullary malignancy: major findings based on systematic review and meta--analysis. BMC gastroenterology. 2018;18(1):102.
80. Zhao W, Liu C, Li S, Geng D, Feng Y, Sun M. Safety and efficacy for robot-assisted versus open pancreaticoduodenectomy and distal pancreatectomy: A systematic review and meta-analysis. Surgical oncology. 2018;27(3):468-78.
81. Wang SE, Shyr BU, Chen SC, Shyr YM. Comparison between robotic and open pancreaticoduodenectomy with modified Blumgart pancreaticojejunostomy: A propensity score-matched study. Surgery. 2018;164(6):1162-7.
82. Kamarajah SK, Bundred J, Marc OS, Jiao LR, Manas D, Abu Hilal M, et al. Robotic versus conventional laparoscopic pancreaticoduodenectomy a systematic review and meta-analysis. European journal of surgical oncology : the journal of the European Society of Surgical Oncology and the British Association of Surgical Oncology. 2020;46(1):6-14.
83. Poves I, Burdío F, Morató O, Iglesias M, Radosevic A, Ilzarbe L, et al. Comparison of Perioperative Outcomes Between Laparoscopic and Open Approach for Pancreatoduodenectomy: The PADULAP Randomized Controlled Trial. Annals of surgery. 2018;268(5):731-9.
84. Palanivelu C, Senthilnathan P, Sabnis SC, Babu NS, Srivatsan Gurumurthy S, Anand Vijai N, et al. Randomized clinical trial of laparoscopic versus open pancreatoduodenectomy for periampullary tumours. British Journal of Surgery. 2017;104(11):1443-50.
85. van Hilst J, de Rooij T, Bosscha K, Brinkman DJ, van Dieren S, Dijkgraaf MG, et al. Laparoscopic versus open pancreatoduodenectomy for pancreatic or periampullary tumours (LEOPARD-2): a multicentre, patient-blinded, randomised controlled phase 2/3 trial. The lancet Gastroenterology & hepatology. 2019;4(3):199-207.

86. Souche R, Herrero A, Bourel G, Chauvat J, Pirlet I, Guillon F, et al. Robotic versus laparoscopic distal pancreatectomy: a French prospective single-center experience and cost-effectiveness analysis. Surgical endoscopy. 2018;32(8):3562-9.
87. Shakir M, Boone BA, Polanco PM, Zenati MS, Hogg ME, Tsung A, et al. The learning curve for robotic distal pancreatectomy: an analysis of outcomes of the first 100 consecutive cases at a high-volume pancreatic centre. HPB : the official journal of the International Hepato Pancreato Biliary Association. 2015;17(7):580-6.
88. Butturini G, Damoli I, Crepaz L, Malleo G, Marchegiani G, Daskalaki D, et al. A prospective non-randomised single-center study comparing laparoscopic and robotic distal pancreatectomy. Surgical endoscopy. 2015;29(11):3163-70.
89. Xu SB, Jia CK, Wang JR, Zhang RC, Mou YP. Do patients benefit more from robot assisted approach than conventional laparoscopic distal pancreatectomy? A meta-analysis of perioperative and economic outcomes. Journal of the Formosan Medical Association = Taiwan yi zhi. 2019;118(1 Pt 2):268-78.
90. Liu R, Liu Q, Zhao ZM, Tan XL, Gao YX, Zhao GD. Robotic versus laparoscopic distal pancreatectomy: A propensity score-matched study. Journal of surgical oncology. 2017;116(4):461-9.
91. Xourafas D, Ashley SW, Clancy TE. Comparison of Perioperative Outcomes between Open, Laparoscopic, and Robotic Distal Pancreatectomy: an Analysis of 1815 Patients from the ACS-NSQIP Procedure-Targeted Pancreatectomy Database. Journal of gastrointestinal surgery : official journal of the Society for Surgery of the Alimentary Tract. 2017;21(9):1442-52.

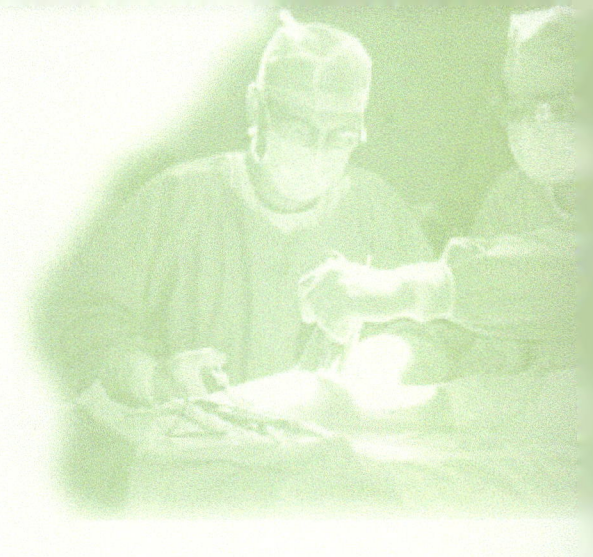

Seção 8

Cirurgia Plástica

50 Enxertos e Retalhos

Marcus Vinícius Jardini Barbosa

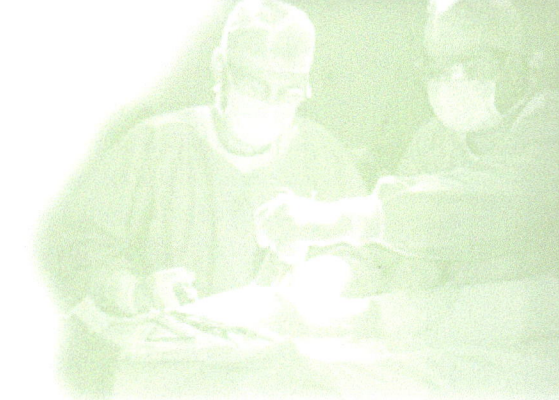

Introdução

Os enxertos e os retalhos são os procedimentos mais frequentes em cirurgia plástica, sendo que seus princípios correspondem à base de toda essa especialidade cirúrgica. Os termos "enxertos" e "retalhos" abrangem um universo muito grande de procedimentos que, se colocados em um único capítulo, certamente iriam exceder a proposta deste tratado. Apenas para exemplificar, o termo enxerto abrange os enxertos de pele, gordura, cartilagem, osso etc; enquanto o termo retalho abrange os retalhos cutâneos, musculares, musculocutâneos, fasciocutâneos etc. Nesse contexto, consideram-se ainda os retalhos microcirúrgicos.

Dessa maneira, o presente capítulo irá se restringir aos procedimentos de maior interesse ao cirurgião geral, ou seja, os enxertos e os retalhos cutâneos.

Definição

Os enxertos de pele correspondem a transplantes nos quais há a retirada de pele (epiderme e derme) de uma determinada região, denominada área doadora, e sua posterior transferência para outra região, denominada área receptora, sem que haja a manutenção de uma conexão vascular com a área doadora.

Os retalhos cutâneos correspondem a um transplante de pele e tela subcutânea de uma área doadora para uma área receptora, mantendo-se uma conexão vascular temporária ou permanente com a primeira.

Indicações

Os enxertos de pele podem ser utilizados para o tratamento de diversos tipos de lesões, principalmente aquelas decorrentes de traumatismos ou ressecções tumorais. Entretanto, sua maior indicação está no tratamento das queimaduras. Apesar de se integrarem facilmente, os enxertos de pele não devem ser aplicados sobre osso sem periósteo ou tendão sem paratendão. Também não estão indicados para a cobertura de estruturas nobres expostas, como vasos e nervos. Nesses casos, deve-se dar preferência para os retalhos.

Os retalhos cutâneos apresentam grande versatilidade, estando indicados no tratamento de lesões das mais variadas formas, localizações e dimensões. Dentre as principais indicações destacam-se: lesões da face, região cervical, axilar, escapular, ombros, membros superiores e inferiores, reconstrução escrotal, peniana e outras localizações.

Classificação

Com a finalidade de tornar mais didática a classificação dos enxertos e retalhos cutâneos, os aspectos referentes a cada procedimento serão abordados separadamente.

Enxertos de pele

A classificação dos enxertos de pele pode ser realizada de várias maneiras. Assim serão descritas as classificações mais frequentes:

Quanto à origem dos enxertos

- **Autoenxerto:** são todos os enxertos nos quais o doador e o receptor é o mesmo indivíduo. Trata-se do tipo mais comum de enxerto de pele.
- **Isoenxerto:** são enxertos de pele nos quais o doador e o receptor são indivíduos diferentes, porém pertencentes à mesma espécie e à mesma linhagem genética. O principal exemplo é o enxerto de pele em gêmeos idênticos (univitelíneos).
- **Homoenxerto:** são enxertos nos quais o doador e o receptor são indivíduos diferentes, porém

pertencentes à mesma espécie. Estes enxertos também são denominados de aloenxertos. Como exemplo citam-se os enxertos de pele de cadáver, frequentemente utilizados para a cobertura temporária de queimaduras extensas.

- **Heteroenxertos:** são enxertos nos quais o doador e o receptor são indivíduos diferentes, pertencentes a espécies diferentes. Estes enxertos são denominados também de xenoenxertos ou zooenxertos. Como exemplo ressaltam-se os enxertos de pele de rã para cobertura temporária de queimaduras.

Quanto à espessura

Enxertos de pele de espessura parcial

São também denominados enxertos de pele parcial e caracterizam-se pela retirada completa da epiderme associada a retirada parcial da derme, sendo que, de acordo com a espessura da derme, podem ainda ser subdivididos em enxertos de pele finos, médios e espessos. Apresentam uma extensa área doadora, sendo que de uma mesma área doadora pode-se retirar enxertos de pele por diversas vezes. Pelo fato de apresentarem apenas parte da derme, estes enxertos apresentam uma menor concentração de fibras elásticas. Como consequência, irá ocorrer uma menor contração primária (que corresponde à contração das fibras elásticas imediatamente após a retirada do enxerto, diminuindo seu tamanho aparente), porém irá ocorrer uma maior contração secundária (contração das fibras elásticas após a adesão do enxerto ao leito receptor, podendo acarretar em retrações cicatriciais).

Como já ressaltado, os enxertos de pele parcial podem ser utilizados de maneira permanente (autoenxertos) ou temporária, se aplicados em feridas como curativos biológicos (homoenxertos ou heteroenxertos). Podem ser utilizados sobre qualquer superfície corporal, mesmo em áreas de baixa vascularização, entretanto a maior aplicabilidade está nos casos de queimaduras.

Os enxertos de pele podem ser utilizados também para a cobertura de mucosas, áreas de retirada de enxertos de pele total e na cobertura de leitos dérmicos expostos ou tecidos cicatriciais desbridados durante o tratamento de lesões superficiais (denominado *over grafting*).

Enxertos de pele de espessura total

São também denominados de enxertos de pele total e caracterizam-se pela retirada total da epiderme e da derme. Estes enxertos apresentam área doadora mais escassa, por isso seu uso está restrito a lesões de pequenas dimensões. Pelo fato de apresentarem toda a espessura da derme, estes enxertos apresentam uma maior concentração de fibras elásticas, desta forma, ao contrário dos enxertos de pele parcial, há uma maior contração primária e uma menor contração secundária.

Pelo fato de serem mais espessos, estes enxertos apresentam maior resistência quando comparados aos enxertos de pele parcial, portanto, estão bem indicados para o tratamento de lesões localizadas nas áreas de apoio ou de maior atrito.

Quanto à forma de enxertia

- **Enxertos em estampilha**: são enxertos de pele parcial, preparados e aplicados na área receptora, sob a forma de pequenos fragmentos (ou "selos"). Sua maior aplicabilidade está no grande queimado, devido à escassez de área doadora. Estes enxertos apresentam um resultado estético bastante desejável.
- **Enxertos em malha**: são enxertos de pele parcial que, submetidos à expansão, adquirem um aspecto semelhante a uma rede ou malha. Esta expansão é realizada por meio de um aparelho conhecido como expansor de Tanner. Em geral, realiza-se esta expansão para que o enxerto adquira maiores dimensões nos casos em que a área doadora seja exígua, sendo indicados, principalmente, no tratamento de grandes queimados. Assim como os enxertos em estampilha, estes enxertos apresentam um resultado estético precário.
- **Enxertos em tiras**: são enxertos de pele parcial cuja conformação assemelha-se a uma tira, fita ou faixa. Sua obtenção ocorre com o uso de aparelhos específicos, como as facas de Humby ou Blair (Figura 50.1), os dermátomos manuais ou elétricos. Correspondem ao tipo mais utilizado em cirurgia plástica (Figura 50.2).

Retalhos cutâneos

De modo semelhante aos enxertos, a classificação dos retalhos cutâneos pode ser realizada de várias maneiras. Assim serão descritas as classificações mais frequentes:

Quanto à Localização

- **Retalhos de vizinhança**: como o próprio nome sugere, os retalhos de vizinhança são aqueles cuja área doadora localiza-se na mesma região da área

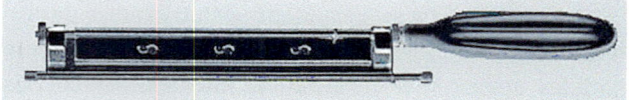

FIGURA 50.1 – *Faca de Blair*. Fonte: Simomoto PL, Ishizuka MMA, Ferreira LM. Princípios gerais dos retalhos cutâneos. In: Ferreira LM. Manual de Cirurgia Plástica, São Paulo, Ed. Atheneu: 46-48, 2000.

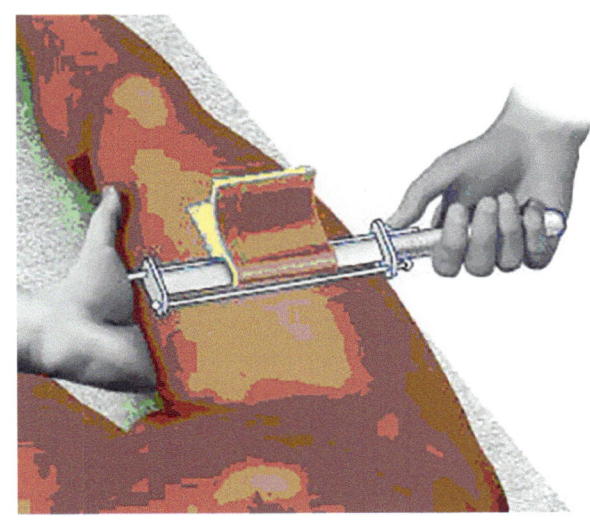

FIGURA 50.2 – *Retirada de enxerto de pele parcial na região anterior da coxa direita, com o auxílio da faca de Blair. Fonte: Simomoto PL, Ishizuka MMA, Ferreira LM. Princípios gerais dos retalhos cutâneos. In: Ferreira LM. Manual de Cirurgia Plástica, São Paulo, Ed. Atheneu: 46-48, 2000.*

receptora. Por esse motivo é o tipo de retalho cutâneo mais utilizado, pois o transplante mantém as mesmas características do tecido removido.

- **Retalhos à distância**: os retalhos à distância são aqueles nos quais a área doadora localiza-se em uma região distante da área receptora. Dessa maneira, as características da pele do retalho são, na maioria das vezes, diferentes da área receptora.

Quanto à composição

- **Simples**: os retalhos simples são aqueles compostos exclusivamente por pele e tela subcutânea.
- **Compostos**: são retalhos cutâneos nos quais as duas faces são revestidas por pele, entremeadas pela tela subcutânea.

Quanto à Forma de Mobilização

- **Retalhos de avanço**: os retalhos de avanço estão indicados nos em que a cobertura do defeito pode ser realizada por meio do simples avanço do mesmo sobre a lesão (área receptora). Dentre os tipos mais comuns, destacam-se: o retalho de avanço simples (Figuras 50.3A e 50.3B), os retalhos de avanço em V-Y (Figuras 50.4A e 50.4B) e os retalhos bipediculados.
- **Retalhos de rotação**: os retalhos de rotação estão indicados nos casos em que a cobertura do defeito pode ser realizada por meio de um movimento

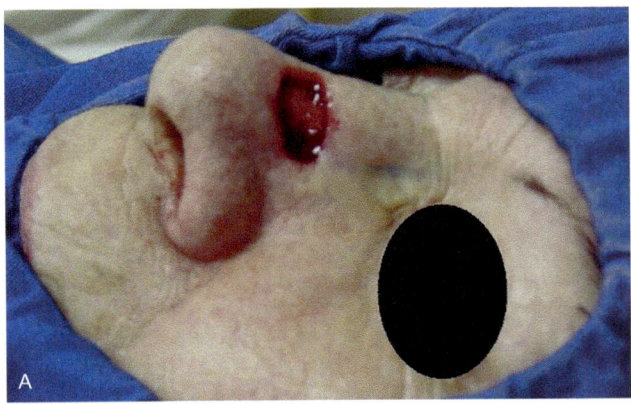
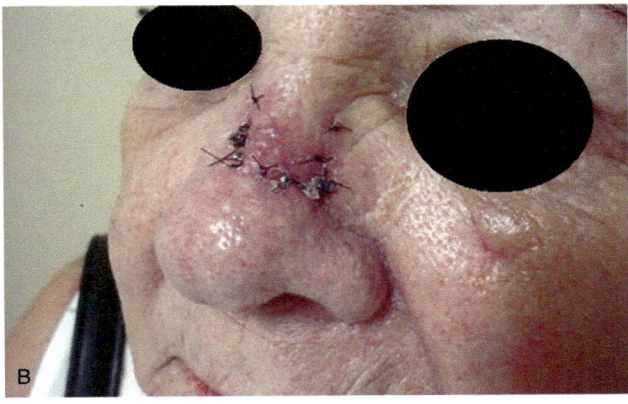

FIGURA 50.3 – **A.** *Ferida operatória na transição dorso-ponta nasal após exérese de carcinoma basocelular, com exposição cartilaginosa.* **B.** *Reconstrução com retalho cutâneo de avanço local simples sobre o defeito nasal (7º dia de pós-operatório). Fonte: autores.*

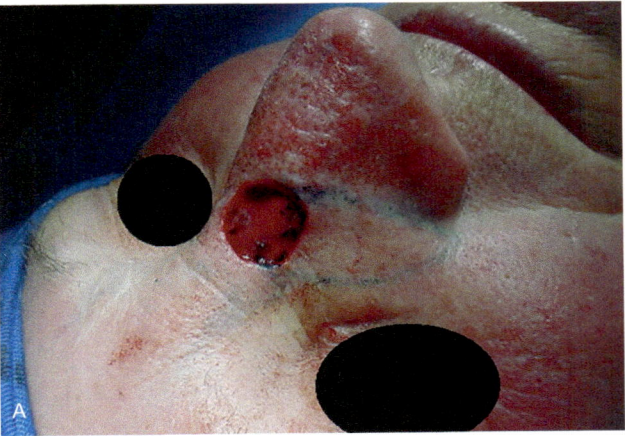
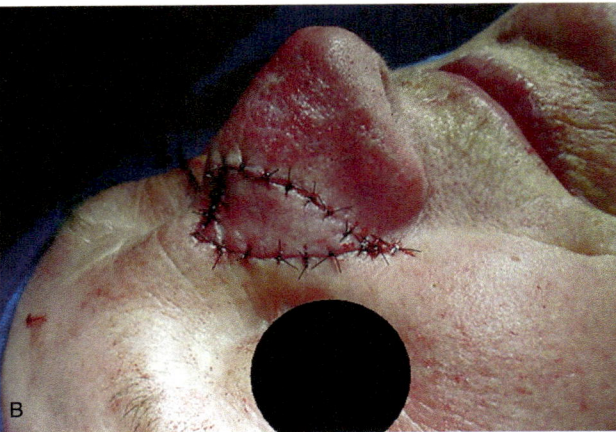

FIGURA 50.4 – **A.** *Defeito no dorso nasal (próximo à glabela) após exérese de carcinoma basocelular, com exposição osteocartilaginosa.* **B.** *Reconstrução com retalho de avanço em V-Y do sulco nasogeniano esquerdo (pós-operatório imediato). Fonte: autores.*

de rotação. Em geral, são utilizados para o tratamento de defeitos circulares ou semicirculares. Dentre os tipos mais indicados encontram-se: o retalho de Heinz-Gilbke (para fechamento de feridas circulares) (Figura 50.5), os retalhos de Esser e Mustardé para reconstrução de pálpebra inferior (Figura 50.6) e lesões da face etc.

- **Retalhos de transposição**: os retalhos de transposição são aqueles em que a transferência é realizada por meio de um ponto pivô ou ponto de apoio para uma área receptora (lesão) imediatamente adjacente. Dentre os tipos mais indicados, destacam-se: o retalho de transposição simples, o retalho bilobulado (bilobado) (Figura 50.7), o retalho trilobulado (trilobado), o retalho de Limberg (romboide) (Figura 50.8), a zetaplastia simples ou múltipla (Figura 50.9) e a wplastia.

- **Retalhos de interpolação**: os retalhos de interpolação são bastante semelhantes aos retalhos de transposição, todavia há necessidade da manutenção de

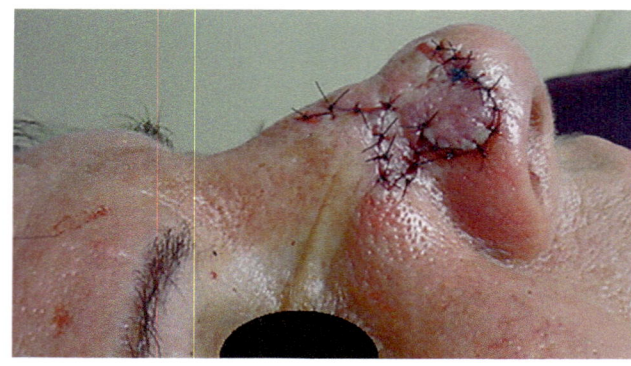

FIGURA 50.7 – *Reconstrução com retalho de rotação do tipo bilobulado (bilobado) para tratamento de defeito em asa nasal direita após exérese de carcinoma basocelular (pós-operatório imediato). Fonte: autores.*

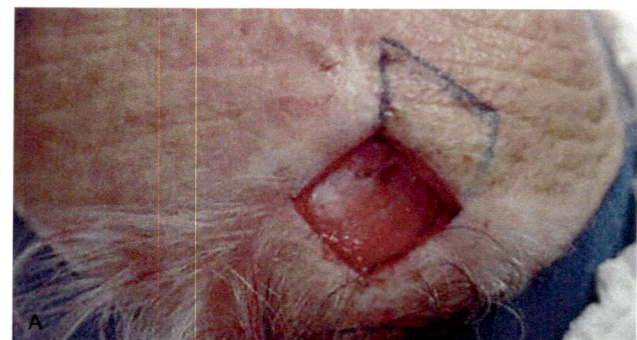

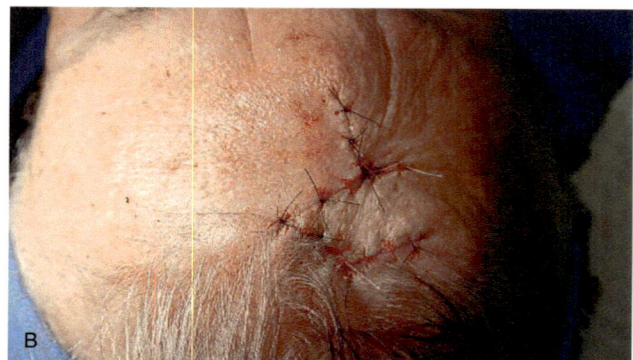

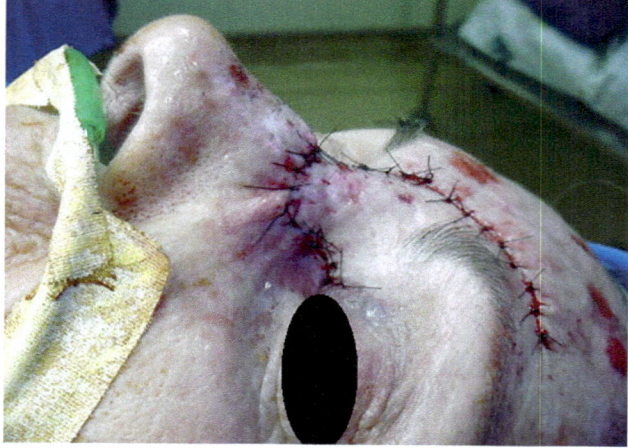

FIGURA 50.5 – *Reconstrução com retalho de rotação do tipo retalho de Heinz-Gilbke após exérese de carcinoma espinocelular na região glabelar esquerda (pós-operatório imediato). Fonte: autores.*

FIGURA 50.8 – **A.** *Planejamento de retalho do tipo Limberg (romboide) para fechamento de ferida após exérese de carcinoma espinocelular em região frontal.* **B.** *Reconstrução com retalho de rotação de Limberg (bilobado) para tratamento de ferida após exérese de carcinoma espinocelular em região frontal (pós-operatório imediato). Fonte: autores.*

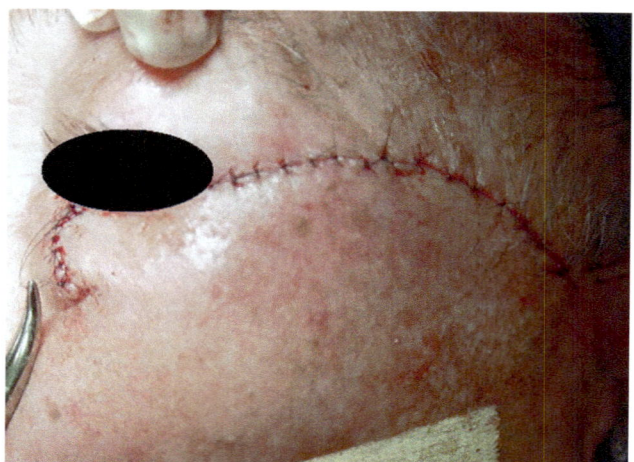

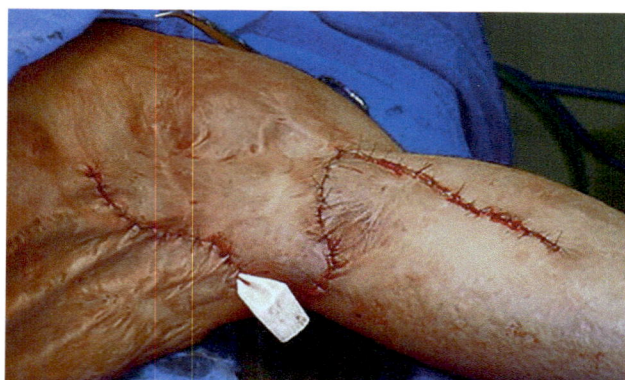

FIGURA 50.6 – *Reconstrução com retalho de rotação do tipo Esser e Mustardé para reconstrução de pálpebra inferior após exérese de carcinoma basocelular (pós-operatório imediato). Fonte: autores.*

FIGURA 50.9 – *Retalho cutâneo do tipo zetaplastia para tratamento de brida decorrentes de queimadura de espessura total que limitava a abdução do ombro esquerdo (pós-operatório imediato). Fonte: autores.*

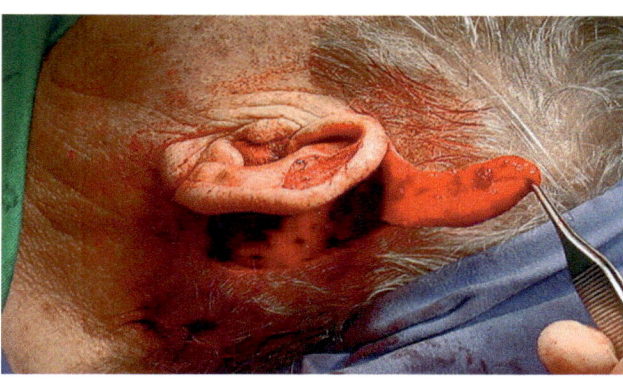

FIGURA 50.10 – *Aspecto intraoperatório da confecção de retalho de interpolação para o tratamento de ferida decorrente da exérese de carcinoma espinocelular em pavilhão auricular esquerdo.* Fonte: *autores*.

uma ponte cutânea sob seu pedículo vascular quando de sua transferência. Este poderá ser seccionado dentro de um período de 21 dias (Figura 50.10).

Quanto à irrigação sanguínea

- **Retalhos ao acaso**: também conhecidos como retalhos randômicos, os retalhos ao acaso são aqueles cujo suprimento arterial é realizado por meio de um plexo, sendo que nos casos dos retalhos cutâneos a nutrição vem do plexo dermo-subdérmico. Pelo fato de haver uma maior anastomose arterial, a região facial permite a confecção de retalhos cutâneos ao acaso relativamente extensos. De maneira inversa, os membros inferiores não suportam retalhos ao acaso muito extensos. Com a finalidade de aumentar a vascularização dos retalhos ao acaso e reduzir a porcentagem de necrose após a transferência do mesmo, poderá ser realizada a autonomização. Esse procedimento é executado por meio da incisão prévia do retalho, sem que se efetue qualquer descolamento. Imediatamente à incisão realiza-se a ressutura no local. O retalho definitivo será transferido somente após cerca de 21 dias.

- **Retalhos arteriais**: também conhecidos por retalhos axiais, estes retalhos diferem-se dos retalhos ao acaso pelo fato de possuírem um ou mais pedículos vasculares conhecidos (artéria), sendo que o retalho será planejado em função desses vasos que irão constituir-se no eixo do retalho. Dentre os retalhos axiais mais utilizados citam-se: o retalho radial do antebraço (ou retalho chinês), o retalho deltopeitoral (ou retalho de Bakamjian), o retalho inguinocrural (ou *groin flap*), o retalho escapular e paraescapular, o retalho dorsal do pé, o retalho calcâneo lateral, e o retalho médio frontal (ou retalho indiano). Pelo fato de possuírem uma vascularização definida, os retalhos axiais não necessitam de autonomização.

Quanto ao número de pedículos

- **Monopediculados**: como o próprio nome sugere, são retalhos cutâneos cuja vascularização é realizada por um pedículo vascular.
- **Bipediculados**: são retalhos cutâneos cujo suprimento arterial é realizado por dois pedículos vasculares.
- **Multipediculados**: são retalhos cutâneos cuja vascularização é executada por três ou mais pedículos vasculares.

Planejamento cirúrgico e preparo pré-operatório

O planejamento cirúrgico é uma das etapas mais importantes da cirurgia. Durante este período deve-se levar em consideração alguns fatores importantes que irão determinar o sucesso ou o insucesso do procedimento. Esses fatores incluem a escolha da melhor área doadora (com a finalidade de minimizar sequelas), o preparo rigoroso do leito receptor e, no caos dos enxertos, a forma de fixação.

Área doadora

A área doadora deve apresentar-se, de preferência, o mais semelhante possível à área receptora, proporcionando o melhor resultado estético possível. No caso dos retalhos cutâneos, a primeira alternativa são os retalhos de vizinhança. Em se tratando de enxertos de pele, deve-se procurar uma área doadora cujas características da pele sejam as mais semelhantes possíveis às da área receptora. Os enxertos de pele parcial apresentam uma área doadora bastante extensa, sendo que as principais incluem: coxas (Figura 50.11), pernas, região torácica anterior e posterior, região abdominal, couro cabeludo e cavo plantar.

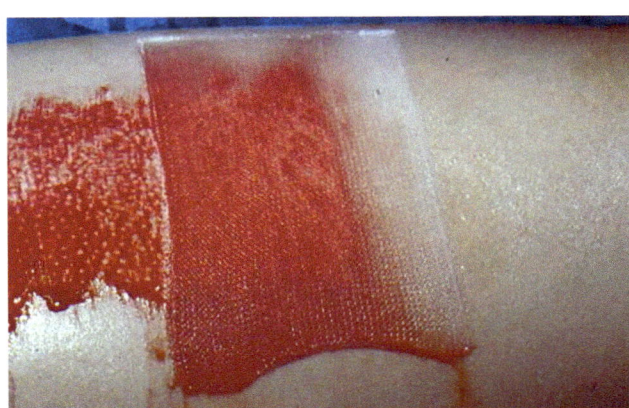

FIGURA 50.11 – *Aspecto pós-operatório imediato da área doadora de enxerto de pele parcial na região anterior da coxa esquerda.* Fonte: *autores*.

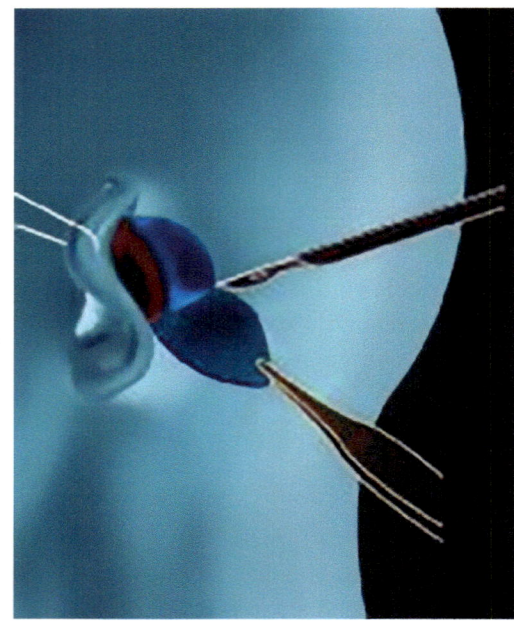

FIGURA 50.12 – *Esquema de área doadora de enxerto de pele total da região retroauricular esquerda. Fonte: autores.*

Os enxertos de pele total apresentam áreas doadoras mais restritas. As áreas doadoras mais comuns incluem: região supraclavicular, retroauricular, prega do punho, prega do cotovelo, prega inguinal, prega glútea, aréola, pequenos lábios, prepúcio e pálpebra superior (Figura 50.12).

Área receptora

A boa qualidade do leito receptor muitas vezes é o fator determinante para o sucesso dos enxertos e retalhos cutâneos. O leito receptor ideal deve estar limpo (sem fibrina ou tecido necrótico), livre de infecções, bem vascularizado, não muito extenso e, no caso dos enxertos de pele, deverá apresentar tecido de granulação firme, vivo e plano (Figura 50.13).

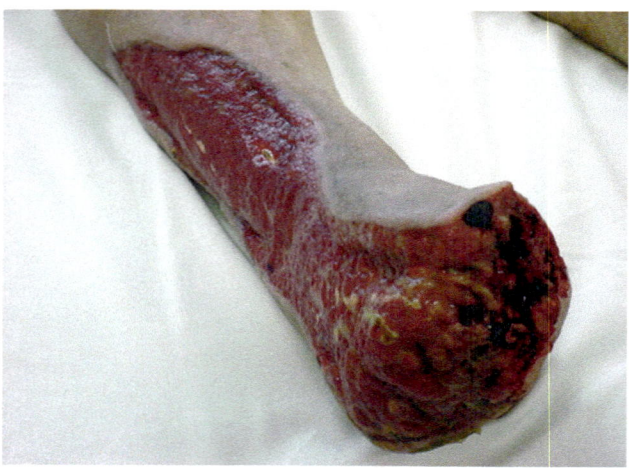

FIGURA 50.13 – *Área receptora ideal para enxerto de pele parcial em membro inferior direita. Note a presença de tecido de granulação firme, vivo e plano. Fonte: autores.*

Como já ressaltado anteriormente, osso sem periósteo, cartilagem sem pericôndrio e tendão sem paratendão não são leitos receptores adequados, pois não apresentam capacidade de nutrição dos enxertos. Com relação ao enxerto de pele em ossos corticais, pode-se perfurar a camada cortical do osso e aguardar para que haja granulação a partir da camada medular.

Integração dos enxertos de pele e viabilidade dos retalhos cutâneos

Assim como ocorre com a cicatrização das feridas, a integração dos enxertos de pele à área receptora pode ser didaticamente dividida em três fases que se superpõe. São elas:

- **Fase de embebição plasmática**: é a primeira fase da integração dos enxertos de pele. Corresponde a fase na qual o enxerto de pele será nutrido pelo exsudato proveniente do leito receptor. Esta fase apresenta uma duração média de 48 horas.
- **Fase vascular**: esta fase também é conhecida por fase de inosculação vascular. Após o período de 48 horas, o enxerto de pele passa a receber sua nutrição por meio de pequenos condutores vasculares que começam a interligar o enxerto a área receptora. A duração média desta fase é de quatro a cinco dias.
- **Fase de neovascularização**: é a última fase da integração dos enxertos. Geralmente tem início a partir do quinto dia e é caracterizada pela neoformação capilar e linfática.

Após o levantamento de um retalho cutâneo, o tempo de isquemia irá variar em função de seu pedículo vascular. Em média esse tempo é de 8 a 12 horas. A viabilidade dos retalhos cutâneos pode ser avaliada pelos sinais clínicos, principalmente a coloração e a presença de sangramento. Entretanto, pode-se utilizar também alguns testes de viabilidade. O teste da fluoresceína (um corante vital) é o mais utilizado devido à facilidade de execução. Além do fluxo sanguíneo, alguns fatores – como o excesso de tensão nas linhas de sutura, a angulação do pedículo vascular, a compressão do retalho pelo curativo, a formação de hematoma e a infecção – podem estar relacionados com o comprometimento dos retalhos cutâneos.

Resultados dos enxertos e retalhos cutâneos

Os enxertos de pele total apresentam melhores resultados estético e funcional que os enxertos de pele parcial. Ainda com relação aos enxertos de pele, a reinervação sensitiva poderá ocorrer por meio de fibras nervosas oriundas do leito receptor que migram para o enxerto. De um modo geral, essa recuperação inicia-se ao redor da 4ª e 5ª semanas, atingindo o pico máximo em torno de 12 a 24 meses.

Os retalhos cutâneos apresentam resultados tardios superiores aos resultados dos enxertos de pele. Os retalhos apresentam coloração e textura normais, além da manutenção da funcionalidade das glândulas sebáceas, sudoríparas e dos pêlos. Sua espessura geralmente sofre redução após alguns meses, sendo que também poderá ocorrer regeneração nervosa e sensitiva da pele dentro.

Complicações

Como em qualquer procedimento cirúrgico, as complicações geralmente estão relacionadas a erros de planejamento e de cuidados inadequados no intra e no pós-operatório.

As complicações imediatas mais frequentes são: epiteliólise (epidermólise), hematoma, infecção e seroma. Entretanto, a perda do enxerto e a necrose do retalho são as complicações mais temidas e, invariavelmente, estão relacionadas às complicações anteriores.

As complicações tardias mais frequentes são as alterações da pigmentação que podem ocorrer tanto no enxerto e no retalho quanto na área doadora.

Outras complicações descritas incluem as alterações da cicatrização caracterizadas pela presença de cicatrizes hipertróficas ou queloideanas (Figura 50.14).

Perspectivas

Os enxertos e os retalhos cutâneos são os procedimentos mais utilizados em cirurgia plástica, pois são versáteis e permitem o tratamento das mais diferentes lesões. Entretanto, o maior desafio com relação aos enxertos de pele está no tratamento dos grandes queimados. Assim, a maioria dos pesquisadores têm se esforçado no estudo e no desenvolvimento de substitutos cutâneos. Atualmente, existem alguns substitutos cutâneos temporários e permanentes. Dentre os substitutos temporários encontram-se substitutos biológicos (homólogos, pele cadavérica humana, ou heterólogos, pele porcina, pele de rã e pele de tilápia), substitutos sintéticos (silicone e materiais microporosos) e substitutos compostos (fibras de celulose derivadas da biossíntese de bactérias – *Bio-fill*®). Idealizado e desenvolvido por pesquisadores brasileiros, o uso da pele de tilápia do Nilo tem se mostrado uma alternativa viável, segura e de baixo custo-benefício para o uso como curativo biológico oclusivo de pele, produzido a partir de um subproduto que seria descartado. Com relação aos substitutos permanentes destaca-se a cultura de queratinócitos humanos, a utilização de derme cadavérica (homóloga) acelular e derme porcina (heteróloga) acelular. O maior inconveniente no uso desses materiais está no seu alto custo. Cabe ressaltar ainda o uso de substâncias aceleradoras de crescimento celular e a utilização de cola biológica de fibrina e 2-octil-cianoacrilato para fixação dos enxertos de pele.

Com relação aos retalhos cutâneos, ressaltam-se o aperfeiçoamento técnico e o desenvolvimento de substâncias capazes de aumentar ou melhorar o fluxo sanguíneo nos mesmos, possibilitando a confecção de retalhos maiores e com menores riscos de complicações, principalmente a necrose.

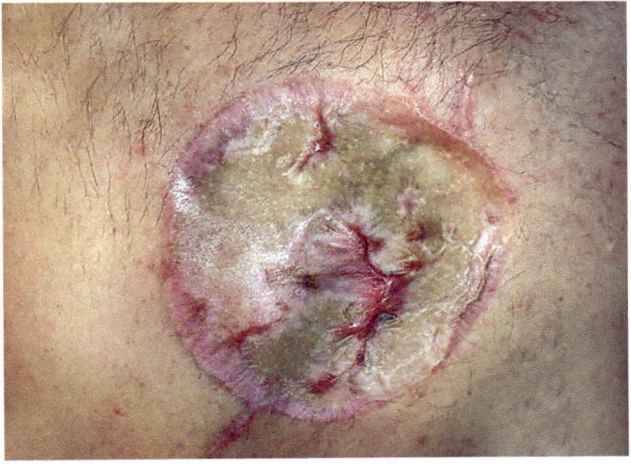

FIGURA 50.14 – *Presença de cicatriz hipertrófica na área receptora em pós-operatório tardio de enxerto de pele parcial após a exérese sarcoma em região torácica posterior. Fonte: autores.*

Referências bibliográficas

1. Abla LEF, Ferreira LM. Vascularização dos retalhos cutâneos. In: Ferreira LM. Manual de cirurgia plástica, São Paulo, Ed. Atheneu: 49-50, 2000.
2. Alves APNN, Verde MEQL, Ferreira Júnior AEC, Silva PGB, Feitosa VP, Lima Júnior EM, Miranda MJB, Moraes Filho MO. Avaliação microscópica, estudo histoquímico e análise de propriedades tensiométricas da pele de tilápia do Nilo. Revista Brasileira de Queimaduras 14(3):203-10, 2015.
3. Askar I. Double reverse V-Y-plasty in postburn scar contractures: a new modification of V-Y-plasty. Burns 29(7):721-5, 2003.
4. Aslan G, Sarifakioglu N, Tuncali D, Terzioglu A, Bingul F. The prepuce and circumcision: dual application as a graft. Annals of Plastic Surgery 52:199-203, 2004.
5. Bagdonas R, Tamelis A, Rimdeika R. Staphylococcus aureus infection in the surgery of burns. Medicina (Kaunas) 39:1078-81, 2003.
6. Copcu E. The study of expanded tri-lobed flap in a rabbit model: possible flap model in ear reconstruction? BMC Surgery 3:13, 2003.
7. Desciak EB, Elizieri YD. Bilateral rhombic flaps for defects on the nasal dorsum and supra-tip. Dermatologic Surgery 29(11), 2003.
8. Grossman AJ. A simplified technique for split-thickness skin donor-site care. Plastic and Reconstructive Surgery 113:796-7, 2004.
9. Hjortdak VE. Arterial ischemia in skin flaps: microcirculatory intravascular thrombosis. Plastic and Reconstructive Surgery 93(2):375-85, 1994.
10. Jeschke MG, Rose C, Angele P, Fuchtmeier B, Nerlich MN, Bolder U. Development of new reconstructive techniques: use of Integra in

combination with fibrin glue and negative-pressure therapy for reconstruction of acute and chronic wounds. Plastic and Reconstructive Surgery 113:525-30, 2004.
11. Kim JH, Kim KC. Princípios dos enxertos de pele. In: Weinzweig J. Segredos em Cirurgia Plástica, São Paulo, Ed. Artes Médicas: 534-42, 2001.
12. Lay IS. Salvianolic acid B enhances in vitro angiogenesis and improves skin flap survival in Sprague-Dawley rats. Journal of Surgical Research 115(2):279-85, 2003.
13. Lee WPA, Butler PEM. Transplant biology and applications to plastic surgery. In: Aston SJ, Beasley RW, Thorne CM. Grabb and Smith's Plastic Surgery, New York, Lippincott-Raven, Electronic Version, 1997.
14. Lima Junior EM, Bandeira TJPG, de Miranda MJB, Ferreira GE, Parente EA, Piccolo NS, Moraes Filho MO. Characterization of the microbiota of the skin and oral cavity of Oreochromis niloticus. Journal of Health and Biological Sciences 4(3):193-7, 2016.
15. Liu Q, Chai JK, Yang HM, Yin HN. Experimental study on composite transplantation of acellular porcine dermal matrix and micro-autograft to repair deep burn wound. Zhongguo Wei Zhong Bing Ji Jiu Yi Xue 16:77-80, 2004.
16. Mensik I, Lamme EN, Brychta P. Depth of the graft influences split-skin graft contraction. Acta Chirurgiae Plasticae 45:105-8, 2003.
17. Oliveira e Cruz GA. Evaluation of skin graft integration using 2-octil-cyanocrylate: experimental study in rats. Acta Cirúrgica Brasileira 15:58-60, 2000.
18. Place MJ, Herber SC, Hardesty RA. Basic techniques and principles in plastic surgery. In: Aston SJ, Beasley RW, Thorne CHM. Grabb and Smith's Plastic Surgery, New York, Lippincott-Raven, Electronic Version, 1997.
19. Simomoto PL, Ishizuka MMA, Ferreira LM. Princípios gerais dos retalhos cutâneos. In: Ferreira LM. Manual de Cirurgia Plástica, São Paulo, Ed. Atheneu: 46-48, 2000.
20. Terunuma A, Jackson KL, Kapoor V, Telford WG, Vogel JC. Side population keratinocytes resembling bone marrow side population stem cells are distinct from label-retaining keratinocyte stem cells. Journal of Investigative Dermatology 121:1095-103, 2003.
21. Weinzweig J, Weinzweig N. Técnicas e geometria dos reparos dos ferimentos. In: Weinzweig J. Segredos em Cirurgia Plástica, São Paulo, Ed. Artes Médicas: 39-49, 2001.

51 Queimaduras

Murillo Fraga • Luis Antonio Demário
Américo Helene Junior

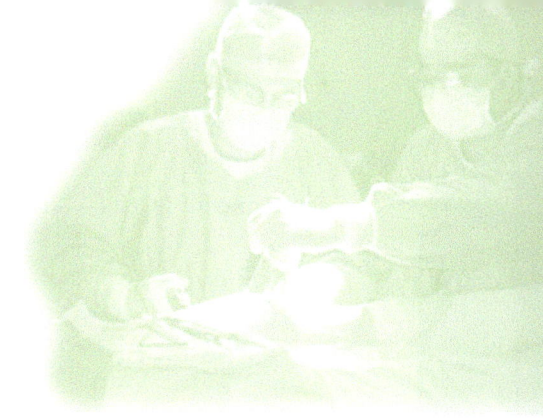

Introdução

Apesar dos crescentes progressos obtidos no tratamento dos grandes queimados, observam-se, ainda, altas taxas de mortalidade e morbidade. A adoção de medidas de reanimação inicial no trauma e a aplicação, no momento adequado, de procedimentos emergenciais, minimizam as possíveis sequelas. Estes princípios incluem a constante observação de comprometimento da via aérea e a manutenção hemodinâmica através da reanimação com infusão de volume.

Conceito

Alterações do revestimento cutâneo decorrentes de trauma térmico podem ser provocadas por calor, eletricidade, frio, congelamento, substâncias químicas ou radiações ionizantes. Acometem a pele em espessura parcial ou total, podendo afetar estruturas mais profundas: subcutâneo, fáscias, tendões, músculos e ossos.

A gravidade e o prognóstico dependerão da profundidade da queimadura, extensão, localização, agente causal, idade do paciente, presença de comorbidades e de lesões associadas.

Fisiopatologia

Dois eventos principais relacionam-se com a fisiopatologia das queimaduras: aumento de permeabilidade e edema. O trauma térmico leva à exposição do colágeno nos tecidos afetados, ativando e liberando histamina pelos mastócitos. Esta histamina acarreta aumento da permeabilidade capilar que, consequentemente, permite a passagem de um filtrado plasmático para o interstício, promovendo edema e hipovolemia.

O sistema calicreína também é ativado, bem como a liberação de prostaglandinas pela via de ativação do sistema fosfolipase-ácido araquidônico corroborando com o quadro de aumento da permeabilidade capilar, agravando o edema e a hipovolemia. A ativação do tromboxano promove, juntamente com a plasmina e a trombina circulante, um aumento na pressão hidrostática, piorando o edema tissular. O aumento da permeabilidade capilar é progressivo, durando em média de 18 a 24 horas, com pico máximo em 8 horas.

Outros fatores contribuem para o agravamento do choque no queimado, tais como a perda da barreira cutânea, com aumento das perdas insensíveis, diminuição da velocidade de circulação do sangue e aumento da viscosidade sanguínea com oclusão de capilares periqueimadura, aumentando o dano tecidual. As alterações metabólicas são ocasionadas pela combinação da liberação de mediadores inflamatórios e descargas hormonais não habituais, induzidas pelo estresse e mediadas pelo eixo hipotalâmico-hipofisário.

Há um desbalanço hormonal com aumento do catabolismo à custa do incremento dos hormônios endógenos (cortisol e catecolaminas) e diminuição do anabolismo mediada pela menor liberação de hormônio do crescimento e testosterona. Isto acarreta uma perda proteica e a mobilização de substratos energéticos com ritmo duas a três vezes o normal.

A produção de glicose, ou gliconeogênese, está marcadamente elevada, levando a estados de hiperglicemia. Há também um quadro de lipólise, mediado pela liberação de catecolaminas (estimulação β_2-adrenérgica). Os micronutrientes orgânicos (vitaminas) e inorgânicos (minerais) encontram-se diminuídos, sendo necessária uma reposição adequada, já que participam de funções celulares importantes. O seu déficit contribuirá para potencializar ainda mais o catabolismo e o desarranjo metabólico.

Condutas iniciais no paciente vítima de queimadura

Atendimento Inicial

Atendimento Inicial – ABLS (*Advanced Burn Life Support*)

- A – *Airways*:
  - VAS.
  - Edema.
  - IOT.
- B – *Breathing*:
  - Queimadura química.
  - Condensação.
- C – *Circulation*:
  - Desidratação.
  - Choque hipovolêmico.
- D – *Disability*:
  - Atento e orientado.
  - Outras causas.
- E – *Exposure*:
  - Despir roupas.
  - Garroteamento.
- F – *Fluid ressuscitation*:
  - Soro fisiológico.
  - Ringer lactato EV.

A – *Airways*

Suspeitar de queimaduras de via aéreas:

- Queimaduras de face afetando pelos nasais.
- Tosse com catarro fuliginoso e rouquidão.
- Queimaduras em ambientes fechados.
- Edema acentuado.
- Intoxicação por monóxido de carbono.

B – *Breathing*

- Inspecionar traumas e fraturas do tórax.
- Ausculta de roncos e sibilos.
- Instituir oxigenação úmida a 100% até estabilizar o paciente;
- Se houver clara piora do padrão respiratório, reavaliar a necessidade de intubação orotraqueal antes que o edema a dificulte e obrigue a uma traqueostomia.

C – *Circulation*

- Cateterizar acessos venosos de grande calibre, mesmo que seja através da pele queimada.

D – *Disability*

- Avaliar traumatismos cranianos e de coluna vertebral, bem como os traumas na tentativa de fuga da área do acidente.
- Monitorar o nível de consciência (atentar para alterações agravadas por analgesia e sedação).

E – *Exposure*

- Expor toda a superfície cutânea do paciente, retirando roupas e adereços (anéis, pulseiras, correntes etc.).
- Remover também possíveis agentes químicos decorrentes da combustão.
- Uma vez que o paciente tenha sido avaliado fisicamente e iniciadas as medidas de ressuscitação, promover analgesia adequada (com opiáceos em *bolus* por via endovenosa exclusivamente) para permitir manipulação ao paciente, que precisa estar confortável, mas consciente e colaborativo.
- Investigar com o paciente comorbidades, uso de medicamentos, drogas e alergia.
- Esclarecer as condições locais do trauma e o tempo de evolução.
- Se o paciente não puder colaborar, solicitar informações de acompanhantes e familiares.

F – *Fluid ressuscitation*

- Universalmente, é utilizada uma infinidade de fórmulas para reposição volêmica no grande queimado. A mais usada é a de Parkland, que estabelece a reposição com Ringer lactato na proporção de *4 mL x peso x superfície corpórea queimada*. Metade do volume total calculado deve ser ofertada nas primeiras 8 horas a partir do acidente, e a outra metade nas 16 h subsequentes.
- Se o paciente iniciar o atendimento 6 horas após a exposição, tentar repor o primeiro volume calculado em torno de 2 horas (completando 8 horas de trauma) e não atrasando o volume subsequente (das próximas 16 horas).
- A reposição adequada de líquidos reduz os índices de mortalidade por choque, insuficiência renal e acidose metabólica.
- O parâmetro mais adequado para avaliar-se a hidratação do paciente é o débito urinário. O ideal é uma diurese de 30 a 50 mL/hora no adulto e 1 mL/kg/ hora na criança.

Avaliação do paciente queimado

Área de superfície corpórea

Classificação quanto à extensão

Estimativa da porcentagem de superfície corporal acometida. Têm grande importância no cálculo as áreas de 2º e 3º graus. Na primeira avaliação (pronto-socorro), áreas aparentemente inocentes de 1º grau podem, em 24 a 48 horas, apresentar formação de bolhas, mostrando na realidade ser de 2º grau superficial desde o início. Portanto, o paciente deve ser novamente mapeado no segundo e terceiro dia de internação.

Regra dos nove

Fácil e prática, é a mais usada nas emergências. O corpo de um adulto é dividido em regiões anatômicas que representam 9%, ou múltiplos de 9% da superfície corpórea total (Figura 51.1).

Em crianças, o mais prático é usar a área ocupada pela superfície palmar do próprio paciente, pois corresponde a 1% da superfície corporal, independentemente da idade.

Para um cálculo mais específico, devemos usar a tabela de Lund e Browder, que também leva em consideração as diferenças de áreas de acordo com as faixas etárias (Tabela 51.1).

Classificação quanto à profundidade

A profundidade varia com a *espessura* da pele afetada, o *tempo de exposição* ao agente e a *intensidade* deste.

Tabela 51.1 — Cálculo segundo o esquema de Lund e Browder

Áreas	Extensão queimada			
Idade	A	B	C	Cabeça
0	9,5	2,75	2,5	Pescoço
1	8,5	3,25	2,5	Tronco
5	6,5	3,25	2,75	Braço
10	5,5	4,5	3,00	Antebraço
15	3,5	4,25	3,5	Nádegas
Área Total				Genitais Perna
Provável 1o Grau				Pé

- *1º Grau* – epidérmica. Presença de hiperemia e edema (vasos e nervos preservados e viáveis), regeneração *ad integrum* (Figura 51.2).
- *2º Grau superficial* – menor agressão aos vasos, nervos e anexos. Melhor vascularização (maior edema) e inervação (maior dor). Há preservação de anexos (maior capacidade de epitelização a partir do epitélio de folículos e dutos glandulares). Após rompimento das bolhas, observa-se um leito róseo e úmido (Figura 51.3).
- *2º Grau profundo* – maior lesão a vasos, nervos e anexos. Menor dor, edema e capacidade de reepitelização a partir do leito remanescente. Após romper bolha – leito pálido com pouca umidade. *Observação*: uma lesão de 2º grau superficial pode progredir (piorar) para o 2º grau profundo ou deste para 3º grau por falta de proteção contra dessecamento, infecção e controle de perfusão.

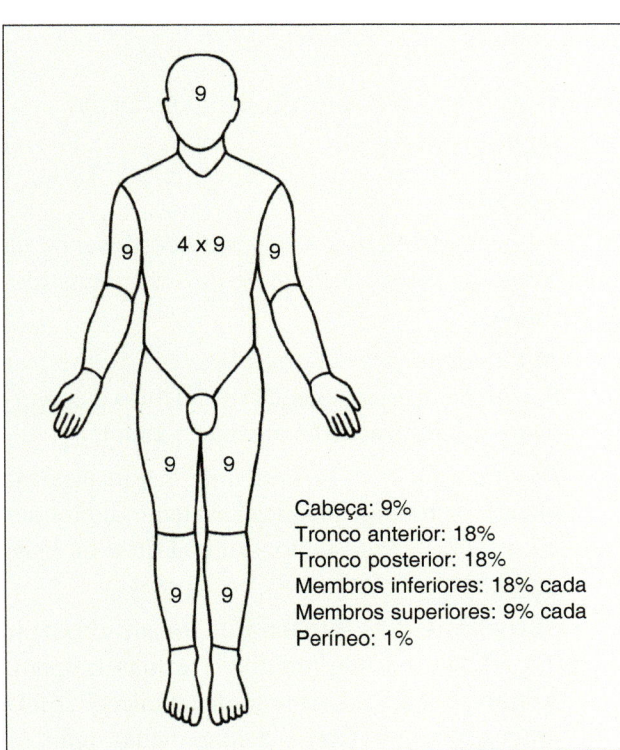

FIGURA 51.1 – *Regra dos nove*. Fonte: *autores*.

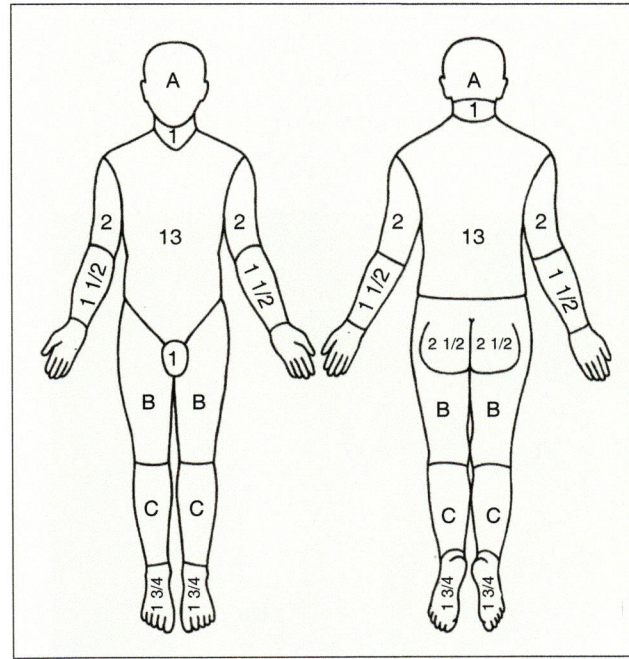

FIGURA 37.2 – *Queimadura de 1º grau*. Fonte: *autores*.

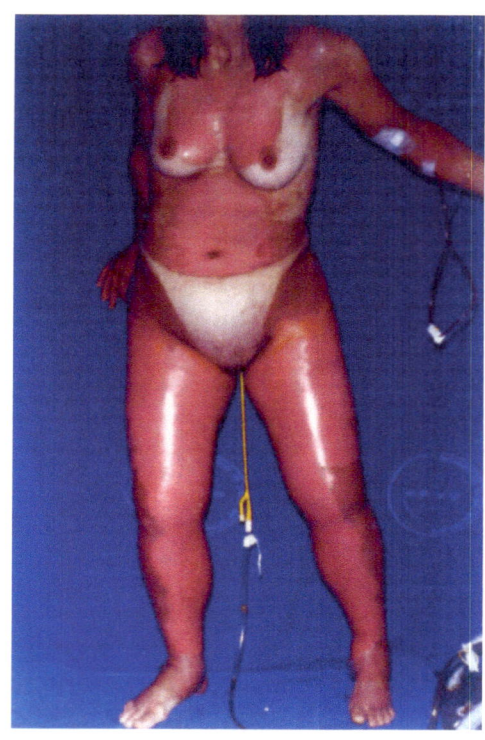

FIGURA 37.3 – *Queimadura de 2º grau.* Fonte: *autores.*

- *3º Grau* – compromete espessura total da pele com ou sem lesão de estruturas profundas (tendões, músculos e ossos). São secas, indolores (vasos e nervos inviáveis), claras ou negras (na dependência do agente causador), não cicatrizam espontaneamente e precisam de enxerto ou retalhos cutâneos (Figura 51.4).

Classificação quanto à gravidade

Necessidade de internação = profundidade × extensão.

- Leves:
  - Tratamento ambulatorial.
  - Qualquer extensão de 1º grau.

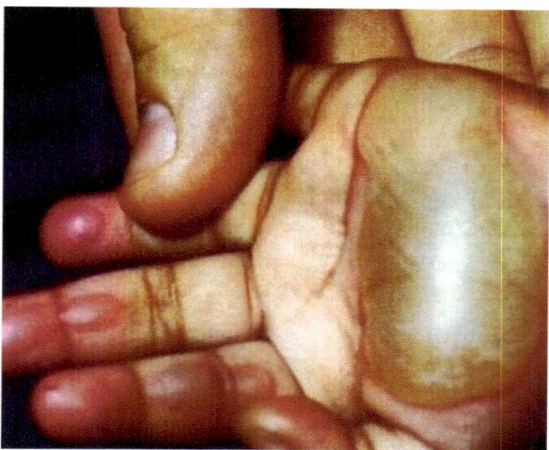

FIGURA 37.4 – *Queimadura de 3º grau.* Fonte: *autores.*

  - Menos de 10% de 2º grau.
  - Menos de 2% de 3º grau.
- Moderadas:
  - Ambulatorial diário/internação em hospital geral.
  - Entre 10 e 20% de 2º grau.
  - Até 10% de 3º grau.
- Graves:
  - Internado em serviços de queimados.
  - Mais que 20% de 2º grau.
  - Mais que 10% de 3º grau;
  - Elétricas.
  - Químicas.
  - Radiações ionizantes.
  - Pacientes com comorbidades → hipertensão, diabetes, idosos.
  - Crianças menores de 2 anos.
  - Crianças maiores de 2 anos com área maior que 10%.
  - Lesões infectadas.
  - Associadas a traumas – fraturas.
  - Traumatismo cranioencefálico.
  - Queimaduras de mãos, pés, face, genitais, perineais e periorificiais.
  - Lesões inalatórias (ambientes fechados).
  - Dificuldade de hidratação oral (vômito).

Medidas complementares no atendimento do paciente queimado

Profilaxia do tétano

O esquema profilático a ser adotado depende da imunização prévia do paciente e das características do ferimento.

- *Imunização prévia completa* → administrar 0,5 mL de toxoide tetânico (ferimentos contaminados e imunização há mais de 5 anos).
- *Imunização prévia parcial* → administrar 0,5 mL de toxoide tetânico (pacientes com duas ou mais injeções, sendo a última dose há mais de 10 anos).
- *Indivíduos não imunizados* → administrar 0,5 mL de toxoide tetânico (feridas limpas). Administrar 0,5 mL de toxoide tetânico + 250 U imunoglobulina (feridas contaminadas, mais de 6 h do acidente).

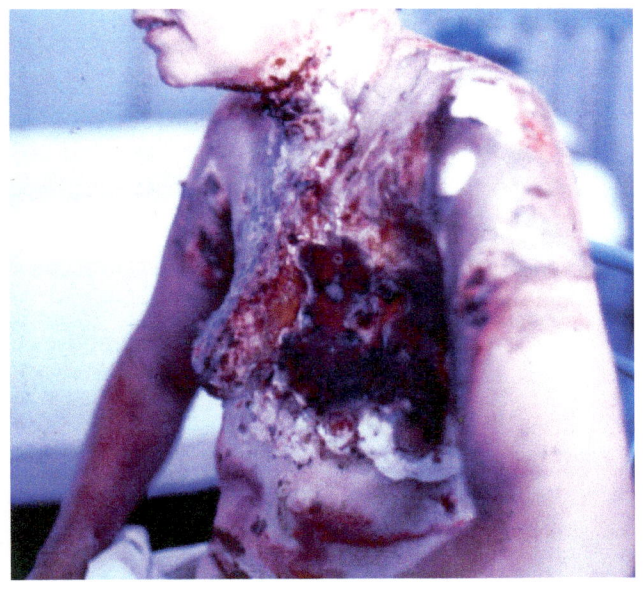

FIGURA 37.5 – *Queimadura de 3º grau.* Fonte: *autores.*

Escarotomia

É necessária nas queimaduras de 3º grau com formação de uma carapaça dura e inelástica (escara), associada ao grande edema nas primeiras 24 horas, levando a déficit circulatório nos membros ou restrição respiratória (tórax).

A escarotomia deve ser realizada longitudinalmente nas linhas laterais e mediais dos membros, cranial e caudalmente às articulações.

No tórax, realiza-se a escarotomia nas linhas axilares anteriores, desde a clavícula até o rebordo costal. Quando necessário, estende-se para a região subcostal (Figuras 51.6 a 51.9).

Curativos

Podem ser abertos ou fechados. Nas queimaduras de face, pescoço e períneo, o método aberto é o mais utilizado. Nas queimaduras de mãos e pés, utilizar o

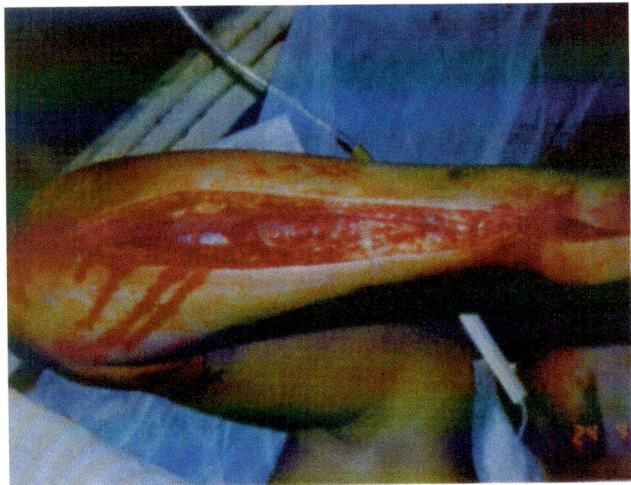

FIGURA 37.6 – *Escarotomia.* Fonte: *autores.*

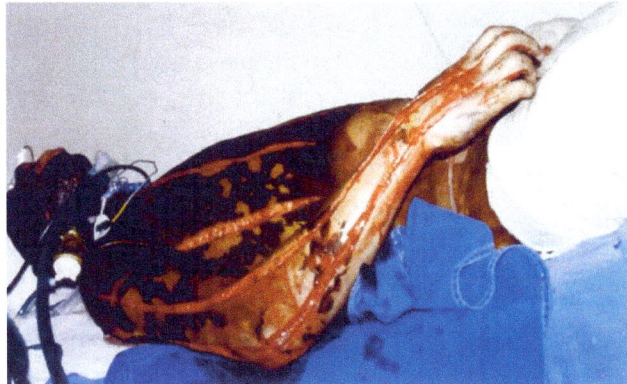

FIGURA 37.7 – *Escarotomia.* Fonte: *autores.*

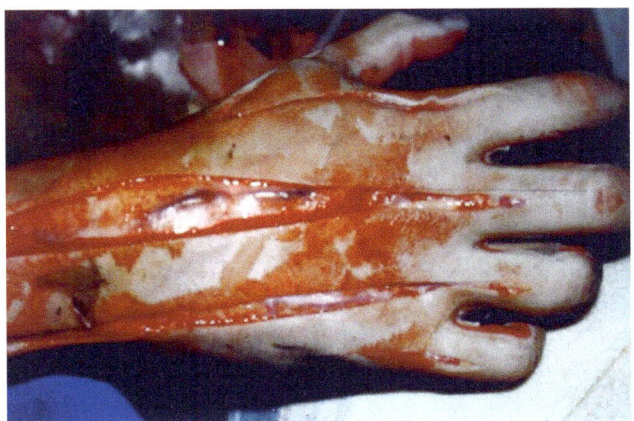

FIGURA 37.8 – *Escarotomia.* Fonte: *autores.*

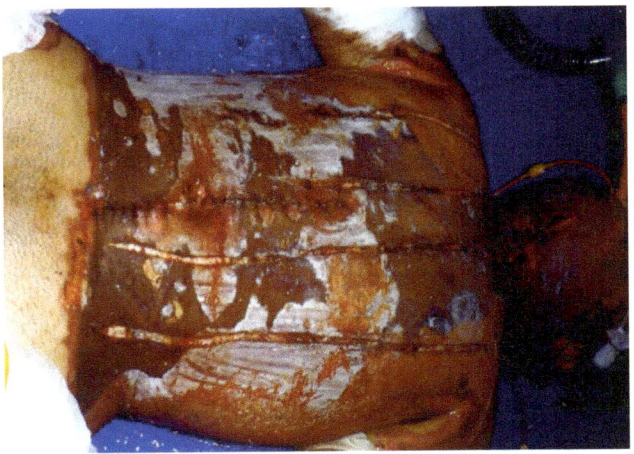

FIGURA 37.9 – *Escarotomia.* Fonte: *autores.*

método fechado, isolando cada um dos dedos. Existe uma infinidade de substâncias que podem ser utilizadas nas queimaduras. As mais usuais são sulfadiazina de prata, nitrato de cério associado à sulfadiazina, acetato de mafenide, vaselina e dersani.

Atualmente existe uma mudança de conceito que veio com a criação dos curativos biológicos. Estes interagem de forma mais dinâmica, criando condições para uma cicatrização mais rápida e de melhor qualidade.

Analgesia

O tratamento clássico da dor intensa nos queimados é realizado com os opioides por via endovenosa. Possuem efeito analgésico, sedativo e ansiolítico. Como efeito colateral, náuseas, prurido, depressão respiratória e tolerância com o uso crônico.

Queimaduras especiais

Químicas

Tendem a piorar com o passar dos dias. As alcalinas evoluem para a cronificação, enquanto as ácidas estabilizam em torno do terceiro ou quarto dia. É recomendado remover o produto da superfície cutânea rapidamente. Se for em pó, fazer remoção a seco e logo em seguida lavar com água corrente ou soro fisiológico abundantemente, independente de ser ácido ou básico.

Tentar neutralização com ácidos ou bases fracas demanda tempo, o que agrava a penetração do produto e consequentemente a profundidade da lesão. A reação química de neutralização poder ser exotérmica, piorando a situação tecidual.

Elétricas

As queimaduras elétricas são comparadas às lesões em "ponta de *iceberg*". São pequenas lesões tanto de entrada quanto de saída. Exemplo: mão direita (entrada) e joelho esquerdo (saída). No trajeto, a corrente transita do membro superior ao membro inferior pelo tronco. A corrente segue pelos órgãos melhores condutores, a saber:

- *Grandes nervos* (condutores elétricos fisiológicos). Depois passa por órgãos com maior quantidade de líquidos.
- *Grandes vasos* (neste caso passando pela veia cava e artéria aorta, ou seja, incluindo o coração, com possíveis danos ao miocárdio e aos feixes de condução atrioventriculares).
- *Músculos*.
- *Subcutâneo*.
- *Tendões*.
- *Ossos longos*.

Os danos teciduais são potencialmente muitos maiores que o tamanho da lesão de entrada e saída da corrente!

As lesões nervosas podem levar às parestesias e paralisias.

As lesões vasculares podem levar às tromboses e isquemias.

As lesões cardíacas, às arritmias e necroses miocárdicas (infarto).

As lesões musculares a rabdomiólise, mioglobinúria e insuficiência renal aguda, bem como a edema muscular e síndromes comportamentais, com necessidade de fasciotomias mesmo com pele íntegra no segmento afetado.

Bibliografia

Bang RL, Gang RK, Sanyal SC et al. Burn septicaemia: an analysis of 79 patients. Burns 1998; 24(4):354-61.

Barreto MX, Leonardi DF, Silva MA. Infecção em queimaduras: estudo da flora predominante na UTI-Queimados do Hospital de Pronto-Socorro de Porto Alegre. Rev Bras Terap Intensiva 1998; 10(4):177-80.

Bone RC, Balk RA, Cerra FB et al. Definition for sepsis and organ failure and guidelines for the use of innovative therapies in sepsis. The ACCP/SCCM Consensus Conference Committee. American College of Chest Physicians/Society of Critical Care Medicine. Chest 1992; 101(6):1644-55.

Iribarren OB, Perez JA, Valencia VC et al. Infección en quemaduras: evaluación de antimicrobianos, escarectomía y balneoterapia. Rev Chil Cir 1990; 42(4):329-32.

Lesseva M. Central venous catheter-related bacteremia in burn patients. Scand J Infect Dis 1998; 30(6):585-9.

Macedo JL, Rosa SC. Estudo epidemiológico dos pacientes internados na Unidade de Queimados: Hospital Regional da Asa Norte, Brasília, 1992-1997. Brasília Méd 2000; 37(3/4):87-92.

Ministério da Saúde do Brasil. Informe saúde. Ano VI, nº 152; 2002.

Muller MJ, Herndon DN. The challenge of burns. Lancet 1994; 343(8891):216-20.

Pruitt BA, McManus AT. The changing epidemiology of infection in burn patients. World J Surg 1992; 16(1):57-67.

Wolf SE, Rose JK, Desai MH, et al. Mortality determinants in massive pediatric burns. An analysis of 103 children with > or = 80% TBSA burns (> or = 70% full-thickness). Ann Surg 1997; 225(5):554-69.

Wurtz R, Karajovic M, Dacumos E et al. Nosocomial infections in a burn intensive care unit. Burns1995; 21(3):181-4.

52 Reconstrução Mamária

José Octavio Gonçalves de Freitas • Felipe Lehman Coutinho
Silvio Frizzo Ognibene

Introdução

Desde que nasceram as primeiras noções de sexualidade e feminilidade as mamas femininas representam um dos principais pilares destes conceitos. Vem moda, vai moda, mamas grandes ou mamas pequenas, estas sempre foram o alvo de disputas e condições que extrapolam qualquer discussão apenas baseada na função básica e primitiva do aleitamento.

Talvez por conjectura sexual (S. Freud explica) as mamas são para os homens uma inesgotável fonte de sugestões e manifestações eróticas. Portanto dimensiona-se imediatamente às mulheres sua importância como exemplo palpável de sua feminilidade e estas o demonstram através de decotes (cada vez mais ousados) ou roupas aderidas ao tórax sugestionando sua sexualidade.

Você pode mutilar uma mulher retirando-lhe um dedo; realizanado uma histerectomia; cortando-lhe as unhas; infringira-lhe uma cicatriz mediana xifo-pubica e etc. mas com certeza irá atingi-la no seu maior sofrimento se por qualquer motivo tiver que lhe amputar uma das mamas quiçá as duas, por um tratamento de câncer de mama, por exemplo. Em todas as outras situações, com absoluta certeza, depois de um tempo a mulher se acostuma e vence a dificuldade, mas sem a mama ela deixa de sentir-se querida, admirada e sexy, com raríssimas exceções.

Por isso, reconstruir uma mama requer não só noção cirúrgica mas sensibilidade humana para tratar com respeito que a mulher merece esta fase que ela passará.

Isso porque, dificilmente iremos "reconstruir" uma mama; pessoalmente não gosto deste termo já tão usado, que seria muito difícil mudá-lo e explico: reconstruir passa a ideia de refazer, tornar novo ou recuperar algo perdido e no caso que abordamos isso é impossível pois refazemos apenas o volume mamário naquele tórax mutilado e simetrizamos esteticamente a mama, mas não proporcionamos a ela as condições da mama natural como sensibilidade (erótica e táctil), capacidade de aleitamento e forma perfeita como dantes.

Logo, nunca reconstruiríamos uma mama e sim proporcionaríamos através de um ato cirúrgico específico e especializado um novo dimensionamento e simetrização do tórax desta mulher a fim de dar-lhe uma "muleta" psicológica para que possa enfrentar melhor seus medos, ansiedades e sociabilidade, colocando nela um volume no local da antiga mama de tal forma que proporcione a ela nosso intento de ajuda-la a ser feliz.

Segundo as informações da Fundação Oswaldo Cruz, do Rio de Janeiro, anualmente no Brasil, cerca de 42.000 casos novos de câncer mamário são diagnosticados e cerca de 10.000 casos culminam com o óbito, daí a importância não só da doença como sua prevenção se fazem necessários.

As primeiras reconstruções datam de 1893, na Alemanha, por Vincenz Cznery, tentou substituir o "vazio" mamário de uma paciente submetida a uma mastectomia subcutânea por um lipoma "gigante" que ela apresentava em seu dorso.

Já o primeiro retalho cirúrgico miocutâneo do músculo grande dorsal com sucesso preconizado por Halsted em 1892, foi realizado por Tansini, italiano de Roma em 1896.

Já o retalho miocutâneo de músculo grande dorsal foi sistematizado e popularizado em todo mundo por Bostwick e cols. em 1978. Já em 1982, Hartampf descreveu o retalho músculo cutâneo transverso do músculo reto abdominal (TRAM) trazendo inúmeras vantagens na cobertura dos grandes defeitos cutâneos deixados pela extirpação mamária total, retalho este amplamente utilizado no Brasil, em São Paulo e em nosso serviço há muitos anos, demonstrando na prática a excelência de sua aplicabilidade.

Em 1978, ao nascimento da "época dos retalhos", surge também a possibilidade de retalhos de vizinhança, que sobrepostos a implantes mamários de silicone, davam "uma luz no fim do túnel" da reconstrução mamária.

Quanto ao uso dos implantes de silicone, lembremo-nos que os seu uso está sempre condicionado às novidades do setor, sabemos que na realidade o implante mamário não reconstrói a mama por si só e sim proporciona volume ao local e dificilmente dá uma boa forma que não precise de complementação cirúrgica imediata ou *a posteriori*. Lembre-se que todos os aspectos positivos (facilidade de colocação, rapidez de resultado etc.) e negativos (retração capsular, assimetria importante etc.) do implante estarão presentes e seu uso deve estar condicionado a estes com o agravante de aumentar o custo da cirurgia e suas possibilidades de complicação.

Momento certo para operar

O momento certo para operar uma mulher e reconstruir sua mama, é definido por épocas como muito variável. Ora discute-se a importância de reconstrução imediata (no mesmo tempo cirúrgico da extirpação mamária) ou a reconstrução tardia (após todos os cuidados para tratarmos aquilo que causou a extirpação ou seja, o carcinoma mamário).

Pessoalmente e por experiência própria creio que a reconstrução tardia seja a melhor opção apesar de ser a mais traumatizante, mas explico por que.

Do ponto de vista reconstrutivo a mulher que sabe que irá ter sua mama extirpada imagina que sairá da reconstrução com "outra" mama, o que não acontece pois por mais perfeito que seja o cirurgião a mama "reconstruída" raramente assemelha-se a mama extirpada, vem aí a primeira desilusão.

Já do ponto de vista estético a mama "reconstruída" na realidade "preenche" espaços antes ocupados por um órgão que a mulher viu crescer e transformar-se durante sua normal evolução como ser humano, logo ela acorda da anestesia e vê algo que para nós médicos é um triunfo mas para ela um fracasso. Ela foi mutilada e nada daquilo mudará.

No caso de que a paciente irá submeter-se à radioterapia, sabemos que a presença de "massa" tecidual (mama reconstruída) pode atrapalhar a dosagem e aplicabilidade da radioterapia, afora que a mesma por si só poderá inutilizar o retalho utilizado na reconstrução por comprometer seu pedículo vascular.

A quimioterapia que caracteriza-se por um tratamento químico/celular pode comprometer substancialmente a circulação do retalho da reconstrução inviabilizando-o e proporcionando a perda desta opção cirúrgica.

Por outro lado, quando a mulher tem sua mama extirpada e acorda com a mesma desta forma, não querendo ser maléfico ou masoquista, ela terá ao longo de um tempo plena consciência (psicológica e física) do enorme problema que a aflige e isto por si, só isto facilita por demais o tratamento do câncer em todas as suas fases. Para tal, a apoio da família, do médico e psicológico são fundamentais.

Aí, depois de geralmente um ano, com total consentimento e concordância de mastologista, oncologista e cirurgião plástico, propomos a "reconstrução" e a mulher com certeza terá a verdadeira e mais próxima visão da real situação que se encontra e que será proporcionada pela reconstrução. Logo a aceitação e o conformismo serão maiores e com as devidas proporções muito menos traumatizantes para a mulher para o resto de sua vida, afinal ela sabe e viu o que é estar sem mama, ela separou doença de estética sem se comprometer.

Neste tópico, porém, cabem exceções, como sempre na vida existem casos e casos e aprendi que uma longa discussão com o mastologista, oncologista e radioterapeuta pode mudar esta forma de tratamento e como "cada caso é uma caso" a reconstrução imediata pode ser indicada com segurança desde que haja consenso entre os profissionais citados e o cirurgião plástico, este último aquele que puxa para si toda responsabilidade final do problema.

Logo vemos que não é um propósito concreto reconstrução imediata ou tardia mas sim a experiência do cirurgião plástico somada à posição profissional do mastologista, oncologista e radioterapeuta e obviamente a paciente como figura central.

Técnicas cirúrgicas básicas

Existem várias formas de reconstrução mamária, porém dentre nosso meio, onde é primor e mister tal cirurgia foquemos três formas de realizarmos este intento, a saber: o TRAM, o uso do músculo grande dorsal e o uso de implantes de silicone.

TRAM

Descrito em 1982 (recente não?) por Hartampf o Retalho Transverso do Músculo Reto Abdominal (TRAM), trouxe em sua inovação a grande capacidade desta técnica tem de preencher (pelo grande volume de pele e tecido subcutâneo que é composto) espaços mamários amputados que sua técnica antecessora (grande dorsal) não possibilitaria fazê-lo.

Com base nas artérias perfurantes musculocutâneas (oriundas do músculo reto abdominal que migram em direção a pele do retalho) que estão na região periumbelical em maior número e calibres. Músculo este que anteriormente nutrido pelas artérias epigástricas superiores (próxima à fúrcula esternal) e artérias epigástricas inferiores (próximas à região inguinal) em número de dois, paralelos à linha alba e responsáveis pela contração do abdome e suas consequências motoras; tem após sua confecção seu pedículo inferior (região inguinal, com secção da artéria epigástrica inferior) extinto e logo todo este retalho fica baseado unicamente na artéria epigástrica superior (ramo da artéria mamária interna) artéria esta interna ao músculo reto abdominal, este isolado completamente e somente fixo na região periumbelical (mais vascularizada) no retalho cutâneo propriamente dito.

Este retalho pode ser confeccionado mono ou bipediculados, ou seja utilizamos um (mais comum) ou os dois músculos (mais raro) retos abdominais para sua confecção e facilitação do arco de rotação do retalho.

Como o intuito deste capítulo é esclarecer e renovar ideias, vamos a pontos que julgo muito importantes na confecção deste retalho, com base em minha experiência pessoal e do serviço de ensino da SBCP, no Hospital Ipiranga em São Paulo onde chefio a equipe de cirurgia plástica.

Planejamento

Não basta querer fazer o TRAM, é preciso poder fazê-lo. Para tal é necessário a inspeção estática e dinâmica do abdome, da forma que o cirurgião geral tão bem está acostumado a executá-la em sua propedêutica. Cicatrizes, hérnias, abaulamentos e retrações devem ser investigados a fim de verificar a existência de algum impedimento em relação a nutrição vascular (uma cirurgia prévia de colescistecomia com incisão de Kocher, por exemplo) ou impedimento de confecção cutânea do retalho por uma incisão infraumbilical mediana por cesariana, são exemplos claros que podem impedir a confecção do TRAM somente na propedêutica inicial.

Por isso sugiro que o cirurgião primeiro defina qual músculo reto abdominal será utilizado o contralateral a lesão torácica (mais comum e mais seguro) ou o do mesmo lado da lesão torácica (menos comum visto que seu arco de rotação por ser sobre si mesmo possibilita mais chance de perda da vascularização do retalho). Feito isso, examine cuidadosamente este músculo, apalpando-o em toda sua extensão e imaginando-o já separado de seu leito e rodando com o retalho cutâneo.

Confecção do retalho

Com o paciente deitado em decúbito ventral, marcado o retalho conforme semelhante técnica de abdominoplastia (Callia) e demarcado a área torácica que irá receber o retalho (normalmente retira-se apenas a cicatriz da mastectomia e faz-se o descolamento em torno desta) procede-se a assepsia e antissepsia normalmente (o uso de sonda vesical é optativo dado a velocidade operatória do cirurgião ou tempo que opta-se para a paciente ficar em repouso, pessoalmente evito a sonda e procuro movimentar a paciente precocemente a fim de evitar tromboses e bexigomas.)

Inicia-se a cirurgia incisando-se o umbigo e separando-o do retalho abdominal, após isso realiza-se a incisão superior do retalho (ao contrário da abdominoplastia) e descola-se todo o retalho abdominal superior (que cobrirá a *posteriori* o local de onde migrou o TRAM para o tórax), fazendo-se isso observa-se *in loco* a qualidade dos músculos retos abdominais e suas fáscias, propiciando escolha acertada de qual músculo iremos isolar.

Obviamente optamos sempre pelo músculo contralateral ao defeito torácico visto que este terá o menor eixo de rotação, levando logo a uma diminuição da morbidade do retalho. Esta forma de executar a cirurgia determina que em qualquer momento até o segundo anterior da ligadura da artéria epigástrica inferior pode-se mudar de ação cirúrgica e abordar o outro músculo reto abdominal.

Identifica-se a borda interna (linha alba) da fáscia do reto abdominal e faz-se uma incisão de aproximadamente 3 cm onde identificam-se todas as estruturas contidas na fáscia e por este caminho começa-se a descolar a musculatura e isolá-la de seu leito e superiormente pelo arco costal e inferiormente pela borda superior do retalho do TRAM a ser executado. Feito isto, com o músculo totalmente isolado, descolamos o retalho em sua porção contralateral ao músculo (que isolamos) que irá nutrir através de suas perfurantes o retalho que estamos confeccionando, lembremos que este descolamento não deve ultrapassar a linha alba visto que pode comprometer o TRAM.

Depois de tal, fazemos a incisão inferior do retalho e isolamos o músculo reto abdominal do mesmo lado do TRAM, ligando-o e desta forma e a partir deste momento ser impossível retornar a outra forma de reconstrução.

Então o que temos, o músculo contralateral ao defeito isolado desde sua porção superior (sem ligar) até sua porção inferior (ligada), o retalho incisado em sua porção superior e inferior por completo e descolado até a linha alba em sua porção externa ao músculo que irá nutrir o retalho.

Neste momento sugiro que faça-se, por precaução, uma fixação da pele do retalho na fáscia do músculo reto abdominal que o nutre afim de que possamos proteger o retalho de forças de clivagem que possam surgir em intempestuosas manipulações sejam por parte do cirurgião seja por parte da equipe.

Neste momento com o músculo totalmente descolado de seu leito e as fáscias livres estamos com o retalho em mãos e invertendo-o podemos observar a artéria epigástrica em seu interior.

Confecção do leito torácico que irá receber o retalho

Procede-se então a realização do túnel de comunicação do abdome com o tórax, orifício este amplo suficientemente para passar um punho masculino fechado e com inclinação que facilite a passagem do retalho sem muitas torções.

Rotação do retalho

O cirurgião neste momento, passa sua mão do tórax para o abdome pelo túnel confeccionado e segurando o retalho (procede-se uma leve lubrificação do mesmo com vaselina) com sua mão recolhe-o sem torcê-lo e o trás para seu sítio definitivo no tórax.

Lembre-se que o retalho em forma de fuso deve ser dividido em quatro partes a saber: primeira parte, a medial à nutrição muscular; segunda parte, a lateral à primeira parte; terceira parte a medial a primeira parte e por fim a quarta parte que é lateral à terceira parte e portanto a mais afastada da primeira parte, logo a que poderá vir com mais certeza sofrer pela falta de nutrição (esta parte é aquela que descolamos do leito da fáscia antes de ligar a epigástrica inferior).

Logo a Quarta parte do retalho deve ser desprezada pois a chance de perda por necrose desta é muito grande.

Colocando-se o retalho em seu sítio (que ele quase por mágica adapta-se perfeitamente), procede-se a fixação deste na pele e subcutâneo sempre tendo cuidado com compressões e rotações que possam comprometer a vasculatura do TRAM.

Fechamento da aponeurose do músculo reto abdominal que rodou para o tórax

O fechamento da "falha" aponeurótica deixada pela migração do retalho pode ser realizada de duas formas, ambas de uso consagrado e suas vantagens e desvantagens igualam-se deixando ao cirurgião a escolha de qual fará.

São elas o fechamento com pele despitelizada (aquela pele da quarta parte do retalho do TRAM que desprezamos) invertida ou (minha preferência) o uso de tela de Marlex que abrace toda parte inferior umbilical do abdome inferior, não somente o defeito dando uma maior eficácia no controle de possíveis abaulamentos que podem surgir com o decorrer dos anos nestes casos.

Colocamos drenos de sucção em tórax e abdome que retiramos no máximo em 48 horas segundo protocolo de tempo × débito.

Grande dorsal

Este retalho primordial na reconstrução mamária é baseado na artéria responsável pela nutrição do músculo *latissimus dorsi* ou grande dorsal, isto é, a artéria torácica posterior.

Para isolarmos o músculo e sua "ilha cutânea" que cobrirá o defeito cutâneo da retirada da mama precisamos conhecer sua anatomia e seu arco de rotação. Logo se posicionarmos o paciente em decúbito lateral contrário ao defeito a ser corrigido e traçarmos uma perpendicular à linha da coluna vertebral, por volta da 7ª e 8ª apófises vertebrais torácicas temos a parte superior da borda muscular e em linha perpendicular a coluna vertebral por volta da 2ª apófise das vértebras lombares temos a borda inferior do mesmo.

Entre ambas as linhas acima descritas desenha-se um fuso de aproximadamente 15 cm por 8 cm (ou mais) que será a cobertura cutânea do defeito, fuso este com angulação em direção a axila ou seja a origem do músculo grande dorsal.

Incisa-se a pele em torno deste fuso desenhado e descola-se toda sua periferia até encontrar as bordas e limites do grande dorsal. Isola-se e descola-se este músculo até a axila com cuidado para manter sua vasculatura intacta. Então providencia-se um túnel axilar entre a origem deste músculo e o defeito torácico e rodando-se com o mesmo cuidado descrito na técnica do TRAM, posiciona-se o mesmo no defeitocobrindo-o por completo. Visto que esta técnica leva consigo pouco volume a completar a mama é mister o uso concomitante abaixo deste retalho em contato direto com a caixa torácica de implante de silicone a fim de dar volume a reconstrução.

Deixo aqui minha impressão pessoal de que esta técnica deve ser usada como opção e não como primeira escolha visto que os resultados são pobres em comparação com a técnica de TRAM , isto para a reconstrução mamária sendo o inverso para a reconstrução torácica.

Implante de silicone

O uso de implantes de silicone é permitido desde que o "enchimento" mamário propiciado pela escolha do tipo de reconstrução não tenha sido a contento.

É muito mais comum na reconstrução mamária por retalho de grande dorsal ou até em uso de retalhos cutâneos de rotação locais (várias opções existem e são sempre opções locais de rotação) do que em TRAM por exemplo. Mas o volume a ser utilizado deve ser levado em conta com o volume final da mama contralateral após todo o tratamento, visto que esta (mama contralateral) deverá ser a posteriori operada afim de que possamos igualizar o tórax por completo mesmo após o tratamento oncológico.

Lembramos que devemos sempre observar se aquele implante escolhido não irá comprometer por compressão a vascularização do retalho sobre ele colocado e que em média no Brasil o volume utilizado pelos cirurgiões plásticos é de 160cc a 240cc de perfil alto.

Curativos

Os curativos devem ser antes de tudo absortivos visto que a secreção pós-operatória imediata é muito importante. Devem ser estes curativos pouquíssimo compressivos dada a necessidade de termos alto fluxo sanguíneo nos retalhos, seja na região do manúbrio esternal no TRAM ou na axila no retalho de grande dorsal.

O uso de cintas elásticas compressivas é permitido desde que estes princípios sejam observados.

Já em relação às suturas sugerimos o uso do curativo trançado com micropore de Converse, onde no nosso modo de entender protege a área de sutura de trações e movimentos diagonais e por não menos que de vinte a trinta dias após a cirurgia.

Reconstrução do CAP (complexo aréolo-papilar)

Reconstruir o CAP (complexo aréolo-papilar) é impossível, visto que a sensibilidade e possibilidade de lactar através deste estão impossibilitadas. Mas dar algo à mulher que assemelhe-se a um CAP ou ao CAP contralateral pode ser realizado de várias formas (dizem-se que quando há várias técnicas de reconstrução não existe uma boa nem ideal) e se possível realizado como ultima ação cirúrgica na reconstrução mamária.

Técnicas cirúrgicas

Enxerto

Indica-se depois de finalizado todo o processo de reconstrução da mama e de sua contralateral, pois assim temos o ponto ideal do CAP já definido e podemos utilizar a sobra de CAP da mama contralateral para através de enxertos espirais trazer uma aparência mais que normal da mama reconstruída.

Este enxerto pode ser retirado também de outras áreas que doam pele de cor semelhante como o pequeno lábio vaginal por exemplo, sempre realizando-o de forma espiral visto que o enxerto normalmente é em fita. Já a reconstrução da ponta do CAP, ou seja, o mamilo propriamente dito é muito difícil tendo este autor muita dificuldade em conseguir um resultado que convença-o, seja utilizando-se de micro enxerto de esfera de silicone, ponta inferior de 5o artelho pododáctilo ou outra.

Tatuagem

Já a tatuagem quando bem feita, copiando-se o CAP contralateral é de excelente escolha e traz não só a mesma qualidade do enxerto (às vezes até mais) como evita uma nova cirurgia e transtornos a tão conturbada paciente. Lembramos que ela deve ser feita por profissional e este com experiência em cores visto que estas com o passar do tempo alteram-se alterando também o resultado estético da mama reconstruída.

Intercorrências e complicações (tratamento)

As intercorrências nas reconstruções mamárias podem ser divididas em imediatas e tardias.

Como imediatas temos as inerentes a qualquer ato cirúrgico como hematoma, infecção, deiscência de suturas e etc., mas também temos a necrose do retalho que pode ser parcial ou total (desastre completo). Observa-se que as necroses podem ser evitadas desde a dissecção criteriosa e cuidadosa do retalho como a observação de evitarmos a área quatro do retalho de TRAM por exemplo visto que sua irrigação por secundárias já o impossibilita na maioria das vezes. Comum a todos os retalhos a observação do arco e forma de rotação deste retalho é fundamental para sua preservação.

Para tratarmos infecção e hematomas temos que tratar localmente (curativos e drenagens) e sistemicamente com a introdução de antibioticoterapia condizente com o caso e agentes.

Já quanto à necrose, pouca coisa pode ser feita a não ser esperar definição da mesma, desbridar áreas necróticas e esperar cicatrização por segunda intenção.

Já em relação a complicações da região abdominal, todas comuns à plástica de abdome clássica (Callia) podem estar presentes como, seroma, infecção, necrose central do retalho (região periumbelical) etc.

Como complicações tardias temos as retrações cicatriciais e os queloides que podem estar presentes em qualquer ato cirúrgico independente do agente causador e fator de risco. Seu tratamento está ligado a esfera local de tal forma que podemos executar somente procedimentos atenuatórios no mesmo.

Acompanhamento pós-cirúrgico

O acompanhamento pós-cirúrgico deve ser realizado por no mínimo um prazo de dois anos, visto que os fatores inerentes ao médico e ao paciente podem ser observados dentro deste prazo.

Sugerimos a visita semanal no primeiro mês, quinzenal no segundo e terceiro meses e a cada trinta dias até os primeiros seis meses e a cada três meses até os dois anos de cirurgia.

Bibliografia

Abel JL. Atualização em Cirurgia Plástica Estética e Reconstrutiva Sta. Isabel Ed. 2006; pp. 781-788.

Bichara AJ, Freitas JOG. Manual de Terapia Intensiva. Ed. Mogiana 1985; pp. 417-429.

Dutra AK, Domingues MC, Yoshimatsu EK, Campos HGA, Curado JH. Atualização em Cirurgia Plástica Estética e Reconstrutiva. Sta. Isabel Ed. 2006; pp. 803-814.

Freitas JOG. Atualização em Cirurgia Plástica Estética e Reconstrutiva. Sta. Isabel Ed. 2006; pp. 771-776.

Freitas JOG. Cirurgia Plástica. Atheneu Ed. 2005; pp. 165-174.

Garcia EB, Sabino Neto M, Ferreira LM, Castilho HT, Calil JA, Carramaschi FR. Retalho toracoaxilar na reparação imediata da quadrantectomia súpero-lateral da mama. Rev Bras Mastol 2000; 10:185-191.

Girotto JA. Breast reconstruction in the eldery: preserving excellent quality of life. Ann Plast. Surg. 2003, Jun; 50(6):572-8.

Haagensen CD. Doenças da Mama. Ed. Roca, 3a Ed. 1989.

McCarthy JG. Plastic Surgery/Brest Reconstruction. Saunders Ed. 1990; pp. 3897-3928.

Panettiere P, Marchetti L, Accorsi D, Del Gaudio GA. Aesthetic Breast reconstrution. Aesthet. Plast. Surg. 2002; Nov-Dec 15; 76(10 Suppl):2070-4.

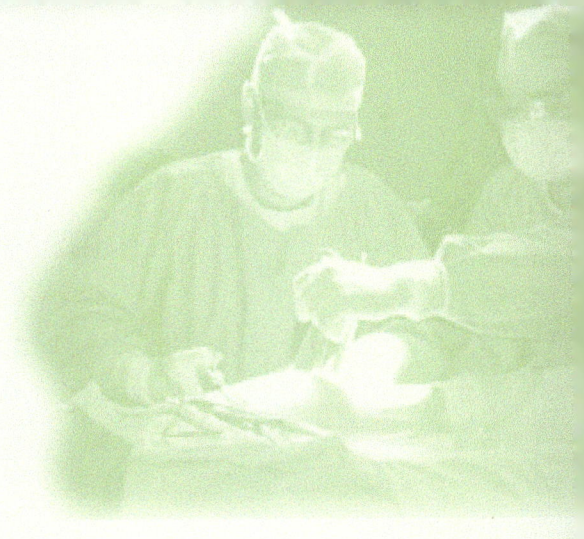

SEÇÃO 9

Cirurgia Endócrina

53 Tireoide

Ronaldo Antonio Reis Vianna Salles (*in memoriam*)

Introdução

A glândula tireoide começa seu desenvolvimento na terceira semana, quando o embrião mede 3 a 4 mm de comprimento. Ocorre uma proliferação de células epiteliais no assoalho ventral da faringe em um ponto denominado orifício cego da faringe, que é uma depressão na base da língua. Células mesodérmicas se unem ao primórdio tireoidiano e já na terceira semana iniciam sua migração, transformando-se em um divertículo bilobulado unido à faringe pelo ducto tireoglosso, que acaba obliterando-se na maioria das pessoas, persistindo, porém, em alguns pacientes um resquício do lobo piramidal, também designado de pirâmide de Lalouette. Ao completar sua descida, a glândula tireoide posiciona-se diante do osso hioide e da cartilagem tireoide e já apresenta sua forma definitiva composta por dois lobos unidos por um istmo, o que lhe dá uma forma de borboleta.

Ao final do terceiro mês do desenvolvimento fetal, já se podem identificar, em seu interior, folículos que contêm coloides, e a glândula tireoide já inicia a sua produção hormonal. Seu peso é de 20 g e está unida aos anéis traqueais por tecido conectivo, denominados de ligamentos de Berry. O bordo superior do istmo se delimita logo abaixo da cartilagem cricoide e os dois lóbulos tireoidianos se situam ao longo dos bordos externos da cartilagem tireoide.

Anomalias ocorrem no desenvolvimento na glândula tireoide, e sua ausência é denominada de atireose. Alterações durante sua descida para a região cervical dão origem à tireoide lingual, às tireoides sublingual e mediastinal, entre outras. A não obliteração completa do canal tireoglosso causa a fístula ou o cisto tireoglosso (Figuras 53.1 e 53.2).

Os lobos tireoidianos são formados por células foliculares de epitélio cuboide, que se agrupam em forma de ninhos ou cordões, os folículos tireoidianos, que ficam separados por septos de tecido conectivo. Existem também células anexas aos folículos tireoidianos nas faces laterais dos lobos, que são as parafoliculares ou células C, que produzem calcitonina. Relação significativa guarda a glândula tireoide com estruturas

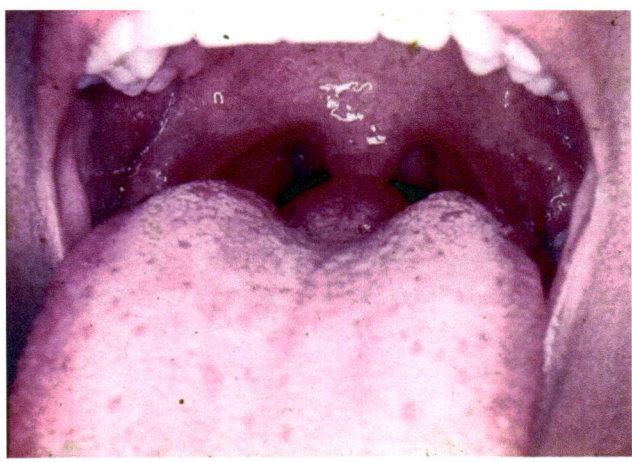

FIGURA 53.1 – *Anomalia de desenvolvimento da glândula tireoide, tireoide lingual.* Fonte: *autor.*

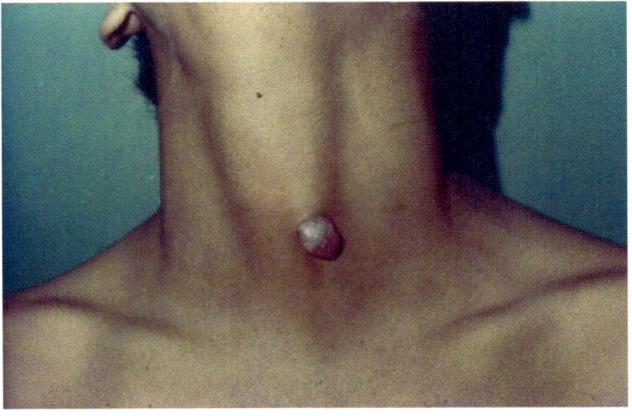

FIGURA 53.2 – *Persistência de ducto tireoglosso dando origem à fístula de canal tireoglosso.* Fonte: *autor.*

anexas de importância para uma abordagem cirúrgica adequada, como a traqueia, o esôfago e as glândulas paratireoides, geralmente em número de quatro e situadas apensas à face posterior dos lobos tireoidianos.

A tireoide recebe irrigação das artérias tireoidianas superiores e inferiores. A artéria tireoidiana superior tem origem na carótida externa e, ao atingir o polo superior, divide-se em três ramos: externo, interno e posterior. A artéria tireoidiana inferior, ramo da artéria subclávia, ao penetrar no lobo divide-se em dois ramos, o inferior e o posterior. Em alguns pacientes existe a artéria tireóidea média ou tireóidea inferior de Neubauer, também chamada artéria tireóidea ima, que penetra na glândula pela porção inferior junto ao istmo e é proveniente do tronco braquiocefálico ou diretamente do arco aórtico. Outros ramos arteriais poderão advir da traqueia e do esôfago. A rica drenagem venosa se faz após várias anastomoses intraglandulares para as veias jugulares anteriores, interna e externa. A drenagem linfática se faz primeiramente para os linfonodos paraglandulares, pré-laríngeos, pré-traqueais e paratraqueais, e secundariamente para os linfonodos no nível da veia jugular.

A inervação é feita pelo nervo laríngeo superior, que tem origem no gânglio nodoso localizado abaixo do forame jugular, e desce internamente à bainha carotídea. Em cerca de 2 a 3 cm do polo superior do lobo da tireoide, o nervo laríngeo divide-se em dois ramos, interno e externo. O ramo interno, com função motora, realiza a inervação dos músculos aritenoides importantes na fonação, por aproximarem as porções posteriores das cordas vocais. O ramo externo, sensitivo, penetra na laringe através da membrana tireóidea e envia fibras para a mucosa epiglótica e laríngea, anastomosando-se com fibras do nervo laríngeo recorrente para completar a inervação sensorial da porção inferior da laringe.

Ambos os ramos do nervo laríngeo descem no pescoço, acompanhando as artérias e veias tireoidianas superiores, até atingirem o polo superior do lobo tireoidiano, quando se dirigem para baixo para propiciar a inervação motora do constritor inferior da laringe, passando por baixo da inserção oblíqua do músculo esternotireóideo para inervar o músculo cricotireóideo, que tem como função a mudança de posição das cartilagens cricoide e tireoide, funcionando como tensor das cordas vocais, tanto que sua lesão acarreta voz baixa. Seus ramos também se anastomosam com os do nervo laríngeo inferior, tanto que uma lesão do laríngeo superior ou do laríngeo inferior poderá ter seus danos amenizados pela compensação das fibras intactas.

Anomalias do posicionamento em relação aos vasos tireoidianos e da divisão dos ramos do nervo laríngeo superior antes da penetração na laringe têm sido documentadas. O nervo laríngeo inferior, nervo recorrente, tem origem pelo lado direito, onde o nervo vago cruza por diante a artéria subclávia, circunda a mesma e sobe tangencialmente para ocupar sua posição no sulco traqueoesofágico. Em alguns pacientes foi observado que o mesmo não é recorrente, que se origina no vago e dirige-se para sua posição em íntima relação com a artéria tireoidiana inferior. Pelo lado esquerdo, origina-se do vago quando este cruza o arco aórtico, circundando a aorta, e sobe lateralmente à artéria carótida comum, dirigindo-se para o sulco traqueoesofágico. Ao atingirem esta posição, sobem medialmente ao lobo da tireoide, cruzam a cartilagem cricoide externamente e após desaparecerem debaixo do músculo cricotireóideo e do ligamento de Berry, penetram no músculo constritor inferior da laringe. A lesão do nervo acarreta paralisia da corda vocal ipsilateral, que assumirá uma posição cadavérica, isto é, intermediária entre a abdução e adução[1].

A tireoide é uma glândula de secreção interna que organifica, armazena e secreta os hormônios tireoidianos T4 (tiroxina) e T3 (tri-iodotironina) e a proteína carreadora, a tireoglobulina (Tg), sendo de importância fundamental para o metabolismo orgânico. A formação dos hormônios tireoidianos ocorre nas células glandulares e depende do aporte de iodo exógeno, da normalidade das vias para o metabolismo do iodo no interior da glândula e da síntese da proteína receptora de iodo, a tireoglobulina, existente no coloide do folículo. Após mecanismos intrínsecos complexos de hidrólise, desiodização, oxidação, desalogenação, peroxidação, iodização, reações de acoplamento e pinocitose, formam-se os iodoaminoácidos hormonalmente ativos T4 e T3. Na circulação, estão ligados à proteína plasmática globulina (TBG), à pré-albumina (TBPA) e à albumina, e passam a interagir com os demais tecidos e órgãos propiciando um equilíbrio metabólico.

A ligação do T4 é mais firme que a do T3, o que acarreta um aumento de oito a dez vezes da quantidade de T3 livre na circulação e, por conseguinte, um maior efeito sobre tecidos e órgãos, pois o hormônio não ligado tem maior ação e afinidade com os mesmos, proporcionando um melhor equilíbrio metabólico. A depuração é feita pelas reações nos tecidos e órgãos-alvo e também pelas fezes e bile. A quantidade de T4 na circulação é maior que a de T3, que tem três vezes mais potência, o que acarreta uma conversão de T4 para T3 a fim de estabelecer um equilíbrio metabólico.

A secreção dos hormônios é contínua e a regulação da liberação depende de mecanismos reguladores intratireoidianos e extratireoidianos. Dos extratireoidianos, a tireotrofina, ou hormônio estimulante da tireoide (TSH), é um polipeptídio secretado pelas células basófilas da hipófise com influência marcante sobre a síntese e liberação dos hormônios tireoidianos. Seu estímulo acarreta hiperplasia e hipertrofia glandular. A regulação da secreção do TSH é efetuada pelo hormônio liberador de tireotrofina (TRH) secretado no hipotálamo e que alcança a hipófise pelo sistema capilar porto-hipofisário e estimula a síntese e secreção do TSH. O eixo hipotálamo-hipófise estabelece com a glândula tireoide um mecanismo de autorregulação, pois quando ocorre um maior consumo dos hormônios tireoidianos, de imediato o hipotálamo, através do TRH, atua sobre a hipófise para que promova a liberação do TSH, aumentando a produção e consequente liberação de T4 e T3 para a circulação, a fim de suprir as necessidades fisiológicas orgânicas.

Da mesma maneira como é estimulada a secreção de T3 e T4, o excesso ou quantidades satisfatórias dos mesmos na circulação acarretam um bloqueio da síntese e secreção de TSH. Este mecanismo inibitório é designado de bloqueio de alça curta. Este efeito também é exercido pelos hormônios tireoidianos sobre o hipotálamo, impedindo o estímulo sobre a hipófise para a síntese e secreção de TSH, e é chamado de bloqueio de alça longa, retornando-se ao estado de equilíbrio hormonal. O iodo exógeno é fundamental para que haja a síntese e secreção de T3 e T4, e esta produção é influenciada por fatores que a promovem, como a baixa de iodo e o TSH, e bloqueada pelos tiocianatos, percloratos, tiureias, sulfamídicos, alimentos como a soja, couve, nabo e repolho, por desordens enzimáticas intraglandulares e pelo excesso de iodo. Qualquer alteração na produção e excreção dos hormônios tireoidianos acarreta desequilíbrio orgânico e repercussões clínicas no estado metabólico dos pacientes.

A liberação dos hormônios varia com as necessidades fisiológicas, o que faz com que a glândula coloque na circulação uma maior ou menor quantidade dos mesmos, mantendo assim o indivíduo em equilíbrio com o seu meio, isto é, em estado eutireoidiano. A secreção dos hormônios continua influenciada, porém, pelo eixo hipotálamo-hipófise, que estabelece com a tireoide um mecanismo de autorregulação. Qualquer alteração em sua produção e secreção provoca repercussões clínicas, que são identificadas pelas queixas apresentadas pelos pacientes.

Naqueles em que ocorre uma menor produção hormonal, os hipotireóideos, é comum relatarem cansaço, constipação, intolerância ao frio, irregularidades menstruais, pele seca e áspera, que possibilita a realização de "tatuagem", cabelos quebradiços, aumento de peso e transformação da voz, que se torna grave e rouca. O hipotireoidismo que acomete as crianças desde o nascimento e causa transtornos em seu desenvolvimento, alterações esqueléticas e do sistema nervoso é chamado de cretinismo. Os que possuem níveis plasmáticos elevados de hormônio tireoidiano, os hipertireóideos, informam, entre suas queixas, nervosismo, insônia, depressão, aumento do apetite com perda de peso, intolerância ao calor, sudorese, taquicardia, palpitações, tremores, alterações do ritmo menstrual, entre outras. Estes sinais e sintomas podem ocorrer nos pacientes com ou sem bócio, onde bócio "é qualquer aumento de volume da glândula tireoide". Os bócios são divididos em benignos e malignos, e de acordo com a sua forma de apresentação, em difusos e nodulares, e estes em uni ou multinodulares, e de acordo com sua funcionalidade, em tóxicos e atóxicos. As lesões tireoidianas têm tratamento, clínico ou cirúrgico, que deve ser diferenciado para cada tipo de patologia apresentada pelo paciente, e os resultados obtidos são satisfatórios[2].

Semiologia da glândula tireoide

A história clínica e as queixas relatadas pelo paciente são fundamentais para orientar o examinador na condução do problema apresentado pelo doente. Pelas informações obtidas como nervosismo, insônia, sudorese intensa, emagrecimento, perda de peso ou ganho de peso, pele seca, voz rouca, edema palpebral, cirurgias realizadas, entre outras, conseguimos elaborar a suposição diagnóstica na maioria dos pacientes portadores de doenças tireoidianas, e assim orientar uma investigação correta por meio de exames direcionados. Da mesma maneira, poderão não apresentar queixas, por descoberta acidental de aumento de volume ou de massa em região cervical ou por terem sido alertados por terceiros sobre abaulamento no pescoço. Nestes casos, um interrogatório direcionado poderá fornecer informações elucidativas na maioria das vezes.

A inspeção da região cervical, onde se situa a glândula tireoide, apresenta-se nos indivíduos normais com seu contorno regular, sem abaulamentos ou depressões, variando sua forma e volume de acordo com o tipo pícnico do paciente. O exame deve ser feito com boa luminosidade, de modo a permitir a identificação de massa na topografia tireoidiana ou acima dela, que pode ser fixa ou mover-se com a deglutição. Nos portadores de lesões nodulares será constatado, no lobo comprometido, um aumento de volume. Nas difusas, a glândula tireoide se apresenta globalmente aumentada no seu volume. Nos portadores de lesões atóxicas a inspeção fica restrita à glândula tireoide, porém nos portadores de lesões tóxicas difusas ou nodulares, mais observações poderão ainda ser obtidas, em decorrência do quadro de hiperfunção glandular apresentado.

Os indivíduos normais poderão ter a glândula tireoide palpável ou não. A palpação da região cervical deverá ser feita por diante do paciente, e o examinador colocará os polegares sobre a glândula tireoide e os demais dedos apoiados na região supraclavicular. Com o examinador colocado por detrás do doente, os polegares ficam na face posterior do pescoço, os dedos indicador e médio sobre os lobos da tireoide. Por qualquer técnica, o importante é que o examinador esteja familiarizado com a mesma para realizar a análise da glândula. Deve sentir se o seu volume é normal, se apresenta aumento difuso ou restrito a um lobo ou ao istmo. Quanto aos seus limites, se circunscrita à topografia da glândula ou se há prolongamento de seus polos superiores, ou se os bordos inferiores não são individualizados. Se sua consistência é borrachosa ou normal, ou de aspecto firme ou pétrea. Se é móvel à deglutição, pois uma glândula tireoide mais fixa poderá significar aderência a plano superficial ou profundo. A superfície, se lisa ou irregular, com um nódulo ou vários. Deve-se ainda pesquisar a temperatura da pele na região cervical, bem como a presença de frêmito ou de linfonodos na topografia da glândula, ou na cadeia jugular e na região supraclavicular.

A ausculta da região cervical, nos pacientes com doença tireoidiana, fica reservada para os portadores de hipertireoidismo por doença de Basedow-Graves, nos quais se poderá identificar um sopro em decorrência do aumento de fluxo sanguíneo.

O exame físico, além de ser indispensável na elucidação diagnóstica, é importante por fornecer dados referentes ao quadro clínico apresentado pelo portador de doença tireoidiana, tanto nas lesões hiperfuncionantes como nas hipofuncionates, pela gama de sinais e sintomas específicos inerentes a cada patologia, que obriga a realização de um exame investigativo direcionado. Nos que apresentam hiperfunção, constata-se a instabilidade emocional, com nervosismo por vezes intenso, as mãos são quentes e úmidas, o olhar brilhante e vigilante, tremores de extremidade e da ponta da língua, cabelos oleosos e quebradiços. Já nos hipofuncionantes, pela conversa, constata-se voz rouca e arrastada, cabelos secos e pele áspera.

A investigação laboratorial tem como objetivo avaliar a funcionalidade da glândula tireoide, uma vez que esta atividade é determinada pelas ações dos hormônios tireoidianos nos tecidos e órgãos-alvo. Os valores de normalidade poderão diferir para cada laboratório, dependendo do *kit* utilizado. A variedade dos testes laboratoriais possibilita a avaliação da dependência dos controles intra e extratireoidianos, do eixo hipotálamo-hipófise-tireoide, da síntese e secreção hormonal, da conversão de T4 para T3, da concentração hormonal na circulação periférica, da captação de iodo pela glândula, entre outros. Estas informações são obtidas pelas dosagens de T4, T4L (tiroxina livre), T3, T3L (tri-iodotironina livre), TSH, TSHs (ultrassensível), dos anticorpos antitireoglobulina e antiperoxidase tireoidiana, da tireoglobulina, da calcitonina, que fornecerão um parâmetro do estado tireóideo. Outros testes mais específicos, de captação, de estímulo e supressão, poderão ser realizados se houver necessidade de investigação mais apurada.

A dosagem de T4, o principal hormônio tireoidiano na circulação e ligado em maior quantidade com a TBG, foi por muito tempo o exame utilizado na avaliação da função tireoidiana. Seus níveis poderão sofrer influência devido a alterações na proteína de ligação, não refletindo, assim, o verdadeiro estado funcional da glândula. Com a possibilidade de utilização de exames mais precisos para a avaliação da função tireoidiana, a dosagem de T4 deixou de ser empregada como primeira opção no diagnóstico da disfunção tireoidiana. A dosagem do T4L é mais fidedigna para o diagnóstico do hipo ou hipertireoidismo, uma vez que não sofre influência com as flutuações da TBG. A fração livre é responsável pelo bloqueio da secreção do TSH, impedindo o estímulo, que causa hiperplasia e hipertrofia sobre a glândula tireoide, sendo de valor na avaliação dos pacientes submetidos à frenação hormonal tireoidiana. Sofre a influência de drogas como a furosemida, aspirina e heparina, que poderão mascarar seus valores corretos.

A dosagem do T3, também ligado à TBG, está elevada nos portadores de hipertireoidismo, principalmente na tireotoxicose por T3, como nas formas menos comuns. No hipotireoidismo, demora a cair ou pode até ser normal na presença de valores baixos de T4 e aumentados de TSH, pois uma glândula tireoide com funcionalidade comprometida, sob maior estímulo de TSH, tende a secretar mais T3 que T4 para manter o estado eutireoidiano. Por este motivo, não deve ser usada no diagnóstico do hipotireoidismo. É encontrado em níveis subnormais em idosos, no pós-operatório, no jejum prolongado, nos pacientes em uso de corticoides, amiodarona e propranolol, que interferem na síntese e conversão de T4 para T3.

A dosagem do T3L tem valores mais corretos sobre o estado funcional da glândula tireoide que a de T3, pois sofre menos influência sobre alterações que possam ocorrer na proteína de ligação. Está indicada sua aferição na avaliação de quadros de hipertireoidismo duvidoso e naqueles em que se suspeita de resistência periférica aos hormônios tireoidianos ou na não conversão do T4 para T3, como ocorre com alguns pacientes submetidos à reposição hormonal efetiva com tiroxina, pós-tireoidectomia total, nos quais não se constata uma frenação satisfatória, isto é, a indosabilidade do TSH. Nestes pacientes a dosagem do T3r (tri-iodotironina reversa) é importante e poderá evidenciar a necessidade de associação da tri-iodotironina a tiroxina.

A determinação da concentração do TSH é o exame de valor mais fidedigno na avaliação da funcionalidade da glândula tireoide, e é considerado o principal para o diagnóstico das disfunções tireoidianas, pois a síntese do TSH ocorre na hipófise anterior e a sua secreção está sob controle do TRH e da concentração dos hormônios tireoidianos na circulação. Variações de seus níveis influenciam no aumento da secreção de TSH ou no bloqueio da mesma, daí os valores medidos do TSH representarem o estado funcional da glândula tireoide no momento. É utilizado também no controle daqueles submetidos à reposição hormonal, pois seus valores refletem se a mesma está sendo efetiva pelos níveis sanguíneos de TSH. Está elevada nos pacientes com hipotireoidismo e nos portadores de tumores hipofisários, sendo que estes apresentarão também níveis elevados de hormônios tireoidianos. Os resultados dos exames realizados com ensaios imunométricos (IMA), denominados de TSHs, são mais precisos para informar sobre a funcionalidade glandular ou para avaliar uma reposição hormonal efetiva.

A tireoglobulina, um produto secretado pela glândula tireoide, é o principal componente do coloide dos folículos tireoidianos. Sua determinação tem valor para a diferenciação do hipertireoidismo ocasionado por tireoidite subaguda, onde seus níveis estarão aumentados, dos que apresentam pseudotireotoxicose, hipertireoidismo factício ou iatrogênico, no qual seus valores são baixos. Há uma sensibilidade da concentração de Tg, pois eleva seus níveis após a palpação da glândula, pós-trauma cirúrgico ou por punção biópsia. Sofre também influência dos anticorpos antitireoglobulina, que interferem nos seus níveis, sendo importantes as dosagens pareadas para maior fidedignidade do resultado. É inquestionável seu valor no acompanhamento dos pacientes portadores de carcinoma diferenciado da tireoide, papilífero, folicular ou misto papilífero-folicular, submetidos a tratamento cirúrgico e em uso de terapia de reposição hormonal. Existe uma inter-relação entre os valores de TSH e tireoglobulina, e nos pacientes com níveis baixos de TSH, os valores de Tg também deverão estar baixos. Se seus valores começam a aumentar mantidos baixos os valores do TSH, há suspeita de recidiva da doença tireoidiana.

Os anticorpos antitireoglobulina e antiperoxidase tireoidiana são dosados em pacientes nos quais se suspeita de doença autoimune, principalmente nas tireoidites, devendo ser solicitados os dois, pois cerca de 30% dos doentes apresentam apenas positividade para um anticorpo. O anticorpo antitireoglobulina tem influência no monitoramento dos pacientes portadores de câncer da tireoide submetidos a terapia hormonal, controlados com dosagem de tireoglobulina, pois podem interferir em seus resultados. Após tireoidectomia total, os anticorpos antitireoglobulina desaparecem da circulação em até 5 anos. Por serem detectadas na maioria dos portadores de tireoidite de Hashimoto, as antiperoxidases tireoidianas, que vieram a substituir as dosagens de anticorpos antimicrossomais, por terem maior fidedignidade, têm grande valor na identificação desta doença. São encontradas também nos portadores de doença de Basedow-Graves e em algumas pessoas normais.

A calcitonina é produzida e secretada pelas células parafoliculares, células C, da glândula tireoide, originárias da crista neural ectodérmica. Está elevada nas hipercalcemias e é um marcador bioquímico dos portadores de carcinoma medular da tireoide, podendo ser encontrada também nos doentes com câncer de mama e pulmão. Reduz o nível de cálcio por inibir a reabsorção osteoclástica do osso, e é utilizada terapeuticamente nos estados hipercalcêmicos e na doença de Paget[3].

Os exames por imagem têm capital importância na detecção e identificação das doenças tireoidianas. A radiografia de tórax, utilizada como exame inicial nas doenças torácicas, ajuda a identificar a presença de massas no mediastino anterior, que acarretam desvio traqueal, como ocorre nos bócios mergulhantes. Também podem ser observadas calcificações anômalas em topografia de região cervical, que merecerão exames complementares mais fidedignos (Figura 53.3).

A ultrassonografia, por ser um exame não invasivo e fornecer informações importantes sobre a morfologia da glândula tireoide, passou a integrar o armamentário diagnóstico, trazendo grande auxílio na identificação de lesões tireoidianas confinadas ao pescoço, pois a presença de ar nos pulmões dificulta o exame para as lesões retroesternais. Desde os primeiros exames, vem sofrendo um aperfeiçoamento tecnológico com transdutores de resolução mais eficazes, o que aumentou a confiabilidade no método. Diferencia as lesões sólidas das císticas e visualiza a presença de componente

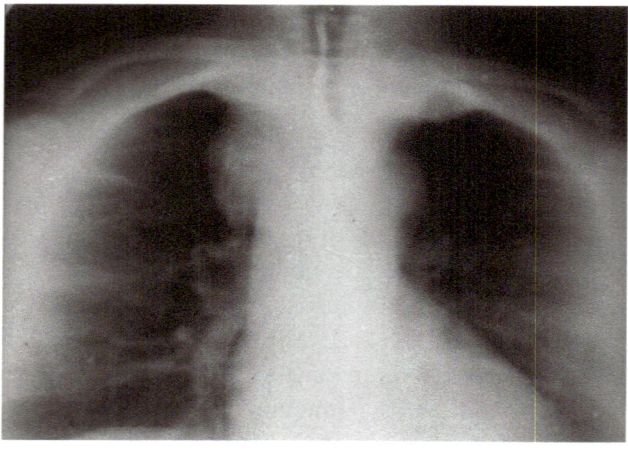

FIGURA 53.3 – *Radiografia de tórax evidenciando desvio de traqueia e massa em mediastino superior correspondendo a bócio mergulhante. Fonte: autor.*

sólido em lesões císticas, bem como a presença de microcalcificações. Identifica nódulos tireoidianos não palpáveis e sugere qual deverá ser submetido a exame complementar por punção aspirativa, com base em dados sonográficos estudados, como presença de halo ecoico em torno do nódulo, hipoecogeneicidade em seu interior, presença de calcificações, irregularidade nas bordas da lesão e hipovascularização do nódulo, pois nem sempre a lesão palpável ou dominante é a lesão suspeita. De acordo com o aspecto do nódulo, foi estabelecida uma classificação ultrassonográfica que é seguida por alguns grupos:

I. imagem anecoica ou arredondada; compatível com cisto de tireoide;

II. nódulo misto ou imagem nodular sólida isoecoica ou hiperecoica acompanhada ou não de calcificações grosseiras, componente líquido e com o restante do parênquima de textura heterogênea; fala a favor de bócio coloide adenomatoso;

III. nódulo sólido iso ou hipoecoico com o restante do parênquima normal e nódulo cístico com componente sólido em seu interior; podem corresponder a neoplasia folicular;

IV. nódulo sólido hipoecoico de contorno impreciso e com microcalcificações; é suspeito de malignidade e sugestivo de carcinoma de tireoide[4].

O exame de cintilografia com iodo radioativo fornece informações sobre funcionalidade e morfologia, tamanho e extensão da glândula tireoide, sendo importante para evidenciar o acúmulo de iodo na glândula ou a presença de tecido ectópico, como a tireoide lingual ou o bócio subesternal. Inicialmente realizado com I^{131}, atualmente utiliza o I^{123} ou o pertecnetato de tecnécio^{99m} (Tc^{99m}), por propiciar menor irradiação, reservando-se o I^{131} para cintilografia corpórea na pesquisa de massas retroesternais ou metástases, e como terapêutico.

Outros agentes radioativos têm sido utilizados na realização da cintilografia, como o gálio[67], o tálio[201], se-metionina[75] e o Tc^{99}-MIBI. Está indicada nos pacientes com bócios nodulares, únicos ou múltiplos, nos difusos, tóxicos e atóxicos, e nos portadores de câncer da tireoide. Nas lesões difusas, delineia a glândula com maior ou menor intensidade, de acordo com a concentração do radiotraçador em seu interior. Nas lesões nodulares, estabelece uma comparação da captação do radioiodo no seu interior com o parênquima circundante e possibilita a divisão dos mesmos em:

- hipercaptantes ou quentes, por concentrarem maior radioatividade que o tecido tireoidiano normal;
- normocaptantes ou mornos, em que a concentração de radioiodo é igual no interior do nódulo e no parênquima glandular;
- hipocaptantes ou frios, quando a concentração no interior do nódulo é menor que a do resto da glândula ou porque não há concentração no interior do nódulo, que poderá ser um adenoma, um cisto, um abscesso, uma tireoidite focal, uma metástase ou um carcinoma.

Da mesma forma, uma lesão hipercaptante obrigatoriamente não é uma lesão hiperfuncionante. Nos portadores de tireoidites ocorre uma deficiência de captação do radioiodo pela glândula, similar à dos que utilizaram contraste ou medicação iodada antes do exame, o que bloqueia a captação. No carcinoma medular da tireoide a lesão é identificada pelo Tc^{99} pentavalente com ácido dimercaptosuccínico (DSMA), que marcará o tumor com maior precisão. Um análogo da somatostatina Tc^{99} – HYNIC-TOC, também tem sido utilizado para identificar a lesão. Um nódulo tireoidiano às vezes necessita ser diferenciado de um tumor de paratireoide, e nestes casos utiliza-se o radiotraçador pertecnetato com sestamibi (Tc^{99}MIBI), que possui menos avidez pela glândula tireoide e permite a constatação da presença tardia na lesão da glândula paratireoide[5,6] (Figuras 53.4 e 53.5).

A tomografia computadorizada é utilizada para identificar as lesões tireoidianas de grandes volumes e no estudo dos prolongamentos retrofaríngeos e retroesternais. Fornece informações sobre o comprometimento das estruturas anexas, principalmente nas lesões malignas avançadas.

No exame da glândula tireoide feito por ressonância magnética, fica limitada a análise dos bócios retroesternais, das lesões que comprometem as estruturas anexas à glândula e o estudo das lesões malignas. Tem a vantagem de não usar irradiação e de fornecer

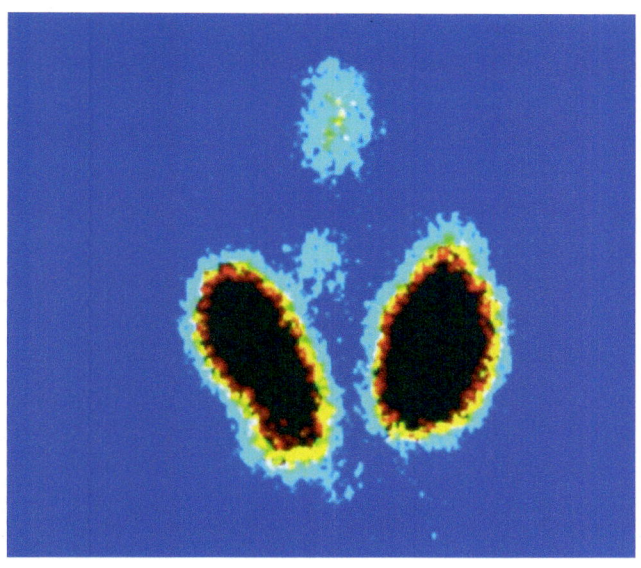

FIGURA 53.4 – *Cintilografia de glândula tireoide mostrando captação por ambos os lobos, correspondendo a bócio difuso tóxico.* Fonte: *autor.*

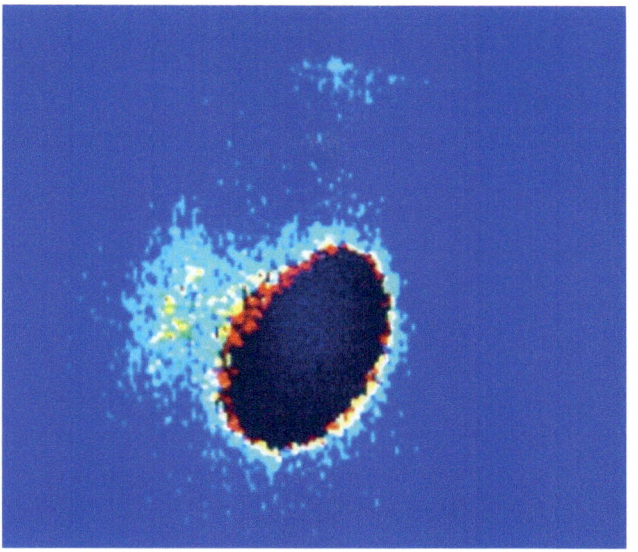

FIGURA 53.5 – *Cintilografia de glândula tireoide demonstrando lesão nodular tóxica com o restante do parênquima tireoidiano sem captação, isto é, suprimido.* Fonte: *autor.*

imagem nos planos frontal, sagital e oblíquo. Seu uso fica restrito na presença de artefatos como clipes, próteses metálicas e marca-passo.

O exame de tomografia por emissão de pósitron (PET) utiliza o fluorine-8-2-fluoro-2-desoxiglicose (FDG), que tem como parâmetro a avidez do metabolismo da célula pela glicose e fornece informações que auxiliam na diferenciação nas lesões que atingem a glândula tireoide, principalmente no que concerne à detecção das lesões malignas e das metástases que captam mais intensamente o FDG[7].

A punção da glândula tireoide, feita pelo Dr. Crile, em 1936, isto é, há mais de 70 anos, tem-se firmado como auxiliar valoroso no estudo citológico dos nódulos tireoidianos, identificando na grande maioria das vezes o tipo da lesão e propiciando a escolha do tratamento a ser realizado. A técnica da punção aspirativa possibilita a coleta de material para estudo citológico da lesão nodular tireoidiana. Utiliza-se agulha fina 22 ou 23 x 0,6 com 2,5 cm de comprimento, conectada a uma seringa de 3 cm. Faz-se a limpeza do local com solução de álcool absoluto. Fixa-se o nódulo com a mão não dominante e realiza-se a punção deixando uma pequena quantidade de ar na seringa. Normalmente, quando se atinge o nódulo, já ocorre uma entrada de material para o interior da seringa, mas mesmo assim deverá ser feita uma pressão negativa para completar a coleta do material, além de mobilizar a agulha para trás e para frente, em várias direções, para obtenção de uma maior quantidade de material celular. Desfaz-se a pressão negativa e desconecta-se a seringa da agulha, aspira-se um pouco de ar e em seguida readapta-se a agulha. Retira-se a agulha do nódulo e faz-se compressão sobre o local da punção. O material será transferido para duas lâminas para confecção do esfregaço, e as mesmas colocadas em porta-lâmina com solução de álcool absoluto, para serem coradas. O restante do material será colocado em porta-lâmina com solução de álcool para a realização do *cell block*.

A punção aspirativa conta com o ultrassom como auxiliar importante, uma vez que orienta corretamente qual a lesão deve ser puncionada e serve para localizar e guiar o exame nas lesões mais profundas da glândula. Nas lesões de topografia mais superficial, a punção direta ainda continua a ser realizada. Há, todavia a necessidade de se constatar que aquele é o único nódulo existente na glândula, pois é sabido que o nódulo dominante nem sempre é o nódulo suspeito. O resultado informado pelo citopatologista é de lesão indeterminada ou inconclusiva, lesão benigna, neoplasia folicular e lesão maligna.

O padrão indeterminado ou inconclusivo decorre de material que contém pouco coloide ou líquido recolhido do cisto.

A lesão benigna evidencia a presença de coloide abundante e células foliculares típicas (adenoma coloide) ou exibe características de tireoidite, onde se constata a presença de células inflamatórias predominantes e linfócitos.

A neoplasia folicular engloba as lesões benignas e malignas, uma vez que não é possível fazer a diferenciação citológica das mesmas. Incluem-se neste grupo o adenoma folicular, o carcinoma folicular e o tumor de células oxifílicas ou células de Hurthle.

A lesão do tipo maligna reúne:

- o carcinoma papilífero, onde se constata a presença de células com aspecto papilífero e pseudonucléolos;
- o carcinoma medular, que apresenta como padrão células dispersas, alongadas e citoplasma granular, além da presença de substância amiloide;
- o carcinoma anaplásico, que mostra a presença de material heterogêneo com tecido necrótico mesclado com células gigantes bizarras e o tipo de células pequenas, que exibe um padrão compatível com linfoma[8].

Classificação das lesões cirúrgicas

Bócio, por definição, é o aumento de volume da glândula tireoide. Qualquer lesão que ocorra na glândula tireoide, independentemente do seu tamanho, é designada de bócio.

Varias são as classificações das lesões cirúrgicas da glândula tireoide: de acordo com a funcionalidade, em tóxicas e atóxicas; com a morfologia, em uni ou multinodulares e difusas; e pelo estudo anatomopatológico, em benignas e malignas.

Para melhor compreensão podemos dividi-las em:

- benignas: tóxicas e atóxicas;
- inflamatórias: tireoidites;
- malignas: carcinoma, linfoma e outras neoplasias.

As lesões benignas são as formas mais comuns de apresentação das doenças tireoidianas. A lesão benigna atóxica pode ser definida como um aumento da glândula tireoide que não esteja associado à tireotoxicose ou mixedema. Continua sendo o problema endócrino que mais acomete a população mundial, e as mulheres respondem por um percentual de 50%, ocorrendo as alterações mais frequentes na terceira e quarta décadas de vida. Pode ser considerado de origem endêmica, em áreas onde o percentual de doentes acometidos na população é maior que 10%.

O bócio simples, a chamada papeira, é observado em alguns países e estados brasileiros localizados no planalto central, onde existe uma deficiência de iodo. Apresenta-se, inicialmente, como um aumento difuso da glândula, que com a regressão ou involução ocasiona a formação de nódulo ou nódulos. É também constatado em pessoas que possuem o costume de ingerir substâncias bocigênicas, que interferem com a formação do hormônio pela glândula.

Para prevenir o desenvolvimento do bócio endêmico, a profilaxia recomendada é a ingestão de sal de cozinha contendo iodo em sua fórmula. Há de se considerar, todavia, que a excessiva quantidade de iodo ingerida também poderá acarretar não só no crescimento de bócio, como propiciar o aparecimento de quadros tóxicos. Nas áreas não endêmicas, a lesão difusa ou nodular que atinge a população é decorrente de distúrbio metabólico e de uma série de fatores, considerados responsáveis pelo desencadeamento das alterações intraglandulares que causam modificações estruturais, que interferem no estímulo sobre os folículos glandulares e ocasionam seu crescimento de forma difusa ou circunscrita.

A deficiência de iodo continua sendo a causa mais comum de bócio, porém múltiplos fatores também poderão ocasionar o seu desenvolvimento, como a irradiação, as substâncias bocigênicas existentes nos óleos de amendoim, soja, girassol e algodão, que promovem um aumento na excreção fecal de tiroxina; a mandioca ou a cassava, alimentos que possuem tiocianato em sua composição e impediriam a captação de iodo pela glândula; os que contêm excessivas quantidades de iodo, como o quelpe, o repolho, a couve e o nabo, bem como medicamentos como o lítio, o ácido paraminossalicílico e a amiodarona, que prejudicariam a síntese hormonal, resultando na formação de bócio[9].

O crescimento do bócio pode decorrer do estímulo do TSH e de fatores de crescimento tireoidiano autócrinos e parácrinos. O TSH, que estimula as funções metabólicas e fisiológicas da tireoide, continua sendo considerado o maior responsável pelo crescimento tireoidiano, que acarretaria hiperplasia, hipertrofia e aumento da vascularização glandular. O impedimento ou a diminuição da formação dos hormônios tireoidianos T4 e T3 estimulariam a produção de TSH. Foi também implicada a imunoglobulina estimuladora do crescimento tireoidiano, com a ocorrência inicial de um aumento difuso, por estímulo simultâneo das células da tireoide, gerando hiperplasia seguida de regressão.

Quando acontece a regressão e formam-se focos hiperplásicos múltiplos revestidos por septos fibrosos, temos os bócios multinodulares, que podem atingir apenas um lobo ou ambos. Quando esta involução atinge apenas um determinado segmento da glândula ocasionando agrupamento hiperplásico de células foliculares, temos o bócio uninodular. O nódulo pode ainda degenerar e dar origem a cistos, áreas de hemorragia e focos de calcificação. Crescimentos assimétricos ou agrupamentos de células foliculares ocorridos no interior da glândula também dariam origem às lesões multinodulares. Os novos folículos gerados poderiam manter a capacidade de captar iodo e sintetizar hormônio, seriam nódulos quentes ou captantes, ou perderiam esta capacidade e formariam nódulos frios. O déficit de vascularização, da mesma forma, ocasiona a formação de septos fibrosos, que irão envolver as áreas nodulares originando a lesão uni ou multinodular.

Outro fator implicado no crescimento tireoidiano independente do TSH é o fator de crescimento epidérmico (FCE), que age de uma maneira autócrina ou parácrina para estimular o crescimento tireoidiano. Vários outros fatores têm sido estudados e é atribuída a eles influência no crescimento tireoidiano, como o fator de crescimento alfa (FTC-α), o fator de crescimento insulina (FCI), a gonadotrofina coriônica humana, as prostaglandinas, o hormônio do crescimento, a insulina e as interleucinas 1 e 2[10].

Nas hiperplasias glandulares, quando não ocorre a involução nos folículos, formam-se os bócios difusos. O adenoma é um tumor que cresce do epitélio glandular e difere do nódulo tireoidiano, também denominado de bócio coloide, displasia nodular e bócio adenomatoso. O adenoma tem origem monoclonal, é único, bem encapsulado e apresenta uma estrutura uniforme. O parênquima no interior do nódulo difere do parênquima glandular, e o tumor comprime o parênquima circundante. Já o nódulo tireoidiano é oriundo de uma doença metabólica e resulta de um agrupamento de folículos tireoidianos. Tem origem policlonal, geralmente existe mais de um, não é encapsulado, apenas revestido por traves fibrosas, apresenta uma estrutura variada e o parênquima no interior do nódulo é semelhante ao tecido que o envolve, e não o comprime. Os adenomas, de acordo com sua histopatologia, podem ser divididos em fetal ou microfolicular, embrionário macrofolicular e oxifílico ou de células de Hurthe[11].

O exame dos pacientes com lesões atóxicas se inicia pela coleta de uma história clínica, de modo a propiciar uma investigação dirigida. As informações sobre sua origem, se de região de bócio endêmico, do uso de substâncias bocigênicas e de medicamentos, dos hábitos alimentares, da existência de alterações semelhantes em familiares no caso de lesões esporádicas, do tempo de existência da lesão, e se houve crescimento, mudança na tonalidade da voz, dificuldade na deglutição e na respiração, no caso de lesões com prolongamentos retrotraqueais e esofágicos. Pelo exame físico será constatada a presença de lesão; a inspeção e a palpação da região cervical possibilitarão diferenciar a mesma, se difusa ou nodular. Deve-se realizar a palpação na topografia da tireoide e na região anexa a ela, pesquisando a presença de lesões cervicais, identificando o número das mesmas, sua consistência, a mobilidade ou não à deglutição, e a aderência a planos superficiais ou profundos.

Nas lesões que atingem maior tamanho, tanto difusas como nodulares, há de se buscar pela palpação os limites dos polos superiores, que podem crescer e adquirir posição mais alta. Nas lesões multinodulares o seu crescimento poderá acarretar prolongamentos retrofaríngeos, que por vezes abraçam a traqueia e o esôfago totalmente, acarretando os bócios circulares. Deve-se também pesquisar os limites dos polos inferiores no nível das clavículas e na fúrcula esternal, principalmente nas lesões multinodulares, procurando-se a extensão de prolongamentos para o mediastino, bócio mergulhante. Quando parte de seu volume estiver abaixo do nível da fúrcula esternal, estamos diante de um bócio retroesternal secundário, pois além de manter continuidade com a tireoide, sua irrigação provém das artérias tireoidianas superiores e inferiores. No bócio retroesternal primário, a irrigação é proveniente dos vasos intratorácicos, não há nenhuma ligação com a glândula tireoide e trata-se de uma anomalia rara de posição da glândula tireoide. A constatação da presença de veias jugulares dilatadas e o sinal de Pemberton positivo, que consiste na elevação dos braços, que acarreta compressão da via respiratória, ocasionando face arroxeada e quadro de insuficiência respiratória, selam o diagnóstico de bócio mergulhante (Figuras 53.6 a 53.9).

Pela investigação funcional e de estudos por imagem, obteremos informações mais consistentes sobre as mesmas. Nos portadores de lesões endêmicas, as dosagens de hormônios tireoidianos poderão estar em níveis baixos ou normais, com níveis de TSH mais elevados na tentativa de suprir, com maior estímulo, a produção hormonal suficiente para as necessidades orgânicas. Quando as lesões já estão instaladas ou ocorreu equilíbrio hormonal, as dosagens são normais, semelhantes às lesões esporádicas. As dosagens de anticorpos antitireoglobulina e antiperoxidase O completam a informação laboratorial se há ocorrência de processos inflamatórios associados à lesão.

Os estudos por imagem se iniciam pela radiografia de tórax, que ainda poderá fornecer informações sobre a lesão tireoidiana, pela constatação da presença de microcalcificações ou calcificações anômalas em região cervical ou anexas a ela, desvio traqueal e alargamento mediastinal, que possibilitam uma pesquisa direcionada.

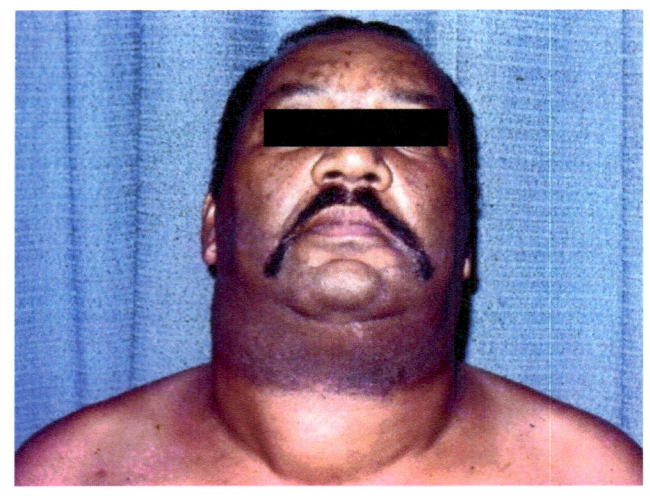

FIGURA 53.6 – *Paciente tipo pícnico, musculatura cervical exuberante com bócio multinodular. Fonte: autor.*

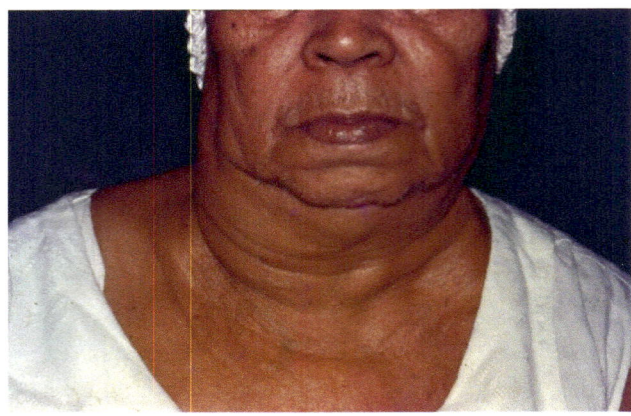

FIGURA 53.8 – *Paciente portadora de bócio multinodular com maior aumento à custa do lobo direito da glândula tireoide. Fonte: autor.*

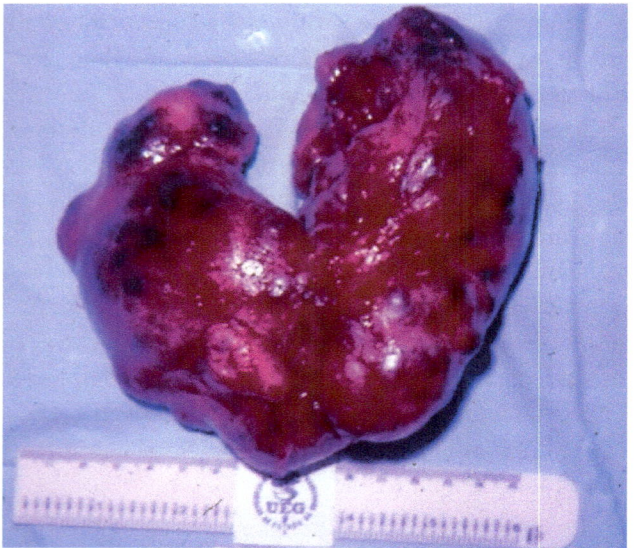

FIGURA 53.7 – *Peça cirúrgica de bócio multinodular circular correspondente ao paciente da Figura 53.6, com lesão que comprimia traqueia e esôfago. Fonte: autor.*

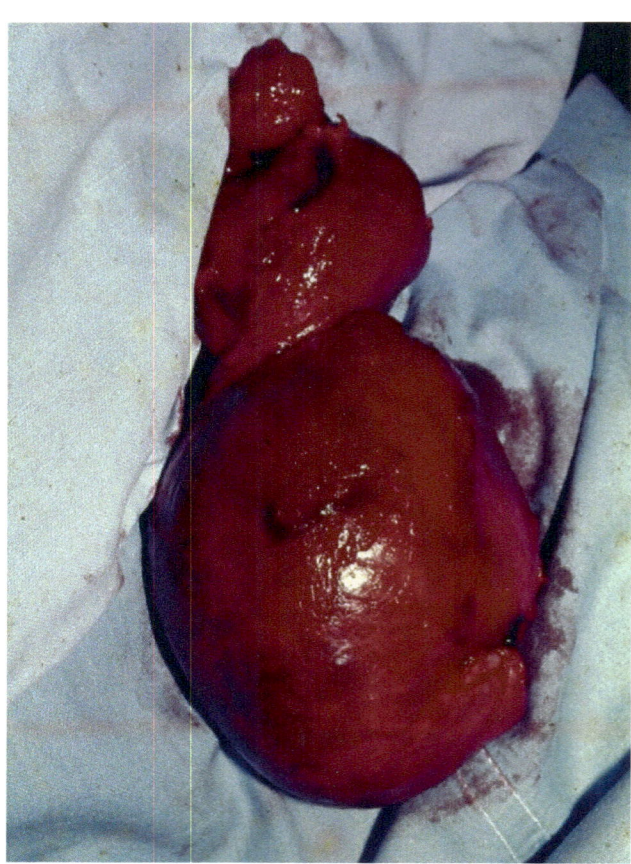

FIGURA 53.9 – *Peça cirúrgica da paciente da Figura 53.8, onde se constata bócio multinodular mergulhante com marca da clavícula separando a parte localizada na porção cervical do segmento retroesternal. Fonte: autor.*

A ultrassonografia possibilitará, no caso de lesão difusa, confirmar um aumento global e volumétrico da glândula tireoide, além da presença ou não de nódulos nesta lesão difusa. Não diferencia as lesões tóxicas das atóxicas. No caso de lesão uninodular, como observado nos adenomas, ou de nódulo tireoidiano único, podemos analisar seu aspecto, tamanho, se sólido ou cístico, a presença de calcificação e a sua ecogenicidade, pois os nódulos isoecoicos e hiperecoicos são menos suspeitos de portarem malignidade. Nem sempre a lesão nodular tireoidiana detectada pelo exame clínico é única, e na grande maioria das vezes são evidenciadas pequenas lesões que podem passar despercebidas pelo examinador, por serem localizadas no interior do lobo ou por serem de tamanhos diminutos. É um exame importante na avaliação do nódulo, quer seja único ou múltiplo, pois às vezes o nódulo mais proeminente em uma glândula nem sempre é o nódulo suspeito que mereça um estudo mais apurado. A ultrassonografia passou a ter papel relevante no auxílio da punção aspirativa com agulha fina, nas lesões suspeitas de acesso mais difícil, por se ter a certeza que a punção está sendo realizada na lesão[12].

A cintilografia da glândula tireoide nas lesões atóxicas informa a captação de iodo pela lesão, se difusa por toda a glândula ou, no caso de lesões nodulares, sua relação com o resto do tecido tireoidiano. Possibilita classificar os nódulos em hipercaptantes (quentes), se os mesmos concentram maior quantidade do iodo que o restante do parênquima glandular, isocaptantes (mornos), quando a captação no nódulo é semelhante à do tecido restante e hipocaptantes (frios), quando ocorre uma menor captação que o restante da glândula. Identifica os nódulos hipocaptantes nas lesões multinodulares, porém não diferencia se a lesão é sólida ou cística (Figura 53.10).

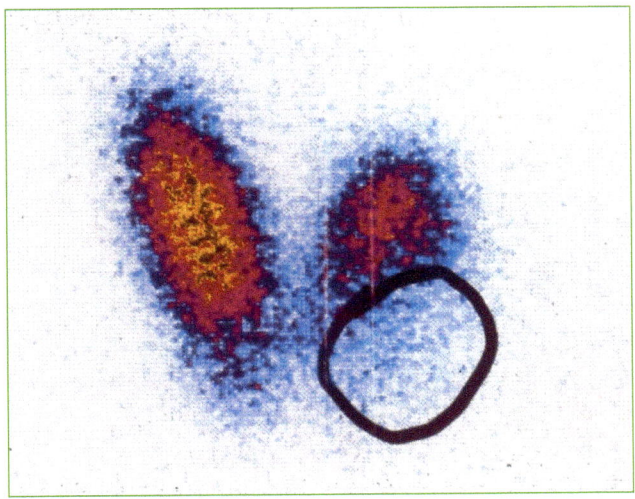

FIGURA 53.10 – Cintilografia de glândula tireoide com captação em ambos os lobos e onde se evidencia nódulo não captante (nódulo frio) em polo inferior esquerdo. Fonte: autor.

A tomografia computadorizada, assim como a ressonância magnética, são exames que fornecem informações mais detalhadas nas lesões de grandes volumes, quanto ao comprometimento de estruturas adjacentes à glândula tireoide, por compressões por ela ocasionadas sobre a traqueia, o esôfago, os nervos recorrentes, assim como a identificação dos prolongamentos retrotraqueais, dos bócios circulares e dos retroesternais, tanto para o mediastino anterior como para mediastino posterior. A ressonância magnética, por não usar contraste iodado, poderá ser o exame de preferência em alguns pacientes mais idosos, por não desencadear estímulo de iodo sobre o tecido glandular.

A punção aspirativa com agulha fina completa a propedêutica diagnóstica das lesões atóxicas, principalmente as nodulares, cujo exame físico detectou alguns sinais indiretos que tornem a lesão suspeita, como consistência endurecida da lesão, fixação tanto às estruturas superficiais como profundas, pouca mobilidade à deglutição, e naqueles em que os estudos por imagem evidenciam hipoecogenicidade, halo de edema, pouca vascularização e hipocaptação. O estudo citopatológico da lesão indicará o melhor tratamento para a mesma.

O diagnóstico diferencial deverá ser feito com as alterações glandulares que acarretam crescimento da tireoide, como o bócio que ocorre na puberdade, na gravidez e na menopausa, causado por disfunção hormonal estrogênica. E também com as modificações ocasionadas por processos inflamatórios, tireoidites, como na tireoidite aguda supurativa, em que o crescimento glandular vem acompanhado de sinais flogísticos característicos; na tireoidite subaguda de De Quervain, na qual, além do aumento da glândula, o paciente apresenta dor e febre; na tireoidite de Hashimoto ou tireoidite fibrosa de Riedel, e ainda com as lesões tumorais benignas e malignas da tireoide (Figura 53.11).

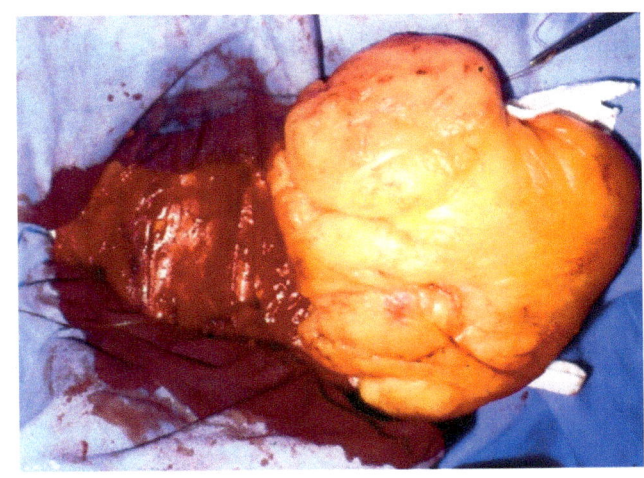

FIGURA 53.11 – Lesão nodular tireoidiana, a abertura da peça revelou tratar-se de tireolipoma. Fonte: autor.

Nas lesões tóxicas, os pacientes, além do bócio, apresentam produção aumentada de hormônio tireoidiano, que exerce seus efeitos nos diversos sistemas orgânicos e no metabolismo, acarretando quadro clínico de hipertireoidismo característico da doença. A primeira descrição de um paciente com hiperatividade da glândula tireoide foi feita por Caleb Hilliers Parry, em 1825, em paciente que apresentava aumento da glândula tireoide, dilatação cardíaca, palpitação, nervosismo e alterações menstruais. Posteriormente, em 1835, Robert Graves, que desconhecia a descrição anterior, relatou em três mulheres quadro clínico caracterizado por bócio, batimentos cardíacos acentuados e taquicardia, e em uma foi constatada acentuada proptose, que a impedia de cerrar as pálpebras.

Em 1840, Karl von Basedow realizou uma minuciosa descrição da doença, caracterizada pela presença de bócio, exoftalmia e taquicardia, inserindo assim, definitivamente, seu nome nesta afecção. A hiperfunção tireoidiana em pacientes portadores de bócios multinodulares foi feita por Plummer, em 1913, quando descreveu as diferenças entre os portadores desta afecção e os que apresentavam o bócio difuso tóxico da doença de Basedow-Graves.

Os bócios tóxicos são classificados em difusos e nodulares. Quando acometem toda a glândula, que se apresenta com sua superfície lisa, são os difusos. Já quando as lesões se apresentam com sua superfície irregular, onde se identificam vários nódulos, são multinodulares, e quando somente se apalpa um único nódulo, são uninodulares.

De acordo com sua forma de apresentação, os bócios tóxicos podem ser classificados da seguinte forma:

Bócios difusos tóxicos	Doença de Basedow-Graves
Bócios multinodulares tóxicos	Doença de Plummer
Bócios uninodulares	Adenoma tóxico ou nódulo autônomo
Bócio tóxico induzido por iodo	Fenômeno de Jod-Basedow
Bócio tóxico induzido por hormônio tireoidiano	Tireoidite factícia ou iatrogênica
Tireoidite de Hashimoto com hiperfunção	Hashitireotoxicose

No bócio difuso tóxico, a lesão acomete os dois lóbulos da glândula, já nas lesões multinodulares a presença de múltiplos nódulos pode ser identificada em um único lóbulo ou em ambos. A lesão uninodular pode ser causada por adenoma ou nódulo único. Os portadores de bócios atóxicos poderão apresentar toxicidade nos mesmos, induzida pela utilização de solução de lugol, que contém iodo na sua fórmula, ou por uso de contrastes radiográficos iodados, acarretando o desenvolvimento do fenômeno de Jod-Basedow ou por uso inadvertido ou voluntário de hormônio tireoidiano, induzindo o hipertireoidismo, a tireoidite factícia ou iatrogênica.

A tireoidite linfocítica crônica, tireoidite de Hashimoto, pode apresentar, em determinada fase da doença, quadro de hiperfunção hormonal transitória, característica dos bócios tóxicos, sendo denominada de hashitireotoxicose.

A hiperatividade da glândula tireoide acarreta um estado de hiperfunção. Quando esta hiperfunção tireoidiana, tireotoxicose, ocorre nos pacientes portadores de bócios, estamos diante de um estado de hipertireoidismo, pois os pacientes têm bócio e tireotoxicose. Esta excessiva produção hormonal era atribuída unicamente ao estímulo do TSH sobre o tecido tireoidiano, porém hoje outros fatores foram incorporados como causadores da toxicidade.

Nos portadores de bócios difusos tóxicos foi identificado, por Adams e Purves, em 1956, um estimulador tireoidiano de ação prolongada (LATS) que é uma gamaglobulina policlonal encontrada em 50 a 60% dos portadores da doença de Basedow-Graves. Kriss demonstrou que o LATS possuía a estrutura da imunoglobulina IgG e sua atividade era neutralizada pelo tecido tireoidiano, o que reforçou a teoria de que o hipertireoidismo era ocasionado por um anticorpo direcionado contra o receptor de TSH na célula folicular, que poderia ser uma imunoglobulina ou um anticorpo inibidor da ligação do TSH, ou ainda uma imunoglobulina ou um anticorpo estimulador da tireoide (TSI). O conceito de doença autoimune decorrente da deficiência funcional das células T supressoras, que permite a produção de anticorpo para receptor da tireoide (TRab), foi feito por Volpe.

Nos bócios nodulares tóxicos, uni ou multinodulares, considerados uma evolução do bócio atóxico, grupos de células foliculares se replicariam, dando assim origem aos nódulos. Por muito tempo julgou-se que o aparecimento dos bócios fosse decorrente das alterações do TSH, da deficiência de iodo e de substâncias bocigênicas ingeridas, creditando-se hoje estas anormalidades às imunoglobulinas estimulantes do crescimento e a fatores de crescimento. Esta estimulação autônoma das lesões nodulares causaria quadros tóxicos, identificados pela supressão que provocam no tecido circundante, observados em pessoas mais idosas. Diferem da lesão adenomatosa tóxica, que apresenta uma estrutura tecidual própria circundada por uma cápsula que comprime o tecido tireoidiano e que adquire funcionalidade ao atingir tamanhos maiores que 3 cm.

A glândula tireoide sofre um ciclo vital de hiperplasia e regressão, desde o nascimento, passando pela puberdade até atingir a vida adulta, ocorrendo ainda, nas mulheres, modificações durante a gravidez e os períodos menstruais.

As alterações histopatológicas observadas nos portadores de hipertireoidismo caracterizam-se por hiperplasia e hipertrofia do epitélio glandular tireoidiano, onde suas células chatas e cuboides se tornam altas e cilíndricas, mais numerosas e de forma irregular, com núcleo central fortemente corado e com figuras de mitose. As células tireoidianas em maior número não se dispõem mais ordenadamente e tornam-se superpostas, invadindo a luz dos alvéolos e constituindo as formações papilares. Nos bócios difusos tóxicos, a hiperplasia e a hipertrofia ocorrem por toda a glândula, e ainda se evidencia a infiltração linfoide e a vascularização mais acentuada. Já nas lesões uni ou multinodulares, este estímulo compromete segmentos do parênquima glandular nos quais não havia ocorrido a involução fisiológica. Os folículos tireoidianos estão envolvidos por fibrose, com a estrutura no nódulo semelhante ao restante da glândula, sem acarretar compressão parenquimatosa. Nas lesões difusas tóxicas, as alterações oculares decorrem de um infiltrado inflamatório dos conteúdos orbitários, por mastócitos, linfócitos e plasmócitos com comprometimento da musculatura, que se apresenta com sinais de degeneração com perda das estrias e presença de fibrose. Na dermopatia ou no mixedema pré-tibial, a lesão se apresenta com coloração metacromática, em decorrência de um infiltrado da derme por linfócitos e mucopolissacarídeos.

Os pacientes com bócios tóxicos apresentam sinais e sintomas compatíveis com o quadro clínico de hipertireoidismo, e o diagnóstico é feito pela história clínica, pelo exame físico e por exames complementares, laboratoriais e de imagem, que confirmam o quadro de hiperfunção hormonal da glândula tireoide que afeta os diversos sistemas e órgãos. Porém, o modo de apresentação da doença difere para cada tipo que possui em comum o quadro de tireotoxicose, com as nuances próprias de cada tipo de bócio tóxico.

Pela história clínica, os portadores de bócios difusos tóxicos, doença de Basedow-Graves, relatam, na maioria das vezes, o aparecimento súbito e insidioso de suas manifestações clínicas ocorridas após estresse emocional ou durante a puberdade, gestação ou menopausa, diferentemente dos portadores de bócios uninodulares tóxicos e do adenoma tóxico ou dos bócios multinodulares tóxicos, doença de Plummer, que informam a presença prévia de lesão uni ou multinodular em sua glândula tireoide.

Nos pacientes com doença de Basedow-Graves, que compromete mais o sexo feminino na proporção de cinco mulheres para cada homem, ocorrendo em uma faixa etária mais jovem, apesar de também ser detectada em crianças e idosos, o quadro clínico é bem característico, pois se evidencia uma glândula tireoide aumentada, difusamente associada à presença de oftalmopatia, e constata-se na maioria dos pacientes a associação a dermopatia, mixedema pré-tibial; acropaquia, alterações nas extremidades dos dedos e onicólise, e alterações ungueais. Já nos portadores de lesões uninodulares e no adenoma tóxico, que compromete predominantemente o sexo feminino entre uma faixa de idade que varia dos 30 aos 40 anos, a presença de nódulo único e os sinais de hiperfunção não são acompanhados por oftalmopatia, dermopatia, acropaquia e onicólise, da mesma maneira que na doença de Plummer, em que a glândula se apresenta com multinodularidade em pacientes com faixa etária acima de 50 anos.

O exame da região cervical mostra que a glândula tireoide está difusamente aumentada, de consistência macia e borrachosa na doença de Basedow-Graves, em que, pela palpação, constata-se a presença de frêmito e pela ausculta, sopro, decorrentes do aumento do fluxo sanguíneo na glândula. Com sua superfície irregular, evidencia-se a presença de múltiplos nódulos, na doença de Plummer, ou de nódulo único, no paciente portador de lesão uninodular tóxica ou no adenoma tóxico (Figura 53.12).

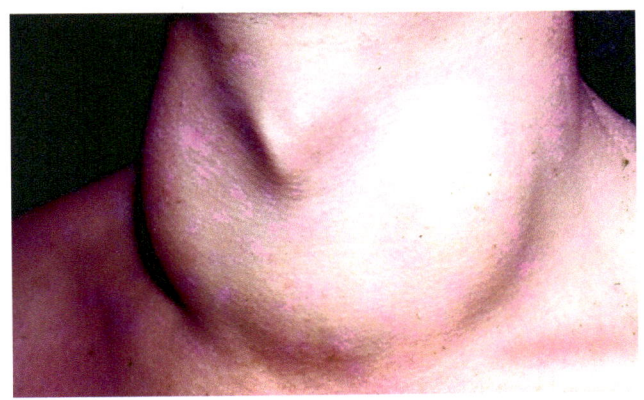

FIGURA 53.12 – *Paciente com bócio difuso tóxico mostrando crescimento simétrico dos lobos.* Fonte: *autor.*

As manifestações cutâneas dos pacientes hipertireóideos são devidas ao aumento da síntese proteica, da vasodilatação e da calorigênese, que acarreta sudorese e intolerância ao calor. A pele tem consistência fina e lisa, com vasodilatação acentuada na face e região palmar (eritema palmar) e as mãos são quentes e úmidas, daí a recomendação de sempre se pegar nas mãos para cumprimentar os pacientes hipertireóideos. Os cabelos são finos, sedosos e quebradiços e a alopecia de couro cabeludo e axila tem sido constatada. Nos portadores da doença de Basedow-Graves, as manifestações são mais exuberantes, e nos que se apresentam com acropaquia observa-se baqueteamento dos dedos e artelhos, edema dos tecidos subcutâneos e proliferação periosteal das extremidades. Nas alterações ungueais, onicólise, as unhas são frágeis e quebradiças, com aspecto permanente de sujas e levantadas distalmente do leito ungueal (sinal de Plummer), permitindo a colocação de pedaço de papel entre as mesmas (Figura 53.13).

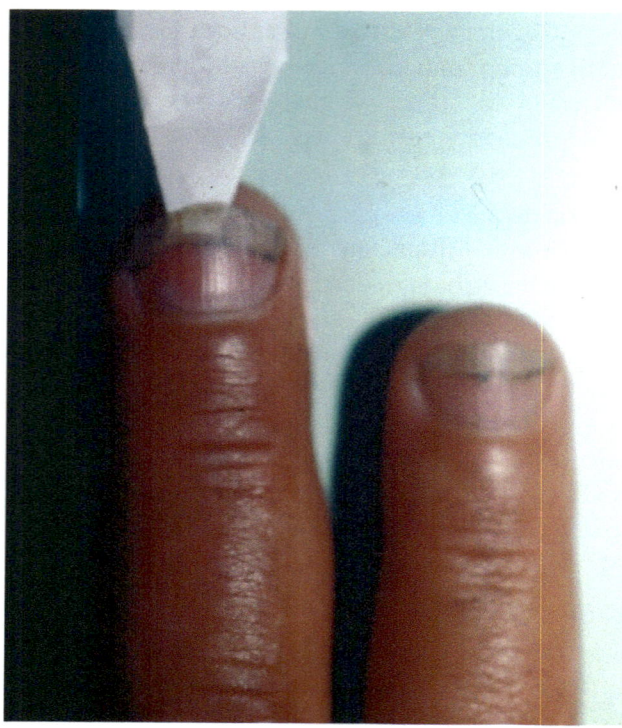

FIGURA 53.13 – *Paciente portadora de hipertireoidismo apresenta onicólise, onde constatamos unhas sujas e levantadas do leito ungueal, permitindo colocação de papel entre o leito e a unha.* Fonte: *autor.*

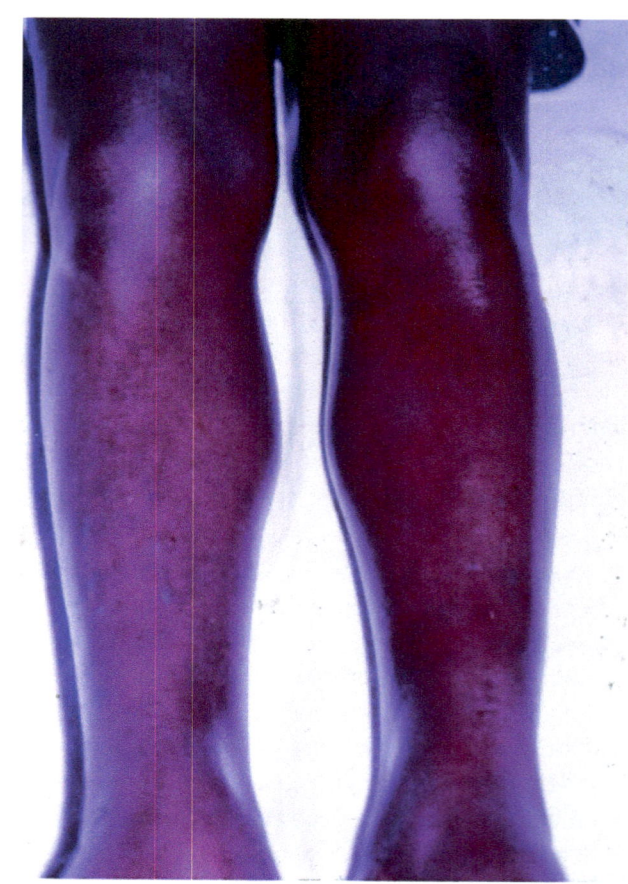

FIGURA 53.14 – *Paciente portadora de hipertireoidismo com mixedema pré-tibial.* Fonte: *autor.*

A dermopatia, que é detectada com mais frequência na região pré-tibial, apresenta-se na forma de placas ou como lesões confluentes, e a pele no local está elevada e espessa, com aspecto de casca de laranja associada à hiperpigmentação devido à deposição de material mucinoso acarretado por altos níveis séricos de imunoglobulinas estimulantes da tireoide, observados nestes pacientes. O prurido pode estar presente na lesão, e a utilização de corticoides é recomendada. Embora raro, o mixedema pré-tibial pode acarretar compressão vascular, com consequente insuficiência venosa e neuropatia constritiva do nervo fibular, levando à síndrome do pé caído. A lesão do tipo vitiligo e a hiperpigmentação, esta devida à maior produção de ACTH, também têm sido observadas alguns pacientes (Figura 53.14).

Sobre o sistema nervoso, também são constatadas as ações do hormônio tireoidiano, que acarreta alterações significativas como comportamento hipercinético, nervosismo, labilidade emocional, insônia, depressão e até quadros de psicose. Os pacientes se apresentam de maneira instável com choro fácil, extremamente ansiosos, com perda de atenção e irrequietos, incapazes de deixar de movimentar as mãos, os pés e olhos, que apresentam um brilho acentuado. Os tremores finos nas mãos, são mais bem detectados com os dedos estendidos e quando se coloca uma folha de papel sobre os mesmos; os da ponta da língua são bem individualizados quando se produz a protrusão da mesma, e os das pálpebras, quando o paciente está com os olhos fechados, sugerem atividade adrenérgica devido ao aumento das catecolaminas[13].

O comprometimento do sistema cardiovascular é marcante, devido aos inúmeros sinais e sintomas apresentados pelos pacientes tóxicos, pois o excesso de hormônios tireoidianos exerce um efeito sobre o coração, uma vez que tem uma ação direta cardioestimuladora, exacerbada pelo estímulo adrenérgico. O hipermetabolismo e a excessiva produção de calor pelo corpo atuam diretamente sobre o sistema cardiovascular, exacerbando as manifestações clínicas que incluem palpitações, taquicardia, mesmo durante o sono, com frequência acima de 120 bpm, arritmias, dilatação cardíaca e aumento da contratilidade, do débito cardíaco e da pressão de pulso. Ocorre uma elevação das concentrações de miosina e actina, da atividade da adenilato ciclase, da contratilidade miocárdica e da frequência cardíaca. O consumo de oxigênio é elevado.

O aumento da vasodilatação periférica, nos portadores de bócios tóxicos, ocasiona rubor cutâneo, frequência cardíaca rápida e aumento no volume sanguíneo, no fluxo sanguíneo periférico, no débito cardíaco e no consumo de oxigênio. A ejeção sistólica está duplicada e a elevação da pressão sanguínea sistólica provoca um aumento da pressão diferencial; o pulso é cheio e amplo. Constata-se um precórdio hiperdinâmico com hiperfonese de bulhas, sendo audível um sopro sistólico no nível do segundo espaço intercostal esquerdo. Um ruído semelhante a atrito pericárdico, também neste nível, pode ser identificado, ao final da expiração, consequente à dilatação da artéria pulmonar. As arritmias cardíacas são comuns, e cerca de 10% dos pacientes têm fibrilação atrial. A insuficiência cardíaca é constatada devido à hipertrofia e dilatação miocárdica, e toda insuficiência cardíaca rebelde ao tratamento, sem constatação de doença cardíaca, indica a necessidade de uma investigação da glândula tireoide para pesquisa de nódulos silenciosos. A infiltração de linfócitos, eosinófilos e gordura, e a presença de fibrose foram observadas nos pacientes tireotóxicos. O infarto do miocárdio com artérias coronarianas normais tem sido documentado em pacientes com bócios tóxicos[14].

Os músculos também sofrem modificações decorrentes do excesso de hormônio tireoidiano, e os pacientes queixam-se de fadiga e fraqueza muscular, o que é denominado miopatia tireotóxica, comprometendo os músculos extensores, os da cintura pélvica, dos membros inferiores, das mãos e face e os da escápula, acarretando atrofia dos ombros. É mais observado este comprometimento muscular quando o paciente tem que permanecer em pé por um longo período, ao subir uma escada ou carregar objetos. É devido ao comprometimento das mitocôndrias e à perda de fosforilação da creatina, com consequente creatinúria. A dispneia relatada por alguns doentes é devida ao comprometimento da musculatura da parede torácica. Em alguns, tem sido observada a presença de quadros miastênicos, bem como casos de paralisia muscular. As alterações musculares são mais evidentes nos homens e nos idosos, nos quais a atrofia constatada é mais acentuada.

As manifestações gastrintestinais também são evidentes nos pacientes tireotóxicos. A perda de peso é queixa frequente, apesar do relato de aumento do apetite e de uma maior ingestão quantitativa de alimentos, durante as refeições e no intervalo das mesmas, insuficiente, porém, para suprir a demanda catabólica observada nestes doentes. A diarreia é rara e o que se evidencia é um aumento da peristalse intestinal, com a eliminação de fezes malformadas com esteatorreia. Admite-se que esta perda de gordura decorra do esvaziamento gástrico acelerado e do aumento da peristalse intestinal, associado a uma maior ingestão de gordura. A intolerância ao leite poderá precipitar estes quadros intestinais em alguns pacientes, e a restrição de derivados do leite acarreta melhora acentuada.

A acloridria e a hipergastrinemia têm sido comprovadas em alguns pacientes tireotóxicos, e revertem com a compensação do quadro tóxico. O comprometimento hepático é evidenciado em alguns doentes com bócios tóxicos, que podem apresentar hipoproteinemia, aumento das transaminases e da fosfatase alcalina. A infiltração gordurosa central, a fibrose portal nos canais biliares e a infiltração de linfócitos têm sido observadas. A hepatomegalia e a icterícia estão presentes, principalmente nos pacientes tóxicos descompensados. Anorexia, náuseas e vômitos não são queixas comuns, porém quando associadas a dor abdominal, podem ser manifestações de crise tireotóxica.

As alterações endócrinas decorrem da produção excessiva de hormônios tireoidianos, em que se observa um bloqueio da secreção de TSH, mesmo após estímulo com TRH. A taxa de renovação dos glicocorticoides é acentuada pelo catabolismo esteroide, devido ao aumento do ACTH e da estimulação do córtex adrenal, porém os níveis de cortisol estão normais, com aumento da excreção de 17-hidroxicorticosteroides. Ocorre também um aumento da produção de aldosterona e renina, sem acarretar seu aumento plasmático. As manifestações adrenérgicas como taquicardia, tremores, aumento do débito cardíaco, sudorese excessiva e calorigênese, evidentes nos portadores de bócios tóxicos, são devidas à secreção de hormônios tireoidianos, uma vez que não ocorre aumento da secreção de epinefrina e norepinefrina, mas sim do número dos receptores beta-adrenérgicos periféricos. Da mesma forma que a vermelhidão cutânea, a sudorese, a taquicardia e a hipermotilidade intestinal, que são manifestações compatíveis com o aumento da serotonina, ocorrem devido à produção aumentada de hormônio tireoidiano, pois a excreção de ácido 5-hidróxi-indolacético nestes doentes é normal.

Os hipertireóideos também apresentam alterações na sua função reprodutora, e nas mulheres têm sido observados quadros de oligomenorreia e amenorreia devidos ao aumento de secreção de LH (hormônio luteinizante) e FSH (hormônio folículo-estimulante).

As concentrações de estrogênio também são elevadas, em decorrência da globulina transportadora ou do aumento da secreção de androsterona. O aumento da libido é constatado. Os ciclos anovulatórios são comuns e a fertilidade está diminuída e, se gravidez ocorre, a taxa de aborto é elevada. Nos homens, tem sido comprovado o aumento dos níveis de testosterona e androstenediona, com consequente elevação dos níveis de estradiol, o responsável pela presença de ginecomastia constatada em alguns doentes. A função testicular, porém, permanece normal.

Os hormônios tireoidianos influenciam o metabolismo do osso, pois normalmente estimulam a reabsorção óssea, que nos hipertireóideos se apresenta mais acelerada do que a taxa de formação. A absorção intestinal do cálcio está diminuída, devido à diminuição da concentração de vitamina D e do balanço negativo do cálcio, decorrente da perda de cálcio e fósforo na urina e nas fezes. Ocorre desmineralização óssea, o que leva a osteoporose, com aumento da incidência de fraturas nas pessoas mais idosas, principalmente nas mulheres. A excreção urinária de hidroxiprolina está exacerbada, indicando aumento da renovação do colágeno. A fosfatase alcalina também se eleva e hipercalcemia ocorre em alguns pacientes, o que pode ocasionar anorexia, náuseas, vômitos e comprometimento da função renal, mas os níveis de paratormônio tendem a ser baixos. O hiperparatireoidismo pode coexistir com hipertireoidismo, mas será do tipo secundário.

As alterações hematológicas são caracterizadas pelo aumento, tanto no número de hemácias quanto no volume plasmático. Cerca de 1/3 dos hipertireóideos desenvolvem acloridria e anemia perniciosa devido à presença de anticorpos nas células parietais gástricas, o que requer uma reposição com vitamina B12 e ácido fólico. Os leucócitos estão diminuídos, principalmente devido aos neutrófilos. Ocorre aumento dos eosinófilos, monócitos e linfócitos. As plaquetas e os mecanismos de coagulação estão normais, e o sangramento que ocorre nos bócios tóxicos é pelo aumento da vascularização da glândula. Em cerca de 10% dos pacientes com doença de Basedow-Graves pode ser evidenciada a presença de esplenomegalia e aumento de volume do timo e dos linfonodos, devido à ação da excessiva produção hormonal sobre o tecido linfoide ou pela própria característica autoimune da doença.

Nos rins, observa-se aumento da taxa de filtração glomerular e do fluxo sanguíneo renal, em razão do débito cardíaco aumentado. A poliúria relatada por alguns pacientes é devida à ação dos hormônios tireoidianos, que promovem uma maior atividade tubular renal. As concentrações de sódio, potássio e cloro são normais, mas a de magnésio está na maioria das vezes diminuída e a excreção, aumentada.

O metabolismo está alterado nos pacientes hipertireóideos pois ocorre aumento do metabolismo energético e da produção de calor, evidenciado pelo aumento da taxa de metabolismo basal e do apetite, e intolerância ao calor com elevação da temperatura corporal. A calorigênese reflete um maior consumo de oxigênio pelos tecidos e órgãos, por causa do efeito direto dos hormônios no metabolismo das mitocôndrias e pelo aumento do transporte de sódio e potássio pela membrana celular, por ação da Na^+-K^+ATPase. As proteínas também sofrem modificações, uma vez que a síntese e a degradação estão mais aumentadas do que a formação, pois há uma nítida degradação da proteína tissular, refletindo na composição corporal, onde se observa perda de peso, debilidade e fraqueza muscular, hipoalbuminemia e aumento da excreção de nitrogênio.

Os hormônios tireoidianos têm efeitos no metabolismo dos carboidratos, acarretando um aumento do mesmo, pela remoção do plasma e na absorção de glicose e galactose pelo intestino. Ocorre aumento na taxa de captação de glicose por tecido adiposo e músculo. Potencializam as ações da insulina na síntese do glicogênio e na utilização da glicose. Regulam as ações hiperglicemiante e glicogenolítica da epinefrina. A curva de tolerância à glicose mostra uma elevação rápida da glicose sanguínea com concomitante glicosúria, porém com normalização da curva, horas após. As concentrações de insulina estão aumentadas, sugerindo a existência de antagonistas da insulina. A presença de diabetes é agravada nos pacientes com bócios tóxicos. O metabolismo das gorduras também é afetado, pois ocorre mobilização, síntese e degradação dos triglicerídeos, fosfolipídios e colesterol, sendo mais gritante a degradação. O colesterol está diminuído no plasma, pois ocorre a sua conversão em ácidos biliares e a excreção pela bile. A síntese hepática dos triglicerídeos está aumentada pela utilização dos ácidos graxos livres e glicerol do tecido adiposo, com tendência a cetose e infiltração gordurosa do fígado.

A oftalmopatia está presente nos portadores de bócios difusos tóxicos e a oculopatia infiltrativa é evidenciada em 70% dos pacientes. Tem como substrato fisiopatológico a hipertrofia dos músculos extraoculares, conforme descrito pela primeira vez, em 1886, por Silcock. Há um padrão inflamatório crônico, com edema, excesso de mucopolissacarídeos, infiltração gordurosa, proliferação de fibroblastos e produção de colágeno, este devido às imunoglobulinas. Os sintomas apresentados pelos pacientes são diversos. Os iniciais correspondem a uma sensação de irritação do globo ocular semelhante à ocasionada pela presença de corpos estranhos, e uma ardência, que piora com exposição ao vento ou ao frio. Hiperemia conjuntival também é observada. Ocorrem queixas de visão turva, cansaço visual, visão dupla e perda da acuidade. A exoftalmia é bilateral, mas poderá atingir apenas um globo ocular. Determinados pacientes, durante o sono, não conseguem cerrar as pálpebras, o que obriga a colocação de compressas úmidas para evitar ulceração de globo ocular. Os sinais oculares são variados, mas sem conotação prática para elucidação da doença de Basedow-Graves, sendo bom frisar que apenas a proptose bilateral é patognomônica do bócio difuso tóxico (Figura 53.15).

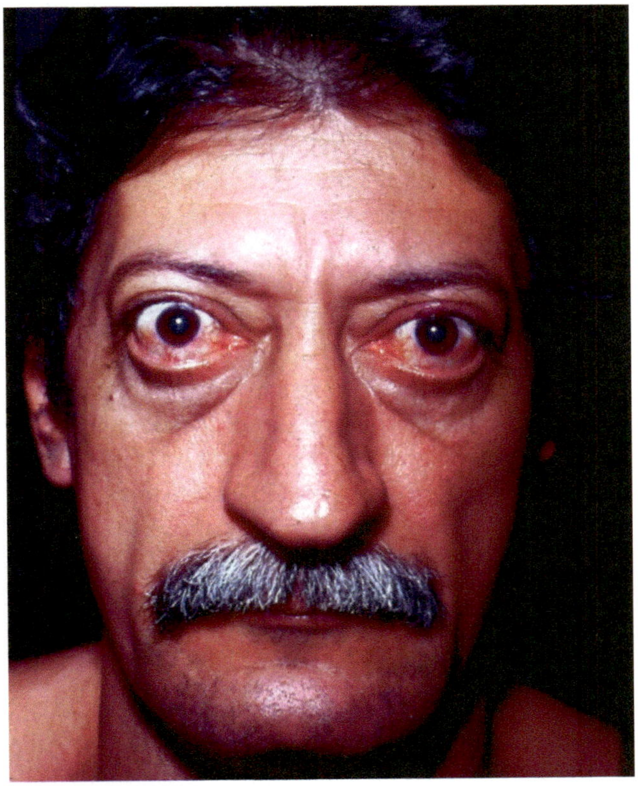

mas é sugestiva de doença maligna, o que direciona a investigação distorcida, pois em alguns se observa, concomitantemente com a instalação da doença, a perda do apetite. A miopatia é bem mais constatada no idoso e a sensação de cansaço e fraqueza muscular está mais exacerbada. A síndrome hipercinética nem sempre é observada. As alterações cardiovasculares são mais comuns e a insuficiência cardíaca, a dor anginoide e a fibrilação atrial são frequentemente constatadas, tanto que uma alteração cardiovascular rebelde ao tratamento obriga a uma investigação minuciosa da glândula tireoide e reverte-se com o tratamento do hipertireoidismo. A taquicardia pode ser substituída por uma frequência normal (Figura 53.16).

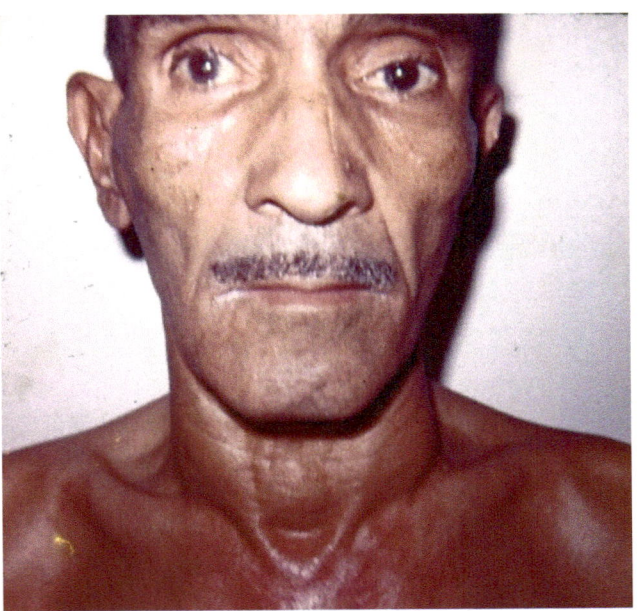

FIGURA 53.16 – *Paciente idoso com lesão nodular tóxica, onde se evidencia emagrecimento e olhar brilhante sem sinais de exoftalmia. Fonte: autor.*

FIGURA 53.15 – *Paciente portador de Basedow-Graves com exoftalmia apresentando proptose com hiperemia pericorneal. Fonte: autor.*

Nos idosos, os bócios tóxicos apresentam um comportamento particularizado, uma vez que podem exibir os sinais e sintomas bem característicos do hipertireoidismo ou podem se apresentar com alterações mínimas e atípicas, que mascaram o quadro tóxico característico. Os nódulos estão mais presentes na glândula tireoide acompanhando o envelhecimento, e os sintomas são atribuídos a este. A glândula nem sempre está aumentada, até mesmo no Basedow-Graves, e os sinais oculares podem não ser tão evidentes. A perda de peso, quando ocorre, não sugere quadro de hipertireoidismo,

Em 1931, Lahey descreveu o hipertireoidismo apático, que corresponde a uma forma tóxica grave, que pode levar o paciente ao óbito por mascarar a gravidade da doença, em que a atividade hipercinética é substituída pela letargia; a taquicardia, pelo ritmo cardíaco normal; a pele quente e úmida, pela fria e pigmentada; o bócio difuso de consistência borrachosa, pela glândula pequena e dura (Figura 53.17).

As mulheres grávidas podem apresentar, durante a gestação, quadro de hipertireoidismo, cuja forma clínica de apresentação é o bócio difuso tóxico. A etiologia seria decorrente da produção aumentada de gonadotrofina coriônica humana (hCG), que possui uma atividade estimuladora sobre a glândula tireoide. As manifestações clínicas são as clássicas da doença, confirmadas

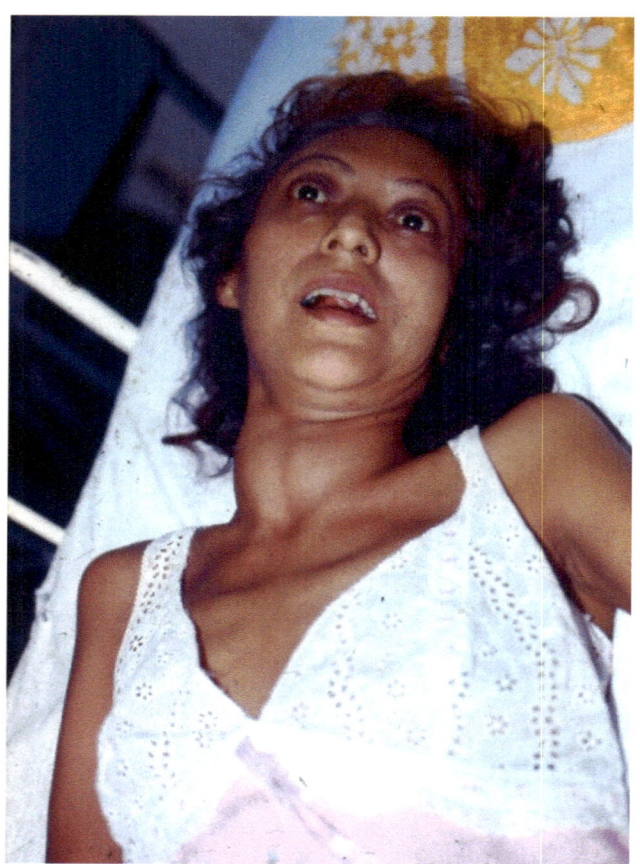

FIGURA 53.17 – *Paciente com hipertireoidismo grave na forma apática.* Fonte: *autor*.

pelas alterações laboratoriais, o que obriga a realização de tratamento clínico para a reversão do quadro tóxico ao estado de eutireoidismo, e assim evitar a possibilidade de desenvolvimento de malformação congênita fetal. As mulheres submetidas a tratamento cirúrgico sobre a glândula tireoide e que fazem uso de hormônio tireoidiano de forma substitutiva ou frenadora, devem manter a medicação, sempre com controle de ajuste da dose, pois é sabido que no último trimestre da gravidez há um maior consumo de hormônio tireoidiano pela mãe e pelo feto, o que obriga a uma correção da dose do medicamento.

O hormônio tireoidiano é essencial para o crescimento e desenvolvimento, haja vista que crianças com hipotireoidismo apresentam crescimento linear retardado, como observado nas portadoras de cretinismo que têm bócio, baixa estatura e desenvolvimento mental retardado. Nas crianças em que ocorre uma maior produção de hormônio tireoidiano, observa-se uma aceleração, tanto do crescimento linear, quanto da maturação esquelética. O hipertireoidismo neonatal, com sinais e sintomas clássicos, já foi identificado em pequeno número de casos de mães com ou sem hipertireoidismo, e é atribuído à presença de altos títulos circulantes de LATS ou à presença de imunoglobulinas estimuladoras da tireoide. Nos adolescentes ocorre uma maior produção de hormônio tireoidiano, para suprir as necessidades orgânicas, e o número de casos de bócios tóxicos é mais evidente.

Os exames laboratoriais comprovam a elevada produção dos hormônios tireoidianos e são de muita importância nos que apresentam as formas ocultas, como o Basedow-Graves eutireoidiano e o hipertireoidismo apático. As dosagens por radioimunoensaio de T4, T3 e TSH, e a captação de iodo radioativo pela tireoide nos fornecem um perfil do funcionamento glandular e possibilitam classificar as alterações tóxicas que estão ocorrendo na glândula.

A partir de 1980, foram introduzidos os ensaios imunométricos para o TSH e os imunoensaios diretos para T4 e T3 possibilitaram a detecção mais correta dos distúrbios funcionais da tireoide. Nos pacientes tóxicos, o que se observa é que tanto a T4, quanto a T4 livre, assim como a T3 e a T3 livre estão elevadas, com o TSH e TSHs em níveis baixos. Existem casos em que apenas T3 está elevada, com T4 normal, quadro denominado tireotoxicose por T3. Esta tireotoxicose por T3 pode ser comprovada pelo teste de supressão, em que administramos 100 µg de tri-iodotironina em duas doses fracionadas durante 10 dias e realizamos a captação tireoidiana, que mostrará uma captação acima de 36%, evidenciando função independente da glândula tireoide, como é observado na doença de Basedow-Graves eutireoidiana e no nódulo autônomo. Este exame deverá ser realizado com cuidado, pois poderá acarretar reação adversa nos pacientes em que é aplicado e é formalmente contraindicado nos portadores de insuficiência cardíaca e nos idosos.

Outro teste utilizado é o do TRH, em que aplicamos por via endovenosa 500 µg, o que acarretará em pessoas normais uma elevação dos níveis de TSH, que não é observada nos pacientes portadores de bócios tóxicos difusos e nodulares, evidenciando uma autonomia tireoidiana. O teste de captação com iodo radioativo estará elevado nos portadores de bócios tóxicos. As dosagens de anticorpos antitireoglobulina e antiperoxidase mostram-se elevadas nos portadores bócios difusos tóxicos, comprovando a autoimunidade da doença.

Os estudos por imagem fornecem dados importantes nos portadores de hipertireoidismo. A ultrassonografia informará sobre o tipo da lesão, se difusa, uni ou multinodular. A identificação de uma lesão cística uninodular afasta a possibilidade de lesão de funcionamento autônomo, apesar de existir a concomitância com lesão nodular funcionante. A cintilografia realizada com iodo radioativo, I^{123} ou I^{131} nos fornecerá a condição de funcionamento da célula tireoidiana, evidenciando-se a captação difusa, na doença de Basedow-Graves, e isolada, na presença de lesão uni ou multinodular, que se apresenta com captação mais acentuada que o resto do parênquima tireoidiano, que está suprimido. A cintilografia também poderá ser realizada com pertecnetato de tecnécio (Tc^{99m}). O *pet scan* tem indicação precisa no acompanhamento das doenças malignas detectadas em lesões tóxicas, por evidenciar a recidiva ou a presença de metástases. A ressonância magnética e a tomografia computadorizada têm indicação mais precisa no estudo da oculopatia da doença de Basedow-Graves, em que fornecem informações precisas do comprometimento da musculatura orbitária e na identificação de massas mediastinais[15].

O diagnóstico diferencial dos bócios tóxicos deverá ser realizado com as suas formas de apresentação difusa, nodular e multinodular, iatrogênica e Jod-Basedow, que possuem em comum a presença de hipertireoidismo e, posteriormente, com as outras causas que podem simular quadro tóxico tireoidiano. Os portadores de hipertireoidismo apresentam produção aumentada de hormônio tireoidiano decorrente da hiperatividade glandular, diferentemente dos portadores de tireotoxicose, cuja produção de hormônio tireoidiano poderá ser independe da glândula tireoide. Quem se apresenta com quadro de hipertireoidismo tem tireotoxicose, mas nem todos os pacientes com tireotoxicose são portadores de hipertireoidismo.

Os portadores de lesões difusas podem, em fase inicial, apresentar-se com estado subclínico que simula doença eutireoidiana. O teste de supressão realizado com tri-iodotironina comprovará o funcionamento glandular autônomo compatível com doença de Basedow-Graves. A lesão difusa tóxica se diferencia da multinodular pela forma de apresentação, pois esta ocorre em pessoas mais idosas e com história de bócio de longa duração, e aquelas, mais frequentemente, acometem doentes mais jovens sem história de bócio e têm como característica uma instalação abrupta. Quanto ao aspecto da glândula, normalmente de consistência borrachosa nas lesões difusas tóxicas, poderá adquirir uma consistência pseudonodular, em decorrência de tentativa de tratamento clínico prolongado, simulando assim uma lesão multinodular. Nestes, ainda, os sinais e sintomas de hipertireoidismo são menos evidentes, assim como nos portadores de lesão uninodular, onde o exame palpatório da região cervical evidenciará lesão única, que poderá ser comprovada pelos estudos por imagem.

A forma iatrogênica ou factícia decorre da ingestão inadvertida de hormônio tireoidiano, que acarreta quadro de tireotoxicose em portador de bócio. Deverá ser diferenciada das formas difusas, uni ou multinodulares, em que a história clínica fornecerá dados concretos sobre a utilização de hormônio tireoidiano. Nestes doentes, a prova terapêutica de suspensão da medicação reverte o quadro tóxico. O chamado fenômeno de Jod-Basedow ocorre em pacientes portadores de bócios difusos atóxicos e multinodulares, nos quais ocorreu o uso de iodo com fins terapêuticos em regiões de bócio endêmico ou pela utilização iodeto sob a forma de contraste radiológico. A cessação do efeito tóxico ocasionado termina com a eliminação fisiológica do iodo. Em alguns pacientes mais idosos, o tratamento com drogas antitireoidianas se faz necessário[16].

Os pacientes com bócios tóxicos também devem ser diferenciados dos portadores de tireoidite de Hashimoto que, em fase inicial da instalação da doença, podem apresentar quadro frusto compatível com estado de hipertireoidismo, porém com sinais e sintomas menos evidentes e com glândula pequena, tanto na lesão difusa, como na que se apresenta com nódulo. A dosagem dos anticorpos estará positiva, com títulos altos, e a cintilografia mostrará uma captação irregular compatível com a alteração parenquimatosa.

Os portadores de hipertireoidismo precisam ser separados dos portadores de tireotoxicose ocasionada por doença extratireoidiana, como a presença de tecido ectópico no ovário (*struma ovarii*). A ausência de comprometimento da glândula tireoide e a comprovação cintilográfica de captação ovariana selam o diagnóstico. As lesões de origem trofoblástica, como o corioepitelioma de testículo e a mola hidatiforme, podem produzir um peptídeo estimulante da tireoide, ocasionando tireotoxicose. Os distúrbios emocionais podem ser responsáveis por sintomas semelhantes aos detectados nos doentes hipertireóideos, porém a ausência de sinais e a normalidade das dosagens hormonais confirmam que a doença não tem origem na glândula tireoide. A oculopatia infiltrativa da doença de Basedow-Graves deve ser diferenciada das outras formas locais de doenças que acarretam oftalmopatia, porém sem comprometimento do tecido tireoidiano, como o meningioma da crista esfenoidal, a trombose de seio cavernoso e os tumores retrobulbares ou as sistêmicas, como alcoolismo crônico, uremia, obstrução pulmonar crônica, diabetes e miastenia *gravis*. A resposta anormal ao teste de supressão sugere lesão difusa tóxica oculta.

A realização do tratamento cirúrgico somente será possível após ser estabelecida uma compensação do quadro tóxico do paciente, isto é, a conversão para o estado de eutireoidismo. No tratamento clínico são utilizadas drogas antitireoidianas, betabloqueadores, sedação, repouso, dieta hipercalórica e iodo na fase pré-operatória.

As drogas antitireoidianas pertencem ao grupo das tionamidas, e as comumente usadas são o propiltiouracil, o metilmazol e o carbimazol, sendo que este é convertido *in vivo* em metilmazol. Impedem a formação do hormônio tireoidiano, pois atuam em três fases da síntese hormonal:

- interferem com a peroxidase, impedindo a transformação de iodeto em iodo no interior da célula;
- bloqueiam a iodinização da molécula de tirosina na posição 3 para formação de monoiodotirosina;
- bloqueiam o acoplamento de duas moléculas de monoiodotirosina para formação de di-iodotirosina, para início da síntese hormonal.

Credita-se, ainda, ao propiltiouracil, o bloqueio da transformação de T4 para T3 por inibição da 5´-desiodinase, com formação rT3, que possui pouco efeito hormonal.

O propiltiouracil é apresentado em comprimidos de 100 mg e o metilmazol, em dose dez vezes menor, 10 mg. A dose medicamentosa prescrita varia para cada paciente, de acordo com o peso e a sensibilidade à ação da droga, daí o tratamento ser iniciado com 400 a 600 mg de propiltiouracil ou 40 a 60 mg de metilmazol, divididos em três tomadas a cada 8 horas, em decorrência da absorção e eliminação do medicamento. Importante é saber que não é a dose elevada do medicamento que favorece a compensação do paciente, mas a quantidade acumulada, que interfere com a organificação do iodo, impedindo assim a formação de mais hormônio pela glândula e possibilitando a exaustão do já armazenado, o que é conseguido em média com 2 a 3 meses de tratamento efetivo. O aumento do volume da glândula tireoide tem sido observado em alguns pacientes no início do tratamento com tionamida, por acarretar aumento da vascularização.

Doses mais elevadas poderão ser usadas, porém evitando-se atingir valores de 1.200 mg ou 120 mg, respectivamente, dos medicamentos citados, pelas reações adversas que podem ocorrer em até 5% dos pacientes. Estas reações são relatadas mesmo com doses baixas, daí a necessidade de serem os pacientes, que se encontram em tratamento clínico com tionamidas, acompanhados por exames hematológicos e bioquímicos. Podemos citar, entre as mais detectadas: agranulocitose, hepatotoxicidade, trombocitopenia, *rash* cutâneo, linfadenopatia, síndrome lupoide sistêmica, urticária, febre, mialgia, artralgia, edema, alopecia e psicose.

A agranulocitose ocorre em cerca de 1 a 3% dos pacientes e é acompanhada de quadro febril associado a queixas respiratórias. A hepatotoxicidade é identificada por icterícia e alteração das provas funcionais hepáticas, e de acordo com a gravidade acarretará a morte do paciente. O *rash* cutâneo e as reações urticariformes são devidos ao medicamento. A suspensão do mesmo acarreta, normalmente, a reversão destas alterações (Figuras 53.18 e 53.19).

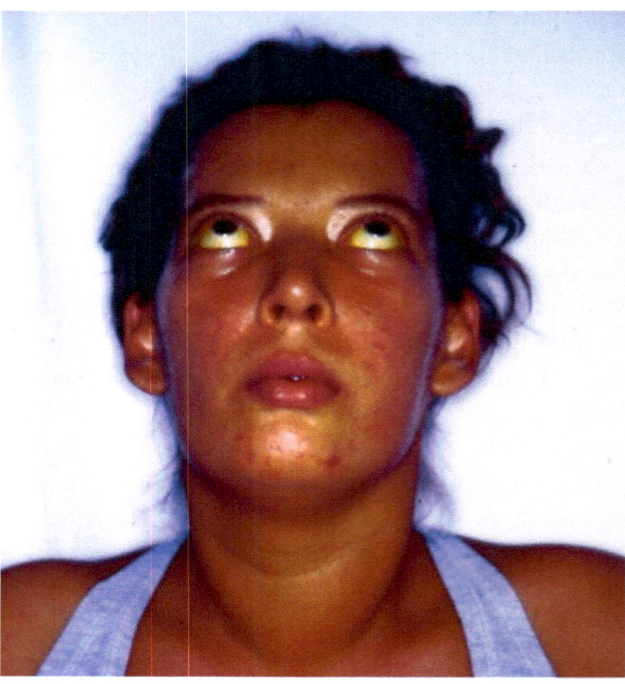

FIGURA 53.18 – *Paciente com bócio tóxico apresenta quadro de hepatotoxicidade induzida pelo hipertireoidismo e agravada pelo uso de droga antitireoidiana – propiltiouracil.* Fonte: autor.

Os portadores de bócios tóxicos de pequeno volume e nos quais se observa uma boa resposta, com reversão do quadro clínico e consequente diminuição do tamanho da glândula, poderão ser mantidos em controle medicamentoso, com redução das doses prescritas e mantidos por um período mínimo de tratamento de 18 meses. A recorrência tem sido relatada em torno de 45% dos casos. É de se salientar que em mulheres grávidas a utilização do metilmazol tem sido indicada por acarretar menos efeitos teratogênicos.

Os betabloqueadores, uma classe de medicamentos introduzida no armamentário terapêutico do tratamento clínico dos pacientes com hipertireoidismo a partir da década de 1970, tornou-se de grande valor auxiliar na compensação destes doentes, pois produzem bloqueio dos efeitos adrenérgicos observados nos pacientes com

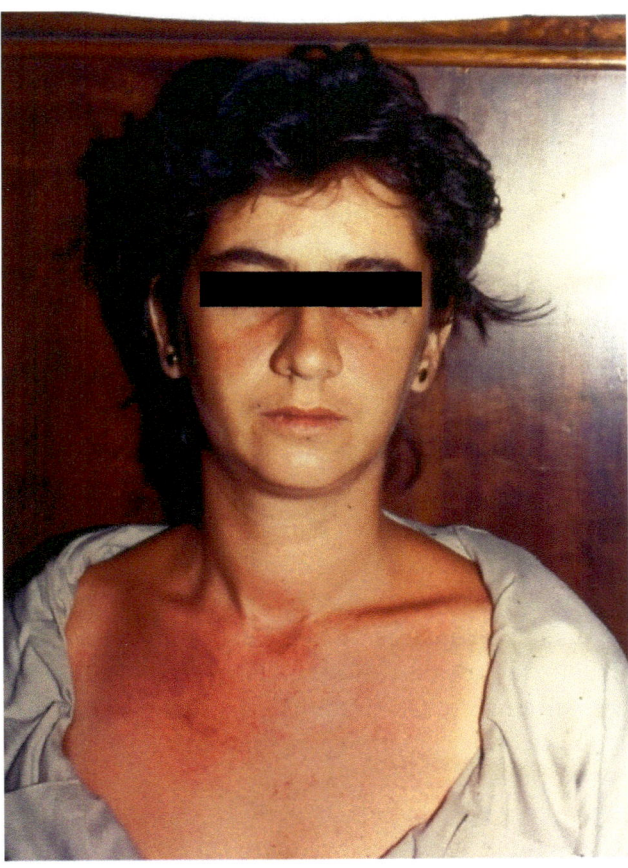

FIGURA 53.19 – *Paciente com hipertireoidismo apresentando complicação de medicação antitireoidiana, rash cutâneo.* Fonte: autor.

bócios tóxicos, em decorrência da produção do hormônio tireoidiano, que provoca aumento da hiperatividade simpática. Melhoram a síndrome hipercinética, com consequente diminuição da taquicardia, do débito cardíaco, da pressão de pulso das arritmias, das palpitações e dos tremores de extremidades, não exercendo efeito sobre a produção hormonal, apesar de ter sido atribuído ao propranolol o bloqueio da transformação periférica de T4 em T3, o que influenciaria na fase compensatória dos pacientes tireotóxicos.

Com a utilização do betabloqueador, perdemos dados importantes em relação à avaliação dos sinais que evidenciam a compensação do paciente, como a sudorese das extremidades, principalmente das mãos, o ritmo do pulso e a intolerância ao calor, o que provoca dúvidas por parte dos menos experientes, que julgam estar o paciente apto a realizar a intervenção cirúrgica sem que o mesmo ainda esteja em estado eutireoidiano. A utilização do propranolol, como preparo único para o paciente com bócio tóxico, deverá ficar reservada para os que apresentem algum impedimento de realizar a associação com tionamidas e iodo, pois o sangramento é maior neste tipo de doença durante a ressecção cirúrgica, e ainda mais acentuado quando a droga é utilizada isoladamente. Quando se associa o betabloqueador ao iodo, mesmo assim ainda se observa sangramento abundante. O ideal é que o paciente utilize as três drogas, tionamida, propranolol e iodo.

O propranolol é apresentado em comprimidos de 20 mg e 40 mg e deve ser prescrito em doses fracionadas, duas a quatro vezes, podendo ser necessárias doses mais elevadas, de até 240 mg por dia, para se obter a compensação da síndrome hipercinética. O tempo de utilização do medicamento para efetiva reversão do quadro tóxico é individualizado, variando de acordo com o quadro clínico do paciente. A medicação prescrita no pré-operatório deverá ser usada no pós-operatório imediato e descontinuada até o décimo dia, para evitar a crise tireotóxica, detectada em alguns pacientes, ou até mesmo se apresentando com sintomas mais brandos, como cefaleia, febre, nervosismo, que passam despercebidos aos menos experientes. Alguns pacientes com passado asmatiforme e disfunção cardíaca não deverão utilizar a medicação.

O cloridrato de amiodarona, um antianginoso que possui um efeito alfa e beta frenador, diferente do efeito de betabloqueio, acarretou em alguns pacientes quadro clínico de hipotireoidismo, por ocasionar bloqueio da transformação periférica de T4 para T3, com formação de rT3. Por possuir em sua fórmula 37% de iodo, pareceu ser a medicação ideal no tratamento pré-operatório dos bócios tóxicos, porém em nossas mãos nenhum efeito favorável foi alcançado, comparado com os outros betabloqueadores. Há casos relatados de pacientes que em uso do medicamento apresentaram quadro de hipertireoidismo.

O iodo é de importância fundamental na formação do hormônio tireoidiano, não só por ser o iodeto circulante no sangue, captado pela célula tireoidiana para dar início à síntese hormonal intraglandular, mas também pela sua importância na regulação da produção hormonal, pois quando em baixa estimula a captação e quando em excesso, bloqueia. As ações do iodo indicam sua utilização no tratamento dos pacientes com bócios tóxicos. Deve ser usado antes do início da administração de tionamida para tratamento clínico dos pacientes com quadros tóxicos graves, pois possui uma ação efetiva mais rápida no bloqueio da síntese hormonal, uma vez que provoca a inibição proteolítica da iodotironina em tireoglobulina, com consequente bloqueio da secreção de hormônio tireoidiano pela glândula. Poderá ser utilizado na forma de solução de lugol, iodeto de potássio ou de contraste, como o iopanoato ou ipodato.

O iodo acarreta, ainda, acúmulo de coloide no interior do folículo tireoidiano, provocando a diminuição da celularidade e da vascularização, que estavam exacerbadas pelo estímulo hipofisário e pelo uso de tionamida. Aumenta a consistência da glândula, tornando-a mais firme, o que propicia uma ressecção cirúrgica mais adequada. A dose prescrita da solução de iodo na forma de lugol ou de iodeto de potássio é de dez gotas, duas vezes ao dia, durante 10 dias antes da cirurgia, não podendo exceder 3 semanas de tratamento, pois poderá ocorrer o fenômeno de escape devido à ruptura folicular, com liberação de hormônio tireoidiano para a circulação, desenvolvendo crise tireotóxica. O iodo poderá ser ainda utilizado na forma radioativa, I^{131}, como tratamento alternativo ao cirúrgico, como preconizado por alguns grupos. Todavia, para se aplicar esta dose terapêutica é necessário que o paciente esteja em estado eutireoidiano, pois com a destruição do folículo ocorre a liberação abrupta do hormônio armazenado, desencadeando tempestade tireotóxica.

A sedação é de importância para a compensação destes pacientes. Pode ser realizada com benzodiazepínicos ou similares, que auxiliam a terapia prescrita, melhorando a compensação. Alguns pacientes necessitam praticamente de hibernação, feita com fenergan e amplictil, conduta utilizada no passado, mas importante na reversão do quadro tóxico, obrigando os pacientes a repouso no leito. A perda de energia destes doentes é exagerada pelo consumo de oxigênio, daí o repouso como terapia adjuvante.

O lítio, preconizado no tratamento das psicoses maníaco-depressivas, promoveu o desenvolvimento de bócio em certos pacientes, e também passou a ser usado, pois se comprovou que reduz a liberação dos hormônios tireoidianos sem interferir com a captação do iodo ou a síntese hormonal. A dose prescrita varia de 600 a 1.200 mg por dia, e a dosagem da sua concentração sérica varia de 0,5 a 1 mEq/L. Alguns pacientes que utilizaram esta medicação têm apresentado reações adversas durante a indução anestésica, com quadro de hipotensão e choque. A medicação deverá ser suspensa pelo menos 10 dias antes da intervenção cirúrgica[18].

A dieta hipercalórica é necessária para estes pacientes hipermetabólicos que apresentam acentuada redução de energia, com perda de peso. A alimentação auxilia a compensação e propicia um ganho de peso, observado nos pacientes em fase compensatória, sendo considerado um dos parâmetros utilizados na avaliação da reversão do quadro tóxico.

O esquema clássico para compensação dos pacientes seria:

- propiltiouracil 400 a 600 mg, em doses fracionadas a cada 8 horas;
- propranolol 120 a 160 mg, em doses fracionadas a cada 6 ou 8 horas;
- solução de lugol 10 gotas duas vezes ao dia, por no mínimo 10 dias no pré-operatório imediato;
- sedação eficaz com benzodiazepínicos ou similares, a cada 4 horas;
- repouso no leito;
- dieta hipercalórica.

Outros medicamentos também podem ser usados na compensação dos pacientes com bócios tóxicos, utilizando os seus efeitos benéficos no combate à tireotoxicose, quando as medicações da chamada primeira linha não puderem ser usadas.

O perclorato e o tiocianato, apresentados em cápsulas de 200 mg e prescritos em dose fracionada no total de 1 g, interferem na síntese hormonal, pois bloqueiam a captação de iodo pela célula tireoidiana. Pela toxicidade apresentada, deixaram de ser usados rotineiramente. Os sulfamídicos, que dificultam a iodinização das iodotironinas, também têm indicação. A reserpina possui efeitos sobre o sistema nervoso central, exercendo ação sedativa e, no sistema cardiovascular, provocando hipotensão e bradicardia. Atua também perifericamente, por meio da depressão simpática, promovendo a depleção das catecolaminas com consequente melhora da síndrome hipercinética. A dose recomendada é de 1 a 2,5 mg por dia, e efeitos colaterais como fraqueza muscular, diarreia e disfunção sexual foram relatados.

A guanetidina depleta os depósitos de catecolaminas, porém sem ultrapassar a barreira hematoencefálica, com seus efeitos simpaticomiméticos intensos, atividade antiadrenérgica e bloqueadora da membrana axonal, sendo utilizada como alternativa para compensação de pacientes com quadros tóxicos. A dosagem prescrita é de 25 a 150 mg por dia e reações adversas como tonteiras em posição ortostática, dores e fraqueza muscular são mencionadas. Estas medicações devem ser lembradas e utilizadas nos pacientes em que os betabloqueadores são contraindicados.

Os corticoides auxiliam a remissão do quadro tóxico nos pacientes com hipertireoidismo, pois inibem a secreção de TSH, reduzem a concentração de TBG no soro e bloqueiam a conversão de T4 para T3. A administração de dexametasona na dose de 2 mg a cada 6 horas acarreta os efeitos desejados para compensação dos pacientes tireotóxicos. Quando a reversão da hiperfunção for constatada para o estado eutireoidiano, o paciente está apto a ser submetido ao tratamento cirúrgico indicado.

Tireoidite é um termo genérico que compreende um conjunto de distúrbios, de diferentes etiologias, que acometem a glândula tireoide e envolvem desde a infecção piogênica até a lesão autoimune. São englobados como processos inflamatórios:

- *tireoidite aguda:* tireoidite supurativa, tireoidite piogênica, tireoidite bacteriana;
- *tireoidite subaguda:* tireoidite de células gigantes, tireoidite granulomatosa ou tireoidite de De Quervain;
- *tireoidite autoimune:* tireoidite de Hashimoto;
- *tireoidite fibrosa:* tireoidite de Riedel.

A tireoidite aguda, denominada também de tireoidite aguda supurativa, tireoidite bacteriana ou tireoidite piogênica, é na realidade um abscesso intraparenquimatoso da glândula tireoide, geralmente precedido de infecção bacteriana em outro local, como vias aéreas, boca, faringe, mastoide ou linfonodos cervicais. Pode também ser ocasionada por fungos e parasitas. A disseminação é hematogênica e os agentes etiológicos mais comuns são *Streptococcus pyogenes, Staphylococcus aureus* e *Pneumococcus pneumoniae,* mas pode ser causada por *Escherichia coli, Hemophilus influenzae,* meningococos e anaeróbios. É um processo de ocorrência pouco comum devido aos fatores de proteção da glândula, como a ação bactericida do iodo intrafolicular, do suprimento sanguíneo e da drenagem linfática, e pelo seu envolvimento por uma cápsula e pela sua separação das outras estruturas da cabeça e do pescoço por fáscias. Deve-se aventar a possibilidade de fístula do seio piriforme, persistência do ducto tireoglosso e fístulas por perfuração, lesões que o estudo tomográfico poderá identificar. A doença nodular preexistente é a mais comum e os pacientes imunodeprimidos são os mais afetados.

As manifestações clínicas caracterizam-se por início súbito, com dor intensa, hipersensibilidade e edema na topografia da tireoide, hiperemia e calor da pele, acompanhados de febre, calafrios, disfagia, disfonia e queda do estado geral. O exame laboratorial revela leucocitose com hemossedimentação elevada, porém os testes de função tireoidiana são normais. A ultrassonografia revela massa irregular de ecogenicidade mista. A cintilografia poderá mostrar áreas de hipocaptação no local do abscesso. Geralmente compromete apenas um lobo, mas pode acometer toda a glândula, com invasão de esôfago e traqueia, podendo levar a insuficiência respiratória aguda. O diagnóstico diferencial deve ser feito com tireoidite de De Quervain, hemorragia no interior de lesão nodular, cisto e carcinoma de tireoide de crescimento rápido. A punção aspirativa dará saída a material purulento, que deverá ser encaminhado para bacterioscopia com Gram e realização de cultura e antibiograma. O tratamento é realizado com antibioticoterapia e drenagem cirúrgica ampla da glândula tireoide. A sequela que ocorre é pela extensão da destruição do tecido glandular, levando ao hipotireoidismo, obrigando à utilização de reposição hormonal (Figura 53.20).

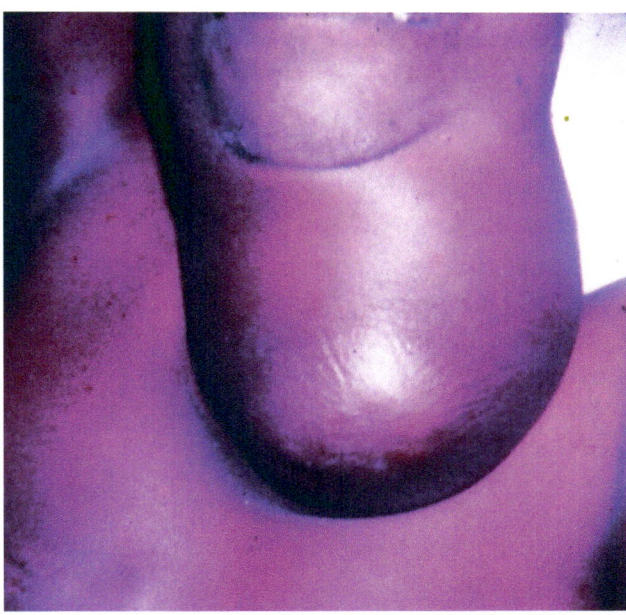

FIGURA 53.20 – *Paciente portadora de tireoidite aguda supurativa: observam-se sinais de flogose.* Fonte: *autor.*

A tireoidite de De Quervain também é designada de tireoidite subaguda, tireoidite granulomatosa, tireoidite não infecciosa, tireoidite não supurativa aguda e tireoidite pseudotuberculosa. Ocorre com maior frequência nos meses de verão e as mulheres entre a terceira e a sexta década são as mais atingidas. Parece ter origem viral, causada por *Coxsackie, Adenovirus, Influenza* e *Echovirus.* O comprometimento da glândula tireoide aparece após a infecção das vias aéreas superiores e vem acompanhado de astenia pronunciada, mal-estar, dor cervical decorrente da distensão da cápsula tireoidiana, dor intensa à palpação da glândula e dor referida no maxilar inferior, no ouvido e na região occipital. Geralmente os sintomas são agudos, com febre, fadiga, fraqueza, cansaço, mialgias, anorexia, irregularidades menstruais, perda de peso e sinais de tireotoxicose, como agitação, nervosismo, tremores de extremidades, pele quente e úmida. Em fase tardia pode ocorrer hipotireoidismo temporário.

Os sintomas podem permanecer latentes ou passar despercebidos, uma vez que remissão e exacerbação do quadro podem ocorrer por alguns meses até a identificação exata da doença. Quadro de hipertireoidismo tem sido relatado em alguns pacientes, decorrente de extravasamento do hormônio pré-formado para a circulação. O exame palpatório revela hipersensibilidade intensa sobre a tireoide, nodularidade que pode ser uni ou bilateral.

Alterações laboratoriais mostram anemia normocrômica, com elevação dos leucócitos e da hemossedimentação. As dosagens de T4L estão muito elevadas, com T3 e tireoglobulina sérica aumentadas e o valor do TSH, diminuído. Valores normais de tireoglobulina e da hemossedimentação praticamente excluem o diagnóstico de tireoidite de De Quervain. A captação por radioimunoensaio está diminuída ou suprimida. O ultrassom mostra hipoecogeinicidade parenquimatosa.

Cronologicamente, sem obrigação de passar por todas as etapas, a evolução da tireoidite granulomatosa apresentaria inicialmente um quadro doloroso associado a hipertireoidismo, seguido de uma fase de eutireoidismo, instalando-se posteriormente um período de hipotireoidismo, ocorrendo por fim a recuperação da função tireoidiana, podendo o tempo da doença durar por até 6 meses. O diagnóstico diferencial deve ser feito com doença maligna, tireoidite supurativa aguda, tireoidite de Hashimoto dolorosa, infecção de cisto tireoglosso, hemorragia intracística ou em nódulo tireoidiano. Nos casos duvidosos, a biópsia com agulha fina revela a presença de células gigantes. O tratamento é sintomático, com aspirina e anti-inflamatórios não hormonais e, nos casos mais graves, deverá ser prescrito corticoide. A reposição com hormônio tireoidiano é realizada nos pacientes que desenvolvem quadro de hipotireoidismo. O tratamento cirúrgico raramente está indicado, ficando reservado para tratar nódulo residual suspeito.

A tireoidite de Hashimoto foi descrita pela primeira vez, em 1912. A tireoidite linfocítica é uma doença inflamatória crônica da tireoide, em que os fatores autoimunes têm papel preponderante. Atinge mulheres de meia-idade e pode ser a causa mais comum de bócio esporádico em crianças. É frequente o acometimento de membros de uma mesma família. A evidência de fatores autoimunes inclui a infiltração linfocítica da glândula e concentrações aumentadas de anticorpos antitireoglobulina e antiperoxidase O. A presença de anticorpos pode refletir uma resposta do epitélio tireoidiano a agentes patógenos e infecção viral.

Coexiste com outras doenças de etiologia autoimune, como anemia perniciosa, síndrome de Sjögren, lúpus eritematoso, miastenia grave, artrite reumatoide e Basedow-Graves. Faz parte de uma síndrome de insuficiência endócrina que inclui doença de Addison idiopática, diabetes *mellitus* e insuficiência ovariana ou testicular. O bócio é o aspecto predominante que acomete a glândula, porém não obrigatório na forma simétrica. A consistência à palpação é firme, com projeções nodulares, porém com contornos preservados. A doença é focal, mas pode-se estender e comprometer um ou ambos os lobos, com predominância de tecido linfoide A celularidade é característica, com células epiteliais com alterações oxifílicas (células de Askanazy).

Com a progressão da doença, o tecido linfoide pode ser substituído por tecido fibroso. As queixas mais comuns são aumento de volume na projeção da glândula tireoide, com sensibilidade na região. No início da doença ocorre equilíbrio metabólico, mas o TSH está elevado, assim como as dosagens dos anticorpos antitireoidianos, o que sela o diagnóstico. Em fase inicial pode ocorrer quadro de hipertireoidismo, denominado de hashitireotoxicose, com dosagens hormonais tireoidianas elevadas e uma maior captação de iodo pela tireoide, porém a cintilografia revela, nesta fase, captação irregular do radioiodo. O quadro de hipertireoidismo deve ser tratado. A ocorrência de remissão espontânea do quadro tóxico pode ocorrer.

Posteriormente, com a progressão da doença, o paciente evolui para quadro de hipotireoidismo. O acompanhamento destes pacientes deve ser feito, e o tratamento é clínico, com hormônio tireoidiano substitutivo. A continuidade da lesão infiltrativa linfocítica torna a glândula com aspecto fibroso aderente à aponeurose e à musculatura pré-traqueal, simulando doença maligna. O processo infiltrativo também pode ocasionar compressão traqueal e de esôfago, obrigando à realização de cirurgia descompressiva econômica, lobectomia subtotal ou istmectomia. Na presença de nódulos cuja punção aspirativa não foi definitiva, a cirurgia está indicada, pois ocorre coexistência de tireoidite linfocítica e doença maligna da tireoide, carcinoma papilífero ou linfoma[19].

A tireoidite silenciosa é uma das formas de tireoidite crônica linfocítica que recebeu várias denominações, como tireoidite linfocítica subaguda, tireoidite linfocítica indolor e tireoidite indolor. Afeta de maneira insidiosa a glândula tireoide, acarretando inicialmente quadro de tireotoxicose com pouca ou nenhuma manifestação, seguida de uma fase de hipotireoidismo que poderá ser seguida de recuperação da funcionalidade glandular ou acarretar um quadro permanente de hipotireoidismo.

Há história familiar de doença tireoidiana autoimune, podendo vir associada a outras doenças como artrite reumatoide, lúpus eritematoso sistêmico e esclerose múltipla. Apresenta-se com valores elevados de T4L e T3, sendo os de T4L bem mais altos, pois com a ruptura intraglandular ocorre liberação de T4 para a circulação. Os níveis de anticorpos antitireoglobulina e antiperoxidase O estão altos, principalmente o deste último, e o estudo histopatológico revela infiltração linfocitária. As manifestações clínicas e as dosagens laboratoriais dependem da fase clínica em que se encontra o processo glandular: hipertireoidismo, hipotireoidismo ou eutireoidismo. O tratamento deverá ser realizado combatendo o quadro clínico apresentado pelo doente com betabloqueador e, se o hipotireoidismo se instalar, usar hormônio tireoidiano.

A tireoidite pós-parto acomete mulheres em até 1 ano após o parto e o quadro clínico apresentado, de hipertireoidismo ou hipotireoidismo, poderá durar por alguns meses. Há possibilidade de repetição do mesmo quadro clínico em outras gestações e a tendência é evoluir para hipotireoidismo permanente após 4 anos do parto. Os títulos de anticorpos estão elevados, principalmente a antiperoxidase O, e a histopatologia revela infiltração linfocitária, o que permite incluir como tireoidite crônica autoimune. O tratamento na fase de tireotoxicose é feito com droga betabloqueadora, e na fase de hipotireoidismo transitório ou permanente, o uso de tiroxina se faz necessário.

A tireoidite fibrosa foi descrita por Riedel, em 1896. É uma afecção rara que afeta mulheres de meia-idade, de 30 a 60 anos. É caracterizada por intensa fibrose da glândula tireoide e de estruturas anexas, como traqueia, musculatura pré-tireóidea, fáscias, nervos e vasos sanguíneos. Pode vir acompanhada de processos fibróticos como fibrose retroperitoneal, fibrose mediastinal, fibrose peri e retro-orbitária e colangite esclerosante. As manifestações clínicas são de aumento de volume da tireoide, que se apresenta de consistência endurecida e aderente às estruturas anexas. Os sintomas são causados por compressão de traqueia, esôfago e nervos recorrentes. Rouquidão, dispneia e disfagia podem estar presentes. A laringoscopia pode revelar paralisia de corda vocal pelo processo infiltrativo. O quadro clínico é de hipotireoidismo, as dosagens hormonais estão baixas e a elevação dos níveis de anticorpos antitireoglobulina e antiperoxidase O já foi constatada.

Diagnóstico diferencial com câncer da tireoide deve ser feito, principalmente o anaplásico, pois com o evoluir do processo a glândula adquire consistência lenhosa, decorrente da substituição do parênquima tireoidiano. A anatomia patológica confirma a presença de tecido fibroso que invade a cápsula e a musculatura cervical. O tratamento é feito com hormônio tireoidiano para combater o hipotireoidismo instalado. A associação a corticoides pode ser usada na tentativa de diminuir a fibrose. O tratamento cirúrgico fica reservado para as complicações, pois com o evoluir do processo poderá ocorrer compressão de esôfago e traqueia, acarretando quadro de insuficiência respiratória, obrigando a realização de uma istmectomia envolvendo também partes dos lobos tireoidianos para descompressão dos anéis traqueais (Figura 53.21).

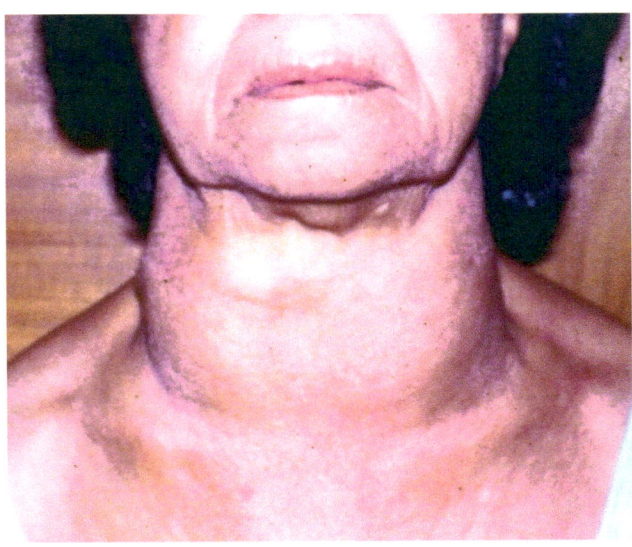

FIGURA 53.21 – *Paciente portadora de lesão fibrosa da glândula tireoide compatível com tireoidite de Riedel.* Fonte: autor.

As lesões malignas da glândula tireoide, apesar de serem consideradas as neoplasias endócrinas mais frequentes, ainda assim apresentam uma baixa incidência em relação aos demais cânceres que atingem a população em geral. Existem variáveis como sexo, fatores genéticos, etnia e região geográfica que influenciam no seu desencadeamento. Sobre os mecanismos que levam ao aparecimento e desenvolvimento das neoplasias da tireoide, progressos têm sido feitos para a sua compreensão, a fim de permitir o entendimento dos mecanismos envolvidos. É sabido que a deficiência de iodo acarreta o desenvolvimento de neoplasias tireoidianas do tipo folicular em região de bócio endêmico, e que há predomínio da lesão do tipo papilífero em áreas com reposição de iodo na alimentação.

A irradiação usada como tratamento de hipertrofia tímica, acne, hipertrofia amigdaliana e adenite cervical na infância é acompanhada de alta incidência de neoplasia maligna da tireoide, da mesma forma que se tem observado o desenvolvimento de câncer da tireoide nos pacientes submetidos a radioterapia para tratamento de linfoma e câncer cervical. O TSH acarreta hiperplasia e hipertrofia da tireoide e estimula as funções de diferenciação de captação e incorporação de iodo pela célula tireoidiana. Prova é que o hormônio tireoidiano é usado para bloquear a secreção de TSH, evitando a recidiva da doença maligna.

O fator de crescimento epidérmico (FCE) é um estimulante de crescimento da célula tireoidiana que possui receptores específicos. Seu efeito é semelhante ao do TSH, porém inibe as funções de diferenciação e sua ação se faz de maneira autônoma ou parácrina. Fatores de crescimento como o alfatransformador (FTC-α), os de insulina I (FCI-I) e II (FCI-II), betatransformador (FTC-β) e o fator básico de crescimento do fibroblasto (FbCb) atuam na célula tireoidiana regulando seu crescimento. A ação destes fatores de crescimento se faz através de uma rede de comunicação intracelular que segue uma sequência. Começa com um estímulo, que é o sinal percebido por um receptor e regulado por proteína G. Este é amplificado por enzimas como as ciclases ou cinases, que produzem mensageiros secundários, o AMP cíclico ou o cálcio, que atuariam na célula tireoidiana[20].

O crescimento das células normais é controlado por genes, os proto-oncogenes. Eles tornam-se oncogenes quando são ativados e perdem seu controle normal e causam ou intensificam o desenvolvimento do câncer. Podem estimular o crescimento celular, atuando no núcleo ou no citoplasma através de vários mecanismos diretos e indiretos, inibindo as funções dos antioncogenes. Além de estimularem o crescimento, os oncogenes têm outras funções, como estímulo à angiogênese, produzem proteases e enzimas, que facilitam a invasão e a disseminação do câncer localmente ou em áreas de metástases. Afetam a expressão dos antígenos de histocompatibilidade, de modo que as células cancerosas não sejam reconhecidas ou atacadas por linfócitos destruidores. Vários oncogenes já foram identificados e podem ser divididos em: receptores da membrana – TSHr; da proteína G – ras e gps; e da tirocinase – myc. O oncogene ras codifica uma proteína de ligação do nucleotídeo guanila, que estruturalmente permanece no estado ativado ligado ao trifosfato de guanosina (GTP). Apresenta as expressões, H-ras, K-ras e N-ras, codifica a p21 da membrana celular e liga-se às tirocinases e proteinocinases.

O oncogene ras também pode ser ativado por mutações nos códons 12, 13 e 61, o que dará origem à ras-p21. Já foi constatada a presença do gene H-ras não só no câncer da tireoide, como nos bócios multinodulares e nos adenomas, onde pode atingir percentuais de até 50%. Mutações do oncogene ras foram detectadas em percentual maior de carcinomas anaplásicos do que nos carcinomas folicular e papilífero. Parece provável que a ativação deste oncogene ocorra em fase precoce do desenvolvimento do tumor, sendo ainda influenciada pelo baixo percentual de iodo regional. A sua presença poderá estar relacionada com a agressividade da lesão, evidenciada pela sua maior constatação em carcinomas anaplásicos e nos carcinomas de células de Hurthle, onde ocorreu a identificação do N-ras.

O oncogene gsp codifica a subunidade α da proteína G. O gsp é mais evidenciado em adenomas funcionantes, porém mutações ativadoras foram constatadas em tumores malignos agressivos da tireoide. O proto-oncogene ret é encontrado ativado em pacientes com carcinoma papilífero, no carcinoma medular da tireoide e nos portadores de síndromes NEM II A e NEM II B. O ret codifica uma tirocinase da membrana e tem domínios tirocinase extracelular, transmembrana e intracelular, e está envolvido no crescimento da célula tireoidiana. Foi identificado nos carcinomas papilíferos um novo oncogene denominado de PTC (carcinoma papilífero da tireoide) ret/PTC 1.

Mais recentemente, foram descritos em carcinomas papilíferos outros dois oncogenes, o ret/PTC 2 e o ret/PTC 3. O gene trk é um receptor de membrana tirosina cinase e constatou-se sua presença em carcinomas papilíferos da tireoide. Os proto-oncogenes c-myc e N-myc codificam proteínas presentes em carcinomas da tireoide. O c-myc se correlacionou com a agressividade dos carcinomas diferenciados da tireoide e o N-myc, com o carcinoma medular da tireoide. Nestes pacientes com níveis mais elevados de N-myc, o prognóstico de sobrevida livre de recidiva do tumor foi menor.

As expressões c-erb/neu e c-erb B também já foram identificadas nas malignidades tireoidianas. A mutação do oncogene BRAF foi constatada em pacientes que apresentaram pior evolução do carcinoma papilífero, com recorrência da doença, e nos doentes mais idosos. A presença do BRAF nos carcinomas diferenciados da tireoide papilífero e folicular, que apresentam piores prognósticos, e nas lesões anaplásicas, já foi comprovada. O crescimento celular é protegido por genes supressores, que controlam o ciclo celular e a morte programada da célula. Um bloqueio ou uma baixa atividade dos genes supressores podem ocasionar crescimento inadequado das células.

O p53 é um gene supressor de tumor que controla o ciclo celular normal e dá início à morte da célula. As mutações do p53 são observadas em cânceres humanos e identificadas nos carcinomas indiferenciados e em alguns carcinomas diferenciados mais agressivos. Outro gene supressor é o RB, evidenciado em tumores da tireoide, e pode sofrer a ação do antígeno T do SV40, que é um produto viral que inativa o RB e possibilita o desenvolvimento de carcinomas foliculares[21-27].

A classificação das lesões malignas possibilita agrupá-las em:

- diferenciadas – carcinoma papilífero e carcinoma folicular;
- indiferenciada – carcinoma anaplásico;
- de células parafoliculares – carcinoma medular;
- outros: linfoma, teratoma, plasmocitoma e o carcinoma metastático.

O paciente portador de nódulo na glândula tireoide é o que necessita ser investigado quanto à possibilidade ou não de a lesão ser maligna. A coleta de informações sobre a residência em área com deficiência de iodo, se há casos da doença tireoidiana em familiares, se houve irradiação prévia em região cervical, se houve crescimento rápido da lesão, se ocorreu alteração da voz e, pelo exame palpatório, se é constatada lesão endurecida ou a presença de linfonodos cervicais, são fatores que permitem suspeitar de malignidade.

Todavia, é importante que com o armamentário de exames de que dispomos atualmente, não devemos prescindir de nenhum para o diagnóstico de uma lesão da glândula tireoide. Devemos lançar mão de todos com racionalidade. Uma lesão maligna de tireoide não altera as dosagens hormonais, T3, T4 livre e TSHs, apenas informa se o nódulo presente está ocorrendo em paciente eutireóideo, hipotireóideo ou hipertireóideo, uma vez que a malignidade já foi constatada nos três estágios clínicos. A captação de iodo radioativo e/ou a cintilografia da glândula tireoide informam se a lesão é captante ou não. A lesão fria, que não capta o radioiodo, tem maior possibilidade de desenvolvimento de câncer da tireoide. A lesão fria pode ser um nódulo sólido ou cístico. O ultrassom, que não fornece informações sobre funcionalidade da lesão, informará o tipo da mesma, se cística, que apresenta baixa incidência de portar malignidade, ou se sólida, cujo percentual pode atingir até 20% das mesmas. A lesão mista, cística com vegetações em seu interior, também tem maior possibilidade de ser câncer (Figura 53.22).

O ultrassom nos fornece subsídios quanto ao número de lesões, se o nódulo é único ou se múltiplos nódulos estão presentes na glândula. Pelas características da lesão, poderá ainda sugerir a hipótese de qual nódulo nas lesões multinodulares é o suspeito, pois nem sempre o dominante é o que porta a malignidade. Identificado o nódulo, a punção aspirativa com agulha fina é hoje considerada por vários grupos como exame de primeira opção. Julgamos que um exame não sobrepuja o outro, pelo contrário se completam, uma vez que

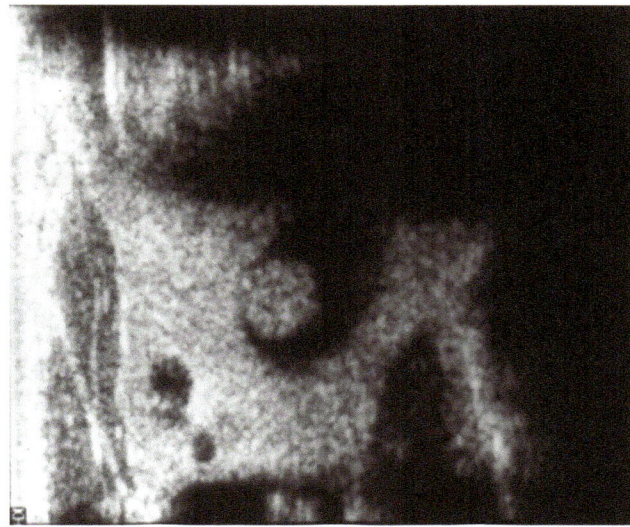

FIGURA 53.22 – *Ultrassonografia de glândula tireoide evidenciando lesão cística com vegetação em seu interior.* Fonte: autor.

o ultrassom tem sido largamente utilizado no auxílio das punções em nódulos menores, mas suspeitos, e nos de difícil acesso. Pelas informações fornecidas pelo estudo citopatológico, lesão maligna, lesão suspeita, tumor folicular ou exame indeterminado, a conduta terapêutica será adotada e tanto a tomografia computadorizada como a ressonância magnética poderão complementar as informações[28].

As lesões têm características próprias. O carcinoma papilífero, assim como o folicular, deriva da célula epitelial. Oitenta por cento das lesões são de carcinomas diferenciados e 2/3 são do tipo papilífero. Seu crescimento é lento. A idade está em torno de 30 a 40 anos e pode atingir jovens e adolescentes; nos idosos a lesão torna-se mais agressiva. Relação é de três cânceres em mulheres para um em homem, mas apesar de as mulheres serem mais afetadas por lesões tireoidianas, uma lesão em um homem é mais suspeita. A irradiação usada em épocas passadas para tratamento de lesões cervicais tem influência na incidência do carcinoma papilífero. A reposição com iodo em áreas de bócio endêmico e as tiureias poderiam influenciar no aparecimento da lesão. Existe uma dependência do TSH para seu crescimento, e apesar de seu desenvolvimento lento, a tendência é aumentar sua agressividade em pacientes de idade avançada.

A célula papilar maligna tem o aspecto de vidro fosco. A presença de focos de calcificação, corpos psamomatosos, que correspondem a depósitos concêntricos de cálcio em decorrência da necrose das papilas ou de pequenos focos de lesões malignas, é mais frequente no carcinoma papilífero. A disseminação se faz para os linfonodos regionais, cervicais e pericapsulares, e também pelos linfáticos intraglandulares, daí ser comum a presença de micrometástases no lobo contralateral. A sua propagação à distância é por via linfática e pode tardiamente comprometer o pulmão e o osso, coexistindo neste caso a presença de lesão folicular associada ao carcinoma papilífero (Figura 53.23).

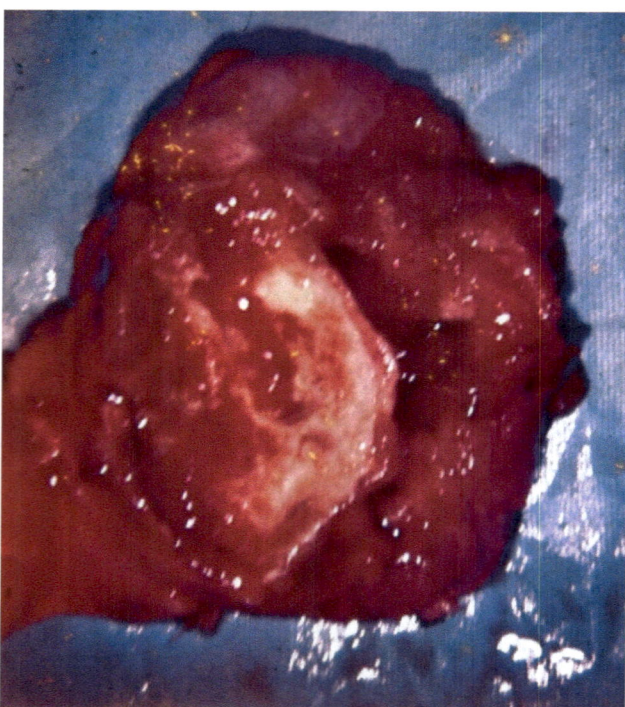

FIGURA 53.23 – *Peça cirúrgica de nódulo de glândula tireoide mostrando lesão calcificada – corpos psamomatosos.* Fonte: *autor.*

Existem seis variantes de acordo com o predomínio da celularidade: folicular, insular, cirroso ou esclerosante, colunar, encapsulado e de células altas. Na variante folicular ou mista existe a presença de poucas papilas, mas as alterações nucleares presentes evidenciam o comportamento papilífero da lesão. A lesão cirrosa ou esclerosante caracteriza-se por fibrose intensa e infiltração linfocitária, com áreas de metaplasia epidermoide geralmente comprometendo os dois lobos. A variante insular é uma lesão agressiva que tem como característica histológica a presença de ninhos de células neoplásicas dispostos de forma insular, podendo conter focos de necrose. A colunar é considerada uma forma agressiva, caracterizada pela presença de células colunares com estratificação nuclear, e o comportamento biológico depende da invasão extracapsular da lesão. A lesão encapsulada tem baixa malignidade e a propagação é para linfonodos regionais. A malignidade da lesão é constatada pela invasão capsular. A variante de células altas atinge pacientes em idade mais avançada. É caracterizada por tumores de grandes volumes que apresentam invasão capsular e vascular, cujo prognóstico de sobrevida é ruim pela evolução da doença (Figuras 53.24 e 53.25).

O carcinoma folicular tem prevalência maior nas áreas de bócio endêmico, e vem declinando desde que o iodo foi anexado à alimentação. As mulheres são as mais afetadas, e em geral a idade varia entre 40 e 50 anos. Nos pacientes com bócio nodular ou

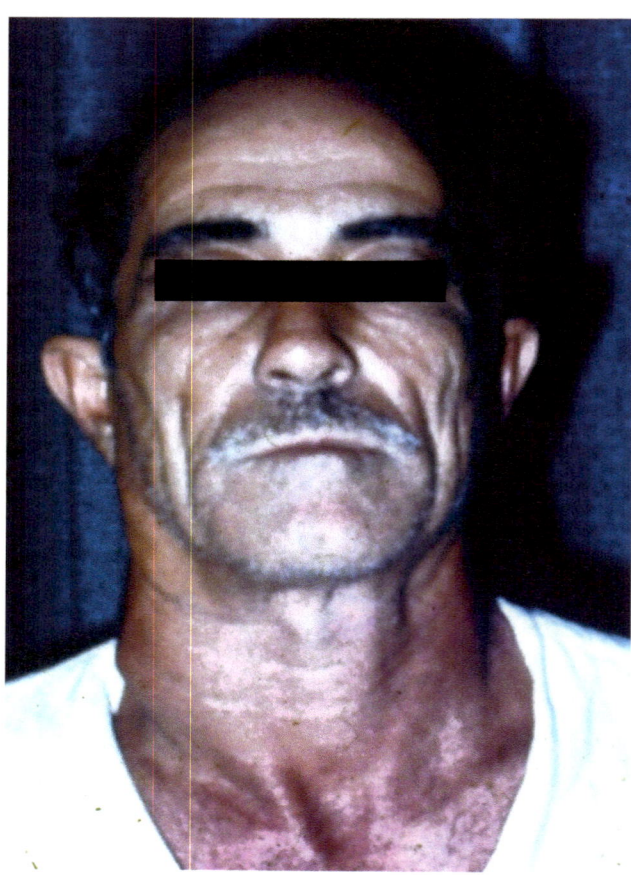

FIGURA 53.24 – *Paciente com lesão tumoral de glândula tireoide – carcinoma diferenciado.* Fonte: *autor.*

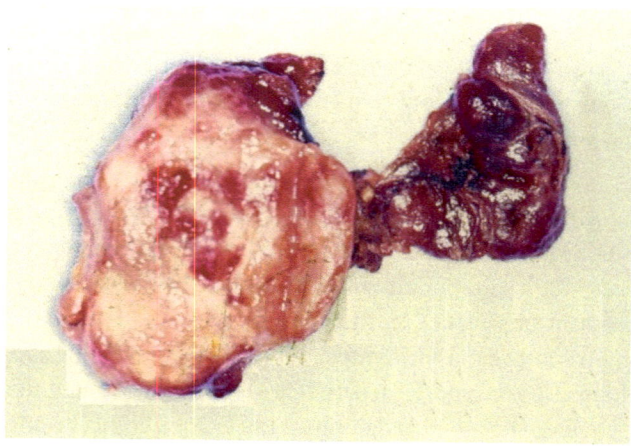

FIGURA 53.25 – *Peça cirúrgica do paciente da Figura 53.24, o exame anatomopatológico revelou carcinoma diferenciado do tipo células altas.* Fonte: *autor.*

difuso, a incidência de carcinoma folicular é maior. A célula folicular apresenta semelhança com a lesão benigna, a malignidade é diagnosticada pela invasão vascular e capsular e o grau de agressão da lesão é maior quando ocorre invasão maciça extracapsular. A multicentricidade da lesão é mais rara do que no carcinoma papilífero, porém a agressividade do tumor é maior. A disseminação para os linfonodos regionais pode ocorrer em até 10% dos casos, mas a difusão hematogênica precoce com metástases para pulmão, osso, fígado e cérebro é mais comum e as lesões podem captar radioiodo.

Uma variante do carcinoma folicular é o tumor de células de Hurthle. Tem características próprias por ter origem em uma grande célula eosinofílica com abundantes mitocôndrias citoplasmáticas e pode ser encontrado em pacientes com bócio nodular e tireoidite de Hashimoto. É uma lesão mais agressiva, com pico de ocorrência na sexta década. Pacientes com lesão benigna de células de Hurthle têm maior tendência de desenvolver carcinoma tireoidiano. A disseminação é para os linfonodos cervicais e as metástases não captam iodo radioativo.

O carcinoma anaplásico é a neoplasia tireoidiana mais agressiva, cuja sobrevida é avaliada em meses. Afeta pacientes idosos na faixa etária acima de 60 anos. É um tumor em topografia da tireoide de crescimento rápido, consistência endurecida, com pouca mobilidade à deglutição e comprometimento dos linfonodos cervicais. O paciente geralmente se queixa de dor local, dispneia, disfagia, rouquidão e tosse, indicando o diagnóstico pré-operatório de carcinoma anaplásico, que acarreta invasão local precoce da traqueia e do esôfago e metástases por via linfática e hematogênica, com comprometimento do pulmão e osso. É comum em áreas de bócio endêmico e em portadores de adenoma, e já foi constatada a presença de carcinoma diferenciado dentro da lesão anaplásica. Acredita-se que o carcinoma anaplásico seria a evolução tardia de um bócio nodular ou de carcinoma papilífero não detectado na glândula tireoide. Histologicamente, apresenta as variedades de pequenas células e de células grandes. Estas se dividem em células fusiformes e gigantes. As pequenas células apresentam as variedades de células compactas e difusas. A sobrevida é de não mais que 1 ano. Se sobreviver, rever a lâmina, pois deve ser um carcinoma papilífero ou um linfoma (Figura 53.26).

O carcinoma medular da tireoide provém da célula parafolicular, célula C, que tem origem na crista neural e produz calcitonina. Estas células estão distribuídas

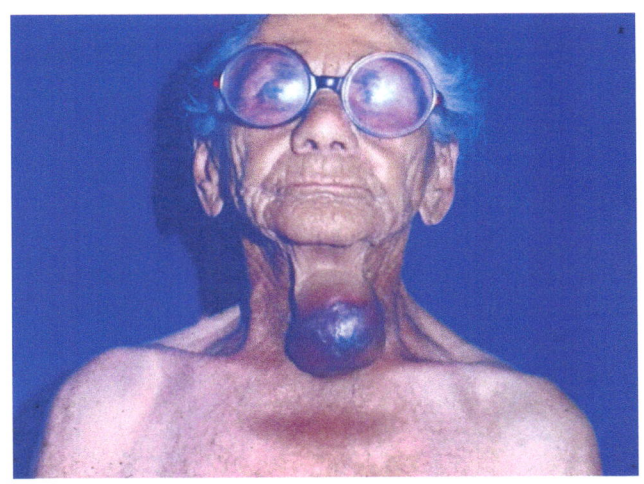

FIGURA 53.26 – *Paciente portador de carcinoma anaplásico em fase avançada. Fonte: autor.*

nas porções superior e média dos lobos tireoidianos, e por terem capacidade de produzir aminas biogênicas, foram incluídas no grupo de células APUD, que tem a capacidade de captar e descarboxilar aminas precursoras. Além da calcitonina, as células C do carcinoma medular podem secretar outros peptídeos, incluindo ACTH, melanina, peptídeo intestinal vasoativo (VIP), serotonina, bombesina, somatostatina, prostaglandinas e substância P. Os estudos imunoistoquímicos também identificaram, nas células do carcinoma medular, a presença de histaminase, dopamina descarboxilase, enolase neurônio-específica e cromogranina A.

A lesão tumoral tem aspecto de um nódulo de textura lenhosa, podendo conter em seu interior áreas de hemorragia, necrose, fibrose e calcificação. É composto por camadas de células poligonais ou espiraladas separadas por estroma fibroso, que abriga substância amiloide característica da lesão. Pode ser do tipo esporádico ou familial, neste caso atingindo membros de uma mesma família e associado ou não a neoplasias endócrinas múltiplas (NEM). O tipo esporádico é o mais frequente, correspondendo a 80% dos carcinomas medulares, com predomínio na faixa etária de 50 a 60 anos, apesar de já ter sido evidenciado em adultos jovens. A lesão é única, com localização nos 2/3 superiores.

A propagação da lesão acarreta comprometimento dos linfonodos regionais e justatireoidianos, e as metástases à distância atingem mediastino, pulmão, fígado e osso. A forma clínica familiar, que tem como característica um gene autossômico dominante localizado no cromossoma 10, é responsável por alterações em membros de uma mesma família[29,30]. Existem três formas clínicas. A neoplasia endócrina múltipla do tipo II A (NEM II A) é constituída por carcinoma medular da tireoide, feocromocitoma e hiperparatireoidismo. A neoplasia endócrina múltipla do tipo II B (NEM II B) engloba carcinoma medular da tireoide, feocromocitoma associado a neuromas de mucosa, ganglioneuromatose, biótipo marfanoide, neurofibromatose e espessamento de nervos cranianos.

A terceira forma de apresentação ocorre em membros de uma mesma família, sem estar associada a endocrinopatia múltipla. A forma clínica NEM II A acomete pacientes na segunda e terceira décadas, e o carcinoma medular está associado ao feocromocitoma, cuja forma de apresentação mais frequente é a hiperplasia da medula adrenal. O hiperparatireoidismo pode ser ocasionado tanto por hiperplasia quanto por adenoma. O tipo NEM II B é mais agressivo, por acarretar metástases precoces e atingir uma faixa etária mais jovem, com predomínio na primeira década. O feocromocitoma está presente em 90% dos pacientes, associado a neuromas de mucosa em orofaringe, pálpebras, língua e lábios, acarretando aspecto facial característico. Pigmentação anormal e múltiplos tumores cutâneos mimetizando neurofibromatose também têm sido observados. O biótipo marfanoide é observado nestes pacientes e a ganglioneuromatose do tubo digestivo acarreta obstrução e alterações da motilidade intestinal. A terceira forma clínica não apresenta endocrinopatia associada, atinge a quinta década e tem melhor prognóstico.

O laboratório é auxiliar valioso no diagnóstico dos pacientes com carcinoma medular, com ou sem endocrinopatia associada. A funcionalidade tireoidiana não está alterada e as dosagens hormonais são normais. É, porém, na dosagem de calcitonina plasmática, considerada o marcador bioquímico da lesão, que a avaliação laboratorial é importante, pois não se encontra elevada em outras patologias nodulares tireoidianas. No caso de suspeita de carcinoma medular, cujos valores de calcitonina estão normais, podemos realizar testes provocativos com secretagogos como álcool, cálcio, glucagon e pentagastrina, que estimulam a secreção de calcitonina pelas células C. O antígeno carcinoembrionário (CEA) é utilizado no acompanhamento pós-operatório. As dosagens de ácido vanilmandélico, catecolaminas e de seus metabólitos, quando elevadas, indicam a presença de doença suprarrenal, mesmo nos pacientes sem estigmas clínicos da doença, como palpitação, sudorese, cefaleia e hipertensão arterial persistente, ou em crises paroxísticas. As dosagens de cálcio e paratormônio informam a funcionalidade da paratireoide nos portadores do tipo NEM II A (Figura 53.27).

O linfoma ocorre mais comumente em mulheres mais idosas e o crescimento é rápido, podendo vir

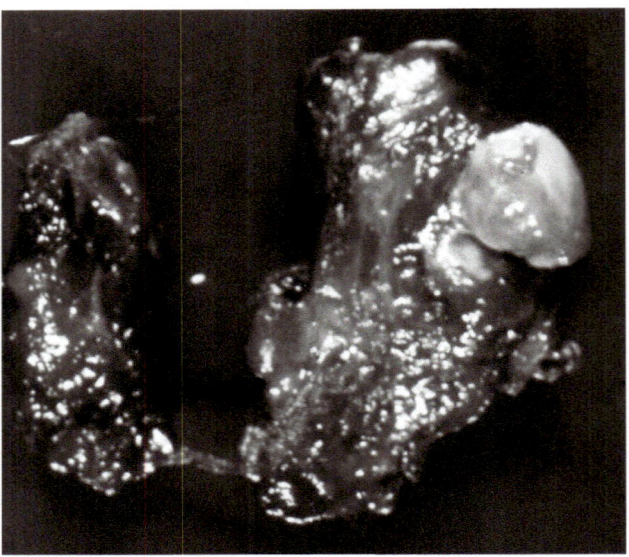

FIGURA 53.27 – *Peça cirúrgica de carcinoma medular da tireoide com lesão situada em topografia habitual na face lateral externa, no terço superior. Fonte: autor.*

associado a disfagia e rouquidão. Geralmente é a evolução de uma lesão nodular da tireoidite de Hashimoto. Pode ser confundido com o carcinoma anaplásico de pequenas células e o diagnóstico diferencial é feito pelo estudo imunoistoquímico para a presença de imunoglobulina monoclonal intracitoplasmática e para antígenos linfocíticos. Os estudos por imagem auxiliam no diagnóstico da lesão. Os dois lobos tireoidianos podem ser afetados e a lesão ficar confinada neste local, ou comprometer os linfonodos regionais, ou tornar-se generalizada. O linfossarcoma de células pequenas tem boa sobrevida, já o sarcoma de células do retículo tem mau prognóstico[31].

O teratoma é uma neoplasia rara que atinge mulheres jovens. É uma lesão agressiva que compromete os linfonodos regionais e estruturas anexas à glândula tireoide, podendo acarretar dispneia e paralisia de corda vocal.

O plasmocitoma é uma lesão pouco comum da glândula tireoide. Tem maior ocorrência no sexo feminino, em torno da sexta década. A lesão pode ser difusa ou nodular e apresenta crescimento rápido. Caracteriza-se por infiltrado de células plasmocitárias substituindo a arquitetura tireoidiana.

A incidência de metástases para a glândula tireoide pode chegar a 2 a 4% de todos os pacientes que falecem por câncer, sendo constatada a presença de lesões metastáticas de carcinoma de pulmão, rim, mama e melanoma.

Os pacientes portadores de lesões tireoidianas malignas apresentam na sua evolução um comportamento diferenciado quanto ao tipo da lesão. Na tentativa de estabelecer parâmetros quanto ao tratamento diferenciado para cada lesão e seu acompanhamento pós-operatório, foram feitos estudos de longa data na tentativa de estabelecer uma melhor abordagem da lesão, de modo a proporcionar uma sobrevida mais longa destes pacientes. Nas lesões diferenciadas foi observado que as papilíferas têm melhor prognóstico que as foliculares. As recidivas à distância ocorrem mais nos carcinomas foliculares e esta lesão é mais letal. A lesão papilífera apresenta uma sobrevida melhor quando confinada à glândula do que quando ocorre acometimento extraglandular.

Na lesão folicular, a invasão dos vasos e da cápsula piora em muito a taxa de sobrevida dos pacientes. As metástases nas lesões papilíferas acometem os linfonodos da região central: paratraqueais, pré-traqueais e paraglandulares, e os da cadeia da jugular: médio e inferiores. A idade tem influência na sobrevida dos pacientes com lesões diferenciadas, sendo melhor nos mais jovens. São considerados pacientes de alto risco homens acima de 40 anos e mulheres de 50 anos ou mais portadores de carcinoma folicular. O grupo de médio risco consiste em homens com idade acima de 40 anos e mulheres com 50 anos, portadores de lesão papilífera. Os considerados de baixo risco são homens de menos de 40 anos e mulheres com menos de 50 anos com lesão papilífera ou folicular.

O conteúdo do DNA das células nucleares do tumor é considerado, por alguns, como também um fator de risco, uma vez que as lesões com percentual maior de células diploides, células com teor normal de DNA, apresentavam sobrevida mais longa do que aquelas com maior percentual de células aneuploides, cujo teor de DNA é diferente das células normais. O tamanho da lesão tem importância no prognóstico, que é melhor nas lesões menores que 2 cm, ao passo que as lesões maiores que 5 cm, as lesões invasivas, as pouco diferenciadas e os tumores em pacientes idosos são considerados mais agressivos.

Com base em vários fatores que poderão influir na evolução dos portadores de lesões tireoidianas malignas, foram estabelecidas algumas classificações, na tentativa de determinar grupos de alto e baixo riscos, propor o tratamento cirúrgico a ser realizado e prognosticar quanto à sobrevida dos doentes. A AGES é baseada na idade do paciente, no tipo histológico, na gradação e extensão do tumor e no tamanho da lesão. Outra classificação, a AMES, usa como parâmetro a *idade*, a presença de *metástases*, a *extensão* do tumor e seu *tamanho*; a RAPE, se o tumor capta *radioiodo*, a resposta da *adenilato* ciclase ao TSH, o *conteúdo* de DNA do tumor e a *extensão* do tratamento. Além destas classificações há o TNM, *tamanho* do tumor, comprometimento dos *linfonodos* e a presença de *metástases*. Com a análise destes fatores, são estabelecidos o tratamento cirúrgico e o complementar pós-operatório.

Apesar de todos estes estudos, ainda não se conseguiu estabelecer, na verdade, porque um paciente considerado de baixo risco evolui mal e um de alto risco tem melhor sobrevida, pois o comportamento biológico ou sua imunidade individual ainda não conseguiram ser analisados. Os pacientes com carcinoma medular da tireoide portadores de lesões esporádicas apresentam melhor prognóstico de sobrevida do que os portadores de lesão familiar, principalmente se no momento do diagnóstico não tiver sido evidenciada a presença de metástases. O prognóstico para portadores de lesões anaplásicas é sombrio, pois se contam os meses de sobrevida. Se sobreviver mais tempo, é melhor rever a lâmina, pois poderá ser um linfoma[32].

Tratamento cirúrgico das lesões tireoidianas

Tireoidectomia é a cirurgia praticada sobre a glândula tireoide. Até o início do século XIX, a tireoidectomia era o verdadeiro temor para os cirurgiões, pois o número de óbitos era elevado durante a intervenção cirúrgica e os que sobreviviam pereciam de tetania ou caquexia estrumitiva (mixedema), daí ser evitado por longo tempo praticar qualquer ato cirúrgico sobre a tireoide.

A primeira cirurgia realizada sobre a glândula tireoide com sucesso, que se tem notícia, é creditada a Abdul Cassem Khalaf Eben Abbas, o Albucassis, no século XIX. Com a chegada da cirurgia moderna, na segunda metade do século XIX, devido aos aprimoramentos da assepsia e anestesia, foi que os cirurgiões conseguiram diminuição do número elevado de mortes, pela possibilidade de controle das complicações como hemorragia, sufocação e insuficiência cardíaca. Deve-se a Theodor Billroth, em Viena, e a Theodor Kocker, cirurgião de Berna, na Suíça, a sistematização da cirurgia e a diminuição dos óbitos, sendo considerados os verdadeiros criadores da moderna técnica de ressecção da glândula tireoide.

Creditam-se a Halsted os estudos sobre a funcionalidade da glândula tireoide e da anatomia vascular, sendo o primeiro a elaborar uma técnica praticamente exangue, o que possibilitou a realização de ressecções cirúrgicas com baixa mortalidade. O sucesso cirúrgico passou a ocorrer nas lesões atóxicas, persistindo ainda um número elevado de mortes nos pacientes portadores de quadros tóxicos.

Deve-se a Lahey, em 1923, a sistematização da cirurgia da tireoide em 16 etapas, sendo, porém, três principais – ligadura das quatro artérias, ressecção de um lobo e posteriormente do outro. Neste mesmo ano, Plummer introduziu o uso do iodo nos pacientes com hipertireoidismo, ocasionando em alguns a remissão do quadro tóxico, mesmo que por um período; todavia, possibilitava, naqueles pacientes indicados, uma intervenção cirúrgica mais segura. Em 1941, Means, Evans e Hertz introduzem o iodo radioativo no tratamento dos pacientes com doença de Basedow-Graves. Credita-se a Astwood, em 1943, a utilização da droga antitireoidiana, tiouracil, que interfere com a iodação da tiroxina, despojando a glândula tireoide de iodo por meios químicos e diminuindo os níveis de hormônio tireoidiano. Foi um marco para o tratamento pré-operatório dos pacientes tóxicos[33].

As tireoidectomias, de acordo com a quantidade de tecido excisado, são divididas em parciais ou subtotais e totais. Se a ressecção atinge apenas um lobo, é unilateral, e se ambos, bilateral. A ressecção do istmo chama-se de istmectomia. A menor cirurgia praticada sobre a glândula tireoide é uma lobectomia subtotal ou uma istmectomia. Assim, podemos dividir o tratamento cirúrgico das lesões tireoidianas, que deve ser utilizado na descrição pormenorizada dos atos cirúrgicos:

- Tireoidectomia subtotal;
  - Lobectomia subtotal unilateral, com ou sem istmectomia;
  - Lobectomia subtotal bilateral com istmectomia.
  - Lobectomia total unilateral, com ou sem istmectomia.
  - Lobectomia total unilateral e subtotal contralateral com istmectomia.
  - Istmectomia;
- Tireoidectomia total:
  - Lobectomia total bilateral com istmectomia;
- tireoidectomia total alargada.
  - Tireoidectomia total com esvaziamento linfonodal uni ou bilateral.

A tireoidectomia designada como *near total* corresponde a uma lobectomia total unilateral mais istmectomia e ressecção alargada do lobo contralateral intracapsular.

Qualquer intervenção sobre a glândula tireoide deverá obedecer a alguns princípios básicos de hemostasia perfeita, ligadura firme dos pedículos tireoidianos, preservação das paratireoides, evitar dano aos nervos laríngeos e nas estruturas anexas à glândula.

Nas lesões atóxicas difusas e nas nodulares, a cirurgia está indicada no tratamento dos bócios que atingem grandes proporções e acarretam problemas estéticos ou processos compressivos, que podem causar estase venosa cervical, rouquidão, obstrução esofágica e traqueal, como observado mais comumente nos bócios mergulhantes e nos circulares.

Quando lesão benigna, adenoma ou nódulo autônomo estiverem confinados a um lobo tireoidiano, o tratamento indicado é uma lobectomia subtotal com istmectomia. Nas lesões uninodulares de até 3 cm, afastado processo maligno ou inflamatório, tem sido defendido por alguns o uso da punção guiada por ultrassom com injeção de etanol na lesão. Os que preferem o tratamento cirúrgico o indicam nas lesões que apresentam crescimento rápido ou como prevenção de uma malignização, pois a incidência de carcinoma papilífero e anaplásico aumenta nos pacientes idosos. O acometimento de tireotoxicose em idade mais avançada, tanto em bócios nodulares quanto multinodulares, tem sido relatado, e a tireoidectomia subtotal é a cirurgia indicada. A cirurgia videoassistida tem sido utilizada por algumas escolas cirúrgicas para ressecção de lesões menores[34,35].

O tratamento cirúrgico das lesões multinodulares bilaterais com a realização de tireoidectomia total tem sido defendido com a alegação de que o tratamento menor, com uma lobectomia subtotal bilateral, tem apresentado altos índices de recidiva após longo período, quando o paciente já é mais idoso e nova intervenção cirúrgica apresentar maior risco de complicações, por se tratar de uma região já manipulada[36].

Nos pacientes portadores de lesões tóxicas, a cirurgia só deverá ser realizada com o paciente totalmente compensado do seu quadro tóxico, em estado de eutireoidismo, o que é conseguido pelo uso de drogas antitireoidianas, betabloqueadores, sedação, repouso, dieta hipercalórica e a solução de iodeto de potássio prescrita no pré-operatório imediato. Para os que optam pelo tratamento com iodo radioativo, os pacientes também devem estar compensados, pois a administração de dose terapêutica em paciente não compensado acarretará uma lesão do folículo com liberação intempestiva de hormônio para a circulação, desencadeando crise tireotóxica. Armadilhas poderão ocorrer nos pacientes em uso de betabloqueadores, pois poderá dar a falsa impressão de que estão compensados, quando na verdade estão apenas betabloqueados.

Existe uma gama de parâmetros a serem seguidos que evidenciam a compensação destes pacientes e nenhum deles deve ser postergado. Podemos citar o ganho de peso, a diminuição da sudorese palmar, o olhar menos vigilante, o sono mais calmo, bem como a diminuição do nervosismo. O dado de pulso utilizado por gráficos cruzados com o peso do paciente, a diminuição do pulso e o aumento do peso, como parâmetro de compensação, passaram a ter valor mais limitado com a introdução dos betabloqueadores, pois após 10 a 15 dias de uso da medicação, o pulso poderá ser considerado como normal, mesmo que o paciente ainda não esteja compensado.

Nos portadores de lesões tóxicas difusas, doença de Basedow-Graves, a cirurgia preconizada é uma lobectomia subtotal bilateral intracapsular. A tireoidectomia total tem sido utilizada por alguns cirurgiões, mas a indicação para tal procedimento tem gerado discussão sobre a indicação tão agressiva. Nos adenomas tóxicos e nas lesões uninodulares ou multinodulares tóxicas unilaterais, a lobectomia subtotal do lobo comprometido é a cirurgia indicada. No caso de comprometimento bilateral multinodular com toxicidade da lesão, a maioria dos cirurgiões realiza a lobectomia subtotal bilateral com istmectomia, já outros têm realizado a tireoidectomia total.

O tratamento das tireoidites é clínico, ficando reservado o tratamento cirúrgico para as complicações ou sequelas. Nas tireoidites agudas, quando não se obtém a reversão do quadro infeccioso com antibioticoterapia e ocorre a formação de abscesso, o tratamento cirúrgico está indicado com drenagem ampla da loja tireoidiana para evitar complicação grave, que é a obstrução respiratória seguida de óbito. Na tireoidite de De Quervain, a cirurgia fica reservada para a ressecção de algum nódulo residual, após a resolução do quadro clínico.

Nos pacientes portadores de tireoidite de Hashimoto, a presença de um nódulo em um lobo é indicação de tratamento cirúrgico, pela incidência de carcinoma papilífero ou linfoma na lesão. A cirurgia indicada é uma lobectomia subtotal unilateral sem istmectomia, pois a tendência destes pacientes é evoluírem para o hipotireoidismo. Casos há em que a tireoidite de Hashimoto apresenta crescimento exuberante que pode se tornar uma lesão circular, comprimindo a traqueia e o esôfago, obrigando nestes casos a uma intervenção cirúrgica mais agressiva. Nos portadores de tireoidite de Riedel, a fibrose acarretada pela evolução da doença provoca sinais de obstrução respiratória por compressão traqueal e a cirurgia a ser realizada é uma istmectomia que promove a descompressão dos anéis traqueais. Nos casos mais graves, está indicada lobectomia subtotal bilateral do tecido anexo aos anéis traqueais, associada a istmectomia.

As lesões malignas diferenciadas, devido à enorme variação no seu comportamento, promovem controvérsias quanto ao tratamento cirúrgico ideal e dúvidas ainda persistem sobre o tipo de ressecção a ser realizado. Nos carcinomas papilíferos que respondem por um percentual de até 80% das lesões diferenciadas da tireoide, a sobrevida é mais longa quando a doença é detectada em fase precoce e a celularidade é papilífera. Nestes pacientes, a cirurgia *near total* – lobectomia total do lado da lesão, istmectomia e subtotal alargada intracapsular – é indicada. A tireoidectomia total também é defendida pelos que valorizam os fatores prognósticos. Nos casos de comprometimento linfonodal, a ressecção das lesões é recomendada.

Importante é que o patologista informe a celularidade da lesão maligna, pois algumas linhagens de carcinomas papilíferos, como insular, colunares, cirroso e de células altas, apresentam comportamento mais agressivo, o que demandará a necessidade de terapêutica complementar à tireoidectomia total. Nas lesões foliculares e na variante carcinoma de células de Hurthle, que são consideradas lesões diferenciadas de pior prognóstico, a tireoidectomia total ou mesmo a *near total* são utilizadas. Nas lesões diferenciadas com comprovação por métodos de imagem de metástases à distância, a tireoidectomia total está indicada para possibilitar tratamento complementar com radioiodo. Qualquer cirurgia menor que uma tireoidectomia *near total* ou uma tireoidectomia total é contraindicada no tratamento de carcinoma da tireoide.

Para a lesão anaplásica, que tem um potencial de agressividade muito intenso, o tratamento recomendado é a tireoidectomia total, quando puder ser realizada. Pelo comprometimento das estruturas anexas à loja tireoidiana, nem sempre se consegue atingir a glândula tireoide para poder realizar a ressecção, permitindo apenas a coleta de material para exame anatomopatológico. A terapia complementar com radioterapia externa é terapêutica aconselhável[37].

O carcinoma medular da tireoide, quer o tipo esporádico ou o familiar, só tem um tipo de tratamento cirúrgico a ser realizado, que é a tireoidectomia total associada a linfadenectomia central e da cadeia jugular. Tem sido indicada a utilização de dose terapêutica de I^{131} para eliminar restos de tecido tireoidiano e focos da neoplasia. No caso do paciente portador da síndrome NEM II A ou NEM II B, a presença do feocromocitoma indica primeiro a ressecção desta lesão e a tireoidectomia total é realizada depois. Para o tratamento da lesão da adrenal, os pacientes devem ser convenientemente preparados com alfa e betabloqueadores para prevenir as arritmias ventriculares e as crises adrenérgicas por liberação de catecolaminas pelo tumor durante o manuseio cirúrgico[38].

Para o linfoma da tireoide, além de sua baixa incidência, a cirurgia está reservada para promover a descompressão nas lesões de maior tamanho, uma vez que o tratamento mais eficaz é com radioterapia e, nos casos com comprometimento extraglandular, com quimioterapia.

Complicações das tireoidectomias

As complicações das tireoidectomias ocorrem em percentuais correspondentes à magnitude da intervenção cirúrgica praticada, apesar do cuidado e da experiência do cirurgião que a realize.

Em geral, as complicações da ferida operatória se restringem a edema do retalho cutâneo, hematomas, coleções serosas e infecção. Os hematomas ou o edema dos retalhos cutâneos são consequência do descolamento efetuado para acesso à loja tireoidiana para exposição da glândula tireoide e cedem alguns dias após, com o uso de calor úmido com compressas. A coleção serosa no nível da incisão, devida ao descolamento subcutâneo não combatido por curativo compressivo no pós-operatório, é evidenciada por abaulamento da mesma e regride com a retirada do material por punção ou abertura de pequena janela na cicatriz cirúrgica. Nos casos de ressecções extensas associadas a linfadenectomia, em que o descolamento tecidual é mais amplo, esta coleção serosa é mais frequente, podendo ser prevenida com a instalação de drenos ou com cateter de sucção no ponto mais inferior da incisão, para permitir uma drenagem adequada. As infecções das feridas são infrequentes e são devidas às contaminações externas. Quando ocorrem se faz necessária a realização de drenagem e o uso de antibióticos[39,40].

A hemorragia foi durante muito tempo uma complicação das mais temidas nas tireoidectomias, por ser causa de elevado número de óbitos, até a sistematização da técnica operatória, aplicada a partir do final do século XIX. Pode ocorrer durante o ato cirúrgico ou manifestar-se no pós-operatório imediato. Provém das artérias, veias e do próprio tecido tireoidiano, quando da sua ressecção. As lesões venosas acontecem com a dissecção dos retalhos cutâneos, por lesão nas veias jugulares anteriores, para a penetração na loja tireoidiana ou por lesão das veias tireoidianas superior, inferior e média. Esta é mais traumatizada quando se utiliza dissecção romba, no sentido de luxar o lobo tireoidiano para a linha média, proporcionando uma melhor exposição. Como drenam para as veias jugulares, estes ramos poderão colabar e a lesão passar despercebida ao cirurgião, vindo porém a manifestar-se com o aumento súbito da pressão venosa, acarretando sangramento.

As veias tireoidianas inferiores também podem ser rompidas durante a dissecção e liberação do polo inferior da glândula tireoide ou quando é realizada sua ligadura, e como drenam para a veia inominada, a hemostasia poderá ser difícil. As lesões venosas no pedículo superior são menos infrequentes e quando ocorre a coibição do sangramento, seu controle é mais fácil. O aumento de calibre destas veias é observado nos bócios volumosos e nos tóxicos. A prevenção de sangramento consiste em proceder à ligadura de todas, inclusive dos pequenos ramos. O sangramento arterial ocorre quando é realizado o acesso ao pedículo superior ou no momento em que se procura identificar a artéria tireoidiana inferior, situada em posição mais lateral.

É encontrado em alguns pacientes um ramo arterial vindo diretamente da aorta, artéria tireoidiana ima, que penetra pela porção inferior do istmo. A sua lesão ocorre quando da abertura da rafe mediana em sua porção mais inferior, para acesso à loja tireoidiana. A fuga deste ramo arterial, da ligadura ou da pinça hemostática, acarreta retração do mesmo para a porção alta do mediastino superior, podendo tornar difícil a sua identificação. Quando ocorre trauma ou a fuga da pinça hemostática do vaso no pedículo superior, na impossibilidade de identificação e pinçamento do mesmo, obriga-se a realização do prolongamento da incisão superiormente, margeando a borda interna do esternocleidomastóideo para acesso à carótida interna, da qual a artéria tireoidiana superior é o seu primeiro ramo. Esta ocorrência é mais observada nos pacientes que apresentam um prolongamento alto do polo superior, cujas tentativas de exposição do pedículo acarretam trauma no mesmo. Uma conduta a ser adotada nestes casos é a ligadura seriada do ramo anterior da artéria tireoidiana superior, o que possibilita liberar o polo da glândula e realizar a ligadura de seu ramo posterior com segurança.

Já a artéria tireoidiana inferior é ramo do tronco tireocervical originário da artéria subclávia, e o acesso à mesma, quando ocorre fuga da ligadura, é feito prolongando a incisão cervical lateralmente e afastando a artéria carótida e a veia jugular para a linha mediana, identificando e pinçando a artéria. Previne-se a fuga das artérias tireoidianas com a realização do pinçamento triplo sempre, pois caso ocorra fuga de uma das pinças, a outra dará suporte. O sangramento do tecido tireoidiano é observado durante a ressecção do seu excesso, e é mais comum nos bócios grandes e nos tóxicos, sendo que estes se apresentam com a sua vascularização aumentada em até cinco vezes. O sangramento é coibido com compressão digital posteriormente à cápsula glandular, na projeção dos ramos da artéria tireoidiana inferior, e a realização da hemostasia de pontos sangrantes, seguindo-se do fechamento dos cotos tireoidianos (captonagem).

A prevenção preconizada para o combate à perda de sangue pelo tecido tireoidiano durante sua ressecção é a laqueadura temporária da artéria tireoidiana inferior. Esta tática é rejeitada por outros grupos cirúrgicos, pois tem sido documentado o comprometimento de vascularização das glândulas paratireoides, que têm sua irrigação dos ramos terminais da artéria tireoidiana inferior. A conduta de realizar a intervenção cirúrgica com o paciente posicionado com a cabeceira elevada a 30º e com as pernas ligeiramente fletidas ajuda a diminuir o sangramento durante a operação.

A hemorragia que se manifesta após o fechamento da incisão cirúrgica continua ainda a ser temida e obriga a uma intervenção imediata, pois se não tratada o paciente poderá apresentar quadro de insuficiência respiratória aguda e evoluir para o óbito. Pode ser de origem arterial ou venosa e mais raramente do tecido tireoidiano, e costuma ocorrer com o doente ainda em fase de recuperação anestésica ou até em 6 a 8 horas após a cirurgia. Decorre geralmente do aumento da pressão na região cervical, quando da retirada da cânula endotraqueal, da aspiração de secreção orofaríngea ou ainda pelo esforço de tossir, que poderá acarretar liberação de ligaduras, tanto arteriais como venosas, e ocasionar sangramento.

Têm sido constatados casos raros de hemorragia tardia no sétimo dia de pós-operatório de tireoidectomia, por desprendimento da ligadura arterial no pedículo superior. O paciente passa a apresentar aumento da tensão no pescoço, abaulamento da incisão cirúrgica, desconforto cervical, estridor e sinais de angústia respiratória, pois a perda sanguínea ocorre para a loja tireoidiana, provocando compressão dos nervos recorrentes e acarretando ainda edema e obstrução traqueal, levando a hipoxia e morte. O tratamento deve ser imediato na própria cabeceira do paciente, daí algumas escolas cirúrgicas manterem o hábito de ter sempre uma bandeja de traqueostomia ao lado do paciente.

A conduta é a abertura da incisão cirúrgica e da rafe mediana para o esvaziamento de sangue e coágulos, que promovem um repentino alívio da dificuldade respiratória apresentada pelo doente. A entubação orotraqueal com tubo mais fino que o desejado para o suporte ventilatório do paciente está indicada e serve para o combate do quadro de insuficiência respiratória, pois o trauma direto da laringe provocado pela entubação e pelo balonete inflado, associado ao manuseio na loja tireoidiana e ao edema da coleção sanguínea acarretam diminuição da fenda glótica. Caso não se consiga a passagem do tubo orotraqueal e continue o quadro de insuficiência respiratória, a traqueostomia está indicada e é de fácil execução pela exposição dos anéis traqueais[41] (Figura 53.28).

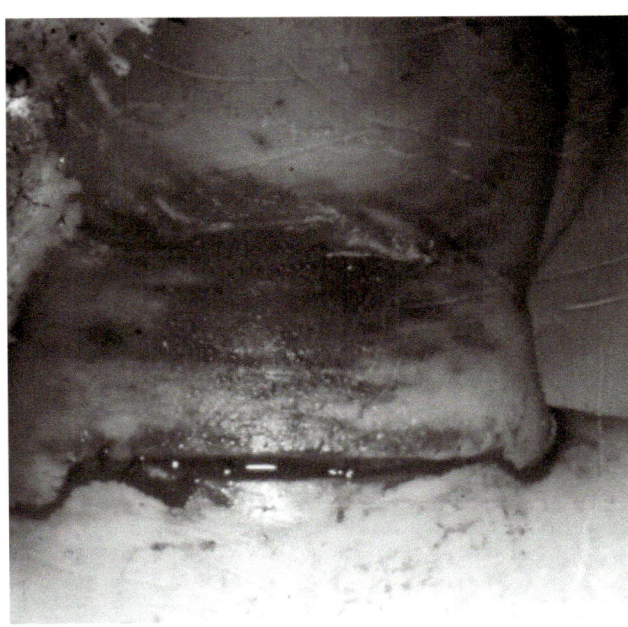

FIGURA 53.28 – Complicação pós-tireoidectomia, hemorragia da ferida operatória, sendo feita descompressão com retirada de pontos. Fonte: autor.

A traqueomalacia é uma complicação das mais temidas, observada nos bócios de maior volume e de longa duração, denominados de "bócios velhos", o que acarreta aderência da glândula tireoide aos anéis traqueais. Após a exérese do bócio ocorre colapso dos anéis traqueais, levando o paciente a quadro de insuficiência respiratória, necessitando de tratamento imediato com reentubação para combater a insuficiência respiratória. A fixação dos anéis traqueais se faz necessária e os mesmos são fixados com pontos nos músculos pré-tireóideos[42] (Figura 53.29).

A lesão do nervo pode ocorrer durante a realização de uma tireoidectomia, e aumenta a sua incidência quando se realiza uma lobectomia total ou uma tireoidectomia total. Muitos cirurgiões recomendam a dissecção sistemática dos nervos antes da realização de qualquer ligadura. Todavia, a incidência de paresia traumática ocasionada pela identificação sistemática do nervo também é relatada. Os locais de ocorrência da lesão são: as veias tireoidianas inferiores, quando de suas ligaduras, e a maneira mais fácil de prevenir é

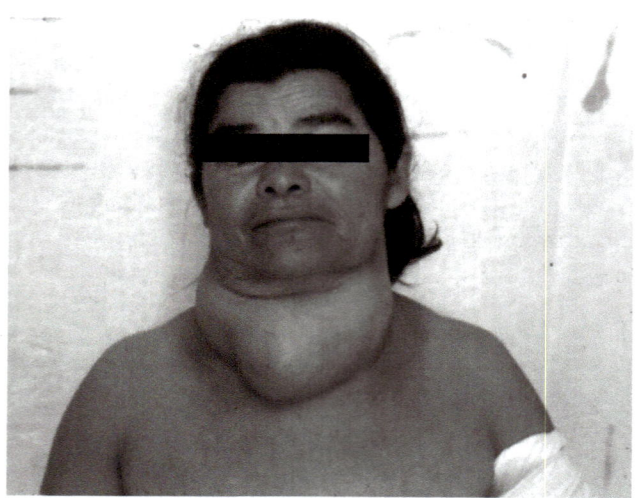

FIGURA 53.29 – Paciente com bócio multinodular atóxico de grande volume. Fonte: autor.

cirúrgicos podem ser usados. Quando a lesão do nervo é identificada durante a intervenção cirúrgica, a reanastomose por microcirurgia é o procedimento de escolha (Figura 53.30).

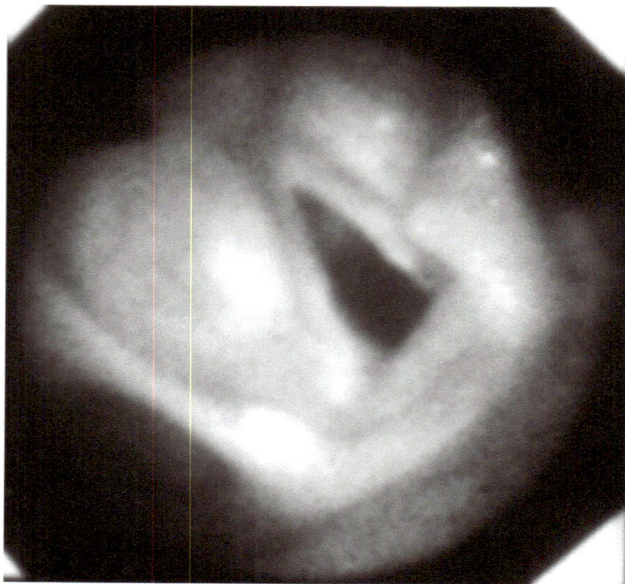

FIGURA 53.30 – Complicação pós-tireoidectomia, paralisia de corda vocal, lesão documentada por videolaringoscopia. Fonte: autor.

realizando-as bem junto ao polo inferior da glândula tireoide; e a artéria tireoidiana inferior, quando de sua dissecção para isolamento temporário ou ligadura definitiva, cujos ramos podem se cruzar com o nervo laríngeo recorrente, em que a prevenção é conseguida com o afastamento da artéria carótida lateralmente e ligadura bem próxima a sua emergência da subclávia, da qual é ramo; quando da liberação da glândula tireoide do ligamento de Berry, que une a cápsula tireoidiana aos anéis traqueais, local onde os nervos laríngeos inferiores penetram no músculo constritor inferior da laringe. Neste caso, deve-se proceder a certa tração lateral do lobo tireoidiano para a porção externa, realizando-se a ressecção do istmo anexo à traqueia, sempre bem junto ao tecido tireoidiano.

Se ao se extubar um paciente submetido a uma tireoidectomia, o mesmo apresentar quadro de agitação, cianose e sinais de sufocação, deve-se proceder a reentubação, pois pode decorrer de neuropraxia ou edema laríngeo ocasionado por trauma de entubação, ou pelo balonete do tubo endotraqueal, associado a manuseio cirúrgico na loja tireoidiana. Estas são lesões reversíveis que cedem com terapêutica complementar com vapor morno e corticoides, e que permitem a extubação sem problemas, 2 a 3 dias após.

Na lesão unilateral, que acarreta paralisia da corda vocal ipsilateral, a mesma assume uma posição paramediana devido ao efeito adutor do músculo cricotireóideo homolateral, que é tensor das cordas vocais. O paciente respira e a sua voz é rouca. Quando a corda vocal paralisada se torna atrófica e fibrótica, e a contralateral se hipertrofia compensatoriamente e ultrapassa a linha mediana, o tom da voz poderá retornar quase ao normal. Caso persista rouquidão, a injeção de teflon é indicada. Outros procedimentos

Estudos foram efetuados sobre a posição das cordas vocais, quando ocorre lesão nervosa unilateral dos laríngeos inferiores, associada ou não à do ramo externo do laríngeo superior. No caso de lesão unilateral do laríngeo recorrente, sem lesão do ramo externo do laríngeo superior, a corda vocal do lado afetado permanece fixa em posição paramediana, devido ao efeito do músculo cricotireóideo. Nem a respiração, nem a fonação são muito afetadas. A atrofia e as alterações fibróticas associadas à hipertrofia compensatória da corda contralateral fazem com que as mesmas se aproximem e a voz retorna ao normal. Na lesão unilateral do laríngeo inferior e do laríngeo superior, a corda vocal assume uma posição intermediária – cadavérica – e a rouquidão e a incapacidade de realizar uma tosse produtiva constituem os sintomas.

Da mesma maneira, a hipertrofia compensatória da corda contralateral, que cruza a linha mediana, e a alteração fibrótica da corda paralisada promovem, em alguns casos, a recuperação da voz. Quando ocorre, porém, a lesão bilateral dos nervos recorrentes com os laríngeos superiores intactos, o efeito adutor dos músculos cricotireóideos fixa as cordas em posição paramediana, com obstrução das vias aéreas. Nestes casos, a reentubação seguida de terapêutica com corticoides não obtém o efeito desejado e se o exame de laringoscopia confirma a paralisia das cordas vocais, com fechamento da fenda glótica, neste caso a traqueostomia está indicada.

Na lesão bilateral dos nervos recorrentes e dos laríngeos superiores, as cordas vocais ficarão paralisadas em posição intermediária. As vias aéreas podem estar permeáveis para a passagem do ar, porém a voz é rouca e sussurrada, que melhorará com a instalação da fibrose. A melhora da qualidade da voz significará que as cordas vocais estão caminhando para a posição paramediana e que fatalmente ocorrerá obstrução das vias aéreas. A traqueostomia se fará necessária. Caso não haja recuperação, métodos cirúrgicos poderão ser empregados.

A lesão do nervo laríngeo superior é geralmente negligenciada, porém não para pacientes que precisam da voz, como cantores, advogados, locutores, professores e outros. A lesão do ramo externo produz modificações da voz que podem variar de uma leve rouquidão até a incapacidade de emitir sons agudos ou uma fatigabilidade ao falar alto ou por muito tempo. Estes sintomas são mais pronunciados quando ocorre lesão bilateral. A laringoscopia irá revelar alterações como um contorno ondulado da corda vocal comprometida, uma obliquidade da fenda glótica ou ainda a corda lesada poderá se situar em nível mais baixo do que a contralateral normal.

Já o dano ao ramo interno acarreta uma incapacidade de perceber a entrada de corpos estranhos na laringe e possibilita a aspiração ao deglutir, podendo resultar em quadros de pneumonia. A lesão ocorre quando é realizada uma ligadura alta às cegas dos vasos do polo superior da glândula tireoide. A prevenção é obtida fazendo-se uma fenda no ligamento de Gruber (ligamento suspensor da tireoide), bem junto à cápsula da glândula, e introduz-se um dissector ou um rolete de gaze em direção ao polo superior. Desta maneira, afasta-se o ramo externo do laríngeo superior do tecido tireoidiano, o que possibilita um isolamento seguro dos vasos do pedículo superior e uma ligadura sem acarretar dano ao nervo. Outra manobra seria a secção do músculo esternotireóideo, próximo a sua inserção na cartilagem tireoide, o que proporciona uma ligadura segura dos vasos tireoidianos superiores[43].

As paratireoides surgem da proliferação das células endodérmicas na extremidade dorsal da terceira e quarta bolsas faríngeas. A terceira bolsa dará origem às paratireoides inferiores, que migrarão para a porção mais inferior do pescoço ou junto ao timo, para ocupar uma posição alta no mediastino. A quarta bolsa dá origem às paratireoides superiores, que estão mais associadas aos lobos laterais tireoidianos em desenvolvimento. A porção ventral da quarta bolsa origina os corpos últimos branquiais, que serão incorporados ao tecido tireoidiano em desenvolvimento e darão origem às células parafoliculares ou células C, que produzem substâncias humorais que, à semelhança das paratireoides, estão envolvidas na regulação da homeostase do cálcio. O número de glândulas também pode variar, sendo que cerca de 80% das pessoas possuem quatro, três glândulas foram encontradas em 13% e cinco em até 6%. Até oito glândulas já foram encontradas justapostas à glândula tireoide ou em localizações diversas.

A topografia das glândulas paratireoides em relação à tireoide é muito variável, porém as paratireoides superiores são mais frequentemente encontradas em 1 cm acima da interseção da artéria tireoidiana com o nervo laríngeo recorrente, no nível do tubérculo de Zuckerkandl, no tecido conjuntivo que une a borda posterior da tireoide à laringe. Glândulas paratireoides superiores já foram observadas no polo superior ou acima dele, ou ainda em posição ectópica mais posteriormente no espaço retrofaríngeo ou retroesofagiano. As paratireoides inferiores localizam-se habitualmente anexas à cápsula no polo inferior da glândula tireoide ou na parte superior junto ao timo ou no ligamento tireotímico. Glândulas inferiores já foram observadas em situações mais altas, acima do polo superior da glândula tireoide, na ausência de descida embriológica e em posição mais inferior no mediastino.

A irrigação das paratireoides provém das artérias tireoidianas inferiores, das quais são ramos terminais. Podem também receber irrigação acessória das artérias tireoidianas superiores e das esofágicas. As glândulas ectópicas situadas no mediastino recebem irrigação das artérias mamárias internas. A drenagem venosa acompanha a arterial. As glândulas são constituídas por células principais, claras e oxifílicas, sendo os únicos locais de produção e secreção no organismo do hormônio das paratireoides, o paratormônio (PTH), responsável pelo metabolismo do cálcio.

A produção hormonal não é idêntica para todas as glândulas paratireoides e ocorre sempre uma maior produção por uma delas, o que acarreta um bloqueio fisiológico nas demais. Se durante a realização de uma tireoidectomia as glândulas paratireoides são traumatizadas ou desvascularizadas, observa-se quadro clínico de hipocalcemia ocasionado pela secreção insuficiente do paratormônio, até que as glândulas remanescentes readquiram sua funcionalidade. O comprometimento da vascularização das paratireoides é observado quando se realiza a ligadura temporária ou definitiva da artéria tireoidiana inferior ou por trauma. No trauma ocorre um déficit tecidual, com comprometimento da secreção hormonal, mais observado durante a dissecção para identificação da artéria ou do nervo laríngeo recorrente, na ressecção da glândula tireoide ou durante o fechamento dos cotos.

Na ligadura temporária ou definitiva da artéria tireoidiana inferior, a hipocalcemia será transitória, pois as glândulas paratireoides têm grande poder de estabelecer neovascularização, o que é comprovado quando se faz a implantação das mesmas na musculatura do antebraço, abdominal ou cervical, quando há indicação precípua de extirpação das mesmas. O suprimento da irrigação glandular estará protegido se receberem ramos acessórios das artérias esofágicas e das tireoidianas superiores, que desta maneira prevenirão a deficiência de vascularização, não acarretando, deste modo, comprometimento da secreção hormonal.

Uma conduta utilizada para evitar dano à vascularização das paratireoides, provocado pela ligadura temporária da artéria tireoidiana inferior quando da ressecção do tecido glandular nas tireoidectomias subtotais, é a compressão digital extracapsular, até que se realize a captonagem. A extirpação das paratireoides, que acarreta quadro de hipoparatireoidismo permanente, ocorre em cerca de 3 a 8% nas tireoidectomias totais ou quando existe anomalia posicional em lobectomias subtotais bilaterais.

O hipoparatireoidismo necessita ser classificado conforme a sua forma de apresentação e os níveis sanguíneos de cálcio, fósforo e paratormônio, em definitivo ou permanente e transitório, e este, em frusto ou imediato e tardio. No hipoparatireoidismo transitório haverá a recuperação da funcionalidade glandular, com a produção fisiológica de paratormônio pelas glândulas paratireoides. No imediato ou frusto, observado nas primeiras 24 horas do período pós-operatório, o paciente poderá apresentar sinais de hipocalcemia caracterizados por ansiedade, dormência perilabial, e sinal de Chvostek, que regridem com ou sem reposição de cálcio, pois nestes casos os níveis de fosfato estão normais. É o que observamos com frequência no pós-operatório dos portadores de doença de Basedow-Graves ou nas doenças autoimunes tireoidianas, em que os sinais de hipocalcemia frusta são atribuídos à supressão da atividade das paratireoides, ocasionada pela hipercalcemia da tireotoxicose e pelo rápido depósito de cálcio nos ossos.

As alterações ósseas do hipertireoidismo – aumento do ciclo do osso e osteoporose – acarretam deposição rápida de cálcio nos ossos famintos, logo após a ressecção glandular, e nestes pacientes é constatado que os níveis de fosfato estão baixos. Vários grupos de cirurgiões têm preconizado a utilização, no pré-operatório, de doses de cálcio como forma de prevenção. No hipoparatireoidismo transitório tardio, evidenciado entre o segundo e o sétimo dia de pós-operatório, o quadro clínico de hipocalcemia pode-se apresentar com queixas semelhantes às do hipoparatireoidismo frusto, ou ser mais exuberante, pois se constata a presença do sinal de Trosseau, espasmo carpopedal, estridor laríngeo e até convulsões. Estes quadros são mais exuberantes nos pacientes que hiperventilam espontaneamente, nas mulheres com hipoestrogenismo e nos portadores de hipoalbuminemia, pois 50% do cálcio estão ligados a esta proteína. Os níveis de cálcio e de paratormônio estarão baixos e os de fósforo, altos.

Alguns autores julgam que estes pacientes deverão ser mantidos em observação, pois os níveis baixos de cálcio estimulam a atividade das glândulas remanescentes, com consequente produção de paratormônio e restabelecimento dos níveis de cálcio e fósforo. Outros julgam ser necessária uma reposição imediata de cálcio na presença de quadro de hipocalcemia exuberante e quando os níveis de cálcio caem para valores bem abaixo do normal. Preconiza-se a infusão venosa de 10 mL de solução de gluconato de cálcio a 10% em 5 minutos, e mantida a aplicação da solução com 30 mL de gluconato de cálcio a 10% diluídos em 500 mL de solução salina em gotejamento contínuo. A ingesta oral de cálcio deve ser estimulada, assim como a associação à vitamina D, que auxilia na absorção de cálcio oral.

A recuperação da produção hormonal normaliza os valores de paratormônio, cálcio e fósforo. A presença de níveis sanguíneos de paratormônio descarta uma extirpação total das glândulas paratireoides e afasta a possibilidade de hipoparatireoidismo permanente. O hipoparatireoidismo definitivo ocorre quando durante uma tireoidectomia, geralmente total, são extirpadas as quatro glândulas paratireoides. Estes pacientes apresentarão níveis baixos de cálcio, níveis elevados de fósforo e a produção de paratormônio estará em valores próximos a zero, pois os pacientes não terão glândulas paratireoides para produção hormonal, necessitando de reposição permanente de cálcio e vitamina D. A identificação sistemática das paratireoides durante uma tireoidectomia tem sido defendida por muitos autores como uma maneira de prevenir um dano às mesmas; pelo trauma, na dissecção ou ressecção de tecido tireoidiano; por desvascularização com realização de ligaduras isoladas dos ramos terminais da artéria tireoidiana inferior, tentando desta maneira preservar a vascularização das glândulas paratireoides, ou como maneira de evitar sua extirpação nas ressecções totais[44].

O hipotireoidismo é a produção insuficiente de um ou de ambos os hormônios tireoidianos. Até o século XIX, era uma das complicações mais temidas após a realização da tireoidectomia, pois os pacientes evoluíam para o mixedema, que também acarretava o óbito. O quadro clínico é característico e as dosagens hormonais nestes doentes comprovam os baixos níveis de T3 e T4, com níveis elevados de TSH. Com a introdução dos hormônios tireoidianos tiroxina e tri-iodotironina no tratamento dos portadores de doenças tireoidianas e acompanhamento pós-operatório, esta complicação passou a ter menor relevância.

Hoje, pelo tipo de doença constatada na glândula tireoide, o hipotireoidismo poderá até ser de ocorrência esperada, como o observado nos pacientes com bócios multinodulares com comprometimento glandular difuso, no qual o cirurgião é obrigado a praticar uma ressecção ampla intracapsular para prevenir a recidiva da doença. Nos portadores de doença de Basedow-Graves, a tireoidectomia mais alargada está sempre indicada, pois é nas raias do hipotireoidismo que se obtém a cura do hipertireoidismo, uma vez que é mais fácil tratar um paciente com hipotireoidismo do que um com hipertireoidismo recidivante (apud Mariano de Andrade).

Os portadores de tireoidite caminham, se não tratados, inexoravelmente para o hipotireoidismo, mais rapidamente se alguma ressecção extensa tiver sido praticada sobre o tecido tireoidiano. Nas doenças malignas que exigem ressecção quase total ou total do tecido tireoidiano, o hipotireoidismo induzido necessita ser bem acompanhado. A prevenção do hipotireoidismo é realizada através do seguimento pós-operatório e feita com a administração de hormônio tireoidiano acompanhado pelas dosagens hormonais de T3, T4 livre e TSHs.

Qualquer aumento dos níveis hormonais de TSH, com baixa dos níveis de T3 e T4, obriga à investigação, se a medicação efetivamente está sendo ingerida de forma correta. Caso esteja, a revisão da dose da medicação prescrita é feita, para que se consiga uma substituição adequada e, desta maneira, promova-se um bloqueio do TSH sobre o residual tireoidiano, evitando a recorrência da doença. A dose prescrita de hormônio é individual, pois em certos pacientes se obtém um bloqueio com doses menores, todavia outros já necessitam de doses maiores do medicamento. Deve-se frisar que, nos pacientes submetidos a tireoidectomias totais, a hormonogênese tireoidiana deixa de existir, uma vez que não há tecido tireoidiano para a formação dos hormônios, e a tendência do paciente é evoluir para o quadro de mixedema. A substituição com hormônio tireoidiano é indispensável e de maneira permanente, porém com monitoração constante dos níveis hormonais e do TSH para satisfazer às necessidades orgânicas. O uso do hormônio a ser prescrito deverá ser uma associação de tiroxina e tri-iodotironina, pois estes pacientes não podem realizar a transformação intraglandular de T4 para T3 e necessitariam de altas doses de tiroxina para realizar a uma efetiva frenação, o que poderá acarretar tireotoxicose[45].

A crise tireotóxica, também designada de tempestade tireoidiana, era uma complicação temida pela elevada causa de óbito que acarretava aos pacientes portadores de hipertireoidismo até a introdução, no preparo destes pacientes, do iodo e das drogas antitireoidianas. Este quadro de descompensação ocorria na fase pré-operatória, porém era mais observado após as tireoidectomias. Os sintomas de uma crise tireotóxica podem ser vagos e frustros, quando o paciente se queixa de ansiedade, insônia, tremores e cefaleia, e passarem despercebidos por quem os acompanha. Já nos quadros mais graves, as manifestações são mais intensas e decorrem do hipermetabolismo, da hiperatividade simpática e do excesso de catecolaminas circulantes, em que se constata uma elevação rápida da temperatura, hiperpirexia (temperatura acima de 40 °C), taquicardia, pressão de pulso ampla, com elevação da pressão arterial sistólica, confusão mental, náuseas, vômitos e diarreia. Se não tratada de imediato, evoluirá para quadro de insuficiência cardíaca congestiva, obnubilação mental, coma e óbito.

Havia por parte dos clínicos, antigamente, uma recomendação de nunca indicar o tratamento cirúrgico nestes doentes, e sim de lançar mão de medidas de suporte para o quadro de tireotoxicose e até encaminhá-los para regiões afastadas dos mares, onde o percentual de iodo seria baixo e desta maneira poderiam obter a compensação do hipertireoidismo. Os cirurgiões, no afã de diminuir a incidência de óbitos após as cirurgias praticadas sobre a tireoide, lançaram mão de condutas que visavam unicamente promover a compensação do paciente e a reversão do quadro tóxico. Desta maneira, foi proposta e aplicada, por alguns grupos, a injeção de água fervente no lobo tireoidiano, para acarretar a necrose tecidual e diminuir a produção de hormônios. Outra tentativa foi a realização, com anestesia local, da ligadura dos pedículos dos polos superiores, na tentativa de bloquear a vascularização do tecido glandular e diminuir a drenagem venosa de hormônio tireoidiano para a circulação.

A introdução do iodo por Plummer, em 1923, para o tratamento dos pacientes portadores de bócios tóxicos, já provocou uma diminuição da incidência da crise tireotóxica, tanto pré como pós-operatória. Com o advento do uso do iodo radioativo em 1941, para tratamento da doença de Basedow-Graves, relata-se que houve uma diminuição do número de crises tireotóxicas. Deve-se frisar que estes pacientes, para receberem a dose de iodo radiativo, deverão apresentar quadro de compensação, se não total, pelo menos parcial, pois o uso do iodo radioativo poderá precipitar uma crise tireotóxica pela ruptura do folículo e liberação súbita de hormônio tireoidiano para a circulação[46].

O advento da droga antitireoidiana, tiouracil, por Astwood, em 1943, veio trazer novo alento na preparação dos portadores de hipertireoidismo, que passaram a ser levados compensados, em estado de eutireoidismo, para a intervenção cirúrgica, diminuindo sobremaneira o percentual de pacientes acometidos por crises tireotóxicas no trans e no pós-operatório. A utilização das drogas betabloqueadoras veio auxiliar no preparo destes doentes, pelo efetivo bloqueio sobre os efeitos adrenérgicos presentes e na conversão de T4 para T3, auxiliando a reversão mais rápida do quadro tóxico para o de eutireoidismo. Tornou-se, porém, uma faca de dois gumes, pois alguns pacientes se encontravam betabloqueados, porém ainda sem estar em fase compensada, ideal para serem submetidos à intervenção cirúrgica, o que ocasionou o recrudescimento de crises tireotóxicas frustas e até severas. Um paciente betabloqueado, com pulso em torno de 80 bpm, não necessariamente é um doente compensado para ser levado à realização de uma tireoidectomia. O tratamento da crise tireotóxica é feito com:

- Hidratação venosa com infusão de solução salina associada a solução de glicose hipertônica para fornecer calorias ao paciente.
- Administração oral de droga antitireoidiana 1.000 mg de propiltiouracil, como dose de ataque, seguido de 600 mg de 8/8 horas.
- Iodo, pelos seus efeitos de bloqueio sobre a produção hormonal, como solução de lugol, 20 gotas via oral, três vezes por dia, ou como iodeto de sódio, 2 g em infusão venosa a cada 8 a 12 horas, ou como contraste oral, ipodato ou iopanoato de sódio, 1 g, duas vezes ao dia.
- Corticoides que bloqueiam a resposta do TSH ao TRH, inibem a secreção de TSH, reduzem a concentração de TBG no soro e diminuem a conversão de T4 para T3, dexametasona 2 g a cada 6/6 horas ou hidrocortisona 200 mg endovenosa de 8/8 horas.
- Betabloqueadores que bloqueiam as catecolaminas inibem a 5'desiodinase, causando redução de T3, além de impedir a liberação de T4 e T3 pela glândula – propranolol venoso 6 mg, seguido de 80 mg via oral de 6/6 horas.
- Acetaminofen ou paracetamol, que deslocam o T4 das suas proteínas de ligação, administrado 2 g de 6/6 horas.
- Colocação de bolsas de gelo nas axilas e em regiões inguinais para combater a hiperpirexia.
- Oxigênio como suporte às necessidades orgânicas.

A prevenção da crise tireotóxica é feita com o preparo adequado dos pacientes portadores de hipertireoidismo, doença de Basedow-Graves, doença de Plummer e adenoma tóxico utilizando drogas antitireoidianas, betabloqueadores, sedação, dieta hipercalórica, repouso absoluto no leito e solução de iodo, este no pré-operatório imediato. Os pacientes podem ser levados até a véspera da intervenção cirúrgica, sem necessidade de interrupção de qualquer medicação. Os preparados com betabloqueadores deverão ser mantidos com o medicamento no pós-operatório e o mesmo deverá ser descontinuado em doses decrescentes até o décimo dia. A suspensão abrupta poderá causar crise tireotóxica frusta[47].

O percentual de recidiva da doença tireoidiana é baixo nos pacientes com cirurgias bem conduzidas e nos submetidos à frenação hormonal contínua no pós-operatório. Pode ocorrer a recorrência da doença naqueles em que foi realizada uma cirurgia menos correta, como cirurgias econômicas de nodulectomias, quando a menor cirurgia praticada sobre a glândula tireoide deverá ser uma istmectomia ou uma lobectomia subtotal, ou nos pacientes portadores de lesões multinodulares extensas, em que tecido doente foi deixado nos cotos tireoidianos, ou ainda nos pacientes portadores de doença de Basedow-Graves, cujo desencadeamento da doença é provocado por estímulo central, constatado pelos valores altos de TRH e TSH e normais de T4 e T3.

Todavia, a maioria das recidivas, excluindo as induzidas pelos fatores de crescimento e por oncogenes, que a imunoistoquímica e a biologia molecular ainda não puderam evitar, é ocasionada por falta da frenação hormonal sobre o TSH, que ainda é o maior estimulador do crescimento da glândula tireoide, impedindo assim seu estímulo sobre o residual tireoidiano. Todos os pacientes submetidos a tireoidectomias devem ser frenados e acompanhados no pós-operatório. Exceção se faz aos pacientes portadores de tumor glandular único do tipo adenoma, cuja lobectomia praticada com retirada da lesão cura o paciente, não havendo necessidade de bloqueio de estímulo sobre o residual tireoidiano.

Todos os demais portadores de doenças benignas e/ou malignas devem ser bloqueados e acompanhados após a tireoidectomia para impedir a ação de estímulo do TSH sobre o tecido tireoidiano residual (Figura 53.31).

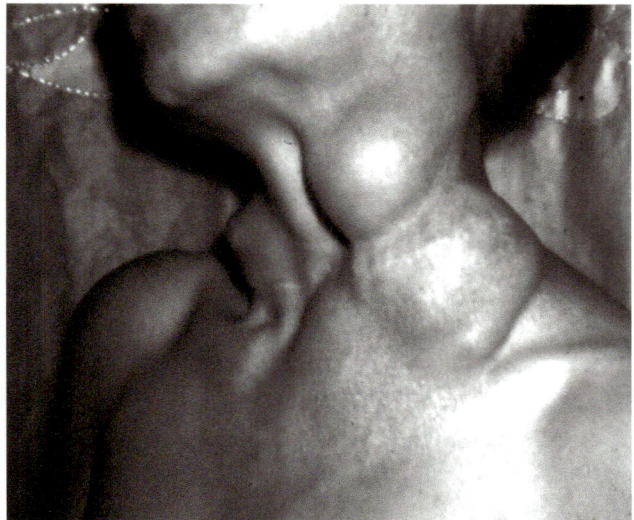

FIGURA 53.31 – *Paciente com recidiva de lesão diferenciada, carcinoma papilífero, sem ter sido submetida a frenação após tratamento cirúrgico. Fonte: autor.*

Acompanhamento pós-operatório

O acompanhamento pós-operatório dos pacientes submetidos à cirurgia praticada sobre a glândula tireoide, por lesões tóxicas ou atóxicas, é importante e obrigatório, devendo ser realizado sequencialmente, com utilização de medicação hormonal com a finalidade substitutiva ou frenadora. No caso de pacientes com lesões benignas difusas tóxicas ou atóxicas que foram submetidos a tireoidectomia subtotal bilateral com istmectomia, a recomendação é a utilização de solução de lugol, cinco gotas, nas duas principais refeições, por um período de 5 meses de modo descontinuado, mês sim, mês não. A finalidade do iodo ingerido é bloquear tanto a formação do hormônio tireoidiano, quanto o estímulo de TSH sobre o residual tireoidiano, provocando seu crescimento e a recorrência da doença. Após, deverá ser instituída a terapêutica substitutiva com hormônio tireoidiano, tiroxina, com a finalidade de suprir as necessidades orgânicas em decorrência da produção hormonal insuficiente, em dose que mantenha os valores de T3, T4 livre e TSHs compatíveis com o estado de eutireoidismo, e realizar o controle laboratorial a cada 3 meses.

Quando se faz o ajuste da dose terapêutica do medicamento, a avaliação deverá ser realizada somente após 3 meses, período necessário para análise do efeito obtido. No caso do adenoma tóxico ou atóxico ou na lesão uninodular, também tóxica ou atóxica, a cirurgia recomendada é a de lobectomia subtotal, com ou sem istmectomia. No caso do adenoma, não há necessidade de controle hormonal, pois a cura é obtida pela extirpação da lesão. Já no caso das lesões uni ou multinodulares, o uso de tiroxina é mandatório para bloqueio do TSH e evitar recidiva da doença. O acompanhamento é semelhante, feito com dosagens de T3, T4 livre e TSHs, para ajustar a dose terapêutica ideal a cada paciente. No caso de se ter optado por cirurgia mais agressiva nos bócios difusos, tóxicos e multinodulares, com a realização da tireoidectomia total, a prescrição de tiroxina se faz necessária, com dose terapêutica substitutiva e acompanhamento dos níveis hormonais, pois o estado de hipotireoidismo será evidenciado nestes pacientes.

Nos portadores de tireoidites agudas, assim que for obtida a resolução do processo inflamatório com antibioticoterapia ou por tratamento cirúrgico com drenagem do abscesso, o paciente deverá ser mantido em observação, pois poderá permanecer sem sequelas quanto à funcionalidade tireoidiana ou, de acordo com a fibrose instalada em decorrência do processo infeccioso, evoluir para o hipotireoidismo. Na tireoidite de De Quervain, a tendência dos pacientes é o restabelecimento da funcionalidade tireoidiana, com a resolução do processo evolutivo que poderá durar até por 6 meses. Nos casos de se evidenciar sinais de hipotireoidismo, a reposição com hormônio tireoidiano é obrigatória. Os pacientes portadores de tireoidite de Hashimoto evoluem para o hipotireoidismo devido à infiltração linfocítica da glândula tireoide e a reposição hormonal é obrigatória. O acompanhamento é feito com dosagens de T4 livre, T3, TSHs, anticorpos antitireoglobulina e antiperoxidase O e reajuste da dose terapêutica quando se fizer necessária, mantendo o paciente em estado de eutireoidismo. Na tireoidite fibrosa de Riedel, após a ressecção cuneiforme do tecido tireoidiano, a evolução tende a ser satisfatória e em poucos casos foi constatado quadro de hipotireoidismo com necessidade de reposição com tiroxina.

Nos carcinomas da tireoide, o acompanhamento pós-operatório serve para analisar a evolução da doença e a detecção precoce de recidiva. Nas lesões diferenciadas, papilíferas e foliculares submetidas a tratamento cirúrgico por tireoidectomia *near total* ou por tireoidectomia total, a terapêutica hormonal terá a função frenadora, obtida pela administração de hormônio exógeno em dose efetiva, de modo a manter os níveis de TSH em valores de indossabilidade ou próximos dele, realizando desta maneira um bloqueio de estímulo do mesmo, ou sobre o residual tireoidiano, no caso de realização da cirurgia *near total*, ou sobre prováveis focos não detectados da doença extratireoidiana. A dose medicamentosa deverá promover o bloqueio do TSH, sem acarretar no paciente quadro de hipertireoidismo.

O acompanhamento é feito com dosagens hormonais do TSHs, da tireoglobulina e dos anticorpos antitireoglobulina, pois estes podem influenciar diretamente a dosagem de tireoglobulina. Muito se tem questionado sobre o acompanhamento feito com tireoglobulina nos pacientes que foram submetidos à cirurgia *near total*, alegando que os valores seriam irreais pela persistência de tecido tireoidiano. A experiência tem evidenciado que após o período do trauma cirúrgico, que acarreta fisiologicamente o aumento da tireoglobulina, esta retorna a seus valores normais ou baixos, dependendo dos níveis de TSH, com o qual ocorre um pareamento.

A primeira avaliação laboratorial pós-operatória já deverá ser feita sob dose frenadora de hormônio tireoidiano, que será individual para cada paciente e prescrita em duas tomadas, uma pela manhã e a outra até as 17 horas, na qual se espera que as dosagens de T4 livre e T3 estejam em seus limites normais, e a do TSHs próximo da indossabilidade, e que o valor da tireoglobulina se situe entre 3 a 8 ng/mL, e os anticorpos antitireoglobulina estejam nos seus limiares de normalidade. Se os valores de T4 livre e T3 estiverem baixos com valores altos de TSHs e tireoglobulina, o medicamento poderá não estar sendo ingerido ou a dose prescrita está insuficiente. Deve-se estimular o paciente ao uso do medicamento e reajustar a dose terapêutica, e realizar nova avaliação após 3 meses. Se ainda assim o TSHs não estiver sob o efeito frenador, isto é, com valores acima de 1 µUI/mL, aumentar a dose de tiroxina sem que acarrete ao paciente quadro de tireotoxicose, com nova avaliação 3 meses após, para analisar se a dose terapêutica está eficaz. Este valor da tireoglobulina com o nível de TSHs suprimido será considerado o basal para o paciente.

Casos há em que, apesar da dose efetiva de tiroxina e de o paciente já apresentar sinais incipientes de hipertireoidismo, com valores altos de T4, a dosagem do TSHs não está submetida a frenação, apresentando valores acima do esperado. Nestes pacientes poderá estar havendo resistência aos receptores de tiroxina e deverá ser diminuída a dose do medicamento e a associação à tri-iodotironina se faz necessária para obtenção do efeito supressivo desejado. Qualquer elevação da tireoglobulina, com o nível de TSHs mantido baixo ou endossável, obriga a realização de rastreamento corpóreo em busca de doença avançada. No caso de ter sido realizada a tireoidectomia total e o paciente estiver usando medicação substitutiva, o valor da tireoglobulina deve se situar em torno de 1 ng/mL. Se a tireoglobulina se elevar, o rastreamento com pesquisa de corpo inteiro está indicado.

A complementação à tireoidectomia total com dose terapêutica de I^{131} para eliminar qualquer tecido tireoidiano remanescente e nos pacientes cujos exames anatomopatológicos evidenciaram lesões de pior prognóstico é defendida por escolas cirúrgicas. Nestes pacientes, a medicação hormonal a ser utilizada no pós-operatório imediato deve ser a tri-iodotironina, que tem uma meia-vida de 1 dia, enquanto a da tiroxina é de 1 semana. No caso do paciente em uso de tiroxina, para submetê-lo a cintilografia corpórea há necessidade da substituição da tiroxina pela tri-iodotironina por um período de 3 meses, e o medicamento deve ser suspenso por 2 semanas, quando é feito novo controle de TSHs e tireoglobulina e realizado o exame de cintilografia. A introdução do TSH recombinante utilizado por 3 dias antes da realização do exame de cintilografia com radionuclídeo tem dispensado a suspensão prévia do hormônio tireoidiano.

Também tem sido defendido o exame feito com Tc^{99m}-MIBI, por apresentar sensibilidade na identificação de metástases do câncer da tireoide, sem necessidade de suspensão da dose terapêutica do hormônio tireoidiano. O PET-*scan* realizado com 18F-fluorodesoxiglicose tem sido auxiliar valioso na identificação das metástases do carcinoma diferenciado da tireoide. Na constatação de tecido captante, aplica-se a dose terapêutica com I^{131}. As utilizações da ressonância magnética e da tomografia computadorizada são de valiosa utilidade na identificação do tamanho das metástases e em suas relações com estruturas anexas para programar a conduta terapêutica[48-51].

No carcinoma medular da tireoide, cujo único tratamento a ser realizado é a tireoidectomia total, a medicação substitutiva está indicada e o controle é feito pelas dosagens hormonais do TSHs e dos marcadores tumorais calcitonina e CEA. No caso de ser constatada elevação de seus valores, a investigação de doença avançada é obrigatória. A ultrassonografia cervical para detecção de lesões recorrentes e a tomografia computadorizada e a ressonância magnética para identificação de comprometimento mediastínico são exames elucidativos. A cintilografia de corpo inteiro, realizada com I^{131}-MIBG (metaiodobenzilguanidina), irá identificar o sítio da lesão. Podemos também lançar mão para evidenciar a presença das metástases da cintilografia realizada com DMSA pentavalente e com um análogo da somatostatina, a octreotrida marcada com índio (In^{131}-DTPA). O PET-*scan* com 18F-fluorodesoxiglicose tem sido empregado com positividade na constatação de doença já avançada[52,53].

Referências bibliográficas

1. Shagam JY. Thyroid disease: an overview. Radiol Technol 2001; 73:25-40.
2. Braverman LE. The physiology and pathophysiology of iodine and the thyroid. Thyroid 2001; 11:405.
3. Bouknight AL. Thyroid physiology and thyroid function testing Otolaryngol Clin North Am 2003; 36:9-15.
4. Desser TS, Kamaya A. Ultrasound of thyroid nodules. Neuroimaging Clin N Am 2008; 18:463-78.
5. Griggs WS, Divgi C. Radioiodine imaging and treatment in thyroid disorders. Neuroimaging Clin N Am 2008; 18:505-15.
6. Czepczynski R, Kosowicz J, Mikolajczak R, Ziemnicka K, Gryczynska M, Sowinski J. New somatostatin analogue 99mTc-
7. Ingui CJ, Shah NP, Oates ME. Endocrine neoplasm scintigraphy added value of fusing SPECT/CT images compared with traditional side-by-side analysis. Clin Nucl Med 2006; 32:665-72.
8. Redman R, Yoder BJ, Massoll NA. Perceptions of diagnostic terminology and cytopathologic reporting of fine-needle aspiration biopsies of thyroid nodules: a survey of clinicians and pathologists. Thyroid 2006; 16:1003-8.
9. Wolff J. Physiology and pharmacology of iodized oil in goiter prophylaxis. Medicine 2001; 80(1):20-36.
10. Dumont JE, Maenhaut C, Lamy F, Pirson I, Clement S, Roger PP. Growth and proliferation of the thyroid cell in normal physiology and in disease Ann Endocrinol 2003; 64:10-1.
11. Kirsten D. The thyroid gland: physiology and pathophysiology. Neonatal Netw 2000; 19:11-26.
12. Bhatki AM, Brewer B, Robinson-Smith T, Nikiforov Y, Steward DL. Adequacy of surgeon-performed ultrasound-guided thyroid fine-needle aspiration biopsy. Otolaryngol Head Neck Surg 2008; 139:27-31.
13. Silva JE, Bianco SD. Thyroid-adrenergic interactions: physiological and clinical implications. Thyroid 2008; 18:157-65.
14. Nadkarni PJ, Sharma M, Zinsmeister B, Wartofsky L, Burman KD. Thyrotoxicosis-induced ventricular arrhythmias. Thyroid 2008; 18:1111-4.
15. Cappelli C, Pirola I, DeMartino E, Agosti B, Delbarba A, Castellano M et al. The role of imaging in Graves' disease: a cost-effectiveness analysis. Eur J Radiol 2008; 65:99-103.
16. Pasimeni G, Caroli F, Spriano G, Antonini M, Baldelli R, Appetecchia M. Refractory thyrotoxicosis induced by iodinated contrast agents treated with therapeutic plasma exchange. A case report. J Clin Apher 2008; 23:92-5.
17. Piga M, Serra A, Boi F, Tanda ML, Martino E, Mariotti S. Amiodarone-induced thyrotoxicosis. A review. Minerva Endocrinol 2008; 33:213-28.
18. Akin F, Yaylali GF, Bastemir M. The use of lithium carbonate in the preparation for definitive therapy in hyperthyroid patients. Med Princ Pract 2008; 17:167-70.
19. Nenkov R, Radev R, Khristozov K, Kusmanov I, Kornovski S, Kuzmanov S et al. Hashimoto's thyroiditis: indications for surgical treatment. Khirurgiia 2005; 3:28-32.
20. Lewinski A, Wojciechowska K. Genetic background of carcinogenesis in the thyroid gland. Neuro Endocrinol Lett 2007; 28:77-105.
21. Prasad N, Somervell H, Tufano RP, Dackiw AP, Marohn MR, Califano JA et al. Identification of genes differentially expressed in benign versus malignant thyroid tumors. Clin Cancer Res 2008; 14:3327-37.
22. De Vita G, Bauer L, Da Costa VM, De Felice M, Baratta MG, De Menna M et al. Dose-dependent inhibition of thyroid differentiation by RAS oncogenes. Mol Endocrinol 2005; 19:76-89.
23. Banito A, Pinto AE, Espadinha C, Marques AR, Leite V. Aneuploidy and RAS mutations are mutually exclusive events in the development of well- differentiated thyroid follicular tumours. Clin Endocrinol 2007; 67:706-11.
24. Pauws E, Tummers RFHM, Ris-Stalpers C, De Vijlder JJM, Voute Tom.(3) Absence of activating mutations in ras and gsp oncogenes in a cohort of nine patients with sporadic pediatric thyroid tumors. Medical and pediatric oncology, 2001; 36 630-634.
25. Sapio MR, Posca D, Raggioli A, Guerra A, Marotta V, Deandrea M et al. Detection of RET/PTC, TRK and BRAF mutations in preoperative diagnosis of thyroid nonodules with indeterminate cytological findings. Clin Endocrinol 2007; 66:678-83.
26. Romei C, Ciampi R, Faviana P, Agate L, Molinaro E, Bottici V et al. BRAFV600E mutation, but not RET/PTC rearrangements, is correlated with a lower expression of both thyroperoxidase and sodium iodide symporter genes in papillary thyroid cancer. Endocr Relat Cancer 2008; 15:511-20.
27. Pavelic K, Dedivitis RA, Kapitanovic S, Cacev T, Guirado CR, Danic D et al. Molecular genetic alterations of FHIT and p53 genes in benign and malignant thyroid gland lesions. Mutat Res 2006; 599:45-57.
28. Pagedar NA, Chen DH, Wasman JK, Savvides P, Schluchter MD, Wilhelm SM et al. Molecular classification of thyroid nodules by cytology. Laryngoscope 2008; 118:692-6.
29. Drosten M, Pützer BM. Mechanisms of Disease: cancer targeting and the impact of oncogenic RET for medullary thyroid carcinoma therapy. Nat Clin Pract Oncol 2006; 3:564-74.
30. Pinna G, Orgiana G, Riola A, Ghiani M, Lai ML, Carcassi C et al. RET proto-oncogene in Sardinia: V804M is the most frequent mutation and may be associated with FMTC/MEN-2A phenotype. Thyroid 2007; 17:101-4.
31. Roldán-Veladez E, Ortega-Lopez N, Cervera-Ceballos E, Valdivieso-Cárdenas G, Veja-González I, Granados-Garcia M. Whole-body (18) F-FDG PET/CT in primary non-Hodgkin's lymphoma of the thyroid associated with Hashimoto's thyroiditis and bilateral kidney infiltration. Ver Esp Med Nucl 2008; 27:34-9.
32. Galusca B, Dumollard JM, Lassandre S, Niveleau A, Prades JM, Estour B et al. Global DNA methylation evaluation: potential complementary marker in differential diagnosis of thyroid neoplasia. Virchows Arch 2005; 447:18-23.
33. Chigot JP. Theodor Emil Kocher, modern surgery pioneer. Ann Chir 2000; 12:884-92.
34. Gal I, Solymosi T, Szabo Z, Balint A, Bolgar G. Minimally invasive vídeo-assisted thyroidectomy and conventional thyroidectomy:a prospective randomized study. Surg Endosc 2008; 22:2445-9.
35. Del Rio P, Sommaruga L, Cataldo S, Robuschi G, Arcuri MF, Sianesi M. Minimally invasive vídeo-assisted thyroidectomy: the learning curve. Eur Surg Res 2008; 41:33-6.
36. Moalem J, Suh I, Duh Qy. Treatment and prevention of recurrence of multinodular goiter: an evidence-based review of the literature. World J Surg 2008; 32:1301-12.
37. Chiacchio S, Lorenzoni A, Boni G, Rubello D, Elisei R, Mariani G. Anaplasic thyroid câncer: prevalence, diagnosis and treatment. Minerva Endocrinol 2008; 33:341-57.
38. Falchetti A, Marini F, Luzi E, Tonelli F, Brandt ML. Multiple endocrine neoplasms. Best Pract Res Clin Rheumatol 2008; 22:149-63.
39. Lombardi C, Raffaelli M, De Crea C, Traini E, Oragano L, Sollazzi L, Bellantone R. Complications in thyroid surgery. Minerva Chir 2007; 62: 395-408.
40. Mittendorf EA, McHenry CR. Complications and sequelae of thyroidectomy and an analysis of surgeon experience and outcome Eur J Radiol 2008; 65:99-103.
41. Testini M, Gurrado A, Lissidini G, Lardo D, Poli E, Piccinni G. Emergency surgery for acute respiratory failure secondary to spontaneous thyroid hemorrhage. Int Surg 2008; 93:158-62.
42. Agaoglu N. Tracheopexy for tracheomalacia complicating a giant multinodular goiter: a case report. Acta Chir Belg 2007; 107:460-1.
43. Hartl DM, Travagli JP, Leboulleux S, Baudin E, Brasnu DF, Schlumberger M. Clinical review: Current concepts in the management of unilateral recurrent laryngeal nerve paralysis after thyroid surgery. J Clin Endocrinol Metab 2005; 90:3084-8.
44. Testini M, Gurrado A, Lissidini G, Nacchiero M. Hypoparathyroidism after total thyroidectomy. Minerva Chir 2007; 62:409-15.
45. Vaiman M, Nagibin A, Hagag P, Kessler A, Gavriel H. Hypothyroidism following partial thyroidectomy. Otolaryngol Head Neck Surg 2008; 138:98-100.
46. Kadmon PM, Noto RB, Boney GM, Goodwin G, Grupposo PA. Thyroid storm in child following radioactive iodine (RAI) therapy:

a consequence of RAI versus withdrawal of antihyroid medication. J Clin Endocrinol Metabol 2001; 86:1865-7.
47. Jiang YZ, Hutchinson KA, Bartelloni P, Mantous CA. Thyroid storm presenting as multiple organ dysfunction syndrome. Chest 2000; 11: 877-9.
48. Johnson NA, Tublin ME. Postoperative surveillance of differentiated thyroid carcinoma: rationale, techniques, and controversies. Radiology 2008; 249:429-44.
49. Caleo O, Maurea S, Klain M, Salvatore B, Storto G, Mancini M et al. Postsurgical diagnostic evaluation of patients with differentiated thyroid carcinoma comparison of ultrasound, iodine-131 scintigraphy and PET with fluorine-18 – fluorodeoxyglucose. Radiol Med 2008; 113:278-288.
50. Banti E, Rampin L, Rubello D. PET/CT and thyroid carcinoma. Minerva Chir 2007; 62:351-7.
51. Finkelstein SE, Grigsby PW, Siegel BA, Dehdashti F, Moley JF, Hall BL. Combined [18F] Fluorodeoxyglucose positron emission tomography and computed tomography (FDG-PET/CT) for detection of recurrent, 131I-negative thyroid cancer. Ann Surg Oncol 2008; 15:286-92.
52. Giraudet AL, Vanel D, Leboulleux S, Aupérin A, Dromain C, Chami L et al. Imaging medullary thyroid carcinoma with persistent elevated calcitonin levels. J Clin Endocrinol Metab 2007; 92:4185-90.
53. Iten F, Müller B, Schindler C, Rochlitz C, Oertli D, Mäcke HR et al. Response to [90Yttrium-DOTA]-TOC treatment is associated with long-term survival benefit in metastasized medullary thyroid cancer: a phase II clinical trial. Clin Cancer Res 2007; 13:6696-702.

54 Paratireoides

Maria Cristina Maia • Alberto Molinari

Introdução

As glândulas paratireoides foram observadas, pela primeira vez, em 1852, por Richard Owen em rinocerontes indianos.[1] Em 1878, o sueco Ivar Sandström descobriu as paratireoides em cães, descrevendo, posteriormente, glândulas similares em outros animais e no homem. Em 1880, completou o estudo microscópico das glândulas paratireoides. Como encontrou tecido coloidal contendo folículos espalhados em torno das glândulas e considerando sua localização, denominou-as paratireoides, sugerindo ser uma forma de tecido tireoideano embrionário.[2]

Em 1925, Felix Mandl realizou a primeira paratireoidectomia. O paciente, de nome Albert, havia desenvolvido, nos últimos cinco anos, dor óssea progressiva, fraqueza de extremidades inferiores, hipercalcemia, hipercalciúria, alterações ósseas características de doença de von Recklinghausen e fratura espontânea na perna esquerda. Em 30 de agosto de 1925, como todas as medidas terapêuticas haviam falhado, em Viena, Mandl explorou a região cervical do paciente, removendo um tumor do tamanho de uma amêndoa, localizado atrás do lobo esquerdo da tireoide.[2] No mesmo ano, Collip isolou o hormônio paratireóideo (PTH) e mostrou que, em excesso, causava aumento do cálcio sérico.[3]

A primeira paratireoidectomia realizada nos Estados Unidos, com sucesso, foi feita em St. Louis, Barnes Hospital, por Barr, Bulger e Dixon, os quais propuseram o termo hiperparatireoidismo.[2]

Em 1959, o PTH foi isolado e purificado por Auerbach.[4] Em 1963, Berson et al.[5] desenvolveram um ensaio imunorreativo para a determinação do hormônio.

Embriologia

As glândulas paratireoides são originadas do folheto endodérmico, surgindo como uma proliferação da extremidade dorsal da terceira e quarta bolsas faringianas. A paratireoide superior origina-se da extremidade dorsal da quarta bolsa, associada aos complexos laterais da glândula tireoide. A paratireoide inferior tem origem na terceira bolsa, junto ao timo, e com ele migra em direção ao mediastino superior, onde normalmente se localiza em um espaço compreendido entre o polo inferior da tireoide e ao próprio timo. Essa migração pode ser tão variável que as paratireoides inferiores podem ser encontradas desde o plano superior da tireoide até a cavidade torácica, envolvida pelo timo ou por restos embrionários deste.

Anatomia

Vários estudos de autópsia revelam a significativa variedade em número de glândulas paratireoides encontradas no homem. Há relatos de terem sido encontradas de três a oito paratireoides, embora, na maioria das vezes (90%), sejam quatro. Gilmour,[6] em 527 autópsias, encontrou quatro glândulas em 80% das vezes, três em 13% e cinco em 6% (Figura 54.1).

As glândulas paratireoides superiores são encontradas, na maior parte das vezes, envoltas em tecido gorduroso, na superfície posterior da porção média da tireoide, junto ao ponto no qual a artéria tireóidea inferior penetra na glândula tireoide, junto ao cruzamento do nervo laríngeo recorrente, frequentemente posterior ao tubérculo de Zuckerkandl. As paratireoides inferiores são mais ventrais que as superiores e normalmente se localizam próximo ao polo inferior da tireoide junto ao tecido transicional tireoideano. A glândula paratireoide inferior percorre um trajeto maior junto com o timo, desde a sua fase embriológica. Por essa razão, sua localização varia bastante; 20% das vezes pode ser localizada envolvida pelo timo, dentro do polo inferior da tireoide, junto à bainha carotídea e podendo ser encontrada profundamente imersa no mediastino (Figura 54.2).

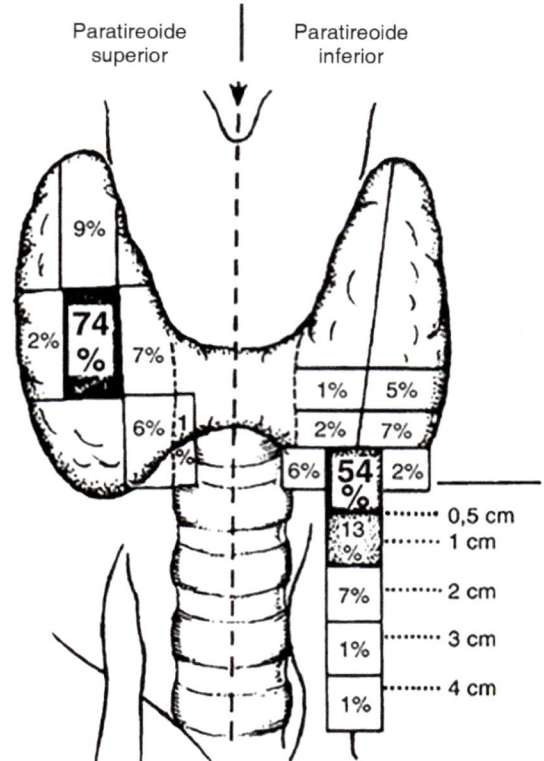

FIGURA 54.1 – *Localização das glândulas paratireoides em vista frontal, conforme descritas por Gilmour. Fonte: W. B. Saunders Company.*

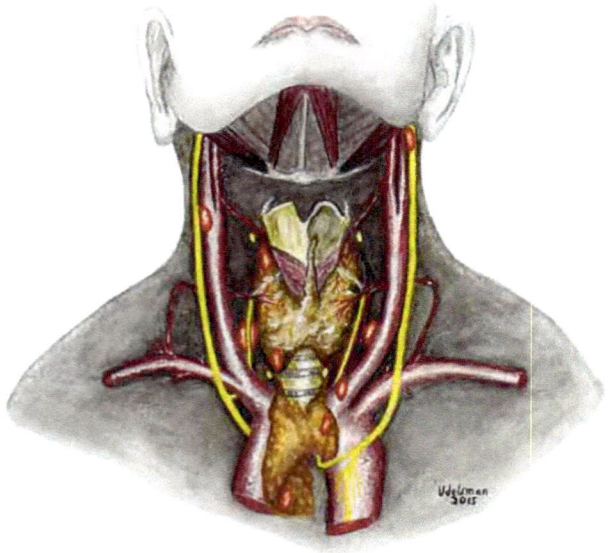

FIGURA 54.2 – *Clássica figura de R. Udelsman, mostrando as mais frequentes localizações das paratireoides. Fonte: reproduzida do Guideline da American Association of Endocrine Surgeons (AAES) em JAMA; 2016.[121]*

A cor das glândulas paratireoides varia conforme a quantidade de estroma gorduroso, o qual aumenta com a idade. Em idosos, a quantidade desse tecido é em torno de 30%, que resulta em uma coloração castanho-amarelada característica. As glândulas paratireoides normais têm cerca de 6 × 3 × 2 mm de tamanho, estando normalmente envoltas ou circunjacentes ao tecido adiposo ou conjuntivo frouxo. A massa total das glândulas varia de 90 a 200 mg sendo que cada uma usualmente tem de 35 a 40 mg. Sua coloração parda contrasta com o brilho característico do tecido gorduroso. Elas se distinguem dos linfonodos e da tireoide por serem mais macias e terem aparência translúcida.[6,7]

São normalmente vascularizadas por um ramo da artéria tireóidea inferior, embora também possam ser supridas pela artéria tireóidea superior, ramos anastomóticos entre as artérias inferior e superior da tireoide, entre a artéria tireóidea inferior e a artéria faringiana, laríngea, traqueal, esofágica e artérias brônquicas. As glândulas mediastinais podem ter seu suplemento sanguíneo derivado de ramos da mamária interna. Muitos autores sugerem que cada paratireoide tem uma simples artéria, mas frequentemente elas são supridas por duas ou mais artérias diferentes. A drenagem venosa das paratireoides é feita pelas veias tireóideas superior, média e inferior.[7]

Histologia e histopatologia

O parênquima paratireóideo é envolvido por uma fina cápsula fibrosa, sendo constituído por dois principais tipos de células epiteliais – células principais ou *"chiefcells"* e células oxifílicas – e um estroma composto quase que exclusivamente por adipócitos. Na criança, o parênquima glandular é composto de células epiteliais uniformemente distribuídas em um estroma vascular que contém pouquíssima quantidade de tecido adiposo. Após a puberdade, o estroma, que contém esse tecido adiposo, aumenta progressivamente até a velhice, podendo alcançar até 50% da quantidade total da glândula, embora essa proporção seja muito variável. Dufour e Wilkerson[7] demonstraram que, em muitas pessoas idosas, essa relação pode ser menor do que 10%, dificultando o diagnóstico histológico de hiperplasia, nos casos de glândulas discretamente aumentadas de tamanho (Figura 54.3).

As células principais e as células oxifílicas estão organizadas em formações trabeculares ou em ilhas. Na infância, as glândulas são compostas quase que inteiramente por células principais. As células principais são arredondadas ou poligonais com 6 a 10 micra de diâmetro, com um núcleo picnótico. Elas se dividem em células com citoplasma carregado de glicogênio e pouco visíveis e células com citoplasma fortemente corado, as quais, embora em menor quantidade, são responsáveis pela síntese e secreção do PTH.

O adenoma é a mais frequente lesão encontrada nas glândulas paratireoides. A real proporção entre adenoma e hiperplasia, no hiperparatireoidismo primário (HPTp),

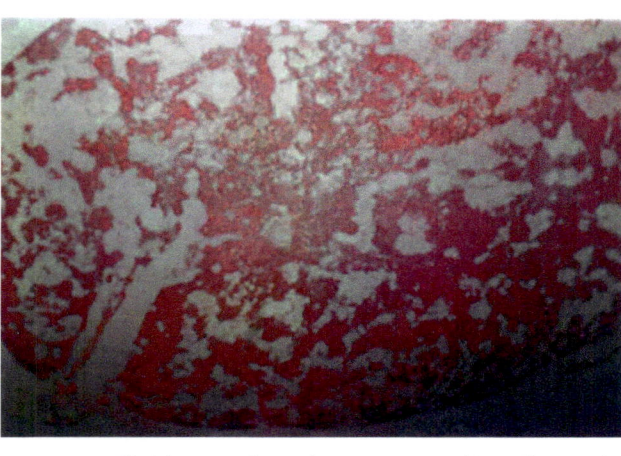

FIGURA 54.3 – *Glândula paratireoide normal em paciente normocalcêmico. Observa-se fina cápsula fibrosa e rica em tecido gorduroso (HE 20X). Fonte: autores.*

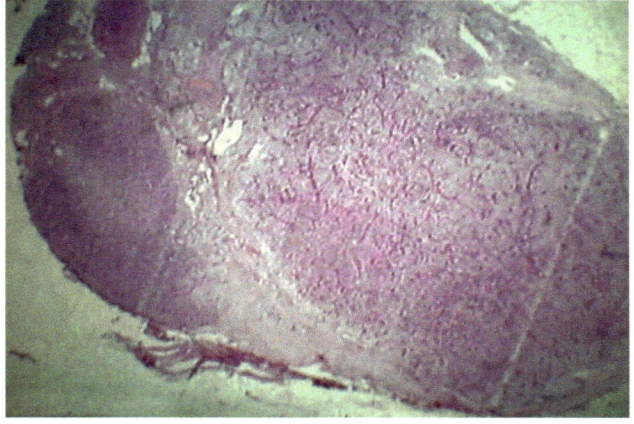

FIGURA 60.5 – *Glândula paratireoide hiperplásica de renal crônico com hiperparatireodismo secundário, exibindo arranjos nodulares com hiperplasia difusa generalizada (HE 10X). Fonte: autores.*

varia muito, de acordo com o critério histológico adotado.[8] Um adenoma pode se apresentar como um nódulo compacto, com ausência quase total de tecido gorduroso (Figura 54.4), como múltiplos nódulos compactos sem a presença de tecido glandular normal ou como um simples aumento difuso da glândula, com algum estroma fibroso ou tecido não funcionante residual.

A hiperplasia das células principais da glândula paratireoide ocorre principalmente no hiperparatireoidismo secundário dos pacientes renais crônicos, nas neoplasias endócrinas múltiplas (NEM 1 ou 2) ou em alguns casos de HPTp por mecanismo ainda não bem conhecido. Normalmente envolve todas as quatro glândulas e se caracteriza por uma substituição quase que completa do estroma pela hiperplasia, nodular ou difusa, das células principais, em arranjos acinares dispostos em nódulos de vários tamanhos e com fibrose e calcificações em muitos casos. Na análise do DNA, o número de células que se encontram na fase de sua síntese é significativamente maior na hiperplasia nodular em comparação com a hiperplasia difusa. Esses achados sugerem que a hiperplasia nodular é mais progressivamente hiperplástica e possui uma atividade proliferativa mais agressiva (Figura 54.5).

A tentativa de determinar, com absoluta certeza, se as glândulas aumentadas de tamanho são adenomas ou hiperplasia, ainda é matéria de muita discussão no hiperparatireoidismo primário. Ainda hoje, até os próprios patologistas preferem, como regra prática, afirmar que o envolvimento de duas ou mais glândulas, em um paciente com HPTp, indica a presença de hiperplasia. Por outro lado, quando somente uma glândula está comprometida e há a informação de achado de outra glândula de aspecto morfológico normal, trata-se de um adenoma. A informação sobre o caso clínico é indispensável para essa avaliação, para a confecção do laudo final. Macro e microscopicamente, na maioria das vezes, uma única glândula com hiperplasia das células principais não pode ser diferenciada de um adenoma.[8]

Metabolismo mineral e hormônio paratireóideo

O cálcio é o quinto elemento mais abundante no organismo, constituindo cerca de 2% do peso total de um adulto, sendo sua maior concentração no tecido ósseo. É um íon extracelular e se encontra em uma forma ionizada livre ou ligado a proteínas, especialmente a albumina. O nível plasmático normal de cálcio total varia entre os laboratórios, mas em regra está entre 8,3 a 10,2mg/dL. O cálcio tem importantes papéis fisiológicos, muitos dos quais não bem compreendidos. Influencia a excitabilidade e a liberação de neurotransmissores para a integridade funcional do tecido muscular e nervoso. É indispensável para a contração muscular, função cardíaca, manutenção da permeabilidade celular e coagulação do sangue. Para exercer esses papéis, o cálcio deve estar disponível nos tecidos em concentrações apropriadas. Como para

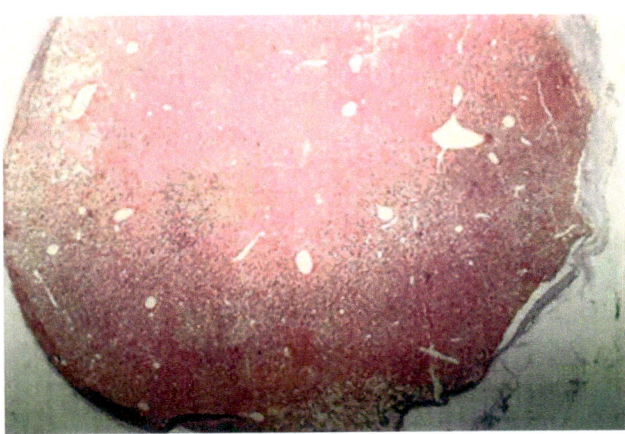

FIGURA 54.4 – *Glândula paratireoide de paciente hipercalcêmico, observando-se substituição quase que completa do estroma gorduroso por hiperplasia das células principais. Observa-se borda fina de tecido paratireóideo normal que envolve tumor nodular.(HE 10X). Fonte: autores.*

outros componentes do organismo, há um sistema endócrino que controla a concentração plasmática do cálcio. Esse sistema controla sua absorção no intestino, sua excreção pelo rim e sua deposição ou retirada do esqueleto, o qual é o grande depósito de estocagem desse íon no organismo. O principal fator que controla esse metabolismo é o PTH, além da calcitonina e da vitamina D.

O PTH é secretado pelas células principais da paratireoide e promove a transferência do cálcio para o espaço extracelular pela mobilização do cálcio ósseo. Estimula a formação do 1,25 diidrocolecalciferol no rim e indiretamente causa aumento da absorção do cálcio e fosfatos no intestino, bem como a reabsorção desses íons pelo rim. Quando a concentração do cálcio é baixa (hipocalcemia), a excitabilidade elétrica da membrana celular é aumentada, podendo resultar em hipersensibilidade cutânea e contração involuntária dos músculos esqueléticos (formigamentos e tetania). Quando a concentração do cálcio sérico está aumentada (hipercalcemia), o cálcio pode depositar-se nos tecidos porque a sua solubilidade é baixa. No rim, podem formar-se cálculos, seguidos por infecção, dano do parênquima e obstruções do trato urinário, levando até a insuficiência renal. Com prolongada hipercalcemia, calcificações metastáticas ocorrem nas paredes arteriais, alvéolos pulmonares e na mucosa gástrica.

A determinação do PTH, molécula intacta (PTHi), tem sido a mais fidedigna para a avaliação da função glandular e representa a real funcionalidade das glândulas paratireoides naquele momento. O PTHi é muito acurado para determinar baixos valores de hormônio circulante na diferenciação de hipoparatireoidismo de outras causas de hipocalcemia, ou do hiperparatireoidismo quando a hipercalcemia é de outra causa, uma vez que tem um *feedback* reverso muito sensível com o cálcio sérico. Atualmente, conta-se com a determinação da molécula intacta do PTH por meio da imunoquimioluminiscência (ICMA) ou da eletroquimioluminiscência (ECMA) com sensibilidade, hoje superior ao radioimunoensaio (IRMA).[7,9]

A principal ação do PTH na regulação do cálcio sérico se dá pela estimulação de sua reabsorção pelo rim, pela indução da liberação tubular renal da alfa-1-hidroxilase, que catalisa a síntese do 1,25-diidroxicolecalciferol, a vitamina D ativa, e principalmente, pela liberação do cálcio ósseo.

Embora o cálcio seja o principal regulador da liberação do PTH, há outros fatores que também o influenciam, como o lítio, as catecolaminas, a histamina, o estradiol e a 1,25-diidroxicolecalciferol.

Hiperparatireoidismo

O hiperparatireoidismo (HPT) é causado pelo aumento inapropriado da secreção do PTH, levando à hipercalcemia. Pode ser causado por um tumor único, múltiplo ou pela hiperplasia das glândulas paratireoides. Até poucos anos atrás, era considerado uma raridade, sendo diagnosticado em pacientes com doença óssea grave ou quando ocorria como complicação de pacientes com insuficiência renal crônica, com manifestação clínica exuberante.

O aumento da secreção de PTH causado por um defeito na glândula paratireoide, causando hipercalcemia, apresenta como consequência o HPT primário (HPTp). Quando ocorre como uma condição extraglandular, como a insuficiência renal crônica ou a má absorção intestinal, que provoca uma redução do nível do cálcio sérico, leva secundariamente a uma hiperplasia e hiperfunção das glândulas paratireoides, levando ao hiperparatireoidismo secundário (HPTs).[6,7,9]

Assim como outros tumores endócrinos, a hiperatividade das glândulas paratireoides é reconhecida e diagnosticada pelos efeitos secundários ao excesso do hormônio, mais do que pelos efeitos locais que o aumento da glândula possa causar.

Esses sinais e sintomas se manifestam em decorrência da hipercalcemia, especialmente nos órgãos alvos que são o tecido ósseo e os rins. Essa manifestação clínica cursa desde o paciente assintomático até gravemente enfermo, pelas manifestações ósseas como dores musculoesqueléticas, perda de massa óssea, fraturas patológicas e até deformidades estruturais. Nos rins manifesta-se com cálculos, diminuição da filtração glomerular e nefrocalcinose. Pode também acometer o sistema nervoso central com letargia, depressão, estupor e até coma nos casos de crise de hipercalcemia. Ocorrem também manifestações cardiovasculares como hipertensão, atribuída à hipercalcemia, embora não bem comprovada. Efeitos gastrointestinais como náuseas, vômitos, constipação e anorexia não são tão frequentes, mas também ocorrem. Em casos mais avançados, encontramos efeitos oculares, como ceratopatia em faixa e efeitos sistêmicos como calcificações metastáticas e lesões de pele especialmente causadas pelo produto cálcio fósforo.

■ Hiperparatireoidismo primário

O HPTp é um distúrbio comum que surge da superprodução autônoma do hormônio da paratireoide por glândula(s) anormal(is). A doença é caracterizada pela persistente elevação dos níveis do cálcio sérico total com a correspondente elevação ou nível inapropriado dos niveis do PTH.[9-11] É a terceira doença endócrina mais comum depois do diabete e das doenças da tireoide. A frequência do HPTp ainda é subestimada em alguns centros, inclusive no Brasil. É uma das mais frequentes doenças endócrinas, em locais onde a incorporação de dosagens de cálcio sérico à rotina de exames laboratoriais é utilizada, como nos Estados Unidos e em alguns países europeus e no Japão. Com a maior solicitação de medições do cálcio sérico, identificam-se cada vez mais casos de HPT assintomático.[10,11] Com os atuais métodos de dosagem do cálcio sérico, devem-se valorizar níveis calcêmicos mesmo que discretamente elevados, e investigar a possibilidade de HPTp. A causa mais comum de hipercalcemia é o hiperparatireoidismo primário, exceto em pacientes internados, em que a hipercalcemia normalmente é causada por neoplasias. Nos dias atuais, é uma doença relativamente comum, ocorrendo em 0,86% da população adulta nos Estados Unidos, sendo diagnosticados aproximadamente 100.000 novos casos por ano nesse país. Acomete mais mulheres do que homens, em uma incidência de três para um. A incidência da patologia aumenta marcadamente com a idade e é especialmente comum em mulheres pós-menopáusicas, com uma incidência tão alta quanto 1,5% em mulheres acima de 60 anos de idade.[9-12]

A etiologia do HPTp é desconhecida e provavelmente está relacionada à forma de apresentação da patologia glandular. Doença adenomatosa que envolve somente uma glândula, chamada hiperparatireoidismo esporádico, é devida a um mecanismo espontâneo de hiperfunção glandular. Doença multiglandular como MEN e hiperparatireoidismo familiar sugerem a presença de um fator exógeno.

O cálcio sérico é tradicionalmente a chave para o diagnóstico do hiperparatireoidismo primário e sempre deve ser lembrado como a maior causa da hipercalcemia.[7,9-11] O Quadro 54.1 mostra as etiologias mais frequentes de hipercalcemia.

Sinais e sintomas

Em passado recente, os pacientes apresentavam-se com doença óssea severa ou problemas renais, como litíase, marca registrada do HPTp. As manifestações clínicas variam, podendo ser encontrados desde indivíduos assintomáticos, até pacientes com severa doença óssea e renal.[9,10,11] Embora os órgãos alvos da manifestação do HPTp sejam os ossos e os rins, a doença óssea atualmente é incomum, mas a litíase renal ainda é encontrada com relativa frequência.

Quadro 54.1 — Etiologia da hipercalcemia

Hiperparatireoidismo primário
Neoplasias
Doenças granulomatosas
Medicações
   Intoxicação pela vitamina D
   Lítio
   Síndrome *milk-alkali*
   Tiazídicos
   Tratamento hormonal de carcinoma de mama
   Hipercalcemia hipocalciúrica familiar
Imobilizações prolongadas
Tireotoxicoses
Crise supra-renal

Fonte: *etiologia da hipercalcemia por ordem decrescente de frequência em pacientes adultos.*[7]

Atualmente, com a determinação do cálcio sérico nos exames de rotina, demonstra-se que a doença é muitas vezes associada a sintomas vagos, como fraqueza neuromuscular, fadiga, cansaço fácil, anorexia, náusea, constipação e distúrbios psiquiátricos,[7,11] embora entendida como assintomática. Essas queixas normalmente não são valorizadas e são tratadas sintomaticamente, levando a um retardo no diagnóstico.

Manifestações renais

As mais severas complicações do HPTp são as renais. Embora o cálculo renal seja sua marca registrada, é hoje encontrado somente em 30% dos casos. Muitas vezes, sinais sugestivos de litíase ureteral não comprovada, como dor lombar e hematúria, fazem parte da história. O envolvimento renal pode assumir as formas de hipercalciúria, nefrolitíase, nefrocalcinose e/ou redução da função renal. Embora a incidência de manifestações renais tenha diminuído, estudos recentes têm demonstrado que cálculos e/ou nefrocalcinose estão presentes em 21% a 55% dos pacientes com HPTp, mesmo quando assintomáticos. Dos pacientes com nefrolitíase, 5% a 10% têm hiperparatireoidismo. Raramente ocorrem nefrocalcinose e nefrolitíase associadas.

Graus leves de insuficiência renal podem ser compensados pela cirurgia, mas dano renal severo, na presença ou não de nefrocalcinose, não pode ser revertido pelo tratamento cirúrgico, por isso o diagnóstico e o tratamento precoces evitam ou minimizam as possíveis sequelas renais.[10-12]

Doença óssea

O hiperparatireoidismo é uma doença de alta remodelação óssea, aumentando o *turn over* ósseo, e a osteíte fibrosa cística é a clássica lesão histológica do hiperparatireoidismo. Essa alteração causa dor óssea ou musculoesquelética, diminuição da resistência do tecido ósseo e consequente suscetibilidade a fraturas. A dor óssea é a principal queixa dos pacientes com doença mais avançada. Variando desde pequenos desconfortos, não bem definidos, até dores localizadas especialmente na coluna toracolombar e nas extremidades inferiores.

Uma manifestação grave do hiperparatireoidismo primário é o tumor marron (*Brown tumor*) que ocorre na clavícula, nas costelas e na mandíbula, que são lesões intraósseas que apresentam no seu componente histopatológico células gigantes multinucleadas, por vezes com trabéculas ósseas neoformadas, marginadas por osteoblastos tumefeitos e por osteoclastos, caracterizando intensa atividade osteoclástica (Figura 54.6). Atualmente, a incidência de doença óssea demonstrável no HPTp é quase uma raridade. A fosfatase alcalina normalmente encontra-se elevada pelo aumento do "*turn over* ósseo". No RX dos ossos das mãos, melhor visto quando se usa filme industrial, é possível demonstrar a reabsorção subperióstica das falanges, principalmente na face radial das falanges médias dos segundo e terceiro dedos (Figura 54.7) e calcificações vasculares (Figuras 54.8), hoje encontradas nos pacientes com hiperparatireoidismo secundário à insuficiência renal crônica em programa regular de hemodiálise.

Nos ossos do crânio ocorrem alterações radiológicas bem específicas do hipermetabolismo ósseo em doenças mais severas, especialmente no hiperparatireoidismo secundário à IRC, observando-se difusa granularidade, lesão conhecida como *salt and pepper* e, em casos mais avançados, lesões císticas, principalmente nos parietais (Figura 54.9).

Discute-se ainda o papel do HPTp na osteoporose. Parece não haver uma relação causal direta, mas a concomitância das doenças é importante, pois ocorre em mulheres na terceira idade, quando os riscos de fraturas são maiores.

As fraturas patológicas ocorrem como resultado final da reabsorção óssea extensa e envolvem mais comumente ossos longos, coluna vertebral e costelas. Pode ocorrer encurtamento dos dedos pela reabsorção óssea.

No HPTs podem manifestar-se deformidades esqueléticas, escoliose e abaulamento dos ossos longos. Os achados físicos podem incluir uma deformidade com tórax "em funil" e abaulamento esternal devido às deformidades costais. Há redução na altura causada pela cifose e pelas fraturas vertebrais, por esmagamento, que são algumas das alterações mais frequentemente encontradas.

Manifestações gastrointestinais

Pacientes com HPTp podem apresentar doença péptica embora o mecanismo não esteja claro. A associação relaciona-se ao fato de a hipercalcemia levar a um maior estímulo para a produção de gastrina e maior secreção gástrica ácida. A associação entre HPTp e pancreatite foi relatada pela primeira vez em 1940.

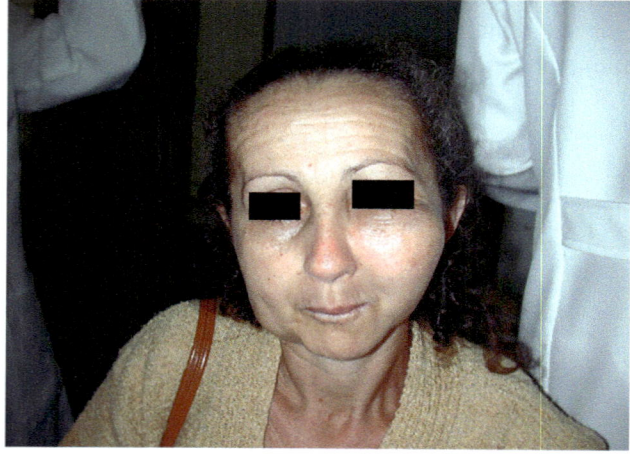

FIGURA 54.6 – *Tumor marron (Brown tumor) causando deformidade de face em paciente com hiperpartireoidismo primária.* Fonte: *autores.*

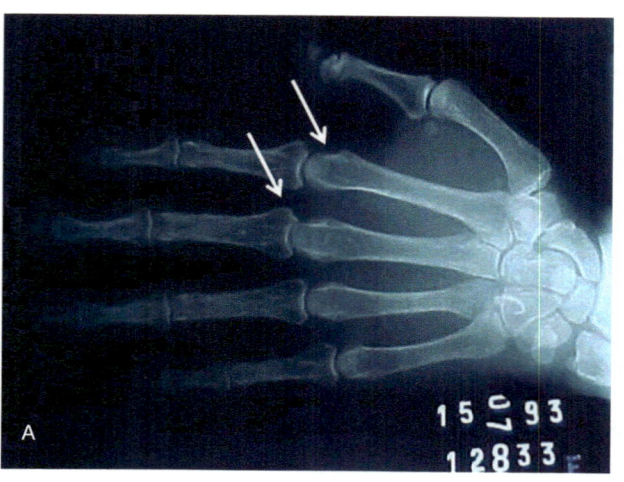
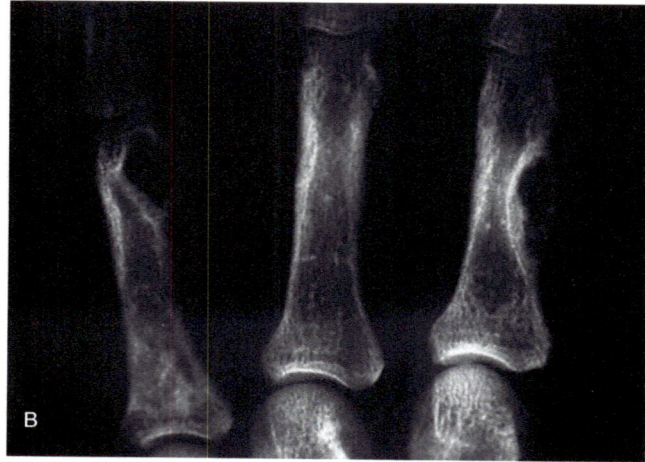

FIGURA 54.7 – *Radiografia dos ossos das mãos, demonstrando a reabsorção subperiosteal das falanges, principalmente na face radial das falanges médias dos segundo e terceiro dedos* **(A)** *e lesões osteolíticas causando cistos ósseos* **(B)**. Fonte: *autores.*

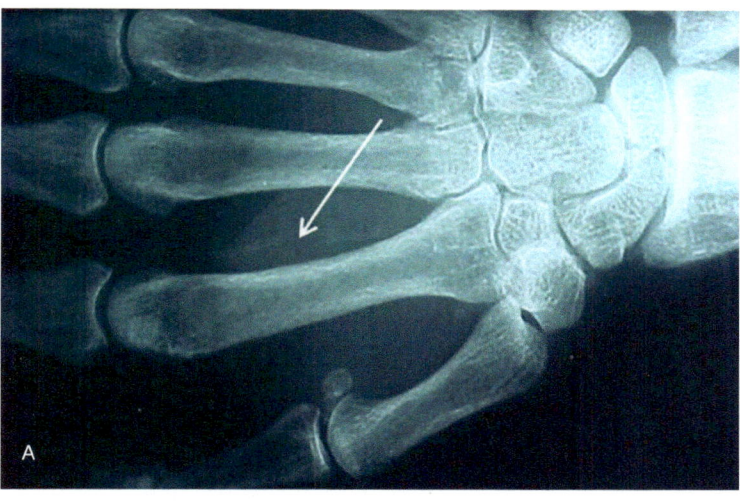
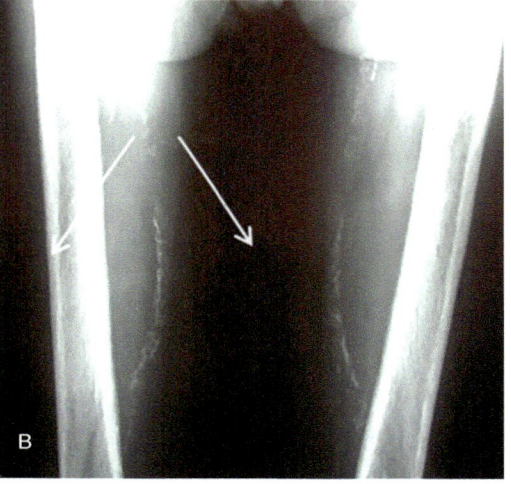

FIGURA 54.8 – RX dos ossos das mãos, demonstrando calcificação em vaso dos quirodáctilos (A) e em artérias dos membros inferiores em paciente com HPT secundário à Insuficiência renal crônica (B). Fonte: autores.

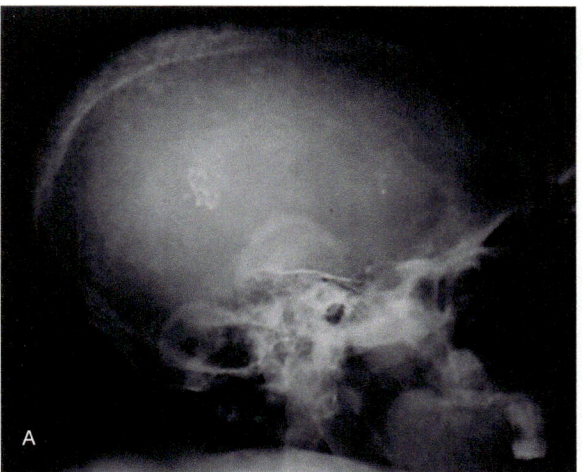
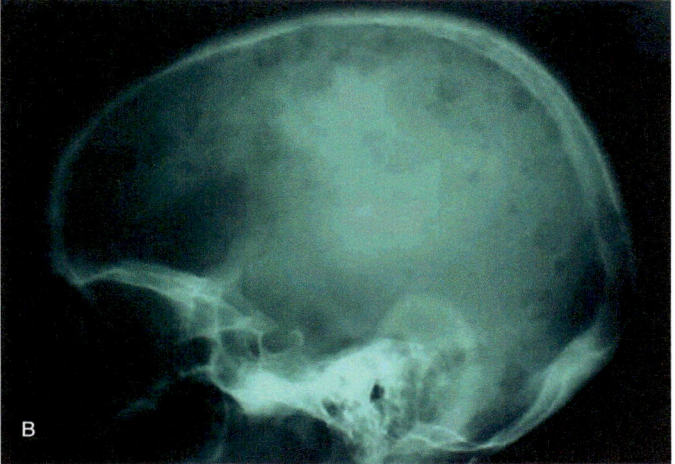

FIGURA 54.9 – RX de crânio demonstrando perda da linearidade da tábua óssea, e difusa granularidade, em lesão conhecida como salt and pepper (A) e lesões osteolíticas císticas (B) em paciente com hiperparatireodismo secundário à insuficiência renal crônica. Fonte: autores.

Balman demonstrou que a infusão de PTH na artéria gastroepiplóica causava hipergastrinemia mesmo na ausência de cálcio sérico elevado, mostrando o efeito direto do PTH na secreção gástrica. Classicamente, a pancreatite é relacionada ao hiperparatireoidismo, e há descrições de ocorrer em até 10% dos pacientes com crise de hipercalcemia.[7]

Outras manifestações

Muitas outras manifestações podem ser computadas como complicações da hipercalcemia, embora não muito frequentes em pacientes com hiperparatireoidismo primário. O HPTp severo às vezes manifesta-se com uma fadiga inadequada, fraqueza dos músculos proximais dos membros, calcificações das cartilagens articulares (condrocalcinose) e edema articular doloroso por deposição de cristais de pirofosfato de cálcio. Nesses casos sempre devemos lembrar que o diagnóstico de HPTp está sendo feito tardiamente.

Os pacientes apresentam queixas como letargia, depressão, perda da memória, confusão, podendo também ser encontradas psicose/paranoia, mudança de personalidade, neurose, estupor e coma. Tais alterações também se desenvolvem em pacientes com hipercalcemia por outras causas.

A maioria das alterações associadas com o HPT são discretas, embora essas alterações possam ainda ser encontradas em até 50% dos pacientes. Muitos pacientes submetidos ao tratamento cirúrgico experimentam uma sensação de bem-estar e alívio do cansaço e da preguiça que frequentemente não haviam sido valorizados antes da cirurgia.[11,12]

Pacientes com HPTp apresentam hipertensão mais frequentemente, embora não se consiga definir a relação causa e efeito. Akerström relacionou o HPTp ao aumento da mortalidade, essencialmente causada por doença cardiovascular, mesmo em casos em que a hipercalcemia era moderada.[12]

Calcificações metastáticas podem ocorrer na junção esclerocorneana, constituindo o único sinal diagnóstico da hipercalcemia (Figura 54.10). A ceratopatia de córnea é encontrada em associação com a queda da função renal e a hiperfosfatemia. Podem também ocorrer calcificações nos pulmões, na pele, no estômago, no pâncreas, em vasos e músculos.

Os pacientes podem desenvolver crises de hipercalcemia, que ocorrem quando os níveis de cálcio estão acima de 14mg/dL, sendo acompanhadas por anorexia, náuseas, vômitos, fadiga, confusão mental e eventual coma. Esse quadro constitui uma emergência médica e pode progredir para insuficiência renal, taquiarritmia e morte súbita. Essa condição deve ser manejada rapidamente com o objetivo de reduzir o cálcio sérico, com hidratação profusa e diuréticos de alça (furosemide), e, uma vez que o volume intravascular esteja restaurado, deve-se indicar o tratamento cirúrgico tão logo seja possível. Drogas como a calcitonina e os bifosfonatos podem ser usados como medida temporária antes do tratamento cirúrgico (Figura 54.11).[10]

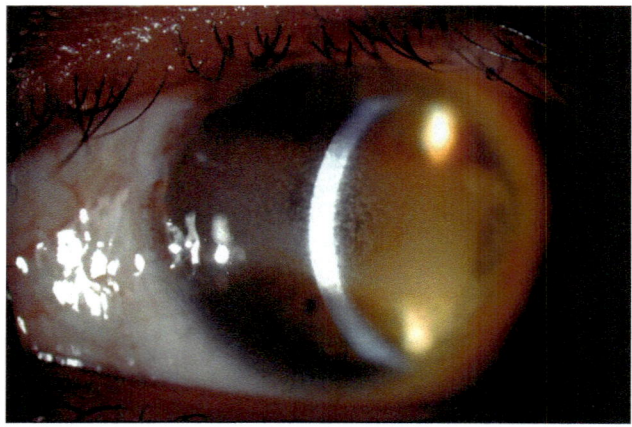

FIGURA 54.10 – *Calcificações esclerocorneanas (ceratopatia em faixa) em paciente com HPT secundário à IRC. Fonte: autores.*

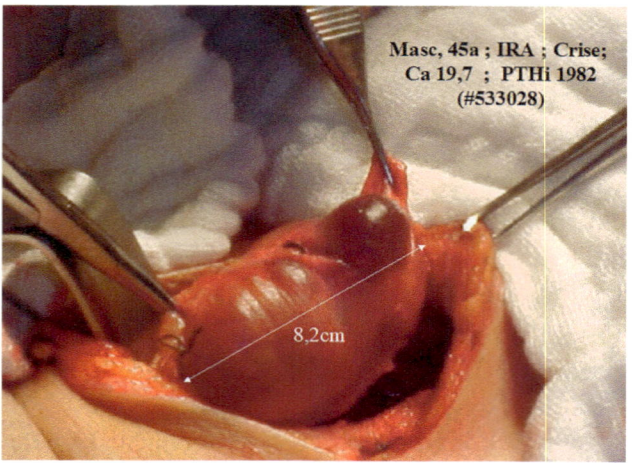

FIGURA 54.11 – *Volumoso adenoma de paratireoide causando crise de hipercalcemia em paciente comatoso e em insuficiência renal aguda. Fonte: autores.*

Apesar deste quadro variado de sintomas, a maioria dos pacientes é assintomático no momento do diagnóstico. A dosagem do cálcio, em um exame de rotina, pode sugerir o diagnóstico. Deve-se atentar que muitas vezes o paciente assintomático na verdade pode apresentar sintomas vagos ou atribuíveis a achados normais na população geral, mas que poderiam desaparecer após o tratamento cirúrgico do HPTp.

Achados físicos

As glândulas paratireoides, por seu tamanho e relação com a glândula tireoide, dificilmente podem ser palpáveis. Massas palpáveis na região cervical são, em geral, adenopatias ou nódulos de tireoide.

Na avaliação das patologias das paratireoides, não há nenhum achado físico direto que auxilie o diagnóstico, a não ser sinais e sintomas de doença óssea ou articular, os quais são consequências do HPTp mais severo, bem como a litíase urinária, que deve ser lembrada como consequência do hiperparatireodismo primário.

Diagnóstico

A chave para o diagnóstico ou para suspeição de hiperparatireodismo primário é a hipercalcemia. A dosagem do cálcio sérico é disponível e de baixo custo, sendo utilizada em vários testes de rotina na clínica diária. Em pacientes com hipercalcemia, o primeiro exame para avaliação diagnóstica é a dosagem do PTHi junto com o cálcio sérico total na mesma coleta. O PTH elevado com a persistente hipercalcemia é diagnóstico de certeza de hiperparatireoidismo primário. Devemos estar sempre atentos para uma inesperada hipercalcemia detectada em um exame de rotina. O HPTp é a causa mais comum da hipercalcemia.[7,9,11,12]

O cálcio ionizado, que compreende em torno de 50% do cálcio sérico, é a porção biologicamente ativa do cálcio total, sendo regulado pelo PTH e pela vitamina D. Teoricamente, a dosagem do cálcio ionizado seria a melhor forma de avaliar a hipercalcemia, entretanto, não há comprovação de vantagem clínica para testes de rotina, em relação ao uso da determinação do cálcio total sérico.[10-12]

Atualmente, os métodos automatizados para a determinação do cálcio sérico permitem um alto grau de precisão e confiabilidade. Cada laboratório deve determinar limites de normalidade próprios, os quais, habitualmente, variam de 8,2 a 10,3 mg/dL.

Neoplasias de outros órgãos são a segunda causa mais comum de hipercalcemia, e a primeira causa em pacientes hospitalizados.[7,12] Usualmente, está associada a sintomas relacionados ao tumor. Na hipercalcemia da malignidade, o PTH está suprimido ou normal baixo e este é o maior indicativo para excluir HPTp. Dentre os tumores que causam hipercalcemia, 15% são hematológicos, sendo o mieloma múltiplo o mais comum.

O diagnóstico de certeza do hiperparatireoidismo é feito pela determinação sérica do PTHi, em indivíduos com hipercalcemia. No quadro clássico de HPTp os pacientes apresentam, inequivocamente PTHi elevado, quando dosado pelos métodos atuais, os quais representam o maior avanço no diagnóstico dessa patologia. São considerados como normais para esse teste valores entre 9 e 65 picogramas por mililitro (pg/mL). Pacientes com hipercalcemia de outras causas, como malignidade e sarcoidose, têm geralmente PTHi baixo, podendo mesmo estar suprimido. Portanto, o diagnóstico de HPTp é feito por persistente hipercalcemia, acompanhada da elevação do PTHi. Exames de imagem ou de localização do tumor não são diagnósticos.

Como pequenas elevações do cálcio sérico podem ser importantes, deve-se confirmar o diagnóstico da hipercalcemia pela repetição do teste, sob condições que minimizem a probabilidade de falso-positivo. A coleta do sangue deve ser obtida com mínima oclusão venosa e com o paciente preferencialmente em jejum. Drogas que potencialmente possam causar elevação do cálcio sérico devem ser suspensas vários dias antes do exame.

Nos últimos anos, é reconhecida a variante normocalcêmica do HPTp nos casos em que o paciente tem PTH elevado e cálcio normal ou normal alto, possivelmente por ser fase inicial da doença. Considerando que o *feedback* cálcio-PTH é perfeito, nesses casos teríamos a secreção inapropriada de PTH, o que caracterizaria o hiperparatireoidismo normocalcêmico. Alguns, mas nem todos, poderão progredir ao longo do tempo para a hipercalcemia.[9,11,12]

Outros achados laboratoriais incluem a diminuição do fosfato sérico. A concentração sérica do fósforo varia entre 2,5 e 4,5 mg/mL. Cerca de metade dos pacientes com HPTp apresentam hipofosfatemia. Entretanto, nos pacientes com insuficiência renal crônica e HPTs, é frequente a hiperfosfatemia, no caso dos renais crônicos, uma das maiores causas da hipocalcemia persistente. A fosfatase alcalina, resultante do catabolismo ósseo, pode estar elevada. O cálcio urinário de 24 horas costuma estar elevado, o que os diferencia dos pacientes com doença familiar, a hipercalcemia hipocalciúrica familiar.

Em geral, o HPTp é diagnosticado de dois modos, nos dias atuais. Mais frequentemente pela hipercalcemia detectada em testes de *screening* ou em pacientes com queixas de fadiga, fraqueza muscular, sintomas neuropsiquiátricos incapacitantes e queixas atribuídas a doenças reumáticas não confirmadas na investigação. A outra forma é pela investigação em pacientes com nefrolitíase e/ou osteopenia inexplicada, órgãos alvos desta patologia.[12,13] Nesses casos pode-se dizer que o diagnóstico foi pensado tarde, uma vez que as consequências da doença já se manifestaram.

A hipercalcemia na presença de PTH elevado é a assinatura do HPTp, uma vez excluído o uso de tiazídicos ou carbonato de lítio, drogas que podem causar hipercalcemia e eventualmente elevar o nível sérico de PTHi. Essas alterações podem ser distinguidas do HPTp pela cuidadosa história de ingesta de medicação.[12,13]

Manejo do hiperparatireoidismo primário

O único tratamento curativo para o hiperparatireoidismo primário é o cirúrgico. A tentativa de manejar clinicamente indivíduos sintomáticos com HPT deve ser reservada àqueles pacientes extremamente debilitados ou com outras intercorrências clínicas que aumentem sobremaneira os riscos da cirurgia a ponto de contraindicá-la.

Atualmente a cirurgia do HPTp, quando realizada em um centro especializado em cirurgia endócrina, apresenta mortalidade próxima de zero, morbidade menor de 5%, e sucesso cirúrgico, definido como o retorno à normocalcemia, em torno de 97% a 99%.[7,9,10,12] Além disso, a taxa de recorrência do hiperparatireoidismo, ao longo de 10 anos, é menor que 5%, em todos os estudos de longo termo.

Com a utilização de processos automatizados para a avaliação do cálcio sérico e com o uso da eletroquimioluminiscência (ECMA) ou da imunoquimioluminiscência (ICMA) para a determinação do PTHi, o diagnóstico do hiperparatireoidismo raramente deixa dúvida. Em novembro de 2003, a American Endocrine Society (AES) e a American Association of Endocrine Surgeons (AAES), coordenadas pelo National Institute of Health (NIH), definiram o primeiro consenso para o manejo do HPTp.[11] Embora com algumas controvérsias quanto a alguns aspectos da sua abordagem, os novos métodos de identificação do(s) tumor(es) associado(s) ao manejo transoperatório da cirurgia minimamente invasiva do hiperparatireoidismo, guiada pelo PTH transoperatório, a indicação cirúrgica é a mais recomendada, independentemente da idade do paciente.[13]

Vários estudos já haviam demonstrado que muitos dos pacientes rotulados como assintomáticos na verdade apresentavam queixas subjetivas relacionadas ao HPTp, confirmadas após a cirurgia, pelo desaparecimento dessas queixas.[7,9] Esses estudos mostrando a evolução natural da doença e a provável presença de sintomas não identificados como relacionados ao HPTp, aliados à nova abordagem cirúrgica do HPTp,[14] recomendam que a cirurgia seja indicada no momento em que o diagnóstico é confirmado.[13]

O HPTp somente pode ser curado com remoção cirúrgica de todo o tecido paratireóideo hiperfuncionante, sendo que em torno de 90% a 95% das vezes é causado por apenas um adenoma hiperfuncionante.[15]

Estudos prospectivos[9] compararam um grupo de pacientes com HPTp assintomáticos, tratados pela paratireoidectomia com outro grupo que foi acompanhado clinicamente, em um período de 10 anos. Nos pacientes operados, houve normalização do quadro bioquímico e aumento da densidade mineral óssea à densitometria, enquanto 25% dos pacientes não operados tornaram-se francamente sintomáticos, alguns dos quais desenvolveram litíase urinária e osteopenia, precipitando a indicação do tratamento cirúrgico. Portanto, o tratamento cirúrgico deve ser oferecido à maioria dos pacientes com HPTp.[16,17]

Historicamente, a abordagem *standard* convencional era a completa exploração cervical com a identificação das quatro glândulas paratireoides e a remoção de todas as anormais ou aumentadas de tamanho, ao juízo do cirurgião. Como 90% a 95% dos casos de HPTp são causados por um simples adenoma, a maioria dos pacientes se submetiam a uma desnecessária dissecção. Atualmente, com o uso de técnicas de localização pré-operatória do(s) tumor(es) hiperfuncionante(s), por ultrassonografia e cintilografia, e utilizando-se da determinação do PTH transoperatório para guiar o procedimento durante a cirurgia, o cirurgião remove somente a glândula sugerida no exame de localização, e o PTH transoperatório confirma ou não a cura cirúrgica do HPTp sem necessidade de visualizar as outras paratireoides, caracterizando o procedimento minimamente invasivo e de caráter ambulatorial.[14,16,17]

A American Association of Endocrine Surgeons (AAES) recomenda, para pacientes assintomáticos, que seja a cirurgia indicada na presença de um ou mais de um dos seguintes critérios:

- T-score ≤ 2.5 em qualquer dos segmentos estudados a densitometrias, ou história de fratura patológica.
- Idade <50 anos.
- Depuração da Creatinina < 60 mL/min/1.73 m².
- Cálcio total sérico > 1 mg/dL acima do valor de referência.[11]

A American Association of Endocrine Surgeons (AAES), em pacientes que mesmo não satisfaçam os critérios anteriores, não contraindicam a cirurgia se houver consenso entre o endocrinologista, o cirurgião e o paciente, desde que não tenha contraindicação médica para o procedimento.[17]

Estudos de localização

Aproximadamente 95% dos pacientes com HPTp são curados já na primeira cirurgia, quando operados por um cirurgião familiarizado com a patologia das glândulas paratireoides sem a necessidade de exames pré-operatórios para a localização do tumor.[9] Há autores que acreditam que os estudos de localização devem ser reservados para os casos de reexploração cervical, nos quais a primeira cirurgia não encontrou o tumor.[13] Nessas situações, normalmente as glândulas encontram-se em localizações ectópicas e, portanto, os meios auxiliares de localização são indispensáveis para o sucesso da cirurgia.

A ultrassonografia de alta frequência, que permite resolução de estruturas de até 1 mm de diâmetro, pode detectar em torno de 80% dos tumores de paratireoide.[18] A paratireoide doente em geral é hipoecoica. A punção com agulha guiada por ultrassonografia e dosagem do PTH no material da punção podem ser úteis na confirmação da imagem demonstrada, especialmente em localização ectópica. Atualmente recomenda-se, e é prática nos Estados Unidos e em alguns serviços de referência em cirurgia endócrina no Brasil, que a ecografia seja realizada pelo cirurgião,[18] com resultados melhores que a ecografia realizada em serviço de radiologia convencional, como mostra a Figura 54.12.

Nos últimos anos, a cintilografia tem se mostrado o exame não invasivo de melhor resultado para a localização das glândulas paratireoides. Inicialmente, usando-se técnicas de subtração com dois radiofármacos, tálio e tecnécio, com imagens planares, a sensibilidade era em torno de 60% com falso positivo de 15%.[7] Em 1989, com a introdução do 99m-Tc-sestamibi, que permitia o estudo cintilográfico das paratireoides com somente um radiofármaco, em regime de dupla fase, a sensibilidade da cintilografia para simples adenoma de paratireoide atingiu a eficiência de 90%, aliando-se à aquisição tridimensional tomográfica (*spect/reprojection*)[19] (Figura 54.13).

O SPECT/CT (Tomografia Computadorizada de Emissão de Fóton Único/Tomografia Computadorizada) é um equipamento diagnóstico de alta tecnologia em Medicina Nuclear, e tem como base a análise funcional de órgãos e sistemas. Esse exame faz parte dos exames cintilográficos. Pela fusão das imagens tomográficas e cintilográficas, ele aumenta a possibilidade de identificação e localização das paratireoides doentes e permite a sua localização anatômica e funcional (Figura 54.14).

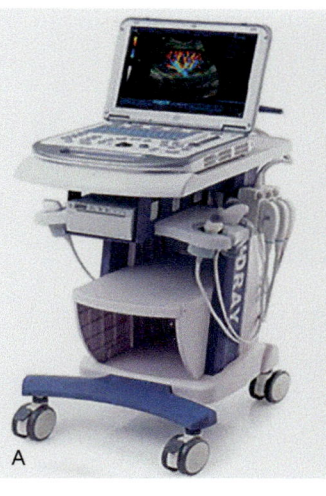
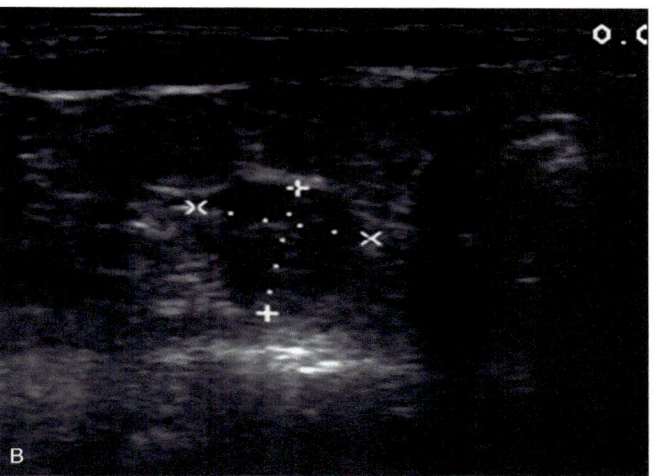

FIGURA 54.12 – Ultrassom mostrando um adenoma de paratireoide, em exame realizado pelo próprio cirurgião. Fonte: imagem cedida por Alberto Treiguer.

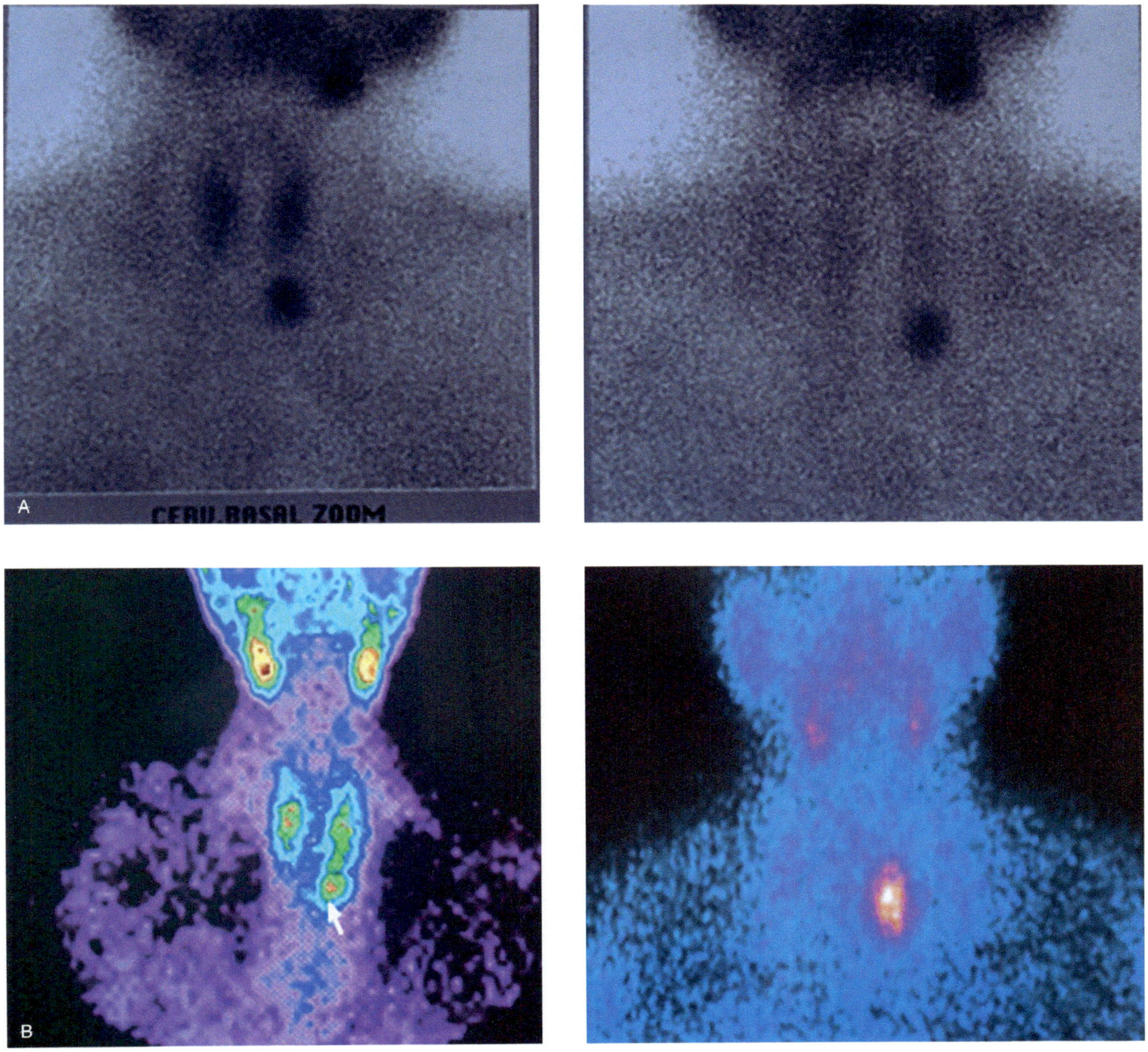

FIGURA 54.13 – Cintilografia com 99m-Tc-sestamibi mostrando a hipercaptação de uma glândula hiperfuncionante e o washout do radiofármaco na segunda imagem adquirida (**A**). Cintilografia com 99m-Tc-sestamibi mostrando excelentes imagens de hipercaptação de glândula hiperfuncionante inferior esquerda já sugerida na primeira aquisição e após o washout do radiofármaco na segunda imagem adquirida (**B**). Fonte: autores.

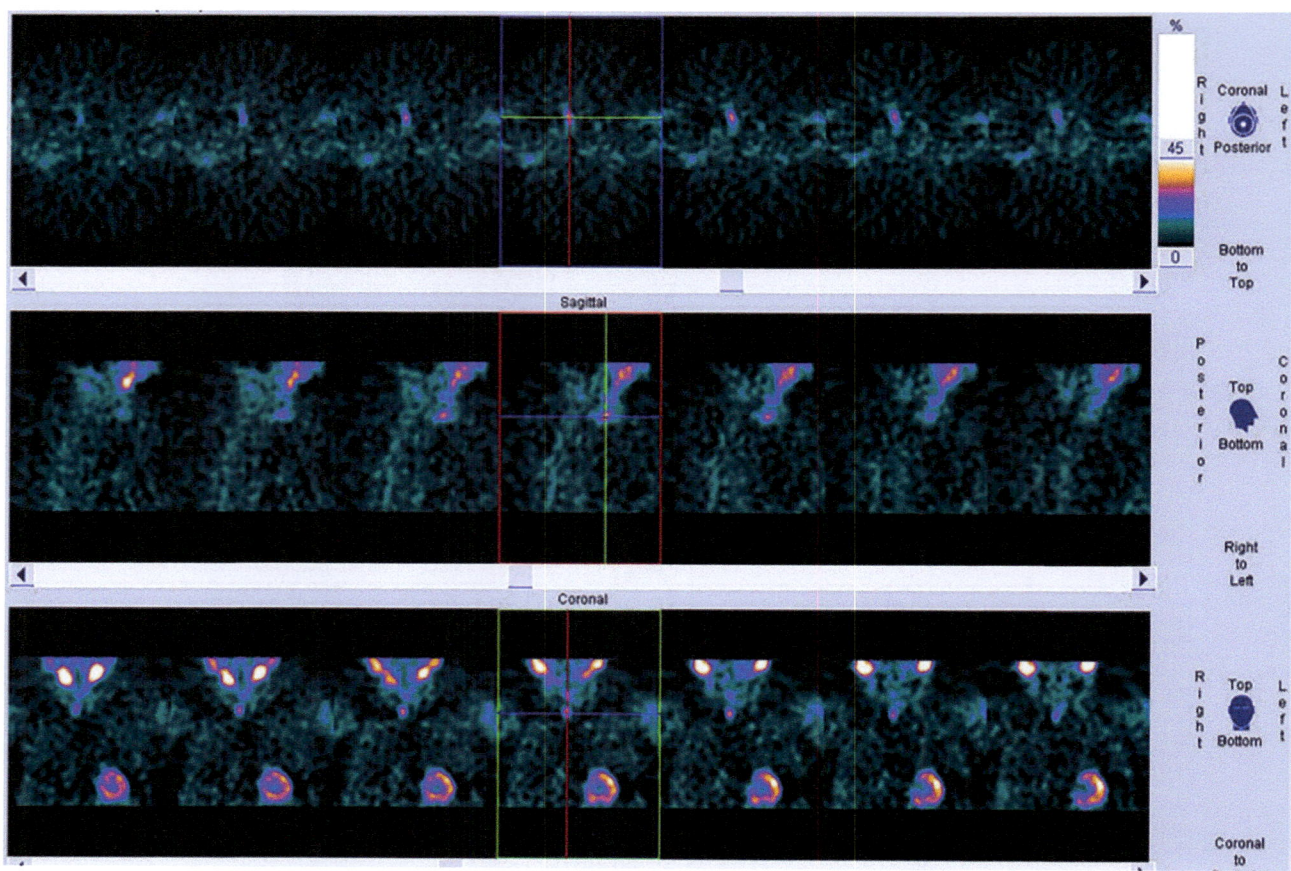

FIGURA 54.14 – *SPECT com 2 horas após wash out. Localização tridimensional da glândula comprometida.* Fonte: *autores.*

Como a tomografia computadorizada e a ressonância magnética têm os mesmos resultados que a ultrassonografia, não há razão para a sua indicação, exceto nos casos de glândulas ectópicas localizadas no mediastino.

Nenhum método invasivo, como a arteriografia e a venografia, tem indicação para a localização de tumores de paratireoide. Embora no passado recente tenha sido usada para determinar o gradiente do PTH, em vários locais da região cervical, na tentativa de localizar glândulas ectópicas não encontradas em cirurgia prévia, hoje não tem mais aplicação.[7]

Embora os resultados desses testes de localização dos tumores de paratireoide, ainda é voz corrente, no meio cirúrgico, o que um eminente radiologista americano afirmou: "a única modalidade de localização requerida em um paciente que não teve cirurgia cervical prévia é localizar um experiente cirurgião de paratireoide".[7,12,17]

Tratamento cirúrgico convencional

A paratireoidectomia é o tratamento de escolha para todo paciente com hiperparatireoidismo primário sintomático, porque recompõe o metabolismo ósseo prontamente. Durante muitos anos, a cirurgia das paratireoides foi chamada exploratória, porque não havia exames de localização confiáveis e de boa resolução. Portanto, o procedimento consistia em localizar pelo menos duas glândulas. Se uma fosse aumentada de tamanho, identificada como adenoma, e outra pequena ou normal, procedia-se à ressecção da aumentada e considerava-se como o tratamento realizado. Se as duas fossem aumentadas de tamanho, assumia-se como sendo portador de hiperplasia, e todas as glândulas deveriam ser localizadas e ressecadas, deixando somente um fragmento de uma delas na região cervical ou implantada nos músculos do antebraço.

A grande justificativa para os que advogavam a abordagem bilateral era a não utilização de exames pré-operatórios de localização e o envolvimento de mais de uma glândula na patologia do hiperparatireoidismo. Uma vez que as séries de paratireoidectomias referidas afirmavam que a incidência de doença multiglandular variava de 11% a 39%,[15] a grande maioria dos cirurgiões acreditava que todas as quatro glândulas deveriam ser visualizadas no momento da cirurgia e que as glândulas aumentadas de tamanho deveriam ser removidas. Essa abordagem e esses resultados eram baseados na experiência do cirurgião no momento da cirurgia, o qual avaliava a aparência, a forma, o tamanho e o peso da glândula supostamente doente. A histologia é de pouco auxílio para definir se é adenoma ou hiperplasia.

Quando uma ou mais glândulas encontradas são, ao juízo do cirurgião, assumidas como aumentadas de tamanho, deverão ser ressecadas, com ou sem biópsia das remanescentes. O sucesso dessa abordagem convencional no HPTp, definida como o retorno à normocalcemia, depende do julgamento do cirurgião em reconhecer a diferença entre glândulas normais e aumentadas de tamanho. O problema com essa abordagem é que o tamanho das glândulas paratireoides não está correlacionado com a secreção do hormônio, isto é, algumas glândulas pequenas secretam hormônio em excesso, enquanto outras, aumentadas de tamanho à custa de tecido adiposo, apresentam função normal.

A utilização da cintilografia das paratireoides para localização da(s) glândula(s) hiperfuncionante(s) guia o cirurgião a explorar diretamente o lado em que a cintilografia é positiva, mas não lhe permite abandonar a exploração de todas as outras glândulas, porque a cintilografia tem a limitação de somente mostrar a glândula mais hiperfuncionante, que absorve todo o radiofármaco. Portanto, em casos de envolvimento de mais de uma glândula, que ocorre no mínimo em 5% dos casos,[15] se a exploração fosse restrita à paratireoide mostrada na imagem, haveria falha do tratamento cirúrgico em no mínimo 5% das vezes.

Em um estudo retrospectivo com 1.112 pacientes, durante um período de 17 anos, avaliando a exploração bilateral em cirurgia do HPTp, houve cura de 97,4%, lesão do nervo laríngeo recorrente em 0,2%, hipocalcemia transitória em 3,4% e sangramento em 0,8%. Não houve mortalidade, e o tempo de cirurgia foi de 52.5 ± 30,2 minutos.[12]

Tratamento cirúrgico – momento atual

A abordagem do HPTp tem mudado, nos últimos anos, com a utilização da dosagem do hormônio paratireoideo, durante a cirurgia, guiando o procedimento.[20,21] O estudo para utilizar o comportamento do PTHi durante a cirurgia baseia-se no fato de que a meia-vida da molécula intacta do PTH é de 3 a 4 minutos. A ideia era utilizar a cinética da secreção do PTHi antes da ressecção do tumor e após a sua ressecção. No início utilizou-se a imunorradiometria (IRMA) para realizar o teste. Embora a dificuldade para usar o material na sala de cirurgia e a meia-vida do material radioativo limitasse o seu uso, comprovou-se que era possível a sua utilização clínica.[20] Com a modificação de um ensaio imunoquimioluminométrico (ICMA) para a determinação do PTHi, foi desenvolvida, na Universidade de Miami, Departamento de Cirurgia Endócrina e laboratório de paratireoide do Veterans Administration Medical Center, uma metodologia capaz de monitorar, durante a cirurgia, a secreção das glândulas paratireoides antes e após a remoção do tumor.[21]

Em 1993, foi desenvolvido o protótipo deste laboratório portátil, na Universidade de Miami. Desde 1996, o *intraoperative parathyroid hormone assay (QPTH)*, ou teste de Irvin, está disponível para comercialização e está sendo usado cada vez com maior frequência nos Estados Unidos e na Europa. Todos os centros de referência em cirurgia endócrina, no momento, utilizam essa tecnologia (Figura 54.15).

O método baseia-se na meia-vida do PTHi, que é em torno de 3 a 4 minutos. Após a remoção da glândula supostamente hiperfuncionante, o nível do PTH deve diminuir. O critério utilizado para indicar que a queda do nível do hormônio pode predizer normocalcemia é o decréscimo de no mínimo 50% do valor basal determinado pelo pré-operatório ou após a manipulação da glândula removida (critério de Miami).[7,20,21] Essa tecnologia, embora de fácil obtenção, só está disponível em centros que realizam um alto volume de cirurgias de paratireoide, referências em cirurgia endócrina.

O procedimento cirúrgico no HPTp tem mudado com a utilização dessas duas técnicas. Com a acurada localização pré-operatória da suposta glândula hiperfuncionante, o cirurgião dirige sua dissecção para a região anatômica identificada pela cintilografia e/ou pela ecografia. A queda de mais de 50% do nível do hormônio paratireóideo (teste de Irvin) na amostra coletada 5 minutos após a remoção da glândula hiperfuncionante faz com que não seja necessária a dissecção do lado contralateral do pescoço para visualizar as outras glândulas. Desse modo, é possível uma cirurgia mais objetiva, minimamente invasiva, diminuindo os

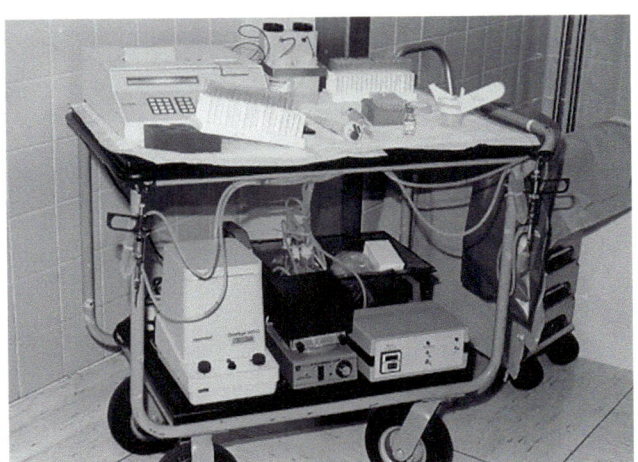

FIGURA 54.15 – *Protótipo, primeiro laboratório portátil desenvolvido na Universidade de Miami no Veterans Administration Hospital e Jackson Medical Center em 1993.* Fonte: *autores.*

riscos de remover glândulas não hiperfuncionantes, com tempo de cirurgia muito menor, causando menor morbidade e permitindo que a cirurgia de HPTp seja feita em regime ambulatorial.[16,22]

Com o diagnóstico do HPTp baseado na hipercalcemia e na elevação concomitante do PTH, foram operados 618 pacientes, em um serviço de cirurgia endócrina em Porto Alegre (RS), utilizando como protocolo para o manejo cirúrgico a cintilografia com isonitrila (SESTAMIBI) para localização pré-operatória, com ou sem ecografia, e o Laboratório Portátil para Determinação Rápida do PTH (Teste de Irvin) durante o procedimento. O equipamento utilizado desde 2005 é o ELECSYS 10$^{(ROCHE)}$ que permite, por eletroquimioluminiscência, em processo automatizado, dar o resultado em 9 minutos (Figura 54.16). A cintilografia localizou corretamente o tumor hiperfuncionante em 515 casos (84%). Em dois pacientes, a cintilografia sugeria duas glândulas hipercaptantes, confirmadas no transoperatório, mas em 28 pacientes somente mostrou uma glândula hipercaptante, embora estes fossem portadores de doença multiglandular, somente definida pelo teste hormonal (QPTH) no transoperatório. Em 67 (11%) casos, o resultado da cintilografia foi negativo, não mostrando nenhuma área de hipercaptação.

Em todos os pacientes, foi utilizado o laboratório portátil, que era levado para a sala de cirurgia ou contígua a ela, e a determinação sequencial do PTHi guiou o cirurgião, indicando o limite da dissecção, após a remoção de um tumor de paratireoide mostrado na cintilografia (549 casos) (Figura 54.17) e indicando a presença de mais uma glândula hiperfuncionante não demonstrada pela cintilografia (28 casos) (Figura 54.18).

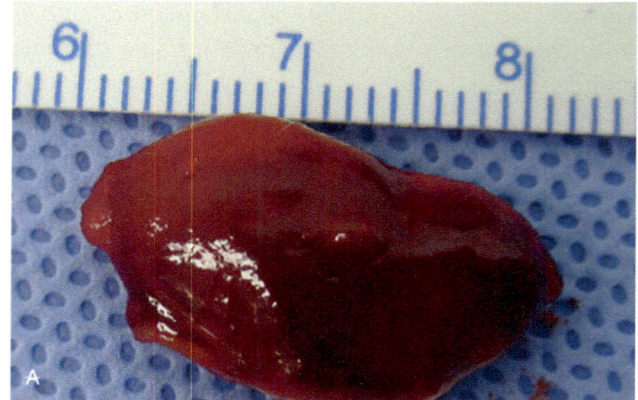
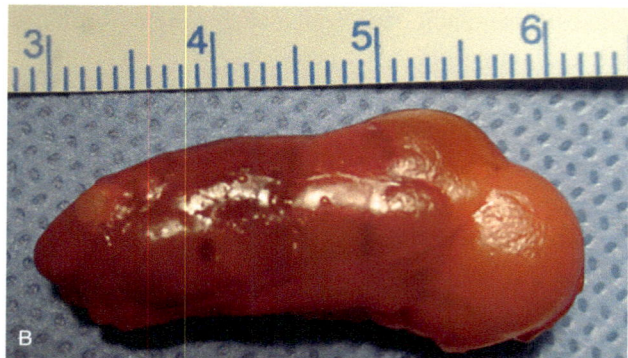

FIGURA 54.17 – *Peças cirúrgicas de dois pacientes com adenoma único de paratireoide, confirmados no transoperatório pelo teste de Irvin. Fonte: autores.*

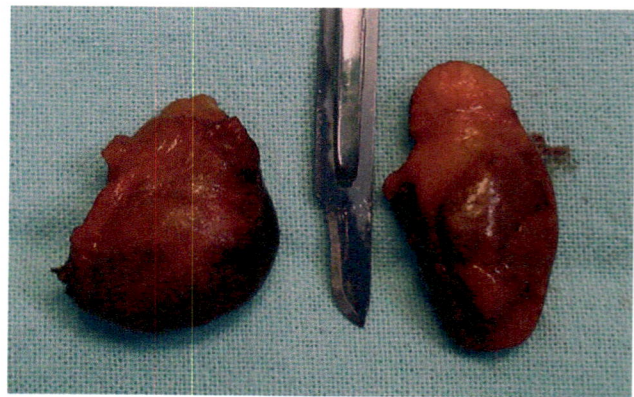

FIGURA 54.18 – *Paciente com doença multiglandular. Dois adenomas de paratireoide descobertos pelo PTH transoperatório. Cintilografia somente mostrou o tumor do lado direito. Fonte: autores.*

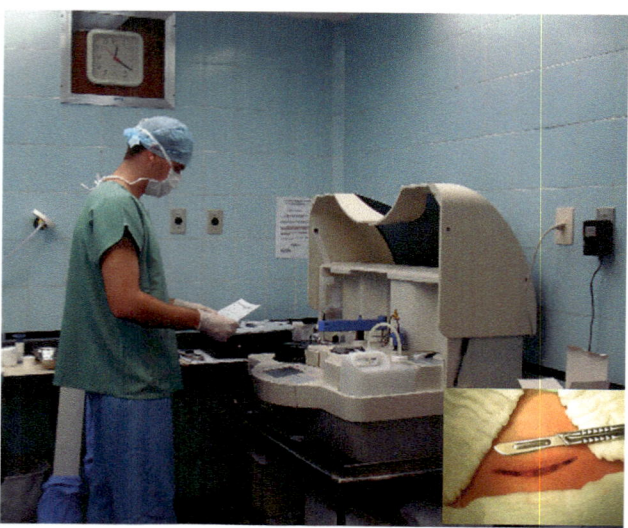

FIGURA 54.16 – *Laboratório portátil para determinação do PTH transoperatório, utilizado desde julho de 2006 nos Hospitais Conceição e Mãe de Deus em Porto Alegre. Equipamento é o ELECSYS 10 – ROCHE. Fonte: autores.*

Embora nessa série muitos pacientes tivessem problemas clínicos, consequência ou não do hiperparatireoidismo, que impediam de serem considerados para cirurgia ambulatorial, em 76 (12%) casos o procedimento foi feito com os pacientes permanecendo somente 6 horas no hospital; e em 492 casos (80,3%), os pacientes permaneceram somente 18 horas hospitalizados (regime quase ambulatorial).[7]

Alguns autores têm advogado a paratireoidectomia radioguiada por um *gama probe* no transoperatório, marcado com sestamibi. A maioria dos centros abandonou esse procedimento porque se o tumor for bem marcado pelo *sestamibi*, a sua localização já está definida no pré-operatório, e o uso do *gama probe* no transoperatório é dispensável na maioria dos casos.

Como novo método de localização, a imagem de fluorescência com verde de indocianina por infravermelho é um método muito promissor que pode ajudar os cirurgiões a localizarem as glândulas paratireoides, em tempo real, durante a cirurgia da paratireoide. O verde de Indocianina tem a vantagem de se acumular em paratireoides doentes, o que se atribui à maior intensidade de fluorescência em relação aos tecidos circundantes. O mecanismo exato de captação que gera o contraste fluorescente resultante em comparação com os tecidos circundantes não é conhecido. Tem sido sugerido que isso pode estar relacionado ao seu fluxo sanguíneo substancialmente aumentado em comparação ao fluxo nos tecidos adjacentes.[23]

Atualmente, para evitar a cicatriz na região cervical, que em algumas culturas na Ásia é um estigma social, são utilizadas abordages endoscópicas, mesmo acesso vestibular da tireoidectomia endoscópica transoral otimizada (TOETVA). Embora mais utilizada em tireoidectomias, pode ser utilizada para cirurgias de paratireoides. A técnica TOETVA é utilizada em pacientes selecionados. Entretanto, mais estudos prospectivos são necessários para avaliar o valor do procedimento, os riscos e os resultados em longo prazo.[24]

Alguns clínicos e endocrinologistas defendem o tratamento cirúrgico em todos os pacientes com hiperparatireoidismo, desde que não haja condições clínicas que contraindiquem a cirurgia. O argumento é que a cirurgia é muito bem tolerada pelos pacientes e que tal tratamento previne complicações (p. ex. osteoporose) e reverte sintomas não aparentes, os quais muitas vezes os pacientes não percebem ou atribuem a outras causas (p. ex. fadiga, depressões e dores inespecíficas musculoesquelética).

Além disso, a monitorização de pacientes assintomáticos com HPTp é cara e de difícil adesão pelo paciente. Essa abordagem mais liberal de indicação cirúrgica tem sido apregoada por uma força-tarefa de *experts* coordenada pela American Association of Clinical Endocrinology (AACE) e pela American Association of Endocrine Surgeons (AAES). Eles concluem que

> ...*operative management should be considered and recommended for all asymptomatic patients with PHPT [primary hyperparathyroidism] who have a reasonable life expectancy and suitable operative and anesthesia risk factors. This proactive approach, as with all parathyroidectomies, should depend on the availability of an experienced, well-trained surgeon.*[13]

Hiperparatireoidismo secundário

O Hiperparatireoidismo secundário (HPTs) à doença renal crônica é frequente nos pacientes em programa regular de hemodiálise, desenvolvendo-se desde as fases mais precoces da perda da função renal. É responsável por patologia óssea severa de alta morbidade, causando fraqueza muscular, debilidade, dor esquelética incapacitante e até morte.[25,26] Embora a manifestação clínica e laboratorial do HPTs seja diferente de um paciente para outro, sabe-se que pequenas quedas da função renal são suficientes para estimular a produção do paratormônio.[22,25]

Os pacientes que apresentam essa doença inicialmente podem não ter indicação cirúrgica quando o paciente é assintomático, nas fases iniciais da perda da função renal ou dos métodos de substituição (diálise peritoneal ou hemodiálise). Entretanto, quando os sintomas surgem, em geral, estão relacionados a dor intensa, restrição física e dificuldade de convívio social. Dor óssea incapacitante, fraturas patológicas, deformidades esqueléticas, prurido intenso, entre outras queixas, fazem com os pacientes sejam encaminhados para cirurgia, muitas vezes, configurando situações emergenciais.

Nos pacientes submetidos à hemodiálise crônica, com dialisados pobres em alumínio, a prevalência do HPTs, avaliado por biópsia óssea, chega a 60%. A maior secreção de paratormônio nessas circunstâncias é consequência da estimulação das glândulas paratireoides pela hipocalcemia crônica e persistente, o que resulta em hiperplasia paratireóidea.[25] Os mecanismos responsáveis pela hipocalcemia na uremia são a hiperfosfatemia resultante da queda da filtração glomerular, a menor síntese e/ou secreção do 1,25(OH)2D3 pelo rim e a resistência do esqueleto à ação calcêmica do hormônio paratireóideo.[26]

O HPTs ocorre como resposta a um estado hipocalcêmico crônico decorrente da deficiência de absorção do cálcio no intestino, em razão da hiperfosfatemia, a dificuldade da hidroxilação da vitamina D pela insuficiência renal, aliado à própria resistência do osso em liberar cálcio da sua estrutura. Esse estado de hipocalcemia persistente estimula o tecido paratireóideo a produzir mais paratormônio em níveis cada vez maiores. As glândulas começam a se tornar hiperplásicas e aumentam o *turn over* ósseo. A partir de certo momento, passam a se tornar autônomas e não respondem mais ao *feedback* do cálcio. A partir de então está estabelecido o hiperparatireoidismo secundário à insuficiência renal crônica, porque mesmo que se restabeleçam os níveis séricos de cálcio e de vitamina

D, as paratireoides permanecem com hiperfunção por se tornarem autônomas e não mais responderem ao *feedback* do cálcio sérico.

A osteodistrofia renal é uma complicação universal em pacientes com insuficiência renal crônica e compreende alterações do metabolismo do cálcio e do fósforo, alterações ósseas e calcificações ectópicas. Com o avanço da insuficiência renal, o metabolismo ósseo normal é interrompido, resultando em mudança na microestrutura do tecido ósseo, descrita como osteodistrofia renal. O traço característico histológico da osteodistrofia renal consequente ao HPTs é a osteíte fibrosa cística.[25] O papel do PTH na evolução da doença óssea renal é de suprema importância e, embora consequência da doença básica, determina o agravamento e é a causa da maior sintomatologia nesses pacientes.

Os sintomas da osteodistrofia renal costumam ocorrer nas fases avançadas da insuficiência renal e podem manifestar-se dentro de um espectro muito variável de intensidade e de manifestações para pacientes diferentes. É importante que se reconheçam as manifestações iniciais do hiperparatireoidismo, para que o tratamento conservador tente impedir a evolução para complicações severas do metabolismo mineral ósseo.

A dor óssea pode desenvolver-se e progredir lentamente até o ponto de deixar o doente entrevado. É geralmente vaga e comumente localizada na face plantar dos pés, nos quadris, nos joelhos e nas pernas. Pode ocorrer dor lombar por colapso do corpo vertebral, bem como a dor torácica pode significar fratura patológica de arcos costais ou clavícula (Figura 54.19).

Fraqueza muscular também ocorre nos pacientes com níveis elevados de PTH, bem como sinais clínicos de depressão, ansiedade e alteração do humor. Ocorre prurido, que pode ser intenso e refratário, com muita frequência devido à deposição do produto cálcio/fósforo na pele, e aos níveis elevados de PTH, sendo normalmente atribuído à manifestação severa de hiperparatireoidismo.

Podem ser encontradas calcificações cutâneas, articulares, periarticulares e vasculares. A calcificação metastática é uma manifestação frequente nos pacientes com HPTs. A calcificação pode acometer os tecidos moles, vasculares ou não. A calcificação pode comprimir as estruturas adjacentes, causando dor, disfunção orgânica e deformidades estéticas. Além dos vasos sanguíneos e tecidos moles, o rim, os pulmões, o coração e a pele podem ser acometidos.

Também podemos encontrar lesões isquêmicas na pele, configurando calcifiaxia (Figura 54.20). Essa condição é rara e se manifesta com lesões cutâneas dolorosas, violáceas e mosqueadas que progridem para necrose da pele e do tecido celular subcutâneo com úlceras profundas que não cicatrizam e gangrenam. Tal complicação grave pode ameaçar os dedos, os membros e até mesmo a vida dos pacientes. A paratireoidectomia é indicação imediata e recomendada a fim de reduzir os níveis de cálcio e acelerar a cicatrização das feridas.

Os pacientes apresentam alterações metabólicas como hipercalcemia e hiperfosfatemia, bem como a elevação da fosfatase alcalina. O estudo radiológico pode mostrar reabsorção subperiosteal, calcificações de tecidos moles, osteoesclerose vertebral, calcificações osteocondrais, fraturas patológicas e intensa desmineralização[25] (Figura 54.21).

Embora as manifestações clínicas exuberantes tenham diminuído nos últimos anos, graças às novas técnicas do processo dialítico e ao controle da doença óssea metabólica com o uso do calcitriol e do Cinacalcet,

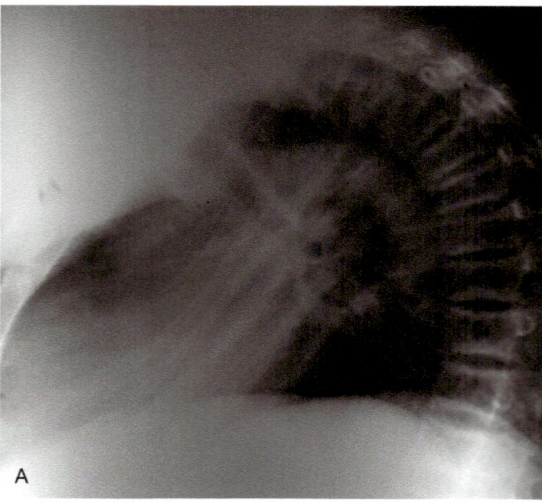
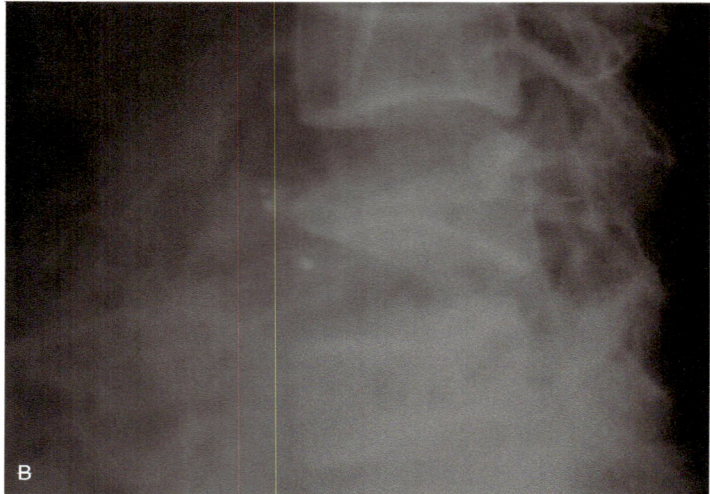

FIGURA 54.19 – *Deformidade costal e de coluna por severa osteoesclerose (A) e colapso por esmagamento de vértebras, em paciente com hiperparatireoidismo secundário à doença renal crônica (B).* Fonte: autores.

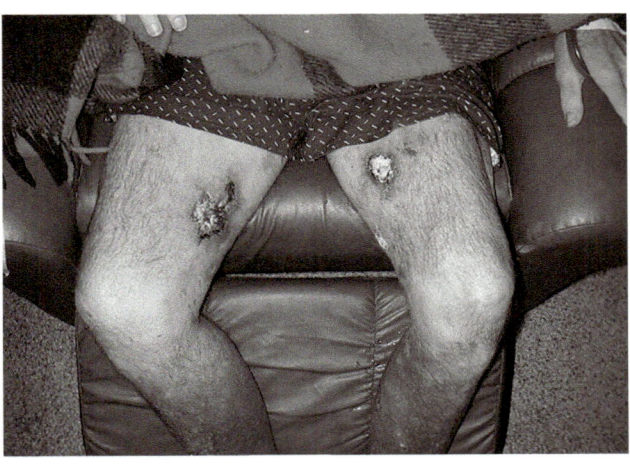

FIGURA 60.20 – *Lesões isquêmicas ulceradas de pele (calcifilaxia em membros inferiores) em paciente com hiperparatireoidismo secundário à doença renal crônica. Fonte: autores.*

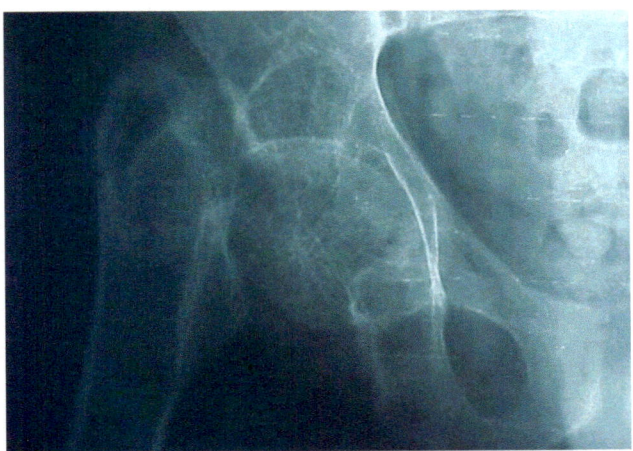

FIGURA 54.21 – *Fratura de colo de fêmur em paciente com hiperparatireoidismo secundário à insuficiência renal crônica, sem possibilidade de tratamento pela rarefação óssea que impede a sua síntese. Fonte: autores.*

a prevalência ainda varia de 2% a 50% de pacientes sintomáticos, e 5% a 10% não respondem ao tratamento clínico proposto, exigindo outra terapêutica.[25,26]

Hiperparatireoidismo terciário é o estado que ocorre nos pacientes transplantados e em que o hiperparatireoidismo persiste após o transplante renal. Essa condição deve ser corrigida logo para evitar o comprometimento do rim transplantado por litíase e outras complicações renais do HPT. É de se considerar a paratireoidectomia em pacientes com HPTs estabelecido e com PTH acima de 700 pg/mL e candidatos a transplante renal, uma vez que a possível futura hipercalciúria poderá comprometer o rim transplantado.[7]

Nas radiografias do esqueleto, a osteíte fibrosa cística generalizada é a alteração radiológica patognomônica do HPT. Nas radiografias das mãos evidencia-se reabsorção subperiosteal evidente nas falanges médias do segundo e terceiro quirodáctilos (Figura 54.7). Nos casos avançados existem cistos nas falanges distais. O crânio é o local do esqueleto mais comumente atacado,

após as mãos, e apresenta aspecto típico em "sal com pimenta" com granulações difusas e cistos (Figura 54.9). Com a doença avançada surgem osteoclastomas ou tumores marrons. Ocorrem frequentemente fraturas patológicas, com esmagamento de vértebras e comprometimento da altura do paciente, com redução de até 20 cm. Também encontramos osteoesclerose, a qual se manifesta radiologicamente com a imagem de "camisa de jogador de rugby" com faixas escleróticas na porção superior e inferior de cada vértebra (Figura 54.19).

A prevenção do HPTs deve ser iniciada antes de começar a hemodiálise, objetivando evitar a retenção de fosfatos e o equilíbrio negativo crônico do cálcio. O tratamento consiste em acrescentar gluconato de cálcio no banho da diálise, no uso de calcitriol, que é a forma ativa da vitamina D3, e sais de cálcio, o que resulta em melhora clínica, radiológica e bioquímica. Se o hiperparatireoidismo severo persistir, o tratamento cirúrgico poderá ser indicado.[25,26]

Deve ser considerado tratamento cirúrgico sempre que o paciente mantiver níveis de PTH maiores do que 700pg/mL e apresentem alguma das seguintes condições:[25,26]

- Hipercalcemia persistente.
- Dor óssea intratável.
- Fraturas patológicas.
- Rupturas de tendões.
- Calcificação metastática.
- Artrite e periartrite incapacitante.
- Prurido intratável.
- Calcifilaxia.
- Candidato a transplante renal.
- Ca X P > 70.
- Hipercalciúria em pacientes após transplante renal.

O HPTs é causado por doença multiglandular, apresentando acometimento de todas as glândulas paratireoides. Por essa razão, o tratamento cirúrgico consiste em remoção de todas as glândulas, deixando, na região cervical, a metade de uma glândula com sua vascularização preservada, ou pela paratireoidectomia total, com autotransplante heterotópico, de preferência no antebraço onde não se encontra a fístula arteriovenosa.

Como o estímulo para o desenvolvimento do HPTs, a hipocalcemia secundária à insuficiência renal persiste, e pode haver recorrência do hiperparatireoidismo. Por isso prefere-se a paratireoidectomia total com autotransplante de fragmentos de uma das glândulas ressecadas, no antebraço, porque sua abordagem será mais fácil em casos de recorrência. Preparamos os fragmentos colocando as glândulas individualmente, e identificadas, num pequeno saco plástico ou de borracha para evitar a maceração glandular. Um dedo de luva cortado serve bem ao propósito. As glândulas cobertas são mergulhadas em soro gelado. Com essa manobra levamos a glândula a um ligeiro aumento de consistência que facilita a sua secção. Ao final da cirurgia analisamos as glândulas e a que apresentar o aspecto macroscópico mais homogêneo é escolhida. Preparamos dez a doze fragmentos de 3 a 5 mm, com 1 a 2 mm de espessura. No antebraço faz-se uma incisão de cerca 6 cm onde são colocados oito fragmentos em oito lojas musculares separadas. Os fragmentos são retidos nesses espaços com pontos separados de prolene 4.0. Esses pontos têm dupla função, pois, além de fixar, servem como localizadores em caso de necessidade de reintervenção local.

Em um estudo controlado prospectivo, no tratamento cirúrgico de dez pacientes com HPTs, foram avaliadas as consequências da paratireoidectomia dois meses após a cirurgia.[7] A remoção de glândulas paratireoides hiperfuncionantes produziu a diminuição do PTH circulante, representando o gatilho para as modificações metabólicas encontradas no pós-operatório.

A evidente melhora clínica ocorreu em todos os pacientes, sendo que a dor osteomuscular foi o sintoma mais referido como o de melhor resolução. A paratireoidectomia reverteu o estado hipersecretor do HPTs, causador do balanço anormal dos íons cálcio e fósforo. A consequência foi a queda dos níveis séricos desses íons, uma vez que desapareceu o estímulo à alta remodelação óssea. Promoveu ainda uma significativa redução dos níveis séricos da fosfatase alcalina, indicativo de que a remodelação óssea tende a normalizar após a remoção das glândulas paratireoides.

Mas a melhor evidência de que houve resposta metabólica no tecido ósseo foi comprovada pela cintilografia óssea quando comparada a do pré-operatório imediato e com dois meses após a cirurgia, mostrando uma menor hipercaptação do radiofármaco (metileno difosfonato marcado com tecnécio 99 metaestável (99mTc-MDP) após a cirurgia, tendendo à normalidade (Figura 54.22).

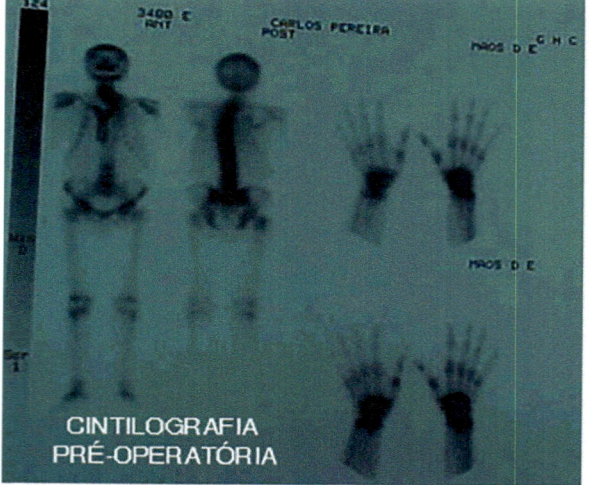
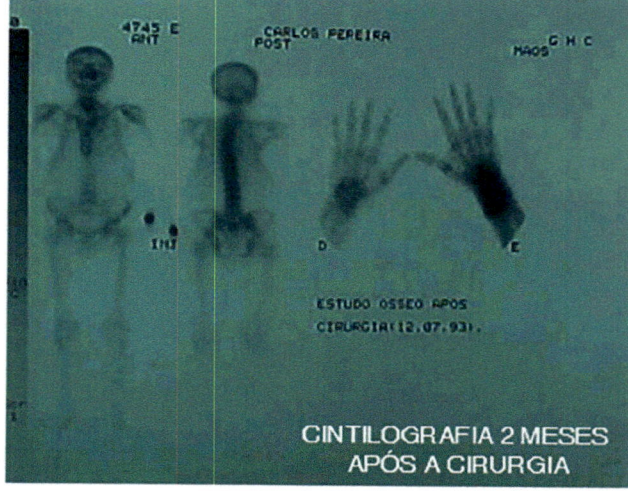
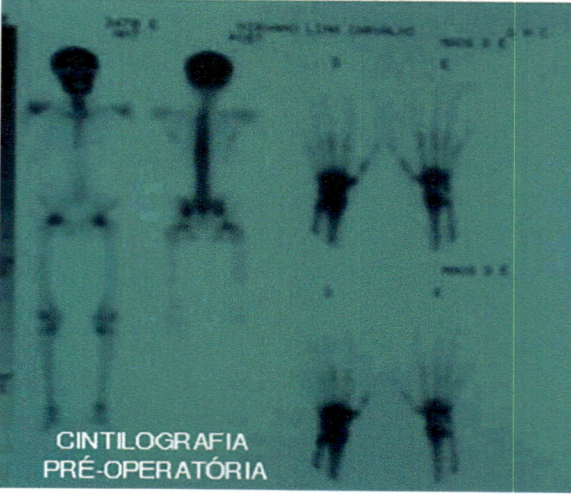
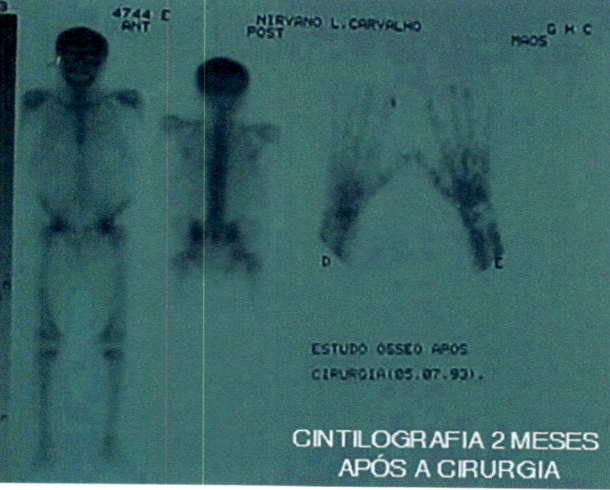

FIGURA 54.22 – Cintilografia óssea de paciente renal crônico com HPT secundário antes e 2 meses depois da paratireoidectomia total. Fonte: autores.

A paratireoidectomia aumentou a sobrevida dos pacientes com doença renal e HPTs e está associada a ganho de peso, de massa óssea e aumento da qualidade de vida.[27]

Como fator preditivo de mortalidade, o infarto agudo do miocárdio e cada ano de vida acrescido foram associados à baixa sobrevida nesses pacientes, mas nenhum dos fatores foram preditores independentes. Por esse motivo, diminuir o tempo de fila da paratireoidectomia, com critérios de atualização claros, pode melhorar a sobrevida do paciente dessa população.[28]

Um dos grandes problemas do tratamento cirúrgico do HPTs nos renais crônicos é o número variável de glândulas possíveis de serem encontradas nesses pacientes. Sabe-se que a estimulação do tecido paratireóideo pela hipocalcemia persistente leva à hiperplasia de todas as glândulas paratireoides, bem como possíveis resquícios de tecido paratireóideo presentes no trajeto embriológico, quando da sua formação, originados dos III e IV folhetos embrionários. Portanto, é possível que o paciente apresente três ou mais de quatro glândulas hiperplásicas no momento da cirurgia, criando um dilema para o cirurgião no momento de decidir se deve transplantar ou não um fragmento de uma das paratireoides no antebraço. Isso só poderá ser resolvido quando o cirurgião tiver certeza de não ter ficado nenhum tecido paratireoideo hiperfuncionante após a ressecção.

A provável solução deverá ser dada pela determinação do PTH durante a cirurgia, embora sejam necessários melhores estudos que definam o valor necessário de decréscimo do nível do PTHi após a ressecção de todo o tecido paratireóideo hiperfuncionante. Como no HPTs os valores séricos do PTHi são muito elevados e a meia-vida do hormônio nesses pacientes é variada, o critério para certeza da ausência de tecido paratireóideo hipersecretor ainda não está definitivamente estabelecido, embora possa ser considerada a redução de 80% do valor do PTH no final da cirurgia como adequado[7].

■ Carcinoma das paratireoides

O câncer das paratireoides é relativamente raro, ocorrendo em menos de 1% de todas as patologias da glândula. Em geral, a apresentação clínica é diferente da dos casos benignos. Em metade dos casos, a glândula envolvida é palpável. Deve-se suspeitar de carcinoma na presença de tumor palpável na região cervical, acompanhada de cálcio sérico e hormônio paratireóideo muito elevados. Muitos pacientes são sintomáticos no momento do diagnóstico e apresentam náusea, vômitos, poliúria, fraqueza generalizada, perda de peso e anemia. Frequentemente há comprometimento renal e ósseo simultâneo, o que é raro na doença benigna. As concentrações séricas de PTH, cálcio e fosfatase alcalina estão muito aumentadas comparadas com a doença benigna. O câncer de paratireoide é sempre funcionante, e os níveis de cálcio sérico acima de 14mg/dL são geralmente registrados. A cirurgia mostra usualmente um grande tumor aderido a tecidos adjacentes, de consistência endurecida e, na maioria das vezes, com necrose central. Quando a invasão tecidual circunjacente não é óbvia, a glândula paratireoide pode aparecer circundada por fibrose, estando mais aderida aos tecidos vizinhos, o que não ocorre nas patologias benignas da paratireoide. O diagnóstico é feito pela histologia, principalmente quando há invasão de tecidos peritumorais. A sobrevida em cinco anos é de aproximadamente 30%, e a morte ocorre por complicações da hipercalcemia, que torna-se incontrolável, levando principalmente a insuficiência renal e arritmias cardíacas, muito difícil de serem controladas nesses pacientes.

Após tratamento cirúrgico com sucesso de pacientes com câncer de paratireoide, com normalização do nível sérico do cálcio, é fundamental o acompanhamento com monitorização do cálcio sérico e estudo regional por cintilografia e tomografia computadorizada, porque a recidiva nesses pacientes é quase que a regra. É muito importante que o cirurgião identifique, no transoperatório, a potencialidade de o tumor ser maligno, para que faça a ressecção em bloco, incluindo o lobo da tireoide e istmo do mesmo lado do tumor, a ressecção de todo o tecido circundante, incluindo os linfonodos do nível VI do lado do tumor. Como a recorrência sempre se dá por invasão locorregional, esse procedimento aumenta a chance de cura.

■ Hiperparatireoidismo familiar e associado a outras síndromes endócrinas neoplásicas

Embora o HPT isolado ou associado a tumores endócrinos possa ocorrer sem um padrão familiar, frequentemente apresenta-se com uma base genética que envolve mais de um membro de uma mesma família.[29,30]

Em sua forma mais simples, ocorre como uma patologia isolada, caracterizada como hiperparatireoidismo familiar, enquanto nas formas mais complexas, ocorre como parte de uma síndrome neoplásica endócrina múltipla (MEN 1 e MEN 2).

Há três formas bem definidas de neoplasia endócrina múltipla: MEN tipo I, também chamada Síndrome de Werner, MEN tipo IIa, chamada síndrome de Sipple e MEN tipo IIb, chamada MEN III.[30]

A primeira síndrome MEN foi descrita por Werner em 1954 e caracterizava-se pela presença de tumor de paratireoide, tumor de pituitária e tumor de pâncreas.

Pouco tempo depois, Zollinger e Ellison descreveram a síndrome formada pela hipersecreção gástrica e severa doença péptica associada ao MEN tipo I.

Em 1961, Sipple descreveu a associação entre câncer de tireoide, tumor de paratireoide e feocromocitoma. Esse tipo de câncer de tireoide tem origem nas células C da glândula, determinando um tipo histológico específico, o câncer medular da tireoide.

Mais tarde foi descrita uma variante da síndrome neoplásica endócrina múltipla tipo III, em que pacientes apresentavam características marfanoides e múltiplos neuromas de mucosa associado a carcinoma medular de tireoide e feocromocitoma, mas sem envolvimento das paratireoides.

Hiperparatireoidismo familiar

Em 1972, Foley descreveu uma síndrome que ocorre em membros de uma mesma família caracterizada por hipercalcemia e aumento generalizado das glândulas paratireoides.

O hiperparatireoidismo familiar ocorre como um caráter autossômico dominante, no qual todas as glândulas estão envolvidas. Os pacientes apresentam frequentemente hipercalcemia severa com complicações decorrentes desta, exigindo tratamento cirúrgico, embora isso nem sempre seja efetivo. Mesmo com a terapia agressiva de paratireoidectomia subtotal ou total com autotransplante, a persistência ou recorrência da hipercalcemia é muito frequente.

Em pacientes com hiperparatireoidismo familiar deve-se pesquisar a presença de possível doença multiglandular, especialmente MEN I e MEN IIa. Deve-se também afastar a possibilidade de hipercalcemia hipocalciúrica familiar benigna, doença hereditária autossômica dominante que surge nas duas primeiras décadas da vida e que pode simular HPTp, porque apresenta leve hipercalcemia acompanhada de níveis elevados de hormônio paratireóideo.[29] Entretanto, na hipercalcemia hipocalciúrica benigna familiar, a paratireoidectomia não corrige a hipercalcemia porque a causa é a alta absorção tubular renal do íon cálcio. O diagnóstico diferencial dessa entidade deve ser feito pela determinação do PTHi, pelo cálcio urinário abaixo de 100 mg/24horas e pelo elevado nível sérico do magnésio que normalmente está baixo em casos de hiperparatireoidismo.

MEN tipo I

MEN tipo I é caracterizado por tumor de paratireoide, pâncreas e pituitária. O tumor da glândula pituitária mais comum é o adenoma cromófobo benigno; o tumor pancreático mais comum é o gastrinoma, e a lesão paratireóidea mais comum é a hiperplasia a qual, normalmente, envolve mais de uma glândula.[29]

HPTp é a mais frequente neoplasia do MEN tipo I. É importante avaliar um paciente com hiperparatireoidismo procurando outros componentes da síndrome, porque o próprio tratamento cirúrgico sofrerá influência. Considerando que a diferenciação entre adenoma e hiperplasia, durante a cirurgia, não pode ser feita, em HPTp, na presença de MEN I, deve-se considerar sempre a possibilidade de doença multiglandular e ser agressivo no tratamento cirúrgico para o efetivo resultado. A paratireoidectomia subtotal, nos pacientes com MEN I, está indicada, quando não se puder guiar a ressecção pela determinação sequencial do PTHi (teste de Irvin). Recente trabalho demonstra excelente resultado nesses pacientes com a ressecção de somente uma ou mais glândula hipersecretora, orientada pela dosagem da secreção do PTHi no transoperatório, mostrando a baixa incidência de hipoparatireoidismo, que é preferível à possibilidade de recorrência tardia.[31]

O mais comum tumor pituitário do MEN I é o adenoma cromófobo, tumor não funcionante, benigno pelos critérios histológicos, podendo causar problemas locais pelo crescimento e a consequente compressão de outras células endócrinas da glândula.

Os tumores das ilhotas de pâncreas produtoras de gastrina são as mais comuns neoplasias pancreáticas do MEN I,[29,30] representando aproximadamente 50% dos tumores pancreáticos da síndrome. Esses gastrinomas podem também ocorrer em outros locais, tais como parede do duodeno e estômago. Outras neoplasias que podem fazer parte da síndrome são o insulinoma (25% das vezes) e os tumores produtores de polipeptídios vasoativos intestinais, os VIPOMAS. A determinação desses hormônios, pelo radioimunoensaio, é um importante passo para o diagnóstico.

A secreção desses tumores pode explicar alguns dos achados associados à síndrome MEN I, como diátese ulcerosa péptica, pela gastrina, hipoglicemia pela insulina e a diarreia secretora pelo VIP.

MEN tipo II

Os pacientes portadores de MEN II têm, como característica principal, o carcinoma medular de tireoide. Quando ocorre dentro de uma mesma família e apresentam também hiperparatireoidismo, são chamados de MEN IIa. Nesta síndrome, o feocromocitoma também está presente, afetando, normalmente, as glândulas adrenais bilateralmente, quando a ocorrência é em membros da mesma família. A síndrome MEN IIb é diferenciada da MEN IIa pela presença de neuromas de mucosa dos lábios e trato digestivo, em especial do cólon e pela ausência de hiperparatireoidismo.

Como já foi mencionado, o tumor central do MEN II é o câncer medular de tireoide. Uma vez que o câncer medular é uma neoplasia com origem nas células C da glândula tireoide, o tumor produz anormalmente altas quantidades de catecolaminas. Em alguns pacientes, os níveis basais do hormônio no sangue ou urina são elevados o suficiente para o diagnóstico de câncer medular de tireoide, mas, na maioria das vezes, testes de provocação devem ser feitos, utilizando-se a pentagastrina e o cálcio.[29,30]

O feocromocitoma, nas neoplasias múltiplas tipo II, tem uma apresentação diferente do esporádico. Ocorre de uma forma bilateral em 70% das vezes, enquanto no esporádico essa frequência está em torno de 10%. Pode ocorrer não concomitante com o tumor de tireoide, cursando até 20 anos após o aparecimento do tumor de tireoide, ou ainda, após a remoção de um dos tumores, o segundo tumor na outra adrenal pode manifestar-se anos depois.

Quando ocorre hiperparatireoidismo na síndrome, costuma ser diagnosticado antes do feocromocitoma. Assim como a hiperplasia das células C da tireoide pode ser a precursora do câncer medular e a hiperplasia das células principais da paratireoide do hiperparatireoidismo, a hiperplasia medular adrenal pode ser a precursora do feocromocitoma.

Embora a hiperplasia seja mais comum do que o adenoma nas síndromes neoplásicas endócrinas múltiplas tipo II, o câncer medular de tireoide e o hiperparatireoidismo podem apresentar uma relação de causa e efeito, porque a calcitonina produzida pelo tumor de tireoide tem ação hipocalcêmica, que poderia ser a causa do hiperparatireoidismo.

Entretanto, há evidências que suportam a relação genética entre o câncer medular de tireoide e o hiperparatireoidismo, pelo mapeamento do cromossoma 10.[30]

Como o hiperparatireoidismo não é visto com muita frequência no MEN II, a abordagem terapêutica é mais bem feita no momento da tireoidectomia, ao encontrarem-se glândulas paratireoides aumentadas de tamanho. Opta-se, então, pela ressecção das glândulas aparentemente hiperplásicas, tentando preservar as aparentemente normais. A paratireoidectomia subtotal nos pacientes com MEN II está contraindicada porque o risco de hipoparatireoidismo é muito grande. Além disso, e em muitas tireoidectomias totais de pacientes com MEN II em que inadvertidamente foram removidas glândulas paratireoides de tamanho normal, não havia sinais de hiperplasia sequer incipiente aos exames histológicos. Quando todas as glândulas paratireoides são aumentadas de tamanho e o paciente apresenta também hipercalcemia, a paratireoidectomia total com autoenxerto é recomendada, embora o mais adequado seja a determinação do paratormônio durante a cirurgia para quantificar o volume e a quantidade de tecido paratireóideo a ser ressecado, procedimento este disponível em alguns centros.[31]

Referências bibliográficas

1. Owen R. On the anatomy of the Indian rhinoceros(Rh unicornis). Trans Zool Soc Lond. 1852;4:31 - 58
2. Thomas CG Jr. Presidential address:The glands of Owen- A perspective on the history of hyperparathyroidism. Surgery.1990;108(6): 939-950.
3. Collip JB. The extraction of a parathyroid hormone which will prevent or control parathyroid tetany and which regulates levels of blood calcium. J Biol Chem 1925;63:395-438.
4. Auerbach GD. Isolation of parathyroid hormone after extraction with phenol. J Biol Chem 1959;234:3179.
5. Berson SA, Yalow RS, Auerbach GD, Potts JT. Imunoassay of bovine and human parathyroid hormone. ProcNtlAcad Sci 1963;49:613.
6. Sosa JA, Udelsman R. The PathyroidGlands. in Sabiston .19nd ed. 2009:924 - 943.
7. Molinari AS. Irvin GL III. Tratamento Cirúrgico das paratireoides. In: Coronho V et cols. Tratado de Endocrinologia e Cirurgia Endócrina. Guanabara Koogan, Rio de Janeiro, p.679-690,2001.
8. Carney JA. Pathology of Hyperparathyroidism: A practical Approach. in Pathobiology of the Parathyroid and Thyroid Glands by LiVolsi VD and DeLellisRA. Monographs in Pathology- United States and Canadian Academy of Pathology, INC. 1993;2:34-62.
9. Bilezikian JP. Primary Hyperparathyroidism. The Journal of Clinical Endocrinology & Metabolism. 2018, Nov. doi.org/10.1210/jc.2018-01225.
10. Khan AA, Hanley DA, Rizzoli R, Bollerslev J. Primary hyperparathyroidism: review and recommendations on evaluation, diagnosis, and management. A Canadian and international consensus - 2017 – Springer.
11. Bilezikian JP, Khan AA, Potts JT. Guidelines for the Management of Asymptomatic Primary Hyperparathyroidism: Summary Statement from the Third International Workshop.J Clin Endocrinol Metab. 2009 Feb; 94(2): 335–339.
12. Hyperparathyroidism (primary): diagnosis, assessment and initial management. National Institute for Health and Care Excellence -NICE guideline [NG132] Published date: 23 May 2019.
13. Kim L, Khardori R. According to guidelines, when is surgery indicated for primary hyperparathyroidism?. Updated: Aug 18, 2020.
14. Boggs J, Irvin GL, Molinari AS, Deriso GT. Intraoperative parathyroid hormone monitoring as an adjunct to parathyroidectomy. Surgery 1996; 120:954-958.
15. Molinari AS, Irvin GL III, Deriso GT, Bott L. Incidence of multiglandular disease in primary hyperparathyroidism determined by parathyroid hormone secretion. Surgery 1996;120:934-937.
16. Irvin GL III, Sfakianakis G, Yeung L, Deriso GT, Fishman LM, Molinari AS et al. Ambulatory parathyroidectomy for primary hyperparathyroidism. Arch. Surg.1996;131:1074-8.
17. Wilhelm SM, Wang TS, Ruan DT, Lee JA, Asa SL et al. The American Association of Endocrine Surgeons Guidelines for Definitive Management of Primary Hyperparathyroidism. JAMA Surg. doi:10.1001/jamasurg.2016.2310 Published online August 10, 2016.
18. Untch BR, Adam MA, Scheri RP, Bennett KM, Dixit D,at al. Surgeon-Performed Ultrasound Is Superior to 99Tc-Sestamibi Scanning to Localize Parathyroid Adenomas in Patients with Primary Hyperparathyroidism: Results in 516 Patients over 10 Years. J Am Coll Surg. 2011 Apr; 212(4): 522–531.

19. Sfakianakis GN, Irvin GL III, Foss J, Giorgiou M, Molinari AS, et al. Efficient Parathyroidectomyn after enhanced three-dimensional (spect/reprojection) preoperative localization with Tc-99m-sestamibi(and other agents) and intraoperative hormonal measurements. J Nucl Med. 1995:157:103-107.
20. Irvin GL III, Dembrow VD, Prudhome DL. Operative Monitoring of Parathyroid Gland Hyperfunction. Am J Surg.1991;162:299-302.
21. Irvin GL III, Dembrow VD, Prudhome DL. "Clinical Usefulness of an Intraoperative "QUICK"parathyroid hormone assay.Surgery.1993;114:1019-1023.
22. Molinari AS, Aun F. Manejo cirúrgico do hiperparatireoidismo primário e secundário. In: Volpi E, Steck JH, editors. Cirurgia da tireoide e da paratireoide. São Paulo- AC Farmacêutica; 2013:287-301.
23. Solórzano CC, Thomas G, Berber E, Wang TS, Randolph GW, Duh QY, et al. Current state of intraoperative use of near infrared fluorescence for parathyroid identification and preservation. Surgery. 2020 Oct 30:S0039-6060(20)30617-6. doi: 10.1016/j.surg.2020.09.014. Epub ahead of print. PMID: 33139065.
24. Karakas E, Anuwong A, Ketwong K, Kounnamas A, Schopf S, Klein G. Transoralen Chirurgie der Schilddrüse und Nebenschilddrüsen :Implementierung und Evaluation der transoralen endoskopischen Technik über den Vestibularzugang (TOETVA) [Transoral thyroid and parathyroid surgery : Implementation and evaluation of the transoral endoscopic technique via the vestibular approach (TOETVA)]. Chirurg. 2018 Jul;89(7):537-544. German. doi: 10.1007/s00104-018-0635-0. PMID: 29637242.
25. Slatopolsky E. Renal Osteodystrophy. In: WYNGAARDEN JB, SMITH LH. Cecil Textbook of Medicine.18 ed. W.B. Saunders Co,Philadelphia.1988;249: 1507-1510.
26. Sitges-Serra A, Caral OS, Riera A. Hiperparatireoidismo Associado a Doença Renal- Patogenia, História Natural e Tratamento Cirúrgico. ClinCirAm Norte. 1987;2:377-397
27. Silva HGV, Maya MCA, Moreira AS. Parathyroidectomy in chronic kidney disease: effects on weight gain and on quality of life improvement. Rev Col Bras Cir. 2017 May-Jun;44(3):263-269. Portuguese, English. doi: 10.1590/0100-69912017003007. PMID: 28767802.
28. Assumpção LR, Ramos IP, Cunha GN, Vianna CMM, MAYA MCA, Araújo DV. Refractory secondary hyperparathyroidism in waiting list for parathyroidectomy: who we should operate first in a quaternary hospital in Brazil regarding survival. Ren Fail. 2019 Nov;41(1):183-189. doi: 10.1080/0886022X.2019.1590210. PMID: 30942649; PMCID: PMC6450528
29. Block MA. Familial Hyperparathyroidism and Hyperparathyroidism associated with Multiple Endocrine Neoplasia Syndromes. in Surgery of the Thyroid and Parathyroid Glands,by Cady B and Rossi RL. ed W B Saunders Company.1991;2:283-294.
30. Wells SA, Lairmore TC. The Multiple Endocrine Neoplasias. in Sabiston;14nd ed.1991.24:590-597.
31. Carneiro DM, Inabnet MD, Irvin GL. "Limited" versus " Radical" parathyroidectomy in isolated familial hyperparathyroidism. Surgery 2002;132:1050-5.

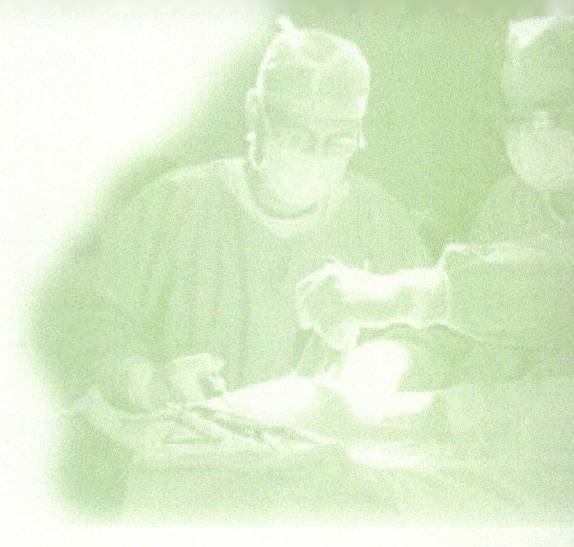

Seção 10

Cabeça e Pescoço

55 Lesões Congênitas

Luis Eduardo Barbalho de Melo
Fernando Pinto de Paiva
Rostand Lanverly de Medeiros

Introdução

As lesões congênitas de maior interesse clínico no segmento da cabeça e do pescoço são os cistos e as fístulas cervicais resultantes de uma anormalidade durante o desenvolvimento embrionário. Isso corresponde a motivo frequente de consulta pediátrica em cerca de 12% a 25% das causas de surgimento de tumoração cervical.[3,4]

Massas congênitas na cabeça e pescoço estão, por definição, presentes no nascimento, embora possam não ser diagnosticadas até uma fase posterior da vida. As circunstâncias da descoberta são: por ocasião de um edema cervical e/ou surgimento de um orifício cutâneo fistuloso crônico, ou durante uma complicação incipiente, com a descoberta de um edema cístico cervical após um episódio infeccioso agudo da faringe.

Podem ter natureza cística, sólida ou vascular, e raramente são neoplásicas.

As anomalias dismorfogenéticas em cabeça e pescoço ocorrem entre a 4ª e a 8ª semanas do desenvolvimento embrionário. Essas alterações ocorrem a partir do aparelho branquial – massa organizada de tecidos dispostos em camada, composta de três folhetos embrionários: endoderma, mesoderma e ectoderma.[2] Os arcos branquiais estão separados uns dos outros por uma depressão externa, a fenda branquial, e por outra interna, a bolsa faríngea, que formam a membrana ectoendodérmica; em cada arco branquial passa sempre um nervo e um arco aórtico, como ilustrado na Figura 55.1.[1]

Apesar de serem seis pares formados na sequência anteroposterior, em mamíferos, o quinto e o sexto par de arcos branquiais são contínuos, sem apresentar bolsa ou fenda e, portanto, não apresentam distinção entre eles por estarem fundidos, sendo muitas vezes considerados apenas quatro. O primeiro par está situado após a membrana bucofaríngea, e o sexto, próximo ao início do esôfago.

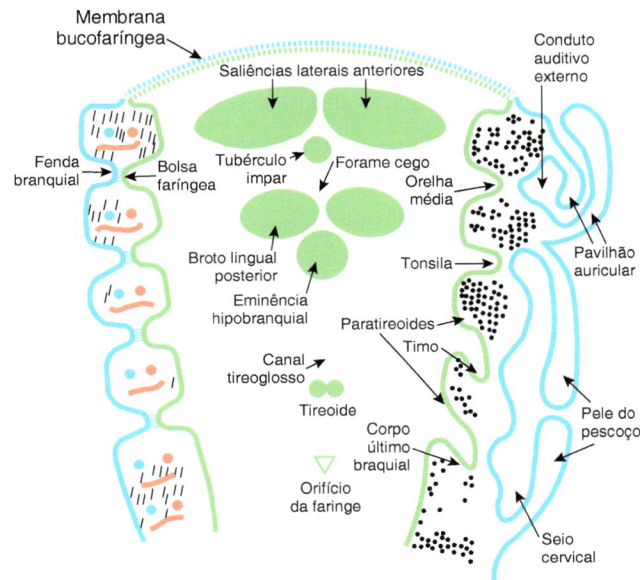

FIGURA 55.1 – Esquema dos arcos branquiais e os respectivos destinos. Fonte: Castro Jr. F.M. Embriologia e anomalias congênitas em cabeça e pescoço. Cirurgia de cabeça e pescoço - Tópicos essenciais. Thieme Revinter, 2019.

O primeiro par, também conhecido com arco mandibular dá origem a aparelho auditivo, tímpano, mandíbula e seus músculos – responsáveis pela mastigação. São inervados pelo V par, o nervo trigêmeo.

O segundo par (arco hioideo) origina parte do osso hioide e músculos da face, assim como o processo estiloide. Parte do mesoderma dessa região forma uma bolsa faríngea que será infiltrada por linfócitos, formando as tonsilas palatinas.

O arco carotídeo é o terceiro par e é responsável pela formação das paratireoides inferiores e do timo. O nervo dessa região é o glossofaríngeo (9º par).

O quarto par origina o décimo nervo craniano, o laríngeo superior, que dá origem ao ramo do nervo vago. O mesoderma forma os músculos cricotireóideos, o levantador do véu palatino e, entre as estruturas cartilaginosas, as cartilagens tireoide e cricoide. As paratireoides superiores se originam desse arco.

A tireoide tem o início do desenvolvimento no ápice do V lingual através do espessamento das células endodérmicas e de sua invaginação para o canal tireoglosso até a altura do quarto arco branquial. Com isso há formação de dois lobos da tireoide. Posteriormente, com a degeneração do canal tireoglosso, forma-se o forme cego no V lingual.

As anomalias congênitas de cabeça e pescoço podem ser classificadas de acordo com o tipo de fenômeno ocorrido durante o desenvolvimento embrionário em:[2]

- Alterações do desenvolvimento do aparelho branquial.
- Alterações da migração da glândula tireoide.
- Desenvolvimento anômalo do sistema vascular.
- Cistos epiteliais (epidermoide, dermoide, teratoide).

As massas congênitas do pescoço podem ser subdivididas com base em sua localização anatômica no pescoço:

- **Massas cervicais da linha média**: cisto do ducto tireoglosso, cisto dermoide, cisto epidermoide, rânula, cisto tímico e teratoma.
- **Massas cervicais laterais**: cisto de fenda branquial, laringocele, linfangioma, hemangioma e fibromatose.

Massas cervicais da linha média

Cisto do ducto tireoglosso

Sete por cento da população possui vestígios do ducto tireoglosso. Essa lesão é a anomalia congênita mais comum do pescoço. Representa 70% das massas cervicais congênitas e é a segunda massa cervical mais comum após a adenopatia cervical na população pediátrica.[5]

O cisto do ducto tireoglosso é diagnosticado em 40% das massas cervicais na infância e não tem predileção por sexo.[5]

Sua etiologia é refletida pela embriologia e formação da glândula tireoide, como descrito anteriormente. A glândula tireoide é a primeira glândula endócrina formada na embriogênese. Começa na terceira semana embrionária como um espessamento endodérmico no assoalho da faringe, crescendo para baixo e formando o chamado divertículo da tireoide. Essa abertura do divertículo, que é caudal ao botão mediano da língua, torna-se o forame cefálico da língua. Durante o alongamento do embrião, o divertículo desce para o pescoço

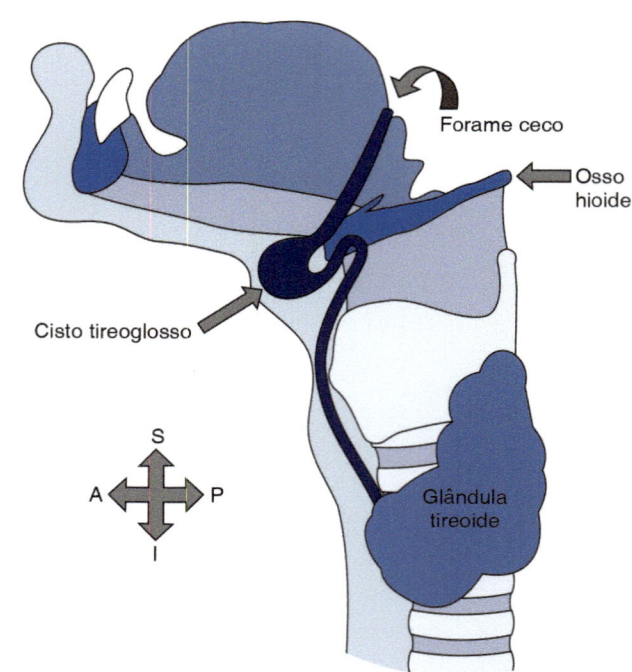

FIGURA 55.2 – *Representação esquemática do ducto tireoglosso que se estende desde a região do forame ceco até a glândula tireoide.* Fonte: *Castro Jr. F.M. Embriologia e anomalias congênitas em cabeça e pescoço. Cirurgia de cabeça e pescoço - Tópicos essenciais. Thieme Revinter, 2019.*

e se torna o ducto tireoglosso, que geralmente oblitera entre a quinta e a oitava semanas. A falha da obliteração leva à formação do cisto do ducto tireoglosso. O cisto é geralmente revestido por epitélio respiratório, que pode sofrer metaplasia escamosa com superinfecção repetida. Pode ocorrer infecção por *Haemophilus influenza*, *Staphylococcus aureus* e *Staphylococcus epidermidis*.

Apresentação clínica

Um cisto tireoglosso não complicado tem a aparência de uma massa cística na linha média da região anterior do pescoço, no nível do osso hioide, ou abaixo dos músculos cervicais infra ou supra-hioideos.

Imagem

- **Ultrassonografia**: massa anecoica com uma fina parede externa em estreita associação com o osso hioide estabelece facilmente seu diagnóstico. No entanto, essa aparência habitual esperada é observada em menos da metade (42%) dos casos.[5]
- **Tomografia computadorizada**: um cisto é uma massa cervical cística de aparência benigna, que pode mostrar septações. Quando administrado contraste, pode demonstrar um fino realce periférico. Na ressonância magnética, a maioria deles é homogeneamente hiperintenso em imagens ponderadas em T2, que refletem o conteúdo proteico do fluido secretado da parede do cisto em vez de infecção.

Tratamento

A cirurgia de Sistrunk é o procedimento clássico executado para o cisto tireoglosso. Uma incisão transversal é feita no pescoço. O cisto e a porção distal do trato são identificados, e uma dissecção ampla é continuada a partir da glândula tireoide, incluindo o lobo piramidal, se presente, superiormente em direção ao osso hioide. O componente central do osso hioide associado ao cisto do ducto tireoglosso é excisado. É realizada a remoção adicional em bloco do trato proximal contido dentro de um cilindro da musculatura da língua até o forame ceco, de modo que todo o trato seja removido apropriadamente. Se a faringe for penetrada, a abertura é ligada por sutura, e a lesão é removida.

Teratoma

Origina-se de todas as três camadas de células germinativas (ectoderme, mesoderme e endoderme). Os teratomas se desenvolvem durante o segundo trimestre da gravidez e são vistos como massas cervicais na linha média ou, às vezes, laterais. Eles ocorrem em 1 de 4.000 nascidos vivos, com uma leve predominância do sexo feminino. Dez por cento dos teratomas se originam na cabeça e no pescoço. O local mais comum de desenvolvimento é o pescoço, embora também possam se desenvolver na nasofaringe, orofaringe e cavidade oral.[15]

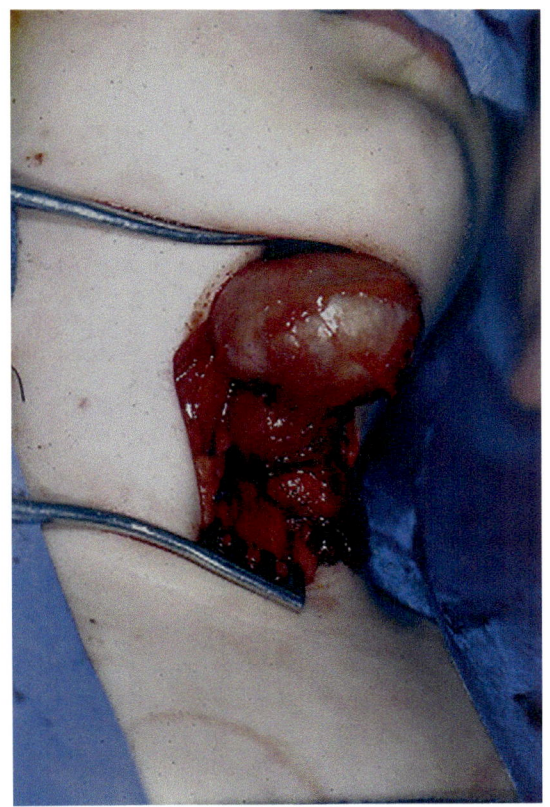

FIGURA 55.3 – *Cisto tireoglosso aderido ao osso hioide.* Fonte: *autores*.

Sua origem é controversa. Alguns acreditam que eles são derivados de células-tronco pluripotentes sequestradas durante a embriogênese, emergindo de uma linha primitiva ectópica.

Podem se apresentar no período neonatal com obstrução das vias aéreas. Se surgirem no pescoço, essas lesões podem ser fatais se não tratadas. São frequentemente associados a poliidrâmnio secundário à inibição ou obstrução à deglutição.

O diagnóstico geralmente é feito por ultrassonografia pré-natal. Se observada na ultrassonografia, uma ressonância magnética pode ser obtida no pré-natal para determinar o grau de compressão traqueal e para diferenciar essa lesão de outras lesões que ela possa mimetizar, como higroma cístico. Isso permite melhor avaliação da lesão sem o uso de radiação.

O tratamento é cirúrgico e, a depender do tamanho da lesão, pode ser necessária uma cesariana com preparo para intubação orotraqueal imediatamente após o parto e subsequente excisão da tumoração.[15]

Rânula

A rânula é uma mucocele no assoalho da boca que pode "mergulhar" no pescoço. Seu curso divide o músculo milo-hióideo, e a massa pode ser sentida no triângulo submentoniano. Geralmente está associado à glândula sublingual e, eventualmente, à glândula submandibular. A obstrução dos ductos da glândula leva ao acúmulo de muco, consequente a um trauma direto sobre a glândula sublingual ou a uma cirurgia anterior no assoalho da boca. A rânula não possui um revestimento cístico verdadeiro, e forma um pseudocisto.

A apresentação de rânula "mergulhante" na população pediátrica é rara. O diagnóstico pode ser definido pela história clínica e pelo exame físico, com a informação de lesão cística no pescoço que aumenta de tamanho com a salivação. Exames complementares, como ultrassonografia e punção por agulha fina (com a aspiração de saliva), podem auxiliar no diagnóstico.

O tratamento de eleição é a excisão cirúrgica da glândula sublingual (a etiologia na maioria dos casos). A marsupialização envolve a remoção do teto da lesão por via intraoral, permitindo, assim, que a glândula sublingual se comunique com a cavidade oral. Isso permite a drenagem intraoral. Observa-se que a marsupialização tem uma taxa de recorrência de 67%, e a excisão transoral da glândula sublingual tem a menor possibilidade de recorrência de rânula.[15]

Cisto dermoide/epidermoide

Os cistos dermoides geralmente se manifestam durante a segunda e terceiras décadas de vida. Os cistos epidermoides aparecem mais cedo. Não há predileção por gênero, e os dermoides são mais comuns do que os epidermoides.

A apresentação clínica mais comum é no assoalho da boca, mas pode se manifestar com o aparecimento de uma lesão cística no pescoço, de crescimento lento, indolor, na linha média, subcutânea, preponderantemente na região supra-hióidea (85 a 90%).[15]

O tratamento de escolha é cirúrgico com o intuito de prevenir infecções subsequentes, para estabelecer um diagnóstico e para fins cosméticos e funcionais. As lesões localizadas acima do milo-hióideo podem ser excisadas por via oral, enquanto as grandes lesões no pescoço são excisadas por via cervical.

■ Massas cervicais laterais

Cisto e fístula branquial

Apresentação clínica

Os remanescentes do aparelho branquial podem aparecer como cisto ou fístula. O cisto de primeira fenda ou arco branquial comumente ocorre na região periauricular, geralmente se apresentando como abscessos parotídeos recorrentes. Dois tipos de primeiros cistos de fenda branquial foram descritos por Work.[6,7] O tipo I (cisto periauricular) está localizado próximo ao meato acústico externo anterior, inferior ou posterior ao mesmo. Os cistos do tipo II (periparotídeo) são geralmente encontrados no lobo superficial da parótida e podem se estender para o lobo profundo ou espaço parafaríngeo e até se estender inferiormente ao espaço submandibular.

O cisto ou a fenda de segundo arco branquial é a mais comum de todas as anomalias do aparelho branquial, compreendendo até 95% delas. Bailey classificou os segundos cistos de fenda branquial em quatro subtipos.[8]

- Tipo I: anterior ao músculo esternocleidomastoideo e abaixo do músculo platisma.
- Tipo II: mais comum. Está classicamente localizado ao longo da superfície anterior do m. esternocleidomastoideo, lateral ao espaço carotídeo e posterior à glândula submandibular.
- Tipo III: estende-se medialmente entre a bifurcação das artérias carótida interna e externa até a parede lateral da faringe.
- Tipo IV: relaciona-se com a parede da faringe e pode se estender até a base do crânio.

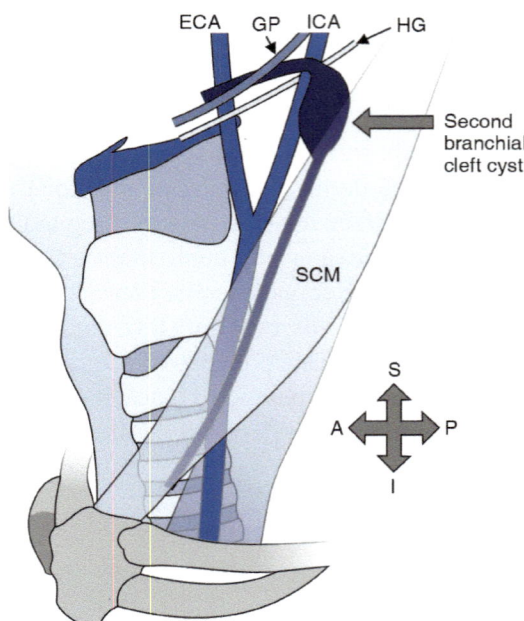

FIGURA 55.5 – Representação esquemática do segundo cisto de fenda branquial, estendendo-se da fossa tonsilar superiormente e atravessando entre a artéria carótida interna e a artéria carótida externa, profundamente ao músculo esternocleidomastóideo para o 1/3 do pescoço entre as duas cabeças desse músculo. O nervo hipoglosso situa-se superiormente, e o nervo glossofaríngeo, inferiormente ao trato. Fonte: Castro Jr. F.M. Embriologia e anomalias congênitas em cabeça e pescoço. Cirurgia de cabeça e pescoço – Tópicos essenciais. Thieme Revinter, 2019.

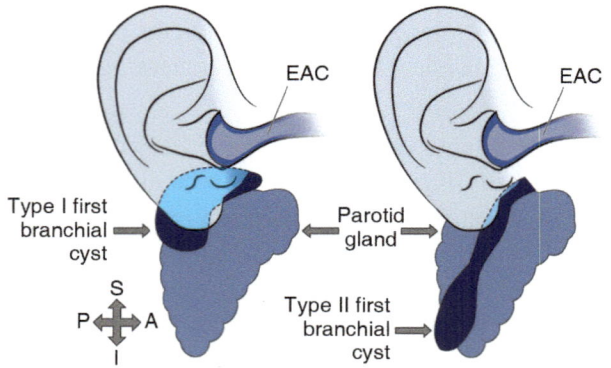

FIGURA 55.4 – Representação esquemática dos primeiros cistos de fenda branquial tipo I (periauricular) e II (periparótida) em relação ao meato acústico externo, pavilhão auricular e glândula parótida. Fonte: Castro Jr. F.M. Embriologia e anomalias congênitas em cabeça e pescoço. Cirurgia de cabeça e pescoço – Tópicos essenciais. Thieme Revinter, 2019.

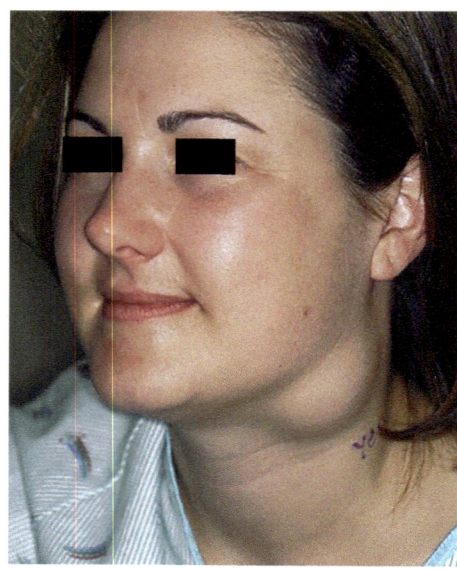

FIGURA 55.6 – Apresentação clínica de cisto de segundo arco branquial. Fonte: autores.

Os cistos de segundo arco comumente ocorrem no nível do ângulo da mandíbula:

O cisto ou a fenda de terceiro arco branquial é a segunda massa cervical mais comum da área do triângulo posterior, após o higroma cístico. No entanto, raramente pode se apresentar como um cisto anterior ao esternocleidomastóideo na parte inferior do pescoço.

Cisto ou fenda de quarto arco do aparelho branquial geralmente se apresenta como tireoidite supurativa recorrente, particularmente no lobo esquerdo. A excisão cirúrgica é a terapia de escolha recomendada para essa lesão.

Imagem

- **Ultrassonografia**: um cisto de primeira fenda branquial não complicado aparece como uma massa anecoica na área periauricular ou periparótida. Pode apresentar ecos internos finos a grossos, com ou sem espessamento da parede do cisto, quando há infecção associada do cisto.

  O cisto de segunda fenda branquial é visto como uma massa anecoica bem circunscrita, redonda a ovoide, com uma fina parede periférica com ou sem septações, que desloca os tecidos moles circundantes. A massa é compressível e mostra um realce acústico distinto. Ocasionalmente, pode ser hipoecoico com ecos internos finos e indistintos, representando detritos, ou pode até ter aparência "pseudossólida". Pode até haver espessamento da parede do cisto, se infectado.

- **Tomografia computadorizada:** (com contraste) evidencia um cisto de primeira fenda branquial como uma massa de baixa densidade bem circunscrita no lobo superficial ou profundo da glândula parótida. A espessura e o realce da parede do cisto são variáveis e aumentam com infecções recorrentes. O endurecimento ao redor da massa sugere infecção. Os cistos de segundo arco geralmente são massas bem circunscritas e de baixa densidade circundadas por uma parede uniformemente fina. Assim como nos cistos de primeiro arco, a espessura da parede pode aumentar após a infecção. Após a administração de contraste, eles não mostram nenhum realce de parede, a menos que estejam infectados.

- **Ressonância magnética**: os cistos não complicados apresentam baixa intensidade em T1 e alta intensidade em T2, sem realce de parede em T1 pós-contraste. No cenário de cisto infectado anterior ou atual, a parede pode apresentar espessamento e realce.

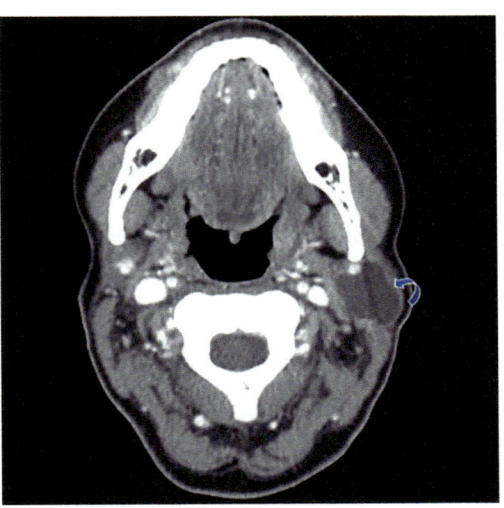

FIGURA 55.7 – Imagem axial de TC do pescoço com contraste demonstra cisto de primeira fenda branquial tipo II (periparótida) no lobo superficial da glândula parótida esquerda com leve extensão para o lobo profundo. Fonte: *autores*.

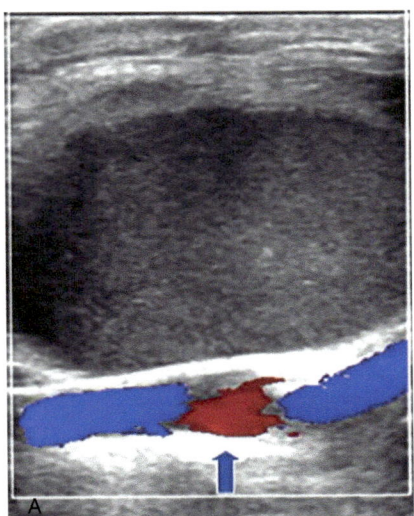

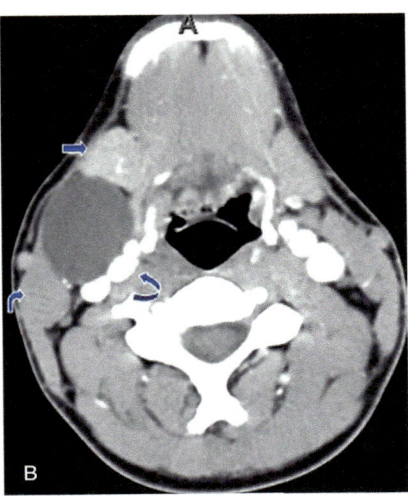

FIGURA 55.8 – **(A)** A US em corte transversal da parte superior do pescoço demonstra um segundo cisto de fenda branquial de Bailey tipo II hipoecóico, de parede fina, com ecos internos relacionados a debris dentro dele. O Doppler colorido mostra vasos deslocados medialmente na bainha carotídea. **(B)** Imagem axial de TC com contraste do pescoço demonstra uma localização "clássica" do segundo cisto de fenda branquial de Bailey tipo II na borda anteromedial do músculo esternocleidomastóideo, lateral ao espaço carotídeo e na margem posterior da glândula submandibular. O cisto desloca o músculo esternocleidomastóideo posterolateralmente, os vasos do espaço carotídeo posteromedialmente e a glândula submandibular anteriormente. Fonte: *autores*.

Um cisto de terceiro arco branquial mais comumente aparece como uma massa cística unilocular centrada no espaço cervical posterior, e o quarto cisto branquial, na região do lobo esquerdo da glândula tireoide em imagens de US, TC e RM. Também pode haver espessamento da parede devido a infecção anterior ou atual. Pode haver realce da parede e tecido adiposo ao redor na TC e na RNM pós-contraste. Tal como acontece com outros cistos de fenda branquial, o fluido do cisto pode variar em intensidade de sinal em imagens ponderadas em T1, dependendo da concentração de proteína, e é tipicamente hiperintenso em relação ao músculo em imagens ponderadas em T2.[5]

Tratamento

Ressecção cirúrgica, por meio de acesso cervical lateral ou pré-auricular de acordo com a localização e programação baseada nos estudos de imagens.

Histopatologia

Os cistos branquiais são geralmente revestidos por epitélio escamoso (90%) ou epitélio colunar ciliado (8%) e raramente por ambos os tipos de epitélio (2%). Ocasionalmente apresentam tecido salivar, glândulas sebáceas e fendas de colesterol, com uma reação de corpo estranho. O tecido linfoide está geralmente presente.[9]

Linfangioma

As malformações linfáticas frequentemente se apresentam na região cervical lateral e face. Geralmente são multicísticas e refratárias à ressecção simples. As lesões macrocísticas são, em sua maioria, facilmente colapsadas à palpação, e as microcísticas são mais firmes.[10]

Aproximadamente 50% a 65% dos linfangiomas estão presentes ao nascimento, com 90% apresentando-se aos 2 anos de idade em comparação com os hemangiomas, que começam a involuir nessa idade.[14]

A cabeça e o pescoço são os locais de apresentação mais frequentes. Os linfangiomas são considerados um subconjunto de malformações vasculares e são classificados de acordo com o tamanho dos seios endotelialmente revestidos que contêm:

- Linfangioma capilar (ou linfangioma simplex): pequenos vasos de tamanho capilar.
- Linfangioma cavernoso: grandes vasos linfáticos dilatados; viola os planos do tecido.
- Linfangioma cístico (ou higroma cístico): grandes espaços císticos macrocísticos.
- Linfangioma venolinfático: linfo-hemangioma.

De todas essas formas, o higroma cístico (linfangioma cístico) é a forma mais comum de linfangioma e constitui cerca de 5% de todos os tumores benignos da infância.[11] Acredita-se que o higroma cístico surja de um sequestro precoce dos canais linfáticos embrionários. Esse sequestro ocorre mais comumente no par de sacos linfáticos jugulares em desenvolvimento do que nos outros quatro sítios embrionários do sistema linfático. Alternativamente, um higroma cístico pode surgir de uma falha do saco linfático juguloaxilar em drenar para a veia jugular interna, produzindo uma obstrução congênita da drenagem linfática.[5]

Apresentação clínica

O higroma cístico é a massa cervical cística mais comum envolvendo o espaço cervical lateroposterior (75% a 80%). Em crianças, outro local comum é a cavidade oral. A maioria (80% a 90%) dessas lesões são detectadas aos dois anos de idade, que também é

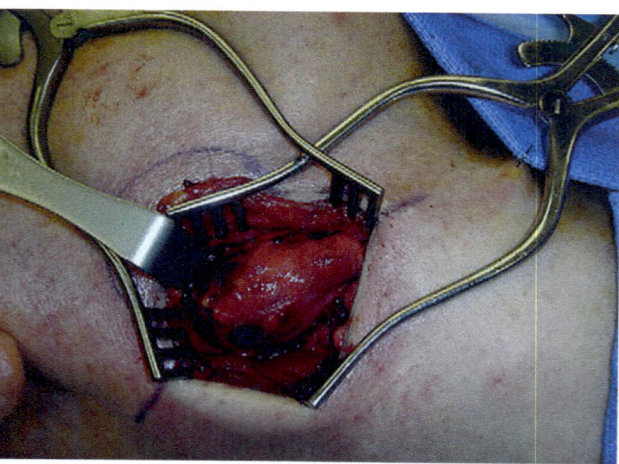

FIGURA 55.9 – *Cisto de segundo arco branquial.* Fonte: autores.

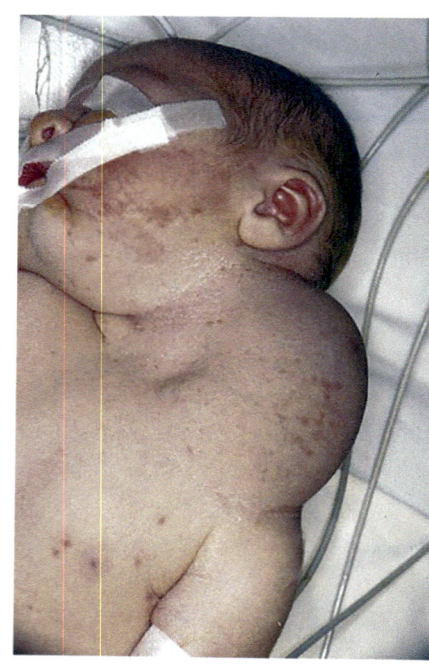

FIGURA 55.10 – *Linfangioma supraclavicular.* Fonte: autores.

a idade de maior crescimento linfático. Apenas alguns casos ocorrem em adultos jovens. O higroma cístico geralmente se manifesta como massas indolores, macias ou levemente firmes no pescoço, de tamanho bastante variável. Eventualmente são compressíveis e tendem a aumentar gradualmente com o tempo.[15] Em casos raros, pode ocorrer morte devido ao comprometimento das vias aéreas relacionado à pressão extrínseca nas vias aéreas devido à massa muito grande.[5]

Em alguns casos, essas lesões aumentam rapidamente ao longo dos dias, o que se acredita ser atribuível à infecção respiratória superior concomitante; no entanto, houve relatos de aumento rápido, aparentemente sem evento antecedente.[14]

Imagem

- **Ultrassonografia**: a maioria dos higromas císticos são massas multiloculares predominantemente císticas com septos de espessura variável. As porções ecogênicas da lesão se correlacionam com aglomerados de pequenos canais linfáticos anormais.[12] Os níveis líquidos podem ser demonstrados com uma camada característica de componente hemorrágico ecogênico (dependente da lesão). A ultrassonografia pré-natal pode demonstrar um higroma cístico nos tecidos moles posteriores do pescoço. O tamanho pode ser variável, e grandes cistos mimetizam o líquido amniótico. Outros marcadores de aneuploidia devem ser procurados para excluir síndrome de Turner e trissomias 21, 18 e 13. Também pode haver hidropisia não imune e anomalias cardiovasculares associadas.[5]
- **Tomografia computadorizada**: aparecem massas mal circunscritas, multiloculadas e de baixa densidade. Normalmente têm atenuação de fluido homogênea característica, mas podem mostrar atenuação aumentada quando o fluido nele está infectado. Em geral, a massa está centrada no triângulo posterior ou no espaço submandibular. Não é incomum que algumas dessas lesões se estendam de um espaço no pescoço para outro devido à sua natureza infiltrativa.[13]
- **Ressonância magnética**: demonstra melhor a relação de um higroma cístico com os tecidos moles adjacentes do pescoço. O padrão mais comum é o de uma massa com intensidade de sinal baixa ou intermediária em T1 e hiperintensidade em T2. Raramente, essa lesão pode ser hiperintensa nas imagens ponderadas em T1, o que pode estar relacionado a hemorragia ou alto conteúdo lipídico (quilo). No caso de hemorragia, os níveis líquidos podem ser observados.[5]

Histopatologia

O higroma cístico consiste em vários cistos de paredes finas revestidos por células endoteliais com mínima intervenção do estroma de tecido conjuntivo apoiando-o e preenchidos por líquido quiloso. Acredita-se que todos os quatro tipos, formas capilar, cavernosa, cística e venolinfática, sejam manifestações do mesmo processo de doença. Todos os quatro tipos podem ser vistos na lesão única no exame histológico.

Tratamento

O tratamento inclui excisão cirúrgica completa. Embora a ressecção cirúrgica seja a terapia definitiva, a lesão pode ser difícil de execução em função de sua proximidade com estruturas vitais e tendência a não seguir os planos anatômicos naturais dos tecidos, dificultada pela natureza infiltrativa do linfangioma. As taxas de recorrência podem ser altas se o tumor não for excisado completamente. A detecção pré-natal de higroma cístico nos tecidos moles posteriores do pescoço pode mimetizar o líquido amniótico. Outros marcadores de aneuploidia podem ser pesquisados para excluir a síndrome de Turner e as trissomias 21, 18 e 13. Também pode haver hidropisia não imune e anomalias cardiovasculares associadas.[5]

As terapias alternativas incluem esteroides sistêmicos e intralesionais, injeções intralesionais de agentes esclerosantes,[16] injeções intralesionais de fibrina e bleomicina e ciclofosfamida sistêmica.[17] A eficácia dessas terapias é incerta. Burezq *et al.*[18] recomendam a aspiração como tratamento conservador, com excelentes resultados em 14 casos de higromas císticos diagnosticados em um período de 30 anos.[15]

Referências bibliográficas

1. S. Ballivet de Régloix, O. Maurin, A. Crambert, L. Genestier, G. Bonfort, Y. Pons. Kystes et fistules congenitaux du cou chez l'adulte. La Press Médicale. tome 48 > n81 > janvier 2019.
2. Castro Jr. F.M. Embriologia e anomalias congênitas em cabeça e pescoço. Cirurgia de cabeça e pescoço - Tópicos essenciais. Thieme Revinter, 2019.
3. Al-Khateeb TH, Al Zoubi F. J. Congenital Neck Masses: A Descriptive Retrospective Study of 252 Cases. Oral Maxillofac Surg 2007;65(11): 2247-7.
4. Spinelli C, Ricci E, Berti P, Miccoli P. Neck Masses in childhood. Surgical experience in 154 cases. Minerva Pediatr 1990; 42(5):169-72.
5. Gaddikeri S et al. Curr Probl Diagn Radiol, March/April 2014.
6. Work WP. Cysts and congenital lesions of the parotid gland. Otolaryngol Clin North Am 1977;10:339-43.
7. Work WP. Newer concepts of first branchial cleft defects. Laryngoscope 1972;82:1581-93.
8. Bailey H. The diagnosis of branchial cyst; with a note upon its removal. Br Med J 1928;1:940-1.
9. King RC, Smith BR, Burk JL. Dermoid cyst in the floor of the mouth. Review of the literature and case reports. Oral Surg Oral Med Oral Pathol, 1994;78:567-76.
10. Stewart GM, Selesnick SH. Differential diagnosis in otolaryngology. Head and neck surgery. Ed. Thieme, 2010.

11. Parker GD, Harnsberger HR, Smoker WR. The anterior and posterior cervical spaces. Semin Ultrasound CT MR 1991; 12:257-73.
12. Vazquez E, Enriquez G, Castellote A, et al. US, CT, and MR imaging of neck lesions in children. Radiographics 1995;15: 105-22.
13. Som PM, Sacher M, Lanzieri CF, et al. Parenchymal cysts of the lower neck. Radiology 1985;157:399-406.
14. Sherman BD, Kendall K. A unique case of the rapid onset of a large cystic hygroma in the adult. Am J Otolaryngol 2001;22(3): 206–10.
15. Rosa et al. Congenital Neck Masses. Oral Maxillofacial Surg Clin N Am 20 (2008) 339–352.
16. Greinwald J, Burke D, Sato Y, et al. Treatment of lymphangiomas in children: an update of picibanil (OK-432) sclerotherapy. Otolaryngol Head Neck Surg 1999;121(4):381–7.
17. Sherman BD, Kendall K. A unique case of the rapid onset of a large cystic hygroma in the adult. Am J Otolaryngol 2001;22(3):206–10.
18. Burezq H, Williams B, Chitte S. Management of cys- tic hygromas: 30 year experience. J Craniofac Surg 2006;14(4):815–8.

56 Lesões Inflamatórias e Infecciosas

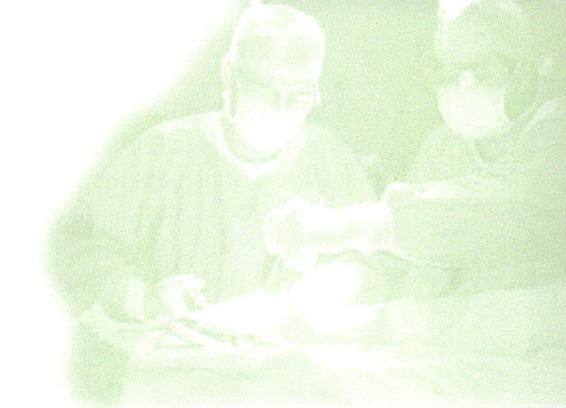

Alexandre Babá Suehara • Ana Cristina Kfouri Camargo
Antonio José Gonçalves • Norberto Kodi Kavabata
Antonio Augusto Tupinambá Bertelli

Introdução

Dentre as diversas doenças que se manifestam na região da cabeça e do pescoço, podemos subdividi-las em sistêmicas e localizadas. As de manifestação sistêmica compreendem as doenças autoimunes (reumatológicas), infecciosas (virais, bacterianas e fúngicas) e as neoplasias malignas (linfoproliferativas, melanoma, histiocitose etc).

De modo geral, as doenças inflamatórias não são de tratamento operatório, em que a participação do cirurgião envolve habitualmente a realização de biópsia, em determinados casos, para a elucidação diagnóstica, como na doença de Sjögren e nas granulomatoses.

Em contrapartida, temos a infecção cervical grave, de origem bacteriana, cujo tratamento envolve a realização da drenagem cirúrgica de emergência.

Neste capítulo, vamos discorrer sobre as principais doenças inflamatórias de interesse ao cirurgião geral que se manifestam na região da cabeça e do pescoço, tecendo os seus diagnósticos clínicos e tratamentos.

Doenças autoimunes

As principais doenças sistêmicas de origem autoimune que se manifestam na região da cabeça e do pescoço são artrite reumatoide, lúpus eritematoso sistêmico, a síndrome de Sjögren, a sarcoidose e a granulomatose de Wegener.

Artrite Reumatoide

A artrite reumatoide é uma doença sistêmica com potencial de acometer qualquer órgão ou tecido conjuntivo do corpo humano.[1] Pode ocorrer em qualquer época, tendo sua incidência aumentada com a idade, sendo mais prevalente entre 30 e 60 anos, e afetando 2,5 vezes mais as mulheres. Ocorre em 1% da população.[2]

A apresentação clínica mais comum é a artrite simétrica poliarticular de ambas as mãos, comprometendo as articulações metacarpofalangeanas proximais, podendo também afetar ligamentos, tendões a fáscias. O diagnóstico é baseado nos achados de edema, dor a mobilização das articulações há pelo menos 6 semanas. A Tabela 56.1 apresenta os critérios diagnósticos da artrite reumatoide (AR), de acordo com as diretrizes do Colégio Americano de Reumatologia e a Liga Europeia de Combate ao Reumatismo (ACR/EULAR, 2010).[3]

Tabela 56.1 Critérios de Classificação da artrite reumatoide (ACR/EULAR 2010)	
Quem deve ser testado: paciente com ao menos uma articulação com sinovite clínica (edema) definida. Esta sinovite não podendo ser explicada por outra doença	
Critérios de classificação	Pontos
A. Envolvimento articular	
1 grande articulação	0
2 a 10 grandes articulações	1
1 a 3 pequenas articulações (com ou sem envolvimento de grandes articulações)	2
4 a 10 pequenas articulações (com ou sem envolvimento de grandes articulações)	3
> 10 articulações (pelo menos uma pequena articulação)	5
B. Sorologia	
FR negativo e AAPC negativo	0
FR positivo em título baixo ou AAPC positivo em título baixo	2
FR positivo em título alto ou AAPC positivo em título alto	3
C. Provas de fase aguda	
PCR normal e VHS normal	0
PCR anormal ou VHS anormal	1
D. Duração dos sintomas	
<6 semanas	0
≥6 semanas	1

Algoritmo com base em pontuação: soma dos pontos das categorias A-D ≥ 6 é necessária para classificação definitiva de um paciente como tendo AR. FR, fator reumatoide; AAPC, anticorpos antiproteína/peptídeo citrulinados; VHS, velocidade de hemossedimentação; PCR, proteína C reativa.

Dentre as manifestações da artrite reumatoide (AR) na região da cabeça e do pescoço, destaca-se o envolvimento de articulações menores, como na artrite temporomandibular (ATM), e da coluna cervical (segmento da coluna vertebral mais acometido). A Tabela 56.2 apresenta os principais sítios de acometimento da AR.[1]

As manifestações do comprometimento da ATM envolvem limitação de abertura bucal, crepitação e dor a palpação, que pioram com a mastigação. Na laringe, pode ocorrer sinais inflamatórios locais como desconforto, eritema e redução da mobilidade das pregas vocais, identificados ao exame laringoscópico, decorrente da anquilose crônica das articulações da laringe, podendo eventualmente levar a dificuldade de intubação, devido à sua fixação em adução parcial da articulação cricoaritenoide.[4]

A terapia para essas lesões da laringe envolve inicialmente o uso de corticoides orais, podendo ser incluída a injeção de corticoide intra-articular nos casos sem uma resposta efetiva ao tratamento sistêmico. A cirurgia é reservada somente para casos severos e reincidentes, em que há comprometimento da via aérea, em especial na região glótica, podendo ser realizada cordotomia, aritenoidectomia e traqueostomia em situações mais extremas.[42]

Ainda a ressaltar, não é raro encontrar pacientes portadores de artrite reumatoide apresentando a xerostomia e xeroftalmia como sintomas. Essa afecção é uma doença de base para alguns casos de síndrome de Sjögren secundária, morbidade esta que pode coexistir, também discutida neste capítulo.

Lúpus eritematoso sistêmico

O lúpus eritematoso sistêmico (LES ou apenas lúpus) é uma doença autoimune caracterizada pela produção descontrolada de numerosos autoanticorpos com grande variedade de manifestações clínicas. Dentre as que ocorrem na região da cabeça e do pescoço são as mais frequentemente encontradas, acometendo a pele, e mucosa oral e nasal.[2] Outros locais que podem ser acometidos são as articulações, os rins, o coração, o pulmão e o sistema nervoso central.

É uma doença de causa desconhecida que ocorre mais em mulheres jovens, principalmente entre 20 e 45 anos, sendo um pouco mais frequente em pessoas mestiças e nos afro-descendentes.[5]

Dentre as manifestações clínicas mais frequentemente encontradas no lúpus, a presença das manchas avermelhadas na região malar e no nariz (em asa de borboleta) com fotossensibilidade representa de 30% a 60% dos casos (Figura 56.1), associadas a fadiga, alteração no peso, febre, artralgia.[6]

Manifestações nasais podem ser encontradas, variando desde um simples enantema de mucosa, dor ou até uma perfuração septal. Cerca de 20% dos pacientes podem apresentar envolvimento de mucosa oral, tipicamente no palato duro (Figura 56.2), na forma de pápulo-eritematosas.[7] Mais comum em paciente com lúpus discoide, as lesões orais também podem apresentar-se, de forma mais inespecífica, como ulcerações superficiais, com um halo eritematoso ou até como lesões leucoplásicas, opalescentes. Embora o palato duro seja o sítio mais frequentemente afetado, outras regiões da cavidade oral podem ser comprometidas, como a mucosa jugal e gengiva (Figura 56.3). A dor pode ser um sintoma associado, com um grau bastante variado entre os indivíduos. Histologicamente, uma acantose, hiperqueratose e infiltrado linfocitário, sobretudo perivascular, são achados comuns, com PAS positivo na região de membrana basal, além de um edema subepitelial. Na imunofluorescência, a positividade para imunoglobulinas IgG, IgA, IgM, além de complementos C_3, é bastante presente.

Assim como na artrite reumatoide, a xerostomia e a xeroftalmia também podem ser queixas frequentes entre os pacientes com LES, pois ela é uma das doenças de base associadas a síndrome de Sjögren secundária.

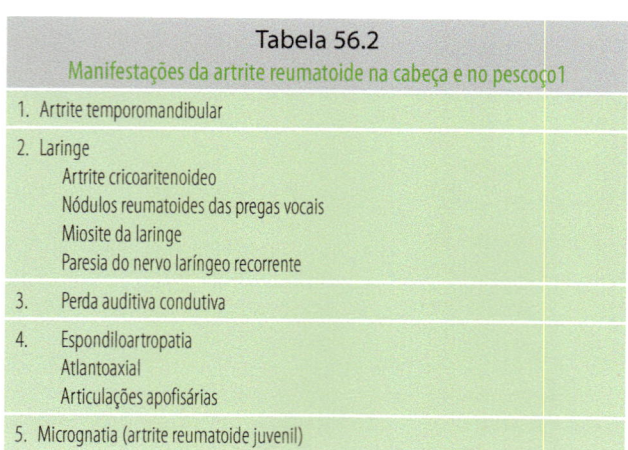

Tabela 56.2 Manifestações da artrite reumatoide na cabeça e no pescoço[1]

1.	Artrite temporomandibular
2.	Laringe
	Artrite cricoaritenoideo
	Nódulos reumatoides das pregas vocais
	Miosite da laringe
	Paresia do nervo laríngeo recorrente
3.	Perda auditiva condutiva
4.	Espondiloartropatia
	Atlantoaxial
	Articulações apofisárias
5.	Micrognatia (artrite reumatoide juvenil)

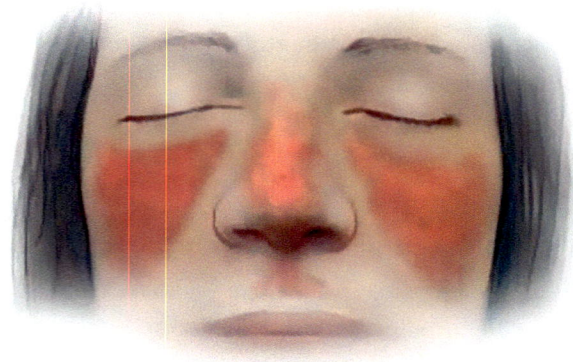

FIGURA 56.1 – *Apresentação cutânea típica do Lúpus.* Fonte: *Eastham AB, Vleugels RA. JAMA Dermatol. 2014;150(3):344.*

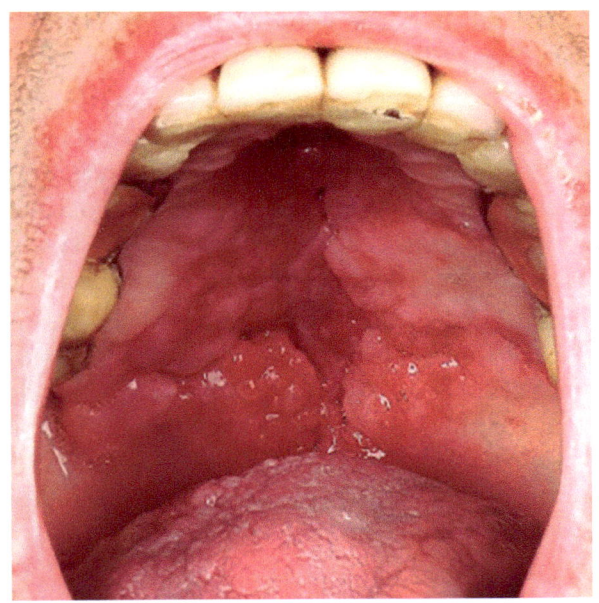

FIGURA 56.2 – Lesões pápulo-eritematosas do lúpus eritematoso sistêmico. Fonte: *Baglama Š et al. Acta Dermatovenerologica Alpina, Pannonica Adriat 2018;27(1):9–16.*

Tabela 56.3
Critérios de classificação de LES – American College of Rheumatology revisados em 1997[5]

1. Eritema malar: lesão eritematosa fixa em região malar, plana ou em relevo.
2. Lesão discoide: lesão eritematosa, infiltrada, com escamas queratóticas aderidas e tampões foliculares, que evolui com cicatriz atrófica e discromia.
3. Fotossensibilidade: exantema cutâneo como reação não usual à exposição à luz solar, de acordo com a história do paciente ou conforme observado pelo médico.
4. Úlceras orais/nasais: úlceras orais ou nasofaríngeas, usualmente indolores, observadas pelo médico.
5. Artrite: não erosiva envolvendo duas ou mais articulações periféricas, caracterizadas por dor e edema ou derrame articular.
6. Serosite: pleuris (caracterizada por história convincente de dor pleurítica, atrito auscultado pelo médico ou evidência de derrame pleural) ou pericardite (documentado por eletrocardiograma, atrito ou evidência de derrame pericárdico).
7. Comprometimento renal: proteinúria persistente (> 0,5 g/dia ou 3+) ou cilindrúria anormal.
8. Alterações neurológicas: convulsão (na ausência de outra causa) ou psicose (na ausência de outra causa).
9. Alterações hematológicas: anemia hemolítica ou leucopenia (menor que 4.000/mm3 em duas ou mais ocasiões) ou linfopenia (menor que 1.500/mm3 em duas ou mais ocasiões) ou plaquetopenia (menor que 100.000/mm3 na ausência de outra causa).
10. Alterações imunológicas: anticorpo anti-DNA nativo ou anti-Sm ou presença de anticorpo antifosfolípide com base em: a) níveis anormais de IgG ou IgM anticardiolipina; b) teste positivo para anticoagulante lúpico; ou c) teste falso positivo para sífilis, por, no mínimo, seis meses.

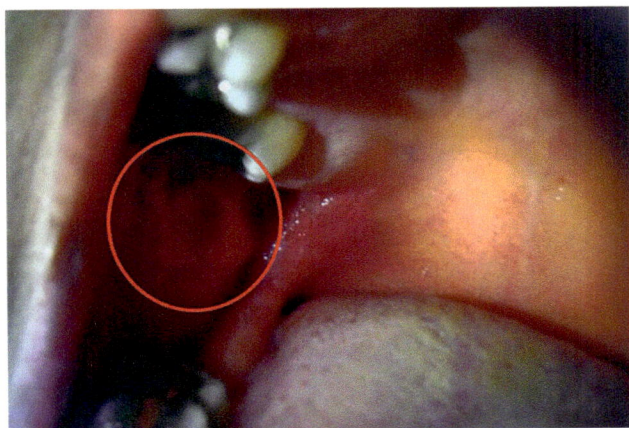

FIGURA 56.3 – Lesão pápulo-eritematosa, com áreas esbranquiçadas, não erosadas em mucosa jugal direita do lúpus eritematoso sistêmico. Fonte: *cortesia do Dr. Ali Mahmoud – ambulatório de Estomatologia do Hospital Clínicas de São Paulo.*

O diagnóstico é baseado na apresentação clínica e em exames laboratoriais específicos, de acordo com os critérios de classificação (Tabela 56.3) propostos pelo American College of Rheumatology, em 1982, e revisados em 1997.[5]

O tratamento envolve medidas de melhoria de qualidade de vida e uso de terapia imunossupressiva com corticoides e/ou drogas antimaláricas.[5] Hoje, as drogas imunobiológicas têm tido um papel importante no tratamento desta afecção também.

Granulomatose de Wegener

A granulomatose de Wegener (GW),[2] ou granulomatose com poliangeíte (GPA), nome proposto atualmente, ou granulomatose vascular necrosante, é uma vasculite idiopática, imunomediada, rara e de evolução agressiva e destruidora. Sem predileção por sexo, afeta principalmente os pacientes da raça branca, com maior prevalência na faixa etária entre a terceira e a quinta décadas de vida e entre a quinta e a sétima décadas.

O processo inflamatório com necrose, formação de granulomas necrosantes e de vasculite compromete os pequenos e médios vasos arteriais das vias aéreas superiores e inferiores, além dos rins.

Em 80% a 95% dos casos, o quadro clínico limita-se ao comprometimento de cabeça e pescoço. Na cavidade oral, o comprometimento gengival hipertrófico, amolecimento dentário, formação de úlceras em língua, em mucosa jugal e em palato, evoluindo, possivelmente, até para sua perfuração é notado.[8] Na região nasal, sintomas compatíveis com sinusites ou rinites purulentas, epistaxes e perfuração septal também podem ocorrer, assim como o nariz em sela, o acometimento otológico (mastoidite e otites médias serosas) e a infiltração granulomatosa levando à estenose subglótica[4] (rouquidão, tosse e dispneia).

Também são identificados sintomas renais (80%), como glomerulonefrite necrotizante e proliferativa, e pulmonares (90%), como nódulos assintomáticos e hemorragia alveolar fulminante. Sintomas como febre, sudorese noturna, perda de peso, fadiga e dores articulares também podem estar presentes.

O diagnóstico diferencial é feito com sarcoidose, poliarterite nodosa, linfoma de células T, doença de Churg-Strauss, entre outras afecções.

A biópsia positiva[2] com granulomas em artérias ou perivascular à artéria ou arteríola (sensibilidade de 65% a 90% e especificidade de 90%) contribui para o diagnóstico, junto aos achados clínicos, assim como a elevação da creatinina, a presença de sedimentos urinários com micro-hematúria, presença de alterações radiológicas pulmonares e a positividade do anticorpo anticitoplasma de neutrófilo (ANCA-c).[9]

Semelhante às doenças citadas previamente, seu tratamento é dado pelos reumatologistas com esquemas imunossupressores.

Síndrome de Sjögren (SS)

Doença sistêmica de provável origem autoimune,[10] antes considerada rara, ocupa, hoje, a segunda posição entre as afecções autoimunes.

Afecção formada por um conjunto de sinais e sintomas que não apresenta qualquer exame patognomônico e, por isto, configura uma síndrome, tendo um diagnóstico que nem sempre é tão fácil de ser estabelecido. Embora a biópsia de mucosa oral não seja definidora, desempenha um importante papel no seu diagnóstico.

É caracterizada por uma invasão linfocítica crônica e destruição das glândulas exócrinas, especialmente as lacrimais e as salivares, podendo estar associada a outras alterações multissistêmicas, como artrite reumatoide. Em sua grande maioria, tem evolução benigna, mas, em alguns casos, pode evoluir para um linfoma de Hodgkin, o que faz ser mandatório o seu acompanhamento.

Acomete preferencialmente pacientes do sexo feminino (90% a 95%), a partir da quarta década de vida, porém seu diagnóstico geralmente é mais tardio.

Classicamente, manifesta-se pela tríade da cerato-conjuntivite seca e xerostomia. Esses dois sintomas correspondem à sensação, respectivamente, de olho e boca seca, mas podem cursar com ou sem o hipolacrimejamento e a hipossalivação, respectivamente (Figura 56.4).

A queixa oral mais comum inclui a falta de saliva, dificuldade de deglutição com intolerância a alimentos secos, necessitando ingerir líquidos durante a refeição, ou até o aumento das glândulas salivares maiores, mais notadamente as parótidas. Alguns pacientes podem apresentar a queixa subjetiva de perda do paladar (hipogeusia).[1]

Na anamnese, quando a queixa de boca seca é o principal sintoma, deve-se sempre pesquisar outros fatores etiológicos possíveis que não a SS. O uso de medicamentos de uso crônico é um dos mais frequentes. Embora várias drogas possam causar esse efeito adverso, como listado a seguir, as três primeiras classes citadas são as mais comuns, a saber:

- Diuréticos: furosemida, hidroclortiazida, clortalidona.
- Anticolinérgicos: escopolamina.
- Antidepressivos: tricíclicos, benzodiazepínicos.
- Drogas: metanfetamina.
- Antiparkinsonianos.
- Anticonvulsivantes.
- Anti-histamínicos.
- Relaxantes musculares.

Importante ressaltar que alguns fatores de exclusão para a classificação de SS também devem ser previamente excluídos, tais como história de doença enxerto-hospedeiro, linfoma preexistente, sarcoidose, amiloidose, granulomatose de Wegener, HIV, HTLV ou hepatite C.

Doenças hematológicas, hepáticas, renais e neurológicas também podem ser responsáveis por esse quadro, assim como a radioterapia de cabeça e pescoço, desequilíbrios hormonais e metabólicos, desequilíbrio hidroeletrolítico, álcool, respiração bucal.

Outras manifestações extraglandulares também podem surgir, em 25% a 71% dos casos em qualquer fase da doença. Os principais sistemas acometidos são:

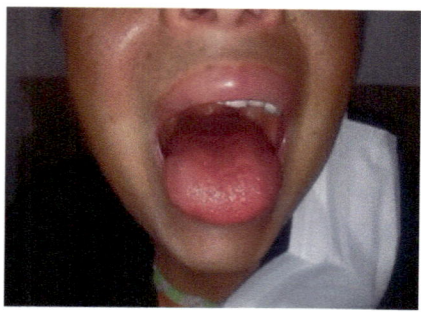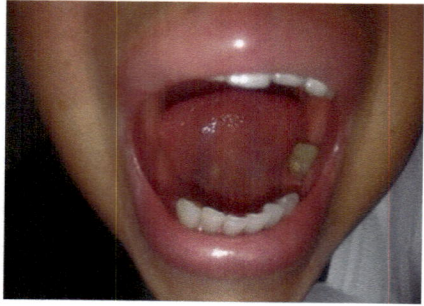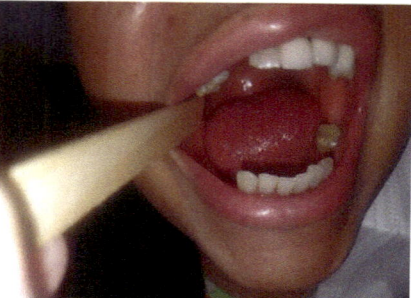

FIGURA 56.4 – Mucosa oral seca, sem lago salivar em assoalho de boca; aspecto em paralelepípedo de dorso de língua, com desepitelização associada. Fonte: *Departamento de Otorrinolaringologia da Irmandade da Santa Casa de Misericórdia de São Paulo.*

- Musculoesquelético: dor muscular e articular (geralmente poliartralgia), edema articular.
- TGI: refluxo, disfagia, dispepsia e obstipação crônica, por alteração na motilidade ou diminuição do fluxo salivar.
- Renal: nefrite intersticial.
- Pulmonar: tosse crônica por ressecamento das VAS, refluxo ou doença intersticial do pulmão. IVAS de repetição por diminuição do *clearance* mucociliar.
- SNC: neurite óptica, esclerose múltipla *like*, poli ou mononeuropatia.
- Hematológicas: anemia, leucopenia e linfopenia, linfomas (MALT).

A Tabela 56.4 apresenta as principais manifestações em cabeça e pescoço da Síndrome de Sjögren.

Existem duas formas de SS. A SS primária é uma doença autoimune sistêmica com disfunção salivar e lacrimal precoce e progressiva que pode ter condições extraglandulares associadas, segundo a Classificação do grupo de Consenso Americano Europeu de 2002.[2] A SS secundária desenvolve-se em alguns pacientes com uma doença preexistente do tecido conjuntivo autoimune: a artrite reumatoide (AR) e o lúpus eritematoso sistêmico (LES) são as mais frequentes, sendo a esclerodermia, a retocolite ulcerativa, a psoríase, a artrite psoriática e a hepatite autoimune outras possíveis afecções envolvidas.

O diagnóstico da SS é, por vezes, difícil, e baseia-se em vários critérios, de acordo com os Critérios da Classificação Europeia revisada pelo Consenso Americano-europeu de 2002[11] (Tabela 56.5). Dentre estes, bastante importante, mas não patognomônico, é a comprovação de alterações histológicas de glândulas salivares menores, por meio de biópsia de glândulas salivares menores em mucosa de lábio inferior com um achado de sialoadenite linfocítica: infiltrado de, ao menos, 50 linfócitos/4 mm^2, numa área mínima de 8 mm^2 de tecido (Figura 56.5).

Tabela 56.5
Critérios para diagnóstico da Síndrome de Sjögren revisada pelo Consenso Americano-Europeu de 2002.[12]

I. Sintomas oculares: pelo menos um item positivo
1. Sensação diária, persistente e sintomática de olhos secos por mais de 3 meses
2. Sensação recorrente de areia ou corpo estranho nos olhos
3. Uso de substitutos de lágrima mais de 3 vezes ao dia

II. Sintomas orais: pelo menos um item positivo
1. Sensação diária de boca seca por mais de 3 meses
2. Aumento de glândulas salivares recorrente ou persistente na idade adulta
3. Ingestão frequente de líquidos para ajudar a deglutição de comidas secas

III. Sinais oculares: evidência objetiva de envolvimento ocular (um item)
1. Teste de Schirmer, realizado sem anestesia (< 5 mm em 5 minutos)
2. Rosa de Bengala ou outro corante ocular (escore > 4)

IV. Histopatologia: glândulas salivares menores – sialoadenite linfocítica focal, com um escore de foco > 1, definida como o número de focos linfocíticos (adjacentes a ácinos mucosos normais e com mais de 50 linfócitos) por 4 mm^2 de tecido glandular.

V. Envolvimento de glândulas salivares: evidência objetiva (um item)
1. Fluxo salivar total não estimulado (< 1.5 mL em 15 minutos)
2. Sialografia de parótida mostrando a presença de sialectasia difusa (padrões puntiforme, cavitário ou destrutivo), sem evidência de obstrução dos ductos maiores
3. Cintigrafia salivar mostrando retenção atrasada, concentração reduzida e/ou excreção atrasada do contraste

VI. Autoanticorpos: presença no soro dos seguintes autoanticorpos
1. Anticorpos contra os antígenos Ro (SSA) ou La (SSB), ou ambos

Fonte: Cecin HA, Ximens AC, editors. Tratado brasileiro de reumatologia. São Paulo: Atheneu; 2015.

Tabela 56.4
Manifestações em cabeça e pescoço da Síndrome de Sjögren[1]

1. Orofaringe
   Xerostomia
   Disfunção tubárea
   Aumento das glândulas salivares (parótida)
2. Laringite/traqueíte seca
3. Ressecamento nasal
4. Esôfago
   Disfagia
   Prega submucosa
   Estenose da área retrocricoide

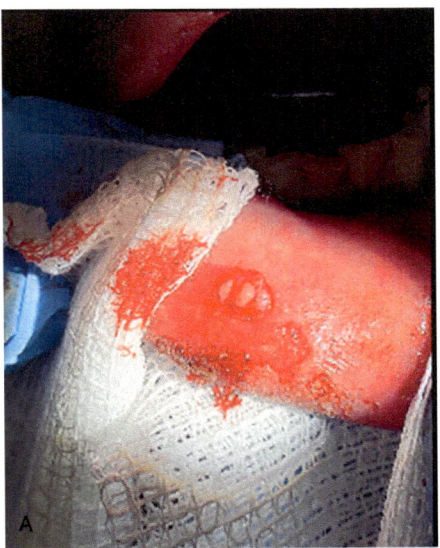
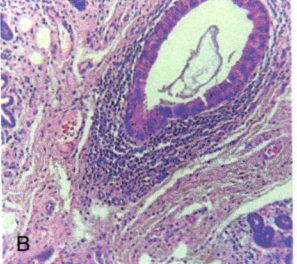
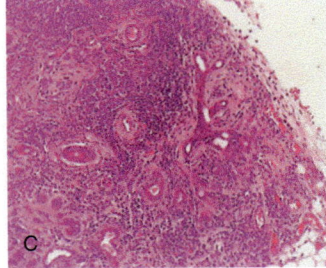

FIGURA 56.5 – Biópsia de glândulas salivares menores em mucosa de lábio inferior. **A.** Biópsia em cunha de lábio inferior. **B.** HE evidenciando infiltração linfocitária ao redor do ducto principal com lesão linfoepitelial. **C.** múltiplos focos de infiltração linfocitária. Fonte: Departamento de Otorrinolaringologia da Irmandade da Santa Casa de Misericórdia de São Paulo.

De acordo com os critérios do Colégio Americano de Reumatologia (ACR), da Liga Europeia Contra o Reumatismo (EULAR) e do Grupo Américo-Europeu Consensual (AECG), 2002 (Tabela 56.5), considera-se SS primária quando o paciente apresenta quatro destes critérios, sendo obrigatório a positividade do anticorpo ou da biópsia. Para a SS secundária, é necessária a presença de uma doença autoimune já diagnosticada de base, a queixa, ao menos, de um dos sintomas sicca, e mais dois outros critérios, exceto o sorológico.

Sintomas oculares presentes e testes que comprovem o hipolacrimejamento também são avaliados. Entre eles, pode-se fazer o teste de Schirmer (avalia a produção de lágrima e é considerado positivo se menor que 0,5 cm em 5 minutos de avaliação). O teste de Rosa Bengala hoje é menos utilizado devido ao grande incômodo que causa ao paciente; faz-se uso principalmente dos testes com fluoresceína o com o verde lisamina: avaliam principalmente, de uma forma geral, a vitalidade celular da córnea e da conjuntiva ocular. O exame com fluoresceína pode inferir também quanto à qualidade do filme lacrimal. Avaliam-se, ainda, os sintomas de xerostomia, confirmando-os por meio de testes objetivos como a sialometria (considera-se normal a produção de saliva de 01 a 05 mL/minuto) e/ou a cintilografia. As alterações sorológicas são feitas pela presença de anticorpos anti-SS-B e/ou anti-SS-A, presentes em 50% a 60% nos doentes com SS.

Em 2016, foi proposta uma nova classificação baseada em pontuação (mínimo de quatro pontos para o diagnóstico de SS), porém só aplicável à forma primária (Tabela 56.6).[13] O paciente deve apresentar, ao menos, uma *queixa clínica* dos critérios para diagnóstico da síndrome de Sjogren revisada pelo Consenso Americano-Europeu de 2002, conforme já descrito.

O tratamento baseia-se em condutas de suporte, tal como a lubrificação ocular com colírios, principalmente os livres de conservantes e à base de hialuronato de sódio. Para a xerostomia, a hidratação oral é a primeira orientação, seguindo-se para a estimulação salivar com cítricos ou, quando necessário, a manipulação, até mesmo, de saliva artificial. Algumas medidas preventivas também devem ser tomadas para evitar problemas secundários devido ao déficit salivar: evitar açúcar, higiene oral e uso de protetor labial. Quando isso não é suficiente, fórmulas com ácido cítrico podem ser utilizadas para o aumento do fluxo salivar, assim como o de drogas colinérgicas (cevimeline, pilocarpina).

Sarcoidose

A sarcoidose é uma doença multissistêmica não infecciosa, porém de causa desconhecida e cujo diagnóstico, em geral, é de exclusão. Da etiopatogenia, vários fatores parecem participar, tais como imunológicos, ambientais, infecciosos e genéticos (HLA classe II; uns conferindo susceptibilidade: HLA-DR 3, 5, 8, 9, 11, 12, 14, 15, 17, HLA-DPB1, HLADQB1; outros, proteção: HLADR1, DR4).

Apresenta maior prevalência entre pacientes do sexo feminino e da raça negra, acometendo, principalmente, da terceira à quinta década de vida. Pode, contudo, manifestar-se na infância, e acredita-se haver tendência familiar.

Embora assintomática na maior parte dos casos, sintomas gerais como febre, emagrecimento, sudorese e adinamia podem estar presentes. No entanto, a doença afeta, sobretudo, o pulmão, com a adenopatia hilar, o comprometimento, em especial, de lobo superior e a presença de granulomas, mesmo sem confirmação bacteriológica. Isso a faz ser facilmente confundida com tuberculose e assim tratada. Outros órgãos como linfonodos (linfoadenomegalia), ossos, articulações, fígado, rim, baço, olhos (uveíte), nervos (paralisia do n. facial, p. ex.) e pele (granulomas subcutâneos) podem ser afetados. Também pode ocorrer o comprometimento de glândulas exócrinas, assim como na SS e na doença relacionada ao IgG4. Cerca de 90% dos casos apresentam-se na forma pulmonar, e aproximadamente 10%, com quadro clínico comprometendo a região de cabeça e pescoço.

Existem três principais formas de apresentação:[14]

a) Assintomática (detectada em exame de rotina como um raio X ou tomografia computadorizada de tórax com adenopatia hilar bilateral simétrica com ou sem infiltrado pulmonar associado): diagnóstico mais tardio.

b) Aguda:
– Síndrome de Löefgren (irites, eritema nodoso, adenopatia peri-hilar pulmonar, artrite periférica): 90% com melhora espontânea.

Tabela 56.6
Critérios de classificação para diagnóstico de síndrome de Sjögren de acordo com o Colégio Americano de Reumatologia (ACR), a Liga Europeia Contra o Reumatismo (EULAR) e o Grupo Américo-Europeu Consensual (AECG) – 2016.[13]

Biópsia (≥ 1 campo de 50 linfócitos/ 4mm^2)	3 pontos
Anti Ssa (Ro) (não anti SSb)	3 pontos
Teste de Schirmer (≤ 5 mm/ olho, 5 minutos/1 olho, ao menos)	1 ponto
Teste da Rosa Bengala ≥ 5 focos (antes, eram 3 focos)	1 ponto
Sialometria sem estímulo salivar (≤ 0,1ml/min)	1 ponto

- Síndrome de Heerfordt-Waldenström (febre, hipertrofia de parótida, uveíte e paralisia facial).
- Síndrome de Mikulicz (acometimento das glândulas parótidas, submandibular, sublingual e das lacrimais).

c) Crônica: evolução longa, insidiosa, sem sintomas sistêmicos associados.

As manifestações orais são comuns e incluem: lesões ulceradas indolores, nodulares, múltiplas na gengiva, mucosa jugal, lábio e palato. Manifestações nasais,[2] como a de obstrução respiratória, além de edema e hiperemia de mucosas, são sinais e sintomas que ocorrem em 18% dos casos (Figura 56.6). Além do aumento das glândulas parótidas e/ou das submandibulares, as adenomegalias são sinais frequentes desta afecção.

Alterações da função hepática identificadas nos exames de dosagem de TGO, TGP, fosfatase alcalina e gama-GT podem estar presentes. A hipercalciúria e a hipercalcemia também são achados nesta doença, assim como a hiperglobulinemia, a linfopenia, a elevação da ECA (enzima angiotensina conversora), o VHS e do PCR. O seguimento da doença pode ser realizado pelas evoluções dos níveis dos exames de VHS e da ECA.

Alterações pulmonares, decorrente da adenopatia hilar, presentes em 20% dos casos, podem ser assintomáticas ou manifestadas por dispneia, tosse seca, respiração ofegante e dor torácica. Podem ser identificadas na radiografia ou tomografia do tórax. A cintilografia com gálio 67 é outro exame que pode colaborar para a elucidação diagnóstica da sarcoidose.

Há o teste de Kveim-Siltzbach, mas é muito pouco utilizado, pois o antígeno é pouco comercializado, e o exame, não aprovado pela FDA. A chance de menor positividade em casos crônicos é notória e consiste na inoculação intradérmica no paciente suspeito de homogeneizado das células de baço, fígado ou linfonodos, extraídas de paciente com sarcoidose. Observam-se granulomas tardiamente (quatro semanas), ao exame histológico do local da inoculação.

Os achados anatomopatológicos podem evidenciar um granuloma epitelioide não caseoso (granuloma imunológico), além da presença de corpos de Schaumann, corpúsculos asteroides, células gigantes de Langerhans, atrofia da epiderme e hiperqueratose. Como há uma ativação de células B pelas células T helper, nota-se um intenso processo inflamatório, além do acúmulo de linfócitos e fagócitos mononucleares em determinados órgãos. Acredita-se que a positividade em biópsia de glândula parótida é superior (cerca de 90%) à das glândulas salivares menores (40% a 50%), porém a morbidade para tal procedimento diagnóstico muito maior. A biópsia por broncoscopia também é uma opção!

Por ser uma afecção de caráter imunodependente e, geralmente, autolimitado, apresenta boas respostas com o uso de corticosteroides ou de outros imunossupressores, mas seu prognóstico é bastante variável. Nos casos assintomáticos, o tratamento não se faz necessário.

Doenças Infecciosas

Inúmeras doenças infecciosas podem acometer o segmento de cabeça e pescoço, com maior ou menor morbidade. Algumas fugazes, outras mais crônicas, diferenciam-se não só pelos agentes etiológicos, mas também pelo quadro clínico causado.

As afecções de origem viral são bastante prevalentes no cotidiano do otorrinolaringologista, clínico geral e cirurgião de cabeça e pescoço, e podem apresentar-se com várias manifestações clínicas comuns, tais como febre, linfoadenomegalia, disfagia, odinofagia, adinamia, anorexia e até leve perda de peso na fase aguda.

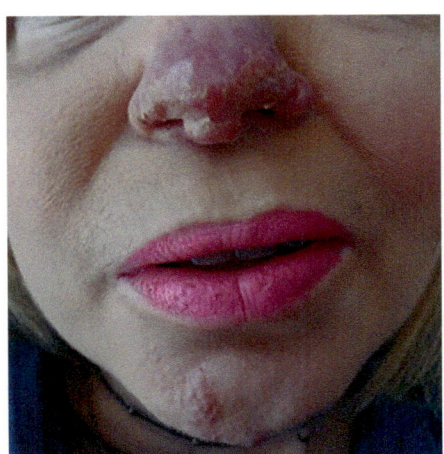
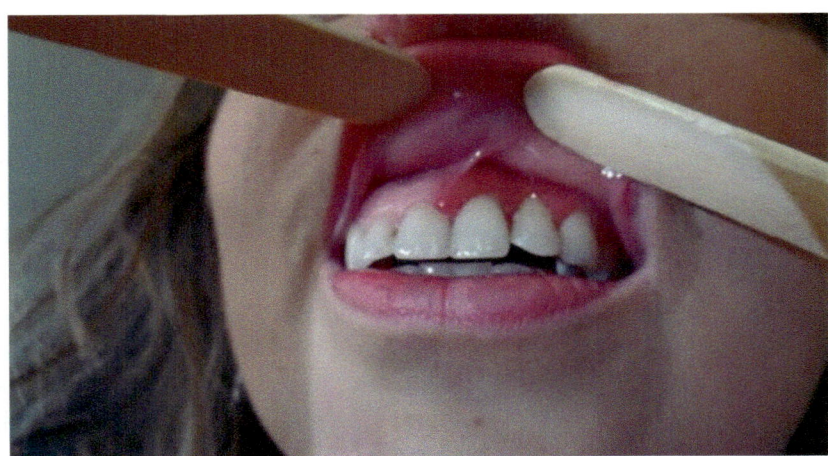

FIGURA 56.6 – *Sarcoidose: acometimento de gengiva e de pele de nariz. Fonte: cedida pela Dra. Rita de Cassia Soler – ambulatório de otorrinolaringologia do H. Emílio Ribas – SP.*

Podem diferenciar-se, porém, por alguns detalhes pertinentes a cada agente. As vesículas encontradas em orofaringe, bastante dolorosas, podem surgir em uma infecção pelo vírus *herpes simples*, geralmente em mucosa queratinizada, ou pelo vírus *Coxsackie*, em mucosa não queratinizada (com ou sem comprometimento da região de glúteo, de mãos e de pés, dependendo do tipo viral). Quando originárias pelo vírus herpes zoster, as lesões elementares respeitam a linha média e apresentam uma intensidade de dor ainda maior, associada à nevralgia correspondente. Claro que os períodos de incubação podem ser um fator diferencial também entre essas afecções, assim como o tratamento empregado.

Já no caso vírus *Epstein Barr* (EBV), causador da mononucleose, e do citomegalovírus (CMV), ambos responsáveis pelas síndromes *monolike*, uma das principais manifestações, devido ao seu tropismo por linfócitos, é dada pela hipertrofia de tecido linfoide, sobretudo das tonsilas palatinas e dos linfonodos, e entram como diagnóstico diferencial entre as tonsilites. Embora de origem viral, são tratadas frequentemente com o uso de antibioticoterapia nos prontos-socorros, o que, em muitos casos, leva a um *rash* cutâneo generalizado.

Já as infecções causadas pelo papiloma vírus (HPV) e pelo vírus da imunodeficiência humana (HIV), donos de quadro clínicos diferentes aos citados anteriormente, serão abordados individualmente, considerando suas características bastante importantes e próprias.

Há ainda algumas infecções causadas por bactérias que levam a importantes manifestações orais. Excetuando as principais causadoras de faringites, como *Streptococcus pyogenes*, *Haemophilus influenza* e *Staphylococcus* aureus, largamente discutidas nos capítulos sobre amigdalites dos livros de otorrinolaringologia, têm-se duas afecções bacterianas com características bastante próprias, diferindo das de aspecto ulcerogranulomatoso, que merecem um maior desdobramento: actinomicose e sífilis (lues).

Quanto às infecções ulcerogranulomatosas da cavidade oral, alvo de maior comprometimento e morbidade, e ainda muito prevalentes nos países da América Latina, também serão discutidas mais amplamente. Embora causadas por diferentes agentes etiológicos (parasitas, fungos ou bactérias), podem apresentar manifestações clínicas que nem sempre são tão facilmente diferenciadas entre si, em especial pelos colegas menos experientes. A clínica pode apresentar sinais e sintomas semelhantes em alguns casos, diferindo por pequenos detalhes peculiar a cada uma delas. Sendo assim, além dos exames complementares que podem colaborar para o diagnóstico final da doença, uma boa anamnese e um ótimo exame físico são imperativos na conduta desses casos. Muitas delas são ainda de notificação compulsória ao Estado, logo a confirmação diagnóstica, mesmo quando a clínica é clara, faz-se fundamental para que o início do tratamento "seja permitido".

Entre as afecções mais comuns a esse leque de enfermidades, aprofundaremos a discussão quanto a: tuberculose, paracoccidioidomicose (blastomicose), histoplasmose, leishmaniose e hanseníase.

Os tratamentos propostos para muitas dessas infecções, específicos, são de uso prolongado, mesmo após a melhora dos sintomas. Por esse motivo, estão sempre, à medida do possível, sendo modificados e/ou atualizados, visando amenizar, ao máximo, os possíveis efeitos adversos por eles causados. Além disso, tem-se o intuito de, assim, diminuir a possível resistência bacteriana ao medicamento empregado, diminuir o custo do tratamento e facilitar a terapêutica ao paciente quanto a doses e formas de ingestão.

Tuberculose

Doença causada pela bactéria *Mycobacterium tuberculosis*, a tuberculose (TB) é uma doença infecciosa que afeta principalmente o pulmão, mas que também pode acometer outros órgãos. A importância da forma pulmonar dá-se não só por ser a mais frequente, mas por ser a principal forma de transmissão desta afecção, preocupando a saúde pública.

Sua prevalência tem se mantido ainda muito elevada, seja pelo surgimento de cepas do bacilo de Koch resistentes aos esquemas de tratamento habituais, seja pelos casos de AIDS e outras imunossupressões, ou ainda por fatores socioeconômicos e sanitários comuns, sobretudo, aos países subdesenvolvidos, acometendo, principalmente, a população de nível socioeconômico mais desfavorecido. É enorme a dificuldade para acesso ao serviço de saúde, para o diagnóstico e a manutenção de correto tratamento, incluindo o período terapêutico exigido, sem contar com as intempéries para o acolhimento e o seguimento de possíveis contactantes: os problemas sociais são grandes limitadores para seu controle.

Doença de notificação compulsória e responsável por grande atenção por parte do Estado, algumas modificações de programas governamentais para o controle da doença aconteceram. O grupo de países do BRICS (Brasil, Rússia, Índia, China e África do Sul) é responsável por 46% de todos os casos mundiais de tuberculose e por 40% da mortalidade. No Brasil, a cada ano, são notificados, aproximadamente, 70 mil casos novos, e ocorrem 4,5 mil mortes em decorrência da doença. Trata-se da causa mais comum de mortalidade por doença infecciosa no mundo. A Organização Mundial da Saúde (OMS) estima que 2 bilhões de pessoas tenham tuberculose latente e outros 3 milhões morrem anualmente no mundo todo.

O bacilo de Koch (BK), bactéria de multiplicação lenta e álcool-ácido resistente (BAAR), foi identificado e descrito por Robert Koch em 1882. O contágio é respiratório na grande maioria dos casos, por meio de aerossóis (fala, espirros, tosse), e as principais formas bacilíferas são a pulmonar, a oral e a laríngea. Estima-se que, em um ano, uma pessoa bacilo positivo pode infectar cerca da 10 a 15 pessoas dentro de uma comunidade. Embora a chance de adoecimento nos dois primeiros anos após o contato com a micobactéria seja maior, o indivíduo pode apresentar sintomas em qualquer fase da vida. Contudo, uma vez iniciado o tratamento do doente, a transmissão do agente diminui gradativamente e, em geral, cerca de 15 dias após, já se torna quase ínfima, porém é claro que os cuidados devem permanecer até que se comprove a baciloscopia negativa por parte desse paciente.

A forma pulmonar é a mais comum e maior alvo de atenção da saúde pública, por ser a fonte mais infectante da doença. Tosse seca ou produtiva por mais de três semanas, febre vespertina, sudorese noturna, emagrecimento e, em casos mais severos, hemoptise, são os sintomas mais comuns a esse quadro.

Tuberculose na região de cabeça e pescoço é infrequente, e as manifestações orais, nasais e laríngeas geralmente ocorrem de forma secundária a uma infecção pulmonar, seja pela disseminação hematogênica, linfática ou pela contiguidade com estruturas próximas. É descrita uma prevalência de lesões orais em 0,05% a 1,5% em pacientes com tuberculose pulmonar. A forma primária na boca pode se dar pela inoculação direta do bacilo, porém é extremamente rara, pois a saliva parece apresentar-se como um fator protetor, germicida, "inativando" o agente, além da grande vascularização encontrada na mucosa oral. Enquanto a forma primária ocorre com mais frequência em crianças e adolescentes, a secundária é mais frequente em adultos e idosos.

Fatores locais e sistêmicos servem como predisponentes para o surgimento de lesões orais: má higiene oral, trauma local, inflamações crônicas, o mau estado de conservação dentária e qualquer fonte de imunossupressão sistêmica (diabetes melito, alcoolismo, HIV, linfomas, tumores malignos) ou o aumento da virulência do patógeno.

Suas manifestações orais podem ser as mais variadas possíveis, não havendo nenhum sinal patognomônico. O sintoma que mais chama a atenção, quando compromete mucosa da cavidade oral, é a dor. Pode cursar com ulcerações irregulares (Figura 56.7) e recobertas por fibrina, únicas ou múltiplas (Figura 56.8), placas leucoplásicas, fissuras, nódulos e, mais raramente, como macroglossia. Os locais mais frequentes são a língua, a mucosa labial, o palato duro, as mucosas gengival e bucal, sendo acompanhados por persistente linfadenopatia cervical. Podem ocasionar hipersalivação, além de dificuldade à ingesta de alimentos e à fala.

O acometimento das glândulas salivares, pouco frequente, pode causar aumento indolor do órgão, principalmente a parótida. O *Mycobacterium tuberculosis* pode acometer tanto os gânglios linfáticos peri e

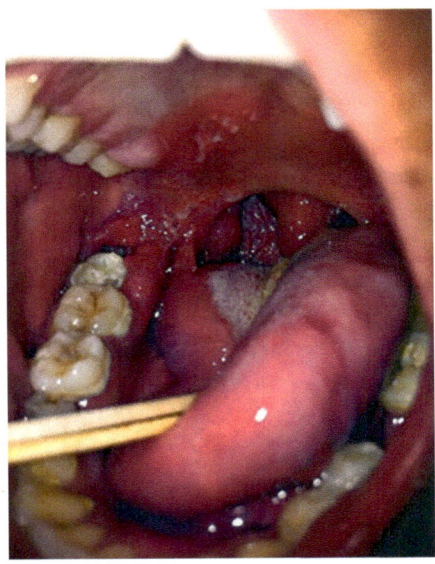

FIGURA 56.7 – *Tuberculose oral: lesão ulcerogranulomatosa, infiltrada, com áreas de enantema, edema e ulceração, com alguns pontos de fibrina em região de trígono retromolar, de pilar amigdaliano e de palato mole à direita. Fonte: Departamento de Otorrinolaringologia da Irmandade da Santa Casa de Misericórdia de São Paulo.*

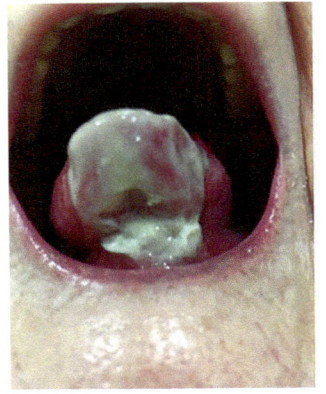 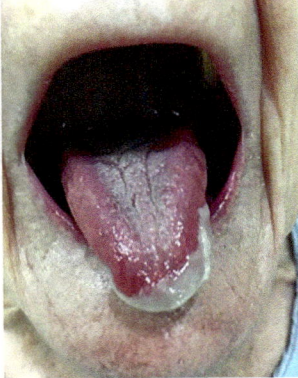

FIG. 56.8 *Tuberculose oral: lesão infiltrada, com áreas de edema e de ulceração recobertas por extensa placa de fibrina em dorso, ponta e ventre de língua e de soalho de boca. Fonte: cortesia Dra. Paula Moreno – Policlínica de Botafogo - RJ.*

intraglandulares quanto o parênquima das glândulas salivares maiores, com chances, inclusive, de fistulização para pele.

No nariz, assim como na granulomatose de Wegener, obstrução nasal e lesões na mucosa, além de uma rinorreia sanguinolenta e epistaxes, podem ser algumas das manifestações, porém raras.

Na laringe, a tuberculose[15] é a causa mais frequente de lesão ulcerogranulomatosa (Figura 56.9), geralmente por contaminação direta da infecção pulmonar bacilífera (40%). Apresenta-se com odinofagia, disfagia e disfonia progressivas, estridor e dispneia (processo inflamatório local, estenose laríngea ou lesão no nervo laríngeo recorrente), com ou sem manifestação sistêmica. O comprometimento do nervo laríngeo recorrente é bastante raro e ocorre por comprometimento mediastinal, manifestando-se como paralisia da prega vocal ipsilateral. Um aspecto mais infiltrativo, vegetante ou até ulcerativo pode ser encontrado na laringoscopia.

A história clínica e o exame físico são os critérios mais importantes para a suspeita desta afecção. Os exames complementares contribuirão, então, para estabelecer o diagnóstico de certeza ou a identificação de outros possíveis diagnósticos diferenciais. Os exames de imagem do tórax são fundamentais para compor o diagnóstico, porém podem nem sempre evidenciar alterações muito sugestivas, tal como a presença de cavernas em ápice pulmonar ou maior infiltrado do parênquima. O derivado de proteína purificada (PPD, *purified protein derivative*) pode ser um critério, mas importante lembrar o risco de diagnóstico cruzado mediante a positividade desse teste, assim como a possibilidade de infecções latentes.

A pesquisa de bacilo de Koch no escarro deve ser sempre solicitada, não só para o diagnóstico, mas também para o seguimento da doença. A baciloscopia permite a identificação do BAAR em 60% a 80% dos casos em até 48 horas; a cultura, por sua vez, é considerada o exame padrão ouro de investigação para a TB, permitindo a identificação, inclusive, de casos com baciloscopia falso negativa (aumenta em até 30% as chances de diagnóstico) ou de infecções resistentes.

Mais recente nesse leque diagnóstico, tem-se o teste rápido molecular (TRM-TB ou MRT – *molecular rapid test*) para tuberculose: é um teste baseado na tecnologia de RT-PCR (*real time – polymerase chain reaction*) para identificação do BK em secreções ou outros materiais, como o de punção ganglionar, em até duas horas, facilitando o diagnóstico e, devido a alta sensibilidade e especificidade, diminuindo os resultados falso negativos. Ainda, como vantagem, permite a identificação de casos resistentes à rifampicina, colaborando com o controle sanitário desta doença. Em 2019, foi publicada no Diário Oficial da União a incorporação deste teste no Sistema Único de Saúde (SUS).

A OMS não recomenda testes sorológicos para o diagnóstico de tuberculose, pois a resposta dos anticorpos à *M. tuberculosis* em infecção crônica é altamente complexa e variável.

O exame anatomopatológico de fragmentos da lesão, indispensável nos casos primários, pode mostrar um infiltrado linfocitário com necrose caseosa e células gigantes de Langhans e de Touton: a coloração de *Ziehl-Nielsen* é importante na identificação dos BAAR.

Não se deve esquecer que a solicitação de sorologia para HIV é mandatória para estes pacientes, pelo risco de coinfecção.

O tratamento é direcionado à doença sistêmica e deve ser feito durante seis meses: fase de ataque nos dois primeiros meses e uma fase de manutenção por mais quatro meses. O esquema quádruplo proposto atualmente pelo Programa Nacional de Controle de Tuberculose do Ministério da Saúde[16] (Tabela 56.6) é indicado para todos os casos novos, isto é, pacientes sem nenhum uso de medicação antituberculose prévia ou, no máximo, uso inferior a 30 dias. É utilizado para todas as formas de tuberculose pulmonar ou extrapulmonar, mesmo que com sorologia positiva para HIV. A única exceção são os casos de meningoencefalite. Se recidiva, independentemente do tempo decorrido do primeiro tratamento ou abandono dele, ou em casos de doença ainda ativa, o retratamento é indicado.

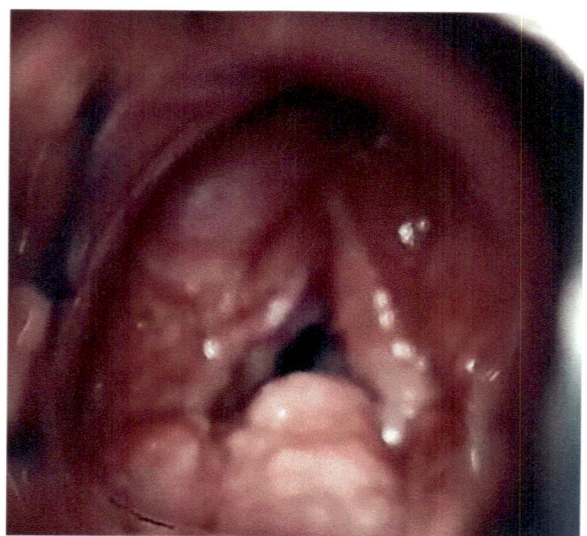

FIGURA 56.9 Tuberculose laríngea: lesão infiltrada com edema difuso em região supraglótica e de glote, com hiperemia extensa, incluindo de pregas vocais, além de algumas áreas com aspecto granulomatoso (laringoscopia direta). Fonte: cortesia Dr. André Kobayashi – ambulatório de laringe do Departamento de Otorrinolaringologia – FCMSCSP.

Tabela 56.6
Esquema básico de tratamento da tuberculose para adultos e adolescentes

Regime	Fármacos	Faixa de peso	Unidade/dose	Meses
2 RHZE Fase intensiva	RHZE 150/75/400/275 comprimido em dose fixa combinada	20Kg a 35Kg	2 comprimidos	2
		36Kg a 50Kg	3 comprimidos	
		> 50 Kg	4 comprimidos	
4 RH Fase de manutenção	RH Comprimido ou cápsula de 300/200mg ou 2 comprimidos de 150/75mg	20 a 35kg	1 comprimido ou cápsula de 300/200mg ou 2 comprimidos de 150/75*	4
		36kg a 50kg	1 comprimido ou cápsula de 300/200mg + 1 comprimido ou cápsula de 150/100mg ou 3 comprimidos de 150/75*	
		> 50kg	2 comprimidos ou cápsulas de 300/200mg ou 4 comprimidos de 150/75*	

Fonte: *Manual de recomendações para o controle da tuberculose no Brasil. Ministério da Saúde, Secretaria de Vigilância em Saúde, Departamento de Vigilância Epidemiológica – Brasília: Ministério da Saúde, 2011.* R: Rifampicina; H: Isoniazida; Z: Pirazinamida; E: Etambutol; mg: miligrama; kg: quilograma; comp.: comprimido; caps: capsulas. O número que antecede a sigla dos medicamentos significa a duração do tratamento em meses.

Complementar a essa terapia, para cuidados locais das lesões orais, analgesia, administração de anti-inflamatórios tópicos e agentes protetores da mucosa oral são orientados, assim como a importância de adequada higiene oral e da eliminação de possíveis fatores traumáticos.

Paracoccidioidomicose

Descrita por Adolfo Lutz em 1908, a paracoccidioidomicose, também chamada de blastomicose sul-americana, é uma das micoses sistêmicas mais comuns em nosso meio. Causada pelo fungo *Paracoccidoides brasiliensis*, apresenta grande prevalência na América Latina, principalmente entre o gênero masculino e habitantes de zona rural, visto que os homens estão mais expostos ao habitat do fungo, pelo trabalho agrícola, e as mulheres beneficiam-se do papel protetor do estrogênio.[17][15]

De transmissão inalatória, o fungo dimórfico aloja-se no pulmão, podendo se resolver com uma cicatriz, permanecer latente com fungos viáveis ou disseminar para outros órgãos. O fungo proveniente do solo é inalado na forma de micélio e transforma-se na forma patogênica de levedura induzido pela temperatura corporal humana.

Mais rara e comum em pacientes jovens, a forma aguda ou subaguda apresenta maior comprometimento sistêmico, podendo acometer baço, fígado, linfonodos e medula óssea. A forma crônica, por sua vez, corresponde a 90% dos casos, é mais frequente entre a terceira e a sexta décadas de vida e tem como manifestação clínica mais comum o comprometimento pulmonar, assim como o de mucosas e de pele.

Na área de cabeça e pescoço,[17] tanto nariz, como boca e laringe podem ser acometidos. A região nasal, assim como as demais doenças ulcerogranulomatosas, também podem apresentar obstrução nasal, ulcerações em sua mucosa, sangramentos e até lesão em área de vestíbulo nasal.

Na boca, local comum de se encontrarem lesões, edema, enantema, infiltração e aspecto granuloso, além de possíveis úlceras rasas e tradicionais pontos avermelhados hemorrágicos (petéquias), conhecidos como "lesão em framboesa ou morango" ou como "picadas de pulga" (estomatite moriforme) (Figuras 56.10 e 56.11); macroglossia também pode ocorrer, assim como disfagia

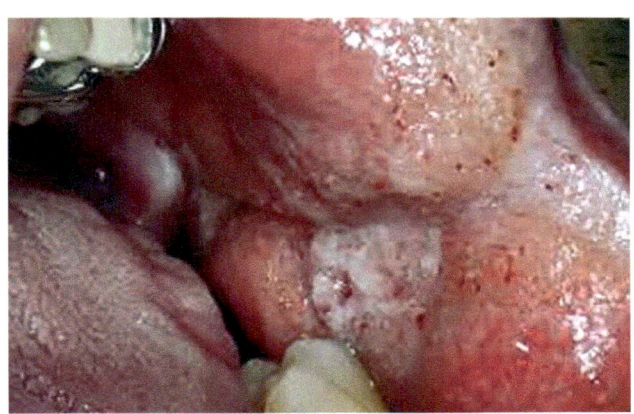

FIGURA 56.10 – *Comprometimento granulomatoso de mucosa jugal esquerda, com edema, enantema, lesões puntiformes hemorrágicas em "picada de pulga" e área de perda tecidual recoberta por fibrina (mucosa moriforme) – blastomicose. Fonte: Departamento de Otorrinolaringologia – FCMSCSP.*

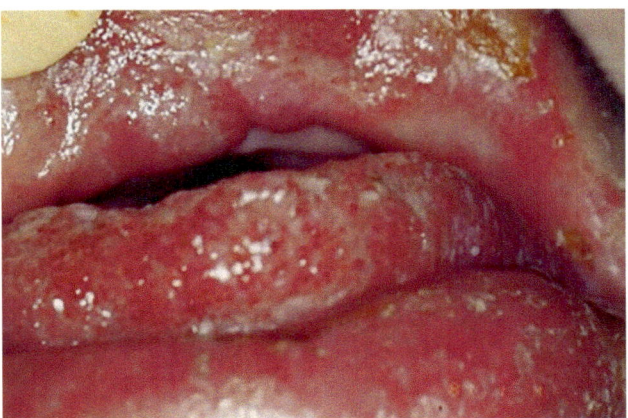

FIGURA 56.11 – *Comprometimento granulomatoso difuso de lábios superior e inferior, língua e de mucosa jugal, com edema, enantema e petéquias difusas "em picada de pulga" (aspecto moriforme) – blastomicose. Fonte: Departamento de Otorrinolaringologia – FCMSCSP.*

e sialorreia. São dolorosas, porém não tanto quanto as lesões causadas pela tuberculose. O comprometimento gengival e dos rebordos alveolares não são pouco comuns, levando ao amolecimento de dentes (Figura 56.12).

A possibilidade de associação da blastomicose com a tuberculose ou, até mesmo, com um carcinoma espinocelular não é impossível, devendo-se ficar atento.

Na laringe, semelhante à mucosa oral, o comprometimento difuso pode desencadear disfonia e dispneia. Em caso de perda tecidual, sinequias podem ocorrer.

Para a investigação diagnóstica, os exames de imagem do tórax também são fundamentais, podendo evidenciar um infiltrado difuso em parênquima pulmonar ou, mais comum, em área média do órgão, caracterizando a infiltração clássica em "asa de borboleta" (Figura 56.13). O padrão ouro para o diagnóstico é o achado característico do fungo no anátomo patológico, utilizando-se a coloração de hematoxilina-eosina ou, ainda melhor, a de Grocott. Vê-se o fungo em aspecto de "roda de leme" (reprodução em esporulação) e "orelha de Mickey" no exame a fresco do escarro, nos raspados de lesão/aspiração de linfonodos ou, mais certeiro, nas biópsias. Assim como em outros processos inflamatórios, podem estar presentes o infiltrado linfocitário e a acantose, além da hiperplasia pseudoepiteliomatosa e células gigantes.[15]

Testes sorológicos específicos têm importância não apenas no auxílio diagnóstico, como também para avaliar a resposta do hospedeiro ao tratamento e o critério de cura da doença. Os métodos podem ser o de imunodifusão dupla (ID), de contraimunoeletroforese (CIE), de imunofluorescência indireta (IFI), de ensaio imunoenzimático (ELISA) e de imunoblot (IB).

O tratamento consiste em antifúngico por longo período. O mais utilizado atualmente é o Itraconazol (200mg/dia) por seus poucos efeitos colaterais no uso prolongado, porém as avaliações hepática e renal devem sempre ser mantidas. As sulfas foram muito utilizadas antigamente como única droga de escolha e, atualmente, têm voltado a tomar importante papel na manutenção terapêutica pós fase aguda (efeito fungistático), não só por sua eficácia, mas, principalmente, pelo baixo custo e facilidade de ser encontrada gratuitamente no sistema único de saúde. O período medicamentoso não deve parar com a melhora das lesões, mantendo-se por cerca de 6 a 12 meses, ao menos; em formas mais agressivas pode ser mantido por até 24 meses. Pacientes com formas graves da doença devem realizar o tratamento em regime hospitalar com anfotericina B, na dose de 1 mg/kg/dia; o voriconazol, um novo antifúngico triazólico de segunda geração, também pode ser uma opção, com boa penetração, inclusive, no sistema nervoso central.

Histoplasmose

Por ser uma doença causada por fungo, *Histoplasma capsulatum*, era muito relacionada à exploração de cavernas; hoje, com a AIDS, teve sua incidência bastante aumentada e é considerada uma doença oportunista, de transmissão não só respiratória, mas, também, sexual (IST – infecção sexualmente transmissível). Rara em boca, é um importante diagnóstico diferencial com outras doenças granulomatosas[17] e até com carcinomas.

Como este fungo gosta de solo rico em nitrogênio, é muito comum encontrar a contaminação em pacientes que frequentam cavernas de morcegos ou áreas ricas em fezes de pombos e galinheiros. Assim como a blastomicose, o fungo dimórfico da histoplasmose tem apresentação micelar no solo, mas quando inalado e instalado no organismo, assume a forma de levedura.

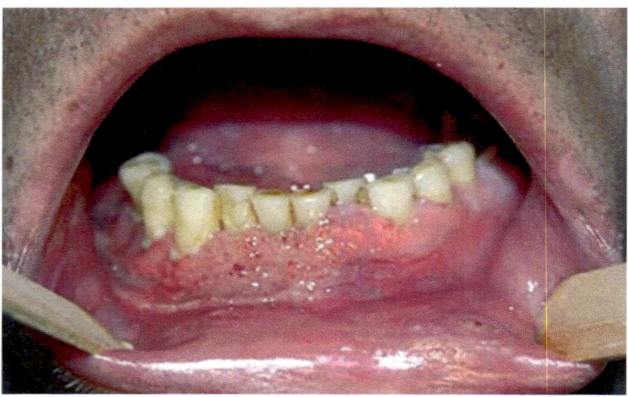

FIGURA 56.12 *Comprometimento granulomatoso infiltrativo difuso de região gengival, aderida e não aderida, enantema e lesões puntiformes em picada de pulga (aspecto moriforme); más condições dentárias com áreas de reabsorção gengival e tártaro – paracoccidioidomicose. Fonte: Departamento de Otorrinolaringologia – FCMSCSP.*

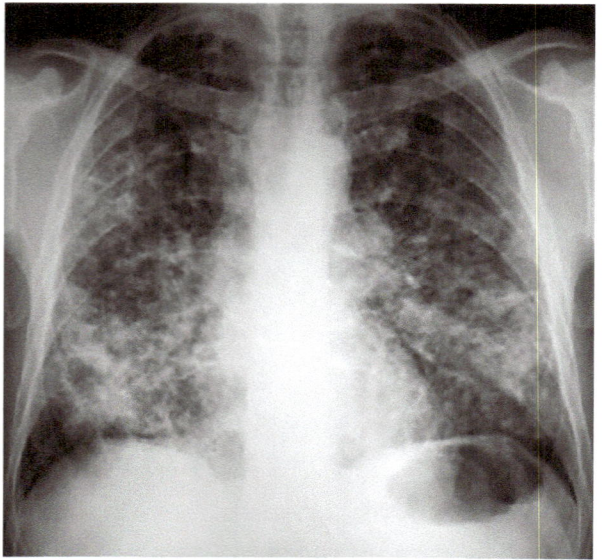

FIGURA 56.13 – *RX de tórax com infiltrado de parênquima pulmonar típico em "asa de borboleta" – lesão de paracoccidioidomicose. Fonte: Departamento de Otorrinolaringologia – FCMSCSP.*

Também pode manifestar-se na área de cabeça e pescoço, sendo os locais mais comuns a cavidade oral, a faringe e a laringe; é bastante raro apresentar lesões no nariz.

Na forma primária, é geralmente assintomática ou subclínica, com uma manifestação respiratória leve e autolimitada. Pode manifestar-se, também, de forma crônica, acometendo o pulmão daqueles que já tiveram um comprometimento prévio desse órgão. O terceiro tipo de manifestação é a forma disseminada do fungo para órgãos, geralmente acometendo indivíduos mais velhos e/ou imunossuprimidos, nos quais, pela disseminação hematogênica, lesões orais podem surgir. A AIDS tem contribuído muito para o aumento desta forma (até 25%). Desde 1985, a histoplasmose disseminada é considerada como uma das doenças que definem a AIDS, podendo até ser a primeira forma de manifestação da doença causada pelo HIV.

As injúrias da cavidade oral podem ocorrer como manifestação primária desta afecção, porém isso não é frequente. Úlceras de bordas elevadas e dolorosas são os achados clínicos mais comum dessa região, mas pode haver placas ou lesões verrucosas, comprometendo principalmente gengiva, palato e língua (Figura 56.14). Também são passíveis de aparecer, associados: quadro de perda de peso, sintomas pulmonares, queda do estado geral e hepatoesplenomegalia. O acometimento do nariz, raro, usualmente pode apresentar uma lesão mucocutânea, agressiva e destrutiva. Já o comprometimento laríngeo, assim como nas demais doenças ulcerogranulomatosas descritas, pode levar a quadro de disfonia e dispneia por comprometimento da mucosa, com possibilidade de úlceras dolorosas e até de comprometimento do nervo laríngeo recorrente.

O diagnóstico é feito com o achado histológico do fungo intracelular no material da biópsia (principalmente com a coloração de *Grocott*), além de células gigantes multinucleadas e múltiplos macrófagos. A cultura microbiana (em meio de Saborraud) de sangue, escarro ou biópsia de lesões também estabelece o diagnóstico. A solicitação de sorologia para HIV aqui também se faz fundamental.

Seu tratamento é bastante similar ao da paracoccidioidomicose e prolongado, podendo-se usar cetoconazol, fluconazol, itraconazol (100 mg/dia) ou, em casos mais graves, a anfotericina B (50 mg/dia).

Sífilis (lues)

Importante doença do rol das ISTs (infecções sexualmente transmissíveis), e uma das mais prevalentes no mundo, a sífilis é causada por *Treponema pallidum*, bactéria de forma espiralar, e era conhecida como "a grande imitadora" devido à sua grande variedade de sinais e sintomas, além de evolução, por vezes, complexa.

A sífilis passou vários anos esquecida, porém sua incidência voltou a aumentar de forma alarmante nos últimos tempos, não só, mas também, devido à importante associação com infecção pelo vírus da imunodeficiência humana (HIV). Em 2016, a incidência foi de 6,3 milhões de casos novos no mundo. Enquanto em 2010, a incidência era cerca de dois casos em cada 100.000 habitantes, esse número aumentou para 58,1 casos/100.000 habitantes em 2017. Os casos congênitos e em gestantes também apresentaram uma elevação considerável. Antigamente, notava-se uma prevalência de acometimento do gênero masculino (semelhante a 6:1); hoje, principalmente na faixa da segunda década de vida, tal proporção inverteu-se, sendo quase 2:1, de acordo com o Boletim Epidemiológico de sífilis do Ministério da Saúde (2018).

O controle da fonte infecção é fundamental para diminuir sua propagação, e isso só acontece com a adequada compreensão da fisiopatogenia da doença, além de uma boa orientação aos parceiros.

A transmissão da sífilis dá-se principalmente de forma sexual (IST) ou transplacentária. A infecção por meio de objetos é extremamente rara, visto que o treponema não sobrevive muito tempo no ambiente. O contágio por transfusão sanguínea e de derivados hoje é muito difícil de acontecer, não só por todos os testes controles

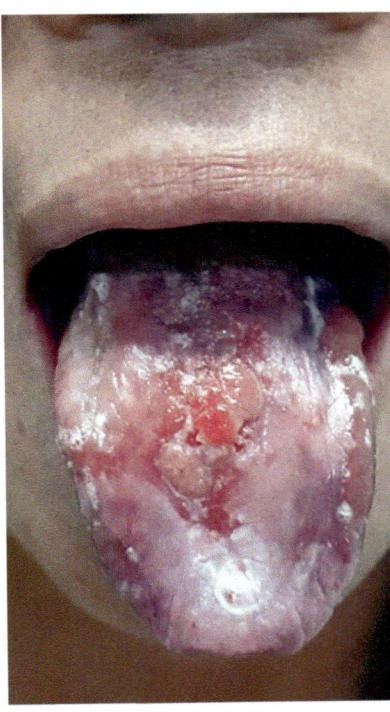

FIGURA 56.14 *Lesão em dorso de língua, com áreas de placa, infiltração, edema e enantema, além de desepitelização difusa e algumas regiões erosadas – Histoplasmose. Fonte: Cortesia da Dra Paula Moreno – Policlínica Botafogo do Rio de Janeiro – RJ.*

realizados pelos bancos de sangue, como também por ser muito limitado o tempo de sobrevida do agente às baixas temperaturas em que se conservam as bolsas. São descritos também casos de contágio acidental em profissionais da saúde, pois as formas primárias e secundárias da lesão são bastante contaminantes.

Com exceção da neurossífilis, todas as outras formas de lues podem se manifestar na cavidade oral (2% a 10%): é a região extragenital mais acometida, sobretudo lábio, língua, mucosa jugal, tonsilas e palato.

A sífilis congênita[2] em sua manifestação precoce pode mostrar danos a múltiplos órgãos, mas na área de cabeça e pescoço o que mais vale ressaltar é a surdez neurossensorial profunda, bilateral e simétrica com poucos achados vestibulares. Quando com manifestações mais tardias, além da perda auditiva progressiva, flutuante, assimétrica, pode haver zumbido e tonturas associadas, ceratite intersticial, nariz em cela e os característicos dentes de *Hutchinson* e molares em formato de *Mulberry*. Lesões gomosas laríngeas e paralisia de pregas vocais, consequentes ao comprometimento neurológico, também podem ocorrer.

O comprometimento auditivo também pode ocorrer nas formas adquiridas secundária e terciária, assim como as rinites infecciosas.

A manifestação primária é o cancro duro (protossifiloma ou cancro sifilítico), um nódulo ou uma pápula com área ulcerada, clara no centro, indolor (Figura 56.15) que pode surgir até 90 dias após inoculação da bactéria, sendo mais comum entre duas a três semanas do contágio. Inicia-se um processo de endoarterite obliterante, geralmente em 60% dos casos em lábios ou comissura labial, evoluindo, depois, para uma úlcera endurecida recoberta por crosta ou, quando na mucosa, por uma pseudomembrana necrótica, sempre acompanhada por linfonodomegalia cervical. Embora bastante contaminante, o cancro tende a apresentar resolução espontânea em até três a quatro semanas e, por isso, muito subdiagnosticado.

Em torno de seis semanas a seis meses[17] após a lesão primária, surgem as lesões da sífilis secundária que podem cursar com febre, *rash* maculopapular cutâneo difuso em tronco, dermatite descamativa de palmas das mãos (Figura 56.16) e planta dos pés, linfadenopatia, dor garganta, cefaleia e febre baixa. Podem aparecer antes do cancro duro resolver, e melhoram entre 3 a 12 semanas.

Na cavidade oral apresentam-se como lesões das mais diversas características, única ou múltiplas, desde enantemas infiltrativos (Figura 56.17) ou enantemas com áreas esbranquiçadas, opalescentes ou

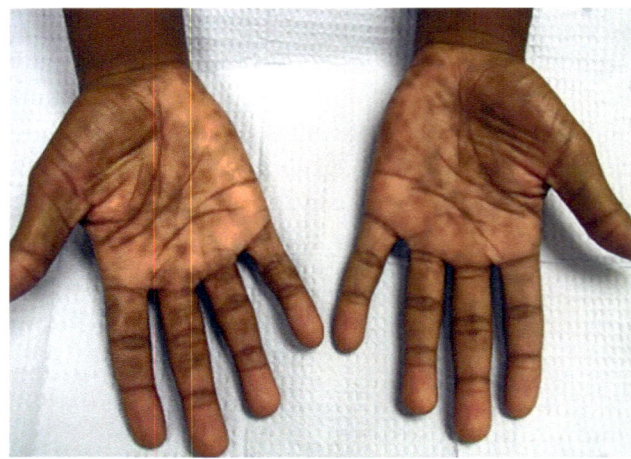

FIGURA 56.16 Sífilis secundária: *rash* maculopapular cutâneo difuso descamativo de palmas. Fonte: *Departamento de Otorrinolaringologia – FCMSCSP.*

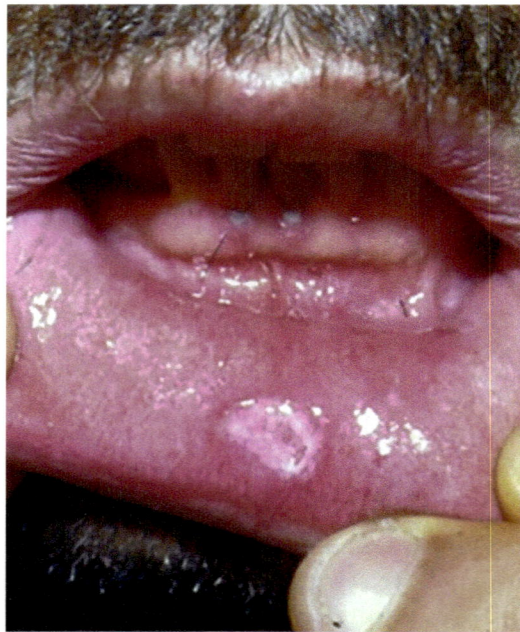

FIGURA 56.15 – Sífilis: cancro duro: pápula com área ulcerada e clara no centro, indolor em lábio inferior; limites bem delimitados, hiperemiado e levemente sobrelevado. Fonte: *Departamento de Otorrinolaringologia – FCMSCSP.*

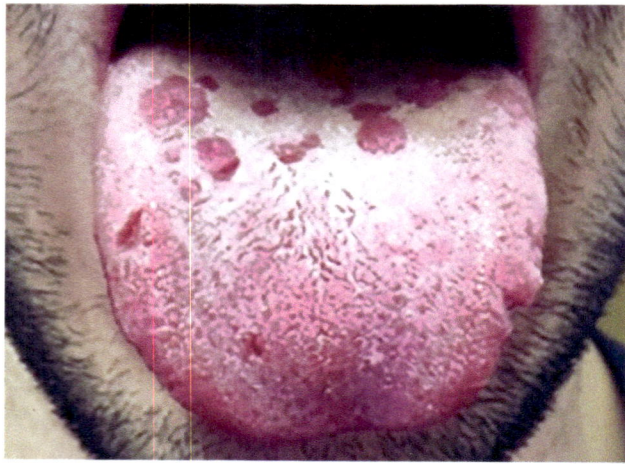

FIGURA 56.17 – Sífilis secundária: lesões múltiplas maculares em dorso de língua, enantemáticas, não ulceradas, indolores. Fonte: *Departamento de Otorrinolaringologia – FCMSCSP.*

serpiginosas entremeadas (Figura 56.18), a úlceras não dolorosas mimetizando afta, sinais semelhantes aos de uma angina (Figura 56.19) e até placas leucoplásicas (condiloma *lata*). No paciente HIV-positivo, pode ocorrer uma manifestação rara, a lues maligna, cuja lesão oral é de ulcerações semelhantes a crateras ou perdas teciduais rasas em gengiva, palato ou mucosa jugal e múltiplas erosões em palato, língua e lábio inferior. O comprometimento laríngeo também pode ocorrer, gerando disfonia e disfagia.

Importante ressaltar que, enquanto na sífilis primária as lesões de pele são mais contaminantes do que as de mucosa, na secundária, ocorre o inverso.

Se não houver diagnóstico e tratamento, após o desaparecimento dos sinais e sintomas da sífilis secundária, a infecção entra no período latente, considerado recente no primeiro ano e tardio após esse período. A sífilis latente não apresenta qualquer manifestação clínica, mas os testes laboratoriais sorológicos permanecem reagentes, com uma diminuição dos títulos quantitativos. Cerca de 30% dos casos evoluem para lues terciária e isso pode variar de 3 a 10 anos, em média, podendo chegar até a 30 anos.

A goma sifilítica é um granuloma destrutivo que, na cavidade oral, acomete a linha média do palato duro, inicialmente causando uma úlcera, porém com grande tendência destrutiva e de fistulização (Figura 56.20). Outro quadro oral que faz parte dessa forma terciária é a glossite luética, que se caracteriza por atrofia intensa da mucosa lingual (Figura 56.21) e pode estar relacionada com carcinoma de língua. O comprometimento cardiovascular também pode ocorrer (hipertrofia ventricular, aneurisma e insuficiência cardíaca), assim como a perfuração septal. A laringe, nessa fase, tem maior comprometimento da epiglote e parte posterior da laringe. Lesões em diferentes graus de evolução podem estar presentes e seguir para uma estenose laringotraqueal.[17] Em casos em que há aortite sifilítica, o nervo recorrente

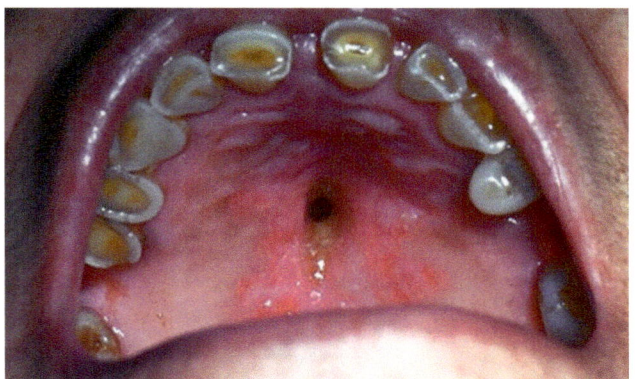

FIGURA 56.20 – *Sífilis terciária: fístula em linha média de palato duro (fístula oronasal) pós goma sifilítica. Fonte: Departamento de Otorrinolaringologia – FCMSCSP.*

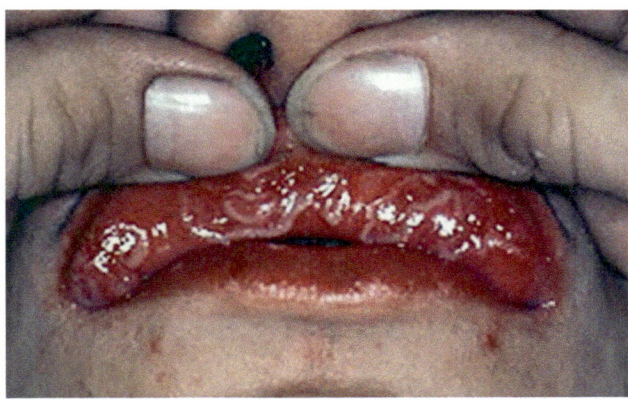

FIGURA 56.18 – *Sífilis secundária: lesões enantemáticas entremeadas por áreas leucoplásicas, serpiginosas, indolores, não ulceradas em mucosa labial superior. Fonte: Departamento de Otorrinolaringologia – FCMSCSP.*

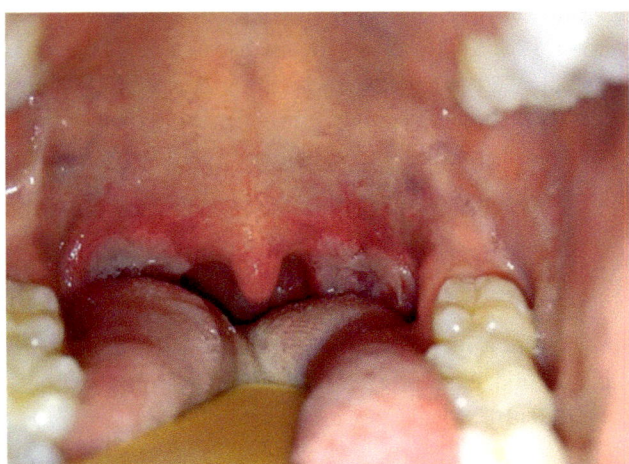

FIGURA 56.19 – *Sífilis secundária: lesão em tonsilas palatinas esbranquiçada/leucoplásica com halo enantemático estendendo-se até palato mole e pilares amigdalianos anteriores. Fonte: Departamento de Otorrinolaringologia – FCMSCSP.*

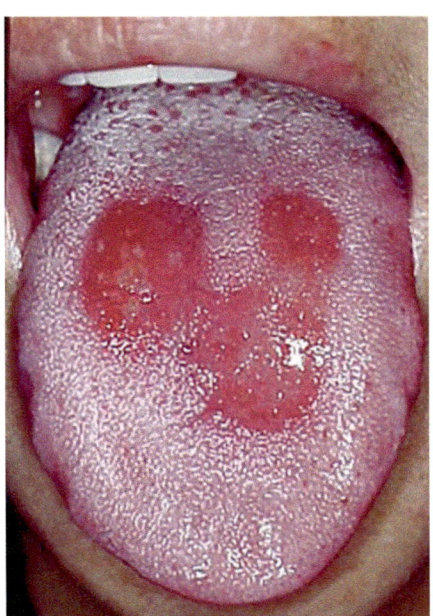

FIGURA 56.21 – *Sífilis terciária: áreas de enantema em dorso de língua por desepitelização, atrofia de papilas. Fonte: Departamento de Otorrinolaringologia – FCMSCSP.*

pode ser lesado no mediastino, evoluindo com dor torácica, disfonia e paralisia de prega vocal, além do risco de abscesso cervical e condrites.

Importante ressaltar que a neurossífilis não é mais considerada uma doença tardia nos casos de pacientes infectados pelo HIV. Cerca de 40% deles cursa com comprometimento do sistema nervoso central na forma não parenquimatosa. Há casos precoces cuja manifestação pode se dar por uma neuroinvasão (meningite autolimitada ou meningite persistente); neurossífilis assintomática (diagnosticada laboratorialmente), meningite sifilítica (meningismo, febre e alteração de pares cranianos) e sífilis meningovascular (meningite associada a AVC isquêmico, usualmente no território da artéria cerebral média). Os casos tardios são os tradicionalmente conhecidos pela demência paralítica e pelo *tabes dorsalis*.

O diagnóstico desta afecção baseia-se na pesquisa do treponema em campo escuro, quando há lesão primária ou lesões mucosas da fase secundária, embora um resultado falso positivo possa ocorrer devido à presença de outras espiroquetas na mucosa oral. Esta bactéria também pode ser encontrada em exame microscópico de fragmento da lesão, desde que corado pela técnica especial de *Fontana-Tribondeau*, na qual o sal de prata do corante se precipita no citoplasma da bactéria, conferindo uma coloração escura intensa. Ela não se cora pelo Gram.

Quanto aos testes sorológicos, podem ser de dois tipos: os treponêmicos e os não treponêmicos (inespecíficos).

Os testes inespecíficos procuram anticorpos contra o difosfatidilglicerol (cardiolipina). O mais usado é o *Venereal Disease Research Laboratory* (VDRL), um teste anticardiolipina de floculação em lâmina, mas pode-se usar também o RPR (*Rapid Test Reagin*) e o TRUST (*Toluidine Red Unheated Serum Test*). O VDRL é um teste de triagem e pode tornar-se positivo após o surgimento do cancro, muitas vezes apenas na fase final da lesão, mas é positivo em 99% dos pacientes com sífilis secundária. Pode ser falso positivo em casos de pacientes com malária, pneumonia atípica, lúpus, hanseníase, em idosos e em outras infecções bacterianas ou virais: nesse caso os títulos são de 1:8 ou menores. Pacientes não tratados evoluem para forma latente e mantêm a titulação desse exame em níveis baixos também: devem ser tratados, pois podem evoluir para a forma terciária.

Após o tratamento da doença, o VDRL deve negativar, o que ocorre após cerca de 12 meses na sífilis primária e de até 24 meses na secundária. Caso não tenha ocorrido a diminuição de, ao menos, duas vezes o valor dessa titulação, considera-se o paciente não tratado, e nova terapêutica deve ser instituída. Caso ocorra o aumento de duas ou mais titulações, uma provável reinfecção aconteceu.

Dos testes treponêmicos,[15] o mais utilizado é o teste de absorção de anticorpo treponêmico fluorescente (FTA-ABS, *fluorescent treponemal antibody absorption*); ele é sensível e apresenta alto grau de especificidade, sendo positivo em 1% dos indivíduos normais, em 85% dos com sífilis primária (fase mais tardia dela), em 99% dos com sífilis secundária e em 95% dos com sífilis tardia. É um teste de imunofluorescência indireta que permanece positivo por anos, mesmo após tratamento adequado. Dessa maneira, seus títulos não podem ser usados para avaliar a resposta do paciente à terapêutica medicamentosa. Há outros testes treponêmicos que podem ser também utilizados, tais como TPHA (*T. pallidum Haemagglutination Test*), TPI (*T. pallidum immobilization*), ELISA (*Enzyme – linked immunossorbent assay*), teste rápido e PCR ().

Sorologia para HIV sempre deve ser solicitada nos casos de suspeita de sífilis. Se positiva, e paciente mesmo que assintomático para qualquer sintoma neurológico, mas com VDRL maior que 1/16 ou CD4 menor que 350 células/mm^3, a investigação de neurolues deve ser feita com a análise de VDRL no líquor (LCR). Se negativo, mas com presença de celularidade maior que 20 células/ μL, deve-se instituir o tratamento.

O tratamento da sífilis primária deve ser com penicilina G benzatina, 2,4 milhões de unidades, via intramuscular, aplicadas de uma só vez. Em pacientes alérgicos, podem ser usadas a doxiciclina, 100mg, via oral, duas vezes ao dia, por duas semanas ou a tetraciclina ou eritromicina, 500mg, via oral, quatro vezes ao dia, por duas semanas ou a ceftriaxona, 1.000mg/dia, por 8 a 10 dias. Nos casos de sífilis secundária, latente ou terciária, deve-se usar a penicilina G benzatina, 2,4 milhões de unidades, via intramuscular, semanalmente, por três semanas consecutivas.

Leishmaniose

Também conhecida como úlcera de Bauru ou por calazar, a leishmaniose tegumentar americana é uma doença provocada por protozoários do gênero Leishmania, enfermidade zoonótica de animais silvestres transmitida por flebótomos dos gêneros *Lutzomyia* e *Psychodopygus* (mosquito palha). No Brasil, é geralmente causada pela *Leishmania brasiliensis*, mas também pode ser causada pela *Leishmania amazonensis* e pela *Leishmania guyanensis*.

Encontra-se entre as grandes endemias existentes em 98 países do mundo, principalmente no Brasil e na América Latina. Mesmo levando-se em conta as falhas de notificação compulsória, acredita-se haver a prevalência mundial de 12 milhões de casos, e cerca de 2 milhões de novos casos/ano desta afecção, sendo que 90% são no Brasil, na Colômbia, no Peru, na Bolívia e na Nicarágua. No Brasil, as principais regiões acometidas são os estados de Minas Gerais e do Paraná; em São Paulo, Santos e seu litoral é um dos locais mais prevalentes.

Entre os pacientes diagnosticados, cerca de 95% apresentam a forma cutânea da doença e 4,16%, a forma mucosa.

A distribuição dos casos entre os gêneros masculino e feminino é semelhante, acometendo também crianças, o que reforça a ideia de que o contágio seja domiciliar ou peridomiciliar. Indivíduos moradores da área urbana têm mostrado elevada contaminação devido aos hábitos de lazer como pesca, trilhas e viagens a áreas endêmicas.

Após a picada do inseto, uma mácula é formada e dura por poucos dias. Depois de 15 a 60 dias da inoculação (período de incubação), surge um nódulo pruriginoso que evolui para uma úlcera redonda ou oval, grande, rasa, com bordas elevadas e fundo granuloso e sangrante: a famosa "ferida brava".[17] De resolução espontânea, evolui com uma cicatriz atrófica após um tempo muito variável entre cada indivíduo, podendo demorar até mesmo anos em alguns casos. Meses ou anos após a cura da lesão cutânea primária, podem surgir lesões mucosas, principalmente nasais (90% dos casos) e, com menor frequência, orais e laríngeas. O acometimento mucoso pode ser isolado ou associado a uma lesão cutânea ou, até mesmo, comprometimento visceral (febre e hepatoesplenomegalia). A disseminação dá-se por via linfática e/ou hematogênica.

Entre os sintomas nasais iniciais tem-se a obstrução nasal, a coriza, secreção mucopurulenta, epistaxes e a evolução para perfuração septal anterior, com formação intensa de crostas sero-hemáticas. O comprometimento da pele, espessa, edemaciada e hiperemiada, leva a um aumento do volume da pirâmide nasal, caracterizando o "nariz de anta" ou "nariz de tapir". Pode haver destruição da columela nasal numa forma mais agressiva.

As lesões orais da leishmaniose podem acometer lábio superior, por causa de uma extensão da lesão da cavidade nasal, que chega ao ápice nasal, à columela e ao filtro labial (Figura 56.22), apresentando um aspecto infiltrativo e de úlceras recobertas por crostas, ou ainda um comprometimento da mucosa da cavidade oral, principalmente de palato mole e úvula, pilares amigdalianos e parede posterior de faringe, com ulceração recoberta por granulação grosseira (Figura 56.23). Manifestações laríngeas também são passíveis de ocorrer, causando disfonia e disfagia principalmente. Há predileção por lesões supraglóticas (epiglote, ligamento ariepiglótico e aritenoides) hipertróficas ou ulcerativas, podendo evoluir até para amputação de cartilagem. Quando afeta glote e subglote, a insuficiência respiratória pode ser a manifestação clínica.

Vale ressaltar sua importante associação e agravamento do quadro quando associado a um paciente HIV positivo. Idosos têm sido uma parcela da população bastante afetada também com lesões causadas pelo

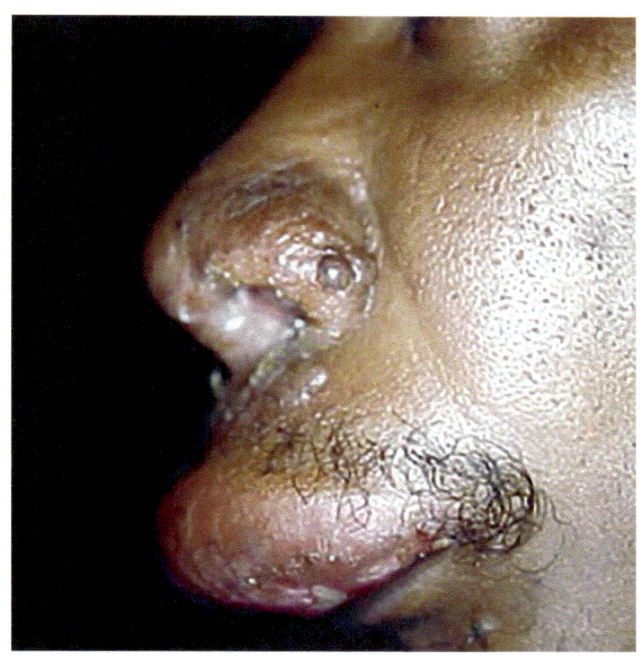

FIGURA 56.22 – *Leishmaniose: comprometimento mucocutâneo de nariz e de lábio superior, com importante edema, infiltração, áreas granulosas, crostas, secreção mucopurulenta. Fonte: Departamento de Otorrinolaringologia – FCMSCSP.*

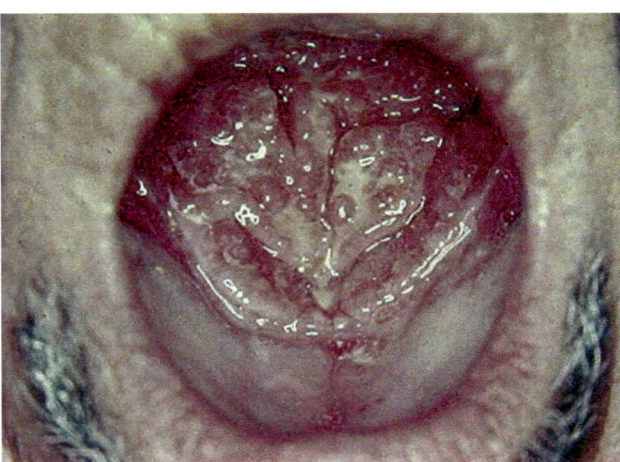

FIGURA 56.23 – *Leishmaniose: comprometimento mucoso de orofaringe. Lesão edematosa, granulosa e infiltrada principalmente de palato mole e úvula. Fonte: Departamento de Otorrinolaringologia – FCMSCSP.*

parasita, pois com a queda de sua imunidade, dá-se o comprometimento nasal e perilabial, geralmente associado à infecção secundária, aumentando, assim, a morbidade do caso.

O aspecto clínico da lesão, a presença de lesões nasais e o encontro de cicatrizes são importantes para o diagnóstico de doença, mas a confirmação somente é feita com o achado da *Leishmania* nos tecidos acometidos, o que é extremamente raro na forma mucosa. O encontro do parasita (amastigota intracelular) pode ocorrer no exame anatomopatológico da lesão, principalmente na forma cutânea, utilizando-se da coloração pelo método de *Giemsa*, ou mesmo por meio da cultura do fragmento (rara sua identificação na forma mucosa).

A reação intradérmica de Montenegro contribui para a investigação diagnóstica do quadro, mas sua positividade não difere se corresponde a uma infecção passada, a uma doença ativa ou inativa (não negativa).

Assim, outras técnicas melhores para o diagnóstico vêm sendo utilizadas, tais como a imuno-histoquímica e a reação em cadeia de polimerase (PCR) para a detecção do agente, além da hibridização *in situ*. A PCR pode demonstrar a presença do DNA do parasita mesmo em lesões cicatriciais de pacientes tratados ou não, o que é de grande importância no diagnóstico diferencial com outras doenças ulcerogranulomatosas e na concomitância de doenças.

Exames sorológicos como Elisa e a Imunofluorescência Indireta (II) também podem colaborar para o diagnóstico e ser usados para controle de tratamento. No caso da forma mucosa, a II tem elevada positividade: se títulos de 1/32, muito sugestiva; se 1/128, diagnóstica!

Desde os anos 1940, as drogas antimoniais pentavalentes, sendo a mais famosa o antimoniato de meglumina (Glucantime®), têm sido utilizadas como de primeira escolha contra a leishmaniose, embora seu mecanismo de ação seja incerto. Embora menos custosa, apresenta inúmeras desvantagens, tais como a via de administração parenteral e os efeitos colaterais, que são, na maioria, reversíveis, como fadiga, dores musculares, alterações no eletrocardiograma, alteração nas aminotransferases e pancreatite química. A OMS recomenda o antimônio administrado por via intramuscular ou intravenosa na dose de 20mg/kg/dia, por um período mínimo de 28 dias (forma mucosa) ou de 20 dias (forma cutânea).

Como segunda escolha, a anfotericina B pode ser usada na dose de 1mg/kg, diariamente ou em dias alternados, porém tem grande toxicidade, podendo causar trombocitopenia, convulsões, febre, flebite, anemia, diminuição da função tubular renal e hipocalcemia.

A anfotericina B lipossomal (AmBisome®) apresenta maior eficácia por agir diretamente sobre o parasita e ter menos efeitos colaterais (maior tolerabilidade). É a droga de escolha para o tratamento da leishmaniose visceral, porém apresenta um custo bastante elevado. Em casos mais severos ou resistentes, tem-se a opção da miltefosina, um antineoplásico.

A pentoxifilina, preconizado pelo Ministério da Saúde, tem sido associada ao Glucantime®, por aumentar a chance de cura completa das lesões cutâneo-mucosas.[18]

Recidivas são frequentes, mesmo anos após o tratamento e a aparente cura. Mesmo quando parece estar assintomática, casos de perfuração septal ou deformidades causadas por esta infecção nunca devem ser submetidos à cirurgia reparadora: o estresse cirúrgico é importante desencadeador da ativação parasitária/recidiva.

Hanseníase

Causada pela bactéria *Mycobacterium leprae*, parasita intracelular, álcool-ácido resistente, é uma doença crônica e contagiosa e acomete pele, mucosas e nervos periféricos. Quando tem um diagnóstico tardio ou um tratamento ineficaz, seus danos podem ser irreversíveis. Não apresenta predileção sexual ou etária e necessita de longa exposição ao agente para que o indivíduo se infecte e adoeça: alta infecciosidade e baixas patogenicidade e virulência.

A transmissão do bacilo dá-se por via aérea superior (tosse, espirro, saliva), necessitando de um contato prolongado e próximo; objetos não são fonte de transmissão, e o paciente pode ser paucibacilífero (PB), pouco contagiante ou multibacilífero (MB), importante fonte transmissora. Uma vez infectado, o período de incubação do paciente é bastante prolongado (média de dois a sete anos). A mucosa nasal é considerada a principal porta de entrada e saída para o *M. leprae*, por ser facilmente vulnerável e oferecer livre acesso aos bacilos.

Entre as formas clínicas, temos

a) *Indeterminada:* máculas cutâneas (hipocoradas, hiperemiadas ou acastanhadas), além de alteração de sensibilidade térmica, tátil e/ ou dolorosa: difícil identificar o bacilo e pouco transmissível. Pode remitir espontaneamente ou evoluir para uma das duas outras formas.

b) *Tuberculoide:* compromete pele (nódulos subcutâneos), nervos e gânglios, mas é pouco bacilífera.

c) *Virchowiana:* compromete vísceras e mucosas de nasofaringe, laringe e olhos, sendo altamente bacilífera. Nariz é a primeira porta de entrada e pode preceder anos ao surgimento de lesões cutâneas ou neurológicas. A madarose característica é típica desta forma clínica.

Dependendo do sistema imunológico do paciente, ou caso seja portador de alta carga bacteriana em pele, tecidos ou nervos, complicações podem acontecer, principalmente se não tratadas precocemente: limitações funcionais motoras, sensitiva e autonômicas, limitando até o convívio social. Reações ao tratamento medicamentoso também podem ocorrer e, dependendo do tipo (I ou II), é tratado com corticoterapia ou talidomida.

Na área de cabeça e pescoço, paralisia do nervo facial, rinites infecciosas, obstrução nasal, epistaxes, lesões ulceradas ou nódulos que podem evoluir para uma lesão mais infiltrada, granulomatosa, atrófica e destrutiva em septo e conchas nasais, levando a uma perfuração septal anterior ou posterior e nariz em sela (forma MB).

O comprometimento laríngeo, pré-instituição da poliquimioterapia, era bastante frequente e grave, muitas vezes levando à morte por obstrução completa das vias aéreas. A lesão inicia-se na epiglote, evoluindo para pregas vocais, e o único sintoma pode ser uma discreta aspereza na voz, tosse não produtiva ou sensação de corpo estranho na garganta. Numa fase mais tardia e grave, hemoptise, afonia e dispneia podem ocorrer; alteração da sensibilidade laríngea também é notada. Numa avaliação laríngea, um aspecto nodular, granulomatoso, ulcerativo, infiltrativo e fibrótico pode ser notado e, embora o nervo laríngeo não seja comprometido com frequência, há relatos de comprometimento de múltiplos pares cranianos, podendo, assim, o quadro inicial estar relacionado a disfagia e/ou disfonia.

O diagnóstico dá-se por exame físico, baciloscopia de áreas com alteração de sensibilidade ou com lesão ativa, histopatologia cutânea ou de mucosa nasal (coloração de *Ziehl Nielsen*) ou de nervo periférico sensitivo, assim como o PCR nesses materiais, além de exames eletrofisiológicos. Os pacientes PB apresentam teste de Mitsuda positivo e baciloscopia negativa; os doentes MB têm Mitsuda negativo e baciloscopia positiva (maior que dois).

O tratamento da hanseníase é feito com uma poliquimioterapia: rifampicina, dapsona e clofazimina. Nos PB, dura, no mínimo, seis meses; nos MB, 12 meses, disponibilizado gratuitamente pelo Sistema Único de Saúde (SUS). Já na fase precoce (duas semanas de tratamento), o doente deixa de ser transmissor da bactéria.

Intervenção cirúrgica nas sequelas nasosinusais da forma virchowiana é quase sempre imprescindível (situação bastante estigmatizante) e deve ser feita dois anos após o paciente ser considerado curado.

A prevenção da doença dá-se pela investigação de todos os possíveis contactantes que convivem ou conviveram prolongadamente com o doente.

HIV

A infecção pelo HIV ( ) e a AIDS (síndrome da imunodeficiência adquirida) fazem parte da Lista Nacional de Notificação Compulsória de doenças. Embora os primeiros casos tenham sido descritos a partir de 1981, a AIDS passou a ser de notificação compulsória a partir de 1986; a infeção pelo HIV em gestantes, desde 2000; e a infecção pelo HIV, desde 2014.

Com os avanços no tratamento desta doença, a terapia antirretroviral altamente ativa (HAART, *highly active antiretroviral therapy*), uma combinação de três ou mais drogas antirretrovirais de pelo menos duas classes diferentes, tem conseguido resultados na reconstituição do sistema imune de pacientes com HIV. A incidência anual da AIDS e mortes relacionadas mudou significativamente nos Estados Unidos; no Brasil, não tem sido diferente: queda de 29,3% nos últimos 10 anos!

Em 2019, foram diagnosticados 41.909 novos casos de HIV e 37.308 casos de AIDS em nosso país. Desde 2012, observa-se uma diminuição na taxa de detecção de AIDS no Brasil, que passou de 21,9/100 mil habitantes para 17,8/100 mil habitantes em 2019, configurando um decréscimo de 18,7%. A distribuição proporcional do total desses casos, de 1980 a 2020, mostra uma maior concentração nas regiões Sudeste (51%) e Sul (19,9%) do país – dados do boletim epidemiológico do Ministério da Saúde de 2020.

A AIDS é causada pelo vírus HIV-1 e HIV-2, que infectam linfócitos T CD_4, macrófagos e células dendríticas, provocando diminuição na contagem de células CD_4. Assim, pacientes com disfunção de células CD_4 podem apresentar uma taxa maior de infecções por bactérias intracelulares, fungos e aparecimento de tumores.

Nos últimos anos, as tonsilas têm sido fonte de muitos estudos por serem consideradas um possível sítio de entrada e/ou replicação do HIV-1. Examinando tonsilas de pacientes infectados por esse vírus, *post mortem*, identificou-se o RNA (*ribonucleic acid* - ácido ribonucleico) do HIV-1 e células dendríticas marcadoras de S-100 localizadas no epitélio da cripta, bem como células foliculares dendríticas altamente infectadas dentro dos folículos linfoides das tonsilas palatinas. Assim, os estudos acreditam que as tonsilas palatinas parecem desempenhar papel importante na replicação do HIV-1, além de atuar, possivelmente, como rota para a infecção viral. O HIV-1 está presente nas tonsilas de indivíduos assintomáticos, podendo ser a hipertrofia súbita das tonsilas e a consequente apneia obstrutiva do sono uma das primeiras manifestações clínicas desse tipo de infecção. Concluindo, as tonsilas parecem ter papel importante no armazenamento e na replicação do HIV-1 desde o início da doença, mesmo em indivíduos assintomáticos.

Contudo, levantando discussões, alguns estudos também ressaltam o fato de o HIV ser encontrado nos fluidos orais e que, a saliva, por sua vez, parece reduzir a habilidade do HIV de infectar suas células-alvo, os linfócitos. Embora não seja uma fonte de transmissão significativa da AIDS, há relatos, porém, de contaminação bebê-mãe na amamentação, além da contaminação por no sexo oral. Logo, a maior segurança contra infecção é evitar todos os fluidos corporais dos pacientes infectados.

Manifestações orais relacionadas à infecção pelo HIV em pacientes que até então desconhecem sua condição sorológica podem ser os primeiros sinais e sintomas da AIDS. Quando esse quadro clínico se instala em um paciente sabidamente infectado pelo HIV, duas alternativas podem estar acontecendo: o indivíduo não está sendo tratado ou a terapia não está sendo efetiva, seja quanto às drogas utilizadas ou quanto à correta adesão do paciente ao tratamento.

Não existem lesões na região de cabeça e pescoço patognomônicas da AIDS, mas sim, lesões fortemente associadas ao HIV, como a leucoplasia pilosa, a moniliase oral, o sarcoma de *Kaposi*, o linfoma não *Hodgkin* e as infecções periodontais, além de lesões fracamente associadas a ele: púrpura trombocitopênica, úlceras inespecíficas (estomatite aftosa recorrente), doença de glândula salivar, infecções virais (HSV – *herpes simples virus*, HVZ – *varicela zoster vírus*, HPV – *papilomavírus humano*, CMV – *citomegalovírus*) e bacterianas (sífilis). Algumas doenças ulcerogranulomatosas, como já descrito anteriormente, também têm importante associação a esse agente imunossupressor (tuberculose, leishmaniose e histoplasmose), assim como as doenças oportunistas causadas pelos agentes que compõem a microbiota do indivíduo (p. ex.: rinossinusites e candidíases).

Não se pode deixar de mencionar também o comprometimento otológico destes pacientes com maior risco de perdas auditivas.

Importante ressaltar que a terapia HAART tem demonstrado aumento na contagem de CD_4 e redução na carga viral do HIV, o que parece estar relacionado à diminuição na prevalência de muitas dessas manifestações orais. Para que a diminuição dessas morbidades também seja possível, outros fatores estão associados, tais como o controle da xerostomia com hipossalivação, uma adequada higiene oral e a diminuição ou suspensão do tabagismo e do alcoolismo.

Fundamental relembrar que outras possíveis comorbidades também podem colaborar para a condição imunossupressora do paciente e, com isso, a possibilidade de manifestação ou agravamento das doenças anteriormente citadas: o diabetes melito não diagnosticado ou descompensado, o déficit global ou seletivo de imunoglobulinas, os distúrbios congênitos ou adquiridos dos elementos polimorfonucleares e o uso de medicação imunossupressora como corticosteroides e quimioterápicos.

O comprometimento das glândulas salivares pode acontecer nas infecções por HIV. Geralmente associada a um aumento cístico e linfoproliferativo dessas estruturas, sobretudo da parótida, cursa com um aumento de volume glandular sem causa aparente e pode ser seguido de uma disfunção salivar. Quanto à fisiopatogenia, há dúvidas se o envolvimento da glândula é resultado de infecção direta ou simplesmente uma manifestação local da linfadenopatia generalizada.

A principal manifestação clínica é o aumento das glândulas parótidas (Figura 56.24); outras glândulas salivares podem também ter seu volume aumentado, mas pouco comum. A hipossalivação, embora possa acontecer, não é tão frequente. Entre os diagnósticos diferenciais mais frequentes a se descartar nesses casos está a síndrome de *Sjögren*. Infecções oportunistas

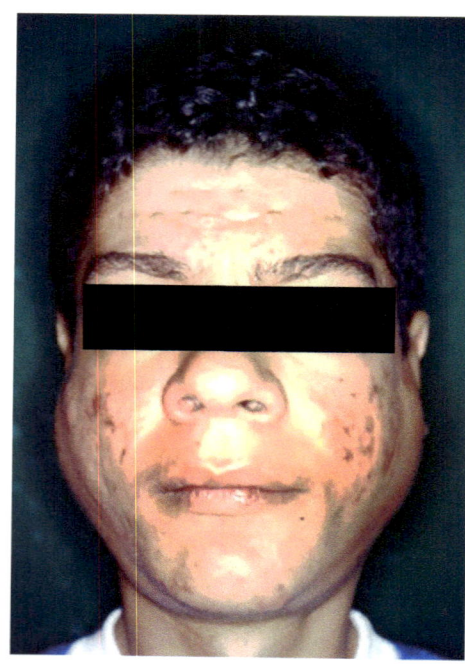

FIGURA 56.24 – *Aumento de glândulas parótidas, bilateral – paciente infectado pelo HIV.* Fonte: Departamento de Otorrinolaringologia – FCMSCSP.

também são possíveis causas diferenciais, tais como as virais pelo CMV e pelo EBV, além de sarcoidose, lipossubstituição, alcoolismo, desnutrição, sopradores de vidro ou de instrumento de sopro e tumor de *Warthin*.

Se for comprovado o HIV, pode-se, quando necessário, realizar punção aspirativa de alívio, com controle tomográfico, instituindo-se assim tratamento conservador do acometimento glandular.

Infecção cervical profunda

As infecções cervicais são definidas como afecções de etiologia bacteriana que envolvem potenciais espaços e fáscias do pescoço. Podem apresentar-se com ou sem a formação de coleção purulenta. São frequentemente confundidas com o termo popular de "abscesso cervical".

Salienta-se que, nesta condição, não há a formação de "flutuação", sinal típico do abscesso, mas há um abaulamento cervical firme e endurado.[19] Decorrem frequentemente da disseminação cervical de infecções de origem dentária e da orofaringe.

Dentre as complicações decorrentes dessa infecção, temos o choque séptico, empiema pleural, obstrução da via aérea, pericardite, derrame pericárdico, trombose de veia jugular, embolia séptica, insuficiência renal aguda, síndrome do desconforto respiratório, abscessos cerebrais e coagulação intravascular disseminada. Entretanto, a maior gravidade está no risco de propagação, através desses espaços e planos fasciais, para o mediastino, principalmente o posterior, produzindo a mediastinite descendente necrosante, cuja taxa de letalidade pode variar entre 17,5% e 50%.

Com exceção da faixa etária infantil, cujo tratamento em mais de 90% é o conservador (somente com uso de antibioticoterapia e/ou aspiração de coleção por agulha),[20] em adultos com essas infecções, de caráter mais grave, o tratamento cirúrgico é o mais recomendado.[19,21]

O diagnóstico clínico é fundamentalmente baseado na anamnese e no exame físico, quando da presença de história de odontalgia, ou tratamento dentário recente ou infecção de orofaringe (amigdalite ou faringites complicadas), ingesta inadvertida de corpo estranho (espinha de peixe ou fragmento de osso de frango) ou até mesmo de procedimento endoscópico recente com evidência de perfuração esofágica acidental.

Devemos nos atentar para os doentes com comorbidades associadas[19] que determinam estado de algum grau de imunodepressão (Tabela 56.7), pois apresentam maior risco de evoluírem para gravidade dessa infecção. Dentre as principais podemos citar o diabetes melito, neoplasias malignas (em especial pessoas que estão em tratamento com quimioterápicos) e doenças autoimunes (lúpus eritematoso sistêmico).

Tabela 56.7 Comorbidades (n=309)		
Diabetes	95	30,7%
Hipertensão arterial	58	18,8%
Cardiopatia	15	4,9%
Câncer	12	3,9%
Pneumopatia	8	2,6%
Hepatopatia	8	2,6%
Nefropatia	5	1,6%

Fonte: *Disciplina de Cirurgia de Cabeça e Pescoço – ISCMSP.*

Geralmente acometem indivíduos adultos jovens (média de 36 anos), sendo mais frequente no sexo masculino (63,2%), tendo como etiologias principais a dentária e de orofaringe (amigdalites), conforme Tabela 56.8.[19]

O exame físico apresenta-se na forma de um abaulamento ou aumento de volume cervical associado a sinais e sintomas como febre, disfagia e odinofagia, toxemia, taquicardia, e trismo, tendo já em sua maioria sinais evidentes de algum grau de desidratação. Os aumentos de volume do pescoço que se apresentam com extensão abaixo do osso hioide devem ser vistos com mais cautela, tendo risco potencial de evolução para complicações como obstrução alta de via aérea, principalmente quando associada a presença de trismo (Figura 56.25).

Em casos mais graves, já podem apresentar choque, taquipneia e hiperemia em tórax, com ou sem dor retroesternal, denotando uma suspeita de mediastinite descendente necrosante.[21]

Situação particular é a angina de Ludwig (Figura 56.26), quando ocorre o comprometimento de todos os espaços supra-hióideos com apresentação de dificuldade e/ou restrição respiratória, pois a infecção produz um estufamento e elevação do soalho bucal e edema lingual.

Tabela 56.8 Etiologia	
Dentária	45 (33,8%)
Tonsila	32 (24,1%)
Desconhecido	23 (17,3%)
Parótida	8 (6,0%)
Pele	8 (6,0%)
Glândula submandibular	5 (3,8%)
Trauma	4 (3,0%)
Outras	8 (6,0%)

Fonte: *Disciplina de Cirurgia de Cabeça e Pescoço – ISCMSP.*

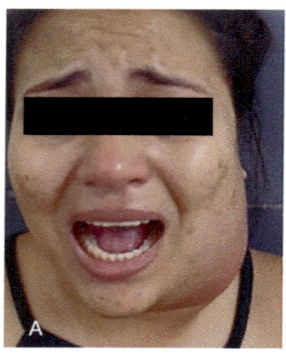
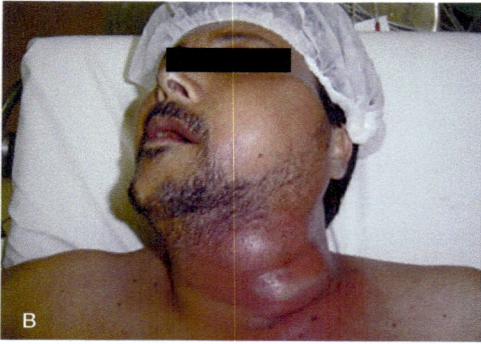
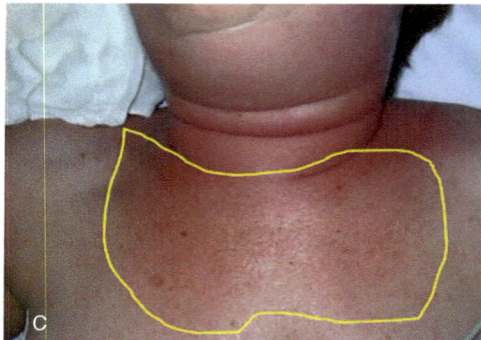

FIGURA 56.25 – *Apresentação clínica do aumento de volume do pescoço.* **A.** *Supra-hioide.* **B.** *Com extensão abaixo do hioide.* **C.** *hiperemia na região esternal.* Fonte: Disciplina de Cirurgia de Cabeça e Pescoço – ISCMSP.

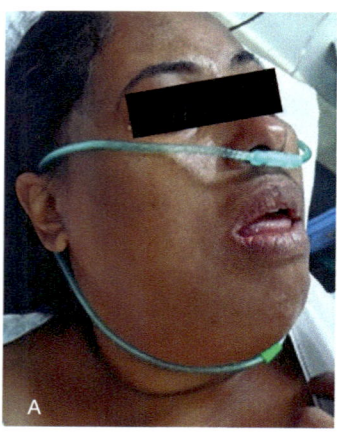
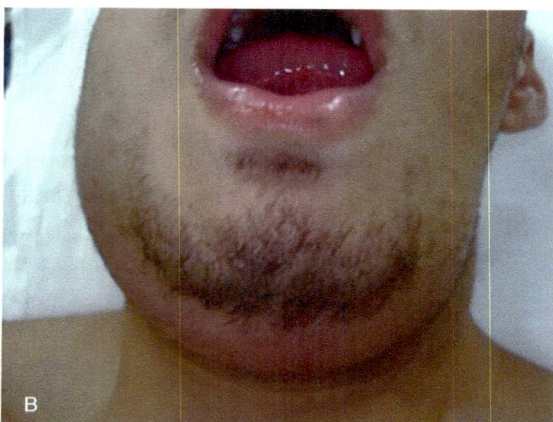

FIGURA 56.26 – *Angina de Ludwig.* **A.** *Abaulamento supra-hióideo bilateral, com respiração bucal dificultosa, trismo;* **B.** *Elevação do soalho bucal e edema de língua.* Fonte: Disciplina de Cirurgia de Cabeça e Pescoço – ISCMSP.

O diagnóstico por imagem é importante, tendo, como exame padrão ouro, a tomografia computadorizada com contraste do pescoço e tórax, para avaliação da extensão da infecção tanto para os espaços fasciais do pescoço como para o mediastino. Desse modo, é possível predizer o planejamento do tratamento cirúrgico, podendo revelar coleção e ar no mediastino, empiema pleural e consolidações pulmonares (Figuras 56.27 e 56.28).

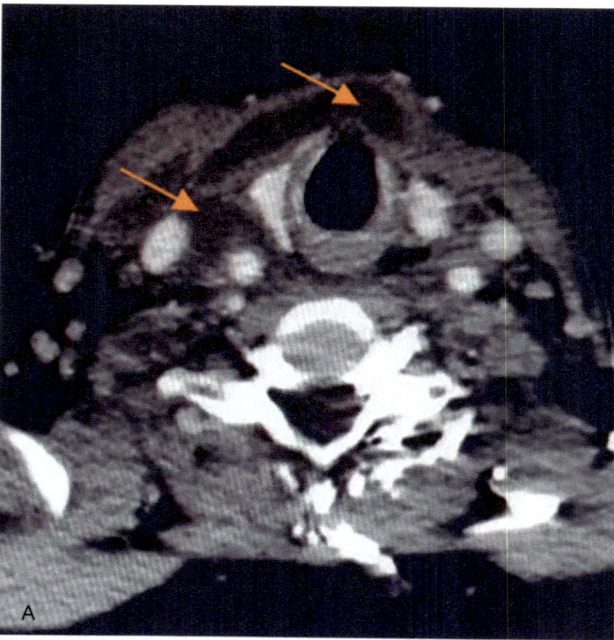
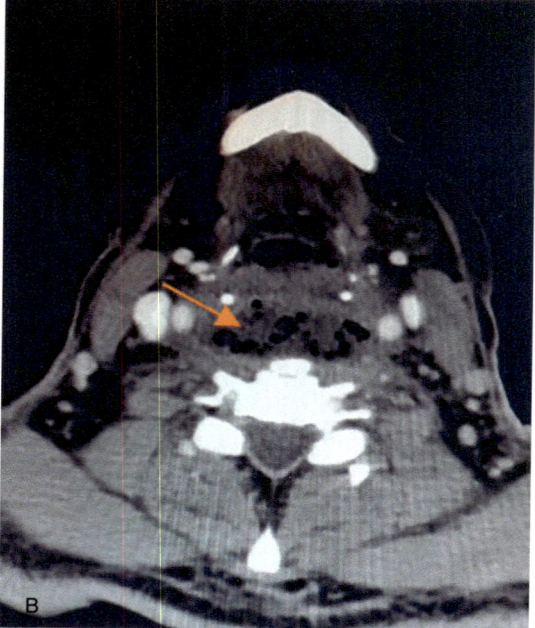

FIGURA 56.27 – *Tomografia computadorizada do pescoço com contraste.* **A.** *Coleção em espaços pré-traqueal, vascular e retrofaríngeo (setas).* **B.** *coleção e ar em espaço retrofaríngeo (seta).* Fonte: Disciplina de Cirurgia de Cabeça e Pescoço – ISCMSP.

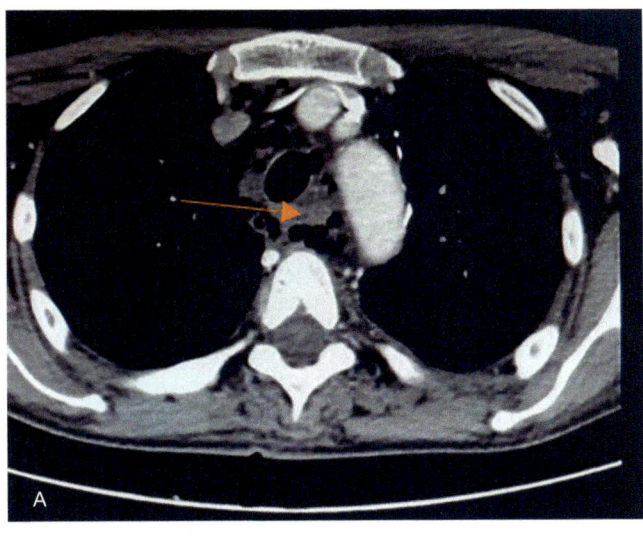 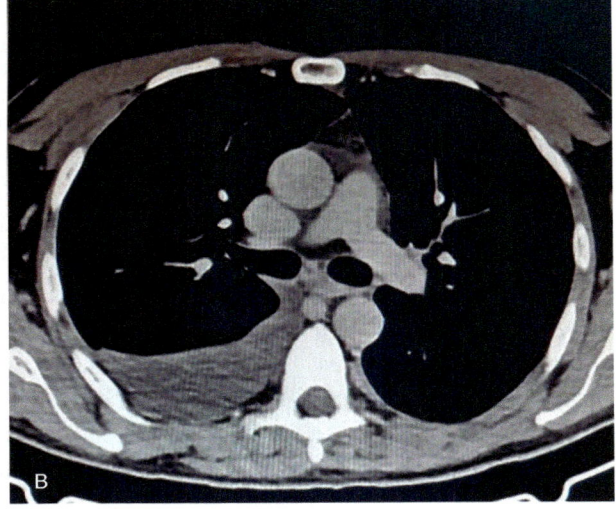

FIGURA 56.28 – *Tomografia computadorizada do tórax.* **A.** *Presença de ar e coleção no mediastino posterior (seta).* **B.** *derrame pleural à direita.* Fonte: Disciplina de Cirurgia de Cabeça e Pescoço – ISCMSP.

Diretriz de conduta para as infecções cervicais graves

Baseado na experiência adquirida, publicada em inicialmente com 80 casos[21] e depois com 136 casos,[19] tratados pela Disciplina de Cirurgia de Cabeça e Pescoço em conjunto com o Serviço de Emergência e com a Disciplina de Cirurgia Torácica da Faculdade de Ciências Médicas da Santa Casa de São Paulo, idealizamos e utilizamos um algoritmo especificado na Figura 56.29, de importante valia para nortear a conduta nas infecções cervicais.

O tratamento cirúrgico recomendado é a cervicotomia ampla de todos os espaços acometidos, devendo ser executado o mais breve possível da admissão hospitalar.

Antibioticoterapia de amplo espectro e hidratação endovenosa com cristaloides devem ser iniciados quando do diagnóstico da infecção cervical. Recomendamos como antibioticoterapia inicial o uso de clindamicina 600mg a cada 6 horas associada a ceftriaxona 1g a cada 12 horas. Para os casos mais graves, com evolução

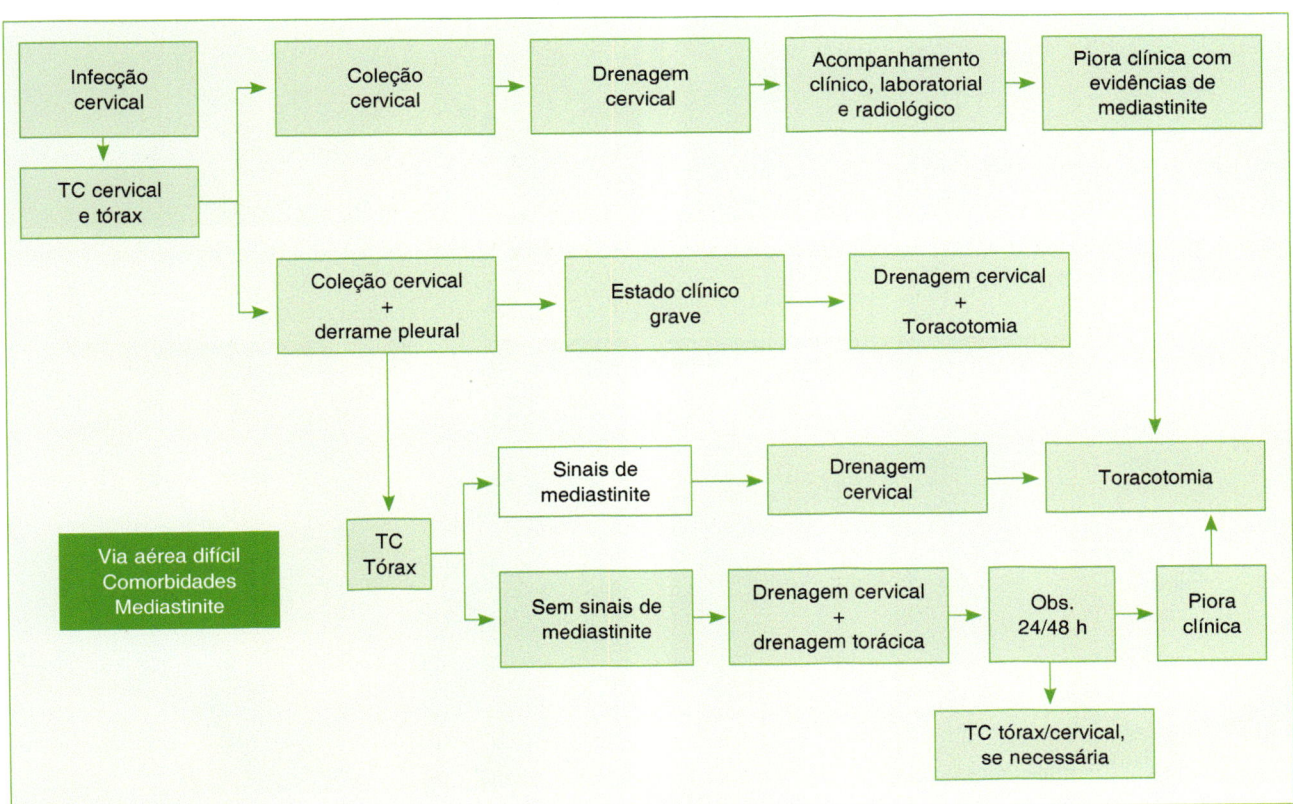

FIGURA 56.29 – *Algoritmo de conduta das infecções cervicais graves desenvolvido pela Disciplina de Cirurgia de Cabeça e Pescoço – FCMSCSP.* Fonte: autores.

para mediastinite descendente e/ou choque séptico, é instituído o uso de meropenem 1g a cada 8 horas associado a vancomicina 1g a cada 12 horas.

Um ponto muito importante quando da indicação cirúrgica destes pacientes é a atenção dada ao acesso a via aérea definitiva para o procedimento anestésico. Habitualmente a intubação desses pacientes é mais difícil, devido à presença de trismo, edema de estruturas da cavidade e orofaringe e presença de maior quantidade de secreções, como pus e hipersalivação. Por isso, recomendamos que a anestesia seja realizada por anestesiologista com experiência em via difícil, devendo ser executada com uso de anestésico tópico, sem uso de drogas miorelaxantes ou sedação profunda, com intuito de prevenir situações que podem chegar até a morte por dificuldade técnica de intubação. A fibroscopia flexível é um recurso muito útil, permitindo maior segurança na intubação oro ou nasotraqueal. A traqueostomia deve ser realizada somente quando do insucesso das técnicas não cirúrgicas, sendo considerada conduta de exceção.

A cirurgia consiste na cervicotomia ampla (que pode ser unilateral ou em colar a depender da extensão da infecção) com drenagem de todos os espaços acometidos pela infecção, devendo ser lavados com solução de clorexidine diluída em 1,5 a 2 litros de soro fisiológico, e ao final colocação de drenos laminares, do tipo penrose. A ferida operatória deve ser mantida aberta com poucos pontos, o que irá permitir a lavagem do pescoço nos curativos subsequentes (Figura 56.30).

Quando da presença de mediastinite descendente necrosante, a indicação recomendada é a toracotomia posterolateral direita, pois permite melhor acesso ao mediastino posterior e possibilita a sua comunicação com os espaços cervicais. Durante a toracotomia, a abertura do saco pericárdico deve ser realizada em todos os casos, pois podemos nos surpreender com um empiema pericárdico associado e um possível tamponamento cardíaco, podendo deixá-lo aberto ou fechá-lo nos casos em que não se identificou presença de pus no seu interior (Figura 56.31).

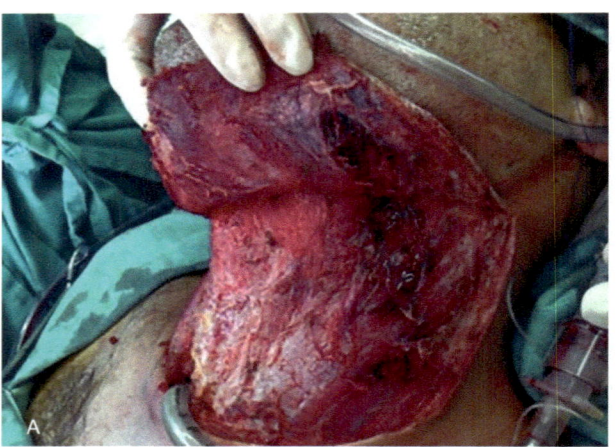
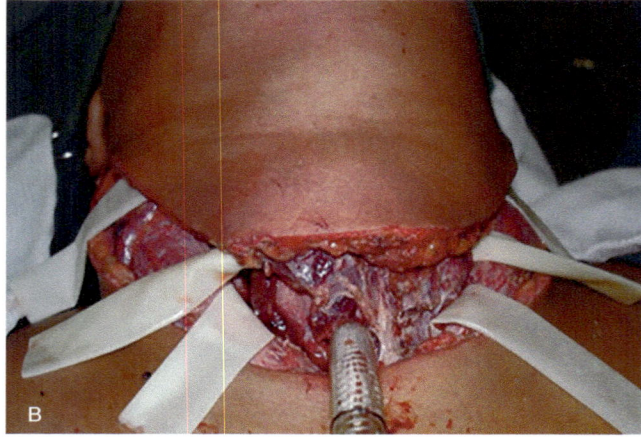

FIGURA 56.30 – Exemplo de cervicotomia. **A.** Cervicotomia em colar em uma fasceíte cervical com necrose de pele; **B.** Aspecto final após drenagem cervical com disposição dos drenos laminares. Fonte: *Disciplina de Cirurgia de Cabeça e Pescoço – ISCMSP.*

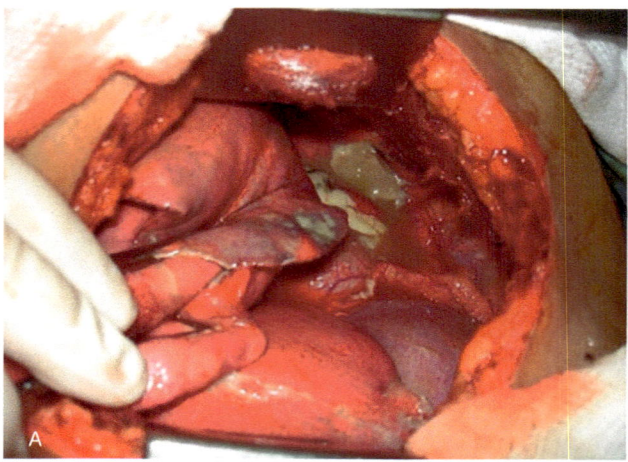
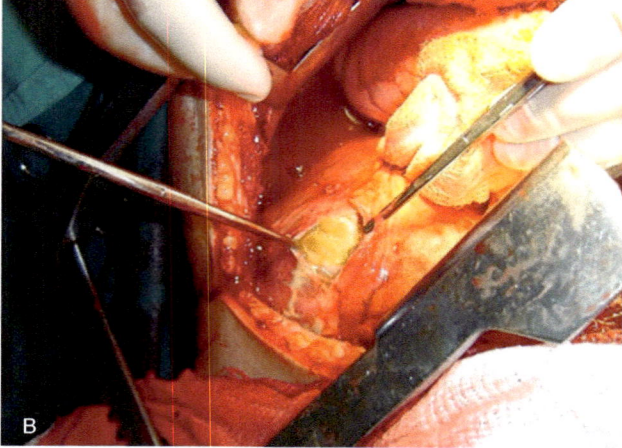

FIGURA 56.31 – Toracotomia posterolateral direita para tratamento da mediastinite descendente. A. Acesso ao mediastino posterior. B. Pericardiotomia com presença de empiema pericárdico. Fonte: *Disciplina de Cirurgia de Cabeça e Pescoço – ISCMSP.*

O suporte em unidade de terapia intensiva deve ser sempre implementado para monitorização e assistência hemodinâmica e ventilatória. Os curativos com lavagem com solução de clorexidine diluído em soro fisiológico em abundância deve ser realizado pelo menos duas vezes ao dia, podendo ser necessária nova exploração da ferida operatória em sala cirúrgica nos casos com má evolução clínica.

Não recomendamos retirar os drenos torácicos, mesmo com baixo débito e secreção clara, caso as lavagens do pescoço permaneçam, pois há risco de esse líquido da lavagem se acumular no tórax, havendo necessidade de nova drenagem torácica.

A oxigenioterapia hiperbárica é muito útil em especial nas fasceítes com grandes necroses teciduais com perda de pele, acelerando a granulação e a cicatrização, e eventual reconstrução com enxertia ou rotação de retalho.

A vigilância clínica desses pacientes é fundamental para o sucesso do tratamento e prognóstico do paciente, tendo por vezes necessidade de reavaliação por imagem tomográfica e/ou reintervenções cirúrgicas para limpeza e drenagem de coleções que podem se encistar, em especial nos casos de deterioração clínica ou quadros muito arrastados.

Referências bibliográficas

1. Campbell SM, Montanaro A, Bardana EJ. Head and neck manifestations of autoimmune disease. American Journal of Otolaryngology-Head and Neck Medicine and Surgery 1983; 4: 187–216.
2. Harris JP, Weisman MH (eds). Head and neck manifestations of systemic disease. 1a ed. New York: CRC Press, 2007.
3. Aletaha D, Neogi T, Silman AJ, et al. 2010 Rheumatoid arthritis classification criteria: An American College of Rheumatology/European League Against Rheumatism collaborative initiative. Annals of the Rheumatic Diseases 2010; 69: 1580–1588.
4. Moroco AE, McGinn JD. Head and Neck Manifestations of Systemic Disease. Medical Clinics of North America 2018; 102: 1095–1107.
5. Borba EF, Latorre LC, Brenol JCT, et al. Consenso de lúpus eritematoso sistêmico. Rev Bras Reumatol 2008; 48: 196–207.
6. Eastham AB, Vleugels RA. Cutaneous lupus erythematosus. JAMA Dermatology 2014; 150: 344.
7. Baglama Š, Trčko K, Rebol J, et al. Oral manifestations of autoinflammatory and autoimmune diseases. Acta Dermatovenerologica Alpina, Pannonica Adriat 2018; 27: 9–16.
8. Islam NM, Bhattacharyya I, Cohen DM. Common oral manifestations of systemic disease. Otolaryngologic Clinics of North America 2011; 44: 161–182.
9. Karmody CS., Annino DJ. Manifestations of systemic diseases in the head and neck. Curr Opin Otolaryngol Head Neck Surg 1994; 2: 291–297.
10. Gutta R, McLain L, McGuff SH. Sjögren Syndrome: A Review for the Maxillofacial Surgeon. Oral and Maxillofacial Surgery Clinics of North America 2008; 20: 567–575.
11. Vitali C, Bombardieri S, Jonsson R, et al. Classification criteria for Sjögren's syndrome: a revised version of the European criteria proposed by the American-European Consensus Group. Ann Rheum Dis 2002; 61: 554–558.
12. Cecin HA, Ximens AC (eds). Tratado brasileiro de reumatologia. São Paulo: Editoria Atheneu, 2015.
13. Shiboski CH, Shiboski SC, Seror R, et al. 2016 American College of Rheumatology/European League Against Rheumatism classification criteria for primary Sjögren's syndrome. Ann Rheum Dis 2017; 76: 9–16.
14. Llanos O, Hamzeh N. Sarcoidosis. Med Clin North Am 2019; 103: 527–534.
15. Pignatari SSN (Org.). AL, Wilma Terezinha (Org.). Tratado de otorrinolaringologia ABORL - 3a. ed. Rio de Janeiro: Elsevier, 2018.
16. Brasil. Manual de recomendações para o controle da tuberculose no Brasil. Brasilia: Ministério da Saúde, 2011.
17. Dolci JEL, Silva L da (eds). Otorrinolaringologia: guia prático. 1a ed. São Paulo: Editora Atheneu, 2012.
18. Manual de vigilância da leishmaniose tegumentar. Brasilia: Editora MS, http://bvsms.saude.gov.br/bvs/publicacoes/manual_vigilancia_leishmaniose_ (2017).
19. Suehara AB, Rodrigues AAN, Kavabata NK, et al. Fatores preditivos de letalidade e complicações das infecções dos espaços fasciais profundos do pescoço. Rev Col Bras Cir 2020; 47: 1–8.
20. Chang L, Chi H, Chiu NC, et al. Deep Neck Infections in Different Age Groups of Children. J Microbiol Immunol Infect 2010; 43: 47–52.
21. Suehara AB, Gonçalves AJ, Alcadipani FAMC, et al. Deep neck infection - analysis of 80 cases. Braz J Otorhinolaryngol 2008; 74: 253–259.

57 Neoplasias Benignas

Carlos Neutlzing Lehn
Emerson Favero
Fernando Walder

Introdução

As neoplasias benignas formam um grande grupo com enorme variedade de tipos histológicos e apresentações clínicas. Seu conhecimento e familiaridade com o comportamento biológico são importantes no diagnóstico diferencial com neoplasias malignas e doenças não neoplásicas que podem acometer a área da cabeça e do pescoço. A diversidade tecidual e a multiplicidade de órgãos e estruturas contidas nesta região do corpo humano leva a uma grande dificuldade na classificação e na descrição de todas as doenças benignas passíveis de serem encontradas. Dessa forma, subdividimos didaticamente este capítulo em três partes que consideramos representar as neoplasias benignas mais frequentes e cujo conhecimento é importante, a saber: os paragangliomas, os tumores neurogênicos benignos e os tumores benignos de partes moles.

Tumores benignos de partes moles

Existe uma grande variedade de tumores benignos de partes moles que podem ocorrer na região da cabeça e do pescoço. Praticamente qualquer tecido pode desenvolver neoplasias benignas, mas alguns são encontrados mais frequentemente e é sobre essas lesões que discorreremos.

Tumores lipomatosos benignos

Os tumores lipomatosos benignos são os mais frequentes na área de cabeça e pescoço e no corpo como um todo, e sua incidência é estimada em 1:1000.[1] A maior parte dessas lesões é superficial, presente tanto na derme quanto no tecido adiposo subcutâneo. A diferenciação com sua variante maligna, o liposarcoma, é importante, pois quando esse tumor maligno é ressecado com excisão simples, a taxa de recorrência é de cerca de 90%.[2]

Há uma variedade de tipos histológicos destas neoplasias, abrangendo desde lipomas "ordinários", lipomatoses idiopáticas, angiolipomas, lipoblastomas, miolipomas, fibrolipomas, lipomas condroides, angiomiolipomas, mielolipoma, lipomas pleomorficos, de células fusiformes e hibernomas. Com exceção dos lipomas comuns ou ordinários e dos lipomas pleomórficos, os outros tipos histológicos são raros na área de cabeça e pescoço, e o principal diagnóstico diferencial é com os liposarcomas.[3]

Os lipomas comuns ocorrem mais frequentemente na faixa dos 40 a 60 anos de idade sem preferência de sexo. Quando localizados em situação intramuscular, podem ter características infiltrativas, e 60% deles estão associados a vários tipos de aberrações cromossômicas. Normalmente, a conduta é a excisão simples, com exceção dos casos que apresentem características infiltrativas, os quais devem ser ressecados mais amplamente para evitar recorrências.

Os lipomas de células fusiformes ocorrem preferencialmente em homens a partir dos 45 anos de idade. Foram descritos pela primeira vez em 1975 e correspondem a cerca de 1,5% de todos os tumores lipomatosos.[4] Sua histologia mostra substituição de células adiposas por células dendríticas e células fusiformes produtoras de colágeno. Ocorrem mais frequentemente na área de cabeça e pescoço, e sua patogênese não é clara. Dentro do mesmo espectro histopatológico está o lipoma pleomórfico que contém células fusiformes pequenas e hipercromáticas e células gigantes multinucleadas. Com frequência, alguns tumores podem exibir aspectos de ambos os tipos, e clinicamente são considerados a mesma doença. Normalmente, é descrito como lesões solitárias, de crescimento lento, entre 3,0 e 5,0 cm, ocorrendo mais frequentemente na parte posterior do pescoço e ombros, raramente sendo intramusculares.[1]

Os exames de imagem são importantes em dois aspectos principais, em se tratando de neoplasias lipomatosas benignas: determinar a extensão exata da lesão nos casos de tumores maiores ou mais profundos e demonstrar características que podem levar à suspeição de malignidade. Para lesões menores e menos profundas, a ultrassonografia apresenta uma boa relação custo-benefício. Para tumores maiores e mais profundos, a tomografia computadorizada pode demonstrar a relação com estruturas vizinhas e eventuais calcificações no interior da lesão. Já a ressonância magnética tem maior sensibilidade para diferenciar lipossarcomas de baixo grau de outros tumores lipomatosos, embora seu valor preditivo positivo seja baixo dada a variedade de tipos histológicos benignos que podem ocorrer.[5]

O ponto mais importante na discussão deste tipo de neoplasia benigna é seu diagnostico diferencial com os lipossarcomas. Tumores maiores (mais de 5,0 cm, com sinais heterogêneos nos exames de imagem), situados em planos mais profundos e de crescimento rápido devem ser considerados suspeitos. Nesses casos, embora a citologia obtida por punção por agulha fina guiada seja um procedimento bem tolerado e fácil de ser executado, a incidência de resultados falso negativos ou não diagnósticos é alta. Dessa forma, é preferida a coleta de maior quantidade de tecido para análise histológica feita, p. ex., com a técnica de *core biopsy*.[6]

As lipomatoses podem ser definidas como o crescimento de tecido adiposo maduro. Sua patogênese não é bem definida, mas pode ocorrer associada ao uso de esteroides, p. ex. em pacientes em tratamento hormonal ou em casos de produção aumentada de esteroides pela glândula adrenal. Nesses casos a correção do distúrbio ou retirada da droga normalmente leva a regressão do crescimento adiposo.

A lipomatose simétrica, também conhecida como doença de Madelung, é caracterizada pelo depósito adiposo na metade superior do corpo, principalmente no pescoço. Costuma estar associada a doenças hepáticas e consumo elevado de álcool. Em alguns pacientes, pode ocorrer simultaneamente neuropatia e envolvimento do sistema nervoso central. Em raras ocasiões, pode haver comprometimento da língua e espaços laríngeos, podendo ocorrer evolução para dispneia por obstrução da via aérea.[7]

O tratamento dos casos não relacionados a esteroides é a excisão cirúrgica. Essa abordagem não costuma ser fácil em função da infiltração lipomatosa por entre estruturas importantes, como vasos e nervos, que pode resultar em sequelas funcionais e em elevada taxa de recorrência.

Tumores fibroblásticos e miofibroblásticos

Este grupo de neoplasias apresenta uma grande variedade de tipos histológicos, comportamentos biológicos e achados histopatológicos. A maior parte é benigna, e cerca de um terço localiza-se na área de cabeça e pescoço. Metade dos casos ocorre no primeiro ano de vida, e cerca de 70% na primeira década.

A *fibromatosis colli* ou pseudotumor do esternocleidomastoideo é uma lesão fibrosa benigna que acomete crianças em tenra idade. Pode manifestar-se já na segunda semana de vida como um tumor endurecido e pode estar associado a torcicolo. Há crescimento progressivo, mas a maior parte dos casos resolve-se espontaneamente até o oitavo mês de vida. A etiologia é incerta, mas parece envolver mal posicionamento fetal ou trauma de parto. Os casos que não involuem espontaneamente e que são negligenciados podem evoluir para uma fibrose intensa do músculo esternocleidomastóideo com retração lateral do pescoço e limitação de movimentos. Em casos extremos, na ausência de tratamento, pode haver atrofia da hemiface correspondente e acentuada escoliose da coluna vertebral cervical. O tratamento é realizado na ausência de involução espontânea e pode incluir desde a fisioterapia nos casos mais leves até a ressecção ampla da área fibrótica do músculo para evitar recorrências e nova fibrose local.[8]

Os miofibromas são os tumores fibrosos mais comuns na infância, usualmente presentes até os dois anos de idade. Cerca de 30% dos casos ocorre na área de cabeça e pescoço (principalmente na língua, maxila, mandíbula e mastoide). A doença pode ser multicêntrica, inclusive com acometimento visceral. Seu comportamento é variável, e mesmo regressões espontâneas foram relatadas. O tratamento consiste, quando possível, na ressecção cirúrgica completa. Margens positivas não alteram o prognóstico, e, os casos com doença visceral ou multicêntrica não ressecável podem ter benefícios com quimioterapia.[9]

A fasceíte nodular é uma proliferação fibrosa que forma tumores e é mais comumente vista da segunda à quarta décadas de vida. Cerca de 20% dos casos ocorrem na região da cabeça e do pescoço. Sua etiopatogenia parece envolver processos reativos e inflamatórios com multiplicação de fibroblastos não maduros e colágeno. Pode ser subcutâneo, intramuscular ou fascial. O tipo subcutâneo é o mais frequente e com lesões mais bem delimitadas, enquanto os tipos profundos tendem a ser mais infiltrativos. O tratamento é a ressecção cirúrgica que, mesmo com margens positivas, obtém bons resultados. É relatada também a regressão com a injeção intralesional de corticosteroides.[10]

Tumores neurogênicos benignos

São tumores da bainha nervosa, sendo, portanto, de origem neuroectodérmica. Os tumores benignos, mais comuns e conhecidos, são os Schwannomas e os neurofibromas.

Schwannomas

Schwannomas são tumores benignos, de crescimento lento, raros, originados nas células da bainha de Schwann dos nervos. Podem ocorrer em qualquer nervo, sendo periféricos, cranianos, com exceção dos nervos ópticos e olfatório, estes por não possuírem células de schwann, e também ocorrem em nervos do sistema autônomo. Vinte e cinco a 35% deles ocorrem na área da cabeça e do pescoço.[11] São neoplasias fusiformes, geralmente únicos.

O turmor foi descrito pela primeira vez por Verocay em 1908,[12] que relatou os detalhes da microscopia e chamou o tumor de neurinoma. Masson, em 1932, chamou o tumor de schwannoma, e Stout, em 1935, detalhou a histologia, denominando-o de neurilenoma. Em 1940, Tarlov disse que o tumor tinha origem fibroblástica e o chamou de fibroblastoma perineural.[13] Responsáveis apenas por 0,03% de todos os tumores.

Manifestações clínicas

São geralmente tumores sólidos e únicos. Sua manifestação depende da localização. Ocorrem mais comumente entre os 30 e 60 anos. A maioria é indolor, de crescimento lento, tem uma história média de 29 meses entre apresentação clínica e início dos sintomas.[14] Massa palpável, nódulo cervical palpável, disfagia, apneia, ronco são descritos. As manifestações clínicas geralmente não levam ao diagnóstico, somente a suspeita e a formação então da hipótese diagnóstica, que deve ser confirmada por exames de imagem e citologia. Os locais mais comuns do aparecimento do Schwannoma em cabeça e pescoço é o plexo simpático cervical em primeiro lugar (33%), seguido do X par craniano (17%).[15] O plexo braquial não é incomum e aparece logo após as duas primeiras localizações (Figuras 57.1 e 57.2). No caso ilustrado a seguir, o paciente tinha somente uma massa palpável, na região supraclavicular, sem efeito de massa e sem dor local. Seu crescimento, lento, é de 2,5 a 3 mm ao ano.

Exames de imagem

Os exames de imagem ajudam no diagnóstico dos schwannomas. Geralmente, de início, após a história de massa cervical de origem repentina e crescimento lento e o exame físico com nódulo palpável sólido, é pedido o exame de ultrassonografia. Os exames

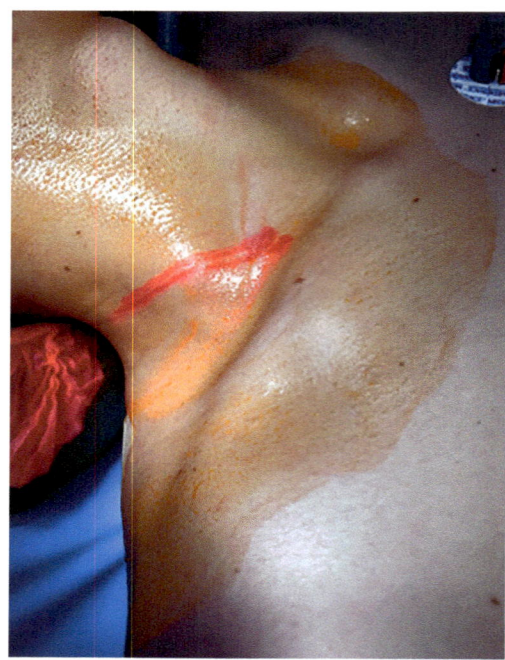

FIGURA 57.1 – *Massa palpável supraclavicular. Schwannoma do plexo braquial direito.* Fonte: *arquivo do Prof. Emerson Favero.*

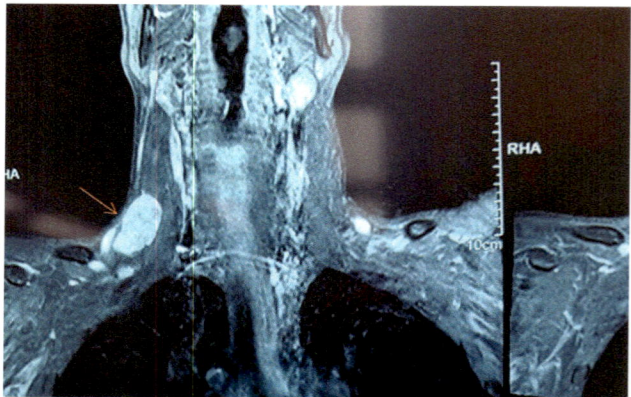

FIGURA 57.2 – *Ressonância Magnética de Schwannoma do plexo braquial direito.* Fonte: *arquivo do Prof. Emerson Favero.*

sonográficos revelam em 96% nódulos sólidos, mas, em casos mais raros, temos os schwannomas císticos como forma de apresentação, ocorrendo geralmente em lesões maiores. Para melhor diagnóstico, pede-se ressonância nuclear magnética (RNM), que apresenta tumor ovoide, fusiforme, margem lisa e bem circunscritas, com sinais variando entre baixo e alto em T1 e com maior intensidade em relação ao músculo em T2 (Figura 57.2), e como já citado anteriormente e não menos importante, casos maiores também podem se apresentar em forma cística na RNM.[16]

Punção aspirativa e citologia

A punção aspirativa, geralmente com agulha fina, podendo, no caso em especial das lesões císticas, ser realizada com agulha grossa (*core biopsy*) é usada para o diagnóstico do schwannoma. A citologia é realizada e geralmente apresenta-se com células fusiformes. Células de schwann são vistas com núcleos pleomórficos e figuras mielínicas. Por vezes, na dúvida, pode ser feita a imuno-histoquímica, em especial nos casos de *core biopsy*. Além disso, com certa boa vontade, as punções com agulha fina também colaboram para a realização da imuno-histoquímica. Neste exame a proteína S-100 é fortemente visualizada. Expressões de proteínas CK, GFAP, EMA podem também aparecer.[17]

Tratamento

O tratamento clássico dos schwannomas é a ressecção com preservação do nervo afetado. A dissecção meticulosa deve ocorrer. Geralmente, quando é possível, indicamos a ressecção com o uso da monitorização intraoperatória do nervo afetado. Essa monitorização mostra o real funcionamento do nervo durante a cirurgia (Figura 57.3). Quando o nervo afetado é sensitivo, a monitorização não ocorre. Quando trata-se do X par craniano, indicamos o uso da monitorização contínua do vago, que deve ocorrer distalmente ao ponto de ressecção. Lembro também que a monitorização emite um lado que deve ser anexado ao prontuário do paciente, como prova do uso da tecnologia em prol de melhora na ressecção e prova legal do funcionamento do nervo. Quando o nervo permite, como plexo braquial e VII par craniano, o monitor usado é o de agulha de superfície (Figura 57.4) e também indica o funcionamento do nervo, mas ao contrário do X par, aqui somente de maneira intermitente. A literatura mostra paralisia de 12% nos casos de scwannoma do X par,[18] portanto, nada desprezível pela importância desse nervo. A paresia é relatada em 55% dos casos e paresia pré-operatória em 25% dos casos de tumores do vago. Se a paralisia for definitiva, a proposta de cirurgia para medianização da corda vocal afetada deve ser proposta de imediato.

A dissecção meticulosa deve ser realizada de forma constante, com pequenos movimentos e dissecção atenta à monitorização. Em geral, usamos espátulas Duckbill, dissectores Rhton e ganchos de nervo Teardrop, para realizar cuidadosamente a separação do nervo e do tumor. Algumas vezes, a ressecção do seguimento nervo é necessária, devido ao tipo de invasão do tumor. Quando ocorre, podemos realizar microcirurgia do nervo reconstrutiva no mesmo tempo operatório.

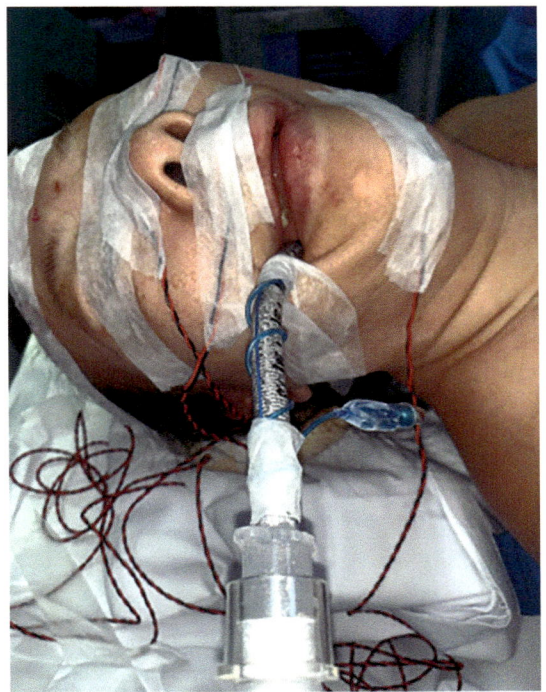

FIGURA 57.4 – Eletrodos de superfície com agulha para monitorização. Aqui mostra a monitorização do VII par craniano. Fonte: arquivo do Prof. Emerson Favero.

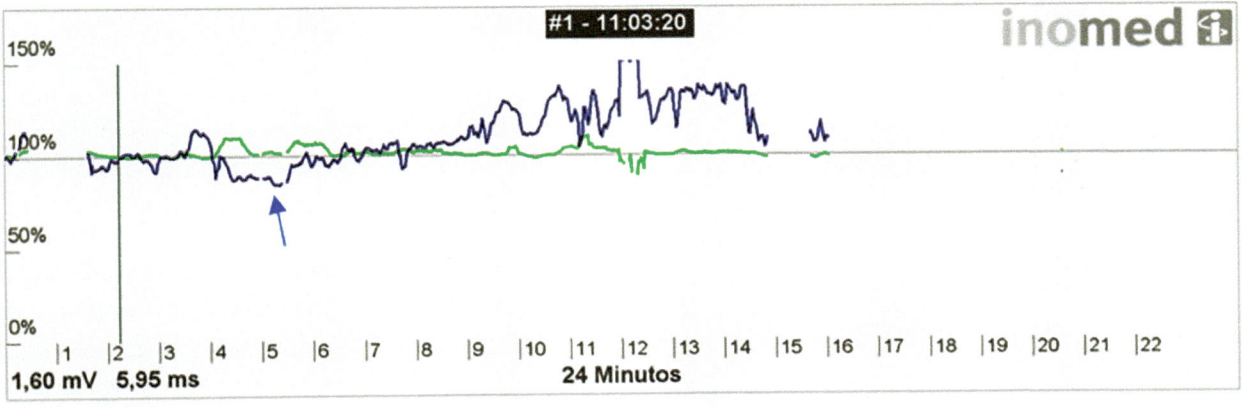

FIGURA 57.3 – Monitorização contínua do nervo vago durante ressecção. Percebam alterações da latência com prejuízo do nervo durante a cirurgia, em que os valores estão abaixo da linha cinza (linha base de segurança). Fonte: arquivo do Prof. Emerson Favero.

Lembro sempre que o paciente deve estar avisado da perda do seguimento anatômico e possíveis sequelas decorrentes, pois muitas vezes essa é uma visão e uma decisão somente do intraoperatório (Figura 57.5). Por vezes, como são tumores de crescimento lento (2,5 a 3 mm ao ano), para preservação de importante ramo nervoso e como conduta de exceção, poderá ser realizada a ressecção parcial. Radioterapia não é efetiva nesses tumores. A malignização desses tumores é tão rara que é praticamente descartada e está em torno de 1,5%.[18]

Após a ressecção, o espécime é enviado a exame anatomopatológico Figuras 57.6 e 57.7), e, por vezes, o diagnóstico imuno-histoquímico é realizado para diferencial, em especial com os sarcomas.

■ Neurofibroma

São tumores benignos, de crescimento lento, relativamente arredondados. Ocorrem mais comumente dos 20 aos 40 anos.[18] Podem ser múltiplos e associados a neurofibromatoses. Trinta e cinco por cento deles estão na região da cabeça e do pescoço, p. ex., cavidade nasal, seios da face, nasofaringe, órbita, conjuntiva, espaço parafaríngeo, laringe, maxila, boca e mandíbula.

Manifestações clínicas

Pacientes com neurofibroma isolado apresentam nódulo na pele ou tecidos moles, geralmente pequenos (entre 1 a 3 cm), com crescimento lento e indolor. São

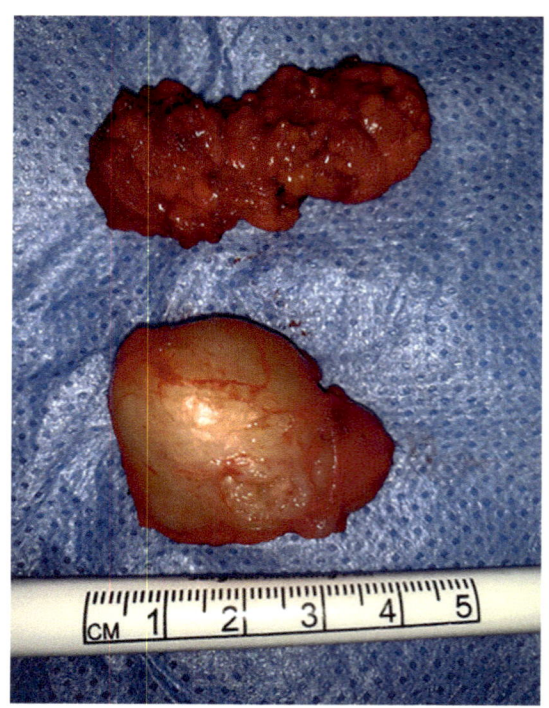

FIGURA 57.6 – *Schwannoma de plexo braquial ressecado e linfonodos da cadeia VB que o circundavam.* Fonte: *arquivo do Prof Emerson Favero.*

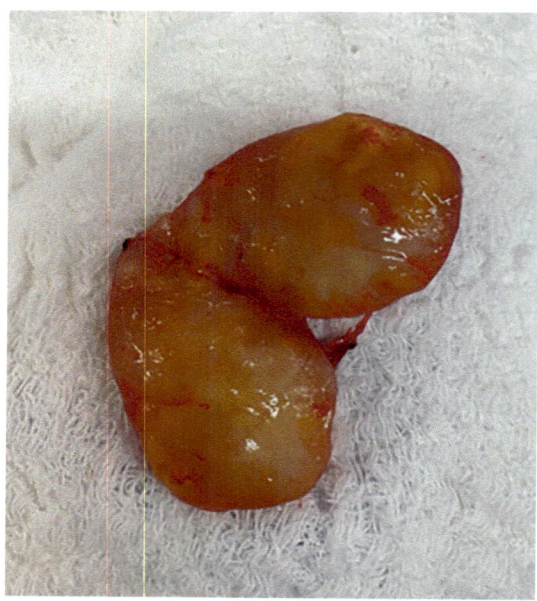

FIGURA 57.7 – *Aspecto macroscópico de schwannoma do plexo sensitivo.* Fonte: *cortesia do Dr. Marcelo Varoni Rezende.*

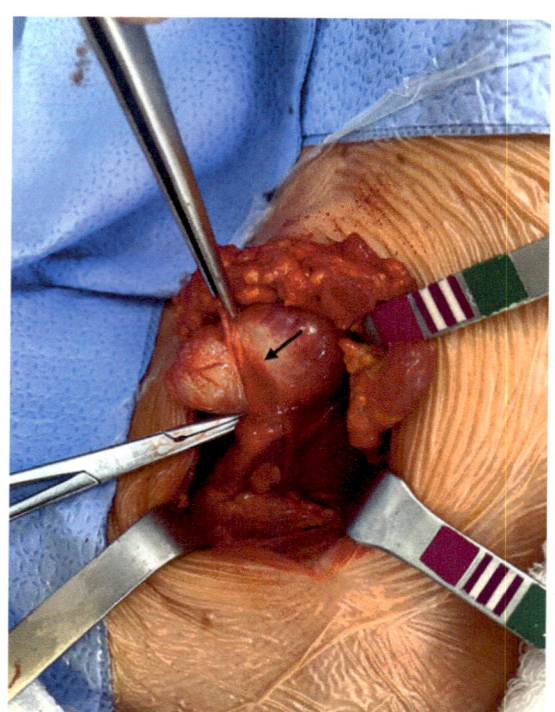

FIGURA 57.5 – *Schwannoma do plexo braquial com envolvimento total do nervo musculocutaneo.* Fonte: *arquivo do Prof. Emerson Favero.*

móveis e firmes e ocorrem nas pontas dos nervos periféricos. Podem ser sésseis ou com base larga.

Podem ocorrer de forma disseminada e neste caso é chamada de neurofibromatose tipo 1, tendo vários nódulos superficiais ou profundos, e nestes últimos, a malignização é mais comum, com relatosde 2% a 29%, e taxa de latência de 10 a 20 anos.[8] A neurofibromatose tipo 2 se apresenta com tumores neurais no VIII par, alterações oculares e meningiomas.

Geralmente, o diagnóstico aqui é clínico, diferente dos schwannomas, e não sendo necessários exames de imagem nos casos de pele e tecidos superficiais. A tomografia computadorizada é feita nos casos de envolvimento ósseo (mandíbula e seios da face) e ressonância magnética nos envolvimentos de base do crânio e órbita.[19]

Tratamento

A ressecção é o único tratamento existente. Lembramos que aqui a ressecção é mais difícil, em relação à dissecção de nervos, pois são mais envolventes, quando comparados com os schwannomas. É indicada a neuromonitorização, em especial quando o VII par é envolvido (Figura 57.4). As recidivas são mais comuns nos casos de envolvimento orbital.

Paragangliomas de cabeça e pescoço

Introdução

Os tumores do corpo carotídeo (TCCs), também conhecidos como paragangliomas ou quimiodectomas, são neoplasias neuroendócrinas raras que surgem perto da bifurcação carotídea nas células glômicas derivadas da crista neural embrionária. A incidência relatada de TCCs é de 1-2 por 100.000.[20] Os TCCs são tumores raros que possuem receptores químicos, responsáveis por 0,6% dos tumores de cabeça e pescoço em humanos. O TCC é geralmente benigno, com incidência de tumores malignos abaixo de 10%.[21] A maioria desses tumores é assintomática e inicialmente notada pela inspeção e palpação de edema cervical durante o exame físico ou, mais comumente, como achados incidentais em estudos de imagem radiológica. No entanto, os sintomas mais observados são dor, disfagia e disfunção autonômica em casos sintomáticos.[22,23]

A apresentação clínica do tumor é uma massa assintomática de crescimento lento no pescoço. No entanto, eles podem produzir sintomas devido à pressão e à invasão local do tecido circundante. Os mais comumente envolvidos são o nervo hipoglosso, nervo glossofaríngeo, nervo vago e cadeia simpática.[24] A história clínica, o exame físico e o diagnóstico radiológico são os pilares do diagnóstico e do tratamento. Ultrassom, tomografia computadorizada (TC) e imagem por ressonância magnética (MRI) são ferramentas radiológicas úteis no diagnóstico. Já a angiografia é essencial para o estudo da anatomia vascular.[25] Assim, a fim de prevenir invasão local e metástases, a excisão cirúrgica precoce é considerada uma opção de tratamento curativo primário para o tratamento de TCCs.

Etiologia e fatores demográficos

O espaço carotídeo (ver Figura 57.6) se estende desde a borda inferior do canal jugular forame-carotídeo até o arco aórtico e é delimitado pelas três camadas da fáscia cervical profunda. O espaço carotídeo inclui as regiões supra-hióidea e infra-hióidea. Lesões envolvendo o espaço carotídeo podem surgir de qualquer um desses constituintes. As lesões do espaço carotídeo podem surgir de uma assimetria vascular normal, processos inflamatórios ou infecciosos e tumores benignos ou malignos, incluindo processos de doença metastática.[26,27]

O corpo carotídeo é a maior coleção de paragangliomas na cabeça e no pescoço e é encontrado no espaço carotídeo. O corpo carotídeo foi descrito pela primeira vez por von Haller no ano de 1743.[28] É um órgão redondo marrom-avermelhado, bem circunscrito e altamente especializado, localizado na adventícia da bifurcação carotídea, suprido pelos vasos de alimentação que correm principalmente do ramo faríngeo ascendente da artéria carótida externa e inervado através dos nervos glossofaríngeo e vago. O corpo carotídeo normal mede de 2 a 6 mm de diâmetro, mas costuma ser maior em pessoas que vivem em altitudes mais elevadas. Ele funciona como um órgão quimiorreceptor que é estimulado por acidose, hipóxia e hipercapnia, e desempenha um papel no controle autônomo da pressão arterial, frequência cardíaca, respiração e temperatura sanguínea em resposta a mudanças nesses parâmetros, aumentando o fluxo simpático.[29]

O TCC pode ser encontrado em qualquer idade e é frequentemente observado em pessoas entre 50 e 70 anos (variação de 18 a 94 anos), com prevalência um pouco maior em mulheres do que em homens (razão homem-mulher de 1:1,9). A doença bilateral é significativamente mais frequente no TCC familiar (31,8% dos casos) do que no TCC não familiar (4,4%).[30] O suprimento sanguíneo do TCC é abundante, principalmente da artéria carótida externa e de seus ramos. Suprimentos de sangue da artéria carótida interna, artéria vertebral, artéria faríngea ascendente e artéria tireoidiana superior também foram relatados.[31] TCCs são tumores hipervasculares de crescimento lento que representam aproximadamente 0,03% de todas as neoplasias.[29] A maioria dos tumores (57%) localizam-se no lado direito, enquanto 25% no esquerdo, 17% são bilaterais e 10% são malignos.[23,32]

Achados clínicos e de exames de imagem

Os TCCs, geralmente, manifestam-se como uma massa cervical anterior assintomática. Em tumores maiores, eles podem estar associados a uma miríade de sintomas, como plenitude, dor, disfagia, odinofagia, rouquidão e estridor. O tecido costuma ter consistência de borracha, firme e não compressível. A massa pode ser mobilizada lateralmente, mas não verticalmente. O mais comum é que déficits de nervos cranianos estejam presentes em cerca de 10% dos pacientes, secundários à compressão do nervo. No entanto, com as modalidades de imagem aprimoradas, hoje em dia, os TCCs são detectados mais cedo com tamanhos menores, e, portanto, o comprometimento dos nervos cranianos é raro. Por último, um TCC funcional, raramente, pode produzir secreções neuroendócrinas, causando sintomas relacionados às catecolaminas, como palpitações, dores de cabeça, hipertensão, taquicardia ou corrimento.[32]

Os TCCs são, geralmente, identificados por exame clínico ou encontrados incidentalmente em estudos de imagem. O diagnóstico final depende principalmente do exame de imagem e da anatomia patológica. A ultrassonografia doppler, tomografia computadorizada, ressonância magnética e angiografia desempenham papéis importantes no diagnóstico clínico do TCC. O ultrassom doppler colorido, um exame simples e não invasivo, tem especificidade e sensibilidade relativamente altas para TCC. O ultrassom de carótidas com doppler é o teste de triagem ideal para TCCs, e esses tumores apresentam-se como uma massa hipoecóica bem definida na bifurcação carotídea. Com a imagem por doppler colorido, uma hipervascularização com padrão de fluxo de baixa resistência é evidente (Figuras 57.8 e 57.9).

A imagem em corte transversal (como angiografia por TC ou angiografia por RM) é a modalidade preferida para o planejamento cirúrgico da ressecção do tumor porque define melhor a relação do tumor com a bifurcação da artéria e a provável localização dos nervos cranianos (Figura 57.10).

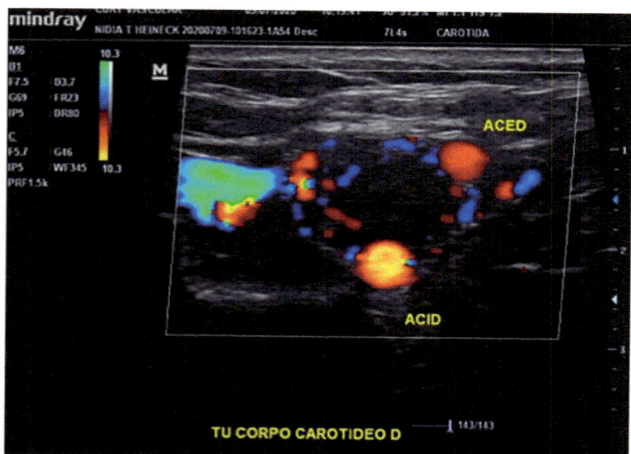

FIGURA 57.8 – Ultrassom de tumor de corpo carotídeo Shamblin Tipo II; Achados: ultrassom com doppler colorido de carótidas à direita mostrando tumor alargando sua bifurcação. ACED (artéria carótida externa direita); ACID (artéria carótida interna direita). Fonte: autores.

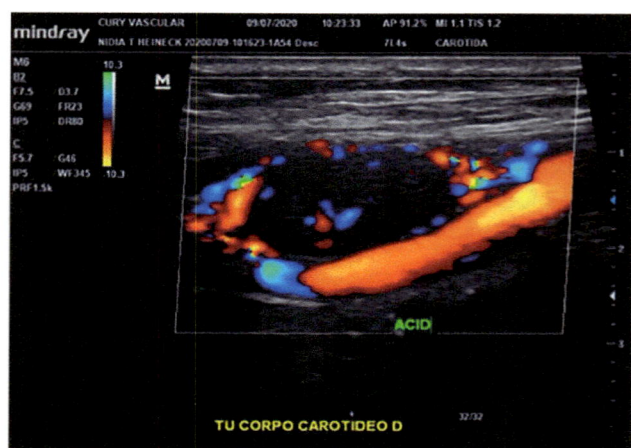

FIGURA 57.9 – Achados: ultrassom com doppler colorido de carótidas à direita mostrando tumor alargando sua bifurcação. ACID: artéria carótida interna direita. Fonte: autores.

A ressonância magnética não usa radiação ionizante, e a precisão da ressonância magnética é maior em comparação com a da TC em muitos casos (Figura 57.11). A artéria faríngea ascendente é o principal suprimento contribuinte.

Tratamento e prognóstico

No ano de 1971, o grupo de pesquisa de Shamblin apresentou um sistema de classificação de acordo com a relação com as artérias carótidas para determinar a ressecabilidade desses tumores. Os tumores de Shamblin tipo I são pequenas lesões na bifurcação carotídea e geralmente podem ser removidos sem dificuldade. Os tumores de Shamblin tipo II são maiores se espalham pela bifurcação carotídea, mas não envolvem, circunferencialmente, as artérias carótidas. Os tumores de Shamblin tipo III são grandes, envolvem os vasos e, portanto, o tipo mais difícil para a ressecção. De acordo com a classificação de Shamblin, os tumores do tipo III estão associados a mais complicações neurovasculares perioperatórias e procedimentos cirúrgicos complexos (Figura 57.12).[33]

Os TCCs apresentam dificuldades de diagnóstico e manejo, uma vez que há uma falta de diretrizes na literatura para seu diagnóstico e tratamento. Se houver suspeita de um diagnóstico de TCC após um exame físico detalhado, o diagnóstico quase sempre é estabelecido por métodos de imagem radiológica, como ultrassonografia duplex, angiografia por TC, angiografia por RM e angiografia por subtração digital.[25] Atualmente, o exame ultrassonográfico é bastante utilizado para rastreamento, por ser uma modalidade de imagem não invasiva e de fácil acesso. A tomografia computadorizada e a ressonância magnética ajudam a avaliar o tamanho, o grau e a capacidade de invasão do tumor. Os métodos angiográficos permitem a

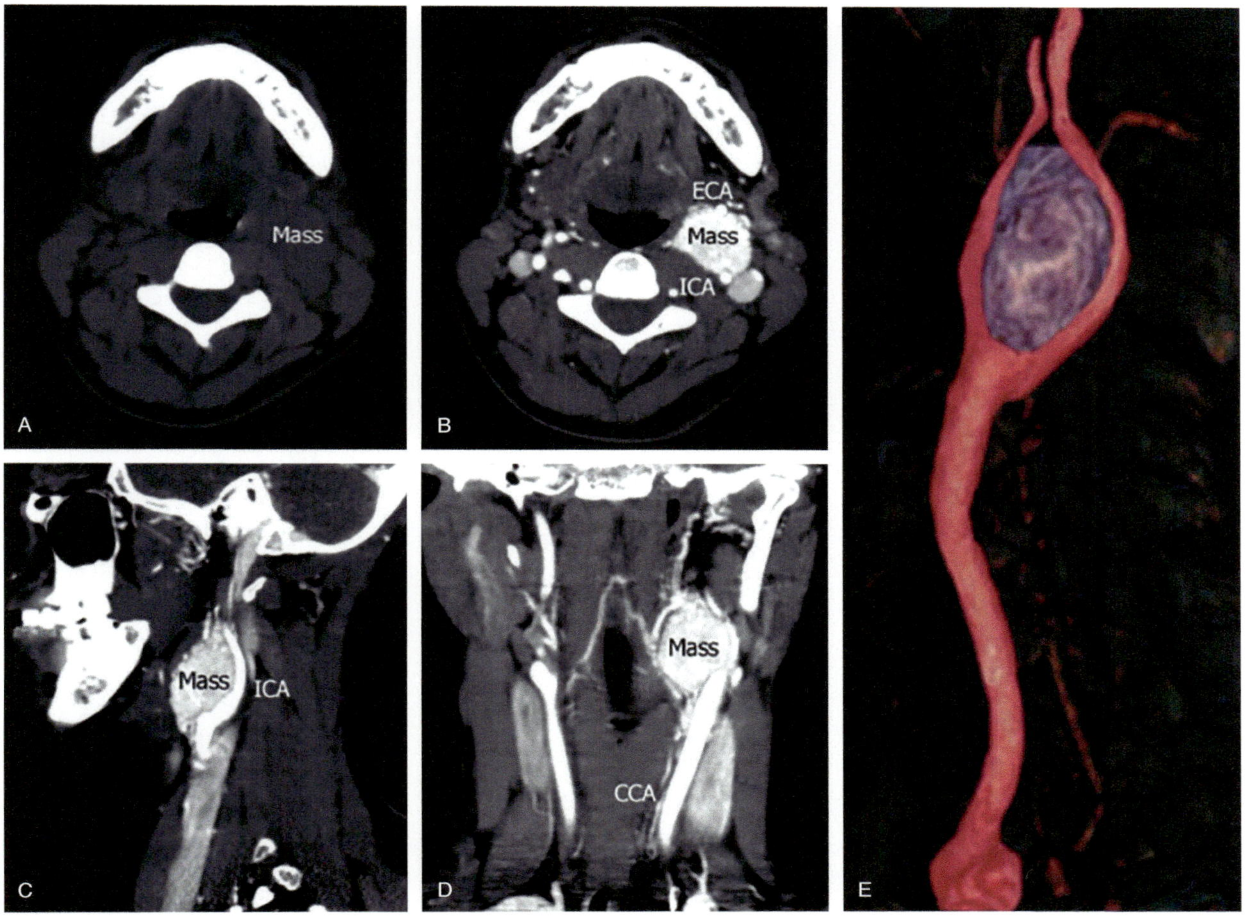

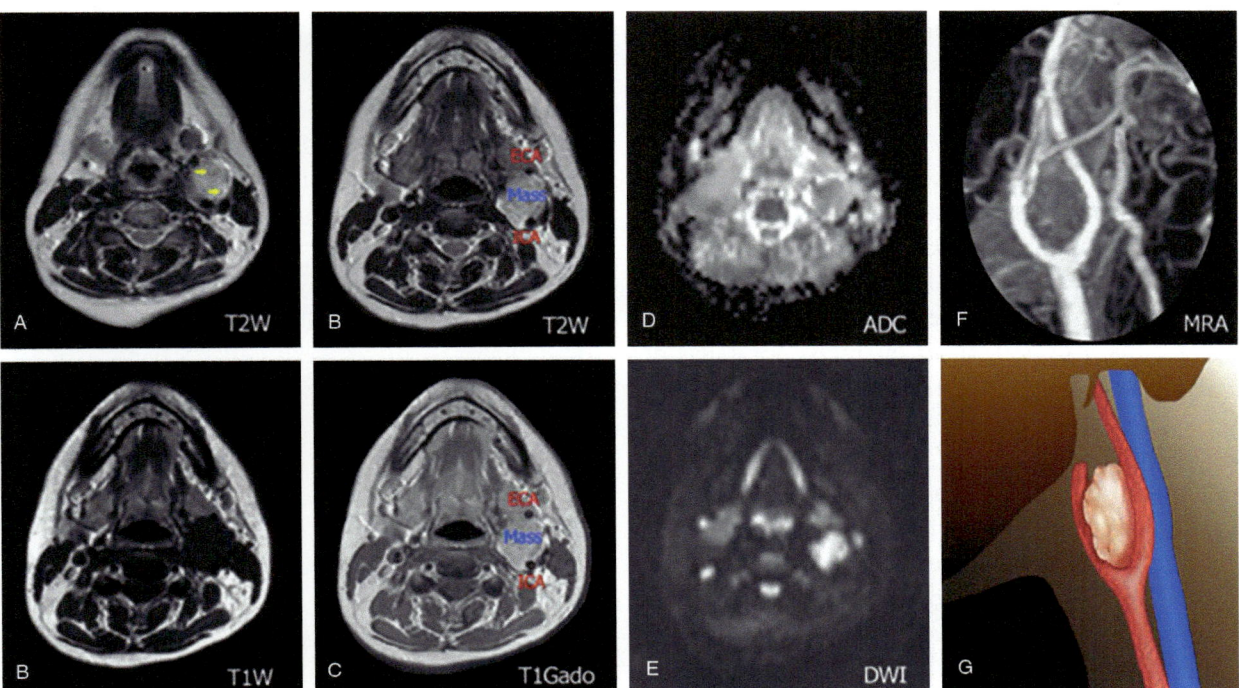

FIGURA 57.10 – *Tumor de Corpo Carotídeo Shamblin Tipo II - Achados:* **A.** A TC sem contraste mostra uma massa com densidade de partes moles. **B–D.** TC com contraste de fase arterial inicial mostra uma massa com realce heterogêneo na bifurcação da carótida esquerda. Demonstra um tumor do corpo carotídeo com a bifurcação das artérias carótidas interna (ICA) e externa (ECA). **E.** Angiografia por TC imagem reformatada em 3D de tumor de corpo carotídeo esquerdo. Fonte: autores.

FIGURA 57.11 – *Ressonância Magnética – Achados:* **A e C.** Imagens axiais ponderadas em T2 mostram lesão com sinal aumentado e vazios de fluxo bem definidos (setas amarelas em A). **B e D.** T1 pré e pós-contraste ponderado mostra uma massa centrada na bifurcação da carótida esquerda com ávido realce. **E e F.** DWI mostra evidência de difusão restrita junto com o mapa ADC. **G.** Imagem de projeção de intensidade máxima da angiografia por RM aprimorada mostra realce tumoral e dilatação proximal da artéria carótida interna (ICA) e externa (ECA). **H.** Ilustração que demonstra o tumor de corpo carotídeo neste caso. Fonte: autores.

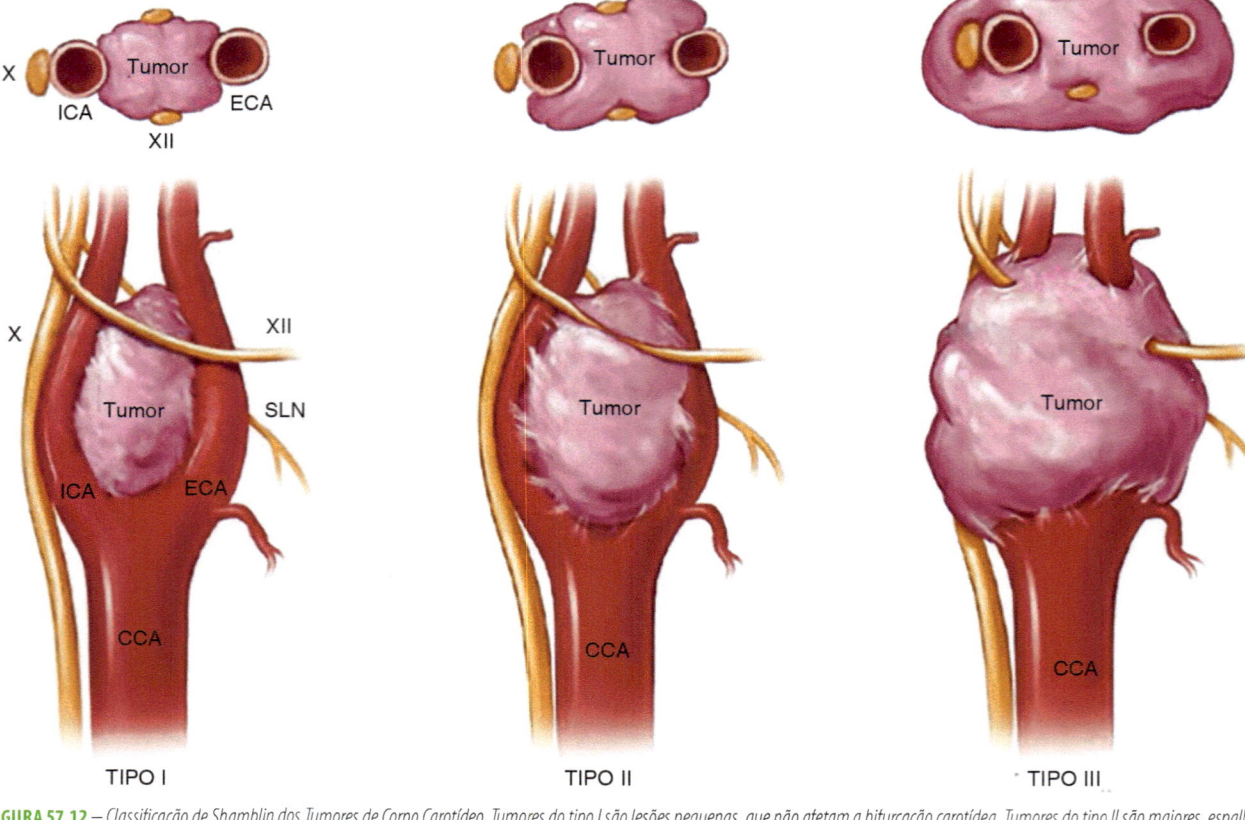

FIGURA 57.12 – *Classificação de Shamblin dos Tumores de Corpo Carotídeo. Tumores do tipo I são lesões pequenas, que não afetam a bifurcação carotídea. Tumores do tipo II são maiores, espalham significativamente a bifurcação carotídea, mas não envolvem circunferencialmente as artérias carótidas. Tumores do tipo III são grandes, encapsulam as artérias carótidas internas ou externas e frequentemente aderem ou incorporam os nervos cranianos adjacentes. NC: nervo craniano; ECA: artéria carótida externa; ICA: artéria carótida interna; SLN: nervo laríngeo superior. Fonte: autores.*

avaliação dos vasos que irrigam o tumor e a embolização pré-operatória. Por conta da hipervascularização e proximidade de várias estruturas vasculares e nervosas desses tumores, a biópsia como método diagnóstico é contraindicada, pois apresenta risco de hemorragia maciça e pode levar à formação de pseudoaneurisma e trombose carotídea também.[27,29]

A excisão cirúrgica ainda continua sendo a modalidade terapêutica padrão ouro para o tratamento de TCCs. A radioterapia é uma modalidade alternativa de tratamento que pode diminuir o tamanho do tumor ou interromper seu crescimento. É recomendada para pacientes que não podem ser operados por causa do extenso envolvimento, múltiplos tumores e alto risco operatório e anestésico. Considerações adicionais específicas para a ressecção do TCC incluem o mapeamento de rotina da veia safena, e a preparação de uma coxa no campo operatório para uma possível reconstrução vascular. Independentemente da idade do paciente e do tamanho do tumor, a remoção cirúrgica precoce dos TCCs é recomendada para prevenir o desenvolvimento de tumores maiores e mais avançados, que estão relacionados a maior morbimortalidade. Se o tamanho do TCC for mais de 5 cm, a mortalidade é de 1% a 3% após a intervenção cirúrgica.[34] A excisão cirúrgica de TCCs é um procedimento muito eficaz e seguro, com baixo índice de complicações neurovasculares e mortalidade (Figuras 57.13 a 57.16).

A detecção precoce e a remoção cirúrgica completa de TCCs melhoram o resultado.[21,31,32] Pacientes com tumores bilaterais do corpo carotídeo requerem atenção especial. Nesses pacientes, o procedimento recomendado é a excisão em estágios, removendo primeiro o tumor maior e operando o segundo tumor posteriormente.

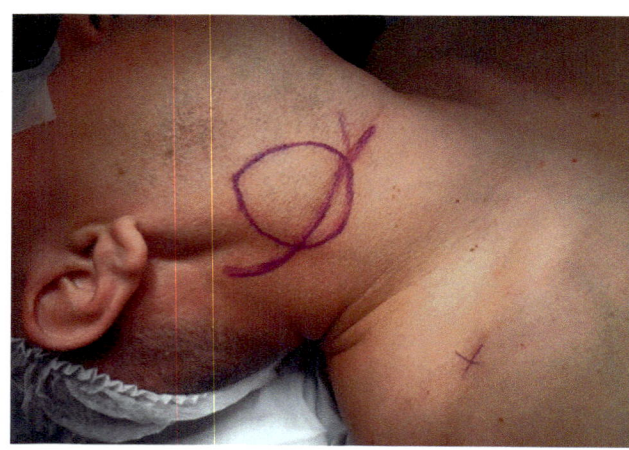

FIGURA 57.13 – *Paciente com 46 anos com Tumor do Corpo Carotídeo à direita com cerca de 3,0 cm classificado como Shamblin Tipo II. Realizada uma incisão arciforme cervical para acesso ao tumor. Fonte: autores.*

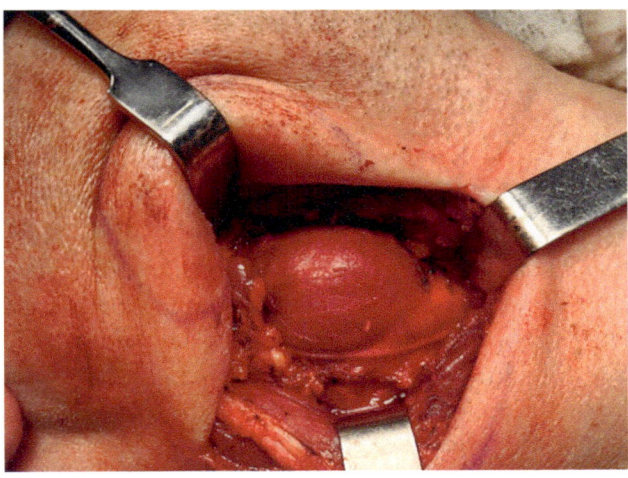

FIGURA 57.14 – *Levantamento dos retalhos e exposição do tumor na bifurcação das carótidas à direita. Fonte: autores.*

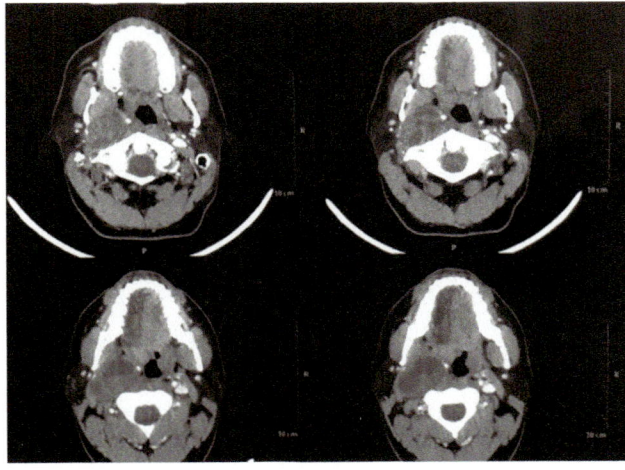

FIGURA 57.17 – *Tumor de Corpo Carotídeo Maligno Shamblin Tipo III – Tomografia mostrando grande lesão junto à bifurcação das artérias carótidas à direita, sendo difícil a visualização da artéria carótida interna direita, que parece não apresentar plano de clivagem com o tumor. Fonte: autores.*

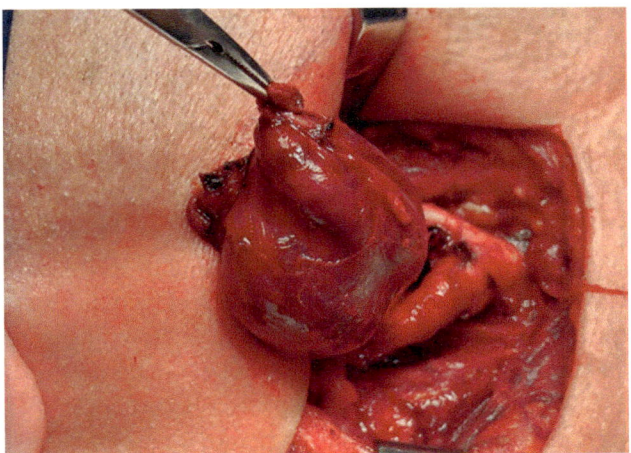

FIGURA 57.15 – *Dissecção do tumor, com liberação dele da artéria carótida externa e da artéria carótida interna, com preservação das mesmas. Fonte: autores.*

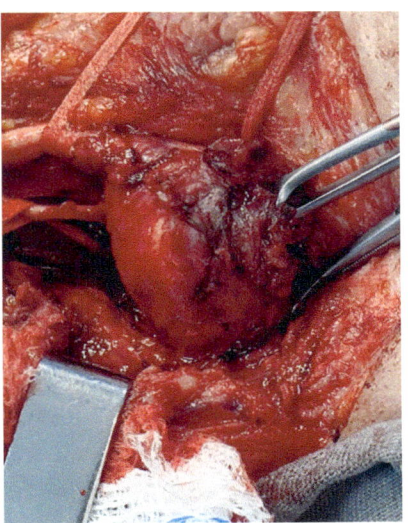

FIGURA 57.18 – *Aspecto intraoperatório do tumor de corpo carotídeo à direita. Notamos um envolvimento de 360° da artéria carótida interna, sem nenhum plano de clivagem, não sendo possível a ressecção do mesmo, sem a retirada em monobloco da carótida interna. Fonte: autores.*

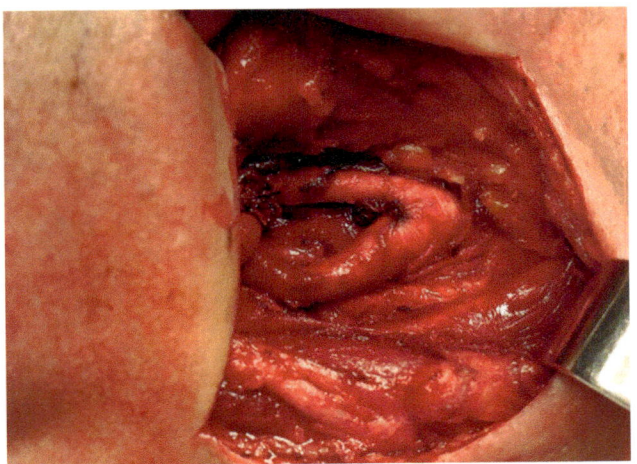

FIGURA 57.16 – *Aspecto final da cirurgia após a ressecção com completa do Tumor de Corpo Carotídeo à direita. Fonte: autores.*

Fazê-lo simultaneamente acarreta o risco de experimentar pressão arterial instável no pós-operatório, de difícil controle medicamentoso devido à ressecção bilateral dos nervos de Hering (Figuras 57.17 a 57. 20).[35]

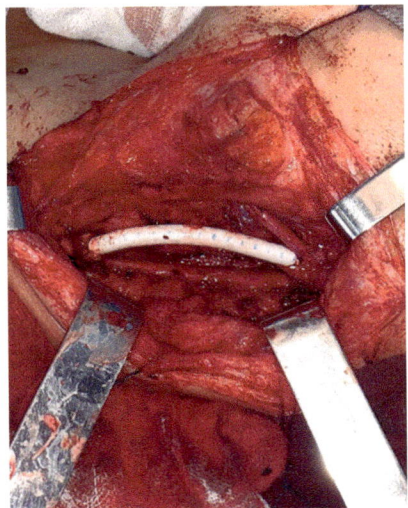

FIGURA 57.19 – *Aspecto final após a ressecção completa da lesão em monobloco com a artéria carótida interna e reconstrução imediata com prótese vascular PTFE, com bom fluxo sanguíneo e sem nenhum déficit neurológico do pós-operatório. Fonte: autores.*

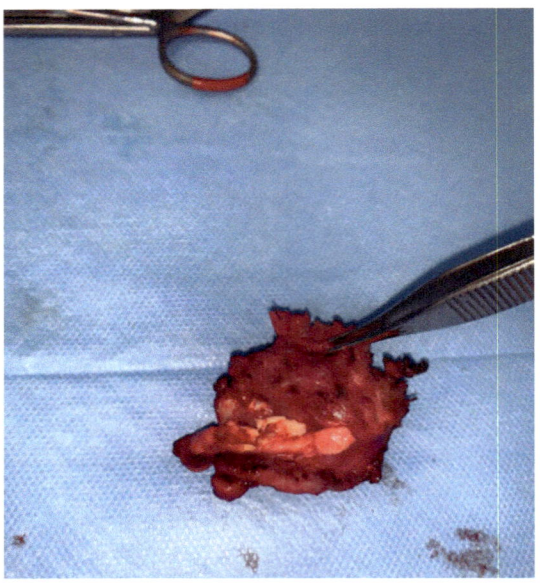

FIGURA 57.20 – *Foto da lesão, mostrando uma invasão maciça da parede e da luz da artéria carótida interna. Anatomopatológico final mostrou três linfonodos metastáticos, definindo o diagnóstico de tumor glômico maligno. Fonte: autores.*

Diagnósticos deiferenciais

O diagnóstico diferencial de TCCs deve ser feito com massas no pescoço ou lesões originadas do espaço carotídeo. O diagnóstico diferencial mais importante inclui aneurisma ou pseudoaneurisma da artéria carótida, hematoma, tumor glomus vagal e schwannoma vagal.[27,36] Além disso, a hiperplasia do corpo carotídeo também deve ser lembrada. Pode se desenvolver por causa da hipóxia crônica e é descrita principalmente em pacientes que vivem em grandes altitudes.[29,37]

Aneurisma da artéria carótida

O aneurisma da artéria carótida geralmente é causado por trauma mecânico ou por um distúrbio do tecido conjuntivo subjacente. Isso pode resultar em um hematoma intramural levando a um trombo, que causa estreitamento do lúmen. Pode ocorrer um pseudoaneurisma ou dissecção da artéria carótida. O diagnóstico é confirmado por tomografia computadorizada ou ressonância magnética; a angiografia pode delinear a extensão, detectar estenose e auxiliar no planejamento cirúrgico. A ATC ou ARM é considerada o estudo de escolha quando há suspeita de aneurisma ou dissecção da artéria carótida, e classicamente revelará uma alteração no calibre do vaso sanguíneo. Outros achados na TC ou RNM indicativos de dissecção incluem uma seção transversal oval, irregular ou em fenda do lúmen do vaso.

Pseudoaneurisma da artéria carótida

O pseudoaneurisma ocorre quando há lesão da camada íntima e média, resultando em hematoma que é contido apenas pela fina camada adventícia externa do vaso. Na ultrassonografia, uma estrutura cística hipoecoica pode ser demonstrada adjacente ao vaso verdadeiro. A imagem da TC pode demonstrar a irregularidade da parede de um vaso e uma bolsa externa irregular. Hematoma com extravasamento de contraste visto em estudos angiográficos é compatível com ruptura e sangramento ativo.[34] A ressonância magnética com sequências com supressão de gordura ponderada em T1 permite a avaliação do trombo intraluminal e do tamanho do saco do pseudoaneurisma. A angiografia de subtração digital continua sendo o padrão ouro para avaliação de pseudoaneurisma e, simultaneamente, oferece potencial terapêutico. A distinção entre o pseudoaneurisma da artéria carótida e o tumor do corpo carotídeo, na maior parte das vezes, é simples porque o pseudoaneurisma geralmente contém sangue.[8]

Hematoma e trombose

O hematoma pode se formar como resultado de trauma, dissecção, pseudoaneurisma, infecção. O hematoma pode ser diagnosticado facilmente com TC com contraste, RNM ou ultrassonografia. Na TC sem realce, o hematoma aparece como uma massa de alta densidade. A ressonância magnética produz maior contraste de tecidos moles e pode delinear taxas alteradas de fluxo sanguíneo com mais sensibilidade do que a TC. Na RM ponderada em T2, o trombo agudo da artéria terá um lúmen brilhante, enquanto o trombo arterial subagudo terá um sinal baixo. A ultrassonografia é um teste fácil, seguro, não invasivo e amplamente disponível. Os achados na ultrassonografia incluem uma artéria dilatada e incompressível, coágulo intraluminal e nenhuma resposta à manobra arterial.[31,32]

Glomus vagal

Os paragangliomas vagais são raros, representando menos de 5% de todos os paragangliomas da cabeça e pescoço. Esses tumores são menos comuns do que os tumores do corpo carotídeo. Os paragangliomas vagais surgem de tecido paraganglionar associado a um dos três gânglios do nervo vago. Os paragangliomas vagais tendem a se apresentar de forma semelhante aos tumores do corpo carotídeo na radiologia. Às vezes, a ressonância magnética demonstra a aparência clássica de "sal e pimenta" em imagens ponderadas em T1 e T2, vistas com todos os tipos de paragangliomas. Tanto o glomus vagal quanto o tumor do corpo carotídeo têm ávido realce nas imagens de RM e TC. O glomus vagal desloca anteriormente a artéria carótida, lateralmente desloca a veia jugular interna e não alarga a bifurcação carotídea como os tumores do corpo carotídeo.[36,37]

Referências bibliográficas

1. Rydholm A, Berg NO. Size, site and clinical incidence of lipoma. Factors in the differential diagnosis of lipoma and sarcoma. Acta Orthop Scand. 1983; 54:929–34.
2. de Bree R, van der valk P, Kuik DJ et al. Prognostic fac- tors in adult soft tissue sarcomas of the head and neck: a single- centre experience. Oral Oncol. 2006; 42:703–9.
3. WHO classification of soft tissue tumours. In: Fletcher cDM, Unni KK, Mertens F (eds) Pathology and genetics of tumours of soft tissue and bone. IARc Press,Lyon;2002: 10–11.
4. Enzinger FM, Harvey DA. Spindle cell lipoma. Cancer. 1975;36:1852-59.
5. Gaskin CM, Helms CA. Lipomas, lipoma, and variants well-diferentiated liposarcomas (atypical lipomas): results of MRI evaluations of 126 consecutive fatty masses. Am J Roentgenol. 2004;82:733–39.
6. Leithner A, Maurer-Ertl w, windhager R. Biopsy of bone and soft tissue tumours: hints and hazards. Recent Results Cancer Res. 2009; 179:3–10.
7. Nielsen GP, Rosenberg AE. Lipomatosis. In: Fletcher cDM, Unni KK, Mertens F (eds) wHO classification of tumors. Pathology and genetics of tumours of soft tissue and bone. IARc Press, Lyon; 2002: 23–24.
8. Razek AA, Huang BY. Soft tissue tumors of the head and neck: imaging-based review of the WHO Classification. RadioGraphics.2011;31(7):1923-54.
9. Mahajan P, Hicks J, Chintagumpala M, Venkatramani R. J Pediatr Hematol Oncol. 2017;39(3):136-9.
10. Luna A, Molinari L, Bollea Garlatti LA, Ferrario D, Volonteri V, Roiman P, Galimberti G, Mazzuoccolo L. Nodular fasciitis, a forgotten entity. Int J Dermatol.2019;58(2):190-3.
11. Yafit D, Horowitz G, Vital I, Locketz G, Fliss DM. An algorithm for treating extracranial head and neck schwannomas. Eur Arch Otorhinolaryngol. 2015;(8):2035-8.
12. Wong BLK, Bathala S, Grant D. Laryngeal schwannoma: a systematic review. Eur Arch Otorhinolaryngol. 2017;274(1):25-34.
13. Dokania V, Rajguru A, Mayashankar V, Mukherjee I, Jaipuria B, Shere D. Palatal Schwannoma: An Analysis of 45 Literature Reports and of an Illustrative Case. Int Arch Otorhinolaryngol. 2019;23(3):360-70.
14. Sitenga J, Aird G, Vaudreuil A, Huerter CJ. Clinical features and management of schwannoma affecting the upper and lower lips. Int J Dermatol. 2018;57(9):1047-52.
15. Liu HL, Yu SY, Li GK, Wei WI. Extracranial head and neck Schwannomas: a study of the nerve of origin. Eur Arch Otorhinolaryngol. 2011;268(9):1343-7.
16. Kunimatsu N, Kunimatsu A, Miura K, Mori I, Nawano S. Differentiation between solitary fibrous tumors and schwannomas of the head and neck: an apparent diffusion coefficient histogram analysis. Dentomaxillofac Radiol. 2019;48(3):1-9.
17. Barnes L. Tumors of the Nervous System. In: Surgical pathology of The Head and Neck. Third Edition.New York: Informa; 2009. P. 680.
18. Boumaza K, Michel G, Salaud C, Bossard C, Espitalier F, Malard O. Peripheral neck nerve tumor: A 73-case study and literature review. Eur Ann Otorhinolaryngol Head Neck Dis. 2019;136(6):455-60.
19. Latham K, Buchanan EP, Suver D, Gruss JS. Neurofibromatosis of the head and neck: classification and surgical management. Plast Reconstr Surg. 2015 Mar;135(3):845-55.
20. Sevilla GMA, Llorente PJL, Rodrigo TJP, Garcia RG, Suarez FV, Coca PA et al. Head and neck paragangliomas: revision of 89 cases in 73 patients. Acta Otorrinolaringol Esp. 2007;58(3):94-100. PMID: 17371691.
21. Bakoyiannis KC, Georgopoulos SE, Klonaris CN, Tsekouras NS, Felekouras ES, Pikoulis EA et al. Surgical treatment of carotid body tumors without embolization. Int Angiol. 2006;25(1):40-45. PMID: 16520723.
22. Dixon JL, Atkins MD, Bohannon WT, Buckley CJ, Lairmore TC. Surgical management of carotid body tumors: a 15-year single institution experience employing an interdisciplinary approach. Proceedings (Baylor University. Medical Center). 2016;29 (1):16-20. PMID: 26722157.
23. Albsoul NM, Alsmady MM, Al-Aardah MI, Altaher RN. Carotid body paraganglioma management and outcome. Eur J Sci Res. 2009;37:567-574. ISSN: 1450-202X.
24. Goffredo C, Antignani PL, Gervasi F, Ricottini E. Update in carotid chemodectoma. The International Journal of Medicine. 2009;2(2):221-226. ISSN: 2309-1622.
25. Shahi S, Upadhyay AR, Devkota A, Pantha T, Gautam D, Paudel DR. Excision of rare carotid body tumour without preembolisation: Case report and literature review. International journal of surgery case reports. 2018;53:99-101. PMID: 30390493.
26. Kanekar S, Kyle M. Imaging of Head and Neck Spaces for Diagnosis and Treatment, E-Book. An Issue of Otolaryngologic Clinics. Elsevier Health Sciences. 2012;45(6):1273-1292. eBook ISBN: 9781455758692.
27. Chengazi HU, Bhatt AA. Pathology of the carotid space. Insights into Imaging. 2019;10(21):1-16. PMID: 30771026.
28. Gratiot JH. Carotid body tumors: collective review. Internat Abstr Surg. 1943;77:177-186. ISSN: 0367-6870.
29. Muduroglu A, Yuksel A. Carotid body tumors: A report of three cases and current literature review, Vascul Dis Ther. 2017;2:1-3. ISSN: 2399-7400.
30. Grufferman S, Gillman MW, Pasternak LR, Peterson CL, Young WG. Familial carotid body tumors: case report and epidemiologic review. Cancer. 1980;46(9):2116-2122. PMID: 7000334.
31. Luo T, Zhang C, Ning Y, Gu Y, Li J, Wang Z. Surgical treatment of carotid body tumor: case report and literature review. Journal of geriatric cardiology. 2013;10 (1):116-118. PMID: 23610583.
32. Davis FM, Obi A, Osborne N. Carotid Body Tumors. In: Hans S. (eds) Extracranial Carotid and Vertebral Artery Disease. Springer. 2018;253-260. Online ISBN 978-3-319- 91533-3.
33. Shamblin WR, ReMine WH, Sheps SG, Harrison EG. Carotid body tumor (chemodectoma). Clinicopathologic analysis of ninety cases. Am J Surg. 1971;122:732-739. PMID: 5127724.
34. Sajid MS, Hamilton G, Baker DM. A Multicenter Review of Carotid Body Tumour Management. European Journal of Vascular and Endovascular Surgery. 2007;34(2):127-130. PMID: 17400487.
35. Burgess A, Calderon M, Jafif-Cojab M, Jorge D, Balanza R. Bilateral carotid body tumor resection in a female patient. International journal of surgery case reports. 2017;41:387-391. PMID: 29545998.
36. Kuwada C, Mannion K, Aulino JM., Kanekar SG. Imaging of the carotid space. Otolaryngol Clin North Am. 2012;45(6):1273-1292. PMID: 23153749.
37. Stambuk HE, Patel SG. Imaging of the parapharyngeal space. Otolaryngology Clinics North America. 2008;41(1):77- 101.

58 Traqueostomia e Cricotireoidostomia

Terence Pires de Farias • Jorge Pinho Filho • Paulo Siebra

Introdução

A traqueostomia consiste na abertura cirúrgica da parede anterior da traqueia para o meio externo, via cervical, com intuito de estabelecer uma via aérea. Pode ser realizada preferencialmente em Centro Cirúrgico ou em Unidade de Terapia Intensiva, em situações de dificuldade de transporte do paciente.[1]

Corresponde a um dos procedimentos cirúrgicos mais antigos, com registros egípcios datados de cerca de 1600 a.C., os Papiros de Ebers, descrevendo a realização de traqueostomia como via aérea de emergência em casos de trauma.[2]

A cricotireoidostomia é o acesso cirúrgico temporário da via aérea, através da membrana cricotireóidea, realizada principalmente em casos de dificuldade de obtenção de via aérea em adultos. Com o aperfeiçoamento das técnicas de intubação orotraqueal, seu uso vem se tornando cada vez mais raro.

Indicações de traqueostomia

Intubação prolongada

A traqueostomia geralmente costuma ser realizada em pacientes internados em unidade de terapia intensiva, em um contexto de necessidade prolongada de ventilação mecânica.

O contato contínuo do tubo orotraqueal e do *cuff* com as cordas vocais, na laringe, e com a mucosa traqueal pode ocasionar lesões e fibrose cicatricial, o que aumenta o risco de estenose de via aérea.

Cerca de 10% dos pacientes que necessitam de um período maior que três dias de intubação precisarão de uma via aérea definitiva, em que a traqueostomia configura como principal alternativa. Na maioria dos casos, é indicada sua realização entre o 10º e o 14º dia de intubação.[3-7]

Traumatismo cerebral moderado e severo

Em pacientes com trauma cerebral importante, em que é esperado um período maior do que quatro dias em ventilação mecânica, a indicação de traqueostomia precoce diminui o risco de complicações infecciosas, duração de ventilação mecânica e hospitalização.[7]

Após cirurgia cardíaca

A realização de traqueostomia precoce em pacientes que se encontram no quarto dia de pós-operatório de cirurgia cardíaca, e que apresentam dificuldade de desmame da ventilação mecânica, pode reduzir o risco de pneumonia relacionada a assistência ventilatória e a incidência de *delirium*.[8]

Esclerose lateral amiotrófica

Para pacientes acometidos por Esclerose Lateral Amiotrófica (ELA), principalmente com envolvimento bulbar, e que apresentam insuficiência respiratória por comprometimento muscular, recomenda-se a realização da traqueostomia precoce, logo após a intubação orotraqueal.[9]

Obstrução de via aérea por causa neoplásica

Neoplasias que evoluem com sintomas de obstrução de via aérea, como câncer de orofaringe, hipofaringe, laringe e traqueia, são indicações de traqueostomia quando se encontram em fase avançada. Nesses casos pode ocorrer dificuldade técnica, pois são pacientes que não possuem via aérea acessível à intubação orotraqueal prévia devido a obstrução tumoral, sendo muitas vezes necessário realizar o procedimento com o paciente acordado, visto que os sedativos deprimem ainda mais a função respiratória.[1]

Técnica operatória – traqueostomia[1]

O paciente deve estar devidamente monitorado e posicionado em decúbito dorsal, com colocação de um coxim no dorso, na altura dos ombros, a fim de facilitar a hiperextensão da cabeça (exceto em casos de trauma de coluna cervical) e anteriorização da traqueia.

O local de incisão deve ser abaixo da cartilagem cricoide e geralmente 2 cm acima da fúrcula esternal. A mesma pode ser realizada na vertical ou horizontal, sendo esta última de preferência, por apresentar fechamento mais estético após a retirada do traqueóstomo.

Após a incisão, os tecidos pré-traqueais são dissecados na linha média, e a musculatura pré-traqueal (músculos esterno-hióideo e esternotireóideo) é rebatida lateralmente com uso de afastadores.[1]

O espaço pré-traqueal deve ser dissecado cuidadosamente, devido à riqueza de vascularização, com uso de pinça hemostática, e a glândula tireoide deve ser afastada cranialmente para permitir o acesso à traqueia. Antes da abertura traqueal é necessário realizar revisão de hemostasia, com ligadura ou cauterização de pontos de sangramento, a fim de evitar penetração de sangue na via aérea.

A traqueia deve ser incisionada entre o 3º e o 4º anéis, ou entre o 2º e o 3º anéis traqueais. Foram descritas várias formas de abertura traqueal: incisão horizontal, vertical, em formato de "H", com ressecção de um anel traqueal etc. Não existem trabalhos que demonstrem qual a melhor forma, mas deve-se optar pela mais simples e com menor distorção anatômica. No momento da abertura da parede traqueal, caso seja utilizado o bisturi elétrico, o anestesista ou intensivista deve desligar o respirador, visto que este fornece ar rico em oxigênio, o que pode levar à combustão e queimadura de via aérea.[10]

Fios não absorvíveis podem ser utilizados para reparar os anéis traqueais, a fim de facilitar a troca de cânula. Um aspirador pode ser utilizado para impedir que sangue e secreções caiam na via aérea.

A escolha de tipo e tamanho da cânula deve ser realizada pelo cirurgião antes da abertura da traqueia. Características do paciente, como idade, calibre da traqueia, biotipo (altura e peso), sexo (masculino ou feminino), são levadas em consideração para essa decisão. Para pacientes em uso de ventilação mecânica, é necessário implante de cânula com balonete ou *cuff*.[1]

Após a retirada do tubo orotraqueal pelo anestesista ou intensivista, é realizada a inserção perpendicular da cânula de traqueostomia pela abertura traqueal, com posterior rotação anti-horária em direção ao mediastino para avanço da cânula. A mesma é então fixada com uso de fixador próprio ou cadarço, de modo a mantê-la fixa e não permitir decanulação acidental por tração.[1]

Complicações

As complicações de uma traqueostomia podem ser divididas em transoperatórias, precoces e tardias (Tabelas 58.1 a 58.3).[10]

Tabela 58.1 Complicações transoperatórias	
Sangramento	Complicação intraoperatória mais frequente, ocorrendo entre 1% a 37% dos casos. Ocorre mais comumente devido à lesão de vasos pré-tireoidianos e das veias jugulares anteriores. Geralmente não são de grande volume e costumam ser resolvidos com ligadura do vaso ou cauterização.
Pneumotórax	Ocasionado por lesão inadvertida da pleura apical, que pode estar mais exposta em pacientes em ventilação mecânica e em crianças. O diagnóstico é realizado por meio da radiografia de tórax.
Perfuração esofágica	Lesão iatrogênica rara, com frequência menor que 1% dos casos. Ocorre geralmente devido a exposição inadequada com tração lateral da traqueia e exposição da parede anterior do esôfago durante a dissecção dos planos profundos.
Parada cardiorrespiratória	Pode ocorrer por atraso na colocação da cânula de traqueostomia após retirada do tubo orotraqueal com consequente hipóxia, arritmia cardíaca, estímulo vagal e pneumotórax hipertensivo.
Combustão e queimadura de via aérea	Complicação rara, relacionada ao uso de bisturi elétrico associado a oxigênio em altas concentrações fornecido pela ventilação mecânica. Pode ser evitada com o uso de lâmina fria de bisturi para abertura traqueal.

Tabela 58.2 Complicações pós-operatórias precoces	
Desposicionamento da cânula	Ocorre devido à má fixação da cânula associada a agitação do paciente ou movimentação inadvertida do mesmo no momento de higienização ou mudança de decúbito. Quanto mais precoce, maior será a dificuldade para reposicionar a cânula, visto que nos primeiros dias após a traqueostomia, ainda não há a fibrose e o estabelecimento do trajeto traqueia-pele.
Sangramento	Ocorre pela mesma origem dos sangramentos transoperatórios. Em alguns casos pode haver resolução apenas com a simples compressão, caso contrário, torna-se necessária a reabordagem cirúrgica.
Obstrução do lúmen da cânula	Podem se formar "rolhas" de secreção mucosa ou coágulos provenientes da árvore traqueobrônquica. Evitada por meio de aspiração frequente e umidificação das vias aéreas.
Enfisema subcutâneo	Acúmulo de ar no espaço subcutâneo geralmente devido ao fechamento hermético da pele ao redor da cânula, associado a pequenos escapes de ar pelo traqueóstomo. Não requer tratamento específico, sendo autolimitado.

Tabela 58.3 Complicações pós-operatórias tardias[8]	
Estenose de traqueia	Motivada por lesão da parede traqueal pela alta pressão no *cuff* da cânula ou pelo mal posicionamento da ponta da cânula. Manifesta-se após o fechamento da traqueostomia. Geralmente ocorrem sintomas respiratórios quando há a redução do lúmen traqueal acima de 50%. Pode ser tratada com ressecção a laser da estenose, dilatação por broncoscopia ou ressecção cirúrgica do segmento estenosado.
Fístula traqueocutânea	Quando não há o fechamento da traqueostomia por segunda intenção, semanas após a retirada da cânula. Forma-se uma fístula epitelizada cujo tratamento consiste na ressecção e fechamento cirúrgico do estoma.

Traqueostomia percutânea

Nas últimas décadas, a técnica de traqueostomia percutânea foi desenvolvida como opção para pacientes em ventilação mecânica, com dificuldade de transporte. Consiste na punção da traqueia, através do pescoço, com agulha e passagem de fio guia, seguido por dilatadores de tamanho progressivo, sob visualização direta através de broncoscópio. Após a dilatação adequada, a cânula de traqueostomia é colocada.[1]

Esta técnica apresenta, como vantagem, a possibilidade de realização à beira-leito, sem necessidade de transporte do paciente em estado crítico para um centro cirúrgico. Como desvantagem, adiciona a necessidade de utilização de broncoscopia e de kit de material específico para o procedimento.[11]

Em relação aos riscos de complicações, metanálises mostraram não haver diferenças entre a técnica tradicional e a traqueostomia percutânea, porém com menor custo desta última, uma vez que não requer o uso do centro cirúrgico. No entanto, nem todos os pacientes são passíveis de realização da técnica percutânea. Nos casos em que há coagulopatia ou em que há anatomia não favorável, como bócio tireoidiano volumoso, obesidade e dificuldade de palpação das estruturas da linha média, a técnica aberta é preferível, já que o acesso cirúrgico permite ampla visualização da traqueia.[11,12]

Cricotireoidostomia

A cricotireoidostomia consiste em uma alternativa rápida e temporária para manutenção da via aérea, conforme descrito na Introdução deste capítulo. Devido ao alto risco de gerar estenose de via aérea superior, deve ser trocada por uma traqueostomia em 24 a 72 horas.[1]

Costuma ser realizada em casos de emergência, em que não foi possível realizar a intubação orotraqueal, devido a uma via aérea difícil. Atualmente, com a melhora da técnica e dos equipamentos disponíveis para a intubação transoral, o uso dessa via aérea cirúrgica foi reduzido para menos de 1% das intubações em sala de emergência.[13]

As principais indicações são o trauma facial severo, incluindo queimadura, hemorragia severa do trato aéreo-digestivo superior, edema de via aérea por anafilaxia, inabilidade de visualização de cordas vocais e trismo importante. Não existem contraindicações absolutas em adultos. Contraindicações relativas são o trauma com secção de traqueia ou com fratura de laringe, em que a traqueostomia seria a melhor opção. Em crianças, também há contraindicação relativa, devido à fragilidade da cartilagem cricoide e à conformação da via aérea em forma de funil, o que aumenta o risco de estenose de via aérea superior.[1]

A localização da membrana cricotireoide pode ser palpada na linha média do pescoço. A incisão é realizada na topografia palpada. A membrana encontra-se logo abaixo da pele, e sua abertura pode ser realizada com o uso de pinça hemostática ou com o próprio bisturi, seguida pela passagem de uma cânula de traqueostomia ou, caso indisponível, de um tubo orotraqueal de fino calibre.

COVID-19 – Recomendações de traqueostomia por consenso de especialistas em cirurgia de cabeça e pescoço

No início do ano de 2020, o mundo se deparou com a pandemia causada pelo Coronavírus COVID-19, com importante taxa de acometimento pulmonar decorrente de Síndrome Respiratória Aguda Grave (SRAG), que muitas vezes requer tratamento com ventilação mecânica prolongada. Devido ao alto índice de transmissibilidade, muitos profissionais de saúde tornaram-se vítimas desta doença devido ao contato próximo com pacientes críticos.[14]

Como a traqueostomia corresponde a um procedimento em que ocorre a abertura da via aérea, algumas medidas devem ser tomadas para proteção da equipe e de demais pacientes do hospital.

Devido ao longo tempo de ventilação mecânica para os pacientes com SRAG, recomenda-se a realização do procedimento somente após o 21º dia de infecção, visando um menor risco de transmissão do vírus.[15]

O procedimento deve ser realizado idealmente no próprio leito do paciente, e este deve estar em ambiente isolado, com portas fechadas, e/ou em sala com pressão negativa. Casos em que há obesidade mórbida, bócio tireoidiano ou outras dificuldades anatômicas importantes, podem ser realizados em Centro Cirúrgico, desde que todas as precauções sejam tomadas no transporte do paciente.[15]

A equipe deve estar reduzida somente ao pessoal necessário (cirurgião, auxiliar, anestesista e enfermeira assistente). Os equipamentos de proteção individual devem ser disponibilizados para todos: máscara N95/PFF2 ou PFF3, avental impermeável, protetor facial e dois pares de luvas. Caso seja optado pela técnica de traqueostomia percutânea, a broncoscopia deve ser evitada, devido à maior geração de aerossol, sendo indicado o uso da ultrassonografia.[15]

O cirurgião mais experiente deve realizar o procedimento, com redução do uso do bisturi elétrico. O anestesista ou intensivista precisa otimizar drogas que diminuam o reflexo de tosse. A ventilação mecânica é interrompida antes da abertura da traqueia. O tubo orotraqueal deve ser tracionado para que seu final fique acima da abertura traqueal. Logo após a passagem da cânula de traqueostomia, o filtro HME (com filtragem de partículas virais) é acoplado, e o balonete (*Cuff*) insuflado, antes do reinício da Ventilação mecânica. Recomenda-se suturar a cânula à pele. Todo o material cirúrgico deve ser recolhido em sacos apropriados, e o equipamento e o ambiente, propriamente desinfectados.[15]

Referências bibliográficas

1. Farias TP. Tracheostomy - A surgical guide. Switzerland: Springer International Publishing; 2018; [access in 2020 Apr 18]. Disponível em: http://link.springer.com/10.1007/978-3-319-67867-2
2. Cooper JD. Surgery of the airway: historic notes. J Thorac Dis. 2016;8 (Suppl 2):S113–20.
3. Durbin Charles G Jr. Tracheostomy: why, when, and how? Respir Care. 2010;55(8):1056–68.
4. Frutos-Vivar F, Esteban A, Apezteguía C, International Mechanical Ventilation Study Group, et al. Outcome of mechanically ventilated patients who require a tracheostomy. Crit Care Med.2005;33:290–8.
5. Terragni PP, Antonelli M, Fumagalli R, et al. Early vs late tracheotomy for prevention of pneumonia in mechanically ventilated adult ICU patients: a randomized controlled trial. JAMA.2010;303:1483–9.
6. Durbin CG Jr. Indications for and timing of tracheostomy. Respir Care. 2005;50(4):483–7.
7. Diretrizes Brasileiras de ventilação mecânica. AMIB-SBPT;2013, p.13–16; p. 93–100.
8. Trouillet JL, Luyt CE, Guiguet M, et al. Early percutaneous tracheotomy versus prolonged intubation of mechanically ventilated patients after cardiac surgery: a randomized trial. Ann Intern Med. 2011;154:373–83.
9. Tandan R, Bradley WG. Amyotrophic lateral sclerosis: part 1. Clinical features, pathology, and ethical issues in management. Ann Neurol. 1985;18:271–80.
10. Myers EM, Stool SE, Thonson JT. Complications of tracheostomy. In: Myers EM, Stool SE, Thonson JT, editors. Tracheotomy. New York: Churchill Livingstone; 1985. p. 147–69.
11. Higgins KM, Punthakee X. Meta-analysis comparison of open versus percutaneous tracheostomy. Laryngoscope. 2007;117:447–54.
12. Freeman BD, Isabella K, Lin N, Buchman TG. A meta-analysis of prospective trials comparing percutaneous and surgical tracheostomy in critically ill patients. Chest. 2000;118:1412–8.
13. Goon SSH, Stephens RCM, Smith H. The emergency airway. Br J Hosp Med.2009;70(12):186–8.
14. World Health Organization (WHO). Coronavirus disease 2019 (COVID-19) – Situation report - 87. Geneva: WHO; 2020.
15. Farias TP, Dias FL, Vartanian JG, Barreira CESR, Oliveira AF, Ribeiro HSC et al. Tracheostomy in suspected or confirmed cases of COVID-19. Braz J Oncol. 2020;16:e-20200013.

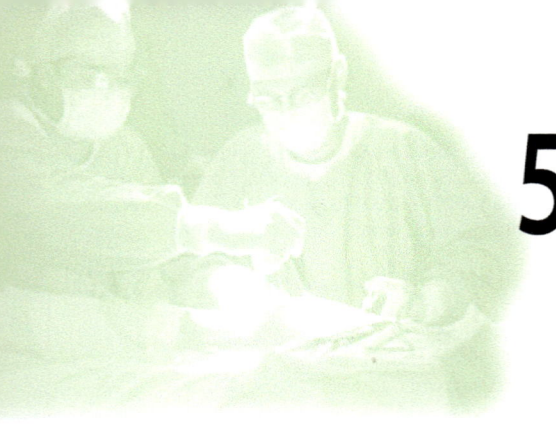

59 Tumores das Glândulas Salivares

Roberto Araujo Lima • Jorge Pinho Filho
Paula Fatturi Moretzsohn Carminatti

Introdução

Os tumores de glândulas salivares constituem um grupo heterogêneo de neoplasias com grande variedade de sítio anatômico, histologia e comportamento biológico. Os tumores de glândula salivar benignos e malignos são classificados de acordo com o sistema da Organização Mundial da Saúde (OMS) de 2017 (Quadro 59.1).[1]

A glândula parótida é o local mais frequente dos tumores, sendo responsável por aproximadamente 80% a 85% dos casos. A maioria das lesões da parótida são benignas, sendo apenas 25% delas malignas.[2] Menos frequentemente os tumores são originados nas glândulas submandibulares, sublinguais e salivares menores, que estão localizadas ao longo da submucosa da boca e do trato aerodigestivo superior.[3] Em contraste com os tumores originados na parótida, 40% a 45% dos tumores da glândula submandibular, 70% a 90% da glândula sublingual e 50% a 75% das glândulas salivares menores são malignos.[3]

O tipo histológico mais comum de tumor benigno de glândula salivar é o adenoma pleomórfico, presente em aproximadamente metade dos casos de tumores salivares.[4] O tumor de Warthin (frequentemente bilateral), adenoma de células basais e adenoma canalicular também benignos são mais raros.[5]

Os tumores epiteliais malignos mais frequentes são: carcinoma mucoepidermoide, carcinoma adenoide cístico e adenocarcinoma.[1] Nas glândulas salivares menores a incidência é variável geograficamente, e sua agressividade relacionada principalmente ao grau de diferenciação tumoral (Figuras 59.1 e 59.2).[6] As glândulas salivares maiores também podem ser acometidas por metástases de neoplasias como o melanoma e carcinoma epidermoide em cerca de 10% dos casos de nódulos de glândulas salivares maiores.[7]

Quadro 59.1 - Classificação

Tumores benignos	Tumores malignos
• Adenoma pleomórfico (tumor misto) • Cistadenoma papilífero linfomatoso (tumor de Warthin) • Cistoadenoma • Oncocitoma • Adenomas monomórficos Adenoma de células basais Adenoma de células claras Adenoma membranoso Mioepitelioma • Tumores sebáceos Adenoma Linfadenoma • Adenoma ducto-papilar • Lesão linfoepitelial benigna • Sialoadenoma papilífero • Papiloma ductal	• Carcinoma ex adenoma pleomórfico • Carcinoma mucoepidermoide • Carcinoma adenoide cístico: cribriforme, tubular e sólido • Carcinoma de células acinares • Adenocarcinoma: polimórfico, basaloide, NOS, sebáceo • Carcinoma oncocítico • Carcinoma de células claras • Carcinoma epidermoide primário • Carcinoma indiferenciado/pouco diferenciado • Carcinoma intraductal • Carcinoma de ductos salivares • Carcinoma mioepitelial • Carcinoma epitelial-mioepitelial • Carcinoma secretor • Carcinosarcoma • Carcinoma linfoepitelioma • Sialoblastoma

Fonte: World Health Organization, 2017.

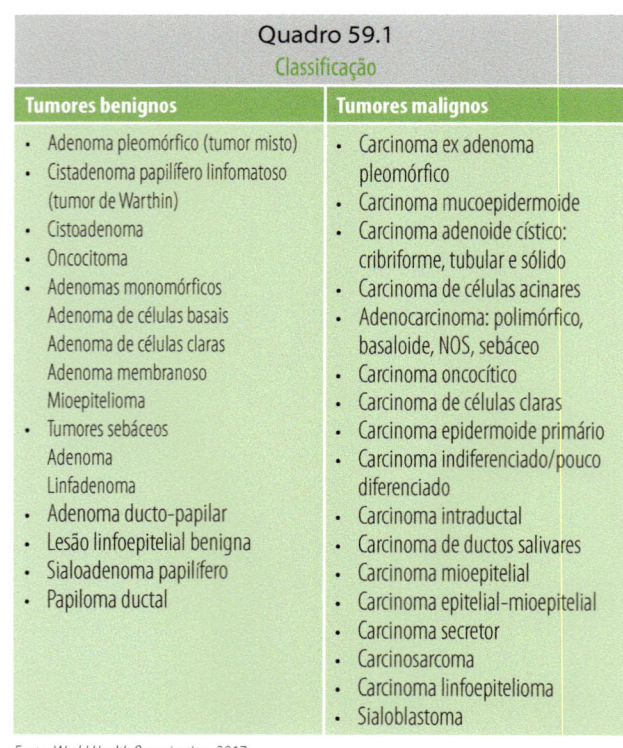

FIGURA 59.1 – Tipos histológicos de tumores malignos de glândulas salivares menores. Fonte: INCA-RJ, 2020.

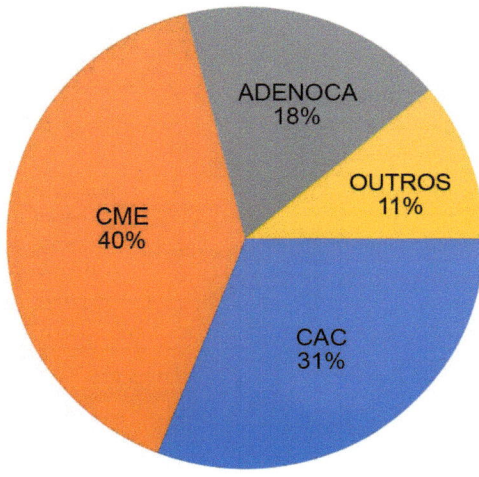

FIGURA 59.2 – *Tipos histológicos de tumores malignos de glândulas salivares menores*. Fonte: Memorial Sloan Kettering Experience – EUA, 2019.

Não é bem definida a predileção desses tumores por sexo, e os fatores mais bem estabelecidos como de risco são a radiação prévia em região de cabeça e pescoço e tabagismo para o Tumor de Warthin (não influencia nos demais tumores de glândulas salivares).[8]

Tumores das glândulas salivares maiores

Glândula parótida

Todos os tumores da glândula parótida são importantes devido a seu comportamento biológico e sua relação com o nervo facial.[9]

O tumor benigno que a acomete com maior frequência é o adenoma pleomórfico, sendo seguido pelo tumor de Warthin, que é frequentemente é bilateral. O tumor maligno mais comum é o carcinoma mucoepidermoide.

O tipo histológico e o estágio da doença, quando examinamos o paciente pela primeira vez, afeta enormemente o prognóstico. Alguns sinais são considerados patognomônicos de malignidade, tais como a presença de paralisia facial e/ou comprometimento da pele suprajacente, associados à presença de massa parotídea. A disfunção do nervo facial também é considerada fator de pior prognóstico (pela invasão neural), pois aumenta a taxa de recidivas e metástases (Figuras 59.3, 59.4 e 59.5).[10]

O diagnóstico patológico é considerado um forte indicador de prognóstico. No entanto, a raridade dos tumores malignos da parótida e as diferentes classificações patológicas tornam difícil o alcance de dados confiáveis. É bem sabido que os tumores mistos malignos, adenocarcinoma (NOS), carcinoma mucoepidermoide de alto grau e carcinoma do ducto salivar, são considerados de comportamento mais agressivo, e o adenoide cístico devido à grande taxa de invasão perineural, também é classificado como alto grau.[10]

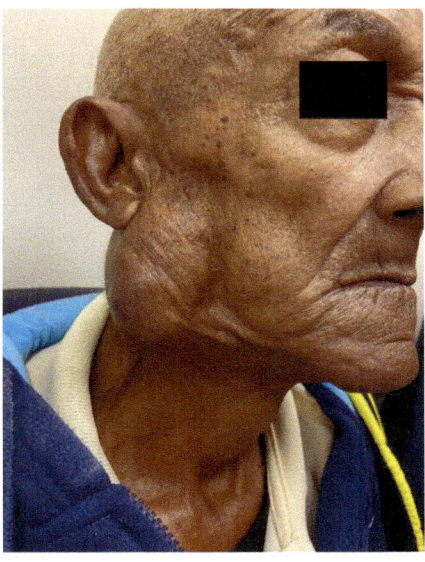

FIGURA 59.3 – *Metástase de Carcinoma Epidermoide*. Fonte: *autores*.

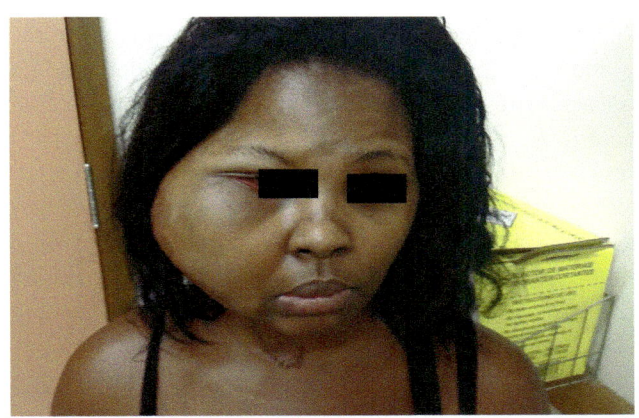

FIGURA 59.4 – *Tumor maligno da parótida*. Fonte: *autores*.

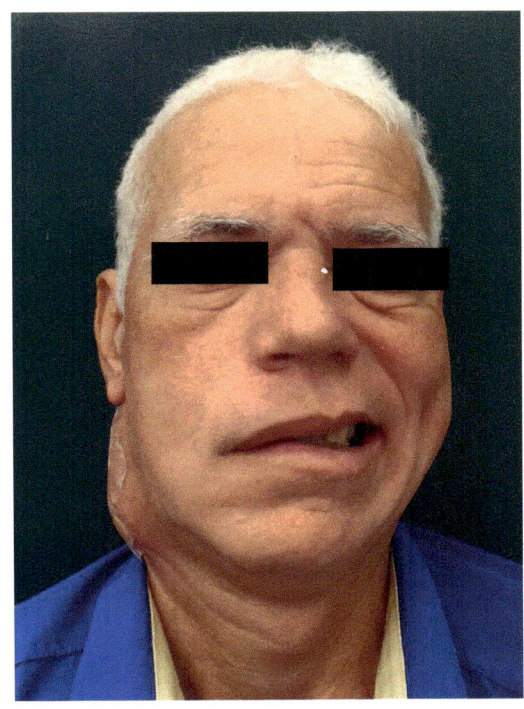

FIGURA 59.5 – *Paralisia do nervo facial por tumor maligno da parótida*. Fonte: *autores*.

A presença de metástase cervical no câncer da parótida não é comum, ocorrendo em cerca de 16% a 18% dos casos.[3,10] Entretanto, é um fator importante no prognóstico, reduzindo a sobrevida de 74% para 9% quando presentes. Cerca da metade das metástases linfáticas dos carcinomas da parótida acometem a cadeia jugular profunda, a maioria acometendo os gânglios parotídeos ou periparotídeos.[10] A incidência de metástases em linfonodos cervicais ocultos varia na literatura internacional de 22% a 48%, o que dificulta as indicações de esvaziamento cervical eletivo e irradiação cervical.[10]

Alguns fatores, como idade, extensão extraparotídea e invasão linfática, estão associados a ocorrência de metástase cervical.

Glândula submandibular

Correspondem entre 8% a 15% dos tumores das glândulas salivares maiores.[3] Ao contrário da glândula parótida, aproximadamente metade dos tumores que acometem a glândula submandibular são malignos.[9] O tumor benigno mais comum é o adenoma pleomórfico (Figuras 59.6 e 59.7), e a neoplasia maligna mais frequente é o carcinoma adenoide cístico. O carcinoma mucoepidermoide é o segundo tumor maligno mais frequente (30%), seguido pelo tumor misto maligno (carcinoma ex-adenoma pleomórfico), o adenocarcinoma, o carcinoma epidermoide e o carcinoma de células acinares. Raramente pode-se encontrar um fibrosarcoma ou linfosarcoma. As metástases à distância são duas vezes mais frequentes que no câncer da parótida.

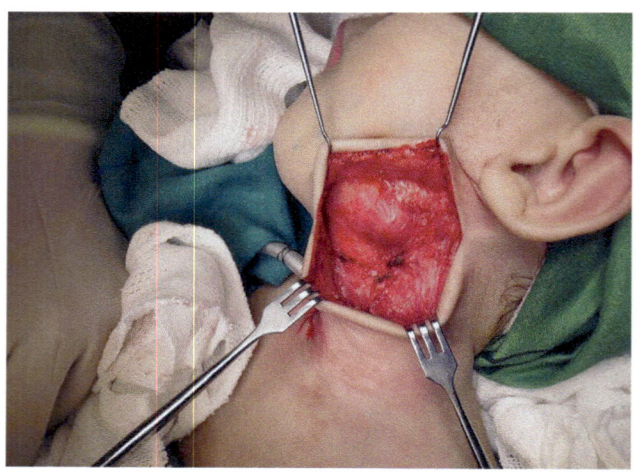

FIGURA 59.7 – *Adenoma de submandibular em criança. Fonte: autores.*

Glândula sublingual

As neoplasias da glândula sublingual são muito raras, constituindo cerca de 1,5% de todos os tumores das glândulas salivares maiores.[11] Sua proximidade com os nervos lingual e hipoglosso, assoalho de boca (Figura 59.8) e mandíbula fazem com que uma cirurgia radical seja desafiadora. Histologicamente o carcinoma adenoide cístico é o mais prevalente (66%), seguido pelo carcinoma de ductos salivares, mucoepidermoide e adenocarcinoma polimórfico.[9] Os exames de imagem são importantes para avaliação dos limites cirúrgicos como o musculo milo-hióideo (Figuras 59.9 e 59.10). Apesar de a taxa de metástases cervicais ocultas ser baixa, é recomendado o esvaziamento cervical profilático em casos de tumores de alto grau, estágio avançado, extensão estra glandular e invasão perineural.[11]

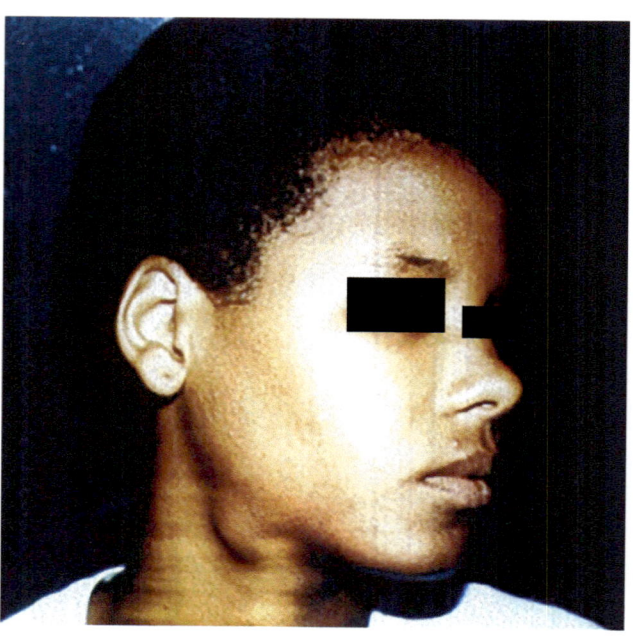

FIGURA 59.6 – *Adenoma pleomórfico submandibular. Fonte: autores.*

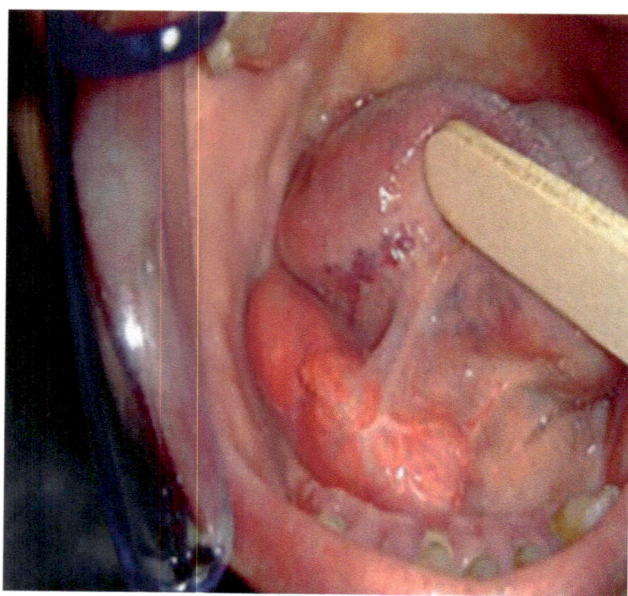

FIGURA 59.8 – *Adenoide Cístico de glândula sublingual com extensão para assoalho de boca. Fonte: autores.*

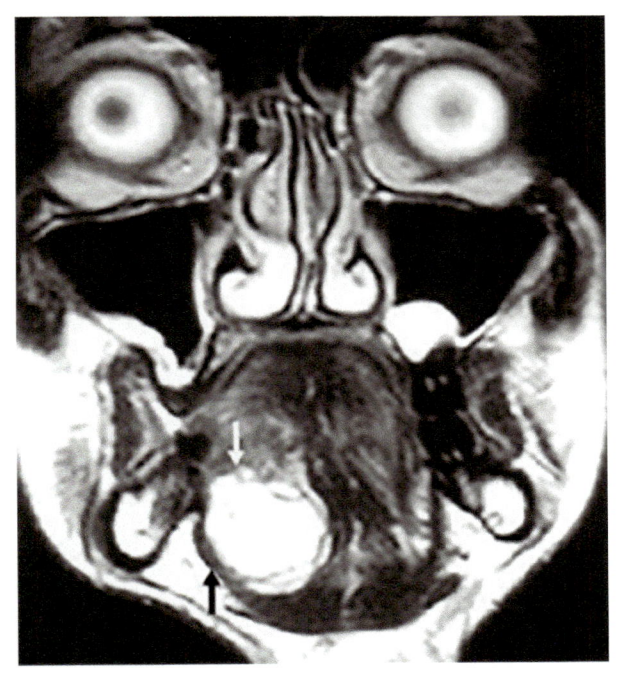

FIGURA 59.9 – *RNM com corte coronal. Seta preta demonstrando músculo milo-hioide. Fonte: autores.*

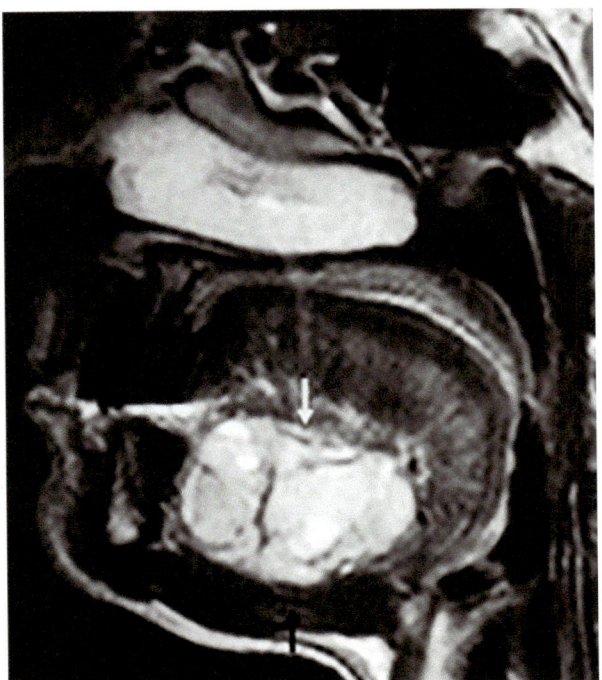

FIGURA 59.10 – *RNM corte sagital. Seta branca demonstrando espaço sublingual. Fonte: autores.*

Tumores das glândulas salivares menores (acessórias)

A incidência anual destes tumores é estimada em 0,16 a 0,4 por 100.000 habitantes. O sítio mais comum é a cavidade oral seguido por orofaringe, trato sinonasal, traqueia e laringe. Na cavidade oral, o palato ósseo (ou duro) é o local mais frequente, seguido pela base de língua, mucosa jugal, palato mole e assoalho.[6]

Essas glândulas são mais frequentemente acometidas por tumores malignos, entre 78% e 82%.

O tumor benigno mais prevalente é o adenoma pleomórfico, e a neoplasia maligna mais frequente nos Estados Unidos é o carcinoma mucoepidermoide, seguido pelo adenoide cístico e adenocarcinoma.[6] Não foi demonstrada associação com sexo, e a idade média varia entre 60 a 70 anos. Os principais fatores associados a um prognóstico ruim foram o grau de diferenciação e estadiamento inicial; a presença de infiltração perineural e vascular também influencia no prognóstico e na taxa de recidivas.[6] Devido à grande variedade histológica, os tumores foram subdivididos em baixo, intermediário e alto grau.[6]

Clinicamente se apresentam como um nódulo endurecido (Figura 59.11) que pode estar aderido a planos profundos e apresentar limites mal definidos quando invade estruturas ósseas, nos casos de tumores malignos (Figura 59.12 e 59.13). A ocorrência de ulceração mucosa é rara.[9]

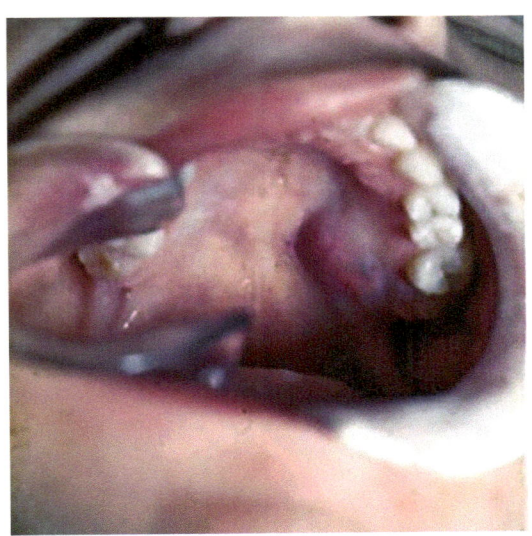

FIGURA 59.11 – *Adenoma pleomórfico de palato. Fonte: autores.*

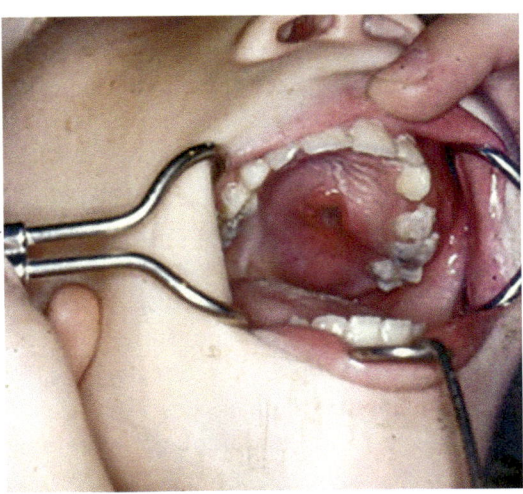

FIGURA 59.12 – *Carcinoma mucoepidermoide de palato. Fonte: autores.*

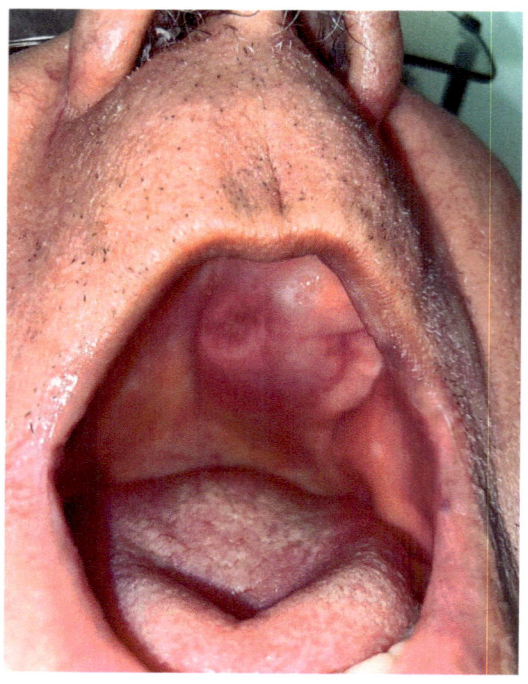

FIGURA 59.13 – *Adenocarcinoma sinonasal com infiltração do palato.* Fonte: autores.

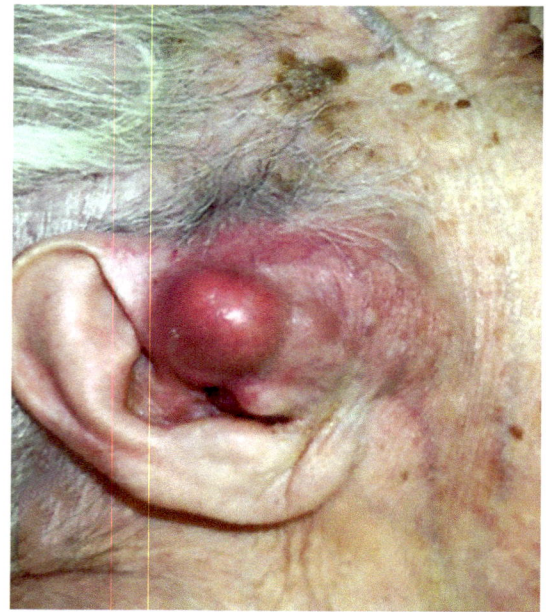

FIGURA 59.14 – *Comprometimento da pele em adenocarcinoma de parótida.* Fonte: autores.

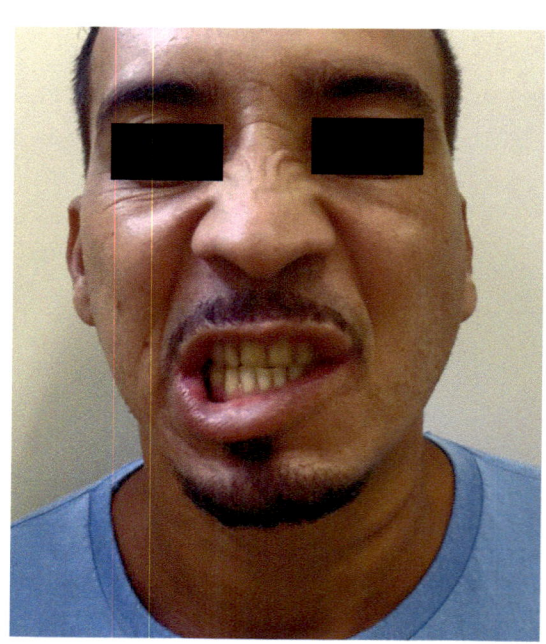

FIGURA 59.15 – *Acometimento e paralisia do nervo marginal mandibular.* Fonte: autores.

A recidiva local é uma característica biológica dominante no comportamento dos tumores malignos das glândulas salivares menores. Em estudos de Conley *et al.*[13] com 134 pacientes com tumores de glândulas salivares menores foi demonstrada uma taxa de recidiva específica de 50% para o carcinoma adenoide cístico, 30% para o carcinoma mucoepidermoide, 33% para os tumores mistos malignos e 47% para os adenocarcinomas. O período médio para o aparecimento das recidivas é de aproximadamente 48 meses. A presença de metástase cervical no momento do diagnóstico é rara, ocorrendo entre 3% e 13%.[14]

Diagnóstico

O diagnóstico é firmado pelo exame clínico associado a punção por agulha final ou biopsia incisional (não recomendada nos nódulos parotídeos).[15] A localização do tumor deve ser levada em consideração, assim como características de paralisia de nervos e comprometimento da pele (Figura 59.14).

O exame físico deve conter a avaliação neural devido à proximidade dessas estruturas das glândulas. Na parótida, o nervo facial e seus ramos, na submandibular, o nervo marginal mandibular (Figura 59.15), e na sublingual, o nervo lingual e hipoglosso.[16] Os sinais de comprometimento de outros nervos cranianos são mais comuns nas neoplasias malignas de glândulas salivares menores; quando estão intimamente relacionadas à base do crânio frequentemente quando acometem o trato sinonasal.

A punção aspirativa com agulha fina, meio diagnóstico muito utilizado atualmente, auxilia na diferenciação entre tumores malignos e benignos. Seu índice de positividade é bastante alto, entre 77% a 95%,[15] e auxilia na escolha da opção terapêutica adequada.

A ultrassonografia auxilia pouco no diagnóstico, tendo maior utilidade na diferenciação de tumorações císticas e sólidas ou para guiar punções aspirativas. A tomografia computadorizada é utilizada na avaliação da extensão da neoplasia (invasão óssea, do espaço parafaríngeo, base de crânio ou acometimento dos grandes vasos).[16]

Os exames de imagem podem sugerir o caráter benigno ou maligno da lesão e demonstram os tumores pequenos imperceptíveis no exame clínico (Figuras 59.16 e 59.17). No caso das glândulas submandibulares, é importante a avaliação do acometimento mandibular e intraoral no planejamento cirúrgico, além de colaborar no diagnóstico de linfonodomegalias clinicamente negativas (Figura 59.18).

Nos tumores de lobo profundo de parótida, a tomografia ou ressonância magnética são essenciais na avaliação da origem tumoral pré-estiloide ou pós-estiloide, colaborando na diferenciação dos tumores do lobo profundo da parótida do paraganglioma ou schwannoma (pós-estiloides).[16]

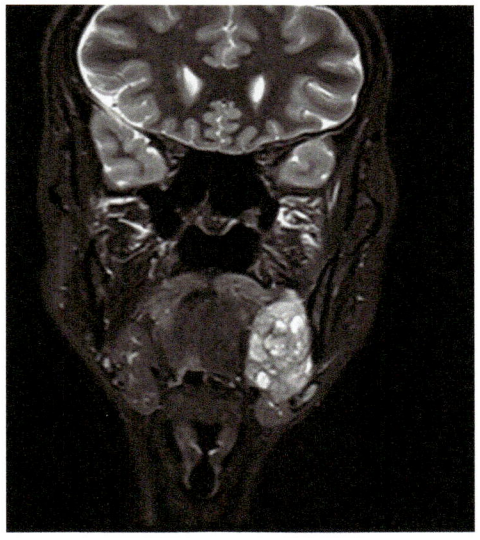

FIGURA 59.18 – *Adenoide cístico de glândula submandibular.* Fonte: *autores.*

Com o advento da permeabilidade na ressonância magnética, é possível prever malignidade em cerca de 80% dos casos, evitando punções e melhorando o planejamento do tratamento (Figuras 59.19, 59.20 e 59.21). A avaliação pelo radiologista da intensidade da captação de contraste juntamente com o padrão de perfusão e difusão indicam maior ou menor celularidade, além dos sinais de conteúdo aquoso ou hemático.[17]

Estadiamento

O estadiamento de glândulas salivares se divide entre as glândulas salivares maiores (parótida, submandibular e sublingual) e menores que são incluídas na classificação do sitio anatômico de origem pela AJCC, geralmente nos tumores de cavidade oral, orofaringe, nasofaringe ou laringe (Quadro 59.2).

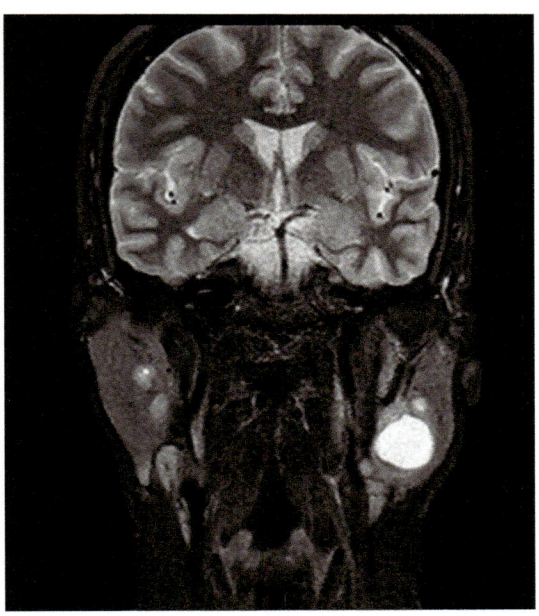

FIGURA 59.16 – *Lesão parotídea bilateral.* Fonte: *autores.*

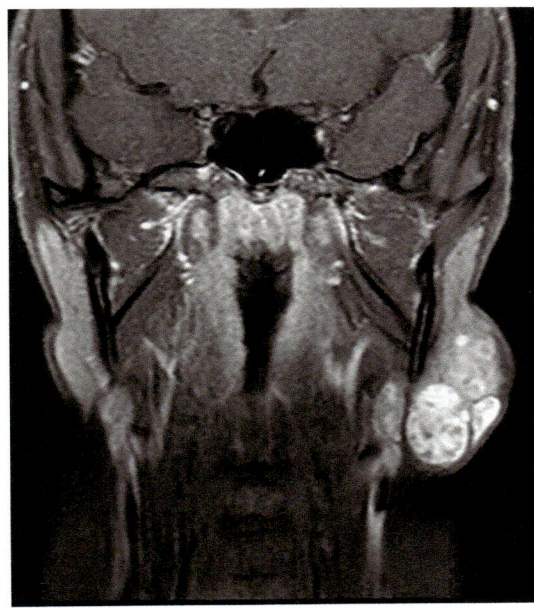

FIGURA 59.17 – *Adenoma pleomórfico de parótida.* Fonte: *autores.*

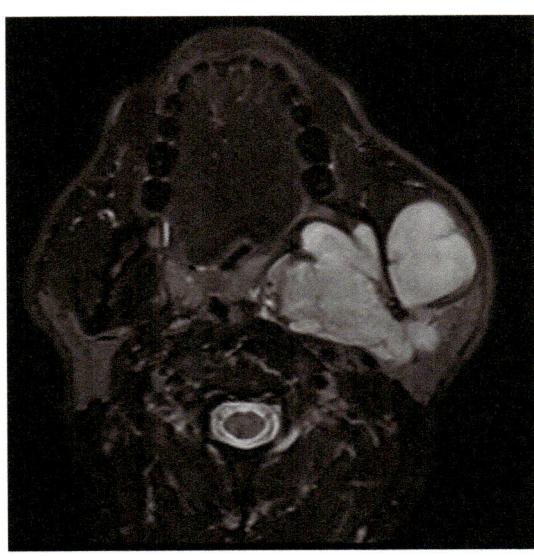

FIGURA 59.19 – *Ressonância magnética de sarcoma de parótida.* Fonte: *autores.*

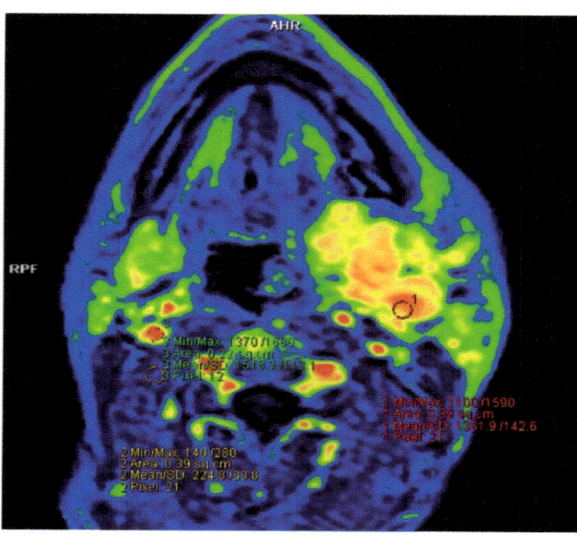

FIGURA 59.20 – *Representação de permeabilidade da parótida. Fonte: autores.*

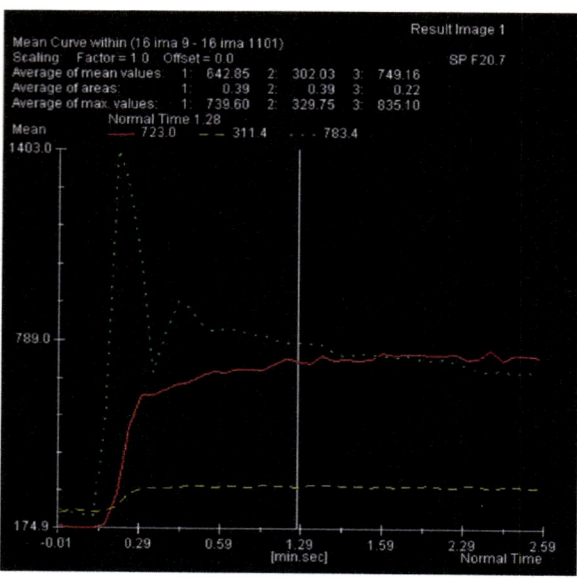

FIGURA 59.21 – *Curva de permeabilidade avaliada pelo radiologista. Fonte: autores.*

Tratamento

A ressecção cirúrgica completa é a base do tratamento.[18] Pacientes com tumores benignos e malignos de baixo grau são geralmente tratados apenas com cirurgia, enquanto os carcinomas de alto grau, com margens positivas ou outras características de alto risco, geralmente são tratados com cirurgia e radioterapia adjuvante (RT). Pacientes com tumores irressecáveis devem ser tratados apenas com radioterapia isolada ou associada a quimioterapia.[18]

Cirurgia

Os tumores de glândula parótida devem ter a ressecção adequada do tumor, com a preservação do nervo facial e suas funções sendo o objetivo principal, exceto os casos em que o nervo facial esteja diretamente envolvido pelo tumor maligno.

A parotidectomia pode ser classificada como parcial, com ressecção do lobo superficial e total, ressecção do lobo superficial e profundo, em ambos os casos sempre que possível a conservação do nervo facial (Figuras 59.22 e 59.23). Os tumores que se estendem ao osso podem requerer a ressecção do osso temporal lateral ou subtotal, ou ressecção do zigoma ou mandibulectomia.

Mesmo em ressecções totais ou de lobo profundo da parótida (Figuras 59.24 e 59.25), o nervo facial só é ressecado em casos de invasão macroscópica. Nesses casos a reconstrução deve ser imediata, podendo utilizar técnicas microcirúrgicas de sutura primária ou enxertia do nervo auricular magno, ramos cervicais ou o nervo sural.[20] Nos casos em que não é possível

Quadro 59.2
Classificação TNM – Estadiamento

Glândulas salivares maiores		Glândulas salivares menores	
T1	≤ 2 cm/sem extensão extraglandular	T1	≤ 2 cm/DOI ≤ 5 mm
T2	2 a 4 cm/sem extensão extraglandular	T2	≤ 2 cm/DOI 5–10 mm 2–4 cm/DOI 10 mm
T3	> 4 cm e/ou com extensão extraglandular	T3	> 4 cm ou DOI > 10 mm
T4a	Invasão da pele, mandíbula, conduto auditivo ou nervo facial	T4a	Invasão de pele, osso (mandíbula ou maxila)
T4b	Invasão de base de crânio, plató pterigoideo ou encerceramento da carótida	T4b	Invasão do espaço mastigador, plató pterigoide base de crânio ou encerceramento da carótida
Acometimento linfonodal		**Metástasea distância**	
N1	Linfonodo único < 3 cm/ENE –	M0	Ausente
N2a	Linfonodo único 3–6 cm/ENE –	M1	Presente
N2b	Múltiplos linfonodos ipsilaterais < 6 cm		
N2c	Linfonodos bilaterais ou contralaterais < 6 cm		
N3a	Linfonodo > 6 cm/ENE –		
N3b	Qualquer linfonodo clinicamente ENE +		

Fonte: *AJCC – Cancer Staging Manual. Eighth Edition 2017.*

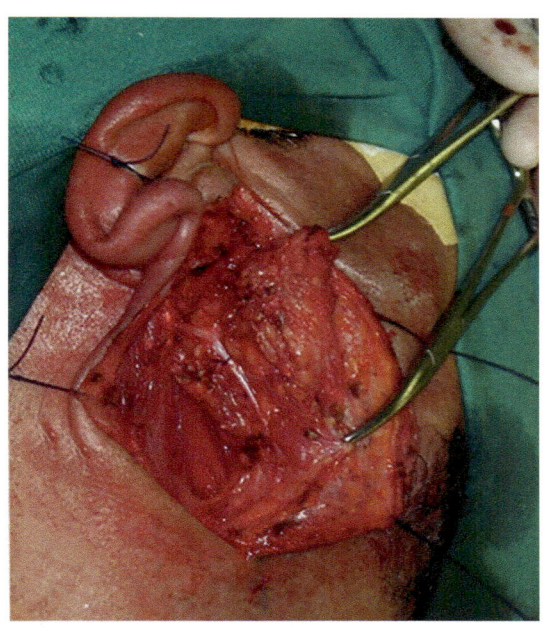

FIGURA 59.22 – *Ressecção do lobo superficial da parótida. Note a íntima relação do nervo facial.* Fonte: autores.

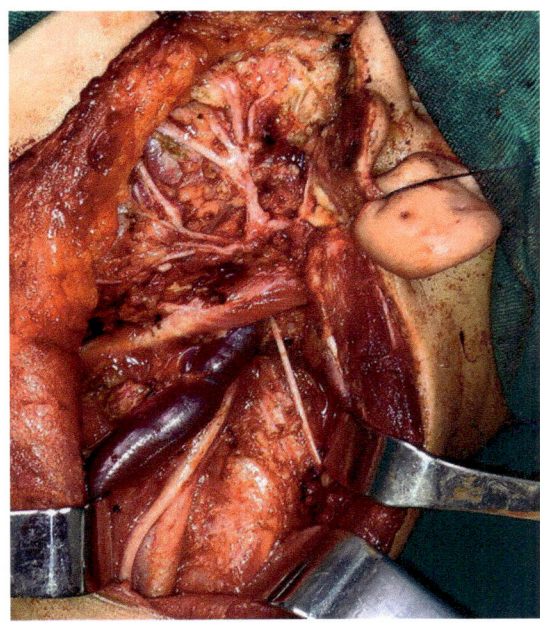

FIGURA 59.23 – *Parotidectomia e esvaziamento cervical para tratamento de metástase de CEC cutâneo em face.* Fonte: autores.

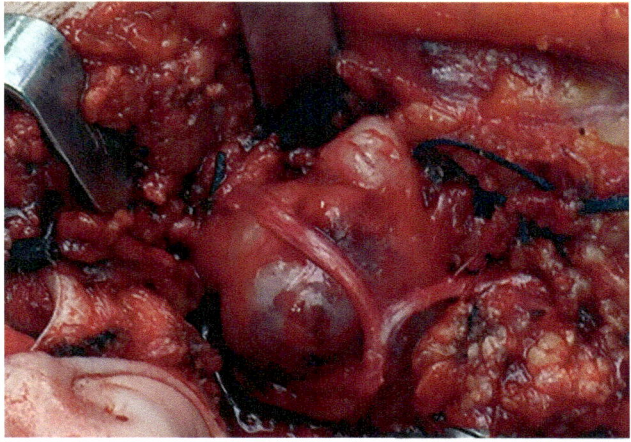

FIGURA 59.24 – *Parotidectomia para tumor de lobo profundo. Ramos do nervo facial superficiais ao tumor.* Fonte: autores.

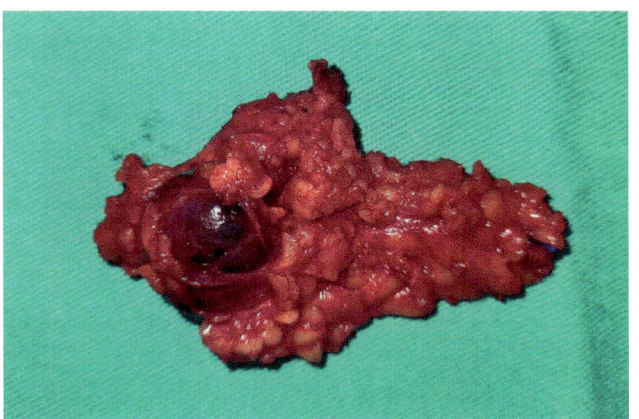

FIGURA 59.25 – *Ressecção de metástase de melanoma intraparotídea.* Fonte: autores.

a reconstrução microcirúrgica com enxerto é descrita a técnica de reconstrução com uma sutura epineural do nervo hipoglosso ao facial, causando, nesses casos, alterações funcionais na língua. A reconstrução idealmente deve ser no mesmo tempo cirúrgico, mas havendo impossibilidade, deverá ser feita com o menos espaço de tempo possível para melhores resultados.[20]

O tratamento cirúrgico dos tumores da *glândula submandibular* deve ser a ressecção total da glândula, sendo o tratamento de escolha nos tumores benignos e malignos.

As considerações anatômicas de uma ressecção submandibular incluem a proximidade da artéria e veia facial, o ramo mandibular marginal do nervo facial, os nervos hipoglosso e lingual e o ducto submandibular. O acesso transoral ou cervical é dependente do histopatológico prévio e da extensão da lesão (Figuras 59.26 e 59.27) Nos tumores malignos a extensão cirúrgica dependerá da extensão local da doença. A ressecção poderá incluir os músculos milo-hióideo e digástrico, o nervo hipoglosso e lingual, a glândula sublingual e o assoalho da boca.[19]

O tratamento cirúrgico dos tumores das *glândulas salivares acessórias* depende de sua localização, e o diagnóstico histológico prévio deve ser obtido por uma biópsia incisional para melhor planejamento da extensão cirúrgica. O princípio básico é semelhante ao tratamento do carcinoma escamoso de cavidade oral, a ressecção com margens amplas.[19]

Complicações

Dentre as *complicações* cirúrgicas da cirurgia das glândulas salivares maiores, as mais temidas são as paralisias e paresias faciais (Figura 59.28). As paresias

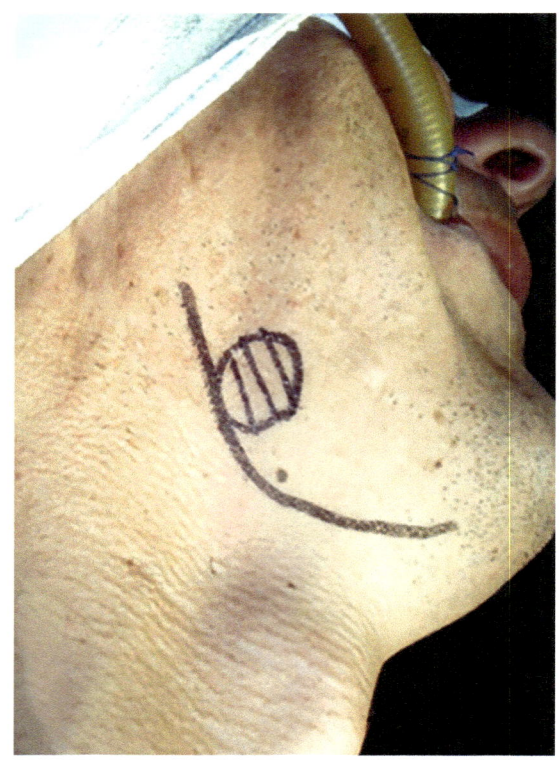

FIGURA 59.26 – *Incisão para submandibulectomia.* Fonte: *autores.*

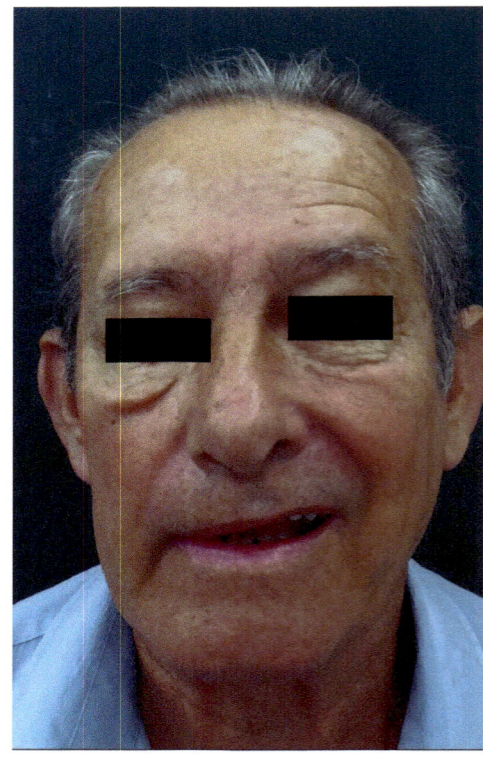

FIGURA 59.28 – *Paralisia facial pós-parotidectomia.* Fonte: *autores.*

As paralisias sem lesão do nervo podem ter as mesmas causas descritas anteriormente, provocam uma alteração da hemiface, causando desconforto estético e funcional, e ocorrem sobretudo, nas parotidectomias em que há a necessidade de dissecção de todo o nervo facial.[20] O mesmo pode ocorrer na dissecção do nervo marginal mandibular – ramo do nervo facial – durante a submandibulectomia (Figura 59.29).

Apesar de a paralisia ser a complicação mais temida, existem complicações menores relatadas: hematoma, 2,9%;, infecção da ferida, 2,3%; sialocele,

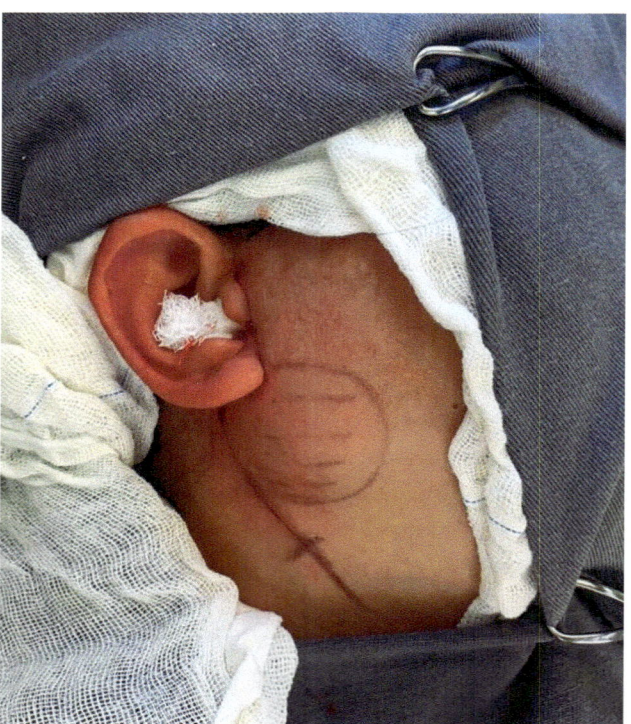

FIGURA 59.27 – *Incisão para parotidectomia.* Fonte: *autores.*

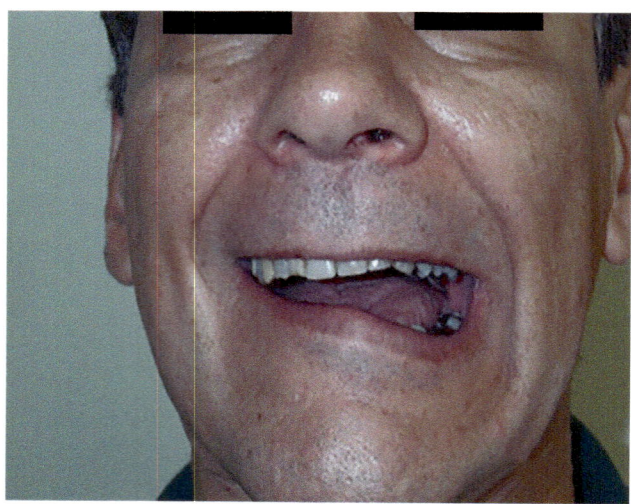

FIGURA 59.29 – *Paralisia do ramo mandibular do nervo facial pós-submandibulectomia.* Fonte: *autores.*

são causadas por neuropraxias provocadas pela desvascularização durante a dissecção do nervo ou por traumas cirúrgicos durante afastamentos ou eletrocoagulação, e se caracterizam por pequenos desvios na mobilidade dos músculos da mímica facial.[20]

4,5%; fístula salivar, 3,1%; necrose do retalho, 1,7%; problemas da cicatrização, 3,6%; parestesia local, 33,9% e deformidade, 11,8%. Sialocele e fístula salivar aparecem com mais frequência após cirurgia menos extensa da parótida, enquanto hematoma, infecções de feridas, necrose do retalho e considerações estéticas são piores com ressecções mais extensas.[21]

O tratamento das complicações menores costuma ser conservador, como no caso das fístulas salivares e sialoceles, que na maioria das vezes se resolvem com antibioticoterapia e compressão.

A Síndrome de Frey, também conhecida como Síndrome do nervo auriculotemporal é a ocorrência de enrubescimento e sudorese facial após estímulo gustatório. Ocorre devido a regeneração aberrante das fibras nervosas das glândulas sudoríparas e dos vasos sanguíneos da pele vizinha à região da parótida operada que são conectadas a nervos parassimpáticos colinérgicos glandulares. Essa conexão aberrante provoca o enrubescimento da face e a sudorese gustatória na região parotídea.[22]

Os sintomas podem ser de vários graus e ocorrer após até seis meses da cirurgia. Seu diagnóstico depende do grau de intensidade e da ocorrência da queixa e está relacionado ao questionamento do paciente pelo cirurgião no seu seguimento pós-operatório.[22]

A síndrome da primeira mordida (*First Bite Syndrome*) se caracteriza por uma forte dor ou espasmo na região da parótida com a primeira mordida de cada refeição que regride ao longo das próximas mordidas. É uma sequela potencial das cirurgias que envolvem a fossa infratemporal, o espaço parafaríngeo ou o lobo profundo da glândula parótida. O tratamento consiste em medicação sintomática, e a regressão parcial é esperada em 69% dos casos, e total, em 12%. Os maiores fatores de risco são o sacrifício da cadeia parassimpática, dissecção do espaço parafaríngeo e ressecções extensas do lobo profundo da parótida.[23]

Outra complicação pouco descrita, mas que, no entanto, é muito desagradável, sobretudo em mulheres, é a perda de sensibilidade do lobo da orelha provocado pela secção do nervo auricular-magno. Entretanto, essa complicação pode ser evitada ou reduzida com a preservação do ramo posterior do nervo durante o procedimento cirúrgico.

Esvaziamento cervical

A indicação de esvaziamento cervical profilático com a intenção de tratar micrometástases constitui uma controvérsia. Spiro *et al.*[24] notaram que 25% dos pacientes com câncer da parótida, 37% com câncer da submandibular e 22% com câncer das glândulas salivares acessórias apresentavam metástase cervical no primeiro atendimento. Entretanto, somente 5% dos pacientes com câncer da parótida, 4% com câncer da submandibular e 9% com câncer de glândulas salivares menores apresentaram metástase cervical subsequente. Com base nas taxas de metástases ocultas, alguns especialistas recomendam esvaziamento cervical eletivo para todos os pacientes com tumores malignos de glândula salivar maior.[25] No entanto, muitos reservam o esvaziamento cervical eletivo para pacientes com características sugestivas de alto risco: tumores de alto grau, estadiamento avançado (T3 e T4) e evidência de acometimento neural (paralisia/fraqueza do nervo facial) ou extravasamento.[26] A dissecção eletiva dos níveis II e III pode ser facilmente realizada com morbidade adicional mínima no momento da parotidectomia e deve ser considerada para tumores de glândula salivar de alto grau ou quando a RT adjuvante não está planejada.[24]

Radioterapia

Trabalhos recentes afirmam que a radioterapia complementar deve ser indicada em pacientes com lesões mais avançadas, estágios 3 e 4, ou em pacientes considerados de alto risco para recidivas – invasão linfática ou vascular, extravasamento grosseiro, estadiamento avançado ou impossibilidade de margens livres.[18] De acordo com *Mahmood et al.* a RT adjuvante melhora o controle local e a sobrevida de pacientes selecionados. Seu estudo demonstrou, a partir de uma análise multivariada de 2.170 pacientes com tumores malignos das glândulas salivares maiores, que a adição de RT à cirurgia melhorou significativamente a sobrevida geral.[27]

Em geral, são recomendadas doses de 60 a 66 Gy abrangendo o leito tumoral e os linfonodos regionais apenas se envolvidos ou considerados de alto risco. Para o carcinoma adenoide cístico, as vias neurais também deverão estar incluídas. A radioterapia exclusiva ou associada a quimioterapia pode ser indicada em pacientes inoperáveis apesar de os resultados não serem satisfatórios.[18]

Quimioterapia

Alguma resposta tem sido descrita com o uso de cisplatina e doxorubicina, sobretudo em pacientes com metástases à distância e inoperáveis. Entretanto, nenhum trabalho até então mostrou melhoras significativas com o uso de quimioterapia em tumores de glândulas salivares.[19] O uso neoadjuvante ou isolado não possui estudos comprovatórios de melhora na sobrevida.

Imunoterapia

As opções de tratamento para pacientes com tumores irressecáveis ou metastáticos são limitadas a quimioterapia ou participação em ensaios clínicos. As taxas de resposta a agentes únicos (cisplatina, carboplatina, paclitaxel, docetaxel, 5-fluorouracil, metotrexato, capecitabina, cetuximabe, gencitabina ou vinorelbina) variam de 15% a 35%.[28] As mutações moleculares foram identificadas como potenciais alvos terapêuticos, incluindo expressões alteradas do receptor c-kit tirosina quinase, receptor 5 do fator de crescimento epidérmico, 6 c-ErbB2 (HER2) e receptores hormonais. Pembrolizumab é um anticorpo monoclonal imunoglobulina G4/κ anti-PD-1 totalmente humanizado que demonstrou atividade antitumoral robusta e um perfil de segurança favorável em vários tipos de tumor de glândulas salivares.[28]

Referências bibliográficas

1. El-Naggar AK, Chan JKC, Grandis JR, et al. World Health Organization Classification of Tumours of Head and Neck, IARC, Lyon 2017.
2. Guzzo M, Locati LD, Prott FJ, et al. Major and minor salivary gland tumors. Crit Rev Oncol Hematol 2010; 74:134.
3. Spiro RH. Salivary neoplasms: overview of a 35-year experience with 2,807 patients. Head Neck Surg 1986; 8:177.
4. O'Brien CJ. Current management of benign parotid tumors – the role of limited superficial parotidectomy. Head Neck 2003; 25:946.
5. Lim YC, Lee SY, Kim K, et al. Conservative parotidectomy for the treatment of parotid cancers. Oral Oncol 2005; 41:1021.
6. Ashley J. Hay, MBChB, MSc; Jocelyn Migliacci, MA; Daniella Karassawa Zanoni, MD; Marlena McGill, MA; Snehal Patel, MD; and Ian Ganly, MD, PhD. Minor Salivary Gland Tumors of the Head and Neck—Memorial Sloan Kettering Experience: Incidence and Outcomes by Site and Histological Type; Cancer 2019;0:1-13. © 2019 American Cancer Society.
7. Jayaprakash V, Merzianu M, Warren GW, et al. Survival rates and prognostic factors for infiltrating salivary duct carcinoma: Analysis of 228 cases from the Surveillance, Epidemiology, and End Results database. Head Neck 2014; 36:694.
8. Boukheris H, Stovall M, Gilbert ES, et al. Risk of salivary gland cancer after childhood cancer: a report from the Childhood Cancer Survivor Study. Int J Radiat Oncol Biol Phys 2013; 85:776.
9. Shah, J. P., Ihde, J. K. Salivary gland tumors. Curr Probl Surg,27:775-883, 1990
10. Lima, R. A., Tavares, M. R., Dias, F. L., Kligerman, J., Nascimento, M. F., Barbosa, M. M., Salviano, S. (2005). Clinical Prognostic Factors in Malignant Parotid Gland Tumors. Otolaryngology-Head and Neck Surgery, 133(5), 702–708.
11. Spiro, I. J., Wang, C. C., and Montgomery, W. W. Carcinoma of the Parotid Gland. Analysis of Treatment Results and Patterns after Combined Surgery and Radiation Therapy.Cancer,71:2699-2705, 1993.
12. Zdanowski, R., Dias, F.L., Barbosa, M.M., Lima, R.A., Faria, P.A., Loyola, A.M. and Nascimento Souza, K.C. (2011), Sublingual gland tumors: Clinical, pathologic, and therapeutic analysis of 13 patients treated in a single institution. Head Neck, 33: 476-481.
13. Conley, J. J. and Dingman, D. L. - Adenoid Cystic Carcinoma in the Head and Neck (Cylindroma).Arch Otolaryngol,100:81-90, 1974.
14. Beckhardt, R. N., Weber, R. S., Zane, R., Garden, A. S., Wolf, P., Carrillo, R., and Luna, M. A. - Minor Salivary Gland Tumors of the Palate: Clinical and Pathologic Correlates of Outcome.Laryngoscope,105:1155-1160, 1995.
15. Stewart, C. J., MacKenzie, K., McGarry, G. W., and Mowat, A. - Fine-needle aspiration cytology of salivary gland: a review of 341 cases. Diagn.Cytopathol.,22:139-146, 2000.
16. Pedersen D, Overgaard J, Søgaard H, Elbrønd O, Overgaard M. Malignant parotid tumors in 110 consecutive patients: treatment results and prognosis. Laryngoscope. 1992 Sep;102(9):1064-9. doi: 10.1288/00005537-199209000-00019. PMID: 1518354.
17. S. Espinoza, P. Halimi. Interpretation pearls for MR imaging of parotid gland tumor. European Annals of Otorhinolaryngology, Head and Neck diseases (2013) 130, 30-35.
18. National Comprehensive Cancer Network. NCCN Clinical Practice Guidelines in Oncology. Head and Neck Cancers. https://www.nccn.org/professionals/physician_gls/pdf/head-and-neck.pdf (Accessed on January 04, 2021).
19. Medina, J. E. Neck Dissection in the Treatment of Cancer of the Major Salivary Glands.Otolaryngol Clin.North Am.,31:815-822, 1998.
20. Mohamed, Aboshanif et al. Resultados de diferentes técnicas de reconstrução do nervo facial. Braz. j. otorhinolaryngol. [online]. 2016, vol.82, n.6 [citado em 17 de fevereiro de 2021], pp.702-709.
21. Lambiel, S., Dulguerov, N., Courvoisier, D. S., & Dulguerov, P. (2020). Minor Parotidectomy Complications: A Systematic Review. The Laryngoscope.
22. Dulguerov, P., Quinodoz, D., Cosendai, G., Piletta, P., Marchal, F., and Lehmann, W. - Prevention of Frey syndrome during parotidectomy. Arch.Otolaryngol.Head Neck Surg.,125:833-839, 1999.
23. Linkov G, Morris LG, Shah JP, Kraus DH. First bite syndrome: incidence, risk factors, treatment, and outcomes. Laryngoscope. 2012 Aug;122(8):1773-8
24. Spiro, R. H., Armstrong, J. G., Harrison, L. B., Geller, N. L., Lin, S., and Strong, E. W. - Carcinoma of Major Salivary Glands-Recent Trends. Arch Otolaryngol Head Neck Surg,115:316-321, 1989.
25. Zbären P, Schüpbach J, Nuyens M, Stauffer E. Elective neck dissection versus observation in primary parotid carcinoma. Otolaryngol Head Neck Surg 2005; 132:387.
26. Bell RB, Dierks EJ, Homer L, Potter BE. Management and outcome of patients with malignant salivary gland tumors. J Oral Maxillofac Surg 2005; 63:917.
27. Mahmood U, Koshy M, Goloubeva O, Suntharalingam M. Adjuvant radiation therapy for high-grade and/or locally advanced major salivary gland tumors. Arch Otolaryngol Head Neck Surg 2011; 137:1025.
28. Cohen RB, Delord JP, Doi T, et al. Pembrolizumab for the Treatment of Advanced Salivary Gland Carcinoma: Findings of the Phase 1b KEYNOTE-028 Study. Am J Clin Oncol. 2018;41(11):1083-1088. doi:10.1097/COC.0000000000000429

60 Neoplasias Malignas de Faringe e Laringe

Fernando Norberto • Priscila Florêncio
Jorge Pinho Filho • Luiz Paulo Kowalski

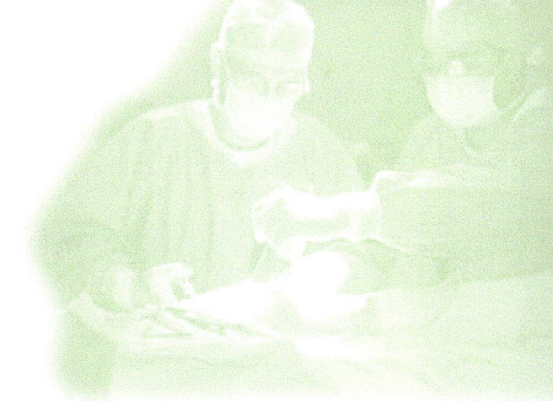

Câncer da nasofaringe

Epidemiologia

Tumores malignos da nasofaringe são raros e consistem em, aproximadamente, 0,3% a 2% de todos cânceres humanos. Esses tumores são mais comuns nos habitantes do sul da China, nordeste da África, leste e sudeste da Ásia (o que sugere uma predisposição genética), com até 71% dos casos do mundo registrados nessas regiões.[1] A maioria ocorre na quarta década no homem e na sexta década na mulher, sendo a proporção de homem:mulher de 3:1. Existe uma relação bem estabelecida com a infecção pelo vírus Epstein-Barr (EBV). Os tumores mais diferenciados e queratinizados se associam a tabagismo e etilismo, enquanto os mais indiferenciados têm forte relação com a infecção pelo EBV.[2]

Anatomia

A nasofaringe (ou rinofaringe) é uma estrutura trapezoide localizada posteriormente às cóanas nasais, limitada superiormente pela base do crânio e pelo osso esfenoide. Posteriormente é limitada pela sua parede posterior, que é formada pela mucosa que recobre a primeira vértebra cervical e seus músculos e ligamentos. Lateralmente tem as paredes laterais compostas por mucosa, onde encontram-se as tubas auditivas (em cada lado) e os recessos faríngeos (ou fossetas de Rosenmuller). Inferiormente se comunica com a orofaringe e o palato mole.

A principal irrigação arterial dessa região é fornecida pela artéria faríngea ascendente e pelos ramos palatinos da artéria facial. A drenagem venosa é feita pelos plexos submucoso interno e faríngeo externo, os quais drenam para as veias do dorso da língua, laríngeas superiores, esofágicas e seio cavernoso.

Sua drenagem linfática direciona-se para linfonodos retrofaríngeos (linfonodos de Rouvière) e para os níveis jugulares altos (níveis II e III).

Quadro clínico e diagnóstico

A maioria dos indivíduos com tumores de rinofaringe tem como primeiro e principal sintoma o aparecimento de metástases linfonodais cervicais uni ou bilaterais. Até 80% dos pacientes apresentam metástases linfonodais ao diagnóstico. Outros sintomas incluem obstrução e sangramento nasal. Com a invasão e a progressão da doença pode ocorrer comprometimento de nervos cranianos, principalmente os V e VI.[2]

A principal ferramenta diagnóstica é a nasofribroscopia associada a biópsia de lesão suspeita (padrão ouro para diagnóstico). A maior parte das neoplasias de nasofaringe manifesta-se como lesão irregular localizada na parede lateral junto ao recesso faríngeo.[1]

Caso não seja possível um exame endoscópio adequado, a punção aspirativa por agulha fina (PAAF) de linfonodos cervicais pode ser utilizada e deve incluir a análise imunocitoquímica do material para EBV na amostra da PAAF a fim de se confirmar a origem em nasofaringe. Quando não é definido sítio primário por exame endoscópico e a punção identifica material compatível com EBV, temos um estadiamento T0.

Outros exames de imagem complementares ao diagnóstico e estadiamento são a tomografia computadorizada (TC) e a ressonância magnética (RM) da base do crânio e do pescoço. O uso da TC por emissão de pósitrons (PET-CT) tem grande valor no seguimento e na avaliação da resposta ao tratamento.

Estadiamento

A 8ª edição do sistema TNM do American Joint Committee on Cancer (AJCC)[3] para neoplasias de nasofaringe leva em conta a extensão do tumor primário (T), a presença ou não de metástases em linfonodos regionais (N) e de metástase a distância (M):

Categoria T	Critérios
Tx	Tumor primário não acessado
T0	Tumor não identificado, com PAAF+ para EBV
T1	Tumor em nasofaringe ou com extensão para orofaringe e/ou cavidade nasal sem comprometimento parafaríngeo
T2	Tumor com extensão ao espaço parafaríngeo e/ou envolvimento de partes moles adjacentes (músculo pterigoide medial, lateral ou pré-vertebrais)
T3	Infiltração de base de crânio, vértebra cervical, estruturas pterigoides ou seios paranasais
T4	Extensão intracraniana, envolvimento de nervos cranianos, hipofaringe, órbita, parótida

Categoria N	Critérios
Nx	Linfonodos regionais não acessados
N0	Sem metástases linfonodais
N1	Linfonodo unilateral < 6 cm acima da cartilagem cricoide (bordo inferior)
N2	Linfonodos bilaterais < 6 cm acima da cricoide (bordo inferior)
N3	Linfonodos > 6 cm ou abaixo da cartilagem cricoide (bordo inferior)

Categoria M	Critérios
M0	Sem metástases a distância
M1	Com metástases a distância

Grupamento por estádios:

Estádio 0	Tis, N0, M0
Estádio I	T1, N0, M0
Estádio 2	T1 ou T2, N1, M0
Estádio 3	T0, T1, T2 ou T3, N2, M0 T3, N1 ou N2, M0
Estádio IVa	T4, N0 a N3, M0
Estádio IVb	Qualquer T, qualquer N, M1

Tratamento

O tratamento de lesões em estádios iniciais (I e II) consiste em radioterapia isolada com controle de doença em cinco anos de 85% a 90%. O tratamento deve ser feito em altas doses, com inclusão de campos cervicais em áreas de drenagem (bilateral pela drenagem cruzada).[1]

Para os tumores avançados, o ideal é a associação de químio e radioterapia concomitantes. Em geral, empregam-se cisplatina e 5-fluorouracil (5-FU) +/− docetaxel. O uso de anticorpo monoclonal contra o receptor do fator de crescimento epidérmico (eGFR) (cetuximab) pode ser uma alternativa para pacientes que não respondem bem ao primeiro ciclo de quimioterápicos.

O papel da cirurgia de resgate para tratamento da doença residual após químio e radioterapia em tumores de nasofaringe associa-se a taxas de sobrevida em cinco anos de 30% a 55%, e sua escolha depende da extensão da doença residual. Os acessos mais comumente utilizados são a via endonasal videoassistida, a translocação facial, o *swing* maxilar, o acesso subtemporal, as mandibulotomias ou suas combinações.

Câncer da orofaringe

Etiologia/epidemiologia

A orofaringe é a região da faringe mais importante em oncologia dada a crescente incidência de tumores nessa área. No Brasil, esses tumores chegam a corresponder a 8% de todos os de cabeça e pescoço;[2] sendo a base da língua e as amídalas suas localizações mais comuns. Representam um problema de saúde pública mundial com aproximadamente 150.000 casos novos por ano.[4] O tipo histológico mais frequente é o carcinoma epidermoide, mas podem ocorrer carcinomas originados em glândulas salivares menores, linfomas e sarcomas.

Chaturvedi *et al.* descreveram a associação entre o carcinoma de orofaringe e a infecção pelo HPV. Mostraram que, de 1998 até 2004, a incidência de tumores de orofaringe positivos para papilomavírus humano (HPV+) aumentou 225%, enquanto a de tumores HPV-negativos diminuiu 50%.[5] Os carcinomas de orofaringe atualmente são divididos em HPV+ e HPV−. Essa divisão foi adotada pelo AJCC (8ª edição) devido às diferenças de taxas de sobrevida e resposta ao tratamento, melhores no grupo HPV+.[6]

Os tumores HPV+ acometem pessoas mais jovens, mais saudáveis e com pouca ou mesmo sem exposição ao tabaco e têm grande relação com o aumento da atividade sexual. Os principais subtipos de HPV a acometer os pacientes são os 16 e 18 (70% de prevalência do HPV 16).[7]

Os tumores HPV- acometem pessoas mais velhas, frequentemente com grande exposição a tabaco e bebidas alcoólicas. Caso o etilismo e o tabagismo sejam concomitantes, o risco é potencializado, chegando a aumentar 120 vezes o desenvolvimento de tumores quando em comparação com indivíduos que não têm esses hábitos.

Os métodos mais utilizados para a identificação da infecção por HPV são detecção do DNA HPV-16, hibridização do RNA *in situ* e análise imuno-histoquímica da superexpressão do p16.[8] Caso não existam condições para que o teste seja realizado, o tumor deve ser classificado como HPV−.

Anatomia

A orofaringe é a porção que se estende a partir da transição entre os palatos duro (região da boca) e mole (anterossuperiormente); nas papilas circunvaladas da língua ou "V" lingual (anteroinferiormente); pelas fossas e pilares tonsilares (incluindo as tonsilas palatinas); inferiormente, seu limite é dado pelo nível do osso hioide, na região da valécula. A prega faringoepiglótica limita a orofaringe da hipofaringe.

A orofaringe é composta pelos seguintes subsítios: palato mole (incluindo a úvula), base da língua (posterior ao "V" lingual), loja tonsilar e parede posterior da orofaringe. A participação da faringe no anel de Waldeyer (conglomerado linfático) é grande e correspondida nas tonsilas palatinas e linguais; outros componentes do anel linfático são as tonsilas faríngeas (adenoides), presentes na parede posterior da nasofaringe.

A inervação é feita por ramos dos nervos trigêmeo, glossofaríngeo e hipoglosso. A drenagem linfática é feita principalmente para os linfonodos cervicais localizados na cadeia jugulocarotídea alta (nível II), com possibilidade de drenagem cruzada (bilateral). Existe também a drenagem para os linfonodos retrofaríngeos e parafaríngeos, no entanto os linfonodos desse espaço são inconstantes e geralmente atróficos, enquanto os da cadeia lateral são constantes.

Quadro clínico e diagnóstico

Os sintomas mais comuns são a dor persistente (odinofagia) e a sensação de corpo estranho na faringe. A otalgia reflexa também pode ocorrer devido ao comprometimento do nervo laríngeo superior (ramo do X par craniano), que tem conexão com o nervo auricular de Arnold, e pelo nervo glossofaríngeo (IX par craniano), que tem conexão com o plexo timpânico de Jacobson, ambos inervando o canal auditivo. Outras manifestações são disfagia, sangramento oral, dislalia, trismo (quando compromete a musculatura mastigatória) e perda de peso.

É frequente a procura pelo serviço de saúde devido ao aparecimento de nódulo na porção superior do pescoço como primeiro sintoma da doença. Como alguns tumores se estendem para a cavidade oral, alguns pacientes podem apresentar metástases em nível I.

A inspeção da boca e da orofaringe (oroscopia) bem realizada, em conjunto com a palpação da lesão, é importante para caracterizar o limite de infiltração das lesões, inclusive sua relação com a linha média. Palpação do pescoço em busca de metástases cervicais, além da avaliação da mobilidade ou fixação dos linfonodos aos planos profundos, pode, ainda, determinar as condições de ressecabilidade ou de irressecabilidade da doença.

O diagnóstico definitivo é estabelecido por meio de biópsia da lesão com uma pinça saca-bocado (Medina) do tumor primário sob anestesia tópica. Punção de linfonodo deve ser realizada apenas se o sítio primário não for identificado ou não estiver acessível para a biópsia (pacientes com trismo, por exemplo).

Exames de imagem, como TC ou RM com contraste, são importantes para a conclusão do estadiamento, , complementando os achados do exame físico e auxiliando principalmente aqueles casos em que o exame é prejudicado, como no caso de trismo. O envolvimento da artéria carótida interna ou de fáscia pré-vertebral na TC ou RM confirma irressecabilidade do tumor.

Estadiamento

A classificação do AJCC (8ª edição)[3] subdividiu estes tumores em HPV+ e HPV– com bases em diferença de prognóstico entre eles.

HPV+

Categoria T	Critérios
T0	Tumor não identificado, com PAAF+ para HPV
T1	Tumor até ≤ 2 cm em sua dimensão mais longa
T2	Tumor entre 2 e 4 cm em sua dimensão mais longa
T3	Tumor > 4 cm na dimensão mais longa ou extensão para a face lingual da epiglote
T4	Tumor invade laringe, músculos extrínsecos da língua, pterigoide medial, palato duro, mandíbula

Categoria N clínico	Critérios
Nx	Linfonodos regionais não acessados
N0	Sem metástases linfonodais
N1	Linfonodo unilateral < 6 cm
N2	Linfonodos contralaterais ou bilaterais < 6 cm
N3	Linfonodos > 6 cm

Categoria M	Critérios
M0	Sem metástases a distância
M1	Com metástases a distância

Grupamento por estádios:

Estádio I	T0-2, N0 ou N1, M0
Estádio 2	T0-2, N2, M0 T3, N0-N2, M0
Estádio 3	Qualquer T, N3, M0 T4, qualquer N, M0
Estádio IV	Qualquer T, qualquer N, M1

HPV–

Categoria T	Critérios
Tx	Tumor não acessado
Tis	Carcinoma *in situ*
T1	Tumor ≤2 cm em sua dimensão mais longa
T2	Tumor entre 2 e 4 cm em sua dimensão mais longa
T3	Tumor > 4 cm na dimensão mais longa ou extensão para a face lingual da epiglote
T4a	Tumor invade laringe, músculos extrínsecos da língua, pterigoide medial, palato duro, mandíbula
T4b	Tumor invade músculo pterigóideo lateral, nasofaringe lateralmente, base de crânio ou envolve carótida

Categoria N clínico	Critérios
Nx	Linfonodos regionais não acessados
N0	Sem metástases linfonodais
N1	Metástase única, ipsilateral, ≤ 3cm na dimensão mais longa e sem ENE
N2a	Metástase única, ipsilateral, entre 3 e 6 cm e sem extravasamento nodal
N2b	Metástases múltiplas ipsilaterais, nenhuma > 6 cm e sem extravasamento nodal
N2c	Metástase bilateral ou contralateral à lesão primária, nenhuma > 6 cm e sem extravasamento nodal
N3a	Metástase nodal > 6 cm, sem ENE
N3b	Metástase com extravasamento nodal

ENE: extravasamento nodal – rompimento da cápsula linfonodal pelo tumor, ocasionando infiltração com fixação na pele ou em estruturas profundas.

Categoria M	Critérios
M0	Sem metástases a distância
M1	Com metástases a distância

Grupamento por estádios:

Estádio 0	Tis, N0, M0
Estádio I	T1, N0, M0
Estádio 2	T2, N0, M0
Estádio 3	T3, N0, M0 T1-3, N1, M0
Estádio IVa	T4a, N0-1, M0 T1-4a, N2, M0
Estádio IVb	Qualquer T, N3, M0 T4b, qualquer N, M0
Estádio IVc	Qualquer T, qualquer N, M1

Tratamento

O tratamento de carcinomas de orofaringe pode ser realizado com cirurgia, quimioterapia e radioterapia (isoladamente ou em combinação). Apesar do prognóstico mais favorável em pacientes com carcinomas HPV positivos do que nos casos HPV negativos, a desintensificação de tratamento para esse subgrupo ainda não é recomendada.[3,9]

Cirurgia clássica ou minimamente invasiva como *transoral robotic surgery* (TORS) ou cirurgia por *laser* (TOLS) são empregadas a depender da anatomia e das características tumorais.[10] A cirurgia isolada é utilizada para tratamento de tumores nos estádios iniciais (I e II), com muita eficácia no controle locorregional da doença e com menor risco de disfunção pós-operatória. O acesso transoral é o método utilizado, no qual se empregam afastadores orais (McIvor, p. ex.) para exposição tumoral e podem-se utilizar ressecções com bisturi monopolar ou mesmo *laser* de CO_2. Atualmente a plataforma robótica (TORS) está disponível para acesso cirúrgico de orofaringe, principalmente em tumores de base de língua e de lojas amidalinas, cujo acesso para ressecção via aberta seria com a mandibulotomia, além de possibilitar o esvaziamento cervical robótico por via retroauricular, evitando-se cicatrizes inestéticas em face e pescoço.[10]

A radioterapia isolada também é uma opção de tratamento para pacientes com tumores em estádios I e II cuja cirurgia possa ocasionar problemas funcionais. Nesses casos, as taxas de controle são semelhantes às observadas em pacientes submetidos à cirurgia isolada.

Para os tumores mais avançados (estádios III e IV) podem-se usar tratamentos combinados, como cirurgia e radioterapia pós-operatória (associada ou não à quimioterapia, caso sejam detectadas margens positivas ou linfonodos metastáticos em extravasamento capsular linfonodal). Outra opção é a associação de quimioterapia e radioterapia com o intuito de preservação de órgãos. Uma grande metanálise de ensaios clínicos entre os anos de 1965 e 2000 mostrou benefício apenas para químio e radioterapia concomitantes.[11,12]

Entre as cirurgias para tumores mais avançados estão as mandibulotomias de acesso, que podem ser utilizadas por via mediana ou paramediana, principalmente para tumores de base de língua ou loja tonsilar. Faz-se um rotação mandibular (*swing* mandibular) de acesso e exposição ampla da orofaringe. Caso os tumores invadam a mandíbula, a cirurgia passa a ser mais extensa e inclui a ressecção de mandíbula. Essas cirurgias são denominadas *combined mandibulectomy and neck dissection operation* (COMMANDO), em que, além da ressecção do tumor primário, também é realizado o esvaziamento cervical. Quanto à extensão dos esvaziamentos, caso o linfonodo seja clinicamente positivo (maioria das vezes), deve-se realizar o esvaziamento cervical dos cinco níveis (I a V) – radical modificado tipo III (preservando veia jugular interna, nervo acessório e músculo esternocleidomastoide) – sempre que possível ou o esvaziamento cervical seletivo de níveis I a IV; caso o pescoço não tenha linfonodo clinicamente positivo (N0), indicam-se esvaziamentos seletivos de níveis II a IV ou I a IV.[2]

Com a evolução dos tratamentos endoscópicos e robóticos, também é possível a abordagem cervical para esvaziamentos por acessos remotos. O fundamento lógico é evitar cicatriz no pescoço, diminuir o risco de deiscência de sutura com consequente exposição de grandes vasos e minimizar o linfedema facial.[13] Além disso, recente metanálise mostrou melhores resultados funcionais (menor tempo de permanência hospitalar, decanulação) e menos complicações intraoperatórias no grupo de TORS;[14] porém, mesmo com resultados oncológicos semelhantes quando em comparação com a via aberta, a via robótica requer um tempo cirúrgico muito maior.[15]

Para a reconstrução dos defeitos cirúrgicos, diversos retalhos podem ser empregados, como o miocutâneo de peitoral maior, retalho supraclavicular, retalho galeal temporoparietal, trapezoidal inferior ou retalhos microcirúrgicos, como antebraquial, lateral do braço ou anterolateral de coxa.

Câncer de hipofaringe

O câncer de hipofaringe é raro e o de menor incidência na topografia da faringe. O carcinoma epidermoide é o principal tipo histológico (95%), e o seio piriforme é a localização mais frequente (70%), seguido pela área pós-cricoide e parede posterolateral.[2] Esta doença está associada a mau prognóstico pela apresentação tardia dos sintomas,[16] sendo a metástase linfonodal a primeira manifestação em 60%-80% dos casos.

Mais comuns em homens do que em mulheres, numa relação de 5:1, seus principais fatores de risco são tabagismo e etilismo. Os tumores da área pós-cricoide estão associados à síndrome de Plummer-Vinson ou Paterson-Kelly, sobretudo em mulheres não fumantes com baixos índices nutricionais.

Anatomia

A hipofaringe (ou laringofaringe) se estende da epiglote, na topografia da prega faringoepiglótica, até a borda inferior da cartilagem cricóidea (na transição com o esôfago), onde se encontra a prega cricofaríngea. Três regiões distintas compõem a hipofaringe: a parede posterolateral, os seios piriformes e a área pós-cricoide.

A irrigação sanguínea é feita por ramos da artéria tireoidiana superior e ramos colaterais das artérias lingual e faríngea ascendente. A inervação sensitiva e motora é feita pelo plexo faríngeo (composto pelos nervos glossofaríngeo, vago e laríngeo superior). A drenagem linfática é rica, principalmente nos seios piriformes, drenando para os linfonodos retrofaríngeos, paratraqueais (nível VI) e jugulocarotídeos altos e médios (níveis II e III).

Quadro clínico e diagnóstico

Tumores de hipofaringe tendem a ser agressivos e a primeira manifestação costuma ser com metástases linfonodais facilmente detectáveis na avaliação clínica. As neoplasias de parede posterior, da área pós-cricóidea e da parede medial do seio piriforme têm drenagem linfática bilateral. Pacientes com lesões mais avançadas podem apresentar rouquidão. Otalgia reflexa pode estar presente pelo comprometimento do nervo de Arnold e também representa um sintoma de neoplasia avançada.[2]

O diagnóstico inicial é feito por nasofibrolaringoscopia. Para confirmação diagnóstica emprega-se a laringoscopia direta com biópsia para diagnóstico histológico e também determinação de extensão de tumor. Uma endoscopia digestiva alta também pode ser necessária para estimar possível invasão de esôfago cervical e/ou um segundo tumor primário.

Para estadiamento indica-se tomografia computadorizada ou ressonância magnética. Com um desses exames é possível avaliar a extensão tumoral local, a invasão de outras estruturas, como a laringe e as carótidas, e o comprometimento linfonodal pela doença. Outros exames como o PET-CT podem ser utilizados para a avaliação de tumores primários e também acompanhamento pós-tratamento.

Estadiamento

O estadiamento é importante para auxiliar para guiar decisões de tratamento a ser utilizado. Utiliza-se o sistema TNM da AJCC (8ª edição).[13]

Categoria T	Critérios
Tx	Tumor não acessado
Tis	Carcinoma *in situ*
T1	Tumor de ≤ 2 cm em sua dimensão mais longa e/ou limitado a 1 subsítio da hipofaringe
T2	Tumor invadindo mais de um subsítio da hipofaringe ou medindo entre 2 e 4 cm em sua dimensão mais longa, sem fixação da hemilaringe
T3	Tumor > 4 cm na dimensão mais longa ou com fixação de hemilaringe ou extensão ao esôfago
T4a	Tumor invade cartilagem cricóidea ou tireóidea, osso hioide, glândula tireoide ou compartimento central cervical
T4b	Tumor invade fáscia pré-vertebral, envolve carótida ou estruturas mediastinais

As categorias N, M e os estádios são semelhantes ao descrito em tumores de orofaringe HPV-.

Tratamento

O câncer de hipofaringe é de difícil tratamento porque a apresentação da doença geralmente é avançada, associada a comprometimento do estado clínico, múltiplas comorbidades, etilismo e déficits nutricionais dos pacientes.[16] Atrasos diagnósticos e demora para iniciar o tratamento causam grande impacto nas taxas de sobrevida de pacientes com tumores de cabeça e pescoço, especialmente nessa região.[17]

Entre as opções para tratamento de tumores de hipofaringe, a terapia combinada entre cirurgia e radioterapia é o padrão para a maioria dos casos. A localização e a dimensão da doença determinam a extensão da cirurgia necessária para controle oncológico. Uma característica relevante é a disseminação desses tumores pela submucosa, o que determina a necessidade de ressecção com margem de segurança ampla, superior a 1 cm.

Para tumores de parede posterior de faringe, podem-se realizar ressecções endoscópicas ou robóticas, em caso de lesões iniciais (T1), e deixar a cicatrização por segunda intenção. Para tumores classificados como T2 em diante, geralmente é preciso realizar cirurgias abertas com acessos por faringotomia supra-hióidea ou lateral.

Em pacientes com tumores de seio piriforme é necessário ressecção parcial ou total da laringe para o adequado controle oncológico. Para isso, o *status* pulmonar do paciente tem que ser avaliado para que se indiquem ressecções parciais de laringe com a finalidade de preservar a voz. Caso o paciente apresente doença pulmonar obstrutiva crônica grave, tenha ressecção pulmonar prévia, seja inativo ou acamado, prefere-se indicar faringolaringectomia total.[18]

Tumores na região pós-cricóidea são tratados habitualmente com faringolaringectomia total e radioterapia pós-operatória, porque o diagnóstico é tardio na maioria dos casos. Caso haja extensão da doença para esôfago cervical, a esofagectomia total também é realizada e a reconstrução pode ser com *pull-up* gástrico ou interposição de cólon.

O esvaziamento cervical, na maior parte das vezes, englobará os níveis de I a VI, pois os tumores da hipofaringe são, em geral, diagnosticados com linfonodos metastáticos. Caso o estadiamento linfonodal seja N0, indica-se o esvaziamento seletivo dos níveis (II a IV e VI). No caso de tumores que ultrapassam a linha média ou que apresentem-se na área pós-cricóidea, parede posterior ou parede medial do seio piriforme preconiza-se esvaziamento cervical bilateral devido a drenagem linfática cruzada nestas topografias.

Entre as complicações possíveis da cirurgias, as mais graves são estenose de faringe, fístula salivar, distúrbios da fala (pelo comprometimento da laringe) e disfunções endócrinas (pela manipulação cirúrgica das paratireoides e da tireoide).[18]

A radioterapia é, em geral, empregada no pós-operatório como complementação terapêutica da cirurgia, no entanto quimioterapia e radioterapia combinadas são a principal opção visando a cura da neoplasia da laringe e, em casos selecionados, sem extensão extralaríngea maciça ou laringe não funcionante.

Câncer de laringe

Neoplasias malignas de laringe correspondem a 1% a 2% de todos os cânceres e a, aproximadamente, 25% dos localizados em cabeça e pescoço. Ocorrem com maior frequência em pacientes do sexo masculino e sua incidência aumenta com a idade, sendo mais comum após os 50 anos.

O consumo de tabaco e a ingestão de bebidas alcoólicas são os principais fatores de risco para a doença, sendo potencializados quando em associação (em até 120 vezes). Como apenas uma proporção dos usuários de tabaco e álcool desenvolve a doença, supõe-se que existam outros fatores de risco, como sexo (masculino), idade avançada e, também, exposição ocupacional a elementos químicos.[2]

O tipo histológico mais comum para neoplasia maligna de laringe é o carcinoma de células escamosas (cerca de 95% dos casos). Outros tipos histológicos ocorrem em menor proporção, como linfomas, tumores de glândulas salivares, sarcomas e tumores neuroendócrinos. A incidência de um segundo tumor primário de vias aerodigestivas superiores é de 3% a 6% ao ano.

Anatomia

A laringe é dividida em três partes: supraglote, glote e subglote. O espaço pré-epiglótico é formado por tecido adiposo e rede de vasos sanguíneos. Fica localizado adiante da epiglote e tem papel importante na disseminação do câncer, uma vez que é frequentemente acometido quando há doença em supraglote. O espaço paraglótico, composto por tecido adiposo, tecido conjuntivo frouxo e vasos sanguíneos, localiza-se entre o cone elástico, a glote, as pregas vocais falsas e seu limite lateral e a cartilagem tireóidea. Tem importância no estadiamento principalmente dos tumores glóticos e, assim como o espaço pré-epiglótico, é mais bem avaliado em exames de imagem, como tomografia computadorizada ou ressonância magnética.

A rede linfática é abundante na supraglote e na infraglote, porém escassa na glote. A rede da supraglote drena para os linfonodos jugulares altos e médios (níveis II e III), enquanto a da subglote drena para linfonodos paratraqueais, pré-traqueais (nível VI) e jugulares baixos (nível IV).

A inervação da laringe é feita pelos nervos laríngeo superior e inferior, ramos do nervo vago (X par craniano) e, também, pelo simpático cervical. O nervo laríngeo superior divide-se, no nível do osso hioide, em ramo interno, principal nervo sensitivo da laringe, e ramo externo, que emite filetes para o músculo cricotireoide. O nervo laríngeo inferior ou recorrente tem percurso ascendente em direção ao sulco traqueoesofágico, a partir do tórax, onde contorna a artéria subclávia, à direita, e a crossa da aorta, à esquerda.

Quadro clínico e diagnóstico

O quadro clínico varia de acordo com a localização do tumor primário na laringe. Disfonia ocorre predominantemente em tumores glóticos; disfagia e odinofagia em supraglóticos; dispneia em subglóticos. A avaliação clínica deve ser complementada com exames endoscópicos, como videolaringoscopia e/ou nasofibroscopia. Durante o exame, é importante avaliar o aspecto e a extensão da doença, bem como a mobilidade das pregas vocais.

É fundamental a realização de biópsia para confirmação patológica de hipótese de malignidade. Sob anestesia geral, procede-se à laringoscopia de suspensão, que permite avaliar os limites da lesão, coletar material para estudo histológico e avaliar a viabilidade de exposição para cirurgia endoscópica (se indicada). Também é essencial a palpação das cadeias linfáticas cervicais. A presença de linfonodos palpáveis na avaliação inicial é fator de pior prognóstico.

Estadiamento

A classificação do AJCC (8ª edição)[3] considera separadamente os tumores de glote, supraglote e subglote.

Supraglote

Categoria T	Critérios
T1	Tumor limitado a um subsídio da supraglote com mobilidade de pregas vocais preservada
T2	Tumor invade mucosa de mais de um subsítio adjacente da supraglote ou glote ou adjacente à supraglote sem fixação de laringe
T3	Tumor limitado à laringe com fixação de prega vocal e/ou invasão de algum dos seguintes locais: área pós-cricóidea, espaço pré-epiglótico, espaço paraglótico, córtex interno de cartilagem laríngea
T4a	Moderadamente ou bastante avançado. Tumor invade além do córtex da cartilagem laríngea e/ou invade tecidos além da laringe (p. ex.: traqueia, tecido moles do pescoço, incluindo musculatura extrínseca profunda da língua, músculos extralaríngeos, tireoide ou esôfago)
T4b	Tumor invade espaço pré-vertebral, engloba artéria carótida ou invade mediastino

Glote

Categoria T	Critérios
T1a	Tumor limitado a uma prega vocal, mobilidade preservada
T1b	Tumor envolve ambas as pregas vocais, mobilidade preservada
T2	Tumor estende-se para supraglote e/ou subglote, mobilidade de prega vocal reduzida
T3	Tumor limitado à laringe com fixação de prega vocal e/ou invasão de espaço paraglótico e/ou córtex interno de cartilagem laríngea
T4a	Doença local moderadamente avançada. Tumor invade além do córtex da cartilagem laríngea e/ou invade tecidos além da laringe (p. ex.: traqueia, tecidos moles do pescoço, incluindo musculatura extrínseca profunda da língua, músculos extralaríngeos, tireoide ou esôfago)
T4b	Tumor invade espaço pré-vertebral, engloba artéria carótida ou invade mediastino

Subglote

Categoria T	Critérios
T1	Tumor limitado à subglote
T2	Tumor estende-se para uma ou ambas as pregas vocais; mobilidade preservada ou diminuída
T3	Tumor limitado à laringe, com fixação de prega vocal e/ou invasão de córtex interno de cartilagem laríngea
T4a	Doença local moderadamente avançada. Tumor invade além do córtex da cartilagem laríngea e/ou invade tecidos além da laringe (p. ex.: traqueia, tecidos moles do pescoço, incluindo musculatura extrínseca profunda da língua, músculos extralaríngeos, tireoide ou esôfago)
T4b	Tumor invade espaço pré-vertebral, engloba artéria carótida ou invade mediastino

Categoria N clínico	Critérios
Nx	Linfonodos regionais não acessados
N0	Sem metástases linfonodais
N1	Metástase única, ipsilateral, ≤ 3 cm na dimensão mais longa e sem ENE
N2a	Metástase única, ipsilateral, entre 3 e 6 cm e sem ENE
N2b	Metástases múltiplas ipsilaterais, nenhuma > 6 cm e sem ENE
N2c	Metástases bilaterais ou contralaterais à lesão primária, nenhuma > 6 cm e sem ENE
N3a	Metástase nodal > 6 cm, sem ENE
N3b	Metástase com ENE

ENE: extravasamento nodal – rompimento da cápsula linfonodal pelo tumor, ocasionando inflamação, fixação de pele ou de estruturas profundas.

Categoria M	Critérios
M0	Sem metástases a distância
M1	Com metástases a distância

Grupamento por estádios:

Estádio 0	Tis, N0, M0
Estádio I	T1, N0, M0
Estádio 2	T2, N0, M0
Estádio 3	T3, N0, M0
	T1-3, N1, M0
Estádio IVa	T4a, N0-1, M0
	T1-4a, N2, M0
Estádio IVb	Qualquer T, N3, M0
	T4b, qualquer N, M0
Estádio IVc	Qualquer T, qualquer N, M1

Tratamento

O tratamento de tumores primários iniciais (T1) com radioterapia convencional exclusiva e ressecção por *laser* transoral mostra resultados semelhantes quando se comparam a sobrevida livre de doença e a taxa de recidiva local. Apresenta índices de controle local em cinco anos de 73% a 90%. Em lesões estadiadas como T2, o índice de controle local é de 84,6% em cinco anos. A ressecção do tumor tem margem de 2 a 5 mm. A qualidade vocal pós-tratamento pode ser pior nos casos submetidos a laringectomia parcial quando em comparação com a radioterapia, porém, após três anos, o risco de laringectomia total de resgate é maior nos pacientes irradiados. A decisão terapêutica deve ser tomada em conjunto com o paciente (esclarecido).

Laringectomias parciais verticais são indicadas para tumores T2 que acometem o terço anterior da glote e também para tumores T1 em casos de extensão tumoral subglótica < 10 mm e pregas vocais sem diminuição de mobilidade e sem lesões macroscópicas nas pregas vestibulares.

Cordectomia refere-se à realização de laringofissura pela linha média da cartilagem tireóidea e à ressecção da prega vocal acometida. Atualmente, a preferência é a via endoscópica, com o uso do *laser* de CO_2 por ser um método menos invasivo. A cordectomia é indicada para tumores restritos à glote e sem alteração de mobilidade (T1a), não havendo necessidade de reconstrução da prega removida.

A laringectomia frontolateral, padronizada por Leroux-Robert em 1957, é a ressecção da prega vocal e a comissura anterior em conjunto com a quilha da cartilagem tireóidea. É indicada para tumores que acometem a prega vocal desde o processo vocal das aritenoides até a comissura anterior (T1b), sem alteração de mobilidade. Se houver necessidade de ampliação (infraglote ou ventrículo laríngeo), realiza-se a laringectomia frontolateral ampliada à Norris. Uma variação da laringectomia frontolateral é a laringectomia frontal anterior, que está indicada para tumores que acometem a comissura anterior e pequena parte de uma ou ambas as pregas vocais (T1b). Também está associada à ressecção de porção da cartilagem tireóidea, porém em menor extensão, em monobloco. Cirurgiões experientes em cirurgia endoscópica indicam ressecções que substituem essas técnicas clássicas, com a vantagem de não haver a necessidade de traqueostomia temporária e um mais breve tempo de reabilitação.

A hemilaringectomia é outra alternativa cirúrgica com ressecção de toda a prega vocal e da cartilagem adjacente em monobloco, geralmente indicada para tumores T2, mas também preconizada para tumores T3 selecionados, desde que sejam restritos a uma prega vocal, sem extensão para a comissura anterior e com acometimento subglótico inferior a 10 mm. Deve-se levar em consideração que, quanto maior a ressecção da cartilagem tireóidea, maior a chance de traqueostomia definitiva.

A laringectomia horizontal supraglótica endoscópica ou por cervicotomia é indicada para tumores da região supraglótica e da valécula, geralmente tumores T1 ou T2 e tumores T3 e T4 que não acometam o ventrículo laríngeo, poupem pelo menos uma aritenoide e não tenham extensão superior a 10 mm em direção à base da língua. Nos casos com indicação de radioterapia adjuvante, o processo de reabilitação pode ser demorado. Isso também ocorre se houver ressecção de estruturas como base da língua, cartilagem aritenóidea ou parte medial do recesso piriforme.

Outra modalidade é a laringectomia parcial supracricóidea, que consiste na ressecção de toda a cartilagem tireóidea, dos espaços paraglóticos e do espaço pré-epiglótico, poupando pelo menos uma das aritenoides, a cartilagem cricóidea e o osso hioide, que serão os pontos de reparo na reconstrução da neolaringe. É indicada para tumores glóticos comprometendo espaço paraglótico, comissura anterior e até invasão limitada da cartilagem laríngea (T1b, T2, T3 e, excepcionalmente, T4). Também pode ser preconizada para tumores supraglóticos selecionados. A reconstrução pode ser chamada crico-hioidopexia (CHP) ou crico-hioidoepiglotopexia (CHEP), dependendo de se a epiglote foi ou não ressecada. Uma ampliação da ressecção à cartilagem cricóidea deu origem à laringectomia supratraqueal, que pode ser indicada para alguns tumores T3 e T4a supraglóticos. A reconstrução pode ser realizada com traqueo-hiodopexia (THP) ou traqueo-hioidoepiglotopexia (THEP).

A técnica *laringectomia near total*, descrita por Person (1981), tem como objetivo a criação de um *shunt* que permite a reabilitação da fonação, apesar de ser mantida a necessidade de traqueostomia, e consiste na ressecção de todas as estruturas da laringectomia total, preservando-se uma porção da unidade cricoaritenóidea e dois terços da prega vocal ipsilateral.[19]

A laringectomia total é indicada para a maioria dos casos de tumores T3 e T4, porém a associação de quimioterapia e radioterapia deve ser considerada, visto que a cirurgia envolve a necessidade de traqueostomia definitiva e o desenvolvimento de voz não laríngea. A opção de preservação de órgãos com quimioterapia e radioterapia associadas deve ser reservada a pacientes com indicação de laringectomia total, com tumores T3 e T4 minimamente invasivos e laringe funcionante. A taxa de sobrevida global, quando em comparação com a cirurgia, é similar, se considerada a laringectomia total de resgate em caso de recidiva local (aproximadamente 75% em dois anos). Para a indicação de terapia não cirúrgica, é fundamental a decisão conjunta com o paciente, visto que, na alternativa de preservação de órgãos, os efeitos colaterais graves, como mucosite, xerostomia e disfagia, são frequentemente observados.[20]

Pacientes portadores de tumores avançados (T4 de alto volume), com laringe não funcionante ou contraindicação para quimiorradioterapia, são tratados por laringectomia total. Para melhorar a reabilitação vocal podem-se empregar próteses fonatórias.

Na presença de linfonodos palpáveis ou detectados em exames de imagem, deve-se realizar o esvaziamento cervical seletivo dos níveis II a V com preservação das estruturas não linfáticas sempre que possível. Quando existe extensão para subglote ou hipofaringe, deve ser incluído também o nível VI.

As cadeias jugulocarotídeas (níveis II a IV) são as mais prováveis de apresentar micrometástases de tumores supraglóticos ou transglóticos, em torno de 20%, e por essa razão está indicado o esvaziamento cervical eletivo desses níveis. Como regra geral, em pacientes com tumores primários estadiados como T3 e T4, independente do subsítio, e em tumores de supraglote, realiza-se o esvaziamento unilateral seletivo dos níveis II a IV e bilateralmente em caso de tumoração comprometendo a epiglote.[20]

Radioterapia pós-operatória é indicada para os casos em que sejam identificados fatores associados a alto risco de recorrência locorregional, como infiltração perineural, invasão vascular, metástases linfonodais com margens comprometidas. Para casos com margens comprometidas ou com metástases linfonodais com extensão extranodal, indica-se quimioterapia associada a radioterapia adjuvante.[2]

Referências bibliográficas

1. Chua MLK, Wee JTS, Hui EP, Chan ATC. Nasopharyngeal carcinoma. The Lancet, 2016; 387(10022): 1012-1024. Doi: 10.1016/s0140-6736(15)00055-0.
2. Araujo Filho VJF, Cernea CR, Brandão LG. Manual do residente de cirurgia de cabeça e pescoço. 2. ed. Barueri: Manole, 2014. 480p.
3. Amin MB, Greene FL, Edge SB, Compton CC, Gershenwald JE, Brookland, RK et al. The Eighth Edition AJCC Cancer Staging Manual: continuing to build a bridge from a population-based to a more "personalised" approach to cancer staging. Cancer J. Clin, 2017; 67: 93-99.
4. Holsinger FC, Ferris RL. Transoral Endoscopic Head and Neck Surgery and Its Role within the Multidisciplinary Treatment Paradigm of Oropharynx Cancer: Robotics, Lasers, and Clinical Trials. Journal of Clinical Oncology, 2015; 33(29): 3285-3292. Doi: 10.1200/jco.2015.62.3157.
5. Chaturvedi AK, Engels EA, Pfeiffer RM et al. Human papillomavirus and rising oropharyngeal cancer incidence in the United States. J Clin Oncol, 2011; 29: 4294-4301.
6. Ang KK, Harris J, Wheeler R, Weber R, Rosenthal DI, Nguyen-Tân PF, Gillison ML. Human Papillomavirus and Survival of Patients with Oropharyngeal Cancer. New England Journal of Medicine, 2010; 363(1): 24-35. Doi: 10.1056/nejmoa0912217.
7. Westra WH. The changing face of head and neck cancer in the 21st century: The impact of HPV on the epidemiology and pathology of oral cancer. Head Neck Pathol, 2009; 3: 78-81.
8. Craig SG, Anderson LA, Schache AG, Moran M, Graham L, Currie K et al. Recommendations for determining HPV status in patients with oropharyngeal cancers under TNM8 guidelines: a two-tier approach. British Journal of Cancer, 2019; 120: 827-833. Doi: 10.1038/s41416-019-0414-9.
9. Adelstein DJ, Ismaila N, Ku JA, Burtness B, Swiecicki PL, Mell L et al. Role of Treatment Deintensification in the Management of p16 Oropharyngeal Cancer: ASCO Provisional Clinical Opinion. Journal of Clinical Oncology, 2019; 37(18): 1578-1589. JCO.19.00441. Doi: 10.1200/jco.19.00441.
10. Kofler B, Laban S, Busch CJ, Lörincz B, Knecht R. New treatment strategies for HPV-positive head and neck cancer. Eur Arch Otorhinolaryngol, 2014; 271(7): 1861-1867.
11. Marur S, Forastiere AA. Head and Neck Squamous Cell Carcinoma: Update on Epidemiology, Diagnosis, and Treatment. Mayo Clinic Proceedings, 2016; 91(3), 386-396. Doi: 10.1016/j.mayocp.2015.12.017.
12. Pignon JP, Bourhis J, Domenge C, Designé L; MACH-NC Collaborative Group. Chemotherapy added to locoregional treatment for head and neck squamous-cell carcinoma: three meta-analyses of updated individual data. Lancet, 2000; 355(9208): 949-955.
13. Lira RB, Kowalski LP. Robotic Head and Neck Surgery: Beyond TORS. Current Oncology Reports, 2020; 22(9). Doi: 10.1007/s11912-020-00950-7.
14. Roselló À, Albuquerque R, Roselló-Llabrés X, Marí-Roig A, Estrugo-Devesa A, López-López J. Transoral robotic surgery vs. open surgery in head and neck cancer. A systematic review of the literature. Med Oral Patol Oral Cir Bucal, 2020; 25(5): e599-607.
15. Sukato DC, Ballard DP, Abramowitz JM, Rosenfeld RM, Mlot S. Robotic versus conventional neck dissection: A systematic review and meta-analysis. The Laryngoscope, 2019; 129:1587-1596. Doi:10.1002/lary.27533.
16. Eckel HE, Bradley PJ. Treatment Options for Hypopharyngeal Cancer. Advances in Oto-Rhino-Laryngology, 2019; 83: 47-53. Doi: 10.1159/000492308.
17. Polesel J, Furlan C, Birri S et al. The impact of time to treatment initiation on survival from head and neck cancer in northeastern Italy. Oral Oncol 2017; 67: 175-182.
18. Wei WI, Chan JYW. Surgical Treatment of Advanced Staged Hypopharyngeal Cancer. Adv Otorhinolaryngol, 2019; 83: 66-75. Doi: 10.1159/000492312.
19. Pai PS, Pradhan SA. Near-total Laryngectomy. Otorhinolaryngology Clinics: An International Journal, September-December 2010; 2(3): 247-252.
20. Shah JP, Patel SG, Singh B. Jatin Shah's head and neck surgery and oncology. 4. ed. Maryland: Mosby. 2012.

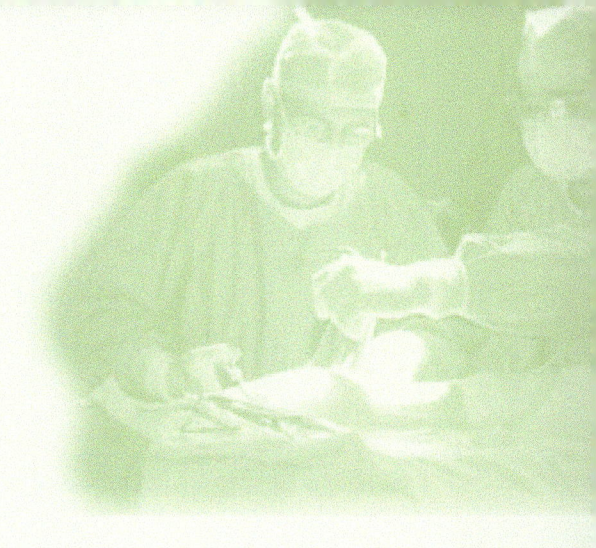

Seção 11

Mama

61 Doenças Benignas da Mama

Reni Cecília Lopes Moreira
Keyla Daniele de Lacerda Rodrigues • Kerstin Kapp Rangel
Luiz Ayrton Santos Junior • Luiz Gonzaga Porto Pinheiro
René Aloisio da Costa Vieira

Introdução

Não há área no corpo humano mais estudada que a mama feminina. Sejam estudos de oncologia, psicologia, estética, sociais, de amamentação e lactação, sejam de sexualidade, de filosofia, de fisio-anatomia. O conhecimento humano nesta área chega à exaustão, entretanto a mama ainda é protagonista de grande parte das ciências de saúde no mundo com publicações científicas de grande relevância.

Muitas mulheres têm na mama um forte componente de sua sexualidade e fertilidade. A mama é, portanto, bastante glamourizada no contexto social. Queixas mamárias levam muitas mulheres aos mastologistas, ginecologistas e cirurgiões e, na maioria das vezes, sem interesse oncológico. Por outro lado, a glamourização e o papel feminino são importantes na mobilização social e na garantia de políticas públicas em benefício da sociedade, levando mulheres no mundo inteiro a se engajarem nesse contexto. Este é um fenômeno incomum entre os homens, em que a problemática das doenças da próstata torna-se tão importante também.

A cirurgia é o principal componente na formação de um especialista em mama. Para a formação de um mastologista será requerida uma habilidosa formação cirúrgica, seja para alcançar objetivos de cura como também para obter ótimos resultados estéticos satisfatórios. Por razões dos determinantes sociais e culturais, as mamas impõem um elevado grau de ansiedade entre as pacientes, implicando, assim, em elevada e cuidadosa avaliação de suas queixas pelo médico.

A anamnese e o exame físico da mama devem ser bem conduzidos e são essenciais para um diagnóstico adequado. As manifestações clínicas mamárias mais frequentes são a mastalgia, os fluxos papilares e as massas palpáveis ou vistas em investigação imaginológica de rotina. A patologia benigna da mama envolve desde anomalias de formação, infecções, doenças infectocontagiosas, fisiopatologia do ciclo gravídico-puerperal, doenças da pele e da axila, bem como alterações na involução do tecido parenquimatoso, processo fisiológico que leva, com o passar dos anos, a uma mama lipo-substituída. Essa situação promove o que se chamam Alterações Funcionais Benignas da Mama, conhecidas pela sigla AFBM. A mama também pode ser manifestação de doença sistêmica, como as patologias que envolvem a mama masculina e o sistema hemolinfopoiético.

O câncer é, entretanto, a condição que desperta mais atenção nas doenças da mama, pela importância do diagnóstico precoce. Entretanto, o diagnóstico e o tratamento das doenças benignas são muito oportunos no controle das alterações malignas. A propedêutica armada é, notadamente, pelo uso de ultrassom e mamografia, o principal método que dispomos para investigação imaginológica. A mamografia é o padrão ouro no diagnóstico precoce do câncer de mama, mostrando redução da mortalidade em programas de rastreamento. Existem duas possibilidades de aquisição de imagem radiológica da mama: analógica (convencional) e a digital, sendo esta composta de duas modalidades: sistema CR (radiologia computadorizada) e o sistema DR (radiologia digital).

Na analógica, a imagem da mamografia é impressa em um filme. No sistema digital a imagem pode ser registrada em qualquer sistema de armazenamento digital, tais como DVD, CD, HD, entre outros. Nessa situação o médico receptor da imagem pode não dispor de condições adequadas para leitura. A mamografia digital requer monitores de alta resolução, com o mínimo da 3 megapixels, ou filmes impressos em impressoras de alta resolução. A Sociedade Brasileira de Mastologia (SBM), junto com a Comissão Nacional de Mamografia (CNM) do Colégio Brasileiro de Radiologia (CBR) e a FEBRASGO (Federação Brasileira de Ginecologia e Obstetrícia e Ginecologia) definem recomendações sobre a documentação do exame de mamografia.

Causas benignas que levam pacientes a procurar os consultórios médicos devem ser levadas em importância por quem as atende, em razão de se considerar sempre o diagnóstico diferencial e de exclusão frente a uma patologia maligna, descrita no próximo capítulo deste livro.

É importante aprimorar conhecimentos frente a exames de diagnósticos por imagem, relacionados às patologias mamárias, tais como ultrassonografia, mamografia e ressonância nuclear magnética da mama, que colaboram na condução de casos clínicos, evitando incisões desnecessárias, bem como atraso no diagnóstico de lesões malignas.

Pretende-se aqui abordar as principais intercorrências benignas na mama, colaborando para auxiliar o cirurgião geral a abordar e promover condutas frente a um diagnóstico adequado.

Anamnese e exame físico das mamas

Na anamnese o médico tem a oportunidade de colher a história de sua paciente como os fatores essenciais que nortearão um diagnóstico certeiro, além de promover uma relação de confiança e cumplicidade. São importantes fatores a destacar na anamnese: idade, telarca, menarca e menopausa, história familiar, história pessoal e da mama pregressas, história de gestações e amamentações, patologias mamárias benignas prévias, uso de hormonioterapia, condições nutricionais, obesidade, uso de fumo e álcool e fatores socioeconômicos. Ambos são norteadores de condutas e investigação diagnóstica.

O exame físico das mamas consiste em uma *inspeção estática* das mamas, estando a paciente sentada de frente para o examinador, despida da cintura para cima. Os braços devem permanecer pendentes, lateralmente ao corpo. Observa-se, nesta etapa, o volume das mamas, cicatrizes, mamas supranumerárias e outras malformações, sua conformação em relação ao tórax, características do complexo aréolo-papilar e alterações na pele, sejam manchas, abaulamentos, espessamentos cutâneos e mudanças na coloração da cor da pele.

Em seguida, com os braços levantando-se, faz-se uma *inspeção dinâmica* em busca de alterações que porventura manifestem-se nesse momento. Nesta fase, podemos pedir a paciente para colocar as mãos na cintura com intuito de, comprimindo-a, promover a contração da musculatura peitoral – fase pela qual observam-se retrações de pele e do CAP. Assim podemos iniciar a *palpação* das drenagens linfáticas, sejam axilares e cervicais. Para a palpação axilar, repousa-se o braço homolateral da paciente sobre o braço do examinador e, com a outra mão, palpa-se a axila (Figura 61.1).

Em seguida, temos a palpação mamária, que é a fase mais importante do exame físico. Com a paciente deitada em decúbito dorsal, colocando as mãos embaixo da cabeça, palpam-se ambos os quadrantes e comprime-se suavemente a textura do parênquima mamário. A mama é dividida em um quadrante central (QC), onde está localizado o complexo areolopapilar, quadrantes superiores laterais (QSL) e medial (QSM) e quadrantes inferiores lateral (QIL) e medial (QIM). Na eventualidade de palpação de um nódulo mamário deve-se caracterizar sua localização, forma, consistência, mobilidade e sensibilidade. Tanto o volume mamário quanto a densidade aumentada (relação entre estroma e parênquima) podem dificultar a palpação e a identificação de nódulos. A sensibilidade de palpação de nódulos varia, desta forma, entre 17% e 94% (FEIGIN, 2003).

Por último, faz-se a *expressão papilar* em busca de identificar fluxo e secreções que devem ser, caso existam, caracterizados quanto a cor, se espontâneo ou não, e números de ductos envolvidos. Sugere-se que secreções espontâneas, rosáceas e por ducto único, sejam investigadas, e uma citologia oncótica com esfregaço da secreção numa lâmina pode ser útil.

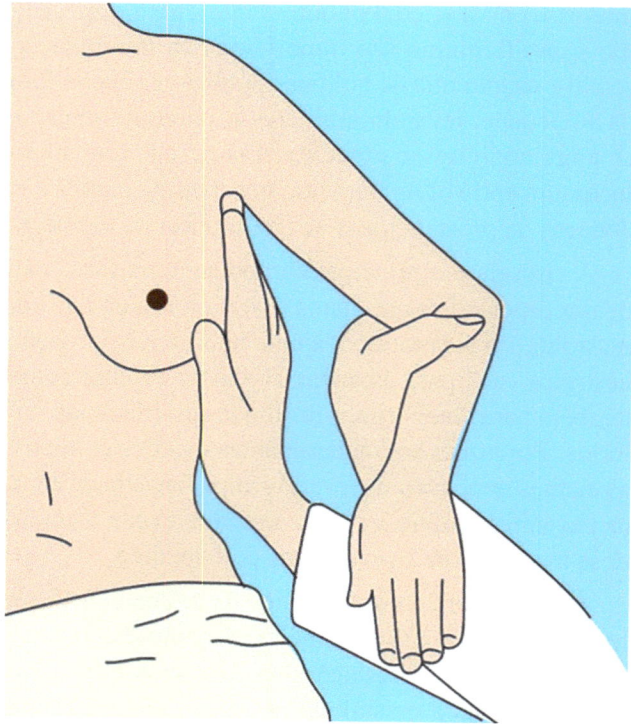

FIGURA 61.1 – *Palpação da axila. Note a posição da paciente sustentada pela mão do examinador. Fonte: autores.*

Mastalgia

A dor mamária é o principal sintoma que leva a mulher a procurar o mastologista e quase sempre está associada ao medo do câncer de mama. Até 70% das mulheres nas sociedades ocidentais vão apresentar dor mamária em algum momento de suas vidas.[1]

A mastalgia ocorre com mais frequência em mulheres na pré-menopausa, e raramente está associada à doença oncológica. A dor pode ser classificada em três categorias: cíclica, acíclica e extramamária.[2]

A avaliação da dor mamária começa por história e exame clínico cuidadosos. Especial atenção deve ser dada ao tipo de dor, localização, intensidade, frequência e sua relação com o ciclo menstrual. Em caso de massa palpável, descarga mamilar e alterações na pele, a mamografia diagnóstica deve ser considerada.

A mastalgia cíclica ocorre em dois terços das pacientes com mastalgia verdadeira. Ocorre no período pré-menstrual e está relacionada às flutuações hormonais fisiológicas com ação no tecido mamário. É geralmente bilateral, difusa, mais comum em jovens e de resolução espontânea.

A mastalgia acíclica ocorre frequentemente em mulheres na faixa dos 40 a 50 anos. Corresponde a um terço das dores mamárias verdadeiras, geralmente é unilateral, pode ser constante ou intermitente, possui localização variável na mama e não possui relação com nenhuma fase do ciclo menstrual. Pode ser decorrente de afecções mamárias específicas (processos inflamatórios, mastites, traumas) ou relacionadas a parede torácica (extramamárias), como mialgias, lesões musculares, neurites, dermatites, flebites, dores ósseas e dores articulares. Como exemplo de dor extramamária temos a síndrome de Tietze, que é uma osteocondrite esternocostal cuja manifestação clínica mais comum é um ponto doloroso na articulação esternocostal. A síndrome pós-toracotomia também é causa de dor extramamária caracterizada por aumento da produção de prolactina e consequente produção de leite devido a estimulação causada pelo trauma cirúrgico. A doença de Mondor é outra causa de dor extramamária de característica inflamatória que tem como manifestação clínica um cordão fibroso subcutâneo palpável e doloroso. A causa é uma tromboflebite superficial da veia torácica lateral ou de uma tributária.

Mamas volumosas, pendulares e sem sustentação correta também podem ser causa de mastalgia devido ao estiramento dos ligamentos de Cooper. A dieta e o estilo de vida também estão entre as possíveis causas de mastalgia. Dieta rica em gordura, tabagismo e ingestão de cafeína tem sido frequentemente associados a dor mamária e devem ser evitados, porém ainda não há estudos que comprovem essa relação.

Irregularidade menstrual, estresse emocional e interações medicamentosas podem exacerbar uma mastalgia.[3,4]

O esclarecimento sobre a benignidade e ausência de relação da dor com neoplasia é fundamental para transmitir segurança às pacientes e é parte importante do tratamento. Depois de afastado o câncer, a tranquilização isoladamente resolve o problema em 86% das pacientes que apresentam mastalgia leve e em 52% das que apresentam mastalgia severa.[5] Como medida geral, aconselha-se o uso de sutiã reforçado que sustente e faça moderada compressão às mamas.[6]

Quando as medidas não farmacológicas são utilizadas por 6 meses e não são efetivas para o controle da dor mamária, o tratamento farmacológico pode ser considerado. Apenas 15% dos casos de dor mamária vão necessitar de tratamento farmacológico.[7] Como opção terapêutica medicamentosa pode-se utilizar óleo de prímula (3 g/dia), ácido gamalinolênico (240 mg/dia), ou associação de ambos, que promovem uma taxa de resposta de 26% a 58% após 4 meses. Apesar de os estudos não terem demonstrado superioridade de seu uso em relação ao placebo, o óleo de prímula e o ácido gamalinolênico não possuem efeitos colaterais importantes e por isso podem ser utilizados com segurança. O danazol (100 a 400 mg/dia VO) constitui medicamento de escolha aprovado pela FDA, entretanto, devido aos efeitos colaterais, seu uso é recomendado para dor severa e incapacitante às atividades habituais. Com a prescrição de antiestrogênicos, tais como o citrato de tamoxifeno (10 mg/dia VO), pode-se obter melhora nas mastalgias mais refratárias.[9-11]

Anormalidades do desenvolvimento

A mama é uma glândula sudorípara modificada que filogeneticamente caracteriza a classe dos mamíferos. Por volta da quinta até a sexta semana de vida intrauterina, o espessamento ectodérmico em linha longitudinal bilateral na parte ventral do embrião forma a linha láctea, e após a sétima até a oitava semana, há regressão da linha com espessamento epidérmico na projeção torácica. Próximo à 16ª semana, formam-se o primórdio ductal e a bolsa papilar. Após o nascimento do bebê, a mama permanece inerte até o amadurecimento do eixo hipotálamo-hipófise-ovariano, que fará a mama evoluir até seu preparo para a gestação e a lactação, completando-se a mamogênese.

Como anormalidades congênitas podemos citar a politelia, a mais comum, e consiste na presença de mamilo acessório que pode ocorrer em qualquer ponto da linha láctea. A atelia é a ausência do complexo areolopapilar. A polimastia consiste na presença de mamas acessórias funcionais, ocorre mais comumente nas axilas e pode conter ou não mamilo (Figura 61.2). A hipoplasia é o desenvolvimento insuficiente da mama; a amastia é a ausência congênita de uma das mamas; a amazia é a ausência de tecido mamário, sendo o mamilo presente, e sua causa mais comum é a excisão iatrogênica do broto mamário por cirurgiões inexperientes. A síndrome de Poland é caracterizada por ausência do músculo peitoral maior e anomalia da caixa torácica, também é encontrada simbraquidactilia com hipoplasia das falanges médias e uma membrana cutânea central (Figura 61.3). A hipomastia consiste em mamas pouco desenvolvidas; a hipertrofia mamária, em mamas volumosas; e a ginecomastia, em hipertrofia mamária em homens.

Procedimentos cirúrgicos estéticos podem ser realizados para a correção dessas anomalias, como a colocação de prótese de silicone, mamoplastia redutora e exérese de mamilos ou mamas supranumerárias.

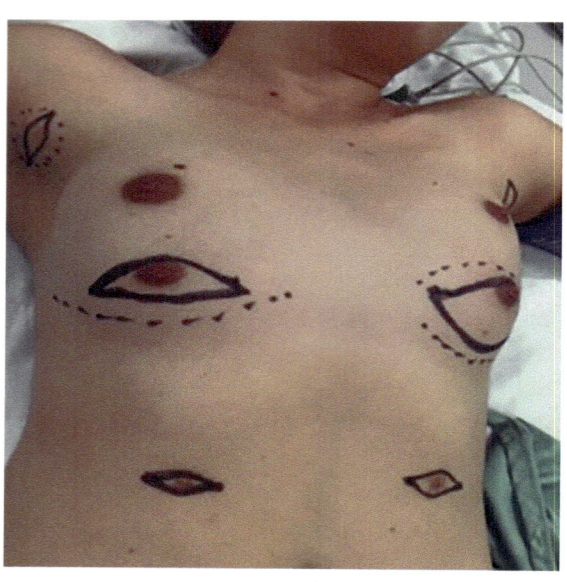
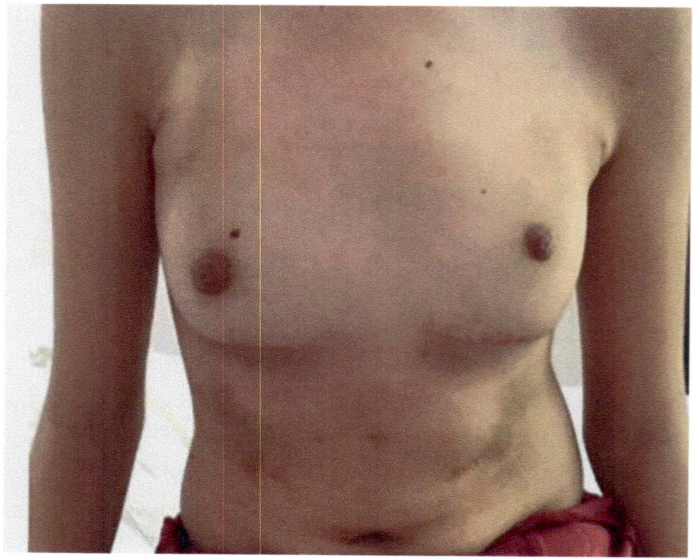

FIGURA 61.2 – *Polimastia antes e após ressecção do tecido mamário acessório e complexos areolopapilares.* Fonte: *autores.*

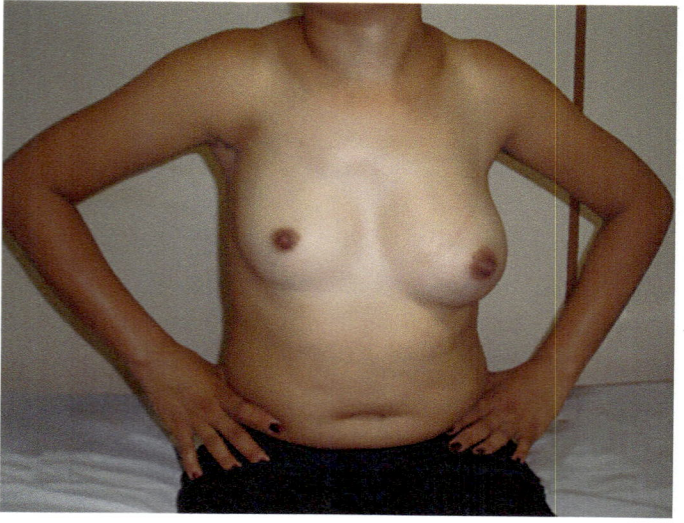
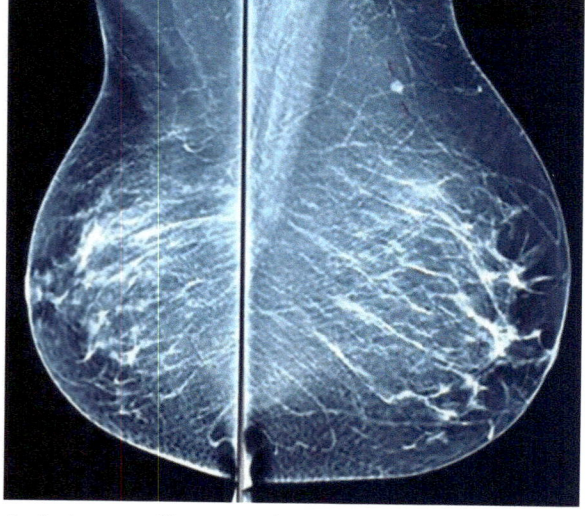

FIGURA 61.3 – *Síndrome de Poland à direita com hipoplasia mamária e ausência do músculo peitoral maior ao exame físico e mamografia, respectivamente.* Fonte: *autores.*

Massas mamárias palpáveis

A descoberta de uma massa palpável, identificada pelo autoexame ou pelo exame clínico, acarreta um grau elevado de ansiedade, e é uma das principais causas de consultas quando a queixa é a mama. Apesar de a maioria das massas palpáveis ser benigna, é importante uma avaliação adequada. Não se deve desconsiderar a presença de um nódulo devido a juventude, sexo masculino ou ausência de fatores de risco como história familiar. A falha no diagnóstico de câncer nessas condições constitui importante causa de processos relacionados com a má pratica médica nos Estados Unidos.

A massa mamária dominante constitui um tecido tridimensional palpável, distinto dos tecidos adjacentes, que gera assimetria em relação à outra mama, que tende a ser móvel, sem fixação cutânea ou à parede torácica. As massas associadas a alteração cutânea, fixação na parede torácica, alterações na aréola e fluxo papilar implicam em maior suspeita de malignidade.

Massas císticas

O cisto mamário é uma massa arredondada ou ovoide preenchida por líquido que pode se formar dentro do parênquima mamário a partir da involução lobular, com perda de elasticidade e sua consequente dilatação. A formação de cistos está diretamente relacionada a flutuações hormonais cíclicas e não aumenta o risco de desenvolver câncer de mama.[12,13] A resolução espontânea ocorre em até 69% dos casos.[14] Aproximadamente 40% das mulheres irão apresentar cistos em algum momento da vida.[15]

Embora cistos mamários possam se manifestar em mulheres de qualquer faixa etária, são mais comuns antes dos 50 anos.[15]

Em mulheres na pós-menopausa, o aparecimento está frequentemente relacionado ao uso de terapia de reposição hormonal.[14]

A apresentação clínica dos cistos mamários é extremamente heterogênea. Eles podem ser de tamanhos muito variados (desde poucos milímetros a vários centímetros), o que determina a sua palpabilidade; podem ser únicos ou múltiplos e aparecer de forma isolada ou agrupada, em uma ou ambas as mamas. Consequentemente, há grande variabilidade de sintomas, desde desconforto difuso, dor cíclica localizada ou dor súbita associada à massa palpável.

Quando palpáveis, são identificados pelo exame clínico ou autoexame – alteração que comumente leva as mulheres a procurarem assistência médica. Podem também ser achados casuais em exames radiológicos das mamas.

Os macrocistos geralmente se apresentam como nódulos palpáveis, ovalados, bem delimitados, de superfície regular e lisa, macios, móveis em relação ao tecido adjacente e não raro dolorosos. Nesse caso a aspiração é o recurso mais simples, diagnóstico e terapêutico. O líquido obtido deve ser claro, amarelo citrino ou levemente esverdeado.[22] A análise citológica do líquido obtido nessas condições não está indicada. Em caso de aspiração de líquido sanguinolento ou se não houver involução completa da massa palpável, a propedêutica deverá ser ampliada.

O diagnóstico por ultrassonografia mamária fornece informações adicionais para classificação e consequente orientação do manejo clínico.

- Cistos simples: anecoicos, circunscritos, com reforço acústico posterior e sem fluxo vascular. Por definição são benignos, e não há indicação de investimento diagnóstico ou terapêutico adicional.[15,16]
- Cistos complicados:– cistos simples com ecos internos e espessamento de paredes ou septos. A chance de malignidade é menor que 1%. Está indicado o acompanhamento ultrassonográfico semestral para documentar a estabilidade.[4,15,16]
- Cistos complexos – imagens mistas, anecoicas e ecogênicas, com componentes sólidos, espessamento de parede e/ou septos, ausência de realce da parede posterior e eventual fluxo ao doppler.[17] O risco de malignidade varia até 23%.[15,19-23] Portanto, aconselha-se o esclarecimento diagnóstico por meio de estudo histológico de sua porção sólida.[17,19-21]

Massas sólidas

Uma massa sólida, palpável ou não, representa um achado muito comum, e 90% são de etiologia benigna.[4,26] No entanto, a exclusão do câncer de mama é crucial em qualquer faixa etária.[27] A anamnese e o exame físico detalhado são essenciais para determinar a estratégia diagnóstica.[4,28,29]

Massas dominantes em mulheres com idade inferior a 40 anos frequentemente são benignas, porém a falha do diagnóstico de um câncer nessa faixa etária pode ser desastrosa.[30,31] O exame clínico das mamas na mulher jovem é limitado pelas condições fisiológicas associadas, sendo o tecido em geral difusamente lobulado irregular à palpação, ocorrendo também alterações cíclicas decorrentes do estado menstrual. Caso os achados clínicos sejam duvidosos, está indicado o estudo radiológico complementar por meio de ultrassonografia ou até mesmo mamografia. Se os exames de imagem não evidenciarem achados suspeitos, mas o exame clínico for duvidoso, aconselha-se nova avaliação clínica em 6 a 8 semanas. Os exames de imagem devem anteceder uma possível biópsia. Uma massa suspeita de malignidade geralmente é sólida, irregular, endurecida e aderente a estruturas profundas, pele ou mama. Mudanças no contorno da mama, na simetria, na pele, no mamilo ou placa mamilo-areolar, descarga papilar espontânea, uniductal, sanguinolenta ou aquosa; ou o aparecimento de linfadenomegalias axilares ou cervicais, devem levar a uma suspeita clínica de malignidade.[32,33]

Caso a massa seja clínica e radiologicamente benigna, é razoável discutir com a paciente apenas o seguimento. O esclarecimento diagnóstico, não cirúrgico, é determinado pela associação de exame clínico, exame radiológico e estudo cito- ou histológico, chamado de triplo teste, e quando a associação dos três métodos indica benignidade, a taxa de lesão maligna é inferior a 1%. Ainda assim é indicado o seguimento clínico e radiológico semestral por ao menos dois anos.[34]

Caso a associação dos métodos seja inconclusiva, sugere-se nova biópsia para avaliação histológica ou uma biópsia excisional. A exérese da lesão pode ser indicada para evitar o seguimento clínico ou por desejo da paciente. É preciso considerar as desvantagens da abordagem cirúrgica como cicatrizes inestéticas, alterações no formato e contorno da mama, alterações radiológicas decorrentes do processo cicatricial parenquimatoso.

Massas dominantes em mulheres acima dos 40 anos, principalmente de aparecimento recente, devem despertar interesse oncológico. A avaliação diagnóstica deve incluir a mamografia e eventualmente a ultrassonografia, a fim de proporcionar a correlação clínico-radiológica. Achados negativos, entretanto, ainda não excluem malignidade. O estudo radiológico completo da mama deve anteceder qualquer procedimento de diagnóstico histológico, a fim de estabelecer um padrão para controle posterior e não haver interferência da imagem por alterações pós-biópsia, como sangramentos ou infiltração inflamatória cicatricial.[35]

Os exemplos mais frequentes de massas sólidas benignas são o fibroadenoma, o tumor filoide, o papiloma e a ginecomastia.

Fibroadenoma

O fibroadenoma é o tumor sólido benigno mais comum da mama, sendo composto pela proliferação equivalente de tecido epitelial e estromal.[36] Sua maior incidência é em mulheres na menacme (entre 15 e 35 anos), representando a lesão mamária benigna mais comum em adolescentes.[37,38] A prevalência na população geral de mulheres na segunda e terceira décadas é de aproximadamente 2%.[39] Geralmente regride após a menopausa, o que sugere a relação de sua etiologia ao ambiente hormonal.[39,40] Embora seja frequentemente unilateral, em 20% dos casos observam-se múltiplas lesões em uma mama ou na mama oposta.[40]

Apesar de o fibroadenoma ser considerado uma lesão proliferativa, habitualmente não há risco aumentado de desenvolver câncer de mama.[41,42]

O fibroadenoma geralmente é assintomático. Quando palpável, se apresenta ao exame físico como um nódulo firme, elástico, bem delimitado e com boa mobilidade. À ultrassonografia se evidencia como massa sólida, bem circunscrita, avascular – características benignas (categoria 3 de BIRADS). Usualmente chega a um tamanho de 2 a 3 cm antes de estabilizar-se.[39,43,44]

O diagnóstico definitivo só pode ser confirmado pela histologia (biópsia por agulha grossa ou excisão). No entanto, não há indicação de biópsia de todas as lesões presumivelmente benignas e tampouco de abordagem cirúrgica. Se durante o controle clínico (semestral com exame físico e acompanhamento ultrassonográfico) a lesão apresentar crescimento progressivo, o esclarecimento histológico se torna obrigatório para exclusão de neoplasia ou de tumores fibroepiteliais como o tumor filoide.[45] A indicação de ressecção cirúrgica se baseia na idade, no comportamento biológico e no desejo da paciente. Para o planejamento cirúrgico, a incisão deve respeitar as linhas de Langer e, quando possível, o acesso periareolar é preferível.[10] Uma alternativa à ressecção cirúrgica pode ser a excisão percutânea vácuo-assistida, no entanto, mostrou-se menos eficaz em lesões > 2 cm.[46]

Em caso de fibroadenoma gigante – histologicamente típico e mais de 10 cm de tamanho –, a ressecção cirúrgica está francamente indicada para diferenciá-lo definitivamente do tumor filoide.[29]

O fibroadenoma complexo, que representa cerca de 15% dos fibroadenomas, se difere do fibroadenoma simples por conter, histologicamente, outros elementos proliferativos, como adenose, adenose esclerosante ou hiperplasias epiteliais. Essas lesões podem estar associadas a um risco ligeiramente aumentado de câncer de mama. A absoluta indicação de ressecção cirúrgica, após o diagnóstico histológico é controversa, pois < 2% evoluem para lesões neoplásicas em até dois anos.[47]

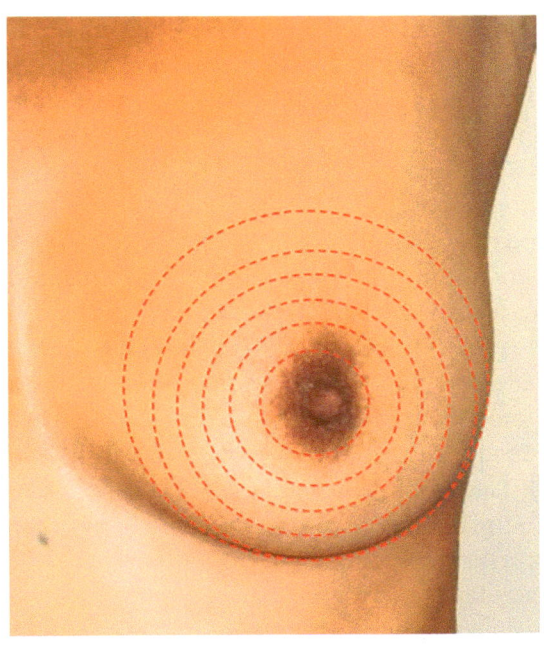

FIGURA 61.4 – *Linhas de Langer.* Fonte: autores.

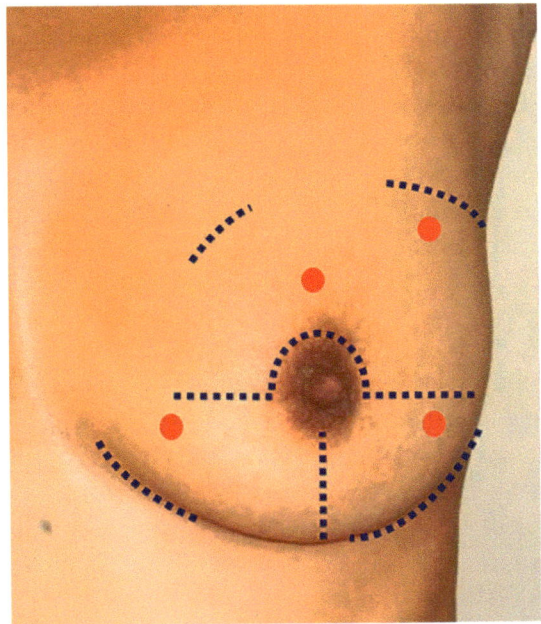

FIGURA 61.5 – *Tipos de incisão conforme a localização do tumor.* Fonte: autores.

Tumor filoide

O tumor filoide (ou cistossarcoma filoide) representa menos de 1% de todos os tumores mamários e 2,5% dos tumores fibroepiteliais.[48] Diferencia-se do fibroadenoma por apresentar alto potencial de recorrência local, em média 12%, além de possibilidade de metastatização sistêmica.[49]

Sua importância prática encontra-se relacionada ao fato de frequentemente poder ser confundido com um fibroadenoma. Ocorre geralmente em mulheres adultas jovens, na faixa etária dos 20 aos 45 anos, sendo incomum em adolescentes. Geralmente é unilateral e solitário, 20% não são palpáveis e são descobertos apenas por exames radiológicos. Aproximadamente 30% das pacientes referem uma história de tumoração de crescimento súbito, com tamanho médio de 5 cm. Os tumores podem ser muito volumosos, não são aderidos a planos profundos e não provocam ulceração de pele por infiltração (Figura 61.6). Pode haver necrose de pele por compressão. Em até 20% dos casos encontra-se linfadenopatia axilar reacional.[50,51,52]

O estudo histológico determina o diagnóstico. A punção aspirativa por agulha fina é pouco precisa nesse cenário.[53] A biópsia por agulha grossa pode apresentar até 30% de resultados falso negativos, pela enorme semelhança do cenário histológico com o fibroadenoma.[54]

À microscopia, a lesão apresenta-se com um duplo componente, sendo um estromal e um epitelial, e o estroma apresenta uma aparência mixoide contendo fibroblastos e miofibroblastos. A classificação histológica em tumor filoide benigno, baixo grau (*borderline*) ou maligno, segundo o grau de diferenciação da lesão, segue as características listadas na Tabela 61.1.[48,55-59] Mais de 50% dos tumores filoides são classificados como benignos, mas 25% terão classificação maligna.[49,50]

De acordo com a literatura mais recente, as taxas de recorrência local e o risco de metastatização parecem estar mais relacionados com o subtipo histológico do tumor filoide (8% para lesões benignas, 13% para lesões de baixo grau e 18% para lesões malignas) do que com a amplitude das margens de ressecção cirúrgica. No entanto, margens positivas estão associadas a um risco quase

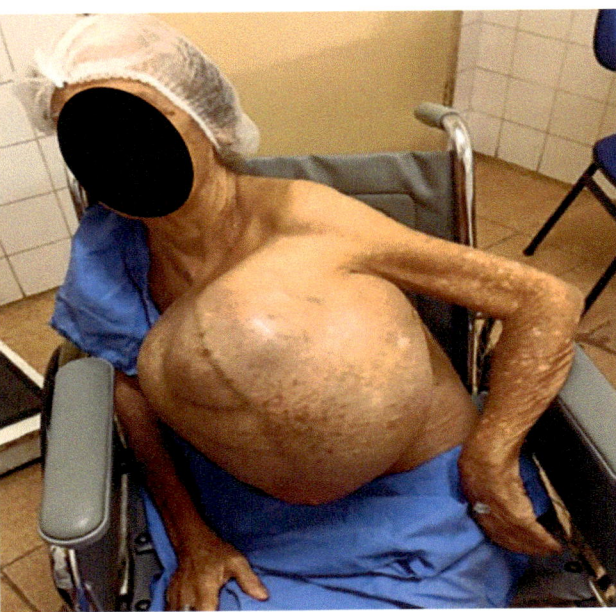

FIGURA 61.6 – *Tumor filoide gigante.* Fonte: autores.

Tabela 61.1
Classificação do tumor filoide de acordo com as características histológicas

	Benigno	Baixo grau	Maligno
Grau de celularidade estromal	Baixa	Moderada	Alta
Atipias celulares	Leve	Moderada	Elevada
Presença de supercrescimento estromal	Homogêneo	Heterogêneo	Supercrescimento estromal
Índice mitótico em 10 campos de grande aumento	4	4-9	>10
Margens tumorais	Circunscrito	Circunscrito/ infiltrativo	Infiltrativo

quatro vezes maior de recorrência ou doença à distância.[13] São considerados fatores independentes de risco de recidiva local e metastatização também a idade e o tamanho tumoral.[48,49,61] Em caso de recidiva, pode ocorrer a piora do grau histológico em até 25% dos casos.[61]

O tratamento primário e potencialmente curativo é a cirurgia – ressecção local com margens livres.[2] Há controvérsias sobre a margem peritumoral adequada visando diminuir a taxa de recorrência.[49, 60-65] A mastectomia é reservada para tumores grandes que não podem ser ressecados com margens de segurança, principalmente em caso de lesões de mais alto grau.[51,53,66] Devido à rara metastatização linfonodal, não há indicação de abordagem cirúrgica da axila.[53, 55]

Após a abordagem cirúrgica adequada, deve haver controle clínico semestral por dois anos, pois é nesse período em que ocorre a maioria das recidivas locais. A metastatização sistêmica ocorre com maior frequência em casos de tumores malignos ou maiores que 5 cm. Esses casos podem exigir vigilância adicional com exames radiológicos periódicos do tórax, a fim de excluir doença metastática.[52, 20] Os sítios metastáticos mais frequentes são pulmão, osso, pele e sistema nervoso central. A doença sistêmica é de difícil tratamento, habitualmente seguindo protocolos para sarcomas de tecidos moles. Geralmente os benefícios do tratamento sistêmico são limitados e de curta duração. A sobrevida global de tumor filoide metastático é de aproximadamente 70% em cinco anos.[48,51,53,55,68]

Papiloma

Papilomas são lesões epiteliais benignas, geralmente solitárias, originadas pela proliferação de células da parede dos ductos. Com maior frequência ocorrem nos ductos maiores localizados de 1 a 2 cm próximos à aréola. Podem estar associados a atipias ou ao carcinoma ductal *in situ*. São mais comuns em mulheres jovens entre 30 e 50 anos. Geralmente promovem fluxos mamilares serossanguinolentos, uniductais e espontâneos, sendo facilmente observados pela compressão de um ducto. Por outro lado, papilomas periféricos e múltiplos encontram-se geralmente associados ao câncer. A mamografia é negativa na maioria das vezes, e a ultrassonografia pode revelar um ducto dilatado com uma lesão intraductal. O tratamento do papiloma é cirúrgico com incisões periareolares.[69, 70] Quando a *core biopsy* evidencia papiloma com atipias, a cirurgia é mandatória.[71,72] Lesões papilares com atipias como resultado de *core biopsy* podem evidenciar carcinoma em até 67% das vezes quando submetidas a exérese cirúrgica.[73,74] Para papilomas em que não é evidenciada atipia na biópsia por agulha grossa, a decisão de realizar cirurgia ainda não é bem clara e deve ser individualizada. Segundo consenso da Sociedade Americana de Cirurgiões da Mama, quando um papiloma sem atipia é identificado na biópsia por agulha grossa, a decisão por procedimento cirúrgico deve avaliar o risco de malignidade, o tamanho, os sintomas e se a lesão é palpável. Em caso de lesão palpável ou discordância clínico-patológica, a excisão deve ser considerada.

Fluxo papilar

A secreção mamilar é a terceira causa mais comum de queixa mamária após a mastalgia e massa palpável. Ao longo da vida reprodutiva, até 80% das mulheres terão um episódio de descarga mamilar.[75] As principais causas de fluxo papilar são benignas, porém o câncer pode apresentar-se sob a forma de fluxos papilares em 2,5% a 3% das vezes.[4]

As secreções mamilares podem ser classificadas como fisiológicas, quando há saída de secreção branca, amarelada e até mesmo esverdeada. A saída de secreção leitosa é chamada de galactorreia e geralmente é multiductal e bilateral. As principais causas de galactorreia são a lactação e a hiperprolactinemia causada por tumores hipofisários, medicamentos ou anormalidades endócrinas. O nível sérico de prolactina normal é de 20 µg/mL no sangue. Medicamentos como opiáceos, anticoncepcionais, antidepressivos tricíclicos, metildopa, metoclopramida, fenotiazinas, cimetidina, bloqueadores dos canais de cálcio e anfetaminas encontram-se associados a hiperprolactinemia, e essas drogas devem ser descontinuadas ou monitoradas. Aumento da prolactina proveniente de um adenoma de hipófise é a condição clínica mais relacionada à galactorreia. Outras condições clínicas ou cirúrgicas também se encontram associadas ao aumento da prolactina e à presença de galactorreia, tais como insuficiência renal crônica, hipotireoidismo, neoplasias torácicas, herpes zoster, hipernefroma e o carcinoma broncogênico.[76]

As secreções mamilares patológicas geralmente são unilaterais, uniductais e de coloração serosa, sanguinolenta ou serossanguinolenta. A principal causa de descarga mamilar patológica é o papiloma, responsável por 52% a 57% dos casos.[77,78] A ectasia ductal que é caracterizada pela dilatação dos ductos terminais da mama é responsável por 14% a 33% dos casos de descarga mamilar patológica.[79] O câncer é encontrado em 5% a 15% dos casos de secreção mamilar patológica, sendo o carcinoma ductal *in situ* o principal achado.[80,81]

A história clínica, o exame físico e os exames de imagens são essenciais para definir o diagnóstico e iniciar o tratamento. Questões como cor, lateralidade, uni ou multiductal, saída espontânea ou provocada são características da secreção ductal que são essenciais para definir entre fisiológica ou patológica. As secreções sanguinolentas, uniductais, espontâneas, associadas a massa mamária apresentam um maior risco de câncer, apesar de em sua maioria tratar-se de papiloma intraductal. A hiperprolactinemia deve ser considerada quando os sintomas estão associados a amenorreia e outros sintomas de hipogonadismo, como secura vaginal e ondas de calor. A avaliação de uso de medicamentos também é importante.

Quanto ao exame físico, é importante observar a presença de hiperemia, espessamentos, nodulações palpáveis, descamação e crostas no mamilo, linfonodos axilares e cervicais palpáveis. É importante também realizar a expressão mamilar para identificar a cor da secreção e o número de ductos envolvidos.

Para descarga mamilar bilateral e multiductal em que a suspeita é de causa fisiológica, exames laboratoriais são os principais para determinar o diagnóstico, como teste de gravidez, níveis séricos de prolactina, função renal e tireoidiana, além da avaliação de um endocrinologista. Quando a descarga mamilar é unilateral, uniductal e/ou associada a massa palpável, a suspeita é de causa patológica, e exames de imagem são os mais indicados como a mamografia, ultrassonografia e em alguns casos a ressonância magnética.

A mamografia é o primeiro exame de imagem a ser solicitado para avaliação da descarga mamilar. Além de detectar massas também detecta microcalcificações que podem representar um carcinoma ductal *in situ* responsável pela descarga papilar.

A ultrassonografia é o principal exame para avaliação da região ductal retroareolar e pode detectar, além de massas intraductais, também a ectasia ductal, causas de descarga papilar. Ao avaliar a descarga papilar patológica, o ultrassom pode detectar 63% a 69% das lesões não visíveis à mamografia.[82,83] Embora a ultrassonografia seja mais sensível que a mamografia, ela é menos específica na diferenciação de doenças benignas de malignas.[84]

Nos casos em que a mamografia e o ultrassom forem negativos ou inconclusivos, a ressonância magnética com contraste pode auxiliar no diagnóstico. Segundo análise do Colégio Americano de Radiologia, a ressonância magnética demonstrou sensibilidade de 93% a 100% para carcinoma invasor e lesões papilares benignas, porém com especificidade de 37%.[74]

As modalidades diagnósticas alternativas para avaliação do fluxo mamilar constituem ductografia, ductoscopia e lavagem ductal.[85,86] Na ductografia o orifício do ducto que apresenta a descarga é canulado, injeta-se contraste e em seguida uma mamografia é realizada.[87] A lesão intraductal se manifesta como defeito de enchimento. A ductoscopia é a introdução de um endoscópio no interior do ducto alterado e a visualização direta da lesão, quando presente. Não é método utilizado de rotina em nosso meio, pois necessita de equipamento especializado.

A citologia do líquido da descarga papilar por meio da coleta direta ou lavagem ductal não deve ser utilizada de rotina, pois possui baixa sensibilidade para o diagnóstico.[78]

Quando é possível detectar a lesão pelos métodos de imagem, deve ser realizada biópsia por agulha grossa da lesão, guiada pelo exame de imagem. Caso nenhum achado específico seja observado, a dutectomia pode ser útil no diagnóstico.

Espessamento

Nem sempre as doenças mamárias serão identificadas nos exames de imagem, por isso é importante a palpação e a ectoscopia das mamas. Muitas doenças mamárias se manifestam por alterações na pele, notadamente intercorrências fisiológicas (com mais propriedade relacionadas a gravidez, sinal de Hunter, rede de Haller), processos infecciosos, inflamatórios e até o câncer. Por outro lado, a própria pele é sítio de doenças que requerem atenção, tais como cistos sebáceos, nevos, carcinomas de pele, dermatite de contato, intertrigo (ocorre mais no sulco mamário), processos alérgicos e uso de cremes dermatológicos. A doença de Paget da mama, que se manifesta por eczema do mamilo, tem frequentemente seu diagnóstico retardado, pois geralmente os exames de imagem vão apresentar alteração tardia (Figura 61.7). Vale ressaltar

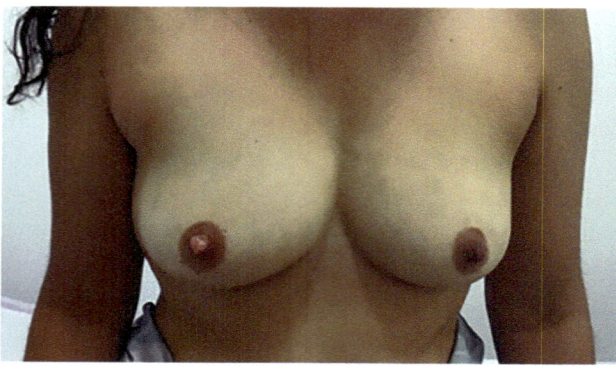

FIGURA 61.7 – Doença de Paget da mama direita com ulceração do mamilo. Fonte: autores.

que qualquer alteração suspeita no exame físico que não se manifeste nos exames de imagem deve continuar sendo investigada.

Patologias inflamatórias

Na vigência de quadro clínico infeccioso e agudo nas mamas, muitas mulheres procuram os serviços de pronto-socorro para tratamento e, nesses casos, é frequente a solicitação de pareceres do cirurgião de plantão, o qual prontamente precisa estabelecer uma conduta (Figura 61.8a). Abscessos mamários ocorrem nas mulheres com idade entre 18 e 50 anos, podendo ser também lactacionais ou não lactacionais. A infecção mamária pode ser secundária a uma lesão cutânea, como em um cisto sebáceo ou uma hidradenite supurativa.

As mastites no ciclo gravídico-puerperal[89] são intercorrências inflamatórias importantes e requerem tratamento precoce. São mais incidentes entre o 7º e o 45º dia do parto, e acometem mais frequentemente mulheres primíparas e secundíparas. As portas de entrada das bactérias são fissuras mamilares (via linfática), através dos ductos lactíferos (via canalicular) ou por via hematogênica, vindo de outro foco no organismo. Evita-se a suspensão da amamentação ao máximo, podendo ocorrer apenas se houver saída de pus pelo mamilo e recusa do bebê em sugar ou se amamentar for muito doloroso. Terapêuticas antimicrobianas precoces evitam a evolução do processo inflamatório para uma mastite com abcesso. Em 98% das infecções puerperais mamárias, o agente causador é *Staphylococus aureus*, e ocorre sucesso na terapia quando iniciamos dicloxacilina 500 mg 6/6 horas por 7 dias, cefalosporinas 2 a 4 g por dia, ou ainda eritromicina em pacientes alérgicas à penicilina. Ainda assim, 11% das mastites evoluem para abscesso.

Diante de abscessos bem formados na mama, uma punção esvaziadora com agulha grossa pode ser procedida, com redução do volume de pus. Na vigência da necessidade de drenagem cirúrgica, faz-se o procedimento sob sedação com incisão arciforme, respeitando as linhas de Langer, periareolar ou sob a tumoração, dissecção com pinças de Kelly no sentido oposto à incisão, com dissecção dos tecidos até a lesão, exteriorização do material purulento, irrigação com solução salina ou iodopovidine da cavidade abcedária, colocação de dreno de Penrose nº 1, que deverá ser mobilizado antes de sua retirada, e curativo com gaze e micropore.

Muitas infecções mamárias podem ser secundárias a uma lesão cutânea, como em um cisto sebáceo ou uma hidradenite supurativa. A principal causa da mastite não lactacional constitui a ectasia ductal ou a mastite do complexo periductal, patologia que ocorre mais frequentemente em mulheres fumantes. Essas condições são decorrentes da dilatação do ducto mamário principal, com inflamação periductal. Essa mastite pode ser decorrente de vários microrganismos, como o *Staphylococcus aureus*, *Enterococcus sp.*, *Streptococcus sp.*, *Bacteroides sp.* e microrganismos anaeróbios. Nesses casos, a antibioticoterapia pode ser realizada com a associação amoxacilina-clavulanato, cefalosporina ou combinação de eritromicina e metronidazol. Cerca de metade das pacientes apresentam recorrência, e no caso da mastite recorrente pode-se indicar a remoção dos ductos afetados (cirurgia de Urban).

Outra situação comum que ocorre em nosso meio constitui-se na mastite granulomatosa. Clinicamente caracteriza-se pela associação do processo infeccioso mamário recorrente (Figura 61.7b), podendo estar associado a formação de massa (Figura 61.8c). Em geral, as culturas são negativas, inclusive para anaeróbios. Deve-se excluir um potencial carcinoma associado, sendo necessária a realização da mamografia e biópsia. A biópsia deve ser realizada visando diagnóstico histológico e etiológico, além de exclusão de potencial causa infecciosa.

Entre as mastites infecciosas temos a tuberculose (*Mycobacterium bovis*) (Figura 61.8d), micobactérias atípicas, sífilis, blastomicose, criptococose, histoplasmose, actinomicose, filariose e doença da arranhadura do gato. Entre os processos autoimunes temos a granulomatose de Wegener, arterite de células gigantes. Outras causas são o diabetes melito, a sarcoidose e a mastite idiopática. A grande maioria dessas mastites é idiopática, sendo o diagnóstico de exclusão, e o tratamento é baseado na corticoterapia a longo prazo.

Achados mamários impalpáveis

A mamografia constitui o exame de eleição para avaliação da mama para mulheres acima dos 40 anos, e seu uso associa-se a diminuição da mortalidade pelo câncer de mama, quando utilizada no rastreio em mulheres

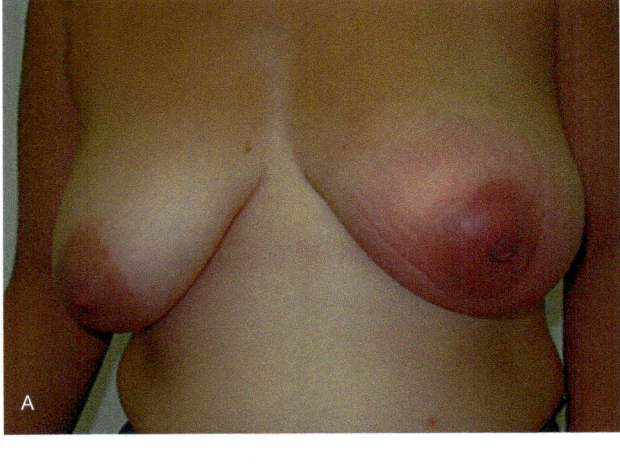 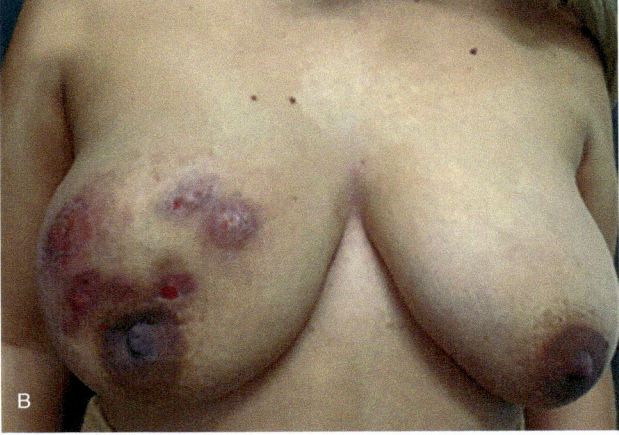
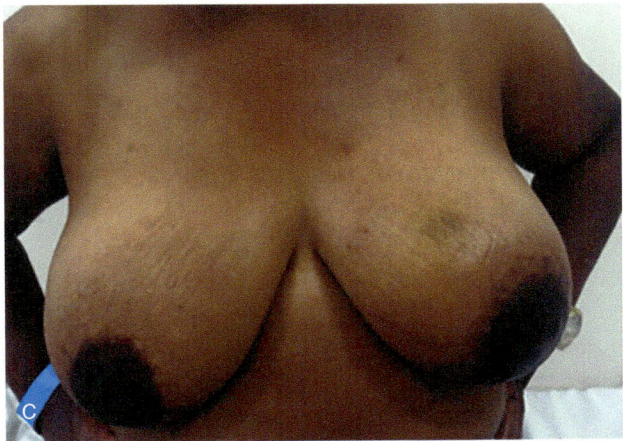 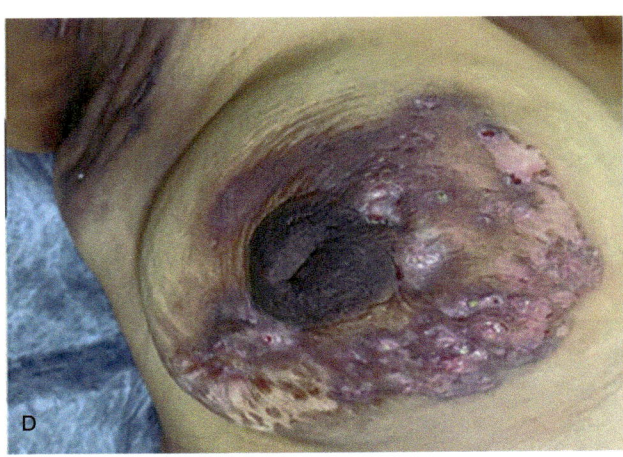

FIGURA 61.8 – **A.** *Mastite aguda.* **B.** *Granulomatosa com formação de trajetos fistuloso.* **C.** *Granulomatosa com formação de massa à esquerda.* **D.** *Tuberculosa.* Fonte: autores.

assintomáticas. Passamos a uma fase de avaliação diagnóstica de lesões não palpáveis, em que muitos desses achados são benignos, porém ao se diagnosticar uma lesão neoplásica, observa-se que a maioria das apresentações são tumores precoces, fato que justifica o uso da mamografia como método de rastreio em assintomáticas. Em pacientes sintomáticas, a avaliação é clínica e radiológica. Assim, a avaliação de achados radiológicos passou a ser parte da rotina do cirurgião da mama.

Visando padronização, o Colégio Americano de Radiologia procurou normatizar as avaliações, estabelecendo a classificação de BI-RADS®, que procura estabelecer uma metodologia de padronização de laudos radiológicos, levando em consideração o achado radiológico, o qual se associa a uma recomendação de conduta. Essa classificação também é um documento dinâmico que sofre alteração conforme as necessidades e o acúmulo de conhecimentos. Em 2013 foi divulgada a 5ª edição, e atualmente está disponível a classificação para a mamografia, a ultrassonografia mamária e a ressonância nuclear magnética das mamas.[91]

Na avaliação mamográfica, os principais achados são nódulos, calcificações, distorção arquitetural, assimetria,

lesão na pele e achados associados, entre outros. No laudo, avaliam-se indicação, achados principais, impressão diagnóstica, realizando-se a classificação BI-RADS® em função dos achados, e permitindo-se espaço para uma observação/recomendação. As pacientes com achados inconclusivos ou lesões suspeitas são submetidas a exames complementares (magnificação, compressão localizada ou ultrassonografia mamária), e em função dos achados, são seguidas ou submetidas a biópsia *core* (mamografia, ultrassonografia ou ressonância nuclear magnética), diminuindo-se substancialmente a necessidade da biópsia aberta. A Tabela 61.2 procura expressar a relação entre classificação, impressão diagnóstica e recomendação. As indicações principais para biópsia constituem lesões BI-RADS® 4 e 5. Em pacientes com lesões BI-RADS® 3 pode-se adotar três condutas, as quais devem ser discutidas com a paciente, visto baixa probabilidade de malignidade, optando-se pela conduta de preservação com exames (6, 12, 24 ou 36 meses), biópsia por agulha ou a ressecção da lesão.

Para identificação das lesões impalpáveis geralmente se necessita de um ultrassom ou mamógrafo com equipamento para estereotaxia, devendo a lesão ser previamente

Tabela 61.2
Classificação BI-RADS® e correlação entre achados e recomendação

Categoria	Achado	Probabilidade de neoplasia	Conduta
0	Incompleta	Não avaliável	Reconvocação e exames adicionais
1	Negativa	0%	Seguimento de rotina
2	Benigno	0%	Seguimento de rotina
3	Provavelmente benigno	Até 2%	Seguimento curto (6 meses)
4	Anormalidade suspeita	2% a 95%	Diagnóstico tecidual
4a	Baixa suspeita	2% a 10%	—
4b	Suspeita moderada	10% a 50%	—
4c	Alta suspeita	50% a 95%	—
5	Altamente sugestivo	> 95%	Diagnóstico tecidual
6	Malignidade conhecida comprovada por biópsia	Não avaliável	Excisão cirúrgica quando apropriada

identificada antes da biópsia. As biópsias percutâneas, denominadas biópsias minimamente invasivas, constituem a aspiração por agulha fina (PAAF), a qual utiliza agulhas 20G ou menores. Na biópsia por agulha grossa (*core biopsy*) geralmente é utilizada uma agulha de 14G, e a biópsia vácuo-assistida permite a remoção de grandes fragmentos, com agulhas de 9 a 13G, sendo atualmente considerada no tratamento de lesões benignas de pequenas dimensões. As técnicas de biópsia percutâneas tornaram-se populares. Quando utilizadas adequadamente, podem definir 80% das dúvidas diagnósticas, evitando-se ressecções cirúrgicas desnecessárias.

A punção biópsia por agulha fina (PAAF ou PAF) permite avaliação da citologia da lesão, atualmente utilizada no diagnóstico diferencial. Tem como limitação a impossibilidade da definição do diagnóstico histológico e a necessidade de um examinador citológico bem treinado. Pode ser procedida no diagnóstico da lesão palpável, bem como no esclarecimento diagnóstico de massas sólidas que contêm ecos internos, para diferenciação de massas sólidas e cistos contendo debris em seu interior.[94] A biópsia por agulha grossa é atualmente bem utilizada, constitui um método mais invasivo em relação à PAAF, além de permitir a avaliação histológica da lesão, que no caso de neoplasia, permite a avaliação da lesão por meio da imuno-histoquímica, visando a definição do subtipo tumoral, fato que influencia na terapêutica.[97] A biópsia vácuo-assistida, ou mamotomia, exige um equipamento especializado para a realização do procedimento, apresentando limitação de sua difusão em nosso meio. Traz todas as vantagens da biópsia por agulha grossa, permitindo a retirada de um fragmento maior ou eventualmente toda a lesão,[93] considerando o tamanho máximo de 15mm.

Ao se avaliar o resultado anatomopatológico, faz-se necessário correlacionar o achado histológico com a imagem radiológica. Na presença de discordância clínico-radiológica (lesões BI-RADS® 4B, 4C e 5 com histologia benigna), lesões benignas, de potencial incerto de malignidade (histologia B3), ou na impossibilidade de avaliação histológica adequada, p. ex. em microcalcificações (Figura 61.9a), em que poucos serviços realizam a biopsia core por mamografia (Figura 61.9b), está indicada a ressecção a céu aberto. Das lesões B3 após biópsia *core*, as situações com indicação de exérese cirúrgica são: resultado inconclusivo, carcinoma lobular *in situ* (CLIS), hiperplasia ductal atípica (HDA), atipia epitelial plana (AEP), lesão proliferativa intraductal com atipia (LPIA), hiperplasia lobular atípica (HLA), lesões fibroepiteliais, lesões produtoras de mucina, lesões papilíferas, cicatriz radiada, lesão esclerosante complexa ou caso o patologista identifique como de risco.[91,92,97]

A biópsia a céu aberto ou excisional nas lesões impalpáveis pode ser deferida com o auxílio de meios de localizações das lesões, tais como arpão de metal (Figura 61.9c), corantes ou por marcação pela medicina nuclear, mais frequentemente com o uso de tecnécio e probe. No caso de microcalcificações, faz-se necessária a avaliação radiológica transoperatória com o objetivo de avaliar se a ressecção foi apropriada (Figura 61,9d), bem como a marcação da área principal da peça cirúrgica, facilitando a macroscopia e a análise histopatológica.[98] A ressecção diagnóstica da área suspeita não deve exceder a 30 gramas.

A ultrassonografia intensificou-se como método complementar, e com o maior conhecimento sobre o câncer de mama, é associada a mamografia devido a: densidade mamária (mamas heterogeneamente ou extremamente densas), achados radiológicos (presença de nódulos, assimetrias, distorções arquiteturais, entre outros) ou achados palpáveis.

A história clínica familiar associada aos achados patológicos são fatores preditores de risco para o câncer de mama, e há vários modelos matemáticos para cálculo

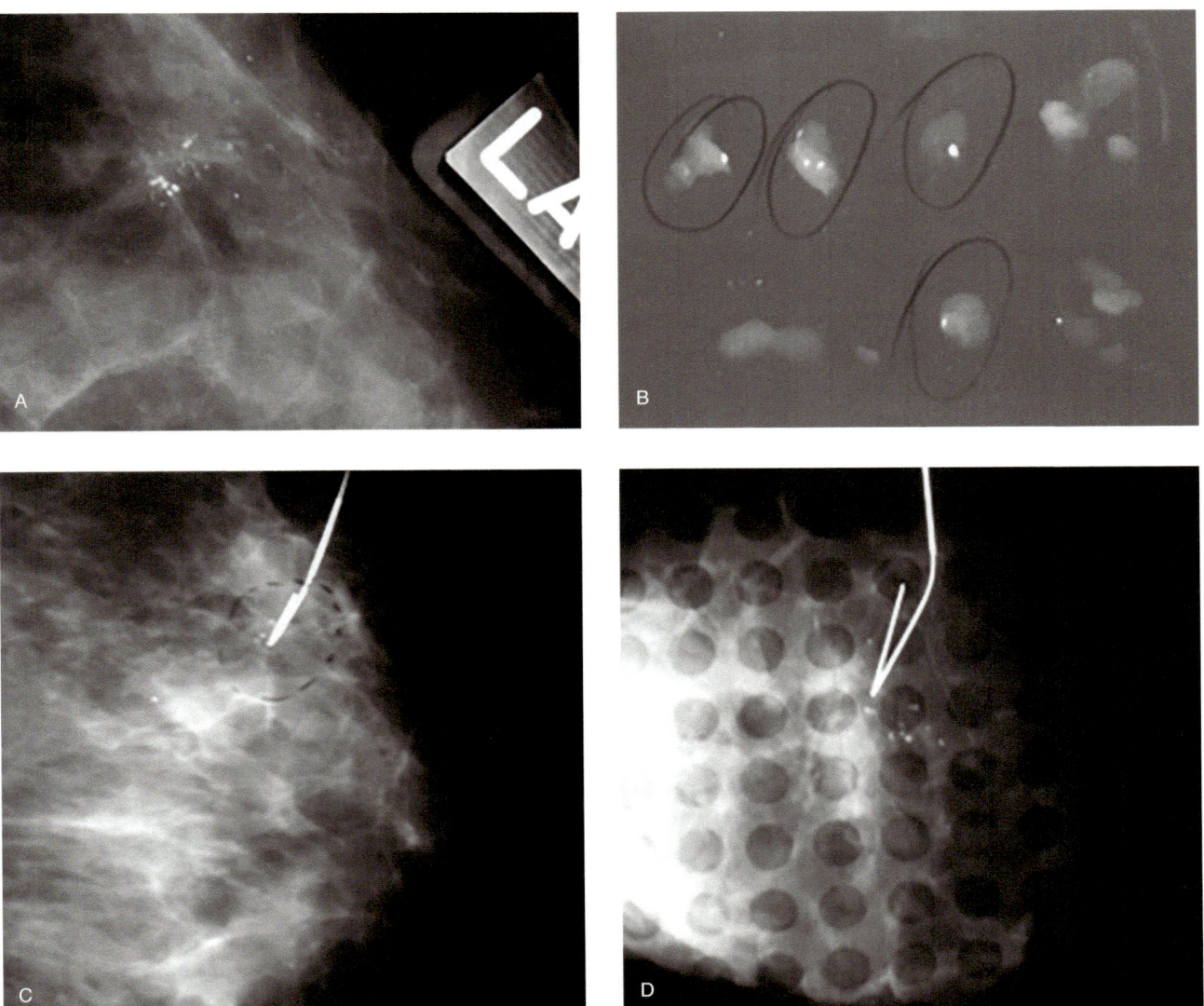

FIGURA 61.9 – *Lesão mamária não palpável.* **A.** *Microcalcificações mamárias.* **B.** *controle radiológico mamário de biópsia por agulha grossa, em que o círculo mostra biópsias contendo microcalcificações.* **C.** *marcação pré-operatória.* **D.** *controle radiológico da peça operatória. Fonte: autores.*

do risco (Gail, Claus, Tyrer-Cuzick), ou risco para mutação genética, sendo as principais mutações o BRCA1, BRCA2 e p53. Aquelas com risco vital superior a 20% são candidatas a inclusão da ressonância magnética das mamas como método de avaliação mamária.[94]

A avaliação de achados radiológicos não palpáveis passou a ser parte da rotina do cirurgião da mama. O cirurgião tem fundamental papel na interpretação dos achados anatomopatológicos, sendo, portanto, importante na avaliação dos resultados das biópsias não cirúrgicas, como: a correlação clínico-radiológica-patológica e subsequente avaliação da necessidade de exploração aberta; a avaliação da incisão e melhor abordagem cirúrgica, baseada na relação mama/volume; a avaliação do risco cumulativo vital do aparecimento do câncer, bem como orientação frente ao seguimento radiológico; o tratamento ou encaminhamento dos casos comprovados de neoplasia. Da mesma forma, as pacientes com história familiar de neoplasia de mama, lesões proliferativas associadas a elevação de risco para o câncer de mama (hiperplasia ductal típica, hiperplasia ductal atípica, neoplasia lobular) devem ser avaliadas frente ao risco cumulativo vital para o desenvolvimento do câncer de mama. O risco cumulativo pode ser calculado pelo modelo de GAIL, Claus ou Tyrer-Cuzick. As pacientes com risco cumulativo vital ≥ 20%, isto é, pacientes de alto risco, devem ser avaliadas de maneira individualizada frente à interpretação dos achados radiológicos e ao seguimento imagenológico.[94]

Patologia mamária masculina

A mama masculina desperta interesse médico desde o nascimento até o envelhecimento. O exame físico da mama masculina atende às mesmas condições da mama feminina: inspeção estática e dinâmica, palpação de axilas e região cervical, palpação das mamas e compressão da papila. A propedêutica armada comumente é realizada pela ultrassonografia e oportunamente pela mamografia. A solicitação de exames complementares de sangue será determinada pela suspeita clínica. O aumento do volume mamário masculino denominamos ginecomastia (*gyneco*: mulher; *mastia*: mama)

Ao nascer, o bebê pode apresentar aumento do volume mamário, derrames papilares e processos inflamatórios. Isso ocorre, com mais propriedade, no nascimento, dado pela transposição de hormônios da mãe pela placenta até o bebê, cujo tratamento é apenas expectante.

A ginecomastia é a mais frequente causa de consultas do homem ao mastologista.[104] Na puberdade, o processo de aumento do volume mamário pode vir acompanhado de prurido e dor, principalmente ao toque. Entre os 10 e 13 anos, o garoto queixa-se de um entumecimento mamário que vai regredir em cerca de 6 meses a 3 anos. Em cerca de 5% dos casos a hipertrofia da puberdade permanece até a vida adulta. Chama-se pseudoginecomastia ou lipomastia quando o aumento do volume mamário se dá por gordura e não por tecido glandular, mais presente em homens obesos. O diagnóstico é dado por exames de imagens que avaliam a quantidade de tecido glandular de que essa mama dispõe.

Na ginecomastia, a palpação revelará um tecido firme, mas de consistência elástica, distribuído de forma concêntrica ao redor do mamilo. Na lipomastia percebe-se à palpação uma mama menos firme, semelhante a gordura. A proliferação das glândulas mamárias, característica da ginecomastia, resulta de mecanismos que alteram o equilíbrio entre as ações da testosterona e dos estrógenos, portanto, tendem a ser bilaterais.

No final da puberdade, antes que a secreção de testosterona tenha atingido os níveis da vida adulta, os testículos e os tecidos periféricos podem produzir quantidades mais altas de estrógenos, suficientes para estimular o crescimento mamário.

Um crescimento importante e unilateral requer descartar patologias subjacentes. Uma causa pouco frequente é a traumática, que provoca aumento de tamanho por estimulação repetida.[102]

A ginecomastia bilateral de causa idiopática em pacientes com sobrepeso e níveis de hormônios hipofisários e gonadais normais é a forma de apresentação mais frequente.[103]

O crescimento exagerado das mamas é mais frequente em homens mais velhos. Ao exame físico, um a dois terços daqueles com mais de 70 anos apresentam uma ou as duas mamas aumentadas. Em autópsias, a prevalência é de 40% a 50%. O exame microscópico mostra dilatação dos dutos mamários, fibrose e depósito de gordura no subcutâneo da região do mamilo.[106]

Tumores malignos de testículo, eventualmente, secretam estrógenos por mecanismo indireto. Alguns tipos de câncer de pulmão, de estômago, de adrenal e de rim também o fazem, aumentando a proliferação das glândulas mamárias. Também pode ocorrer aumento das mamas pode no hipertireoidismo e na insuficiência hepática.

Outras vezes, os testículos produzem níveis muito baixos de testosterona, como no hipogonadismo primário, ou naquele secundário a outras patologias. A prevalência de hipogonadismo aumenta com a idade: depois dos 70 anos, metade dos homens apresenta concentrações baixas de testosterona livre no sangue. A obesidade também é fator de risco para a ginecomastia, o tecido gorduroso produz enzimas dotadas da propriedade de converter certos precursores da testosterona em estrógenos.

Diuréticos, anti-hipertensivos, cimetidina, anabolizantes (muito usados em academias de ginásticas), hormônios e vários medicamentos empregados no tratamento do câncer de próstata podem hipertrofiar as mamas. A Furancarbonitrila, que é um dos inibidores de captação de serotonina usado como antidepressivo e inibidor da ingestão de etanol por alcoólatras, pode causar ginecomastia.[106]

O tratamento é mais eficaz quando a causa for identificada (Tabela 61.3). Por exemplo, se houver hipogonadismo, a reposição de testosterona pode ser a terapia de escolha. O sintoma mais específico do hipogonadismo é a diminuição da libido. Fraqueza, redução da massa muscular e da vitalidade ocorrem quando os níveis de testosterona caem abaixo de 150 a 200. A obesidade é causa importante da diminuição dos níveis de testosterona. Quando a hipertrofia for provocada por droga, sua suspensão tornará as mamas amolecidas e menores em apenas um mês. Se o quadro estiver instalado há mais de um ano, no entanto, a regressão será bem menor por causa da fibrose.

Nessa circunstância, a correção cirúrgica está indicada, especialmente no caso dos adolescentes, para evitar problemas emocionais e estéticos. A cirurgia consiste em remover parte do tecido glandular e da gordura ao redor do complexo areolopapilar.

Há relatos na literatura de que, embora não tenha sido aprovado para uso universal, o citrato de tamoxifeno bloqueia os receptores de estrógeno existentes nas células mamárias, colaborando para o tratamento e a prevenção da ginecomastia.[104,105]

Tabela 61.3
Patologias mais frequentes na mama masculina e tratamento

Patologia	Tratamento
Agenesia	Correção plástica
Síndrome de Poland	Correção plástica
Síndrome de Klinefelter	Expectante/Correção plástica
Ginecomastia Neonatal	Expectante
Ginecomastia da Puberdade	Anti-inflamatórios
Ginecomastia	Plástica mamária masculina
Pseudoginecomastia	Plástica mamária masculina
Ginecomastia por uso de drogas	Suspensão da droga
Cisto sebáceo	Observação/exérese
Trauma	Sintomáticos/correção cirúrgica
Abscesso	Drenagem
Hematoma	Observação/drenagem
Câncer	Tratamento oncológico conforme estadiamento

Fonte: desenvolvido pela autoria, 2021.

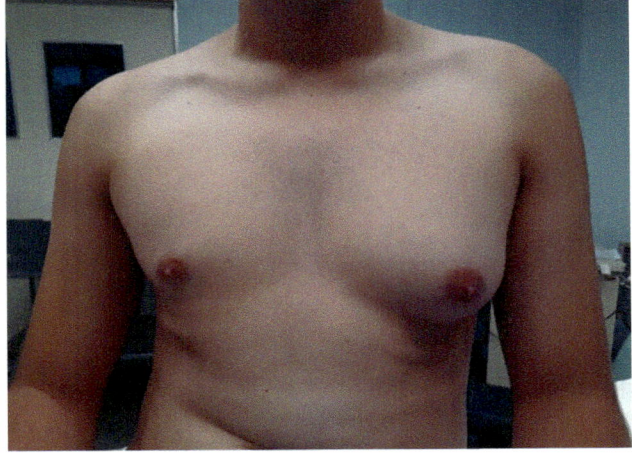

FIGURA 61.10 – Assimetria mamária decorrente de ginecomastia unilateral em adolescente.
Fonte: *autores*.

É fundamental lembrar que o câncer de mama também ocorre em homens. Tumores malignos formam nódulos duros, indolores, localizados em um dos quadrantes da mama. Eles podem invadir a pele, fixar-se aos tecidos mais profundos e provocar sangramentos e retrações de mamilo.

O tratamento cirúrgico da lipomastia pode ser feito por lipossucção. A lipossucção pode ser uma técnica muito boa para a correção cirúrgica, principalmente em lipomastias.[99] A aplicação de endoscopia de porta única no tratamento cirúrgico da ginecomastia grau II é segura e confiável.[101]

O objetivo maior do tratamento cirúrgico é permitir um conforto estético ao paciente e a cicatriz cirúrgica ser mínima. A ginecomastia pequena a moderada sem pele redundante não necessitará de redução de pele. A incisão periareolar inferior é a preferida, e com ela retira-se todo o tecido excedente e mais imperceptível no pós-operatório. A incisão transareolopapilar ou círculo-areolar pode ser outra opção. É importante, na retirada dos tecidos, manter a simetria entre as mamas.

A complicação imediata mais frequente é o hematoma. No final da cirurgia, níveis pressóricos elevados aumentam os riscos de hematoma que, uma vez ocorrido, devem ser drenados assim que possível. Drenos devem ser sempre instituídos pelo cirurgião, sendo o de portovac o preferencial, que será retirado no dia seguinte, ou o dreno de penrose número 1 ou 2, se o cirurgião se sentir seguro para tal. Curativos devem ser sempre compressivos, às vezes com ataduras que circundam o tórax, ou preferencialmente com o uso de coletes torácicos. Na sutura da cicatriz podem ser usados fios absorvíveis, permitindo uma cicatriz mais esteticamente aceitável.

Mastectomia em pacientes trans

A modernidade tem permitido reconhecer a necessidade de indicação cirúrgica na mama para atender a necessidades sociopessoais de identidade sexual. Diferente do passado, hoje encontramos indicações de mastectomia em pacientes trans masculinos e de reconstrução mamária em paciente trans femininos, mesmo sem patologias clínicas associadas. Ambas as técnicas cirúrgicas não são diferentes das demais conhecidas. Sabe-se que, muitas vezes, quando feita a mastectomia, pode ser necessária a implementação de enxerto livre de aréola para resultado estético mais adequado, e a reconstrução mamária pode requerer o uso de expansor em um primeiro tempo. Na (Figura 61.11) observa-se o resultado da mastectomia com enxerto livre de aréola em paciente trans masculino. Para a realização do procedimento, deve-se antecipadamente certificar-se da avaliação psicológica, psiquiátrica, TCLE e jurídica.

Considerações finais

Em função de condições de trabalho, da localidade e impossibilidade de encaminhamento a um mastologista, bem como a limitação de métodos de imagem, o cirurgião geral, independentemente de seu interesse na patologia mamária, deve saber realizar o diagnóstico e promover conduta precoce e adequada.

É importante um conhecimento mínimo da mama pelo cirurgião geral, que fará uma melhor condução de casos, evitará cirurgias desnecessárias e promoverá o diagnóstico precoce das doenças mamárias.

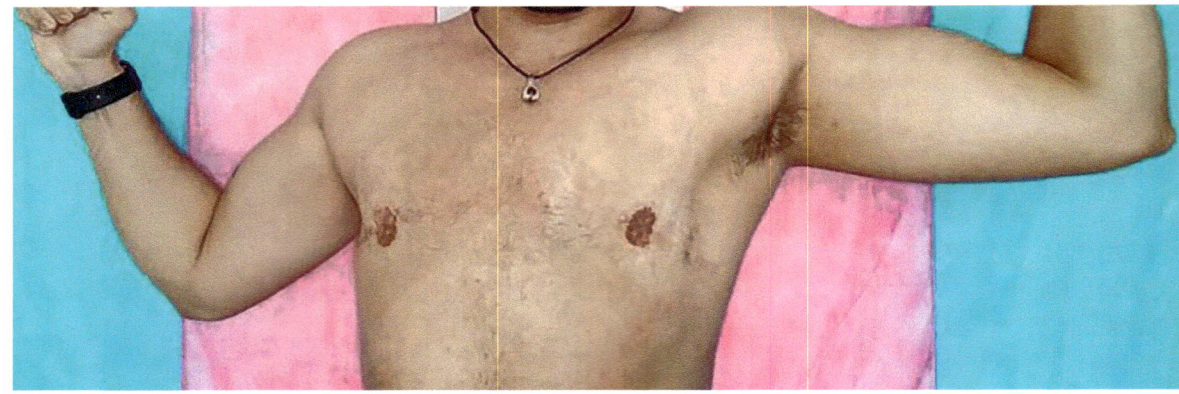

FIGURA 61.11 – *Amastia iatrogênica em paciente trans masculino. Note enxerto livre de aréola. Fonte: autores.*

Referências bibliográficas

1. Ader DN, South-Paul J, Adera T, Deuster PA. Cyclical mastalgia: prevalence and associated health and behavioral factors. J Psychosom Obstet Gynaecol. 2001 Jun;22(2):71-6. doi: 10.3109/01674820109049956. PMID: 11446156.
2. Davies EL, Gateley CA, Miers M, Mansel RE. The long-term course of mastalgia. J R Soc Med. 1998 Sep;91(9):462-4. doi: 10.1177/014107689809100903. PMID: 9849515; PMCID: PMC1296872.
3. Hamed H, Fentiman IS. Benign breast disease. Int J Clin Pract. 2001 Sep;55(7):461-4. PMID: 11594256.
4. Morrow M. The evaluation of common breast problems. Am Fam Physician. 2000 Apr 15;61(8):2371-8, 2385. PMID: 10794579.
5. Barros AC, Mottola J, Ruiz CA, Borges MN, Pinotti JA. Reassurance in the Treatment of Mastalgia. Breast J. 1999 May;5(3):162-165. doi: 10.1046/j.1524-4741.1999.98089.x. PMID: 11348279.
6. Wilson MC, Sellwood RA. Therapeutic value of a supporting brassière in mastodynia. Br Med J. 1976 Jul 10;2(6027):90. doi: 10.1136/bmj.2.6027.90. PMID: 1276824; PMCID: PMC1687763.
7. Ader DN, Shriver CD. Cyclical mastalgia: prevalence and impact in an outpatient breast clinic sample. J Am Coll Surg. 1997 Nov;185(5):466-70. doi: 10.1016/s1072-7515(97)00095-1. PMID: 9358091.
8. Barros ACD, Nazario ACP. Alterações funcionais benignas da mama. In. Mastologia Condutas, Rio de Janeiro: Livraria e Editora Revinter: 28-33, 1999.
9. Nazário ACP, Chagas CR, Santos CC, Dias EN, Henriques FAM, Brenelli HB et al. Diagnóstico e Tratamento da dor mamária. In: Projeto Diretrizes, São Paulo: Associação Médica Brasileira: 1-7, 2001.
10. Conselho Nacional de Residência Médica. Ministério da Educação. Disponível em: < http://portal.mec.gov.br >. Acessado em 24 de abril de 2007.
11. Biazús JV, Zucatto AE. Cirurgia da Mama. São Paulo: Artmed, 2005.
12. Hughes LE, Mansel RE, Webster DJ. Aberrations of normal development and involution (ANDI): a new perspective on pathogenesis and nomenclature of benign breast disorders. Lancet. 1987 Dec 5;2(8571):1316-9. doi: 10.1016/s0140-6736(87)91204-9. PMID: 2890912.14 - Brenner RJ, Bein ME, Sarti DA, Vinstein AL. Spontaneous regression of interval benign cysts of the breast. Radiology. 1994 Nov;193(2):365-8. doi: 10.1148/radiology.193.2.7972744. PMID: 7972744.
13. Berg WA, Sechtin AG, Marques H, Zhang Z. Cystic breast masses and the ACRIN 6666 experience. Radiol Clin North Am. 2010 Sep;48(5):931-87. doi: 10.1016/j.rcl.2010.06.007. PMID: 20868895; PMCID: PMC3020576.
14. Berg WA, Campassi CI, Ioffe OB. Cystic lesions of the breast: sonographic-pathologic correlation. Radiology. 2003 Apr;227(1):183-91. doi: 10.1148/radiol.2272020660. PMID: 12668745.
15. Daly CP, Bailey JE, Klein KA, Helvie MA. Complicated breast cysts on sonography: is aspiration necessary to exclude malignancy? Acad Radiol. 2008 May;15(5):610-7. doi: 10.1016/j.acra.2007.12.018. PMID: 18423318.
16. Berg WA, Birdwell RL, Kennedy A (Eds), Diagnostic Imaging: Breast, Philadelphia, Elsevier 2007.
17. Tea MK, Grimm C, Fink-Retter A, et al. The validity of complex breast cysts after surgery. Am J Surg 2009; 197:199.
18. Louie L, Velez N, Earnest D, Staren ED. Management of nonpalpable ultrasound-indeterminate breast lesions. Surgery. 2003 Oct;134(4):667-73; discussion 673-4. doi: 10.1016/s0039-6060(03)00318-0. PMID: 14605628.
19. Chang YW, Kwon KH, Goo DE, Choi DL, Lee HK, Yang SB. Sonographic differentiation of benign and malignant cystic lesions of the breast. J Ultrasound Med. 2007 Jan;26(1):47-53. doi: 10.7863/jum.2007.26.1.47. PMID: 17182708.
20. Tea MK, Grimm C, Heinz-Peer G, Delancey J, Singer C. The predictive value of suspicious sonographic characteristics in atypical cyst-like breast lesions. Breast. 2011 Apr;20(2):165-9. doi: 10.1016/j.breast.2010.10.003. Epub 2010 Oct 28. PMID: 21035340.
21. Houssami N, Irwig L, Ung O. Review of complex breast cysts: implications for cancer detection and clinical practice. ANZ J Surg. 2005 Dec;75(12):1080-5. doi: 10.1111/j.1445-2197.2005.03608.x. PMID: 16398815.
22. Athanasiou A, Aubert E, Vincent Salomon A, Tardivon A. Complex cystic breast masses in ultrasound examination. Diagn Interv Imaging. 2014 Feb;95(2):169-79. doi: 10.1016/j.diii.2013.12.008. Epub 2014 Jan 13. PMID: 24433921.
23. Klein S. Evaluation of palpable breast masses. Am Fam Physician. 2005 May 1;71(9):1731-8. Erratum in: Am Fam Physician. 2005 Sep 1;72(5):761. PMID: 15887452.
24. Schoonjans JM, Brem RF. Fourteen-gauge ultrasonographically guided large-core needle biopsy of breast masses. J Ultrasound Med. 2001 Sep;20(9):967-72. doi: 10.7863/jum.2001.20.9.967. PMID: 11549157.
25. Elmore JG, Barton MB, Moceri VM, Polk S, Arena PJ, Fletcher SW. Ten-year risk of false positive screening mammograms and clinical breast examinations. N Engl J Med. 1998 Apr 16;338(16):1089-96. doi: 10.1056/NEJM199804163381601. PMID: 9545356.
26. Cady B, Steele GD, Morrow M, et al. Evaluation of Common Breast Problems: A Primer for Primary Care Providers; prepared by the Society of Surgical Oncology and the Commission on Cancer of the American College of Surgeons for the Centers for Disease Control and Prevention, Publication no. 633-001/20900, US Department of Health and Human Services, 1998. www.utmb.edu/Surgery/clerks/primer.htm (Accessed on August 08, 2008).
27. Santen RJ, Mansel R. Benign breast disorders. N Engl J Med. 2005 Jul 21;353(3):275-85. doi: 10.1056/NEJMra035692. PMID: 16034013.
28. Singh H, Sethi S, Raber M, Petersen LA. Errors in cancer diagnosis: current understanding and future directions. J Clin Oncol. 2007 Nov 1;25(31):5009-18. doi: 10.1200/JCO.2007.13.2142. PMID: 17971601.
29. Aaronson EL, Quinn GR, Wong CI, Murray AM, Petty CR, Einbinder J, Schiff GD. Missed diagnosis of cancer in primary care: Insights from malpractice claims data. J Healthc Risk Manag. 2019 Oct;39(2):19-29. doi: 10.1002/jhrm.21385. Epub 2019 Jul 23. PMID: 31338938.

30. Barton MB, Harris R, Fletcher SW. The rational clinical examination. Does this patient have breast cancer? The screening clinical breast examination: should it be done? How? JAMA. 1999 Oct 6;282(13):1270-80. doi: 10.1001/jama.282.13.1270. PMID: 10517431.
31. Morrow M. Physical examination of the breast. In: Diseases of the Breast, 5th edition, Harris JR, Lippman ME, Morrow M, Osbourne CK (Eds), Lippincott Williams & Wilkins, Philadelphia 2014. p.25.
32. Johnson JM, Johnson AK, O'Meara ES, Miglioretti DL, Geller BM, Hotaling EN, Herschorn SD. Breast cancer detection with short-interval follow-up compared with return to annual screening in patients with benign stereotactic or US-guided breast biopsy results. Radiology. 2015 Apr;275(1):54-60. doi: 10.1148/radiol.14140036. Epub 2014 Nov 25. PMID: 25423143; PMCID: PMC4497520.
33. Kerlikowske K, Smith-Bindman R, Ljung BM, Grady D. Evaluation of abnormal mammography results and palpable breast abnormalities. Ann Intern Med. 2003 Aug 19;139(4):274-84. doi: 10.7326/0003-4819-139-4-200308190-00010. PMID: 12965983.
34. Greenberg R, Skornick Y, Kaplan O. Management of breast fibroadenomas. J Gen Intern Med. 1998 Sep;13(9):640-5. doi: 10.1046/j.1525-1497.1998.cr188.x. PMID: 9754521; PMCID: PMC1497021.
35. Sanders LM, Sharma P, El Madany M, King AB, Goodman KS, Sanders AE. Clinical breast concerns in low-risk pediatric patients: practice review with proposed recommendations. Pediatr Radiol. 2018 Feb;48(2):186-195. doi: 10.1007/s00247-017-4007-6. Epub 2017 Oct 27. PMID: 29080125.
36. Jayasinghe Y, Simmons PS. Fibroadenomas in adolescence. Curr Opin Obstet Gynecol. 2009 Oct;21(5):402-6. doi: 10.1097/GCO.0b013e32832fa06b. PMID: 19606032.
37. Greydanus DE, Matytsina L, Gains M. Breast disorders in children and adolescents. Prim Care. 2006 Jun;33(2):455-502. doi: 10.1016/j.pop.2006.02.002. PMID: 16713771.
38. DiVasta AD, Weldon CB, Labow BI. The breast: Examination and lesions. In: Emans, Laufer, Goldstein's Pediatric & Adolescent Gynecology, 7th ed, Emans SJ, Laufer MR, DiVasta AD (Eds), Wolters Kluwer, Philadelphia 2020. p.781.
39. Hartmann LC, Sellers TA, Frost MH, Lingle WL, Degnim AC, Ghosh K et al.. Benign breast disease and the risk of breast cancer. N Engl J Med. 2005 Jul 21;353(3):229-37. doi: 10.1056/NEJMoa044383. PMID: 16034008.
40. Schnitt SJ, Collins LC. Pathology of benign breast disorders. In: Breast diseases, Harris JR, et al (Eds), Lippincott, 2010. p.69.
41. De Silva NK, Brandt ML. Disorders of the breast in children and adolescents, Part 2: breast masses. J Pediatr Adolesc Gynecol. 2006 Dec;19(6):415-8. doi: 10.1016/j.jpag.2006.09.002. PMID: 17174833.
42. Harvey JA, Nicholson BT, Lorusso AP, et al. Short-term follow-up of palpable breast lesions with benign imaging features: evaluation of 375 lesions in 320 women. AJR Am J Roentgenol 2009; 193:1723.
43. Smith GE, Burrows P. Ultrasound diagnosis of fibroadenoma - is biopsy always necessary? Clin Radiol. 2008 May;63(5):511-5; discussion 516-7. doi: 10.1016/j.crad.2007.10.015. Epub 2008 Jan 14. PMID: 18374713.
44. Grady I, Gorsuch H, Wilburn-Bailey S. Long-term outcome of benign fibroadenomas treated by ultrasound-guided percutaneous excision. Breast J. 2008 May-Jun;14(3):275-8. doi: 10.1111/j.1524-4741.2008.00574.x. Epub 2008 Apr 6. PMID: 18397185.
45. Sklair-Levy M, Sella T, Alweiss T, Craciun I, Libson E, Mally B. Incidence and management of complex fibroadenomas. AJR Am J Roentgenol. 2008 Jan;190(1):214-8. doi: 10.2214/AJR.07.2330. PMID: 18094314.
46. Rosenberger LH, Thomas SM, Nimbkar SN, Hieken TJ, Ludwig KK, Jacobs LK et al. Contemporary Multi-Institutional Cohort of 550 Cases of Phyllodes Tumors (2007-2017) Demonstrates a Need for More Individualized Margin Guidelines. J Clin Oncol. 2021 Jan 20;39(3):178-189. doi: 10.1200/JCO.20.02647. Epub 2020 Dec 10. PMID: 33301374; PMCID: PMC8462612.
47. Lu Y, Chen Y, Zhu L, Cartwright P, Song E, Jacobs L et al. Local Recurrence of Benign, Borderline, and Malignant Phyllodes Tumors of the Breast: A Systematic Review and Meta-analysis. Ann Surg Oncol. 2019 May;26(5):1263-1275. doi: 10.1245/s10434-018-07134-5. Epub 2019 Jan 7. PMID: 30617873.
48. Calhoun K, Allison KH, Kim JN, et al. Phyllodes tumors. In: Diseases of the breast, Harris J, Lippman ME, Morrow M, Osborne KC (Eds), Lippincott Williams and Wilkins, 2014.
49. Chaney AW, Pollack A, McNeese MD, et al. Primary treatment of cystosarcoma phyllodes of the breast. Cancer 2000; 89:1502.55 - Telli ML, Horst KC, Guardino AE, et al. Phyllodes tumors of the breast: natural history, diagnosis, and treatment. J Natl Compr Canc Netw 2007; 5:324.
50. Telli ML, Horst KC, Guardino AE, Dirbas FM, Carlson RW. Phyllodes tumors of the breast: natural history, diagnosis, and treatment. J Natl Compr Canc Netw. 2007 Mar;5(3):324-30. doi: 10.6004/jnccn.2007.0027. PMID: 17439760.
51. Macdonald OK, Lee CM, Tward JD, Chappel CD, Gaffney DK. Malignant phyllodes tumor of the female breast: association of primary therapy with cause-specific survival from the Surveillance, Epidemiology, and End Results (SEER) program. Cancer. 2006 Nov 1;107(9):2127-33. doi: 10.1002/cncr.22228. PMID: 16998937.
52. Tan H, Zhang S, Liu H, Peng W, Li R, Gu Y et al. Imaging findings in phyllodes tumors of the breast. Eur J Radiol. 2012 Jan;81(1):e62-9. doi: 10.1016/j.ejrad.2011.01.085. Epub 2011 Feb 25. PMID: 21353414
53. Chen WH, Cheng SP, Tzen CY, Yang TL, Jeng KS, Liu CL, Liu TP. Surgical treatment of -phyllo*des tumors of the breast: retrospective review of 172 cases. J Surg Oncol. 2005 Sep 1;91(3):185-94. doi: 10.1002/jso.20334. PMID: 16118768.
54. Jacklin RK, Ridgway PF, Ziprin P, Healy V, Hadjiminas D, Darzi A. Optimising preoperative diagnosis in phyllodes tumour of the breast. J Clin Pathol. 2006 May;59(5):454-9. doi: 10.1136/jcp.2005.025866. Epub 2006 Feb 6. PMID: 16461806; PMCID: PMC1860299.
55. El Hag IA, Aodah A, Kollur SM, et al. Cytological clues in the distinction between phyllodes tumor and fibroadenoma. Cancer Cytopathol 2010; 118:33.
56. Lee AH. Recent developments in the histological diagnosis of spindle cell carcinoma, fibromatosis and phyllodes tumour of the breast. Histopathology. 2008 Jan;52(1):45-57. doi: 10.1111/j.1365-2559.2007.02893.x. PMID: 18171416.
57. Tan BY, Acs G, Apple SK, Badve S, Bleiweiss IJ, Brogi E et al. Phyllodes tumours of the breast: a consensus review. Histopathology. 2016 Jan;68(1):5-21. doi: 10.1111/his.12876. PMID: 26768026; PMCID: PMC5027876.
58. Karim RZ, O'Toole SA, Scolyer RA, Cooper CL, Chan B, Selinger C et al. Recent insights into the molecular pathogenesis of mammary phyllodes tumours. J Clin Pathol. 2013 Jun;66(6):496-505. doi: 10.1136/jclinpath-2012-201082. Epub 2013 Feb 12. PMID: 23404800.
59. Nazário, Afonso Celso Pinto, Rego, Mychely Fernandes e Oliveira, Vilmar Marques. Nódulos benignos da mama: uma revisão dos diagnósticos diferenciais e conduta. Revista Brasileira de Ginecologia e Obstetrícia [online]. 2007, v. 29, n. 4 [Acessado 6 Dezembro 2021, pp. 211-219. Disponível em: <https://doi.org/10.1590/S0100-72032007000400008>. Epub 30 Jul 2007. ISSN 1806-9339. https://doi.org/10.1590/S0100-72032007000400008.
60. Moo TA, Alabdulkareem H, Tam A, Fontanet C, Lu Y, Landers A et al. Association Between Recurrence and Re-Excision for Close and Positive Margins Versus Observation in Patients with Benign Phyllodes Tumors. Ann Surg Oncol. 2017 Oct;24(10):3088-3092. doi: 10.1245/s10434-017-5955-7. Epub 2017 Aug 1. PMID: 28766221.
61. Cowan ML, Argani P, Cimino-Mathews A. Benign and low-grade fibroepithelial neoplasms of the breast have low recurrence rate after positive surgical margins. Mod Pathol. 2016 Mar;29(3):259-65. doi: 10.1038/modpathol.2015.157. Epub 2016 Jan 8. PMID: 26743469.
62. Tan PH, Thike AA, Tan WJ, Thu MM, Busmanis I, Li H et al. Phyllodes Tumour Network Singapore. Predicting clinical behaviour of breast phyllodes tumours: a nomogram based on histological criteria and surgical margins. J Clin Pathol. 2012 Jan;65(1):69-76. doi: 10.1136/jclinpath-2011-200368. Epub 2011 Nov 2. Erratum in: J Clin Pathol. 2013 May;66(5):455-6. PMID: 22049216.
63. Tan J, Ong CK, Lim WK, Ng CC, Thike AA, Ng LM, et al.. Genomic landscapes of breast fibroepithelial tumors. Nat Genet. 2015 Nov;47(11):1341-5. doi: 10.1038/ng.3409. Epub 2015 Oct 5. PMID: 26437033.
64. Onkendi EO, Jimenez RE, Spears GM, Harmsen WS, Ballman KV, Hieken TJ. Surgical treatment of borderline and malignant phyllodes tumors: the effect of the extent of resection and tumor characteristics on patient outcome. Ann Surg Oncol. 2014 Oct;21(10):3304-9. doi: 10.1245/s10434-014-3909-x. Epub 2014 Jul 18. PMID: 25034817.
65. Barth RJ Jr, Wells WA, Mitchell SE, Cole BF. A prospective, multi-institutional study of adjuvant radiotherapy after resection of malignant

65. phyllodes tumors. Ann Surg Oncol. 2009 Aug;16(8):2288-94. doi: 10.1245/s10434-009-0489-2. Epub 2009 May 8. PMID: 19424757; PMCID: PMC5053421.
66. Confavreux C, Lurkin A, Mitton N, Blondet R, Saba C, Ranchère D et al. Sarcomas and malignant phyllodes tumours of the breast--a retrospective study. Eur J Cancer. 2006 Nov;42(16):2715-21. doi: 10.1016/j.ejca.2006.05.040. Epub 2006 Oct 4. PMID: 17023158.
67. Ibarra JA. Papillary lesions of the breast. Breast J. 2006 May-Jun;12(3):237-51. doi: 10.1111/j.1075-122X.2006.00248.x. PMID: 16684322.
68. Kennedy RD, Boughey JC. Management of pediatric and adolescent breast masses. Semin Plast Surg. 2013 Feb;27(1):19-22. doi: 10.1055/s-0033-1343991. PMID: 24872734; PMCID: PMC3706046.
69. Ciatto S, Andreoli C, Cirillo A, Bonardi R, Bianchi S, Santoro G et al. The risk of breast cancer subsequent to histologic diagnosis of benign intraductal papilloma follow-up study of 339 cases. Tumori. 1991 Feb 28;77(1):41-3. PMID: 2017798.
70. Wen X, Cheng W. Nonmalignant breast papillary lesions at core-needle biopsy: a meta-analysis of underestimation and influencing factors. Ann Surg Oncol. 2013 Jan;20(1):94-101. doi: 10.1245/s10434-012-2590-1. Epub 2012 Aug 10. PMID: 22878621.
71. Sydnor MK, Wilson JD, Hijaz TA, Massey HD, Shaw de Paredes ES. Underestimation of the presence of breast carcinoma in papillary lesions initially diagnosed at core-needle biopsy. Radiology. 2007 Jan;242(1):58-62. doi: 10.1148/radiol.2421031988. Epub 2006 Nov 7. PMID: 17090707.
72. Sohn V, Keylock J, Arthurs Z, Wilson A, Herbert G, Perry J, Eckert M, Smith D, Groo S, Brown T. Breast papillomas in the era of percutaneous needle biopsy. Ann Surg Oncol. 2007 Oct;14(10):2979-84. doi: 10.1245/s10434-007-9470-0. Epub 2007 Jun 5. PMID: 17549566.
73. Expert Panel on Breast Imaging: Lee SJ, Trikha S, Moy L, Baron P, diFlorio RM, Green ED, Heller SL et al. ACR Appropriateness Criteria® Evaluation of Nipple Discharge. J Am Coll Radiol. 2017 May;14(5S):S138-S153. doi: 10.1016/j.jacr.2017.01.030. PMID: 28473070.
74. Falkenberry SS. Nipple Discharge. Obst Gynecol Clinics of North America 2002; 29: 21-29.
75. Nelson RS, Hoehn JL. Twenty-year outcome following central duct resection for bloody nipple discharge. Ann Surg. 2006 Apr;243(4):522-4. doi: 10.1097/01.sla.0000205828.61184.31. PMID: 16552204; PMCID: PMC1448976.
76. Kooistra BW, Wauters C, van de Ven S, Strobbe L. The diagnostic value of nipple discharge cytology in 618 consecutive patients. Eur J Surg Oncol. 2009 Jun;35(6):573-7. doi: 10.1016/j.ejso.2008.09.009. Epub 2008 Nov 4. PMID: 18986790.
77. Vargas HI, Vargas MP, Eldrageely K, Gonzalez KD, Khalkhali I. Outcomes of clinical and surgical assessment of women with pathological nipple discharge. Am Surg. 2006 Feb;72(2):124-8. PMID: 16536240.
78. King TA, Carter KM, Bolton JS, Fuhrman GM. A simple approach to nipple discharge. Am Surg. 2000 Oct;66(10):960-5; discussion 965-6. PMID: 11261625.
79. Murad TM, Contesso G, Mouriesse H. Nipple discharge from the breast. Ann Surg. 1982 Mar;195(3):259-64. doi: 10.1097/00000658-198203000-00003. PMID: 6277258; PMCID: PMC1352628.
80. Morrogh M, Park A, Elkin EB, King TA. Lessons learned from 416 cases of nipple discharge of the breast. Am J Surg. 2010 Jul;200(1):73-80. doi: 10.1016/j.amjsurg.2009.06.021. Epub 2010 Jan 15. PMID: 20079481.
81. Rissanen T, Reinikainen H, Apaja-Sarkkinen M. Breast sonography in localizing the cause of nipple discharge: comparison with galactography in 52 patients. J Ultrasound Med. 2007 Aug;26(8):1031-9. doi: 10.7863/jum.2007.26.8.1031. PMID: 17646365.
82. Bahl M, Baker JA, Greenup RA, Ghate SV. Diagnostic Value of Ultrasound in Female Patients With Nipple Discharge. AJR Am J Roentgenol. 2015 Jul;205(1):203-8. doi: 10.2214/AJR.14.13354. PMID: 26102400.
83. Franco JM, Malfacini SS, Moreira ACM, Oliveira LDP. Descarga papilar. In : Mastologia Formação do Especialista, São Paulo : Atheneu, 87-92, 1997.
84. Goodson III WH, King EB. Discharges and secretions of the nipple. In: The Breast. Comprehensive Management of benign and malignant disease, 3 ed. St. Louis: Saunders, 65-90, 2004.
85. Cardenosa G, Doudna C, Eklund GW. Ductography of the breast: technique and findings. AJR Am J Roentgenol. 1994 May;162(5):1081-7. doi: 10.2214/ajr.162.5.8165986. PMID: 8165986.
86. Martinez-Ramos D, Simon-Monterde L, Suelves-Piqueres C, Queralt-Martin R, Granel-Villach L, Laguna-Sastre JM et al. Idiopathic granulomatous mastitis: A systematic review of 3060 patients. Breast J. 2019 Nov;25(6):1245-1250. doi: 10.1111/tbj.13446. Epub 2019 Jul 4. PMID: 31273861.
87. Santos Junior LA, Barros ACSD. Mastite no Ciclo Gravídico-Puerperal. In: A Mama no Ciclo Gravídico-Puerperal. Rio de Janeiro: Atheneu, 2000.
88. Bauab SdP. Exames diagnósticos: Mamografia e Ultrassonografia. In Rastreamento e Detecção Precoce do Câncer. Vieira RAC, Mauad EC, Fregnani JHTG. Editora Lemar & Goy. São Paulo, 2018, pp. 123-173.
89. BIRADS® Atlas. Disponível em: <http://www.acr.org/Quality-Safety/Resources/BIRADS. Acessado em: 10 de janeiro de 2021.
90. Forester ND, Lowes S, Mitchell E, Twiddy M. High risk (B3) breast lesions: What is the incidence of malignancy for individual lesion subtypes? A systematic review and meta-analysis. Eur J Surg Oncol. 2019 Apr;45(4):519-527. doi: 10.1016/j.ejso.2018.12.008. Epub 2018 Dec 11. PMID: 30579653.
91. Kemp C, Baracat FF, Rostagno R. Lesões não palpáveis da Mama. Diagnóstico e tratamento, Rio de Janeiro: Revinter, 2003.
92. Marchant DJ. The diagnostic evaluation. Obstet Gynecol Clin North Am. 2002 Mar;29(1):31-41, v-vi. doi: 10.1016/s0889-8545(03)00050-0. PMID: 11892872.
93. Michelli RAD, Viana DV, Brandão ACC, Palmero EI. Câncer de mama hereditário e rastreamento em população de alto risco. Rev. Bras. Mastol. 2013;23.
94. Rocha DC, Bauab SP. Atlas de Imagem da Mama. Correlação Mamografia/Ultrassonografia, incluindo Ressonância Magnética e BI-RADS®. 2 ed., Rio de Janeiro: Livraria e Editora Revinter, 2004
95. Schwartz GF, Feig SA. Nonpalpable breast lesions: biopsy methods and patient management. Obstet Gynecol Clin North Am. 2002 Mar;29(1):137-57. doi: 10.1016/s0889-8545(03)00058-5. PMID: 11892863.
96. Horta R, Schmitt F, Pereira N, Gervásio H. Accidental finding of synchronous biateral ductal carcinoma in situ in a young man referred to mastectomy due to gynecomastia - and what if liposuction have been used? Case report. Acta Chir Plast. 2020 Summer;62(1-2):46-49. English. PMID: 32911942.
97. Feigin KN, Keating DM, Telford PM, Cohen MA. Clinical breast examination in a comprehensive breast cancer screening program: contribution and cost. Radiology. 2006 Sep;240(3):650-5. doi: 10.1148/radiol.2403051377. PMID: 16926322.
98. Jian C, Wu L, Lin L, Liu W, Zheng Z, Yang C. Single-port endoscopic mastectomy via the lateral chest approach for the treatment of grade II gynecomastia. Medicine (Baltimore). 2020 May 29;99(22):e20100. doi: 10.1097/MD.0000000000020100. PMID: 32481376.
99. Jiménez AD, Casado MP, Suárez CY, Santos FR, López SI, García VN. Caracterización clínico-etiológica y bioquímica de pacientes con ginecomastia. Rev Cubana Endocrinol [Internet]. Abril, 2020.; 31(1): e128. Disponível em : http://scielo.sld.cu/scielo.php?script=sci_arttext&pid=S1561-29532020000100005&lng=es. Epub 01-Ago-2020.
100. Pérez-García C, Ariza Jiménez AB, Camacho Lozano L, de la Cámara Moraño C. Importancia de la anamnesis exhaustiva ante una ginecomastia unilateral inexplicada en un niño [Importance of the exhaustive anamnesis to an unexplained unilateral gynecomastia in a child]. Arch Argent Pediatr. 2018 Oct 1;116(5):e655-e658. Spanish. doi: 10.5546/aap.2018.e655. PMID: 30204992.
101. Ghadjar, P; Aebersold, D M; Albrecht, C; Böhmer, D; Flentje, M; Ganswindt, U et al. . Treatment strategies to prevent and reduce gynecomastia and/or breast pain caused by antiandrogen therapy for prostate cancer : Statement from the DEGRO working group prostate cancer. Strahlenther Onkol ; 196(7): 589-597, 2020 Jul.Artigo em Inglês | MEDLINE | ID: mdl-32166452
102. Barrantes Rodríguez Karla. Ginecomastia: manifestaciones, etiología, abordaje diagnóstico y tratamiento. Med. leg. Costa Rica [Internet]. 2016 Mar [cited 2021 Nov 29] ; 33(1): 205-210. Available from: http://www.scielo.sa.cr/scielo.php?script=sci_arttext&pid=S1409-00152016000100205&lng=en.
103. Ji OS, Karalis PG, Daas M, Condon J. Gynecomastia Associated With Citalopram. Prim Care Companion CNS Disord. 2019 Dec 12;21(6):19l02456. doi: 10.4088/PCC.19l02456. PMID: 31846239.

62 Doenças Malignas e Tratamento Complementar

Reni Cecília Lopes Moreira
Keyla Daniele de Lacerda Rodrigues • Kerstin Kapp Rangel
Luiz Ayrton Santos Junior • Luiz Gonzaga Porto Pinheiro
René Aloisio da Costa Vieira

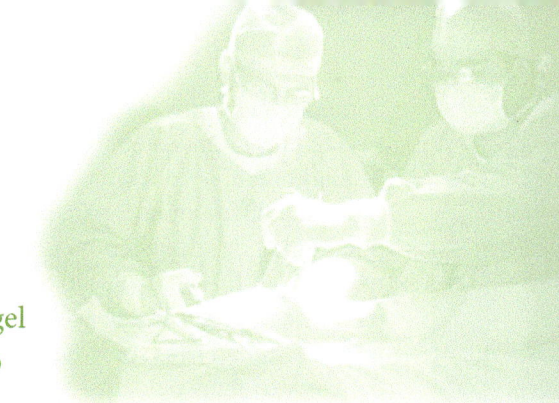

Introdução

O câncer de mama é responsável por 23% do total de casos de câncer diagnosticado em mulheres. Representa também a principal causa de óbitos por neoplasia (14%).[1] A incidência da doença é crescente, mas as taxas de mortalidade anual vêm diminuindo significativamente. A queda na mortalidade se deve aos avanços na terapêutica associada ao diagnóstico precoce, proporcionado pela mamografia de rastreamento. Embora o INCA recomende o início do rastreamento, em mulheres assintomáticas, aos 50 anos, o Colégio Brasileiro de Radiologia, a Sociedade Brasileira de Mastologia e a FEBRASGO recomendam o rastreamento anual com início aos 40 anos.[2]

O tratamento das neoplasias mamárias se baseia no diagnóstico anatomopatológico e no estadiamento, com emprego racional dos métodos cirúrgicos, clínicos e radioterápicos.

Apresentaremos linhas gerais, principalmente relacionadas à cirurgia e ao papel do cirurgião, visto que o tratamento é multimodal, cheio de particularidades, o que foge ao objetivo deste capítulo.

Para o tratamento cirúrgico do câncer epitelial invasivo de mama, faz-se necessário avaliar três aspectos principais: tamanho do tumor, relação mama/tumor e o subtipo molecular. De acordo com o estadiamento, a mama pode ser abordada com cirurgia conservadora ou mastectomia, e a axila por biópsia do linfonodo sentinela ou linfadenectomia.

Para o carcinoma *in situ*, o tratamento se baseia na cirurgia conservadora da mama, sendo a mastectomia reservada para lesões extensas e com relação mama/tumor desfavorável. Na ausência de doença invasora, a abordagem axilar, através do linfonodo sentinela, não é feita de rotina, ocorrendo em situações especiais.

Em tumores metastáticos, o tratamento cirúrgico fica reservado em caráter sintomático/paliativo, visando melhora de sintomas clínicos em pacientes com lesões ulceradas e álgicas, havendo discussões na literatura frente a ressecção na doença oligometastática e óssea.

Anatomia[4]

As mamas são glândulas sudoríparas modificadas e na mulher adulta situam-se entre a segunda e a sexta costelas no plano longitudinal, entre a borda esternal e a linha axilar média no plano transversal. A mama feminina é composta de 15 a 20 lobos de tecido glandular do tipo tubuloalveolar, divididos por tecido conjuntivo fibroso e tecido adiposo. Cada lobo é composto por 20 a 40 lóbulos (unidades morfofuncionais da mama) que, por sua vez, consistem em 10 a 100 alvéolos (em sua fase secretória). Para cada lobo, existe um ducto coletor que drena para a papila. O parênquima mamário é composto por epitélio ductal constituído por uma camada epitelial luminal com células cuboides ou colunares e a camada basal composta por células mioepiteliais contráteis. O desenvolvimento e a atividade do tecido glandular mamário são modulados pelos hormônios sexuais.

A mama tem cobertura cutânea com área pigmentada, a aréola, onde se encontram os tubérculos de Morgagni, que são elevações em sua periferia compostas por glândulas sebáceas de Montgomery capazes de secretar leite. Na aréola há uma protrusão central, a papila, por onde emergem os ductos lactíferos, apresenta epitélio escamoso ceratinizado, com glândulas sudoríparas e sebáceas. Nela existem terminações nervosas táteis: corpos de Ruffini e corpúsculos de Krause. No homem essas estruturas são vestigiais.

A irrigação mamária é feita em sua porção medial por ramos da artéria torácica (mamária) interna e ramos da subclávia. A irrigação lateral tem como principais componentes ramos da artéria axilar. A drenagem venosa é feita por um sistema superficial e outro profundo. Medialmente, a drenagem é feita para a veia torácica interna, e, lateralmente, para a veia axilar. A relevância oncológica da drenagem venosa reside em potencial, mas não confirmada, relação com a metastatização para o sistema respiratório pelos ramos da veia mamária interna e veia axilar, bem como na disseminação metastática para as vértebras pelos vasos intercostais. A drenagem linfática da mama é feita em 97% para os linfonodos axilares e 3% para os linfonodos mamários internos.

Anatomicamente é dividida em quadrantes súpero externo, súpero interno, ínfero externo, ínfero interno e central. Os estrôgenos e os progestágenos estimulam a formação glandular, e o envelhecimento leva à progressiva lipossubstituição.

A carcinogênese na mama se inicia provavelmente na célula-tronco mamária adulta, mutante, presente principalmente nos ductos e lóbulos mamários. Após a invasão da membrana basal, as células malignas atingem os tecidos vizinhos e se disseminam, à distância, pelas vias linfática e hematogênica. Pela via linfática, alcançam as cadeias linfonodais axilares, supraclaviculares e, mais raramente, as cadeias da mamária interna. Pela via hematogênica, implantam-se em órgãos à distância, preferencialmente ossos, fígado, pulmões e no sistema nervoso central.

Diagnóstico

Os achados de imagens foram sistematizados pela Sociedade Americana de Radiologia, no BI-RADS (*Breast Imaging Reporting and Data System*),[4] com o objetivo de facilitar a interpretação, sendo sumariamente apresentados no Capítulo 69.

A maioria dos cânceres de mama é diagnosticada por meio de exame mamográfico anormal, e atualmente, 25% dos casos confirmados são de neoplasias pré-invasoras (carcinoma ductal *in situ*).[5] Em caso de exame mamográfico anormal, incidências adicionais (ampliação, compressão localizada) ou exames complementares (ultrassonografia, tomossíntese ou ressonância magnética) podem ajudar na propedêutica e consequente indicação de biópsia.

Aproximadamente 15% dos diagnósticos podem ser ocultos à mamografia, portanto, na presença de uma massa clinicamente suspeita, deve-se realizar a ultrassonografia mamária complementar, e eventualmente biópsia.[6] Além disso, alguns casos muito agressivos de câncer de mama podem aparecer no intervalo entre duas mamografias de rastreamento normais – câncer de intervalo.[7]

As principais características mamográficas de câncer de mama são nódulos (em especial espiculados correlacionados com lesões invasoras em mais 90% dos casos) e microcalcificações de aspecto e distribuição suspeitas.[8] O tamanho, o formato e a distribuição das microcalcificações determinam o grau de associação com malignidade. No entanto, a mamografia não é capaz de diferenciar entre carcinoma intraductal e invasor, pois não há correlação mamográfica da invasão da membrana basal.[9] Aproximadamente 30% dos carcinomas invasivos têm microcalcificações, e 20% dos cânceres invasivos diagnosticados por mamografia apresentam-se apenas como microcalcificações.[10] A densidade do parênquima mamário é determinante para a sensibilidade da mamografia, tanto na detecção de câncer de mama quanto para delinear a extensão da doença.[11,12] Nesse cenário, a ressonância magnética das mamas com contraste pode ser um exame complementar adequado, pois quase todos os carcinomas de mama invasivos realçam com contraste de gadolínio.[13] No entanto, uma grande desvantagem da ressonância magnética é a sua limitada especificidade devido ao realce de lesões benignas.[14] Outra indicação muito relevante da ressonância magnética é na avaliação de pacientes com doença em linfonodos axilares de tumor primário clinicamente oculto, sendo o melhor método radiológico a avaliar a integridade das próteses mamárias.

A ultrassonografia é o exame de escolha para diferenciar entre massas sólidas ou císticas no caso de lesões palpáveis ou detectadas pela mamografia. Além disso, a avaliação ultrassonográfica da axila pode ser usada para detectar linfonodos suspeitos de metástases axilares. O exame de ultrassom das mamas e axilas é um complemento diagnóstico à mamografia, com alta sensibilidade e valor preditivo negativo; incrementa a especificidade propedêutica, no entanto, é extremamente operador-dependente.[15,16]

Em caso de alteração suspeita, a propedêutica imaginológica deverá ser concluída antes de qualquer procedimento de biópsia, a fim de não ocorrer interferência por processos pós-traumáticos como linfadenomegalia.[17] A biópsia por agulha é preferível à biópsia cirúrgica, que só deve ser realizada em casos em que uma opção menos invasiva não for possível.[18] O esclarecimento diagnóstico pré-operatório completo é essencial para o planejamento cirúrgico único e assertivo. Em caso de lesões muito pequenas ou não palpáveis, pode ser programada uma localização pré-operatória, com fio metálico ou material radioativo, guiada pelo método de imagem que identifica a lesão (mamografia, ultrassom ou ressonância magnética), proporcionando maior precisão na ressecção cirúrgica.

Biologia tumoral

O câncer de mama é uma doença muito heterogênea.[19,20] Existem vários tipos histológicos de carcinoma de mama que diferem na aparência microscópica e no comportamento biológico, os mais comuns são:[5]

- Carcinoma ductal infiltrante: é responsável por cerca de 75% das lesões invasivas. São caracterizados por cordões e ninhos de células que formam distinta diferenciação glandular e atipia celular branda a altamente heterogênea.

- Carcinoma lobular infiltrante: compreende cerca de 8% dos cânceres de mama invasivos. São caracterizados por pequenas células que se infiltram insidiosamente o estroma mamário e o tecido adiposo individualmente, assumindo um padrão de fila indiana.

- Carcinoma ductal/lobular misto: representa 7% dos cânceres de mama invasivos.

- Outros tipos histológicos de câncer de mama que respondem por menos de 5% dos cânceres invasivos (metaplásicos, mucinosos, tubulares, medulares e papilares).

Muitos fatores foram investigados como meio de estratificar os pacientes por risco e opções de tratamento (idade, paridade, história familiar etc.), o status do receptor provou ser o mais útil para prever o prognóstico e a capacidade de resposta ao tratamento.

Métodos mais recentes, como perfil de expressão gênica usando *microarrays* de DNA complementar, foram desenvolvidos, os quais são terapeuticamente importantes para a classificação molecular.[19] Análises imuno-histoquímicas de tumores são usadas na prática clínica, sendo o método mais fácil, custo-efetivo e que fornece resultados próximos e aceitáveis considerando os subtipos moleculares.[3]

Os marcadores de imuno-histoquímica clássica (IHC) – como receptor de estrogênio (ER), receptor de progesterona (PR), a expressão do receptor 2 de crescimento epdidérmico humano (HER2) e o marcador de proliferação celular Ki67 – desempenham um papel crucial nessa subtipagem molecular.[21] Inicialmente, o câncer de mama foi subdividido em quatro subtipos: luminal A, luminal B, basal e Her-2 positivo.[20] Posteriormente, foram consideradas cinco classes, em que o luminal foi dividido em classes luminal A e luminal B Her negativo; e o luminal B inicial foi denominado luminal B Her positivo.[22] A Tabela 62.1 resume a classificação molecular.[21] O ponto de corte para o Ki-67 é de 14%.[21,22] O subtipo basal de câncer de mama referido como TNBC foi considerado positivo para a expressão do marcador basal (CK5/6).[20,22] A tabela ilustra o perfil imuno-histoquímico de cada subtipo molecular e a possibilidade de alvos terapêuticos.

Tabela 62.1
Imuno-histoquímica utilizada na classificação do câncer de mama

Subtipo molecular	Perfil imuno-histoquímico	Terapêutica Sistêmica
Luminal A	RE+ e/ou RP+, HER2-, e Ki-67 (<14%)	HT
Luminal B, Her-2 negativo	RE+ e/ou RP+, HER2-, e Ki-67 (>=14%)	HT, QT
Luminal B, Her-2 positivo	RE+ e/ou RP+, HER2+, e Ki-67 (qualquer índice)	HT, QT, terapêutica anti-Her2
Her-2	RE-, RP-, HER2+	QT, terapêutica anti-Her2
Triplo-negativo	RE-, RP-, HER2-	QT

RE= Receptor de estrógeno; RP= Receptor de progesterona; HT=hormonioterapia; QT= Quimioterapia.

A classificação molecular tem implicações terapêuticas:[21]

- Luminais: são os subtipos mais comuns de câncer de mama e apresentam positividade para receptores hormonais (estrogênio e/ou progesterona). No tratamento destes se associa a hormonioterapia.

- Her-2: o tratamento sistêmico adiciona drogas-alvo que agem especificamente nos receptores de Her-2.

- Tumores triplo-negativos: evidenciam elevada taxa de resposta quando expostos a agentes quimioterápicos, e o prognóstico é proporcional à resposta. Estão associados a idade mais precoce, maior grau nuclear e atividade mitótica e pior prognóstico.

Estadiamento

O sistema internacional padronizado de estadiamento TNM, editado pelo American Joint Committee on Cancer (AJCC) e Union for International Cancer Control (UICC), é utilizado para classificação de vários tipos de neoplasia, incluindo o câncer de mama.[23] O sistema se baseia na avaliação do tamanho tumoral (T); *status* linfonodal axilar, fossa supraclavicular e cadeia mamária interna (N); e na presença ou ausência de metástases (M). O sistema visa a classificação por estágios da doença pela combinação particular das características, determinando o prognóstico e orientando o manejo.

A oitava edição do TNM entrou em vigor em janeiro de 2018. Foram mantidas as classificações clínica e patológica dos tumores pelo exame físico, com ou sem exames de imagem e resultados de biópsias, se disponíveis. Foram acrescentados marcadores biológicos que fazem o estadiamento prognóstico, incluindo o grau histológico do tumor (G), a presença de receptores do fator de crescimento epidérmico humano (HER-2), de estrogênio (RE) e de progesterona (RP). Para alguns casos especiais, deve-se considerar a inclusão do teste genômico Oncotype DX Recurrence Score.[24]

A exploração da presença ou não de metástases é baseada na avaliação clínica associada a exames radiológicos. A extensão do rastreio por metástases é estabelecida pela sintomatologia e pelo estágio de avanço da neoplasia. Em pacientes com tumores localmente avançados (estádio acima de IIb), no estadiamento deve-se realizar tomografia de tórax e abdômen, assim como cintilografia óssea. Mais recentemente, o PET (*positron emission tomograph*) tem sido empregado para exploração de metástases ocultas, não sendo exame de rotina.

Marcadores de atividade neoplásicas, como CA15-3 ou antígeno carcinoembriônico (CEA), podem ser úteis no acompanhamento das recidivas, sendo atualmente pouco utilizados na prática clínica.

O estadiamento patológico é geralmente considerado mais preciso do que o estadiamento clínico. No entanto, existem casos em que o estadiamento clínico é útil para fazer recomendações de tratamento inicial.

De uma maneira sintética: estádio T: T1, tumores até 2.0 cm; T2, tumores até 5,0 cm, T3, tumores acima de 5.1cm; T4, tumores com extensão da pele ou parede torácica. Estádio N: N0, ausência de doença linfonodal; N1, até 3 linfonodos comprometidos; N2, de 4 a 10 linfonodos; N3, acima de 11 linfonodos. Estádio M: M0, ausência de doença metástatica à distância; M1, presença de doença metastática à distância, sendo os principais sítios o osso, pulmão, fígado e cérebro, com frequência variável em relação ao subtipo molecular.

Tratamento neoadjuvante

No câncer de mama, pode-se utilizar a hormonioterapia ou a quimioterapia neoadjuvante. Na neoadjuvância, a radioterapia é utilizada em raras condições. A hormonioterapia neoadjuvante visa diminuir o tamanho do tumor, ou melhorar as condições clínicas das pacientes, até que se possa realizar o tratamento cirúrgico. É pouco utilizada na prática clínica, porém tal fato ocorre principalmente em tumores luminais de pacientes idosas, com comorbidades, ou doença localmente avançada, visando melhorar as condições para tratamento.

A quimioterapia neoadjuvante (QTN) é utilizada frequentemente na prática clínica. Metanálises mostraram que a quimioterapia utilizada de maneira neoadjuvante ou adjuvante não muda a sobrevida, porém eleva o número de pacientes submetidas a tratamento conservador da mama, apesar de se associar a uma taxa de recorrência local um pouco superior. A QTN visa diminuir o tamanho do tumor, realizando o tratamento precoce da doença micrometastática, além de permitir uma avaliação *in vivo* da resposta a quimioterapia, identificado aquelas de melhor prognóstico, que são as que apresentam resposta patológica completa.[25,26]

A resposta à QTN é influenciada principalmente pelo tamanho do tumor, subtipo molecular, grau de diferenciação tumoral, esquema de quimioterapia e de terapia Her2. A QTN eleva as taxas de tratamento conservador da mama, além de potencialmente transformar uma doença localmente avançada em ressecável. Porém, cerca de 3% dos tumores apresentam progressão de doença com uso de QTN, e tal fato deve ser apresentado inicialmente à paciente. Considerando o tamanho inicial do tumor, na literatura há uma tendência a se considerar a diminuição da área ressecada, desde que essa diminuição seja clínica e radiologicamente avaliada. É prudente a marcação da área pré QTN, sendo as principais utilizadas o clip metálico, a tatuagem e o carvão.[27]

Consideram-se as contraindicações principais para tratamento conservador a impossibilidade da realização da radioterapia, a presença de microcalcificações extensas, margem comprometida e envolvimento cutâneo extenso. A seleção deve permitir ressecção completa com bons resultados cosméticos, condição esta decorrente de uma relação mama remanescente/

Tabela 62.2 Síntese do Estadiamento TNM UICC para o câncer de mama			
Estádio	EC-T	EC-N	EC-M
Estádio 0	Tis	N0	M0
Estádio IA	T1	N0	M0
Estádio IB	T0	N1mi	M0
	T1	N1mi	
Estádio IIA	T0	N1	M0
	T1	N1	
	T2	N0	
Estádio IIB	T2	N1	M0
	T3	N0	
Estádio IIIA	T0	N2	M0
	T1*	N2	
	T2	N2	
	T3	N1 e N2	
Estádio IIIB	T4	N0, N1 e N2	M0
Estádio IIIC	Qualquer T	N3	M0
Estádio IV	Qualquer T	Qualquer N	M1

tumor favorável.[25] Muitas pacientes submetidas a QTN necessitarão ser submetidas a mastectomia, em função das condições clínicas e da ausência de envolvimento cutâneo e localização do tumor. Pode-se, em função do caso, discutir a realização da mastectomia poupadora de pele, ou em situações especiais, a mastectomia poupadora de mamilo.[27]

Frente à doença axilar, havendo desaparecimento desta, pode-se realizar a pesquisa do linfonodo sentinela, sendo a linfadenectomia axilar indicada na não resposta a quimioterapia e na presença de metástase linfonodal.[28]

Mastectomia

A mastectomia consiste na retirada cirúrgica de todo o tecido mamário. Pode ser usada para o tratamento do câncer de mama quando a cirurgia conservadora não está indicada, quando não foi bem-sucedida ou para redução do risco de desenvolver a doença.

As indicações formais de mastectomia são:

- Tamanho tumoral que impossibilite cirurgia conservadora com resultado cosmético aceitável.
- Carcinoma inflamatório da mama.
- Carcinoma multicêntrico da mama.
- Microcalcificações difusas suspeitas no parênquima mamário.
- Irradiação torácica prévia.
- Gestantes que necessitariam de radioterapia durante a gravidez caso a cirurgia conservadora fosse realizada.
- Margens persistentemente positivas após cirurgias conservadoras.
- Como alternativa à cirurgia conservadora para evitar a radioterapia.
- Para redução de risco da doença em pacientes com mutação genética deletéria, como mutação dos genes BRCA1/BRCA2.

Após a mastectomia, a reconstrução mamária pode ocorrer imediatamente ou após a conclusão do tratamento oncológico. A escolha da técnica tem relação direta com o momento da reconstrução.[29]

A seguir, listamos os principais tipos de mastectomia.

- Mastectomia radical (Figura 62.1a): Inicialmente descrita por Halsted em 1894, consiste na ressecção em bloco da mama incluindo pele, músculos peitorais maior e menor e linfonodos axilares níveis I, II e III. Trata-se de ressecção extensa que gera grande morbidade, maior chance de linfedema e limitação motora. Esta técnica foi por muito tempo o padrão ouro para o tratamento do câncer de mama em uma época em que a terapia sistêmica não estava disponível.[30,31]
- Mastectomia radical modificada (Figura 62.1b): Consiste na remoção completa da mama, incluindo pele, fáscia do músculo peitoral maior e os linfonodos axilares nível I a III. Vários estudos demonstraram taxa de sobrevida equivalente comparada à mastectomia radical, e por isso a mastectomia radical modificada tem sido escolhida por apresentar menor morbidade.[31-34]
- Mastectomia simples: Envolve a remoção de toda a mama, incluindo pele e a fáscia do músculo peitoral maior. Pode ou não estar associada a biópsia do linfonodo sentinela é a escolha.
- Mastectomia preservadora da pele (*skin sparing*; Figura 62.1c): Consiste na preservação da maior parte do envelope cutâneo da mama.[35] Nesta técnica cirúrgica todo o parênquima mamário e o complexo areolopapilar são excisados. Como há preservação da pele, a reconstrução mamária deve ser imediata. Em uma metanálise de estudos retrospectivos (seguimento médio de 37 a 101 meses), não demonstrou diferença significativa na recorrência local entre a mastectomia com preservação da pele e reconstrução imediata comparada à mastectomia convencional sem reconstrução.[36] Esta técnica é contraindicada para carcinoma inflamatório devido à infiltração dos vasos linfáticos da derme por células tumorais.[37]
- Mastectomia preservadora do complexo areolopapilar (*nipple sparing*; Figura 62.1d): consiste na remoção do tecido mamário e preservação tanto da pele quanto do complexo areolopapilar. Como resulta em retalhos cutâneos longos, o que aumenta o risco de necrose tecidual, é utilizada principalmente em mamas de tamanho pequeno a moderado e pouco ptosadas. A escolha pela preservação do mamilo deve ser individualizada, e, nos casos de tumores centrais, multicêntricos, sinais de acometimento macroscópico e descarga papilar sanguinolenta, a excisão deve ser a escolha. Uma metanálise de 2015 que avaliou 20 estudos relatou taxas de sobrevida e recorrência local semelhante a mastectomia radical e mastectomia preservadora de pele.[38] Esta técnica é a escolha para a mastectomia redutora de risco em pacientes de alto risco com mutação genética.

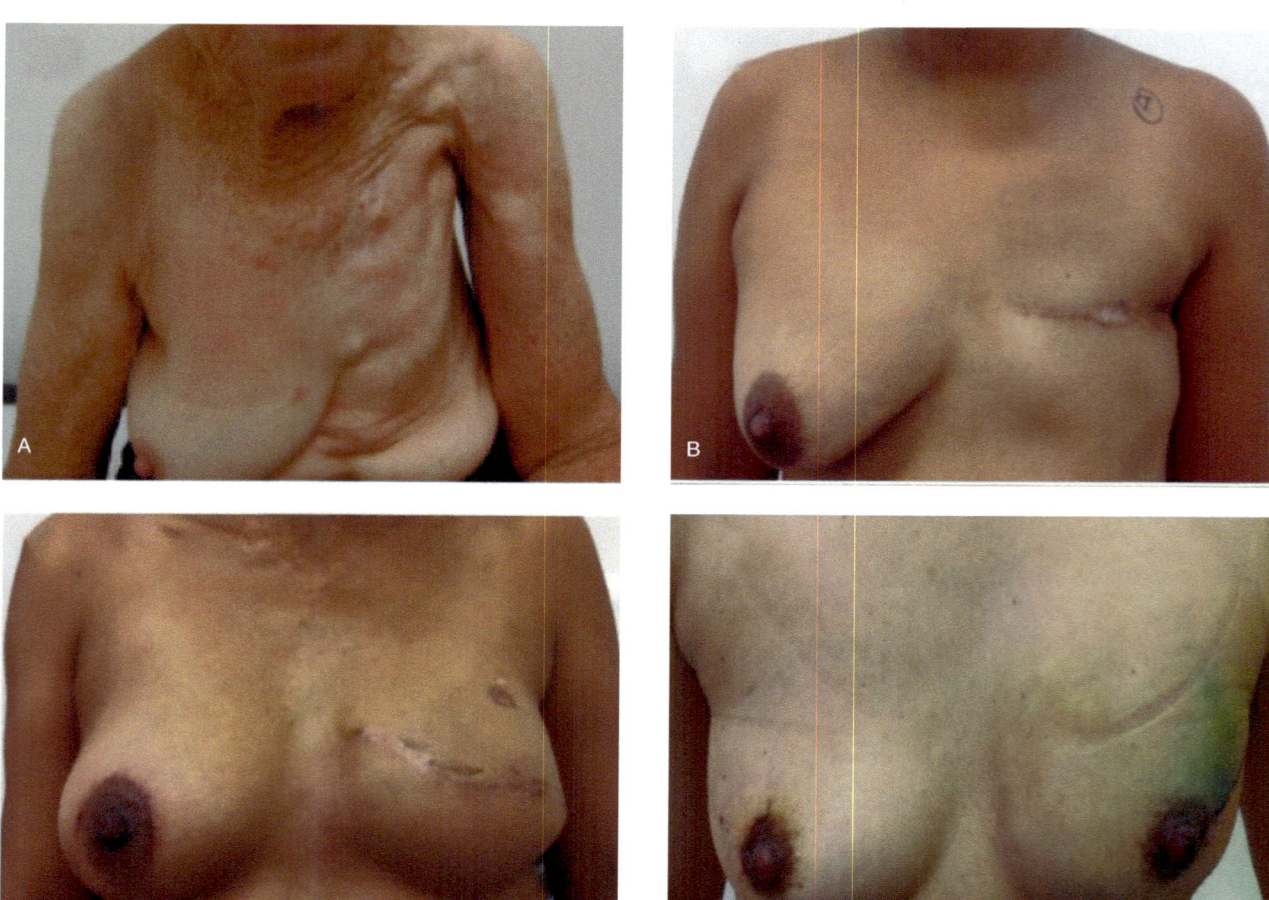

FIGURA 62.1 – *Diferentes tipos de mastectomia.* **A.** *Halstey.* **B.** *Patey.* **V.** *Mastectomia poupadora de pele.* **D.** *Mastectomia preservadora de aréola (à esquerda).* Fonte: autores.

Tratamento conservador da mama

O tratamento conservador da mama surgiu na década de 1980 por meio de dois grandes pesquisadores, Veronesi[39] & Fisher,[31] que permitiram mostrar que a conservação mamária não modificava a sobrevida das pacientes em relação àquelas nas mesmas condições submetidas a mastectomia (Figuras 62.1 e 62.2). Porém, ao se considerar o tratamento conservador, a radioterapia mamária deve fazer parte do tratamento, visto que na ausência de sua realização, as taxas de recorrência se tornam inaceitáveis a esse procedimento.

Inicialmente eram elegíveis para o tratamento conservador pacientes com tumores até 3 cm, com relação mama/tumor favorável e presença de margens livres. Desde então, houve mudanças: o tamanho se estendeu até tumores de 5 cm (T2), e mais recentemente, com o uso da cirurgia oncoplástica, passou-se a se considerar a relação mama/tumor favorável, permitindo ressecção de tumores maiores, desde que se tenha volume mamário suficiente para reparo, e tal procedimento esteja associado a resultados cosméticos aceitáveis.

A radioterapia, inicialmente externa, deu espaço à radioterapia intraoperatória, em casos selecionados. A quimioterapia neoadjuvante permitiu diminuição do tamanho da lesão, e desde que clínica e radiologicamente seguro, o tratamento conservador é factível, se associado a margens livres.[25]

Outra mudança desde então foi em relação ao tamanho da margem. Estudos iniciais consideram uma margem aceitável a 1 cm do tumor. Sabe-se atualmente que quando maior a margem, menor a recorrência, porém aceita-se, na presença do carcinoma mamário invasor, uma margem na tinta do espécime, e na presença de carcinoma ductal *in situ*, uma margem de 2 mm.[40]

Em estudos a longo prazo, avaliando tumores até 5 cm, a taxa de recorrência local cresce 0,5% ao ano, fato este maior em pacientes com tumores maiores e tumores submetidos a quimioterapia neoadjuvante, porém tal fato permite cada vez mais a conservação mamária.[31,39] A hormonioterapia adjuvante diminui as taxas de recorrência local. Na presença de recorrência, a mastectomia pode então ser considerada.

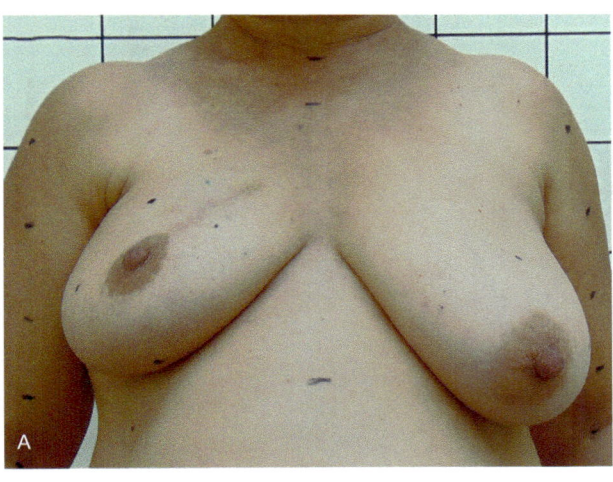
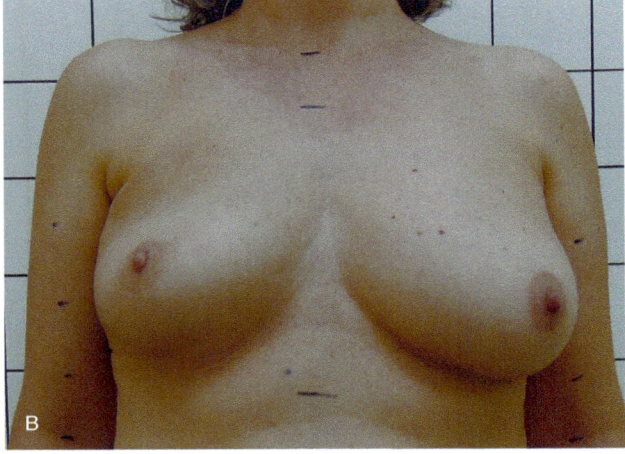
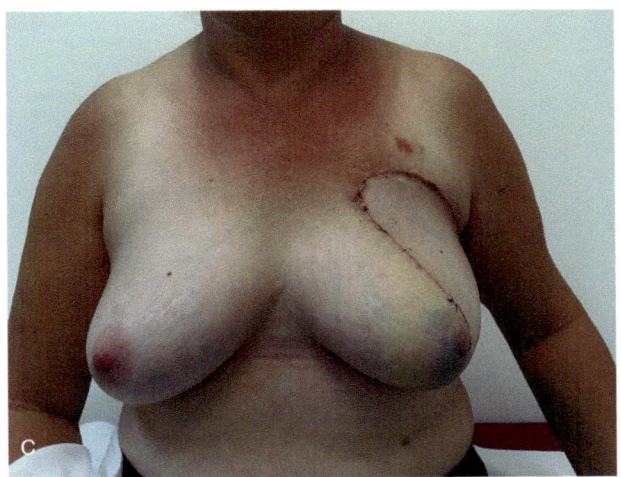
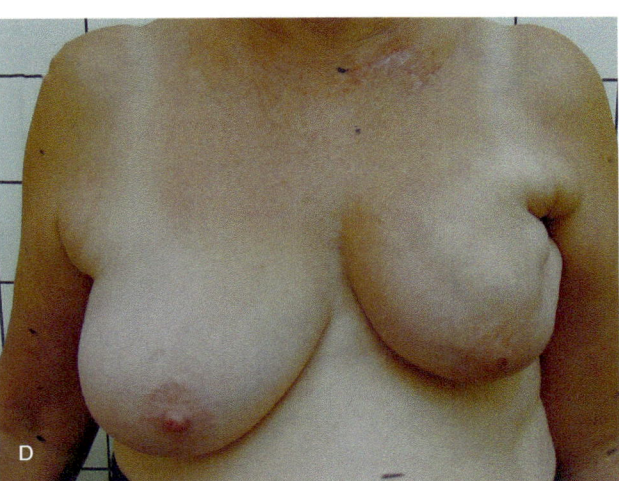

FIGURA 62.2 – *Tratamento cirúrgico conservador do câncer de mama, sem simetrização.* **A.** *Iincisão clássica a Veronesi.* **B.** *Remodelamento glandular via areolar.* **C.** *Remodelamento glandular.* **D.** *resultado tardio não satisfatório.* Fonte: autores.

Tratamento conservador da axila

No passado, o tratamento da axila era sistematicamente realizado por linfadenectomia axilar, a qual ressecava toda a cadeia linfonodal até o nível III de Berg, independente do estado linfonodal. Posteriormente, nasceu o conceito do linfonodo sentinela, omitindo-se a linfadenectomia para pacientes em que o linfonodo sentinela se mostrou negativo.[41]

Mais recentemente, a linfadenectomia passou a ser omitida em pacientes com até dois linfonodos positivos, desde que submetidas a tratamento conservador e adjuvante, baseado nos resultados do estudo Z0011.[42] Também passou a ser omitida em pacientes inicialmente portadoras de doença metastática linfonodal, submetidas a quimioterapia neoadjuvante, nas quais a pesquisa do linfonodo sentinela se mostrou negativa.[43] Tal fato representa uma diminuição significativa no número das pacientes submetidas a linfadenectomia axilar, fato que determinará uma importante redução das taxas de linfedema.

Cirurgia oncoplástica da mama

O tratamento conservador da mama (TCM) representou uma evolução no tratamento cirúrgico do câncer de mama, porém tal fato muitas vezes se associa a efeitos cosméticos não aceitáveis (Figura 62.2), determinando a necessidade de adequação da mama contralateral, ou melhorias na mama operada (Figura 62.3). Assim, técnicas de cirurgia plástica foram trazidas ao TCM (Figura 62.3) e à mastectomia (Figura 62.1c e 62.1d), originando-se o conceito de Cirurgia Oncoplastia Mamária (COM). Da mesma forma, no passado a reconstrução mamária era feita por meio de retalhos miocutâneos, fato que foi historicamente sucedido pelo uso de próteses mamárias; porém, essas questões foram discutidas no Capítulo 69. Neste capítulo discutiremos aspectos exclusivamente associados a COM no TCM.

Além de poder melhorar os resultados cosméticos, pelo melhor modelamento mamário, a COM permitiu a realização de TCM em pacientes inicialmente

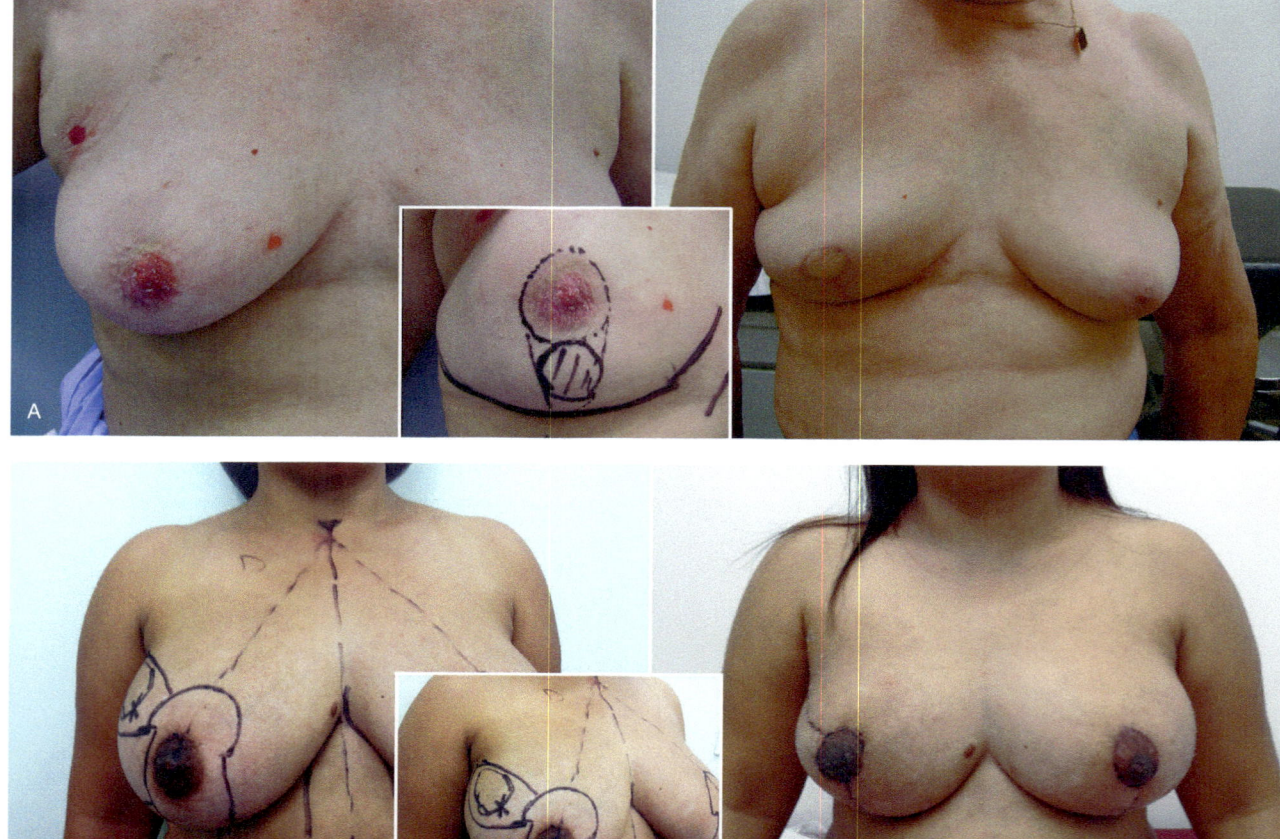

FIGURA 62.3 – *Exemplo de técnicas de Oncoplastia.* **A.** *Doença de Paget, submetida a quadrantectomia central com plug-flap.* **B.** *Oncoplastia extrema. Ressecção de tumor no quadrante supero--externo e reconstrução com uso da técnica de compensação geométrica, associado a simetrização contralateral.* Fonte: autores.

candidatas a mastectomia, ampliando o conceito de tamanho tumoral, para relação tumor/volume mamário. Ela possibilita a realização de margens amplas, menor percentagem de margens comprometidas, diminuição de taxas de reexcisão cirúrgica, sem prejuízo no resultado cosmético. Assim, tumores maiores de 5 cm e com infiltração cutânea localizada passaram a ser candidatos ao TCM, e mamas grandes ou ptóticas passaram a ser melhor estudadas visando um potencial TCM.[44,45] Nasceu assim o conceito de COM extrema.[46]

A escolha da técnica cirúrgica depende do tamanho do tumor, do volume mamário, do quadrante, da presença da ptose, do conhecimento técnico em relação às diferentes técnicas. Assim, p. ex. (Figura 62.2), tumores pequenos podem ser submetidos a cirurgias com incisão areolar associada a remodelamento mamário; tumores localizados no quadrantes inferior são submetidos a técnicas de mamoplastia utilizando o pedículo superior; tumores nos quadrantes superiores utilizam o pedículo inferior; tumores centrais são submetidos à técnica de *plug-flap*; tumores próximos à pele, em mamas ptóticas, são submetidos à técnica de compensação geométrica.[47-50]

Técnicas de mastoplastia redutora podem ser utilizadas visando simetrização da mama contralateral, tanto em pacientes submetidas a TCM como em pacientes submetidas a mastectomia com reconstrução. A simetrização pode ser realizada no mesmo ato do tratamento primário da mama, ou em segundo tempo.

No que se refere à qualidade de vida, o TCM associa-se a melhor qualidade de vida em relação a pacientes submetidas a mastectomia, sendo que o papel da COM encontra-se em estudo. Geralmente, as pacientes submetidas a TCM e COM são mais jovens, melhor escolaridade, com tumores maiores e submetidas a quimioterapia neoadjuvante, fato que determina um viés de seleção na literatura.[51] Porém, comparando-se TCM clássico e associado a COM, as taxas de recorrência têm se mostrado semelhantes, mostrando-se um procedimento seguro.[25]

Cirurgias extensas

A maioria das cirurgias mamárias constitui-se no tratamento conservador, tratamento da doença axilar (linfonodo sentinela ou linfadenectomia axilar) e mastectomia. Nos últimos anos, a cirurgia oncoplástica diversificou o tratamento do câncer de mama, incluindo uma gama de táticas e técnicas a serem utilizadas no cotidiano, no tratamento conservador, na mastectomia ou na reconstrução tardia. Há situações na prática clínica pouco frequentes, porém o cirurgião deve ter conhecimento da sua existência, fato que permitirá a indicação e a utilização destes procedimentos (Figura 62.4), que procuraremos detalhar a seguir.

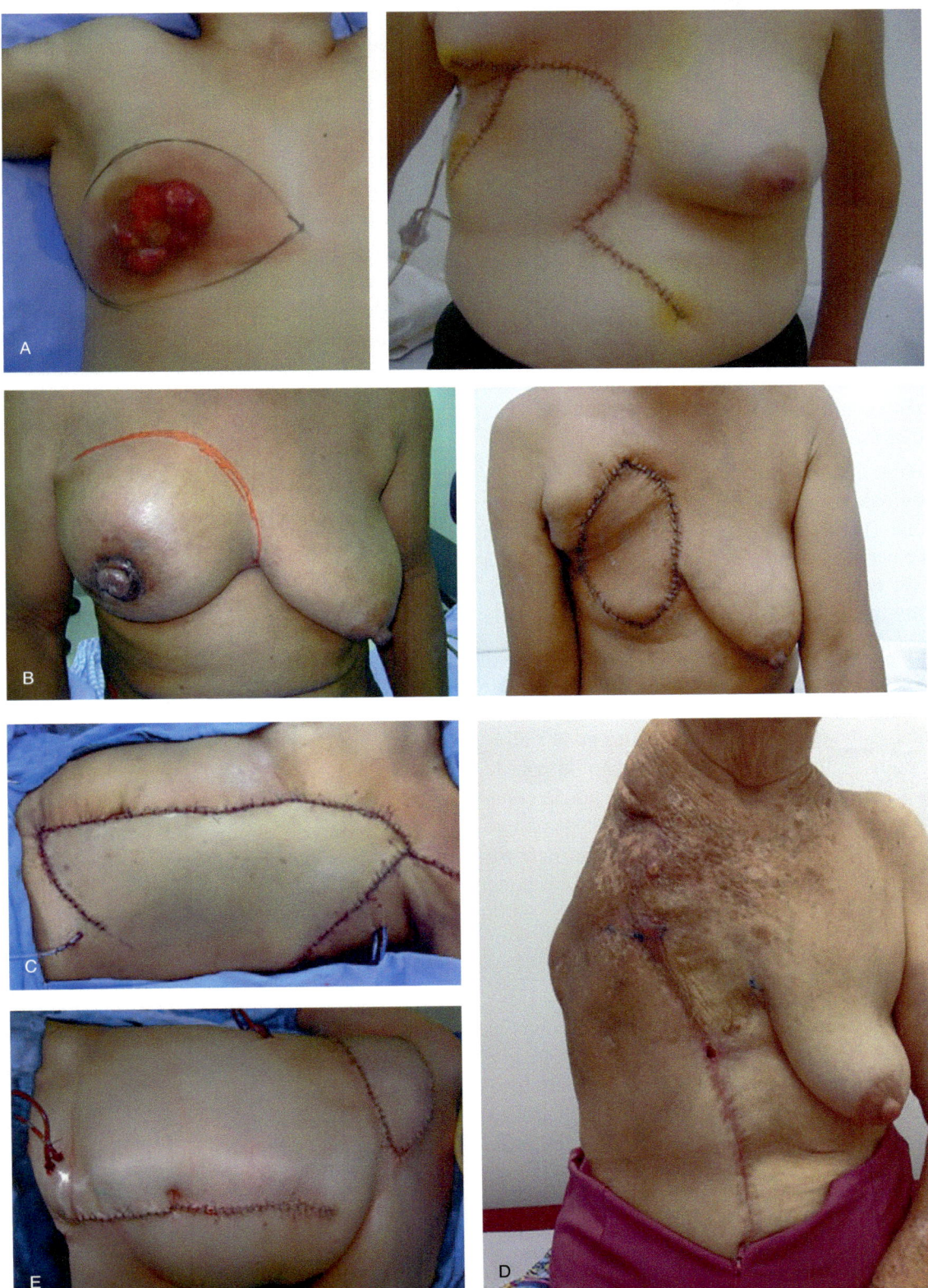

FIGURA 62.4 – *Tumores localmente avançados.* **A.** *Retalho ITADE.* **B.** *Retalho miocutâneo do músculo grande dorsal.* **C.** *retalho miocutâneo do oblíquo abdominal modificado.* **D.** *desarticulação interescapulotorácica.* **E.** *retalho miocutâneo do reto abdominal vertical (VRAM).* Fonte: autores.

Em pacientes com tumores mamários localmente avançados, que serão submetidas a mastectomia curativa, com intensão de ressecção completa da lesão, associada a margens livres, eventualmente em função do tamanho da ressecção, não será possível a sutura primária cutânea. Nessas situações o cirurgião deverá ter conhecimento de técnicas e táticas de rotação de retalhos locais. Assim, em função da experiência do cirurgião e do tamanho do defeito, pode-se utilizar mão de retalhos toracoabdominais (dermoepidêrmicos ou fasciocutâneos) ou retalhos miocutâneos (grande dorsal, oblíquo abdominal ou do reto-abdominal vertical – VRAM). O retalho ITADE (Ipisilateral toracoabdominal dermopidérmico) é fácil de realizar, permitindo a cobertura de pequenos e médios defeitos. O retalho do grande dorsal e VRAM permitem a cobertura de médios e grandes defeitos, encontra-se associado a baixas complicações cirúrgicas. Os retalhos fasciocutâneos e o retalho miocutâneo do oblíquo abdominal encontram-se associados a taxas de necrose de topo, podendo atrasar o início da radioterapia.[52-54]

Pacientes com linfedema crônico que desenvolveram o angiossarcoma em membro superior (síndrome de Stewart Trevis),[55] ou aquelas que desenvolveram recorrência axilar, desde que sem doença metastática, podem ser candidatas a desarticulação interescapulotorácica, procedimento este que visa o controle locorregional.[56]

Na presença de recorrência única localizada na parede torácica, lesão óssea única esternal, com ausência de doença metastática, ou osteomielite após radioterapia, pode-se lançar mão da ressecção da parede torácica.[57] Nessa situação a cobertura da janela óssea é realizada com telas, visando estabilização da parede torácica, e para cobertura da pele, pode-se utilizar retalhos locais, ou retalhos miocutâneos, sendo o retalho do grande dorsal o mais utilizado.

Tratamento adjuvante

O tratamento cirúrgico do câncer de mama inicial é seguido pelo tratamento adjuvante que pode incluir quimioterapia, hormonioterapia, terapia biológica e radioterapia. Estas são essenciais para redução da mortalidade e aumento da sobrevida. A escolha do plano terapêutico ideal se baseia no estadiamento da doença, na biologia tumoral e nas condições clínicas da paciente.[21]

Pacientes em que a imuno-histoquímica do tumor evidencia a presença de receptores hormonais vão se beneficiar do uso da terapia endócrina, sendo os mais utilizados o Tamoxifeno e o Anastrozol. O tamoxifeno é um modulador seletivo do receptor de estrogênio (SERM) e age bloqueando a ação dos estrógenos endógenos. O Anastrozol pertence à classe dos inibidores da aromatase e impede a conversão periférica de androgênios a estrogênios.

O uso da quimioterapia nem sempre está indicado e vai depender das características do tumor e da paciente. De uma maneira geral, pacientes que vão receber hormonioterapia, o uso da quimioterapia está indicado para aqueles que possuem características de alto risco como tumores de alto grau, tamanho ≥ 2 cm, linfonodos acometidos ou alto *score* de recorrência pelos modelos de cálculo de risco.

Para os tumores triplo negativos (receptores hormonais e HER2 negativos), a quimioterapia é a única opção de terapia sistêmica e deve ser oferecida quando o tumor apresenta tamanho $\geq 0,5$ cm ($\geq$T1b). Para tumores $< 0,5$ cm o benefício de sobrevida é pequeno e não supera os riscos de toxicidade. O esquema mais utilizado é o AC-T (Doxorrubicina/Ciclofosfamida/Paclitaxel).[58]

Tumores que possuem o receptor do fator de crescimento epidérmico humano 2 (HER2) se beneficiam do tratamento direcionado para HER2. Sistematicamente realiza-se quimioterapia sistêmica, e nos casos em que os receptores hormonais são positivos, a terapia endócrina está indicada. Pacientes com tumores HER2 positivo e tamanho > 1 cm geralmente recebem terapia direcionada para HER2,[58] havendo atualmente discussões entre $\geq 0,5$ cm e < 1.0 cm.

Radioterapia

O objetivo da radioterapia adjuvante é erradicar localmente quaisquer depósitos tumorais remanescentes após a cirurgia conservadora ou mastectomia.[59] A radioterapia diminui a recorrência locorregional e aumenta a sobrevida global. Quando o tratamento cirúrgico consiste na cirurgia conservadora, a radioterapia de toda a mama seguida de reforço no leito cirúrgico é a escolha. Se o tratamento realizado é a mastectomia, na maioria das vezes podemos omitir a radioterapia da parede torácica, exceto para tumores T4, margens positivas ou doença com prognóstico desfavorável (mulheres jovens, triplo negativo, invasão linfovascular, alto grau). Para mulheres idosas (≥ 65 anos) e tumores de baixo risco (axila negativa, estádio I e que vão receber hormonioterapia), a radioterapia pode ser omitida devido ao baixo risco de recorrência.[60] Para paciente com metástase axilar e tumor de alto risco, que não foi submetida à linfadenectomia axilar, a radioterapia das cadeias de drenagem deve ser considerada. Pacientes submetidas a tratamento sistêmico neoadjuvante também se beneficiam da radioterapia independente da resposta ao tratamento sistêmico. Como complicações mais comuns da radioterapia podemos observar a radiodermite, a necrose gordurosa e o linfedema de membro superior.

Tratamento multidisciplinar

A partir do diagnóstico do câncer de mama, é imprescindível o acompanhamento da paciente por equipe multidisciplinar que atue na recuperação psicossocial, reabilitação motora e tratamento das complicações.

É desejável que, a partir do impacto emocional do diagnóstico, a paciente tenha acompanhamento psicológico para superar as possíveis limitações consequentes do tratamento cirúrgico, além da alopecia e morbidade causados pelo tratamento quimioterápico.

A equipe de enfermagem é importante para realizar os cuidados com a ferida operatória, manipulação de drenos, acompanhar as reações adversas à infusão da quimioterapia e possíveis lesões consequentes à radioterapia.

A reabilitação motora após linfadenectomia axilar e/ou mastectomia associada a drenagem do linfedema são atividades importantes realizadas pelo fisioterapeuta.

O acesso aos cuidados da equipe multidisciplinar é de extrema importância para realizar um tratamento efetivo com menor morbidade, impacto físico e emocional para a paciente.

Conclusão

O tratamento do câncer de mama sofreu grande evolução nos últimos anos, com aumento do arsenal terapêutico, e melhor conhecimento sobre a doença. A terapêutica neoadjuvante permitiu a elevação do número de pacientes submetidas a tratamento conservador; e atualmente a mastectomia preservadora de pele ou mamilo tem sido cada vez mais realizada. A linfadenectomia sistemática foi substituída pela pesquisa do linfonodo sentinela, tornando o tratamento cirúrgico mais conservador. As mudanças têm sido rápidas, por isso apresentamos linhas gerais da especialidade de Mastologia.

O diagnóstico precoce e a melhora do arsenal terapêutico têm determinado impactos representativos na sobrevida. As mudanças do tratamento cirúrgico, a reabilitação, o tratamento psicológico e multidisciplinar se tornaram o padrão do tratamento, fato que tem permitido a diminuição das sequelas associadas ao tratamento, e potencial melhora na qualidade de vida.

Referências bibliográficas

1. Siegel RL, Miller KD, Jemal A. Cancer statistics, 2020. CA Cancer J Clin 2020; 70:7-30.
2. Vieira RAC, Mauad EC, Zucca-Matthes AG, et al. Breast screening: beginning-middle-end. Rev. Bras. Mastol 2010; 20(2):92-97
3. Kumar V, Abbas AK, Aster JC, Robbins SL. Robbins Basic Pathology -Elsevier/Saunders, Philadelphia, PA (2013)
4. ACR BI-RADS Atlas, Breast Imaging Reporting and Data System, 5th ed, D'Orsi CJ, Sickles EA, Mendelson EB, et al (Eds), American College of Radiology, Reston, VA 2013.
5. Colditz G, Invasive breast carcinoma: introduction and general features. In: WHO Classification of Tumours of the Breast. Geneva: WHO PRESS, 2012: 14 - 16.
6. Barlow WE, Lehman CD, Zheng Y, et al. Performance of diagnostic mammography for women with signs or symptoms of breast cancer. J Natl Cancer Inst 2002; 94:1151.
7. Watanabe AHUW, Vieira RAC, Sabino SMPS, et al. Câncer de intervalo em rastreamento mamográfico. Rev. Bras. Matol 2013;23 (1):28-32
8. Stomper PC. Breast imaging. In: Atlas of Breast Cancer, Hayes DF (Ed), Mosby, Philadelphia 2000. p.54.
9. Stomper PC, Geradts J, Edge SB, Levine EG. Mammographic predictors of the presence and size of invasive carcinomas associated with malignant microcalcification lesions without a mass. AJR Am J Roentgenol 2003; 181:1679.
10. Venkatesan A, Chu P, Kerlikowske K, et al. Positive predictive value of specific mammographic findings according to reader and patient variables. Radiology 2009; 250:648.
11. Stomper PC, Winston PS, Proulx GM, et al. Mammographic detection and staging of ductal carcinoma in situ: mammographic-pathologic correlation. Semin Breast Dis 2000; 3(1): 26-41.
12. Baines CJ, Dayan R. A tangled web: factors likely to affect the efficacy of screening mammography. J Natl Cancer Inst 1999; 91:833.
13. DeMartini W, Lehman C. A review of current evidence-based clinical applications for breast magnetic resonance imaging. Top Magn Reson Imaging 2008; 19:143.
14. Bluemke DA, Gatsonis CA, Chen MH, et al. Magnetic resonance imaging of the breast prior to biopsy. JAMA 2004; 292:2735.
15. Harvey JA, Nicholson BT, Lorusso AP, et al. Short-term follow-up of palpable breast lesions with benign imaging features: evaluation of 375 lesions in 320 women. AJR Am J Roentgenol 2009; 193:1723.
16. Flobbe K, Bosch AM, Kessels AG, et al. The additional diagnostic value of ultrasonography in the diagnosis of breast cancer. Arch Intern Med 2003; 163:1194.
17. National Comprehensive Cancer Network. NCCN Clinical Practice Guidelines in Oncology (NCCN Guidelines). Breast Cancer. Version 3.2020 - March 6, 2020. Available at: https://www.nccn.org/professionals/physician_gls/pdf/breast.pdf (Accessed on April 29, 2020).
18. Silverstein MJ, Recht A, Lagios MD, et al. Special report: Consensus conference III. Image-detected breast cancer: state-of-the-art diagnosis and treatment. J Am Coll Surg 2009; 209:504.
19. Cheang MC, Martin M, Nielsen TO, et al. Defining breast cancer intrinsic subtypes by quantitative receptor expression. Oncologist 2015; 20:474.
20. Perou CM, Sorlie T, Eisen MB, et al. Molecular portraits of human breast tumours. Nature 2000; 406:747.
21. Goldhirsch A, Wood WC, Coates AS et al. Panel members. Strategies for subtypes – dealing with the diversity of breast cancer; highlights of the St. Gallen International Expert Consensus on the Primary Therapy of Early Breast Cancer 2011. Ann Oncol. 2011; 22: 1736-47
22. Carey LA, Perou CM, Livasy CA, et al. Race, breast cancer subtypes, and survival in the carolina breast cancer study. J. Am. Med. Assoc., 2006; 295 (21): 2492-2502
23. AJCC (American Joint Committee on Cancer) Cancer Staging Manual; 8th edition, 3rd printing, Amin MB, Edge SB, Greene FL, et al (Eds), Springer, Chicago 2018.
24. Sparano JA, Gray RJ, Makower DF et al. Prospective validation of a 21-Gene expression assay in breast cancer. N Eng J Med. 2015; 373:2005-14.
25. Carrara GFA, Scapulatempo-Neto C, Machado LFA, et al. Breast--conserving surgery in locally advanced breast cancer submitted to

neoadjuvant chemotherapy. Safety and effectiveness based on ipsilateral breast tumor recurrence and long-term follow-up. CLINICS 2017; 72: 134-142.
26. Vieira RAC, Matthes AGZ, Watanabe AHU, et al. Papel da tatuagem cutânea ou colocação de clips metálicos no tratamento cirúrgico do carcinoma mamário localmente avançado após quimioterapia neoadjuvante. Rev Bras Mastol 2011; 21: 140-146.
27. Vieira RAC, Ribeiro LM, Carrara GFA, et al. Effectiveness and Safety of Implant-Based Breast Reconstruction in Locally Advanced Breast Carcinoma: A Matched Case-Control Study. Breast Care 2019; 14:200-210.
28. Tsunoda AT, Cardoso FP, Vieira RAC. Biópsia do linfonodo sentinela pré e pós-quimioterapia neoadjuvante. In: Eurídice Figueiredo; Mauro Monteiro; Alexandre Ferreira. (Org.). Tratado de Oncologia. 1ed.Rio de Janeiro: Revinter, 2013, v. 2, p. 225-228.
29. Maddox WA, Carpenter JT Jr, Laws HL, et al. A randomized prospective trial of radical (Halsted) mastectomy versus modified radical mastectomy in 311 breast cancer patients. Ann Surg 1983; 198:207=12.
30. Fisher B, Redmond C, Fisher ER, et al. Ten-year results of a randomized clinical trial comparing radical mastectomy and total mastectomy with or without radiation. N Engl J Med 1985; 312:674.
31. Fisher B, Jeong JH, Anderson S, et al. Twenty-five-year follow-up of a randomized trial comparing radical mastectomy, total mastectomy, and total mastectomy followed by irradiation. N Engl J Med 2002; 347:567.
32. Toth BA, Lappert P. Modified skin incisions for mastectomy: the need for plastic surgical input in preoperative planning. Plast Reconstr Surg 1991; 87:1048.
33. Warren Peled A, Foster RD, Stover AC, et al. Outcomes after total skin-sparing mastectomy and immediate reconstruction in 657 breasts. Ann Surg Oncol 2012; 19:3402.
34. Lanitis S, Tekkis PP, Sgourakis G, et al. Comparison of skin-sparing mastectomy versus non-skin-sparing mastectomy for breast cancer: a meta-analysis of observational studies. Ann Surg 2010; 251:632.
35. Dawood S, Merajver SD, Viens P, et al. International expert panel on inflammatory breast cancer: consensus statement for standardized diagnosis and treatment. Ann Oncol 2011; 22:515.
36. Peled AW, Irwin CS, Hwang ES, et al. Total skin-sparing mastectomy in BRCA mutation carriers. Ann Surg Oncol 2014; 21:37.
37. Manning AT, Wood C, Eaton A, et al. Nipple-sparing mastectomy in patients with BRCA1/2 mutations and variants of uncertain significance. Br J Surg 2015; 102:1354.
38. De La Cruz L, Moody AM, Tappy EE, et al. Overall Survival, Disease-Free Survival, Local Recurrence, and Nipple-Areolar Recurrence in the Setting of Nipple-Sparing Mastectomy: A Meta-Analysis and Systematic Review. Ann Surg Oncol 2015; 22:3241.
39. Veronesi U, Saccozzi R, Del Vecchio M, et al. Comparing radical mastectomy with quadrantectomy, axillary dissection, and radiotherapy in patients with small cancers of the breast. N Engl J Med. 1981;305(1):6-11.
40. Houssami N, Macaskill P, Marinovich ML, Morrow M. The association of surgical margins and local recurrence in women with early-stage invasive breast cancer treated with breast-conserving therapy: a meta-analysis. Ann Surg Oncol. 2014;21(3):717-30.
41. Giuliano AE, Kirgan DM, Guenther JM, Morton DL. Lymphatic mapping and sentinel lymphadenectomy for breast cancer. Ann Surg. 1994 Sep;220(3):391-8; discussion 398-401. .
42. Giuliano AE, Ballman KV, McCall L, et al. Effect of Axillary Dissection vs No Axillary Dissection on 10-Year Overall Survival Among Women With Invasive Breast Cancer and Sentinel Node Metastasis: The ACOSOG Z0011 (Alliance) Randomized Clinical Trial. JAMA. 2017;318(10):918-926.
43. Caudle AS, Bedrosian I, Milton DR, et al. Use of Sentinel Lymph Node Dissection After Neoadjuvant Chemotherapy in Patients with Node-Positive Breast Cancer at Diagnosis: Practice Patterns of American Society of Breast Surgeons Members. Ann Surg Oncol. 2017;24(10):2925-2934.
44. Kosasih S, Tayeh S, Mokbel K, Kasem A. Is oncoplastic breast conserving surgery oncologically safe? A meta-analysis of 18,103 patients. Am J Surg. 2020; 220(2):385-392.
45. Losken A, Dugal CS, Styblo TM, Carlson GW. A meta-analysis comparing breast conservation therapy alone to the oncoplastic technique. Annals of plastic surgery. 2014;72(2):145-9.
46. Silverstein MJ, Savalia N, Khan S, Ryan J. Extreme oncoplasty: breast conservation for patients who need mastectomy. Breast J. 2015;21(1):52-9.
47. Clough KB, Kaufman GJ, Nos C, Buccimazza I, Sarfati IM. Improving breast cancer surgery: a classification and quadrant per quadrant atlas for oncoplastic surgery. Ann Surg Oncol. 2010;17(5):1375-91.
48. Clough KB, Ihrai T, Oden S, et al. Oncoplastic surgery for breast cancer based on tumour location and a quadrant-per-quadrant atlas. Br J Surg. 2012;99(10):1389-95.
49. Patel K, Bloom J, Nardello S, et al. An Oncoplastic Surgery Primer: Common Indications, Techniques, and Complications in Level 1 and 2 Volume Displacement Oncoplastic Surgery. Ann Surg Oncol. 2019;26(10):3063-70.
50. Paulinelli RR, de Oliveira VM, Bagnoli F, et al. Oncoplastic mammaplasty with geometric compensation--a technique for breast conservation. J Surg Oncol. 2014;110(8):912-8.
51. De Oliveira-Junior I, Da Silva IA, Da Silva FCB, et al. Oncoplastic surgery in Breast-Conserving Treatment: Patient profile and impact on quality of life. Breast Care 2021; 16(3): 243-253.
52. Vieira RAC, Silva KMT, Oliveira-Junior I, Lima MA. ITADE flap after mastectomy for locally advanced breast cancer: A good choice for mid-sized defects of the chest wall, based on a systematic review of thoracoabdominal flaps. Journal of Surgical Oncology, 2017; 115(8): 949-958
53. Vieira RAC, Boni RAS, Silva VS. ITADE flap after mastectomy for locally advanced breast cancer. A good choice for mid-sexed defects of the chest wall based on a systematic review of thoracoabdominal flaps. Journal of Surgical Oncology, 2019; 119: 1182-1183.
54. Vieira RAC, Oliveira-Junior I, Branquinho LI, et al. Modified External Oblique Myocutaneous Flap for Breast Cancer. Annals of Surgical Oncology, 2021; 28(6): 3356-3364.
55. Vieira RAC, Silva IA, Oliveira-Junior I, et al. Unsuspected Stewart Treves Syndrome clinically mimicked by apparent bullous erysipelas and a systematic review of dermatological presentations of the classical Stewart-Treves Syndrome. Cancer Reports, 2019; 2(2):e1143.
56. Vieira RAC, Toller EA, Morgan AM, Oliveira-Junior I. Forequarter amputation in a locally advanced recurrent breast carcinoma. Mastology, v. 30, p. e20190021, 2020.
57. Silva KMT, Torres-Junior AC, Pinto MC, et al. Ressecção completa da parede torácica associada à linfadenectomia da mamária interna em recidiva local isolada por câncer de mama. Revista Brasileira de Mastologia, v. 25, p. 160-165, 2015.
58. Cirugliano G, Burstein HJ, Winer EP. De-escalating and escalating treatments for early stage breast cancer: the St. Gallen International Expert Consensus Conference on the Primary Therapy of Early Breast Cancer 2017. Ann Oncol 2017; 28(8): 1700-1712.
59. Early Breast Cancer Trialists' Collaborative Group (EBCTCG), Darby S, McGale P, et al. Effect of radiotherapy after breast-conserving surgery on 10-year recurrence and 15-year breast cancer death: meta-analysis of individual patient data for 10,801 women in 17 randomised trials. Lancet 2011; 378:1707.
60. Kunkler IH, Williams LJ, Jack WJ, et al. Breast-conserving surgery with or without irradiation in women aged 65 years or older with early breast cancer (PRIME II): a randomised controlled trial. Lancet Oncol 2015; 16:266.

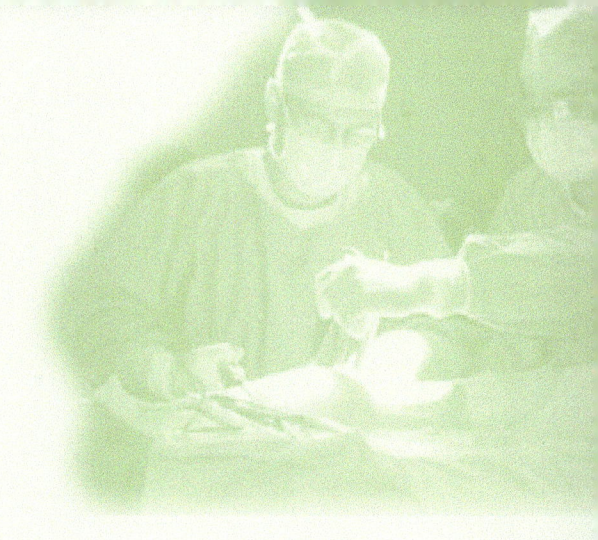

Seção 12

Tórax

63 Deformidades Congênitas da Parede Torácica

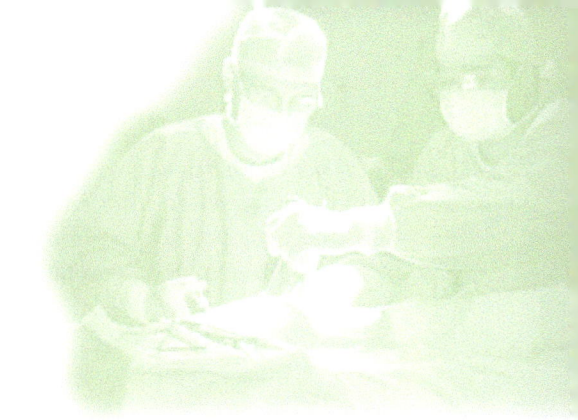

José Ribas Milanez Campos • Miguel Lia Tedde
Antônio Messineo • Alana Cozzer Marchesi
Fabiano Cataldi Engel • João Aléssio Juliano Perfeito

Introdução

As deformidades congênitas da parede torácica são representadas principalmente pelo *Pectus Excavatum* (PE) e *Pectus Carinatum* (PC), que são os defeitos da parede anterior mais prevalentes. Eles estão associados à fraqueza do tecido conectivo e ao precário desenvolvimento muscular do tronco humano, apresentando, assim, associação com escoliose e distúrbios do tecido conectivo (como as síndromes de Ehlers-Danlos e Marfan). Além do *pectus*, também fazem parte das deformidades congênitas as fendas esternais, Síndrome de Poland, Síndrome de Jeune, Síndrome de Jarcho-Levin e lesões mistas/complexas em que há características de mais de uma das situações citadas previamente.

Pectus excavatum (PE)

O PE é conhecido como tórax de sapateiro ou em funil, devido à sua forma escavada, é a deformidade mais frequente da parede torácica anterior, compreendendo 70% a 84% do total. Caracteriza-se pela depressão do esterno e das cartilagens condrocostais, que apresentam crescimento anormal, curvando-se posteriormente e empurrando o esterno em direção à coluna vertebral (Figura 63.1). O manúbrio e os dois primeiros arcos costais são normais, geralmente. Nas deformidades mais graves, há redução volumétrica do tórax com deslocamento do coração para a esquerda. Exceto pelos defeitos mais acentuados, as provas de função pulmonar e cardíaca não demonstram alterações fisiológicas. Recentemente, testes mais modernos têm demonstrado essas alterações com maior frequência.

O padrão postural é característico, e podem ser observados: arcos costais com inclinação para baixo, elevação em região de abdome superior e ombros arredondados com inclinação anterior. Está frequentemente associado à escoliose, que ao longo do tempo é agravada.

A deformação costuma ser percebida na primeira infância, e, ao longo do crescimento, se torna mais evidente. Sua incidência é de 1/700 nascidos vivos, predominando no sexo masculino (7:1). É rara em negros. Não há nenhum indicador de prognóstico para avaliar o grau de evolução da deformidade. Apesar de alguns autores buscarem uma tendência familiar, a maioria dos casos é isolada. Podemos classificar os defeitos em: simétricos ou assimétricos, localizados ou difusos e curtos ou longos.

A etiologia ainda é incerta, o que foi comprovado até o momento é que existe um crescimento anormal das cartilagens, apesar de histologicamente o aspecto ser normal, há alterações da matriz da cartilagem hialina e dos núcleos de crescimento.

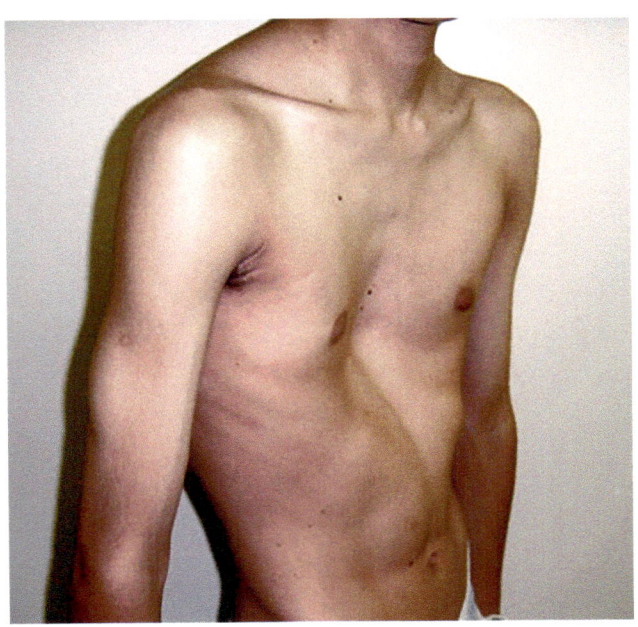

FIGURA 63.1 – *Pectus excavatum*. Fonte: *autores*.

Pectus Carinatum (PC)

Pectus carinatum, na maioria dos trabalhos, é definido como sendo uma enfermidade menos comum do que o *pectus excavatum*. O PC é caracterizado pela proeminência da parede torácica anterior, representando 13% a 30% das deformidades congênitas. É menos frequente que o PE, e sua incidência é maior no sexo masculino (5:1). Em nosso meio, Westphal *et al.* avaliaram 1.332 crianças de 11 a 14 anos de idade e demonstraram uma prevalência de PC de 0,675%.[1]

Como no *pectus excavatum*, essa deformidade também se deve ao crescimento anormal das cartilagens condrocostais forçando o esterno anteriormente, distanciando-o do eixo do corpo. Pode ser classificado em três tipos:

I) Condromanubrial: quando envolve o manúbrio e porção superior do corpo do esterno (Figura 63.2).

II) Condrogladiolar: quando a protrusão é simétrica e há maior comprometimento dos arcos costais (Figura 63. 3).

III) Assimétrico ou lateral: quando ocorre protrusão unilateral e algumas vezes depressão contralateral.

As alterações características do *pectus carinatum* podem aparecer na infância, mas com maior frequência se manifestam durante o crescimento na fase da puberdade, acima dos 11 anos de idade. O desenvolvimento físico desses pacientes é praticamente normal, sem redução da função pulmonar ou cardíaca. Dentre as

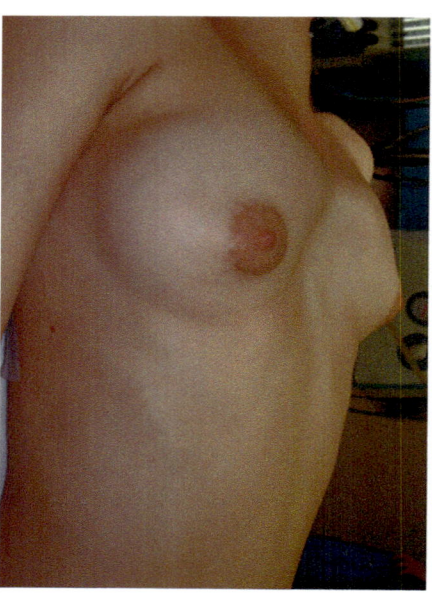
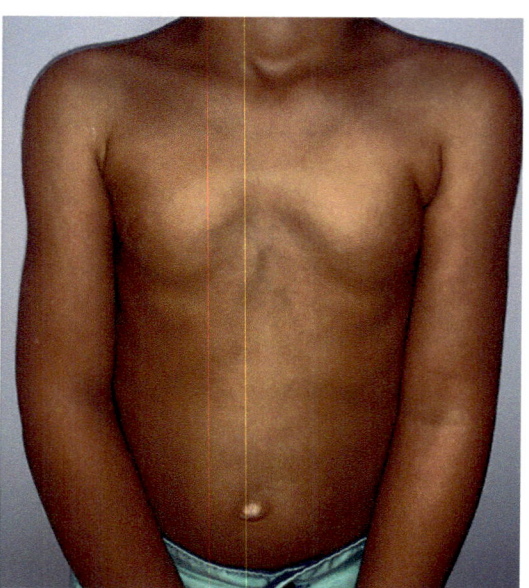

FIGURA 63.2 – Pectus carinatum *condromanubrial.* Fonte: *autores.*

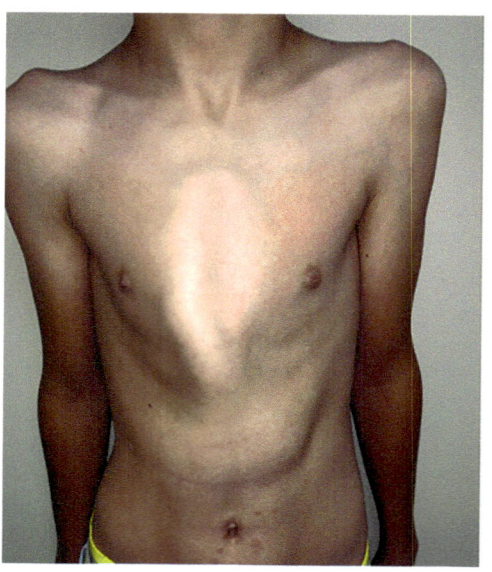
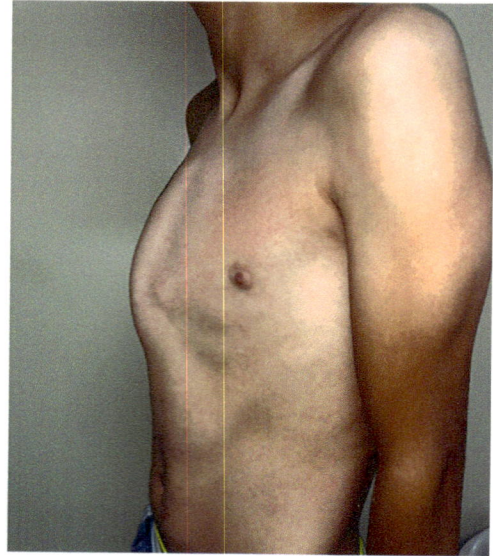

FIGURA 63.3 – Pectus carinatum *condrogladiolar.* Fonte: *autores.*

outras deformidades associadas, a escoliose é a mais frequente. São raras as queixas de dispneia, palpitações, dores torácicas, limitações para exercícios físicos intensos, ou qualquer outro tipo de sintomas. Não existem índices que possam prever a gravidade ou a rapidez com que a deformidade vai se desenvolver.

Sintomas físicos incluem desconforto musculoesquelético da parede torácica, sintomas respiratórios ou palpitações, mas a principal queixa é em relação ao aspecto cosmético que os leva a evitar atividades nas quais o tórax fica exposto. Estudos indicam que pode desencadear importante pressão psicológica, e seus portadores em geral têm uma imagem corporal distorcida e apresentam baixa qualidade de vida. É indiscutível que o problema mereça abordagem terapêutica efetiva.

As deformidades surgem principalmente durante a puberdade, após os 11 anos, alguns casos podem se manifestar na infância. O desenvolvimento físico é praticamente normal, não havendo alterações das funções pulmonar e cardíaca. A escoliose é a deformidade mais frequentemente associada. Assim como no PE, não há indicador para prever a gravidade de evolução da deformidade. São raros sintomas como dores musculoesqueléticas, palpitações, dispneia e limitação para exercício físico, porém, a principal queixa é no quesito estético, pois evitam quaisquer atividades em que há exposição torácica. Os pacientes, em geral, têm uma imagem corporal distorcida, que pode acarretar distúrbios psicológicos com consequência na qualidade de vida. Por isso é importante uma abordagem efetiva no tratamento desse problema.

Contexto histórico do *Pectus Excavatum*

Sauerbruch foi o pioneiro na cirurgia torácica, na década de 1920, a realizar o primeiro reparo de *pectus*, com ressecção bilateral de cartilagens costais e osteotomia esternal.[2] Para evitar recorrência, ele recomendava uso de tração externa por 5 a 6 semanas. Na década de 1940, Ravitch publicou uma modificação estendida da técnica de Sauerbruch, em que removia, subpericondralmente, todas as cartilagens deformadas e não utilizava a tração externa, sob a hipótese de que o esterno não retornaria à posição anterior.[3] Essa técnica apresentou uma taxa de recorrência aumentada.

Na década de 1950, Sulamaa e Wallgren propuseram a utilização de barra de aço inoxidável como suporte interno,[4] concomitantemente, J. Alex Haller alertou para o risco de surgimento da condrodistrofia asfixiante adquirida nos pacientes submetidos à técnica da Ravitch, quando muito jovens, devido à redução do diâmetro torácico de forma iatrogênica.[5] Isso levou a uma espera, pelos cirurgiões, para realização do reparo do *pectus*, preferindo aguardar a puberdade. Foi criado o "procedimento modificado de Ravitch", em que a incisão cutânea é menor e as ressecções condrocostais mais limitadas. Atualmente, com várias técnicas publicadas, a escolha irá depender da experiência do cirurgião.

No final da década de 1990, Donald Nuss publicou sua técnica minimamente invasiva que se baseava na utilização de um suporte interno para garantir o posicionamento do esterno, uma barra de aço inoxidável acomodada em região retroesternal, por videotoracoscopia.[6] Essa técnica não exige osteotomia esternal ou ressecção de cartilagem.

Pré-operatório: avaliação e preparo

Para uma avaliação precisa da anatomia torácica, exames de imagem como Tomografia Computadorizada (TC) e Ressonância Magnética (RM) são melhores que radiografia simples. O Índice de Haller (IH) é calculado pela proporção entre a distância da tábua esternal posterior até a parte anterior dos corpos vertebrais e a distância transversal do tórax na porção mais profunda da deformidade. O índice é < 2,5 em pacientes normais, e pode variar entre 3 e 7 de acordo com a severidade da deformação.

Em 2004, foi desenvolvido o "Índice Antropométrico" por Rebeis E *et al.*, na Universidade de São Paulo,[7] que se compara ao IH, utilizando aferições externas do tórax, permitindo uma adequada mensuração do defeito e correlação com o IH (Figura 63.4).

Foi demonstrado, por meio de avaliações pulmonar e cardíaca, que uma deformação severa pode comprimir o lado direito do coração, com consequente distorção na via de saída do ventrículo direito. A função pulmonar é normal na maioria dos pacientes em repouso, podendo apresentar padrões restritivos leves em casos de deformidades severas. As indicações cirúrgicas estão

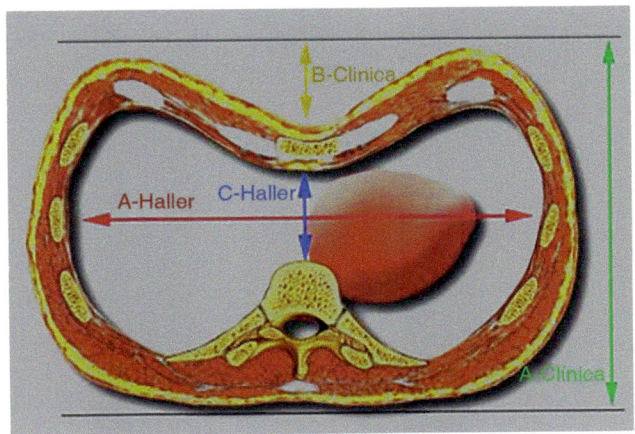

FIGURA 63.4 – *Índice de Haller.* Fonte: *autores*.

relacionadas principalmente com o aspecto cosmético e as alterações psicológicas que afetam a qualidade de vida, raramente por dispneia ou dor torácica. A cirurgia de reparação deve ser preferencialmente realizada na puberdade, após o surto de crescimento, quando já possuem uma consciência da imagem corporal e a motivação para passarem pelo tratamento.

A maior parte dos pacientes necessita de correção postural e exercícios físicos no pré-operatório. Em pacientes com PE, é indicado o uso da *Pectus Press* (PP) para tratamento inicial e no pós-operatório, nos primeiros 30 a 90 dias, para diminuição da dor e como precaução para evitar o deslocamento da barra.

A avaliação e o tratamento inicial possuem os seguintes objetivos: 1) exercícios para fortalecimento muscular do tórax e dorso, além de melhorar a flexibilidade torácica; 2) correção e conservação postural em casos de cifose torácica ou quando associado a anteriorização dos ombros. O sucesso do tratamento está diretamente relacionado a idade do paciente, frequência e tempo de utilização do Pectus Press (Figura 63.5).

Planejamento anestésico

A cirurgia de correção da parede torácica é feita preferencialmente sob anestesia geral combinada, seja associada a peridural ou bloqueios segmentares de parede torácica (bloqueio do plano eretor da espinha ou bloqueio paravertebral, p. ex.), porém, a anestesia geral isoladamente também é factível. Quanto à modalidade de ventilação intraoperatória, a maioria dispensa a necessidade de ventilação monopulmonar, salvo nos casos em que se antevê a presença de adesões pleuropulmonares, idade avançada e maior complexidade da deformidade.[8]

Tratamento do *Pectus Excavatum*
Procedimento de Ravitch

A programação cirúrgica deve ser discutida em conjunto com o paciente, devido à finalidade estética do procedimento. Por isso a incisão deve ser preferencialmente transversal, inframamária, em vez de incisões verticais medianas. Em alguns casos, o acompanhamento conjunto com cirurgia plástica é de grande valia.

Realiza-se a dissecção subcutânea, a partir da linha média, seguindo com a confecção dos retalhos dos músculos peitorais bilateralmente (Figura 63.6). Após exposição dos defeitos costocondrais, é inicia-se a ressecção subpericondrial das cartilagens deformadas por meio de incisões longitudinais no pericôndrio, preservando-o para servir de modelo no crescimento da nova cartilagem. A ressecção é realizada da região lateral em direção à fixação esternal. Devem ser excisadas pelo menos quatro cartilagens de cada lado, geralmente da 3ª à 7ª bilateralmente. O procedimento deve ser realizado com cautela para evitar a violação do espaço pleural (Figuras 63.7).

Para a mobilização esternal, inicia-se pela exposição e elevação do processo xifoide, seguido de dissecção romba retroesternal com afastamento do pericárdio e pleura. O xifoide e o esterno são separados dos feixes pericondriais ressecados e também seus respectivos músculos intercostais (Figuras 63.8). Uma ou duas osteotomias da tábua anterior do esterno, em cunha ou transversal, permitem o retorno à posição neutra. Sutura-se o periósteo esternal para manter a posição desejada (Figura 63.9). É recomendado o uso de uma

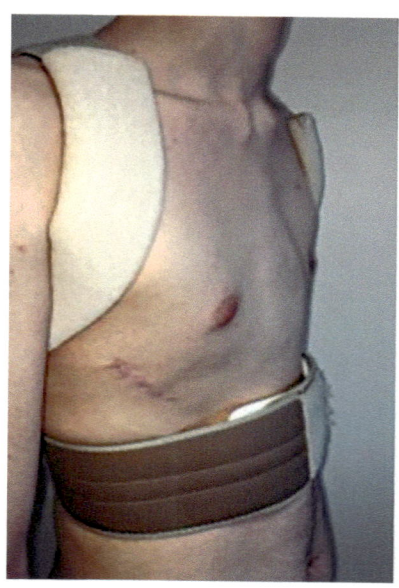
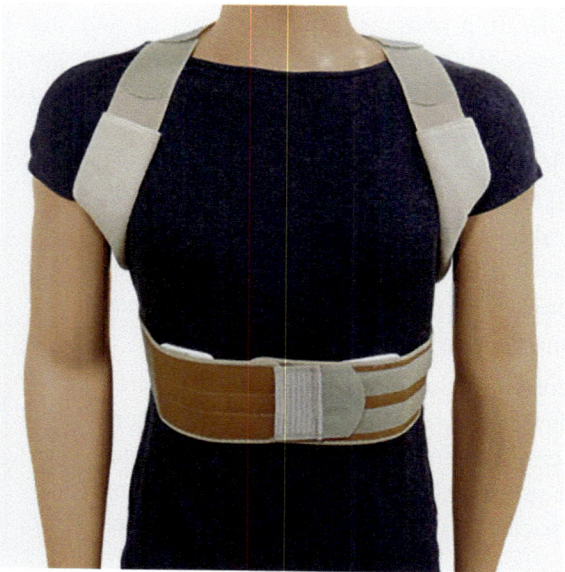

FIGURA 63.5 – *Pectus Press*. Fonte: *autores*.

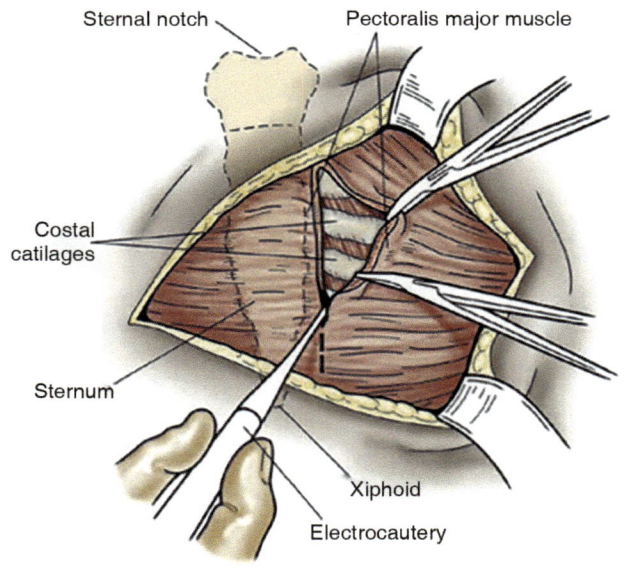

FIGURA 63.6 – Fonte: *autores*.

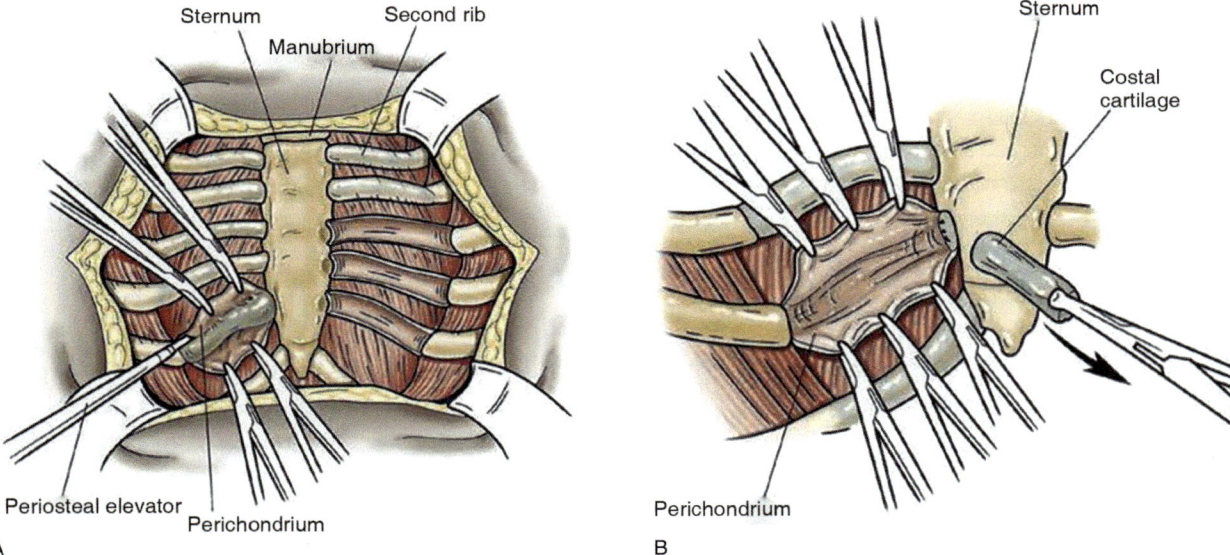

FIGURA 63.7A e B – Fonte: *autores*.

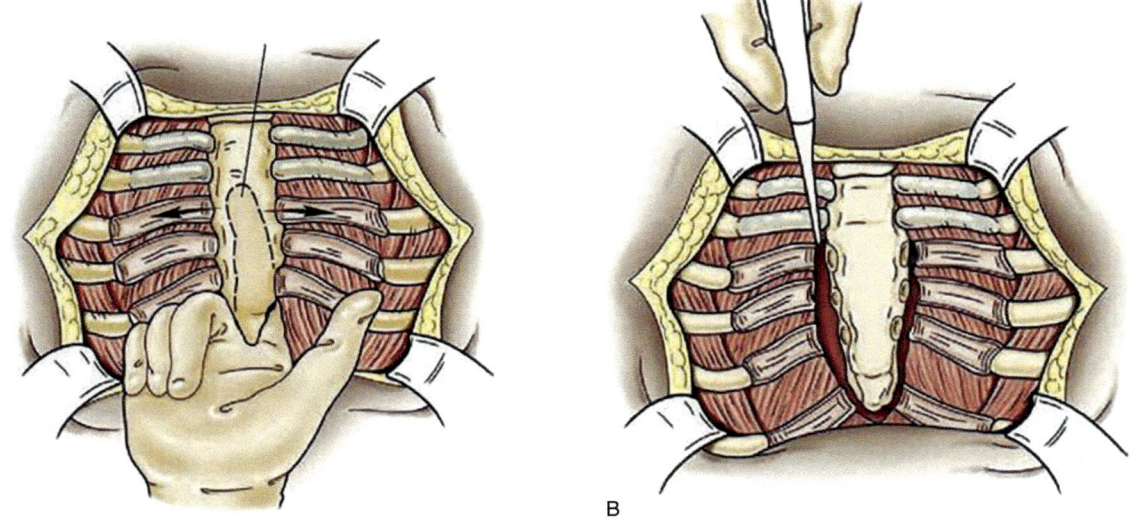

FIGURA 63.8A e B – Fonte: *autores*.

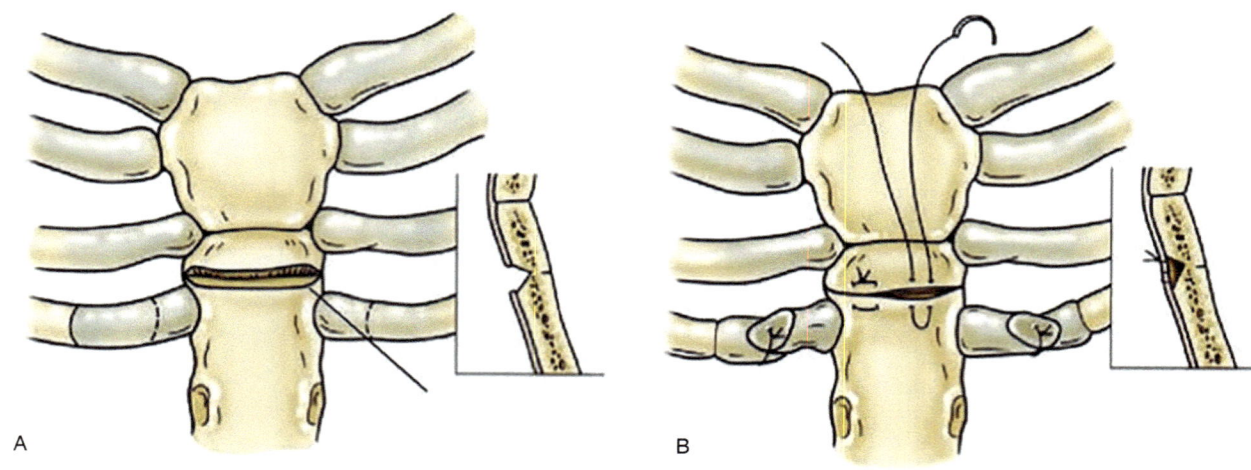

FIGURA 63.9A e B – Fonte: *autores*.

barra de aço inoxidável ou de malhas duplas, posicionadas sob o esterno e fixadas às costelas, principalmente nos pacientes mais jovens (Figura 63.10). Aproxima-se o esterno dos feixes previamente ressecados. Faz-se a cobertura da área operada com a fixação dos retalhos dos músculos peitorais na linha mediana, posicionando um dreno de sucção abaixo dos retalhos musculares para evitar acúmulo de coleções. Aproxima-se o subcutâneo e realiza-se sutura intradérmica na pele (Figura 63.11).

Seguimento Pós-Operatório

Atividades físicas de contato devem ser evitadas por até 3 meses, tempo necessário para a regeneração das cartilagens condrais. Recomendam-se 6 meses até a prática plena de esportes. Quando há colocação de barra de aço, a remoção deve ser realizada entre 6 e 8 meses, para evitar grande fibrose local, o que dificulta o procedimento.

Aplicabilidade

Atualmente a técnica de Ravitch é reservada para casos em que: a parede torácica é mais rígida, o defeito muito acentuado, há risco na realização de outros procedimentos, houve falha em procedimento prévio ou pacientes que passaram por esternotomia na infância com consequente desenvolvimento de PE iatrogênico.

Reparo Minimamente Invasivo do *Pectus Excavatum* (MIRPE)

É o padrão ouro para correção de PE desde 1998, quando foi descrito por Nuss. Considerado minimamente invasivo por não haver ressecção das cartilagens nem osteotomias, e com pequenas cicatrizes laterais, mais estéticas. Este procedimento já foi realizado mais de 5 mil vezes desde que foi descrito, principalmente nos centros de referência dos Estados Unidos, da Coreia do Sul e da Dinamarca.

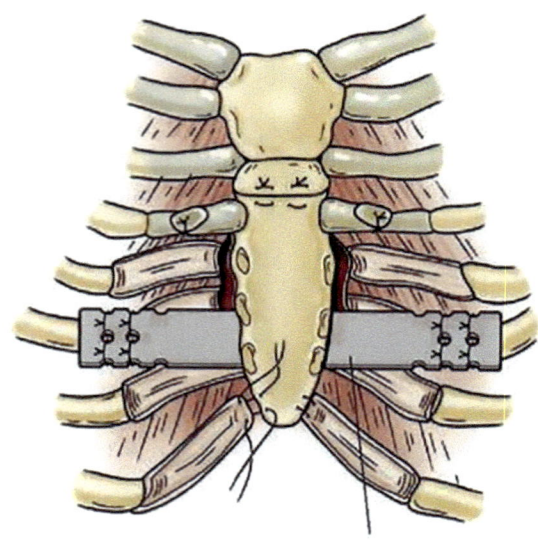

FIGURA 63.10 – Fonte: *autores*.

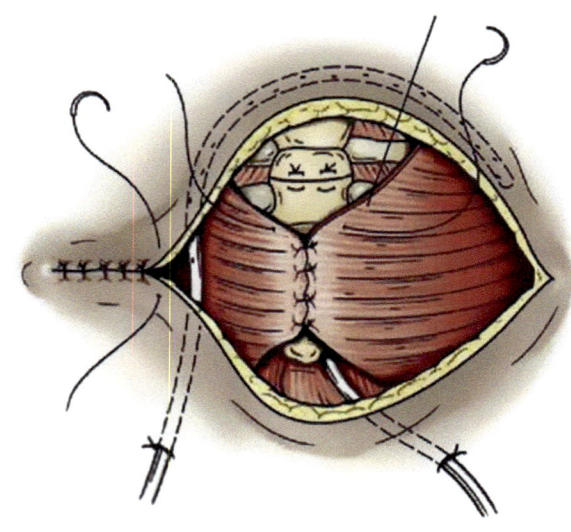

FIGURA 63.11 – Fonte: *autores*.

Técnica

O paciente é posicionado em decúbito dorsal, e são realizadas as marcações na pele das seguintes áreas: ponto de maior depressão do esterno, locais de entrada e saída do tórax e os pontos mais altos da caixa torácica (Figura 63.12). Trocartes de 5 mm são inseridos bilateralmente na linha axilar posterior, podendo ser utilizado o dióxido de carbono (CO_2) a uma pressão máxima de 6mmHg (Figura 63.13). Realiza-se a avaliação da cavidade torácica por meio de um toracoscópio de 5 mm e 30 graus, verificando o local onde a depressão do esterno é mais profunda, auxiliando na escolha dos pontos de entrada e saída.

Após a definição dos pontos de entrada e saída e do posicionamento, a barra é curvada até a formatação necessária, e são realizadas as incisões curvas na pele, bilateralmente, entre 3 e 4 cm; na mulher é preferível incisar o sulco inframamário. Cria-se um túnel subcutâneo até a crista da caixa torácica. Pode ser necessária a confecção de um túnel submuscular até o espaço intercostal, caso a incisão seja feita 2 a 3 cm abaixo no músculo peitoral (Figura 63.14).

Pela técnica original, um túnel retroesternal é dissecado com auxílio de um introdutor torácico metálico, inserido pelo ponto de entrada na crista do tórax à direita, empurrado pelo espaço virtual entre o pericárdio e a tábua esternal posterior e exteriorizado no espaço intercostal esquerdo, previamente definido.

Entretanto, o Grupo de Parede Torácica do InCor/HCFMUSP, buscando um método mais seguro para dissecar o túnel retroesternal, publicou recentemente uma modificação dessa técnica. Considerando que nos casos de PE o coração encontra-se desviado para a esquerda, preconizamos que a dissecção seja realizada do lado esquerdo para o direito, trabalhando-se por sobre o pericárdio, o que reduz a chance de lesões cardíacas. Além disso, também se preconiza o uso de instrumentos habituais longos, se possível, biarticulados para evitar o uso do dissector torácico, instrumento excessivamente longo (56 cm) que pode se tornar perigoso em mãos menos experientes.[9] Após a passagem da pinça pela linha média, a ótica é inserida na cavidade torácica direita, completando o túnel com visualização direta da pinça, dessa forma, esse tempo cirúrgico é mais seguro.

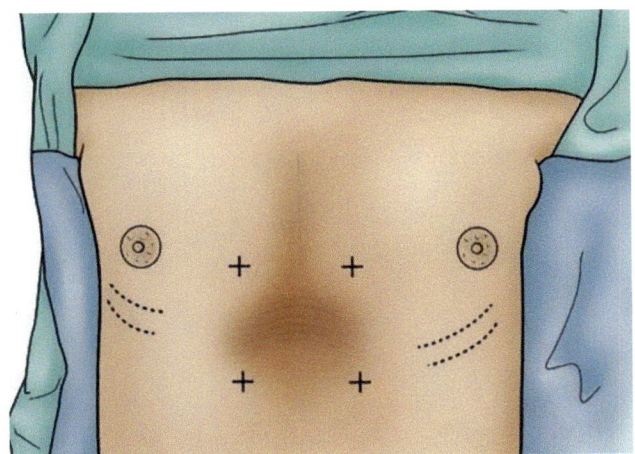

FIGURA 63.12 – Fonte: *autores*.

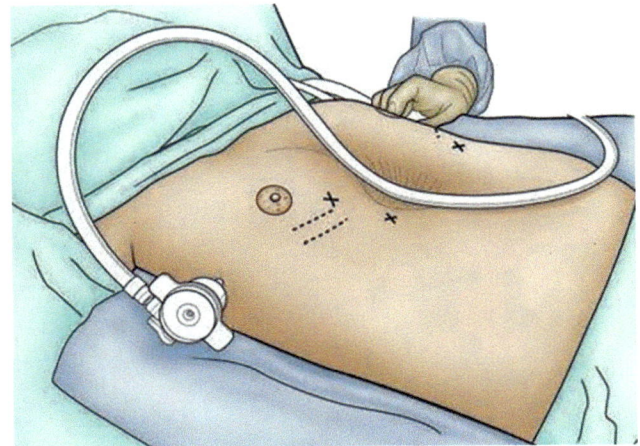

FIGURA 63.13 – Fonte: *autores*.

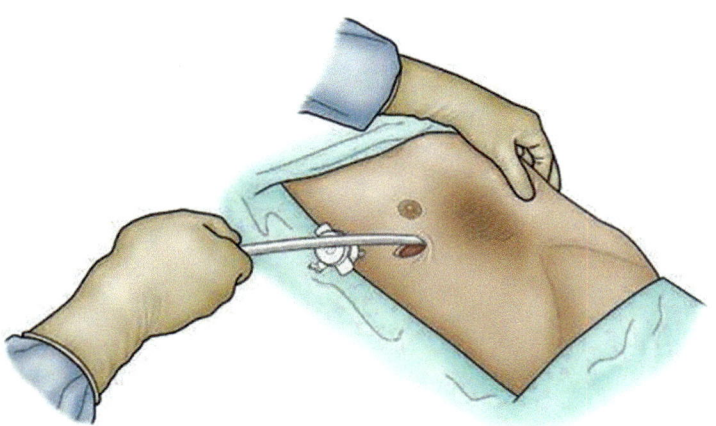

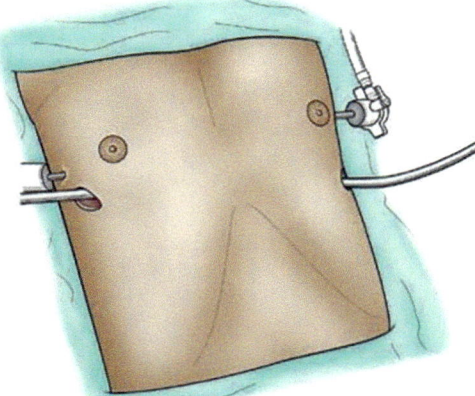

FIGURA 63.14 – Fonte: *autores*.

Transpassa-se um dreno de tórax pelo túnel criado, que será utilizado como condutor para a passagem da barra metálica (Figura 63.15). Esta é inserida com o lado côncavo para cima e então girada 180 graus sob seu próprio eixo, impulsionando o esterno para frente (Figura 63.16).

A inserção de estabilizadores de aço inoxidável é feita de forma rotineira, bilateralmente e acomodados o mais próximo possível dos pontos de entrada da barra na caixa torácica, a fim de manter uma melhor estabilização (Figura 63.17). A fixação dos estabilizadores à barra é feita apenas pela curvatura das extremidades da barra. É realizado o fechamento por planos, com aproximação do tecido subcutâneo por pontos de fio absorvível e sutura intradérmica na pele.

Defeitos mais extensos, instabilidade do sistema ou paredes torácicas mais rígidas podem requerer a utilização de uma barra metálica adicional, necessitando, assim, de mais estabilizadores. Em casos como esses, é possível utilizar fio de aço para fixação entre os estabilizadores ipsilaterais, criando uma ponte entre as barras e deixando mais rígido o sistema.

Recentemente, o Grupo de Cirurgia Torácica do InCor/HCFMUSP realizou um projeto de pesquisa no qual foram testados estabilizadores de formato oblíquo em relação às barras. Embora esse material

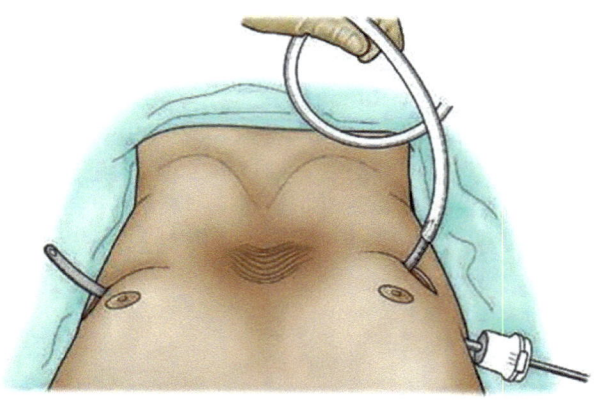
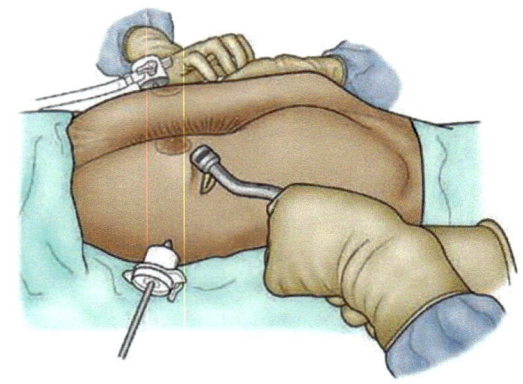

FIGURA 63.15 – Fonte: *autores.*

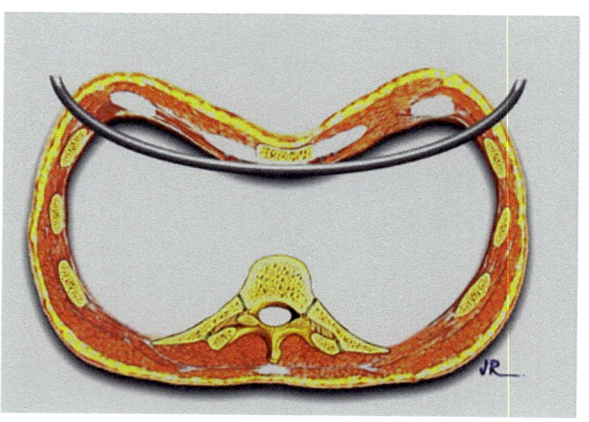
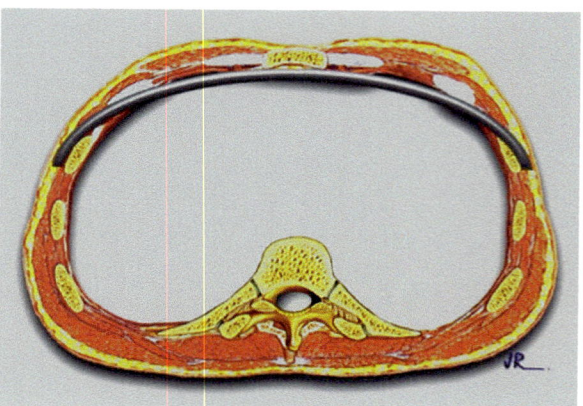

FIGURA 63.16 – Fonte: *autores.*

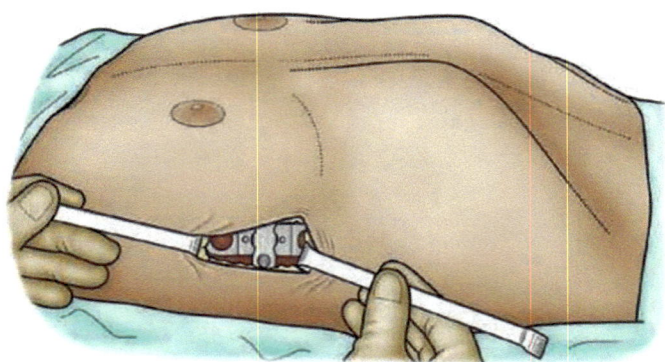

FIGURA 63.17 – Fonte: *autores.*

não esteja disponível comercialmente, os resultados obtidos foram animadores, criando expectativa de que possa haver incrementos na cirurgia, caso esses estabilizadores venham a ser lançados.[10] Nos casos de PE assimétrico, Park et al. relataram a utilização de moldagem assimétrica das barras, obtendo resultado satisfatório.[11] Em casos de pacientes com mais de 35 anos, Pilegaard et al. relataram que pode ser necessária a colocação de três barras, mas esse procedimento ainda não foi utilizado no Brasil.[12]

Seguimento pós-operatório

Para controle da dor após a cirurgia é utilizado cateter peridural e anti-inflamatórios não esteroidais. No pós-operatório, são realizadas radiografias de tórax para todos os pacientes, documentando, assim, os resultados e avaliando o posicionamento da barra. O seguimento ambulatorial é realizado com consultas em 1, 6, 12 e 24 meses. Após 30 dias, pode ser iniciada a prática de atividades físicas leves, e, apenas após 6 meses, é permitida a realização dos esportes de contato.

Resultado

A recuperação nem sempre é simples, mesmo se tratando de um procedimento minimamente invasivo. O controle álgico no pós-operatório é desafiador, necessitando de uma abordagem multimodal.

Metanálises recentes relatam que um terço dos pacientes apresentam complicações no pós-operatório, sendo a maioria leve: pneumotórax residual e pequeno derrame pleural. Encontramos na literatura inglesa casos de complicações como: pericardite, pneumonia, deslocamento da barra, infecção de ferida operatória e síndrome de Horner transitória. Há alguns relatos de complicações importantes, como lacerações ou perfurações do fígado, pericardite bacteriana, empiema bilateral, síndrome do desfiladeiro torácico e perfurações cardíacas.[13-17] Em alguns pacientes notamos melhora da função pulmonar e cardíaca na avaliação pós-operatória, principalmente nas deformidades mais graves. Algumas semanas após a cirurgia, a maioria dos pacientes relata melhora significativa na autoestima, na autoconfiança e na qualidade de vida.[18-21]

Remoção da barra metálica

A barra é removida reabrindo as incisões laterais, retirando os estabilizadores, retificando a barra o mais próximo possível de uma barra reta evitando que a mesma funcione como "gancho" quando é puxada por uma das extremidades, o que poderia acarretar hemorragia, após 3 anos da inserção. Depois de retirada a barra, a maioria dos pacientes relata grande satisfação com o resultado.

Apesar dessas medidas, observamos duas complicações hemorrágicas intraoperatórias, em nossa experiência, que necessitaram de exploração cirúrgica devido à laceração da parede posterior do túnel com sangramento intercostal ativo. Essas complicações podem ser devido à forma de "gancho" da barra retificada incompletamente ou devido à silhueta serrilhada da extremidade da barra. É necessário realizar um alinhamento máximo antes da remoção e uma proteção ao redor da porção serrilhada para reduzir o risco. A adesão dessas modificações pode melhorar os resultados, especialmente na população adulta.[22,23]

■ Conceitos e trabalhos recentes sobre as manifestações cardiopulmonares relacionados ao *pectus excavatum*

O efeito do PE em pacientes adultos ainda não está extensivamente estudado. Os sintomas podem não ocorrer até que o paciente envelheça e ou podem piorar com o passar dos anos. Publicações mais recentes têm sugerido que o PE pode ter implicações cardiopulmonares significativas, e o reparo é de benefício médico. Os adultos e adultos jovens que apresentam PE podem e devem ser submetidos a exames de avaliação e, se possível, inclusive a um reparo com abordagem minimamente invasiva.[24-26]

Parece lógico que a deformidade da parede torácica anterior tem uma consequência cardiopulmonar negativa nos pacientes, conforme corroborado pelos dados em trabalhos mais recentes. Isso pode causar deslocamento do coração para o hemitórax esquerdo e/ou vários graus de compressão. A diminuição do enchimento atrial e do retorno venoso pode resultar em disfunção diastólica e redução da frequência cardíaca.[27]

Alguns autores também já relataram que a via de saída do ventrículo direito em pacientes PE é significativamente mais estreita e as áreas diastólica e sistólica final do ventrículo direito significativamente menores. A correção cirúrgica do PE demonstrou aliviar a compressão, permitindo um aumento significativo no tamanho da câmara cardíaca direita, aumento das velocidades de fluxo e melhora do débito cardíaco.[38] Maagaard et al. relataram a normalização da função cardiopulmonar diminuída em adolescentes com PE em 3 anos após o reparo cirúrgico. Pacientes adultos também podem diferir em sua capacidade de retornar ao normal após o reparo de PE.[29,30]

Em outro trabalho, de 2018, Chieh-Ju, Jaroszewiski *et al.* relataram que, além de o PE causar sintomas fisiológicos e comprometimento cardiopulmonar com limitação do enchimento diastólico por compressão mecânica das câmaras cardíacas direitas, além das considerações cosméticas e de qualidade de vida, vários relatos ainda mostram melhora na função pulmonar e na capacidade de exercício em pacientes após o reparo cirúrgico.[31] Estudos de ecocardiografia transtorácica também demonstraram melhora na anatomia e na função cardíaca após correção cirúrgica. Todas essas melhorias podem ser maiores e/ou mais evidentes em pacientes adultos, mais velhos, com um aumento médio de mais de 65% no débito cardíaco observado em pacientes com mais de 30 anos.[32]

Tratamento do *Pectus Carinatum*

Procedimento de Ravitch

É aplicável em PC condrogladiolar, obtendo-se a ressecção subpericondrial das cartilagens com deformidades e osteotomia da tábua esternal anterior, para correção da posição do esterno, alinhando com os músculos intercostais.

No PC condromanubrial, a melhor opção é realizar a técnica de Shamberger e Welch, de 1988, com ressecção subpericondrial das cartilagens a partir da 2ª cartilagem bilateralmente.[33] No ponto de protrusão máxima é realizada uma osteotomia, por vezes podendo ser uma ressecção óssea um pouco maior. É recomendável a fixação esternal com placa de titânio a fim de uma melhor posição e correção da parede torácica anterior (Figura 63.18).

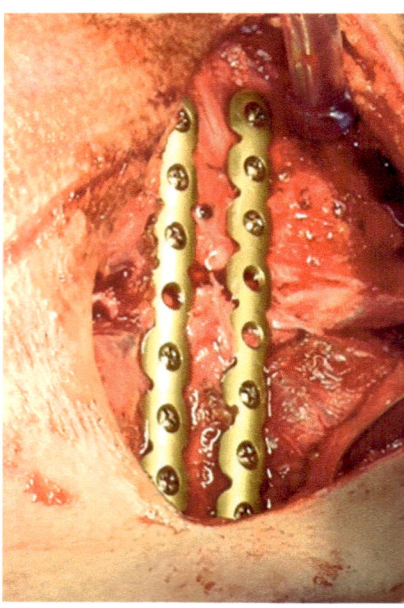

FIGURA 63.18 – Fonte: *autores*.

Procedimento Abramson

Conforme descrito previamente, o tratamento cirúrgico do PC requer a ressecção de cartilagens e osteotomia esternal para remodelar a parede torácica.

Em 2005, Horacio Abramson *et al.* descreveram uma técnica minimamente invasiva, baseada no procedimento de Nuss. Uma barra metálica, semelhante à barra Nuss com estabilizador diferente, projetada para este propósito.[34] A barra metálica é inserida no plano submuscular com fixação bilateral nos arcos costais por meio de parafusos de aço, através dos orifícios dos estabilizadores, exercendo diferentes pressões. Desse modo, há compressão da protuberância da parede torácica anterior, corrigindo o contorno do tórax e auxiliando na expansão lateral dos arcos costocondrais.

O momento mais apropriado para aplicação desta técnica é durante o surto de crescimento puberal. Ela é de difícil aplicação em pacientes com parede torácica rígida ou PC assimétrico.

Tratamento não cirúrgico

Concomitante à evolução das técnicas cirúrgicas para a correção do PC, foi desenvolvido o conceito de tratamento não invasivo com órtese externa. Com exceção do PC condromanubrial (10% dos casos), as outras variantes podem ser submetidas a tratamento com compressor externo sobre a deformidade torácica. Empregando-se o tratamento com compressor nos pacientes com PC condrogladiolar (90% dos casos), pode-se reduzir significativamente os casos com indicação de tratamento cirúrgico, melhorando a qualidade de vida dos pacientes.

A ideia do tratamento não cirúrgico baseia-se no fato de que as forças sobre a parede torácica no início da puberdade são muito inferiores quando comparadas às presentes em adultos, permitindo remodelação das cartilagens e reposicionamento do esterno.

Por anos esse tratamento não foi difundido em nosso meio, pois a confecção da prótese deveria ser feita sob medida para cada paciente e dependia de oficinas que estavam disponíveis apenas em poucos locais, limitando o acesso aos pacientes portadores de PC. Atualmente está disponível no mercado um compressor modular e ajustável (www.sesmedical.com.br). Como o colete é ajustável ao tórax do paciente e isso pode ser realizado pelo médico durante a consulta, esse aspecto elimina a dificuldade de se encontrar uma oficina de prótese, favorecendo a disseminação do tratamento conservador do PC (Figura 63.19).

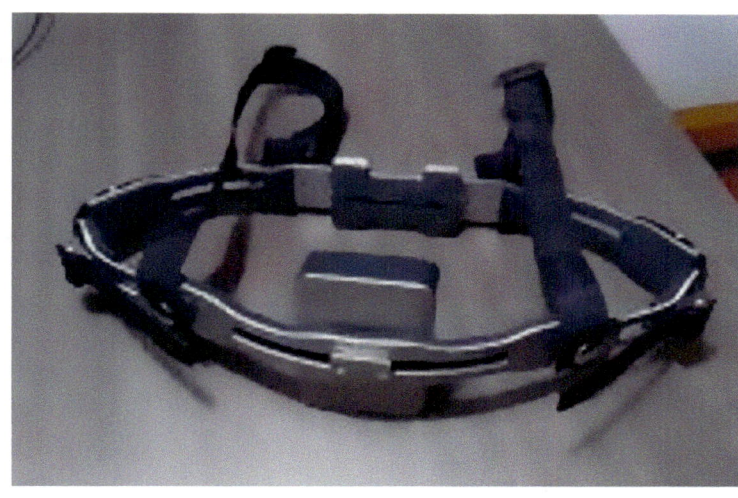
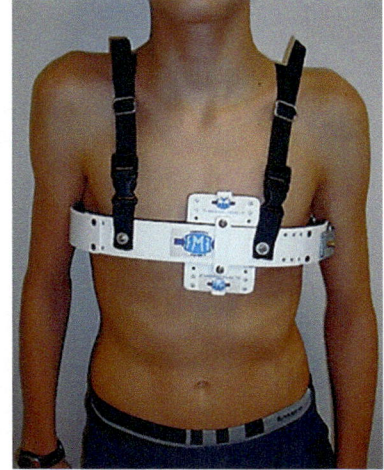

FIGURA 63.19 – *modelos de compressores dinâmicos do tórax, nacional e importados. Fonte: autores.*

Existem diferentes protocolos na literatura para o tratamento do PC por compressão. O tempo de utilização recomendado varia de 14 a 24 horas por dia, e a duração não está totalmente estabelecida, com recomendação de uso por um período de 6 meses, ou até obter resultados satisfatórios, desde que o crescimento esteja completo. As complicações mais comuns são: *rash* cutâneo, hematoma, ulceração da pele no local de compressão e dor lombar.

Atualmente, o Grupo de Parede Torácica do InCor/HCFMUSP coordena um estudo multicêntrico denominado "Estudo multicêntrico da eficácia e da segurança de um modelo nacional de compressor torácico modular e ajustável para o tratamento conservador do *pectus carinatum*". Esse estudo, que está registrado na Plataforma Brasil sob nº CAAE 73412417.0.1001.0068, engloba os Serviços de Cirurgia Torácica da Unicamp em Campinas, da Unifesp em Botucatu e do Hospital Regional de Américo Brasiliense, da USP Ribeirão. Embora o estudo tenha sido prejudicado pela pandemia, 30% dos participantes já foram incluídos até o momento, com bons resultados parciais.

Fenda Esternal

É um defeito raro, devido a uma falha total ou parcial na fusão das placas mesenquimais que formam o esterno, no período de desenvolvimento embrionário entre a 6ª e 10ª semana gestacional. Possui uma incidência de 1:100.000, representa 0,15% das deformidades congênitas da parede torácica. Não há etiologia definida. Os pacientes são em sua maioria assintomáticos (74%), podendo haver relatos de dispneia, infecções de repetição e esforço ventilatório. Podem ser divididas em três grupos: fenda esternal completa, fenda esternal superior e fenda esternal distal.

Fenda esternal completa

É a mais rara, havendo poucos relatos na literatura. Tem associação com Ectopia Cordis, que é praticamente incompatível com a vida devido aos graves defeitos cardíacos. O tratamento cirúrgico é dificultado pela grande falha dos tecidos nas regiões torácica e abdominal anterior, sendo, assim, considerado um procedimento de elevada mortalidade (Figura 63.20).

Existem apenas relatos isolados de sucesso em correções cirúrgicas, quando o coração não apresentava graves defeitos. A cirurgia consiste em tentar recobrir o coração com tecidos autólogos, a depender das condições de cada caso. Deve-se evitar o uso de próteses.

As principais complicações são: compressão cardíaca, alteração do relaxamento durante diástole, torção dos vasos da base e tamponamento cardíaco, devido ao pouco espaço intratorácico que o coração ocupará. Outros defeitos associados podem ser a onfalocele, diástase dos retos abdominais e eventrações abdominais.

Atualmente, aconselha-se a interrupção da gravidez quando há sinais ultrassonográficos ou por ressonância magnética desses graves defeitos.

Fenda esternal superior

Fissura no terço esternal superior, sem alterações do posicionamento do coração. O defeito pode ter o formato de "V ou U" envolvendo todo o manúbrio, todo ou parte do esterno, podendo chegar até o apêndice xifoide. Esta condição não apresenta anormalidades funcionais. Raramente são associados defeitos cardíacos intrínsecos.

Nas primeiras 4 semanas após o nascimento, é possível realizar a aproximação primária das barras esternais, devido à flexibilidade torácica. Após o aumento da

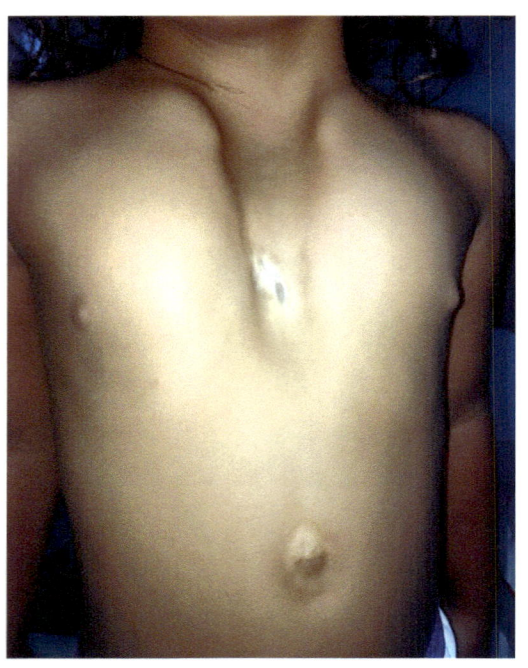

FIGURA 63.20 – *Exemplo de fenda esternal total. Fonte: autores.*

rigidez da parede torácica e a acomodação fisiológica dos órgãos, torna-se mais difícil a aproximação direta sem promover compressão cardíaca ou pulmonar.

Inicialmente foi descrita a técnica de condrotomias oblíquas múltiplas, em 1958, por Sabiston, facilitando a aproximação e sem aumento importante da pressão intratorácica. Já foram descritas outras técnicas de reconstrução utilizando enxertos de cartilagem, arcos costais ou fáscias musculares para os casos em que o arcabouço torácico já está formado e rígido.

Próteses não são indicadas, pois não acompanham o crescimento dos pacientes, além do aumento do risco de infecções. Nos tratamentos tardios, as rotações dos retalhos do periósteo anterior das barras esternais formam um leito na linha média onde se implantam dois ou três enxertos de cartilagem, permitindo a neoformação óssea local, técnica descrita desde 1998 no Hospital das Clínicas (Figura 63.21).

Fenda esternal distal

Também denominada "Pentalogia de Cantrell". As anormalidades cardíacas presentes são menos frequentes e, quando presentes (Tetralogia de Fallot ou defeito no septo interventricular), é possível a correção cirúrgica.

Os cinco achados descritos por Cantrell são: fenda esternal inferior, ausência de pericárdio parietal anterior, defeito anterior do diafragma, comunicação pericárdico-peritoneal e onfalocele epigástrica associada a diástase de retos abdominais. Pode existir divertículo ventricular esquerdo, com insinuação em direção ao abdômen superior.

Todos os defeitos podem ser corrigidos simultaneamente: correção da fenda esternal inferior com a técnica de reforço da parede, utilizando-se enxerto de cartilagem sobre um leito de periósteo, fechamento primário pericárdico e diafragmático, correção da onfalocele abdominal e da diástase dos retos, sem a utilização de próteses. Em caso de cardiopatias associadas, estimula-se, sempre que possível, a correção simultânea de todos os defeitos.

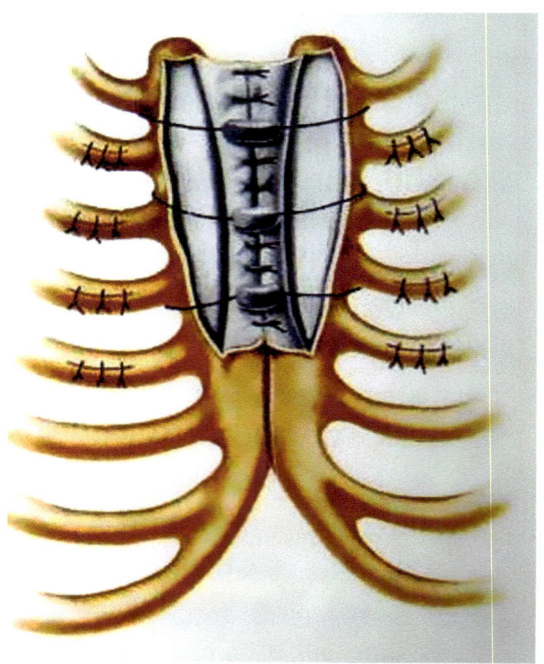
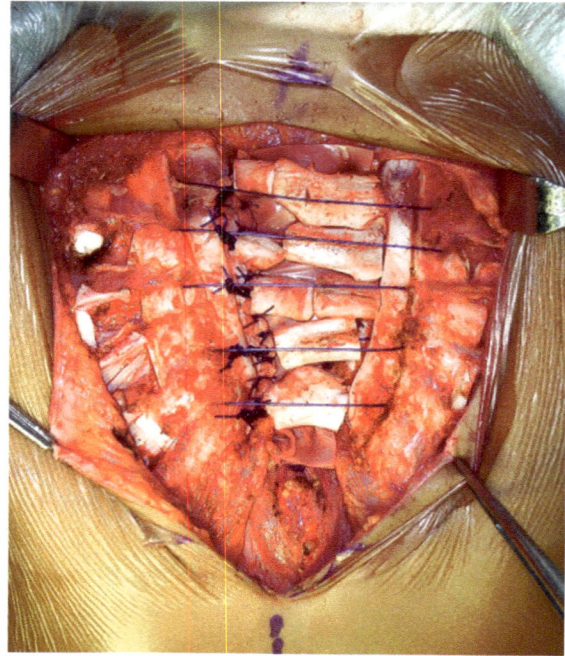

FIGURA 63.21 – *Técnica descrita para correção da fenda esternal. Fonte: autores.*

Síndrome De Poland

Anomalia congênita rara, descrita em 1841 por Poland, caracterizada por ausência congênita da porção costoesternal do músculo peitoral maior, hipoplasia mamária e do mamilo, deformidade das cartilagens costais ou costelas (II a IV ou III a V), escassez de tecido subcutâneo, alopecia axilar, braquisindactilia (Tabela 63.1). Comprometimento unilateral, em formas variadas, com predominância no lado direito, e predominância do sexo masculino de 3:1. Incidência varia de 1:7.000-100.000. A etiologia ainda é indefinida, porém pode ter associação com fatores genéticos. Casos na mesma família são raros.

Pode ser classificada em simples e complexa, sendo a forma simples caracterizada pela ausência, unilateral, da porção esternocostal do músculo peitoral maior. Há uma nova proposta para classificação com descrição de cada aspecto da anomalia torácica.

A extensão das anormalidades costocondrais pode variar em quatro tipos diferentes:

1) Desenvolvimento normal com hipoplasia ou ausência muscular (mais frequente).
2) Depressão do lado envolvido com rotação esternal e consequente protrusão contralateral.
3) Hipoplasia costocondral no lado envolvido, mas sem significante depressão e/ou protrusão contralateral.
4) Aplasia de uma ou mais cartilagens e costelas envolvidas (II a IV são as mais frequentes) com rotação esternal para o lado acometido.

O tratamento cirúrgico tem indicação estética, principalmente nos casos mais severos. Aproximadamente 1/4 dos pacientes precisam de enxertos autólogos

Tabela 63.1
T (*thorax*)
• T1: Hipoplasia ou aplasia do peitoral maior e tecido subcutâneo
• T2: T1 + deformidade do esterno, *pectus excavatum* e/ou *pectus carinatum*
• T3: T1 + aplasia de costela
• T4: T1, T2 e T3 (defeito do músculo, esterno e costelas)
B (*breast*)
• B1: Hipoplasia
• B2: Aplasia
N (*nipple-areola complex*)
• N1: Hipoplasia com < 2 cm de deslocamento
• N2: Hipoplasia com > 2 cm de deslocamento
• N3: Ausência de complexo mamilo-areolar

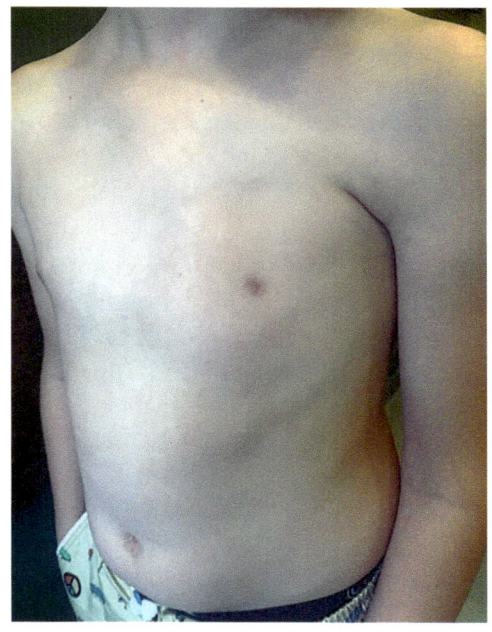

FIGURA 63.22 – *Exemplo de paciente com Síndrome de Poland. Fonte: autores.*

(costelas e/ou cartilagens) na reconstrução da parede do tórax, previamente à correção das falhas musculares e da mama. Isso determina um retardo na correção até a adolescência, quando é mais tolerado o uso de próteses ou enxertos.[35]

A reconstrução cirúrgica depende dos componentes musculoesqueléticos envolvidos. Programam-se o acesso, o melhor momento e o tipo de reconstrução que será necessária com base nos componentes. Em mulheres com quadro simples, sem déficit funcional, realiza-se apenas uma mamoplastia com prótese. Nos casos mais acentuados, pode ser necessária uma reconstrução complexa da parede torácica, com uso de próteses, enxertos e rotação de retalhos musculares, nestes casos também com objetivo de restabelecer a função protetora da parede.

A ausência ou hipoplasia dos arcos costais pode ser corrigida por meio de enxertos das cartilagens contralaterais, devendo ser fixados ao esterno e às terminações hipoplásicas das costelas. Devem ser cobertos ou reforçados com malhas sintéticas e músculo. Pode-se reforçar essa região com a rotação do músculo grande dorsal, devido à escassez de tecido no local acometido.

Síndrome de Jeune

Conhecida também como "distrofia torácica asfixiante", descrita em neonatos com o tórax estreito, rígido e com múltiplas anomalias das cartilagens. A morte é geralmente precoce no período perinatal por insuficiência respiratória. Os achados mais característicos são: tórax estreito com formato de sino, abdome protuberante, e os diâmetros torácicos estão diminuídos. As costelas são curtas, alargadas e horizontalizadas, as cartilagens condrocostais são alongadas, irregulares e deformadas (Figura 63.23). Há pequena mobilização da caixa torácica durante os movimentos respiratórios.[35]

A análise microscópica da junção condrocostal é de pobre ossificação endocondral, com diminuição significativa do comprimento das costelas. Doença rara, autossômica recessiva. Incidência 1:100.000 nascidos vivos. Frequentemente associada a anormalidades como extremidades curtas, clavículas fixas e horizontais, ossos pélvicos pequenos e hipoplásicos.

Apresenta expressão variável com diversos graus de comprometimento pulmonar, na maioria sem alteração do desenvolvimento da árvore traqueobrônquica, porém, com redução do número de divisões alveolares. Esses pacientes têm infecções respiratórias frequentes, piorando o quadro clínico.

Algumas tentativas cirúrgicas com o intuito de aumentar o diâmetro torácico foram feitas com confecção de osteotomias oblíquas, e/ou esternotomia mediana e interposição de enxerto ósseo. Recentemente, outras técnicas com a utilização de placas de titânio e suturas alternadas dos arcos comprometidos foram realizadas, porém, a maioria foi a óbito devido a graves problemas respiratórios.

Síndrome de Jarcho-Levin

Conhecida como "displasia espôndilo-torácica", é uma doença autossômica recessiva associada a múltiplas anormalidades vertebrais e dos arcos costais. As deformidades vertebrais são causadas por defeitos na segmentação ou formação das vértebras na coluna torácica e lombar, combinadas com fusões posteriores dos arcos costais. Radiologicamente assume o aspecto de um caranguejo (Figura 63.24).

Há redução dos diâmetros torácicos e encurtamento do tronco, outra característica é o nanismo. Os sintomas são relacionados, principalmente, à restrição da expansão torácica, afetando diretamente o sistema respiratório.

Mais de 30% dos pacientes apresentam defeitos cardíacos congênitos e anomalias renais associadas, a maioria falece por insuficiência respiratória ou infecções respiratórias recorrentes nos primeiros 15 meses de vida.

Observação: As ilustrações e figuras fazem parte do arquivo pessoal dos autores, e algumas delas já foram utilizadas em outras publicações dos mesmos autores, citadas nas referências bibliográficas deste capítulo.

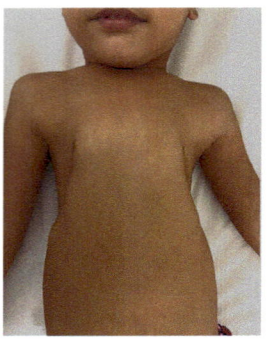
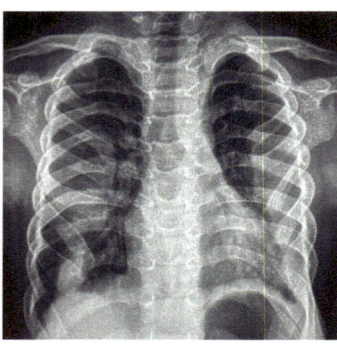
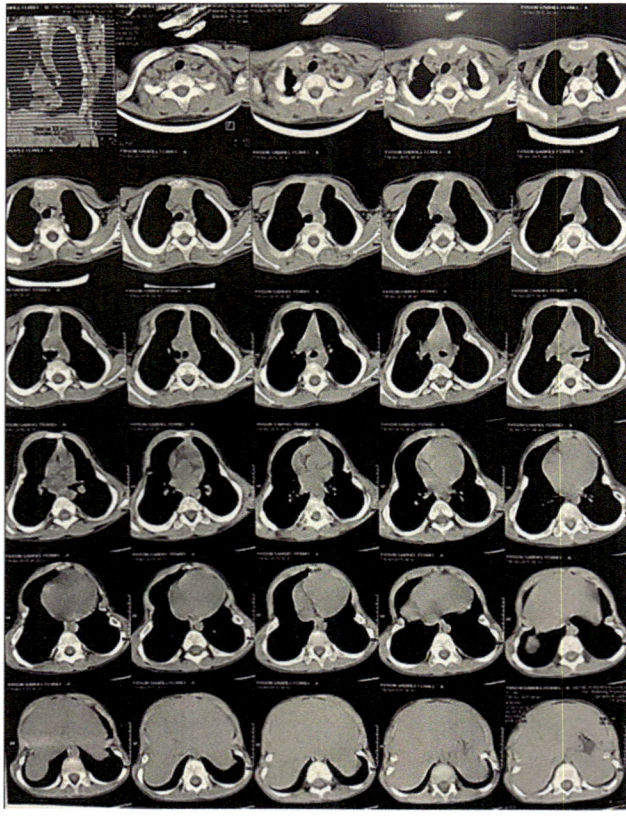

FIGURA 63.23 – *Síndrome de Jeune, Rx e Tomografia computadorizada.* Fonte: *autores.*

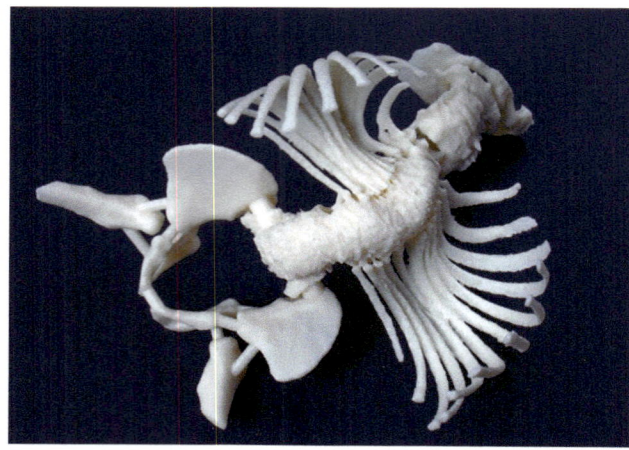

FIGURA 63.24 – *Reconstrução de uma tomografia exemplo desta síndrome.* Fonte: *autores.*

Referências bibliográficas

1. Westphal FL, Lima LC, Lima Neto JC, Chaves AR, Santos Júnior VL, Ferreira BL. Prevalence of pectus carinatum and pectus excavatum in students in the city of Manaus, Brazil. J Bras Pneumol. 2009 Mar;35(3):221-6.
2. E.F. Sauerbruch. In memorian.Br Med J. 1951 Jul 14;2(4723):122-3.
3. Ravitch MM. Unusual sternal deformity with cardiac symptoms operative correction. J Thorac Surg. 1952 Feb;23(2):138-44.
4. Sulamaa M, Wallgreen GR, Paltia V, Parkkulainen KV. Operative technique in funnel chest; experience in 81 cases. Acta Chir Scand. 1959 Jan 31;116(2):90-8.
5. Haller AJ Jr, Katlic M, Shermeta DW, Shaker IJ, White JJ. Operative correction of pectus excavatum: an evolving perspective. Ann Surg. 1976 Nov;184(5):554-7.
6. Nuss D, Obermeyer RJ, Kelly RE. Nuss bar procedure: past, present and future. Ann Cardiothorac Surg. 2016 Sep;5(5):422-433.
7. Rebeis EB, Campos JR, Fernandez A, Moreira LF, Jatene FB. Anthropometric index for Pectus excavatum. Clinics (Sao Paulo). 2007 Oct;62(5):599-606
8. Abdullah F, Harris J. Pectus Excavatum: More Than a Matter of Aesthetics. Pediatr Ann. 2016 Nov 1;45(11):e403-e406.
9. Tedde ML, de Campos JR, Wihlm JM, Jatene FB. The Nuss procedure made safer: an effective and simple sternal elevation maneuver. Eur J Cardiothorac Surg. 2012 Nov;42(5):890-1.
10. Tedde ML, Campos JR, Das-Neves-Pereira JC, Abrão FC, Jatene FB. The search for stability: bar displacement in three series of pectus excavatum patients treated with the Nuss technique. Clinics (Sao Paulo). 2011;66(10):1743-6.
11. Park HJ, Lee IS, Kim KT. Extreme eccentric canal type pectus excavatum: morphological study and repair techniques. Eur J Cardiothorac Surg. 2008 Jul;34(1):150-4.
12. Pilegaard HK. Short Nuss bar procedure. Review. Ann Cardiothorac Surg. 2016 Sep;5(5):513-518.
13. Hebra A, Kelly RE, Ferro MM, Yüksel M, Campos JRM, Nuss D. Life-threatening complications and mortality of minimally invasive pectus surgery. J Pediatr Surg. 2017 Jul 31.
14. Mao YZ, Tang S, Li S. Comparison of the Nuss versus Ravitch procedure for pectus excavatum repair: an updated meta-analysis. J Pediatr Surg. 2017 Oct;52(10):1545-1552.
15. Shah MI, Frye R, Marzinsky A, Phillips MR, Adamson W, McLean SE. Complications Associated with Bar Fixation after Nuss Repair for Pectus Excavatum. Am Surg. 2016 Sep;82(9):781-2.
16. Tedde ML, Togoro SY, Eisinger RS, Okumura EM, Fernandes A, Pêgo-Fernandes PM, Campos JRM. Back to the future: a case series of minimally invasive repair of pectus excavatum with regular instruments. J Bras Pneumol. 2019 Feb 11;45(1):e20170373. doi: 10.1590/1806-3713/e20170373.
17. de Campos JR, Tedde ML. Management of deep pectus excavatum (DPE). Ann Cardiothorac Surg. 2016 Sep;5(5):476-484. doi: 10.21037/acs.2016.09.02
18. Sacco Casamassima MG, Gause C, Goldstein SD, Karim O, Swarup A, McIltrot K, Yang J, Abdullah F, Colombani PM. Patient Satisfaction After Minimally Invasive Repair of Pectus Excavatum in Adults: Long-Term Results of Nuss Procedure in Adults. Ann Thorac Surg. 2016 Apr;101(4):1338-45.
19. Lomholt JJ, Jacobsen EB, Thastum M, Pilegaard H. A prospective study on quality of life in youths after pectus excavatum correction. Ann Cardiothorac Surg. 2016 Sep;5(5):456-465.
20. Pawlak K, Gąsiorowski Ł, Gabryel P, Gałęcki B, Zieliński P, Dyszkiewicz W. Early and Late Results of the Nuss Procedure in Surgical Treatment of Pectus Excavatum in Different Age Groups. Ann Thorac Surg. 2016 Nov;102(5):1711-1716.
21. Togoro SY, Tedde ML, Eisinger RS, Okumura EM, de Campos JRM, Pêgo-Fernandes PM. The Vacuum Bell device as a sternal lifter: An immediate effect even with a short time use. J Pediatr Surg. 2018 Mar;53(3):406-410. doi: 10.1016/j.jpedsurg.2017.04.016.
22. De Campos JR, Das-Neves-Pereira JC, Lopes KM, Jatene FB. Technical modifications in stabilizers and in bar removal in the Nuss procedure. Eur J Cardiothorac Surg. 2009 Aug;36(2):410-2.
23. Jaroszewski DE, Ewais MM, Chao CJ, Gotway MB, Lackey JJ, Myers KM, Merritt MV, Sims SM, McMahon LE, Notrica DM. Success of Minimally Invasive Pectus Excavatum Procedures (Modified Nuss) in Adult Patients (≥30 Years). Ann Thorac Surg. 2016 Sep;102(3):993-1003.
24. Kim HK1, Yoon JY, Han KN, Choi YH. Effect of the Nuss Procedure on the Physical Development of Patients with Pectus Excavatum. Ann Thorac Cardiovasc Surg. 2016 Dec 20;22(6):327-332.
25. Binazzi B, Innocenti Bruni G, Gigliotti F, Coli C, Romagnoli I, Messineo A, Lo Piccolo R, Scano G. Effects of the Nuss procedure on chest wall kinematics in adolescents with pectus excavatum. Respir Physiol Neurobiol. 2012 Aug 15;183(2):122-9.
26. Mennat Allah M Ewais, Shivani Chaparala, Rebecca Uhl, Dawn E Jaroszewski.Outcomes in adult pectus excavatum patients undergoing Nuss repair. Relat Outcome Meas. 2018 Jan 30;9:65-90.
27. Linhares SG, Pereira JC, Fernades PM, de Campos JR. Functional exercise capacity and lung function in patients undergoing an early rehabilitation program after the Nuss procedure: a randomized controlled trial. Pediatr Surg Int. 2017 Jan;33(1):69-74.
28. de Carvalho RLC, Tedde ML, de Campos JRM, Hamilton NN, Guilherme GF, Sousa VM, Junior VFS, Savazzi FH, Pego-Fernandes PM. Quality of life outcomes after minimally invasive repair of pectus excavatum utilizing a new set of metallic bars and stabilizers. J Pediatr Surg. 2021 Mar;56(3):545-549. doi: 10.1016/j.jpedsurg.2020.06.036.
29. Maagaard M, Tang M, Ringgaard S, et al. Normalized cardiopulmonary exercise function in patients with pectus excavatum three years after operation. Ann Thorac Surg. 2013;96(1):272–278.
30. Ashfaq A, Beamer S, Ewais MM, Lackey J, Jaroszewski D. Revision of Failed Prior Nuss in Adult Patients With Pectus Excavatum. Ann Thorac Surg. 2018 Feb;105(2):371-378.
31. Chieh-Ju Chao, Dawn Jaroszewski, Michael Gotway, MennatAllah Ewais, Susan Wilansky, Steven Lester, et al. Effects of Pectus Excavatum Repair on Right and Left Ventricular Strain. Ann Thorac Surg 2018;105:294–301.
32. De Campos JR, Fonseca MH, Werebe Ede C, Velhote MC, Jatene FB. Technical modification of the Nuss operation for the correction of pectus excavatum. Clinics (Sao Paulo). 2006 Apr;61(2):185-6.
33. Shamberger RC, Welch KJ. Surgical correction of chondromanubrial deformity (Currarino Silverman syndrome). J Pediatr Surg. 1988 Apr;23(4):319-22.
34. Abramson H, D'Agostino J, Wuscovi S. A 5-year experience with a minimally invasive technique for pectus carinatum repair. J Pediatr Surg. 2009 Jan;44(1):118-23.
35. Massineo A, Ghionzoli M, Milanez JRC, TEDDE ML. Deformidades Congênitas - Procedimentos Minimamente Invasivos. In: Jose J Camargo; Darcy Ribeiro Pinto Filho. (Org.). Cirurgia Torácica Contemporânea. 1ed.Rio de Janeiro: Thieme Revinter, 2019, v. 1, p. 107-115.

64 Empiema Pleural

Fernando Cesar David Silva • Fernando Luiz Westphal

Conceito

Empiema é palavra de origem grega que significa coleção de pus em uma cavidade natural. Há diferença conceitual entre abscesso e empiema: abscesso é coleção de pus em cavidade neoformada decorrente de destruição de tecidos, empiema é coleção de pus em cavidade preexistente. Empiema pleural ou torácico traduz-se pela coleção de pus na cavidade pleural.[53] Afecção conhecida desde Hipócrates, que há mais de 2400 anos preconizava para o seu tratamento a drenagem, é ainda hoje considerada doença grave e frequente, de graus variados de complexidade. Ela requer do médico o conhecimento específico, inclusive da fase evolutiva em que se encontra, da qual depende fundamentalmente o tratamento a ser empregado.

Etiopatogenia

A pleura é suscetível de infectar-se diretamente, por via sanguínea ou linfática.

- *Diretamente:* traumatismos torácicos (feridas penetrantes); contaminações iatrogênicas (no decurso de toracocenteses, toracotomias ou de quaisquer intervenções praticadas por esta via, como exérese pulmonar, rotura acidental do esôfago ao exame endoscópico ou com manobras de dilatação, através de drenos pleurais); por propagação direta da infecção de estruturas anatômicas contíguas – do pulmão (pneumonias, cavernas tuberculosas, abscessos), do mediastino (linfonodopatias supuradas, mediastinite), da parede torácica (fleimões e abscessos, osteomielite costal ou do esterno), do andar superior do abdômen (abscessos subfrênicos, hepático, peritonite, pancreático).
- *Por via sanguínea:* êmbolos sépticos, septicemias.
- *Por via linfática:* propagação de infecção abdominal através de vasos linfáticos do diafragma.

Os folhetos pleurais apresentam reação inflamatória aguda quando da invasão pelos germes piogênicos, ocasionando o acúmulo de exsudato, inicialmente muito fluido, pobre em glóbulos e proteínas, caracterizando assim a fase exsudativa inicial, aguda, do empiema. Ocorre aumento da permeabilidade vascular e pleural com a introdução de citocinas pró-inflamatórias (interleucina-8 e fator de necrose tumoral-Alfa) além da quimiotaxia de neutrófilos. Nesta fase o fluido geralmente é estéril e os níveis de glicose e pH normais.

O aumento progressivo de proteínas e dos polimorfonucleares do exsudato torna-o mais espesso, conferindo-lhe densidade maior ou igual a 1035, configurando-se assim a fase fibrinopurulenta, subaguda. A fibrina estratificada sobre os folhetos pleurais determinada pela ação de angioblastos e fibroblastos oriundos da parede torácica e dos septos lobulares irá formar uma pseudomembrana fibroconjuntiva inelástica, que constituirá a parede da bolsa empiemática, promovendo o encarceramento do pulmão subjacente, impedindo a sua expansão, o que constitui a fase de organização crônica.

O empiema pleural apresenta três fases sucessivas em sua evolução. A American Thoracic Society, em 1962, as denominou de: *fase exsudativa aguda* (fase I), *fibrinopurulenta subaguda* (fase II) *e de organização crônica* (fase III). O tempo de duração de cada fase é variável. Independente do agente etiológico, o empiema passará gradualmente por essas fases. É, portanto, da maior importância que sejam reconhecidas, para eleger o tratamento adequado de forma a interromper esse processo em evolução.[54]

Em hospitais gerais, mais de 50% dos empiemas pleurais são decorrentes de processos pneumônicos causados por germes piogênicos. A infecção pleural afeta aproximadamente 65.000 pacientes nos Estados Unidos e no Reino Unido a cada ano.[14]

Apresenta uma mortalidade de 22%,[55] que é mais elevada do que infarto do miocárdio[9] e outros 15% dos pacientes vão necessitar de procedimentos cirúrgicos para controlar a infecção.[31] Os agentes mais comuns são os pneumococos, os maiores responsáveis por pneumonias lobares, e os estafilococos, particularmente em pneumonias que ocorrem em crianças abaixo de 2 anos de idade. A segunda maior causa de empiema pleural é a pós-cirúrgica, ocorrendo após procedimentos que abordam pulmões, esôfago e mediastino. A literatura demonstra uma variação de 2% a 12% de empiema como complicação pós pneumonectomia. O empiema pleural com foco primário originando da cavidade abdominal ocorre em 8% a 12% dos casos. Outras causas em menor incidência são: abscessos pulmonares, pós-trauma, tuberculose pulmonar, infecções fúngicas, sepsis e supurações broncopulmonares. Os germes gram-negativos, como pseudomonas, *klebsiella pneumoniae, escherichia coli, aerobacter aerogenes* e *proteus*, são os mais comuns agentes, depois dos aos gram-positivos. Os germes anaeróbios são os responsáveis por um percentual importante dos empiemas pleurais, chegando, em algumas séries publicadas, a ser o agente mais comum. Estudos mais recentes têm proposto a análise genômica dos agentes etiológicos, com achados questionáveis a respeito da etiologia pneumônica da maioria dos empiemas.[56]

Os fatores de risco para o desenvolvimento da infecção pleural incluem comorbidades, tais como doenças crônicas do pulmão, artrite reumatoide, diabetes, alcoolismo e consumo de drogas, além de idade avançada e sexo masculino.[57] Em pacientes com risco de pneumonia por aspiração, distúrbios neuromusculares, convulsões, retardo mental, DRGE e aqueles com má dentição são conhecidos por terem uma tendência a desenvolver infecções por germes anaeróbios. As infecções também são mais comuns em pacientes imunocomprometidos.[57]

Diagnóstico

O diagnóstico requer uma abordagem multidisciplinar que pode incluir pneumologistas, cirurgiões torácicos, microbiologistas e radiologistas. O tratamento deve ser rigoroso e imediato. O bom exame clínico, a administração de antibióticos e a drenagem oportuna do empiema continuam a ser os pilares de uma abordagem eficaz.[39] O empiema pleural é uma doença conhecida desde a antiguidade, mas que até hoje traz desafios em seu diagnóstico, portanto, a suspeição clínica aliada à análise dos exames complementares são fundamentais para o êxito no manejo.

Os sinais e sintomas não são específicos, e podem estar presentes: dor torácica tipo pleurítica, sensação de peso ou desconforto no hemitórax envolvido, tosse com expectoração purulenta, febre, taquipneia e algumas vezes taquicardia. Ao exame físico, o murmúrio vesicular está diminuído ou abolido, há macicez à percussão, e pode haver abaulamento na fase aguda nos derrames extensos ou associados com pneumotórax, além de retração do gradil torácico no lado comprometido na fase de organização pleural. O empiema na fase crônica pode apresentar uma série de complicações, como empiema de necessidade, condrite e osteomielite de costelas, fístula broncopleural e abscesso de mediastino. Alguns fatores podem favorecer a evolução do empiema para a fase crônica, como: demora no diagnóstico, escolha inadequada de antibióticos, loculação ocasionada por reação inflamatória intensa, presença de fístula broncopleural, corpo estranho no espaço pleural, infecção crônica, infecção pulmonar crônica irreversível, drenagem torácica com falha técnica e retirada precoce do dreno torácico.

O empiema pleural na fase aguda ou crônica pode algumas vezes ser diagnosticado somente com a história clínica e o exame físico. Outros métodos podem colaborar para o diagnóstico, como a radiologia convencional em incidências posteroanterior e perfil, em alguns casos, pode ser utilizada a incidência em decúbito lateral sobre o hemitórax comprometido com raios horizontais, além da ultrassonografia e da tomografia computadorizada de tórax. A toracocentese com análise do líquido pleural é fundamental, lembrando que, devido ao alto índice de tuberculose em nosso meio, a biópsia de pleura pode apresentar papel importante na determinação da etiologia do empiema (Figuras 64.1 e 64.2). A clínica e o exame físico, complementados por RX frontal e lateral, podem estabelecer o diagnóstico. Entretanto, os exames de ultrassonografia e tomografia computadorizada (TC) de tórax são essenciais para determinar a conduta mais apropriada. A radiologia pode mostrar pneumonias associadas com derrames pleurais, opacidade parcial ou total do hemitórax envolvido, múltiplas loculações, níveis hidroaéreos, desvio do mediastino para o lado não comprometido.

O derrame, quando livre na cavidade pleural, se localiza na maior parte das vezes lateral e posteriormente, quando existe loculação e apresenta imagem de nível hidroaéreo. Em alguns casos, a radiologia singularmente não consegue discriminar entre abscesso pulmonar e empiema pleural, e a broncoscopia e a tomografia

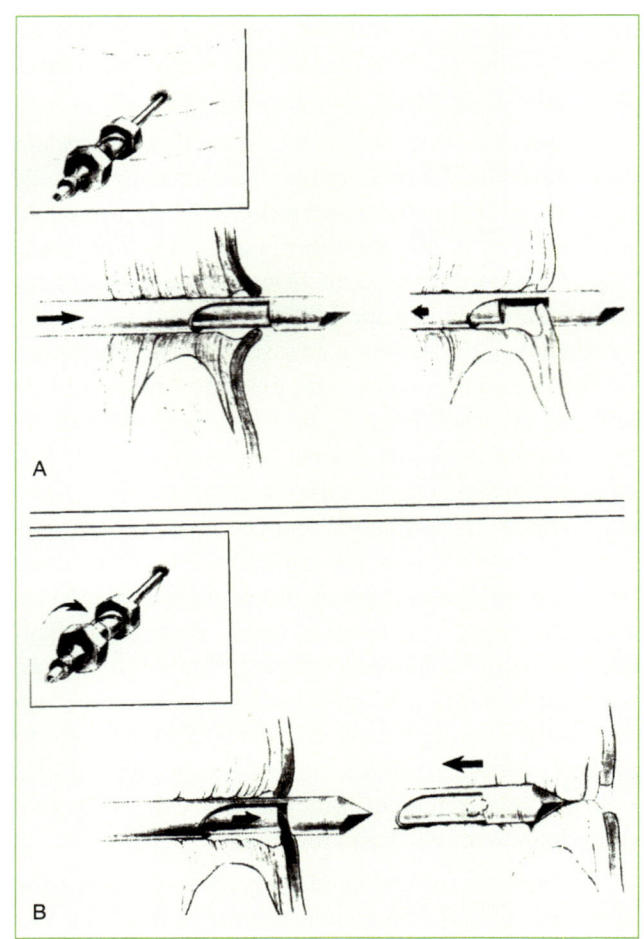

FIGURA 64.1 – *Técnica de biópsia de pleura com agulha Abrams.* **A.** *Introdução da agulha.* **B.** *Realização da biópsia.* Fonte: autores.

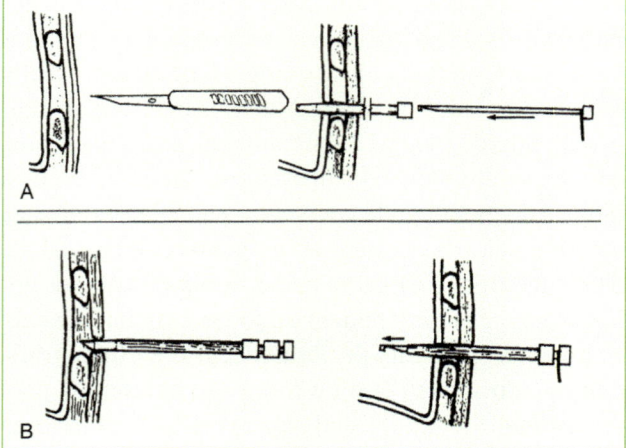

FIGURA 64.2 – *Técnica de biópsia de pleura com agulha de Cope.* **A.** *Introdução da agulha.* **B.** *Realização de biópsia.* Fonte: autores.

computadorizada de tórax podem auxiliar no diagnóstico. A ultrassonografia e a tomografia computadorizada são exames que apresentam maior especificidade no diagnóstico de empiemas multiloculados, na localização precisa das coleções estudadas, o grau de extensão e a interface com outras estruturas anatômicas, como parede torácica, diafragma, mediastino. São avaliadas as densidades do líquido e imagens que sugerem a presença de fibrina e o espessamento dos folhetos envolvidos, determinando a cronicidade ou não do empiema. Na TC com contraste, é possível visualizar o sinal da pleura dividida (*split pleura sign*) que corresponde ao realce das pleuras visceral e parietal que se encontram espessadas e separadas por uma efusão.[58]

A toracocentese é seguramente o padrão ouro na determinação do diagnóstico do empiema pleural. Os pacientes com quadro clínico e estudo por imagem sugestivos de empiema pleural são conduzidos à punção torácica, a qual, ao estudo macroscópico do líquido colhido, pode demonstrar aumento da viscosidade, coloração, odor, presença ou não de depósitos de fibrina, o que não só estabelece o diagnóstico, como orienta a conduta a ser adotada.

Os exames laboratoriais importantes do líquido são: bacterioscopia, cultura para germes inespecíficos e para BK, teste de sensibilidade para antibióticos (TSA). Nos pacientes em que a antibioticoterapia está em curso, somente em 50% a cultura poderá isolar algum tipo de germe. Portanto, nos pacientes em que ainda não foram instituídos esquemas terapêuticos, e apresentam quadro sugestivo de empiema, é importante que a toracocente com a coleta do líquido seja realizada previamente à utilização de antibióticos, e, juntamente com o TSA, devem ser solicitados também leucometria global e específica, proteínas e glicose. Quando o valor da glicose estiver abaixo de 40 mg/dL, pH em torno ou abaixo de 7,2 e LDH acima de 1000 UI/dL, sugere-se presença de infecção na cavidade pleural.

Nos casos em que há suspeita de atelectasia no estudo por imagem, ou de aspiração de corpo estranho na história clínica, a indicação de broncoscopia é formal, podendo afastar ou não a hipótese de tumores endobrônquicos, corpo estranho e rolhas de secreção. Além disto, pode ajudar também como propedêutica na determinação do agente responsável pelo empiema, visto que um percentual representativo do germe responsável por pneumonias é o causador do empiema, e pode ser detectado no estudo bacteriológico do lavado broncoalveolar.

Independente do agente etiológico, o empiema pleural poderá passar por todas as fases, entretanto, a presença de determinadas bactérias interfere no prognóstico, no grau de comprometimento anatômico do parênquima pulmonar e, consequentemente, no tempo de resolução da doença. Esses casos são vistos nos empiemas ocasionados por bactérias com grande capacidade de destruição de tecido pulmonar, as chamadas pneumonias necrosantes, que podem ser comunitárias, causadas por germes anaeróbios e, principalmente por *klebisiella pneumoniae* e *legionella*, além das pneumonias decorrentes de germes nosocomiais como *estafilococos, proteus, pseudomonas, escherichia coli, aerobacter*, entre outros.

O empiema é desencadeado por fungos ou pelo bacilo da tuberculose, este com características de comprometimento importante do parênquima pulmonar, pode evoluir com formação de cavidades, fibroses, bronquiectasias, atelectasias, hepatização do tecido pulmonar, com um componente pleural crônico, que às vezes são de abordagem complexa, retardando o processo de cura dessa enfermidade.

É importante o conhecimento da etiopatogenia, para escolher o tratamento adequado, tanto clínico quanto cirúrgico, visando beneficiar os pacientes, ou pelo menos, minimizar os efeitos deletérios da doença. É importante destacar que o diagnóstico tardio, com atraso no tratamento, ou a abordagem inadequada, implicará certamente em complicações que interferirão na resolução do empiema (Figuras 64.3 e 64.4).

Tratamento

O tratamento do empiema pleural é primordialmente cirúrgico: *"ubi pus, ibi incisio"* paralelamente às medidas terapêuticas auxiliares, como o emprego de antibióticos, de preferência adotados com a orientação de culturas e testes de sensibilidade. A drenagem cirúrgica da coleção purulenta, além do controle da infecção, objetiva promover a reexpansão pulmonar que vai obliterar o espaço pleural. Haverá uma coaptação das pleuras visceral e parietal que devido à deposição de fibrina, associada à reação inflamatória, evoluirá para sínfise pleural ou paquipleuris, impedindo a coleção de secreção nesse espaço, favorecendo, assim a cura. Nos casos em que não se consegue reexpansão pulmonar satisfatória, outros métodos deverão ser adotados para a abordagem e resolução do empiema.

Tratamento com antibióticos

Considerando que o empiema pleural se apresenta como quadro grave, é imprescindível a utilização de antibióticos. A escolha preferencialmente será baseada em resultados de cultura e testes de sensibilidade aos antibióticos, processados no material coletado, ressaltando que, em boa parte dos casos, esses procedimentos não são possíveis. A maior parte das pneumonias comunitárias lobares são causadas pelo pneumococo (sensível à penicilina G.) Em crianças até dois anos, é mais comum a pneumonia decorrente de estafilococo, podendo haver a formação de pneumatoceles que, ao estudo radiológico convencional do tórax, podem apresentar imagens sugestivas. Nesses casos, estaria recomendada a utilização de uma penicilina penicilinase resistente, como a oxacilina, em casos de infecção comunitária, e vancomicina, em casos de infecção nosocomial ou imunossupressão.

Para pacientes que apresentam secreção purulenta de odor fétido e radiologia evidenciando imagens com níveis hidroaéreos, o germe anaeróbio deve ser considerado, e uma gama de antibióticos podem ser utilizados, como a penicilina G, lincomicina, metronidazol e clindamicina. Quando o foco infeccioso primário é intra-abdominal, os germes mais comuns são anaeróbios e gram-positivos, estes sensíveis aos aminoglicosídeos e cefalosporinas de terceira geração. Nos casos sem

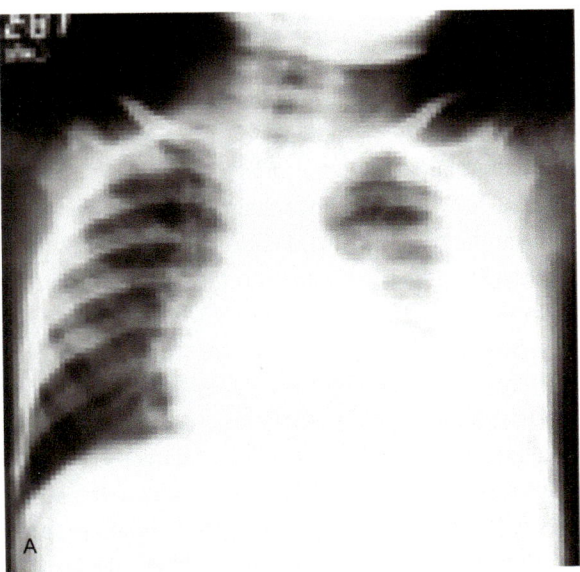 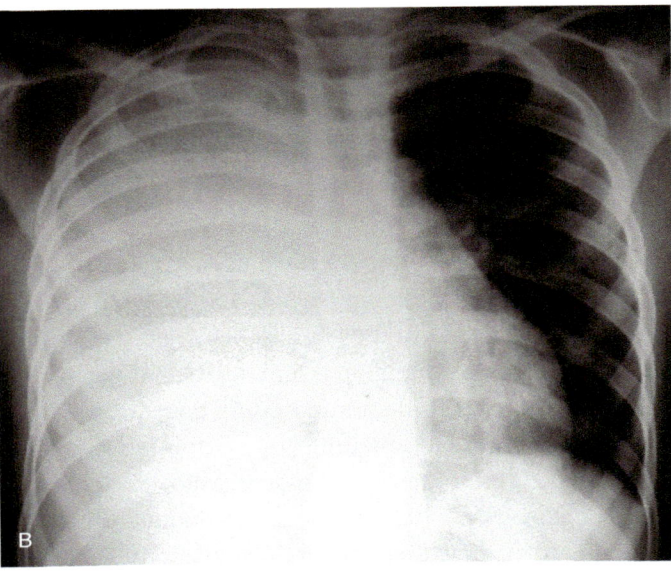

FIGURA 64.3 – A. Radiograma de tórax em incidência posteroanterior Empiema pleural esquerdo fase I. **B.** Radiograma de tórax em PA – Empiema pleural direito fase II desvio do mediastino à esquerda. Fonte: autores.

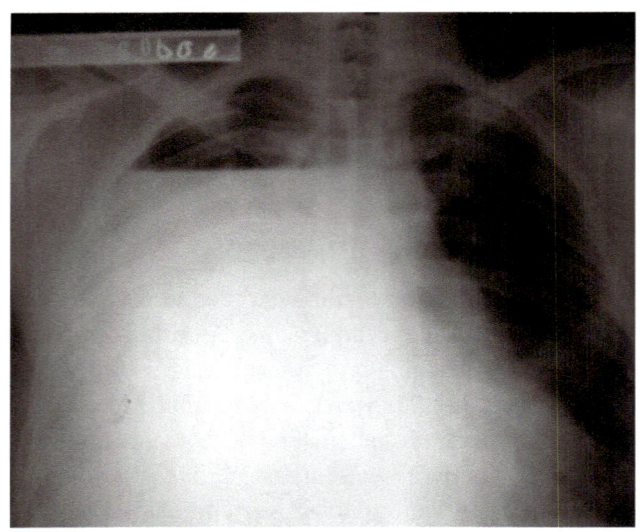

FIGURA 55.4 – *Radiograma de tórax em incidência póstero-anterior piopneumotórax direito de etiologia tuberculosa. Observa-se o desvio do mediastino para a esquerda.* Fonte: autores.

associação do quadro clínico com o agente etiológico, deve-se associar dois ou mais antibióticos de amplo espectro até que se consigam os resultados laboratoriais.

Tratamento cirúrgico

A cirurgia desempenha papel importante no tratamento do empiema pleural, Graham e Bell no passado já realçavam que a terapêutica deve objetivar não somente a esterilização da bolsa empiemática, mas também obliterá-la, para que não subsista uma cavidade passível de reinfectar-se. Esta será a base do tratamento. O reconhecimento de cada fase evolutiva do empiema deve ser correto, o que permitirá a terapêutica adequada, evitando-se, assim, as complicações ou a cronicidade do empiema pela abordagem indevida no manuseio desses casos. Um leque de procedimentos pode ser utilizado no tratamento do empiema com o objetivo de remover o material purulento, como esterilização da cavidade pleural, obliteração do espaço pleural, restauração do volume e função pulmonar, associados a controle ou eliminação da infecção primária.

Os procedimentos devem ser adotados dependendo da fase e associação de complicações do empiema, são eles: toracocentese, toracoscotomia com drenagem fechada, toracostomia aberta sem ressecção costal com dreno tubular, videotoracoscopia com limpeza mecânica da cavidade pleural, toracostomia aberta com ressecção costal sem ou com confecção de retalho pleurocutâneo tipo Eloesser, utilização do método de Clagett-Geraci, método de Clagett-Geraci modificado, mioplastias, descorticação pulmonar, toracoplastias e pleuropneumonectomias.

■ Toracocentese – toracostomia com drenagem fechada

Deve ser utilizada na fase inicial, exsudativa ou aguda (empiema difuso, pus fino), chamamos de toracocentese evacuadora e apresenta bons resultados nos empiemas parapneumônicos, principalmente em crianças. Nesta fase, chamada de fase I, o líquido está livre na cavidade pleural, e a radiologia convencional é suficiente para orientar este procedimento. Quando há dificuldade, a ultrassonografia pode ser útil na localização precisa da coleção, como também determinar as características do líquido. A punção deve ser realizada no ponto de maior declive da cavidade.

O paciente, quando adulto, deve permanecer sentado, a punção é realizada na linha escapular 4 a 5 cm da ponta da escápula sob anestesia local, envolvendo principalmente a epiderme, derme e pleura parietal, que são as estruturas mais sensíveis. Neste ponto a punção irá abordar o recesso costofrênico posterior. A punção não deve ser realizada abaixo do décimo espaço intercostal, pelo risco de lesar órgãos abaixo do diafragma, à direita, o fígado e a veia cava inferior, e à esquerda, o baço. Na criança, a toracocentese deve ser realizada sob assistência anestesiológica, a qual propiciará condições seguras para o procedimento, evitando ou minimizando as complicações, além do que o trauma psicológico é muito menor do que nos procedimentos sob contenção e anestesia local.

No adulto, quando a etiopatogenia do empiema não está bem definida, ou na suspeita de outras causas como a tuberculose e neoplasias, a biópsia da pleura deve ser lembrada e realizada com agulha de Cope ou de Abrams, para aumentar a acurácia diagnóstica. Ainda na fase I, quando o pus se apresenta mais espesso com depósitos de fibrina, a abordagem da cavidade deve ser por toracostomia com drenagem fechada, realizada com anestesia local e bloqueio intercostal. A posição do paciente deve ser o decúbito contralateral ao hemitórax a ser drenado quando não há indícios de fístula broncopleural. Neste caso, a posição é o decúbito dorsal, podendo o paciente ser submetido a uma sedação, pois o relaxamento facilita a abordagem cirúrgica nos procedimentos com anestesia local. No adulto, o procedimento ocorre com anestesia local e bloqueio intercostal. O paciente deverá ser informado passo a passo de todas as medidas adotadas, podendo colaborar minimizando a ansiedade e evitando o trauma psicológico com o fator surpresa. O local de escolha para a drenagem deve ser no ponto de maior declive da cavidade pleural. Após a diérese de todos os planos da parede torácica e abertura da pleura parietal, é mandatório que se introduza o dedo indicador e, com manobras de rotação, realize a exploração da cavidade pleural na tentativa de localizar aderências e mesmo identificar o pulmão, orientando a drenagem e prevenindo as iatrogenias. Apesar de alguns autores utilizarem trocartes para a introdução de drenos, é preferível introduzir o dreno com o auxílio de uma pinça hemostática fixada ao mesmo, pois são conhecidos os efeitos deletérios da utilização de trocartes com lesões de órgãos intratorácicos. Utiliza-se dreno de polivinil fenestrado e siliconizado com o calibre proporcional ao porte do hemitórax do paciente, o maior possível para uma drenagem eficaz. Esse tratamento pode promover satisfatoriamente a reexpansão pulmonar, pois não há formação de loculações ou pseudomembrana (Figuras 64.5 e 64.6).

Videotoracoscopia – toracostomia com drenagem aberta

Quando a reexpansão pulmonar não é total e permanece uma loculação pleural, que pode ser determinada por tomografia computadorizada de tórax, e o comprometimento pulmonar não é acentuado, o ideal é transformar a toracostomia com drenagem fechada em drenagem aberta, seccionando o dreno. Assim, não há necessidade de ressecção de segmento de costela, colocando um dispositivo, alfinete de segurança,

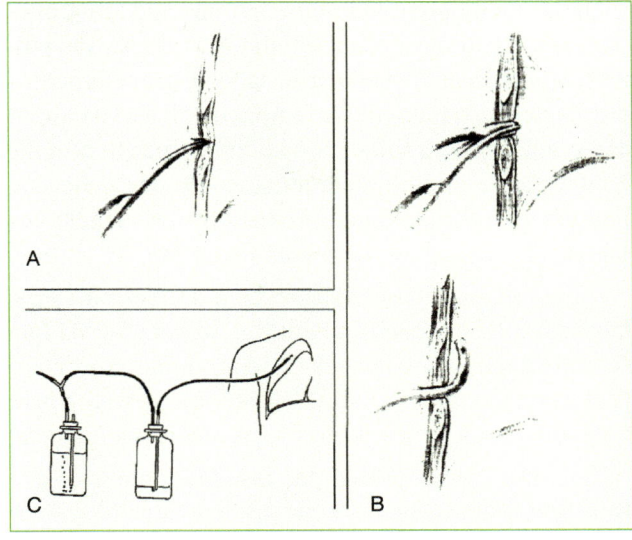

FIGURA 64.6 – *Diagrama demonstrando a técnica de toracostomia com drenagem fechada.* **A.** *Divulsão do planos musculares com pinça hemostática.* **B.** *Introdução do dreno com auxílio de pinça hemostática tipo Kelly.* **C.** *Sistema de aspiração contínua.* Fonte: *autores.*

p. ex., para que o dreno não migre para a cavidade pleural, e orientar o paciente para curativos diários e um programa de fisioterapia respiratória, favorecendo a reexpansão pulmonar e obliteração da bolsa empiemática (Figura 64.7).

Os melhores resultados acontecem nas crianças, considerando que elas apresentam o gradil torácico mais flexível. Os processos pneumônicos são causados majoritariamente por germes piogênicos, em que as

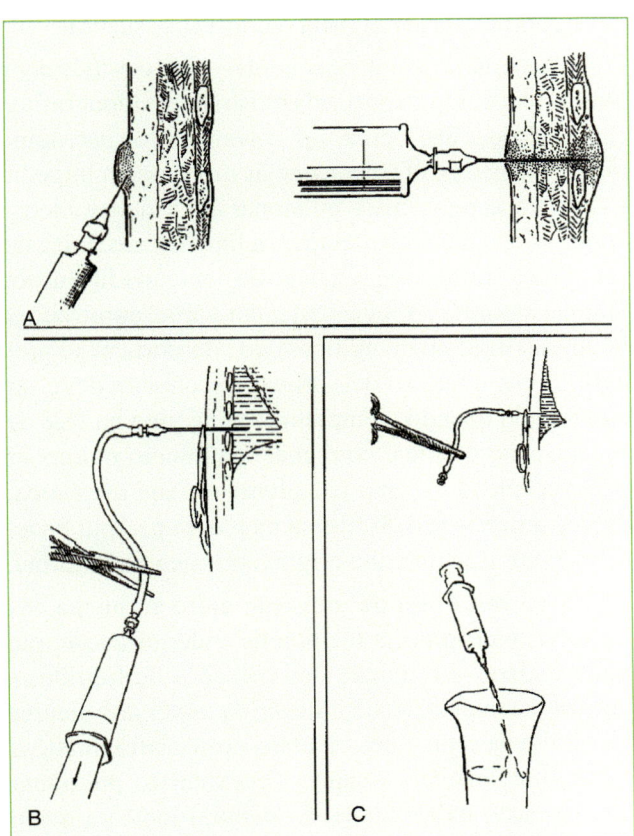

FIGURA 64.5 – *Diagrama demonstrando a técnica de toracocentese.* **A.** *Infiltração da epiderme, derme e pleura parietal.* **B.** *Punção do líquido na cavidade pleural.* **C.** *Esvaziamento da cavidade pleural.* Fonte: *autores.*

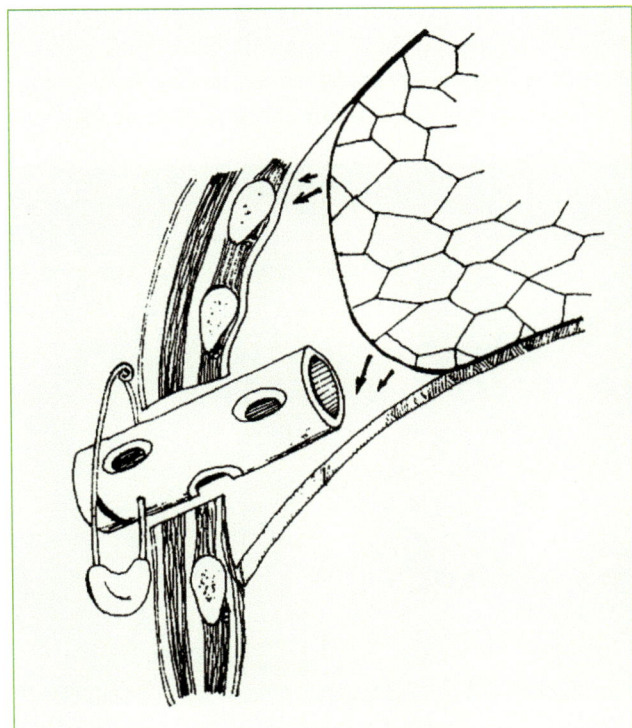

FIGURA 64.7 – *Diagrama demonstrando toracostomia com drenagem aberta com dreno intercostal, podendo ser realizada com ou sem ressecção costal.* Fonte: *autores.*

sequelas de parênquima pulmonar não são tão graves como na tuberculose, com satisfatória reexpansão pulmonar, justificando a não utilização de procedimentos mutilantes no tratamento do empiema pleural na infância, como toracostomia aberta com ressecção costal e confecção de retalho pleurocutâneo ou descorticação pulmonar, e obtendo os mesmos resultados ou melhores que na abordagem do empiema no adulto.

O empiema pleural se apresenta da mesma forma tanto na infância como no adulto, no entanto, há que se considerarem os fatores citados, o que autoriza o profissional a utilizar métodos menos agressivos para o tratamento cirúrgico do empiema pleural na infância.

Na fase fibrinopurulenta, fase II, o pus rico em fibrina é muito espesso e, ao se depositar na pleura parietal e visceral, irá formar verdadeiras lojas que coletam secreção purulenta. O diagnóstico preciso é com a tomografia computadorizada, que demonstra com muita clareza o número de lojas, a topografia e extensão dessas lojas, se pequenas ou grandes, anteriores ou posteriores e a formação de trabéculas entrelaçadas, com pontes de material fibrinoso que impedem a reexpansão pulmonar (Figura 64.8).

A toracostomia com drenagem fechada pode drenar o pus de uma ou outra loja, mas não é o tratamento devido para esta fase da doença, pois, além da multiloculação, as características do pus e a presença de grande quantidade de fibrina impedem a drenagem satisfatória por este método. Diante dessa dificuldade, alguns autores preconizaram, nas décadas de 1950 e 1970, a utilização de enzimas fibrinolíticas, como a estreptoquinase e estreptodornase, na cavidade pleural com a finalidade de diminuir a viscosidade da secreção purulenta e tornar o material fibrinoso fluído, desfazer as loculações para melhorar, assim, a drenagem e promover a reexpansão pulmonar. Alguns trabalhos mais recentes têm repetido essa experiência, e o que se observa é que alguns poucos casos são bem-sucedidos. O medicamento precisa ser utilizado por mais de uma vez, o custo é alto, e nos casos em que a resposta não é satisfatória. Além disso, quando há necessidade de intervenção cirúrgica para o tratamento, esta tem de ser postergada, pois do contrário o paciente pode apresentar sangramento pleural importante devido à ação fibrinolítica do medicamento associada à manipulação cirúrgica da pleura, dificultando o procedimento e agravando o quadro do paciente.

Um estudo multicêntrico sobre sepsis intrapleural (MIST1), financiado pelo Conselho de Pesquisa Médica do Reino Unido e apoiado pela British Thoracic Society, para avaliar o papel da estreptoquinase intrapleural no tratamento de pacientes com infecção pleural, demonstrou que a estreptoquinase intrapleural apresentou efeitos adversos de pequena monta, mas não reduziu a mortalidade, a necessidade de drenagem ou a duração do período de internação, e não melhorou os resultados, que foram medidos por estudos de imagem e testes de função pulmonar. Conclui-se que o uso de estreptoquinase intrapleural deve geralmente ser evitada em infecção pleural.[33]

Nesse estágio a melhor conduta – após o estudo com tomografia computadorizada mostrando a topografia e características das loculações, a avaliação do parênquima no sentido de afastar sequelas que possam impedir a satisfatória reexpansão pulmonar –, é a videotoracoscopia, com o desbridamento ou a limpeza mecânica da cavidade pleural, com remoção de conteúdo fibrinoso. Alguns autores, erroneamente, em várias publicações de língua inglesa, denominam de "descorticação precoce", pois o termo descorticação somente deve ser empregado quando o empiema se encontra na fase de organização crônica, com encarceramento pulmonar pela formação de uma pseudomembrana inelástica, devido à deposição de fibrina na pleura parietal e visceral, conforme trabalho original clássico de Delorme.

Nessa curta fase de transição entre empiema exsudativo e crônico, a técnica de videotoracoscopia pode realizar a remoção das coleções de líquido, a quebra das loculações e o desbridamento das pleuras visceral e parietal e dos recessos costodiafragmáticos e costomediastinais visando a reexpansão pulmonar e a liberação da cavidade. Evidências indicam que o tratamento precoce incluindo a videotoracoscopia em empiemas pleurais fase I-II resultaria em melhores desfechos se comparado ao tratamento conservador[54]

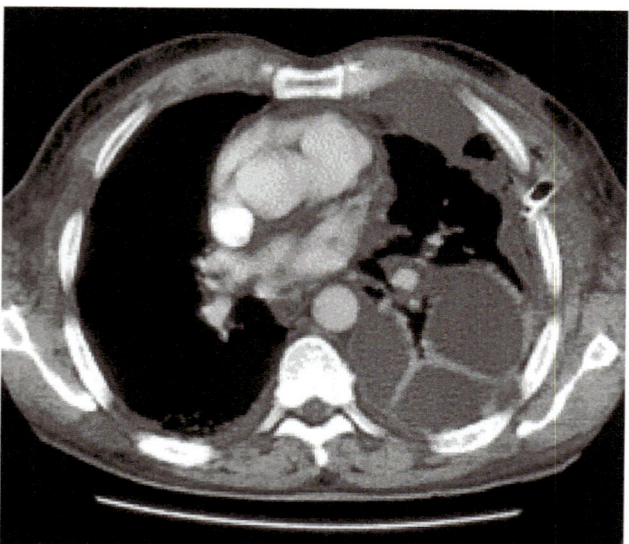

FIGURA 64.8 – *Corte tomográfico axial demonstrando empiema pleural Fase II (multiloculado) em hemitórax esquerdo; a toracostomia com drenagem fechada foi ineficaz. Indicação de videotoracoscopia com limpeza mecânica ou desbridamento da cavidade pleural. Fonte: autores.*

Hans Christian Jacobaeus, em 1910, foi o primeiro a inspeccionar a cavidade pleural com um cistoscópio, usando para pneumólise terapêutica no tratamento da tuberculose. Ao longo do tempo, e com o aperfeiçoamento tecnológico, equipamentos mais sofisticados foram sendo utilizados tanto para o diagnóstico como para o tratamento de doenças torácicas.

No empiema pleural, pode ser utilizada tanto a toracoscopia convencional com o toracoscópio convencional, que apresenta óptica com aumento de quatro vezes, ou o próprio mediastinoscópio de Carlens, ou a videotoracoscopia com óptica com aumento de 20 vezes, com imagem microprocessada e monitorizada, proporcionando um campo de visão bastante amplo para a equipe cirúrgica. Para a realização dessa técnica o paciente é submetido à anestesia geral, com utilização de tubo seletivo de Carlens ou Robert Shaw no adulto e bloqueador brônquico na criança, que permite exclusão da ventilação do pulmão e cavidade pleural a serem operados. Isso facilita o ato cirúrgico e evita a contaminação e a inundação do pulmão contralateral em casos de fístulas broncopleurais, decúbito contralateral ao hemitórax comprometido, utilizando dois ou três acessos, um para a utilização da óptica, e um segundo ou terceiro para instrumental utilizado na limpeza mecânica da cavidade pleural. Utiliza-se material para videocirurgia, material convencional, como as curetas de Sims ou Thomas utilizadas em procedimentos ginecológicos e que são úteis na remoção da fibrina, principalmente o material fibrinoso aderido à pleura parietal e visceral. Esse procedimento deve ser realizado por profissional treinado e experimentado e com os cuidados de não promover lesões no parênquima pulmonar. Os aspiradores de 5 mm para criança e 10 mm para adultos também podem ser utilizados para a remoção de fibrina, com a cautela de não provocar lesões pulmonares. Concluído o procedimento, um teste é feito com a participação do anestesiologista, que passa a ventilar o pulmão até então excluído, mostrando, assim, a eficácia do método com a reexpansão pulmonar. A cavidade é devidamente drenada com dreno de polivinil e conectado em sistema fechado. Esses pacientes, além do benefício de não serem submetidos a métodos mais invasivos, recebem alta hospitalar precoce, reduzindo o tempo de internação. Além disso, são mais rapidamente restabelecidos ao convívio social e familiar, em especial aqueles em idades produtivas que são logo reintegrados às suas funções laborativas mais.

Esse método também pode e deve ser utilizado nos pacientes em que o comprometimento pulmonar ocasionou sequelas importantes, impedindo a sua reexpansão. Eles certamente necessitarão de confecção de janela torácica, considerando que a limpeza mecânica da cavidade pode acelerar o processo de esterilização, antecipando a realização de outros procedimentos para obliterar o espaço pleural residual, com benefícios para esses pacientes (Figuras 64.9 a 64.11).

O empiema pleural, no qual não houve reexpansão pulmonar, evolutivamente, após cerca de seis semanas, passa à fase de organização pleural ou chamada de fase III, na qual há uma série de procedimentos que podem ser utilizados para o tratamento, dependendo do estado geral do paciente, da doença de base, do volume da cavidade residual, da situação do pulmão subjacente, de ressecção pulmonar prévia e da presença ou ausência de fístula broncopleural.

O procedimento inicial é realizar uma drenagem aberta, seja com tubo, com ou sem ressecção costal, ou com ressecção costal e confecção de retalho pleurocutâneo. Associado a um desses procedimentos, os cuidados com a pleurostomia deverão sanear ou esterilizar a cavidade empiemática, procedimentos cirúrgicos que visam à remoção de fibrina, curativos com utilização de solução salina, hipoclorito de sódio e outras soluções, salientando que o mais importante é remover integralmente o conteúdo de fibrina da cavidade e promover sua esterilização. Nos casos em que a bolsa pleural é pequena, o parênquima pulmonar é pouco comprometido, o programa de fisioterapia respiratória com os cuidados locais e retirada progressiva

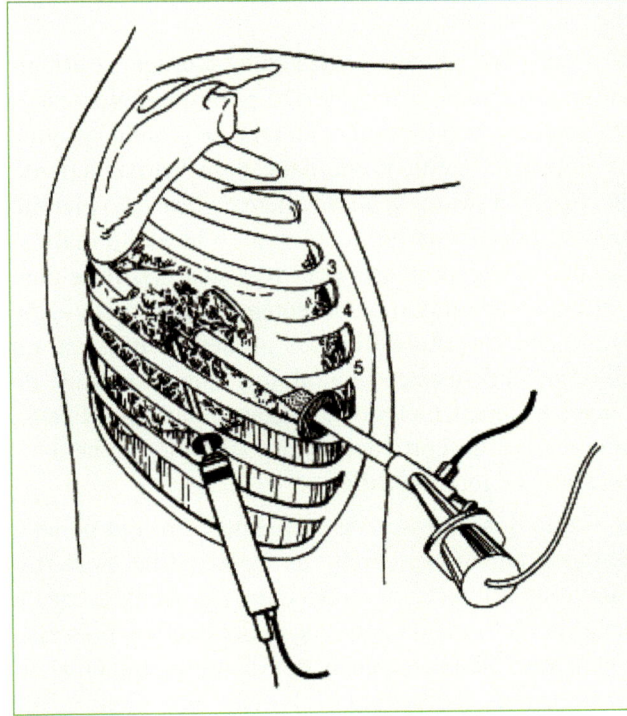

FIGURA 64.9 – *Diagrama demonstrando o desbridamento da cavidade Pleural no empiema fase II, com dois acessos, um para a ótica e outro para o instrumental.* Fonte: *autores*.

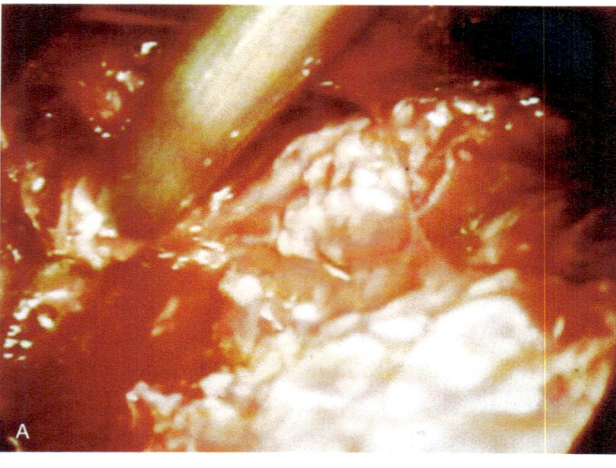 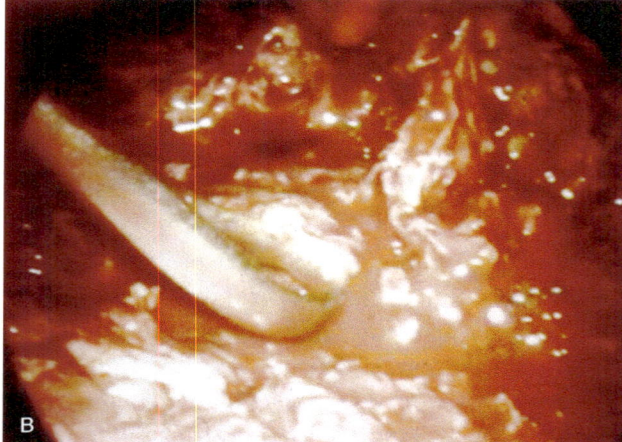

FIGURA 64.10 – **A.** Foto ilustrativa de videotoracoscopia com desbridamento e limpeza mecânica da cavidade pleural em empiema fase II (fibrinopurulenta) utilizando aspirador de 10 mm. **B.** Foto do mesmo procedimento utilizando cureta de Sims para o desbridamento; houve reexpansão pulmonar com obliteração do espaço pleural. Fonte: autores.

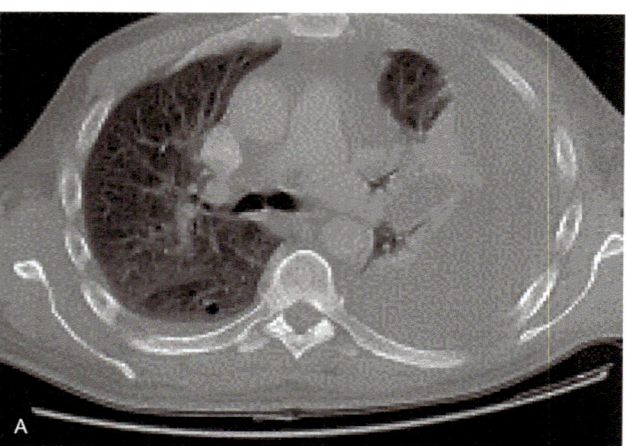 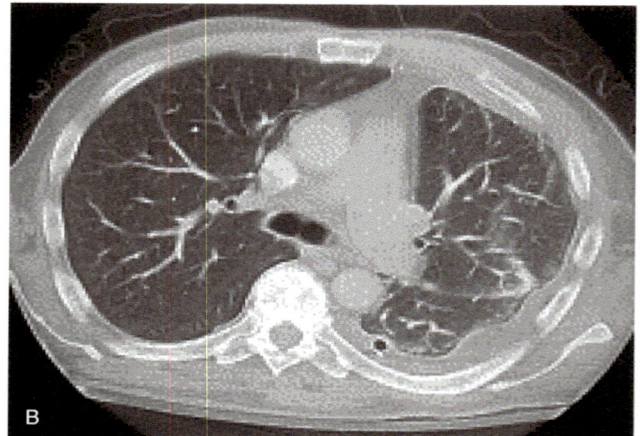

FIGURA 64.11 – CTVA. Fonte: autores.

do dreno pode ser uma solução menos cruenta e atingir satisfatoriamente a reexpansão pulmonar. Nos casos em que o espaço pleural residual é de grande volume, o comprometimento pulmonar é significativo, a ponto de impedir a sua reexpansão, além da restrição pleural, presença de fístula broncopleural, o ideal é a realização de drenagem aberta com ressecção costal e com confecção de retalho pleurocutâneo. Após a cavidade estar saneada, são utilizados procedimentos para a obliteração do espaço pleural, tais como o método de Clagett – Geraci, método de Clagett Geraci modificado, mioplastias, descorticação pulmonar, pleuropneumonectomias e toracoplastias.

Excluídos os casos de empiema com loja única e de topografia atípica, como na região axilar, posterior paravertebral, anterior, entre outros, a janela torácica deve ser realizada no ponto de maior declive, pois essa localização facilita os resultados da drenagem. Quando as drenagens abertas com tubo não obtiverem resultados satisfatórios, nos casos em que os parênquimas estão muito comprometidos, em empiemas com fístula broncopleural pós-ressecção ou não e de manuseio complexo, está indicado o procedimento idealizado por Eloesser e originalmente descrito em 1935. O autor sugeria: a ressecção de segmentos de costelas no ponto mais pendente da cavidade e a confecção de retalho pleurocutâneo em forma da letra "U". Um retalho de pele e tecido celular subcutâneo, liberado da musculatura da parede torácica, é suturado à pleura parietal, realizando-se, assim, um pleurostoma que deve ser mantido por longo tempo, necessário para a limpeza e a esterilização da cavidade, principalmente em casos crônicos de evolução arrastada. Após o controle da infecção local, a cavidade estará pronta para a realização de procedimentos a fim de obliterá-la (Figuras 64.12 e 64.13).

Outros autores modificaram o método de Eloesser. Nosso grupo introduziu e realiza já há algum tempo uma pequena modificação do método, qual seja: são realizadas duas incisões, uma perpendicular à outra, dando a forma de cruz, formando quatro aletas de pele e tecido celular subcutâneo, que são liberadas da musculatura da parede torácica. Ressecam-se um ou

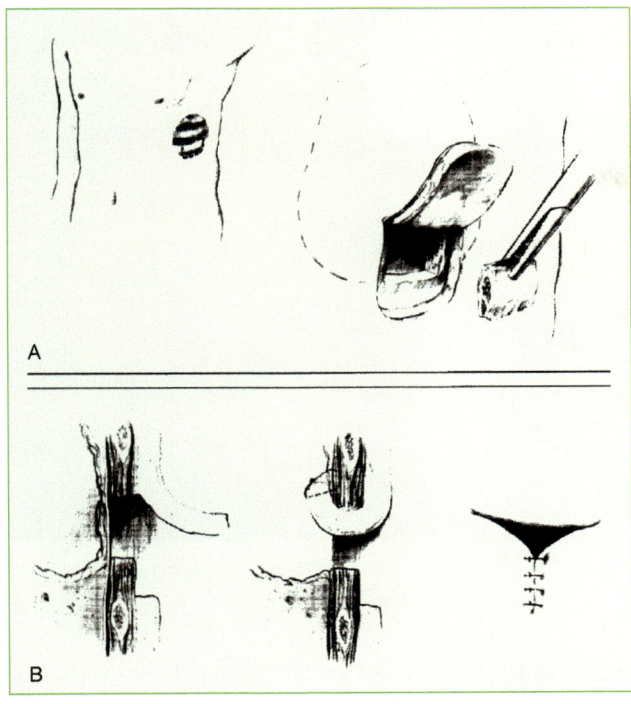

FIGURA 64.12 – *Diagrama demonstrando toracostomia com drenagem aberta, à maneira de Eloesser.* **A.** *após ressecção costal, confecção de retalho cutâneo.* **B.** *Fixação do retalho confeccionado junto à pleura parietal.* Fonte: autores.

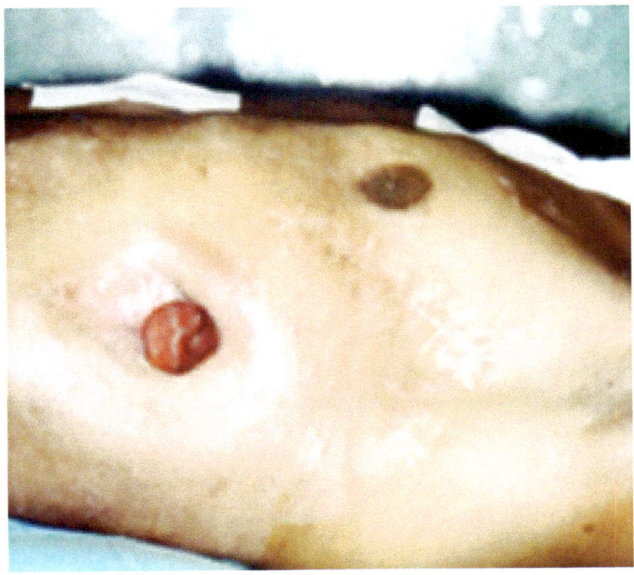

FIGURA 64.13 – *Foto de paciente submetido a pleurostomia com confecção de retalho pleurocutâneo tipo Eloesser.* Fonte: autores.

dois segmentos de arcos costais com a laqueadura dos feixes vasculonervosos correspondentes, e a pleura parietal é ressecada na área de ressecção costal e enviada para histopatologia e cultura para BK, considerando que o número de empiema ocasionado por tuberculose em nosso meio é relevante. As quatro aletas são em seguida suturadas com fio monofilamentar nº 2 com agulha cortante de 4 cm, que fixa cada aleta de pele e subcutâneo na pleura parietal. O pleurostoma deve ficar ao rés do diafragma, evitando degrau que poderá levar ao acúmulo de secreção, o que retardará o processo de cura do empiema.

Descorticação

Edmond Delorme, em 1896, apresentou ao 10º Congresso Francês de Cirurgia a operação à qual dera o nome de *descorticação pulmonar*. Ele a idealizara baseada em afirmações de Cornil e Oulmont, de 1872, segundo as quais no empiema pleural crônico o pulmão colapsado preserva sua elasticidade normal, o que impede sua reexpansão é uma pseudomembrana fibrosa, inelástica, formada sobre a superfície pleural pela deposição de fibrina e a ação de angioblastos e fibrobastos provenientes da parede torácica e dos septos lobulares.

Delorme supôs que se essa pseudomembrana fosse removida cirurgicamente, e o pulmão subjacente, indene, se expandiria e ocuparia a cavidade pleural, o que levaria à cura do empiema. A descorticação pulmonar é um procedimento não mutilante, pois não altera a integridade anatômica do tórax, é restauradora, pois promove a reexpansão do pulmão encarcerado, recuperando a sua função ventilatória e restabelecendo as condições normais da dinâmica torácica.

Antes de eleger o procedimento para tratar o empiema nesta fase, é importante o estudo do parênquima pulmonar subjacente, quando existe, e avaliar as características e o volume da bolsa pleural residual. No passado, utilizavam-se alguns métodos, como o estudo contrastado da cavidade residual, e a broncografia, que determinava a normalidade ou não da árvore brônquica, ou alterações como cavidades, bronquiectasias, broncoestenoses etc. No entanto, com o advento da tomografia computadorizada, sobretudo o exame de alta resolução que pode determinar com precisão a topografia, as características e o volume da bolsa pleural residual, como também alterações de parênquima pulmonar, útil não só para o diagnóstico como para determinar a extensão das alterações anatômicas, esses métodos mais antigos deixaram de ser utilizados. Nesses casos, a broncoscopia é exame fundamental, pois pode diferenciar colapso pulmonar de atelectasia, detectando ou não uma obstrução brônquica de caráter endofítico ou exofítico, por tumor, tuberculose brônquica, linfonodomegalia, secreção, rolha de secreção, o que muito ajudará na orientação do tratamento (Figura 64.14).

Conhecida a fisiopatologia do empiema na fase III e a definição clássica de descorticação pulmonar, é equivocado denominar como descorticação o método para tratamento do empiema, que não seja nesta fase.

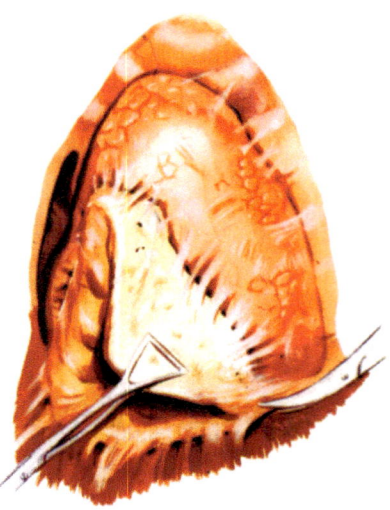
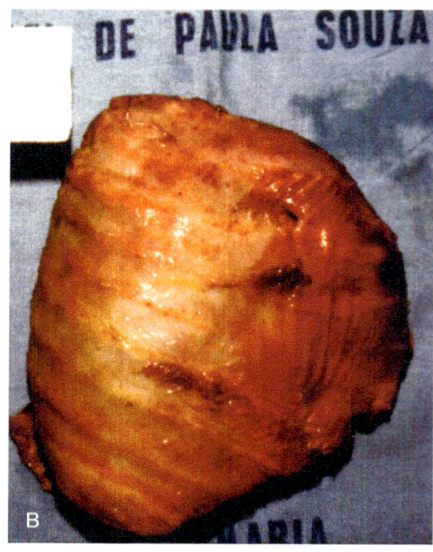

FIGURA 64.14 – **A.** Diagrama mostrando a remoção de membrana fibrosa inelástica, encarcerando o pulmão, empiema fase III. Descorticação pulmonar, cirurgia proposta por Delorme. **B.** Foto ilustrativa mostrando bolsa empiemática removida por descorticação pulmonar; veja as impressões das costelas na peça cirúrgica. Fonte: autores.

■ Método de Clagett e Geraci

O tratamento para o empiema pleural pós-pneumonectomia com ou sem fístula broncopleural, após a esterilização da cavidade, até 1963, consistia na realização da toracoplastia de indicação pleural. Esse método, sem dúvida, era mutilante e deformante da parede torácica, quando nessa época o trabalho original de Clagett e Geraci trouxe um grande avanço para o tratamento da enfermidade.

Propuseram, na época, a irrigação da cavidade pleural com solução de neomicina até a esterilização da mesma, e o seu fechamento em 6 a 8 semanas. Stafford e Clagett, em 1972, obtiveram bons resultados em cerca de 80% dos casos, adotando o método não só de esterelizar, como também de preencher a cavidade com essa solução, chamada de solução de Clagett, e síntese da pleurostomia. Este método trouxe enormes benefícios aos pacientes, visto que o número de toracoplastias foi decrescendo nos diversos centros, continuando a ser usada em menor escala, nos casos refratários ao método mais conservador.

O método de Clagett tem sua indicação para o empiema pleural sem fístula. No Serviço de Cirurgia Torácica do Hospital Raphael de Paula Souza – Rio de Janeiro, em 1983, o Dr. Paulo Brito, cirurgião torácico do referido serviço, sugeriu que fosse utilizado o método de Clagett em um paciente com empiema pleural de etiologia tuberculosa, sem fístula e com pulmão subjacente, o que surpreendentemente resultou em sucesso. A reexpansão do parênquima pulmonar, observado, em outros casos no qual o método modificado foi realizado, que mesmo naqueles pacientes com comprometimento importante do parênquima por sequelas de tuberculose, essa reexpansão se efetivava. O primeiro trabalho sobre o método foi publicado nos anais do Congresso Brasileiro de Cirurgia Torácica, realizado em São Paulo em 1985, e apresentado como tema oficial no Congresso Brasileiro de Cirurgia Torácica, realizado em Brasília em 1989. Um número cada vez maior de pacientes foi beneficiado com a utilização desse método. A explicação mais aceita é que a solução de Clagett utilizada, além de esterilizar a cavidade, em contato com a pseudomembrana que encarcera o pulmão, atua como emoliente, desfazendo sua constituição fibrosa, liberando o pulmão e permitindo, assim, ao longo de um tempo, sua reexpansão. Para a sua realização, é importante que a cavidade esteja saneada, a repleção da cavidade com essa solução seja plena, e a síntese da parede seja hermética, evitando o extravasamento, o que pode não trazer bons resultados.

O método de Clagett Modificado foi e continua sendo utilizado em nosso serviço em 36 pacientes, dos quais 28 se beneficiaram com reexpansão pulmonar, e os outros necessitaram de outros métodos para a resolução da bolsa empiemática. O método de Clagett, como vimos, abriu oportunidade para realização de outros procedimentos menos invasivos (Figura 64.15).

O empiema pleural pós-pneumonectomia com fístula, que outrora era tratado com a reamputação e a ressutura de coto brônquico, mioplastia, associado com toracoplastia, hoje pode ser tratado com procedimentos menos invasivos, como mostram trabalhos da Clínica Mayo. Pacientes obtiveram benefício, com a mioplastia para tratamento da fístula de coto brônquico com retalho muscular de peitoral maior, serratio anterior, grande

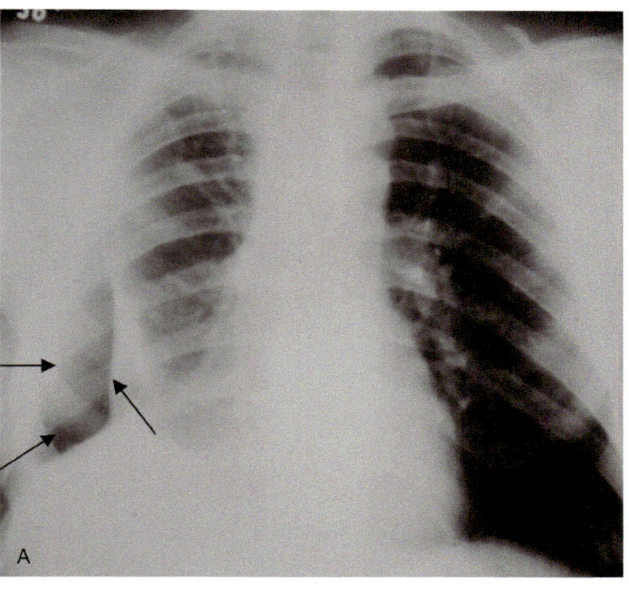 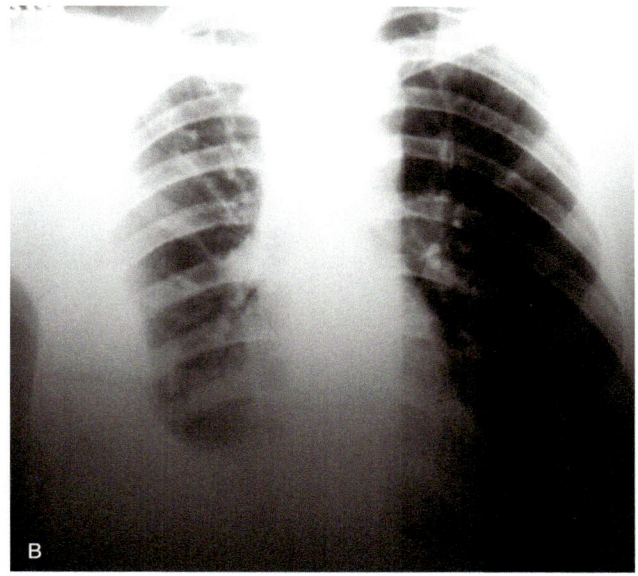

FIGURA 64.15 – **A.** Radiograma mostra espaço pleural residual em base de hemitórax direito, decorrente de empiema pleural sem fístula. **B.** Após cavidade saneada, foi utilizado para repleção o método de Clagett e Geraci modificado. Radiograma mostra bolsa pleural repleta. Fonte: autores.

dorsal etc., e após a cicatrização da fístula, a cavidade pleural era saneada, e o método de Clagett era utilizado, evitando-se, assim, a toracoplastia.

Em alguns poucos casos de empiema pleural pós-pneumonectomia com fístula, por falha de métodos mais conservadores, utiliza-se ainda hoje a técnica de reamputação com sutura do coto brônquico, sobretudo quando esse coto é longo, associando-se a mioplastia, sendo complementada por procedimento de Clagett e Geraci ou toracoplastia. As técnicas utilizadas são a toracotomia posterolateral no hemitórax comprometido, ligadura do pedículo pulmonar por via transpericárdica, e reamputação do coto brônquico ou a esternotomia mediana, também precedida de ligadura intrapericárdica da artéria pulmonar e veia pulmonar superior, para posterior reamputação do coto brônquico. Essa técnica foi proposta por Padhi e Lynn em 1960, e realizada em dois pacientes com fístulas de brônquio principal esquerdo e direito, por Perelman e Boguslavskaya, em 1961. Ela apresenta a vantagem de excluir no ato operatório o manuseio da câmara pleural infectada.

Mioplastias

Abrashanoff em 1911 publicou artigo sobre a utilização de músculo da parede torácica, transposto para a cavidade pleural para o fechamento de fístula broncopleural. Vários grupos lançam mão deste recurso para o tratamento de fístula broncopleural e obliteração de espaço pleural residual pós-empiema. Podem ser utilizados quase todos os grupos musculares da parede torácica, como o grande dorsal, serrátil anterior, peitoral maior. Até o omento maior é útil para esses fins,

considerando que os músculos e o omento são tecidos bem vascularizados, e se adequam bem ao tratamento das fístulas e para a resolução de bolsa pleural, mesmo infectadas. Utilizamos esta técnica mais para o tratamento das fístulas, ou para ocupar pequenos espaços pleurais como também em empiema pós-lobectomia, pois o músculo que sai de sua topografia natural e perde sua função precípua tende a atrofiar-se, mesmo que esteja com sua vascularização preservada, podendo não ocupar satisfatoriamente grandes cavidades pleurais, como no empiema pós-pneumonectomia. Essa situação é agravada porque, os pacientes em que a doença de base é a tuberculose na maioria das vezes são subnutridos, possuem massa muscular bastante reduzida, não sendo, portanto, adequada para obliteração do espaço pleural.

Um recurso que utilizamos nesses casos é a associação de métodos, mioplastia com método de Clagett modificado, indicado quando não há fístula broncopleural. Esses métodos são de muita importância, não só para os pacientes que são preservados de procedimentos mais cruentos e mutilantes, como para o médico que se sente mais confortável em não ter de realizar procedimentos que são deformantes para a caixa torácica (Figura 64.16).

Toracoplastia

A toracoplastia era muito utilizada na era da colapsoterapia para o tratamento da tuberculose pulmonar, produzia mutilação e deformação da caixa torácica. Devido ao advento da quimioterapia antituberculose, do domínio das ressecções pulmonares e de

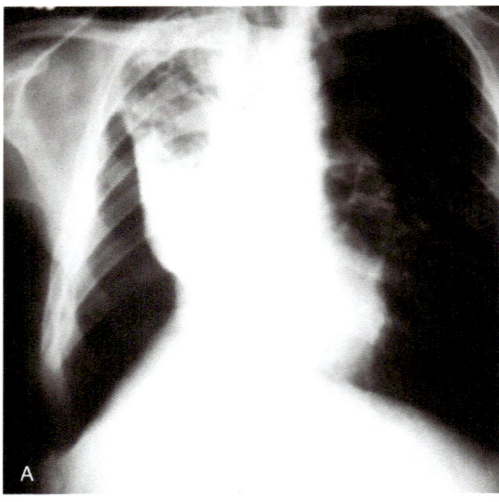
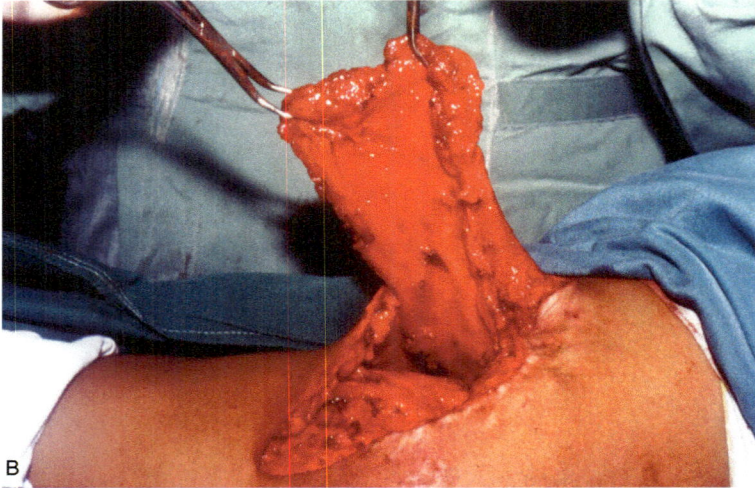

FIGURA 64.16 – A. Radiograma mostra câmara pleural residual em hemitórax direito, empiema pleural fase III, cavidade saneada. Pulmão direito parcialmente encarcerado, viável. **B.** Foto mostrando músculo grande dorsal que foi utilizado para a repleção do espaço pleural – Mioplastia com Grande Dorsal. Fonte: autores.

conhecimentos mais acurados na área de anestesiologia, tem hoje a sua indicação cada vez mais restrita, cedendo espaço aos procedimentos mais conservadores e menos cruentos para o tratamento do empiema pleural. Deve ser a última opção terapêutica, quando os métodos menos invasivos falharem.

Schede, em 1890, propôs o tratamento do espaço pleural residual no empiema pleural crônico, com a finalidade de obliteração do mesmo, com a toracoplastia. O procedimento recebeu seu nome, e consiste na ressecção de um plastrão torácico composto por costelas, musculatura intercostal, fáscia endotorácica e pleura parietal, produzindo uma extensa área cruenta. A pele, o tecido celular subcutâneo e a musculatura da parede torácica deverão ocupar esse espaço, que é drenado, e esse dreno é removido paulatinamente, até a organização da área.

É, sem dúvida, um procedimento mutilante. Ao longo dos anos, muitos cirurgiões propuseram modificações da toracoplastia de Schede, com finalidade de minimizar os efeitos de um procedimento muito cruento e provocar menor alteração anatômica da parede torácica. Dentre elas está a técnica descrita por Heller em 1934, chamada de "toracoplastia em persiana", que consiste na ressecção subperióstica de todas as costelas que compõem o teto ósseo da bolsa empiemática, preservando-se os feixes músculo-vásculo-nervosos intercostais correspondentes. Os segmentos costais ressecados devem estender-se das articulações costotransversais até o limite anterior da bolsa, junto ao mediastino. Incisa-se, a seguir, através dos leitos periósticos das costelas ressecadas a pseudomembrana fibroconjuntiva subjacente, do que resultam várias lâminas flexíveis formadas pela superposição dos feixes intercostais aos retalhos da própria pseudomembrana. Essas lâminas, semelhantes às de uma persiana, sem o suporte do gradil costal, caem sobre o mediastino e obliteram o espaço pleural. A toracoplastia de Heller[22] é a de nossa preferência, quando indicada. Uma casuística de 44 casos do Hospital Raphael de Paula Souza, ao longo de 27 anos, apresentou resultados satisfatórios nos pacientes tratados por este método, e se revelou menos traumática e deformante que a toracoplastia de Schede, principalmente quando o paciente é bem orientado em relação à situação postural, evitando escoliose e queda da omoplata. A musculatura intercostal preservada e a da parede torácica auxiliam a dar uma forma mais amena à caixa torácica (Figuras 64.17 e 64.18).

Empiemas pós-lobectomias, ou bolsas pleurais localizadas, sem solução com os métodos menos cruentos, podem ser tratados também com toracoplastias locorregionais, procedimentos estes modificados das técnicas clássicas descritas, podendo ou não estar associados a outros métodos, como mioplastias.

O empiema pleural, como vimos, é uma enfermidade já conhecida há muito, podendo parecer que o domínio do seu reconhecimento e tratamento seja completo e que não deva merecer muita atenção dos profissionais que se defrontam com pacientes portadores desta doença. Ao contrário, ainda é uma entidade que merece não só o envolvimento de equipe multidisciplinar, como clínico geral, pneumologista, pediatra, cirurgião torácico, equipe de enfermagem, mas também a capacidade de diagnosticar precocemente, reconhecer a sua fase de evolução e instituir o tratamento adequado, o que certamente minimizará os efeitos deletérios e as sequelas tanto pleurais como pulmonares.

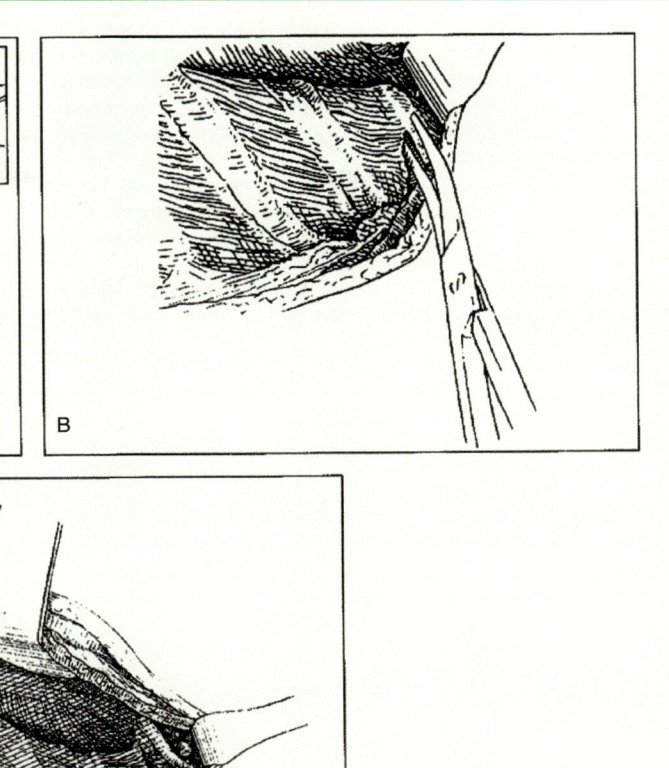

FIGURA 64.17 – *Diagrama demonstrando a confecção de toracoplastia tipo Heller, de indicação pleural, para o tratamento do empiema na fase III, com resolução do espaço pleural.* **A.** *Acesso posterolateral.* **B.** *Dissecção do 1º arco costal.* **C.** *Ressecção do 1º arco costal. Os leitos periósticos são incisados para a confecção da "persiana". Fonte: autores.*

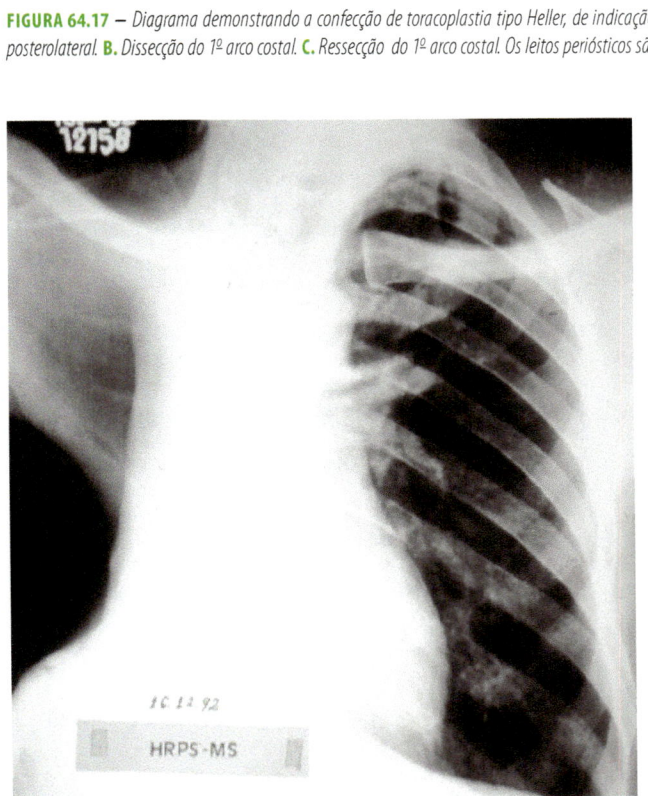

FIGURA 64.18 – *Radiograma demonstra pós-operatório de toracoplastia tipo Heller, em hemitórax direito em paciente portador de empiema pós-pneumonectomia com fístula, realizada após reamputação de coto brônquico e mioplastia. Fonte: autores.*

Referências bibliográficas

1. Ali SM, Siddiqui AA, McLauhglin JS: Open drainage of massive tuberculous empyema with progessive reeaspansion of de lung: na old concept revisited. Ann Thorac Surg 62:218, 1996.
2. Anstadt MP, Guill CK, Ferguson ER, Gordon HS, Soltero ER, Beall AC Jr, Musher DM. Surgical versus nonsurgical treatment of empyemathoracis: an outcome analysis. Am J Med Sci 2003;326:9–14
3. Angelillo Mackinlay TA, Lyons GA, ChimondeguyDJ, Piedras MA, Angaramo G, Emery J. VATSdebridement versus thoracotomy in the treatmentof loculated postpneumonia empyema. Ann Thorac Surg 1996;61:1626–1630.
4. Ali I, Unruh H: Management of empyema thoracis. Ann. Thorac Surg 50:355, 1990.
5. American Thoracic Society Subcommittee on Surgery: Management of Nontuberculous Empyema. Amer. Ver. Resp. Sis. 85:935, 1962.
6. Angelino Mackinlay TA, et al: VATS debridement versus thoracotomy in the treatment of luculated postpneumonia empyema. Ann Thorac Surg 61: 1626, 1996.
7. Arnold PG, Pairolero PC: Chest wall reconstruction: na account of 500 consecutive patients. Plast Reconstr Surg 98:804, 1996.
8. Ashbaugh DG: Empyema thoracis. Factor influencing morbidity andf mortality. Chest. 99: 1162, 1991.
9. Baigent C, Collins R, Appleby P, Parish S, Sleight P, Peto R. ISIS-2: 10 year survival among patients with suspected acute myocardial infarction in randomised comparison of intravenous streptokinase, oral aspirin, both, or neither. The ISIS-2 (Second International Study of Infarct Survival) Collaborative Group. BMJ. 1998; 316 (7141): 1337 - 1343.
10. Bergeron MG: The Changing bacterial spectrum and antibiotic choice. In Deslauriers J, Lacquet L K (eds): International Trends in General Thoracic Surgery. Vol 6. St. Louis: CV Mosby, 1990.

11. Bouros D, et al: Intrapleural streptokinase versus urokinase in the treatment of complicated parapneumonic effusions: a prospective, double-blind study. Am J Respir Crit Care Med 155:291, 1997.
12. Cameron R. Tratamiento fibrinolítico intrapleural versus manejo conservador para el tratamiento de derrames y empiema paraneumónicos (Cochrane Review). In: The Cochrane Library, Issue 1, 2006. Oxford: Update Software.
13. Cameron JR Davies HR Intra-pleural fibrinolytic therapy versus conservative management in the treatment of adult parapneumonic effusions and empyema (Cochrane Review). In: The Cochrane Library, Issue 3, 2009. Oxford: Update
14. Colice GL , Curtis A , Deslauriers J , et al. Medical and surgical treatment of parapneumonic effusions: an evidence-based guideline. Chest. 2000; 118 (4): 1158 - 1171.
15. Coote N, Kay E, Surgical versus non-surgical Management of pleural empyema (Cochrane Review). In: The Cochrane Library, 2009, Issue 1. Oxford: Update Software.
16. Chonmaitree T. Powell KR: Parapneumonic pleural effusion and empyema in children. Review of a 19 year experience, 1962-1980. Cl.in Pediatr 22414, 1983.
17. Clagett, O. T. e Geraci, J.E.: A procedure for the management of post pneumonectomy empyema. J.Thorac Cardiov. Surg. 45:141-5, 1963.
18. Davies CWH, Kearney SE, Gleeson FV, Davies RJO. Predictors of outcome and long-term survival in patients with pleural infection.. Am J Respir Crit CareMed 1999;160:1682-7.
19. David F. Pneumologia aspectos práticos e atuais, empiema pleural. Rio de Janeiro. Revinter; 2001.
20. Delorme (Ch): La Décorticacion du Poumon. 7º Congrès Français de Chirurgie, Paris, 1893.
21. Dubau: La Decorticacion du Poumon. Operacion de Delorme. Presse Med. 40, 13 juin, 1951.
22. Eloesser, L.: Na Operation for Tuberculous Empyema. Sur. Gynecol. Obstet. 60: 1096, 1935.
23. Graham EA, Bell RD: Open pneumothorax: its relation to the treatment of acute empyema. Am J Med Sci 156:839, 1918.
24. Hatzinger M, Kwon ST, Langbein S, Kamp S, Häcker A, Alken P. Hans Christian Jacobaeus: Inventor of human laparoscopy and thoracoscopy. J Endourol. 2006;20(11):848-50.
25. Heller, M.: Über Verhütung und behandlung der Empyëmresthölen Chirurg. 6:297, 1934.
26. Hope WW, Bolton WD, Stephenson JE. The utility and timing of surgical intervention for parapneumonic empyema in the era of video-assisted thoracoscopy. Am Surg. 2005;71(6):512-4.
27. Hughes CE, Van Scoy RE: Antibiotic therapy in pleural empyema. Semin Resp. Infect 6:94, 1991.
28. Krasna MJ, Deshmukh S, Mclaughlin JS: Complications of thoracoscopy Ann Thorac Surg 61: 1066, 1996.
29. Laisaar T, Puttsepp E, Laisarr V: Early administration of intrapleural streptokinase in the treatment of multiloculated pleural effusions and pleural empyema. Thorac Cardiovasc Surg 44: 252, 1996.
30. Landreneau RJ, Keenan RJ, Hazelrigg SR, Mack M, Naunheim KS Thoracoscopy for empyema and hemothorax. Chest 1995;109:18-24.
31. Landreneau RJ, et al: Thoracoscopy for empyema and hemothorax. Chest 109:18,1996.
32. Light RW: Management of parapneumonic effusions. Chest 100:892, 1991.
33. Maskell NA , Davies CW , Nunn AJ , et al ; First Multicenter Intrapleural Sepsis Trial (MIST1) Group . U.K. controlled trial of intrapleural streptokinase for pleural infection . N Engl J Med . 2005 ; 352 (9): 865 - 874 .
34. Meyer, H.: Tratamento do Empiema Pós Pneumonectomia. Jornal de Pneumologia 5 (5): 172, 1979.
35. Miller JI: EmpyemaThoracis. Ann Thorac Surg 50:343 1990.
36. Moran JF. Surgical management of pleural space infections. Semin Respir Infect. 1988;3(4):383-94.
37. Najib M. Rahman, BM, BCh; Nicholas A. Maskell, DM; Christo pher W. H. Davies, MD; Emma L. Hedley; Andrew J. Nunn, MSc; Fergus V. Gleeson, MBBS; and Robert J. O. Davies, DM CHEST 137: 3, 2010.
38. Padhi, R., and Lynn, R.: The Management of bronchopleural fistula. J.Thorac. Surg. 39:385, 1960.
39. Perelman, M.I., and Boguslavskaya, T.B.: In Aktual'nye voprosy tuberkulieza [In Current Problems of Tuberculosis] Nº 2 Moscow Central Institute for Advanced Medical. Education Publication, 1963, p 169. (In Russian).
40. Pothula V, Krellenstein DJ. Early aggressive surgical management of parapneumonic empyemas. Chest 1994;105:832-36.
41. Rahman, NM, Maskell AN, West A et al., "Intrapleural use of tissue plasminogen activator and DNase in pleural infection," New England Journal of Medicine, vol. 365, no. 6, pp. 518–526, 2011.
42. Ridley P, Bainbridge M. Thoracoscopic debridement and pleural irrigation in the management of empyema thoracis. Am Thorac Soc 1991;51:461-4.
43. Ris HB, Pezzetta E, Krueger T, Lardinois D.Surgical treatment of pleural infections: the surgeon's point of view. Eur Respir Mon2004;29:181–198.
44. Rzyman W, Skokowski J, Romanowicz G, Lass P, Dziadziuszko Decortication in chronic pleural empyema-effect on lung function. Eur Cardiothorac Surg 2002;21:502–507.
45. Sahn, SA. Management of complicated parapneumonic effusions. Am Ver Respir Dis 1993;148:813-817.
46. Seville R et al. Respiratory Medicine CME 2 (2009) 107–110
47. Stafford, E.G.: Clagett, O.T.: Postpneumonectomy Empyema – In stilation and deffinitive closure. J.Thorac. Cardiov. Surg. (Separata)1972.
48. Silen ML, Weber TR. Thoracoscopic debridement of loculated empyema thoracis in children. Ann Thorac Surg. 1995;59(5):1166-8.
49. Striffeler H, Gugger M, Im Hof V, Cerny A, Furrer M, Ris HB. Video assisted thoracoscopic surgery for fibrinopurulent pleural empyema in 67patients. Ann Thorac Surg 1998;65:319–323.
50. Teixeira, J.: Tratamento do Empiema Pleural Tuberculoso. Med. Cir. Fac. nº 145, 1948.
51. Tillett WS, Sherry S, Read CT. The use of streptokinase-streptodornase in the treatment of postpneumonic empyema. J Thoracic Surg 1951;21:275-297.
52. Wait MA, et al: A randomized trial of empyema therapy. Chest 111:1548, 1997.
53. Brasileiro Filho, G. Bogliolo, patologia - 9. ed. - Rio de Janeiro, 2016. Capítulo 4. p. 147-48.
54. Subotic D, Lardinois D, Hojski A. Minimally invasive thoracic surgery for empyema. Breathe. 2018 Dec 1;14(4):302-10.
55. Corcoran JP, Wrightson JM, Belcher E, DeCamp MM, Feller-Kopman D, Rahman NM. Pleural infection: past, present, and future directions. Lancet Respir Med 2015;3:563-77.
56. Dyrhovden R, Nygaard RM, Patel R, Ulvestad E, Kommedal O. The bacterial aetiology of pleural empyema. A descriptive and comparative metagenomic study. Clin Microbiol Infect 2019;25:981-986.
57. Chalmers JD, Singanayagam A, Murray MP, Scally C, Fawzi A, Hill AT. Risk factors for complicated parapneumonic effusion and empyema on presentation to hospital with community-acquired pneumonia. Thorax. 2009;64:592-7.
58. Reichert M, Hecker M, Witte B, Bodner J, Padberg W, Weigand MA, Hecker A. Stage-directed therapy of pleural empyema. Langenbeck's archives of surgery. 2017 Feb;402(1):15-26.

65 Bolha Enfisematosa Gigante

Roberto Saad Junior • Marcio Botter
Vicente Dorgan Neto • Jorge Henrique Rivaben
Roberto Gonçalves

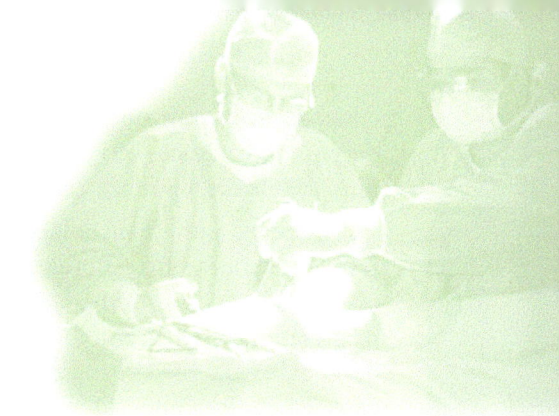

Introdução

Enfisema Pulmonar, uma das manifestações da Doença Pulmonar Obstrutiva Crônica (DPOC), é definido pela Sociedade Brasileira da Pneumologia como uma alteração anatômica dos pulmões, caracterizada por dilatação anormal e permanente dos espaços aéreos distais ao bronquíolo terminal não respiratório, acompanhado de progressivo desarranjo estrutural das paredes alveolares, sem fibrose associada. Entretanto, apenas parte dos doentes enfisematosos é acometida pela formação de uma ou mais bolhas em meio ao parênquima pulmonar.[1]

Klingman et al.[2] classificaram o enfisema pulmonar em três tipos, de acordo com suas manifestações clínicas: enfisema difuso obstrutivo, enfisema compensatório e enfisema bolhoso. O enfisema pulmonar também pode ser classificado, do ponto de vista anatômico, em três tipos: enfisema acinar proximal (centrolobular), enfisema acinar distal (paraseptal) e enfisema panacinar (panlobular). No enfisema acinar distal, as porções finais de ácino, alvéolos e dutos alveolares são as estruturas comprometidas, constituindo a forma anatômica de enfisema mais fortemente relacionada ao aparecimento de bolhas, geralmente subpleurais.[1,3]

Dessas informações pode-se depreender que nem todo doente portador de enfisema pulmonar apresentará bolhas pulmonares, assim como nem todo doente com bolhas nos pulmões apresenta coexistência de enfisema difuso comprometendo o restante do parênquima. Em algumas situações, as bolhas podem, inclusive, ter outras causas além do enfisema, como tuberculose, sarcoidose e drogas inaláveis.[4-8] Seja qual for a etiologia, no entanto, bolhas pulmonares são originadas a partir de desarranjo estrutural parenquimatoso, ruptura de septos interalveolares e formação de espaços aéreos em meio ao tecido pulmonar, motivo pelo qual são habitualmente denominadas bolhas enfisematosas (derivado do grego *emphýsēma*: "infiltração de ar").[2]

A presença de bolhas pode determinar grave intensificação dos sintomas, especialmente da dispneia, sobretudo se o tecido pulmonar adjacente for difusamente comprometido com enfisema não bolhoso. Por outro lado, na ausência de enfisema difuso, o doente pode até ser assintomático, mesmo na vigência de bolhas de grande volume.[5] Alguns doentes apresentam uma única lesão bolhosa no pulmão, enquanto outros têm bolhas múltiplas, ocupando apenas um ou ambos os hemitórax. Quando ocupam pelo menos um terço do volume de um hemitórax recebem a denominação de bolhas pulmonares gigantes ou bolhas enfisematosas gigantes.[1]

Uma bolha enfisematosa pode atingir amplo volume, ocupando grande espaço na cavidade torácica. O mesmo pode ocorrer quando há a somatória dos volumes de várias bolhas pequenas em um mesmo pulmão. As bolhas, entretanto, apesar de receberem parte substancial do volume corrente, são funcionalmente inertes, tanto por serem mal perfundidas como devido à sua superfície pequena e desprovida de alvéolos funcionantes. Uma bolha pulmonar constitui, assim, um verdadeiro espaço morto, contribuindo para a deterioração da função pulmonar e o aparecimento dos sintomas.[4,6]

Outras alterações são também geradas pelas bolhas pulmonares. Porções pulmonares adjacentes à lesão, comprometidas ou não por doença enfisematosa, mas ainda funcionantes podem ser comprimidas ou colapsadas em razão do desvio do fluxo aéreo para a região mais complacente.[5,6] A bolha distendida pode comprimir e reduzir o diâmetro das vias aéreas e da rede vascular pulmonar adjacentes, desviar o mediastino, deprimir e aplainar o diafragma, prejudicando seu curso de movimento, e alterar as propriedades elásticas da parede torácica, exigindo maior participação da musculatura respiratória acessória.[5,6]

A doença pulmonar bolhosa é considerada pouco frequente por muitos autores, porém, sua real incidência é obscura, existindo poucos dados esclarecedores na literatura.[8] Bolhas pulmonares prevalecem na quinta década de vida, no sexo masculino (74,7% a 95,7% dos casos) e em fumantes. O quadro clínico dos doentes é muito variado, de acordo com o volume ocupado pelas bolhas na caixa torácica e com a quantidade e qualidade do tecido pulmonar não bolhoso.[1,8,9]

A dispneia é a mais frequente e principal queixa, aparecendo em 17,0% a 74,2% dos doentes, seguida por dor torácica, acometendo 5,5% a 19,8%. A dispneia pode ser leve ou, em alguns casos, incapacitante, interferindo na qualidade de vida do doente, que passa a ter dificuldade para se locomover e realizar a própria higiene, chegando, algumas vezes, a impedi-lo de se submeter a uma simples espirometria. Diversos autores relatam, ainda, 7,1% a 36,1% de indivíduos assintomáticos no momento da indicação operatória.[1,6,8,10,11]

Especial atenção deve ser dada às bolhas gigantes como aqui definidas, pois, não raras vezes, podem ser confundidas com pneumotórax (traumático ou não). Se isto acontece no serviço de emergência, o socorrista entende que o tratamento é a drenagem do suposto "pneumotórax", o que promoverá uma drenagem da bolha e, ao invés de melhorar, o doente poderá piorar suas condições clínicas (Figura 65.1).

É de fundamental importância que o cirurgião, ao atender um doente com "suposto pneumotórax" no serviço de emergência, tenha em mente um diagnóstico diferencial: a bolha gigante de pulmão (Figura 65.2).

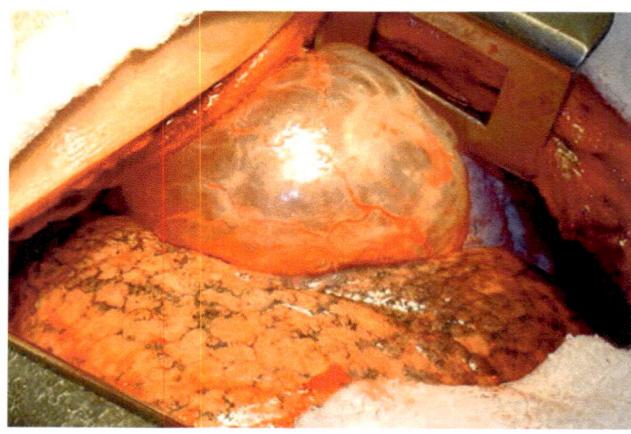

FIGURA 65.2 – *Bolha gigante no enfisema bolhoso.* Fonte: *autores.*

Evolução natural e complicações das bolhas gigantes

A história natural das bolhas pulmonares gigantes é pouco conhecida. Existem relatos de pacientes portadores de bolhas enfisematosas, sem condições clínicas de serem submetidos a operações e que morreram de insuficiência respiratória em um intervalo de 6 a 12 meses.[13]

Boushy et al., citado por Schipper et al,[15] acompanharam, em 1969, dez doentes por período de dez anos e verificaram aumento do volume das bolhas em 100% dos casos. Ribet et al., citados por Gaensler et al.,[7] acompanharam por 39 meses, em média, um grupo de doentes assintomáticos, mais de 80% deles tornaram-se sintomáticos, necessitando de tratamento operatório.

Pneumotórax espontâneo relacionado a bolhas gigantes incide em 3% dos doentes. Embora não muito frequente, é uma complicação grave, uma vez que esses doentes enfisematosos toleram mal o pneumotórax mesmo sendo eventualmente de pequeno volume. Esse tipo de pneumotórax costuma ser acompanhado por fístula broncopleural prolongada e elevada incidência de infecção pleuropulmonar. Outras complicações associadas a bolhas enfisematosas são infecção e hemoptise, esta decorrente de ruptura de vasos sanguíneos em suas paredes ou septos. Infecções primárias verdadeiras acometendo bolhas enfisematosas são raramente observadas, e é comum necessitarem de tratamento operatório. Em geral, porém, bolhas com nível hidro aéreo no seu interior, evidenciando conteúdo líquido, na realidade, constituem reações inflamatórias à infecção do tecido pulmonar adjacente à bolha.

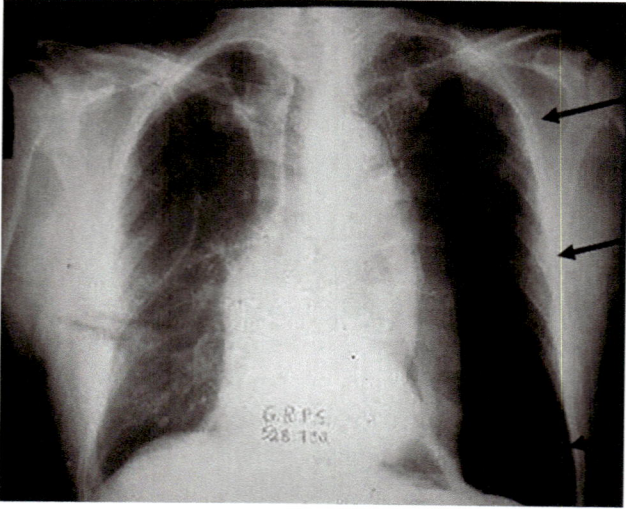

FIGURA 65.1 – *Bolha gigante à esquerda, que facilmente poderia ser confundida com um pneumotórax.* Fonte: *autores.*

Indicações operatórias

A remoção operatória das bolhas pulmonares pode melhorar significativamente a função respiratória, a troca de gases e reduzir a dispneia, sendo justificável em diversas instâncias.[4] Mesmo doentes portadores de DPOC grave, com dispneia intensa, podem se beneficiar da remoção de bolhas, com melhora da qualidade de vida e maior sobrevida. A melhora dos sintomas após a operação, mesmo quando temporária, é proporcional à qualidade do pulmão remanescente.[12]

Atualmente, admite-se que os doentes sintomáticos devam ser operados sempre que as condições clínicas o permitirem. Os doentes assintomáticos, cujas bolhas ocupam ao menos 50% do volume de um hemitórax ou que mostram aumento volumétrico progressivo ao longo do tempo, também têm indicação operatória, dado o potencial risco de complicações. Os demais pacientes poderiam ser submetidos a acompanhamento ambulatorial periódico.[13-15]

A principal meta nas operações da doença pulmonar bolhosa é a restauração da função respiratória. Para que tal finalidade seja atingida, os procedimentos fundamentam-se em dois princípios: a remoção dos espaços aéreos não funcionantes, permitindo a expansão das áreas colapsadas do parênquima, e a máxima preservação de tecido pulmonar não bolhoso.[8,15-17]

O ato anestésico deve ser realizado, preferencialmente, por meio de indução com ventilação espontânea, com utilização de sonda traqueal de duplo lúmen. Preconiza-se a manutenção dos parâmetros de ventilação artificial do doente com baixo volume de ar corrente e baixa pressão inspiratória, desde a indução anestésica até o final do procedimento, na medida do possível, e sempre com tempo expiratório alongado, para proporcionar a liberação de parte do ar represado no interior da bolha. O uso de pressão positiva pode aumentar a tensão no interior da bolha, levando ao colapso maior das áreas pulmonares funcionantes, ou mesmo determinando sua ruptura antes da realização da toracotomia, com consequente pneumotórax, que, hipertensivo, representa situação de ameaça de morte. Existindo bolhas no hemitórax contralateral, o uso de pressões elevadas poderá, igualmente, provocar colapso de áreas funcionantes e pneumotórax em caso de ruptura das bolhas.[18]

O trauma operatório determinado pela toracotomia é suficiente para comprometer a função pulmonar pelo período mínimo de duas semanas após o procedimento, causando redução de até 600 mL por segundo no VEF_1. O dano à ventilação pode ser consequente à dor, à redução da depuração mucociliar e ao acúmulo de secreções ocorridas após a toracotomia, chegando a existir, em algumas situações, risco de falência respiratória.[12,15,19] Alterações semelhantes podem ser atribuídas à videotoracoscopia, em especial, da CVF, VEF_1 e pressão parcial de oxigênio no sangue arterial (PaO_2) por pelo menos dois dias após a operação.[20]

As técnicas ressectivas determinam a remoção de fatias de tecido pulmonar adjacente à sua base, juntamente com a ablação da bolha. Essas porções de parênquima não bolhoso, mesmo quando pequenas e acometidas por enfisema, podem ser ainda funcionantes e valiosas para o doente, de modo que sua ressecção pode contribuir para o aparecimento de insuficiência respiratória no pós-operatório.[4,19,21]

A sutura do tecido pulmonar adjacente à bolha após sua remoção constitui também um fator relacionado à gênese de complicações pós-operatórias, em particular, de fístula broncopleural, principalmente quando esse tecido encontra-se previamente lesado por enfisema, tuberculose, fibrose ou outras doenças.[5] O uso de grampeadores para realização de suturas mecânicas do pulmão é relatado como eficaz fator preventivo de complicações, principalmente, quando a linha de sutura é reforçada com materiais autólogos, biológicos ou sintéticos.[4,5,9,14]

Técnicas operatórias atuais

Atualmente, as bulectomias por toracotomia, as ressecções de bolhas por CTVA, constituem as abordagens principalmente utilizadas nas operações das bolhas pulmonares gigantes na maior parte dos serviços de cirurgia torácica em todo o mundo. Por outro lado, ressecções maiores como lobectomias ou pneumonectomias têm sido raramente indicadas para tratar tais lesões, salvo situações em que a bolha enfisematosa substitui ou ocupa completamente todo o tecido de um lobo ou pulmão, quando esses procedimentos acabam sendo inevitáveis.[4,5] Os métodos operatórios apresentados a seguir apresentam diversas variações técnicas, de acordo com a preferência de cada serviço. Serão descritos os procedimentos mais habitualmente realizados.

Bulectomia por toracotomia

A bulectomia por toracotomia costuma ser indicada para doentes portadores de bolhas de grandes dimensões, com parênquima adjacente sadio ou pouco comprometido. A técnica operatória requer anestesia geral e toracotomia posterolateral no nível do quinto ou sexto espaço intercostal ou esternotomia mediana, utilizada por alguns autores para ressecções simultâneas de bolhas bilaterais.[5,9,21]

Habitualmente, o doente é submetido a anestesia geral, sendo posicionado em decúbito lateral na mesa operatória. A bolha enfisematosa gigante é facilmente identificada após a abertura pleural, destacando-se do parênquima não bolhoso adjacente.

Bolhas nitidamente pediculadas podem ser removidas realizando-se a transfixação do pedículo e sua ligadura com fio inabsorvível. Bolhas com implantação pulmonar séssil são ressecadas por meio do abraçamento de todo o tecido parenquimatoso sadio adjacente à base da bolha com pinças hemostáticas e sutura da mesma com fio absorvível em dois planos, envolvendo toda a extensão correspondente à base da bolha. Técnica semelhante pode ser realizada quando utilizados grampeadores mecânicos para ressecção de bolhas pulmonares.

Em seguida, é realizada pleurodese, usualmente com talco estéril polvilhado entre as pleuras parietal e visceral, com objetivo de proteger o paciente contra futuros pneumotórax e dificultar a formação de novas bolhas e *blebs* corticais por meio do consequente espessamento pleural.[1,6,17] A cavidade torácica é drenada sob selo d'água e, ao término da operação, o doente é conduzido à unidade de terapia intensiva ou ao setor de recuperação pós-anestésica, quando possível a extubação.

Bulectomia por CTVA

As técnicas de tratamento das bolhas enfisematosas por cirurgia torácica videoassistida (CTVA), como a maior parte dos procedimentos realizados por essa via de acesso, requerem anestesia geral com utilização de sonda traqueal de duplo lúmen e colapso do pulmão ipsilateral. Esse procedimento pode ser potencialmente perigoso em se tratando de doentes com grave comprometimento da função respiratória, como é o caso dos doentes enfisematosos, especialmente, os idosos.[21]

A primeira toracostomia é realizada no nível do quinto espaço intercostal, na linha axilar média, através da qual é introduzido na cavidade pleural um trocarte de 10 mm de diâmetro e óptica telescópica. A bolha enfisematosa gigante geralmente é vista com facilidade, destacando-se do parênquima não bolhoso adjacente.

Mais duas ou três pequenas incisões são realizadas, de acordo com a localização da bolha e utilizadas para a introdução dos demais instrumentais videoendoscópicos. Bolhas com pedículos estreitos e bem definidos podem ser ressecadas pela transfixação do pedículo com fio inabsorvível. As lesões com implantação pulmonar séssil são ressecadas de modo semelhante à técnica aberta.[22,23]

A bulectomia por CTVA requer cuidados especiais no sentido de se evitarem fístulas aéreas no pós-operatório, muito frequentes nesse tipo de operação. O reforço das linhas de sutura é utilizado com tal finalidade.[4] Assim como na técnica aberta, pleurodese é realizada, a cavidade torácica, drenada sob selo d'água, e o doente, conduzido à unidade de terapia intensiva ou ao setor de recuperação pós-anestésica, quando possível a extubação.

A bulectomia por CTVA tem a vantagem de evitar grandes incisões no tórax por um lado, porém, o uso de anestesia geral e a sutura de parênquima adjacente de má qualidade determinam elevados índices de complicações. Wakabayashi refere mortalidade zero em sua casuística de 17 bulectomias por CTVA. No entanto, verificou insuficiência respiratória em 29,4% e fístula broncopleural com mais de 10 dias de duração em 65% dos doentes.[22]

Drenagem da bolha gigante por toracostomia e bloqueio anestésico local

A técnica apresentada a seguir foi padronizada na Disciplina de Cirurgia Torácica da Santa Casa de São Paulo, já anteriormente descrita e publicada.[19] O doente é posicionado em decúbito dorsal horizontal e submetido a bloqueio anestésico local na região da parede torácica correspondente à projeção da bolha, previamente determinado por exames de imagens (Figura 65.3).

É realizada uma toracostomia de 3 a 4 cm de extensão no local previamente anestesiado (Figura 65.3) e, aberta a pleura, a bolha enfisematosa, insuflada, é facilmente identificada (Figura 65.4). Esta é exteriorizada através do espaço intercostal e sua parede é aberta. Um cateter balonado calibroso (Foley nº 22 ou 24F) é inserido no seu interior, e uma sutura em bolsa em torno do cateter é realizada (Figura 65.5). A bolha é reintroduzida na cavidade pleural, e cerca de dois gramas de talco esterilizado são polvilhados no seu interior (Figura 65.6).

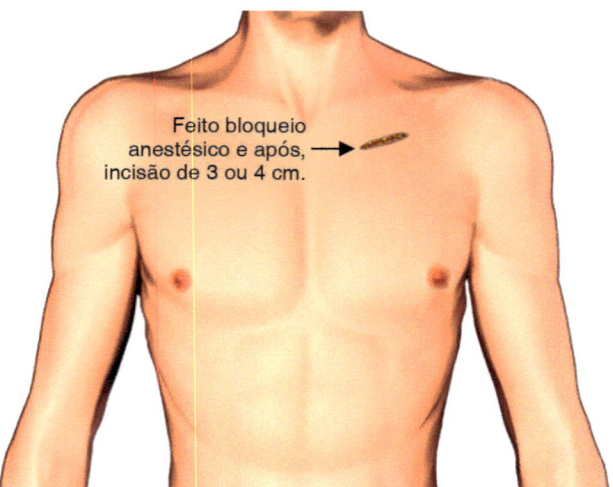

FIGURA 65.3 – *Técnica padronizada na Disciplina Torácica da Faculdade de Ciências Médicas da Santa Casa de São Paulo.* Fonte: autores.

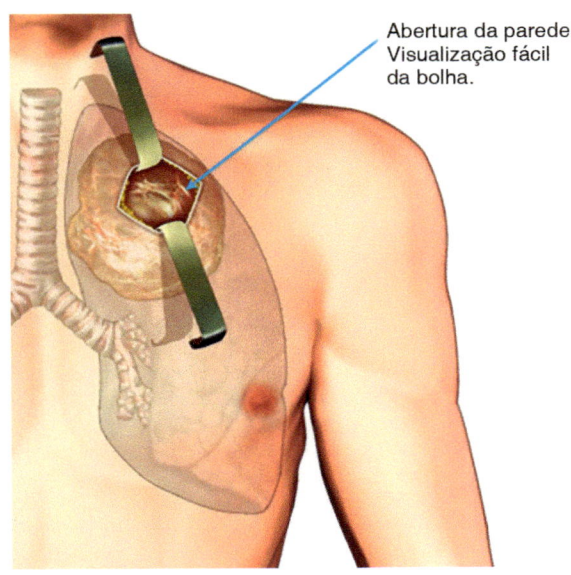

FIGURA 65.4 —*A bolha é facilmente visualizada após a abertura do tórax.* Fonte: *autores.*

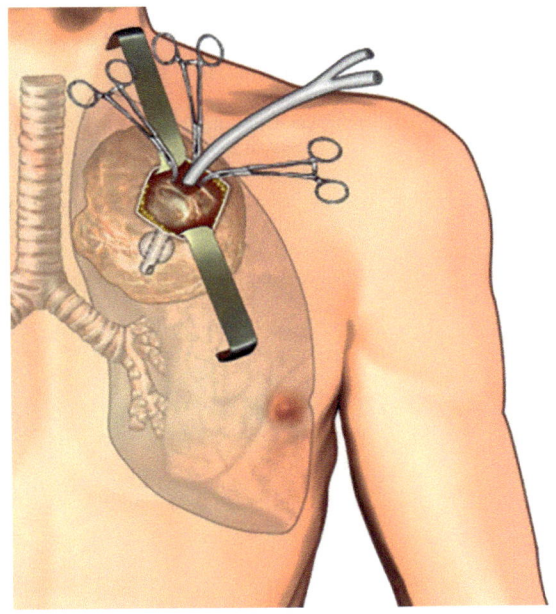

FIGURA 65.5 —*Introdução do cateter no interior da bolha gigante.* Fonte: *autores.*

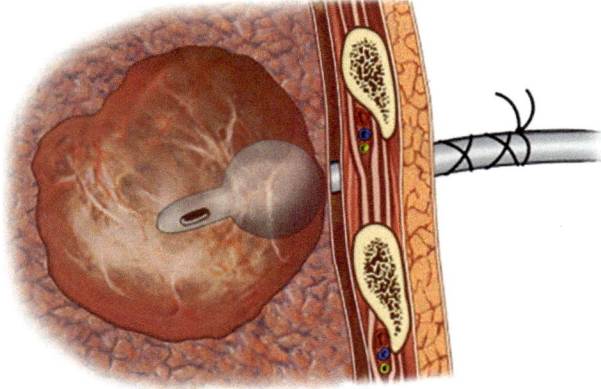

FIGURA 65.6 — *Cateter balonado é colocado no interior da bolha, o seu interior é polvilhado com talco e o dreno fixado. Esse cateter é retirado depois de dois ou quatro dias.* Fonte: *autores.*

O balonete do cateter é insuflado e tracionado até que se pressione contra a pleura parietal, trazendo consigo a bolha, já colabada. O cateter é fixado à pele com ponto de fio inabsorvível. A cavidade pleural é drenada em seguida, no nível do quinto espaço intercostal, com objetivo de se prevenir a instalação de pneumotórax em caso de fístula aérea pela bolha. Ao término da operação, o doente é encaminhado à enfermaria.

O dreno pleural é retirado dois ou três dias após a operação, desde que não haja evidência de fístula aérea. A mesma conduta é tomada em relação ao cateter balonado, que é retirado quando constatada ausência de borbulhamento no frasco de drenagem mediante manobras de expiração forçada. O doente recebe alta hospitalar após a retirada do cateter e do dreno torácico, desde que não haja vestígios de complicações clínicas ou cirúrgicas.

Na Santa Casa de São Paulo, utilizamos a técnica descrita desde 1997 e obtivemos ótimos resultados como demonstrado na Tese de Doutorado[8] quando foram operados 31 doentes.

Atualmente, a nossa experiência cresceu para mais de 50 operações com esta técnica apresentando ótimos resultados, tanto que ela é adotada como escolha primeira para tratamento desta doença no nosso serviço (exceto em doentes com passado de tuberculose ou na presença de espessamento pleural).

Razões para o sucesso desta terapêutica:

- Anestesia local, portanto, a não realização de anestesia geral em doentes com poucas reservas funcionais.
- Incisão pequena: 4 a 5 cm. Não realizamos grandes incisões no tórax.
- Não ressecamos as bolhas como se faz no tratamento convencional (aberta ou vídeo). Desse modo, preservamos parênquima pulmonar e prevenimos as possíveis fístulas aéreas que normalmente são de difícil controle no pós-operatório.

Conclusão

A nossa experiência com este tipo de doença vem crescendo desde 1956. Passamos por várias fases de conhecimento e de aprendizagem.

Utilizamos vários métodos de tratamento operatório, e concluímos que a drenagem de bolha gigante é a melhor técnica a ser utilizada. Acompanhamos os doentes assim operados por décadas, e não encontramos recidivas ou complicações. Os doentes passam por uma pequena operação e se curam por completo, obviamente melhorando sua qualidade de vida!

Recentemente, em 2019, dois dos melhores cirurgiões do país, Professor José J. Camargo e Professor Darcy Ribeiro Pinto Filho, publicaram um maravilhoso livro sobre Cirurgia Torácica: *Cirurgia Torácica Contemporânea*.[24] Existe um capítulo sobre o tratamento do enfisema bolhoso (cap. 45, página 441). E não é que neste capitulo fizeram referência à nossa técnica proposta para o tratamento de bolhas gigantes? Que decepção, vejam o escreveram:

> *Recentemente, retomando esta ideia, Saad et al. propuseram a drenagem externa de bolha enfisematosa por dreno siliconizado à semelhança do que fora escrito por Monaldi, e a manutenção do dreno por tempo indeterminado, naturalmente com os inconvenientes de uma ferida aberta e a saída permanente de ar pelo orifício do dreno. Ainda que o impacto inicial da proposta possa ser desagradável, há que se considerar a escassez de alternativas e a aceitação do tratamento provavelmente festejada por esses pacientes, cuja noção de qualidade de vida foi negativamente subvertida pelo sofrimento crônico.*

Há algo de estranho nessas afirmações acima. Os autores afirmam:

- "Saad *et al.* propõem a manutenção do dreno por *tempo indeterminado, com os inconvenientes de uma ferida aberta...*"

Não é isso que preconizamos. Como muito bem explicado pelos desenhos, o dreno é retirado 2 a 3 dias depois da operação, com completa cura do paciente!

- "*...esses pacientes, cuja noção de qualidade de vida foi negativamente subvertida pelo sofrimento crônico.*"

Não sei como concluíram essa bravata! Pois os doentes ficam totalmente curados e com pequena cicatriz no tórax.

Só posso concluir que não estudaram direito a nossa proposta de tratamento e estão a divulgar errôneas interpretações.

Professor Camargo e Professor Darcy, os senhores sabem, como pessoas sérias que são, o quão difícil é criar e propor uma técnica operatória no Brasil, quase impossível. Tudo o que um brasileiro faz "não presta".

Assim, quando conseguimos algo nesta área, não esperamos aceitação e aplausos. Não, isto não! Mas, pelo menos, citem o que de fato eu escrevi!

Referências bibliográficas

1. Fitzgerald, M.X.; Keelan, P.J.; Cugell, D.W. et al. Long-term results of surgery for bullous emphysema. J Thorac Cardiovasc Surg, vol. 68(4), p. 566-87, 1974.
2. Klingman, R.R.; Angelillo, V.A.; Demeester, T.R. Cystic and bullous lung disease. Ann Thorac Surg, vol. 52, p. 576-80, 1991.
3. Knudson, R.J.; Gaensler, E.A. Surgery for emphysema. Ann Thorac Surg, vol. 3(1), p. 332-62, 1965.
4. Greenberg, J.A.; Singhal, S.; Kaiser, L.R. Giant bullous lung disease: evaluation, selection, techniques, and outcomes. Chest Surg Clin N Am, vol. 13(4), p. 631-49, 2003.
5. Deslauriers, J.; Leblanc, P. Management of bullous disease. Chest Surg Clin N Am, vol. 4(3), p. 539-559, 1994.
6. Trench, N.F.; Saad Júnior, R. Enfisemas pulmonares cirúrgicos. In: Trench NF, Saad Júnior R. Cirurgia Torácica. 1ª ed. São Paulo: Panamed, 1983. Cap. 8, p. 311-68.
7. Gaensler, E.A.; Cugell, D.W.; Knudson, R.J. et al. Surgical management of emphysema. Clin Chest Med, vol. 4(3), p. 443-63, 1983.
8. Botter, M. Tratamento Operatório das Bolhas Enfisematosas Gigantes na Santa Casa de São Paulo. São Paulo, 2006, 111p. Tese (Doutorado) – Faculdade de Ciências Médicas da Santa Casa de São Paulo.
9. Connolly, J.E. Results of bullectomy. Chest Surg Clin N Am, vol. 5(4), p. 765-76, 1995.
10. Saad Júnior, R.; Botter, M. Doença Bolhosa. In: Saad Júnior, R.; Carvalho, W.R.; Ximenes Netto, M.; Forte, V. Cirurgia Torácica Geral. 1ª ed. São Paulo: Atheneu, 2005. Cap. 23.2, p. 341-50.
11. Brichon, P.Y.; Pilichowski, P.; Aubert, M. et al. Restauration de la fonction respiratoire par résection des bulles géantes d'emphysème. Lyon Chir, vol. 83, p. 83-5, 1987.
12. Palla, A.; Desideri, M.; Rossi, G. et al. Elective Surgery for giant bullous emphysema: a 5-year clinical and functional follow-up. Chest, vol. 128(4), p. 2043-50, 2005.
13. Dijkman, J.H. Morphological aspects, classification and epidemiology of emphysema. Bull Eur Physiopathol Respir, vol. 22(1), p. 241-3, 1986.
14. Giacomo, T.; Venuta, F.; Rendina, E.A. et al. Video-assisted thoracoscopic treatment of giant bullae associated with emphysema. Eur J Cardiothorac Surg, vol. 15(6), p. 753-7, 1999.
15. Schipper, P.H.; Meyers, B.F.; Battafarano, R.J. et al. Outcomes after resection of giant emphysematous bullae. Ann Thorac Surg, vol. 78(3), p. 976-82, 2004.
16. Hodgev, V.; Kostianev, S.; Hadgigeorgiev, G. et al. Functional parameters in pulmonary bullous emphysema. Folia Med, vol. 41(1), p. 157-60, 1999.
17. Saad Júnior, R.; Ethel Filho, J.; Stirbulov, R. Enfisema Pulmonar Bolhoso. In: Saad Júnior, R.; Carvalho, W.R.; Ximenes Netto, M.; Forte, V. Cirurgia Torácica Geral. 1ª ed. São Paulo: Atheneu, 2005. Cap. 23.3, p. 351-3.
18. Venn, G.E.; Williams, P.R.; Goldstraw, P. Intracavity drainage for bullous, emphysematous lung disease: experience with the Brompton technique. Thorax, vol. 43(12), p. 998-1002, 1988.
19. Saad Júnior, R.; Mansano, M.D.; Botter, M. et al. Tratamento operatório de bolhas no enfisema bolhoso: uma simples drenagem. J Pneumol, vol. 26(3), p. 113-8, 2000.
20. Losso LC. Repercussões da videotoracoscopia nos volumes pulmonares e nas trocas gasosas. Tese (Doutorado). São Paulo: Universidade Federal de São Paulo. Escola Paulista de Medicina; 1998
21. Adeyemo, A.O.; Andy, J.J. Surgical considerations in the management of giant emphysematous bullae. J Natl Med Assoc, vol. 79(9), p .945-9, 1987.
22. Wakabayashi, A. Thoracoscopic technique for management of giant bullous lung disease. Ann Thorac Surg, vol. 56(3), p. 708-12, 1993.
23. Divisi, D.; Battaglia, C.; DI Francescantonio, W. et al. Giant bullous emphysema resection by VATS. Analysis of laser and stapler techniques. Eur J Cardiothorac Surg, vol. 22(6), p. 990-4, 2002.
24. Camargo, JJ; Darcy RPF. Tratamento do Enfisema Bolhoso. In: Camargo,JJ ; Darcy RPF- Cirurgia Torácica Conteporânea. Thieme Revinter, 1.Ed. Rio de Janeiro. 2019 p. 441-447.

# 66 Abscesso Pulmonar e Bronquiectasia

Geraldo Roger Normando Junior

Abscesso pulmonar

> *Alguns médicos, ainda hoje, afirmam ingenuamente que se devem operar no período crônico as supurações do pulmão. Ora, neste período, a esclerose, a supuração infiltrante do tecido pulmonar e as lesões a distância, que acabamos de referir, impossibilitam ou dificultam seriamente o sucesso do tratamento cirúrgico. Urge realizá-lo antes que tal estado se estabeleça."*
>
> **Fernando Paulino, 1946.**

Considerações gerais

Os abscessos pulmonares são coleções purulentas, inodoras ou fétidas, geradas primitivamente no seio do parênquima pulmonar. O processo infeccioso inicia de forma aguda e de caráter supurativo e/ou necrótico que se expande e pode drenar para um brônquio ou romper para o espaço pleural e deixar imagem com nível hidroaéreo (piopneumotórax).

Excluem-se aqui as supurações primárias específicas, tais como as micóticas, amebianas e tuberculosas, bem como as secundárias consequentes à transformação purulenta de processos mórbidos preexistentes (cânceres abscedidos ou supuração de cistos hidáticos ou congênitos etc.).

A incidência de abscessos pulmonares diminuiu consideravelmente nas últimas décadas, em parte devido à variedade de antibióticos de largo espectro cada vez mais eficazes; também por mudança no perfil da população acometida, como pneumonias em pacientes cada vez mais idosos, imunossupressão (SIDA, corticoterapia, transplantes, quimioterapias), carcinoma e alcoolismo.

Alcoolismo com broncoaspiração tem sido a causa mais frequente de abscesso pulmonar. Desnutrição, processos inflamatórios das vias aéreas superiores e infecção dentária também concorrem para o desenvolvimento desta enfermidade.[1,2]

O abscesso pulmonar pode variar em número, tamanho, localização e conteúdo. A regra geral é que a maioria dos abscessos agudos se cura com tratamento clínico. A drenagem cirúrgica ainda é considerada de risco, alegando-se que o tecido pulmonar recém-inflamado, circundante ao abscesso, pode disseminar a infecção e, por se encontrar friável, pode sangrar.[1,2]

A ideia de se valorizar o tempo de evolução clínica da doença surgiu com os trabalhos de Neuhof, em 1932.[3] Ele teve o grande merecimento de esclarecer, à luz da patologia, a distinção entre abscessos pulmonares agudos, pertencente aos clínicos, dos crônicos, que devem ter a coparticipação do cirurgião. Com rigor na metodologia científica, ele considerou abscesso crônico o que ultrapassava seis semanas de evolução.

Portanto, ao se avaliarem cuidadosamente o tempo de evolução e a localização do abscesso têm-se então os primeiros elementos para direcionar a cura.[1,2] Também alentou a fase mais científica e racional no tratamento das supurações pulmonares, ao aplicar o método cirúrgico (drenagem) com base na evolução patológica.[4]

Até a década de 1940, o tratamento dos abscessos pulmonares era realizado somente por operações que consistiam em drenagem da coleção purulenta através da parede torácica, com retirada de um ou dois fragmentos de costelas. Essa operação incorria em resultados desastrosos (pneumotórax) quando não havia sínfise pleural. Com a descoberta da penicilina, o tratamento clínico tomou a vez, e a conduta cirúrgica ficou reservada aos casos de falência do antibiótico, normalmente observada na fase tardia.

Mais recentemente, com o ressurgimento de modernos aparelhos de tomografia, a drenagem percutânea voltou a ser discutida ainda na fase aguda, pois o exame facilita a localização do abscesso e das áreas de sínfise pleural, servindo como guia para orientar a drenagem com cateteres radiopaco e biocompatíveis.[1,2]

Classificação

São classificados de acordo com a causa em primário e secundário.

Primário

Abscessos podem ser pútridos ou não pútridos e são causados essencialmente por infecções piogênicas em hospedeiros imunocomprometidos, aspiração de material orofaríngeo e aspiração gastrointestinal.[2] Vale recordar, com relevância, a relação entre a flora bucal e as supurações pulmonares.

Em 90% dos casos, a flora é polimicrobiana (Stock CT, Ho VP, Towe C, et al. Lung abscess. Surg Infect (Larchmt) 2013;14:335-6). Entre as floras anaeróbicas gram-negativas, predominam *bacteroides fragilis*, *fusobacterium capsulatum* e *necrophorum*, e entre gram-positivos anaeróbicos há *peptostreptococcus* e *microearophillic streptococci*. Entre os microrganismos aeróbios mais frequentes encontram-se os gram-positivos *estafilococos*, *estreptococo* e *pneumococos*, e entre os gram-negativos a *klebsiela* e *pseudomonas*. *Nocardia* e *Rhodococcus* são encontrados quase que exclusivamente em indivíduos com imunodeficiência.

Secundários

São abscessos devido a obstrução mecânica dos brônquios (tumores ou corpos estranhos), fístula esofagobrônquica, extensão de infecção abdominal (abscesso hepático ou amebiano) e processos embólicos. Não serão objeto de discussão neste capítulo.

Patogenia

As causas principais de abscesso pulmonar primário são:

Aspirativa

Ocorre quando há aspiração de vômitos e secreções bucais e das vias aéreas superiores para os pulmões por perda do reflexo tussígeno em pacientes em coma e sob anestesia geral. Nos pacientes submetidos a procedimentos dentários, pode haver aspiração de material séptico, assim como nos pacientes submetidos a exames endoscópicos, em que perdem reflexos. Os etilistas crônicos estão expostos ao aparecimento de abscesso, seja pela carência orgânica, ou pela aspiração de vômitos na fase de inconsciência ou mesmo coma; são comuns os múltiplos focos abscedidos no parênquima pulmonar pelo grande volume de vômito aspirado. Nos epiléticos pode ocorrer durante a fase convulsiva. A diminuição do nível de consciência alerta para a presença de flora bucal, que provoca destruição no parênquima pulmonar, seguida de eliminação do conteúdo necrótico pelo brônquio. A broncoaspiração tende a ocorrer nos segmentos de declives, entre os quais os mais frequentes são: segmentos posteriores dos lobos inferiores e segmentos superiores dos lobos inferiores. A ruptura do abscesso pode ocorrer, em menor frequência, para o espaço pleural, levando ao empiema (piopneumotórax), mas na maioria das vezes drenar através dos brônquios.[5,6]

O material aspirado vai deter-se na cortical do pulmão, o que determina a constituição de um foco de atelectasia na área tributária do brônquio obstruído. O foco atelectásico inicia a infecção e, por conseguinte, rápido processo de necrose e liquefação é revelado pelo aparecimento precoce de cavidade radiologicamente visível na primeira semana de doença. Pela localização periférica, produz-se nessa zona enérgica reação pleurítica que provoca adesão do lobo à parede torácica, ao lobo adjacente, diafragma ou mediastino. Resumindo, o abscesso pulmonar por aspiração, em seu período agudo, compõe-se de uma cavidade unilocular de tamanho apreciável, situado superficialmente em zona de sínfise pleural circundado apenas por halo de tecido pulmonar, infiltrado, atelectásico e avascular.

Na segunda semana, começa a desenvolver-se incoercível e abundante proliferação fibrosa que invade a região afetada e, progressivamente, infiltra-se por todo o lobo de forma agressiva, redundando em solidificação do lobo, dilatação dos brônquios (bronquiectasias) e destruição do parênquima. Esse processo de neoformação conjuntiva nada tem de reparação, já que, em seu emaranhado anárquico, flutuam flocos de necrose e supuração.

Quanto ao prognóstico, se o tratamento for precoce com medidas adequadas, no fim do 3º para o 4º mês o tecido estará, em grande parte, reconstituído. No curso de reativação e disseminação do processo inflamatório pode haver hemorragia grave, empiema pleural e sepse.

Pós-pneumônica

Com os adequados tratamentos que hoje são realizados para pneumonias bacterianas, o aparecimento de abscesso como complicação é cada vez mais raro. É mais comum em pacientes imunodeprimidos e crianças. Em casos de pneumonias comunitárias, o *S pneumoniae* e *S. aureus* são os mais frequentes. Quando ocorre pneumonia hospitalar há envolvimento de enterobactérias e *P aeruginosa*, frequentemente multirresistentes. Um fator coadjuvante à gênese do abscesso é a dificuldade do brônquio em drenar a região do parênquima pulmonar acometido. Normalmente a evolução é lenta e se instala entre uma e duas semanas, entretanto, em certas condições, os germes podem rapidamente determinar fenômenos supurativos, e o abscesso se instalar no mesmo compasso. É o que ocorre nas estafilococcias pulmonares da infância. Em outras, especialmente associadas à má condição clínica, como infecções de vias aéreas superiores, o alcoolismo e a má nutrição são, às vezes, múltiplos abscessos com quadro da pneumonia necrosante.[2,7,8]

O quadro inicia-se a partir de um foco broncopneumônico que, de início, não possibilita a distinção radiológica. A infecção manifesta dois aspectos patológicos que lhe são absolutamente característicos: supuração e necrose. Se a necrossupuração for periférica e atingir o espaço pleural, ocorre piopneumotórax com quadro insuficiência respiratória grave e sepse.

O crescimento no número de diagnósticos de pneumonias necrosantes tem modificado o panorama etiológico do abscesso pulmonar em pacientes imunocomprometidos e crianças. É decorrente de extensa necrose do parênquima, gerando empiema com fístula.[7,8] Na zona comprometida surgem focos irregulares de supuração e necrose que, muitas vezes, confluem para cavidades multiloculares.

Diagnóstico

O *quadro clínico* se instala geralmente por sinais de infecção: febre, astenia, tosse (inicialmente seca e depois com expectoração), podendo surgir vômica em alguns casos. São importantes: interrogatórios e exame geral adequado para investigar as possíveis causas. Em crianças, a verificação de infecções cutâneas torna suspeita a etiologia estafilocócica. Apurar também nesse grupo etário a possibilidade de corpo estranho, principalmente em lobos inferiores, assim como malformação congênita, principalmente o sequestro pulmonar. A presença de um foco séptico em cavidade oral (abscesso dentário) ou em via aérea superior, a perda do reflexo de tosse (anestesia geral ou alcoolismo) são achados comuns na gênese dos abscessos por aspiração.

Se o abscesso já estiver instalado, o quadro clínico se torna mais evidente. Tosse com expectoração será maior conforme a posição adotada pelo paciente. A halitose é habitual quando predominam os germes anaeróbios por aspiração. A vômica pode representar um fator de disseminação da infecção por via brônquica, com a instalação de novos focos supurativos (abscessos múltiplos), especialmente em pacientes debilitados por doenças crônicas. A presença de escarros sanguíneos é frequente.[9]

Ao exame físico pode ser encontrado comprometimento do estado geral, mais relacionado a doenças crônicas associadas do que ao próprio abscesso. Na ausculta são mais evidentes estertores crepitantes e subcrepitantes e eventualmente sopro tubo-cavitário que não é tão simples de identificar.

Se houver empiema os achados clínicos são os mesmos de derrame pleural, e o quadro clínico tende a ser mais grave pela dificuldade respiratória (pneumotórax) e sinais de sepse.[10]

A *radiografia do tórax* é de grande importância. Quando já existe a formação do abscesso, aparece a clássica imagem cavitária com nível líquido, halo fino e reação perifocal em segmentos de declive, seja em posição posteroanterior ou perfil. Antes de absceder, aparecem imagens de hipotransparência do tipo pneumônica ou macronodulares. Se a cura sobrevém com fechamento da cavidade, pode ficar apenas imagem linear ou, se houve cura aberta, então permanece a imagem de hipertransparência anular sem nível hidroaéreo e bordos finos, tipo cisto. É importante a exata localização do abscesso por radiografia em perfil ou tomografia, com o propósito de orientar com precisão o tipo de drenagem postural.[11]

A *tomografia computadorizada* (TC) esclarece com mais segurança as características do abscesso, porém sua importância maior está na definição da natureza do processo, especialmente diante da possibilidade de neoplasia. Outras alterações podem ser confundidas com abscesso, tais como empiema septado, cisto e bolha infectadas, tuberculose, infecção por fungo, bronquiectasia e granulomatose de Wegener. A TC também

Tabela 66.1
Abscesso pulmonar por aspiração, achados clínicos

	N	%
Tosse	252	100,0
Expectoração	252	100,0
Febre	252	100,0
Estado geral comprometido	246	97,6
Dentes malconservados	208	82,5
Perda de consciência	198	78,6
Estertores pulmonares	193	76,6
Odor fétido	170	67,5
Dor torácica	161	64,0
Hipocratismo digital	76	30,2

Fonte: Moreira JS et al.[9]

Há mais de um século os cirurgiões franceses Terrier e Reymond já condenavam, com raro discernimento, a prudência dos médicos conservadores que se fiavam na cura espontânea, aguardando, pacientemente, os efeitos da vômica salvadora. A cura espontânea ocorria em um percentual muito baixo, por isso recebiam críticas.[6]

No Brasil, em 1944, Jesse Teixeira publicou um artigo incentivando o tratamento cirúrgico por pneumostomia (drenagem), baseado nos trabalhos de Harold Neuhof, sucessor de Lilienthal no Serviço de Cirurgia Torácica do Hospital Monte Sinai (Estados Unidos). Neuhof demonstrou queda da mortalidade para menos de 3,5%, em uma afecção que antes oscilava entre 60% a 90% de obituário.[6]

A drenagem pulmonar percutânea "moderna" ganhou a sofisticação dos cateteres finos, siliconizados, tipo "rabo de porco" (pigtail, em inglês), que pode também ser utilizada com intuito diagnóstico (aspiração para identificação de germe). Tem vantagem sobre a punção, por poder permanecer por mais tempo no interior do abscesso, totalizando a evacuação do pus. Com efeito, o procedimento exige perfeita localização do abscesso antes de executar a operação, por isso deve ser guiado por tomografia ou ultrassonografia e realizado por pessoal afeito à técnica. O cateter deve atravessar a pleura com todo cuidado, sem atingir parênquima são ou inflamado. Depois, aspira-se manualmente o máximo de conteúdo purulento e lava-se com solução salina em pequena quantidade. Esse procedimento tem diversos entusiastas, porém poucas publicações na literatura.[13,19,20]

A pneumostomia mais ampla (com ressecção de arcos costais) deve ser realizada em dois estágios, para evitar o pneumotórax. No primeiro estágio provoca-se a aderência (pleurodese extrapleural) e no segundo realiza-se a drenagem propriamente dita, nos moldes da cavernostomia para tuberculose. O maior risco é ocorrer colapso pulmonar e sangramentos para os brônquios. As desvantagens em relação à drenagem percutânea são: a realização de duas operações em vez de uma, assim como a necessidade de ressecção de longos segmentos de arcos costais.[6]

Condição imprescindível para drenagem adequada é o posicionamento do dreno no ponto de maior declive da cavidade (Figura 66.2). Por conseguinte, a presença de nível hidroaéreo representa falha, e a drenagem terá de ser refeita.

Considerações finais

Independente da causa, o abscesso se inicia por um processo pneumônico que evolui para necrose central com liquefação e eliminação de material por um brônquio de drenagem. O resultado é a formação de cavidade. A expressão clínica desta fase assemelha-se à pneumonia, e na radiologia há aparecimento de imagem arredondada com nível hidroaéreo. Quando são periféricos, os abscessos podem se romper para a cavidade pleural e determinar empiema (piopneumotórax), que é de ocorrência comum na infância.

Com a antibioticoterapia adequada, aparece tecido de granulação revestindo a parede do abscesso, e no mesmo compasso a cavidade vai reduzindo de volume e se fecha, deixando uma cicatriz fibrosa assintomática. Outras vezes, instala-se o mecanismo de cura da infecção, mas a cavidade não se fecha e permanece como espaço residual, factível de tratamento cirúrgico (lobectomia) se houver sintoma.

Em sua evolução clínica, o abscesso pode se tornar crônico por falha no tratamento clínico. Quando o tratamento é adequado, a cura ocorre em três ou quatro meses. Após esse período, não ocorrendo melhora, já se considera abscesso crônico, e a indicação cirúrgica deve relevada.

O tratamento cirúrgico se reserva a menos de 10% dos casos. Inicialmente, pode ser medida complementar ao diagnóstico e tratamento clínico – punção percutânea e até mesmo a pneumostomia com cateter fino, tipo Monaldi. No tratamento cirúrgico clássico, a medida mais utilizada é a lobectomia, cujos resultados, quando bem indicada, são bons, mas não totalmente isentos de riscos.

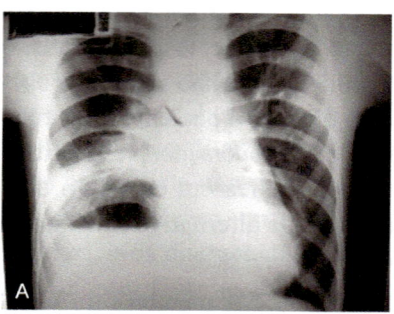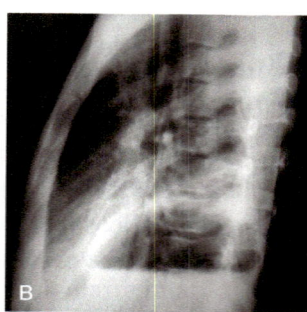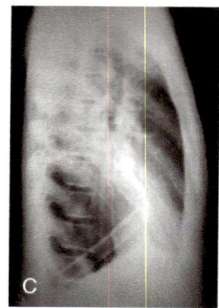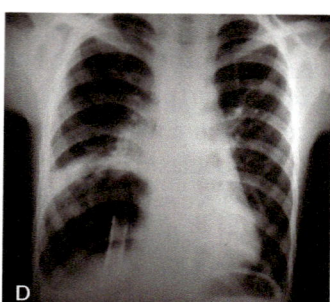

FIGURA 66.2 – *Criança com volumoso abscesso pulmonar em base direita tratada por drenagem aberta. Observa-se em A e B o nível hidroaéreo que desapareceu em B e C após a drenagem tubular aberta. Fonte: autores.*

Bronquiectasias

Os dois pequenos pacientes, portadores de graves e irreversíveis lesões broncopulmonares do tipo supurativo-crônico, tidas outrora como insanáveis, puderam curar-se radicalmente graças à cirurgia exerética do pulmão; não vai longe o tempo em que a tais enfermos, desamparados de recursos verdadeiramente curativos para seu mal, nada restava senão aguardar a morte, precedida, no comum dos casos, de penoso lapso de invalidez, todo ele decorrido, habitualmente, fora da convivência social, em virtude da natureza repugnante da síndrome (expectoração muito copiosa e quase sempre fétida) e sob o domínio de compreensíveis alterações do psiquismo.

Jesse Teixeira, Imbassahy de Mello e Haroldo Meyer, 1951

(Relato das primeiras crianças submetidas a ressecções pulmonares por Bronquiectasia no Rio de Janeiro).

Introdução

O termo bronquiectasia é derivado do grego *bronchos* (brônquio) e *ektasis* (dilatação), portanto, pode ser definida como a dilatação irreversível da árvore brônquica. Trata-se de um conceito imutável que já atravessa séculos, e foi definido pela primeira vez por Renè Laennac, em 1819.[1]

A bronquiectasia é, via de regra, não doença em si, mas consequência de várias afecções brônquicas ou pulmonares. Para entender como se instala, inicialmente deve-se frisar que os brônquios frequentemente sofrem diversas formas de agressões agudas e crônicas, com pouca ou nenhuma sequela anatômica. No sentido inverso, as inflamações pulmonares produzem sempre uma inflamação brônquica secundária que podem deixar resíduo, tanto que pneumonia e tuberculose, doenças de padrões exclusivamente pulmonares, são causas comuns de bronquiectasias.[2]

No passado foi vista como doença incurável, conforme o relato da epígrafe, datado de 1951. Com advento dos antibióticos, tuberculostáticos, vacinas e, principalmente, o aprimoramento das técnicas operatórias, incluindo as operações por VATS e robótica, e dos cuidados pós-operatórios, houve melhora no prognóstico das bronquiectasias.[3,4] Nos últimos 20 anos, com os transplantes, aumentou-se a perspectiva também para as formas bilaterais avançadas.[2,3-5]

Etiopatogenia

As bronquiectasias podem ser congênitas ou adquiridas:

- As *congênitas* são consequentes à alteração na formação dos alvéolos nos últimos estágios da vida intrauterina ou no período neonatal, ou sendo também ocasionada por aspiração de líquido amniótico. Pode estender-se a todo o pulmão, lobo ou apenas a segmentos.

  Estudos anatomopatológicos mostram defeitos nas estruturas que suportam os brônquios. Secreções anormais e alteração da função mucociliar são também responsáveis pelo quadro. Muitas vezes, as bronquiectasias congênitas acompanham outras malformações, como ocorre nas Síndromes de Mounier-Khun (tipo I e II) e William-Campbell, hipogamaglobulinemia, síndrome de Kartagener (tríade *situs inversus*, sinusite e bronquiectasia) etc.

- As *adquiridas* são de natureza mecânica ou infecciosa.

  – As *mecânicas* decorrem de obstrução brônquica associada à infecção secundária: secreção espessa; presença de tecido de granulação e cicatrizes endo e peribrônquicas; corpos estranhos; obstrução parcial da luz brônquica por edema inflamatório ou neoformação (tumores) endobrônquica; compressão extrínseca da via aérea. Só poderão ser diferenciadas pelo exame broncoscópico.

  – As *infecciosas decorrem* de pneumonia (incluindo o tipo necrosante), abscesso e a tuberculose pulmonar. A agressividade e a cronificação do processo infeccioso ocasionam danos estruturais irreparáveis aos brônquios.[3,4] Na infância ainda é relativamente alta a incidência de pneumonia e constitui a mais importante causa de bronquiectasia, seguida pela tuberculose.[4-6] A principal causa de bronquiectasia no adulto é idiopática.[7]

A obstrução por linfonodos hilares pode ocorrer na tuberculose primária devido às volumosas adenomegalias. O brônquio do lobo médio tem maior tendência a ser comprometido por estar envolvido na sua origem por um anel de vasos linfáticos que tanto drenam o lobo inferior quanto o próprio lobo médio. A hipertrofia desses nódulos comprime o brônquio e causa atelectasia. O progresso da infecção para a parede brônquica leva ao estreitamento com alterações morfológicas na região distal. Posteriormente, essas alterações podem gerar infecção recorrente, hemoptise e atelectasia de lobo médio, o que constitui a Síndrome do Lobo Médio, bastante descrita no passado.[4]

Patologia

Os pulmões e as vias aéreas estão integrados em um sistema de fibras elásticas sob uma tensão constante e homogênea, de tal modo que, na inspiração, essas fibras se contraem, e, na expiração, voltam à sua posição normal. Qualquer alteração nesse sistema leva a transtorno da função pulmonar e da árvore brônquica e, se essa alteração for prolongada, ocasionará danos estruturais permanentes na parede brônquica. O arcabouço músculo-cartilagenoso perde o tônus, sendo substituído por tecido fibroso. Os cílios vibráteis são destruídos, dificultando a limpeza da parede brônquica. Em consequência, ocorrerá acúmulo frequente de muco e exsudato inflamatório, constituindo meio de cultura adequado para proliferação de germes. Em seguida, há formação de tecido granulomatoso e hiperplasia da mucosa, que sangra com facilidade, sendo esta uma das causas de hemoptise. Os vasos das paredes brônquicas tornam-se mais superficiais e dilatados, facilitando ainda mais o aparecimento de hemoptise. São frequentes as anastomoses entre as artérias brônquicas e as pulmonares, cujo fluxo pode ganhar grandes proporções e assumir formações aneurismáticas também vulneráveis a sangramentos.

Na tuberculose, as bronquiectasias ocorrem pelos seguintes mecanismos:

- A parede brônquica se infecta durante a fase ativa da doença, e, a cicatrização, assim como a fibrose, ocorre na fase de cura e conduz à dilatação irreversível.
- A obstrução de um brônquio segmentar por compressão externa (linfonodomegalia), na tuberculose primária, ou por broncoestenose secundária, leva à pneumonite obstrutiva, que causa a dilatação. Como a maior parte dos casos de reinfecção tuberculosa afeta segmentos apicais ou posterior do lobo superior – que facilita a drenagem brônquica –, essas bronquiectasias podem ser assintomáticas, mas às vezes provocam hemoptises.

Nas zonas vizinhas da bronquiectasia pode haver aumento compensador da aeração, com parênquima distendido e brônquios desfigurados.

Geralmente, as bronquiectasias são bilaterais e progressivas, de caráter irreversível. As reversíveis são as formas de dilatações que ocorrem na pneumonia aguda e não serão aqui referendadas. Essas dilatações se devem à retenção de secreções e à atelectasia que acompanha o processo. Com a regressão da pneumonia, a dilatação regride espontânea e gradativamente.

A maior incidência de bronquiectasias ocorre entre os lobos que drenam contra a gravidade, pois estes apresentam maior dificuldade de reaeração. É mais frequente no lobo inferior e língula, assim como no lado oposto, nos lobos médio e inferior. Quando ocorre no lobo superior, é incomum a expectoração, e por isso é chamada de bronquiectasia seca, dada a corrente gravitacional de drenagem.[4]

Pode ocorrer pseudobronquiectasias nos broncogramas de segmentos parcialmente atelectásicos, quando os grandes brônquios se encurtam e, em consequência, alargam seu contorno. Essas alterações são reversíveis e não indicam destruição da parede brônquica.[7]

Classificação

É baseada na forma anatômica deformada.[4,8]

- **Cilíndricas ou tubulares**: são brônquios uniformemente dilatados, cuja luz termina em forma brusca e transversal, próxima às pequenas vias aéreas. São relacionadas à tuberculose e têm prevalência de 32%.[3]
- **Saculares ou císticas**: são dilatações isoladas, em forma de balão, que se acentuam à medida que caminham para a periferia. São comuns após obstruções ou infecções e estão presentes em metade dos casos que vão à cirurgia.[3]
- **Varicosas ou fusiformes**: as contrições localizadas levam a irregularidade de contorno, o que dá o aspecto de rosário. Tem baixa prevalência (13%).[3]

Diagnóstico

Tosse e expectoração, sintomas de qualquer inflamação dos brônquios, são ocorrências familiares a todo médico. Quando há cura clínica e a duração do processo é curta, raramente se chega ao diagnóstico completo. Ao contrário, se a evolução é longa e de caráter recorrente, faz-se necessário o diagnóstico diferencial com asma e bronquite crônica, assim como aplicar métodos diagnósticos mais refinados com vistas à bronquiectasia, cujo diagnóstico deve ser comprovado por tomografia computadorizada.[2,3,6,7]

- **Quadro clínico**: está baseado em achado clínico e exame físico. Geralmente há história antiga de tosse e expectoração mucopurulenta, principalmente pela manhã e quando há mudança de decúbito. Quadros gripais arrastados com tosse prolongada e pneumonias de repetição acompanhadas de broncorreia purulenta também são frequentes na história.[3,4,7] Em alguns casos, a expectoração pode ser pequena ou nula, como ocorre nas bronquiectasias secas. Os escarros sanguíneos são mais frequentes nesses casos, por vezes chegando à hemoptise de grande volume.[8-10] Se a enfermidade é disseminada, o paciente pode queixar-se de dispneia de esforço, e em quase todos se observam estertores bolhosos persistentes, localizados na zona mais afetada. Nas formas mais graves pode ocorrer insuficiência respiratória, hipocratismo digital e cianose, culminando em *cor pulmonale*. Como qualquer enfermidade infecciosa crônica, a bronquiectasia pode levar a debilidade física, anorexia, transtornos digestivos, perda de peso, anemia moderada, instabilidade emocional e até mesmo inconveniência social.[5,7,9]

- **Telerradiografia torácica**: às vezes pouco informa e pode estar normal. As alterações encontradas são sugestivas, tais como:
  – Aumento da trama até as bases pulmonares.
  – Opacidades que formam linhas paralelas ("linha de trem"), tubulares ou na forma ovalar ("favo de mel").
  – Sombras de atelectasias.
  – Desvio do mediastino para o lado da lesão.
  – Redução volumétrica do pulmão, caracterizando o pulmão destruído (fibroatelectasia).
  – Hiperdistenção compensatória nas áreas não atingidas.

- **Tomografia Computadorizada**: é o exame diagnóstico de certeza e veio para substituir a broncografia de outrora.[10] Tem ainda a capacidade de avaliar a extensão pulmonar da lesão e de ser imprescindível quando se vislumbra o tratamento cirúrgico. Com recentes avanços nas tomografias helicoidais com cortes finos houve maior acurácia do método para detecção de lesões menores.[11,12] A correta interpretação é fundamental para avaliar integridade das paredes brônquicas, tecido pulmonar dele dependente, segmentação adequada e possível classificação da bronquiectasia. As alterações são:
  – Diâmetro da luz brônquica maior que o da artéria pulmonar adjacente.
  – Ausência do afilamento brônquico (forma cônica).
  – Visualização de brônquios a 1 cm da pleura costal.
  – Visualização de brônquios junto à pleura mediastinal.
  – Espessamento das paredes peribrônquicas.

- **Bacteriologia do escarro**: para excluir tuberculose, micobacteriose não tuberculosa (MNT) e conhecer a flora bacteriana da árvore traqueobrônquica.

- **Sangue e urina**: as manifestações gerais das supurações broncopulmonares se refletem na hematimetria, na leucometria e no VHS. Na urina, quantidade moderada de albumina em exame repetido sugere amiloidose.

- **Espirometria**: se a enfermidade é localizada e não se acompanha de bronquite crônica, o transtorno funcional é pequeno ou não existe. O padrão obstrutivo é o mais comum. Se existem fibroatelectasias apreciáveis e pulmão destruído, há alteração de caráter restritivo. Uma fração pequena de pacientes com alterações difusas pode manifestar o tipo característico do enfisema avançado. Estes apresentam também hipoxemia e retenção de gás carbônico.[5,7]

- **Broncoscopia**: é um método adjuvante que possibilita realizar o diagnóstico de obstrução brônquica, localizar sangramento, coletar material para bacteriologia e ainda auxiliar na limpeza, tanto no pré quanto no pós-operatório, quando a fisioterapia não for satisfatória.[3,13]

Tratamento

O tratamento da bronquiectasia passa por medidas clínicas e cirúrgicas que devem ser interpretadas conjunta e circunstancialmente. No bojo, tem sofrido algumas mudanças na última década, com a introdução das operações minimamente invasivas (VATS e robótica), mas ainda guarda controvérsias em alguns aspectos, principalmente no que tange à forma multissegmentar.

Porém, três aspectos são mais recentes e andam redirecionando o que seria o "novo olhar" para a cirurgia da bronquectasia: a indicação cirúrgica (a partir da década de 1960) para o tipo multissegmentar, para alguns autores ainda é controvertido, o transplante (a partir da década de 1980) para os pacientes com doença em estágio final e, na década de 2010, as ressecções por vídeo, na última década, o uso da robótica.[13-16]

Visando à qualidade de vida, o tratamento oscila entre o conservador e o cirúrgico, porém com a cirurgia minimamente invasiva observa-se um grande progresso e um maior estímulo para se indicar o tratamento cirúrgico pela grande segurança que o método oferece.[17-19]

A prevenção de complicações, principalmente as infecciosas (expectoração purulenta) e a hemoptise, representa o maior desafio deste grupo de pacientes, pois a presença marcante e contínua desses sintomas, na grande maioria das vezes, aponta para tratamento cirúrgico.[14] Os pacientes assintomáticos ou oligossintomáticos e o mal estado clínico, em geral, definem tratamento não operatório, que consiste em controlar os sintomas durante os pequenos surtos.

O tratamento clínico das bronquiectasias sintomáticas visa melhorar e controlar o surto infeccioso e hemorrágico. São indicados: o uso de antibióticos, mucolíticos, auxílio da fisioterapia com manobras vibratórias manuais (vibração, percussão e tapotagem) e mecânicas (máscara facial com EPAP, oscilador oral de alta frequência) otimizadas pela drenagem postural, umidificação, broncodilatadores e nebulização com aerossol.[19] Preconiza-se, ainda, a vacinação contra os agentes infecciosos mais comuns (*H. influenza* e *S. pneumoniae*).[12,24] Com a evolução para os antibióticos de amplo espectro, surgiram os defensores contumazes do tratamento clínico nas décadas de 1950 e 1960. Field, que realizou extensos seguimentos em crianças bronquiectásicas, foi um dos líderes dessa linha de conduta, pois observara tendência para melhora clínica com a drenagem postural e o uso de antibióticos de amplo espectro de modo a prevenir as exacerbações infecciosas.[21-23]

Os antibióticos podem ser usados de forma empírica, mas preferencialmente, baseados em culturas atualizadas. Os germes mais frequentes são *Haemophilus Influenza, Pseudomonas aeruginosa, Staphylococus aureus* e *Streptococus pneumoniae*.[10,13,24] Pode ser prolongado por duas ou mais semanas, desde que a supuração brônquica seguramente encontre-se bem controlada.[2,23] Em contrapartida, o uso intensivo da fisioterapia em pacientes que não aceitam ou não podem realizar o tratamento cirúrgico afasta os doentes de crises infecciosas, melhorando a qualidade de vida e diminuindo a necessidade de se prescreverem antimicrobianos.[2,5,8,22]

Hoje predomina a conduta cirúrgica como a melhor forma de tratar bronquiectasia. Os cirurgiões defendem a tese de que, diante da natureza irreversível da doença, a ressecção seria a única forma almejada de cura, principalmente quando a alteração é localizada, em que se obtém os melhores resultados.[25,26]

Em que pesem alguns autores afirmarem que o tratamento da bronquiectasia seja primariamente clínico,[2,9,24,27,28] em outro sentido, entretanto, a cirurgia deve ser considerada como medida principal pela segurança que a modernidade oferece.[12,19,23,25,26] Moreira et al.[25] defendem que o papel da cirurgia é primário no tratamento das bronquiectasias (deixando o tratamento clínico para um segundo plano) baseado nos resultados representativos adquiridos nos últimos anos, que são superiores ao tratamento clínico, cujas taxas de mortalidade chegam próximas de zero.[3,18,21,23,26]

O critério cirúrgico para bronquiectasia baseia-se no princípio da conservação do tecido pulmonar funcionante. Os resultados são melhores na doença localizada (Figura 66.3A), quando comparados com a forma multissegmentar.[13,24,26] Em outra vertente, pacientes com doença difusa não são, via de regra, alvos da cirurgia e, por conseguinte, são indicados ao tratamento clínico de suporte ou ao transplante se estiverem em fase avançada.[11,21,24,27]

Como o tratamento cirúrgico na doença localizada produz resultados satisfatórios, então protelar a operação prolongando a terapia clínica, nesse grupo, parece uma conduta assaz imprudente. Do mesmo modo, ressecções pulmonares múltiplas em pacientes com bronquiectasias difusas são condutas arriscadas, com raras exceções.

A indicação de ressecção cirúrgica em doença multissegmentar é o ponto de maior conflito na cirurgia da bronquiectasia. O objetivo é proporcionar qualidade de vida ao prover controle dos sintomas e conter o progresso e as complicações da doença.[13,24,26,28] A terapêutica cirúrgica consiste na ressecção focal do território pulmonar mais acometido, o que varia habitualmente com o número de segmentos ou lobos doentes, poupando-se, de forma convincente, parênquima pulmonar sadio. O delineamento da extensão da ressecção deve ser feito com a tomografia computadorizada, balanceado pela reserva funcional cardiopulmonar de cada paciente.[3] Quando a doença é bilateral, o pulmão mais acometido deve ser operado em primeiro lugar (Figura 66.3B). Ocasionalmente, nesse grupo, o alívio dos sintomas é tão gratificante que a doença remanescente não requer nova intervenção e se mantém conduta clínica. Esse ponto de controvérsia tem seduzido clínicos e cirurgiões contemporâneos a tentarem a ressecção por vídeo, uma vez que a morbidade e a mortalidade são mais baixas e melhoram substancialmente a qualidade de vida.[19]

Alguns autores[13,26] têm descrito resultados favoráveis em doença multissegmentar nos pacientes sem melhora com as medidas clínicas. Sealy et al.[28] relataram 140 casos de tratamento cirúrgico de bronquiectasias localizadas (n = 70) e multissegmentares (n = 70). As exacerbações de infecções respiratórias eram mais intensas no grupo multissegmentar. Cerca de 80% dos pacientes com doença localizada obtiveram supressão dos sintomas após a ressecção cirúrgica, enquanto apenas 36% do grupo multissegmentar obteve resposta satisfatória. Gomes Neto et al.[14] publicaram resultados semelhantes em 67 casos de sua série e concluíram que os pacientes com doença multissegmentar não estão impossibilitados de realizar tratamento cirúrgico, muito embora eles precisem ser bem selecionados para que obtenham resultados satisfatórios. Participa desse grupo pacientes analisados particularmente que, de regra, não têm quadros extensos (ou generalizados) bilaterais e graves cursando com infecções repetitivas, hemoptise e, principalmente, *cor pulmonale*.[2,3,20]

Al-Katan *et al*.[27] baseados nos estudos de Ashour[29] acrescentaram o estudo perfusional para casos de bronquiectasia multissegmentar e bilateral. Concluem que os lobos sem e baixa perfusão (<10%) são os ideais para a ressecção. Isto foi observado principalmente nas bronquiectasias císticas, quando comparadas às cilíndricas. A proposta apoia os defensores da cirurgia na doença multissegmentar. O estudo perfusional pode ser realizado por cintilografia de perfusão-inalação, útil também na avaliação da reserva cardiorrespiratória.[11]

O melhor momento para se indicar operação é quando há sinais de controle da infecção, o que muitas vezes não é simples. No quadro supurativo agudo com indicação para cirurgia, o uso de antibióticos, broncoscopia e suporte clínico (fisioterapia intensiva, mucolíticos e broncodilatadores etc.) pré-operatório são medidas imprescindíveis até que o quadro esteja estável e a operação possa ser programada.

Nos pacientes com hemoptise é importante certificar-se da procedência exata do sangramento, principalmente quando existe doença multifocal ou, mais ainda, bilateral. Exames de imagem e broncofibroscopia são úteis nos casos duvidosos com doença bilateral. Se houver reserva cardiopulmonar, a ressecção deverá ser considerada sempre. A embolização é um método alternativo que pode ser considerado como prática única nos pacientes sem reserva cardiopulmonar, porém novos sangramentos são comuns.

As indicações para hemoptise podem ser divididas em dois grupos:

- A *hemoptise volumosa* é definida como sangramento de mais de 600 mL/24horas com risco de morte por asfixia mecânica do sangue. Nestas a broncoscopia rígida deve ser imediatamente realizada para localizar o sangramento e, se possível, contê-lo com bloqueador ou lavar com soro fisiológico gelado. Pacientes com sangramento bilateral devem ser encaminhados à embolização brônquica, e a cirurgia não é a medida imediata a ser instituída. Neste grupo a mortalidade é bastante alta.[3,13]
- A *hemoptise recorrente* são episódios frequentes de sangramento sem representar risco. Normalmente, a doença está bem definida na tomografia, ou o sangramento é visível na broncoscopia. Neste grupo há menor risco de asfixia mecânica e, por conseguinte, a mortalidade é bem mais baixa.

No que tange aos aspectos técnico e tático das operações para tratamento de bronquiectasias, alguns conhecimentos tornam-se imprescindíveis a fim de que se obtenham resultados satisfatórios. A começar pela anestesia, o tubo de duplo lúmen evita contaminação (supuração) e inundação de sangue (hemoptise) do pulmão contralateral quando o paciente está em decúbito lateral. A posição de Overholt pode ser utilizada quando não se dispõe do tubo seletivo. A entubação seletiva, dado o colapso pulmonar, também facilita a interpretação dos elementos anatômicos do hilo e diminui o tempo operatório, que não raras vezes (como no pulmão destruído), exige abordagem intrapericárdica. A entubação seletiva é imprescindível quando se programa a lobectomia por vídeo.

Todos os tipos de ressecções podem ser empregados no tratamento das bronquiectasias: de segmentectomias a pneumonectomias. O importante é que a retirada dos segmentos afetados se ajuste com o máximo de preservação da função pulmonar.[3,8] A via de acesso mais comum é a posterolateral, entretanto, pode-se utilizar o acesso anterior (esternotomia mediana) quando se deseja a ressecção bilateral no mesmo tempo cirúrgico. Para essa via, a indicação mais comum é a exérese da língula e do lobo médio, que atualmente podem ser realizadas por vídeos em uma mesma sequência, poupando a esternotomia.[18]

Tecnicamente, tais operações podem ser procedimentos simples, factíveis inclusive por videotoracoscopia,[18,30] ou extremamente difíceis a ponto de se necessitar plano extra-anatômico (extrapleural). Isso ocorre devido às aderências firmes que se formam entre as pleuras parietal e visceral sem que possam deixar plano de clivagem. São verdadeiras escleroses que, além de provocarem vultosos sangramentos, aumentam o tempo operatório e dificultam a identificação das estruturas hilares. As aderências mais densas na cúpula pleural estão relacionadas à etiologia tuberculosa. Podem estar presentes sobre o diafragma, e o acréscimo de uma toracotomia acessória normalmente facilita o descolamento. Uma preocupação a ser considerada é quando há suspeita de sequestro pulmonar, em que há risco de romper inadvertidamente a artéria anômala que se origina da aorta.[8]

Outro aspecto a ser considerado são os linfonodos próximos ao brônquio e vasos. Além de aumentados de volume, eles distorcem o trajeto anatômico dos vasos e, não raras vezes estão firmemente aderidos a eles, dificultando a dissecção convencional. Toda atenção

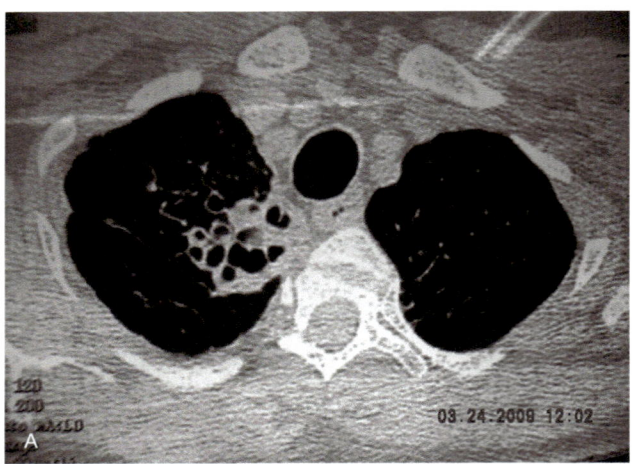 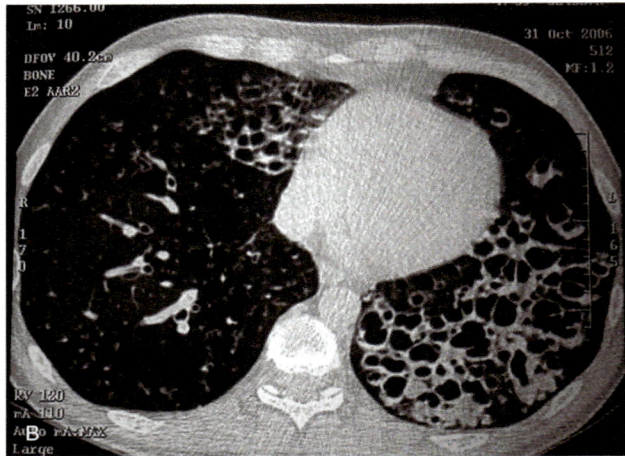

FIGURA 66.3. – **A.** Observa-se a bronquiectasia localizada. **B.** No mesmo plano, bronquiectasia multissegmentar bilateral. Fonte: autores.

deve ser dada à revisão da hemostasia, pois, não raras vezes, a superfície cruenta dos linfonodos manipulados e tecido fibroso do entorno são motivos de sangramentos no pós-operatório.

O brônquio não deve ser dissecado extensamente (esqueletização) sob o risco de ocorrer isquemia e fístula na linha de sutura. Para diminuir os riscos de isquemia, a sugestão é utilizar tecido pediculado (gordura pericárdica ou músculo da parede). As artérias brônquicas podem sangrar no intra e no pós-operatório, pois normalmente estão alargadas e tortuosas.[3] Convém que as mesmas sejam bem identificadas e ligadas de forma segura.

Os grampeadores mecânicos têm sido usados de forma rotineira tanto na sutura brônquica quanto na vascular, entretanto é na sutura do parênquima interlobar e segmentar que o resultado é melhor, diminuindo-se tempo operatório, sangramento e escape aéreo. Esses ganhos tecnológicos são imprescindíveis quando se se trata da videolobectomia.[17-19]

No período pós-operatório, a analgesia com cateter peridural, broncoscopia para toalete, fisioterapia eficaz e o uso de antimicrobianos iniciados já na indução anestésica evitam ou abrandam complicações cirúrgicas, que podem atingir até valores de 30%. A mortalidade operatória é baixa nas bronquiectasias localizadas e tanto mais elevada nas multissegmentares.[3]

Considerações finais

Encontramos uma revisão sistemática de 2014, que não encontrou nenhum resultado comparando a ressecção cirúrgica com tratamentos não cirúrgicos padrão.[30] Outros cinco estudos de coorte retrospectivos (1.347 pessoas no total) avaliaram o efeito de longo prazo da cirurgia nos sintomas relacionados à bronquiectasia, em um período de acompanhamento de aproximadamente 4 anos, 68% a 84% tornaram-se assintomáticas após a cirurgia. Esses resultados tendem a definir o tratamento cirúrgico como medida eletiva para tratamento de bronquectasias, devido principalmente a variações das técnicas minimamente invasivas recentes, portanto, há algum consenso geral sobre as indicações para cirurgia – a maioria dos médicos considera a ressecção cirúrgica em casos de segmentos pulmonares extremamente danificados ou lobos que podem ser foco de infecções recorrentes ou sangramento.

A cirurgia pode ser também uma opção para prevenir exacerbações recorrentes de pneumonia em casos de bronquiectasia localizada (um ou dois lobos de um pulmão). É preferencialmente realizada se não houver infecções ativas no momento, especialmente uma infecção pulmonar micobacteriana não tuberculosa (MNT). Se um paciente tiver uma infecção bacteriana ativa, ele deverá ser tratado com antibióticos apropriados por várias semanas e continuará com o esquema antibiótico após a cirurgia.

Referências bilbliográficas

Abscesso Pulmonar

1. Darling G, Downey GP, Herridge MS. Bacterial Infections of the Lung. In: Pearson G, Cooper J, Deslauriers J et al. Thoracic Surgery 2th edition. 2003. p 520-547.
2. Pohlson EC, McNamara JJ, Char C, Kurata L. Lung abscess: a changing pattern of the disease. Am J Surg. 1985 Jul;150(1):97-101.
3. Neuhof H, Wessler H. Putrid lung abscess, its etiology, pathology, clinical manifestations, diagnosis and treatment. J thorac surg 1932 1:637.
4. Wilkins EW Jr, Touroff AS. Acute putrid abscess of the lung. By Harold Neuhof and Arthur SW Touroff. 1936. Ann Thorac Surg. 1987;44(5):560-1
5. Neuhof H, Hirshfeld S. Putrid Empyema: Ruptured Putrid Abscess of the Lung. Ann Surg. 1934 Dec;100(6):1105-22.
6. Teixeira J. Indicação e oportunidade do tratamento cirúrgico no abscesso pulmonar agudo. Rev Nac Méd, 1946. 6(3):1-22.

7. Westphal FL, Lima LC, Ferreira CA et al. Tratamento cirúrgico de pneumonia necrosante: análise de quatro casos. J. pneumol;26(1):1-4, jan.-fev. 2000.
8. Dickson RP, Martinez SM, Ortiz JR. A Case of Rapidly Progressive Necrotizing Pneumonia Caused by Community-Acquired Methicillin-Resistant Staphylococcus aureus. Respir Care. 2008;53(9):1223-6
9. Moreira JS, Camargo JJP, Goldenfun PR et al. Abscesso pulmonar de aspiração: análise de 252 casos consecutivos estudados de 1968 a 2004. J. bras. pneumol;32(2):136-143, mar.-abr. 2006.
10. Schiza S, Siafakas NM. Clinical presentation and management of empyema, lung abscess and pleural effusion..Curr Opin Pulm Med. 2006;12(3):205-11.
11. Stark DD, Federle MP, Goodman PC, Podrasky AE, Webb WR. Differentiating lung abscess and empyema: radiography and computed tomography. AJR Am J Roentgenol. 1983;141(1):163-7.
12. Williford ME, Godwin JD. Computed tomography of lung abscess and empyema. Radiol Clin North Am. 1983; 21(3):575-83.
13. vanSonnenberg E, D'Agostino HB, Casola G, Wittich GR, Varney RR, Harker C. Lung abscess: CT-guided drainage. Radiology. 1991 Feb;178(2):347-51.
14. Wiedemann HP, Rice TW. Lung abscess and empyema. Semin Thorac Cardiovasc Surg. 1995 Apr;7(2):119-28.
15. Ali Zamir Khan1 , Sangeeta Khanna2 , Narendra Agarwal1 Robotic thoracic surgery in inflammatory and infective diseases. Ann Cardiothorac Surg 2019;8(2):241-249
16. Sancho LM, Paschoalini MS, Fernandez A, Higutchi C, Jatene FB. [Surgical treatment of lung abscessesRev Hosp Clin Fac Med Sao Paulo. 1997 Sep-Oct;52(5):254-7.
17. Bartlet JG, Gorbach SL, Tally FP et al. Bacteriology and treatment of lung abscess . Am Rev Respir Dis, 1974 109:510.
18. Shim C, Santos GH, Zelefsky M. Percutaneous drainage of lung abscess. Lung. 1990;168(4):201-7.
19. Rodrigues JC. O tratamento do abscesso pulmonar. (Editorial). Pediatria (Sao Paulo);26(4):213-216, 2004.
20. Crouch JD, Keagy BA, Delany DJ. "Pigtail" catheter drainage in thoracic surgery. Am Rev Respir Dis. 1987 Jul;136(1):174-5.
21. Klein JS, Schultz S, Heffner JE. Interventional radiology of the chest: image-guided percutaneous drainage of pleural effusions, lung abscess, and pneumothorax. AJR Am J Roentgenol. 1995 Mar;164(3):581-8.

Bibliografia rRecomendada

Condutas em Pneumologia. Da SILVA LCC. Revinter, 2001.
Doenças Pulmonares em Pediatria. ROZOV T. Atheneu, 1999.
Radiologic diagnosis of disease of the chest. Muller N, fraser RS, Colman NC, Paré PD. Elsevier Science, 2001.

Referências bilbliográficas

Bronquiectasias

1. Laennac RTH. De l´ auscultation Mediate ou traite dês maladies des poumons et du coeur. Brosson et Chaude, Paris, 1819.
2. Deslauriers J, Goulet S, Bertin F. Surgical tratment of bronchectasis and broncolitiasis In: Franco KL, Putman JB. Advanced therapy in thoracic Surgery. BC Decker Inc, 1998.
3. Eren S, Esme H, Avci A. Risk factors affecting outcome and morbidity in the surgical management of bronchiectasis. J Thorac Cardiovasc Surg. 2007 Aug;134(2):392-8.
4. Rizzo PMM, Gonçalves PR. Bronquectasia. Rev Divisão Nac Tuberculose 21: 81. pág 87-93, 1977.
5. Ellis DA, Thornley PE, Wightman AJ, et al. Present outlook in bronchiectasis: clinical and social study and review of factors influencing prognosis. Thorax. 1981 Sep;36(9):659-64.
6. Ayed, AK, AlRowayeh A. Lung resection in children for infectious pulmonary disease. Pediatr Surg Int (2005) 21: 604-608
7. King PT, Holdsworth SR, Freezer NJ et al. Caracterization of the onset and presenting clinical features of adult bronchiectasis. Respir Med. 2006 Dec;100(12):2183-9.
8. Reid LM. The pathology of obstructive and inflammatory airway diseases. Eur J Respir Dis Suppl. 1986;147:26-37.
9. Reed C. Pneumonectomy for cronic infection: fraught with danger. Ann Thorac Surg; 59:408-11.
10. Kutlay H, Cangir AK, Enön S, et al. Surgical treatment in bronchiectasis: analysis of 166 patients. Eur J Cardiothorac Surg. 2002 Apr;21(4):634-7.
11. Dodd JD, Souza CA, Müller NL. Conventional high-resolution CT versus helical high-resolution MDCT in the detection of bronchiectasis. AJR Am J Roentgenol. 2006 Aug;187(2):414-20.
12. Souza Jr. AS. Diagnóstico por imagem na bronquectasia. J pneumol, 1999. 25(6), 327-334.
13. Fujimoto T, Hillejan L, Stamatis G. Current strategy for surgical manegement of bronchiectasis. Ann thorac Surg 2001;72: 1711-5.
14. Vallilo CC, Terra RM, Albuquerque ALP et al. Lung Resection Improves the Quality of Life of Patients With Symptomatic Bronchiectasis. Ann Thorac Surg 2014;98:1034–41)
15. Zhang P1, Zhang F, Jiang S, et al Video-assisted thoracic surgery for bronchiectasis Ann Thorac Surg. 2011 Jan;91(1):239-43.
16. Weber A1, Stammberger U, Inci I, Thoracoscopic lobectomy for benign disease--a single centre study on 64 cases. Eur J Cardiothorac Surg. 2001 Sep;20(3):443-8.
17. Gonzalez-Rivas D. Recent advances in uniportal video-assisted thoracoscopic surgery. Chin J Cancer Res 2015;27(1):90-93
18. Gomes Neto A. Bronquectasia, in: Saad Jr R, Ximenes Neto M, Carvalho WR, Forte V. Cirurgia Torácica Geral, 2005, pg 249-261, Ed Athemeu, 2005.
19. Darling G, Downey PD, Herridge M. Bacterial infections of the lung. In: Pearson FG, Cooper D, Deslauriers J et al. Thoracic Surgery. Pag 520-547. 2nd edtion. Churchill-Livinstone, 2001.
20. Field CE.Bronchiectasis. A long-term follow-up of medical and surgical cases from childhood. Arch Dis Child. 1961 Dec;36:587-603.
21. Field CE. Bronchectasis: third report on a follow-up study of medical and surgical cases from childhood. Arch Dis Child. 1969 Oct;44(237):551-61.
22. Lamari, NM; Martins, ALQ; Oliveira, JV; et al. Bronquiectasia e fisioterapia desobstrutiva: ênfase em drenagem postural e percussão Rev. bras. cir. cardiovasc;21(2):206-210, abr.-jun. 2006.
23. Gomes Neto, A; Medeiros ML; Gifoni JMMendes. Bronquiectasia localizada e multissegmentar: perfil cínico-epidemiológioco e resultado do tratamento cirúrgico em 67 casos. J. pneumol;27(1):1-6, jan.-fev. 2001.
24. Moreira JS, Porto NS, Camargo et al. Aspectos diagnósticos e terapêutico. Estudo de 170 pacientes. J pneumo 2003. 29(5) 258-63.
25. Guimarães, CA. Bronquiectasias: uma abordagem baseada em evidências. In: Aidé MA, Cardoso AP, Rufino R et al. Pneumologia – Aspectos práticos e atuais. Revinter, pág 123-129, 2001.
26. Al-Kattan KM, Essa MA, Hajjar WM, et al. Surgical results for bronchiectasis based on hemodynamic (functional and morphologic) classification. J Thorac Cardiovasc Surg. 2005 Nov;130(5):1385-90.
27. Sealy WC, Bradham RR, Young WG Jr. The surgical treatment of multisegmental and localized bronchiectasis. Surg Gynecol Obstet. 1966 Jul;123(1):80-90.
28. Ashour M Hemodynamic alterations in bronchiectasis: a base for a new subclassification of the disease. J Thorac Cardiovasc Surg. 1996 Aug;112(2):328-34.
29. Weber A, Stammberger U, Inci I, et al. Thoracoscopic lobectomy for benign disease-a single centre study on 64 cases. Eur J Cardiothorac Surg. 2001 Sep;20(3):443-8.
30. Magis-Escurra C, Reijers MHE. Bronchectasis. Clinical Evidence 2015;02:1507.

Bibliografia Recomendada

Condutas em Pneumologia. Da SILVA LCC. Revinter, 2001.
Doenças Pulmonares em Pediatria. ROZOV T. Atheneu, 1999.
Radiologic diagnosis of disease of the chest. MULLER N, FRASER RS, COLMAN NC, PARÉ PD. Elsevier Science, 2001.
Ivan Kuhajda, Konstantinos Zarogoulidis, Katerina Tsirgogianni. Lung abscess-etiology, diagnostic and treatment options Ann Transl Med. 2015 Aug;3(13):183.

67 Cirurgia da Tuberculose

Giovanni Antonio Marsico
Paula dos Santos Marsico Pereira da Silva

Histórico

Na primeira metade do século XX, o tratamento da tuberculose pulmonar consistia em repouso e colapsoterapia. Em 1821, James Carson defendeu o uso do pneumotórax no tratamento da tuberculose. Carlo Forlanini, em 1892, provocou colapso pulmonar ao introduzir nitrogênio no espaço pleural. Os bacilos aeróbios não sobrevivem sem o aporte de oxigênio. Em 1912, Jacobeus, usando o cistoscópio, desfez aderências pleurais que impediam o colapso da área pulmonar doente. Muitas vidas foram salvas, porém com grande número de empiemas. John Hastings e Storks, em 1845, realizaram drenagem externa de caverna tuberculosa. Entretanto, com os maus resultados, ela foi abandonada até 1938. Nessa época, Monaldi passou a drenar a caverna somente quando existiam aderências entre as pleuras, evitando-se assim, o pneumotórax e o empiema.[1-4] Tuffier, em 1890, criou um espaço extrapleural que foi preenchido com ar. Porém, o colapso era mantido somente com injeções repetidas de ar. Com essa finalidade, foram utilizados diversos materiais: gordura, parafina, esferas de plástico e de metal, gaze, fragmentos de osso e óleo. Entretanto, a longo prazo, os materiais podem migrar, erodir estruturas adjacentes e causar infecções. A plumbagem subcostal extraperiostal consiste na criação de neoespaço entre as costelas desnudas com o periósteo e os músculos intercostais. O espaço neoformado é preenchido com bolas de plástico (de *ping-pong*) ou, atualmente, com bolsas de polietileno (expansor de pele), que mantêm a compressão sobre a região do pulmão doente. Hoje, raramente é realizada, reservada para aqueles que possuem função pulmonar limítrofe.[2-4]

Em 1880, a toracoplastia foi empregada no tratamento do empiema pleural. Lausanne, em 1885, retirou parte da segunda e da terceira costela para obter o colapso de uma caverna tuberculosa apical. Visando o colapso pulmonar, em 1935, Alexander estabeleceu os princípios técnicos que norteiam até hoje a toracoplastia. Realizava o procedimento em dois ou até três diferentes tempos operatórios, evitando, assim, a instabilidade da parede torácica e o "balanço mediastinal". As medidas reduziram a taxa de mortalidade de 30% para 2% e, a cura, foi alcançada em 80% dos pacientes. Com o início das ressecções pulmonares, a toracoplastia foi sendo abandonada. Hoje é empregada em casos selecionados.[1-4] Tuffier, em 1891, ressecou o ápice do pulmão direito em um jovem tuberculoso. Realizou ligaduras ao redor da área comprometida. Em 1934, Freelander obteve sucesso com a primeira lobectomia pulmonar, realizou ligadura em massa do hilo pulmonar; nessa época, a morbidade era de 50% e a mortalidade 25%.[1-3] Após o ano de 1945, os vasos pulmonares e os brônquios passaram a ser tratados individualmente, e a estreptomicina foi adicionada ao tratamento operatório da tuberculose. A partir de 1960, com a descoberta de novos fármacos, a ressecção pulmonar foi praticamente abandonada. Entretanto, o tratamento operatório ainda se faz necessário em casos de multirresistência bacteriana, nas complicações e sequelas sintomáticas da tuberculose pulmonar. A cirurgia foi a opção terapêutica mais importante antes do advento dos fármacos antituberculose. Posteriormente, ficou restrita ao tratamento das sequelas e das complicações da tuberculose. Os princípios da cirurgia torácica moderna se desenvolveram a partir da cirurgia da tuberculose, assim como muitas das técnicas atuais. Atualmente, com o aparecimento de novas formas, que combinam tuberculose multirresistente e imunossupressão, surge um novo desafio para a cirurgia de tuberculose.[1-5]

Introdução

Em determinadas situações, a cirurgia da tuberculose pulmonar ainda é necessária (Quadro 67.1).

Quadro 67.1
Indicações operatórias da tuberculose pulmonar

- Tuberculose pulmonar multirresistente.
- Hemoptise não controlada ou de repetição.
- Resíduo pulmonar tuberculoso sintomático (infecções de repetição e/ou hemoptise).
- Lesão cavitária colonizada por fungos.
- Tuberculose endobrônquica (preservação do parênquima pulmonar).
- Para diferenciar entre tuberculose e câncer pulmonar.
- Complicações: empiema, pneumotórax e fístula broncopleural.
- Linfoadenomegalias.
- Compressão da árvore traqueobrônquica, principalmente em crianças com grave restrição respiratória.
- Linfoadenomegalias.
- Efeitos adversos graves aos fármacos antituberculose.
- Múltiplos abandonos do tratamento.

Fonte: Desenvolvido pela autoria.

A escolha do procedimento é feita de acordo com o tipo, a extensão e a evolução das lesões, entretanto, sempre que possível, a melhor opção é a ressecção pulmonar. A condição considerada ideal é com a doença pulmonar localizada, uni ou bilateral, e o paciente possuindo boa reserva funcional. Contudo, naqueles com déficit funcional, podemos utilizar procedimentos alternativos, tais como: cirurgias de colapso pulmonar (toracoplastia e plumbagem), cavernostomia e ligadura cirúrgica das artérias brônquicas.[1,2,3,5] Segundo dados da Organização Mundial da Saúde, em 2010 a estimativa era de que havia cerca de 9 milhões de casos de tuberculose (128 por 100.000 habitantes) no mundo e 1 a 4 milhões de óbitos. Embora a incidência de tuberculose esteja decrescendo, a alta prevalência estimada de casos de multidroga resistente (MDR), cerca de 650.000, continua a ser uma preocupação. O surgimento global da tuberculose resistente, incluindo MDR e tuberculose-XDR (TB-XMDR), representa um grave problema mundial e um enorme desafio para o controle da tuberculose.[3-6]

Em 2014, a OMS elaborou um documento de consenso, com três tipos de indicação cirúrgica:[7]

- Emergência: paciente com hemoptise volumosa, pneumotórax espontâneo hipertensivo, progressão irreversível da tuberculose e hemoptise recorrente sem controle.
- Eletiva: doença localizada de tuberculose cavitária com eliminação contínua de *mycobacterium tuberculosis*, confirmada por exames bacteriológicos após 4 a 6 meses de quimioterapia anti-TB supervisionada de TB-MDR e TB-XDR, caracterizada por falha da quimioterapia anti-TB.
- Complicações e sequelas da TB, incluindo TB-MDR e TB-XDR.

Tuberculose pulmonar multirresistente

Segundo os critérios internacionais, os pacientes com tuberculose pulmonar multirresistente são portadores de cepas de bacilos com resistência a rifampicina e a isoniazida (TB-MDR). A tuberculose definida como polirresistente apresenta resistência a rifampicina, a isoniazida e a outro fármaco. Na denominada tuberculose superrresistente ou tuberculose-XDR (TB-XMDR), as cepas são resistentes a rifampicina, isoniazida e a uma fluoroquinolona, associada à resistência a um dos três fármacos injetáveis de segunda linha (amicacina, canamicina e capreomicina). No Brasil, para fins de notificação e tratamento, é considerado multirresistente quando existe resistência *in vitro* à rifampicina e à isoniazida e a mais um terceiro fármaco dos esquemas padronizados. A estimativa da Organização Mundial de Saúde é de que a cada ano surjam cerca de 50.000 novos casos de Tuberculose-XDR. Porém, a prevalência mundial real é desconhecida. Recentemente, tem sido relatada uma nova forma de tuberculose denominada de totalmente resistente (TDR). O *Mycobacterium tuberculosis* se mostra resistente a todos os fármacos de primeira e segunda linha, o que significa grave ameaça ao controle mundial da tuberculose. Embora nem sempre seja incluída, a cirurgia deve ser considerada como parte integrante dos programas de tratamento de TB-MDR e TB-XMDR.[1,3,6] A ressecção pulmonar está indicada nas seguintes situações:[1,3,5,6,8]

- Persistência da positividade no escarro após a falência com o esquema para multirresistência ou recidiva bacilar após negativação.
- Doença localizada, geralmente cavitária, com grande risco de recidiva e que mantém cavernas sem sinais de regressão durante o tratamento e nos casos de pulmão destruído.
- Perfil de grande resistência a pelo menos quatro fármacos.
- Múltiplas recidivas.
- Hemoptises repetidas e/ou infecção secundária.
- Doença intestinal grave que reduz a absorção dos fármacos.

Os doentes multirresistentes, quando tratados clinicamente, apresentam taxa de recidiva alta, sobretudo os que negativam com cavernas abertas. São focos permanentes da doença e representam alto risco para os contactantes. A identificação precoce dos que se beneficiam do tratamento operatório é importante, inclusive para limitar o impacto epidemiológico e econômico da doença. Além disso, possibilita ressecções menos extensas e o controle da doença. Infelizmente, é frequente o encaminhamento de pacientes ao cirurgião com doença avançada. Muitas vezes a cirurgia é inviabilizada pelo tratamento clínico prolongado e ineficaz. Com a progressão da doença, 40% a 50% morrem em 10 a 15 anos. Cerca de 50% a 65% dos doentes multirresistentes respondem ao tratamento com os fármacos alternativos.

Dados nacionais mostram resultados favoráveis em 61,4% dos pacientes, abandono do tratamento em 8,4%, falência de 14,6% e morte em 30,2%. No primeiro ano, ocorreu recidiva em 2,5% dos casos. Geralmente, a causa do óbito é a progressão da tuberculose. Em algumas séries, a pneumectomia foi o procedimento mais frequente, o que evidencia o retardo no encaminhamento para o tratamento operatório. Em uma série de 27 pacientes operados com doença pulmonar bilateral, o tempo médio de tratamento clínico foi de sete anos. Quando o comprometimento do pulmão pela doença é total, o esquerdo é acometido em 70% dos casos.[1,5-9] Os doentes são operados entre um e dois meses após o início da terapia para multirresistência. Aqueles que apresentam sensibilidade a algum dos fármacos do esquema inicial e dos alternativos são tratados durante três a quatro meses visando a negativação do escarro ou pelo menos a diminuição da população bacilar. A presença de cavidades pulmonares reforça a indicação operatória, pois, além da dificuldade na penetração dos fármacos, existem de 107-109 microrganismos por cavidade.

O grande número de bacilos tem sido associado com mais frequência à resistência bacilar.[3,5,6,8] Naqueles com função pulmonar adequada, doença pulmonar localizada, uni ou bilateral, sem negativação da cultura de escarro após pelo menos três meses de tratamento efetivo, a ressecção pulmonar deve ser considerada. A melhora do estado nutricional dos doentes com TB-MDR e TB-XMDR é decisiva no tratamento operatório, pois frequentemente estão em estado catabólico.[3,5-9] A cintilografia pulmonar e, principalmente, a tomografia computadorizada, são exames importantes no estadiamento da doença. É frequente o achado na tomografia computadorizada de lesões pulmonares não identificadas nas radiografias simples. As lesões que se mantêm inalteradas por mais de um ano, com características de doença residual, inicialmente, são consideradas estáveis. O critério de estabilidade está relacionado a um período longo de observação, porém, não é totalmente seguro e definitivo. Nessa condição, a ressecção é realizada no lado que mostra progressão da doença, entretanto, as lesões cavitárias devem ser retiradas.[5-8]

Fazem parte do preparo pré-operatório: a broncoscopia, avaliação do estado nutricional e da função cardiorrespiratória. A broncoscopia é importante no estudo da árvore traqueobrônquica, assim como as biópsias da mucosa brônquica para afastar doença em atividade. Tubo orotraqueal de dupla luz, intubação seletiva ou bloqueio brônquico evitam no perioperatório a passagem de secreção para o pulmão oposto. Na doença pulmonar localizada, tratada com ressecção e fármacos alternativos, o percentual de controle varia de 82% a 95%.[1,3] Na maior série já publicada, Pomeranzt et al.[6] realizaram 180 ressecções pulmonares em 172 pacientes com tuberculose multirresistente. A mortalidade operatória nos primeiros 30 dias foi de 3,3%, e a tardia, 6,8%, com morbidade de 12%. No pós-operatório imediato, 98% negativaram o escarro, quatro (2%) se mantiveram positivos, e a recidiva ocorreu em três pacientes.[3,5,7,8]

É difícil estabelecer comparações entre o tratamento operatório e o clínico, pois as características dos grupos são diferentes. A falha da ressecção pulmonar, geralmente, está relacionada à existência de doença bilateral. Quando se realiza lobectomia associada ao tratamento clínico, em doença unilateral, o controle da doença é obtido em quase 100% dos casos. Com a pneumectomia, incluindo-se a mortalidade, o percentual é cerca de 80%. Com preparo e seleção adequada, a mortalidade operatória é semelhante à do câncer de pulmão, varia de 0% a 7%, enquanto a morbidade, incluindo as pouco representativas, pode alcançar 25%. A dissecção intensa ao redor do brônquio deve ser evitada, pois a fístula brônquica é uma complicação temida. Na pneumectomia o coto brônquico é sempre protegido por tecidos próximos como pleura, gordura pericárdica e músculos intercostais. As principais complicações são a fístula brônquica, empiema pleural, sangramento e disseminação e reativação da doença.

O uso dos fármacos no pós-operatório é mantido entre 18 a 24 meses após a negativação da baciloscopia e da cultura.[3,5-9] Nos doentes com função pulmonar limítrofe, os procedimentos alternativos são a toracoplastia e a plumbagem (cirurgias de colapso), além da cavernostomia.[3,10,11] A ressecção cirúrgica desempenha papel importante como terapia adjuvante. É fundamental a estreita cooperação entre clínicos e cirurgiões na busca da seleção adequada dos candidatos à ressecção pulmonar e na escolha do momento apropriado para a realização.[1,3,5,6]

Tuberculose pulmonar sensível aos fármacos

A ressecção pulmonar na tuberculose pulmonar, sensível aos fármacos, atualmente é rara. Pode ocorrer em quatro grupos de pacientes:

- Nos que apresentam intolerância extrema aos tuberculostáticos.
- Quando o tratamento não é concluído, mesmo após várias tentativas.
- Nas hemoptises volumosas incontroláveis.
- Em lesões nodulares ou massas pulmonares, em que não é possível excluir malignidade.[3,6,9,10]

Resíduo pulmonar tuberculoso sintomático

A destruição pulmonar, causada pela tuberculose, geralmente, está relacionada ao retardo no diagnóstico. As principais sequelas da tuberculose pulmonar são: bronquiectasias, cavernas, estenoses brônquicas, estrias, fibrose, fibroatelectasias, áreas de enfisema, espessamento pleural, nódulos de diversos tamanhos, calcificados ou não. As lesões, individualizadas ou associadas, podem causar comprometimento de um segmento, lobo ou até destruição total do pulmão. O quadro clínico-radiológico sugere lesões residuais. Nos doentes sintomáticos, o diagnóstico diferencial é feito, principalmente, com a tuberculose em atividade. As comparações das radiografias atuais, com as da época do término do tratamento, ajudam a dirimir dúvidas.[3,9] Os sinais e sintomas mais frequentes causados pelos resíduos da tuberculose pulmonar são: tosse, expectoração purulenta, pneumonias de repetição e hemoptise, que varia desde hemoptoicos até grandes volumes. A ressecção cirúrgica é indicada quando ocorre hemoptise de repetição, infecção recorrente e formação de abscesso.[1-4,6] A bola fúngica pulmonar intracavitária (aspergiloma) ocorre em 10% a 20% das cavernas tuberculosas saneadas. Os esporos fúngicos, embora possuam baixa virulência, podem formar aspergiloma, principalmente nos hospedeiros imunocompetentes. O aspecto da bola fúngica na radiografia convencional e na tomografia computadorizada costuma ser característico. Geralmente, localiza-se em cavidades dos segmentos apicais e posteriores dos lobos superiores. A cavitação no parênquima é preenchida com massa arredondada, determinando o sinal do halo em crescente. O aspergiloma pulmonar é classificado em simples e complexo. A forma simples com caverna isolada e paredes finas, circundada por parênquima pulmonar normal. A mais comum é a forma complexa, as cavernas possuem paredes espessas circundadas por tecido pulmonar fibrótico, estruturas hilares enrijecidas, aderências vasculares e obliteração da cavidade pleural.[9,11,12] A espécie envolvida com mais frequência é o *aspergillus fumigatus*, em mais de 90% dos casos. A sorologia específica geralmente comprova o diagnóstico, assim como a cultura do material colhido da caverna. Comumente, os pacientes evoluem com tosse, expectoração purulenta e hemoptises repetidas. Além da hipervascularização presente ao redor da caverna, algumas teorias tentam explicar a causa do sangramento pulmonar:

- O atrito causado pela bola fúngica na parede da caverna.
- Liberação pelo fungo de toxinas e/ou enzimas fibrinolíticas.
- Reações do tipo antígeno-anticorpo causadas na parede da cavidade.

Isso explicaria o maior número de falhas com as embolizações brônquicas para o controle da hemoptise, e porque a hemoptise quase sempre cessa após a retirada da bola fúngica. A lise espontânea da bola fúngica pode ocorrer em cerca de 5% a 7% dos casos.[3,10-12] Os pacientes com resíduo pulmonar sintomático e condições clínicas adequadas são submetidos à ressecção pulmonar, tratamento definitivo. Estão associados à morbidade de 15% a 78%, e a mortalidade de 0% a 44%. As diferenças significativas de resultados estão diretamente relacionadas aos critérios de seleção dos pacientes, à extensão da ressecção e à doença pulmonar subjacente. A cavernostomia na bola fúngica é considerada de necessidade nos pacientes com função pulmonar comprometida, com doença pulmonar extensa e/ou bilateral. Entretanto, devido a menor morbidade e mortalidade, em alguns casos, ela é realizada mesmo nos que apresentam condições de serem submetidos à ressecção pulmonar.[6,10-12] Existem relatos esporádicos de instilação intracavitária de antifúngicos como método de tratamento da bola fúngica. Entretanto, os poucos casos de sucesso são semelhantes aos da lise espontânea.

O uso da radioterapia para tratamento da bola fúngica pulmonar foi descrito em um paciente.[3,9-11] Nas sequelas da tuberculose pulmonar, existe comprometimento pleuropulmonar importante, causado por aderências crônicas e, em alguns casos, com a formação de calcificações pleurais. A ressecção pulmonar é tecnicamente mais difícil e, frequentemente, é necessária a liberação do pulmão pela via extrapleural. O hilo pulmonar está enrijecido e difícil, com intensa circulação colateral, artérias brônquicas aumentadas e tortuosas. O descolamento costuma causar sangramentos importantes. O pulmão encontra-se aderido a estruturas como o esôfago, vasos subclávios, veia cava, veia ázigo, diafragma, pericárdio e nervo frênico. Frequentemente, as fissuras estão incompletas, o que dificulta sobremaneira ou impossibilita a realização de lobectomias e segmentectomias. Os índices de complicações diferentes entre os diversos autores estão relacionados aos critérios de definição de complicação e da seleção dos pacientes.[3,4,6,10,11]

Hemoptise

A hemoptise é um sintoma comum e alarmante. A volumosa representa ameaça à vida, capaz de causar súbita obstrução da via aérea ou, mais raramente, complicações hemodinâmicas. A mortalidade e a morbidade apresentam taxas elevadas. Na tuberculose pulmonar ativa, a hemoptise ocorre em cerca de 30% dos casos, a volumosa em 5%. Nos países em desenvolvimento, a principal causa de hemoptise volumosa é a tuberculose pulmonar. Os doentes que evoluem com hemoptise volumosa necessitam de cuidados intensivos. Em cerca de 80% dos casos, a hemoptise tem origem nas artérias brônquicas, ramos diretos da aorta, portanto, sujeitas à pressão sistêmica, em 7%, nas artérias pulmonares, e em 7%, no sistema arterial não brônquico. Inicialmente, é necessário definir se a hemoptise ameaça a vida ou não. As hemoptises têm caráter recidivante, principalmente a volumosa. A morte geralmente ocorre por asfixia, e, raramente, por hipovolemia. Na literatura, a definição de hemoptise maciça é baseada no volume de sangue expectorado entre 100-600 mL ou mais em 24 horas. Entretanto, vários aspectos devem ser considerados:[9,12-15]

Hemoptise volumosa e única envolve risco maior de morte por asfixia do que com o mesmo volume eliminado durante 24 horas.

- O volume da hemoptise exteriorizada nem sempre é o verdadeiro, o sangue pode ser inicialmente deglutido ou ser retido na árvore traqueobrônquica ou nas lesões cavitárias.
- Hemoptises pequenas e repetidas por vários dias podem gradativamente comprometer a função pulmonar.
- A ausência de tosse nos idosos e/ou debilitados aumenta o risco de inundação alveolar (asfixia), até com pequenos sangramentos.
- Na doença pulmonar extensa, o risco de asfixia aumenta, por isso é importante lembrar que o espaço morto de um adulto normal tem cerca de 150 cm.[3]

Portanto, a melhor definição seria "hemoptise que ameaça a vida", englobando as diversas situações.[9,13-15] O tratamento clínico isolado da hemoptise volumosa envolve taxa de letalidade de 50% a 80%. Com o tratamento cirúrgico, varia de 10% a 30%. A mortalidade operatória aumenta quando o procedimento é praticado em vigência de sangramento. Medidas imediatas consistem em repouso no leito, cabeceira baixa e decúbito lateral sobre o hemitórax de onde provém o sangramento. Caso necessário, oxigênio complementar para correção da hipoxemia. Cateterismo venoso central é realizado rotineiramente. A farmacoterapia inclui sedação leve, supressão da tosse, prescrição de antibióticos em pacientes com infecção bacteriana documentada ou suspeita e drogas antituberculose em pacientes com diagnóstico de tuberculose ou forte suspeita clínica, enquanto aguardamos confirmação bacteriológica.

Os métodos de controle da hemoptise permitem que o tratamento clínico ou cirúrgico possa ser realizado sem o risco de novo sangramento. São utilizados: broncoscopia rígida e lavagem endobrônquica com soro fisiológico gelado a 0,9%, embolização das artérias brônquicas e tamponamento brônquico. Nas grandes hemoptises, a broncoscopia rígida realizada no momento do sangramento é obrigatória, pois tem finalidade diagnóstica e terapêutica. Embora na doença pulmonar unilateral as radiografias de tórax nos orientem quanto ao sítio do sangramento, a broncoscopia nos dá a certeza. Em boa parte das sequelas da tuberculose pulmonar, o comprometimento é bilateral. Tomografia computadorizada é realizada nos pacientes estáveis.

Na tuberculose em atividade, o controle temporário da hemoptise permite que os fármacos exerçam os seus efeitos com segurança. Após dez dias de tratamento específico, nos pacientes sensíveis aos fármacos, a hemoptise não se repete. Sempre que possível, a embolização das artérias brônquicas deve ser realizada. Porém, os seus efeitos são temporários, e a recorrência do sangramento é possível caso a doença subjacente, responsável pelo sangramento, não seja retirada.[9,12-15]

Nos resíduos pulmonares da tuberculose que sangram e possuem reserva pulmonar adequada, a ressecção pulmonar é o tratamento definitivo e curativo, com a remoção da fonte de sangramento. Operação de emergência é realizada em pacientes instáveis com hemoptise ativa ou recorrente em que não foi possível o controle com tratamento conservador. A condição ideal é transformar o procedimento de emergência em eletivo, com a hemoptise controlada e função pulmonar conhecida. Isso evita os riscos anestésicos causados pela presença de sangue na árvore traqueobrônquica e da realização de ressecções pulmonares extensas e desnecessárias. A função pulmonar limítrofe reforça a indicação operatória, pois o risco de morte por asfixia aumenta.[10,11.15]

Tuberculose endobrônquica

A tuberculose endobrônquica é uma infecção tuberculosa da árvore traqueobrônquica, que incide em 10%

a 40% dos doentes com tuberculose pulmonar, principalmente, em mulheres jovens na segunda e terceira década de vida. Provavelmente, a incidência real é subestimada porque nem todos os pacientes com tuberculose pulmonar são submetidos a broncoscopia. Dados de necropsia mostram comprometimento em 40% a 50% dos que morrem com tuberculose. O diagnóstico frequentemente é retardado, e os sinais e sintomas erradamente podem ser atribuídos a asma brônquica ou ao carcinoma brônquico.[17,18] Provavelmente, a tuberculose endobrônquica ocorre pela implantação direta do bacilo na parede brônquica. A disseminação se faz pelos brônquios que drenam o foco parenquimatoso, geralmente, na região em frente ao brônquio de drenagem. Outra forma é a propagação direta, mais frequente em crianças. É causada pela erosão e infiltração no brônquio pelos linfonodos mediastinais ou peribrônquicos. A disseminação por via hemática e pela rede linfática, existente ao redor dos brônquios, é a menos comum. A maior incidência em mulheres está relacionada aos costumes socioculturais. Elas expectoram menos, o que facilitaria a contaminação da mucosa brônquica pela secreção retida e mais rica em bacilos.

Radiografia de tórax normal não exclui doença endobrônquica, principalmente, se houver discrepância com os sintomas.[17,18] A realização de broncoscopia na tuberculose pulmonar está indicada nos pacientes que evoluem com redução volumétrica do pulmão; na suspeita clínica de obstrução proximal das vias aéreas; tosse crônica inexplicável; hemoptise ou sibilo localizado. A presença de sibilo localizado é altamente sugestivo de obstrução brônquica parcial, tendo sido encontrado associado a tuberculose endobrônquica em 15% a 20% dos casos. O estudo com tomografia e reconstrução em 3D é de grande ajuda no diagnóstico, para avaliar o parênquima subjacente e o planejamento pré-operatório.[6,17,18]

A evolução clínica da tuberculose endobrônquica é variável. Depende da interação entre a ação de micobactérias, tuberculostáticos e a imunidade do hospedeiro. Chung e Lee,[17] de acordo com os achados endoscópicos em 166 pacientes, sugeriram sete subtipos de classificação para a tuberculose endobrônquica: caseosa ativa, edematosa com hiperemia, fibroestenótica, tumoral, granular, ulcerativa e bronquite inespecífica. Podem coexistir dois ou mais subtipos, porém, a classificação é feita de acordo com o tipo que predomina. No histopatológico, a lesão inicial corresponde a infiltração linfocitária da submucosa com eritema e edema de mucosa. Na evolução pode ocorrer necrose caseosa e granuloma tuberculoso na superfície da mucosa. O diagnóstico é firmado pelos achados endoscópicos, histopatológico da biópsia e/ou achado de bacilo ácido-álcool resistente no fragmento.

O aspecto necrótico, inflamatório, hiperemia, edema e friável da mucosa se confunde com o carcinoma brônquico. As alterações mais frequentes observadas na broncoscopia são: hipertrofia da mucosa e estreitamento da luz brônquica, congestão e edema de mucosa, erosão, ulceração e tecido de granulação gelatinoso branco que bloqueia a luz brônquica. O diagnóstico bacteriológico no escarro ocorre em cerca de 15% dos casos.

Presume-se que a eliminação de bacilos seja dificultada por acúmulo de muco associado ao tecido de granulação endobrônquico, presença de pólipo ou úlcera edematosa, causando oclusão parcial ou total do brônquio de drenagem.[17,18] O uso de corticosteroides é controverso. Alguns acreditam em algum efeito quando administrado no início da doença, em que o mecanismo predominante é o de hipersensibilidade. Entretanto, na fibrose estabelecida é considerado ineficaz.[17]

Estenose brônquica e/ou oclusão é o resultado do dano causado na cartilagem e da fibrose brônquica. A estenose traqueobrônquica surge após dois a seis meses da ação exercida pelo bacilo de Koch na mucosa brônquica. A sequela varia em função da extensão da lesão, e quando ulcerada profunda larga e hiperplástica, provavelmente, resultará em severa estenose brônquica. Durante acompanhamento endoscópico, o resultado do tratamento da tuberculose endobrônquica pode ser presumido nos três primeiros meses. No subtipo tumoral, o seguimento deve ser continuado após o término do tratamento, pois a estenose pode ocorrer tardiamente.[3,17,18]

O tratamento cirúrgico da tuberculose endobrônquica visa preservar o parênquima pulmonar. A escolha do procedimento mais adequado está relacionada a localização, extensão e severidade da estenose. A broncoplastia e/ou a traqueoplastia estão indicadas quando, apesar do uso dos tuberculostáticos, ocorre estenose brônquica progressiva. Após secção da região afetada, a anastomose é realizada em área não comprometida pela doença. A ressecção pulmonar está reservada aos casos em que a árvore brônquica e o parênquima distal a estenose estão comprometidos. Opções pouco utilizadas são:

- Dilatação, que pode ser resolutiva em casos de estenose curta.
- *Stent*, o metálico expansível, uma vez inserido, não pode ser retirado.
- *Laser*, é necessário pessoal experiente e existe risco de perfuração.
- Eletrocauterização.
- Crioterapia.[8,9,17,18]

Linfoadenopatia tuberculosa

A linfoadenopatia hilar e mediastinal tuberculosa pode ocorrer em qualquer idade, raramente, necessita de tratamento operatório. Na realidade, os procedimentos estão praticamente limitados ao diagnóstico. Cerca da metade dos casos evoluem de forma assintomática. A tosse é o principal sintoma associado a febre, astenia, emagrecimento e sudorese noturna. Os gânglios linfáticos frequentemente são bilaterais e assimétricos, com relativa predominância na região laterotraqueal ou hilar à direita. Os achados são comuns em pacientes com AIDS, muitas vezes simultâneos a outras lesões de tuberculose pulmonar e extrapulmonar. Os linfonodos associados ao complexo primário diminuem espontaneamente de tamanho ou com o tratamento. Porém, principalmente em crianças, podem causar compressão aguda ou crônica da árvore traqueobrônquica com sintomas de obstrução. Em crianças, a pouca rigidez da parede e a pequena luz brônquica facilitam o colapso. O evento no passado era mais frequente. As possíveis complicações são:

- **Atelectasia**: os linfonodos aumentados comprimem os brônquios. A síndrome do lobo médio resulta desse mecanismo, facilitado pela topografia e o comprimento longo do brônquio do lobo médio.
- **Ulceração e perfuração brônquica**: passam o material caseoso para as vias aéreas;
- **Calcificação dos linfonodos**: formam bronquiólitos que erosam e migram para a luz brônquica.[4,6,19]

As linfadenopatias tuberculosas costumam ser hipercaptantes no PET Scan. A broncofibroscopia pode identificar o trajeto fistuloso ou é utilizada para a realização de biópsias, que vão confirmar o diagnóstico. A mediastinoscopia é o principal método de diagnóstico da tuberculose ganglionar em praticamente todos os casos. O ultrassom endobrônquico (EBUS) pode ser uma alternativa à mediastinoscopia, pois apresenta sensibilidade de 85% e especificidade de 100%. A toracoscopia ou a toracotomia são utilizadas para acessar linfonodos subcarinais ou hilares, inacessíveis ao mediastinoscópio.[6,19] Em crianças, os linfonodos aumentados podem ser os principais achados na apresentação inicial. Porém, não é recomendável a remoção profilática, mesmo com sintomas brandos.

O tratamento operatório está reservado às falhas do tratamento clínico. Necessitam de descompressão cirúrgica urgente os pacientes com dificuldade respiratória devido à obstrução das vias aéreas causada por linfonodos aumentados. Tem como objetivo aliviar os sintomas respiratórios, impedir infecções pulmonares de repetição e as sequelas. O tratamento cirúrgico costuma ser resolutivo após a excisão parcial ou a curetagem dos linfonodos comprometidos pela tuberculose. Quando houver risco de lesões vasculares, deve ser evitada a dissecção e a excisão total dos linfonodos. A ressecção pulmonar está indicada nos casos de dano parenquimatoso irreversível. A endoscopia rígida permite avaliar eventual tratamento endoscópico. A mediastinite fibrosante pode ocorrer como complicação da tuberculose ganglionar, manifestando-se até vários anos após com a síndrome de veia cava superior.[6,19]

Sequelas pleurais da tuberculose

O derrame pleural tuberculoso costuma ter boa evolução. Com a fisioterapia respiratória eficaz, o encarceramento pulmonar é raro. Entretanto, em algumas ocasiões, ocorre depósito de fibrina com formação de pseudomembrana inelástica que envolve e encarcera o pulmão. O aspecto observado nas radiografias nem sempre corresponde a restrição clínica e funcional importante.[2,4,6] A descorticação consiste na retirada da neomembrana formada e já constituída, que encarcera e restringe o pulmão. É considerada quando existe déficit importante na função pulmonar e na capacidade laborativa, realizada sempre com a perspectiva de ganho funcional importante ao se liberar o pulmão normal encarcerado ou com sequelas mínimas. Lesões broncopulmonares relevantes inviabilizam a descorticação e a tornam inútil, uma vez que o pulmão perdeu a capacidade de expandir. Portanto, fazem parte da avaliação pré-operatória: prova de função pulmonar, tomografia computadorizada, broncoscopia, cintilografia pulmonar e, em alguns casos, arteriografia pulmonar.[2,4,6]

A descorticação é realizada ao término do tratamento da tuberculose pleural, quando já existe membrana envoltória bem constituída. Nessa fase, os planos de clivagem com o pulmão facilitam a liberação sem causar lesões importantes no parênquima. Tentativas de descorticação com o pulmão subjacente doente e friável causam inúmeras fístulas, dificultam a expansão e acabam finalizando em ressecções inicialmente desnecessárias.[2,4,6]

Empiema pleural tuberculoso (empiema pleural misto)

Geralmente, o empiema pleural tuberculoso ocorre após o rompimento de lesão pulmonar periférica, cavitária ou caseosa, contaminando, assim, o espaço pleural. A infecção está associada a microrganismos piogênicos, configurando, dessa forma, o empiema misto. Frequentemente, coexistem lesões pulmonares extensas com fístulas pleuropulmonares, o que dificulta o tratamento, se comparado ao empiema parapneumônico causado por germes inespecíficos. O empiema pleural tuberculoso pode ser livre ou loculado, contido entre a pleura visceral e parietal ou entre duas camadas de pleura visceral quando localizado entre as cissuras interlobares.

O nível hidroaéreo observado na radiografia de tórax sugere a existência de fístula broncopleural.[6,20] Hidropneumotórax e piopneumotórax são complicações da tuberculose pulmonar e dificultam a expansão pulmonar. Frequentemente, é necessária a drenagem pleural tubular de longa duração, que no caso de hidropneumotórax invariavelmente finaliza em contaminação grosseira do espaço pleural. Em decorrência das fístulas pleuropulmonares, a contaminação bacilar pleural é maior, o que aumenta a positividade na pesquisa direta do bacilo da tuberculose e da cultura no líquido pleural. A secreção purulenta não afeta o rendimento.

Uma vez estabelecido o diagnóstico de empiema pleural tuberculoso, seja pelo histopatológico do fragmento pleural ou pelo achado do bacilo na cavidade pleural, o tratamento não difere do empiema em geral, e tem como objetivo:

- Drenagem da cavidade pleural.
- Reexpansão pulmonar.
- Obliteração do espaço pleural.

A maior dificuldade na reexpansão pulmonar está relacionada principalmente à extensão da doença parenquimatosa e ao comprometimento endobrônquico com obstrução. Tentativas de descorticação costumam ser catastróficas, pois a superfície pleural se encontra inflamada e friável, geralmente, existe fístula broncopleural. As manobras operatórias resultam em lacerações pulmonares e fístulas adicionais, que muitas vezes finalizam em ressecções pulmonares inicialmente desnecessárias.[4,6,20]

Ainda que o comprometimento pulmonar dificulte a expansão total do pulmão, iniciamos o tratamento do empiema tuberculoso sempre com drenagem pleural tubular fechada. Sem a definição da etiologia do empiema pleural, sempre realizamos biópsias de pleura. Após a drenagem tubular fechada, a formação de sínfises pleurais e a fixação do mediastino, geralmente, ocorrem em torno de 10 a 15 dias. Nos doentes imunocomprometidos ou desnutridos, a formação de aderências pleurais é mais demorada. Ocorrendo expansão pulmonar e o preenchimento quase total da cavidade, a drenagem pleural fechada é transformada em tubular aberta. Com a melhora da doença parenquimatosa, o dreno vai sendo gradativamente expulso. Nas grandes cavidades pleurais, principalmente, se associadas a fístulas pleuropulmonares, realizamos pleurostomia. Para controlar a infecção, além do tratamento específico, são administrados antibióticos para germes inespecíficos.[2,4,6] Na confecção da pleurostomia são ressecados parcialmente dois arcos costais localizados no ponto de maior declive da cavidade empiemática, a pele é invaginada, suturada e fixada à pleura parietal com pontos simples de fio monofilamentar absorvível. A ampla exposição permite a drenagem de secreções, retirada de grumos, limpeza da cavidade e a cicatrização da maioria das fístulas pleuropulmonares. O próprio paciente realiza os curativos e as lavagens pleurais em seu domicílio.

Na evolução favorável, o pulmão é capaz de paulatinamente ocupar e ocluir totalmente a cavidade pleural. Geralmente, ocorre sincronismo com o fechamento do estoma na pele.[19] Persistindo a cavidade empiemática, associada ou não a fístula brônquica, o preenchimento do espaço é feito com retalhos musculares da parede torácica e/ou epíploon. Mais raramente empregamos a toracoplastia. Após a esterilização macroscópica da cavidade empiemática e na ausência de fístula, o preenchimento pode ser feito também com solução de antibiótico, o denominado método de Clagett-Geraci.[4,6,20]

Tuberculose pericárdica

O envolvimento do pericárdio ocorre em 1% a 4% dos casos de tuberculose pulmonar e em 2% a 3% de tuberculose extrapulmonar. A tuberculose pericárdica representa aproximadamente 4% das pericardites agudas, 7% dos casos de tamponamento cardíaco e 6% das pericardites constritivas. Pode ocorrer em qualquer idade, embora seja mais comum entre a terceira e a quinta década de vida, sendo de três a quatro vezes mais frequente em homens. O acometimento se faz por via hemática ou por contiguidade, a partir de infecções pulmonares ou pleurais. O local primitivo do *mycobacterium tuberculosis* na pericardite tuberculosa ainda permanece obscuro, porém, pelo menos metade dos pacientes apresenta evidência de tuberculose pulmonar. Nos países onde é alta a prevalência de tuberculose, nos infectados com o vírus HIV e que apresentam derrame pericárdico, a etiologia tuberculosa está presente em 60% a 75% dos casos.[6,21,22]

As manifestações clínicas mais importantes da pericardite tuberculosa são: tosse, dispneia e dor torácica de instalação rápida, duração geralmente prolongada, localizada na região precordial ou retroesternal. Pode ocorrer febre, taquicardia, pulso paradoxal, edema de membros inferiores e hepatomegalia.[6,21,22] São descritos quatro estágios da pericardite tuberculosa:

- Fase seca com exsudação de material fibrinoso e resposta imune precoce.
- Fase efusiva de fluido serosanguinolento.

- Fase de absorção com organização e caseificação granulomatosa e espessamento pericárdico.
- Fase constritiva, causada por fibrose.

As técnicas invasivas para determinar a etiologia do derrame pericárdico são influenciadas pelo quadro clínico. Nas manifestações clínicas como dispneia, queda da pressão arterial e elevação da pressão venosa central, a descompressão urgente do saco pericárdico é necessária. A pericardite constritiva, quando aprisiona e restringe a atividade cardíaca, é considerada a complicação mais grave da pericardite tuberculosa.

Quando a etiologia do derrame pericárdico é desconhecida, a biópsia pericárdica é realizada com finalidade diagnóstica.[21,22] A radiografia convencional do tórax mostra aumento da área cardíaca em 90% dos pacientes, geralmente, sem alterações pulmonares. O eletrocardiograma, quase sempre, apresenta alterações inespecíficas do segmento ST. A tomografia computadorizada e o ecocardiograma são métodos não invasivos que detectam o derrame pericárdico. Ajudam no diagnóstico presuntivo. A confirmação se faz pelo achado do *mycobacterium tuberculosis* na cultura do líquido ou do tecido pericárdico, ou de granuloma caseoso. Com a janela pericárdica subxifoide é possível realizar a drenagem total do líquido e biópsias do pericárdio. Apresenta baixa morbidade e pode ser realizada com anestesia local nos pacientes em condições precárias. Com derrame pleural associado, o melhor acesso é a toracotomia anterior submamária. São realizadas simultaneamente biópsias pleurais, pericárdio e janela pleuropericárdica. A videotoracoscopia é utilizada com a mesma finalidade. A videopericardioscopia pela via subxifoide permite examinar a superfície do pericárdio e realizar biópsias em locais diferentes. O diagnóstico presuntivo de tuberculose corresponde ao achado de granuloma no pericárdio, pois ocorre próximo de 100%.[6,21,22]

De 30% a 50% dos pacientes com tuberculose pericárdica evoluem com progressão do derrame, tamponamento cardíaco, miocardite e pericardite constritiva, a qual pode manifestar-se vários anos após o diagnóstico, quando então o tratamento é operatório. O pericárdio, normalmente, tem espessura igual ou inferior a 3 mm. Na constrição de etiologia tuberculosa, a espessura pode ultrapassar os 10 mm.

Estabelecido o diagnóstico de pericardite tuberculosa, alguns autores defendem a pericardiectomia imediata. A justificativa seria de que, na fase aguda, a retirada do pericárdio tem menor morbimortalidade, sendo, portanto, tecnicamente mais fácil. Entretanto, a evolução e o espessamento pericárdico podem ser acompanhados com ecocardiograma, tomografia computadorizada e ressonância magnética, apenas intervindo quando for necessário. Na pericardite crônica existe fibrose pericárdica extensa com placas de calcificações, o que dificulta a pericardiectomia e aumenta o risco de lesar as cavidades cardíacas. Na avaliação pré-operatória é necessário avaliar a função cardíaca com rigor.[6,21,22]

Referências bibliográficas

1. Marsico GA. Tratamento cirúrgico da tuberculose pulmonar multirresistente. Pulmão RJ 2009;18(1):27-37.
2. Dewan RK. Surgery for pulmonary tuberculosis -a 15-year experience. Eur J Cardiothorac Surg 2010;37:473-477.
3. Kempker RR, Vashakidze S, Solomonia N, Dzidzikashvili N, Blumberg HM. Surgical treatment of drug-resistant tuberculosis. Lancet Infect Dis 2012;12:157-166.
4. Rizzi A; Rocco G; Robustellini M; Rossi G; Della PC; Massera F. Results of surgical management of tuberculosis: experience in 206 patients undergoing. Ann Thorac Surg 1995;59:896-900.
5. Shiraishi Y, Nakajima Y, Katsuragi N, Kurai M, Takahashi N. Resectional surgery combined with chemotherapy remains the treatment of choice for multidrug-resistant tuberculosis. J Thorac Cardiovasc Surg 2004;128:523-528.
6. Massard G, Olland A, Santelmo N, Falcoz PE. Surgery for the Sequelae of Postprimary Tuberculosis. Thorac Surg Clin 2012;22:287-300.
7. World Health Organization. The role of surgery in the treatment of pulmonary TB and multidrug-and extensively drug-resistant TB. World Health Organization, 2014. P. 17. Available at:http://www.euro.who.int/__data/assets/pdf_file/0005/259691/The-role-of- surgery-in-the--treatment-of-pulmonary-TB-and-multidrug-and-extensively-drug--resistant-TB. pdf?ua51.
8. Pomerantz, BJ, Cleveland JC, Olson HK, Pomerantz M. Pulmonary Resection For Multi-Drug Resistant Tuberculosis J Thorac Cardiovasc Surg 2001;121:448-453.
9. Kang MW, Kim HK, Choi YS, Kim K, Shim YM, Koh WJ, Kim J. Surgical Treatment for Multidrug-Resistant and Extensive Drug--Resistant Tuberculosis. Ann Thorac Surg 2010;89:1597–1602.
10. Marsico GA, Guimarães CA, Montessi J, Costa AMM, Madeira L. Controle da hemoptise maciça com broncoscopia e soro gelado. J Pneumol 2003;29:280-286.
11. Silva PSMP, Marsico GA, Araujo MAF, Braz FSV, Santos HTA, Loureiro GL, Fontes A. Tratamento do aspergiloma pulmonar complexo por cavernostomia. Rev Col Bras Cir 2014; 41(6):406-411.
12. Kim YT, Kang MC, Sung SW, Kim JH. Good Long-Term Outcomes After Surgical Treatment of Simple and Complex Pulmonary Aspergilloma. Ann Thorac Surg 2005; 79:294-298.
13. Conlan AA, Hurwitz SS, Krige L, Nicolau N, Pool R. Massive hemoptysis: rewiew of 123 cases. J Thorac Cardiovasc Surg 1983;85:120-124.
14. Corder R. Hemoptysis. Emerg Med Clin North Am 2003;21:421-435.
15. Crocco JA, Rooney JJ, Frankaushen OS, Di Benedetto RJ, Lyons HA. Massive hemoptysis. Arch Intern Med. 1968;121:495-498.
16. Zhang Y, Chen C, Jiang G. Surgery of massive hemoptysis in pulmonary tuberculosis: Immediate and long-term outcomes. J Thorac Cardiovasc Surg 2014;148(2):651-656.
17. Chung HS, Lee JH. Bronchoscopic Assessment of the Evolution of Endobronchial Tuberculosis. Chest 2000;117:385-392.
18. Şahin F, Yıldız P. Characteristics of endobronchial tuberculosis patients with negative sputum acid-fast bacillus. J Thorac Dis 2013;5(6):764-770.
19. Papagiannopoulos KA, Linegar AG, Harris DG, Rossouw GJ. Surgical Management of Airway Obstruction in Primary Tuberculosis in Children. Ann Thorac Surg 1999;68:1182-1186.
20. Ali MS, Siddiqui AA, McLaughlin JS. Open drainage of massive tuberculous empyema with progressive reexpansion of the lung: An old concept revisited. Ann Thorac Surg 1996;62:218-224.
21. Zamirian M, Mokhtarian M, Motazedian MH, Monabati A, Rezaian GR. Constrictive pericarditis: Detection of mycobacterium tuberculosis in paraffin-embedded pericardial tissues by polymerase chain reaction. Clin Biochemistry 2007;40:355-358.
22. Syed FF, Mayosi BM. A modern approach to tuberculous pericarditis. Prog Cardiovasc Dis. 2007;50(3):218-236.

68 Mediastinite

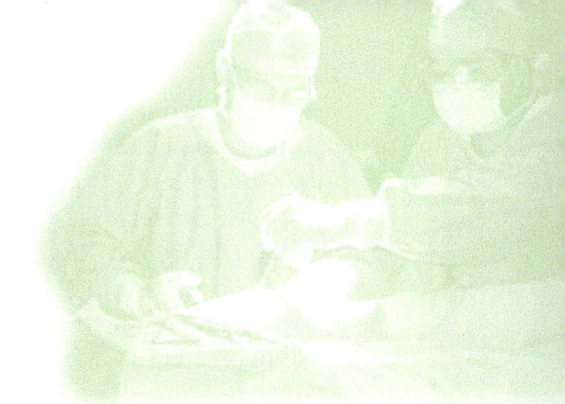

Roberto Gonçalves • Roberto Saad Junior
Jorge Henrique Rivaben

Introdução

Denomina-se mediastinite todo processo infeccioso que acomete o espaço que compreende entre as pleuras mediastinais, o estreito superior do tórax superiormente, o diafragma inferiormente, a coluna vertebral torácica como limite posterior e a tábua posterior do esterno como limite anterior. Este espaço virtual é ocupado por órgãos do trato aerodigestivo, circulatório, além de apresentar nervos e uma rica rede linfática, estando entre estas estruturas a presença de tecido conjuntivo frouxo. A continuidade anatômica do mediastino com a região cervical e com o retroperitônio tem importância cirúrgica, já que infecções presentes nestes locais podem se disseminar para o mediastino, sendo o contrario também verdadeiro. Aliado a estes fatos, a pressão negativa que varia com os movimentos respiratórios contribui para a rápida disseminação do processo, com translocação bacteriana e absorção de produtos tóxicos provenientes da infecção.

Trata-se de quadro de extrema gravidade, com mortalidade que varia de 20 a 50% e os fatores que influenciarão no prognóstico são: retardo diagnóstico, tratamento inapropriado (drenagem e antibioticoterapia inadequadas), além de processos de imunodeficiência (AIDS, diabetes *mellitus* e desnutrição por etilismo crônico) sendo os mais comuns.

Etiologia

A mediastinite é uma condição secundária às infecções provenientes de órgãos mediastinais ou extensão de processos infecciosos de outras localizações que mantêm relações anatômicas com este compartimento. Sendo assim, perfurações esofágicas, traqueobrônquicas, supurações pleuropulmonares, linfonodomegalias mediastinais abscedidas, infecções de ferida operatória levando a osteomilite de esterno, osteomelite de vértebras, abscessos dentários, amigdalianos, retrofaríngeos, subfrênicos e processos supurativos retroperitoneais são descritos como causas de mediastinite aguda.

Talvez o quadro mais agressivo desta infecção se dê pelo processo denominado mediastinite descendente necrosante, cujo sítio de infecção primário situa-se na cavidade oral ou orofaringe, mais comumente por abscessos odontogênicos. A propagação para o mediastino é favorecida pela disposição dos espaços fasciais cervicais. Tais planos fasciais delimitam três compartimentos na região cervical:

- *Compartimento pré-visceral:* situado entre a face anterior da tireoide e traqueia e os músculos pré-tireoidianos.
- *Compartimento retrovisceral:* constituído pelo espaço entre a fáscia pré-vertebral, posteriormente, e a faringe e o esôfago anteriormente. Estende-se da base do crânio até o diafragma, podendo comunicar-se ainda com o espaço retroperitoneal, é o caminho mais frequente pelo qual as supurações cervicais atingem o mediastino.
- *Compartimento viscerovascular:* trata-se do compartimento mais amplo, tendo como conteúdo tireoide, traqueia, faringe, esôfago, grandes vasos e nervos do pescoço. Limita-se por uma fáscia bem definida que se estende da base do crânio até a bifurcação traqueal e base do coração. Pode-se subdividir esta região em espaço pré-traqueal, ao longo da face anterior da traqueia e da laringe, e espaço vascular, delimitado pela bainha dos grandes vasos.

Tais considerações devem ser relevadas durante manobras cirúrgicas para drenagem, pois todos estes espaços podem comunicar-se, devendo assim considerar a exploração e a drenagem de todos estes compartimentos na vigência de processo supurativo cervical, como veremos adiante.

A natureza da microbiologia envolvida no processo é polimicrobiana, *Streptococcus* beta-hemolítico, *Peptostreptococcus, Prevotella, Fusobacterium, Actinomyces, Bacterioides sp., Haemophilus sp.* e *Staphylococcus aureus,* são germes frequentemente encontrados nos processos supurativos do trato aerodigestivo que evoluem para a forma necrosante. Deve-se pensar em bactérias anaeróbias fermentadoras quando há evidência da produção de gás não proveniente de perfuração de víscera oca, que se traduz clinicamente por enfisema de subcutâneo ou imagens aéreas aos exames imagenológicos. Fungos e micobactérias podem estar associadas a outros tipos de mediastinite.

Tabela 68.1
Causas de mediastinite aguda
Perfurações esofágicas
Perfurações traqueobrônquicas (raras)
Abscesso odontogênico
Abscesso amigdaliano
Abscesso retrofaríngeo
Osteomielite de esterno
Osteomielite vertebral
Supurações pleuropulmonares (rara)
Supurações retroperitoneais
Traumática (cirúrgica ou não)

Diagnóstico

O diagnóstico clínico de mediastinite aguda muitas vezes se torna difícil, pela subjetividade dos sintomas iniciais. Porém, sempre que possível o diagnóstico tem de ser o mais precoce possível, pois implica no prognóstico da doença. Irá se basear em histórico de infecções em outros sítios, e sinais inespecíficos como taquicardia, febre alta, taquidispneia e hipotensão arterial indicam uma síndrome infecciosa com toxemia do doente. Sinais mais específicos como tosse não produtiva (irritativa), dor retroesternal (coleções anteriores), dor interescapulovertebral (coleções posteriores), turgência jugular, podendo cursar com síndrome de cava superior por compressão venosa mediastinal, disfonia, soluços (irritação do nervo frênico), sinal de Hamman (ruído peculiar à ausculta cardíaca em casos de enfisema do mediastino), opressão torácica, enfisema cervical, cervicalgia e trismo quando o acometimento é cervical, podem ser fortes indicativos de mediastinite quando associados a histórico sugestivo e síndrome infecciosa.

A radiografia convencional só irá detectar alterações numa fase tardia do processo, mostrando alargamento mediastinal, enfisema mediastinal e cervical, aumento da distância entre a coluna cervical e a coluna aérea da traqueia ou ainda a perda da lordose anatômica cervical.

Frente a isso se lança mão da tomografia computadorizada do tórax e mediastino, em que se definirá a tática operatória a ser adotada. Podem encontrar coleções mediastinais com ou sem níveis hidroaéreos, enfisema mediastinal e subcutâneo, derrame pleural uni ou bilateral, derrame pericárdico, desvio ou compressões de estruturas mediastinais.

Vale a pena lembrar na necessidade de pensar precocemente no diagnóstico, para que este e o tratamento sejam realizados com igual velocidade, pois só assim haverá a possibilidade de melhora no prognóstico.

Tabela 68.2
Sinais clínicos de mediastinite aguda
Dor retroesternal
Dor interescapulovertebral
Tosse irritativa
Disfonia
Dispneia
Síndrome da veia cava superior
Enfisema cervical
Sinal de Hamman
Opressão torácica
Febre/taquicardia/hipotensão

Tabela 68.3
Achados tomográficos na mediastinite aguda
Coleções mediastinais
Espessamento de tecidos mediastinais
Níveis hidroaéreos mediastinais
Enfisema mediastinal/subcutâneo
Derrame pleural
Derrame pericárdico

Tratamento

O tratamento baseia-se no tripé desbridamento e drenagem cirúrgicos agressivos das lojas supuradas, antibioticoterapia de largo espectro e aporte nutricional.

Após o diagnóstico o doente deve ser rapidamente preparado para o ato operatório com reposição volumétrica e hematimétrica, assim como instituição de antibioticoterapia para cobertura de germes Gram-positivos, Gram-negativos e anaeróbios.

Pacientes que se encontram com trismo reflexo pela infecção orofaríngea, em insuficiência respiratória devida a sepse grave ou nos quais se programa uma cervicotomia que irá permanecer aberta para irrigação e lavagem diária, deve-se ter em mente a possibilidade da confecção de uma traqueostomia já de início.

A literatura é variável quanto a via de acesso às coleções mediastinais. Assim, há os que indiquem cervicotomia ampla quando o processo se localiza no mediastino superior, permanecendo esta aberta para irrigações, lavagens e desbridamentos reprogramados. Havendo qualquer suspeita de coleções não alcançadas pela cervicotomia, indica-se a toracotomia ou esternotomia longitudinal, incluindo pericardiotomia no caso de empiema pericárdico. Para esses autores outros procedimentos devem ser considerados: toracotomia bilateral, bitoracotomia com esternotomia transversa (Clamshell) e até múltiplas drenagens.

Alguns autores adotam a via de acesso baseada na classificação de mediastinite necrosante descendente, que indica o nível onde se situa a infecção. Se localizada acima da carina (vértebra torácica T4), então está indicada a cevicotomia com exploração e drenagem de todas as três fáscias cervicais. Quando as lojas se situam abaixo deste nível, deve-se proceder algum tipo de abordagem torácica.

Deve-se ter em mente que acessos menores como mediastinotomias localizadas e drenagens subxifoideanas não permitem a adequada drenagem e predispõem à formação de abscessos.

A toracotomia posterolateral, principalmente à direita, proporciona amplo acesso ao mediastino posterior, no qual após desbridamento e liberação da pleura mediastinal as cavidades mediastinal e pleural deve ser copiosamente lavadas e drenadas. Havendo encarceramento pulmonar por empiema pleural secundário, no momento da toracotomia, deve-se proceder à decorticação pulmonar.

A esternotomia mediana longitudinal dá acesso a todo o mediastino anterior, porém predispõe a osteomelite esternal em um doente já com quadro extremamente grave.

A bitoracotomia transesternal (Clamshell) dá acesso a todos os compartimentos mediastinais, sendo possível proceder decorticação pulmonar bilateral, se necessário, além de pericardiotomia no caso de coleção pericárdica. Tem a desvantagem de ser uma incisão trabalhosa, tanto na confecção como na síntese, na qual deve ser empregado fio de aço na esternorrafia e fio de polipropileno para aproximação dos arcos costais. Deve-se tomar cuidado com os nervos frênicos, cujas lesões já foram descritas em literatura.

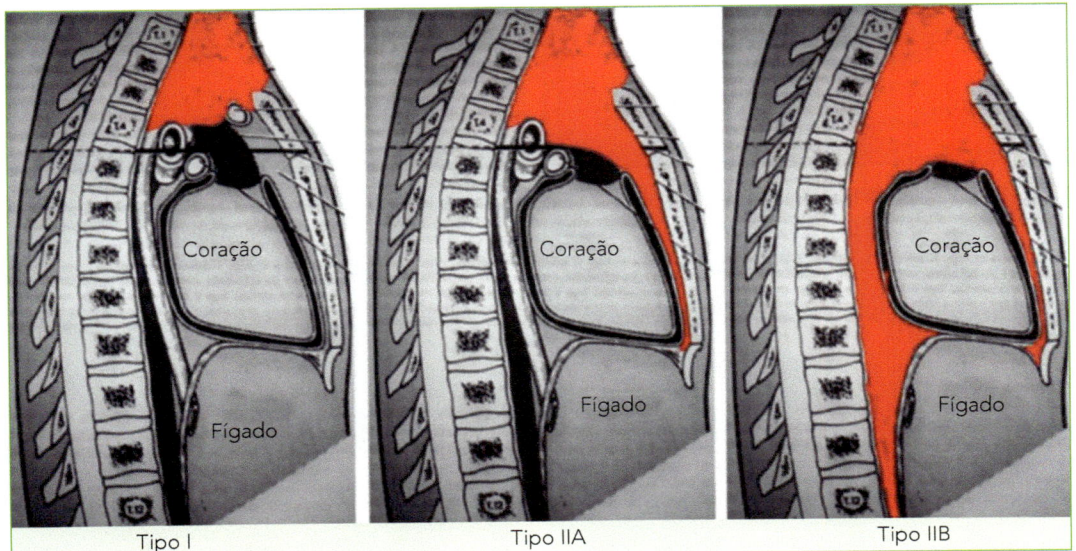

FIGURA 68.1 – *Classificação das mediastinites necrosantes descendentes.* Fonte: *Endo S, Murayma F, Hasegawa T, et al. Jpn J Thorac Cardiovasc Surg. 1999;47:14-19.*

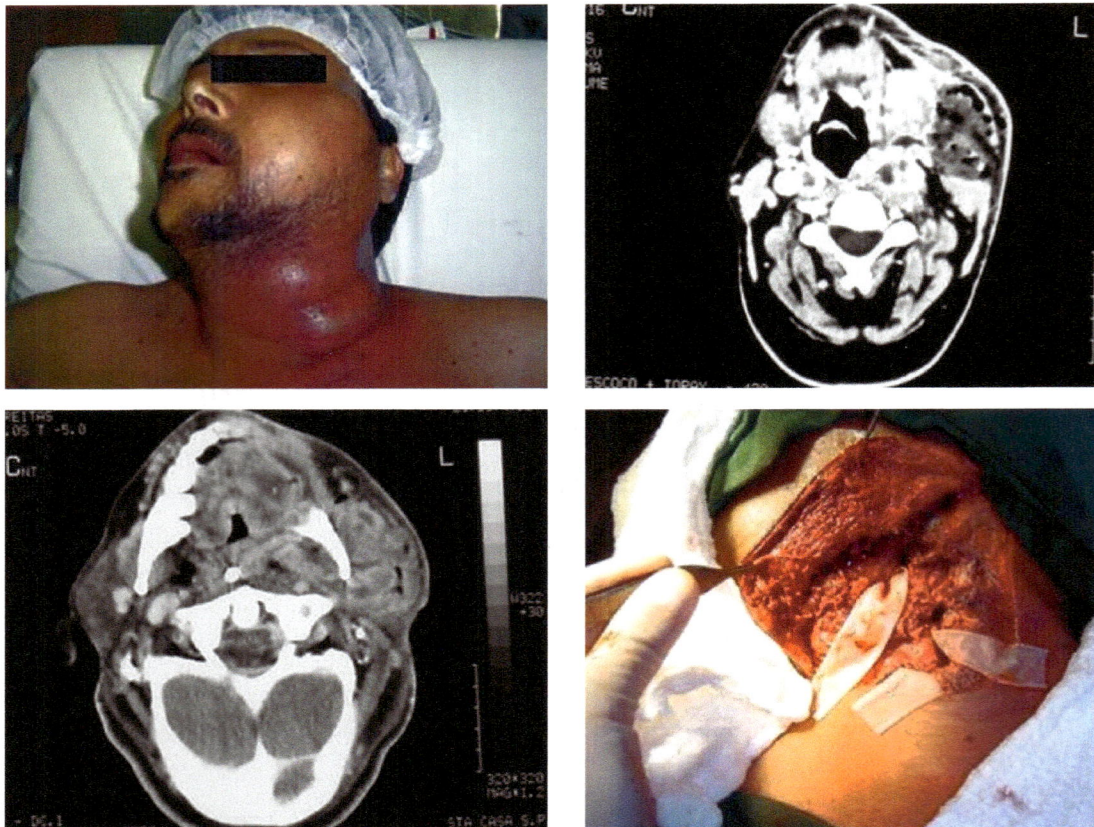

FIGURA 68.2 – Mediastinite necrosante descendente. Aspectos clínicos: abscesso cervical odontogênico; tomografias apresentando gás e coleções cervicais; e a cervicotomia com drenagem dos três compartimentos cervicais. Fonte: autores.

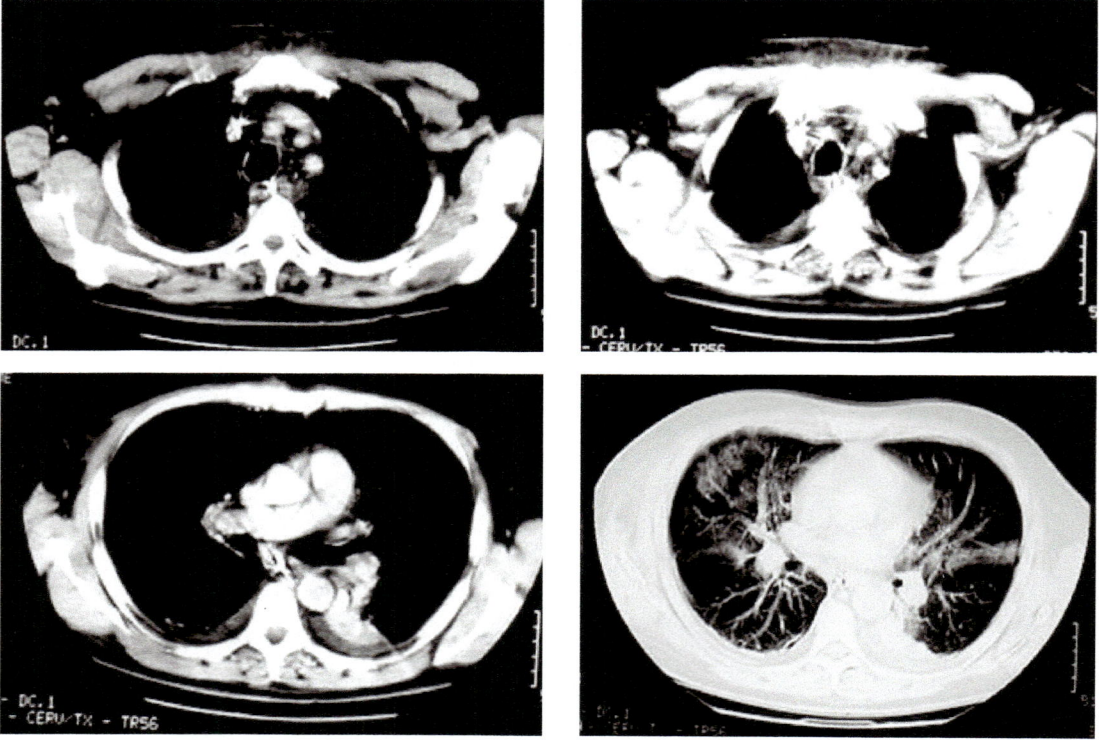

FIGURA 68.3 – Mediastinite necrosante descendente. Presença de coleções e gás em mediastino anterossuperior, além de empiema pleural bilateral, já é evidente o acometimento pulmonar. Fonte: autores.

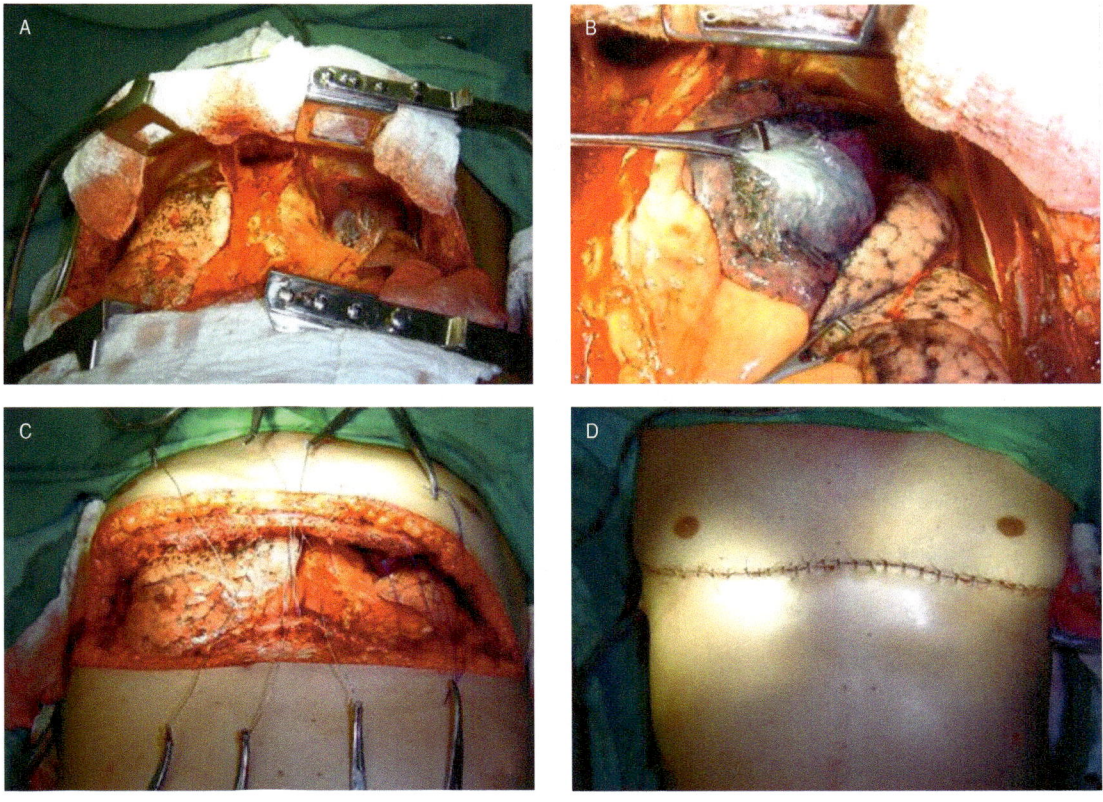

FIGURA 68.4 – Mediastinite necrosante descendente abordada por incisão de Clamshell (**A**); decorticação pulmonar (**B**); síntese da parede e drenagem bilateral (**C** e **D**). Fonte: autores.

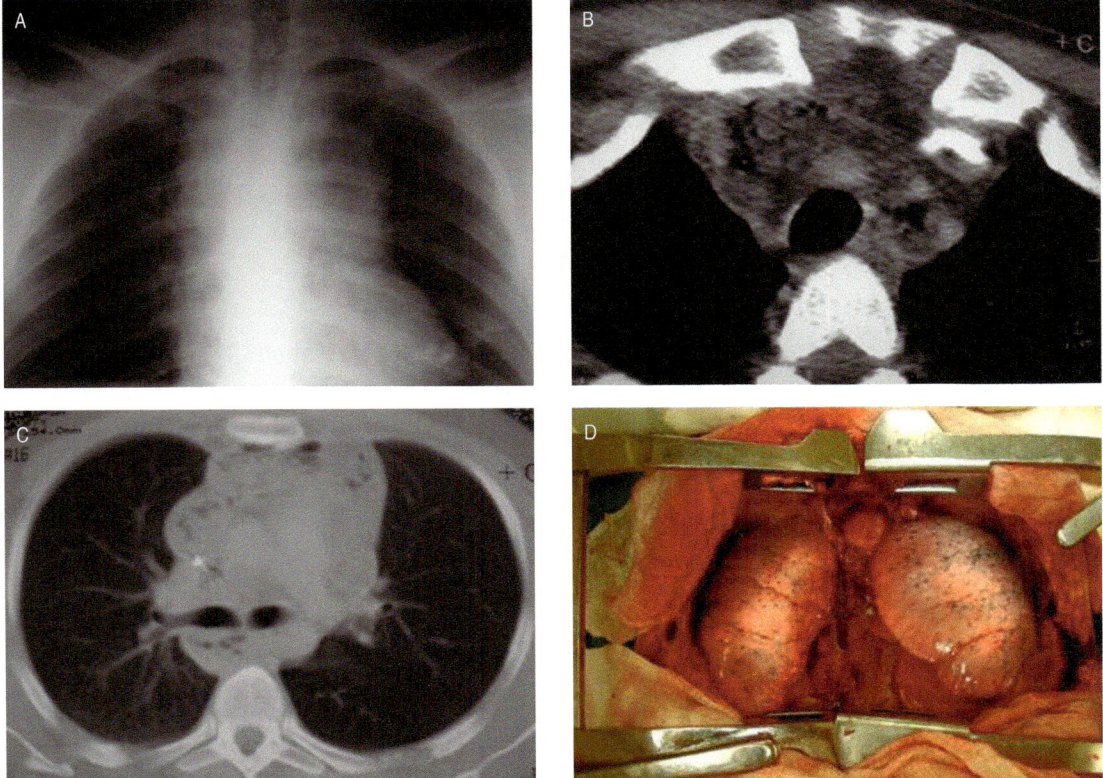

FIGURA 68.5 – Mediastinite necrosante descendente. **A.** Alargamento de mediastino aos raios X de tórax. **B.** TC de tórax coleções e gás em mediastino anterior e posterior. **C.** Detalhe de TC de tórax, com gás e coleções mediastinais. **D.** Aspecto operatório, bitoracotomia (Clamshell), mostrando tecido necrótico e coleções mediastinais. Fonte: autores.

Existem ainda relatos na literatura no acesso aos compartimentos mediastinais na vigência de mediastinite, através da cirurgia torácica videoassistida, são relatos pontuais em que se necessita maior experiência para se adotar este tipo de abordagem, mas que deve fazer parte do conhecimento do cirurgião.

Após o ato operatório, o ambiente mais adequado para o doente será um centro de terapia intensiva com, além do cirurgião, avaliação multidisciplinar com nutrologista, infectologista, intensivista, fisioterapeuta, entre outros, que devem dar atenção à evolução do paciente.

Complicações

Várias complicações já foram descritas em decorrência das mediastinites agudas.

As mais comuns são decorrentes da história natural da doença, isto é a sepse grave, choque séptico, insuficiência múltipla de órgãos e sistemas e morte.

O empiema pleural e o encarceramento pulmonar podem acontecer após ruptura da pleura mediastinal e extravasamento purulento para a cavidade pleural.

A síndrome de cava superior já foi descrita por compressão extrínseca deste vaso, no processo agudo e após retração cicatricial mais tardiamente (mediastinite fibrosante).

Empiema pericárdico é um quadro grave, que pode evoluir para tamponamento cardíaco ou, mais tardiamente, para pericardite adesiva.

Existem ainda quadros mais raros, porém não menos dramáticos, como fascite necrosante, erosão

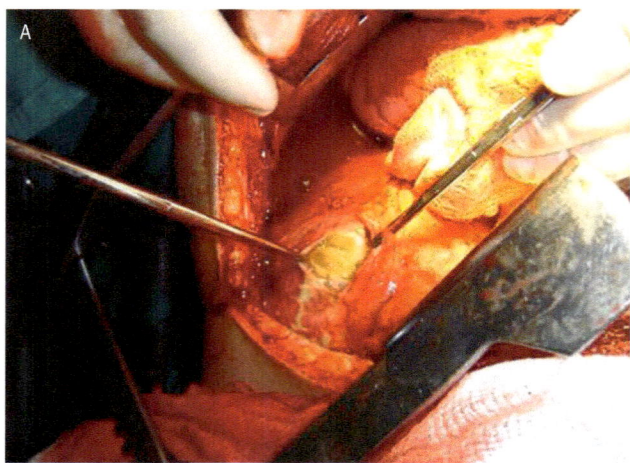

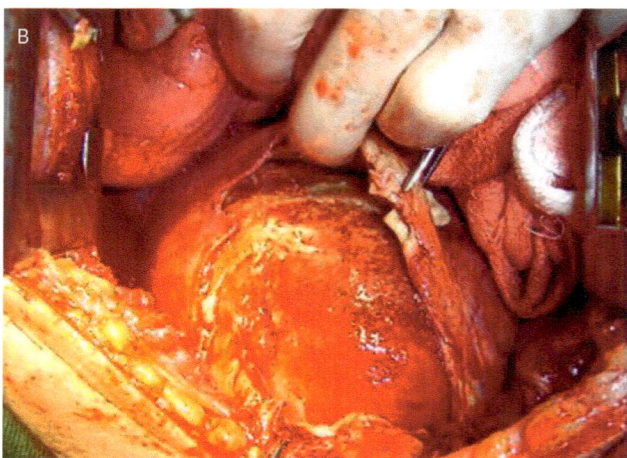

FIGURA 68.7 – **A.** Empiema pericárdico associado a mediastinite necrosante descendente (momento da abertura do pericárdio com fibrina e pus no interior). **B.** Pericardiectomia parcial, mostrando espessamento do saco pericárdico e aspecto em "pão com manteiga". Fonte: autores.

de grandes vasos mediastinais com exanguinação do doente, e extensão do processo séptico para o abdômen através do retroperitônio.

Conclusões

A mediastinite aguda trata-se dos mais mórbidos processos infecciosos, que desafia o médico em seu diagnóstico precoce e terapêutica agressiva tanto quanto mais grave estiver o doente, baseando-se principalmente na abordagem cirúrgica adequada.

Referências bibliográficas

1. Estrera AS, Lanay MJ, Grisham JM. Descending necrotizing mediastinitis. Surg Gynecol Obstet 1983;157:545-552.
2. Wheatley MJ, Stirling MC, Kirsh MM, Gago O, Orringer MB. Descending necrotizing mediastinitis: transcervical drainage is not enough. Ann Thorac Surg 1990;49:780-784.
3. Trench NF, Gicovate F, Prospero JD, Monfort J. Mediastinites agudas. In: Afecções Cirúrgicas do Mediastino. São Paulo: Fundo editorial Procienx, 1968 p. 38-78.
4. Neuhof H, Jemerin EE. Acute Infections of the Mediastinum. Baaltimore, The Williams & Wilkins Company, 1943.

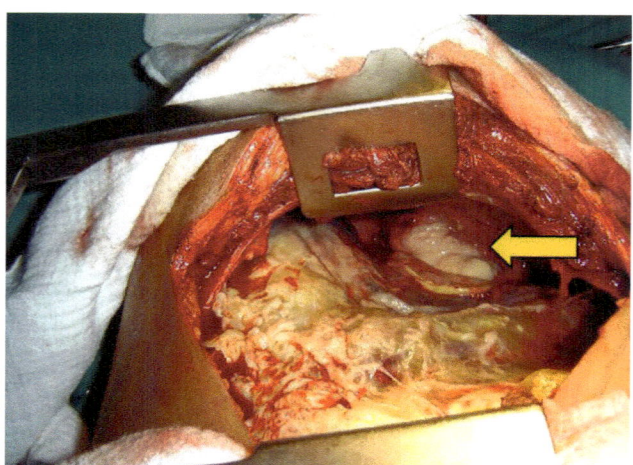

FIGURA 68.6 – Mediastinite necrosante descendente. Toracotomia posterolateral direita mostrando coleção purulenta saindo do mediastino anterossuperior (seta), associada a empiema pleural e encarceramento pulmonar. Fonte: autores.

5. Saad Jr R, Roriz de Carvalho W, Forte V. Mediastinites. In: Cirurgia Torácica Geral. São Paulo: Ed Atheneu, 2005.
6. Brunelli A, Sabatini A, Catalini G, Fianchini A. Descending necrotizing mediastinitis: surgical drainage and tracheostomy. Arch Otolaryngol Head and Neck Surg 1996; 122:1326-29.
7. Marty-Ané CH, Berthet JP, Alric P, Pegis JD, Rouvière P, Mary H. Management of descending necrotizing mediastinitis: an aggressive treatment for an aggressive disease. Ann Thorac Surg 1999;68:212-217.
8. Ris H-B, Banic A, Furrer M, Caversaccio M, Cerny A, Zbaren P. Descending Necrotizing Mediastinitis: Surgical Treatment Via Clamshell Approach Ann. Thorac. Surg., December 1, 1996; 62(6):1650-1654.
9. Kiernan PD, Hernandez A, Byrne WD, Bloom R, Dicicco B, Hetrick V, Graling P, Vaughan B. Descending Cervical Mediastinitis. Ann. Thorac. Surg., May 1, 1998; 65(5):1483-1488.
10. Figueroa-Damin R. Clinical manifestations and lethality of descending NecrotizingMediastinitis. Rev Invest Clin 2001; 53 (1):35-40
11. Inoue Y, Gika M, Nozawa K, Ikeda Y, Takanami I. Optimum drainage method in descending necrotizing mediastinitis. Interactive Cardio-Vascular and Thoracic Surgery, June 1, 2005; 4(3):189-192.
12. Iwata T, Sekine Y, Shibuya K, Yasufuku K, Iyoda A, Iizasa T, Saito Y, Fujisawa T. Early open thoracotomy and mediastinopleural irrigation for severe descending necrotizing mediastinitis. Eur. J. Cardiothorac. Surg., September 1, 2005; 28(3):384-388.
13. Gorlitzer M, Grabenwoeger M, Meinhart J, Swoboda H, Oczenski W, Fiegl N, Waldenberger F. Descending necrotizing mediastinitis treated with rapid sternotomy followed by vacuum-assisted therapy. Ann. Thorac. Surg., February 1, 2007; 83(2):393-396.
14. Laisaar T. Video-assisted thoracoscopic surgery in the management of acute purulent mediastinitis and pleural empyema. Thorac Cardiovasc Surg 1998;46:51-54.
15. Isowa N, Yamada T, Kijima T, Hasegawa K, Chihara K. Successful thoracoscopic debridement of descending necrotizing mediastinitis Ann. Thorac. Surg., May 1, 2004; 77(5):1834-1837.
16. Endo S, Murayama F, Hasegawa T et al. Guideline of surgical management based n diffusion of descending necrozing mediastinitis. Jpn J Thoracic Cardiovasc surg 1999;47:52.

69 Tumores e Cistos do Mediastino

Elias Kallás

O mediastino compreende a região da caixa torácica situada entre os pulmões. Ocupa uma posição mediana. Acha-se limitado bilateralmente pelas pleuras mediastinais, estendendo-se do diafragma inferiormente até a abertura superior do tórax ou desfiladeiro torácico.

Contém o coração, pericárdio, traqueia, brônquios principais e esôfago, assim como artérias, veias, linfáticos e nervos.

Estudos anatômicos consideram uma linha imaginária horizontal partindo do esterno em direção anteroposterior, de modo a tangenciar o limite superior do saco pericárdico, dividindo o mediastino em quatro partes, a saber:

- *Mediastino superior:* região acima do saco pericárdio até a abertura superior do tórax.
- *Mediastino anterior:* região compreendida entre o saco pericárdico e o esterno.
- *Mediastino médio:* região correspondente ao saco pericárdico.
- *Mediastino posterior:* região situada atrás do saco pericárdico[1].

Outros autores levando em conta aspectos clínicos e cirúrgicos, preferem dividir o mediastino em apenas três compartimentos: mediastino anterossuperior constituído pelo espaço anterior ao saco pericárdico estendendo-se para cima até o desfiladeiro torácico. Mediastino médio: compreendendo o saco pericárdico e seu conteúdo e mediastino posterior, situado atrás do saco pericárdico. Dessa forma, desaparece o mediastino superior que é englobado no compartimento do mediastino anterior para formar a divisão anterossuperior do mediastino. Estas descrições baseiam-se na incidência radiológica lateral do tórax, representada na Figura 69.1. Neste capítulo será adotada a segunda descrição, por ser a mais utilizada pela maioria dos autores.

O mediastino é sede de neoplasias benignas e malignas de natureza e comportamentos incertos, dependendo dos tecidos ou órgãos dos quais se originam. Apesar da prática cirúrgica ser antiga, a abordagem segura das suas estruturas é relativamente recente, tornando-se possível somente quando o controle da ventilação pelas vias aéreas e a resolução dos problemas causados pelo pneumotórax passaram a ser do domínio dos cirurgiões e anestesistas. Isto ocorreu no final do século XIX e início do século XX.

Os tumores primários mais frequentes no mediastino dos adultos são os de origem neurogênica, seguidos pelos timomas, cistos, linfomas e tumores de células germinativas. Os tumores neurogênicos têm origem nas estruturas neurais abundantes no mediastino, principalmente posterior. Originam-se dos nervos intercostais, gânglios simpáticos e das células paraganglionares. O tumor neurogênico mais comum é o neurilemoma. No mediastino médio predominam os cistos e linfomas.

No mediastino anterossuperior são mais frequentes os timomas, seguidos pelos linfomas e tumores de células germinativas. Em crianças os linfomas parecem predominar no mediastino anterossuperior[2]. A maior parte dos tumores malignos do mediastino ocorre no mediastino anterossuperior.

Os tumores da tireoide, embora tenham sua origem na região cervical, podem invadir o mediastino anterossuperior quando mergulhantes, com menor frequência se originam de tecido tireoidiano ectópico.

Felizmente, a maioria dos tumores do mediastino é benigna. Nas fases iniciais são assintomáticos. A sintomatologia precoce sugere processo maligno, sobrevindo invasão de estruturas adjacentes ou simplesmente fenômenos compressivos decorrentes do crescimento da tumoração. Em outras ocasiões, a descoberta é acidental durante investigação clínica por outras razões[3]. Os principais sintomas são a tosse, dor torácica, febre, calafrios e dispneia. A sintomatologia também depende da topografia da invasão tumoral: disfagia, paralisia do diafragma, rouquidão, sinais estes decorrentes da proximidade com o esôfago, nervo frênico ou nervo laringico recorrente. Quando a tumoração compromete o plexo braquial e o gânglio estrelado, conduzirá à síndrome de Horner. Os tumores do mediastino podem comprimir a medula espinhal penetrando através do forame intervertebral, determinando o aparecimento de sintomas neurológicos[4]. A compressão ou invasão da veia cava superior, resulta em congestão venosa dos membros superiores cabeça e pescoço, caracterizando a síndrome de compressão da cava superior. Fenômenos compressivos ou invasivos, na dependência da localização da neoplasia no mediastino poderão precipitar distúrbios respiratórios (traqueia, brônquios e pulmões), insuficiência cardíaca ou arritmias (coração e grandes vasos), quilotórax e quilopericárdio (ducto torácico e linfáticos).

Acesso cirúrgico aos tumores e cistos do mediastino

Frequentemente a extirpação cirúrgica é o único tratamento eficaz para os tumores e cistos do mediastino. O cirurgião deve familiarizar-se com as várias técnicas de acesso a fim de garantir uma exposição segura que possibilite o seu objetivo. Isto naturalmente depende da localização da lesão, havendo uma forma ideal de abordagem para cada compartimento. Daí a conveniência destas breves considerações sobre o assunto.

Afecções do mediastino anterior

No caso do mediastino anterior ou anterossuperior, a esternotomia mediana é a via de escolha. Após incisão cutânea que vai desde a fúrcula esternal até um pouco abaixo do apêndice xifoide, no sentido craniocaudal, procede-se a cauterização com bisturi elétrico até a tábua óssea, marcando-se o esterno com o termocautério exatamente na linha mediana para evitar desvios de um lado ou outro. Isto previne problemas no fechamento, como deiscências e/ou infecções. A secção do esterno deve ser feita com serra elétrica munida de lâmina semicircular, tendo-se o cuidado para não aprofundá-la além da tábua esternal, prevenindo lesões das estruturas adjacentes. Deve-se pedir ao anestesista para controlar a pressão arterial do paciente mantendo a sistólica abaixo de 100 mmHg, e fazer apneia durante o procedimento para evitar abertura das pleuras ou lesões das partes moles. Terminada a secção, retornar a ventilação e demais parâmetros aos níveis anteriores. O afastamento deve ser cuidadoso, inicialmente o auxiliar traciona suavemente para o seu lado com 2 afastadores de Farabeuf enquanto o cirurgião procede a hemostasia e dissecção com bisturi elétrico para liberar as aderências, sem pressa, evitando assim a lesão de estruturas nobres. A seguir o afastador de Finochietto possibilita o avanço da dissecção. Finalmente um afastador tipo Ankeney ou similar ampliará o campo operatório. Estes tempos podem ser suprimidos ou utilizados de acordo com as circunstâncias de cada caso. Se a neoplasia

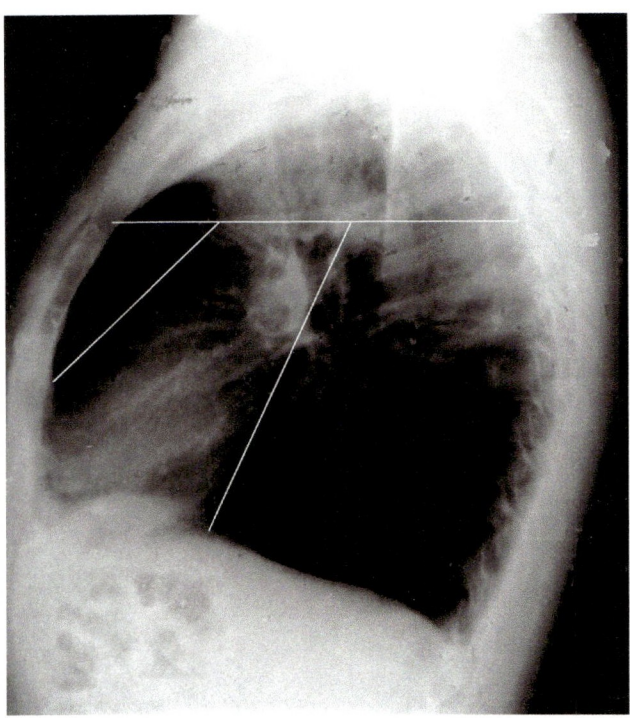
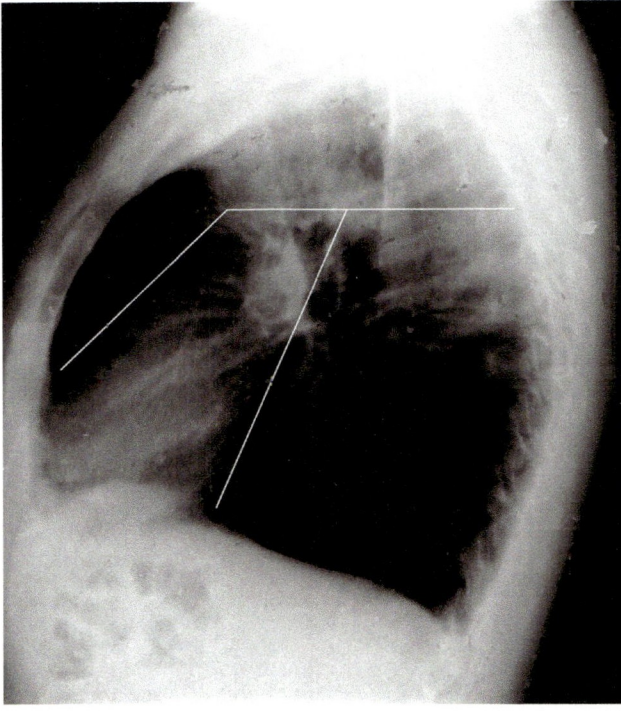

FIGURA 69.1 – *Divisões do mediastino segundo os dois critérios.* Fonte: *autores.*

invade estruturas nobres, limitamos a intervenção a descompressão e/ou remoção de fragmentos suficientes para o diagnóstico anatomopatológico. A congelação é de valor duvidoso. Primeiramente porque dependente do examinador que nem sempre tem experiência ou condições para firmar um diagnóstico de certeza sem a inclusão em parafina, ou estudo imunoistoquímico, o que demanda tempo. Nesta situação o cirurgião removerá o que puder para descompressão, se as condições anatômicas permitirem. Diante de maiores dificuldades, basta a biópsia, que será analisada posteriormente oferecendo um diagnóstico seguro. A Figura 69.2 mostra uma neoplasia do mediastino anterior sem diagnóstico, não passível de ressecção durante o ato operatório, cujo diagnóstico anatomopatológico após biópsia cirúrgica mostrou tratar-se de um linfoma.

Afecções do Mediastino Médio

O acesso para o mediastino médio, que engloba o pericárdio, coração e vasos da base, se faz preferencialmente pela esternotomia mediana observando-se as mesmas precauções já referidas anteriormente. Para a abertura do pericárdio deve-se afastar cuidadosamente as pleuras lateralmente, dissecando-se com eletrocautério o tecido conjuntivo e adiposo adjacente. O timo ou seu remanescente pode ser seccionado ao meio com o eletrocautério. Esta manobra requer especial cautela para não lesar a veia inominada, que cruza o campo operatório no mediastino superior. Ocorrendo abertura acidental das pleuras, torna-se necessária a drenagem pleural correspondente por ocasião do fechamento. Ao abrir o pericárdio o cirurgião poderá utilizar uma incisão em T invertido próximo ao diafragma, que dará amplo acesso às estruturas do mediastino médio, quando prolongada superiormente até quando rebate sobre a aorta ascendente. Se para realizar o tratamento for necessário abrir câmaras cardíacas ou seccionar os vasos da base, há necessidade de contarmos com o concurso de um cirurgião cardíaco, que colocará o paciente em circulação extracorpórea possibilitando a abordagem desejada.

Os tumores e cistos adjacentes ao pericárdio poderão ser abordados tanto pela incisão mediana como pelas posterolaterais. O fechamento da esternotomia deve ser realizado com sete a oito fios de aço nº 5 agulhados, sendo três colocados equidistantes no manúbrio e os restantes distribuídos pelo corpo do esterno. Após colocação de dreno tubular por contra-abertura mediana, logo abaixo do apêndice xifoide, as partes são aproximadas tracionando-se inicialmente para cima e depois lateralmente os fios de aço cruzados, procedendo-se a aproximação das partes do esterno. Auxiliares mantêm a tração enquanto os fios são convenientemente amarrados, torcendo suas partes em espiral entre si, para então seccionar os excessos, tendo-se o cuidado de curvar posteriormente as pontas de cada coto, para não ferir a pele, principalmente nos pacientes magros. Duas linhas de sutura são necessárias no subcutâneo. A primeira profunda, contínua, com polímero absorvível nº 1, e a segunda mais superficial com o mesmo fio 3-0. Finalmente, uma linha de sutura contínua intradérmica com fio absorvível 4-0 completa o fechamento. Quando ocorre lesão irremediável da veia inominada na dissecção do mediastino anterior, numa extensão que não permite o restabelecimento do fluxo sanguíneo do vaso através da sutura primária, utilizamos enxertos autógenos como a veia safena. Estes enxertos são montados

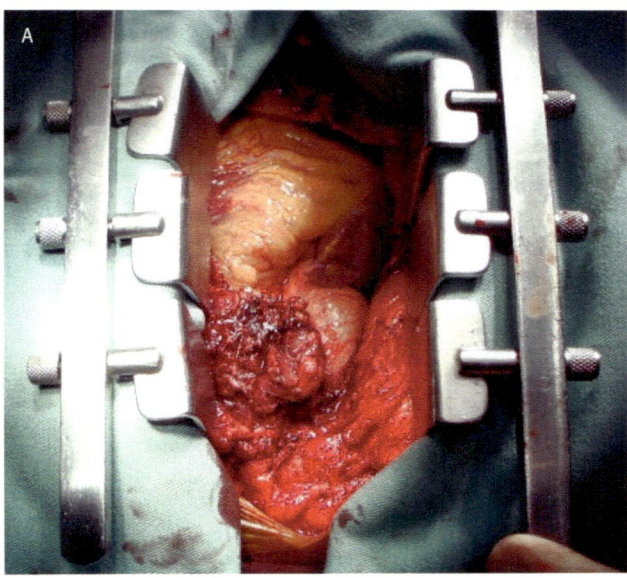 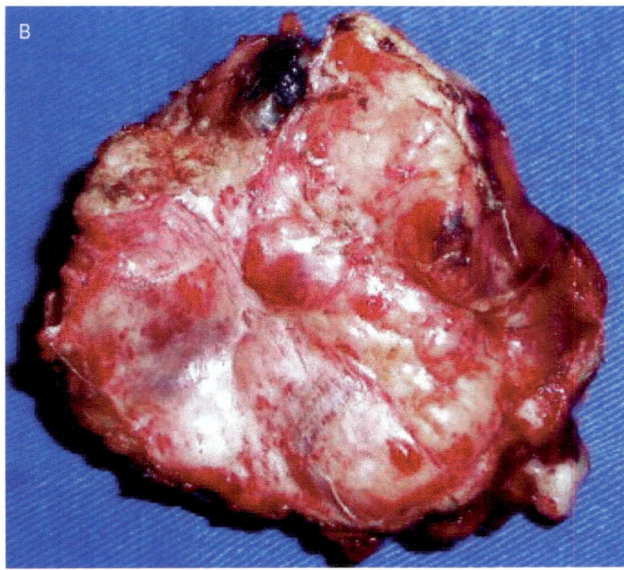

FIGURA 69.2 – **A.** Ressecção do pericárdio invadido por neoplasia maligna. **B.** Aspecto interno da peça. Fonte: autores.

em espiral usando-se seringas de plástico de diversos calibres, permitindo adequação ao tamanho da veia a ser anastomosada (Figura 69.14). A veia safena magna permite uma restauração engenhosa adequando-se ao comprimento e ao diâmetro do vaso lesado mediante a utilização de seringas de diversos tamanhos, na dependência do calibre desejado. A veia é aberta longitudinalmente e depois enrolada em espiral numa seringa do tamanho adequado, suturando-se as partes apropriadas com chuleio simples de prolene 7-0 (Figura 69.3).

Afecções do mediastino posterior

Utiliza-se a toracotomia posterolateral, tanto à direita como à esquerda. O nível da incisão varia entre o 5º e 6º espaços intercostais, de acordo com a natureza e localização da lesão, podendo oferecer acesso ao ápice, porção média ou basal do mediastino posterior e adjacências. Cabe aqui ressaltar que este tipo de abordagem é universal, isto é, oferece facilidades a todos os compartimentos do mediastino, tanto anterossuperior como médio, que eventualmente poderão ser abordados por essa via na dependência da localização e características da lesão, mesmo não sendo a sua via preferencial. É importante a intubação seletiva dos brônquios permitindo a ventilação de apenas um pulmão, facilitando assim as manobras cirúrgicas do lado contralateral. Se necessário, procede-se a remoção de um ou dois arcos costais acima ou abaixo do espaço intercostal abordado, para oferecer melhor exposição. Felizmente na maioria dos casos torna-se desnecessária a retirada de costelas com um bom relaxamento e afastadores adequados. Ao penetrarmos o espaço intercostal temos que ter em mente a localização do feixe vasculonervoso sempre na borda inferior das costelas, evitando assim hemorragias e lesões neurais. Após o descolamento das costelas com instrumental apropriado procede-se sua secção, se necessária, de forma a oferecer a melhor exposição, colocando-se finalmente o afastador (Figura 69.4).

O afastador de Ankeney oferece excelente auxílio, podendo ser adaptado à espessura da parede com pás cambiáveis de tamanhos variados. Entretanto, felizmente raras vezes nos deparamos com neoplasias de dimensões avantajadas que dificultam sobremaneira a ação do cirurgião, tornando dificílima, senão impossível, sua retirada. Nestes casos fatiamos a neoplasia internamente, com auxílio do bisturi frio, termocautério e/ou bisturi eletrônico, de maneira a diminuir cada vez mais o seu volume, o que possibilita a manipulação do pedículo e a mobilização da massa tumoral. Com esta técnica temos obtido resultados satisfatórios, independentemente da localização da neoplasia. Uma vez reduzido o conteúdo, ressecamos a parte externa remanescente e abordamos o pedículo. No caso ilustrado havia invasão do plexo braquial e vasos subclávios, o que tornou impossível a retirada completa da lesão. Com o diagnóstico anatomopatológico e se indicado o estudo imunoistoquímico, o paciente é encaminhado ao oncologista, que conduz o tratamento e faz o acompanhamento. Vale a pena lembrar ainda que a abordagem de uma neoplasia situada

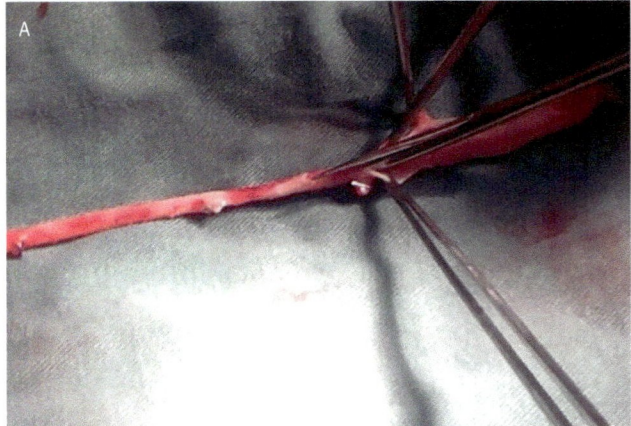
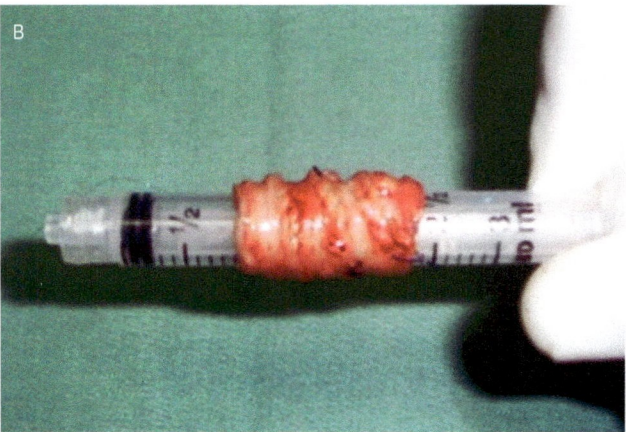

FIGURA 69.3 – **A** Abertura longitudinal da veia safena. **B** Sutura contínua em espiral com prolene 7-0, com endotélio em contato com a seringa no tamanho e diâmetro desejados. Fonte: autores.

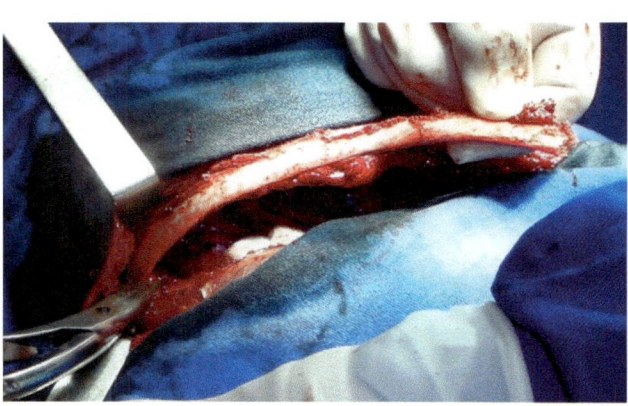

FIGURA 69.4 – Retirada de uma ou duas costelas para melhor exposição. Fonte: autores.

em determinada região do mediastino pode ser realizada por outra via que não a habitual, nada impedindo que uma neoplasia do mediastino médio, por exemplo, seja abordada através de uma toracotomia posterolateral, na dependência das particularidades de cada caso. Grandes tumores geralmente são pouco vascularizados, alguns exibem áreas de necrose. Entretanto, cuidado especial deve ser tomado para que o sangramento seja o menor possível através de minuciosa hemostasia. Raramente há necessidade de ligaduras durante a retirada dos fragmentos, o que é feito na maior parte das vezes utilizando-se a cauterização com bisturi elétrico ou com o bisturi harmônico. Retirada a parte interna da neoplasia, procede-se a ressecção da cápsula e se possível do restante da lesão. Caso permaneça algum remanescente que não possa ser retirado, é conveniente marcar sua localização com um ou mais clipes metálicos para posterior identificação na vigência da necessidade de irradiação. A Figura 69.5 ilustra claramente todos os tempos operatórios.

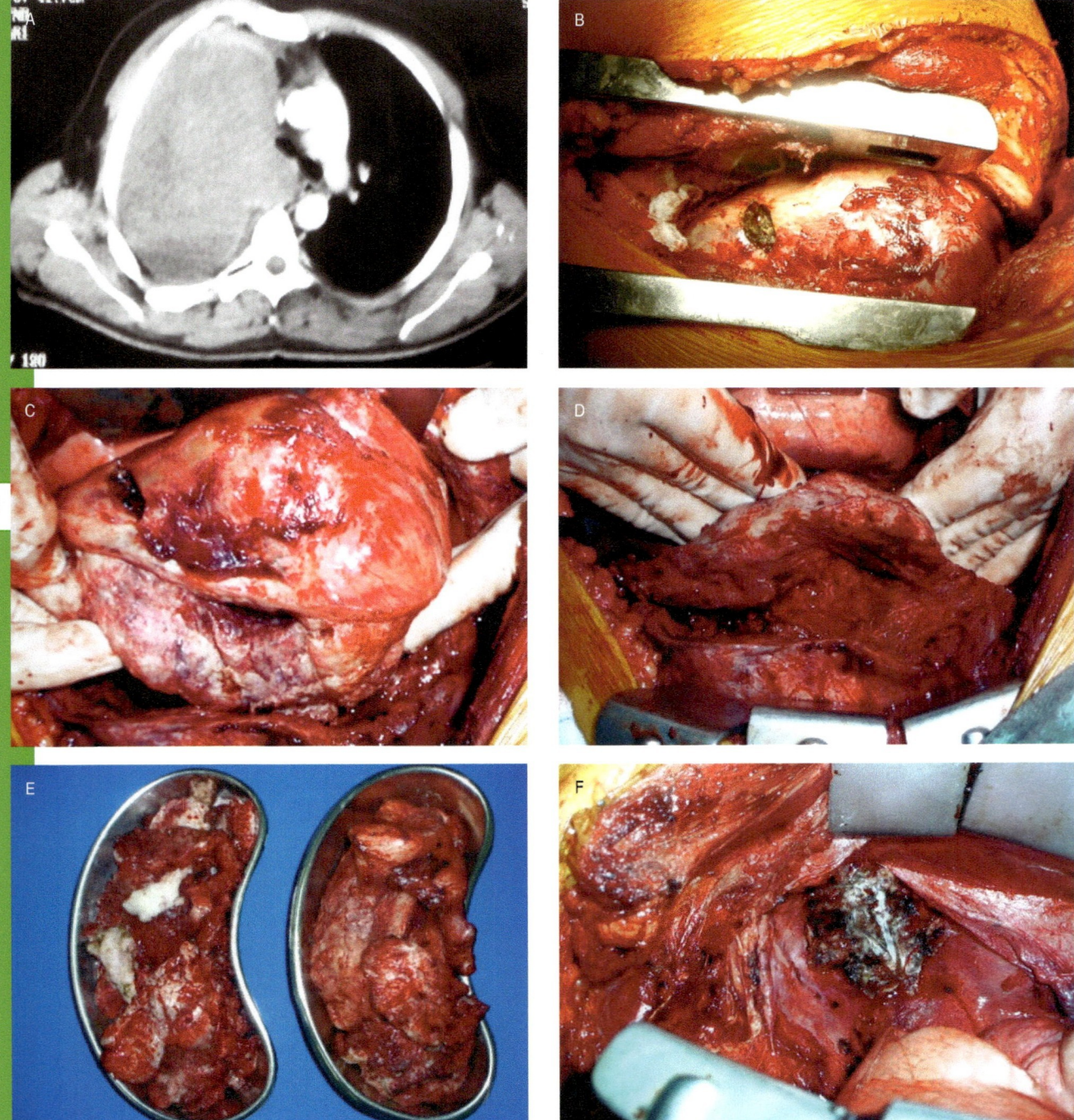

FIGURA 69.5 – *Diversas fases da extirpação cirúrgica de volumosa neoplasia do mediastino posterior pela técnica descrita no texto. Em F, observa-se ao fundo o remanescente irressecável devido a invasão do plexo braquial e dos vasos subclávios. Fonte: autores.*

O torax é sede de órgãos de diversos sistemas. O arcabouço osteocartilaginoso alberga importantes elementos dos sistemas ósseo, muscular, neural, digestivo, respiratório e circulatório. Isto resulta que o tratamento das afecções do mediastino deve envolver profissionais de várias especialidades e áreas de atuação. É importante contarmos com a colaboração de especialistas quando no exercício da nossa competência nos depararmos com uma situação inesperada de outra área. Quando esta ocorrência for previsível, já devemos providenciar uma ação conjunta ou pelo menos contar com a disponibilidade de colegas em sobreaviso. A ação de um cirurgião cardiovascular ou de um neurocirurgião pode ser decisiva na resolução a bom termo em determinadas situações. O caso ilustrado na Figura 69.6 ilustra a ação conjunta do cirurgião torácico e do neurocirurgião. No primeiro tempo, de uma única intervenção, a retirada do componente tumoral do mediastino pelo cirurgião torácico através de toracotomia posterolateral. A seguir, o componente, da mesma neoplasia invadindo o canal vertebral e comprimindo a medula foi tratado pelo neurocirurgião paravertebral posterior com auxílio de um microscópio cirúrgico.

Daqui por diante estaremos, cada vez mais, enfrentando problemas comuns que requerem a ação conjunta de múltiplos especialistas. Fazem sentido as salas multidisciplinares, devidamente equipadas para dar suporte técnico a este tipo de intervenção. Esgota-se o tempo da ação isolada. Inicia-se uma nova fase que está apenas engatinhando, mas que promete agigantar-se para dar lugar a ações que irão desencadear uma verdadeira revolução tecnológica na cultura médica e cirúrgica do século XXI.

Tumores neurogênicos

Os tumores neurogênicos têm origem nos tecidos neurais, abundantes no mediastino.

Originam-se de nervos periféricos, sistema nervoso autônomo ou estruturas paraganglionares. Situam-se preferencialmente no mediastino posterior, sendo a maioria de natureza benigna (Figura 69.7).

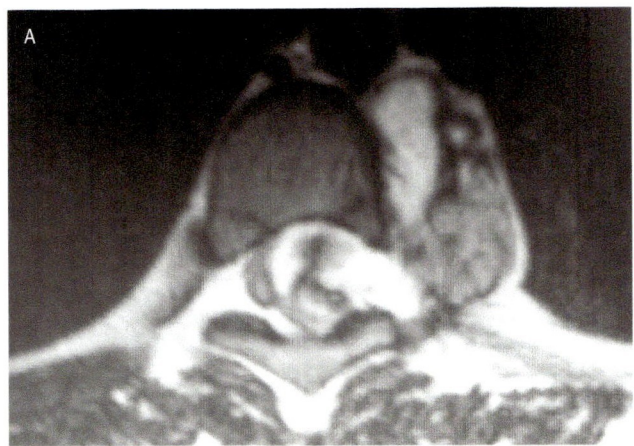
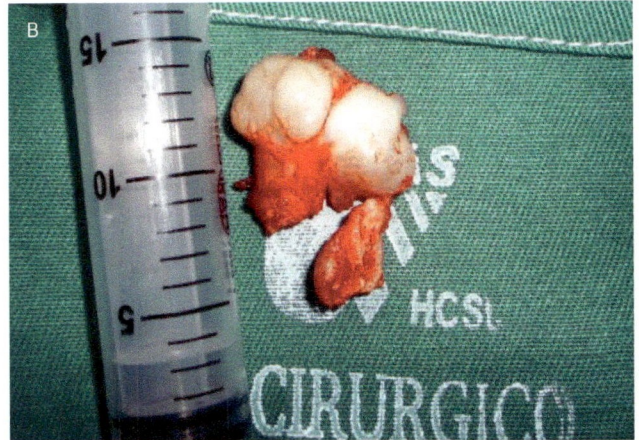
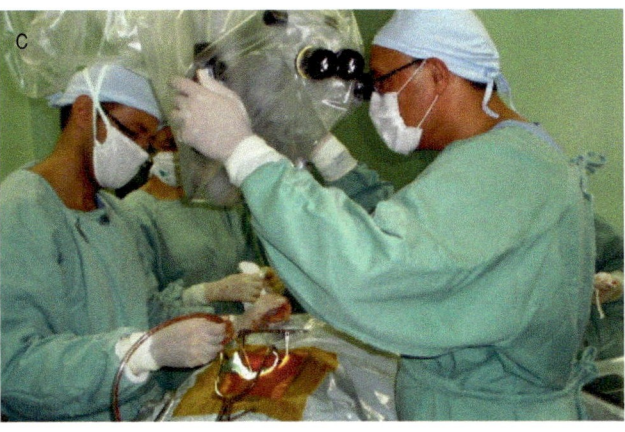
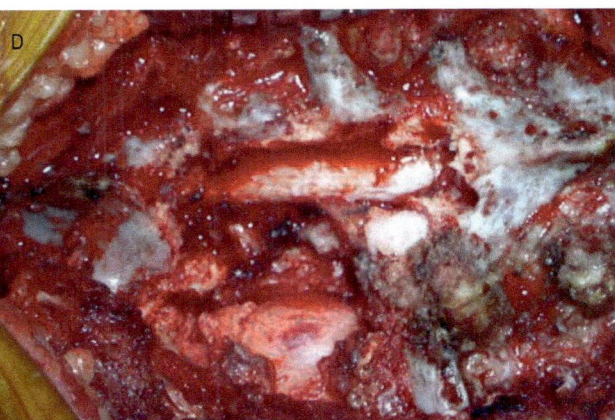

FIGURA 69.6 – **A.** Ressonância nuclear magnética com setas indicando os componentes torácico e medular da neoplasia. **B.** Peça operatória mostrando os dois componentes. **C.** Colaboração do neurologista para a descompressão medular. **D.** Visão final da medula descomprimida vendo-se abertura do tórax por onde se observa o pulmão já distendido. A ação conjunta converteu-se em melhor resultado para o paciente. Fonte: autores.

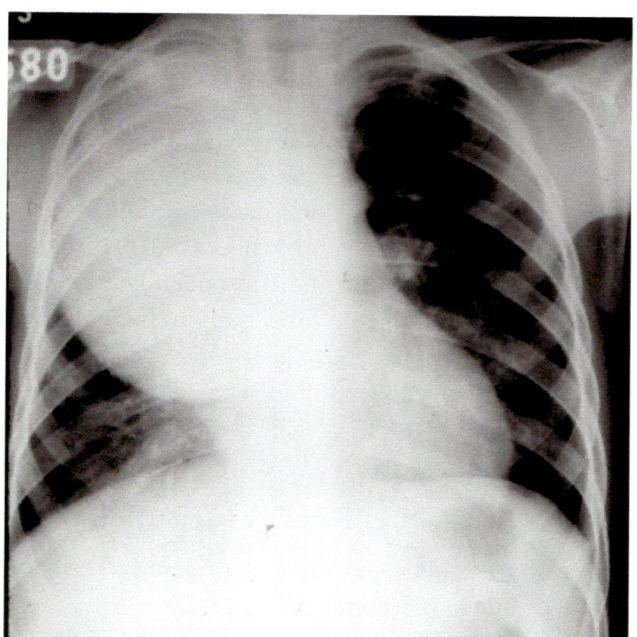 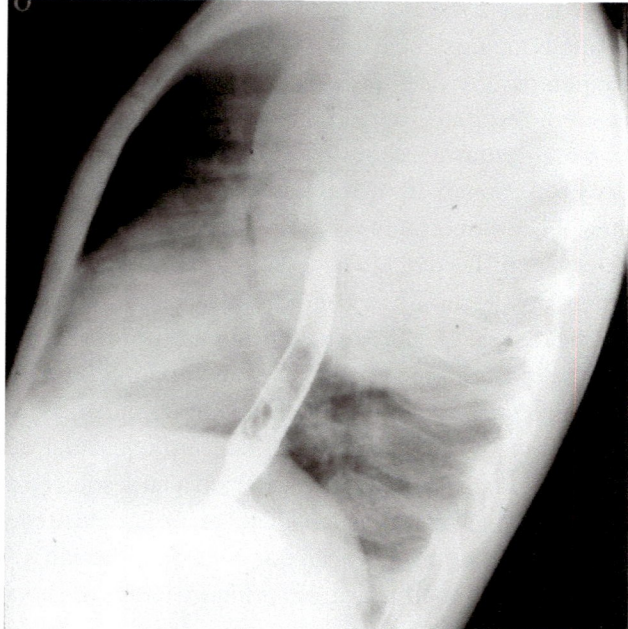

FIGURA 69.7 – *Ganglioneuroma do mediastino determinando fenômenos compressivos em criança com 9 anos de idade.* Fonte: *autores.*

Os tipos histológicos mais comuns são:
- Benignos:
  - neurilemoma;
  - neurofibroma;
  - ganglioneuroma.
- Malignos:
  - neurossarcoma;
  - neuroblastoma;
  - ganglioneuroblastoma.

Os neurilemomas são encapsulados. Estes tumores, assim como os neurofibromas, podem ocorrer como manifestação da neurofibromatose ou doença de von Recklinghausen. Tem sido relatado que aproximadamente 10% dos tumores do mediastino posterior podem apresentar a forma de halteres ou ampulheta, ao penetrarem o forame espinal, expandindo dentro do canal neural, determinando fenômenos compressivos[4]. A abordagem cirúrgica deve ser multidisciplinar, com auxílio do neurologista para realização da laminectomia e a separação do tumor da dura-máter e raízes nervosas, possibilitando a retirada do segmento intratorácico. A tomografia computadorizada (TC) deve ser realizada em todos os casos, podendo dispensar outros exames mas, nestes casos, a ressonância nuclear magnética (RNM) tem a sua melhor indicação (Figura 69.8).

Os tumores do mediastino via de regra evoluem de maneira assintomática, constituindo um achado acidental por ocasião do diagnóstico. Fenômenos

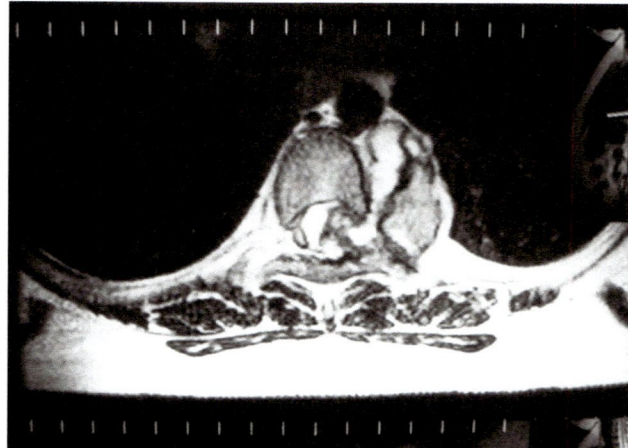

FIGURA 69.8 – *RNM – Tumoração do mediastino posterior invadindo o canal medular com compressão da medula.* Fonte: *autores.*

compressivos podem responder pelo início da sintomatologia (Figura 69.9).

Apesar de a maioria dos tumores neurogênicos ser benigna nos adultos, em crianças ocorre o contrário, principalmente antes dos 5 anos de idade. A idade parece ser o parâmetro clínico mais importante determinante de malignidade nos tumores neurogênicos. Quanto ao prognóstico, o diagnóstico precoce e o tratamento cirúrgico proporcionam as melhores chances de cura.

A toracotomia, no 6º espaço intercostal, é abordagem clássica dos tumores do mediastino posterior. Pode ser realizada em espaço intercostal superior ou inferior, dependendo da localização da neoplasia. Com ou sem a retirada de uma costela, estendendo-se

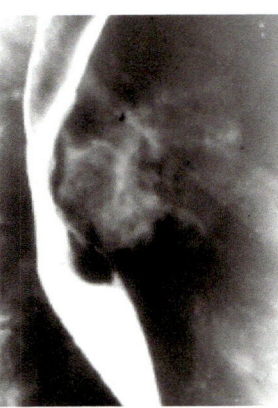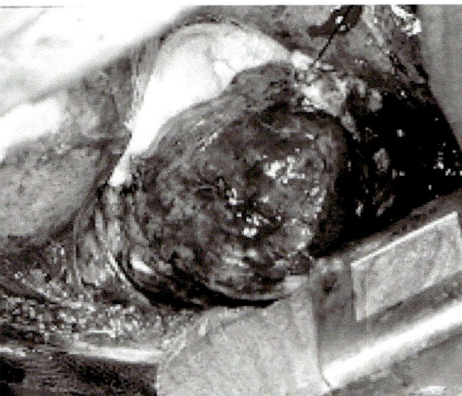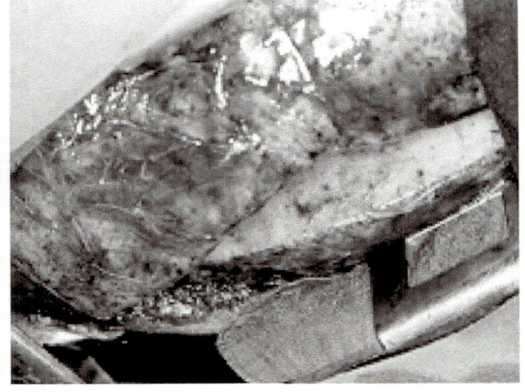

FIGURA 69.9 – *Compressão do esôfago por tumor neurogênico do mediastino posterior operado com sucesso.* Fonte: autores.

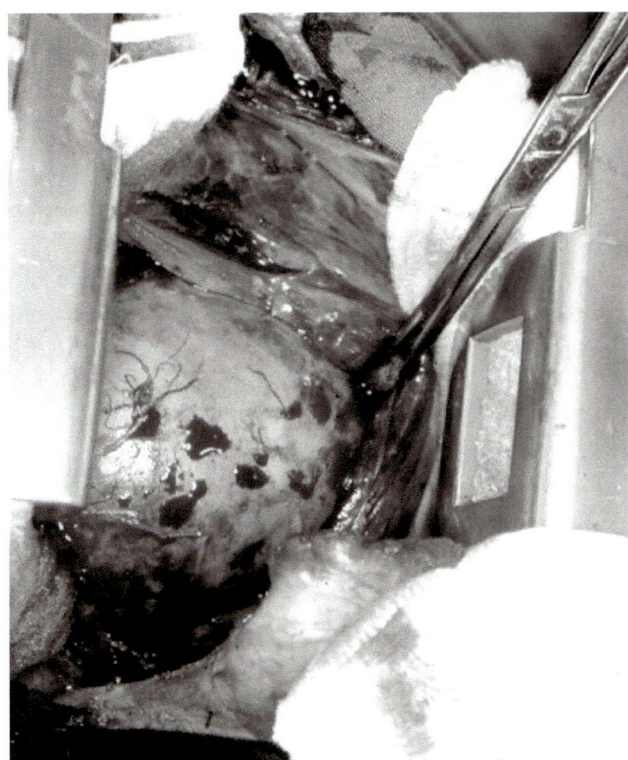

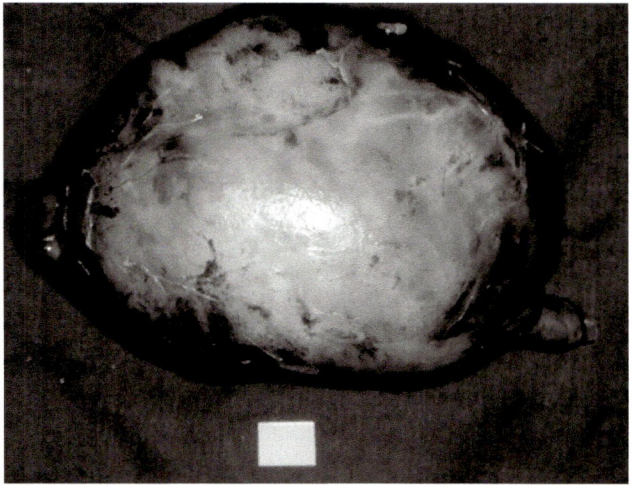

FIGURA 69.10 – *Toracotomia no 6º espaço intercostal para abordagem de tumor neurogênico. A marca corresponde a 1 cm.* Fonte: autores.

anteriormente próximo ao esterno ou posteriormente próximo à coluna, de acordo com as necessidades de cada caso (Figura 69.10).

A mediastinoscopia, e mais recentemente a videotoracoscopia, têm sido utilizadas para a excisão de tumores menores, em mãos habilitadas.

Timomas

São tumores comuns no mediastino anterossuperior, apesar de raramente acometerem outros compartimentos do mediastino[5]. Pouco frequentes nas primeiras duas décadas de vida, quando os linfomas predominam[2]. Nos adultos incidem da terceira à quinta década. A Organização Mundial de Saúde propôs uma classificação dos timomas baseada no tipo histológico: tipo A, tipo AB e tipos B1,B2, B3 e C. Há uma diferença significativa na evolução e no prognóstico desses tumores de acordo com o tipo[6]. A referida classificação baseada no estudo histopatológico fornece importante subsídio na prática clínica para abordagem e tratamento dos pacientes portadores de timoma[7], porquanto nem todos evoluem da mesma forma, havendo diferenças significativas.

Muitas síndromes sistêmicas podem vir associadas aos timomas. Entre elas, a *síndrome de Good* consiste na associação de uma imunodeficiência das células B e T com timoma. Os pacientes acometidos por esta síndrome apresentam suscetibilidade anormal às infecções bacterianas, virais, fúngicas e outras oportunistas, de tal forma que uma investigação adequada do estado imunológico e dosagem de imunoglobulinas deve ser sempre realizada nos portadores de timomas que apresentem infecções recorrentes[8]. A timectomia é geralmente indicada para remoção do timoma, embora sem o efeito desejado sobre a hipogamaglobulenemia e as infecções repetitivas[9].

A síndrome sistêmica que mais se associa aos timomas é a miastenia *gravis*. Caracteriza-se por uma desordem autoimune da transmissão neuromuscular associada não só ao timoma, mas à hiperplasia do timo, podendo também evoluir com timo normal. A remoção do timo beneficia os pacientes com miastenia *gravis* e os pacientes portadores de timoma evoluem tão bem quanto os não portadores[10]. A remissão dos sintomas ou melhora clínica independe da idade, sexo, duração da doença, patologia do timo ou título do receptor de anticorpos da acetilcolina. Dessa forma, o intervalo entre o diagnóstico e a indicação cirúrgica demonstra que nunca é tarde para se realizar a timectomia[11].

Os timomas podem ser malignos ou benignos. Esta diferenciação depende do grau de invasão das estruturas vizinhas, invasão capsular ou metástases.

- Estágio I – tumor limitado sem invasão capsular.
- Estágio II – há invasão da cápsula tímica;
- Estágio III – há invasão de órgãos adjacentes;
- Estágio IVa – disseminação metastática intratorácica;
- Estágio IVb – disseminação extratorácica.

A remoção cirúrgica é suficiente no estágio I. Nos demais, associação de rádio e/ou quimioterapia é empregada.

A esternotomia mediana oferece o melhor acesso para abordagem dos tumores do mediastino anterossuperior e médio (Figura 69.11).

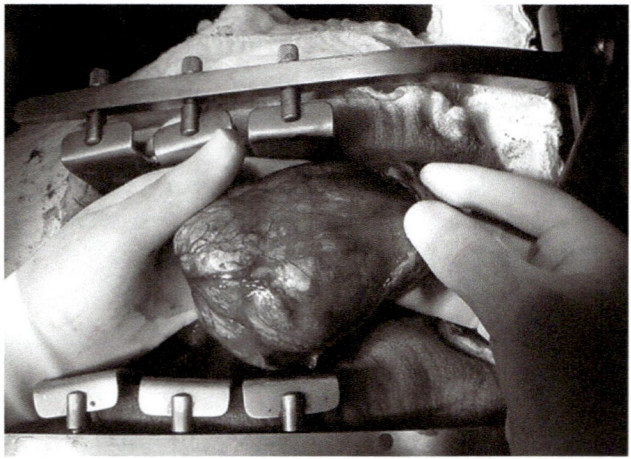

FIGURA 69.11 – *Timoma ressecado através de esternotomia mediana. Fonte: autores.*

Linfomas

Linfoma de hodgkin

Tumor maligno, caracterizado pela presença das células de Reed-Sternberg, que acomete linfonodos, timo, baço e outros tecidos do sistema imunológico. Apresenta maior incidência em adolescentes e adultos jovens. Os principais sinais e sintomas são a hipertrofia ganglionar indolor cervical axilar e inguinal. Canseira, febre recorrente, suores noturnos, prurido e emagrecimento completam o quadro.

Embora de causa desconhecida, tem sido relacionado à infecção pelos vírus de Epstein-Barr e da imunodeficiência adquirida. Desta forma, assume primordial importância o diagnóstico precoce, que sem dúvida influencia o prognóstico. A tomografia computadorizada (TC) é o exame de imagem que melhor se presta ao diagnóstico clínico-morfológico dos linfomas mediastinais[12]. O ultrassom (US) mostrou-se útil para monitorar pacientes com adenopatias mediastinais, permitindo o uso menos frequente da TC no seguimento, porém não substitui a TC, que continua sendo o exame de escolha[13]. O valor da tomografia com emissão de pósitrons (PET) mediante a aplicação e captação com F-18-2-desoxi-D-glicose (FDG) parece estar bem estabelecido, apesar de algumas controvérsias. Este exame, no entanto, não substitui a biópsia, podendo mesmo resultar em falso-positivo. Sempre que se depara com a suspeita de um linfoma, torna-se imprescindível a biópsia excisional para definir o diagnóstico. Tal medida tem por objetivo evitar a realização de ressecção cirúrgica desnecessária, acarretando maior morbidade, já que o melhor tratamento é a rádio e quimioterapia, associadas ao transplante de células-tronco medulares em casos selecionados[14].

Atualmente o tratamento químio e radioterápico é bem-sucedido, com remissão da doença em até 85 a 90% dos pacientes após cinco anos de seguimento para indivíduos com menos de 20 anos. Naturalmente os resultados variam de acordo com o estágio da doença e a idade do paciente. A idade acima de 40 anos constitui um fator adverso para o prognóstico[15].

Transplante de células-tronco autógenas tem sido realizado com relativo sucesso no tratamento da reincidência ou refratariedade ao tratamento quimioterápico[16].

Linfoma não hodgkin

O linfoma não Hodgkin apresenta morfologia celular linfoblástica ou de células grandes e tem como precursores as células B e T do timo. Não estão presentes as células Reed-Sternberg, característica do linfoma de Hodgkin. Inicialmente assintomáticos, de crescimento progressivo, evoluem para um conglomerado de massa tumoral originário do timo e de linfonodos mediastinais, determinando a compressão das estruturas vizinhas. Em consequência, surgem sintomas respiratórios, síndrome de compressão da cava superior (Figura 69.12), disfagia, rouquidão, tosse ou sintomas gerais como cansaço, sudorese, febre inexplicável, perda do apetite e emagrecimento. Quando linfonodos fora do mediastino são afetados, identifica-se intumescência ganglionar indolor na região cervical, axilar ou inguinal. O diagnóstico pode ser estabelecido através da biópsia excisional ou incisional de gânglios periféricos. Nos casos de lesão restrita ao mediastino, os métodos de exploração propedêutica como radiografia simples do tórax e a tomografia computadorizada orientam a conveniência de exames mais apurados, tendo como objetivo a biópsia como única forma de se estabelecer o diagnóstico definitivo. Assim sendo, a punção aspirativa com agulha fina ou a biópsia incisional ou excisional mediante mediastinoscopia, toracoscopia ou esternotomia podem ser utilizadas de acordo com as disponibilidades e conveniência de cada serviço, para alcançar os objetivos almejados.

O linfoma primário de células B grandes é um linfoma primário do mediastino que pode apresentar relativa resistência à quimioterapia e índice de sobrevida em 5 anos em torno de 50%. Os pacientes com linfoma não Hodgkin que não respondem a quimioterapia convencional ou apresentam recidiva têm sido tratados pela quimioterapia com altas doses associada ao transplante autógeno de células-tronco. Esta técnica mostrou ser bem tolerada e efetiva nos pacientes com recidiva, porém não apresenta os mesmos resultados nos pacientes com doença progressiva[17].

Tumores de células germinativas

São tumores benignos ou malignos originários de células embrionárias primordiais que falham na sua migração, permanecendo localizadas no mediastino. Ocorrem principalmente no mediastino anterossuperior e apesar da semelhança histológica com os tumores gonadais, evoluem de maneira totalmente independente.

Com base histopatológica, os tumores de células germinativas podem ser divididos em teratomatosos e não teratomatosos.

Tumores teratomatosos

São neoplasias compostas de múltiplos elementos teciduais císticos ou sólidos contendo cabelo, material sebáceo, componente ósseo e outros derivados das camadas embrionárias primitivas.

Os cistos dermoides apresentam no seu conteúdo cabelo, material sebáceo e derivados de tecido epitelial. Já os teratomas são mais complexos, contendo elementos bem diferenciados de tecido ósseo, cartilaginoso, tecido conjuntivo, muscular, nervoso, fibroso ou linfoide e outros. Podem apresentar-se com componentes malignos associados invadindo estruturas mediastinais adjacentes. Os sintomas, quando presentes, são decorrentes de fenômenos compressivos ou invasivos incluindo a dor torácica, tosse e dispneia. Se o tumor fistulizar para árvore traqueobrônquica ocorre tosse produtiva e eliminação de fragmentos componentes do tumor, como cabelo ou material sebáceo. Além dos exames por imagem, como o estudo radiológico e a tomografia computadorizada, os marcadores tumorais, dosagens de gonadotrofia coriônica (β-HCG) e alfafetoproteína (AFP) são importantes no diagnóstico de malignidade, sendo de um modo geral pouco ou nada elevados nos casos de teratoma benigno. Estes marcadores constituem importante parâmetro para avaliação da resposta terapêutica. A ressecção cirúrgica dos teratomas benignos e maduros é curativa[18]. Já os teratomas imaturos ou com componente maligno evoluem desfavoravelmente nos pacientes acima dos 15 anos de idade. Os pacientes abaixo dos 15 anos respondem bem ao tratamento cirúrgico, comportando-se como os portadores de teratomas benignos[19]. Os teratomas com componentes malignos adicionais, tais como coriocarcinomas, carcinomas de células embrionárias, tumores de saco vitelino e outros, podem apresentar combinações com mais de um tipo histológico. O tratamento cirúrgico dos tumores malignos associados à quimio e radioterapia apresentam prognóstico reservado.

Tumores Seminomatosos

Incidem preferencialmente no sexo masculino, entre 15 a 35 anos. Raramente acometem o sexo feminino, quando são denominados disgerminomas[19]. Respondem bem ao tratamento rádio e quimioterápico, apresentando melhor prognóstico que os teratomas

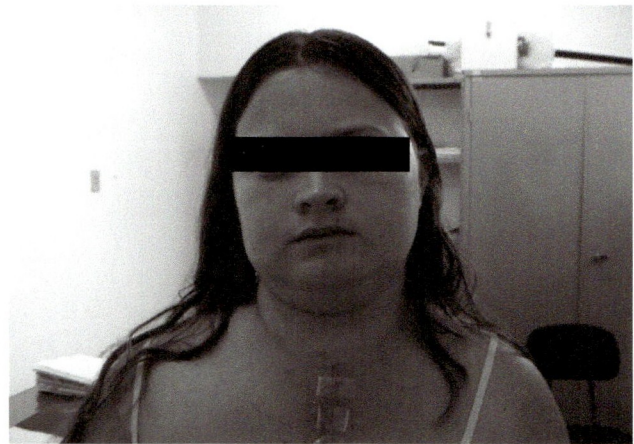

FIGURA 69.12 – *Pletora da cabeça, pescoço e membros superiores na síndrome de compressão da cava superior.* Fonte: autores.

Apesar de esta neoplasia dificilmente ocorrer fora das gônadas, quando isto acontece a localização mais frequente é no mediastino. Deve-se sempre excluir a origem gonadal do tumor através do exame físico e ultrassônico dos testículos.

Os seminomas apresentam pouca ou nenhuma elevação nas dosagens de β-HCG que não vai além de 100 unidades internacionais por mililitro. Níveis de AFP elevados em pacientes com este tipo de neoplasia indicam um componente tumoral não seminomatoso. Portadores de seminomas do mediastino geralmente apresentam sintomas decorrentes da invasão ou compressão das estruturas adjacentes. Dor, tosse, dispneia, cansaço, febre, perda de peso são alguns dos sinais e sintomas que podem ou não associar-se à presença de adenopatias e síndrome de compressão da cava superior. Em alguns casos o achado é acidental por ocasião de uma radiografia do tórax. Tanto a TC como a RNM apresentam adequada resolução para o diagnóstico de suspeição, que necessita de confirmação histopatológica por punção aspirativa com agulha fina ou biópsias através de mediastinoscopia, toracoscopia ou toracotomia. O tratamento geralmente envolve uma associação de cirurgia, rádio e quimioterapia.

Tumores endócrinos

São tumores que ocorrem no mediastino, capazes de secretar substâncias com efeito sistêmico.

Tumores da tireoide

Merecem especial referência os tumores tireoidianos, originários de um bócio cervical penetrando no desfiladeiro torácico para constituir os bócios ditos mergulhantes, mais frequentes no mediastino anterossuperior (Figura 69.13). Com menor frequência originam-se de tecido tireoidiano ectópico sem qualquer relação com a glândula anatômica.

Podem determinar fenômenos compressivos com sintomatologia dependente dos órgãos adjacentes ao tecido tireoidiano. A existência de tecido tireoidiano funcionante possibilita a captação do I^{131}, facilitando o diagnóstico, porém nem todas as neoplasias tireoidianas mediastinais são funcionalmente ativas. Embora a transformação maligna possa ocorrer, é rara na tireoide ectópica mediastinal[20]. Os bócios mergulhantes são geralmente abordados através da cervicotomia, não havendo dificuldade em luxá-los para extirpá-los por via cervical. Os mediastinais poderão ser abordados pela toracotomia de acordo com sua localização. Excepcionalmente um mesmo paciente apresenta bócio cervical e concomitantemente tumor mediastinal tireoidiano, sem qualquer relação anatômica demonstrável entre eles. Nestes casos o bócio cervical deverá ser ressecado pela via tradicional, enquanto a tireoide mediastinal, por uma esternotomia.

Tumores das paratireoides

Os tumores das paratireoides localizados no mediastino podem determinar um quadro clínico de hiperparatireoidismo quando funcionalmente ativos. Via de regra, situam-se no mediastino anterossuperior.

A identificação do tumor de paratireoides no mediastino nem sempre é possível através de radiografia convencional. Deve-se então utilizar a TC, RNM, a cintilografia com tálio ou tecnécio, ou outras técnicas

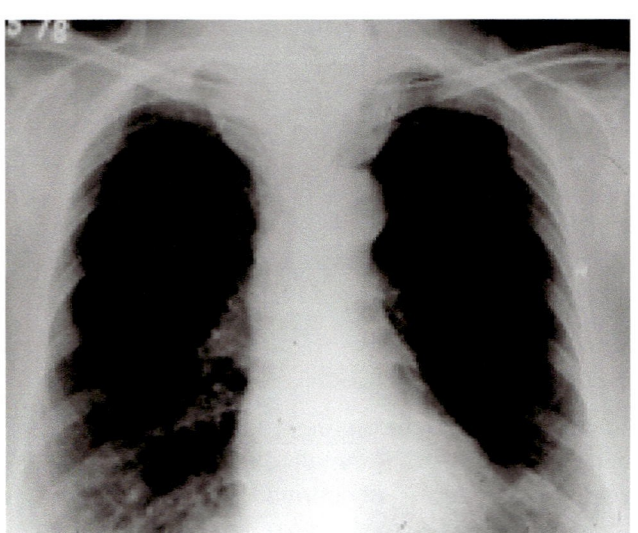

FIGURA 69.13 – *Raios X e cintilografia com I^{131} demonstrando bócio mergulhante.* Fonte: *autores.*

mais recentes, como o PET-SCAN, para o diagnóstico dos carcinomas das paratireoides. Estes últimos são com frequência hormonalmente ativos, com níveis de cálcio sérico elevados e sintomas de hiperparatireoidismo. A ressecção cirúrgica, sempre que possível, constitui o melhor tratamento. Tradicionalmente a conduta cirúrgica nos casos de adenoma das paratireoides localizados no mediastino tem sido realizada através de esternotomia ou toracotomias. Recentemente a abordagem por videoscopia pela via transtorácica ou transcervical constitui uma alternativa a mais, prometendo equivalente visualização com segurança e menor morbidade[21].

Devemos considerar ainda a sintomatologia sistêmica decorrente da liberação de hormônios, citocinas e anticorpos por parte de diversas neoplasias mediastinais com capacidade secretora.

A Tabela 69.1 correlaciona as principais substâncias com ação sistêmica produzidas por tumores do mediastino com a respectiva manifestação clínica.

Cistos primários

São estruturas císticas derivadas de resquícios embrionários relacionados a árvore traqueobrônquica pericárdio, trato gastrintestinal e outros.

Cistos broncogênicos

Os mais frequentes dos cistos do mediastino. Localizam-se próximo à traqueia e brônquios (Figura 69.14). Geralmente assintomáticos. Os sintomas são decorrentes de fenômenos compressivos ou infecção com supuração. Apesar de constituir um achado acidental durante exames rotineiros a excisão cirúrgica está indicada não só para se estabelecer o diagnóstico definitivo, como para aliviar sintomas e prevenir complicações. O achado histológico de epitélio ciliado como revestimento interno do cisto é patognomônio estabelecendo o diagnóstico. A degeneração maligna é outra possibilidade que reforça a indicação cirúrgica. Apesar da via tradicional ser segura e eficaz, tem sido utilizada a toracotomia vídeo assistida a fim de minimizar a agressão cirúrgica, com relativo sucesso[22].

Cistos pericárdicos

Ocupam o segundo lugar em incidência entre os cistos do mediastino. Originam-se da falta de fusão do celoma primitivo, sendo mais frequentes no lado direito. O diagnóstico acidental é feito por ocasião de uma radiografia torácica, porquanto são geralmente assintomáticos (Figura 69.15).

Tabela 69.1
Principais síndromes sistêmicas causadas por tumores do mediastino

Substância secretada	Neoplasia associada	Manifestação clínica
Catecolaminas	• Feocromocitoma (paraganglioma)	• Hipertensão arterial
Aminas vasoativas ACTH, ADH	• Tumor carcinoide	• Síndrome carcinoide • Síndrome de Cushing
Paratormônio	• Adenoma mediastínico • Carcinomas da paratireoide • Doença de Hodgkin	• Hipercalcemia
Anticorpos antirreceptores de acetilcolina na placa muscular	• Timoma	• Miastenia *gravis*, diplopia, ptose, disfagia, fraqueza muscular, cansaço
IGF-II Substância com efeito 2 a 3 vezes superior ao da insulina	• Neurofibrossarcoma • Fibrossarcoma • Teratoma • Mesotelioma	• Hipoglicemia • Coma hipoglicêmico • Tontura • Confusão mental
VIP Peptídeo vasoativo intestinal	• Ganglioneuroma • Neurofibroma • Neuroblastoma	• Diarreia aquosa • Hipocalemia • Acloridria
T3, T4	• Bócio mergulhante • Tireoide ectópica	• Taquicardia, arritmia • Hipertireoidismo
β-HCG	• Tumores não seminomatosos	• Ginecomastia

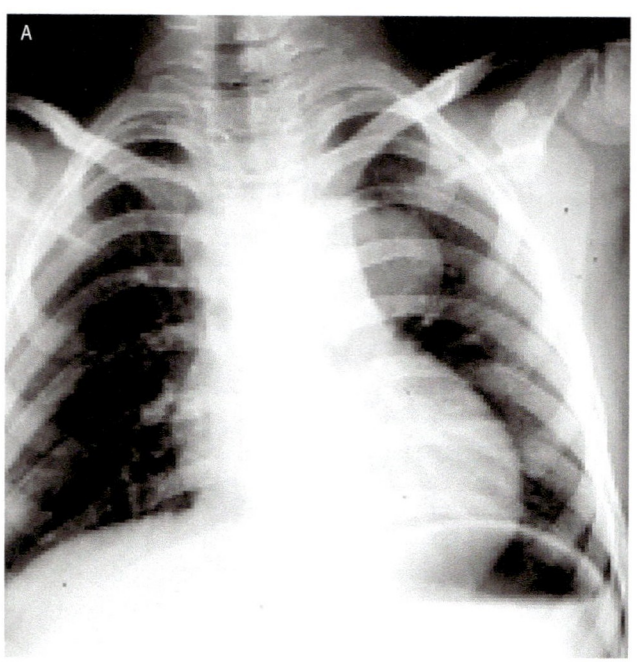
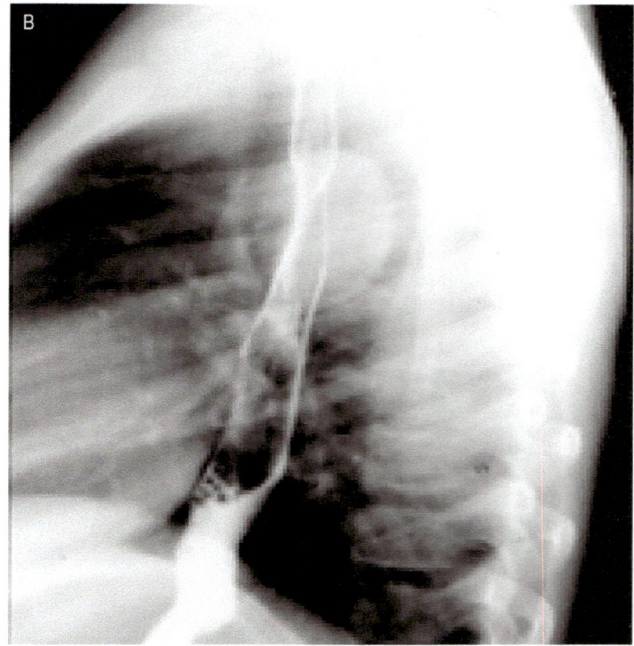

FIGURA 69.14 – **A.** Cisto broncogênico. **B.** Achado acidental. Fonte: autores.

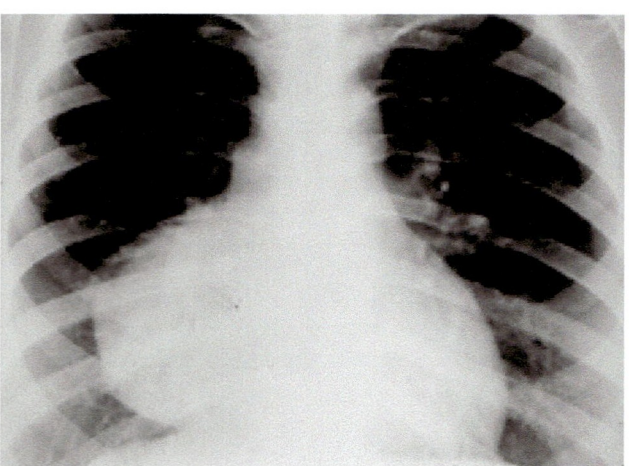

FIGURA 69.15 – Cisto pericárdico em paciente assintomático. Fonte: autores.

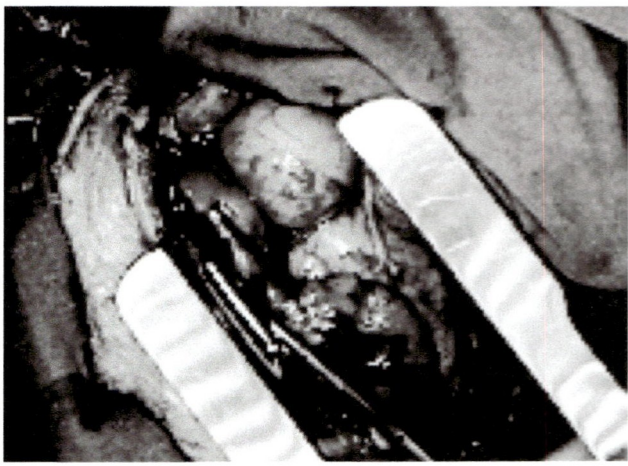

FIGURA 69.16 – Cisto enterogênico. Fonte: autores.

A TC permite o correto diagnóstico em função das características topográficas e radiológicas do cisto pericárdico[23].

Ocorrem no ângulo pericardiofrênico, conforme ilustrado na Figura 69.15. Apesar da pouca ou nenhuma sintomatologia, a indicação cirúrgica deve ser mantida para confirmação diagnóstica e para afastar lesões malignas.

Cistos enterogênicos

São derivados da parte superior do intestino primitivo. Localizam-se com maior frequência no mediastino posterior, próximos ao esôfago, daí serem também conhecidos como cistos esofagianos. Uma das formas de manifestação dos sintomas decorre da compressão do esôfago provocando disfagia. Podem estar relacionados a anomalias da coluna vertebral, quando são denominados cistos neuroentéricos, com possibilidades de comprometimento das meninges e medula espinal. O tratamento cirúrgico é indicado tendo em vista o diagnóstico definitivo, o alívio dos sintomas e a prevenção de complicações. Devido à possibilidade de transformação maligna, na ausência de contraindicação formal, a ressecção cirúrgica deve sempre ser realizada, mesmo nos casos assintomáticos[24]. A Figura 69.16 ilustra um caso de cisto enterogênico operado em nosso serviço.

Os tumores do mediastino merecem especial atenção dos clínicos e cirurgiões por vários motivos. A maioria evolui silenciosamente nas fases iniciais, podendo determinar sinais e sintomas tardiamente, quando a melhor oportunidade operatória passou, aumentando a morbidade e mortalidade cirúrgicas. Mesmo neoplasias benignas, adjacentes a estruturas importantes dos sistemas cardiorrespiratório, podem tornar-se ameaçadoras à vida, em razão de fenômenos compressivos, evitáveis se abordados precocemente.

Atualmente, com os métodos propedêuticos existentes, tornou-se possível a determinação da natureza da tumoração antes do tratamento definitivo. Este será sempre estabelecido através do exame histopatológico da lesão. Uma vez verificada a existência da tumoração através de exames simples como a radiografia do tórax, deve-se recorrer sempre que necessário a outros mais apurados, como a tomografia computadorizada, ressonância nuclear magnética, cintilografia com marcadores específicos e o PET-SCAN para neoplasias suspeitas de malignidade. Neste último caso é necessário atentarmos para o fato de que os schwanomas, assim como linfomas de Hodgkin, podem apresentar captação de fluorodesoxiglicose marcada, nas tomografias com emissão de pósitrons, levando a resultados falso-positivos[25]. Somente o exame histopatológico pode definir a verdadeira natureza da lesão, essencial para orientação da melhor forma de tratamento. Daí a necessidade de se obter amostras, quer através de biópsia aspirativa com agulha fina, biópsia incisional ou excisional, utilizando-se para tanto as diversas vias de acesso através de punção transtorácica, mediastinoscopia, toracoscopia ou toracotomia nas suas diversas técnicas. Tais procedimentos poderão oferecer condições adequadas para a extirpação da neoplasia ou simplesmente estabelecer o diagnóstico possibilitando o tratamento nem sempre cirúrgico (Figura 69.17).

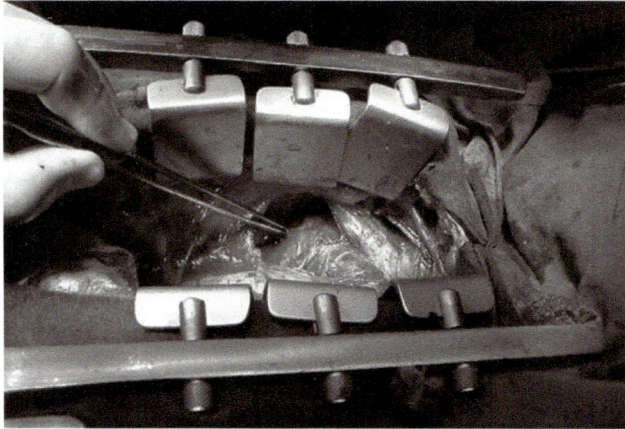

FIGURA 69.17 – Biópsia excisional necessária ao diagnóstico de linfoma, em síndrome de compressão da cava superior tratada conservadoramente com sucesso. Fonte: autores.

Referências bibliográficas

1. Liberato JA Di Dio. Tratado de Anatomia Aplicada. Póluss Editorial, São Paulo, 1ª. ed vol. II, p308.1999.
2. Fraga JC, Komlós M, Takamatu E et al. Tumores do mediastino em crianças. J Pneumol. 2003; 29:253-7.
3. Alizzi AM, Hemli JM, Diger AM et al. Primary solitary mediastinal mass lesions: a review of 37 cases. Heart Lug Circ. 2006; 15(5):310-3.
4. Okada D, Koizumi K, Haraguchi S et al. A case o dumbbell tumor of the superior mediastinum removed by combined thoracoscopic surgery. J Nippon Med Sch.2002;69(1):58-61.
5. Kallas E, Hueb AC, Kallas IE et al. Timoma do mediastino médio. Rev Bras Cir Cardiovasc. 2005;20(2):189-91.
6. Kondo K, Yoshizawa K, Tsuyuguchi M et al. WHO histologic classification is a prognostic indicator in thymoma. Ann Thorac Surg. 2004;77(4):1183-8.
7. Okumura M, Ohta M, Tateyama H, Nakagawa K et al. The World Health Organization histologic classification system reflects the oncologic behavior of thymoma: a clinical study o 273 patientes. Cancer.2002;94(3):624-32.
8. Agarwal S, Cunningham-Rundles C. Thymoma and immunodeficiency (Good syndrome): a report of 2 unusual cases and review of the literature. Ann. Allergy Asthma Immunol.2007;98(2):185-90.
9. Oshikiri T, Morikawa T, Sugiura H et al. Thymoma associated with hypogammaglobulinemia (Good's syndrome): report of a case. Surg Today.2002;32(3):264-6.
10. Roth T, AckermannR, Stein R et al. Thirteen years follow-up after radical transsternal thymectomy for myasthenia gravis. Do Short-term predict long-term outcome? J Cardiothorac Surg.2002;21(4):664-70.
11. Kattach H, Anastasiadis K, Cleuziou J et al. Transsternal Thymectomy for myasthenia gravis: surgical outcome. Ann Thorac Surg. 2006;81(1):305-8.
12. Motoc A, Brad S, Brad V et al. The importance of CT scan in the clinical-morphological and anatomical assessment of mediastinal lymphomas. Rom J Morphl Embryol. 2005;46(4):295-9.
13. De Pascale A, Giorcelli R, Garofalo G et al. Follow-up of mediastinal lymphoma: role of ultrasonography. Radiol Med (Torino). 2006;111(6):759-72.
14. Rios A, Torre J, Roca MJ et al. Primary thymic lymphomas. Rev Clin Esp.2006;206:326-31.
15. Cabrera CME, Garcia LH, Lois VV et al. Hodgkin lymphoma in Chile: Experience of the national adult cancer program. Rev Me Chil. 2007;135(3):341-50.
16. Murphy F, Sirohi B, Cunningham D. Stem cell transplantation in Hodgkin lymphoma.Expert Rev Anticancer Ther. 2007;7(3):297-306.
17. Josting A Sieniawski M, Glossmann JP et al. High-dose sequential chemotherapy followed by autologous stem cell transplantation in relapsed and refratory aggressive non-Hodgkin's lymphoma:results of a multicenter phase II study. Ann Oncol.2005;16(8):1359-65.
18. Takeda S, Miyoshi S, Ohta M et al. Primary germ cell tumors in the mediastinum: a 50-year experience at a single Japanese institution. Cancer. 2003;97(2):367-76.
19. Couto JC, Gross JL, Deheinzelin D et al. Tumores de células germinativas primários do mediastino. Rev Ass Med Bras.2006;52(3):182-6.
20. Shab BC,Ravichand CS, Juluri S et al. Ectopic thyreoid cancer. Ann Thorac Cardiovasc Surg. 2007; 13(2):122-4.
21. Sukumar MS, Komanapalli CB, Cohen JI. Minimally invasive management of the mediastinmal parathyroid adenoma. Laryngoscope. 2006;11(3):482-7.
22. Castro Jr MAN, De Castro MM, Wietzycoski CR et al. Cisto Broncogênico. Rev AMRIGS.2005; 49(4):257-59.
23. Zambudio AR, Lanzas JT, Calvo MJ et al. Non-neoplastic mediastinal Cysts.Eur J Cardiothorac Surg. 2002; 22(5):712-6.
24. Juhász A, Botos B, Sárkány A et al. Considerations in the surgical treatment of enterogenic mediastinal cyst.Orv Hetil. 2005; 146(47):2417-9.
25. De Waele M, Carp L, Lauwers P et al. Paravertebral schwannoma with high uptake of fluorodeoxyglucose on positron emission tomography. Acta Chir Belg.2005;105(5):537-8.

70 Tumores do Pulmão

Fernando Vannucci

Tumores benignos do pulmão

Os tumores benignos do pulmão constituem de 1% a 5% de todos os tumores pulmonares, e podem ser encontrados em todas as faixas etárias. Embora a maior parte dos tumores pulmonares benignos não cause alterações significativas para os pacientes, sinais e sintomas podem ocorrer na dependência da localização e tamanho do tumor. Entretanto, é importante salientar que a localização ou a dimensão da lesão não permitem prever sua benignidade ou malignidade.[1]

O exame radiológico com radiografia em incidência posteroanterior e lateral pode ser usado inicialmente, mas é a tomografia computadorizada de tórax que permite melhor caracterização das lesões no que tange a localização, dimensões, relações anatômicas com as estruturas adjacentes e definição de seus principais aspectos morfológicos (densidade, definição de suas bordas/limites/especulações, presença de gordura, focos de heterogeneidade e padrões de calcificações eventualmente presentes). São típicos de lesões benignas os seguintes padrões de calcificação: total/homogênea, periférica em anel, central/concêntrica ou ainda a calcificação em forma de "pipoca", sendo esta última incomum, porém patognomônica nos hamartomas. A broncoscopia diagnóstica é indicada nas lesões centrais e permite a ressecção de tumores endoluminais pediculados mais proximais. A biópsia transtorácica percutânea por agulha de lesões periféricas tem acurácia de até 85% nos tumores benignos. As abordagens cirúrgicas minimamente invasivas (por videotoracoscopia ou cirurgia robótica) também permitem a realização de biópsia, bem como a ressecção do tumor, sendo hoje as vias preferenciais para o tratamento cirúrgico. Atualmente, reserva-se a abordagem por toracotomia somente quando não for possível o emprego de outra forma de cirurgia torácica minimamente invasiva. A ressecção cirúrgica de tumores benignos está indicada quando os mesmos são sintomáticos, volumosos, em crescimento dimensional e/ou quando há dúvidas quanto à sua benignidade. Pacientes que tenham diagnóstico prévio e lesões pequenas (menores que 2,5 cm) podem alternativamente ser acompanhados de forma conservadora e submetidos à cirurgia em caso de crescimento do tumor e/ou aparecimento de sintomas.

A extensão da cirurgia varia desde uma broncotomia com excisão local da lesão, ressecção em cunha, segmentectomia até uma lobectomia, dependendo do tamanho, da localização e das relações anatômicas da lesão com as estruturas adjacentes. A ressecção deve ser a mais conservadora possível que permita a excisão completa da lesão.[2] A necessidade de ressecções maiores (bilobectomia e pneumonectomia) é excepcionalmente rara em tumores benignos e deve ser considerada de forma criteriosa.

Os tumores benignos do pulmão mais frequentes são hamartoma, papiloma, hemangioma esclerosante, tumor miofibroblástico inflamatório (anteriormente denominado "pesudotumor inflamatório"), amiloidoma, tumor de células claras, cistadenoma brônquico, leiomioma e lipoma.

Tumores malignos do pulmão

Epidemiologia do câncer de pulmão

O câncer de pulmão, doença rara no início do século XX, é atualmente um grande problema de saúde pública. Dados da Organização Mundial de Saúde para o ano de 2020[3] dão conta de que, excetuando-se as neoplasias malignas de pele "não melanoma", o câncer de pulmão é o segundo tumor maligno mais prevalente no mundo, com 2.206.771 novos casos no mesmo ano (11,4% de todos os cânceres), ficando ligeiramente atrás somente do câncer de mama (2.261.419 casos no período – 11,7% do total). No que tange à mortalidade, o câncer de pulmão segue sendo com a mais letal dentre todas as neoplasias malignas, respondendo por cerca de 1.796.144 óbitos entre homens e mulheres no ano de 2020 (o que corresponde a cerca de 18% de todos os óbitos por câncer no mundo no período).

Estimativas da American Cancer Society para o ano de 2021 nos Estados Unidos[4] indicam a incidência de 235.760 novos casos de câncer de pulmão nesse período em ambos os sexos, configurando-se como a primeira causa de morte por câncer entre homens e mulheres no mesmo ano (estimativa de 131.880 óbitos em 2021, o que corresponde a 21,67% das mortes por câncer em ambos os sexos nos Estados Unidos para o período).

Segundo o Instituto Nacional de Câncer (INCA), estatísticas nacionais para o câncer de pulmão no Brasil apontavam para uma incidência estimada de 34.470 novos casos em 2020 entre homens e mulheres,[5] sendo a primeira causa de óbitos por câncer na população geral, com cerca de 28.717 mortes (correspondendo a cerca de 15,1% da mortalidade geral por câncer no país nesse período).

Mais de 90% portadores de câncer de pulmão são ou foram tabagistas, ativos (90%) ou passivos (3,3%). Há uma relação diretamente proporcional entre o risco de desenvolvimento de uma neoplasia maligna de pulmão com o tempo acumulado de tabagismo, bem como com a carga tabágica ao longo da vida do indivíduo.[6] Da mesma forma, o inverso tende a ser verdadeiro, e a diminuição consistente e sustentada do hábito tabágico em nível populacional pode levar à diminuição da incidência do câncer de pulmão no longo prazo.

Diagnóstico do câncer de pulmão

O carcinoma broncogênico aparece mais comumente em indivíduos acima de 50 anos. Os sintomas e sinais clínicos relacionados ao tumor dependem sobretudo de sua dimensão e localização; as manifestações mais frequentes e precoces são a tosse e expectoração hemóptica, em especial nas lesões mais centrais. O crescimento do tumor com invasão e extensão a outras estruturas intratorácicas levará ao aparecimento de outros sintomas e sinais, como dor torácica, dispneia, rouquidão, síndrome de compressão de veia cava superior, paralisia frênica ipsilateral, miose, ptose palpebral, e linfonodomegalias cervicais ou supraclaviculares. A doença à distância se manifesta clinicamente por dor óssea localizada ou fraturas patológicas, linfonodomegalias periféricas e, por vezes, até mesmo nódulos subcutâneos metastáticos. Comprometimento metastático neurológico pode ser suspeitado em situações de cefaleia, confusão mental, alterações comportamentais, queixas visuais, crises convulsivas, e em casos de acometimento neuroaxial, é possível haver síndrome de compressão medular. Metástases hepáticas, quando numerosas e volumosas, causam astenia intensa, perda de peso e distensão abdominal, podendo também ocasionar icterícia, e outras alterações laboratoriais colestáticas. Metástases pleurais cursam frequentemente com dor torácica, tosse, cansaço e dispneia. As síndromes paraneoplásicas mais frequentes são baqueteamento digital, hipercalcemia, osteoartropatia hipertrófica, síndrome miastênica e tromboflebite migratória.[7] A caquexia é manifestação comum em todas as formas de doença avançada.

De modo geral, as formas de apresentação clínica da doença com a presença de sinais e sintomas já claramente manifestos, em geral, denotam a presença de neoplasia já em estádio avançado, e muitos desses casos são considerados inelegíveis ao tratamento curativo desde o momento do diagnóstico.

O achado radiológico de lesão suspeita em paciente assintomático, em geral, está relacionado a fases mais iniciais da doença, com mais chances de elegibilidade ao tratamento cirúrgico curativo. Infelizmente, essa forma de apresentação da neoplasia é menos frequente. Evidentemente, no entanto, em tais casos também continua sendo imprescindível um processo de estadiamento adequado.

A radiografia do tórax em incidência anteroposterior e lateral é o método diagnóstico inicial para pacientes com tumor pulmonar presumido ou conhecido, podendo, inclusive, em pacientes com doença já em estágio avançado (derrame pleural ou pericárdico extensos, alargamento do mediastino superior por linfonodomegalias volumosas, presença de múltiplos nódulos pulmonares ipsi ou contralaterais), definir a impossibilidade de tratamento cirúrgico curativo e encaminhamento para avaliação de outras formas de tratamento, após a devida investigação diagnóstica apropriada.

A tomografia computadorizada (TC) do tórax com contraste venoso é hoje o exame de imagem de eleição na investigação da neoplasia pulmonar suspeita ou confirmada, devendo ser complementado com o estudo do abdômen superior em todos os pacientes.[8]

O exame de PET-CT com fluorodesoxiglicose (PET-CT com FDG-^{18}F) também é muito útil ao acrescentar informações do comportamento metabólico das lesões às informações anatômicas fornecidas pela TC isoladamente, indicando que lesões mais captantes do radiotraçador com maior intensidade tenham maior probabilidade de serem malignas. Especificamente no que tange ao estudo da lesão pulmonar, o PET-CT tem também a vantagem de diferenciar o tecido tumoral de eventuais focos de atelectasia e/ou necrose eventualmente associadas ao tumor. O PET tem ainda grande capacidade de localização de metástases intra e extratorácicas (excluindo-se o encéfalo, para o qual o exame não é útil, em virtude da alta captação do FDG pelo cérebro). Por sua abrangência, o PET-CT pode ser utilizado em substituição a outros exames de prospecção de doença metastática, como a TC de abdômen e a cintilografia óssea. A sensibilidade do PET-CT com FDG-^{18}F cai na presença de lesões menores que 8 mm, e essa limitação deve ser considerada na solicitação e interpretação do exame em situações de lesões com tamanho inferior a um centímetro.

Para o estudo do encéfalo, o exame mais indicado é a ressonância nuclear magnética.

O exame citológico do escarro raramente é usado nos dias atuais, mas pode ser realizado em pacientes com tumores centrais e tosse produtiva, tendo baixo custo e valor diagnóstico significativo quando são utilizadas técnicas corretas de coleta e análise, ainda que a quantidade de material citológico na amostra seja limitada.

Por fornecer amostras mais abundantes de material e permitir a possibilidade de avaliação das relações anatômicas da lesão com a árvore respiratória, a broncoscopia é o exame mais frequentemente realizado para o diagnóstico do câncer de pulmão com lesão não periférica. Quanto mais central o tumor, melhor o rendimento diagnóstico da broncoscopia. A broncoscopia também tem grande importância no processo de estadiamento da doença, posto que pode proporcionar a inspeção de toda a arvore respiratória proximal e ainda pode permitir o acesso a algumas cadeias linfonodais hilares e mediastinais por punção transbroncoscópica guiada por ultrassonografia endobrônquica (*Endobronchial Ultrasound – EBUS*)[9]. As estações linfonodais habitualmente acessíveis ao EBUS são 2, 4, 7, 10, 11 e 12. Não menos importante, e de maneira complementar, o ultrassom endoscópico por endoscopia digestiva (*Endoscopic Ultrasound – EUS*) permite a abordagem de cadeias linfonodais mediastinais não acessíveis ao EBUS (cadeias 5, 7, 8, 9 e excepcionalmente também a cadeia 6). O EUS pode ainda, em casos selecionados e de anatomia favorável, permitir acesso para punção de lesões suspeitas de metástases em topografia hepática e na glândula adrenal esquerda.[9]

Tradicionalmente, o acesso aos linfonodos mediastinais para fins de estadiamento (e, às vezes, também diagnóstico) é obtido a partir da realização da mediastinoscopia cervical e suas variações técnicas (mediastinoscopia estendida, VAMLA e TEMLA).

Nas lesões mais periféricas do pulmão, a punção aspirativa com agulha fina ou biópsia com agulha cortante transtorácica tem sensibilidade de 90%.

Nos pacientes com suspeita de tumor de pulmão e derrame pleural neoplásico, pode-se obter o diagnóstico da doença por toracocentese com biópsia pleural por agulha.

Na presença de nódulos subcutâneos, linfonodomegalias cervicais ou supraclaviculares, massas adrenais, hepáticas ou ósseas, o diagnóstico pode ser obtido rapidamente por biópsia aspirativa, com agulha cortante ou cirúrgica.

Os métodos de cirurgia torácica minimamente invasiva (vídeotoracoscopia) ou até mesmo a toracotomia – esta apenas em último caso – podem ser utilizados quando o diagnóstico e o estadiamento da lesão não forem esclarecidos pelos métodos anteriores.

É óbvio concluir que, a depender do contexto apresentado pela doença, os procedimentos diagnósticos realizados são complementares entre si, bem como também serão definidores do estadiamento.

Tendo em vista as características habitualmente agressivas desta neoplasia, historicamente sempre se buscou o desenvolvimento de ferramentas que permitissem o diagnóstico precoce do câncer de pulmão, visando proporcionar o tratamento em fases mais iniciais e assim, reduzir a mortalidade pela doença. Nas últimas décadas, vários estudos foram conduzidos nesse sentido, até então sem evidências científicas de impacto sobre a mortalidade ou a sobrevida no longo prazo. Entretanto, em 2011, pela primeira vez, foi publicado um estudo norte-americano que indicou redução da mortalidade por câncer de pulmão na ordem de 20% em pacientes de risco submetidos a um programa de rastreamento com tomografia computadorizada de baixa dose (*low dose CT*).[10] Apesar dos resultados impressionantes, é mister ressaltar que esse estudo (*National Lung Screening Trial – NLST*) foi realizado nos Estados Unidos, e a aplicabilidade prática do rastreamento em países como o Brasil ainda carece de discussão mais aprofundada, que considere as características da população e do sistema de saúde locais, bem como a incidência regional de outras doenças pulmonares granulomatosas (p. ex. tuberculose) que podem conduzir a uma taxa mais elevada de exames "falso-positivos" na análise tomográfica de lesões pulmonares consideradas suspeitas.

Sistema de estadiamento TNM para o câncer de pulmão[11]

A mais recente edição do sistema TNM para o câncer de pulmão,[11] proposta pela International Association for the Study of Lung Cancer (IASLC), foi publicada em 2017 e entrou em vigor a partir de 2018. A 8ª edição atualizada apresenta alguns ajustes no descritor T, sobretudo no que diz respeito ao tamanho tumoral, mostrando que cada centímetro impacta no prognóstico. O descritor N não sofreu modificações em relação à edição prévia. Por fim, no descritor M, houve o acréscimo da categoria que engloba a situação de múltiplas metástases extratorácicas, notadamente de pior prognóstico. Em resumo, seguem os descritores TNM e suas principais definições:

- **T** – Tumor primário
- **TX** – Tumor não pode ser avaliado. Citologia positiva sem evidência de tumor por métodos de imagem ou broncoscopia.
- **T0** – Sem evidência do tumor primário.
- **Tis** – Carcinoma *in situ*.
- **T1** – Tumor menor ou igual a 3 cm em sua maior dimensão, completamente circundado por pulmão/pleura visceral, sem evidência de invasão acima do brônquio lobar (ou seja, não acomete o brônquio principal).
  - **T1a(mi)** – Adenocarcinoma minimamente invasivo.
  - **T1a** – Tumor menor ou igual a 1 cm em sua maior dimensão.
  - **T1b** – Tumor maior que 1 cm e menor ou igual a 2 cm em sua maior dimensão.
  - **T1c** – Tumor maior que 2 cm e menor ou igual a 3 cm em sua maior dimensão.
  - **T2** – Tumor maior que 3 cm e menor ou igual a 5 cm; ou tumor de qualquer tamanho com qualquer uma das seguintes características: invade a pleura visceral ou invade o brônquio principal (mas não a carina).
  - **T2 visc pl** – Envolve a pleura visceral.
  - **T2 centr** – Envolve o brônquio principal (mas não a carina).
  - **T2a** – Tumor maior que 3 cm e menor ou igual a 4 cm em sua maior dimensão.
  - **T2b** – Tumor maior que 4 cm e menor ou igual a 5 cm em sua maior dimensão.
- **T3** – Tumor maior que 5 cm e menor ou igual a 7 cm, ou tumor de qualquer tamanho com invasão da parede torácica (incluindo tumor de *Pancoast*), do pericárdio e/ou do nervo frênico. Nesta categoria, também estão incluídas as lesões com nódulo tumoral satélite no mesmo lobo do tumor primário.
  - **T3 > 5-7** – Envolve a pleura visceral.
  - **T3 inv** – Invasão de parede, pericárdio ou nervo frênico.
  - **T3 satell** – Nódulo satélite no mesmo lobo da lesão tumoral principal.
- **T4** – Tumor de 7 cm ou mais, ou com invasão de qualquer das seguintes estruturas: mediastino, diafragma, coração, grandes vasos, nervo laríngeo recorrente, carina principal, traqueia, esôfago ou corpos vertebrais. Incluem-se também como T4 as lesões com nódulo tumoral satélite em lobo ipsilateral diferente do tumor primário.
  - **T4 >7** – Envolve a pleura visceral.
  - **T4 inv** – Invasão de mediastino, diafragma, coração, grandes vasos, nervo laríngeo recorrente, carina, traqueia, esôfago ou corpos vertebrais.
  - **T4 ipsi nod** – Nódulo satélite em lobo ipsilateral distinto do lobo onde se localiza a lesão tumoral principal.
- **N** – Envolvimento Linfonodal
  - **Nx** – Os linfonodos regionais não podem ser avaliados.
  - **N0** – Sem metástases para linfonodos regionais.
  - **N1** – Metástases para linfonodos ipsilaterais peribrônquicos, intrapulmonares e/ou hilares, incluindo extensão direta.
  - **N2** – Metástases para linfonodos mediastinais ipsilaterais ou para linfonodos subcarinais. (Atenção ao fato de que a "linha média oncológica" é caracterizada pela borda anterolateral esquerda da traqueia, de modo que, para fins de estadiamento, os linfonodos localizados na "linha média anatômica" são considerados como sendo pertencentes ao lado direito).
  - **N3** – Metástases para linfonodos contralaterais mediastinais ou hilares. Metástases para linfonodos supraclaviculares, cervicais ou pré-escalênicos homolaterais ou contralaterais.
- **M** – Metástases à distância
  - **M0** – Sem metástases à distância detectáveis.
  - **M1** – Metástases à distância presentes.

- **M1a (metástases intratorácicas)** – Nódulos tumorais em pulmão contralateral; metástases pleurais ou pericárdicas; derrame pleural ou pericárdico positivo para malignidade.
- **M1b** – Metástase extratorácica única.
- **M1c** – Metástases extratorácicas múltiplas (em um ou mais sítios).

A Tabela 70.1 demonstra os estádios por subgrupo, de acordo com cada um dos descritores TNM.

A Tabela 70.2 resume a sobrevida global média em cinco anos por estádio, especificada de acordo com o banco de dados da International Association for the Study of Lung Cancer (IASLC), incluindo pacientes diagnosticados e submetidos a estadiamento clínico e estadiamento patológico entre 1999 e 2010.[11] Nessa tabela, é possível perceber que, em termos de sobrevida, em linhas gerais, os estádios determinados pelo processo de estadiamento clínico (exames de imagem e investigação invasiva do mediastino) guardam relação de proximidade com aqueles oferecidos pelo processo de estadiamento patológico (determinado pela análise anatomopatológica pós-ressecção cirúrgica).

Terminologias comumente empregadas no planejamento terapêutico

- **Ressecabilidade**: capacidade de conseguir ressecção completa com margens livres de tumor (R0).
- **Operabilidade**: capacidade de conseguir ressecção completa sem morbidade maior ou prejuízo cardiorrespiratório. O conceito de operabilidade está ligado ao *performance status* do paciente e sua capacidade de tolerar a ressecção pretendida, do ponto de vista clínico e funcional.
- **Ressecção R0**: margens negativas no exame histopatológico e na avaliação pelo cirurgião de que toda doença detectável foi ressecada e realizada linfadenectomia mediastinal.
- **Ressecção R1**: ressecção completa da doença macroscópica, mas o exame histopatológico mostra margens comprometidas a nível microscópico.
- **Ressecção R2**: permanece doença macroscópica, visível e/ou palpável.
- **Recorrência/recidiva local**: evidência do mesmo tipo de tumor no coto brônquico ou no mesmo pulmão nos dois primeiros anos após a cirurgia.

Tabela 70.1
Estadiamento do câncer de pulmão em grupos, de acordo com os descritores TNM[11]

T/M	Subgrupo T/M	N0	N1	N2	N3
T1	T1a < 1	IA1	IIB	IIIA	IIIB
	T1b > 1-2	IA2	IIB	IIIA	IIIB
	T1c > 2-3	IA3	IIB	IIIA	IIIB
T2	T2a visc pl/centr	IB	IIB	IIIA	IIIB
	T2a > 3-4	IB	IIB	IIIA	IIIB
	T2b > 4-5	IIA	IIB	IIIA	IIIB
T3	T3 > 5-7	IIB	IIIA	IIIB	IIIC
	T3 inv	IIB	IIIA	IIIB	IIIC
	T3 satell	IIB	IIIA	IIIB	IIIC
T4	T4 > 7	IIIA	IIIA	IIIB	IIIC
	T4 inv	IIIA	IIIA	IIIB	IIIC
	T4 ipsi nod	IIIA	IIIA	IIIB	IIIC
M1	M1a	IVA	IVA	IVA	IVA
	M1b	IVA	IVA	IVA	IVA
	M1c	IVB	IVB	IVB	IVB.

Fonte: *desenvolvida pelo autor.*

Tabela 70.2
Sobrevida global média em cinco anos por estádio, especificada de acordo com o banco de dados da International Association for the Study of Lung Cancer (IASLC), incluindo pacientes diagnosticados e submetidos a estadiamento clínico e estadiamento patológico entre 1999 e 2010.[11]

Estádio	IA1	IA2	IA3	IB	IIA	IIB	IIIA	IIIB	IIIC	IVA	IVB
Clínico	92%	83%	77%	68%	60%	53%	36%	26%	13%	10%	0%
Patológico	90%	85%	80%	73%	65%	56%	41%	24%	12%	–	–

Fonte: *desenvolvida pelo autor.*

- **Recorrência/recidiva regional**: doença clínica ou radiológica no mediastino ou linfonodos supraclaviculares.
- **Recorrência/recidiva à distância**: evidência do mesmo tipo de tumor no pulmão contralateral (nos dois primeiros anos após a cirurgia) ou fora do hemitórax.

Tratamento do Câncer de Pulmão Não Pequenas Células (CPNPC)

A ressecção cirúrgica é a forma de tratamento que pode oferecer reais chances de cura e melhor sobrevida no CPNPC, desde que o paciente tenha sido adequadamente estadiado, que a ressecção seja completa (R0) e que a morbimortalidade do procedimento seja tolerável. Essa assertiva, no entanto, não justifica a indicação de cirurgia para pacientes mal avaliados no pré-operatório, com graves comorbidades indicativas de inoperabilidade ou quadro clínico-radiológico que sugira ser a lesão irressecável. Também não se deve deixar de oferecer tratamento cirúrgico baseando-se em evidências clínicas não confiáveis de que o paciente é inoperável ou irressecável. A avaliação clínica do paciente deve ser sempre otimizada, com a utilização de todos os recursos disponíveis, e a decisão terapêutica deve ser individualizada, multidisciplinar e discutida claramente com o paciente. É importante lembrar que nenhum método de estadiamento pré-operatório utilizado atualmente tem acurácia de 100%.

O ideal é que a cirurgia seja realizada quando o paciente não tiver mais secreção pulmonar importante e tenha interrompido o tabagismo por no mínimo quatro semanas (idealmente, oito semanas ou mais).

Para conseguir resultados favoráveis de sobrevida, deve-se obedecer a alguns princípios oncológicos elementares, já bem estabelecidos:[12]

- O tumor e toda sua drenagem linfática intrapulmonar devem ser completamente ressecados.
- Todas as estruturas invadidas pelo tumor idealmente devem ser ressecadas em bloco com a lesão tumoral.
- Deve-se evitar a violação intraoperatória do tumor, para não haver derramamento de tecido neoplásico na cavidade pleural.
- As margens da ressecção (incluindo coto brônquico, pleura parietal, linfonodos e qualquer estrutura invadida pelo tumor) devem ser avaliadas por biópsia de congelação; se necessário, a margem de ressecção deve ser ampliada.
- Todos os linfonodos mediastinais acessíveis devem ser ressecados para exame histológico; a inspeção e palpação das cadeias ganglionares não é suficiente para avaliação do comprometimento neoplásico.
- A cirurgia citorredutora não tem lugar no tratamento do carcinoma pulmonar, pois não oferece chance de cura para o paciente.

O tipo de ressecção a ser empregada dependerá de localização, tamanho e relações anatômicas do tumor com as estruturas à sua volta, bem como também das condições clínicas e da função respiratória do paciente, avaliados ainda no período pré-operatório. Esse planejamento é fundamental, pois tem implicação direta no risco de complicações e na qualidade de vida pós-operatórias.[13]

Os procedimentos cirúrgicos consensuais no CPNPC são lobectomia, bilobectomia, lobectomia com broncoplastia e/ou arterioplastia, pneumonectomia isolada ou associada à carinectomia. Em casos selecionados, é possível ainda aliar a ressecção pulmonar com ressecção de estruturas adjacentes envolvidas pela neoplasia (parede torácica, diafragma, pericárdio, átrio esquerdo, veia cava superior, corpo vertebral). Seja qual for a ressecção realizada, a mesma deve sempre ser complementada com a retirada de linfonodos hilo-mediastinais ipsilaterais por linfadenectomia hilo-mediastinal sistemática ("radical" – idealmente) ou então por amostragem de todas as estações nodais acessíveis (*sampling,* no mínimo). Nossa preferência é pela linfadenectomia radical. De modo geral, a regra é que todos os esforços estejam concentrados no intuito de aliar a radicalidade oncológica ao menor sacrifício possível, tanto do parênquima pulmonar funcionante, quanto dos órgãos adjacentes. Na prática, portanto, a cirurgia ideal a ser realizada será a menor ressecção anatômica considerada oncologicamente adequada que permita a remoção completa da doença ao mesmo tempo em que garanta ao paciente uma função respiratória remanescente tolerável após a cirurgia.

A segmentectomia anatômica pode ser indicada como alternativa em situações específicas de pacientes idosos, funcionalmente inaptos para lobectomia, com tumores sabidamente indolentes e de localização periférica em estádios iniciais (idealmente medindo no máximo dois centímetros, ou seja, definido como T1a/T1b pela nova classificação TNM), cujas margens de segurança da ressecção sejam superiores ao diâmetro da própria lesão (ou, minimamente, de um centímetro) e sem comprometimento linfonodal aparente (N0).

A ressecção em cunha não é considerada como ferramenta terapêutica oncologicamente adequada e tem lugar de absoluta exceção no tratamento cirúrgico do carcinoma pulmonar, dado o maior risco de recidiva local. As situações que permitem o emprego dessa técnica são semelhantes àquelas que indicam a segmentectomia. No entanto, a segmentectomia anatômica sempre será preferível à ressecção em cunha.

Na atualidade, independente da ressecção a ser realizada, sempre que possível a abordagem cirúrgica preferencial no câncer de pulmão deverá ser por via minimamente invasiva, seja por vídeotoracoscopia ou por cirurgia robótica.[14] Nos últimos anos, a evolução dessas técnicas minimamente invasivas tem sido intensa, de maneira que hoje em dia é possível realizar o tratamento cirúrgico do câncer de pulmão por meio de videotoracoscopia com uma única pequena incisão (videotoracoscopia uniportal ou *single-port*)[15], mesmo em casos de ressecções mais alargadas e complexas.

As vantagens da cirurgia minimamente invasiva são muitas, e todas elas já foram amplamente consagradas na literatura,[16-18] com destaque para: indiscutível melhor resultado estético, menor intensidade da dor no pós-operatório imediato/mediato, menor incidência de dor crônica no pós-operatório tardio (com consequente menor necessidade de uso de analgésicos), menor comprometimento da função pulmonar, menor incidência de disfunção do ombro no lado operado, menor tempo de internação hospitalar, menor tempo de permanência do dreno torácico no pós-operatório, retorno mais rápido do paciente às atividades habituais, melhor (e mais precoce) aderência à terapia adjuvante eventualmente indicada, melhor qualidade de vida pós-cirurgia, e menor impacto sobre a imunidade celular e humoral no pós-operatório. Da mesma forma, a literatura também já mostra que a ressecção pulmonar por via minimamente invasiva pode ser considerada como um procedimento oncologicamente equivalente à cirurgia por toracotomia, apresentando curvas de sobrevida a longo prazo no mínimo superponíveis[17-20] ou até melhores – de acordo com alguns autores,[21,22] se comparadas à abordagem convencional.

Nos estágios I e II, o tratamento preferencial é a ressecção pulmonar associada à linfadenectomia mediastinal. A complementação do tratamento com adjuvância dependerá da confirmação do estadiamento cirúrgico.

No estágio III, ainda há controvérsia quanto à estratégia terapêutica ideal: a grande maioria dos pacientes é tratada por associação de quimioterapia, imunoterapia e/ou radioterapia. Entretanto, pacientes selecionados (com doença mediastinal limitada) podem ser candidatos à terapia oncológica neoadjuvante (quimioterapia, imunoterapia e/ou radioterapia). Se apresentarem resposta ao tratamento, podem ser considerados para cirurgia após a neoadjuvância, sendo essa consideração sempre multidisciplinar, com base nos exames e procedimentos de reestadiamento pós-neoadjuvância.

No estágio IV (doença metastática), em geral, a indicação terapêutica é pelas abordagens não cirúrgicas. Excepcionalmente, é possível indicar o tratamento operatório do carcinoma pulmonar metastático nas seguintes situações:

- Pacientes com metástase cerebral ressecável, neoplasia pulmonar ressecável e mediastino comprovadamente livre de doença: podem ser abordados com o tratamento da metástase cerebral seguida da ressecção do tumor pulmonar e linfadenectomia mediastinal.
- Pacientes com metástase pulmonar única ipsi ou contralateral ressecável e mediastino comprovadamente livre de doença podem ser tratados com ressecção sequencial das lesões pulmonares e linfadenectomia mediastinal.
- Pacientes com metástase adrenal única ressecável, doença pulmonar ressecável e mediastino comprovadamente livre de doença podem ser tratados com adrenalectomia seguida da ressecção do tumor pulmonar e linfadenectomia mediastinal.[23]

Observe-se que é imprescindível a comprovação do mediastino livre de doença para sustentar a indicação cirúrgica nas situações específicas mencionadas, posto que a ausência de acometimento mediastinal é o fator prognóstico de maior impacto nessas situações e, quando presente, tal acometimento não justifica a indicação cirúrgica excepcional, visto que a presença de doença "N2" elimina qualquer ganho esperado em termos de sobrevida.

Outras alternativas terapêuticas

Pacientes nos estágios iniciais que sejam clinicamente inelegíveis para tratamento cirúrgico ou que não aceitem ser operados podem ser tratados com radioterapia estereotáxica (*Stereotactic Body Radiation Therapy – SBRT*)[24] ou, alternativamente, com outras terapias ablativas guiadas por radiologia intervencionista (ablação por radiofrequência, micro-ondas, crioablação ou ainda quimioembolização).[25] Tais tratamentos podem ser complementados com quimioterapia e/ou imunoterapia.

Nos estágios III e IV, a associação de quimioterapia/imunoterapia e radioterapia tende a oferecer maior sobrevida do que estratégias que empreguem essas formas de tratamento de maneira isolada. De modo geral, pode-se dizer que nesses estádios não há chance de cura.

Recursos paliativos na doença avançada

A paliação de sintomas pode ser necessária em qualquer fase da doença, e atualmente há uma tendência em se iniciarem os cuidados paliativos cada vez mais precocemente, em busca de maior conforto e melhor qualidade de vida para o paciente. A analgesia é uma necessidade constante na maior parte dos casos.

Nas metástases cerebrais ou ósseas sintomáticas, pode ser indicada a radioterapia ou radiocirurgia.

A síndrome de obstrução da veia cava superior (SVCS) é classicamente tratada com medidas de suporte clínico associadas a radioterapia. Alguns casos podem ser elegíveis a desobstrução por via endovascular, com colocação de *stent*. O tratamento cirúrgico da SVCS no câncer de pulmão é excepcionalmente incomum, sendo limitado aos casos de invasão da veia pelo tumor, nos quais não haja acometimento linfonodal mediastinal concomitante (T4N0) e que o estado clínico e o risco cirúrgico do paciente permitam a ressecção alargada da neoplasia em bloco com a veia cava, seguida de reconstrução do vaso com ou sem prótese.

Os derrames pleurais e pericárdicos são habitualmente tratados com drenagem, associada à subsequente pleurodese/pericardiodese, procedimentos que consistem na introdução de substâncias esclerosantes (talco ou nitrato de prata, entre outros) pelo dreno na cavidade para promover a aderência dos folhetos parietal e visceral da pleura e/ou pericárdio, a fim de se minimizar a chance de recidiva do derrame. Nos casos em que não se pode promover a aderência dos folhetos pleurais por conta do encarceramento pulmonar eventualmente presente, pode-se lançar mão do uso de cateteres de longa permanência para drenagem definitiva das coleções. Os pacientes com obstrução traqueal ou brônquica grave pelo tumor necessitam de desobstrução mecânica por ablação transbroncoscópica, radioterapia e/ou colocação de próteses.[26] Nessas situações, o prognóstico é reservado, e a sobrevida destes pacientes costuma ser curta.

Seguimento dos pacientes operados

Quanto ao seguimento dos pacientes operados, não há uma regra rígida, e cada serviço segue sua rotina interna. Em geral, advogamos que o *follow-up* seja realizado com acompanhamento do cirurgião torácico e, quando indicado tratamento neoadjuvante e/ou adjuvante, também por oncologista clínico. A periodicidade das consultas pode variar de acordo com a necessidade, mas, do ponto de vista do cirurgião, é aceitável que a primeira consulta pós-operatória seja realizada entre 10 a 15 dias após a alta hospitalar, seguida de consultas trimestrais até que se complete o primeiro ano pós-operatório, passando para consultas a cada quatro meses até completar dois anos de pós-operatório, consultas semestrais a partir do terceiro ano até que se completem cinco anos de pós-operatório, seguindo-se então com consultas anuais daí em diante. Uma radiografia do tórax deve ser realizada em todas essas consultas, e existe uma tendência geral à realização da TC de tórax em intervalos anuais, ou sempre que clinicamente indicado. Demais exames costumam ser solicitados apenas na medida em que o paciente apresente sintomas suspeitos de recorrência que mereçam investigação complementar. A probabilidade de surgimento de um segundo tumor primário pulmonar após a ressecção curativa do CPNPC varia de 1% a 2% ao ano, e a conduta nesses casos deve ser semelhante à realizada para o primeiro tumor.

■ Câncer de Pulmão de Pequenas Células (CPPC)

Desde a sétima edição do sistema de estadiamento do câncer de pulmão proposta pela IASLC, o carcinoma de pulmão de pequenas células passou a ser estadiado da mesma forma que o carcinoma não pequenas células. A maioria absoluta dos pacientes com este tipo histológico inicialmente já se apresenta com doença em fase avançada, com comprometimento neoplásico sistêmico, de maneira que o tratamento nestas situações costuma ser com quimioterapia e radioterapia. A irradiação profilática do encéfalo (*Prophylactic Cranial Irradiation – PCI*) é comumente utilizada nos pacientes que apresentam boa resposta ao tratamento, dada a elevada incidência de metástases cerebrais nestes casos, pouco sensíveis à quimioterapia convencional.

Nos raros casos em que a doença é diagnosticada em estádio inicial, é possível ser realizada a ressecção cirúrgica associada à linfadenectomia mediastinal, geralmente acrescida de quimioterapia adjuvante e, caso o estadiamento definitivo indique acometimento mediastinal, radioterapia pós-operatória.

Referências bibliográficas

1. Medscape [homepage na internet]. Alavi A, Kamangar N. Solitary Pulmonary Nodule. Aacesso em 8 de fevereiro de 2015. Disponível em: http:/www.emedicine.com/med/topic2988.htm
2. Carvalho WR. Tumores benignos do pulmão. In: Pneumologia- Diagnóstico e Tratamento. Zamboni M, Pereira CAC (eds). São Paulo. Editora Atheneu, 2006;p. 675-678.
3. International Agency for Reserach on Cancer / World Health Organization [homepage na internet]. Cancer Today; Cancer Facts Sheet: Globocan 2020. Acesso em 03 de fevereiro de 2021. Disponível em: https://gco.iarc.fr/today/data/factsheets/cancers/15-Lung-fact-sheet.pdf
4. American Cancer Society [homepage na internet]. Cancer Facts & Figures 2021. Acesso em 03 de fevereiro de 2021. Disponível em:

https://www.cancer.org/content/dam/cancer-org/research/cancer-facts-and-statistics/annual-cancer-facts-and-figures/2021/cancer-facts-and-figures-2021.pdf

5. Instituto Nacional de Câncer José Alencar Gomes da Silva (INCA) [homepage na internet]. Estimativa 2020: Estatística de Câncer. Acesso em 3 de fevereiro de 2021. Disponível em: https://www.inca.gov.br/numeros-de-cancer
6. Zamboni M. Epidemiologia do câncer de pulmão. J Pneumol 2002; 28:41-7.
7. Jones DR, Detterbeck FC. Diagnosis and treatment of lung cancer. An evidence-based guide for the practicing clinician. Detterbeck FC, Rivera MP, Socinski MA, Rosenman JH (ed). Philadelphia: WB Saunders Company, 2001.
8. Barcellos MG. Diagnóstico radiológico do câncer de pulmão. In: Pneumologia. Diagnóstico e Tratamento. Zamboni M, Pereira CAC (eds). São Paulo: Editora Atheneu, 2006;p. 603-9.
9. Colella S, Vilmann P, Konge L, Clementsen PF. Endoscopic ultrasound in the diagnosis and staging of lung cancer. Endosc Ultrasound 2014;3:205-12.
10. National Lung Screening Trial Research Team. Reduced lung-cancer mortality with low-dose computed tomographic screening. N Engl J Med. 2011 Aug 4;365(5):395-409.
11. Detterbeck FC, Boffa DJ Kim AW, Tanoue LT. The Eighth Edition Lung Cancer Stage Classification. Chest. 2017 Jan;151(1):193-203.
12. Goldstraw P. Surgical oncologic principles. Chest Surg Clin N Amer. 2001; 11: 1-65.
13. Leo F, Scanagatta P, Vannucci F, Brambilla D, Radice D, Spaggiari L. Impaired quality of life after pneumonectomy: Who is at risk?. J Thorac Cardiovasc Surg 2010 Jan;139(1):49-52.
14. Veronesi G, Galetta D, Maisonneuve P, Melfi F, Schmid RA, Borri A, Vannucci F, Spaggiari L. Four-arm robotic lobectomy for the treatment of early-stage lung cancer. J Thorac Cardiovasc Surg. 2010 Jul;140(1):19-25.
15. Bertolacini L, Batriel H, Brunelli A, Gonzalez-Rivas D, Ugalde PA, Vannucci F, Rocco G, et al. Uniportal Video Assisted Thoracic Surgery Lobectomy: a consensus report from the Uniportal VATS Interest Group (UVIG) of the European Society of Thoracic Surgeons (ESTS). Eur J Cardiothorac Surg. 2019 Aug 1;56(2):224-9.
16. Vannucci F. Tratamento Cirúrgico do Carcinoma Pulmonar. In: Figueiredo E, Monteiro M, Ferreira A. Tratado de Oncologia. Rio de Janeiro: Revinter; 2013. 655-79.
17. McKenna Jr RJ, Houck W, Fuller CB. Video-assisted thoracic surgery lobectomy: experience with 1,100 cases. Ann Thorac Surg. 2006 Feb;81(2):421-6.
18. Vannucci F, Gonzalez-Rivas D. Is VATS lobectomy standard of care for operable non-small cell lung cancer? Lung Cancer. 2016 Oct;100:114-9.
19. West D, Rashida S, Dunning J. Does video-assisted thoracoscopic lobectomy produce equal cancer clearance compared to open lobectomy for non-small cell carcinoma of the lung? Interact Cardiovasc Thorac Surg 2007 Feb;6(1):110-6.
20. Rueth NM, Andrade RS. Is VATS Lobectomy Better: Perioperatively, Biologically and Oncologically? Ann Thorac Surg 2010 Jun;89(6):S2107-11.
21. Whitson BA, Groth SS, Duval SJ, Swanson SJ, Maddaus MA. Surgery for early-stage non-small cell lung cancer: a systematic review of the video-assisted thoracoscopic surgery versus thoracotomy approaches to lobectomy. Ann Thorac Surg 2008;86:2008-16.
22. Yan TD, Black D, Bannon PG, McCaughan BC. Systematic review and meta-analysis of randomized and nonrandomized trials on safety and efficacy of video-assisted thoracic surgery lobectomy for early-stage non-small-cell lung cancer. J Clin Oncol 2009 May 20;27(15):2553-62.
23. Carvalho WR. Tratamento cirúrgico do câncer de pulmão não pequenas células. In: Cirurgia Torácica Geral. Saad Jr R, Carvalho WR, Ximenes Netto M, Forte V (eds). São Paulo.Editora Atheneu,2005,p. 417-23.
24. Westover KD, Seco J, Adams JA, Lanuti M, Choi NC, Engelsman M, Willers H. Proton SBRT For Medically Inoperable Stage I NSCLC. J Thorac Oncol. 2012 Jun; 7(6): 1021–1025.
25. Alexander ES, Dupuy DE. Lung Cancer Ablation: Technologies and Techniques. Semin Intervent Radiol. 2013 Jun; 30(2): 141–150.
26. Suzuki I. Broncoscopia terapêutica. in: Câncer de Pulmão. Zamboni M, Carvalho WR (eds). São Paulo. Editora Atheneu, 2005,p. 174-88.

71 Hérnias Diafragmáticas e Eventrações (Exceto Hérnia Hiatal)

Marcio Botter • Roberto Gonçalves

Introdução

O diafragma é o principal músculo respiratório e representa o marco anatômico que separa o tórax do abdômen. Trata-se de um músculo arqueado que adquire o formato de duas cúpulas com suas convexidades voltadas para as cavidades pleurais, sendo a cúpula direita mais alta que a esquerda. Tem suas origens na abertura inferior torácica em três partes: *origem esternal*, consistindo em duas faixas musculares estreitas presas ao apêndice xifoide; *origem costal*, são faixas musculares largas, oblíquas e interdigitadas com o músculo transverso do abdômen fixas às seis cartilagens costais inferiores; *origem vertebral* faz-se pelos pilares diafragmáticos (direito e esquerdo) e ligamentos arqueados (direito e esquerdo) que por sua vez subdividem-se em medial e laterais, apresentam fixação junto ao periósteo que varia do décimo segundo corpo vertebral torácico ao quinto corpo vertebral lombar, bem como seus discos intervertebrais.

A partir destas três origens, as fibras musculares ascendem até suas fixações ao centro tendíneo diafragmático. O diafragma apresenta três grandes orifícios naturais: o *hiato aórtico*, situado por trás dos pilares da passagem à aorta, ducto torácico e nervos esplâncnicos maiores. O hiato *esofágico*, no pilar direito da passagem ao esôfago e aos nervos vagos. O forame da veia cava inferior situa-se na metade direita do centro tendíneo e conduz a veia cava inferior, o nervo frênico direito e os vasos linfáticos hepáticos.

O aporte arterial do diafragma é abundante e multicêntrico, se faz pelas artérias pericardiofrênicas, inferiormente pelas artérias frênicas e ramos das artérias intercostais. A inervação deste músculo se faz pelos nervos frênicos direito e esquerdo, que irão inervar independentemente os hemidiafragmas. Os troncos dos nervos frênicos se dividem em quatro ramos principais: esternal, anterolateral, posterolateral e crural.

Durante as incursões ventilatórias o diafragma realiza uma trajetória bidirecional que varia de 3 a 5 cm, elevando-se durante a expiração até o quarto espaço intercostal à direita e até o quinto espaço intercostal à esquerda em suas faces anteriores, e ao oitavo espaço intercostal em suas faces posteriores, estas relações anatomofisiológicas, implicam que o diafragma pode ser lesado por ferimentos tanto torácicos como abdominais ou do dorso.

Hérnias diafragmáticas traumáticas

O primeiro relato descrevendo uma hérnia diafragmática traumática deve-se a Sennertus, em 1541, descrevendo achado de necropsia de um sobrevivente de ferimento penetrante torácico sete meses antes da sua morte (citado por REED, 1840). Ambroise Paré, célebre cirurgião de guerra do século XVI, descreveu uma série de ferimentos diafragmáticos em achados *post mortem,* tendo acompanhado alguns destes doentes em vida e estabelecendo a primeira evolução clínica dos ferimentos diafragmáticos. Bowditch (1853) foi o primeiro a publicar, após estudo de 88 casos de hérnias diafragmáticas traumáticas, um caso em vida deste ferimento e definiu os sinais clínicos dos portadores deste mal. Riolfi, em 1886 *apud* Hedblon (1925), foi o primeiro a tratar uma hérnia diafragmática cujo conteúdo era o omento herniado para a cavidade pleural esquerda[10,18,22].

A integridade e função deste músculo proporcionam um gradiente de pressão pleuroperitoneal, com a pressão intraperitoneal variando de 2 a 10 cmH_2O e a pressão intrapleural variando de -5 a -10 cmH_2O durante o ciclo ventilatório. Com a inspiração forçada este gradiente pode alcançar 100 cmH_2O, sendo observado até o dobro deste valor em estudos experimentais. A lesão diafragmática leva à equalização das pressões dos compartimentos pleural e peritoneal, ocorrendo a tendência das vísceras abdominais a migrarem através da lesão para o interior do tórax. Esta migração pode levar o indivíduo a um quadro semelhante ao pneumotórax hipertensivo, com repercussões cardiorrespiratórias potencialmente fatais. Ali *et al.* (1992), em estudo experimental, concluem que a pressão intraperitoneal aumentada é o fator determinante para disfunção cardiorrespiratória na hérnia diafragmática, fato que poderia explicar por que indivíduos portadores de lesão do diafragma e que apresentam pressão intra-abdominal normal cursam com poucos ou nenhum sintoma cardiorrespiratório, podendo este fato levar a lesão despercebida deste órgão, situação frequente nos traumas penetrantes em que não há grande aumento de pressão intra-abdominal, como na gênese do trauma contuso[1,13]. A principal causa de lesão diafragmática, é por ferimentos penetrantes na "zona de transição toracoabdominal", delimitada anteriormente pelo quarto espaço intercostal, sexto espaço intercostal lateralmente, ponta da escápula posteriormente e como limites inferiores a região epigástrica e os rebordos costais.

A incidência de lesão diafragmática relatada na literatura é variável, assim são relatados 0,8 a 1,6% dos casos de trauma abdominal fechado, em contrapartida ela pode estar presente em 10 a 15% dos casos de trauma penetrante que necessitam de internação hospitalar, e 6% dos doentes que necessitam de laparotomia ou toracotomia por trauma apresentam lesão do diafragma. Estudos reportam que ferimentos penetrantes na zona de transição toracoabdominal podem cursar com lesão diafragmática em 20 a 40 % dos casos ou até 48%. Na verdade a literatura é farta de publicações, com séries mostrando a alta incidência da lesão desta estrutura, principalmente em ferimentos nesta região, sendo que a real incidência é desconhecida pelo grande número de doentes com lesões assintomáticas inicialmente após o trauma, sobretudo nas causadas por armas brancas[2,8,19,25].

Lesões associadas ao trauma diafragmático estão presentes em 75% das vezes, sendo pulmão, estômago, fígado, baço e cólon os órgãos mais lesados, o hemidiafragma esquerdo o mais acometido e a arma branca o agente vulnerante mais comumente encontrado nas séries, com tamanho da lesão no trauma penetrante frequentemente menor que 2 cm, porém em até 25% as lesões diafragmáticas são isoladas, evoluindo com poucos sintomas na fase aguda. Nos traumas fechados a incidência de hérnias diafragmáticas a esquerda é maior nos doentes que são atendidos no hospital, porém é semelhante nos dois lados, quando se estuda esta lesão nos casos *post mortem*. Várias classificações foram propostas para estratificar as lesões do diafragma, porém por sua praticidade a escala preconizada pela *American Association for the Surgery of Trauma* (AAST) é atualmente a mais utilizada (Tabela 71.1)[15].

Tabela 71.1
Classificação *organ injury scaling* para trauma diafragmático

Grau	Descrição da lesão
I	Contusão
II	Laceração ≤ 2 cm
III	Laceração de 2 a 10 cm
IV	Laceração > 10 cm com perda de tecido ≤ 25 cm²
V	Laceração com perda tecidual > 25 cm²

*Avançar um grau para lesões bilaterais.

No que diz respeito à sintomatologia, doentes portadores de lesões diafragmáticas podem apresentar desde colapso respiratório e circulatório até nenhum sintoma. No primeiro caso o choque se deve ou a uma hérnia diafragmática desviando as estruturas mediastinais, tendo fisiopatologia semelhante ao pneumotórax hipertensivo, ou a lesões associadas, pois a mortalidade na fase aguda geralmente se dá por estas lesões. Porém, entre estes dois extremos existe um espectro vasto de sintomas, que assim foram descritos: dor referida no ombro ipsilateral à lesão diafragmática, expansibilidade torácica diminuída, ruídos hidroaéreos à ausculta torácica, abdômen "escavado", assimetria dos hipocôndrios, entre outros. Contudo os sintomas mais comuns são os relacionados aos aparelhos digestório (dispépticos) e respiratório (dispneia), podendo até 25% evoluírem assintomáticos. Nos traumas contusos que cursam com hérnia diafragmática, via de regra são mais sintomáticos devido ao tamanho maior da lesão e maior frequência de traumatismo multissistêmico[3,6,11,17].

A radiografia simples de tórax é pouco sensível e específica para as lesões diafragmáticas, para o traumatismo penetrante em 60% dos casos a radiografia de tórax apresenta-se sem nenhum achado anormal, outras vezes apresenta sinais inespecíficos como velamento do seio costofrênico, hemotórax, pneumotórax e elevação da cúpula diafragmática. Muitas vezes estas alterações podem permanecer após a drenagem pleural, o que deve alertar para lesão diafragmática. Exames contrastados podem mostrar uma herniação aguda das vísceras abdominais para o tórax, porém os ferimentos penetrantes que acometem o diafragma são pequenos, o que leva a uma baixa taxa de hérnia diafragmática na fase aguda, provocando uma baixa positividade do exame neste momento.

Apesar de o primeiro relato do emprego da ultrassonografia no trauma, com diagnóstico confirmado por laparotomia, ter sido para diagnosticar uma hérnia diafragmática em tempo real, este recurso geralmente não é útil para o diagnóstico, sobretudo nas lesões penetrantes do diafragma, pois há frequentemente interposição gasosa que se dá entre o transdutor do aparelho e a superfície do músculo. Um achado de líquido acima e abaixo do diafragma ou hemotórax em um doente com ferimento toracoabdominal deve alertar para a possibilidade de lesão frênica. A tomografia axial computadorizada tem valor limitado na avaliação das feridas diafragmáticas, principalmente na fase aguda, varias séries mostram falhas diagnósticas com achados positivos em cirurgias executadas ulteriormente ao exame[4,16].

Dentro dos achados tomográficos sugestivos de lesão do diafragma estão órgãos abdominais na topografia do tórax; "sinal do colar", resultante da constrição focal de segmento de tubo digestivo ou omento através do orifício diafragmático, causado pelo trauma e líquido com densidade de sangue acima e abaixo da cúpula diafragmática. Com o surgimento de tomógrafos de última geração com múltiplos detectores, permitindo reconstruções espaciais a partir de vários planos, pode ser que o índice de falso-negativos diminua, porém são necessários maiores estudos (Figura 71.1). Exames utilizando ressonância magnética para avaliação de feridas e hérnias diafragmáticas têm mostrado resultados promissores na avaliação das lesões diafragmáticas, sendo que a maior parte dos trabalhos refere o uso do método em casos de trauma contuso.

Porém, trata-se de um método demorado, pouco disponível nos centros de trauma, não tendo indicação na fase aguda do trauma. O lavado peritoneal diagnóstico, inicialmente usado para o trauma abdominal contuso e posteriormente para trauma penetrante por arma branca e para detectar a penetração abdominal por projéteis de arma de fogo, teve seu uso estendido na detecção de lesão diafragmática. Consiste no lavado e na detecção da saída deste por uma eventual drenagem pleural homolateral à possível lesão, ou reduzir o número da contagem de hemácias de $100.000/mm^3$, normalmente utilizado como critério de positividade de lesão intra-abdominal, para 1000 hemácias/mm^3 para lesões diafragmáticas. Porém têm sido relatadas lesões isoladas desta estrutura com contagens inferiores a este valor, além do fato que, ao diminuir o valor, aumenta-se o número de cirurgias não terapêuticas[10,16,20].

A realidade é que, juntos, exame físico, radiografia de tórax, ultrassonografia, tomografia computadorizada e lavado peritoneal diagnóstico não têm uma sensibilidade nem especificidade boa para as lesões do diafragma, com índices de 10 a 30% de lesões não diagnosticadas, principalmente quando estas são isoladas.

Entre as décadas de 1980 e 1990 do século XX surgiram tecnologias que permitiram acoplar minicâmeras a ópticas, desenvolvendo a videocirurgia e sua aplicação em vários campos da cirurgia, incluindo na traumatológica. Seu emprego em ferimentos da zona de transição toracoabdominal, no diagnóstico de lesões diafragmáticas, é de extrema relevância, com percentagens altas de sensibilidade, especificidade e acurácia. Permite ainda um adequado inventário das cavidades pleural (videotoracoscopia) e abdominal (videolaparoscopia), com possibilidade de tratamento

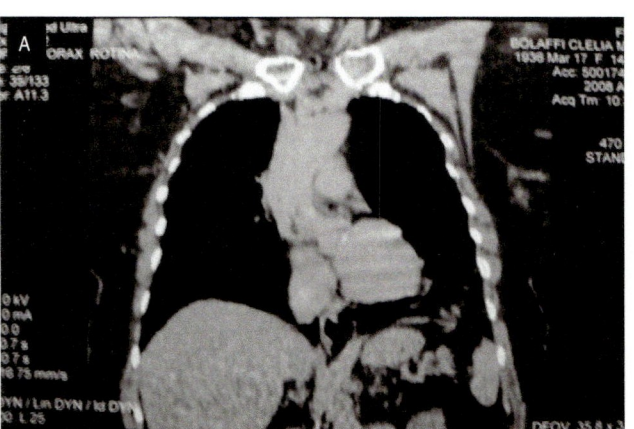
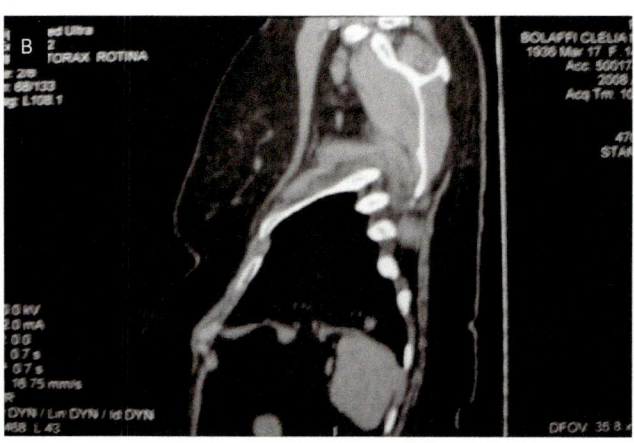

FIGURA 71.1 – Fonte: *autores*.

em eventuais lesões porventura encontradas, fazendo deste método a principal ferramenta no diagnóstico de lesões diafragmáticas em doentes estáveis. Porém, trata-se de método invasivo, com necessidade de anestesia geral e não isento de riscos[9,12,14,23].

A orientação atual implica no tratamento cirúrgico imediato após o diagnóstico, pela crença de que estas lesões não são passíveis de cicatrização espontânea, evoluindo inexoravelmente para uma hérnia diafragmática com potencial morbidade e mortalidade. Desde a clássica descrição de Carter e Giuseffi (1948), que definiram que a hérnia diafragmática traumática evoluiria por três fases: a primeira (aguda), em que logo após o trauma o quadro clínico poderia variar de falência cardiorrespiratória a sintomas menores, segunda fase (latência), em que o doente após meses ou anos pode se apresentar ou assintomático ou com sintomas digestivos e respiratórios, e a terceira fase (tardia) representada pelas complicações decorrentes da hérnia, com destaque para obstrução intestinal. Considera-se pela maioria dos autores que esta seria a história natural das lesões diafragmáticas.

Porém, pelo diagnóstico cada vez mais frequente destas lesões por trauma penetrante, sobretudo quando ocorrem na transição toracoabdominal, alguns autores fizeram suposições que deva haver algum tipo de cicatrização em parte destes ferimentos, caso contrário teríamos um número maior de hérnias, pois o número de lesões potenciais que não são operadas é muito maior que o de hérnias. Nosso grupo, com interesse neste fenômeno, deu início a estudos experimentais em lesões diafragmáticas em modelos animais, mostrando que é possível a cicatrização espontânea do diafragma, sendo seguidos de vários outros estudos por diversos autores[3,15,21,23].

Por vezes o diagnóstico da lesão do diafragma poderá ser realizado através de uma videotoracoscopia na fase aguda do trauma, o que implicará em complementação de investigação do compartimento abdominal devido à possibilidade de lesão associada nesta cavidade. Porém, se este achado for realizado por videolaparoscopia, e se não houver lesões associadas nesta cavidade, ou se quando presentes puderem ser reparadas por esta via, quase a totalidade das lesões do diafragma pode ser corrigida por esta via, tomando-se o cuidado de se utilizar pneumoperitônio de baixa pressão associado à drenagem pleural. Nos casos em que há o diagnóstico de hérnia diafragmática no pré-operatório, tem se preferido a laparotomia como via de acesso, tanto na fase aguda como crônica, pois se tem notado que a redução seja mais fácil por esta via, e que mesmo nas fases mais tardias não se encontram fortes aderências como se mencionava no passado.

Seja qual for a via de acesso, as cúpulas diafragmáticas devem ser inventariadas, bem como o hiato diafragmático, sendo mais bem visualizada à direita com liberação do ligamento falciforme. Uma sonda nasogástrica deve ser introduzida para esvaziamento gástrico a fim de melhorar a manipulação e visualização da cúpula esquerda. Se houver vísceras herniadas para o tórax, estas devem ser gentilmente tracionadas para o abdômen. As bordas da lesão devem ser reparadas com pinças de apreensão de tecidos delicadas, sendo a seguir realizado desbridamento e reavivamento das bordas (Figura 71.2). A síntese deve ser obtida por sutura em colchoeiro com fios inabsorvíveis. Na pequena porcentagem dos casos em que há perda de substância ou em que a lesão é por demais complexa para ser reparada por sutura, deve-se lançar mão de telas biológicas ou sintéticas para a cobertura da lesão, sendo estas fixadas também com fios inabsorvíveis. Nos casos em que exista contaminação por perfuração de vísceras ocas, o risco de empiema pleural se eleva de maneira significativa, sendo nestes casos recomendada limpeza exaustiva das cavidades abdominal e pleural, sendo esta última podendo ser realizada através de toracoscopia seguida de drenagem pleural e expansão pulmonar adequada[4,11,25].

No passado, alguns doentes após correções de hérnias diafragmáticas crônicas desenvolviam insuficiência respiratória, oligoanúria, choque e muitas vezes morte por razões que não eram bem compreendidas. Hoje se sabe que alguns doentes perdem o "domicílio" das vísceras abdominais, e na tentativa de redução para o abdômen esta cavidade pode entrar em regime de hipertensão, desenvolvendo uma síndrome

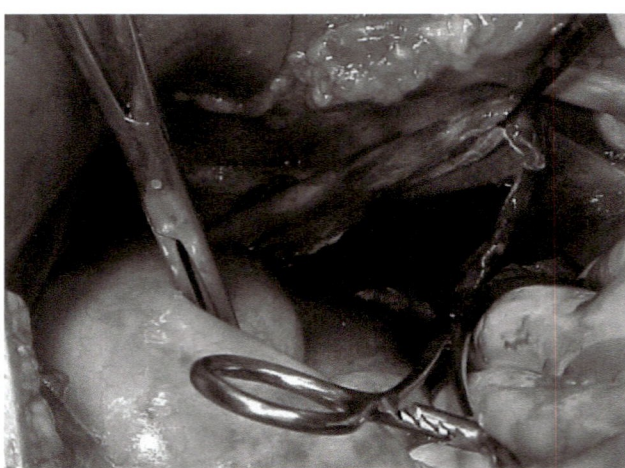

FIGURA 71.2 – *Estômago sendo reduzido. Bordas diafragmáticas reparadas por pinças.* Fonte: autores.

compartimental abdominal, sendo por isso recomendada a aferição da pressão abdominal nos primeiros dias, através de cateterismo vesical, neste tipo de doente.

Hérnias diafragmáticas congênitas

Atribui-se a Lazare Rivere, em 1679, a primeira descrição de uma hérnia diafragmática congênita em estudo necroscópico em adulto. Em 1754, George Macaulay fez o primeiro achado em recém-nascido, também em estudo *post mortem,* por insuficiência respiratória horas após o nascimento. Giambattista Morgaigni, em 1761, fez uma revisão de casos desta doença e descreveu pela primeira vez um caso de hérnia paraesternal, ficando assim batizada com seu nome este tipo de hérnia. Vincent Alexander Bochdalek, em 1848, descreveu e relatou o defeito diafragmático na porção posterolateral, sendo a partir de então a denominação de hérnia de Bochdalek nestes casos. Aue, em 1901, realizou a primeira correção bem-sucedida em um menino de 9 anos de idade. Ladd e Gross, em 1940, foram os primeiros a relatar a correção com sucesso de hérnia diafragmática congênita em recém-nascido.

German *et al.*, em 1977, relataram o primeiro caso de hérnia diafragmática congênita a sobreviver com auxílio de ECMO (*Extracorporeal Membrane Oxigenation*). O primeiro transplante pulmonar bem-sucedido em hipoplasia pulmonar associada a esta doença deu-se por Shochat e Starnes, em 1992, e também foi neste ano que Wilson mostrou, em modelo animal, que a oclusão da traqueia em fetos acelera significativamente o crescimento dos pulmões e reverte a hipoplasia pulmonar. Dois anos depois Harrison *et al.*, realizaram a primeira aplicação deste método com sucesso em fetos humanos através de cirurgia intrauterina.

A hérnia diafragmática congênita é uma das mais comuns malformações congênitas, correspondendo a 8% dos casos. Tem uma prevalência na ordem de 1:2.000 a 1:3.000 nascimentos, não há diferenças raciais quanto à incidência e há preferência pelo gênero masculino apenas quando existe hérnia diafragmática isolada, porém quando existe malformação associada a distribuição entre os gêneros é normal. Anomalias associadas são observadas em aproximadamente 40% dos casos, sendo as cardíacas as mais comuns, seguidas das geniturinárias, gastrintestinais, sistema nervoso central, esqueléticas, cromossômicas e pulmonares.

Várias são as teorias para formação das hérnias congênitas, as mais aceitas descrevem falência de um dos componentes embriológicos da formação do diafragma, já citados anteriormente, sendo a persistência do forame pleuroperitoneal a mais comum, formando assim a chamada hérnia de Bochdalek, de localização posterolateral, mais comum à esquerda, podendo levar a hipoplasia pulmonar por compressão dos brotos pulmonares pelos órgãos abdominais herniados para o tórax.

Porém, existe a teoria de que o defeito primário estaria nos brotos pulmonares, que uma vez hipoplásicos levariam ao defeito secundário do diafragma, com intensificação do mau desenvolvimento pulmonar pela compressão feita pelos órgãos abdominais. O que é certo é que quanto mais cedo ocorrer a herniação e compressão pulmonar, pior será o desenvolvimento pulmonar, cursando em graus variáveis de hipertensão pulmonar, persistência do padrão de circulação fetal e redução do volume corrente e da complacência pulmonar, aspectos fundamentais na fisiopatologia das hérnias diafragmáticas congênitas (Figura 71.3).

O diagnóstico se faz em cerca de 80% dos casos através da ultrassonografia pré-natal, desde a 11ª semana até o termo. Após o nascimento geralmente a radiografia de tórax é suficiente para o diagnóstico, com visualização de alças dentro do tórax. Em casos selecionados pode ser realizado exame de tomografia computadorizada de tórax.

A hérnia diafragmática congênita não representa uma emergência cirúrgica após o nascimento, a menos que haja desvio de mediastino com comprometimento hemodinâmico ou suspeita de estrangulamento visceral.

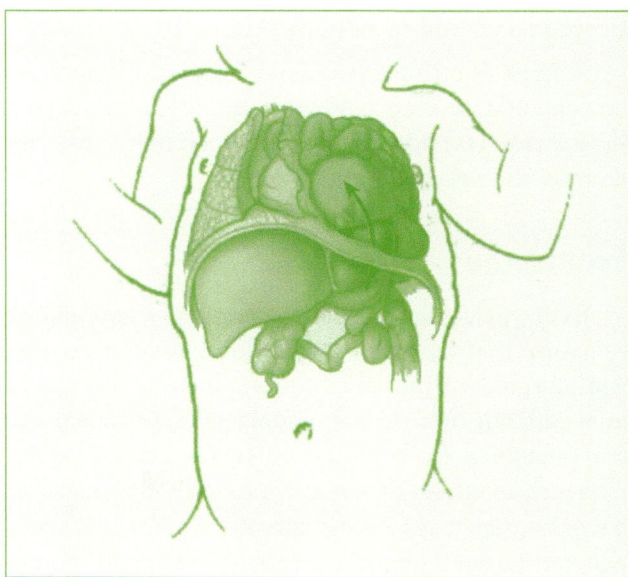

FIGURA 71.3 – *Herniação dos órgãos abdominais para o tórax, com compressão pulmonar e desvio mediastinal.* Fonte: *autores.*

A tática cirúrgica consiste em estabilização pré-operatória respiratória, o que pode incluir ventilação mecânica com diversas estratégias ventilatórias, uso de vasodilatadores pulmonares e até a utilização de ECMO (*Extracorporal Membrane Oxigenation*). Esta estabilização geralmente leva de 12 a 24 horas, podendo chegar até vários dias. Alguns autores sugerem que quanto mais tarde conseguir se realizar a operação, melhores serão os resultados. Uma vez indicada a cirurgia, a via de acesso é a abdominal, com síntese com pontos separados de fio inabsorvível, quando possível, ou uso de próteses fixadas com pontos separados para permitir o posterior crescimento do diafragma. O tórax é drenado e não deve haver aspiração contínua para não hiperestender os pulmões, utilizando-se apenas um pequeno selo d'água. Nos casos em que não é possível a redução das vísceras abdominais, com síntese da parede do abdômen sem tensão, deve-se lançar mão de silos abdominais até a acomodação.

Outro tipo menos comum de hérnia diafragmática congênita é a hérnia de Morgagni, paraesternal ou retroesternal. Ocorre que o conteúdo herniário, via de regra, parte do omento, passa através dos espaços paraesternais ou forames de Morgagni, que representam pequenos espaços triangulares situados no limite inferior do esterno. As artérias epigástricas superiores ficam laterais ao saco herniário. É mais comum nos adultos e crianças maiores, sendo o lado direito o de maior incidência. A associação com outras anomalias é mais frequente quando esta é cardíaca. Geralmente é assintomática, porém quando presentes normalmente se devem a leves desconfortos gastrintestinais, epigástricos ou respiratórios. O diagnóstico frequentemente se faz por mero achado radiológico que mostra opacificação paracardíaca à direita (Figura 71.4).

A correção cirúrgica se faz por laparotomia, redução do conteúdo, ressecção do saco herniário e sutura com fio inabsorvível do diafragma com a bainha posterior do músculo reto abdominal.

Eventrações

Eventração diafragmática, também chamada de *relaxatio* diafragmático, hiperelevação atônica, megadiafragma, megafrenia, diafragma mole e outros, é uma entidade rara, de causa ainda não completamente compreendida. Corresponde à elevação anômala e permanente de um ou de ambos os hemidiafragmas que, delgados, sem tensão e com curvatura muito acentuada, ocupam posição elevada no tórax, mantendo, no entanto, seus locais habituais de inserção e sem solução de continuidade. Classicamente, as eventrações podem

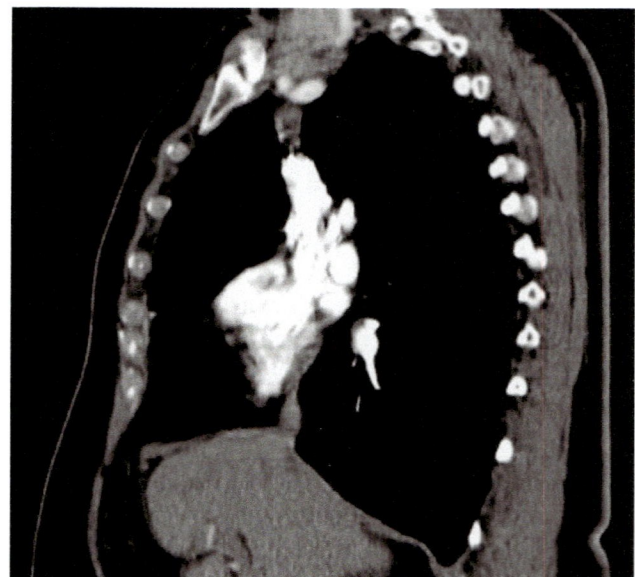

FIGURA 71.4 – *Opacificação paracardíaca e retroesternal, hérnia de Morgagni). Fonte: autores.*

ser de natureza congênita ou adquirida, embora muitos autores considerem apenas a etiologia congênita como conceito de eventração verdadeira[5].

A eventração congênita pode ocorrer em ambos os lados, sendo ligeiramente mais frequente à esquerda. A causa é desconhecida, mas parece estar relacionada a malformações do nervo frênico ou à falha da distribuição das fibras musculares, sendo que toda a hemicúpula pode estar afetada ou apenas uma porção desta, geralmente o domo. A superfície eventrada é inativa funcionalmente, mesmo nos casos em que se detectam fibras musculares em quantidade praticamente normal. A eventração congênita frequentemente se associa a outras anomalias, entre as quais hipoplasia pulmonar, má rotação intestinal e outras.

A eventração adquirida é quase sempre relacionada à lesão do nervo frênico, levando à paresia ou paralisia diafragmática completa. Algumas vezes a lesão do nervo pode ser determinada e confirmada, como em casos de destruição por invasão neoplásica cervical ou mediastinal, bem como nas lesões frênicas traumáticas ou iatrogênicas. Em grande parte dos casos, no entanto, a distinção entre etiologia congênita ou adquirida é dificilmente evidenciada. As lesões frênicas por tocotraumatismo, por exemplo, ilustram bem tal situação.

Independentemente da etiologia, estima-se que a maior parte dos doentes portadores de eventração diafragmática seja assintomática. Em recém-nascidos o diagnóstico só é passível de ser efetuado em casos sintomáticos ou, muito raramente, como achados de exames em crianças sem sintomas. Nos pacientes pediátricos os sinais e sintomas mais frequentemente observados são dispneia e cianose, sobretudo ao choro e esforço de sucção. Além destes, taquicardia, regurgitação e vômitos também podem estar presentes. Mais raramente pode ocorrer ventilação paradoxal, provocada pelo desequilíbrio pressórico gerado pelo diafragma contralateral normal, além de insuficiência respiratória grave[5].

Crianças assintomáticas se tornam adultos assintomáticos que, da mesma forma, têm seu diagnóstico estabelecido de forma acidental. A presença de sintomas no paciente adulto sugere eventração adquirida, sendo os mais frequentes: dispneia de esforço, tosse, dor torácica, eructação, náuseas, vômitos, dor epigástrica, disfagia e outros. Pode haver ainda hipóxia e redução dos volumes e capacidades pulmonares na prova de função pulmonar.

O principal diagnóstico diferencial das eventrações são as hérnias diafragmáticas. Muitas vezes este só é estabelecido por meio de videocirurgia, laparotomia ou toracotomia, quando se verifica a integridade ou não do diafragma. Algumas vezes, a presença de ar no estômago ou no cólon permite distinguir, à radiografia simples de tórax, uma tênue, porém nítida e contínua linha correspondente ao músculo eventrado. O exame radiográfico em inspiração e expiração profundas, bem como a ultrassonografia torácica e a tomografia computadorizada podem também fornecer indícios quanto à imobilidade da cúpula diafragmática. No entanto, na maior parte das vezes o diagnóstico de certeza é definitivamente confirmado por meio de procedimento cirúrgico, em especial a videocirurgia.

O tratamento cirúrgico está sempre indicado em crianças sintomáticas e é imperativo nos casos de sintomas graves. Já em adultos as indicações operatórias são muito mais raras, sendo que é sempre necessário confirmar a relação entre os sintomas apresentados e a elevação diafragmática, uma vez que muitas vezes, por exemplo, a dispneia pode ser causada por DPOC e não pela eventração. Muitos doentes com sintomas brandos, inclusive, podem ser tratados por meio de medidas conservadoras, como fisioterapia e higiene respiratória, redução de peso e terapia medicamentosa para dispepsias[5].

Uma vez que o músculo diafragmático é desfuncionalizado, o objetivo primordial das operações para correção de eventração é a descompressão do pulmão ipsilateral e do mediastino, com ganho do volume pulmonar por meio do rebaixamento da cúpula diafragmática elevada. Este pode ser executado por toracotomia, laparotomia, ou ainda por videocirurgia, sendo a laparotomia geralmente reservada para eventrações bilaterais ou quando existe evidência de envolvimento de órgãos abdominais.

O rebaixamento da cúpula diafragmática elevada pode ser realizado por plicatura da cúpula ou por ressecção e sutura de porções musculares eventradas. A plicatura é realizada em várias linhas de sutura de pontos separados, de fio inabsorvível, de modo a abaixar e manter tensa a cúpula. A ressecção radial da cúpula diafragmática, desde o mediastino até a inserção costal, com preservação neurovascular e de feixes musculares e com sutura das bordas em sobreposição ou em "jaquetão", no entanto, é preferida de muitos autores pela segurança de realização sem risco de lesão de alças ou órgãos intra-abdominais.

Paralisia diafragmática

Dada a importância do diafragma na mecânica respiratória, a paralisia de uma das hemicúpulas acarreta uma redução inicial de 20 a 30% da capacidade vital e da capacidade pulmonar total. Apesar da possibilidade de surgimento de dor torácica, tosse e algum grau de dispneia, tal situação em geral é bem tolerada pelos doentes, posto que a ventilação no lado do diafragma paralisado é mantida pela musculatura intercostal e respiratória acessória. Alguns estudos demonstram que a função respiratória em tais indivíduos praticamente retorna aos valores normais cerca de 6 meses após a paralisia frênica. Mesmo paralisias bilaterais podem apresentar sintomas moderados, levando a um maior grau de limitação mas, mesmo assim, passível de adaptação do doente. O mesmo não pode ser dito do paciente pediátrico em tal situação. A paralisia diafragmática unilateral nesses doentes em geral leva à insuficiência respiratória e a lesão bilateral frequentemente se traduz em situação de risco de morte[7].

Quanto à etiologia, a causa mais comum da paralisia diafragmática em crianças é a lesão iatrogênica do nervo frênico durante procedimentos de cirurgia cardíaca. Em muitos desses casos, o quadro é reversível, porém, associado a considerável morbidade. O tocotraumatismo e ressecções de tumores mediastinais também são causa de paralisia frênica em crianças. Nos adultos as principais etiologias são as cirurgias cardíacas, em especial quando utilizada hipotermia tópica com gelo, envolvimento tumoral do nervo frênico, em especial carcinoma pulmonar primário, timoma invasivo, linfomas e tumores germinativos mediastinais, além de lesões medulares cervicais altas e procedimentos cirúrgicos não cardíacos, como mediastinotomia e ressecções toracocervicais. A paralisia diafragmática idiopática do adulto é rara, mas não excepcional, sendo sua causa ainda não bem estabelecida e atribuída geralmente a infecções virais. Lesões do nervo frênico em ferimentos torácicos por arma branca ou de fogo são muito raros, mas já foram descritas.

Em recém-nascidos com insuficiência respiratória decorrente de paralisia diafragmática, tem indicação de ventilação mecânica. Se o suporte ventilatório for necessário por período além de duas semanas, no entanto, o tratamento cirúrgico pode ser indicado. A plicatura diafragmática por toracotomia ou videotoracoscopia, conforme já descrito anteriormente, é o método de escolha. O reparo direto do nervo frênico por meio de interposição de enxerto de nervo sural tem sido descrito com sucesso por alguns autores que preconizam a realização desse procedimento tão cedo quanto possível[7].

Pacientes adultos têm indicações cirúrgicas mais restritas, sendo reservadas aos casos mais graves, com dispneia persistente e comprovada redução da capacidade vital forçada. A plicatura da hemicúpula afetada tem sido o procedimento mais frequentemente indicado nesses casos. Vale lembrar, porém, que para pacientes com sintomas menos intensos, a terapia conservadora com fisioterapia respiratória tem sido o tratamento mais indicado.

Pacientes com função preservada da porção distal do nervo frênico ou de seus ramos, comprovada por meio de eletroneuromiografia, podem ser beneficiados com o implante de um marca-passo diafragmático. A experiência dessa terapia na paralisia diafragmática, no entanto, ainda é pequena[24].

Referências bibliográficas

1. Ahmed D, Jones D. Vide assisted surgery: State of the art in trauma care. Injury, 2004; 35 (5): 479-89.
2. Asensio JA, Demetriades D, Rodriguez A. Injury to the diaphragm in Feliciano D, Moore E, Mattox K. Trauma 4th ed. McGrow-Hill Companies 2005. p.431-85.
3. Crandall M, Popowich D, Shapiro M, et al. Posttraumatic Hernias: Historical Overview and Review of the Literature. Am Surg 2007; 73: 845-50.
4. Demetriades D, Kakoyiannes S, Paresh D, Hatzitheolfilou C. Penetranting injuries of diaphragm. Br.J.Surg 1988; 75
5. Deslauriers J. Eventration of the diaphragm. Chest Surg Clin N Am;8(2):315-30, 1998.
6. Dorgan Neto V. A videotoracoscopia no trauma de tórax. Tese (Doutorado). São Paulo: Faculdade de Ciências Médicas da Santa Casa de São Paulo; 1998.
7. Elefteriades J, Singh M, Tang P et al. Unilateral diaphragm paralysis: etiology, impact, and natural history. J C a r d i o v a s c Surg;49(2):289-95, 2008.
8. Friese RS, Coln E, Gentilello L. Laparoscopy is sufficient to exclude occult diaphragm injury after penetrating abdominal trauma. J trauma 2005; 58 (4): 789-92.
9. Gamblin TC, Wall CE, Morgan lll JH, et al.The natural history of penetrating diaphragm injury: an animal model. J Trauma 2003; 57(5): 989-92.
10. Giannini JA, Saad JR, Rasslan S, Lanceloti C. The natural course of penetrating diaphragmatic injury: an experimental study. J Trauma 2002; 53:194.
11. Ivatury RR, Simon RJ, Stahl WM. A critical evaluation of laparoscopy in penetrating abdominal trauma. J trauma 1993;34: 822-28.
12. Leppaniemi A, Haapiainen R. Occult diaphragmatic injuries caused by stab wounds. J Trauma 2003; 55 (4): 646-50.
13. Lowdermilk G, Naunheim KS. Thoracoscopic evaluation and treatment of thoracic trauma. Surg Clin North Am 2000; 80: 1535-43.
14. Menezes SLS, Chagas PSC, Macedo-Neto AV, et al. Suture or prosthetic recontruction of experimental diaphagmatic defectes. Chest 2000; 117(5): 1443-448.
15. Moore EE, Malangoni MA, Cogbill T et al. Organ Injury Scaling IV: thoracic, vascular, lung, cardiac and diaphragm. J Trauma 1994; 36: 299-300.
16. Murray JA, Demetriades D, Asensio JA et al. Occult injuries to the diaphagm:prospective evaluation of laparoscopy in penetrating injuries to the left lower chest. J Am Coll Surg 1998; 187 (6):626-30.
17. Perlingeiro JAG, Saad Jr. R, Lancelotti CLP, et al. Natural course of penetrating diaphragmatic injury: An experimental study in rats. Int Surg 2007;92:1-9.
18. Pryor JP, Reilly PM, Dabrowski GP et al. Nonoperative management of abdominal gunshot wounds. Ann Em Med 2004; 43(3): 344-53.
19. Randall SF, Coln CE, Gentilello. Laparoscopy is sufficient to exclude occult diaphragm injury after penetrating abdominal trauma. J Trauma 2005; 58 (4): 789-92.
20. Scaglione M, Pinto F, Classi R, et al. Sensibilita diagnostica della tomografia coputerizzada nei traumichiusi del difragmma.Studio retrospectivo di 35 casi consecutivi. Radiol Med (Torino) 2000; 99 (1-2): 46-50.
21. Shah S, Mathews BD, Sing RF, et al. Laparoscopic repair of a cronic diaphragmatic hernia. Surg Laparoscopy Endoscopy & Percutaneous Techniques 2000;10 (3):182 6.
22. Shanmuganathan K, Killeen K, Mirvis SE, et al. Imaging of diaphragmatic injuries. J Thorac Imaging 2000; 15:104-11.
23. Shatney CH, Sensaki K, Morgan L. The natural history of stab wounds of the diaphragm: implications for a new management scheme for patients penetrating thoracoabdominal trauma. Am Surg 2003; 69: 508-13.
24. Shehu I; Peli E. Phrenic nerve stimulation. Eur J Anaesthesiol Suppl;42:186-91, 2008.
25. Velmahos GC, Demetriades D, Toutouzas KG, et al. Selective nonoperative management in 1,856 patients with abdominal gunshot wounds: should routine laparotomy still be the standard of care? Ann Surg 2001;234:395-403.

72 Tumores Benignos do Esôfago

Nelson Adami Andreollo

Luiz Roberto Lopes • Valdir Tercioti Junior

Introdução

Os tumores benignos do esôfago e os cistos são raros. Nos últimos anos, tem sido registrada incidência mais elevada dessas lesões, devido à melhora dos métodos diagnósticos. Na sua grande maioria são subepiteliais, intramucosos ou externos à parede esofágica e por isso são usualmente encontrados em pacientes que se submetem a endoscopia digestiva alta devido a sintomas que frequentemente não se relacionam diretamente com a presença dessas lesões. Na prática clínica gastroenterológica, diz-se que são "achados de exame". Justamente por serem raros é que os cirurgiões gerais e do aparelho digestivo devem ter amplos conhecimentos dos métodos diagnósticos e do tratamento.[1-4]

São descritos endoscopicamente como localizados abaixo da mucosa, por isso, *subepiteliais*. A maioria são pequenos, menores que 2 cm, e apresentam tipos histológicos benignos como lipomas, leiomiomas, cistos de duplicação, tecidos heterotópicos, hemangiomas. Outras lesões podem ser constituídas por tipos histológicos com potencial de malignidade, como os tumores carcinoides e os tumores estromais gastrointestinais. E um terceiro grupo mais raramente pode ser constituído por lesões claramente malignas já ao diagnóstico, como o leiomiossarcoma e o linfoma.[1-4]

A sua localização abaixo da mucosa pode trazer algum desafio diagnóstico, pois a biópsia simples frequentemente não oferece material adequado ao patologista para o correto diagnóstico histológico. Entretanto, técnicas como biópsia com agulha fina guiada por ecoendoscopia e dissecção submucosa endoscópica podem oferecer material adequado para o diagnóstico histológico e, eventualmente, podem se constituir em ferramenta terapêutica.[4,5]

Epidemiologia, Principais Sintomas e Classificação

A prevalência das lesões benignas do esôfago no Brasil é incerta devido à sua baixa frequência e ao seu comportamento assintomático na maioria dos casos. Entretanto, em países como o Japão e a Coreia do Sul, onde existem programas de triagem endoscópica na população para câncer gástrico, essas lesões subepiteliais são mais frequentemente encontradas.[1,4]

Diversos estudos em autópsias e revisões da literatura médica foram realizados no passado, buscando a real incidência dessas lesões no esôfago. Attah e Hajdu encontraram 26 tumores benignos no esôfago entre 15.454 autópsias realizadas em um período de 30 anos, totalizando a incidência de 0,16%. A maioria dos estudos relata incidência variando menos de 1% até 5%, dentre as lesões ressecadas do esôfago.[4,5]

O sintoma mais frequente é a *disfagia*, e a sua intensidade varia de caso a caso. Considerando que o esôfago é um órgão basicamente muscular e tem boa complacência, a disfagia geralmente surge no final do processo da doença, e à medida que as lesões crescem o suficiente para causar obstrução ou compressão luminal. Habitualmente, quando atingem o diâmetro de 5 cm ou mais, ocorre a probabilidade de ocorrência da disfagia. Os demais sintomas mais comuns são dor, geralmente retroesternal ou epigástrica, e pirose. Raramente, esses tumores podem se apresentar com ulceração, sangramento ou regurgitação.[4,5]

A classificação mais utilizada é:[4-7]

- **Tumores subepiteliais**:
  – Leiomiomas.
  – Tumores estromais.
  – Tumores neuroendócrinos.

- Lipomas.
- Schwannomas.
- **Tumores intraepiteliais**:
  - Tumores de células granulares.
  - Hemangiomas.
  - Pólipos adenomatosos, lipomatosos, fibrovasculares, papilomatosos.
- **Tumores extraesofágicos**:
  - Duplicação esofágica.
  - Cistos.

Assim sendo, neste capítulo discutiremos a seguir as lesões benignas mais comuns.

Leiomiomas

Podem ocorrer em qualquer idade, entretanto, mais que 80% são encontrados entre a segunda e sexta década, principalmente entre os 30 e 50 anos, sendo duas vezes mais incidentes no sexo masculino. Constituem o tipo histológico mais comum no esôfago. Apresentam-se usualmente assintomáticos e pequenos na maioria dos casos. Entretanto, quando volumosos podem causar *disfagia* e quadros de pseudoacalásia.[4-6]

Na maioria das vezes a lesão é única, sendo mais frequente nos terços médio e distal do esôfago. A malignização dos leiomiomas, com transformação para leiomiossarcoma, pode ocorrer, porém se constitui em evento extremamente raro.[7]

Os leiomiomas podem se originar da *muscularis mucosae* ou da muscular própria, sendo mais comuns nessa última camada. Possuem a tendência de crescimento lento ao longo de meses e anos, e os que atingem mais que dez centímetros no seu diâmetro são chamados de leiomiomas gigantes.[8]

A indicação de tratamento cirúrgico para sua remoção ocorre na presença de sintomas que interferem na qualidade de vida do doente, quando atingem 5 cm ou mais, nos achados atípicos suspeitos de malignidade, tais como bordas irregulares, linfonodopatia regional, achados ultrassonográficos heterogêneos, ou anormalidades na mucosa, tais como ulcerações ou aumento de tamanho. Se a lesão for pequena, ela pode ser seguida com endoscopias digestivas periódicas de vigilância, com tomografias computadorizadas de tórax a cada 6 a 12 meses, ou em intervalos maiores, se permanecer estável, oligossintomática ou assintomática, ao longo do tempo de seguimento clínico do seu portador.[4-7]

A técnica de remoção do leiomioma é por meio de *enucleação*, realizada tanto por via de acesso aberta ao tórax (toracotomia direita ou esquerda) ou via minimamente invasiva (toracoscopia). A bordagem das lesões intratorácicas depende da localização do tumor. A toracotomia direita seria indicada nos tumores do terço superior ou médio do esôfago, e a toracotomia esquerda para os do terço inferior. Para tumores da porção intra-abdominal do esôfago, incluindo aqueles envolvendo a junção gastroesofágica, a laparotomia ou a laparoscopia podem ser indicadas. A endoscopia e a ultrassonografia intraoperatórias podem ser usadas para facilitar a identificação do tumor.[4-7]

Tanto por via *toracotomia* ou *toracoscopia* quanto *laparotomia* ou *laparoscopia*, é realizada uma miotomia longitudinal ao longo do tumor, e após a abertura das duas camadas musculares, o tumor é visualizado como uma tumoração circunscrita e avascular. É aconselhável uma dissecção romba, separando a lesão da mucosa. A colocação de um fio de sutura na lesão, promovendo a tração da mesma para facilitar o processo de separação da mucosa, evita a abertura inadvertida da mucosa esofágica. Esse procedimento geralmente é realizado sem dificuldades, entretanto, o risco de lesão da mucosa pode ser elevado se tiver sido realizada recentemente biópsia endoscópica pré-operatória. Encontrando-se aderências densas entre o tumor e a mucosa, uma possível malignidade deve ser considerada, e uma biópsia de congelação intraoperatória deve ser indicada. Ao completar a enucleação da lesão, a presença de lesões ou aberturas inadvertidas da mucosa poderá ser afastada ou comprovada por meio de endoscopia digestiva intraoperatória acompanhada de insuflação. Comprovando-se abertura inadvertida da mucosa, deve ser imediatamente suturada, com fios inabsorvíveis.[5-7]

Finalmente, recomenda-se a reaproximação das bordas musculares da miotomia, para evitar possível abaulamento da mucosa no pós-operatório e formação de divertículos, os quais poderão ocasionar no futuro, disfagia ou doença do refluxo. Após completar a enucleação do tumor, a presença de lesões de mucosa pode ser avaliada com o uso de endoscopia intraoperatória. Menos que 10% dos casos exigem a realização de esofagectomia, seguido de esofagogastroplastia, estando indicada diante de lesões acima de 8 a 10 cm de extensão, ou se houver suspeita de leiomiossarcoma.[5,7]

Estudos foram realizados comparando as vias de acesso por toracotomia e minimamente invasiva envolvendo a toracoscopia, e a mortalidade geral não é significativamente diferente entre as duas abordagens. Em geral, as técnicas minimamente invasivas estão associadas a complicações respiratórias pós-operatórias reduzidas, permanências hospitalares mais curtas e menos dor no pós-operatório. Nos últimos anos, tornaram-se mais padronizadas pelos cirurgiões, e passaram a ser mais empregadas, à medida que as habilidades e os instrumentos cirúrgicos apropriados para tais estratégias evoluíram. Quanto à mortalidade, nas toracotomias tem sido registrada em menos de 1% dos casos e praticamente nula nas operações minimamente invasivas.[4-8]

As excisões por via endoscópicas, realizando aberturas na mucosa ou dissecções submucosas, são possíveis em algumas situações e nas lesões pedunculadas.[4,5]

Tumores estromais gastrointestinais

Apesar de constituírem o tipo histológico mais importante e frequente de lesões subepiteliais no estômago, no esôfago são extremamente raros. Além disso, diferentemente do estômago, em que apresentam uma evolução benigna, quando encontrados no esôfago apresentam um comportamento mais agressivo quanto à malignidade. O seu potencial de malignidade está ligado ao tamanho da lesão e ao número de mitoses.[9] Ou seja, as lesões maiores e com maior número de mitoses apresentam um potencial maior para metástases à distância, geralmente para fígado ou pulmão (metástases hematogênicas).[10]

São habitualmente conhecidos como *GIST (gastrintestinal stromal tumours)*. Raramente são encontrados antes dos 40 anos, e quando diagnosticados nessa faixa etária, podem ter potencial maior de malignidade. Na maioria desses tumores o diagnóstico é entre a quinta e sétima décadas de vida.[11]

A maioria dos doentes são assintomáticos, eventualmente podendo apresentar perda de peso, *disfagia* e *desconforto retroesternal*. A ocorrência de tosse crônica é menos comum. Além disso, ulcerações, ocorrência de hematêmese e/ou melena serão indicativos de endoscopia digestiva, diagnosticando-se a lesão. A ocorrência mais comum é no terço distal do esôfago, podendo se estenderem até a transição esofagogástrica.[10]

Atualmente, a literatura médica considera que os tumores estromais gastrointestinais são originários das células de Cajal, também conhecidas como o "marcapassos" do trato gastrointestinal. Os GIST(s) expressam na sua superfície o CD117 e o CD38.[7,9]

A Tabela 72.1 mostra a estratificação de risco de malignidade para os tumores gastrointestinais, conforme a atividade mitótica.[7,11]

O tratamento do *GIST* tem mudado nos últimos anos devido à comprovada eficácia do *Imatinib* nessas lesões. O *Imatinib* é um anticorpo monoclonal que inibe a proteína tirosina-quinase, também chamado de *c-kit*, estando indicado tanto como tratamento neoadjuvante,

Tabela 72.1
Estratificação de risco de malignização do GIST

Classificação	Tamanho e/ou atividade mitótica
Muito baixo risco	< 2 cm e < 5 mitoses/50 CMA
Baixo risco	2-5 cm e < 5 mitoses/50 CMA
Risco intermediário	< 5 cm e 6-10 mitoses/50 CMA 5-10 cm e <5 mitoses/50 CMA
Alto risco	> 5 cm e > 5 mitoses/50 CMA > 10 cm e qualquer atividade mitótica Qualquer tamanho e > 10 mitoses/50 CMA

CMA: campo de maior aumento.
Fonte: Desenvolvida pela autoria.

nas grandes lesões e lesões irressecáveis com o objetivo de diminuir a lesão, como tratamento adjuvante nas lesões com elevada taxa de mitoses. O resultado final foi o controle mais eficiente da doença e elevação da sobrevida e tempo livre de doença.

Nas lesões muito extensas, por exemplo, acima de 5 cm, está indicada a realização de esofagectomia e esofagogastroplastia. A linfadenectomia não é necessária, uma vez que raramente apresentam metástases linfonodais.[11]

Tumores neuroendócrinos

São extremamente raros no esôfago. Kanakasetty *et al.*, em um estudo unicêntrico na Índia, reportaram o achado de apenas 46 casos de tumores neuroendócrinos do esôfago em 1.293 casos de câncer de esôfago, ou seja, 0,03% dos casos de câncer esofágico. A classificação dos tumores neuroendócrinos baseia-se no índice mitótico e no índice do marcador Ki-67. Assim como os GIST(s), os tumores neuroendócrinos podem apresentar metástases que, por sua vez, podem ser linfáticas ou hematogênicas.[12-14]

Os sintomas mais comuns incluem *disfagia*, perda de peso, desconforto retroesternal, eventualmente *hematêmese* e *melena* e sinais de síndrome carcinoide. Dividem-se em secretores e não secretores, causando um amplo de espectro de sintomas nos tipos secretores. A síndrome carcinoide ocorre quando a serotonina produzida em alguns desses tumores atinge a circulação sanguínea extra-hepática e produz sintomas como exantemas, diarreia e dispneia.[13,14]

A conduta nos tumores neuroendócrinos do esôfago se baseia no seu correto diagnóstico histológico e imuno-histoquímico, no tamanho da lesão primária e na ausência ou presença de metástases à distância.[13]

A endoscopia digestiva mostra lesão de aspecto nodular, polipoide, com área de mucosa próxima lisa e brilhante. A ultrassonografia endoscópica demonstra a profundidade da lesão na parede do esôfago, e a tomografia computadorizada de tórax, a possível extensão extraesofágica. Diante de suspeitas de metástases à distância, o PET-CT com análogos da somatostatina marcados com Gálio-68 (PET/CT DOTA68Ga) também é necessário.[13,14]

O prognóstico dessas lesões depende da presença ou não de metástases, e a atividade proliferativa pode ser interpretada utilizando-se o Ki-67, o qual tem sido sugerido um parâmetro prognóstico importante.[14]

Lipomas

São tumores benignos constituídos de tecido adiposo bem diferenciado que podem ser encontrados em qualquer localização no trato gastrointestinal. No esôfago, os lipomas são incomuns, usualmente pequenos e assintomáticos. Entretanto, quando volumosos, podem causar sintomas como disfagia, odinofagia e regurgitação.[15,16]

Tumor de células granulares

São lesões derivadas das células de Schwann, descritas inicialmente por Abrikossoff em 1920,[17] na sua grande maiorias são pequenos, com 1 cm de diâmetro ou menores. São tumores benignos muito raros no aparelho digestivo, em que a localização predominante é o esôfago. Cerca de 1% a 2% podem se apresentar como malignos.[5,17]

Na sua grande maioria são assintomáticos e diagnosticados acidentalmente durante as endoscopias digestivas ou outros exames de imagem do tórax, indicados por outras sintomatologias. A localização preferencial é no terço distal do esôfago. O seu diagnóstico baseia-se na confirmação histológica.[17]

As lesões que estiverem causando sintomas ao doente podem ser ressecadas com auxílio de endoscopia digestiva, mediante mucosectomias ou submucosectomias. Diante de lesões assintomáticas ou muito pequenas, a recomendação é seguimento com endoscopias periódicas.[5,17]

Schwannomas

São lesões de origem neural como o tumor de células granulares. Schwannomas são extremamente raros como tumor primário no esôfago. A maioria dos casos descrita na literatura é benigna, ocorrendo na faixa etária dos 50 aos 60 anos, com leve predominância do sexo feminino.[18-20]

São tumores que surgem das células de Schwann, que formam o plexo de neurônios na parede de todo o trato gastrintestinal. Estão localizados mais frequentemente no terço proximal e médio do esôfago, com extensão bastante variável. Habitualmente são assintomáticos, sendo diagnosticados durante exames de endoscopia digestiva. O sintoma mais predominante é a disfagia e o desconforto torácico.[19,20]

O diagnóstico é feito utilizando endoscopia digestiva, radiografias contrastadas do esôfago, tomografia computadorizada do tórax e ultrassonografia endoscópica seguido de biópsia por punção com agulha fina. O exame histopatológico irá mostrar o diagnóstico de schwanoma, confirmado por imuno-histoquímica, para diagnóstico diferencial com outros tumores subepiteliais e benignos do esôfago.[19,20]

O tratamento desses tumores é semelhante aos leiomiomas. Lesões pequenas devem ter seguimento com endoscopia digestiva, periodicamente. Lesões maiores que 2 a 3 cm e que causam disfagia importante ao doente devem ser tratadas cirurgicamente, utilizando a via de acesso por toracotomia ou por cirurgia minimamente invasiva (toracoscopia). A malignização é extremamente rara, e se ocorrer, a esofagectomia está indicada. Os critérios de malignidade baseiam-se na atividade mitótica, atipias nucleares, celularidade e necrose tumoral.[18-20]

Hemangiomas

São tumores vasculares que se originam da camada submucosa, e representam cerca de 3% dos tumores benignos do esôfago. Constituem-se em hipertrofia dos vasos sanguíneos e são extremamente raros, localizados principalmente no terço distal do esôfago. Em geral, são lesões únicas, entretanto, podem ser lesões múltiplas quando associadas à síndrome de Rendu-Osler-Weber.[5,7]

São assintomáticos, diagnosticados durante a endoscopia digestiva, e podem se manifestar com hematêmese ou melena se apresentarem ulcerações na superfície, além da disfagia.[5,7]

Cisto de duplicação esofágico

São malformações do aparelho digestivo geralmente diagnosticadas na infância, não se constituem em tumores propriamente ditos, entretanto, se apresentam como tumorações. Quando o cisto de duplicação está presente no paciente adulto, em geral causa sintomas como disfagia, dor torácica ou epigastralgia.[5,7,21]

Os *cistos de duplicação* esofágica possuem camadas musculares e epiteliais, além de um componente intramural. Existem também os denominados *cistos de inclusão*, os quais não são compostos por tecido muscular nem por tecido cartilaginoso, no entanto, apresentam revestimento epitelial. Por outro lado, os *cistos neuroentéricos* são malformações resultantes da separação aberrante do intestino anterior da coluna vertebral primitiva, têm localização posterior e frequentemente estão associados à espinha bífida.[5,7,21]

Os sintomas mais relatados são a disfagia e o desconforto torácico, podendo ocorrer sintomas decorrentes das vias aéreas, tais como estridor e sibilos. Se os cistos persistirem até a idade adulta, sem serem diagnosticados, podem causar infecções, febre, dor torácica, fistulação e inclusive sofrer transformação maligna.[5,7,21]

O diagnóstico é feito com tomografia computadorizada ou ressonância magnética do tórax. A ecoendoscopia constitui-se em um método útil no diagnóstico, embora não sejam passíveis de serem biopsiados.[21]

O tratamento é cirúrgico utilizando a via de acesso por toracotomia ou toracoscopia.

Diagnóstico

Na grande maioria das vezes, o diagnóstico destas lesões é feito durante endoscopias digestivas de rotina, portanto elas são assintomáticas. Os doentes referem disfagia de intensidade variáveis quando as lesões, em geral, são maiores que 2 cm. A tomografia computadorizada e a ressonância magnética do esôfago podem demonstrar essas lesões. Entretanto, a *ecoendoscopia*, também denominada ultrassonografia endoscópica, é o exame mais indicado e de eleição para avaliar a extensão da lesão.[5,22]

A *ecoendoscopia* trouxe uma revolução na capacidade de diagnosticar as lesões subepiteliais do esôfago. Esse exame pode determinar se as lesões são sólidas ou císticas, se estão na parede do esôfago ou se localizam externamente ao órgão (localização mediastinal) e em qual camada da parede esofágica (submucosa ou muscular própria), eventualmente, se os linfonodos mediastinais estão acometidos. Além disso, oferece a possibilidade da coleta de material para estudo citológico por meio de uma biópsia de aspiração com agulha fina.[15,22]

Tratamento

As lesões subepiteliais do esôfago que causam sintomas são tratadas com ressecção cirúrgica, e a maioria delas se constituem em leiomiomas. Atualmente, as lesões maiores e que causam disfagia importante, que eram tratadas com toracotomia, são passíveis de serem abordadas com o método videotoracoscópico minimamente invasivo. São mais comumente realizadas via cavidade torácica direita. Durante a cirurgia, não é necessária a abertura a mucosa, uma vez que as lesões são submucosas. Procede-se à abertura cuidadosa das camadas musculares, a lesão é removida mediante dissecção romba, e a hemorragia é muito pequena. Após a remoção da lesão, as camadas musculares previamente abertas são novamente suturadas empregando-se fio absorvível. A esofagectomia é indicada apenas nas lesões extensas, que acometem o esôfago circunferencialmente, ou em grandes leiomiomas, também denominados leiomiomas "gigantes".[5,7,23,24]

A Figura 72.1 mostra um corte tomográfico de doente com leiomioma de terço médio do esôfago. A Figura 72.2 mostra a peça cirúrgica removida por via vídeotoracoscópica. A Figura 72.3 mostra a mesma lesão aberta no sentido longitudinal. A Figura 72.4 mostra um leiomioma extenso, acometendo mais de uma porção do esôfago, em doente que apresentava disfagia intensa, dor torácica e perda de peso considerável, sendo necessária a realização de esofagectomia, seguida de reconstrução do trânsito alimentar, mediante esofagogastroplastia com tubo gástrico anastomosado ao esôfago cervical.

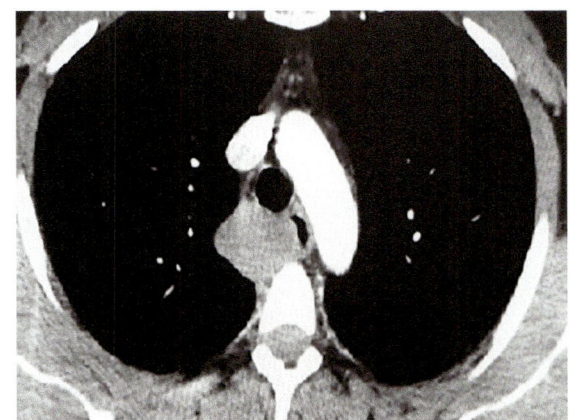

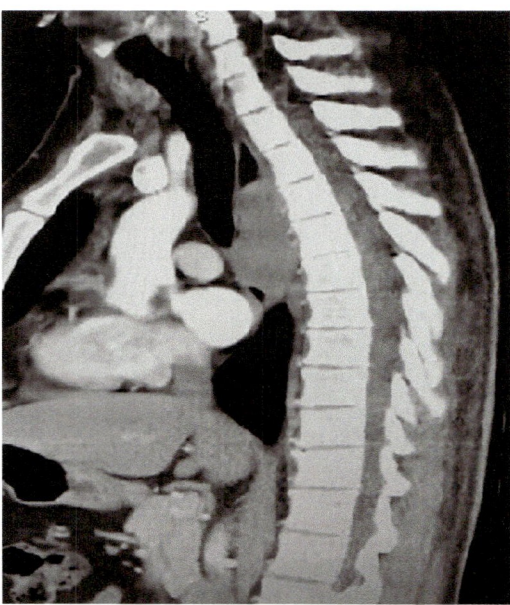

FIGURA 72.1 – *Tomografia computadorizada mostrando lesão subepitelial do esôfago. Fonte: acervo dos autores.*

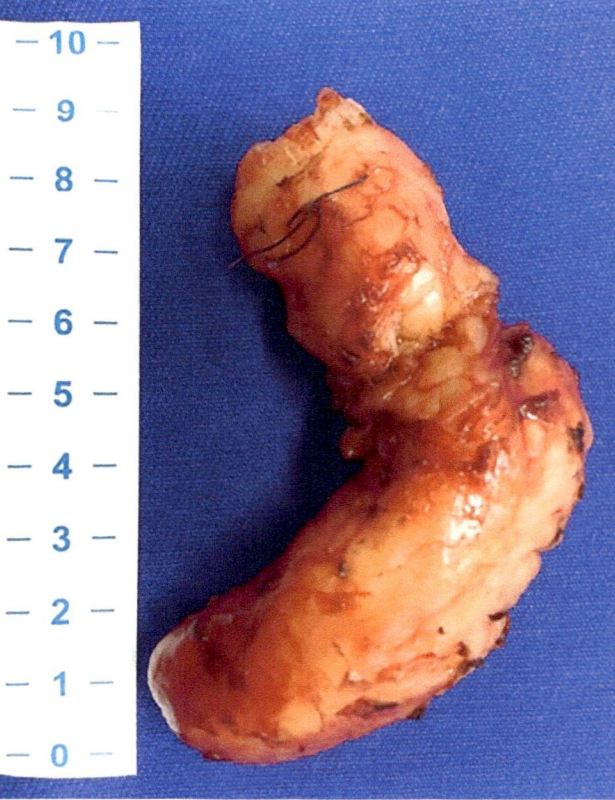

FIGURA 72.2 – *Leiomioma do terço médio do esôfago ressecado por videotoracoscopia.* Fonte: acervo dos autores.

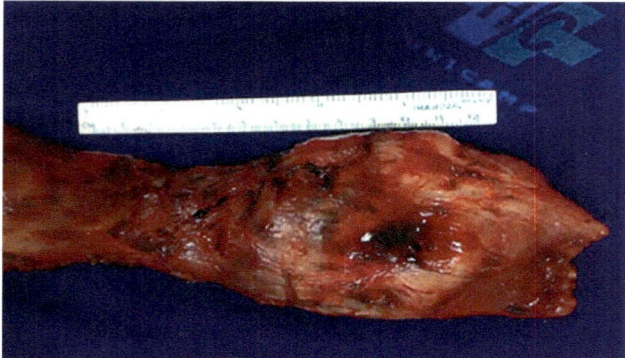

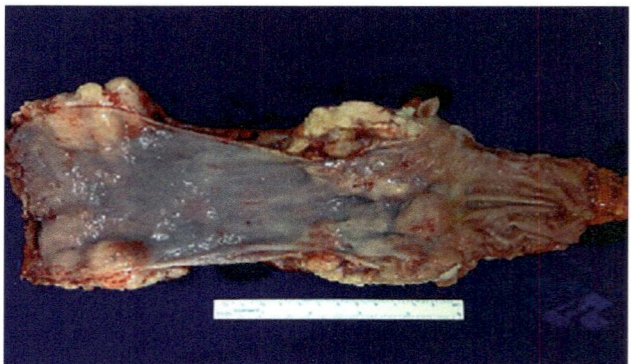

FIGURA 72.4 – *Leiomioma extenso acometendo mais de uma porção do esôfago, sendo necessário realizar esofagectomia.* Fonte: acervo dos autores.

Além do tratamento cirúrgico, está também disponível a ressecção endoscópica. Neste caso, o método da dissecção submucosa endoscópica (ESD – *endoscopic submucosal dissection*) vem sendo cada vez mais utilizado como método mais adequado nas lesões menores. Além disso, o planejamento terapêutico endoscópico se faz associado usualmente com a utilização da ecoendoscopia.[16,25]

Comentários finais

As lesões subepiteliais do esôfago são, na maioria das vezes, achados de exames endoscópicos realizados por outros sintomas que os doentes apresentam.

A conduta adequada em cada tipo de lesão baseia-se fundamentalmente no seu diagnóstico histológico preciso. A endoscopia digestiva alta e a ecoendoscopia desempenham um papel de importância crescente no diagnóstico.

O tratamento clássico sempre foi ressecção cirúrgica nas lesões grandes e sintomáticas. Entretanto, técnicas de ressecção endoscópica e acessos minimamente invasivos têm recebido muito destaque atualmente na prática clínica.

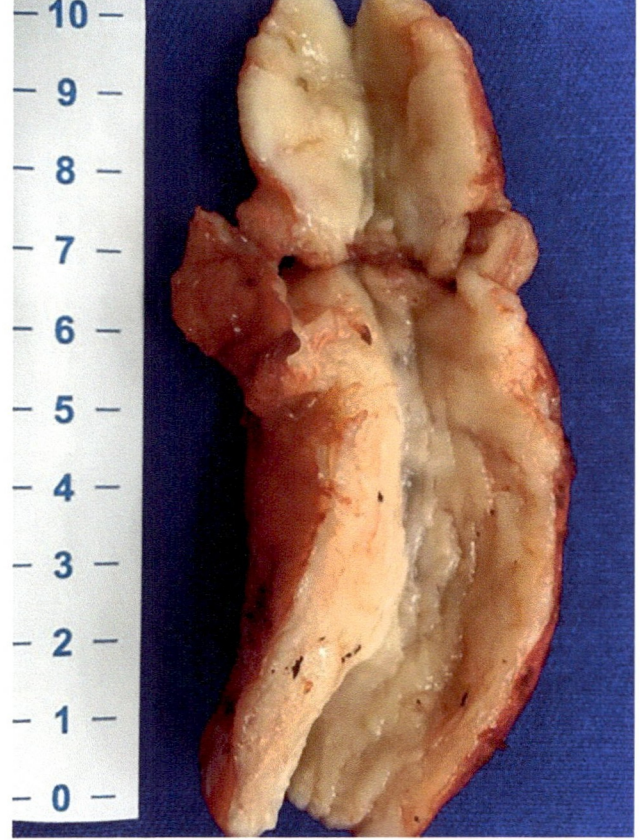

FIGURA 72.3 – *A mesma lesão da Figura 72.2, aberta no sentido longitudinal.* Fonte: acervo dos autores.

Referências bibliográficas

1. Cho JW, Korean ESDSG. Current Guidelines in the Management of Upper Gastrointestinal Subepithelial Tumors. Clin Endosc. 2016;49(3):235-40.

2. Aasen T, Usta Y, Achdjian H, Nanda R, Goldberg A. Vascular Anomaly of Blue Rubber Bleb Nevus Syndrome. Am J Gastroenterol. 2016;111(1):24.
3. Mihara K, Sasaki N, Mamoru O, Kanbe M, Ichinohe T, Suehiro S. Solitary plasmablastic lymphoma in the esophagus. Ann Hematol. 2016;95(5):845-6.
4. Mou Y, Ye L, Hu B. Subepithelial lesions in the distal esophagus. Dig Liver Dis. 2020;S1590-8658(20)30409-6.
5. Tsai SJ, Lin CC, Chang CW, Hung CY, Shieh TY, Wang HY, Shih SC, Chen MJ. Benign esophageal lesions: endoscopic and pathologic features. World J Gastroenterol. 2015;21(4):1091-8.
6. Deng B, Gao XF, Sun YY, Wang YZ, Wu DC, Xiao WM, Wu J, Ding YB. Case report: successful resection of a leiomyoma causing pseudoachalasia at the esophagogastric junction by tunnel endoscopy. BMC Gastroenterol. 2016;16:24.
7. Ha C, Regan J, Cetindag IB, Ali A, Mellinger JD. Benign esophageal tumors. Surg Clin North Am. 2015;95(3):491-514.
8. Hu X, Lee H. Complete thoracoscopic enucleation of giant leiomyoma of the esophagus: a case report and review of the literature. Journal of Cardiothoracic Surgery. 2014;9(1):34.
9. von Mehren M. Management of Gastrointestinal Stromal Tumors. Surg Clin North Am. 2016;96(5):1059-75.
10. Feng F, Tian Y, Liu Z, Xu G, Liu S, Guo M, Lian X, Fan D, Zhang H. Clinicopathologic Features and Clinical Outcomes of Esophageal Gastrointestinal Stromal Tumor: Evaluation of a Pooled Case Series. Medicine (Baltimore). 2016;95(2):e2446.
11. Pracucho EM, Lopes LR, Zanatto RM, Tomal KT, Passeri CR, Molan JR, Prado A de A. Profile of patients with gastrointestinal stromal tumors (GIST). Arq Bras Cir Dig. 2015;28(2):124-7.
12. Babu Kanakasetty G, Dasappa L, Lakshmaiah KC, Kamath M, Jacob LA, Mallekavu SB, Rajeev LK, Haleshappa RA, Nagendrappa LK, Saldanha SC, Kumar RV. Clinicopathological Profile of Pure Neuroendocrine Neoplasms of the Esophagus: A South Indian Center Experience. J Oncol. 2016;2016:2402417.
13. Singh S, Asa SL, Dey C, Kennecke H, Laidley D, Law C, Asmis T, Chan D, Ezzat S, Goodwin R, Mete O, Pasieka J, Rivera J, Wong R, Segelov E, Rayson D. Diagnosis and management of gastrointestinal neuroendocrine tumors: An evidence-based Canadian consensus. Cancer Treatment Reviews. 2016;47:32-45.
14. Schizas D, Mastoraki A, Kirkilesis GI, Sioulas AD, Papanikolaou IS, Misiakos EP, Arkadopoulos N, Liakakos T. Neuroendocrine tumors of the esophagus: State of the Art in diagnostic and therapeutic management. J Gastrointest Cancer. 2017;48(4):299-304.
15. Jo DH, Chon HK, Woo SH, Kim TH. Endoscopic Resection of a Giant Esophageal Lipoma Causing Sudden Choking. Korean J Gastroenterol. 2016;68(4):210-3.
16. Tummidi S, Kothari K, Sathe P, Agnihotri M, Fernandes G, Naik L, Jain A, Chaturvedi R. Endoscopic ultrasound guided brush/fine-needle aspiration cytology: A 15-month study. Diagn Cytopathol. 2018;46(6):461-472.
17. Thumallapally N, Ibrahim U, Kesavan M, Chang Q, Opitz L, Dhar M, Andrawes S. Esophageal Granular Cell Tumor: A Case Report and Review of Literature. Cureus. 2016;8(9):e782.
18. Mishra B, Madhusudhan KS, Kilambi R, Das P, Pal S, Srivastava DN. Malignant Schwannoma of the Esophagus: A Rare Case Report. Korean J Thorac Cardiovasc Surg. 2016;49(1):63-6.
19. Gao ZY, Liu XB, Pandey S, Gao B, Liu P, Zhang QH, Gao YJ, Li SB. Clinicopathological features of esophageal schwannomas in mainland China: systematic review of the literature. Int J Clin Oncol. 2021;26(2):284-295.
20. Zhu L, Li W, Zhu Z, Chai Y. Benign esophageal schwannoma: A case report and review of literature. Niger J Clin Pract. 2019;22(5):731-733.
21. Sonthalia N, Jain SS, Surude RG, Mohite AR, Rathi PM. Congenital Esophageal Duplication Cyst: A Rare Cause of Dysphagia in an Adult. Gastroenterology Res. 2016;9(4-5):79-82.
22. Alper E, Onur I, Arabul M, Unsal B. Endoscopic ultrasound-guided tissue sampling: How can we improve the results? Turk J Gastroenterol. 2016;27(1):1-3.
23. Mujawar P, Pawar T, Chavan RN. Video Assisted Thoracoscopic Surgical Enucleation of a Giant Esophageal Leiomyoma Presenting with Persistent Cough. Case Rep Surg. 2016;2016:7453259.
24. Ramos D, Priego P, Coll M, Cornejo Mde L, Galindo J, Rodriguez-Velasco GR, Garcia-Moreno F, Carda P, Lobo E. Comparative study between open and minimally invasive approach in the surgical management of esophageal leiomyoma. Rev Esp Enferm Dig. 2016;108(1):8-14.
25. He G, Wang J, Chen B, Xing X, Wang J, Chen J, HE Y, Cui Y, Chen M. Feasibility of endoscopic submucosal dissection for upper gastrointestinal submucosal tumors treatment and value of endoscopic ultrasonography in pre-operation assess and post-operation follow-up: a prospective study of 224 cases in a single medical center. Surg Endosc. 2016;30(10):4206-13.

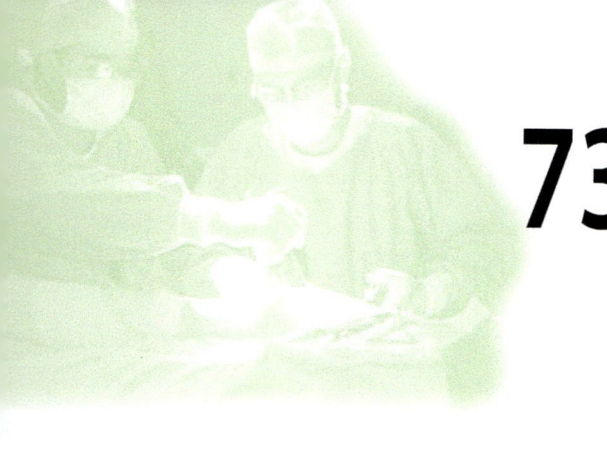

73 Esôfago – Lesões Malignas

Osvaldo Malafaia • Fernando Issamu Tabushi
Jurandir Marcondes Ribas Filho • Nicolau Gregori Czeczko
Paulo Afonso Nunes Nassif
Carmen Austrália Paredes Marcondes Ribas
Luiz Martins Collaço • Bruno Luiz Ariede

Introdução

Cerca de oito décadas atrás, o tratamento do câncer do esôfago era praticamente sem esperança, e o diagnóstico da doença era a própria sentença de morte. Em 1913, Thorek[56] propôs e realizou esofagectomia nessa indicação com sucesso operatório. A partir de então, a esofagectomia passou a ser considerada operação padrão no tratamento do câncer de esôfago.[2,54]

Embora tenham surgido algumas esperanças contra a morte inexorável com o diagnóstico da doença, ainda pairava sobre ela outra dura realidade: mortalidade operatória de 50%, o que mantinha a expectativa de morte ao indicar-se a esofagectomia: pela doença e/ou pelo tratamento cirúrgico.

Nakayama, em 1950,[40] divulgou a técnica de esofagectomia em dois tempos cirúrgicos distintos, sendo o primeiro a esofagectomia, e o segundo, alguns meses mais tarde, a reconstituição do trânsito com anastomose cervical, evitando as anastomoses torácicas. O mesmo Nakayama[40] propôs a associação de radioterapia para melhorar a sobrevida. Seus estudos causaram importante impacto no mundo médico especializado da época, por relatar queda na mortalidade para 10%.

Atualmente, embora a mortalidade tenha diminuído bastante, a realidade ainda permanecia triste. E para diminuir a discrepância dos dados existentes, são necessários estudos uniformizados baseados em protocolos padronizados para, ao longo do tempo, ser atingido ponto de realidade comum a todos os centros mundiais que atuam sobre o câncer do esôfago.

Classificação

O câncer do esôfago pode ser epitelial (carcinoma), mesenquimal (sarcoma) ou misto. Os tumores de origem epitelial apresentam-se como carcinomas epidermoides e adenocarcinomas. Os de origem mesenquimal são: sarcoma, leiomiossarcoma, rabdomiossarcoma, fibrossarcoma, mixossarcoma e linfossarcoma.

Pelas experiências pessoais dos autores, em 720 casos de tumores malignos tratados cirurgicamente, o carcinoma epidermoide representa a quase totalidade dos casos (90%), seguido pelo adenocarcinoma (9,2%). Mas, a partir da última década, observa-se aumento da incidência do adenocarcinoma principalmente nos países desenvolvidos (Tabela 73.1).

Incidência e distribuição geográfica

Este câncer tem comportamento agressivo, geralmente diagnosticado em estágio avançado porque praticamente não causa sintomas em sua fase inicial; assim, torna-se neoplasia maligna de prognóstico ruim. É a oitava neoplasia mais comum, e encontra-se em sexto lugar entre as lesões malignas que mais mata no mundo, apresentando baixa sobrevida em cinco anos. Os países em desenvolvimento representam 80% dos casos.[1,3,12,18,24]

A porcentagem de homens afetados é maior que nas mulheres, e a faixa etária mais acometida encontra-se entre 60 e 70 anos. O carcinoma epidermoide é o tipo histológico predominante e corresponde a cerca de 90% dos casos, frequentemente localizado no segmento médio do esôfago. O tabagismo e o consumo habitual

Tabela 73.1
Achados histológicos em 720 casos de câncer do esôfago das experiências pessoais dos autores

Tipos	n	%
Carcinoma epidermoide	648	90,0
Adenocarcinoma	66	9,2
Carcinoma indiferenciado	6	0,8
	720	100,0

Fonte: desenvolvida pelos autores.

de álcool são reconhecidos como fatores de risco a ele. Já o epitélio de Barrett – decorrente da inflamação persistente do esôfago inferior pelo refluxo gastroesofágico – é importante fator de risco para o surgimento do adenocarcinoma esofágico.[28,16,25]

Embora os efeitos sinérgicos do tabaco e do álcool sejam os principais fatores de risco para o carcinoma epidermoide nos países ocidentais, nos continentes de baixa renda, como parte da Ásia e da África Subsaariana, os principais fatores, que compreendem mais de 90% dos casos, ainda não foram bem elucidados. Outros fatores de riscos para o carcinoma epidermoide, como o hábito de mastigar o "betel" (conhecido por deixar os seus consumidores ativos e com melhor desempenho sexual) no subcontinente indiano, e beber mate excessivamente quente na América do Sul (Uruguai, sul do Brasil e Argentina) devem ser lembrados. A África Oriental e Meridional apresenta altas incidências, mas os principais fatores de riscos também não foram bem definidos.

Em vários países de alta renda, como Estados Unidos, Austrália, França e o Reino Unido, as taxas de carcinoma epidermoide encontram-se em declínio devido, provavelmente devido à diminuição do hábito tabágico. Nesses mesmos países, a incidência de adenocarcinoma está crescendo rapidamente em consequência do aumento da obesidade e da doença do refluxo gastroesofágico e de mudanças de hábitos de vida.[8,25,45] O Instituto Nacional de Câncer (INCA) estimou 8.690 casos novos de câncer de esôfago em homens e 2.700 em mulheres para cada ano do triênio 2020-2022, no Brasil.[25]

Patogenia

Percebe-se, em todas as regiões onde este tumor mais incide, que ele tem relação direta com os hábitos higienodietéticos agressivos ao esôfago. O mesmo também pode ser visto no Brasil. Nas regiões onde existem hábitos lesivos à mucosa esofágica, vê-se incidência significativamente maior do que naquelas em que esses fatores não são tão expressivos. Os fatores que mais agridem a mucosa esofágica são:

- Uso contínuo de álcool, sob a forma de bebidas concentradas e tomadas em grande quantidade.
- O calor que acompanha a ingestão de alimentos e bebidas típicas regionais, como o chimarrão, no sul do Brasil.
- Condimentos fortes e em grandes quantidades diárias.
- Ingestão de substâncias carcinogênicas das mais variadas origens, provindas principalmente com o fumo e alimentos.[13]

Doenças crônicas da mucosa esofágica também colaboram no surgimento de câncer. Delas, as principais são: megaesôfago avançado, epitélio colunar em esôfago distal (epitélio de Barrett)[20,] e esofagite corrosiva. Supõe-se que no megaesôfago avançado a agressão seja feita pela fermentação crônica alimentar intraesofágica, produzindo esofagite crônica; nos outros casos, a esofagite erosiva persistente parece ser a causa.

O câncer de esôfago tem preferência por algumas partes, em especial os estreitamentos anatômicos do órgão, que existem em função do seu comprimento e da complexa anatomia de relação com os órgãos nas regiões cervical, torácica e abdominal. O principal deles é o aorticobrônquico em nível do segmento médio do esôfago torácico, por ser estático e permanente. Os demais (esfíncter esofágico superior, esfíncter esofágico inferior e pinçamento diafragmático – mecanismo de compressão extrínseca esofágica pelo anel hiatal no ato da inspiração) são fisiológicos, portanto, móveis. É de se supor que os hábitos higienodietéticos agressivos produzam maior agressão à mucosa no estreitamento estático. Os dinâmicos não apresentam obstáculos na normalidade funcional esofágica e, por conseguinte, não devem ter maior prevalência (Tabela 73.2).

Patologia

Na visão macroscópica, os tumores esofágicos podem apresentar-se como vegetantes, ulcerados ou infiltrantes submucosos. Usualmente são unifocais, mas sua multiplicidade não é rara. A infiltração submucosa faz com que haja comprometimento à distância de tumores em qualquer altura. Além dessa invasão parietal, há sempre disseminação para os linfonodos regionais, tanto torácicos como abdominais da cadeia celíaca e pequena curvatura gástrica.

A disseminação hematogênica ocorre nas fases mais tardias da doença. Na experiência dos autores, o fígado e os pulmões são órgãos preferenciais nesse

Tabela 73.2
Localização tumoral na experiência de vários autores

Autor	n	Esof. cerv.	Esof. Intratorácico		
			Superior	Médio	Inferior
Artigas[6]	167	5,4%	12,7%	18,9%	22,8%
Ellis[17]	82	4,0%	28,0%	19,0%	52,0%
Galandiuk[20]	238	9,0%	7,0%	27,0%	58,0%
Murray[39]	30	–	–	60,0%	40,0%
Parker[44]	300	8,0%	13,0%	57,5%	16,5%
Malafaia et al.	720	5,2%	9,1%	49,1%	36,6%
Total/casos	1.537	6,3%	13,9%	38,5%	37,6%

Fonte: desenvolvida pelos autores.

processo; contudo, qualquer outro órgão ou tecido pode ser acometido por ela.

Sob o ponto de vista histológico, o carcinoma epidermoide é ainda o mais frequente no sul do Brasil. Mesmo ocorrendo outros tipos, como adenocarcinoma e carcinoma indiferenciado, não se deve basear a evolução do câncer do esôfago somente no tipo histológico, mas sim levar em consideração o estadiamento tumoral para definir o prognóstico da doença.

Sinais e sintomas

Devido à grande capacidade de distensão do esôfago, somente percebe-se a dificuldade no trânsito alimentar a sólidos quando há envolvimento de aproximadamente 270° de sua luz. Assim, é compreensível que, quando se trata de doença maligna, o tumor já esteja avançado a partir do primeiro sintoma. Dessa forma, é necessário que se tenha em mente a necessidade de busca ativa de sua presença, quer por levantamentos epidemiológicos quer pela conscientização das populações de alto risco na busca com meios diagnósticos preventivos.

Disfagia não dolorosa a sólidos é o primeiro sintoma. Mesmo sentindo sua presença, o paciente a deixa evoluir para pastosos e líquidos na esperança de que se trate de algo passageiro. Essa evolução é rápida, ocorrendo em torno de dois a três meses. A perda de peso é sinal que sempre acompanha essa fase inicial em função do déficit de ingestão alimentar que a disfagia proporciona (Figura 73.1).

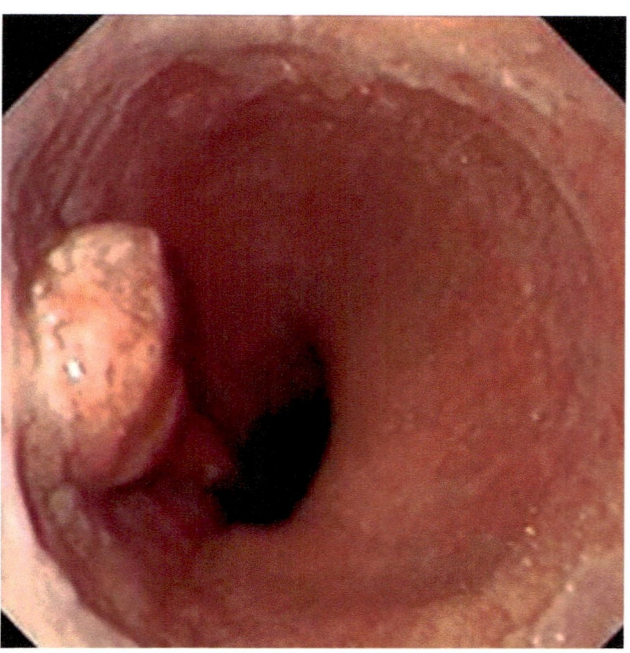

FIGURA 73.1 – *Imagem endoscópica de pequeno tumor assintomático, protruso, em esôfago torácico.* Fonte: *acervo dos autores.*

Poderão surgir outros sinais e sintomas, mas já se estabelece fase adiantada da doença. São eles:

- Dor de garganta e sialorreia, mais frequente nos tumores dos segmentos cervical e torácico proximal.
- Linfonodos palpáveis na região anterolateral do pescoço, revelando metástases locais de tumor cervical ou o clássico linfonodo supraclavicular (sinal de Troisier) quando da invasão linfonodal cervical transversa expandindo-se ao mediastino através dos linfonodos jugulossubcláveos, principalmente oriundos dos segmentos proximal e médio.
- Halitose, em função da necrose tumoral que é fétida.
- Dorsalgia ou epigastralgia, por invasão do tumor em coluna vertebral ou serosa pleural e/ou peritoneal.
- Hepatomegalia, indicando metástase.
- Náuseas e vômitos, que podem acompanhar a fase terminal.

Diagnóstico

O diagnóstico não é difícil. Porém grande parte dos pacientes apresenta, já ao diagnóstico, doença avançada ou metastática, com sobrevida em cinco anos abaixo de 20%.[12,43] Estudo realizado no Instituto do Câncer do Estado de São Paulo (ICESP) concluiu que o tempo médio entre os primeiros sintomas e o diagnóstico é longo (4,31 ± 2,85 meses).[55] Apresentando clinicamente qualquer dos dados referidos anteriormente, deve o paciente ser inicialmente encaminhado ao estudo radiológico.

Estudo radiológico

Exame contrastado do esôfago e estômago é ainda considerado essencial. O uso do duplo contraste faz aumentar a capacidade de detectar tumores em fases iniciais. Alguns tumores esofágicos podem mostrar alterações nas imagens radiográficas de tórax, de linha ligeiramente oblíqua à esquerda para linha azigoesofágica convexa à direita ou faixa retrotraqueal alargada maior 3-4 mm em largura com desvio traqueal. Nas esofagografias de bário, algumas imagens como o estreitamento luminal irregular, ulcerações e margens abruptas, podem evidenciar tumores avançados (Figura 73.2).[31]

A falta de elasticidade do esôfago no local do tumor, a rigidez ou a fixação da parede esofágica, nas fases iniciais do desenvolvimento tumoral, podem ser percebidas na radioscopia. O exame deve ser

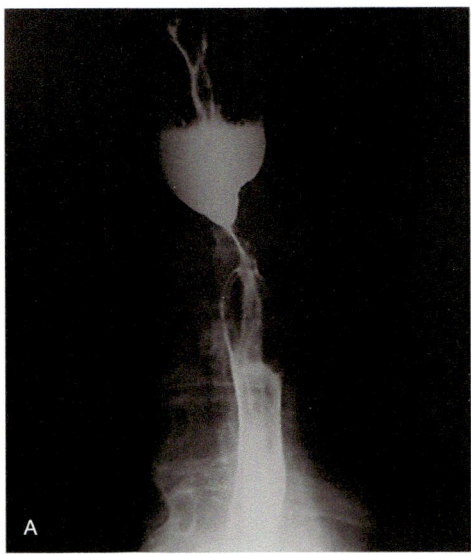 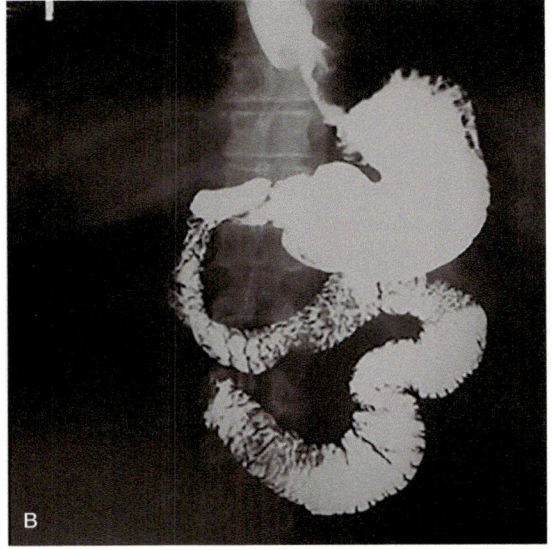

FIGURA 73.2 – *Seriografia do esôfago, estômago e duodeno mostrando tumor em segmento:* **A.** *médio torácico.* **B.** *esofágico inferior.* Fonte: *acervo da autoria.*

cuidadosamente efetuado porque esses sinais muitas vezes se manifestam apenas pela diminuição da velocidade da passagem do bário.

As fases adiantadas dos tumores esofágicos permitem melhor visualização. As anormalidades consistem em deformidade ou irregularidade da mucosa e protrusão do tumor na luz do órgão (Figura 73.3). Vários tipos de anormalidades podem ser vistos, desde pequenas constrições anulares a longas falhas de enchimento com obstrução luminar completa (Figura 73.4). O esôfago proximal à lesão tumoral pode apresentar dilatação variável em função do tempo de evolução da doença (Figura 73.5), podendo ser de calibre normal nos casos em que a obstrução não é significativa.

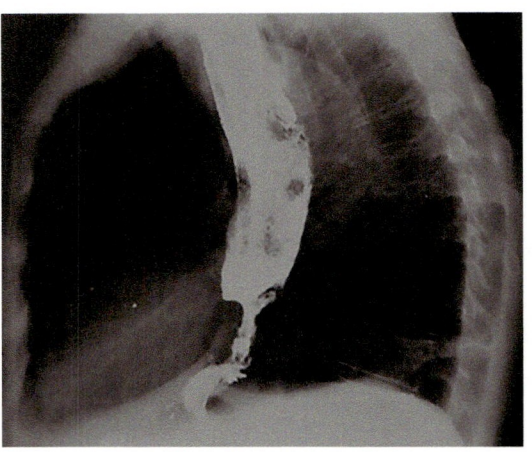

FIGURA 73.4 – *Radiografia mostrando tumor anular de pequena extensão, mas com grande estenose, quase total, da luz esofágica.* Fonte: *acervo dos autores.*

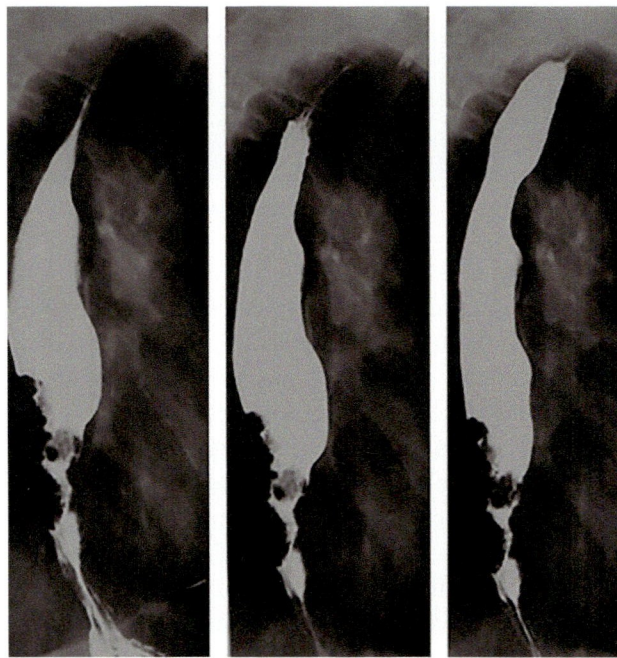

FIGURA 73.3 – *Radiografia mostrando tumor avançado de esôfago.* Fonte: *acervo dos autores.*

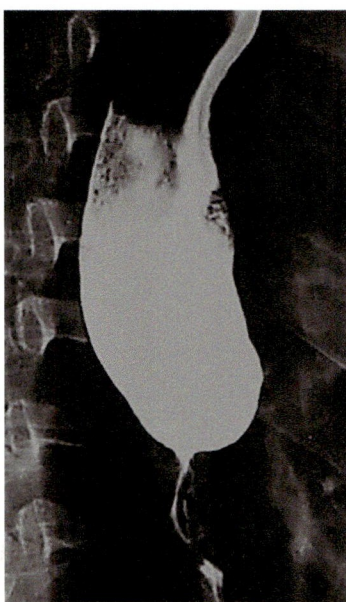

FIGURA 73.5 – *Radiografia mostrando grande dilatação esofágica acima da lesão tumoral.* Fonte: *acervo dos autores.*

O esôfago proximal à lesão é de fácil visualização por ser bem característico, mas a extremidade distal nem sempre pode ser visualizada. Também o estudo radiográfico é o melhor meio para que sejam diagnosticadas fístulas esofagomediastinais. Em resumo, as características radiológicas fundamentais são: presença persistente em várias radiografias de irregularidade na mucosa e falhas de enchimento.

A radiografia simples é método indispensável ao iniciar-se estudo da extensão tumoral. Às vezes somente ela, por meio de estudo do tórax em posteroanterior (PA) e perfil, e a muito baixo custo, já define fase avançada pela presença de metástases pulmonares (Figura 73. 6), e qualquer outra investigação deve parar.

Estudo endoscópico

Atualmente, a endoscopia digestiva alta é o exame padrão ouro para o diagnóstico de câncer de esôfago e suas lesões precursoras (Figuras 73.7 e 73.8).[14]

Com a evolução da endoscopia de fibra óptica e acréscimo dos pixels aumentou muito a acurácia e precisão diagnóstica. Para o diagnóstico de adenocarcinoma, a cromoscopia química e a digital associada à magnificação de imagens é, atualmente, de fundamental importância.

Tratamento

A escolha do melhor método para tratamento do câncer de esôfago deve ser feita com base no estadiamento da doença.

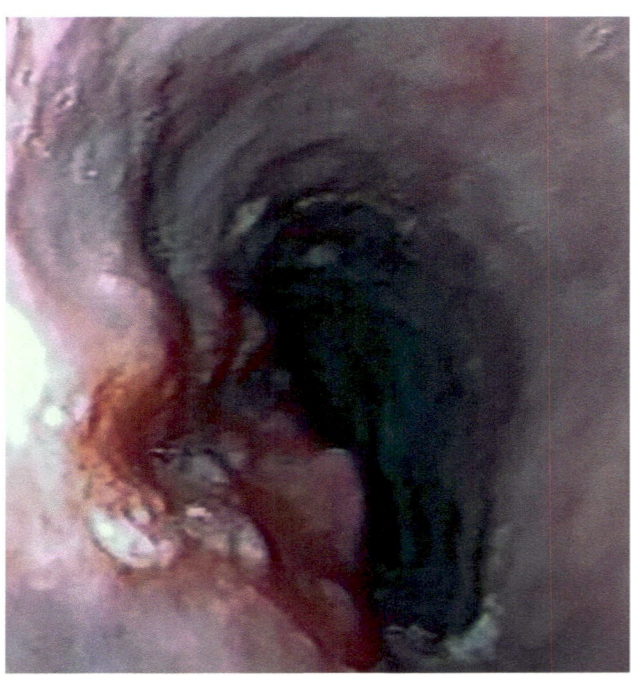

FIGURA 73.7 – *Imagem endoscópica de tumor de esôfago inferior. Fonte: acervo dos autores.*

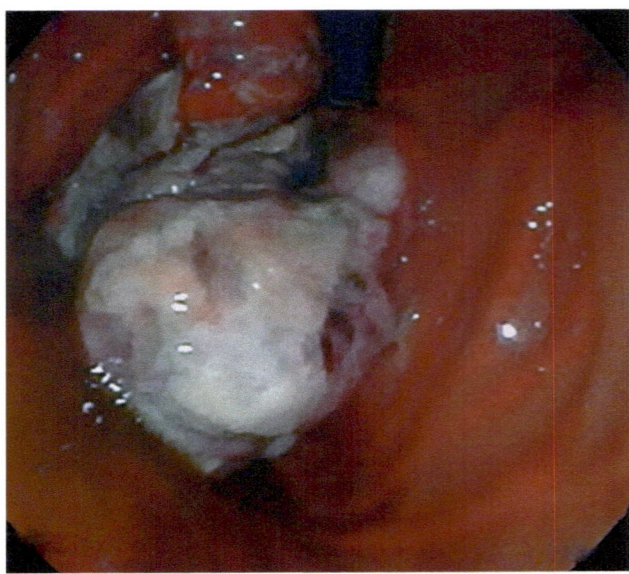

FIGURA 73.8 – *Imagem endoscópica de tumor de esôfago média. Fonte: acervo dos autores.*

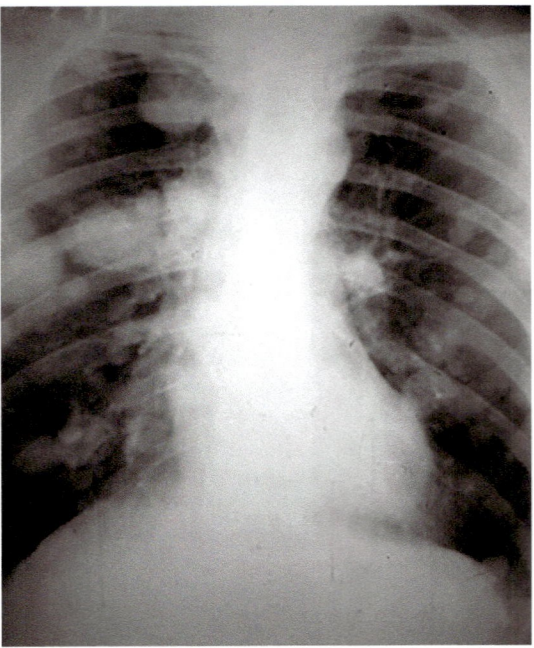

FIGURA 73.6 – *Radiografia simples de tórax mostrando metástases múltiplas de câncer de esôfago nos pulmões. Fonte: acervo dos autores.*

Entende-se por estadiamento a verificação do que está comprometido além do tumor já diagnosticado. A extensão tumoral e a sua localização têm importância relevante no ato operatório, mas não propriamente no estadiamento. Ele procura definir a estratégia de uso de tratamento radical ou paliativo, cirúrgico e/ou adjuvante. A presença do tumor em fase inicial faz com que a possibilidade de cura ou sobrevida em cinco anos esteja entre 40% e 90%, em função da ausência de infiltração linfonodal ou infiltração somente locorregional, que é ressecada no ato operatório, o que difere dos números em relação à sobrevida quando comparado com os casos avançados que ficam entre 5% e 10%. Ao contrário, o reconhecimento de linfonodos à distância com metástases viscerais faz com que muito poucos pacientes vivam acima de cinco anos. Nesse estádio não há vantagem estatisticamente significante entre a sobrevivência e a qualidade de vida, quer se usem operações radicais ou paliativas. Naturalmente, a morbimortalidade entre elas é muito diferente. Além do conhecimento percentual da sobrevida em cinco anos, o estadiamento tem fundamental importância na orientação sobre o melhor modo de tratar o câncer esofágico.

Vários são os meios de como fazê-lo, e há constante necessidade de serem associados diversos métodos para estadiar com maior segurança.

Estadiamento do câncer de esôfago

Quadro clínico

Embora o quadro clínico apresentado nos casos avançados permita suspeitar, não é considerado um bom meio de estadiamento. Os dados clínicos que se mostram, na maior parte das vezes, servem apenas para reconhecer fase avançada da doença.

As invasões linfonodais na cadeia supraclavicular são passíveis de detecção pela presença de linfonodos palpáveis na região. Também a invasão por contiguidade do nervo laríngeo recorrente – possível nos tumores dos segmentos superior e médio torácico – é suspeitada pela característica alteração da voz, ocasionada pela paralisia das cordas vocais. Existindo dor, pode-se suspeitar de invasões serosas ou ósseas, principalmente as vertebrais. As metástases viscerais dificilmente são vistas pelo exame clínico.

O estado geral do paciente está relacionado diretamente com a contraindicação de operação radical e não com o estadiamento tumoral, embora exista relação lógica entre estado avançado do tumor e mau estado geral.

A endoscopia no estadiamento

Além da esofagogastroduodenoscopia com biópsia, a traqueobroncoscopia é método endoscópico bastante utilizado por ser de fácil acesso à maioria dos hospitais com condições de realizarem operações esofágicas, e está indicada nos tumores localizados no esôfago cervical, segmentos proximal e médio do esôfago torácico. Ela pode definir o tipo de tratamento aos pacientes. Aqueles que possuem infiltração da parede membranosa demonstram invasão tumoral por contiguidade em órgão que não pode ser ressecado. Por conseguinte, reflete estadiamento avançado da doença e possibilidade de tratamento somente com métodos paliativos. A compressão sem infiltração traqueobrônquica demonstra avançado estado tumoral sem, contudo, determinar sua irressecabilidade. A experiência demonstra que a traqueobroncoscopia, quando apresenta achado positivo, determina sempre doença avançada. Contudo, sua negatividade não afasta a possibilidade de tumor nessa fase.

Radiografia simples

É um método de baixo custo e acessível. Às vezes, somente ela, no estudo do tórax em PA e perfil, já define fase avançada pela presença de metástases pulmonares (Figura 73.6), sendo, portanto, um meio indispensável ao iniciar o estudo da extensão tumoral.

Ultrassonografia convencional

O papel principal da ultrassonografia convencional é a determinação de metástases em órgãos parenquimatosos abdominais e em linfonodos celíacos. Em função de sua facilidade e baixo custo, está sempre indicada no estadiamento do câncer esofágico.

Ultrassonografia endoscópica

Ela é indicada mais para o estadiamento tumoral do que para o diagnóstico. A associação da videoendoscopia com a ultrassonografia propicia o estadiamento locorregional do tumor, imagens radiais da parede esofágica, identificação de tumorações nos tecidos extraesofágicos, incluindo linfonodos e órgãos da vizinhança. A ultrassonografia endoscópica é interessante na determinação da profundidade da invasão tumoral na parede do órgão, definindo acometimento da mucosa ou submucosa, muscular própria e adventícia. Este método é fundamental para diferenciação dos estádios T1, T2 e T3, além de apresentar bom desempenho diagnóstico para detecção de linfonodos regionais, permitindo punção com agulha fina desses linfonodos.[31]

Tomografia computadorizada

A grande vantagem da tomografia computadorizada é o estudo da invasão extraesofágica, pois a extensão tumoral no esôfago é mais bem determinada pela radiologia e endoscopia.

A relação anatômica do tumor com estruturas vizinhas, deslocamentos e deformações de órgãos mediastinais é considerada sugestiva de infiltração e aparece em 90% dos casos.[30] Os tumores da junção esofagogástrica, contudo, não apresentam o mesmo grau de exatidão que no esôfago torácico.

A tomografia computadorizada auxilia tanto no diagnóstico – demonstrando espessamento da parede do esôfago e massa de tecido mole – quanto na invasão mediastinal e no estadiamento da neoplasia, além de diagnosticar complicações como fístulas traqueoesofágicas e obstrução esofágica. Embora a tomografia computadorizada seja sensível para detecção de metástases à distância, como fígado, pulmões e ossos, não apresenta a mesma sensibilidade para detectar metástase linfonodal.[31]

Ressonância magnética

A ressonância magnética tem sua aplicabilidade limitada devido aos artefatos gerados pelos movimentos de órgãos vizinhos ao esôfago, como pulmões, coração e fluxo arterial da aorta torácica. Melhorias recentes, na tentativa de eliminar os artefatos de movimentos e fluxos, demonstraram que este método tem potencial para contribuir com o estadiamento, o planejamento do tratamento e a avaliação da resposta ao tratamento.[57]

PET/CT

A tomografia por emissão de pósitrons (PET) associada à tomografia convencional tem papel relevante na detecção de linfonodos acometidos e metástases à distância. Um traçador utilizado para aumentar a eficácia PET/CT é o 18F-fluordeoxiglicose (FDG), um análogo da glicose. Nos tumores malignos, observa-se consumo elevado de glicose aumentando o valor preditivo positivo, precisão, sensibilidade e especificidade (Figura 73.9).[57]

Enquanto a tomografia computadorizada apresenta-se como um método importante na avaliação das dimensões dos nódulos e determinação precisa da localização (precisão anatômica), o PET/CT capta o aumento do metabolismo tumoral (Figuras 73.10 e 73.11).[58]

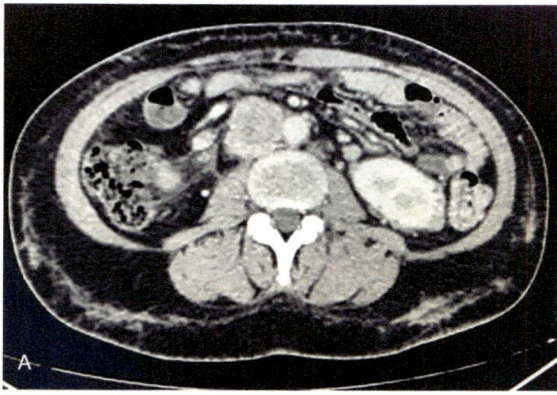
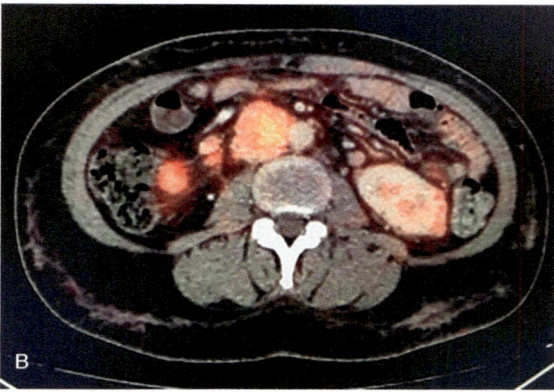

FIGURA 73.10 – *TC do abdômen com linfonodomegalia interaortocaval e sua correlação com o PET/CT.* Fonte: *acervo dos autores.*

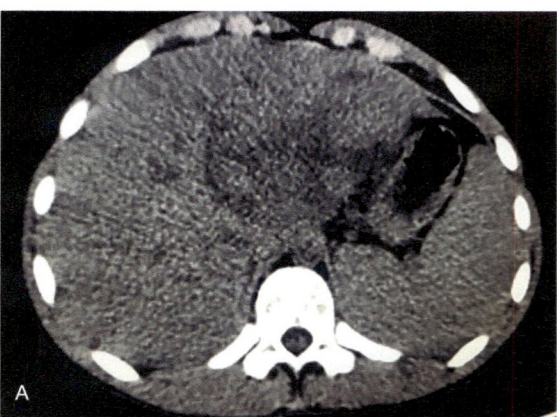
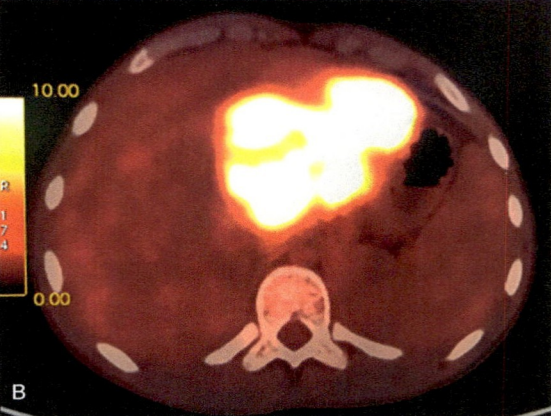

FIGURA 73.11 – *TC com lesão metastática hepática e imagem correspondente no PET/CT demonstrando elevado metabolismo.* Fonte: *acervo dos autores.*

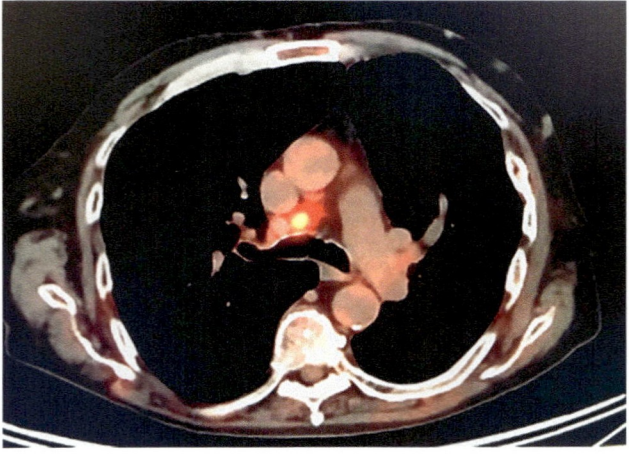

FIGURA 73.9 – *PET/CT com linfonodos torácicos com alto metabolismo pelo FDG que sugere infiltração neoplásica.* Fonte: *acervo dos autores.*

Classificação TNM

Para o estadiamento do câncer de esôfago é necessária a busca de comprometimento na cadeia linfonodal periesofágica e regional, nos órgãos parenquimatosos de possível envolvimento com a vascularização do esôfago e infiltração local ou locorregional por contiguidade tumoral. No estadiamento do envolvimento linfonodal deve-se procurar invasão cervical, em todo o tórax e no abdômen superior.

Os órgãos parenquimatosos devem também ser estadiados, devido à disseminação hematogênica, principalmente o fígado e os pulmões, e com menos frequência o cérebro e outros órgãos ou tecidos.

A infiltração tumoral ocorre com maior frequência no estreitamento aorticobrônquico, ou seja, no segmento médio do esôfago torácico. Nessa área ele é comprimido naturalmente pela traqueia e pelo brônquio principal esquerdo pela frente e pelo arco aórtico por trás. Nos outros segmentos, a anatomia de relação esofágica permite maior liberdade de crescimento tumoral sem envolvimento tão intenso de órgãos vitais. Há, por conseguinte, necessidade de busca da infiltração do tumor nessa vizinhança. Portanto, para aplicar o estadiamento clínico, é necessário o uso da classificação TNM associada aos dados clínicos com base nos estudos de imagem, com informações histopatológicas.[49]

A classificação TNM (T = tumor, N = linfonodos, M = metástase à distância) é a prática de estadiamento mais difundida. É de integração clinicocirúrgica, de complementação diagnóstica e procura dar prognóstico. A classificação TNM para carcinoma do esôfago atualmente em vigor (Tabela 73.3) baseia-se em: T – na profundidade da invasão em relação aos planos da parede esofágica; N – na invasão dos linfonodos mediastinais e perigástricos, excluindo-se os celíacos; M – nas metástases à distância.

A American Joint Committee on Cancer (AJCC), em sua oitava edição, apresenta classificações separadas para grupos de estágios clínico (cTNM), cirúrgico ou patológico (pTNM) e pós-neoadjuvante (ypTNM). O estadiamento patológico está perdendo sua relevância para os tumores em estágios avançados, e a terapia neoadjuvante vem tomando espaço das esofagectomias. Mesmo assim, permanece relevante para estágios iniciais. O estadiamento pós-neoadjuvante (ypTNM) não é adotado pela União para o Controle Internacional do Câncer (UICC).[50]

Especialistas da AJCC, preocupados com a precisão do grau histológico (G) na biópsia, eliminou o G dos grupos de estágio da 8ª edição do estadiamento cTNM, com a expectativa de ser reexaminado para a 9ª edição (Tabela 73.4).

Tabela 73.3
Classificação TNM relacionada ao câncer do esôfago[50]

T	Tumor primário
TX	• Tumor primário não pode ser avaliado
T0	• Não há evidência de tumor primário
Tis	• Carcinoma in situ
T1	• Tumor que invade a lâmina própria ou a submucosa T1a – Tumor invade lâmina própria ou muscular da mucosa T1b – Tumor invade submucosa
T2	• Tumor que invade a muscular própria
T3	• Tumor que invade a adventícia
T4	• Tumor que invade as estruturas adjacentes T4a – Tumor ressecável invade pleura, pericárdio ou diafragma T4b – Tumor não ressecável invade estruturas adjacentes, aorta, vértebras, traqueia etc
N	**Linfonodos regionais incluindo os cervicais, supraclaviculares, mediastinais, perigástricos e excluídos os celíacos**
NX	• Os linfonodos regionais não podem ser avaliados
N0	• Ausência de metástase em linfonodos regionais
N1	• Metástase em 1-2 linfonodos regionais
N2	• Metástase em 3-6 linfonodos regionais
N3	• Metástase em 7 ou mais linfonodos regionais
M	**Metástase à distância**
MX	• A presença de metástase à distância não pode ser avaliada
M0	• Ausência de metástases à distância
M1	• Metástase à distância
G	**Grau histológico/adenocarcinoma**
GX	• Grau histológico não pode ser definido
G1	• Bem diferenciado. >95% do tumor é composto por glândulas bem formadas
G2	• Moderadamente diferenciado. 50% a 95% do tumor mostra a formação de glândula
G3	• Pouco diferenciado. Tumores compostos por aglomerados e camadas de células com <50% do tumor, demostrando formação glandular
G	• Grau histológico/carcinoma epidermoide
GX	- Grau histológico não pode ser definido
G1	• Bem diferenciado. Queratinização proeminente com formação de pérolas e um componente menor de células basais não queratinizantes. As células tumorais são organizadas em camadas e as contagens mitóticas são baixas
G2	• Moderadamente diferenciado. Características histológicas variáveis, desde lesões paraqueratóticas a lesões pouco diferenciadas.
G3	• Pouco diferenciado. Consiste predominantemente em células do tipo basal formando aglomerados grandes e pequenos com necrose central frequente
L	**Localização (carcinoma epidermoide)**
LX	Localização não pode ser definida
Superior	Esôfago cervical para a borda inferior da veia ázigos
Médio	Borda inferior da veia ázigos com a borda inferior da veia pulmonar direita
Inferior	Borda inferior da veia pulmonar inferior ao estômago, incluindo a junção esofagogástrica

Fonte: *desenvolvida pelos autores*.

Estadiamento cirúrgico

Mesmo com meios complementares disponíveis demonstrando que o tumor é ressecável, eventualmente a operação proposta no início precisa ser modificada. Portanto, o ato operatório tem papel importante para definir a ressecabilidade tumoral. Por isso é que, no

Tabela 73.4
Estadiamento clínico (cTNM)50

Estádios	cT	cN	cM
Carcinoma epidermoide			
0	Tis	N0	M0
I	T1	N0-1	M0
II	T2	N0-1	M0
	T3	N0	M0
III	T3	N1	M0
	T1-3	N2	M0
IVA	T4	N0-2	M0
	T1-4	N3	M0
IVB	T1-4	N0-3	M1
Adenocarcinoma			
0	Tis	N0	M0
I	T1	N0	M0
IIA	T1	N1	M0
IIB	T2	N0	M0
III	T2	N1	M0
	T3-4ª	N0-1	M0
IVA	T1-4ª	N2	M0
	T4b	N0-2	M0
	T1-4	N3	M0
IVB	T1-4	N0-3	M1

Fonte: *desenvolvida pelos autores.*

nosso meio, deve-se iniciar o procedimento cirúrgico pelo acesso abdominal que oferece a oportunidade de estadiamento definitivo da lesão.

O estadiamento cirúrgico inicia-se na laparotomia. O inventário da cavidade abdominal busca linfonodos da cadeia pancreática, celíaca e metástases em fígado. Não sendo evidenciada invasão, a seguir, secciona-se o hiato esofágico já na intenção de ampliar a frenotomia, à maneira de Pinotti,[46,47,48] e procura-se ver se o esôfago está livre. Caso haja fixação deve-se considerar estadiamento avançado e indicar procedimento paliativo. Se houver possibilidade de mobilização do órgão, continua-se o tempo operatório com sentido radical. Contudo, não se justifica uma grande agressão, como é a esofagectomia, se não houver benefício em aumento de tempo e qualidade de vida. Ao ser reconhecida invasão no pré ou no perioperatório, métodos paliativos devem ser empregados. Destes, deverão ser escolhidos os menos agressivos, pois o prognóstico não muda com qualquer método que seja usado. Deve-se usar o estadiamento clínico/cirúrgico com muito critério. Com ele há possibilidade de dar ao paciente o melhor, não significando com isso que lhe seja ofertada a cura de sua doença.

Tratamento cirúrgico

Atualmente embora ainda exista muita discussão, três abordagens são aceitas como melhores procedimentos ao câncer do esôfago:

- Radical curativa, que tem a intenção de curar o paciente e indicada nos tumores em fase inicial.
- Radical paliativa, nos tumores mais avançados, porém ressecáveis, em que a intenção é proporcionar sobrevida mais longa.
- Paliativa, nos tumores irressecáveis, em que se procura somente melhorar a qualidade de vida.

Dentre muitas variáveis a serem analisadas para a decisão final de qual será o tratamento de escolha, o estado nutricional deve receber especial atenção, e quando necessário, instituírem-se métodos de recuperação nutricional no pré-operatório visando reverter os efeitos da desnutrição que podem trazer várias complicações no pós-operatório, aumentando a morbimortalidade do procedimento.

Deve-se lembrar também que o carcinoma epidermoide e o adenocarcinoma de esôfago são doenças distintas com diferentes patogêneses, epidemiologia, biologia tumoral e prognóstico, e requerem estratégias terapêuticas distintas.[41]

A ressecção minimamente invasiva – laparoscópica, robótica ou assistida – deve ser considerada em estágios iniciais, enfatizando a importância do estudo histológico pós-ressecção para determinar se algum tratamento adicional é necessário ou não.[28]

Operações radicais curativas

Em relação aos tumores dos segmentos torácicos, o estômago é a víscera preferencial para substituir o esôfago, tanto com fim curativo como radical paliativo.[34] A esofagectomia transmediastinal sem toracotomia preconizada entre nós por Pinotti[47,63,64] apresenta-se como boa opção para o tratamento do câncer esofágico torácico devido ao fato de que o estômago pode ser amplamente mobilizado por meios cirúrgicos (Figura 73.12).

A esofagectomia transmediastinal inicia-se pelo acesso abdominal (laparotômico ou videolaparoscópico) que permite dissecção e preparo do estômago para substituir o esôfago da maneira descrita anteriormente. A dissecção do esôfago torácico se faz pela via transmediatinal através de ampla abertura do diafragma no sentido radial a partir do hiato esofágico (Figura 73.12D), ligadura dos vasos esofágicos e ressecção linfonodal sob visão direta até o segmento médio do esôfago intratorácico. Após, ou concomitante com outra equipe cirúrgica preparada para o tempo cervical, cervicotomia esquerda é realizada permitindo dissecção ampla do esôfago cervical preparando-o para secção e anastomose do coto proximal esofágico ao tubo gástrico transposto mediastinalmente através do túnel mediastinal posterior realizado, onde estava o esôfago (Figura 73.12E).

Embora a facilidade de mobilização gástrica não seja a mesma nos ocidentais, se comparada à dos orientais, essa diferença pode ser compensada por se fazer ampla manobra de liberação do duodeno (manobra de Kocher). Como parâmetro técnico, a liberação fica considerada satisfatória quando for visualizada a aorta abdominal no momento do deslocamento pancreato-duodenal na manobra e, com dissecções de deslocamento visceral, o piloro tenha condição de alcançar o hiato esofágico. Após a liberação do estômago e esôfago distal é feita secção longitudinal axial do estômago para confeccionar um tubo longo de largura máxima correspondendo a dois dedos transversos do cirurgião. Usa-se para tanto toda a grande curvatura gástrica do ponto mais alto possível dela até abaixo da incisura angular próximo ao piloro. Essa secção é sempre feita com suturas mecânicas. Dessa forma, o tubo fica muito maleável e longo e, de regra, chega muito bem à região cervical, permitindo, inclusive, secção da extremidade proximal quando excedente, frequentemente hipovascularizada. Nos casos de carcinoma espinocelulares de esôfago médio com indicação de esofagectomia total, o uso do estômago para reconstruir o trato digestivo alto tem sido uma boa opção (Figura 73. 13).

A videotoracoscopia, quando associada a esse procedimento, permite a dissecção do esôfago intratorácico e deve ser realizada sempre que possível. Sob visão direta, esse acesso permite melhor dissecção linfonodal de todo o esôfago torácico. Esse procedimento apresenta algumas vantagens, como pequenas incisões intercostais, campo de visão ampliado, facilita a hemostasia, promove delicadeza na dissecção, proporciona ampla linfadenectomia e menor dor pós-operatória.[11]

Sem ela, ou seja, na opção pela via transmediastinal sem toracotomia, o segmento torácico superior e seus linfonodos ficam difíceis de serem dissecados, o que pode limitar o sucesso da operação em tempo de sobrevida.[67]

Nos casos de tumores do esôfago cervical, a abordagem cirúrgica é diferente. Embora teoricamente a localização cervical baixa do tumor possa permitir esofagectomia total sem toracotomia com tubo gástrico longo, a interposição do cólon e anastomose faringocolônica no

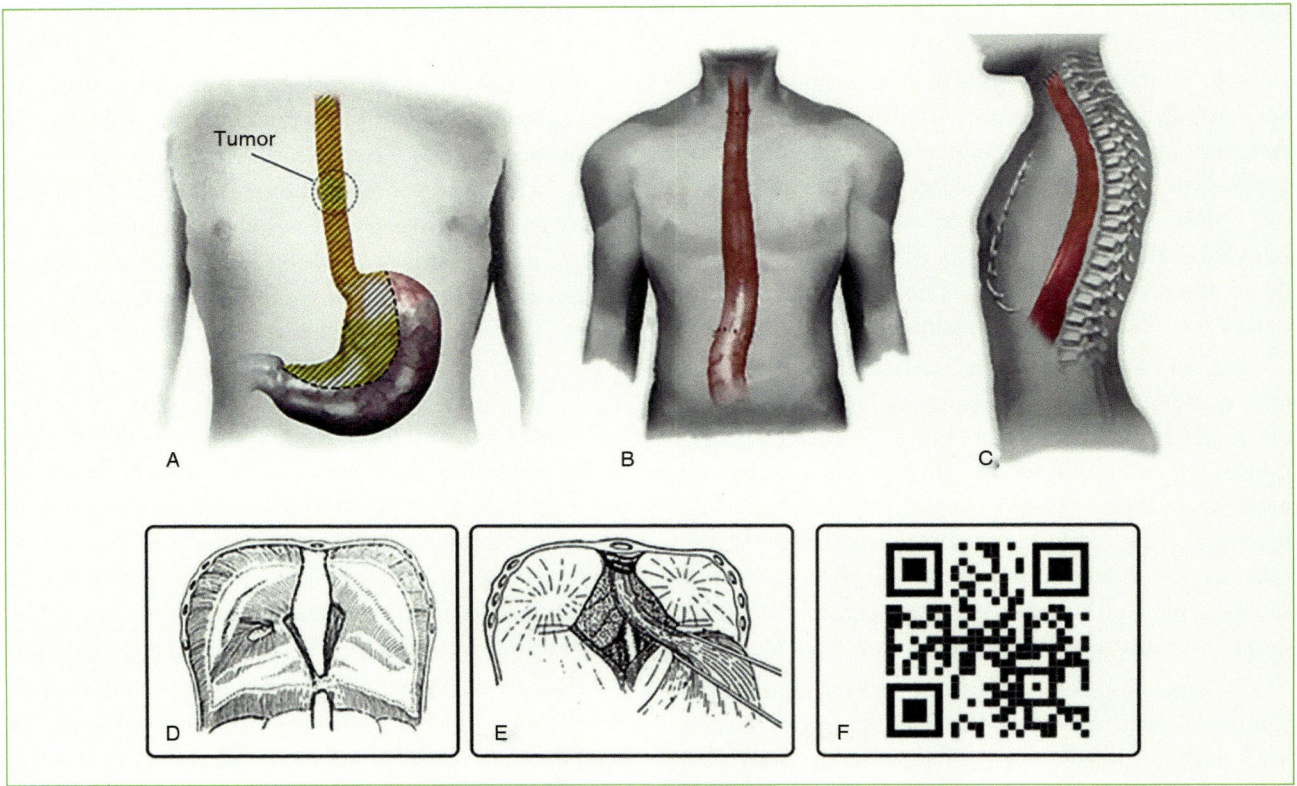

FIGURA 73.12 – Desenho esquemático da esofagectomia transmediastinal: **A)** confecção do tubo gástrico com retirada do espécime cirúrgico (área demarcada) incluindo parte direita do estômago e esôfago torácico; **B)** posicionamento do tubo, visão frontal; **C)** visão torácica sagital mostrando tubo gástrico na posição transmediastinal posterior; **D)** secção radial do centro tendíneo do diafragma para acesso ao mediastino posterior; **E)** confecção digitomanual do túnel transmediastinal para subida do esôfago à região cervical; F) QRCode para acesso ao vídeo com tempos da esofagectomia realizada pelos autores. Fontes: *Figuras A, B e C adaptadas de Coelho, 2012; e D e E adaptado de Pinotti, et al., 197810.*

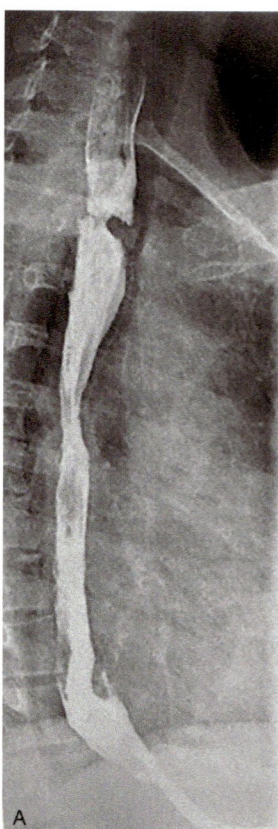 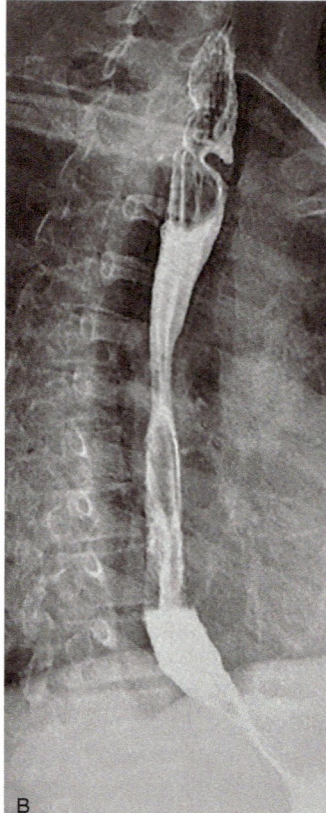 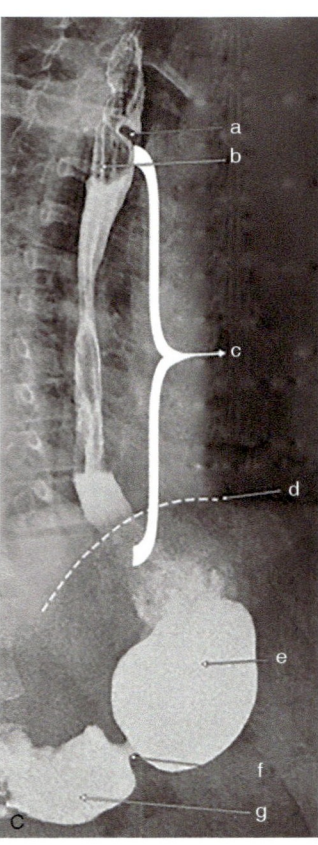

FIGURA 73.13 – **A e B.** Estudo contrastado do tubo gástrico mostrando muita semelhança com esofagografia em esôfago normal, mas estas imagens são de pós-operatório após 6 anos de esofagectomia transmediastinal. **C.** Montagem de imagens seriográficas do mesmo paciente para ressaltar em: a) área de anastomose esofagogástrica cervical com discreta subestenose (assintomática); b) exemplo de prega longitudinal interior no tubo gástrico simulando as pregas esofágicas normais em esofagografias; c) tubo gástrico; d) diafragma; e) antro gástrico após 6 anos de pós-operatório, com aumento da sua capacidade quando comparado com a visualização do vídeo no QRcode; f) piloro com contração normal; g) bulbo duodenal. Fonte: acervo dos autores.

nível do ádito laríngeo e cologástrica no abdômen deve ser pensada e, consequentemente, deve ser feito preparo do cólon para essa eventualidade. Para a anastomose cervical nessa condição, o cólon é víscera apropriada, em função de que sua longa arcada vascular marginal permite sutura sem tensão na hipofaringe. O estudo da arcada marginal dos cólons no ato operatório é que define o melhor segmento colônico a ser utilizado.

A finalidade do tratamento radical, curativo ou não, com qualquer que seja a técnica empregada, é realizar ressecção da maior extensão esofágica possível, já que a disseminação linfática submucosa axial é sempre extensa, mesmo em tumores não avançados. Assim, pequenas ressecções são fadadas a apresentarem taxas de recidiva maiores do que as grandes exéreses. As técnicas curativas são mais indicadas para os tumores pequenos, em nosso meio descobertos quase sempre de forma acidental.[9]

Em todas as técnicas em que são utilizadas anastomoses esofagogástricas cervicais, a complicação mais frequente é a fístula que ocorre entre 10% e 20%, conduzindo à estenose da anastomose em grande frequência.[33] Embora não fatais, elas podem levar muito tempo para serem resolvidas; contudo, em sua grande maioria é solucionada com medidas endoscópicas.

Em qualquer circunstância, o tratamento deve ter avaliação de ressecabilidade durante o ato cirúrgico. Se o tumor for móvel e passível de dissecção com segurança, continua-se com estes procedimentos. Contudo, se fixos ou se a dissecção e liberação não apresentarem a segurança desejada, deve-se optar por tratamento radical não curativo ou procedimento paliativo.

Operações e procedimentos paliativos

A recondução paliativa à deglutição pode ser feita por meios cirúrgicos convencionais, endoscópicos ou de terapia adjuvante. Naturalmente, qualquer meio apresenta vantagens e desvantagens. A escolha do que melhor se aplica é baseada nas possibilidades locais de tratamento, na morbidade do método e no tempo de recuperação para ingestão oral, que deve ser o mais rápido. Enviar o paciente de volta ao convívio de seus familiares o mais breve possível e alimentando-se pela boca é o que o médico que trata paliativamente o câncer de esôfago deverá sempre ter em mente. Como isso é o que ele pede ao procurar recurso médico, todo o esforço deve ser feito para obtê-lo. Somente a nutrição, facilmente conseguida por meio gastrostomia, não preenche os requisitos básicos necessários para que o paciente recupere a dignidade humana perdida com a impossibilidade de deglutir.[19] Os inconvenientes resultantes dela são agravados pelos da ostomia, que exala odores desagradáveis e transuda secreções digestivas corrosivas e degradantes. Assim, a gastrostomia só vale a pena ser lembrada para ser condenada.

Esofagectomia paliativa

Em pacientes com tumores avançados, em que a cura não é mais possível e quando se opta pela esofagectomia paliativa, a tendência atual é de realizar ressecções esofágicas com procedimentos de menor agressividade e com consequente menor morbimortalidade. Assim, a via transmediastinal, evitando-se acesso torácico, surge como preferencial.[42,59] Contudo, é preciso ter em mente que, apesar de a esofagectomia ser o melhor método paliativo, ela só deve ser aplicada nos pacientes que tenham suporte nutricional adequado. É indicação clássica deste procedimento aquele momento perioperatório em que se pensava ser passível de ressecção o tumor estadiado previamente como tal, e que no tempo operatório ele não sai, ou pode sair, mas deixando implantação no leito tumoral. A operação já está adiantada nesse momento, e o resultado cirúrgico prosseguindo não vai aumentar em muito o que que já está feito. Caso isso ocorra, é melhor usar técnica de menor agressividade cirúrgica possível.

Tunelização esofágica

A ideia de se transpor a zona de estenose com prótese é muito antiga. A tentativa inicial ocorreu em 1945,[32] por via endoscópica. A partir daí, com a criação de vários tubos diferentes em forma e meio de colocação, dois métodos se definiram: o de propulsão, com a colocação de prótese por via endoscópica e o de tração, com a prótese sendo posicionada no esôfago por meio de gastrostomia e introdutores especiais. As indicações cirúrgicas para seu uso devem basear-se nos seguintes achados: a) mau estado geral; b) idade avançada; c) doenças cardiopulmonares associadas; d) metástases e fístulas esofagobrônquicas; e) tumor irressecável em achado perioperatório.

Método de tração

O conjunto de tunelização criado pelos autores é industrializado no Brasil.[32,33,34,36] Constitui-se de uma parte em material permanente e outra de consumo, plástica, representada pelas próteses de 15 cm e 19 cm com interior liso, para dificultar a aderência de resíduos, e o exterior com anéis finos paralelos e subsequentes que permitem melhor fixação da prótese ao tumor. A flexibilidade dela é prevista para percorrer o trajeto orofaringoesofágico com o menor trauma possível a essas regiões. A Figura 73.14 detalha os componentes e a técnica operatória.

A técnica cirúrgica a ser empregada é a seguinte:

1) Laparotomia mediana supraumbilical.
2) Gastrotomia de 2 cm na parede anterior do estômago no nível entre o corpo e o fundo gástricos.
3) Reconhecimento digital intraluminar da junção esofagogástrica.
4) Passagem cranial da haste de tração até atingir a boca ou inversamente na dificuldade de passagem cranial.
5) Dilatação tumoral feita através das olivas dilatadoras rosqueadas no intermediário próprio da haste de tração e, em processo de vaivém, entre cirurgião e auxiliar na boca, sente-se a quebra da resistência tumoral às olivas, progressivamente substituídas até as mais calibrosas.

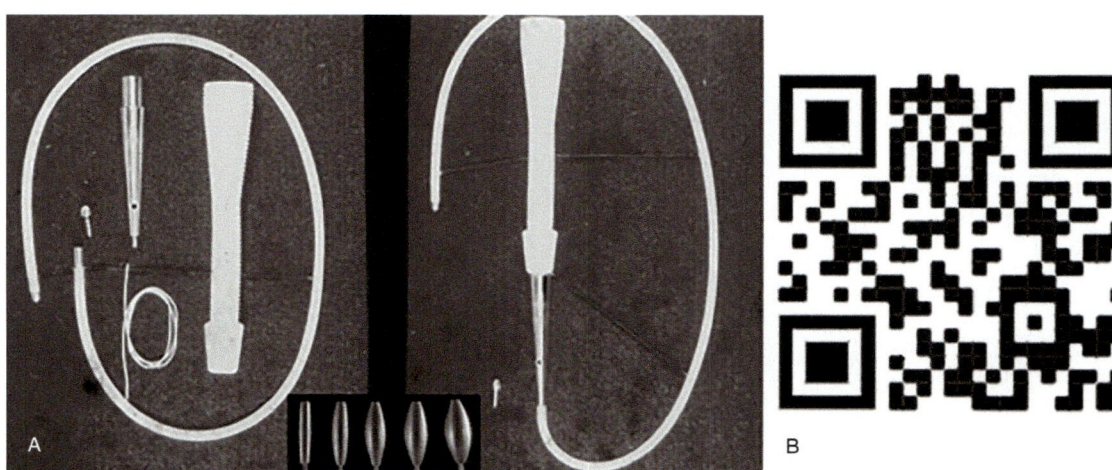

FIGURA 73.14 – *Componentes da prótese brasileira (método de tunelização por tração pela técnica de Malafaia):* **A)** *material para tunelização;* **B)** *QRCode para acesso ao vídeo demonstrando a operação.* Fonte: *acervo dos autores.*

6) Fixação da prótese escolhida, em relação à extensão do tumor, ao introdutor metálico pelo fio de conexão.

7) Rosqueamento desse conjunto à extremidade oral da haste de tração.

8) Tração da extremidade gástrica da haste de tração para descida da prótese.

9) Localização dela acima da junção esofagogástrica para tumor mediotorácico, sentindo-se o introdutor metálico pela palpação visceral externa da junção esofagogástrica ou ultrapassando-a nos tumores mais baixos.

10) Secção do fio de conexão liberando a prótese e retirada do conjunto haste e introdutor metálico.

11) Fechamento da gastrotomia e parede abdominal.

A passagem da porção afunilada proximal da prótese pelo esfíncter esofágico superior apresenta sempre alguma resistência, o mesmo ocorrendo no ponto representado pelo tumor, quando é muito estenosado.

Como recomendação pós-operatória, orienta-se o paciente a comer tudo que queria, desde que cortado em pedaços muito pequenos, bem mastigados e ajudados na deglutição por bebida gaseificada antes, durante e depois da alimentação. Assim, procura-se manter a luz da prótese sempre desobstruída. Os resultados são bons e permitem o retorno à deglutição já a partir do terceiro dia de pós-operatório (Figura 73.15).

Esse método apresenta resultado satisfatório nas fístulas esofagobrônquicas (Figura 73.16).[4,15,51] Os pacientes nessas condições estão muito depauperados, e qualquer maior agressão não é por eles suportada. Assim outras opções mais agressivas não são recomendadas nesses casos.

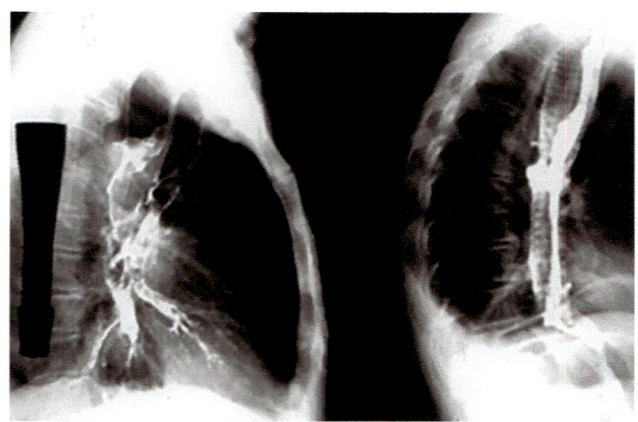

FIGURA 73.16 – *Resultado da tunelização esofágica em fístula esofagobrônquica.* Fonte: *acervo dos autores.*

As complicações que podem ser encontradas estão descritas na Tabela 73.5. Elas devem ser compreendidas sob dois aspectos: as do pós-operatório imediato e aquelas do seguimento tardio, e não devem ser simplesmente somadas, pois se referem a situações diferentes que não coexistem.

Ao paciente no qual a prótese tiver de ficar com sua extremidade distal intragástrica (situação potencialmente produtora de refluxo ao deitar), recomenda-se que coloque a cama em aclive com o posicionamento de calço na cabeceira.

A prótese não é sentida pelo paciente quando utilizada nos tumores de localização toracoabdominal, mas ela não pode ser aplicada nas neoplasias que se apresentem acima das imagens radiográficas das clavículas, pois, oralmente a esse ponto, há sensibilidade tátil e sensação permanente de corpo estranho.

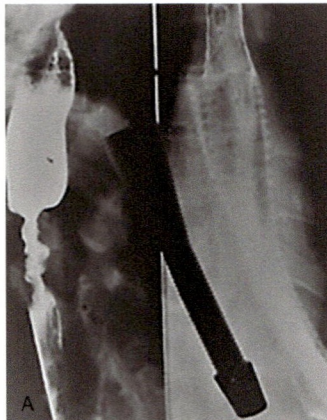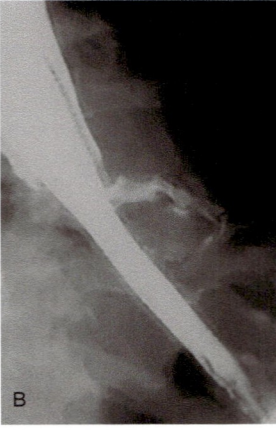

FIGURA 73.15 – *Resultados da implantação da prótese:* **A)** *em tumor de segmento esofágico mediotorácico;* **B)** *em caso avançado de tumor da junção esofagogástrica com estenose quase total da luz.* Fonte: *acervo dos autores.*

Tabela 73.5 Principais complicações encontradas no pós-operatório imediato e tardio em 387 casos de tunelização esofágica nas experiências pessoais dos autores		
Complicações no pós-operatório imediato (n=387)	***n***	**%**
Pneumopatias	43	11,1 %
Perfuração esofágica	17	4,3 %
Migração da prótese	14	3,7 %
Hemorragia digestiva	12	3,1 %
Compressão aérea	02	0,6 %
Óbitos	38	9,8 %
Complicações tardias na sobrevida média de seis meses (n=299)		
Pneumopatias	23	7,6 %
Migração da prótese	11	3,8 %
Hemorragia digestiva	09	3,0 %
Obstrução	07	2,5 %

Fonte: *acervo dos autores.*

O tratamento cirúrgico paliativo para os tumores do esôfago cervical é, lamentavelmente, a realização de gastrostomia e radioterapia complementar.

Método de propulsão

Para ser efetuada a tunelização por via endoscópica, há necessidade de que o ambiente hospitalar conte com equipamento e pessoal capacitado a realizar procedimentos cirúrgicos endoscópicos avançados.

A busca incansável pelos pesquisadores por um método eficaz para a melhora da disfagia e consequentemente da qualidade de vida fez surgir as próteses metálicas autoexpansíveis (PMAEs). Elas são fabricadas com fios metálicos para proporcionar elasticidade ao material (Figuras 73.17 e 73.18) e podem ser utilizadas em tumores baixos da região cervical, que até então era um desafio para o uso de próteses.[22,37,60]

Derivação (bypass)

Constitui-se em desvio do trânsito alimentar quando não se consegue retirar o esôfago e, por conseguinte, não se promove desobstrução da via digestiva. Usa-se para esse fim o estômago ou o cólon, interpostos em acesso mediastinal anterior, unindo o esôfago cervical ao estômago. O esôfago torácico com o tumor é deixado no seu leito natural. Embora promovam alívio imediato da disfagia, essas operações apresentam elevada morbimortalidade, justificadas pelo grande porte e associadas ao mau estado geral, característico da fase terminal do câncer do esôfago.[5]

A indicação precisa das derivações é aquela do momento cirúrgico já referido. Tendo-se indicado operação radical, e após o tempo de liberação gástrica abdominal ter sido realizado, vê-se impossibilidade de exérese tumoral no tempo transmediastinal ou videotorácico. Assim, o uso tático do *bypass* está precisamente apresentado, e a operação não se faz com agressão muito maior do que aquela realizada até o momento.[23,61] O tubo gástrico, idêntico à descrição anterior transmediastinal, é passado pelo mediastino anterior. Para tanto, deixa-se separada a cavidade gástrica em duas áreas independentes: uma à direita, que fica normalmente unida ao esôfago para drená-lo, e outra à esquerda alimentar, que vai para a anastomose no esôfago cervical atravessando o mediastino anterior.

Outros métodos paliativos

Terapia fotodinâmica, radioterapia, quimioterapia, braquiterapia, eletrocoagulação, técnicas ablativas, laser, alcoolização endoscópica também podem ser utilizados na paliação, porém apresentam resultados e indicações controversas na literatura.[12]

Enfim, quando todos os métodos terapêuticos para o câncer de esôfago falham, devemos esquecer a doença e direcionar todos os nossos esforços para melhorar a qualidade de vida que resta ao paciente.

Prognóstico

A história natural do câncer do esôfago é variável. Nas pessoas mais jovens, ele tem curso mais rápido do que nas mais idosas, sendo que o primeiro sintoma habitualmente aparece, em média, um a dois anos antes do fim.

A morte pode ser causada por caquexia e desidratação devido à total obstrução esofágica, por metástases à distância ou por complicações associadas à doença. Essas complicações são principalmente pneumonite aspirativa, perfuração do esôfago, produzindo mediastinite ou empiema pleural, perfuração da aorta, produzindo hemorragia fatal, fístula esofagobrônquica com pneumonia infecciosa grave.

A Figura 73.19 mostra a perspectiva da evolução do câncer do esôfago tratado, baseada na análise de casos das experiências pessoais dos autores deste

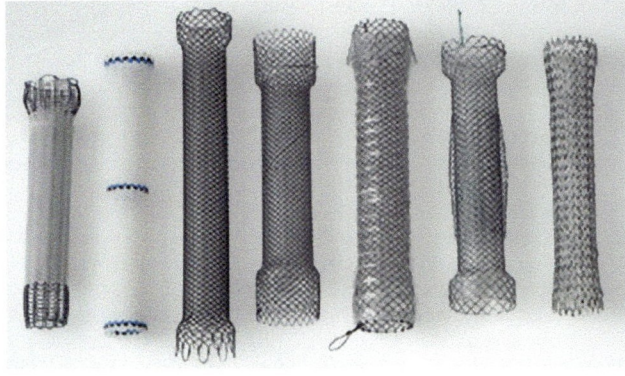

FIGURA 73.17 – *Exemplos de próteses autoexpansíveis.* Fonte: *Vleggaar & Siersema, 2011; Medeiros, et al. 2017.*

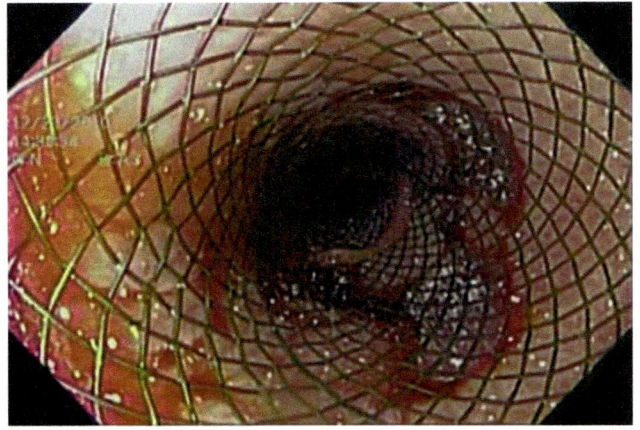

FIGURA 73.18 – *Prótese PMAE Wallflex® implantada em carcinoma de segmento médio esofágico.* Fonte: *Medeiros, et al. 2017.*

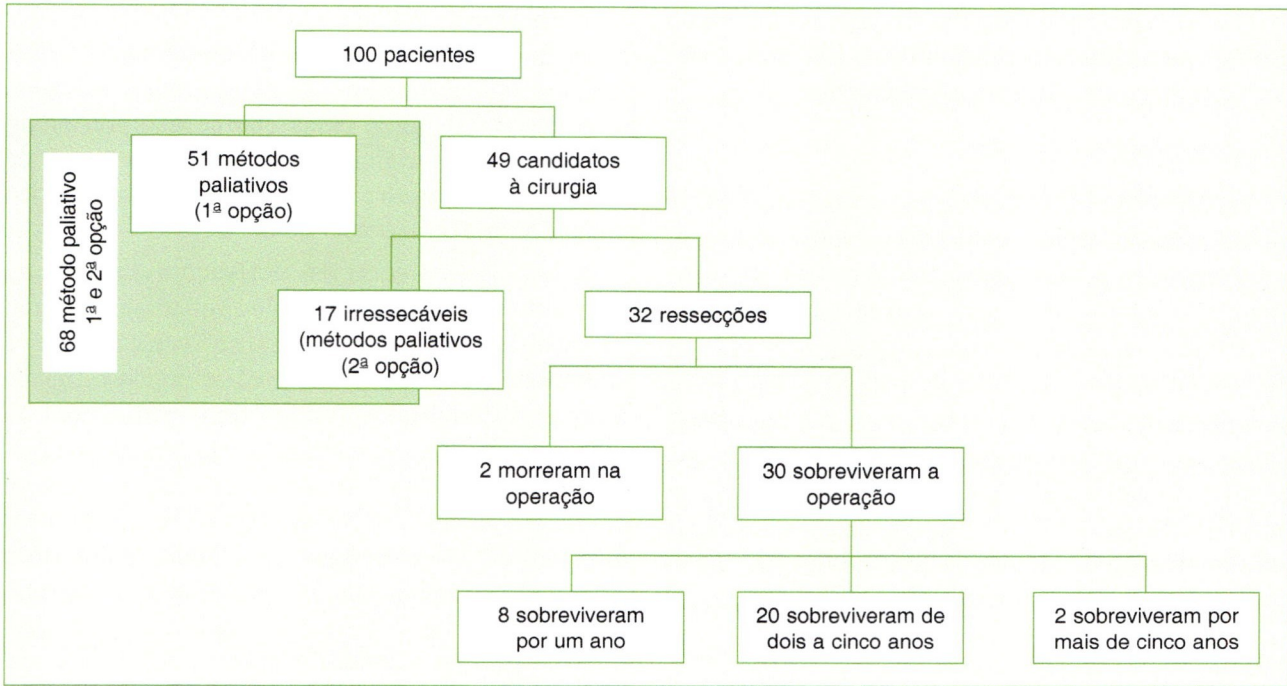

FIGURA 73.19 – Prognóstico esperado no tratamento do câncer do esôfago – estimativa para 100 pacientes. Fonte: acervo dos autores.

capítulo. Nota-se prognóstico muito sombrio. Mas esta é a realidade brasileira. Para a mudança desse quadro, há necessidade de orientação institucional dirigida às populações de alto risco em nosso país e adoção de meios diagnósticos em fase subclínica, usando-se censos e conscientização populacional. Somente assim, diagnosticando-se casos incipientes, a cura pode ser conseguida em maior número de casos.

Apesar da redução significativa da taxa de morbimortalidade com os avanços das técnicas cirúrgicas e gestão perioperatórias atualmente exercidas, a esofagectomia continua sendo procedimento muito invasivo. Acredita-se que, com os avanços tecnológicos aplicáveis às operações minimamente invasivas laparo/toracoscópicas e futuramente robóticas, o cenário, ainda sombrio de hoje, poderá ser melhorado com o uso de procedimentos com menor agressividade e, consequentemente, menos mórbidos.[27,62]

Referências bibliográficas

1. Alsop BR, Sharma P. Esophageal Cancer. Gastroenterol Clin North Am [Internet]. 2016;45(3):399–412. Disponível em: http://dx.doi.org/10.1016/j.gtc.2016.04.001
2. Adamus WE, Phemister DB. Carcinoma of the lower thoracic esophagus: report of a successful resection and esophagogastrostomy. J Thorac Surg 1938; 7:621-32.
3. Ai D, Zhu H, Ren W, Chen Y, Liu Q, Deng J, et al. Patterns of distant organ metastases in esophageal cancer: A population-based study. J Thorac Dis. 2017;9(9):3023–30.
4. Andreoli JC, Meduri B, Liguori C. Intubação esofagiana nos tumores do esôfago e cárdia. GED 1982; 1:73-6.
5. Andreollo NA, Neto JDSC, Calomeni GD, Lopes LR, Tercioti VT. Esofagogastrectomia total nas neoplasias do esôfago e transição esofagogástrica: Quando deve ser indicada? Rev Col Bras Cir. 2015;42(6):360–5.
6. Artigas GV. Tratamento cirúrgico do câncer do esôfago e cárdia. Rev Col Bras Cir 1969; 5:55-60.
7. Artigas GV, Brandão H, Hakim Neto CA, et al. Tunelização permanente no câncer irressecável do esôfago e da cárdia. Rev Paul Med 1972; 80:191-4.
8. Bray F, Ferlay J, Soerjomataram I, Siegel RL, Torre LA, Jemal A. Global cancer statistics 2018: GLOBOCAN estimates of incidence and mortality worldwide for 36 cancers in 185 countries. CA Cancer J Clin. 2018;68(6):394–424.
9. Brandalise NA, Andreollo NA, Leonardi LS, et al. Utilização do tubo gástrico na reconstrução do trânsito digestivo em neoplasias do esôfago e junção esofagogástrica. Rev Col Bras Cir 1985; 12:152-5.
10. Coelho JCU. Aparelho Digestivo. Malafaia O, Ribas-Filho JM, Cuenca RM, Czeczko NG, Nassif, PAN. Tumores do Esôfago. Ed. Atheneu. p. 587, 2012
11. Cola CB, Sabino FD, Pinto CE, Morard MR, Filho PP, Guedes T. Esofagectomia videotoracolaparoscópica com tempo torácico em posição pronada. Rev Col Bras Cir. 2017;44(5):428–34.
12. Dai Y, et al. Interventions for dysphagia in oesophageal cancer. Cochrane database Syst Ver. 2014; (10): CD005048.
13. Da Costa NM, Soares Lima SC, De Almeida Simão T, Ribeiro Pinto LF. The potential of molecular markers to improve interventions through the natural history of oesophageal squamous cell carcinoma. Biosci Rep. 2013;33(4):627–36.
14. di Pietro M, Canto MI, Fitzgerald RC. Endoscopic Management of Early Adenocarcinoma and Squamous Cell Carcinoma of the Esophagus: Screening, Diagnosis, and Therapy. Gastroenterology [Internet]. 2018;154(2):421–36. Available from: https://doi.org/10.1053/j.gastro.2017.07.041
15. Domene CE. Tunelização esofágica no contexto dos métodos de tratamento paliativo do câncer avançado do esôfago e da cárdia. Tese de Doutoramento. Faculdade de Medicina da USP. São Paulo, 1990.
16. Domper Arnal MJ, Fernández Arenas A, Lanas ARbeloa A. Esophageal câncer: Risk factors, screening and endoscopic treatment in Western and Eastern countries. World J Gastroenterol. 2015; 21(26):7933-43.
17. Ellis FH, Gibb SP. Esophagogastrectomy for carcinoma. Current hospital mortality and morbidity rates. Ann Surg 1979; 190:699-705.
18. Encinas de la Iglesia J, Corral de la Calle MA, Fernández Pérez GC, Ruano Pérez R, Álvarez Delgado A. Cáncer de esófago: particu-

laridades anatómicas, estadificación y técnicas de imagen. Radiologia [Internet]. 2016;58(5):352–65. Available from: http://dx.doi.org/10.1016/j.rx.2016.06.004.

19. Fontes PRO, Moreira LB, Chaves AG et al. O emprego de prótese como tratamento paliativo das neoplasias malignas do esôfago. Rev AMRIGS 1987; 31:17-2.

20. Galandiuk S, Hermann RE, Gassmann JJ, Cosgrove DM. Cancer of the esophagus. The Cleveland Clinic experience. Ann Surg 1986; 203:101-8.

21. Gupta NM, Gupta R, Rao MS, Gupta V. Minimizing cervical esophageal anastomotic complications by a modified technique. Am J of Surg 2001; 181:534-539.

22. Hanna WC, et al. What is the optimal management of dysphagia in metastatic esophageal cancer? Curr Oncol. 2012; 19(2): 60-6.

23. Hoeher HD, Horeysec G. The Kirschner bypass operation – a palliation for complicated esophageal carcinoma. World J. Surg 1981; 5:543-52.

24. Howlader N, et al. Cancer Statistics Review, 1975-2014, National Cancer Institute. Bethesda,MD,https://seer.cacer.gov/csr/1975_2014/, based on November 2016 SEER data submission, posted to the SEER web site, April 2017.

25. Instituto Nacional de Câncer José Alencar Gomes da Silva (INCA). Estimativa 2018: incidência de cancer no Brasil. Rio de Janeiro: INCA; 2019.

26. Jemal A, et al. Global cancer statistics. CA Cancer J Clin. 2011; (2):69-90.

27. Kikuchi H, Takeuchi H. Future Perspectives of Surgery for Esophageal Cancer. Ann Thorac Cardiovasc Surg 2018; 24:219-222.

28. Kitagawa Y, Uno T, Oyama T, Kato K, Kato H, Kawakubo H, et al. Esophageal cancer practice guidelines 2017 edited by the Japan Esophageal Society: part 1. Esophagus [Internet]. 2019;16(1):1–24. Disponível em: https://doi.org/10.1007/s10388-018-0641-9

29. Leroy D'Etiolles.In De Lacacherre, BV. de L'Oesofagotomie, Bruxelles,1845.

30. Lewis I. Surgical treatment of carcinoma of esophagus, with special reference to new operations for growths of middle third. Br J Sur 1946:34:18-23.

31. Lewis RB, Mehrotra AK, Rodriguez P, Levine MS. From the radiologic pathology archives: Esophageal neoplasms: Radiologic-pathologic correlation. Radiographics. 2013;33(4):1083–108.

32. Malafaia O, Artigas GV, Brenner S et al.Tunelização esofágica como opção para o tratamento paliativo do câncer do esôfago – apresentação de um tubo de dois estágios . Rev Col Bras Cir 1978; 2:63-8.

33. Malafaia O, Artigas GV, Brenner S et al.Tunelização esofágica como opção para o tratamento paliativo do câncer do esôfago – experiência clinica com tubo de dois estágios . Rev Col Bras Cir 1978; 2:69-74.

34. Malafaia O. Marchesini JB. Coelho JCU et al. Regiões gástricas vascularizadas pela artéria gástrica e gastroepiplóica diretas e sua utilização em esofagogastroplastias. Rev Col Bras Cir 1980; 2:83-6.

35. Malafaia O. O uso de prótese endoluminar de dois estágios no tratamento paliativo do câncer do esôfago. Ars Curandi 1979; 12:34-48.

36. Malafaia O. Experiência de 15 anos com o tratamento paliativo do câncer do esôfago através da tunelização esofágica. Rev Col Bras Cir 1986; 13:211-5.

37. Medeiros VS, et al. Adverse events of self-expandable esophageal metallic stents in patients with long-term suvival from advanced malignant disease.Gastrointestinal Endoscopicy 2017;86 : 299-306.

38. Moreira LS.Dani R. Alcoolização dos tumores inoperáveis do esôfago para paliar a disfagia : relato de 10 casos. GED 1992;11(4):153-7.

39. Murray GF, Wilcox BR, Starek PJK. The Assesment of operabillity of esophageal carcinoma. Ann Thorac Surg 1977; 393-8.

40. Nakayama K. My own device of operation for thoracic esophageal carcinoma. Nihon-rinsho (Clinics of Japan) 1950; 8:289-96.

41. Nomura M, Kato K, Ando N, Ohtsu A, Muro K, Igaki H, et al. Comparison between neoadjuvant chemotherapy followed by surgery and definitive chemoradiotherapy for overall survival in patients with clinical Stage II/III esophageal squamous cell carcinoma (JCOG1406-A). Jpn J Clin Oncol. 2017;47(6):480–6.

42. Orringer M. Transhiatal esophagectomy without thoracotomy for carcinoma of the thoracic esophagus. Ann Surg 1984; 200:282-8.

43. Park JJ, et al. Long-term clinical outcomes of self-expanding metal stents for treatment of malignant gastroesophageal junction obstructions and prognostic factors for stent patency: effects of anticancer treatments. Dig Liver Dis. 2010;42(6):436-40.

44. Parker EF, Gregorie HB, Prioleau WH, et al. Carcinoma of esophagus. Observations of 40 years. Ann Surg 1982; 195:618-23.

45. Pennathur A, et al. Oesophageal carcinoma. Lancet.2013;381(9864): 400-12.

46. Pinotti HW, Felix, VN, Raia A. Revisão e análise crítica das técnicas de restabelecimento do trânsito esofágico. Observações sobre 265 casos operados. Ann Paul Med Cir 1978; 105:01-28.

47. Pinotti HE. A new approach to the thoracic esophagus by the abdominal transdiafragmatic route. Lagenbecks Arch Chir 1983; 359:229-35.

48. Pinotti HW. Acesso extra-pleural ao esôfago por frenolaparotomia. Rev Ass Med Brasil 1976; 22:57-60.

49. Rao YG, Pal S, Pande GK, Sahni P, Chattopadhyay TK. Transhiatal esophagectomy for benign and malignant conditions. Am J Surgery 2002; 184:136-142.

50. Rice TW, Patil DT, Blackstone EH. 8th edition AJCC/UICC staging of cancers of the esophagus and esophagogastric junction: Application to clinical practice. Ann Cardiothorac Surg. 2017;6(2):119–30.

51. Rozanes I, Poyanli A, Acunas B. Palliative treatment of inoperable malignant esophageal strictures with stents: one center's experience with four different stents. European J of Radiology 2001; 43:196-203.

52. Rusynyk AR, Matthew B, Grundfast, Komar MJ, Ghosh MS. Accuracy of endoscopic ultrasound staging of esophageal carcinoma in a newly established radial endoscopic ultrasound program. AJR 2002; 97:10.

53. Siegel RL, Miller KD, Jemal A. Cancer statistics, 2020. CA Cancer J Clin. 2020;70(1):7–30.

54. Sweet RH. Transthoracic resection of the esophagus and stomach for carcinoma. Ann Surg 1945; 121:272-84.

55. Tustumi F, et al. Esophageal carcinoma: is squamous cell carcinoma different disease compared to adenocarcinoma? A transversal study in a quaternary high-volume hospital in Brazil. Arq. Gastroenterol. 2016; 53(1): 44-48.

56. Thorek F. The first successful case of resection of the thoracic portion of the oesophagus for carcinoma. Surg gynecol Obstet 1913; 16:614.

57. Van Rossum PSN, Van Lier ALHMW, Lips IM. Imaging of oesophageal cancer with FDG-PET/CT and MRI. Clinical Radiology. 2015; 70(1): 81-95.

58. Van Vliet EPM, Heijenbrok-kal MH, Hunink MGM. Staging investigations for oesophageal cancer: A meta-analysis. British Journal of cancer. 2008; 98(3):547-557.

59. Vieira FM et. al. Transhiatal esophagectomy in squamous cell carcinoma of the esophagus: what are the best indications? ABCD. Arquivos Brasileiros de Cirurgia Digestiva (São Paulo) [online]. 2020, v. 33, n. 04, e1567. DOI: 10.1590/0102-672020200004e1567.

60. Vleggaar FP, Siersema PD. Expandable stents for malignat esophageal disease. GAtroinest Endoscopy Clin N Am. 2011;21(3):377-88

61. Ximenes Neto M, Silva RO, Vieira LF. Esofagoplastia com grande curvatura gástrica – O tubo gástrico invertido. Rev Col Bras Cir 1982; 09:206-15.

62. Yibulayin W, Abulizi S, Lv H, Sun W. Minimally invasive oesophagectomy versus open esophagectomy for resectable esophageal cancer: A meta-analysis. World J Surg Oncol [Internet]. 2016;14(1). Disponível em: http://dx.doi.org/10.1186/s12957-016-1062-7

63. Zilberstein B. Avaliação tardia das esofagectomias transmediastinais no tratamento do câncer do esôfago. São Paulo. Tese de Livre-Docência. Faculdade de Medicina da USP, 92p., 1989.

64. Zilberstein B, Cecconello I, Nasi A, et al. Transdiafragmatic resection of esophageal cancer. ABCD Arq Bras Cir Dig 1993;8(1):3-9.

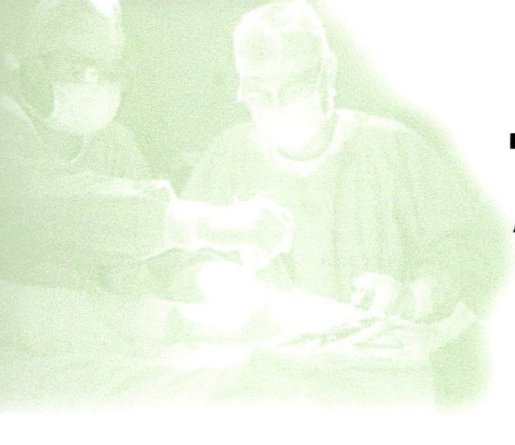

74 Pneumomediastino e Enfisema de Partes Moles

Márcio Botter • Paulo Fabricio Stanke
Karen Guerra de Souza • Luiz Guilherme Santos Maksoud

Introdução

Pneumomediastino, ou enfisema mediastinal, se define como presença de gás no mediastino, fora das vias aéreas e do esôfago. Frequentemente cursa com enfisema de partes moles e, mais incomum, com pneumotórax, pneumopericárdio ou pneumoperitôneo. As manifestações clínicas podem ser bastante discretas, motivo pelo qual acaba sendo, muitas vezes, subdiagnosticado na prática médica. Quando sintomático, pode acarretar dor torácica súbita, cervicalgia, dispneia, rinolalia, disfonia, dor orofaríngea ou epigástrica. Muito raramente, o pneumomediastino pode representar potenciais riscos de morte ao paciente.[1,2]

O pneumomediastino pode ter origem espontânea (idiopática) ou ser secundário a algum fator determinante, incluindo trauma e lesões iatrogênicas do trato aerodigestivo, certas infecções pulmonares ou mediastinais e dissecção mediastinal por pneumotórax. A etiologia espontânea é mais prevalente em adolescentes ou adultos jovens, do sexo masculino e previamente hígidos, em geral, apresentando curso benigno. Os de origem secundária, por outro lado, podem ter implicações clínicas mais relevantes e ocorrem sem distinção de gênero ou idade. Pneumomediastino e enfisema de partes moles são entidades diferentes, porém muitas vezes coexistem, tendo várias etiologias em comum. O pneumomediastino, inclusive, pode predispor o aparecimento de enfisema de partes moles, sendo o contrário, no entanto, praticamente impossível de ocorrer do ponto de vista patofisiológico.

De origem muitas vezes comum e quase sempre concomitante ao pneumomediastino, o Enfisema de Partes Moles (EPM) corresponde a gás proveniente de lesões no sistema respiratório ou gastrointestinal que se infiltra sob os tecidos subcutâneos e submucosos de face, pescoço, tórax, abdômen, dorso e bolsa escrotal, podendo se estender ao longo das fáscias de tecido conectivo para espaços subaponeuróticos, musculares, periorbitais, mediastinal, pericárdio e retroperitoneal. Dessa forma, pelo potencial de comprometer além das camadas profundas da pele, o termo enfisema de partes moles deve ser preferido a enfisema subcutâneo. O EPM em si é inócuo na maior parte dos casos, raramente requerendo tratamento. No entanto, sua possível origem deve ser sempre buscada, pois pode indicar eventuais condições graves, cujo tratamento será mandatório.

Até há poucos meses, publicações sobre pneumomediastino e enfisema de partes moles eram incomuns, tal a raridade desse tipo de entidade clínica. Mesmo tratados especializados em doenças mediastinais apenas citavam tais ocorrências, quase sempre relacionadas a traumatismos das vias aéreas, complicações da ventilação mecânica ou à sua forma espontânea. Entretanto, em dezembro de 2019 identificaram-se na cidade de Wuhan, China, os primeiros casos de infecção pelo vírus SARS-CoV-2 (coronavírus-2 da síndrome respiratória aguda grave) em seres humanos, originando a doença que rapidamente se espalharia pelo mundo e que viria a ser denominada pela Organização Mundial de Saúde (OMS) como COVID-19 (do inglês: *"coronavirus disease-19"*).

A chegada da nova e desconhecida doença surpreendeu a comunidade científica, dada a ampla heterogeneidade de manifestações clinicas, variando de infecção subclínica até formas de extrema gravidade, em muitos casos, com evolução fatal. Nessa última situação, podem surgir complicações cardíacas, renais, neurológicas, hematológicas, gastrointestinais, entre outras. Porém, sendo o pulmão o órgão-alvo primário, a evolução com pneumonia e síndrome do desconforto respiratório agudo são frequentes, levando à insuficiência respiratória hipoxêmica, a principal complicação nesses doentes. A partir do aparecimento da Covid-19, multiplicaram-se os relatos de doentes que, ao longo da evolução clínica da infecção pelo SARS-CoV-2, desenvolveram enfisema de partes moles acompanhados ou não de pneumomediastino. A origem de tais manifestações, mais frequentes, porém não restritas aos doentes intubados e sob ventilação mecânica, serão aqui mais detalhadamente esmiuçadas.

A elevada frequência de episódios de enfisema de partes moles e pneumomediastino surgidos no contexto da pandemia de Covid-19, muitas vezes ocorrendo em pacientes internados em centros de nível primário ou mesmo hospitais de campanha, os quais não dispõem de especialistas que possam orientar condutas diagnósticas e terapêuticas, foi o principal fator motivador do convite, por parte dos editores desta obra, para a elaboração deste capítulo.

Classificação e etiologia

Pneumomediastino pode ser classificado como espontâneo ou traumático. O PM espontâneo ocorre em pacientes aparentemente saudáveis, eventualmente relacionados a manobra de Valsalva, mergulho em grandes profundidades e esforços físicos como vômitos, tosse, trabalho de parto, exercícios intensos e até mesmo uso de instrumentos musicais de sopro. Por outro lado, determinadas situações clínicas parecem predispor o seu aparecimento, como asma, uso de drogas inaláveis, condições em que há diminuição na complacência pulmonar, por exemplo, síndrome da angústia respiratória, idade avançada, fibrose cística, DPOC, doenças pulmonares intersticiais, e certas infecções pulmonares como pneumonia por *Pneumocystis jiroveci*. Dessa forma, o PM seria dito primário quando não há doença pulmonar e secundária, quando existe uma doença respiratória subjacente. A conduta e o prognóstico são determinados pela doença pulmonar subjacente, se houver, e não pelo PM em si.[3,7]

O pneumomediastino traumático é causado por lesões da árvore traqueobrônquica ou do trato gastrointestinal, tanto contusas como penetrantes, bem como lesões iatrogênicas. A ventilação mecânica é uma causa comum de pneumomediastino de origem iatrogênica. Outras causas iatrogênicas incluem instalação de cateter venoso central, procedimentos endoscópicos, intubação e remoção de tubo orotraqueal. Ventilação não invasiva (VNI) também foi relacionada como causa de PM. A classificação do pneumomediastino está expressa na Figura 74.1.[15]

A incidência do PM espontâneo varia amplamente, de 1 em cada 800 internações hospitalares até 1 em cada 42.000 internações. O PM espontâneo primário, também conhecido como síndrome de Hamman (descrita por Louis Hamman em 1939, como "enfisema mediastinal espontâneo"), apresenta prevalência de 0,001% e 0,01%, afetando principalmente homens, na proporção de 8:1, na faixa etária entre 17 e 25 anos.[8-10]

A incidência de PM relacionado à ventilação mecânica é ainda mais variada na literatura. Estudos avaliando pacientes mantidos em ventilação invasiva devido a insuficiência respiratória por pneumonia aspirativa revelaram incidência de 4% de barotrauma, sendo que nesse grupo houve 38% de PM e pneumotórax, atribuídos à necrose nas estruturas broncoalveolares.[4]

Aumento expressivo da ocorrência de enfisema de partes moles e de pneumomediastino foi observado em pacientes internados por COVID-19 desde a primeira

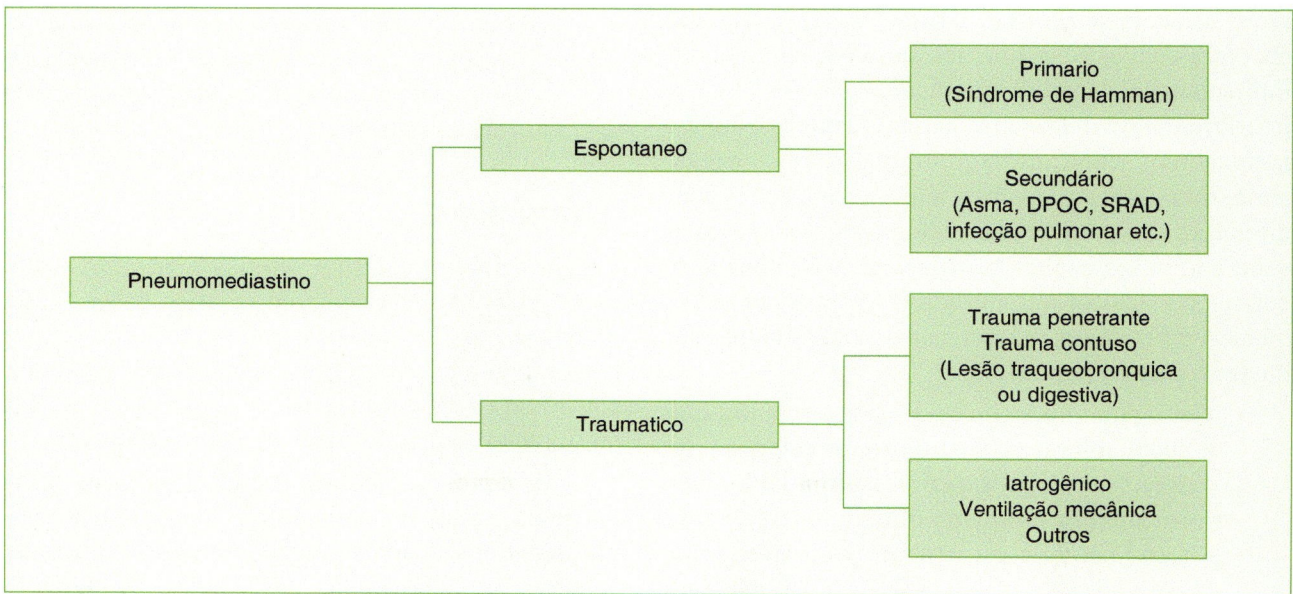

FIGURA 74.1 – *Classificação do pneumomediastino.* Fonte: *acervo dos autores.*

onda da doença, em 2020, principalmente, mas não restrito àqueles que desenvolveram síndrome respiratória aguda grave relacionada à infecção pelo vírus SARS-CoV-2.[17]

Ainda há necessidade de mais estudos para a compreensão dos efeitos fisiopatológicos da COVID-19 no pneumomediastino. Alguns autores destacam a possibilidade de dano viral direto ao parênquima pulmonar, com aumento da resposta inflamatória, como um possível mecanismo de pneumomediastino na doença.

O enfisema de partes moles (EPM) pode ocorrer de forma isolada ou conjuntamente a pneumotórax e/ou pneumomediastino. Além das etiologias anteriormente citadas, comuns ao pneumomediastino, o EPM pode resultar de outras origens como lesões da pleura parietal, traumatismos das cavidades sinusais ou dos ossos faciais; como consequência de procedimentos como acesso venoso central, biópsia pulmonar percutânea ou transbrônquica, artroscopia do ombro e insuflação de ar na cavidade peritoneal para realização de laparoscopias. Estima-se que mais de 75% dos pacientes submetidos a procedimentos laparoscópicos desenvolvam enfisema subcutâneo, embora nem sempre clinicamente detectável. Outra causa frequente de aparecimento de EPM é o mau funcionamento de drenos pleurais ou erros técnicos durante a realização de drenagem torácica.[18]

Anatomia

O mediastino é um compartimento contendo tecidos e órgãos, delimitado lateralmente pelos folhetos pleurais mediastinais direito e esquerdo, anteriormente pelo esterno e tendo a coluna vertebral torácica como o limite posterior. Por definição, superiormente encontra-se o estreito torácico superior, tendo como limite uma linha transversal no nível das clavículas e, inferiormente, o diafragma. Várias estruturas e órgãos mediastinais, como esôfago, traqueia, veias cavas, aorta, duto torácico e outros têm comunicações com diferentes compartimentos anatômicos, como espaço submandibular, espaço retrofaríngeo, bainhas vasculares cervicais e retroperitônio, inferiormente.[5] O mediastino pode ser anatomicamente subdividido em quatro regiões topográficas:

- **Mediastino superior**: espaço interpleural que se localiza entre o manúbrio do esterno e as vértebras torácicas superiores. É limitado inferiormente por um plano oblíquo que passa da junção manúbrio-esternal até a borda inferior do corpo da 4º vértebra torácica, e lateralmente pelas pleuras. Contém a crossa da aorta, tronco braquiocefálico, a porção torácica da artéria carótida comum esquerda e artéria subclávia esquerda, a veia braquiocefálica e a metade superior da veia cava superior, o nervo vago, o nervo frênico e os nervos laríngeos recorrentes, a traqueia, o esôfago, o ducto torácico, o remanescente do timo e alguns linfonodos.

- **Mediastino anterior**: limitado anteriormente pelo esterno, lateralmente pela pleura e posteriormente pelo pericárdio. É estreito na sua parte superior, mas expande-se um pouco inferiormente. Sua parede anterior é formada pela 5º, 6º e 7º cartilagens costais. Contém uma pequena quantidade de tecido areolar frouxo, vasos linfáticos, linfonodos mediastinais e pequenos ramos mediastinais da artéria mamária interna. O mediastino anterior é o compartimento mais frequentemente acometido pelo acúmulo de ar, quando da vigência de pneumomediastino, independente da sua etiologia.

- **Mediastino médio**: é a maior porção do espaço interpleural. Contém o coração envolvido por sua serosa, a aorta ascendente, a metade inferior da veia cava superior com a veia ázigos se unindo a ela, a carina traqueal e os dois brônquios principais, a artéria pulmonar e os seus dois ramos, as veias pulmonares direita e esquerda, os nervos frênicos e alguns linfonodos brônquicos.

- **Mediastino posterior**: é um espaço triangular irregular que corre paralelo à coluna vertebral. Está limitado anteriormente pelo pericárdio, pelo diafragma inferiormente, posteriormente pela coluna vertebral desde a 4º à 12º vértebra torácica de cada lado pela pleura pulmonar. Contém a porção torácica da aorta descendente, a veia ázigos e a hemiázigos, os nervos vagos e esplâncnicos, o esôfago, o ducto torácico e as cadeias linfonodais.[1,13,14]

Patofisiologia

O principal mecanismo patofisiológico implicado no aparecimento do pneumomediastino baseia-se no incremento da diferença de pressão entre os alvéolos e as estruturas adjacentes, ocasionando ruptura alveolar com posterior dissecção da bainha peribroncovascular e infiltração do mediastino e do tecido subcutâneo.[6]

Como a pressão média no mediastino é mais negativa que a pressão no parênquima pulmonar, o ar livre que escapa dos alvéolos rompidos tende a se mover de maneira centrípeta ao longo das bainhas vasculares. O fluxo de ar disseca os tecidos frouxos em direção ao hilo, de onde se espalha para o mediastino, acumulando-se ao redor do coração, na área retroesternal e ao redor da traqueia, ou pela fáscia mediastinal frouxa para os tecidos subcutâneos de tórax, membros superiores e pescoço. O ar que escapa para o mediastino muitas vezes pode ser detectado radiologicamente antes mesmo que ocorra repercussão clínica.

O processo patofisiológico que conecta as etapas desde a ruptura alveolar, o vazamento de ar ao longo das bainhas broncovasculares com fluxo em direção ao hilo pulmonar e, em seguida, escape para o mediastino e eventualmente para o tecido subcutâneo é conhecido como *efeito Macklin*.[3]

Dessa forma, fenômenos físicos ou artificialmente induzidos que possam acarretar em incremento da diferença de pressão entre os alvéolos e as estruturas adjacentes, tais como ventilação com pressão positiva, tosse, trabalho de parto, vômitos, atividade física vigorosa, descompressão em mergulho de profundidade e manobras de Valsalva, entre outros, podem provocar ruptura alveolar, sendo assim considerados fatores de risco para incidência de pneumomediastino.[6]

Pela teoria do mecanismo patofisiológico descrito por Macklin, o ar extravasado, originário dos alvéolos rotos, segue ao longo das bainhas vasculares para o mediastino, e seu acúmulo gradativo levará à formação do pneumomediastino. Persistindo o gradiente de pressão aumentado, o ar extravasado pode se espalhar, a partir do mediastino, para os espaços pleurais, manifestando-se como pneumotórax. O ar pode também se difundir pelos tecidos subcutâneos da cabeça, do pescoço e do tórax, clinicamente aparecendo como enfisema de partes moles, ou ainda para a cavidade peritoneal, causando pneumoperitôneo ou retropneumoperitôneo.

Se o volume de ar no mediastino continuar a se avolumar sem que tenha como esvaziar-se desse compartimento restrito, o ar passará a exercer pressão sobre as estruturas mediastinais, e podem ocorrer efeitos patofisiológicos semelhantes ao tamponamento pericárdico. A pressão muito elevada no mediastino, ao atingir níveis superiores à pressão venosa central, causará compressão e colapso dos grandes vasos, o que caracteriza o chamado *pneumomediastino hipertensivo*.

O enfisema de partes moles também pode ocorrer, além do efeito Macklin, por meio de mecanismo patofisiológicos diversos, p. ex., na ocorrência de ferimentos laríngeos ou dos seios paranasais, após procedimentos odontológicos e na ocorrência de lesões na pleura parietal, mesmo que diminutas. Nessa situação o ar penetra no espaço pleural e dali pode passar diretamente para a parede torácica e tecidos subcutâneos, mesmo sem a presença de pneumomediastino. Tal fenômeno explica o EPM que pode ocorrer após drenagem de tórax e procedimentos cirúrgicos torácicos.

Particularidades na Covid-19

Um fato que desde o início da pandemia de Covid-19 despertou a atenção dos profissionais de saúde ao redor do mundo foi o alto índice de relatos de enfisema de partes moles e pneumomediastino em doentes acometidos por essa infecção. Curiosamente, pacientes que ao longo da evolução apresentavam insuficiência respiratória e necessitavam de ventilação mecânica eram intubados e submetidos, via de regra, desde o início do suporte ventilatório, a protocolos de ventilação protetora (ver seção "Tratamento"), no entanto, aparentemente apresentavam tais complicações com maior frequência, quando comparados a doentes em condições semelhantes, porém não infectados pelo vírus SARS-CoV-2. Intrigou do mesmo modo a comunidade médica o fato de alguns doentes com Covid-19, mas sem insuficiência respiratória, ventilando espontaneamente, também apresentarem enfisema de partes moles e pneumomediastino.

Em um artigo publicado em 2020,[12] os autores compararam retrospectivamente a incidência de enfisema de partes moles e pneumomediastino em pacientes com síndrome do desconforto respiratório agudo relacionado a Covid-19 (CoV-SDRA) e pacientes com a mesma síndrome, porém não causada pela Covid-19 (não CoV-SDRA). Em ambos os grupos, foi utilizada ventilação protetora cujos parâmetros ventilatórios foram análogos. No entanto, a ocorrência de enfisema de partes moles e pneumomediastino foi sete vezes maior no grupo CoV-SDRA.[12] Dessa forma, os fenômenos inicialmente atribuídos a complicações da ventilação mecânica passaram a ter sua etiologia questionada. A fragilidade do tecido pulmonar severamente comprometido pela ação do vírus SARS-CoV2 poderia eventualmente explicar esse achado, em detrimento do barotrauma.

A fragilidade e necrose do tecido pulmonar é, assim como o barotrauma, um mecanismo patofisiológico sabidamente relacionado ao aparecimento de enfisema de partes moles e pneumomediastino, inclusive hipertensivo. Essa fragilidade tecidual, historicamente descrita em casos de tuberculose e atualmente relacionada também a outras doenças pulmonares intersticiais e infecções, como coqueluche, infecção por *pneumocystis jiroveci* e, talvez, infecção pelo vírus SARS-CoV-2, parece resultar em danos ao tecido alveolar, tornando o paciente mais suscetível a variações no gradiente de pressão entre o alvéolo e a bainha perivascular.

Alterações tomográficas comumente identificadas em doentes com Covid-19, como opacidades difusas em vidro fosco, pavimentação em mosaico, consolidações, espessamentos broncovasculares, pneumatoceles e enfisema intersticial, podem modificar a complacência pulmonar, principalmente na vigência de doença pulmonar subjacente, como DPOC e SDRA. Fatores de risco conhecidos para pneumomediastino podem contribuir para a exacerbação da fragilidade tecidual, predispondo o doente a tais complicações. Entretanto, futuros estudos anatomopatológicos e funcionais serão necessários para esclarecer essas evidências clínicas.

Manifestações clínicas

Os sinais e sintomas mais comuns do pneumomediastino estão relacionados no Quadro 74.1.

A dor torácica, tipicamente retroesternal e de natureza pleurítica, constitui principal sintoma do pneumomediastino, podendo se irradiar para o pescoço e para os membros superiores. Bem mais raramente, queixas inusitadas como tontura, fraqueza, torcicolo, dor epigástrica e febre baixa podem estar presentes.

No exame físico, enfisema de partes moles pode ser detectado em aproximadamente 70% dos doentes, principalmente na porção cranial do tórax, região cervical, face e nos membros superiores. Em alguns casos, o EPM pode ser extenso ou mesmo universal, muitas vezes afetando as pálpebras e impedindo a abertura ocular. Alterações da fala, em especial, disfonia e rinolalia são achados igualmente frequentes. Outras alterações eventualmente presentes no exame físico são ansiedade, taquipneia e taquicardia. Na ausculta cardíaca, um som de "trituração" ou "mastigação", sincrônico ao batimento cardíaco, está eventualmente presente. Esse sinal auscultatório, denominado *sinal de Hamann*, corresponde ao fenômeno acústico produzido pelo batimento cardíaco contra os tecidos preenchidos de ar.

Vítimas de traumatismos penetrantes ou contusos do tórax podem eventualmente apresentar diversas condições associadas, como pneumotórax ou hemotórax traumáticos, contusão pulmonar extensa, hérnia diafragmática volumosa, fraturas costais múltiplas e outras. Tais condições podem dificultar a avaliação dos pacientes e devem ser sempre consideradas em tais situações.

De modo geral, o pneumomediastino apresenta evolução benigna e com prognóstico bastante favorável. Como discutiremos adiante, raramente repercussões sistêmicas do PM poderão ter gravidade a ponto de requerer algum tipo de tratamento específico. Por outro lado, o pneumomediastino hipertensivo é uma condição muito grave, com elevado risco de complicações fatais, em especial em pacientes seriamente enfermos.

Como já dito anteriormente, a pressão elevada no nível do mediastino, causada pelo progressivo acúmulo de ar nesse espaço, ao atingir níveis superiores à pressão venosa central, causará compressão e colapso do sistema venoso torácico, comprometendo o retorno venoso e o enchimento do coração direito em efeitos patofisiológicos semelhantes ao tamponamento pericárdico, consequentemente acarretando hipotensão arterial, choque circulatório e, por fim, parada cardíaca.

O diagnóstico inicial do pneumomediastino hipertensivo pode ser dificultado pelo enfisema subcutâneo associado, geralmente extenso, ocultando a visão do ar acumulado no mediastino na radiografia de tórax. No entanto, tal hipótese deve ser sempre cogitada, em especial, nos doentes graves, sob suporte respiratório mecânico em elevados parâmetros ventilatórios, que apresentem quadro súbito de choque circulatório sem outras causas aparentes. Eventualmente, certos sinais como pulso paradoxal e alternações eletrocardiográficas podem se manifestar clinicamente antes da instalação do choque, indicando o provável início da instalação do quadro.

O enfisema de partes moles isolado ou associado a pneumomediastino, dependendo do volume de ar acumulado nos tecidos subcutâneos, pode ser de apresentação universal, muitas vezes afetando face, pescoço, tórax, dorso, membros superiores e inferiores, abdômen e órgãos genitais (Figuras 74.2). A oclusão palpebral, resultando em distorção visual e as alterações fonatórias, com rinolalia devido à compressão das cordas vocais, também podem estar presentes. No exame físico, o achado mais comum associado ao enfisema de partes moles é distensão cutânea, semelhante a edema volumoso, porém com a peculiar crepitação à palpação.

Quadro 74.1	
Sinais e sintomas mais frequentes do pneumomediastino	
• Dor torácica	• Enfisema de partes moles
• Dispneia	• Rinolalia
• Tosse seca	• Disfonia
• Cervicalgia	• Taquicardia
• Odinofagia	• Taquipneia
• Disfagia	• Sinal de Hamann

Fonte: *desenvolvido pelos autores.*

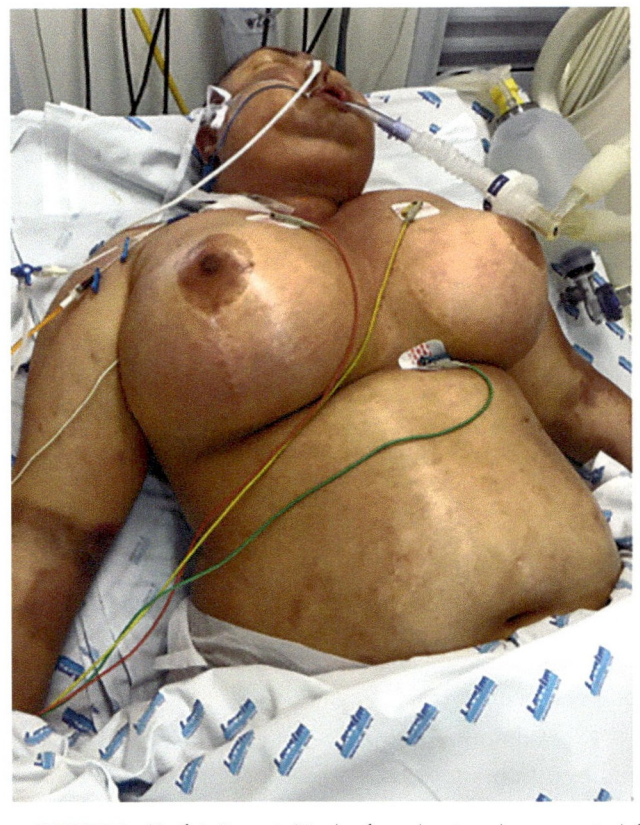 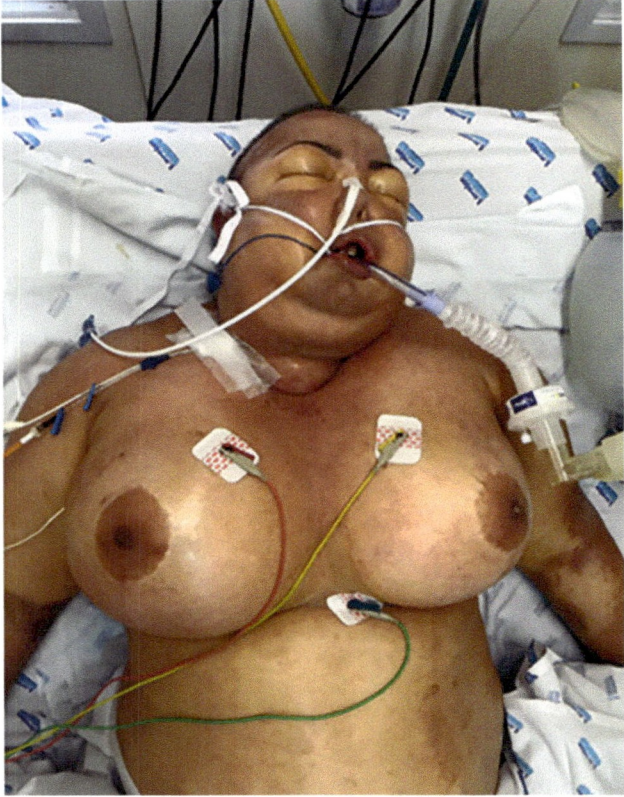

FIGURA 74.2 – *Manifestação característica de enfisema de partes moles, comprometendo face (incluindo oclusão palpebral), região cervical, torácica e abdominal. Fonte: acervo dos autores.*

Implicações no doente sob ventilação mecânica

Ventilação mecânica, tanto invasiva como não invasiva, é o principal meio de suporte vital no tratamento da insuficiência respiratória, sendo absolutamente necessária para manter a oxigenação tecidual dos pacientes que, em função de ampla gama de doenças, traumatismos, sedação profunda, intoxicação medicamentosa ou anestesia, não conseguem respirar espontaneamente. Entretanto, quando os pulmões são submetidos a esse tipo de terapia, diferentes regiões do parênquima pulmonar podem ter sensibilidade heterogênea a pressões e volumes gerados nas vias aéreas pelo aparelho ventilador, levando a insuflação alveolar anisotrópica, de tal modo que podem ser mais ou menos susceptíveis a danos conhecidos como lesões pulmonares induzidas por ventilação mecânica. Estas podem se apresentar clinicamente como volutrauma, atelectrauma, biotrauma e a forma mais frequente, o barotrauma.[16]

O volutrauma ocorre quando o volume corrente administrado distende preferencialmente áreas com complacência normal ou aumentada, ocasionando estiramento e ruptura tecidual, seguida de extravasamento capilar, edema alveolar e anormalidades na produção e distribuição do surfactante. O atelectrauma é a lesão pulmonar secundária a cíclicos movimentos de colapso e reabertura alveolar, acentuados nas situações em que a capacidade residual funcional está anormalmente baixa, levando a tensão de cisalhamento, com efeito prejudicial sobre os alvéolos. Já o biotrauma refere-se a danos ao metabolismo celular induzidos pela ventilação mecânica, tendo como consequência significativa resposta inflamatória pulmonar.

No barotrauma, a forma mais comum das lesões pulmonares relacionadas à ventilação mecânica ocorre à ruptura alveolar devido à elevação da pressão transalveolar, isto é, o gradiente entre a pressão alveolar e a pressão no espaço intersticial adjacente. Nessa situação, pelo fenômeno de Macklin, já anteriormente mencionado, o ar proveniente do alvéolo roto infiltra as bainhas perivasculares em direção ao mediastino, espaços pleurais, subcutâneo e espaço retroperitoneal. Dessa forma, pneumomediastino, pneumotórax, enfisema de partes moles e, às vezes, pneumoperitôneo são potenciais complicações da mecânica ventilação.

Certos parâmetros ventilatórios, além de condições mórbidas do doente, frequentemente estão associados ao maior risco de ruptura alveolar e barotrauma. Os parâmetros do equipamento relacionados à ventilação são, em especial, ventilação com pressão positiva, pressão de platô elevada, pico de pressão inspiratória elevada e altos níveis de pressão expiratória final positiva (PEEP). Quanto à doença subjacente, é sabido que condições como asma, doença pulmonar obstrutiva crônica, doença pulmonar intersticial crônica e síndrome do desconforto respiratório agudo (SDRA) são fatores de risco independentes para barotrauma.[11]

Diante disso, abordagens de ventilação protetora foram desenvolvidas para diminuir o risco de barotrauma e, consequentemente, pneumomediastino em paciente sob ventilação mecânica. Esse tópico será abordado mais à frente.[11]

Diagnóstico

Pneumomediastino deve ser sempre incluído entre as possibilidades diagnósticas frente a pacientes que apresentem sinais e sintomas característicos, conforme descritos anteriormente, em especial se surgirem subsequentes a fatores desencadeantes, como crise de tosse, vômitos, manobra de Valsalva etc, após traumatismos penetrantes ou contusos do tórax ou ainda após procedimentos invasivos potencialmente iatrogênicos, como sondagens digestivas, intubação orotraqueal, traqueostomia, exames endoscópicos etc. Ou ainda, nos pacientes graves, submetidos a ventilação mecânica, com risco de barotrauma ou em situações de fragilidade alveolar, como SDRA, pneumonia por *P. jirovecci*, infecção por SARS-CoV-2 e outros. Particularmente nos doentes submetidos a ventilação mecânica, a instalação súbita de choque circulatório, sem outras causas aparentes, deve remeter à possibilidade de pneumomediastino hipertensivo.

A suspeita diagnóstica será, em geral, confirmada por meio de achados característicos na radiografia simples ou na tomografia computadorizada de tórax (TC), os principais métodos usados para diagnosticar pneumomediastino, que poderá ser encontrado isoladamente ou associado a enfisema de partes moles e/ou pneumotórax. A realização de exames endoscópicos raramente é necessária, mas pode ser útil na investigação da gênese do pneumomediastino.[11]

■ Radiografia de tórax

O enfisema de partes moles pode ser identificado na radiografia simples de tórax pelo "desenho" das fibras do músculo do peitoral maior, manifestado por meio de linhas estriadas que se originam próximo ao acrômio e se orientam de forma divergente à região mediana do tórax, semelhante às nervuras de folhas vegetais, como demonstra a Figura 74.3. A tomografia

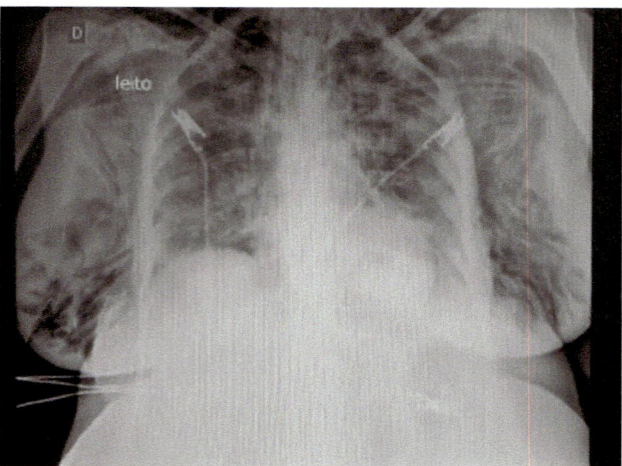

FIGURA 74.3 – *Radiografia de Tórax. Observam-se as linhas estriadas que se originam próximo ao acrômio e se orientam de forma divergente à região mediana do tórax, sugestivo de extenso enfisema de partes moles, em paciente com Covid-19. Fonte: acervo dos autores.*

computadorizada mostrará lacunas saculares escuras de variadas dimensões na camada subcutânea, indicativas da presença de gás.

O pneumomediastino pode se manifestar, no exame radiográfico simples do tórax, pelo aparecimento de estrias radiolucentes no mediastino. A presença de ar livre ao longo dos órgãos mediastinais pode realçar tais estruturas anatômicas, como a traqueia ou o coração. Quando extenso, pode resultar em hipertransparência linear acima do diafragma, incluindo a porção central, habitualmente não visualizada na radiografia torácica, alteração conhecida como *Sinal do Diafragma Contínuo*, conforme demonstrado na Figura 74.4. Esse achado também é associado ao pneumopericardio, porém é mais comum no pneumomediastino.[11]

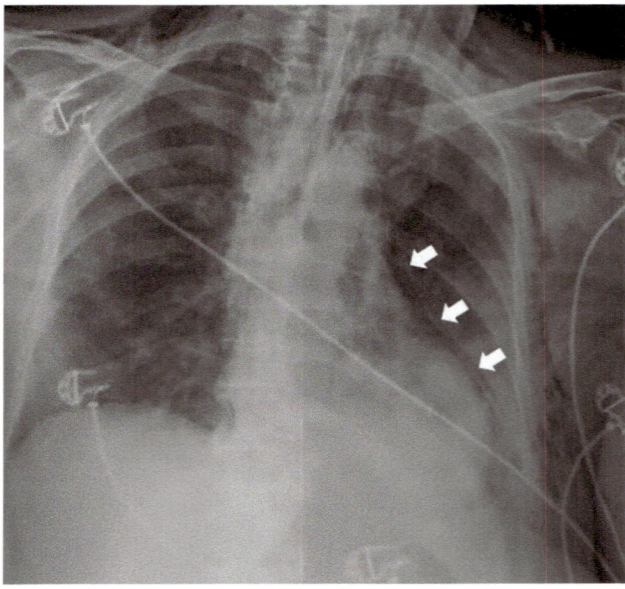

FIGURA 74.4 – *Radiografia de tórax. Setas demonstram ar no mediastino. Fonte: acervo dos autores.*

Outro indício na radiografia simples é o *Sinal do V de Naclerio*, em que o gás aparece delineando a margem lateral da aorta descendente e estendendo-se lateralmente entre a pleura parietal e o hemidiafragma esquerdo medial, como observado na Figura 74.5. Na incidência lateral, pode aparecer gás em torno da porção mediastinal (extrapericárdica) da artéria pulmonar direita, nomeado *Sinal do Anel em torno da artéria*.[3] Em crianças e neonatos, existe uma indicação de pneumomediastino no raio-X conhecida como *Sinal da Vela de Spinnaker*, em que o timo é delineado pelo ar com cada lobo deslocado superiormente e lateralmente, aparecendo como velas de navegação do tipo *spinnaker*.

O ar pode, raramente, se alojar por trás do pericárdio, originando um pneumomediastino posterior, ou retropneumomediastino, cujo diagnóstico por meio de exames radiográficos simples costuma ser bem mais difícil. Uma alteração radiológica potencialmente sugestiva é o sinal do *coração em globo terrestre*, em que a silhueta cardíaca se assemelha a uma esfera achatada, com aumento no diâmetro cardíaco transverso e diminuição do diâmetro vertical, em razão do colapso e enchimento restrito das câmaras cardíacas.

Evidências radiográficas indiretas de pneumomediastino incluem enfisema subcutâneo cervical (mais aparente em radiografias laterais do pescoço), pneumopericárdio, pneumoretroperitôneo e pneumoperitôneo. A radiografia também pode apontar anormalidades eventualmente associadas ao pneumomediastino, tais como pneumotórax, derrame pleural, corpo estranho e doenças do parênquima pulmonar.

Ultrassonografia

A ultrassonografia não é a modalidade diagnóstica de escolha, mas pode ser útil na investigação inicial e no diagnóstico diferencial de outras causas de dispneia ou dor torácica. As características ultrassonográficas que podem aparecer no pneumomediastino incluem:

- Sinal da lacuna de ar, anterior ao coração. Uma interface ecogênica que obscurece a visão das estruturas cardíacas durante as sístoles, a partir de uma visão paraesternal.
- Sinal de "cauda de cometa": enfisema de partes moles na região cervical, demonstrado pela presença de focos hiperecóicos com sombra acústica posterior "suja", tipicamente encontrado anterior ou lateral à tireoide e medial à veia jugular interna.
- Perda das janelas paraesternal e apical com preservação da janela subxifoide devido à camada de ar delineando o pericárdio, na ecocardiografia transtorácica.
- A ultrassonografia também pode ajudar a determinar se há pneumotórax associado.

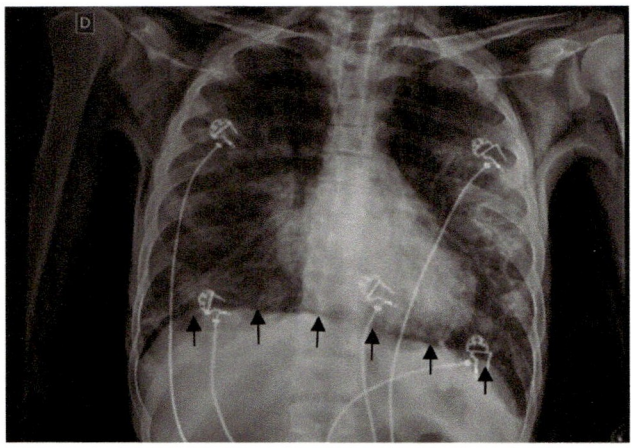

FIGURA 74.5 – *Radiografia de tórax. Setas evidenciando hipertransparência linear acima do diafragma: Sinal do diafragma contínuo.* Fonte: acervo dos autores.

Tomografia computadorizada de tórax

Além de identificar os sinais radiográficos presentes no raio-X simples, à Tomografia computadorizada de Tórax (TC) atribui-se sensibilidade e especificidade muito superior, especialmente na detecção de pequenos acúmulos de ar no mediastino, sendo, portanto, indicada na presença de radiografia duvidosa ou de má qualidade técnica. A TC de tórax permite também a avaliação muito mais acurada do parênquima pulmonar e do espaço pleural, estruturas muitas vezes obscurecidas no raio-X simples quando da presença de enfisema de partes moles volumoso (Figura 74.7).

A TC pode ser esclarecedora em casos de dúvida diagnóstica na radiografia simples, além de poder fornecer eventuais informações úteis sobre a etiologia do pneumomediastino.

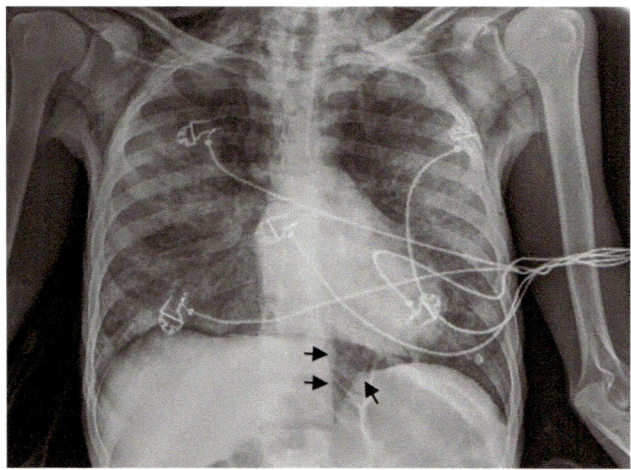

FIGURA 74.6 – *Radiografia de tórax. Setas demonstram o Sinal do "V" de Naclerio.* Fonte: acervo dos autores.

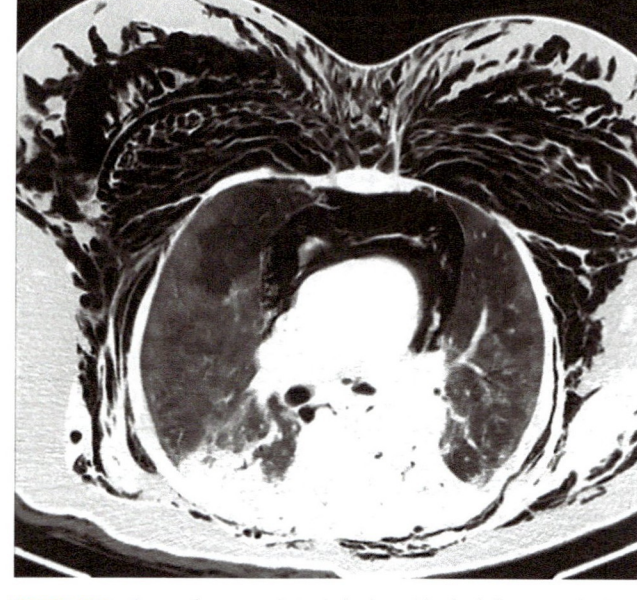

FIGURA 74.7 – *Tomografia computadorizada de tórax evidenciando Pneumomediastino e enfisema de partes moles volumoso em doente portador de COVID-19. Fonte: acervo dos autores.*

■ Métodos adicionais: eletrocardiograma, exames endoscópicos e esofagografia

Outros exames podem ser úteis na avaliação de pacientes com pneumomediastino, principalmente na investigação da etiologia do problema ou na investigação de diagnósticos diferenciais.

O eletrocardiograma é útil na pesquisa de outras causas de dor torácica, especialmente pericardite, cujos sinais álgicos são muito semelhantes clinicamente aos do pneumomediastino. Além disso, o pneumomediastino, principalmente quando associado a pneumopericárdio, pode causar anormalidades no ECG, como elevação ou depressão de ST, inversão da onda T, sinais de baixa voltagem e outros.

Conforme descrito anteriormente, entre as possíveis causas de pneumomediastino estão as lesões traumáticas e iatrogênicas do esôfago ou das vias aéreas. O esôfago pode ainda ser ferido na ingesta acidental de corpos estranhos ou, mais raramente, sofrer perfuração espontânea após vômitos incoercíveis (síndrome de Boerhaave). Clinicamente, além do pneumomediastino, os doentes poderão apresentar dor retroesternal, enfisema de partes moles e derrame pleural. Na perfuração esofágica a associação com mediastinite grave e choque séptico é frequente.

Assim, broncoscopia e endoscopia digestiva, exames não usualmente indicados na triagem de pacientes com pneumomediastino isolado, têm grande utilidade na suspeita de lesões digestivas ou das vias aéreas. A esofagografia com contraste hidrossolúvel, igualmente, é apropriada se houver suspeita de ruptura esofágica.

Em pacientes previamente submetidos a drenagem pleural (por pneumotórax associado, p. ex.), a instilação de solução de azul de metileno no esôfago ou nas vias aéreas por meio de endoscopia poderá confirmar lesões em casos duvidosos, uma vez exteriorizado o azul através do dreno pleural.

Tratamento

Na maior parte das vezes, o pneumomediastino e o enfisema de partes moles, associados ou ocorrendo de forma isolada, representam condições benignas, de prognóstico favorável, que se resolvem espontaneamente sem sequelas em até duas a três semanas, mesmo na vigência de ventilação mecânica sob pressão positiva. A evolução, no entanto, pode ser desfavorável na presença de complicações e é ainda pior quando ocorrerem em associação a alguma doença pulmonar subjacente grave.

Normalmente, o tratamento, desde que excluídas causas graves, é conservador, exigindo apenas observação clínica e radiológica seriadas. Em alguns doentes, analgesia, administração de ansiolíticos e suplementação de oxigênio por cateter nasal ou máscara facial podem ser benéficos. Intervenções invasivas raramente são necessárias, exceto, como veremos, nos casos de maior gravidade. Evidentemente, drenagem torácica será imperativa na concomitância com pneumotórax.

Doentes com pneumomediastino espontâneo ou secundário ao barotrauma, assintomático ou oligossintomático, evoluindo sem complicações, têm evolução geralmente autolimitada. Aqueles com manifestação espontânea e fora de ventilação mecânica devem ser internados para observação de 24 a 48 horas em regime hospitalar e tratados, se necessário, de forma conservadora com analgesia, repouso e abstenção da realização de manobras que aumentem a pressão nas vias aéreas, como Valsalva ou expiração forçada. Doenças respiratórias subjacentes, como asma ou DPOC, devem ser tratadas conforme seus respectivos protocolos. Na eventualidade de origem traumática, investigação com exames endoscópicos do esôfago e das vias aéreas deve ser realizada para descartar lesões despercebidas. Não havendo progressão radiológica nem piora das manifestações clínicas após o período de observação, os pacientes podem ser seguidos ambulatorialmente.

O pneumomediastino espontâneo pode apresentar recorrência em até 5% dos casos, sendo igualmente de evolução benigna, de forma geral. Desse modo, os pacientes costumam ser aconselhados a evitar manobras de Valsalva ou atividades que predisponham ao barotrauma, como levantamento de peso, mergulho ou viagens aéreas por pelo menos 30 dias, ainda que não existam evidências fortes sustentando tais recomendações na literatura médica. História de pneumomediastino espontâneo recorrente deve ser considerada como contraindicação absoluta ao mergulho de profundidade. Crianças com história de pneumomediastino de repetição devem ser totalmente vacinadas, incluindo coqueluche e influenza.

O pneumomediastino secundário a barotrauma por Ventilação Mecânica (VM), em contrapartida, costuma ser de mais difícil controle, e a evolução com sintomas moderados a graves, incluindo choque circulatório, como no PM hipertensivo, pode ocorrer. A situação desejável nesses casos seria a redução dos parâmetros ventilatórios, o que, no entanto, mostra-se praticamente impossível na maior parte das vezes, em razão das doenças subjacentes, que demandam suporte ventilatório com elevadas pressões e volumes.

Assim, embora a ventilação mecânica possa eventualmente ser a causadora do pneumomediastino e do enfisema de partes moles, dependendo da gravidade do desconforto respiratório e do grau de comprometimento parenquimatoso, pelo fato de a doença de base perpetuar a VM e até mesmo aumentar os parâmetros ventilatórios, pode ser essencial em muitos casos, tornando o desejado desmame da ventilação momentaneamente impossível de ser realizado. A VM nesses casos deverá ser continuada, mas com configurações menos prejudiciais para o pulmão, se possível, por meio do uso de pressões e volumes correntes mais baixas, suficientes para que se obtenha uma oxigenação satisfatória e remoção aceitável do dióxido de carbono. A hipercapnia permissiva é uma estratégia ventilatória baseada especialmente na manutenção da saturação de O_2 e do pH sanguíneo em níveis satisfatórios, minimizando a possibilidade de barotrauma.

A abordagem atual para ventilação protetora, que se tornou universalmente aceita após o ensaio ARDS Network, baseia-se na redução do volume corrente para cerca de 6 mL/kg de peso corporal ideal, mantendo a pressão de platô das vias aéreas abaixo de 30 cmH$_2$O. Com isso, diminuíram-se nas últimas duas décadas a ocorrência de barotrauma e suas consequências.[12] O tratamento simultâneo da doença pulmonar subjacente obviamente também é necessário.

Como métodos alternativos, alguns autores relatam o uso de ventilação oscilatória de alta frequência, ventilação pulmonar independente assíncrona e uso de oxigenação por membrana extracorpórea (ECMO). Outra possibilidade, a terapia com alta concentração de oxigênio tem sido usada com o intuito de maior eliminação do nitrogênio, reduzindo, assim, o volume de ar fora das vias aéreas. No entanto, a oxigenioterapia a 100% predispõe à atelectasia de absorção, sendo de aplicação limitada a pacientes com doença pulmonar crônica ou doença respiratória subjacente grave.

Na vigência de pneumomediastino sem fatores de complicação, como sinais de PM hipertensivo associado à instabilidade hemodinâmica, não há necessidade de drenagem mediastinal ou torácica, mesmo em pacientes sob ventilação mecânica, pois geralmente o quadro tem evolução favorável, com monitorização e exames de imagem para acompanhamento.

Doentes com extenso enfisema de partes moles sem pneumomediastino, na vigência de ventilação mecânica, podem requerer intervenções invasivas. A expansão universal do ar nos tecidos subcutâneos prejudica a avaliação clínica e radiográfica do doente. Além disso, o mesmo fenômeno causador do EPM pode predispor ao aparecimento de pneumomediastino e/ou pneumotórax. Em casos extremos, o enfisema subcutâneo pode obstruir o desfiladeiro torácico, reduzindo o fluxo venoso e, consequentemente, a pré-carga cardíaca. A expansão subcutânea de ar para os genitais pode romper a delicada vascularização regional, causando necrose cutânea. Em pacientes portadores de marca-passo, pode haver disfunção no dispositivo devido ao aprisionamento de ar dentro do gerador de pulso.[18]

Embora existam relatos anedóticos na literatura recomendando condutas como incisões subclaviculares bilaterais ou mesmo drenagens subcutâneas em regime de aspiração, no nosso serviço indicamos nesses casos extremos a realização de traqueostomia precoce. A traqueostomia permite melhor assistência ventilatória e fisioterápica ao doente, redução de espaço morto e diminuição da resistência ao fluxo expiratório. Além disso, a própria incisão cirúrgica cervical permite o progressivo escape de ar para o meio externo, pelos espaços entre a pele e a cânula de traqueostomia, reduzindo, assim, paulatinamente o volume do enfisema de partes moles.

Pneumomediastino Hipertensivo

Na outrora rara, mas em tempos de pandemias de Covid-19, bem mais frequentemente observada condição de pneumomediastino hipertensivo, a síndrome decorrente do extenso acúmulo de ar nos tecidos mediastinais pode requerer descompressão cirúrgica de emergência, como manobra para salvar a vida em pessoas com hipotensão ou choque circulatório.

O manejo inicial do pneumomediastino hipertensivo inclui a redução dos parâmetros ventilatórios do respirador mecânico, conforme descritos, incluindo hipercapnia permissiva, na tentativa de se reduzirem as consequências do barotrauma e diminuir o volume de ar armazenado sob pressão no compartimento mediastinal. Entretanto, na falha de tais medidas, a descompressão mediastinal deverá ser realizada tão breve quanto possível, ante a possibilidade de falência cardíaca.

A conduta adotada para drenagem do mediastino está intimamente associada ao estado hemodinâmico do paciente, assim, piora dos parâmetros ventilatórios, necessidade de elevação das doses de drogas vasoativas, aumento do pneumomediastino em exames de imagem são indícios determinantes para a indicação de intervenção imediata.

Diversas técnicas foram descritas na literatura para essa finalidade, a maior parte minimamente invasivas, podendo ser executadas à beira-leito, na própria unidade de terapia intensiva, com anestesia local. Entre elas figuram a incisão no nível da fúrcula esternal com dissecção digital romba em direção ao mediastino, de modo semelhante à técnica usada para realização de mediastinoscopia cervical. Outros relatos sugerem a abordagem subxifoideana, com dissecção romba em direção ao mediastino pelo diafragma, ou ainda, a descompressão por meio de mediastinotomia anterior paraesternal esquerda, no nível do segundo espaço intercostal. Outros autores recomendam a confecção de incisões supraclaviculares bilaterais, ou ainda, o acesso ao mediastino por meio de uma minilaparotomia, através do hiato esofágico. A eventual falha em resolver a tensão mediastinal elevada com alguma dessas medidas pode indicar a necessidade de abordagem por via mais invasiva, como videotoracoscopia ou esternotomia.

Na disciplina de Cirurgia Torácica da Santa Casa de São Paulo, adotamos a técnica de descompressão mediastinal por via cervical, com resolução do quadro agudo de pneumomediastino hipertensivo em cerca de 75% dos casos. A técnica operatória, realizada à beira-leito na UTI e com anestesia local, envolve os seguintes passos:

- Posicionamento em decúbito dorsal horizontal com coxim posterior e incisão cutânea de 2 a 3 centímetros de extensão, cerca de 1 cm acima da borda superior do manúbrio com divulsão romba dos tecidos subcutâneos até a fáscia pré – traqueal.
- Dissecção digital romba paralela à superfície anterior da traqueia em direção inferior, comunicando com mediastino anterior para permitir a saída de ar.
- Drenagem do mediastino anterior pela incisão cervical com dreno túbulo-laminar, fixando-o à pele e mantendo o pertuito aberto.

Pacientes com pneumomediastino hipertensivo podem ter associação com pneumotórax uni ou bilateral. Nesses casos, além da intervenção para descompressão mediastinal, há indicação de drenagem torácica do lado acometido. Se não houver evidência de pneumotórax, não há necessidade de drenagem, uma vez que esse procedimento não altera o quadro do paciente e implica em maiores riscos inerentes a qualquer intervenção cirúrgica no doente.

Comentários finais

Enfisema de partes moles e pneumomediastino podem ter múltiplas origens, sendo as mais frequentes relacionadas ao barotrauma e à fragilidade parenquimatosa alveolar. Sempre que presentes, porém, a possível etiologia deve ser pesquisada no sentido de se evitar o subdiagnóstico de lesões graves, como perfurações esofágicas ou das vias aéreas.

A evolução é em geral benigna, com resolução espontânea na maior parte dos doentes, mesmo naqueles submetidos a ventilação mecânica, sendo rara a necessidade de intervenções mais invasivas, além da instalação de ventilação em parâmetros protetores. Entretanto, o substancial aumento da frequência de ocorrência de ambos os fenômenos observado durante a pandemia de Covid-19 gera a preocupação para a possibilidade de termos mais casos com evolução para pneumomediastino hipertensivo, a mais grave e urgente manifestação clínica, com alto índice de mortalidade. O conhecimento dessa forma de manifestação, aliado ao rápido diagnóstico e ao tratamento precoce, são fundamentais para a evolução favorável dos doentes assim acometidos.

Referências bibliográficas

1. Saad Junior R, Ximenes Netto M, Forte V, Carvalho WR, editores. Cirurgia Torácica Geral. 2a. ed. São Paulo: Atheneu; 2011. 1170 p.
2. Ba-Ssalamah A, Schima W, Umek W, Herold CJ. Spontaneous pneumomediastinum. EurRadiol. 1999; 9(4):724-7. doi: 10.1007/s003300050742.
3. Alishlash SA, Janahi IA. Spontaneous pneumomediastinum in children and adolescents [Internet]. Illinois:UpToDate; 2021[cited 2021/08/10]. Disponível em: https://www.uptodate.com/contents/spontaneous-pneumomediastinum-in-children-and-adolescents.
4. Foust AM, Phillips GS, Chu WC, Daltro P, Das KM, Garcia-Peña P et al. International Expert Consensus Statement on Chest Imaging in Pediatric COVID-19 Patient Management: Imaging Findings, Imaging Study Reporting, and Imaging Study Recommendations. RadiolCardiothorac Imaging. 2020;2(2):1-12. Doi. 10.1148/ryct.2020200214.
5. Muller NL, Szarf G, editores. CBR – Tórax. 2a. ed. São Paulo: Guanabara Koogan; 2016. 920 p.
6. Araujo MS, Fernandes FLA, Kay FU, Carvalho CRR. Pneumomediastino, enfisema subcutâneo e pneumotórax após prova de função pulmonar em paciente com pneumopatia intersticial por bleomicina. J Bras Pneumol. 2013; 39(5): 613-19.
7. López PP, Odriozola M, Ruso L. Neumomediastino espontáneo asociado al consumo de drogas inhalantes. Rev Med Urug. 2007; 23(4): 378–82.

8. Coelho Júnior LG, Figueiredo ET, Haesbaert CM. Pneumomediastino espontâneo, síndrome de Hamman, relato de caso. Medicina (Ribeirão Preto). 2016; 49(6):574-77. doi. 10.11606/issn.2176-7262.v49i6p574-577.
9. Hamman L. Spontaneous mediastinal emphysema. Bull Johns Hopkins Hosp. 1939;64:1-21.
10. Lopes FPL, Marchiori E, Zanetti G, Silva TFM, Herranz LB, Almeida MIB. Spontaneous pneumomediastinum following vocal effort: a case report. Radiol. Bras. 2010; 43(2):137-39. doi. 10.1590/S0100-39842010000200016.
11. Hyzy RC, Taha AR. Diagnosis, management, and prevention of pulmonary barotrauma during invasive mechanical ventilation in adults. [Internet]. Illinois: UpToDate; 2021 [citado em 2021/08/10]. Disponível em: https://www.uptodate.com/contents/diagnosis-management-and-prevention-of-pulmonary-barotrauma-during-invasive-mechanical-ventilation-in-adults.
12. Lemmers DHL, Abu HM, Bnà C, Prezioso C, Cavallo E, Nencini N, Crisci S, Fusina F, Natalini G. Pneumomediastinum and subcutaneous emphysema in COVID-19: barotraumaorlungfrailty? ERJ Open Res. 2020. 6(4): 1-19. doi: 10.1183/23120541.00385-2020.
13. Netter FH. Atlas de Anatomia Humana. 7ª ed. Rio de Janeiro: Guanabara Koogan; 2019. 672 p.
14. Mousa S, Edriss H. Pneumomediastinum secondary to invasive and non-invasive mechanical ventilation. The Southwest Respiratory and Critical Care Chronicles 2019;7(27):36–2. doi: 10.12746 / swrccc.v7i27.524.
15. Kouritas VK, Papagiannopoulos K, Lazaridis G, et al. Pneumomediastinum. J ThoracDis. 2015;7(Suppl 1):S44-S9. doi:10.3978/j.issn.2072-1439.2015.01.11.
16. McGuinness G, Zhan C, Rosenberg N, et al. Increased Incidence of Barotrauma in Patients with COVID-19 on Invasive Mechanical Ventilation. Radiology. 2020;297(2):E252-E62. doi:10.1148/radiol.2020202352.
17. Clancy DJ, Lane AS, Flynn PW, Seppelt IM. Tension pneumomediastinum: A literal form of chest tightness. J Intensive Care Soc. 2017; 18(1):52-6. doi:10.1177/1751143716662665.
18. Maunder RJ, Pierson DJ, Hudson LD. Subcutaneous and mediastinal emphysema. Pathophysiology, diagnosis, and management. Arch Intern Med. 1984;144(7):1447-53. PMID: 6375617.

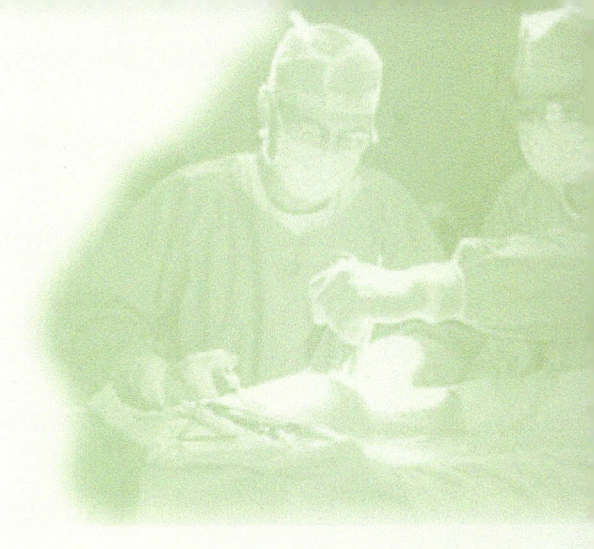

Seção 13

Abdômen

75 Apendicite Aguda no Adulto

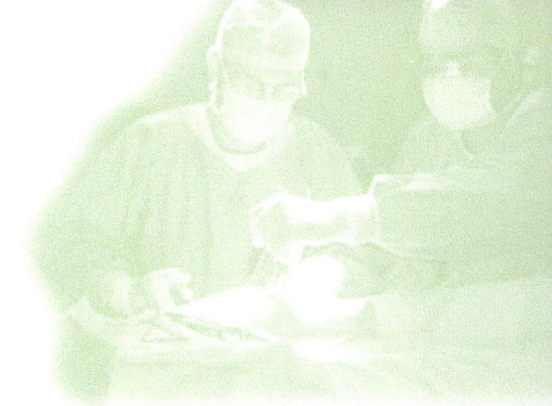

José Gustavo Parreira
Jacqueline Arantes Giannini Perlingeiro
José Cesar Assef

Introdução

O risco de desenvolvimento de apendicite aguda durante a vida varia de 2% a 9%, a depender da região geográfica avaliada.[1] Aproximadamente 1% a 3% dos pacientes com dor abdominal aguda que são atendidos em serviços de emergência têm apendicite aguda.[2,3] Das condições abdominais agudas cirúrgicas, a apendicite é uma das mais comuns. A apendicectomia é uma das operações mais frequentemente realizadas em todo o mundo, sendo uma constante na carreira do cirurgião que atende emergências.

Nos últimos anos, houve avanços significativos no tratamento destes pacientes, como o desenvolvimento dos exames de imagem, da via de acesso laparoscópica e dos cuidados pós-operatórios. Contudo, ainda há complicações sérias e até mesmo mortes em pacientes com apendicite aguda, que decorrem, na maioria das vezes, de longo tempo até o diagnóstico e seu tratamento. O prognóstico das formas não complicadas é significativamente melhor que o observado em apendicites perfuradas, especialmente em idosos, com doenças associadas e em imunossuprimidos.[4]

Há várias questões sobre apendicite aguda que estão sem resposta. Sua etiopatogenia tem sido revista, com novas hipóteses propostas.[5] As variações na apresentação clínica ainda dificultam seu diagnóstico, contribuindo para atraso e pior prognóstico. Escores clínicos são estudados com intuito de diminuir a utilização excessiva de exames de imagem, especialmente a tomografia computadorizada. Há também debate sobre o emprego de tratamento não operatório em casos selecionados, tanto nas apendicites não complicadas como nos abscessos periapendiculares. As vias de acesso vêm sendo discutidas, com vantagens e desvantagens para a via aberta e a videolaparoscópica.

Dessa forma, o objetivo deste capítulo é apresentar ao leitor uma revisão dos pontos mais importantes para o diagnóstico e o tratamento de adultos com apendicite aguda.

Anatomia e etiopatogenia

O apêndice cecal é um divertículo verdadeiro do ceco, que tem entre 2 cm e 20 cm de comprimento (média de 10 cm). Sua base está localizada no ceco, mais precisamente no encontro das tênias do cólon. Sua extremidade livre pode estar em vários locais da cavidade abdominal, o que interfere na apresentação clínica. A irrigação se dá pela a. apendicular, ramo da a. ileocecocólica.

A hipótese tradicional entende que a inflamação do apêndice cecal tenha início pela obstrução da luz do órgão, seja por fecalito, edema de mucosa e submucosa, ou mesmo neoplasia.[1,6] O muco produzido na luz do apêndice cecal fica retido, aumentando a pressão intraluminal. As bactérias, naturalmente presentes na luz, proliferam. O aumento progressivo desta pressão leva a compressão dos vasos da parede do órgão, determinando isquemia e necrose da mesma. A perfuração ocorre na área necrosada.[6]

Neste momento, duas evoluções distintas podem ocorrer: a perfuração livre e que espalha contaminação pela cavidade peritoneal (peritonite difusa), ou o bloqueio da necrose e da perfuração pelo omento maior ou vísceras locais (peritonite localizada) (Figura 75.1). A evolução da peritonite localizada pode também ganhar dois destinos com a evolução do quadro. Se o bloqueio local tiver sucesso, haverá a formação de um abscesso periapendicular. Contudo, se o bloqueio regional não for capaz de conter a contaminação, segue-se a peritonite difusa.

A resposta inflamatória (sepse) se desenvolve progressivamente e alcança seu ponto máximo na presença de peritonite difusa purulenta, com progressiva falência

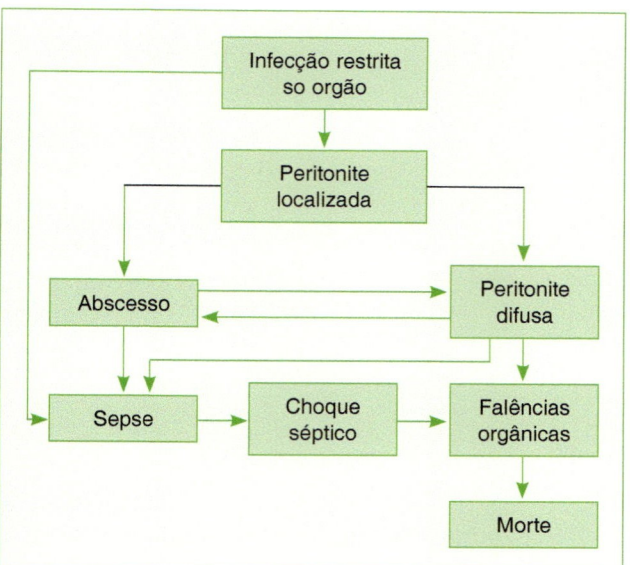

FIGURA 75.1 – *Evoluções possíveis da apendicite aguda.* Fonte: *acervo dos autores.*

orgânica e óbito. Dessa forma, existem várias apresentações clínicas para "apendicite aguda", que podem variar ainda de acordo com idade, comorbidades e presença de germes resistentes, entre outros fatores.

Recentemente, a etiopatogenia relacionada à obstrução da luz do órgão vem sendo revista. A presença de fecalitos foi identificada em apenas 18% dos pacientes com apendicite aguda, em comparação a 29% do grupo controle.[7] Em outro estudo, o aumento da pressão intraluminal foi identificado na minoria dos pacientes.[8] A perfuração parece também não ser a evolução obrigatória de pacientes com apendicite aguda, uma vez que há casos descritos de melhora clínica sem operação, mesmo em pacientes que não receberam antibióticos.[9,10] Alguns autores acreditam que a apendicite aguda com perfuração pode ter fatores específicos relacionados ao paciente, como alterações na resposta imunológica e no microbioma colônico.[1] Aparentemente, há uma influência genética, uma vez que a apendicite aguda pode ser até três vezes mais frequente em pacientes com história familiar.[1] Acreditamos que, nos próximos anos, novas informações possam melhorar nosso conhecimento sobre a etiopatogenia da apendicite aguda.

Diagnóstico

Clínico

O diagnóstico das apendicites agudas, na maioria das vezes, não é difícil. Procede-se com a habitual anamnese e o exame físico, seguidos da solicitação e interpretação de exames complementares, sejam laboratoriais ou de imagem. As apendicites são descritas como mais comuns em jovens, mas também ocorrem em idosos. A apresentação clássica da apendicite aguda se inicia por dor visceral (pelo aumento da pressão dentro da luz do órgão), que é relatada pelo paciente como difusa e mal localizada, geralmente sendo periumbelical (dermatomo T10). Com a progressão da doença e o acometimento do peritônio parietal, a dor se intensifica e localiza, a depender do local da extremidade do apêndice.

Como na maioria das vezes a mesma está na fossa ilíaca direita, este é o local mais frequente de apresentação. Normalmente o tempo entre início da dor e sua localização está entre 12 a 24 horas. Associam-se vômitos, aumento de temperatura (febre baixa) e anorexia.

O exame físico abdominal típico demonstra sinais de irritação peritoneal em fossa ilíaca direita (percussão dolorosa, descompressão brusca dolorosa, defesa e contratura à palpação superficial). Há vários sinais que podem indicar a presença de apendicite aguda ao exame físico.[11] A seguir, citamos os mais utilizados:

- *Sinal de Blumberg:* dor à descompressão brusca no ponto de McBurney (união do terço lateral com o médio de uma linha imaginária que une o umbigo e a espinha ilíaca anterossuperior), que corresponde a projeção da base do apêndice cecal na parede abdominal.

- *Sinal de Rovsing:* dor em fossa ilíaca direita desencadeada pelo deslocamento do gás do cólon esquerdo e distensão do ceco, com a compressão progressiva do cólon esquerdo e transverso.

- *Sinal do psoas:* dor a extensão do músculo psoas ou, nos casos mais graves, pela simples extensão da coxa. Isto pode ocorrer na presença de abscessos retroperitoneais, que podem ocorrer na apendicite aguda retrocecal.

- *Sinal do músculo obturador:* dor pela movimentação do m. obturador interno, através da rotação da perna direita do paciente, com leve flexão da coxa direita sobre o quadril.

Com o evoluir do quadro clínico, pode haver sinais de complicação da doença. Nos casos em que há peritonite difusa, a dor se torna generalizada e se observam taquicardia, taquipneia, distensão abdominal, vômitos e, nos casos mais graves, hipotensão arterial e diminuição no nível de consciência.

Por outro lado, se o organismo for capaz de bloquear a disseminação da contaminação na cavidade peritoneal, forma-se um abscesso periapendicular. Esse processo leva algum tempo, sendo essa apresentação mais comum com, pelo menos, 6 a 7 dias de evolução. Observam-se dor local, sinais de irritação peritoneal e presença de um "plastrão" na palpação. Pode-se definir "plastrão" pela palpação de um tumor abdominal, com limites imprecisos e sinais de irritação peritoneal. A febre vespertina pode acompanhar os quadros de abscesso periapendicular.

Os problemas de diagnóstico se iniciam quando observamos as doenças que podem mascarar um quadro de apendicite aguda, pois determinam dor na fossa ilíaca ou flanco direitos, por exemplo:

- Doenças do aparelho digestivo: Doença de Crohn, tuberculose intestinal, diverticulite de Meckel, diverticulite verdadeira de ceco, diverticulite aguda de sigmoide, perfuração por corpo estranho, neoplasias de intestino delgado, apêndice e cólon (com ou sem necrose e perfuração), gastroenterocolite aguda, epiploíte aguda, isquemia e necrose intestinais localizadas, colecistites agudas, úlceras duodenais perfuradas, enteroparasitose, pancreatite aguda, entre outras.
- *Doenças do trato urinário:* nefrolitíase, ureterolitíase, pielonefrite aguda, cistite, abscessos perinefréticos.
- *Doenças ginecológicas e obstétricas:* gravidez ectópica rota, ruptura de cisto de ovário direito, torção de cisto de ovário, cisto de ovário hemorrágico, "dor do meio" (ovulação), tuberculose, doença inflamatória pélvica aguda (DIPA) etc.
- *Doenças osteomusculares:* psoíte aguda, piomiosite tropical, artrite séptica de quadril etc.
- *Outras doenças:* pneumonia de base direita, linfadenite mesentérica (p.ex. inflamação de gânglios pós faringite aguda), neoplasias retroperitoneais complicadas, COVID19 etc.

Para complicar um pouco mais, a apresentação da apendicite aguda pode variar, de acordo com a localização do órgão, mimetizando outras causas de dor abdominal aguda:

- Apêndice pélvico: Cistite, DIPA e gastroenterite aguda (diarreia).
- Apêndice retrocecal: Pielonefrite aguda, psoíte e nefrolitíase.
- Apêndice subhepático: Colecistite aguda, úlcera duodenal perfurada.
- Apêndice na fossa ilíaca esquerda: Diverticulite aguda.
- Apêndice retroileal: Obstrução intestinal.

Fernandes et al., em 2009, avaliaram os dados de história clínica que significativamente se relacionavam com o diagnóstico de infecções intra-abdominais.[12] Dos doentes com apendicite aguda, apenas 69% tinham dor na fossa ilíaca direita. A irritação peritoneal e o conhecido "sinal de Blumberg" não se relacionaram estatisticamente com o diagnóstico de apendicite aguda, estando presente em 50% dos casos.

Já no estudo *Prospective Observational Study on acute Appendicitis Worldwide (POSAW)*, publicado em 2018 por Sartelli et al., com 4.282 pacientes com apendicite aguda, a dor em quadrante inferior direito esteve presente em aproximadamente 90%, defesa em 70%, vômitos em 42% e febre em 25% dos casos.[13]

Há ainda muitas variáveis que interferem na avaliação clínica das infecções intra-abdominais. Há fatores que mascaram a dor e os sinais de infecção, como a idade avançada, a obesidade, a utilização prévia de drogas analgésicas, anti-inflamatórias, antibióticos, corticoides e imunossupressores. Há dificuldades nas situações em que não se consegue uma anamnese e um exame físico adequados, como em doentes intubados e sob ventilação mecânica, nos paraplégicos ou sob bloqueio peridural, ou mesmo nas situações de estados demenciais, doenças psiquiátricas e idioma estrangeiro. Há outros fatores que podem confundir o médico, como a presença de gestação, SIDA e doenças de tratamento clínico que simulam um abdômen agudo cirúrgico, como a porfiria aguda, o diabetes melito descompensado, a intoxicação por chumbo, a anemia hemolítica, o uso de crack e a hepatomegalia dolorosa, entre outros. Todas essas situações podem ocorrer simultaneamente, dificultando ainda mais a correta identificação da causa de dor abdominal.

Exames laboratoriais

Os exames laboratoriais podem fornecer dados que suportam o diagnóstico clínico. A leucocitose é um importante sinal, estando presente em 81% a 90% dos casos de apendicite.[12,13] A fração de neutrófilos/linfócitos pode ser empregada também, sendo positiva com valor maior que 3,5 (o que identifica 88% dos casos de apendicite aguda).[14] A acurácia dessa fração parece ser superior que a contagem de leucócitos isoladamente. A proteína C reativa pode estar aumentada.[15] Cerca de um terço dos casos de apendicite aguda podem apresentar leucocitúria. Vital Júnior e Martins encontraram leucocitúria em 39% dos casos de crianças com apendicite aguda.[16] Este talvez seja o maior fator de erro no diagnóstico desta doença, que pode ser confundida com um quadro de infecção urinária.

O problema no diagnóstico de apendicite aguda está justamente em descartar a sua presença. Se os exames complementares indicam a presença de apendicite aguda, o caminho de investigação está aberto. Contudo, a ausência de leucocitose e aumento de PCR são observados em uma porção significativa de pacientes com apendicite aguda. Em pacientes com clínica de dor contínua em FID e hipogástrio, a hipótese de apendicite deve sempre ser considerada, mesmo com exames laboratoriais negativos.

Escores clínico-laboratoriais para diagnóstico de apendicite aguda

Há vários escores propostos na literatura com intuito de orientar conduta em pacientes com suspeita de apendicite aguda. Kularatna *et al.*, em 2017, publicaram uma revisão, tentando identificar os escores que melhor se relacionam com o diagnóstico.[17] Esses autores encontraram 12 estudos que propunham diferentes escores e outros 22 que validaram seu uso. Alguns dos escores avaliados foram: Alvarado, Alvarado modificado, *Appendicitis Inflammatory Response (AIR), RIPASA (Raja Isteri Pengiran Anak Saleha Appendicitis), Adult Appendicitis Score (AAS)*, Ohmman, Lintula e Eskelinen. Destes, o AIR teve a melhor performance em termos de sensibilidade (92%), especificidade (63%), acurácia e facilidade de uso, porém há poucos estudos com sua validação (Tabela 75.1). Já o escore de Alvarado não teve um desempenho tão bom, embora seja o mais utilizado.

O escore de Alvarado vem sendo empregado para o diagnóstico de apendicite aguda já há algum tempo (Tabela 75.1).[17,18] A somatória é de 10 pontos, sendo a apendicite aguda improvável com escores até 3 pontos, possível até 6 pontos, provável até 8 pontos e muito provável nos escores 9 e 10 pontos. Contudo, no estudo POSAW, que avaliou 4.282 pacientes com apendicite aguda, cerca de 11% tinham o escore de Alvarado < 5.[13] Na atualização de 2020 do consenso da World Society of Emergency Surgery (WSES) para diagnóstico e tratamento de pacientes com apendicite aguda, os autores não recomendam o seu uso rotineiro.[5] Contudo, o escore de Alvarado é um dos mais utilizados e certamente pode servir para orientar a solicitação de exames de imagem.

Aparentemente, o AIR e o AAS têm melhor acurácia para prever o diagnóstico de apendicite aguda, segundo estudo recente em 154 hospitais do Reino Unido, envolvendo 5.345 pacientes.[19,20] Foram avaliados 15 modelos diferentes de previsão de apendicite aguda. Esses escores são recomendados para uso clínico pelo último consenso da WSES. Cabe ressaltar que eles podem orientar conduta, mas não substituem a experiência clínica. Não são capazes de excluir a presença de apendicite aguda e não devem ser utilizados cegamente com esse objetivo.

Imagem

É importante entender que o paciente que chega com dor abdominal aguda tem várias possibilidades diagnósticas. Mais do que "focar" inicialmente em apendicite aguda, o médico deve pensar mais amplamente. Isso influencia diretamente na escolha do exame de imagem. Os exames de imagem empregados com mais frequência no abdômen agudo são a radiografia simples de abdômen, o ultrassom abdominal/pélvico e a tomografia computadorizada. Apesar de a radiografia simples de abdômen ser muito empregada em nosso meio, apresenta limitações claras.

Alguns estudos observaram sensibilidade, especificidade e acurácia para o diagnóstico de dor abdominal de, respectivamente, 30%, 86% e 53%.[21,22] Isso faz com que sua indicação para a investigação de todos

Tabela 75.1
Comparação de escores de risco mais usados para a avaliação de pacientes com suspeita de apendicite aguda.[17-20]

	Alvarado	Appendicitis Inflammatory Response (AIR)	Adult Appendicitis Score (AAS)
Variáveis	Dor QID (2) Temperatura > 37,3°C (1) Desc. brusca dolorosa (1) Migração da dor para FID (1) Anorexia (1) Náusea ou vômito (1) Leucocitose > 10.000 (2) Desvio a esquerda (1)	Vômito (1) Dor FID (1) Dor a descompressão (ausente = 0, Leve = 1, moderada = 2, forte = 3) Temperatura > 38,5°C (1) PMN (< 70% = 0, 70-84% = 1, > 85% = 2) Leucócitos (< 10 k = 0, 10 k – 14,9 k = 1, > 15 k = 2) PCR (< 10 = 0, 10-50 = 1, > 50 = 2)	Dor QID (2) Migração da dor (2) Dor à palpação de QID (3/1*) Defesa a palpação de QID (leve = 2, moderada ou forte = 4) Leucócitos (> 7,2 – < 10,9 = 1, > 10,9 – < 14 = 2, > 14 = 3) % Neutrófilos (62% a 75% = 2, 75%-83% = 3, > 83% = 4) PCR (mg/L, sintomas < 24 h) (4-10 = 2, 11-24 = 3, 25-83 = 5, > 85 = 1) PCR (mg/L, sintomas > 24 h) (12-52 = 2, 53-151 = 2, > 151 = 2)
Área sob a curva ROC	0.790 (0.758 – 0.823) 0,74 a 0,88	0.810 (0.779 – 0.840) 0.84-0.97	0.882 (95% CI 0.858 – 0.906)
Valores	< 3: baixo risco 3-6: moderado (imagem) > 6: alto risco (aval. cirurgia)	0-4: baixo risco 5-8: moderado (imagem) 9-12: alto risco (aval. cirurgia)	< 11: baixo risco (4% apendicite) 11-15: moderado > 15: alto risco (87% apendicite)

Fonte: *desenvolvida pelos autores.*

os casos de dor abdominal seja questionada. Nas suspeitas de apendicite aguda, poucas vezes há mudança de conduta baseada em radiografias de abdômen. Atualmente, não recomendamos seu uso se a suspeita inicial é apendicite aguda.

A ultrassonografia abdominal e pélvica é um método também muito empregado em nosso meio. Tem as vantagens de não ser invasivo e apresentar altos valores de acurácia para detecção de líquido livre intraperitoneal, um dos primeiros sinais das peritonites. Além disso, é um exame sem radiação ionizante, que toma pouco tempo, pode ser repetido, está amplamente disponível e pode ser realizado na sala de emergência. Contudo, também apresenta limitações, como a dependência direta do observador (ser operador e equipamento dependente) e a diminuição da sua acurácia em obesos, na presença de distensão gasosa de alças intestinais e na identificação de lesões retroperitoneais. A literatura demonstra que a realização de US de abdômen traz uma informação útil em 56% dos casos de dor abdominal. Uma avaliação crítica do US para a avaliação das apendicites demonstra que 15% dos casos não são diagnosticados por este método de imagem.[23-25]

A literatura cita o POCUS (*Point of care ultrasound*) como uma ferramenta útil na identificação de apendicite aguda.[26] Trata-se de exame direcionado, com busca de achados diretos para chegar ao diagnóstico. Com o crescimento do uso do ultrassom portátil por médicos que atuam em serviço de emergência (não radiologistas), esse exame tem ganhado campo importante. Voltamos a colocar que o problema está principalmente no exame negativo, pois há limitações mesmo para o radiologista experiente. Uma das utilizações recomendadas para o ultrassom é nas gestantes, nas quais a radiação ionizante e o contraste endovenoso da tomografia podem comprometer o feto.

A tomografia computadorizada com multidetectores (*multislice*) e contraste endovenoso é o exame de maior acurácia na detecção da causa das infecções intra-abdominais, com sensibilidade superior a 95% (Figura 75.2). Em um estudo realizado em 2.222 doentes com dor abdominal em que a TC foi indicada seletivamente, o diagnóstico foi correto em 2151 casos (96,8%).[23] Nesse mesmo estudo, houve apenas sete laparotomias não terapêuticas e 1,2% de estudos "falso negativos".[23] Para apendicite aguda, em uma revisão sistemática recente que avaliou 64 estudos, totalizando 10.280 pacientes, a sensibilidade foi de 95%, e a especificidade de 94%.[27] Observou-se que a TC com contraste endovenoso teve melhor sensibilidade que a observada nos estudos sem contraste.

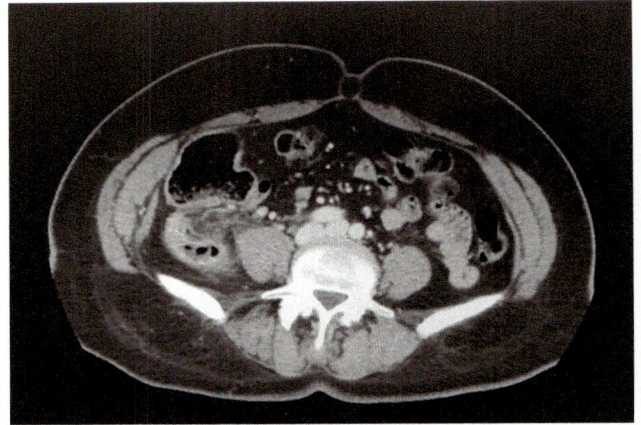

FIGURA 75.2 – *Tomografia computadorizada com contraste endovenoso demonstrando apêndice cecal de dimensões aumentadas, com espessamento de suas paredes e processo inflamatório importante ao redor. Paciente não apresentava peritonite ao exame físico, provavelmente pela localização retrocecal. Fonte: acervo dos autores.*

A tomografia computadorizada de abdômen e pelve é um estudo relativamente rápido, avalia vísceras parenquimatosas, o peritônio e o retroperitoneo, além de não ser demasiadamente dependente do biotipo e do avaliador. Permite a estratificação da gravidade da doença e do acometimento da cavidade peritoneal, o que direciona e individualiza o tratamento. Obviamente tem desvantagens, como a utilização de radiação ionizante e contraste endovenoso. Sua disponibilidade é variável em nosso país, e há nítidas limitações relacionadas ao equipamento, como a necessidade de técnicos treinados, exames de qualidade adequada e radiologistas para laudar o exame.

A ressonância nuclear magnética pode ser uma opção para o diagnóstico de apendicite aguda, principalmente quando houver dúvida no diagnóstico clínico, associado a limitações na realização de TC. Exemplo frequente é o diagnóstico em gestantes, ou quando o paciente tem alergia ao contraste endovenoso.

Na revisão de 2020 do Consenso da Sociedade Mundial de Cirurgia de Emergência sobre diagnóstico e tratamento da apendicite aguda, a recomendação é que os exames de imagem sejam realizados seletivamente, com base em achados clínicos.[5] Pacientes com risco intermediário com base nos escores clínicos devem ser submetidos a exames de imagem, inicialmente o ultrassom de abdômen. Nos casos de suspeita clínica em que o ultrassom foi negativo, a tomografia computadorizada com contraste endovenoso, com protocolo de baixa radiação, deve ser empregada para descartar o diagnóstico.

Armadilhas

Alguns de nós poderiam estar questionando se, com o aumento da qualidade e disponibilidade dos exames de imagem, o problema de erros no diagnóstico das apendicites agudas estaria sanado. Infelizmente, a resposta é não. Stromberg *et al.*, em 2007, realizaram tomografia computadorizada em *todos* os doentes avaliados com dor abdominal aguda em um serviço de emergência.[23] Em aproximadamente 44% dos doentes, o diagnóstico da causa da dor não pode ser feito. Os exames complementares têm limites, e, mesmo com alta acurácia, podem induzir o médico ao erro de diagnóstico. Há três "armadilhas" que o médico pode cair ao utilizar exames complementares para o diagnóstico de apendicites agudas:

1. O exame complementar não identifica a apendicite (exames falso negativos). Este é o caso mais comum, e ocorre, por exemplo, quando assumimos que não há apendicite aguda, pois o exame de ultrassom abdominal teve o resultado negativo.
2. O exame complementar foi positivo, mas não há apendicite aguda (exames falso positivos).
3. O exame complementar mostra OUTRA doença, que está realmente presente, mas não é a causa da dor (no caso, apendicite aguda). Esta é a armadilha mais difícil. Ocorre quando, por exemplo, um doente que tem nefrolitíase direita desenvolve apendicite aguda. O ultrassonografista poderia identificar a nefrolitíase e deixar passar a apendicite. Um clínico menos experiente poderia tratar a nefrolitíase, postergando o diagnóstico e tratamento da apendicite aguda.

Finalmente, gostaríamos de citar as possibilidades invasivas para o diagnóstico das apendicites agudas. Tanto a videolaparoscopia como a laparotomia exploradora (se a videolaparoscopia não estiver disponível) são métodos invasivos e realizados sob anestesia geral. Devem ser empregados sempre que haja persistência da dúvida diagnóstica mesmo com a utilização de métodos menos invasivos.

Estratificação da gravidade

Alguns autores consideram que as apendicites que apresentam processo inflamatório restrito aos órgãos podem ser consideradas como "não complicadas" enquanto as que não estão restritas a esses órgãos (i.e. acometem também a cavidade peritoneal – perfuração), seriam "complicadas".[28] A perfuração ocorre em aproximadamente 16% a 40% dos casos de apendicite aguda, sendo associada a maior frequência de complicações e óbitos.[4] Várias classificações de gravidade foram propostas e estudadas, e comentaremos algumas mais interessantes.

Shafi *et al.*, em 2014, publicaram a estratificação de gravidade para apendicite aguda da American Associations for the Surgery of Trauma (AAST)[29] (Tabela 75.2). Hernandes *et al.*, em 2017, validaram essa classificação, que se correlacionou diretamente com frequência de operações abertas, complicações e tempo de permanência hospitalar.[30] (Tabela 75.2). Os achados de imagem pré-operatórios se correlacionaram diretamente com o intraoperatório. Esse escore foi validado novamente em outros dois estudos, demonstrando uma boa correlação com custos, complicações, reintervenção, tempo de permanência e mortalidade.[31,32]

A classificação da WSES, proposta em 2015, foi validada no estudo POSAW, com 4.282 pacientes com apendicite aguda (Tabela 75.3).[13,33] Também é uma opção interessante para estratificação de gravidade desses pacientes.

Tratamento

Visão geral

Há várias opções terapêuticas para pacientes com apendicite aguda, que dependem da apresentação da doença, da disponibilidade de equipamento e da preferência do cirurgião (Figura 75.3). A maioria dos doentes com apendicite aguda se apresenta com pouco tempo

Tabela 75.2
Classificação de gravidade da apendicite aguda pela American Association For the Surgery of Trauma (AAST) – validada por Hernandes et al., 2017[30]

Grau	Achados de imagem	Achados operatórios	Percentual dos casos
Normal	Normal ou não visualizado	Apêndice normal	< 1%
I	Espessamento apêndice > 6 mm, com leve edema periapendicular	Apêndice inflamado, sem necrose ou perfuração	68,8%
II	Espessamento apêndice >6 mm, com edema periapendicular acentuado	Apêndice com necrose/gangrena	9,3%
III	Espessamento apêndice > 6 mm, com edema periapendicular acentuado, associado a líquido livre em FID e pelve	Apêndice com necrose/gangrena e perfuração + contaminação local	9,0%
IV	Espessamento apêndice > 6 mm (ou não visualizado) + abscesso ou fleimão	Apêndice com necrose/gangrena e perfuração + abscesso ou fleimão	10,8%
V	Espessamento apêndice > 6 mm (ou não visualizado) + líquido livre (+ de um quadrante)	Apêndice com necrose/gangrena e perfuração + peritonite difusa	1,8%

Fonte: *desenvolvida pelos autores.*

Tabela 75.3
Proposta de classificação da Sociedade Mundial de Cirurgia de Emergência (WSES), 2015[13,33]

Grau	Descrição	% dos casos
0	Normal macroscopicamente (endoapendicite ou periapendicite)	3,4%
I	Apêndice inflamado, sem necrose ou perfuração	44,3%
IIa	Necrose segmentar, sem comprometer a base	14,8%
IIb	Necrose na base do apêndice	3%
IIIa	Fleimão	7,8%
IIIb	Abscesso < 5 cm, sem pneumoperitônio livre	4,2%
IIIc	Abcesso > 5 cm, sem pneumoperitônio	1,7%
IV	Perfurado com peritonite difusa	8,8%

POSAW: 12,1% sem graduação repostada.[13]
Fonte: desenvolvida pelos autores.

de evolução, com formas não complicadas da doença e são candidatos a apendicectomia por videolaparoscopia, se as condições locais permitirem.[5,34] A antibioticoterapia é também de curta duração, não ultrapassando 24 horas nas formas não complicadas.[5] A via de acesso é ditada por disponibilidade de equipamento, treinamento da equipe, estratificação da gravidade da doença e das reservas do doente. As opções terapêuticas empregadas nas apendicites agudas estão descritas na Figura 75.3.

As apendicites agudas podem também ser causa de sepse e choque séptico (sepse e hipotensão arterial não reversível com a infusão endovenosa inicial de volume), situações com alta mortalidade. O ponto principal é que essa letalidade pode ser reduzida se medidas de diagnóstico e de tratamento adequadas forem instituídas precocemente. Essa mentalidade vem sendo incentivada com as publicações da Surviving Sepsis Campaign (SSC), desde 2004.[35] Na atualização de 2018, o "pacote da primeira hora" inclui: dosagem de lactato sérico (repetindo se > 2 mmol/L), a coleta de culturas antes da administração dos antibióticos, a administração de antibióticos de largo espectro, a infusão endovenosa de cristaloides em volume de 30 mL/Kg nos doentes hipotensos ou com lactato maior ou igual a 4 mmol/L, bem como de drogas vasoativas para os que mantiveram-se hipertensos após a reanimação volêmica.[35]

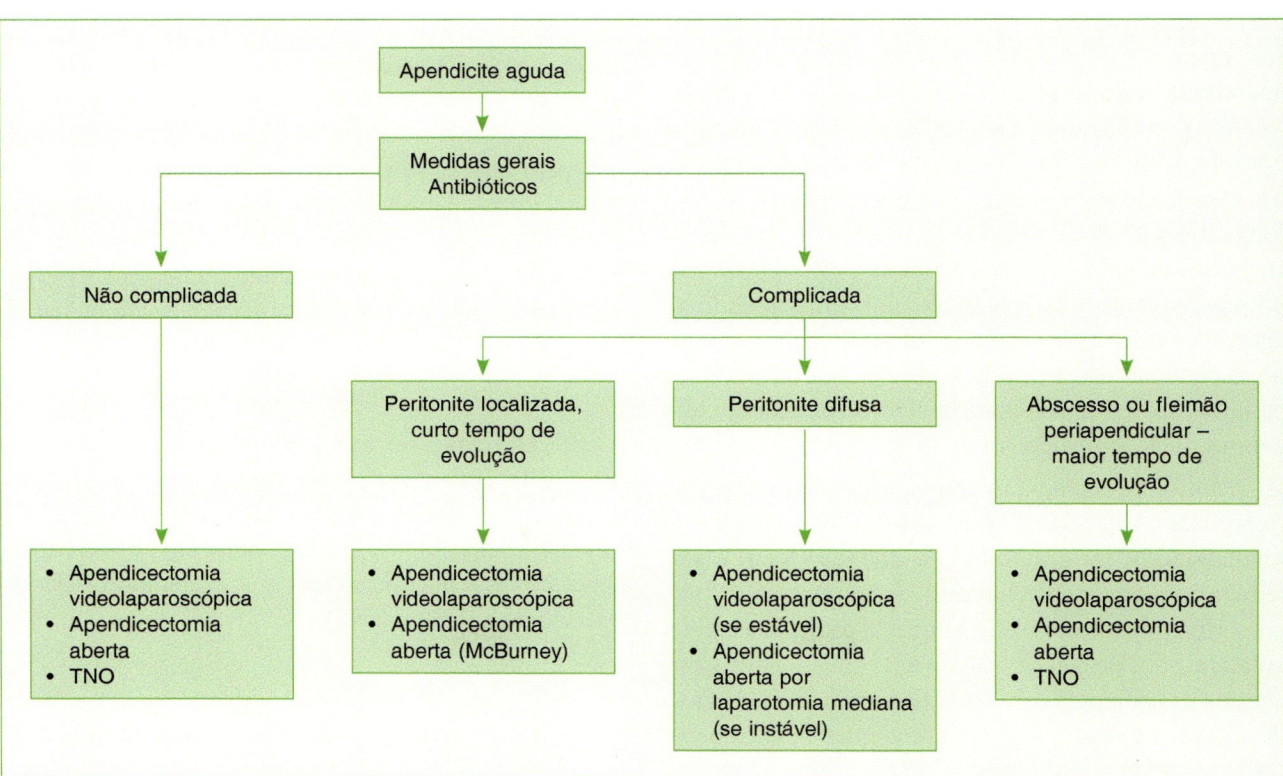

FIGURA 75.3 – Opções terapêuticas no tratamento da apendicite aguda, de acordo com a apresentação clínica. Fonte: acervo dos autores.

O consenso sugere a pesquisa ativa da fonte de infecção e recomenda que, se houver foco a ser controlado cirurgicamente, isso ocorra de 6 a 12 horas. Ou seja, nos casos de apendicites agudas que determinem sepse grave ou choque séptico, a operação deve ser realizada o mais precoce possível.[36]

Antibioticoterapia

Os germes mais frequentemente identificados em culturas de pacientes operados por infecções intra-abdominais são as *enterobacteriaceae* (principalmente *escherichia coli* e *klebsiella spp*), estreptococos e anaeróbios (especialmente *bacteroides fragilis*). *Enterococcus spp.* são dos germes gram-positivos mais frequentes.[37] No estudo de avaliação prospectiva de 4.282 pacientes tratados por apendicite aguda da Sociedade Mundial de Cirurgia de Emergência, publicado em 2018, as culturas intraoperatórias foram coletadas em 20% dos casos, sendo positivas em 34%. Os germes isolados mais frequentes foram: *escherichia coli* (58%), *bacteroides spp.* (38%), *enterococcus faecalis* (15%), *streptococci* spp. (9%) e *Klebsiella pneumoniae* (7%).[13]

O uso de antibióticos é consenso na maioria dos estudos. Tanto no pré-operatório, como no pós-operatório de apendicectomias complicadas, bem como na opção de tratamento não operatório. Há dúvidas se antibióticos são necessários no pós-operatório de apendicectomias por apendicite não complicada, mas o consenso atual parece direcionar seu uso, porém restrito a 24 horas.[5,13] Nas apendicectomias por apendicite complicada, a duração é maior. No estudo *STOP-IT*, publicado por Sawyer *et al.*, em 2015, as complicações foram as mesmas na comparação de tratamento de curta duração (4 dias completos) com longa duração (8 dias).[38] Dessa forma, a nossa opção tem sido manter pelo menos 4 dias de antibioticoterapia no pós-operatório de apendicectomias por apendicite aguda complicada, e suspender se, ao final desse período, o paciente estiver sem sinais sistêmicos ou locais de infecção, associado a normalização de leucograma e diminuição significativa da PCR.

A antibioticoterapia inicial nas apendicites agudas é empírica e baseada nos germes mais frequentemente identificados, na gravidade da doença (local e sistêmica), na chance de haver germes resistentes, nas comorbidades e hipersensibilidade do paciente e efeitos colaterais das drogas.[37] Não há um esquema que sirva a todos os pacientes com apendicite aguda. Cada caso deverá ser avaliado, e, o melhor esquema, escolhido. Cabe ressaltar a importância da escolha correta dos antibióticos. Erros na prescrição de antimicrobianos aumentam o tempo de internação, as complicações infecciosas, o tempo de permanência em terapia intensiva, a resistência a antibióticos, os custos e a mortalidade.[39] Kumar *et al.*, em 2006, observaram que o atraso na prescrição de antibióticos em doentes com choque séptico significou um aumento na mortalidade em 7,6% por hora.[40]

Há crescente resistência bacteriana observada em peritonites comunitárias, outrora livres desse tipo de problema. As variáveis envolvidas para a estratificação dos doentes com IAA utilizada no consenso da WSES de 2011, confirmadas na publicação de 2013, foram as seguintes: fonte de contaminação intra-abdominal, fatores de risco para microrganismos específicos, padrões de resistência microbiana e condição clínica dos doentes.[41,42] Nos doentes com infecção intra-abdominal (IIA) de origem comunitária de foco não biliar, deve-se considerar inicialmente se há choque séptico (definida hipoperfusão ou hipotensão arterial). Posteriormente, deve-se avaliar o risco de o doente ter, como patógeno provável, alguma bactéria com produção de beta lactamase de espectro estendido (ESBL) (relacionadas principalmente a utilização prévia de cefalosporinas, quinolonas, bem como comorbidades que determinem uso prévio de antibióticos, internações e operações recentes).

O esquema da Figura 75.4 é um exemplo de fluxo na escolha de antimicrobianos baseados nessas variáveis, empregado em nosso hospital. Os doentes com IIA e com baixo risco para ESBL deveriam receber, inicialmente, ceftriaxona/metronidazol (ver Figura 75.1). A recomendação para os com infecções leves em associação a fatores de risco para ESBL seria o ertapenem ou a tigeciclina. Para os doentes com sepse grave, mas sem fatores de risco para ESBL, recomenda-se a piperacilina/tazobactam. Caso o doente apresente sepse grave e fatores de risco para ESBL, os carbapenêmicos do grupo 2 (imipenem/cilastatina ou meropenem) associados ou não ao fluconazol seriam recomendados.

Tratamento não operatório (TNO)

O TNO deve ser avaliado em três situações clínicas diferentes: apendicite aguda não complicada, complicada com abscesso/fleimão periapendicular e nas apendicites hiperplásticas. Cada uma dessas apresentações tem peculiaridades que podem interferir na decisão de aplicar o TNO.

Apendicite aguda não complicada

Há várias séries prospectivas randomizadas avaliaram doentes com apendicite aguda, comparando o tratamento com antibióticos apenas *versus* o

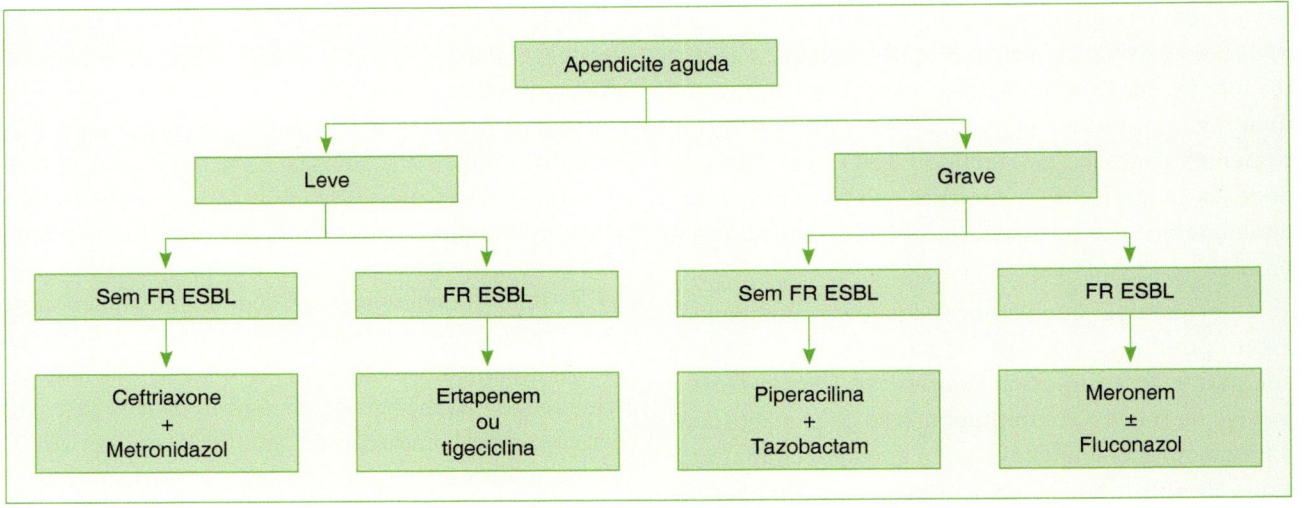

FIGURA 75.4 – *Esquema para escolha empírica de antibióticos em pacientes com apendicite aguda, empregado no hospital dos autores. A apendicite aguda grave é definida pela presença de choque séptico. FR ESBL: Fatores de risco para bactérias produtoras de betalactamase (uso prévio de antibióticos, especialmente quinolonas e cefaloporinas, operações e internações recentes, fatores de imunossupressão).[41,42] Fonte: acervo dos autores.*

tratamento operatório padrão.[43-46] A avaliação dessas séries demonstrou que o tratamento não operatório com antibióticos pode ser realizado, com falhas em aproximadamente 10% a 30% dos casos.[43-46] Wilms *et al.*, em 2011, realizaram uma revisão sistemática sobre o tema e, incluindo cinco séries prospectivas e randomizadas que somavam 901 doentes, compararam os resultados do tratamento da apendicite aguda com antibióticos ao tradicional tratamento operatório.[47]

Observaram que, após duas semanas, 73,4% dos doentes tratados apenas com antibióticos e 97,4% dos tratados por apendicectomia estavam curados e sem maiores complicações. Esses autores entendem a apendicectomia como tratamento padrão para a apendicite aguda.

Outros estudos surgiram posteriormente, demonstrando evolução semelhante do TNO.[48-50] Uma das séries mais recentes foi publicada por Salminen *et al.*, em 2015. A apendicectomia teve sucesso inicial em 99,6%, enquanto o tratamento com antibióticos resultou em apendicectomia, em um ano, em 27,3% dos casos. Em metanálise publicada em 2016, Sallinen *et al.* compararam o TNO com apendicectomia em 1.116 pacientes de cinco séries prospectivas e controladas. Dos 550 que tiveram TNO inicialmente, 8,4% necessitaram apendicectomia no primeiro mês e mais 22,6% no primeiro ano.[51] Os autores reportaram um número maior de complicações significativas nos pacientes submetidos a apendicectomia (8,4% vs. 4,9%).

Uma das maiores séries prospectivas e randomizadas, incluindo 1.552 pacientes com apendicite aguda, em 25 centros norte-americanos, publicada em 2020, encontrou outros resultados.[50] Dos 776 pacientes randomizados para o grupo de TNO inicialmente, 29% necessitaram apendicectomia em até 90 dias. A chance de complicações foi maior também nesse grupo, em comparação ao grupo submetido a apendicectomia inicialmente (8,1% *vs.* 3,5%).[50] As complicações do grupo de TNO foram significativamente maiores nos pacientes com apendicolito.

O consenso da WSES, de 2020, apresenta a seguinte recomendação (grau 1A):

> *Recomendamos a **discussão** do TNO com antibióticos como uma **alternativa** ao tratamento operatório em pacientes **selecionados** com apendicite não complicada **sem apendicolito**, alertando para chance de falha no TNO e possibilidade de erro diagnóstico (não há como garantir que haja apendicite não complicada apenas pela TC).[5] Os pacientes que melhor responderam a esse tratamento foram os com idade menor que 60 anos, sem comorbidades graves, com escores de Alvarado menores de 4, baixos PCR e contagem de leucócitos. A presença de apendicolito foi um fator relacionado à má evolução clínica, motivo pelo qual o TNO não está recomendado nestes casos.[52] O TNO pode ser feito com antibióticos endovenosos por 48 horas, mas já há estudos propondo o tratamento ambulatorial com drogas administradas por via oral.[53]*

Contudo, há necessidade de uma avaliação mais profunda desta ideia, principalmente porque a maioria dos estudos foram feitos em países desenvolvidos, com amplo acesso ao sistema de saúde. Além das falhas na fase aguda, há recidiva dos sintomas em até 27% no final de um ano, e 39% em 5 anos.[49,54] Outro ponto importante seria o aumento significativo do uso de antibióticos no TNO em larga escala, o que contribuiria significativamente para o aumento da resistência bacteriana.⁵⁵ O maior problema é que, dos casos que há falha na primeira internação, não podemos garantir uma evolução sem complicações. Há estudos que demonstram baixa frequência de complicações em pacientes operados por falha de TNO, mas isso não pode ser garantido se o paciente não tiver um acompanhamento muito próximo, como o realizado em protocolos de pesquisa como estes.

Considerando que há necessidade de acompanhamento próximo e rigoroso do paciente em TNO, uso adequado do antibiótico domiciliar, acesso fácil a serviço de saúde e comprometimento do paciente com o tratamento, entendemos que a apendicectomia seja ainda a forma mais segura de tratamento para casos de apendicite aguda não complicada em nosso meio. Esta ideia se apoia nos anos de experiência de atendimento em serviço de emergência dos autores deste capítulo, tendo observado vários casos de complicações sérias e óbitos em pacientes oriundos de outros serviços, em uso de antibióticos pelo diagnóstico (equivocado) de outras situações clínicas (p. ex., infecção urinária), quando na verdade tinham desde o início de seu quadro clínico uma apendicite aguda.

Abscesso periapendicular

A apresentação da apendicite aguda como fleimão e abscesso periapendicular traz desafios específicos. Como esses casos se apresentam ao serviço de emergência com maior tempo de evolução, o bloqueio local é mais intenso e difícil de ser desfeito cirurgicamente. O tratamento operatório pode trazer maiores riscos de lesões iatrogênicas intraoperatórias. Há também maior frequência de abscessos intra-abdominais pós operatórios. Dessa forma, o TNO surge como uma opção atraente, visto que há respaldo de literatura (Figura 75.5).

Andersson e Petzold, em 2007, publicaram uma análise de 61 artigos sobre esse tema.⁵⁶ Observaram que os abscessos periapendiculares ocorrem em apenas 3,8% dos doentes com apendicite aguda, que o tratamento não operatório falhou em apenas 7,2% desses casos, que houve necessidade de punção percutânea em 19,7%, que as taxas de complicações foram inferiores às observadas em doentes submetidos ao tratamento operatório (OR 3,3. P<0,001), que a presença de malignidade ocorreu em 1,2% dos casos e que a recorrência da apendicite após o tratamento clínico foi de 7,4%. Esses autores defendem o tratamento não operatório para os casos de abscessos periapendiculares. Simillis et al., em 2010, demonstraram, em uma metanálise, que os doentes com apendicite aguda complicada com abscessos ou fleimão submetidos ao tratamento conservador (antibióticos com ou sem punção percutânea) apresentaram menor frequência de complicações, de abscessos pélvicos, de obstrução intestinal e de operações adicionais quando comparados aos doentes submetidos a apendicectomia.⁵⁷

Baseados nessas evidências, a recomendação dos consensos da World Society of Emergency Surgery (WSES) de 2011 e 2013 sugere o tratamento conservador com antibióticos e drenagem percutânea do abscesso (se maior que 4 cm e com janela para punção) guiada por métodos de imagem.⁴¹,⁴² Essa recomendação foi revista recentemente. Estudos anteriores já demonstravam comprometimento da qualidade de vida e aumento de custos relacionados à alternativa de drenagem percutânea de apendicites agudas com abscessos em comparação ao tratamento operatório de imediato.⁵⁸,⁵⁹ Foi relatada maior frequência de neoplasias de apêndice cecal no grupo de pacientes tratados dessa forma, o que também questionava essa opção terapêutica.⁶⁰,⁶¹ Em 2018, Horn et al. publicaram uma revisão com 2.209 pacientes submetidos a essa forma de tratamento, com

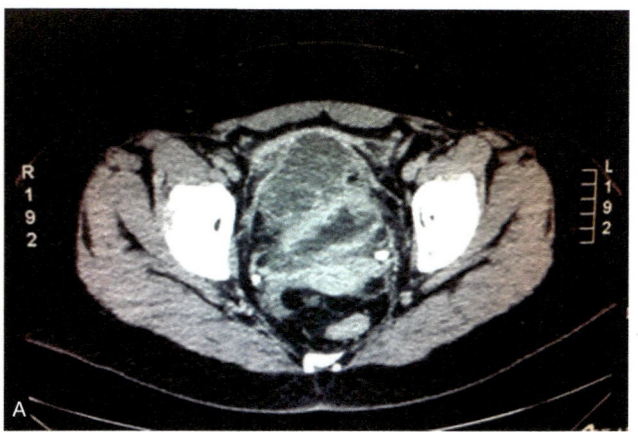 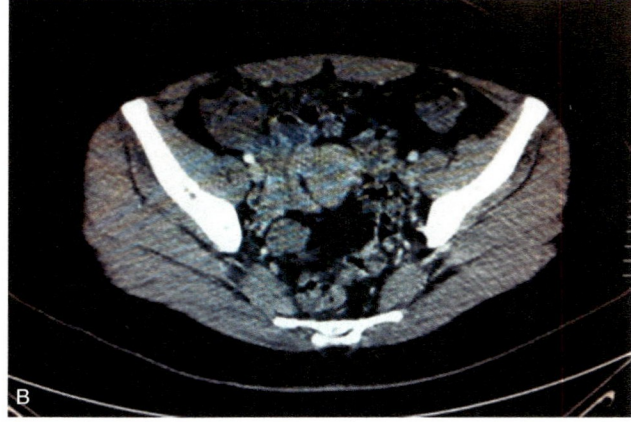

FIGURA 75.5 – Abscesso periapendicular: tratamento não operatório com antibióticos e drenagem percutânea. Paciente com 12 dias de história, apresentando dor em hipogástrio e febre. A apendicectomia videolaparoscópica foi realizada após alguns meses pela persistência de sintomas, sendo negativa para malignidade. **A.** Tomografia computadorizada de abdômen e pelve, demonstrando coleção com paredes espessadas, sem a presença de apendicolito. **B.** Tomografia computadorizada de abdômen e pelve, após 7 dias da drenagem percutânea e antibióticos, demonstrando redução significativa do abscesso. Fonte: acervo dos autores.

falha em aproximadamente 25% dos casos.[62] O problema maior foi a maior taxa de ressecção intestinal nos casos de falha de TNO, em comparação com os operados inicialmente (17% vs. 3%).

Mentula *et al.*, em 2015, compararam a apendicectomia videolaparoscópica com o tratamento conservador em pacientes com abscessos periapendiculares.[63] O grupo de pacientes submetidos a tratamento operatório teve uma necessidade de ressecção intestinal em 10%, bem como apendicectomia incompleta em 13%.

Contudo, ainda assim, a taxa de complicações, intervenções e readmissões não planejadas foi menor no grupo submetido a tratamento operatório. Os autores sugerem que o tratamento cirúrgico em boas mãos parece ter melhores resultados. Dessa forma, no consenso de 2020, a WSES se posiciona a favor da *apendicectomia videolaparoscópica* para o tratamento desses casos, *uma vez que haja equipe experiente e equipamento adequado*. Nos casos em que essas condições não estejam disponíveis, o tratamento não operatório com antibióticos e drenagem percutânea pode ser uma opção inicial.

Contudo, no estudo de Hernandes *et al.*, em 2017, observou-se que, dos 35 pacientes com abscesso periapendicular, 24 (68%) tiveram inicialmente tratamento não operatório, 7 apendicectomias videolaparoscópicas (1 convesão) e 4 tiveram apendicectomia aberta indicada diretamente.[30] Isso contrasta com o tratamento das demais apresentações de apendicite aguda nesse estudo, quando a apendicectomia videolaparoscópica é indicada na maioria absoluta dos casos.

Dessa forma, observa-se uma tendência nos países desenvolvidos em utilizar o TNO para tratamento dos pacientes com abscesso periapendicular.

Cabe ressaltar que ambas opções terapêuticas demonstraram ser viáveis e podem ser aplicadas a depender do caso em questão. O tratamento da apendicite aguda complicada com abscesso periapendicular por drenagem percutânea associada a antibioticoterapia (DPC + ATB) tem prós e contras (Tabela 75.4). A vantagem principal é evitar a operação, que pode ocasionar lesões iatrogênicas, seguir-se de fístula estercoral ou mesmo abscessos pós-operatórios. Entretanto, o tratamento por DPC + ATB necessita de recursos como a tomografia computadorizada (para diagnóstico e acompanhamento pós-drenagem), radiologista treinado para realizar a punção (com risco inerente de lesões iatrogênicas), equipamento disponível (incluindo o custo de cateter tipo *pigtail*), além do próprio antibiótico, que, em alguns protocolos, pode ser mantido por 10 a 14 dias. As complicações podem ser de difícil resolução, considerando que ao tempoprolongado de antibióticos segue-se a resistência bacteriana. É também necessária reflexão sobre a aplicação dessa opção terapêutica em nosso país, mais especificamente em serviços públicos, uma vez que os recursos necessários podem não ser disponíveis homogeneamente.

Um tópico importante é a discussão sobre a necessidade de apendicectomia "de intervalo", após TNO e resolução da apendicite aguda. Há dois problemas com manter o apêndice após o TNO: recidiva da apendicite (estimada em até 40% em 5 anos) e a presença de neoplasias malignas do apêndice cecal, que tem incidência elevada em algumas séries.[60,61] A apendicectomia de intervalo tem índice de complicação de até 12%, o que não incentiva esse tipo de procedimento.[5] No consenso de 2020 da WSES, a apendicectomia não é recomendada para jovens (idade inferior a 40 anos), assintomáticos e

Tabela 75.4
Comparação entre opção de tratamento não operatório e operatório para pacientes com abscesso periapendicular

	Tratamento não operatório	Tratamento operatório
Vantagens	• Evita agressão cirúrgica e desbloqueio da infecção • Drenagem percutânea é necessária apenas em uma porcentagem dos casos • Minimamente invasiva • Evita complicações de ferida operatória • Sem riscos relacionados a anestesia • Sucesso na maioria dos casos (75%-95%)	• Eliminação direta da causa da infecção • Limpeza adequada da cavidade • Retirada de fecalito • Identificação de neoplasias com tratamento de oportunidade • Drenagem externa de eventual fístula
Desvantagens	• 5% a 25% de falha • Nas falhas, a operação geralmente é complicada e com necessidade de ressecção intestinal em até 17% • Apendicectomia de intervalo • Possibilidade de neoplasia de apêndice cecal (10%-29%) • Maior tempo de antibioticoterapia e suas consequências (resistência, efeitos colaterais etc). • TCs controles (maior exposição a radiação, contraste e custos) • Tempo de permanência do cateter (quando drenagem percutânea realizada)	• Lesões iatrogênicas • Possibilidade de ressecção intestinal (estimada em 3% a 5%) • Infecções de sítio cirúrgico no pós-operatório: ferida operatória e abscessos intra-abdominais

Fonte: *desenvolvida pelos autores.*

que têm avaliação diagnóstica negativa para neoplasia. Contudo, trata-se de uma decisão a ser tomada caso a caso, visto que há muitas variáveis envolvidas.

Apendicite hiperplásica

Uma situação clínica pouco comentada é a apendicite hiperplásica. Trata-se de um quadro clínico de dor em fossa ilíaca direita e pelve, geralmente de duração superior a 10 dias, de leve intensidade, sem sinais sistêmicos de infecção.[64] Ao exame físico, nota-se uma massa palpável na região. O que ocorre é uma inflamação do apêndice cecal em fase subaguda, sendo provável que o processo esteja em resolução progressiva. Nesses casos, não há leucocitose, e a TC de abdômen demonstra o processo inflamatório sem líquido livre ou formação de abscesso.

Nesses casos, o tratamento é clínico, com sintomáticos apenas. Não há necessidade de antibióticos. A operação, nessa fase, tem maior chance de lesões iatrogênicas e ressecção intestinal, visto que se trata de um tumor inflamatório. O paciente deve ser seguido ambulatorialmente, sendo necessário o controle por imagem e colonoscopia, para descartar a possibilidade de neoplasia.

Outras formas não agudas de apendicite podem ocorrer, contudo fogem ao escopo deste capítulo.[65]

Tratamento operatório

Uma vez que o tratamento operatório esteja indicado, há algumas considerações importantes.

Para pacientes com apendicite aguda não complicada, sem peritonite difusa ou sinais de perfuração, aparentemente não há emergência para realização da operação.[5] Alore et al. encontraram aumento significativo de complicações e mortalidade em pacientes operados a partir do terceiro dia de internação.[66] Estas informações nos permitem entender que, nas condições anteriores, não há situação de emergência no tratamento da apendicite aguda não complicada.

Nas apendicites agudas com peritonite difusa, ou nos pacientes com sinais sistêmicos de infecção (taquicardia, taquipneia, hipotensão), a operação ganha status de urgência/emergência.[36] Deve ser realizada após rápida reanimação e início de antibióticos, conforme já descrito.

■ Via de acesso

Tanto a via aberta ou a videolaparoscópica podem ser empregadas (Figura 75.6). Há vantagens e desvantagens de ambas vias de acesso. A tendência

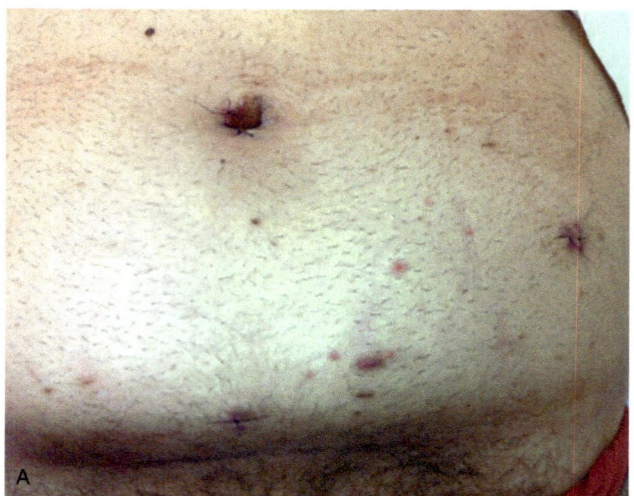

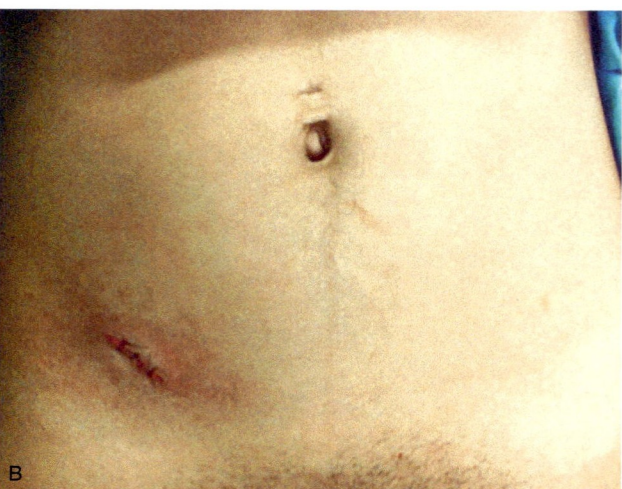

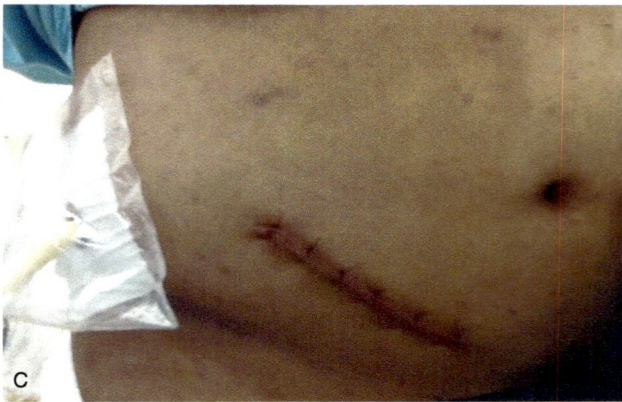

FIGURA 75.6 – Vias de acesso para tratamento da apendicite aguda. **A.** Apendicectomia videolaparoscópica tradicional com três trocartes. **B.** McBurney em paciente magro. **C.** McBurney em paciente obeso (não recomendado pela possibilidade de hérnias de difícil esolução posteriormente). Drenagem pelo flanco direito por autólise apendicular (coto não identificado). Fonte: acervo dos autores.

atual é que a via laparoscópica ganhe cada vez mais a preferência dos cirurgiões, nas condições em que não haja contraindicação absoluta para realização de pneumoperitônio.[5] As vias de acesso na fossa ilíaca direita (McBurney, transversal etc.) devem ser restritas aos casos de peritonites localizadas. Quando há peritonite difusa, tanto a laparotomia mediana quando a videolaparoscopia poderiam ser indicadas, considerando que, em doentes em choque séptico, a via aberta seria a melhor opção (ver Figura 75.3). Para pacientes obesos, a via laparoscópica é preferível, visto que, muitas vezes, incisões grandes são necessárias, aumentando a chance de infecção de sítio cirúrgico superficial, bem como deiscência de aponeurose e hérnias incisionais posteriormente. Essa via também tem vantagens nítidas quando há dúvida diagnóstica, especialmente em mulheres em idade fértil.

Os consensos WSES 2011 e 2013 assinalam que tanto a apendicectomia aberta (AA) como a videolaparoscópica (AVL) são apropriadas no tratamento da apendicite aguda (1A).[41,42] Contudo, é inquestionável o crescimento da AVL quando há recursos e treinamento disponíveis. A AVL certamente traz menor agressão cirúrgica, menor dor pós-operatória, menor tempo de retorno às atividades e melhores escores de qualidade de vida, quando comparada a apendicectomia aberta. Há ainda preocupação com a frequência de abscessos intra-abdominais pós-operatórios, que se mostram mais frequentes em pacientes submetidos a AVL em algumas séries.

Sauerland *et al.*, em 2002, publicaram uma revisão sistemática envolvendo 45 estudos, comparando as vias de acesso para o tratamento da apendicite aguda.[67] Esses autores observaram que, nos doentes submetidos a AVL, as infecções de ferida operatória foram menos frequentes (OR 0.47; 95%-IC 0.36 a 0.62), os abscessos intra-abdominais (AIA) pós-operatórios foram aproximadamente três vezes mais frequentes (OR 2.77; 95%-IC 1.61 a 4.77), a duração da operação foi maior em 14 minutos (95%-IC 10 a 19), e o tempo de hospitalização foi menor em 7 dias (95%-IC 0.4 a 1.0). Outras metanálises, como as de Li *et al.*, em 2010, e de Ingraham *et al.*, em 2010, encontraram resultados muito semelhantes.[68,69] Constatou-se menor chance de infecção de parede e maior incidência de abscessos intra-abdominais nos submetidos a AVL. Contudo, esse conceito vem mudando com o tempo.

Ukai *et al.*, em 2016, publicaram metanálise com resultados de 64 estudos prospectivos e randomizados.[70] Para análise dos abscessos intra-abdominais pós-operatórios, foram incluídas 51 séries, com 6.512 pacientes, sendo 3.273 para AVL e 3.239 para AA. Os AIA foram mais frequentes nas AVL de 2001 a 2009, sendo que, a partir de 2010, essa tendência se modificou. Nas séries mais recentes, não se observa diferença na incidência de AIA na comparação das vias de acesso, retirando essa desvantagem da AVL. Essas informações precisam ser analisadas com muito cuidado, pois dependem da amostra em questão. Sendo a frequência de AIA dependente do escore de gravidade local, ambos os grupos deveriam ser semelhantes nesse aspecto. Outro ponto é que muitos casos de abscessos periapendulares podem estar sendo tratados de forma não operatória, não entrando nas metanálises.

O cirurgião deve estar preparado para executar ambas vias de acesso. A decisão deve ser tomada caso a caso e depende não só do treinamento, mas também do caso em si e da disponibilidade de equipamento de videolaparoscopia (o que muitas vezes é limitante em nosso país). É importante também antever possíveis complicações antes que as mesmas ocorram. Nos casos em que a AVL é a opção inicial, a conversão para via aberta deve ser considerada sempre que houver dificuldade na visualização de estruturas, aderências firmes ou deterioração clínica intraoperatória.

Detalhes intraoperatórios

A apendicectomia é uma das operações mais frequentemente realizadas em todo o mundo. Muitas variações técnicas podem ser empregadas. Aparentemente, as soluções mais simples trazem as maiores vantagens.

A apendicectomia videolaparoscópica é realizada, habitualmente, com três trocartes (frequentemente em umbigo, hipogástrio e flanco esquerdo). Há necessidade de anestesia geral. Não há vantagens da via de acesso por trocarte único (*single incision*) em comparação a tradicional via laparoscópica.[71,72] O pneumoperitônio pode ser realizado por técnica fechada ou aberta, a depender da preferência e treinamento do cirurgião. A colocação dos braços do paciente ao longo do corpo auxilia no posicionamento da equipe cirúrgica.

Após a exploração da cavidade, o apêndice cecal é apreendido pela área menos inflamada, tracionado em direção à parede abdominal e de forma a apresentar o mesoapêndice para o cirurgião. O peritônio do mesoapendice é aberto com gancho (eletrocautério monopolar), e a gordura do mesmo dissecada com pinça tipo Maryland, para identificação e exposição da artéria apendicular. A clipagem da mesma é realizada, antes da sua secção. O tratamento do mesoapêndice com pinças tipo Ligasure ou Bisturi Harmônico pode ser realizado em situações especiais, como obesos, mas não encontra vantagens na maioria dos casos.[73] A base do apêndice cecal é identificada no ceco, na união das tênias do cólon. A ligadura do coto apendicular com nó interno, ou mesmo clipagem (se as condições anatômicas permitirem), pode ser empregada sem problemas. Há evidências de que a invaginação da base apendicular pela bolsa de Oschner não traga vantagens na maioria dos casos. Estudos recentes identificaram que os recursos mecânicos para tratamento do coto apendicular trouxeram menor tempo cirúrgico, com demais resultados semelhantes.[74] O emprego de grampeadores é aconselhável na base larga e inflamada, quando há maior chance de fístula. A apendicectomia aberta tem os mesmos princípios, sendo uma alternativa para as bases largas a sutura a Parker-Kerr.

Nos casos em que o apêndice está macroscopicamente normal no intraoperatório, surge a dúvida se devemos realizar a apendicectomia. Estudos demonstram que pode haver inflamação aguda mesmo sem a percepção visual do cirurgião. Ou seja, se não houver outra causa clara para a queixa do paciente, o mais seguro é seguir com a apendicectomia.[75,76]

Um recurso interessante para melhorar a exposição é soltar o ceco e cólon direito do retroperitônio, trazendo a base para a visão direta do cirurgião. Cuidado apenas para não transmitir energia para a parede do cólon, determinando lesões térmicas. Se o apêndice é retrocecal e não se consegue expor adequadamente, uma alternativa é passar um trocar adicional pelo flanco direito (local de possível drenagem da cavidade). Com a tração medial do ceco, o cirurgião pode trabalhar com duas pinças no retroperitônio.

A aspiração da cavidade é importante, diminuindo a contaminação local. Há estudos que não encontraram vantagens na lavagem da cavidade com soro em comparação a aspiração simples.[77] Contudo, acreditamos que em peritonites difusas, a lavagem da cavidade traga vantagens. A maioria absoluta dos pacientes não necessita de drenagem da cavidade. Nossa opção de drenagem é apenas nos pacientes com autólise do apêndice cecal (coto não identificado), nos com abscesso periapendicular e nos com base inflamada (perfuração na base do apêndice, comprometendo o ceco).

A colectomia direita é uma conduta de exceção, associada muitas vezes a lesões intraoperatórias de íleo terminal ou grandes roturas do ceco. Essa operação, nas urgências, tem maior frequência de complicações e é desnecessária na maioria dos casos de apendicite complicada.[78] Importante ressaltar que, na presença de uma massa inflamatória na região ileocecal, a tentativa de dissecção para identificar o apêndice pode ser justamente a causa das lesões iatrogênicas que resultam na colectomia direita. Dessa forma, quando o apêndice cecal não for identificado e não houver suspeita forte de neoplasia, a melhor conduta é a drenagem da região apenas, o que evita lesões iatrogênicas. A investigação diagnóstica deve seguir no pós-operatório e, a conduta, adequada para cada doença identificada, incluindo colonoscopia.

O cirurgião deve estar atento para a possibilidade de haver uma neoplasia como causa da apendicite aguda. Esta é uma situação intraoperatória rara, porém presente na vida do cirurgião. Em uma análise de 7.079 apendicectomias, Connor *et al.*, em 1998, identificaram neoplasias em 74 casos (0,9%), sendo os carcinoides (tumores neuroendócrinos) os mais frequentes.[79] Em estudos mais recentes, a frequência de adenocarcinoma cresceu entre as neoplasias primárias de apêndice cecal, sendo a mais comum em algumas séries.[80,81] A apresentação mais frequente das neoplasias de apêndice cecal nessas séries foi a apendicite aguda. Ou seja, essa possibilidade deve sempre ser lembrada. Em revisão sistemática da literatura, Teixeira Jr. *et al.* colegas reportam a incidência de neoplasia em 10% a 29% dos casos de apendicites agudas complicadas com fleimão ou abscessos periapendiculares. Nessa situação específica, aparentemente a incidência é ainda mais preocupante.[82]

Foge ao nosso escopo discutir o tratamento desses casos, mas cabe uma palavra de cautela. A ampliação da ressecção sem confirmação de exame anatomopatológico ou estadiamente clínico detalhado deve ser ponderada com muito cuidado. Vale lembrar que há casos de suspeita intraoperatória de neoplasia que tem exames anatomopatológicos negativos posteriormente. Os tumores inflamatórios podem ser confundidos com neoplasias, o que dificulta muito a decisão intraoperatória, especialmente se a possibilidade de conversão e ressecção ampliada não foi discutida previamente com paciente e familiares.

Pós-operatório

A maioria absoluta dos pacientes submetidos a apendicectomia tem um curso pós-operatório sem intercorrências. As complicações sistêmicas estão relacionadas a comorbidades e fatores de risco para tromboembolismo venoso. As complicações "locais", relacionadas à peritonite e à apendicectomia por si, dependem principalmente da estratificação da gravidade local (ver Tabelas 75.2 e 75.3). Apendicites complicadas com perfuração têm pior prognóstico, principalmente se acompanhadas de peritonite difusa.

Quando optamos pela drenagem da cavidade por autólise do apêndice cecal ou comprometimento da base pelo processo inflamatório, o dreno deve ser mantido pelo menos por 6 dias, considerando o período mais provável de fístula. Nos casos de drenagem por abscesso, o tempo de permanência é menor, dependendo do volume e aspecto do efluente.

As infecções de sítio cirúrgico (ISC) são as complicações locais mais comuns (Figura 75.7). Nas apendicectomias abertas, a infecção superficial (pele e subcutâneo) se manifesta pelo quarto ou quinto dia de pós-operatório,

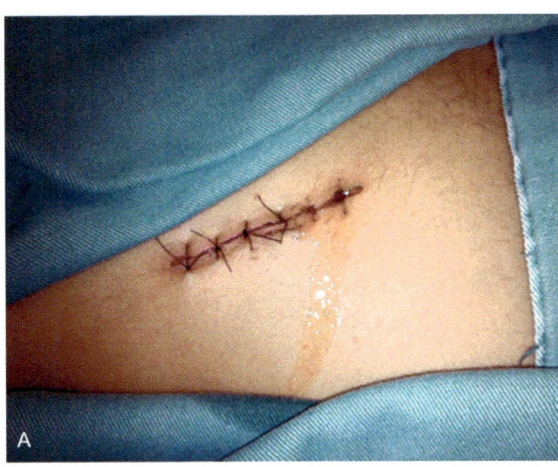
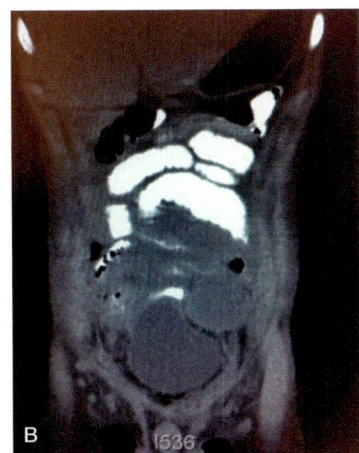
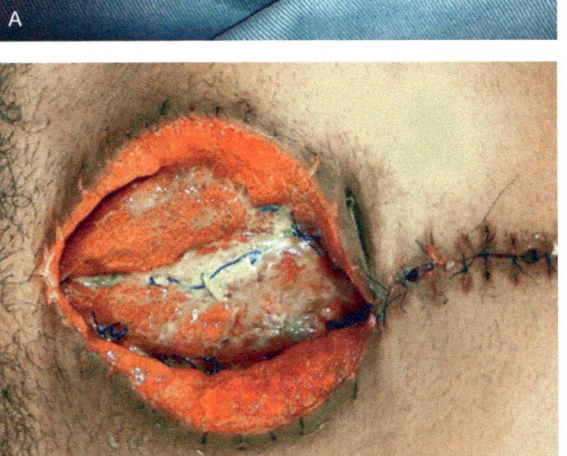
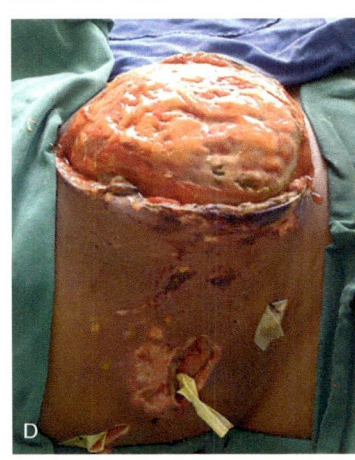

FIGURA 75.7 – Complicações pós-operatórias. **A.** Infecção de sítio cirúrgico superficial (pele e subcutâneo). Note a hiperemia e drenagem de secreção. A abertura de alguns pontos é o tratamento inicial, para a drenagem. **B.** Infecção de sítio cirúrgico tipo órgão espaço: abscesso intra-abdominal no PO7 de apendicectomia videolaparoscópica por apendicite aguda e peritonite difusa. Note a compressão da parede superior da bexiga, por abscesso. O local mais comum de AIA pós apendicectomais seria em pelve e FID, sendo a localização em flanco esquerdo menos frequente. **C.** Infecção de parede complicada com evisceração bloqueada. Observe a ferida já com início de granulação em suas bordas, mas ainda com bastante fibrina na parte central. Quando há bloqueio das alças, optamos por tratar a infecção da ferida inicialmente com curativos e antibióticos. O tratamento definitivo da parede fica para um segundo tempo, com tática de "hérnia ventral programada", a ser corrigida em momento oportuno. **D.** Fasciíte necrotizante da parede abdominal após apendicectomia aberta. Paciente teve atendimento inicial em outros serviços, tendo tido diagnóstico inicial de infecção de trato urinário e recebido tratamento com antimicrobianos. Na admissão em nosso hospital, identificamos a infecção necrotizante da parede que necessitou ressecção, com múltiplas operações e peritoneostomia de necessidade. Fonte: acervo dos autores.

com hiperemia e secreção na ferida. O tratamento pela drenagem e retirada de alguns pontos geralmente é suficiente. Os abscessos intra-abdominais ocorrem em torno de 5% a 10% dos casos, mais frequentemente nas apendicites complicadas com necrose e perfuração.[67-70] A drenagem percutânea das coleções (quando acessíveis e maiores de 4 cm de diâmetro), associada a antibioticoterapia, tem sucesso em cerca de 80% a 85% dos casos.[83] Pequenos abscessos podem ser tratados apenas com antibióticos, não necessitando necessariamente de drenagem.[84] As fístulas do coto apendicular são raras e frequentemente associadas à autólise do apêndice cecal. O seu tratamento depende de vários fatores, sendo a operação necessária em poucos casos.

Uma das complicações mais graves é a fasciíte necrosante na ferida operatória.[85] Normalmente sua apresentação é associada a grande resposta inflamatória sistêmica, mas sem sinais evidentes na ferida operatória. O cirurgião deve suspeitar dessa condição nos doentes que deterioram rapidamente o estado geral, sendo a abertura da ferida sob anestesia a melhor forma de fazer diagnóstico.

Nos pacientes operados de abscessos periapendiculares, há grande processo inflamatório local. Pode haver lesão inadvertida de alça intestinal que não é identificada durante o procedimento cirúrgico. Vale um olhar com mais cautela nesses casos. Outro problema que pode ocorrer é a suboclusão intestinal por aderências, associada ao grande processo inflamatório local.

Considerações finais

A apendicite aguda é uma doença muito frequente para o cirurgião geral, com condutas asseguradas pelo tempo. Há muitas nuances importantes além do conhecimento básico sobre o tema. A discussão moderna sobre etiopatogenia, diagnóstico e diferentes possibilidades terapêuticas deveria ser uma prioridade para cirurgiões que atendem emergências. Há ainda muito a ser definido sobre este tema, com campo aberto para pesquisas e estudos.

As mensagens mais importantes deste capítulo são as seguintes:

- Investir no diagnóstico precoce, pois o tratamento neste momento tem bons resultados, e o paciente pode retornar rapidamente às suas atividades.
- Clínica e exames complementares positivos sugerem apendicite. Contudo, formas atípicas de apresentação não são tão infrequentes. Vale manter um alto índice de suspeita para todos os

pacientes com dor abdominal aguda, até que o diagnóstico seja descartado. O ultrassom negativo não exclui o diagnóstico de apendicite aguda. Na dúvida, a TC de abdômen e pelve (preferencialmente com contraste endovenoso) é o exame de melhor acurácia.

- A maioria dos pacientes com apendicite aguda se apresenta com formas não complicadas da doença, sendo candidatos a apendicectomia videolaparoscópica e antibioticoterapia de curta duração (máximo de 24 horas).
- A via laparoscópica ganhou grande aceitação nos últimos anos, sendo preferível pela maioria dos cirurgiões principalmente nas formas não complicadas da doença.
- O TNO com antibióticos para as apendicites não complicadas é ainda assunto de debate, não sendo considerado o tratamento de escolha no momento atual. Pode ser uma opção em casos selecionados, considerando as orientações disponíveis na literatura.
- O TNO com antibióticos e drenagem percutânea de abscessos periapendiculares é também objeto de discussão. Aparentemente, tem menos complicações que o tratamento operatório. Contudo, a incidência de neoplasias de apêndice cecal e recorrências devem ser consideradas. A decisão deve ser tomada individualmente, pois há outras variáveis importantes.
- As infecções de sítio cirúrgico são as complicações mais frequentes e têm relação com a estratificação de gravidade da doença.

Referências bibliográficas

1. Bhangu A, Søreide K, Di Saverio S, Assarsson JH, Drake FT. Acute appendicitis: modern understanding of pathogenesis, diagnosis, and management. Lancet. 2015 Sep 26;386(10000):1278-1287. doi: 10.1016/S0140-6736(15)00275-5. Erratum in: Lancet. 2017 Oct 14;390(10104):1736. PMID: 26460662.
2. Cervellin G, Mora R, Ticinesi A, Meschi T, Comelli I, Catena F, et al. Epidemiology and outcomes of acute abdominal pain in a large urban Emergency Department: retrospective analysis of 5,340 cases. Ann Transl Med. 2016 Oct;4(19):362. doi: 10.21037/atm.2016.09.10. PMID: 27826565; PMCID: PMC5075866.
3. Viniol A, Keunecke C, Biroga T, Stadje R, Dornieden K, Bösner S, Donner-Banzhoff N, Haasenritter J, Becker A. Studies of the symptom abdominal pain--a systematic review and meta-analysis. Fam Pract. 2014 Oct;31(5):517-29. doi: 10.1093/fampra/cmu036. Epub 2014 Jul 1. PMID: 24987023.
4. Livingston EH, Woodward WA, Sarosi GA, et al. Disconnect between incidence of nonperforated and perforated appendicitis: implications for pathophysiology and management. Ann Surg. 2007;245: 886–92.
5. Di Saverio, S., Podda, M., De Simone, B. et al. Diagnosis and treatment of acute appendicitis: 2020 update of the WSES Jerusalem guidelines. World J Emerg Surg 15, 27 (2020). https://doi.org/10.1186/s13017-020-00306-3.
6. Petroianu A, Villar Barroso TV (2016) Pathophysiology of Acute Appendicitis. JSM Gastroenterol Hepatol 4(3): 1062.
7. Singh JP, Mariadason JG. Role of the faecolith in modern-day appendicitis. Ann R Coll Surg Engl 2013;95:48-51.
8. Arnbjörnsson E, Bengmark S. Obstruction of the appendix lumen in relation to pathogenesis of acute appendicitis. Acta Chir Scand 1983;149:789-791.
9. Jackson HT, Mongodin EF, Davenport KP, Fraser CM, Sandler AD, Zeichner SL. Culture-independent evaluation of the appendix and rectum microbiomes in children with and without appendicitis. PLoS One 2014;9:e95414-e95414.
10. Park HC, Kim MJ, Lee BH. Randomized clinical trial of antibiotic therapy for uncomplicated appendicitis: Antibiotic therapy for uncomplicated appendicitis. Br J Surg. 2017;104:1785–90.
11. Disponível em: https://litfl.com/appendicitis-eponymous-signs/. Acessado dia 01/04/2021.
12. Navarro Fernández JA, Tárraga López PJ, Rodríguez Montes JA, López Cara MA. Validity of tests performed to diagnose acute abdominal pain in patients admitted at an emergency department. Rev Esp Enferm Dig. 2009 Sep;101(9):610-8.
13. Sartelli M, Baiocchi GL, Di Saverio S, Ferrara F, Labricciosa FM, Ansaloni L, et al. Prospective Observational Study on acute Appendicitis Worldwide (POSAW). World J Emerg Surg. 2018 Apr 16;13:19. doi: 10.1186/s13017-018-0179-0. PMID: 29686725; PMCID: PMC5902943.
14. Białas M, Taran K, Gryszkiewicz M, Modzelewski B. [Evaluation of neutrophil-lymphocyte ratio usefulness in the diagnosis of appendicitis]. Wiadomosci Lekarskie (Warsaw, Poland: 1960). 2006 ; 59(9-10):601-606.
15. Msolli MA, Beltaief K, Bouida W, et al. Value of early change of serum C reactive protein combined to modified Alvarado score in the diagnosis of acute appendicitis. BMC Emerg Med. 2018;18:15.
16. Vital Jr, PF, Martins, JL. Estado atual do diagnóstico e tratamento da apendicite aguda na criança: avaliação de 300 casos. Rev. Col. Bras. Cir. [Internet]. 2005 Dez [citado 2021 Abr 15] ; 32(6): 310-315. https://doi.org/10.1590/S0100-69912005000600005.
17. Kularatna M, Lauti M, Haran C, MacFater W, Sheikh L, Huang Y, McCall J, MacCormick AD. Clinical Prediction Rules for Appendicitis in Adults: Which Is Best? World J Surg. 2017 Jul;41(7):1769-1781. doi: 10.1007/s00268-017-3926-6. PMID: 28258458.
18. Alvarado A. A practical score for the early diagnosis of acute appendicitis. Ann Emerg Med. 1986 May;15(5):557-64.
19. RIFT Study Group on behalf of the West Midlands Research Collaborative. Evaluation of appendicitis risk prediction models in adults with suspected appendicitis: Identifying adults at low risk of appendicitis. Br J Surg. Epub a ser publicada em 3 de dezembro de 2019. https://doi.org/10.1002/bjs.11440.
20. Sammalkorpi HE, Mentula P, Leppäniemi A. A new adult appendicitis score improves diagnostic accuracy of acute appendicitis - a prospective study. BMC Gastroenterol. 2014;14:114.
21. Stoker J, van Randen A, Laméris W, Boermeester MA. Imaging patients with acute abdominal pain. Radiology. 2009 Oct;253(1):31-46. doi: 10.1148/radiol.2531090302.
22. MacKersie AB, Lane MJ, Gerhardt RT, Claypool HA, Keenan S, Katz DS, Tucker JE. Nontraumatic acute abdominal pain: unenhanced helical CT compared with three-view acute abdominal series. Radiology. 2005 Oct;237(1):114-22.
23. Strömberg C, Johansson G, Adolfsson A. Acute abdominal pain: diagnostic impact of immediate CT scanning. World J Surg. 2007 Dec;31(12):2347-54; discussion 2355-8.
24. Johansson EP, Rydh A, Riklund KA. Ultrasound, computed tomography, and laboratory findings in the diagnosis of appendicitis. Acta Radiol. 2007 Apr;48(3):267-73.
25. Pradel JA, Adell JF, Taourel P, Djafari M, Monnin-Delhom E, Bruel JM. Acute colonic diverticulitis: prospective comparative evaluation with US and CT. Radiology. 1997 Nov;205(2):503-12.
26. Chang ST, Jeffrey RB, Olcott EW. Three-step sequential positioning algorithm during sonographic evaluation for appendicitis increases appendiceal visualization rate and reduces CT use. Am J Roentgenol. 2014;203:1006–12.
27. Rud B, Olafsson L, Vejborg TS, et al. Diagnostic accuracy of computed tomography for appendicitis in adults. Cochrane Database Syst Rev. Epub ahead of print 2019. https://doi.org/10.1002/14651858.CD009977.

28. Lopez N, Kobayashi L, Coimbra R. A Comprehensive review of abdominal infections. World J Emerg Surg. 2011 Feb 23;6:7. doi: 10.1186/1749-7922-6-7.
29. Shafi S, Aboutanos M, Brown CV, Ciesla D, Cohen MJ, Crandall ML, Inaba K, Miller PR, Mowery NT; American Association for the Surgery of Trauma Committee on Patient Assessment and Outcomes. Measuring anatomic severity of disease in emergency general surgery. J Trauma Acute Care Surg. 2014 Mar;76(3):884-7. doi: 10.1097/TA.0b013e3182aafdba. PMID: 24553565.
30. Hernandez MC, Aho JM, Habermann EB, Choudhry AJ, Morris DS, Zielinski MD. Increased anatomic severity predicts outcomes: Validation of the American Association for the Surgery of Trauma's Emergency General Surgery score in appendicitis. J Trauma Acute Care Surg. 2017 Jan;82(1):73-79. doi: 10.1097/TA.0000000000001274. PMID: 27805996; PMCID: PMC5337403.
31. Collins CM, Davenport DL, Talley CL, Bernard AC. Appendicitis Grade, Operative Duration, and Hospital Cost. J Am Coll Surg. 2018 Apr;226(4):578-583. doi: 10.1016/j.jamcollsurg.2017.12.046. Epub 2018 Jan 31. PMID: 29391281.
32. Vasileiou G, Ray-Zack M, Zielinski M, Qian S, Yeh DD, Crandall M. Validation of the American Association for the Surgery of Trauma emergency general surgery score for acute appendicitis-an EAST multicenter study. J Trauma Acute Care Surg. 2019 Jul;87(1):134-139. doi: 10.1097/TA.0000000000002319. Erratum in: J Trauma Acute Care Surg. 2020 Mar;88(3):466. PMID: 31259871.
33. Gomes CA, Sartelli M, Di Saverio S, Ansaloni L, Catena F, Coccolini F, et al. Acute appendicitis: proposal of a new comprehensive grading system based on clinical, imaging and laparoscopic findings. World J Emerg Surg. 2015;10:60.
34. Schuster KM, Holena DN, Salim A, Savage S, Crandall M. American Association for the Surgery of Trauma emergency general surgery guideline summaries 2018: acute appendicitis, acute cholecystitis, acute diverticulitis, acute pancreatitis, and small bowel obstruction. Trauma Surg Acute Care Open. 2019 Mar 27;4(1):e000281. doi: 10.1136/tsaco-2018-000281. PMID: 31058240; PMCID: PMC6461136.
35. Levy, Mitchell M. MD, MCCM1; Evans, Laura E. MD, MSc, FCCM2; Rhodes, Andrew MBBS, FRCA, FRCP, FFICM, MD (res)3 The Surviving Sepsis Campaign Bundle: 2018 Update, Critical Care Medicine: June 2018 - Volume 46 - Issue 6 - p 997-1000. doi: 10.1097/CCM.0000000000003119
36. Rhodes, Evans, L, Alhazzani W, Levy, M, Antonelli, M, Ferrer, R et al. Surviving Sepsis Campaign: International Guidelines for Management of Sepsis and Septic Shock: 2016, Critical Care Medicine: March 2017 - Volume 45 - Issue 3 - p 486-552 doi: 10.1097/CCM.0000000000002255.
37. Sartelli, M., Chichom-Mefire, A., Labricciosa, F.M. et al. The management of intra-abdominal infections from a global perspective: 2017 WSES guidelines for management of intra-abdominal infections. World J Emerg Surg 12, 29 (2017). https://doi.org/10.1186/s13017-017-0141-6.
38. Sawyer RG, Claridge JA, Nathens AB, et al. Trial of short-course antimicrobial therapy for intraabdominal infection. N Engl J Med. 2015;372:1996–2005.
39. Edelsberg J, Berger A, Schell S, Mallick R, Kuznik A, Oster G. Economic consequences of failure of initial antibiotic therapy in hospitalized adults with complicated intra-abdominal infections. Surg Infect (Larchmt). 2008 Jun;9(3):335-47. doi: 10.1089/sur.2006.100.
40. Kumar A, Roberts D, Wood KE, Light B, Parrillo JE, Sharma S, et al. Duration of hypotension before initiation of effective antimicrobial therapy is the critical determinant of survival in human septic shock. Crit Care Med. 2006 Jun;34(6):1589-96.
41. Sartelli, M., Viale, P., Koike, K. et al. WSES consensus conference: Guidelines for first-line management of intra-abdominal infections. World J Emerg Surg 6, 2 (2011). https://doi.org/10.1186/1749-7922-6-2.
42. Sartelli, M., Viale, P., Catena, F. et al. 2013 WSES guidelines for management of intra-abdominal infections. World J Emerg Surg 8, 3 (2013). https://doi.org/10.1186/1749-7922-8-3.
43. Hansson J, Körner U, Khorram-Manesh A, Solberg A, Lundholm K. Randomized clinical trial of antibiotic therapy versus appendicectomy as primary treatment of acute appendicitis in unselected patients. Br J Surg. 2009 May;96(5):473-81. doi: 10.1002/bjs.6482.
44. Styrud J, Eriksson S, Nilsson I, Ahlberg G, Haapaniemi S, Neovius G, Rex L, Badume I, Granström L. Appendectomy versus antibiotic treatment in acute appendicitis. a prospective multicenter randomized controlled trial. World J Surg. 2006 Jun;30(6):1033-7.
45. Eriksson S, Granström L. Randomized controlled trial of appendicectomy versus antibiotic therapy for acute appendicitis. Br J Surg. 1995 Feb;82(2):166-9.
46. Varadhan KK, Humes DJ, Neal KR, Lobo DN. Antibiotic therapy versus appendectomy for acute appendicitis: a meta-analysis. World J Surg. 2010 Feb;34(2):199-209. doi: 10.1007/s00268-009-0343-5.
47. Wilms IM, de Hoog DE, de Visser DC, Janzing HM. Appendectomy versus antibiotic treatment for acute appendicitis. Cochrane Database Syst Rev. 2011 Nov 9;(11):CD008359. doi: 10.1002/14651858.CD008359.pub2.
48. Podda M, Gerardi C, Cillara N, et al. Antibiotic treatment and appendectomy for uncomplicated acute appendicitis in adults and children: a systematic review and meta-analysis. Ann Surg. 2019;270:1028–40.
49. Salminen P, Paajanen H, Rautio T, Nordström P, Aarnio M, Rantanen T et al. Antibiotic Therapy vs Appendectomy for Treatment of Uncomplicated Acute Appendicitis: The APPAC Randomized Clinical Trial. JAMA. 2015 Jun 16;313(23):2340-8. doi: 10.1001/jama.2015.6154. PMID: 26080338.
50. CODA Collaborative, Flum DR, Davidson GH, Monsell SE, Shapiro NI, Odom SR, et al. A Randomized Trial Comparing Antibiotics with Appendectomy for Appendicitis. N Engl J Med. 2020 Nov 12;383(20):1907-1919. doi: 10.1056/NEJMoa2014320. Epub 2020 Oct 5. PMID: 33017106.
51. Sallinen V, Akl EA, You JJ, Agarwal A, Shoucair S, Vandvik PO, et al. Meta-analysis of antibiotics versus appendicectomy for non-perforated acute appendicitis. Br J Surg. 2016 May;103(6):656-667. doi: 10.1002/bjs.10147. Epub 2016 Mar 17. PMID: 26990957; PMCID: PMC5069642.
52. Mällinen J, Vaarala S, Mäkinen M, et al. Appendicolith appendicitis is clinically complicated acute appendicitis—is it histopathologically different from uncomplicated acute appendicitis. Int J Colorectal Dis. 2019;34:1393–400.
53. Podda M, Cillara N, Di Saverio S, et al. Antibiotics-first strategy for uncomplicated acute appendicitis in adults is associated with increased rates of peritonitis at surgery. A systematic review with meta-analysis of randomized controlled trials comparing appendectomy and non-operative management with antibiotics. Surgeon. 2017;15:303–14.
54. Sippola S, Grönroos J, Tuominen R, et al. Economic evaluation of antibiotic therapy versus appendicectomy for the treatment of uncomplicated acute appendicitis from the APPAC randomized clinical trial: economic evaluation of antibiotic therapy versus appendicectomy for uncomplicated acute appendicitis. Br J Surg. 2017;104:1355–61.
55. Huston JM, Kao LS, Chang PK, et al. Antibiotics vs. appendectomy for acute uncomplicated appendicitis in adults: review of the evidence and future directions. Surg Infect. 2017;18:527–35.
56. Andersson RE, Petzold MG. Nonsurgical treatment of appendiceal abscess or phlegmon: a systematic review and meta-analysis. Ann Surg. 2007 Nov;246(5):741-8.
57. Simillis C, Symeonides P, Shorthouse AJ, Tekkis PP. A meta-analysis comparing conservative treatment versus acute appendectomy for complicated appendicitis (abscess or phlegmon). Surgery. 2010 Jun;147(6):818-29. doi: 10.1016/j.surg.2009.11.013. Epub 2010 Feb 10.
58. Schurman JV, Cushing CC, Garey CL, Laituri CA, St Peter SD. Quality of life assessment between laparoscopic appendectomy at presentation and interval appendectomy for perforated appendicitis with abscess: analysis of a prospective randomized trial. J Pediatr Surg. 2011 Jun;46(6):1121-5. doi: 10.1016/j.jpedsurg.2011.03.038.
59. Keckler SJ, Tsao K, Sharp SW, Ostlie DJ, Holcomb GW 3rd, St Peter SD. Resource utilization and outcomes from percutaneous drainage and interval appendectomy for perforated appendicitis with abscess. J Pediatr Surg. 2008 Jun;43(6):977-80. doi: 10.1016/j.jpedsurg.2008.02.019.
60. Carpenter SG, Chapital AB, Merritt MV, Johnson DJ. Increased risk of neoplasm in appendicitis treated with interval appendectomy: single-institution experience and literature review. Am Surg. 2012 Mar;78(3):339-43.

61. Mällinen J, Rautio T, Grönroos J, Rantanen T, Nordström P, Savolainen H, Ohtonen P, Hurme S, Salminen P. Risk of Appendiceal Neoplasm in Periappendicular Abscess in Patients Treated With Interval Appendectomy vs Follow-up With Magnetic Resonance Imaging: 1-Year Outcomes of the Peri-Appendicitis Acuta Randomized Clinical Trial. JAMA Surg. 2019 Mar 1;154(3):200-207. doi: 10.1001/jamasurg.2018.4373. PMID: 30484824; PMCID: PMC6439633.
62. Horn CB, Coleoglou Centeno AA, Guerra JJ, et al. Drain failure in intra-abdominal abscesses associated with appendicitis. Surg Infect. 2018;19:321–5.
63. Mentula P, Sammalkorpi H, Leppäniemi A. Laparoscopic surgery or conservative treatment for appendiceal abscess in adults? A randomized controlled trial. Ann Surg. 2015;262:237–42.
64. Gagliardi D. Apendicite Hiperplástica. Análise de 40 casos. Tese de mestrado. Faculdade de Ciências Médicas da Santa Casa de São Paulo. Curso de Pós graduação em Medicina (Área de de Cirurgia). 1987.
65. Berk DR, Sylvester KG. Subacute Appendicitis. Clinical Pediatrics. 2005;44(4):363-365. doi:10.1177/000992280504400414
66. Alore EA, Ward JL, Todd SR, et al. Population-level outcomes of early versus delayed appendectomy for acute appendicitis using the American College of Surgeons National Surgical Quality Improvement Program. J Surg Res. 2018;229:234–42.
67. Sauerland S, Lefering R, Neugebauer EA. Laparoscopic versus open surgery for suspected appendicitis. Cochrane Database Syst Rev. 2002;(1):CD001546.
68. Li X, Zhang J, Sang L, Zhang W, Chu Z, Li X, Liu Y. Laparoscopic versus conventional appendectomy--a meta-analysis of randomized controlled trials. BMC Gastroenterol. 2010 Nov 3;10:129. doi: 10.1186/1471-230X-10-129.
69. Ingraham AM, Cohen ME, Bilimoria KY, Pritts TA, Ko CY, Esposito TJ. Comparison of outcomes after laparoscopic versus open appendectomy for acute appendicitis at 222 ACS NSQIP hospitals. Surgery. 2010 Oct;148(4):625-35; discussion 635-7. doi: 10.1016/j.surg.2010.07.025. Epub 2010 Aug 24.
70. Ukai T, Shikata S, Takeda H, et al. Evidence of surgical outcomes fluctuates over time: results from a cumulative meta-analysis of laparoscopic versus open appendectomy for acute appendicitis. BMC Gastroenterol. 2016;16:37.
71. Xue C, Lin B, Huang Z, et al. Single-incision laparoscopic appendectomy versus conventional 3-port laparoscopic appendectomy for appendicitis: an updated meta-analysis of randomized controlled trials. Surg Today. 2015;45:1179–86.
72. Aly OE, Black DH, Rehman H, et al. Single incision laparoscopic appendicectomy versus conventional three-port laparoscopic appendicectomy: a systematic review and meta-analysis. Int J Surg. 2016;35:120–8.
73. Perrin J, Morreau P, Upadhyay V. Is hook diathermy safe to dissect the mesoappendix in paediatric patients? A 10-year experience. N Z Med J. 2019;132:41–7.
74. Swank HA, van Rossem CC, van Geloven AAW, et al. Endostapler or endoloops for securing the appendiceal stump in laparoscopic appendectomy: a retrospective cohort study. Surg Endosc. 2014;28:576–83.
75. Korndorffer JR, Fellinger E, Reed W. SAGES guideline for laparoscopic appendectomy. Surg Endosc. 2010;24:757–61.
76. Gorter RR, Eker HH, Gorter-Stam MAW, et al. Diagnosis and management of acute appendicitis. EAES consensus development conference 2015. Surg Endosc. 2016;30:4668–90.
77. Siotos C, Stergios K, Prasath V, et al. Irrigation versus suction in laparoscopic appendectomy for complicated appendicitis: a meta-analysis. J Surg Res. 2019;235:237–43.
78. Candelária PA, Rasslan S, Soldá SC, Parreira JG. Right hemicolectomy for nontraumatic surgical emergencies. Int Surg. 2005 Sep-Oct;90(4):231-5. PMID: 16548321.
79. Connor SJ, Hanna GB, Frizelle FA. Appendiceal tumors: retrospective clinicopathologic analysis of appendiceal tumors from 7,970 appendectomies. Dis Colon Rectum. 1998 Jan;41(1):75-80. doi: 10.1007/BF02236899. PMID: 9510314.
80. Benedix F, Reimer A, Gastinger I, Mroczkowski P, Lippert H, Kube R; Study Group Colon/Rectum Carcinoma Primary Tumor. Primary appendiceal carcinoma--epidemiology, surgery and survival: results of a German multi-center study. Eur J Surg Oncol. 2010 Aug;36(8):763-71. doi: 10.1016/j.ejso.2010.05.025. Epub 2010 Jun 18. PMID: 20561765.
81. Whitfield CG, Amin SN, Garner JP. Surgical management of primary appendiceal malignancy. Colorectal Dis. 2012 Dec;14(12):1507-11. doi: 10.1111/j.1463-1318.2012.03052.x. PMID: 22515312.
82. Teixeira, F.J.R., Couto Netto, S.D., Akaishi, E.H. et al. Acute appendicitis, inflammatory appendiceal mass and the risk of a hidden malignant tumor: a systematic review of the literature. World J Emerg Surg 12, 12 (2017). https://doi.org/10.1186/s13017-017-0122-9.
83. Springer JE, Doumouras AG, Nair S, Eskicioglu C, Forbes S. Does Imaging Before Percutaneous Drain Removal Affect Rates of Intra-abdominal Abscess Recurrence? J Surg Res. 2018 Dec;232:408-414. doi: 10.1016/j.jss.2018.06.062. Epub 2018 Jul 19. PMID: 30463749.
84. Collins G, Allaway MGR, Eslick GD, Cox MR. Non-operative management of small post-appendicectomy intra-abdominal abscess is safe and effective. ANZ J Surg. 2020 Oct;90(10):1979-1983. doi: 10.1111/ans.16023. Epub 2020 Jun 8. PMID: 32510766.
85. Fernandes C, Dâmaso C, Duarte R, Cardoso DS, Casella P. Fasceíte necrotizante pós-apendicite aguda [Necrotizing fasciitis post-acute appendicitis]. Acta Med Port. 2011 Dec;24 Suppl 3:621-6. Portuguese. Epub 2011 Dec 31. PMID: 22856399.

76 Hemorragia Digestiva Alta

Leonardo Emílio da Silva • Fauze Maluf Filho
Jairo Silva Alves • Luisa Gueiros Maia
Raphael José da Silva • Daniela Medeiros Milhomem Cardoso

Introdução

A hemorragia digestiva alta (HDA) é uma condição médica prevalente, com uma incidência estimada de 67 casos a cada 100.000 habitantes ao ano nos Estados Unidos em 2012. Está frequentemente associada a internação hospitalar para estabilização hemodinâmica e tratamento, e apresenta mortalidade variando entre 1,9% e 2,5%, principalmente pacientes idosos, a faixa etária mais acometida.[1,2]

Define-se a HDA como sangramento proximal ao ângulo de Treitz, e pode ser de etiologia varicosa, quando originada de varizes esofagianas ou gástricas, e não varicosa, quando originada das demais etiologias. As manifestações clínicas mais comuns são a hematêmese (vômito com sangue vivo), vômitos borráceos, melena (fezes enegrecidas, pegajosas e de odor fétido) e mais raramente com enterorragia (evacuação volumosa de fezes com sangue vermelho vivo ou apenas sangue).[3]

As principais causas do sangramento digestivo alto são a doença ulcerosa péptica, a esofagite erosiva e as varizes esofagogástricas (Quadro 76.1).[3]

Quadro 76.1
Causas mais comuns de hemorragia digestiva alta

- Doença ulcerosa péptica
- Doença erosiva do estômago ou duodeno
- Esofagite erosiva
- Varizes esofagogástricas
- Gastropatia hipertensiva Portalegre
- Angiodisplasias (ectasia vascular)
- Síndrome de Mallory-Weiss
- Úlceras de estresse
- Lesão de Dieulafoy
- Ectasia vascular do antro gástrico

Fonte: Acosta RD, Wong RK. Differential diagnosis of upper gastrointestinal bleeding proximal to the ligament of Trietz. Gastrointest Endosc Clin N Am 2011; 21:555.

Manejo pré-endoscópico

Os pacientes admitidos com hemorragia digestiva alta devem ter a história clínica coletada ponderando fatores de risco como medicações que causam úlceras ou sangramento, cirurgias prévias do trato digestivo, consumo de bebida alcoólica e outros aspectos que podem ajudar no diagnóstico da origem do sangramento. O exame físico deve ser realizado obtendo-se sinais vitais, estigmas de doenças específicas que cursam com hemorragia digestiva alta, exame do reto e lavagem nasogástrica para casos selecionados.[4,5]

Realiza-se também uma propedêutica laboratorial inicial com hemograma, coagulograma, função renal, lactato, ionograma e tipagem sanguínea.[4] Existem algumas recomendações da realização de troponina sérica de pacientes com mais de 60 anos ou portadores de doença arterial coronariana para avaliar a ocorrência de infarto do miocárdio pela perda sanguínea devido à mortalidade nos pacientes com aumento de troponina ser mais alta em 30 dias.[6]

A última atualização da Sociedade Europeia de Endoscopia Digestiva (2021) sugere a realização do escore de Glasgow-Blatchford (GBS) que considera variáveis clínicas e laboratoriais (Tabela 76.1) para estratificação de risco. Aqueles pacientes com GBS menor ou igual a 1 podem receber alta hospitalar com manejo ambulatorial do quadro.[7]

Os pacientes com instabilidade hemodinâmica, que apresentam pressão arterial sistólica menor que 100 mmHg, devem receber reposição volêmica com cristaloides. Caso apresentem hemoglobina menor que 7,0 g/dL, devem receber hemoconcentrado com alvo entre 7,0 e 9,0 g/dL. Para os pacientes com doença arterial coronariana, a referência passa a ser um valor de hemoglobina de 8 g/dL. A estabilização hemodinâmica restaura a perfusão tecidual, prevenindo a falência

Tabela 76.1
Escore de Glasgow-Blatchford

	Homens	Mulheres	Pontuação
Hemoglobina (g/dL)	12,0-12,9	10,0-10,9	1
	10,0-11,9		3
	< 10,0	< 10,0	6
Pressão arterial sistólica (mmHg)		100-109	1
		90-99	2
		< 90	6
FC (bpm)		> 100	1
Ureia		> 30	1
Apresentação com melena ou síncope			1
História de doença hepática ou cardíaca			2

Fonte: Gralnek IM, Stanley AJ, Morris AJ. et al. Endoscopic diagnosis and management of nonvariceal upper gastrointestinal hemorrhage (NVUGIH): European Society of Gastrointestinal Endoscopy (ESGE) Guideline – Update 2021. Endoscopy 2021; 53(03): 300-332.

orgânica e consequentemente diminuindo bastante a mortalidade pós-hemorragia.[7-11]

Caso os pacientes apresentem contagem de plaquetas menor que 50.000/mm³, devem também receber transfusão de plaquetas. Porém, pacientes que fazem uso de antiagregantes plaquetários não se beneficiam da transfusão de plaquetas.[7-9,12]

No contexto da HDA não varicosa (HDANV), os pacientes anticoagulados com inibidores da vitamina K devem ter o anticoagulante suspenso. Além disso, para os pacientes com instabilidade hemodinâmica, recomenda-se a administração de baixas doses de vitamina K e concentrado de complexo protrombínico (CCP) ou plasma fresco congelado (PFC). No contexto da anticoagulação com os novos anticoagulantes orais (NACO), recomenda-se suspender a medicação. Ademais, se o paciente estiver com sangramento volumoso, recomenda-se a administração de um reversor do efeito dos NACO ou de PFC.[7,13,14]

No contexto da HDA varicosa (HDAV) devido a cirrose, os pacientes com RNI alargado não condizem com a real coagulabilidade devido à redução da produção de fatores trombóticos (II, VII, IX e X) e antitrombóticos (proteínas C e S) pelo fígado. A administração de PFC nos pacientes com hipertensão portal causa sobrecarga volêmica com aumento da hipertensão portal e piora do sangramento. Portanto, a administração de PFC ou CCP aos pacientes com hemorragia varicosa é recomendada no contexto de instabilidade hemodinâmica.[15]

Os pacientes que fazem uso de antiagregantes plaquetários em monoterapia como profilaxia primária para eventos coronarianos devem ter a medicação suspensa com retorno da medicação após uma cuidadosa reavaliação da indicação clínica de uso. Os que estão em profilaxia secundária em monoterapia devem ter a medicação suspensa e retornada assim que possível, preferencialmente em 3 a 5 dias. Quando o paciente está em uso de dupla antiagregação, na fase aguda, o uso de ácido acetilsalicílico (AAS) deverá ser mantido. Devem ser suspensas as demais medicações, sendo estas reiniciadas o mais em breve possível, preferencialmente em 5 dias, e o cardiologista deverá ser consultado.[7-9,12]

A terapia medicamentosa também deve ser considerada no manejo inicial dos pacientes com HDA. Pacientes com HDANV necessitam receber inibidores de bomba de prótons (IBP); e aqueles com sangramento varicoso, um análogo de somatostatina. Essas medicações são úteis para evitar ressangramento. Os IBPs mais utilizados são o omeprazol na dose de 80 mg IV em bolus seguido de 8 mg/h IV por 72 horas aos pacientes que apresentaram sangramento com necessidade de tratamento endoscópico.[16] Entre os análogos de somatostatina, os mais utilizados são o octreotide na dose de 50 mcg em bolus inicial seguido de 50 mcg/h contínuo, a terlipressina na dose de 1 a 2 mg a cada 6 horas, e a somatostatina na dose de 250 mcg em bolus seguido de 250 mcg/h contínuo por 3 a 5 dias.[17-19]

Manejo endoscópico

Após as medidas clínicas iniciais, os pacientes necessitam ser submetidos a endoscopia digestiva alta (EDA) com o intuito diagnóstico e terapêutico. Recomenda-se a realização do exame endoscópico em 12 a 24 horas, em ambiente monitorado, preferencialmente na unidade de terapia intensiva, com estabilidade hemodinâmica. Aqueles pacientes com risco de apresentarem estômago cheio de sangue beneficiam-se da realização do exame sob intubação orotraqueal para proteção da via aérea. Os *guidelines* mais recentes sugerem também a administração de medicações pró-cinéticas como eritromicina 250 mg ou metoclopramida 10 mg/20 a 120 minutos antes da endoscopia com o intuito de propiciar esvaziamento gástrico e melhor acurácia diagnóstica e terapêutica do exame endoscópico.[7-9]

No exame endoscópico, objetiva-se encontrar estigmas de sangramento recente de lesões cujo tratamento endoscópico reduz o risco de ressangramento. As varizes esofagianas com sinal de sangramento recente requerem tratamento com ligadura elástica ou escleroterapia com oleato de etanolamina 3% (Figura 76.1). As varizes gástricas recebem classificações conforme a localização em que se encontram e são também tratadas de modo diferente:

1) As varizes esofagogástricas do tipo 1 (GOV1) são varizes contínuas do esôfago para a região da cárdia convergindo para a pequena curvatura gástrica, e podem ser tratadas com escleroterapia ou ligadura elástica na sua vertente esofagiana.

2) As varizes esofagogástricas do tipo 2 (GOV2) são varizes contínuas do esôfago para o fundo gástrico e requerem tratamento com cianoacrilato.

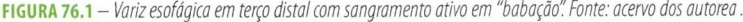

FIGURA 76.1 – *Variz esofágica em terço distal com sangramento ativo em "babação". Fonte: acervo dos autorea.*

3) As varizes gástricas isoladas do tipo 1 (IGV1) são localizadas no fundo gástrico sem comunicação com as varizes esofagianas e devem ser tratadas com cianoacrilato.

4) As varizes gástricas isoladas do tipo 2 (IGV2) são raras, localizam-se em qualquer seguimento da cavidade gástrica, até porção inicial do duodeno, e requerem tratamento com cianoacrilato[19] (Figura 76.2).

Na doença ulcerosa péptica, as lesões devem ser classificadas conforme Forrest, que tem grande correlação com o risco de novo sangramento (Tabela 76.2). Lesões classificadas como Forrest Ia, Ib e IIa têm alto risco de ressangramento e requerem tratamento endoscópico. Sugere-se a realização de terapia dupla nas lesões de alto risco com injeção de adrenalina 1:20000 e terapia mecânica com colocação de hemoclipe ou terapia térmica com *heater probe*. Nas úlceras do tipo IIb,

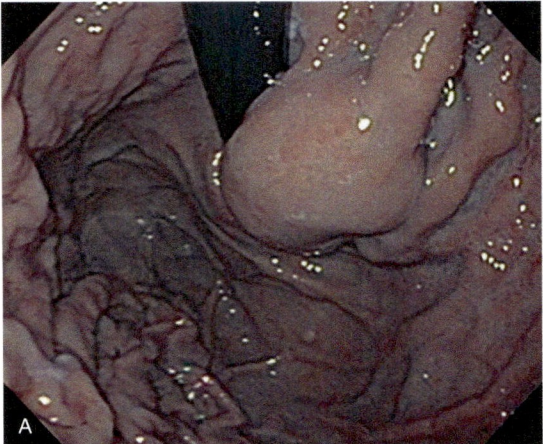
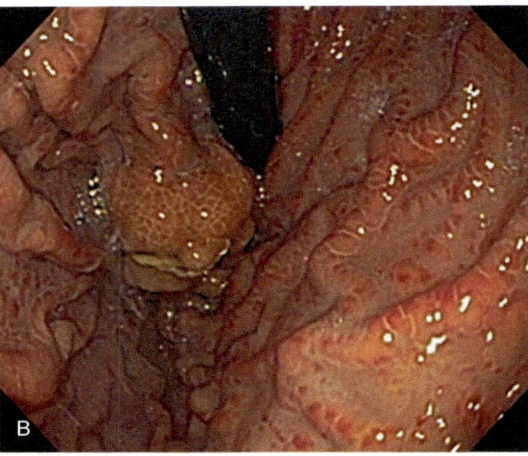

FIGURA 76.2 – *Varizes Gástricas. Fonte: acervo da autores.*

Tabela 76.2
Classificação de Forrest das úlceras gastroduodenais

Classificação	Característica	Risco de ressangramento
Ia	Presença de sangramento em jato	90%
Ib	Presença de sangramento em lençol	10%
IIa	Presença de vaso visível	50%
IIb	Coberto por coágulo	33%
IIc	Coberto por hematina	7%
III	Base limpa	3%

Fonte: Gralnek IM, Stanley AJ, Morris AJ. et al. Endoscopic diagnosis and management of nonvariceal upper gastrointestinal hemorrhage (NVUGIH): European Society of Gastrointestinal Endoscopy (ESGE) Guideline – Update 2021. Endoscopy 2021; 53(03): 300-332.

o coágulo aderido à superfície deve ser retirado, seguido de tratamento, caso haja sangramento ou vaso visível. Lesões de baixo risco de sangramento, Forrest IIc e III, não requerem tratamento endoscópico.[7,20,21]

Durante o exame endoscópico, caso se encontre doença ulcerosa péptica, sempre que possível, deve-se rastrear *Helicobacter pylori* que deverá ser tratada quando positivo para infecção.[7]

As lesões vasculares do tipo Dieulafoy são dilatações anômalas de vasos arteriais da submucosa que podem erodir e causar sangramento volumoso. Essas lesões devem ser tratadas por métodos mecânicos como o hemoclipe e o *over the scope* (OVESCO) ou métodos térmicos como o *heater probe*.[22,23]

As ectasias vasculares e as telangiectasias são lesões que comumente causam sangramentos insidiosos com anemia crônica. O tratamento nesses casos é realizado com coagulação com plasma de argônio e, na maioria das vezes, requer mais de uma sessão. Em algumas circunstâncias, na presença de muitas lesões, pode-se lançar mão da ligadura elástica da mucosa acometida.[24-25]

O *second-look* não é indicado como rotina, sendo realizado nos casos em que houver uma suspeita de recidiva do sangramento, dúvida acerca da eficácia do tratamento no primeiro exame ou pela impossibilidade da identificação do foco de sangramento devido à presença de sangue no trato digestivo.[7-9]

Falência da terapia endoscópica

Alguns pacientes apresentarão ressangramento mesmo após uma primeira sessão de terapia endoscópica bem-sucedida. A evidência clínica de sangramento recorrente é comumente definida como:

- Hematêmese recorrente ou aspirado nasogástrico com sangue após endoscopia de índice.
- Taquicardia ou hipotensão recorrentes após estabilidade hemodinâmica.
- Melena e/ou hematoquezia após normalização das fezes.
- Redução na hemoglobina ≥ 2 g/dL após um valor de hemoglobina estável ter sido atingido.[7]

Os conceitos de ressangramento precoce ou tardio, mais utilizados no contexto de sangramento de etiologia varicosa, são caracterizados como precoce quando ocorre com tempo superior a 120 horas e inferior a 6 semanas a partir do tratamento endoscópico inicial, desde que a hemostasia tenha sido alcançada e mantida por pelo menos 24 horas. Já o ressangramento tardio ocorre após 6 semanas da abordagem. Independentemente do tempo transcorrido, recomenda-se inicialmente a realização de novo exame endoscópico. Se a terapia endoscópica no segundo exame não for resolutiva, indica-se realização de outras estratégias terapêuticas.

Nos portadores de hipertensão portal com sangramento refratário ao tratamento endoscópico, sugere-se a realização do *transjugular portosistemic shunt* (TIPS), indicado preferencialmente para pacientes com menos de 55 anos, escore de Child-Pugh menor que 9, bilirrubina total menor que 3 mg/dL, creatinina menor que 1,5 mg/dL e função cardíaca preservada.[19,26,27]

Na impossibilidade de controle do sangramento com tratamento endoscópico ou inviabilidade para sua execução, deve ser optado tratamento cirúrgico.[7] Várias abordagens estão disponíveis, sendo sua realização determinada pelas características específicas do paciente, assim como experiência do cirurgião e disponibilidade de recursos locais. As principais modalidades são as derivações portossistêmicas não seletivas, parcial (portocava calibrada) e seletiva (derivação esplenorrenal distal – cirurgia de Warren), procedimentos de desvascularização (desconexão azigoportal com esplenectomia) e o transplante hepático.[29-32]

Essas terapias têm como efeito colateral a piora da encefalopatia hepática devido à confecção de uma derivação portossistêmica, e não se sabe ao certo se há ganho real na redução da mortalidade por todas as causas.[27] Atualmente, com o advento do TIPS, os tratamentos cirúrgicos da hipertensão portal raramente são realizados.[28]

Em relação aos pacientes com sangramento de etiologia não varicosa refratários ao tratamento endoscópico, a Sociedade Europeia de Endoscopia (ESGE), em seu último *guideline* (2021), sugere considerar a realização da embolização angiográfica. Caso a embolização não seja um tratamento disponível ou haja falha após o seu uso, o paciente deverá ser submetido a abordagem cirúrgica, com o procedimento proposto e sua extensão definidos de acordo com a doença de base.[7]

Referências bibliográficas

1. Wuerth BA, Rockey DC. Changing Epidemiology of Upper Gastrointestinal Hemorrhage in the Last Decade: A Nationwide Analysis. Dig Dis Sci. 2018;63(5):1286. Epub 2017 Dec 27.
2. van Leerdam ME. Epidemiology of acute upper gastrointestinal bleeding. Best Pract Res Clin Gastroenterol 2008; 22: 209–224.
3. Acosta RD, Wong RK. Differential diagnosis of upper gastrointestinal bleeding proximal to the ligament of Trietz. Gastrointest Endosc Clin N Am 2011; 21:555.
4. Cappell MS, Friedel D. Initial management of acute upper gastrointestinal bleeding: from initial evaluation up to gastrointestinal endoscopy. Med Clin North Am 2008; 92:491.
5. Karakonstantis S, Tzagkarakis E, Kalemaki D. et al. Nasogastric aspiration/lavage in patients with gastrointestinal bleeding: a review of the evidence. Expert Rev Gastroenterol Hepatol 2018; 12:63.
6. Igbal U, Siddique O, Jameel A, Anwar H and Chaudhary A. Prognostic Significance of Elevated Cardiac Troponin in Acute Gastrointestinal Bleeding. Gastroenterology Res. 2017 Aug; 10(4): 238-243
7. Gralnek IM, Stanley AJ, Morris AJ. et al. Endoscopic diagnosis and management of nonvariceal upper gastrointestinal hemorrhage (NVUGIH): European Society of Gastrointestinal Endoscopy (ESGE) Guideline – Update 2021. Endoscopy 2021; 53(03): 300-332.
8. Barkun AN, Almadi M, Kuipers EJ. et al. Management of nonvariceal upper gastrointestinal bleeding: guideline recommendations from the international consensus group. Ann Intern Med 2019; 171: 805-822
9. Sung JJ, Chiu PW, Chan FKL. et al. Asia-Pacific working group consensus on non-variceal upper gastrointestinal bleeding: an update 2018. Gut 2018; 67 (10): 1757-1768.
10. Duan C, Li T, Liu L. Efficacy of limited fluid resuscitation in patients with hemorrhagic shock: a meta-analysis. Int J Clin Exp Med 2015; 8: 11645-11656.
11. Villanueva C, Colomo A, Bosch A. et al. Transfusion strategies for acute upper gastrointestinal bleeding. N Engl J Med 2013; 368: 11-21
12. Zakko L, Rustagi T, Douglas M. et al. No benefit from platelet transfusion for gastrointestinal bleeding in patients taking antiplatelet agents. Clin Gastroenterol Hepatol 2017; 15: 46-52.
13. Goldstein JN, Refaai MA, Milling Jr. TJ. et al. Four-factor prothrombin complex concentrate versus plasma for rapid vitamin K antagonist reversal in patients needing urgent surgical or invasive interventions: a phase 3b, open-label, non-inferiority, randomised trial. Lancet 2015; 385: 2077-2087.
14. Deutsch D, Boustiere C, Ferrari E. et al. Direct oral anticoagulants and digestive bleeding: therapeutic management and preventive measures. Therap Adv Gastroenterol 2017; 10: 495-505.
15. Pandit TN, Sarode R. Blood component support in acquired coagulopathic conditions: is there a method to the madness? Am J Hematol 2012; 87 Suppl 1:S56.
16. Sreedharan A, Martin J, Leontiadis GI. et al. Proton pump inhibitor treatment initiated prior to endoscopic diagnosis in upper gastrointestinal bleeding. Cochrane Database Syst Rev 2010; 7: CD005415.
17. Wells M, Chande N, Adams P, et al. Meta-analysis: vasoactive medications for the management of acute variceal bleeds. Aliment Pharmacol Ther 2012; 35:1267.
18. Riha HM, Wilkinson R, Twilla J. et al. Octreotide added to a proton pump inhibitor versus a proton pump inhibitor alone in nonvariceal upper-gastrointestinal bleeds. Ann Pharmacother 2019; 53: 794-800.
19. de Franchis R, Baveno VI Faculty. Expanding consensus in portal hypertension: Report of the Baveno VI Consensus Workshop: Stratifying risk and individualizing care for portal hypertension. J Hepatol 2015; 63:743.
20. Laine L, McQuaid KR. Endoscopic therapy for bleeding ulcers: an evidence-based approach based on meta-analyses of randomized controlled trials. Clin Gastroenterol Hepatol 2009; 7: 33-47.
21. Vergara M, Bennett C, Calvet X. et al. Epinephrine injection versus epinephrine injection and a second endoscopic method in high risk bleeding ulcers. Cochrane Database Syst Rev 2014; 10: CD005584.
22. Lee YT, Walmsley RS, Leong RW, Sung JJ. Dieulafoy's lesion. Gastrointest Endosc 2003; 58:236.
23. Lara LF, Sreenarasimhaiah J, Tang SJ, et al. Dieulafoy lesions of the GI tract: localization and therapeutic outcomes. Dig Dis Sci 2010; 55:3436.
24. Jackson CS, Gerson LB. Management of gastrointestinal angiodysplastic lesions (GIADs): a systematic review and meta-analysis. Am J Gastroenterol 2014; 109:474.
25. Kwan V, Bourke MJ, Williams SJ, et al. Argon plasma coagulation in the management of symptomatic gastrointestinal vascular lesions: experience in 100 consecutive patients with long-term follow-up. Am J Gastroenterol 2006; 101:58.
26. Holster IL, Tjwa ET, Moelker A, et al. Covered transjugular intrahepatic portosystemic shunt versus endoscopic therapy + β-blocker for prevention of variceal rebleeding. Hepatology 2016; 63:581.
27. Simonetti RG, Perricone G, Robbins HL, et al. Portosystemic shunts versus endoscopic intervention with or without medical treatment for prevention of rebleeding in people with cirrhosis. Cochrane Database Syst Rev 2020; 10:CD000553.
28. Garcia-Tsao G, Abraldes JG, Berzigotti A, et al. Portal hypertensive bleeding in cirrhosis: Risk stratification, diagnosis, and management: 2016 practice guidance by the American Association for the study of liver diseases. Hepatology 2017; 65:310.
29. Orloff MJ, Daily PO, Orloff SL Girard B, Orloff MS. A 27-year experience with surgical treatment of Budd-Chiari Syndrome. Ann Surg. 2000; 232:340-352.
30. Sarfeh IJ, Rypins EB, Mason GR. A systematic appraisal of portocaval H-graft diameters. Clinical and hemodynamic perspectives. Ann Surg. 1986; 204:356-363.
31. Jin G, Rikkers LF. Transabdominal esophagogastric devascularization as treatment for variceal hemorrhage. Surgery. 1996;120(4)641-647.
32. Kim WR, Lake JR, Smith JM, et al. Liver. Am J Transplant. 2016; (SupplS2):69-98.

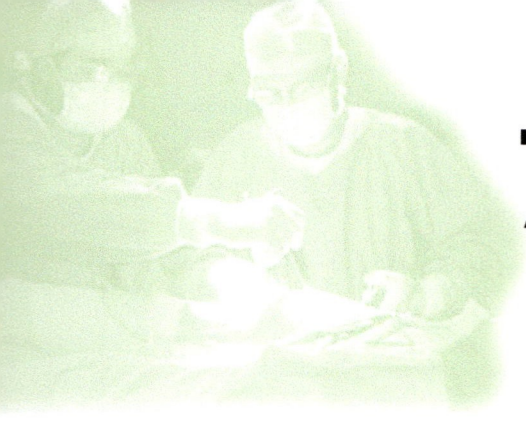

77 Hérnia de Hiato e Doença de Refluxo – Clínica e Diagnóstico

Paulo Roberto Corsi • Danilo Gagliardi
Celso de Castro Pochini

Definição

O refluxo gastroesofágico (RGE) é caracterizado pelo retorno espontâneo do conteúdo do estômago para o esôfago. Frequentemente, em todos os seres humanos, pequena quantidade de refluxo ocorre no esôfago distal, fato este que não provoca sintoma ou sinal, sendo chamado de refluxo fisiológico.

A conceituação da doença do refluxo gastroesofágico (DRGE) é um desafio, pois um grande espectro de apresentações clínicas pode ser considerado como doença. A definição utilizada atualmente é definida pelo Consenso Brasileiro da Doença do Refluxo Gastroesofágico como "afecção crônica decorrente do refluxo de parte do conteúdo gástrico para o esôfago e/ou órgãos adjacentes que acarreta sinais e/ou sintomas".

Incidência

A DRGE tem elevada prevalência, acometendo ambos os sexos em todas as faixas etárias. Alguns estudos populacionais mostram associação da prevalência de sintomas típicos de DRGE com o gênero feminino, idade mais avançada e obesidade.

Em função dessa elevada prevalência, tem sido uma das afecções mais comuns nos consultórios de cirurgiões e gastroenterologistas. Frequentemente, os sintomas têm duração prolongada e comprometem a qualidade de vida. Kulig *et al.* publicaram os resultados de estudo multicêntrico sobre a qualidade de vida de 6.215 pacientes com diagnóstico de DRGE, utilizando questionário específico, aplicado antes e após o tratamento com bloqueador de bomba de prótons. Os autores concluíram que a qualidade de vida dos pacientes antes do tratamento era significativamente limitada, equivalente à daqueles com doença coronariana aguda. Após duas semanas de tratamento, houve melhora importante da qualidade de vida, assemelhando-se à da população normal.

Estudos na população americana mostraram que aproximadamente 7% apresentaram pirose diária. A prevalência de pirose na população adulta dos Estados Unidos foi de 44%.

Essa elevada prevalência da DRGE é devida a vários aspectos, entre eles: a elevação da média de idade da população em geral, maus hábitos alimentares, sobrepeso, fatores genéticos, frequente utilização da terapia de reposição hormonal e estresse.

Fisiopatologia

O principal elemento na barreira de contenção do RGE, o esfíncter esofágico inferior (EIE), é um espessamento da musculatura circular, identificado como uma zona de pressão elevada de 3 a 4 cm de extensão. A musculatura lisa dessa região anatômica é diferente do restante da musculatura do esôfago, pois possui maior densidade de plexos neurais, além de mitocôndrias maiores e mais centrais. Essas características determinam um funcionamento diferente da musculatura esfincteriana no esôfago. A pressão do EIE é determinada pela musculatura lisa, e o seu relaxamento é controlado pelo nervo vago e por fatores locais.

Os hormônios que aumentam o tônus muscular do EIE são a gastrina, a substância P e a motilina. Por outro lado, a colecistocinina, a secretina, o peptídeo intestinal vasoativo, o glucagon e a progesterona diminuem o tônus do EIE.

O relaxamento transitório do EIE, também chamado de relaxamento espontâneo do EIE (REEIE), é um fenômeno fisiológico relacionado à distensão do fundo gástrico, que permite a ocorrência de vômitos e eructações. O REEIE é responsável pela grande maioria dos episódios de RGE.

Vários fatores etiológicos da DRGE são conhecidos, destacando-se a perda da integridade funcional do EIE e os episódios de REEIE. A falência dos mecanismos de contenção do EIE ocorre quando existe fraqueza da musculatura que causa redução da sua pressão basal, curta extensão, deslocamento do EIE para o tórax ou número excessivo de REEIE. A combinação desses eventos é a causa mais frequente da DRGE.

A separação do EIE da crura diafragmática enfraquece o mecanismo esfincteriano, podendo criar fenômeno de dupla elevação da pressão no esôfago distal. Quando o EIE está no tórax, sua pressão é frequentemente abaixo da normal, pois a cura diafragmática não contribui para a elevação da mesma, e o tórax tem pressão negativa durante as inspirações.

A inflamação da mucosa esofágica tem influência negativa no EIE. Existem também nítidas evidências de que há retardo do esvaziamento gástrico nos pacientes com DRGE e interferência da motilidade gástrica sobre o funcionamento do EIE.

O material que reflui do estômago para o esôfago é novamente conduzido ao estômago por mecanismo denominado clareamento esofágico. O mecanismo é representado por peristalse esofágica eficaz, gravidade e deglutição de saliva. O tempo de clareamento esofágico é maior nos pacientes com esofagite do que em indivíduos normais.

A exposição prolongada a acidez gástrica, pepsina, tripsina, assim como secreções alcalinas do duodeno e ácidos biliares causa dano à mucosa esofágica. A gravidade da lesão esofágica depende das características e do volume do material refluído, além do tempo de contato e da sensibilidade da mucosa esofágica às substâncias refluídas.

Até o estudo de Winkelstein *et al.*, em 1935, a DRGE era considerada como hérnia hiatal (HH). A partir daí, a esofagite causada por refluxo passou a ser considerada o aspecto principal. A HH transformou-se apenas em um fator predisponente ao RGE.

A HH está presente em muitos pacientes com DRGE, principalmente naqueles com esofagite grave, pois causa a ruptura anatômica e funcional dos mecanismos fisiológicos de contenção do RGE, reduzindo a pressão do EIE e dificultando o clareamento esofágico.

Outras alterações fisiopatológicas descritas na DRGE são o refluxo duodeno-gastroesofágico e a redução da resistência da mucosa esofagiana.

Quadro clínico

O paciente portador de DRGE pode apresentar-se com os chamados sintomas típicos, atípicos ou as complicações variadas.

Os sintomas típicos são gastroesofágicos, caracterizados por pirose e sensação de queimação ascendente, muitas vezes até a região cervical. Normalmente esses sintomas pioram com refeição copiosa, com o hábito de deitar após a refeição e com a ingestão de alimentos ácidos ou gordurosos.

A pirose é o sintoma clínico mais comum, constituindo um excelente marcador clínico para a DRGE.

Os sintomas atípicos da DRGE são a dor torácica, as alterações respiratórias e laríngeas, sendo essas últimas também chamadas de manifestações supraesofágicas.

A disfagia é um sintoma que pode aparecer em diversas fases da doença, entretanto, está mais frequentemente associada às formas avançadas de esofagite. Sua completa caracterização tem importância fundamental no tratamento. Outros sintomas dispépticos podem aparecer, tais como plenitude pós-prandial, regurgitação, eructação, soluço e sialorreia.

O aparecimento de odinofagia, dor torácica intensa ou hemorragia digestiva alta sugere esofagite erosiva grave. A anemia por perdas sanguíneas ocultas pode ocorrer na esofagite erosiva (EE) ou na HH volumosa.

Quando existe dor torácica, os esforços iniciais estão voltados para a pesquisa de doença coronariana, já que esta apresenta morbidade e mortalidade elevadas. Uma vez afastadas as causas cardíacas, esse sintoma passa a ser chamado de dor torácica não cardíaca (DTNC) ou dor torácica de origem indeterminada (DTOI).

A DTOI é de difícil diagnóstico diferencial e tem como causas mais frequentes as afecções do esôfago, dentre elas, a DRGE.

Quanto aos sintomas laríngeos, Cherry, Margulies (1968) foram os primeiros a relatar sua associação com RGE. Por meio de estudo contrastado, os autores analisaram três pacientes com úlceras laríngeas sem sintomas típicos de DRGE, identificando refluxo em todos. Koufman (1993) denominou essa ocorrência de refluxo laringofaríngeo (RLF), nomenclatura amplamente utilizada na atualidade.

As manifestações otorrinolaringológicas mais frequentes são disfonia, tosse, pigarro e globo faríngeo. Há dificuldade em determinar a relevância desses sintomas devido a fatores associados como fumo, ingestão de álcool ou abuso vocal.

Certo grau de RGE costuma ser bem tolerado pela mucosa esofágica devido aos seus mecanismos protetores. O mesmo não acontece com as mucosas de faringe, laringe e pulmões, onde pequena quantidade de material refluído é suficiente para causar dano. Portanto, os sintomas faríngeos e laríngeos não estão necessariamente acompanhados dos esofágicos, pois o refluxo fisiológico para o esôfago pode provocar alterações se atingir os órgãos supraesofágicos. Aproximadamente 25% dos doentes com DRGE apresentam sintomas laríngeos.

Outros sintomas extraesofágicos menos frequentes são o estridor laríngeo, a asfixia noturna, o engasgo e a disfagia alta.

Manifestações respiratórias, tais como tosse seca crônica, pneumonias de repetição, bronquiectasias e crises de asma, têm sido atribuídas à DRGE. Há maior prevalência de refluxo em pacientes com asma, mas é difícil a avaliação da relação entre eles. Sintomas respiratórios de aparecimento na vida adulta, concomitantes a sintomas digestivos, sugerem fortemente associação com DRGE.

Esôfago de Barrett

O esôfago de Barrett (EB) é uma condição adquirida associada à DRGE, em que há substituição, em extensão variável, do epitélio escamoso esofágico por epitélio colunar contendo células caliciformes. Essa substituição pode atingir o esôfago de forma circunferencial ou com projeções digitiformes a partir da junção escamocolunar. Apesar das mudanças conceituais desde a descrição original de Barrett, que citou a substituição da mucosa esofágica por possível causa congênita, seu nome foi mantido para denominar esta afecção.

Embora o aspecto endoscópico do EB seja característico, existe uma falsa positividade elevada no diagnóstico macroscópico. Por esse motivo, é necessária a confirmação histológica do diagnóstico de EB, por meio de metaplasia intestinal.

A importância da metaplasia intestinal do esôfago é o risco da sua associação com adenocarcinoma. A incidência desse tumor aumentou muito nos últimos anos. Sua frequência nos pacientes com metaplasia intestinal é de aproximadamente 1%, cerca de 30 vezes maior do que o risco da população em geral. Já foi ressaltada a importância do refluxo biliar e da HH no aparecimento das alterações metaplásicas.

Diagnóstico

Endoscopia digestiva alta

O primeiro exame a ser solicitado na suspeita de DRGE é a endoscopia digestiva alta (EDA), a qual avalia a mucosa esofágica, a presença de HH e investiga outras afecções do tubo digestivo superior.

Nos portadores de EE, pode ser utilizada a classificação macroscópica de Savary – Miller (1978), apresentada no Quadro 77.2.

A classificação de Los Angeles para as esofagites é a mais utilizada atualmente. O sistema foi concebido a partir de um consenso que incluiu 22 centros de referência de todo o mundo. Recebeu esse nome por ter sido apresentado pela primeira vez no congresso mundial de 1995, na cidade de mesmo nome (Quadro 77.3).

O estudo endoscópico tem elevada especificidade na detecção da EE, entretanto, sua sensibilidade para o diagnóstico de DRGE é relativamente baixa. O exame anatomopatológico da mucosa esofágica é necessário para o diagnóstico de esôfago de Barrett, porém ainda é controverso o seu papel na avaliação da esofagite não erosiva. Esse exame tem se mostrado pouco útil nos casos em que há esofagite macroscópica, e eleva de maneira pouco confiável a porcentagem de esofagite por refluxo naqueles com aspecto endoscópico normal da mucosa.

Quadro 77.1
Sintomas da DRGE

Sintomas típicos:
  Pirose
  Sensação ascendente de refluxo
Sintomas atípicos:
  Dor torácica
  Sintomas laríngeos
  Sintomas pulmonares
  Sintomas orais
Outros sintomas dispépticos
Complicações

Fonte: desenvolvido pelos autores.

Quadro 77.2
Classificação de Savary-Miller para esofagite erosiva

Grau 1: Lesão sob a forma de erosão simples ou exsudativa, oval ou linear, comprometendo apenas uma prega longitudinal do esôfago.
Grau 2: Lesões múltiplas sob a forma de erosões simples ou exsudativas, não circulares, comprometendo mais de uma prega longitudinal do esôfago, com ou sem confluência.
Grau 3: Lesões exsudativas ou erosões circulares.
Grau 4: Lesões crônicas: úlcera(s), estenose(s) ou esôfago curto. Estas lesões podem estar isoladas ou associadas com lesões de grau 1, 2 ou 3.
Grau 5: Ilhas, prolongamentos digitiformes ou distribuição circunferencial do epitélio de Barrett. Estes achados podem estar isolados ou associados a lesões de grau 1 a 4.

Fonte: desenvolvido pelos autores.

Quadro 77.3
Classificação de Los Angeles para esofagite erosiva

A Uma ou mais erosões menores do que 5 mm.
B Uma ou mais erosões maiores do que 5 mm em sua maior extensão, não contínuas entre os ápices de duas pregas esofágicas.
C Erosões contínuas (ou convergentes) entre os ápices de pelo menos duas pregas, envolvendo menos do que 75% do órgão.
D Erosões ocupando pelo menos 75% da circunferência do órgão.

Fonte: desenvolvido pelos autores.

O avanço tecnológico dos exames endoscópicos permitiu que o diagnóstico da DRGE fosse além dos doentes com HH. Apesar desse avanço, muitos doentes com DRGE não apresentam esofagite erosiva, úlcera ou esôfago de Barrett. Esses doentes são definidos como "endoscopia negativa" ou portadores de doença do refluxo não erosiva. Os métodos de avaliação funcional do esôfago esclarecem esses casos e aumentam o espectro de apresentação desta complexa afecção.

Manometria

A manometria tem grande importância na caracterização da DRGE, além de auxiliar na indicação do tratamento cirúrgico. Portanto, sua realização nos casos com suspeita clínica ou com o diagnóstico confirmado de DRGE, pode permitir a compreensão dos mecanismos do RGE. Muitas informações sobre a fisiopatologia dessa doença e efeitos de drogas sobre o esôfago foram fornecidas por esses exames.

O estudo manométrico do esôfago tem por objetivo avaliar a atividade motora do órgão e a funcionalidade dos seus esfíncteres por meio da análise das pressões intraluminares. Do ponto de vista histórico, Fyke Jr. *et al.* (1956) publicaram estudo das medidas de pressão da transição esofagogástrica. Atribuíram a localização do hiato à mudança da oscilação de pressão com a respiração e também observaram uma zona de alta pressão de dois ou três centímetros junto a esse ponto. Os autores relataram a queda de pressão dessa zona com a deglutição e identificaram pela primeira vez o EIE de maneira adequada.

O exame de manometria esofágica consta de três etapas, a saber:

1) Orientação e preparo do paciente.
2) Passagem da sonda.
3) Medida das pressões do esôfago (EIE, corpo esofágico, ESE e sua relação com a contração da faringe).

As medicações que podem alterar o resultado dos exames, como procinéticos, bloqueadores H2 e bloqueadores de bomba de prótons devem suspensas 7 dias antes do exame. Os medicamentos sintomáticos, mesmo que utilizados de maneira descontínua, também precisam ser interrompidos. Mantêm-se apenas os tratamentos indispensáveis aos pacientes com doenças crônicas.

O exame de manometria é desconfortável, entretanto, não deve ser realizada a sedação do doente, pois é necessária sua colaboração. Para que os pacientes mantenham-se colaborativos durante todo o procedimento, eles devem ser constantemente informados sobre as manobras realizadas.

O exame é realizado com mobilização da sonda introduzida no estômago em direção à faringe, registrando-se respectivamente as pressões esofágicas do esfíncter inferior, corpo esofágico, esfíncter superior e faringe.

Em relação ao EIE, devem ser avaliados a pressão basal, a extensão, sua relação com o diafragma e o relaxamento.

Os registros manométricos do corpo do esôfago avaliam a duração e a intensidade das suas contrações. A sonda é posicionada com um orifício distal 3 cm acima da borda proximal do EIE. Os outros orifícios, distribuídos a cada 5 cm, ficam posicionados nas porções mais proximais do esôfago. Devem ser analisadas dez deglutições úmidas (5 mL de água cada), com intervalo médio de 30 segundos.

A avaliação manométrica do ESE inclui a pressão basal, o relaxamento e a sua coordenação com a contração da faringe.

O EIE e o esfíncter superior do esôfago (ESE) não apresentam pressão igual em toda a sua circunferência, fenômeno denominado assimetria esfincteriana. Essa assimetria representa a medida da variância das pressões intrassegmentares do esfíncter, comparadas com a pressão segmentar média.

Duas alterações de motilidade do corpo esofágico têm sido associadas à DRGE: o esôfago em quebra-nozes e os distúrbios inespecíficos da motilidade esofágica (DIME), também conhecido como motilidade esofágica ineficaz.

Esôfago em quebra-nozes caracteriza-se por apresentar, no terço médio e distal, complexos de deglutição com amplitude de contração elevada, duração prolongada e função peristáltica normal. Os sintomas mais frequentemente relatados são a disfagia e a dor torácica.

Motilidade esofágica ineficaz é caracterizada por contrações ineficazes do corpo do esôfago. Apresenta alterações inespecíficas, como a redução da amplitude das ondas do corpo esofágico e a falha na condução das ondas de deglutição.

A manometria não é um método que demonstra ou quantifica o refluxo, portanto, tem indicação específica nos doentes com suspeita de DRGE. Sua realização no pré-operatório dos pacientes com sintomas típicos serve para avaliar a função motora do esôfago, e principalmente para diagnóstico diferencial com outras afecções, sobretudo esclerose sistêmica progressiva e acalasia. Está indiscutivelmente indicada nos pacientes com suspeita de DRGE que apresentam disfagia sem estenose, para o posicionamento adequado do cateter de pHmetria e no pré-operatório da DRGE.

pHmetria

A pHmetria ambulatorial de 24 horas ou pHmetria esofagiana prolongada realiza a monitorização do pH intraesofágico em um ou mais locais. Sua análise leva em consideração os períodos de alimentação e a posição do doente. O exame também faz a correlação entre os sintomas e os períodos de RGE.

Com base no resultado da manometria do esôfago, posiciona-se o cateter de pHmetria 5 cm acima da borda superior do EIE, pois nesse local estão bem definidos os parâmetros de normalidade. A manometria esofágica deve sempre ser indicada antes da realização da pHmetria, pois o posicionamento do eletrodo depende de uma estrutura anatômica, que é identificada com mais detalhes pela manometria.

A sonda também possui um eletrodo de referência que é afixado com fita adesiva na pele anterior do tórax. A outra extremidade do cateter é conectada ao aparelho de registro portátil para monitorização do pH intraesofágico, também chamado pHmetro. Considera-se RGE toda vez que o pH registrado pelo aparelho atinge nível inferior a 4 (este tem sido demonstrado o melhor valor para o limite do refluxo). Acima desse valor não existe ativação da pepsina, a maioria dos refluxos sintomáticos ocorre com pH<4, e estudos com outros níveis de corte não demonstraram vantagem.

Os dados obtidos com a pHmetria prolongada do esôfago são: número total de episódios de refluxo, número total de episódios prolongados de refluxo (superior a cinco minutos) e porcentagem de tempo de refluxo, considerando-se as posições ortostática, supina e combinada. Também é calculado, pelo programa de computação, o índice de DeMeester, pontuação que considera todos os parâmetros descritos.

Na avaliação dos pacientes com DRGE, são identificados três grupos de acordo com o padrão do RGE patológico:

1) O grupo que reflui predominantemente na posição em pé, denominado refluidor ereto ou ortostático.
2) O grupo que reflui mais frequentemente na posição deitada, denominado refluidor supino.
3) Aqueles pacientes com refluxo anormal em ambas posições, denominados refluidores combinados ou biposicionais.

Entre os parâmetros analisados na pHmetria, o número total de refluxos é o dado de menor relevância, enquanto o tempo total de acidificação esofágica é o mais efetivo. Com o objetivo de analisar de maneira concomitante todos os dados analisados, Johnson, DeMeester (1986) apresentaram um sistema de pontuação, levando em consideração os valores apresentados por voluntários normais. O número resultante do cálculo por programa de computação é conhecido como índice de DeMeester e avalia globalmente a intensidade do RGE. Doentes com esse índice acima de 14,72 apresentam refluxo patológico.

A principal indicação da pHmetria é o diagnóstico da DRGE nos doentes com sintomas típicos e "endoscopia negativa". O exame também está indicado àqueles com sintomas atípicos, pois pode demonstrar RGE anormal ou correlacioná-lo com o quadro clínico. A pHmetria também está indicada aos pacientes com persistência de sintomas durante o tratamento e àqueles com recidiva pós-operatória.

Com o desenvolvimento da pHmetria prolongada do esôfago, muitos doentes com suspeita clínica de DRGE e exame endoscópico normal tiveram sua hipótese diagnóstica confirmada, não apenas pelo diagnóstico de RGE patológico, mas pela correlação dos sintomas com episódios de refluxo. A pHmetria tem sido considerada um método sensível e específico para o diagnóstico da DRGE. Entretanto, uma significativa porcentagem de doentes com sintomas típicos apresenta pHmetria normal, por limitações do método, problemas técnicos na realização do exame ou devido à diminuição do RGE, causada pela presença da sonda e mudanças nos hábitos dos pacientes.

Com o objetivo de diminuir o desconforto e as limitações da monitorização do pH intraesofágico, foi desenvolvido um sistema sem cateter (*Bravo System*) que consiste na fixação de uma cápsula à mucosa esofágica e transferência dos dados para o computador por radiotransmissão. A ausência de cateter nasal é mais confortável para o doente, facilita as atividades habituais e possibilita a realização do exame por um período de tempo mais longo.

Na maioria dos casos, a DRGE é causada pelo RGE do material ácido. Ocasionalmente, o refluxo não ácido tem sido o responsável pela doença. Já se demonstrou que os sais biliares podem potencializar a lesão esofágica causada pelo ácido, e que o refluxo misto, de ácido e bile, é mais tóxico que o exclusivamente ácido.

Espectrofotometria

A avaliação do RGE não ácido, chamada de espectrofotometria, pode ser feita pela monitorização da bilirrubina na luz esofágica. Esse método pode auxiliar no diagnóstico da DRGE em casos selecionados.

O posicionamento da sonda no esôfago é semelhante ao do cateter de pHmetria e, se houver refluxo biliar significativo, ocorrerá o registro pela espectrofotometria.

O exame tem como uma das principais limitações a interferência da alimentação na leitura ótica, falsamente interpretada como bilirrubina. Daí a importância de uma rígida dieta durante a realização do método, para maior fidelidade do resultado. A sensibilidade *in vitro* do Bilitec é excelente, entretanto a sensibilidade *in vivo* é menos confiável.

Dessa forma os portadores de DRGE, provocada por RGE não ácido, foram estudados de maneira mais adequada e sua doença compreendida. O espectro de apresentação da DRGE tornou-se ainda maior.

Cintilografia

A cintilografia para a pesquisa de RGE consiste na monitorização do esôfago após ingestão de substância marcada com tecnécio. É um método não invasivo, bem tolerado pelos doentes, cuja principal indicação é o diagnóstico da DRGE em crianças.

Impedanciometria

O método de diagnóstico mais avançado da DRGE é a impedanciometria elétrica intraluminal múltipla, que avalia o transporte do bolo alimentar em diferentes partes do esôfago. Foi desenvolvida para detectar refluxo, com ou sem acidez, além de suas características físicas líquida, gasosa ou mista.

As principais indicações da impedanciometria são a suspeita clínica de DRGE não comprovada pela pHmetria, eructações, suspeita de refluxo não ácido em pacientes com gastrectomia prévia ou gastrite atrófica e a persistência de sintomas típicos ou atípicos, a despeito do uso adequado de medicação antissecretora.

O método deverá fornecer conhecimento ainda maior das manifestações da DRGE e dados importantes sobre sua fisiopatologia.

Balaji *et al* (2003), em artigo intitulado "redefinindo refluxo gastroesofágico", publicou a análise do RGE em voluntários assintomáticos, por meio da pHmetria e da impedanciometria. Concluiu que mais da metade dos episódios de RGE, observados pela tecnologia da impedância, não foi detectada pela pHmetria.

Outros exames e considerações sobre o diagnóstico

O exame radiológico tem lugar apenas na avaliação da hérnia hiatal volumosa, na recidiva pós-operatória e no diagnóstico das complicações, como a estenose esofágica. A serigrafia esofagogástrica tem pouca sensibilidade para a demonstração do RGE.

Todos os doentes com DRGE devem ser submetidos ao exame de ultrassom abdominal superior para avaliação da vesícula biliar, devido à elevada incidência da associação DRGE com colelitíase.

Várias questões permanecem sem resposta, como a causa da disfagia sem estenose, a fisiopatologia do RFL, a etiopatogenia do esôfago em quebra-nozes, entre outras.

Como já enfatizado, a prevalência da DRGE vem aumentando. Dessa forma, acreditamos que seja importante o diagnóstico correto desta afecção, assim como a caracterização dos diversos fatores que interferem no RGE para o seu adequado tratamento.

Ao avaliar um paciente com DRGE, os fatores anatômicos, fisiológicos e constitucionais que podem apresentar algum valor devem ser avaliados de maneira sistemática, pois a incapacidade de reconhecer algumas exceções pode comprometer o sucesso do tratamento.

Bibliografia

Balaji NS, Blom D, DeMeester TR, Peters JH. Redefining gastroesophageal reflux (GER). Surg Endosc 2003;17:1380-5.

Bortoli N, Tolone S, Frazzoni S, Martinucci I, Sgherri G, Albano E, Ceccarelli L, Stasi C, Bellini M, Savarino V, Savarino E, Marchi S. Gastroesophageal reflux disease, functional dyspepsia and irritable bowel syndrome common overlapping gastrointestinal disorders. Ann Gastroenterol 2018; 31: 639-48.

Cherry J, Margulies SI. Contact ulcer of the larynx. Laryngoscope 1968; 78:1937-40.

Corsi PR, Gagliardi D. Detalhes Técnicos da Execução do Exame. In: Nasi A, Michelsohn N. Avaliação Funcional do Esôfago - Manometria e pHmetria Esofágicas. São Paulo (SP): Editora ROCA; 2001 - Parte I: Manometria Esofágica, Cap.3: 25-36.

Corsi PR, Gagliardi G, Horn M, Pochini CC, Oliveira Neto RM. Presença de refluxo em pacientes com sintomas típicos de doença do refluxo gastroesofágico. Rev Assoc Med Bras 2007; 53(2):152-7.

DeMeester TR, Wang C, Wernly J, Pellegrini CA, Little AG, Klementschitsch P, Bermudez G, Johnson LF, Skinner DB. Technique, indications and clinical use of 24 hour esophageal pH monitoring. J Thorac Cardiovasc Surg 1980; 79:656-70.

Donahue PE. Considerações básicas na doença por refluxo gastroesofágico. Clin Cir Am Norte 1997; 77:1005-27.

Emerenziani S, Habib FI, Ribolsi M, Caviglia R, Guarino MP, Petitti T, Cicala M. Effect of hiatal hernia on proximal oesophageal acid clearance in gastro-oesophageal reflux disease patients. Aliment Pharmacol Ther 2006; 23:751-7.

Fass J, Silny J, Braun J, Heindrichs U, Dreuw B, Schumpelick V, Rau G. Measuring esophageal motility with a new intraluminal impedance device. First clinical results in reflux patients. Scand J Gastroenterol 1994; 29:693-702.

Fyke FE Jr, Code CF, Schlegel JF. The gastroesophageal sphincter in healthy human beings. Gastroenterology 1956; 86:135-50.

Gyawali CP, Kahrilas PJ, Savarino E, et al. Modern diagnosis of GERD: the Lyon Consensus. Gut 2018; 67: 1351-62.

Hirano I, Zhang Q, Pandolfino JE, Kahrilas PJ. Four-day Bravo pH capsule monitoring with and without proton pump inhibitor therapy. Clin Gastroenterol Hepatol 2005; 3:1083-8.

Johnson LF, DeMeester TR. Development of the 24-hour intraesophageal pH monitoring composite scoring system. J Clin Gastroenterol 1986; 8(Suppl.1):52-8.

Koufman JA. Aerodigestive manifestations of gastroesophageal reflux. What we don't yet know? Chest 1993; 104:1321-2.

Kulig M, Leodolter A, Vieth M, Schulte E, Jaspersen D, Labenz J, Lind T, Meyer-Sabellek W, Malfertheiner P, Stolte M, Willich SN. Quality of life in relation to symptoms in patients with gastro-oesophageal reflux disease-- an analysis based on the ProGERD initiative. Aliment Pharmacol Ther 2003; 18:767-76.

Liebermann-Meffert D, Allgower M, Schmid P, Blum AL. Muscular equivalent of the lower esophageal sphincter. Gastroenterology 1979; 76:31.

Lundell LR, Dent J, Bennett JR, Blum AL, Armstrong D, Galmiche JP, Johnson F, Hongo M, Richter JE, Spechler SJ, Tytgat GN, Wallin L. Endoscopic assessment of oesophagitis: clinical and functional correlates and further validation of the Los Angeles classification. Gut 1999; 45:172-80.

Mohammed I, Nightingale P, Trudgill NJ. Risk factors for gastro-oesophageal reflux disease symptoms: a community study. Aliment Pharmacol Ther 2005; 21:821-7.

Moraes Filho JP, Ceconello I, Gama-Rodrigues J, Castro LP, Henry MAA, Meneghelli UG, Quigley E. Brazilian consensus on gastroesophageal reflux disease: proposals for assessment, classification and management. Am J Gastroenterol 2002; 97:241-8.

Nandurkar S, Locke GR 3rd, Fett S, Zinsmeister AR, Cameron AJ, Talley NJ. Relationship between body mass index, diet, exercise and gastro-oesophageal reflux symptoms in a community. Aliment Pharmacol Ther 2004; 20:497-505.

Nasi A, Corsi PR, Amaral SS, Cecconello I, Kiss DR, Gama-Rodrigues JJ. Manometrias Esofágica e Anorretal. In: Lopes AC. Tratado de Clínica Médica. São Paulo: Editora Rocca LTDA; 2006. Seção 7: Doenças Gastrointestinais:900-10.

Nebel OT, Fornes MC, Castell DO. Symptomatic gastroesophageal reflux: incidence and precipitating factors. Am J Dig Dis 1976; 21:953-6.

Oliveira SS, Santos IS, Silva JFP, Machado EC. Prevalência e fatores associados à doença do refluxo gastroesofágico. Arq Gastroenterol 2005; 42:116-21.

Rena Yadlapati, Jenna Craft, Christopher J. Adkins, John E. Pandolfino. The Upper Esophageal Sphincter Assist Device Is Associated With Symptom Response in Reflux-Associated Laryngeal Symptoms. Clinical Gastroenterology and Hepatology 2018;16:1670-2.

Richter JE. Typical and atypical presentations of gastroesophageal reflux disease. The role of esophageal testing in diagnosis and management. Gastroenterol Clin North Am 1996; 25:75-102.

Roy AM, Orlando RC. Gastroesophageal reflux disease. Curr Opinion Gastroenterol 2001; 17:359-65.

Savary G, Miller M. The esophagus. Handbook and atlas of endoscopy. Switzerland: Gassman Verlag AG, Solothurn; 1978: 135-42.

Villa N, Vela MF. Impedance-pH Testing. Gastroenterol Clin N Am 2013; 42: 17-26.

Winkelstein A. Peptic esophagitis. A new clinical entity. JAMA 1935; 104:906-8.

78 Hérna de Hiato e Doença de Refluxo – Tratamento

Celso de Castro Pochini • Paulo Roberto Corsi
Danilo Gagliardi

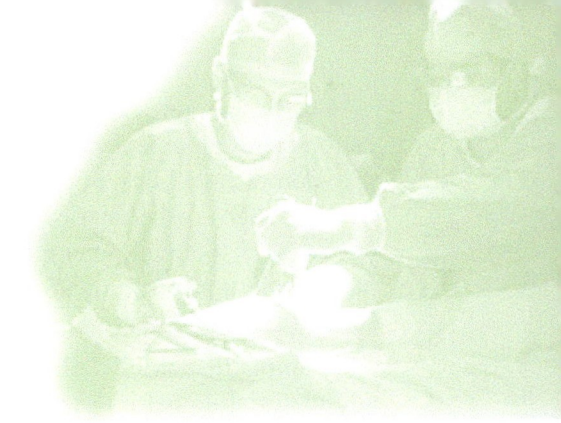

Tratamento clínico

O tratamento clínico é a primeira escolha de tratamento para DRGE (doença do refluxo gastroesofágico). Nos pacientes com menos de 40 anos, com queixas típicas e sem manifestações de alarme, pode ser instituído o tratamento com inibidores de bomba de prótons em dose plena por quatro semanas, associado às medidas comportamentais:

1. Elevação de 15 cm da cabeceira da cama.
2. Moderar a ingestão dos seguintes alimentos na dependência da correlação com sintomas: cítricos, café, bebidas alcoólicas e/ou gasosas, menta, hortelã, tomate e chocolate.
3. Cuidados especiais com medicamentos potencialmente "de risco": anticolinérgicos, teofilina, bloqueadores dos canais de Cálcio e alendronato.
4. Evitar deitar-se nas duas horas posteriores às refeições.
5. Evitar refeições copiosas.
6. Suspensão do fumo.
7. Redução do peso corporal em pacientes com sobrepeso.

O tratamento farmacológico da DRGE mudou com o advento do inibidor da bomba de próton (IBP), droga de primeira escolha. Atua ligando-se irreversivelmente à bomba de prótons nas células parietais do estômago, interrompendo a produção de ácido gástrico, reduzindo a agressão do esôfago.

Os IBPs em dose plena devem constituir o tratamento de escolha inicial por período de quatro a oito semanas. Se o paciente não apresentar abolição dos sintomas, a dose deve ser dobrada, isto é, antes do desjejum e antes do jantar.

De forma geral, a DRGE erosiva tem boa resposta ao tratamento clínico. Entretanto, após a retirada da medicação, é frequente o retorno dos sintomas, pois trata-se de doença crônica. Portanto, é necessário o tratamento de manutenção no qual deve ser administrada a mínima dose capaz de manter o paciente assintomático. A terapêutica a longo prazo é eficaz.

Os procinéticos, considerados drogas de segunda linha, promovem o esvaziamento gástrico, porém não têm ação sobre o esfíncter inferior do esôfago. Os mais empregados são a bromoprida e a domperidona. Podem ser indicados quando o componente de gastroparesia estiver presente.

Embora a esofagite melhore em aproximadamente 90% dos casos com terapia médica intensiva, esse tratamento não aborda a etiologia mecânica da doença, e, dessa forma, os sintomas reaparecem em mais de 70% dos casos dentro de 1 ano após a suspensão do medicamento. Além disso, embora a terapia médica possa tratar efetivamente os sintomas de DRGE induzidos por ácido, a esofagite pode continuar devido ao refluxo fracamente ácido contínuo (duodenogástrico). Finalmente, para muitos pacientes, a terapia médica pode ser necessária para o resto de suas vidas.

O custo elevado, a incerteza quanto aos efeitos a longo prazo de alguns medicamentos mais recentes e o potencial para alterações persistentes da mucosa, apesar do controle dos sintomas, tornam o tratamento cirúrgico da DRGE uma opção atraente.

Tratamento cirúrgico

O tratamento cirúrgico está indicado para os pacientes que necessitam usar a medicação ininterruptamente como mulheres menopausadas e com osteoporose, tendo em vista a possível interferência dos IBP na absorção de cálcio ou os intolerantes ao tratamento clínico prolongado. A grande dificuldade do tratamento clínico não consiste em controlar os sintomas, mas em manter os pacientes assintomáticos ao longo do tempo.

Classicamente, o tratamento cirúrgico era recomendado apenas para pacientes com refluxo gastroesofágico complicado (ulcera péptica do esôfago, estenose, Barrett longo) ou refratário. A cirurgia laparoscópica tornou-se disponível, alterando significativamente a morbidade e a recuperação após um procedimento antirrefluxo.

A ampla disponibilidade e uso de monitoramento ambulatorial de pH e testes de motilidade esofágica melhoraram dramaticamente nossa capacidade de reconhecer a verdadeira DRGE e selecionar pacientes para a terapia adequada.

Em vez de focar a terapia apenas no controle dos sintomas, o tratamento moderno da DRGE visa eliminar os sintomas, melhorar a qualidade de vida do paciente e instituir um plano de manejo para toda a vida. A correção cirúrgica da barreira antirrefluxo anatomicamente deficiente é uma opção muito atraente quando se tenta atingir esses objetivos no tratamento da DRGE.

O tratamento cirúrgico visa estabelecer uma pressão efetiva do EIE. Portanto, é necessário posicionar o EIE dentro do abdômen, onde o esfíncter está sob pressão positiva e fechar qualquer defeito hiatal associado. Para conseguir isso, várias técnicas cirúrgicas seguras e eficazes têm sido desenvolvidas.

A fundoplicatura laparoscópica de Nissen surgiu como a operação antirrefluxo mais amplamente aceita e aplicada. Em muitos centros, é o procedimento antirrefluxo de escolha em pacientes com peristaltismo esofágico normal.

Os principais elementos do procedimento incluem o seguinte:

1. Dissecção completa do hiato esofágico e ambas as cruras.
2. Mobilização do fundo gástrico e fechamento do defeito hiatal associado.
3. Criação de uma fundoplicatura (válvula) sem tensão de 360 graus no esôfago distal em torno de um dilatador intraesofágico de 50 a 60F.
4. Fixar a fundoplicatura no esôfago por meio de um ponto com espessura parcial na parede do esôfago (Nissen frouxo).

A fundoplicatura Toupet é semelhante à Nissen, exceto que a fundoplicatura é um envoltório de 180 graus, em vez de 360 graus. O fundo gástrico é trazido posterior ao esôfago e suturado em ambos os lados do esôfago, deixando a superfície anterior exposta. Essa fundoplicatura tem a vantagem teórica de limitar o edema e a disfagia pós-operatória, especialmente em pacientes com peristaltismo corpo esofágico reduzido.

Muitos centros usam o procedimento de Toupet exclusivamente em pacientes com peristaltismo esofágico anormal identificado durante a manometria esofágica pré-operatória.

Existem três tipos principais de operação para o tratamento da DRGE: a fundoplicatura total (Nissen), a parcial (Toupet) e a mista, introduzida em nosso país por Brandalise & Aranha (1996).

Os pacientes podem beber líquidos e receber alta hospitalar no primeiro dia de pós-operatório. As bebidas carbonatadas (refrigerantes) são especificamente evitadas devido à distensão gástrica resultante. Devido ao edema na fundoplicatura, os pacientes podem ser mantidos em dieta líquida por 5 a 7 dias e, em seguida, dieta pastosa nas duas semanas seguintes.

Nos casos difíceis (dissecção paraesofágica extensa, volvo gástrico ou reoperação de hérnia paraesofágica), devem ser realizados raio-x de tórax e uma deglutição de contraste (esofagograma) nos primeiros dias do pós-operatório ou antes da alta hospitalar. Tal medida visa descartar hemopneumotórax ou um pequeno vazamento.

Todos os medicamentos antissecretores e/ou procinéticos utilizados no pré-operatório podem ser interrompidos.

Náuseas e vômitos continuam a ser eventos pós-operatórios que devem ser controlados, pois estão associados a complicações significativas. A maioria dos pacientes recebe medicação antiemética preventiva, e a equipe que cuida dos pacientes no pós-operatório é instruída a responder imediatamente com medicação a qualquer reclamação de náusea do paciente. Se ocorrer náusea pós-operatória precoce, a realização de raio-x de tórax, esofagograma ou endoscopia podem ser realizados imediatamente, visando afastar migração da fundoplicatura ou herniação. Se isso ocorrer e for detectado nas primeiras 24 a 48 horas, a reoperação imediata pode ser realizada para corrigir o problema.

Diagnóstico diferencial e DRGE refratária

Fala-se em DRGE refratária quando os sintomas e incômodos persistem por até oito semanas a uma dose padrão de IBP. Ela é mais comum na forma não erosiva.

Uma revisão sistemática mostrou que os pacientes com sintomas de DRGE refratários reduziram a qualidade de vida, física e mental relacionados com a saúde em ordem de 8% a 16% e 2% a 12%, respectivamente. O maior impacto na qualidade de vida em pacientes com DRGE refratária é o distúrbio do sono, que pode resultar em estresse emocional e diminuição do ritmo de trabalho.

Reconhece-se que não há um único motivo de sintomas refratários ao tratamento com IBP. As causas incluem etiologias relacionadas ao refluxo e etiologias não relacionadas. As causas relacionadas ao refluxo referem-se ao refluxo ácido e não ácido em curso. As causas não relacionadas ao refluxo incluem dismotilidade, esofagite eosinofílica, pirose funcional e hipersensibilidade visceral.

O refluxo patológico pode ser encontrado (por pHmetria) em 25% dos pacientes com sintomas de DRGE refratário. Além disso, estudos de impedância com pH combinados foram capazes de identificar episódios de refluxo não ácido relacionado com sintomas em outros doentes com DRGE.

Pacientes com resposta insuficiente a IBP podem ter relação com alguns fatores, incluindo aumento do peso do corpo ou genótipos do citocromo P450 que influenciam o metabolismo do IBP.

Pacientes com DRGE não erosiva menos propensos a responder a terapia antissecretora podem apresentar hiperalgesia visceral ao ácido e também à perfusão de solução salina. Isso sugere que, em pacientes que não respondem à supressão ácida de rotina, a hipersensibilidade esofágica pode desempenhar um papel na manifestação de sintomas.

A esofagite eosinofílica é uma causa rara de sintomas de DRGE, além disso, boa parte dos pacientes com esofagite eosinofílica respondem bem ao IBP. Um estudo multicêntrico mostrou uma prevalência de 0,01% para esofagite eosinofílica e 0,9% de falha ao tratamento IBP em pacientes desse do estudo.

Endoscopia pode identificar nas DRGE não erosivas etiologias tais como esofagite eosinofílica, infecções e lesões por pílula ou sugerir acalasia. Em pacientes com endoscopia negativa (que é o resultado mais comum), a monitorização ambulatorial do refluxo (pH ou impedância de pH) é recomendada para quantificar o refluxo e avaliar a relação entre episódios de refluxo e sintomas do paciente, desde que esses recursos estejam disponíveis.

Uma alternativa pode ser o tratamento prolongado com o uso de IBP em dose dobrada, porém os sintomas extraesofágicos, como rouquidão, dor de garganta, asma e tosse são os menos propensos a serem resolvidos.

Todos os pacientes com sintomas extraesofágicos presumidos e terapia com IBP que apresentaram falha devem ter avaliação diagnóstica cuidadosa para DRGE não erosiva.

Devido à baixa sensibilidade da endoscopia e da pHmetria, e a baixa especificidade da laringoscopia, a terapia empírica com IBP é considerada a etapa diagnóstica inicial em pacientes com suspeita de sintomas laríngeos relacionados à DRGE. Para aqueles que melhoram com IBP, a DRGE é a etiologia presumida, mas para aqueles que permanecem sem resposta a tal terapia, testes diagnósticos adicionais com impedância/monitoramento de pH podem ser necessários para excluir ácido refratário ou refluxo ácido fraco.

Um grande obstáculo no diagnóstico dos sintomas extraesofágicos da DRGE é a possível ausência de azia ou regurgitação.

Outro estudo mostrou que apenas 54% dos pacientes com suspeita de refluxo faringolaríngeo têm exposição anormal ao ácido esofágico. Alguns autores descobriram que os resultados positivos do teste faríngeo não predizem uma resposta favorável à terapia antirrefluxo.

Em pacientes que permanecem sintomáticos, apesar da terapia supressora de ácido agressiva (dose dobrada), estudos recentes sugerem que o refluxo não ácido pode desempenhar um papel em seus sintomas medidos por monitoramento ambulatorial de impedância de pH intraluminal.

A monitoração da impedância pode ser usada na terapia com IBP e deve ser reservada para aqueles que continuam a ter sintomas apesar da terapia supressora de ácido. Os achados de monitoramento de impedância por si só não devem ser usados para determinar a necessidade de fundoplicatura cirúrgica. No cenário de refluxo ácido basal moderado a grave sem terapia e refluxo não ácido contínuo com terapia com IBP, a cirurgia antirrefluxo pode ser considerada, mas com cautela.

Um ensaio cirúrgico recente sugeriu que pacientes com refluxo faringolaríngeo com refluxo moderado a grave medido por pHmetria sem terapia com IBP e aqueles com hérnia de tamanho moderado (maior que 4 cm) e presença de sintomas típicos concomitantes podem ter maior probabilidade de responder à fundoplicatura cirúrgica.

Acreditamos que a fundoplicatura cirúrgica não é recomendada para pacientes que não respondem ao tratamento médico agressivo (dose dobrada). Swoger *et al*. mostraram que a fundoplicatura laparoscópica não melhorou os sintomas laríngeos um ano após a fundoplicatura em 25 pacientes com suspeita de RFL relacionado à DRGE não responsivos à terapia inicial com IBP apesar do controle fisiológico de todos os eventos de refluxo.

Em conclusão, pacientes com suspeita de RFL ou outros sintomas extraesofágicos sem sinais ou sintomas de alerta devem ser tratados inicialmente com terapia com IBP empírica por 1 a 2 meses. Se os sintomas melhorarem, a terapia pode precisar ser prolongada por até 6 meses para permitir a cura do tecido laríngeo, após isso, a dose deve ser reduzida para minimizar a supressão de ácido contínua.

O uso de IBPs de maneira empírica destina-se apenas a uma curta duração, e o uso prolongado não é incentivado. Em pacientes que não respondem, o teste de pHmetria de dois canais e/ou impedância pode ser a melhor alternativa para descartar o refluxo como a causa e avançar com a consideração de outras etiologias para os sintomas contínuos dos pacientes. É importante lembrar que o papel do teste para diagnóstico no RFL não é descartar o refluxo, mas descartá-lo como sendo o cenário mais comum.

Há evidências de que os fatores psicológicos podem estar relacionados com a manifestação de sintomas, na ausência de refluxo ácido. Pacientes com sintomas, mas sem refluxo ácido durante estudos de pHmetria de 24 horas, apresentavam significativamente mais comorbidades psiquiátricas, como depressão, do que pacientes com refluxo patológico durante um exame de pHmetria.

Os pacientes com manometria normal, exposição ácida esofágica normal e uma associação de sintomas negativos após testes de função esofágicas podem ser classificados como tendo azia funcional. Sua resposta sintoma a PPI é geralmente pobre. Moduladores de dor de baixa dose, tais como antidepressivos tricíclicos (Amitril/Amitriptilina) e inibidores seletivos da recaptação da serotonina também podem ser usados (Prozac /Floxetina, Citalopram).

Bibliografia

Anvari M, Allen C. Laparoscopic Nissen fundoplication: two-year comprehensive follow-up of a technique of minimal paraesophageal dissection. Ann Surg 1998; 227:25–32.

Becher A, El-Serag H. Systematic review: the association between symptomatic response to proton pump inhibitors and health-related quality of life in patients with gastro-oesophageal reflux disease. Aliment Pharmacol Ther 2011;34:618–27.

Brandalise NA, Aranha NC. Doença do refluxo gastroesofágico: técnica operatória. In: Marchesini JB, Malafaia O. Doença do refluxo gastroesofágico. São Paulo, Atheneu, 1996, p.171-190.

Francis DO, Goutte M, Slaughter JC, et al. Traditional reflux parameters and not impedance monitoring predict outcome after fundoplication in extraesophageal reflux. Laryngoscope. 2011;121:1902–9.

Freitas JA, Lima LMP, Ranieri, JL,Olivieri JC, Fragoso HJ, Chinzon D. Avaliação da eficácia – segurança e tolerabilidade de rabeprazol no tratamento de doenças ácido-pépticas. Arq Gastroenterol. 2002; 39(1):60-65.

Foroutan M, Norouzi A, Molaei M, et al. Eosinophilic esophagitis in patients with refractory gastroesophageal reflux disease. Dig Dis Sci 2010;55:28–31.

Fujiwara Y, Sugawa T, Tanaka F, et al. A multicenter study on the prevalence of eosinophilic esophagitis and PPI-responsive esophageal eosinophilic infiltration. Intern Med 2012;51:3235–9.

Furuta T, Sugimoto M, Kodaira C, et al. CYP2C19 genotype is associated with symptomatic recurrence of GORD during maintenance therapy with low-dose lansoprazole. Eur J Clin Pharmacol 2009;65:693–8.

Henry MA. Diagnosis and management of gastroesophageal of reflux disease. Arq Bras Cir Dig 2014; 27(3):210-215.

Hongo M, Miwa H, Kusano M. Symptoms and quality of life in underweight gastroesophageal reflux disease patients and therapeutic responses to proton pump inhibitors. J Gastroenterol Hepatol 2012;27:913–18.

Hunter JG, Trus TL, Branum DG, et al. A physiologic approach to laparoscopic fundoplication for gastroesophageal reflux disease. Ann Surg 1996; 223:673–87.

Johnson DA. Medical therapy of reflux laryngitis. J Clin Gastroenterol. 2008;42:589–93.

Kim JY, Kim N, Seo PJ, et al. Association of sleep dysfunction and emotional status with gastroesophageal reflux disease in Korea. J Neurogastroenterol Motil 2013;19:344–54.

Kohata Y, Fujiwara Y, Machida H, et al. Pathogenesis of proton-pump inhibitor-refractory non-erosive reflux disease according to multichannel intraluminal impedance-pH monitoring. J Gastroenterol Hepatol 2012;27(Suppl 3):58–62.

Klingman RR, Stein HJ, DeMeester TR. The current management of gastroesoph- ageal reflux. Adv Surg 1991;24:259–91.

Lee YC, Lin JT, Wang HP, et al. Influence of cytochrome P450 2C19 genetic polymorphism and dosage of rabeprazole on accuracy of proton-pump inhibitor testing in Chinese patients with gastroesophageal reflux disease. J Gastroenterol Hepatol 2007;22:1286–92.

Moretzsohn LD, Brito EM, Reis MSF, Coelho GV, Castro LP. Assessment of effectiveness of different dosage regimens of pantoprazole in controlling symptoms and healing esophageal lesions of patients with mild erosive esophagitis. Arq Gastroenterol. 2002; 39(2):123-125.

Pace F, Tonini M, Pallotta S, et al. Systematic review: maintenance treatment of gastro-oesophageal reflux disease with proton pump inhibitors taken 'on- demand' [see comment]. Aliment Pharmacol Ther 2007;26:195–204.

Richter JE, Castell DO. Gastroesophageal reflux: pathogenesis, diagnosis and therapy. Ann Intern Med 1989;97:93–103.

Richter JE. Typical and atypical presentations of gastroesophageal reflux disease. The role of esophageal testing in diagnosis and management. Gastroenterol Clin North Am. 1996;25: 75–102.

Sá CC, Kishi HS, Silva-Werneck AL, et al. Eosinophilic esophagitis in patients with typical gastroesophageal reflux disease symptoms refractory to proton pump inhibitor. Clinics (Sao Paulo) 2011;66:557–61.

Smith CD, Fink AS, Applegren K. Guidelines for surgical treatment of gastro-esophageal reflux disease (GERD). Society of American Gastrointestinal Endoscopic Surgeons (SAGES). Surg Endosc 1998;12:186–8.

Spechler SJ. Comparison of medical and surgical therapy for complicated gastroesophageal reflux disease in veterans. N Engl J Med 1992;326:786–92.

Swoger J, Ponsky J, Hicks DM, et al. Surgical fundoplication in laryngopharyngeal reflux unresponsive to aggressive acid sup- pression: a controlled study. Clin Gastroenterol Hepatol. 2006;4:433–41.

Vaezi MF, Hicks DM, Abelson TI, et al. Laryngeal signs and symptoms and gastroesophageal reflux disease (GERD): a critical assessment of cause and effect association. Clin Gastroenterol Hepatol. 2003;1:333–44.

Vaezi MF, Schroeder PL, Richter JE. Reproducibility of proximal probe pH parameters in 24-hour ambulatory esophageal pH monitoring. Am J Gastroenterol. 1997;92:825–9.

Vaezi MF. Laryngitis: from the gastroenterologist's point of view. In: Vaezi MF, editor. Extraesophageal reflux. San Diego: Plural Publishing, Inc.; 2009. p. 37–47.

Fass R, Sifrim D. Management of heartburn not responding to proton pump inhibitors. Gut 2009;58:295–309.

Viazis N, Karamanolis G, Vienna E, et al. Selective-serotonin reuptake inhibitors for the treatment of hypersensitive esophagus. Therap Adv Gastroenterol 2011;4:295–300.

Viazis N, Keyoglou A, Kanellopoulos AK, et al. Selective serotonin reuptake inhibitors for the treatment of hypersensitive esophagus: a randomized, double-blind, placebo-controlled study. Am J Gastroenterol 2012;107:1662–7.

79 Hérnia Ventral

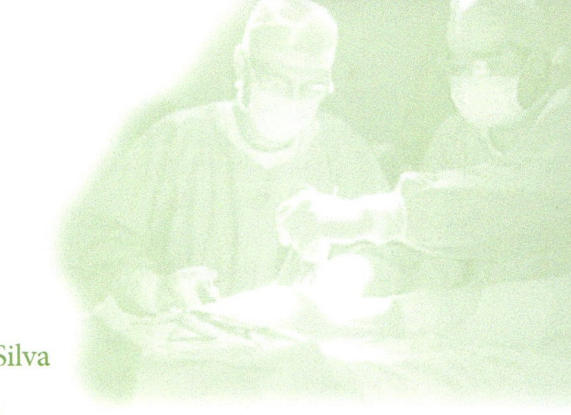

Heitor Marcio Gavião Santos • Luiz Gustavo de Oliveira e Silva
Marcio Barroso Cavaliére • Maurício Andrade Azevedo

Introdução

Chamamos de hérnia ventral todo abaulamento situado na parede abdominal às custas de uma falha por um rompimento músculo-aponeurótico abdominal que não sofreu qualquer intervenção prévia, ao passo que denominamos hérnia incisional quando previamente a cavidade abdominal foi violada independente se de forma laparotômica ou minimamente invasiva. Diferentemente do conceito apresentado, a diástase do músculo reto abdominal não é considerada uma hérnia, pois não há uma descontinuidade das camadas músculo-aponeuróticas, e sim, apenas um distanciamento das aponeuroses do músculo reto abdominal, causando o abaulamento.

Sendo considerada uma doença prevalente nos Estados Unidos, presume-se que aproximadamente 500.000 hernioplastias são realizadas por ano. No Brasil, pelos dados do DATASUS do ano de 2019, pesquisando internações de hernioplastia incisional, epigástrica, umbilical e recidivantes, aproximadamente 131.000 procedimentos foram realizados nos hospitais públicos. O manejo da hérnia ventral (nesse contexto englobando hérnias primárias e incisionais) traz um verdadeiro desafio em seu tratamento, pois é influenciado por diversos fatores tais como sua localização na parede abdominal, tamanho do defeito, presença de contaminação da parede abdominal, se é tratamento primário ou recidivante, comorbidades do paciente, entre outros.

No intuito de uniformização e padronização das hérnias ventrais, a Sociedade Europeia de Hérnia (EHS) propôs uma classificação para facilitar as comparações entre os tipos de hérnia ventral. Essa classificação vem sendo utilizada pela comunidade científica como o padrão a ser seguido. Conforme evidenciado nas Figuras 79.1 e 79.2, de classificação, as hérnias são diferenciadas entre primárias ou incisionais (se recidivadas ou não), se em linha mediana ou laterais e por seu tamanho (note que se houver mais de um defeito na parede abdominal, eles são somados).

Atualmente, com diversas opções cirúrgicas, seja da forma laparotômica (abertas) ou minimamente invasiva, o entendimento completo da anatomia abdominal é mandatório, assim como a relação de planos que esses músculos formam entre si e com outros pontos anatômicos, tais quais as suas respectivas vias de vascularização, protuberâncias ósseas e órgãos intra e extra-abdominais.

O abdômen tem uma forma hexagonal, e seus limites se dão por arcabouços ósseos, sendo superiormente pelo

EHS Primary Abdominal Wall Hernia Classification		Diameter cm	Small < 2 cm	Medium ≥ 2–4 cm	Large ≥ 4 cm
Midline	Epigastric				
	Umbilical				
Lateral	Spigelian				
	Lumbar				

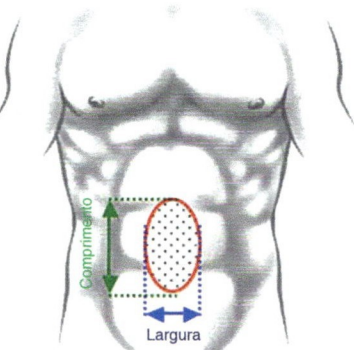
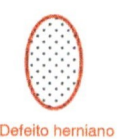

FIGURA 79.1 – Classificação. Fonte: artigo original "Classification of primary and incisional abdominal wall hérnias" https://doi.org/10.1007/s10029-009-0518-x.

EHS Classificação da hernia incisional		
Midline	Subxifoidal	M1
	Epigastrica	M2
	Umbelical	M3
	Infraumbelical	M4
	Suprapubica	M5
Lateral	Subcostal	L1
	Flanco	L2
	Ilíaca	L3
	Lombar	L4
Hernia incisional recurrente?	Sim O	Não O
Comprimento: cm	Largura: cm	
Largura cm	W1 < 4 cm O	W2 ≥ 4–10 cm O	W3 ≥ 10 cm O

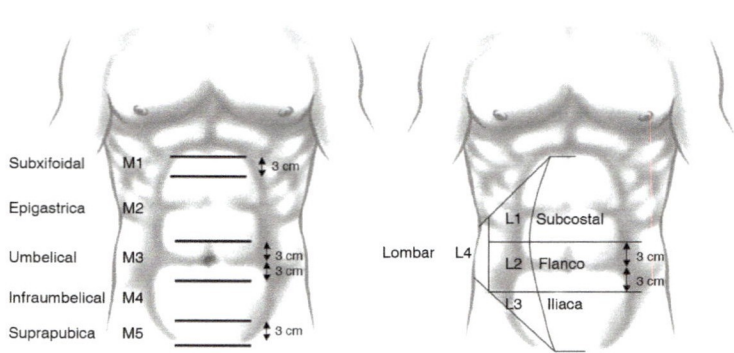

FIGURA 79.2 – *Classificação da hernia incisional. Fonte: artigo original "classification of primary and incisional abdominal wall hérnias" https://doi.org/10.1007/s10029-009-0518-x.*

processo xifoide e arcos costais, látero-inferiormente pelas cristas ilíacas e ínfero-medialmente pela ponta superior do púbis. A parede abdominal tem seus componentes divididos em dois grupamentos musculares, sendo a musculatura lateral composta pelos músculos oblíquo externo (OE), oblíquo interno (OI) e músculo transverso do abdômen (TA), e a musculatura medial composta principalmente pelo músculo reto abdominal (RA). Em até 20% da população pode-se ter o músculo piramidal. A relação dessas musculaturas e suas porções fasciais associada aos feixes neurovasculares delimitam planos, dos quais destacaremos a linha alba, a linha semilunar, a linha arqueada de Douglas e os espaços extraperitoneais.

Músculo reto abdominal

É o músculo principal do grupamento medial, robusto, em número par (divididos medialmente pela linha alba), simétrico, e sua direção é quase toda verticalizada, daí a origem de seu nome. Tem seu início na região torácica, precisamente oriundo das porções ósseo-tendíneas dos 5º, 6º e 7º arcos costais e apêndice xifoide, se inserindo no arco da sínfise púbica. Ao longo do seu trajeto, existem de três a quatro tiras tendíneas de direção transversal de tamanhos variáveis, e sua função é ajudar a distribuir a tensão durante a flexão (sua principal função) ao longo da musculatura.

A vascularização principal do músculo reto abdominal dá-se tanto pela artéria epigástrica superior (ramo da artéria mamária interna) quanto pela artéria epigástrica inferior (ramo da artéria ilíaca externa), e estas correm na parede posterior da musculatura e se anastomosam geralmente acima da cicatriz umbilical.

A inervação dá-se pelos de ramos provenientes dos nervos intercostais desde T6 até L1, que correm através do plano do músculo transverso do abdômen rompendo pela borda lateral na bainha posterior do reto abdominal. O terço inferior recebe ramos motores provenientes dos nervos íleo-hipogástrico e íleo-inguinal.

Músculo piramidal

O músculo piramidal está ausente em até 80% da população, e tem forma triangular com sua base junta ao osso da púbis e vértice apontado superiormente, localizando-se na região centromedial inferior, anteriormente músculo reto abdominal. Seu papel na fisiologia de contenção à pressão intra-abdominal ainda é questionável, embora estudos mais atuais sugiram um papel de manter a tensão na linha alba.

Músculo oblíquo externo

Do grupamento anterolateral, é o musculo mais superficial. Tem sua origem alta nos arcos costais, desde o 5º ao 12º arco costal, e tem uma direção oblíqua inferomedial em direção à linha alba até púbis e região da crista ilíaca. O espessamento tendíneo de sua aponeurose entre a espinha ilíaca anterossuperior ilíaca e o osso da púbis origina-se o ligamento inguinal. A aponeurose do músculo oblíquo externo é forte e robusta, sendo o principal responsável a dar força e sustentação na formação da bainha anterior do músculo reto abdominal, que também recebe contribuição do folheto anterior do músculo oblíquo interno.

A aproximadamente 2 cm do tubérculo púbico e paralela ao ligamento inguinal, há uma abertura natural de formato triangular em sua aponeurose, denominada anel inguinal superficial, onde passa o conteúdo espermático no homem e o ligamento redondo na mulher.

Músculo oblíquo interno

Está situado abaixo do músculo oblíquo externo e acima do músculo transverso do abdômen, tem sua origem a partir da fáscia toracolombar, nos dois terços anteriores da crista ilíaca e metade lateral do ligamento inguinal, tem suas fibras direcionadas superomedialmente, inserindo-se nas bordas inferiores dos 10º a 12º arcos costais. Em sua posição inferior, justo ao ligamento inguinal, suas fibras envolvem o cordão espermático no homem, formando o músculo cremastérico. Já na mulher, tem uma inserção mais alta e se encerra ao redor do ligamento redondo. Ainda na região inguinal, suas fibras mesclam-se ao músculo transverso do abdômen formando o tendão conjunto.

Sua participação na formação da bainha do músculo reto abdominal é crucial, e não se faz de forma uniforme. Acima da linha arqueada de Douglas, a sua aponeurose é dividida em dois folhetos abraçando o músculo reto abdominal e contribuindo para a formação da bainha anterior e posterior. Porém, abaixo da linha arqueada de Douglas, a aponeurose do músculo oblíquo interno envolve apenas a bainha anterior do músculo reto abdominal, assim como as aponeuroses dos músculos oblíquo externo e músculo transverso do abdômen.

Músculo transverso do abdômen

É o musculo mais profundo do grupamento antero-lateral e tem um papel fundamental na manutenção da força do CORE abdominal, segurando a pressão intra-abdominal. Tem múltiplas origens, sendo desde a parte proximal dos 7º ao 12º arcos costais, fáscia toracolombar, crista ilíaca e terço superior do ligamento inguinal. Suas fibras têm direção horizontal (por isso sua nomenclatura transversal), inserindo e contribuindo na formação da bainha do músculo reto abdominal e linha alba. Seu prolongamento músculo-aponeurótico não se faz linearmente, e sim de forma sinuosa, sendo que superiormente a porção muscular é mais proeminente, enquanto a partir do terço médio e inferior a porção aponeurótica torna-se mais acentuada. Dessa forma, sua participação na formação da bainha do músculo reto abdominal não é uniforme. Abaixo da linha arqueada de Douglas, a aponeurose do músculo transverso acompanha a aponeurose músculo oblíquo interno passando anteriormente a bainha do músculo reto abdominal e podendo formar o tendão conjunto quando se aproxima do tubérculo púbico. Superiormente à linha arqueada de Douglas, a aponeurose do músculo transverso junta-se ao folheto posterior do músculo oblíquo interno, formando a bainha posterior do músculo reto abdominal (Figura 79.3).

Linha alba

A linha alba é uma estrutura fibrosa, longitudinal, avascular que se estende do processo xifoide até a sínfise púbica. É formada pela decussação das aponeuroses das musculaturas ântero-laterais, por isso não há musculatura abaixo dela, sendo o sítio preferencial de acesso da via laparotômica e, consequentemente, o principal local de ocorrência de hérnias incisionais. Durante o reparo das hérnias incisionais, a reconstrução da linha alba é o objetivo principal.

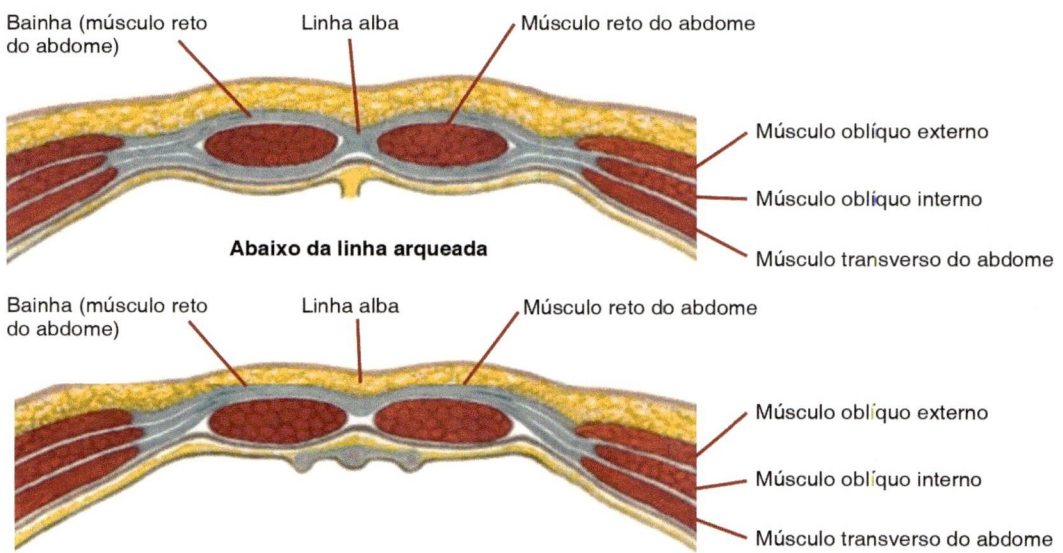

FIGURA 79.3 – *Anatomia dos músculos abdominais.* Fonte: *Netter, Frank H. Atlas de Anatomia Humana, 4ª ed. – 2008.*

Linha arqueada de Douglas (semicircular)

A linha arqueada de Douglas é uma referência anatômica muito importante da parede abdominal. Em forma de semicírculo com concavidade para baixo, é situada na metade da distância entre a região umbilical e a sínfise púbica, marcando o limite da bainha posterior do músculo reto abdominal. Abaixo da linha arqueada, todas as aponeuroses da musculatura lateral (OE, OI e TA) passam anteriormente ao músculo reto abdominal, passando abaixo somente a fáscia transversalis. Outro ponto importante é que abaixo da linha arqueada é o local onde os vasos epigástricos inferiores perfuram a musculatura do reto abdominal.

Linha semilunar de Spiegel

Em forma também semicircular (em formato de meia lua com concavidade medial), marca o local onde as bainhas das aponeuroses da musculatura lateral se unem para a formação da bainha do músculo reto abdominal. Estende-se desde o 9º arco costal até o osso da púbis.

Espaços extraperitoneais

São dois os espaços extraperitoneais, o espaço de Retzius e o de Bogros. Estão compreendidos entre a fáscia tranversalis e o peritôneo. O espaço de Retzius é localizado entre a sínfise púbica e a região anterior da bexiga. Já o espaço de Bogros está localizado profundamente abaixo do ligamento inguinal e lateralmente ao espaço de Retzius.

Irrigação sanguínea e inervação

A irrigação sanguínea da musculatura anterolateral é dividida em três zonas, previamente descritas por Huger et al. Sendo considerada zona I, a região central superior é irrigada pela a artéria epigástrica superficial e artéria epigástrica inferior e supre o músculo reto abdominal, tecido celular subcutâneo e pele. A zona II, compreendida superiormente entre as espinhas ilíacas anterossuperiores e a região inguinal, inferiormente é nutrida pelas artérias epigástrica inferiores, assim como artérias circunflexas, ramos da artéria femoral e ilíacas. A zona III é a zona lateral ao músculo reto abdominal (lateral a linha semilunar) e superiormente às espinhas ilíacas anterossuperiores, sendo nutrida por artérias lombares e intercostais.

A inervação da parede abdominal anterolateral é realizada pelos ramos anteriores dos nervos tóraco-abdominais de T7 a T12 e L1. Após emergirem dos músculos intercostais, penetram no plano neurovascular localizado entre os músculos oblíquo interno e transverso do abdômen, rompendo o folheto posterior do músculo oblíquo interno (lateralmente à linha semilunar), chegando até o músculo reto abdominal. O ramo de L1 se divide em dois ramos terminais, os nervos íleo-hipogástrico e o íleo-inguinal. Ambos contribuem para a inervação da região de toda musculatura abdominal inferior e inguinal.

Diagnóstico e avaliação pré-operatória

O exame físico sempre foi considerado o meio mais indicado e suficiente para o diagnóstico e a avaliação de um paciente com hérnia, reservando os métodos de imagem apenas para casos duvidosos; e assim permanece para casos simples de hérnia umbilical ou epigástrica.

Para o diagnóstico e a avaliação pré-operatória da hérnia, o exame físico deve ser realizado em posição ortostática e supina, com e sem manobra de Valsalva. O exame em posição ortostática e com manobra de Valsalva avalia melhor a existência de uma hérnia. Já o exame realizado em posição supina, com o abdômen relaxado, traz mais informações sobre a hérnia, ajudando no planejamento cirúrgico.

Para casos "não simples" e diante da melhor compreensão dos reparos herniários, entendemos que um método de imagem complementa a informação dada pelo exame físico. Isso vale em especial para hérnias incisionais, em pacientes obesos, com múltiplos defeitos ou com fibrose de cirurgias prévias, situações em que o exame físico pode falhar. Além de contribuir para o diagnóstico, um exame de imagem tem papel fundamental na avaliação e no planejamento cirúrgico de casos mais complexos de hérnia ventral.

Ressonância magnética (RM), tomografia computadorizada (TC) ou ultrassonografia (US) podem ser usadas, no entanto, a maior parte dos trabalhos que comparam a acurácia dos métodos diagnósticos aponta para a tomografia computadorizada como exame de eleição. A TC apresenta a melhor correlação entre o achado de imagem, o exame físico e o achado operatório. A possibilidade de a imagem ser revista outras vezes e discutida entre cirurgião e radiologista diminui o fator operador-dependente da US. O uso de contraste venoso ou oral, assim como a realização da manobra de Valsalva durante o exame eletivo, não é consensual, variando a orientação conforme o serviço, mas o exame simples é suficiente na maioria dos casos. Já na urgência, o contraste venoso pode trazer mais informação sobre comprometimento vascular, edema, infiltrado inflamatório ou coleção.

A US, além de mais barato e disponível, é um exame dinâmico, permite interação com paciente, que pode apontar o local da dor ou abaulamento, quando intermitente. Entretanto, sua acurácia depende do avaliador, e as imagens geradas são de pouca valia ao cirurgião nas hérnias ventrais. Já a RM é um exame mais caro, menos disponível e não mostrou superioridade em relação à TC, além do fato de os cirurgiões estarem mais acostumados a avaliar imagens de TC.

Ao avaliar uma hérnia ventral, seja primária ou incisional, o cirurgião deve considerar parâmetros importantes, que o auxiliam a definir a técnica operatória, o material a ser utilizado, a necessidade de preparo pré-operatório e a complexidade do caso. Reconhecer quando se está diante de uma hérnia complexa é fundamental para o sucesso da cirurgia.

O termo *hérnia complexa*, apesar de muito comum, não é utilizado de forma uniforme. Com intenção de criar critérios que definissem uma hérnia complexa, um grupo de *experts* reuniu-se, e à luz de revisão de literatura, elencou fatores para essa definição, mesmo que, em grande parte, baseado na opinião subjetiva dos especialistas.

- *Tamanho e localização do defeito:* grandes defeitos, com mais de 10 cm de largura e com perda de domicílio em qualquer posição do abdômen; hérnia lombar ou paraestomal.
- *Contaminação e condição do tecido:* feridas contaminadas ou infectadas, lesão de pele associada, fístula enterro-cutânea, denervação, distorção anatômica, abdômen aberto.
- *Fatores de risco ligados ao paciente:* obesidade, diabetes, desnutrição, idoso, esteroides, hérnia recorrente.
- *Cenário clínico:* cirurgia de urgência com ressecção intestinal, múltiplos defeitos, necessidade de remoção de tela previamente colocada.

A presença desses critérios e/ou sua combinação podem ainda criar classes com diferentes graus de complexidade.

Podemos de forma organizada pensar no defeito, no conteúdo, sua relação com a cavidade abdominal, o *status* da musculatura e a presença de complicadores, como estomas ou cirurgias prévias.

Defeito

- Diâmetro longitudinal e transversal, sendo este último um fator relacionado à dificuldade de fechamento do defeito em incisões medianas.
- Proximidade de superfícies ósseas, considerado um critério de dificuldade técnica na correção.
- A existência de mais de um defeito. Havendo múltiplos defeitos, a escolha do material e da técnica operatória deve considerar a distância entre o primeiro e o último defeito. A exceção pode se fazer para defeitos diferentes e distantes.

Conteúdo

- Afastar complicações agudas, como obstrução, isquemia ou perfuração intestinal.
- Avaliar o volume visceral herniado. Mais de um método pode ser utilizado para identificar se um paciente apresenta hérnia com "perda domicílio". Esse é um conceito importante, pois a não identificação dessa condição no pré-operatório pode levar desde a correções malsucedidas, à impossibilidade de o cirurgião fechar o defeito durante a cirurgia, até a sérias complicações pós-operatórias. A devolução de um grande volume visceral de volta à cavidade abdominal, sem o preparo adequado, aumenta a pressão intra-abdominal, podendo causar Síndrome do Compartimento Abdominal, com restrição ventilatória e distúrbios vasculares.

Damos preferência ao método descrito por Tanaka *et al.*, de fácil compreensão e execução.

O volume de cada cavidade é calculado considerando as cavidades que formam uma figura elipsoide. Dessa figura tiramos as medidas longitudinal (craniocaudal – cc), transversal (laterolateral - ll) e anteroposterior (ap), que serão multiplicadas por uma constante de volume 0,52 (Figura 79.4).

Quando o cálculo da razão do volume do saco herniário pelo volume da cavidade abdominal for maior ou igual a 25%, deve-se considerar tratar-se de hérnia com perda de domicílio (Figura 79.5).

$$VSH \text{ ou } VCA = cc \times ll \times ap \times 0{,}52$$
$$RV = VSH/VCA, \text{ se } >25\% = \text{perda de domicílio}$$

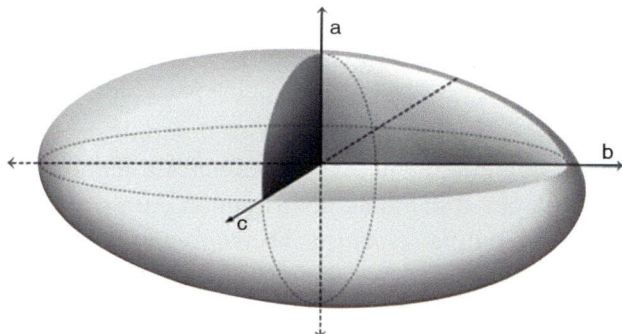

FIGURA 79.4 – *Volume das cavidades.* Fonte: *"A computerized tomography scan method for calculating the hernia sac and abdominal cavity volume in complex large incisional hernia with loss of domain"* DOI: 10.1007/s10029-009-0560-8.

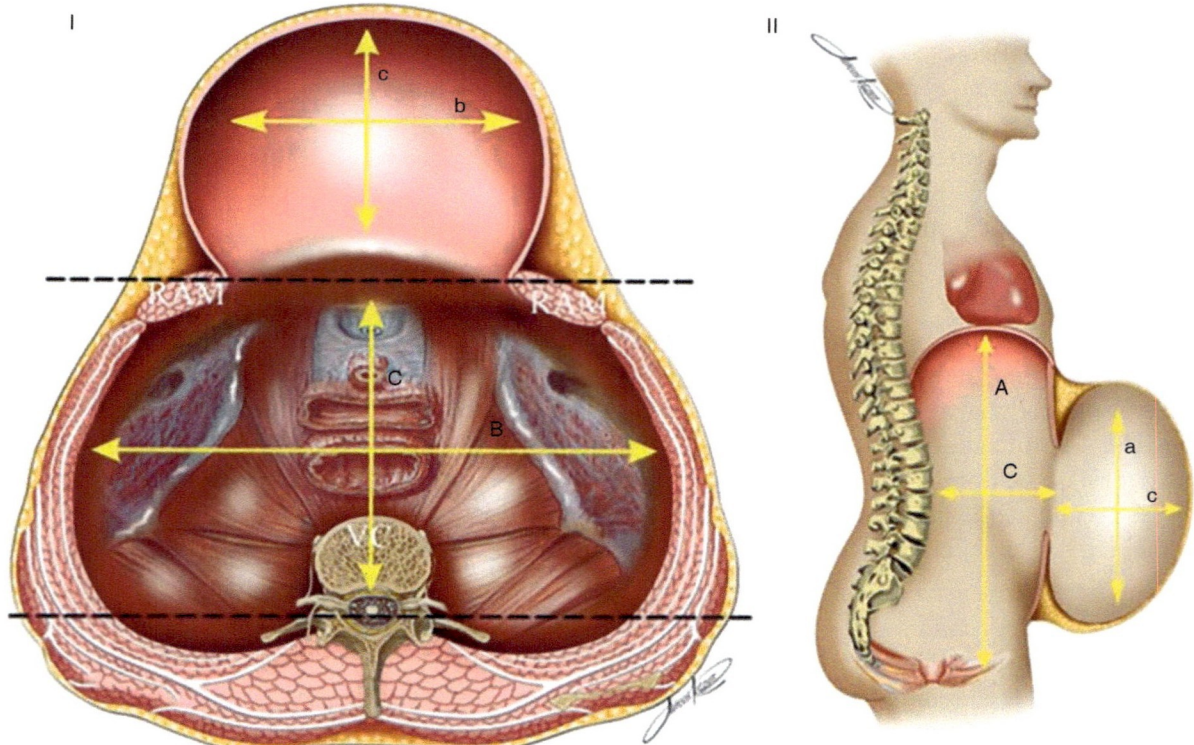

FIGURA 79.5 – *Hérnia com perda de domicílio.* Fonte: *a computerized tomography scan method for calculating the hernia sac and abdominal cavity volume in complex large incisional hernia with loss of domain.* DOI: 10.1007/s10029-009-0560-8.

■ Musculatura

- Existe atrofia muscular? Situação comum após cirurgias com secção da musculatura ou da inervação daquele segmento da parede abdominal. Neste caso, a realização de um método de imagem pode ser fundamental para definir se há hérnia ou apenas abaulamento de uma musculatura definitivamente denervada.
- Ruptura muscular no caso das hérnias traumáticas.
- Ausência da musculatura vista nas ressecções envolvendo a parede abdominal.
- Diástase do Músculo Reto Abdominal (DMRA), definida como aumento da distância entre as bordas mediais desse músculo, acima de 20 mm, medida clinicamente ou, de forma mais precisa, por um método de imagem. Habitualmente assintomática e despercebida pelos pacientes.

DMRA maiores podem causar desconforto estético e, eventualmente, comprometer a dinâmica da musculatura abdominal, contribuindo para sintomas como lombalgia, constipação, sintomas urinários, entre outros. A coexistência de diástase e hérnias na linha média pode contribuir para aumento da recidiva cirúrgica da hérnia, e esse fato deve ser levado em consideração pelo cirurgião ao escolher a técnica operatória e utilização de tela na correção.

- Para hérnias mais complexas da linha média, a relação da medida transversal do estojo do reto abdominal com a medida transversal do defeito herniário, medidas por TC, pode ser utilizada para identificar casos que apresentarão tensão para reconstruir a linha média, podendo ser necessário a utilização de técnicas de separação de componente muscular.

Carbonell propõe uma equação para predizer essa necessidade (Figura 79.6). Quando a medida do defeito for menor do que a soma das medidas transversas do reto abdominal, a chance de realizar o fechamento da linha média sem necessitar de separação de componente muscular é de 90%. E quanto menor as medidas dos retos abdominais, e maior o defeito, maior a chance de necessitar de separação de componente muscular.

■ Complicadores locais

- Presença de estomas.
- Manipulação prévia, granuloma de tela ou fio, fibrose, seroma crônico.
- Infecção.
- Linfedema.

Deparamo-nos, então, com a necessidade de o cirurgião ser capaz de avaliar uma imagem, de o radiologista fornecer informações pertinentes quando o exame for

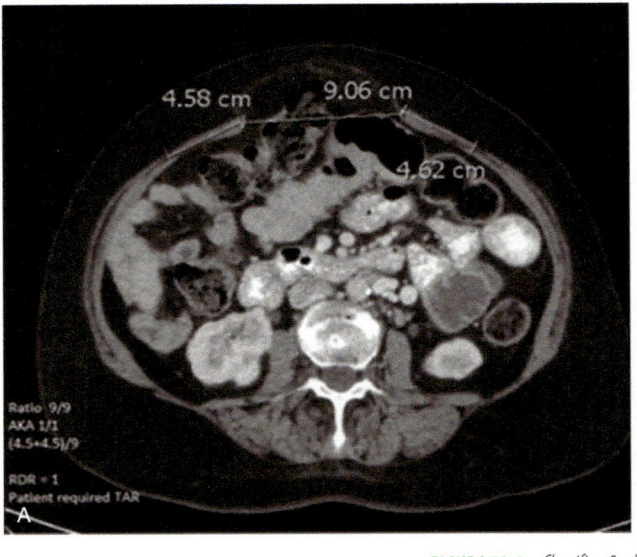 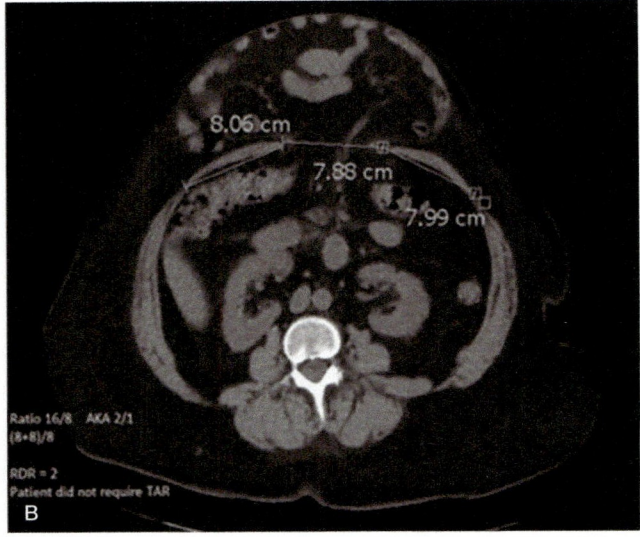

FIGURA 79.6 – *Classificação de Carbonell.* Fonte: *Alfred Carbonell*

direcionado à parede abdominal e de ambos interagirem mais na compreensão da hérnia ventral. O melhor resultado vem de uma avaliação clínica bem-feita somada a uma correta interpretação da imagem.

Otimização de resultados com preparo pré-operatório

A maioria dos estudos considera que a cirurgia obteve sucesso quando não houve recorrência da hérnia. Apesar de muitas vezes a recorrência estar relacionada à falha da técnica operatória ou às complicações da ferida operatória, existem condições bem documentadas, ligadas ao paciente, que influenciam negativamente os resultados e deveriam ser corrigidas antes de cirurgias eletivas.

Tabagismo

Os efeitos deletérios do tabagismo sobre a cirurgia da hérnia, assim como a melhora dos resultados após a sua interrupção, já estão bem estabelecidos. Um dos principais efeitos do tabagismo é a baixa oxigenação tecidual, retardando a cicatrização e causando isquemia, elevando a taxa de infecção de ferida operatória. Além dos efeitos provocados diretamente ao tecido, tossidores crônicos aumentam a pressão intra-abdominal sobre o reparo herniário.

A recomendação atual é que o tabagismo seja interrompido 4 semanas antes da cirurgia. O uso de adesivos de nicotina ou cigarros eletrônicos ainda é controverso.

Obesidade

Pacientes com IMC acima de 30 kg/m² apresentam maior índice de complicações pós-operatórias, reoperações e recidivas. Há suporte na literatura para a não realização de cirurgias eletivas de hérnia para pacientes com IMC > 50. No entanto, não está claro a partir de qual IMC o paciente estaria apto à cirurgia ou ainda quanto o paciente deve emagrecer para ser operado. Alguns serviços colocam o limite de IMC 33 para cirurgia eletiva, mas é um dado subjetivo.

Existe uma importante correlação direta da associação entre tabagismo e obesidade, em que quanto maior a obesidade e o tabagismo, maior a chance de infecção de ferida operatória. Este é um tópico em constante construção, muitas perguntas procurando a melhor resposta e respaldo da literatura. A maioria dos autores aceita que pacientes muito sintomáticos e com risco mais elevado de estrangulamento possa tratar a hérnia antes da obesidade. A correção de uma hérnia durante a cirurgia bariátrica não é consensual, nem se deve ser feito, nem de qual técnica deveria ser aplicada. Para pacientes com hérnia e obesidade mórbida concomitante, em especial com perda de domicílio, o tratamento estagiado parece ser o mais acertado, realizando gastroplastia vertical (*Sleeve*) em um primeiro momento, e a correção da hérnia após atingir perda ponderal adequada. Em situações em que as alças de delgado não tenham grande participação no conteúdo herniário, o *bypass* pode ser uma opção também.

Diabetes e controle da glicemia

Está bem estabelecido que hiperglicemia pós-operatória está associado ao aumento de infecção de ferida operatória, principalmente nas primeiras 24 horas, por interferir na ação dos neutrófilos em destruir as bactérias da ferida cirúrgica. Por isso, é fortemente recomendado controle pré-operatório da glicemia para pacientes eletivos. Idealmente, a hemoglogina glicada deve estar abaixo de 7,5%, e a glicemia abaixo de 140 mg/dL no pós-operatório.

Outros cuidados ainda precisam ser tomados na preparação de pacientes para cirurgia de hérnia eletiva, como controle de focos infecciosos, principalmente de pele e próximo ou no local da hérnia. Alguns autores recomendam descolonização com mupirocina no período pré-operatório. Melhora do estado nutricional do paciente, interrupção de imunossupressores, fisioterapia, entre outras medidas podem ser utilizadas conforme o caso.

Pacientes com hérnias muito volumosas, com perda de domicílio, ou com grandes retrações da musculatura lateral do abdômen, se beneficiam do uso de toxina botulínica (BTA) e/ou pneumoperitônio progressivo (PPP). O preparo desses pacientes e a cirurgia dessas hérnias complexas devem ser feitos por cirurgiões dedicados ao tratamento das hérnias, buscando melhorar os resultados cirúrgicos.

A toxina botulínica injetada na musculatura lateral do abdômen tem a finalidade de relaxar essa musculatura, aumentando a complacência abdominal, permitindo a medicalização das bordas do defeito da hérnia da linha média.

A indução de pneumoperitônio progressivo foi publicada em 1947 por Goni Moreno, e vem sendo utilizada, com diferentes protocolos, no intuito de preparar o paciente para receber um grande volume visceral, domiciliado no saco heniário, isto é, fora da cavidade abdominal. A injeção diária de ar ou CO_2 no pré-operatório promove elevação gradual das cúpulas diafragmáticas, relaxamento e alongamento da musculatura abdominal e mesmo redução gradual do conteúdo herniário para a cavidade abdominal.

Indicação de cirurgia

Toda hérnia ventral precisa ser operada? A resposta a essa pergunta esbarra na dificuldade de dados sobre hérnias pequenas ou assintomáticas que não procuram o sistema de saúde ou que não fazem seguimento após o diagnóstico.

Estudos prospectivos e retrospectivos suportam o tratamento não operatório para hérnias ventrais assintomáticas ou oligossintomáticas. As hérnias incisionais costumam ser mais sintomáticas em comparação às primárias, e as que mais necessitam de cirurgia de urgência. Esse fato pode influenciar na decisão de indicar ou não cirurgia a um paciente.

A maioria dos especialistas concorda que o tratamento não operatório é aceitável, pelo menos, para aqueles pacientes com risco cirúrgico elevado ou que necessitam de otimização pré-operatória. Em algumas séries de casos, não houve piora significativa da qualidade de vida de pacientes não operados, no entanto, os pacientes operados melhoraram a qualidade de vida. Obesidade foi a principal razão para a escolha de tratamento não operatório. Idade e tamanho do defeito não podem ser considerados isoladamente como fatores para a decisão de tratamento.

De forma consensual, as hérnias sintomáticas, ou que comprometam a qualidade de vida, necessitam de cirurgia. A proporção entre o tamanho do defeito e o volume do saco herniário é considerado um fator de risco para complicação. Defeitos pequenos com grandes volumes herniados têm maior chance de estrangulamento e devem ser operados.

Telas – tipos e posicionamento

Em 1832 foi utilizado o primeiro implante biológico, por Belans, e em 1889, Witzel utilizou pela primeira vez uma tela de material sintético no reparo da hérnia. Desde então, a evolução atrás do material ideal foi enorme.

Em 1952, Cumberland e Scales expuseram os oito critérios que o biomaterial deve cumprir:

1. Ser fisicamente inalterável pelos fluidos tissulares.
2. Ser quimicamente inerte.
3. Gerar pouca reação como corpo estranho e leve reposta inflamatória.
4. Não ser carcinogênico.
5. Não produzir reações de alergia ou hipersensibilidade.
6. Ter alta resistência mecânica.
7. Poder ser fabricado e moldado nas apresentações e formas requeridas.
8. Ser esterilizável (e reesterilizável).

Atualmente uma gama enorme de telas está disponível no mercado, com propriedades e indicações diferentes, cabendo ao cirurgião a escolha correta para cada caso. As telas podem ser feitas de material biológico ou sintético, sendo as sintéticas não absorvíveis (mais utilizadas) ou absorvíveis. Existem ainda telas compostas, contendo parte de material absorvível e parte não absorvível. As sintéticas não absorvíveis mais comuns são produzidas a partir de polipropileno (PP), poliester (PES), politetrafluoroetileno expandido (ePTFE) e polivinilideno (PVDF).

As sintéticas absorvíveis são feitas de poliglactina (PGA) ou compostas com carbonato de trimetileno (TMC), *poly-4-hydroxybutyrate* (P4HB), entre outras.

As telas biológicas, feitas a partir de inúmeras matrizes, têm sua melhor indicação sobre campos grosseiramente contaminados ou infectados. Apresentam índice elevado de recidiva da hérnia, sendo bem aceitas como solução temporária diante de um "cenário hostil".

Outras classificações dizem respeito ao tamanho dos poros e à gramatura da tela, além de variantes como resistência à tensão, elasticidade, entre outras.

A proposta de Parviz Amid baseia-se no tamanho dos poros da tela, que são de grande importância na escolha da prótese. É importante lembrar que o diâmetro médio das bactérias é de 1μ e o dos macrófagos é de 10μ. Quando se utiliza uma tela microporo, as bactérias podem se aninhar em tais poros impedindo que os macrófagos se infiltrem e as combatam, com o consequente risco de uma possível infecção cedo ou tarde da tela. Também se deve considerar que os fibroblastos necessários para o crescimento do tecido entre os poros medem aproximadamente 75μ. Os poros menores que esse tamanho não permitem a integração da tela com o tecido ao qual foi aplicada, porque não permitem a formação de fibras colágenas entre a tela e o tecido, e tampouco é possível a neovascularização do mesmo, o qual favorece a criação de espaços mortos, edemas, hematomas e recidivas. Esses dois fatores eram responsáveis pelas infecções frequentes do uso de telas inadequadas e por muitos anos foram catalogados como "rejeição ao material protético", de tal forma que a recomendação é de se utilizarem telas macroporosas.

A gramatura corresponde à quantidade de material e densidade da tela, medida em g/m^2. As telas foram classificadas em:

- Ultra-leve: até 35 g/m^2
- Leve: 35-70 g/m^2
- Padrão: 70-140 g/m^2
- Pesada: acima de 140 g/m^2

Essa classificação já não consegue separar a grande variedade de gramaturas disponíveis no mercado, e que vem mudando a opinião dos especialistas quanto ao peso que deva ser utilizado. O intervalo de gramatura da tela padrão é muito grande e talvez precise ser revisto.

Telas de média gramatura são as mais recomendadas para hérnias ventrais. Mas é importante avaliar individualmente a indicação da tela. A grande maioria das telas é plana, mas existem telas em formatos tridimensionais, que buscam se adequar ao formato da região onde serão implantadas. Telas protegidas ou dupla face foram idealizadas para serem colocadas dentro da cavidade abdominal, em contato com as vísceras, sem produzir aderências, ou pelo menos, aderências "não invasivas". Essas telas, de um modo geral, têm uma face não protegida que deve ficar virada para a parede abdominal, e outra face recoberta por um material capaz de impedir aderência visceral pelo tempo necessário para o peritônio recobrir a tela, fazendo uma interface definitiva entre a tela e as vísceras.

Existe um grande interesse em uniformizar a nomenclatura destinada ao posicionamento das telas na cirurgia de correção da hérnia. A falta de uniformidade leva a confusão e questionamento de trabalhos analisando resultados cirúrgicos. Uma revisão sistemática publicada em 2016 descreve os termos *onlay, inlay, sublay, underlay*.

Em 2017, o grupo de cirurgiões que coordena o IHC – Internacional Hernia Collaboration, grupo fechado de mídia social, realizou uma pesquisa com inúmeros cirurgiões interessados em hérnia sobre qual nomenclatura seria adotada. A partir do trabalho e da ilustração publicados pela EHS – European Hernia Society em 2012, definiram-se os nomes de melhor aceitação, mostrados nas Figuras 79.7 e Tabela 79.1.

Em 2020, os principais grupos relacionados à cirurgia da hérnia publicam a *International classification of abdominal wall (ICAP)*, uma classificação completa, mas ainda sem ampla aceitação.

Até que haja uma classificação amplamente aceita, o cirurgião deve conhecer suas relações, de forma a perceber que as principais posições coincidem em nomenclatura.

É importante salientar que, independentemente da posição em que a tela se encontra, sua integração normal com tecido corpóreo inicia-se precocemente em torno do 3º dia, e quase completa integração com 4 semanas, como mostra a Figura 79.8.

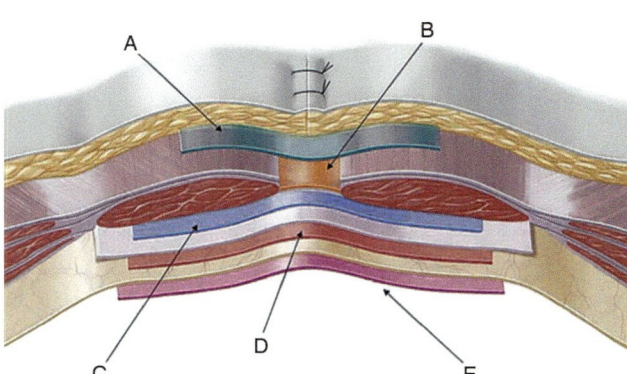

FIGURA 79.7 – *Nomenclatura para reparo de hérnias da parede abdominal.* Fonte: "International Hernia Collaboration Consensus on Nomenclature of Abdominall Wall Hernia Repair" https://doi.org/10.1007/s00268-017-4115-3.

Tabela 79.1
Resultados da pesquisa entre os participantes do Internacional Grupo sobre Hérnias sobre a preferência dos nomes para a posição da tela para o reparo das hérnias da parede abdominal

	Número de respostas n = 111	Porcentagem de consenso
Position A		
Onlay[a]	103	93%
Prefascial	2	
Subcutâneous	1	
Superaponeurótico	1	
Pré-retal	1	
Pré-muscular	1	
Pré-aponeurose	1	
Position B		
Inlay[a]	84	76%
Ponte	33	30%
Interfacial	2	
Interlay	2	
Intraponeurótica	1	
Transrretal	1	
Intramuscular	1	
Subfacial	1	
Position C		
Retromuscular[a]	65	59%
Retrorretal[a]	42	38%
Sublay	27	24%
Prostectus	2	
Inlay	1	
Prelay	1	
Retrorretal	1	
Retroaponeurótico	1	
Rives Stoppa	1	
Position D		
Pré-peritoneal[a]	104	94%
Sublay	19	17%
Extraperitoneal	2	
Intralay	1	
Retromuscular	1	
Underlay	1	
Position E		
Intraperitoneal[a]	86	77%
Ipom	28	25%
Underlay	13	12%
Sublay	7	
Intrabdominal	3	

[a]Consensus name of the International Hernia Collaboration.
Fonte: "International Hernia Collaboration Consensus on Nomenclature of Abdominall Wall Hernia Repair" https://doi.org/10.1007/s00268-017-4115-3.

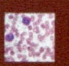
1º DIA – rápida resposta inflamatória, com migração de monócitos e polimorfonucleares

3º DIA – processo de cicatrização com início da formação de tecido de granulação através da prorosidade da tela

5º DIA – neoformação vascular e edema moderado

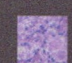
14 DIAS – acúmulo de macrófagos e células gigantes, redução das células inflamatórias

30 DIAS – aumento progressivo de fibroblastos e formação de tecido conjuntivo denso, presente até e meses e persistindo por vários anos

FIGURA 79.8 – Integração da tela com tecido corpóreo inicia-se em torno do terceiro dia Fonte: acervo pessoal do autor Heitor Marcio Gavião Santos.

Tratamento cirúrgico das hérnias ventrais

Embora, em alguns casos específicos, como relatado anteriormente neste capítulo, as hérnias primárias pequenas da linha média e assintomáticas possam ser tratadas com tratamento conservador, o tratamento cirúrgico é o eleito em quase totalidade dos casos. Seus principais objetivos são fechamento do(s) defeito(s) herniário(s), reconstrução da linha média do abdômen e restauração da mecânica da parede abdominal. Esses objetivos devem estar sempre na mente do cirurgião para a escolha da técnica cirúrgica ideal, e aplicados sempre que possível.

Para escolha da melhor técnica, devemos sempre analisar o perfil do paciente, como idade, peso, comorbidades, real mudança na qualidade de vida antes e após a cirurgia. Nesse caso devemos decidir se será possível atingir os três objetivos principais descritos anteriormente ou se a correção do defeito será o único objetivo. Pacientes idosos, com graves comorbidades, necessitam de reparos menos agressivos, com soluções de menor tempo cirúrgico. Diferentemente, os pacientes mais jovens e sem comorbidades podem necessitar de cirurgias que reestabeleçam as funções da parede abdominal e reconstrução da linha média, pois ao longo de sua vida, provavelmente farão muita diferença.

Ao optarmos por diferentes técnicas de reparo das hérnias ventrais, observamos que existem diferentes sítios de colocação das telas, como vimos anteriormente neste capítulo, que resultam em nomenclaturas diferentes. Os sítios de colocação das telas podem influenciar nos resultados de algumas hérnias ventrais.

Sabemos que reparos com telas na posição subcutânea (*onlay*) possuem maior incidência de formação de seroma e maiores chances de infecção e necrose cutânea, devido ao maior descolamento do *flap* cutâneo – isso quando comparado aos reparos posteriores *sublay* (retromuscular, pré-peritoneal ou intraperitoneal). Mesmo assim, a maioria dos reparos realizados hoje para hérnias ventrais são com tela *onlay* (Figura 79.9), por serem de mais fácil execução e efetivos na proposta de tratamento, com recorrência semelhante aos demais reparos *sublay*.

Por outro lado, embora descritos para entendimento, os reparos *inlay*, aqueles em que as telas são fixadas na borda do defeito, não são recomendados, já que o comportamento das telas dentro de defeito, sem sobreposição (*overlap*) suficiente, ou seja, ultrapassando as bordas do mesmo, correspondem a um índice de recidiva muito elevado.

Na tentativa de buscar um espaço diferente do subcutâneo para colocação de telas nas hérnias ventrais, Jean Rives e Renée Stoppa descreveram uma série de casos no ano de 1966, com reparo no espaço retromuscular e pré-peritoneal para hérnias ventrais da linha média (Figura 79.10), ficando conhecida como técnica de Rives-Stoppa. Esses reparos são os preferidos pela maioria dos cirurgiões de parede abdominal, incluindo os autores deste capítulo, exigindo pouca ou nenhuma fixação das telas, pois estas ficam em um compartimento fechado, atrás do músculo reto abdominal, trabalhando com a pressão intra-abdominal ao seu favor. São os reparos preferidos para casos complexos, além de outras vantagens como menor descolamento de pele, menor índice de seroma e infecção.

Com a chegada da videolaparoscopia, no final da década de 1980, Karl LeBlanc descreveu em 1993 uma abordagem nova para correção desses defeitos, a técnica intraperitoneal (IPOM – *intraperitoneal onlay mesh*). Mais tarde, Heniford BT *et al.* (2003) publicaram uma série de mais de 800 casos dessa técnica, com a utilização de tela revestida (ePTFE) que poderia entrar em contato com vísceras abdominais. Seus maiores benefícios observados nessa série foram diminuição do índice de infecção, principalmente em pacientes obesos. Porém, os defeitos maiores e complexos, ainda assim, são de difícil abordagem por cirurgia videolaparoscópica nessa técnica (Figura 79.11). Por ser uma técnica nova, alguns cirurgiões discordam em manter uma tela intraperitoneal, mesmo que revestida, com receio de complicações a longo prazo, como aderências e fístulas entéricas, descritas em algumas séries de casos (Figura 79.12).

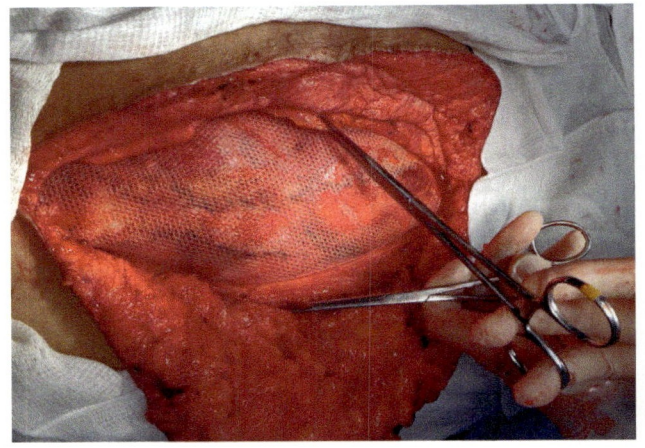

FIGURA 79.10 – *Reparo de hernia ventral com tela.* Fonte: *acervo pessoal do autor Heitor Marcio Gavião Santos.*

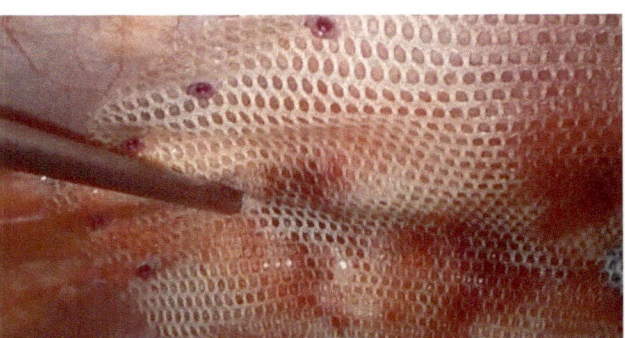

FIGURA 79.11 – *Defeitos maiores e complexos.* Fonte: *acervo pessoal do autor Heitor Marcio Gavião Santos.*

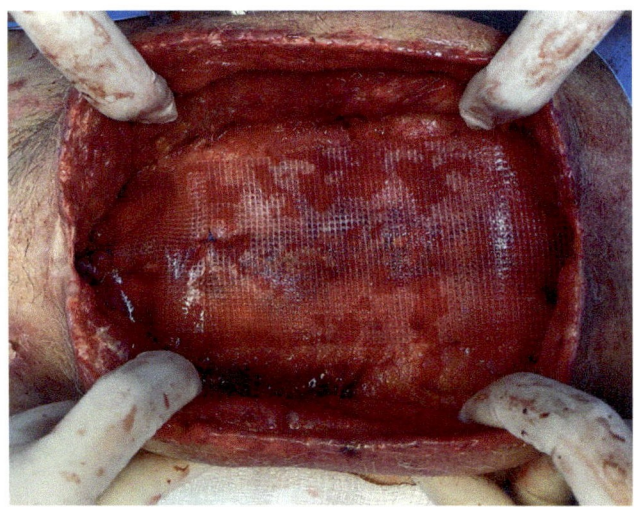

FIGURA 79.9 – *Reparo da hernia ventral com tela onlay.* Fonte: *acervo pessoal do autor Heitor Marcio Gavião Santos.*

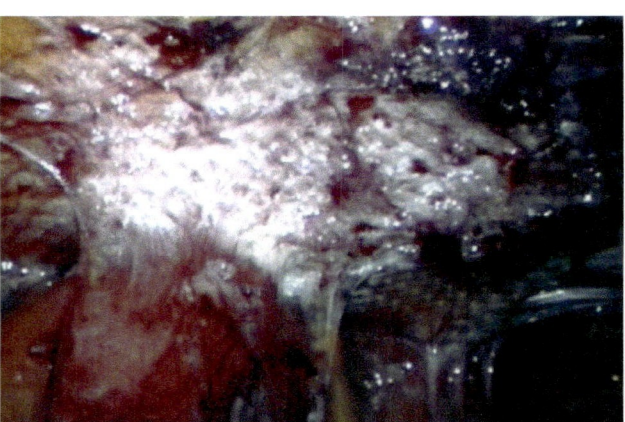

FIGURA 79.12 – *complicações após utilização de tela intraperitoneal revestida.* Fonte: *acervo pessoal do autor Heitor Marcio Gavião Santos.*

Outro ponto que observamos com as técnicas videolaparoscópicas foi que inicialmente, os defeitos herniários eram aproximados com pontos transfasciais (Figuras 79.13 e 79.14), que ocasionavam maior dor e sangramento, além de não fechar o defeito hermeticamente. Mais tarde, observou-se a importância do fechamento com pontos internos dos defeitos herniários por videolaparoscopia (Figura 79.15). Esse tipo de fechamento ficou facilitado com a chegada no mercado de fios barbados, que possuem microganchos, facilitando a tração da parede abdominal, tornando-se hoje uma ferramenta indispensável para correção de hérnias ventrais pelas técnicas minimamente invasivas.

Novas telas de polipropileno ou poliéster foram criadas com diversos tipos de revestimento em uma das suas faces, para colocação intraperitoneal e contato com as vísceras abdominais.

No entanto, mesmo com as telas revestidas novas, observamos a criação mais recente de acesso videolaparoscópico para realização das técnicas pré-peritoneais e retromusculares.

A técnica pré-peritoneal transabdominal (TAPP) para hérnias ventrais pode ser utilizada com uso de telas não revestidas, de baixo custo, porém com dificuldade

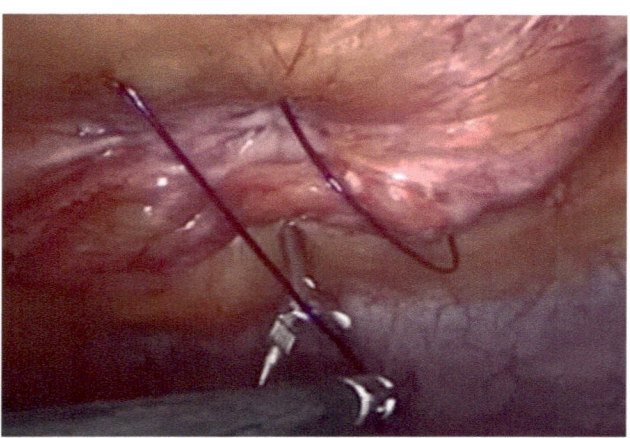

FIGURA 79.13 – *Pontos transfasciais nos defeitos herniários.* Fonte: *acervo pessoal do autor Heitor Marcio Gavião Santos.*

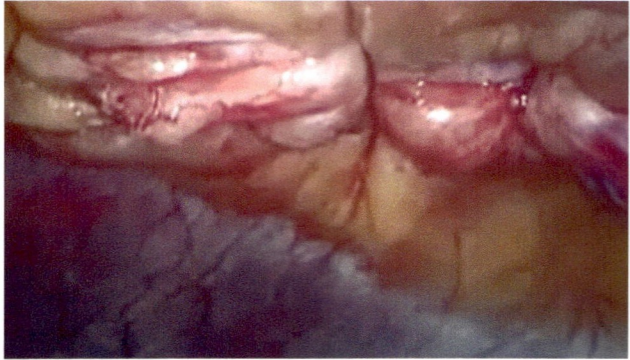

FIGURA 79.14 – *Pontos transfasciais nos defeitos herniários.* Fonte: *acervo pessoal do autor Heitor Marcio Gavião Santos.*

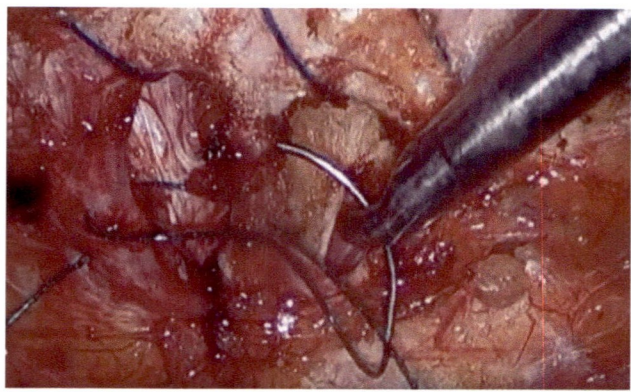

FIGURA 79.15 – *Pontos internos nos defeitos herniários por videolaparoscopia.* Fonte: *acervo pessoal do autor Heitor Marcio Gavião Santos.*

técnica no ato de dissecção e criação do *flap* peritoneal. Diferentemente da região inguinal, o peritônio, na região do abdômen superior e em flancos, tende a ser delgado e de fácil rutura, real motivo pelo qual essa técnica é evitada pela maioria dos cirurgiões em pacientes magros, nos quais a camada de gordura pré-peritoneal é rara. Essa técnica está preferencialmente indicada para defeitos pequenos e médios (até 5 cm), pois diminui a área de descolamento consideravelmente, facilitando o fechamento do defeito e do *flap* peritoneal criado. Outra orientação é de realizá-la em locais onde o peritônio pode ser um pouco mais espesso pela gordura pré-peritoneal, como linha média (hérnias umbilicais, epigástricas e incisionais) e região infraumbilical (hérnias de Spiegel e suprapúbicas).

Com a introdução da cirurgia robótica, que permite uma atuação do cirurgião mais precisa, principalmente na criação do *flap* peritoneal, a técnica TAPP ventral tornou-se preferida por abordagem robótica, em relação a IPOM. Ao passo que na videolaparoscopia, a técnica IPOM permanece sendo realizada em maior volume de casos que a TAPP. É importante frisar que ambas técnicas são semelhantes e possuem vantagens em relação às técnicas abertas na visão interna do defeito, lise das aderências e desencarceramento do conteúdo sob visão direta (Figuras 79.16 a 79.18). Ambas possuem melhores resultados quando os defeitos herniários são completamente fechados com pontos internos, pois há uma maior área de integração da tela ao tecido do paciente. Ao contrário, quando os defeitos não são fechados, os pacientes podem ter a sensação de abaulamento da tela aos esforços, simulando um falso defeito herniário.

Mais recentemente, Belyansky I *et al.*, em 2017, publicaram uma nova abordagem para hérnias ventrais, em que conseguiram reproduzir os mesmos passos da cirurgia já consagrada de Rives-Stoppa e até de técnicas de separação posterior de componentes (TAR),

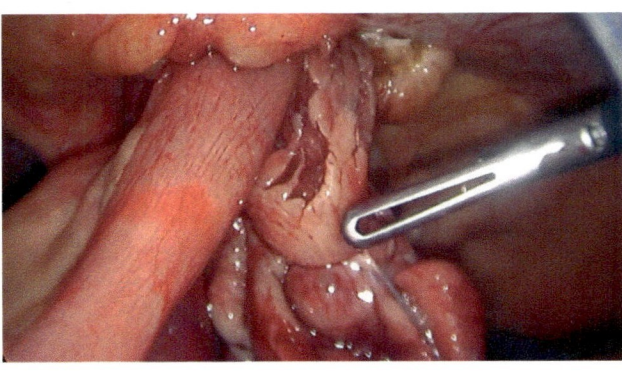

FIGURA 79.16 – *Cirurgia por via de acesso robótica* Fonte: *acervo pessoal do autor Heitor Marcio Gavião Santos.*

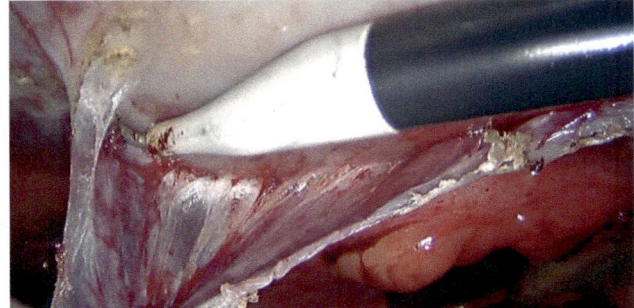

FIGURA 79.17 – *Cirurgia por via de acesso robotica* Fonte: *acervo pessoal do autor Heitor Marcio Gavião Santos.*

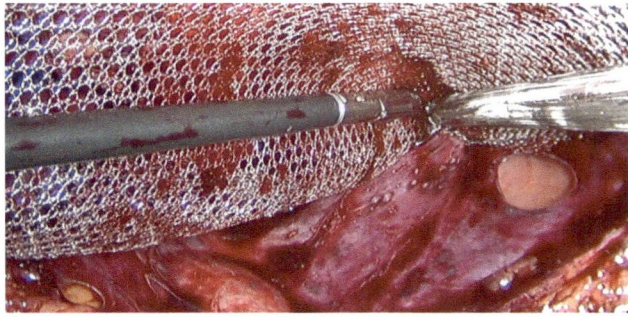

FIGURA 79.18 – *Cirurgia por via de acesso robótica* Fonte: *acervo pessoal do autor Heitor Marcio Gavião Santos.*

utilizada em defeitos maiores. Ao final deste capítulo veremos um pouco sobre as técnicas de separação de componentes para hérnias maiores.

Essa técnica descrita por Belyansky I *et al*. foi inicialmente criada por Daes J, com intuito de aumentar o campo cirúrgico para hérnias inguinais na técnica totalmente extraperitoneal (TEP), de onde então surgiu a nomenclatura eTEP (totalmente extraperitoneal estendida), com uso de múltiplos portais. Consiste na abordagem dos espaços retromusculares bilateralmente, corrigindo os defeitos ventrais, inclusive as diástases existentes, com total reconstrução da linha média, além de utilizar uma tela comum, de baixo custo. Porém, exige um conhecimento anatômico profundo da parede abdominal, além de treinamento avançado em suturas de parede anterior. Aparentemente, a plataforma robótica facilita o tempo cirúrgico de suturas da parede anterior, porém não influencia muito no tempo de dissecção.

Posteriormente, após a reconstrução da linha média e o fechamento do defeito herniário, o espaço é medido e colocada uma tela do tamanho do espaço dissecado, com reforço integral em toda a extensão do espaço retromuscular. A fixação das telas na eTEP, assim como na técnica Rives-Stoppa, normalmente não é realizada, sendo reservada somente em poucos pontos de fixação quando a hérnia é sub-xifóidea ou suprapúbica, com intuito de manter o anteparo ósseo constante, sem risco de deslocar a tela no ato de desinsuflar o gás do espaço retromuscular. Podemos ver a seguir a visão interna da dissecção do espaço retromuscular esquerdo, a sutura e a correção do defeito herniário, além da colocação da tela preenchendo todo o espaço retromuscular (Figuras 79.19 a 79.21).

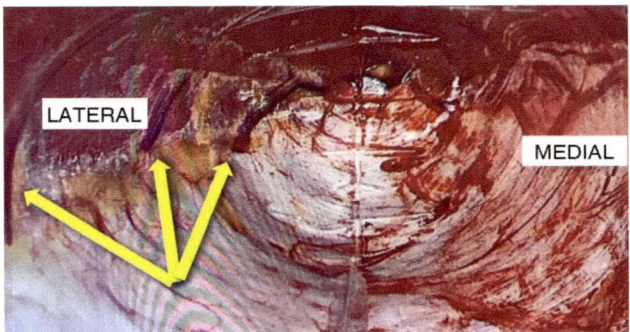

FIGURA 79.19 – *Visão interna da dissecção do espaço retromuscular esquerdo* Fonte: *acervo pessoal do autor Heitor Marcio Gavião Santos.*

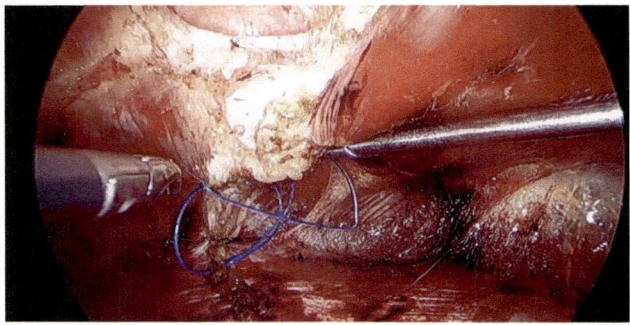

FIGURA 79.20 – *Sutura e correção do defeito herniário* Fonte: *acervo pessoal do autor Heitor Marcio Gavião Santos.*

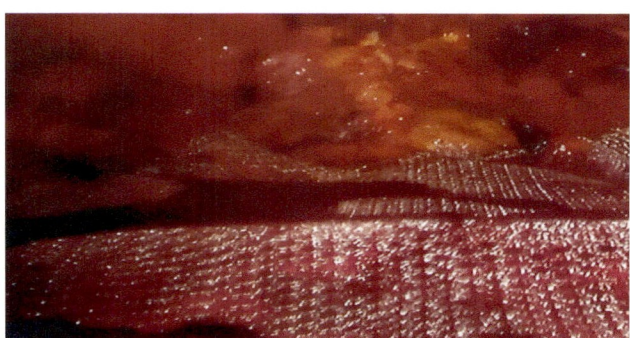

FIGURA 79.21 – *Tela preenchendo todo o espaço retromuscular.* Fonte: *acervo pessoal do autor Heitor Marcio Gavião Santos.*

Hérnias com defeitos de grande extensão, ou lateralidade superior a 10 cm, podem necessitar de alguns recursos técnicos cirúrgicos para o fechamento do defeito herniário e reconstrução da linha média. Podemos utilizar simplesmente incisões de relaxamento das musculaturas laterais como descrita por Gibson (Figura 79.22) em 1929 ou, mais recentemente, Chevrel em 2001 em uma série de mais de 140 casos operados (Figura 79.23). Nos casos mais complexos, as técnicas de separação de componentes musculares podem ser necessárias para o completo fechamento do abdômen, estas podem ser anterior ou posterior.

A técnica de separação de componentes anterior mais conhecida e utilizada é a de Ramirez. Descrita por Ramirez OM *et al.* em 1990, inclui a separação dos músculos oblíquos e abertura do folheto posterior do músculo reto abdominal, em que pode-se conseguir um ganho de até 10 cm lateralmente na parede abdominal (Figuras 79.24 e 79.25)

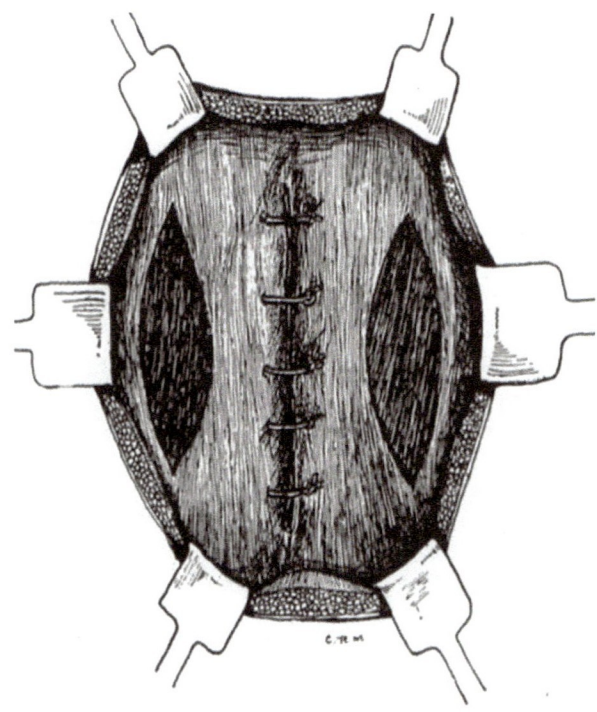

FIGURA 79.22 – incisões de relaxamento. Fonte: "tratamiento de las eventraciones de la pared abdominal" https://doi.org/10.1016/S1282-9129(05)41846-2.

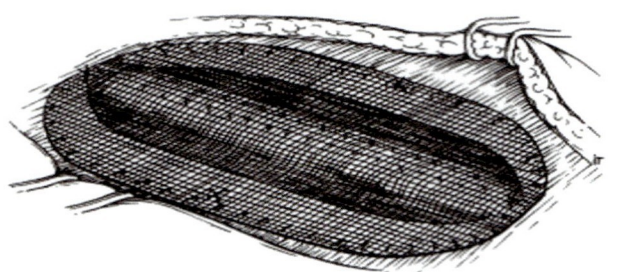

FIGURA 79.23 – incisões de relaxamento. Fonte: "Tratamiento de las eventraciones de la pared abdominal" https://doi.org/10.1016/S1282-9129(05)41846-2.

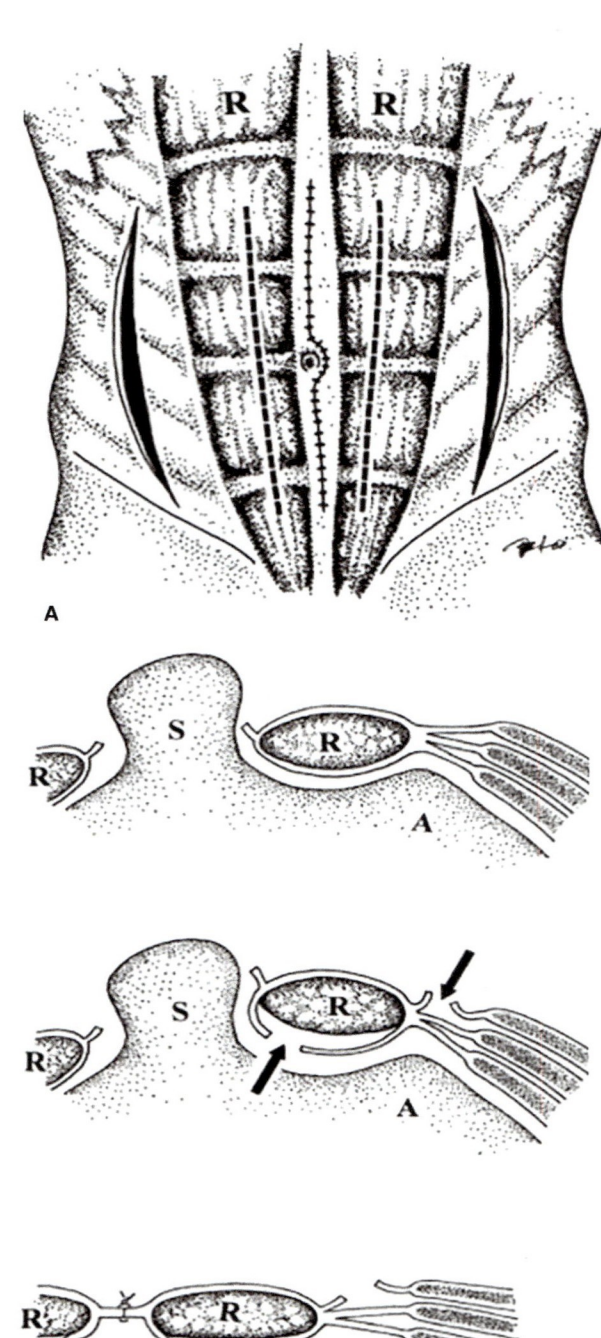

FIGURA 79.24 – Separação dos componente: técnica de Ramirez et al. Fonte: "components separation" method for closure of abdominal-wall defects: an anatomic and clinical study – doi 10.1097/00006534-199009000-00023.

Já a técnica de separação de componentes posterior mais utilizada é a liberação do músculo transverso abdominal (TAR), descrita por Novitsky Y *et al*, em 2012. Essa técnica consegue um avanço retromuscular onde na porção lateral do músculo reto abdominal há uma secção do músculo transverso abdominal e atuação no plano pré-transversalis lateralmente. Suas principais vantagens em relação à técnica de Ramirez são um avanço maior da linha média, possibilitando

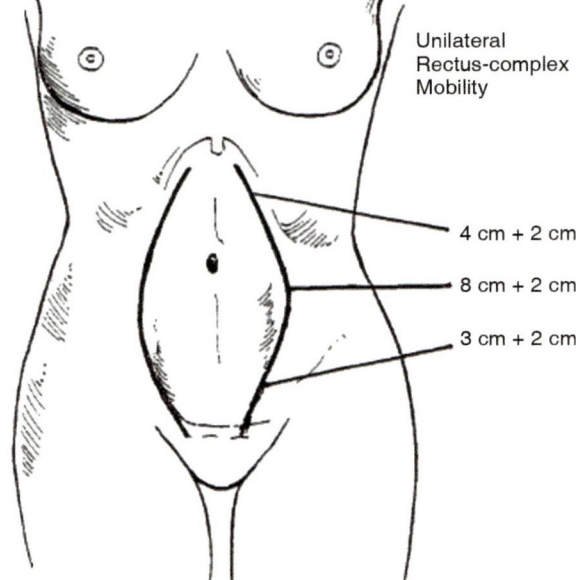

FIGURA 79.25 – *Separação dos componentes: técnica de Ramirez. Fonte: "components separation" method for closure of abdominal-wall defects: an anatomic and clinical study – doi 10.1097/00006534-199009000-00023.*

correção de defeitos ainda maiores, próximos aos anteparos ósseos, além da diminuição do descolamento de tecido celular subcutâneo, logo reduzindo incidência de necrose de pele e infecções (Figuras 79.26 e 79.27).

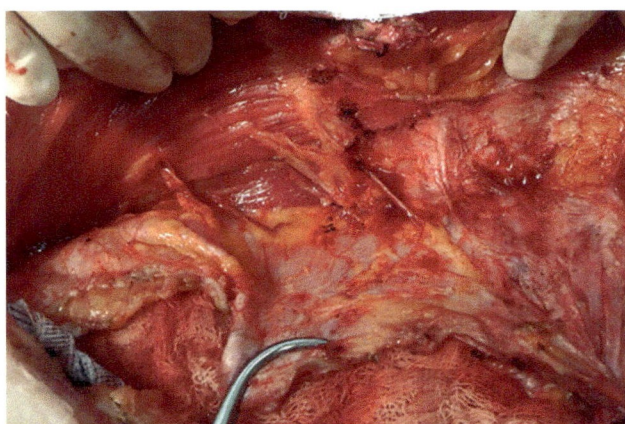

FIGURA 79.26 – *Separação de componentes: técnica de Novitsky et al. Fonte: acervo pessoal do autor Maurício de Andrade Azevedo.*

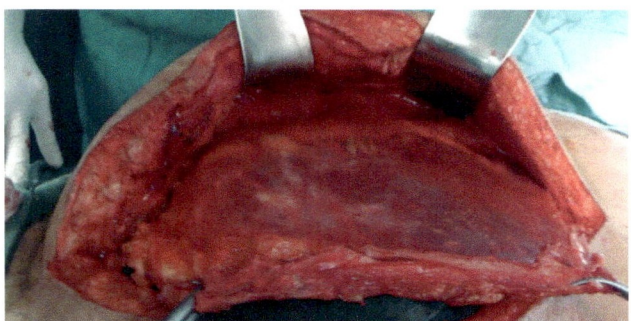

FIGURA 79.27 – *Separação de componentes: técnica de Novisky et al. Fonte: acervo pessoal do autor Heitor Marcio Gavião Santos.*

Acreditamos que hérnias complexas, com cenários que necessitam de uso destas técnicas, devam ser tratadas por cirurgiões experientes e/ou serviços especializados, evitando lesões da inervação da parede abdominal e consequentemente sequelas irreversíveis nesses pacientes.

O treinamento adequado do cirurgião, com conhecimento das técnicas, somado à pré-optimização do paciente (preparo) e à escolha técnica adequada e individualizada para cada caso, são os pilares fundamentais para o sucesso no tratamento das hérnias ventrais.

Referências bibliográficas

1. Muysoms FE, Miserez M, Berrevoet F, et al. Classification of primary and incisional abdominal wall hernias. Hernia 2009; 13:407.
2. Kingsnorth A, LeBlanc K. Hernias: inguinal and incisional. Lancet 2003; 362:1561.
3. Sanders DL, Kingsnorth AN. The modern management of incisional hernias. BMJ 2012; 344:e2843.
4. Park AE, Roth JS, Kavic SM. Abdominal wall hernia. Curr Probl Surg 2006; 43:326.
5. Breuing K, Butler CE, Ferzoco S, Franz M, HultmanCS, Kilbridge JF, et al. Incisional ventral hernias:review of the literature and recommendations regarding the grading and technique of repair. Surgery.2010;148(3):544–58.
6. Ramirez OM, Ruas E, Dellon AL. "Components separation" method for closure of abdominal-wall defects: an anatomic and clinical study. Plast Reconstr Surg. 1990;86(3):519–26.
7. Novitsky YW, Porter JR, Rucho ZC, Getz SB, Pratt BL, Kercher KW, et al. Open preperitoneal retrofascial mesh repair for multiply recurrent ventral incisional hernias. J Am Coll Surg. 2006;203(3):283–9.
8. Krpata DM, Blatnik JA, Novitsky YW, Rosen MJ.Posterior and open anterior components separations: acomparative analysis. Am J Surg. 2012;203(3):318–22.
9. Macintosh JE, Bogduk N, Gracovetsky S. The biomechanics of the thoracolumbar fascia. Clin Biomech (Bristol, Avon). 1987;2:78–83.
10. Rath AM, Attali P, Dumas JL, Goldlust D, Zhang J, Chevrel JP. The abdominal linea alba: an anatomoradiologic and biomechanical study. Surg Radiol Anat. 1996;18(4):281–8.
11. Beer GM, Schuster A, Seifert B, Manestar M, Mihic- Probst D, Weber SA. The normal width of the linea alba in nulliparous women. Clin Anat. 2009;22(6):706–11.
12. Johnson TG, Von SJ, Hope WW. Clinical anatomy of the abdominal wall: hernia surgery. OA Anatomy. 2014;2(1):3.
13. Criss CN, Petro CC, Krpata DM, Seafler CM, Lai N, Fiutem J, et al. Functional abdominal wall reconstruction improves core physiology and quality-of-life Surgery. 2014;156(1):176–82.
14. Tran D, Mitton D, Voirin D, Turquier F, Beillas P. Contribution of the skin, rectus abdominis and their sheaths to the structural response of the abdominal wall ex vivo. J Biomech. 2014;47(12):3056–63.
15. Capítulo 4 Materiais protéticos em hernioplastias. 1889;
16. Bittner R, Bingener-Casey J, Dietz U, Fabian M, Ferzli GS, Fortelny RH, et al. Guidelines for laparoscopic treatment of ventral and incisional abdominal wall hernias (International Endohernia Society (IEHS) - Part 1. Surg Endosc. 2014;28(1):2–29.
17. Bittner R, Bingener-Casey J, Dietz U, Fabian M, Ferzli GS, Fortelny RH, et al. Guidelines for laparoscopic treatment of ventral and incisional abdominal wall hernias (International Endohernia Society [IEHS]) - Part 2. Surg Endosc. 2014;28(2):353–79.
18. Bittner R, Bingener-Casey J, Dietz U, Fabian M, Ferzli G, Fortelny R, et al. Guidelines for laparoscopic treatment of ventral and incisional abdominal wall hernias (International Endohernia Society [IEHS]) – Part III. Surg Endosc. 2014;28(2):380–404.
19. Bueno-Lledó J, Torregrosa A, Ballester N, Carreño O, Carbonell F, Pastor PG, et al. Preoperative progressive pneumoperitoneum and botulinum toxin type A in patients with large incisional hernia. Hernia. 2017;21(2):233–43.

20. Coda A, Lamberti R, Martorana S. Classification of prosthetics used in hernia repair based on weight and biomaterial. Hernia. 2012;16(1):9–20.
21. Desai KA, Razavi SA, Hart AM, Thompson PW, Losken A. The effect of BMI on outcomes following complex abdominal wall reconstructions. Ann Plast Surg. 2016;76(00):S295–7.
22. Earle D, Roth JS, Saber A, Haggerty S, Bradley JF, Fanelli R, et al. SAGES guidelines for laparoscopic ventral hernia repair. Surg Endosc. 2016;30(8):3163–83.
23. Gonzáles JCM. Hernias de la pared abdominal tratamiento actual. J Chem Inf Model. 2019;53(9):450–520.
24. Grove TN, Muirhead LJ, Parker SG, Brogden DRL, Mills SC, Kontovounisios C, et al. Measuring quality of life in patients with abdominal wall hernias: a systematic review of available tools. Hernia [Internet]. 2020; Disponível em: https://doi.org/10.1007/s10029-020-02210-w
25. Henriksen NA, Kaufmann R, Simons MP, Berrevoet F, East B, Fischer J, et al. EHS and AHS guidelines for treatment of primary ventral hernias in rare locations or special circumstances. BJS open. 2020;4(2):342–53.
26. Henriksen NA, Montgomery A, Kaufmann R, Berrevoet F, East B, Fischer J, et al. Guidelines for treatment of umbilical and epigastric hernias from the European Hernia Society and Americas Hernia Society. Br J Surg. 2020;107(3):171–90.
27. Holihan JL, Nguyen DH, Nguyen MT, Mo J, Kao LS, Liang MK. Mesh Location in Open Ventral Hernia Repair: A Systematic Review and Network Meta-analysis. World J Surg. 2016;40(1):89–99.
28. Kao AM, Arnold MR, Augenstein VA, Heniford BT. Prevention and treatment strategies for mesh infection in abdominal wall reconstruction. Plast Reconstr Surg. 2018;142(3S):149S-155S.
29. Klinge U, Klosterhalfen B. Modified classiffication of surgical meshes for hernia repair based on the analyses of 1,000 explanted meshes. Hernia. 2012;16(3):251–8.
30. Köhler G, Luketina RR, Emmanuel K. Sutured repair of primary small umbilical and epigastric hernias:Concomitant rectus diastasis is a significant risk factor for recurrence. World J Surg. 2015;39(1):121–6.
31. Liang MK, Holihan JL, Itani K, Alawadi ZM, Gonzalez JRF, Askenasy EP, et al. Ventral hernia management: Expert consensus guided by systematic review. Ann Surg. 2017;265(1):80–9.
32. Liang MK, Holihan JL, Itani K, Alawadi ZM, Gonzalez JRF, Askenasy EP, et al. Ventral hernia management: Expert consensus guided by systematic review. Ann Surg. 2017;265(1):80–9.
33. Love MW, Warren JA, Davis S, Ewing JA, Hall AM, Cobb WS, et al. Computed tomography imaging in ventral hernia repair: can we predict the need for myofascial release? Hernia [Internet]. 2020; Disponível em: https://doi.org/10.1007/s10029-020-02181-y
34. Martin AC, Lyons NB, Bernardi K, Holihan JL, Cherla D V., Flores JR, et al. Expectant Management of Patients with Ventral Hernias: 3 Years of Follow-up. World J Surg [Internet]. 2020;44(8):2572–9. Disponível em: https://doi.org/10.1007/s00268-020-05505-2
35. Martínez-Hoed J, Bonafe-Diana S, Bueno-Lledó J. A systematic review of the use of progressive preoperative pneumoperitoneum since its inception. Hernia [Internet]. 2020;(0123456789). Disponível em: https://doi.org/10.1007/s10029-020-02247-x
36. Muysoms F, Campanelli G, Champault GG, DeBeaux AC, Dietz UA, Jeekel J, et al. EuraHS: The Development of an international online platform for registration and outcome measurement of ventral abdominal wall Hernia repair. Hernia. 2012;16(3):239–50.
37. Muysoms F, Jacob B. International Hernia Collaboration Consensus on Nomenclature of Abdominal Wall Hernia Repair. World J Surg. 2018;42(1):302–4.
38. Park H, de Virgilio C, Kim DY, Shover AL, Moazzez A. Effects of smoking and different BMI cutoff points on surgical site infection after elective open ventral hernia repair. Hernia [Internet]. 2020;(0123456789). Disponível em: https://doi.org/10.1007/s10029-020-02190-x
39. Parker SG, Halligan S, Liang MK, Muysoms FE, Adrales GL, Boutall A, et al. International classification of abdominal wall planes (ICAP) to describe mesh insertion for ventral hernia repair. Br J Surg. 2020;107(3):209–17.
40. Shankar DA, Itani KMF, O'Brien WJ, Sanchez VM. Factors associated with long-term outcomes of umbilical hernia repair. JAMA Surg. 2017;152(5):461–6.
41. Siegal SR, Guimaraes AR, Lasarev MR, Martindale RG, Orenstein SB. Sarcopenia and outcomes in ventral hernia repair: a preliminary review. Hernia [Internet]. 2018;22(4):645–52. Disponível em: https://doi.org/10.1007/s10029-018-1770-8
42. Slater NJ, Montgomery A, Berrevoet F, Carbonell AM, Chang A, Franklin M, et al. Criteria for definition of a complex abdominal wall hernia. Hernia. 2014;18(1):7–17.
43. Tanaka EY, Yoo JH, Rodrigues AJ, Utiyama EM, Birolini D, Rasslan S. A computerized tomography scan method for calculating the hernia sac and abdominal cavity volume in complex large incisional hernia with loss of domain. Hernia. 2010;14(1):63–9.
44. Timmermans L, De Goede B, Van Dijk SM, Kleinrensink GJ, Jeekel J, Lange JF. Meta-analysis of sublay versus onlay mesh repair in incisional hernia surgery. Am J Surg. 2014;207(6):980–8.
45. Veilleux E, Lutfi R. Obesity and ventral hernia repair: Is there success in staging? J Laparoendosc Adv Surg Tech. 2020;30(8):896–9.
46. Zhu L-M. Mesh implants: An overview of crucial mesh parameters. World J Gastrointest Surg. 2015;7(10):226.
47. Baylón K, Camarillo PR, Zúñiga AE, Elizondo JAD, Gilkerson R, Lozano K. Past, Present and Future of Surgical Meshes: A Review. Membranes (Basel). 2017 Aug 22;7(3):47
48. Sneiders D, Yurtkap Y, Kroese LF, Jeekel J, Muysoms FE, et al. Anatomical study comparing medialization after Rives-Stoppa, anterior component separation, and posterior component separation. Surgery, 2019, May;165(5):996-1002.
49. Rhemtulla IA, Fischer JP. Retromuscular sublay technique for ventral hernia repair. Semin Plast Surg 2018 Aug;32(3):120-126.
50. Ramana B, Arora E, Belyansky I. Signs and landmarks in eTEP Rives-Stoppa repair of ventral hernias. Hernia 2020 May;18.
51. Heniford BT, Park A, Ramshaw BJ, Voeller G. Laparoscopic repair of ventral hernias: nine years' experience with 850 consecutives hernias. Ann Surg. 2003 Sep;238(3):391-9; discussion 399-400.
52. Gokcal F, Morrison S, Kudsi OY. Short-term comparison between preperitoneal and intraperitoneal onlay mesh placement in robotic ventral hernia repair. Hernia 2019 Oct;23(5):957-967.
53. Belyansky I, Daes J, Radu VG, Balasubramanian R, Zahiri HR, et al. A novel approach using the enhanced-view totally extraperitoneal (eTEP) technique for laparoscopic retromuscular hernia repair. Surg Endosc 2017 Sep;15.
54. Daes J. Minimally Invasive Surgical Techniques for Inguinal Hernia Repair: The extended-view totally extraperitoneal approach (eTEP). The SAGES Manual of hernia surgery 2019; 449-460.
55. Gokcal F, Morrison S, Kudsi OY. Robotic retromuscular ventral hernia repair and transversus abdominais release: short-term outcomes and risk factors associated with perioperative complications. Hernia 2019 Apr;23(2):375-385.
56. Timmermans L, Goede B, van Dijk SM, Kleinrensink GJ, Jeekel J, et al. Meta-analysis of sublay versus onlay mesh repair in incisional hernia surgery. Am J Surg 2014 Jun;207(6):980-8.
57. Demetrashvili Z, Pipia I, Loladze D, Metreveli T, Ekaladze E, et al. Open retromuscular mesh repair versus onlay technique of incisional hernia: a randomized controlled trial. Int J Surg 2017 Jan;37:65-70.
58. Lledó JB, Gallud AT, Hernandez AS, Tatay FC, Pastor PG, et al. Predictors of mesh infection and explantation after abdominal wall repair. Am J Surg 2017 Jan;213(1):50-57.
59. Gibson CL. Operation for Cure of Large Ventral Hernia. Ann Surg 1920 Aug;72(2):214-7.
60. Novitsky I, Elliot HL, Orenstein SB, Rosen MJ. Transversus abdominis muscle release: a novel approach to posterior component separation during complex abdominal wall reconstruction. Am J Surg 2012 Nov;204(5):709-16.

80 Hérnias Inguinais e Crurais (Femorais)

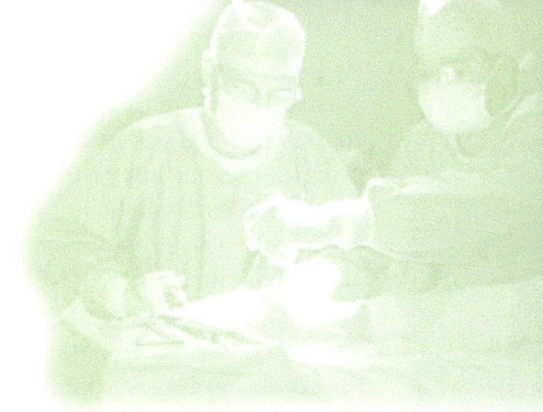

80.1 Reparo Anatômico da Virilha

Renato Miranda de Melo

Introdução

Discorrer sobre o reparo puramente tecidual ou anatômico da virilha é dizer das atribuições de um cirurgião: conhecer as estruturas normais do corpo, reconhecê-las quando alteradas, valer-se de técnicas já consagradas e, com esmero e diligência, executá-las para restaurar a arquitetura de uma região. Fazendo assim, oferecerá ao organismo a oportunidade de resgatar a função e a estética originais, no todo ou em parte. Na impossibilidade de atingir tais objetivos, há que lançar mão de próteses.

No entanto, cada decisão que tomar implicará em:

- Conhecimento crítico das doenças e dos respectivos tratamentos.
- Avaliação adequada dos pacientes em seus contextos atuais de vida.
- Observação lúcida das circunstâncias em que paciente e médico se encontram.
- Perspicácia em unir sinergicamente todos esses pressupostos.

A tática de empregar os próprios tecidos do "entorno herniário" para reparar a virilha baseia-se na possibilidade de avançá-los, até cobrirem o defeito inguinal (sem impor tensão excessiva), e de fixá-los por meio de suturas (prorrafias). A finalidade é manter forrada a parede posterior do canal inguinal, sede da doença herniária no adulto, tornando permanentemente acionado um mecanismo fisiológico que a protege de herniações, durante a contração muscular. São técnicas que perpassam nomes como o de Bassini, Marcy, Lotheissen, Halsted, Schley, Anson-Mcvay e Ryan-Shouldice, entre outros.

Essa última será descrita aqui a título de ilustração, por ser a mais empregada na atualidade, embora o tratamento da hérnia inguinal, mesmo a primária, algumas vezes exigirá que o cirurgião adote mais de um dos princípios que norteiam todas elas.[1-4]

Indicações e contraindicações

Como regra geral, a hérnia inguinal primária merece ser corrigida com técnica cirúrgica esmerada e cicatrização de boa qualidade. Tal prerrogativa aponta os indivíduos mais jovens (abaixo dos 65 anos) como bons candidatos, sendo esta a principal indicação dos reparos anatômicos. Nas recidivas, deve-se recorrer às próteses, o mais das vezes, pois já terá sido dada a chance de médico e fibroblastos atuarem. Entretanto, quando o cirurgião é apresentado a um método, entende seus fundamentos e se interessa em adotá-lo, ampliam-se as indicações (e/ou os indicadores) e reduzem-se as contraindicações. Daí o alcance social de uma técnica e o significado que um capítulo como este possa ter.

Por outro lado, a destruição total da arquitetura inguinal exigirá recursos para a substituição de seus elementos estruturais, quando praticamente o uso de telas se impõe. Tal fato não exclui a necessidade de associarem-se manobras de identificação e preparo das estruturas anatômicas remanescentes, para a ancoragem adequada dessas próteses na virilha. As doenças congênitas do colágeno, tais como as síndromes de Ehlers-Danlos e de Marfan, constituem elementos de decisão inequívocos para os reparos protéticos. Fatores como idade mais avançada, história familiar positiva para hérnias e o tabagismo, por si só, não constituem contraindicação absoluta aos métodos anatômicos.

Atualmente, as diretrizes e recomendações de várias sociedades médicas preconizam o uso sistemático de prótese, mesmo nos casos primários. A despeito do papel relevante que as telas vêm desempenhando no tratamento das hérnias, de modo geral, e das recidivadas, em particular, as recorrências não desapareceram. Ao lado disso, assistimos avolumar-se um contingente de pessoas que, sendo possível, preferem recusar a utilização de um corpo estranho dessa natureza, temendo contrair infecção ou dor crônica, ainda que raras, ou por questões de foro íntimo apenas. O cirurgião deve considerar esses argumentos em seu processo decisório.

Finalmente, a grande complexidade da virilha, tanto normal quanto patológica, não admite abordagens engessadas, indiscriminadas ou simplistas. E uma vez que os procedimentos vigentes oferecem percentuais de cura equivalentes, há que eleger o método que melhor atenda a todos esses pressupostos.

Preparo do paciente

Operar pacientes magros, sem comorbidades e cuja hérnia seja de volume pequeno a moderado, além de redutível, é o sonho de qualquer cirurgião, mas não podemos esperar esse tipo ideal sempre. De qualquer maneira, sempre que possível, é melhor operar os pacientes fora da urgência/emergência (encarceramento), com as comorbidades compensadas, tendo suprimido o tabagismo por um mês ou dois, se for o caso, e reduzido o peso corporal sob orientação dietética. As atividades físicas moderadas, especialmente as caminhadas, são sempre bem-vindas, tanto antes quanto após a operação, pois ajudam a evitar complicações sistêmicas graves, como o tromboembolismo pulmonar, além de favorecerem o controle da dor aguda e a cicatrização da ferida.

Desde que não tenha havido manipulação cirúrgica excessiva ou mesmo acidental na virilha, já distorcida por uma hérnia, considera-se o caso elegível para os reparos anatômicos. Algumas situações poderão restringir o acesso inguinal, uma vez que o tratamento exigirá que as estruturas adjacentes e subjacentes ao canal inguinal estejam razoavelmente íntegras, para serem aproveitadas na correção. Isso ocorre sobretudo nos pacientes já submetidos à prostatectomia retropúbica com linfadenectomia (radical), após a colocação de próteses aorto-ilíacas, como também na presença de cicatrizes extensas e retráteis, que tornam a dissecção bem mais laboriosa e demorada.

O preparo de cólon não deve ser rotineiro, salvo quando esSe segmento estiver envolvido no conteúdo herniado e com vistas à ressecção e anastomose, o que geralmente ocorre nas hérnias muito volumosas e irredutíveis. Os demais cuidados imediatos seguirão os protocolos hospitalares habituais, quanto à internação e à alta de pacientes cirúrgicos.

Anestesia

Antes de se propor qualquer procedimento eletivo, é altamente desejável que o paciente faça uma *consulta pré-anestésica* com profissional qualificado e, de preferência, o mesmo que irá acompanhá-lo em sua operação. Na oportunidade, também poderá solicitar outras avaliações e exames subsidiários, a seu critério.

A primeira opção deverá ser a *infiltração com anestésico local e sedação breve*. Para isso, prepara-se uma solução com partes iguais de lidocaína a 2% e de bupivacaína a 0,5%, que resulta na metade da concentração de cada droga, proporcionando ação imediata, prolongada e com menor toxicidade individual. Em média, uma herniorrafia unilateral consome cerca de 25 mL dessa solução, que são infiltrados ao longo de toda a intervenção. No entanto, para que o procedimento transcorra sem percalços, é fundamental que o paciente seja esclarecido sobre o método e aprove-o previamente. Em geral, essa modalidade anestésica promove analgesia prolongada no pós-operatório imediato.

Outra alternativa, mais corriqueira, é o *bloqueio do neuroeixo*, intra ou extratecal, se não houver impedimentos à punção lombar e atendendo à preferência do paciente, se possível.

A critério do anestesista, a decisão pela *anestesia geral* poderá ser a mais segura e confortável para todos, mas ela tem caráter excepcional na prática diária. Nesses casos, é útil realizar *analgesia preemptiva*, mediante infiltração da solução anestésica ao longo da incisão cutânea, previamente, e ao redor de cada um dos nervos da virilha (ilioinguinal, ilio-hipogástrico e o ramo genital do genitofemoral).

Técnica

Assim que o paciente chega à sala de operações, um membro da equipe confirmará seus dados de identificação e a lateralidade da hérnia. Uma vez anestesiado, ele é posicionado na mesa cirúrgica em decúbito dorsal horizontal, com os membros superiores em abdução e acesso venoso periférico em um deles. Nos casos em que a hérnia for mais volumosa e estiver encarcerada, vale a pena inclinar um pouco a mesa, em Trendelemburg, para favorecer a redução do conteúdo herniado. A não utilização de próteses faculta o uso de antibioticoprofilaxia, mas se for a recomendação da CCIH local, administra-se em dose única 1 a 2 g de uma celfalosporina de primeira ou segunda geração, por via endovenosa, 30 minutos antes da incisão.

A placa do bisturi elétrico é aderida à face anterior ou lateral da coxa do mesmo lado da hérnia. Caso necessário, a tricotomia, por tonsura da região inguinal, será feita imediatamente antes da antissepsia. O cateterismo vesical de demora é empregado excepcionalmente, em geral, quando se prevê que o tempo cirúrgico será prolongado, com necessidade de monitoramento da diurese. Em seguida, são colocados os campos cirúrgicos com delimitação da virilha a ser abordada.

Dissecção

A incisão da pele segue um trajeto quase horizontal, indo do tubérculo púbico até o ponto médio da distância entre este e a espinha ilíaca anterossuperior (Figura 80.1). Na tela subcutânea, identificam-se os vasos pudendos superficiais, medialmente, os circunflexos superficiais do íleo, lateralmente, e entre eles os epigástricos superficiais. Estes em geral são ligados com fio absorvível fino e seccionados. Prossegue-se a dissecção ultrapassando as fáscias superficiais (Camper e Scarpa) até a aponeurose do músculo oblíquo externo (MOE), parede anterior ou "teto" do canal inguinal, onde se encontra o ânulo inguinal superficial, próximo ao pube. Nele há que reconhecer seus pilares, medial e lateral, além da delgada fáscia que os recobre, a túnica espermática externa (Figura 80.2). Incisada, deixa ver o anel com a emergência do funículo espermático, no homem, ou o ligamento redondo do útero, na mulher, que se fazem acompanhar do nervo ilioinguinal anteriormente. Na região suprapúbica, o nervo ilio-hipogástrico perfura a aponeurose do MOE para inervar essa região. Todos esses elementos neurais devem ser bem identificados, sem manipulação excessiva e protegidos, não apenas durante a progressão das manobras, mas sobretudo se for utilizada fonte de energia na diérese.

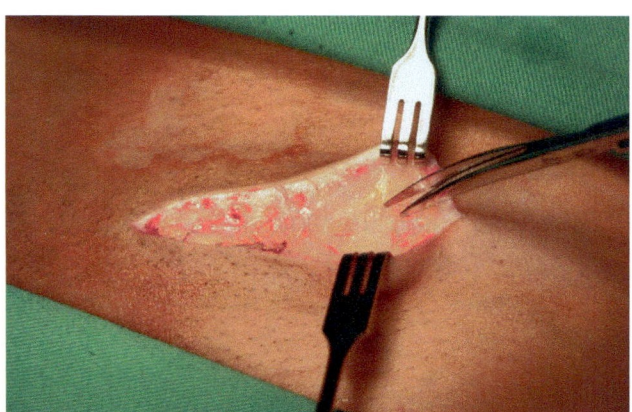

FIGURA 80.1 – Inguinotomia à esquerda com dissecção da tela subcutânea. Fonte: acervo do autor.

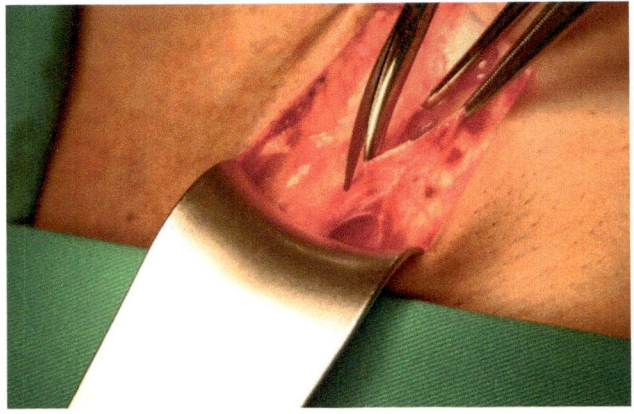

FIGURA 80.2 – Abertura da aponeurose do MOE e do ânulo inguinal superficial (AIS) junto ao seu pilar medial. Fonte: acervo do autor.

Recomenda-se empregar o bisturi elétrico em módulo independente (corte ou coagulação), nunca para dissecção de nervos e na intensidade mínima necessária, para se obter o efeito desejado!

Aberta a aponeurose na direção de suas fibras, junto ao pilar medial, disseca-se o lábio superior desta, separando-a do músculo oblíquo interno (MOI) subjacente; sobre este, encontra-se o nervo ilio-hipogástrico. O mesmo é feito com o lábio inferior, o que permite ver o conteúdo habitual do canal inguinal e, se for o caso, o saco herniário indireto e eventuais lipomas. Contorna-se o funículo junto com o m. cremaster, por dissecção à tesoura, para em seguida envolvê-los com um dreno de Penrose. Prosseguindo, identificam-se o ligamento inguinal, com sua expansão medial até o ramo superior do pube, compondo o ligamento lacunar, e as fibras oblíquas que seguem na direção da linha alba, formando o ligamento inguinal reflexo.

Secção do músculo cremaster

Neste momento, o músculo (e apenas ele) é isolado (Figura 80.3A) e seccionado entre pinças hemostáticas ou ligaduras no nível do seu terço proximal (Figura 80.3B), cujos cotos serão utilizados na reconstrução dos ânulos inguinais. Posteriormente, estão o ramo genital do nervo genitofemoral, junto com os vasos cremastéricos. No Hospital Shouldice (Canadá), esse feixe é sistematicamente ligado e seccionado, mas é preferível preservá-los, quando emergem pelo AIP. Nas mulheres, o ligamento redondo deverá ser desinserido entre ligaduras e ressecado. A dissecção criteriosa identifica e isola o saco herniário indireto (Figura 80.4A), que deverá ser esvaziado e tratado conforme a preferência do cirurgião (Figura 80.4B). Mobilizando-se o funículo pelo Penrose verificamos a presença de um saco herniário direto, que será abordado durante a abertura da fáscia transversal.

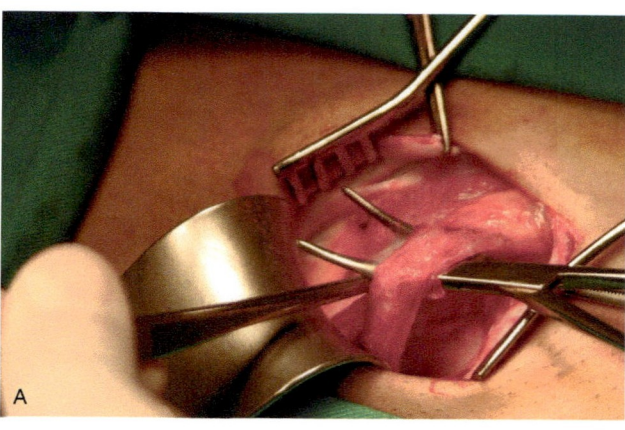 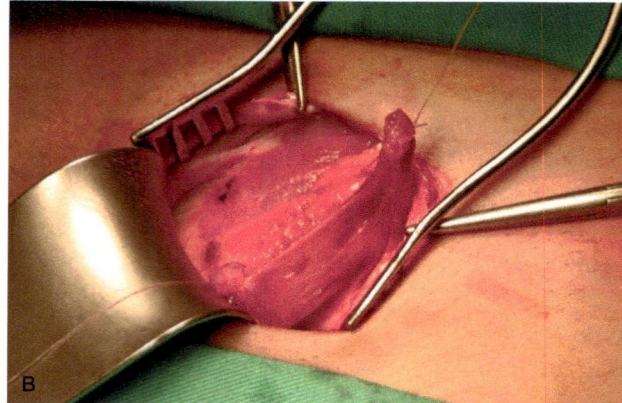

FIGURA 80.3A e B – *Isolamento, ligadura e secção do músculo cremaster.* Fonte: acervo do autor.

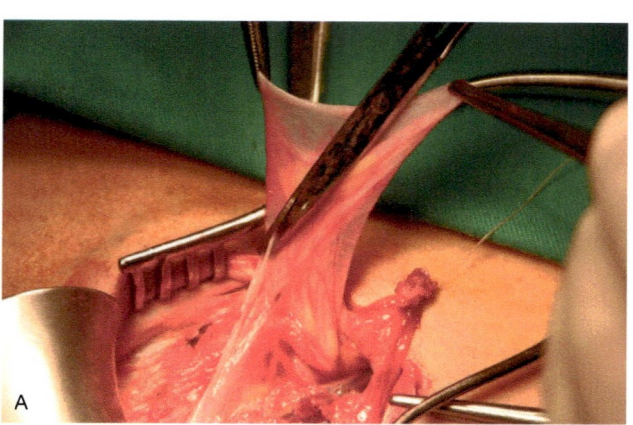 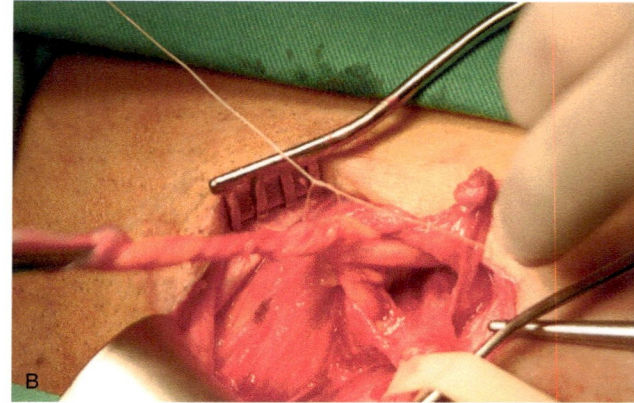

FIGURA 80.4A e B – *Dissecção e tratamento do saco herniário indireto.* Fonte: acervo do autor.

Com isso, obtém-se a *dissecção completa do canal inguinal*, que permite diagnosticar o tipo de hérnia e reconhecer as estruturas que servirão ao reparo.

Abertura da parede posterior

O próximo passo é a abertura de toda a fáscia transversal, que compõe a parede posterior ou "assoalho" do canal inguinal, desde o AIP até próximo do ligamento reflexo, cuidando para não lesar os vasos epigástricos inferiores, subjacentes, e que marcam o contorno medial daquele anel. Ela é feita com tesoura, junto à borda inferior, arqueada, do MOI e do transverso (MT) (Figura 80.5A). O lábio superomedial da fáscia seccionada e os MOI-MT formam o que BASSINI denominou *"estrato triplo"*. O lábio inferolateral é encorpado pelas fibras do trato iliopúbico (Figura 80.5B). Esse tempo permite reduzir um saco direto, contornando-o, e identificar a presença de hérnia femoral, seja por visão direta ou palpação digital daquela fosseta (Figura 80.6). Se presente, após reduzi-la, é possível ocluir o canal femoral com uma pequena rolha de tela, a qual é fixada com três pontos apenas, com fio de polipropileno 2-0: ao ligamento inguinal, outro ao ligamento lacunar, e o último ao ligamento pectíneo (Cooper). *Nunca* lateralmente, sob pena de transfixar a veia ilíaca externa ou femoral!

Até aqui, esta descrição coincide com o procedimento de Bassini. No reforço do assoalho inguinal ele utilizava apenas a fixação do "estrato triplo" ao ligamento inguinal, o que será aproveitado pela técnica de Ryan-Shouldice, só que acrescido de mais duas ou três linhas de sutura, que envolvem aquele estrato, à guisa de uma canaleta, composta pelo trato iliopúbico e o folheto inferior da aponeurose do MOE.

Reconstrução do canal inguinal

A técnica de reconstrução à maneira de Ryan-Shouldice, aqui simplificada em três planos de sutura, consiste nos seguintes passos:

- Em todos os planos da reconstrução inguinal, emprega-se um único fio de polipropileno ou de polidioxanona, calibre 2-0 ou 3-0, montado em agulha cilíndrica de meio círculo com 2,5 cm de comprimento, em sutura contínua simples (chuleio).

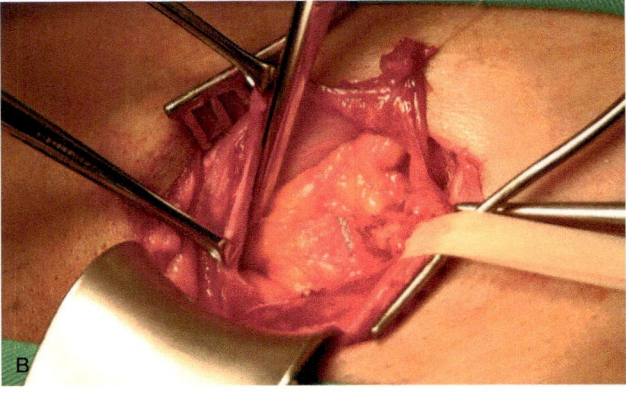

FIGURA 80.5A e B – *Abertura completa da fáscia transversal, expondo-se a gordura pré-peritonial, os vasos epigástricos inferiores, o "estrato triplo" (superomedial) e o trato iliopúbico (inferolateral).* Fonte: *acervo do autor.*

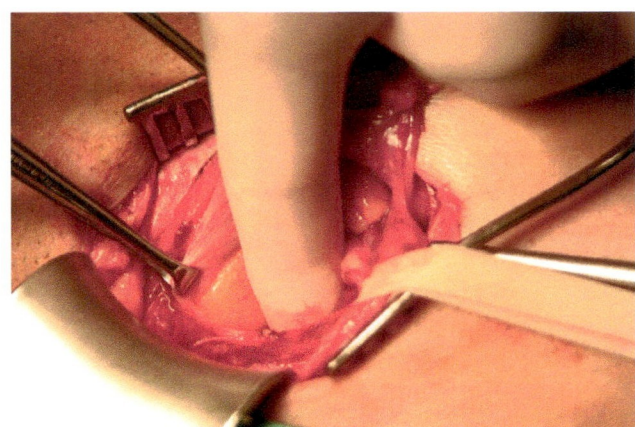

FIGURA 80.6 – *Pesquisa digital de hérnia femoral associada.* Fonte: *acervo do autor.*

– **1º plano**: sutura do trato iliopúbico à face posterior do "estrato triplo", envolvendo a borda lateral do músculo reto do abdômen, medialmente (Figuras 80.7A e B), em seguida o arco do MT, de medial para lateral, até o novo AIP (Figura 80.7C), que será reforçado pelo coto proximal do cremaster, após contornar inferior e medialmente a emergência do funículo (Figura 80.7D); na mulher, esse ânulo será totalmente ocluído.

– **2º plano**: com o mesmo fio, retorna-se com a sutura, agora apreendendo a borda livre do estrato triplo (Figura 80.8A) ao ligamento

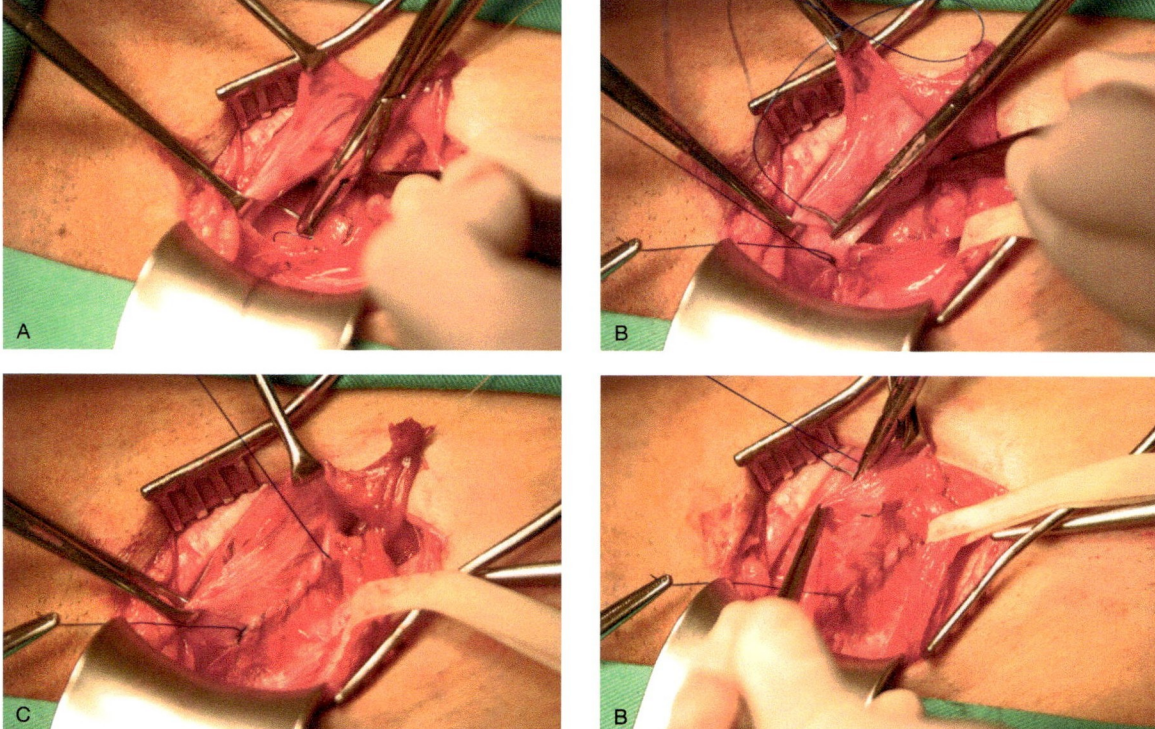

FIG. 80.7A e B – *Primeiro plano, com sutura do trato iliopúbico sob o "estrato triplo" (de medial para lateral), até formar o novo ânulo inguinal profundo (AIP), que é contornado pelo coto proximal do cremaster.* Fonte: *acervo do autor.*

inguinal, tomando aqui diferentes porções do mesmo (sutura indentada), para evitar destacar uma fatia do ligamento; este é o mais importante plano de sutura, que se feito isoladamente corresponderia à proposta de Bassini (Figuras 80.8B e C).

- **3º plano**: ainda com o mesmo fio, reverte-se a sutura em direção ao ânulo inguinal neoformado, fixando a borda livre do lábio inferior da aponeurose do MOE sobre o MOI, nas 3 a 4 primeiras passadas mediais (Figura 80.9A), depois tomando-se apenas a face profunda dessa aponeurose, à medida que se prossegue lateralmente, encobrindo completamente o segundo plano (Figura 80.9B).

- Revisão da hemostasia e das compressas ou gazinhas, quando utilizadas; teste de esforço intraoperatório (flexão cervical ou tosse), caso o paciente esteja desperto.

- O funículo é devolvido ao seu leito original, e reaproximam-se as bordas aponeuróticas do MOE, como fio remanescente, ancorando o coto distal do m. cremaster na confecção do novo ânulo inguinal superficial (Figura 80.10); a tela subcutânea

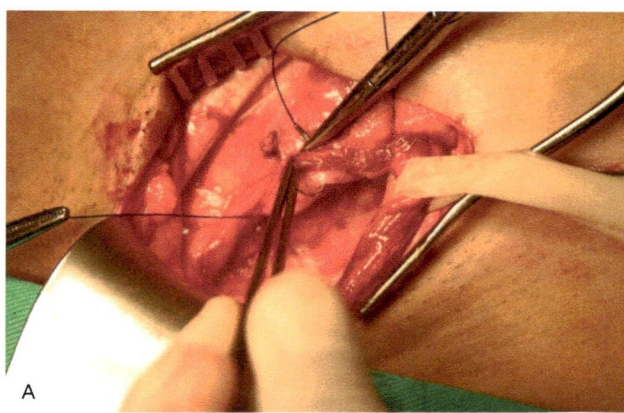

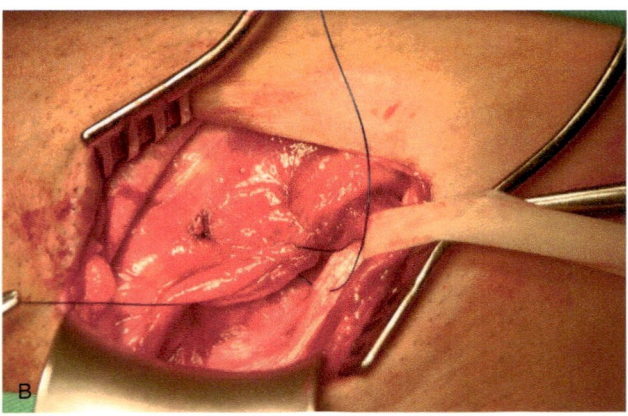
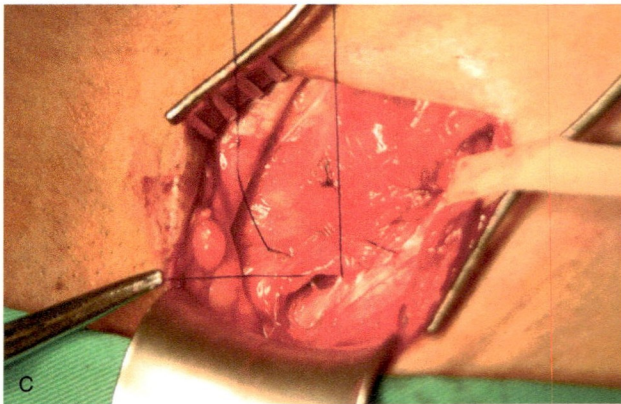

FIGURA 80.8A a **C** – Segundo plano, com sutura do "estrato triplo" no ligamento inguinal (de lateral para medial). Fonte: acervo do autor.

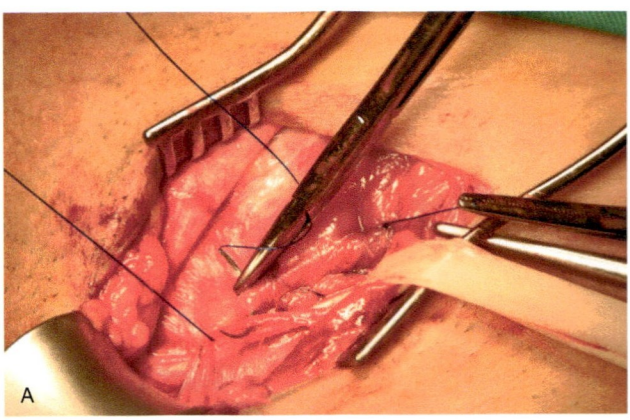
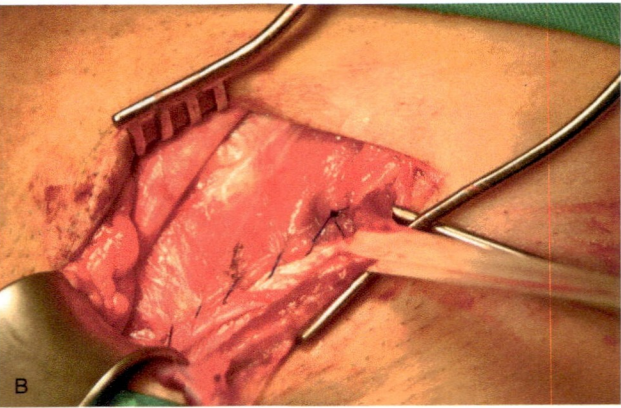

FIGURA 80.9A e **B** – Terceiro plano, com sutura do inferior da aponeurose do MOE sobre o MOI (de medial para lateral). Fonte: acervo do autor.

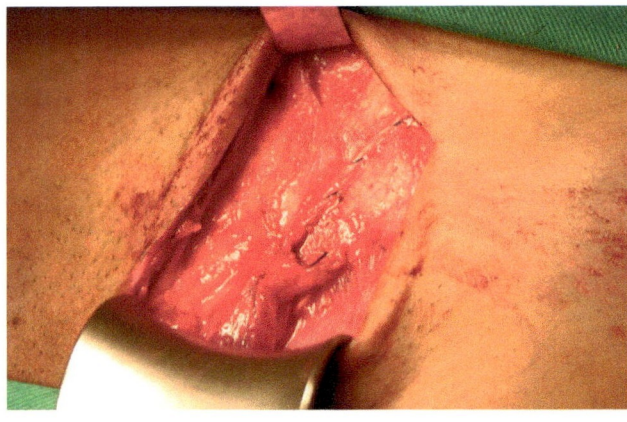

FIGURA 80.10 – *Fechamento da aponeurose do MOE, ancorando o coto distal do cremaster no ânulo inguinal superficial (AIS). Fonte: acervo do autor.*

é reaproximada com três a cinco pontos de fio absorvível, e a pele também é suturada em barra grega com fio absorvível 4-0 (poliglecaprone ou similar) (Figura 80.11).

- A ferida é então coberta por curativo oclusivo e outro compressivo durante as primeiras 24 horas.

Na vigência de uma *hérnia crural* (femoral) concomitante, pode-se empregar o reparo tecidual proposto por Cláudio Almeida de Oliveira.* Aproveitando a abertura do assoalho inguinal, reduz-se o conteúdo herniado pelo canal femoral. Em seguida, o folheto látero-inferior da fáscia transversal (contendo o trato iliopúbico) é suturado no lig. pectíneo, cobrindo completamente a entrada superior do referido canal (Figura 80.11 a 80.13). Completa-se o reparo pela sutura do estrato triplo de Bassini no lig. inguinal, ambas realizadas sem tensão (Figura 80.14). O fio e a agulha utilizados deverão ter as mesmas características já mencionadas.

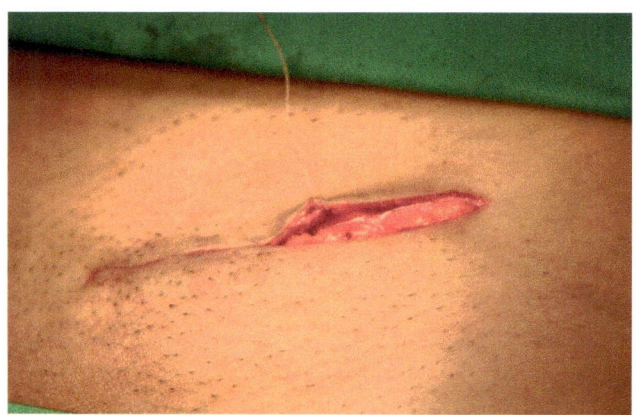

FIGURA 80.11 – *Síntese da tela subcutânea e da pele. Fonte: acervo do autor.*

---

*Professor da Faculdade de Ciências Médicas de Minas Gerais e cirurgião geral do Hospital Felício Rocho (Belo Horizonte/MG) — falecido.

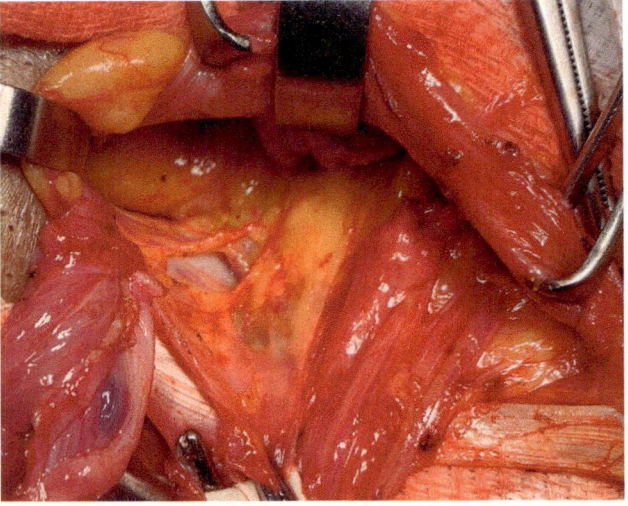

FIGURA 80.11 – *Exposição do assoalho inguinal aberto com vista do ramo superior do pube e do ligamento pectíneo, após rebatimento do folheto inferior da fáscia transversal aberta (trato iliopúbico). Fonte: acervo do autor..*

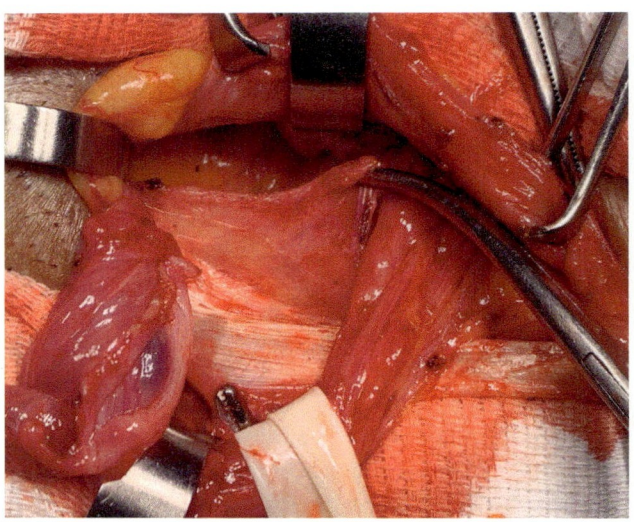

FIGURA 80.12 – *Pormenor do trato iliopúbico, tracionado por pinça hemostática. Fonte: acervo do autor.*

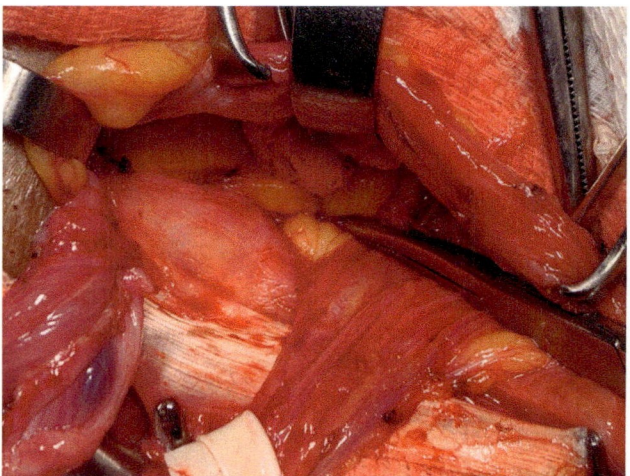

FIGURA 80.13 – *Trato iliopúbico deslocado em direção ao ligamento pectíneo, onde é suturado, cobrindo-se a abertura cranial do canal femoral (orifício crural). Fonte: acervo do autor.*

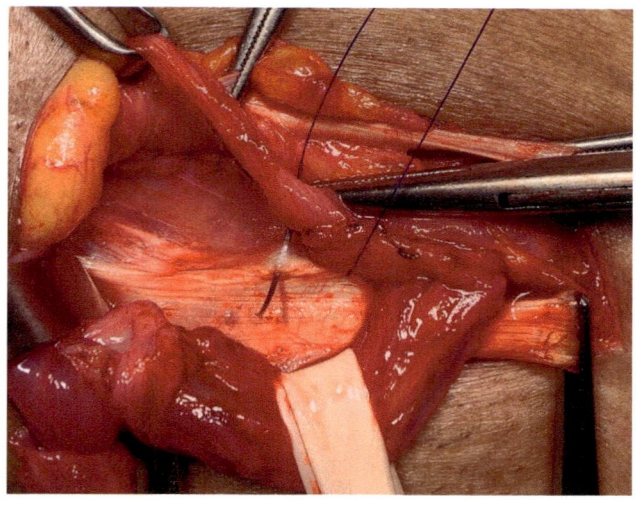

FIGURA 80.14 – *Aspecto da sutura do "estrato tríplo" no ligamento inguinal, completando-se o reparo.* Fonte: acervo do autor.

A dissecção completa do canal inguinal, à tesoura, tem a dupla finalidade: pesquisar a origem da hérnia primária (e secundárias, se houver), mas também de identificar as estruturas úteis ao reparo. É sempre bom lembrar que o manejo delicado dos tecidos, além do emprego de fios monofilamentados e absorvíveis de fino calibre, sem impor tensão excessiva na confecção das suturas, favorece o reparo adequado dos mesmos, que se traduz em menor intensidade da dor aguda pós-operatória, da taxa de infecções do sítio cirúrgico e, talvez, das recidivas.

Cuidados pós-operatórios

A alta hospitalar ocorre geralmente no dia seguinte à operação. A prescrição de analgésicos deverá ser mantida durante próximos 3 a 5 dias. Um esquema terapêutico que tem se mostrado satisfatório, nos primeiros 3 a 5 dias pós-operatórios, inclui dipirona 1g associada ao cetoprofeno 100 mg, por via oral, a cada 8 horas. Tramadol 50 mg, a cada 8 horas, poderá ser acrescentado como medicação de resgate, caso as outras se mostrem insuficientes.

Conforme a disposição do paciente, e respeitando o ritmo da sua convalescença, é muito importante estimular a *deambulação precoce e irrestrita* já no primeiro dia pós-operatório. Uma sugestão é que faça isso durante uma hora, pela manhã e à tarde, a princípio dentro, mas de preferência fora de sua casa, sempre acompanhado por um adulto capaz. Fazendo assim, não importa o quanto caminhe, à medida que se sentir mais disposto, irá mais longe. O limite que pondera é a dor ou o desconforto eventualmente desencadeados pela atividade física.

Os cuidados com a ferida cirúrgica são os básicos: mesmo sem pontos externos, recomenda-se não tomar banho de imersão na primeira semana. O uso de absorvente higiênico sobre ela evita que qualquer secreção eliminada possa sujar a roupa, especialmente após o banho de chuveiro.

Temendo fazer esforço exagerado para evacuar, é comum a constipação intestinal. Uma dieta rica em fibras e, às vezes, o uso do supositório de glicerina, geralmente contornam bem esse problema.

O paciente deverá retornar ao médico após uma semana de operado, para verificar qualquer ocorrência no sítio cirúrgico (seroma, hematoma ou infecção), além do desaparecimento parcial ou total da dor aguda. Com 30 dias, essas intercorrências e dúvidas novas poderão ser esclarecidas nessa segunda visita. Aqui é quando o paciente poderá ser liberado para atividade física plena, ainda que retomada progressivamente. No longo prazo, aos seis meses e também com um ano de operado, é fundamental avaliar a recidiva ou não da hérnia, mediante exame clínico presencial, com o paciente de pé e após a manobra de Valsalva.

Nesse tocante, o cirurgião deverá colocar-se à disposição do paciente, enquanto permanecer em atividade profissional. Não há que delimitar, p. ex., um período de três ou cinco anos, à guisa de "garantia de serviços prestados", pois as recidivas poderão surgir muitos anos depois desses limites.

Referências bibliográficas

1. Shouldice EB. The Shouldice repair for groin hernias. Surg Clin N Am 2003;83:1163-87.
2. Melo RM, Neves RA, Menezes LB. Rastreando células-tronco no saco herniário incisional: um olhar além dos reparos puramente teciduais. Rev. Col. Bras. Cir. 2020;47(1); e20202636.
3. Melo RM. Would surgeons be definitivelly forbidden to restore the abdominal wall without using a mesh? Hernia (2020). https://doi.org/10.1007/s10029-020-02195-6.
4. Claus CMP et al. Orientações da Sociedade Brasileira de Hérnia (SBH) para o manejo das hérnias inguinocrurais em adultos. Rev Col Bras Cir 2019;46(4):e20192226.

80.2 Tratamento por Cirugia Minimamente Invasiva

Leandro Totti Cavazzola
Marcelo Lopes Furtado

Introdução

A região inguinocrural é o local da parede abdominal onde com maior frequência surgem hérnias. A sua incidência é em torno de 100 a 300 casos novos por 100 mil habitantes por ano, o que acaba gerando um grande impacto socioeconômico. Estima-se que existam 200 milhões de pessoas convivendo com hérnias, das quais cerca de 20 milhões serão operadas todos os anos.

O reparo de hérnias inguinais é um dos procedimentos mais comuns realizados por cirurgiões gerais em todo o mundo. Nos Estados Unidos, cerca de 770 mil hérnias inguinais e femorais foram operadas em 2003. Os homens têm até 27% e as mulheres 5% de chance de desenvolverem uma hérnia inguinal durante suas vidas. Dois terços das hérnias inguinais são indiretas, enquanto a hérnia direta é rara nas mulheres. A bilateralidade chega a 22%, segundo alguns estudos com videolaparoscopia, das quais pelo menos 28% tornam-se sintomáticas. A probabilidade de estrangulamento é de 2,8% após 3 meses do diagnóstico e de 4,5% após 2 anos para as hérnias inguinais.

Já a hérnia femoral é quatro a cinco vezes mais comum em mulheres. Multiparidade é um fator de risco. Compreendem 2% a 8% das hérnias inguinocrurais. Dez por cento das mulheres e 50% dos homens com hérnia femoral têm ou terão hérnia inguinal.

O tratamento da hérnia inguinal e femoral é eminentemente cirúrgico, podendo o cirurgião adotar a tática de observar e esperar (*whatchfull and waiting*), descrito nos *guidelines* mais recentes, especialmente o da SEH (Sociedade Europeia de Hérnia).

Embora tenha sido descrito pela primeira vez na década de 1990, o reparo laparoscópico inguinal (LIHR) ainda encontra resistência entre os cirurgiões hoje. Os principais motivos são maior custo direto, necessidade de anestesia geral e, eventualmente, maior taxa de complicações associadas a reparos laparoscópicos. Outra dificuldade relacionada à abordagem laparoscópica é a maior complexidade cirúrgica associada à necessidade de identificar uma "nova" anatomia da parede inguinal posterior, o que não é usual para cirurgiões gerais. É necessário treinamento específico para adquirir proficiência, o que se reflete no tempo de "curva de aprendizado" maior quando comparado às técnicas abertas.

No entanto, há evidências atuais de reparos laparoscópicos demonstrando vantagens significativas, como menos complicações, especialmente em casos recorrentes, recuperação mais rápida e menor dor crônica pós-operatória, além de taxas de recorrência pelo menos equivalentes a reparos convencionais, melhores escores de qualidade de vida e grau de satisfação do paciente, o que torna essa operação um tratamento adequado para pacientes com hérnia inguinal.

Etiologia

O elemento principal na patogênese da hérnia inguinal é um defeito na fáscia transversalis. As hérnias inguinais têm origens distintas. As hérnias indiretas decorrem de um defeito congênito do fechamento do conduto peritônio-vaginal, patente em cerca de 20% dos adultos. Manifestam-se em momentos variáveis da vida de acordo com fatores de aumento da pressão abdominal que levam a dilatação do anel inguinal profundo e à protrusão de estruturas abdominais através do mesmo. As hérnias diretas são adquiridas pelo enfraquecimento da parede posterior da região inguinal, sendo mais comum em idosos. Fatores predisponentes para o desenvolvimento de hérnia inguinal incluem constipação, sintomas prostáticos obstrutivos, ascite, envelhecimento, tabagismo, doenças do tecido conjuntivo e doenças sistêmicas. Estudos recentes demonstram alterações no metabolismo do colágeno, especialmente na relação entre o colágeno tipo I e tipo III como possíveis fatores predisponentes para o aparecimento de hérnias inguinocrurais.

Em relação à hérnia femoral, a verdadeira causa é desconhecida. A teoria mais aceita atualmente é de que seja adquirida. Uma elevação da pressão intra-abdominal, como na gestação, poderia levar à dilatação da veia femoral e do anel femoral.

Tipos e subtipos

Existem vários sistemas de classificação das hérnias inguinais. Podem ser classificadas de acordo com sua localização anatômica, tamanho do orifício, tamanho do saco herniário, conteúdo e situações especiais (encarceramento, estrangulamento, recidiva, bilateralidade).

Segundo localização anatômica, as hérnias indiretas encontram-se lateralmente aos vasos epigástricos inferiores, no anel inguinal profundo, e acompanham o trajeto do cordão espermático em distância variável, podendo atingir a bolsa escrotal (hérnia inguino-escrotal ou completa). Frequentemente encontra-se gordura pré-peritoneal junto à hérnia, também conhecido como "lipoma de cordão". A hérnia direta situa-se medialmente aos vasos epigástricos inferiores, insinuando-se por dentro do trígono de Hesselbach no assoalho do canal inguinal. Hérnias mistas podem ocorrer quando da associação dos defeitos direto e indireto.

Já na hérnia femoral, o defeito da parede situa-se no anel femoral, exteriorizando-se, portanto, abaixo do ligamento inguinal. São mais comuns à direita.

De acordo com o tamanho do anel herniário, podem ser pequenas (< 1,5 cm), médias (1,5 a 3-4 cm) e grandes (> 3-4 cm ou duas polpas digitais).

O tamanho do saco herniário pode ser classificado como restrito ao canal inguinal, além do anel inguinal externo e, por último, na bolsa escrotal.

As hérnias podem ser redutíveis ou irredutíveis (encarceradas). Estrangulamento é caracterizado pela impossibilidade de redução associada a isquemia de seu conteúdo. Na hérnia de deslizamento, parte de saco herniário é constituída pela parede de alguma víscera intra-abdominal, mais frequentemente o cólon, seguido da bexiga.

A classificação de Nyhus tem sido bastante utilizada em nosso meio (Tabela 80.1).

Semiologia da hérnia

As hérnias inguinais frequentemente são assintomáticas; nestes casos o paciente nota aumento de volume local ou constitui-se de um achado casual de exame físico, muitas vezes em exames admissionais. Hérnias de muito pequeno volume, principalmente quando surgem em pacientes do sexo feminino e obesas, podem fazer parte do diagnóstico diferencial de dor pélvica. A dor característica das hérnias inguinais, quando ocorre, é de pequena intensidade, em peso e associada à posição ortostática ou aos esforços físicos. Dor intensa, contínua e associada a náuseas sugere a presença de encarceramento ou estrangulamento. O aumento de volume na região inguinal que aumenta às manobras de Valsalva e desaparece ao deitar é característico de hérnia inguinal.

O exame físico é fundamental para o diagnóstico da hérnia inguinal. O paciente deve ser colocado em posição ortostática e orientado a realizar manobra de Valsalva. Quando do sexo masculino, o examinador introduz o dedo indicador no canal inguinal através da bolsa escrotal, e procura palpar o conteúdo herniário que protui. Nas hérnias diretas essa protusão será sentida na polpa digital do examinador e nas indiretas na ponta do dedo. Frequentemente não é possível diferenciar entre esses dois tipos de hérnia ao exame. Nas pacientes femininas, observa-se e palpa-se a região inguinal durante a manobra de Valsalva. Nos casos de hérnias muito pequenas, pode ser muito difícil o seu diagnóstico pelo exame físico.

Palpa-se a hérnia femoral logo abaixo do ligamento inguinal, medialmente ao pulso da artéria femoral. Assim como nas demais hérnias, o exame deve ser realizado preferencialmente com o paciente em posição ortostática e durante uma manobra de Valsalva. O diagnóstico diferencial pode ser difícil com lipoma e adenopatia inguinal, sendo eventualmente necessário o uso de ecografia.

Havendo dúvida diagnóstica ao exame físico, pode-se utilizar a ultrassonografia da parede abdominal como exame complementar. Apresenta uma acurácia diagnóstica próxima a 100%. Em raras situações é necessária a utilização de ressonância nuclear magnética dinâmica, notadamente em pacientes obesas com hérnias pequenas.

Tratamento

A cirurgia é o tratamento de escolha para os pacientes com diagnóstico clínico de hérnia inguinal. Contrariamente ao conceito de que o estrangulamento é um evento frequente, estudos recentes bem conduzidos demonstraram que a chance de encarceramento é rara em pacientes oligossintomáticos ou assintomáticos. O principal critério atualmente para a indicação cirúrgica é a piora nos escores de qualidade de vida desses pacientes quando observados ao longo do tempo, com limitação de suas atividades cotidianas pela presença da hérnia. Além disso, a evolução natural da hérnia deve ser levada em conta, tendo em vista que há uma tendência ao crescimento progressivo. Pacientes idosos ou de alto risco cirúrgico, portadores de hérnias assintomáticas, podem ser seguidos conservadoramente, mas a maior parte dos pacientes tem indicação cirúrgica no momento do diagnóstico. O uso de cintas não previne o crescimento nem diminui o risco de encarceramento, embora possam proporcionar um alívio sintomático e um melhor resultado estético.

As técnicas para hernioplastia inguinal podem ser divididas em três grupos, os reparos primários clássicos, os reparos anteriores (abertos) com o uso de prótese e os reparos pré-peritoneais, em que se enquadram a maior parte das técnicas laparoscópicas.

Existem mais de 80 técnicas cirúrgicas descritas para correção da hérnia inguinal. Não existe consenso na literatura cirúrgica a respeito da técnica preferencial, variando de acordo com a experiência de cada serviço.

Tabela 80.1 — Classificação de Nyhus

Tipo	Descrição
Tipo I	Indireta, pequena Anel interno normal Saco no canal
Tipo II	Indireta, média Anel interno alargado
Tipo III	A Direta, assoalho apenas B Combinada – Indireta grande Comprometendo a parede posterior C Femoral
Tipo IV	Recorrente A Direta B Indireta C Femoral D Combinação de A – B – C

Independentemente de qual técnica a ser adotada, espera-se que a incidência de recidiva esteja abaixo de 5% e, preferencialmente próxima a 1%.

Os reparos clássicos têm sido relegados ao segundo plano com o conceito do reparo sem tensão introduzido por Lichtenstein com o uso da tela. Ausência de tensão significa que a musculatura inguinal não é tracionada na tentativa de cobrir o defeito herniário, sendo este recoberto com uma prótese (tela). Isso faz com que a dor pós-operatória seja de menor intensidade. Os reparos primários acompanham-se de taxas de recorrência de até 10% a 15% para hérnias primárias e até maiores para recidivadas (até 30%), ao passo que para os reparos com tela, independente do local e da maneira de colocação da prótese, a recorrência fica próxima de 1%.

A técnica de Bassini consiste no fechamento da parede posterior pela aproximação com pontos separados da fáscia transversalis, aponeurose do oblíquo interno e transverso ao ligamento inguinal. Atualmente está em desuso, mas tem importante valor histórico.

A técnica de Shoudice envolve uma dissecção ampla de toda a parede posterior e anel inguinal profundo, abertura da parede posterior do canal inguinal e correção primária em quatro planos com fio inabsorvível. Utilizada por muitos centros, sendo representada principalmente pela Clínica Shoudice, no Canadá, que a utiliza na maioria das hérnias com excelentes resultados (recorrência de 1%), porém dificilmente reprodutíveis por outros serviços. É a que apresenta melhores resultados na literatura dentre as técnicas ditas com tensão.

O reparo de McVay pode ser utilizado na herniorrafia inguinal e mais comumente na herniorrafia femoral, principalmente em mulheres e na presença de ligamento inguinal deficiente ou recidivas com grande distorção das estruturas anatômicas. A fáscia transversalis é suturada ao ligamento de Cooper, o que permite o fechamento do anel femoral.

O reparo de Lichtenstein permite um reparo rápido e sem tensão. Defeitos diretos são imbricados. Defeitos indiretos são dissecados e excisados ou invertidos. É então colocada uma tela grande fixada no ligamento inguinal, tubérculo púbico, bainha do músculo reto e aponeurose do oblíquo interno e transverso e lateralmente seccionada para envolver o cordão espermático, reconstituindo o anel inguinal profundo, sendo fixada lateralmente a este novamente no ligamento inguinal.

Embora pouco comuns em nosso meio, os reparos com a utilização de *plugs* (porções ou "tampões" de tela inseridas diretamente no defeito herniário) são extremamente comuns nos Estados Unidos por sua praticidade e rapidez.

Outra técnica que atualmente tem cada vez mais aceitação é a que utiliza telas bilaminares com um interconector posicionado no defeito herniário. Com esse reparo, por meio de uma cirurgia por via anterior (inguinotomia), disseca-se o espaço pré-peritoneal e coloca-se uma tela que oclui o Orifício Miopectíneo de Fruchaud (simulando os reparos pré-peritoneais), complementada por um conector (que simula a técnica de *plugs*) e uma tela no espaço intermuscular entre o oblíquo interno e o oblíquo externo (simulando a técnica de Lichtenstein).

A abordagem posterior de todo o orifício miopectineal de Fruchaud por meio de uma incisão abdominal com a inserção de uma prótese grande completamente sobreposta a todos os orifícios foi popularizada por Stoppa desde 1980. A técnica de Stoppa ainda é o tratamento escolhido no caso de hérnias complexas (bilaterais e com recorrência múltipla).[35] Outra técnica foi desenvolvida utilizando um tipo específico de tela (Kugel). A colocação de tela aberta pré-peritoneal (Kugel) a curto prazo oferece resultados comparáveis à técnica de Lichtenstein.[73,42] Desde 1990, a técnica de Stoppa tem sido realizada de modo endoscópico, por meio das abordagens transperitoneal (TAPP) e pré-peritoneal (TEP).

O reparo laparoscópico baseia-se na técnica de Stoppa, em que é colocada uma grande tela pré-peritoneal cobrindo toda a região inguinal. As técnicas utilizadas atualmente são a transabdominal pré-peritoneal (TAPP) e a totalmente extraperitoneal (TEP). Na primeira, os trocateres são colocados em posição intraperitoneal, o saco herniário é dissecado, e uma tela é colocada de forma a cobrir o anel inguinal interno, o trígono de Hesselbach e o anel femoral. Na técnica totalmente extraperitoneal, a tela é colocada na mesma posição que a TAPP, diferindo apenas que os trocateres são colocados em posição pré-peritoneal. Em relação às técnicas endoscópicas, quando comparadas entre si, não há superioridade documentada de uma em relação à outra.

As indicações da eleição das técnicas laparoscópicas são as mesmas que para as técnicas abertas. As vantagens de cada uma delas são muito discutidas. As técnicas laparoscópicas tendem a oferecer um retorno mais precoce à atividade laboratal, por estarem associadas a menor dor no pós-operatório. Há vantagem clara também no tratamento de hérnias bilaterais, que podem ser abordadas com os mesmos portais sem aumento da morbidade. Além destes há uma vantagem nos casos de hérnias recidivadas, quando é possível abordar a região por uma via ainda virgem. Por outro lado, as técnicas laparoscópicas apresentam maiores custos, obrigando o uso de anestesia geral e exigindo um treinamento maior do cirurgião, que é fundamental para que os resultados possam ser comparáveis aos das técnicas abertas. Estudos recentes têm ampliado a utilização das técnicas endoscópicas mesmo para hérnias primárias unilaterais, demonstrando benefícios nesse contexto, desde que o cirurgião seja proficiente na técnica. Somado a essa tendência, novas alternativas em cirurgia minimamente invasiva, como o uso da minilaparoscopia e dos portais únicos (*single port*), têm sido relatados, sempre respeitando os preceitos da correção endoscópica clássica com uso de instrumentais regulares (ampla dissecção, cobertura completa do orifício miopectíneo de Fruchaud com grandes próteses). Nesse contexto, a cirurgia robótica surge também como uma alternativa minimamente invasiva, especialmente nos casos mais complexos com grandes defeitos e hérnias inguinoescrotais. Todas essas alternativas ainda carecem de comprovação de sua eficácia a longo prazo, mas os resultados precoces são extremamente animadores.

A hérnia femoral deve ser operada o quanto antes devido ao maior risco de estrangulamento quando comparada com as hérnias da região inguinal. Há três formas de abordagem das hérnias femorais: abordagem femoral, inguinal e pré-peritoneal.

No reparo femoral primário, o saco herniário é dissecado a partir da região crural, abaixo do ligamento inguinal, e sem abrir a aponeurose do músculo oblíquo externo. Está associado a alta taxa de recidiva. O reparo via femoral com colocação de tampão de tela tem sido associado a bons resultados.

O mais classicamente utilizado para o reparo das hérnias femorais em nosso meio é o de McVay. Pode ser utilizado reforço com tela ou até mesmo como substituição da parede posterior. Incisão de relaxamento na bainha anterior do reto eventualmente é necessária para diminuição da tensão quando da opção por não utilizar tela.

O reparo laparoscópico também consiste em um método eficaz para a correção das hérnias femorais, proporcionando um reparo sem tensão.

Conforme já resssaltado, existe uma tendência mundial, tendo em vista que estudos recentes demonstram um papel importante de alterações do metabolismo do colágeno na gênese das hérnias inguinocrurais, de que os reparos só sejam considerados eficazes quando promoverem a oclusão completa do orifício miopectíneo de Fruchaud. Se esse conceito for observado, as técnicas que realizam essa tarefa incluem os reparos endoscópicos, os reparos pré-peritoneais abertos (técnica de Stoppa) e as telas bilaminares posicionadas por via anterior.

A seguir apresentamos o algoritmo de tratamento proposto pela Sociedade Europeia de Hérnia em reunião de consenso realizada em Berlim, revisado em 2014 (Figura 80.15).

Esse algoritmo da SEH procura selecionar qual a melhor técnica, se aberta sem tensão, se laparoscópica, na dependência do tipo de hérnia. Surge, então, um questionamento que iremos a seguir discorrer: a abordagem laparoscópica é melhor do que a cirurgia aberta para reparação primária de hérnia inguinal?

Estudos iniciais comparando as duas abordagens tiveram o viés de incluir reparos laparoscópicos sem tensão, com reparos sob tensão (sutura) no grupo aberto; assim, os melhores resultados alcançados com a abordagem laparoscópica poderiam ser atribuídos à presença da tela, e não à abordagem laparoscópica em si.[36]

A primeira metanálise em que os reparos abertos foram estratificados com base no reparo com tela e com sutura foi a revisão Cochrane em 2003;[37] esse artigo mostrou que o reparo laparoscópico estava associado a complicações maiores que eram incomuns com o reparo aberto (perfuração intestinal e lesão de vasos ilíacos), mas consistentemente mostrou retorno mais precoce às atividades diárias, menor incidência de dor crônica e parestesia e taxa de recorrência melhor que a cirurgia aberta com tensão, mas igual à cirurgia aberta sem tensão. O tempo operatório foi ligeiramente maior no grupo laparoscópico.

Um dos artigos mais importantes questionando recentemente o benefício de uma abordagem laparoscópica é o *Veterans Affair Cooperative Study*.[38] Apesar de apresentarem menos dor pós-operatória e retornarem ao trabalho em média um dia antes, os pacientes do grupo laparoscópico tiveram desfechos piores do que os pacientes abertos do grupo convencional, quanto a morbidade e recorrência. Nesse estudo de nível 1A, após comparação de pacientes com hérnias primárias, os resultados mostraram que a recorrência em pacientes submetidos à cirurgia laparoscópica foi maior (10,1%) do que no grupo convencional (4,9%); as complicações também foram significativamente maiores no grupo laparoscópico (39% a 33,4%). Quando examinado criticamente, alguns fatores importantes devem ser levados em conta ao usar essa informação na prática clínica. Por exemplo, quando estratificados por cirurgiões que realizaram mais de 250 procedimentos de hérnia laparoscópica, os resultados se tornam semelhantes, reforçando a necessidade de que os cirurgiões de hérnia laparoscópica o realizem regularmente, não apenas intermitentemente (Tabela 80.2).[38]

Outro aspecto importante desse artigo é que as taxas de complicações e recorrências para ambos os

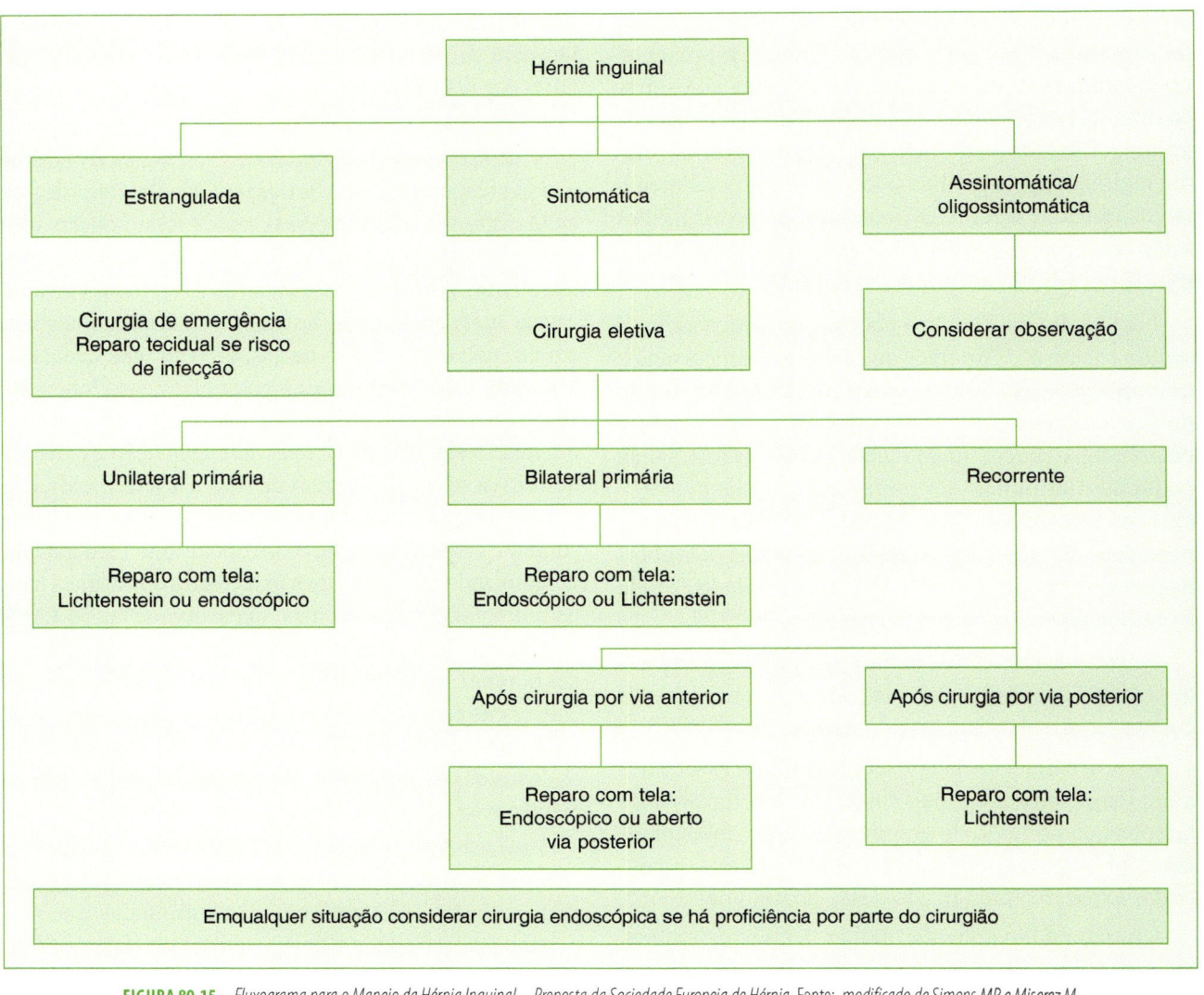

FIGURA 80.15 – *Fluxograma para o Manejo da Hérnia Inguinal – Proposta da Sociedade Europeia de Hérnia.* Fonte: *modificado de Simons MP e Miserez M.*

Tabela 80.2
Acompanhamento a longo prazo (> 48 meses) de RCT comparando as técnicas endoscópicas com malha (TEP/TAPP) ao método de Lichtenstein com malha

Ano	Primeiro autor	Grupos	Numero de pacientes	Duração do acompanhamento (meses, média)	Número de acompanhamento (porcentagem com exame físico)	Recorrência (%)	Dor crônica (%)[a]
2002	Wright et al.[321]	TEP x Lichtenstein	256	60	256 (48%)	2,0 x 0	Impossível extrair os dados
2003	Douck et al.[84]	TAPP x Lichtenstein	403	69	242 (100%)	1,6 x 2,5	0 x 5,0
2004	Heikinnen et al.[130]	TAAP/TEPb x Lichtensteinb	123	70	121 (75%)	8,1 x 3,4	0 x 6,8
2004	Grant et al.[117]	TEP x Lichtenstein	928	60	558 (0%)	Dados indisponíveis	2,1 x 1,5
2004	Koninger et al.[165]	TAAP x Lichtenstein	187	52	157 (100%)	Dados indisponíveis	0 x 3,9
2007	Butters et al.[54]	TAAP x Lichtenstein	187	52	157 (100%)	1,2 x 1,3	Impossível extrair os dados
2008	Hallen et al.[124]	TEP x Lichtenstein	168	88	147 (100%)	4,3 x 5,1	5,5 x 2,5
2007	Eklund et al.[88]	TAAP x Lichtensteind	147	61	132 (100%)	19 x 18	0 x 0

[a] *Variedade de definições, mas somente foi apontada a prevalência de dores severas.*
[b] *Três estudos separados combinados.*
[c] *Somente o questionário.*
[d] *Somente hérnia recorrente.*

procedimentos foram maiores do que em outras séries na literatura. Essa série provavelmente representa, no entanto, resultados reais, quando todos esses procedimentos são realizados fora de centros de grande volume. Esse artigo destaca que uma correção de hérnia inguinal laparoscópica pode ser um procedimento tecnicamente exigente. No entanto, se os cirurgiões estão comprometidos em subir a curva de aprendizado, excelentes resultados podem ser obtidos.

Não há dúvida de que a abordagem endoscópica é segura e factível,[39] e parece que as taxas de recorrência e complicação estão associadas à curva de aprendizado do procedimento.[3,26,40] Na maior parte da literatura disponível, o procedimento laparoscópico mostra uma pequena diminuição do tempo de internação,[8,41,42] embora isso não seja universal.[43–45] Dor crônica e parestesia são significativamente reduzidas pela abordagem endoscópica,[8,32,34,41,46–50] e a qualidade de vida é melhor em todos os grupos testados.[29,50]

As taxas de infecção da ferida operatória e a ocorrência de seroma e hematoma têm sido consistentemente menos comuns com a abordagem endoscópica.[4,8,29,32,34,41,46–50]

Os procedimentos laparoscópicos foram associados a um tempo cirúrgico mais longo[29,51] e complicações maiores, como lesão de grandes vasos ou intestinais. Essas principais complicações são atribuíveis, no entanto, à fase de aprendizado desse procedimento.[3,29]

Um fator adjuvante que apoia a decisão de realizar um reparo laparoscópico é a possibilidade de avaliar o lado contralateral para hérnias ocultas, especialmente na TAPP. Além disso, a abordagem laparoscópica oferece aos cirurgiões a capacidade de usar uma prótese de tamanho apropriado para cobrir todo o orifício miopectíneo de Fruchaud.[52] Não obstante, as vantagens potenciais do tratamento de hérnias ocultas nunca foram avaliadas em estudos randomizados prospectivos.

Vantagens significativas para o reparo laparoscópico incluem menor incidência de infecção da ferida, hematoma e dor crônica/parestesia, com retorno mais precoce às atividades normais ou trabalho (6 dias em média). A revisão de McCormack encontrou heterogeneidade entre os ERC (estudos randomizados controlados) na duração da permanência hospitalar. Houve maior diferença no tempo médio de permanência entre diferentes hospitais do que entre diferentes técnicas operatórias, possivelmente refletindo diferenças nos sistemas de saúde versus diferenças devido a tipos de reparo endoscópico. Uma metanálise prévia demonstrou uma pequena diminuição (3,4 horas) na permanência hospitalar em favor do tratamento endoscópico.[20] Uma revisão sistemática muito recente comparando tela aberta e reparo de sutura *versus* TEP endoscópico também mostrou uma permanência hospitalar mais curta em 6/11 dias.[16]

Também parece haver uma taxa mais alta de complicações raras, mas sérias, como lesões vasculares e viscerais maiores (especialmente a bexiga) em relação à abordagem endoscópica. A maioria dessas lesões foram observadas com TAPP (0,65 contra 0,17% para TEP e reparo com tela aberta). A via transabdominal do TAPP também pode causar mais aderências, levando à obstrução intestinal em um pequeno número de casos.[19] Em uma avaliação separada das complicações potencialmente letais, os pesquisadores concluíram que não foram encontradas diferenças significativas, mas uma avaliação estatística definitiva não foi possível devido à baixa incidência dessas complicações. Uma metanálise específica comparando TAPP *versus* TEP (incluindo oito estudos não randomizados) afirma que não há dados suficientes para permitir tirar conclusões, mas sugere que, de fato, o TAPP está associado a taxas mais altas de hérnias nos orifícios dos portais e lesões viscerais, enquanto parece haver mais conversões com TEP.[27] Publicações recentes adicionais de ECR que comparam TEP *versus* Lichtenstein confirmam os dados das duas metanálises, exceto pelo menor tempo de operação quando utilizado Lichtenstein.[8,17]

Para as hérnias bilaterais, as metanálises comparando cirurgia endoscópica e cirurgia aberta são baseadas em poucos dados; existem evidências limitadas que não mostram diferença significativa na dor persistente (TEP x tela aberta) ou recorrência (TEP e TAPP x tela aberta). Há evidências limitadas sugerindo que a TAPP reduz o tempo necessário para retornar às atividades normais em comparação com o reparo com tela aberta. Em um ECR comparando TAPP e Lichtenstein para hérnias bilaterais e recorrentes, três quartos dos pacientes com recidiva após reparo endoscópico tiveram hérnias bilaterais tratadas com uma *tela única* grande (30 x 8 cm).[19] Portanto, em hérnias bilaterais, uma tela grande o suficiente deve ser usada, ou podem ser combinadas duas telas (p. ex., 15 x 13 cm em ambos os lados) sobrepostas na linha média, que é de nossa preferência.

Para hérnias recorrentes, após abordagem posterior, uma abordagem anterior aberta parece ter claras vantagens (e vice-versa), dado que outro plano de dissecção e implante de tela é utilizado. Em um ECR comparando TEP *versus* TAPP *versus* Lichtenstein após tratamento aberto convencional anterior, a abordagem endoscópica aumentou significativamente o tempo operatório (apenas TEP), mas reduziu as complicações perioperatórias, dor pós-operatória, exigência analgésica e tempo para retornar às atividades normais.[78] Outro estudo comparando TAPP e Lichtenstein demonstrou menos dor pós-operatória e menor afastamento por doença para o grupo endoscópico.[8] A taxa de recorrência em ambos os grupos após 5 anos foi de 18% a 19% (94% de seguimento) e também a incidência de dor crônica foi comparável (embora tenha sido relatada falta de definições congruentes e o tamanho da tela, no reparo endoscópico, de 7 × 12 cm, é atualmente considerado muito pequeno). Para grandes hérnias inguinoescrotais (irredutíveis), após cirurgia abdominal inferior, radioterapia de órgãos pélvicos e quando não for possível anestesia geral, o tratamento de Lichtenstein é a técnica cirúrgica preferida. Os *guidelines* atuais ainda sustentam essas recomendações.[80,81,82]

É importante levantar novamente a questão dos custos. Existem várias séries que mostram que, apesar de os custos diretos serem mais elevados, o reparo laparoscópico parece ser mais seguro e melhor custo-efetivo, devido ao retorno precoce às atividades normais e baixa incidência ou recorrência de dor na virilha, mesmo para correção unilateral de hérnia inguinal.[42,47,51,53,54] No entanto, o custo é uma limitação para a aceitação total desse procedimento como rotina.[41,55–57] Para hérnia inguinal bilateral, existem dados suficientes desde 2005 para escolher o procedimento como a primeira opção nesse cenário.[2,3,29]

Resultados dos tratamentos cirúrgicos comparados entre si

Atualmente, para ser considerado efetivo, um reparo deve apresentar índices de recorrência próximos a 1%. Praticamente todos os reparos com tela apresentam taxas de recorrência aceitáveis de 1% ou menos. Nas técnicas que utilizam reparo tecidual, esse índice é em torno de 10% a 15%. A clínica Shoudice apresenta resultados com 1,5% de recorrência com a técnica de Shoudice. Esses bons resultados têm sido pouco atingidos por outros serviços. Lichtenstein apresentou seus resultados iniciais com recorrência menor que 1%. Estudos da herniorrafia videolaparoscópica tem demonstrado recorrência em torno ou menor que 1%. O reparo mais utilizado em nosso meio é a técnica de Lichtenstein. Apresenta as vantagens de ser uma técnica amplamente testada e comprovada, com seus bons resultados facilmente reproduzíveis, dispensa dissecções extensas e produz um reparo rápido e sem tensão.

Quando comparadas as técnicas sem tensão (quer por via laparoscópica ou por cirurgia convencional) com os reparos clássicos com tensão, metanálise da literatura (EU Hernia Trialists Collaboration) demonstra que o reparo com tela é superior às técnicas com sutura, seja qual for sua via de acesso.

A correção laparoscópica parece associar-se a custos mais elevados e maior tempo cirúrgico, porém com uma recuperação pós-operatória mais rápida e com menos dor. Uma vantagem da videolaparoscopia é o diagnóstico e o tratamento de hérnias bilaterais ocultas, presentes em 20% a 50% em alguns estudos. Também para as hérnias recorrentes, permite a dissecção em uma região virgem de cirurgia. As desvantagens do método são a longa curva de aprendizado para que os resultados sejam excelentes. O reparo com tela convencional e o reparo laparoscópico apresentam incidência semelhante de complicações, desde que realizados por cirurgiões bem treinados. O reparo laparoscópico apresenta risco potencial maior de complicações graves porém raras, como perfuração de víscera abdominal, obstrução intestinal e lesão vascular. Convém ressaltar que essas complicações foram relatadas no início da experiência da cirurgia laparoscópica (não apenas da hérnia inguinal), e estão mais relacionadas ao acesso laparoscópico do que à correção herniária propriamente dita, sendo cada vez mais incomuns suas descrições.

Um ponto importante a ser ressaltado é a menor ocorrência de dor crônica após os procedimentos endoscópicos, demonstrada em uma série de estudos prospectivos conduzidos nos últimos anos. Tendo em vista que a recorrência não representa atualmente um fator importante na decisão do tipo de procedimento a ser realizado, pelos índices semelhantes entre os diferentes procedimentos sem tensão, pode ser um fator definitivo para a escolha da terapêutica cirúrgica a ser utilizada pelo cirurgião.

As técnicas mais utilizadas nos Estados Unidos em 2003 foram Lichtenstein (37%), Plug (34%), Laparoscópica (14%), outras técnicas com tela (8%) e reparo sem tela (7%).

Por não encontrar um consenso na literatura, o cirurgião possui uma gama imensa de técnicas à sua disposição para o tratamento das hérnias inguinal e femoral. A escolha será baseada na sua experiência, no tipo de paciente e da hérnia a ser tratada.

■ Técnica laparoscópica

A seguir apresentamos a técnica laparoscópica, passo a passo, segundo o conceito anatômico do Y invertido, cinco Triângulos e as três zonas de dissecção para o tratamento das hérnias inguinais e femorais.

Marcos anatômicos
Orifício miopectíneo de Fruchaud (FMO)

Foi descrito por Fruchaud em 1956, corresponde aos locais comuns para o surgimento de todas as hérnias na região inguinal, sendo delimitado medialmente pelo músculo reto abdominal, inferiormente pelo ligamento pectíneo, lateralmente pelo músculo psoas e superiormente pelos músculos transverso abdominal e oblíquo interno. (arco transversal). A visão laparoscópica, na abordagem transabdominal, da região inguinal posterior permite uma fácil compreensão dessa anatomia (Figura 80.16).

Um novo conceito: o "Y invertido"

Para facilitar a compreensão e o reconhecimento das estruturas anatômicas, a imagem de um Y invertido na região inguinal é criada com os seguintes elementos: vasos epigástricos inferiores (superiormente), vasos deferentes (medialmente) e vasos espermáticos (lateralmente, Figura 80.17). O reconhecimento desses elementos é a base para a compreensão das etapas técnicas para reparos de todos os tipos de hérnias inguinais por laparoscopia.

Os vasos epigástricos inferiores dividem as regiões inguinal medial e lateral, definindo a classificação das hérnias inguinais como diretas (fraqueza da fáscia transversal no triângulo de Hesselbach, medialmente) ou indiretas (alargamento do anel inguinal profundo, lateralmente, como mostra a Figura 80.18).

Outro importante elemento anatômico é o trato iliopúbico, que representa a visão interna do ligamento inguinal. Estende-se da crista ilíaca anterossuperior ao ligamento pectíneo (Cooper) e divide o espaço inguinal anterior e posterior (Figura 80.18). Porção anterior é o local de ocorrência de hérnias inguinais (direta, indireta e mista). As hérnias femoral ou crural, assim como os obturadores, localizam-se na porção inferior do espaço inguinal, abaixo do ligamento inguinal (e consequentemente do trato iliopúbico)

Facilitando o reconhecimento anatômico: "os cinco triângulos"

A identificação dos elementos Y invertidos e do trato iliopúbico, que passa horizontalmente através do anel inguinal profundo no centro do Y invertido, permite a visualização de cinco áreas que são, didaticamente, denominadas "os cinco triângulos" conforme a Figura 80.19.

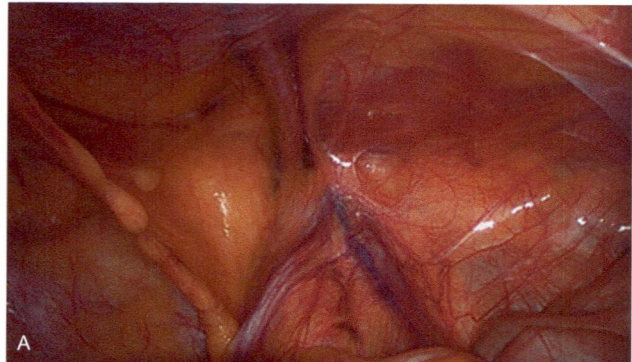
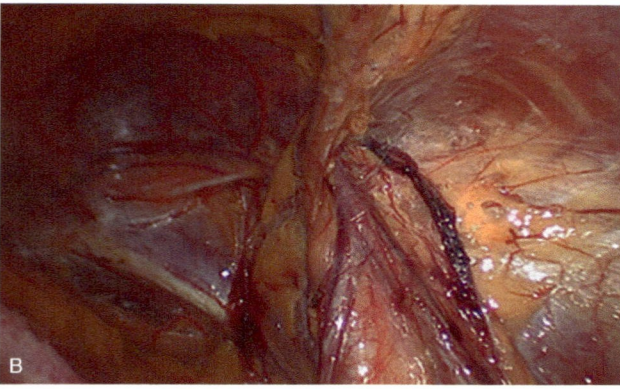

FIGURA 80.16 – Visão laparoscópica da parede posterior masculina, região inguinal direita. (**A**) Peritônio íntegro. (**B**) Peritônio dissecado. Fonte: acervo dos autores.

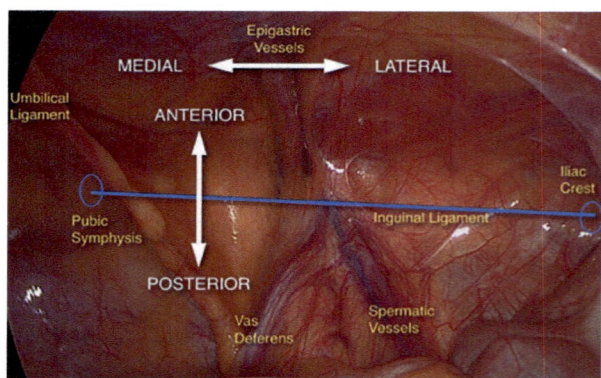

FIGURA 80.18 – Divisão da região inguinal em medial e lateral, anterior e posterior, dos vasos epigástricos inferiores e do trato iliopúbico (em azul), respectivamente. Fonte: acervo dos autores.

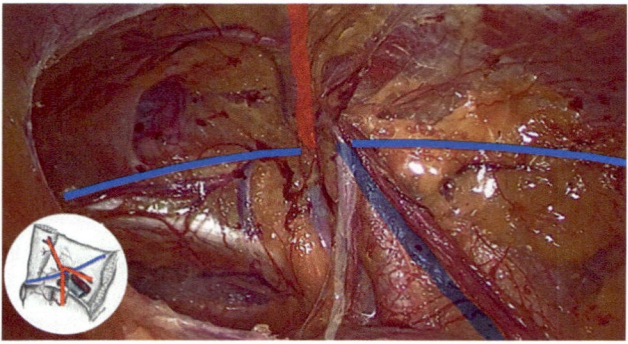

FIGURA 80.17 – "Y invertido": em vasos epigástricos inferiores vermelhos, em ducto deferente branco, em vasos espermáticos azuis. Fonte: acervo dos autores.

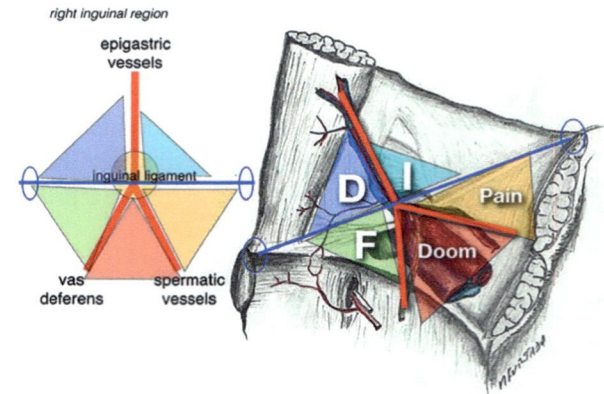

FIGURA 80.19 – Ilustração de "cinco triângulos": (A) ilustração do trato iliopúbico cruzando o Y invertido e formação dos cinco triângulos; (B) esquema anatômico do Y invertido formado por vasos epigástricos inferiores, vasos deferentes e vasos espermáticos. A figura também ilustra de forma didática a representação de cinco triângulos, no sentido horário: hérnias indiretas (I), dor (P), doom (D), femoral (F) e direta (D) (desenho pessoal da tese de doutorado). Fonte: acervo dos autores.

Definições anatômicas

Triângulo "desastre" ou "desgraça" (ou vasos ilíacos)

Formado por vasos deferentes medialmente e vasos espermáticos, lateralmente, corresponde à localização dos vasos ilíacos externos (artéria ilíaca externa e veia).

Triângulo de "dor" (ou dos nervos)

Medialmente delimitada por vasos espermáticos e trato iliopúbico lateral e superiormente, representa a passagem dos nervos cutâneos laterais da coxa, genitofemoral e femoral. Estudos anatômicos recentes sugerem que o limite laterossuperior deve ser modificado. Em um estudo com dissecção de cadáveres realizado por Wolfgang et al.,[13] foi demonstrado que os ramos nervosos poderiam cruzar até 2 cm acima do trato iliopúbico. Sugere-se que esta seja a nova borda laterossuperior do triângulo da dor (2 cm acima do trato iliopúbico).

Triângulo das hérnias indiretas

Não é um verdadeiro triângulo, mas corresponde ao anel inguinal profundo, a fonte de hérnias indiretas. É formado por vasos epigástricos inferiores medialmente e pelo trato iliopúbico inferiormente, chamado deo triângulo de Hesselbach ou hérnias diretas.

Os limites são: borda medial-lateral do reto abdominal; vasos epigástricos lateral-inferiores e ligamento inguinal (trato iliopúbico) inferiormente. É o local de ocorrência de hérnias diretas.

Triângulo das hérnias femorais

Novamente, este não é um verdadeiro triângulo, mas identifica a área correspondente às hérnias femorais próximas ao óstio da veia femoral, delimitadas pelo trato iliopúbico superiormente, pela veia ilíaca externa lateralmente e pelo ligamento lacunar, medialmente.

Essa forma didática de visualização posterior do orifício miopectíneo, definindo o Y invertido e os cinco triângulos, facilita a compreensão anatômica da região inguinocrural e de todos os defeitos de hérnia que possam ocorrer. Além disso, a partir da identificação de todas as estruturas-chave, é possível estabelecer uma sistematização técnica para dissecção do assoalho inguinal e, consequentemente, reparos de hérnias (Figura 80.20). Felix e Daes[14] descreveram recentemente a Visão Crítica da Segurança na correção de hérnia inguinal laparoscópica, em analogia ao conceito utilizado para realizar de maneira confiável uma colecistectomia laparoscópica. O "Y invertido e os cinco triângulos" podem ser usados para facilitar a identificação dos pontos de referência anatômicos de modo a alcançar a "visão crítica de segurança" descrita para o reparo laparoscópico de hérnias inguinais.

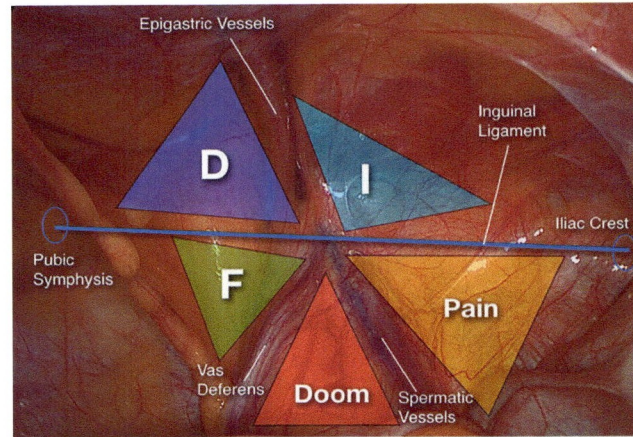

FIGURA 80.20 – Ilustração da proposta anatômica do "Y invertido e dos cinco triângulos" sobre a visão laparoscópica, assoalho inguinal direito posterior, no homem, com o peritônio ainda intacto. Fonte: acervo dos autores.

Proposta de sistematização técnica: as três zonas de dissecação

Com base nos conceitos anteriores, criamos uma sistematização da dissecção do espaço pré-peritoneal, comum a todos os reparos inguinais realizados pela abordagem TAPP.

Técnica operatória

Criação do retalho peritoneal: a incisão peritoneal é feita a partir do ligamento umbilical medial, seguindo elipsicamente o arco do músculo transverso, estendendo-se até a espinha ilíaca anterossuperior. Pode ser feito de medial para lateral ou de lateral para medial. É importante começar pelo menos 4 cm acima da borda do anel inguinal profundo para permitir a colocação de uma prótese grande no espaço pré-peritoneal, com sobreposição de pelo menos 3 a 4 cm em relação a todos os potenciais locais de hérnia. Além disso, essa recomendação no retalho de abertura auxilia no final, quando o retalho peritoneal deve ser fechado, cobrindo completamente a tela sem contato com os órgãos intraperitoneais.

A partir desse ponto, definimos três áreas de dissecação, chamadas Zonas 1, 2 e 3 (Figura 80.21).

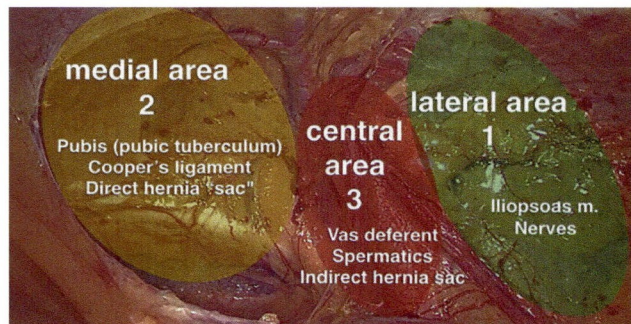

FIGURA 80.21 – Zonas de dissecção do espaço pré-peritoneal seguindo a proposta tática de padronização da técnica TAPP. Fonte: acervo dos autores.

Zona 1

Corresponde à área lateral aos vasos epigástricos inferiores e vasos espermáticos. A abertura do peritônio nessa área é realizada pela tração do peritônio e contratração ou "parietalização" da gordura pré-peritoneal que cobre o nervo cutâneo lateral da coxa, o nervo femoral e os ramos do nervo genital femoral. O plano que expõe o músculo na dissecção lateral deve ser evitado. O tecido adiposo presente no espaço pré-peritoneal deve ser mantido em contato com o assoalho inguinal e não com o peritônio, reduzindo, assim, o risco de manipulação e eventuais danos aos nervos. A borda lateral dessa dissecção é a espinha ilíaca anterossuperior, e o músculo psoas representa o limite inferior da dissecção. Além do músculo psoas, os vasos espermáticos são identificados. Nervos não devem ser procurados de forma sistemática, a fim de evitar lesões.

Zona 2

É medial aos vasos epigástricos inferiores e corresponde ao local das hérnias diretas. A dissecção da zona 2 deve se estender a todo o espaço pré-vesical (ou Retzius) até a identificação do ligamento pectíneo (Cooper) e da sínfise púbica. Geralmente, é realizada por dissecção romba, porque há tecido areolar frouxo. Deve-se estender a dissecção até a linha média (sínfise púbica) e 1-2 cm além, e 1-2 cm abaixo do púbis, a fim de criar espaço suficiente para acomodação de malha de tamanho adequado. Um defeito direto na hérnia, quando presente, é encontrado medialmente nos vasos epigástricos e acima do ligamento pectíneo. Nessa dissecção, a hérnia "pseudossaco" é caracterizada por fraqueza da fáscia transversal e seu conteúdo, que geralmente é composto de gordura pré-peritoneal. O conteúdo de hérnia é então mobilizado, por tração e contração, da fáscia transversal (que retorna ao assoalho do canal inguinal), expondo o orifício ou o orifício da hérnia. A tração e a fixação da fáscia transversa enfraquecida no ligamento pectíneo ou mesmo no reto abdominal têm sido defendidas por alguns autores com o objetivo de diminuir a formação de seroma no "espaço morto" produzido pela redução do conteúdo de hérnia.

Zona 3

Corresponde ao passo operatório que exige mais atenção, pois é a mobilização do peritônio sobre os vasos deferentes e vasos espermáticos, região onde mais comumente estão localizados os vasos ilíacos externos. A dissecção do saco herniário indireto neste ponto é o passo mais exigente na correção laparoscópica da hérnia inguinal e é melhor realizada após a dissecção medial e lateral (Zonas 1 e 2). Esse triângulo formado medialmente por ductos deferentes, lateralmente por vasos espermáticos e inferiormente pelo músculo psoas, determina a área de inserção dos vasos, artéria e veia ilíacas, denominada triângulo de perigo ou morte (*doom*). Nesse momento, o peritônio dessas estruturas é removido por meio da tração do retalho peritoneal e contratração dos elementos do cordão espermático para a parede abdominal, um movimento que pode ser chamado de "parietalização dos elementos do funículo espermático". O retalho de peritônio pode ser mobilizado lateral ou medialmente, a fim de permitir a visualização dos elementos que se encontram posteriormente. Nas mulheres, o ligamento redondo do útero é geralmente aderido ao peritônio, o que faz com que seu descolamento em muitos casos consuma tempo. A transecção do ligamento redondo é então recomendada adjacente à sua inserção no anel inguinal profundo, facilitando, assim, a continuação do descolamento do peritônio mais profundamente. Toda a atenção deve ser dedicada para evitar lesão do ramo genital do nervo genitofemoral nesse local. Em hérnias indiretas, o saco herniário localiza-se anterior e lateralmente aos vasos espermáticos e pode ser dissecado com facilidade na cavidade peritoneal e isolado dos elementos da medula. Na hérnia inguinoescrotal, o peritônio entra no anel inguinal profundo e pode se comunicar com a túnica vaginal no escroto, pelo canal inguinal até o testículo. A liberação desse folheto peritoneal ao lado dos vasos espermáticos e dos ductos deferentes e a consequente redução do saco herniário são frequentemente prejudicados pela fibrose do tecido peritoneal e adensamentos densos aos vasos. Nesses casos, uma incisão circular do peritônio pode ser realizada próximo ao anel inguinal profundo. Dessa forma, o saco herniário, que entra no canal inguinal, é abandonado, o que facilita o procedimento e, consequentemente, reduz o risco de lesão inadvertida dos elementos do funículo espermático, reduzindo o risco de orquite isquêmica, hematoma escrotal inguinal e/ou atrofia testicular. Entretanto, a incidência de seroma inguinoescrotal ou "pseudo-hidrocele" é maior quando essa manobra é adotada. Nessas situações particulares, os pacientes devem ser alertados sobre os fatos e avisados que, em geral, o seroma é reabsorvido após 8 a 12 semanas.

A dissecção do peritônio e do espaço pré-peritoneal é dada como completa quando os elementos que compõem o Y invertido são visualizados, bem como o iliopsoas (posterior), púbis e Cooper (medial).

Uma vez que o espaço pré-peritoneal tenha sido adequadamente dissecado, é fácil colocar uma prótese grande (em geral, 11 a 12 cm craniocaudalmente × 14 a 15 cm laterolateralmente), cobrindo todas as áreas de fraqueza da região inguinal com sobreposição de pelo menos 3-4 cm. A tela deve atingir medialmente pelo menos a sínfise púbica e lateralmente o músculo iliopsoas. Inferiormente, deve descer 1-2 cm abaixo do púbis e cobrir superiormente 3-4 cm da parede abdominal anterior em relação ao anel inguinal profundo.

A padronização da fixação da tela deve obedecer às seguintes regras:

- Evitar estruturas ósseas: o encadernamento deve ser realizado acima do osso púbico, evitando, assim, o risco de osteíte crônica.
- Atenção ao trajeto dos vasos epigástricos inferiores.
- Os grampos não devem ser colocados nos triângulos de desastre e dor (considere 2 cm acima do trato iliopúbico como uma área de segurança para grampear, tendo em vista as evidências atuais da literatura a respeito da posição dos nervos).
- Cinco a seis *tackers* são suficientes para fixar a malha (maior número de *tackers* está associado ao aumento do risco de dor crônica).[17]

O correto fechamento do retalho peritoneal representa um importante passo da cirurgia para evitar complicações pós-operatórias. Inicialmente, o método mais comum de fechamento foi com o uso de grampos ou *tackers*. Em relação a esse tipo de fechamento, é importante chamar a atenção para as referências anatômicas, especialmente vasos epigástricos inferiores medialmente. Além disso, lateralmente aos vasos epigástricos, mesmo superiormente ao triângulo da dor, o aprisionamento nessa região pode causar danos aos nervos iliohipogástrico e ilioinguinal, que têm um trajeto na parede anterior do abdômen. Em geral, quatro a cinco *tackers* são suficientes para realizar esse fechamento.

O fechamento peritoneal deve cobrir a tela, a fim de evitar o contato com as estruturas intraperitoneais, bem como ser realizado de forma a evitar lacunas, seja entre os fixadores ou suturas, que podem ser o local da hérnia intestinal, que poderia levar a uma obstrução intestinal. Outra preocupação do fechamento do peritônio é que ele não deve dobrar a porção inferior da tela, causa potencial de recidiva. A dissecção inferior ampla do peritônio evita essa complicação.

Referências bibliográficas

1. Goud J. Laparoscopic versus open inguinal hernia repair. Surg Clin North Am 2008;88:1073–81.
2. Simons MP, Aufenacker ET, Bay-Nielsen M, et al. European Hernia Society guidelines on the treatment of inguinal hernia in adult patients. Hernia 2009; 13:343–403.
3. Bittner R, Arregui ME, Bisgaard T, et al. Guidelines for laparoscopic (TAPP) and endoscopic (TEP) treatment of inguinal Hernia [International Endohernia Society (IEHS)]. Surg Endosc 2011;25:2773–843.
4. Treadwell J, Tipton K, Oyesanmi O, et al. Surgical options for inguinal hernia: comparative effectiveness review. Comparative effectiveness review No. 70 (Prepared by the ECRI Institute evidence-based Practice Center under Contract No. 290-2007-10063.) AHRQ publication No. 12-EHC091-EF. Rockville (MD): Agency for Healthcare Research and Quality; 2012. Available at:. www. effectivehealthcare.ahrq.gov/reports/final.cfm. Accessed August, 2012.
5. Rosenberg J, Bisgaard T, Kehlet H, et al, Danish Hernia Database. Danish Hernia Database recommendations for the management of inguinal and femoral hernia in adults. Dan Med Bull 2011;58(2):C4243.
6. Smink DS, Paquette IM, Finlayson SR. Utilization of laparoscopic and open inguinal hernia repair: a population-based analysis. J Laparoendosc Adv Surg Tech A 2009;19(6):745–8.
7. Burcharth J, Pedersen M, Bisgaard T, et al. Nationwide prevalence of groin hernia repair. PLoS One 2013;8(1):e54367.
8. Bittner R, Schwarz J. Inguinal hernia repair: current surgical techniques. Langenbecks Arch Surg 2012;397(2):271–82.
9. Zendejas B, Ramirez T, Jones T, et al. Trends in the utilization of inguinal hernia repair techniques: a population-based study. Am J Surg 2012;203(3):313–7.
10. Zendejas B, Ramirez T, Jones T, et al. Incidence of inguinal hernia repairs in Olmsted County, MN: a population-based study. Ann Surg 2013;257(3): 520–6.
11. Fitzgibbons RJ Jr, Giobbie-Hurder A, Gibbs JO, et al. Watchful waiting vs repair of inguinal hernia in minimally symptomatic men: a randomized clinical trial. JAMA 2006;295(3):285–92.
12. O'Dwyer PJ, Norrie J, Alani A, et al. Observation or operation for patients with an asymptomatic inguinal hernia: a randomized clinical trial. Ann Surg 2006;244(2): 167–73.
13. Chung L, Norrie J, O'Dwyer PJ. Long-term follow-up of patients with a painless inguinal hernia from a randomized clinical trial. Br J Surg 2011;98(4):596–9.
14. Mizrahi H, Parker MC. Management of asymptomatic inguinal hernia: a system- atic review of the evidence. Arch Surg 2012;147(3): 277–81.
15. van den Heuvel B, Dwars BJ, Klassen DR, et al. Is surgical repair of an asymp- tomatic groin hernia appropriate? A review. Hernia 2011;15(3):251–9.
16. Sarosi GA, Wei Y, Gibbs JO, et al. A clinician's guide to patient selection for watchful waiting management of inguinal hernia. Ann Surg 2011;253(3):605–10.
17. EU Hernia Trialists Collaboration. Mesh compared with non-mesh methods of open groin hernia repair: systematic review of randomized controlled trials. Br J Surg 2000;87(7):854–9.
18. Scott NW, McCormack K, Graham P, et al. Open mesh versus non--mesh for repair of femoral and inguinal hernia. Cochrane Database Syst Rev 2002;(4): CD002197.
19. EU Hernia Trialists Collaboration. Repair of groin hernia with synthetic mesh: meta-analysis of randomized controlled trials. Ann Surg 2002;235(3):322–32.
20. Amato B, Moja L, Panico S, et al. Shouldice technique versus other open tech- niques for inguinal hernia repair. Cochrane Database Syst Rev 2012;(4): CD001543.
21. Grant AM, EU Hernia Trialists Collaboration. Open mesh versus non-mesh repair of groin hernia: meta-analysis of randomised trials based on individual patient data. Hernia 2002;6(3):130–6.
22. Nienhuijs SW, van Oort I, Keemers-Gels ME, et al. Randomized trial comparing the Prolene Hernia System, mesh plug repair and Lichtenstein method for open inguinal hernia repair. Br J Surg 2005;92(1):33–8.
23. Dalenbäck J, Andersson C, Anesten B, et al. Prolene Hernia System, Lichtenstein mesh and plug-and-patch for primary inguinal hernia repair: 3-year outcome of a prospective randomised controlled trial. The BOOP study: bi-layer and connector, on-lay, and on-lay with plug for inguinal hernia repair. Hernia 2009; 13(2):121–9.
24. Zhao G, Gao P, Ma B, et al. Open mesh techniques for inguinal hernia repair: a meta-analysis of randomized controlled trials. Ann Surg 2009;250(1):35–42.
25. Sanjay P, Watt DG, Ogston SA, et al. Meta-analysis of Prolene Hernia System mesh versus Lichtenstein mesh in open inguinal hernia repair. Surgeon 2012; 10(5):283–9.

26. Bo'keler U, Schwarz J, Bittner R, et al. Teaching and training in laparoscopic inguinal hernia repair (TAPP): impact of the learning curve on patient outcome. Surg Endosc 2013;27(8):2886–93.
27. Choi YY, Kim Z, Hur KY. Learning curve for laparoscopic totally extraperitoneal repair of inguinal hernia. Can J Surg 2012;55(1):33–6.
28. Wake BL, McCormack K, Fraser C, et al. Transabdominal pre--peritoneal (TAPP) vs totally extraperitoneal (TEP) laparoscopic techniques for inguinal hernia repair. Cochrane Database Syst Rev 2005;(1):CD004703.
29. McCormack K, Wake BL, Fraser C, et al. Transabdominal pre--peritoneal (TAPP) versus totally extraperitoneal (TEP) laparoscopic techniques for inguinal hernia repair: a systematic review. Hernia 2005;9(2):109–14.
30. McCormack K, Wake B, Perez J, et al. Laparoscopic surgery for inguinal hernia repair: systematic review of effectiveness and economic evaluation. Health TechnolAssess 2005;9(14):1–203, iii–iv.
31. Tolver MA, Rosenberg J, Bisgaard T. Early pain after laparoscopic inguinal her- nia repair. A qualitative systematic review. Acta Ana-esthesiol Scand 2012;56(5): 549–57.
32. Krishna A, Misra MC, Bansal VK, et al. Laparoscopic inguinal hernia repair: trans- abdominal preperitoneal (TAPP) versus totally extraperitoneal (TEP) approach: a prospective randomized controlled trial. Surg Endosc 2012;26(3):639–49.
33. Bansal VK, Misra MC, Babu D, et al. A prospective, randomized comparison of long-term outcomes: chronic groin pain and quality of life following totally extraperitoneal (TEP) and transabdominal preperitoneal (TAPP) laparoscopic inguinal hernia repair. Surg Endosc 2013;27(7):2373–82.
34. Gass M, Banz VM, Rosella L, et al. TAPP or TEP? Population-based analysis of prospective data on 4,552 patients undergoing endoscopic inguinal hernia repair. World J Surg 2012;36(12):2782–6.
35. Bracale U, Melillo P, Pignata G, et al. Which is the best laparoscopic approach for inguinal hernia repair: TEP or TAPP? A systematic review of the literature with a network meta-analysis. Surg Endosc 2012;26(12):3355–66.
36. Liem MS, van Duyn EB, van der Graaf Y, et al, Coala Trial Group. Recurrences after conventional anterior and laparoscopic inguinal hernia repair: a random- ized comparison. Ann Surg 2003;237(1):136–41.
37. McCormack K, Scott NW, Go PM, et al, EU Hernia Trialists Collaboration. Lapa- roscopic techniques versus open techniques for inguinal hernia repair. Cochrane Database Syst Rev 2003;(1):CD001785.
38. Neumayer L, Giobbie-Hurder A, Jonasson O, et al, Veterans Affairs Cooperative Studies Program 456 Investigators. Open mesh versus laparoscopic mesh repair of inguinal hernia. N Engl J Med 2004;350(18):1819–27.
39. Wang WJ, Chen JZ, Fang Q, et al. Comparison of the effects of laparoscopic hernia repair and lichtenstein tension-free hernia repair. J Laparoendosc Adv Surg Tech A 2013;23(4):301–5.
40. El-Dhuwaib Y, Corless D, Emmett C, et al. Slavin Laparoscopic versus open repair of inguinal hernia: a longitudinal cohort study. Surg Endosc 2012;27(3): 936–45.
41. Gong K, Zhang N, Lu Y, et al. Comparison of the open tension-free mesh-plug, transabdominal preperitoneal (TAPP), and totally extra-peritoneal (TEP) laparo- scopic techniques for primary unilateral inguinal hernia repair: a prospective randomized controlled trial. Surg Endosc 2011;25(1):234–9.
42. Wittenbecher F, Scheller-Kreinsen D, Ro¨ttger J, et al. Comparison of hospital costs and length of stay associated with open-mesh, totally extraperitoneal inguinal hernia repair, and transabdominal preperitoneal inguinal hernia repair: an analysis of observational data using propensity score matching. Surg Endosc 2013;27(4):1326–33.
43. Belyansky I, Tsirline VB, Klima DA, et al. Prospective, comparative study of post- operative quality of life in TEP, TAPP, and modified Lichtenstein repairs. Ann Surg 2011;254(5):709–14.
44. Patel M, Garcea G, Fairhurst K, et al. Patient perception of laparoscopic versus open mesh repair of inguinal hernia, the hard sell. Hernia 2012;16(4):411–5.
45. Koning GG, Wetterslev J, van Laarhoven CJ, et al. The totally extra-peritoneal method versus Lichtenstein's technique for inguinal hernia repair: a systematic review with meta-analyses and trial sequential analyses of randomized clinical trials. PLoS One 2013;8(1):e52599.
46. Nienhuijs S, Staal E, Strobbe L, et al. Chronic pain after mesh repair of inguinal hernia: a systematic review. Am J Surg 2007;194(3): 394–400.
47. Langeveld HR, van't Riet M, Weidema WF, et al. Total extraperitoneal inguinal hernia repair compared with Lichtenstein (the LEVEL-Trial): a randomized controlled trial. Ann Surg 2010;251(5):819–24.
48. Eklund A, Montgomery A, Bergkvist L, et al, Swedish Multicentre Trial of Inguinal Hernia Repair by Laparoscopy (SMIL) study group. Chronic pain 5 years after randomized comparison of laparoscopic and Lichtenstein inguinal hernia repair. Br J Surg 2010;97(4):600–8.
49. O'Reilly EA, Burke JP, O'Connell PR. A meta-analysis of surgical morbidity and recurrence after laparoscopic and open repair of primary unilateral inguinal hernia. Ann Surg 2012;255(5):846–53.
50. Abbas AE, Abd Ellatif ME, Noaman N, et al. Patient-perspective quality of life after laparoscopic and open hernia repair: a controlled randomized trial. Surg Endosc 2012;26(9):2465–70.
51. Kuhry E, van Veen RN, Langeveld HR, et al. Open or endoscopic total extraperitoneal inguinal hernia repair? A systematic review. Surg Endosc 2007;21(2): 161–6.
52. Castorina S, Luca T, Privitera G, et al. An evidence-based approach for laparoscopic inguinal hernia repair: lessons learned from over 1,000 repairs. Clin Anat 2012;25(6):687–96.
53. Gholghesaei M, Langeveld HR, Veldkamp R, et al. Costs and quality of life after endoscopic repair of inguinal hernia vs open tension-free repair: a review. Surg Endosc 2005;19(6):816–21.
54. Eker HH, Langeveld HR, Klitsie PJ, et al. Randomized clinical trial of total extrap- eritoneal inguinal hernioplasty vs Lichtenstein repair: a long-term follow-up study. Arch Surg 2012;147(3):256–60.
55. Eklund A, Carlsson P, Rosenblad A, et al, Swedish Multicentre Trial of Inguinal Her- nia Repair by Laparoscopy (SMIL) study group. Long--term cost-minimization analysis comparing laparoscopic with open (Lichtenstein) inguinal hernia repair. Br J Surg 2010;97(5):765–71.
56. Smart P, Castles L. Quantifying the cost of laparoscopic inguinal hernia repair. ANZ J Surg 2012;82(11):809–12.
57. Stylopoulos N, Gazelle GS, Rattner DW. A cost–utility analysis of treatment options for inguinal hernia in 1,513,008 adult patients. Surg Endosc 2003; 17(2):180–9.
58. Hope WW, Bools L, Menon A, et al. Comparing laparoscopic and open inguinal hernia repair in octogenarians. Hernia 2012. [Epub ahead of print].
59. Hernandez-Rosa J, Lo CC, Choi JJ, et al. Laparoscopic versus open inguinal hernia repair in octogenarians. Hernia 2011;15(6):655–8.
60. Dallas KB, Froylich D, Choi JJ, et al. Laparoscopic versus open inguinal hernia repair in octogenarians: a follow-up study. Geriatr Gerontol Int 2013;13(2): 329–33.
61. Pallati PK, Gupta PK, Bichala S, et al. Short-term outcomes of inguinal hernia repair in octogenarians and nonagenarians. Hernia 2013. [Epub ahead of print].
62. Shah NR, Mikami DJ, Cook C, et al. A comparison of outcomes between open and laparoscopic surgical repair of recurrent inguinal hernias. Surg Endosc 2011;25(7):2330–7.
63. Sevonius D, Gunnarsson U, Nordin P, et al. Recurrent groin hernia surgery. Br J Surg 2011;98(10):1489–94.
64. Bignell M, Partridge G, Mahon D, et al. Prospective randomized trial of laparoscopic (transabdominal preperitoneal-TAPP) versus open (mesh) repair for bilateral and recurrent inguinal hernia: incidence of chronic groin pain and impact on quality of life: results of 10 year follow-up. Hernia 2012;16(6): 635–40.
65. Gopal SV, Warrier A. Recurrence after groin hernia repair-revisited. Int J Surg 2013;11(5):374–7.
66. Yang J, Tong da N, Yao J, et al. Laparoscopic or lichtenstein repair for recurrent inguinal hernia: a meta-analysis of randomized controlled trials. ANZ J Surg 2013;83(5):312–8.
67. Karthikesalingam A, Markar SR, Holt PJ, et al. Meta-analysis of randomized controlled trials comparing laparoscopic with open mesh repair of recurrent inguinal hernia. Br J Surg 2010;97(1):4–11.
68. Sgourakis G, Dedemadi G, Gockel I, et al. Laparoscopic totally extraperitoneal versus open preperitoneal mesh repair for inguinal hernia recurrence: a deci- sion analysis based on net health benefits. Surg Endosc 2013;27(7):2526–41.

69. Dedemadi G, Sgourakis G, Radtke A, et al. Laparoscopic versus open mesh repair for recurrent inguinal hernia: a meta-analysis of outcomes. Am J Surg 2010;200(2):291–7.
70. Li J, Ji Z, Cheng T. Lightweight versus heavyweight in inguinal hernia repair: a meta-analysis. Hernia 2012;16(5):529–39.
71. Sajid MS, Leaver C, Baig MK, et al. Systematic review and meta-analysis of the use of lightweight versus heavyweight mesh in open inguinal hernia repair. Br J Surg 2012;99(1):29–37.
72. Uzzaman MM, Ratnasingham K, Ashraf N. Meta-analysis of randomized controlled trials comparing lightweight and heavyweight mesh for Lichtenstein inguinal hernia repair. Hernia 2012;16(5):505–18.
73. Smietanski M, Smietanska IA, Modrzejewski A, et al. Systematic review and meta-analysis on heavy and lightweight polypropylene mesh in Lichtenstein inguinal hernioplasty. Hernia 2012;16(5):519–28.
74. Bury K, Smietanski M, Polish Hernia Study Group. Five-year results of a random- ized clinical trial comparing a polypropylene mesh with a poliglecaprone and polypropylene composite mesh for inguinal hernioplasty. Hernia 2012;16(5): 549–53.
75. Currie A, Andrew H, Tonsi A, et al. Lightweight versus heavyweight mesh in laparoscopic inguinal hernia repair: a meta-analysis. Surg Endosc 2012;26(8): 2126–33.
76. Schopf S, von Ahnen T, von Ahnen M, et al. Chronic pain after laparoscopic transabdominal preperitoneal hernia repair: a randomized comparison of light and extralight titanized polypropylene mesh. World J Surg 2011;35(2):302–10.
77. Sajid MS, Kalra L, Parampalli U, et al. A systematic review and meta-analysis evaluating the effectiveness of lightweight mesh against heavyweight mesh in influencing the incidence of chronic groin pain following laparoscopic inguinal hernia repair. Am J Surg 2013;205(6):726–36.
78. Beets GL, Oosterhuis KJ, Go PM, Baeten CG, Kootstra G (1997) Longterm followup (12–15 years) of a randomized controlled trial comparing Bassini-Stetten, Shouldice, and high ligation with narrowing of the internal ring for primary inguinal hernia repair. J Am Coll Surg 185:352–357
79. Simons MP, Kleijnen J, van Geldere D, Hoitsma HF, Obertop H (1996) Role of the Shouldice technique in inguinal hernia repair: a systematic review of controlled trials and a meta-analysis. Br J Surg 83:734–738
80. HerniaSurge GroupOLVG HospitalAmsterdamThe Netherlands. International guidelines for groin hernia management. Hernia (2018) 22:1–165
81. Claus C.M.P., Malcher F.M.O., Furtado M.L, Azevedo M.A., Roll S., Soares G.,Nacul M.P., Rosa A.L.M., Melo R.M., Beitles J.C., Cavalieri M.B., Morrell A.C.,Cavazolla L.T. Orientações da Sociedade Brasileira de Hérnia (SBH) para o manejo das hérnias inguinocrurais em adultos. Rev.Col.Bras.Cir.(2019) vol 46(4)
82. Furtado M.L., Claus C.M.P., Cavazzola L.T., Malcher F.M.O., Bakonyi-Neto A., Saad-Hossne R. Systemization of Laparoscopic Inguinal Hernia repair (TAPP)Based on a new anatomical concept: Inverted Y and Five Triangles. OriginalArticle – Technique. ABCD Arq Bras Cir Dig (2019); 32(1): e1426.
83. Bittner R, Arregui ME, Bisgaard T, Dudai M, Ferzli GS, Fitzgibbons RJ et al. Guidelines for laparoscopic (TAPP) and endoscopic (TEP) treatment of inguinal hernia [International Endohernia Society (IEHS)]. Surg Endosc. 2011 Sep;25(9):2773-843.
84. Bittner R, Montgomery MA, Arregui E, Bansal V, Bingener J, Bisgaard T et al. Update of guidelines on laparoscopic (TAPP) and endoscopic (TEP) treatment of inguinal hernia (International Endohernia Society). Surg Endosc. 2015 Feb;29(2):289-321.
85. Cavazzola LT, Rosen M. L Laparoscopic versus open inguinal hernia repair. Surg Clin North Am 2013 Oct;93(5):1269-79
86. EU Hernia Trialists Collaboration. Repair of groin hernia with synthetic mesh: meta-analysis of randomized controlled trials. Ann Surg. 2002; 235(3): 322-32.

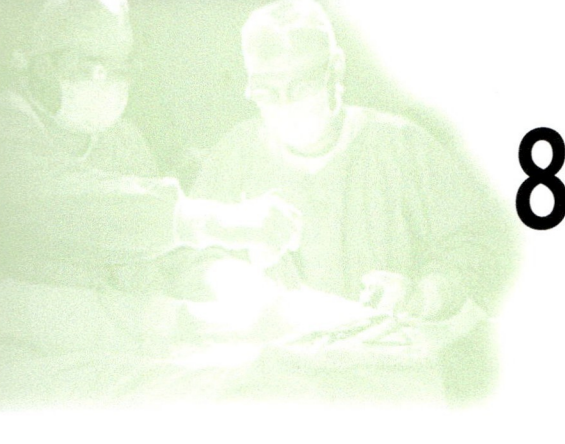

81 Hérnias Atípicas

Heitor Marcio Gavião Santos
Julio Cesar Beitler • Sergio Roll

Hérnia de Spieghel

As hérnias de Spieghel (grafadas também como Spigel ou Spiegel) são raras e de difícil diagnóstico por vários motivos: são hérnias intersticiais (não costumam ultrapassar a aponeurose do músculo oblíquo externo), na maioria das vezes são pequenas, apresentam sintomas vagos e não específicos. No entanto, se, após uma suspeita clínica, o médico necessitar de confirmação diagnóstica, poderá realizar exames de imagens como a ultrassonografia, a tomografia computadorizada ou a ressonância magnética.

■ Revisão histórica

Adrian van den Spieghel (1578-1625) nasceu em Bruxelas, estudou em Leiden e depois em Pádua, onde trabalhou como responsável pela cadeira de anatomia e cirurgia. Ele nunca identificou a hérnia que levaria seu nome, mas foi o primeiro a descrever a linha semilunar que recebeu seu nome[1] e por isso, em sua homenagem, foi dado o nome da hérnia de Spieghel. A ruptura espontânea da linha semilunar foi descrita pela primeira vez por Henry-Francois Le Dran[2] em 1742, mas foi Josef T. Klinkosch[3] o primeiro a referir uma hérnia na linha semilunar.

■ Incidência

Corresponde a menos de 1% das hérnias da parede abdominal.[4] A maior parte dos pacientes tem entre 40 e 70 anos; é mais frequente em mulheres; é encontrada um pouco mais à direita, e existem poucos casos bilaterais.[1] O encarceramento ou o estrangulamento é estimado entre 21% a 33% dos casos.[4]

■ Anatomia

A linha semilunar de Spieghel (Figura 81.1) situa-se na transição da porção carnosa do músculo transverso abdominal para a parte aponeurótica. Na realidade, a partir dessa transição até a borda lateral do músculo reto abdominal, forma-se uma fáscia cujo nome mais preciso é aponeurose de Spieghel. A insinuação de uma gordura pré-peritoneal ou de um saco peritoneal nessa aponeurose através de um defeito congênito ou adquirido chama-se hérnia de Spieghel.

Embora as hérnias de Spieghel possam ocorrer em qualquer localização dessa aponeurose, ela quase sempre ocorre distal ou na linha arqueada de Douglas, devido à ausência da fáscia posterior do músculo reto abdominal. Outro fator a ser acrescentado é que as fibras do músculo transverso abdominal (MTA) correm em paralelo distalmente à cicatriz umbilical em vez de cruzar perpendicularmente com as outras aponeuroses, tornando-se frágil e permitindo a separação de suas fibras. Também é nessa topografia que a aponeurose se torna mais larga, aumentando então a sua superfície. Na prática, cerca de 90% das hérnias de Spieghel encontram-se no cinturão de Spieghel descrito por Spangen[5] (Figura 81.1). O cinturão tem como limites um plano desenhado entre ambas as espinhas ilíacas anterossuperiores e um outro plano paralelo a este e que fica a cerca de 6 cm proximal, logo abaixo da cicatriz umbilical.

A hérnia de Spieghel costuma penetrar por dentro de camadas diferentes da parede musculoaponeurótica, mas não em todas. Portanto, é chamada de hérnia intersticial, intermuscular ou interparietal (Figura 81.2). O defeito herniário ocorre perfurando as aponeuroses do MTA e a do músculo oblíquo interno (MOI), mas não costuma penetrar através da aponeurose do músculo oblíquo externo (MOE) evitando, assim, que alcance o subcutâneo. Esse fato dificulta a palpação e a identificação da hérnia, principalmente quando ela é pequena.

O desenho superior mostra a distribuição das diversas aponeuroses formando a bainha anterior do reto abdominal. O desenho do meio mostra a hérnia intraparietal introduzindo-se através do defeito, com a aponeurose do MOE íntegra. No desenho inferior o defeito ultrapassa

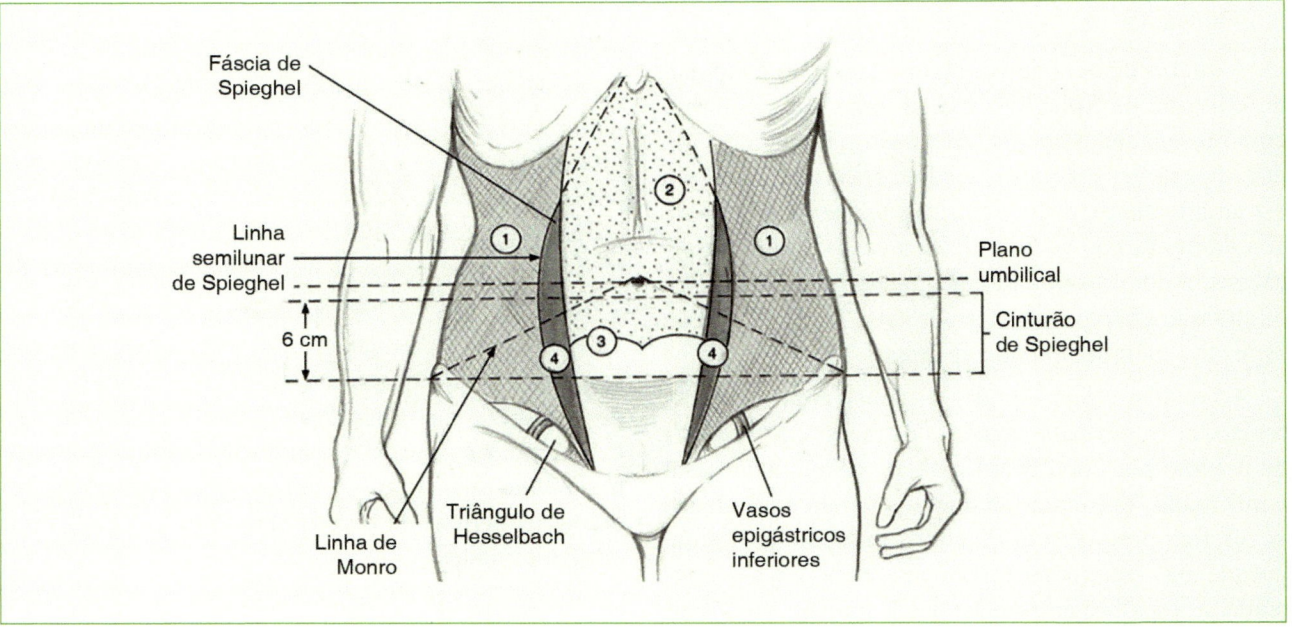

FIGURA 81.1 – *Cinturão de Spieghel – A área compreendida dentro deste cinturão é onde mais frequentemente se formam as hérnias de Spieghel. O triângulo de Monro delimita mais ainda. (1) músculo transverso abdominal; (2) fáscia dorsal do reto abdominal; (3) linha arqueada de Douglas; (4) aponeurose de Spieghel. Fonte: Spigelian H., Alan T. R., MD, Facs – Operative Techniques in General Surgery, 2004; 6(3):228-239.*

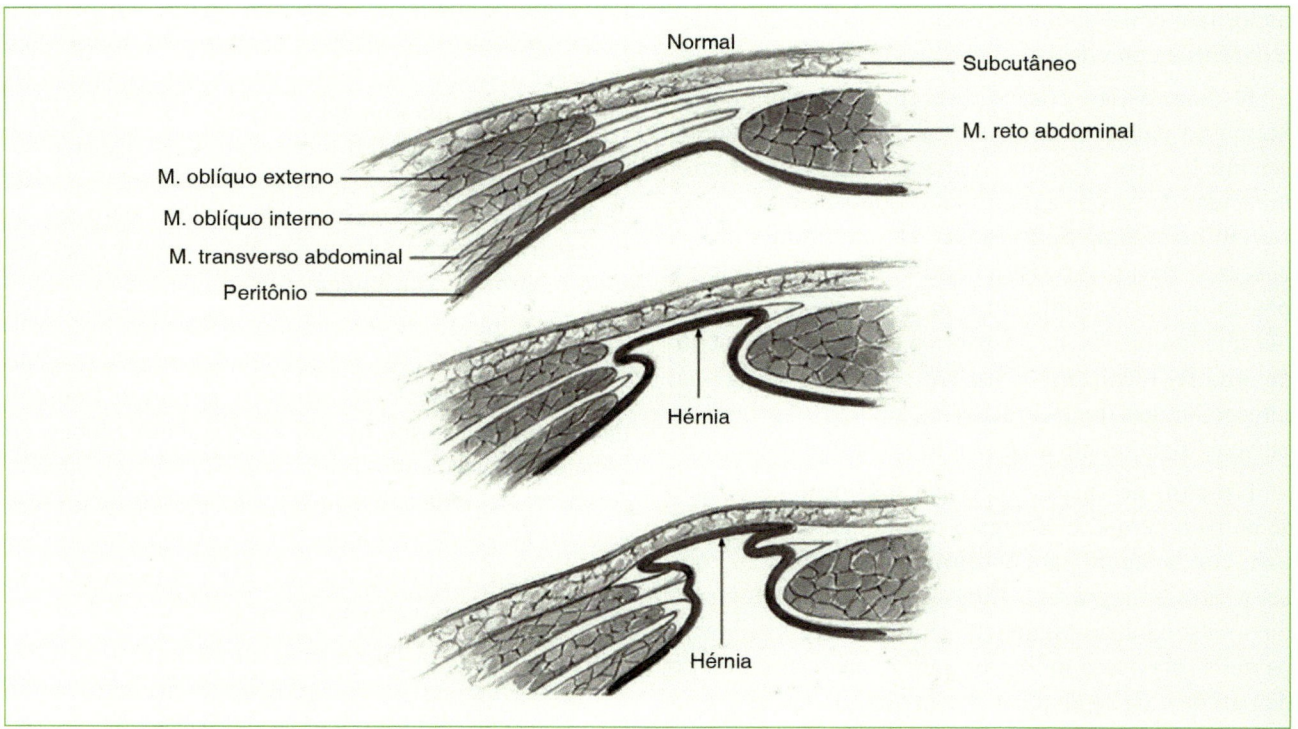

FIGURA 81.2 – *Secção transversal da parede abdominal abaixo da linha arqueada de Douglas. Fonte: Spigelian H., Alan T. R., MD, Facs – Operative Techniques in General Surgery, 2004; 6(3):228-239.*

todas as camadas e alcança o subcutâneo (menos frequentemente encontrado).

Etiologia

As hérnias podem ser congênitas, mas quase sempre são adquiridas. A aponeurose de Spieghel é uma das áreas frágeis da parede abdominal, e todas as causas conhecidas que favorecem o aparecimento das hérnias da parede abdominal podem ser fatores coadjuvantes ou causais, tais como aumento das pressões intra-abdominais (tosse, obesidade e doença obstrutiva pulmonar crônica) e principalmente defeitos no metabolismo do colágeno devido a idade, uso de tabaco etc.

Diagnóstico

A queixa de uma dor vaga, ou incômodo na região do cinturão de Spieghel, é o sintoma mais comum, com ou sem abaulamento. Às vezes, o sintoma é uma dor intensa, levando à suspeita de encarceramento ou estrangulamento, principalmente se acompanhado de abaulamento não redutível. Nos casos sem complicações, a dor costuma piorar quando há um aumento da pressão abdominal, seja por estar de pé, tossir ou espirrar e melhora quando se deita.

Ao exame clínico, pode-se palpar uma massa na região, e, se ela desaparecer com manobras manuais de pressão por cima dessa massa, o diagnóstico está confirmado. Entretanto, o diagnóstico na maioria das vezes fica prejudicado quanto à redução da hérnia, porque ela costuma ter um anel pequeno e o seu conteúdo se espalhar entre o MOI e a aponeurose MOE, como um cogumelo dificultando, assim, a sua redução.

Outro fator que dificulta o diagnóstico é quando o paciente se queixa de dor no local, mas quando é examinado, a hérnia se encontra reduzida, e o examinador não consegue notar nem o abaulamento e nem o defeito da parede.

O diagnóstico clínico diferencial se faz quando há massa palpável no local, com a possibilidade de ser um lipoma, fibroma, hemangioma ou um tumor muscular da parede abdominal. Pode-se também pensar em hematoma do músculo reto abdominal ou um abscesso devido a possível fístula intestinal. Existe a possibilidade de confusão com o diagnóstico de uma hérnia inguinal (HI), entretanto a dor e o abaulamento de uma HI localizam-se mais distal, no anel inguinal interno, onde a dor é caracteristicamente mais intensa, ou seja, distalmente ao cinturão de Spieghel.

No caso de suspeita clínica, mesmo quando não se palpa a hérnia, o cirurgião deverá pedir exames de imagem da região para confirmar o diagnóstico. Pode ser a ultrassonografia, a tomografia computadorizada ou a ressonância magnética, sendo estes dois últimos os mais precisos e melhores para identificar o defeito da parede e de se analisar o conteúdo do saco.

Tratamento cirúrgico

A indicação cirúrgica se impõe assim que é feito o diagnóstico de hérnia de Spieghel, porque o risco de complicações sérias, como o encarceramento, a obstrução intestinal e o estrangulamento, podem alcançar até um terço dos casos. No caso de não haver sinais de complicações locais e nem sistêmicas, portanto, sem urgência, deve-se realizar a avaliação do risco pré-operatório completo e, estando em condições clínicas apropriadas, deve-se operar em seguida.

Existem várias opções cirúrgicas, tanto de abordagem como de posição da tela para o reforço da parede abdominal. Podemos dividir em técnicas a céu aberto, também chamadas de técnicas convencionais, técnicas videocirúrgicas e robóticas, todas com vantagens e desvantagens, e a escolha deve ser feita pelo cirurgião e discutida com o paciente.

De uma maneira geral, todas as técnicas têm bons resultados, desde que se utilize tela em planos profundos (pré-peritoneal ou intraperitoneal) e o cirurgião seja experiente em cirurgia da parede abdominal, porque o tratamento dessa hérnia é uma variação das correções de outras hérnias da parede abdominal com algumas particularidades.

Técnicas convencionais

Com uma incisão transversa na região do cinturão de Spieghel com cerca de 10 cm interessando pele e subcutâneo encontra-se a aponeurose do MOE íntegra que pode ou não estar abaulada. Faz-se uma incisão nessa aponeurose e encontra-se o saco herniário, que deve ser dissecado do MOI e da aponeurose do MTA até alcançar o plano pré-peritoneal. Deve-se abrir o saco herniário para confirmar a viabilidade vascular do que está herniado, reduzir seu conteúdo para dentro da cavidade peritoneal, ressecar o excesso de peritônio se necessário e suturá-lo com fio absorvível, colocando todo o peritônio profundamente ao plano muscular.

A escolha de sutura simples do defeito herniário usando os planos musculoaponeuróticos sem tela não nos parece uma boa opção porque sabemos da fraqueza da aponeurose e que os defeitos do metabolismo do colágeno nos pacientes portadores de hérnias é um fato estabelecido, cuja consequência do não uso de prótese é o alto índice de recidiva.

Portanto, é obrigatório utilizar próteses. Há três opções de posicionamento da tela.

1) A tela plana para ficar superficial ao MOI e profundamente ao MOE, após o fechamento do defeito herniário (sutura dos MTA e MOI) com fio inabsorvível.
2) A tela plana pode ficar em posição pré-peritoneal com cerca de 3 a 5 cm maior do que o orifício herniário por todos os lados, dissecando-se o saco herniário e o peritônio da camada musculoaponeurótica. Desse modo, cria-se espaço para interpor a tela entre o peritônio (saco herniário) e os músculos. Fixa-se a tela e fecha-se o orifício herniário com fio inabsorvível.

3) Após realizar a mesma dissecção descrita no item 2, pode-se usar uma prótese do tipo tridimensional dupla, como o PHS® ou UHS®, em que a porção profunda da tela fique em posição pré-peritoneal, e a parte é mais superficial acima dos MTA e MOI. Fecha-se o orifício herniário (MTA e MOI) até o centro da tela bilateralmente, utilizando-se fio inabsorvível, fixa-se a tela mais superficial ao MOI e fecha-se o MOE[6] (Figuras 81.3 e 81.4).

A opção 1, ou seja, tela mais superficial, é a menos apropriada das três, porque os resultados não são tão bons.

Técnica videolaparoscópica

O tratamento videocirúrgico foi primeiro relatado em 1992.[7] Há três tipos de abordagem por esta via de acesso: o reparo totalmente intraperitoneal; o reparo transabdominal pré-peritoneal; o reparo totalmente extraperitoneal.[8,9]

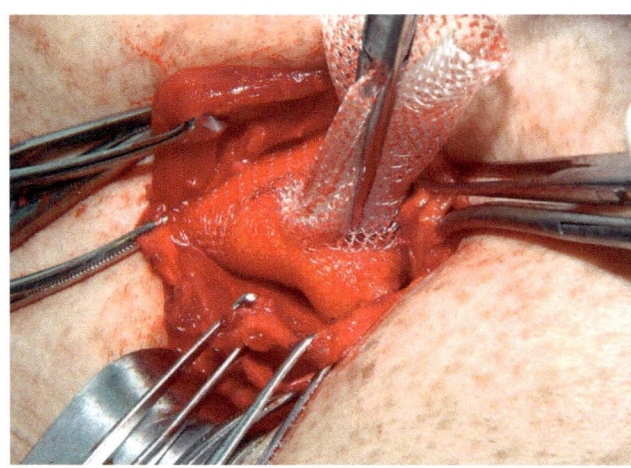

FIGURA 81.3 – *Tela PHS – porção profunda colocada no plano pré-peritoneal. Observa-se por transparência o saco herniário com a gordura pré-peritoneal envolvida pela tela que será recoberta pelos MTA e MOI. Fonte: acervo dos autores.*

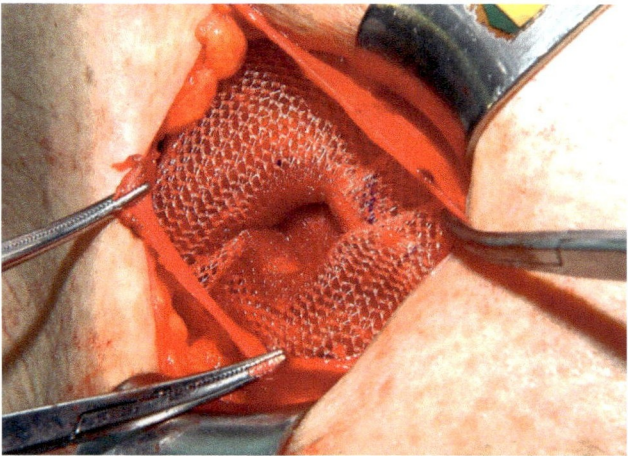

FIGURA 81.4 – *Porção superficial da tela PHS recobrindo o MOI que foi suturado juntamente com o MTA até o centro da tela bilateralmente e será fixado a esse plano antes do fechamento da aponeurose do MOE. Fonte: acervo dos autores.*

1) Reparo totalmente intraperitoneal é quando se entra na cavidade peritoneal, reduz-se o conteúdo herniário, podendo optar pelo fechamento do orifício herniário, ou não, e aposição de tela compatível com a cavidade peritoneal, ou seja, tela com uma face própria para a cavidade peritoneal, não aderente, e outra face própria para aderir à parede. Essa tela pode ser fixada com grampos (*tackers*), cola ou sutura. É uma das técnicas mais fáceis de se realizar. Tem o inconveniente de se colocar corpo estranho, apesar de "apropriado" em contato como conteúdo da cavidade peritoneal.

2) Reparo transabdominal pré-peritoneal é quando, pela via intraperitoneal, se reduz o conteúdo herniário, incisa-se o peritônio, disseca-se ao redor do defeito por pelo menos 5 a 7 cm. Então, fecha-se ou não o orifício herniário, uma tela é colocada revestindo esse defeito ultrapassando-o em 5 cm em todas as direções. Fixa-se a tela à parede e, em seguida, o peritônio é fechado recobrindo totalmente a prótese, impedindo-se, assim, o contato dela ao conteúdo abdominal. Essa é uma técnica um pouco mais complexa, mas perfeitamente factível por cirurgiões videocirúrgicos treinados no tratamento dos defeitos herniários da parede abdominal.

3) Reparo totalmente extraperitoneal é a técnica mais difícil. Os trocartes são colocados no plano pré-peritoneal, disseca-se o saco herniário, reduzindo-o, sem abrir o peritônio, fecha-se ou não o orifício herniário e se apõe uma tela fixando-a nesse plano com margens de pelo menos 5 cm além do defeito recobrindo-o. A vantagem é não invadir a cavidade peritoneal em nenhum momento e conseguir pôr uma tela no plano mais profundo possível, impedindo, assim, a recidiva.

De uma maneira geral, independente da escolha da técnica de acesso videocirúrgica, dá-se preferência pelo fechamento do defeito com sutura transfacial ou sutura simples por videocirurgia, e depois faz-se o reforço com a aposição da tela.

Técnica robótica

As mesmas táticas de acesso da videocirurgia podem ser aplicadas com a ajuda do robô e, nesse caso, a escolha técnica costuma recair no reparo totalmente extraperitoneal. Com essa tecnologia, o que era muito difícil de realizar torna-se bem mais fácil para o cirurgião treinado no robô. O inconveniente parece ser a necessidade do treinamento em técnica robótica e, do ponto de vista financeiro, porque é bem mais dispendioso.

Principais vantagens e desvantagens das diversas vias de abordagem

A maior vantagem da técnica convencional é a facilidade de realizá-la, porque, em se tratando de uma doença rara, quase ninguém tem grande experiência com essa hérnia. A desvantagem de um pouco mais de dor no pós-operatório é relativamente pequena, porque a intensidade e a duração são só por mais alguns dias e é perfeitamente contornável com os analgésicos usuais. A desvantagem mais importante é que nesta técnica os índices de infecção são maiores, não muito, mas certamente mais frequentes.

Já na técnica videocirúrgica ou robótica, a desvantagem está no maior custo do material, na dificuldade técnica de sua realização e na necessidade de um treinamento mais demorado em videocirurgia ou em robótica. A maior vantagem está nos índices um pouco menores de infecção e talvez no aspecto estético das cicatrizes.

A duração de cirurgia é quase a mesma entre a escolha convencional e a videocirurgia. Os índices de recidivas são equivalentes em todas as técnicas, com as ressalvas já explicitadas, como o uso obrigatório de telas e em posição profunda, podendo ser pré-peritoneal ou intraperitoneal. O fechamento do defeito deve ser realizado sempre que possível.

Hérnia lombar

As hérnias lombares são entidades clínicas relativamente incomuns. Elas representam menos de 2% de todas as hérnias. As estruturas próximas ao defeito representam um dilema terapêutico ao encontrar essas hérnias. O reparo é complexo por causa da falta de fáscia adequada ao redor do defeito. Definição clara e a classificação adequada são muito importantes para alcançar bons resultados com o tratamento cirúrgico.

A área lombar é limitada inferiormente pela crista ilíaca, superiormente pela 12ª costela, medial pela borda posterior do músculo oblíquo (MOE), e posteriormente pelo músculo sacroespinhal (um dos músculos eretores da espinha). Dentro desse limite, dois triângulos anatômicos são descritos: triângulo lombar superior (de Grynfeltt) e o triângulo lombar inferior (de Petit). O triângulo Grynfeltt (superior) tem sua base na 12ª costela, sua borda posterior é o musculo sacroespinhal, sua borda anterior é a margem posterior do MOE, e seu ápice está na crista ilíaca. A base do triângulo Petits (inferior) é a crista ilíaca, sua borda anterior é a margem posterior do MOE, sua borda posterior é a borda anterior do músculo latíssimo do dorso, e seu ápice é superior.

Como a maioria dos defeitos dessa região são adquiridos, é importante lembrar que a inervação da parede abdominal ocorre principalmente pelo 6º a 12º nervos intercostais e que vêm de posterior para anterior e de lateral para medial. Portanto, qualquer incisão ou lesão (p. ex., trauma) que provoca danos a essa região pode afetar esses nervos e sua função.

Etiologia

As hérnias lombares podem ser classificadas etiologicaente como:

1) *Congênita:* 10% dos casos. Ocorre em um dos triângulos anatômicos.
2) *Traumática:* 25% dos casos. Normalmente depois de um trauma com múltiplas fraturas de costelas.
3) *Incisional:* 50% a 60%. Após cirurgia urológica com incisão no flanco ou cirurgia ortopédica com retirada da crista ilíaca. Muitos desses pacientes têm associada lesão dos nervos.
4) *Espontânea:* 15%. Distúrbios neurológicos, infecções virais e condições não diagnosticadas.

Em casos traumáticos e espontâneos, normalmente há uma atrofia dos músculos causada pela denervação, que limita o cirurgião de reconhecer um orifício. Assim, esses subtipos são chamados de pseudo-hérnias ou "protuberância abdominal", porque não há nenhum defeito verdadeiro na parede abdominal.

A maioria dos casos é assintomática, com abaulamento progressivo no local do defeito. A apresentação aguda ocorre em menos de 10% dos casos, normalmente associados a complicações nos órgãos encarcerados no orifício da hérnia. As hérnias congênitas e incisionais são protuberâncias lentamente progressivas. Por outro lado, hérnias pós-traumáticas ou espontâneas podem apresentar-se como uma protrusão difusa com desenvolvimento mais rápido do que outras variantes. Encarceramento e estrangulamento são mais comuns em hérnias congênitas.

Diagnóstico

Na maioria dos pacientes, o diagnóstico pode ser feito por exame físico. Os estudos de imagem são muito importantes em pacientes obesos com pequenos defeitos e ajudam a diferenciar entre subtipos, especialmente na caracterização de pseudo-hérnias.

A ultrassonografia pode ser usada para medir o defeito, mas a tomografia computadorizada (TC) é o exame de escolha ao lidar com este transtorno. Tomografia computadorizada pode medir com precisão o defeito, avaliar a musculatura lateral e definir o conteúdo herniário, o que ajuda a preparar a cirurgia, e é por isso que esse procedimento deve ser usado em uma base regular. A ressonância magnética (MRI) é raramente usada. A eletromiografia pode ser utilizada quando houver a possibilidade de lesão dos nervos, como nas incisionais e casos traumáticos.

Diagnóstico diferencial

- Tumores musculares.
- Lipomas.
- Hematoma após trauma contuso.
- Lesões renais.
- Abcessos retroperitoneais.

Peculiaridades no tratamento das hérnias lombares

Existem características específicas desta região que tornam este procedimento um desafio para o cirurgião:

- Os limites laterais onde o cirurgião colocará a tela têm músculo e não aponeurose, o que pode levar a distensão e ruptura do reparo no período pós-operatório.
- Limites cranial e caudal são delimitados por ossos, o que limita a sobreposição necessária da tela.
- A ampla mobilidade da região em várias direções pode ser um grande problema na integração da tela.

As pseudo-hérnias são uma parte importante da clínica e do dilema terapêutico que acompanha esta doença. Desde que não seja um defeito verdadeiro, a tomografia computadorizada é muito útil na definição da anatomia, mostrando a ausência de lesão muscular, e deve fazer parte da avaliação de rotina desses pacientes.

Indicações para o tratamento cirúrgico

Sendo as hérnias lombares de lenta expansão ao longo do tempo, o reparo pode ser mais difícil com o aumento delas, a maioria dos cirurgiões concorda que elas deveriam ser reparadas logo após o diagnóstico. No entanto, há 25% de risco de encarceramento e 8% de chance de estrangulamento em todas as categorias de hérnias lombares.

Opções cirúrgicas

Uma infinidade de técnicas foi relatada na literatura para reparar hérnias de flanco, seja por via laparoscópica e mais recentemente abordagens robóticas. Da mesma forma, reparos com colocação de telas em várias posições foram propostos. No entanto, até o momento, não há nenhuma técnica ideal definida para controlar tais hérnias.

A abordagem laparoscópica e robótica oferece uma excelente vista anatômica, identificação exata do local do defeito e os benefícios usuais observados após a utilização dos procedimentos minimamente invasivos (recuperação rápida, menos dor, menor índice de complicações de ferida e diminuição do íleo). Além disso, a laparoscópica e a robótica são métodos que oferecem um reparo do defeito na camada mais profunda da parede abdominal posterior, que permite a identificação completa e cobertura inteira do defeito sem uma grande incisão.

Independentemente das descrições anedóticas do uso de grandes telas intraperitoneais, utilizadas na tentativa de retrair a parede abdominal de dentro e reduzindo a protuberância abdominal, a maioria dos autores concorda que a abordagem laparoscópica e robótica deve ser usada principalmente para pequenos defeitos com conteúdo extraperitoneal, ou em defeitos moderados com conteúdo intraperitoneal. Uma sobreposição ampla da tela (> 6 cm) é sempre necessária.

Estávamos insatisfeitos com os resultados clínicos de um reparo puramente laparoscópico com tela intraperitoneal (IPOM) em algumas hérnias de flanco. Enquanto defeitos de flanco menores são perfeitamente passíveis de fechamento com suturas transfasciais durante um reparo laparoscópico, obtendo um fechamento fascial sem tensão, em defeitos maiores pode ser bastante desafiador. Em última análise, isso pode resultar em um fechamento tenso, predispondo a recorrências devido a extrusão da tela no defeito. No entanto, o fator principal para a nossa insatisfação é a falta de excisão do saco herniário e restauração anatômica das camadas músculo-aponeuróticas, o que pode resultar em uma protuberância residual. Esta é a queixa mais comum entre os pacientes.

Sendo assim, propusemos a técnica em "sanduíche", usando uma abordagem laparoscópica ou robótica com tela intraperitoneal (IPOM) combinada com uma incisão aberta, excisão do saco herniário e fechamento do defeito com reforço de tela *onlay*.

A justificativa para a combinação de técnicas é:

1) Manter os benefícios de uma abordagem minimamente invasiva, com grande cobertura do defeito com tela na posição intraperitoneal.

2) Minimizar a agressão de uma abordagem tradicional realizando uma incisão menor na medida

necessária para extirpar o saco herniário e fechar o defeito.

3) Adicionar uma segunda tela na posição *onlay*, o que diminuiria as chances de recorrência de hérnia.

Amaral *et al.*, em 2019, publicaram uma série de 16 pacientes operados com a técnica de "sanduíche", apresentando tempo operatório médio de 159 ± 40 min; o fechamento fascial foi obtido em todos os casos, e não houve complicações intraoperatórias. Em uma mediana de 37 meses de acompanhamento (IQR 21–55), a taxa de morbidade da ferida foi de 12,5% (2 seromas). Não houve SSI/SSOPI, e somente uma recorrência de hérnia (6%) foi detectada em 12 meses de pós-operatório.

O acesso robótico nos permite também realizar o acesso transabdominal com abertura e dissecção do peritônio, fechamento do defeito com sutura continua e a colocação de tela no espaço pré-peritoneal.

Na cirurgia aberta, realizamos uma técnica de separação posterior de componentes (TAR) com a colocação de uma tela de polipropileno no espaço retromuscular, podendo também realizar o fechamento simples do defeito com a colocação de uma tela sobre a aponeurose (tela *onlay*).

Complicações pós-operatórias

Isso pode ocorrer em até 40% dos pacientes, principalmente seromas e hematomas. Na maior série da literatura de Moreno-Egea em 2012, seromas ocorreram em 20% dos pacientes, e todos foram tratados sem intervenção. A infecção não foi um problema nessa série de 35 pacientes. A recorrência ocorreu em 3% dos pacientes em um acompanhamento médio de 66 meses (38 a 170 meses). A dor é muito importante, e 90% dos pacientes estavam sem dor em acompanhamento de 1 ano.

Hérnia paraestomal

Sua definição, como o próprio nome já diz, é a hérnia cujo componente encontra-se junto a alguma ostomia, podendo esta ser uma colostomia, ileostomia ou conduto ileal (casos de procedimentos urológicos). Sua incidência, segundo consenso de 2018 da Sociedade Europeia de Hérnia, é estimada em 30% no primeiro ano de pós-operatório, 40% no segundo ano e 50% ou mais após o segundo ano.

Quanto ao tipo de ostomia, a colostomia terminal está associada a maior incidência de hérnia quando comparada a colostomia ou ileostomia em alça. Já a incidência de conduto ileal e ileostomia terminal é ainda incerta.

Existem várias classificações propostas das hérnias paraestomais, algumas delas com achados intraoperatórios e outras com achados radiológicos pré-operatórios. Porém a mais recente e recomendada pelos autores para utilização prática é a de 2014, proposta pela Sociedade Europeia de Hérnia. Nesta, podemos classificar as hérnias paraestomais de acordo com tamanho, presença concomitante de hérnia incisional e se é primária ou reabordagem da hérnia paraestomal (Tabela 81.1).

Diagnóstico

Como todas as hérnias, o diagnóstico é baseado na maioria dos casos com exame físico em posição supina e ereta, com auxílio da manobra de Valsalva. Para classificação, como mencionamos anteriormente, a tomografia computadorizada (TC) ou ultrassonografia (US) podem auxiliar na programação cirúrgica. Porém a TC tem um valor preditivo entre 75% e 100%, diferentemente da US, que necessita de maiores estudos clínicos.

Uma vez realizado diagnóstico de hérnia paraestomal, não está claro se há benefício em conduta expectante *versus* cirúrgica em casos nos quais não exista encarceramento de conteúdo, por isso a recomendação é investigação minuciosa dos possíveis sintomas e análise de exame de imagem, minimizando suas possíveis complicações.

Local ideal de confecção de estoma

Não há um consenso se os estomas devam ser construídos via extraperitoneal ou transperitoneal, assim como ser pararretal ou transretal, embora a maioria dos cirurgiões prefiram transretal. Da mesma maneira, o tamanho ideal de orifício do estoma não está claro, porém sugerimos fazer o menor possível para a passagem da alça intestinal pela parede abdominal, sem ocasionar isquemia ou edema por compressão.

Tabela 81.1
Classificação de hérnia paraestomal

EHS – Classificação de Hérnia paraestomal	Pequena ≤ 5cm	Grande ≥ 5cm
Sem hérnia incisional concomitante	I	III
Com hérnia incisional concomitante	II	IV
Reparo	Primário ( )	Recorrente ( )

Fonte: *European Hernia Society Ventral Hernia Classification*.

Uma questão bem interessante, e com forte recomendação e nível de evidência IA, é o uso de tela sintética, não absorvível, como reforço do estoma e profilaxia de hérnia paraestomal em colostomia definitiva. Essa medida não é recomendada, por outro lado, para ileostomia e conduto ileal, incluindo telas absorvíveis sintéticas e biológicas.

Novos estudos vêm sendo realizados para uso de telas absorvíveis sintéticas nas colostomias definitivas, porém ainda com período curto de seguimento, logo ainda sem evidências de benefício em seu uso.

Tratamento cirúrgico

O tratamento cirúrgico definitivo deve ser realizado com uso de tela, pois os estudos evidenciaram alta recorrência nessas hérnias quando somente suturadas. Por outro lado, a relocação do estoma não evidenciou diminuição ou vantagens no tratamento da hérnia paraestomal preexistente, sobre o risco de criar outra hérnia em outra localização.

Hoje, com avanço da cirurgia minimamente invasiva, existe uma tendência de alguns cirurgiões a abordarem por videolaparoscopia ou robótica a hérnia paraestomal, e nesse quesito, não há evidência e/ou recomendação em relação a qual abordagem é melhor, se aberta ou técnicas minimamente invasivas. Deixamos claro que a decisão deve ser sempre do cirurgião e sua proficiência na técnica eleita (Figura 81.5).

Quanto ao tipo de técnica, existe evidência de que a técnica que desloca a alça do estoma por um conduto de tela na parede abdominal (Sugarbaker) (Figura 81.6) possui menor índice de recorrência quando comparada à técnica que faz-se uma fenda na tela (Keyhole) (Figura 81.7).

Existem tendências de algumas técnicas novas serem utilizadas com uso de próteses retromusculares, embora ainda não tenhamos evidência de benefícios, como o Reparo de Hérnia Paraestomal a Pauli (PPHR), descrita por Pauli *et al*.

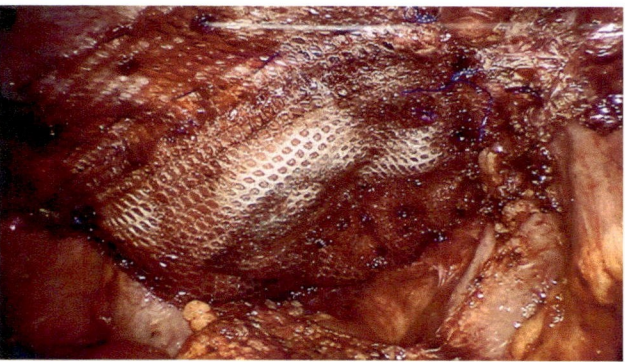

FIGURA 81.5 – Fonte: *acervo da autoria.*

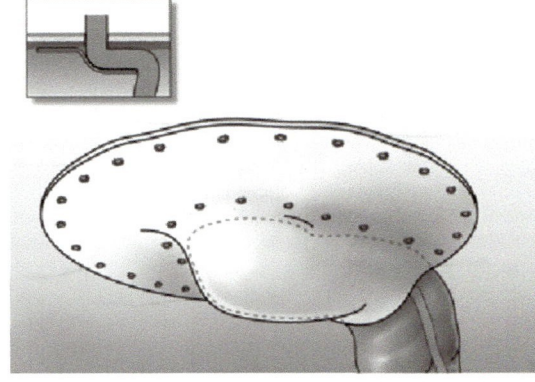

FIGURA 81.6 – Fonte: *Pauli et al.*

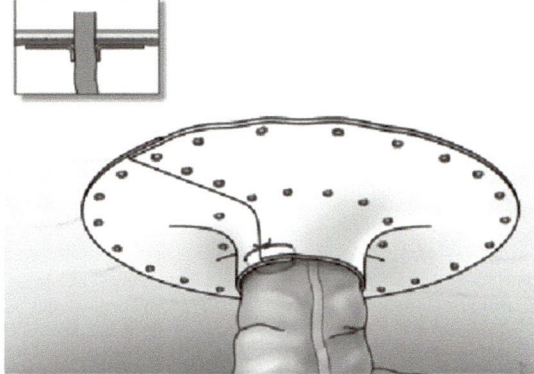

FIGURA 81.7 – Fonte: *Pauli et al.*

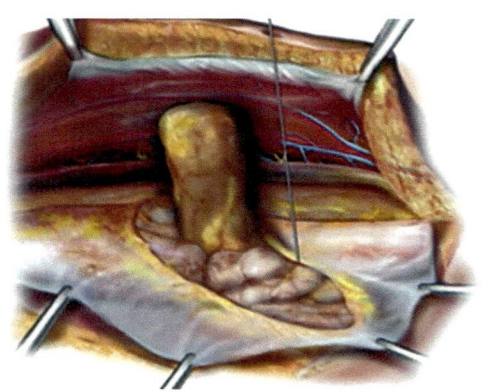

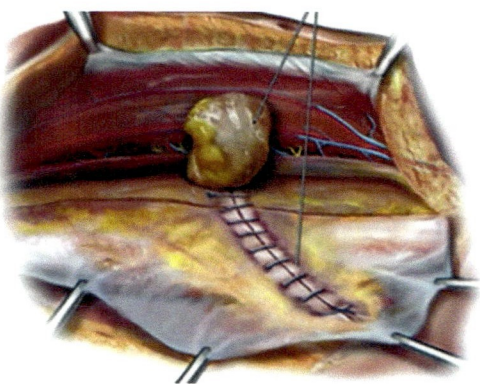

FIGURA 81.8 – *Essas são as hérnias atípicas mais abordadas pelos cirurgiões e discutidas, devido à sua complexidade. Existem outros diversos tipos de hérnias em diversas localizações menos comuns e com tratamento específico, como hérnia de Morgagni (diafragmática), hérnia obturatória, hérnia isquiática (assoalho pélvico).* Fonte: *Pauli et al.*

Referências bibliográficas

1. Spangen L (1995) Spigelian hernia. In: Nyhus LM, Condon RE (eds) Nyhus and Condon Hernia, 4th edn. Lippincot, Phladelphia, pp 381–392
2. Le Dran HF. Traité des operations de chirurgi.Paris, 1742:142
3. Klinkosch JT. Divionem Herniarium Novamgue Herniae Ventralis Speciem Proponit. Dissertationum Medicorum 1764:184.
4. Perrakis A. Velimezis G. Kapogiannatos G. Koronakis. Perrakis E. Spigel hernia: a single center experience in a rare hernia entity. Hernia 2012;16:439–444 DOI 10.1007/s10029-012-0925-2.
5. Spangen L. Spigelian Hernia. Surg Clin North Am. 1984;64(2):351-366.
6. Campanelli G. Pettinari D. Nicolosi FM. Avesani EC. Spigelian Hernia. Hernia 2005;9: 3–5 DOI 10.1007/s10029-004-0280-z.
7. Carter JE, Mizes C. Laparoscopic diagnosis and repair of Spigelian hernia: report of a case and technique. Am J Obstet Gynecol 1992;167:77–8.
8. Huttinger R. Sugumar K. Baltazar-Ford KS In: StatPearls [Internet]. Treasure Island (FL): StatPearls Publishing; 2020 Jan. 2020 Jun 27. Bookshelf ID: NBK538290PMID: 30855874.
9. Rankin A. Kostusiak M. Sokker A. Spigelian Hernia: Case Series and Review of the Literature. Visc Med. 2019;35:133–136 DOI: 10.1159/000494280.
10. Amaral P. H. F, Tastaldi L, Barros P. H. F, Abreu Neto I. P, Hernani B. L, Brasil H, Mendes C. J. L, Franciss M. Y, Pacheco Jr A. M, Altenfelder Silva R, Roll, S. Combined open and laparoscopic approach for repair of flank hernias: technique description and medium-term outcomes of a single surgeon. Hernia. 2019 Feb;23(1):157-165.
11. Armstrong O, Hamel A, Grigno B, et al. Lumbar hernia: anatomical basis and clinical aspects. Surg Radiol Anat. 2008; 30:533-537.
12. Cavallaro G, Sadighi A, Paparelli C et al. Anatomical and Surgical Considerations on Lumbar Hernias. Am Surg. 2009; 55:1238-1241.
13. Craft RO, Harold K. Laparoscopic Repair of Incisional and Other Complex Abdominal Wall Hernias. Perm J. 2009;13(3):38-42.
14. Cesar D, Valadão M, Murrahe RJ. Grynfelt hernia: case report and literature review. Hernia. 2012; 16:107-111.
15. Guillem P, Czarnecki E, Duval G, Bounoua F, Fontaine C. Lumbar hernia: anatomical route assessed by computed tomography. Surg Radiol Anat. 2002; 24:53-56.
16. Heniford BT, Iannitti D, Gagner M. Laparoscopic Lumbar Inferior and Superior Hernia Repair. Arch Surg. 1997; 132: 1141-1144.
17. Kanters AE, Krpata DM, Blatnik JA, Novitsky YM, Rosen MJ. Modified hernia grading scale to stratify surgical site occurrence after open ventral hernia repairs. J Am Coll Surg. 2012; 215:787–793.
18. Martín J, Mellado JM, Solanas S, Yanguas N, Salceda J, Cozcolluela MR. MDCT of abdominal wall lumbar hernias: anatomical review, pathologic findings and differential diagnosis. Surg Radiol Anat. 2012; 34:455-463.
19. Moreno-Egea A, Carrillo-Alcaraz A. Management of non-midline incisional hernia by the laparoscopic approach: results of a long-term follow-up prospective study. Surg Endosc. 2012; 26:1069-1078.
20. Moreno-Egea A, Alcaraz AC, Cuervo MC. Surgical Options in Lumbar Hernia: Laparoscopic Versus Open Repair. A Long-Term Prospective Study. Surg Innov. 2012 Sep 6. [Epub ahead of print].
21. Moreno-Egea A. Baena EG, Calle MC, Martínez JAT, Albasini JLA. Controversies in the Current Management of Lumbar Hernias. Arch Surg. 2007; 142:82-88.
22. Palanivelu C, Rangarajan M, John SJ, Madankumar MV, Senthilkumar K. Laparoscopic transperitoneal repair of lumbar incisional hernias: a combined suture and 'double-mesh' technique. Hernia. 2008; 12:27-31.
23. Roll S, Marujo W. Laparoscopic Transabdominal Preperitoneal Ventral Hernia Repair-indications, results and technique. In: Morales-Conde S. Laparoscopic Ventral Hernia Repair; Springer-France 2003, Section VI Chapter 26, pg 297-308.
24. Roll S, Marujo W, Cohen R. Preperitoneal herniorraphy. In: LeBlank K. Laparoscopic Hernia Repair – An Operative Guide. Arnold New York 2003 Part 3 Chapter 17, pg 125-131.
25. Sharma A, Panse R, Khullar R, Soni V, Baijal M, Chowbey PK. Laparoscopic transabdominal extraperitoneal repair of lumbar hernia. J Minim Access Surg. 2005;1(2):70-73.
26. Yavuz N, Ersoy YE, Demirkesen O, Tortum OB, Erguney S. Laparoscopic incisional lumbar hernia repair. Hernia. 2009; 13:281-286.
27. Antoniou AS, Agresta F, Alamino JMG, Berger D, Berrevoet F, et al. European Hernia Society guidelines on prevention and treatment of parastomal hernias. Hernia 2018 Feb;22(1):183-198.
28. Fox SS, Janczyk R, Warren JA, Carbonell AM 2nd, Poulose BK, et al. An evaluation of parastomal hernia repair: a systematic review of the literature. Am Surg 2017 Aug;1;83(8):881-886.
29. Hansson BME, Slater NJ, Bleichrodt RP. Surgical techniques for parastomal hernia repair: a systematic review of the literature. Annals of Surg 2012 Apr;255(4):685-95.
30. Muysoms EE, Hauters PJ, Van Niewenhove Y, Huten N, Claeys DA. Laparoscopic repair of parastomal hernias: a multi-centre retrospective review ans shift in technique. Acta Chir Belg 2008 Jul;108(4):400-4.
31. Pauli EM, Juza RM, Winder JS. How I do it: novel parastomal herniorrhaphy utilizing trasnversus abdominis release. Hernia 2016 Aug;20(4):547-52.

82 Afecções Operatórias do Intestino Delgado

Sizenando Vieira Starling

Introdução

As afecções operatórias do intestino delgado manifestam-se, em geral, por sinais e sintomas inespecíficos, que podem ser traduzidos em quatro grandes síndromes: hemorragia digestiva, obstrução intestinal, perfuração intestinal e dor abdominal recorrente e incaracterística. A investigação clínica cautelosa, com uso criterioso de exames propedêuticos, endoscópicos e de imagem, possibilita firmar o diagnóstico e indicar, de forma segura, o tratamento específico.

Anatomia

O jejuno e o íleo são partes do intestino delgado compreendidas entre a flexura duodenojejunal proximalmente e a junção ileocecal distalmente. Eles se caracterizam por seu comprimento, mobilidade e funções digestivas. Apresentam-se como um tubo de calibre progressivamente decrescente. O jejuno constitui cerca dos 2/5 proximais, e o íleo os 3/5 distais. O jejuno está vazio com mais frequência, é mais vascularizado, de paredes mais espessas, e seu mesentério mostra áreas translúcidas entre os vasos, devido à ausência de gordura. A primeira alça jejunal é oblíqua, dirigindo-se inferiormente e para a esquerda; a última alça ileal se orienta da esquerda para a direita. Esses dois segmentos são mais fixos que os demais.

O jejuno e o íleo possuem as quatro camadas denominadas túnicas do tubo digestivo. A túnica mucosa é marcada pela presença de numerosas pregas circulares, as válvulas coniventes. Na sua superfície situam-se as vilosidades intestinais que são essenciais no mecanismo de absorção intestinal. Na submucosa transitam os vasos sanguíneos. Envolvendo a submucosa tem-se a túnica muscular, composta de duas camadas de músculo liso, a circular profunda e a longitudinal superficial. Essa musculatura espessa, vigorosa e tônica, é responsável pelos movimentos peristálticos. A túnica serosa é constituída pelo peritônio visceral derivado do mesentério e se prolonga sobre toda a parede intestinal, exceto ao longo da borda mesentérica, onde se situam os vasos.

O mesentério é formado por duas lâminas serosas que fixam o jejuno e o íleo à parede posterior do abdômen. Essa área de fixação se denomina raiz do mesentério. Ela se estende do lado esquerdo da segunda vértebra lombar à articulação sacrilíaca direita, cruzando a terceira porção do duodeno, a veia cava inferior, o músculo psoas direito, o ureter direito e os vasos gonadais direitos.

O jejuno e o íleo são irrigados pela artéria mesentérica superior, que se origina da face anterior da aorta abdominal, distalmente à emergência do tronco celíaco. Da sua origem ela se dirige caudalmente por trás do pâncreas e em seguida passa anteriormente à terceira porção do duodeno, penetrando na raiz do mesentério. Um número variável de artérias jejunais e ileais nascem de sua convexidade (lado esquerdo). Essas artérias ramificam-se formando diversas arcadas no mesentério. Artérias retas partem das arcadas mais periféricas diretamente para o intestino, sem se anastomosar; chegando à borda intestinal, cada artéria reta desliza por baixo da túnica serosa e penetra a parede intestinal, situando-se na submucosa. As artérias retas e suas terminações formam figuras semelhantes a pinças que abraçam a circunferência intestinal. Deve-se considerar cada artéria reta como um vaso fisiologicamente terminal.

A drenagem venosa se faz pela veia mesentérica superior, formada pelas veias ileais e jejunais, que acompanham as respectivas artérias. A veia mesentérica superior se une à veia esplênica, formando a veia porta.

A drenagem linfática se faz pela rede submucosa e dá origem aos vasos quilíferos situados no mesentério. Estes são muito numerosos e responsáveis pelo transporte do quilo, produto da absorção dos lipídios. Os linfonodos são abundantes no mesentério e se situam ao longo dos vasos sanguíneos.

O jejuno e o íleo são inervados por fibras autônomas e sensitivas provenientes dos plexos celíaco e mesentérico superior. As fibras acompanham as artérias intestinais, fazendo sinapse com as células dos plexos mioentérico (Auerbach) e submucoso (Meissner). As fibras sensitivas são responsáveis pela dor e pela regulação reflexa de movimento e secreção. O intestino é bastante insensível à maioria dos estímulos dolorosos, incluindo secção e cauterização; porém é sensível à distensão (cólicas).

Fisiologia

O jejuno e o íleo têm importante papel na digestão do alimento e na absorção dos seus produtos finais. Para exercer adequadamente essas funções, o jejuno e o íleo desenvolvem três etapas diferentes:

1. Condução do alimento.
2. Secreção de sucos digestivos.
3. Absorção dos nutrientes, água e eletrólitos.

Os movimentos do intestino delgado são de dois tipos: segmentares e propulsivos. Os movimentos segmentares (contrações de mistura e pendulares) ocorrem de maneira irregular ou rítmica. Eles fragmentam o quimo, o misturam com as secreções intestinais e o expõem à mucosa, propiciando adequada absorção. Os movimentos propulsivos transportam o quimo através do jejuno e do íleo pelas ondas peristálticas. Elas ocorrem em qualquer parte do intestino delgado e sempre se movem no sentido anal a uma velocidade de 1 a 2 cm por segundo. Esses movimentos são controlados pelos plexos mioentérico e submucoso. A estimulação desses plexos acelera a atividade do intestino.

A maior parte do quimo e das secreções intestinais é absorvida pelo intestino delgado. Na superfície de absorção da sua mucosa estão as válvulas coniventes. Na superfície das válvulas há milhões de vilosidades. As células epiteliais intestinais caracterizam-se pela presença da borda em escova. Essa borda em escova é representada por cerca de 600 microvilosidades que se projetam de cada célula. A combinação de válvulas coniventes, vilosidades e microvilosidades aumentam a área de absorção da mucosa em 600 vezes. A absorção dos nutrientes pela mucosa intestinal, a exemplo do que ocorre em outras membranas, se dá por transporte ativo e difusão.

Em toda superfície da mucosa jejunoileal há pequenas criptas denominadas de Lieberkühn, em que se situam células epiteliais que fabricam as secreções intestinais. Essas secreções contêm grande quantidade de enzimas digestivas que atuam diretamente nos alimentos a serem absorvidos. As células epiteliais têm um ciclo de vida de 48 horas, aproximadamente. A regulação da secreção do intestino delgado se faz por três tipos diversos de estímulos: local, nervoso e hormonal.

Propedêutica

Exames de imagem

Radiografia simples

Apesar do grande progresso dos exames de imagem, o estudo radiológico do abdômen ainda traz contribuições inequívocas para o diagnóstico e orienta a terapêutica das principais afecções do jejuno e do íleo. A rotina radiológica (raio-x simples de abdômen em decúbito dorsal e ortostatismo e radiografia de tórax) é imprescindível na abordagem de pacientes com abdômen agudo, principalmente naqueles com suspeita de obstrução intestinal.

Nas obstruções de delgado, as alças distendidas tendem a ocupar uma posição mais central com válvulas coniventes evidentes, múltiplos níveis hidroaéreos e ausência de ar no cólon.

Exame contrastado

O exame radiológico contrastado, tanto o trânsito intestinal quanto a enteróclise (injeção de contraste por sonda posicionada na transição duodenojejunal), é muito importante para o estudo morfológico, funcional e do relevo mucoso do intestino delgado. Entretanto, não possibilita a avaliação da parede e de alterações extraparietais. Muitas vezes é o exame inicial para elucidar o diagnóstico de pacientes com dor abdominal recidivante e incaracterística e em casos duvidosos quanto à localização de um processo obstrutivo.

Ultrassom

A utilização do ultrassom de abdômen é limitada. Tem como vantagens principais não ser invasivo e não ter necessidade de uso de contraste. Permite o estudo do peristaltismo e nos casos de intussuscepção a imagem é característica. Quando se associa à utilização do Doppler colorido, permite o estudo detalhado dos vasos mesentéricos.

Tomografia computadorizada

O emprego da tomografia computadorizada do abdômen, principalmente com as técnicas helicoidal e multislice, está aumentando progressivamente. Deve ser realizada usando contraste oral e venoso e fornece

Angiografia

A angiografia pode ser realizada para esclarecimento de sangramentos ocultos oriundos do trato digestivo e para diagnóstico na suspeita de insuficiência vascular mesentérica. Por ser exame de alto custo e risco, só deve ser feito quando exames menos invasivos não conseguiram elucidar o diagnóstico. É fundamental para o diagnóstico de trombose de artéria mesentérica superior e da insuficiência mesentérica aguda não oclusiva (IMANO). Quando empregada antes de instalado o sofrimento isquêmico irreversível, pode contribuir na terapêutica de revascularização.

Exames endoscópicos

Enteroscopia

As principais indicações da endoscopia do intestino delgado são a realização de biópsias intestinais, na suspeita de má absorção e de doenças inflamatórias, e na hemorragia digestiva, quando a esofagogastroduodenoscopia e a colonoscopia não localizaram a origem do sangramento. A enteroscopia realizada através de sonda com fibra ótica com calibre de 5 mm permite a visualização direta da mucosa do jejuno e do íleo; entretanto, por sua visibilidade e extensão limitada, lesões podem não ser diagnosticadas.

A enteroscopia peroperatória exige atuação conjunta do endoscopista e do cirurgião, realizada sob anestesia geral, por laparotomia ou videolaparoscopia, sendo reservada como último recurso na tentativa de esclarecer uma lesão ou um sangramento de origem obscura. O cirurgião examina a serosa por transiluminação e marca as lesões encontradas no exame endoscópico. Complicações relacionadas ao procedimento variam de 0% a 52%, incluindo lacerações de mucosas, hematomas intramurais, hematomas mesentéricos, perfuração, íleo prolongado, isquemia intestinal e infecção de ferida operatória.

A enteroscopia com duplo balão difere das enteroscopias tradicionais por utilizar um videoendoscópio especificamente desenvolvido para exame do intestino delgado. Em sua extremidade é acoplado um balão, o qual é introduzido em um *overtube* e, em sua extremidade distal, é acoplado outro balão, ambos utilizados de maneira sincronizada. Possuem um canal de trabalho que permite a passagem de acessórios convencionais e a realização de polipectomias, biópsias, uso de agulhas injetoras, aplicação de plasma de argônio e colocação de clipes. A enteroscopia total pode ser confirmada marcando com tinta de nanquim o término da primeira introdução e identificando-a na inserção do aparelho por via oposta. As principais complicações são os casos em que há fragilidade da parede intestinal, como anastomose ou pancreatite recentes, ulcerações extensas no intestino delgado, e linfoma em tratamento com quimioterapia. Também deve ser evitada em pacientes com coagulopatias ou suspeita de obstrução ou perfuração intestinal.

Cápsula endoscópica

A cápsula endoscópica, lançada no Brasil em 2001, é considerada o método não invasivo mais eficaz para o estudo do intestino delgado. O exame da cápsula endoscópica apresenta vantagem como o fato de dispensar analgesia ou sedação, sendo realizada ambulatorialmente e preservando as atividades habituais do paciente. Suas desvantagens consistem na falta de definição apuradas das imagens, não permite direcionamento para exame repetido e detalhado de eventuais lesões, e não possibilita a realização de biópsias ou de terapêuticas. A visibilização do intestino delgado revela áreas cegas devido ao escurecimento progressivo da imagem, especialmente nos seguimentos distais, sendo prejudicada pela presença de bile e restos alimentares. Nos casos de trânsito alimentar lento que ultrapasse o tempo de capacidade de bateria (6 a 8 horas), a transmissão dos sinais é interrompida antes que a cápsula tenha percorrido todo o delgado, sendo o exame incompleto. Outra limitação é o preço elevado do exame. A cápsula endoscópica apresenta acurácia média de 42%, podendo a chegar a 66% nos casos de sangramento em atividade no momento do exame.[1]

As contraindicações absolutas para a cápsula endoscópica incluem a obstrução e a pseudo-obstrução do trato digestório; e as relativas são as desordens de motilidade intestinal, estenoses e fístulas, gravidez, doença diverticular do intestino delgado, divertículo de Zenker, múltiplas cirurgias abdominais, radioterapia prévia, distúrbios de deglutição ou disfagia.

Afecções operatórias

Doenças inflamatórias

Doença de Crohn

É uma doença crônica, inflamatória, granulomatosa e progressiva, com pico de incidência entre a segunda e quarta décadas de vida e após a sexta década. Durante sua evolução, apresenta períodos assintomáticos intercalados com remissões agudas. Não existe terapêutica curativa definitiva, nem clínica nem cirúrgica.

Sua etiologia é desconhecida, mas acredita-se que seja multifatorial, envolvendo resposta imune atípica, associada a fatores genéticos e ambientais. Ela pode acometer qualquer segmento do aparelho digestório desde a boca até o ânus. As lesões acometem o intestino delgado em 60% a 90% dos casos, sendo que em metade destes o intestino delgado está acometido isoladamente. O íleo terminal apresenta lesões em ¾ dos casos.

Habitualmente, as lesões se iniciam na mucosa e submucosa com uma hiperplasia dos folículos linfoides e das placas de Peyer com formação de úlceras longitudinais que se estendem pela parede intestinal produzindo fissuras de proporções variadas. A reação inflamatória evolui com fibrose e espessamento de todas as camadas da parede intestinal culminando com estenose da sua luz ou perfuração. Essa perfuração pode evoluir para peritonite ou para formação de fístulas cutâneas ou com outras vísceras (principalmente do aparelho geniturinário). A ocorrência de granulomas varia de 50% a 70% dependendo do tempo de evolução da lesão. Esse processo inflamatório é descontínuo, intercalando áreas normais com áreas doentes. Macroscopicamente evidencia-se uma alça com parede espessada e com superfície serosa irregular e granular. Frequentemente existe uma proliferação do mesentério que invade a serosa da alça, o que dificulta o ato cirúrgico² (Figura 82.1). A ocorrência de infarto ganglionar mesentérico é comum.

O quadro clínico é variável com períodos assintomáticos, relativamente longos. A dor abdominal recorrente é a queixa mais frequente que pode sugerir obstrução intestinal ou ser acompanhada de diarreia com fezes sem formato definido. Distúrbios nutricionais (principalmente do zinco), anemia e hipovitaminoses acontecem em pacientes com doença de longa duração. Muitas vezes simula quadro de apendicite, sendo o diagnóstico diferencial difícil. Outros sinais e sintomas podem ocorrer: fissuras ou fístulas perianais, eritema nodoso, artrite migratória, espondilite anquilosante, pioderma gangrenoso e lesões oculares (uveíte, irite e episclerite).

O diagnóstico se baseia no exame clínico e nos exames de imagem, entretanto, em grande número de pacientes este é peroperatório, principalmente naqueles casos que simulam abdômen agudo. O trânsito intestinal e a enteróclise devem ser utilizados, e os achados sugestivos são: estreitamento segmentar do intestino com mucosa apagada, sinal do cordel e segmento de alça rígido, inflexível semelhante a uma moldura. A tomografia de abdômen com contraste oral ajuda muito, e os achados são semelhantes aos do estudo radiológico contrastado (Figura 82.2). Quando disponíveis, a enteroscopia e a colonoscopia com visualização do íleo terminal fornecem dados importantes para o diagnóstico definitivo.

O tratamento inicialmente é clínico e baseia-se na educação alimentar, apoio nutricional quando necessário e uso de medicamentos. Não existe um medicamento único e específico. Os objetivos do tratamento se limitam a controlar sinais e sintomas, induzindo a remissão da doença, retardar e diminuir as recidivas de atividade, promover o desaparecimento das lesões inflamatórias, melhorando a qualidade de vida dos pacientes.

A terapêutica convencional inicia-se com a introdução de drogas que levam à supressão não específica do processo inflamatório, como os aminossalicilatos e corticosteroides. A ausência de resposta a tais medicamentos implica introdução dos imunomoduladores, principalmente azatioprina, 6-mercaptopurina e metotrexato. A terapia biológica, inicialmente o infliximabe, posteriormente o adalimumabe, interfere de forma seletiva na cascata inflamatória, e estaria reservada aos pacientes refratários à terapia inicial ou com resposta indolente, com atividade moderada a grave, segundo as

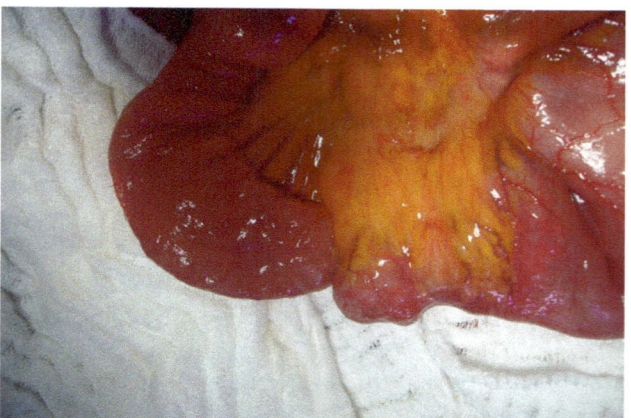

FIGURA 82.1 – Aspecto de Doença de Crohn mostrando o mesentério invadindo a serosa do segmento de alça acometido. Notar a desproporção de calibre do segmento proximal e distal.
Fonte: autores.

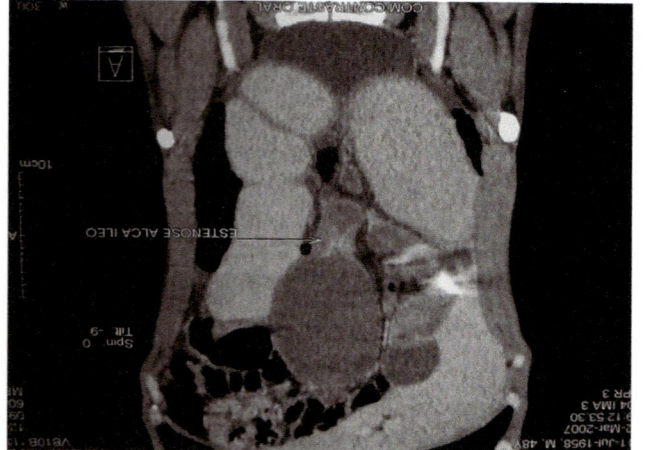

FIGURA 82.2 – Tomografia multi-slice mostrando local da estenose me Doença de Crohn.
Fonte: autores.

diretrizes da American Gastroenterological Association e o consenso da European Crohn's Disease and Colitis Organization.

As principais complicações que podem ocorrer na evolução do paciente são: obstrução intestinal, abscesso intra-abdominal, fístulas enterocutâneas ou com outros órgãos e perfurações intestinais. A hemorragia digestiva e o câncer são menos frequentes.

O tratamento cirúrgico está reservado para situações não controladas pelo tratamento clínico e para as complicações. Mais de 2/3 dos pacientes com doença de Crohn precisarão de cirurgia em um dado momento durante a evolução da sua doença. O resultado do tratamento cirúrgico depende da localização, extensão e atividade da doença, das condições clínicas pré-operatórias, da presença de comorbidades e da experiência do cirurgião. O tipo de cirurgia deve ser individualizado para cada situação. As principais indicações cirúrgicas são: cirurgia de emergência por peritonite nos casos de perfuração intestinal ou ruptura de abscesso, nos casos de obstrução intestinal que não melhoram com tratamento clínico, na uropatia obstrutiva e na vigência de outras complicações. Alguns autores indicam tratamento cirúrgico, apesar do emprego do tratamento clínico de maneira correta, quando o paciente não melhora seus sintomas ocasionando uma progressão da doença, quando o paciente não consegue exercer suas capacidades laborativas habituais e quando existe intolerância aos medicamentos ou sua aquisição é difícil devido ao elevado custo. Essa conduta é justificável porque a cirurgia proporciona rápido alívio dos sintomas, maior intervalo de tempo para a recorrência da crise e melhora da qualidade de vida.[2] Nessas circunstâncias as condições locais para ressecção estão razoáveis, sendo a morbidade pós-operatória menor do que quando se operam doentes em fase avançada ou com complicações.[3] Além disso, sabe-se que o segmento de alça acometido pela doença não retorna ao normal mesmo com uso adequado de medicamentos.[4] Outra possível indicação cirúrgica é em crianças com retardo do crescimento ponderal e intelectual. Nesses pacientes a cirurgia tem melhor resultado quando realizada antes da puberdade.[3]

Quando a opção for por tratamento cirúrgico, alguns princípios devem ser seguidos com o objetivo de realizar um preparo adequado do paciente. Portanto, deve-se conhecer a extensão da doença e se existe algum foco de infecção, usar antibioticoterapia profilática, prevenir tromboembolismo venoso, corrigir eventuais distúrbios hidroeletrolíticos e deficiências nutricionais, marcar possíveis locais de ostomia e rever a medicação em uso. Aqueles pacientes que necessitaram de corticoide nos últimos seis meses devem retomar a usar essa medicação. Não se deve esquecer de comunicar ao paciente e familiares que a cirurgia não é curativa.

A via de acesso mais recomendável é a laparotomia mediana, pois permite acesso adequado a toda cavidade abdominal, o que é importante para avaliar a extensão da doença em todo o trato gastrintestinal. Além disso, ela não é posicionada em prováveis locais usados para alocar ostomias quando estas forem necessárias. Após avaliação detalhada da extensão da doença, opta-se por ressecção intestinal, derivação interna ou por enteroplastia. A ressecção intestinal é o método de escolha e deve ser econômica, principalmente na primeira vez em que se utiliza o tratamento cirúrgico, visto que em torno de 50% dos pacientes operados terão recidiva da doença, que necessitará de uma nova operação.[2] A recorrência é maior nas ressecções ileocólicas. A anastomose deve ser realizada, sempre que possível, em área isenta de doença; entretanto, alguns autores não consideram essa opção estritamente necessária.[5] Em pacientes com fístulas, a ressecção em bloco é a mais indicada. Nas fístulas enterovaginais e enterovesicais, a sutura da lesão vesical ou vaginal deve ser protegida por retalho pediculado de epíploon. A reconstituição do trânsito intestinal deve ser realizada por meio de uma anastomose terminoterminal ou laterolateral. A ileostomia é uma opção importante nos casos em que existe dúvida sobre a segurança da anastomose ou quando as condições gerais são insatisfatórias (sepse, desnutrição severa).[3]

As derivações internas (bypass) são realizadas em casos de exceção ou situações de extrema gravidade, em que uma cirurgia simples e rápida é a principal opção. Quando utilizada, a possibilidade de complicações locais e recorrência da doença são maiores, visto que o segmento acometido não é ressecado. Além disso, a possibilidade de desenvolver neoplasia no segmento excluído é real e comum. Esse tipo de abordagem só deve ser utilizado quando a ressecção for impossível devido à presença de aderências firmes com os vasos ilíacos ou o ureter.

Quando existe um envolvimento difuso do intestino delgado, existe um dilema sobre qual é a melhor opção cirúrgica: ressecção do segmento responsável pela complicação ou enteroplastia. Um julgamento criterioso e conhecimento adequado da técnica cirúrgica são imperiosos. A enteroplastia é uma boa opção quando existem múltiplas estenoses anulares e segmentares, principalmente se o paciente já tiver operado previamente. Existem descritas várias técnicas. A técnica de Heinecke-Mikulicz, que consiste em uma enterotomia longitudinal com sutura transversal, está mais indicada nas estenoses anulares e curtas (até 7 cm). Para estenoses maiores, a técnica divulgada por Michelassi,[6,7] embora mais complexa, é a mais apropriada. Realiza-se uma secção da alça e do mesentério doente no ponto médio do segmento obstruído; em seguida, o segmento proximal é aproximado do segmento distal com uma sutura seromuscular. A próxima etapa consiste em realizar uma incisão longitudinal em ambas as alças, e posteriormente confecciona-se uma anastomose entre as duas enterotomias. A enteroplastia tem sido mostrado ser um método seguro, mesmo realizando anastomose em local acometido pela doença. Estudos têm demonstrado que existe regressão da doença de Crohn nestes locais principalmente se a anastomose for ampla.³ Devido ao risco de câncer, é indicado realizar uma biópsia nas bordas da enterotomia.

O emprego do acesso laparoscópico pode ser utilizado em centros especializados e por cirurgiões experientes. Quando se utiliza essa via, o não diagnóstico de toda a extensão da doença ou de lesões ocultas é o principal desafio. A presença de mesentério espessado, processo inflamatório extenso e de fístulas são fatores que dificultam a abordagem laparoscópica. A taxa de conversão varia de 2% a 40%. Em casos de doença avançada com múltiplas recidivas com ressecções intestinais extensas, a possibilidade de transplante intestinal pode se aventada.

Enterite actínica

O uso cada vez mais frequente da radioterapia no tratamento das neoplasias situadas na cavidade abdominal e pélvica, quer isoladamente, quer em associação com a quimioterapia, tem aumentado à incidência da enterite actínica. A radiação ionizante, quando utilizada na terapêutica antineoplásica, pode causar danos permanentes às células dos tecidos normais que se encontram localizados no campo da irradiação. As células do intestino delgado proliferam rapidamente, renovando o epitélio de 4 a 6 dias. Devido a essa característica, elas possuem uma alta sensibilidade à radiação ionizante. O intestino delgado é um dos principais fatores limitantes do emprego da radioterapia abdominal e pélvica em altas doses. Os efeitos deletérios dessa irradiação nas células do jejuno e do íleo dependem do campo onde a radiação é aplicada, do tempo de utilização e da dose (dose igual ou superior a 6000 cGy lesa o intestino delgado em até 30% dos pacientes).⁸

Na fase aguda ocorre diminuição da mitoses nas criptas, do número de células epiteliais e da altura das vilosidades intestinais. Essas alterações são limitadas ao segmento irradiado e podem provocar, na maioria das vezes, diarreia e enterorragia transitórias. Elas podem evoluir e ser acompanhadas de vasculite e deposição difusa de colágeno, ocasionando fibrose progressiva da parede intestinal, o que caracteriza a fase crônica.

É frequente a presença de dermatite crônica e lesões genitourinárias. Os pacientes com cirurgias abdominais prévias, vasculopatias (diabetes, aterosclerose, hipertensão), doença inflamatória pélvica e aqueles tratados concomitantemente com certos quimioterápicos (5-fluorouracil, doxorrubicina, actinomicina D e metrotexato) têm maior probabilidade de desenvolverem essas lesões. Os sintomas mais comuns estão relacionados a má absorção, obstrução, sangramento e perfuração intestinal. Não é raro existir um intervalo de tempo entre o uso da radioterapia e o aparecimento dos sintomas, geralmente em torno de 6 a 8 meses.

O tratamento inicialmente é clínico, direcionado para o controle dos sintomas, e o uso de corticoide e da terapia nutricional é, muitas vezes, necessário. O objetivo do tratamento cirúrgico é aliviar os sintomas do paciente e tratar as complicações obstrutivas e sépticas. As principais indicações são obstrução, formação de fístulas, perfuração e sangramento, sendo a obstrução a mais comum. A cirurgia tem alta morbimortalidade, pois o intestino irradiado cicatriza mal e predispõe à deiscência da anastomose. Durante o ato cirúrgico, encontramos o intestino obstruído e com parede espessada, de coloração acinzentada e sem brilho. A presença de aderências inflamatórias firmes é comum, o que torna a cirurgia difícil tecnicamente. A cirurgia ideal é a ressecção intestinal com anastomose em alça viável e sadia.⁹ Quando não for possível realizar a ressecção, por condições locais inadequadas ou devido à gravidade do quadro clínico, a realização de uma derivação interna por meio de uma enteroenterostomia é a opção mais segura. A utilização de uma ostomia de proteção é, ocasionalmente, aconselhável. O prognóstico depende da extensão do comprometimento intestinal, da presença de fístulas e da síndrome do intestino curto.

Neoplasias

Apenas 6% dos tumores do trato digestivo acometem o intestino delgado. Essa baixa incidência pode ser explicada, parcialmente, pelo pouco contato de substâncias carcinogênicas ingeridas com o jejuno e o íleo devido à rapidez do trânsito nesses locais. As neoplasias são a segunda causa de sangramento originário do intestino delgado. Elas são mais comuns no íleo e em pacientes acima dos 40 anos. Cerca de 40% a 50% dos tumores são de origem benigna.¹⁰

Benignas

As neoplasias benignas do intestino delgado aumentam de frequência em direção ao íleo e são classificadas segundo a sua origem em epiteliais e mesenquimais. Os

Afecções Operatórias do Intestino Delgado

tumores epiteliais são endoluminais e mais frequentes, sendo o adenoma o seu principal representante. Já os tumores mesenquimais são intramurais e podem ter crescimento para dentro da luz intestinal (endofítica) ou para fora (exofítica). Os principais são: leiomioma e lipoma.

Os adenomas correspondem a 30% a 40% das neoplasias benignas. Podem ser sésseis (mais comum) ou pediculados. Sinais e sintomas são raros e muitas vezes inespecíficos, como dor abdominal em cólica, intermitente, anorexia e mal-estar. Também podem causar sangramento, geralmente oculto, obstrução e intussuscepção. Enteroscopia, cápsula endoscópica, tomografia computadorizada e ressonância magnética com contraste do intestino delgado auxiliam o diagnóstico. Por apresentar graus variados de displasia, são consideradas lesões pré-malignas, e devido ao risco de complicações e da dificuldade de se fazer o diagnóstico de lesões benignas, a enterectomia segmentar com anastomose primária é o tratamento de escolha.

Os leiomiomas se originam no músculo liso e se localizam mais comumente no jejuno. A sua manifestação clínica mais prevalente é a hemorragia por ulceração superficial. Podem ter crescimento intramural causando obstrução. Macroscopicamente, são lesões duras, branco-acinzentadas, espiraladas, à superfície de corte. A ressecção local ou por enterectomia segmentar é o tratamento de escolha. O lipoma é o terceiro em frequência (20% dos tumores benignos) localizado no íleo, se origina no tecido adiposo submucoso e é, em geral, único, cursa sem sintomas clínicos, mas pode evoluir com obstrução intestinal e sangramentos superficiais, sendo, nesses casos, indicados a enterectomia local ou o segmentar.

Os tumores estromais gastrointestinais (GIST) compreendem um grupo de tumores de origem não epitelial com proliferação de células fusiformes a partir da camada muscular da parede do trato gastrointestinal. Por muito tempo, foram considerados neoplasias benignas de músculo liso. A tendência atual é de não utilizar o termo "benigno" para esses tumores, já que todos possuem risco de malignização. Aparecem em segundo lugar na ordem de frequência dos tumores benignos do intestino delgado. A maioria desses tumores ocorre no estômago (60%), intestino delgado (20% a 30%), intestino grosso (5% a 10%), duodeno (5%), esôfago (5%) e apêndice (1%). Também podem ocorrer no omento, mesentério e retroperitôneo, provavelmente por foco inicial exofítico do trato gastrointestinal.[16] São tumores indiferenciados que se originam da célula intersticial de Cajal, conhecida como o marcapasso intestinal do plexo mioentérico, responsável pela motilidade gastrointestinal.

A maioria dos GIST é de baixo risco de malignidade (75%), o tratamento é preferencialmente cirúrgico e consiste na enterectomia segmentar nos casos de lesão localizada. A ressecção do meso se justifica em casos de lesões na face mesentérica. As lesões duodenais, dependendo de sua localização e tamanho, também podem ser ressecadas sem necessidade de duodenopancreatectomia.

Malignas

O jejuno e o íleo são sedes raras de neoplasia maligna, correspondendo a 1% a 3% dos cânceres do trato gastrointestinal.[11] Vários fatores tentam explicar essa pouca incidência de neoplasia maligna no intestino delgado:

- O tempo de trânsito mais rápido expõe a mucosa a substâncias carcinogênicas por curto período.
- O pH neutro ou alcalino diminui a ação de glicosamidas.
- O grande número de enzimas desintoxicantes que ajudam na neutralização dos carcinógenos.
- A flora intestinal reduzida diminui a concentração de metabólitos deletérios.
- Alta capacidade de absorção, rápida substituição do epitélio intestinal e elevada concentração de tecido linfoide associada a altos níveis de IgA que proporcionam proteção contra prováveis mutações gênicas.[12]

Os tumores malignos mais frequentes são: adenocarcinoma, tumor carcinoide, linfoma e GIST.

Adenocarcinoma

O adenocarcinoma de intestino delgado é mais comum no jejuno[13] (exceto nos portadores de doença de Crohn, em que mais de 70% ocorrem no íleo), ocorre mais frequentemente a partir da sexta década de vida e têm como fatores de risco a doença de Crohn, os adenomas, a fibrose cística, a polipose familiar, a doença celíaca e a síndrome de Peutz-Jeghers. As formas estenosantes e anulares são mais comuns que a ulcerada. O quadro clínico é incaracterístico, muitas vezes sugerindo obstrução intestinal devido a dor tipo cólica e vômitos. Emagrecimento, hiporexia, anemia e massa palpável têm menor ocorrência. Muitas vezes, devido a pouca especificidade dos sintomas e alguns pacientes serem assintomáticos por períodos de até seis meses, o diagnóstico é feito tardiamente.[14] O estudo radiológico contrastado (trânsito intestinal ou enteróclise) é bom método diagnóstico, sendo a falha de enchimento (sinal da maçã mordida) seu achado mais característico. A tomografia computadorizada também deve ser realizada para estadiamento do tumor. O achado tomográfico de espessamento de alça assimétrico, excêntrico e maior que 1,5 cm sugere fortemente neoplasia maligna. A enteroscopia e a endoscopia com cápsula podem fazer diagnóstico em casos selecionados.

O tratamento de escolha é a ressecção intestinal alargada com margem, proximal e distal de 10 cm, acompanhada do mesentério correspondente em cunha de modo a englobar os gânglios linfáticos de drenagem imediata. Tumores sincrônicos ocorrem em até 20% dos casos. A presença de metástase linfonodal tem prognóstico pior do que o tipo histológico ou o tamanho do tumor.[14]

Em lesões de íleo distal, a hemicolectomia direita está indicada para linfadenectomia extensa da região.

Os fatores prognósticos dependem do tamanho tumoral, de linfonodos acometidos, da presença de metástases, da ressecção com margens livres e da linfadenectomia adequada.

Tumor neuroendócrino (carcinoide)

O sistema neuroendócrino do aparelho digestório se localiza no estômago, intestino e no pâncreas. Tumores originados neste sistema podem surgir isoladamente ou pertencer a síndromes endócrinas múltiplas transmitidas geneticamente. O tumor carcinoide constitui o mais frequente das neoplasias neuroendócrinas, sendo mais comum no intestino delgado (28%), apêndice cecal (20%), pâncreas (16%), reto (15%), cólon (13%) e estômago (9%).[16]

O tumor carcinoide do intestino delgado se origina do intestino primitivo médio, é mais frequente na sexta década de vida e é considerado tumor maligno de crescimento lento. Localiza-se mais frequentemente no terço distal do íleo,[11,13] e se apresenta como nódulo pequeno, com diâmetro entre 1 e 2 cm, com crescimento na serosa de coloração que varia do amarelo ao castanho. Os tumores aí situados secretam, preferencialmente, serotonina.[15] Na grande maioria das vezes, o diagnóstico é realizado durante o ato cirúrgico, quando o paciente é submetido à intervenção cirúrgica por obstrução intestinal causada por reação desmoplástica do tumor, que provoca retração do mesentério e da alça intestinal. Entre 10% a 24%[11] dos pacientes apresentam síndrome carcinoide que está relacionada, quase sempre, com metástase hepática. A síndrome carcinoide se caracteriza por diarreia secretora, sudorese e episódios de eritema na face, região cervical e parte superior do tórax, geralmente desencadeada por stress, exercícios físicos e pela ingestão de bebidas alcoólicas e alimentos que contém tiamina. Sintomas menos comuns incluem asma, devido ao broncoespasmo, e insuficiência cardíaca provocada por fibrose valvar. Nos casos suspeitos, a dosagem da serotonina e de ácido 5-hidroxi-indolacético na urina de 24 horas é o primeiro exame a ser realizado. Esse teste não é útil no diagnóstico de tumores iniciais, exceto em alguns raros casos, em que o tumor surge fora do trato gastrointestinal, como o pulmão ou localizados próximo à veia cava e no retroperitônio, secretando diretamente na circulação sistêmica. A cromogranina A também pode ser útil no diagnóstico, embora não específico, e no seguimento pós-operatório serve como marcador de recorrência da doença. Além disso, representa fator prognóstico independente quando maior que 5.000 µg/L. A tomografia e a ressonância do abdômen são usadas, principalmente, para estadiamento do tumor. Também têm sido usados para identificar lesões secundárias o octreoscan, o PET-TC e a cintilografia com 1-metaiodobenzilguanidina. A imuno-histoquímica revela a presença de cromogranina A, sinaptofisina e enolase neuronal específica (NSE).

A presença de metástase é muito variável e tem relação direta com o tamanho do tumor. Nos menores que 1 cm a sua ocorrência varia de 15% a 20% e nos maiores que 2 cm chega a alcançar níveis de 80%. Elas se localizam principalmente nos linfonodos, no fígado, no pulmão, nos osso e no peritônio.

O tratamento ideal é a ressecção cirúrgica em bloco abrangendo o mesentério adjacente (R0). A presença de metástases hepáticas não contraindica a ressecção do tumor primário e, se possível, elas devem ser ressecadas. Como estão frequentemente associadas à síndrome carcinoide, deve-se utilizar octreotide no pré-operatório. Deve-se inspecionar toda a extensão do intestino delgado, pois a ocorrência de tumores multicêntricos pode atingir até 40%.

Quando a paliação é necessária, pode ser obtida por cirurgia de citorredução de grandes metástases hepáticas favorecendo o controle da síndrome carcinoide.

Linfoma

O linfoma é o terceiro tumor maligno em frequência no intestino delgado e o linfoma extralinfonodal mais comum no trato gastrintestinal após os de localização gástrica. A grande maioria é classificada como linfoma de células B, podendo ser de baixo, médio ou alto grau, esporádico e relacionado em populações imunodeprimidas ou com síndromes mal absortivas crônicas.[17] O íleo terminal é o local mais acometido, e as formas usuais são polipoide, nodular e ulcerada. A doença celíaca é fator de risco importante. O quadro clínico é caracterizado por sintomas vagos, como perda de peso progressiva, dor abdominal, náusea e anemia. O diagnóstico, como nos outros tumores, é realizado muitas vezes, durante o ato cirúrgico.

A ressecção está sempre indicada, e quando impossível, deve-se realizar biópsia para confirmação do tipo histológico do tumor. A quimioterapia adjuvante tem papel importante. O prognóstico depende do grau de diferenciação celular, do tamanho do tumor e da presença de metástase linfonodal.

GIST

Em aproximadamente um quarto dos casos, os GIST são classificados como de alto risco de malignização, e diversos parâmetros têm sido estudados para definir seu grau de malignidade e, consequentemente, prever seu prognóstico. São classificados de acordo com tamanho, profundidade de invasão, localização, presença de necrose tumoral, número de figuras de mitoses por campo, ploidia do DNA, imuno-histoquímica e biologia molecular. Assim, os tumores mais agressivos e de pior prognóstico, com significativa redução da sobrevida em 5 anos, são aqueles maiores que 5 cm, com invasão da serosa ou de órgãos adjacentes, localização extragástrica,[18] (GIST do intestino delgado possuem maior potencial maligno que GIST gástrico[19,20]), com áreas de necrose, com contagem maior que 5 mitoses por 50 campos de grande aumento, com análise estrutural do DNA do núcleo das células tumorais mostrando aneuploidia, presença do receptor de membrana CD117, expressão do oncogene p53 e índice de proliferação celular Ki-67 maior que 2%. Cuidado especial deve ser tomado na manipulação da massa tumoral, evitando sua ruptura e disseminação de células tumorais.

O tratamento preconizado é preferencialmente cirúrgico com ressecção do tumor, órgãos adjacentes quando acometidos e linfonodos macroscopicamente acometidos próximos à lesão. Não há necessidade de linfadenectomia extensa, uma vez que a disseminação linfática é incomum e piora muito os índices de sobrevida. A disseminação se dá, preferencialmente, por invasão local e por via hematogênica principalmente para fígado, pulmão e ossos.

O tratamento quimioterápico com mesilato de imatinibe ou malato de sunitinibe, inibidores da tirosinoquinase, é utilizado como neoadjuvante por 3 meses em doença extensa locorregional para citorredução tumoral ou adjuvante em ressecções com tumores residuais, de elevado risco de malignidade, doença metastática ou recidiva tumoral.

Urgências

Perfurações

Devido à sua baixa incidência, as perfurações do jejuno e do íleo têm pouca atenção na literatura médica, mas, em algumas ocasiões, o cirurgião, ao explorar um abdômen, se depara com um quadro de peritonite ocasionado por uma perfuração. Por isso é necessário que ele conheça as possíveis causas para que possa utilizar a tática e o procedimento cirúrgico adequados. Além disso, devido ao diagnóstico tardio das perfurações ou deiscências de enterorrafias, peritonite grave e sepse estão presentes na maioria dos casos, assim como a falência de múltiplos órgãos. A taxa de morbidade e mortalidade é, geralmente, significativa.

Tuberculose

O acometimento intestinal pelo *mycobacterium tuberculosis* pode acontecer de forma primária (ingestão do leite contaminado) ou secundária (ingestão de bacilos na vigência de doença pulmonar). A tuberculose está, novamente, aumentando de forma crescente a sua incidência, inclusive nos países desenvolvidos. Acomete qualquer idade, sendo mais prevalente entre os 20 e 40 anos, e é causa frequente de doença intestinal em imunocomprometidos. A via de transmissão mais comum é a oral, por ingestão dos bacilos, mas pode ocorrer, também, por via hematogênica, linfática ou por contiguidade.

Existem duas formas anatomopatológicas bem definidas:

- *Ulcerativa*: geralmente localizada no íleo terminal. As úlceras são ovais ou arredondadas e se situam no sentido transversal ao eixo do intestino. São mais frequentes na borda antimesentérica e podem circundar toda luz intestinal. Algumas vezes aprofundam até a camada serosa podendo evoluir para perfuração.

- *Hipertrófica*: mais comum no ceco. A parede intestinal está espessada e dura. Pode ter aspecto tumoral.

As manifestações clínicas dependem da forma anatomopatológica sendo, portanto, variáveis. Predomina a dor abdominal, a diarreia e a perda de peso. Quadros obstrutivos e perfurativos podem ocorrer. A perfuração é mais comum nas formas ulcerativas; podem ser únicas ou múltiplas e, geralmente, ocorrem no íleo.[21] A parede intestinal aparece espessada e, muitas vezes, uma massa inflamatória envolve a região ileocecal com gânglios mesentéricos aumentados. O RX de tórax pode mostrar pneumoperitônio e sinais de comprometimento pleuropulmonar compatível com tuberculose.

A conduta cirúrgica é controversa, principalmente quando o paciente se encontra séptico. A perfuração única quando suturada é acompanhada de deiscência de sutura e fístulas com mortalidade que varia entre 25% a 50%.[22] Uma opção interessante é biopsiar as bordas da lesão e superdirigir uma fístula através de uma enterostomia com dreno de Kehr.[23] É um procedimento rápido e seguro. A ressecção do segmento acometido é outra opção, principalmente, na vigência de perfurações múltiplas. A decisão entre anastomose primária ou ostomia dependerá da experiência do cirurgião e das condições sistêmicas e locais. O tratamento com quimioterápicos deve ser iniciado tão logo seja feito o diagnóstico e seja possível utilizar o trato digestivo. Nos casos de perfurações sem causa aparente, é importante considerar tuberculose.

Febre tifoide

A febre tifoide é uma doença endêmica nos países em desenvolvimento causada, principalmente, pelo bacilo gram-negativo *Salmonella typhii*. A sua transmissão é realizada pelo consumo de água e alimentos contaminados pelas fezes de homens e animais infectados, sendo a via digestiva a sua porta de entrada. É uma doença sistêmica com período de incubação de 10 a 14 dias, caracterizada por mal-estar, adinamia, febre e diarreia. No exame físico, além dos sinais de toxemia, observamos dissociação pulso/temperatura (sinal de Faget), hepatoesplenomegalia e manchas eritematosas no abdômen e tórax (roséolas tíficas). O diagnóstico é realizado pela reação de Widal (o teste deve ser realizado somente 7 a 10 dias após o início da infecção e se baseia na detecção de anticorpos aglutinantes contra aos antígenos O e H da bactéria) ou isolando-se o microorganismo no sangue, medula óssea ou coprocultura.

A perfuração intestinal é a complicação mais grave da febre tifoide, ocorre, geralmente, em torno da 3ª semana após o início dos sintomas e agrava muito o prognóstico do paciente. Na maioria absoluta das vezes, é única, tem a forma arredondada e situa-se na borda antimesentérica do íleo terminal (em torno de 50 cm da válvula ileocecal). A sua incidência é muito variável,[24,25] e a mortalidade oscila entre 5% a 60%.[26,27] O pneumoperitônio é sinal importante.

O tratamento da perfuração é cirúrgico. Não existe um consenso sobre qual técnica é a mais adequada.[26] A escolha depende de vários fatores: condições gerais do paciente, número de perfurações, grau de contaminação peritonial e tempo decorrido entre perfuração e a cirurgia.[28] Realizado o diagnóstico, é obrigatória a vigorosa reposição volêmica pré-operatória com o objetivo de melhorar as condições clínicas do paciente. Nas perfurações isoladas existem controvérsias de qual é a melhor opção, se enterorrafia simples em dois planos[27] precedida por desbridamento das bordas da lesão, ressecção segmentar com anastomose primária[29] ou a realização de uma enterostomia com dreno de Kehr.[23] Nas perfurações múltiplas, a ressecção do segmento de alça, que deve incluir 10 cm proximais e distais à perfuração,[30] é a melhor conduta. A opção entre anastomose primária e ileostomia depende das condições locais e sistêmicas. O objetivo do tratamento cirúrgico, além de tratar a perfuração, é evitar a ocorrência de fístula entérica que é a complicação mais grave e fatal. É recomendável deixar a pele e o tecido celular subcutâneo abertos devido à alta taxa de infecção do sítio cirúrgico. Antibioticoterapia precoce (cloranfenicol, metronidazol, ampicilina, amoxicilina ou cefalosporina de terceira geração já foram usados com bons resultados), assim como apoio nutricional com solução parenteral são imprescindíveis.

Corpo estranho

A ingestão de corpos estranhos raramente causa complicações. Eventualmente podem provocar obstrução ou perfuração intestinal (cerca de 1%). Os locais de perfuração mais usuais são íleo terminal e cólon. São, geralmente, provocadas por palitos, espinha de peixe, fragmentos ósseos, agulhas e alfinetes.

A história do paciente nem sempre é clara, principalmente nos doentes psiquiátricos e pediátricos. O intervalo entre a ingestão e perfuração é muito variável, sendo usualmente prolongado. O exame radiológico pode contribuir para o diagnóstico quando o corpo estranho é radiopaco. Muitas vezes o diagnóstico é realizado no perioperatório. A sutura simples do local da perfuração é a opção ideal desde que as condições clínicas e locais o permitam.

Obstrução intestinal

A obstrução intestinal originária do intestino delgado engloba todos aqueles pacientes que apresentam, por um motivo ou outro, interrupção ou retardo no funcionamento normal do tubo intestinal. A obstrução intestinal pode ser causada por um obstáculo mecânico, quando é denominada obstrução mecânica, ou por paralisia do músculo intestinal, chamada de íleo paralítico. É importante diferenciarmos essas duas entidades porque elas possuem causas e tratamentos distintos.

O íleo paralítico é frequente e causado por diversos fatores: neurogênicos, humorais e metabólicos (Tabela 82.1). O seu tratamento é eminentemente clínico, expectante e está diretamente relacionado ao fator causal. Independentemente da causa básica, a cólica está ausente, há interrupção na eliminação de gases e fezes, distensão abdominal e vômitos, sendo estes últimos menos frequentes do que na obstrução mecânica. Na ausculta abdominal inicial, não se evidenciam ruídos peristálticos por até 5 minutos.

A obstrução mecânica do intestino delgado pode ser causada por obstáculos que se situam em três locais (Tabela 82.2):

A) Extraluminal
B) Parede da alça
C) Intraluminal

Os distúrbios fisiopatológicos provocados pela parada de progressão do conteúdo intestinal observados em um quadro de obstrução intestinal são: distensão intestinal, estase entérica e isquemia da parede do intestino. A distensão intestinal aumenta a pressão intraluminal,

Tabela 82.1
Causas de íleo paralítico

Pós laparotomia	Isquemia intestinal
Distúrbios hidroeletrolíticos	Sepse
Medicamentos	Processos torácicos
Peritonites	Inflamação retroperitoneal
Hemorragias retroperitoneais	Vasculites
Esclerodermia	Polineuropatia

Tabela 82.2
Causas de obstrução mecânica

Intraluminal	Parede intestinal	Extraluminal
Bezoar	Neoplasias Malignas	Bridas
Parasitas	Neoplasias Benignas	Aderências
Intussuscepção	Estenoses inflamatórias	Hérnias Externas
Íleo Biliar	Hérnias Internas	
Pólipos		

que pode prejudicar o suprimento sanguíneo da alça, fato bem observado nas obstruções em alça fechada. A estase propicia os vômitos que leva a hipovolemia, alcalose metabólica e facilita a proliferação bacteriana. A isquemia da parede da alça intestinal é decorrente do comprometimento da circulação sanguínea, o que, com o passar do tempo e a progressão do quadro, leva a translocação bacteriana e perda da integridade da alça, com consequente quadro de peritonite.

Em todo paciente com dor abdominal, vômitos e parada de eliminação de gases e fezes, a suspeita de obstrução intestinal se impõe. Nessa situação devemos responder algumas perguntas:

1. A obstrução é mecânica?
2. Qual o nível da obstrução?
3. Há estrangulamento?
4. Qual é o estado atual do paciente?
5. Qual a provável etiologia da obstrução?

A obstrução mecânica é caracterizada por dor abdominal em paroxismos tipo cólica, com intervalo de tempo variável dependendo do grau e do local da obstrução. É acompanhada de distensão a montante do local obstruído. Os vômitos serão tanto mais intensos quanto mais alta for a obstrução. Inicialmente são alimentares, depois biliosos e por fim fecaloides. O vômito fecaloide devido à obstrução mecânica não é patognomônico de obstrução baixa, podendo também ocorrer nas obstruções altas, em decorrência da proliferação bacteriana. Há interrupção na eliminação de gases e fezes, mas, nas obstruções altas, o paciente pode evacuar o conteúdo distal. Ao exame físico, o abdômen apresenta-se mais ou menos distendido, dependendo do nível da obstrução, mas sem defesa abdominal. O peristaltismo está aumentado e, muitas vezes, é caracterizado como sendo "de luta". Os sintomas variam na dependência do segmento ocluído. A obstrução pode ser classificada como sendo do segmento delgado alto (duodeno ou jejuno proximal) e do segmento delgado baixo (jejuno distal e íleo) (Tabela 82.3). A obstrução alta apresenta início

Tabela 82.3
Sintomatologia de acordo com o local da obstrução

Sintomas	Intestino delgado alto	Intestino delgado baixo
Dor	+++	++
Vômitos	+++	+/++
Distensão abdominal	0/+	++
Peristaltismo	++	+++
Parada de eliminação de gases e fezes	+	++
Estado geral	+++	++

súbito e curso rápido. O paciente relata dor tipo cólica a pequenos intervalos e vômitos abundantes. Em consequência, surgem precocemente desidratação, distúrbios hidroeletrolíticos e choque hipovolêmico. A inspeção do abdômen evidencia pouca ou nenhuma distensão.

O início da obstrução baixa é geralmente insidioso e cursa lentamente. Os paroxismos dolorosos são espaçados, e os vômitos, infrequentes. Em contrapartida, a distensão abdominal é acentuada.

Quando a dor muda a sua característica, isto é, torna-se contínua e não tipo cólica, deve-se pensar em estrangulamento. No exame físico surgem taquicardia e sinais de irritação peritoneal (defesa muscular e contratura involuntária). Na ausculta abdominal o peristaltismo que era aumentado torna-se diminuído. Esses achados sugerem fortemente a presença de sofrimento de alça, uma situação de urgência, cuja cirurgia não pode ser protelada.

O paciente obstruído deve ter seu estado geral minuciosamente avaliado. É necessário detectar e corrigir a desidratação, os distúrbios hidroeletrolíticos, além de rastrear possíveis comprometimentos cardíaco, pulmonar e renal, principalmente no paciente idoso. Nessa situação deve-se retardar a cirurgia em algumas horas, para que os distúrbios existentes sejam corrigidos. Exceções à regra são os pacientes com sinais de sofrimento de alça, que não devem ter a cirurgia retardada.

Estabelecer a etiologia da obstrução mecânica é algumas vezes desnecessário, porém torna-se útil em algumas situações, já que a cirurgia pode ser evitada. Uma anamnese bem feita e detalhada nos fornece dados preciosos. A idade do paciente ajuda na avaliação etiológica, pois, em geral, na maturidade predominam as lesões neoplásicas, enquanto na primeira infância predomina a intussuscepção; em nosso meio, o bolo de *Ascaris* é, também, frequente nessa fase. A história de cirurgia abdominal prévia é dado de muita importância, visto que a suspeita de obstrução por bridas ou aderências se impõe. Nos dias atuais, elas são a principal causa de obstrução do intestino delgado. É fundamental no exame físico pesquisar com detalhes (principalmente no paciente obeso) os locais passíveis de ocorrerem hérnias (lembrar das hérnias femorais, principalmente nas mulheres).

Em relação aos exames laboratoriais, as alterações são inespecíficas, e chama atenção a leucocitose com desvio para esquerda e o aumento da amilase nos quadros de obstrução com suspeita de sofrimento de alça. O ionograma, a gasometria arterial, o lactato sérico e as provas de função renal são essenciais para avaliação do quadro sistêmico do paciente.

súbito e curso rápido. O paciente relata dor tipo cólica

As radiografias não contrastadas de abdômen devem ser feitas com o paciente em decúbito dorsal, para estudo da morfologia das alças, e em ortostatismo, que demonstra possíveis níveis hidroaéreos (Figura 82.3). Quando o paciente não consegue permanecer de pé, pode-se visualizar os níveis colocando-o em decúbito dorsal ou lateral e realizando o exame com raios horizontais. A propedêutica radiológica é essencial porque contribui no diagnóstico diferencial entre íleo paralítico e obstrução mecânica, caracteriza o nível obstruído, detecta algumas causas etiológicas e evidencia sinais de sofrimento de alça. Sabe-se que o intestino delgado, normalmente, não contém ar. Portanto, a presença de ar no intestino delgado é patológica, até que se prove o contrário. Obstruído o tubo digestivo, haverá acúmulo de ar, que é um bom meio de contraste. Ele é proveniente de três fontes: ar deglutido, gás carbônico resultante de reação química (ácido clorídrico e bicarbonato de sódio) e gases resultantes da ação bacteriana. O ar deglutido é a fonte principal, pois o nitrogênio é o principal componente e é pouco absorvido pelo intestino. No íleo paralítico, há ar em todo o tubo intestinal de uma maneira mais ou menos uniforme. Na obstrução mecânica, o ar está presente apenas proximal ao ponto obstruído. Falta, portanto, a bolha na ampola retal. Podemos estabelecer se uma alça é do intestino delgado ou do grosso por

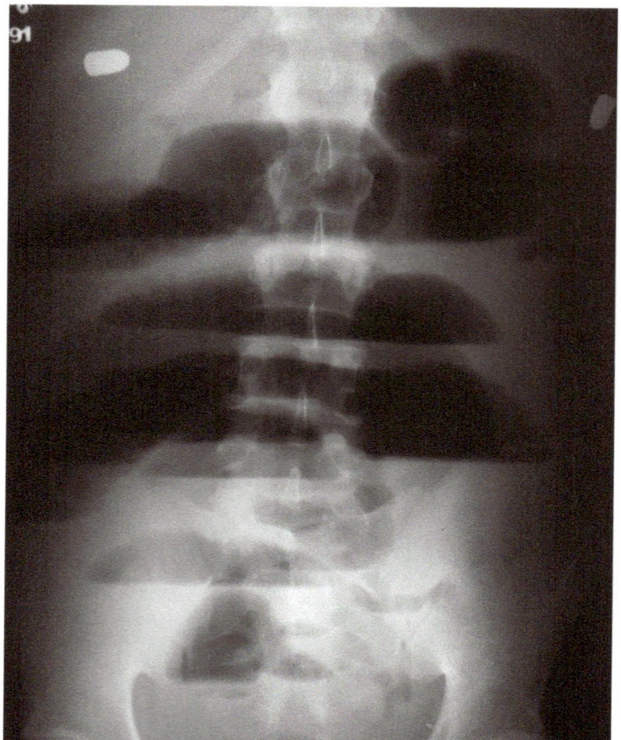

O estudo radiológico é de grande importância.

FIGURA 82.3 – *Radiografia simples de abdômen em ortostatismo mostrando níveis hidroaéreos.*
Fonte: autores.

meio de quatro parâmetros: (a) diâmetro, (b) marcas transversais, (c) localização e (d) disposição.

Na obstrução do intestino delgado evidencia-se uma alça de menor diâmetro, com marcas transversais que vão de uma parede à outra (válvulas coniventes) que lembram uma imagem de espinha de peixe, de localização central e disposição transversal (Figura 82.4).

Na obstrução do intestino grosso com válvula ileocecal competente, teremos uma alça de grande diâmetro, com marca transversal que não chega a ir de uma parede à outra (haustração), localizada lateralmente e em posição vertical ou adotando a forma de uma moldura. Quando a válvula ileocecal torna-se incompetente, o ar flui para o intestino delgado, e radiologicamente o padrão é semelhante ao do íleo paralítico. Nessa situação, o enema opaco, realizado delicadamente, é de grande utilidade, pois pode, além de confirmar o diagnóstico de obstrução mecânica, estabelecer sua provável etiologia. No íleo biliar, o exame radiológico simples demonstra ar na via biliar, além de poder, em certas ocasiões, localizar o cálculo impactado. São considerados sinais sugestivos de sofrimento da alça: presença de edema de parede, desaparecimento das marcas transversais e presença de digitações e ar na parede da alça. Observa-se ainda que a alça necrosada tende a adotar, à radiologia, uma posição fixa, quer o exame seja feito com o paciente deitado ou de pé.

O exame contrastado (trânsito intestinal e enema opaco) para o diagnóstico da obstrução do intestino delgado só é realizado em casos de exceção. Um bom exemplo é na suspeita de invaginação intestinal, sendo que a pressão hidrostática da coluna de bário poderá reduzir a invaginação e, portanto, a obstrução. Situação especial são as obstruções devido a bridas e aderências. Trabalhos recentes mostram bons resultados com o uso

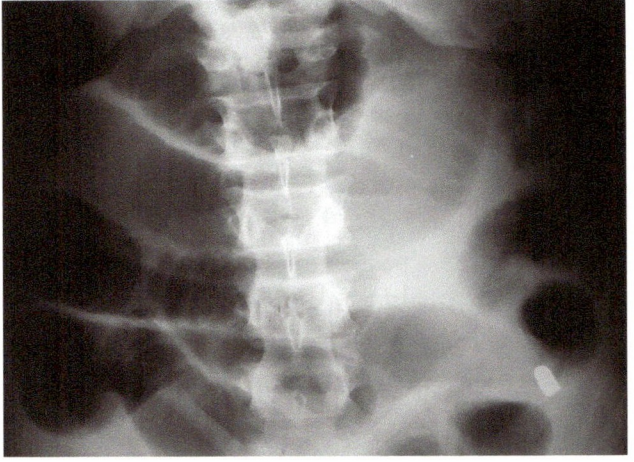

FIGURA 82.4 – Radiografia simples de abdômen mostrando padrão obstrutivo de intestino delgado com válvulas coniventes. Fonte: autores.

de ingestão de contraste oral (gastrografina), especificamente nos portadores de obstrução do intestino delgado por brida ou aderência. Após quatro a seis horas da ingestão de 400 mL do contraste oral, realiza-se uma radiografia simples de abdômen. Se o contraste já tiver atingido o colón, a obstrução é parcial, caso contrário, a obstrução é total, e a cirurgia precoce é a melhor conduta.31

A ultrassonografia tem valor limitado, revelando apenas alças de delgado distendidas com líquido no seu interior. Na obstrução por áscaris, pode ser observada uma imagem característica de "trilho de estrada de ferro".

A tomografia computadorizada, principalmente utilizando aparelhos com multidetectores que permitem vários tipos de reconstrução, tem sido utilizada com maior frequência e tem grande sensibilidade. Ela deve ser realizada, preferencialmente, com contraste oral e/ou venoso. A presença de alças dilatadas com líquido e níveis hidroaéreos proximais em nível da obstrução, de uma zona de transição bem definida e de alças colapsadas e vazias após esse local permite, inclusive, determinar o ponto de obstrução (ver Figura 82.2). A tomografia pode também determinar a presença de causas externas de obstrução (vários tipos de hérnias de parede abdominal), e pode ser útil em pacientes obesos. Outros sinais importantes e que sugerem alças isquêmicas são: a presença de espessamento circunferencial da parede intestinal (alça em alvo), pneumatose intestinal, gás no sistema porta e líquido livre na cavidade abdominal.

Podemos dividir o tratamento da obstrução intestinal em três questões: a reposição hidroeletrolítica, a descompressão e a remoção da causa da obstrução. Uma avaliação clínica cuidadosa deve ser feita para que sejam detectadas outras doenças que possam complicar o quadro clínico do paciente, como doenças renais, cardíacas e pulmonares. Jejum absoluto e reposição volêmica adequada com correção dos distúrbios hidroeletrolíticos são essenciais. A monitorização (dados vitais, oximetria, débito urinário horário, PVC, PIA) é fundamental no paciente grave, principalmente se for idoso. Em pacientes com indicação cirúrgica definida, é essencial o uso de antibioticoterapia pré-operatória, principalmente em caso suspeito de sofrimento de alça.

A descompressão intestinal é medida prioritária em todo paciente obstruído. O uso de cateter nasogástrico melhora a distensão e os vômitos, além de diminuir o risco de aspiração de conteúdo intestinal na indução anestésica. Este é o tratamento definitivo nos casos de íleo paralítico em condições que respondem a tratamento medicamentoso e é o tratamento inicial em pacientes com obstrução mecânica parcial por bridas e/ou aderências e na fase aguda da doença de Crohn.

Na obstrução por áscaris, utiliza-se óleo mineral e, tão logo este seja eliminado pelo ânus, utiliza-se a piperazina, que atua sobre a placa motora do verme, paralisando-o e evitando que haja perfuração intestinal. Nos casos de obstrução por áscaris em que não exista resposta ao tratamento clínico e a cirurgia seja necessária, observa-se uma mortalidade alta (podendo chegar a 50%, nos casos operados com perfuração intestinal).

O método cirúrgico empregado na remoção da causa da obstrução será ditado pela condição patológica encontrada durante a laparotomia. A secção de aderências e bridas, a manipulação e a redução de invaginações intestinais, vólvulos e de hérnias encarceradas não necessitam de abertura das alças. A enterotomia será necessária no tratamento do íleo biliar e do bezoar. A ressecção de uma lesão obstrutiva com anastomose primária é utilizada com frequência nos casos de estrangulamento de alças e nos casos de tumores. As derivações internas (*bypass*) podem ser necessárias na manipulação de obstrução tumoral, na doença de Crohn e na enterite actínica em pacientes gravemente enfermos que não suportariam uma enterectomia.

Caso as alças intestinais precisem ser abertas para o tratamento da obstrução deve-se descomprimi-las retirando o líquido de estase, tomando cuidado para não contaminar a cavidade peritoneal. No entanto, não se deve fazer descompressão de alças íntegras por punções ou enterotomias, pois estas aumentam o risco de infecção pós-operatória e de fístulas intestinais.

A viabilidade das alças estranguladas deve ser pesquisada após resolução da obstrução. Para isso, deixa-se a alça envolta em compressa úmida com soro fisiológico morno por 10 a 20 minutos, e observa-se a presença de cor normal vermelha ou rósea e de peristalse e pulso nas artérias que irrigam o segmento intestinal avaliado. Métodos especiais de estudo da viabilidade intestinal com o uso de fluoresceína, termometria da alça e pesquisa de fluxo com fluxômetro a Doppler não são empregados comumente em nosso meio.

A cirurgia laparoscópica também vem sendo utilizada no tratamento da obstrução intestinal. Algumas séries mostram sucesso em até 70% dos casos. Treinamento em laparoscopia avançada é fundamental. Em pacientes com grande distensão abdominal, recomenda-se realizar o pneumoperitônio sob visão direta e ter muito cuidado ao manipular alças distendidas. Uma dificuldade adicional é a existência de pouco espaço para trabalhar no interior da cavidade abdominal, visto que as alças distendidas ocupam grande parte do espaço disponível.

Lesões traumáticas

O intestino delgado pode ser lesado nos traumatismos penetrantes (trauma aberto) e nos contusos (trauma fechado). No trauma fechado, o diagnóstico é difícil, e o paciente é tratado tardiamente, em grande número de casos.

No trauma abdominal aberto, a lesão acontece em toda a extensão do jejuno e do íleo e depende do local de penetração na parede abdominal. No ferimento por arma de fogo, é frequente a ocorrência de lesão múltipla e transfixante. Com menor frequência, é tangencial, determinando perfuração única. A presença de lesões de outras vísceras abdominais é comum. No trauma fechado, as lesões do jejuno e do íleo, assim como as lesões do mesentério, ocorrem com maior frequência naqueles segmentos considerados fixos (jejuno proximal e íleo distal). A presença de fraqueza na parede abdominal anterior (hérnias), de cicatrizes cirúrgicas no abdômen (aderências de alças) e o estado de repleção da alça (alça cheia) são fatores que propiciam a ocorrência de lesão intestinal.[32] Caracteristicamente são lesões únicas, localizadas na borda antimesentérica e estão associadas a outras lesões intra-abdominais na minoria dos casos. Os vasos sanguíneos do mesentério podem romper sem lesão concomitante da alça, ocasionando um hemoperitônio e, às vezes, isquemia e necrose do segmento de alça intestinal por ele irrigado.

Nos pacientes vítimas de traumatismo abdominal aberto, a indicação cirúrgica, na maioria das vezes, é precoce, e o diagnóstico da lesão do jejuno e do íleo é realizado, via de regra, durante o ato cirúrgico. Nos pacientes vítimas de um trauma abdominal fechado, o diagnóstico é mais difícil e, por isso, o médico deve dar atenção especial ao exame clínico do paciente, para não tratar tardiamente a lesão. Assim, todo paciente com trauma abdominal fechado deve permanecer hospitalizado e em observação cirúrgica, sendo submetido a um exame clínico a intervalos regulares, pelo período mínimo de 24 horas. O paciente portador de tatuagem traumática no abdômen provocada pelo mal posicionamento do cinto de segurança tem 64% de possibilidade de lesão intestinal.[33]

As lesões por contusão abdominal se manifestam clinicamente por um quadro de perfuração de uma víscera oca para o peritônio livre. A dor abdominal é o sintoma mais característico e está presente em todos os casos. Ao exame físico, chamam a atenção a desidratação progressiva, a taquicardia e sinais de irritação peritonial. Nos casos em que o diagnóstico é realizado tardiamente, o quadro geral e abdominal é mais grave.

O diagnóstico da lesão do intestino delgado é essencialmente clínico. Os exames laboratoriais são inespecíficos. Entretanto, os exames radiológicos são de grande valor, principalmente quando feitos sucessivamente e analisados comparativamente durante a evolução do paciente. O estudo radiológico do tórax pode revelar pneumoperitônio (sinal tardio) e deve ser rotineiramente realizada. A punção abdominal com lavado peritonial, por ser método invasivo e pouco sensível para diagnosticar lesão intestinal, tem sido pouco utilizada. Entretanto, a presença de líquido entérico e/ou bile na punção ou de número de leucócitos maior que 500/mL e de níveis elevados de fosfatase alcalina (maior que 3UI/mL) no líquido obtido pelo lavado peritonial é considerada diagnóstico de lesão intestinal e justifica a exploração cirúrgica.[34] O achado na ultrassonografia se resume à presença de líquido livre intraperitonial.

A tomografia computadorizada do abdômen, nos dias atuais, é o principal e mais importante método propedêutico no trauma abdominal fechado. A sua utilização para diagnóstico das lesões intestinais, entre elas a lesão do jejuno e do íleo, tem valor controverso, variando de um serviço para outro. Quando realizada precocemente, pode não revelar nenhuma alteração. Seus achados são sutis. Para se ter um bom índice de acerto deve-se realizar esse exame com técnica adequada para diminuir os artefatos, com reconstrução de boa resolução, cortes com espessura de 1 mm, usar contraste oral e venoso e incluir a pelve no exame. Além disso, é necessário um radiologista experiente que conheça os sinais tomográficos de lesão intestinal e os procure com atenção. Os principais e mais sugestivos achados tomográficos de lesão intestinal são:

- Espessamento da parede da alça (maior que 3 mm e circunferencial).
- Extravasamento do contraste oral.
- Presença de líquido livre, principalmente na ausência de lesão de víscera maciça.
- Pneumoperitônio, na maioria das vezes localiza-se perto do ligamento falciforme.
- Dilatação da alça com líquido em seu interior, podendo ter líquido, também, em torno da alça.
- Espessamento e alterações da densidade do mesentério.
- Descontinuidade da parede intestinal.[35-38]

Entretanto, é importante salientar que uma tomografia normal não exclui lesão intestinal e que a sua acurácia para o diagnóstico dessa lesão aumenta com o passar do tempo. Em cerca de 13% dos pacientes com lesão intestinal, a tomografia é normal.[33]

Tabela 82.4
Classificação das lesões do intestino delgado

Grau	Tipo de lesão
I	Contusão ou hematoma sem desvascularização Laceração parcial da parede sem perfuração
II	Laceração menor que 50% da circunferência da alça
III	Laceração maior ou igual a 50% da circunferência da alça
IV	Transecção do intestino delgado
V	Transecção do intestino delgado com perda tecidual Comprometimento vascular com segmento desvascularizado

A laparoscopia como método propedêutico para lesão do intestino delgado ainda não ganhou aceitação geral devido à dificuldade de se examinar com precisão toda a sua extensão. Entretanto, a sua utilização tem sido descrita com frequência cada vez maior em casos selecionados. A estabilidade hemodinâmica é condição imprescindível para sua realização. Para realizá-la é preciso ter experiência com o método e usar pinças adequadas com aparelhagem de boa resolução.

Quando ocorre lesão do mesentério sem lesão da luz visceral, a clínica observada é um pouco diferente e caracteriza-se por uma perda sanguínea de intensidade variável. Atualmente, a realização de ultrassom e/ou tomografia computadorizada do abdômen, revelando a presença de líquido livre na cavidade, a sua localização e o seu volume estimado, nos permite fazer um diagnóstico mais precoce.

O tratamento das lesões traumáticas do intestino delgado é sempre cirúrgico e envolve procedimentos simples e seguros, desde que realizado precocemente (em torno de 12 horas) e com técnica adequada. Antes do início do ato cirúrgico, o paciente deve ser convenientemente preparado. Nos pacientes politraumatizados, deve-se dedicar mais atenção ao tratamento das lesões associadas e de maior gravidade, que colocam a vida do paciente em risco. A laparotomia deve ser realizada por meio de incisão vertical mediana ampla, pois esta é feita com rapidez e permite exploração de toda a cavidade abdominal. As lesões encontradas devem ser classificadas de acordo com os critérios propostos pela Associação Americana de Cirurgia do Trauma (Tabela 82.4).

Nos casos operados precocemente, as lesões do jejuno e do íleo são passíveis de sutura primária, que não precisa ser complementada por nenhum outro procedimento. Em algumas situações, a ressecção do segmento de alça lesado ou sem vitalidade (Figura 82.5), seguida de anastomose terminoterminal, torna-se necessária (Quadro 82.1).

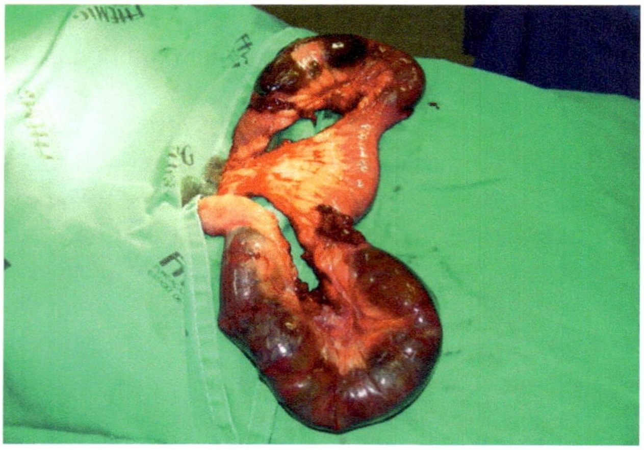

que ele suporte o trauma cirúrgico. Durante o ato cirúrgico encontramos uma lesão com bordas friáveis e inflamadas (Figura 82.6), não permitindo a execução segura da sutura primária, pois o risco de deiscência da sutura com formação de fístula no pós-operatório é muito elevado. Nessa situação, a opção adotada é realizar uma sutura parcial da lesão e colocar, dentro da luz intestinal, um dreno em "T" de calibre grosso[23] (dreno de Kehr). Em seguida, exteriorizamos o seu ramo vertical por contra-abertura na parede abdominal e fixamos esse segmento de alça no peritônio parietal (como se faz em uma jejunostomia). Essa enterostomia com sonda "T" traz as seguintes vantagens:

- Promove a formação de uma fístula superdirigida, impedindo que o conteúdo da alça alcance a cavidade abdominal.
- Remove o líquido entérico de dentro da luz da alça.
- Mantém a alça em repouso e descomprimida, evitando tensão na linha de sutura e propiciando que a cicatrização da lesão evolua de maneira favorável. Assim, proporciona-se uma proteção maior ao paciente, evitando que uma fístula entérica, com suas repercussões, se instale.

Após duas semanas de tratamento, se o paciente estiver bem e sem sinais de infecção abdominal, o dreno será retirado, e a fístula se fechará espontaneamente.

O tratamento laparoscópico das lesões do intestino delgado pode ser usado em casos especiais e selecionado desde que o cirurgião tenha ampla experiência com o método. Mesmo assim, o risco de passar lesão despercebida existe.

Desde que tratadas precocemente, as lesões do intestino delgado evoluem bem, sem complicações. As complicações intra-abdominais são mais comuns em pacientes tratados com peritonite purulenta já instalada.

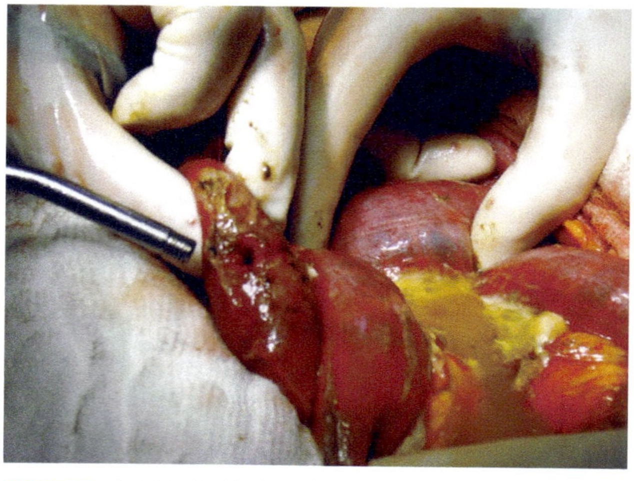

FIGURA 76.6 – Lesão intestino delgado grau II de diagnóstico tardio. Notar as bordas da lesão friáveis e inflamadas e secreção purulenta na cavidade abdominal. Fonte: autores.

FIGURA 82.5 – Lesão intestino delgado grau V com lesão de mesentério e isquemia de segmento de alça. Fonte: autores.

Quadro 82.1
Condições que necessitam de enterectomia

- Ferimentos extensos e irregulares
- Lesões em que a sutura primária leva à estenose da luz da alça intestinal
- Múltiplas perfurações concomitantes em um segmento curto da alça intestinal
- Lacerações longitudinais extensas
- Áreas com esmagamento e/ou sofrimento vascular
- Grandes hematomas e lacerações do mesentério

Tanto a enterorrafia quanto a enterectomia devem ser realizadas segundo os princípios básicos da cirurgia intestinal do trauma (Quadro 82.2).

Nos pacientes diagnosticados e tratados tardiamente (com mais de 12 horas de trauma), com frequência vítimas de traumas fechados, a situação muda de aspecto, tornando-se mais grave e complexa. O paciente, nesses casos, está séptico e com um quadro já instalado de peritonite bacteriana. Portanto, antes da cirurgia, devem ser melhoradas as suas condições gerais, para

Quadro 82.2
Princípios básicos da cirurgia intestinal do trauma

- As bordas da ferida intestinal devem ter irrigação perfeita
- Nos ferimentos por armas de fogo, realizar desbridamento das bordas da lesão porque estas estão contundidas e com o tecido desvitalizado
- Como a maioria das lesões é transfixante, devemos examinar, minuciosamente, toda a extensão do jejuno e do íleo
- Todos os hematomas da parede da alça e do mesentério devem ser explorados, para evitar que alguma lesão passe despercebida
- As lesões que atingem a camada serosa ou seromuscular, sem lesar a camada mucosa, devem ser suturadas
- As suturas podem ser realizadas em um ou dois planos, usando-se pontos separados com fio inabsorvível na camada seromuscular
- Lavar cuidadosamente a cavidade abdominal com soro fisiológico aquecido antes do fechamento da cavidade abdominal

fístulas entéricas.

As complicações que trazem mais riscos ao paciente são os abscessos intra-abdominais (pélvico, subfrênico e interalças) e as deiscências de sutura, originando as fístulas entéricas.

Miscelânea

Divertículo de Meckel

O divertículo de Meckel, descrito em 1809 por Johann Meckel, é a má formação congênita mais frequente do trato gastrintestinal e consiste na persistência proximal do duto onfalomesentérico.

O divertículo de Meckel incide em 1,5% a 2% das pessoas e produz sintomas em apenas 4% destas, em particular em crianças. Em adultos, os sintomas são mais comuns em homens de até 50 anos de idade, em divertículos maiores que 2 cm e na presença de tecido ectópico.[39,40] Habitualmente, localiza-se a cerca de 60 cm da válvula ileocecal (variando de 50 a 100 cm), na borda antimesentérica. Tem mesentério, irrigação própria e apresenta comprimento e diâmetro variáveis, possuindo, ainda, todas as camadas do tubo digestivo sendo, portanto, um divertículo verdadeiro. É, muitas vezes, sede de metaplasia de diversos tecidos, principalmente de mucosa gástrica, de parênquima pancreático e de tumor carcinoide. Quando localizado no interior de um saco herniário, é denominado de hérnia de Littré e, neste caso, deve ser sempre ressecado.[41]

Em geral, tem evolução silenciosa, manifestando-se clinicamente apenas na presença de complicações. Pode, entretanto, ser causa de dor abdominal incaracterística e recorrente.

A hemorragia, a mais comum das complicações do divertículo de Meckel (25% a 50% dos casos) origina-se, quase sempre, em tecido gástrico ectópico, podendo ser diagnosticada mediante realização de trânsito intestinal, tomografia computadorizada, enteroscopia ou cintilografia com Tecnécio 99.[39] O processo inflamatório local, determinando quadro de diverticulite, ocorre em 10% a 20% dos casos e simula, frequentemente, apendicite aguda. Quando ocorre perfuração para o peritônio livre, a infecção que se instala é muito grave. O diagnóstico dessa inflamação, bem como da obstrução intestinal ocasionada pelo divertículo por intussuscepção ou volvo ileal em volta do divertículo é, quase que exclusivamente, peroperatório.

O tratamento é sempre cirúrgico. A enterectomia com anastomose terminoterminal é preferível à ressecção em cunha do divertículo com fechamento transversal da alça, porque a maioria dos tecidos ectópicos se situa na base do divertículo.[39,42] A diverticulectomia pode ser realizada com bons resultados usando grampeadores lineares. A simples inversão do divertículo é técnica condenada e não deve ser utilizada. O acesso laparoscópico é outra opção e tem a vantagem de realizar o diagnóstico em casos duvidosos.[43]

A conduta, quando o divertículo de Meckel é um achado ocasional em uma laparotomia, é controversa. Como pode ser causa de dor abdominal de origem obscura, sede de tumor carcinoide e as complicações serem potencialmente graves e de difícil diagnóstico, a tendência atual é a de realizar a ressecção do divertículo quando não existe impedimento sistêmico ou técnico.[41,44]

Endometriose

A endometriose é caracterizada pela presença de tecido endometrial (glândulas e estroma) fora da cavidade uterina. É uma doença estrogênio dependente e bastante comum na mulher durante o período reprodutivo. Quando associada a formações císticas com conteúdo heterogêneo e espesso denomina-se endometrioma. A etiopatogenia é discutível; a teoria mais aceita é que células totipotentes oriundas do endométrio alcançam a cavidade peritoneal pelas tubas uterinas durante a menstruação ou em procedimentos cirúrgicos (cesariana) onde, ao encontrarem ambiente favorável, implantar-se-iam. Outras teorias relacionam a endometriose à doença autoimune, à metaplasia celômica e à disseminação linfática.

A endometriose do trato gastrointestinal ocorre em maior frequência no retossigmoide (85%), apêndice cecal (10%) e delgado (5%). O envolvimento das alças do intestino delgado ocorre, usualmente, por contiguidade. Os implantes intestinais ocorrem, quase sempre, concomitantemente com doença pélvica. Eles se desenvolvem, inicialmente, no peritônio visceral, mas podem se aprofundar na parede da víscera. Nessa situação provocam intensa reação inflamatória com hiperplasia da camada muscular e até fibrose da parede intestinal, o que pode ocasionar confusão diagnóstica com doença de Crohn[45] ou neoplasia maligna. Manifesta-se, clinicamente, e de maneira predominante, por dor tipo cólica, náuseas, distensão abdominal e diarreia, com intensificação no período menstrual. Enterorragia e quadro obstrutivo podem ocorrer com certa frequência.

O ultrassom de abdômen, a ressonância magnética e a videolaparoscopia (visualização direta e biópsia) são os procedimentos diagnósticos de escolha. A dosagem sérica de CA 125 não é um marcador sensível e específico da endometriose, apresentando valores mais elevados em estágios mais avançados da doença.

Sua dosagem seriada após o tratamento clínico e/ou cirúrgico pode ser útil para prever a recorrência.

O tratamento depende da extensão da lesão no segmento de alça acometido. Às vezes resume-se em cauterização ou ressecção dos implantes e, nos casos mais avançados, enterectomias com anastomose primária. Alguns autores recomendam pan-histerectomia e ooforectomia bilateral em mulheres acima dos 40 anos de idade.

■ Isquemia mesentérica crônica

A isquemia mesentérica crônica, também denominada angina intestinal, é uma doença traiçoeira, grave e de tratamento complexo. Acomete, caracteristicamente, indivíduos com idade avançada, aterosclerose e pouca reserva fisiológica.

Devido à extensa circulação colateral das artérias intestinais, a doença vascular oclusiva do intestino delgado provoca sintomas menos frequentes e intensos e mais tardios do que a lesão das artérias que nutrem o coração, o cérebro e as extremidades inferiores. Os sintomas surgem quando existe acometimento concomitante de várias artérias viscerais. A dor abdominal intermitente, 15 a 30 minutos após as refeições é o sintoma mais característico. Muitas vezes o paciente, com receio dos episódios dolorosos, limita a ingestão de alimentos, trazendo como consequência um emagrecimento acentuado.

O exame físico contribui muito pouco para o diagnóstico. A angina abdominal mesogástrica sugere o comprometimento da artéria mesentérica superior, enquanto a angina dos quadrantes inferiores, retal ou sacra, sugere comprometimento da mesentérica inferior. O ultrassom de abdômen com doppler colorido,[46] a angiotomografia e a angiorressonância são excelentes métodos diagnósticos, além de serem não invasivos, em pacientes com história clínica compatível e com oclusão de mais de 50% de pelo menos duas artérias principais. Entretanto, a arteriografia mesentérica persiste como método padrão ouro para o diagnóstico e, também, orienta a terapêutica, devendo ser sempre solicitada para confirmação diagnóstica mesmo em caso de positividade dos exames anteriores.

O tratamento cirúrgico consiste na revascularização das artérias acometidas (*bypass*), endarterectomia ou reimplante vascular) e deve ser indicado em pacientes com risco cirúrgico compatível com o procedimento. A participação de um cirurgião vascular é muito importante, pois, além de não existir um tratamento padronizado, existem dúvidas a respeito da técnica de revascularização mais adequada, do enxerto (dacron, PTFE, veia safena) a ser empregado e de quais artérias devam ser abordadas. Nos pacientes de maior risco cirúrgico, idosos e naqueles nos quais a anatomia da lesão e as condições locais da doença permitem a sua realização, a angioplastia percutânea ou o uso de *stents* estão indicadas. Os resultados cirúrgicos são altamente gratificantes, em pacientes adequadamente selecionados, com rápida resolução dos sintomas e ganho de peso.

Referências bibliográficas

1. Melmed GY, Lo SK. Capsule endoscopy: practical application. Clin Gastroenterol Hepatol 2005; 3:411-22.
2. Delaney CP, Fazio VW. Crohn's disease of the small bowel. Surg Clin North Am. 81:137-158, 2001.
3. Gardiner KR, Dasari BVM. Operative management of small bowel Crohn's disease. Surg Clin North Am. 87:587-610, 2007.
4. Beart RW Jr, Melfrath DC, Kelly KA, VanHeerden JA, Mucha P Jr, Dozois R, Adson MA, Culp CE. Surgical management of inflammatory bowel disease. Curr Probl Surg. 17:533-584, 1980.
5. Hardin CA, Friesen RH. Surgical treatment of regional enteritis. Am. J. Surg. 125:596-600, 1973.
6. Michelassi F. Side-to-side isoperistaltic stricturoplasty for multiple Crohn's strictures. Dis. Colon. Rectum. 39:345-349, 1996.
7. Michelassi F, Taschieri A, Tonelli F, Sasaki I, Poggioli G, Fazio VW, Upadhyay G, Hurst R, Sampietro GM, Fazi M, Funayama Y, Pirangeli F. An international, multicenter, prospective, observational study of side-to-side isoperistaltic stricturoplasty in Crohn's disease. Dis. Colon. Rectum. 50:277-284, 2007.
8. Letschert JGJ, Lebesque JV, deBoer RW et al. Dose-volume correlation in radiation-related late small bowel complications: a clinical study. Radiat. Oncol. 32:116-123, 1995.
9. Martel P, Deslandes M, Duque L et al. Radiation injuries of the small intestine. Ann. Chir. 50:312-317, 1996.
10. Ashley S, Wells S. Tumors of small intestine. Semin Oncol. 15:116-128, 1988.
11. Talamonti MS, Goetz LH, Rao S et al. Primary cancers of small bowel. Analysis of prognostic factors and results of surgical management. Arch. Surg. 137: 564-571, 2002.
12. Torres M, Matta E, Chinea B et al. Malignant tumors of the small intestine. J. Clin. Gastroent. 37:372-378, 2003.
13. Rangiah DS, Cox M, Richardson M, Tompsett E, Crawford M. Small bowel tumors: a 10 year experience in four Sydney teaching hospitals. ANZ. J. Surg. 74:788-792, 2004.
14. Wu T, Yeh C, Chao T, Jan Y, Chen M. Prognostic factors of primary small bowel adenocarcinoma: univariate and multivariate analysis. World J. Surg. 30:391-398, 2006.
15. Shebani KO, Souba WW, Finkelstein DM, Stark PC, Elgadi KM, Tanabe KK, Ott MJ. Prognosis and survival in patients with gastrointestinal tract carcinoid tumors. Ann. Surg. 229:815-823, 1999.
16. A. Frilling et al. Lancet Oncology 15: e8-21, 2014.
17. Samel S, Wagner J, Hofheinz R, Sturm J et al. Malignant intestinal non-Hodgkin's lymphoma from the surgical point of view. Onkologie 25:268-271, 2002.
18. Berman J, O'Leary TJ. Gastrointestinal stromal tumor workshop. Hum Pathol 32:578-82, 2001.
19. Miettinen M, Lasota J. Gastrointestinal stromal tumors: pathology and prognosis at different sites. Semin Diagn Pathol 23:70-83, 2006.
20. Dematteo RP, Gold JS, Saran L et al. Tumor mitotic rate, size, and location independently predict recurrence after resection of primary gastrointestinal stromal tumor (GIST). Cancer 112:608-615, 2008.
21. Graupe F, Gerharz CD, Heitmann K, Taleb N, Stock W. Gastrointestinal tuberculosis as a rare cause of perforation of the ileum. Chirurg. 66:724-726, 1995.
22. Ara C, Sogutu G, Yildiz R, Kocak O, Isik B, Yilmaz S, Kirmizioglu V. Spontaneous small bowel perforations due to intestinal tuberculosis should not be repaired by simple closure. J. Gastrin. Surg. 9:514-517, 2005.

23. Abrantes WL, Bichara DSJ, Drumond DAF, Magalhães ALS. Enterostomia com dreno em "T": Uma alternativa técnica para evitar deiscência de sutura. Rev. Col. Bras. Cirurgiões. 22:96-98, 1995.

24. Kayabali I, Gokoora IH, Kayabali M. A contemporaly evaluation of enteric perforations in thyfoid fever: analysis of 257 cases. Int. Surg. 75:96-99, 1990.

25. Santillana M. Surgical complications of thyfoid fever: enteric perforations. World J. Surg. 15:170-174, 1991.

26. Onem A, Dokucu AI, Cigden MK, Ozturk H, Otçu S, Yücesan S. Factors effecting morbidity in thyfoid intestinal perforation in children. Pediatric Surg. Int. 18:696-700, 2002.

27. Stoner MC, Forsythe R, Mills S, Ivatury RR, Broderick TJ. Intestinal perforation secondary to Salmonella typhi: case report and review of the literature. Am. Surgeon. 66:219-222, 2000.

28. Kouame J, Kouadio I, Turquin HT. Typhoid ileal perforation surgical experience of 64 cases. Acta Chir. Belg. 104:445-447, 2004.

29. Ameh EA, Dogo PM, Atah MM, Nmadu PT. Comparison of three operations for thyfoid fever. Brit. J. Surg. 48:558-559, 1998.

30. Athié CG, Guizar CB, Alcántara AV, Alcaraz GH, Montalvo EJ. Twenty-five years of experience in the surgical treatment of perforation of the ileum caused by *Salmonella typhi* at the General Hospital of México City, México. Surgery. 126:632-636, 1998.

31. Di Saverio S, Coccolini F, Galati M, Smerieri N, Biffl WL, Ansaloni L, et al. Bologna guidelines for diagnosis and management of adhesive small bowel obstruction (ASBO): 2013 update of the evidence-based guidelines from the world society of emergency surgery ASBO working group. World J Emerg Surg. 2013; 8:42-56).

32. Starling SV, Ferreira ET- Traumatismo do intestino delgado. In: Pires MTB, Starling SV Erazo Manual de Urgências em Pronto Socorro. 8ª Ed. Guanabara Koogan. Rio de Janeiro. RJ 271-277, 2006.

33. Fakhry SM, Watts DD, Luchette FA. Current diagnosis approaches lack sensitivity in the diagnosis of perforated blunt small bowel injury: analysis from 275,557 trauma admissions from the EAST multi-institutional HVI trial. J. Trauma. 54:295-306, 2003.

34. McAnena OJ, Marx JA, Moore EE- Peritoneal lavage enzyme determinations following blunt and penetrating abdominal trauma. J. Trauma. 31:1161-1164, 1991.

35. Levine CD, Gonzales RN, Wachsberg RH, Ghanekar D. CT findings of bowel and mesenteric injury. J. Comp. Assist. Tomog. 21:974-979, 1997.

36. Nghiem HV, Jeffrey RB, Mieldzun RE. CT of blunt trauma to the bowel and mesentery. Amer. J. Roentgen. 160:53-58, 1993.

37. Scherck J, Shatney C, Sensaki K, Selivanov V. The accuracy of computed tomography in the diagnosis of blunt small-bowel perforation. Amer. J. Surg. 168:670-675, 1994.

38. Sivit CJ, Eichelberger MR, Taylor GA. CT in children with rupture of the bowel caused by blunt trauma: Diagnostic efficacy and comparasion with hypoperfusion complex. Amer. J. Roentgen. 163:1195-119, 1994.

39. Park JJ, Wolff BG, Tollefson MK, Walsh EE, Larson DR. Meckel diverticulum. The Mayo Clinic experience with 1476 patients (1950-2002). Ann. Surg. 241:529-533, 2005.

40. Sagar J, Kumar V, Shah DK. Meckel's diverticulum: a systematic review. J. R. Soc. Med. 99:501-505, 2006.

41. Skandalakis PN, Zoras O, Skandalakis JE, Mirilas P. Littre hernia: surgical anatomy, embriology and technique of repair. Am.Surgeon. 72:238-243,2006.

42. Varcoe RL, Wong SW, Taylor CF, Newstead GL. Divertilectomy is inadequate treatment for short Meckel's diverticulum with heterotophic mucosa. ANZ J Surg. 74:869-872, 2004.

43. Shalaby RY, SolimansM, Fawy M, Samaha A. Laparoscopic management of Meckel's diverticulum in children. J. Pediatr. Surg. 40:562-570, 2005.

44. Mckay R. High Incidence of symptomatic Meckel's diverticulum in patients less than fifty years of age: an indication of resection. Am. Surgeon 73:271-275, 2007.

45. Minocha A, Davis MS, Wright RA. Small bowel endometriosis masquerading as regional enteritis. Dig. Dis. Sci. 39:1126-1133, 1994.

46. Zwolak RM, Fillinger MF, Walsh DB, LaBombard FE, Musson A, Darling CE, Cronenwett JL. Mesenteric and celic duplex scanning: a validation study. J. Vasc. Surg. 27:1078-1088, 1998.

83 Afecções Benignas do Cólon e do Reto

Francisco Sérgio P. Regadas • Fábio Vieira Teixeira

83.1 Retocolite Ulcerativa Inespecífica

As doenças inflamatórias intestinais (DII) se caracterizam por serem uma inflamação crônica e recorrente do intestino delgado e do intestino grosso e, ainda, de etiologia pouco conhecida. A doença de Crohn e a retocolite ulcerativa inespecífica são as principais DII. Uma vez que tem sido observado um aumento mundial na prevalência dessas doenças e pelo fato de acometerem preferencialmente uma população jovem em plena idade produtiva, constituem-se em um sério problema socioeconômico e de saúde pública.

Introdução e epidemiologia

A retocolite ulcerativa inespecífica (RCUI) é uma doença crônica, idiopática e que compromete preferencialmente o cólon esquerdo e o reto. A incidência na América do Norte é de 2,2 a 14,3 pacientes/100.000 habitantes. Nos Estados Unidos acredita-se que 250.000 a 500.000 indivíduos sejam portadores da doença. No Brasil, em estudo realizado na Faculdade de Medicina da USP de Ribeirão Preto, Souza et al. reportaram uma incidência 2,3 a 3 casos novos de RCUI/100.000. Recentemente, um estudo realizado no ambulatório de doenças intestinais da UNESP de Botucatu, em um período de 20 anos, Vitoria et al. analisaram a incidência e prevalência das doenças inflamatórias intestinais em uma microrregião do estado de São Paulo: o centro-oeste paulista. No período mais recentemente analisado – de 2001 a 2005, os autores reportaram que a incidência e a prevalência da RCUI foi de 4,48/100.000 habitantes e 14,81/100.000 habitantes, respectivamente.[3] Além disso, da mesma forma que o observado nos Estados Unidos e na Europa, os autores constataram o aumento significativo da incidência das doenças inflamatórias intestinais, se comparado à última década.[3]

Sintomas clínicos e diagnósticos

A RCUI pode se manifestar com surtos agudos ou de forma insidiosa. A doença acomete preferencialmente pacientes entre os 20 e 40 anos, com discreta preferência pelo sexo feminino.[4] É mais comum em indivíduos de raça branca e provenientes de áreas urbanas, sendo raramente observada em indivíduos orientais ou negros.[4,6-8,14]

A RCUI é classicamente caracterizada pelo quadro clínico de diarreia com mais de 8 evacuações ao dia, fezes líquidas com presença de muco e sangue, tenesmo, dor abdominal, urgência fecal e raramente febre.[6]

Assim como na doença de Crohn, a RCUI é classificada pelo grau de comprometimento da doença, podendo variar desde sintomas leves como diarreia até manifestações sistêmicas como sepse e choque.[9,14]

A primeira classificação da RCUI foi feita por Truelove e Witts. Em 2005, Cima e Pemberton, da Mayo Clinic, propuseram uma modificação na classificação de Truelove: o grau de atividade da doença foi subdividido em leve, grave e fulminante com base 6 variáveis: número de evacuações por dia, sangramento retal, nível de hemoglobina, VHS, temperatura corporal e número de batimentos cardíacos por minuto. No entanto, na classificação de Cima e Pemberton não estão contempladas a avaliação geral do paciente, bem como o grau de comprometimento da mucosa observado pelo exame endoscópico.[9,14] (Tabela 83.1).

Tabela 83.1 Classificação de truelove e witts modificada

Retocolite Ulcerativa Inespecífica	Leve	Moderada	Grave
Número de evacuações/dia	< 4	> 6	> 10
Sangramento retal	Infrequente	Frequente	Profuso
Níveis de hemoglobina	Normal ou leve anemia	> 75% dos valores de referência	Anemia profunda que necessita de transfusão
VHS	0-29 mm/h	> 30 mm/h	> 30 mm/h
Temperatura	Normal	Normal ou elevada	Elevada
Batimentos cardíacos	Normal	Normais ou discretamente elevados	Taquicardia

Fonte: *adaptado:* Cima RR, Pemberton JH. Medical and surgical management of chronic ulcerative colitis. Arch Surg. 2005 Mar;140(3):300-10.

frequentemente quadro clínico de tenesmo, urgência fecal e sangramento retal. Por outro lado, aqueles pacientes com pancolite ou comprometimento do cólon esquerdo referem diarreia com muco e sangue. Quanto maior a extensão da doença, maior a gravidade.[8,14]

A RCUI se manifesta com períodos de atividade e remissão. Os períodos de remissão dependem de vários fatores como tratamento clínico adequado, acompanhamento médico, tempo de evolução da doença, gravidade da doença etc. O paciente com comprometimento mais distal do cólon e com escore de Mayo abaixo de 5 tem melhor prognóstico de tratamento clínico e controle da doença. Por outro lado, um paciente jovem com pancolite, escore acima de 10 e em uso crônico de corticoide, sem dúvida, terá menor chance de conseguir o controle da doença e provavelmente será candidato ao tratamento cirúrgico com ressecção do cólon. Portanto, o escore de atividade da doença poderá nos indicar um prognóstico e a resposta clínica a um determinado tipo de tratamento instituído. Mais adiante abordaremos melhor esse assunto.[8,9,14]

Manifestações extraintestinais

Cerca de 20 a 30% dos portadores de RCUI podem apresentar manifestações extraintestinais da doença com comprometimento hepático, articular, dermatológico, ocular e da cavidade oral. Acredita-se que cerca de 50% dos pacientes com RCUI tenham um grau de esteatose hepática e desses, 3 a 4% são cirróticos. A co-langite esclerosante primária tem sido descrita em cerca de 7 a 10% dos pacientes com RCUI. Normalmente os pacientes são assintomáticos e apresentam alterações nos níveis de transaminases ou fosfatase alcalina elevada. O diagnóstico é feito por meio de

Atualmente, tanto na prática clínica quanto em estudos randomizados, a classificação de MAYO é a mais utilizada. São analisadas 4 variáveis independentes e atribuído um escore de 0 a 3 pontos para cada uma delas. São avaliados: o número de evacuações por dia, a presença de sangramento retal, o grau de inflamação da mucosa e uma avaliação geral do estado clínico do paciente – esse último item é de extrema importância, uma vez que é a avaliação do profissional médico (visão pessoal) levando-se em conta a história clínica, exame físico e evolução da doença. O escore de MAYO pode variar de 0 (sem doença) até 12 (doença grave)[9,14] (Tabela 83.2).

A RCUI pode acometer desde o reto até o ceco; no entanto, é uma doença exclusiva de intestino grosso. O íleo terminal pode estar envolvido em cerca de 17% das vezes e a esse fenômeno dá-se o nome de *back-wash ileitis*. Acredita-se que o processo inflamatório ileal seja em decorrência do refluxo de fezes diarreicas provenientes do cólon em direção ao íleo terminal devido a uma válvula ileocecal pouco funcionante e inflamada – esta inflamação intestinal não deve ser confundida com a ileíte observada na doença de Crohn. Normalmente os pacientes portadores de pancolite são aqueles com maiores riscos de terem comprometimento do íleo terminal.[15]

Cerca de 10 a 30% dos pacientes são portadores de pancolite. No entanto, na grande maioria dos pacientes os segmentos mais distais do cólon e o reto são os mais acometidos.[8,9,14] Da mesma forma que na DC, a extensão e o local do cólon comprometido pela doença determinarão os sintomas referidos pelo paciente. Pacientes portadores de retossigmoidite ou proctossigmoidite, por exemplo, apresentam mais

Tabela 83.2
Escore da clínica mayo (*mayo scoring system for assessment of ulcerative colitis*)*
valores de 0 a 12

Número de evacuações/dia	
Número	Escore
Número normal do paciente	0
1 a 2 ×/dia acima do normal	1
3 a 4 ×/dia acima do normal	2
5 ou mais acima do normal	3

Sangramento	
Tipo de sangramento	Escore
Sem sangramento	0
Estrias de sangue ou misturado às fezes	1
Sangramento vivo misturado às fezes na maior parte do tempo	2
Sangramento vivo exclusivo	3

Achados endoscópicos	
Endoscopia	Escore
Normal ou doença inativa	0
Leve (edema, eritema, diminuição do padrão vascular, friável)	1
Moderado (eritema importante, muito friável, perda completa do padrão vascular)	2
Grave (sangramento espontâneo, ulcerações)	3

Avaliação do examinador	
Avaliação	Escore
Normal	0
Doença leve	1
Doença moderada	2
Doença grave	3

Fonte: adaptado de: Rutgeerts P, et al. Infliximab for induction and maintenance therapy for ulcerative colitis. N Engl J Med. 2005; 8;353(23):2462-76. Erratum in: N Engl J Med. 2006; 18; 354(20):2200.

colangiorressonância ou CPRE. Diferente das outras manifestações extraintestinais, o controle da retocolite, ou seja, com tratamento clínico ou cirúrgico, não leva a regressão da colangite e os pacientes normalmente são candidatos a transplante hepático. Vinte por cento dos pacientes com RCUI têm algum grau de comprometimento articular (periférico ou axial) que muitas vezes pode até preceder o aparecimento da RCUI. O comprometimento articular é assimétrico, transitório, migratório e não tem característica deformante. O principal sintoma é a artralgia e normalmente o controle clínico da doença leva a melhora quase completa do sintoma de dor. Alguns pacientes são portadores de sacroileíte. A incidência é questionável e pode variar de 10 a 50% dos casos. O principal sintoma é a dor lombar e o controle clínico da RCUI também leva a melhora significativa dos sintomas.

Pacientes portadores de DII podem apresentar manifestações cutâneas da doença em até 20% dos casos, sendo mais comuns nos casos de doença de Crohn. O eritema nodoso é a manifestação cutânea mais comum e em cerca de 80% das vezes está associado a manifestações articulares periféricas da doença. Manifesta-se pela presença de pequenos nódulos de característica avermelhada com distribuição simétrica, situados mais comumente nas superfícies extensoras das pernas. É uma forma de expressão de hipersensibilidade mediada por células e que se manifesta clinicamente pelo aparecimento de nódulos subcutâneos, dolorosos, e que podem estar associados a febre, artralgias ou artrites e linfadenopatia. O pioderma gangrenoso também é uma manifestação cutânea quase exclusiva das doenças inflamatórias intestinais; é mais comum nos portadores de RCUI, porém, extremamente raro, incidindo em menos de 5% dos doentes. Manifesta-se pela presença de nódulos ou vesículas hemorrágicas que rapidamente se transformam em lesões ulceradas, necrosantes, pouco dolorosas, que evoluem para úlceras profundas, expansivas e posteriormente recobertas por crosta necrótica. Em mais de 70% das vezes as lesões estão localizadas abaixo do joelho. Existe uma relação direta entre o tratamento do pioderma gangrenoso e o controle clínico ou cirúrgico da RCUI (Figura 83.1).

Pacientes portadores de RCUI também podem apresentar manifestações oculares como conjuntivite, celulite orbitária e episclerite. No entanto, a mais temida é a uveíte, uma vez que a doença constitui uma das principais causas de cegueira em todo o mundo. Os pacientes apresentam dor ocular, visão turva, dor de cabeça e os exames com lâmpada de fenda e, recentemente, com biomicroscopia ultrassônica conseguem dar o diagnóstico e o prognóstico da doença. Da mesma ulcerações, friabilidade ao toque do aparelho e, em alguns casos mais graves, até pseudopólipos. Os pseudopólipos são a expressão colonoscópica de múltiplas ulcerações do cólon circundadas por pontes de mucosa normal, que dão a falsa impressão de pólipos (Figura 83.2). Além disso, a avaliação endoscópica da RCUI permite classificar a doença e avaliar tratamento e prognóstico. Pacientes portadores de colite mais distal se beneficiarão muito mais de terapia com salicilatos tópicos, tanto por supositórios quanto por enema. Por outro lado, aqueles pacientes portadores de pancolite necessitarão de terapia oral para tratamento da doença. O uso do enema opaco, que outrora foi muito indicado, hoje ficou totalmente substituído pelo exame endoscópico.[1,2,8,9]

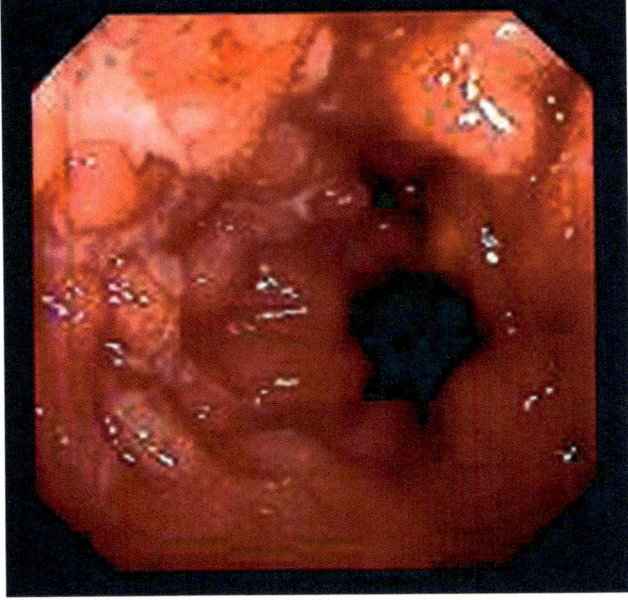

FIGURA 83.2 – Pseudopólipo. Fonte: autores.

Microscopia

Morfologicamente a RCUI típica apresenta, do ponto de vista macroscópico, uma úlcera contínua, de base larga, que se inicia no reto e retrogradamente compromete outros níveis do cólon, mas não o intestino delgado. Nesta úlcera observam-se áreas de regeneração da mucosa, formando os pseudopólipos, que são bastante características da doença, porém não patognomônicos. Microscopicamente, a RCUI é um processo inflamatório que apresenta agressão das criptas por neutrófilos, formando os abscessos de cripta,

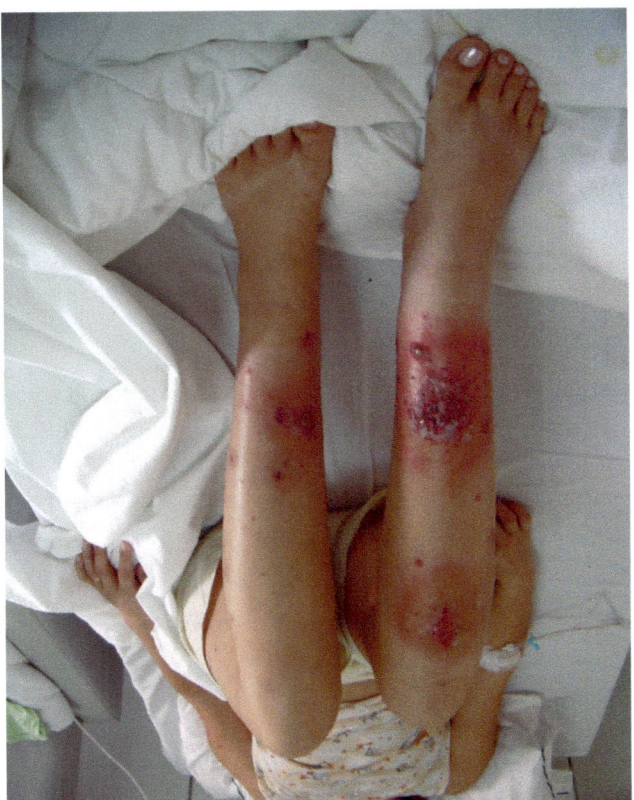

FIGURA 83.1 – Pioderma gangrenoso em paciente jovem com diagnóstico de pancolite ulcerativa grave. Fonte: cortesia do Dr. Juliano Coelho Ludvig – ESADI/ABCD, Blumenau – www.esadi.com.br.

forma que nas manifestações articulares, a doença ocular pode preceder em anos a doença intestinal. Além disso, o controle clínico ou cirúrgico da RCUI está diretamente associado à melhora dos sintomas oftalmológicos.

Tem sido descrita na literatura manifestação oral da RCUI como lesões aftosas e úlceras no palato, língua, lábio e gengiva. O tratamento é com uso de drogas sintomáticas; o controle da RCUI, na grande maioria das vezes, resolve o problema.[8,9,14,16,17]

Diagnóstico

Como toda doença, a história clínica e o exame físico são indispensáveis para se estabelecer o diagnóstico da RCUI. Além disso, muitos pacientes podem apresentar história familiar de doença inflamatória e existe uma ligação direta entre o hábito de fumar e uma suposta proteção contra a RCUI. No entanto, por outro lado, após o advento dos exames endoscópicos, a colonoscopia com biópsia é sem dúvida o exame de escolha no diagnóstico definitivo da RCUI. A colonoscopia somente está contraindicada nos casos graves em que haja suspeita de megacólon tóxico

Complicações

Como já abordado no capítulo da colite de Crohn, as principais complicações agudas da RCUI são o megacólon tóxico, perfuração e o sangramento. Por outro lado, pacientes portadores de RCUI têm maior chance de desenvolver câncer de cólon se comparados à população normal e a portadores de DC. A melhor opção técnica para o tratamento cirúrgico em vista de uma condição de urgência/emergência é a colectomia total e a ileostomia terminal temporária. A maior parte da doença deve ser removida com a ressecção do intestino grosso; normalmente o reto é preservado, facilitando o segundo tempo da cirurgia onde é realizada a protectomia e a construção do reservatório ileal (IPAA – *Ileum pouch-anal anastomosis*) – vide Tratamento Cirúrgico.[7]

■ Megacólon tóxico

Estima-se que 5 a 6% dos indivíduos com RCUI poderão desenvolver um quadro de megacólon tóxico (MT) durante o curso da doença. O quadro clínico manifesta-se por comprometimento importante do estado geral, febre, toxemia, distensão abdominal, taquicardia, leucocitose e sepse. O diagnóstico é clínico e muitas vezes o quadro inicial pode ser mascarado pelo uso de crônico de corticoides. O exame colonoscópico está totalmente contraindicado, visto o risco de perfuração. Ao exame radiológico observa-se dilatação cólica e existe uma maior chance de perfuração intestinal, aumentando com isso a taxa de morbimortalidade de menos de 5% para cerca de 20 a 40%. A colectomia total com ileostomia temporária deve ser realizada o mais precocemente possível após ressuscitação cardiovascular e estabilização hemodinâmica. O uso de antibióticos de largo espectro é preconizado.[16,17]

■ Perfuração

É muito rara a ocorrência de perfuração de cólon em pacientes portadores de RCUI na ausência de megacólon tóxico. Sempre que o diagnóstico de abdômen agudo perfurativo for feito, deve-se aventar a hipótese de colite de Crohn. O diagnóstico é clínico (peritonite e perda da macicez hepática) e radiológico onde se evidencia pneumoperitônio. O tratamento deve ser precoce por meio de laparotomia e ressecção parcial ou total do cólon. Uma vez que se trata de um procedimento de urgência, quase sempre uma colostomia ou ileostomia são realizadas com o objetivo de desviar o trânsito intestinal até a plena recuperação do paciente.[8,9,14-17]

■ Hemorragia

Menos de 5% dos pacientes apresentam quadro clínico de hemorragia maciça. Normalmente o tratamento é fundamentado em transfusão sanguínea e no uso de corticosteroides endovenosos. Cerca de 10% dos casos não respondem ao tratamento conservador e o tratamento cirúrgico é indicado. É realizada uma colectomia total com ileostomia temporária até a recuperação do paciente. Posteriormente, após 2 a 3 meses, a reconstrução do trânsito intestinal é estabelecida por meio de reservatório ileal e anastomose anal (IPAA). A ileostomia somente é fechada após 2 meses, quando da certificação do sucesso da anastomose ileoanal.[8,9]

um dos aspectos mais característicos, apesar de não exclusivo desta doença. Outros achados são infiltrado mononucleado na lâmina própria, tipicamente não comprometendo a camada muscular, formação de esboços de vilos e metaplasia de células de Paneth (Figura 83.3). Granulomas não são característicos da RCUI. Como doenças podem mimetizar vários destes achados, principalmente em biópsias endoscópicas, a acurácia diagnóstica está associada a uma boa correlação clínica, radiológica e colonoscópica.[8,9]

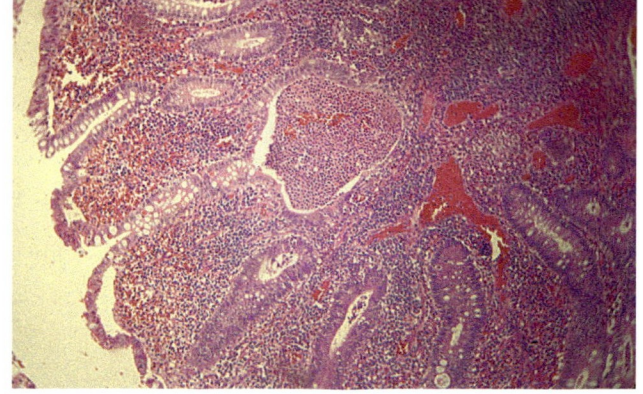

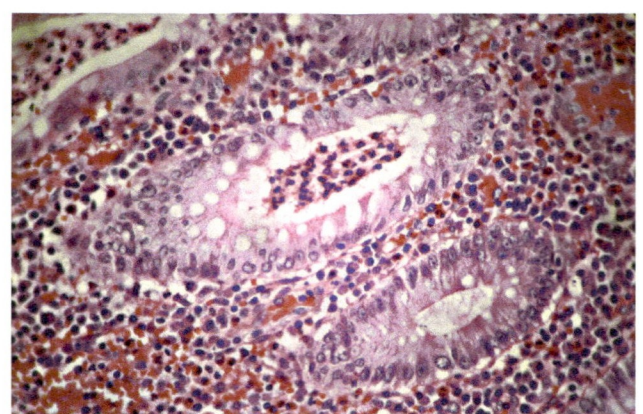

FIGURA 83.3 – *Microscopia* – RCUI. Fonte: autores.

Afecções Benignas do Cólon e do Reto

Colite fulminante

Em algumas situações um quadro de colite se agrava e o paciente passa a ter uma piora importante no estado geral, febre, taquicardia, aumento excessivo do número de evacuações, VHS elevado e anemia — o quadro clínico é semelhante ao observado no MT, porém, algumas vezes pode responder ao tratamento clínico com corticosteroides endovenosos e antibióticos. Pode ser a primeira manifestação clínica da RCUI (colite grave) ou um episódio de recidiva dos sintomas (flare). Deve ser afastada outra complicação como obstrução ou perfuração do cólon. Caso não se observe melhora do estado clínico do paciente em 5 a 10 dias de tratamento, a ressecção do cólon é mandatória.[8,9] (Figura 83.4).

Obstrução

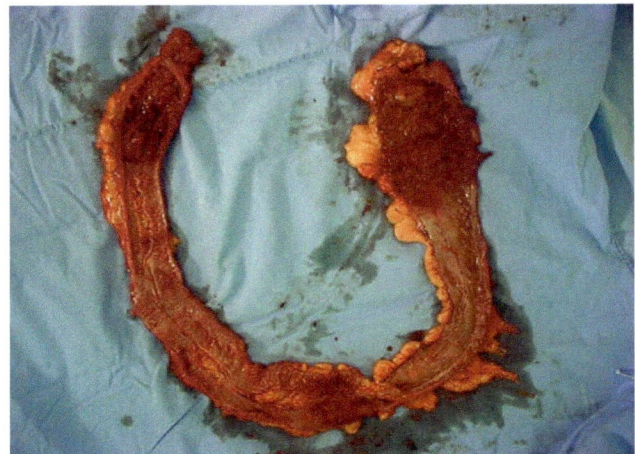

FIGURA 83.4 – Rcui – peça cirúrgica aberta. Fonte: autores.

Raramente a obstrução do cólon é uma complicação observada nos portadores de RCUI. Quando o diagnóstico é feito, tanto pelo quadro clínico quanto pelo exame colonoscópico, o diagnóstico de câncer deve ser considerado.[8,9]

Câncer

A associação entre o câncer de cólon e a RCUI foi descrita pela primeira vez em 1925 por Crohn e Rosenberg. O câncer de cólon associado à RCUI difere do câncer esporádico em vários aspectos: é mais comum no indivíduo jovem, mais localizado nos segmentos à direita, é mais difícil o diagnóstico tanto por enema opaco quanto por colonoscopia, dado ao aspecto difuso da lesão, e não tem a sequência de adenoma-carcinoma. Metade dos casos tem característica histopatológica de adecarcinoma mucinoso com células em anéis de sinete. A associação da RCUI e do câncer do cólon é rara quando a doença foi diagnósticada em um intervalo menor que 10 anos. No entanto, por outro lado, após esse período o risco aumenta de 0,5 a 1,0% ao ano. Além do tempo de diagnóstico da doença, alguns fatores também aumentam o risco de câncer em portadores de RCUI: extensão da doença no cólon (pancolite > que colite esquerda > proctossigmoidite); gravidade do processo inflamatório cólico (displasia > inflamação grave > inflamação moderada > inflamação leve).[8,9,34]

Displasia

A displasia é um bom marcador no que se refere à probabilidade de um tecido se transformar em câncer. Com a RCUI não é diferente. Em 1983 foi desenvolvida uma classificação internacional para a displasia em DIII: displasia de baixo grau (LGD), displasia de alto grau (HGD), indeterminada (IND) e negativa. No entanto, como todo sistema de classificação, está sujeito a vieses. Portanto, a indicação de qualquer tipo de conduta no que se refere à ressecção do cólon e tratamento da doença como se fosse câncer deve ser feita considerando-se os aspectos clínicos como tempo de evolução e extensão do processo inflamatório.[9,15,16,33]

Tratamento clínico

Salicilatos

Desde a década de 1950 os salicilatos têm sido usados no tratamento da RCUI leve e moderada. Em 1965, a sulfassalazina foi usada na prática clínica no controle dos sintomas de pacientes portadores de RCUI. A droga tem dois componentes em sua molécula: sulfapiridina (antibiótico derivado da sulfa) e o radical 5-ASA (ácido 5-aminossalicílico). Os primeiros estudos mostraram melhora dos sintomas em mais de 72% dos pacientes com RCUI se comparados àqueles que receberam placebo. Depois de ingerida, a sulfassalazina percorre toda a extensão do estômago e intestino delgado sem sofrer modificação em sua molécula. Uma vez na região ileocecal, sofre ação das bactérias cólicas que quebram a molécula em sulfapiridina e 5-ASA. A sulfapiridina é excretada com as fezes e o radical 5-ASA age na mucosa cólica. Os principais efeitos colaterais observados com o uso da

Tabela 83.3
Medicações disponíveis no Brasil para tratamento das doenças inflamatórias intestinais

Retocolite ulcerativa inespecífica local de ação

Medicação (nome comercial)	Tipo	Dose média	Indicação
Mesalasina supositório (Pentasa, Mesacol)	5-ASA	400 a 1 g / dia	Proctite e retossigmoidite (leve e moderada)
Mesalasina enema (Pentasa)	5-ASA	1-4 g/dia a cada 2 ou 3 dias	Proctite, retossigmoidite e colite esquerda (leve e moderada)
Mesalasina (Petansa, Mesacol)	5-ASA	1 a 4 g 3 x/dia	Pancolite e colite esquerda (leve e moderada)
Sulfassalazina (Azulfin, salazoprin)	Sulfapiridina associada a 5-ASA	1 a 4 g 4 x/dia	Pancolite e colite esquerda (leve e moderada)
Predinisona (Metcorten)	Corticosteroide sistêmico	20 a 60 mg/dia – Indução da remissão – não usado na manutenção	Todo o cólon
Deflazacort (Calcort, Defanil)	Corticosteroide sistêmico	6 a 30 mg – Indução da remissão – não usado na manutenção	Todo o cólon
Hidrocortisona (Flebocortid)	Corticosteroide sistêmico	Variável – Indução da remissão – não usado na manutenção	Todo o cólon
Azatioprina (Imuran)	Antimetabólico – Imunomodulador	1,5 a 2,5 mg/kg/dia Não utilizado na indução – somente na manutenção	Colite esquerda e pancolite refratária ao uso de corticosteroides e salicilatos – uso em conjunto com anti-inflamatório biológico na manutenção
Infliximabe (Remicade)	Anti-inflamatório biológico	5 a 10 mg/kg 3 doses de indução (semana 0, 2 e 6) e manutenção a cada 8 semanas	Retocolite moderada e grave refratária ao tratamento com salicilatos e corticosteroides

sulfassalazina são decorrentes da sulfapiridina. Cerca de 20% dos pacientes referem sintomas como: dor de cabeça, náusea, anorexia, anemia, diminuição no esperma e alguns desses sintomas adversos podem estar relacionados à dose da droga. Primeiramente atribuiu-se ao controle bacteriano do cólon por ação do antibiótico a melhora dos sintomas observada nesses pacientes. No entanto, posteriormente se comprovou que a molécula da sulfapiridina somente tinha função de carreador do radical 5-ASA até a região ileocecal. O controle dos sintomas, na verdade, se dá pela ação anti-inflamatória do 5-ASA sobre a mucosa cólica inflamada. No Brasil, a sulfassalazina é comercializada com o nome de Azulfin® (comprimidos de 500 mg) e Salazoprin® (comprimidos de 500 mg) e a dose inicial de indução é de 4 a 6 gramas por dia divididos em 4 tomadas.[11] Porém, poucos pacientes suportam uma dose superior a 4 g/dia dado o grau de toxicidade da droga. A dose de manutenção é de 2 gramas por dia também divididos em 4 tomadas. A sulfassalazina, assim como outros salicilatos, não deve ser usada na indução da remissão de pacientes com colite grave, como veremos adiante.

O exato mecanismo de ação de 5-ASA ou mesalazina ainda é desconhecido, uma vez que o uso de outros agentes anti-inflamatórios comuns que bloqueiam a síntese de prostaglandinas e prostaciclinas não tem o mesmo efeito benéfico observado com o uso da mesalazina. Acredita-se que a mesalazina tenha um efeito de modulador da resposta inflamatória, por inibir a produção de algumas citoquinas como a interleucina tipo 1, o fator de necrose tumoral (TNF) e o interferon gama. Além disso, especula-se que a mesalazina possa agir como agente antioxidante e quelante de radicais livres. A droga, sem sofrer um preparo adequado, será rapidamente absorvida pela mucosa do intestino delgado, metabolizada pelo fígado e excretada na urina. Diferentes preparações de mesalazina têm sido propostas pela indústria farmacêutica com o objetivo de diminuir a absorção rápida da droga e com isso aumentar a concentração intraluminal, com consequente melhor efeito terapêutico.[4] Tais preparações são conhecidas como *delayed-released form* e no Brasil são comercializadas com o nome comercial de Pentasa® e Mesacol®. As cápsulas de Pentasa contêm microgrânulos de 5-ASA revestidos com uma membrana semipermeável de etil celulose no seu interior. Ao chegar ao estômago, as cápsulas se dissolvem e os microgrânulos de 5-ASA são liberados a partir do duodeno até o reto em condições de pH ideal. O Mesacol também é constituído de mesalazina, porém os comprimidos são revestidos por resina acrílica. Depois de ingerido, ao chegar ao intestino delgado o contato com um pH intraluminal acima de 6 faz com que o comprimido se dissolva e libere o componente ativo da droga.

A mesalazina é o salicilato de escolha no tratamento da RCUI, uma vez que se sabe que a maioria dos efeitos colaterais observados com o uso crônico da sulfassalazina são devidos ao radical sulfapiridina.[2,7,8,9] A dose da droga pode variar de 2,0 a 4,8 g divididos em 3 doses diárias.[11] Uma vez que para a manutenção da remissão são necessários de 1,5 a 2,5 g por dia de mesalazina, o fato de o paciente necessitar ingerir vários comprimidos, pelo menos 3 vezes ao dia, leva a uma menor aderência ao tratamento.[5] Recentemente, o uso de sachês de mesalazina de 2,0 g (grânulos de mesalazina recobertos com etilcelulose de liberação prolongada) com dose única diária obteve melhor aceitabilidade pelos pacientes e levou a melhores taxas de manutenção da remissão, comparado ao uso de 2,0 g de mesalazina comprimido divididos em 2 doses diárias de 1 g.[12] Além dessa apresentação em sachê, a mesalazina com 2 tipos de matrizes (lipofílica e hidrofílica) permite que comprimidos tenham uma dose acima de 1 g. Conhecida por MMX, tal formulação ainda não está disponível no mercado brasileiro. A mesalazina na forma MMX é liberada diretamente no cólon com apenas uma única tomada ao dia e acredita-se que, assim como a mesalazina em sachê, tal apresentação também seja favorável em relação ao comprimido e leve a melhor aderência do paciente ao tratamento.[10,12,13]

Corticoides

Os corticoides sistêmicos (prednisona, budesonida) são efetivos na indução da remissão de pacientes portadores de RCUI, entretanto, não devem ser usados no tratamento de manutenção em decorrência dos efeitos colaterais conhecidos como síndrome de Cushing, osteoporose, diabetes *mellitus*, ganho de peso etc. A dose inicial da prednisona é de 1 mg/kg. Uma vez conseguida a melhora clínica dos sintomas, a dose da droga deve ser reduzida. A diminuição deve ser gradual com redução de 10 mg/semana, até 20 mg/dia e, a seguir, 5 mg/semana, até a retirada completa da droga.[4]

Imunomoduladores

Os imunomoduladores como a azatioprina, 6-mercaptopurina e o metotrexato somente são indicados no tratamento de manutenção de pacientes refratários ao uso de salicilatos e corticosteroides. O efeito terapêutico dos imunomoduladores ocorre 8 a 12 semanas após o início do tratamento. Portanto, normalmente essas drogas são usadas em conjunto com corticoides nas primeiras semanas até que se obtenha o efeito terapêutico desejado. Posteriormente, a corticoterapia é reduzida até a completa interrupção e o imunomodulador é mantido por tempo indeterminado. A dose da azatioprina é de 1,5 a 2,5 mg/kg/dia, da 6-mercaptopurina é de 1,5 mg/kg/dia e do metotrexato é de 0,75 a 1,5 mg/kg/dia. No Brasil a azatioprina é comercializada com o nome de Imuran® (comprimido com 50 mg), a 6-mercaptopurina com o nome de Puri-Nethol® (comprimido de 50 mg) e o metotrexato somente é disponível na forma parenteral com o nome de Metrotex® (solução 25 mg/mL).

Infliximabe

O infliximabe (Remicade® – Mantecorp, Brasil) é um anticorpo monoclonal quimérico tipo IgG1 (75% proteína humana e 25% proteína de camundongo) contra o TNF. O TNF é uma citoquina pró-inflamatória que está presente em concentrações elevadas na corrente sanguínea, na lâmina própria da mucosa cólica e nas fezes dos portadores de doença de Crohn e de retocolite ulcerativa. É produzido principalmente por macrófagos e linfócitos T; induz a produção de outras citoquinas como a interleucina 1 e interleucina 6, promove a migração leucocitária além de impedir a apoptose das células inflamatórias. A ação anti-inflamatória do infliximabe é rápida e pode ser verificada laboratorialmente por meio da diminuição nos níveis séricos de proteína C reativa e interleucina 6. A droga é de uso endovenoso e a dose pode variar de 5 a 10 mg/kg. Uma vez que o infliximabe tem meia-vida de 10 a 12 dias, a droga deve ser utilizada com intervalos de 2 a 4 semanas na fase de indução e a cada 2 meses na fase de manutenção da remissão. O infliximabe foi primeiro utilizado na prática clínica na indução da remissão e na manutenção de pacientes portadores de doença de Crohn. Em 2005, Rutgeerts, Sandborn et al., em dois estudos clínicos multicêntricos randomizados, avaliaram cerca de 700 pacientes portadores de RCUI moderada e grave com escore de Mayo superior a 8 que eram refratários ao tratamento com salicilatos e corticoides. No estudo ACT (Active Ulcerative Colitis Trial) 1 os pacientes receberam uma dose de infliximabe de 5 mg/kg ou placebo. No estudo ACT 2 o desenho foi o mesmo, porém a dose de infliximabe foi de 10 mg/kg. Os autores relataram uma melhora clínica após 8 semanas em 69% dos pacientes que receberam 5 mg contra 37% do grupo placebo (p<0,05). No estudo ACT 2, 61% dos pacientes que receberam infliximabe 10 mg/kg tiveram uma melhora clínica contra somente 30% do grupo placebo (p<0,05). Os autores concluíram que pacientes portadores de RCUI moderada e grave refratários ao tratamento clínico com outras drogas podem se beneficiar do uso do infliximabe.

Recentemente, como complemento dos estudos ACT1 e ACT2, Feagan et al. relataram que pacientes portadores de RCUI têm diminuição importante da qualidade de vida quando avaliados por meio de questionários validados como o SF-36 (*short form healthy survey*) e o IBDQ (*inflammatory bowel disease questionnary*). Após o uso do infliximabe, todas as dimensões analisadas (física, vitalidade, social, emocional, mental, saúde geral e dor) melhoraram significativamente, se comparados aos pacientes que receberam placebo. Os autores concluíram que o infliximabe produz uma melhora clínica rápida e eficaz nos portadores de RCUI, que está diretamente associada à melhora na qualidade de vida.

O plano de tratamento nos portadores de RCUI deveria ser semelhante ao instituído aos pacientes com doença de Crohn: indução: semana 0, semana 2 e semana 6 – dose de manutenção a cada 2 meses. O tempo de tratamento ainda é uma dúvida entre a maioria dos autores. Usualmente, aqueles pacientes que têm uma resposta terapêutica satisfatória com a droga após as três doses de indução se mantêm em tratamento pelo menos 12 a 18 meses. Desde outubro de 2006 a ANVISA aprovou o uso do infliximabe no Brasil para o tratamento de pacientes portadores de RCUI refratários a corticoterapia e salicilatos. Nos últimos 8 anos, em nosso ambulatório de doenças inflamatórias intestinais no Núcleo de Gestão Assistencial – NGA de Marília, São Paulo, seguimos o protocolo de indicar o uso do infliximabe na dose de 5 mg/kg em 3 doses iniciais de indução e manutenção com a mesma dose por período de pelo menos 1 ano. São candidatos aqueles pacientes com escore de Mayo acima de 7 e refratários ao tratamento com mesalazina e corticoides. No entanto, recentemente publicamos um dos primeiros relatos preliminares na literatura brasileira com 2 pacientes portadores de retocolite moderada e grave com escore de Mayo superior a 8 que receberam como primeira droga o infliximabe endovenoso (3 doses seguidas de indução e 3 doses de manutenção a cada 2 meses). Acreditamos que em casos selecionados o uso da *top-down therapy*, assim como observado na doença de Crohn, poderá mudar o curso natural da doença.[27]

Uso do infliximabe e indicação de colectomia no tratamento da RCUI

O tratamento para os casos graves de RCUI refratários ao uso endovenoso de corticosteroides e ciclosporina é a colectomia total com reconstrução do trânsito com reservatório ileal (procedimento eletivo) ou, nos casos de urgência (megacólon tóxico e colite fulminante), colectomia total com ileostomia temporária e reconstrução em um segundo tempo. A possibilidade de um paciente portador de RCUI ser submetido a colectomia em 5 anos pode variar de 9% naqueles com colite de cólon esquerdo até 40% nos portadores de pancolite.[32] Tem sido discutido muito na literatura o papel dos agentes biológicos como terapia de resgate naqueles pacientes refratários ao tratamento clínico com salicilatos, corticosteroides e ciclosporina. Invariavelmente, esses pacientes são candidatos ao tratamento cirúrgico como última e única opção. Jarnerot et al., randomizaram 45 pacientes portadores de RCUI grave que estavam hospitalizados em tratamento clínico com corticoides e imunomoduladores e dividiram-nos em 2 grupos: infliximabe (n=24) e placebo (n=21). O objetivo principal do estudo foi avaliar incidência de colectomia e morte. Somente 29% dos tratados com infliximabe necessitaram ser submetidos a colectomia quando comparados ao grupo placebo com 67% (p<0,05). No entanto, outros estudos recentes, porém não randomizados, não conseguiram mostrar os efeitos benéficos do infliximabe em evitar uma colectomia nos portadores de colite grave refratária ao tratamento clínico. Mais estudos são necessários para podermos responder essa importante questão.[18]

Tem sido discutido o aumento ou não de complicações cirúrgicas relacionadas a proctocolectomia com reservatório em doentes tratados previamente com IFX.[29,30,31] No entanto, a maioria desses estudos é retrospectiva e com evidência científica questionável. Recentemente, Coquet-Reinier et al., publicaram o primeiro estudo caso-controle que aborda esse tema. Foram analisados pacientes que receberam IFX no pré-operatório (casos) e comparados a pacientes virgens de tratamento com a droga (controles). Ambos os grupos foram submetidos a proctocolectomia videolaparoscópica com confecção de reservatório ileal – todas cirurgias em 2 estágios.[31] Foram observados 23% de complicações tanto infecciosas quanto relacionadas à cirurgia (deiscência, fístula etc.), nos pacientes que receberam o IFX e 38% de complicações no grupo que não recebeu a droga. Porém, tal diferença observada não foi estatisticamente significativa. Atualmente, acredita-se que o uso prévio do infliximabe em pacientes com RCUI candidatos a ressecção cólica não seja um fator que possa aumentar as complicações cirúrgicas inerentes ao ato operatório.[4,29,31]

Hoje, em pleno século XXI, cerca de 30% dos portadores de RCUI em algum momento de suas vidas necessitarão de um procedimento cirúrgico como tratamento da doença. Até que tenhamos mais dados provenientes de estudos randomizados que comprovem a eficácia ou não dos agentes biológicos na colite grave com objetivo de evitar uma operação precoce, em nossa opinião, o uso de uma droga biológica como o infliximabe deve sempre ser considerado nos portadores de RCUI grave antes de se indicar o tratamento cirúrgico.[18,19,20,21]

Tratamento cirúrgico

O tratamento cirúrgico está indicado em situações de urgência como sangramento, perfuração, colite fulminante e megacólon tóxico. Além disso, sempre deve ser considerado quando da incapacidade de controle dos sintomas por meio do tratamento clínico ou quando confirmado quadro de displasia cólica grave ou mesmo câncer.

Diferente da doença de Crohn, em que a ressecção do segmento intestinal afetado não cura a doença, na RCUI, o objetivo do tratamento cirúrgico é a cura por meio da ressecção total do cólon e, sempre que possível, com restabelecimento do trânsito intestinal. A técnica aceita como padrão ouro (*gold standard*) do tratamento da RCUI é a proctocolectomia com confecção de reservatório ileal e anastomose de reservatório anal (IPAA – *ileal pouch-anal anastomosis*).[8,9,21-26]

Técnicas cirúrgicas propostas para o tratamento da RCUI

Proctocolectomia com Ileostomia Definitiva – Tipo Brooke ou Ileostomia Continente Tipo Koch

A proctocolectomia com ileostomia definitiva tipo Brooke foi aceita por muitos anos como a técnica padrão no tratamento da RCUI. As vantagens da operação em relação a outras técnicas são a simplicidade e os baixos índices de morbimortalidade pós-operatória relacionados ao procedimento. Por outro lado, o fato de se manter uma ileostomia definitiva traz prejuízos inegáveis à qualidade de vida dos pacientes. Desde problemas clínicos como lesões cutâneas periestomais devido ao contato do efluente ileal com a pele, problemas relacionados à absorção de água e eletrólitos (desidratação), cálculos renais) até alterações psicossociais tanto da esfera sexual (impotência em cerca de 5 a 10%), quanto de alteração da imagem corporal. No entanto, 90% dos pacientes submetidos à operação se adaptam bem ao procedimento e referem melhora na qualidade de vida uma vez que toda a doença foi removida. Corroboramos com outros autores que acreditam que o maior impacto na qualidade de vida, de um paciente é dado pela eliminação completa da doença e não o tipo de procedimento realizado: IPAA ou ileostomia definitiva tipo Brooke. Atualmente, a proctocolectomia com ileostomia definitiva está reservada àqueles portadores de RCUI com estado geral comprometido ou pacientes idosos com alterações importantes da função esfincteriana anal, nos quais se contraindicaria uma IPAA.[8,28,31-33]

Reservatório de Koch

No final da década de 1960, Nils Koch descreveu o uso de um reservatório ileal feito com 45 cm de íleo terminal anastomosado à pele. Com isso ele criou uma ileostomia continente, ou seja, não ocorreria a drenagem do efluente ileal continuamente e o paciente poderia escolher a hora e o lugar para esvaziar o reservatório (*pouch*) por meio de autocateterização. Para ser submetido a essa técnica o paciente deveria ter um treinamento prévio sobre cuidados com o reservatório. Vários cirurgiões da Europa e dos Estados Unidos adotaram o *pouch* de Koch como procedimento-padrão no tratamento cirúrgico da RCUI no início da década de 1970. Entretanto, a operação é muito mais complexa se comparada a ileostomia tipo Brooke. Com isso, complicações relacionadas ao *pouch* começaram a ser descritas na literatura: dificuldade de esvaziamento do reservatório, incontinência e necessidade de remoção do reservatório em 10 a 40% dos pacientes. A confecção de um reservatório intestinal, descrita pela primeira vez por Koch, foi sem dúvida a operação precursora da IPAA. Além disso, pela primeira vez foi descrita a inflamação do reservatório de Koch, conhecida por pouchite, que hoje é a principal complicação dos pacientes submetidos a IPAA.[6]

Proctocolectomia com anastomose ileoanal

Descrita por Nissen, em 1933, a proctocolectomia com anastomose ileoanal foi abandonada devido a inúmeras complicações: aumento no número de evacuações, incontinência fecal — principalmente à noite (*soiling*) e irritação e escoriações perianais devidas à diarreia crônica e ao escape fecal. No final da década de 1970 a operação começou novamente a ser realizada. Por remover todo o cólon e reto e por evitar uma ileostomia definitiva, a operação seguiria todos princípios do tratamento da RCUI, além de ser um procedimento mais simples, se comparado a IPAA. No entanto, estudos realizados na Clínica Mayo comprovaram que a IPAA é superior à anastomose ileoanal, principalmente no que se refere à incontinência e ao número de evacuações.[8,26]

Colectomia total com anastomose ileorretal (IRA)

Lilienthal, em 1903, foi o primeiro a reportar o uso da colectomia total com anastomose ileorretal para o tratamento do RCUI. A técnica é relativamente simples se comparada a IPAA. O objetivo da operação é remover todo o cólon e reconstruir o fluxo enteral por meio de uma anastomose ileorretal. Em 1966, no Reino Unido, Stanley Aylett relatou ótimos resultados com a IRA em portadores de RCUI. Após esse relato inicial, vários autores adotaram a técnica e relataram resultados satisfatórios com a operação no que se refere ao controle dos sintomas da RCUI, ao número de evacuações diárias e à ausência de incontinência fecal. No início da década de 1970, Goligher foi o primeiro a alertar que a colectomia total com anastomose ileorretal removeria somente parte da doença, uma vez que 2/3 dos pacientes portadores de RCUI têm o reto comprometido. O autor concluiu que os sintomas da RCUI e do câncer são semelhantes e, portanto, um seguimento rigoroso com retossigmoidoscopia e biópsia retal seriada deveria ser instituído como medida profilática.

Hawley, em 1985, reportou uma série de casos de pacientes com RCUI operados no Hospital St. Marks, em Londres. Em um período de 31 anos, 125 pacientes foram submetidos ao procedimento. Vinte e oito por cento dos pacientes necessitaram de uma proctectomia e ileostomia definitiva devido a recidiva da doença, incontinência fecal, displasia retal grave ou câncer. Leijonmarck *et al.* avaliaram os resultados da anastomose ileorretal em uma série de 486 pacientes portadores de RCUI. Concluíram que a recidiva dos sintomas foi evidenciada em mais 50% dos casos e observaram uma incidência de 21% de câncer de reto nos pacientes submetidos à IRA. No seguimento pós-operatório, os pacientes referiram sintomas como sangramento, tenesmo, diarreia e dor abdominal com diagnóstico de retite ulcerativa, sendo necessário o uso de supositório de salicilatos ou corticoide para controle clínico dos sintomas. Além disso, com a preservação do reto, persiste a chance de uma degeneração maligna do órgão. Outros estudos demonstraram que nos pacientes com RCUI após a proctocolectomia existe uma melhora significativa das manifestações extraintestinais da doença, exceto a colangite esclerosante. Por outro lado, nos pacientes submetidos a colectomia total e anastomose ileorretal esta melhora nos sintomas não ocorre.[8,26-28,32]

Finalmente, embora a colectomia total com anastomose ileorretal possa ser realizada com bons resultados em alguns pacientes selecionados, a operação não remove toda a mucosa comprometida pelo processo inflamatório, uma vez que o reto é preservado. Por outro lado, o procedimento é mais simples se comparado a IPAA e consequentemente com menor morbidade pós-operatória.[8,22,23]

Proctocolectomia com confecção de reservatório ileal e anastomose reservatório-anal

Para se obter a cura da RCUI é necessária a ressecção completa do cólon e do reto. Com isso se perde a capacidade de absorção de água e de armazenamento das fezes; consequentemente, aumento do trânsito intestinal e evacuação líquida, ou seja, diarreia. Com base no *pouch* de Koch, Parks e Nicholls, em 1978, descreveram uma técnica que tinha como objetivo remover todo o cólon e a maior parte do reto. Propuseram a confecção de um reservatório feito com 30 a 40 cm do íleo terminal em forma da letra "S"; a mucosa do reto inferior foi removida (mucosectomia) preservando cerca de 3 a 4 cm da parede muscular do órgão. Foi realizada uma anastomose manual entre o reservatório ileal e a linha pectínea como forma de se restabelecer o trânsito fecal. Uma ileostomia protetora em alça foi adicionada ao procedimento e deveria ser fechada 2 a 3 meses após a operação inicial, quando a anastomose entre o reservatório e o ânus estivesse perfeitamente cicatrizada, diminuindo com isso a chance de fístula e infecção perineal.[8,9,22,24,25,33]

Nesse último século, várias técnicas foram propostas para o tratamento cirúrgico da RCUI. No entanto, após a publicação clássica de Parks e Nicholls, a proctocolectomia com confecção de reservatório ileal e anastomose reservatório-anal (IPAA) se tornou a primeira opção nos pacientes portadores de RCUI. Além de remover toda a doença, a IPAA permite a restauração do trânsito intestinal com um número aceitável de evacuações diárias. Em 1980, Utsunomiya et al., descreveram uma modificação na forma do reservatório ileal originalmente proposto por Parks e Nicholls. Ao invés do *pouch* em S, eles propuseram o reservatório ileal em J. Por ser mais simples de ser criado, em pouco tempo o reservatório em "J" se tornou o preferido pela maioria dos cirurgiões. Portanto, a escolha do tipo de reservatório deve-se dar pela facilidade técnica, uma vez que todos apresentam respostas funcionais semelhantes.[8,22,28] (Figuras 83.5 a 83.8).

A partir do início dos anos 1980, as principais instituições médicas americanas (Mayo Clinic, Cleveland Clinic, Universidade da Pensilvânia, Boston University) e europeias (Hospital Saint Mark de Londres, Hospital Saint-Antoine de Paris), entre outros centros especializados em doenças inflamatórias intestinais, adotaram a IPAA como a técnica padrão no tratamento cirúrgico da RCUI.[28,33] No Brasil, os grupos de cirurgia colorretal chefiados pelo Dr. Juvenal

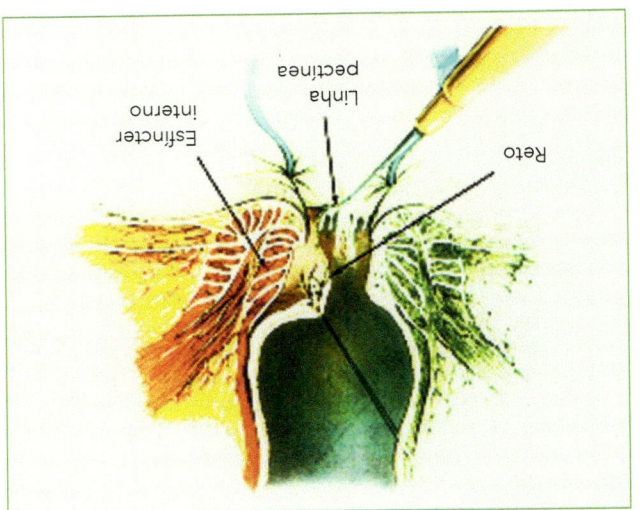

FIGURA 83.5 – IPAA – mucosectomia. Fonte: autores.

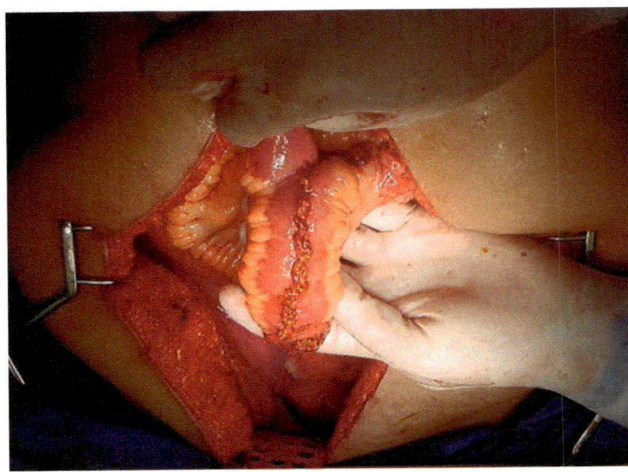

FIGURA 83.6 – Linha pectínea – pontos de reparo. Fonte: autores.

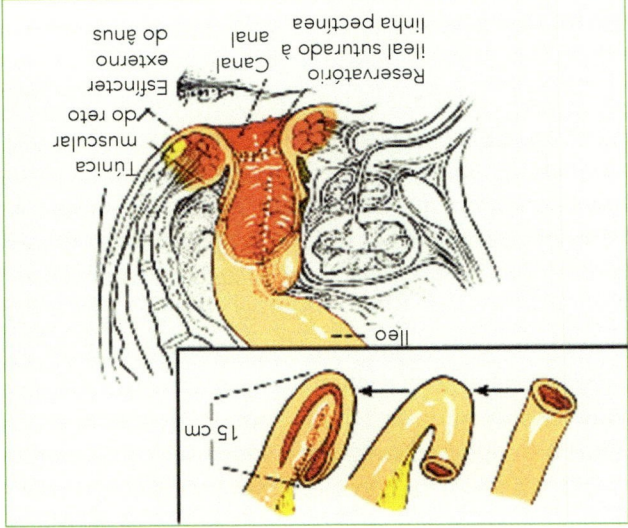

FIGURA 83.7 – Reservatório ileal. Fonte: autores.

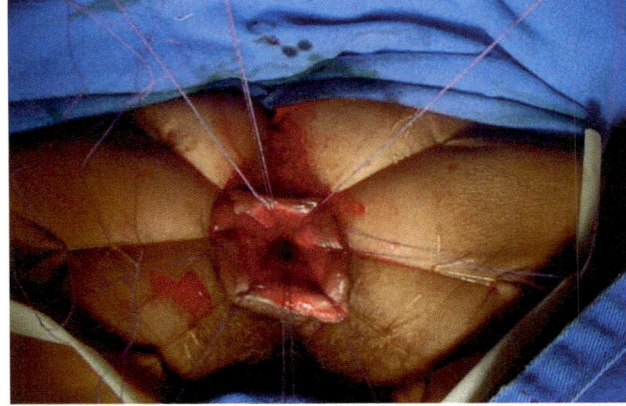

FIGURA 83.8 – Reservatório ileal em J. Fonte: autores.

Ricardo Navarro Góes da UNICAMP em Campinas-SP e pela Dra. Angelita Habr-Gama na FMUSP em São Paulo-SP foram os pioneiros da IPAA em nosso meio.[16,34,35]

Resumo

Na atualidade, a sulfassalazina é uma droga em desuso e o uso de corticosteroides está indicado somente na indução da remissão, sendo contraindicado na manutenção da remissão. A maioria dos portadores de colite esquerda ou proctite responde satisfatoriamente ao tratamento tópico com enemas ou supositórios de mesalazina. Naqueles doentes com colite esquerda (cólon esquerdo, sigmoide e reto), o uso exclusivo de mesalazina é suficiente (na maioria dos casos) para o controle clínico da doença. Pacientes naqueles pacientes que sejam refratários a todos os tipos de tratamentos clínicos disponíveis.³³

De acordo com o conceito de cura aceito pela maioria dos autores, a IPAA é a única operação que remove todo o cólon e reto comprometidos e restabelece o trânsito intestinal sem a necessidade de ileostomia definitiva. Passadas quase 30 anos após a descrição inicial da técnica, acumularam-se conhecimentos importantes quanto à fisiologia dos reservatórios intestinais construídos, com o objetivo de substituir o reto.²² Recentemente, Hahnloser et al., em estudo realizado na *Mayo Clinic*, relataram a experiência com o uso da IPAA em 1.885 pacientes portadores de RCUI – não foram incluídos aqueles portadores de polipose adenomatosa familiar nessa série de casos. O tempo de seguimento variou de 14 a 23 anos. Os pacientes foram avaliados por meio de consulta médica, entrevistas por telefone ou por carta. A média de evacuações diárias foi de 6 a 7. Nos primeiros 10 anos após a IPAA, os pacientes referiram 5,7 evacuações durante o dia e 1,5 à noite. Observou-se aumento significativo no número de evacuações após 20 anos da operação durante o dia, bem como à noite: 6,4 e 2,0, respectivamente. Quando analisadas outras variáveis como consistência das fezes, incontinência, *soiling*, necessidade de uso de forro ou urgência fecal, observou-se também uma piora significativa dos parâmetros com o passar dos anos. Portanto, a IPAA, mesmo sendo o procedimento-padrão no tratamento cirúrgico da RCUI, e mesmo sendo executada em centro com grande experiência no procedimento, está longe de ser considerada uma técnica que restaura por completo a fisiologia do trato gastrintestinal. Estudos realizados com questionários específicos para doenças inflamatórias que compararam a qualidade de vida de uma população normal com portadores de RCUI constataram resultados conflitantes. De uma forma geral, um grande número de pacientes submetidos a IPAA não tem sua qualidade de vida totalmente restabelecida após a operação. Com isso, fica claro que a cirurgia somente deveria ser indicada nos casos de urgência médica e

com comprometimento extenso do cólon necessitarão do uso de salicilatos por via oral e, algumas vezes da associação com corticoides durante a indução da remissão. O uso de corticoides sistêmicos e imunomoduladores está reservado para aqueles pacientes que não responderam ao tratamento convencional, e uma vez constatada a dependência dessas drogas, o uso de anti-inflamatórios biológicos deveria ser instituído. A colectomia deve ser indicada como última opção. A colectomia total com mucosectomia e reconstrução do trânsito com reservatório ileal e anastomose anal, em mãos experientes, tem se mostrado a técnica mais adequada para o tratamento cirúrgico da RCUI.

Referências bibliográficas

1. Souza MHLP, Troncon LEA, Rodrigues CM, Viana CFG, Onofre PHC, Monteiro RA, Passos ADC, Martinelli ALC, Meneghelli UG. Trends in the occurrence (1980-1999) and clinical features of Crohn's disease and ulcerative colitis in a university hospital in southeastern Brazil. Arq Gastroenterol. 2002; 39(2):98-105
2. Molinie F, Gower-Rousseau C, Yzet T, Merle V, Grandbastien B, Marti R, Lerebours E, Dupas JL, Colombel JF, Salomez JL, Cortot A. Opposite evolution in incidence of Crohn's disease and ulcerative colitis in Northern France (1988-1999). Gut. 2004; 53(6):843-8
3. Victoria CR, Sassaki LY, Nunes HR. Incidence and prevalence rates of inflammatory bowel diseases, in midwestern of São Paulo State, Brazil. Arq Gastroenterol. 2009; 46(1):20-5.
4. Consenso brasileiro sobre tratamento das doenças inflamatórias intestinais – Grupo de Estudos da Doença Inflamatória do Brasil (GEDIIB), 2010 – www.gediib.org.br
5. Regueiro M, Loftus EV Jr, Steinhart AH, Cohen RD; Inflammatory Bowel Disease Center. Clinical guidelines for the medical management of left-sided ulcerative colitis and ulcerative proctitis: summary statement. Inflamm Bowel Dis. 2006;12(10):972-8.
6. Lapidus A. Crohn's disease in Stockholm County during 1990-2001: an epidemiological update. World J Gastroenterol. 2006 7;12(1):75-81.
7. Kucharzik T, Maaser C, Lugering A, Kagnoff M, Mayer L, Targan S, Domschke W. Recent understanding of IBD pathogenesis: implications for future therapies. Inflamm Bowel Dis. 2006 12(11):1068-83.
8. Kelly KA, Dozois RR. Chronic ulcerative colitis – Cap 38. *In*: Mayo Gastrointestinal Surgery, Kelly KA, Saar MG, Hinder RA. 1st ed. Elsevier Saunders, Philadelphia pp 533–552, 2003
9. Cima RR, Pemberton JH. Medical and surgical management of chronic ulcerative colitis. Arch Surg. 2005 Mar;140(3):300-10
10. Kamm MA, Sandborn WJ, Gassull M, Schreiber S, Jackowski L, Butler T et al. Once-daily, high-concentration MMX mesalamine in active ulcerative colitis. Gastroenterology 2007; 132(1):66-75.
11. Kornbluth A, Sachar DB; Ulcerative colitis practice guidelines in adults (update): American College of Gastroenterology, Practice Parameters Committee. Practice Parameters Committee of the American College of Gastroenterology. Am J Gastroenterol. 2004;99(7):1371-85
12. Dignass AU, Bokemeyer B, Adamek H, Mross M, Vinter-Jensen L, Börner N, Silvennoinen J, Tan G, Pool MO, Stijnen T, Dietel P, Klugmann T, Vermeire S, Bhatt A, Veerman H. Mesalamine once daily is more effective than twice daily in patients with quiescent ulcerative colitis. Clin Gastroenterol Hepatol. 2009;7(7):762-9.
13. Fiorino G, Fries W, De La Rue SA, Malesci AC, Repici A, Danese S. New drug delivery systems in inflammatory bowel disease: MMX and tailored delivery to the gut. Curr Med Chem. 2010;17(17):1851-7.
14. Lennard-Jones JE. Classification of inflammatory bowel disease. Scand J Gastroenterol 1989; 24(suppl 170), 2-6
15. Haskell H, Andrews CW Jr, Reddy SI, Dendrinos K, Farraye FA, Stucchi AF, Becker JM, Odze RD. Pathologic features and clinical significance of "backwash" ileitis in ulcerative colitis. Am J Surg Pathol. 2005; 29(11):1472-81.

83.2 Colite de Crohn

Introdução e epidemiologia

A doença de Crohn é uma doença inflamatória crônica não específica que acomete todo o trato gastrintestinal desde a cavidade oral até o ânus. Em 1932, Crohn, Ginzburg e Oppenheimer descreveram pela primeira vez um tipo de doença inflamatória que acometia o íleo terminal. Somente algumas décadas depois, Lockhart-Mummery e Morson descreveram o acometimento do intestino grosso pela doença.[1] Apesar da ser mais encontrada no íleo terminal e no ceco, o objetivo desse capítulo, todavia, é abordar somente o comprometimento isolado do cólon pela doença de Crohn.

A doença de Crohn (DC) é uma moléstia inflamatória crônica do trato alimentar que pode comprometer desde a cavidade oral até o ânus.[1,2,5,6,7,8] O comprometimento de outros segmentos do sistema digestório pode preceder em anos o acometimento intestinal.[1] A DC é mais prevalente no hemisfério norte, no entanto, estudos epidemiológicos têm demonstrado um aumento crescente da doença no Brasil.[2,5,6,7,8] No ano de 2002, Souza et al., em estudo retrospectivo realizado na Faculdade de Medicina da USP Ribeirão Preto, reportaram que a incidência da doença vem aumentando desde a década de 1980. Observou-se que a incidência da DC na década de 1980 era de 1,7 caso/100.000 habitantes e passou a ser de 3 casos/100.000.[2] Além disso, a razão de incidência entre DC e retocolite ulcerativa, que era de 0,74, inverteu-se e tornou-se 1,44, mostrando nítido aumento da DC em relação à colite.[2] Mais recentemente, um estudo realizado por Victoria et al., no ambulatório de doença inflamatória intestinal da Faculdade de Medicina de Botucatu – UNESP, estado de São Paulo, pela primeira vez revelou um retrato mais fidedigno da doença de Crohn em uma microrregião do Brasil, o meio-oeste do estado de São Paulo.[3] No período de 2001 a 2005 a incidência e a prevalência da doença de Crohn foi de 3,5 casos e 5,65 casos/100.000 habitantes, respectivamente.[3]

Na maioria dos estudos publicados a prevalência da DC é igual em ambos os sexos. No entanto, o levantamento realizado pela UNESP de Botucatu mostrou um discreto aumento da doença na população feminina.[3]

A doença é mais comum em indivíduos de raça branca, provenientes da zona urbana e acomete

---

16. Teixeira GJT, Silva JH, Teixeira MG, Almeida MG, Calache JE, Habr-Gama A. Manifestações extra-intestinais após tratamento cirúrgico da retocolite ulcerativa. Rev bras Coloproct. 2001; 21(1): 9-18.
17. Gan SI, Beck PL. A new look at toxic megacolon: an update and review of incidence, etiology, pathogenesis, and management. Am J Gastroenterol. 2003; 98(11):2363-71
18. Jarnerot G, Hertervig E, Friis-Liby I, Blomquist L, Karlen P, Granno C, Vilien M, Strom M, Danielsson A, Verbaan H, Hellstrom PM, Magnuson A, Curman B. Infliximab as rescue therapy in severe to moderately severe ulcerative colitis: a randomized, placebo-controlled study. Gastroenterology. 2005; 128(7):1805-11.
19. Lichtenstein GR, Cohen R, Yamashita B, Diamond RH. Quality of life after proctocolectomy with ileoanal anastomosis for patients with ulcerative colitis. J Clin Gastroenterol. 2006;40(8):669-77.
20. Rutgeerts P, Sandborn WJ, Feagan BG, Reinisch W, Olson A, Johanns J, Travers S, Rachmilewitz D, Hanauer SB, Lichtenstein GR, de Villiers WJ, Present D, Sands BE, Colombel JF. Infliximab for induction and maintenance therapy for ulcerative colitis. N Engl J Med. 2005; 8;353(23):2462-76. Erratum in: N Engl J Med. 2006; 18; 354(20):2200.
21. Feagan BG, Reinisch W, Rutgeerts P, Sandborn WJ, Yan S, Eisenberg D, Bala M, Johanns J, Olson A, Hanauer SB. The effects of infliximab therapy on health-related quality of life in ulcerative colitis patients. Am J Gastroenterol. 2007; 102(4):794-802.
22. Teixeira FV, Kelly KA. The physiology of intestinal pouches Chirurg. 1999; 70(5):513-9
23. Teixeira FV, Hinojosa-Kurtzberg M, Pera M, Hanson RB, Williams JW, Kelly KA. The jejunal pouch as a rectal substitute after proctocolectomy. J Gastrointest Surg. 2000; 4(2):207-16
24. Utsunomiya J, Iwama T, Imajo M, Matsuo S, Sawai S, Yaegashi K, Hirayama R. Total colectomy, mucosal proctectomy, and ileoanal anastomosis. Dis Colon Rectum. 1980 Oct;23(7):459-66.
25. Pemberton JH, van Heerden JA, Beart RW Jr, Kelly KA, Phillips SF, Taylor BM. Straight ileoanal anastomosis v ileal pouch-anal anastomosis after colectomy and mucosal proctectomy. Arch Surg. 1983 Jun;118(6):696-701.
26. Taylor BM, Cranley B, Kelly KA, Phillips SF, Beart RW Jr, Dozois RR. A clinico-physiological comparison of ileal pouch-anal and straight ileoanal anastomoses. Ann Surg. 1983 Oct;198(4):462-8.
27. Teixeira FV, Saad-Hossne R, Carpi MR, Teixeira ACA, Teixeira Jr P. Infliximabe no Tratamento Inicial da Retocolite Ulcerativa Moderada e Grave. Terapia Top Down: Relato Preliminar de 2 Casos. Rev bras Coloproct. 2008;28(3): 289-293.
28. Thomas PE, Taylor TV, editores. Pelvic pouches procedures. Oxford: Butterworth-Heinemann, United Kingdom, 1991
29. Selvaskar CR, Cima RR, Larson DW, Dozois EJ, Harrington JR, Harmsen WS, Loftus EV Jr, Sandborn WJ, Wolff BG, Pemberton JH. Effect of infliximab on short-term complications in patients undergoing operation for chronic ulcerative colitis. J Am Coll Surg. 2007;204(5):956-62; discussion 962-3.
30. Mor IJ, Vogel JD, da Luz Moreira A, Shen B, Hammel J, Remzi FH. Infliximab in ulcerative colitis is associated with an increased risk of postoperative complications after restorative proctocolectomy. Dis Colon Rectum. 2008 Aug;51(8):1202-7; discussion 1207-10.
31. Coquet-Reinier B, Berdah SV, Grimaud JC, Birnbaum D, Cougard PA, Barthet M, Desjeux A, Moutardier V, Brunet C. Preoperative infliximab treatment and postoperative complications after laparoscopic restorative proctocolectomy with ileal pouch-anal anastomosis: a case-matched study. Surg Endosc. 2010 Jan 28. [Epub ahead of print]
32. Borjesson L, Lundstam U, Oresland T, Brevinge H, Hulten L. The place for colectomy and ileorectal anastomosis: a valid surgical option for ulcerative colitis? Tech Coloproctol. 2006 Oct;10(3):237-41; discussion 241.
33. Hahnloser D, Pemberton JH, Wolff BG, Larson DR, Crowhart BS, Dozois RR. Results at up to 20 years after ileal pouch-anal anastomosis for chronic ulcerative colitis. Br J Surg. 2007 Mar;94(3):333-40.
34. Goes RN, Nguyen P, Huang D, Beart RW Jr, Lengthening of the mesentery using the marginal vascular arcade of the right colon as the blood supply to the ileal pouch. Dis Colon Rectum. 1995;38(8):893-5.
35. Teixeira WG, da Silva JH, Teixeira MG, Almeida M, Calache JE, Habr-Gama A. Pouchitis: extracolonic manifestation of ulcerative colitis? Rev Hosp Clin Fac Med Sao Paulo. 1999;54(5):155-8.
36. Jess T, Gamborg M, Munkholm P, Sorensen TI. Overall and cause-specific mortality in ulcerative colitis: meta-analysis of population-based inception cohort studies. Am J Gastroenterol. 2007;102(3):609-17.

pessoas da 2ª à 4ª décadas de vida, com média de 37 anos.[2,3,4,6,7,8] Estudos realizados nas últimas duas décadas demonstraram aumento significativo da incidência da DC em indivíduos acima de 60 anos.[8] Apesar de contestada por alguns autores, acredita-se que a DC tenha um comportamento bimodal, tendo dois picos de incidência distintos: adultos jovens (20 a 40 anos) e idosos acima do 60 anos.[3,4,8]

A região ileocecal é acometida em cerca de 43,1 a 60,7%.[2,6,7,8] O comprometimento exclusivo do intestino grosso pela doença de Crohn — colite de Crohn — dobrou de 14 para 32% na última década.[8] Além disso, a doença cólica é mais prevalente nos indivíduos acima dos 60 anos em comparação a pacientes mais jovens, nos quais a forma ileocecal é predominante.[8]

Lapidus, em 2005, no mais longo estudo observacional sobre doença de Crohn já publicado (45 anos), observou um aumento da incidência da DC de 80% entre as décadas de 1980 e 1990.[8] Cerca de 0,2% da população da cidade de Estocolmo, na Suécia, seria portadora da doença. O autor observou que existe um nítido aumento da incidência da colite de Crohn e diminuição significativa do comprometimento de outros segmentos do trato alimentar, como intestino delgado e região perianal.[8] Tal observação também já vinha sendo descrita por outros autores.[6,7] Várias hipóteses foram propostas para explicar o fato do aumento da incidência da colite de Crohn, uma vez que nas últimas décadas, com o melhor acesso da população à colonoscopia, o número de exames realizados em todo o mundo quadriplicou. Portanto, a chance do diagnóstico aumentou proporcionalmente. Outros autores acreditam que houve uma reclassificação do diagnóstico de alguns pacientes com doença inflamatória de retocolite para Crohn.[6-8]

Fisiopatologia

DC é uma doença inflamatória crônica cuja causa a fisiopatologia ainda está por ser mais bem definida. No entanto, acredita-se que tanto a inflamação crônica intestinal quanto a extraintestinal observada na DC sejam devidas a uma intensa reação autoimune em resposta a bactérias comensais intestinais. Além disso, existiria uma susceptibilidade individual determinada por genes controladores da resposta imune.[9] Esse assunto, porém, será abordado mais profundamente em outro capítulo desse livro.

Assim como a retocolite ulcerativa inespecífica, a DC é uma doença inflamatória crônica cuja causa a fisiopatologia ainda está por ser mais bem definida. No entanto, acredita-se que tanto a inflamação crônica intestinal quanto a extraintestinal observada na DC sejam devidas a uma intensa reação autoimune em resposta a bactérias comensais intestinais. Além disso, existiria uma susceptibilidade individual determinada por genes controladores da resposta imune.[9] Esse assunto, porém, será abordado mais profundamente em outro capítulo desse livro.

Sintomas clínicos e diagnóstico

Assim como na DC de intestino delgado, a colite de Crohn também é uma doença insidiosa com sintomas inespecíficos. A extensão e o local do colón comprometido pela doença determinarão os sintomas referidos pelo paciente. Quanto mais próxima a lesão estiver localizada do reto, mais sintomas de sangramento e tenesmo os pacientes irão referir. Por outro lado, aqueles pacientes com doença localizada nos segmentos à direita do colón manifestarão sintomas de diarreia e anemia crônica.[8-12] Normalmente os pacientes têm queixas semelhantes à dos portadores de retocolite ulcerativa: diarreia com muco e sangue, tenesmo e dor abdominal. O sangramento pode estar presente em cerca de 50% dos casos e é menos frequente se comparada à retocolite ulcerativa inespecífica. Alguns pacientes podem desenvolver estenose em algum segmento do colón; nesses casos, o diagnóstico de câncer deve ser sempre afastado. A dor abdominal por ser do tipo referida em 70% dos casos. No entanto, o quadro álgico abdominal não é tão comum quanto o quadro observado nos pacientes com doença localizada no intestino delgado.[13]

Cerca de 30% dos portadores de DC podem apresentar manifestações extraintestinais da doença (uveíte, episclerite, poliartrite, pioderma gangrenoso, colangite esclerosante). Tais manifestações são mais comuns nos pacientes portadores de colite de Crohn, comparados àqueles com comprometimento de outros segmentos do trato alimentar.[4,13] Algumas manifestações extraintestinais estão intimamente associadas à atividade da doença intestinal (artrite, episclerite, eritema nodoso); outras não estão relacionadas (pioderma gangrenoso, uveíte, espondiloartrite, colangite esclerosante).[13,19] Além disso, pacientes com comprometimento do colón pela DC podem apresentar doença perianal ativa, como fístulas e fissuras. Não raramente, em cerca de 20 a 30% dos pacientes o comprometimento perianal precede a doença intestinal.[4]

Lennard-Jones estabeleceu alguns critérios clínicos, endoscópicos, radiológicos e histológicos para o diagnóstico da DC.[12] A doença acomete a mucosa do colón de forma descontínua ou salteada. Um mesmo paciente pode ter áreas do colón comprometidas pela inflamação e outros segmentos com aspecto mucoso normal. Tais características de distribuição das lesões no colón são quase exclusivas da DC e ajudam no diagnóstico diferencial com retocolite ulcerativa.

O diagnóstico deve ser baseado nos achados clínicos, epidemiológicos, radiológicos e, mais recentemente, sorológicos.[4,12,13] O diagnóstico da colite de Crohn, na maioria das vezes, é feito por colonoscopia e biópsia da lesão. À endoscopia, a lesão em pedra de calçamento é típica do comprometimento do intestino delgado. Por outro lado, não existe lesão característica da manifestação cólica da doença, o que torna difícil diferenciar a colite de Crohn da RCUI. Mais recentemente, os testes genéticos com a identificação do gene NOD2/CARD15 (lócus da DII no cromossomo 16) e a quantificação de componentes leucocitários nas fezes como a calprotectina e a lactoferrina têm ajudado no diagnóstico e no seguimento dos doentes em tratamento.[19,20]

A doença tem um processo inflamatório transmural, ou seja, compromete toda a espessura da parede do cólon, desde a mucosa até a serosa, o que poderia levar ou não a estenose do cólon, bem como à formação de fístulas com outros órgãos. Além disso, o fato de ser transmural também ajuda no diagnóstico diferencial com retocolite ulcerativa – doença exclusiva da mucosa. A parede intestinal é infiltrada por células inflamatórias como linfócitos, macrófagos e plasmócitos, observa-se a presença de processo inflamatório crônico granulomatoso em aproximadamente 50% dos casos. Uma vez que não existe lesão histológica específica de Crohn ou de retocolite, o diagnóstico diferencial histológico muitas vezes não é possível, principalmente quando se trata de análise de material proveniente de biópsia endoscópica. Como a tuberculose intestinal também pode levar a um processo crônico granulomatoso, a distinção histológica entre as duas doenças pode ser difícil. Apesar da necrose caseosa estar presente na infecção pelo *Micobacterium tuberculosis*, infelizmente menos de 40% dos pacientes apresentam esse achado histológico e nem sempre o bacilo é observado nos preparados histoquímicos.

Complicações

Megacólon tóxico (MT)

O MT é definido como sendo uma dilatação cólica total ou segmentar, maior que 6 cm de diâmetro, na presença de inflamação aguda e sinais de sepse. É uma complicação rara, porém grave e temida. Apesar de várias doenças poderem cursar com o quadro clínico de megacólon tóxico, é mais prevalente em indivíduos portadores de doença inflamatória intestinal. No passado, acreditava-se que o MT fosse uma complicação exclusiva da retocolite ulcerativa, com uma incidência de 2,5 a 17% dos casos. No entanto, apesar de menos frequente se comparada à retocolite, 1 a 3% dos portadores de colite de Crohn podem apresentar a complicação no decorrer da evolução da doença. Acredita-se que a fisiopatologia esteja relacionada à liberação de citocinas (peptídeo vasoativo, interleucina 1, neurotensina, leucotrieno e óxido nítrico) pelo processo inflamatório agudo que levaria a deficiência na contração muscular lisa e consequente dilatação do cólon.

O diagnóstico é fundamentado na história clínica progressa de colite, febre alta, distensão abdominal e sinais de sepse. Os exames laboratoriais mostram leucocitose e provas de atividade inflamatória aumentadas. A radiografia simples de abdômen nas posições ortostática e supina pode revelar distensão intensa do cólon e pneumoperitônio caso haja perfuração livre para a cavidade abdominal. O MT é considerado uma urgência abdominal e deve ser tratado prontamente. Os pacientes devem receber hidratação e reposição hidroeletrolítica vigorosa e o uso de antibioticoterapia de amplo espectro é recomendado. O aforismo proposto por Golinhher, em 1970, ainda é aceito nos dias atuais – *save the patient, not the colon* (salve o paciente e não o cólon). Baseado na taxa de mortalidade entre 20 a 40%, tão logo o paciente esteja estável hemodinamicamente, a maioria dos autores postula o tratamento cirúrgico com ressecção do cólon, fechamento do coto retal e ileostomia provisória o mais rápido possível.[25,33,34]

Hemorragia, obstrução, fístula e perfuração

O sangramento intestinal baixo pode ocorrer em cerca de 50% dos pacientes com colite de Crohn. No entanto, é autolimitado e responde ao tratamento clínico de suporte, raramente sendo necessária uma intervenção cirúrgica.[34] A obstrução intestinal, diferente do observado nos pacientes portadores da forma ileal ou ileocecal da doença, pode ocorrer na colite de Crohn mas é menos comum se comparada à doença de intestino delgado; o diâmetro do cólon é amplo e um processo fibroso com estreitamento da luz intestinal ou um abscesso intracavitário agindo como efeito de massa, na maioria das vezes, são insuficientes para obstruir o cólon. Entretanto, em alguns casos o processo obstrutivo pode estar associado a uma fístula, como ocorre nas fístulas ileosigmoidianas. A ressecção do íleo terminal e a colectomia esquerda com anastomose colo cólica é o procedimento mais utilizado.[37] Portanto, em face de uma obstrução cólica, o cirurgião poderá optar por uma ressecção segmentar com anastomose colo cólica ou uma ressecção total do cólon com anastomose ileorretal.[34,35] Esse assunto será mais bem abordado, ainda nesse capítulo, quando discutirmos o tratamento cirúrgico da colite de Crohn. A perfuração do cólon pode ocorrer em 1 a 3% dos casos e pode ou não estar associada ao megacólon tóxico. O diagnóstico é clínico e radiológico e o tratamento é a laparotomia exploradora, lavagem da cavidade e colectomia segmentar ou total, dependendo do segmento do cólon acometido.[34,35] A realização ou não de uma anastomose primária vai depender da contaminação da cavidade e do tempo entre o diagnóstico e a operação. Normalmente a ressecção intestinal com confecção de colostomia (operação de Hartman) ou ileostomia (tipo Brooke) temporária é o tratamento mais indicado nesses casos.[10]

Tratamento clínico

Para se discutir o tratamento da colite de Crohn, primeiro devemos definir os termos atividade e remissão da doença. A atividade da doença inflamatória intestinal pode ser definida de forma subjetiva como leve, moderada ou severa.[13,19] No entanto, a maioria dos ensaios clínicos realizados em todo o mundo utilizou o *Crohn's Disease Active Index* – CDAI (índice de atividade da doença de Crohn) como parâmetro objetivo para avaliar a atividade ou remissão da DC, em resposta ao tratamento. Além disso, com o crescente uso da terapia biológica no tratamento da DC, marcadores séricos de inflamação, como a proteína C reativa (PCR) e, mais recentemente, marcadores fecais como a calprotectina e a lactoferrina, passaram a ser utilizados.[4,13,20] Portanto, o paciente portador de DC com CDAI > 220 pontos associado a níveis séricos de PCR acima de 10 mg/L e de calprotectina fecal acima de 200 ng/mL é considerado como tendo doença em atividade.[4,14,20,22] Os pacientes com CDAI < 150 pontos, por outro lado, são considerados como tendo doença em remissão.[14] Além disso, a queda do CDAI em 100 pontos após o início da terapia clínica pode ser considerada resposta terapêutica ao tratamento.[13,14,19] Todavia, atualmente, em ensaios clínicos, a maioria dos autores tem usado a avaliação endoscópica e histológica da mucosa como parâmetro objetivo para afirmar quando um paciente está em remissão. O termo utilizado, cicatrização da mucosa – *mucosal healing* – se refere diretamente à melhora endoscópica da doença (Figuras 83.9 e 83.10). D'Haens *et al.* criaram um escore para definir a cicatrização da mucosa por meio de avaliação endoscópica em pacientes com doença de Crohn:
0 – sem lesão, 1 – lesões aftoides, 2 – lesões aftoides

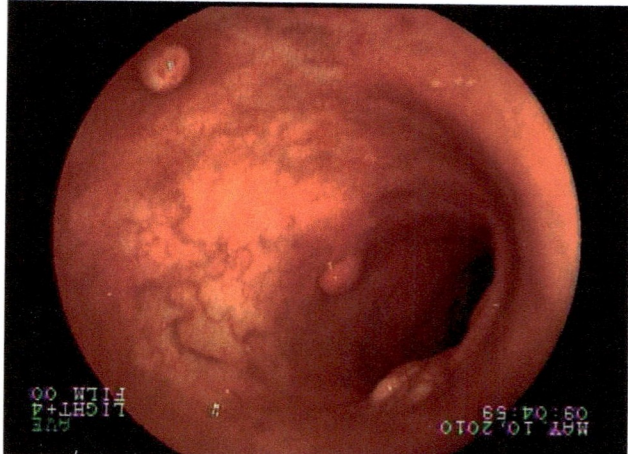

FIGURA 83.9 – Mucosa retal ulcerada de paciente com Crohn antes do tratamento com infliximabe. Fonte: autores.

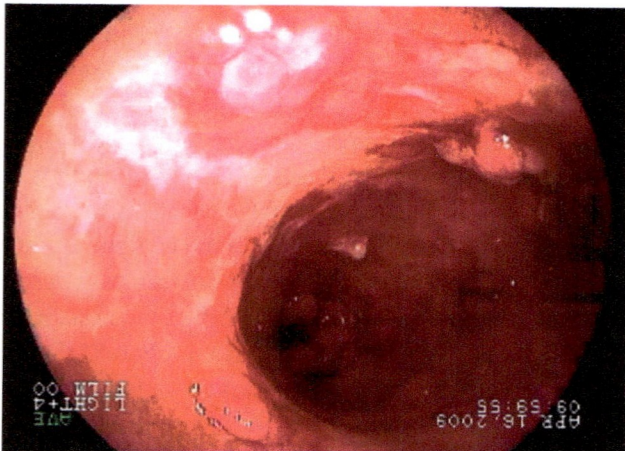

FIGURA 83.10 – Mucosa retal cicatrizada do mesmo paciente da figura 83.2.1, 1 ano após o tratamento com infliximabe. Fonte: autores.

grandes, 3 – ulcerações e estenoses.[15] O escore pode variar de 0 a 15 pontos para fins de comparação entre os grupos de tratamento. Definiu-se como remissão da doença os pacientes que não apresentaram ulceração ao exame endoscópico.[24] Infelizmente, o CDAI não se correlaciona diretamente com a cicatrização da mucosa. Ou seja, muitas vezes o paciente em tratamento apresenta melhora importante dos sintomas – CDAI – mas, ao exame endoscópico, ainda se observa doença ativa.[16,24] Portanto, em minha opinião, acredito que em um futuro próximo a cicatrização da mucosa será o parâmetro principal para se definir quando a doença está ativa ou em remissão.

Sulfassalazina

A sulfassalazina vem sendo utilizada no tratamento das doenças inflamatórias intestinais desde a década de 1950. A dose inicial no tratamento da DC deve ser de

4 g/dia divididos em 4 tomadas. A sulfassalazina tem dois componentes em sua molécula: sulfapiridina e o radical ácido 5-aminossalicílico (5-ASA). O 5-ASA age como agente anti-inflamatório tópico e seria totalmente absorvido no estômago e intestino delgado sem que a droga atingisse o intestino grosso caso, não fosse ligado à sulfapiridina e formasse a molécula da sulfassalazina. A sulfapiridina somente tem a função de carregar a droga até o cólon. Uma vez no intestino grosso, a droga é metabolizada pelas bactérias cólicas liberando o radical 5-ASA para agir como anti-inflamatório tópico. No entanto, cerca de 50% dos pacientes em uso da sulfassalazina reclamam de efeitos colaterais como dor de cabeça, dor de estômago, anorexia, vômito e náusea. Tais efeitos indesejáveis estão relacionados à sulfapiridina. Além disso, têm sido observadas reações

Tabela 83.4
Medicações disponíveis no brasil para tratamento das doenças inflamatórias intestinais

	Doença de crohn				
Medicação (nome comercial)	Tipo	Monitoração	Dose média	Efeitos colaterais	
Mesalasina supositório (Pentasa, Mesacol)	5-ASA	Enzimas hepáticas, hemograma e função renal/Urina tipo I	400 a 1 g/dia	Reação alérgica ao 5-ASA	
Mesalasina enema (Pentasa)	5-ASA	Enzimas hepáticas, hemograma e função renal/Urina tipo I	1-4 g/dia a cada 2 ou 3 dias	Reação alérgica ao 5-ASA	
Mesalasina (Petansa, Mesacol)	5-ASA	Enzimas hepáticas, hemograma e função renal/Urina tipo I	1 a 4 g 3 x/dia	Trombopenia, nefrite intersticial e pancreatite	
Sulfassalazina (Azulfin, Salazoprin)	Sulfapiridina associado a 5-ASA	Enzimas hepáticas, hemograma e função renal/Urina tipo I	1 a 4 g 4 x/dia	Dor de cabeça, náusea (associada ao radical sulfapiridina) Trombopenia, nefrite intersticial e pancreatite	
Budesonida (Entocort)	Corticosteroide rápido metabolismo no citocromo P450	Vide efeitos colaterais	3 a 9 mg/dia – indução da remissão – usado na manutenção quando falha tratamento com salicilatos e imunomoduladores	Acne, face de lua cheia, estrias, ganho de peso, diabetes, osteoporose – menos efeitos se comparado aos corticoides sistêmicos	
Deflazacort e prednisona (Meticorten, Calcort, Deflanil)	Corticosteroide sistêmico	Vide efeitos colaterais	6 a 30 mg – indução da remissão – usado na manutenção quando falha tratamento com salicilatos e imunomoduladores	Acne, face de lua cheia, estrias, ganho de peso, diabetes, osteoporose	
Azatioprina (Imuran)	Antimetabólico – imunomodulador	Enzimas hepáticas, hemograma, amilase/lipase	1,5 a 2,5 mg/kg/dia – Não utilizado na indução – somente na manutenção, normalmente em conjunto com infliximabe	Pancreatite, depressão de medula, reação alérgica, náusea, hepatite, infecções virais e bacterianas	
Infliximabe (Remicade)	Anti-inflamatório biológico	Infecções, tuberculose, linfoma	5 a 10 mg/kg 3 doses de indução (semana 0, 2 e 6) e manutenção a cada 8 semanas	Infecções, reações alérgicas, linfoma	
Adalimumabe (Humira)	Anti-inflamatório biológico	Infecções	Dose de indução: 160 mg, 80 mg e 40 mg (semana 0, 2 e 4) e manutenção a cada 2 semana	Infecções, reação alérgica (local de aplicação)	

Mesalazina

A molécula do 5-ASA também é conhecida por mesalazina. Como vimos acima, se a mesalazina fosse administrada por via oral seria absorvida totalmente no estômago e intestino delgado sem que conseguisse chegar ao ceco. A indústria farmacêutica conseguiu desenvolver uma forma de proteger o 5-ASA da absorção, até que a droga chegasse ao íleo terminal — tanto com o uso de microgrânulos de 5-ASA revestidos com uma membrana semipermeável de etilcelulose (Pentasa®), quanto pelo uso de comprimidos revestidos com resina acrílica (Mesacol®). Com isso, evitou-se o uso da sulfapiridina e seus consequentes efeitos indesejados.[19,24] No entanto, apesar de ser usada na colite localizada no cólon esquerdo, não existe evidência científica quanto ao benefício dos salicilatos na indução ou na manutenção de remissão em portadores de colite de Crohn,[13,19,23] exceto nos casos de colite com manifestação articular da doença.[19,23]

Corticoides

Os corticoides sistêmicos (prednisona, budesonida) são efetivos na indução da remissão de pacientes portadores de colite de Crohn.[19,23] No entanto, em decorrência dos conhecidos efeitos colaterais do uso crônico da corticoterapia, essa classe de droga não deveria ser indicada como terapia de manutenção. A dose inicial da prednisona é de 0,75 a 1 mg/kg/dia, sem ultrapassar a dose diária de 60 mg.[5] Uma vez conseguida a melhora clínica dos sintomas, a dose da droga deve ser reduzida. A diminuição deve ser gradual com redução de 10 mg/semana, até 20 mg/dia e, a seguir, 5 mg/semana, até retirada completa da droga.[5] O uso da budesonida tem se tornado uma alternativa no tratamento dos pacientes com doença de Crohn localizada no íleo terminal e no cólon direito. Porém, não existe evidência que suporte o seu uso nos portadores de doença cólica à esquerda. Diferente da prednisona, a budesonida sofre rápida metabolização hepática e com isso tem menos efeitos colaterais se comparada a outros corticoides sistêmicos. A dose de indução é de 9 mg/dia. Tão breve se consiga efeito satisfatório no controle dos sintomas, a dose deveria ser diminuída em 3 mg/semana. A dose de manutenção é de 3 mg/dia, por no máximo 6 meses.[5]

Imunomoduladores

Na última década, o uso de imunomoduladores como a azatioprina e o metotrexato vem ganhando aceitação entre a maioria dos autores, principalmente nos pacientes refratários ao uso de corticoides. A azatioprina é uma purina e um subproduto da 6-mercaptopurina. As purinas são agentes antimetabólicos que inibem a síntese do RNA e modulam a atividade inflamatória, induzindo a apoptose das células T.[19,24] No entanto, o efeito clínico da droga somente pode ser observado 8 a 12 semanas após o início da terapia. Portanto, os imunomoduladores não são indicados na indução da remissão, e sim na manutenção dos portadores de colite de Crohn.[5,24] A dose da azatioprina é de 1,5 a 2,5 mg/kg/dia e do metotrexato é de 0,75 a 1,5 mg/kg/dia. A azatioprina, mesmo sendo a melhor alternativa aos pacientes refratários a corticoterapia, cerca de 28% dos pacientes em uso contínuo da droga experimentam efeitos adversos como leucopenia, dor de cabeça, hepatoxicidade e pancreatite.

Infliximabe

O infliximabe (Remicade® — MSD, Brasil) é um anticorpo monoclonal quimérico tipo IgG1 (75% proteína humana e 25% proteína de camundongo) contra o fator de necrose tumoral (TNF). O TNF é uma citoquina pró-inflamatória que está presente na lâmina própria da mucosa intestinal dos portadores de doença de Crohn e de retocolite ulcerativa. O TNF é produzido principalmente por macrófagos e linfócitos T; induz a produção de outras citoquinas como a interleucina 1 e interleucina 6, promove a migração leucocitária, além de impedir a apoptose das células inflamatórias. A ação anti-inflamatória do infliximabe é rápida e pode ser verificada laboratorialmente por diminuição nos níveis séricos de PCR e interleucina 6. A droga é de uso endovenoso e a dose pode variar de 5 a 10 mg/kg. Uma vez que o infliximabe tem meia-vida de 10 a 12 dias, a droga deve ser utilizada com intervalos de 2 a 4 semanas na fase de indução e a cada 2 meses na fase de manutenção da remissão.[13,27,30]

Existe evidência científica suficiente para indicar o uso do infliximabe nos portadores de DC, tanto na indução quanto na terapia de manutenção da remissão. No Brasil, a indicação do infliximabe tem sido reservada a pacientes com doença moderada e grave, nos pacientes que apresentem manifestação extraintestinal da doença e nos portadores de doença perianal.[5] No entanto, estudos recentes têm demonstrado o benefício do uso do infliximabe como primeira escolha no tratamento da DC, tanto em adultos quanto em crianças, evitando com isso a evolução precoce da doença.[39,40] A introdução precoce da droga (top-down therapy), em vez da terapia convencional em que o infliximabe é indicado após ter sido usado corticoterapia e drogas imunomoduladoras (step-up therapy), tem ganhado aceitação entre os profissionais que lidam com a doença. Tal estratégia terapêutica é fundamentada no conceito de que, talvez, os agentes biológicos possam mudar o curso natural da doença de Crohn.[28,39]

Recentemente, um estudo multicêntrico e randomizado comparou o uso do infliximabe (IFX) associado à azatioprina (AZA), IFX como monoterapia e AZA como monoterapia em portadores de doença de Crohn que não haviam recebido qualquer terapia medicamentosa anteriormente, ou seja, virgens de tratamento. Tal estudo, denominado SONIC (*Study of Biologic and Immunomodulator Naive Patients in Crohn's Disease*), concluiu que o grupo de pacientes que receberam terapia combinada IFX + AZA apresentou uma resposta clínica superior aos outros grupos, tanto no que se refere à remissão da DC livre de corticoide quanto na cicatrização da mucosa intestinal.[14]

Portanto, hoje é claro que existe um divisor de águas no tratamento da DC: antes e depois dos agentes anti-inflamatórios biológicos. O próximo passo é impedir a evolução da doença de Crohn para casos mais graves como estenose e perfuração, evitando com isso hospitalização, cirurgias e consequente aumento de custo no tratamento. D'Haens et al., comprovaram o benefício em longo prazo (2 anos) do uso precoce do infliximabe (*top-down therapy*) em portadores de DC.[23] Recentemente, Regueiro et al., reportaram a eficácia do infliximabe como agente anti-inflamatório indicado no pós-operatório de portadores de DC submetidos à ressecção intestinal. Um ano após a operação, os pacientes que receberam infliximabe tiveram menos recidiva clínica, endoscópica e histológica da doença.[16] Esse estudo pode ser uma comprovação clara de que os agentes biológicos podem mudar a história natural da doença. No entanto, mais estudos são necessários para que comprovemos tal afirmação.

■ Adalimumabe

O adalimumabe (Humira® – Abbott, Brasil) é um anticorpo monoclonal, de uso subcutâneo, aprovado para o tratamento da DC no Brasil em 2007.[30,31] O adalimumabe (ADA) é um anticorpo anti-TNF, IgG1 e inteiramente humano. Os pacientes devem receber uma dose de indução de 160 mg, uma dose de reforço após 2 semanas de 80 mg e doses de manutenção a cada 2 semanas de 40 mg por tempo indeterminado. Da mesma forma que o infliximabe, existe evidência científica robusta quanto à eficácia do ADA na indução e na manutenção da remissão da DC, assim como na prevenção de hospitalizações e ressecções intestinais.[17] O ADA tem sido indicado com sucesso também nos pacientes que apresentam reações alérgicas ou falha do tratamento com o uso do infliximabe.[18]

Tratamento cirúrgico

O tratamento cirúrgico sempre deve ser considerado quando da incapacidade de controle dos sintomas por meio do tratamento clínico ou quando diagnosticada uma complicação. Em um seguimento de 20 anos após o diagnóstico, existe um risco de 78% de um indivíduo portador de DC vir a ter que ser submetido a algum tipo de tratamento cirúrgico.[19,24,25] Após a ressecção cirúrgica, até 80% dos pacientes apresentam recorrência da doença em 1 ano e cerca de 5% desses irão necessitar de outro tratamento cirúrgico.[13,19,24,25] Estudo realizado na *Cleveland Clinic*, em um seguimento de 15 anos, Harper et al., analisaram 139 pacientes portadores da DC. Destes, 88% (122/139) foram submetidos a um tipo de tratamento cirúrgico em um intervalo de 3 anos após o início dos sintomas. A localização da doença no trato alimentar foi fator determinante para a indicação cirúrgica. Noventa e nove por cento dos pacientes com comprometimento do delgado, 92% da região ileocecal e 74% do cólon foram submetidos a algum tipo de ressecção intestinal. Em cerca de 59% dos pacientes com colite de Crohn foi realizada uma proctocolectomia com ileostomia definitiva em algum momento após o diagnóstico.[26]

Até o final da década de 1970, a proctocolectomia com ileostomia tipo Brooke era a conduta mais utilizada nos pacientes portadores de colite de Crohn refratária ao tratamento clínico e com recorrência da doença após o tratamento cirúrgico, principalmente naqueles pacientes com comprometimento de cólon esquerdo, reto e ânus.[26,35] As grandes ressecções eram realizadas na tentativa de "curar" a doença. Acreditava-se que após a ressecção do cólon, a peça cirúrgica deveria ser aberta e certificada a ausência de comprometimento macroscópico da doença nos dois segmentos a serem anastomosados. Caso existisse comprometimento macroscópico da anastomose, a recorrência da doença seria inevitável.[35] Uma vez que a doença acomete todo o cólon ou uma grande extensão do órgão, somente a

Como já abordado nesse capítulo, a localização da DC no trato gastrointestinal tem relação direta com a probabilidade de tratamento cirúrgico; sendo mais comum, portanto, quando a doença está localizada no cólon direito ou acomete toda a extensão do órgão.[10,26,34,35] Cerca de 50% dos portadores de colite de Crohn, mesmo recebendo todo tipo de tratamento disponível, foram submetidos a ressecção do cólon, do reto ou do ânus, fato que mostra a evolução desfavorável da DC em longo prazo.[26] Seksik et al. relataram que cerca de 75% dos portadores de colite de Crohn foram submetidos a colectomia total ou segmentar em algum momento de suas vidas. Desses, cerca de 50%, requereram nova ressecção intestinal em um intervalo de 5 anos após a primeira operação.[37] Por meio de análise multivariada, os autores identificaram alguns fatores preditivos de recorrência da doença após o tratamento cirúrgico da colite de Crohn. Os melhores resultados conseguidos foram com aqueles pacientes portadores de doença fistulizante à direita. Os portadores de doença obstrutiva abaixo da flexura esplênica foram aqueles que tiveram os piores resultados em longo prazo.[37]

Além do tratamento cirúrgico nos casos refratários, o paciente portador de DC necessitará para o resto da vida de uma terapia medicamentosa de manutenção, sob pena de ter complicações em longo prazo, bem como recorrência da doença.

ressecção completa com anastomose baixa ou ileostomia definitiva poderia ser realizada.[35] Entretanto, em estudo realizado na *Mayo Clinic*, Prabhakar et al. reportaram que a presença ou ausência de margem comprometida não interferia com a recorrência da DC. Constataram que 55% dos pacientes, mesmo estando com margens cirúrgicas livres, tiveram recorrência da doença após a ressecção do cólon. Com isso, os cirurgiões começaram a ser mais conservadores (*bowel-sparing policy*) quando da necessidade de ressecção intestinal, deixando reservadas as grandes ressecções, como a proctocolectomia, para casos selecionados.[19,25,34] O conceito de que todo paciente deveria receber tratamento "profilático" da recidiva após uma ressecção intestinal vem ganhando adeptos atualmente. Recentemente, como já descrito acima, Regueiro et al. reportaram a eficácia do infliximabe em pacientes com Crohn submetidos à ressecção intestinal. Os pacientes tratados com a droga tiveram menos recidiva clínica (CDAI), endoscópica (menos úlceras) e histológica (menos inflamação — escore de inflamação < 6 pontos e menos neutrófilos) da doença 1 ano após o tratamento.[16]

Várias drogas têm sido propostas como medida preventiva de recorrência após o tratamento cirúrgico da colite de Crohn: corticoides, mesalazina, azatioprina, metronidazol, ciprofloxacina, ornidazol e infliximabe.[24,25] Hanauer et al. compararam o uso da mesalazina e da azatioprina como droga de manutenção em pacientes submetidos a tratamento cirúrgico. O uso dos agentes antimetabólicos (azatioprina, 6-mercaptopurina e metotrexato) foi indicado no controle da recorrência, em analogia à resposta clínica satisfatória observada com o uso dessas drogas na manutenção de portadores de DC.[24,25,38] O consenso europeu publicado em 2006 definiu que os agentes metabólicos são a droga de escolha na manutenção da remissão do paciente portador de DC submetido à terapêutica cirúrgica.[19] Após o advento dos anti-inflamatórios biológicos como o infliximabe, alguns autores questionaram o uso da droga no pós-operatório de pacientes portadores de DC com objetivo da manutenção da remissão. Uma vez que a droga é um inibidor potente do TNF, especulou-se que o infliximabe interferiria com a resposta imune dos pacientes, levando com isso a um grande risco de complicações pós-operatórias como infecção e abscesso.

Como já citado várias vezes nesse capítulo, um estudo publicado por Regueiro et al. pode ser a primeira evidência científica irrefutável do benefício do uso dos agentes biológicos anti-TNF no tratamento profilático da DC após uma ressecção intestinal. Pela primeira vez um estudo randomizado e duplo-cego conseguiu mostrar o benefício do uso do infliximabe na prevenção da recidiva da doença de Crohn 1 ano após uma ressecção intestinal. Pacientes que receberam o infliximabe 4 semanas após a cirurgia tiveram menos recidiva clínica, endoscópica e histológica quando comparados àqueles que não receberam a droga.[16] No entanto, mais estudos desenhados com esse propósito são esperados para que possamos confirmar tais resultados.

O tratamento cirúrgico da colite de crohn na era dos agentes biológicos

O estudo ACCENT I (estudo multicêntrico, randomizado, duplo-cego, que estudou o uso do infliximabe de DC) avaliou a resposta terapêutica do infliximabe na indução e na manutenção da remissão de portadores de DC quanto à cicatrização da mucosa, número de hospitalizações e tratamento cirúrgico. Observou-se diminuição significativa no número de pacientes submetidos a tratamento cirúrgico. A respos- ta ficou mais evidente nos pacientes que receberam, além das 3 doses de indução, infusões de manutenção a cada 8 semanas.[27] Lichtenstein *et al.*, em um estudo randomizado duplo-cego e controlado, analisaram o impacto do uso do infliximabe no tratamento de portadores de DC com fístulas entéricas. Cerca de 33% dos pacientes eram portadores de colite de Crohn. Os autores demonstraram uma redução significativa em 50% no número de procedimentos cirúrgicos, bem como no número de internações hospitalares, quando comparados ao grupo placebo.[29]

Assim como aconteceu com o tratamento cirúrgico da doença ulcerosa péptica após a introdução dos bloqueadores H_2, talvez o tratamento cirúrgico da doença de Crohn venha a estar restrito às complicações como megacólon tóxico, obstrução, fístula e perfuração. Acreditamos que o número de pacientes submetidos à cirurgia irá decrescer e a indicação de uma ressecção cólica estará restrita a casos isolados que não responderem ao tratamento com imunomoduladores associado aos agentes biológicos.

Estudos recentes demonstraram a eficácia do tratamento com infliximabe em pacientes pediátricos portadores da DC, com taxas de remissão dos sintomas surpreendente. Compartilhamos com a opinião de muitos que os agentes biológicos têm sido usados na DC somente como terapia de resgate de pacientes refratários a corticoides e imunomoduladores (*step-up therapy*). Quando, na nossa opinião e de muitos, principalmente nos pacientes pediátricos, pacientes jovens, portadores de doença retal extensa ou doença perianal associada à doença cólica, o infliximabe deveria ser usado como terapia inicial de escolha (*top-down therapy*), evitando com isso a evolução da doença para quadros mais graves.[23,36,39] No entanto, a resposta à pergunta se os agentes biológicos modificarão ou não a história natural da doença de Crohn somente poderá ser respondida por meio de estudos observacionais e ensaios clínicos controlados.[23,35,36,39]

Referências bibliográficas

1. Lockhart-Mummery HE, Morson BC. Crohn's disease (regional enteritis) of the large intestine and its distinction from ulcerative colitis. Gut 1:87-105, 1960
2. Souza MHLP, Troncon LEA, Rodrigues CM, Viana CFG, Onofre PHC, Monteiro RA, Passos ADC, Martinelli ALC, Meneghelli UG. Trends in the occurrence (1980-1999) and clinical features of Crohn's disease and ulcerative colitis in a university hospital in southeastern Brazil. Arq Gastroenterol. 2002 Apr-Jun;39(2):98-105
3. Victoria CR, Sassaki LY, Nunes HR. Incidence and prevalence rates of inflammatory bowel diseases, in midwestern of São Paulo State, Brazil. Arq Gastroenterol. 2009; 46(1):20-5.
4. Lichtenstein GR, Hanauer SB, Sandborn WJ; Management of Crohn's disease in adults.Practice Parameters Committee of American College of Gastroenterology. Am J Gastroenterol. 2009;104(2):465-83;
5. Consenso brasileiro sobre tratamento das doenças inflamatórias intestinais – Grupo de Estudos da Doença Inflamatória do Brasil (GEDIIB), 2010 – www.gediib.org.br
6. Molinie F, Gower-Rousseau C, Yzet T, Merle V, Grandbastien B, Marti R, Lerebours E, Dupas JL, Colombel JF, Salomez JL, Cortot A. Opposite evolution in incidence of Crohn's disease and ulcerative colitis in Northern France (1988-1999). Gut. 2004 Jun;53(6):843-8
7. Cabral VL, de Carvalho L, Miszputen SJ. Importance of serum albumin values in nutritional assessment and inflammatory activity in patients with Crohn's disease. Arq Gastroenterol. 2001 Apr-Jun; 38(2):104-8.
8. Lapidus A. Crohn's disease in Stockholm County during 1990-2001: an epidemiological update. World J Gastroenterol. 2006 7;12(1):7581.
9. Kucharzik T, Maaser C, Lugering A, Kagnoff M, Mayer L, Targan S, Domschke W. Recent understanding of IBD pathogenesis: implications for future therapies. Inflamm Bowel Dis. 2006 12(11):1068-83.
10. Fox DJ e Wolff BG. Crohn's disease – Cap 27. In: Mayo Gastrointestinal Surgery, Kelly KA, Saar MG, Hinder RA. 1st ed. Elsevier Saunders, Philadelphia pp 409–420, 2003
11. Rudolph WG, Uthoff SM, McAuliffe TL, Goode ET, Petras RE, Galandiuk S. Indeterminate colitis: the real story. Dis Colon Rectum. 2002 45(11):1528-34
12. Lennard-Jones JE. Classification of inflammatory bowel disease. Scand J Gastroenterol 1989, 24(suppl 170), 2-6
13. Stange EF, Travis SP, Vermeire S, Beglinger C, Kupcinkas L, Geboes K, Barakauskiene A, Villanacci V, Von Herbay A, Warren BF, Gasche C, Tilg H, Schreiber SW, Scholmerich J, Reinisch W; European Crohn's and Colitis Organisation.European evidence based consensus on the diagnosis and management of Crohn's disease: definitions and diagnosis. Gut. 2006 Mar;55 Suppl 1:i1-15.
14. Colombel JF, Sandborn WJ, Reinisch W, Mantzaris GJ, Kornbluth A, Rachmilewitz D, Lichtiger S, D'Haens G, Diamond RH, Broussard DL, Tang KL, van der Woude CJ, Rutgeerts P; SONIC Study Group. Infliximab, azathioprine, or combination therapy for Crohn's disease. Engl J Med. 2010; 15;362(15):1383-95
15. Rutgeerts P, Geboes K, Vantrappen G, Beyls J, Kerremans R, Hiele M. Predictability of the postoperative course of Crohn's disease. Gastroenterology. 1990; 99(4):956-63.
16. Regueiro M, Schraut W, Baidoo L, Kip KE, Sepulveda AR, Pesci M, Harrison J, Plevy SE. Infliximab prevents Crohn's disease recurrence after ileal resection. Gastroenterology. 2009;136(2):441-50
17. Colombel JF, Sandborn WJ, Rutgeerts P, Enns R, Hanauer SB, Panaccione R, Schreiber S, Byczkowski D, Li J, Kent JD, Pollack PF. Adalimumab for maintenance of clinical response and remission in patients with Crohn's disease: the CHARM trial. Gastroenterology. 2007;132(1):52-65.
18. Sandborn WJ, Rutgeerts P, Enns R, Hanauer SB, Colombel JF, Panaccione R, D'Haens G, Li J, Rosenfeld MR, Kent JD, Pollack PF. Adalimumab induction therapy for Crohn disease previously treated with infliximab: a randomized trial. Ann Intern Med. 2007;146(12):829-38.
19. Travis SP, Stange EF, Lemann M, Oresland T, Chowers Y, Forbes A, D'Haens G, Kitis G, Cortot A, Prantera C, Marteau P, Colombel JF, Gionchetti P, Bouhnik Y, Tiret E, Kroesen J, Starlinger M, Mortensen NJ; European Crohn's and Colitis Organisation. European evidence based consensus on the diagnosis and management of Crohn's disease: current management. Gut. 2006 Mar;55 Suppl 1:i16-35.
20. Vieira A, Fang CB, Rolim EG, Klug WA, Steinwurz F, Rossini LG, Candelária PA. Inflammatory bowel disease activity assessed by fecal calprotectin and lactoferrin: correlation with laboratory parameters, clinical, endoscopic and histological indexes. BMC Res Notes. 2009; 29;2:221.
21. Sutherland AD, Gearry RB, Frizelle FA. Review of fecal biomarkers in inflammatory bowel disease. Dis Colon Rectum. 2008; 51(8):1283-91.
22. Kornbluth A, Sachar DB; Ulcerative colitis practice guidelines in adults (update): American College of Gastroenterology, Practice Parameters Committee. Practice Parameters Committee of the American College of Gastroenterology. Am J Gastroenterol. 2004;99(7):1371-85
23. D'Haens G, Baert F, van Assche G, Caenepeel P, Vergauwe P, Tuynman H, De Vos M, van Deventer S, Stitt L, Donner A, Vermeire S, Van de Mierop FJ, Coche JC, van der Woude J, Ochsenkühn T,

van Bodegraven AA, Van Hootegem PP, Lambrecht GL, Mana F, Rutgeerts P, Feagan BG, Hommes D; Belgian Inflammatory Bowel Disease Research Group; North-Holland Gut Club. Early combined immunosuppression or conventional management in patients with newly diagnosed Crohn's disease: an open randomised trial. Lancet. 2008; 23;371(9613):660-7.
24. Büning C, Lochs H. Conventional therapy for Crohn's disease. World J Gastroenterol. 2006 Aug 14;12(30):4794-806.
25. Penner RM, Madsen KL, Fedorak RN. Postoperative Crohn´s disease. Inflamm Bowel Dis. 2005 11(8):765-777
26. Harper PH, Fazio VW, Lavery IC, Jagelman DG, Weakley FL, Farmer RG, Easley KA.. The long-term outcome in Crohn's disease. Dis Colon Rectum. 1987; 30(3):174-9.
27. Hanauer SB, Feagan BG, Lichtenstein GR, Mayer LF, Schreiber S, Colombel JF, Rachmilewitz D, Wolf DC, Olson A, Bao W, Rutgeerts P; ACCENT I Study Group.Maintenance infliximab for Crohn's disease: the ACCENT I randomised trial. Lancet. 2002 May 4;359(9317):1541-9.
28. Vermeire S, van Assche G, Rutgeerts P. Review article: Altering the natural history of Crohn's disease-evidence for and against current therapies. Aliment Pharmacol Ther. 2007; 25(1):3-12.
29. Lichtenstein GR, Yan S, Bala M, Blank M, Sands BE.Infliximab maintenance treatment reduces hospitalizations, surgeries, and procedures in fistulizing Crohn's disease. Gastroenterology. 2005 128(4):862-9.
30. Kotze PG, Albuquerque IC, Moraes AC, Vieira A, Souza F. Cost-Minimization Analysis with Infliximab (IFX) and Adalimumab (ADA) for the Treatment of Crohn's Disease (CD). Rev bras Coloproct, 2009;29(2): 158-168
31. Van Assche G, Vermeire S, Rutgeerts P. Adalimumab in Crohn's disease. Biologics. 2007;1(4):355-65.
32. Colombel JF, Sandborn WJ, Rutgeerts P, Enns R, Hanauer SB, Panaccione R, Schreiber S, Byczkowski D, Li J, Kent JD, Pollack PF. Adalimumab for maintenance of clinical response and remission in patients with Crohn's disease: the CHARM trial. Gastroenterology. 2007;132(1):52-65.
33. Gan SI, Beck PL. A new look at toxic megacolon: an update and review of incidence, etiology, pathogenesis, and management. Am J Gastroenterol. 2003; 98(11):2363-71
34. Prabhakar LP, Laramee C, Nelson H, Dozois RR. Avoiding a stoma: role for segmental or abdominal colectomy in Crohn's colitis. Dis Colon Rectum. 1997 Jan;40(1):71-8
35. Wolff BG, Beart RW Jr, Frydenberg HB, Weiland LH, Agrez MV, Ilstrup DM.The importance of disease-free margins in resections for Crohn's disease. Dis Colon Rectum. 1983 Apr;26(4):239-43.
36. Cucchiara S, Morley-Fletcher A. "New drugs: Kids come first": Children should be included in trials of new biological treatments. Inflamm Bowel Dis. 2007 Apr 23; [Epub ahead of print]
37. Seksik P, Caldera A, Nion-Lamurier I, Sebbagh V, Beaugerie L, Gendre J, Tiret E, Cosnes J. Colonic segmental resection for Crohn's disease: clinical and surgical recurrence rates and recurrence risk factors. DDW, 2007 A-S1149
38. Hanauer SB, Korelitz BI, Rutgeerts P, Peppercorn MA, Thisted RA, Cohen RD, Present DH. Postoperative maintenance of Crohn's disease remission with 6-mercaptopurine, mesalamine, or placebo: a 2-year trial. Gastroenterology. 2004 Sep;127(3):723-9
39. Hanauer SB. Turning traditional treatment strategies on their heads: current evidence for "step-up" versus "top-down". Rev Gastroenterol Disord. 2007;7 Suppl 2:S17-22.
40. Tiemi J, Komati S, Sdepanian VL. Effectiveness of infliximab in Brazilian children and adolescents with Crohn disease and ulcerative colitis according to clinical manifestations, activity indices of inflammatory bowel disease, and corticosteroid use. J Pediatr Gastroenterol Nutr. 2010;50(6):628-33.
41. Hyams J, Crandall W, Kugathasan S, Griffiths A, Olson A, Johanns J, Liu G, Travers S, Heuschkel R, Markowitz J, Cohen S, Winter H, Veereman-Wauters G, Ferry G, Baldassano R; REACH Study Group. Induction and maintenance infliximab therapy for the treatment of moderate-to-severe Crohn's disease in children. Gastroenterology. 2007; 132(3):863-73

83.3 Megacólon Chagásico

O megacólon chagásico é uma das principais causas de constipação crônica em nosso meio. Apesar de todo esforço com objetivo de erradicar a doença de Chagas em nosso País, aqueles pacientes que foram infectados 20 ou 30 anos atrás estão manifestando sintomas agora. Portanto, a doença ainda se mantém prevalente no Brasil. Dada ainda a grande importância do tema, abordaremos os aspectos clínicos da doença e o tratamento mais utilizado na atualidade.

Introdução e epidemiologia

A tripanossomíase americana, também conhecida pelo nome de doença de Chagas (DC), é uma zoonose endêmica na América do Sul.[1] Além do Brasil, foram descritos casos na Argentina, Uruguai, Paraguai, Colômbia, Venezuela, Equador e Peru. Estima-se que de 5 a 6 milhões de pessoas estejam infectadas e cerca de 25 milhões corram o risco de adquirir a doença[1]. No Brasil, a prevalência da doença é de 4,2% da população examinada.[2]

A doença é causada por um protozoário parasita conhecido por *Trypanosoma cruzi,* cujo vetor de transmissão é um inseto (triatomídeo).[1-3] Cerca de 10 a 40% dos indivíduos infectados desenvolverão a forma crônica da doença. Por outro lado, cerca de 50% dos pacientes serão portadores da forma indeterminada da doença, ficando nesse estado pelo resto de suas vidas.[1-3]

Até algumas décadas atrás, a doença era específica de áreas localizadas no interior do País.[1-4] No entanto, com a industrialização e consequente êxodo da população do campo para as cidades, hoje a doença tem características diferentes, se comparada a algumas décadas atrás. Atualmente, cerca de 60% dos pacientes portadores vivem na zona urbana.[1,2]

Existem casos descritos de transmissão vertical da doença, bem como por hemotransfusão.[2,5] Porém, tais ocorrências são raras, uma vez que é rotina o teste sorológico para DC em todos os serviços de hematologia brasileiros.[5]

A forma cardíaca da doença ainda é a manifestação crônica mais prevalente.[1-3] Os pacientes infectados, mesmo que assintomáticos, podem apresentar alterações eletrocardiográficas compatíveis com o diagnóstico da doença em até 42% dos casos.[3] A doença de Chagas também pode se manifestar por alterações no trato alimentar. Órgãos como o cólon e o esôfago podem ser acometidos em concomitância com as lesões cardíacas ou isoladamente.[1-3] Pacientes portadores da esofagopatia chagásica, usualmente, apresentam sintomas como disfagia progressiva e emagrecimento importante.[4] O megaesôfago chagásico, como é conhecida a manifestação esofágica da doença, será abordado em outro capítulo desse livro.

O megacólon chagásico é a manifestação da doença de Chagas no intestino grosso. Normalmente o cólon sigmoide é o local mais afetado e cerca de 80% dos pacientes apresentam dilação importante do órgão. Raramente os pacientes apresentam acometimento de todo o intestino grosso.[1] Kamiji *et al.*, em recente estudo epidemiológico realizado no interior do estado de São Paulo, reportaram que a doença acomete preferencialmente indivíduos na faixa etária de 26 a 97 anos, com mediana de 67 anos, sem preferência por sexo.[2] Tem-se observado frequentemente um aumento da faixa etária dos pacientes portadores da doença. Isso porque, após a erradicação do triatomídeo na maior parte do País, os pacientes que manifestam sintomas da doença são aqueles que foram infectados quando crianças, algumas décadas atrás.[1-2]

Fisiopatologia

A infecção pelo *Trypanosoma cruzi* leva à destruição progressiva dos neurônios do sistema digestório. Tal destruição neuronal também pode ser observada em outros órgãos como o estômago, duodeno, jejuno, íleo e vias biliares. Entretanto, por não serem órgãos propulsores de material endurecido como o bolo alimentar e as fezes, talvez não manifestem sintomas importantes, observados frequentemente nos pacientes portadores de esofagopatia e colopatia chagásica.[1-4]

Já é bem estabelecido que a fisiopatologia da doença esteja diretamente relacionada à destruição do sistema nervoso autônomo do cólon, localizado nos plexos mioentérios (Auerbach) e submucosos (Meissner). Existem algumas teorias de como o *T. cruzi* levaria ao dano neuronal. As alterações neuronais observadas nos pacientes chagásicos seriam decorrentes de uma reação imune cruzada entre um segmento do protozoário (antígeno flagelar) e algumas proteínas expressas pelos neurônios dos plexos mioentéricos e submucosos. Posteriormente à agressão inicial ocorreria uma resposta inflamatória intensa com atração de células de defesa e consequente ganglionite.[6-9] Outra teoria vem ganhando aceitação entre os pesquisadores. Como cada vez mais tem sido demonstrada a presença do protozoário nas formas crônicas da doença, tem sido especulado que existiria uma agressão direta contínua do *T. cruzi* sobre os tecidos neurais mediada por macrófagos, mastócitos, e eosinófilos.[8]

O exame histológico do megacólon mostra que 95% do sistema nervoso intrínseco podem estar degenerados ou destruídos.[6-9] Outras alterações morfológicas também são observadas: redução do número de neurônios contendo óxido nítrico, deficiência nas células intersticiais de Cajal, lesão neuronal causada por linfócitos T, aumento de mástócitos e presença de intensa fibrose. Todo esse substrato anatomopatológico leva a alterações motoras irreversíveis, com perda da propulsão do cólon e consequente dilatação visceral.[1,6-9]

Além das alterações motoras, a destruição neuronal leva perda dos reflexos colorretais. Pacientes portadores de megacólon chagásico têm perda do reflexo gastrocólico, perda do reflexo inibitório retoanal (RIRA) e diminuição da sensibilidade retal. Portanto, a discinesia colorretal entre propulsão das fezes e relaxamento esfincteriano seria a gênese da dilatação cólica observada nos pacientes portadores de colopatia chagásica.[10,11] O conhecimento da fisiopatologia do megacólon chagásico é de fundamental importância na escolha da técnica cirúrgica a ser empregada, como veremos mais adiante.[12-16]

Sintomas clínicos

A perda da propulsão das fezes associada à discinesia colorretal leva a um quadro crônico de constipação intestinal que muitas vezes é evolutivo. Normalmente os pacientes são infectados quando crianças e desenvolvem sintomas clínicos na idade adulta. Inicialmente o quadro de constipação intestinal é leve e melhora com a mudança de hábitos alimentares (aumento da ingestão de fibras – 30 a 40 g/dia) e ingestão hídrica. Com o passar do tempo, o uso de laxantes irritantes de mucosa associados a laxantes osmóticos torna-se imprescindível para o funcionamento intestinal desses pacientes. Finalmente, quando o cólon e algumas vezes o reto estão demasiadamente dilatados, os portadores da colopatia chagásica ficam vários dias sem conseguir evacuar e somente conseguem a limpeza intestinal por meio de lavagens com enemas de glicerina ou fosfosoda. Pacientes também podem experimentar algumas complicações relacionadas ao megacólon chagásico, como será ainda abordado nesse capítulo (Figura 83.11).

Complicações

As principais complicações do MC são o fecaloma, o volvo de sigmoide e a perfuração do cólon em

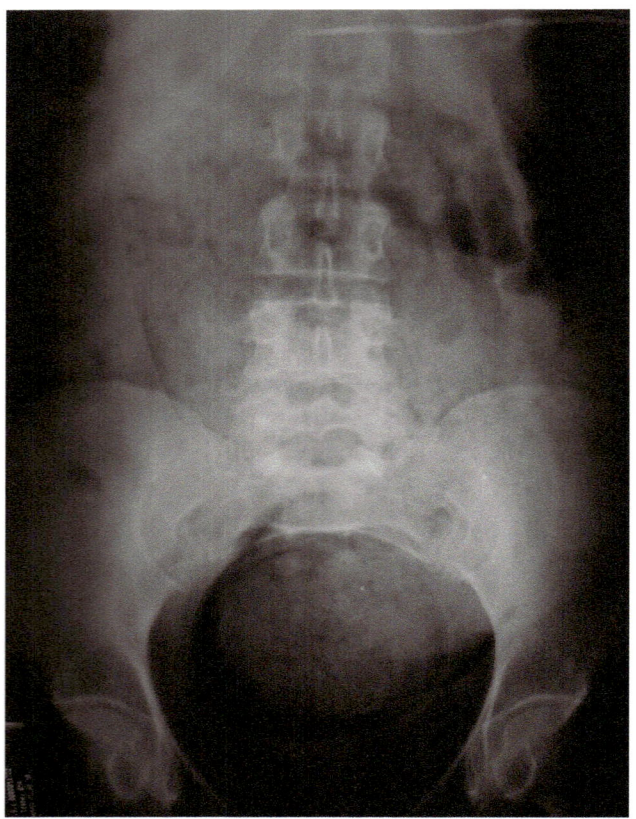

FIGURA 83.11 – Radiografia simples de abdômen onde se pode evidenciar a presença de um fecaloma e distensão do cólon sigmoide.

decorrência de colite isquêmica. Em recente estudo realizado na Faculdade de Medicina da Universidade Federal de Uberlândia – MG, Diogo-Filho *et al.*, analisando o prontuário médico e o exame anatomopatológico de 356 pacientes, observaram que 102 pacientes (30%) haviam sido submetidos a algum tipo de cirurgia de urgência. Desses, a indicação cirúrgica foi devida a volvo em 69,6% e a fecaloma sem sucesso com esvaziamento por lavagem intestinal em 24,5% dos casos.[12]

Fecaloma

Os pacientes portadores da colopatia chagásica normalmente ficam vários dias e, em alguns casos extremos, meses sem evacuar. A estase do material fecal no cólon leva a uma absorção excessiva de água e consequente ressecamento das fezes e formação do fecaloma. Com a obstrução parcial da passagem das fezes ocorre liquefação do conteúdo intestinal a montante e alguns pacientes experimentam quadro clínico de diarreia paradoxal. O tratamento do fecaloma é realizado por meio de remoção digital das fezes endurecidas e lavagem intestinal com enemas de glicerina e/ou fosfosoda. Quando o fecaloma está localizado em um segmento mais superior do reto ou sigmoide é necessário o bloqueio raquimedular com remoção cirúrgica (Figura 83.12). Em cerca de 25%, devido à obstrução intestinal com distensão abdominal e ao insucesso do tratamento clínico, um procedimento de desvio intestinal por meio de colostomia em alça ou operação de Hartamn deve ser realizado. Nesses casos, o exame radiológico revela distensão do cólon e presença de material semelhante a "miolo de pão" localizado na topografia do reto.

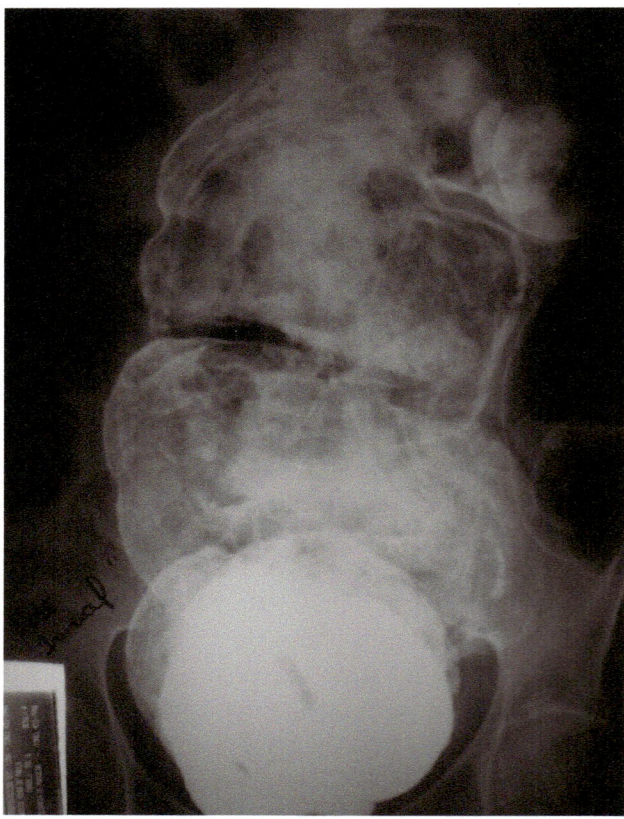

FIGURA 83.12 – Enema opaco com identificação de um fecaloma e um megacólon sigmoide.

Volvo de Sigmoide

Normalmente, o sigmoide é o seguimento intestinal mais dilatado na colopatia chagásica. O órgão é móvel e possui mesentério longo. O fato de constantemente se apresentar repleto de fezes e gás faz com que ocorra uma tração excessiva do mesentério sigmoidiano. A tração dos vasos leva a isquemia local e reação tecidual com fibrose. A fibrose torna o mesentério fixo e, quando de uma nova dilatação, poderá ocorrer rotação da alça no próprio eixo e formação do volvo. O diagnóstico é feito baseado na história e no exame físico de obstrução intestinal associado ao exame radiológico simples do abdômen, que revela imagem característica da letra "U" invertida (imagem do cólon dilatado e rodado sobre o próprio eixo; localizada no centro do abdômen ou na região pélvica). Em cerca de 70 a 80% dos casos, o tratamento do volvo é feito por via endoscópica. É realizada retossigmoidoscopia por meio de retossigmoidoscópico rígido, esvaziamento do conteúdo gasoso e fecal, e posterior de sonda retal que é deixada posicionada por pelo menos 12 a 24 horas. Além disso, por meio do retossigmoidoscópio é possível verificar a viabilidade da alça pela coloração da mucosa retossigmoidiana. Uma vez que o tratamento endoscópico seja ineficaz ou a mucosa apresente características de necrose tecidual, o tratamento cirúrgico se faz necessário (colectomia, fechamento do coto retal e colostomia terminal temporária (operação de Hartmann). Posteriormente à recuperação clínica do paciente, após um ou dois meses, poderá ser realizado o tratamento eletivo do megacólon optando-se por uma das diversas técnicas que serão descritas ainda nesse capítulo.[11-13]

Perfuração e Colite Isquêmica

Raramente os portadores de megacólon desenvolvem a colite isquêmica, que pode ter como principal complicação a perfuração intestinal e consequente peritonite fecal. O fato de o cólon, constantemente, estar distendido devido a grande quantidade de gases e fezes, leva a um aumento da demanda de oxigênio tecidual e consequente isquemia da parede cólica. A isquemia pode levar a necrose e perfuração do órgão. O tratamento sempre é dado pela laparotomia com realização da operação de Hartmann. Nesse caso, está totalmente contraindicado qualquer tipo de tentativa de anastomose primária, dada a isquemia e grande probabilidade de fístula enteral.

Diagnóstico

O diagnóstico do MC é clínico, epidemiológico e sorológico. Os pacientes portadores da doença têm história clínica clássica de constipação intestinal crônica e progressiva com duração de algumas décadas. Além disso, são provenientes de áreas endêmicas para doença de Chagas e quase sempre moraram quando crianças em locais com pouca infraestrutura, como sítios e fazendas. Invariavelmente, já tiveram contato com o triatomídeo e possuem parentes e/ou amigos com o diagnóstico da doença (Figura 83.13). Alguns métodos sorológicos podem ser realizados para confirmação da doença de Chagas: pesquisa de anticorpos anti-*T. cruzi* por meio dos testes de HAI, IFI e ELISA e a pesquisa de *T. cruzi*, por meio da hemocultura em meio de LIT, PCR e xenodiagnóstico artificial. A sensibilidade e especificidade desses testes, principalmente os imunoenzimáticos, é superior a 95%.[1]

Ao exame físico, normalmente são indivíduos com deficiência nutricional e com abdômen distendido e assimétrico (distensão mais evidente em fossa ilíaca esquerda e flanco esquerdo) (Figura 83.14). Algumas vezes é possível a palpação do cólon repleto com material

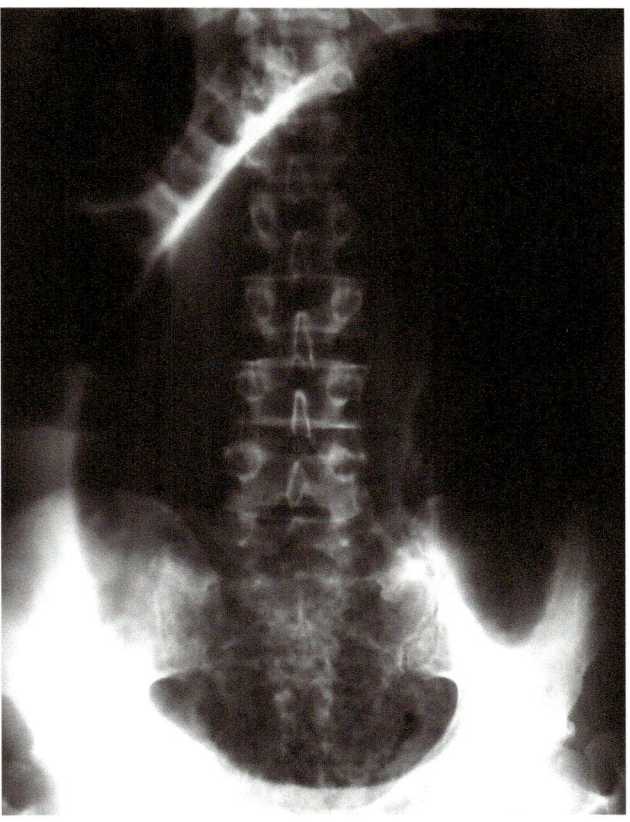

FIGURA 83.13 – *Radiografia de abdômen simples de paciente com história de obstrução intestinal aguda – pode-se observar a dilatação cólica e imagem da letra "U" invertida no centro do abdômen.*

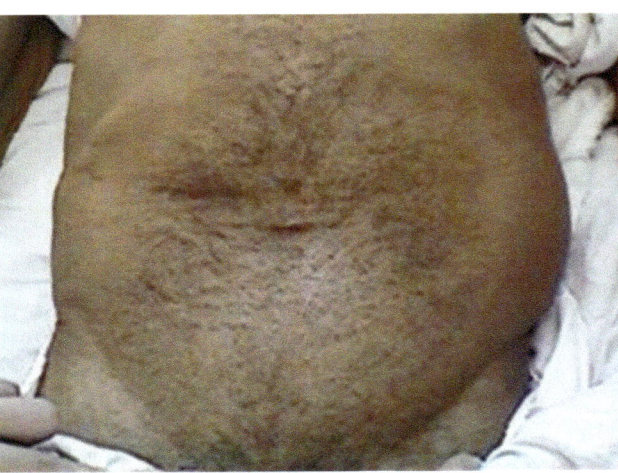

FIGURA 83.14 – *Foto do abdômen de um paciente com constipação crônica e diagnóstico de megacólon chagásico. Podemos observar a distensão abdominal mais evidente em flanco e fossa ilíaca esquerda – assimetria abdominal.* Fonte: autores.

fecal e a digitopressão da parede do órgão faz com que ocorra uma depressão do conteúdo sólido no seu interior e posterior "descolamento" da parede do cólon do material fecal – sinal do papel ou sinal de Gersuny.

Com a realização de uma história clínica e exame físico adequado, inclusive com toque retal, é possível na maioria das vezes se chegar ao diagnóstico de colopatia chagásica. No entanto, o exame contrastado do cólon-reto – enema opaco – é indispensável para avaliação morfológica do intestino grosso (Figura 83.15). Alguns exames complementares podem ser realizados. No entanto, uma vez que não estão disponíveis em todos os centros médicos, na prática clínica, somente são realizados com finalidade científica. A manometria anorretal mostra a perda do reflexo inibitório reto anal (RIRA), além de diminuição ou perda da sensibilidade retal. Após a insuflação de um balão posicionado dentro do reto, por meio de sistema de perfusão conectado a um computador, é possível verificar se existe ou não alteração do relaxamento do esfíncter interno do ânus em resposta à insuflação do balão.[10] A perda do RIRA, indiretamente, mostra distúrbio do plexo nervoso entérico e, na nossa opinião e de outros, é fundamental para esclarecer a fisiopatologia do megacólon, que é a discinesia retal à evacuação.[10,13,15]

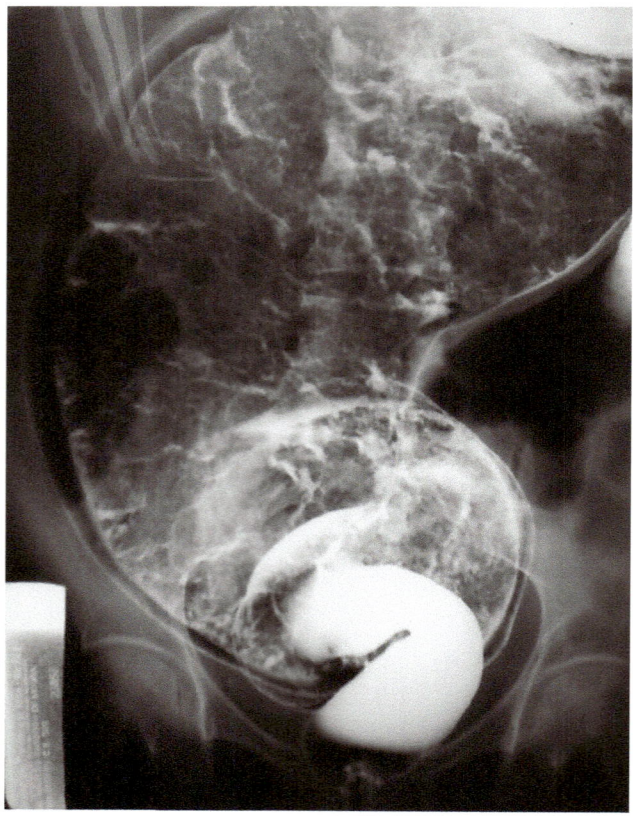

FIGURA 83.15 – *Foto do paciente em posição de litotomia com pontos de reparo colocados para exposição do canal anal e realização da mucosectomia e anastomose reservatório-anal.* Fonte: agradecimento da foto ao Dr. Paulo Teixeira Júnior.

Tratamento cirúrgico

Todo tipo de tratamento cirúrgico proposto, tanto para o megaesôfago quanto para o megacólon chagásico, foi descrito há décadas em casuísticas constituídas, na maioria das vezes, por indivíduos jovens.[4,11-13,17-19,25] Seria, portanto, inadequado tentar comparar o risco cirúrgico aceitável de morbidade e mortalidade de um indivíduo jovem com uma doença crônica, com o paciente chagásico que hoje é atendido na maioria dos serviços do Brasil. Atualmente é aceito, pela maioria dos autores, que o tratamento cirúrgico da doença de Chagas deva ser restrito a pacientes com sintomas graves, após uma ampla avaliação da relação custo/benefício.

Por ser uma doença cuja fisiopatologia é a discinesia colorretal, o tratamento do megacólon chagásico deveria ser baseado na exclusão do reto e não somente na ressecção do cólon dilatado.[15,18-26] No entanto, o fato de terem sido descritas várias técnicas operatórias para o tratamento do MC faz com que tenhamos dúvida de qual procedimento seria o mais adequado.[25] Além disso, infelizmente, não existe na literatura médica evidência científica que suporte o uso de uma técnica em relação à outra.[15] Todos os estudos descritos são na maioria das vezes séries de casos, estudos retrospectivos e não randomizados. Portanto, nosso conhecimento atual sobre o tratamento do megacólon chagásico é fundamentado na experiência própria de cada autor.

Deveríamos dividir o tratamento cirúrgico do megacólon chagásico em 2 tipos distintos: urgência e eletivo. Como já foi abordado nesse capítulo, as principais complicações do megacólon são o fecaloma e o volvo de sigmoide. Cerca de 30% dos procedimentos realizados são em situação de urgência e emergência.[12,25] A abordagem do tratamento das complicações do megacólon segue protocolos bem definidos na maioria dos serviços brasileiros. Portanto, todas as vezes que, após várias tentativas sem sucesso de tratamento do volvo ou do fecaloma, o cirurgião lança mão de um procedimento operatório, invariavelmente os portadores da doença são submetidos a laparotomia exploradora com ressecção da alça dilatada, isquêmica ou obstruída e são realizadas cirurgias de desvio intestinal – colostomia em alça ou colostomia terminal provisória (operação de Hartamn).[12,25]

■ Técnicas para o tratamento cirúrgico "eletivo" do megacólon chagásico

Sigmoidectomia com anastomose colorretal

A sigmoidectomia com anastomose colorretal intra-abdominal foi uma das primeiras operações propostas para o tratamento do megacólon. No entanto, em nossa opinião, mesmo sendo um procedimento de fácil execução, está fadado ao insucesso, com índices inaceitáveis de recidiva dos sintomas. A fisiopatologia do megacólon chagásico, como já discutido em outra secção desse capítulo, está baseada na discinesia colorretal – incoordenação entre propulsão das fezes e relaxamento do aparelho esfincteriano. Sabe-se que a degeneração neuronal na doença de Chagas é aleatória e imprevisível. Portanto, a simples ressecção da alça intestinal dilatada pouco importa no alívio dos sintomas e a recidiva da constipação e da impactação fecal deverá acontecer dependendo apenas se o seguimento retal preservado for mais, ou menos desnervado. Quanto maior o segmento desnervado, maior a dificuldade de esvaziamento da alça anastomosada.[11,13-15,17-19]

Sigmoidectomia e anorretomiectomia

É realizada a sigmoidectomia e o reto é seccionado 5 cm abaixo da reflexão peritoneal. A anorretomiectomia consiste na remoção endoanal e submucosa de uma faixa de músculo interno do ânus de 1 a 2 cm desde o canal anal até uma extensão de 6 a 8 cm. Posteriormente, é realizada anastomose entre o cólon descendente e o reto. O procedimento foi idealizado em analogia à cardiomiotomia utilizada no megaesôfago chagásico. No entanto, a não exclusão do reto do trânsito intestinal, mesmo com a realização da miectomia, faz com que o obstáculo funcional persista e a recidiva da constipação aconteça invariavelmente.[13,15,19]

Sigmoidectomia com interposição ileal e anastomose coloileal e ileorretal – técnica de netinho[14]

É realizada a sigmoidectomia é o reto e seccionado 2 cm abaixo da reflexão peritoneal. Um alça de íleo de cerca de 12 a 15 cm é isolada 25 cm distante da válvula ileocecal. A reconstrução do trânsito intestinal é feita por meio de anastomose coloileal e ileorretal boca a boca. Em um período de 10 anos, 147 pacientes portadores de megacólon chagásico foram submetidos à técnica de Netinho no Hospital de Base da Faculdade Regional da Faculdade de Medicina de São José do Rio Preto – SP. Os autores relataram baixa morbimortalidade e baixa recorrência de constipação (> 4%) após o procedimento em um seguimento de 18 anos.[14] Baseado na fisiopatologia do megacólon, que é a discinesia colorretal, acreditamos que os resultados obtidos com a técnica de Netinho são surpreendentes, uma vez que a operação não exclui o reto do trânsito intestinal, permanecendo, portanto, um obstáculo funcional à passagem das fezes.[15] A única diferença da técnica de Netinho comparada à sigmoidectomia com anastomose colorretal é a interposição de um segmento ileal com motilidade "normal" entre o cólon e o reto. Teixeira et al. demonstraram que a interposição de um reservatório feito de um segmento jejunal isolado entre o íleo terminal e o reto teria motilidade e características fisiológicas semelhantes às do reservatório ileal, que está em continuidade com o trânsito intestinal – reservatório ileal que é a técnica-padrão de reconstrução de uma proctocolectomia.[16] Em analogia à técnica de Netinho, acreditamos que o uso de uma alça de delgado com motilidade normal funcionaria como um tipo de bomba propulsora, facilitando a passagem do bolo fecal entre o cólon e o reto.[15,16] Talvez isso justifique a diferença de resultados obtidos entre a sigmoidectomia e a interposição ileal.

Sigmoidectomia com anastomose coloanal – abaixamento endoanal com anastomose retardada

É realizada a ressecção da alça intestinal dilatada e do reto abdominal até a altura dos elevadores do ânus. Procede-se a eversão do reto e o abaixamento endorretal do cólon descendente. A reconstrução intestinal é dada por uma anastomose coloanal retardada com ou sem mucosectomia (Cutait e Simonsen, 1960). O princípio do procedimento foi baseado na tentativa de exclusão do reto por meio de uma anastomose colorretal baixa. No entanto, a técnica ganhou pouca aceitação entre os cirurgiões brasileiros, uma vez que a eversão do reto poderia ocasionar danos irreparáveis ao aparelho enfincteriano e geniturinário, com consequente incontinência fecal, urinária e impotência sexual.[17-20]

Operações da abaixamento retrorretal com anastomose retardada ou imediata – técnica de Duhamel-Haddad[18] e Habr-Gama[19]

Duhamel-Haddad

- *Tempo abdominal:* É realizada a ressecção da alça intestinal dilatada e o reto é dividido na altura da reflexão peritoneal. É iniciada a dissecação romba do espaço retrorretal a partir do promontório até a altura do aparelho esfincteriano, preservando o mesorreto e sem avançar em direção lateral, preservando o plexo lombossacro; uma vez que a dissecação é posterior, evitam-se com isso lesões nervosas e consequentes distúrbios geniturinários e sexuais. O cólon é abaixado por via retrorretal.

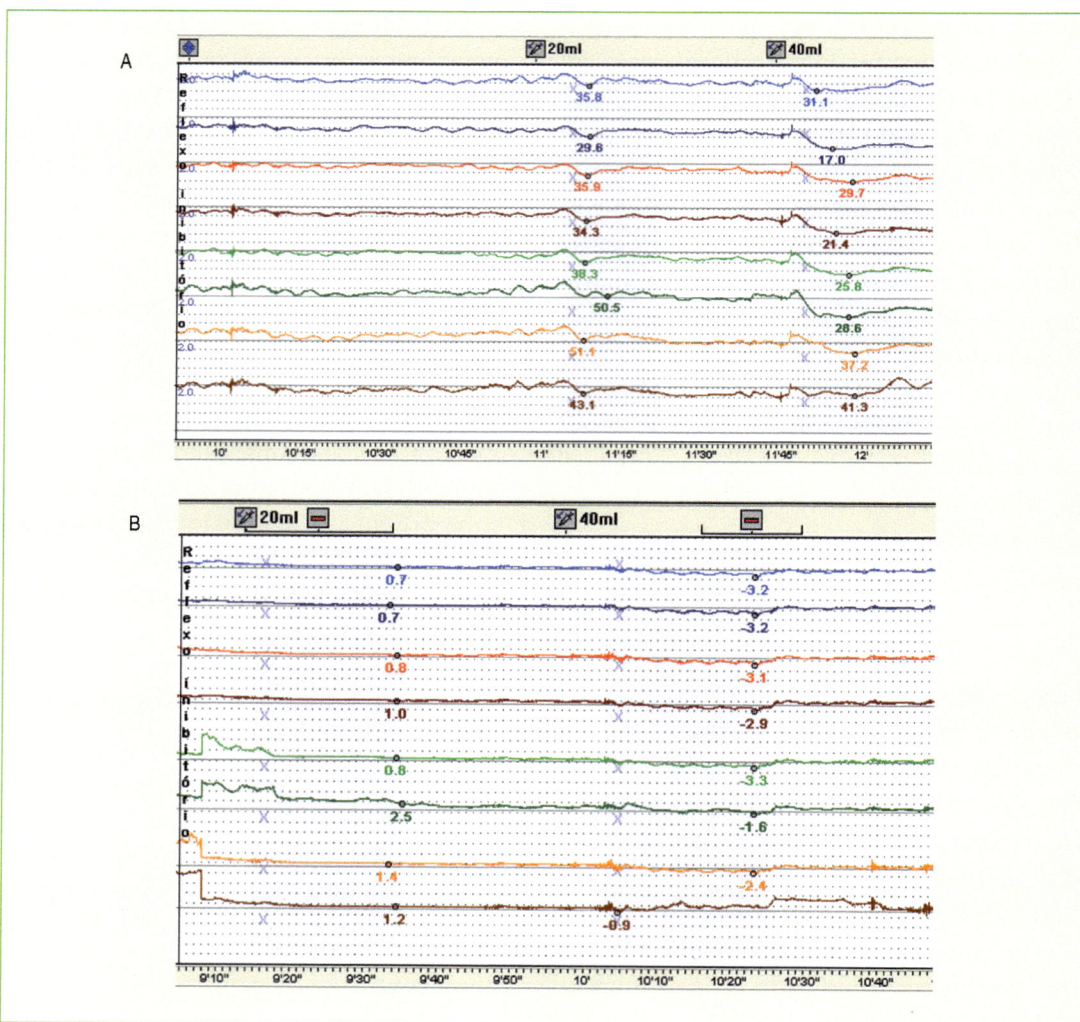

FIGURA 83.6 – **A.** Diagrama com manometria anorretal de paciente com reflexo inibitório retoanal (RIRA) normal. **B.** Portador de colopatia chagásica onde se observa ausência do RIRA. Fonte: autores.

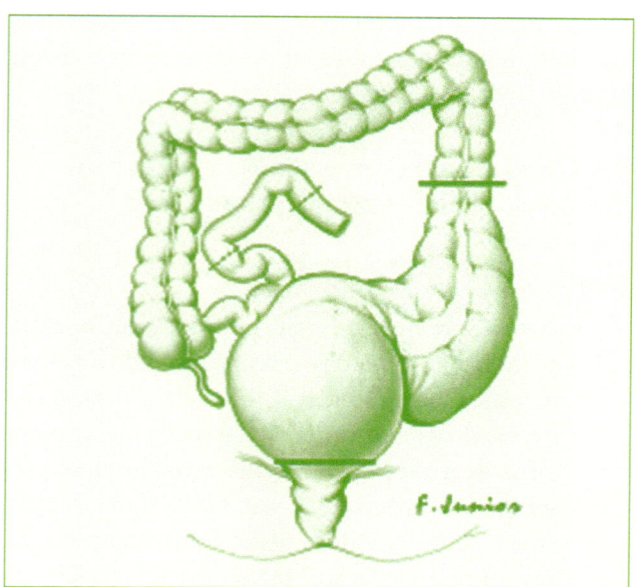

FIGURA 83.7 – Diagrama onde se observa área do íleo terminal a ser usada na interposição e área do cólon a ser ressecada. Fonte: com autorização dos autores Netinho JG, Cunrath GS, Ronchi LS.

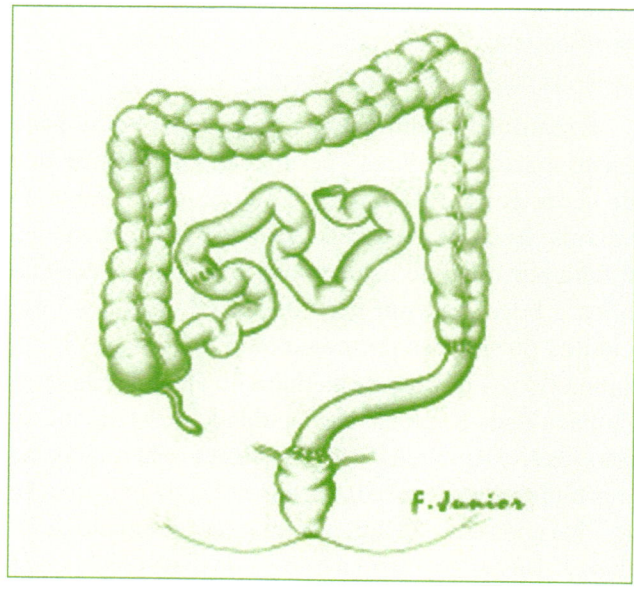

FIGURA 83.8 – Diagrama onde se observa a interposição do íleo terminal como substituto do reto e cólon sigmoide no tratamento do megacólon chagásico – Técnica de Netinho. Fonte: com autorização dos autores Netinho JG, Cunrath GS, Ronchi LS..

- *Tempo perineal:* Com o paciente em posição de litotomia, a parede posterior do canal anal e reto é exposta e realizada uma incisão transversal 0,5 a 1 cm acima da linha pectínea até adentrar o espaço retrorretal dissecado anteriormente no tempo abdominal. O cólon abaixado é fixo na parede retal e cria-se com isso uma colostomia perineal. Decorridos 7 a 10 dias, a reconstrução do trânsito intestinal é feita após a ressecção do seguimento abaixado do cólon (anastomose colorretal retardada).[18]

A técnica de Duhamel-Haddad permite uma anastomose natural entre a parede posterior do reto e do cólon abaixado (colostomia perineal), diminuindo a incidência das complicações observadas na técnica original de Duhamel[13,17,18,24]. No entanto, por ser uma cirurgia em 2 tempos – colectomia e abaixamento e posterior ressecção do coto colônico, o paciente necessita ficar internado por longo tempo até que se complete a operação, aumentando com isso os custos hospitalares, bem como os riscos de infecção. Após o advento da sutura mecânica, em 1994, Habr-Gama *et al.* publicaram uma modificação na técnica de Duhamel-Haddad: anastomose mecânica termino lateral (CDH33 – Grampeador circular curvo 33 mm – carga verde, Ethicon Endosurgery®) entre o cólon abaixado e a parede posterior do reto o mais próximo possível da linha pectínea.[19] Com o objetivo de diminuir o dano tecidual, abreviar o tempo de internação e reduzir o tempo de íleo pós-operatório, Souza *et al.* publicaram pela primeira vez a abordagem laparoscópica da cirurgia de Duhamel-Haddad-Gama.[20] Atualmente a técnica é realizada com sucesso por laparoscopia, em vários centros especializados em cirurgia laparoscópica colorretal.[21-26]

Cabe a um brasileiro, Jorge Haddad, o mérito de ter adaptado para o tratamento do megacólon adquirido uma técnica descrita pelo francês Jean-Marie Duhamel para o tratamento do megacólon congênito ou doença de Hirschsprung. Em nossa opinião e corroborada pela maioria dos cirurgiões familiarizados com o tratamento cirúrgico do megacólon, com a exclusão total do reto do trânsito intestinal, a técnica proposta por Haddad seria a que mais estaria de acordo com a fisiopatologia da doença.

Apesar dos ótimos resultados e do baixo índice de complicações descritos na literatura com a técnica de Duhamel-Haddad e suas variantes, infelizmente a recidiva da constipação pode ocorrer após alguns anos. Em recente revisão publicada por Araújo *et al.*, a recidiva foi diagnosticada em alguns pacientes em um período que variou de 11 a 23 anos após a operação de abaixamento. Os autores concluíram que alguns detalhes técnicos devem ser observados na execução da operação de Duhamel-Haddad.[23] A maioria dos pacientes com recidiva da constipação eram aqueles cuja anastomose estava localizada bem acima da linha pectínea e que o ângulo esplênico do cólon não fora mobilizado, confirmando uma ressecção econômica do cólon esquerdo. Concluíram, portanto, que os bons resultados da operação estão associados a uma anastomose baixa confirmada no acesso com o toque retal, bem como por colectomia ampla com mobilização do ângulo esplênico do cólon.[23]

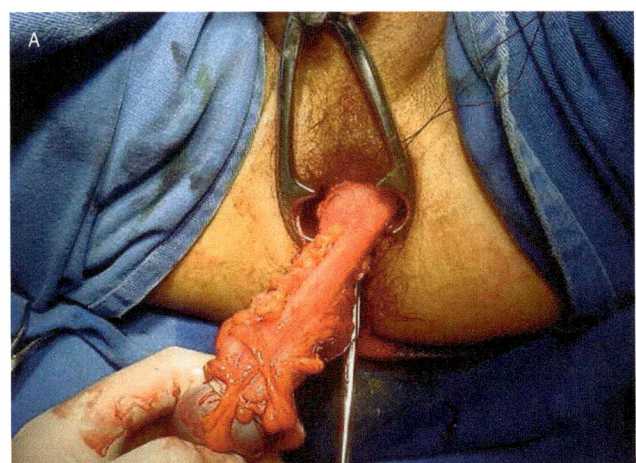

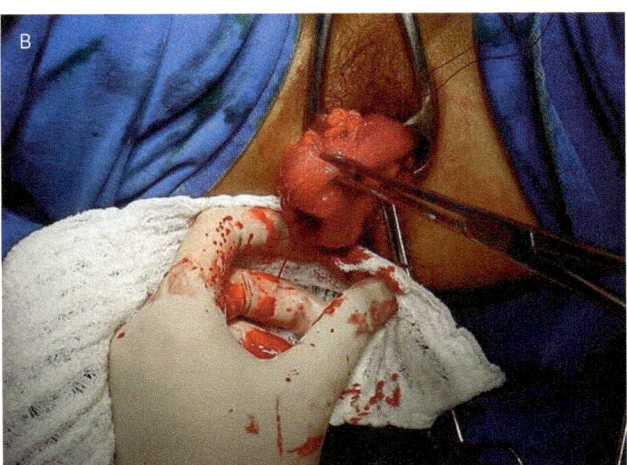

FIGURA 83.10 – **A.** *Paciente em litotomia onde se observa o cólon abaixado e* **B.** *Sangramento da mucosa, o que caracteriza uma irrigação adequada. Fonte: autores.*

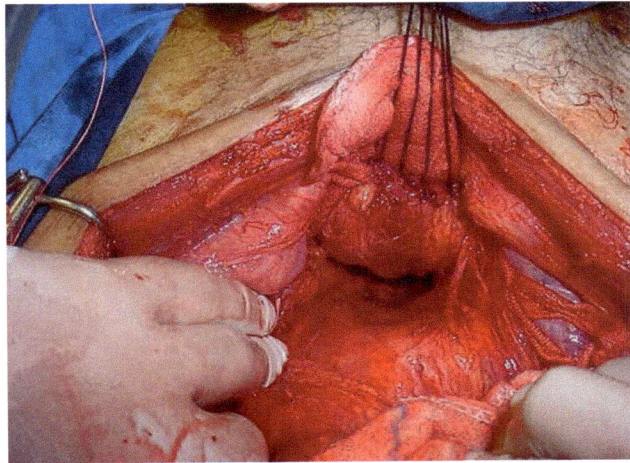

FIGURA 83.9 – *Identificação do espaço retrorretal por onde o cólon será abaixado. Fonte: autores.*

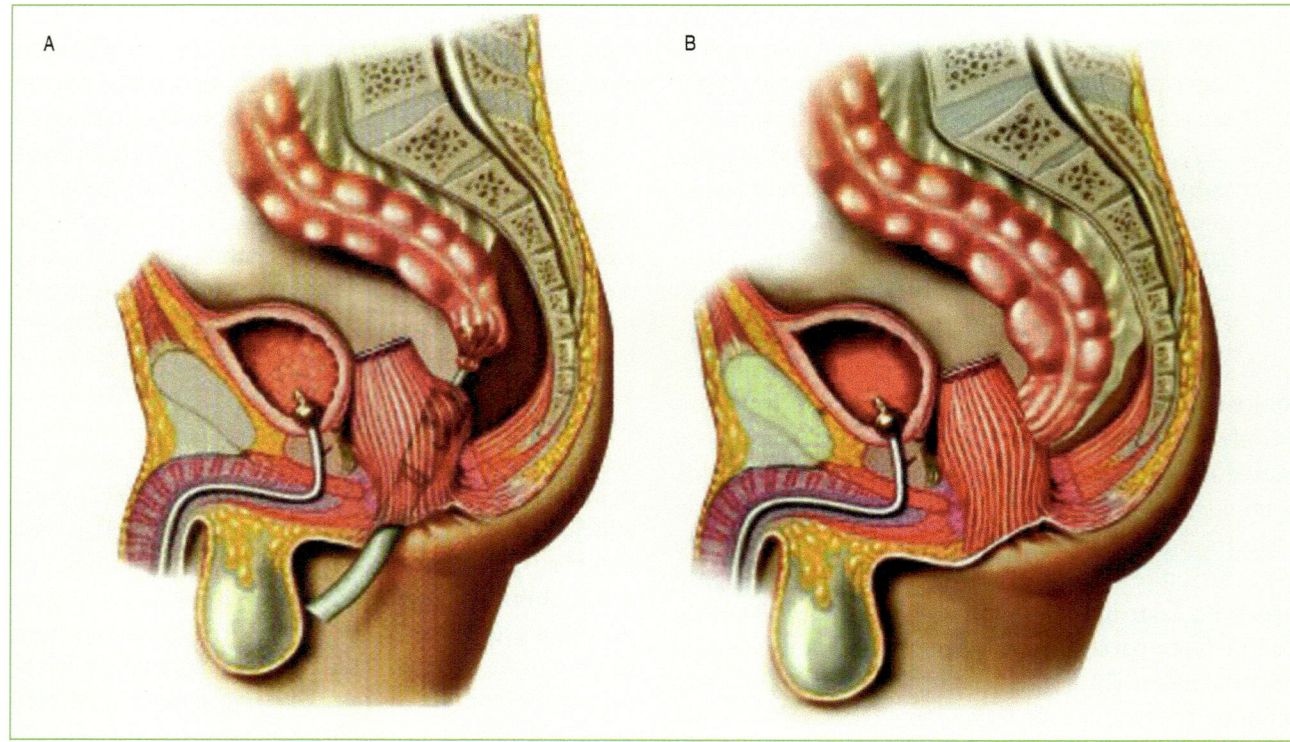

FIGURA 83.11 – A. Desenho que identifica o coto retal e a colocação do grampeador circular na parede posterior do reto baixo. **B.** Anastomose realizada com êxito e um único tempo cirúrgico. Fonte: com autorização dos autores: Nahas SC, Dias AR, Dainezi MA, Araújo SEA, Nahas CSR).

Referências bibliográficas

1. Control of Chagas Disease: OMS – Technical Report Series, Geneve, 2002.
2. Kamiji MM, de Oliveira RB. Features of Chagas' disease patients with emphasis on digestive form, in a tertiary hospital of Ribeirao Preto, SP. Rev Soc Bras Med Trop. 2005 Jul-Aug;38(4):305-9.
3. Goldbaum M, Ajimura FY, Litvoc J, Carvalho SA, Eluf-Neto J. American trypanosomiasis and electrocardiographic alterations among industrial workers in Sao Paulo, Brazil. Rev Inst Med Trop Sao Paulo. 2004 Nov-Dec;46(6):299-302.
4. Pilon B, Teixeira FV, Terrazas JP, Moreira EP, Pillon EY. Technical aspects of esophagocardiomyotomy with divulsion for the surgical treatment of non advanced chagasic megaesophagus. Rev Assoc Med Bras. 1998 Jul-Sep;44(3):179-84.
5. Furucho CR. Diagnóstico da doença de Chagas em bancos de sangue: linfoproliferação, detecção de anticorpos e estudo epidemiológico em indivíduos com provas sorológicas inconclusivas. Dissertação de Mestrado – Faculdade de Medicina da USP, São Paulo, 2006
6. Adad SJ, Cancado CG, Etchebehere RM, Teixeira VP, Gomes UA, Chapadeiro E, Lopes ER. Neuron count reevaluation in the myenteric plexus of chagasic megacolon after morphometric neuron analysis. Virchows Arch. 2001;438(3):254-8.
7. Iantorno G, Bassotti G, Kogan Z, Lumi CM, Cabanne AM, Fisogni S, Varrica LM, Bilder CR, Munoz JP, Liserre B, Morelli A, Villanacci V. The enteric nervous system in chagasic and idiopathic megacolon. Am J Surg Pathol. 2007 Mar;31(3):460-8.
8. da Silveira AB, Adad SJ, Correa-Oliveira R, Furness JB, D'Avila Reis D. Morphometric study of eosinophils, mast cells, macrophages and fibrosis in the colon of chronic chagasic patients with and without megacolon. Parasitology. 2007 Feb 9;:1-8.
9. Pinheiro SW, Rua AM, Etchebehere RM, Cancado CG, Chica JE, Lopes ER, Adad SJ. Morphometric study of the fibrosis and mast cell count in the circular colon musculature of chronic Chagas patients with and without megacolon. Rev Soc Bras Med Trop. 2003;36(4):461-6.
10. Moreira JPT, Moreira Júnior H. Manometria Anorretal: aplicações clínicas – Capítulo 4. In: Salum M e Cutait R, editores. Avaliação funcional em coloproctologia. São Paulo, Livraria Ernesto Reichmann, 2004.
11. Reis Neto JÁ, Pedroso MA, Lupinacci RA, Reis Junior JÁ, Ciquini S, Lupinacci RA. Megacolo adquirido – Perspectiva fisiopatológicas para o tratamento laparoscópico. Rev bras Coloproct, 2004;24(1):49-62.
12. Diogo-Filho A, Rocha A, De Conti DO, Ferreira KV. Ulcerations in Chagas' megacolon operated at urgency and electively. Arq Gastroenterol. 2006 Oct-Dec;43(4):280-3.
13. Santos JCM. Megacólon – Parte II: Doença de Chagas. Rev bras coloproct; 2002(4): 266-277.
14. Netinho JG, Cunrath GS, Ronchi LS. Rectosigmoidectomy with ileal loop interposition: a new surgical method for the treatment of chagasic megacolon. Dis Colon Rectum. 2002 Oct;45(10):1387-92. 34.
15. Teixeira FV, Netinho JG. Surgical treatment of chagasic megacolon: Duhamel-Haddad procedure is also a good option. Dis Colon Rectum. 2003 Nov;46(11):1576
16. Teixeira FV, Pera M, Hinojosa-Kurztberg M, Hanson RB, Kelly KA. The jejunal pouch as a rectal substitute after proctocolectomy. J. Gastrointest. Surg. 2000:4:207-216
17. Cutait DE, Cutait R. Surgery of chagasic megacolon. World J Surg. 1991 Mar-Apr;15(2):188-97.
18. Haddad J. Treatment fo acquired megacolon with rectro-rectal lowering of the colon with perineal colostomy (modified Duhamel operation). Rev Hosp Clin Fac Med Sao Paulo. 1968 23(5):235-53.
19. Habr-Gama A, Kiss DR, Bocchini SF, Teixeira MG, Pinotti HW. Chagasic megacolon. Treatment by abdominal recto-sigmoidectomy with mechanical colo-rectal termino-lateral anastomosis. Preliminary results Rev Hosp Clin Fac Med Sao Paulo. 1994;49(5):199-203.
20. Souza JV, Carmel AP, Martins FA, Santos FA. Surgical treatment for chagasic megacolon: video endoscopy approach. Surg Laparosc Endosc. 1997 Apr;7(2):166-70.
21. Martins FA, Santos FA, Wiering AP, Souza JVS. Tratamento do megacólon chagásico por via laparoscópica. Rev bras Coloproct, 1995;15(2):68-69

22. Nahas SC, Dias AR, Dainezi MA, Araújo SEA, Nahas CSR. A vídeo-cirurgia no tratamento do megacólon chagásico. Rev brás coloproct, 2006;26(4): 470-474
23. Araújo SEA, Dumarco RB, Bocchini SF, Nahas SC, Kiss DR, Cecconello I. Recurrence of Chagasic Megacólon after surgical treatment: clinical, radiological and functional evaluation. Clinics 2007;62(1):89-92
24. Reis Neto JA. Acquired megacólon. In: New trends in coloproctology. Rio de Janeiro: Revinter, 2000.
25. Garcia RL, Matos BM, Féres O, Rocha JJ. Surgical treatment of Chagas megacolon. Critical analysis of outcome in operative methodsActa Cir Bras. 2008;23 Suppl 1:83-92; discussion 92
26. Gomes da Silva R, Cancado HR, da Luz MM, da Conceicao SA, Lacerda-Filho A. Morbidity and mortality assessment of modified Duhamel operation with immediate mechanical end-to-side colorectal anastomosis for chagasic megacolon: the role of the diverting stoma. Int J Colorectal Dis. 2007 Mar 30; [Epub ahead of print].

84 Prolapso de Reto

Carlos Augusto Real Martinez
Denise Gonçalves Priolli

Introdução

Prolapso retal (PR) é definido como a exteriorização da parede do reto através do ânus.[1] Considera-se prolapso completo ou procidência quando existe a exteriorização circunferencial, pelo ânus, de todas as camadas da parede retal (Figura 84.1). No prolapso completo o segmento exteriorizado assume a forma de um cone, sendo geralmente maior que 3 cm e exibindo pregueamento circular característico. O prolapso da parede retal sem exteriorização através do ânus é conhecido como prolapso retal oculto (interno), ou mais comumente como intussuscepção retorretal.[2,3] O prolapso completo do reto deve ser diferenciado do prolapso mucoso, onde ocorre somente a protrusão não circunferencial da mucosa anorretal sem a existência do pregueamento mucoso característico.[3]

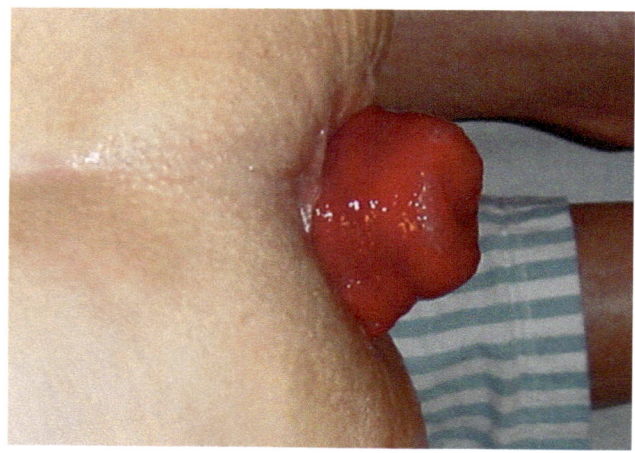

FIGURA 84.1 – Prolapso completo do reto. Fonte: autores.

Epidemiologia

Estudos epidemiológicos estimam que a incidência anual do PR é de 2,5 casos por 100.000 habitantes.[4] É doença característica dos extremos de idade, podendo, contudo, ocorrer com menor frequência em qualquer faixa etária da vida adulta.[5] Nas crianças são mais comumente diagnosticados nos primeiros três anos de vida, com igual distribuição entre os sexos, apresentando declínio progressivo com o decorrer da idade, para tornar-se raro após os seis anos de vida.[5,6] Na população adulta o PR geralmente é completo, ocorrendo com maior frequência após a quinta década de vida, sendo o gênero feminino mais comumente afetado e respondendo por cerca de 80 a 90% dos casos diagnosticados[4,6]. Küpfer e Goligher[7], numa revisão de 100 casos, encontraram maior prevalência entre as mulheres (84%), chamando a atenção para as diferenças na incidência em relação à faixa etária quando se comparam os gêneros, demonstrando que no feminino a maior incidência ocorre a partir da quinta década de vida, enquanto no masculino existe distribuição mais uniforme. Kim *et al.* encontraram maior incidência no sexo feminino numa proporção de 9:1, com média de idade de 64 anos.[8] No Brasil, duas recentes revisões de casuística também demonstraram maior incidência entre as mulheres, 60,7% e 93,1%, com média de idade variando de 56,7 a 76 anos, respectivamente.[9,10] A relação do PR com a paridade é assunto controverso.[5]

Etiopatogênese

Existem controvérsias se o PR é uma hérnia de deslizamento, uma intussuscepção ou uma combinação das duas entidades. Avaliações cinerradiográficas vêm demonstrando que na realidade existe intussuscepção e que as anomalias anatômicas associadas à doença são resultado do prolapso, e não causa. Os principais pré-requisitos para a ocorrência do PR são: presença de fundo de saco retovaginal ou retovesical anormalmente profundo; invaginação idiopática da porção superior do reto no segmento inferior durante o esforço evacuatório; hipotonia ou atonia do assoalho pélvico e canal anal; falta da fixação normal do reto em seu sítio anatômico, com mesorreto móvel; fraqueza dos esfíncteres anais e elevador do ânus, com evidências de neuropatia do nervo pudendo em até 70% dos doentes, retossigmoide redundante e frouxidão dos ligamentos laterais do reto.[6] Todos estes fatores podem estar presentes na gênese do PR em um mesmo enfermo, podendo, cada um deles, ter maior ou menor importância etiopatogênica.

O traumatismo decorrente de partos mal assistidos pode determinar não só a lesão da musculatura esfincteriana, bem como provocar neuropatia traumática por tração do nervo pudendo, contribuindo para o aparecimento da enfermidade. Em crianças, a ausência da curvatura sacral, fazendo com que o reto e o canal anal se tornem um tubo quase vertical, o treinamento evacuatório inadequado, verminoses e a diminuição do tecido adiposo de sustentação das fossas isquiorretais, tal como ocorre nas doenças consumptivas ou na desnutrição, são fatores também associados. A senilidade, doenças neurológicas, psiquiátricas, traumatismos raquimedulares e a constipação intestinal crônica podem predispor ao aparecimento da enfermidade.

Quadro clínico

Na maioria dos doentes o PR encontra-se associado a graus diferentes de incontinência e constipação intestinal, sendo estes sintomas habitualmente encontrados nos portadores da afecção.[6] A sintomatologia decorrente do PR em adultos encontra-se relacionada, em parte, à presença do prolapso propriamente dito e parcialmente a distúrbios da continência. Nos casos iniciais, o PR surge inicialmente durante o esforço evacuatório, porém, com o progredir do quadro, existe a exteriorização do reto a qualquer manobra que aumente a pressão abdominal, tal como tossir ou espirrar. Nos casos mais avançados, o prolapso surge com o simples ato de levantar ou caminhar.

A presença do reto prolapsado determina dificuldade na continência, uma vez que o orifício anal se encontra permanentemente entreaberto, permitindo a perda involuntária de gases, muco e fezes. Quando o reto se encontra completamente prolapsado, o doente passa a apresentar sangramento decorrente de erosões da mucosa, que se encontra inflamada e traumatizada pelo contato com as vestes, ocorrendo ainda a constante eliminação de muco pela permanente exposição da mucosa retal. A perda contínua de muco e a presença constante de fezes na região perianal ocasionam prurido e graus diversos de dermatite perianal. O traumatismo crônico no reto prolapsado pode formar ulcerações na mucosa retal, ocasionando sangramento (Figura 84.2). Mais raramente podem surgir ulcerações profundas na mucosa, conhecidas como úlceras solitárias do reto, que aparecem independentemente do traumatismo, possivelmente surgindo em decorrência de alterações isquêmicas ocasionadas pelo processo de invaginação retorretal.

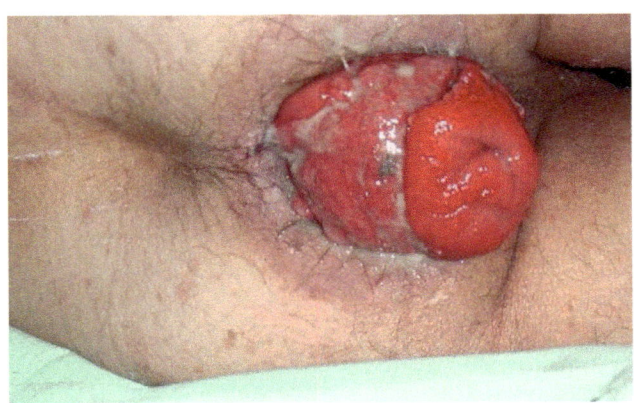

FIGURA 84.2 – *Prolapso completo do reto com extensa lesão ulcerada da mucosa retal exteriorizada.* Fonte: *autores.*

Doentes com prolapso completo cursam com complacência deficiente a distensão da ampola retal, o que pode interferir na continência, fazendo com que mais da metade dos enfermos apresentem incontinência concomitante ao prolapso. A incontinência apresenta graus variados, ocorrendo independentemente da exteriorização do reto, pela deficiência do tônus esfincteriano. A incapacidade de regular conscientemente o funcionamento intestinal, com a perda espontânea de gases ou fezes, pode se tornar um dos sintomas mais limitantes da doença, fazendo com que parte significativa dos pacientes assuma uma vida reclusa, afastando-se do convívio social. A constipação intestinal, na maioria dos casos, antecede o aparecimento do PR e, juntamente com a incontinência fecal e presença do prolapso, constitui-se na tríade de maior importância para definição do tratamento cirúrgico, bem como na qualidade dos resultados alcançados.

O diagnóstico da doença geralmente é feito durante o exame proctológico, que apresenta sinais característicos. Ao examinar-se o doente em posição genupeitoral, dependendo da gravidade do caso, pode-se identificar ou não a presença do reto prolapsado. Mesmo nos casos em que o intestino não se encontra prolapsado durante a inspeção da região perianal, torna-se evidente o estado de hipotonia dos esfíncteres anais, traduzido por um orifício anal patuloso e entreaberto (Figura 84.3).

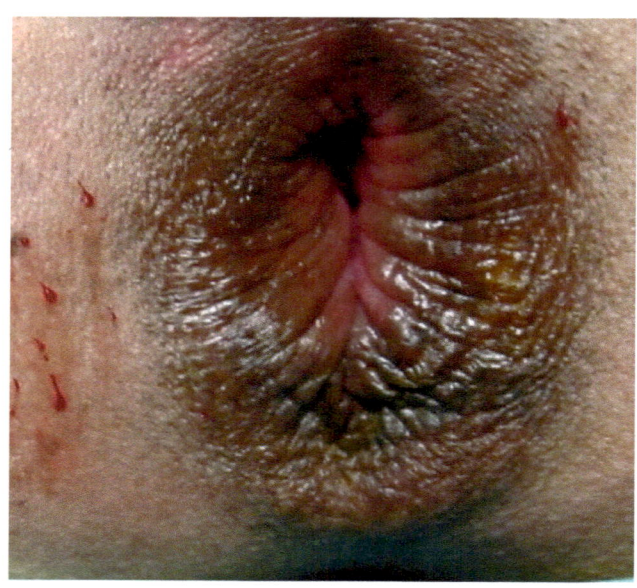

FIGURA 84.3 – Inspeção da região perianal em doente com prolapso retal mostrando acentuada hipotonia esfincteriana. Fonte: autores.

Paralelamente, em virtude da incontinência que acompanha o quadro, é possível identificar-se resíduos fecais, muco, sangue na região perianal, associados à dermatite. Quando o reto não se encontra prolapsado, a realização de manobras que aumentam a pressão abdominal, tais como o esforço evacuatório ou o ato de tossir, podem desencadear o surgimento do prolapso. Ao solicitar-se que o doente que se posicione de cócoras e realize esforço evacuatório, o prolapso aparece na maioria dos casos. O PR inicialmente se exterioriza lentamente com o surgimento da mucosa retal através do orifício anal. Ao se manter o esforço evacuatório, a exteriorização do reto ocorre de forma repentina. Inicialmente ocorre prolapso da parede anterior do reto para, logo em seguida, ocorrer a exteriorização da parede posterior, fazendo com que o orifício anal se situe em uma posição posterior em relação ao plano transversal.

O tamanho do segmento retal prolapsado depende da gravidade do caso, podendo ser de poucos centímetros até 10 a 12 cm nos casos mais graves. Caracteristicamente, no prolapso completo as pregas circulares concêntricas da mucosa retal são observadas em toda a circunferência do segmento exteriorizado, possibilitando o diagnóstico diferencial com o prolapso isolado da mucosa retal.[5] Na superfície mucosa do segmento exteriorizado observam-se hiperemia, ulcerações superficiais ou profundas de tamanhos variados e granulações na mucosa retal semelhantes a pólipos inflamatórios, decorrentes do traumatismo crônico.

Durante a palpação do ânus e principalmente ao toque retal, o examinador identifica o acentuado grau de incontinência da musculatura esfincteriana. Em algumas oportunidades é possível a introdução de três ou mais dedos no interior do canal anal sem que ocorra desconforto para o doente. Mais raramente, os esfíncteres podem apresentar tonicidade normal. Durante a inspeção dinâmica, quando se solicita ao doente para realizar a contração esfincteriana voluntária, verifica-se a acentuada deficiência contráctil e, em alguns casos, completa atonia esfincteriana. Caracteristicamente, quando se palpa a espessura da parede do segmento retal prolapsado, verifica-se, com facilidade, a presença de todas as camadas que compõem a parede retal.

A retoscopia e a retossigmoidoscopia devem ser sempre realizadas, pois além de permitirem a exclusão de outras enfermidades concomitantes, podem identificar o prolapso interno (intussuscepção retorretal) e a úlcera solitária do reto. Quando se identifica uma lesão ulcerada da mucosa retal, deve ser realizada a colheita de fragmentos para estudo histopatológico, não obstante a possibilidade de encontrar-se associada ao prolapso, com o intuito de se afastar a presença de neoplasia retal.

Exames complementares

O estudo fisiológico do canal anal, sempre que possível, deve ser realizado com o intuito de investigar a dinâmica funcional na musculatura do assoalho pélvico, principalmente nos doentes que apresentam a doença em estágios iniciais. A eletromanometria anorretal, a videodefecografia e a pesquisa do tempo de latência do nervo pudendo poderão contribuir para a melhor compreensão dos distúrbios relacionados à continência e aos mecanismos etiopatogênicos da enfermidade, podendo, em alguns casos, modificar a opção cirúrgica proposta. Contudo, estes exames devem ser realizados por profissionais habituados a interpretar os resultados obtidos nos portadores de PR, pois a presença constante do segmento retal permanentemente exteriorizado pode tornar a execução e, sobretudo a interpretação destes exames difícil, levando a erros diagnósticos. Da mesma forma, a pesquisa do trânsito colônico apresenta importância, sobretudo nos enfermos constipados e, da mesma forma que os exames de avaliação fisiológica do assoalho pélvico, podem modificar a conduta cirúrgica inicialmente proposta.

Diagnóstico diferencial

O diagnóstico do prolapso completo do reto geralmente não apresenta dificuldades, contudo, nos casos iniciais o diagnóstico pode se tornar difícil, dependendo de quão típicos são os sintomas e os achados durante o exame proctológico. Nos casos em que existe prolapso de estruturas pelo reto, o diagnóstico diferencial deverá ser feito com: hemorroidas do 3º grau prolapsadas, prolapso mucoso da mucosa retal e pólipos retais exteriorizados pelo ânus. Nos casos em que o doente não se queixa de exteriorização do reto, mas apresenta sintomas de perda de muco ou sangue, o diagnóstico diferencial se faz com as retites, úlcera solitária do reto, câncer do cólon ou reto, intussuscepção retorretal e fístulas anais.

Tratamento

O tratamento do PR no adulto é cirúrgico, difícil e muitas vezes com resultados frustrantes, não sendo raro que os doentes, ao procurarem o serviço especializado, já tenham sofrido tentativas anteriores de correção cirúrgica.

Vários procedimentos cirúrgicos foram propostos para o tratamento da doença, o que sugere não só as dificuldades em se estabelecer a correta etiopatogenia da doença, bem como a frustração com resultados obtidos com as operações habitualmente utilizadas. A dificuldade na escolha da operação ideal para o tratamento da doença é um desafio que pode ser mais bem avaliado pelo grande número de técnicas idealizadas para a correção da enfermidade. Com a evolução dos estudos relacionados à fisiologia do assoalho pélvico e a dinâmica do funcionamento cólico, vem ocorrendo melhoria dos resultados.

Os principais objetivos no tratamento do prolapso completo do reto são: evitar o prolapso, restabelecer a continência anal, tratar a constipação intestinal, quando presente, e controlar os distúrbios evacuatórios.[6,11] Estes objetivos podem ser alcançados por intervenções realizadas por via abdominal ou perineal. A escolha do procedimento ideal deve ser baseada não apenas na sintomatologia apresentada e extensão do prolapso, como também nas condições clínicas dos doentes. As operações realizadas por via abdominal apresentam menores índices de recidiva, enquanto as por via perineal, menores índices de complicação.

Dentre os procedimentos realizados por via abdominal merecem destaque as operações de ressecção do segmento intestinal redundante associadas à fixação do reto à fáscia pré-sacral e a simples fixação do reto prolapsado à fáscia pré-sacral com o uso, ou não, de próteses biológicas ou sintéticas.

Dos procedimentos realizados por via perineal destacam-se as operações de ressecção tubulares da mucosa exteriorizada, e ressecção perineal do segmento prolapsado associada ou não a plástica dos músculos elevadores do ânus. Intervenções realizadas com o objetivo de restabelecer a continência por meio de cerclagem anal ou procedimentos realizados isoladamente sobre os músculos puborretais atualmente encontram indicação excepcional. Recentemente, alternativas técnicas de suspensão pélvica retal externa (procedimento expresso) realizadas sem a necessidade de intervenção de maior porte cirúrgico vêm sendo descritas, contudo os resultados ainda são iniciais, não existindo seguimento suficiente para atestar sua eficiência.[12]

As numerosas técnicas propostas para o tratamento da doença podem ser divididas em procedimentos cirúrgicos realizados por via abdominal e perineal. Em virtude do pequeno número de estudos randomizados e controlados com expressiva casuística e do grande número de intervenções propostas com resultado difíceis de serem comparados, o tratamento do PR, ainda em nossos dias, torna-se um constante desafio. Descrever cada uma das intervenções detalhadamente demandaria um tratado à parte, fugindo aos objetivos deste capítulo. Dessa forma, serão consideradas as intervenções mais conhecidas.

Procedimentos abdominais

Operação de Moschcowitz

Esta operação foi idealizada baseando-se no conceito de que o prolapso retal completo é, na realidade, uma forma de hérnia deslizante em que o fundo de saco de Douglas constitui-se num saco herniário verdadeiro.[5] Dentre os procedimentos idealizados a partir desta proposta etiopatogênica, a operação de Moschcowitz é a mais conhecida. Nesta técnica o cirurgião tem como objetivo a obliteração ou elevação do fundo de saco retovaginal ou retovesical realizando uma série de suturas em bolsa de tabaco confeccionadas horizontalmente ao redor do fundo de saco de Douglas, com distanciamento de 2,5 cm entre elas, desde a profundidade da pelve até a região mais cranial possível. Associa-se a esta série de suturas a fixação do cólon sigmoide à goteira parietocólica esquerda. A técnica apresenta altos índices de recidiva e, atualmente, encontra-se praticamente abandonada.

Operação de roscoe graham

Esta operação, executada por via abdominal, realiza a completa mobilização cranial do reto até que se consiga a exposição dos músculos elevadores do ânus no fundo do assoalho pélvico. Os elevadores são suturados e aproximados pela frente do reto, com o objetivo de diminuir a profundidade do fundo de saco de Douglas.[13] A realização da operação apresenta dificuldade técnica, principalmente em homens, nos quais a pelve é estreita e o reto encontra-se em seu sítio anatômico habitual, tornando problemática a realização da sutura dos músculos elevadores. Com o objetivo de facilitar este tempo cirúrgico, propôs-se a realização da sutura dos elevadores do ânus por via perineal. É provável que a correção do PR, quando se emprega este procedimento, encontre-se muito mais relacionada à fixação do reto ao sacro, decorrente do processo inflamatório que ocorre após a mobilização cranial do reto, do que da aproximação dos músculos elevadores.[6]

Retopexias

Retopexia por sutura

Esta operação, descrita por Cutait em 1959,[9] é baseada na mobilização efetiva do reto no sentido cranial e na posterior fixação da parede anterolateral do reto à fáscia pré-sacral, por meio da aplicação de pontos separados de fio não absorvível. O processo inflamatório decorrente da dissecação e mobilização cranial do reto associado à sutura promove a fixação do reto à fáscia em posição mais elevada, dificultando o prolapso. A técnica apresenta curso pós-operatório favorável, baixas morbidade mortalidade relacionadas ao procedimento excepcionais, apresentando índices de recidiva que variam entre 0 a 3%.[6,14,15] A maioria dos trabalhos publicados mostra melhora da continência após dois a três meses da realização da retopexia.[6] A influência da operação nos doentes que cursam com constipação apresenta resultados controversos, existindo estudos que mostram melhora, piora ou nenhuma relação.[6]

Com o advento da videolaparoscopia e das vantagens relacionadas a esta via de acesso, a retopexia por sutura simples, principalmente quando é realizada de forma isolada, sem a associação com operações de ressecção cólica, em virtude da sua fácil exequibilidade técnica, vem sendo empregada com frequência cada vez maior no tratamento da doença.

Retopexia com próteses biológicas ou sintéticas

O emprego de telas ou próteses confeccionadas com os mais diversos tipos de materiais foi proposto a partir do conceito de que estes materiais provocam reação inflamatória mais intensa quando comparados à sutura simples, melhorando a fixação do reto ao sacro.[11] Diversos materiais foram empregados com este objetivo, e dentre eles destacam-se: fáscia *lata*; telas de *nylon*; polipropileno; Marlex; polivinil alcoólico; ácido poliglicólico e poligalactina.[6] Dependendo da fixação ser realizada na face anterior ou posterior do reto, as intervenções que utilizam tais materiais costumam ser divididas em retopexias anteriores ou posteriores.

Operação de Orr-Loygue

Esta operação tem como objetivo fixar o reto por meio de duas cintas de fáscia *lata* suturadas ao promontório do sacro em direção caudal à parede anterior do reto.[16] Loygue, em 1971,[17] propôs modificação na técnica original, onde o autor realiza a completa mobilização cranial do reto tendo substituído a faixa de fáscia *lata* por cintas de tela de *nylon* fixadas ao reto, na porção anterior, na situação mais caudal possível. O procedimento é completado com a plicatura do fundo de saco retovesical e retouterino. A operação apresenta baixos índices de mortalidade, recidiva em torno de 3,6%, entretanto pode piorar a constipação intestinal.[5]

Operação de Ripstein

Ripstein, em 1952,[18] propôs técnica para realizar a retopexia anterior onde, após a completa mobilização do reto de seu leito pélvico, ressecção do fundo de saco peritoneal retovaginal redundante, aproximação dos músculos elevadores do ânus na face anterior do reto, realiza a fixação do reto ao promontório sacral com uma cinta de fáscia *lata* ou material sintético que envolve completamente a face anterior do reto. O objetivo deste procedimento visa restaurar a curvatura posterior do reto, minimizando os efeitos do aumento da pressão intra-abdominal sobre ele. A operação de Ripstein apresenta índices de morbidade e mortalidade que variam de 0 a 2,8%, recidiva de 0 a 13% e melhora da continência pós-operatória.[6] Um dos maiores problemas da retopexia anterior é que ela se encontra associada à evacuação obstruída, provocada pelo envolvimento completo do reto pela cinta, o que causa estenose.[19] O próprio autor, posteriormente, descreveu modificação em que a fixação da cinta é realizada na parede lateral do reto, deixando-se um segmento da parede anterior sem o envolvimento pela prótese. Grandes séries mostraram que a operação de Ripstein encontra-se associada a índices altos de complicações, sendo a mais séria delas o hematoma pré-sacral, que pode ocorrer em até 8% dos casos.[6] Estes estudos mostraram que a recidiva pode surgir em 10% dos casos, sendo três vezes mais frequente nos homens em razão da maior dificuldade encontrada na mobilização do reto pela pelve mais estreita.[20]

Operação de Wells

Neste procedimento, após a completa mobilização cranial do reto de seu leito na pelve, é inserida uma prótese entre a face posterior do reto e a fáscia pré-sacral. A prótese é fixada por pontos aplicados entre a parede retal e o periósteo do promontório sacral. Wells, em 1959,[21] difundiu a retopexia posterior utilizando uma esponja produzida a partir do álcool polivinílico (Ivalon). Os índices de mortalidade encontrados com o procedimento variam de 0 a 3%, com recidiva em torno de 3%. A melhora na continência varia de 3 a 40%, entretanto nos doentes que cursam com constipação os resultados são conflitantes.[6] O emprego da esponja de álcool polivinílico, para a realização da retopexia posterior encontra-se associado a quadros graves de infecção pélvica que, muitas vezes, impõem a sua remoção. Cabe destacar que o uso de esponja de álcool polivinílico pode ocasionar o desenvolvimento de sarcomas em animais de experimentação.[22] Com o advento das telas confeccionadas com materiais sintéticos inabsorvíveis tais como o *nylon*, Marlex e polipropileno e, mais recentemente, materiais absorvíveis, tais como o ácido poliglicólico e poligalactina, por apresentarem menores índices de complicação, a esponja de álcool polivinílico foi abandonada.

Estudos vêm demonstrando que não existem diferenças nos resultados pós-operatórios quando se comparam as retopexias posteriores realizadas com telas absorvíveis ou inabsorvíveis.[23] A incidência de infecção pélvica nos doentes submetidos a retopexia posterior, com emprego de próteses, representa a principal complicação pós-operatória, ocorrendo de 2 a 16% dos casos.[23] A drenagem do espaço retrorretal é assunto controverso, entretanto alguns autores realizam a drenagem rotineira, com o objetivo de evitar a formação de hematoma, uma vez que a contaminação é a principal causa de infecção da prótese.[24] Quando existe infecção pélvica, a remoção da prótese é necessária, pois caso contrário o quadro infeccioso não se resolve.[22] Nos doentes com constipação intestinal, em que existe a indicação de ressecção cólica, o emprego de próteses aumenta a possibilidade de infecção pélvica.[6,23]

Retopexia por videolaparoscopia

A realização da retopexia por acesso laparoscópico, à semelhança de outros procedimentos cirúrgicos, apresenta como principais vantagens a redução da dor pós-operatória, menor tempo de internação, recuperação pós-operatória mais rápida, menor perda sanguínea, menor resposta neuroendócrina e metabólica ao trauma cirúrgico e retorno mais rápido ao trabalho.[6] No Brasil o principal fator limitante a sua realização relaciona-se ao aumento dos custos, devido ao emprego de materiais especiais necessários à abordagem laparoscópica. Todavia, este custo é compensado pela redução do período de internação, quando comparado ao acesso por via convencional.[25] A videolaparoscopia permite a realização da retopexia com ou sem prótese, associada ou não à ressecção do cólon. A mortalidade do procedimento realizado por laparoscopia encontra-se mais relacionada a complicações da ressecção intestinal do que a retopexia, variando de 0 a 3%.[6] Estudos com seguimento de até 30 meses mostraram índices de recidiva entre 0 e 7,4%.[26] Estudos comparativos demonstraram que a via de acesso laparoscópica é tão efetiva quanto a convencional no tratamento do PR, e seus efeitos sobre a continência e constipação dependem do tipo de operação realizada.[25,26]

Ressecções

Retossigmoidectomia isolada

O conceito de que a ressecção do reto e sigmoide poderia ser eficaz no tratamento do prolapso retal foi estabelecido pela observação de que, após a realização de retossigmoidectomia abdominal por diversas enfermidades, existe a formação de intenso processo cicatricial entre o reto dissecado e a parede anterior do sacro.[11] Além da fixação, a ressecção intestinal apresenta como vantagem adicional a remoção do segmento redundante do cólon sigmoide que, além de exercer pressão sobre o reto, favorecendo o prolapso, poderia estar sujeito ao volvo. A ressecção intestinal, reduzindo o segmento do intestino grosso redundante, tornaria mais efetivo o papel do ligamento frenocólico na sustentação do cólon remanescente, dificultando o PR. A ressecção intestinal apresenta como vantagem adicional melhorar a constipação nos doentes que cursam com o sintoma.[11] Todavia, estudos verificaram que a ressecção intestinal isolada para o tratamento do prolapso retal apresenta recidiva em torno de 9% e 1% de mortalidade, com melhora da continência em cerca de 50% dos casos.[20,27]

Operação de Frykman-Goldberg

A possibilidade de adição de uma retopexia à sigmoidectomia foi proposta por Frykman-Goldberg em 1969.[28] Esta associação combina as vantagens da mobilização cranial do reto, a ressecção do sigmoide redundante e a fixação do reto no promontório sacral. Os índices de mortalidade são maiores que a retopexia isolada e variam de 0 a 6,7%. O índice de recidiva varia de 0 a 5%, existindo melhora da continência e da constipação nos doentes sintomáticos.[6] Estudo randomizado comparando a retopexia isolada com a retopexia associada à sigmoidectomia mostra que não existe aumento significativo da morbidade e mortalidade, com a vantagem da operação combinada melhorar a constipação.[29] Com a realização rotineira do tempo de trânsito colônico, identificando, principalmente em doentes jovens, distúrbios difusos da motilidade cólica, a colectomia subtotal associada à fixação sacral vem sendo a opção para estes doentes.

Procedimentos perineais

A principal vantagem dos procedimentos realizados por via perineal, em relação aos realizados por via abdominal, é o menor índice de morbidade e mortalidade, principalmente nos doentes idosos ou com grande risco operatório. Da mesma forma que procedimentos realizados por via abdominal, várias técnicas com diferentes abordagens vêm sendo utilizadas por via perineal.

Cerclagem anal (operação de thiersch)

A operação foi descrita por Thiersch, em 1891,[5] e consiste na realização da cerclagem anal com o objetivo de evitar a saída do reto pelo orifício anal, entretanto, não considera a etiopatogenia do PR. A operação é realizada com o doente em posição de litotomia praticando-se duas pequenas incisões de cerca de 1 cm na linha média na região anterior e posterior do ânus a cerca de 2 cm da margem anal. A seguir, com o auxílio de um pinça curva, comunicam-se as duas incisões confeccionando um túnel subcutâneo nas duas faces laterais do perímetro anal. Originalmente o autor utilizava um fio de prata que era passado no interior do túnel subcutâneo dos dois lados. O fio era amarrado na extremidade posterior, calibrando o diâmetro do canal anal com dilatador de Hegar 18 ou uma polpa digital. Posteriormente o fio de prata foi substituído por diferentes materiais cirúrgicos inabsorvíveis (*nylon*, polipropileno) ou por segmentos de tela de Marlex, fitas de Dacron e tubos siliconizados. A operação de Tiersch hoje se encontra abandonada em razão dos altos índices de recidiva (30 a 40%), possibilidade de impactação fecal e necessidade frequente de se retirar o fio de cerclagem por infecção local.

Operação de Delorme

A intervenção foi descrita por Delorme em 1900.[30] É realizada pela separação da camada mucosa da camada muscular de todo o segmento retal prolapsado, criando-se manguito tubular da mucosa liberada. Em seguida, realiza-se um pregueamento longitudinal (aproximadamente oito linhas de sutura) que se inicia na margem externa de secção da mucosa retal, envolvendo a camada muscular própria da parede retal desprovida da mucosa e terminando na margem interna da mucosa ressecada (efeito concertina). A utilização de diatermia, e mais recentemente do bisturi harmônico, facilita a liberação da mucosa, diminuindo significativamente o sangramento. A infiltração de solução de adrenalina 1/300.000 na camada submucosa, no início do procedimento, também auxilia a hemostasia. A ressecção tubular da mucosa do segmento exteriorizado deve ser realizada numa extensão equivalente ao dobro daquela do segmento retal prolapsado. Ao realizar esta sutura, o segmento retal prolapsado retorna para o interior do canal anal reduzindo o prolapso. A operação vem sendo utilizada em doentes com risco cirúrgico elevado que não toleram intervenção de maior porte realizada por via abdominal. A operação de Delorme encontra-se associada a mortalidade que varia de 0 a 4%, e índices de recidiva de 4 a 38%.[6] O procedimento, quando realizado de forma isolada, não melhora a incontinência, porém, quando associado a técnicas de esfincteroplastia, apresenta bons resultados em 79% dos casos, melhorando a continência em até 70% e a constipação em 44% dos doentes operados.[31]

Retossigmoidectomia perineal (cirurgia de altemeier)

A retossigmoidectomia realizada pela via perineal foi inicialmente proposta por Miles, em 1933[32], porém ganhou destaque a partir das publicações de Altemeir em 1971.[33] A operação é baseada na remoção completa do reto e, quando possível, da porção distal do cólon sigmoide por via perineal. Este procedimento apresentou grande aceitação, principalmente na América do Norte, sendo uma das técnicas mais utilizadas nos pacientes idosos ou com risco cirúrgico elevado. A técnica apresenta baixos índices de complicação pós-operatória, geralmente cursa com pouca dor, e permite o restabelecimento da função intestinal em poucos dias. Dentre as principais complicações da retossigmoidectomia perineal destacam-se o sangramento da anastomose, infecção pélvica, fístulas e necrose do cólon abaixado, em razão de deficiência no suprimento sanguíneo. A retossigmoidectomia perineal é operação bem indicada nos casos de estrangulamento com necrose do reto prolapsado e nos doentes que apresentam recidiva após terem sido submetidos a outros procedimentos realizados por via perineal.

A retossigmoidectomia perineal apresenta mortalidade entre 0 a 5% e índices de recidiva entre 0 a 16%.[6]

A redução da pressão esfincteriana de repouso e a menor capacidade de retenção das fezes após a remoção do reto fazem com que muitos doentes submetidos à operação de Altemeier apresentem *soiling* e urgência evacuatória. Para minimizar estes efeitos propôs-se a associação com plástica dos músculos elevadores do ânus (levatorplastia), com o intuito de melhorar a continência.[34] Outros autores propuseram a confecção de uma bolsa colônica em "J" com o objetivo de aumentar a capacidade receptiva no segmento de cólon abaixado.[35] Contudo, as dificuldades de realização da bolsa colônica por via perineal, bem como a maior incidência de necrose por isquemia, contribuíram para a menor aceitação da técnica.[6] Ao se acrescentar a plástica dos elevadores verificam-se menores índices de recidiva se comparada à retossigmoidectomia perineal isolada.[6]

Ao se comparar os três procedimentos realizados por via perineal, verifica-se que a retossigmoidectomia associada à plástica dos elevadores do ânus é a opção cirúrgica que apresenta maior intervalo livre de recidivas, menores índices de recidiva, melhor efeito sobre a constipação e maior capacidade de continência.[6]

A escolha da operação

Nos pacientes que apresentam boas condições clínicas, sempre que possível deve-se optar pelas operações realizadas por via abdominal, pois oferecem as melhores possibilidades para a cura do PR. Esta escolha é baseada no fato de que os procedimentos realizados por via abdominal não somente oferecem os menores índices de recidiva, bem como maior chance de melhora dos aspectos funcionais. A retopexia com a utilização de prótese, dos mais variados tipos, parece não conferir vantagens adicionais quando comparada à retopexia realizada com sutura simples, com a desvantagem da colocação de material estranho ao organismo, aumentando o risco de infecção local, sobretudo quando realizada conjuntamente à ressecção do cólon.[36] A ressecção intestinal associada a retopexia por sutura simples deve ser oferecida aos doentes que apresentam cólon sigmoide redundante e constipação na avaliação pré-operatória.[6]

Muitas dúvidas ainda existem em relação à secção e ligadura dos ligamentos laterais para permitir a mobilização do reto para posição mais cranial.[6] Estudos demonstraram que a ligadura dos ligamentos laterais do reto pode piorar a constipação pós-operatória e aumentar a possibilidade de alterações geniturinárias, entretanto, quando realizada a mobilização cranial mais efetiva do reto, a chance de recidiva diminui.[37,38] Contudo, a ligadura dos ligamentos laterais não é empregada rotineiramente, sendo necessários estudos com maior número de casos com o objetivo de verificar a interferência da secção dos ligamentos laterais do reto nas alterações da dinâmica evacuatória e principalmente nas disfunções geniturinárias.

Com o advento da via de acesso videolaparoscópica, com todas as vantagens anteriormente relacionadas ao método, a realização da retopexia isolada, à semelhança da correção das hérnias hiatais, por não necessitar de anastomose intestinal, torna-se a via de acesso ideal para o tratamento do PR por via abdominal. Resultados comparativos entre as vias de acesso laparoscópica e convencional vêm demonstrando desfechos pós-operatórios semelhantes, apesar da casuística e do período de seguimento pós-operatório ainda serem pequenos, quando se estudam as séries realizadas pela via laparoscópica. No Brasil, quando se emprega o acesso laparoscópico, a preferência pela retopexia suturada apresenta as mesmas vantagens quando comparada às técnicas que utilizam próteses.[38] Quando há necessidade de ressecção intestinal, apesar de o procedimento ser factível, a execução técnica por acesso laparoscópico torna-se mais trabalhosa, requerendo maior experiência do cirurgião no que se refere à ressecção do cólon e confecção da anastomose intestinal.

Os procedimentos perineais devem ser utilizados nos enfermos mais idosos ou naqueles que apresentem comorbidades que tornem a via abdominal em maior risco. A escolha do procedimento perineal depende fundamentalmente da experiência do cirurgião com a técnica, cabendo destacar que a operação de Delorme se encontra associada a maiores índices de recidiva quando comparada à retossigmoidectomia perineal isolada e, principalmente, com a retossigmoidectomia perineal associada à plástica dos elevadores do ânus.[35] As operações de acesso perineal são preferencialmente indicadas nos casos de encarceramento, estrangulamento e gangrena do reto prolapsado, onde as operações por via abdominal devem ser evitadas mesmo nos doentes em boa situação clínica.

Bibliografia consultada

1. Jacobs LK, Lin YJ, Orkin BA. The best operation for rectal prolapse. Surg Clin North Am 77:49-70, 1997.
2. Felt-Bersma RJ, Cuesta MA. Rectal prolapse, rectal intussusception, rectocele and solitary ulcer syndrome. Gastroenterol Clin North Am 30:199-222, 2001.
3. Roig JV, Buch E, Alós R, et al. Anorectal function in patients with complete rectal prolapse: differences between continent and incontinent individuals. Rev Esp Enferm Dig 90:794-805, 1998.
4. Kairaluoma MV, Kellokumpo IH. Epidemiologic aspects of complete rectal prolapse. Scand J Surg 94:207-10, 2005.

5. Goligher J. Prolapse of the rectum. In: Goligher J, Duthie H, Nixon H. eds. Surgery of the anus rectum and colon. Baillière Tindall,246-284,1984.
6. Madiba TE, Baig MK, Wexner SD. Surgical management of rectal prolapse. Arch Surg 140:63-73,2005.
7. Küpfer CA, Goligher JC. One hundred consecutive cases of complete prolapse of the rectum treated by operation. Br J Surg 57:482-7, 1970.
8. Kim DS, Tsang CB, Wong WD, Lowry AC, Goldberg SM, Madoff RD. Complete rectal prolapse: evolution of management and results. Dis Colon Rectum 42:460-3, 1999.
9. Cutait D. Sacro-promontory fixation of the rectum for complete rectal prolapse. Proc R Soc Med 52(suppl):105, 1959
10. Sobrado CW, Kiss DR, Nahas SC, Araújo SEA, Seid VE, Cotti G, Habr-Gama A. Surgical treatmente of rectal prolapse: experience and late results with 51 patients. Rev Hosp Clin Fac Med S Paulo 59:168-71, 2004.
11. Kuijpers HC. Treatment of complete rectal prolapse: to narrow, to wrap, to suspend, to fix, to encircle, to plicate or to resect? World J Surg 16:826-30, 1992.
12. Williams NS, Giordano P, Dvorkin LS, et al. External pelvic rectal suspension (the express procedure) for full-thickness rectal prolapse: evolution of a new technique. Dis Colon Rectum 48:307-16, 2005.
13. Graham RR. The operative repair of massive rectal prolapse. Ann Surg 115:1007-12, 1942
14. Briel JW, Schouten WR, Boerma MO. Long-term results of suture rectopexy in patients with fecal incontinence associated with incomplete rectal prolapse. Dis Colon Rectum 40:1228-32, 1997.
15. Novell JR, Osborne MJ, Winslet MC, Lewis AA. Prospective randomised trial of Ivalon sponge versus sutured rectopexy for fullthickness rectal prolapse. Br J Surg 81:904-6, 1994.
16. Orr TG. A suspension operation for prolapse of the rectum. Ann Sur 126:833-7,1947.
17. Loygue J, Huguier M, Malafosse M, et al. Complete prolapse of the rectum: a report of 140 cases treated by rectopexy. Br J Surg 58:84752, 1971
18. Ripstein CB. Treatment of massive rectal prolapse. Am J Surg 83:68-71,1952.
19. Madoff RD, Mellgren A. One hundred years of rectal prolapse surgery. Dis Colon Rectum42:441-50,1999.
20. Roberts PL, Shoetz DJ, Coller JA, et al. Ripstein procedure: Lahey Clinic experience: 1963-1985. Arch Surg 123:554-7, 1988.
21. Wells C. New operatiom for rectal prolapse. Proc R Soc Med 52:602-3, 1959.
22. Ross AH, Thomson JPS. Management of infection after prosthetic abdominal rectopexy (Well's procedure). Br J Surg 76:610-2, 1989.
23. Galili Y, Rabau M. Comparison of polyglycolic acid and polypropylene mesh for rectopexy in the treatment of rectaql prolapse. Eur J Surg 163:445-8, 1997.
24. Azimuddin K, Khubchandani IT, Rosen LA, et al. Rectal prolapse: a search for the best operation. AnnSurg 67:622-7, 2001.
25. Kellokumpu IH, Virozen J, Scheinin T. Laparoscopic repair of rectal prolapse: a prospective study evaluating surgical outcome and changes in syntoms and bowel function. Surg Endosc 14:634-40, 2000.
26. Auguste T, Dubreuil A, Bost R, et al. Technical and functional results after laparoscopic rectopexy to the promontory for complete rectal prolapse. Gastroenterol Clin Biol 30:659-63, 2006
27. Schlinkert RT, Beart RW, Wolff BG, Pemberton JH. Anterior resection for complete rectal prolapse. Dis Colon Rectum 28:409-12, 1985.
28. Frykman HM, Goldberg SM. The surgical treatment of rectal procidentia. Surg Gynecol Obstet 129:1225-30, 1969.
29. McKee RF, Lauder JC, Poon FW, et al. A prospective randomized study of abdominal rectopexy with and whithout sigmoidectomy in rectal prolapse. Surg Gynecol Obstet 174:145-8, 1992.
30. Delorme R. Sur le traitment des prolapses du rectum totaux pour l'excision de la muscueuse rectale ou rectocolique. Bull Mem Soc Chir Paris 26:499-518, 1900.
31. Pescatori M, Interisano A, Stolfi VM, Zoffoli M. Delorme's operation ans sphincteroplasty for rectal prolapse and fecal incontinence. In J Colorectal Dis 13:223-7,1998.
32. Miles WE. Recto-sigmoidectomy as a method of treatment for procidentia recti. Proc Roy Soc Med 26:1445-62, 1933
33. Altemeier WA, Culberstson WR, Schwengerdt C, et al. Nineteen years'experience with the one-stage perineal repair of rectal prolapse. AnnSurg 173:993-1006, 1971.
34. Prasad ML, Pearl RK, Abcarian H, et al. Perineal protectomy, posterior rectopexy and postanal levator repair for the treatment of rectal prolapse. Dis Colon Rectum 29:547-52,1993.
35. Keighley MRB. Prolapso retal. In: Cirurgia do ânus, reto e colo. 1ª.ed. brasileira.São Paulo, Editora Manole:647-689,1998.
36. Athanasiadis S, Weyand G, Heiligers J, et al. The risk of infection of three synthetic materials used in rectopexy with or whithout colonic resection for rectal prolapse. Int J Colorectal Dis 11:42-4, 1996.
37. Speakman CT, Maden MV, Nicholls RJ, et al. Lateral ligament division durig rectopexy causes constipation but prevents recurrence: results of a prospective randomized study. Br J Surg 78:1431-33, 1991.
38. Corrêa PAFP, Averbach M, Cutait R.Técnica e resultados do tratamento da procidência retal por vídeo-laparoscopia. Rev bras Coloproct 24:385-95,2004.

85 Afecções Benignas do Ânus

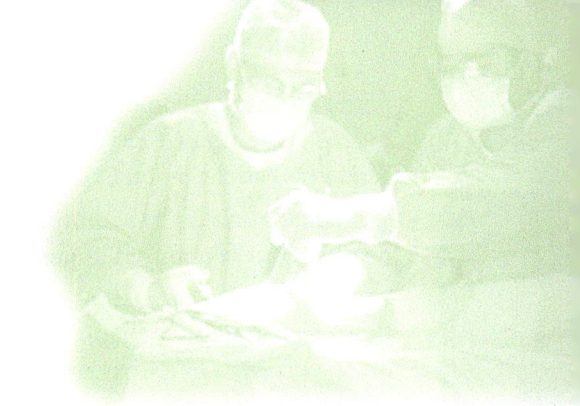

Paulo Cesar Lopes Jiquiriçá

Hemorroidas

Das doenças anorretais, é a mais frequente e conhecida desde a mais remota antiguidade, causando confusão frequente com outros estados patológicos orificiais.

Sangramentos retais de várias etiologias ficam muitas vezes sem diagnóstico correto devido à facilidade com que pacientes, e até mesmo médicos de diversas especialidades, sem qualquer exame, admitem como causa a doença hemorroidária.

Este erro constitui um dos parâmetros de retardo para o diagnóstico precoce do câncer colorretal. Cabe salientar o dano incalculável que advém ao paciente quando do diagnóstico feito exclusivamente pela sintomatologia, seja de prolapso ou sangramento, confundidos erroneamente ou concomitantes e tratados por muito tempo como hemorroidas.

De etimologia grega (*Haemos* = sangue, *Rhoos* = derrame), a doença hemorroidária está presente em aproximadamente 50% das pessoas com mais de 50 anos. As idades mais atingidas pela doença são dos vinte aos cinquenta anos, sendo a maior incidência entre a quarta e quinta décadas.

Estima-se uma relativa proporção de 2:1 quando comparamos pacientes do sexo masculino ao feminino, embora a gravidez, a constipação intestinal, os tumores pélvicos e a vida mais sedentária constituam fatores de desenvolvimento da doença no sexo feminino. É possível, todavia, que as mulheres denunciem com menos facilidade os sintomas hemorroidários, em virtude do natural pudor e maior tolerância aos sintomas. Na vida moderna e atual, em que as mulheres ocupam os mesmos espaços que os homens, existe uma tendência a igualdade e até mesmo uma predominância para o sexo feminino. Assim, a determinação exata da incidência em relação ao sexo carece de melhores estudos e parâmetros para sua definição.

A doença hemorroidária caracteriza-se pela exacerbação dos coxins naturais compostos de arteríolas, vênulas e conexões arteriovenosas do plexo hemorroidário.

Consideram-se, em sua etiologia, fatores predisponentes e fatores desencadeantes. A posição ereta e o fluxo antigravitacional, alterados por esforços físicos vigorosos, conduzem a estase venosa. Não foi comprovado cientificamente que a hereditariedade seja um fator predisponente, mas observamos a coincidência familiar e constitucional em proporções bastante significativas. Os distúrbios de trânsito intestinal, aumento da pressão intra-abdominal, esforços físicos repetitivos, hábitos viciosos de trabalho e alimentação, gravidez e constipação severa constituem fatores desencadeantes da doença hemorroidária.

Alguns autores citam a infecção anal em nível de criptas com periflebite como base inicial da doença, mas estudos de histopatologia questionam esta hipótese.

As alterações no plexo hemorroidário superior, em veias tributárias do sistema porta, formam as hemorroidas internas, localizadas no espaço submucoso da porção distal do reto.

As alterações do plexo hemorroidário inferior, que através das veias pudendas internas vão dar nas veias hipogástricas, e daí ao sistema cava, constituem as hemorroidas externas, localizadas no espaço subcutâneo do canal anal.

A linha pectínea ou anorretal (ligamento de Parks) separa os dois plexos.

Desta forma, costumamos classificar a patologia hemorroidária em hemorroidas externas para as formações situadas fora do orifício anal, revestidas por pele, e hemorroidas internas para aquelas em que a perda da sustentação do tecido fibromuscular exibe a mucosa fora do orifício ou no interior do canal anal, sendo revestidas de mucosa.

A denominação de hemorroidas mistas seria aplicada quando do comprometimento de ambos os plexos.

As hemorroidas externas podem se apresentar como flebectasias simples, abaulamentos ou coxins externos ou associadas a fenômenos de flebotrombose, quando a evolução do processo gera um ou mais trombos. Alguns autores denominam hematoma perianal os coxins externos, resultantes da rotura de um vaso hemorroidário inferior, com formação ou não de um coágulo no espaço subcutâneo da região perianal.

As hemorroidas internas, na dependência do grau de prolapso e redução do mesmo, são classificadas em hemorroidas de primeiro grau quando o coxim está restrito e contido no canal anal sem prolapso da mucosa, hemorroidas de segundo grau quando a mucosa se exterioriza aos esforços físicos ou evacuatórios, retornando o prolapso mucoso naturalmente ao sítio interno; e hemorroidas de terceiro grau quando ocorre o prolapso necessitando o mesmo de ajuda digital para sua redução e reintrodução no canal anal.

Alguns autores definem outros níveis de prolapso como quarto grau para os casos mais avançados da doença.

Observam-se ainda processos mistos, hemorroidas internas e externas, quadros de agravamento do prolapso com edema, aumento do coxim externo com áreas de múltiplas tromboses, necrose da mucosa com ou sem aparição dos trombos, acompanhados ou não de espasmo esfincteriano, o qual definimos como pseudoestrangulamento hemorroidário.

Dos sintomas observados, os mais comuns são sangramento, sensação de evacuação incompleta, secreção e prurido, tumefações perianais (plicomas), prolapso mucoso e dor em peso, ardência ou incômodo.

O tratamento varia tomando como parâmetros a doença aguda ou crônica e o grau de prolapso aliado ao nível da sintomatologia.

O tratamento clínico está sempre indicado e baseia-se em repouso para esforços físicos, normalização de hábitos intestinais, cuidados higienodietéticos com restrições, principalmente para condimentos e álcool, substituição do uso de papel higiênico pela limpeza com água e sabão neutro após as deposições e medicação analgésica e anti-inflamatória.

Para todos os processos hemorroidários o tratamento higienodietético deve ser complementar ao tratamento clínico ou cirúrgico.

Naturalmente devemos avaliar cada caso, avaliar a queixa do paciente em relação ao grau da patologia e assim determinar o melhor tipo de tratamento a ser realizado. É mandatório seguir a propedêutica completa com anamnese, exame físico e exame proctológico completo com inspeção, toque, anuscopia e retossigmoidoscopia para todos os pacientes com qualquer queixa proctológica. Para aqueles com história familiar de neoplasia ou pessoal de qualquer tipo de câncer, a colonoscopia é mandatória e mesmo para aqueles sem história familiar ou pessoal, com mais de cinquenta anos, a videoileocolonoscopia constitui exame de rotina no pré-operatório.

Vários métodos foram propostos para o tratamento da doença hemorroidária em nível ambulatorial. Atualmente os procedimentos de consenso são a escleroterapia (fenol a 5% em óleo de amêndoas) aplicado na submucosa acima do mamilo, indicado para fase inicial da doença em hemorroidas de primeiro e segundo graus e a ligadura elástica para o prolapso mucoso de segundo para terceiro grau. As ligaduras devem ser efetuadas, no máximo, em número de dois mamilos por etapa, sempre acima da linha pectínea e guardando um intervalo mínimo de quinze dias entre os procedimentos, que normalmente são únicos ou até, no máximo, realizados em três sessões.

Outros métodos menos usados são a coagulação por raios infravermelhos (fotocoagulação), a diatermia bipolar e a crioterapia, métodos com níveis elevados de complicações e resultados contraditórios.

Nas tromboses hemorroidárias externas organizadas, a simples drenagem do trombo sob anestesia local, confere um grande alívio da sintomatologia e regressão do quadro clínico em dois ou três dias, quando aliada à medição e aos cuidados higienodietéticos anteriormente referidos.

Nos processos de hemorroidas de segundo e terceiro graus quando a sintomatologia é exuberante ou observamos estratificação da mucosa, está indicado o procedimento cirúrgico.

Atualmente, a grande variedade e a evolução das técnicas operatórias propiciam um tratamento cirúrgico efetivo de baixo custo, possibilitando o retorno do paciente às suas atividades mais precocemente (de cinco a sete dias).

O princípio básico cirúrgico das hemorroidectomias visa a excisão dos mamilos e coxins com a ligadura de seus pedículos. Temos como variante de técnica a manutenção da ferida operatória aberta na técnica de Milligan Morgan, ou o fechamento total ou parcial da ferida, como descrito na técnica de Ferguson & Heaton.

As hemorroidectomias com excisão a *laser* não mostraram reais benefícios ou melhores resultados que as realizadas pelas técnicas convencionais. Outras variantes técnicas foram propostas para o tratamento cirúrgico da doença hemorroidária, dentre elas as hemorroidectomias pelas técnicas de Rene Obando, com ligaduras seriadas da mucosa, a técnica de Parks, que consiste em uma hemorroidectomia submucosa, e a técnica de Whitehead, com uma hemorroidectomia circular amputativa.

As técnicas podem estar associadas ou não, cabendo ao cirurgião avaliar, pela sua experiência e pelo grau de complexidade cirúrgica em função da evolução da doença, qual melhor se aplica em cada caso.

Em casos selecionados de prolapso mucoso do reto com doença hemorroidária, a técnica de grampeamento circular com retopexia, proposta por Longo, constitui uma alternativa técnica eficaz que deve ser considerada, porém está reservada àqueles cirurgiões com experiência e treinamento no método.

As complicações do tratamento cirúrgico podem ser imediatas, como dor, impactação fecal, sangramento, retenção urinária e infecção, ou tardias como as fissuras e plicomas residuais, e os processos de estenose ou incontinência.

Devemos ainda considerar a doença hemorroidária em situações especiais como gravidez, hipertensão portal, associada a outras patologias orificiais como fissuras e fístulas, na doença inflamatória intestinal, neoplasias e HIV. Em nenhum dos casos está contraindicado formalmente o tratamento cirúrgico, sempre optamos inicialmente pelo tratamento clínico conservador, devendo a avaliação cirúrgica ser cautelosa, feita pelo especialista que deve estar familiarizado com as intercorrências próprias de cada patologia.

A doença hemorroidária continua a apresentar desafios, ainda cabem estudos sobre a sua etiologia e seu tratamento, que poderão beneficiar o paciente com as evoluções da tecnologia, novos medicamentos e com os maiores conhecimentos adquiridos sobre a doença.

Bibliografia consultada

1. Allen-Mersh TG, Gothesman LG, Miles AJG et al. Symposium: 2000.
2. Browse, N. An Introduction to the syntons and signs of surgical disease. 1980.
3. Dennison AR et al. Hemorrhoids: nonoperative menageament surgical clinics of Norh America Dez 1988; 68(60): 1401-9.
4. Duhamel J. Proctologie. Salvat, editores 1984.
5. Ferguson JA, Heaton JR. Closed hemorrhoidectomy Dis. Colon Rectum 2:176, 1999.
6. Goligher JC. Surgery of Anus Rectum and Colon. Bailliere Tindall, 1984.
7. Hewitt WR, Sokol TP, Fleshner PR. Indications for hemorroidectomy. Dis Colon Rectum 1996; 39:615-618.
8. Magela GGC. Coloproctologia Terapêutica. Vol. III Revinter, 2000.
9. Mazier WP, Levien DH, Luchtefeld MA, Senagore AJ. Surgery of the colon, rectum an anus, W.B Saunders Company Ltd., 1995.
10. O'Connor JJ. The role cryosurgeryim manament of anorectal diseases. Dis Colon Rectum 18:301, 1995.
11. Waldomiro Nunes. Doenças do reto e anus, Editora Manoele, 1981.
12. Weisseng W. Surgery for anal lesions in HIV infected patients. Ann Med. 1995, p. 467-475.
13. Wexner SD, Vergava III AM. Clinical Decision Making in Colorectal Surgery, Igaku-Shoin Med Publ, 1995.

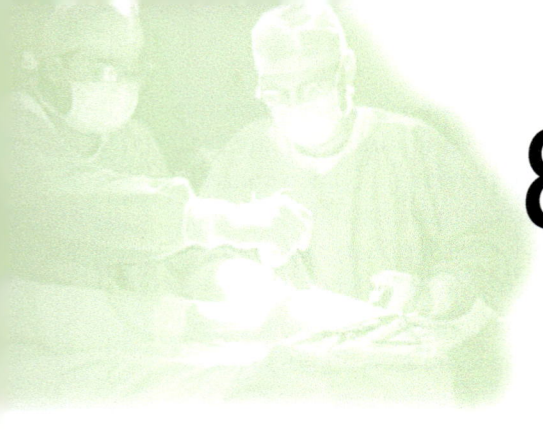

86 Afecções Malignas do Cólon e do Reto

Peretz Capelhuchnik • Wilmar Artur Klug • Chia Bin Fang
Sylvia Heloisa Arantes Cruz • Fernanda Bellotti Formiga
Alessandra Vicentini Credidio

Introdução

O adenocarcinoma é o tipo histológico mais comum que compromete o cólon e o reto. Tumores mais raros como leiomiossarcoma, carcinoma de células escamosas, linfoma maligno, fibrossarcoma, plasmocitoma, tumor carcinoide, tumor estromal do trato gastrintestinal (GIST) e outros não serão abordados neste capítulo, a fim de enfatizar a maior importância clínica e epidemiológica do adenocarcinoma colorretal.

Epidemiologia

O tumor colorretal, excluindo o de pele, é a terceira neoplasia mais incidente no mundo, em ambos os sexos, e a segunda em países desenvolvidos. Estima-se que haja na atualidade 2,4 milhões de pessoas vivas diagnosticadas, sendo o segundo tumor mais prevalente do mundo.[1]

No Brasil, é o quarto mais incidente entre homens, precedido pelos de próstata, pulmão e estômago. Já entre as mulheres, mama, colo uterino e, finalmente, cólon e reto são os mais incidentes. A região Sudeste tem os maiores índices de incidência, sendo o terceiro mais frequente entre homens (19 casos por 100 mil habitantes) e segundo entre mulheres (21 casos por 100 mil habitantes).[1]

O Instituto Nacional do Câncer estimou 13 a 15 casos novos de tumor de cólon e reto a cada 100 mil habitantes no ano de 2008.[1] E a mortalidade entre 2004 e 2005 foi de seis casos por 100 mil habitantes.[2]

A sobrevida média global em cinco anos é de 40 a 50%, daí a importância da detecção precoce e do tratamento otimizado.[1]

Localização

A distribuição anatômica do tumor colorretal se modificou nas últimas décadas. Com a utilização de retossigmoidoscopias para rastreamento do tumor colorretal, lesões precursoras no cólon distal foram tratadas fazendo a taxa do tumor de cólon esquerdo cair de 75% para 60% na atualidade. Além disso, com a ampliação do uso da colonoscopia e também pela maior incidência (ou reconhecimento) das síndromes hereditárias colônicas, foi possível melhor detecção de tumores proximais.

Os tumores retais predominam sobre os colônicos, incluindo a transição retossigmoide, que ainda é a topografia mais comum. Dos tumores retais, 80% deles são tocáveis, o que determina a importância do exame digital.

Dos tumores colônicos, 50% são de sigmoide, 25% de cólon direito e 25% transverso, flexura esplênica, descendente e flexura hepática em ordem decrescente.[3]

Etiologia

Independentemente se secundário à anormalidade herdada ou exposição ambiental, o carcinoma colorretal é uma doença genética. Pode ser classificado em esporádico (80-85%), hereditário e familial.

O esporádico é aquele não relacionado à herança genética, uma mutação nova por exposição ambiental, que as gerações subsequentes não herdarão. O hereditário é aquele cuja mutação passa por gerações. E o familial tem predisposição familiar, porém ainda não se identificou nenhum padrão genético definido.

O tumor pode se desenvolver de pólipo adenomatoso ou de mucosa previamente sã (câncer "de novo"). Há duas principais vias de carcinogênese:

instabilidade cromossômica, responsável pela sequência adenoma-carcinoma, e hipermutabilidade.

A sequência adenoma-carcinoma é uma cadeia de mutações genéticas que ocorre na mucosa colônica e que envolve oncogenes e genes supressores de tumores. Inicialmente, a mucosa colônica se torna hiperproliferativa como resultado de mutações nos genes APC (gene da polipose adenomatosa cólica) e MCC (gene mutante do câncer colorretal). Ocorre hipometilação do DNA e o adenoma aparece. A hipometilação pode levar à aneuploidia, que resulta na perda de alelos do gene supressor. Sucede-se a mutação do gene *k-ras* que, através da expressão clonal, produz crescimento adenomatoso e displasia (adenoma precoce para adenoma pouco avançado). Os cromossomos mais frequentemente eliminados são 5q, 17p (p53) e 18q (DCC – gene do câncer colorretal deletado). A mutação no DCC provoca aumento no grau de displasia adenomatosa até que a mutação p53 o transforma em carcinoma.

A via da hipermutabilidade é a mutação que ocorre em uma cópia dos genes integrantes do sistema de reparo do mau pareamento do DNA como hMSH2 e hMLH1. Não há correção dos erros que ocorrem durante a replicação, o que acumula variações, principalmente nos microssatélites (repetições dos nucleotídeos). A instabilidade microssatélite, ou variações nos microssatélites, são sinais indiretos do mau funcionamento do sistema de reparo.

História clínica

Síndrome dispéptica

A síndrome dispéptica é sintoma comum do tumor de cólon direito, pois nesta topografia o tumor atinge grandes proporções, dado o maior diâmetro do cólon com paredes finas e distensíveis. Há sensação de plenitude pós-prandial, dor vaga em aperto no flanco direito por consequente compressão de estruturas vizinhas, principalmente o duodeno.

Síndrome anêmica

A anemia do tumor de cólon esquerdo e reto se dá pelo sangramento macroscópico do tumor. Sangramento do tipo enterorragia (vermelho vivo não associado às evacuações, podendo ser de grande monta caracterizando uma hemorragia digestiva baixa) ou hematoquezia (vermelho vivo associado às evacuações, como no tumor de reto baixo, em que o sangramento ocorre pelo atrito das fezes durante ato evacuatório).

Já a anemia do tumor de cólon direito é devida a dois fenômenos: sangramento microscópico e diminuição da hematopoiese através da absorção de substâncias tóxicas pela superfície ulcerada do tumor. O tumor de cólon direito apresenta mais necrose, dada sua característica de grande crescimento e diagnóstico mais tardio, o que possibilita a absorção de produtos tóxicos aromáticos. Estes, na corrente sanguínea, agem sobre a medula óssea e diminuem a hematopoiese.[4,5]

Síndrome tumoral

A síndrome tumoral é mais comum no cólon direito, pois o crescimento do tumor à esquerda é infiltrativo, assumindo forma anelar, o que determina obstrução antes de ser palpável. Já à direita o crescimento é vegetante (maior diâmetro do cólon, paredes finas e distensíveis) e o conteúdo colônico é líquido, propiciando menos sintomas, o que favorece o diagnóstico mais tardio e, consequentemente, a tumoração palpável.

Alteração do hábito intestinal

A principal manifestação do tumor de cólon é alteração do hábito intestinal, seja por diarreia ou obstipação. O tumor no cólon direito dificulta a absorção da água, causando aumento da frequência evacuatória com diminuição da consistência do conteúdo fecal. Já no cólon esquerdo há estreitamento da luz pelo tumor, o que causa obstipação com diarreia paradoxal (o conteúdo líquido eliminado, interpretado como diarreia, é, na verdade, constituído de fezes líquidas represadas pelo tumor obstrutivo). No reto pode haver desde redução do calibre das fezes até aspecto em fita, quando o tumor invade o canal anal.

Emagrecimento

O emagrecimento não é sintoma comum dos tumores colorretais, diferente do trato gastrintestinal alto, cuja tumoração impede ingesta adequada seja por odinofagia, disfagia ou vômitos.

A perda ponderal muitas vezes está relacionada à doença metastática ou tumores localmente avançados e, por isso, são mais comuns no cólon direito.

Dor

O tumor de cólon esquerdo, por ter caráter obstrutivo, provoca dor abdominal tipo cólica, que melhora após eliminação de flatos pelo ânus.

O tumor de reto, quando invade o canal anal, proporciona dor anal que piora com a defecação. A sensação de evacuação incompleta (puxo) e vontade iminente de evacuar (tenesmo) são sintomas muito comuns no tumor de reto. Isso se dá pela presença da tumoração na ampola retal, distendendo suas paredes e desencadeando o reflexo inibitório retoanal.

Sintomas de urgência

Um quarto dos pacientes com tumor colorretal procura o serviço de emergência como primeira manifestação da doença: obstrução, hemorragia, perfuração e, mais raramente, apendicite.

O tumor de cólon esquerdo pode se apresentar como abdômen agudo obstrutivo: parada de eliminação de flatos e fezes associada a cólica intensa e distensão abdominal.

A perfuração do tumor habitualmente provoca quadro de abdômen agudo inflamatório. O tumor de cólon esquerdo que apresenta pequena perfuração, e é bloqueado, cursa com dor abdominal, febre e sinais de irritação peritoneal. O quadro é semelhante ao da diverticulite aguda e o tumor de ceco que abscede e perfura assemelha-se à apendicite aguda.

Apendicite aguda pode ocorrer por obstrução da luz apendicular pelo tumor de ceco ou também por perfuração apendicular devido ao tumor obstrutivo distal (processo inflamatório local com bloqueio).

Fatores de risco

Alguns antecedentes pessoais e familiares são de grande valia na história clínica do doente para identificação de fatores de risco para tumor colorretal.

- *História de pólipos adenomatosos colônicos:* é maior o risco de carcinogênese conforme a quantidade, o tamanho e a característica histológica (componente viloso) (Figura 86.1).
- *Doença inflamatória intestinal:* retocolite ulcerativa (RCUI) e doença de Crohn são fatores de risco, principalmente a RCUI. O tempo de doença e a sua extensão também determinam maior ou menor risco. A inflamação gera displasia que pode evoluir para neoplasia. Pacientes que apresentam doença pancolítica por mais de trinta anos têm probabilidade 30% superior de desenvolver tumor colorretal que a população sem doença inflamatória.
- *Antecedente pessoal:* neoplasia de mama, ovário e endométrio tem maior chance de cursar com tumor colorretal. Tumor colorretal já tratado também confere maior risco de tumor colônico metacrônico, isto é, aquele que surge após seis meses da ressecção do primeiro.
- *Acromegalia:* o aumento do fator de crescimento *insulina-like* (IGF1) proporciona maior proliferação celular e atividade antiapoptótica, sendo também fator de risco para carcinoma colorretal.[6]
- *História familiar:* importante fator de risco devido ao caráter hereditário das síndromes colônicas, sejam elas polipoides ou não.

Alguns hábitos são provavelmente associados a maior risco de carcinoma colorretal como dieta rica em gorduras, etilismo, obesidade e tabagismo, porém como fatores isolados são difíceis de serem comprovados. Alguns fatores de proteção são polêmicos, tais como legumes, verduras, frutas, carotenoides, fibras e atividade física.

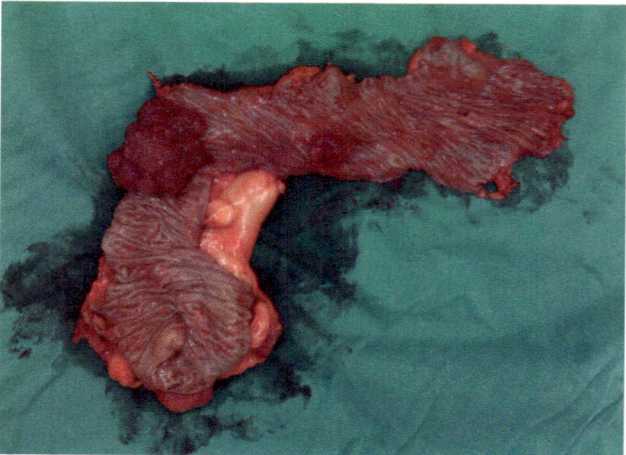

FIGURA 86.1 – *Pólipos colônicos em peça de hemicolectomia direita: grande adenoma tubuloviloso em ângulo hepático e outro menor no transverso.* Fonte: *autores.*

Exame físico

Os sinais que se pode notar ao exame físico geral e proctológico completo, incluindo inspeção estática do ânus, dinâmica, toque retal, anuscopia e retossigmoidoscopia rígida, são os seguintes:

- palidez da mucosa;
- tumoração palpável em fossa ilíaca direita (tumor de ceco) ou flanco direito (tumor ascendente ou transverso);
- hepatomegalia heterogênea (metástase hepática);
- lesão extruindo-se do reto pelo ânus à inspeção estática (tumor de reto baixo, invadindo canal anal (Figura 86.2);

- toque retal doloroso (tumor de reto baixo invadindo canal anal);
- lesão intraluminal ao toque retal (tumor extraperitoneal) ou à retossigmoidoscopia (tumor de reto ou sigmoide distal – até 25 cm da borda anal);
- compressão extrínseca de parede anterior do reto ao toque retal (tumor de sigmoide que cai na pelve);
- linfonodomegalia inguinal (tumor de reto baixo).

Diagnóstico

Baseado na história clínica, com exame geral e proctológico completo, o diagnóstico se impõe. Os tumores até 25 cm da borda anal, acessíveis ao retossigmoidoscópio rígido, devem ser submetidos à biopsia na mesma ocasião para determinar o tipo histológico.

A colonoscopia é solicitada no caso de suspeita clínica de tumor colônico, que não foi confirmado por exame proctológico (Figura 86.3). O enema opaco é também uma opção diagnóstica, porém menos sensível, ele mostra falha de enchimento. A imagem de maçã mordida é visualizada no tumor de cólon esquerdo (Figura 86.4).

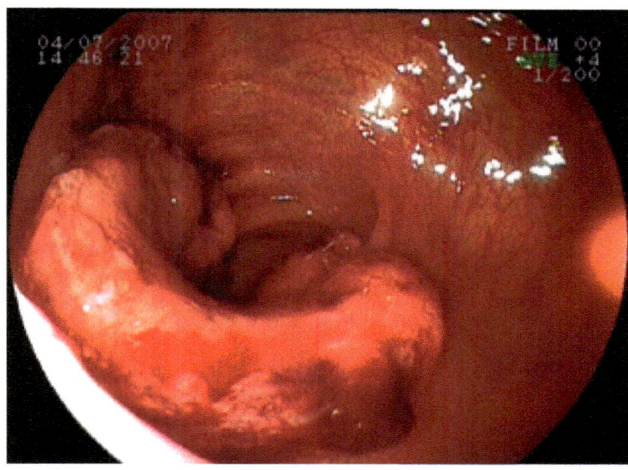

FIGURA 86.3 – *Aspecto endoscópico do tumor de cólon. Fonte: autores.*

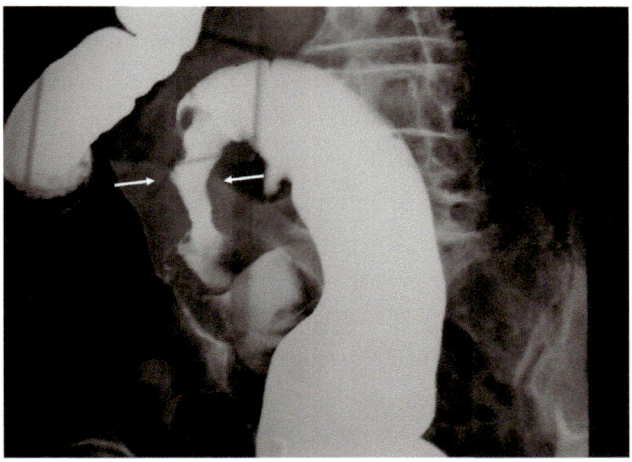

FIGURA 86.4 – *Enema opaco: imagem em maçã mordida. As setas indicam a imagem. Fonte: autores.*

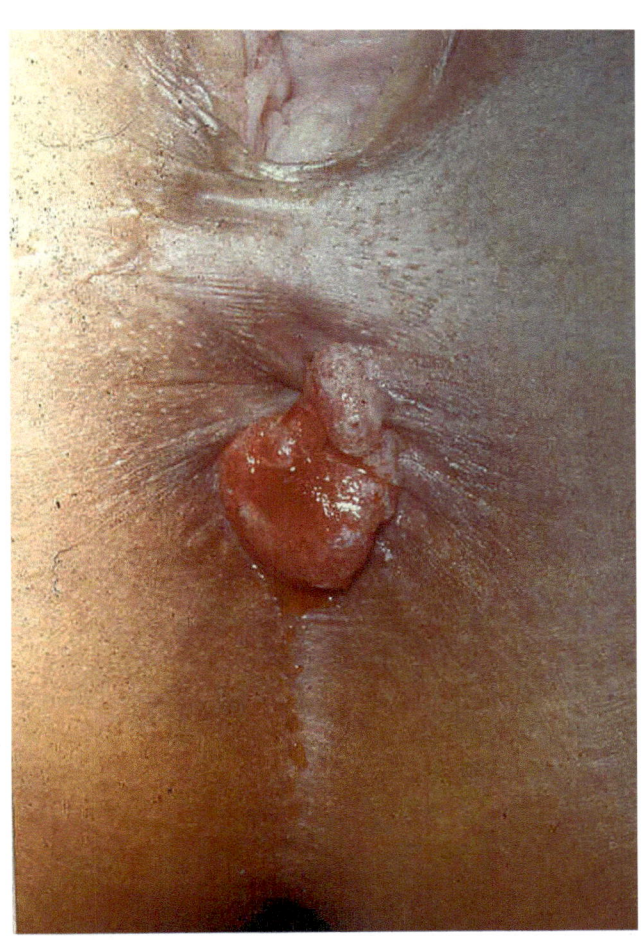

FIGURA 86.2 – *Adenocarcinoma de reto baixo extruindo-se pelo ânus. Fonte: autores.*

Estádio do tumor

O estádio do tumor colorretal tem várias classificações e tenta correlacionar o grau de comprometimento com os diferentes grupos prognósticos.

A Classificação de Dukes, realizada na década de 1930, dividiu os tumores em A, B e C:[7,8]

- A – restringe-se à parede.
- B – atinge tecidos pericólicos.
- C – compromete linfonodos.

Astler e Coller, a fim de subdividir o grupo A de Dukes que englobava indivíduos com tumor precoce (mucosa e submucosa) e avançado, criou nova classificação em 1954:[9]

- A – tumor restringe-se à mucosa.
- B1 – tumor restrito à parede, sem contudo atingir serosa ou gordura perirretal.

- B2 – tumor que ocupa toda a parede e que atinge tecido periviscerial.
- C1 – comprometimento linfonodal sem propagação parietal total.
- C2 – comprometimento linfonodal com propagação parietal total.

Posteriormente, esta classificação foi modificada por Turnebull, acrescentando-se o D para determinar tumores com metástase à distância.

Desde 1959, o *American Joint Committee on Cancer* (AJCC) tem formulado sistemas de classificação para estádio. O sistema TNM (tumor-linfonodo-metástase) é amplamente utilizado. Em 2002, a nova edição do Manual de Estádio de Câncer (AJCC *Cancer Staging Manual*), sexta edição, redefiniu a classificação TNM para o tumor colorretal:

- Tis: carcinoma *in situ*, invade lâmina própria sem invasão da submucosa.
- T1 – tumor infiltra até a submucosa.
- T2 – tumor infiltra muscular própria.
- T3 – tumor infiltra até a subserosa ou gordura perirretal.
- T4 – tumor invade outros órgãos ou estruturas e/ou perfura o peritônio visceral.
- N0 – sem metástase linfonodal.
- N1 – metástase de 1 a 3 linfonodos regionais.
- N2 – metástase em 4 ou mais linfonodos regionais.
- M0 – sem metástase à distância.
- M1 – metástase à distância.

A Tabela 86.1 mostra o estádio pela classificação TNM com sua respectiva sobrevida em 5 anos.[10]

O estádio pré-operatório é fundamental para programação terapêutica. Os exames são realizados a fim de dimensionar o tumor, seja localmente ou à distância. Tal procedimento é particularmente importante nos tumores de reto inferior.

O reto pode ser dividido em reto baixo, médio e alto (cada segmento apresenta aproximadamente 5 cm) ou reto inferior (extraperitoneal) e superior (intraperitoneal). Para o especialista, a segunda valva de Houston divide o reto em intra e extraperitoneal. Esta valva habitualmente está de 8 a 12 cm da borda anal e é onde se insere a reflexão peritoneal. O médico generalista, que não tem à sua disposição a retossigmoidoscopia rígida (exame ideal para determinar a quantos centímetros da borda anal está o tumor, uma vez que retifica o reto), pode classificar em tocável como inferior e não tocável como superior.[11]

Tabela 86.1
Estádio do tumor colorretal (AJCC 2002)

Estádio	T	N	M	Sobrevida 5 anos
0	Tis	N0	M0	100%
I	T1-2	N0	M0	93,2%
IIa	T3	N0	M0	84,7%
IIb	T4	N0	M0	72,2%
IIIa	T1-2	N1	M0	83,4%
IIIb	T3-4	N1	M0	64,1%
IIIc	Qualquer T	N2	M0	44,3%
IV	Qualquer T	Qualquer N	M1	8,1%

Assim, como o reto superior (intraperitoneal) comporta-se como o cólon em relação ao estádio, tratamento e seguimento, foi separado didaticamente do tumor de reto inferior.

Cólon e reto superior

Os seguintes exames devem ser solicitados no período pré-operatório:

Colonoscopia ou enema opaco – pesquisam tumor sincrônico, isto é, tumores não metastáticos que são diagnosticados até seis meses após o primeiro tumor[12] (Figura 86.5). A incidência destes tumores varia de 1,5 a 8% nos tumores esporádicos (isto é, excluindo síndromes hereditárias colônicas). A colonoscopia supera o enema opaco, pois é mais sensível na detecção de pólipos adenomatosos. Pólipos benignos estão presentes em 12 a 60% dos pacientes com tumor.

Tomografia computadorizada (TC) ou ultrassonografia (USG) abdominal – pesquisam metástases linfonodais ou à distância (principalmente), além de determinarem o grau de invasão tumoral e o estádio local (Figuras 86.5 e 86.6). Tomografia computadorizada é mais sensível que USG, porém é mais custosa. A USG se limita a avaliar metástases à distância, principalmente hepática, pois a visualização da víscera oca é limitada. Consensos internacionais e nacionais já não recomendam mais a USG para determinar o estádio do tumor.[13,14]

Tomografia computadorizada ou radiografia (Rx) de tórax – pesquisam metástase pulmonar. TC também é mais sensível, embora custosa. A radiografia de tórax pode ser considerada o primeiro exame, pois o fígado

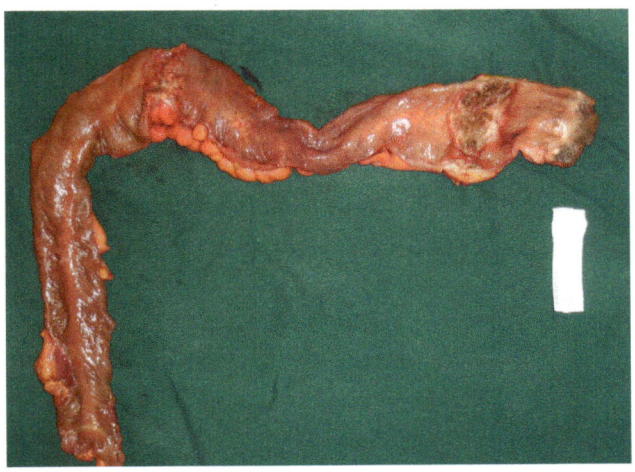

FIGURA 86.5 – *Tumor sincrônico: adenocarcinoma de reto e ângulo esplênico.* Fonte: autores.

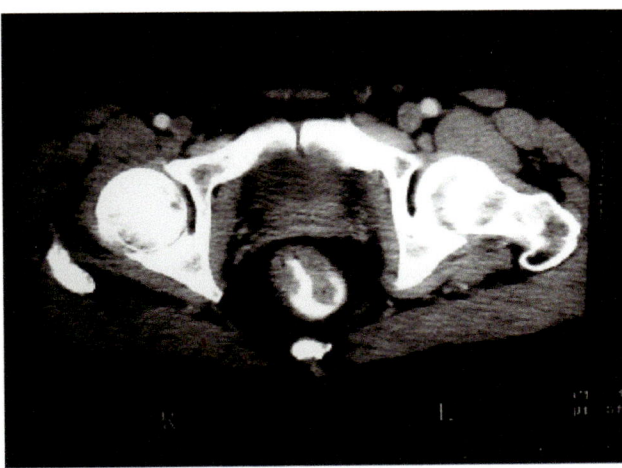

FIGURA 86.6 – *Tomografia de pelve: neoplasia de reto alto – T3.* Fonte: autores.

é o principal órgão comprometido pela via de disseminação hematogênica. Além de a metástase hepática poder mudar o planejamento intraoperatório, diferente da metástase pulmonar.[14,15]

Antígeno carcinoembrionário (CEA) – glicoproteína oncofetal que pode estar aumentada na circulação na presença do tumor colorretal. Utiliza-se no pré-operatório para observar evolução (queda pós-operatória) e acompanhamento do paciente (aumento sugere recidiva). Nem todos os tumores colorretais são produtores de CEA, sendo este marcador tumoral uma ferramenta não adequada para rastreamento. Deve-se solicitá-lo apenas quando já diagnosticado o tumor. O CEA não está bem caracterizado como valor prognóstico independente, porém valores elevados estão associados à doença localmente avançada ou metastática. Outros marcadores tumorais também podem ser solicitados, como CA19.9 e CA 125.

Reto inferior

Os exames já citados são também necessários para o tumor de reto inferior, porém o estádio local do reto extraperitoneal é de extrema importância na determinação da conduta terapêutica. Neste caso, a TC de pelve se torna insuficiente para o estádio local. Assim, a ressonância nuclear magnética (RM) e ultrassonografia endorretal com transdutor de 360° são os melhores exames para determinar o grau de infiltração da parede (T pela classificação TNM) e a presença de comprometimento linfonodal (N).

Na RM o comprometimento linfonodal se caracteriza por imagens hipoatenuantes com realce em T2 (necrose) ou pela presença de linfonodo maior que 1 cm, que sugere não ser linfonodo inflamatório. A RM avalia melhor a infiltração do mesorreto do que as paredes retais delaminadas, o que aumenta sua acurácia para T3-T4.

A ultrassonografia endorretal com transdutor de 360°, tem maior acurácia para T1-T2, pois consegue delaminar melhor a parede do reto. Além disso, possibilita a punção destes linfonodos para melhor caracterização histológica. Porém o método é examinador-dependente e necessita de experiência do profissional.

Idealmente, RM e USG endorretal são complementares, pois a dificuldade na diferenciação T2-T3 ocorre nos dois métodos e há consequente mudança de conduta a partir desta determinação.

A TC tórax deve ser priorizada no tumor de reto inferior, principalmente quando invade o canal anal. Há maior chance de disseminação hematogênica desses tumores para o pulmão, diferente do reto superior. As veias retais média e inferior drenam para a veia ilíaca interna que, através do sistema cava, chega aos pulmões.

Vias de disseminação

Há cinco vias de disseminação tumoral:

- *Direta:* plano transverso (mais comum) e longitudinal (tanto distal como proximal). Esta via de disseminação é de importância fundamental para o tumor de reto, pois foi possível diminuir a margem distal desde que fosse preservada margem profunda, uma vez que a disseminação radial é a mais comum.

- *Linfática:* a disseminação linfática no cólon ocorre para linfonodos paracólicos, linfonodos que acompanham os vasos, artérias mesentéricas inferior e superior e, por fim, nódulos para-aórticos. Esta disseminação pode ser gradual (mais comum) ou salteada. No reto, a disseminação linfática pode ser ascendente (mais comum), lateral e descendente. A ascendente é a disseminação ao longo dos vasos da mesentérica inferior,

retais superiores e estende-se ao mesorreto. A via lateral compromete os linfáticos do ligamento lateral e vasos ilíacos internos. A via descendente envolve os linfáticos do esfíncter anal, pele perianal e gordura isquiorretal.
- *Hematogênica:* os órgãos mais comumente atingidos são fígado, pulmão, adrenal, ovário, cérebro, osso e rim.
- *Transcelômica:* a disseminação ocorre pela cavidade peritoneal. Inicia-se no peritônio peritumoral, dissemina-se para omento, peritônio parietal, produz ascite e pode atingir ovários (Krukemberg).
- *Implantação:* composta por células tumorais livres que se alojam em superfície cruenta (mecanismo ainda controverso).

Tumor intransponível

O cólon pode ser estudado, se o tumor for intransponível ao colonoscópio, por cinco formas:
- *Palpação intraoperatória cuidadosa:* apresenta baixa sensibilidade. Os tumores T3 (invasão de serosa) são facilmente identificáveis, porém lesões T1 e T2 e os pólipos, podem ser de difícil detecção.
- *Colonoscopia virtual:* é a colonoscopia realizada por tomografia computadorizada. Necessita de bom preparo de cólon, devido aos falso-positivos pelo resíduo fecal. Tumor obstrutivo dificilmente permite bom preparo, o que dificulta o método. Apresenta alto custo, boa sensibilidade para tumores, mas não para pólipos pequenos ou lesões planas.
- *Enema iodado de baixa pressão:* é realizado nos tumores intransponíveis, pois o uso de contraste iodado apresenta menor risco de peritonite se houver perfuração do cólon. É um método de baixa sensibilidade para tumores pequenos e pólipos.
- *Colonoscopia intraoperatória:* é a colonoscopia realizada após ressecção da peça cirúrgica, antes da anastomose. Trabalhosa, prolonga o tempo cirúrgico.
- *Colonoscopia pós-operatória:* deve ser realizada de três a seis meses após a cirurgia, é a forma (associada à palpação intraoperatória) mais utilizada em todos os serviços. Método de alta relação custo-efetividade.

Tratamento

Cólon e reto superior

O tratamento é principalmente por remoção cirúrgica, ficando outras modalidades como quimioterapia (QT), radioterapia (RT) e imunoterapia à terapêutica complementar. A remoção cirúrgica é feita preferencialmente em bloco, com margem distal mínima de 5 cm e ressecção dos linfonodos correspondentes a sua drenagem, junto às artérias do segmento comprometido. Metástases à distância são identificadas.

A cirurgia é paliativa se houver doença disseminada sem possibilidade de controle local. O tumor irressecável pode ser submetido à derivação interna ou externa, a fim de melhorar a qualidade de vida.

As cirurgias determinadas são:
- *Hemicolectomia direita:* tumores de ceco, cólon ascendente, flexura hepática e porção proximal do transverso.
- *Transversectomia:* tumores da porção média do cólon transverso.
- *Hemicolectomia esquerda:* tumores da porção distal do transverso, flexura esplênica e cólon descendente.
- *Retossigmoidectomia anterior:* tumores de sigmoide e reto alto.

A análise microscópica da peça operatória indicará o estádio e características do tumor que levarão o doente à adjuvância: estádio IIa (considerar grau de diferenciação do tumor, invasão angiolinfática e perineural, presença de componente mucinoso, quantidade de linfonodos ressecados), estádio IIb, III e IV.[11,15,34]

Reto inferior

O estádio pré-operatório é determinante para decidir se o paciente fará neoadjuvância.

A neoadjuvância é o tratamento oncológico que precede o tratamento definitivo. Nos pacientes portadores de neoplasia de reto extraperitoneal, a neoadjuvância se constitui de radioterapia (RT) com quimioterapia (QT), potencializadora do efeito da RT. Os objetivos da neoadjuvância são diminuir o estádio do tumor (*downstaging*) para facilitar a ressecção, promover a tentativa de preservação esfincteriana para tumores mais distais e diminuir a recidiva pélvica em longo prazo.

A neoadjuvância está indicada nos estádios II e III. O tumor sincrônico é uma contraindicação relativa. Há também autores que indicam a neoadjuvância para tumores T2 próximos ao complexo esfincteriano.[11]

A neoadjuvância é constituída por 4.500 a 5.040 cGy em campos pélvicos (2 a 5 cm da margem do tumor, linfonodos pré-sacrais e ilíacos internos) por 25 a 28 dias. Esse esquema é associado a dois ciclos de

5-fluo-rouracil (5-FU) e leucovorin (LV) nos primeiros e nos últimos três dias de RT.

O doente deve ser reavaliado com exame proctológico completo para verificar a ação da neoadjuvância quatro a oito semanas após o término da RT e programa-se a ressecção cirúrgica adequada. A USG endorretal e a RM de pelve são insatisfatórias na reavaliação após a neoadjuvância.[17] Alguns serviços optam pela tomografia por emissão de pósitrons (PET-TC) para esta reavaliação e apresentam bons resultados.[18,19]

O procedimento cirúrgico ocorre, aproximadamente, seis semanas após o término da neoadjuvância. A conduta cirúrgica é mandatória mesmo que haja regressão tumoral completa. O esquema RT/QT exclusivo é realizado por outros autores, que mostram bons resultados sem redução de sobrevida para lesões que se negativaram. Este procedimento não é consenso e só deve ser realizado em centros específicos para o seguimento rigoroso desses doentes.[11,20-22]

Os princípios cirúrgicos devem ser: ressecção tumoral, excisão total do mesorreto (ETM), pelo menos 12 linfonodos (para melhor estádio TNM)[16] e margem proximal de 5 cm e distal de 1 a 2 cm.

O mesorreto é um nome artificialmente dado para o envoltório de tecido gorduroso frouxo que circunda o reto desde a transição retossigmoidiana até o assoalho pélvico. Uma importante via de disseminação linfática ocorre no mesorreto, e por esse motivo sua remoção é importante durante o ato cirúrgico[23-25] (Figura 86.7).

A ETM foi primeiramente descrita por Heald há quase três décadas. O procedimento descrito foi fundamental para adequado controle locorregional de tumores do reto médio e baixo, isso reduz as recidivas.[26] Além disso, essa técnica possibilita margens distais menores, pois a disseminação intramural distal é menos comum do que a disseminação radial no reto, o que permite preservação esfincteriana.[27]

A retossigmoidectomia anterior ou abdominal (cirurgia de Dixon) é realizada para tumores que possibilitam margem distal, e muitas vezes necessitam de estomia derivativa (ileostomia ou transversostomia em alça) pelo risco de complicações da deiscência da anastomose baixa. Assim, a estomia protege o doente da repercussão abdominal caso haja a deiscência.

A amputação abdominoperineal (cirurgia de Miles) é realizada para tumores do reto baixo, que não permitem margem livre de doença. Pacientes com tumores que invadem canal anal e complexo esfincteriano (T4) serão inevitavelmente amputados (Figura 86.8).

A ressecção transanal está indicada apenas em lesões T1 com ausência de linfonodos comprometidos. A ressecção transabdominal está indicada se a peça cirúrgica apresentar lesões T2 ou T1 com características histológicas desfavoráveis ou ainda margem comprometida.

Adjuvância com quimioterapia tem as mesmas indicações já citadas para o tumor de cólon. Alguns autores fazem adjuvância obrigatória nos tumores submetidos à neoadjuvância, pois consideram mais valioso o estádio pré-operatório do que o patológico, que pode ter sofrido *dowstading*, outros autores realizam a adjuvância conforme as indicações anteriores (estádios IIb, III e considerando o IIa).

Os pacientes com tumor localmente avançado (T3/T4) ou com metástase linfonodal (N+) que não realizaram a neoadjuvância por estádio pré-operatório subestimado, tumor sincrônico, metástase potencialmente ressecável e/ou cirurgia de urgência, podem se beneficiar da rádio e quimioterapia adjuvante. A RT/QT adjuvante obtém os mesmos resultados quanto à diminuição da recidiva local em longo prazo, porém apresenta a lesão actínica como efeito colateral.

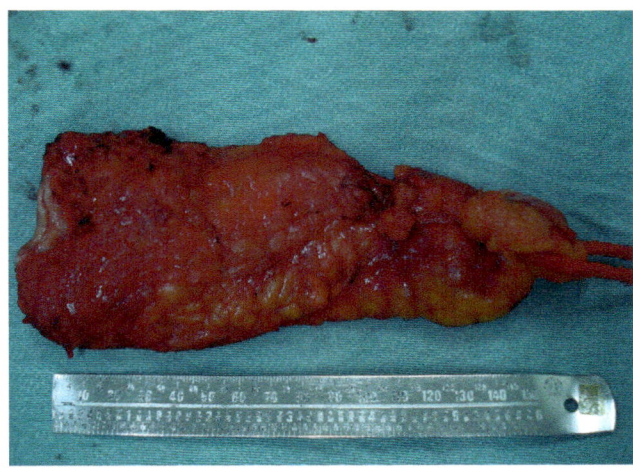

FIGURA 86.7 – Peça cirúrgica da excisão total do mesorreto. Fonte: *autores*.

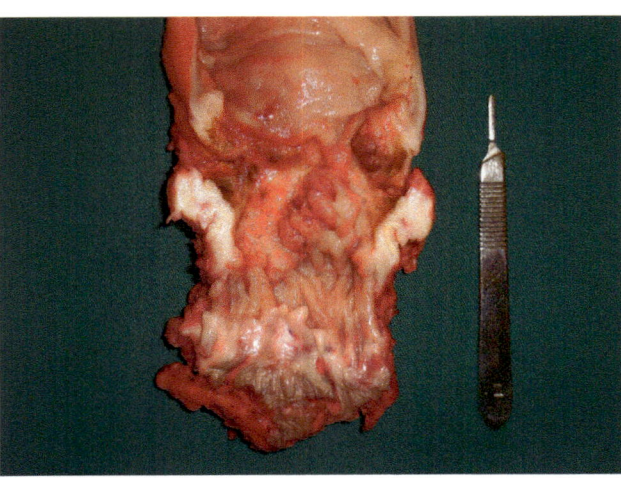

FIGURA 86.8 – Amputação abdominoperineal: adenocarcinoma de reto baixo. Fonte: *autores*.

Adjuvância

É indicada para os estádios IIb, III, IV. O estádio IIa beneficia-se da quimioterapia se for considerado de alto risco: tumor perfurado ou obstruído, presença de célula em anel de sinete na microscopia, aneuploidia, tumores pouco diferenciados, presença de invasão linfovascular ou perineural e contagem inferior a 12 linfonodos na peça cirúrgica.[11,15]

Os esquemas mais comuns e suas indicações são:
- Estádio II (quando indicado): 5-FU e LV – esquema Mayo.
- Estádio III: FOLFOX (5-FU + LV + oxaliplatina)
- Estádio IV: esquema quimioterápico muda conforme a ressecabilidade da lesão metastática.

A hepatectomia pode ser realizada durante o mesmo procedimento da cirurgia colorretal se a metástase hepática for ressecável. Essa cirurgia pode ser feita em um segundo tempo, intercalada ou não por quimioterapia.

Seguimento

O seguimento pós-operatório deve ser rigoroso, pois o tumor colorretal apresenta boa sobrevida em cinco anos. As consultas devem ser trimestrais durante os primeiros dois anos após a cirurgia, semestrais durante próximos três anos e anuais após cinco anos da cirurgia realizada. O hábito intestinal, a estomia, a perda ponderal, a presença de sangramento às evacuações, a dor perineal e o toque retal são avaliados durante essas consultas.

A Tabela 86.2 mostra os exames necessários e sua periodicidade.

Esses exames são para seguimento de pacientes assintomáticos. Uma vez que haja sintomas, realiza-se investigação com os métodos diagnósticos adequados.

A ultrassonografia do abdômen e a radiografia do tórax podem ser substituídas pela tomografia computadorizada e, desta forma, sua periodicidade deve ser anual. A tomografia computadorizada de pelve não deve ser solicitada logo após a intervenção cirúrgica, principalmente em pacientes submetidos à amputação abdominoperineal do reto. O processo cicatricial pós-manipulação e a lesão actínica podem sugerir recidiva precoce ou remanescente tumoral. A RM ou PET-TC são realizadas, portanto, para descartar a dúvida. Assim, o exagero de exames no pós-operatório recente deve ser fator de atenção.

O CEA é um excelente detector precoce de recidiva ou remanescente tumoral. Deve ser solicitado a cada três meses até completar dois anos de pós-operatório. A investigação é iniciada em busca de recidiva ou metástases se houver elevação do CEA.

Retossigmoidoscopia é indicada em tumores de reto inferior para monitorar a anastomose. Apenas 21% das recidivas são da anastomose (disseminação distal), esta poderá ser observada facilmente ao exame. A principal recidiva, 79%, tem componente extrínseco (disseminação lateral), e pode ser visualizada como compressão da luz, além de o examinador presenciar dor durante o exame perineal.

Colonoscopia deve ser realizada de três a seis meses após ressecção de tumor obstrutivo para pesquisa de lesão sincrônica. A colonoscopia deve ser repetida após um ano da cirurgia se a ressecção tumoral foi completa. Pacientes caracterizados como portadores de HNPCC ou com presença de adenomas na colonoscopia prévia devem repeti-la anualmente (Figura 86.9). Colonoscopias normais durante o seguimento devem ser repetidas após três anos e, posteriormente após cinco anos da última.[28]

Síndromes hereditárias colônicas

Alguns aspectos específicos das síndromes hereditárias colônicas devem ser ressaltados.

Tabela 86.2
Exames de seguimento pós-operatório

	Até 2 anos	3 A 5 anos	Mais de 5 anos
cEA	3 meses	6 meses	1 ano
USG abdômen	6 meses	6 meses	1 ano
Rx de tórax	6 meses	6 meses	1 ano
Retossigmoidoscopia	3-6 meses	1 ano	1 ano

Câncer colorretal hereditário não polipoide (HNPCC)

O HNPCC corresponde de 1 a 3% dos tumores colorretais. Há herança autossômica dominante, com penetrância de 80%, isto é, nem todos os indivíduos mutados desenvolverão tumor. A mutação está no sistema de reparo do DNA pela via da hipermutabilidade.

Não existe um tipo uniforme de mutação, porém mais de 90% dos casos apresentam mutações nos genes hMSH2 (35%) e hMLH1 (60%). Ainda não se conhece a correlação específica genótipo-fenótipo nem qual o gene que propicia maior risco para tumores extracolônicos. A mutação hMSH6 foi associada ao risco tardio de neoplasia de cólon e de endométrio, apesar de rara.

A incidência de tumores sincrônicos (18%) e metacrônicos (40-50%) é mais elevada que nos tumores esporádicos.[29] Os tumores são proximais ao ângulo esplênico em 70% dos casos.[30] A presença de alguns pólipos adenomatosos não exclui HNPCC, mas lesões planas são mais comuns.

A progressão para adenocarcinoma é mais rápida (dois anos aproximadamente) nestes indivíduos do que nos tumores esporádicos e até mesmo na Polipose Adenomatosa Familiar (PAF).

Histologicamente, são tumores pouco diferenciados, com resposta inflamatória intensa, linfócitos infiltrando tumor e componente mucinoso.[31]

A denominação Lynch 1 para tumores exclusivos do cólon e reto e Lynch 2 para componente extracolônico como endométrio, estômago, ovário, delgado, rim, via urinária e biliar está em desuso.

O paciente com esta síndrome apresenta risco de 80-82% de desenvolver tumor colorretal, 50-60%

endométrio, 13% gástrico, 12% ovário, 1-4% delgado e menos de 4% o restante (bexiga, via biliar). Estas incidências são muito superiores ao risco destes mesmos tumores na população geral.

O diagnóstico da síndrome é feito pelos critérios de Amsterdam estabelecidos em 1991 pelo *International Collaborative Group on HNPCC*. Tais critérios excluem a PAF e são somatórios:

- Três parentes com carcinoma colorretal, sendo um deles parente de primeiro grau dos outros dois.
- Pelo menos duas gerações sucessivas afetadas.

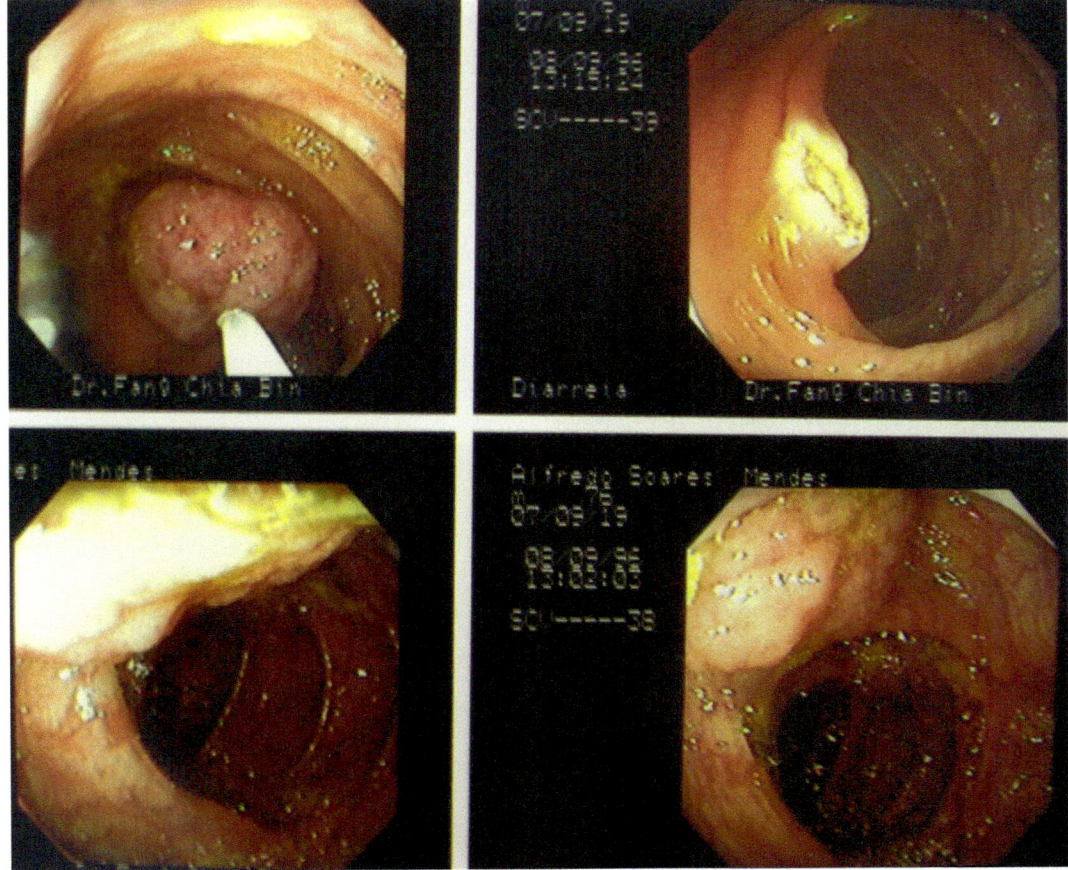

FIGURA 86.9 – *Polipectomia endoscópica.* Fonte: *autores*.

- Pelo menos um tumor colorretal deve ser diagnosticado antes dos 50 anos.

Os critérios de Amsterdam II são os mesmos critérios, porém expandidos para todos os tumores relacionados ao HNPCC.

Estes critérios são de baixa sensibilidade por serem muito restritos e não se adequarem a famílias pequenas. Assim, criaram-se os critérios de Amsterdam modificados:

- Em famílias muito pequenas, dois casos de tumor de cólon em parentes de primeiro grau, em pelo menos duas gerações sucessivas, sendo um caso diagnosticado antes dos 55 anos.
- Em famílias com dois parentes de primeiro grau com tumor de cólon e um terceiro parente com tumor precoce não usual ou de endométrio.

Em 1996, os critérios de Bethesda surgem para tentar aumentar a sensibilidade do diagnóstico. Eles não são somatórios:

- Indivíduos que se enquadram nos critérios de Amsterdam.
- Pessoas com dois tipos de tumores relacionados ao HNPCC, incluindo sincrônico ou metacrônico de cólon.
- Pessoas com carcinoma de cólon e um parente de primeiro grau com tumor de cólon e/ou relacionado ao HNPCC (diagnosticado antes dos 45 anos) e/ou adenoma (diagnosticado antes dos 40 anos).
- Pessoas com tumor de cólon ou endométrio com idade inferior a 45 anos.
- Pessoas com tumor de cólon direito indiferenciado antes dos 45 anos.
- Pessoas com tumor de cólon tipo células em anel de sinete antes dos 45 anos.
- Pessoas com adenomas colônicos antes dos 40 anos.

A colonoscopia deve ser bianual a partir dos 20 anos e anual a partir dos 40 anos se houver diagnóstico de HNPCC. O exame ginecológico e a USG transvaginal devem ser feitos nas mulheres pelo elevado risco de neoplasia endometrial. A colectomia subtotal profilática (com ileorretoanastomose) é controversa.

Polipose adenomatosa familiar

É síndrome caracterizada por mais de cem pólipos adenomatosos no cólon. Foi descrita em 1721 por Menzelio. É uma doença hereditária autossômica dominante com determinação específica do gene mutado: o gene APC (*adenomatous polyposis coli*) presente no braço longo do cromossomo 5 na banda 21q. A proteína APC mutada favorece a proliferação celular, pois sua função normal é apoptótica e inibe a betacatenina, que estimula proliferação celular. A penetrância é de 100%, com malignização certa ao redor dos 35-45 anos (em média, 10 anos após o aparecimento dos pólipos).

A história familiar não está presente em 20% dos pacientes, o que sugere ser o primeiro mutante. A PAF corresponde a 1% dos tumores colorretais.

A PAF é, na verdade, uma panpolipose do trato gastrintestinal que pode estar associada a manifestações extracolônicas malignas ou benignas: cisto epidermoide, osteoma, tumor desmoide, tumor delgado, hipertrofia congênita do epitélio pigmentar da retina, tumor hepatobiliar, tumor cerebral, tumor tireoide (as mulheres têm risco 20 a 160 vezes superior ao da população geral), polipose das glândulas fúndicas (pólipos hiperplásicos), adenoma e carcinoma gástricos, além de adenoma e carcinoma duodenal.

As principais causas de óbito destes pacientes são tumor colorretal, neoplasias periampulares e tumor desmoide.

A síndrome de Gardner e a síndrome de Turcot são algumas variantes fenotípicas da PAF. A síndrome de Gardner associa tumores desmoides, alterações ósseas, anomalias dentárias, tumor hepático (hepatoblastoma), cistos epidermoides e carcinoma da tireoide. Já a síndrome de Turcot associa tumores do sistema nervoso central (meduloblastoma e astrocitoma).

Conceitua-se a PAF atenuada aquela que apresenta menos de cem pólipos colônicos. A mutação é no gene MYH. O reto é habitualmente poupado e as manifestações extracolônicas são menos prevalentes.

O tratamento da PAF é cirúrgico através da colectomia profilática.

- *Proctocolectomia total com ileostomia definitiva:* reservada para pacientes operados com concomitante tumor de reto baixo, impossibilitando reconstrução.
- Proctocolectomia total com bolsa ileal (com anastomose ileonal): oncologicamente ótima opção, porém apresenta maior morbidade com risco de incontinência fecal.
- Colectomia total com ileorretoanastomose: menor risco de incontinência, porém é opção apenas para pacientes com menos de 20 pólipos no reto. Deve-se fazer controle rigoroso com retossigmoidoscopia a cada seis meses.

O seguimento dos pacientes com PAF deve ser vitalício, com retoileoscopia a cada 4-6 meses, endoscopia digestiva alta com duodenoscopia a cada 3-5 anos e TC de abdômen anual.

Referências bibliográficas

1. Ministério da Saúde. Instituto Nacional do Câncer. Disponível em: <http://www.inca.gov.br> Acesso em 20 de fevereiro de 2009.
2. Ministério da Saúde. Fundação Nacional de Saúde. Centro Nacional de Epidemiologia. Sistema de Informações sobre Mortalidade (SIM). Disponível em: <http://www.datasus.gov.br> Acesso em 20 de fevereiro de 2009.
3. Williams NS. Câncer Colorretal: epidemiologia, etiologia, patologia, manifestações clínicas e diagnóstico. In: Cirurgia do Ânus, Reto e Colo, 1ª ed. Brasil: vol1 791-843, 1998.
4. Büngeler W, Fleury da Silveira D. A prova anatômica da auto-intoxicação intestinal. O Hospital 19:361-370,1941.
5. Sharp P, Srai SK. Molecular mechanisms involved in intestinal iron absorption. World J Gastroenterol 21;13(35):4716-4724, 2007.
6. Rokkas T, Pistiolas D, Sechopoulos P, Margantinis G, Koukoulis G. Risk of colorectal neoplasm in patients with acromegaly: a meta-analysis. Wourld J Gastroenterol 14; 14(22):3484-3489, 2008.
7. Dukes CE. The spread of câncer of the rectum. BR J Surg 17: 643-69, 1930.
8. Dukes CE. The classification of câncer of the rectum. J Pathol Bact 35: 323-32, 1932.
9. Astler VB, Coller FA, The prognostic significance of direct extension of carcinoma of the colon and rectum. Ann Surg 139:846-51, 1954.
10. O'Connell JB, Maggard MA, Ko CY. Colon câncer Survival Rates with the New American Joint Committee on Câncer Sixth Edition Staging. J Natl Câncer Inst 96: 1420-1425, 2004
11. Tratamento Adjuvante e Neo-Adjuvante em Câncer Colorretal [editorial]. Boletim CBC Edição Especial 2006 – Consensos do XXVI Congresso Brasileiro de Cirurgia, Rio de Janeiro 2005 34-39.
12. Warren S, Gates O. Multiple primary malignant tumors: a survey of the literature and statistical study. Am J Cancer 16: 1358-1414, 1932.
13. National Comprehensive Cancer Network (NCCN). Practice Guidelines in Oncology. Rectal Cancer. Estados Unidos, versão 1.2009. Disponível em: <http://www.nccn.com>. Acesso em 26 de fevereiro de 2009.
14. Metástases Hepáticas do Câncer do Aparelho Digestivo [editorial]. Boletim CBC Edição Especial 2006 – Consensos do XXVI Congresso Brasileiro de Cirurgia, Rio de Janeiro 2005 28-30.
15. Hoff PM, Costa F, Buzaid AC. Cólon. In: Manual Prático de Oncologia Clínica do Hospital Sírio Libanês, 6ª ed. São Paulo: 119-36, 2008.
16. Le Voyer TE, Sigurdson ER, Hanlon AL, Mayer RJ, Macdonald JS, Catalano PJ, Haller DG. Colon Cancer Survival In Associated With Increasing Number of Lymph Nodes Analysed: A Secondary Survey of Intergroup Trial. J Clin Oncol 21: 2912-19, 2003.
17. Chen CC, Lee RC, Lin JK, Wang CW, Yang SH. How accurate is Magnetic Resonance Imaging in Restaging Rectal Cancer in Patients Receiving Preoperative Combined Chemoradiotherapy? Dis Colon Rectum 48(4): 722-28, 2005
18. Cascini GL, Avallone A, Delrio P, Guida C, Tatangelo F, Marone P, Aloj L, De Martinis F, Comella P, Parisi V, Lastoria S. 18F-FDG PET is an early predictor of pathologic tumor response to preoperative radiochemotherapy in locally advanced rectal câncer. J Nucl Med 47(8): 1241-8, 2006
19. Habr-Gama A, Gama-Rodrigues J, Perez RO, Proscurshim I, São Julião GP, Kruglensky D, Kiss D, Ceconello I, Buchpiguel CA. Late assessment of local control by PET in patients with distal rectal cancer managed non-operatively after complete tumor regression following neoadjuvant chemoradiation. Tech Coloproctol 12(1): 74-6, 2008.
20. Habr-Gama A, Perez RO. Non-operative management of rectal cancer after neoadjuvant chemoradiation. Br J Surg 96(2):125-7, 2009.
21. Habr-Gama A, Perez RO, Proscurshim I, Nunes Dos Santos RM, Kiss D, Gama-Rodrigues J, Cecconello I. Internal between surgery and neoadjuvant chemoradiation therapy for distal rectal cancer: does delayed surgery have an impact on outcome? Int J Radiat Oncol Biol Phys 15;71(4): 1181-8, 2008.
22. Habr-Gama A. Assessment and management of the complete clinical response of rectal cancer to chemoradiotherapy. Colorectal Dis 8 Suppl3: 21-4, 2006.
23. Enker WE, Thaler HT, Cranor ML, Polyak T. Total mesorectal excision in the operative treatment of carcinoma of the rectum. J Am Coll Surg 181(4): 335-46, 1995.
24. Havenga K, Enker WE. Autonomic nerve preserving total mesorectal excision. Surg Clin North Am 82(5): 1009-18, 2002.
25. Heald RJ, Husband EM, Ryall RD. The mesorectum in rectal cancer surgery-the clue to pelvic recurrence? Br J Surg 69(10): 613-6, 1982.
26. Heald RJ. A new approach to rectal cancer. Br J Hosp Med 22(3):277-81, 1979.
27. Ferulano GP, Dilillo S, La Manna S, Forgione A, Lionetti R, Yamshidi AA, Brunaccino R, Califano G. Influence of the surgical treatment on local recurrence of rectal cancer: a prospective study (1980-1992). J Surg Oncol 74(2):153-7, 2000.
28. Screnning and Surveillance for the Early Detection of Colorectal Cancer and Adenomatous Polyps, 2008: A Joint Guideline from American Cancer Society, the US Multi-Society Task Force on Colorectal Cancer and the American College of Radiology. CA Cancer J Clin 58:130-60, 2008.
29. Sanowitz WS, Curtin K, Lin HH, Robertson MA, Schaffer D, Nichols M, Gruenthal K, Leppert MF, Slattery ML. The colon cancer burden of genetically defined hereditary non polyposis. Gastroenterology 121(4): 830-8, 2001.
30. Lynch HT, Chapelle A. Genetic susceptibility to non-polyposis colorectal cancer. J Med Genet 36: 801-818, 1999.
31. Smyrk TC, Watson P, Kaul K, Lynch HT. Tumor-infiltrating lymphocytes are a marker for microsatellite instability in colorectal carcinoma. Cancer 15;91(12): 2417-22, 2001.
32. Campos FG, Habr-Gama A, Kiss DR, Atuí FC, Katayama F, Gama-Rodrigues J. Manifestações extracolônicas da PAF: incidência e impacto na evolução da doença. Arq Gastroenterol 40(2): 92-8, 2003.
33. Costa F, Hoff PM. Reto. In: Manual Prático de Oncologia Clínica do Hospital Sírio Libanês, 6ª ed. São Paulo: 111-18, 2008.
34. National Comprehensive Cancer Network (NCCN). Practice Guidelines in Oncology. Colon Cancer. Estados Unidos, versão 1.2009. Disponível em: <http://www.nccn.com>. Acesso em 26 de fevereiro de 2009.

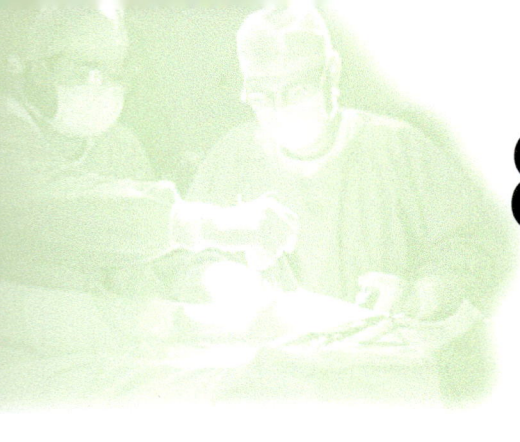

87 Biologia Molecular do Câncer Colorretal

Rogério Tadeu Palma

O câncer colorretal é uma das neoplasias mais comuns no mundo ocidental, e tem sido utilizado como modelo de investigação para o estudo da genética molecular, no desenvolvimento e na progressão das neoplasias, isso ocorreu devido à observação da transformação sequencial de células normais do epitélio colônico para o adenoma e depois para o adenocarcinoma. Além disso, síndromes hereditárias que predispõem a ocorrência do carcinoma colorretal, tais como a polipose adenomatosa familiar (PAF) e o câncer colorretal hereditário não polipoide (HNPCC), têm contribuído significativamente para o nosso entendimento dos mecanismos genéticos que são a base da formação do câncer colorretal.

Entre as várias causas do câncer colorretal, aproximadamente 75% são atribuídas a doença esporádica, na qual aparentemente não há etiologia predisponente. O restante dos casos são devidos a incidência familiar e a doença inflamatória intestinal. Embora alguns casos familiares consistam de síndromes hereditárias bem descritas, como PAF, HNPCC e a síndrome de polipose hamartomatosa hereditárias, na maioria das doenças familiares não é identificada evidente etiologia genética[1].

O conhecimento sobre a carcinogênese colorretal evoluiu da noção de que o câncer se tratava de mero processo de hiperproliferação celular ao entendimento detalhado sobre as alterações moleculares cumulativas nos genes que constituem as bases do desenvolvimento da neoplasia. Diversos genes ligados ao câncer foram descobertos nos últimos vinte anos, como consequência, surgiram vários novos conceitos sobre o processo de carcinogênese, levando-se à conclusão de que o câncer colorretal é uma doença de etiologia genética[2].

O grande avanço representado pelos estudos de biologia molecular tumoral tem como principal objetivo identificar os mecanismos moleculares responsáveis pela transformação de um tecido normal em uma neoplasia maligna. Para atingir esse objetivo, as principais proteínas envolvidas em cada processo têm sido extensivamente estudadas, assim como seus respectivos genes, a fim de uma caracterização cada vez melhor do perfil genômico tumoral, ou seja, das proteínas nele expressas. Esta melhor identificação do tumor irá proporcionar uma maior definição do padrão individual tumoral e provável prognóstico do paciente, permitindo um planejamento terapêutico mais adequado e seguimento do caso. Além disso, representa uma importante etapa para o desenvolvimento de drogas específicas para alvos moleculares. Este conhecimento tem levado ao desenvolvimento de diversas linhas de pesquisa que buscam o desenvolvimento de drogas capazes de influenciar o comportamento biológico das células neoplásicas[3].

O desenvolvimento na pesquisa do câncer, nos últimos anos, tem sido pautado por avanços descritivos, com melhor compreensão das alterações cromossômicas relacionadas aos vários tipos de câncer, com melhor entendimento dos processos que formam as bases do desenvolvimento das neoplasias. O impacto dos novos conhecimentos moleculares, descritivos e funcionais, já pode ser sentido em três grandes áreas da oncologia: (a) gerando informações para melhor avaliação prognóstica e de predição de resposta ao tratamento das neoplasias, como a utilização de anticorpos monoclonais anticitoqueratina na detecção de micrometástases linfonodais no câncer colorretal, não diagnosticadas pelos métodos convencionais[4]; (b) permitindo o desenvolvimento de drogas antineoplásicas de nova geração direcionadas especificamente para alterações das células malignas. Entre essas drogas destaca-se o uso de anticorpos monoclonais, que são imunoglobulinas especificas para a ligação e atuação sobre determinadas moléculas. Ao identificarem-se e ligarem-se às proteínas-alvo, apresentam a possibilidade de alterar a ação destas moléculas. No câncer colorretal tem sido utilizado um produto capaz de bloquear uma etapa do desenvolvimento tumoral, que é a angiogênese, processo pelo qual as células tumorais produzem algumas proteínas com ação estimuladora para o desenvolvimento vascular, entre as quais se destaca o fator de crescimento endotelial vascular (VEGF). O VEGF apresenta correlação com aspectos anatomopatológicos tais como diâmetro da lesão, presença de invasão vascular, metástases linfonodais e o prognóstico do paciente. Estes estudos levaram ao desenvolvimento de uma medicação antineoplásica baseada em um anticorpo monoclonal anti-VEGF, denominado bevacizumabe, que se liga ao VEGF e inibe a sua ação, reduzindo a vascularização dos tumores, o que impede que eles se desenvolvam. Este tratamento estaria indicado em combinação com quimioterapia à base de oxaliplatina, leucovorin e 5-fluorouracil para pacientes portadores de carcinoma metastático do cólon e reto[5]; (c) facilitando a identificação de síndromes genéticas predisponentes ao desenvolvimento do câncer e favorecendo estratégias de prevenção secundária e aconselhamento genético.

Caminhos genéticos do câncer colorretal

O câncer colorretal tem como característica apresentar-se como o resultado de um processo evolutivo a partir dos adenomas. Na verdade, esta evolução de uma mucosa normal até o surgimento do adenocarcinoma, possibilitou as bases do estudo da biologia molecular do câncer, em especial devido aos estudos na polipose adenomatosa familiar. O epitélio colônico apresenta a necessidade de reposição constante de novas células a partir do surgimento de novos colonócitos na base da cripta, a partir das células indiferenciadas (células-tronco), sendo que essas células ainda indiferenciadas apresentam uma elevada frequência de mitoses. Estas mitoses irão sofrer um processo de maturação gradual durante sua ascensão ao longo da cripta em direção à superfície da mucosa, a fim de substituir as células perdidas em um contínuo processo de autodestruição pela apoptose, seguida de descamação para a luz intestinal. Este ciclo de surgimento, maturação e morte das células ocorre em um período entre três e oito dias, durante o qual a célula está exposta aos agentes agressores e consequente risco de lesão em seu DNA nuclear. Durante este período não deverá ocorrer qualquer atividade de divisão celular, a fim de evitar o surgimento de uma linhagem de células-filhas capaz de herdar eventuais mutações em seu DNA[6].

Os genes cujas mutações podem causar câncer podem ser divididos em dois tipos: genes supressores do tumor (GST) e oncogenes. Os GST codificam proteínas que podem inibir a proliferação celular ou promover a morte celular (apoptose). Um tipo único de GST pertence a um grupo de enzimas ou proteínas que são responsáveis pelo reparo do dano do DNA. Embora estes genes não inibam diretamente a proliferação celular, sua perda resulta na acumulação de mutações em outros genes que são essenciais no controle da proliferação celular. Devido a que normalmente apenas uma cópia do GST é suficiente para a função, ambos os alelos de um GST devem estar inativos para promover o desenvolvimento tumoral[7].

Se os GST são os freios das células, os oncogenes representam o acelerador. As células possuem vários proto-oncogenes que são essenciais para o desenvolvimento do organismo. Mutações nesses proto-oncogenes podem algumas vezes levar a sua ativação, convertendo-os em oncogenes. Uma vez ativados, os oncogenes podem acelerar intensamente a proliferação celular e frequentemente contribuem para a formação tumoral.

O câncer ocorre devido à perda de controle do crescimento e diferenciação celular, um controle que normalmente é mantido pelo equilíbrio entre fatores estimulantes e inibidores do crescimento celular. O crescimento normal da célula é estimulado pelos proto-oncogenes. Quando os proto-oncogenes estão com sua atividade exarcebada ou expressos de forma inadequada, o controle do crescimento celular é perdido. Apenas um alelo do proto-oncogene necessita estar com sua função exarcebada para ocorrer um aumento no crescimento celular. Os genes supressores do tumor possuem uma função inibidora no crescimento das células normais, quando a função destes genes é perdida, o crescimento celular é aumentado. Devido ao fato de que existem duas cópias deste gene, ambas necessitam estar inativas para que a função do gene supressor do tumor seja perdida. No câncer colorretal esporádico, a inativação de ambos os alelos é evento que leva cerca de 40 a 60 anos para ocorrer em genes suficientes para gerar uma neoplasia invasiva.

Contudo, em uma síndrome hereditária dominante, um dos pais afetados transmite uma cópia mutada do gene, o qual está presente no nascimento em cada célula do recém-nascido. Desse modo, quando o alelo normal remanescente é inativado por outra mutação, por perda da heterozigosidade ou por metilação, a neoplasia ocorre muito mais cedo do que quando os dois eventos são esporádicos. Os genes supressores do tumor associados com câncer colorretal incluem o gene APC (5q21), no qual a mutação herdada é a polipose adenomatosa familiar, e o gene p53 (17p13) em que a mutação herdada é a síndrome de Li-Fraumeni[8].

Têm sido descritos dois mecanismos principais na carcinogênese colorretal. O mecanismo de instabilidade microssomal (sequência adenoma-carcinoma), no qual ocorre um acúmulo de genes supressores tumorais inativos e um excesso de proto-oncogenes, caracterizado pela perda alélica nos cromossomos 5q (APC), 17p (p53) e 18q (DCC/SMAD4); e o mecanismo da instabilidade de microssatélites, em que ocorre a perda das proteínas de reparo do DNA[9]. Cerca de 85% dos casos de câncer colorretal são devidos a eventos decorrentes da instabilidade microssomal, enquanto os restantes 15% são devidos a eventos resultantes da instabilidade de microssatélites, também conhecidos como erros de replicação[10]. Progressos recentes, contudo, em biologia molecular, têm demonstrado outros mecanismos de carcinogênese. Na invasão e nas metástases do câncer colorretal, outros genes foram identificados e estariam relacionados com a proteólise, adesão, angiogênese e crescimento celular. As recentes evidências indicam que a neoplasia colorretal é uma doença complexa geneticamente heterogênea[11].

Em 1990, Fearon e Vogelstein descreveram um modelo genético para a formação do câncer colorretal (sequência adenoma-carcinoma)[12]. Este modelo é baseado no entendimento de que o câncer colorretal tem origem na mutação em genes específicos, incluindo a inativação de GST e a ativação de oncogenes. Além disso, o acúmulo de mutações ocorre de uma forma sequencial, com a mutação de alguns genes precedendo outras mutações. Existem dois principais caminhos que levam à formação do câncer colorretal, um caminho é através da inativação do GST, *adenomatous polyposis coli* (APC), que contribui por cerca de aproximadamente 85% de todos os casos de câncer colorretal e está mutado no *germline* de pacientes com PAF. O caminho APC com frequência inclui a ativação de oncogenes tais como COX-2 e K-RAS e inativação de GST adicionais como DCC/DPC4 e p53. O outro caminho para o desenvolvimento do câncer colorretal é através da inativação mutacional da família de proteínas envolvidas no reparo do DNA (MMR), incluindo MSH2, MLH1 e PMS2. A mutação MMR é encontrada em aproximadamente 15% dos casos de câncer colorretal esporádico, e é responsável pela síndrome HNPCC.

O câncer com erros de replicação, ou seja, com a presença de instabilidade de microssatélites, apresenta as seguintes características: localização mais proximal no cólon (cólon direito e transverso), maior incidência em idades mais precoces (abaixo de 40 a 50 anos), maior incidência de tumores múltiplos, maior incidência de tumores mucinosos, pior diferenciação tumoral e melhor sobrevida em relação ao câncer sem instabilidade de microssatélites. Esses tumores correspondem a cerca de 10 a 15% do total dos casos de câncer colorretal esporádico[13].

Síndromes polipoides colorretais hereditárias

Câncer colorretal hereditário não polipose (HNPCC)

Cerca de 15 a 20% do total de casos de câncer colorretal estão associados a uma história familiar positiva para câncer. O HNPCC pode contribuir para cerca de 20 a 35% do total deste grupo. O câncer colorretal hereditário não polipose (HNPCC, do inglês *Hereditary Non Polyposis Colorectal Cancer*) constitui a principal síndrome hereditária de predisposição ao câncer colorretal, sendo responsável por cerca de 5 a 10% do total dos casos de câncer colorretal. O reconhecimento desta síndrome é de grande importância na prática clínica, uma vez que a identificação de indivíduos em risco permite sua inclusão em programas de prevenção secundária com redução da morbimortalidade imposta pela síndrome[14].

O DNA é uma molécula instável e sofre frequentes alterações através de perdas de segmentos, mutações ocorridas durante o processo de divisão celular etc.; para corrigir tais alterações existem algumas proteínas com a função de realizar os reparos necessários para manter a integridade do DNA. Estas proteínas são produzidas a partir de alguns genes conhecidos como genes de reparo (*mismatch repair genes* – MMR) e sua função é exercida de forma contínua, preservando os tecidos celulares.

A observação de um grande número de alterações nas sequências de microssatélites em um tumor demonstra a ausência de uma função normal de reparo do DNA, e é uma evidência indireta de que existe uma deficiência na ação das proteínas de reparo causada pela presença de mutações. Até hoje foram identificadas cercas de seis proteínas de reparo, contudo cerca de 90% das mutações ocorrem em apenas duas delas, a hMLH1 e a hMSH2 (MP microssatélites).

O diagnóstico de HNPCC pode ser realizado através de critérios clínicos ou testes moleculares, os critérios clínicos empregados são os de Amsterdam I e II, obtidos a partir da história familiar em questão. O diagnóstico genético baseia-se no sequenciamento dos genes de reparo do DNA, principalmente MLH1 e MSH2, responsáveis por cerca de 90% dos casos de HNPCC descritos até o momento. O estudo das famílias com diagnóstico clínico de HNPCC permitiu a possibilidade de diagnóstico genético da síndrome através da identificação dos genes responsáveis pela mesma. Contudo, os testes genéticos continuam restritos a centros de alta complexidade, de forma que a história clínica permanece como a principal ferramenta para identificação de portadores de HNPCC. Tumores de pacientes com HNPCC tendem a apresentar instabilidade de microssatélites, que são marcadores a nível molecular de um processo defeituoso do reparo do DNA (MMR). O fenótipo de erro de replicação, avaliado pela instabilidade de microssatélites, é observado em cerca de 90% dos casos de HNPCC e em cerca de 15% dos casos de câncer colorretal esporádico. A instabilidade de microssatélites foi definida quando, após a amplificação do DNA tumoral pela reação em cadeia de polimerase (PCR), ocorreu o surgimento ou desaparecimento de bandas em comparação com os produtos de PCR de um DNA de tecido normal do mesmo paciente[15].

HNPCC é atualmente a forma mais comum de câncer colorretal hereditário. Esta síndrome é uma doença autossômica dominante, com uma incidência de aproximadamente 1:1.000, e é responsável por cerca de 5% do total de casos de câncer colorretal. Pacientes com HNPCC apresentam um risco de até cerca de 80% de desenvolver câncer colorretal, e um risco de cerca de 60% de desenvolver carcinoma de endométrio. Pacientes afetados por esta síndrome também apresentam um risco aumentado para outras neoplasias extracólicas, tais como gástrica, de ovário e endométrio. Outros tumores de grande prevalência são o câncer de mama e de próstata. Diferentemente da polipose adenomatosa familiar (PAF), pacientes com HNPCC desenvolvem adenomas em uma taxa normal, porém estes adenomas apresentam uma carcinogênese mais rápida. Adenomas e carcinomas no HNPCC ocorrem predominantemente no cólon proximal em relação ao câncer colorretal esporádico. O diagnóstico do HNPCC é baseado principalmente em critérios clínicos[16]. Os critérios de Amsterdam foram os primeiros critérios diagnósticos desenvolvidos, mas são capazes de identificar apenas cerca de 60% dos pacientes com HNPCC, o levou ao desenvolvimento de uma revisão (Amsterdam II, Tabela 87.1), que leva em consideração a presença de câncer extracolônico, que elevou a sensibilidade para cerca de 80% dos casos. Novos critérios, tais como o de Betheseda (Tabela 87.2), foram desenvolvidos para auxiliar na decisão daqueles pacientes que não preenchiam os critérios de Amsterdam e que deveriam ser submetidos a testes genéticos para detecção de HNPCC, o que aumentou a sensibilidade de detecção para cerca 94% do casos[17].

Tabela 87.1
Critérios de Amsterdam

Amsterdam I (1991)

- Ao menos três familiares devem ter câncer colorretal verificado histologicamente: um deve ser parente em 1º grau dos outros dois
- Ao menos duas gerações sucessivas devem ser afetadas
- Ao menos um dos casos de câncer colorretal deve ter sido diagnosticado antes dos 50 anos
- Polipose adenomatosa familiar deve ser excluída

Amsterdam II (1998)

- Ao menos três familiares devem ter um câncer associado com HNPCC (colorretal, endométrio, urotélio ou intestino delgado)
- Um deve ser parente em primeiro grau dos outros dois
- Ao menos duas gerações sucessivas devem ser afetadas
- Ao menos um dos casos de câncer associado ao HNPCC deve ter sido diagnosticado antes dos 50 anos
- Polipose adenomatosa familiar deve ser excluída

Tabela 87.2
Critérios de Betheseda (1997)

Apenas um dos seguintes critérios precisa ser preenchido:
- Indivíduos com câncer em famílias que preencham os critérios de Amsterdam
- Indivíduos com 2 cânceres relacionados ao HNPCC, incluindo câncer colorretal sincrônico e metacrônico ou cânceres extracolônicos (que incluem endometrial, ovariano, gástrico, hepatobiliar, de intestino delgado ou carcinoma de células transicionais de pelve renal ou ureter)
- Indivíduos com câncer colorretal e um parente de 1º grau com câncer colorretal e/ou câncer extracolônico relacionado ao HNPCC e/ou adenoma colorretal, um dos cânceres deve ter sido diagnosticado antes dos 45 anos, e o adenoma diagnosticado antes dos 40 anos
- Indivíduos com câncer colorretal ou endometrial diagnosticado antes dos 45 anos de idade
- Indivíduos com câncer colorretal no cólon direito com um padrão indiferenciado na histopatologia, que foi diagnosticado antes dos 45 anos
- Indivíduos com câncer colorretal com células em anel de sinete que foi diagnosticado antes dos 45 anos
- Indivíduos com adenomas que foram diagnosticados antes dos 40 anos de idade

Polipose adenomatosa familiar

PAF é doença dominante autossômica, na qual os pacientes tipicamente desenvolvem câncer colorretal, devido à extensa formação de pólipos adenomatosos no cólon. A primeira indicação da localização do gene responsável pela PAF foi descrita em um estudo de Herrera *et al.* que demonstrou uma deleção do cromossomo 5q21 em um paciente com a síndrome de Gardner. O gene responsável pela PAF foi identificado em 1991 e foi denominado gene APC. Em adenomas e carcinomas que se desenvolvem na PAF, existem evidências da inativação da segunda cópia do gene APC. Estes achados suportam a hipótese de dois alvos "2 *hit*" de Knudson para carcinogenese, e indicam que o APC é um GST no câncer colorretal.

O gene APC contém 15 éxons e codifica uma proteína de 2.843, aminoácidos. Mutações no gene APC estão presentes em 80 a 85% dos pacientes com PAF e em cerca de 80% dos casos de câncer colorretal esporádico. Foi demonstrado que um processo chamado de perda de heterozigosidade é o principal mecanismo pelo qual o gene APC se torna inativo. Maioria das mutações ocorre na região central do gene APC, que resulta em uma proteína truncada e inativa. Mutações APC no primeiro ou último terço do gene estão associadas a uma forma atenuada de polipose, com um menor número de pólipos e um início mais tardio, enquanto mutações na região central do gene se correlacionam com um fenótipo mais grave, caracterizado por centenas de pólipos em uma idade mais jovem, com manifestações extracolônicas.

É caracterizada pelo desenvolvimento precoce de múltiplos adenomas que progridem inevitavelmente para o desenvolvimento do adenocarcinoma colorretal.

Apresentam padrão de herança autossômica dominante com penetrância alta. Em 1991 foi identificado o defeito genético básico da PAF, uma mutação no gene APC (*adenomatosis polyposis coli*) foi identificada no *locus* genético 5q21, levando à síntese de uma proteína não funcional.

Dentre as síndromes de polipose, a síndrome de Gardner, também associada à mutação no gene APC, pode ser incluída como um subgrupo e caracteriza-se pela presença de pólipos adenomatosos no cólon associados a tumores extraintestinais benignos, incluídos osteomas, mais frequentes em mandíbula, tumores desmoides mesentéricos ou de parede abdominal, lipomas e fibromas[18].

A síndrome de Turcot é uma forma de síndrome de polipose associada a tumores primários do sistema nervoso central. Pode ser dividida em dois grandes grupos, baseando-se no tipo de tumor cerebral associado e no defeito genético subjacente. O grupo mais comum apresenta mutação no gene APC e tem como tumor mais prevalente o meduloblastoma. O segundo grupo, que inclui a família originalmente descrita por Turcot, tende a se apresentar com glioblastomas multiformes e o defeito genético é uma mutação nos genes encarregados de corrigir erros no pareamento de bases de DNA, defeito esse semelhante ao do câncer colorretal hereditário não associado à polipose[19].

Síndromes de polipose hamartomatosa juvenil

Síndrome de Peutz-Jeghers

Descrita inicialmente por Peutz, em 1929, e por Jeghers, em 1949, caracteriza-se pela presença de múltiplos pólipos hamartomatosos gastrintestinais e áreas de hiperpigmentação mucocutânea. Causada por mutação em gene localizado no cromossomo 19 e que funcionaria como gene de supressão tumoral, essa síndrome é herdada de forma autossômica dominante. Os pólipos hamartomatosos são mais frequentes em jejuno, e embora os pólipos não sejam neoplásicos, os carcinomas parecem surgir a partir de focos de epitélio adenomatoso contidos no interior dos pólipos. Além do maior risco de neoplasia colorretal, conforme os pólipos crescem tendem a causar sangramento gastrointestinal, obstrução intestinal e intussuscepção. Outras manifestações da síndrome incluem tumores ovarianos e pólipos em vesícula biliar, ureter e mucosa nasal. Existe uma forma variante e extremamente rara, conhecida como síndrome de Soto ou Ruvacalba-Myhre-Smith, que consiste na presença de múltiplos pólipos hamartomatosos gastrintestinais, manchas hiperpigmentadas no pênis e alterações do desenvolvimento[20].

Bibliografia consultada

1. Hardy RG, Meltzer SJ, Jankowski JA. ABC of colorectal cancer. Molecular basis for risk factors. BMJ 2000;321(7265):886-9.
2. Ferreira CG, Souza PHA. Aspectos genéticos e moleculares aplicados à gastroenterologia. In: Castro LP, Savassi-Rocha PR, Rodrigues MAG, Murad AM. Tópicos em Gastroenterologia 12. Câncer do Aparelho Digestivo. Rio de Janeiro: Medsi; 2002. p37-56.
3. Pinho MSL. Anticorpos Monoclonais no Tratamento do Câncer Colorretal: Fundamentos e Estado Atual. Rev bras Coloproct 2004;24(4):382-84.
4. Palma RT, Waisberg J, Bromberg SH, Simão AB, Godoy AC. Micro-metastasis in regional lymph node of extirpated colorectal carcinoma: Immunohistochemical study using anty-cytokeratin antibodies AE1/AE3. Colorectal Disease 2003;5(2):164-8.
5. Cohen MH, Gootenberg J, Keegan P, Pazdur R. FDA drug approval summary: bevacizumab plus FOLFOX 4 as second-line treatment of colorectal cancer. Oncologist 2007;12(3):356-61.
6. Pinho MSL. A estória biomolecular do pólipo adenomatoso. Rev bras Coloproct 2005;26(2):197-203.

7. Hisamudin IM, Yang VW. Genetics of Colorectal Câncer. MedGenMed 2004;6(3):13.
8. Church JM. Molecular genetics of colorectal cancer. In: Fazio VW, Church JM, Delaney CP. Current therapy in colon and rectal surgery. Philadelfia: Elsevier Mosby;2005. p343-47.
9. Lengauer C, Kinzler KW, Vogelstein B. Genetic instabilities in human cancers. Nature 1998;396 (6712):643-9.
10. Lindblom A. Different mechanisms in the tumorigenesis of proximal and distal colon cancers. Curr Opin Oncol 2001;13 (1): 63-9.
11. Takayama T, Miyanishi K, Hayashi T, Sato Y, Niitsu Y. Colorectal cancer: genetics of development and metastasis. J Gastroenterol 2006;41(3):185-92.
12. Fearon ER, Volgestein B. A genetic model for colorectal tumorigenesis. Cell 1990;61(5):759-67.
13. Johnson V, Lipton LR, Cummings C, Sadat ATE, Izatt L, Hodgson SV, Talbot IC, Thomas HJW, Silver AJR, Tomlinson IPM. Analysis of somtic molecular changes, clinicopathological features, family history, and germline mutations in colorectal cancer families: evidence for efficient diagnosis of HNPCC and for the existence of distinct groups of non-HNPCC families. J Med Genet 2005;42:756-62.
14. Vasen HFA, Möslein G, Alonso A, Bernstein I, Blanco I, Bum J, Capella G, Engel C, Frayling I, Fiedl W, Hes FJ, Hodgson S, Mecklin JP, Moller P, Nagengast F, Parc Y, Sinisalo LR, Sampson JR, Stormoken A, Wijnen J. Guidelines for the clinical management of Lynch syndrome (hereditary non-polyposis cancer). J Med Genet 2007;44:353-62.
15. Cutait R, Cotti G, Silva RV, Garicochea B, Cruz GMG, Aoki R. Diagnóstico Clínico de HNPCC: Caracterização de Famílias "Amsterdam" Positivas. Rev bras Coloproct 2005;25(1):6-11.
16. Syngal S, Fox EA, Eng C, Kolodner RD, Garber JE. Sensitivity and specificity of clinical criteria for hereditary non-polyposis colorectal cancer associated mutations in MSH2 and MLH1. J Med Genet 2000;37(9):641-5.
17. Piñol V, Castells A, Andreu M, Castellví-Bel S, Alenda C, Llor X, Xicola RM, Rodríguez-Moranta F, Payá A, Jover R, Bessa X, Gastrointestinal Oncology Group of the Spanish Gastroenterological Association. Accuracy of revised Betheseda guidelines, microsatellite instability, and immunohistochemistry for the identification of patients with hereditary nonpolyposis colorectal cancer. JAMA 2005; 293(16):1986-94.
18. Núñez Núñez R, Galán Gómez E, Moreno Hurtado C, Romero Albillo A, Santamaría Ossorio JI. Familial adenomatous polyposis: Gardner's syndrome. Cir Pediatr 2006;19(2):111-4.
19. Lebrun C, Olschwang S, Jeannin S, Vandenbos F, Sobol H, Frenay M. Turcot syndrome confirmed with molecular analysis. Eur J Neurol 2007;14(4):470-2.
20. Mehenni H, Resta N, Guanti G, Mota-Vieira L, Lerner A, Peyman M, Chong KA, Aissa L, Ince A, Cosme A, Costanza MC, Rossier C, Radhakrishna U, Burt RW, Picard D. Molecular and clinical characteristics in 46 familiies affected with peutz-jeghers syndrome. Dig Dis Sci 2007;52(8):1924-33.

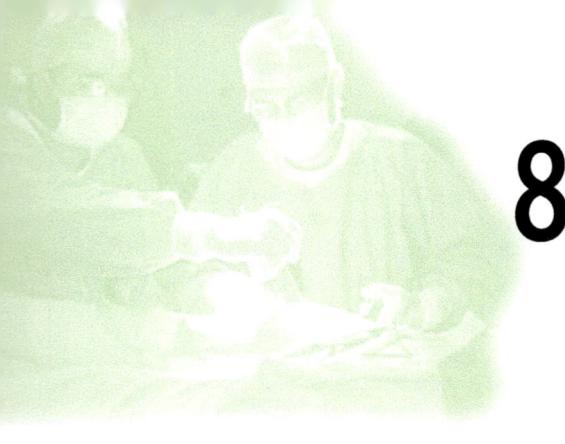

88 Endometriose Intestinal

Univaldo Etsuo Sagae • Gustavo Kurachi
Dayanne Alba Chiumento • Doryane Maria dos Reis Lima

Conceito

A endometriose é uma doença causada pela presença de um tecido semelhante ao endométrio, não neoplásico, fora da cavidade uterina, conservando sua estrutura histológica e função. É considerada uma síndrome clínica complexa caracterizada por um processo inflamatório crônico dependente de estrogênio que afeta todos os órgãos peritoneais, principalmente os tecidos pélvicos, incluindo os ovários. A endometriose é a causa mais comum de dor pélvica crônica em mulheres em idade reprodutiva e está fortemente ligada a episódios persistentes de ovulação, menstruação e hormônios esteroides cíclicos.[1] A taxa de prevalência de endometriose sintomática é estimada em 10%, com uma incidência de cerca de 2-7/1.000 mulheres por ano e mais 11% de casos não diagnosticados.[1,2]

A endometriose intestinal representa uma parte desta doença. Quando as glândulas semelhantes ao endométrio e o estroma infiltram a parede intestinal – atingindo pelo menos o tecido adiposo subseroso ou o plexo subseroso adjacente – a condição é diagnosticada como endometriose intestinal. Estima-se que 3% a 37% de todas as pacientes com endometriose apresentem comprometimento intestinal,[1,3] essa característica está presente em até 50% das endometrioses severas. O segmento mais acometido é o retossigmoide, com incidência de 72%, seguido pelo reto em 27%, íleo terminal em 14%, apêndice em 3% a 20% (a depender da maneira de avaliação), ceco e demais segmentos do cólon, 4%. É essencial suspeitar de envolvimento intestinal ao lidar com pacientes portadoras de endometriose e adotar condutas pré-operatórias que permitam cirurgias adequadas.

Histórico

Na literatura médica, a primeira referência às lesões císticas no sistema reprodutor feminino, que mais se assemelhariam às lesões endometrióticas, foi feita por Cruveilhier (1860 d.C), referindo-se aos cistos de anexos, útero e vagina.

No século XIX, Rokitansky (1894 d.C) apresentou a primeira descrição patológica de um endometrioma, referindo-se a ele como adenomioma e Breus (1894 d.C) usou pela primeira vez o termo "cistos achocolatados".

A primeira publicação mais abrangente sobre endometriose deve-se ao inglês John Albertson Sampson,[4] que em 1921, descreveu detalhadamente o cisto achocolatado, a infiltração do septo retovaginal, aderências, pólipos avermelhados e infiltração profunda.

Etiopatogenia

A endometriose é causada pela nidação de tecido endometrial viável em outros órgãos. A teoria de Sampson[4] sugere que essa implantação se deve ao refluxo menstrual para a cavidade abdominal. Em condições fisiologicamente normais, esse refluxo deve ser absorvido, e não devem restar resquícios celulares na cavidade abdominal. O fenômeno da menstruação retrógrada ocorre em 90% das mulheres na menarca e já foi confirmada na laparoscopia. Esse fluido já estudado contém células viáveis em cultura que são capazes de implantação.[5] Há considerável número de evidências, sugerido na atualidade, demonstrando que, nas mulheres com endometriose, esse processo de nidação ocorre devido à resposta imunológica deficiente, frente ao estímulo antigênico representado pela presença de células endometriais em contato com a superfície peritoneal. A partir da viabilidade do implante, as células endometriais proliferam-se e geram processos inflamatórios de repetição, a cada ciclo menstrual, que resultam na formação de tecido fibroso reacional. Mathur[6] propôs que, nesse tecido, alterações morfológicas cíclicas ocorrem coincidentemente com a menstruação uterina, produzindo sangramento para o qual não existe caminho de escape natural.

A teoria patogênica do refluxo menstrual descrita por Sampson[4] e da deficiência imunológica proposta por Weed e Arquembourg[7] não podem ser aplicadas à endometriose do septo retovaginal. A intimidade anatômica do septo vaginal não está exposta ao refluxo menstrual, embora esta seja uma localização frequente da doença. A teoria da metaplasia celômica ou embriológica proposta por Meyer[8] e ratificada por Nisolle,[9] com base no fato de que o peritônio e o endométrio têm a mesma origem embriológica, admite que esses tecidos sob estímulo hormonal teriam a capacidade de se diferenciar em células estromais e glandulares, dotadas de características infiltrativas, o que explicaria a presença de tecido endometrial ectópico na intimidade do septo retovaginal. Nessa localização a endometriose se manifesta por nódulos amiúde palpáveis e dolorosos ao toque retal e vaginal. Algumas vezes, a extensão da infiltração oblitera o septo. Na visão direta dessa apresentação da doença por meio da laparoscopia, o achado é exíguo e, à semelhança da ponta de um *iceberg*, não se detecta a real extensão da infiltração.[10] Diante da importância clínica de cada uma dessas apresentações, foi proposto que a endometriose tem três domínios distintos, considerados como doenças também distintas: do ovário, do peritônio e do septo retovaginal.[9] Assim sendo, é muito provável que a distribuição cavitária da doença esteja sendo incorretamente subavaliada, restrita apenas aos ovários, ao septo retovaginal e às partes do peritônio abdominal parietal e visceral localizado na cavidade pélvica.

Uma teoria mais recente é a de que as células-tronco (indiferenciadas) causam a endometriose com o surgimento de células germinativas endometriais localizadas fora do útero. A caracterização recente de populações de células-tronco no endométrio humano abriu a possibilidade de compreender seus papéis fisiológicos e patológicos. Embora as células-tronco sejam essenciais para a regeneração cíclica de um endométrio saudável, se percebeu que as células-tronco derivadas do endométrio e da medula óssea podem migrar para locais ectópicos e contribuir para o desenvolvimento da endometriose. Propõe-se que as células germinativas localizadas na pelve fora do útero causam a regeneração e a diferenciação das lesões endometrióticas. Essas mesmas células desempenham um papel na regeneração mensal do tecido endometrial dentro do útero após cada fluxo menstrual. O conceito de populações de células-tronco com o endométrio foi proposto pela primeira vez por Prianishnikov[11] devido à natureza altamente regenerativa do endométrio. Enquanto as células-tronco progenitoras adultas são responsáveis pela capacidade regenerativa normal após a menstruação, essas mesmas células-tronco progenitoras também podem ter uma capacidade aumentada de gerar endometriose.

Classificação

As descrições visuais da endometriose conhecidas até 1986 englobavam lesões isoladas ou disseminadas pela pelve, de aspecto escuro, com tonalidades variadas entre vermelhas, achocolatadas, pretas ou pardacentas. Essas lesões, descritas como típicas, podem estar acompanhadas (ou não) de outras lesões, tais como: aderências, cicatrizes e defeitos peritoneais pélvicos. Essas outras lesões são consideradas atípicas e podem estar ou não entremeadas com líquido sanguinolento.

Classificação por profundidade

A profundidade da endometriose representa um aspecto importante da doença. A endometriose profunda é reconhecida como uma doença ativa e associada à dor pélvica. Embora o reconhecimento da lesão endometriótica seja visual, nem sempre é possível identificá-la, especialmente quando a lesão se aprofunda no peritônio. São as chamadas lesões infiltrativas ou profundas, que se encontram além de 5 mm abaixo da superfície do peritônio.[12]

A morfologia, histologia e atividade das lesões profundas foram estudadas por Cornillie *et al.*,[13] que classificaram a lesão endometriótica peritoneal em:

- Superficial: quando a lesão não infiltra mais que 1 mm no peritônio.
- Intermediária: infiltração no peritônio de 2 a 4 mm.
- Profunda: quando a lesão infiltra mais do que 5 mm.

Quadro clínico

Por ter um acometimento multifocal, o quadro clínico na doença endometriótica profunda na maioria das vezes é bem rico de sintomas. Em contrapartida, por acometer vários órgãos pélvicos, os sintomas podem ser variados e nem sempre específicos da doença. Quando presente durante o período menstrual, é considerado cíclico e, ao contrário, quando não associado ao ciclo menstrual, acíclico. Os sintomas mais comuns são: dismenorreia, dispareunia de profundidade, dor pélvica coincidente com o período menstrual, podendo ter caráter progressivo. A dor pélvica está relacionada com a infiltração da lesão endometriótica, sendo mais comum nas lesões profundas, e é o sintoma mais comumente relatado (80%) das pacientes.

Os sintomas gastrintestinais típicos, inconfundíveis com os especificamente relacionados a endometriose em órgãos ginecológicos, observados em pacientes potencialmente portadoras de endometriose pélvica, podem ser atribuídos ao acometimento da superfície serosa do trato gastrointestinal (TGI). A fibrose reativa na superfície serosa do tubo digestivo pode desenvolver aderências entre as alças intestinais, levando a quadros de obstrução ou de alteração do hábito intestinal, como diarreia, obstipação e cólicas. O quadro sintomatológico tem, nessa apresentação, características de suboclusão mecânica do TGI, e se encontra no domínio peritoneal. Puxo, tenesmos e fezes afiladas são sintomas indicativos de que a doença está no reto, no domínio septal. O implante de tecido endometrial em peritônio parietal e em peritônio visceral e a subsequente infiltração da musculatura lisa do TGI estão no substrato patológico de uma apresentação caracteristicamente funcional. Esse substrato explica o quadro clínico semelhante ao encontrado nas síndromes dolorosas. Englobando essas síndromes estão as doenças que acometem a parede do TGI, como doença inflamatória intestinal, divertículos, aderências, tumores benignos e malignos.

A endometriose do TGI pode ser completamente assintomática, especialmente no curso das fases iniciais, e, por vezes, é um achado incidental em intervenções cirúrgicas com propósitos diversos. A característica cíclica desses sinais e sintomas, sempre manifestados ou exacerbados no período perimenstrual, é importante, para diferenciar de outras patologias gastrointestinais. Os sintomas se exacerbam de acordo com o ciclo menstrual, agravado durante a menstruação. As pacientes com envolvimento gastrointestinal significativo raramente são assintomáticas.[14]

Quando se cita a endometriose ileocecoapendicular, não existe quadro clínico patognomônico relacionado ao acometimento desses órgãos. A doença pode se apresentar com dor na fossa ilíaca direita e mimetiza sintomaticamente a apendicite (na presença de endometriose apendicular), assim, muitas vezes, o diagnóstico definitivo só é possível após exame histopatológico do apêndice excisado.[15,16] E, em muitos casos pode permanecer assintomática, ou apresentar-se como apendicite crônica, sangramento gastrointestinal inferior, perfuração ou obstrução intestinal como resultado de intussuscepção,[17,18] sendo estes fatos raros. Em alguns casos, a endometriose ileocecoapendicular pode ser diagnosticada somente na cirurgia, durante o inventário dos órgãos e COPE (Corrida dos Órgãos Peritoneais na Endometriose), que será detalhado a seguir. O quadro mais usual é a suspeita no intraoperatório e posterior confirmação pelo anatomopatológico. Em estudo realizado por Sagae et al.[19,20] sobre COPE, foi comprovada a presença de endometriose em apêndice em 20% dos casos, íleo em 27,5% e ceco em 15%, independentemente de a paciente apresentar ou não sintomas sugestivos de endometriose intestinal.

Diagnóstico

É aconselhável e prudente investigar exaustivamente no pré-operatório a localização, as características e o número das lesões intestinais para um melhor planejamento cirúrgico, pois apenas uma remoção adequada de todas as lesões, incluindo abdômen superior, fornecerá o melhor alívio sintomático pós-operatório em longo prazo. Raramente esta doença acomete somente o intestino, portanto, a investigação sempre será compartilhada com ginecologista e se necessário outras especialidades, como urologista.

Exame retovaginal

O toque vaginal e retal, o exame especular e a retoscopia podem confirmar a suspeita clínica de endometriose de segmento retossigmoide. De fácil acesso, são exames muito reveladores. Podem ser detectados nódulos, endurecimento no ligamento útero sacro e no fundo de saco, imobilidade do colo uterino ou uma massa pélvica que não pode ser separada do intestino.[21] A nodularidade no fundo de saco é patognomônico de endometriose.

Outros sinais, como sensibilidade, diminuição da mobilidade e dor, evidenciados durante a palpação, também podem indicar endometriose.[22] No entanto, um exame clínico normal não elimina o diagnóstico da doença, sendo necessárias investigações adicionais, como técnicas laboratoriais e de imagem, para avaliar a extensão e o impacto da doença.

Diagnóstico por imagem

A evolução dos métodos de imagem proporcionou uma contribuição importante, quantitativa e qualitativamente no diagnóstico. Com isso, se faz necessária a incorporação desses exames na rotina pré-operatória. O protocolo específico para endometriose permite o mapeamento das principais lesões e seu detalhamento em todo o abdômen e, consequentemente, uma abordagem terapêutica mais adequada, incluindo radiologistas na equipe multidisciplinar. Entre eles, tem destacado os trabalhos dos pioneiros radiologistas Gonçalves et al.,[23] na ultrassonografia transabdominal (USTA) e transvaginal (USTV) com preparo e ressonância nuclear magnética (RNM) por Brandão, Cripsi e Oliveira,[24,25] mapeando lesões em todo abdômen com grande precisão, chamando atenção principalmente nas endometrioses intestinais, peritoneais e nervosas. A USD 3D ainda é pouco utilizada em nosso meio, tecnicamente, o exame pode ser dificultado devido à dor. Nesses casos, a técnica pode ser executada sob sedação anestésica. Murad-Regadas[26)] e Lima et al.[27] têm destacado a importância desse método de imagem.

As imagens visualizadas pela ultrassonografia caracterizam-se como áreas hipoecoicas, heterogêneas, localizadas na gordura perirretal ou infiltrando as camadas da parede retal. Apresentam-se com maior diâmetro fora da parede do reto, ou seja, infiltrando as camadas da parede retal de fora para dentro, em geral, até a muscular própria, mas podendo acometer as demais camadas até a mucosa. Em relação à profundidade, podem ser caracterizadas como: superficiais, quando acomete a serosa (Figura 88.1), intramurais, a camada muscular (Figura 88.2) e transmurais, quando compromete toda a espessura da parede intestinal, envolvendo a muscular e a mucosa e qualificando melhor o grau de subestenose (Figura 88.3). Porém, a superfície da mucosa é raramente acometida.

A USTA e USTV são métodos de escolha para diagnosticar endometriomas ovarianos e endometriose pélvica,[28] exames de base e realizados

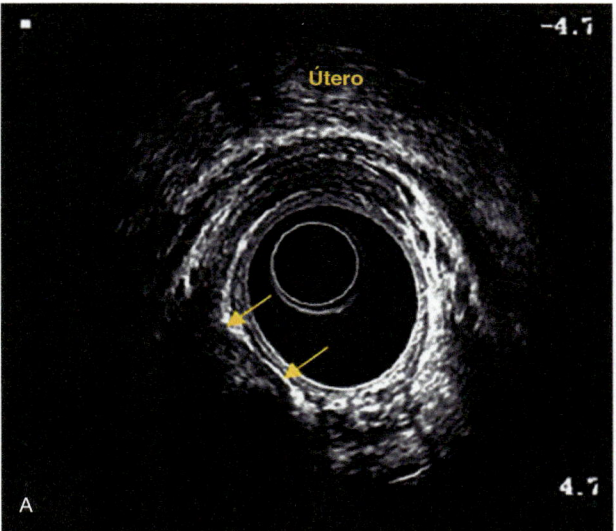
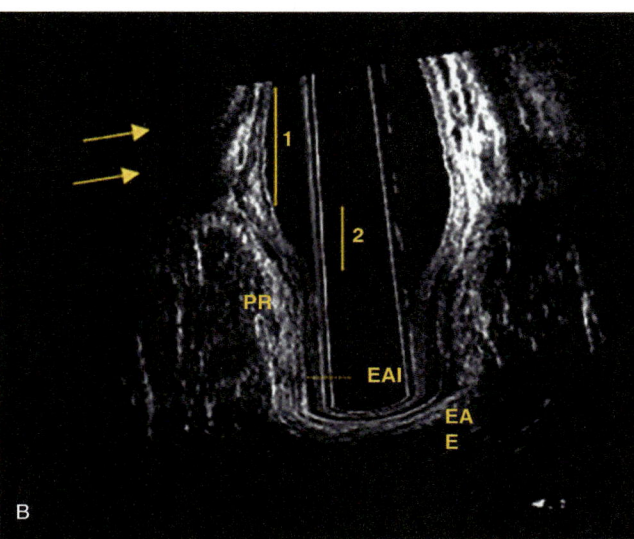

FIGURA 88.1 – *Endometriose pélvica infiltrando a gordura perirretal, no quadrante posterolateral direito. Imagem hipoecoica heterogênea infiltrando a gordura perirretal.* **A.** *Plano axial (setas).* **B.** *Corte diagonal. Medida do comprimento longitudinal (1) e distância do foco endometriótico ao aparelho esfincteriano (2). Músculo puborretal (PR). Fonte: acervo da autoria.*

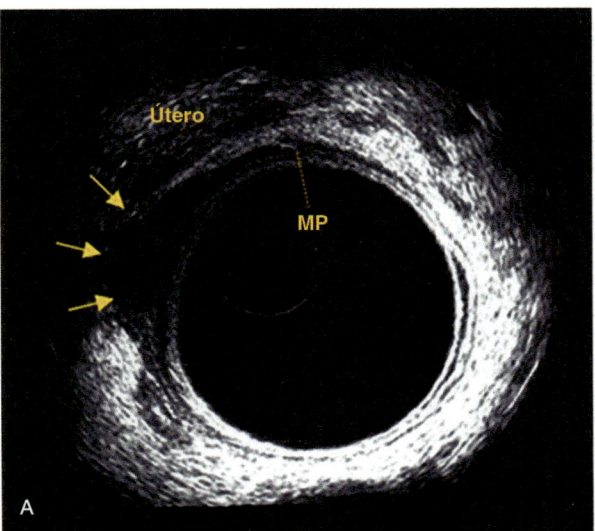
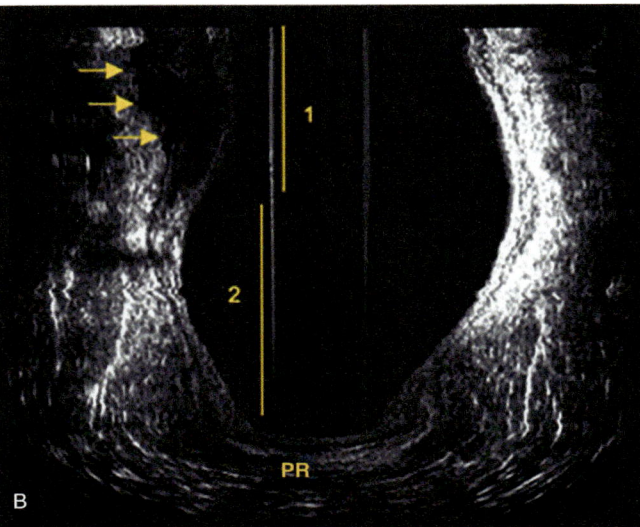

FIGURA 88.2 – *Endometriose pélvica infiltrando a parede do reto, no quadrante anterolateral direito. Imagem hipoecoica heterogênea na gordura perirretal, infiltrando a muscular própria (MP). Útero não está envolvido.* **A.** *Plano axial.* **B.** *Plano transversal. Medida do comprimento longitudinal (1) e distância do foco endometriótico ao aparelho esfincteriano (2). Músculo puborretal (PR). Fonte: acervo dos autores.*

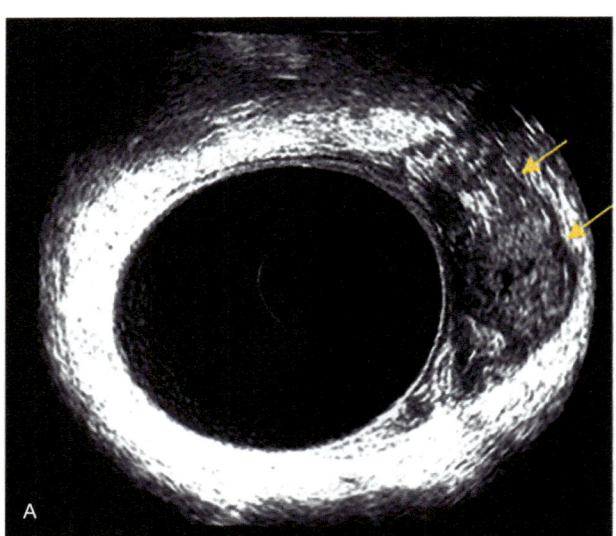 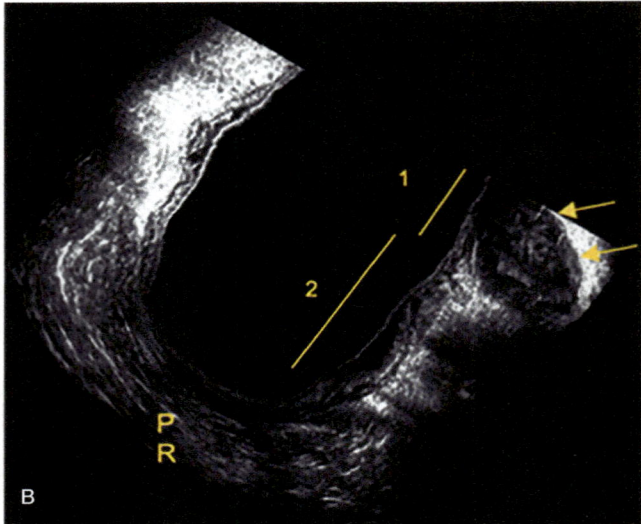

FIGURA 88.3 – *Endometriose pélvica infiltrando a parede do reto, no quadrante anterolateral esquerdo. Imagem hipoecoica heterogênea na gordura perirretal, infiltrando todas as camadas da parede retal. **A.** Plano axial. **B.** Plano transversal. Medida do comprimento longitudinal (1) e distância do foco endometriótico ao aparelho esfincteriano (2). Fonte: acervo da autoria.*

rotineiramente como grande guia dos ginecologistas no diagnóstico de endometriose infiltrativa profunda.[27,29] Nesse sentido, USTV é tão eficiente quanto a RNM de pelve para o diagnóstico de endometriose pélvica anterior e ovariana, sendo o método de escolha para diferenciar endometriomas de outros cistos ovarianos.[26,27,29]

A USD modalidade tridimensional (3D) tem sua importância na avaliação detalhada na endometriose retal, possibilita avaliar as lesões pelo transdutor até aproximadamente 14-15 cm da margem anal[31] em múltiplos planos, medir com precisão o comprimento longitudinal e a distância para os músculos esfincterianos, bem como o grau de invasão da mesma na parede retal. Dessa forma, o exame adiciona informações indispensáveis para a escolha da abordagem terapêutica. É confiável e extremamente útil na determinação da escolha da técnica cirúrgica, pois permite medir a distância do foco endometriótico ao aparelho esfincteriano, auxiliando na decisão de qual o procedimento cirúrgico é o mais adequado para cada caso. Muitos autores têm demonstrado a boa sensibilidade e especificidade do exame, em uma percentagem de 87,5% e 97%, respectivamente, para o diagnóstico de infiltração da parede retal. Outra vantagem é seu valor preditivo negativo: 92% a 97%, na maioria dos estudos publicados, o que dá ao cirurgião uma segurança maior durante o procedimento.[31-33]

O cirurgião do aparelho digestivo tem a RNM como o principal guia na identificação da multifocalidade das lesões, portanto, é imprescindível avaliar todo o abdômen, incluindo diafragma e parede abdominal. Rotineiramente recebem pacientes com diagnóstico de endometriose e exames de USV e RNM pélvica.

Na avaliação do segmento, apêndice, ceco, íleo distal e diafragma, é aconselhável complementar com a RNM de abdômen superior.

A RNM é o exame mais completo para estadiar lesões pélvicas profundas e extrapélvicas, pois fornece uma avaliação completa de todo o compartimento abdominal e parede. Contudo, é menos efetiva em diagnosticar a endometriose pélvica posterior porque não avalia com precisão a infiltração das camadas da parede retal.[32] Apresenta sensibilidade e especificidade para diagnóstico de endometriose retal respectivamente 88 e 90,9%; 77,8% e 97,8%; 83% e 98%, demonstrada por diversos autores.[14,29] Alguns autores compararam a acurácia da RNM de pelve e da ultrassonografia anorretal (USD) e demonstraram que ambas são semelhantes em relação à endometriose colorretal[28] (Figura 88.4).

No que diz respeito ao acometimento da região íleo, ceco e apêndice, ainda existe o conceito de que a incidência é menor que o retossigmoide. RNMs de todo o abdômen não são realizadas sistematicamente no pré-operatório como parte da investigação, os sintomas da endometriose intestinal localizados acima do sigmoide, geralmente, não são específicos, e até mesmo as pacientes podem ser assintomáticas. A RNM de pelve nem sempre identifica apêndice, ceco e íleo, devido a variação anatômica e mobilidade em posição de decúbito dorsal durante os exames saindo do campo pélvico, por isso carece de precisão diagnóstica nesse segmento.[33] O inventário da cavidade peritoneal durante a cirurgia minimamente invasiva (CMI) pode complementar lesões não identificadas no pré-operatório, diminuindo o risco de realizar cirurgia incompleta.

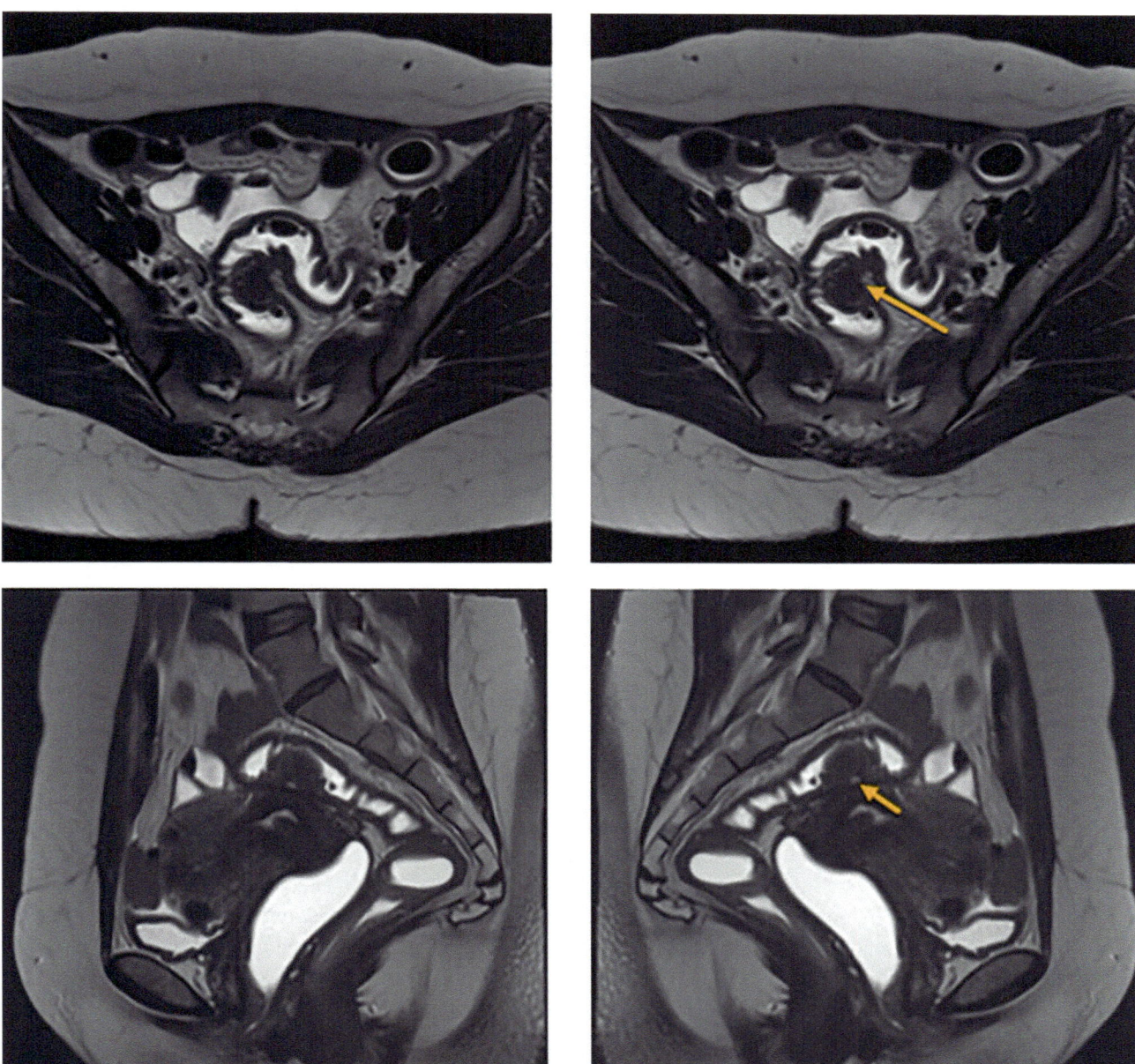

FIGURA 88.4 – *Lesão suboclusiva de cólon sigmoide. Fonte: acervo dos autores.*

Exames radiográficos e colonoscopia

O exame pelo clister opaco com duplo contraste pode demonstrar estreitamento na luz do cólon, mas a mucosa geralmente está intacta. Similarmente, a colonoscopia é inespecífica e na maioria das vezes o exame não apresenta alterações, embora o examinador possa detectar uma coloração azulada na submucosa se o exame for realizado durante a menstruação. Em menos de 10% a mucosa pode estar comprometida, e nesse caso a paciente pode apresentar queixas prévias de sangramento digestivo baixo nesse período, e a biopsia pode confirmar a presença de endometriose no intestino. A colonoscopia tem também sua importância na propedêutica, pois afasta outras doenças que se confundem com endometriose intestinal, portanto, tem sido rotineiramente indicada nos diagnósticos diferenciais (Figuras 88.5).

Diagnóstico laparoscópico

Como a endometriose do TGI raramente atinge a mucosa, os métodos endoscópicos e a radiologia contrastada não têm sensibilidade suficiente para o seu diagnóstico na vigência ou não de sintomas específicos. Em contrapartida, os depósitos na serosa do intestino são facilmente visualizados por via minimamente invasiva (MI). Aparentemente, o diagnóstico

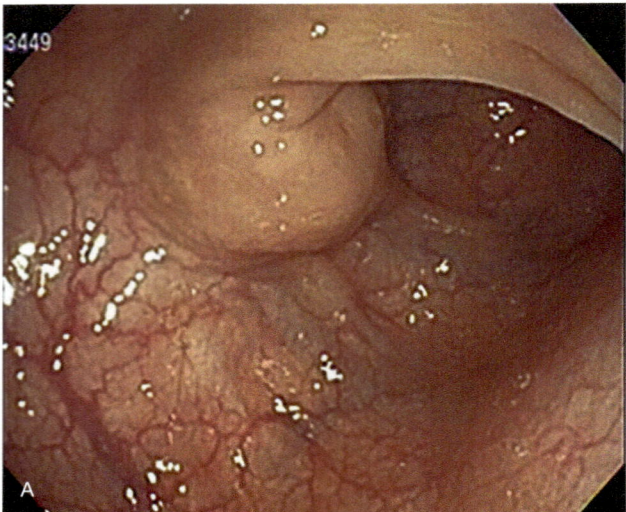 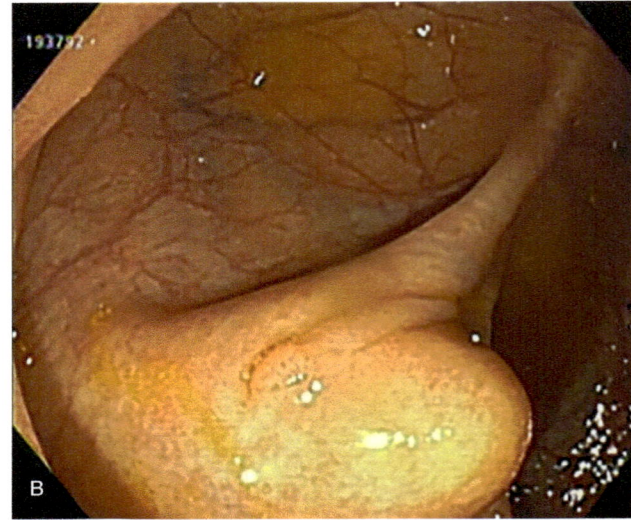

FIGURA 88.5 – A. *Compressão extrínseca da região retossigmoide por endometriose.* **B.** *Compressão extrínseca do ceco por endometriose apendicular e pólipo adjacente. Fonte: acervo dos autores.*

da endometriose do TGI está em consonância com o aumento da incidência e do entendimento de que a endometriose é multifocal, podendo acometer qualquer local do peritônio. Sendo assim, é preciso investigar os focos de endometriose pélvica e extrapelve. O método MI permite o exame de toda a cavidade abdominal a custo mínimo de morbidade.

A contribuição de Martin com o método MI para o diagnóstico da endometriose é efetiva, uma vez que detecta lesões típicas e/ou atípicas definidas por seus aspectos visuais, podendo ser confirmadas por biópsias de lesões de superfície. Ainda assim, muitas vezes, focos de endometriose não são diagnosticados adequadamente por falta de conhecimento sobre os vários aspectos visuais que ela pode apresentar, ocasionando falha na investigação laparoscópica.[34]

Para o diagnóstico da endometriose, o método MI está bem estabelecido pela American Society for Reproductive Medicine (ASRM),[35] que avalia peritônio pélvico, ovários, tubas uterinas e obliteração do fundo de saco, classificando a doença em graus por meio de escores. Essa classificação ignora o acometimento dos órgãos extrapélvicos. Para preencher essa lacuna é possível adotar o procedimento da COPE (Corrida dos órgãos peritoneais na endometriose).[19]

A padronização do procedimento MI – COPE, proposto por Sagae,[19] – permite identificar lesões, além das já constatadas pelos exames pré-operatórios, ampliando o diagnóstico para a esfera extraginecológica e extrapélvica, especialmente para os segmentos retossigmoide, íleo, cólon direito, apêndice, superfície hepática e diafragma (Figuras 88.6 e 88.7). Também permite detectar correlações clínicas importantes como: endometriose intestinal com grau IV da classificação da ASRM, e a presença de sinais e sintomas do TGI e ginecológico, com a presença de doença mais extensa ou mais agressiva.

Corrida nos Órgãos Peritoneais na Endometriose (COPE)

A corrida nos órgãos peritoneais na endometriose (COPE) é um procedimento MI para a realização de inventário da cavidade abdominal com a finalidade de detectar endometriose pélvica e extrapélvica. A técnica foi proposta por Sagae[19] e posteriormente aprimorada

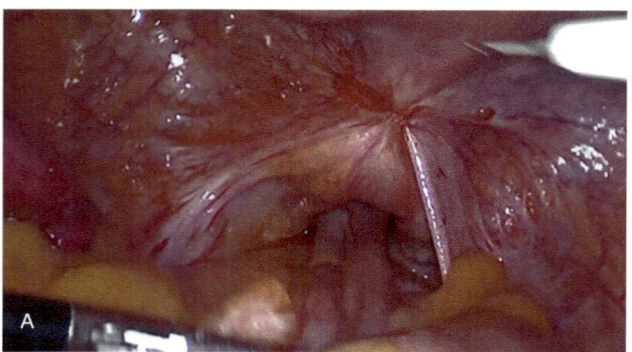 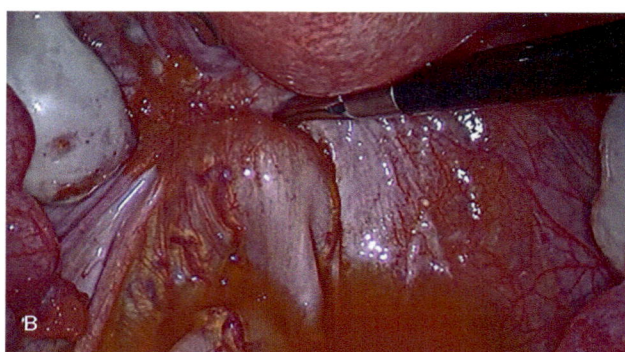

FIGURA 88.6A e B – *Endometriose pélvica, visão laparoscópica. Fonte: acervo dos autores.*

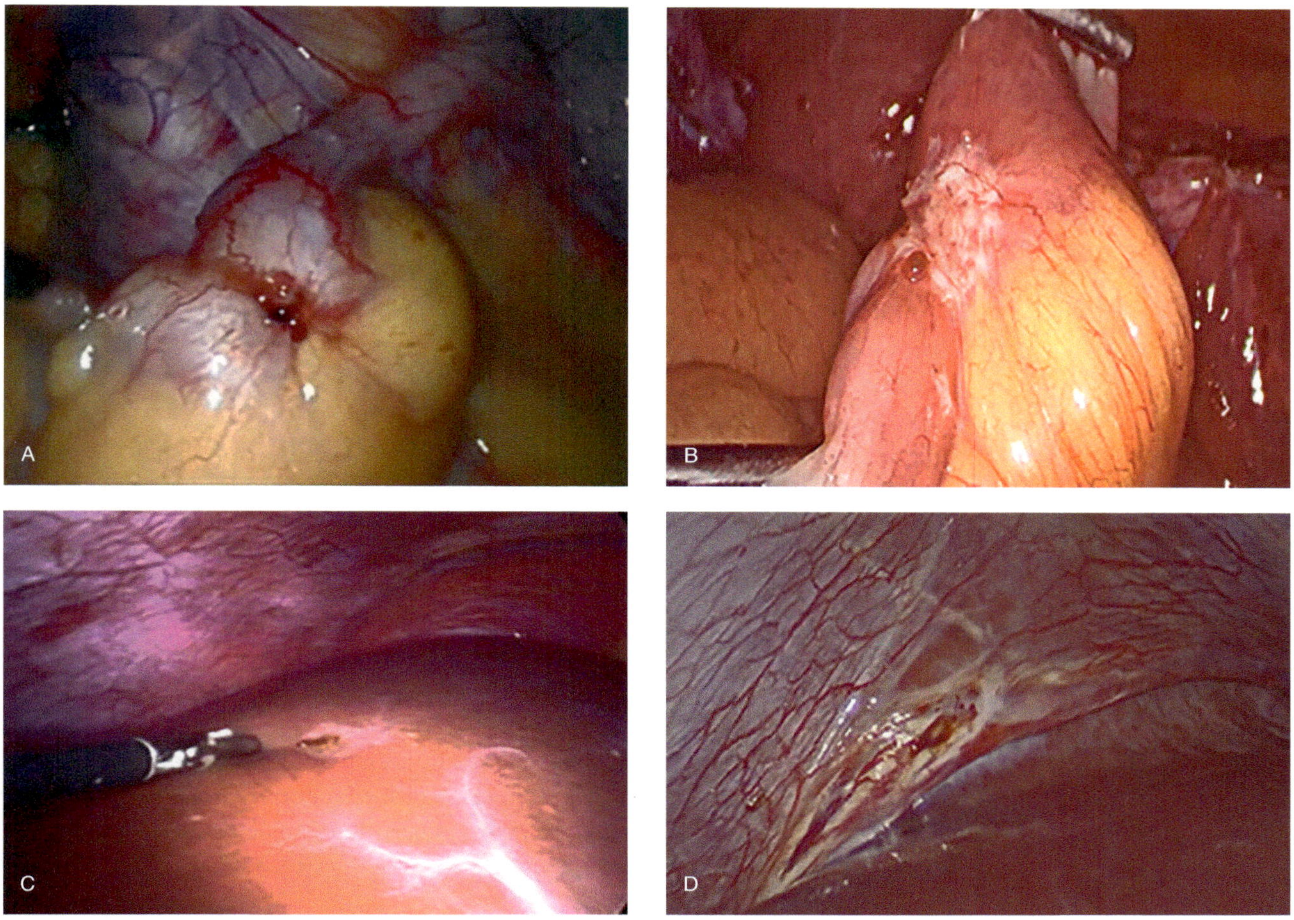

FIGURA 88.7 – *Focos de endometriose identificados na COPE.* **A.** *Endometriose em apêndice.* **B.** *Endometriose em intestino delgado* **C.** *Endometriose em superfície hepática.* **D.** *Endometriose em diafragma – visão laparoscópica.* Fonte: *acervo dos autores.*

pelo mesmo autor. O inventário abdominal para a detecção da endometriose pélvica e extrapélvica está sistematizado nos seguintes procedimentos e manobras: com a óptica de 30 graus na primeira punção (umbilical) e a movimentação da mesa cirúrgica para a posição de leve proclive, realiza-se a inspeção da superfície hepática e do diafragma, seguindo pela goteira parietocólica direita visualizando o peritônio, cólon direito e apêndice cecal e parando com a óptica na pelve para proceder com a inspeção do intestino delgado. Na avaliação do intestino delgado, há a necessidade de uma quarta punção em flanco direito (ou esquerdo, de acordo com a preferência do cirurgião) na linha hemiclavicular para realizar a COPE (Figura 88.7), utilizam-se pinças atraumáticas para a apreensão de segmentos do intestino delgado menores do que 10 cm, nos quais é possível, com movimentação de rotação horária e anti-horária das pinças, inspecionar com segurança a superfície serosa desses segmentos e dos respectivos mesentérios; a "corrida de alças" estende-se desde a válvula ileocecal até 150 cm proximais. Após inspeção de delgado, muda-se a posição da mesa cirúrgica para *Trendelenburg* e assim é possível avaliar bexiga, útero, anexos e líquidos coletados na pélvis para averiguar e estadiar a endometriose pélvica (Figura 88.8); o cólon sigmoide e o reto são avaliados mais facilmente nessa posição por estarem fixos na cavidade pélvica.

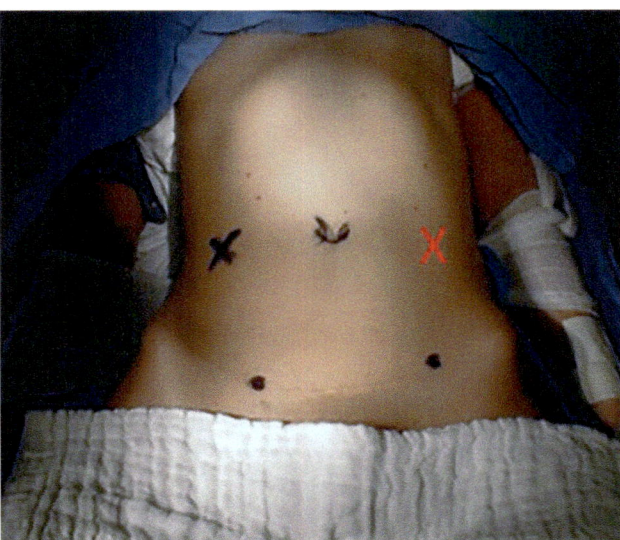

FIGURA 88.8 – *Padronização dos portais da técnica minimamente invasiva.* Fonte: *acervo dos autores.*

As lesões encontradas durante a COPE são retiradas no mesmo tempo cirúrgico.

A avaliação das frequências durante a COPE em 40 pacientes com endometriose foi realizada durante o procedimento cirúrgico. A comparação estatística demonstrou que nesta coorte os segmentos mais afetados foram: transição retossigmoide, sigmoide, reto, íleo, apêndice e cólon direito, como demonstra a Tabela 88.1.

A comparação estatística demonstra, nesta coorte, que os segmentos agrupados como retossigmoide exibe frequência semelhante aos segmentos agrupados como o íleo, apêndice e cólon direito. Independentemente de sinais e sintomas do TGI previamente estabelecidos, a aplicação da técnica COPE permitiu a detecção de número bem maior de lesões endometrióticas no retossigmoide, íleo, apêndice e cólon direito (Tabela 88.2).

Tratamento

Pré-operatório

A endometriose intestinal não complicada pode ser tratada conservadoramente. De modo geral, no entanto, os resultados da terapia hormonal indicados para as pacientes com sintomas de leve intensidade no intestino são desapontadores.[34]

Todas as pacientes com envolvimento gastrintestinal conhecido ou sugestivo, ou com obliteração do fundo de saco e doença em estádio severo, devem ser submetidas a um preparo intestinal mecânico (protocolo de preferência do cirurgião). O preparo se faz necessário, uma vez que existe a possibilidade de intervenção cirúrgica no intestino e/ou manipulação intestinal com probe retal. As pacientes devem ser avaliadas e alertadas com relação à possibilidade de conversão da cirurgia para laparotomia, ressecção intestinal e eventual necessidade de ostomia de proteção. É de suma importância a participação de uma equipe multidisciplinar com conhecimento e experiência em endometriose para condução adequada dos casos, alcançando seu objetivo e diminuindo, assim, a necessidade de conversão e ostomia. Se o ginecologista não se sente à vontade para executar cirurgias intestinais, é prudente ter um coloproctologista ou um cirurgião do aparelho digestivo como integrante da equipe multidisciplinar. Em cirurgias pélvicas reconstrutoras e conservadoras, deve-se proceder corretamente minimizando as complicações com todos os cuidados necessários, e se houver, saber tratá-las adequadamente.

Cirúrgico

Os objetivos primários da cirurgia da endometriose são remover completamente a doença, restaurar a anatomia normal e promover o retorno da função fisiológica,[38] com o menor trauma possível. A CIM é atualmente o procedimento de eleição.[19]

Os determinantes do procedimento e da técnica adotada devem ser: a segurança do paciente, a experiência do cirurgião, o grau de comprometimento e localização da lesão. Não se deve ultrapassar os limites do bom senso e segurança, justamente por isso o planejamento pré-operatório é de suma importância.

A cirurgia minimamente invasiva (CMI) tradicionalmente inicia-se com três punções, a primeira de 10 mm em cicatriz umbilical para passagem da óptica, um trocater de 12 mm em fossa ilíaca direita, na linha hemiclavicular, e o terceiro trocar na mesma posição, à esquerda, de 5 mm.

Confirmada a presença da doença endometriótica pélvica, realiza-se a quarta punção no flanco direito (ou esquerdo de acordo com a preferência do cirurgião), na linha hemiclavicular, para a colocação do trocater de 5 mm. A presença desse portal (Figura 88.7) permite a realização da COPE, a localização da doença no TGI e tratamento, descrita anteriormente.

Tabela 88.1
Frequência das lesões observadas em 40 pacientes portadoras de endometriose ginecológica com e sem sinais e sintomas do TGI submetidas à técnica minimamente invasiva da COPE

Segmento do TGI	Frequência das lesões observadas		p
	N	%	
Transição retossigmoide	19	47,5	< 0,05
Cólon sigmoide	14	35,0	< 0,05
Reto	11	27,5	< 0,05
Íleo	11	27,5	< 0,05
Apêndice	8	20,0	> 0,05
Cólon direito	6	15,0	> 0,05
Diafragma	2	5,0	> 0,05

Tabela 88.2
Associação do diagnóstico pré-operatório de lesão endometriótica no TGI e após procedimento cirúrgico em 40 pacientes portadoras de endometriose ginecológica com e sem sinais e sintomas do TGI submetidas à técnica minimamente invasiva da COPE

Local das lesões GI	Diagnóstico		P
	Pré-operatório n (%)	COPE n (%)	
Reto/sigmoide	16 (40)	25 (62,5)	
Íleo	1 (2,5)	11 (27,5)	
Apêndice	–	8 (20,0)	< 0,05
Cólon direito (ceco/ cólon ascendente)	1 (2,5)	5 (12,5)	

O tratamento cirúrgico da endometriose intestinal consiste na retirada dos focos endometrióticos, sendo na maioria cirurgias conservadoras. Nos casos extensos ou multifocais, a cirurgia com ressecção intestinal segmentar, denominada radical, pode ser realizada, associando-a às cirurgias ginecológicas e urológicas. A tendência atual é realizar uma cirurgia para tratamento da endometriose que seja pontual e minimamente agressiva nas lesões do reto (utilizando técnicas conservadoras). A cirurgia deve ser indicada às pacientes sintomáticas, nas quais os sintomas acarretam grande comprometimento da qualidade de vida, além das pacientes que apresentam riscos de obstrução intestinal ou infertilidade. Pacientes sintomáticas que se aproximam da menopausa, pós-menopausa ou com prole constituída podem ser tratadas clinicamente, porém podem indicar cirurgia na persistência de sintomas e fibrose.,[37] Por outro lado, para jovens que apresentam doença mais avançada e/ou sintomas mais graves, o tratamento cirúrgico deve ser avaliado de maneira individual.[38]

A multifocalidade ocorre em 40% ou mais das pacientes, sendo uma das principais características da endometriose intestinal.[38] Não só o número e a distância dentre as lesões endometrióticas, mas também o tamanho das mesmas e a extensão do envolvimento da circunferência intestinal, bem como a profundidade da infiltração (Figura 88.9) são dados cruciais no planejamento cirúrgico para uma cirurgia de sucesso. A taxa de recorrência é relacionada à qualidade da excisão cirúrgica.

Tratamento da lesão do retossigmoide

Para o cirurgião, é muito importante saber se há lesão no reto extraperitoneal, conhecida como endometriose infiltrativa do septo retovaginal (Classificação de Koninckx[39] e Martin)[12] (Figura 88.10). Nessa localização, a dificuldade diagnóstica por via MI e terapêutica cirúrgica são maiores, por se tratar de lesão abaixo do peritônio, conhecida como lesão em *iceberg* (Figura 88.11). Algumas vezes, essa dificuldade cirúrgica pode resultar em conversão para laparotomia e ostomia. O toque retal e vaginal, a ressonância nuclear magnética de pelve (com protocolo para endometriose), a ultrassonografia transvaginal e anorretal tridimensional qualificam o tipo de lesão, promovendo um melhor planejamento e adequando a conduta cirúrgica.

As lesões também podem estar localizadas na parede anterior ou lateral do reto causando deformação, parecendo um anel de guardanapo (*napkin-ring*). A endometriose da parede posterior é uma raridade. Os nódulos de fibrose endometriótica infiltrando a parede anterior do reto são mais comuns e podem ser focais ou lineares, provocando uma barreira transversa, muitas vezes com estenose associada, onde o reto é unido com a parede posterior da vagina.

O conhecimento e a experiência em cirurgias avançadas e a habilidade do cirurgião em suturas aumentam a confiança e trazem benefícios dessa modalidade MI (Figura 88.12).

A escarificação, a ressecção em disco e a ressecção segmentar são os mais realizados procedimentos cirúrgicos para o tratamento da endometriose intestinal. Esta última tem resultado melhor no controle dos sintomas que a escarificação (92% a 80%) e aumenta a fertilidade em 34%, porém apresenta maior taxa de complicações (38%) em relação a 23% nas ressecções em disco e 6% nas escarificações.[40] Além das complicações tardias e definitivas, como a síndrome da ressecção anterior baixa do reto (LARS – *Low Anterior Ressection Syndrome*).

Escarificação (Shaving)

As lesões superficiais que envolvem a serosa ou adventícia são extirpadas por uma incisão elíptica ao redor do tecido fibrótico branco, com tesoura ou gancho de Ruck acoplada ao bisturi monopolar ou *laser* de CO_2, potência fraca, elevando a lesão com uma pinça microdentada e separando-a do músculo circular de aparência normal.

A escarificação (*Shaving*) clássica deve ser indicada para lesões endometrióticas que afetam a parede intestinal não mais profundamente que a camada muscular, preservando a camada mucosa, independente do tamanho da lesão.

O tecido fibrótico deve ser considerado parte das lesões, pois as evidências sugerem que os receptores de estrogênio e progesterona estão presentes

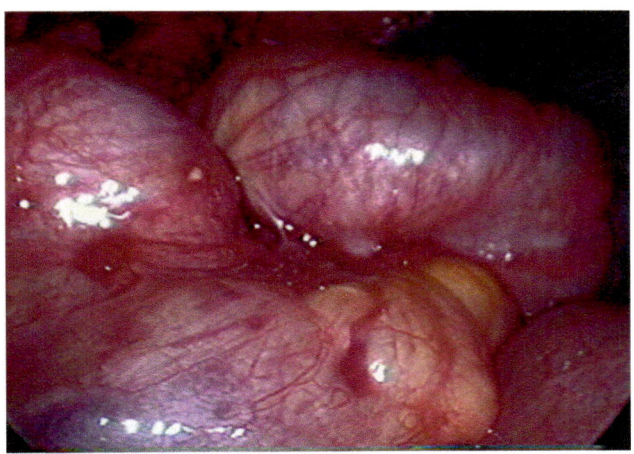

FIGURA 88.9 – *Lesão em cólon sigmoide causando suboclusão. Fonte: acervo dos autores.*

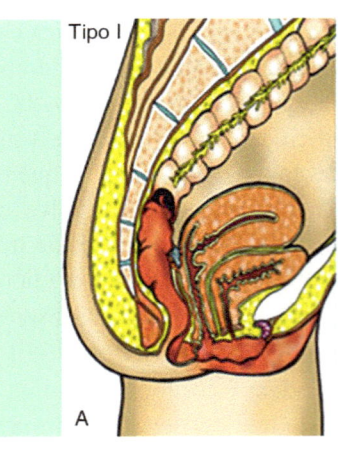 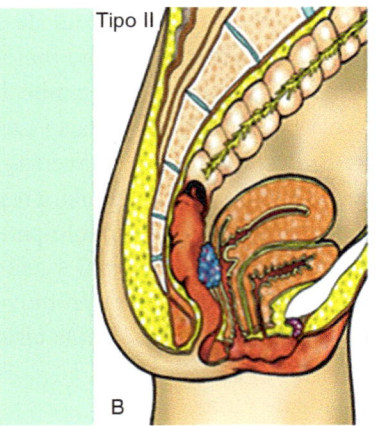 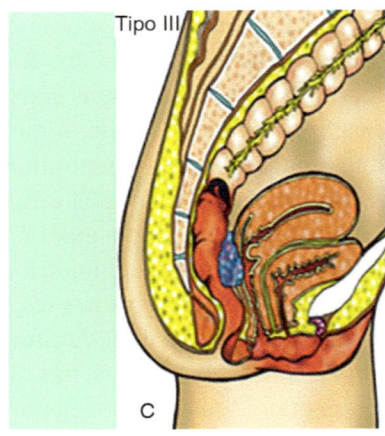

FIGURA 88.10 – *Classificação de Koninckx e Martin.* **A.** *Tipo I – infiltração.* **B.** *Tipo II – retração.* **C.** *Tipo III – adenomiose.* Fonte: *Martin, 1995.*

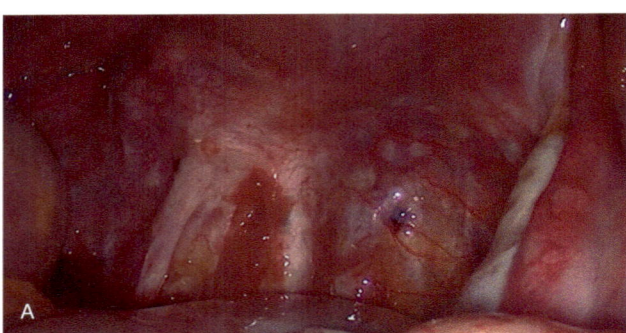 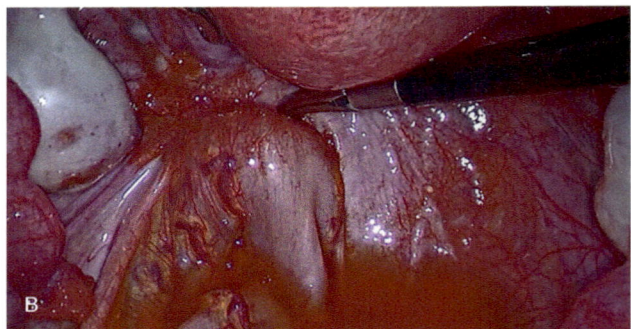

FIGURA 88.11 – *Lesão em iceberg.* Fonte: *acervo da autoria.*

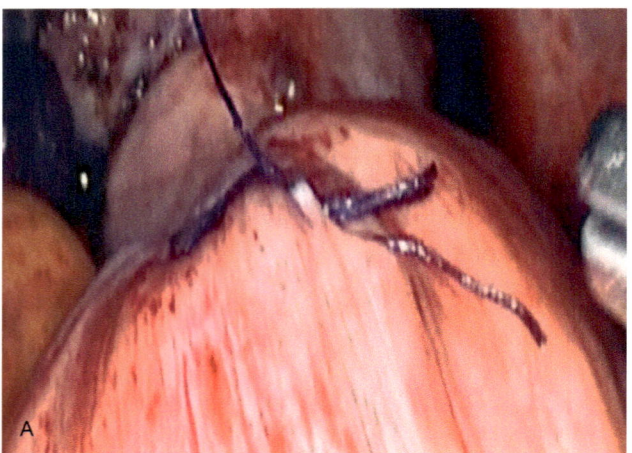 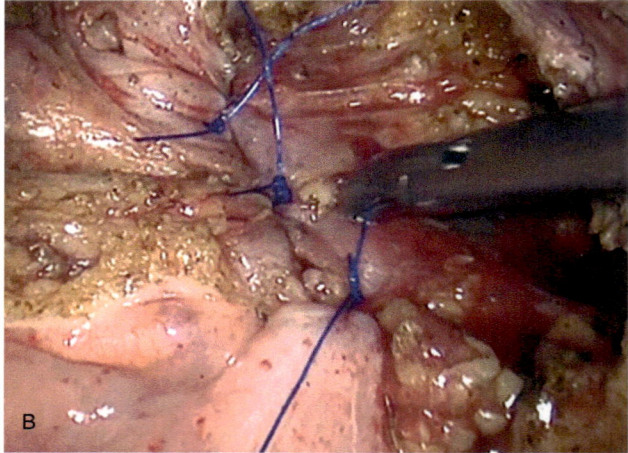

FIGURA 88.12 – **A.** *Sutura do cólon sigmoide por via minimamente invasiva após ressecção do nódulo endometriótico.* **B.** *Sutura do reto por via minimamente invasiva após ressecção do nódulo endometriótico.* Fonte: *acervo dos autores.*

também no músculo liso e fibrose ao redor das lesões endometrióticas. Recomenda-se a excisão completa do tecido fibrótico circundante durante a cirurgia para evitar a persistência da doença (Figuras 88.13 e 88.14).

Atualmente, com melhor entendimento da anatomia das lesões e habilidade dos laparoscopistas, as lesões superficiais são escarificadas em maior extensão, muitas vezes sem necessidade de ressecção segmentar, realizando-se o procedimento com segurança. Assim,

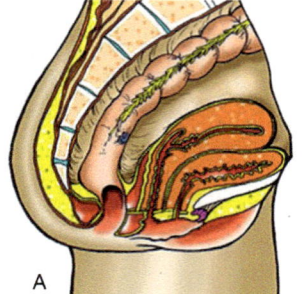 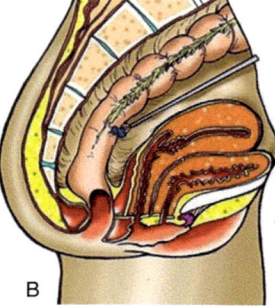

FIGURA 88.13A e B – *Esquema de excisão de nódulos endometrióticos infiltrativos da parede do cólon.* Fonte: *Martin, 1995.*

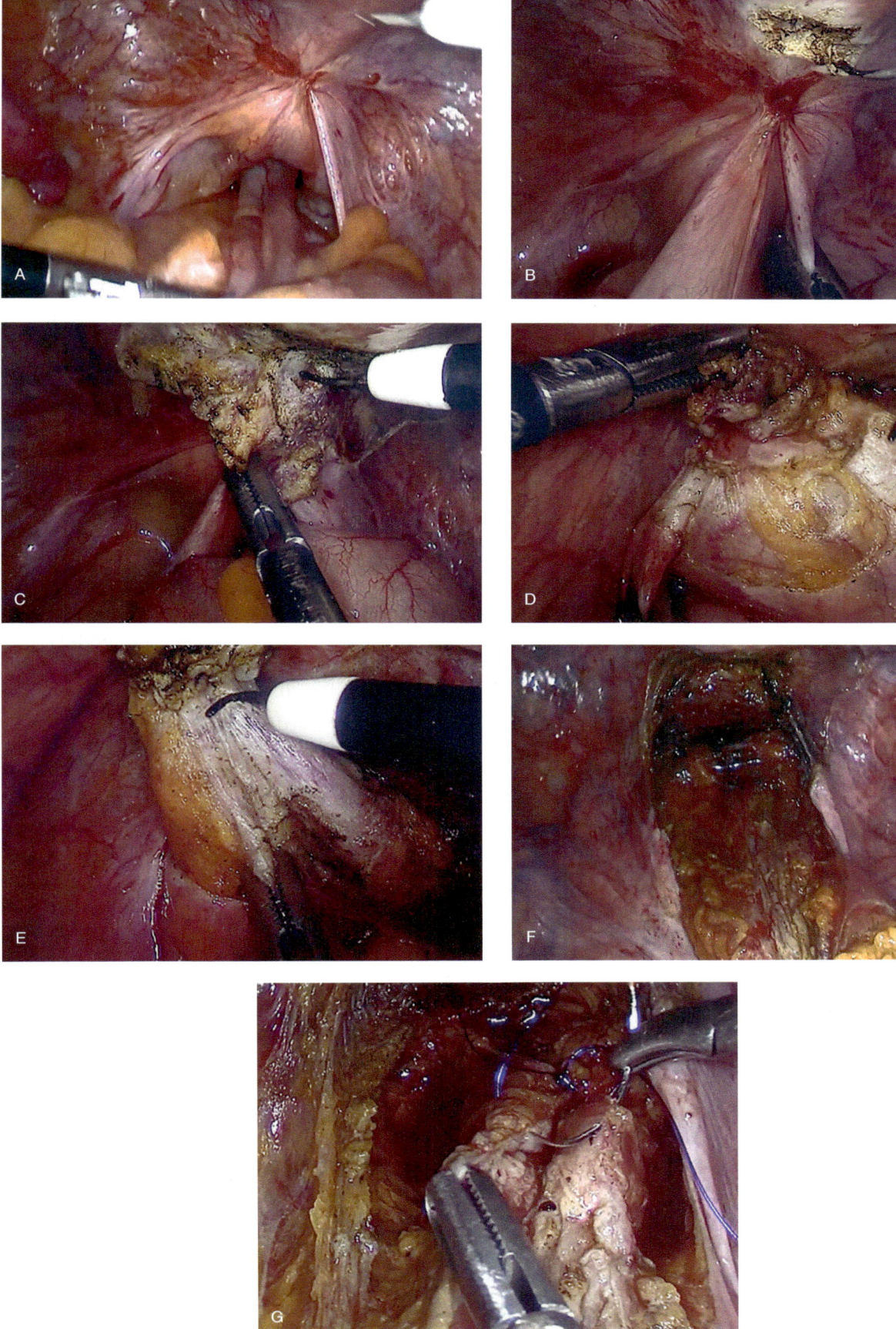

FIGURA 88.14 – *Excisão de nódulos endometrióticos infiltrativos da parede do cólon.* **A.** *Lesão endometriótica.* **B–E.** Shaving. **F.** *Aspecto final após* Shaving. **G.** *Sobressutura após* Shaving. Fonte: *acervo dos autores.*

é possível restaurar a anatomia intestinal evitando ressecções e as possíveis complicações das mesmas. É importante, após o procedimento, certificar-se de que a fibrose foi totalmente retirada e há manutenção da integridade da parede intestinal, realizando o teste com azul de metileno e o teste pneumático. Caso haja necessidade de sobressutura sobre a escarificação, a mesma pode ser realizada por via MI.

Ressecção em disco (local)

Os nódulos na musculatura do reto anterior ou lateral podem normalmente ser excisados e suturados por via MI. Normalmente utiliza-se essa técnica para lesões únicas e menores que 3 cm. Durante a cirurgia, a penetração da lesão em toda a espessura do reto pode ser observada. Falhas na musculatura retal são suturadas. A enterotomia e as excisões de toda a parede são tratadas manualmente com sutura MI, com fio de escolha do cirurgião, de maneira contínua ou separada, em um ou dois planos.

Como opção para os casos de dificuldade de sutura manual, pode ser utilizado o grampeador mecânico circular. Realiza-se um *Shaving* agressivo nas lesões diminuindo o seu volume e remanescente na parede retal, que deverá ser suturada com fio de prolene nas bordas dos limites das lesões com suturas contínuas que permitem a introdução do remanescente da lesão e eventuais defeitos promovidos pelo *Shaving*. Este deve ser totalmente inserido na caixa do grampeador, e o fechamento da mesma com o cuidado de forçar o grampeador para a parede anterior de modo a evitar o grampeamento da parede posterior. O instrumento é disparado e, então, removido através do ânus. A peça deverá ser conferida, e a integridade da margem deverá estar livre de doença macroscópica. A qualidade da sutura deverá ser avaliada pelo teste pneumático e/ou teste de azul de metileno. Em casos de dúvidas, ou por segurança, pode-se realizar uma sobressutura na linha de grampeamento, com fio de preferência do cirurgião.

A endometriose de toda a parede ou os nódulos de endometriose na camada muscular do reto anterior ou lateral podem também ser operados por via MI sem a abertura do reto, especialmente se limitado a uma pequena área circunscrita. Após a delineação do nódulo, um grampeador circular 29 ou 33 é usado como descrito anteriormente, e a lesão invaginada em sua abertura[48] (Figuras 88.15 e 88.16).

Ressecção segmentar

A ressecção anterior do retossigmoide via MI é indicada quando a técnica conservadora, como *Shaving* ou disco, não são factíveis, quando há lesão estenosante extensa, maior que 3 cm ou multifocal que compromete a anatomia intestinal. O reto é liberado da vagina e, caso a lesão infiltre a sua parede, deve também ser ressecada. O mesocólon sigmoide é mobilizado, e os ureteres são identificados. Ao contrário dos casos de câncer, os ramos nervosos e a artéria mesentérica inferior devem ser preservados sempre que possível, assim, sua ligadura não é obrigatória e pode ser evitada, ligando apenas os ramos do segmento intestinal a ser ressecado – que na maioria não ultrapassa 10 cm. O ideal é realizar a secção do mesocólon preservando a arcada de Riolan e mesorreto estendendo até 1 cm abaixo da lesão do reto, que na maioria das vezes é extraperitoneal, o suficiente para a ressecção com grampeador circular, como a técnica clássica. Em seguida, realiza-se uma pequena incisão no nível do púbis para exteriorizar o segmento acometido pela doença e seccioná-lo. Realiza-se a bolsa colônica para a colocação da ogiva do grampeador, ela é reintroduzida na cavidade abdominal, e a incisão é então fechada. Realiza-se a anastomose mecânica via anal pela técnica de duplo grampeamento, dois anéis completos de tecido devem estar contidos no grampeador, e pode-se realizar uma sobressutura na linha de grampo da anastomose (Figura 88.17). Na revisão da perfeição da anastomose, realiza-se o teste de azul de metileno e/ou teste pneumático. Evita-se a ostomia de proteção quando esses

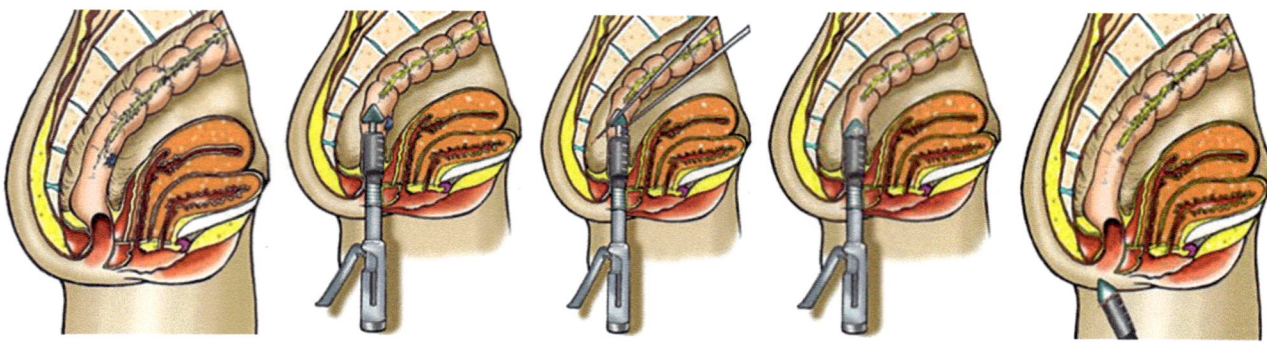

FIGURA 88.15 – *Esquema de ressecção local (disco).* Fonte: *Martin, 1995.*

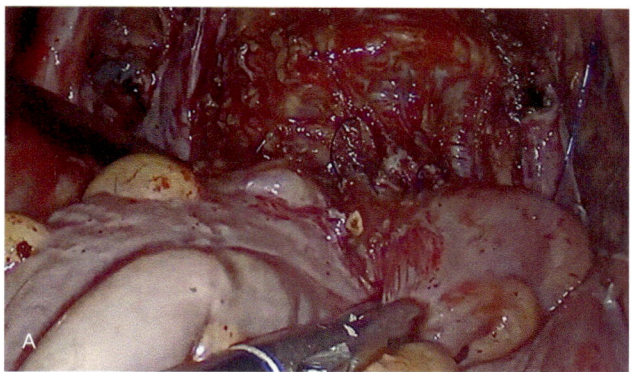
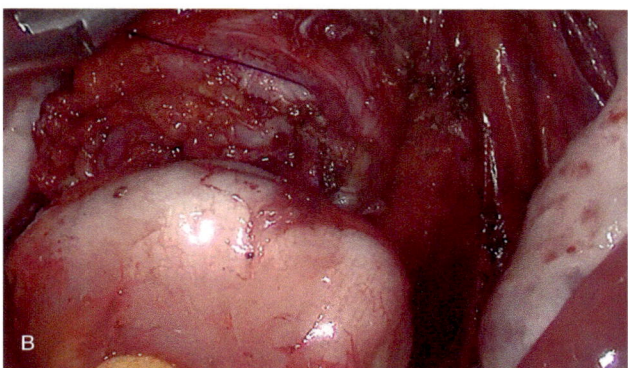
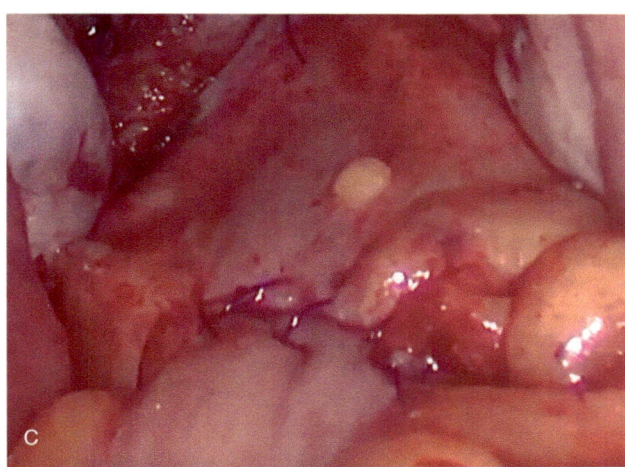

FIGURA 88.16 – *Ressecção local (disco) com sutura mecânica.* **A.** *Introdução da ogiva após realização de Shaving para diminuir lesão endometriótica e tração do local a ser realizado disco com ponta.* **B.** *fechamento da ogiva.* **C.** *Sobressutura após ressecção local (disco). Fonte: acervo dos autores.*

princípios são atingidos. A ressecção intestinal melhora os sintomas ginecológicos e gastrointestinais em todos os escores.[41] Na experiência deste autor, o vazamento na anastomose por esta técnica ocorreu em menos de 1% das pacientes, mesmo quando realizada abaixo da reflexão peritoneal (50% dos casos). Já a literatura aponta uma incidência de fístula em torno de 7,5%. A anastomose também pode ser feita intracorpórea, com introdução da ogiva pela incisão do trocater de 12 mm (após ampliação dessa) e retirada pela mesma incisão. A decisão de fazer uma anastomose retossigmoide intra ou extracorporal depende do treinamento e do nível de agilidade do cirurgião.

Ressecção mecânica do retossigmoide por via transvaginal assistida por cirurgia minimamente invasiva

Abrão e Sagae, inspirados em Redwine *et al.*,[42] descreveram a técnica de ressecção de nódulos endometrióticos no septo retovaginal por acesso vaginal. Por via combinada, abdominal e vaginal, o nódulo que compromete a parede do reto e da vagina é dissecado e liberado, exterioriza-se o segmento comprometido pela abertura da vagina no fundo de saco posterior, a lesão é ressecada, e é feita a sutura manual extracorpórea com fio de preferência do cirurgião. A alça intestinal suturada é devolvida a cavidade abdominal e suturada a brecha vaginal com fio absorvível por este acesso.[43]

Sagae e Abrão *et al.*[20] propuseram a cirurgia por via transvaginal videoassistida com sutura mecânica, permitindo a retirada de segmento intestinal com peças maiores pela vagina e anastomose colorretal terminal mecânica conhecida como NOSE (*Natural Orifice Surgery Extraction*), tornando uma opção interessante para pacientes que querem evitar cicatriz abdominal.

Até 40% das lesões avançadas no fundo de saco de Douglas[11] infiltra a parede do reto e da vagina, nesses casos a abertura vaginal produzida pela dissecção é utilizada para retirada da peça e introdução da ogiva para a confecção da anastomose intestinal intracorpórea, evitando, assim, uma incisão extra no abdômen.

Os defensores de NOSE têm relatado como benefício também menor tempo de hospitalização, menos dor, maior satisfação estética e diminuição do íleo adinâmico.[52] E a vantagem do NOSE vaginal sobre o retal é a possível menor contaminação peritoneal quando comparada à retirada da peça pelo ânus.

Tratamento cirúrgico no íleo, ceco e apêndice
Apêndice

Devido à maior probabilidade de presença de lesões endometrióticas segundo Woltuis *et al.*,[44] a apendicectomia deve ser oferecida se a excisão completa da endometriose for o objetivo cirúrgico. Como mulheres com endometriose superficial também têm um risco aumentado de endometriose no apêndice, é apropriada a discussão pré-operatória sobre provável apendicectomia. O racional sugere que em mulheres com sintomas pélvicos, durante a cirurgia ao realizar o COPE, observando-se endometriose em apêndice, íleo ou ceco, o foco deve ser tratado cirurgicamente.

Já quando se tem o acometimento apendicular, muitas vezes a diferenciação de tumor carcinoide só é possível com a análise anatomopatológica; portanto, preconiza-se a apendicectomia.[45]

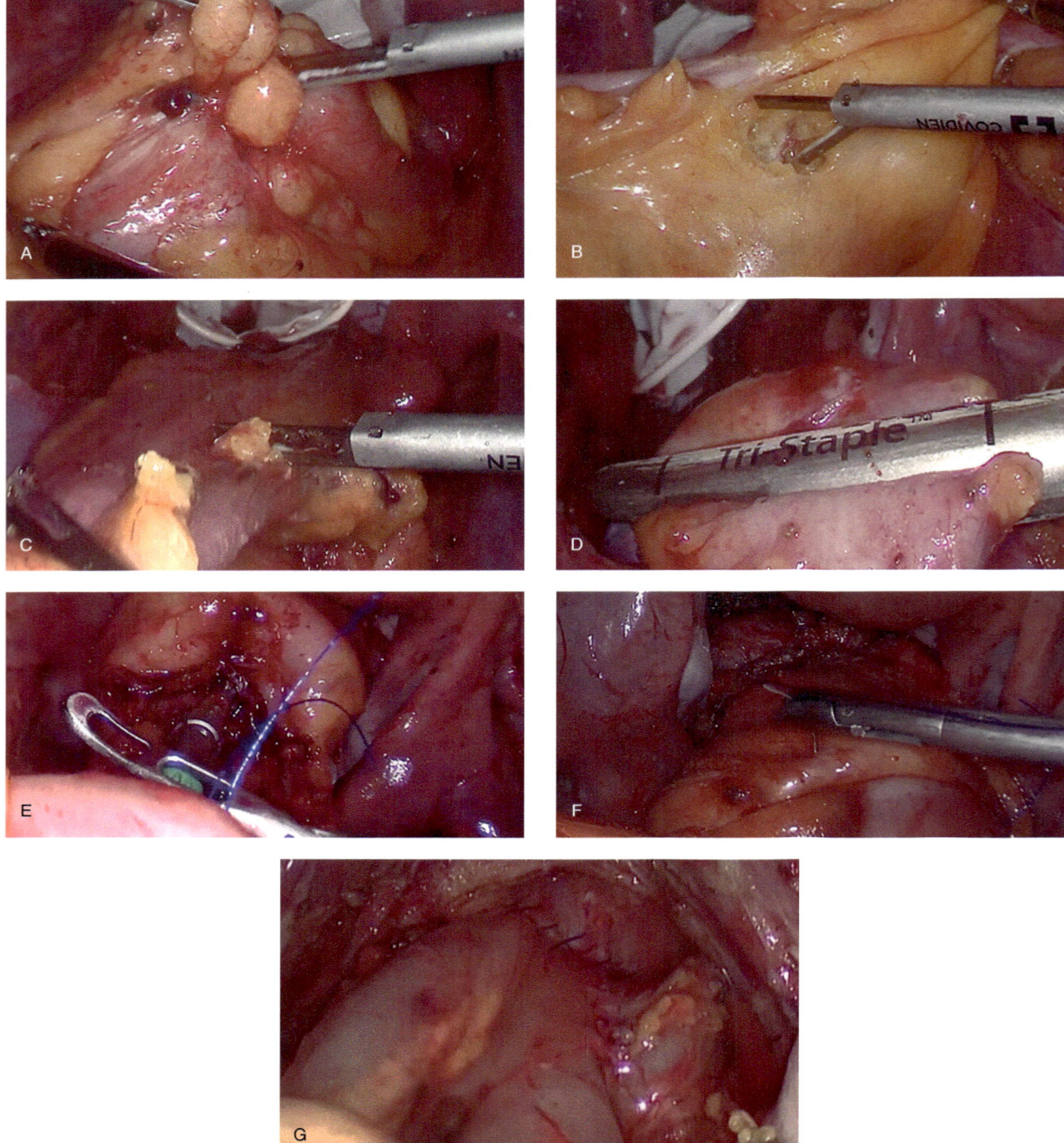

FIGURA 88.17 – *Ressecção segmentar.* **A.** *Lesão em sigmoide.* **B.** *Secção do mesocólon.* **C.** *Esqueletização do segmento de cólon que será ressecado.* **D.** *Grampeamento e secção do sigmoide.* **E.** *Anastomose intracorpórea mecânica.* **F e G.** *Sobressutura manual.* Fonte: *acervo da autoria.*

Existem situações controversas em pacientes que relatam dor no quadrante inferior direito (QID) e que, durante a cirurgia, não se visualiza nenhuma lesão nessa localização. Nesses casos a realização de apendicectomia pode aliviar a dor da paciente, segundo Gustafson *et al.*[46] Ainda no mesmo trabalho apresentado, das apendicectomias realizadas por dor em QID, 4% tinham endometriose detectada no exame anatomopatológico. Wie *et al.*[47] e Berker *et al.*[48] demonstraram em seus trabalhos que, mesmo sem sinais macroscópicos, na microscopia houve substrato patológico em 35% e 50% dos casos respectivamente; dessas pacientes 13% e 45% eram endometriose apendicular.[42,45]

Na literatura disponível sobre endometriose apendicular, a excisão do apêndice foi realizada usando duas estratégias cirúrgicas diferentes: apendicectomia seletiva, no caso de alterações grosseiras do apêndice na imagem pré-operatória,[2,7,40] ou apendicectomia incidental, definida como a remoção cirúrgica do apêndice na suspeita da doença na avaliação durante a cirurgia.

Para realizar a apendicectomia, a equipe cirúrgica muda de posição em relação à paciente se posicionando à sua esquerda, e a torre de videocirurgia à direita (posicionada em frente ao cirurgião e auxiliar). Um portal adicional pode ser necessário em posição mais adequada para a realização do procedimento. Inicia-se a apendicectomia com a mobilização do mesoapêndice e esqueletização do apêndice, e então é realizada a ligadura da artéria apendicular com eletrocautério ou pinça ultrassônica (Figura 88.18). É realizada uma sutura, com ponto transfixante, no coto apendicular e exérese do mesmo, seguido de confecção de bolsa de tabaco para invaginação do

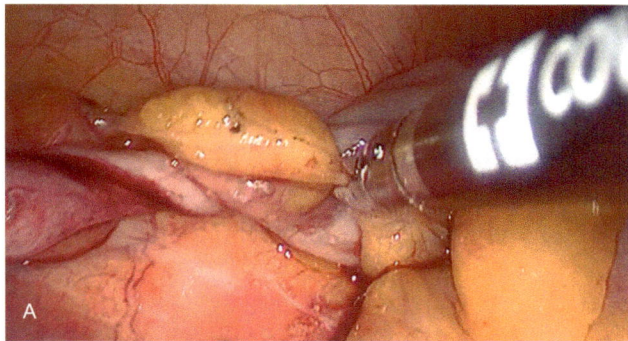
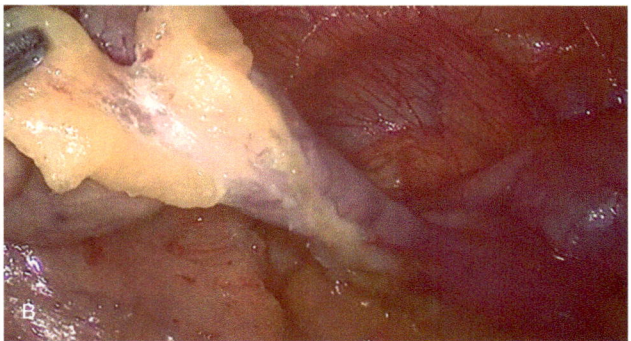

FIGURA 88.18A e **B.** *Mobilização do mesoapêndice e esqueletização do apêndice.* Fonte: *acervo dos autores.*

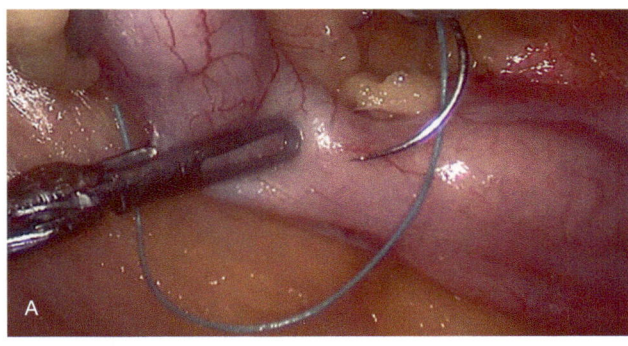
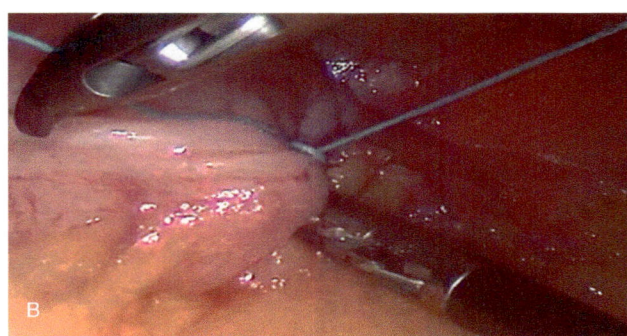
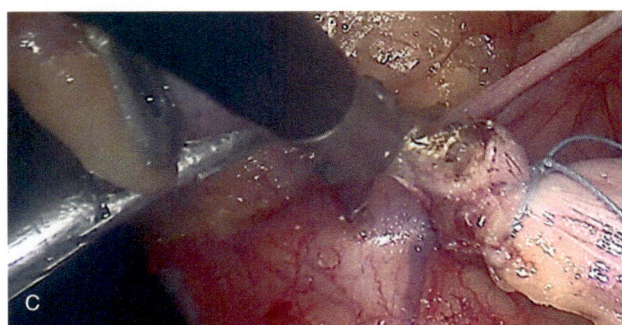
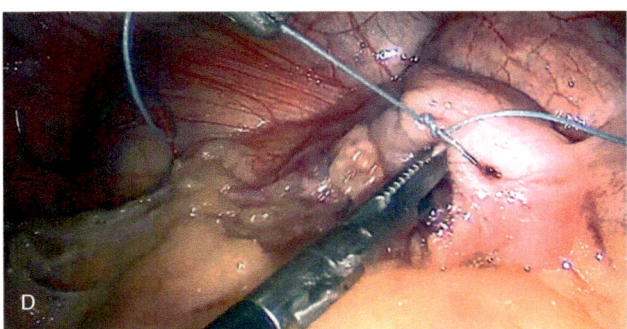
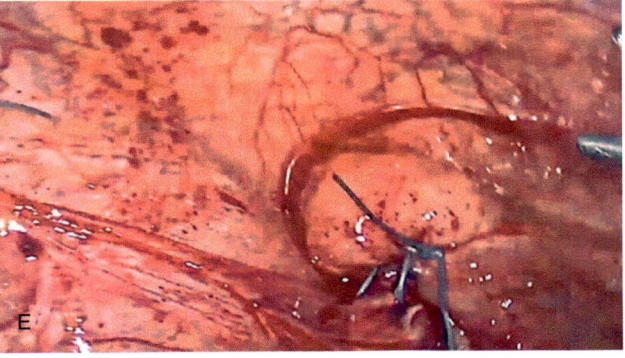

FIGURA 88.19A e **B.** *Ponto transfixante no coto do apêndice.* **C.** *Secção do apêndice.* **D** e **E.** *Invaginação do coto do apêndice com confecção de bolsa.* Fonte: *acervo dos autores.*

coto (Figura 88.19). Pode ser utilizado um endogrampeador linear nos casos de base apendicular espessada ou comprometida; nessas situações, a mobilização do ceco pode ser necessária para a realização da tiflectomia (Figura 88.20). Existem opções menos indicadas com clips metálicos e Hemoloc© para tratamento do coto apendicular. A apendicectomia aberta com mini incisão também pode ser realizada nos casos de dificuldade técnica ou riscos de complicações.

Ceco – tiflectomia

Nos casos de endometriose de ceco, o procedimento realizado é a tiflectomia, com endogrampeador linear, após sua liberação e mobilização, utilizando uma ou duas cargas e mantendo a margem cirúrgica de 1 cm (Figura 88.21). Casos selecionados podem-se ressecar e suturar manualmente tendo cuidado com vazamento do conteúdo fecal, utilizando o fio de preferência do cirurgião: absorvível ou inabsorvível, mono ou multifilamentar, em plano único ou duplo.

Íleo

No tratamento cirúrgico do íleo devemos avaliar infiltração, tamanho, deformidade, localização e número das lesões.

Íleo – Shaving

Lesões superficiais, pequenas e com poucas deformidades podem ser tratadas por técnica de *Shaving* (Figura 88.22), que consiste em regular o bisturi elétrico monopolar no sistema corte e

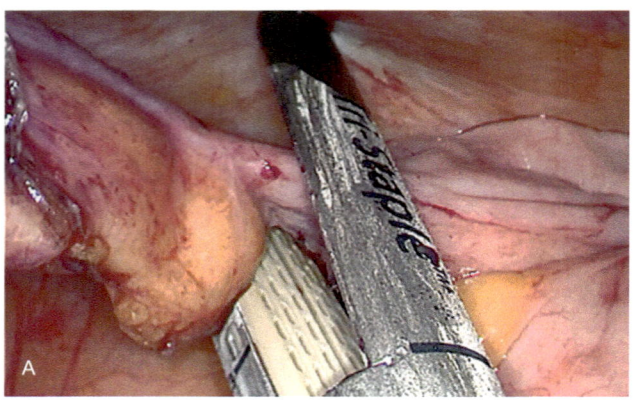
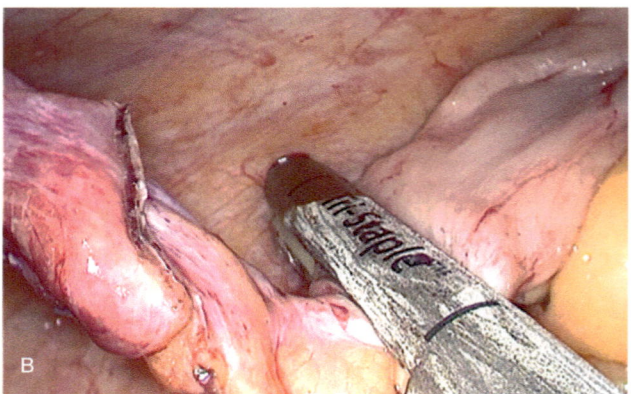

FIGURA 88.20A e B. *Grampeamento do apêndice.* Fonte: *acervo dos autores.*

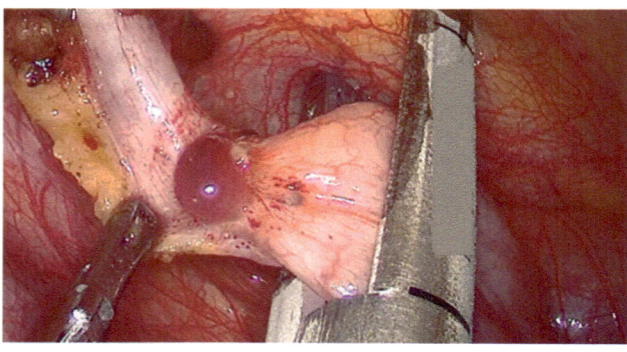
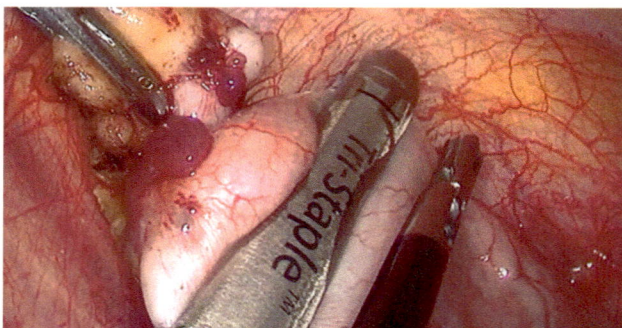
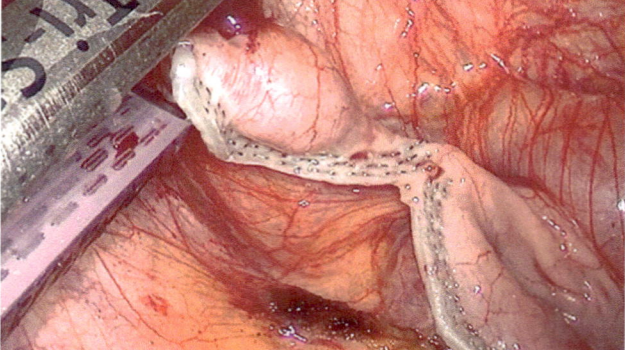
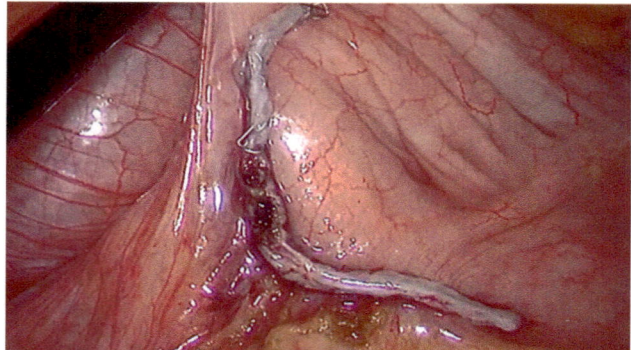

FIGURA 88.21A–D. *Tiflectomia com uso de endogrampeador.* Fonte: *acervo dos autores.*

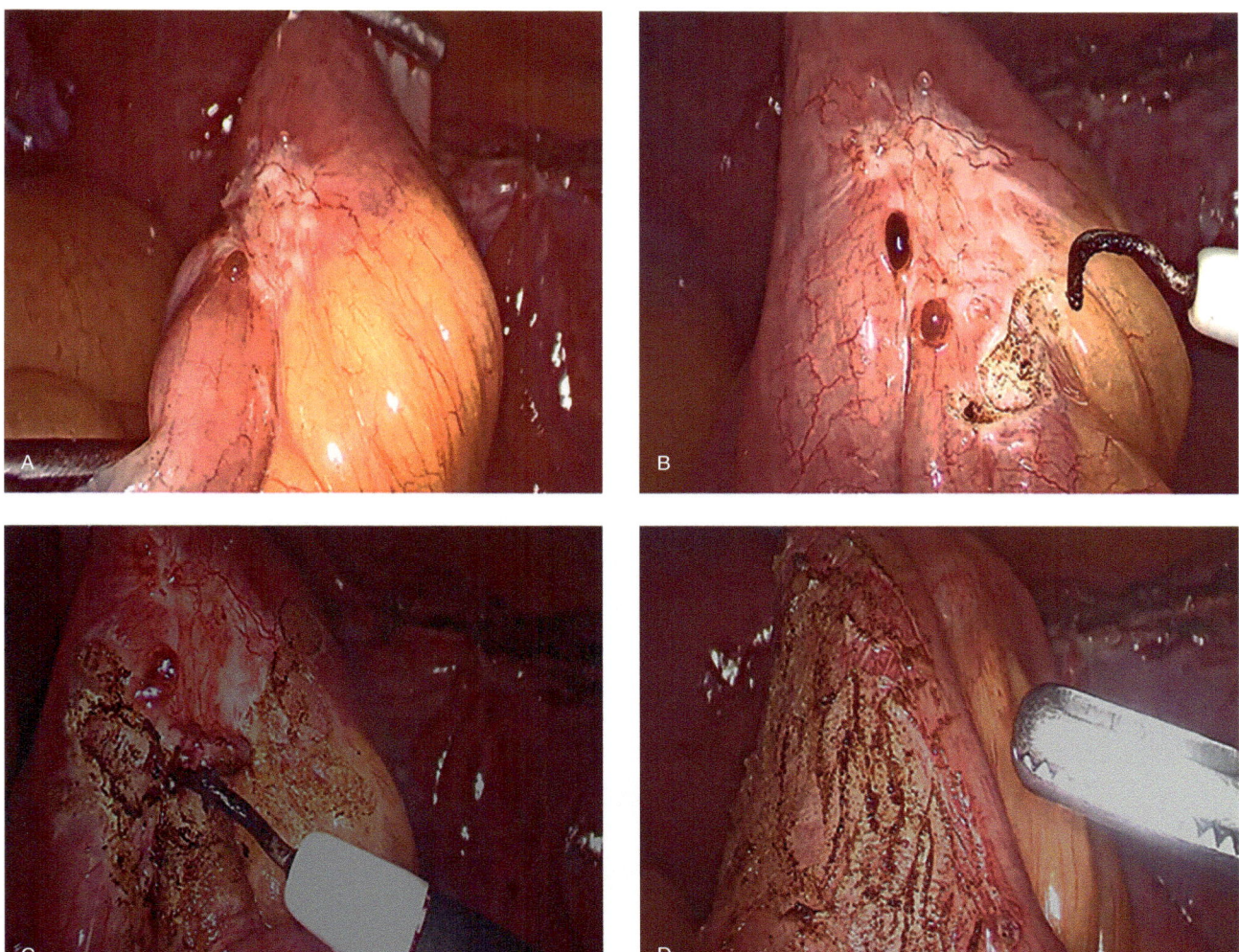

FIGURA 88.22 — **A.** *Lesão endometriótica em íleo.* **B** e **C.** *Shaving.* **D.** *Aspecto final após ressecção e sutura. Fonte: acervo dos autores.*

coagulação de intensidade leve em torno 15 a 20 watts de potência. Com cuidado, aplica-se o sistema corte no tecido e nos vasos, e, com sangramento, o sistema de coagulação, como demostra a Figura 88. 23 Deve-se ter o cuidado de retirar toda a lesão e, caso necessário, realizar a sutura sobre o leito deformado pelo *Shaving*.

Íleo – Ressecção em cunha (disco)

As lesões infiltrativas, pequenas, com pouca deformidade, podem ser extirpadas com incisão em cunha e sutura, como mostra a Figura 88.23.

Íleo – ressecção segmentar e ileocolectomia

Lesões extensas no íleo devido a calibre menor que o cólon podem exibir quadro de suboclusão intestinal, quando compromete mais de 50% da parede, ou mais de 3 cm longitudinalmente e/ou lesão muito próxima à válvula ileocecal, uma ressecção segmentar do íleo ou ressecção ileocecal pode ser realizada.[49]

Na enterectomia utiliza-se um portal de 12 mm na linha hemiclavicular esquerda para a passagem do grampeador e anastomose intracorpórea. Procede-se com a mobilização do ceco e parcial do cólon direito, com liberação da goteira até o mesocólon. Em seguida, realiza-se a secção dos vasos do mesentério com utilização de pinça ultrassônica; a secção realizada é justacólica, mantendo a arcada vascular, secciona o cólon direito e do íleo (separadamente) com endograampeador linear. Realiza-se um ponto para fixação entre as duas alças em posição isoperistáltica, abertura das alças do delgado e cólon com eletrocautério, introduz-se o endograampeador nas duas brechas e realiza-se íleo-coloanastomose. Pode-se complementar com sobressutura contínua com fio absorvível e fechamento da brecha do mesentério (Figura 88.24).

A ileocolectomia direita implica na retirada da válvula ileocecal promovendo um aceleramento do trânsito intestinal, fato que deve ser considerado na decisão cirúrgica e esclarecido com a paciente.

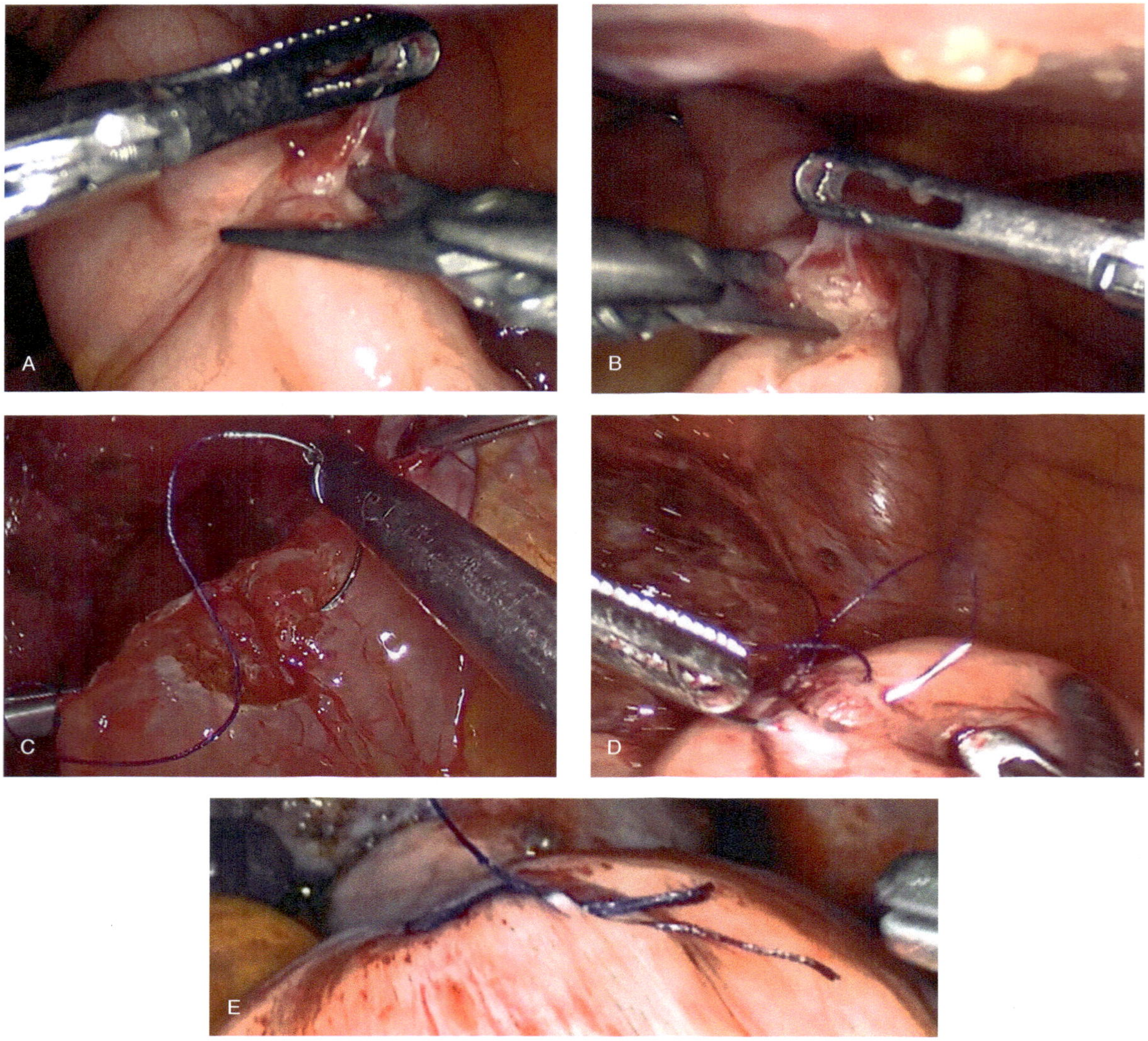

FIGURA 88.23 – **A.** Lesão endometriótica em íleo. **B.** Ressecção em cunha. **C.** Sutura laparoscópica manual. **D e E.** Aspecto final após ressecção e sutura. Fonte: acervo dos autores.

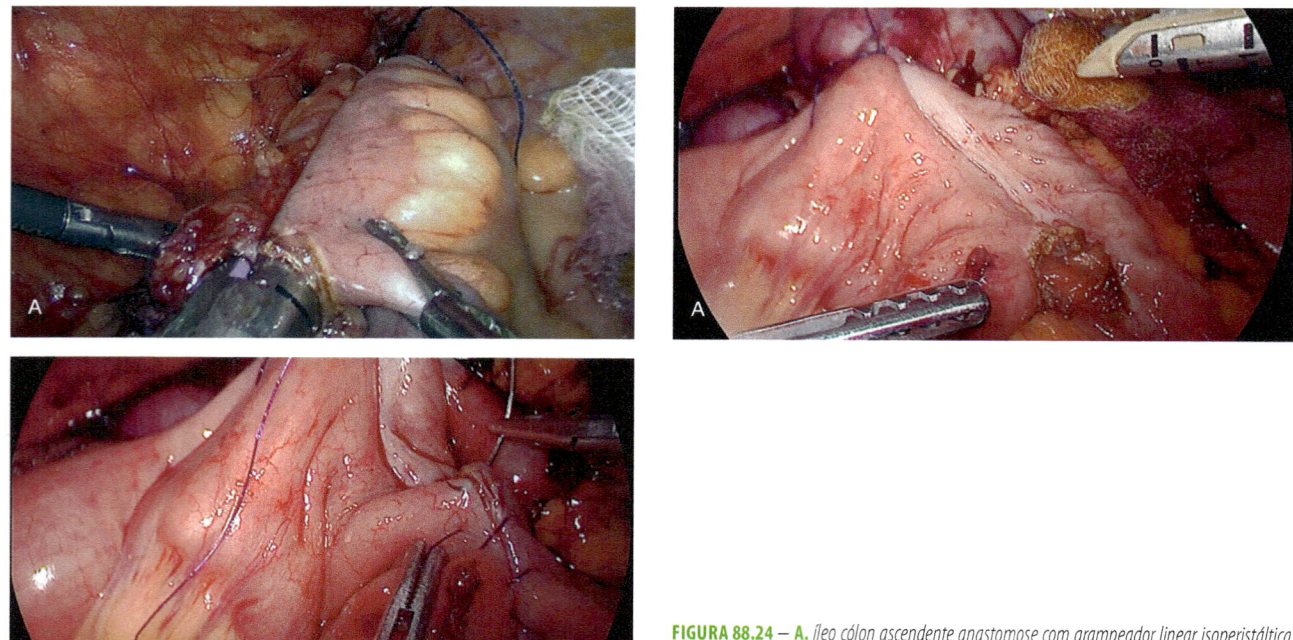

FIGURA 88.24 – **A.** Íleo cólon ascendente anastomose com grampeador linear isoperistáltica. **B.** Íleo transverso anastomose com grampeador linear isoperistáltica. **C.** Complementação com sutura da brecha do grampeador. Fonte: acervo dos autores.

Técnicas alternativas para apêndice e íleo

Na apendicectomia, após liberar o mesoapêndice, que diferente da apendicite aguda clássica, não tem infecção e tecido inflamatório exuberante, conservando o formato, é possível tracionar pelo orifício do trocater de 10 mm da fossa ilíaca direita e realizar a bolsa e sutura do coto apendicular manualmente. Essa técnica é muito útil para cirurgiões que têm dificuldade em realizar suturas por via MI, contudo deve ser evitada em obesas. Outra alternativa é usar dois clipes no coto do apêndice – metálicos ou Hemoloc®.

No caso de lesões múltiplas no íleo, aproveita-se uma das incisões dos portais de 10 mm, e com pequena ampliação (ou no portal do umbigo ou da fossa ilíaca direita), pode-se realizar o procedimento extracorpóreo manualmente com instrumentais de cirurgia por laparotomia, como *Shaving*, ressecção em cunha e ressecção segmentar com anastomose manual ou mecânica.

Pós operatório

No pós-operatório, o tratamento antibiótico é somente profilático, sendo que a antibioticoterapia é mantida eventualmente em alguns casos selecionados, conforme critério médico. A alimentação pode ser introduzida já no primeiro dia seguindo protocolo de *fast track*. A terapia hormonal deve ser individualizada, e a escolha e o tempo de uso normalmente são decididos pelo ginecologista.

Complicações

As complicações cirúrgicas das ressecções intestinais na endometriose são semelhantes às encontradas no pós-operatório por outras afecções, porém com menor incidência. Isso se deve a dois fatores importantes: as pacientes são jovens e as ressecções intestinais são menores, com preservação da vascularização e inervação.

A dificuldade técnica é encontrada principalmente nas lesões infiltrativas de reto extraperitoneais, o que pode levar a um aumento na incidência de fístulas, conversões cirúrgicas e eventual necessidade de ostomias, mesmo assim, esses eventos são bem menores. O insucesso no controle dos sintomas clínicos ocorre com mais frequência nos casos de escarificações em relação à ressecção intestinal na taxa de 80% a 92%, porém com menor taxa de complicações: 6% na escarificações, 23% nas ressecções em disco e 38% nas ressecções segmentares.[34]

A mais grave complicação consiste no surgimento de fístula anastomótica, com incidência em torno de 2,8% a 10,3%, segundo Keckstein et al.[49] e Dubernard et al.[36] Com experiência, é comum diminuir a incidência e as complicações.

A formação de aderências é uma das grandes preocupações no pós-operatório devido à característica fibrótica das lesões e à manipulação extensa na cirurgia, por ser multifocal e acometer vários órgãos.[37,40,50]

Outras complicações, como lesões inadvertidas de alça intestinal, retenção e infecção urinária, dor pós-operatória, íleo paralítico, sangramento, abscesso e estenose da anastomose têm sido descritas com incidência menor que 1%.[42]

Complicações tardias, como a síndrome de LARS, podem ocorrer nos casos de ressecção do reto com anastomose baixa, disseções extensas, associações de cirurgias, em especial nas intervenções dos ureteres. O risco de essa síndrome ocorrer de forma grave acontece quando há a necessidade de anastomose baixa e intervenção nos dois ureteres.

As cirurgias realizadas – apendicectomia, ressecção em cunha, *Shaving* ou ileotiflectomia – não adicionam morbidade significativa à paciente. Atualmente, não há estudos comparativos que forneçam dados sobre os resultados para endometriose envolvendo locais extrapélvicos.[51]

Conclusão

O aprimoramento do diagnóstico por meio de imagem, o advento da videocirurgia e a melhor compreensão da extensão da doença requerem um centro de endometriose com um ginecologista experiente e que coordene a interação de uma equipe multidisciplinar composta por coloproctologista, urologista, radiologista e equipes paramédicas. Com o diagnóstico preciso, o grau adequado de planejamento, o cirurgião pode tratar eficazmente a endometriose intestinal.

O sucesso do tratamento cirúrgico depende do conhecimento em procedimento cirúrgico MI, tais como *Shaving*, ressecção em disco e ressecção intestinal, habilidade em realizar suturas internas, uso de grampeadores e bisturis ultrassônicos, bem como é valido ressaltar a obrigatoriedade da realização do inventário da cavidade abdominal (COPE) e treinamento em cirurgia conservadora como *Shaving* e disco, por se tratar de doença benigna, multifocal e eminentemente peritoneal.

Deve-se ter em mente que o objetivo principal é tratar as pacientes sofridas, frequentemente com problemas profissionais, sexuais, matrimoniais e de fertilidade. Devem ser evitados o tratamento incompleto, de um lado, e o tratamento mutilador, do outro. A busca do equilíbrio passa pelo conhecimento e bom entendimento entre os diversos especialistas e a paciente.

A endometriose é uma doença benigna que acomete mulheres jovens e deve ser tratada como tal, não devendo ser operada com conceito oncológico.

Referências bibliográficas

1. Bong J. W., Yu C. S, Lee, J. L. et al. Intestinal endometriosis: Diagnostic ambiguities and surgical results. Cases World J. Clin. 2019. (4): 441–451.
2. Laganà, A. S., Simone Garzon, S., Götte, M. The Pathogenesis of Endometriosis: Insights from Cellular and Molecular Biology. Int J Mol Sci. 2019; 20 (22): 5615.
3. Macafee CHG & Greer HLH. (1960) In Keighley, M.R.B; Williams, N.S. Cirurgia do Ânus, Reto e Colo. Volume 2. 1ª Edição, São Paulo: Editora Manole. 37,1164-7, 1998.
4. Sampson JA. "Perforating hemorragic (chocolate) cysts of the ovary, their importance and specially their relation to pelvic adenomas of endometrial type." Arch Surg. 3:245, 1921.
5. D'Hooghe TM, Debrock S. "Endometriosis, retrograde menstruation and peritoneal inflammation in women and in baboons." Hum Reprod Update. 1:84-8, 2002.
6. Mathur S, Peress MR, Williamson HO, et al. "Autoimmunity to endometrium and ovary in endometriosis." Clin Exp Immunol. 1982;50(2):259-66.
7. Weed JC, Arquembourg PC. "Endometriosis: can it produce an autoimmune response resulting in infertility?" Clin Obstet Gynecol. 1980;23(3):885-50.
8. Meyer R. "Uber then stude der Frage der Adenomyoma in Allgemeinen und Adenomyonetitis Sarcomatosa." Zentralbl Gynakol. 1919; 36:745-59.
9. Nisolle M, Donnez J. "Peritoneal endometriosis, ovarian endometriosis, and adenomyotic nodules of the rectovaginal septum are three different entities." Fertil Steril. 68(4):585-96, 1997.
10. Koninckx PR, Riittinen L, Seppala M, et al. "CA-125 and placental protein 14 concentrations in plasma and peritoneal fluid of women with deeply infiltrating pelvic endometriosis." Fertil Steril. 57(3):523-30, 1992.
11. Prianishnikov, V. A. On the concept of stem cell and a model of functional-morphological structure of the endometrium. Contraception. 1978
12. Martin DC. Atlas de Endometriose. Londres: Times Mirror International Publishers, 1995.
13. Cornillie FJ, Oosterlynch D, Lauwergs JM, Koninckx PR. Deeply Infiltrating Endometriosis Hystology and Significance. Fertil Steril, 1992.
14. Abrão MS. Endometriose: uma visão contemporânea. Rio de Janeiro: Revinter, 2000.
15. Uohara J.K., Kovara T.Y. Endometriosis of the appendix. Report of twelve cases and review of the literature. Am J Obstet Gynecol 1975; 121:423– 6.
16. Harris, R.S., Foster, W.G., Surrey, M.W., et al. Appendiceal disease in women with endometriosis and right lower quadrant pain. J Am Assoc Gynecol Laparosc 2001; 8:536 – 41
17. Mittal V.K., Choudhury S.P., Cortez J.A. Endometriosis of the appendix presenting as acute appendicitis. Am J Surg 1981; 142:519.
18. Panzer, S.; Pitt, H.A.; Wallach, E.E.; et al. Intussusception of the appendix due to endometriosis. Am J Gastroenterol 1995; 90:1892–3
19. Sagae EU. Endometriose do trato gastrointestinal: correlações clínicas e laparoscópicas; papel da corrida dos órgãos peritoneais na endometriose (COPE). Tese de Mestrado. 2005.
20. Sagae UE; Lopasso F; Abrão MS; et al. Endometriose do Trato Gastrintestinal - Correlações Clínicas e Laparoscópicas. Rev bras Coloproct, 2007;27(4): 423-431.
21. Agarwal SK, Chapron C, Giudice LC, et al. Diagnóstico clínico de endometriose: um apelo à ação. Am J Obstet Gynecol. Abril de 2019; 220 (4): 354.e1-354.e12.
22. Eskenazi B, Warner M, Bonsignore L, et al. Estudo de validação de diagnóstico não cirúrgico de endometriose. Fertil Steril. Novembro de 2001; 76 (5): 929-35.
23. Gonçalves MO, Podgaec S, Dias JA Jr, Gonzales M e Abrão MS. Transvaginal ultrasonography with bowel preparation is able to predict the number of lesions and rectosigmoid layers affected in cases of deep endometriosis, defining surgical strategy. Hum Reprod. 2010;25(3):665-71. Advance Access published December 19, 2009
24. Brandão A C, Peixoto CO, Pinho M A . Atlas de Ressonância em Endometriose. Rio de Janeiro: Revinter, 2014.
25. Brandão A C, Peixoto CO, Pinho MA. Atlas de Ressonância em Endometriose. Rio de Janeiro: Revinter, 2015.
26. Murad-Regadas, S.M.; Regadas, F. S. P. Dynamic Two and Three-dimensional ultra-sonography: Echodefecography. In: PESCATORI, M. et al. Imaging Atlas of the Pelvic Floor and Anorectal Diseases. Italia: Springer-Verlag, 2008b:205-17.
27. Lima, D. M. R., Sagae, U. E.; Cavalli, N.; et al. Importance of the Three-Dimensional Anorectal Ultrasonography in Deep Endometriosis. Rev bras Coloproct Outubro/Dezembro, 2009
28. Xiao Zhang, X., He, T., Shen, W. Comparison of physical examination, ultrasound and magnetic resonance techniques for the diagnosis of deep infiltrating endometriosis: a systematic review and meta-analysis of diagnostic accuracy studies. Exp Ther Med. 2020; 20 (4): 3208–3220.
29. Murad-Regadas SM, Regadas FSP. Ultrassonografia Anorretal Bi e Tridimensional. In: Distúrbios Funcionais do Assoalho Pélvico – Atlas de Ultrassonografia Anorretal Bi e Tridimensional. Rio de Janeiro: Revinter, 2006.
30. Lima, D. M. R.; Lara, B. Ebrahim K. et al., Standardization of endometriosis surgery - the coloproctologist's vision J. Coloproctol. 2019, 39:3.
31. Desplats, V., Vitte, R. L., Cheyron, J. Pre-operative rectosigmoid endoscopic ultrasound predicts the need for intestinal resection in endometriosis. World J Gastroenterol. 2019; 25 (6): 696–706.
32. Chapron C, Vieira M, Chopin N. Accuracy of rectal endoscopic ultrasonography and magnetic resonance imaging in the diagnosis of rectal involvement for patients presenting with deeply infiltrating endometriosis. Ultrasound Obstet Gynecol 24:175 –9, 2004.
33. Gimonet, H.; Laigle-Querat, V., Ploteau, S. et al. Is pelvic MRI in women presenting with pelvic endometriosis suggestive of associated ileal, appendicular, or cecal involvement? Abdominal Radiology 2016. 41:2404–2410.
34. Abrao, M. S., Petraglia. F, Falcone, T. et al. Deep endometriosis infiltrating the recto-sigmoid: critical factors to be considered before treatment. Hum. Reprod. 2015; 21 (3): 329-39.
35. American Fertility Society: Revised American Fertility Society classification of endometriosis. 1985. Fertil Steril 43:351-3, 1996.
36. Dubernard G, Pikett M, Rouzier R, et al. Quality of life after laparoscopic colorectal resection for endometriosis. Human Reproduction 21(5),1243–47, 2006.
37. Bartkowiak, R; Zieniewicz, K; Kaminski, P. Diagnosis and treatment of sigmoidal endometriosis a case report. Med Sci Monit 6(4):787-90, 2000.
38. Carrington Jr, W. Endometriosis of the colon in Elderly Women. Annals of Surg. 1963. V.157, p. 974-79.
39. Koninckx PR, Ide P, Vanderbrouche W. et al. New aspects of the pathophysiology of endometriose and associated infertility. J Reprod Med 24:257-260.
40. Darai E, Thomassin I, Barranger E, et al. Feasibility and clinical outcome of laparoscopic colorectal resection for endometriosis. Am J Obstet Gynecol 192(2),394-400, 2005.
41. Mohr C, Nezhat FR, Nezhat CH, et al. Fertility considerations in laparoscopic treatment of infiltrative bowel endometriosis. JSLS (JSLS: Journal of the Society of Laparoendoscopic Surgeons / Society of Laparoendoscopic Surgeons. 9(1):16-24, 2005.
42. Redwine, D.B; Koning, M; Sharpe, D.R. Laparoscopically assisted transvaginal segmental resection of the rectosigmoid colon for endometriosis. Fertill Steril 65(1):150-7, 1996.
43. Abrão MS, Sagae UE, Gonzales M, et al. Treatment of rectosigmoid endometriosis by laparoscopically assisted vaginal rectosigmoidectomy. Int J Gynaecol Obstet 91(1): 27-31; 2005.

44. Wolthuis, A. M., Meuleman, C., Tomassetti, C. Intestinal endometriosis: perspective of the colorectal surgeon in a multidisciplinary surgical team. World J Gastroenterol. 2014; 20 (42): 15616–15623.
45. Von Rokitansky, C. Uber Uterusdrusen-Neubildung in Uterus- und Ovarial--Sarcomen, Ztschr. k. k. Gesselsch. Aerzte Wien, 1860. 16:577-581.
46. Gustofson, R.L., et al., Endometriosis and the appendix: a case series and comprehensive review of the literature. Fertil Steril, 2006. 86(2): p. 298-303.
47. Wie HJ, et al. Is incidental appendectomy necessary in women with ovarian endometrioma? Aust N Z J Obstet Gynaecol, 2008.
48. Berker B., Lashay N., Davarpanah R., et al. Laparoscopic appendectomy in patients with endometriosis. J Minim Invasive Gynecol. 2005; 12(3):206-9.
49. Keckstein J, Ulrich U, Kandolf O, et al. Laparoscopic therapy of intestinal endometriosis and the ranking of drug treatment. Zentralbl Gynakol 2003.
50. Orbuch, I.K., et al., Laparoscopic treatment of recurrent small bowel obstruction secondary to ileal endometriosis. J Minim Invasive Gynecol, 2007. 14(1): p. 113-5.
51. Abrão, M. S., Gonçalves, M. O. C., Dias Jr. J. A, et al. Comparison between clinical examination, transvaginal ultrasound and magnetic resonance imaging for the diagnosis of deep endometriosis. Hum. Reprod. 2007; 22 (12): 3092-7
52. Reich, M.D.H. Laparoscopic Excision of deep fibrotic endometriosis of the cul-de-sac and rectum (extensive endometriosis). Columbia University College of Physicians and Surgeons. New York, 1999.

89 Afecções Cirúrgicas do Fígado

89.1 Abscesso Hepático

Luiz Alberto Rodrigues de Moraes
José Maria Cardoso Salles

Introdução

O abscesso hepático, seja de etiologia piogênica, seja de etiologia amebiana; apresenta grande importância clínica, não só pela incidência relativamente alta e universal do piogênico e incidência alta em regiões como: Índia, África, México e no Brasil, na região Amazônica; bem como das complicações advindas do diagnóstico tardio e tratamento incorreto destes pacientes. Em ambas as etiologias, o diagnóstico é feito de maneira semelhante e a ultrassonografia e tomografia computadorizada representam os métodos de imagens de escolha. Importância particular deve ser dada ao diagnóstico etiológico, pois o tratamento difere em uma e outra forma. Na etiologia piogênica a antibioticoterapia deverá ser acompanhada de um procedimento invasivo de drenagem. Na etiologia amebiana o tratamento poderá ser apenas com o uso de derivados nitroimidazólicos, ficando os procedimentos invasivos reservados para situações especiais.

Abscesso piogênico do fígado (APF)

Introdução

O abscesso hepático é conhecido desde Hipócrates que apresentava especulações quanto ao prognóstico dos pacientes, baseado no tipo de fluído encontrado nas cavitações e no odor deste material.[37,68]

A primeira publicação de uma série de pacientes, foi feita em 1938 por Ochsner e cols.[54] analisando 47 pacientes. Neste período o APF era uma doença de jovens, na 2ª e 3ª décadas de vida, tendo como principal etiologia a pileflebite secundária a apendicite aguda. Este foi o perfil durante a era pré-antibiótico.

Após este tempo, o APF tem sofrido alterações na sua etiologia. Desordens hepatobiliares e a origem criptogenética, têm sido agora relatadas como as principais causas[10]. Esta mudança trouxe consigo uma alteração na faixa etária, passando, a 6ª e 7ª décadas a deter a maior incidência.[29]

As alterações na etiologia parecem ter afetado a incidência nos últimos 65 anos. Os já citados Ochsner e cols.[53] relatam uma incidência de 8 casos por 100.000 internações hospitalares. Em estado recente Huang e cols., relatam uma incidência de 20 casos por 100.000 admissões hospitalares.[38] Este inequívoco aumento da incidência reflete também, uma melhora nos meios diagnósticos, pois nestes anos, vimos o aparecimento e desenvolvimento da ultrassonografia e tomografia axial computadorizada que sem dúvida mudaram o rumo do diagnóstico dos abscessos hepáticos.

Etiologia

APF resulta de uma infecção bacteriana do parênquima hepático e subsequente infiltração de neutrófilos e outros polimorfos nucleares que formam uma coleção de pus: A etiologia do A.P, pode ser caracterizada de acordo com a rota pela qual chega ao fígado[56].

A obstrução biliar, aparece como fator etiológico mais frequente em vários trabalhos na literatura[17,38,69]. Além da obstrução biliar seja de natureza maligna ou benigna que representam cerca da metade dos casos. Outras causas são incriminadas, os por pileflebite, os APF pós-trauma, os criptogenéticos, os por extensão direta, e os pós-tratamento dentário[17,27,56,69,76,88].

A litíase da via biliar acompanhada de estenose é predominante nas publicações orientais[9,28], enquanto as obstruções malignas estão adquirindo uma grande importância nas séries ocidentais[17,38,77].

A pileflebite é cada dia menos identificada como causa de APF, porém em algumas séries, ainda representa uma considerável incidência e, está acompanhando não só a apendicite, como, qualquer foco de sepses intra-abdominal; podendo ser causa de abscesso hepático[56].

Tanto o trauma fechado, como o penetrante podem ser acompanhados de APF. Volumosos hematomas intraparenquimatosos do fígado ou necrose hepática pós-trauma, podem ser o ponto de partida – área estéril – para o assestamento bacteriano e consequente abscesso[56].

A quase totalidade das séries de APF, mostra uma incidência significativa de abscessos criptogenéticos, isto é, a origem destes é desconhecida[69]. A incidência nas diversas séries varia entre 20-45%[18,77]. Estes pacientes apesar de submetidos a US e CT, não se consegue reconhecer nenhuma fonte que possa ser incriminada como responsável. Cohen e cols. em 1989, recomendam que todos os pacientes com diagnóstico etiológico de APF criptogenéticos, devem ser submetidos à completa avaliação biliar e gastrointestinal.[20] Com esta completa avaliação, não concordam Seetto e cols.[77] Dizem que estas investigações não são desprovidas de riscos, e que só deve, esta avaliação, ser realizada se houver suspeitas clínicas ou radiológicas de doença biliar ou gastrointestinal.

O APF, pode resultar da extensão direta de infecção para o fígado. A colecistite aguda, infecção do espaço subfrênico, perfuração gástrica ou intestinal diretamente para o fígado, são exemplos desta etiologia.[56]

Diversos são os fatores predisponentes associados ao aparecimentos do APF, na tentativa de sistematizar estes fatores procuramos lista-los na Tabela 89.1.

Além dos fatores listados na Tabela 89.1, de especial interesse para os países tropicais é o trabalho originado de Belo Horizonte onde os autores chamam a atenção para a possibilidade da Toxocariasis, ser fator predisponente do APF.[1]

Tabela 89.1
Fatores predisponentes associados ao APF
Aids
Cirurgia biliar
Corpo estranho biliarpróteses, fios de sutura, *sump* síndrome
Cirrose
CPRE
Papilotomia endoscópica
Diabetes
Lesão vascular (arterial/portal)

Bacteriologia

A natureza piogênica do abscesso hepático é confirmado por estudos microbiológicos de material obtido de aspiração diretamente dos abscessos ou de hemoculturas[38,77]. Chemaly e cols. enfatizam o valor da coloração pelo Gram no material aspirado dos abscessos. Estes autores demonstram que a coloração pelo Gram apresenta uma sensibilidade e especificidade tanto para casos Gram-positivos, quanto para bacilos Gram-negativos, superior a sensibilidade e especificidade daquela obtida pela hemocultura. Afirmam os autores que ambos os testes Gram e hemocultura oferecem detecção incompleta do conteúdo microbiológico do APF e que, sempre devem ser completados com cultura do material aspirado[17].

A maioria dos APF, tem flora polimicrobiana. As bactérias mais frequentes isoladas são: a Escherichia Coli, Klebsiella pneumoniae (bactéria esta que tem sido frequentemente encontrada em pacientes diabéticos)[69]. Outras bactérias Gram-negativas também são encontradas tais como: Proteus spp., *Enterococus*, *Citrobacter* spp., *Enterobacter* e *Pseudomonas aeruginosa*. Dentro os anaeróbios os mais frequentes são: Bacteroide fragilis, outros bacteroides, Steptococus anaeróbio e *Clostridium* spp. Dentre os aeróbios Gram-positivos os que apresentam maior incidência são: *Staphylococus aureus* e o *Streptococus millari*[17]. Corredoira e cols. em uma série de 37 pacientes com APF, encontram o S. milleri, como o organismo mais frequentemente isolado. Os autores quando comparam os pacientes que tiveram o *S. milleri* isolado, com pacientes com outras bactérias presentes, verificam que naqueles a duração dos sintomas é maior (42 *versus* 11 dias) e que os portadores de *S. milleri*, raramente apresentam quadro clínico toxêmico[22]. Concluem os autores que quando em uma hemocultura houver a presença do S. milleri, um abscesso hepático oculto, deve sempre ser investigado[22].

Nas últimas duas décadas no Taiwan, o APF, tem sido causado por um único microrganismo, Klebsiella pneumoniae que é frequentemente associado a grave complicação, a endoftalmite especialmente em pacientes diabéticos. Fung e cols. estudando a sorotipagem da *K. pneumoniae* concluem que o sorotipo K1 é mais frequentemente associado à endoftalmite e diabetes[32].

Huany e cols. chama atenção para elevada incidência de abscessos com bactérias resistentes a vários antibióticos e a emergência de bactérias e fungos causando abscessos. A presença de fungos está quase sempre ligado ao uso de quimioterápicos[56].

Em pacientes portadores do vírus HIV, o *Mycobacterium tuberculosis* tem sido implicado como agente contaminante do APF[30].

Dois estudos recentes encontraram associação rara do citomegalovírus e *Fusobacterium necrophorum* como agentes etiológicos do APF.

Quadro clínico

A apresentação clínica é quase sempre subaguda. Frequentemente os pacientes relatam a presença dos sintomas algumas semanas antes da internação.

Dor abdominal e febre são os sintomas mais frequentes na quase totalidade dos pacientes. A dor é de localização preferencial em hipocôndrio direito. Os outros sintomas não específicos podem estar presentes: náuseas, vômitos, mal estar e perda de peso. Quando existe comprometimento diafragmático pode estar presente a dor tipo pleurítica, a tosse e a dispneia[56].

Muitos pacientes são admitidos em franca septicemia ou com quadro de peritonite secundária a ruptura do abscesso na cavidade peritoneal[56,69].

Ao exame físico, a febre, dor no QSD e hepatomegalia são os achados mais frequentes. A icterícia presente em 20% a 25% dos pacientes, nos indica comprometimento do trato biliar[77,69].

Sintomas e sinais de origem torácica são presentes em 25% dos pacientes e nos indica o comprometimento da base pulmonar direita[56].

Quadro laboratorial

A quase totalidade dos pacientes com APF, apresentam alterações laboratoriais. A leucocitose é encontrada em 80% a 90% dos pacientes. Quando presente a anemia nos fala a favor de cronicidade da doença. A VHS é quase sempre elevada.

Nas provas de função hepática dos pacientes com APF, encontramos elevação da fosfatase alcalina em 80% dos casos, alteração da dosagem da bilirrubina em 25% dos pacientes e elevação dos transaminases em 60% dos portadores de APF.

Hipoalbuminemia e elevação do tempo de protrombina estão presentes com alguma frequência.

Métodos de imagem

Raios X

São menos utilizados nos dias atuais que no passado, mas nem por isso deixam de ter importância.

Na radiografia de tórax de pacientes com APF, podemos encontrar alterações: a elevação da hemicúpula diafragmática direita, infusões pleurais à direita e atelectasias à direita.

Quando o abscesso envolve o lobo esquerdo do fígado estas alterações podem acometer também o hemi diafragma esquerdo.

Na radiografia panorâmica de abdome podemos evidenciar: hepatomegalia, nível hidroaéreo no interior do abscesso, aerobilia demonstrando colangite.

Ultrassonografia e tomografia computadorizada

Representam as grandes armas no diagnóstico e tratamento dos abscessos hepáticos seja de origem piogênica ou amebiana.

Ultrassonografia (US) – mostra o abscesso hepático com imagens arredondadas ou ovaladas com baixa ecogenicidade em relação ao restante do parênquima hepático.

A US permite distinguir lesões císticas das sólidas, apresenta baixo custo, grande disponibilidade com vantagem de ser portátil.

O método apresenta limitações: lesões do lobo direito no segmento VIII podem passar despercebidas. Pequenas metástases podem ser motivo de erros e a infiltração gordurosa do fígado pode dificultar o diagnóstico. A ultrassonografia apresenta uma sensibilidade de até 95% para detecção no abscesso hepático[56].

A tomografia computadorizada (TC) mostra o abscesso hepático como lesão arredondada com menor atenuação que o parênquima hepático subjacente. A injeção de contraste ajuda a realçar a parede do abscesso. O TC pode visualizar abscessos de 0,5 cm de diâmetro e identifica com maior facilidade que a US, abscessos múltiplos.

A TC apresenta maior sensibilidade que a US. A TC apresenta sensibilidade para abscesso hepático de algo entre 95% e 100%[18,38,56].

Mais do que, a visualização diagnóstica do APF, a grande revolução causada pela US e TC, foi a punção/drenagem guiada por estes métodos.

Cintilografia

Foi o método com radionuclideos o primeiro método de imagem a visualizar o parênquima hepático. Sua utilização para diagnóstico do APF nos dias atuais foi completamente substituído pela US e TC.

Angiografia

Também substituída pelo US e TC, no entanto nos APF pós-trauma este método é de grande utilidade, para visualização de vasos lesados.

Ressonância magnética

Tem sido raramente utilizada e parece não ter vantagens sobre a US e TC[56].

■ Tratamento

O tratamento do APF, foi exclusivamente cirúrgico na era pré-antibiótico. Nos dias atuais, uma vez suspeitado da presença do abscesso, a terapia antimicrobiana intravenosa de largo espectro deve ser iniciada. O diagnóstico do abscesso hepático deve ser confirmado pela aspiração de pus, quando da realização do US ou TC.[56]

A terapia inicialmente empírica deve incluir cobertura contra aeróbios Gram-negativos, estreptococos e bactérias anaeróbicas[29].

Inúmeros esquemas de associação de antibiótico tem sido utilizado: ampicilina, um aminoglicosideo e o metronidazol; cefalosporina de 3ª geração em conjunto com ampicilina e metronidazol ou alternativamente os derivados carbapenémicos-imipenem ou meropenem, são associações bastante usadas[10,29,69,56,77].

A duração da terapia antimicrobiana pode variar conforme o estado clínico e evolução do paciente. Contudo, como a penetração do antibiótico na cavidade do abscesso é pobre, recomenda-se a continuação da antibioticoterapia venosa por cerca de 2 a 3 semanas[29,56,69].

F. H. Ng e cols. em um estudo comparativo entre dois grupos de pacientes que receberam, o primeiro, antibiótico intravenoso contínuo, e o segundo, onde os pacientes receberam a sequência de antibióticos intravenosos e em sequência antibióticos por via oral. Estes autores concluíram que a sequência intravenosa passando a oral é segura, efetiva e reduz os custos da terapia e o tempo de permanência hospitalar[29].

Somente esporadicamente o APF é tratado exclusivamente com antibióticos. A literatura tem demonstrado que isto não é recomendado. Em alguns poucos casos, em pacientes selecionados pode-se utilizar somente a antibioticoterapia[68].

Nos casos de APF, deve-se realizar a drenagem do abscesso. Desde 1953 com o trabalho de Mac Fadzean e cols. que fizeram os primeiros relatos da drenagem por aspiração destes abscessos, que se tornou rotineiro este procedimento[47].

A drenagem guiada pelo US passou a ser o procedimento de escolha no manejo percutâneo destes abscessos (Figuras 89.1 e 89.2).

As contraindicações para a drenagem percutânea com cateter são: coagulopatias, presença de ascite e proximidade de estruturas vitais. Outra forma grandemente aceita é a punção e aspiração ao invés de

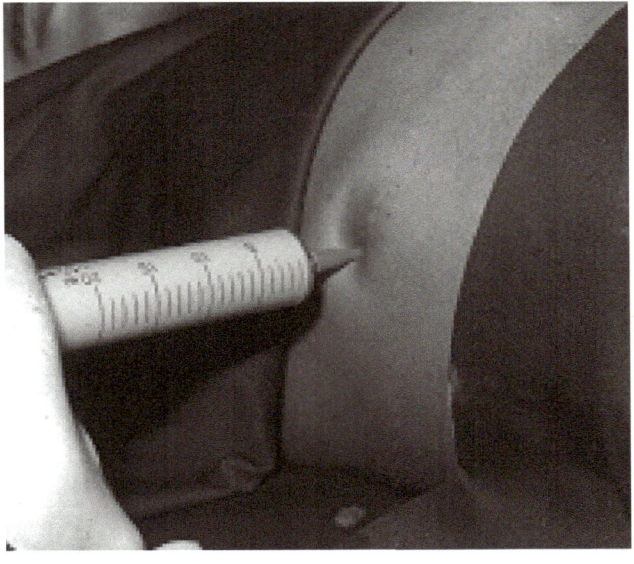

FIGURA 89.1 – *Localização através de punção do abscesso hepático do lobo D.* Fonte: autores.

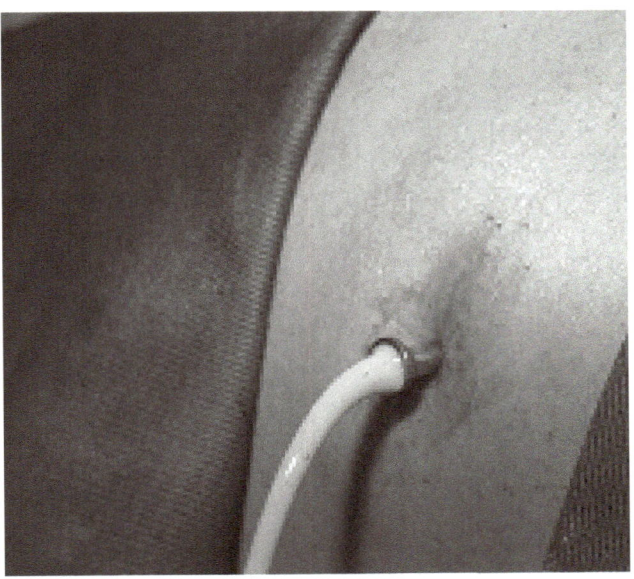

FIGURA 89.2 – *Após a introdução do trocater drenagem de abundante material purulento.* Fonte: autores.

colocação do dreno. Apesar de não haver estudos comparativos ambos os métodos, drenagem com cateter e punção com aspiração tem se mostrado eficazes[56].

O tratamento cirúrgico via laparotômica ou laparoscópica fica reservado para as complicações como ruptura em peritônio livre, ou aqueles com reconhecida fonte de sepses abdominal, onde a cirurgia é planejada para resolver ambos os problemas[10,18,38,68,77].

Abscesso hepático amebiano

■ Introdução

A amebíase constitui a mais agressiva das protozooses que atingem o intestino do homem, representando a segunda ou terceira causa de morte entre as enfermidades parasitárias, responsável pela colite disentérica e manifestações extraintestinais graves, notadamente o abscesso hepático amebiano.

Ainda que clinicamente conhecido há bastante tempo, o abscesso hepático amebiano começou a ser estudado em bases realmente científicas no século passado, a partir da década de 1950, quando aspectos importantes da sua fisiopatogenia começaram a ser desvendados, graças às pesquisas no campo da biologia molecular desenvolvidas por Braude, entre outros, concorrendo para estabelecer a diferenciação entre cepas patogênicas e não patogênicas da *entamoeba histolytica* e identificando outros fatores do parasito de potencial virulência e invasividade.

A evolução dos meios de diagnóstico por imagem, notadamente a ultrassonografia e a tomografia computadorizada, e o auxílio preciso de testes sorológicos de grande sensibilidade, vieram permitir um diagnóstico mais fácil e mais rápido dessa patologia, permitindo a adoção de uma eficaz tratamento medicamentoso, na grande maioria dos casos.

Para essa extraordinária evolução de conhecimentos sobre o abscesso hepático amebiano, cumpre destacar os estudos realizados principalmente no México, na Inglaterra, Estados Unidos e Índia.

Epidemiologia

Apresentando uma distribuição mundial, a doença é mais prevalente nas regiões metropolitanas de países em desenvolvimento, com índices insatisfatórios de saúde pública e higiene pessoal, facilitadores da transmissão fecal-oral da *Entamoeba histolytica*.

É endêmica na Tailândia, Índia, Egito e África do Sul, onde têm sido relatados centenas de óbitos anuais[87]. No México, um estudo sorológico nacional demonstrou que 8,4% da população tinha sido exposta à amebíase invasiva, com uma estimativa de milhares de casos por ano[13]. Nos Estados Unidos é mais assinalada entre jovens hispânicos e outros emigrantes oriundos de áreas endêmicas. No Brasil, ainda que inexistam apurações atuais envolvendo um universo confiável, o registro do abscesso hepático amebiano difere-nos diversos pontos do país, sendo frequente na Amazônia e raro nas outras regiões.

Entre nós esta patologia assume um caráter de importância e sua elevada incidência, desde os trabalhos pioneiros de Rodrigues Filho[70], tem sido estudada por diversos autores em avaliações isoladas (Tabela 89.2).

Por razões não tão claras a amebíase hepática é mais frequente nos indivíduos do sexo masculino, atingindo as faixas etárias entre 20 e 40 anos. Em todos os casos acima registrados, este predomínio foi plenamente constatado.

Tabela 89.2
Abscesso hepático amebiano registros de 1958 a 2001

Autores	Nº de casos
Maneschy	40
Salles	12
Guimarães	75
Ribeiro Neto	35
Chaves L.C.	90
Pardal	16
Moraes, LA	209

Etiopatogenia

O abscesso hepático amebiano é a manifestação extraintestinal da amebíase, doença causada pela *Entamoeba histolytica*.

Apesar dos avanços conquistados nos últimos anos, destacando-se a distinção biológica entre *Entamoeba dispar* (não patogênica, não invasiva, sem antígenos de superfície), responsável pelo maior número das infecções que se registram, destituída de significado patológico, e *Entamoeba histolytica* (invasiva, virulenta), a patogenia da amebíase mantém-se obscura em alguns aspectos[63].

Mesmo que em muitos indivíduos a *Entamoeba histolytica* permaneça na luz do intestino como comensal, indicando uma simples colonização, em determinadas situações, dependendo do seu perfil genético e imunoenzimático, com capacidade de secretar proteínas extracelulares e resistir á lise mediada pelo complemento, o trofozoito adquire virulência e começa um processo de invasão da mucosa do intestino, podendo translocar-se para outros órgãos. Nos locais onde a amebíase é endêmica, condições climáticas e fatores diretamente ligados ao hospedeiro, como desnutrição, condições precárias de higiene e incompetência imunológica, parecem concorrer diretamente para esta exacerbação[23].

Após firme adesão e depressão da camada protetora de mucina, o trofozoito adere ás células do epitélio interglandular do intestino e com o auxílio de substâncias proteolíticas com capacidade de degradar elastina, colágeno e fibronectina, destacando-se a proteinase cisteína, a fosfolipase e a hemolisina[15], começa o seu processo invasivo, mediante a digestão da matriz celular.

A lesão mais precoce dessa invasão da mucosa é representada por pequenas elevações nodulares em cabeça de alfinete, que podem ser vistas ao exame endoscópico (Figura 89.3). Enzimas lisossomiais, liberadas pela destruição de polimorfonucleares e monócitos, mediada

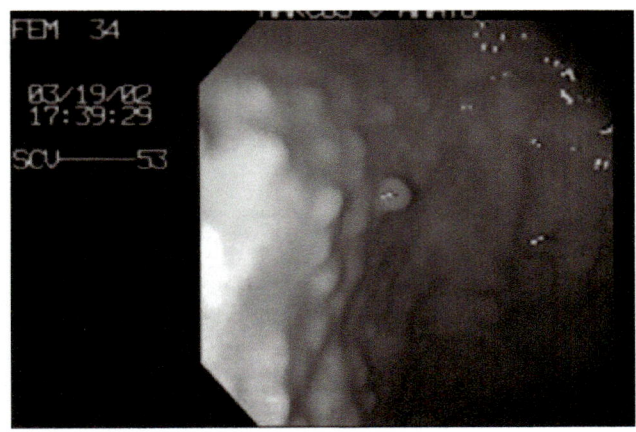

FIGURA 89.3 – *Colonoscopia demonstrando elevação em cabeça de alfinete característica da invasão amebiana.* Fonte: autores.

por peptídeos, ampliam esta lesão. Os trofozoitos então invadem a submucosa e, encontrando maior resistência da camada muscular, estendem essa ação lateralmente, formando as chamadas úlceras em botão de colarinho[61] que são bem características desta fase.

Do ponto de vista microscópico, ocorre lesão tecidual, áreas irregulares de necrose, dilatação e congestão vascular. A inflamação é escassa e desproporcional à extensão do processo. As amebas podem ser encontradas na periferia da necrose e em locais subjacentes[12].

Atingindo pequenos vasos da submucosa e penetrando na corrente circulatória, os trofozoitos ganham a mesentérica superior e chegam ao sistema porta em grande quantidade, formando êmbolos e destruindo pequenos ramos vasculares. Para permanecerem intactos durante este trajeto, os trofozoitos devem resistir às defesas orgânicas, principalmente à lise mediada pelo complemento. Assim alcançam o fígado permanecendo inicialmente no interior dos sinusoides hepáticos, dando lugar à formação de zonas de necrose focal.

Em consequência da ação de proteólises do parasito e de mediadores químicos liberados a partir da lise de polimorfonucleares, principalmente FNT, interferons e interleucinas, aumentam as áreas de necrose pela destruição maciça de hepatócitos, dando lugar à formação de múltiplas lesões, que posteriormente se fundem em um único abscesso, cuja cavidade central contém um material espesso, grumoso, de coloração achocolatada ou parda, representado por uma mistura de sangue e tecido hepático necrosado, lembrando "pasta de anchova"[3].

Ao exame bacteriológico, salvo infecção secundária, este líquido se apresenta estéril, permitindo muitas vezes o diagnóstico diferencial com o abscesso piogênico do fígado. Os trofozoitos dificilmente são encontrados neste material, podendo localizar-se mais facilmente nos bordos da lesão[16].

Na grande maioria das vezes a lesão é única e se situa no lobo direito, tomando dimensões variadas, podendo atingir grande porção da superfície do fígado (Figura 89.4). Isto se justifica pelo maior calibre e curso retilíneo da veia porta, menor tamanho do lobo esquerdo e fluxo hemodinâmico da mesentérica superior para o lobo direito[43]. As lesões do lobo esquerdo são mais raras e os abscessos múltiplos costumam ocorrer em fases mais avançadas da doença[79].

A Tabela 89.3 mostra a localização topográfica das lesões nos casos descritos no Pará.

Manifestações Clínicas

O quadro clínico do abscesso hepático amebiano é bem característico e nas regiões onde o problema é frequente, como na Amazônia, sugere o diagnóstico.

Seguindo um período de dias ou meses de disenteria ou ainda, como costuma acontecer na grande maioria dos casos, sem nenhum sintoma ou antecedente de amebíase intestinal, o quadro clínico se exterioriza.

Mesmo que dependam da área hepática comprometida e da localização da lesão, os sintomas principais são febre, dor e esplenomegalia.

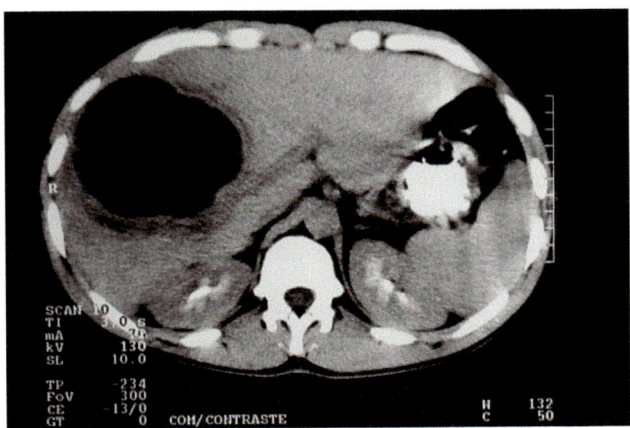

FIGURA 89.4 – *Tomografia computadorizada mostrando volumoso abscesso em lobo D do fígado.* Fonte: autores.

Tabela 89.3
Amebíase hepática no Pará. Localização topográfica das lesões

Autores	Localização topográfica		
	Lobo D	Lobo E	Múltiplos
Maneschy	40	0	0
Guimarães	72	3	0
Ribeiro Neto	29	2	0
Pardal	40	0	0
Salles	12	1	0
Chaves L.C.	82	7	1
Moraes L.	180	24	5

A febre é encontrada em quase todos os enfermos, sendo contínua, de exacerbação noturna ou vespertina, atinge 40° e se acompanha de calafrios, astenia e uma intensa sudorese. Nas formas crônicas da amebíase hepática, estes sintomas são menos acentuados.

A dor abdominal é uma manifestação precoce, presente em quase 100% dos casos. É intensa, aguda e se exacerba com qualquer movimento, o que obriga o paciente a assumir uma posição de defesa, virando-se na cama para o lado contrário ao da lesão. Torna-se intolerável durante a noite, dificultando o sono. Nos abscessos do lobo direito, a dor é sentida no hipocôndrio direito, na área subcostal ou no ponto cístico, podendo irradiar-se para o dorso, ombro direito e até para o pescoço. Nas lesões do lobo esquerdo, a dor se situa ao nível do epigástrio e hipocôndrio esquerdo, irradiando-se para as regiões costal e escapular esquerda.

A par destes sintomas dominantes, outras queixas são relatadas, tais como anorexia, náuseas e vômitos. A diarreia quando presente, se caracteriza pelo número de evacuações, geralmente acima de seis ao dia, com fezes líquidas contendo muco e sangue, acompanhando-se de cólicas e tenesmo e distensão abdominal por perda de potássio. Em alguns casos que cursam sem diarreia, a colonoscopia tem revelado lesões de ceco e sigmoide, típicas de amebíase intestinal[25].

A icterícia de ocorrência em um pequeno percentual de casos, é mais frequente nas grandes lesões, nos múltiplos abscessos ou quando há infecção bacteriana secundária, sendo um sinal de mau prognóstico. O seu aparecimento possivelmente se deve à compressão da via biliar ou por elevado grau de insuficiência hepática[4].

Perda de peso é quase sempre mencionada pelos doentes, principalmente nos casos de início subagudo.

A existência de tosse não produtiva, dispneia e dor no hemitórax direito, fazem pensar em envolvimento pleuropulmonar, observado nos grandes abscessos que crescem para cima.

A hepatomegalia é o mais importante achado de exame físico. Traduz-se pelo aumento do fígado que pode se fazer no sentido cranial, comprimindo o diafragma, gerando limitação da expansão respiratória, dispneia e estertores de base. Outras vezes o crescimento se faz para baixo do rebordo costal direito ou ainda se estende para a região umbilical[3]. Em alguns casos, na dependência do tamanho do abscesso, um abaulamento pode ser percebido no epigástrio ou no quadrante superior direito do abdome. Nos abscessos do lobo esquerdo, uma massa pode ser palpada no hipocôndrio esquerdo. Extremamente dolorosa, a hepatomegalia causa grande desconforto ao paciente, que resiste peremptoriamente à tentativa de palpação.

Os sintomas observados nos 209 casos de amebíase hepática atendidos no HUJJB no período de 1990 a 2001 estão descritos na Tabela 89.4.

Diagnóstico

Após o período heroico da esplenoportografia e de outros testes menos acurados, a introdução da ultrassonografia, da tomografia computadorizada e principalmente da sorologia, transformou dramaticamente o curso da amebíase hepática, tornando o diagnóstico mais rápido, permitindo o pronto tratamento clínico.

Entre os exames inespecíficos, o hemograma pode revelar uma anemia geralmente normocítica e normocrômica e principalmente leucocitose com taxas que podem atingir 15.000 a 20.000 leucócitos, com desvio para a esquerda, semelhando uma reação leucemoide.

Isto costuma ocorrer nos múltiplos abscessos e ou na vigência de infecção bacteriana secundária[55].

Em alguns pacientes, o exame parasitoscópico das fezes detecta a presença de trofozoitos de *Entamoeba histolytica*. O encontro de cistos, ainda que pareça sem importância, reforça a ideia de amebíase.

As provas de função hepática pouco acrescentam As transaminases se elevam unicamente nos casos de amebíase com grande comprometimento hepático. Em havendo icterícia, surge aumento da bilirrubina direta e principalmente da fosfatase alcalina[72].

Quanto ao diagnóstico por imagem, o raios-X do tórax pode demonstrar elevação da hemicúpula diafragmática direita nos abscessos do lobo direito e ainda obliteração dos ângulos costofrênicos e alterações pleuropulmonares (Figura 89.5). Nos abscessos do lobo esquerdo a elevação é observada à esquerda[45].

A ultrassonografia atual passou a ser o exame obrigatoriamente solicitado para os pacientes com comemorativos epidemiológicos e sintomas sugestivos

Tabela 89.4	
Quadro clínico de 209 casos de amebíase hepática no HUJBB	
Sintomas	Casos (%)
Febre	100
Dor	100
Hepatomegalia	46,8
Icterícia	52,15
Vômitos	43,2
Diarreia	35,5
Perda de peso	30,7

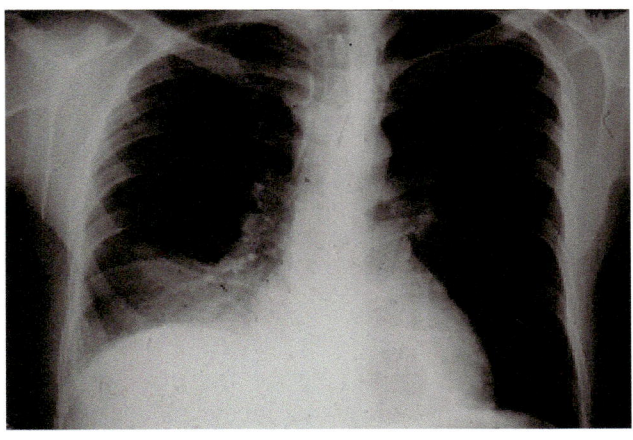

FIGURA 89.5 – *Teletórax mostrando elevação da hemicúpula diafragmática D. Fonte: autores.*

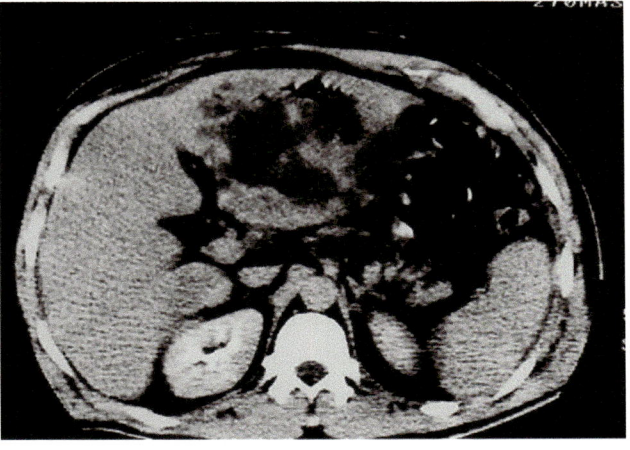

FIGURA 89.7 – *Tomografia computadorizada mostrando abscesso em lobo E do fígado. Fonte: autores.*

de amebíase hepática. De fácil execução, com imagens em tempo real, permite estabelecer a existência de um abscesso hepático em suas diferentes fases evolutivas, determinando o número, as dimensões e a exata localização (Figura 89.6). Possibilita ainda a diferença entre tumores sólidos e abscessos e é igualmente de grande auxílio na orientação da drenagem percutânea da lesão e no acompanhamento da sua evolução e cura[44,82].

A tomografia computadorizada representa outro valioso recurso de imagem com alta sensibilidade para detectar um abscesso hepático, notadamente os de menor tamanho, sendo essencial no diagnóstico das complicações. As lesões se apresentam bem definidas e de baixa densidade (Figura 89.7). O custo deste exame e a sua não disponibilidade para todos os pacientes, impedem seu uso rotineiro[80].

Não obstante o auxílio desses recursos, a comprovação definitiva da amebíase hepática se baseia no encontro de trofozoitos de *Entamoeba histolytica* no líquido de punção, ou o que é mais fácil, em material retirado diretamente dos bordos ou do fundo da lesão.

Tendo em conta as propriedades antigênicas da *Entamoeba histolytica*, perfeitamente conhecidas na atualidade, a sorologia tornou-se um teste valioso para determinação da existência de anticorpos específicos para formas invasoras, inferindo com uma grande margem de acerto, a etiologia amebiana das lesões hepáticas e auxiliando no diagnóstico diferencial com os abscessos piogênicos[9].

Dos diversos testes disponíveis, os mais utilizados em razão da alta sensibilidade e especificidade são:

Hemaglutinação Indireta (IHA) muito utilizada nos inquéritos sorológicos e que se mostra positivo em praticamente 90% dos indivíduos com amebíase intestinal.

Imunofluorescência indireta, de grande significância e que revela títulos superiores a 1:800 em mais de 70% dos suspeitos, sendo útil para o controle de cura.

Enzima imunoensaio (ELISA), por sua excelente sensibilidade e especificidade, passou a ser considerado o melhor teste do momento, principalmente para diagnóstico das formas iniciais da amebíase hepática[85].

Considerando o baixo índice de positividade dos exames parasitoscópicos para *Entamoeba histolytica*, quase sempre inferior a 30%, e tendo ainda em conta a dificuldade em distinguir morfologicamente as formas patogênicas das não patogênicas, tem sido recomendado recentemente a utilização de testes para a detecção de antígenos fecais, com alta sensibilidade para espécies invasivas O método que utiliza anticorpos monoclonais, é comprovadamente o mais específico. Infelizmente este recurso ainda não se encontra disponível na prática diária[36].

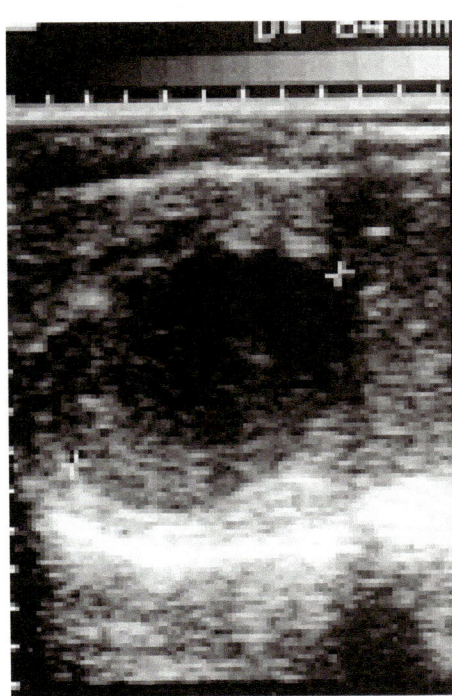

FIGURA 89.6 – *Ultrassonografia mostrando volumoso abscesso em lobo hepático D. Fonte: autores.*

Diagnóstico diferencial

Mesmo que diversas patologias possam apresentar semelhança, citando-se os hepatomas, colecistite aguda, cistos parasitários, abscessos subfrênico e pulmonar de origem bacteriana, entre outras, o diagnóstico diferencial da amebíase hepática deve ser estabelecido principalmente com o abscesso piogênico do fígado, face a urgente necessidade do tratamento, inteiramente diferente entre estas duas patologias[11,21].

Epidemiologicamente, a informação sobre a procedência do paciente, se oriundo de regiões onde a amebíase é endêmica, é de grande importância.

Quanto ao quadro clínico, o início agudo dos sintomas, a febre, a dor e a hepatomegalia, são comuns às duas entidades e pouco acrescentam. Na maior parte dos casos, o estado de toxemia costuma ser mais acentuado no abscesso piogênico.

Apesar de toda a eficácia em demonstrar a existência de um abscesso hepático, os achados da ultrassonografia e da tomografia computadorizada não são absolutos para a distinção.

Assim sendo, um diagnóstico diferencial de certeza se baseia nos resultados apresentados na Tabela 89.5:

Complicações

No decurso da evolução da amebíase hepática, poderão ocorrer complicações capazes de concorrer para uma mudança no prognóstico desta patologia. A instalação destas complicações, entre outros fatores, depende muito do tamanho, do número e da localização dos abscessos.

Inicialmente, mediante a translocação de bactérias do meio intestinal, geralmente *Bacterioides fragilis*, entre os anaeróbios e *Escherichia coli* e *Klebsiella* entre os aeróbios, o abscesso hepático amebiano é passível de sofrer infecção secundária, o que determina um agravamento dos sintomas e instalação de estado toxêmico e sepses.

Tabela 89.5
Resultados

Exames	Abscessos	
	Amebiano	Piogênico
Sorologia (Iha/Elisa)	Positivo	negativo
Bacteriologia Da Secreção	Estéril	Positivo*
Pesquisa E. Histolytica	Presente	Ausente
Resposta Terapêutica	Metronidazol	Antibióticos**

*Gram negativos (E. coli, Klebsiella, Bacterioides fragilis).
**Aminoglicosídeos, cefalosporinas, quinolonas, clindamicina.

A frequência deste acidente é mínima, atingindo entre 10% a 20% dos pacientes com grandes e ou múltiplas lesões. Repetidas drenagens de abscessos, procedidas sem requisitos técnicos e boa assepsia, podem concorrer para infecções bacterianas[3].

A extensão da lesão amebiana para os órgãos adjacentes, envolvendo comumente um mecanismo de contiguidade, representa a complicação mais identificada nos relatos médicos. A proximidade do diafragma com a superfície superior da lesão hepática amebiana, pode induzir à reações inflamatórias no próprio diafragma, no espaço subfrênico, na pleura, nos pulmões e no pericárdio[83].

Como consequência, ocorrem quadros de atelectasia, derrame pleural seroso, condensações pulmonares circunscritas, mais observadas no lado direito, correspondendo à maior frequência das lesões do lobo direito do fígado. A mudança de topografia da dor, a presença de tosse não produtiva e as vezes dispneia, referidas pelo paciente com amebíase hepática, sugerem um envolvimento pulmonar inicial, o qual certamente será comprovada pelo raios-X ou tomografia computadorizada do tórax[27].

Em razão da fragilidade do tecido de granulação que constitui a parede da lesão e da pressão no seu interior, o abscesso hepático amebiano pode sofrer rupturas, agravando sobremaneira a sua evolução[34].

Quando se fazem para cima, atingem o espaço pleural ocasionando empiema. A invasão do parênquima pulmonar pela *E. histolytica*, leva ao desenvolvimento de pneumonia intersticial, seguindo-se a formação de exsudato inflamatório e consequente abscesso pulmonar. Se este processo atingir o brônquio, determina a formação de uma fístula hepatobrônquica, levando o paciente a apresentar hemoptíase, simulando tuberculose pulmonar, ou ainda, tosse com a emissão de secreção purulenta, pardacenta, o que caracteriza a chamada vômica[40,46]. O abscesso pulmonar de origem amebiana é mais encontrado nas lesões do lobo direito e sua incidência varia entre 2% a 4%. Nos 104 casos de amebíase hepática estudados no HUJBB o registro foi de menos de 2%.

Nos abscessos que se situam no lobo esquerdo, considerando os limites anatômicos deste segmento, as mesmas manifestações pulmonares acima citadas, podem se processar no hemitórax esquerdo, incluindo atelectasias, condensações e coleções purulentas[43].

Apesar das medidas clínicas e cirúrgicas atuais terem reduzido significativamente a mortalidade, o diagnóstico destas complicações necessita ser bastante precoce, o que se obtém com os métodos de imagem.

A extensão da lesão hepática amebiana para o pericárdio, também por contiguidade, é responsável por quadros de gravidade variável que vão desde derrames até a catastrófica pericardite purulenta, consequente a ruptura da lesão hepática para o pericárdio[2,31,49]. Esta condição, mesmo que rara, costuma ser extremamente letal, principalmente nos casos de início abrupto, causando tamponamento cardíaco e morte[33]. Uma dor severa no hemitórax esquerdo, acompanhada de sinais semiológicos típicos de pericardite, exige uma investigação complementar imediata.

Finalmente, ainda em decorrência de seu crescimento para baixo, a ruptura do abscesso pode se fazer para a cavidade abdominal sob a forma organizada de um abscesso subfrênico ou ainda em peritônio livre.

Esta última condição se associa a um imediato quadro de peritonite, com infecção polimicrobiana, de elevada mortalidade[26,86].

O recurso do diagnóstico por imagem, identificando as grandes lesões com iminência de ruptura, indicam imediata drenagem, prevenindo assim esses graves eventos.

As complicações registradas em 209 casos de amebíase hepática estudados no HUJBB estão registradas na Tabela 89.6.

Tratamento

A introdução dos amebicidas sistêmicos de grande difusibilidade tecidual, principalmente o grupo dos nitroimidazólicos, com capacidade para transpor a parede do abscesso e manter no seu interior concentrações significativamente superiores às concentrações inibitórias mínimas para *Entamoeba histolytica*, foi responsável por uma mudança dramática na terapêutica da amebíase hepática, reduzindo de forma significativa os índices de mortalidade. Desta maneira, ao contrário do que acontecia em décadas passadas, quando os portadores desta afecção eram quase que sistematicamente submetidos à drenagens cirúrgicas por laparotomia, o tratamento passou a ser preferencialmente clínico, reservando-se a conduta operatória para os grandes abscessos e na vigência de rupturas, principalmente para a cavidade abdominal com peritonite[8,57].

Considerando o quadro clínico agressivo, um paciente com amebíase hepática necessita de hospitalização na fase aguda, recebendo hidratação, analgésicos e antitérmicos.

O metronidazol é a droga de escolha, por sua potente ação lesiva sobre trofozoítos da *Entamoeba histolytica* e ainda pelo perfil farmacocinético favorável, com rápida absorção intestinal, imediata distribuição tecidual, inclusive no interior dos abscessos e uma meia vida de 14 horas[70].

Apresentado em comprimidos de 250 e 400 mg e frascos de 100 mL contendo 500 mg da substância ativa.

Nos pacientes graves, com estado geral comprometido, utiliza-se o metronidazol na dosagem de 500 mg a cada 8 horas, em infusão endovenosa. Pela via oral são usados 750 ou 800 mg de 8/8 horas durante 7 a 10 dias para adultos e 50 mg/kg/dia para crianças no mesmo período. A tolerância ao metronidazol não é muito boa, sendo referido náuseas, vômitos, tonturas e um quase onipresente gosto metálico. Considerando a extensa difusão tecidual, atravessando a barreira placentária e aparecendo no leite materno, seu emprego é contraindicado em gestantes e nutrizes. Apesar da existência de poucas informações em seres humanos, tem sido amplamente discutido o seu potencial carcinogênico e mutagênico em animais[39].

Nos últimos anos outros derivados imidazólicos foram introduzidos no Brasil, o tinidazol e o secnidazol, que a par da sua ação amebicida, se diferenciam do metronidazol por apresentarem uma meia vida mais prolongada, principalmente o secnidazol[48].

O tinidazol, outro derivado imidazólico com idêntico efeito sobre trofozoitos de Entamoeba histolytica, com posologia mais cômoda e melhor tolerância, tem sido indicado como substituto do metronidazol para o tratamento dos casos não complicados. Comercializado em comprimidos de 200 e 500 mg, é indicado na dose de 2 g por dia, durante 5 dias[73].

O Secnidazol, com a mesma farmacodinâmica dos imidazólicos anteriores, diferindo pela sua prolongada meia vida com concentrações elevadas, passou a representar a droga de escolha para a amebíase intestinal aguda. Alguns trabalhos referem bons resultados na amebíase hepática. Encontrado em comprimidos de 500 mg e 1 g é recomendado na dose única de 2 g/dia por igualmente 5 dias. Em que pesem as vantagens farmacocinéticas desses novos derivados, para o tratamento dos grandes e múltiplos abscessos, e principalmente para as complicações, o metronidazol é a medicação de eleição[14].

Tabela 89.6
Amebíase hepática. Complicações registradas em 209 casos

Complicações	Nº	(%)
Derrame Pleural	20	(9,56%)
Empiema	03	(1,43%)
Abscesso Pulmonar	2	(0,95%)
Abscesso Subfrênico	7	(3,34%)
Peritonite	18	(8,61%)

A Cloroquina, substância antimalárica, igualmente exerce potente ação contra os trofozoítos da *Entamoeba histolytica*, demonstrando excelente difusão tecidual, mantendo grandes concentrações no parênquima hepático e consequentemente no interior da lesão. De emprego mais restrito, é recomendada como coadjuvante do metronidazol para os pacientes com grandes e múltiplos abscessos, na posologia oral de 300 mg de 12 em 12 horas, seguida de 300 mg/dia, por um período de 14 a 21 dias.

Recentemente foi anunciado no México e em outros países, lançamento de uma nova droga, a nitazoxanida, que na sua fase experimental demonstrou excelente atividade sobre helmintos e protozoários intestinais. Apesar dos resultados obtidos em ensaios terapêuticos com infecções por *Entamoeba dispar* e *Entamoeba histolytica*, o seu comportamento da amebíase invasiva ainda é objeto de investigação[6].

Na grande maioria dos casos não complicados, a resposta clínica ao tratamento com o metronidazol é surpreendente, com um alívio dos sintomas em poucos dias, o que não libera o doente do cumprimento do esquema recomendado.

Com o objetivo de prevenir recaídas, mesmo na ausência de disenteria ou outro sintoma de amebíase intestinal, após o uso de amebicidas teciduais deverão ser obrigatoriamente receitados os amebicidas luminais ou de contacto, que atingem trofozoítos e cistos exclusivamente na luz do intestino. Cumpre lembrar que os derivados imidazólicos, pela sua súbita absorção, permanecem na luz do intestino por tempo não suficiente para erradicar as formas intestinais[28].

No Brasil os amebicidas luminais são representados pelo teclosan e etofamida.

- *Teclosan:* é um derivado acetoamídico, com mínima absorção intestinal, que permanece no intestino, sendo eliminado principalmente pela urina. Destrói formas cística e vegetativa da *Entamoeba histolytica* sem comprometer a flora bacteriana. Apresenta-se em comprimidos de 100 e 500 mg e suspensão com 50 mg/5 mL. E é recomendado na única de 1.500 mg ou 500 mg a cada 12 horas. Para crianças recomenda-se 15 mg/kg/dia em 3 tomadas, por 5 dias[74].
- *Etofamida:* derivado clefamídico, também sem absorção intestinal, elimina-se exclusivamente pela via digestiva, atuando intensamente sobre cistos e trofozoítos na luz do intestino. Comercializado em comprimidos de 500 mg e suspensão com 200 mg por 10 mL. A posologia recomendada é de 500 mg a cada 12 horas durante 3 dias para adultos e para crianças, 200 mg de 12/12 horas por 3 dias[63].

Alguns autores recomendam o tratamento da amebíase em indivíduos com substrato de risco para a infecção pelo HIV e ou naqueles infectados, tomando por base a evidência de que a *Entamoeba histolytica* produz lectina mitogênica para linfócitos, o que serviria de gatilho para replicação do HIV-1, desencadeando a AIDS[5]. O encontro de pacientes com abscesso hepático amebiano IHV soropositivos, alguns com o desenvolvimento da infecção após o desenvolvimento da amebíase hepática, parece consubstanciar esta relação[64]. Em um percentual de HIV positivos, a amebíase invasiva tem sido raramente detectada e a investigação parasitológica quase sempre identifica a *Entomoeba dispar*.[19,75]

Durante o tratamento da amebíase hepática, em adição à quimioterapia, muitas vezes se faz necessária a realização de uma punção aspirativa transcutânea, orientada pela ultrassonografia, procedida com toda a técnica para evitar contaminações[24,59]. Este recurso está perfeitamente indicado nas seguintes situações[58]:

- Permanência dos sintomas dor e desconforto, após 3 dias.
- Abscessos do lobo direito com mais de 10 cm.
- Iminência de ruptura.
- Abscesso do lobo esquerdo.
- Pacientes grávidas (contraindicado o metronidazol).
- Abscessos com complicações pleura-pericárdio.
- Insucesso do tratamento clínico.

O diagnóstico precoce da amebíase hepática, a disponibilidade de drogas eficientes e a punção para drenagem, tornaram restrito o tratamento cirúrgico[41]. Entretanto nos casos de rupturas com graves complicações pulmonares e nos quadros de peritonite com sepses instalada, torna-se obrigatório o tratamento cirúrgico adequado, que no caso das peritonites, é seguido de considerável índice de mortalidade[7].

O controle de cura da amebíase hepática é clinico mediante o desaparecimento dos sintomas. A cicatrização da cavidade hepática deve ser monitorada pela ultrassonografia e a regeneração total é obtida após 3 a 6 meses.

O prognóstico é bastante favorável nos dias atuais e a mortalidade que atinge baixos níveis, está associada às graves complicações principalmente peritonites e pericardite.

O tratamento de 104 pacientes com amebíase hepática atendidos no HUJJB encontra-se sumarizado na Tabela 89.7.

Tabela 89.7
Amebíase hepática tratamento de 104 casos

Tratamento	Nº	%
Clínico exclusivo	56	(53,8%)
Tratamento clínico e drenagem	30	(28,7%)
Laparotomias	18	(17,5%)
Óbitos	5	(4,8%)

Prevenção

Sendo a amebíase um problema de cunho social, a erradicação definitiva deste mal endêmico, já logrado nos países desenvolvidos, depende acima de tudo de uma melhoria das condições de vida das populações, que devem dispor de moradia, condições sanitárias decentes, boas alimentação e acima de tudo, educação.

Sem nenhuma dúvida, a providência mais efetiva para a prevenção seria o desenvolvimento de uma vacina, objetivo ainda não conseguido porém factível.

Referências bibliográficas

1. Abdunnabi A et al. Human toxocariasis and pyogenic liver abscess: a possible association. The Am. J. of Gastroenterol. 2001; 96(2): 563-566.
2. Adams EB. Amoebic pericarditis. Medicine1974; 17:1013-1016.
3. Adams EB, MacLeod O. In: Invasive Amebiasis: Amebic Liver Abscess and its complications. Medicine 1977; 56: 325-334.
4. Ahmed A, MacAdams PWJ, Sturm AW. Systemic manifestation of invasive amebiasis. Clin Infect Dis 1992; 15: 74-82.
5. Allan-Jones E, Mindel A, Sargeaunt PG. Outcome of untreated infection with Entamoeba histolytica in homosexual men with and without HIV antibody. BMJ 1988; 297:654-657
6. Anderson MD, Oldfield EC. Luminal agents for invasive amebiasis: nice or necessary? Am J Gastrenterol 1993; 88: 964-965.
7. Andre AR. Surgical considerations in the management of amoebic liver abscess. Bombay Hosp J 1997; 39: 110-114.
8. Araujo R, Bichara CNC, Chaves LCL et al. Amebíase. In: Doenças Infecciosas e Parasitárias: Enfoque Amazônico. Pará: Cejup 1997.
9. Assorey A, Alguacyl MA, Guerra JM et al. Amebiasis invasiva.. Formas estraintestinais y complicaciones. Diagnóstico parasitológico y serológico. Rev Clin Esp 1985; 76: 271-278.
10. Barakate MS, Stephen Ms, Wangh RC et al. Pyogenic liver abscess: a review of 10 years experience in management Aut N Z J Surg 1999 69: 205-209.
11. Barnes PF, De Cock KM, Reynolds TN et al. A comparison of amebic and pyogenic abscess of the liver. Medicine 1987; 66: 472-478.
12. Brandt H, Perez Tamoyo R. Pathology of human amebiasis. J Pathol 1977; 1: 351-368.
13. Cabalero, Viveros M, Salvatierra B et al. Soroepidemiology of amebiasis in Mexico. Am J Trop Med Hyg 1998; 50: 412-419.
14. Cabello RR, Guerrero LR, Muñoz MG et al. Nitazoxanida for the treatment of intestinal protozoan and helminthic infections. Trans Royal Soc Trop Med Hyg 1997; 91: 701-703.
15. Castellano-Espinosa M, Marinez-Paloma A. Pathogenesis of intestinal amoebiasis: from molecules to disease. Clin Microbiol Rev 2000; 13: 318-330.
16. Chaves LC. Abscesso Amebiano do Fígado, Dissertação (Mestrado em Cirurgia Gastrenterológica), Universidade Federal do Rio de Janeiro. Rio de Janeiro, 1987.
17. Chemaly RF, Hall GS, Keys TF, Procop GW. Microbiology of liver abscess and the predictive value of abscess gram stain and associated blood cultures. Diag. Microb. And Infect. Disease 2003, 45.
18. Chu KM, Fan ST, Lai ECS et al. Pyogenic liver abscess: An audit of experience over the last decade. Archives of Surg. 1996 131:148-152.
19. Cimerman S. Prevalência de parasitoses intestinais em pacientes portadores da Síndrome da Imunideficiência Adquirida (AIDS). Tese (Mestrado). Escola Paulista de Medicina-Universidade FederaL de São Paulo. São Paulo 1998.
20. Cohem JL, Martin MF, Rossi RL et al. Liver abscess. The need for complete gastrointestinal evaluation. Arch of Surg. 1989 125:561-564.
21. Conter RL, Pitt HA, Tompkins RK, Longmire WP. Differentiation of pyogenic from amebic hepatic abscess. Surg Gynecol Obstet 1986; 162: 114-117.
22. Corredoira J, Casariego E, Moreno C et al. Prospective study of Streptococcus Milleri hepatic abcess. Eur. J. Clin Mierobiol Infect Dis 1998, 26: 1224-1228.
23. Cunha AS et al. Amebíase: In: Castro L, Rocha P, Cunha A. Tópicos em Gastrenterologia. 1.ed., Rio de Janeiro; Medsi 1991; 54: 287-316.
24. De La Rey NJ. Indications for aspirations of amebic liver abscess. Sout Afr Med J 1989; 75: 373-376.
25. Donovan JA, Yellin AE, Ralls PW. Hepatic abscess. World J Surg 1991; 15: 162-169.
26. Eggleston F, Handa HK, Verghese M. Amebic peritonitis secondary to amebic liver abscess. Surgery 1982; 91: 46-51.
27. Elichi EN, Etawo US. Chest complications of amoebiasis liver abscess: a report of six cases from Nigeria . Eats Afr Med J 1994; 71: 189-192.
28. Fernandes P. Emprego do teclosan na amebíase intestinal em dose única. Folha Médica 1978; 77: 141-145.
29. FH NG et al. Sequential intravenous / oral antibiotic vs. continuous intravenous antibiotic in the treatment of pyogenic liver abscess. Aliment Pharmacol Ther 2002, 16: 1083-1090.
30. Filice C et al. Clinical management of hepatic abscess in HIV patients. A J G 2000, 95(4): 1092-1093.
31. Freeman AL, Bhoola KD. Peneumopericardium complicating amoebic liver abscess. S Afri Med J 1976; 426: 50-52.
32. Fung CP et al. A global emerging disease of Klebsiella pneumoniae liver abscess: is serotype K1 an important factor for complicated endophthalmitis? Gut., March, 2002; 50(3): 420-424.
33. Gomersall IN, Currie J, Jeffrey R. Amoebiasis: a rare cause of cardiac tamponade. Br Heart J 1994; 71:336-39. .
34. Greaney GC, Reynolds TB, Donovan AJ. Ruptured amebic liver abscess. Arch Surg 1985; 120: 555-559.
35. Haque et al. Current concepts: amebiasis. N. Engl. J. Med. April 17, 2003; 348(16): 1565-1573.
36. Haque R, Ali IKM, Petri WA Jr. Comparison of PCR , isoenzyme aalysis and antigen detection for diagnosis of Entamoeba histolytica infection. J Clin Microbiol 1998; 36:4449-45
37. Hipócrátes. Translated from the Greek with a discourse and annotations by Adams, F. 1.2 New York: William Wood & Co. 1886, 57-58: 266-267.
38. Huang CJ, Pitt HA, Lipsett PA, Osterman FA, Lillemoe KD, Cameron JL, Zuidema GD. Pyogenic Hepatic Abscess: Changing trends over 42 years. 1996. Annals of Surgery 223: 600-609.
39. Huggins D. Drogas antiamebianas. Ver Bras Clin Terap 1982; 11: 683-700.
40. Ibarra Perês C. Thoracic complications of amebic abscess of the liver.: report of 501 cases. Chest 1981; 79:872-877.
41. Javed I, Syed AY. Laparoscopic drainage of liver abscess. Br J Surg 1998; 85: 330-332.
42. Kapoor OP. Amebic liver abscess. Bombay Hospital Journal. 1990; 32: 5-8.
43. Kapur OP. Clinical syndromes produced by left lobe abscess. Bombay Hosp J 1990; 32: 70-78.
44. Kartzenstein D, Rickerson V, Braude A. New concepts of amoebic liver abscess derived from hepatic imaging, sorodiagnosis and hepatic enzymes in 67 consecutive cases in San Diego. Medicine 1982; 61: 237-241.
45. Kimura K, Stoopen M, Reeder MM et al. Amebiasis: modern diagnostic imaging with pathological and clinical correlations. Semin Roentgenol 1997; 32: 250-275.
46. Landy MJ, Setiawan H, Hersch G et al. Hepatic and thoracic amebiasis. AJR 1980; 135: 449-454

47. Mac Fadzean AJS, Chang KPS, Wong CC. Solitary pyogenic abscess of the liver treated by closed aspiration and antibiotics. Br. J. Surg. 1953 41:141-152.
48. Magallán AR. Abscesso amibiano del hígado. Tratamiento médico com diferentes esquemas.Rev Hosp Jua México 2000; 67: 51-54
49. Mandragon-Sanchez R, Cortez-Espinoza T, Sanchez R et al. Rupture of an amoebic liver abscess into the pericardium: presentation of a case and review of current management. Hepatogastrenterology 1994; 41: 585-587.
50. Maneschy LAP. Abscesso amebiano na Amazônia. Tese (Livre Docência) Centro Biomédico da Universidade Federal do Pará. Belém, 1974.
51. Molle I, Thulstrup AM, Vilstrup H, Sorensen HT. Increased risk and case fatality rate of pyogenic liver abscess in patients with liver cirrhosis: a nationwide study in Denmark. Gut February 1, 2001; 48(2): 260-263.
52. Moraes LA et al. Amebiac liver abscess. In: Proceedings of the Eurosurgery 2002. Bologna: Monduzzi Editore, 2002. 317-321.
53. Ochsner A, De Bakey M, Murray S. Pyogenic abscess of the liver II. Analysis of forty-seven cases with a review of the literature Am. J. Surg. 40:292-319, 1938.
54. Pardal PPO et al. Estudo epidemiológico, clínico e laboratorial do abscesso hepático amebiano no Pará. Rev Soc Brasileira Med Trop 1991; 24: 138-143.
55. Petri WA, Petri Jr., Upinder S. Diagnosis and management of amebiasis. Clin Infec Dis 1999; 29: 117-125.
56. Pope IM, Poston GJ. Pyogenic Liver abscess in Surgery of the Liver and Biliary traetBlumgart LH, Fong y W.B Saunders company Ltd 2000.
57. Powell SJ, Elsdon R. Metronidazole in amoebic dysentery and amoebic liver abscess. Lancet 1966; 2: 1329-1331.
58. Rals PW, Barnes PF, Johnson MB et al. Medical treatment of hepatic amoebic abscess: rare need for percutaneous drainage. Radiology 1987; 165: 805-807.
59. Ramani A, Ramani R, Kreman MS. Ultrasound-guided needle aspirative of amebic liver abscess. Postgrad Med J 1993; 60: 381-383.
60. Ravdin JI. Amebiasis. Clin Infect Dis 1995; 20: 1453-1458.
61. Ravdin JI, Croft BY, Guerrant R. Cytopathogenic mechanisms of Entamoeba histolytica. J Clin Invest 1981; 68: 1305-1313
62. Reed SL. New concepts regarding the pathogenesis of amebiasis. Clin Infect Dis 1995; 21(suppl.): S182-S185.
63. Reed SL, Ravdin JI. Amebiasis. In: Blaser MJ, Smith PD, Ravdin JI. Infections of gastrointestinal tract. 2. Ed., New York; Raven Press 1995;
64. Reed SL, Wessel DW, Davis CF. Entamoeba histolytica infection and AIDS. Am J Med 1990; 90: 269-271.
65. Rey L. Entamoeba histolytica e Amebíase II: A doença. In: Parasitologia Médica. 2.ed., Rio de Janeiro; Guanabara Koogan, 1991
66. Ribeiro Neto HJ, Beckman CR. Abscesso Amebiano do Fígado. In: Hepatologia Clínica e Cirúrgica. São Paulo: Servier, 1986: 541-548
67. Ribeiro Neto HJ, Beckmann CFR. Abscesso amebiano do fígado. In: Silva AO, D'Albuquerque LC. Doença do fígado: Revinter Editora, Rio de Janeiro, 2002. 1302-1310.
68. Rintoul R, O' Riordain G, Lourenso F et al. Changing management of pyogenic liver abscess. Bristish Journal of Surgery 1996 83:12151218.
69. Rockey DC. Hepatoabiliary infections. Current Opinion in Gastroenterology 2000; 16: 251-254.
70. Rodrigues Filho AR, Maneschy LA, Vianna CM et al. Abscesso amebiano do fígado. Revista de Ciências Biológicas 1963; 1: 163-176.
71. Rol FJC. Metronidazole: review of its use and toxicity. J Antim Chemoth 1977; 3: 205-209.
72. Salako IA. Liver function tests in the diagnosis of hepatic amebiasis. J Trop Med Hyg 1967; 70: 19-22.
73. Salles JMC. Avaliação da eficácia do secnidazol na amebíase aguda. Reev Bras Med Trop 1989; 22(supl.): 33-35.
74. Salles JMC, Vieira MT. Avaliação da atividade da etofamida na amebíase intestinal. O Hospital 1970; 75: 331-336.
75. Saraswat VA, Agarwal DK, Baijal SS et al. Percutaneous catheter-drainage of amoebic liver abscess. Clin Radiol 1992; 45: 187-189.
76. Schif E, Pick N, Oliven A, Odeh M. Multiple liver abscess after dental treatment. J. Cl. Gastroenterol,. April, 2003; 36(4):369-371.
77. Secto RK, Rockey DC. Pyogenic Liver abscess: changes in; etiology, management and outcome 1996 Medicine 75:99-113.
78. Shanmagam N, Molina EG. Fusobacterium – na underecognized etiology of pyogenic liver abscess: case report. A J G, 2002, 97(9):S100.
79. Sharma MP, Acharya SK, Verma ND et al. Clinical profile of multiple amoebic abscess. J Assoc Physicians India 1990; 38: 837-839.
80. Shriniv B, Kakesh J. Amoebic liver abscess CT and MRI. Bombay Hospital Journal 1997; 39: 54-62.
81. Singh A et al. CMV as a cause of pyogenic liver abscess: a case report and review of literature. A J G 2001, 96(9): S136-S137.
82. Stoopen M. La ultrasonografia y la tomografia computadorizada en el diagnóstico del abscesso hepático amibiano. Arch Invest Med (México) 1980; 11: 317-324.
83. Subramanian R. Amebiasis extraintestinal manifestations. J. Assoc Physicien India 1968; 16: 291-294.
84. Thompson JE, Forlenza S, Verma R. Amebic liver abscess: a therapeutic aproach. Rev Infect Dis 1985; 7: 171-179.
85. Tribouley DR. Utilisation du test ELISA pour le diagnostic serologique de l! amebiase hépatique. Étude comparée avec 4 autres méthodes : immunofluorescence, hémaglutination passive et fixation du complement. Bull Soc Path Ex 1982; 75: 12-15.
86. Wallace JR. Amebic peritonitis following rupture of an amebic liver abscess. Arch Surg 1978; 113: 332-335.
87. Walsh JA. Prevalence of Entamoeba histolytica infection. In: Ravdin JI, ed. Amebiasis: human infection by Entamoeba hystokitica. New York: Livingstone, 1988:93-105
88. Yamada T et al. Ascending cholangitis as a cause of pyogenic liver abscess complicated by a gastric submucosal abscess and fistula. J. Clin. Gastroenterol. April, 2000, 30(3): 317-320.
89. Yu-Meng Tan, Chee K Chong, Pierce KH Chow. Pyogenic liver abscess complicated by endogenous endophthalmitis. A N Z J. Surg. 2001, 71: 744-7.

89.2 Neoplasias Benignas do Fígado

Claudemiro Quireze Júnior • Lúcio Kenny Morais
Andressa Machado Santana Brasil
Izabella Rezende Oliveira

Introdução

As neoplasias benignas do fígado são representadas por um conjunto de doenças de fisiopatologia distintas, mas com semelhanças na apresentação clínica. As principais lesões benignas são os adenomas hepatocelulares, de origem epitelial, os hemangiomas, de origem mesenquimal, e a hiperplasia nodular focal, considerada na atualidade uma alteração histopatológica que "simula um tumor".[1]

A importância de considerá-las em conjunto é sua frequente apresentação sob forma de nódulos hepáticos incidentais, descobertos na vigência de sintomas geralmente inespecíficos e ambíguos. O reconhecimento dessas alterações em exames de imagem exige do cirurgião habilidade na avaliação detalhada de exames contrastados, geralmente por ressonância magnética aliado ao uso racional e seletivo das biópsias.[1,2]

Quando indicado, o tratamento operatório tem por objetivo o alívio sintomático e o controle das complicações como hemorragia e transformação maligna.[2-4]

Este capítulo trata dos aspectos epidemiológicos, fisiopatológicos, diagnósticos e terapêuticos da neoplasias benignas do fígado, especificamente o adenoma hepatocelular, o hemangioma e a hiperplasia nodular focal do fígado.

Adenoma hepatocelular

Epidemiologia

O adenoma hepatocelular é um tumor raro, de origem epitelial, com incidência estimada em três a quatro casos por cem mil mulheres usuárias de contracepção. É ainda mais raro na ausência do uso de contraceptivos e em homens.[5]

O reconhecimento de novos fatores de risco, como obesidade, etilismo aliados à escassez de evidências que permitam comparações nas diferentes regiões do mundo sugerem que a real epidemiologia da doença ainda é desconhecida. Especula-se que, com a disponibilidade de acesso a exames por imagem, sua incidência esteja em ascensão.[6]

Fisiopatologia e diagnóstico

O adenoma hepatocelular resulta da proliferação monoclonal de hepatócitos maduros. O principal fator de risco conhecido é a exposição a estrógenos, o que justifica sua prevalência em mulheres na idade fértil, usuárias de contracepção oral.[6]

A compreensão desta fisiopatologia foi facilitada pela identificação de mutações genéticas e vias específicas de ativação celular. A interação destas com novos fatores de risco permitiu a classificação da doença em subgrupos, de acordo com a apresentação fenotípica dos mesmos.[7]

Atualmente uma classificação molecular da doença é possível, com vantagens agregadas desde a estratificação de risco à personalização das estratégias terapêuticas. O desafio, entretanto, é o adequado diagnóstico por imagem dos diferentes perfis fenotípicos, uma vez que as alterações bioquímicas são pouco relevantes ou inespecíficas. O uso de contraste hepatoespecífico em exames por ressonância magnética constitui o método de melhor acurácia para o diagnóstico apropriado dos adenomas hepatocelulares.[8-11]

Os estudos moleculares, por sua vez, são amplamente dependentes de informações obtidas por biópsias tumorais. Entretanto, o uso na prática clínica é controverso e restrito. A utilização das biópsias deve ser estudada caso a caso em equipes multidisciplinares, sendo de maior utilidade na investigação de adenomas não esteatóticos, considerados para uma conduta não operatória.[12]

Atualmente, mesmo com modernos métodos de sequenciamento genético, até 7% dos adenomas ainda carecem de adequada caracterização molecular. Os subgrupos bem estabelecidos são apresentados a seguir:[13]

- **H-HCA**: os adenomas esteatóticos (30 a 40%) são tumores com marcante presença de gordura e caracterizados por mutações genéticas que resultam da inativação do fator hepatocitário nuclear 1-α (HNF1A). Essas mutações também são encontradas nas adenomatoses (mais de dez adenomas) e representam baixo risco tanto de hemorragia quanto de transformação maligna.

- **I-HCA**: os adenomas inflamatórios (40% a 50%) são caracterizados por mutações genéticas que afetam a via Jak-Stat, resultando em um tumor em que há telangiectasias vasculares e inflamação. Estão presentes em associação a fatores de risco como obesidade e ingesta de etanol. Representam o subgrupo mais propenso às complicações hemorrágicas. A imuno-histoquímica confirma a presença de marcadores inflamatórios como proteínas C reativa (PCR) e sérica amiloide A (SAA).

- **B-HCA**: aproximadamente 10% dos adenomas sofrem ativação do gene CTNNB1 (β-catenina) e apresentam atipias celulares por vezes indistinguíveis do carcinoma hepatocelular já no diagnóstico inicial. As mutações podem acontecer nos exons 3, 7 e 8 e estarem acompanhadas de inflamação, constituindo subgrupos distintos, a saber bex7,8 IHCA e bex3 IHCA. Este último subgrupo é associado a sexo masculino, uso de androgênios e presença de doenças vasculares hepáticas.

- **Sonic Hedgehog**: é um novo subgrupo de adenomas; a ativação da via sonic hedgehog é comum em obesos e parece conferir risco aumentado de complicações hemorrágicas. Ainda não possuem uma adequada caracterização nos exames por imagem.

Tratamento

O tratamento operatório é a ressecção hepática, estando indicada em adenomas não esteatóticos maiores de 5 cm no sexo feminino e em todos os casos no sexo masculino. A cirurgia videolaparoscópica representa uma via de acesso segura nessas situações. Nos casos de sangramento, a melhor alternativa terapêutica é a embolização da lesão, seguida do acompanhamento clínico e ressecção hepática *a posteriori* em casos selecionados.[12] O advento de técnicas ablativas e embolizações tumorais representa um avanço no tratamento de pacientes com tumores em localizações desfavoráveis ou com algum impedimento ao tratamento operatório.[2,4,12,13]

Hemangioma hepático

Epidemiologia

O hemangioma hepático é a neoplasia benigna mais comum do fígado, e afeta até 7% da população em geral, segundo relatos de séries de exames de imagem e séries de necrópsia.[14] Esses tumores ocorrem em pessoas de todas as faixas etárias, mas são mais comumente observados em mulheres adultas, especialmente entre a terceira e a quinta década de vida.[15]

A maioria dos pacientes com hemangioma hepático é assintomática e tem seu tumor detectado incidentalmente durante a realização de exames de imagem abdominal por causas diversas.[16]

Fisiopatologia e diagnóstico

O hemangioma hepático é um tumor derivado do mesoderma que se desenvolve formando uma cavidade preenchida com sangue, alimentada pela circulação hepática arterial e revestida por uma camada de células endoteliais, caracterizando uma malformação vascular que se expande por mecanismo de ectasia.[17]

A fisiopatologia do hemangioma hepático não é completamente compreendida, e algumas hipóteses já foram estudadas. Sugere-se que o hemangioma resulta da angiogênese anormal e do aumento nos fatores pró-angiogênicos.[17] O fator de crescimento do endotélio vascular (VEGF, do inglês *vascular endothelial growth factor*) é um importante fator pró-angiogênico, e foi verificado o aumento de sua expressão nas células do hemangioma hepático em comparação com as células endoteliais de fígado humano normal.[18,19]

Os hemangiomas hepáticos podem ser solitários ou múltiplos e variam em tamanho. Atualmente são denominados hemangiomas hepáticos gigantes quando possuem diâmetro maior ou igual a 10 cm.[20] São geralmente assintomáticos. Entretanto, tumores grandes podem provocar sintomas inespecíficos, como dor abdominal, desconforto, saciedade precoce, plenitude pós-prandial e outros sintomas de compressão.[15]

Sangramento e trombose intratumoral são raras complicações que podem acometer as pessoas com hemangioma hepático, já o sangramento espontâneo ou por ruptura traumática é extremamente raro (0,47%).[17] Outra complicação rara é a síndrome de Kassabach-Merritt, que está associada a hemangiomas gigantes e caracteriza-se por trombocitopenia, coagulopatia de consumo e púrpura.[19]

O diagnóstico do hemangioma hepático geralmente é incidental por meio de exames de imagem.[16] Na ultrassonografia, os hemangiomas geralmente se apresentam como uma lesão hiperecoica com realce acústico posterior, no entanto, podem ser hipoecoicas em fígado esteatótico e apresentar variações.[16] Outras afecções hepáticas benignas e malignas (carcinoma hepatocelular, colangiocarcinoma intra-hepático, angiossarcoma hepático e metástases hepáticas) podem produzir padrões acústicos semelhantes, portanto recomenda-se a confirmação por exames contrastados por tomografia computadorizada ou da ressonância magnética.[16,21] Atualmente tem sido utilizada a ultrassonografia com contraste, como opção mais acessível ou quando contraindicada a realização de tomografia ou ressonância.[22]

Na tomografia sem contraste, os hemangiomas típicos aparecem hipodensos. Após a administração de contraste, essas lesões apresentam realce periférico na fase arterial e progressão centrípeta (completa ou incompleta) nas fases portal e tardia.[21] Na ressonância magnética, os hemangiomas clássicos são hipointensos na sequência ponderada em T1 e intensamente brilhantes nas imagens ponderadas em T2 e na difusão. A alta intensidade do sinal em T2 é atribuída ao fluxo sanguíneo lento nos espaços vasculares da lesão e é referida como o "sinal de lâmpada", achado típico de hemangioma hepático na ressonância magnética.[21,23]

Tratamento

O manejo conservador com controle por exames de imagem a cada 6 meses ou 1 ano é apropriado para os casos típicos de hemangioma hepático.[15] Para lesões em crescimento, lesões sintomáticas por compressão ou na presença de síndrome de Kasabach-Merrit, a ressecção cirúrgica (ressecção hepática segmentar, lobectomia ou enucleação, por via aberta, laparoscópica ou robótica) pode ser indicada.[24,25]

Hiperplasia nodular focal

Epidemiologia

A hiperplasia nodular focal (HNF) é o segundo tumor hepático benigno mais comum em adultos e o terceiro mais comum de todos os tumores hepáticos pediátricos.

A doença é responsável por aproximadamente 8% de todos os tumores hepáticos primários no adulto, e é o segundo tumor benigno mais comum do fígado; relatou-se que ocorre com uma frequência entre 0,31% e 3% na população adulta em geral, e acredita-se que aumente com a idade.[26-28]

A HNF ocorre em ambos os sexos e em todas as idades. É encontrada mais comumente em mulheres (80% a 95% dos casos) na terceira e quarta décadas de vida (a proporção de mulheres para homens está entre 8: 1 e 12: 1). Quando ocorre em homens, a doença é diagnosticada em idade mais avançada em comparação com as mulheres (41,6 vs. 36,2; p <0,01) frequentemente apresentando características atípicas (38,9% vs. 22,2% nas mulheres).[29]

Fisiopatologia e diagnóstico

A fisiopatologia exata da HNF ainda não é completamente compreendida. A teoria vascular, geralmente aceita, foi proposta por Wanless et al.[28,30] e afirma que a doença se origina de uma lesão hiperplásica composta por hepatócitos policlonais reativos em proliferação. A gênese das lesões é provavelmente secundária a uma malformação vascular/arterial que perturba o fluxo sanguíneo local e, consequentemente, gera uma resposta hiperplásica das células hepáticas normais à hiperperfusão ou hipoxia.[31]

Assim sendo, a HNF típica (80% dos casos) é definida por hepatócitos semelhantes ao normal dispostos em placas de 1 a 2 células de espessura com um padrão plurinodular separado por faixas fibrosas e circundando uma cicatriz fibrosa central com um vaso arterial distrófico.[32] A lesão também é caracterizada por ausência de veia porta e presença de proliferação do ducto biliar na interface do parênquima fibroso. Apesar de sua origem policlonal, a HNF é geralmente considerada um tumor hepatocelular benigno devido à sua apresentação em forma de massa.[33,34]

Além dessa forma típica, várias variantes são descritas e comumente classificadas como "HNF atípica" (20% dos casos). A histoarquitetura anormal ou malformações vasculares podem estar ausentes nas formas atípicas, mas a proliferação do ducto biliar está sempre presente.[35] O grupo não clássico engloba casos de HNF com atipia citológica, mista hiperplásica ou adenomatosa.

A maioria dos pacientes com HNF é assintomática. Geralmente trata-se de achado durante exames radiológicos, autópsias ou operações realizadas para outras indicações.

A função hepática geralmente não é alterada, e os marcadores tumorais séricos alfa-fetoproteína (AFP), CA19.9 e antígeno carcinoembriônico (CEA) são invariavelmente negativos, mostrando que os exames de sangue não são precisos para o diagnóstico da HNF. Lesões volumosas podem levar à compressão dos ductos biliares intra-hepáticos, resultando em nível sérico de gama-glutamil transferase (GGT) levemente elevado. Nesses casos, os sintomas podem incluir massa palpável, hepatomegalia e perda de apetite.

A confirmação diagnóstica da HNF depende unicamente dos achados de imagem, se as características típicas forem mostradas. A ultrassonografia é inespecífica e insuficiente para o diagnóstico. A tomografia computadorizada (TC) e a ressonância magnética (RM), entretanto, caracterizam a HNF com grande eficácia. Os aspectos típicos dessa patologia na TC incluem lesão lobulada e bem delimitada, iso ou levemente hipoatenuante na fase pré-contraste, e com importante realce homogêneo na fase arterial do contraste, com clareamento rápido nas fases portal e de equilíbrio. Além disso, comumente, é vista pequena área central estrelada que tende a se impregnar nas fases tardias (cicatriz central), composta por vasos mal formados.[36,37]

Na RM, a HNF clássica apresenta-se como lesão ligeiramente hipointensa em T1 e com discreta hiperintensidade em T2. Em 85% das lesões é possível a identificação da cicatriz central, que se apresenta com maior sinal do que o restante da lesão nas imagens ponderadas em T2. O padrão de realce pelo meio de contraste intravenoso da HNF é semelhante ao descrito na TC. Quando essas características são presentes, a especificidade diagnóstica atinge 98%.[37]

Tratamento

A estabilidade no tamanho da maioria das lesões de HNF, a falta de potencial para transformação maligna e o risco extremamente baixo de rotura e hemorragia apoiam uma abordagem conservadora para o manejo da maioria dos pacientes com HNF radiologicamente convincente ou histologicamente comprovado.

A ressecção cirúrgica deve ser considerada nas seguintes situações: impossibilidade de excluir malignidade; evidência de crescimento progressivo; grandes lesões (> 10 cm de diâmetro) com aumento do risco de hemorragia relacionado a trauma (especialmente lesões subcapsulares) e presença de sintomas compressivos.[38]

Referências bibliográficas

1. Chun YS, House MG, Kaur H, Loyer EM, Paradis V, Vauthey JN. SSAT/AHPBA Joint Symposium on Evaluation and Treatment of Benign Liver Lesions. J Gastrointes Surg 2013;17:636-44.
1. Mezhir JJ, Fourman LT, Do RK, Denton B, Allen PJ, D'Angelica MI et al. Changes in the management of benign liver tumours: an analysis of 285 patients. HPB 2013;15:156-63.
2. Kim Y, Amini N, He J, Margonis GA, Weiss M, Wolfgang CL. National trends in the use of surgery for benign hepatic tumors in the United States. Surgery 2015;157:1055-64.
3. van Rosmalen BV, de Graeff JJ, van der Poel MJ, de Man IE, Besselink M, Hilal MA et al. Impact of open and minimally invasive resection of symptomatic solid benign liver tumours on symptoms and quality of life: a systematic review. HPB 2019;21:1119-30.
4. Quireze Junior C, Morais LK, Le Campion E, Rassi MC. Adenoma Hepatocelular. Adenoma Hepatocelular. In Torres O, editor. Cirurgia de Fígado, Pâncreas e Vias Biliares. Rio de Janeiro: Rubio; 2019:71-5.
5. Klompenhouwer AJ, de Man RA, Burgio MD, Vilgrain V, Zucman-Rossi J, Ijzermans JNM. New insights in the management of hepatocellular adenoma. Liver Int 2020;40(7):1529-37.
6. Védie AL, Sutter O, Ziol M, Nault JC. Molecular classification of hepatocellular adenomas: impacto n clinical practice. Hepat Oncol 2018(1):HEP04, doi: 10.2217/hep-2017-0023.
7. Roncalli M, Sciarra A, di Tommaso L. Benign hepatocellular nodules of healthy liver: focal nodular hyperplasia and hepatocellular adenoma. Clin Mol Hepatol 2016;22:199-211.
8. Nault JC, Paradis V, Cherqui D, Vilgrain V, Zucman-Rossi J. Molecular classification of hepatocellular adenoma in clinical practice. J Hepatol 2017;67(5):1074-83.
9. Nault JC, Couchy G, Balabaud C, Morcrette G, Caruso S, Blanc JF et al. Molecular classification of hepatocellular adenoma associates with risk factors, bleeding, and malignant transformation. Gastroenterol 2017;152:880-94.
10. Miller GC, Campbell CM, Manoharan B, Bryant R, Cavalucci D, O'Rourke N et al. Sbclassification of hepatocellular adenomas: practical considerations in the implementation of the Bordeaux criteria. Pathology 2018; https://doi.org/10.1016/j.pathol.2018.05.003.
11. Herman P, Fonseca GM, Kruguer JAP, Jeismann VB, Coelho FF. Guidelines for the treatment of hepatocellular adenoma in the era of molecular biology: An experience-based surgeon's perspective. J Gastrointest Surg 2020. DOI 10.1007/s11605-020-04724-1.
12. Elfrink AKE, Haring MPD, de Meijner E, Ijzermans JNM, Swijnenburg RJ, Braat AE et al. Surgical outcomes of laparoscopic and open resection of benign liver tumors in the Netherlands: a Nationwide analysis. HPB 2020; https://doi.org/10.1016/j.hpb.2020.12.003.
13. Bioulac-Sage P, Laumonier H, Laurent C, Blanc JF, Balabaud C. Benign and malignant vascular tumors of the liver in adults. Semin Liver Dis. 2008 Aug;28(3):302-14. doi: 10.1055/s-0028-1085098. Epub 2008 Sep 23. PMID: 18814083.
14. Bajenaru N, Balaban V, Săvulescu F, Campeanu I, Patrascu T. Hepatic hemangioma -review-. J Med Life. 2015;8 Spec Issue(Spec Issue):4-11. PMID: 26361504; PMCID: PMC4564031.
15. Strauss E, Ferreira Ade S, França AV, Lyra AC, Barros FM, Silva I, Garcia JH, Parise ER. Diagnosis and treatment of benign liver nodules: Brazilian Society of Hepatology (SBH) recommendations. Arq Gastroenterol. 2015 Dec;52 Suppl 1:47-54. doi: 10.1590/S0004-28032015000500003. PMID: 26959805.
16. Leon M, Chavez L, Surani S. Hepatic hemangioma: What internists need to know. World J Gastroenterol. 2020 Jan 7;26(1):11-20. doi: 10.3748/wjg.v26.i1.11. PMID: 31933511; PMCID: PMC6952297.
17. Zhang WJ, Ye LY, Wu LQ, Xin YL, Gu F, Niu JX, Yang ZH, Zhu GJ, Grau GE, Lou JN. Morphologic, phenotypic and functional characteristics of endothelial cells derived from human hepatic cavernous hemangioma. J Vasc Res. 2006;43(6):522-32. doi: 10.1159/000095965. Epub 2006 Sep 28. PMID: 17008795.
18. O'Rafferty C, O'Regan GM, Irvine AD, Smith OP. Recent advances in the pathobiology and management of Kasabach-Merritt phenomenon. Br J Haematol. 2015 Oct;171(1):38-51. doi: 10.1111/bjh.13557. Epub 2015 Jun 30. PMID: 26123689.
19. Di Carlo I, Koshy R, Al Mudares S, Ardiri A, Bertino G, Toro A. Giant cavernous liver hemangiomas: is it the time to change the size categories?Hepatobiliary Pancreat Dis Int. 2016 Feb;15(1):21-9. doi: 10.1016/s1499-3872(15)60035-2. PMID: 26818540.
20. Mathew RP, Sam M, Raubenheimer M, Patel V, Low G. Hepatic hemangiomas: the various imaging avatars and its mimickers. Radiol Med. 2020 Sep;125(9):801-815. doi: 10.1007/s11547-020-01185-z. Epub 2020 Apr 5. PMID: 32249391.
21. Sporea I, Săndulescu DL, Șirli R, Popescu A, Danilă M, Spârchez Z, Mihai C, Ioanițescu S, Moga T, Timar B, Brisc C, Nedelcu D, Săftoiu A, Enăchescu V, Badea R. Contrast-Enhanced Ultrasound for the Characterization of Malignant versus Benign Focal Liver Lesions in a Prospective Multicenter Experience - The SRUMB Study. J Gastrointestin Liver Dis. 2019 Jun 1;28:191-196. doi: 10.15403/jgld-180. PMID: 31204417.
22. Mamone G, Miraglia R. The "light bulb sign" in liver hemangioma. Abdom Radiol (NY). 2019 Jun;44(6):2327-2328. doi: 10.1007/s00261-019-01964-x. PMID: 31020349.
23. European Association for the Study of the Liver (EASL). EASL Clinical Practice Guidelines on the management of benign liver tumours. J Hepatol. 2016 Aug;65(2):386-98. doi: 10.1016/j.jhep.2016.04.001. Epub 2016 Apr 13. PMID: 27085809.
24. Cheng WL, Qi YQ, Wang B, Tian L, Huang W, Chen Y. Enucleation versus hepatectomy for giant hepatic haemangiomas: a meta-analysis. Ann R Coll Surg Engl. 2017 Mar;99(3):237-241. doi: 10.1308/rcsann.2016.0349. Epub 2016 Nov 21. PMID: 27869486; PMCID: PMC5450283.
25. Nguyen BN, Flejou JF, Terris B, Belghiti J, Degott C. Focal nodular hyperplasia of the liver: a comprehensive pathologic study of 305 lesions and recognition of new histologic forms. Am J Surg Pathol 1999; 23(12):1441–1454.
26. Reddy KR, Kligerman S, Levi J, Livingstone A, Molina E, Franceschi D, Badalamenti S, Jeffers L, Tzakis A, Schiff ER. Benign and solid tumors of the liver: relationship to sex, age, size of tumors, and outcome. Am Surg 2001; 67: 173-8.
27. Wanless IR. Micronodular transformation (nodular regenerative hyperplasia) of the liver: a report of 64 cases among 2,500 autopsies and a new classification of benign hepatocellular nodules. Hepatology 1990; 11(5):787-97.
28. Luciani A, Kobeiter H, Maison P, Cherqui D, Zafrani ES, Dhumeaux D et al. Focal nodular hyperplasia of the liver in men: is presentation the same in men and women? Gut 2002; 50(6):877–880.
29. Wanless IR, Mawdsley C, Adams R. On the pathogenesis of focal nodular hyperplasia of the liver. Hepatology 1985; 5(6):1194–1200.
30. Wanless IR, Albrecht S, Bilbao J, Frei JV, Heathcote EJ, Roberts EA, Chiasson D. Multiple focal nodular hyperplasia of the liver associated with vascular malformations of various organs and neoplasia of the brain: a new syndrome. Mod Pathol 1989; 2:456–462.
31. Biecker E, Fischer HP, Strunk H, Sauerbruch T. Benign hepatic tumours. Z Gastroenterol 2003; 41:191–200.
32. Rebouissou S, Bioulac-Sage P, Zucman-Rossi J. Molecular pathogenesis of focal nodular hyperplasia and hepatocellular adenoma. J Hepatol 2008; 48(1):163–170.
33. Paradis V, Laurent A, Flejou JF, Vidaud M, Bedossa P. Evidence for the polyclonal nature of focal nodular hyperplasia of the liver by the study of X-chromosome inactivation. Hepatology 1997; 26:891-895.
34. Vilgrain V. Focal nodular hyperplasia. Eur J Radiol 2006; 58(2):236–245.
35. Hussain SM, Terkivatan T, Zondervan PE, et al. Focal nodular hyperplasia: findings at state-of- the-art MR imaging, US, CT, and pathologic analysis Radiographics. 2004;24:3–17.
36. Mortelé KJ, Praet M, Van Vlierberghe H, et al. CT and MR imaging findings in focal nodular hyperplasia of the liver: radiologic-pathologic correlation. AJR Am J Roentgenol. 2000; 175:687–92.
37. Tiferes DA, D'Ippolito G. Neoplasias hepáticas: caracterização por métodos de imagem. Radiol Bras. 2008;41(2):119–127.

89.3 Neoplasias Malignas do Fígado – Primárias e Secundárias

Heládio Feitosa e Castro Neto
Diego da Costa Almeida

O fígado é um importante órgão frequentemente acometido por neoplasias malignas, quer sejam primárias, aquelas oriundas do próprio fígado, quer sejam secundárias, ou seja, metástases advindas de cânceres em outros sítios.

As neoplasias malignas secundárias são as mais incidentes, representando cerca 95% das neoplasias malignas que acometem o fígado. O trato gastrointestinal é a principal fonte dessas metástases devido à drenagem venosa pelo sistema porta, tendo o câncer colorretal como sítio primário mais frequente. Já as neoplasias malignas primárias do fígado são advindas do hepatócito, do epitélio dos canalículos biliares ou de células mesenquimais do parênquima hepático.

Neste capítulo abordaremos o carcinoma hepatocelular e o colangiocarcinoma intra-hepático, principais neoplasias malignas primárias do fígado, bem como as metástases hepáticas colorretais.

Carcinoma hepatocelular

Epidemiologia

O carninoma hepatocelular (CHC) é a neoplasia maligna primária do fígado mais prevalente, representando mais de 80% desses tumores. Apesar de bastante variável em sua epidemiologia, a depender do país estudado, é a sétima neoplasia maligna mais incidente no mundo, quando se excluem tumores de pele não melanoma, e a quarta em relação à mortalidade conforme os dados da GLOBOCAN. Segundo dados do INCA, o CHC é estimado como sexta causa de mortalidade por câncer em homens no ano de 2020. Sua distribuição geográfica está intrinsecamente relacionada com a prevalência de infecção pelo vírus da hepatite B (VHB) e C (VHC).

CHC ocorre com maior frequência em países em desenvolvimento e com baixos recursos, como países do leste asiático e da África sub-Saariana. Diferentemente do que ocorre com vários outros cânceres, que vêm diminuindo sua frequência, sua incidência tem aumentado cerca de quatro vezes nas últimas décadas.

A idade média de acometimento varia com a região, sendo na sétima década de vida em países desenvolvidos, na sexta década, no leste asiático, e na quinta ou quarta décadas, nos países africanos com alta incidência. O prognóstico da doença também possui variações geográficas, tendo melhores taxas de sobrevida no Japão e em Taiwan, onde há diagnóstico precoce e centros de tratamento especializados em seu tratamento, e piores taxas em países africanos sub-Saarianos, onde a sobrevida média é de 2,5 meses após o diagnóstico.

O CHC é mais frequente no sexo masculino, com cerca de 2 a 8 homens acometidos para cada mulher. O acometimento mais pronunciado no sexo masculino se deve à maior incidência de fatores de risco nessa população.

Fatores de risco

O fator de risco mais importante para a carcinogênese do CHC é a presença de cirrose hepática. Conclui-se que os fatores de risco para o desenvolvimento de cirrose, são os mesmos do CHC. Apesar da frequente concomitância entre cirrose e CHC, a primeira não é pré-requisito necessário para o segundo, e tampouco o segundo será o final inexorável da primeira. Entretanto, pacientes com cirrose possuem uma chance 30 vezes maior de adquirirem CHC do que pacientes sem cirrose.

O VHB e o VHC são responsáveis por cerca de 80% dos CHCs no mundo. O VHB é um DNA-vírus que tem a capacidade de incorporar seu material genético no DNA do hospedeiro, possuindo seis subtipos, estando os subtipos C e D mais associados à formação de CHC. A relação entre a infecção pelo VHB e o CHC é bem documentada pela sequência infecção crônica cirrose – carcinoma, pela presença de DNA viral no CHC e por compartilharem a mesma distribuição geográfica de incidência. Apesar de estar majoritariamente associado à cirrose, o CHC pode originar-se sem a presença de cirrose em pacientes infectados pelo VHB, cenário que ocorre em até mais de 30% dos casos de CHC em países com alta incidência de VHB. O fato de o DNA viral se imiscuir com o genoma do hospedeiro é a possível explicação para tal ocorrência, porém, outros fatores como a idade em que a contaminação ocorre e o tempo de infecção crônica também são fatores relevantes. A infecção pelo VHB pode ser prevenida com a vacinação em massa da população como política pública, o que ocorre em nosso país.

O VHC é um RNA-vírus que não possui a capacidade de incorporar seu material genético no DNA do hospedeiro e tem como principal forma de carcinogênese a sequência infecção crônica cirrose hepática – CHC. É o principal agente causal no Japão e Europa, onde seus anticorpos são encontrados em cerca de 80% dos CHCs. O risco de transformação maligna é de cerca de 5% ao ano em pacientes com infecção crônica pelo VHC, com um tempo médio de infecção de 30 anos.

O álcool é o segundo fator de risco mais frequente para o CHC e pode atuar de forma sinérgica com outros fatores, especialmente hepatites virais e obesidade. Apesar de advir de fígados cirróticos, como ocorre em outras causas, o CHC tem menores chances de surgir em pacientes com cirrose hepática devido ao álcool do que aquelas ocasionadas por vírus, cerca de três vezes menos.

A esteato-hepatite não alcoólica é um fator de risco importante em países desenvolvidos, principalmente nos Estados Unidos, onde até 20% dos CHCs são atribuídos a essa patologia. Fatores de risco para esteato-hepatite não alcoólica são obesidade e diabetes, daí sua frequência nos países desenvolvidos onde essas patologias são mais prevalentes. Nesses casos, o CHC ocorre em pacientes mais idosos, na sétima década, e cerca de 30% a 40% dos pacientes não apresentam cirrose associada.

Aflatoxinas são micotoxinas produzidas pelos *Aspergillus sp.* são hepatotóxicas, principalmente a variante B1, e extremamente ubíquas em regiões pobres com altas taxas de CHC. Atuam sinergicamente com o VHB.

Outros fatores causais mais raros são doenças hepáticas hereditárias, como a doença de Wilson, em que ocorre acúmulo cúprico nos tecidos, causando cirrose e distúrbios neurológicos; a hemocromatose, em que há acúmulo férreo nos tecidos, ocasionando cirrose, diabetes e insuficiência cardíaca; e a deficiência de alfa--1-antitripsina, doença em que ocorre cirrose e enfisema pulmonar por aumento da atividade de proteinases.

Biologia molecular

O CHC possui grande variedade de mutações a depender do fator de risco que ocasionou sua formação. Mutações no promotor TERT e no TP53 são as alterações genéticas mais frequentes nos CHCs advindos do VHB. Mutações no TP53 promovem um pior prognóstico. Mutações no gene CTNNB1, que codifica a β-catenina, estão fortemente associadas a CHCs álcool-induzidos; já aqueles que são causados por esteato-hepatite não alcoólica apresentam mutações relacionadas à interleucina-6.

Sintomatologia

Pacientes com doença inicial são, geralmente, aqueles acompanhados por cirrose em centros de referência e que são diagnosticados por exames de rastreamento, pois o CHC tende a ser assintomático nesse estágio.

Sintomas e sinais de doença avançada incluem: massa abdominal em hipocôndrio direito, perda de peso, dor abdominal de baixa intensidade em hipocôndrio direito, icterícia causada por insuficiência parenquimatosa ou por invasão/compressão das vias biliares no hilo hepático ou por hemobilia, que é o sangramento para a via biliar. A descompensação da cirrose preexistente é um sintoma frequente.

Situações como síndrome de Budd – Chiari, decorrente da trombose das veias hepáticas, ou ruptura espontânea do tumor com choque hemorrágico são menos frequentes, assim como as síndromes paraneoplásicas, como hipercolesterolemia, hipercalcemia, eritrocitose e hipoglicemia.

Rastreio e diagnóstico

Pacientes com cirrose ou infecção crônica por VHB sem cirrose, que perfazem o grupo de alto risco para o desenvolvimento do CHC, devem se submeter a rastreamento semestral por meio de ultrassonografia abdominal (USG) com ou sem a dosagem sérica da alfa-feto-proteína (AFP), a qual pode encontrar-se elevada em doenças hepáticas benignas. Apesar de haver evidências mostrando um pequeno aumento na acurácia com a associação da AFP com a USG, no atual *guideline* da American Association for the Study of Liver Diseases (AASLD), o valor de corte da AFP é de 20ng/mL, e seu uso não é considerado obrigatório.

Aqueles que apresentarem nódulo menor que 1 cm à USG sem aumento da AFP devem realizar novamente os exames em três meses. Já os pacientes que apresentam nódulo maior ou igual a 1cm devem ser encaminhados para complementação diagnóstica com tomografia computadorizada (TC) ou ressonância nuclear magnética (RNM).

O Colégio Americano de Radiologia criou um sistema para interpretação de nódulos suspeitos para CHC baseado em várias de suas características à TC ou à RNM (Tabela 89.8). Esse sistema, chamado de LI-RADS, classifica o nódulo em categorias com probabilidades distintas para o diagnóstico do CHC e, logo, pauta sua conduta quanto ao acompanhamento ou à intervenção do nódulo (Tabela 89.9). Aqueles classificados como LI-RADS 1 e 2 devem retornar para rastreamento semestral, já os como LI-RADS 3 devem realizar o rastreamento em três a seis meses. O paciente com nódulo classificado como LI-RADS 4 deve ter seu caso discutido em sessões multidisciplinares para avaliar se será submetido à biopsia do nódulo ou a novos exames de rastreamento em três meses. Finalmente, paciente com nódulo LI-RADS 5 é considerado portador de CHC e deve ser conduzido como tal.

Tabela 89.8
Tabela diagnóstica TC/RM

Hiperrealce na fase arterial (HRFA)		Sem HRFA		HRFA não em halo		
Tamanho do achado (mm)		< 20	≥ 20	< 10	10 a 19	≥ 20
Conte número de critérios principais: • "Lavagem" não periférica • "Cápsula" com relace • Crescimento acima do limiar	Zero	LR-3	LR-3	LR-3	LR-3	LR-4
	Um	LR-3	LR-4	LR-4	LR-4 / LR-5	LR-5
	≥ Dois	LR-4	LR-4	LR-4	LR-5	LR-5

LR-4 / LR-5: Achamos nesta "célula" são categorizados de acordo com um critério principal adicional.
- LR-4 – se "capsula" com relace.
- LR-5 – se "lavagem" não periférica OU crescimento acima do limiar.

Fonte: LIRADS, versão 2017.

Tabela 89.9
Fluxograma de condutas conforme a classificação LIRADS

CT ou RM multifásico									
Sem achados	Categorizar cada achados não tratados								
Negativa	LR-NC	LR-1	LR-2	LR-3	LR-4	LR-5	LR-M	LR-TIV
Retorno para vigilância de rotina	Repetir alternando a técnica de imagem em ≤ 3 meses	Retorno para vigilância de rotina	Retorno para vigilância de rotina. Considerar repetir imagem diagnóstica em ≤ 6 meses	Repetir a imagem diagnóstica em 3 a 6 meses	DMD para obter consenso da conduta. Pode incluir biópsia ou tratamento	Diagnóstico de CHC. DMD para obter um consenso da conduta	DMD para obter consenso da conduta. Pode incluir biópsia ou tratamento	DMD para obter consenso da conduta. Pode incluir biópsia ou tratamento
					Se biópsia		Se biópsia	Se biópsia
					Diagnóstico histológico		Diagnóstico histológico	Diagnóstico histológico

DMD = Discussão Multi-Disciplinar.
Fonte: LIRADS, versão 2017.

Estadiamento

Uma vez que o paciente recebe o diagnóstico de CHC, faz-se necessário o correto estadiamento para avaliar terapia e prognóstico. O estadiamento do CHC é mais desafiador por frequentemente estar associado à cirrose hepática que é uma patologia grave *per* si. Esse estadiamento, pois, não pode avaliar características prognósticas somente atreladas ao nódulo, mas sim fazer um inventário em relação ao tumor e à cirrose com sua repercussão na função hepática.

Exatamente por essa complexidade, existem vários sistemas de estadiamento distintos, sendo o mais utilizado e estabelecido no ocidente o modelo do Barcelona Clinic Liver Cancer (BCLC) (Tabela 89.10). O BCLC integra informações sobre a função hepática, usando o escore de Child-Pugh; sobre o próprio tumor, como tamanho, número de lesões e presença de invasão vascular; e sobre o *status* clínico do paciente. O BCLC classifica a doença em cinco estágios e propõe o prognóstico e a terapia para cada um deles.

Tratamento

O tratamento do CHC é dependente do seu estadiamento e das opções terapêuticas presentes em cada centro, que são bastante variáveis, de acordo com a localidade geográfica e os recursos. Sua terapia, portanto, deve ser decidida em um contexto multidisciplinar para se obter o maior êxito. Ressecções parciais do fígado ou hepatectomia total com transplante são tratamentos com intenção curativa e que vêm diminuindo suas taxas de morbimortalidade devido a melhorias das técnicas e materiais cirúrgicos, aos cuidados perioperatórios e à monitorização anestésica e de terapia intensiva.

A cirurgia minimamente invasiva tem contribuído não só para estadiamento, avaliando o diagnóstico de carcinomatose, como também para ressecções parciais, otimizando a recuperação dos pacientes.

Fatores importantes para a indicação e a programação de ressecções parciais ou transplante são o tamanho e o número de lesões, a existência de hipertensão portal – definida como a presença de esplenomegalia ou plaquetopenia com <100000 plaquetas ou presença de varizes

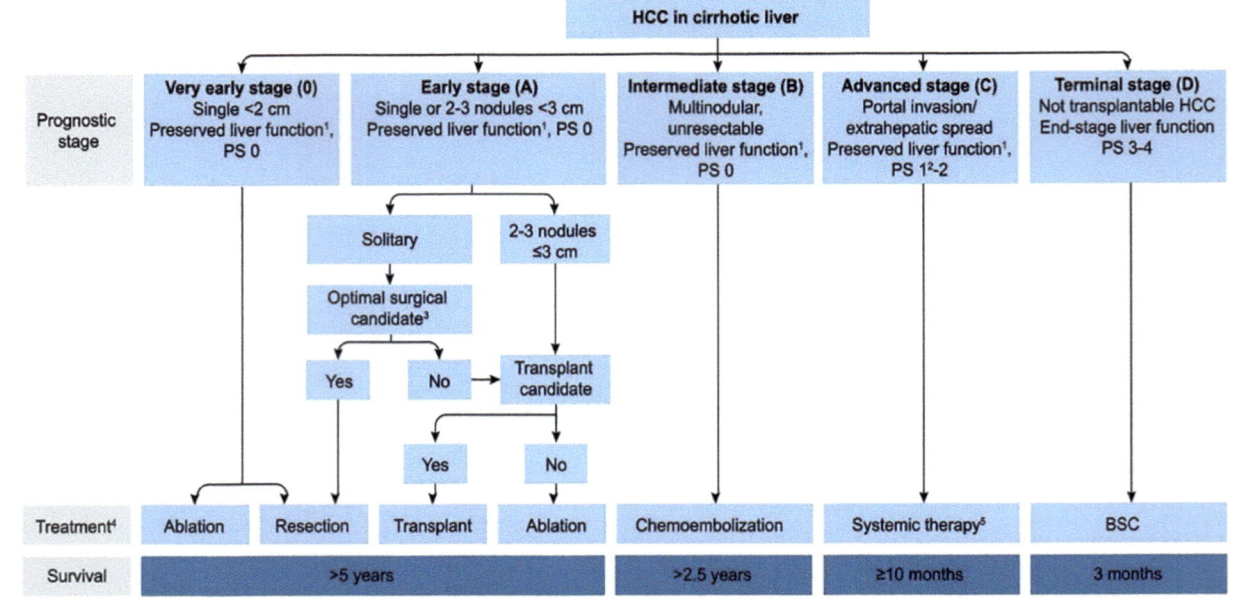

Tabela 89.10
Fluxograma conforme recomendações do BCLC

Fonte: *Brazilian Society of Hepatology uptdated recommendations for diagnosis and treatment of hepatocellular carcinoma.*

esofágicas ou gradiente de pressão venosa hepática > 10, escore de Child-Pugh. A invasão venosa, a linfadenopatia e o tamanho do fígado remanescente são outros parâmetros fundamentais para a indicação cirúrgica.

Em pacientes não cirróticos, a ressecção cirúrgica é o tratamento padrão. Nesse cenário, hepatectomias extensas são bem toleradas desde que haja um remanescente hepático de tamanho adequado. Todavia, como citado anteriormente, a maioria dos CHCs ocorre em fígados cirróticos, e o transplante hepático é tido como tratamento padrão nesses casos, uma vez que trata não só o tumor como a doença hepática associada. Pacientes com indicação de transplante são aqueles com bom *performance status*, Child-Pugh A ou B e inclusos nos critérios de Milão que consistem em apresentar nódulo único de até 5 cm ou até três nódulos, nenhum maior que 3 cm. Pacientes submetidos a transplante hepático apresentam maior sobrevida global e sobrevida livre de doença quando comparados a pacientes que realizaram ressecção hepática, principalmente quando o tumor apresenta tamanho maior que 2 cm.

A ressecção tem função para pacientes cirróticos, Child-Pugh A, com bom *performance status* e sem hipertensão portal; situação em que há melhor sobrevida global e sobrevida livre de doença quando comparados a terapias ablativas. Fígado remanescente de pelo menos 40% é fundamental, e a embolização portal pode ajudar a atingir tal volume, hipertrofiando o fígado remanescente antes da ressecção.

Infelizmente, grande parte dos pacientes não são candidatos a ressecção ou transplante, sendo encaminhados para outras formas de tratamento com taxas de recorrência maiores. A ablação com radiofrequência é uma técnica percutânea de introdução da agulha no tumor para proporcionar temperaturas maiores que 60°C, ocasionando morte das células tumorais. Para sua utilização, a localização e o tamanho do tumor são importantes, pois tumores maiores de 5 cm apresentam maiores taxas de recidiva. Quando realizada em tumores próximos a vasos grandes, possui menor eficácia, devido ao roubo de calor pelo vaso.

Terapias transarteriais são importantes ferramentas com intuito de paliação ou de redução do tamanho tumoral para que se possa tentar enquadrar o paciente nos critérios de Milão e, consequentemente, enviá-lo para o transplante hepático. A quimioembolização usa esferas com quimioterapia para embolizar a artéria que nutre o tumor, associando a necrose isquêmica com a citotoxicidade da droga para causar maior dano ao tumor. A injeção transarterial de ítrio-90 não possui efeito de necrose isquêmica devido ao pequeno tamanho das partículas carreadoras, porém oferece uma forma de braquiterapia, em que o ítrio-90 emite radiação localmente, levando a morte celular tumoral.

Terapias quimioterápicas paliativas são disponíveis para pacientes Child-Pugh A ou, às vezes, B7. Terapias-alvo, as quais bloqueiam moléculas ou receptores importantes para o crescimento e a replicação tumoral, são mais efetivas do que quimioterapia citotóxica clássica. Nesse caso, o Sorafenib, inibidor multiquinase, é o mais utilizado em primeira linha, pois traz aumento de sobrevida global em comparação ao placebo. Recentemente, a imunoterapia com pembrolizumab foi aprovada para tratamento em primeira linha de qualquer tumor com instabilidade de microssatélite, independentemente do sítio de origem, e o nivolumab foi aprovado para segunda linha em CHC. Em 2020, foi publicado estudo prospectivo randomizado em que se comparou a associação do Bevacizumab, uma droga anti-VEGF (fator de crescimento endotelial vascular) e do Atezolizumab, imunoterápico inibidor de PD-L1, *versus* o Sorafenib em pacientes com CHC irressecável, mostrando melhor sobrevida global e livre de doença com a associação das drogas em teste.

Por fim, pacientes fora de possibilidade terapêutica própria para o tumor devem ser encaminhados para cuidados paliativos a fim de receberem conforto sintomatológico.

Colangiocarcinoma intra-hepático

Epidemiologia

Colangiocarcinomas são classificados anatomicamente em intra-hepáticos, peri-hilares ou distais. Cada um possui epidemiologia e fatores de risco distintos, bem como estadiamento e tratamento. O escopo do capítulo será o colangiocarcinoma intra-hepático (CIH), que engloba os adenocarcinomas oriundos do epitélio biliar de ductos proximais às divisões secundárias dos ductos hepáticos, ou seja, advindos dos ductos biliares intra-hepáticos.

O CIH é a segunda neoplasia primária do fígado em incidência, cerca de 10% a 20% dos tumores hepáticos primários, e tem apresentado grande crescimento em sua incidência, fato que, provavelmente, se deve à melhor acurácia na classificação anatômica devido aos métodos diagnósticos mais modernos. Tende a acometer igualmente ambos os sexos até a sexta década, tendo um aumento na incidência em pacientes do sexo masculino após esse período. Sua ocorrência é mais frequente em asiáticos.

Fatores de risco

Os fatores de risco para o desenvolvimento do CIH são, muitas vezes, semelhantes àqueles paro o CHC. Cirrose hepática de qualquer etiologia é um importante fator causal, estando associada a um aumento em até 20 vezes a chance de se desenvolver um CIH.

O VHC é bastante associado ao CIH no ocidente, que tem sua carcinogênese decorrente da cirrose induzida pelo vírus. Já o VHB tem uma associação menor, porém documentada, de cerca de 2 a 6 vezes a chance de causar CIH em relação à população geral. Não se sabe ao certo, se como no CHC, o VHB causaria a carcinogênese por efeito direto ou se somente decorrente da cirrose. Entretanto, pacientes com CIH infectados pelo VHB possuem um prognóstico melhor, tendo tumores mais encapsulados, menos infiltrativos e com menos disseminação linfática.

O álcool é um fator de risco para o desenvolvimento do CIH, porém tem uma relevância menor do que o é para a formação do CHC, não havendo muitos estudos sobre seu papel na carcinogênese. Acredita-se que seja devido à cirrose álcool-induzida a maior chance de desenvolvê-lo.

A obesidade associada à síndrome metabólica parece estar associada a um aumento na probabilidade de se ter CIH. Apesar da paucidade de estudos, há evidências mostrando tal incremento no risco, bem como nota-se a redução da incidência de CIH em pacientes que fazem uso de metformina.

A doença cística das vias biliares é um conjunto de alterações anatômicas congênitas classificadas, tradicionalmente, em cinco tipos por Todani. A fisiopatologia da malformação se deve a uma junção biliopancreática anômala, longa e em ângulo reto ou obtuso, o que permite o refluxo de suco pancreático para a via biliar, causando inflamação crônica que predispõe a carcinogênese. Os tipos mais associados ao CIH são o tipo IV, múltiplos cistos intra e extra-hepáticos, e o tipo V, doença de Caroli.

A colangite esclerosante primária é uma patologia autoimune associada à doença inflamatória intestinal que confere estenose e inflamação das vias biliares. CIH ocorre em até 15% dos pacientes com colangite esclerosante primária com uma incidência de até 1% ao ano.

Hepatolitíase primária é uma doença rara no ocidente, porém prevalente no oriente, em que há formação de cálculos nas vias biliares intra-hepáticas, causando inflamação crônica e infecções repetitivas que propiciam a formação do CIH.

Vermes platelmintos trematodos, como o *Clonorchis sinensis* e o *Opisthorcis viverrini*, são endêmicos no sul da Ásia e, devido ao seu biliotropismo, causam inflamação crônica nas vias biliares intra e extra-hepáticas e, consequentemente, predispõem à formação de CIH.

Patologia

Há três subtipos descritos para o CIH, são eles:
- O subtipo tumor formador de massa, em que há desenvolvimento de massa com bordos definidos em relação ao fígado normal, com seu crescimento passa a gerar nódulos satélites e invadir vasos adjacentes, é o subtipo mais comum.

- O subtipo tumor infiltrante periductal, que infiltra os tecidos ao redor dos ductos biliares e forma pequenos nódulos, geralmente apresenta-se com limites imprecisos e possuem pior prognóstico.
- O subtipo tumor de crescimento intraductal, em que se formam papilomas nos ductos biliares acometidos e possui melhor prognóstico e menor taxa de disseminação linfonodal do que os outros subtipos.

A associação entre os dois primeiros subtipos é frequentemente encontrada nas peças cirúrgicas.

Sintomatologia

Frequentemente, o CIH é diagnosticado em tamanhos maiores que 5 cm, causando dor em hipocôndrio direito, aumento do volume abdominal, astenia e perda de peso. Icterícia não é comum como no colangiocarcinoma hilar ou distal, porém pode ocorrer em até 30% dos pacientes por compressão ou invasão do hilo hepático.

Diagnóstico

Os métodos de imagem de preferência para diagnosticar e estadiar são a tomografia computadorizada e a ressonância nuclear magnética, nas quais as lesões caracterizam-se por ter captação periférica de contraste e necrose central. A ressonância tem maior acurácia em diagnosticar lesões satélites pequenas.

Biópsia percutânea guiada por USG ou tomografia pode ser utilizada quando se há dúvida diagnóstica com CHC ou metástases hepáticas, enviando-se material para avaliação anatomopatológica e imuno-histoquímica. Endoscopia digestiva alta e colonoscopia devem ser indicadas para descartar metástases hepáticas advindas de tumores primários gástricos ou colônicos.

Marcador tumoral mais comumente elevado no CIH é o CA19-9 que, apesar de possuir pouco valor diagnóstico, tem bastante utilidade prognóstica e no seguimento pós-tratamento.

PET-CT tem pouca utilidade no estadiamento de pacientes com doença limitada ao fígado aos exames de imagem e marcador tumoral abaixo de 1.000. Contudo, deve ser utilizado em pacientes com suspeita de metástases à distância aos exames de imagem ou com marcador tumoral CA19-9 acima de 1.000. A laparoscopia diagnóstica para avaliar a presença de carcinomatose deve ser utilizada seguindo o mesmo racional.

Estadiamento e prognóstico

O TNM (Tabela 89.11) é o método utilizado para classificar o estadiamento clínico do paciente, a fim de indicar tratamento mais adequado e o prognóstico para cada estágio. Alguns fatores prognósticos usados nesta classificação serão brevemente abordados.

É frequente a presença de nódulos satélites, associados a pior prognóstico e maiores chances de margens comprometidas após ressecção. A invasão vascular venosa ocorre em aproximadamente 60% e está associada à maior chance de recidiva à distância. Presença de extensão capsular pode existir em 50% dos pacientes e pode se estender para outros órgãos, o que necessitaria de ressecções multiviscerais quando factível o tratamento cirúrgico. Acometimento linfonodal é fator prognóstico importante para recidiva à distância, bem como a invasão perineural.

Tratamento

O tratamento com intenção curativa demanda necessariamente uma ressecção cirúrgica. A depender da extensão da ressecção, fazem-se necessárias medidas para aumentar o fígado remanescente, como embolização de ramo portal associada ou não à embolização de veia hepática.

A ressecção hepática deve objetivar uma margem livre de 1 cm, para diminuir a probabilidade de recidiva local, porém, não há evidência de que haja necessidade estrita de ressecções anatômicas, ou seja, ressecções em que se retiram segmentos, setores ou lobo.

A linfadenectomia é fortemente recomendada não somente para estadiamento, bem como pelo seu papel terapêutico. A linfadenectomia deve englobar as cadeias do ligamento hepatoduodenal e da artéria hepática comum. Há evidência de que a lateralidade da lesão no fígado implicaria mudanças na linfadenectomia, sendo incluídas as cadeias retropancreáticas nas

Tabela 89.11
Estadiamento do colangiocarcinoma intra-hepático

T	N	M
T1: tumor solitário sem invasão vascular. T1a: < 5cm. T1b: > 5cm. T2: tumor solitário com invasão vascular ou tumores múltiplos com ou sem invasão vascular. T3: tumor invadindo o peritônio visceral T4: tumor invadindo estruturas extra-hepáticas por contiguidade	N0: sem acometimento linfonodal N1: metástases para linfonodos regionais	M0: ausência de metástases à distância M1: metástases à distância

Fonte: *TNM – AJCC 8a edição*.

lesões situadas à direita, além das cadeias da artéria gástrica esquerda e pequena curvatura gástrica nos tumores localizados no lobo esquerdo.

Pacientes submetidos à cirurgia curativa devem ser enviados para adjuvância com capecitabina, uma fluoropirimidina oral, baseado no estudo randomizado fase 3 BILCAP, em que se observou aumento da sobrevida global em relação ao grupo que se submeteu a cirurgia somente. Recentemente, a terapia quimioterápica neoadjuvante tem sido sugerida para tumores com estadiamento clínico T3/T4 ou com linfadenopatia, a fim de avaliar a resposta e selecionar o paciente adequado para a cirurgia de grande porte.

Pacientes com doença metastática são referendados para quimioterapia paliativa, podendo-se associar terapias locais como embolização tumoral. Pacientes com doença metastática e instabilidade de microssatélite podem receber imunoterapia em alguns países cuja terapia já se encontra aprovada.

Metástase hepática colorretal

A neoplasia colorretal (NCR) tem como principal sítio metastático o fígado. Em decorrência da alta prevalência desta neoplasia do trato gastrointestinal, lesões metastáticas colorretais são as neoplasias malignas mais encontradas no parênquima hepático.

Em nossa população, devido ao pouco acesso e à baixa adesão ao rastreio dessas neoplasias, temos diagnósticos tardios com tumores primários volumosos e lesões metastáticas irressecáveis. O prognóstico de NCR está diretamente relacionado com o desenvolvimento de metástase hepática, com média de sobrevida de 5 a 10 meses em casos não tratados. Dos pacientes com metástase hepáticas, somente 20% serão candidatos à ressecção devido à doença extra-hepática avançada ou à irressecabilidade das lesões hepáticas. Algumas evidências mostram que lesões metastáticas sincrônicas (aquelas diagnosticadas no mesmo período do tumor primário) apresentam pior prognóstico em relação às metacrônicas (lesões diagnosticadas após o tratamento do tumor primário), tendendo a possuir mais nódulos bilobares e maior comprometimento de função hepática.

Epidemiologia

O câncer colorretal é a terceira neoplasia em incidência no Brasil, sendo o segundo câncer mais frequente entre as mulheres e entre os homens. Entre 2009 e 2019, tivemos um aumento de 27% na detecção de novos casos, principalmente em pacientes jovens abaixo de 50 anos. No triênio entre 2020 e 2022, estima-se que serão identificados 41 mil novos casos de neoplasia colorretal a cada ano. No momento do diagnóstico, 25% dos pacientes com NCR apresentarão metástase sincrônica, e cerca de 50% desenvolverão metástase metacrônica em algum momento do seu acompanhamento.

A taxa de mortalidade, no entanto, vem diminuindo nas últimas três décadas em ambos os sexos, tendo em vista uma política de rastreio mais eficaz e novas terapias sistêmicas e cirúrgicas.

Critérios prognósticos

As neoplasias colorretais metastáticas, embora todas sejam incluídas no estádio IV da classificação TNM, apresentam diferentes espectros em relação à sobrevida e ao prognóstico de doença. Nas últimas décadas, alguns modelos prognósticos foram criados para ajudar nas decisões terapêuticas, principalmente na escolha de tratamentos neoadjuvantes e em que momento optar pela abordagem cirúrgica.

Em relação ao tumor primário, o comprometimento linfonodal e o grau de invasão locorregional favorecem o risco de surgimento ou recorrência da doença metastática. As características das metástases hepáticas são outros fatores relevantes, e as lesões bilaterais, maiores que 5 cm e quando surgem em menos de 1 ano do diagnóstico do NCR, têm pior sobrevida. Em tumores que elevam marcadores tumorais, o CEA em altos níveis (quando acima de 200ng/mL) favorece a suspeita de recorrência ou progressão da doença hepática.

Outro fator importante a ser citado e que vem sendo estudado nos últimos anos é a doença extra-hepática. Sabemos hoje que doença pulmonar metastática de baixo volume ressecável e até mesmo aquelas irressecáveis não são contraindicações absolutas para ressecções hepáticas, e há estudos que mostraram aumento de sobrevida em relação ao tratamento quimioterápico paliativo exclusivo. No caso de lesões intra-abdominais extra-hepáticas, existem evidências mostrando benefício em metastasectomias com ressecções multivicerais selecionadas. A linfoadenopatia periportal ou paracavoaórtica, entretanto, mostrou-se como um péssimo fator prognóstico.

Dentre tantos modelos prognósticos, um dos mais conhecidos foi descrito por Yuman Fong em 1999, que selecionou sete parâmetros na neoplasia colorretal com prognóstico desfavorável: presença de doença extra-hepática; margem de ressecção comprometida; metástase linfonodal associada ao tumor primário; CEA > 200ng/mL; tempo livre sem doença inferior a 1 ano; mais de uma metástase hepática; e metástase maior que 5 cm.

O Memorial Sloan-Kettering Cancer Center criou uma escore de risco pré-operatório semelhante aos critérios de Fong, mas excluindo os dois primeiros parâmetros já citados, uma vez que doença extra-hepática e margens positivas de ressecção não contraindicam ressecções metastáticas e são difíceis de serem avaliadas antes da cirurgia. Esse modelo mostrou-se importante na seleção de pacientes para laparoscopia diagnóstica, tratamentos neoadjuvantes, terapias paliativas e colocação em estudos clínicos.

Apesar de todos esses critérios serem de grande importância, a resposta patológica das lesões hepáticas ao tratamento sistêmico neoadjuvante é considerada o mais forte preditor de sobrevida em lesões metastáticas de NCR ressecáveis. Devemos ainda citar o perfil genético nos tumores colorretais, com pesquisas recentes de mutação nos genes KRAS, NRAS, BRAF, HER2 e instabilidade microssatélite que se correlacionam com a agressividade da doença, bem como com resposta a determinados esquemas quimioterápicos.

A lateralidade da lesão em relação à sua origem no cólon tem se mostrado um fator prognóstico importante. Lesões oriundas do lado direito (ceco, cólon ascendente e cólon transverso) possuem pior prognóstico quando comparadas às lesões do lado esquerdo do cólon (cólon descendente, cólon sigmoide e reto superior) mesmo quando possuem estadiamento e perfis moleculares semelhantes.

Diagnóstico

É fundamental avaliarmos minuciosamente a ressecabilidade das lesões metastáticas. Entretanto, antes disso, devemos sempre investigar comorbidades crônicas, infecções ou processos tromboembólicos agudos, função hepática, performance e *status* a fim de definirmos se o paciente é candidato a cirurgia de grande porte ou não.

Seguindo o diagnóstico e estadiamento das neoplasias colorretais, solicitamos colonoscopia com biópsia para avaliarmos a altura da lesão primária e o grau de comprometimento circunferencial da mucosa, marcadores tumorais que podem funcionar como fatores prognósticos e exames de imagem para avaliar comprometimento locorregional e doenças metastáticas. Após o correto estadiamento da doença, podemos definir estratégia terapêutica da lesão primária e das metastáticas, avaliando o grau de ressecabilidade das lesões hepáticas, assim como o estudo de viabilidade do fígado remanescente.

Ultrassonografia

Considerada como exame de imagem de rastreio em pacientes com dor abdominal em hipocôndrio direito ou alteração de função hepática, a ultrassonografia é bastante difundida em nosso meio por ser de baixo custo e fácil acesso à população em geral. Podemos identificar o número de lesões hepáticas, seus tamanhos e localizações, avaliar relações anatômicas com veias hepáticas, cava inferior e hilo hepático. Podemos ainda guiar biópsias hepáticas percutâneas e diferenciar lesões císticas de sólidas em caso de dúvidas em exames tomográficos. Entretanto, esse é um exame operador-dependente, o que causa uma variação importante de sua acurácia e uma dificuldade para fins comparativos.

Quando realizado no intraoperatório por um profissional experiente, possui a melhor acurácia na detecção das lesões hepáticas, sendo fundamental na estratégia cirúrgica.

Tomografia computadorizada

A tomografia computadorizada (TC) é um exame bastante difundido em nosso meio, com eficiência para avaliar pulmões, órgãos sólidos intra-abdominais e linfonodos, estadiando tórax, abdômen e pelve com agilidade.

Para avaliação de metástases hepáticas, a TC *multi-slice* de alta resolução utiliza cortes inferiores a 5 mm em quatro fases: pré-contraste, arterial, venosa portal e tardia. Como essas lesões não são bem vascularizadas, elas são mais bem visualizadas nas fases portal e tardia. A fase arterial será utilizada para avaliar melhor a anatomia do fígado e identificar lesões benignas que têm melhor vascularidade.

Ressonância magnética

Considerado o melhor exame não invasivo para avaliar lesões hepáticas, a Ressonância Nuclear Magnética (RNM) é um exame de maior custo e depende de uma melhor cooperação do paciente. Consegue diferenciar bem lesões hepáticas benignas, como os hemagiomas e adenomas.

Em fígado esteatótico ou cirrótico, a RNM tem limitações, principalmente na detecção de lesões infracentimétricas. Para isso foram criados os contrastes hepatoespecíficos, dentre eles o ácido gadoxético (único aprovado no Brasil). É um contraste paramagnético ligado ao gadolíneo que é seletivamente captado pelos hepatócitos funcionantes. As lesões suspeitas, sem hepatócitos ou hepatócitos disfuncionais, aparecem com baixo sinal de RNM, com maior contraste fígado/lesão. Muito utilizado em hepatopatas crônicos na detecção de hepatocarcinoma, esse exame tem grande utilidade para visualizar lesões que desapareceram em outros exames de imagem após tratamento sistêmico neoadjuvante.

Tomografia por Emissão de Pósitrons (PET Scan)

O PET é um exame que utiliza um radiotraçador intravenoso (nesse caso a fluorodeoxiglicose-18 FDG) que se acumula nas células com alto metabolismo glicolítico, principalmente células neoplásicas. Entretanto, esse não é um exame utilizado de rotina para diagnóstico e estadiamento de neoplasias colorretais iniciais e não substitui exames de imagem tomográficos, uma vez que não detalha bem anatomicamente a lesão primária e possíveis lesões metastáticas.

Sua maior utilização no atual cenário das NCR é na investigação de lesões metastáticas e planejamento terapêutico. Em pacientes com suspeita de recorrência com aumento de CEA e achados tomográficos desproporcionais, o PET pode ser útil em identificar lesões ocultas no omento e peritôneo. Outra indicação comum é o planejamento de ressecções hepáticas de lesões metastáticas metacrônicas, com avaliação mais detalhada de doença extra-hepática, evitando-se possíveis cirurgias desnecessárias nesses pacientes. Nesses casos de lesões extra-hepáticas, o PET chega a uma sensibilidade de 91% e especificidade de 95% em alguns estudos, mas com taxas significativas de falso positivo em lesões inflamatórias e baixa sensibilidade em doença inferior a 1 cm.

Tratamento

No cenário mundial, cerca de 60% dos pacientes apresentarão doença metastática, sendo que 80% destes terão metástases hepáticas irressecáveis. Muitas lesões surgem de forma metacrônica, após a ressecção do tumor primário. As lesões sincrônicas, entretanto, contribuem com 20% a 30% das lesões metastáticas, com nódulos maiores e muitas vezes bilobares, sendo consideradas de pior prognóstico quando comparadas às metacrônicas. Muitos estudos comprovam que pacientes com doença hepática decorrente de NCR apresentam uma sobrevida em cinco anos baixa caso não sejam tratados cirurgicamente, o que demonstra importância do cirurgião como pilar fundamental no seu tratamento.

Ressecção hepática

Sabendo-se que o tratamento que gera maior impacto na sobrevida é ressecção cirúrgica das lesões hepáticas, devemos focar na avaliação da ressecabilidade dessas metástases e no momento em que abordaremos cirurgicamente.

A ressecabilidade hepática depende de uma equipe multiprofissional que submeterá o paciente a uma avaliação clínica, desde o estado nutricional, cardiológico e pulmonar, passando também por uma consulta pré-anestésica criteriosa, uma vez que são cirurgias muitas vezes de grande porte com relevante repercussão hemodinâmica. A avaliação radiológica da topografia das lesões com RNM ou TC e uma hepatimetria bem realizada com uso de softwares que reconstroem o fígado tridimensionalmente são importantes ferramentas para decisão de quais segmentos a serem ressecados e quantidade de fígado remanescente pós-operatório.

O momento de abordagem cirúrgica depende da sintomatologia e evolução do tumor primário e da possibilidade de ressecção das lesões hepáticas, podendo se realizar a abordagem clássica (abordagem do tumor primário com posterior tratamento das metástases), a abordagem sincrônica (tratamento do tumor primário e das metástases concomitantemente) ou a abordagem reversa ou *liver-first* (tratamento das metástases com posterior tratamento do tumor primário).

Em pacientes cuja lesão primária é volumosa, com sintomas obstrutivos ou apresentando sangramento recorrente, é comum optarmos por iniciar o tratamento pelo tumor primário, com colectomias parciais, e avaliar a neoadjuvância com radioquimioterapia ou radioterapia isolada em neoplasias de reto médio/inferior. Tendo em vista que o grande definidor de prognóstico é a doença hepática, em alguns casos decidimos por colostomias descompressivas em pacientes com lesões hepáticas irressecáveis na primeira avaliação, com intuito de não tardarmos a iniciar o tratamento quimioterápico sistêmico, por vezes com intenção de conversão, ou seja, tornando-as ressecáveis.

Nos pacientes com lesões sincrônicas pequenas, podemos programar abordagem sincrônica de ressecção do tumor primário no mesmo tempo cirúrgico da enucleação dessas metástases ou até mesmo hepatectomia menor (no máximo três segmentos) nos casos de colectomias parciais não complexas, colectomia direita ou retossigmoidectomias sem grandes perdas sanguíneas ou tempo cirúrgico prolongado.

No caso de lesões hepáticas complexas, com proposta cirúrgica de grande morbidade e com o tumor primário colorretal pouco sintomático, optamos pela abordagem reversa ou *liver-first*, em que a sequência de tratamento se inicia pelas metástases. O manejo intraoperatório desses pacientes que irão submeter-se a ressecções hepáticas maiores deve ser bastante criterioso, com monitorização arterial invasiva contínua, manutenção da pressão venosa central baixa, evitando perda sanguínea durante a hepatotomia e profilaxia para tromboembolismo venoso com botas pneumáticas. Utilizamos algumas técnicas cirúrgicas modernas para diminuir a isquemia do remanescente hepático e o sangramento intraoperatório, como a manobra de *hanging*, na qual se guia o plano de ressecção com sondas ou fita cardíaca para diminuir sangramento e distanciar a veia cava do parênquima sobrejacente. Também as técnicas de acesso glissoneano intra e extra-hepáticas, que diminuem sangramento e fazem isquemia seletiva do fígado (técnicas demonstradas nas Figuras 89.8 e 89.9).

No inventário da cavidade avaliamos focos de carcinomatose peritoneal e doença linfonodal periportal e tronco celíaco, devendo enviar lesões suspeitas à biópsia de congelação. Após mobilização completa do fígado, deve-se realizar ultrassom (USG) intraoperatório delimitando os limites da ressecção e reavaliando novas lesões, uma vez que 5% a 10% das metástases hepáticas não são visualizadas em TC ou RNM. Decisão quanto a enucleações, segmentectomias ou hepatectomias regradas dependem de uma avaliação intraoperatória bem realizada, ressecando as lesões com margens mínimas de 1 mm e mantendo o máximo de fígado remanescente.

Um dos grandes desafios atualmente é o tratamento da doença hepática multinodular bilobar com manutenção de um parênquima hepático remanescente viável.

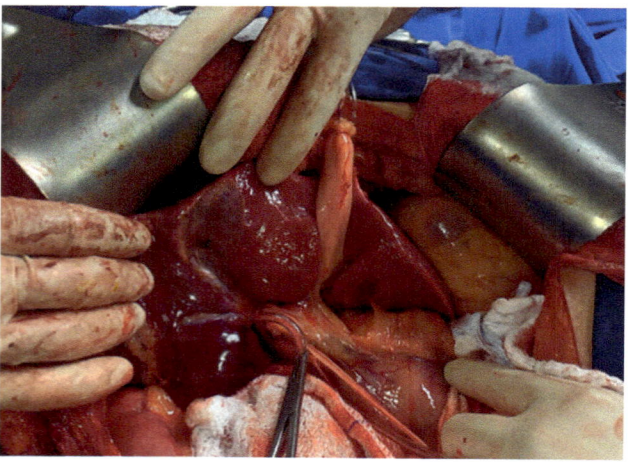

FIGURA 89.8 – *Isquemia seletiva do fígado.* Fonte: *autores.*

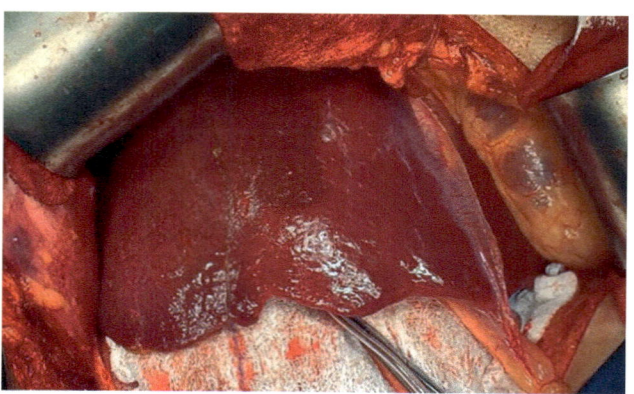

FIGURA 89.9 – *Isquemia seletiva do fígado.* Fonte: *autores.*

A combinação de ressecção cirúrgica e terapias ablativas (p. ex., radiofrequência) tem sido uma boa opção para lesões hepáticas bilobares pequenas.

Outra opção é a hepatectomia em dois tempos com embolização ou ligadura da veia porta do lobo de maior volume de doença, objetivando hipertrofia do lobo contralateral, que será o remanescente hepático, e a ressecção do lobo cujo ramo portal foi embolizado após 4 a 6 semanas do procedimento inicial. Mais recentemente, foi descrita uma nova abordagem em dois tempos, conhecida por ALLPS (*association liver partition with portal vein ligation for staged hepatectomy*). Ela consiste em uma hepatotomia total ou parcial no nível em que se deseja ressecar, associada à ligadura de seu ramo portal e à posterior finalização da ressecção no mesmo internamento cirúrgico, uma ou duas semanas depois do primeiro tempo, caso haja uma considerável hipertrofia do lobo remanescente. O ALLPS está relacionado à maior morbimortalidade em relação à hepatectomia em dois tempos classicamente descrita por Adan *et al.*

Um possível substituto para o ALLPS é a deprivação venosa hepática na qual se embolizam de forma sequencial ou concomitante o ramo portal e a veia hepática do lobo que será retirado durante a hepatectomia, diminuindo, assim, a morbidade cirúrgica relacionada ao ALLPS.

Ressecções hepáticas, mesmo ressecções mais complexas, podem ser realizadas com segurança por laparoscopia ou robótica, otimizando a recuperação pós-operatória por diminuir dor e resposta inflamatória, sem trazer prejuízo ao tratamento oncológico.

Quimioterapia de conversão

Esse termo é utilizado na quimioterapia daqueles pacientes com volume tumoral grande, nos quais o estadiamento radiológico mostra não ser possível a ressecabilidade com manutenção de uma função hepática fisiológica ou por questões de relação anatômica entre a doença hepática e os vasos do remanescente hepático ou a veia cava. O uso de 5-fluoracil com leucovorin associado a oxaliplatina mostrou-se eficaz em converter essas lesões à ressecabilidade em cerca de 15% dos casos. Os esquemas com FOLFOX e FOLFIRI são os mais utilizados na primeira linha de tratamento.

Em estudo feito pelo Gruppo Oncologico Nord Ovest (GONO), o uso de FOLFOXIRI (5-fluoracil infusional, oxaliplatina, irinotecano) apresentou um aumento de sobrevida global de 23,4 meses comparado ao grupo controle de Folfiri de 16,7 meses.

Nos estudos mais recentes, tem-se tentado mostrar benefício da combinação de Folfiri, Folfox ou Folfoxiri com inibidores de EGFR (*epidermal growth factor receptor*) havendo comprovação do aumento da taxa de ressecção R0 com adição do cetuximabe ou panitumumabe, mas sem aumento de sobrevida nos pacientes com KRAS selvagem. O uso do bevacizumab também é indicado na tentativa de conversão associado a Folfoxiri.

Quando a quimioterapia de conversão é planejada, o paciente deve ser reestadiado a cada dois meses para avaliar a resposta das lesões. Devemos sempre lembrar que são medicações hepatotóxicas, estando o irinotecano associado à esteato-hepatite e a oxaliplatina à obstrução sinusoidal.

Quimioterapia neoadjuvante

A realização de quimioterapia pré-operatória em pacientes com lesões hepáticas ressecáveis tem sido controversa nos últimos anos. Alguns grupos defendem a não utilização dessa terapia devido à toxicidade das medicações e possível falência hepática no pós-operatório, bem como o aumento das complicações no intra e pós-operatório imediato. Vários estudos clínicos, entretanto, mostram aumento de sobrevida livre de doença naqueles com tratamento sistêmico antes da ressecção cirúrgica, provavelmente pela melhor avaliação do comportamento da biologia tumoral desses pacientes e uma definição de pior prognóstico nos casos em que não houve resposta das lesões em vigência de quimioterapia.

Como existe hepatotoxicidade induzida pela quimioterapia e as complicações operatórias são mais comuns nesses pacientes, geralmente são realizados esquemas quimioterápicos de primeira linha, como o Folfox ou Folfiri, por um período não superior a seis ciclos. Uma reavaliação radiológica é feita após esse período, e a conduta cirúrgica é programada.

Em alguns casos (cerca de 6% a 9%), observamos regressão completa de metástases nos exames de reestadiamento. Essas lesões, entretanto, não significam que houve resposta patológica completa, sendo muitas vezes identificadas no intraoperatório pela palpação ou com ultrassonografia intracavitária. Caso não haja identificação alguma da lesão, deverá ser realizada ressecção anatômica baseada nos exames anteriores à quimioterapia. Uma estratégia interessante consiste em pôr pequenos clipes metálicos, por radiologia intervencionista, nas lesões menores que 2 cm a fim de sabermos sua real localização caso venham a desaparecer após a neoadjuvância.

Tratamento local não operatório

Já sabemos que o tratamento padrão para metástases hepáticas é a ressecção cirúrgica. No entanto, existem casos em que isso não será possível devido ao grande volume tumoral, a lesões multifocais ou à reserva hepática inadequada.

A ablação tumoral por radiofrequência (RFA) é, atualmente, a primeira opção. Idealmente utilizada em lesões distantes de grandes vasos e com tamanho até 5 cm, a RFA consiste na introdução de uma agulha (por via percutânea ou cirúrgica) que carreia uma corrente elétrica de alta frequência causando agitação iônica, calor por fricção e necrose coagulativa do tumor. Com baixa taxa de morbimortalidade, ela apresenta uma ótima preservação do parênquima hepático adjacente, e pode ser repetida em outras lesões.

A quimioembolização intra-arterial (TACE) é utilizada em metástases maiores que 5 cm que não são candidatas a cirurgia ou ablação. É realizada a cateterização da artéria hepática e a infusão de sementes contendo irinotecano (DEBIRI). Alguns estudos mostraram aumento de sobrevida global quando comparado ao Folfiri e com uma menor toxicidade.

Quimioterapia intra-arterial (HIA), mais utilizada em décadas anteriores, consistia na implantação de um cateter na artéria gastroduodenal e um dispositivo no subcutâneo para infusão de quimioterápicos que apresentassem um efeito citotóxico de maior intensidade nas lesões hepáticas. Sua ideia consiste em ofertar uma maior dose de quimioterápico sem apresentar grande aumento na toxicidade sistêmica e hepática, uma vez que cerca de 95% do quimioterápico é metabolizado na primeira passagem no fígado e que a vascularização portal do fígado se manteria inalterada. Com os esquemas mais modernos de quimioterapia, esse tratamento vem perdendo espaço.

Outra maneira mais radical de quimioterapia intra-arterial é a perfusão hepática isolada, em que se clampeia a veia cava inferior infra e supra-hepática associada à circulação extracorpória, bem como se clampeia a veia porta e infundem-se altas doses de quimioterápico isoladamente no fígado. Poucas evidências existem sobre essa terapêutica, apesar de apresentar um bom racional no cenário de metástases irressecáveis, sendo importante seu uso restrito a protocolos de estudo.

A radioembolização com microesferas de yttrium-90 associada à quimioterapia sistêmica mostrou-se mais efetiva que a quimioterapia isolada em pacientes com grande volume tumoral e doença refratária ao tratamento padrão. É um tratamento com maior evidência para o CHC.

Por fim, a radioterapia (IMRT/SBRT) ainda é considerada uma opção para lesões metastáticas isoladas de até 7 cm, mas com uma limitação importante, que seria a tolerância do parênquima hepático saudável de 35Gy, e a dose terapêutica sendo de 70Gy. Essa é uma terapêutica com papel importante em pacientes com muitas morbidades e alto risco anestésico.

Seguimento

Independentemente do tipo de estratégia terapêutica utilizada, o acompanhamento desses pacientes deve ser realizado de perto com uma equipe multidisciplinar presente em centros de referência em oncologia.

O *follow-up* de ressecções hepáticas curativas inclui exame físico, dosagem de CEA sérico e tomografias de tórax, abdômen e pelve a cada 3 a 6 meses nos primeiros dois anos, e do terceiro ao quinto ano, acompanhamento semestral. Após o quinto ano, com a possibilidade de recidiva diminuindo consideravelmente, podemos seguir uma vez ao ano ou de acordo com a demanda clínica do paciente.

Naqueles pacientes submetidos à terapia paliativa, o seguimento será ainda mais próximo, com retornos recorrentes à equipe multiprofissional, para avaliação nutricional, psicológica e analgésica, além da manutenção de terapias sistêmicas com o objetivo de regressão tumoral ou de retardar o avanço da doença metastática.

Referências bibliográficas

1. Global Cancer Observatory (GLOBOCAN): http://www.iacr.com.fr.
2. Estimativa 2020 INCA: http://www.inca.gov.br.
3. El-Serag HB, Rudolph KL. Hepaticellular carcinoma: epidemiology and molecular carcinogenesis. Gastroenterology. 2007; 132: 2557-2576.
4. Tang A, Hallouch O, Chernyak V, Kamaya A, Sirlin CB. Epidemiology of hepatocellular carcinoma: target population for surveillance and diagnosis. Abdom. Radiol. 2018; 43: 13-25.
5. Yang JD. Characteristics, management, and outcomes of patients with hepatocellular carcinoma in Africa: a multicountry observational study from the Africa Liver Cancer Consortium. Lancet Gastroenterol. Hepatol. 2017; 2: 103-111.
6. The Cancer Genome Atlas Research Network. Comprehensive and integrative genomic characterization of hepatocellular carcinoma. Cell. 2017; 169: 1327-1341.
7. Marrero JA. Diagnosis, staging, management of hepatocellular carcinoma: 2018 practice guidance by the American association for the study of liver diseases. Hepatology. 2018; 68: 723-750.
8. Mitchell DG, Bruix J, Sherman M, Sirlin CB. LI-RADS (liver imaging reporting and data system): summary, discussion, and consensus of the LI-RADS management working group and future directions. Hepatology. 2015; 61: 1056-1065.
9. Chagas AL, Mattos AA, Carrilho FJ, Bittencourt PL. Brazilian Society of Hepatology recommendations for diagnosis and treatment of hepatocellular carcinoma. Arq. Gastroenterol. 2020; 57 (suppl 1)
10. Roayaie S. The role of hepatic resection in the treatment of hepatocellular carcinoma. Hepatology. 2015; 62: 441-451.
11. Singal AK, Vauthey JN, Grady JJ, Stroehlein JR. Intra-hepatic cholangiocarcinoma – frequency and demographic patterns: thirty-year data from the M.D. Anderson Cancer Center. J Canc Res Clin Oncol. 2011; 137: 1072-1078.
12. De Jong MC, Nathan H, Sotiropoulos GC, Paul A, Alexandrescu S, Marques H et al. Intrahepatic cholangiocarcinoma: an international multi-institutional analysis of prognostic factors and lymph node assessment. J Clin Oncol. 2011; 29: 3140-3150.
13. Zhang XF, Chakedis J, Bagante F, Chen Q, Beal EW, Lv Y, et al. Trends in use of lymphadenectomy in surgery curative intent for intrahepatic cholangiocarcinoma. Br J Surg. 2018; 105: 857-866.
14. Rahnemai-Azar AA, Weisbrod AB, Dillhoff M, Schmidt C, Pawlik TM. Intra-hepatic cholangiocarcinoma: current management and emerging therapies. Expet Ver Gastroenterol Hepatol. 2017; 11: 439-449.
15. Hu LS, Zhang XF, Weiss M, Popescu I, Marques HP, Aldrighetti L. Recurrence patterns and timing courses following curative-intent resection for intrahepatic cholangiocarcinoma. Ann Surg Oncol. 2019
16. Ito K, et al: Surgical treatment of hepatic colorectal metastasis envolving role in the setting of improving systemic therapies and ablative treatments 16(2): 103-110, 2010
17. Oldhafer KJ, et al: ALLPS for patients with colorectal liver metastasis: effective liver hipertrophy, but early tumor recurrence, World J Surg 38(6): 1504-1509, 2014.
18. Moulton CA et al: effect of PET before liver ressection on surgical management for colorectal adenocarcinoma metastases: a randomized clinical trial 311(18): 1863-1869, 2014.
19. Zakaria S, et al: Hepatic ressection for colorectal metastases: value for risc scoring systems? 246(2): 183-191, 2007
20. Vauthey JN, Kopetz SE: From multidisciplinary to personalized treatment of colorectal liver metastases: 4 reasons to consider RAS, Cancer 119(23): 4083-4085, 2013
21. De Haas RJ, et al: Comparison of simultaneous or delayed liver surgery for limited synchronous colorectal metastases: 97(8): 1279-1289, 2010.

90 Baço e Hipertensão Portal

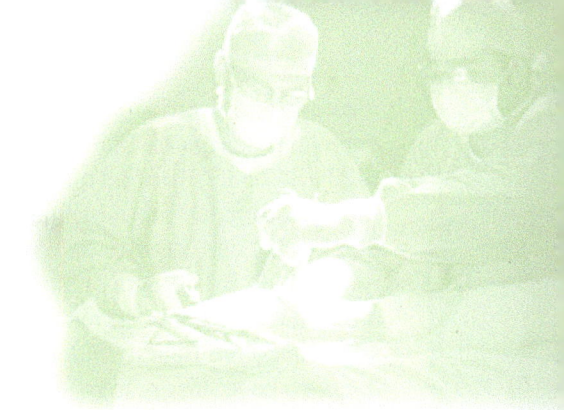

90.1 Baço

Antonio Ribeiro da Silva Filho • Plínio Carlos Baú
Sergio Ibañez Nunes

Introdução[3,12,21,43]

Historicamente, o baço sempre foi considerado dispensável. Por ter sua função desconhecida e pelo fato de sua ausência ser compatível com a vida, era tratado com desprezo, mesmo por estudiosos. Desde Aristóteles, este conceito de órgão desnecessário foi transmitido por gerações, sendo o baço, até poucas décadas atrás, extirpado indiscriminadamente, por ser a esplenectomia um procedimento rápido, seguro e de resolubilidade imediata, principalmente na cessação de hemorragias, auxiliando no tratamento do choque por esta causa. Acrescenta-se que o fato de sua rafia ser trabalhosa criou um paradigma para esplenectomias indiscriminadas.

Este órgão maciço de 150 g tem função importante, quando comparado a outros órgãos menores e mais pesquisados. O estudo do baço e da esplenectomia foi originado pelas complicações infecciosas decorridas do estado asplênico, evidenciando a participação imunológica do órgão. Situações clínicas atribuídas a outras causas, só recentemente foram definidas como sendo decorrentes da ausência do baço, assim como sua importância na manutenção da homeostase das células sanguíneas e no perfil lipídico sérico, que se alteram no asplenismo.

Por ser um órgão muito vascularizado, com cápsula delgada, o baço é suscetível a lesões de diversos tipos, principalmente em traumas sobre o hipocôndrio esquerdo e fraturas de 11ª e 12ª costelas esquerdas, bem como incidentes iatrogênicos em intervenções sobre o estômago, cólon e pâncreas.

A manutenção do baço, parcial ou integral, preserva sua importante capacidade de filtração de células e partículas, além de sua função imunológica, produzindo tuftisina (partícula de alfaglobulina) e opsoninas relacionadas à ativação máxima dos leucócitos, pode ainda evitar alterações do metabolismo lipídico que ocorrem após esplenectomia. Porém, ainda hoje, é alta incidência de esplenectomias totais, pois continua sendo considerada difícil a reparação parcial ou total do baço no seu sítio anatômico. Há ainda situações em que a esplenectomia é uma opção terapêutica, como na hipertensão portal, mas a perda da função esplênica não é desejável. A sua extirpação total no trauma e em algumas patologias hematológicas é vista com reserva, sobretudo em crianças e adultos jovens. É justificada, portanto, a necessidade de se conhecer técnicas de conservação total ou parcial deste importante órgão.

Histórico[3-6,12,15,27,35,49,53,55]

O conhecimento descrito mais antigo sobre o baço vem da medicina chinesa, que relata quatro órgãos de defesa, sendo o baço um deles. O Zohar, livro do misticismo hebraico, descreve o baço como um dos dez órgãos que contém alma, atribuindo a ele a responsabilidade pela alegria. Nesta época, a cerca de 1000 a.C., o príncipe Adoniah, filho do rei hebreu Davi, mandou retirar o baço de 50 soldados para que pudessem correr mais rápido, pois ao órgão eram também atribuídas a sonolência e a indolência, talvez relacionadas à esquistossomose, que era endêmica. Como não há registros de esplenectomias com sucesso em data tão antiga, fica apenas o folclore. Os gregos, ao conquistarem os hebreus, trouxeram para sua cultura o conhecimento de que o baço era um órgão opaco e viscoso com função de remover impurezas.

Os estudos conhecidos sobre o baço humano se iniciaram com Hipócrates (460 a 377 a.C.), ao atribuir a este órgão a produção de bile negra, considerada, então, um dos quatro humores essenciais à vida. Platão (427 a 347 a.C.) afirmou que o baço tinha como função manter o fígado "liso e brilhante". Já Aristóteles (384 a 322 a.C.) não identificou papel importante no baço, relacionado à fisiologia orgânica. Para Erasistrato (350 a 300 a.C.), o baço somente servia à manutenção da simetria com o fígado. Galeno (130 a 200 d.C.) considerava o baço um órgão misterioso provido de funções a serem descobertas.

As primeiras citações sobre a vascularização esplênica afirmavam ser a distribuição arterial do baço do tipo terminal, sem qualquer evidência de anastomose. Vários estudos foram realizados estabelecendo a importância imunológica do baço. Com a evolução desses conhecimentos, novas técnicas cirúrgicas surgiram para preservar o parênquima esplênico e manter a sua função imunológica no sistema mononuclear fagocitário.

A manipulação cirúrgica do baço teve seu início com esplenectomias parciais, principalmente por não haver conhecimento sobre as implicações da retirada deste controvertido órgão. Os relatos iniciais são de Zaccarelli que, em 1549, realizou a primeira esplenectomia, descrita com detalhes, por uma esplenomegalia. Em 1581, Viad fez a primeira ligadura da artéria esplênica descrita. Em 1678, Mathias fez a primeira esplenectomia total por trauma. James, em 1892, fez a primeira sutura em baço de ferimento transfixante por arma de fogo. Zikoff, em 1895, fez a primeira esplenorrafia em lesão tangencial por arma de fogo.

Esplenectomias, no século XIX, levavam a uma mortalidade cirúrgica de 70 a 80%, assim os cirurgiões passaram a temer esta operação. No princípio do século XX, a mortalidade girava em torno de 30%, caindo nos anos seguintes para 15%, o que era aceitável para a época. Isso levou a um aumento das indicações cirúrgicas, principalmente em doenças hematológicas e para todos os tipos de trauma esplênico. Ainda no início do século XX, Koch foi um grande incentivador da esplenectomia por trauma, por sua fácil execução e por ser isenta de complicações, provavelmente levando em conta o conceito de este órgão não ser essencial à vida, e pelo desconhecimento da verdadeira função esplênica. Como não havia definição quanto a sua função e a técnica de sutura do baço era trabalhosa, o baço era simplesmente retirado, ainda que em lesões mínimas do parênquima esplênico.

Relatos esparsos e com baixa casuística na primeira metade do século XX alertavam sobre infecções graves pós-esplenectomia. Porém, somente após a publicação de 100 casos de crianças esplenectomizadas com 5% de mortalidade por sepse grave, feito por King e Shumacher Jr. em 1952, é que ocorreram avanços para o conhecimento da sepse fulminante pós-esplenectomia, dando-se mais atenção ao baço. Este estudo verificou infecções em cinco crianças com idade inferior a seis meses esplenectomizadas, evidenciando a influência do baço na resistência contra infecções.

Os conhecimentos da rede capilar dos segmentos esplênicos proporcionaram aos cirurgiões de hospitais de trauma ou emergência, aplicarem técnicas cirúrgicas para a conservação desse órgão, como a esplenorrafia, a esplenectomia parcial e o implante autógeno do tecido esplênico no omento maior, o qual ocasiona, com isso, a regeneração do tecido esplênico. Comprovou-se, então, a neovascularização desses fragmentos esplênicos, cuja finalidade é a preservação de suas funções mononucleares fagocitárias na defesa do organismo, importantes no combate a infecções, principalmente de bactérias encapsuladas.

Vale salientar que a esplenectomia total pode ser realizada no trauma esplênico, pois a cirurgia conservadora desse órgão só é possível quando o paciente está estável hemodinamicamente. A sepse pós-esplenectomia total é descrita na literatura como fulminante sem uma causa primária. Sua frequência é relatada com taxas de 1,5 a 2,5%, não havendo ainda um consenso entre os autores quanto ao período exato do seu aparecimento, podendo ser imediato à cirurgia ou ocorrer vários anos depois.

Embriogênese e estrutura interna do baço[3,8,13,16,26,49,55]

Integrando o sistema mononuclear fagocitário, o baço tem sua origem embrionária do tecido mesenquimal. Por volta da 5ª à 6ª semana embrionária, surgem formações nodulares diferenciadas na superfície esquerda do mesogástrio dorsal, que constituirão a polpa esplênica, a qual posteriormente será envolvida por uma cápsula de tecido fibroso.

Concomitantemente, a formação do baço sofre influência do movimento de rotação característico do desenvolvimento embrionário do estômago, por ser o próprio mesogástrio dorsal o sítio inicial de sua implantação. Assim, a composição do baço na intimidade do mesogástrio dorsal acaba por dividir essa serosa em duas porções: a primeira, mais anterior, estende-se entre ele e o estômago e designa-se por gastroesplênica; a segunda, mais posterior, estendendo-se entre o baço e o rim, recebe o nome de esplênico renal. Com a movimentação do estômago no sentido horário, o mesogástrio dorsal passa de posterior a lateral esquerdo.

Já nessa posição definitiva, cada uma de suas porções iniciais forma estruturas ligamentares correspondentes.

Da porção gastroesplênica deriva o ligamento de mesmo nome; da esplênica renal advém o ligamento esplenorrenal, continuação da porção inferior do ligamento frenoesplênico, igualmente derivado do mesogástrio dorsal, fixando o baço à parede abdominal.

A estrutura interna do baço é contornada por uma cápsula de tecido conjuntivo denso, que emite trabéculas, as quais penetram no interior do órgão, possuindo algumas fibras musculares lisas na sua composição. A cápsula é lisa e coberta por uma camada de células mesoteliais. O restante do interior do baço é preenchido pela chamada polpa esplênica. Podem ser vistas duas qualidades de polpa: a branca e a vermelha. A branca está distribuída em "ilhotas" cinzentas, diminutas e firmes, com pouco menos de 1 mm de diâmetro, situa-se entre a polpa vermelha, que preenche todo o espaço restante. O arcabouço básico da polpa é formado por uma malha de fibras reticulares.

O agrupamento imperfeito dos nódulos linfoides primários pode dar origem à formação de tecido esplênico ectópico (baços acessórios), cuja localização mais comum está ao nível do lig. gastroesplênico. Os baços acessórios incidem sobre aproximadamente 10% das pessoas e seu diâmetro médio é de 1 cm.

Topografia e descrição anatômica do baço[15,21,26,32,41,49,53]

O baço está localizado na região subfrênica esquerda, entre o fundo do estômago e o diafragma, relacionando-se com as IX, X e XI costelas e o próprio diafragma (Figura 90.1.1). É revestido pelo peritônio, à exceção do hilo.

O baço é um órgão de consistência mole, muito vascularizado e de coloração púrpura. No adulto, tem cerca de 12 a 13 cm de comprimento, 7 a 8 cm de largura e 3 a 4 cm de espessura, pesando de 100 a 250 g. Apresenta duas faces: visceral e diafragmática; duas margens: anterior, dotada de incisuras e margem posterior; duas extremidades: posterior (superior) e anterior (inferior).

A face visceral relaciona-se anteriormente com a curvatura maior e o fundo gástrico, bem como o ângulo esplênico do cólon através do ligamento esplenocólico (Figura 90.1.2). Posteriormente, está relacionado com a glândula suprarrenal esquerda, o polo superior do rim esquerdo e a cauda do pâncreas (Figura 90.1.3). Apresenta também uma incisura longitudinal ou uma série de depressões denominada hilo, dando passagem aos elementos vasculonervosos do órgão.

A face diafragmática é convexa e lisa, estando orientada para cima, para trás e para a esquerda, relacionando-se com a face inferior do diafragma.

Artéria esplênica é descrita como tendo de 8 a 32 cm de comprimento. Apresenta trajeto sinuoso na superfície dorsocranial do corpo do pâncreas, dividindo-se a 3,5 cm do hilo em 2 ramos terminais, um superior e outro inferior. Esses vasos terminais podem se dividir em um maior ou menor número de outros ramos, antes de penetrar no hilo. É possível ainda a ocorrência de um ramo terminal médio. O ramo terminal inferior pode dar origem à artéria gastro-omental esquerda e artéria polar inferior. A artéria polar superior normalmente se origina da artéria esplênica, podendo, no entanto, originar-se diretamente do tronco celíaco. A artéria inferior é mais frequente que a artéria superior e tem origem mais comum na artéria gastro-omental esquerda, podendo proceder ainda da artéria esplênica ou de seus ramos terminais inferiores. São comuns anastomoses cruzadas entre os ramos maiores do hilo.

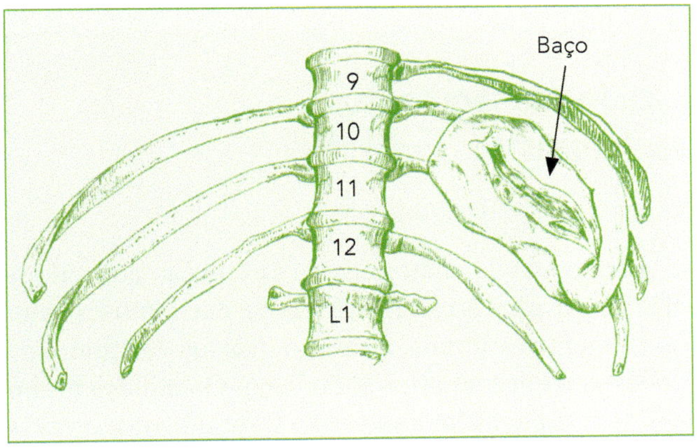

FIGURA 90.1.1 – Relação do baço com a IX, X e XI costelas. Fonte: modificado Sobotta, 2005 e Tillmann, 2006.

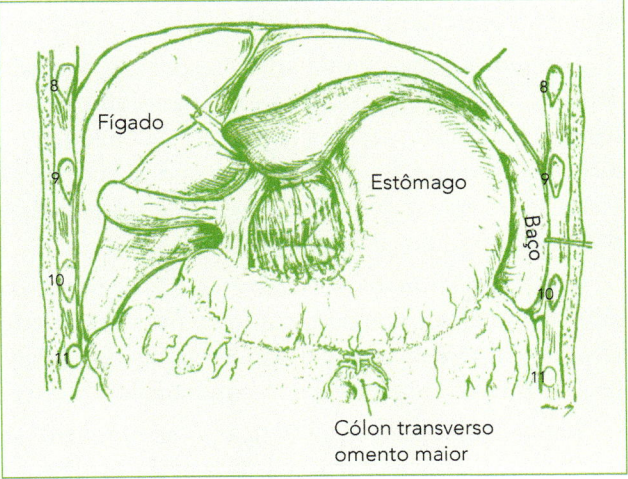

FIGURA 90.1.2 – Relações anteriores do baço. Fonte: modificado Sobotta, 2005 e Tillmann, 2006.

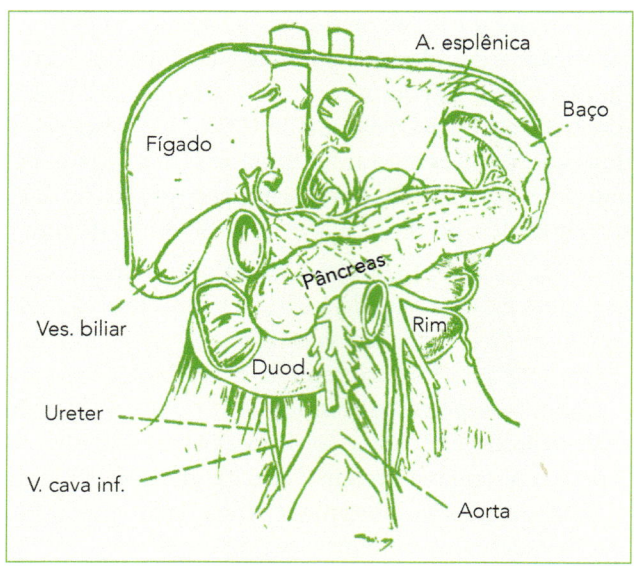

FIGURA 90.1.3 – *Relações posteriores do baço. Fonte: modificado Sobotta, 2005 e Tillmann, 2006.*

A drenagem venosa do baço realiza-se através da veia esplênica, formada a partir da reunião de 5 ou 6 grandes tributárias, com trajeto posterossuperior ao pâncreas, relacionando-se caudalmente com a artéria esplênica. Ao nível da parte dorsal do colo do pâncreas, a veia esplênica une-se em ângulo reto à veia mesentérica superior para formar a veia porta. Com relação à drenagem linfática, os vasos superficiais e profundos do baço dirigem-se aos linfonodos pancreático-esplênicos.

O baço recebe inervação simpática através do gânglio celíaco e parassimpática pelo nervo vago.[27,38,43,44]

Estudo macroscópico[46,49]

Os resultados do estudo macroscópico apresentados na Tabela 91.1.1, correspondem inicialmente, à análise do tipo de divisão terminal da artéria esplênica em 60 baços, apresentando frequências absolutas e relativas.

Durante a dissecção da artéria esplênica, visando o estudo da sua ramificação extraparenquimatosa, foram identificados ramos colaterais secundários ou terciários, dirigidos às extremidades do baço. Estes vasos receberam a denominação de artérias polares e foram subdivididos em dois tipos:

Artéria polar do tipo I: Ramo colateral do tronco da artéria esplênica, originado anteriormente à sua divisão terminal, apresentando-se longo e relativamente calibroso e dirigindo-se a uma das extremidades do baço.

Artéria polar do tipo II: Ramo secundário ou terciário da divisão terminal da artéria esplênica. Apresenta-se curto e menos calibroso, dirigindo-se também a uma das extremidades do baço. As frequências absoluta e relativa destes ramos são indicadas na Tabela 90.1.2.

Além da frequência dos tipos de divisão terminal da artéria esplênica e de seus ramos polares, foi analisada, ainda, a distância compreendida entre a face visceral do baço e o ponto de ocorrência dessas ramificações (Figura 90.1.4). Esses resultados apresentados na Tabela 90.1.3 compreendem o cálculo da média (x), do desvio-padrão (S), do erro padrão da média (Sx), do coeficiente de variação (CV%) e dos valores máximo (máx) e mínimo (mín) para cada caso.

Tabela 90.1.1
Tipos de divisão terminal da artéria esplênica

Tipos de DT	Frequência	
	Absoluta	Relativa
Bifurcação	56%	93,34%
Trifurcação	4%	6,66%
Total	60%	100%

Tabela 90.1.2
Tipos de artérias polares

Tipos de Artérias Polares	Frequência	
	Absoluta	Relativa
Tipo I	6%	10%
Tipo II	17%	28,33%
Tipo I + Tipo II	5%	8,33%
Total	28%	46,66%

Estudo dos segmentos esplênicos[15,22,25,28,35,42,45,46]

■ Resina de poliéster de penetração capilar

Para o estudo anatômico da circulação arterial esplênica e avaliação da existência de anastomoses entre os segmentos arteriais, foram analisados 40 moldes de poliéster da árvore arterial do baço. Os moldes foram obtidos de baços humanos não formalizados, através da injeção de uma resina de poliéster de fabricação nacional (Resapol T-20B®). Adicionados à resina,

Tabela 90.1.3
Medida compreendida entre a face visceral do baço e o ponto de ocorrência da divisão terminal e a origem das artérias polares dos tipos I e II

Medida	x	S	Sx	CV%	Mín.	Máx.
DT	2,89	0,91	0,13	31,51	1,04	5,05
PI	4,85	2,20	0,60	30,52	3,84	7,69
PII	2,39	1,54	0,29	50,89	0,93	5,25

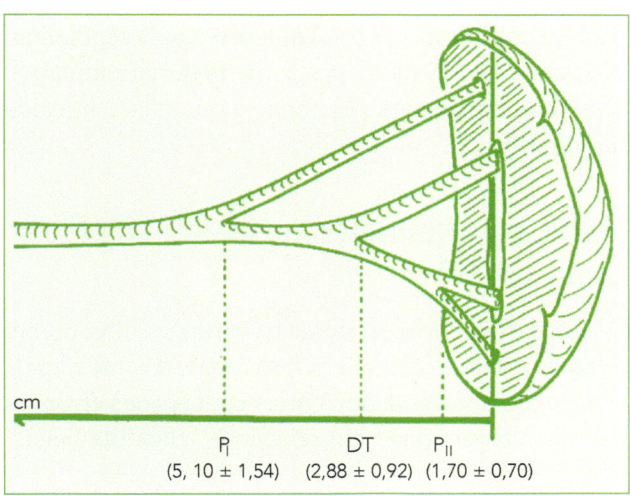

FIGIGURA 90.1.4 – Esquema ilustrando os valores médios das distâncias de ocorrência da divisão terminal da artéria esplênica.[21]

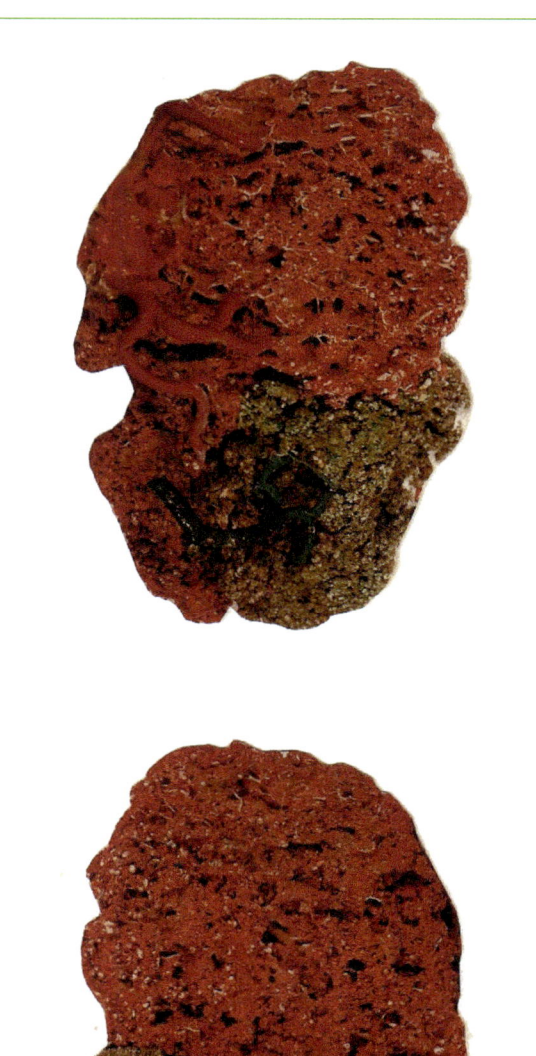

FIGURA 90.1.5 – Injeção seletiva em um dos ramos da A. esplênica (vista do baço pela faces visceral e diafragmática).[20,21]

utilizamos como diluente um monômero de estireno e como catalisador um peróxido de metil-etil-cetona (peroxol®).

Como a resina de poliéster é transparente, ela mesma foi corada através da mistura de um pigmento que, além de corar, torna a resina opaca e de aspecto homogêneo, facilitando a análise do molde. No presente estudo foi utilizada a resina corada de vermelho para a injeção do ramo superior da artéria esplênica e corada de verde para a injeção do ramo inferior desta artéria. A injeção de resina de poliéster mostra independência segmentar, não se verificando mistura das resinas injetadas seletivamente (cores diferentes) (Figura 90.1.5).

Injeção seletiva de nanquim[45,46]

No estudo anatômico da circulação esplênica ao nível dos segmentos anatomocirúrgicos foi injetada tinta nanquim nos segmentos superior ou inferior de 20 baços. Para a injeção de nanquim, procedeu-se a cateterização dos ramos superior e inferior da artéria esplênica. Foram injetados 20 mL de tinta diluída a

50% no ramo superior (10 baços) e no ramo inferior (10 baços) da artéria esplênica.

Nos resultados observou-se a presença do corante no segmento adjacente ao injetado e a total independência segmentar, com ausência de corante no segmento não injetado. Há uma comprovação histológica da independência segmentar ao nível de rede capilar do baço (Figura 90.1.6).

Arteriografia esplênica seletiva[45,46]

Foram injetados 20 mL de contraste de bário diluídos a 3% nos ramos superior e inferior da artéria esplênica de 60 baços não fixados. As peças foram colocadas diretamente sobre o filme radiológico e as arteriografias foram tomadas na incidência viscerodiafragmática (36 kv, 30 mA/s). Após as injeções no ramo superior e no ramo inferior da artéria esplênica, os baços foram radiografados.

Na arteriografia seletiva de um dos ramos da artéria esplênica, constatou-se total independência segmentar, não sendo observado meio de contraste no segmento não injetado (Figura 90.1.7).

Cintilografia esplênica seletiva[45,46]

Em 12 baços foi injetado Tecnécio[99] em macroagregado de albumina humana, nos segmentos superior ou inferior da artéria esplênica. Foram utilizados 1,5 a 3 mL por ramo arterial (1×10^6 partículas por mL). A atividade do material radioativo é de 0,4 a 0,8 miliCourie por baço. As imagens do baço foram tomadas em incidências ântero-posterior e perfil, com o uso de uma aparelho gama-câmara.

Nos baços submetidos à cintilografia esplênica seletiva constatou-se a total independência segmentar, não sendo observado captação de material radioativo no segmento suprido pela artéria que não é injetada (Figura 90.1.8).

Fisiologia e imunologia do baço[3,12,24,33,47,48]

Sua existência é conhecida há vários séculos, porém o entendimento sobre sua função é mais recente e ainda vem sendo aprofundado. Várias concepções errôneas e o misticismo criado em relação à "glândula lienal"

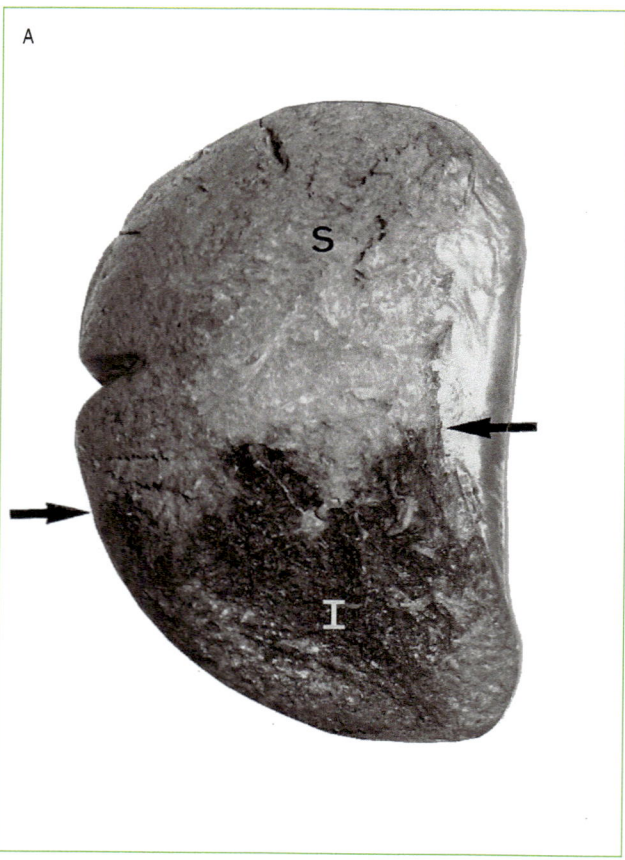 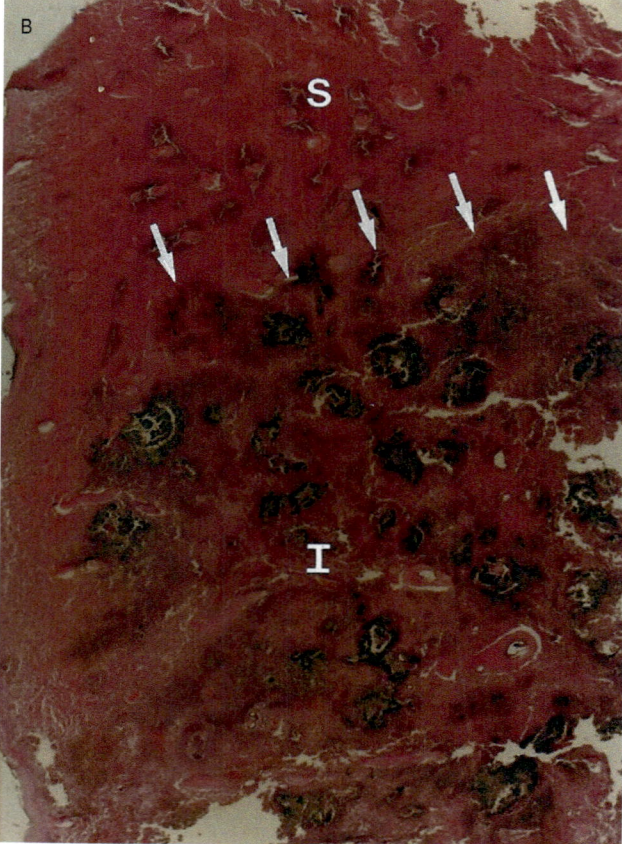

FIGURA 90.1.6 – **A.** Aspecto macroscópico de corte frontal em um baço mostrando o segmento inferior (I) corado com tinta nanquim e ausência de corante no segmento superior (S). **B.** Corte histológico corado pela hematoxilina/eosina da área de transição entre o segmento injetado e o não injetado, demonstra a nível capilar a presença de corante no segmento inferior (I) e ausência de corante no segmento superior (S).[20,21]

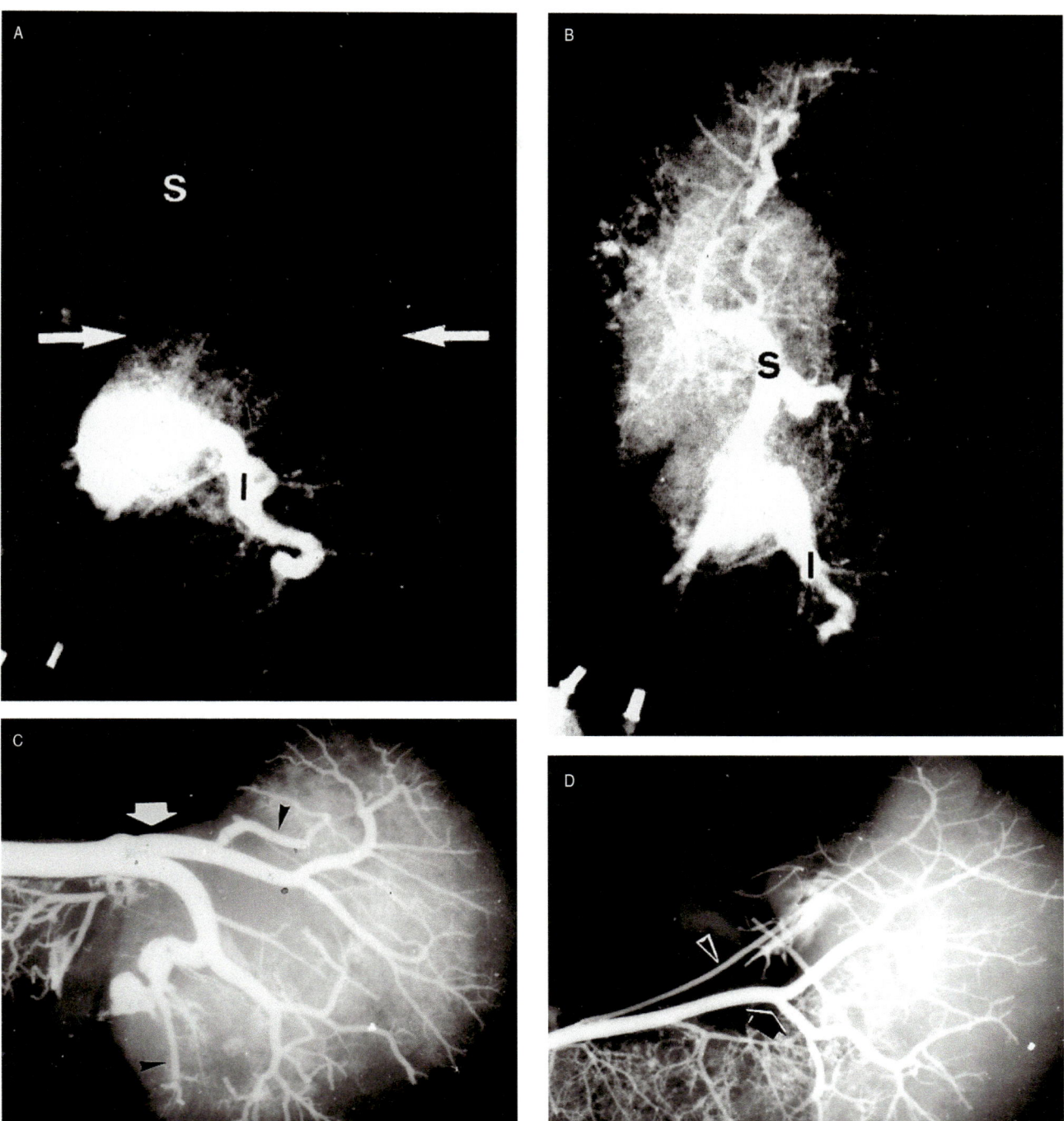

FIGURA 90.1.7 – A. Arteriografia esplênica seletiva do ramo inferior (I) demonstra a imagem da área do segmento inferior (I) injetado com contraste de bário a 3% e a área do segmento superior (S) sem contraste. **B.** Imagem demonstrando o parênquima esplênico completamente preenchido por contraste após a injeção do ramo superior. **C.** Arteriografia de um baço não fixado evidenciando duas artérias polares do tipo II, originadas dos ramos terminais de uma bifurcação. **D.** Arteriografia de um baço não fixado, apresentando uma artéria polar superior do tipo I, originada do tronco da artéria esplênica, antes de sua bifurcação.[37,38]

fizeram com que os verdadeiros conceitos sobre a função esplênica demorassem a ser definitivamente estabelecidos. Somente após estudos histoquímicos, imunoistoquímicos e laboratoriais passou-se a ter uma melhor definição do verdadeiro papel do baço no organismo.

Passam pelo baço cerca de 300 mL de sangue por minuto, o que significa mais de 400 litros de sangue por dia e 5% do débito cardíaco. Tem papel importante na vida fetal e na infância, como órgão hematopoiético, perdendo posteriormente esta função. Na vida adulta é um órgão linfático "filtrador de sangue", com função

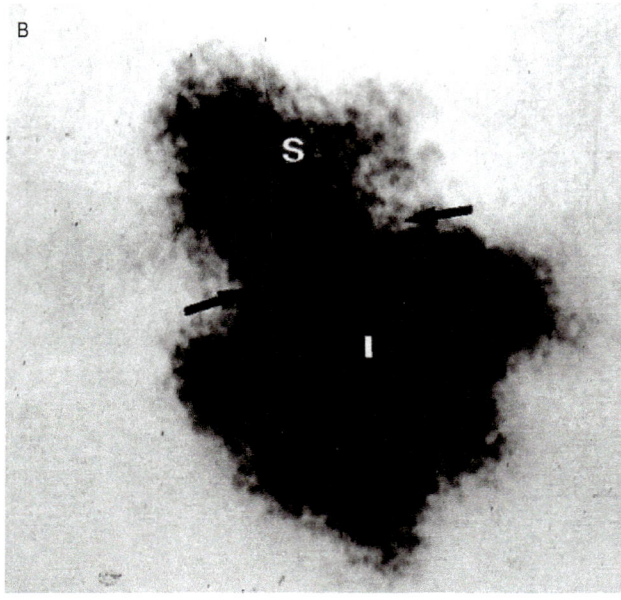

FIGURA 90.1.8 — **A.** Arteriografia esplênica seletiva do ramo inferior (I) de artéria esplênica demonstra a imagem da área do segmento inferior (I) injetado com contraste de bário a 3% e a área do segmento superior (S) sem contraste. **B.** Imagem arteriográfica do mesmo baço, demonstra o parênquima esplênico completamente preenchido por contraste após a injeção do ramo superior.[37,38]

fagocitária, e que interfere no metabolismo do ferro, já que, após a fagocitose, os macrófagos funcionam como fornecedores de elementos para confecção de novas hemácias. Retiram da circulação hemácias velhas, com corpúsculos de Howell-Jolly, grânulos sideróticos, corpos de Heinz e vacúolos de *pocked cells*, podendo remover apenas essas inclusões celulares e colocar na circulação as hemácias com membranas celulares restauradas ou funcionais.

Há no baço uma reserva plaquetária com 1/3 do total corporal, que funciona para o equilíbrio destes elementos celulares circulantes, além de ter 25% das células linfoides do corpo. Isto explica porque uma disfunção do baço, como o hiperesplenismo, faz com que todas as células sanguíneas diminuam sua fração circulante.

O baço também tem atividade como via alternativa do complemento, produzindo opsoninas, como a tuftsina, um tetrapeptídeo que estimula a função fagocitária e que é produzido apenas no baço, e moléculas como C3b e IgG. Sem essas opsoninas séricas a função dos macrófagos diminui. O baço não tem função direta na remoção de bactérias, para tal produz peptídeos de estímulo à fagocitose. Sua importância no perfil imunológico relacionada a IgG, IgM, properdina, tuftsina e regulação dos linfócitos T e B passou a ser valorizada a partir da segunda metade do século XX.

A polpa branca do baço é um enorme conglomerado linfático que possui 25% da massa linfoide do corpo, sendo assim, é uma poderosa fonte de linfócitos T e B. Os linfócitos T subdividem-se em T auxiliares (*helper*), células CD4+ que ativam linfocinas, interferon, interleucinas IL-2, IL-4, IL-5, IL-6, IL-10 e IL-13, e os linfócitos citotóxicos, células CD8+, que por sua vez vão atuar na destruição de células infectadas por vírus, células tumorais e células de enxertos transplantados. Os linfócitos B estimulam os plasmócitos, que irão gerar imunoglobulinas IgM, IgD, IgG, IgE e IgA.

Por fim, outra função importante deste órgão é sua interferência no perfil lipídico dos pacientes, sendo o asplenismo relacionado com elevação do LDL e diminuição do HDL colesterol, gênese da aterosclerose, síndrome de isquemia miocárdica e infarto agudo do miocárdio.

Asplenismo[3,23,24,27,30,34,43]

Pela ignorância médica acerca da função do baço, o asplenismo era uma entidade clínica desconhecida e suas manifestações atribuídas a outras patologias. King, em 1914, preocupado com tais manifestações, evidenciou em estudo com animais esplenectomizados que as hemácias destes possuíam menor resistência quando em solução hipotônica e que também havia maior taxa de lipídios sanguíneos do que no grupo-controle.

O avanço no conhecimento das funções esplênicas foi desencadeado pelo estudo do asplenismo, pois se observou que crianças esplenectomizadas tinham mais infecções, evidenciando a importância do baço. A partir do estudo observacional de King e Shumacker Jr., em 1952, é que a ausência do baço foi relacionada a sepse, fato que originou vários estudos que intencionavam definir as funções deste órgão. Estes autores relataram um estudo com

105 crianças esplenectomizadas, dentre as quais cinco morreram por uma entidade infecciosa definida por eles como "sepse fulminante pós-esplenectomia".

Outros autores seguiram linha de estudo similar e identificaram, além das complicações infecciosas, alterações no perfil lipídico, imunológico e hematológico dos pacientes esplenectomizados, sendo que somente no final do século passado o conhecimento acerca do baço permitiu defini-lo como um órgão não dispensável.

Diversas alterações decorrentes da esplenectomia já estão definidas, e são: (1) diminuição dos níveis de IgM, IgG; (2) aumento das atividades de autoanticorpos; (3) menor número de células T supressoras; (4) diminuição da produção de tuftsina, um tetrapeptídeo reconhecido por exercer efeito estimulatório na atividade e resposta migratória de células fagocíticas; (5) diminuição da atividade da via alternativa do complemento; (6) diminuição da atividade fagocítica; (7) aumento do tempo de permanência dos linfócitos no sangue; e (8) aumento de células alteradas na circulação e dos níveis séricos de triglicerídeos e LDL colesterol.

Brant, em grupo de 23 pacientes com tratamento cirúrgico para esquistossomose por hipertensão portal e esplenectomia, descreve também aumento do déficit na capacidade de opsonização de antígenos capsulados, além da deficiência na produção de linfoquinina, um precursor da tuftsina que aumenta a capacidade fagocitária em neutrófilos.

No final do século XIX, Bardoch foi o primeiro a demonstrar experimentalmente que a ausência do baço provoca a morte por sepse, seguido por Morris e Bullok, em 1919, porém o estudo de King e Shumacker Jr., incluindo exclusivamente crianças, foi o marco nos estudos do baço, referindo a importância desse órgão nas infecções graves e definindo uma síndrome clínica, a sepse fulminante pós-esplenectomia, que pode aparecer até 40 anos após a esplenectomia, mas ocorre mais frequentemente no primeiro ano e tem uma mortalidade de 50 a 75%, sendo uma situação clínica grave. (MIKÓ, 2001) A incidência desta síndrome é 58 vezes maior nos pacientes esplenectomizados que na população em geral, é maior também em crianças, conforme estudo feito por Horam em uma série com 142 pacientes esplenectomizados. Destes, 12% desenvolveram infecção bacteriana séria, sendo que em crianças abaixo de oito meses a incidência foi de 50%. Um estudo bem documentado em 20 anos, coisa que seus antecessores não fizeram. A estreita relação entre esplenectomia e infecção, mais bem vista em crianças do que em adultos, devido à grande importância que o baço possui na infância e ao fato de sua função decrescer com a idade.

A sepse fulminante pós-esplenectomia acontece principalmente por bactérias capsuladas. Ressalta-se que 50% dos casos de sepse pós-esplenectomia total são causados por *S. pneumoniae*, apesar de serem descritos outros agentes causadores como *N. meningitidis*, *H. influenzae*, *E. coli*, *S. aureus*, *Streptococcus*. Em pacientes imunodeprimidos, é comum esta infecção disseminada pós-esplenectomia ser causada por citomegalovírus, podendo levar a morte.

A incidência de sepse fulminante pós-esplenectomia é de 4,25%. A vacinação antipneumococo é consenso, mas é aconselhada a vacinação contra outros cocos, como *Neisseria meningitis*, *Escherichia coli* e *Haemofilus influenzae*. Porém, a vacinação e profilaxia medicamentosa, apesar de aconselhadas, não são métodos totalmente seguros.

A asplenia também interfere no perfil lipídico. Descoberta de forma incidental, autores observaram que veteranos de guerra esplenectomizados apresentavam um índice maior de infarto do miocárdio e outras alterações isquêmicas do coração. Medido o perfil lipídico destes pacientes, notou-se aumento de triglicerídeos e colesterol HDL.

Doenças do baço[1,3,4,12,45,46]

Pelo fato de ser um enorme órgão linfoide, o baço pode ser afetado em doenças imunológicas, apresentando geralmente esplenomegalia. Como ele é um filtro para hemácias defeituosas, interfere em alterações hematológicas como esferocitose, anemia falciforme e talassemias, gerando anemias hemolíticas com consequente acúmulo de ferro e hemossiderina, que pode promover lesão celular.

As neoplasias primárias do baço são pouco frequentes. É mais comum seu acometimento por neoplasias sistêmicas, como leucemias e linfomas. Cistos esplênicos são raros, principalmente os verdadeiros, revestidos por células epiteliais ou endoteliais. Os pseudocistos são um pouco mais frequentes, mas ainda com uma incidência baixa, e são normalmente decorrentes de liquefação de hematomas subcapsulares traumáticos. A infecção do baço pode cursar com abscesso esplênico.

As doenças de depósito, ou hidricitoses, que acometem o baço são as de Gaucher e de Niemann-Pick. Na primeira acumulam-se glicerobrosídios e, na segunda, esfingomicelina. Elas muitas vezes levam ao hiperesplenismo, que frequentemente requer tratamento cirúrgico. O hiperesplenismo, que pode ser primário ou secundário, é uma síndrome na qual a esplenomegalia se associa a pancitopenia, comprometendo todas as células do sangue.

Trauma[1,2,6,10,19,29,43]

A principal doença que acomete o baço é o trauma. Por ser um órgão muito vascularizado e com cápsula delgada, é suscetível a diversos tipos de lesão, principalmente em traumas com fraturas de 11ª e 12ª costelas à esquerda. Em decorrência da condição de grande aporte sanguíneo, o baço leva muitas vezes a um choque hipovolêmico por perda aguda de sangue para o peritônio.

É o órgão em traumas abdominais que mais leva a laparotomias, 24,3% dos traumas abdominais fechados nesta situação. Pode ainda ser lesado em cirurgias do esôfago, estômago, pâncreas e cólon. O trauma penetrante lesa o baço com menos frequência.

As lesões traumáticas do baço são classificadas em: tipo I, quando há lesão subcapsular ou da cápsula de pequena monta; tipo II, quando há uma ou mais lesões parenquimatosas não chegando ao hilo, podendo ser subcapsular; tipo III, quando há uma ou mais lesões mais profundas no parênquima ou subcapsular maior, tipo IV, quando há fragmentação esplênica com separação de segmentos do corpo do baço; e tipo V, quando temos destruição completa do baço ou com lesões vasculares hilares (Tabela 90.1.4).

No trauma, a indicação de cirurgia está relacionada com a instabilidade hemodinâmica e o tratamento cirúrgico, nesta situação, deve ser baseado na cessação do sangramento, que pode ser feita de diversas formas, mas, sempre que possível, tentando preservar o órgão, total ou parcialmente.

Diagnóstico[2,9,10,19,29,34,43,51,56,59]

A avaliação do baço como uma parte da economia humana não pode se furtar à anamnese bem feita e ao exame físico criterioso, sendo a primeira muito voltada a sintomas hematológicos, como os de anemia, sangramentos, sintomas infecciosos, história de hiperlipidemia. O baço normalmente não é palpável, quando está aumentado é sentido abaixo do rebordo costal esquerdo.

Por ser um órgão sólido, ele é bem visualizado por métodos de imagem como ultrassonografia, tomografia computadorizada, ressonância magnética, cintilografia, esplenoportografia e arteriografia. O ultrassom é a primeira escolha, pois é barato, está disponível em vários locais, inclusive na sala de atendimento ao traumatizado, onde se pode realizar o FAST (*Focused Assessment with Sonography for Trauma*). O ultrassom, mesmo sendo um método operador-dependente, facilmente visualiza o baço é, seu tamanho aferido, irregularidades no parênquima são observadas, possibilita ainda o recurso do Doppler para estudo vascular, em situações como a hipertensão portal.

O FAST pode ser utilizado pelo plantonista ou pelo cirurgião de trauma na sala de emergência para verificar se há líquido livre da cavidade abdominal, principalmente nos espaços hepatorrenal, esplenorrenal e fundo se saco de Douglas. Não há necessidade de identificar lesões na anatomia do baço, pois a lesão deste órgão representa a principal causa de laparotomias por sangramento intraperitoneal no trauma fechado, sendo assim, o acúmulo de líquido e sinais de choque indicam laparotomia e estudo direto do órgão.

A tomografia, por ser mais disponível no Brasil, é a segunda opção, propiciando dados mais precisos

Tabela 90.1.4 Classificação das lesões do baço de acordo com a associação americana de trauma		
Tipo	Característica	Achados
I	Hematoma Laceração	Subcapsular < 10% da superfície Lesões < 1 cm na profundidade do parênquima
II	Hematoma Laceração	Subcapsular entre 10 e 50% da superfície; intraparenquimatoso < 5 cm de diâmetro Lesões de 1 a 3 cm na profundidade do parênquima sem envolver vasos trabeculares
III	Hematoma Laceração	Subcapsular > 50% da superfície ou expansivo; intraparenquimatoso > 5 cm de diâmetro Lesões > 3 cm na profundidade do parênquima ou envolvendo vasos trabeculares
IV	Laceração	Lesões de vasos segmentares ou hilares com desvascularização > 25% do baço
V	Laceração Desvascularização	Ruptura ou fragmentação completa do baço Lesão vascular hilar com grande desvascularização

sobre a forma, tamanho e estruturas adjacentes ao baço. Podemos ainda visualizar o baço muito bem à ressonância magnética. A tomografia de 64 ou 128 canais fornece imagens muito anatômicas, mas a um custo elevado e pouco disponível ainda. Podemos lançar mão da arteriografia, que nos fornece informações sobre segmentação esplênica, apesar de, na prática, ser mais utilizada em procedimentos como embolizações. A esplenoportografia dá ideia da veia esplênica e seus ramos, usada para planejamento cirúrgico como na cirurgia da hipertensão portal, sendo hoje muitas vezes substituída pela angiorressonância. A cintilografia é muito útil na localização de tecido esplênico fora do seu sítio natural, com valor na identificação da viabilidade dos implantes autógenos de baço ou na pesquisa de baços acessórios.

A laparotomia é um método diagnóstico usado em traumas onde se sabe que é necessária a exploração cirúrgica, mas não se sabe o que vai estar lesado. Desta forma, o diagnóstico de lesões esplênicas é realizado durante a celiotomia e o tratamento aplicado no mesmo tempo cirúrgico.

Tratamento[1,3,6,19,43]

Na alteração clínica secundária do baço não há um tratamento específico, normalmente se trata como a mononucleose a causa sistêmica e o baço melhora junto, como nas neoplasias do sangue, ou em lesões reacionais do baço. A principal maneira de se atuar sobre o baço isoladamente são as ressecções ou as embolizações em situações de hiperesplenismo, ou em doenças em que a função de filtração está interferindo no volume de hemácias circulantes, sendo que nestas situações a função do baço está interferindo com a fisiologia hematológica e devemos retirá-lo. No trauma, uma situação inversa é mandatória, quanto mais baço preservarmos melhor, por isso lança-se mão de diversas táticas e técnicas para preservar o tecido esplênico, desde tratamento conservador a ressecções parciais ou implantes autógenos que serão vistos a seguir.

Tratamento conservador[2,6,10,19,29,43]

Na era em que os métodos de imagem são de excelente qualidade, está bem definido que lesões esplênicas, desde que não comprometam a hemodinâmica do paciente, podem ser tratadas sem abordagem operatória. Em muitas lesões há cessação espontânea do sangramento com cicatrização do parênquima sem que seja necessária a intervenção cirúrgica. Para isso temos que ter um cirurgião fazendo reavaliações periódicas, de preferência com o mesmo médico. E bons estudos imaginológicos, sendo aqui fundamental a tomografia para ter noção mais precisa da extensão da lesão e necessidade de ultrassonografias periódicas. Em locais onde não estejam disponíveis recursos humanos, neste caso o cirurgião ou materiais, ultrassom e tomografia, a melhor abordagem é a cirúrgica, pois são doentes instáveis que necessitam de uma monitoração bem feita.

No hematoma subcapsular estável, como não há um sangramento que comprometa a homeostase, esta opção de tratamento é muito útil, porém com uma vigilância redobrada, pois a cápsula pode se romper a qualquer momento e requerer um laparotomia de emergência.

É consenso hoje a preservação do tecido esplênico. Com este pensamento, pode-se tentar o tratamento não cirúrgico de lesões pequenas ou subcapsulares estáveis, sem repercussão hemodinâmica, com bons resultados, porém este deve ser feito em ambiente hospitalar e com exames clínico e imaginológicos seriados.

O tratamento conservador é muito mais barato ao hospital e ao sistema de saúde, mesmo com algumas tomografias e ultrassons solicitados, pois devolve o indivíduo mais rapidamente ao trabalho e ele fica menos tempo no hospital, além, é claro, de menores invasão e possibilidade de complicações para este paciente, considerando que a preservação do órgão é fundamental, e sem possíveis complicações pós-operatórias.

Tratamento cirúrgico[1,3,24,30,33,35,36,43,51,56]

As indicações cirúrgicas podem ser divididas em causas hematológicas, hiperplásicas, neoformativas e traumáticas.

Entre as doenças hematológicas que requerem esplenectomia, temos as congênitas (esferocítico, eliptocítico, ovalocítico), a anemia hemolítica adquirida, a púrpura trombocitopênica autoimune, síndromes hemolíticas em linfomas, leucemia por células velhas. Ainda, em afecções hematológicas, são consideradas indicações cirúrgicas o estadiamento de linfoma Hodgkin e linfoma não Hodgkin.

O hiperesplenismo também tem indicação cirúrgica, bem como as lesões hiperplásicas acumulativas (Gaucher, Niemann-Pick, Hano-Shüller-Christian) e parasitárias (paludismo, calazar, esquistossomose). A indicação cirúrgica nestas doenças é feita quando há interferência com as funções hematológica ou na hipertensão portal. Os tumores primários e os cistos parasitários completam as indicações cirúrgicas não traumáticas. Aneurismas de artéria esplênica normalmente são tratados com esplenectomia, com uma visão exclusivamente vascular, sem preocupação com a função esplênica.

A causa mais frequente de indicação cirúrgica é o trauma, com 24% das esplenectomias, e incidentes iatrogênicos, com 29%, principalmente em cirurgias sobre o esôfago, estômago, ângulo esplênico do cólon, pâncreas e cirurgias diversas no quadrante superior do abdômen. Nesta situação não há necessidade de se realizar esplenectomia, que fica reservada para traumas tipos IV e V, ou pacientes hemodinamicamente instáveis. A forma de preservar o baço no trauma depende do tipo de lesão provocada no órgão.

Tipos de intervenções cirúrgicas[1,3,24,30,33,35,36,43,51,56]

A forma mais fácil de tratar cirurgicamente o baço é a esplenectomia total, por ser rápida e segura no momento operatório, podendo ser realizada por via laparotômica ou laparoscópica, mas esta atitude intempestiva não leva em consideração as consequências de tal mutilação.

O baço, por ter uma rica vascularização e consequente alta capacidade de cicatrização, permite diversas alternativas cirúrgicas. Como a preservação do tecido esplênico é um consenso hoje, lança-se mão de diversas táticas e técnicas cirúrgicas, como a esplenorrafia, uso de omento ou uso de telas para bloquear e tamponar sangramentos, esplenectomias parciais, esplenectomias subtotais, ligaduras arteriais, embolização de artérias segmentares do baço, aplicação de agentes hemostáticos e o transplante autólogo de tecido esplênico, ou esplenose intencional.

Como toda operação, as realizadas sobre o baço também são passíveis de complicações, que podem ser precoces, como a necrose de estômago, hemorragias, abscessos, atelectasias pulmonares, febre, trombocitose e trombose, ou tardias, como sepse e hiperlipidemia.

Até pouco tempo atrás, na maior parte das cirurgias sobre a cauda do pâncreas e cirurgias radicais sobre o estômago, o baço era retirado indiscriminadamente, com alegação de ser órgão linfático, podendo requerer ressecção oncológica, além de tornar o procedimento mais fácil. Porém, com o melhor conhecimento da fisiologia esplênica e técnica cirúrgica delicada, não é necessário remover o baço em cirurgias do andar supramesocólico ou retroperitoneal, seja por trauma ou em cirurgias eletivas.

A via de acesso ao baço para a realização dos procedimentos acima não deve interferir na intenção de se preservar o órgão, tendo-se esta preocupação tanto em laparotomias quanto em laparoscopias.

Abrantes descreveu a importância da preservação do baço na pancreatectomia por trauma. Há descrição da grande utilidade do baço para outros procedimentos, como por exemplo sítio de implante para ilhas de pâncreas.

Suturas[3,33,43]

A forma mais fisiológica de se conter um sangramento em um baço traumatizado é aplicando sobre ele uma sutura, pois preserva quantidade maior de tecido esplênico. Ainda há o mito de que a sutura é inviável devido a ter cápsula delgada quando comparado ao fígado, por exemplo. Essa situação não reflete a verdade, pois uma técnica cirúrgica delicada com material adequado e pouca tração no fio de sutura, com uma agulha romba grande sobre o tecido esplênico permite bons resultados no sentido de se conter o sangramento.

Esplenectomia total[3,24,30,33,35,36,43,51,56]

A esplenectomia total ainda é a operação mais realizada sobre o baço. Tem indicações quando não se deseja a função esplênica de filtração sanguínea, como em doenças hematológicas, porém no trauma é usada de forma abusiva, sem nenhuma tentativa de preservação da função imunológica, pela sua facilidade técnica e rapidez ao ser realizada.

O procedimento é realizado após a laparotomia, com mobilização do órgão em direção à linha média quando os ligamentos de sustentação são seccionados, tendo o cuidado de ligar o ligamento gastroesplênico, pois por ali passam vasos. Ficamos com o pedículo esplênico na mão, que deve ter seus vasos ligados em separado, com dupla ligadura na artéria esplênica, mas na emergência, quando o risco de vida é iminente, pode-se realizar uma ligadura em bloco para minimizar o tempo cirúrgico. Nos procedimentos eletivos a ligadura da artéria deve preceder a da veia, pois, com essa medida, há um esvaziamento do baço, recuperando uma reserva sanguínea retida no baço. Desta forma, o baço reduz seu tamanho consideravelmente, sobretudo em baços volumosos, facilitando também o procedimento cirúrgico. Nestes baços volumosos muitas vezes é difícil realizar a sua mobilização, e para poder se conseguir o efeito de redução de tamanho podemos abordar o pedículo esplênico inicialmente e ligar a artéria esplênica, diminuindo o volume, facilitando sua mobilização.

Este procedimento é factível por via laparoscópica, com pouca dificuldade técnica para cirurgiões habituados com o equipamento e experiência cirúrgica por esta via de abordagem.

Esplenectomia parcial[3,12,42,46]

Como já foi falado, o baço possui segmentações, sendo a sua vascularização vinda da artéria lienal que se ramifica no hilo, pouco antes de penetrar no parênquima esplênico. Isso permite que sejam realizadas ressecções de qualquer segmento sem prejuízo da estrutura esplênica. Essas ressecções podem ser em segmentos superiores, intermediários ou inferiores. Em lesões ou patologias de um ou mais segmentos contíguos pode-se fazer ressecções com preservação de grande quantidade de tecido esplênico, mantendo condições fisiológicas iniciais às anteriores à patologia que levou ao procedimento cirúrgico. Essas ressecções podem ser ampliadas com hemiesplenectomias superiores, inferiores ou em qualquer segmento independente.

Esplenectomia subtotal[3,34,37,56]

Os vasos do ligamento esplenogástrico suprem o polo superior do baço quando a artéria lienal é ligada. Baseado neste princípio, Andy Petroianu propôs a preservação esplênica através da manutenção do polo superior irrigado por estes vasos, mantendo desta forma a drenagem vascular original do baço e suas funções.

É indicada em situações nas quais a esplenectomia é necessária, mas a perda de sua função não, como na hipertensão portal, doença de Guaucher, trauma, entre outras, como os casos de hipodesenvolvimento somático e sexual por esplenomegalia, revertidos após esplenectomia subtotal.

Estudos com a preservação do polo inferior também estão sendo realizados, tendo como princípio a irrigação através dos vasos do ligamento esplenocólico, mas encontram pouco substratato anatômico, funcionando com autoimplantes.

Embolização da artéria esplênica[14,17,18,20,39,40,41,58,60]

Pacientes que são encaminhados ao cirurgião para remoção do baço por falência do tratamento clínico, via de regra, apresentam importantes alterações hematológicas, principalmente plaquetopenia severa. Levantamento realizado no Hospital São Lucas da PUCRS, no período de 1992 a 2006, mostrou que a mediana do número de contagem de plaquetas no pré-operatório foi de 6.000 U/µL (4.000 a 17.000) por paciente. A técnica cirúrgica convencional recomendava que, em cirurgias abertas, após a incisão da parede se procedesse a ligadura da artéria esplênica e se interrompesse a cirurgia para a administração de plaquetas, para então retomar a cirurgia. Por isso nas primeiras esplenectomias laparoscópicas os cirurgiões passaram a adotar comportamento semelhante, realizando a "ligadura perdida da artéria esplênica", com a intenção de minimizar o sangramento. A partir dos trabalhos de Poulin e outros se estabeleceu a embolização pré-operatória da artéria esplênica. No período de 1998 a 2006 realizamos no Hospital São Lucas da PUC, dez esplenectomias em pacientes com púrpura trombocitopênica idiopática, com embolização pré-operatória da artéria esplênica, e obtivemos como resultado a dispensa de realização de transfusão de sangue ou derivados em todos os pacientes. Em pacientes não embolizados, 47% necessitaram de transfusão de hemácias e 65%, de plaquetas.

A partir destes resultados, passamos a adotar como rotina em pacientes portadores de púrpura trombocitopênica idiopática refratários ao tratamento clínico que são submetidos à cirurgia, além da vacina antipneumocócica, a embolização pré-operatória da artéria esplênica.

Nota-se claramente que, associando a técnica hemodinâmica de embolização pré-operatória da artéria esplênica, podemos dispensar a utilização de sangue e derivados.

A primeira embolização esplênica total foi realizada em 1973, por Maddison, utilizando-se de um coágulo autólogo em um paciente com varizes gástricas secundárias à hipertensão portal por hiperesplenismo. Contudo, nas primeiras séries realizadas até o final dos anos 1970, foram reportadas graves complicações da técnica em pacientes submetidos à embolização completa do baço, principalmente o surgimento de abscessos esplênicos. Em 1979, um trabalho publicado por Spigos modifica e melhora a técnica, incluindo assepsia rigorosa, cobertura antibiótica, persistência do fluxo hepatopetal na veia esplênica e limitação do volume de tecido esplênico embolizado em 60 a 70%. Os resultados obtidos com a nova técnica foram mais satisfatórios, obtendo-se redução significativa das complicações graves, tornando-se uma alternativa nos casos mais graves de hiperesplenismo e servindo de auxílio na melhora das condições de coagulação dos pacientes com púrpura trombocitopênica idiopática (PTI) que serão submetidos à cirurgia videolaparoscópica ou convencional. A técnica de Spigos modificada é atualmente a mais utilizada para a realização de esplenectomia parcial e consiste dos seguintes passos:

1. Punção arterial femoral comum pela técnica de Seldinger com cateterismo seletivo do tronco celíaco e artéria esplênica com cateter entre 4 e 5 French;
2. Posicionamento da extremidade distal do cateter logo após a saída dos ramos gástrico e da artéria pancreática dorsal (evitar embolização de ramos colaterais);
3. Com o intuito de reduzir a dor após a embolização pode ser efetuada a injeção intra-arterial de lidocaína em dose de 0,1 mg/kg[15];
4. Preparação do material embolizante (partículas de PVA – polivinilacrilato – acima de 300 μm, cubos de esponja de fibrina – Gelfoam® – entre 1-2 mm ou embosferas – acima de 300 μm), que é misturado a soro, contraste iodado, penicilina G (1.000.000 U) e gentamicina (80 mg);
5. Segue-se a embolização progressiva do parênquima esplênico, efetuando-se várias injeções sob controle angiográfico, procurando-se evitar trombose da artéria esplênica central;
6. O volume a ser embolizado depende do volume esplênico inicial. Consideramos um resultado satisfatório quando atingirmos cerca de 60 a 70% de volume do parênquima. Deve-se avaliar a presença de adequado fluxo hepatopetal na veia esplênica (sinal que não foi efetuada embolização submáxima). As indicações clássicas são o tratamento da hipertensão portal e suas consequências hemodinâmicas, tratamento do hiperesplenismo, tratamento da hemorragia pós-traumática e pacientes com PTI[16]. Atualmente, estudos em andamento indicam a utilização em pré-operatório de esplenectomia.

A principal complicação consiste na chamada síndrome pós-embolização (febre, dor abdominal e vômitos), que representa mais um efeito secundário do que propriamente uma complicação, e que ocorre em quase todos os pacientes. Medidas profiláticas podem ser efetuadas para reduzir estes sintomas: profilaxia antiemética: metoclopramida 10 mg IV antes do procedimento e até de 6 em 6 horas durante as primeiras 48 horas. Profilaxia antibiótica: amoxicilina/clavulanato 1.000 mg/200 mg IV antes do procedimento e a cada 8 horas por 5-7 dias. Profilaxia analgésica: meperidina 25 mg IM antes da embolização e posteriormente paracetamol 500 mg a cada 6 horas por 7 dias, se necessário associado à meperidina. Aporte hídrico e energético: volume mínimo de hidratação de 3.000 mL/dia nas primeiras 48 horas.

Pacientes que foram submetidos à embolização pré-operatória adequada da artéria esplênica apresentam um baço de coloração escurecida (isquemiado) de volume diminuído. Por conta de diminuição do volume, os vasos do pedículo esplênico, bem como os *vasa breve*, mostram-se de maneira mais explícita, facilitando muito a dissecção laparoscópica e sua ligadura com clipes metálicos, sutura mecânica ou técnicas ultrassônicas de hemostasia, de acordo com

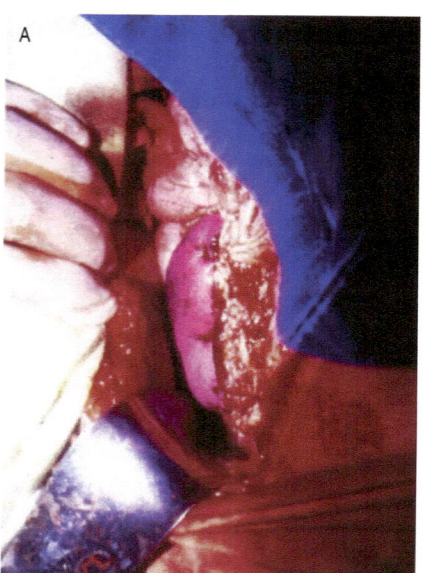 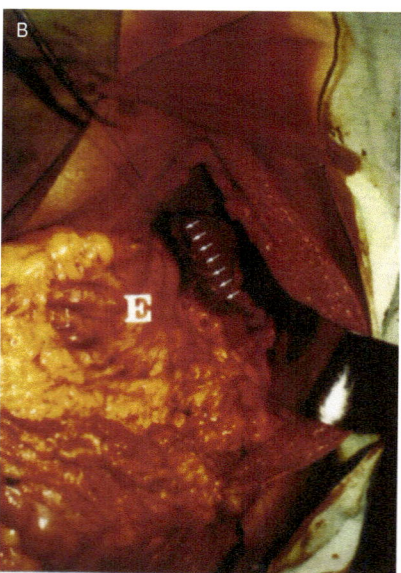 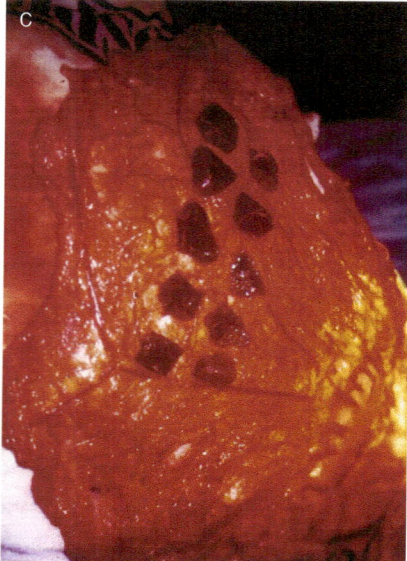

FIGURA 90.1.9 – A. Amostragem de uma lesão da face diafragmática do baço, sendo realizada esplenorrafia. **B.** Esplenectomia parcial após trauma fechado do abdômen com explosão do segmento inferior. As setas em branco mostram linha de sutura no segmento superior. **C.** Implante autógeno de tecido esplênico no omento maior do estômago, colocando 10 fragmentos descapsulados, medindo 2,0 x 2,0 x 0,5 cm, após lesões dos vasos esplênicos por trauma fechado de abdômen. Fonte: Instituto Dr. José Frota).

a disponibilidade de instrumental e equipamento e, principalmente, respeitando a preferência do cirurgião para cada caso. Uma vez realizado o isolamento vascular do baço, procede-se a retirado do órgão da cavidade abdominal. Recomenda-se recolher o baço num invólucro plástico (*Endobag*) ou luva cirúrgica adaptada. Procede-se ao morcelamento mecânico com pinças fortes ou pelo uso do morcelador, aspiração e retirada dos fragmentos do baço. Há que se ter extremo cuidado ao manusear a retirada da peça, para evitar a esplenose. Incisões adicionais podem ser necessárias, conforme relatado por Green e Rosen, que indicam, quando necessária, a utilização de auxílio manual pela ampliação de uma das incisões. Ao final da retirada do órgão, como na técnica convencional, utiliza-se dreno tubular na loja esplênica que será removido no primeiro ou segundo dia de pós-operatório.

Acreditamos que a técnica embolizatória possa ser utilizada em outras doenças hematológicas com o objetivo de minimizar custos e complicações hemorrágicas decorrentes da esplenectomia.

Transplante autólogo de baço[3,9,24,30,33,36,41,43,52]

Transplante autólogo é a retirada de um órgão do sitio anatômico primário e seu implante, inteiro ou partes dele, em outro local. Pode ser realizado com sucesso com diversos órgãos como o baço, paratireoides, ovários, linfonodos, entre outros.

A primeira publicação sobre regeneração de tecido esplênico aparece em 1917 no trabalho de Manley e Marine, desde então diversos estudos experimentais e clínicos evidenciam a viabilidade do enxerto autólogo transplantado do baço, seja do ponto de vista de imagem, anatomopatológico, presença de corpúsculos, que são normalmente removidos pelo baço, medidas de funções imunitárias e através de marcadores sanguíneos, com verificação da viabilidade imunológica da célula esplênica.

A cintilografia capta o tecido esplênico funcionante, sendo positiva na maioria dos pacientes. A análise histopatológica mostrou que a arquitetura do enxerto autólogo é semelhante à do baço normal. Ocorre uma necrose inicial do enxerto, que evolui posteriormente para uma estrutura muito próxima de tecido esplênico eutópico.

São descritas evidências da preservação da capacidade fagocitária em animais com transplante autólogo de baço. IgM e properdina tuftsina, dosagem sanguínea de IgM, IgG, IgA, contagem de linfócitos T e B, macrófagos, properdina, tuftsina, CD_4, CD_8 e resistência a infecções.

Outra maneira usada para demonstrar que o tecido esplênico implantado é funcionante é a verificação da ausência de corpúsculos de Howell-Jolly e corpos de Heinz em sangue periférico, comprovando que ele retira estes grânulos das hemácias.

Nunes *et al.* mostraram que a célula esplênica retirada de implantes autógenos é imunologicamente ativa, acabando com a tese de que a função do baço poderia ser suprida por outros órgãos linfoides, justificando a função do baço implantado.

Quanto à quantidade de tecido esplênico que deve ser implantada, parece ser consenso o uso de 30%. Quanto à forma do enxerto, pode ser em cubos ou fatias.

Como o asplenismo interfere no metabolismo lipídico, foram feitos estudos experimentais para testar se o baço transplantado evidencia a proteção contra essas alterações. A rápida adaptação e a funcionalidade do tecido transplantado podem ser fatores decisivos para garantir uma adequada resistência às infecções, fato demonstrado experimentalmente através de capacidade fagocitária dos macrófagos, preservada no implante autógeno, e pela resistência aumentada a infecções em diversos órgãos, como fígado e pulmões, quando infectados por agentes bacterianos ou fúngicos, além de preservar a função lipídica.

A laparoscopia[14,39,58,60]

As indicações de esplenectomia em pacientes com doenças hematológicas refratárias ao tratamento clínico receberam um importante aliado em 1991, quando Delaitre publicou a primeira esplenectomia videolaparoscópica. Desde então, muitas publicações analisaram aspectos de indicação, cuidados perioperatórios, descrevendo e comparando técnicas laparotômicas com laparoscópicas de esplenectomia. Neste grupo de patologias destacamos as esplenectomias indicadas por púrpura trombocitopênica idiopática, anemia autoimune, esferocitose, púrpura trombocitopênica trombótica, entre outras, onde o tamanho do baço em geral está próximo do normal.

Em outubro de 2003, Winslow *et al.* publicaram importante revisão sobre pacientes submetidos a esplenectomia laparoscópica, comparando com a técnica laparotômica. Analisaram 2.940 pacientes submetidos à cirurgia, sendo 2.119 por via laparoscópica e 821 por via laparotômica, em 51 publicações de diferentes serviços. Mesmo com a cautela que devemos ter em aceitar resultados de metanálise, este trabalho serviu para demonstrar muitos aspectos da cirurgia laparoscópica do baço. Nem todas as variáveis analisadas na cirurgia laparoscópica apresentavam irrestrita vantagem sobre a técnica tradicional.

Duas técnicas são hoje utilizadas para realização da esplenectomia videolaparoscópica e diferem, fundamentalmente, na posição do paciente e na localização dos trocartes. Numa abordagem mais tradicional, o paciente é mantido em decúbito dorsal e o cirurgião posiciona-se à direita do paciente. Outros três trocartes são instalados respectivamente em epigástrio, linha hemiclavicular e linha axilar anterior esquerdas. Sugere-se que todos os trocartes sejam de 10 ou 12 mm para permitir o acesso de qualquer instrumento. Mais modernamente, alguns cirurgiões têm utilizado abordagem semelhante, mudando apenas a posição do paciente, que é colocado em decúbito lateral esquerdo, permitindo abordagem posterior do pedículo esplênico, enquanto do outro modo esta abordagem dá-se por via anterior. A dissecação inicia-se a partir do ligamento esplenocólico, progredindo em direção cefálica. A esplenectomia videolaparoscópica, realizada desde 1991, deve ser indicada para pacientes portadores de patologias que não tenham aumento exagerado do baço. A combinação de procedimentos endovasculares, como a embolização da artéria esplênica, torna-se importante tática a ser adotada, pois quando bem-sucedida dispensa a necessidade de sangue ou derivados.

Comentários[2,4,5,7,16,19,22,28,33]

Em função da importância mononuclear fagocitária do baço, citada anteriormente, na defesa do organismo contra infecções, principalmente por bactérias encapsuladas, faz-se importante o conhecimento da rede capilar dos segmentos anatomocirúrgicos do baço, pois como sabemos, a esplenectomia total tem ainda suas indicações em algumas situações, como: trauma abdominal fechado ou perfurante e doenças hematológicas, dentre elas púrpura trombocitopênica, esferocitose familiar e alguns tipos de anemias falciformes. Em outras patologias em que se faz necessária a quase totalidade da esplenectomia são citadas aqui como exemplos: doença de Gaucher e doenças de prevalência epidemiológica, comuns em algumas regiões do Brasil, como: calazar, esquistossomose e cirrose hepática.

Autores mais conscientes da importância da preservação esplênica já modificaram suas posturas com relação a procedimentos que antes eram tratados com esplenectomia, e realizando preservação do tecido esplênico, seja local ou através do implante autólogo.

Neste capítulo, mostramos 5 modelos de estudo com substâncias de penetração capilar, dando assim um embasamento correto da independência intersegmentar dos dois grandes segmentos esplênicos, superior e inferior. Também, inicialmente, mostramos de uma maneira prática e didática a definição das artérias polares dos tipos I e II, que chegam ao baço através de suas extremidades, e quando presentes, representam também um segmento independente deste órgão.

Nossos resultados dessa análise sobre a rede capilar esplênica permitem concluir que os moldes de poliéster de baço estudados mostraram total independência entre os segmentos. A injeção seletiva com nanquim comprovou a independência segmentar esplênica em todos os baços estudados. Da mesma forma, as arteriografias e as cintilografias seletivas demonstraram a ocorrência de total independência nos segmentos esplênicos injetados. E as injeções seletivas *in vivo* de corante vital na artéria esplênica de cães corroboram com a independência funcional entre os segmentos estudados.

Referências bibliográficas

1. Abrantes WL, Silva RCO, Riani EB et al. Preservação do baço na pancreatectomia distal por trauma. Rev Col Bras Cir;29(2):83-87, 2002 mar/abr.
2. Anderson SW, Varghese JC, Lucey BC, Burke PA, Hirsch EF, Soto JA. Blunt splenic trauma: delayed-phase CT for differentiation of active hemorrhage from contained vascular injury in patients. Radiology; 243(1):88-95, 2007 Apr.
3. Andy P. O Baço. São Paulo, CLR Baliero, 2003.
4. Alvarez GC, Silveira ML, Costa EM, Pagliarin FV, Costa I. Cisto Epidermoide de Baço em Criança: relato de caso, Arq. Gastroenterol, v.37, n.1, jan.-mar., 2000.
5. Barreto G, Oliveira MG. A arte secreta de Michelangelo: uma lição de anatomia na Capela Sistina, 3.ed., São Paulo, ARX, 2004.
6. Busot PAF, Guzmán TM, Casanova MRB, Silva JÁ. Tratamiento conservador de las lesiones traumáticas del bazo en el niño, Matanzas, s.n, 2003, 18p.
7. Calvo AJ. Absceso del bazo: presentación de un caso, Rev. méd. Costa Rica Centroam: 68(556):99-100, jul.-sept., 2001.
8. Catalá M. Embriologia: desenvolvimento humano inicial, Rio de Janeiro, Guanabara Koogan, 2003., 187 p.
9. Castellani M, Cappellini MD, Cappelletti M, et al. Tc-99m Sulphur Colloid Scintigraphy in the Assessment of Residual Splenic Tissue after Splenectomy. Clin Radiol;56: 596-8, 2001.
10. Cerri GG, Oliveira KRS. Ultra-sonografia abdominal, Rio de Janeiro, Revinter, 2002.
11. Chosa E, Hara M;, Watanabe A, Matsuzaki Y, Nakamura K, Hamano K, Wood KJ, Onitsuka T. Spleen plays an important role in maintaining tolerance after removal of the vascularized heart graft. Transplantation. 83(9):1226-33, 2007 May.

12. Christo MC. Baço, cirurgia e história. Rev Méd Minas Gerais; 11(4):251-4, 2001.
13. Dângelo JG, Fattini CA. Anatomia humana básica, 2. ed., São Paulo, Atheneu, 2004.
14. Delaitre B, Maignier B. Splenectomy by the laparoscopy approach: report a case. Press Medicale 1991; 20 (case report); 2263.
15. Driscoll K, Benjamin LC, James CG, Chahine AA. Gerência nonoperative da ruptura splenic neonatal, The American Surgeon, v.70, n.12, p. 1085, dec, 2004.
16. Garcia SML, Fernández CG. Embriologia, 2. ed., Porto Alegre, Artmed, 2003.
17. Goldstein HM, Wallace S, Anderson JH, Bree RL, Gianturco C. Transcatheter occlusion of abdominal tumors. Radiology 1976; 120: 539-545
18. Green A K, Hodin R A – Laparoscopic Splenectomy for massive splenomegaly using a Lahey bag. AmJSurg 2001; 181: 543-546.
19. Haan JM, Boswell S, Stein D, Scalea TM. Follow-up abdominal CT is not necessary in low-grade splenic injury. Am Surg;73(1)13-8, 2007 Jan.
20. Hiatt J R, Gomes A, Machleder H I – Massive Splenomegaly. Arch Surg 1990; 125 1363-1367.
21. Herlihy B, Maebius NK. Anatomia e fisiologia do corpo humano saudável e enfermo, São Paulo, Manole, 2002.
22. Hiatt JL, Gartner LP. Tratado de histologia: em cores, 2. ed., Rio de Janeiro, Guanabara Koogan, 2003.
23. Horan M, Colebatch JH. Relation between splenectomy and subsequent infection: a clinical study. Arch Dis Child; 37:398-411, 1962 jan.
24. Jamel MJ, Refineti RA, Silva MM, et al. Papel do remanescente esplênico no perfil lipídico. ABCD Arq Bras Cir Dig;15(3):105-107, 2002.
25. Junqueira LC, Carneiro J. Histologia básica, 10. ed., Rio de Janeiro, Guanabara Koogan, 2004, 488p.
26. Kawamoto EE. Anatomia e fisiologia humana, 2. ed., São Paulo, E.P.U., 2003.
27. KIng H, Shumacker Jr. HB. Splenic studies. Ann Surg;136: 239-42, 1952 Aug.
28. Lincender L, Sadgic E, Vergar S, Vrcic D, Catic D, Stevic N. MRI of the spleen, Med. Arh.: 54(3):159-62, 2000.
29. Lubner M, Menias C, Rucker C, Bhalla S, Peterson CM, Wang L, Gratz B, Blood in the belly: CT findings of hemoperitoneum. Radiographics; 27(1):109-25, 2007 Jan-Feb.
30. Marques RG, Petroianu A, Oliveira MBN, et al. Importância da preservação de tecido esplênico para a fagocitose bacteriana. Acta Cir. Bras., v. 17, n. 6, p. 388-393, 2002.
31. Moore KL, Dalley AF. Anatomia: orientada para a clínica, 5. ed., Rio de Janeiro, Guanabara Koogan, 2007.
32. Monkhouse S. Anatomia clínica, Rio de Janeiro, Guanabara Koogan, 2004.
33. Nunes SI, Rezende AB, Teixeira FM, Ferreira AP, Alves MM, Jamel N, Assis RV, Teixeira HC. Antibody response of autogenous splenic tissue implanted in the abdominal cavity of mice World J Surg;29(12):1623-9, 2005 Dec
34. Paulo DNS, Paulo ICAL, Kalil M, Vargas PM, Silva AL, Baptista JFA, Guerra AJ. Sutotal splenectony preserving the lower pole in rats: techical, morphological and funcional aspects. Acta Cir Bras:21(5):321-7, 2006 Sep.
35. Petroianu A, Berindoague Neto R. Esplenectomia subtotal por via laparoscópica em cães, Rev. Col. Bras. Cir.: 33(5):305-310, set.-out., 2006.
36. Petroianu, A. Avaliação da função fagocitária em remanescentes de esplenectomia subtotal e auto-implante esplênico autógeno. Rev Bras Hematol Hemoter; 25(1):25-30, 2003.
37. Petroianu A. Resende V. Silva RG. Late postoperative follow-up of patients undergoing subtotal splenectomy. Clinics;60(6):473-8, 2005 Dec.
38. Power RE, Kay EW, Bouchier-Hayes, D. Exogenous and endogenous angiogenic stimuli do not augment splenic autotransplantation. Eur J Surg; 168:247-50, 2002.
39. Poulin EC, Mamazza J, Schalachta CM – Splenic artery embolization before laparoscopic splenectomy. Surg Endosc 1998, 12:870-875.
40. Poulin EC, Thibault C, Mamazza J – Laparoscopy splenectomy. Surg Endosc 1998 Jun, 12 (6):8704.
41. Poulin, E, Thibault C, Mamazza J, Girotti M, Côté G, Renaud A – Laparoscopic Splenectomy: Clinical Experience and the Role of Preoperative Splenic Artery Embolization. Surgical Laparoscopy & Endoscopy, 1993, 3(6) pp. 445-450
42. Reginato AL, Melo APF. Segmentação anátomo-cirúrgica em baços de queixada, Braz. J. Vet. Res. Anim. Sci.: 41(4):281-285, jul.-ago., 2004.
43. Resende, V.; Petroianu, A. Estudo funcional tardio do autotransplante esplênico após trauma complexo do baço humano. Rev Col Bras Cir; 28(3):165-8, 2001.
44. Rosen M, Brody F, Walsh R M, Ponsky J – Hand assisted laparoscopic splenectomy vs. conventional splenectomy in cases of splenomegaly. Arch Surgery 2002; 137: 1348-52
45. Silva Filho AR. Vascularização arterial do baço: estudo da independência e análise proporcional dos seus segmentos, 1991. 62 f. Tese [Doutorado em Anatomia] – Escola Paulista de Medicina, São Paulo, 1991.
46. Silva Filho AR. Vascularização venosa do baço: estudo da independência dos seus segmentos, 1992. 60 f. Tese [Titular em Anatomia Humana, apresentada ao Departamento de Morfologia para o cargo de professor titular] – Universidade Federal do Ceará, Fortaleza, 1992.
47. Silva MM, Jamel N, Refinetti RA. et al. Papel do baço no perfil lipídico – estudo experimental. Arq Bras Cir Dig; 15(3):121-5, 2002.
48. Simovart HE; Arend A; Tapfer H; Kokk K; Aunapuu M; Poldoja E; Selstam G; Liigant A Experimental sepsis: characteristics of activated macrophages and apoptotic cells in the rat spleen. Ann N Y Acad Sci; 1090:253-64, 2006 Dec.
49. Sobotta J. Atlas de anatomia humana, Rio de Janeiro: Guanabara Koogan, 2005.
50. Sociedade Brasileira de Anatomia. Terminologia Anatômica: terminologia anatômica internacional, 1. ed., v.1-2, São Paulo, Manole, 2001.
51. Souza JCL, Athiê E, Marigo C, Rahal F, Fagundes DJ. Estudo da regeneração esplênica autóloga e heterópica em ratos, Acta Cir. Bras.: 20(3): 253-257, 2005.
52. Teixeira FM, Fernandes BF, Resende AB, Machado RRP, Alves CCS, Perobelli SM, Nunes SI, Farias RE, Rodrigues SF, Ferreira AP, Oliveira SP, Teixeira HC. Staphyloccocus aureus infection after splenectomy and splenic autotransplantation in BALB/c mice, Clin Experim Immunol 2008
53. Tortora G, Grabowski SR. Princípios de anatomia e fisiologia, 9. ed., Rio de Janeiro, Guanabara Koogan, 2002.
54. Tillmann BN. Atlas de Anatomia Humana, São Paulo, Manole, 2006.
55. Van De Graaff KM, Anatomia Humana, 6.ed., São Paulo, Manole, 2006.
56. Vasilescu C; Stanciulea O; Tudor S; Stanescu D; Colita A; Stoia R; Coriu D; Colita A; Arion C Laparoscopic subtotal splenectomy in hereditary spherocytosis: to preserve the upper or the lower pole of the spleen? Surg Endosc;20(5):748-52, 2006 May.
57. William BM; Corazza GR Hyposplenism: a comprehensive review. Part I: basic concepts and causes. Hematology; 12(1):1-13, 2007 Feb.
58. Winslow E R, Brunt M – Perioperative outcomes of laparoscopic versus open splenectomy: A meta-analysis with an enphasis on complications. Surgery 2003 134,4; 647-655.
59. Wang HP; Chen SC Upper abdominal ultrasound in the critically ill. Crit Care Med; 35(5 Suppl):S208-15, 2007 May.
60. Wu, J M, Lai I R, Yuan R H, YU S C. Laparoscopic Splenectomy for idiopathic thrombocytopenic purpura. The American Journal of Surgery 2004; 187, 720-723

90.2 Hipertensão Portal

Fabio Gonçalves Ferreira
Alexandre Cerqueira da Silva
Luiz Arnaldo Szutan

Introdução

A síndrome de hipertensão portal (SHP) é um terreno árido tanto aos médicos generalistas quanto aos especialistas que lidam com este tipo doença, que é caracterizada pelo aumento da pressão venosa do sistema porta. Por definição, considera-se SHP quando o nível pressórico do sistema portal supera em mais de 5 mmHg a pressão da veia cava inferior[1]. O sistema porta drena todo o sangue venoso do tubo digestivo, sendo a veia porta (VP) formada pelas veias esplênica e mesentérica superior, com fluxo próximo de 1 a 1,2 L/min. A veia mesentérica inferior drena para a veia mesentérica superior em 80% dos casos, 10% para veia esplênica e outros 10% para confluência entre a veia mesentérica superior e veia esplênica. Dentro do parênquima hepático os ramos portais direito e esquerdo sofrem diversas subdivisões, até chegar, através dos espaços portais, à periferia dos lóbulos, tidos como unidade morfofuncional do fígado.

Como síndrome, tem várias etiologias, e o bom entendimento da fisiopatologia de cada uma delas contribui muito para tornar a condução dos casos, que se apresentam com hemorragia digestiva proveniente das varizes esofagogástricas, menos dramática. No mundo ocidental a cirrose hepática é o fator etiológico mais prevalente da SHP, com suas diversas causas. No Brasil, a esquistossomose hepatoesplênica é uma causa importante, porém com o controle da doença parasitária iniciado na década de 1980, atualmente o número de casos com hipertensão portal que necessitam de tratamento cirúrgico vem caindo significativamente.

Novos conhecimentos fisiopatológicos da SHP podem contribuir para adequar as várias modalidades de tratamento conhecidas hoje, com novas drogas e procedimentos. Em resumo, a SHP inicia-se com o aumento da resistência à saída do fluxo sanguíneo do sistema porta, que pode ocorrer em nível pré-sinusoidal (intra ou extra-hepático), sinusoidal ou pós-sinusoidal. Como regulação, existe um aumento no fluxo sanguíneo portal que vai manter e aumentar ainda mais o gradiente de pressão portal, piorando a SHP[2]. Na cirrose hepática, dois mecanismos são responsáveis por este aumento do gradiente: a destruição arquitetural dos sinusoides, própria da doença hepática, que contribui com cerca de 70% neste aumento, e o componente dinâmico, muito estudado hoje e que contribui com 30% no aumento do gradiente portal[2,3]. É neste componente dinâmico – contração das células musculares lisas dos vasos, ativação de células estreladas, diminuição da concentração de óxido nítrico, entre outros, que novos fármacos surgem com resultados promissores.

O organismo, frente ao aumento do gradiente portal, defende-se abrindo vias de fuga, podendo desviar até 90% do fluxo portal através de colaterais portossistêmicas de volta para o coração. O fator de crescimento endotelial (VGEF), receptores mediados pelo óxido nítrico e fatores de crescimento plaquetários comandam esta formação de colaterais, tornando-se também alvos de novas e promissoras drogas[2,3].

As varizes esofagogástricas traduzem este desvio de sangue do sistema venoso porta para o sistema cava superior, criando assim um fluxo denominado "hepatofugal". Apresentam-se geralmente como três ou quatro cordões verticais localizados na submucosa esofágica ou no fundo gástrico, com trajeto tortuoso e calibre variável, deixam o esôfago abaixo ou no nível em que a veia ázigo penetra na veia cava superior e recebem sangue principalmente da veia gástrica esquerda e das veias gástricas curtas.

O gradiente de pressão portal superior a 10 mmHg é indispensável à formação das varizes e acima de 12 mmHg já existe o risco de sangramento, pois a este nível de pressão a tensão na parede da variz supera sua resistência elástica, provocando ruptura e sangramento. Níveis superiores a 20 mmHg são associados a sangramento contínuo e falha de controle terapêutico do episódio agudo[3]. O risco de sangramento das varizes esofagogástricas não depende somente do gradiente de pressão portal maior que 12 mmHg. O diâmetro das varizes, sinais endoscópicos – manchas hematocísticas – que traduzem a espessura da parede e também o grau de insuficiência hepática, têm papel importante na gênese deste sangramento. O controle do sangramento e da condição clínica do doente (comprometido pela hepatopatia crônica) são complicados e muitas vezes ineficientes, dependendo da etiologia da SHP.

Conceitualmente, é importante considerar que em inúmeras situações o aparente controle deste sangramento é temporário, ocorrendo em algumas horas ou dias a recidiva precoce do sangramento, o que deve levar à próxima opção terapêutica, sendo importante ao médico que atende estes pacientes ter um algoritmo das possibilidades terapêuticas e sua sequência lógica e considerar que o período de controle destes pacientes pode chegar a até 30 dias.

O tratamento cirúrgico da hipertensão porta, durante o século XX, conviveu com avanços e retrocessos. Poucas cirurgias mereceram tanta atenção e suscitaram tantas dúvidas. As bases fisiopatológicas para o desenvolvimento do tratamento cirúrgico e as diferenças fundamentais segundo a etiologia da hipertensão porta trouxeram novas técnicas cirúrgicas com bons resultados.

Há muito tempo busca-se o método terapêutico ideal para o controle da SHP em cada uma das suas etiologias. As principais complicações dos métodos operatórios são a recidiva hemorrágica, pois nenhum deles a elimina, já que a hepatopatia não é corrigida, e a encefalopatia pós-operatória presente nas cirurgias descompressivas[4].

A cirurgia ideal deveria descomprimir adequadamente o sistema portal e preservar a perfusão venosa hepática, não prejudicando assim a função hepatocelular. Atualmente o transplante hepático atinge estes objetivos, porém não contempla todas as etiologias da SHP, portanto o tratamento cirúrgico na SHP em doentes que apresentam sangramento das varizes esofagogástricas mantém-se atual e ainda muito discutido.

Histórico

Na segunda década do século XVII, John Brown relatou pela primeira vez a aparência macroscópica da cirrose hepática em um paciente com ascite. Entretanto, somente em 1926, Laennec descreveu e publicou classicamente o aspecto cirrótico do fígado: "... o fígado estava reduzido a 1/3 do seu tamanho usual, e sua superfície era composta de pequenos grãos arredondados de coloração amarelo-acinzentada... acredito que devemos designar de cirrose (*Kirrhosis*, do grego, de coloração amarelada) devido a sua coloração"[5].

No final do século XIX foi descrito por Theodor Bilharz e Sir Patrick Manson o parasita da esquistossomose e sua infestação hepática[6]. A expressão hipertensão porta, porém, foi inicialmente usada na França, no início do século XX, por Gilbert, Vilaret e Pichancourt[5].

O tratamento cirúrgico da hipertensão porta teve seu início em 1877 em São Petersburgo, onde Nicolai Eck descreveu seu trabalho experimental em cães quando realizou a primeira fístula venovenosa entre o sistema porta e sistêmico (com veia cava inferior). Outros trabalhos semelhantes foram realizados por Pavlov e Stolnikov[5,7]. Por seus trabalhos em relação à fisiologia da digestão e função hepática (relacionado com a "síndrome de intoxicação pela carne" após a realização da anastomose portocava) no ano de 1893, Pavlov recebeu o Prêmio Nobel de Medicina no ano de 1904.

Em 1903 Vidal, na França, realizou a primeira anastomose portocava descrita em seres humanos, porém o paciente sobreviveu somente três meses[5]. Na mesma década, em 1906, Alexis Carrel possibilitou um grande avanço nas anastomoses portossistêmicas, descrevendo a técnica de reconstrução vascular, o que lhe garantiu o Prêmio Nobel de Medicina e Fisiologia no ano de 1912[5].

Uma contribuição importante no início do século XX foi de Allen O. Whipple, quando em 1936 avaliou as diferenças pressóricas do sistema porta de pacientes com e sem esplenomegalia, podendo diferenciar a etiologia da hipertensão porta em dois grupos: intra-hepática secundária a cirrose e extra-hepática secundária a trombose da veia porta[7].

Em 1947, Phemister & Humphreys propuseram a gastrectomia total e esofagogastrectomia subtotal para tratamento das varizes sangrantes[8]. Boerema[9], em 1949, e Crile Jr.[10] em 1950 iniciaram a ligadura intraesofágica das varizes de esôfago, ano em que Gray & Whitesell[11] preconizaram a desvascularização do esôfago inferior, esplenectomia, vagotomia troncular e gastrojejunostomia. Também em 1950 Tanner praticou a secção transversal e sutura do estômago, passando em 1951 a associar a desvascularização do esôfago terminal e da parte proximal do estômago[12].

Na metade do século XX, no Brasil, Tavares da Silva e Calvancanti[13] descreveram a esplenectomia como tratamento da hipertensão porta no esquistossomótico, porém com taxas acima de 50% de recidiva de sangramento pelas varizes.

Vasconcelos[14], em 1954, realizou a esplenectomia ajuntando a desvascularização do terço inferior do esôfago e fundo gástrico com a ligadura dos vasos gástricos esquerdos. Em 1959, Allison referiu a desvascularização ampla do estômago e do esôfago, agregando a ligadura extramucosa das varizes[15]. Walker[16], em 1960, relatou a secção transversal do esôfago inferior como técnica não descompressiva de tratamento da SHP. Bernardes de Oliveira *et al.* iniciaram a ligadura extramucosa das varizes esofágicas associada à esplenectomia em 1961[17].

Degni e Lemos Torres, em 1963, propuseram a desvascularização do esôfago abdominal e da metade proximal do estômago, esplenectomia, gastrostomia para a ligadura das varizes gástricas, ligadura da artéria gástrica esquerda e simpatectomia periarterial da artéria hepática[18]. No ano seguinte, Hassab realizou esplenectomia e desvascularização dos 2/3 proximais do estômago e do esôfago terminal[19,20].

Warren[21] descreveu a derivação seletiva através de anastomose esplenorrenal distal em 1967, por meio da qual se conseguiu a descompressão do território do plexo venoso esofagogástrico, mantendo o fluxo portal e evitando assim a encefalopatia portossistêmica e na mesma época, no Brasil, Teixeira[22,23] descreveu o mesmo procedimento cirúrgico, publicado um pouco depois, sendo então denominado de cirurgia de Teixeira-Warren em nosso país.

Naquele ano, Almeida[24] propôs vagotomia troncular infradiafragmática, esplenectomia, ligadura da veia gástrica esquerda e desvascularização do esôfago abdominal. Skinner[25], em 1969, promoveu a liberação do esôfago terminal e do estômago com gastrotomia para sutura das varizes esofagogástricas por toracotomia esquerda e Inokuchi iniciou o *shunt* seletivo entre a veia gástrica e a veia cava inferior[26,27].

Em 1970, Boerema *et al.* introduziram a transecção esofágica com instrumento mecânico juntamente com vagotomia e gastrojejunostomia[28]. Sugiura e Futagawa, em 1973, descreveram uma operação que incluía transecção esofágica, esplenectomia, desvascularização gastroesofágica, vagotomia e piloroplastia por acesso torácico e abdominal, com bons resultados[29]. Em 1975 Chaib realizou, além da esplenectomia e desvascularização, sutura transparietal das varizes de esôfago.[30]

Em 1983 inicia-se a experiência com TIPS (derivação intra-hepática portossistêmica transjugular – *transjugular intrahepatic portosystemic shunt*), quando Colapinto *et al.* publicam os seis primeiros casos em que se utilizou o *shunt* intra-hepático no tratamento da hemorragia varicosa.[31] Na década de 1990, Sarfeh introduziu o conceito de *shunt* parcial através da anastomose portocava laterolateral com o uso de prótese não expansível, com índices bem reduzidos de encefalopatia portossistêmica[32].

De Capua Jr.[33], em 1991, padroniza a técnica da desconexão azigoportal com esplenectomia (DAPE), utilizada até os dias atuais em nosso serviço para o tratamento da hemorragia digestiva por varizes esofagogástricas em esquistossomóticos com SHP.

Classificação e fisiopatologia

A pressão no sistema venoso está diretamente relacionada à resistência ao fluxo ou ao aumento do próprio fluxo esplâncnico (Lei de Ohm: $P = F \times R$, onde P representa o gradiente de pressão portal, F representa o fluxo sanguíneo e R sendo a resistência vascular do sistema venoso portal). Assim, a hipertensão porta ocorre por aumento do fluxo ou pelo aumento da resistência, esta última constituindo mais de 90% das causas de hipertensão porta.

Classificação quanto às causas de hipertensão porta[34]

Aumento da resistência ao fluxo

- Extra-hepática:
  - atresia da veia porta;
  - trombose da veia porta;
  - trombose da veia esplênica;
  - compressão extrínseca da veia porta.
- Intra-hepática:
  - cirroses;
  - doença de Wilson;
  - hemocromatose;
  - fibrose hepática congênita;
  - esclerose hepatoportal idiopática;
  - esquistossomose.
- Pós-hepática:
  - síndrome de Budd-Chiari.

Aumento do fluxo portal

- Fístula arterioportal.
- Aumento do fluxo esplênico (metaplasia mieloide).

Classificação sinusoidal da hipertensão portal

- Pré-sinusoidal:
  - Esquistossomose.
  - Fibrose hepática congênita.
- Sinusoidal:
  - Cirroses.
- Pós-sinusoidal:
  - Síndrome de Budd-Chiari.
  - Doença veno-oclusiva.

Para propor o tratamento mais adequado é fundamental diferenciar a localização da obstrução do fluxo portal, a causa e a gravidade da doença hepática. Assim, tendo o conhecimento destes três fatores pode-se adequar o melhor tratamento para cada doente de forma individualizada, sobretudo quanto aos dois grupos principais de pacientes: os cirróticos e os esquistossomóticos.[35,36]

Tratamento da hemorragia por varizes esofagogástricas

Abordagem inicial

Na hemorragia digestiva por varizes esofagogástricas é fundamental procurar estabelecer o diagnóstico etiológico da SHP, uma vez que a orientação terapêutica é diferente. As principais causas de SHP em nosso meio são a esquistossomose e a cirrose hepática de etiologia alcoólica e a cada dia mais prevalente, a de etiologia viral. Para o diagnóstico diferencial definitivo seria necessária a biópsia hepática, procedimento este que, evidentemente, não deve ser realizado na emergência quando o doente é internado com HDA. Dessa forma, procura-se estabelecer esse diagnóstico diferencial através de dados clínicos, epidemiológicos e laboratoriais. Em nosso serviço, nos casos em que houver dúvida de etiologia ou suspeita de associação das duas doenças, definimos que o doente deve ser tratado como cirrótico.

Na urgência, a conduta inicial inclui acesso venoso adequado, reposição volêmica e após compensação hemodinâmica, realização de endoscopia digestiva alta. A associação de fármacos que diminuem agudamente a pressão portal, como a terlipressina e o octreotide, pode ser instituída antes da endoscopia, com resultados favoráveis em alguns serviços. Com o exame endoscópico mostrando sangramento ativo ou sinais de sangramento recente nas varizes esofágicas, já deve ser instituído o tratamento, estando bem definido que a melhor terapêutica inicial para as varizes esofágicas sangrantes é a endoscópica. A terapêutica endoscópica pode ser realizada através da escleroterapia ou da ligadura elástica. Havendo sucesso no controle do sangramento, o doente após a alta da emergência deve ser acompanhado e tratado eletivamente. Havendo recidiva do sangramento durante o período de internação na emergência, a conduta deve ser diferenciada para esquistossomóticos ou cirróticos.

Para doentes esquistossomóticos, havendo recidiva da hemorragia na urgência, três opções são descritas: repetir a terapêutica endoscópica, tamponamento com balão esofágico ou cirurgia de urgência. Temos preferência pela cirurgia de urgência com realização da Desconexão ázigo-portal com esplenectomia (DAPE) segundo técnica padronizada por De Capua Jr.[33] em 1991, descrita ao final deste capítulo.

Os doentes cirróticos são diferentes, pois como apresentam insuficiência hepática, não respondem tão bem à terapêutica na emergência como os esquistossomóticos, além de os procedimentos operatórios na emergência não serem os que em geral se utilizam eletivamente. Portanto, para os doentes cirróticos que apresentam recidiva hemorrágica após terapêutica endoscópica inicial na urgência, optamos pela repetição do procedimento endoscópico ou, havendo dificuldade técnica, indicamos o tamponamento com balão esofágico (Sengstaken-Blakemore). Desta forma, procuramos pela segunda vez controlar o sangramento por medidas não cirúrgicas, visto que são doentes graves de elevado risco cirúrgico. Ocorrendo novo surto hemorrágico após a segunda escleroterapia ou após a passagem do balão esofágico, a situação torna-se crítica, e as opções ficariam entre TIPS e as operações de urgência. Quando disponível, TIPS é uma boa alternativa, principalmente para os doentes candidatos a transplante hepático e nos cirróticos com insuficiência hepática grave e descompensada (Child C). Do ponto de vista cirúrgico, as opções são:

Transecção esofágica com grampeadores mecânicos

É uma cirurgia rápida, realiza-se pequena dissecção no esôfago distal, introduzindo-se o grampeador pela parede anterior do estômago através de gastrostomia, fixando o esôfago distal 2 cm acima da cárdia ao aparelho e promovendo a transição do mesmo neste ponto. Interrompe-se assim o fluxo sanguíneo nas varizes, cessando o sangramento. O calibre do grampeador deverá ser maior (25 ou 29 mm), pois a parede esofágica pelas escleroses prévias normalmente está espessada. É um método com mortalidade dependente do grau de insuficiência hepática e recidiva hemorrágica em torno de 30%, portanto só deve ser indicado em casos muito selecionados.

Derivação mesentericocava

O detalhe técnico é que o enxerto entre a mesentérica superior na raiz do mesocólon e a cava retroduodenal é relativamente longo, formando uma curva devido ao próprio duodeno, o que aumenta o risco de trombose. Deve ser reservada aos casos em que houver trombose de veia porta.

Derivação portocava

É a cirurgia de eleição nesta situação e deve ser realizada com enxerto de no mínimo 8 mm de diâmetro. Nas situações em que a disfunção hepática não é significativa (Child A ou B) o resultado é satisfatório. Devemos lembrar que esta indicação deve ser definida tão logo o paciente apresente a segunda recidiva ao tratamento clínico/endoscópico preconizado, visto que na persistência de sangramento a disfunção hepática se acentua rapidamente.

A mortalidade global desta situação crítica (indicação cirúrgica para tratamento da hemorragia digestiva alta no cirrótico na emergência) varia em função da gravidade própria dos casos, chegando a mais de 50%, o que justifica sempre a busca inicial do tratamento clínico endoscópico. Quando ocorre insucesso deste tratamento endoscópico e não há possibilidade do uso de TIPS, a definição do cirurgião pela indicação cirúrgica o mais precocemente possível torna os serviços que assim procedem nos que obtêm os melhores resultados no controle hemorrágico.

■ Tratamento eletivo

Para os doentes com hipertensão portal esquistossomótica, que já sangraram ao menos uma vez por varizes esofagogástricas, indicamos tratamento operatório. Utilizamos a desconexão azigoportal com esplenectomia (DAPE). Esta cirurgia tem proporcionado bons resultados clínicos no tratamento da hemorragia digestiva, apresentando vantagens como corrigir o hiperesplenismo, ser de fácil exequibilidade, ter menor índice de morbidade e não apresentar encefalopatia no pós-operatório[4]. Como pontos contrários à sua realização observaram-se maior índice de recidiva hemorrágica e trombose da veia porta, quando comparada à cirurgia de Teixeira-Warren.

A DAPE teve suas bases estabelecidas na Santa Casa de São Paulo em 1963, quando Degni e Lemos Torres propuseram, naquela época, um novo tipo de cirurgia não descompressiva[18]. Com a constituição do Departamento de Cirurgia da Faculdade de Ciências Médicas da Santa Casa de São Paulo (1964), esta cirurgia tornou-se, com algumas modificações, a preferencial para o tratamento da complicação hemorrágica varicosa da hipertensão portal esquistossomótica. O Grupo de Fígado e Hipertensão Portal do Departamento de Cirurgia da Faculdade de Ciências Médicas da Santa Casa de São Paulo passou a indicar a DAPE para os esquistossomóticos com hipertensão portal que apresentam sangramento digestivo proveniente de varizes esofagogástricas, conforme padronizado por De Capua Jr.[33], em 1991:

Técnica Cirúrgica

A cirurgia é praticada através de laparotomia paramediana esquerda, pararretal interna, estendendo-se do gradeado costal até ao redor da cicatriz umbilical, devendo ser mais ampla em casos de baço muito volumoso.

Aberto o peritônio inspeciona-se a cavidade e caso haja dúvida sobre a etiologia da hepatopatia, realizamos a biópsia hepática de congelação. Confirmada a esquistossomose, ligamos os vasos da grande curvatura gástrica desde o antro, na altura da última tributária da veia gastroepiploica E até os vasos curtos. A seguir, ligamos previamente a artéria esplênica junto à cauda do pâncreas, evidentemente desde que possível a sua identificação. Ligamos o ligamento lienocólico e após a luxação do baço de seu leito, completamos a ligadura dos vasos curtos e a seguir promovemos a ligadura dos vasos do hilo esplênico isoladamente, com cautela para não lesarmos a cauda do pâncreas.

Uma vez realizada a esplenectomia, seccionamos a membrana frenoesofágica e isolamos o esôfago, sendo o mesmo laçado com dreno de Penrose. Após, o esôfago é tracionado facilitando a ligadura dos vasos esofagocardiotuberositários.

Procede-se a ligadura dos vasos gástricos junto à incisura angular e após desvascularização da curvatura gástrica menor, desde a última tributária da veia gástrica E até o esôfago.

A seguir, o auxiliar traciona o estômago e o cirurgião, com o esôfago previamente laçado, desvasculariza cerca de 7 cm do esôfago abdominal. Completada a esqueletização do esôfago abdominal, procede-se à vagotomia troncular e refaz-se o ângulo de Hiss através da sutura da grande curvatura ao esôfago à maneira de Lortat Jacob.

Após, promove-se a pilorotomia, sempre que possível sem abertura da mucosa, por secção da camada seromuscular no maior eixo do estômago e sutura no sentido transversal.

Realiza-se biópsia hepática em cunha na margem anterior do lobo esquerdo e revisão minuciosa da hemostasia. Fechamento da parede abdominal por planos com pontos de apoio.

Desde então tem nos interessado o estudo de vários aspectos que envolvem esta cirurgia, com 446 casos operados por nosso grupo até o momento, resultando em alguns trabalhos. Szutan[37] analisou 68 doentes submetidos à DAPE no sentido de avaliar o valor desta operação no tratamento da hemorragia digestiva alta na hipertensão porta esquistossomótica. Mostrou que houve redução significativa do número e calibre das varizes esofágicas no pós-operatório, redução do calibre da veia porta, ausência de encefalopatia portossistêmica e recidiva hemorrágica em 11,4% dos doentes.

Assef[38,39] preocupou-se com a recidiva hemorrágica após este procedimento e como ela deveria ser conduzida. Em sua tese de mestrado analisou 30 doentes esquistossomóticos com recidiva hemorrágica submetidos anteriormente a operações não descompressivas, mostrando que a maioria dos doentes apresentou recidiva em até cinco anos, sendo 86,7% provenientes de varizes esofágicas. Já em seu doutorado procurou padronizar o tratamento eletivo da recidiva hemorrágica por varizes do esôfago após operações não descompressivas, em doentes com hipertensão portal esquistossomótica. Analisou 45 doentes previamente operados por hemorragia varicosa que apresentaram recidiva de sangramento – 19 apenas esplenectomizados e 26 esplenectomizados com alguma forma de desvascularização gastroesofágica associada. Neste estudo mostrou que o programa de escleroterapia ambulatorial foi efetivo no tratamento da recidiva em doentes com esplenectomia e desvascularização prévias. Publicou seus resultados em 2003, padronizando a conduta a ser tomada nos casos de recidiva hemorrágica pós-DAPE em nossa instituição[40].

Carvalho[41,42] preocupou-se com a avaliação e a evolução do fluxo portal e da função hepática antes e depois da DAPE. Observou que a cirurgia determina queda do fluxo venoso portal, não acarretando deterioração da função hepática. Santos[43] avaliou a trombose portal no pós-operatório, objetivando analisar a incidência, fatores de risco, evolução clínica e ultrassonográfica dos esquistossomóticos submetidos à DAPE que evoluíram com trombose da veia porta. Em seu estudo com 120 doentes observou 50% de trombose portal no pós-operatório, porém apenas 38% apresentaram sintomas clínicos, dos quais em torno de 7% apresentaram isquemia intestinal necessitando de reintervenção e com boa evolução. Não conseguiu isolar fatores de risco, e mostrou que todos os doentes com trombose no pós-operatório evoluíram sistematicamente com recanalização. Também não encontrou relação entre o índice de congestão portal e a ocorrência de trombose portal[44]. Desde 1973, a incidência de casos de trombose venosa mesentérica segmentar e isquemia intestinal no Departamento de Cirurgia da Santa Casa de São Paulo, após esplenectomias[45,46], fez com que adotássemos como rotina a utilização de antiadesivos plaquetários quando o número de plaquetas ultrapassar 1.000.000 e heparinização quando houver diagnóstico de trombose portal sintomática.

Ferreira[47,48] analisou os aspectos imunológicos dos esquistossomóticos submetidos à DAPE, devido às alterações imunológicas e aos riscos infecciosos imputados à esplenectomia, que faz parte da operação. Mostrou que existe melhora da imunidade celular, sem prejuízo detectado na imunidade humoral, não se justificando técnicas de preservação de tecido esplênico defendidas para estes doentes nesse tipo de operação. Preocupando-se com o seguimento adequado no pós-operatório da DAPE, também analisou 146 doentes seguidos por dez anos. Observou recidiva hemorrágica de 15,75%, sendo que o tempo médio entre a DAPE e a recidiva foi cerca de dois anos e quatro meses. Conseguiu identificar através da medida da velocidade de fluxo portal pelo ultrassom com Doppler, no pós-operatório de 1 ano da DAPE, os doentes que vão apresentar progressão varicosa, estando em risco de recidiva hemorrágica futura, estabelecendo um valor de corte para o grupo que apresentou a progressão das varizes ou recidiva hemorrágica. Assim, doentes com velocidade de fluxo portal > 15,5 cm/s no pós-operatório de 1 ano deveriam iniciar o programa de erradicação endoscópica das varizes esofagogástricas, a fim de minimizar as chances de recidiva. Este novo tipo de seguimento ambulatorial diminuiria os custos do tratamento para as instituições e exporia somente os doentes que vão necessitar do programa de erradicação das varizes à morbidade do procedimento endoscópico[49].

Para os doentes cirróticos que evoluíram com controle do sangramento na emergência, teríamos 3 opções terapêuticas eletivas: programa de terapêutica endoscópica de longa duração para erradicação e vigilância das varizes, cirurgia de Teixeira-Warren (derivação esplenorrenal distal) ou transplante hepático. A definição de qual método utilizar depende fundamentalmente da etiologia da cirrose e do grau de insuficiência hepática.

Os cirróticos que têm a alteração significativa da função hepática (Child B ou C), por si só já apresentam indicação de transplante hepático e, para estes doentes, indicamos a passagem dE TIPS para controle da hemorragia varicosa com a falha do tratamento clínico-endoscópico, que é sempre nossa primeira opção. Em serviços onde este procedimento não está disponível, pode-se indicar a derivação esplenorrenal distal apenas para os com Child B, porém sabemos que nestes doentes a recidiva hemorrágica é maior quando comparados aos Child A.

Preferimos na grande maioria das vezes não operar os doentes cirróticos que acabam não indo para o transplante hepático, quer por não terem função hepática muito comprometida ou até por não terem parado a ingesta alcoólica. Nestes, a preferência é sempre pelo controle clínico-endoscópico. Porém, mesmo assim alguns deles apresentam sangramentos importantes durante este programa (mais de 30% dos casos), tornando-se de indicação cirúrgica. Nestes casos, se a veia esplênica tem calibre adequado (> 1,0 cm) e a função hepática não está muito deteriorada (Child A ou B), realizamos a cirurgia de Teixeira-Warren. Para este tipo de doente, já realizamos mais de 70 cirurgias de derivação esplenorrenal distal e temos taxa de recidiva hemorrágica de 33,3 % no seguimento tardio. Analisando apenas os doentes que operamos com boa função hepática (Child A), a recidiva parece ser menor[50]. Assim, achamos que em serviços que dispõem de TIPS, principalmente o revestido, existe uma tendência a indicá-lo, mesmo que não haja indicação de transplante hepático nestes cirróticos com função hepática comprometida (Child B e C) em vez de operá-los e, é claro, mantê-los sob constante vigilância.

Referências bibliográficas

1. Groszmann RJ. Portal hypertension. Pathophysiology and treatment. Oxford: Blackwell Scientific Publication, 1994; p.17-26.
2. Garcia-Pagan JC, Groszmann RJ, Bosch J. Portal hypertension. In: W.M. Weinstein, C.J. Hawkey and J. Bosch, Editors, Portal hypertension (1st ed.), Elsevier Mosby, Philadelphia (2005), pp. 707–16.
3. Sanyal AJ, Bosch J, Blei A, Arroyo V. Portal hypertension and its complications. Gastroenterology. 2008; 134(6):1715-28.
4. De Capua Junior, A. & Iasi, M. – Hepatologia Cirúrgica, Tecmedd Editora, 2004.
5. Donovan AJ. Surgical treatment of portal hypertension: a historical perspective. World J. Surg. 1984; 8(5): 626-645.
6. Child CG. Bases fisiopatológicas para o tratamento da hipertensão portal. Rev. Col. Bras. Cir. 1977; 20: 526-8.
7. Warren WD. Presidential address: reflections on the early development of portacaval shunts. Ann Surg. 1980; 191(5): 519-27.
8. Phemister DB, Humphreys EM. Gastro-esophageal Resection and Total Gastrectomy in the Treatment of Bleeding Varicose Veins in Banti's Syndrome. Ann Surg. 1947; 126(4): 397-407.
9. Boerema I. Bleeding varices of the oesophagus in cirrhosis of the liver and Banti's syndrome. Arch Chir Neerl. 1949; 1(3): 253-60.
10. Crile G Jr. Transesophageal ligation of bleeding esophageal varices, a preliminary report of 7 cases. AMA Arch Surg. 1950; 61(4): 654-60.
11. Gray HK, Whitesell FB Jr. Hemorrhage from esophageal varices; surgical management. Ann Surg. 1950; 132(4): 798-810.
12. Tanner NC. The late results of porto-azygos disconnexion in the treatment of bleeding from oesophageal varices. Ann R Coll Surg Engl. 1961; 28: 153-74.
13. Kelner S, Silveira M. Esplenectomia associada à sutura obliterante das varizes esôfago gástricas na hipertensão porta esquistossomótica: fundamentos cirúrgicos – aspectos técnicos e táticos. Recife: Ed Univ. UFPE, 1997, pag. 187-197.
14. Vasconcelos E. Surgery of portal hypertension. Rev Paul Med. 1954; 45(6): 577-8.
15. Allison PR. Bleeding from gastro-oesophageal varices. Ann R Coll Surg Engl. 1959; 25: 298-305.
16. Walker RM. Transection operations for portal hypertension. Thorax. 1960; 15: 218-24.
17. Bernardes de Oliveira A, Rosemberg D, Faria PAJ. Nova técnica no tratamento das varizes do esôfago: ligadura extramucosa. Gaz Sanit. 1961; 10: 3-12.
18. Degni M, Lemos Torres U. Rational basis of a new technique for the treatment of portal hipertension: Lemos-Torres-Degni technique. Bull Soc Int Chir. 1963; 22: 3-8.
19. Hassab MA. Gastroesophageal decongestion and splenectomy. A method of prevention and treatment of bleeding from esophageal varices associated with bilharzial hepatic fibrosis: preliminary report. J Int Coll Surg. 1964; 41: 232-48.
20. Hassab MA. Gastroesophageal decongestion and splenectomy in the treatment of esophageal varices in bilharzial cirrhosis: further studies with a report on 355 operations. Surgery. 1967; 61(2): 169-76.
21. Warren WD, Zeppa R, Fomon JJ. Selective trans-splenic decompression of gastroesophageal varices by distal splenorenal shunt. Ann Surg 1967, 166:437-55.
22. Teixeira ED, Yu H, Conn J Jr, Bergan JJ. Selective Decompression of Esophagogastric Varices. AMA Arch Surg. 1968; 96(1): 4-8.
23. Teixeira ED, Monteiro G. Clinical study of Teixeira's technic for surgery in portal hypertension. Hospital (Rio J). 1969; 75(1): 141-6.
24. Almeida AD. Surgery in the syndrome of portal hypertension. Rev Assoc Med Bras. 1967; 13(3): 87-96.
25. Skinner DB. Transthoracic, transgastric interruption of bleeding esophageal varices. Arch Surg. 1969; 99(4): 447-53.
26. Inokuchi K. Fifteen years experience with left gastric venous caval shunt for esophageal varices. World J Surg, 1984; 8: 716-721.
27. Inokuchi K. The selective shunt for variceal bleeding: A personal perspective. The American J. of Surgery. 1996; 120: 641-649.
28. Boerema I, Klopper PJ, Holscher AA. Transabdominal ligation-resection of the esophagus in cases of bleeding esophageal varices. Surgery. 1970; 67(3): 409-13.
29. Sugiura M, Futagawa S. Esophageal transaction with paraesophagogastric devascularizations (the Sugiura Procedure) in the treatment of esophageal varices. World J. Surg 1984; 8: 673-682
30. Chaib SA, Souza Lessa B, Cecconello I, Felix WN, Chaib E. A new procedure for the treatment of bleeding esophageal varices by transgastric azygo-portal disconnection. Int Surg. 1983; 68(4): 353-6.
31. Colapinto RF, Stronell RD, Gildiner M, Ritchie AC, Langer B, Taylor BR, Blendis LM. Formation of intrahepatic portosystemic shunts using a balloon dilatation catheter: preliminary clinical experience. Am. J. Roentgenol. 1983; 140: 709-14.
32. Adam R, Diamond T, Bismuth H. Partial portacaval shunt: renaissance of an old concept. Surgery. 1992; 111(6): 610-6.
33. De Capua Jr A. Desconexões ázigo-portais. In: Colégio Brasileiro De Cirurgiões – Aspectos técnicos na cirurgia do aparelho digestivo. São Paulo: Robe, 1991:185-8.
34. Oliveira, ME. Papel da Hepatectomia e desvascularização esôfago-gástrica no tratamento cirúrgico da hemorragia digestiva alta causada por rotura de varizes esofagianas nos pacientes esquistossomóticos: 1999, UFRJ, Dissertação Mestrado; xiv, 85 p.il.
35. McCormick PA, Burroughs AK. Relation between liver pathology and prognosis in patients with portal hypertension. World J Surg. 1994; 18(2): 171-5.
36. Sherlock S. The portal venous system and portal hypertension. Diseases of the liver and biliary system. London: Blackwell science, 1997. P. 135-180.
37. Szutan LA. Resultados imediatos e tardios da esplenectomia e desvascularização esofagogástrica no tratamento da hemorragia digestiva alta em esquistossomóticos. Tese(Doutorado). São Paulo: Faculdade de Ciências Médicas da Santa Casa de São Paulo; 1993.
38. Assef JC. Recidiva hemorrágica após operações não descompressivas para tratamento de hemorragia digestiva alta em esquistossomóticos. Tese (Mestrado). São Paulo: Faculdade de Ciências Médicas da Santa Casa de São Paulo; 1992.
39. Assef JC. Tratamento da recidiva hemorrágica por varizes de esôfago, após operações não descompressivas, em doentes com hipertensão portal esquistossomótica. Tese (Doutorado). São Paulo: Faculdade de Ciências Médicas da Santa Casa de São Paulo; 1999.
40. Assef JC, de Capua Junior A, Szutan LA. Treatment of recurrent hemorrhage esophageal varices in schistosomotic patients after surgery. Rev Assoc Med Bras. 2003;49(4):406-12.
41. Carvalho DLM. Estudo do fluxo portal e da função hepática no pré e pós-operatório recente de esplenectomia e desconexão ázigo-portal em doentes esquistossomóticos. Tese (Mestrado). São Paulo: Faculdade de Ciências Médicas da Santa Casa de São Paulo; 1998.
42. Carvalho DLM. Fluxo venoso portal e função hepática pós esplenectomia e desconexão ázigo-portal. Tese (Doutorado). São Paulo: Faculdade de Ciências Médicas da Santa Casa de São Paulo; 2002.
43. Santos MF. Trombose da veia porta em doentes portadores da esquistossomose mansônica – forma hepatoesplênica – submetidos à desconexão ázigo-portal e esplenectomia: análise da incidência, fatores de risco, evolução clínica e ultra-sonográfica. Tese(Mestrado). São Paulo: Faculdade de Ciências Médicas da Santa Casa de São Paulo; 2002.

44. Ferreira FG, Chin EW, Santos M F, de Carvalho DL, De Capua Junior A. Portal congestion and thrombosis after esophagogastric devascularization and splenectomy. Rev Assoc Med Bras. 2005;51(4):233-6.
45. Fava J, Mandia Neto J, Rasslan S, Crede W. Trombose venosa mesentérica pós-esplenectomia. Arq Hosp Fac Cienc Med S Casa de São Paulo. 1973;6:49-54.
46. De Capua Jr A, Szutan LA. Desconexão ázigo-portal e esplenectomia mais escleroterapia no tratamento da hipertensão portal. Clin Bras Cir. 1995;2:231-42.
47. Ferreira FG. Efeito da cirurgia de desconexão ázigo portal com esplenectomia na imunidade de doentes com hipertensão portal esquistossomótica. Tese (Mestrado). São Paulo: Faculdade de Ciências Médicas da Santa Casa de São Paulo; 2004.
48. Ferreira FG, Forte WC, Assef JC, De Capua A Jr. Effect of esophagogastric devascularization with splenectomy on schistossomal portal hypertension patients' immunity. Arq Gastroenterol. 2007;44(1):44-8.
49. Ferreira FG. Ultra-sonografia com Doppler em esquistossomóticos com hipertensão portal submetidos à cirurgia de desconexão ázigo-portal com esplenectomia – correlação com a progressão das varizes esôfago-gástricas no pós-operatório e recidiva hemorrágica. Tese (doutorado). São Paulo: Faculdade de Ciências Médicas da Santa Casa de São Paulo; 2008.
50. Ferreira FG, Duda JR, Olandoski M, De Capua Jr A. Role of liver function and portal vein congestion index on rebleeding in cirrhotics after distal splenorenal shunt. Arq Gastroenterol. 2007;44(2):123-7.

91 Afecções Cirúrgicas da Vesícula e das Vias Biliares

91.1 Vesícula e Vias Biliares

Tercio de Campos • Rodrigo Altenfelder Silva
André de Moricz • Alexandre S. Sassatani
Adhemar Monteiro Pacheco Júnior

Introdução

As doenças da vesícula biliar e das vias biliares estão entre as mais desafiadoras para o cirurgião.

A diversidade das manifestações clínicas associada a alterações anatômicas frequentes fazem dos distúrbios biliares uma constante preocupação para quem os trata. Cerca de 25% dos doentes apresentam alterações anatômicas das vias biliares, incluindo a formação do ducto hepático comum e a inserção do ducto cístico. Estas variações anatômicas podem ser responsáveis tanto pelo surgimento de doenças biliares, como por lesões causadas pelo seu tratamento.

Função da vesícula

A bile é produzida a uma taxa de 500-1.500 mL/dia e a vesícula biliar é responsável pelo armazenamento e concentração desta bile. Com o jejum a vesícula permanece cheia de bile, porém após uma refeição, devido ao estímulo principalmente da colecistocinina liberada por células do intestino delgado, a vesícula contrai e o esfíncter coledociano se relaxa, permitindo a passagem da bile para o duodeno.

Doenças da vesícula e vias biliares

■ Colelitíase

Introdução

A litíase biliar, ou colelitíase, é a doença mais comum da vesícula e vias biliares. Em algumas populações, tais como os índios Navajos e Sioux, a incidência de colelitíase alcança até 75% na população acima de 40 anos. Alguns países como o Chile, o México e a Escandinávia apresentam incidência elevada, enquanto na Grécia, Japão e Índia sua incidência é baixa. Fatores ambientais e alimentares são propostos para explicar estes dados.

Existem fatores de risco muito bem relacionados com o desenvolvimento de colelitíase, que são: idade por volta dos 40 anos, sobrepeso, gestação prévia e sexo feminino (os quatro "Fs" na língua inglesa: *forty, fat, fertile and female*). Outros fatores como o uso de anovulatórios orais e a dieta têm sido implicados no desenvolvimento de colelitíase. Recentemente, na experiência com a cirurgia de redução gástrica, observa-se desenvolvimento de colelitíase em até 40% dos doentes que perdem peso.

A colelitíase, termo geral para denominar cálculos biliares, pode ser mais especificada como colecistolitíase, ou seja, cálculos na vesícula biliar, e coledocolitíase, que é a presença de cálculos no colédoco.

A formação de cálculos é decorrente de um desequilíbrio entre os principais constituintes da bile (colesterol, lecitina e sais biliares), associado à estase e proliferação bacteriana. Deste modo, observa-se principalmente a formação de cálculos mistos, de colesterol ou de pigmento. Os cálculos mistos com predomínio de colesterol são os mais comuns no Ocidente, enquanto cálculos de pigmento são mais frequentes em países da Ásia, além de serem vistos em situações como a cirrose e doenças hemolíticas (anemia falciforme).

Quadro clínico e diagnóstico

O quadro clínico da colelitíase varia. O doente pode ser assintomático ou evoluir com complicações graves.

Estima-se que a menor parte dos doentes portadores de colelitíase apresentará sintomas. Entretanto, não se pode prever a população de doentes que manifestará complicações da doença calculosa.

Os doentes sintomáticos poderão ter caracteristicamente intolerância a alimentos gordurosos e frituras, além de ovos e bananas (alimentos colecinéticos). A plenitude pós-prandial, náuseas e dor tipo cólica no hipocôndrio direito são achados frequentes.

Em situações clínicas mais características, o quadro doloroso pode prevalecer, podendo levar o doente ao pronto-socorro, tal a intensidade da dor em cólica, a chamada cólica biliar.

As formas complicadas de evolução da colelitíase incluem a colecistite aguda, coledocolitíase, pancreatite aguda, fístulas biliares internas e o íleo biliar. Acredita-se também que a doença calculosa está associada ao aparecimento do câncer da vesícula.

A ultrassonografia é sem dúvidas o melhor exame para se confirmar o diagnóstico de colelitíase e de suas complicações. A localização privilegiada da vesícula, abaixo do fígado e próxima da parede abdominal, facilita o exame.

Outros métodos como a tomografia computadorizada e a ressonância magnética também podem fazer o diagnóstico, porém com resultados inferiores aos da ultrassonografia e um custo maior. A ecoendoscopia tem sido muito útil, especialmente na presença de microcálculos na vesícula, pois tem maior sensibilidade que a ultrassonografia transparietal. O colecistograma oral, antes a única ferramenta diagnóstica, tem sido pouco utilizado atualmente.

Exames laboratoriais, tais como a fosfatase alcalina e a gama-GT podem estar elevadas na presença de coledocolitíase associada.

Tratamento

O tratamento da colecistolitíase dependerá basicamente dos sintomas do doente, de sua condição clínica e do tamanho dos cálculos.

Nos doentes assintomáticos, o peso da condição clínica é maior. Por exemplo, um doente acima de 80 anos, com cardiopatia grave e com colecistolitíase assintomática deverá ser tratado conservadoramente, diferente de um doente na terceira década de vida, sem doenças associadas, que terá uma vida inteira pela frente para apresentar sintomas, possivelmente em condições clínicas piores. Doentes diabéticos devem ser considerados para o tratamento cirúrgico, pois as complicações da colelitíase são mais frequentes. Por outro lado, doentes com hipertensão portal avançada se beneficiam do tratamento expectante, devido ao maior risco cirúrgico, por maior sangramento.

Outra variável que também pode determinar a conduta é o tamanho dos cálculos, pois cálculos acima de 3 cm estão relacionados com o surgimento de neoplasias de vesícula, enquanto microcálculos menores de 4 mm apresentam maior chance de causarem pancreatite aguda.

A utilização de ácido ursodeoxicólico pode ser uma alternativa para o acompanhamento destes doentes, apesar de uma taxa de resolução menor de 50%. A litotripsia extracorpórea é também uma opção descrita, porém com resultados desencorajadores.

Nos doentes sintomáticos, o tratamento de eleição é a colecistectomia. Nos Estados Unidos, 750.000 colecistectomia são realizadas por ano. O advento da videolaparoscopia contribuiu para este aumento, pois os doentes passaram a se sentir mais encorajados a se submeterem à operação.

As principais vantagens da colecistectomia videolaparoscópica, além da estética, são menor dor pós-operatória e retorno mais precoce ao trabalho.

Entretanto, no Brasil, a maioria das colecistectomias é realizada ainda por via aberta, devido à falta de equipamento e treinamento do cirurgião nas regiões afastadas dos grandes centros urbanos.

A colangiografia é um procedimento que pode ser realizado durante a colecistectomia, com o intuito de confirmar a anatomia da via biliar e ao mesmo tempo pesquisar coledocolitíase, que ocorre em cerca de 15% dos casos.

A principal e mais temida complicação durante a colecistectomia é a lesão da via biliar, com incidência de 0,2 a 0,5% e encontra-se mais frequente na cirurgia videolaparoscópica, quando comparada com a cirurgia aberta, quando se analisa o período de aprendizado do cirurgião. Outras complicações são sangramento e fístula biliar, devido à ligadura inadequada do ducto cístico, ou à presença de um ducto de Luschka não visibilizado. A mortalidade da colecistectomia é de 0,1% e normalmente está relacionada a complicações cardiocirculatórias pós-operatórias.

A melhora dos sintomas ocorre em 95% dos casos. O restante dos doentes permanece com sintomas devido a algumas possibilidades: a causa dos sintomas não era a colelitíase, houve alguma complicação relacionada ao tratamento cirúrgico, ou há uma adaptação inadequada à ausência da vesícula biliar. Neste último caso, os sintomas (diarreia, empachamento pós-prandial) melhoram normalmente em até seis meses).

Colecistite aguda

Introdução

A colecistite aguda é considerada a terceira causa de internação de emergência nos serviços de cirurgia. Sua frequência parece estar aumentando e tal fato parece não refletir um real crescimento de sua incidência, que ocorre em 5% dos portadores de litíase vesicular. A doença está associada à litíase vesicular em até 95% dos casos. É definida como processo inflamatório agudo da parede da vesícula biliar desencadeado na maioria das vezes pela obstrução do ducto cístico ou do infundíbulo vesicular por um cálculo. Em 5% das vezes, quando não há cálculos na vesícula, o processo pode ocorrer por alterações circulatórias, surgindo a colecistite aguda alitiásica.

O processo inflamatório agudo com infiltrado de polimorfonucleares seguido de edema e neovascularização se instala após obstrução do ducto cístico ou de seu óstio por cálculo, muitas vezes alojado na bolsa de Hartman. Isto impede o fluxo biliar e gera distensão da vesícula e aumento da pressão intraluminar, dificuldade de drenagem linfática, congestão venosa e consequente isquemia da mucosa da parede vesicular.

A infecção bacteriana por germes Gram-negativos (*E. coli*, *Klebsiella* sp., *Proteus* sp. etc.), anaeróbios (*bacteroides fragilis*, *Clostridium* sp.) ou de flora mista é um fenômeno secundário agravante, podendo levar a quadros de empiema de vesícula, gangrena e perfuração se o processo obstrutivo se mantiver, associado à virulência do agente infeccioso.

A inflamação aguda da vesícula sem a presença de cálculos surge na evolução de um período pós-traumático ou pós-operatório em doentes graves. Febre, desidratação, restrição hídrica e altas doses de opiáceos provocariam aumento da concentração e viscosidade da bile, levando à obstrução funcional da vesícula que, associada ao incremento da pressão da via biliar principal causada pela ação constritiva dos sedativos e anestésicos sobre o esfíncter de Oddi, deflagrariam o processo inflamatório. Além disso, outros fatores como a nutrição parenteral prolongada, o suporte ventilatório com pressão positiva modificariam a concentração e saturação da secreção biliopancreática e provocariam resistência a seu fluxo, respectivamente, predispondo a estase biliar e consequente instalação de processo infeccioso em doentes já imunocomprometidos. Embolia gordurosa, choque, insuficiência renal, aterosclerose e alterações de microvascularização da vesícula biliar[12,28] têm sido observados nos mecanismos etiológicos. A doença poderia ser considerada uma das falências gastrintestinais da "insuficiência de múltiplos órgãos" e seus fatores etiopatogênicos estariam relacionados com o conceito de pressão de perfusão da parede vesicular.

Atualmente a colecistite aguda pode ser classificada em 3 graus: grau I, em que não há complicação local ou sistêmica; grau II, quando há complicações locais como abscesso, empiema, necrose e perfuração; e grau III em que complicações sistêmicas caracterizadas por falência orgânica estão presentes (Tabela 91.1.1).

Tabela 91.1.1
Classificação de colecistite aguda segundo o consenso de Tóquio de 2007

Grau	Características
I	Sem complicações locais ou sistêmicas
II	Complicações locais (empiema, abscesso, necrose, perfuração)
III	Complicações sistêmicas com falência orgânica

Quadro clínico e diagnóstico

O quadro clínico é caracterizado classicamente pela dor em cólica no hipocôndrio direito, que em poucas horas pode se tornar contínua ou persistente, associada a náuseas e vômitos em até 50% dos doentes. A febre que denota reação pirogênica frente um processo inflamatório agudo, quando presente, pode sugerir complicação como empiema de vesícula, abscesso perivesicular e colangite. Geralmente existe um passado dispéptico de intolerância a alimentos colecinéticos ou cólicas biliares pregressas, ou mesmo relato de diagnóstico anterior de litíase vesicular.

No exame físico do abdômen nota-se dor à palpação profunda do quadrante superior direito com defesa voluntária. A interrupção da respiração profunda quando do encontro da vesícula biliar contra a parede abdominal comprimida pelas "mãos em garra" do examinador no ponto cístico constitui o "Sinal de Murphy", considerado patognomônico de colecistite aguda. Em menos de 1/3 dos doentes, quando bem distendida, a vesícula pode ser palpável e dolorosa ou mesmo estar associada a "plastrão", sugerindo respectivamente cálculo impactado no infundíbulo ou bloqueio inflamatório por epíploo, alças de delgado e cólon.

A icterícia pode acompanhar o quadro em até 15 a 20% das vezes e ser secundária a coledocolitíase, colangite, compressão da via biliar por cálculo impactado no infundíbulo (síndrome de Mirizzi) ou então à hepatite transinfecciosa.

A elevação da leucometria acima de 10.000/mm³ é o dado laboratorial mais comum. O aumento das enzimas canaliculares pode ou não estar presente e quando associado à hiperbilirrubinemia é forte indicativo da presença de litíase no colédoco.

Na colecistite aguda pós-traumática ou alitiásica normalmente há retardo no diagnóstico. As manifestações clínicas podem ser mascaradas pela dor pós-operatória, pela sedação e pelo fato de muitas vezes o doente estar sob ventilação mecânica.

A doença pode evoluir com complicações em cerca de 10 a 20% dos casos, o que deve chamar a atenção do cirurgião no intuito de intervir precocemente. A presença de icterícia sugere normalmente complicação e sua razão mais comum é a litíase na via biliar, que pode estar presente em 10 a 15% dos doentes. Em casuística de nosso serviço a incidência foi de 18,5%.

A perfuração da parede vesicular decorrente de alteração isquêmica quando bloqueada evolui com a presença de abscessos perivesicular ou hepático, ou mesmo com a formação de fístula biliodigestiva. Dos doentes tratados em nosso serviço de fístula da vesícula com o estômago ou intestino, 45,5% tinham história de colecistite aguda prévia. Quando não há bloqueio, o doente pode apresentar quadro de peritonite biliar difusa. Nos casos em que ocorre alteração da permeabilidade da parede da vesícula, o coleperitônio ocorre por porejamento da bile através da parede vesicular, desenvolvendo a chamada "peritonite biliar filtrante". Nem todos estão de acordo com esta intercorrência, afirmando existir uma microperfuração não detectada, que se obliterou na vigência do processo inflamatório.

Na colecistite aguda alitiásica, devido ao comprometimento vascular, a gangrena, perfuração, empiema ou colangite ocorrem em mais de 60% dos doentes. A síndrome de Mirizzi pode se apresentar, nos graus III e IV, com fístula colecistocoledociana, podendo levar a quadros de icterícia obstrutiva e colangite associadas, complicações graves que aumentam a dificuldade e a morbidade do tratamento cirúrgico.

A ocorrência de pancreatite associada à colecistite aguda estaria explicada pela ativação enzimática através da bile infectada e numa eventual drenagem linfática. Outra complicação comum, o empiema de vesícula, aparece na obstrução completa do cístico por cálculo impactado e é mais frequente no idoso e principalmente no paciente diabético, nos quais há normalmente retardo da reação peritoneal e certo grau de imunossupressão, permitindo avanço do processo infeccioso até o momento do diagnóstico. Febre elevada, leucocitose acentuada e vesícula palpável caracterizam o quadro.

Os doentes idosos frequentemente apresentam formas complicadas da doença, podendo chegar até 68% dos casos. Diabéticos com doença aterosclerótica têm tendência a apresentar complicações isquêmicas da vesícula como a colecistite aguda gangrenosa. Quando o agente infeccioso envolvido for anaeróbio produtor de gás como, por exemplo, o *Clostridium* sp., caracteriza-se o quadro de "colecistite enfisematosa", uma manifestação rara, grave, mais frequente em diabéticos e que, na radiografia simples de abdômen, identifica-se ar na vesícula biliar. Todas estas complicações podem determinar repercussões sistêmicas como sepse e falência orgânica, justificando a má evolução de determinados doentes portadores de colecistite aguda.

O exame mais realizado para auxílio no diagnóstico de colecistite aguda em nosso meio é, sem dúvida, a ultrassonografia abdominal. Quando somados à clínica e aos exames laboratoriais, os sinais indiretos demonstrados pelo exame como espessamento de parede, muitas vezes de aspecto trilaminar sugerindo edema, cálculo impactado no infundíbulo com distensão da vesícula, líquido perivesicular e mesmo a presença de cálculo ou barro biliar em até 90% dos casos, confirmam o diagnóstico. O sinal ultrassonográfico mais frequentemente associado à colecistite aguda é o "Murphy ultrassonográfico". A ultrassonografia pode ainda dar informações de complicações como dilatação da via biliar e coledocolitíase.

O emprego da colangiocintilografia com radioisótopos é descrito na literatura como o método mais sensível e específico para o diagnóstico de colecistite aguda. Ele é capaz de demonstrar com maior acurácia a permeabilidade do ducto cístico. No entanto, nem sempre é factível utilizá-lo, principalmente em doentes complicados e mantidos em respiração mecânica. Possui ainda a desvantagem de fornecer pouca informação sobre aspectos locais da inflamação, de órgãos adjacentes, dilatação de via biliar e a presença de cálculos, sendo então menos útil que a ultrassonografia.

A tomografia computadorizada tem sensibilidade menor para a presença de cálculos e fica restrita para os casos de dúvida diagnóstica, nos quais os exames anteriores não esclareceram a suspeita clínica. É importante no diagnóstico da doença complicada com abscesso hepático e pericolecístico e no diagnóstico diferencial com coleções retroperitoneais, tumores e outras causas da síndrome dolorosa do hipocôndrio direito. A colangiorressonância pode ser útil nos casos de suspeita de coledocolitíase com sensibilidade para cálculos de até 3 mm na via biliar, mas como a tomografia, é menos utilizada na urgência.

Tratamento

A colecistite aguda é de tratamento essencialmente cirúrgico e tem como objetivo a remoção do órgão doente e o tratamento de suas complicações. A antibioticoterapia visa dar cobertura aos germes Gram-negativos e anaeróbios e na ausência de complicações, deve ser de curta duração. A indicação da cirurgia deve ser de preferência precoce (nas primeiras 24 a 48h de evolução). Nos doentes de elevado risco para procedimento operatório (idosos com doenças associadas descompensadas; cirróticos ou portadores de doenças imunossupressoras) que não estejam com colecistite aguda complicada, pode-se postergar a operação, indicando-se tratamento clínico. Embora o início dos sintomas não necessariamente corresponda à instalação do processo inflamatório agudo, podendo-se tratar de uma cólica biliar, o retardo no diagnóstico e a operação estão associados a maior morbimortalidade e dificuldade cirúrgica.

A colecistectomia videolaparoscópica tem sido o método de escolha nas operações eletivas e consequentemente nas indicações de urgência, desde que disponíveis no serviço e com cirurgião devidamente habilitado. Vários relatos na literatura comprovam a segurança e eficácia do método no tratamento da colecistite aguda. Dados quanto ao tempo de internação, índices de infecção de ferida operatória e retorno do doente mais precocemente às suas atividades têm sido relatados como vantagens em relação à colecistectomia aberta. Os índices de conversão para colecistectomia aberta são de 10 a 20%, aumentando consideravelmente após 4 dias do início do quadro. A idade e o sexo masculino também aparecem estatisticamente como fatores isolados de conversão.

Na colecistite aguda, a coledocotomia com exploração e drenagem da via biliar com dreno de Kehr está indicada quando houver presença de cálculos diagnosticados no intraoperatório e é a terapêutica eficaz mais antiga para o tratamento da coledocolitíase. As complicações da colecistectomia na fase aguda são as mesmas observadas na cirurgia eletiva e ocorreram em 5,7% de nossos doentes. Nossa mortalidade foi de 7,1%[31].

A CPRE no pré-operatório para tratamento da coledocolitíase seguida de colecistectomia laparoscópica na colecistite aguda, quando comparada com a abordagem laparoscópica tanto pelo método transcístico quanto transcoledociano, apresenta resultados semelhantes. Há também a possibilidade do tratamento em um tempo só, por videolaparoscopia, mas sem consenso na literatura. Nos doentes com diagnóstico de colangite e coledocolitíase no pré-operatório, se houver disponibilidade, é preferível a realização de papilotomia endoscópica para drenagem da via biliar seguida de colecistectomia.

Quando o doente estiver em mau estado geral devido à afecção aguda ou por doenças associadas descompensadas e as condições locais determinadas pelo processo inflamatório não permitirem identificação segura das estruturas, o cirurgião tem a opção da colecistostomia, abrindo a vesícula, retirando os cálculos e fazendo a drenagem externa com dreno em "T" ou tipo Petzer. A colecistostomia é, no entanto, uma operação de exceção, reservada a doentes críticos, podendo ser realizada com anestesia local e até por endoscopia ou radiologia intervencionista.

Enquanto a mortalidade na colecistectomia eletiva é menor que 1,0%, na colecistite aguda ela pode chegar a 10%.

Coledocolitíase

Introdução

A coledocolitíase, ou seja, a presença de cálculo na via biliar principal, pode ser classificada em primária ou secundária. Será coledocolitíase primária quando os cálculos forem originados da própria via biliar, e secundária quando os cálculos forem formados na vesícula biliar, passando para a via biliar principal através do ducto cístico. Existe ainda o conceito de coledocolitíase residual, ou seja, aquela coledocolitíase diagnosticada até dois anos após a realização de uma colecistectomia. A coledocolitíase incide em 8 a 20% dos doentes portadores de litíase vesicular. Este achado determina a necessidade de intervenção na via biliar principal, além da colecistectomia, podendo esta ser cirúrgica ou endoscópica.

Quadro clínico e diagnóstico

O principal sinal que sugere a presença de coledocolitíase é a icterícia, que assim como a dor é flutuante, com períodos de melhora e de piora. Outra queixa clínica importante é a dor em hipocôndrio direito, normalmente irradiada para flanco direito ou para a parte direita do dorso. Náuseas, vômitos e empachamento pós-prandial são sintomas concomitantes. A presença de febre, calafrios, hipotensão e alteração do nível de consciência podem indicar um quadro infeccioso associado.

O diagnóstico de coledocolitíase é feito baseado na história clínica e com o auxílio de exames laboratoriais e de imagem.

A elevação das bilirrubinas, principalmente à custa de bilirrubina direta, é o passo inicial para confirmar a icterícia e estabelecer o seu nível. Raramente os níveis de bilirrubinas na coledocolitíase estão acima de 15 mg/dL.

As enzimas canaliculares, tais como a fosfatase alcalina (FA) e a gama-GT (GGT) também são importantes no diagnóstico de coledocolitíase. Sabidamente são enzimas pouco específicas, porém têm alto valor preditivo negativo, ou seja, são muito eficazes em descartar coledocolitíase. Em um estudo realizado na Faculdade de Ciências Médicas da Santa Casa de São Paulo, obtivemos o valor preditivo negativo de 96,6% para a GGT e 93,9% para a FA. As transaminases também podem estar elevadas na coledocolitíase, entretanto têm menor valor que a FA e a GGT. O maior auxílio das transaminases consiste no diagnóstico diferencial de hepatites agudas, quando normalmente se elevam mais de 10 vezes o valor normal.

A ferramenta diagnóstica mais importante na coledocolitíase é a ultrassonografia, porque além de visibilizar o cálculo em 40-50% das vezes, fornece um dado indireto de grande importância, que é a dilatação das vias biliares, presente na maioria dos doentes. Um aspecto técnico que dificulta a visibilização do cálculo no colédoco pelo ultrassonografista é a presença de interposição gasosa, presente no duodeno. O colédoco distal, onde repousa a maioria dos cálculos, localiza-se em posição retroduodenal.

Entretanto, o melhor exame para o diagnóstico de coledocolitíase é a colangiografia, seja ela endoscópica, intraoperatória, ou mais recentemente por ressonância magnética.

A análise de fatores no período pré-operatório poderia determinar se um doente teria uma probabilidade baixa, moderada ou alta de apresentar coledocolitíase em associação à litíase vesicular no período pré-operatório, permitindo um melhor planejamento terapêutico.

Em nosso estudo na Santa Casa, concluímos que o diagnóstico de coledocolitíase no pré-operatório foi possível em 65% dos doentes, e que a presença de icterícia e a visibilização de cálculo na VBP pela ultrassonografia foram os melhores fatores para predizer coledocolitíase, enquanto a GGT foi o melhor exame para descartar o diagnóstico de coledocolitíase (Tabela 91.1.2).

Tratamento

Quando o diagnóstico de coledocolitíase se estabelece no período pré-operatório, o tratamento endoscópico através da colangiopancreatografia retrógrada endoscópica (CPRE) com papilotomia e retirada dos cálculos é o procedimento de escolha para diversos autores, seguindo-se depois a colecistectomia. Essa é uma estratégia de tratamento que tem por objetivo simplificar o procedimento operatório.

O tratamento endoscópico pode ser feito no período pré-operatório, no pós-operatório ou durante a colecistectomia. O tratamento cirúrgico através da exploração pelo ducto cístico ou da coledocotomia durante a colecistectomia aberta, mais recentemente passou a ser realizado durante a colecistectomia por videolaparoscopia (VL). Para se estabelecer o tipo de tratamento a ser indicado é importante o momento em que o diagnóstico de coledocolitíase é feito.

Tabela 91.1.2
Grupos com relação à probabilidade de coledocolitíase

	1º Grupo	2º Grupo	3º Grupo	4º Grupo
Características	Sem icterícia (prévia ou atual) USG nl e GGT nl	Sem icterícia (prévia ou atual), USG nl e GGT ↑ ou Icterícia prévia, mas não atual, USG nl e GGT nl	Sem icterícia atual e USG com dilatação de VBP ou B. Icterícia prévia, mas não atual, USG nl e GGT ↑	Icterícia atual e/ou USG mostrando cálculo na VBP
Probabilidade de coledocolitíase	Baixíssima (< 2%)	Baixa (2-20%)	Moderada (> 20-70%)	Alta (> 70%)
Proposta	Sem colangiografia	CIO	A. CPRM B. UE	CPRE

CIO: colangiografia intraoperatória; CPRE: colangiopancreatografia retrógrada endoscópica CPRM: colangiopancreatografia por ressonância magnética GGT: gama-glutamiltransferase; nl: normal; UE: ultrassonografia endoscópica; USG nl: ausência de dilatação ou cálculos na VBP pela ultrassonografia; VBP: via biliar principal.

A preocupação em se fazer o diagnóstico de litíase da VBP no período pré-operatório tornou-se mais importante e tema de vários estudos a partir do desenvolvimento da VL no final da década de 1980.

O achado intraoperatório de coledocolitíase permite ao cirurgião algumas opções. As principais são exploração cirúrgica das vias biliares por VL (transcística ou por coledocotomia) ou por via aberta, CPRE no intraoperatório, CPRE no pós-operatório, ou ainda, observação do doente esperando que o cálculo passe espontaneamente pela papila, quando este for menor que 4 mm.

Discute-se também se é vantagem o achado de cálculos insuspeitos, que são pouco frequentes, ocorrendo em 1 a 5% dos doentes, e que podem ter migração espontânea para o duodeno. Doentes sem dados clínicos sugestivos, com FA e a GGT normais e ausência de alterações da via biliar na ultrassonografia apresentam probabilidade menor que 2% de ter coledocolitíase. Além disso, na maioria das vezes esses doentes permanecem completamente assintomáticos. Com estes argumentos, o emprego da colangiografia intraoperatória seletiva passou a ser proposto na literatura por alguns autores.

Colangite

Introdução

O impedimento ao livre fluxo de bile determinado por obstrução parcial ou completa em qualquer nível do trato biliar intra ou extra-hepático, condiciona o aumento da pressão intracanalicular e propicia a contaminação e proliferação bacteriana na árvore biliar. Em consequência, estabelece-se o quadro de colangite aguda, de intensidade variável com elevados índices de complicações e mortalidade nas formas de maior gravidade.

Charcot, em 1877, descreveu a "febre hepática" e definiu a tríade de sinais e sintomas que caracterizam a colangite aguda. Febre ou calafrio, icterícia e dor abdominal no quadrante superior direito ocorrem em 50 a 70% dos doentes portadores desta afecção. Quase 100 anos após, em 1959, Reynolds e Dargan acrescentaram duas condições à tríade de Charcot, hipotensão arterial e torpor ou confusão mental, sendo que a pêntade de Reynolds define os doentes acometidos de colangite aguda grave, situação observada em torno de 5 a 10% da totalidade dos casos.

Atualmente, com o aumento da expectativa de vida, verifica-se dentre outros eventos característicos dos idosos, grande incidência de doença litiásica biliar nas formas complicadas e de modo peculiar com prevalência semelhante em ambos os sexos. Assim, poderá haver aumento na frequência de casos de colangite aguda grave e, em decorrência, desafio ainda maior no tratamento desses doentes.

Constata-se que a colangite aguda é muito mais frequente na obstrução biliar incompleta e pode ser observada na coledocolitíase, na síndrome de Mirizzi, nas compressões extrínsecas da via biliar, nas estenoses cicatriciais após colecistectomias ou outras intervenções gastroduodenais e biliares, nas disfunções das anastomoses bíliodigestivas ou de próteses biliares e nas alterações do esfíncter de Oddi determinadas pelos divertículos duodenais periampulares ou por estenoses da papila.

Contudo, apesar de a colangite aguda ser muito menos frequente nas obstruções biliares completas, determinadas na sua maioria por tumores malignos periampulares ou da via biliar intra e extra-hepática, observa-se nesse grupo de doentes a maior incidência de quadros graves associados a sepse e disfunção de múltiplos órgãos.

O aumento de pressão da via biliar nas obstruções parciais ou completas é essencial para a proliferação bacteriana e o desencadeamento da colangite aguda, propiciando o refluxo colangiovenoso ou colangio-linfático das bactérias, com o surgimento de bacteremia e sepse. Em situações nas quais a pressão da via biliar estiver abaixo de 20 cmH$_2$O, é raro a constatação de infecção e colangite aguda, embora possa se encontrar bactibilia.

A estase e o aumento de pressão no trato biliar são fundamentais para o desencadeamento da colangite aguda, entretanto ainda não se comprovaram as vias de colonização bacteriana da bile. Em decorrência do isolamento de germes na bile de doentes com colangite aguda ser semelhante ao dos germes da flora intestinal, foram propostas três possíveis vias: ascendente-canalicular, estaria na dependência do refluxo de conteúdo duodenal através do esfíncter de Oddi; via hematogênica, ocorreria após drenagem de foco séptico abdominal pelo sistema venoso mesentérico-portal, denominada de pileflebite, ou após a disfunção da barreira mucosa do trato gastrintestinal; via linfática, embora estudos experimentais comprovem a contaminação bacteriana linfonodal em animais com alteração da barreira mucosa, não está claro se esse mecanismo seria também observado em seres humanos. Eventualmente, em doentes com colecistite aguda ou pancreatite aguda, a via linfática poderia ser a maneira pela qual as bactérias colonizariam a bile.

Em situação de normalidade da via biliar, as culturas de bile vesicular ou da via biliar principal são geralmente negativas. Contudo, na presença de doença biliar litiásica há aumento significativo de positividade dessas culturas. Os microrganismos isolados assemelham-se aos da flora intestinal, sendo mais frequente a *Escherichia coli*, presente em 25 a 50% dos casos, seguida da *Klebsiella* em 15 a 20% e do *Enterobacter* sp. em 10 a 20% dos casos. *Bacteroides fragilis* e o *Clostridium*, dentre os germes anaeróbios, estão sendo identificados com maior frequência, principalmente em doentes com colangite aguda grave, com maior intensidade de manifestações sistêmicas e que tiveram manipulação prévia da via biliar, quer cirúrgica, endoscópica ou percutânea.

Quadro clínico e diagnóstico

A clássica tríade de sintomas e sinais descrita por Charcot está presente em 50 a 70% dos doentes com colangite aguda, sendo mais frequente a febre com ou sem calafrios, a dor abdominal, observada em torno de 80 a 90% e a icterícia em até 70% dos casos. Portanto, é necessário estar atento para a suspeição do diagnóstico, principalmente em doentes com dados clínicos sugestivos de litíase biliar ou que tiveram algum tipo de manipulação prévia sobre a via biliar. Em até 10% dos doentes com quadro de colangite aguda grave, nota-se a presença de hipotensão arterial ou choque e de um estado confusional ou torpor, caracterizando a pêntade de Reynolds. Importa ressaltar que a presença de bile purulenta nem sempre se correlaciona com a gravidade do quadro. Além da febre e da icterícia, dados do exame físico não são evidentes, pois à palpação o abdômen encontra-se flácido na maioria dos doentes. A presença de defesa ou contratura no hipocôndrio direito sugere o diagnóstico de colecistite aguda, associada ou não à colangite. Quando há retardo no diagnóstico, o quadro infeccioso pode se agravar e ocorrer a formação de abscesso ou microabscessos no fígado.

Quanto aos exames específicos, observa-se leucocitose com desvio à esquerda e elevação da proteína C reativa; aumento das bilirrubinas totais e frações na dependência do grau de obstrução biliar e do tempo de evolução da doença, elevação das transaminases e das enzimas canaliculares (fosfatase alcalina e gama-GT). Deve-se ainda avaliar as alterações da coagulação sanguínea, frequentes em doentes ictéricos; da função renal e se a amilase sérica estiver elevada, o que ocorre em até 1/3 dos doentes, pode sugerir a associação de coledocolitíase com pancreatite aguda de origem biliar.

A ultrassonografia do abdômen é o exame de eleição em doentes com quadro clínico suspeito de colangite aguda. A presença de colecistolitíase, de dilatação a montante com possível local de obstrução da árvore biliar e de aerobilia, apesar de não definir a exata etiologia da obstrução, são informações que contribuem para a efetivação do diagnóstico. Contudo, em alguns doentes será necessária a realização de outros exames, como a tomografia computadorizada, a colangiopancreatografia por ressonância magnética ou a ultrassonografia endoscópica, sendo este último exame de maior acurácia. Reserva-se a colangiopancreatografia retrógrada endoscópica apenas para a finalidade terapêutica, método invasivo e não isento de riscos, mas que contribuiu sobremaneira para a melhoria dos resultados no tratamento dos doentes com colangite aguda.

Com relação à gravidade, o consenso de Tóquio, em 2007, dividiu os casos de colangite aguda em três graus: grau I ou leve, os doentes que em 12 a 24 horas apresentam boa resposta ao tratamento clínico com hidratação e antibioticoterapia, a drenagem biliar poderá ser feita em definitivo e em regime eletivo; grau II ou moderado, doentes que não apresentam resposta satisfatória à conduta clínica prescrita, embora não manifestem disfunções orgânicas, a drenagem biliar temporária deverá ser programada o mais breve possível, com o intuito de melhora do quadro; grau III ou grave, doentes que desde o início do quadro cursam com sepse e disfunção orgânica, necessitando de medidas de suporte de vida avançado e drenagem biliar temporária de urgência.

Tratamento

Na década de 1980, com os diversos avanços no cuidado de doentes graves em terapia intensiva, procedimentos anestésicos, novos antibióticos e o início das intervenções menos invasivas, como as drenagens biliares endoscópicas ou percutâneas, observou-se drástica redução dos índices de mortalidade em doentes portadores de colangite aguda. Até então, relatavam-se em torno de 50% de mortalidade, taxa esta que foi reduzida para menos de 10% ao se analisar a totalidade dos casos. Todavia, a mortalidade dos doentes gravemente enfermos atinge, ainda hoje, cifras de até 30%, demonstrando que a colangite aguda grave é uma doença fatal se o tratamento não for adequadamente instituído.

A antibioticoterapia e a descompressão da via biliar, mesmo que temporária, são fundamentais e a base do tratamento da colangite aguda. Nesta eventualidade e nas diferentes formas de intensidade de apresentação da doença, salienta-se a importância do equilíbrio das condições gerais dos doentes antes de submetê-los a qualquer intervenção, mesmo que minimamente invasiva.

A estabilização inicial das condições gerais dos doentes acometidos de colangite aguda necessita ser feita através de jejum, antibioticoterapia parenteral, correção dos distúrbios hidroeletrolíticos, metabólicos e da coagulação, com eventual suporte de assistência intensiva na disfunção orgânica. A avaliação da resposta às medidas iniciais deve ser realizada com frequência e aqueles doentes que não melhoram em 24 a 48 horas necessitarão ser submetidos a drenagem biliar temporária endoscópica ou percutânea. Nesse período de tempo de observação de resposta ao tratamento, em torno de 80% dos doentes apresentam estabilização e a drenagem biliar poderá ser realizada em condições eletivas.

Diversos são os antibióticos preconizados, sendo importante iniciar com drogas que atuem em floras bacterianas mistas de germes aeróbios e anaeróbios. Não está ainda definido se os antibióticos de excreção biliar seriam os preferenciais, pois a obstrução ao fluxo biliar e alterações hepatocelulares dificultariam a metabolização da droga. A opção deve ser por uso de um aminoglicosídeo com cefalosporinas de 2ª ou 3ª geração ou de quinolonas associadas a drogas antianaeróbias. A evolução clínica e a obtenção de culturas de bile ou de sangue deverão orientar modificações na antibioticoterapia.

Como salientado anteriormente, a descompressão biliar e a remoção do fator etiológico são imprescindíveis para a resolução da colangite aguda. Os procedimentos minimamente invasivos, endoscópicos ou percutâneos, são os preferenciais para a remoção dos obstáculos à drenagem da via biliar, pois determinam acentuada redução da mortalidade nos portadores de colangite aguda, em especial nos doentes gravemente enfermos. Nestes, a drenagem biliar temporária constitui medida de impacto na melhoria do prognóstico, quer por via endoscópica com o emprego de drenos nasobiliares e sem a necessidade de papilotomia endoscópica, quer com o uso de drenos locados nos ductos biliares intra-hepáticos e exteriorizados após acesso percutâneo orientado por ultrassonografia.

Em situações de maior gravidade, o tratamento operatório só estará indicado quando não houver a disponibilidade ou ocorrer o insucesso dos métodos referidos. Procedimentos cirúrgicos de menor porte deverão ser realizados, com o intuito de auxiliar a estabilização clínica do doente e descomprimir a via biliar, através de colocação de dreno de Kehr na via biliar principal sem a coledocolitotomia, ou ainda, se o ducto cístico for permeável, a colecistostomia sob anestesia local poderá ser empregada como método de drenagem de exceção.

Na dependência da etiologia, principalmente nas obstruções malignas em estádio avançado e em doentes mais idosos, as drenagens biliares definitivas com o uso de próteses plásticas ou autoexpansivas poderão ser utilizadas. O acesso percutâneo será preferencial nas obstruções próximas ao hilo hepático e nos portadores de derivações bíliodigestivas em Y de Roux, enquanto nas outras situações o acesso endoscópico transpapilar deverá ser indicado. Existe ainda a possibilidade do acesso videolaparoscópico, com ou sem o auxílio de procedimento endoscópico, para a colocação de próteses biliares transcísticas ou transcoledocianas, sugerindo a vantagem de melhor avaliação da cavidade abdominal.

Todavia, como a maioria dos doentes melhora com o tratamento clínico, após o controle das comorbidades deverá ser programado o tratamento operatório eletivo, com a finalidade de se obter a remoção da causa de obstrução da via biliar e a satisfatória drenagem biliar definitiva. As derivações coledocoduodenais ou hepáticojejunais em Y de Roux poderão ser empregadas de maneira segura, não ocorrendo aumento das complicações em doentes que responderam adequadamente ao tratamento do surto prévio e recente de colangite aguda. As drenagens biliares cirúrgicas, em doentes com maior expectativa de vida, evitam uma das principais desvantagens das próteses biliares, pois estas necessitarão de revisão e trocas periódicas em decorrência da oclusão ou migração desses dispositivos.

Lesão Iatrogênica das vias biliares

Introdução

As lesões das vias biliares podem ocorrer acidentalmente durante intervenções cirúrgicas sobre a vesícula, vias biliares, estômago ou pâncreas. Embora sejam observados casos após gastrectomias "difíceis", ou procedimentos sobre a cabeça do pâncreas, elas são mais frequentes nas colecistectomias e por isso são consideradas suas principais complicações.

Com o advento da cirurgia laparoscópica, a discussão sobre o aumento da incidência de lesão da via biliar permanece ativa. Postula-se que as taxas de lesão das vias biliares na colecistectomia laparoscópica sejam de 0,5 a 1,5%, mais frequentes que na colecistectomia aberta. Se há quinze anos os índices de lesão variavam de 0,2 a 0,6%, trabalhos mais recentes têm mostrado índices de 0,2 a 0,3%, semelhantes aos encontrados na colecistectomia aberta.

Apesar de as diferenças desses números parecerem pequenas, devemos nos lembrar que a colecistectomia laparoscópica é uma das intervenções cirúrgicas mais realizadas em todo o mundo. Desse modo, pequenos aumentos percentuais na incidência de lesões repercutem significativamente no número absoluto de casos, o que tem motivado a discussão dos principais mecanismos envolvidos e sua prevenção, para que esse grave problema não contribua com a elevação da morbimortalidade e a piora da qualidade de vida.

Em relação à colecistectomia laparoscópica, alguns mecanismos de lesão têm sido frequentemente reconhecidos. A "lesão clássica" provocada pela tração cranial excessiva da vesícula com retificação da via biliar dificulta o reconhecimento do colédoco e do cístico. Nesta situação o cirurgião pode se confundir e clipar e seccionar a via biliar pensando se tratar do ducto cístico. Nestes casos, a via biliar proximal pode ficar aberta permitindo o extravazamento de bile, ou clipada dando origem a icterícia obstrutiva.

Uma das manobras durante a dissecção que previne este tipo de lesão é a tração laterocaudal do infundíbulo vesicular, abrindo-se o triângulo de Calot para a correta identificação do hepatocolédoco. Além disso, a dissecção da região infundibular posterior e anterior permite visualização adequada do ducto cístico e da artéria cística. Devemos ressaltar que nos casos de colecistite aguda e vesícula ecleroatrófica nem sempre se consegue uma exposição adequada das estruturas, razão pela qual se deve tomar mais cuidado no ato operatório.

O uso inadequado do cautério nas dissecções junto à via biliar causando lesões térmicas é outro mecanismo de lesão que pode provocar perfurações da via biliar no pós-operatório imediato ou estenoses em fases mais tardias. Deve-se evitar a utilização do cautério na região do pedículo e a secção do ducto cístico com corrente elétrica.

A clipagem de ductos císticos dilatados, ou mesmo a colocação inadequada de clipes, podem levar ao escape de bile e até a soltura destes no pós-operatório. Na presença de dilatação do cístico é recomendada a ligadura do mesmo com fio.

Além desses aspectos, quando se analisa lesão de via biliar em colecistectomia laparoscópica a repercussão da "curva de aprendizado" sempre é discutida, atribuindo-se à inexperiência na fase inicial um dos fatores responsáveis pelo aumento das taxas de lesões iatrogênicas. Passado o período inicial, os índices de lesão da via biliar retornariam ao mesmo patamar da colecistectomia aberta.

No entanto, tem-se verificado que parte das lesões ocorre com cirurgiões experientes, que teoricamente já teriam passado pela curva de aprendizado. A maior experiência faz com que o cirurgião se sinta seguro para operar casos mais difíceis, que por si só predispõem à maior chance de lesão.

Das lesões vasculares, destaca-se a lesão da artéria hepática direita, confundida com a artéria cística, que geralmente acompanha a "lesão clássica" da via biliar.

Outra discussão frequente em relação à prevenção das lesões ductais é sobre o papel da colangiografia intraoperatória. Embora a colangiografia não previna a ocorrência de lesão, ela é fundamental para o estabelecimento do diagnóstico intraoperatório. Em casos de dúvida sobre a anatomia, ou nos casos de dissecção difícil, ela deve ser indicada, pois permitirá ao cirurgião maior segurança durante a intervenção.

Se levarmos em consideração que a maioria das lesões acidentais da via biliar, após colecistectomia aberta ou laparoscópica, decorre da não observância aos princípios operatórios básicos da cirurgia biliar, veremos que a prevenção mais eficaz dessa grave complicação continua a ser: exposição adequada da vesícula biliar, não seccionar nenhuma estrutura até a completa dissecção dos elementos do pedículo, evitar ligaduras ou clipagem "às cegas" no controle de sangramento e não utilizar corrente elétrica junto às estruturas do pedículo[22].

Classificação das lesões de via biliar

Existem diversos sistemas de classificação de lesões das vias biliares, entretanto os mais utilizados são o de Bismuth, o de Strasberg e mais recentemente o de Stewart-Way.

O sistema de Bismuth é utilizado para classificar estenoses benignas e foi idealizado no período anterior à colecistectomia laparoscópica. O de Strasberg engloba a classificação das estenoses e acrescenta a classificação de fístulas biliares envolvendo o ducto cístico e ductos acessórios. A classificação de Stewart-Way diz respeito a lesões que ocorrem na colecistectomia laparoscópica e incluem lesão vascular. Os sistemas de classificação auxiliam na discussão da escolha das diferentes condutas terapêuticas e possibilitam comparação de resultados terapêuticos.

Diagnóstico e tratamento

As lesões da via biliar podem ser reconhecidas durante a intervenção que as originou, ou ser diagnosticadas no período pós-operatório, quer imediato, quer em fases mais tardias. Cerca de 90% das estenoses cicatriciais das vias biliares decorrem das lesões iatrogênicas, particularmente durante a colecistectomia.

Basicamente, o diagnóstico de uma lesão cirúrgica acidental da via biliar pode ser feito em três períodos distintos: durante a intervenção na qual resultou a lesão, nos primeiros dias de pós-operatório, ou em fases mais tardias, após semanas a meses da intervenção.

Lesões Reconhecidas no Intraoperatório

O diagnóstico intraoperatório depende do reconhecimento do extravasamento de bile. Nessas eventualidades, a realização da colangiografia intraoperatória com a injeção do contraste pelo ducto cístico, ou pela vesícula biliar, possibilita a confirmação do diagnóstico e permite o reparo imediato da lesão. As secções parciais do colédoco ou do ducto hepático comum devem ser reparadas através de sutura com fios finos absorvíveis do tipo Vycril 4-0, empregando-se poucos pontos a fim de não estenosar a via biliar. As secções totais devem ser reparadas pela anastomose terminoterminal dos ductos, sem uma quantidade excessiva de pontos, associando-se a drenagem da via biliar com dreno em T por contra-abertura.

Lesões reconhecidas no pós-operatório imediato

As lesões despercebidas da via biliar podem se manifestar no pós-operatório imediato por quadros de peritonite, icterícia obstrutiva, abscessos e coleções intracavitárias ou fístula biliar. Se não houver extravasamento de bile para a cavidade, como nos casos de ligadura da via biliar principal, o doente desenvolverá icterícia progressiva logo nos primeiros dias, despertando para a possibilidade da lesão. Nessas situações, a ultrassonografia permite detectar dilatação da via biliar intra e extra-hepática. A confirmação do ponto de obstrução e do tipo de lesão é determinada pelos exames colangiográficos (endoscópico ou transparietal). Uma vez confirmado o diagnóstico, o doente deve ser prontamente reoperado. Na reoperação, o cirurgião deve tomar cuidado com as aderências e o processo inflamatório durante a dissecção da via biliar e procurar realizar uma derivação biliodigestiva. A conduta mais aceita é a derivação hepático-jejunal em Y de Roux, mas dependendo do nível da lesão podem ser necessárias derivações com os ductos hepáticos direito e esquerdo, associando-se drenagem trans-hepática. Mais recentemente, em casos de obstrução parcial da via biliar, a colocação de próteses por via endoscópica e/ou radiológica vem ganhando aceitação. Nos casos em que na cirurgia inicial se optou pela drenagem da cavidade, a presença de uma fístula biliar persistente e geralmente de alto débito sugere a ocorrência da lesão. Nessas eventualidades, os exames radiológicos da via biliar permitem estabelecer o local do extravasamento, confirmando o diagnóstico.

Quando ocorre extravasamento de bile e o doente não se encontra drenado, a consequência será o aparecimento do coleperitônio e consequente peritonite.

Na correção da lesão podem ser empregadas as anastomoses terminoterminais com ou sem drenagem da via biliar associada, ou as derivações biliodigestivas com o jejuno ou o duodeno.

As anastomoses termino-terminais, embora largamente utilizadas, têm mostrado taxas de insucesso em longo prazo muito altas. Quando não há perda significativa de tecido, o reparo terminoterminal pode ser feito, tomando-se cuidado de não aplicar muitos pontos para evitar a estenose da anastomose e utilizando-se fio monofilamentar ou multifilamentar sintético absorvível.

Quando for empregado dreno de Kehr, o mesmo não deve ser exteriorizado pelo local da anastomose e sim por contra-abertura. Devemos lembrar que na presença de via biliar muito fina, nem sempre é possível a colocação do dreno. Algumas vezes o próprio dreno pode ser responsável pela obstrução da anastomose.

Nas lesões com perda tecidual significativa, a conduta mais aceita são as hepaticojejunostomias ou coledocojejunostomias em Y de Roux. Na realização da anastomose deve-se tomar cuidado com a dissecção suficiente da via biliar para se conseguir um segmento adequado para a realização da anastomose, sem o risco de promover isquemia e sem aplicação excessiva de pontos para evitar a estenose. A colocação de um dreno em T para moldagem da anastomose é conduta controversa, mas muitos autores a utilizam. O dreno deve ser exteriorizado por contra-abertura e, algumas vezes, até ser colocado trans-hepático.

Em lesões com comprometimento da via biliar próximo à confluência dos ductos hepáticos, pode ser necessária a realização de drenagem biliodigestiva intra-hepática. Existem várias técnicas descritas, que serão comentadas posteriormente. No entanto, são condutas de exceção, com maior morbimortalidade e reservadas para casos selecionados.

Lesões reconhecidas no pós-operatório tardio (estenose cicatricial)

Embora a estenose cicatricial possa ocorrer em fases precoces da evolução, o mais frequente é o seu aparecimento meses ou anos após a lesão da via biliar. A dificuldade no tratamento e a possibilidade de o doente com estenose cicatricial evoluir com surtos de colangite, cirrose biliar e hipertensão portal ressaltam a importância na prevenção de lesões acidentais.

Apesar dos esforços desenvolvidos para a melhoria do diagnóstico, do tratamento endoscópico e radiológico e das técnicas de reconstrução, as estenoses cicatriciais continuam sendo um problema clínico significativo. O sucesso terapêutico está relacionado ao tempo entre o diagnóstico e o tratamento, ao tipo e local da lesão e ao número de operações prévias empregadas na sua correção.

As estenoses são classificadas de acordo com o local do comprometimento da via biliar, pelo sistema proposto por Bismuth (Figura 91.1.1). As estenoses altas têm sido mais observadas após a colecistectomia laparoscópica do que após colecistectomia aberta, o que representa um fator de pior prognóstico no tratamento.

As manifestações clínicas da estenose cicatricial se caracterizam pelo aparecimento de surtos de colangite e icterícia. Em função do diagnóstico tardio, o doente pode desenvolver alterações da função hepática, distúrbios de coagulação e hipoalbuminemia, culminando no aparecimento da cirrose biliar secundária. Isto dificulta a reintervenção e contribui para o insucesso do tratamento.

Todo doente submetido à colecistectomia que apresente no pós-operatório quadro de febre, calafrios e icterícia deve ser considerado um portador de calculose residual ou estenose cicatricial. Se existirem informações de dificuldades do ato operatório, se foi uma cirurgia de urgência ou ocorreram complicações pós-operatórias imediatas, o diagnóstico de estenose cicatricial deve ser considerado.

O diagnóstico da estenose cicatricial é confirmado através dos exames de imagem. A ultrassonografia evidencia dilatação da via biliar acima do ponto de estreitamento e os exames colangiográficos, endoscópico e radiológico, permitem a localização exata da lesão. A tomografia computadorizada permite a avaliação da dilatação da via biliar e a presença de coleções líquidas intracavitárias. Mais recentemente, a colangiorressonância tem se mostrado útil no estudo da via biliar intra e extra-hepática, além de ser considerada um exame menos invasivo que os exames radiológicos endoscópicos ou transparietais.

Os tratamentos dilatadores associados à colocação de próteses na via biliar, quer por via endoscópica como percutânea, têm se tornado alternativas para o tratamento cirúrgico. No entanto, deve-se ter em mente que só a dilatação com balão da área de estenose não é suficiente como tratamento definitivo. Após a sessão de dilatação é necessária a colocação de uma prótese que permaneça por tempo prolongado, para tentar evitar a recidiva do estreitamento. Outra opção é a colocação de próteses autoexpansivas, que propiciam maior calibre da via biliar, mantendo-a dilatada por um período mais prolongado. Os índices de insucesso permanecem de 20 a 30% em casuísticas com tempo de acompanhamento de até três anos.

A restauração cirúrgica da estenose cicatricial em geral é difícil e os resultados em longo prazo, muitas vezes desapontadores. Quando a reconstrução

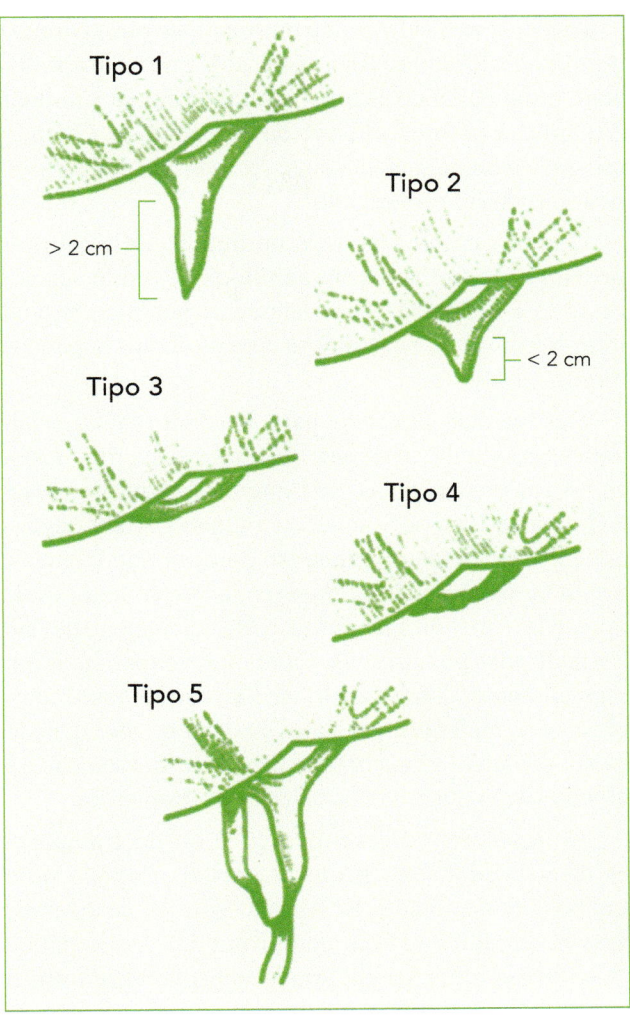

FIGURA 91.1.1 – *Classificação de Bismuth para estenose benigna de vias biliares. Fonte: autores.*

adequada não é conseguida na primeira tentativa, pode haver necessidade de mais de uma reintervenção para se conseguir o resultado desejado. O êxito do tratamento depende de vários fatores e a análise, do resultado de um período prolongado de acompanhamento pós-operatório.

Ao se indicar uma derivação biliodigestiva para a correção de uma estenose cicatricial, deve-se estar preparado para a realização de uma anastomose ampla e bem vascularizada. Dependendo do período decorrido entre a cirurgia inicial, onde ocorreu a lesão e

a reoperação, as aderências e a fibrose periductal dificultam a restauração da via biliar. Além disso, em função da fibrose, nem sempre a via biliar a ser derivada está dilatada, sobretudo quando se indicou a reintervenção precocemente.

Nos casos de via biliar fina ou pouco dilatada, pode ser necessário o emprego da drenagem trans-hepática. Embora seja uma conduta controversa, existem vários tipos de dreno que são utilizados. Nossa maior experiência tem sido com o emprego de vários drenos de silicone de calibre fino, colocados transanastomóticos e trans-hepáticos, com o intuito de ajudar a moldar e manter a permeabilidade da anastomose. Quando utilizada a drenagem, ela deve ser mantida por período pós-operatório prolongado.

Quando houver comprometimento da via biliar próximo à bifurcação, ou acima desta, pode ser necessária a realização de anastomose hepatico jejunal intra-hepática, ou anastomose com os ductos hepáticos direito e esquerdo.

Das técnicas descritas para anastomoses intra-hepáticas com o ducto direito ou com o esquerdo, destacam-se as preconizadas por Longmire e Sanford, Hepp e Couinaud e a por Soupalt e Couinaud. Além dessas, a técnica do "enxerto" mucoso descrita por Wexler e Smith também pode ser empregada. No entanto, essas operações são indicadas em casos selecionados e devem ser realizadas por cirurgiões com maior experiência em procedimentos sobre a via biliar. São anastomoses complexas e os melhores resultados são encontrados quando existe dilatação da via biliar a montante da estenose e a comunicação entre os ductos direito e esquerdo.

No insucesso das reoperações ou do tratamento conservador com próteses, existe a opção pelo transplante de fígado. Reservado para os casos mais graves, geralmente com comprometimento hepático pela cirrose biliar secundária, o transplante se torna a única chance de evitar a progressiva deterioração da função hepática. No entanto, devido à gravidade dos doentes, é ainda uma conduta de exceção, embora seus resultados possam ser melhores, ao serem indicados em casos com comprometimento não tão acentuado da função hepática.

Em função de todos esses aspectos, a lesão da via biliar e o aparecimento posterior de estenose cicatricial ainda constituem afecção complexa e de difícil tratamento. A prevenção da lesão iatrogênica é um fator fundamental, especialmente o treinamento dos cirurgiões em formação e dos que iniciam a prática da videocirurgia.

O tratamento cirúrgico é o mais empregado na correção das lesões e de suas sequelas, embora medidas terapêuticas conservadoras, endoscópicas e radiológicas, venham sendo aperfeiçoadas. Os doentes submetidos ao tratamento da estenose cicatricial devem ser acompanhados por períodos prolongados, a fim de se avaliar a recidiva dos sintomas.

Neoplasia de Vias Biliares
Introdução

Dentre os tumores que acometem as vias biliares, o adenocarcinoma é o mais frequente. É um tumor raro, com incidência aproximada de 0,5 a 2,0:100.000 habitantes por ano nos Estados Unidos da América. Estima-se que no Brasil haverá de 1.900 a 2.800 casos novos por ano. Hábitos alimentares e a alta incidência de doença biliar litiásica podem estar relacionados ao desenvolvimento deste tumor. A idade de aparecimento está entre a sétima e oitava décadas de vida, podendo aparecer mais precocemente quando associado a fatores predisponentes, tais como doença cística da via biliar, colite ulcerativa, infestação parasitária; sendo ligeiramente mais frequente em homens que em mulheres, na relação de 1,3:1,0. O tratamento cirúrgico é a única possibilidade de cura, visto que os tratamentos adjuvantes atuais oferecem pouco benefício adicional. O estádio TNM, o tipo histológico, sua classificação topográfica e o estado clínico serão determinantes tanto da extensão do tratamento operatório como da sobrevivência dos doentes.

De maneira generalizada, os tumores podem ser classificados como intra-hepáticos (5 a 10%), extra-hepáticos (60%) e periampulares (20 a 30%), ou em terços superior, médio e distal da via biliar. A localização do tumor na árvore biliar e sua extensão a órgãos vizinhos vão determinar o quadro clínico e direcionar o tratamento cirúrgico curativo ou paliativo e não cirúrgico. A classificação de Bismuth é a mais utilizada para os tumores de vias biliares (Figura 91.1.2). O colangiocarcinoma intra-hepático, Bismuth IV, é o tumor maligno primário de maior frequência após o hepatocarcinoma.

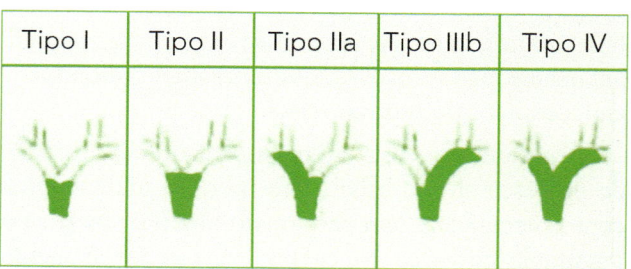

FIGURA 91.1.2 – *Classificação de Bismuth para o câncer de vias biliares. Fonte: autores.*

Quadro clínico e diagnóstico

As queixas mais comuns nas neoplasias de vias biliares são anorexia, perda de peso e desconforto em andar superior do abdômen. A icterícia progressiva, além de colúria, acolia e prurido são os dados clínicos mais sugestivos. O exame físico poderá mostrar sinais de doença avançada como ascite, linfonodos supraclavicular e periumbilical. Nos casos de colangiocarcinoma do colédoco distal, poderá estar presente a vesícula palpável indolor (sinal de Courvoisier).

O diagnóstico é realizado inicialmente com a ultrassonografia, que direcionará a investigação para realização de tomografia computadorizada de abdômen. Nesta, a imagem não é específica quando a lesão se apresenta como nodular, confundindo-se com outras lesões hepáticas. A tomografia helicoidal *multislice* é o exame sequencial na investigação que dá maior informação sobre a extensão da lesão, comprometimento vascular e de órgãos adjacentes. Para avaliar a extensão do tumor nos ductos biliares intra-hepáticos, a ressonância magnética com colangiorressonância substitui a colangiografia transparieto-hepática. Esta última poderá ser indicada no preparo pré-operatório dos doentes. A colangiografia endoscópica é pouco indicada em tumores mais altos da via biliar, podendo ser utilizada no tratamento paliativo. Há grupos japoneses que utilizam, na radiologia intervencionista, a coledocoscopia transparieto-hepática para avaliar a real extensão tumoral intraductal nos segmentos hepáticos específicos, a fim de limitar a hepatectomia no doente ictérico. O PET-*scan* parece limitado no diagnóstico de metástases e da extensão do tumor devido à fibrose característica e má vascularização das lesões.

A ressonância magnética pode complementar a investigação, mas não é essencial. A cintilografia hepática é desnecessária. A pesquisa de lesões primárias em outros órgãos ajuda a descartar a hipótese de lesão hepática secundária. Muitas vezes opta-se pela biópsia hepática transparietal para elucidação diagnóstica. Marcadores tumorais podem estar elevados e a alfafetoproteína estará negativa, auxiliando na confirmação da origem do tumor.

Marcadores tumorais como o antígeno carcinoembrionário (CEA), o CA 50 e o CA 19-9, principalmente na presença de icterícia, frequentemente estão elevados. Alterações no oncogene K-ras mutante nos códons 12, 13 e 61 têm sido identificadas em até 60% dos casos de tumores intra-hepáticos e peri-hilares. Mutações do gene supressor tumoral BRCA2 têm sido recentemente associadas a um risco relativo maior de câncer de vias biliares e vesícula.

O estadiamento anatomopatológico mais comumente segue os critérios de classificação da *American Joint Commission on Cancer*, o TNM, no qual tumores restritos à mucosa e muscular ductal são classificados como estádio I; no estádio II o tumor invade tecidos periductais com linfonodos negativos, enquanto no estádio III haverá comprometimento linfonodal; no estádio IV há invasão de órgãos vizinhos e metástases à distância.

Tratamento

O tratamento cirúrgico curativo do colangiocarcinoma consiste na extirpação completa com margens livres do tumor, linfadenectomia locorregional e restabelecimento do fluxo biliar para o intestino. A extensão da cirurgia vai depender da localização do tumor na via biliar intra-hepática, extra-hepática e periampular além do comprometimento vascular e de órgãos adjacentes. A avaliação clínica criteriosa do doente com icterícia, como funções cardiocirculatória, pulmonar e renal, além da condição nutricional e do estado de coagulação, reflexos da função hepática do doente, são fundamentais para o adequado planejamento terapêutico e os bons resultados pós-operatórios. Os índices de ressecção completa em vários grupos aumentaram nas últimas décadas.

Os tumores Bismuth I, que não acometem a confluência dos hepáticos e limitam-se à via biliar extra-hepática supraduodenal são tratados com ressecção local, linfadenectomia periportal e da artéria hepática própria, seguida de anastomose biliodigestiva em Y de Roux. Preferimos a incisão subcostal uni ou bilateral e prolongamento subxifóideo, se necessário. A cirurgia se inicia com inventário da cavidade para procura de ascite, implantes peritoneais e metástases hepáticas, linfonodos retroduodenais, periaórticos e de tronco celíaco que, caso positivos para doença maligna, direcionam para o tratamento paliativo não ressectivo. Uma vez descartada invasão de tronco da veia porta ou duodenal, realiza-se a colecistectomia, que ajuda na mobilização da via biliar, e a secção distal do colédoco livre de tumor. Segue-se a dissecção cranial com liberação do tumor da veia porta e artéria hepática, linfadenectomia em bloco até o limite superior do tumor no hepatocolédoco com margem de 1 cm livre de neoplasia. Conforme o limite da secção na via biliar, costumamos realizar ampliação da anastomose com prolongamento lateral no ducto hepático esquerdo tipo Hepp-Couinaud e, anastomose em Y de Roux transmesocólica retrogástrica com cerca de 40 cm de alça intestinal exclusa.

Quando o tumor acomete a confluência dos hepáticos (tumor de Klatskin), sua extensão na via biliar vai direcionar o tipo de cirurgia a ser realizada. Nos tumores Bismuth II, devido à drenagem biliar do lobo caudado para os ductos hepáticos direito e esquerdo, a extirpação do segmento I do fígado se faz obrigatória, podendo-se encontrar até 48% de invasão tumoral. Proposta por vários grupos, a drenagem biliar transparieto-hepática pré-operatória pode facilitar a identificação da via biliar intra-hepática durante a cirurgia, auxilia no preparo do doente com icterícia e serve de molde para a anastomose biliodigestiva, podendo evitar estenose tardia, sendo discutido o risco-benefício de contaminação e disseminação do tumor.

Nas lesões que se prolongam à direita ou esquerda nos ductos secundários (Bismuth IIIA e IIIB), ou nos tumores intra-hepáticos Bismuth IV, são realizadas as hepatectomias regradas para ressecção completa do tumor, hepatectomias direita e esquerda respectivamente e, trissegmentectomias. A preocupação com a reserva funcional e volumetria do fígado residual no doente ictérico limita a extensão das hepatectomias, obrigando a realização de cirurgias com preservação de parênquima e técnicas de hipertrofia hepática com embolização portal prévia, a fim de alcançar maiores índices de ressecção curativa e menores taxas de complicação pós-operatória.

Para os tumores no segmento intrapancreático da via biliar, o tratamento curativo implica em duodenopancreatectomia. O grupo de Vias Biliares e Pâncreas da Santa Casa de São Paulo, desde 1994 tem dado preferência pela preservação pilórica com duodeno jejuno anastomose. A ressecção é realizada com linfadenectomia *standard* e reconstrução do trânsito em alça única tipo Kenneth-Warren modificado. A anastomose pancreatojejunal é realizada terminolateral tipo ducto mucosa.

Em tumores difusos, tipo Bismuth IV e Bismuth III com extensão para via biliar distal, cirurgias maiores no intuito de alcançar ressecções totais, como hepato duodenopancreatectomias, apresentam maior morbimortalidade e benefícios discutíveis. Dentro deste conceito de cirurgia radical, recentemente a ressecção vascular de veia porta tem sido realizada por alguns grupos, com aumento dos índices de cirurgia R0 e sobrevivência. Porém, a maioria dos serviços ainda utiliza a invasão do tronco da veia porta como critério de irressecabilidade.

O transplante hepático como forma de tratamento curativo para o colangiocarcinoma continua controverso e tem se reservado a protocolos específicos em certos grupos. As indicações estariam restritas aos casos sem doença extra-hepática que teoricamente seriam passíveis de ressecção cirúrgica, ampliando-se recentemente para doentes com tumores considerados irressecáveis. Discutem-se os índices de sobrevida em médio prazo e a indicação desta modalidade de tratamento devido à escassez de órgãos disponíveis para doação.

Doentes com metástases hepáticas, peritoneais, linfonodais N2, com invasão tumoral em tronco de veia porta ou atrofia lobar e comprometimento vascular contralateral, cirrose ou sem condições clínicas, não apresentariam vantagens ou estariam impossibilitados de serem operados.

O estadiamento final da doença muitas vezes é realizado durante a laparotomia. Frequentemente se encontrará a vesícula obstruída pelo tumor do hepatocolédoco, sendo realizada a colecistectomia sempre que possível para evitar a colecistite aguda. As opções cirúrgicas paliativas para restabelecer o fluxo biliar são as derivações biliodigestivas periféricas tipo Couinaud-Soupault laterolaterais no ducto hepático do segmento III, tipo Longmire com hepatotomia transversal e anastomose em Y de Roux terminolateral, e a tubagem transtumoral transparieto-hepática com ou sem anastomose biliodigestiva. Com esta última opção, obtivemos melhores resultados na sobrevivência em médio prazo, quando comparada com derivações periféricas, relacionados provavelmente à drenagem bilateral hepática, que evita colangites de repetição e insuficiência hepática precoce. Na vigência de colangite aguda, doença metastática e na falta de condição clínica para cirurgia, prefere-se a passagem de próteses por via endoscópica em obstruções mais baixas e transparieto-hepáticas nas altas. A presença de ascite muitas vezes impede esta última opção, sendo que um número razoável de doentes não tem chance de tratamento algum.

Não há um protocolo-padrão para o tratamento adjuvante e neoadjuvante do colangiocarcinoma de vias biliares devido aos resultados limitados e à raridade do tumor. A droga quimioterápica-padrão é a fluoropirimidina (5-FU), que isoladamente alcança respostas pobres (0 a 10%), sem melhora na sobrevivência média em doentes não ressecados. Quando associada à cisplatina ou análogos de nucleosídeos como a gemcitabina (Gemzar) e a capecitabina (Xeloda), em estudos fase II, são descritas respostas de 20 a 45%, porém com toxicidade mais alta. Novos horizontes estão surgindo com o uso da associação de gemcitabina e capecitabina, com resultados promissores. A aplicação da radioterapia é descrita em casos irressecáveis e o problema limitante é a tolerância hepática e a extensão imprecisa da área a ser irradiada neste tipo de tumor. Por isso, a braquiterapia com Iridium-192 é uma alternativa.

O prognóstico do colangiocarcinoma de vias biliares não é bom. Até 30% dos doentes operados por colangiocarcinoma apresentam metástases hepáticas e peritoneais não detectadas e, destes, mais de 50% podem apresentar disseminação linfonodal. Nos doentes com ressecção R0, a sobrevivência média varia de 27 a 42 meses, com 27% alcançando 5 anos. Nos casos de tratamento paliativo ressectivo a média de sobrevivência é de 21 meses contra 16 meses, nos não ressecados. Quando há comprometimento linfonodal N1, a média é de 1,5 ano.

Apesar dos modernos avanços no conhecimento da anatomia e segmentação hepática, na técnica cirúrgica apurada e do suporte anestésico e de vida, que permitiram o aumento das taxas de extirpação do colangiocarcinoma com maior segurança, o diagnóstico tardio e o difícil controle da doença no pós-operatório ainda conferem ao tratamento do tumor de vias biliares um prognóstico sombrio. Enquanto o transplante aparece como nova perspectiva terapêutica, aguardam-se resultados das novas drogas na terapia adjuvante e de pesquisas no entendimento molecular da carcinogênese destes tumores raros, na constante busca por melhores resultados cirúrgicos.

Bibliografia consultada

1. Abboud PC, Malet PF, Berlin JA, Staroscik R, Cabana MD, Clarke JR, et al. Predictors of common bile duct stones prior to cholecystectomy: a meta-analysis. Gastrointest Endosc 1996; 44: 450-7.
2. Barkun NA, Barkun JS, Fried GM, Ghitulescu G, Steinmetz O, Pham C. Useful predictors of bile duct stones in patients undergoing laparoscopic cholecystectomy. Ann Surg 1994; 220:32-9.
3. Bingener J, Richards ML, Schwesinger WH, et al. Laparoscopic cholecystectomy for elderly patients: gold standard for golden years? Arch Surg. 2003;138:531–535.
4. Bismuth H, Majno PE. Biliary strictures: classification based on the principles of surgical treatment. World J Surg. 2001 Oct;25(10):1241-4.
5. Brunt LM, Quasebarth MA, Dunnegan DL, et al. Outcomes analysis of laparoscopic cholecystectomy in the extremely elderly. Surg Endosc. 2001;15:700–705.
6. Chau CH, Tang CN, Siu WT. Laparoscopic cholecystectomy versus open cholecystectomy in elderly patients with acute cholecystitis: retrospective study. Hong Kong Med J. 2002;8: 394–399.
7. De Campos T, Parreira JG, de Moricz A, Rego RE, Silva RA, Pacheco Junior AM. Predictors of choledocholithiasis in patients sustaining gallstones. Rev Assoc Med Bras. 2004 Apr-Jun;50(2):188-94.
8. Deziel DJ, Millikan KW, Economou SG. Complications of laparoscopic cholecystectomy: A national survery of 4,292 hospitals and analysis of 77,604 cases. Am J Surg 165:9-14, 1993.
9. Garber SM, Korman J, Cosgrove JM, et al. Early laparoscopic cholecystectomy for acute cholecystitis. Surg Endosc. 1997;11: 347–350.
10. Franceschi D, Brandt C, Margolin D, Szopa B, Ponsky J, Priebe P, et al. The management of common bile duct stones in patients undergoing laparoscopic cholecystectomy. Am Surg 1993; 59: 525-532.
11. Garber SM, Korman J, Cosgrove JM, et al. Early laparoscopic cholecystectomy for acute cholecystitis. Surg Endosc. 1997;11: 347-350.
12. Hauer-Jensen M, Karesen R, Nygaard K, Solheim K, Amlie EJB, Havig O, et al. Prospective randomized study of routine intraoperative cholangiography during open cholecystectomy: long-term follow-up and multivariate analysis of predictors of choledocholithiasis. Surgery 1993; 113:318-23.
13. Hawasli A, Lloyd L, Cacucci B. Management of choledocholithiasis in the era of laparoscopic surgery. Am Surg 2000; 66: 425-431.
14. Hirota M, Takada T, Kawarada Y, Nimura Y, Miura F, Hirata K, Mayumi T, Yoshida M, Strasberg S, Pitt H, Gadacz TR, de Santibanes E, Gouma DJ, Solomkin JS, Belghiti J, Neuhaus H, Büchler MW, Fan ST, Ker CG, Padbury RT, Liau KH, Hilvano SC, Belli G, Windsor JA, Dervenis C. Diagnostic criteria and severity assessment of acute cholecystitis: Tokyo Guidelines. J Hepatobiliary Pancreat Surg. 2007;14(1):78-82.
15. Kane RL, Lurie N, Borbas C, et al. The outcomes of elective laparoscopic and open cholecystomies. J Am Coll Surg 1995; 180:136-145.
16. Kitahama A, Elliott LF, Overby JL. The extrahepatic biliary tract injury. Perpectives in diagnosis and treatment. Ann Surg 196: 536, 1982.
17. Lam CM, Yuen AW, Chik B, et al. Variation in the use of laparoscopic cholecystectomy for acute cholecystitis: a populationbased study. Arch Surg. 2005;140:1084–1088.
18. Lee AY, Carter JJ, Hochberg MS, Stone AM, Cohen SL, Pachter LH. The timing of surgery for cholecystitis: a review of 202 consecutive patients at a large municipal hospital. The American Journal of Surgery 2008;195: 467–470.
19. Liu TH, Consorti ET, Kawashima A, Ernst RD, Black CT, Greger PH, et al. The efficacy of magnetic resonance cholangiography for the evaluation of patients with suspected choledocholithiasis before laparoscopic cholecystectomy. Am J Surg 1999; 178:480-4.
20. Majeed AW, Johnson AG. Pitfalls in cholecystectomy. Surgical Management of Hepatobiliary and Pancreatic Disorders. Martin Dunitz. London. 2003: 301-314.
21. Menezes N, Marson LP, Debeaux AC, Muir IM, Auld CD. Prospective analysis of a scoring system to predict choledocholithiasis. Br J Surg 2000; 87:1176-81.
22. Merriam LT, Kanaan SA, Dawes LG, et al. Gangrenous cholecystitis: analysis of risk factors and experience with laparoscopic cholecystectomy. Surgery 1999;126:680–85.
23. Meyers WC, Club TSS. A prospective analysis of 1518 laparoscopic cholecystectomies. N Engl J Med 1991; 324:1073-1078.
24. Moossa AR, Mayer AD, Stabile B. Iatrogenic injury to the bile duct: Who, how, where? Arch Surg 125: 1028, 1990.
25. Onken JE, Brazer SR, Eisen GM, Williams DM, Bouras EP, Delong ER, et al. Predicting the presence of choledocholithiasis in patients with symptomatic cholelithiasis. Am J Gastroenterol 1996; 91:762-767.
26. Rego RE, De Campos T, de Moricz A, Silva RA, Pacheco Júnior AM. Cholecystectomy in the elderly: early results of open versus laparoscopic approach. Rev Assoc Med Bras. 2003 Jul-Sep;49(3):293-9.
27. Rossi RL, Schirmer WJ, Braasch JW. Laparoscopic bile duct injuries: Risk factors, recognition, and repair. Arch Surg 127: 596, 1992.
28. Saldinger PF, Jarnagin WR, Blumgart LH. Management of hilar cholangiocarcinoma. In: Poston GJ & Blumgart LH. Surgical Management of Hepatobiliary and Pancreatic Disorders. Martin Dunitz. London. 2003: 281-300.
29. Savassi-Rocha PR, Ferreira JT, Diniz MTC, Sanches SR. Laparoscopic cholecystectomy in Brazil: analysis of 33.563 cases. Int Surg 1997;82:208-12.
30. Savassi-Rocha PR, Almeida SR, Sanches MD, Andrade MAC, Ferreira JT, Diniz MTC. Iatrogenic bile duct injuries: a multicenter study of 91.232 laparoscopic cholecystectomies performed in Brazil. Surg Endos 2003;17:1356-61.
31. Shpitz B, Sigal A, Kaufman Z, et al. Acute cholecystitis in diabetic patients. Am Surg. 1995;61:964–967.
32. Singh G, Gupta PC, Sridar G, Katariya RN. Role of selective intra--operative cholangiography during cholecystectomy. Aust N Z J Surg 2000; 70:106-9.
33. Stewart L. Treatment strategies for benign bile duct injury and biliary stricture. In: Poston GJ & Blumgart LH. Surgical Management of Hepatobiliary and Pancreatic Disorders. Martin Dunitz. London. 2003: 315-329.
34. Strasberg SM, Hertl M, Soper NJ. An analysis of the problem of biliary injury during laparoscopic cholecystectomy. J Am Coll Surg 1995; 180:101-125.
35. Suter M, Meyer A. A 10-year experience with the use of laparoscopic cholecystectomy for acute cholecystitis Is it safe? Surg Endosc (2001) 15.
36. Varghese JC, Liddell RP, Farrell MA, Murray FE, Osborne H, Lee MJ. Diagnostic accuracy of magnetic resonance cholangiopancreatography and ultrasound compared with direct cholangiography in the detection of choledocholithiasis. Clin Radiol 2000; 55:25-35.
37. Wang CH, Mo LR, Lin RC, Kuo JY, Chang KK. Rapid diagnosis of choledocholithiasis using biochemical tests in patients undergoing laparoscopic cholecystectomy. Hepatogastroenterology 2001; 48:618-621.

91.2 Câncer de Vesícula

Tercio de Campos • André de Moricz
Rodrigo Altenfelder Silva
Adhemar Monteiro Pacheco Júnior

Introdução

Importância

Desde o primeiro relato do câncer de vesícula biliar, em 1778, seus aspectos clínicos e comportamento biológico têm gerado pessimismo para os médicos que o tratam. E este pensamento está relacionado à evolução da doença, em que o tempo médio de vida é menor que 6 meses, com sobrevida de 5 anos menor que 5%. Esta evolução ocorre principalmente devido às vias de disseminação da doença, que são múltiplas pela própria localização da vesícula junto ao fígado e a importantes vasos do aparelho digestivo. O surgimento da videolaparoscopia aumentou o número de colecistectomias e propiciou maior índice de diagnóstico precoce do câncer de vesícula, colocando uma nova perspectiva na evolução da doença.

Epidemiologia

O câncer da vesícula biliar atinge cerca de 5.000 pessoas a cada ano nos Estados Unidos, sendo responsável por 2.800 mortes por ano. É a neoplasia mais frequente da via biliar e a quinta mais frequente do trato digestivo. Sua incidência é maior na sétima e oitava décadas de vida, com predomínio do sexo feminino com uma proporção de 3:1.

Os países com maior incidência são o México, Israel, Chile, Japão e o estado do Novo México, nos Estados Unidos.

Fatores de risco

O principal fator de risco para o desenvolvimento de câncer de vesícula é a presença de cálculos na vesícula. Cerca de 90% dos doentes com câncer de vesícula têm cálculos na vesícula, e presume-se que 1% das doenças da vesícula seja câncer. Além deste, outros fatores estão associados com o desenvolvimento de câncer de vesícula, tais como a vesícula em porcelana, ou seja, a presença de calcificação na parede da vesícula, a presença de pólipos na vesícula, e substâncias carcinogênicas, tais como a nitrosamina.

Patologia

O principal tipo histológico de câncer de vesícula é o adenocarcinoma, que tem os subtipos papilífero, nodular e tubular, sendo que os papilíferos são os menos invasivos e com melhor prognóstico. Cerca de 60% dos tumores se originam no fundo da vesícula, 30% no corpo e 10% no infundíbulo junto ao ducto cístico.

Mecanismos de disseminação

Quatro são os principais mecanismos de disseminação do câncer de vesícula:

- Extensão direta e invasão de órgãos adjacentes: como segmento hepático IVb e V, veia porta, artéria hepática ou via biliar.
- Linfática: como linfonodos pericísticos e pericoledocianos.
- Disseminação peritoneal e em locais dos portais laparoscópicos e de biópsia.
- Hematogênica: como o fígado, e mais raramente pulmões e cérebro.

Em uma análise *post mortem*, Perpetuo et al. relataram 91% de metástases hepáticas, 82% com envolvimento linfonodal, 60% com disseminação peritoneal, 32% com metástases pulmonares e 5% com metástases cerebrais.

Manifestações clínicas

Duas são as principais formas de apresentação do câncer de vesícula: na maioria das vezes detecta-se um grande tumor irressecável, ou em cerca de 20% das vezes como achado incidental durante uma colecistectomia devido à presença de colelitíase.

Sintomas inespecíficos podem estar presentes, como, por exemplo, dor abdominal, anorexia e perda de peso. A presença de icterícia pode ser indicativa de doença avançada.

Diagnóstico

A ultrassonografia é na maioria das vezes o exame que sugere alguma alteração suspeita na vesícula, tal como a presença de vegetação no interior da vesícula, lesões polipoides e eventualmente sinais de comprometimento hepático nos casos avançados. Apesar de marcadores tumorais poderem estar elevados, tais como o CEA e o CA 19-9, não há um marcador específico de rotina para doentes com suspeita de câncer de vesícula. A tomografia computadorizada (TC) ou a ressonância magnética (RM) são os exames que seguem a ultrassonografia inicial, e têm papel fundamental para o diagnóstico e estadiamento da doença.

Estadiamento

Tumor primário (T)

TX Tumor primário sem avaliação T0 Sem evidência de tumor primário Tis Carcinoma *in situ*

T1 Tumor invade a lâmina própria ou plano muscular

T1a Tumor invade a lâmina própria

T1b Tumor invade o plano muscular

T2 Tumor invade o tecido conectivo perimuscular, sem extensão na serosa ou no fígado

T3 Tumor perfura a serosa (peritônio visceral) e/ou invade diretamente o fígado e/ou outros órgãos adjacentes, tais como o estômago, duodeno, cólon, pâncreas, omento ou ducto biliar extra-hepático

T4 Tumor invade o tronco da veia porta ou artéria hepática ou invade múltiplos órgãos ou estruturas extra-hepáticas

Linfonodos regionais (N)

NX Linfonodos regionais não podem ser avaliados

N0 Ausência de metástase em linfonodo regional

N1 Metástase em linfonodo regional

Metástase à distância

MX Metástase à distância não pode ser avaliada

M0 Ausência de metástase à distância

M1 Metástase à distância

Estádio

Estádio	T	N	M
Estádio 0	Tis	N0	M0
Estádio IA	T1	N0	M0
Estádio IB	T2	N0	M0
Estádio IIA	T3	N0	M0
Estádio IIB	T1	N1	M0
	T2	N1	M0
	T3	N1	M0
Estádio III	T4	N	M0
Estádio IV	T	N	M1

Grau histológico

GX Grau não pode ser avaliado

G1 Bem diferenciado

G2 Moderadamente diferenciado

G3 Pouco diferenciado

G4 Indiferenciado

Tratamento

O tratamento cirúrgico é a única forma possível de cura para o câncer de vesícula biliar, porém apenas 25% dos casos são ressecáveis.

Um aspecto porém é importante para definir o tratamento: o momento do diagnóstico, ou seja, se o achado é incidental durante uma colecistectomia por colelitíase, ou se o diagnóstico é pré-operatório, através de dados que sugiram doença avançada, tais como icterícia, massa palpável e metástases hepáticas.

O tratamento também depende de outro aspecto: se a doença é ressecável ou não.

Caso o tumor seja ressecável, o tratamento preconizado é, além da colecistectomia, a ressecção hepática, linfonodectomia e ressecção das vias biliares em alguns casos.

Nas situações em que se faz o diagnóstico pré-operatório, uma avaliação mais detalhada é fundamental, com o auxílio da tomografia computadorizada e/ou da ressonância magnética, além da avaliação da função hepática com exames laboratoriais. A angiografia, o Doppler e a angiorressonância podem auxiliar na determinação de irressecabilidade quando demonstram comprometimento da veia porta ou da artéria hepática.

Nos tumores T1a, quando a vesícula é retirada sem abertura, não há necessidade de complementação cirúrgica. Um aspecto importante nesta situação é a revisão cuidadosa da patologia para que se tenha certeza de que a doença não ultrapassou a camada muscular da vesícula. Nos doentes T1b ou mais, a ressecção hepática do leito vesicular, além da linfonodectomia e eventualmente a ressecção hepática devem ser realizadas. Naqueles doentes em que a ressecção foi laparoscópica, a ressecção do local da parede onde estava o trocarte deve ser considerada.

Caso o resultado de câncer de vesícula seja obtido no pós-operatório e não seja T1a, a reoperação deve ser realizada com ressecção de 2 cm do leito hepático ou a hepatectomia regrada do segmento IVb e V.

Nos doentes com tumor T2, T3 e T4, cerca de 50% dos linfonodos periportais são acometidos, o que justifica a linfonodectomia portal. E para que esta linfonodectomia portal seja realizada com sucesso, a ressecção da via biliar é fundamental, com anastomose biliodigestiva em Y de Roux no nível da confluência dos hepáticos. A esqueletização da artéria hepática e da veia porta caracteriza a linfadenectomia completa. A linfadenectomia retroduodenal, intraortocaval e da mesentérica superior, se possível, pode causar benefícios.

O tratamento adjuvante com 5-fluorouracil associado à radioterapia é recomendado após a ressecção do tumor, exceto nos doentes estádio 1a.

Nos doentes em que o tumor é irressecável, o mesmo esquema de quimioterapia associado à radioterapia deve ser realizado. Caso o doente se encontre ictérico e com dilatação das vias biliares, o tratamento com drenagem endoscópica ou transparieto-hepática auxilia na melhora da qualidade de vida. Esta drenagem, quando indicada, deve ser realizada antes do início da quimioterapia.

Os exames de imagem para controle pós-operatório devem ser feitos a cada 6 meses, ou antecipados caso o doente necessite.

Experiência do grupo de vias biliares e pâncreas da faculdade de ciências médicas da Santa Casa de São Paulo

Em uma casuística de 23 anos do tratamento do câncer de vesícula na Santa Casa de São Paulo, avaliaram-se 62 doentes, com média etária de 65,8 anos e predomínio do sexo feminino (75,8%). Na apresentação, a icterícia estava presente em 42 doentes (67,7%), o que mostrava o grau avançado da doença na maioria dos pacientes.

Três modalidades principais de tratamento foram realizadas: tratamento de intenção curativa, tratamento paliativo e sem tratamento cirúrgico. A maior parte dos doentes foi submetida ao tratamento paliativo (47%), sendo em 25% a derivação biliodigestiva, em 19% a colecistectomia paliativa com tumor remanescente e em 3% tratamento endoscópico com passagem de prótese. Uma grande porcentagem de doentes (38%) não teve possibilidade de nenhum tipo de tratamento, sendo que em 24% o único procedimento foi a laparotomia exploradora, para que se determinasse o diagnóstico e a extensão da doença fosse comprovada, e 14% dos doentes foram submetidos à laparotomia associada à biópsia da lesão. Nesta amostra, 15% dos doentes receberam o tratamento de intenção curativa, sendo 8% com a colecistectomia simples e 7% com a colecistectomia associada à ressecção hepática.

Um dado interessante é relacionado à icterícia, onde 11,9% dos doentes ictéricos foram submetidos ao tratamento curativo e 40,5% não receberam tratamento cirúrgico, ao passo que 35% dos doentes anictéricos receberam tratamento com intenção curativa, contra 25% que foram submetidos apenas à laparotomia com ou sem biópsia.

O principal tipo histológico foi o adenocarcinoma, em 80,6% dos casos. Vinte e um doentes (33,9%) desenvolveram complicações, sendo a fístula biliar em 7 casos (11,3%) a mais frequente, com mortalidade de 28,6%. Oito doentes (12,9%) morreram, seis daqueles que receberam tratamento paliativo, um que recebeu tratamento com intenção curativa e um submetido apenas a laparotomia.

Bibliografia consultada

1. The NCCN HEPATOBILIARY CANCERS. Clinical Practice Guidelines in Oncology (Version 2.2008). © 2006 National Comprehensive Cancer Network, Inc. Available at: http://www.nccn.org. Accessed [Month and Day, Year]. To view the most recent and complete version of the guideline, go online to www.nccn.org.
2. Fong Y, Bartlett DL. Treatment of laparoscopically discovered gallbladder cancer. In: Poston GJ & Blumgart LH. Surgical Management of Hepatobiliary and Pancreatic Disorders. Martin Dunitz. London. 2003: 331-343.
3. Perpetuo MD, Valdivieso M, Heilbrun LK, Nelson RS, Connor T, Bodey GP. Natural history study of gallbladder cancer: a review of 36 years experience at M. D. Anderson Hospital and Tumor Institute. Cancer. 1978;42(1):330-5.
4. Piehler JM, Crichlow RW. Primary carcinoma of the gallbladder. Arch Surg. 1977;112(1):26-30.
5. Matsumoto Y, Fujii H, Aoyama H, Yamamoto M, Sugahara K, Suda K. Surgical treatment of primary carcinoma of the gallbladder based on the histologic analysis of 48 surgical specimens. Am J Surg. 1992;163(2):239-45.
6. Wanebo HJ, Vezeridis MP. Treatment of gallbladder cancer. Cancer Treat Res. 1994;69:97-109.
7. Fong Y, Malhotra S. Gallbladder cancer: recent advances and current guidelines for surgical therapy. Adv Surg. 2001;35:1-20.
8. Fong Y. Treatment of T2 gallbladder cancer. Ann Surg Oncol. 2003;10(5):490.
9. Shoup M, Fong Y. Surgical indications and extent of resection in gallbladder cancer. Surg Oncol Clin N Am. 2002;11(4):985-94.
10. Fong Y, Heffernan N, Blumgart LH. Gallbladder carcinoma discovered during laparoscopic cholecystectomy: aggressive reresection is beneficial. Cancer. 1998;83(3):423-7.
11. Cleary SP, Dawson LA, Knox JJ, Gallinger S. Cancer of the gallbladder and extrahepatic bile ducts. Curr Probl Surg. 2007;44(7):396-482.
12. Solda SC, Silva RA, Pacheco Jr AM, Rasslan S, Fava J. Neoplasia da vesícula biliar. Arq Med Hosp Fac C Med Sta Casa SP. 1991;11:56-9.

92 Afecções Cirúrgicas do Pâncreas

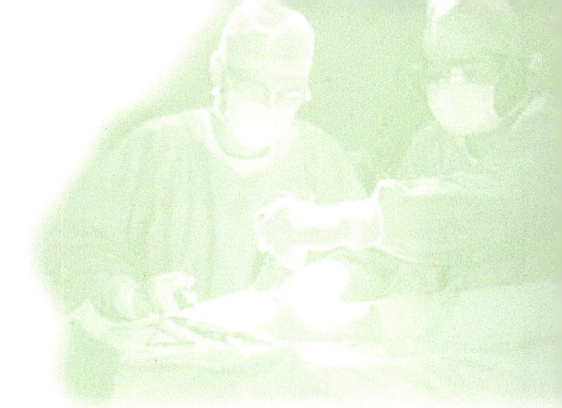

92.1 Pâncreas Exócrino – Tumores e Cistos

Marcel Cerqueira Cesar Machado
Gaspar de Jesus Lopes Filho
Hemerson Paul Vieira Marques

Introdução

Epidemiologia, Etiologia e Fatores de Risco

A sobrevida global em 5 anos em pacientes com câncer pancreático é menor do que 5%.

O câncer de pâncreas é responsável no Brasil, por 2% de todos os cânceres novos ao ano, e por 4% do total de mortes por neoplasia no país. Segundo a União Internacional contra o Câncer (UICC) há 10/100 mil novos casos dos 40 aos 50 anos, e 116/100 mil novos casos por ano dos 80 aos 85 anos de idade.[22,29]

A maioria das neoplasias do pâncreas é do tipo esporádico, no entanto tem sido descritas famílias onde a incidência de câncer de pâncreas está extremamente elevada. Mutações no gene supressor do tumor P16 têm sido observadas em algumas famílias com alta incidência de câncer de pâncreas. Mutações dos genes BRCA-1 e BRCA-2 estão associadas com aumento da incidência de adenocarcinoma de pâncreas. Assim mulheres que tiveram câncer de mama bilateralmente (provavelmente por mutações dos genes BRCA-1 ou BRCA-2) ou que apresentam mutações nestes genes ainda sem neoplasia de mama ou ovário devem ser avaliadas do ponto de vista de possíveis neoplasias de pâncreas.

O risco de câncer pancreático entre fumantes é de cerca de duas a duas vezes e meia maior do que para não fumantes. Esse risco também é maior entre trabalhadores expostos aos derivados do petróleo e a agentes industriais tipo betanaftilamina e benzidina. A obesidade também constitui fator de risco para o desenvolvimento do câncer do pâncreas. Ressecções gástricas e anemia perniciosa estão associadas com o aumento do risco de câncer pancreático de 2 a 3 vezes.[22] As taxas de incidência são maiores na presença de pancreatite crônica hereditária.[2] Estudos populacionais tem demonstrado que pacientes que apresentam início de diabetes após a sexta década podem estar relacionados ao aparecimento de câncer pancreático e que a maioria dos pacientes com câncer de pâncreas e diabetes não apresentam história familiar dessa patologia.[22]

O câncer pancreático acomete pacientes na sexta, sétima e oitava décadas de vida, sendo que 80% dos casos ocorrem em pacientes com mais de 60 anos. Porém cerca de 10% dos pacientes são muito jovens.[2]

A localização dos tumores do pâncreas tem obedecido a uma distribuição muito padronizada: cabeça do pâncreas, 60%, corpo, 15-20%, cauda 5%. Em 20% dos casos o tumor ou é difuso, ou já se disseminou tão difusamente que é impossível determinar seu local de origem.[22]

Apesar das células ductais representarem 4% de todas as células pancreáticas, praticamente todos os cânceres do pâncreas começam no epitélio ductal. Os ácinos propriamente ditos dão origem a menos de 1% dessas lesões. A classificação dos tumores exócrinos do pâncreas é demonstrada na Tabela 92.1 levando em consideração seu comportamento biológico. Em se tratando de lesões malignas o adenocarcinoma ductal constitui 80% a 90% dos tumores na maioria das séries.[2,10]

Diagnóstico

Clínica

O carcinoma pancreático é muito difícil de ser diagnosticado em seu estágio inicial onde o potencial de cura é maior. Muitos pacientes apresentam sintomas

Tabela 92.1
Classificação dos tumores do pâncreas exócrino

Benignos
- Cistoadenoma seroso
- Cistoadenoma mucinoso

Comportamento biológico Incerto
- Tumor intraductal papilar produtor de mucina
  - Ducto principal
  - Ductos secundários
- Neoplasia mucinosa cística
- Tumor sólido pseudo papilar (tumor de Frantz)

Malignos
- Adenocarcinoma ductal
- Cistoadenocarcinoma mucinoso
- Cistoadenocarcinoma seroso
- Carcinoma de células acinares
- Pancreatoblastoma

Tabela 92.2
Sintomas do câncer pancreático por ordem de incidência

Sintomas	
Cabeça	• Perda de peso
	• Icterícia
	• Dor
	• Anorexia
	• Colúria
	• Acolia fecal
	• Náuseas
	• Vômitos
	• Astenia
	• Prurido
	• Diarreia
	• Melena
	• Constipação
	• Febre
	• Hematêmese
Corpo e cauda	• Perda de peso
	• Dor
	• Astenia
	• Náusea
	• Vomito
	• Anorexia
	• Constipação
	• Hematêmese
	• Melena
	• Icterícia
	• Febre
	• Diarreia

vagos abdominais como dispepsia e dor abdominal. A dor localizada ou irradiada para a região dorsal apresenta característica diferente das relacionadas com problemas ortopédicos: no câncer de pâncreas a dor piora quando o doente permanece em decúbito dorsal. Nas doenças da coluna a dor, em geral, melhora quando o doente assume o decúbito dorsal horizontal.

O aparecimento de diabetes na 5ª a 6ª décadas de vida sem história familiar da doença pode ser indicativo da presença de câncer de pâncreas. A piora do diabetes também constitui sintoma de alerta para o diagnóstico do câncer do pâncreas É importante frisar que qualquer achado incidental de lesões pancreáticas deve ser investigado dada a alta possibilidade de ser de natureza maligna. Esses sintomas geralmente persistem até que o paciente apresente perda de peso importante e icterícia, quando o diagnóstico é realizado.[2,18] A Tabela 92.2 demonstra a frequência dos principais achados do exame físico do paciente com câncer de pâncreas.

Todos os pacientes com câncer pancreático apresentam perda de peso, e esta é substancial. Em média 10 kg são perdidos rapidamente e com apetite normal inicialmente. Icterícia de escleras, colúria e acolia fecal são, frequentemente, responsáveis pela consulta médica inicial A icterícia é progressiva e o prurido, decorrente da deposição dos sais biliares pode ocorrer em 1/3 dos pacientes. A dor abdominal pode aparecer com a progressão da doença, podendo ser intensa e irradiada diretamente para o dorso. A presença de dor ocorre em 80% a 85% dos casos irressecáveis. Podem ocorrer ainda náuseas e vômitos relacionados com obstrução duodenal. Os pacientes podem apresentar alterações dos hábitos intestinais, e ambos, constipação e diarreia podem estar presentes. Esteatorreia ocorre em menos de 10% dos pacientes.[2] Sintomas interessantes e comuns são a depressão, que ocorre em 70% das pessoas portadoras do câncer pancreático e a tromboflebite superficial migratória (Sinal de Trousseau), originalmente descrita em pacientes com câncer pancreático, mas que também ocorrem em outros tumores.[22]

Dentre os achados de exame físico, a icterícia e a hepatomegalia (30% a 50%) são os mais comuns. O aumento do fígado ocorre devido à congestão ocasionada pela obstrução biliar e não necessariamente pela presença de metástases. A palpação da vesícula biliar, sinal de Courvoisier, está presente em aproximadamente 1/4 dos pacientes. Sinais de ascite ocorrem em 15% dos pacientes e significa doença irressecável.[22] A Tabela 92.3 apresenta a frequência dos principais achados do exame físico no câncer de pâncreas.

Considerando que o diagnóstico precoce dos tumores pequenos aumenta a sobrevida em 5 anos, é fundamental que a presença de sintomatologia vaga em população de risco, leve a suspeita diagnóstica e investigação pormenorizada do câncer de pâncreas.[2]

■ Laboratório

Pacientes com câncer pancreático podem apresentar anemia com a presença de sangue nas fezes ocasionada

Tabela 92.3
Achados de exame físico do paciente com câncer pancreático por ordem de incidência

Sinais		
Cabeça		• Icterícia
		• Fígado palpável
		• Vesícula Biliar palpável
		• Dor abdominal
		• Ascite
		• Massa abdominal
Corpo e cauda		• Fígado palpável
		• Dor abdominal
		• Massa abdominal
		• Ascite
		• Icterícia

pela invasão tumoral da luz intestinal. Intolerância a glicose pode estar presente em 1/3 dos pacientes com câncer pancreático e pode ser a primeira evidência da doença. Em lesões mais avançadas, elevações dos níveis de bilirrubina sérica e fosfatase alcalina, podem revelar a obstrução extra-hepática da árvore biliar. Elevações de amilase e lipase podem ocorrer em 5% dos pacientes. É importante lembrar que a atividade de protrombina pode encontra-se reduzida nos doentes ictéricos devido à absorção diminuída de vitamina K e deve ser corrigida antes da realização de procedimentos diagnósticos invasivos. [2]

Grande número de marcadores tumorais, incluindo enzimas, antígenos oncofetais associados a tumor e outros marcadores, tem sido utilizado no diagnóstico do câncer de pâncreas. Entre todos esses o mais importante é o CA 19-9. Empregando-se o nível de corte > 37 U/mL a sensibilidade desse marcador é de 86% e a especificidade é de 87%. Em presença de colangite os níveis desse marcador podem aumentar significativamente. [2,5,24]

O CA 19-9 é uma mucina produzida pelo câncer pancreático que chega a corrente sanguínea e pode ser dosado. Dosagens séricas elevadas do CA 19-9 (> 37U/mL) são detectadas em 80% dos paciente com câncer pancreático. Níveis elevados de CA 19-9 em pacientes anictéricos representa um valor preditivo alto para câncer pancreático, assim como valores muito elevados (>1000 U/mL) são altamente sugestivos de câncer pancreático e também podem evidenciar doença avançada. Os níveis de CA 19-9 não estão elevados em pacientes com lesões pequenas (< do que 3 cm apenas 50% de sensibilidade) e também não se elevam em tumores pouco diferenciados. O uso desse marcador de maneira isolada não deve servir para o diagnóstico da lesão maligna pancreática. Porém a associação do marcador negativo com exames de imagem também negativos tem um alto valor preditivo negativo para câncer pancreático. [2,24]

Estudos de biologia molecular tem demonstrado que 90% dos carcinomas pancreáticos ductais apresentam mutações no gene K-*ras* e essas mutações ocorrem precocemente. A alteração mais comum é a substituição de um nucleotídeo do códon 12 da sequência genética. Mutações do gene K-ras podem ser encontrados no suco pancreático obtido por endoscopia, no conteúdo duodenal e nas fezes de pacientes portadores de câncer pancreático. No sangue periférico, são encontradas apenas em pacientes com doença metastática. [23]

Em relação aos genes de supressão tumoral a inativação do gene *p53* ocorre em 50% a 70% dos pacientes com câncer pancreático. Porém o uso clínico desse marcador é limitado, devido à dificuldade técnica para a detecção da mutação e a época tardia do seu aparecimento. [23]

Diagnóstico por imagem

Os exames de imagem utilizados para o diagnóstico e estadiamento do câncer pancreático são: ultrassonografia abdominal, tomografia computadorizada, ressonância magnética, colangiopancreatografia endoscópica retrógrada, ultrassom endoscópico e angiotomografia ou angiorressonância. O ultrassom endoscópico tem crescido em importância. Estudos recentes têm demonstrado diferenças estatisticamente significantes quando comparamos o ultrassom endoscópico com a tomografia convencional na detecção da lesão pancreática, na detecção da invasão vascular e na determinação da ressecabilidade. [18]

A ultrassonografia (Figura 92.1), é um exame extremamente acessível, barato, de baixo risco e utilizado frequentemente para avaliação de pacientes com

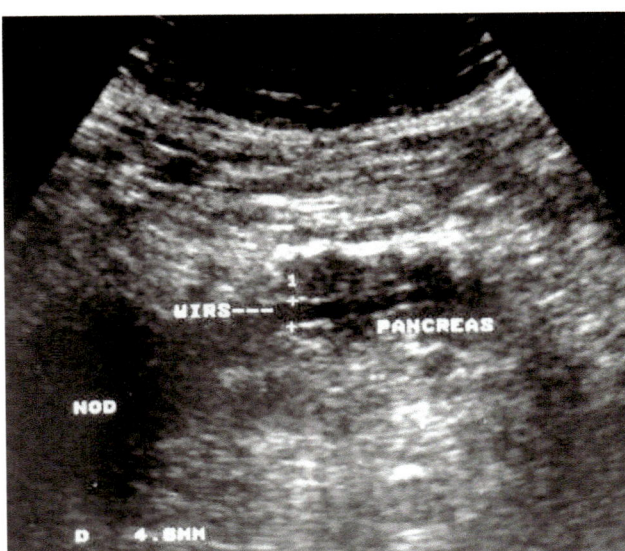

FIGURA 92.1 – *Ultrassonografia abdominal demonstrando nodulação pancreática com dilatação do ducto de Wirsung. Fonte: acervo dos autores.*

icterícia. Esse exame avalia a dilatação intra e extra hepática das vias biliares, lembrando que sempre o diagnóstico diferencial com coledocolitíase deve ser realizado. Para isso a avaliação é complementada com tomografia abdominal e colangiopancreatografia endoscópica retrógrada. O achado de calibre normal dos ductos biliares na presença de icterícia afasta a possibilidade de se tratar de câncer da cabeça pancreática. É importante lembrar que a ultrassonografia é um exame que depende do operador e que mais de 20% dos exames não conseguem visualizar o pâncreas com clareza. No entanto, o achado de massa local na região pancreática associada a alterações laboratoriais tem uma sensibilidade de 83% e excelente especificidade de 99%.[9] A ultrassonografia no entanto, apresenta baixa sensibilidade nos doentes com câncer do corpo e cauda do pâncreas.

A ultrassonografia intraductal (IDUS) e a pancreatoscopia peroral são métodos pouco utilizados na prática clínica e podem permitir diferenciar pancreatite crônica de câncer de pâncreas.[13,12]

A tomografia helicoidal e a tomografia *multi-slice* (Figura 92.2), são exames importantes no diagnóstico e estadiamento dos tumores pancreáticos. Esses exames tem sido capazes de identificar e estadiar as lesões pancreáticas em mais de 90% das vezes. Invasões de outros órgãos, envolvimento de vasos mesentéricos superiores, presença de linfoadenopatia, de ascite, implantes peritoneais ou metástases hepáticas, são dados que auxiliam na avaliação da ressecabilidade e portanto na possibilidade de cura das lesões. A tomografia é sensível em detectar pacientes não ressecáveis com doença localmente avançada ou metástases, porém, é relativamente pouco específica em avaliar ressecabilidade em pacientes com doença mais limitada.[18]

A ressonância magnética apresenta imagens semelhantes à tomografia computadorizada em relação às massas sólidas pancreáticas. No entanto, a avaliação da arvore biliar e dos ductos pancreáticos apresenta sensibilidade semelhante à colangiopancreatografia endoscópica retrógrada. A colangiorressonância (Figura 92.3), por não necessitar de injeção de contraste nos ductos evita a morbidade dos procedimentos endoscópicos. Por outro lado não permite a coleta de material para histopatologia e nem a realização de procedimentos terapêuticos.[11,18]

A colangiopancreatografia endoscópica retrograda é um exame com boa sensibilidade para o diagnóstico do câncer pancreático. Dois grupos de paciente são beneficiados com esse exame. O primeiro são aqueles pacientes que apresentam tomografia com dilatação das vias biliares, do ducto pancreático, ou de ambos. O segundo grupo de pacientes é aquele com uma massa na cabeça pancreática, e com sinais clínicos e tomográficos de pancreatite crônica. Nesses pacientes a coleta do lavado do ducto pancreático pode auxiliar no diagnóstico diferencial, no entanto, esse dado é mais fidedigno no câncer de cabeça do que no de corpo e cauda.[5,15] Nesses pacientes também se acreditava que a colocação de próteses biliares poderia diminuir a icterícia e melhorar os resultados cirúrgicos, fato que não vem se confirmando em estudos recentes.[3] A colangiopancreatografia endoscópica retrograda tem 90% de sensibilidade e especificidade no diagnóstico do câncer pancreático. O achado mais comum desse exame é a obstrução do ducto biliar, ou pancreático ou ambos os ductos.[5,12,21] Sua utilização, no entanto, tem diminuído nos últimos anos pelo aperfeiçoamento da tomografia e da ressonância magnética que por não serem métodos invasivos não apresentam complicações importantes.

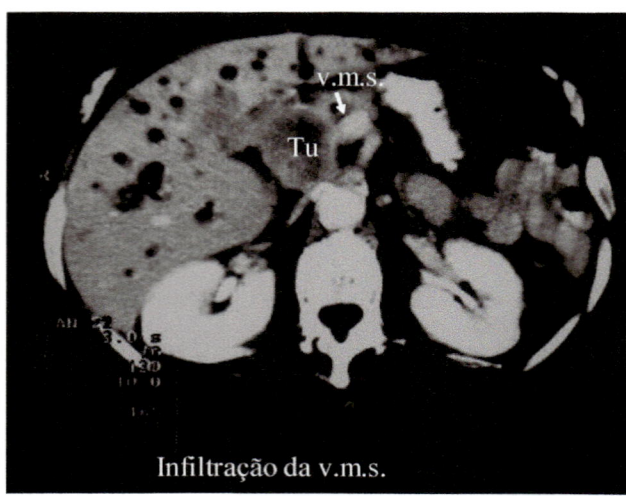

FIGURA 92.2 – *Tomografia abdominal demonstrando tumor de cabeça pancreática com invasão da veia mesentérica superior.. Fonte: acervo dos autores.*

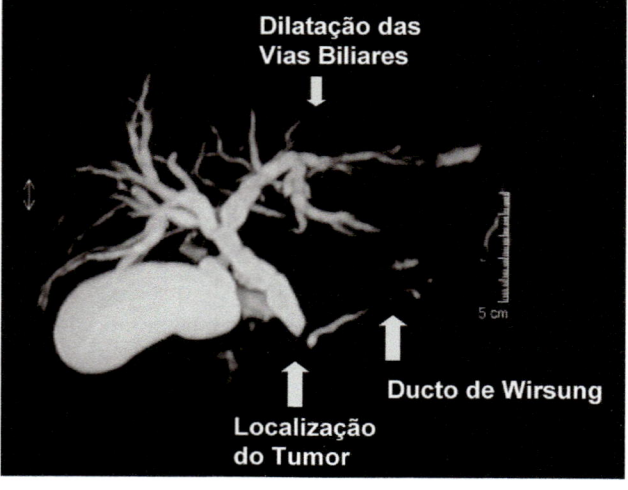

FIGURA 92.3 – *Colangiorressonância demonstrando lesão obstrutiva acometendo 1/3 proximal do pâncreas. Fonte: acervo dos autores.*

Estudos têm demonstrado que o ultrassom endoscópico, quando comparado à tomografia computadorizada tem maior capacidade de detecção de tumores, principalmente os menores do que 2,5 cm (97% × 73%; P<0,001), maior sensibilidade na detecção de invasão vascular (91% × 64%; P<0,001) e maior acurácia na determinação de ressecabilidade (91% × 83%; P<0,02). Além desses dados a possibilidade da punção guiada de lesões e linfonodos apresenta-se como alternativa diagnóstica do adenocarcinoma pancreático com 85% a 90% de especificidade e 100% de sensibilidade.[18] São, no entanto, ainda dispendiosos e dependem do operador. Recentemente sua utilização tem aumentado na prática clínica diária com inclusive aumento no número de profissionais habilitados a realizar tais exames.

A angiotomografia ou angio ressonância são exames apropriados para investigação dos critérios de ressecabilidade, avaliando a invasão dos vasos mesentéricos.[18]

A tomografia por emissão de pósitrons (PET CT), técnica de medicina nuclear na qual a imagem depende do metabolismo aumentado da célula maligna que capta um radiofármaco – Fluor-18-fluordeoxiglicosecujo sinal é avaliado por equipamento específico, é capaz de detectar lesões não diagnosticadas pela tomografia e ressonância. A tomografia com emissão de pósitrons tem uma sensibilidade de 88% até 92% e especificidade de 83% até 85% para o diagnóstico de adenocarcinoma pancreático primário.[18] É, no entanto, equipamento caro e não disponível em todos os centros médicos. Tem importância no estadiamento do câncer do pâncreas avaliando a presença de lesões extrapancreáticas e portanto útil na indicação de tratamento cirúrgico. Sua utilização é, no entanto, mais importante no seguimento dos doentes submetidos a tratamento cirúrgico e/ou quimioterápico.

Diagnóstico histopatológico

Punção por agulha fina – guiada por tomografia

A punção por agulha fina para o diagnóstico do câncer pancreático está primariamente indicada em pacientes com evidência radiológica de doença irressecável (corpo e cauda) os quais não são candidatos a laparotomia. A punção também está indicada nas grandes massas pancreáticas cuja suspeita clínica, não seja adenocarcinoma pancreático, tais como linfomas e tumores neuroendócrinos quando considerados irressecáveis. Na suspeita de tumor sólido pseudopapilar (tumor de Frantz) a biópsia está contraindicada pela possibilidade de disseminação peritoneal da doença. A punção para diagnóstico histológico não está indicada aos pacientes que são candidatos a laparotomia.[22]

A citologia obtida por punção por agulha fina é altamente específica (99%) e de alto valor preditivo positivo, mas tem pouca sensibilidade (60-70%) e baixo valor preditivo negativo.[2]

Citologia Pancreática Ductal

A obtenção de material através de lavado do ducto pancreático e coleta do próprio suco pancreático, tem potencial benefício no diagnóstico histopatológico do câncer pancreático. Pode ser realizada em pacientes que são submetidos à colangiopancreatografia endoscópica retrógrada para diagnóstico e estadiamento da doença pancreática.[18] Sua sensibilidade pode ser aumentada pela determinação de mutações do gene Kras.

Estadiamento

A conduta frente ao câncer do pâncreas depende do estadiamento, pois o tratamento radical está indicado apenas nas lesões ressecáveis. A Tabela 92.4 demonstra o estadiamento do câncer de pâncreas. Os fatores que limitam a possibilidade de tratamento curativo e que devem ser avaliados no pré operatório são: metástases hepáticas, peritoneais e/ou linfonodos comprometidos fora da área de ressecção, grau de invasão de

Tabela 92.4
Estadiamento do câncer do pâncreas segundo o *American Joint Committee on Cancer (AJCC), Chicago, Illinois. the AJCC Cancer Staging Manual, 7th Edition (2010)*

Tx	Tumor primário não avaliado
T0	Sem evidência de tumor primário Tis Tumor in situ
T1	Tumor limitado ao pâncreas Tumor ≤ 2 cm
T2	Tumor limitado ao pâncreas Tumor > 2 cm
T3	Estende-se além do pâncreas (Invasão duodenal, ducto biliar e tecidos extra-pancreáticos) sem invadir tronco celíaco ou artéria mesentérica superior
T4	Tumor envolve o tronco celíaco e ou artéria mesentérica superior

Linfonodos Regionais (N)

NX	Linfonodos regionais não avaliados
N0	Ausência de metástases em linfonodos regionais N1 Presença de metástases em linfonodos regionais

Metástase a Distância

M0	Ausentes
M1	Presentes

Estadiamento

Estádio 0	Tis	N0	M0
Estadio IA	T1	N0	M0
Estádio IB	T2	N0	M0
Estadio IIA	T3	N0	M0
Estadio IIB	T1	N1	M0
	T2	N1	M0
	T3	N1	M0
Estadio III	T4	N0	M0
	N1	M0	
Estadio IV	Qualquer T	Qualquer N	M1

determinados vasos sanguíneos – tronco mesentérico portal e artéria hepática comum/própria, invasão tumoral de plexos nervosos circundando o tronco celíaco e/ou artéria mesentérica superior e infiltração gástrica, duodenal, esplênica, colônica e entérica.[6]

Laparoscopia

Dos pacientes que apresentam tumores ressecáveis, segundo avaliação radiológica, aproximadamente 1/4 tem, detectado a laparoscopia, pequenos implantes tumorais na superfície peritoneal, no omento ou pequenas metástases hepáticas superficiais que são critérios de incurabilidade. Este achado, costuma estar associado à carcinomatose peritoneal e baixa sobrevida. O uso rotineiro de laparoscopia no pré-operatório do câncer pancreático pode aumentar significativamente o índice de ressecabilidade e detectar doença metastática em 25% dos doentes sem evidência de doença extra pancreática pela tomografia. A laparoscopia pode ser realizada imediatamente antes do tratamento cirúrgico. A associação de laparoscopia e citologia do lavado peritoneal pode auxiliar em evitar laparotomia em pacientes que não seriam beneficiados com a laparotomia. No entanto defensores da paliação cirúrgica da obstrução biliar frente a próteses endoscópica discutem o uso da laparoscopia para estadiamento.[2]

Tratamento cirúrgico do adenocarcinoma pancreático ductal

Introdução

A cirurgia é a única forma de tratamento que possibilita a cura no câncer de pâncreas. No entanto, apenas 10 a 15% dos pacientes possuem lesões com possibilidade de ressecção após avaliação pré-operatória completa. Em um passado não muito distante, os índices de mortalidade perioperatória eram de 20 a 30%. Com o desenvolvimento das técnicas cirúrgica e anestésica, dos cuidados pós operatórios intensivos, suporte nutricional, exames radiológicos, manejo das complicações e das comorbidades sistêmicas os índices de mortalidade caíram para menos de 5% em centros de excelência de tratamento do câncer pancreático. Infelizmente, melhoras nos índices de mortalidade precoce tem sido associadas a pequenas alterações nos índices de mortalidade de longo prazo, pois muitos pacientes apresentam recidiva local ou metástase a distância, mesmo após tratamento cirúrgico considerado curativo para o câncer de pâncreas.[6]

As abordagens mais alargadas, com ressecções vasculares, linfoadenectomias extensas foram propostas com a finalidade de melhorar os resultados tendo como base o tratamento de neoplasias de outros órgãos do aparelho digestivo. No princípio, esse tipo de abordagem, aumentou a morbimortalidade dos procedimentos, porém com a evolução técnica alguns benefícios, foram comprovados, principalmente em relação a ressecções vasculares.[23]

Com a evolução das técnicas e materiais para a videolaparoscopia essa forma de abordagem das lesões pancreáticas vem se tornando um opção para abordagem de casos selecionados com bons resultados.[20]

Câncer da cabeça do pâncreas
Duodenopancreatectomia

A indicação para duodenopancreatectomia é a presença de massa potencialmente ressecável na cabeça pancreática. A confirmação histológica do diagnóstico não é necessária no pré operatório, se existirem indícios fortes desse diagnóstico na avaliação realizada.

Os pacientes candidatos à ressecção não devem apresentar sinais de metástases à distância ou peritoneal, assim como invasão arterial mesentérica ou celíaca. A cirurgia é realizada por uma incisão subcostal bilateral. Após a laparotomia deve-se investigar lesões hepáticas metastáticas assim como lesões peritoneais e omentais que tenham passado pela avaliação pré operatória. Inspeção dos linfonodos do tronco celíaco após a abertura do pequeno omento. Após a investigação dos linfonodos e das metástases, realiza-se a mobilização do cólon e manobra de Kocher para avaliação da cabeça pancreática. O tumor pancreático aparece como massa endurecida em determinada região da cabeça pancreática. O restante do pâncreas também pode apresentar um endurecimento ocasionado por pancreatite gerada por obstrução do ducto pancreático A avaliação da invasão dos vasos portais é realizada através de dissecção cuidadosa realizada na porção posterior do pâncreas logo a frente dos vasos mesentéricos. Uma vez avaliada a ressecabilidade do tumor o paciente é submetido à duodenopancreatectomia.[2,6]

É de fundamental importância a realização de exames anatomopatológicos de congelação da margem pancreática de ressecção para avaliar a necessidade ou não de estender a ressecção ou mesmo realizar pancreatectomia total.

Após a ressecção da peça, a reconstrução é realizada com alça jejunal em Y que se anastomosa ao pâncreas, por sutura com pontos separados ou por invaginação da alça jejunal no pâncreas. Segue-se a anastomose coledocojejunal e gastrojejunal

Uma técnica alternativa para a reconstrução do trânsito digestivo após duodenopancreatectomia foi descrita por Machado e cols.[28] Nessa técnica são utilizadas duas alças jejunais separadas uma para a anastomose pancreatojejunal e outra para a anastomose biliodigestiva. A proposta visa a separar as secreções biliares pancreáticas na eventualidade de fístula de uma das anastomoses já que a saída de secreção biliar e pancreática aumenta significantemente a mortalidade. Esta técnica tem sua maior utilidade nas situações de pâncreas pouco alterado, sem fibrose e com ductos finos. Em relação as fístulas pancreáticas trabalho recente demonstrou que embora o número de fistulas não diminua com esta técnica sua gravidade é reduzida.

Pancreatogastrostomia tem sido proposta como alternativa da anastomose pancreatojejunal na reconstrução do transito após duodenopancreatectomias. Embora alguns estudos tenham demonstrado menor número de fistulas pancreáticas nas pancreatogastrostomias um maior número de hemorragias foi observado neste tipo de reconstrução o trânsito.

Em relação à reconstrução do trânsito gastrojejunal com preservação pilórica, baseando-se em dados de melhor qualidade de vida, estudos randomizados demonstraram que: não há diferença em relação à perda de sangue, esvaziamento gástrico, mortalidade operatória e sobrevida em longo prazo no que diz respeito à preservação ou não do piloro.[27]

Estudos randomizados demonstraram não existir diferença relacionada aos resultados e complicações das anastomoses pancreatojejunais ducto-mucosa ou por invaginação.[29]

É importante realizar a drenagem da região da anastomose pancreatojejunal.[6,25,26]

Embora alguns estudos em instituições de grande prestigio tenham demonstrado a não obrigatoriedade das drenagens da cavidade nas ressecções pancreáticas trabalho recente demonstrou em estudo multi institucional que a não drenagem resultou em aumento de até 4 vezes na mortalidade nas duodenopancreatectomias. É de nosso parecer que na atualidade e com os recursos disponíveis a drenagem de rotina da cavidade peritoneal é indispensável. Outro aspecto importante neste tipo de ressecção e a utilização ou não de drenagem externa do ducto de Wirsung. Com base na nossa experiência e nos dados de estudos randomizados nos casos de pâncreas frágeis e com ducto fino (<5mm) é aconselhável efetuar drenagem externa do ducto pancreático.

Séries modernas que avaliam as duodenopancreatectomias tem demonstrado mortalidade intra hospitalar em torno de 1,4% com complicações podendo chegar a 41%. Dentre essas complicações as mais frequentes são: esvaziamento gástrico retardado (19%), fístula pancreática (14%) e infecção da ferida operatória (10%). Os resultados de sobrevida em 5 anos são de 4 até 5%.[6] Há, no entanto estudos recentes que demonstram sobrevida de até 20% em 5 anos.

Pancreatectomia total

Com base no fato da existência de 30% dos pacientes com câncer de pâncreas apresentarem tumores multicêntricos, foi proposta a pancreatectomia total para o tratamento do câncer pancreático. Também foram utilizados como argumentos para essa abordagem a disseminação de células tumorais durante a secção de ducto pancreático obstruído pelo tumor e a exclusão da anastomose pancreático jejunal, fator de maior morbidade nas cirurgias com preservação de pâncreas. No entanto estudos posteriores demonstraram não existir melhora da sobrevida em 5 anos. Além disso, a morbidade da pancreatectomia total com diabetes de difícil controle fez com que não existam vantagens na pancreatectomia total para tratamento do câncer de pâncreas.[7] A pancreatectomia total tem atualmente indicação nos tumores intraductais difusos de ducto pancreático principal.

Pancreatectomia Estendida

Mesmo após a realização de duodenopancreatectomias e pancreatectomias totais, os índices de recidiva local chegam a alcançar 50%. Com o objetivo de melhorar essas estatísticas, surgiu a técnica de pancreatectomia estendida, associando à cirurgia de duodenopancreatectomia a ressecção linfonodal alargada e da veia porta. No entanto os resultados da aplicação dessa técnica foram muito conflitantes, com aumento da morbimortalidade dos pacientes. Com relação à invasão vascular estudos realizados pelo grupo do M.D. *Anderson Cancer Center and Memorial Sloan-Kettering Cancer Center* sugerem que tumor isolado, aderido ou invadindo a veia mesentérica superior, não é uma contra indicação a cirurgia.[6,19] Reconstruções portais com anastomoses diretas ou com emprego de enxertos vasculares podem ser realizados.[17,25]

O envolvimento linfonodal no câncer de pâncreas está associado a pior prognóstico. .A duodenopancreatectomia deve de rotina remover os linfonodos das estações 5, 6, 12b ,8a, 12b2, 12c,13a,13b, 14a, 14b, 17a e 17b. Porém ainda é controversa na duodenopancreatectomia a dissecção linfonodal extensa incluindo todos os linfonodos das estações 8,9,12 14 e16b, visto que seu benefício não está comprovada com estudos clínicos randomizados Esses estudos demonstraram não existir diferença em relação à morbimortalidade e as taxas de sobrevida a longo prazo quando realizada a dissecção extensa linfonodal. Em estudo Pisters demonstrou benefício da dissecção linfonodal em pacientes N2M0, mas estes representam apenas 0,4% dos casos. [21,28]

Câncer do corpo e da cauda do pâncreas

Carcinoma do corpo e da cauda do pâncreas geralmente é diagnosticado tardiamente. Os índices de ressecabilidade estão ao redor de 5% a 10%. O envolvimento dos vasos esplênicos, não é critério de irressecabilidade. Os resultados do tratamento cirúrgico são similares aos do câncer de cabeça do pâncreas.[2]

Trabalho recente, no entanto, mostra melhores resultados nas neoplasias de corpo e cauda do pâncreas com ressecções mais extensas incluindo os linfonodos do tronco celíaco e da artéria mesentérica superior e tecidos retro pancreáticos incluindo inclusive a adrenal esquerda. A sobrevida atingiu 30% em 5 anos com este tipo de cirurgia.[33] Temos realizado este tipo de intervenção cirúrgica há longo tempo porem nossos resultados não são tão bons provavelmente em virtude do diagnóstico tardio destas neoplasias

Em algumas situações de envolvimento do tronco celíaco ou artéria hepática a cirurgia de Appleby, ou seja a ressecção do tronco celíaco, pode ser realizada quando a artéria gastroduodenal é capaz de manter a irrigação hepática. Nas situações em que esta artéria é de calibre insuficiente pode-se utilizar enxertos vasculares e restabelecer a circulação hepática.

Quimioterapia neoadjuvante e adjuvante

Nas situações de tumores localmente avançados aderentes ao tronco venoso mesentérico-portal ou a artéria mesentérica superior porem sem obstrução vascular pode-se instituir tratamento quimioterápico neoadjuvante associado ou não a radioterapia no sentido de tornar estas lesões ressecáveis ao nível de R-0 ou seja sem tumor macroscopicamente visível. [35]

Atualmente a quimioterapia adjuvante é utilizada em todos os dentes com adenocarcinoma pancreático submetidos a ressecções mesmo as consideradas R-0 pois há diversos trabalhos que demonstram aumento na sobrevida nestes casos. O grande avanço nos últimos anos foi a introdução de novos esquemas terapêuticos para o câncer avançado do pâncreas que aumentaram pouco porem significantemente a sobrevida destes tumores. Estas combinações são gencitabine +nab paclitaxel e folfirinox (acido folinico, 5 fluoruracil. irinotecam e oxaloplatina).[36]

Tratamento paliativo

Devido ao fato de que muitos pacientes apresentam doença avançada quando do diagnóstico do câncer pancreático, a paliação dos sintomas na doença incurável é uma importante parte do tratamento. A paliação deve ser considerada para icterícia (com ou sem prurido), vômitos devidos a obstrução gástrica e dor. Apesar dos resultados ruins, a quimioterapia e radioterapia podem ser consideradas como opções para diminuir a progressão dos tumores. Recentemente com a introdução do esquema folfirinox, como acima mencionado, tem sido obtidos melhores resultados no tratamento destes doentes com inclusive aumento na sobrevida

Tratamento da icterícia

O tratamento da icterícia está associado com melhora do apetite, melhora do bem estar e regressão do prurido. Esse tratamento pode ser realizado por endoscopia através de cateter passado pela papila duodenal ou cirúrgico através de coledocojejunostomia ou colecistojejunostomia. A opção do tratamento é feita de acordo com aspectos técnicos locais, no caso da cirurgia. A opção de qual dos dois tratamentos adotar depende do tempo de sobrevida do paciente e das condições clínicas do mesmo.

O tratamento percutâneo paliativo está indicado nas icterícias por obstrução alta ou após derivações biliodigestivas, quando o tratamento endoscópico falhou. É realizado pela drenagem biliar trans-hepática percutânea. As complicações precoces deste método são a colangite, a hemobilia e a peritonite biliar. A complicação tardia mais comum é a obstrução da prótese.

Em geral a opção endoscópica está associada com menor morbidade e mortalidade, no entanto a opção cirúrgica é mais durável. A recidiva da icterícia em paciente operados é de 2%, enquanto em paciente com prótese endoscópica é de 20% até 50%. Com a introdução de próteses metálicas porem os resultados tem sido melhores. Os episódios de recidiva podem estar associados com colangite o que aumenta a morbidade para esses pacientes.

Tratamento da obstrução gástrica

Pacientes com sintomas de obstrução gástrica devem ser submetidos à gastroenterostomia para alívio dos sintomas.. O aspecto mais discutido em relação a esse tema é a confecção profilática dessa derivação durante o procedimento de derivação biliar, visto que 10% até 20% dos pacientes com obstrução biliar vão desenvolver obstrução duodenal. Não existe consenso em relação a esse tema, no entanto existe uma tendência a indicação da realização profilática da gastrojejunostomia. Uma das complicações da gastrojejunostomia é o aparecimento de vômitos e estase gástrica. Para evitar estes problemas foi desenhada uma técnica de gastroenterostomia para o tratamento paliativo do câncer de pâncreas. Esta técnica consiste na realização de anastomose gastrojejunal alta no corpo do pâncreas e realização de anastomose jejuno-jejunal em alça de omega. Apesar de mais complicada o índice de vômito pós-operatório é praticamente nulo.[16]

Tratamento da dor

Muitos pacientes com câncer pancreático em seu estádio final apresentam dores abdominais ou dorsais de moderada a severa. O tratamento dessa dor é um aspecto muito importante na paliação do câncer pancreático. O bloqueio químico do plexo célico (álcool 50%) realizado durante os procedimentos de derivação biliar ou gástrica diminui significativamente a dor em 2, 4 e 6 meses. Deve ser considerada para todos os pacientes submetidos a tratamento paliativo, pois é simples, de baixo índice de complicações e pode prevenir o início dos sintomas de dor. A alcoolização do plexo celíaco tambem pode ser realizada através de radiologia intervencionista sendo o processo guiado por tomografia.

Pâncreas exócrino: lesões císticas

Introdução

O pseudocisto inflamatório é a lesão cística mais comum do pâncreas. Os pseudocistos pancreáticos representam mais de 80% das lesões císticas do pâncreas e são originados em complicações de pancreatite ou trauma pancreático.[24]

O desafio clínico é a diferenciação dessas lesões das lesões neoplásicas císticas, que representam 10% das neoplasias pancreáticas. As lesões císticas do pâncreas representam um grupo de lesões benignas, malignas e lesões limítrofes que podem ser primariamente císticas ou originarem da degeneração cística de tumores sólidos.[8]

Pseudocisto pancreático

A lesão compatível com pseudocistopancreático (Figura 92.4), geralmente apresenta história de pancreatite na evolução clínica, ausência de septações internas na lesão, ausência de componentes sólidos no interior do cisto, ausência de calcificações na parede do cisto a tomografia abdominal e o conteúdo elevado de amilase dosada no líquido aspirado do cisto. O ultrassom endoscópico é um método importante para coleta de líquido que pode ser útil no diagnóstico do pseudocisto, assim como de complicações como infecção.[5]

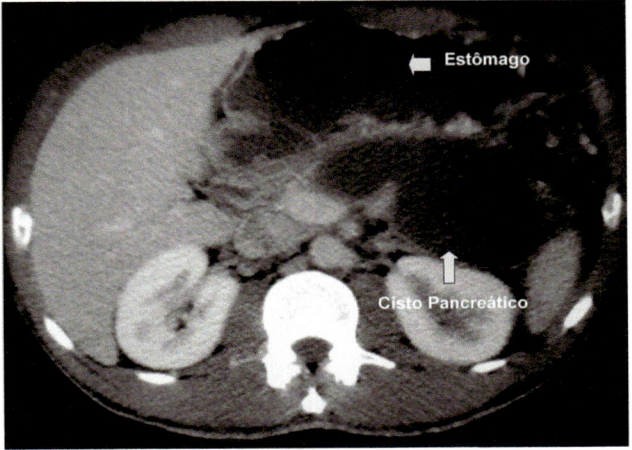

FIGURA 92.4 – *Lesão cística gigante pós pancreatite.* Fonte: *acervo dos autores.*

O tratamento está indicado em pseudocistos pancreáticos que são sintomáticos, que estão crescendo, que apresentam complicações (infecção, hemorragia, obstrução intestinal ou biliar), naqueles que ocorrem associados a pancreatite crônica e nas situações nas quais a malignidade não pode ser descartada. As formas de tratamento que podem ser realizadas são: drenagem percutânea por cateter, drenagem endoscópica, drenagem cirúrgica (Figura 92.5), e ressecção.[24]

A drenagem percutânea por cateter é recomendada como método temporário em paciente candidatos a cirurgia que apresentam lesões imaturas, complicadas ou infectadas. A drenagem endoscópica pode ser realizada para o duodeno ou para estômago e é uma opção para os cistos que fazem uma protuberância para a luz desses órgãos, que tem uma parede de pelo menos 1 cm de espessura e que não apresentem estruturas vasculares em seu trajeto. A drenagem interna cirúrgica ainda é o procedimento padrão para o tratamento das lesões císticas sintomáticas, complicadas ou que apresentem parede espessa. A cistojejunostomia é preferível para cistos gigantes (> 15 cm), cistos predominantes do andar infra mesocólico ou de localização pouco usual.[4,30]

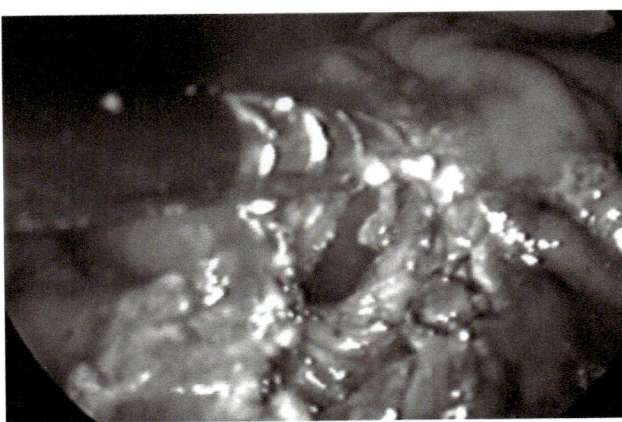

FIGURA 92.5 – *Cirurgia Intragástrica – drenagem de cisto pancreático gigante.* Fonte: *acervo dos autores.*

A drenagem cirúrgica também pode ser realizada por cirurgia intragástrica (Figura 92.5).

Em pseudocistos pancreáticos associados a pancreatite crônica e dilatação do ducto pancreático principal, a drenagem desse ducto, através de pancreaticojejunostomia, deve ser a preferida em lugar da simples drenagem do cisto.

Tumores císticos do pâncreas

Entre as lesões císticas tumorais o cistoadenoma seroso (32% até 39%), a neoplasia cística mucinosa (10 até 45%) e a neoplasia mucinosa papilar intraductal (21% até 33%) representam a maioria dos casos encontrados na prática clínica. A neoplasia sólida pseudopapilar ocorre em menos de 10%, mas acomete mulheres jovens e apresenta um baixo grau de malignização sendo potencialmente curável quando limitadas ao pâncreas. A distinção entre as forma serosa e mucinosa é clinicamente significativa, devido ao fato de que as formas serosas são geralmente benignas e as formas mucinosas tem um potencial maligno maior. Essa distinção pode ser difícil de ser realizada antes ou mesmo durante a cirurgia. A Tabela 92.5 demonstra o diagnóstico diferencial das lesões císticas pancreáticas. A imagem a tomografia e a ressonância magnética não são patognomônicas, assim como a palpação e inspeção cirúrgica. A biópsia aberta desses tumores é contraindicada devido à possibilidade de disseminação de células tumorais pela cavidade abdominal. A análise do líquido do cisto, como apresenta a Tabela 92.6, auxilia também no diagnóstico diferencial dessas lesões. O tratamento da lesão neoplásica cística pancreática é a ressecção, através de pancreatectomia distal ou duodenopancreatectomia.[26]

A neoplasia sólida pseudopapilar do pâncreas (Tumor de Frantz) é uma lesão que acomete mulheres jovens, entre 10 e 35 anos. Esses tumores costumam ser grandes no momento do diagnóstico e muitos pacientes apresentam massa palpável. O tratamento para esse tipo de tumor é a ressecção pancreática com a margem normal de tecido pancreático. Os resultados do tratamento cirúrgico são muito bons e 90% dos pacientes são curados.[2]

Em trabalho recente avaliamos 34 doentes portadores de neoplasia sólida pseudopapilar do pâncreas dos quais 79% eram do sexo feminino porem a doença foi mais agressiva nos doentes do sexo masculino[31]
É aconselhável não efetuar biópsias por agulha no pré operatório destes tumores pelo risco de disseminação peritoneal o que tornaria uma lesão curável em doença incurável ou de difícil tratamento

Tratamento das lesões císticas pancreáticas

Podemos distinguir três tipos de lesões neoplásicas intraductais mucinosas do pâncreas: 1-lesões do ducto principal 2-lesões dos ductos secundários e 3-lesões associadas de ductos secundários e do ducto principal

No último consenso da IAP (*International Association of Pancreatology*) sediado em Fukuoka-Japão em 2010 ficou estabelecido que dilatações do ducto principal sem fator obstrutivo acima de 5 mm já pode ser considerado como diagnóstico de neoplasia intraductal mucinosa. Diametros entre 6 e 9 mm são considerados preocupantes e diâmetros acima de 10 mm de alto risco. Tomografia ou Ressonância magnética com colangiografia por ressonância magnética são recomendáveis nas lesões císticas de >1cm no sentido de avaliar a presença de componentes sólidos com captação de contraste, e ducto pancreático principal com diâmetro maior do que 10 mm (sinais de alto risco). Cistos com mais de 3 cm, espessamento parietal, nódulos murais que não captam contrate ou alteração abrupta do calibre do ducto pancreático com atrofia do parênquima pancreático são considerados como

Tabela 92.5
Diagnóstico diferencial das lesões císticas do pâncreas

Pseudocisto Pancreático	Neoplasia Cística do Pâncreas

• História de Pancreatite ou trauma
• Imagem (TC ou US)
  – Lesão única
  – Sem septações
  – Sem componentes sólidos
  – Parede fina
• Colangio endoscópica ou ressonância
  – Comunicação com ducto pancreático (> 65% das lesões)
	• Sem história de Pancreatite
	• Imagem (TC ou US)
	  – Lesão múltipla
	  – Com septações
	  – Com componentes sólidos
	  – Parede espessa
	• Colangio endoscópica ou ressonância
	  – Sem comunicação com ducto pancreático
	• Ultrassom endoscópico punção aspirativa

Tabela 92.6
Análise do líquido das lesões císticas pancreáticas

	Viscosidade	Amilase	Citologia	CEA	CA 15-3	CA 72-4
Pseudocisto	Baixa	Alta	Inflamatório	Baixo	Baixo	Baixo
Cistoadenoma seroso	Baixa	Baixa	25% +	Baixo	Baixo	Baixo
Cistoadenoma mucinoso	Alta	Baixa	40% +	Alto	Alto	Baixo
Cistoadenocarcinoma mucinoso	Alta	Baixa	67% +	Alto	Alto	Alto

sinais preocupantes. Todos as lesões císticas com sinais preocupantes devem ser enviadas para estudo através de ultrassonografia endoscópica. As lesões císticas com sinais de ato risco devem ser ressecadas.

As lesões com sinais preocupantes mesmo com diâmetro maior do que 3cm em que o estudo através de ultrassonografia endoscópica não revelou sinais de risco devem ser seguidas inicialmente a curto prazo (3 a 6 meses) e depois que se comprovar estabilidade a cada 9 meses 1 ano.

A Figura 92.6 apresenta um algoritmo da abordagem das lesões císticas pancreáticas.

Estudo realizado por Allen avaliando 539 pacientes com lesões císticas do pâncreas demonstrou que pacientes selecionados com lesões císticas de ductos secundários < 3 cm de diâmetro, sem componente sólido em seu interior podem ser seguidos radiograficamente com risco de malignidade (3%) que se aproxima do risco da mortalidade da ressecção. A malignidade dos tumores mucinosos está relacionada com o tamanho, pequenos tumores são menos comumente malignos.[1]

Trabalho recente relacionado a indicação de tratamento cirúrgico das lesões císticas do pâncreas relacionadas aos tumores intraductais de ductos secundários demonstrou que as indicações de tratamento cirúrgico além da presença de sintomatologia, de vegetação intracística, as dimensões são importantes. Assim lesões císticas comunicantes com o ducto principal com diâmetro maior do que 3 cm e com ducto principal com diâmetro de 5 mm ou maio apresentam 26,3% de malignidade[32]. O tratamento cirúrgico indicado é a ressecção pancreática com linfoadenectomia e não simples enucleação. Nas situações de múltiplos cistos os cistos ou o cisto com maior risco devem ser ressecados evitando, muitas vezes pancreatectomias extensas ou mesmo totais Após as ressecções parciais do pâncreas a margem deve ser enviada para estudo patológico de congelação .Na presença de displasia de alto grau a ressecção deve ser alargada até obter-se pelo menos displasia de grau moderado

Mesmo após a ressecção das lesões císticas o pâncreas remanescente pode ser acometido de lesões semelhantes ou mesmo de adenocarcinoma ductal o que indica a necessidade de vigilância contínua destes adoentes.

Com relação às neoplasias císticas mucinosas a grande maioria em mulheres e situadas geralmente no corpo e cauda do pâncreas existe indicação de cirurgia em todas as situações com ou sem vegetação ou nódulos intracísticos.

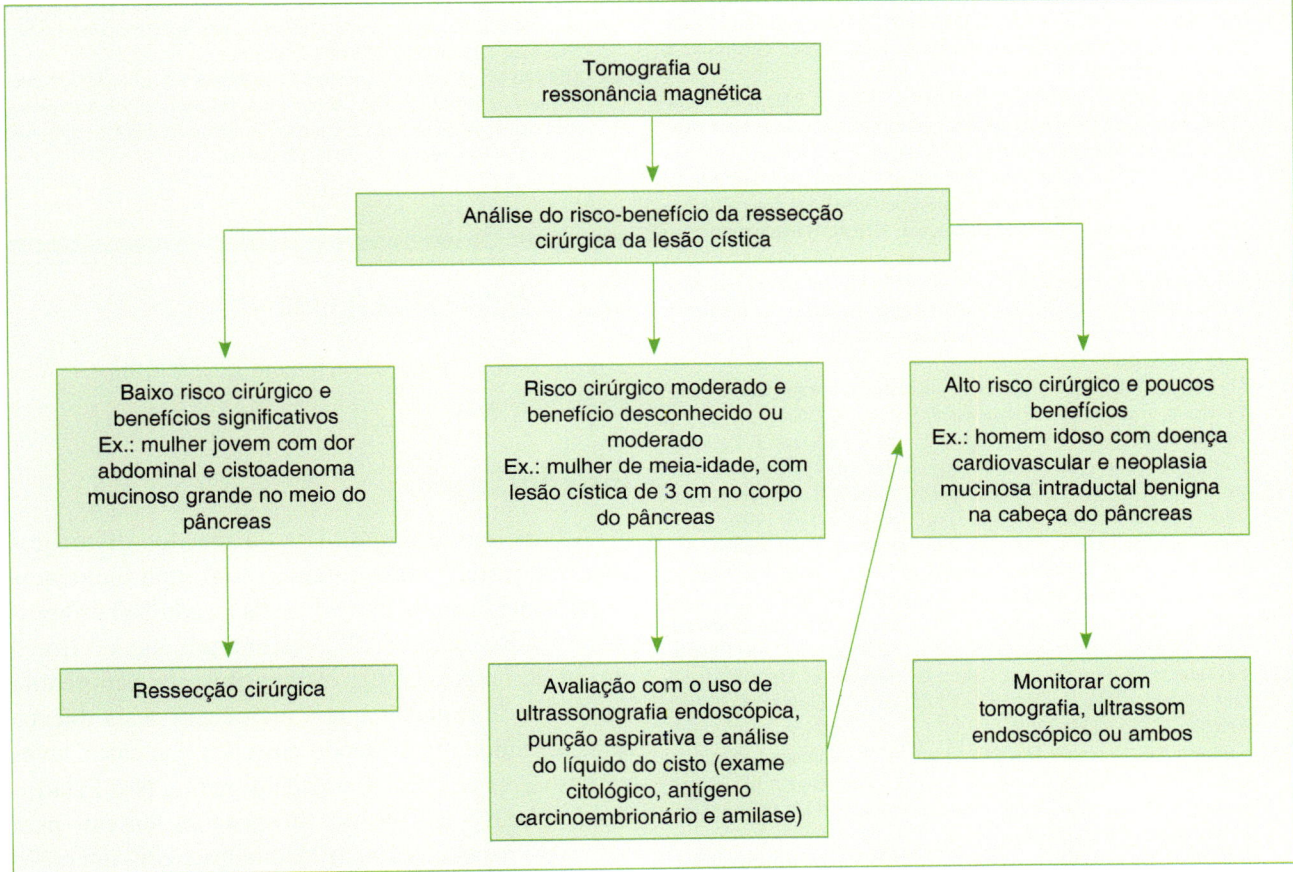

FIGURA 92.6 – *Algoritmo da conduta nas lesões císticas do pâncreas.* Fonte: *autores.*

Referências bibliográficas

1. Allen PJ, D'Angelica M, Gonen M, Jaques, DP, Coit GD, Jarnagin WR, et al. A Selective Approach to the Resection of Cystic Lesions of the pancreas. Ann Surg 244(4):572-582, 2006.
2. Bell RH. Neoplasms of the Exocrine Pancreas. In: Digestive Tract Surgery. Philadelphia, Lippincott-Raven p.849-873, 1996.
3. Bhati, CS, Kubal C, Sihag PK, Gupta AA, Jenav RK, Inston NG, et al. Effect of preoperative biliary drainage on outcome of classical pancreaticoduodenectomy. World J Gastroenterol 13(8):1240-1242, 2007.
4. Borgne J Le, Calan L, Partensky C. Cystadenomas and cystadenocarcinomas of the pancreas. Ann Surg 230(2):152-161, 1999.
5. Brugge WR, Lauwers GY, Sahani D,Del Castillo CF, Warshaw, AL. Cystic Neoplasms of the Pancreas. N Engl J Med 351(12):1218-1226, 2004.
6. Clancy TE, Ashley SW. Pancreatidoduodenectomy (Whipple operation). Surg Oncol Clin N Am 14:533-552, 2004.
7. Crist DW, Sitzmann JV, Cameron JL. Improved hospital morbidity, mortality, and survival after the Whipple procedure. Ann Surg 206(3):358-65, 1987.
8. Eloubeidi, MA, Hawes, RH. Mucinous Tumors of the Exocrine Pancreas. Cancer Control 7(5):445-451, 2000.
9. Gandolfi L, Torresan F, Solmi L, Puccetti A. The role of ultrasound in biliary and pancreatic diseases. European Journal of Ultrasound 16:141-159, 2003.
10. Go VLW, DiMagno EP, Gardner JD. Pathology of nonendocrine pancreatic tumor. In: The pancreas: biology, pathobiology and disease. New York, Raven, 1993.
11. Goh BKP, Tan YM, Chung YF, Chow, PKH, Ong, HS, Lim DTH et al. Non-neoplastic cystic and cystic-like lesions of the pancreas: may mimic pancreatic cystic neoplasms. ANZ J Surg 76(5):325-31, 2006.
12. Inui K, Nakazawa S, Yoshino J, Okushima K, Nakamura Y. Endoluminal ultrasonography for pancreatic diseases. Gastroenterol Clin North Am 28(3)771-81, 1999.
13. Inui K, Nakazawa S, Yoshino J, Yamachika H, Kanemaki N, Wakabayashi T, et al. Mucin-produing tumor of the pancreas – intraluminal ultrasonography. Hepatogastroenterology 45(24):1996-2000, 1998.
14. Kaneko T, Nakao A. Three-dimensional imaging of intraportal endosvascular ultrasonography for pancreatic cancer. Gastrointest Endoscop 48(2):217-8, 1998.
15. Machado MCC, Cunha JEM, Bacchella T, Bove P, Raia AA. A modified technique for the reconstruction of the alimentary tract after pancreatoduodenectomy. Surg Gyn Obst 1976;143-272.
16. Machado MCC, Cunha JEM, Penteado S, Jukemura J, Herman P, Bacchella T. A new technique of gastroenterostomy for palliative treatment of pancreatic head carcinoma. Hepato Gastroenterology. 2000; 47:1741-3.
17. Machado MCC, Figueira ERR, Machado MAC, Jukemura J, Cunha JEM, Perini MV, Bacchella T. Portal vein resection: A modified technique for reconstruction after pancreatoduodenectomy. Journal Surg Oncol 2004; 88:52-54.
18. Nichols MT, Russ PD, Chen YK. Pancreatic Imaging – Current and Emerging Technologies. Pancreas 33(3):211-220, 2006.
19. Pedrazzoli S, DiCarlo V, Dionigi R, Mosca F, Pederzoli P, Pasquali C, et al. Standard versus extended lymphadenectomy associated with pancreatoduodenectomy in the surgical treatment of adenocarcinoma of the head of the pancreas. Ann Surg 228(4):508-517, 1998.
20. Pierce RA, Spitler JA, Hawkins WG, Strasberg SM, Linehan DC, Halpin VJ, et al. Outcomes analysis of laparoscopic resection of pancreatic neolasms. Surg Endosc 21(4):579-586, 2007.
21. Pisters PW, Evans DB, Leung Dh, Brennan MF. Surgery for ductal adenocarcinoma of the pancreatic head. World J Surg 25:533-534, 2001.
22. Povegliano LZ, Forones NM. Câncer de Pâncreas. In: Guia de Medicina Ambulatorial e Hospitalar da UNIFESP/ Oncologia. São Paulo, Manole, 18: 127-133, 2005.
23. Kubrusly MS, Cunha JE, Bacchella T, Abdo EE, Jukemura J, Penteado S, Morioka CY, Souza LJ, Machado MCC,. Detection of Kras point mutation at codon 12 in pancreatic diseases: a study in Brazilian casuistic JOP 2002; 5: 144-151
24. Singhal D, Kakodkar R, Sud R, Chaudhary A. Issues in management of pancreatic pseudocysts. J Pancreas 7(5):502-507, 2006.
25. Smoot RL, Christein JD, Farnell MB. An innovative option for venous reconstruction after pancreaticoduodenectomy: the left renal vein. J Gastrointestinal Surg 11(4):425-431, 2007.
26. Sohn TA, Yeo CJ, Cameron JL, Iacobuzio-Donahue CA, Hruban RH, Lillemoe KD. Intraductal papillary mucinous neoplasms of the pancreas: an increasingly recognized clinicopathologic entity. Ann Surg 234(3):313-322, 2001.
27. Tran KT, Smeenk HG, van EijcK CHJ, Kazemier G, Hop WC, Greve, JWG, et al. Pylorus preserving pancreaticoduodenectomy versus standard Whipple procedure: a prospective, randomized, multicenter analysis of 170 patients with pancreatic and periampullary tumors. Ann Surg 240(5):738-745, 2004.
28. Yeo CJ, Cameron JL, Lillemoe KD, Sohn TA, Campbell KA, Sauter PK, et al. Pancreaticoduodenectomy with or without distal gastrectomy and extended retroperitoneal lymphadenectomy for periampullary adenocarcinoma, part 2: randomized controlled trial evaluating survival, morbiditym and mortality. Ann Surg 236(3):355-366, 2002.
29. Yeo CJ, Cameron JL, Maher MM, Sauter PK, Zahurak ML, Talamini MA, et al. A prospective randomized trial of pancreaticogastrostomy versus pancreaticojejunostomy after pancreaticoduodenectomy. Ann Surg 222(4):580-588, 1995.
30. Zhang AB, Zheng SS. Treatment of pancreatic pseudocysts in line with D'Egidio's classification. World J Gastroenterol. 11(5):729-732, 2005
31. Machado MC,Machado MA Bacchella T Jukemura J Almeida JL Cunha JE, Solid pseudopapllary neoplasma of the pancreas:distinct patterns of onset,diagnosis,prognosis for male versus female patients. Surgery 143:29-37,2008
32. Sadakari Y, Ienaga J,Kobayashi K Miyasaka Y Takahata S,et alCyst size indicates malignant transformation in breanch duct intraductal papillary mucinous neoplasm of the pancreas without mural nodules Pancreas;39:232-236,2010
33. Mitchem JB1, Hamilton N, Gao F, Hawkins WG, Linehan DC, Strasberg SM. Long-term results of resection of adenocarcinoma of the body and tail of the pancreas using radical antegrade modular pancreatosplenectomy procedure.J Am Coll Surg. 2012;214(1):4652..
34. Paniccia A1, Edil BH, Schulick RD, Byers JT, Meguid C, Gajdos C, McCarter MD. Neoadjuvant FOLFIRINOX application in borderline resectable pancreatic adenocarcinoma: a retrospective cohort study. Medicine (Baltimore). 2014;93(27):e198
35. Hidalgo M1, Cascinu S2, Kleeff J3, Labianca R4, Löhr JM5, Neoptolemos J6, Real FX7, Van Laethem JL8, Heinemann V9. Addressing the challenges of pancreatic cancer: Future directions for improving outcomes. Pancreatology. 2015;15(1):8-18.

92.2 Pancreatite Aguda

Yasmin Sales Medeiros • Tercio de Campos
José Cesar Assef

Introdução

A Pancreatite Aguda (PA) é um dos distúrbios gastrointestinais mais comuns, com uma incidência anual relatada entre 13 a 45 casos a cada 100 mil pessoas.[1] Dados do DATASUS estimaram que, no Brasil em 2018, houve 33.901 internações por pancreatite aguda.[2] Vale ressaltar que a incidência desta doença deve ser ainda maior, tendo em vista que casos leves muitas vezes não procuram atendimento. Nos Estados Unidos, houve, nos últimos 20 anos, um aumento para 140 casos para cada 100 mil habitantes, com um custo médio de 7 mil dólares por hospitalização.[3]

Definição e etiopatogenia

Entende-se a PA como um processo inflamatório do pâncreas com envolvimento do tecido peripancreático e de múltiplos órgãos, algumas vezes associado a uma resposta inflamatória sistêmica. A disfunção orgânica pode se resolver espontaneamente ou progredir para falência.[4]

O primeiro passo para que um doente desenvolva um surto de PA envolve um fator causal. A partir daí, a cascata inflamatória é desencadeada, com repercussão clínica variável, podendo ocasionar a morte nos casos mais graves.

A PA é causada pela ativação não programada da tripsina nas células acinares do pâncreas.[5] Isto normalmente é causado por aumento da pressão do ducto pancreático, ou ação direta nas células acinares. Após essa ativação, segue-se o fenômeno de colocalização (Figura 92.7).[6] Ocorre então a disseminação do processo inflamatório para o pâncreas e diversos órgãos, pela liberação de fatores pró-inflamatórios, tais como as interleucinas, com o consequente desenvolvimento de complicações locais e/ou sistêmicas.

Abordagem inicial

O estudo e a avaliação de doentes com pancreatite aguda é frequentemente complexo, pois trata-se de uma doença de etiologia, apresentação clínica, aspecto anatomopatológico e tratamento distintos, razão pela qual existe uma grande divergência de resultados quando se analisam os trabalhos realizados, devido principalmente à dificuldade da realização de estudos clínicos randomizados prospectivos, dado o pequeno número de casos graves em cada centro.

Algumas preocupações são importantes para o médico que atende estes doentes potencialmente graves, tais como o modo de abordagem, avaliação inicial e medidas iniciais de tratamento.

Desse modo, pode-se dividir a avaliação inicial em diagnóstica e terapêutica (Figura 92.8). As preocupações relacionadas ao diagnóstico devem considerar a confirmação diagnóstica, bem como avaliação da gravidade e determinação da etiologia. E os principais aspectos relacionados ao tratamento inicial incluem jejum, hidratação e analgesia, além da discussão sobre o uso de antibióticos, indicação da colangiopancreatografia retrógrada endoscópica e tratamento cirúrgico.

Confirmação diagnóstica

A confirmação diagnóstica é o primeiro passo da avaliação inicial de um doente com PA, mas pode ser desafiadora em alguns casos.

Há um consenso, hoje em dia, de que dois critérios em três possíveis confirmam o diagnóstico de pancreatite aguda. São eles: quadro clínico característico; elevação de

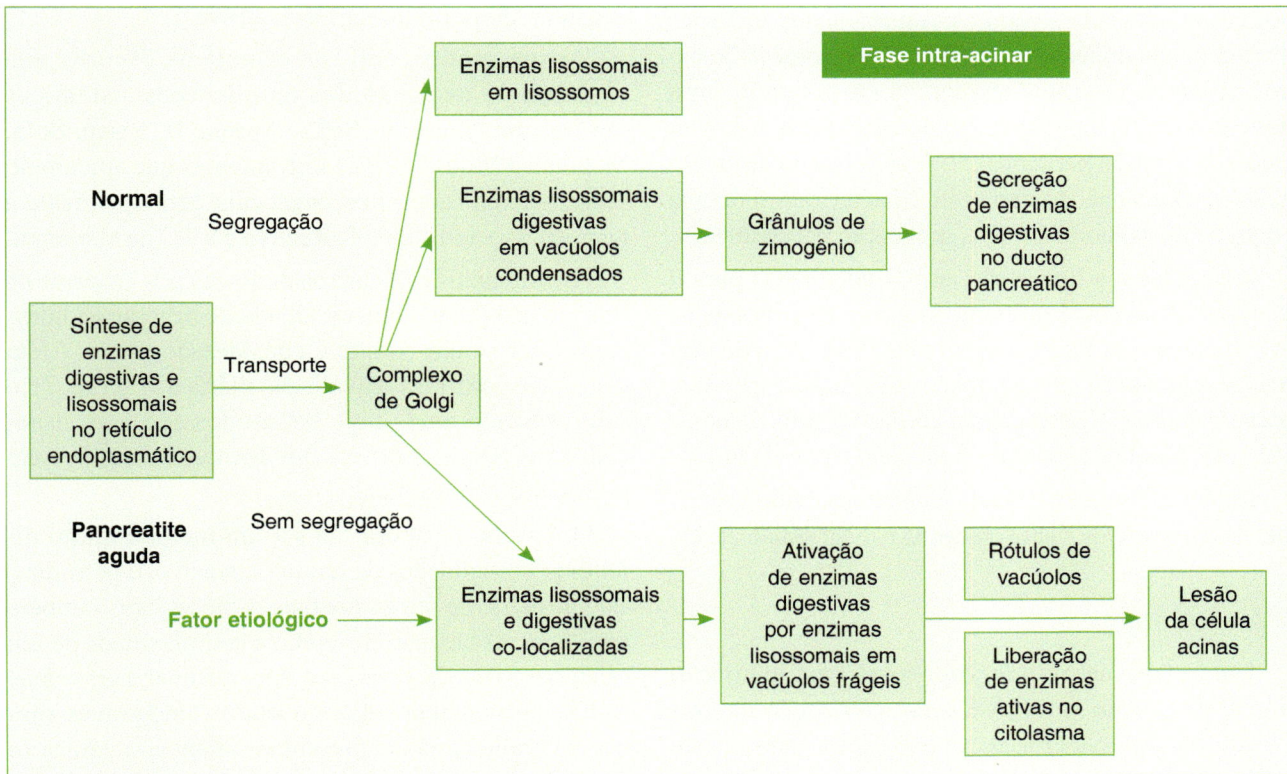

FIGURA 92.7 — *Transporte de enzimas na célula acinar e teoria da colocalização na pancreatite aguda.*[6] Fonte: *Steer – Pract Res Clin Gastroenterol, 1999.* Fonte: autores.

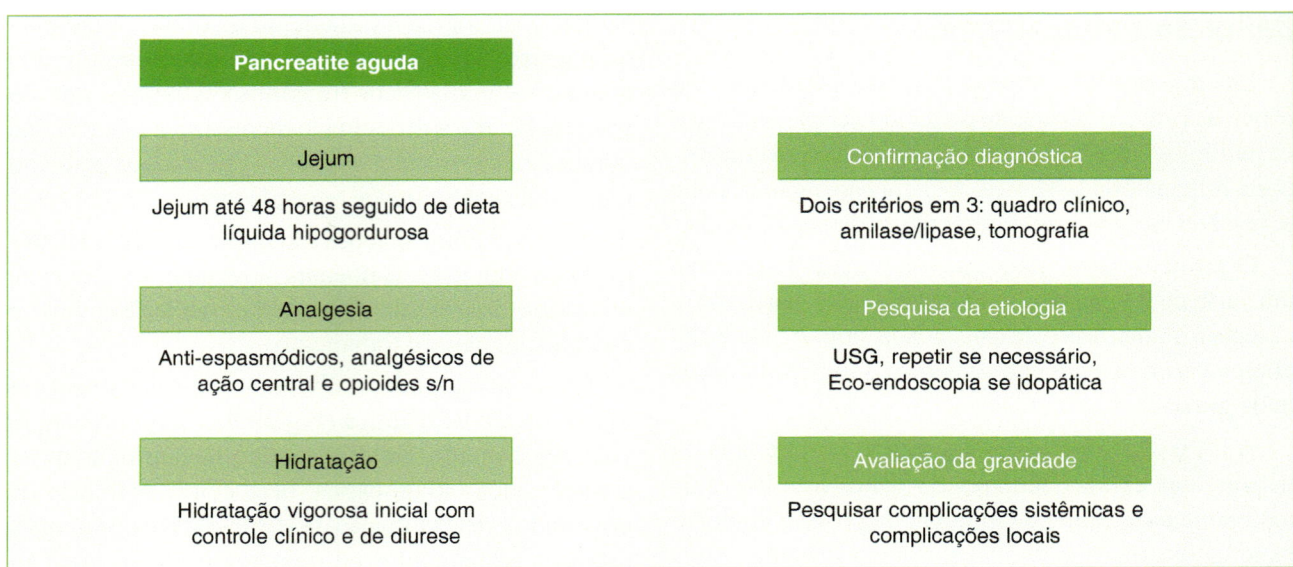

FIGURA 92.8 – *Algoritmo da avaliação e do tratamento inicial do doente com pancreatite aguda, mostrando as três preocupações diagnósticas iniciais e as três preocupações relacionadas ao tratamento.* Fonte: autores.

amilase e/ou lipase maior que três vezes o valor normal; tomografia computadorizada (TC) com contraste comprovando alterações pancreáticas. Desse modo, p. ex., um doente internado em uma UTI, sedado e sob ventilação mecânica, que apresenta elevação de amilase necessitará de uma Tomografia para confirmação diagnóstica.

A suspeição do diagnóstico da PA é feita inicialmente frente a um quadro clínico típico: dor abdominal constante e intensa, normalmente irradiada para o dorso, e em 80% dos casos associada a vômitos. A maioria dos pacientes procuram atendimento entre 12 e 24 horas após o início dos sintomas. O exame abdominal mostra na maioria dos casos dor à palpação na região epigástrica, mas sem sinais de irritação peritoneal.[4,5] A presença de distensão abdominal e sinais de peritonite caracterizam o doente como potencial portador de complicação pancreática.

A amilase e a lipase são ambas adequadas para o diagnóstico de PA. Entretanto, a lipase tem vantagens nos doentes com PA de origem alcoólica, além de permanecer elevada por mais tempo e ser mais específica para o pâncreas. Entretanto, a amilase é mais disponível, mais barata e com alta acurácia na etiologia biliar.[7]

Em 80% das vezes, o quadro clínico associado à elevação de amilase e/ou lipase confirma o diagnóstico de PA.

Avaliação da gravidade

Uma etapa de grande importância na avaliação inicial do doente com PA é a caracterização da gravidade da doença. O aspecto mais importante deste tópico é a determinação dos dois principais fatores que contribuem para a morbimortalidade destes doentes: a presença de complicações sistêmicas e complicações locais.[7] A identificação precoce dos doentes graves permite o tratamento intensivo adequado, possibilitando a redução da disfunção orgânica e consequente diminuição da mortalidade.

O doente que não apresentar complicações sistêmicas ou locais terá uma boa evolução, com sua doença resolvida em até uma semana. Por outro lado, o doente que apresentar complicações locais ou sistêmicas será considerado portador da forma grave.

De um modo geral, os principais escores que auxiliam na detecção de complicações sistêmicas são Ranson, Glasgow, SIRS, Apache II, Bisap, Sofa, Marshall e Mods.[8-12] E as ferrramentas que ajudam no diagnóstico de complicações locais, principalmente a necrose, são a Proteína C Reativa e a TC de abdômen.

As principais críticas relacionadas aos critérios de Ranson são devido à necessidade de esperar 48 horas para saber se um doente é considerado grave. Além disso, não permite a reavaliação diária do escore. Tem sido utilizado ainda hoje em muitos serviços, especialmente para estratificar um doente como grave em protocolos de pesquisa.

O Apache II, apesar de ser um método muito difundido em unidades de terapia intensiva, e permitir o cálculo diário de seu escore quando necessário, também apresenta problemas, tais como a complexidade de seu cálculo e o fato de, por vezes, superestimar a gravidade da PA, considerando alguns doentes como graves, mas que na realidade não apresentam falência orgânica (o fator idade, p. ex., acrescenta seis pontos aos pacientes acima de 75 anos, sendo que com oito pontos eles são considerados graves). Tem, entretanto, um valor preditivo negativo ótimo para predizer gravidade.

Recentemente, outros critérios têm sido sugeridos na avaliação do doente com pancreatite aguda grave, tais como o Bisap, o Sofa e o Marshall modificado. A simplicidade do cálculo do Marshall está promovendo recentemente sua difusão. Para o cálculo do Marshall modificado, p. ex., utilizam-se apenas três critérios: pressão arterial sistólica, níveis de O_2 arterial e função renal (Tabela 92.7).

Um conceito de grande relevância atualmente é a presença de falência orgânica transitória, ou seja, aquela que melhora após 48 horas, fazendo com que aquele doente não seja mais considerado grave. Este aspecto mostra a importância da reavaliação da gravidade em 48 horas. Existe também a situação inversa, quando um doente chega sem complicações locais ou sistêmicas, mas em 48 horas tem piora do quadro. Devido a isso, considera-se fundamental a reavaliação dos critérios de gravidade em 48 horas para detectar essas mudanças e promover uma classificação mais apurada da gravidade da doença.

A Proteína C Reativa, quando dosada 48 horas após o início do surto e apresenta valores acima de 150 mg/L, é um forte indicador de necrose, e por isso acreditamos que deva ser dosada em todos os doentes com PA.

A tomografia computadorizada (TC) é o melhor método para avaliação do pâncreas, identificação de complicações locais, especialmente a necrose, e na determinação do prognóstico, detectando não apenas alterações pancreáticas, mas também extrapancreáticas. Há discussão se todos os pacientes devem ser submetidos à TC de abdômen, pois como a maioria dos casos é de PA leve, não haveria essa necessidade.[13] Preocupações foram levantadas sobre lesão renal aguda pós-contraste (LRA). Uma metanálise com 28 estudos observacionais e mais de 100 mil participantes não encontrou evidências para apoiar a associação de contraste com LRA, terapia de substituição renal ou mortalidade.[14] No entanto, não existem estudos comparativos em pacientes com PA grave ou sepse e, portanto, deve-se ter cautela. A TC precoce não mostrará áreas necróticas/isquêmicas e não modificará o manejo clínico durante a primeira semana da doença.[15,16]

Entretanto, na dúvida diagnóstica, a TC deverá ser feita na admissão, de modo a esclarecer o diagnóstico do abdômen agudo e diferenciar de outras doenças que podem cursar com elevação de amilase, tais como a úlcera perfurada e o abdômen agudo vascular.

Devido a isso, a TC deve ser empregada a partir de 72 horas após o início dos sintomas naqueles doentes que já têm o diagnóstico confirmado. Dependendo da disponibilidade de recursos, a TC pode ser indicada de modo seletivo, para os doentes classificados como portadores de uma forma mais grave da pancreatite aguda, ou seja, aqueles com Ranson $\geq$ 3 ou Apache II $\geq$ 8, ou com Sofa $\geq$ 3 e/ou Marshall $\geq$ 2 por mais de 48 horas, e ainda naqueles doentes com sinais de complicações locais, como distensão abdominal, sinais de irritação peritoneal e ultrassonografia sugerindo líquido ou coleção peripancreática. A elevação da proteína C reativa para valores acima de 150 mg/L sugerindo necrose deve também ser seguida de uma avaliação tomográfica. Os doentes que mantêm quadro doloroso por tempo prolongado (maior que 3-4 dias) e aqueles que não conseguem ser alimentados devido a dor, distensão ou vômitos também devem ser submetidos à TC.

A classificação tomográfica mais completa é o índice tomográfico de gravidade, também conhecido com índice de Balthazar-Ranson, que, além de considerar a Classificação de Balthazar (A: pâncreas normal; B: edema no pâncreas; C: perda dos contornos pancreáticos; D: presença de uma coleção; E: presença de duas ou mais coleções ou gás), classifica a necrose em ausência de necrose, necrose até 30%, necrose de 30% a 50% e necrose acima de 50%. É importante destacar que a presença de necrose tem um maior peso que a presença de coleções, obtendo-se correlação entre o índice tomográfico e a morbimortalidade do doente (Tabela 92.8).

Tabela 92.7
Escore de Marshall modificado

Sistema orgânico	Escore				
	0	1	2	3	4
Respiratório (PaO_2/FIO_2)	> 400	301 a 400	201 a 300	101 a 200	< 101
Renal (creatinina sérica, μmol/l)	≤ 134	134 a 169	170 a 310	311 a 439	> 439
(creatinina sérica, mg/dl)	< 1,4	1,4 a 1,8	1,9 a 3,6	3,7 a 4,9	> 4,9
Cardiovascular (pressão sistólica, mmHg)	> 90	< 90 Responsiva a fluidos	< 90 Não responsiva a fluidos	< 90, pH < 7,3	< 90, pH < 7,2

Tabela 92.8
Índice Tomográfico de Gravidade (Balthazar-Ranson)

Balthazar	Escore	Necrose	Escore
A	0	Sem necrose	0
B	1	Necrose < 30%	2
C	2	Necrose 30% a 50%	4
D	3	Necrose > 50%	6
E	4		

O índice tomográfico de gravidade é calculado pela somatória do escore de Balthazar com o escore de necrose, totalizando de 0 a 10.

Em resumo, com relação à definição de gravidade, é importante a avaliação de complicações sistêmicas e complicações locais. As complicações sistêmicas podem ser avaliadas por Ranson, Glasgow (Ranson modificado), Sirs, Apache II, Bisap, Sofa e Marshall modificado, os quais devem ser repetidos em 48 horas (exceto o Ranson e o Glasgow). Para avaliar as complicações locais, a Proteína C reativa deve ser dosada em todos os doentes 48 horas após o início do surto, e a TC realizada nos doentes com indicação, e após 72 horas.

Pesquisa da etiologia

A pesquisa da etiologia deve ser realizada em todos os doentes com PA, de modo a tratar complicações relacionadas à causa, tais como coledocolitíase e colangite, além do tratamento específico da etiologia, a fim de evitar a recidiva da doença.

Com base em evidências epidemiológicas, admite-se, na atualidade, que aproximadamente 80% das PAs estão relacionadas à doença biliar litiásica ou ao álcool.[17]

Devido ao fato de a etiologia mais frequente da PA ser a biliar, todo doente com PA deve ser submetido a uma ultrassonografia de abdômen.[7] Caso esse exame seja negativo, uma nova ultrassonografia deve ser realizada na mesma internação após melhora clínica, mas antes que o doente obtenha alta hospitalar, pois as condições de realização desse exame serão melhores que as do primeiro. Caso ambos os exames sejam negativos, o doente deverá ser submetido a uma ecoendoscopia para pesquisar a possibilidade de microlitíase da vesícula. Deve-se lembrar que 60% a 70% das vezes em que o diagnóstico inicial da etiologia da PA fica indefinido, a causa é relacionada à presença de microcálculos da vesícula, que não foram vistos pela USG transparietal.

Outras etiologias devem ser consideradas e pesquisadas, especialmente naqueles doentes que não têm uma causa aparente. Tumores periampulares e lesões císticas do pâncreas podem causar obstrução do ducto pancreático, impedindo o fluxo de enzimas pancreáticas, o que pode levar à ativação enzimática inadequada dentro do pâncreas. O pâncreas *divisum* e as estenoses pancreáticas também podem obstruir o ducto pancreático e causar PA.[3] A PA pode resultar da instrumentação da ampola (de Vater) e do ducto pancreático após colangiopancreatografia retrógrada endoscópica (CPRE)[18] e ultrassom endoscópico,[19] com risco de 10% e menos de 1%, respectivamente.

Inúmeros medicamentos podem causar PA, e pelo menos 30 deles mostraram ter uma associação definitiva, o que significa que eles causam PA pela sua administração repetida. A dosagem precoce de cálcio e triglicérides até 24 horas após o início do quadro pode ser útil no diagnóstico dessas respectivas causas.

Interessante também comentar sobre a relação da etiologia da PA com o prognóstico do doente. A hipertrigliceridemia parece ser a causa potencialmente mais grave. Os primeiros surtos da PA de etiologia alcoólica também estão relacionados a uma maior gravidade. Por outro lado, a PA de causa medicamentosa em geral tem uma evolução mais branda.

Entretanto, qualquer etiologia pode causar uma PA grave, com mortalidade elevada, o que nos faz ter atenção na estratificação de gravidade em todos os doentes, independente da etiologia.[20]

Tratamento

Medidas gerais

Jejum

O jejum é uma medida inicial importante para os doentes com PA, devido ao fato de a maioria deles vomitar e ter dor abdominal. Até pouco tempo, os doentes com PA permaneciam em jejum pelo tempo necessário para a melhora clínica e normalização dos níveis de amilase, o que ocorria frequentemente até 5 a 7 dias de internação. A orientação de manter o pâncreas em repouso era propagada. Atualmente, com a evolução dos conceitos, sabe-se que não é necessário manter o doente por tempo prolongado em jejum, ao contrário, o prazo para alimentar um doente com PA é de 48 horas, independente da gravidade.[21] Além disso, não há necessidade de dosagens repetidas de amilase ou lipase a partir do momento em que o diagnóstico está definido, porque tais enzimas não têm valor para nortear a introdução da dieta nesses doentes, ou mesmo para a determinação da gravidade ou acompanhamento de sua evolução.

Outro aspecto importante é o uso de suporte nutricional. Recentemente, verificou-se que o suporte nutricional entérico melhora os resultados e limita as complicações em pacientes com pancreatite aguda grave, e isso foi confirmado por uma metanálise incluindo cinco ensaios clínicos randomizados com 202 pacientes mostrando um risco reduzido de complicações infecciosas (risco relativo 0,47, 95% de confiança, intervalo de 0,28 a 0,77), infecções pancreáticas (risco relativo 0,48, 0,26 a 0,91) e mortalidade (risco relativo 0,32, 0,11 a 0,98).[22,23] A nutrição enteral pode melhorar a barreira mucosa do intestino e reduzir a translocação bacteriana e, com isso, diminui o risco de necrose peripancreática infectada e outros resultados graves da PA.[24] Deve-se também considerar os riscos do suporte nutricional parenteral, como acidentes de punção e maior risco de infecção, além do custo mais elevado. No entanto, as dificuldades de alimentação enteral, como distensão abdominal e intolerância nos primeiros dias, parecem ser fatores desencorajadores para grande parte dos médicos, a despeito dos benefícios comprovados.

Caso o doente não possa ser realimentado por via oral até 48 horas de internação, uma sonda nasoenteral é introduzida por endoscopia e posicionada preferencialmente após o piloro, o mais distal possível, e a dieta semielementar é iniciada a 20 mL/h, com progressão diária de 10 mL/h/dia, baseado na tolerância. Os principais problemas são a perda do posicionamento da sonda e a intolerância à alimentação, com desconforto e distensão abdominal. A maioria dos doentes desenvolve algum tipo de distensão abdominal, mas que é tolerável.

Analgesia

A analgesia é um fator importante para estes doentes, que apresentam em sua maioria dor de forte intensidade, comprometendo sua evolução, alimentação e hidratação.

Vários são os analgésicos sugeridos na literatura. Preconiza-se uma sequência de analgésicos, sendo inicialmente antiespasmódicos, de modo a relaxar o esfíncter de Oddi e com isto melhorar a dor e atenuar um dos possíveis eventos que causaram a PA. A associação com analgésicos de ação central como a dipirona é frequente, e controla a dor na maioria dos doentes. Entretanto, alguns doentes precisarão de analgésicos mais potentes como o Cloridrato de tramadol e o Cloridrato de nalbufina. Além dessas drogas, vários opiáceos podem ser usados, tais como a morfina e a meperidina, apesar de ser um aspecto controverso. Não há nenhum estudo clínico que demonstre uma ação negativa dessas drogas no aumento da contração do esfíncter de Oddi.[25]

Hidratação

A hidratação é a medida terapêutica inicial mais importante, e que apresenta alguns objetivos: o primeiro deles é repor as perdas decorrentes dos vômitos, além de hidratar o doente que frequentemente se apresenta com algum grau de desidratação. Isto é fundamental para normalizar a possível taquicardia e hipotensão. Outro importante motivo para investir na hidratação dos doentes com PA é manter a irrigação pancreática adequada, e com isto tentar evitar ou minimizar a necrose do pâncreas, que terá um impacto direto na evolução da doença.[7]

Estudos têm demonstrado que a hemoconcentração, especialmente nas primeiras 48 horas de admissão, piora o prognóstico e indica a necessidade de reanimação volêmica vigorosa.[26] A porcentagem mínima de hematócrito desejada ainda não está bem estabelecida, mas o ideal é mantê-lo entre os valores 30% e 40%.[27]

Anteriormente, a reposição volêmica agressiva (250-500mL/h de cristaloides) costumava ser instituída.[25] Entretanto, tem-se evidenciado que a reposição controlada é mais benéfica quando comparada à infusão rápida de fluidos nas primeiras 72 horas em doentes com grande hipovolemia. Mao *et al.* demonstraram em seu estudo que a hemodiluição abrupta pode aumentar a incidência dos casos de sepse.[27]

A International Association of Pancreatology e a American Pancreatic Association (IAP/APA) recomendam, nos casos de maior desidratação, a infusão de cristaloides em uma taxa de 5 a 10 mL/kg/h até que um ou mais dos seguintes objetivos seja alcançado: frequência cardíaca < 120 bpm, Pressão Arterial Média entre 65 e 85mmHg; débito urinário > que 0,5 a 1 mL; e hematócrito entre 35% e 44%.[1]

O acompanhamento deve ser adaptado à gravidade da doença. A monitoração é de grande importância para que se possa acompanhar a resposta à reanimação volêmica instituída, com aferição rigorosa da oferta e das perdas líquidas. Por envolver uma considerável quantidade de fluidos, é comum a presença de distúrbios hidroeletrolíticos concomitantes. Deve-se monitorar também a saturação de oxigênio do doente e, em casos de pancreatite aguda grave, monitorar a pressão venosa central. É necessário o acompanhamento meticuloso das alterações respiratórias, cardiovasculares e da função renal para detectar e tratar complicações precoces de hipovolemia, e do tratamento exacerbado desta.

Medidas específicas
Antibióticos

O emprego de antibióticos não é recomendado para os doentes com PA leve devido a ausência de benefícios, aumento de custo e seleção de bactérias. Entretanto, em algumas situações na PA grave com necrose extensa pode haver discussão.

As complicações infecciosas são responsáveis por até 50% a 80% das mortes nos doentes com PA. Entre 40% e 75% dos doentes com necrose pancreática desenvolvem infecção, sendo que 24% após uma semana e 72% após três semanas, com mortalidade nesses casos de até 50%.[29]

Os mecanismos de infecção na pancreatite aguda são: translocação bacteriana, que é o principal; via linfática; via hematogênica; via biliar; pela ascite; ou pelo duodeno.

Os estudos realizados na década de 1990 por Pederzoli, Delcenserie e Schwarz mostraram redução da infecção pancreática.[29]

Entretanto, a partir da década de 2000, os estudos realizados falharam em mostrar os benefícios do uso precoce de antibióticos. Um estudo interessante sobre a utilização de antibióticos foi publicado em 2004 pelo grupo de Ulm, na Alemanha.[28] Trata-se de um estudo prospectivo, randomizado, duplo-cego que abordou 114 doentes, 58 recebendo antibióticos (Ciprofloxacin 400 mg 2x/d + Metronidazol 50 mg 2×/d) e 56 recebendo placebo. Os resultados obtidos mostraram que o grupo que recebeu antibióticos não teve redução da infecção pancreática (12% no grupo com antibióticos × 9% no placebo, p = n.s.) ou da mortalidade (5% × 7%, respectivamente, p = n.s.). Os autores concluíram que o uso de antibióticos não mostrou benefícios para a redução da infecção da necrose e na mortalidade. Porém, pelos critérios adotados, 28% dos doentes no grupo que recebeu antibióticos tiveram de ter seu protocolo aberto, contra 46% dos doentes no grupo placebo (p = 0,037). Além disso, o período médio da abertura do protocolo no grupo com antibióticos foi de 11,5 dias contra 5 dias do grupo placebo. Ou seja, pode-se supor que um grupo de doentes se beneficiou com o uso de antibióticos.

Vários consensos sobre o tratamento da PA são relatados na literatura, sendo os últimos com recomendação contrária à utilização de antibióticos precoce na PA.[31]

Existem problemas relacionados ao emprego precoce de antibióticos na PA: resistência bacteriana e infecção fúngica, apesar de não haver evidências de que esses problemas estejam relacionados ao aumento da mortalidade desses doentes.

As principais recomendações sugerem o acompanhamento dos doentes com a dosagem de procalcitonina para auxiliar no diagnóstico da infecção.

Devido a isto, nos casos com necrose extensa, acima de 50%, como não temos a procalcitonina facilmente disponível em boa parte dos hospitais, utilizamos a Proteína C Reativa como auxílio para o diagnóstico de infecção, quando com valores acima de 300 mg/L.

Além disso, o diagnóstico comprovado de infecção, obtido principalmente pela presença de gás no retroperitônio, além de um conjunto de dados clínicos e laboratoriais, como os relatados anteriormente, implica na introdução de antibióticos.

Os dois principais esquemas são o Imipenem, ou a associação do Ciprofloxacin com o Metronidazol, por um período de 10 a 14 dias, devendo este ser suspenso, trocado ou mantido dependendo da evolução clínica e das culturas.[29]

Colangiopancreatografia endoscópica

A realização da Colangiopancreatografia endoscópica (CPRE) para todos os doentes com PA biliar não é recomendada. Indica-se a CPRE apenas para aqueles doentes com PA de origem biliar, e que estejam com colangite aguda associada (icterícia, dilatação de vias biliares, além de febre ou leucocitose), ou com suspeita de cálculo impactado na papila, determinado pela elevação contínua dos níveis de bilirrubinas. Pacientes com a forma grave e que apresentam obstrução biliar ou colangite podem se beneficiar da esfincterotomia após um período de reanimação precoce. A American Gastroenterological Association contraindica CPRE urgente (< 24 h) em pacientes com PA biliar sem colangite.[32] A Associação Internacional de Pancreatologia e a American Pancreatic Association recomendam CPRE urgente em pacientes com PA com colangite aguda associada.[33]

Uso de medicamentos específicos

A utilização de medicamentos específicos para a PA não é recomendada por falta de resultados na literatura. Drogas como anti-inflamatórios, inibidores de secreção e derivados da somatostatina não provaram ter benefícios no tratamento de doentes com PA.

■ Tratamento operatório

A PA tem particularidades devido principalmente à posição retroperitoneal do pâncreas, que irá determinar suas formas de apresentação e de tratamento. Isso faz com que um processo inflamatório do pâncreas esteja bloqueado no retroperitônio na maioria das vezes, diferente do que ocorre, p. ex., na apendicite aguda ou na úlcera perfurada, onde o comprometimento e as características anatômicas e fisiológicas do peritônio determinam a extensão do processo inflamatório, com repercussões sistêmicas significativas. A superfície de troca do peritônio com o espaço extracelular é maior que 1,5 m² a uma taxa de até 500 mL por hora. Essas considerações são importantes quando se discute o momento do tratamento operatório. O momento ideal para operar um doente com úlcera perfurada ou um doente com apendicite aguda, em que a peritonite secundária está presente, é diferente do momento ideal para operar um doente com PA, em que, na maioria das vezes, o comprometimento é exclusivamente retroperitoneal.

A maior dificuldade para um cirurgião que conduz um caso de PA grave é definir o melhor momento para indicar o tratamento operatório.

A principal indicação operatória na PA é a infecção pancreática. Entretanto, esse conceito clássico foi questionado nas últimas décadas devido à alta mortalidade, especialmente do tratamento operatório precoce, que pode chegar a 50%.[34,35]

Alguns poucos estudos foram realizados ao avaliar o melhor período para operar um doente com PA. Mier *et al.* compararam dois grupos, um com cirurgia precoce e outro em que os doentes foram operados após 12 dias.[36] O estudo teve de ser interrompido devido à alta mortalidade dos doentes operados precocemente.

As vantagens nítidas da operação postergada são: redução de sangramento, retirada de menor quantidade de tecido pancreático, maior facilidade em drenar e limpar o tecido infectado, maior probabilidade de apenas uma intervenção operatória, e redução da insuficiência endócrina e exócrina, dentre outras.[37]

Existe uma grande tendência atual para que a operação seja postergada na PA. O conceito de "quanto mais tarde melhor" tem se estabelecido. Bakker *et al.* comentam que dois fatores sustentam o conceito de operação tardia na PA.[35] O primeiro e mais importante é que a necrose pancreática e peripancreática tende a se delimitar em 3 a 4 semanas, o que facilita de modo significativo o procedimento. O segundo fator é que o impacto de um *stress* imunológico adicional em uma fase inicial pode ser decisivo para a evolução desfavorável do doente. Atualmente, o intervalo de tempo médio para a intervenção está em torno de 26 a 33 dias.[38,39]

Em um estudo realizado por Besselink *et al.*, em que realizaram uma pesquisa do banco de dados da Holanda a respeito dos doentes com PA naquele país entre 1995 e 2004, dividiram os doentes em três grupos em relação ao período de tratamento operatório, e verificaram que os doentes operados tardiamente tiveram uma evolução significativamente melhor.[38] Os autores concluíram nesse estudo que a necrosectomia realizada após o 29º dia está associada a menor mortalidade, apesar do aumento do uso de antibióticos e da infecção fúngica nesses doentes. Os mesmos autores também sugerem que a operação precoce deva ser evitada a qualquer custo antes de 14 dias, mesmo nos doentes com falência orgânica múltipla, e sempre que possível postergar a operação até pelo menos o 30º dia após a admissão. As três principais indicações para a cirurgia precoce na PA são: hemorragia não controlada por embolização, complicações intestinais como isquemia e necrose decorrentes de trombose de vasos mesentéricos e a síndrome compartimental do abdômen.

Runzi *et al.* publicaram um estudo no qual trataram 16 doentes com infecção pancreática apenas com antibióticos e obtiveram mortalidade de 12,5%, inferior à mortalidade do tratamento operatório da infecção pancreática, que se encontra por volta de 20% nos melhores centros.[40] A partir deste, várias outras séries de caso e revisões sustentam que é possível tratar com segurança a necrose pancreática infectada sem operação, ou com a operação realizada tardiamente.[41-44]

Outro estudo interessante publicado em 2007 descreve o tratamento de 31 doentes com necrose infectada, sendo que oito foram tratados apenas com antibióticos, cinco receberam antibióticos e foram drenados por endoscopia, enquanto 18 receberam antibióticos e punção percutânea. Quatro doentes precisaram de operação na evolução. Apenas um doente morreu (3,2%).[45]

Esses estudos sobre o tratamento clínico da infecção pancreática são úteis não apenas para mostrar que é possível tratar alguns casos de modo não operatório, mas principalmente para confirmar a segurança que há em postergar o tratamento operatório até que o doente esteja em um período mais favorável para este tratamento.

Um estudo publicado no *New England Journal of Medicine* em 2010 pelo grupo holandês mostra vantagens do *Step Up Approach* em postergar o tratamento operatório e, quando indicado, utilizar técnicas minimamente invasivas. A técnica descrita nesse estudo consiste na utilização de uma incisão de aproximadamente 7 cm no flanco esquerdo, seguida da introdução de uma ótica laparoscópica no retroperitônio, que irá guiar um aspirador e pinças utilizadas nas operações abertas, na drenagem das coleções e remoção da necrose.[46]

Um dos principais aspectos que o tratamento operatório tardio permite são as técnicas minimamente invasivas, como a endoscópica, a vídeolaparoscópica, a punção percutânea e mesmo variações mais simples da operação aberta.

Abordagens como a drenagem percutânea e a drenagem endoscópica transgástrica (Figura 92.9) são condutas de primeira linha no tratamento e preferíveis à

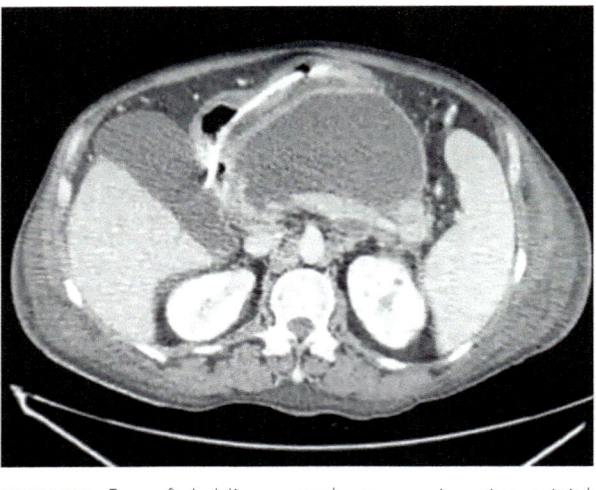 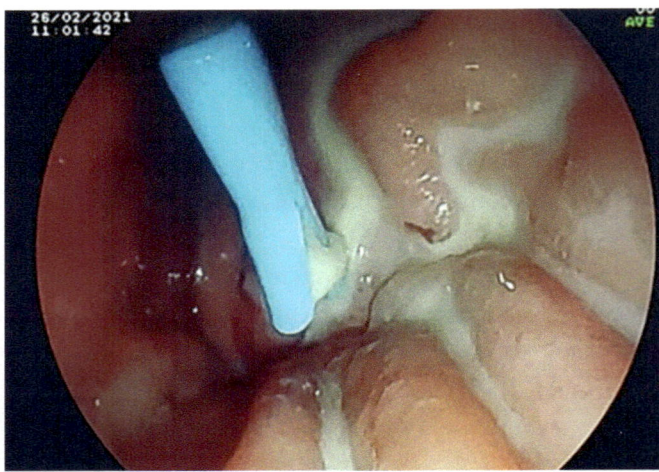

FIGURA 92.9 – *Tomografia de abdômen mostrando uma necrose circunscrita comprimindo o estômago no 28º dia de internação, seguido da imagem mostrando a drenagem endoscópica transmural gástrica com colocação de protese biliar e saída de secreção purulenta e material pancreático necrótico. Fonte: acervo dos autores.*

necrosectomia aberta, devido a baixas taxas de mortalidade e mortalidade, que classicamente afetam pacientes submetidos a abordagens mais agressivas.[47]

Quando não é possível o tratamento minimamente invasivo, o Serviço de Emergência da Santa Casa de São Paulo tem proposto uma técnica alternativa de tratamento operatório, que é possível apenas devido ao conceito de cirurgia tardia, e que mantém o conceito de controle cirúrgico da infecção, em vez da necessidade da remoção total de toda a necrose pancreática. Trata-se da realização de uma laparotomia mediana, seguida de uma punção no mesocólon transverso para localizar o local de infecção, seguida de uma pequena abertura nesse mesocólon de 4 a 5 cm e drenagem do líquido infectado, além da retirada da necrose manualmente ou com pinças delicadas. Então é colocado um dreno túbulo-laminar no retroperitônio e outro dreno túbulo-laminar vigiando a saída do primeiro ao nível do mesocólon transverso (Figura 92.10).[48] O conceito de controle da infecção é atualmente considerado mais importante do que a necessidade de remover todo o tecido necrótico do pâncreas.

Na PA grave, a tática a ser empregada é fundamental para o sucesso do tratamento. A Figura 92.11 resume os principais aspectos a serem considerados nos doentes com PA grave com necrose.[48]

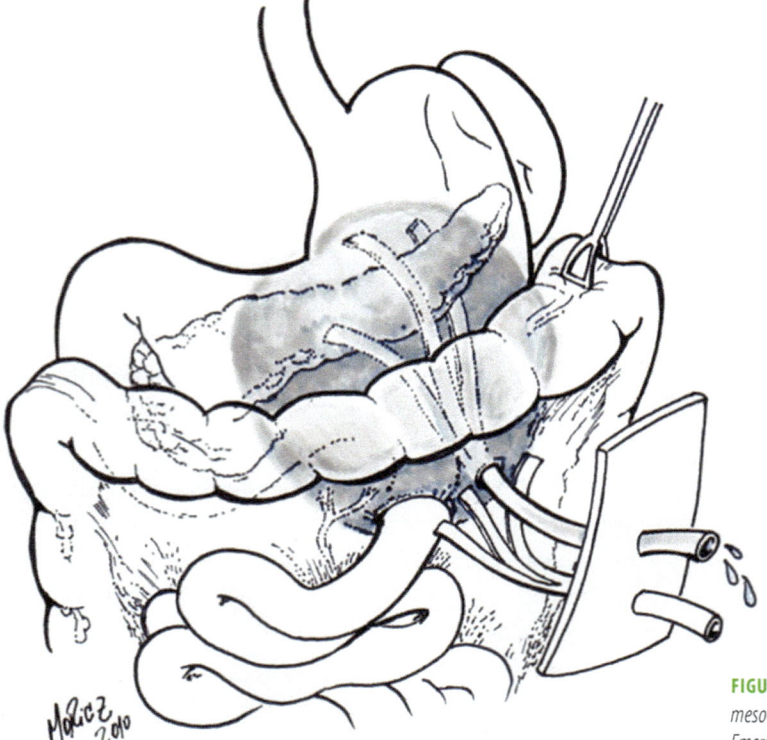

FIGURA 92.10 – *Ilustração mostrando a necrosectomia do pâncreas através do mesocólon transverso, com exteriorização de dois drenos, realizada no Serviço de Emergência da Santa Casa de São Paulo.[48] Fonte: André de Moricz.*

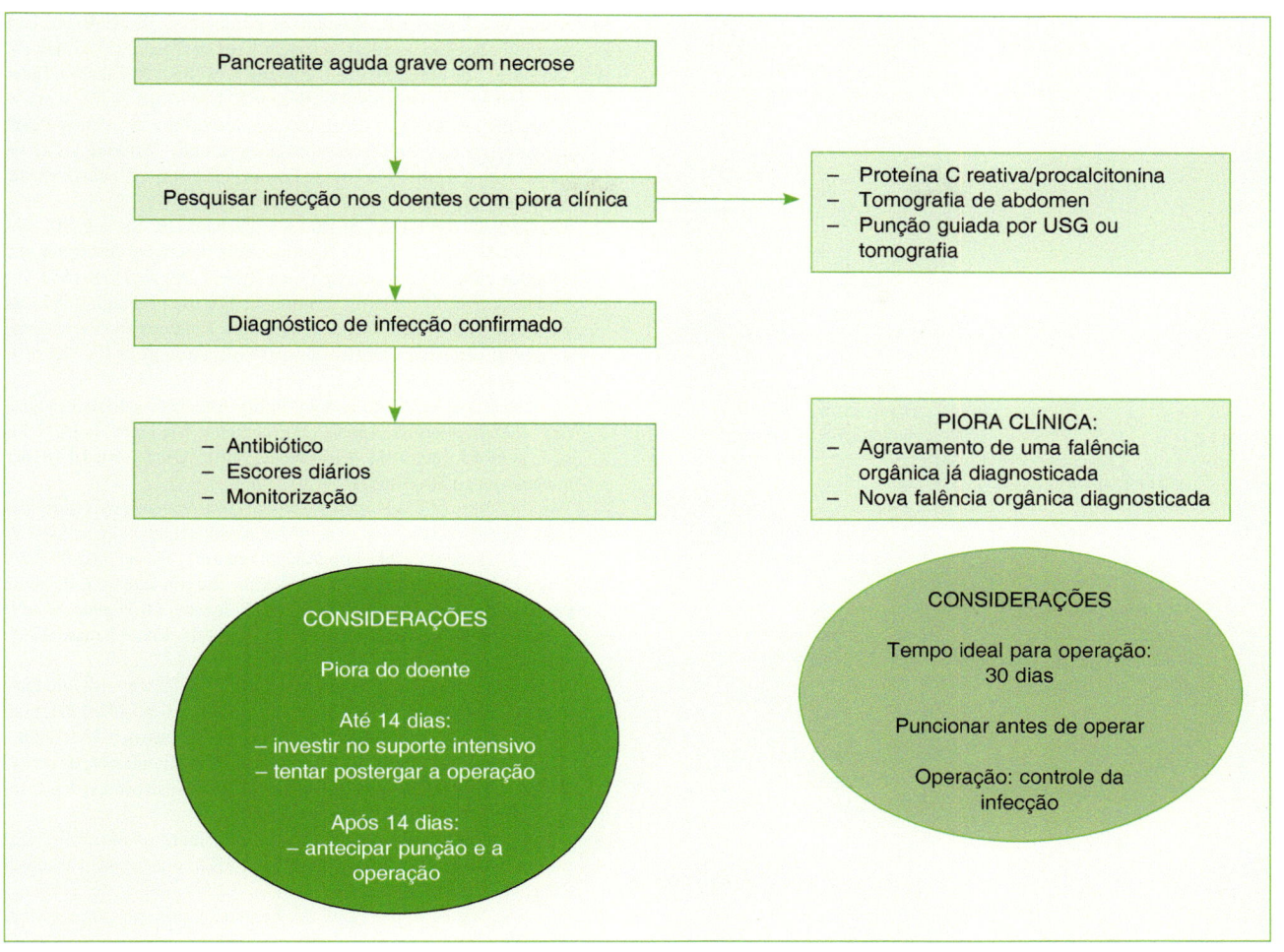

FIGURA 92.11 – *Algoritmo para se estabelecer o melhor momento operatório.*[48] Fonte: autores.

Profilaxia da recidiva da pancreatite aguda

A profilaxia da recidiva é parte fundamental do tratamento do doente com PA. Não é infrequente que um doente tenha PA, não trate adequadamente a causa, e retorne com um quadro mais grave. Por isso, é consenso na literatura que um doente com PA de origem biliar só tenha alta hospitalar após a colecistectomia, que deve ser feita logo após a melhora do quadro, ou seja, 4 a 7 dias após o início do surto.[49] A recidiva da PA biliar nos seis meses seguintes ao surto chega a 50%. Nos casos de PA grave, a literatura aceita como uma conduta adequada postergar a colecistectomia para uma época em que o doente esteja recuperado. Alguns autores sugerem a papilotomia endoscópica ou a utilização do ácido ursodeoxicólico para os doentes que não tiveram condições de serem submetidos à colecistectomia, mas sem evidências científicas.

Conclusão

A PA é uma doença grave e comum em nosso meio, que devido aos altos índices de mortalidade, necessita de tratamento precoce e intensivo nos casos graves.

O médico que trata a PA deve estar atento aos aspectos fundamentais relacionados a avaliação e tratamento inicial destes doentes. As principais preocupações são: confirmação diagnóstica, pesquisa da etiologia e avaliação da gravidade; e jejum por um curto período, analgesia e hidratação. Medidas importantes relacionadas ao tratamento incluem a nutrição enteral como melhor forma de nutrir o doente, a CPRE nos casos de colangite ou icterícia progressiva, o emprego de antibióticos quando houver indicação, e o tratamento cirúrgico postergado nos casos de infecção da necrose com falência orgânica (Figura 92.12).[48] Além disso, deve-se ter atenção com relação à profilaxia de um novo surto, promovendo sempre que possível o tratamento definitivo da causa da PA.

A medida mais efetiva para melhorar os resultados dos doentes com PA é a formação de uma equipe multidisciplinar composta de cirurgiões, intensivistas, enfermeiros, fisioterapeutas, entre outros, comprometida com o atendimento e cuidado destes doentes desde a admissão no hospital.

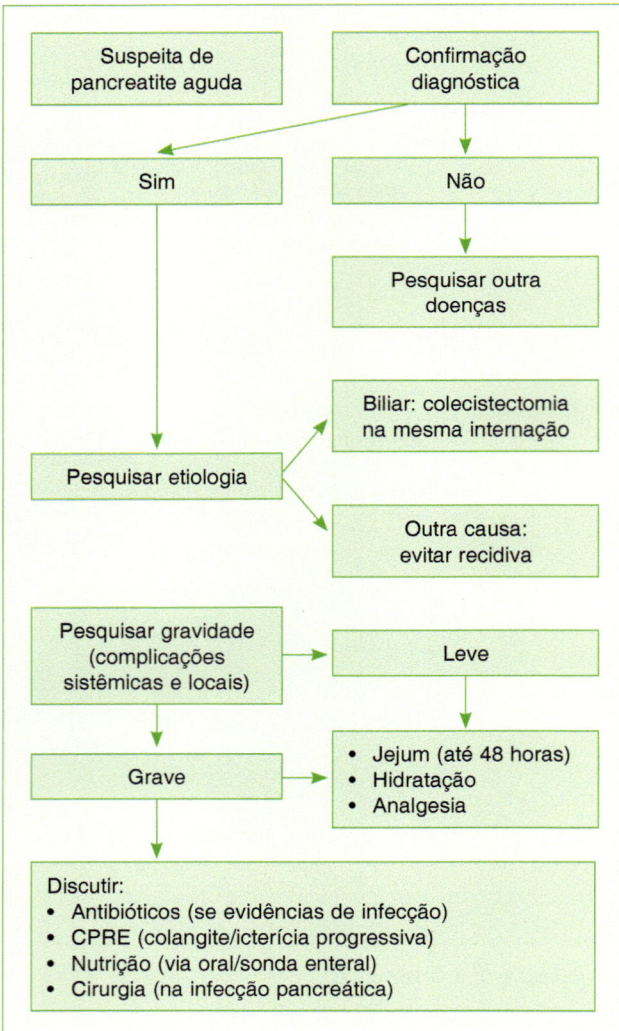

FIGURA 92.12 – *Algoritmo da abordagem inicial no doente com pancreatite aguda.*[46] Fonte: autores.

Referências bibliográficas

1. Working Group IAP/APA. IAP/APA evidence-based guidelines for the management of acute pancreatitis. Pancreatology, [s.l.], v. 4, n. 2, p.1-15, julho 2013. Elsevier BV. http://dx.doi.org/10.1016/j.pan.2013.07.063.
2. Brasil. Ministério da Saúde. DATASUS. (2007) Informações de saúde 2018 [acesso em 2019 out 08]. Disponível em: http://tabnet.datasus.gov.br/cgi/deftohtm.exe?sih/cnv/mrbr.def
3. Mederos MA, Reber HA, Girgis MD. Acute Pancreatitis: A Review. JAMA [s.l.]. v. 325, p.382–390, jan.2021.JAMA. http://dx.doi.org/10.1001/jama.2020.20317
4. Johnson CD, Besselink MG, Carter R. Acute pancreatitis. Bmj, [s.l.], v. 349, n. 124, p.48-59, 12 ago. 2014. BMJ. http://dx.doi.org/10.1136/bmj.g4859.
5. Bhatia M et al. Pathophysiology of acute pancreatitis. Pancreatology, [s.l.], v. 5, n. 2-3, p.132-144, jan. 2005. Elsevier BV. http://dx.doi.org/10.1159/000085265.
6. Steer ML. Early events in acute pancreatitis. Baillieres Best Pract Res Clin Gastroenterol. 1999 Jul;13(2):213-25.
7. Tonsi AF, Bacchion M, Crippa S, Malleo G, Bassi C. Acute pancreatitis at the beginning of the 21st century: the state of the art. World J Gastroenterol. 2009 Jun 28;15(24):2945-59.
8. Ranson JH, Rifkind KM, Roses DF, Fink SD, Eng K, Spencer FC. Prognostic signs and the role of operative management in acute pancreatitis. Surg Gynecol Obstet. 1974;139:69-8.
9. Blamey SL, Imrie CW, O'Neill J, Gilmour WH, Carter DC. Prognostic factors in acute pancreatitis. Gut. 1984;25:1340-6.
10. Knaus WA, Draper EA, Wagner DP, Zimmerman JE. APACHE II: a severity of disease classification system. Crit Care Med. 1985;13:818-29.
11. Vincent JL, de Mendonça A, Cantraine F, Moreno R, Takala J, Suter PM, Sprung CL, Colardyn F, Blecher S. Use of the SOFA score to assess the incidence of organ dysfunction/failure in intensive care units: results of a multicenter, prospective study. Working group on "sepsis-related problems" of the European Society of Intensive Care Medicine. Crit Care Med. 1998; 26:1793-800.
12. Marshall JC, Cook DJ, Christou NV, Bernard GR, Sprung CL, Sibbald WJ. Multiple organ dysfunction score: a reliable descriptor of a complex clinical outcome. Crit Care Med. 1995; 23:1638-1652.
13. McPherson SJ, O'Reilly DA, Smith N. The use of imaging in acute pancreatitis in United Kingdom hospitals: Findings from a national quality of care study. British Journal Os Radiology, S.l, v. 90, n. 1, p.217-224, dez. 2007.
14. Aycock RD et al. Acute Kidney Injury After Computed Tomography: A Meta-analysis. Annals Of Emergency Medicine, [s.l.], v. 71, n. 1, p.44-53, jan. 2018. Elsevier BV. http://dx.doi.org/10.1016/j.annemergmed.2017.06.041.
15. Working Party of The British Society of Gastroenterology. UK guidelines for the management of acute pancreatitis. Gut, [s.l.], v. 54, n. 3, p.1-9, 1 maio 2005. BMJ. http://dx.doi.org/10.1136/gut.2004.057026.
16. Yokoe M et al. Japanese guidelines for the management of acute pancreatitis: Japanese Guidelines 2015. Journal Of Hepato-biliary--pancreatic Sciences, [s.l.], v. 22, n. 6, p.405-432, 13 maio 2015. Wiley. http://dx.doi.org/10.1002/jhbp.259.
17. Yadav D, Lowenfels AB. The Epidemiology of Pancreatitis and Pancreatic Cancer. Gastroenterology, [s.l.], v. 144, n. 6, p.1252-1261, mai, 2013. Elsevier BV. http://dx.doi.org/10.1053/j.gastro.2013.01.068.
18. Kochar B, Akshintala VS, Afghani E et al. Incidence, severity, and mortality of post-ERCP pancreatitis. Gastrointest Endosc. 2015;81(1):143149.e9.
19. Wang KX, Ben QW, Jin ZD et al. Assessment of morbidity and mortality associated with EUS-guided FNA. Gastrointest Endosc. 2011;73(2): 283-290.
20. Gupta K, Wu B. In the clinic. Acute pancreatitis. Ann Intern Med. 2010 Nov 2;153(9):ITC51-5; quiz ITC516.
21. De Campos T, Braga CF, Kuryura L, Hebara D, Assef JC, Rasslan S. Changes in the management of patients with severe acute pancreatitis. Arq Gastroenterol. 2008 JulSep;45(3):181-5.
22. Eatock FC et al. A Randomized Study of Early Nasogastric versus Nasojejunal Feeding in Severe Acute Pancreatitis. The American Journal Of Gastroenterology, [s.l.], v. 100, n. 2, p.432-439, fev. 2005. Ovid Technologies (Wolters Kluwer Health). http://dx.doi.org/10.1111/j.1572-0241.2005.40587.x.
23. Meier, R. et al. ESPEN guidelines on nutrition in acute pancreatitis. Clinical Nutrition, [s.l.], v. 21, n. 2, p.173-183, abr. 2002. Elsevier BV. http://dx.doi.org/10.1054/clnu.2002.0543.
24. Kingsnorth A, O'Reilly D. Acute pancreatitis. Bmj, [s.l.], v. 332, n. 7549, p.1072-1076, 4 maio 2006. BMJ. http://dx.doi.org/10.1136/bmj.332.7549.1072.
25. Thompson DR. Narcotic analgesic effects on the sphincter of Oddi: a review of the data and therapeutic implications in treating pancreatitis. Am J Gastroenterol.2001;96:1266-72.
26. Solanki NS, Barreto SG. Fluid therapy in acute pancreatitis. A systematic review of literature. JOP. 2011 Mar 9;12(2):205-8.
27. Mao EQ, Fei J, Peng YB, Huang J, Tang YQ, Zhang SD. Rapid hemodilution is associated with increased sepsis and mortality among patients with severe acute pancreatitis. Chin Med J (Engl). 2010;123:1639-44.
28. Forsmark CE, Baillie J. AGA institute technical review on acute pancreatitis. Gastroenterology. 2007;132:2022-44.
29. De Campos T, Assef J, Rasslan S. Questions about the use of antibiotics in acute pancreatitis. World Journal Of Emergency Surgery, [s.l.], v. 1, n. 1, p.1-20, fev. 2006. Springer Science and Business Media LLC. http://dx.doi.org/10.1186/1749-7922-1-20.
30. Isenmann R, Rünzi M, Kron M, Kahl S, Kraus D, Jung N, Maier L, Malfertheiner P, Goebell H, Beger HG; German Antibiotics in Severe Acute Pancreatitis Study Group. Prophylactic antibiotic treatment in patients with predicted severe acute pancreatitis: a placebo-controlled, double-blind trial. Gastroenterology. 2004 Apr;126(4):997-1004.

31. Werner J, Hartwig W, Büchler MW. Antibiotic prophylaxis: an ongoing controversy in the treatment of severe acute pancreatitis. Scand J Gastroenterol. 2007 Jun;42(6):667-72.
32. Leppäniemi A et al. 2019 WSES guidelines for the management of severe acute pancreatitis. World Journal of Emergency Surgery, [s.l.], v. 14, n. 1, p.14-27, 13 jun. 2019. Springer Science and Business Media LLC. http://dx.doi.org/10.1186/s13017-019-0247-0.
33. Ayub, K.; Slavin, J; Imada, R.. Endoscopic retrograde cholangiopancreatography in gallstone-associated acute pancreatitis. Cochrane Database Of Systematic Reviews, [s.l.], p.30-36, 19 jul. 2004. http://dx.doi.org/10.1002/14651858.cd003630.pub2.
34. Banks PA, Freeman ML; Practice Parameters Committee of the American College of Gastroenterology. Practice guidelines in acute pancreatitis. Am J Gastroenterol. 2006 Oct;101(10):2379-400.
35. Bakker OJ, van Santvoort HC, Besselink MG, van der Harst E, Hofker HS, Gooszen HG; Dutch Pancreatitis Study Group. Prevention, detection, and management of infected necrosis in severe acute pancreatitis. Curr Gastroenterol Rep. 2009 Apr;11(2):104-10.
36. Mier J, León EL, Castillo A, Robledo F, Blanco R. Early versus late necrosectomy in severe necrotizing pancreatitis. Am J Surg. 1997 Feb;173(2):71-5.
37. Werner J, Feuerbach S, Uhl W, Büchler MW. Management of acute pancreatitis: from surgery to interventional intensive care. Gut. 2005 Mar;54(3):426-36.
38. Besselink MG, Verwer TJ, Schoenmaeckers EJ, Buskens E, Ridwan BU, Visser MR, Nieuwenhuijs VB, Gooszen HG. Timing of surgical intervention in necrotizing pancreatitis. Arch Surg. 2007 Dec;142(12):1194-201.
39. Rodriguez JR, Razo AO, Targarona J, Thayer SP, Rattner DW, Warshaw AL, Fernández-del Castillo C. Debridement and closed packing for sterile or infected necrotizing pancreatitis: insights into indications and outcomes in 167 patients. Ann Surg. 2008 Feb;247(2):294-9.
40. Runzi M, Niebel W, Goebell H, Gerken G, Layer P. Severe acute pancreatitis: nonsurgical treatment of infected necroses. Pancreas. 2005 Apr;30(3):195-9.
41. Dubner H, Steinberg W, Hill M, Bassi C, Chardavoyne R, Bank S. Infected pancreatic necrosis and peripancreatic fluid collections: serendipitous response to antibiotics and medical therapy in three patients. Pancreas. 1996 Apr;12(3):298-302.
42. Adler DG, Chari ST, Dahl TJ, Farnell MB, Pearson RK. Conservative management of infected necrosis complicating severe acute pancreatitis. Am J Gastroenterol. 2003 Jan;98(1):98-103.
43. Sivasankar A, Kannan DG, Ravichandran P, Jeswanth S, Balachandar TG, Surendran R. Outcome of severe acute pancreatitis: is there a role for conservative management of infected pancreatic necrosis? Hepatobiliary Pancreat Dis Int. 2006 Nov;5(4):599-604.
44. Uomo G. Nonsurgical treatment of infected pancreatic necrosis: a falling myth or a still impassable frontier? JOP. 2007 Jul 9;8(4):468-70.
45. Lee JK, Kwak KK, Park JK, Yoon WJ, Lee SH, Ryu JK, Kim YT, Yoon YB. The efficacy of nonsurgical treatment of infected pancreatic necrosis. Pancreas. 2007 May;34(4):399-404.
46. van Santvoort HC, Besselink MG, Bakker OJ, Hofker HS, Boermeester MA, Dejong CH, van Goor H, Schaapherder AF, van Eijck CH, Bollen TL, van Ramshorst B, Nieuwenhuijs VB, Timmer R, Laméris JS, Kruyt PM, Manusama ER, van der Harst E, van der Schelling GP, Karsten T, Hesselink EJ, van Laarhoven CJ, Rosman C, Bosscha K, de Wit RJ, Houdijk AP, van Leeuwen MS, Buskens E, Gooszen HG; Dutch Pancreatitis Study Group. A step-up approach or open necrosectomy for necrotizing pancreatitis. N Engl J Med. 2010 Apr 22;362(16):1491-502.
47. Ann R Coll Surg Engl. Outubro de 2020; 102 (8): 555-559. Pancreatite aguda grave: oito etapas fundamentais revisadas de acordo com a sigla 'PÂNCREAS' CA Gomes 1, S Di Saverio 2, M Sartelli 3, E Segallini 4, N Cilloni 5, R Pezzilli 6, N Pagano 7, FC Gomes 8, F Catena 9. https://pubmed.ncbi.nlm.nih.gov/32159357/
48. De Campos T, Perlingeiro JAG, Assef JC. Momento do tratamento operatório. In: De Campos T, Rasslan S. Pancreatite aguda. Atheneu. 2013.
49. Uhl W, Warshaw A, Imrie C, Bassi C, McKay CJ, Lankisch PG, Carter R, Di Magno E, Banks PA, Whitcomb DC, Dervenis C, Ulrich CD, Satake K, Ghaneh P, Hartwig W, Werner J, McEntee G, Neoptolemos JP, Büchler MW; International Association of Pancreatology. IAP Guidelines for the Surgical Management of Acute Pancreatitis. Pancreatology. 2002;2(6):565-73.

92.3 Afecções Inflamatórias: Pancreatite Aguda e Crônica

André de Moricz • Tércio de Campos
Rodrigo Altenfelder Silva
Adhemar Monteiro Pacheco Júnior

Introdução

A pancreatite crônica pode ser definida como processo inflamatório do pâncreas de caráter irreversível, difuso ou segmentar, caracterizado pela presença de fibrose perilobular e interlobular, perda da arquitetura acinar com dilatação do sistema ductal e formação de cálculos no seu interior, calcificações do parênquima, associado à insuficiência exócrina e endócrina glandulares. Devido à associação etiológica em 70 a 80% dos casos com o alcoolismo crônico; desenvolver na sua evolução dor de tratamento difícil, desnutrição e, afastar o indivíduo do trabalho em fase produtiva, a pancreatite crônica torna-se um problema de saúde pública e social relevante.

Sua fisiopatogenia não é totalmente elucidada. Sua etiologia pode ser vinculada a ingesta alcoólica, fatores hereditários, nutricionais, metabólicos e anatômicos, como nos casos de etiologia obstrutiva. A apresentação clínica pode ser diversa e insidiosa. Após o crescente conhecimento no campo da biologia molecular, doenças como a pancreatite hereditária, a insuficiência pancreática da fibrose cística e mesmo a suscetibilidade do alcoólatra ao desenvolvimento da fibrose e calcificação da glândula, vinculadas a mutações genéticas determinantes, diagnósticos de "pancreatite crônica idiopática" começam a ser mais bem compreendidos. O diagnóstico da doença apoiado em critérios clínicos, laboratoriais, imageológicos e anatomopatológicos, nem sempre é fácil. Várias foram as tentativas de consenso propostas na literatura nas últimas décadas com o intuito de uma padronização, a exemplo: Classificação de Marselha (1963 e 1984), Cambridge (1983), Marselha-Roma (1988).

Cerca de 20% dos indivíduos no decorrer da doença desenvolverão necessidade de tratamento cirúrgico. Este será direcionado conforme a apresentação das alterações inflamatórias pancreáticas e periviscerais nos exames de imagem que, serão fundamentais para definição da melhor conduta a ser tomada. Várias são as possibilidades terapêuticas cirúrgicas, ressectivas, derivativas e ablativas no tratamento do principal sintoma da pancreatite crônica que é a dor incapacitante e que serão o escopo deste capítulo.

Etiologia e fisiopatogenia

Dentre os mecanismos propostos para explicar a patogenia da inflamação pancreática causada pelo álcool (pancreatite crônica alcoólica) podemos citar: o *tampão proteico*, descrita por Sarles, na qual o consumo crônico de etanol levaria a disfunção acinar e dos ductos com aumento da concentração e difusão de rolhas proteicas que se calcificariam causando obstrução, inflamação e fibrose subsequentes. A litostatina, proteína que preveniria a precipitação do carbonato de cálcio ($CaCO_3$) nos ductos estaria com sua síntese alterada por defeito adquirido ou hereditário, predispondo a formação de cálculos nestes doentes; estresse oxidativo, na qual o excesso de radicais livres levariam a oxidação dos componentes lipídicos da membrana acinar com ativação de processo inflamatório através da degranulação de mastócitos; teoria *tóxico-metabólica* (Bordalo e Noronha, 1984) sugere deposição de lípides pancreáticos por efeito tóxico do álcool na célula acinar com consequente inflamação e fibrose. Por fim, a hipótese da *necrose-fibrose* (Klöppel e Maillet, 1992), na qual a pancreatite crônica com fibrose e calcificação decorreria da absorção de áreas de necrose hemorrágica e gordurosa na pancreatite aguda recidivante. Além de causar alteração do metabolismo oxidativo e do cálcio mitocondrial das células acinares, o álcool parece inibir a apoptose celular e estimular a necrose atuando diretamente no metabolismo das caspases. Causa também formação de ésteres de ácidos graxos, radicais superóxidos e de acetaldeído, metabólito do etanol, agentes estes que desencadeiam processo inflamatório e fibrose. A fibrose intensa que ocorre na pancreatite crônica, à semelhança da fibrose hepática pós-hepatite alcoólica, estaria relacionada a ativação das células estelares por citocinas pró-fibrinogênicas (TGFβ), que estimulariam a produção de colágeno por estas células. A ingesta crônica do etanol e a predisposição individual, também são fatores determinantes do desenvolvimento das alterações crônicas encontradas na glândula. Estima-se, em número arbitrário que, a ingestão de 80g de etanol diário por 10 anos ou mais seriam necessários para desenvolver quadro crônico de pancreatite. Neste contexto, em termos nacionais, os doentes iniciam a ingesta excessiva de álcool (360g ± 280g de etanol dia por 15 anos ou mais) por volta dos 20 anos de idade, um consumo que está entre as maiores taxas de ingestão alcoólica do mundo.

Outros fatores etiológicos são citados na gênese da pancreatite crônica dependendo das características geográficas e populacionais estudadas. Causas nutricionais como o Kwashiorkor, metabólicas como o hiperparatireoidismo com hipercalcemia. Etiologias obstrutivas, como no *"pâncreas divisum"*, cujas alterações de drenagem da glândula por defeito de rotação e de junção do pâncreas ventral e dorsal, ocorridas no período embrionário, podem levar a surtos agudos repetidos de pancreatite desde a infância que levam ao progressivo comprometimento da função pancreática. A "pancreatite crônica hereditária ou familiar", na qual mutações nos genes sintetizadores do tripsinogênio catiônico (PRSS1), inibidor da secreção da tripsina pancreática (PSTI/SPINK1), seriam responsáveis por ativação precoce da tripsina nos canais pancreáticos e consequente autodigestão glandular. Os sintomas aparecem na infância ou no adulto jovem e, no decorrer da vida, a fibrose e calcificação progressivas evoluem para insuficiência pancreática, diabete e aumento do risco de câncer pancreático. Na "pancreatite autoimune", cuja apresentação pode ser de surto agudo isolado e radiologicamente apresentar-se com aumento difuso da glândula ("sausage-like pâncreas") ou formação de nódulos pancreáticos sugestivos de tumores malignos, a dosagem de imunoglobulinas IgG e em especial a IgG4, e a resposta aos esteroides são o substrato clínico para o diagnóstico diferencial da pancreatite crônica.

Independente da etiologia, em praticamente todos os casos o fenômeno comum é a obstrução ductal segmentar ou difusa, de canais secundários e primários com formação de cálculos de carbonato de cálcio, polissacarídeos e proteínas por precipitação do suco pancreático nos ductos, dilatação do sistema canalicular e regime de hipertensão ductal. A fibrose de início perilobular dissemina-se por entre a glândula, gerando retração e perda progressiva da arquitetura acinar. Estes tampões proteicos estimulam a fibrose e a atrofia epitelial. A proliferação de tecido conjuntivo periductal gera estenose e tortuosidade dos canais.

A dilatação cística dos ductos secundários dentro do parênquima formarão os cistos de retenção, pequenos e intraglandulares. Quando há necrose e extravasamento de suco pancreático, podem-se formar os pseudocistos pós-necróticos, multi ou uniloculados. Em geral a pseudocápsula fibrosa se forma através do bloqueio das estruturas e órgãos adjacentes. Quando não há o bloqueio deste extravasamento na retrocavidade dos epiploons aparecerá a "ascite pancreática".

Pode haver calcificação difusa da glândula (pancreatite crônica calcificante) ou comprometimento segmentar. No caso de concentração do processo inflamatório na região cefálica, ocorrerá a formação de "pseudotumor cefálico" calcificado, muitas vezes com cistos necróticos e de retenção, que pode causar obstrução biliar e duodenal por comprometimento inflamatório perivisceral (Figura 92.13). O processo inflamatório pode se estender de maneira extraglandular acometendo vasos e nervos adjacentes ao pâncreas.

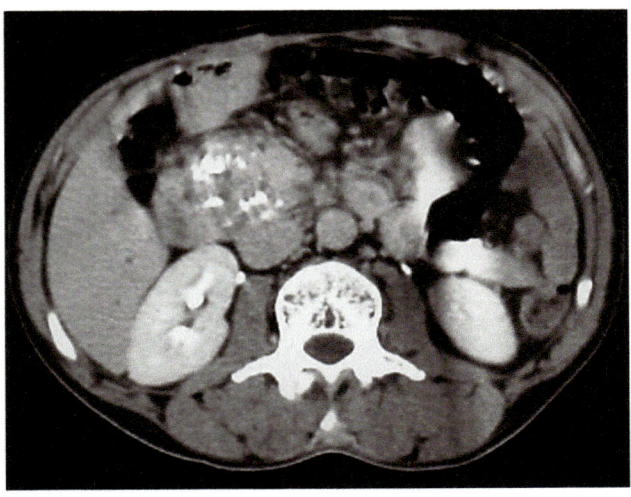

FIGURA 92.13 – *Tomografia computadorizada de abdome demonstra pseudotumor cefálico calcificado com dilatações ductais secundárias em doente com pancreatite crônica. Fonte: Grupo de Vias Biliares e Pâncreas, Santa Casa SP 2003.*

Há degeneração de suas paredes, trombose ou mesmo ruptura com formação de hipertensão portal segmentar (no caso de envolvimento dos vasos esplênicos) ou pseudoaneurismas respectivamente. (Figura 92.14).

Por fim, o comprometimento progressivo do parênquima com obstrução à saída das secreções pancreáticas para o duodeno e a destruição das ilhotas de Langherhans, levam ao quadro de insuficiência exócrina e endócrina glandulares, prenúncio de estado avançado da doença e que fazem parte do quadro clínico da pancreatite crônica.

Quadro clínico

A dor é o principal sintoma da pancreatite crônica, associada às síndromes de má absorção, desnutrição e diabete. As complicações periviscerais da pancreatite como, pseudocistos, hipertensão portal segmentar, obstrução digestiva e a ascite pancreática, podem mais raramente fazer parte do quadro clínico da doença dependendo da extensão do comprometimento inflamatório dos órgãos vizinhos. A dor geralmente se localiza no andar superior do abdome e dorso e se agrava com a ingesta alimentar.

Os mecanismos envolvidos na dor pancreática não são totalmente conhecidos. Dentre eles podemos citar: 1) hipertensão intracanalicular causada pelos cálculos ductais e fibrose do parênquima, 2) inflamação perineural causada pelo extravasamento de enzimas digestivas e mediadores inflamatórios, 3) excitabilidade dos neurônios medulares devido a aumento da liberação de neurotransmissores pela estimulação dolorosa repetida, 4) isquemia pancreática por fibrose e perda da arquitetura glandular que leva a dificuldade de fluxo sanguíneo no parênquima. Somado aos mecanismos da dor do próprio pâncreas fatores como, distensão gasosa nas suboclusões digestivas (duodeno, cólon), aumento do volume abdominal por causa de grandes pseudocistos e na ascite pancreática, podem contribuir para o quadro doloroso.

O emagrecimento é frequente. A dor causada pela ingestão de alimentos ou pelo surto agudo de inflamação, a esteatorreia e creatorreia decorrentes da insuficiência exócrina, a diabete, a "falsa caloria" proveniente do etanol ajudam a explicar o quadro de desnutrição proteico-calórica que pode aparecer nestes doentes.

A icterícia aparece pelo envolvimento e compressão do colédoco intrapancreático durante o processo inflamatório. Pode ser leve e durar poucas semanas, principalmente nos surtos agudos. Quando há formação de pseudotumor cefálico, ela pode ser mais duradoura.

Derrames de cavidade abdominal e pleural podem aparecer quando o extravasamento de secreções pancreáticas não é bloqueado no retroperitônio. A ascite pancreática é um quadro grave, de difícil tratamento e associa-se a desnutrição com muita frequência. A obstrução intestinal por compressão duodenal e a hemorragia digestiva por varizes gastro-esofágicas aparecem mais raramente. Podem ocorrer complicações infecciosas, hemorrágicas nos pseudocistos pós-necróticos (hemorragias intracisto ou pseudoaneurismas).

Diagnóstico

A partir do quadro clínico doloroso, desnutrição, esteatorreia, diabete e história de alcoolismo o diagnóstico de pancreatite crônica é confirmado através de exames laboratoriais e de imagem.

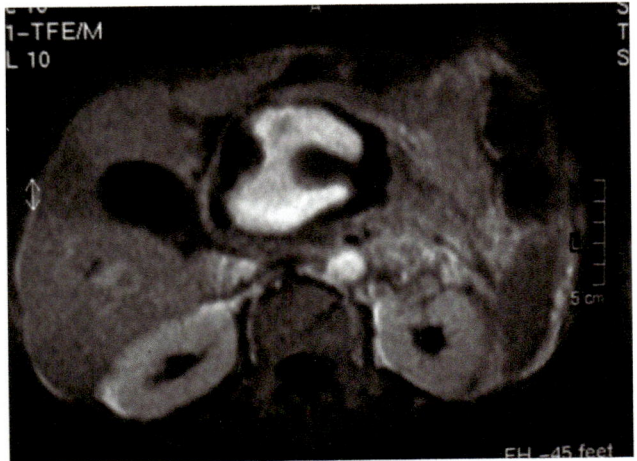

FIGURA 92.14 – *Ressonância magnética de abdome na fase contrastada demonstrando pseudoaneurisma de artéria gastroduodenal com trombos na sua parede; cauda pancreática com dilatação do ducto principal, em doente com pancreatite crônica. Fonte: Grupo de Vias Biliares e Pâncreas, Santa Casa SP – 2004.*

Os exames laboratoriais visam avaliar a existência de insuficiência exócrina com provas de estimulação da glândula e colheita da secreção pancreática no duodeno (prova da secretina, pancreozimina, ceruleína, pancreolauril, NBT-PABA) e da presença de resíduos de gorduras e proteína nas fezes (Dosagem de Elastase I e Balanço de gordura fecal). A glicemia elevada com peptídeo–C normal diagnosticam a disfunção endócrina. O restante dos exames são inespecíficos e avaliam o estado nutricional do doente (hemograma, proteínas e frações). Se há presença de colestase por obstrução do colédoco distal no caso de fibrose ou edema da cabeça pancreática as bilirrubinas, transaminases e enzimas canaliculares hepáticas estarão elevadas. Na ausência de quadro agudo, a amilase e a lípase na maioria das vezes estão normais. Valores aumentados sugerem formação de pseudocisto. Na presença de pseudotumores cefálicos, os marcadores tumorais como antígeno carcinoembrionário e Ca19-9 podem ser úteis no diagnóstico diferencial de neoplasias. A punção com análise bioquímica (dosagem de amilase) de derrames cavitários auxilia no diagnóstico da ascite pancreática e da origem do derrame pleural.

Os exames de imagem são fundamentais para confirmação do diagnóstico e para o tratamento. A radiografia simples de abdome pode mostrar calcificações na topografia do pâncreas, patognomônico da doença. A ultrassonografia é um exame rápido, de baixo custo e com sensibilidade elevada no diagnóstico diferencial da icterícia obstrutiva podendo demonstrar a dilatação da via biliar, a presença de tumor cefálico e dilatação do ducto pancreático principal além de calcificações pancreáticas.

Mas sem dúvida a Tomografia Computadorizada é o exame de eleição para avaliação da extensão do comprometimento pancreático (dilatação ductal, calcificações, cálculos, cistos de retenção, atrofia, etc.) e perivisceral do retroperitônio. Diagnostica ainda a presença de complicações da doença como os pseudocistos, hipertensão portal segmentar, ascite pancreática, etc. (Figura 92.15). O exame direciona a conduta nos casos de indicação cirúrgica.

A endoscopia digestiva alta demonstra a presença de varizes gástricas nos casos de hipertensão portal e pode demonstrar estenoses inflamatórias do duodeno. Mais recentemente a ecoendoscopia ou ultrassom endoscópico (EUS) surge como método diagnóstico importante nas afecções pancreáticas. Nos casos de pancreatite crônica, pode auxiliar no diagnóstico diferencial das lesões císticas do pâncreas, dos tumores cefálicos e do comprometimento vascular mesentérico

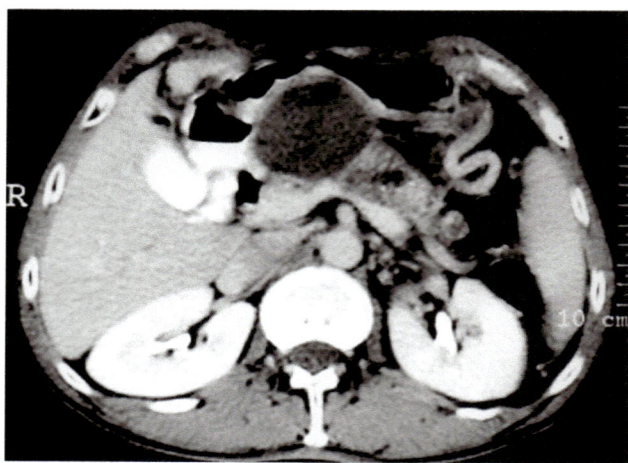

FIGURA 92.15 – *Tomografia Computadorizada de Abdome em doente com pancreatite crônica alcoólica com pseudocisto em corpo pancreático que promove obstrução ductal à montante, compressão da confluência espleno-portal e consequente hipertensão portal esquerda. Notar a dilatação dos vasos perigástricos. Fonte: Grupo de Vias Biliares e Pâncreas, Santa Casa de SP 2006.*

por permitir acesso seguro ao pâncreas através de biopsias transgástricas e duodenais além de possibilitar o tratamento de pseudocistos e até o controle da dor.

A ressonância nuclear magnética com colangiorressonância permite avaliação tridimensional das vias biliares e dos ductos pancreáticos. Através da supressão e reconstrução de imagens pelo programa do aparelho nas sequências ponderadas para estudo de fluídos estáticos, o exame acaba por substituir a colangiopancreatografia endoscópica (CPRE) como método diagnóstico por ser menos invasivo, restando para este último um papel terapêutico (Figura 92.16). Entretanto, em situações menos frequentes como a ascite pancreática, a CPRE se torna útil no diagnóstico de fístulas pancreáticas e pseudocistos com ruptura para cavidade peritoneal.

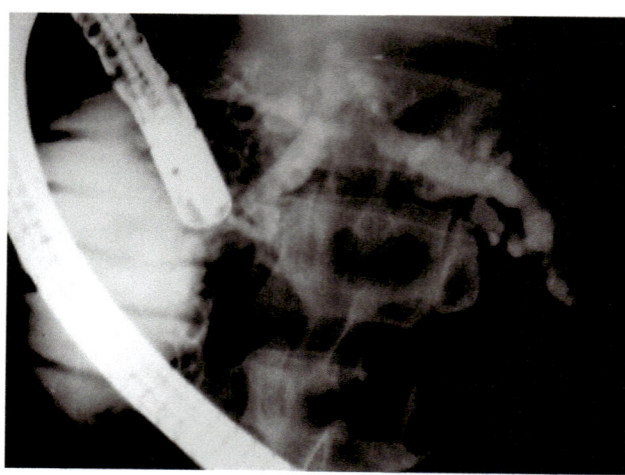

FIGURA 92.16 – *Pancreatografia retrógrada endoscópica com diagnóstico de pancreatite crônica com dilatação e tortuosidade dos ductos pancreáticos principal e secundários e estenose do ducto de Wirsung na região do colo pancreático Fonte: Grupo de Vias Biliares e Pâncreas, Serviço de Endoscopia Perioral da Santa Casa SP-1998.*

Tratamento clínico

O tratamento inicial da pancreatite crônica é essencialmente clínico e em média 20% dos doentes necessitarão de tratamento cirúrgico na evolução da doença.

O primeiro objetivo do tratamento é atuar sobre o agente etiológico e na maioria dos pacientes com pancreatite crônica significa a suspensão da ingesta alcoólica. Se o doente continuar consumindo álcool, tanto o tratamento clínico como o cirúrgico não vão obter bons resultados. Isto se torna óbvio pelos mecanismos fisiopatogênicos da dor e das alterações inflamatórias do pâncreas descritos anteriormente. Muitas vezes, além da conscientização do doente e dos familiares, é necessário auxílio psiquiátrico para o doente se tornar abstêmio.

Em segundo, procura-se atuar no principal sintoma da pancreatite que é a dor. Quando esta é persistente, não relacionada a episódio agudo e se o doente não apresentar complicações periviscerais da doença; a abstinência alcoólica, a dieta hipogordurosa e normoproteica, a utilização de enzimas pancreáticas (extratos de lípase e amilase porcinas e proteases) e analgésicos não opioides e opioides, costumam controlar a dor. Observa-se melhora no estado nutricional por diminuição da esteatorreia e creatorreia, diminuição do meteorismo e empachamento pós-prandial. Muitas vezes é necessária complementação nutricional com vitaminas lipossolúveis e complexo B.

Além da correção da síndrome de má absorção, o controle da glicemia através de dieta, hipoglicemiantes orais e insulina fazem parte do tratamento da insuficiência glandular endócrina da pancreatite crônica e contribuem para melhoria do estado nutricional do doente.

A terapia clínica para controle da dor e da insuficiência pancreática é praticamente a mesma para outras formas de pancreatite crônica. Porém, as diferentes etiologias como hiperparatireoidismo, síndrome de Kwashiorkor, fibrose cística, "*pâncreas divisum*" etc. necessitam de orientação terapêutica específica devido aos aspectos fisiopatológicos diferentes e não cabe a discussão neste capítulo.

Tratamento cirúrgico

Devido a fisiopatogenia da dor pancreática não ser totalmente conhecida e, da extensão do comprometimento pancreático e perivisceral, uma grande parcela de doentes não melhora da dor com o tratamento clínico. O diagnóstico de dor refratária, dilatação e estenoses ductais permanentes com cálculos no seu interior, a presença de pseudotumor cefálico com obstrução biliar e suboclusão duodenal, pseudocistos maiores de 6 cm, estrangulamento vascular tanto mesentérico como de vasos esplênicos e consequente hipertensão portal, ascite pancreática, são os principais sinais da falha do tratamento clínico e da evolução da doença e são as principais indicações de intervenção cirúrgica na pancreatite crônica.

Os objetivos do tratamento cirúrgico são:

- Alivio da dor.
- Correção das complicações dos órgãos adjacentes.
- Preservação da função exócrina e endócrina pancreáticas.
- Reabilitação social e profissional.
- Melhora da qualidade de vida.

Não há cirurgia ideal e o tratamento proposto deve ser individualizado e indicado conforme a evolução clínica e a apresentação do comprometimento glandular e perivisceral. Portanto, a seleção adequada dos pacientes é fundamental para o sucesso terapêutico.

As estenoses ductais pancreáticas com cálculos à montante, os pseudocistos da retrocavidade dos epíploons e retrogástricos, as fístulas pancreáticas com formação de ascite, as disfunções do esfíncter de Oddi e o "*pâncreas divisum*" podem ser tratados por endoscopia (tratamento intervencionista) com utilização de esfincterotomias, colocação de endopróteses no ducto de "Wirsung" e drenagens transgástricas com ou sem auxílio da EUS. Com a experiência dos endoscopistas e o avanço da tecnologia, os resultados têm sido melhores e as indicações mais frequentes.

Quando o componente principal da dor parece ser a hipertensão ductal expressa pela dilatação e tortuosidade do ducto principal, estão indicados os procedimentos de derivação pancreato-jejunal (Partington-Rochelle e Puestow modificado) (Figura 92.17). É necessária presença de dilatação ductal maior que 6 mm e ausência de tumor cefálico. As vantagens são a preservação da função pancreática e a baixa morbimortalidade. Alcança sucesso de 70 a 80% no controle da dor.

Outra cirurgia de drenagem pancreática, proposta por Izbick, é a pancreatojejunostomia com incisão do pâncreas ventral em "V", indicada nos casos de ducto principal de pequeno calibre e sem tumoração cefálica, onde persiste a dor mesmo com tratamento clínico.

Na presença de pseudotumor calcificado na cabeça do pâncreas, por causa da ectasia biliar, da hipertensão ductal pancreática e pela infiltração nervosa retroperitoneal, a tumoração cefálica se torna o "marca-passo" da doença. Nestes casos, estão indicados procedimentos

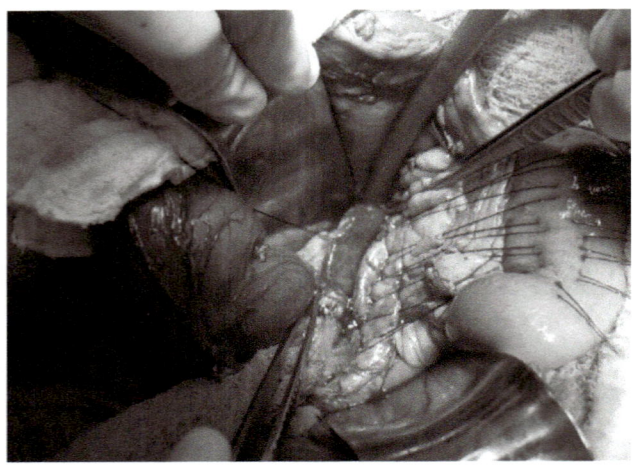

FIGURA 92.17 – Pancreato-jejunostomia látero-lateral em "Y-de-Roux", tipo Partington-Rochelle. Notar a grande dilatação do ducto pancreático principal e estenose ductal na região do colo pancreático. Fonte: Grupo de Vias Biliares e Pâncreas, Santa Casa SP-2001.

ressectivos e ressectivo-derivativos para alcançar alívio da dor. Neste grupo, há praticamente dois tipos de procedimentos: duodenopancreatectomias e pancreatectomias com preservação duodenal.

No primeiro grupo, classicamente a gastroduodenopancreatectomia (cirurgia de Whipple) e a duodenopancratectomia com preservação do piloro (cirurgia de Longmire-Traverso) são os procedimentos mais realizados. A crítica a estas cirurgias são a retirada de órgãos sadios (estômago e duodeno) em doentes nos quais há significativa preocupação com aspecto nutricional pré e pós-operatório e maior expectativa de vida.

No segundo grupo, a escola alemã de cirurgia propõe cirurgias onde se procura a preservação de órgãos sadios, reassecando-se parte do parênquima pancreático cefálico. A cirurgia de Beger (Figura 92.18) alcança alívio efetivo da dor, preserva órgãos sadios, mantém o fluxo biliar e duodenal e preserva a função pancreática. É necessária obrigatoriamente a exclusão de neoplasia do pâncreas, pois, não é considerado um procedimento oncológico. Possui dificuldade técnica considerável no que diz respeito a manutenção da vascularização duodenal e a secção pancreática junto aos vasos mesentéricos que, na pancreatite crônica, estão muito aderidos ao processo inflamatório e são o "calcanhar de Aquiles" deste tipo de procedimento. No Brasil, a maior experiência neste tipo de cirurgia é do Grupo de Vias Biliares e Pâncreas da Santa Casa de São Paulo. A média de tecido pancreático ressecado foi de 43 g (25 g a 110 g). O retorno as atividades profissionais e melhora da dor ocorreu em 12(86%) dos indivíduos sendo que, 2 (14,3%) voltaram a beber (Tabela 92.9).

Tabela 92.9
Cirurgia de Beger (pancreatectomia cefálica com preservação duodenal) em doentes com pancreatite crônica alcoólica

	n 14	%
Homens	13	92,9
Mulheres	1	7,1
Idade – 30 a 53 anos (média de 46)	1	7,1
Perda ponderal – 6 a 30% (média de 22%)		
Doenças associadas:		
Hipertensão arterial	1	7,1
DPOC + IRC, derrame pleural e ascite	1	7,1
Cirurgias prévias:		
Derivação ducto-jejunal láterolateral	2	14,3
Coledocoduodenostomia e colecistectomia	1	7,1
Drenagem de coleção cefálica	1	7,1
Videolaparoscopia	1	7,1
Indicação cirúrgica:		
Dor refratária	14	100
Icterícia obstrutiva	3	21,4
Reconstruções realizadas:		
Pancreato-jejunostomias T-T	10	71,4
Láterolateral longitudinal	2	14,3
Derivação biliar		
coledocojejunal	9	64,3
hepaticojejunal	1	7,1
coledocoduodenal	1	7,1
Complicações intraoperatórias:		
Lesão do tronco mesentericoportal	3	21,4
Isquemia do arco duodenal	1	7,1
Complicações pós-operatórias	4	28,5
Mortalidade pós-operatória	2	14,3

Grupo de Vias Biliares e Pâncreas da Santa Casa de São Paulo – 2003.
DPOC: doença pulmonar obstrutiva crônica.
IRC: insuficiência renal crônica.
T-T: terminoterminal.

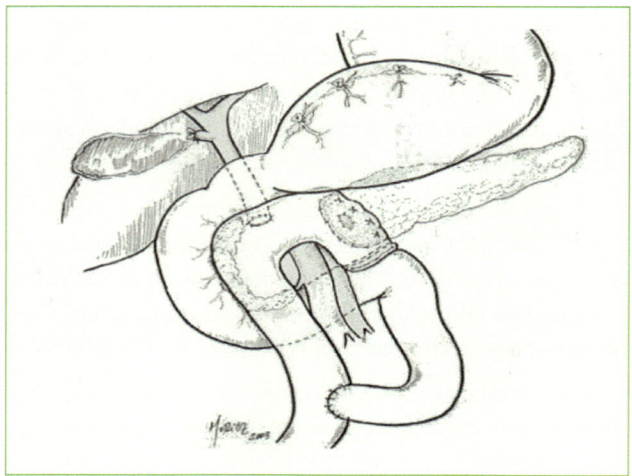

FIGURA 92.18 – Reconstrução após pancreatectomia cefálica com preservação duodenal, utilizada pelo Grupo de Vias Biliares e Pâncreas da Santa Casa de São Paulo.

Com intuito de evitar a dissecção junto ao tronco mesentérico-portal, foram propostas cirurgias que preservam a cápsula pancreática posterior e descomprimem o duodeno e a via bilar, associados á derivação exócrina pancreática. São elas a cirurgia de Frey e o procedimento de Bern.

Os dois grupos citados de cirurgias alcançam resultados semelhantes do ponto e vista de complicações e alívio da dor, com morbimortalidade semelhantes porém com maior índice de insuficiência endócrina pós-operatória para as duodenopancreatectomias sem preservação duodenal (Tabelas 92.10 e 92.11).

No tratamento dos pseudocistos pós-necróticos não complicados, as derivações internas tanto endoscópicas como cirúrgicas apresentam bom resultado. Geralmente, pseudocistos maiores que 6 cm de diâmetro não apresentarão absorção espontânea. A preferência do tipo de derivação a ser utilizado vai depender da experiência e da logística do serviço, além da localização do pseudocisto.

Situações raras como a ascite pancreática podem ser tratadas clinicamente por punções repetidas, nutrição parenteral e análogos de somatostatina e octreotide. Acreditamos que este tratamento apresenta índices de complicação infecciosa grandes por causa do cateter central de uso prolongado, do estado de desnutrição do doente e das múltiplas paracenteses. Nestes casos, adquirimos experiência com o tratamento videolaparoscópico de drenagem do retroperitônio e da retrocavidade dos epíploons, com intuito de transformar a fístula pancreática interna em externa e, conforme seu comportamento no pós-operatório, esta poderá ser tratada de maneira conservadora por endoscopia, derivação cirúrgica interna ou até ressecção caudal do pâncreas. Tal tratamento acaba sendo mais curto, permite alimentação precoce e acreditamos possuir menor risco de infecção.

Por fim, o tratamento cirúrgico da dor pancreática pode ser realizado por neurólise do plexo celíaco, através da alcoolização (10 a 15 mL de álcool a 50% ou 70% em cada lado do tronco celíaco) por punção percutânea para-vertebral guiada por tomografia; transgástrica, guiada por via ecoendoscópica ou intraoperatória, por punção direta dos gânglios do plexo celíaco. A esplancnicectomia pode ser realizada por videotoracoscopia, com resultados satisfatórios no alívio da dor em médio prazo.

Considerações finais

A pancreatite crônica é uma doença grave, relacionada principalmente ao alcoolismo e devido à fisiopatogenia da dor, da inflamação e da fibrose não serem totalmente esclarecidos, de tratamento difícil.

A abordagem tende a ser multidisciplinar e individualizada. A evolução e resposta ao tratamento clínico além das alterações do pâncreas e periviscerais presentes nos exames de imagem, vão direcionar a melhor terapia.

Cerca de 20% dos doentes vão necessitar de cirurgia, na qual o cirurgião experiente deve se preocupar em sanar a dor e preservar a função endócrina e exócrina pancreáticas, visando buscar a melhoria na qualidade de vida do doente.

Não há terapia clínica isenta de falhas e nem tanto, cirurgia ideal para o tratamento da pancreatite crônica. Portanto, se nos casos de etiologia familiar e de bases genéticas ainda não podemos atuar, nos doentes cuja causa é a desnutrição e o alcoolismo, a melhor terapêutica é sem dúvida a prevenção.

Bibliografia consultada

Amman RW, Largiader F, Akoubiantz A. Pain relief by surgery in chronic pancreatitis? Relationship between pain relief, pancreatic dysfunction and alcohol withdrawal. Scand J Gastroenterol.14:209-215,979.

Barnes SA, Lillemoe KD, Kaufman HS et al. Pancreaticoduodenectomy for benign disease. Am J Surg.123:815-819,1988.

Beger HG, Buchler M, Bittner R et al. Duodenum-preserving resection of the pancreas in severe chronic pancreatitis: Early and late results. Ann Surg. 209:273-278,1989.

Beger HG, Büchler M, Bittner R et al. Duodenum preserving resection of the head of the pancreas: An alternative to Whipples's procedure in chronic pancreatitis. Hepato-gastroentero. 37:283-289,1990.

Tabela 92.10
Estudo controlado randomizado cirurgias de Beger × DPPP

	Beger (n = 20)	DPPP (n = 20)
Alívio da dor*	75%	40%
Morbidade	15%	20%
Mortalidade	0%	0%
Ganho poderal	88%	67%
Reabilitação	80%	67%
Seguimento de 6 meses		

*P < 0,05.
DPPP: duodenopancreatectomia com preservação pilórica. Buchler M et al., Am J Surg, 1995.

Tabela 92.11
Estudo controlado randomizado. cirurgias de Beger × Frey

	Beger (n = 20)	Frey (n = 22)
Alívio da dor	95%	89%
Morbidade*	20%	9%
Mortalidade	0%	0%
Ganho ponderal	90%	77%
Tratamento complementar de órgão adjacente	90%	100%
Reabilitação	70%	68%
Seguimento de 18 meses		

*P < 0,05
Izbicki JR et al., Ann Surg, 1995.

Beger HG, Krautzberger W, Bittner R et al. Duodenum-preserving resection of the head of pancreas in patients with severe chronic pancreatitis. Sugery. 97:467-473,1985.

Beger HG, Witte C, Kraas E et al. Erfahrung mit einer das Duodenum erhaltenden Pnakreaskofresektion bei chronischer Pankreatitis. Chirurg. 51:303-309,1980.

Braasch JW, Rossi RL, Watkins E Jr et al. Pyloric and gastric preserving pancreatic resection: experience with 87 patients. Ann Surg. 204:411-419,1986.

Dani R, Mott CB, Guarita DR et al. Epidemiology and etiology of chronic pancreatitis in Brazil A tale of two cities. Pancreas. 5:474478,1990.

Frey CF, Amikura K – Local resection of the head of pancreas combined with longitudinal pancreatojejunostomy in the management of patients with chronic pancreatitis. Ann Surg. 220:492-507,1994.

Greenlee HB – Roux-en-Y pancreatojejunostomy for chronic pancreatitis. In Nyhus LM, Baker RJ – Mastery of Surgery. 2nd edition, vol II, 1992, LittleBrown.

Izbiki JR, Bloechle C, Knoefel WT et al – Complications of adjacent organs in chronic pancreatitis managed by duodenum-preserving resection of the head of pancreas. Brit J Surg. 81:1351-1355,1994.

Lankisch PG, Löhr-Happe A, Otto J et al. Natural course in chronic pancreatitis. Pain, exocrine and endocrine pancreatic insufficiency and prognosis of the disease. Digestion. 54:148-55,1993.

Machado MCC, Cunha JEM, Bacchella T, Penteado S, Jukemura J, Abdo EE, Montagnini AL. Pylorus –preserving pancreatoduodenectomy associated with longitudinal pancreatojejunostomy for treatment of chronic pancreatitis. Hepatogastroenterology. 50(49):267-268, 2003.

Mannell A, Adson MA, Mc Ilrath DC et al – Surgical management of chronic pancreatitis: long-term results in 141 patients. Brit J Surg..75:467-472,1988.

Mott CB, Guarita DR, Coelho MEP et al. Etiologia das pancreatitis crônicas em São Paulo: Estudo de 407 casos. Rev Hosp Clin Fac Med Univ S. Paulo. 44:214-230,1989

Müller MW, Fires H, Beger HG et al..Gastric emptying following pylorus-preserving Whipple and duodenum-preserving pancreatic head resection in patients with chronic pancreatitis. Surgery.173:257-263,1997.

Nordback I, Sand J, Andrén-Sandberg À. Criteria for Alcoholic PancreatitisResults of an International Workshop in Tampere, Finland,June 2006. Pancreatology.7:100-104,2007.

Pacheco JR AM, Sassatani AS, Sazaki AR, Rêgo REC, Moricz A. Pancreatectomia cefálica com preservação duodenal no tratameto da pancreatite crônica. In: Habr-Gama A, Gama-Rodrigues J, Bressiani C, Zilberstein B. Atualização em cirurgia do aparelho digestivo e coloproctologia. São Paulo, Editora Frôntis Editorial.2:450-461,2003.

Pandol SJ, Raraty M. Pathobiology of alcoholic Pancreatitis. Pancreatology.7:105-114,2007.

Sand J, Lankisch PG, Nordback I. Alcohol consumption in Patients with Acute or Chronic Pancreatitis. Pancreatology.7:147-156, 2007.

Sarles H. Definitions and Classifications of pancreatitis. Pancreas. 6:470,1991.

Sarles H, Bernard JP, Gullo L. Pathogenesis of chronic pancreatitis. Gut. 31:629,1990.

Schlosser W, Schoenberg MH, Siech M et al. Development of pancreatic cancer in chronic pancreatitis. Z Gastroenterol. 34:3-8,1996.

Szabo G, Mandrekar P, Oak S, Mayerle J. Effect of ethanol on Inflammatory Responses. Pancreatology. 7:115-123,2007.

Stone WM, Sarr MG, Nagourney DM et al. Chronic pancreatitis – Results of Whipple's resection and total pancreatectomy. Arch Surg.123:815-819,1988.

Taylor RH, Bagley FH, Braasch JW et al. Ductal drainage or resection for chronic pancreatitis. Am J Surg.141:28-33,1981.

Traverso LW, Longmire WP. Preserving the pylorus in pancreaticoduodenectomy. Surg Gynecol Obstet. 146:959-962,1978.

Traverso LW, Kozarec RA. The Whipple procedure for severe complications of chronic pancreatitis. Arch Surg.128:1047-1053,1993.

Warshaw AI, Torchiana DL – Delayed gastric emptying after pylorus-preserving pancreaticoduodenectomy. Surg Gynecol Obstet.160:1-4,1985.

Wilson TG, Hollands MJ, Little JM – Pancreatojejunostomy for chronic pancreatitis. Aust N Z J Surg. 62:111-115,1992.

Worning H Chronic pancreatitis: pathogenesis, natural history and conservative treatment. Clin Gastroenterol. 13:871,1984.

92.4 Fístula Pancreática após Pancreatectomias

Roberto Rasslan

Sérgio Henrique Bastos Damous

Introdução

A fístula pancreática é o calcanhar de Aquiles e a principal complicação das ressecções pancreáticas. Apesar de todos os avanços no campo operatório, a sua incidência se mantém elevada nas últimas décadas, variando de 22% a 30%.[1-3] Na pancreatectomia corpocaudal, a sua incidência é superior comparada à duodenopancreatectomia, porém de repercussão clínica menos exuberante. Esses números, ainda elevados diante de toda evolução tecnológica, podem ser justificados pelo aumento da indicação de ressecções, que não se fazia com tanta frequência no passado, como as lesões císticas e os tumores neuroendócrinos.

Associa-se com tempo de internação prolongado, altos custos, além de aumentar a morbidade e mortalidade. Matthews[4] ressalta que por décadas a fístula pancreática era uma complicação muito temida e sinônimo de catástrofe abdominal. Atualmente, essa condição, na sua grande maioria, resulta em tratamento clínico ou minimamente invasivo. Apesar da baixa morbidade, nos doentes oncológicos com indicação de quimioterapia adjuvante, a sua presença pode postergar o início do tratamento sistêmico, implicando na sobrevida do doente.

Apenas 12% das fístulas têm relevância clínica, porém essa condição está associada a uma mortalidade de até 39%.[5] A infecção, o sangramento e a gastroparesia **são** as suas principais manifestações.

Definição e classificação

Até o início do século, a definição na literatura era muito heterogênea. Bassi et al.[6], em 2005, representando o Grupo de Estudo Internacional de Fístula Pancreática, publicaram um artigo, até hoje um dos mais citados na literatura de cirurgia abdominal, padronizando a definição da seguinte forma: saída de líquido pelos drenos, a partir do 3º dia de pós-operatório, independente do volume, com nível de amilase três vezes superior ao sérico. Além disso, propuseram uma classificação prática e simples, que tinha relação com a morbidade e mortalidade. Nessa ocasião, dividiram a fístula pancreática em três graus, que posteriormente foi modificada (Tabela 92.12). O grau A, que representa cerca de 40% das fístulas, não tem relevância

Tabela 92.12
Grau das Fístulas pancreáticas e os parâmetros de pós-operatório

	Fístula bioquímica	Grau B	Grau C
Condição sistêmica	Assintomático	Bem	Sepse
Sinais de infecção	Não	Sim	Sim
Sepse	Não	Não/sim	Sim
Reoperação	Não	Não	Sim
Drenagem >3semanas	Não	Provável	Sim
Morte relacionada a fístula	Não	Não	Provável
Readmissão	Não	Não/sim	Não/sim

Fonte: modificada de Bassi et al.[6]

clínica, de tal forma que atualmente é denominado de fístula bioquímica.[7] Essa situação não é considerada uma fístula verdadeira ou complicação, pois não altera a evolução clínica e o tratamento. No pós-operatório precoce, o desafio é distinguir se o aumento dos níveis de amilase do fluido abdominal vai ter alguma relevância clínica. O grau B consiste no grupo que evoluiu com coleção abdominal que necessita de drenagem percutânea, ou sangramento que requer controle por arteriografia. Por fim, o grau C representa a situação mais temida, que é a disfunção orgânica que necessita de reoperação, apresentando elevada mortalidade.

Risco de fístula de pancreática

Estimar o risco de desenvolver fístula pancreática no pós-operatório orienta principalmente os cuidados com o dreno abdominal, desde a sua indicação e o momento da retirada.

Foram desenvolvidos escores para estimar de forma objetiva o risco de fístula pancreática. Essa análise pode ser feita com dados de pré-operatório, intraoperatório e até mesmo com análise do anatomopatológico.[1,3,8]

Duodenopancreatectomia

O diâmetro do ducto pancreático, a relação do tumor com o eixo venoso mesentérico portal e o volume de gordura intra-abdominal são informações da tomografia que predizem a incidência de fístula pancreática (Figura 92.19). O tipo de tumor também deve ser considerado, pois no adenocarcinoma de pâncreas, a consistência da glândula é mais "firme", implicando em menor incidência de fístula.

Roberts et al.[9] desenvolveram um modelo prático, disponível online (http://www.uhb.nhs.uk/preoperative-prediction-of-pancreatic-fistula-calculator.htm), baseado em duas variáveis: índice de massa corpórea (IMC) e o diâmetro do ducto pancreático. Observaram que a incidência de fístula pancreática no ducto maior que 10 mm é de 5%, independente do IMC. Por outro lado, em doentes obesos com ducto de Wirsung de 3 mm, o risco de desenvolver fístula é de 30% a 55%.

Callery et al.[10] analisaram o risco de fístula pancreática com alguns dados do intraoperatório, associado ao tipo de tumor periampular. Os parâmetros avaliados foram: consistência do pâncreas (mole ou firme), diâmetro do ducto pancreático e volume de sangramento (Figura 92.20). Desenvolveram um escore, que varia de 0 a 10. Demonstraram que nos doentes com ducto fino, pâncreas mole, sangramento importante na operação e lesões não primárias do pâncreas, a chance de evoluir com fístula com repercussão clínica é praticamente de 100%.

São inúmeras as opções de reconstrução na duodenopancreatectomia:[11]

- Local da anastomose: estômago versus jejuno.
- Tipo de anastomose: ducto mucosa versus telescopagem (invaginação).
- Colocação de *stent*.

Quando se analisa a literatura se existe uma técnica superior em relação às demais, as análises são

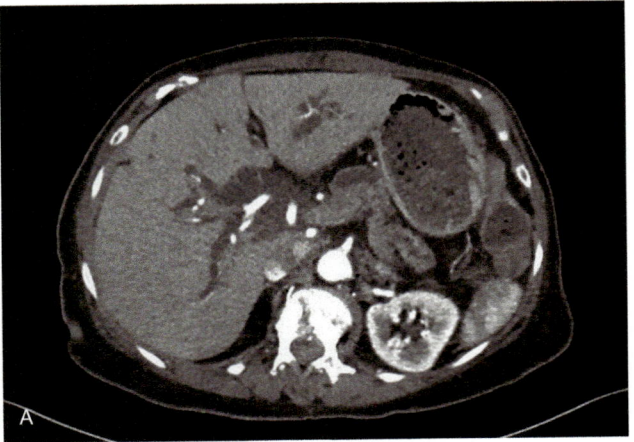 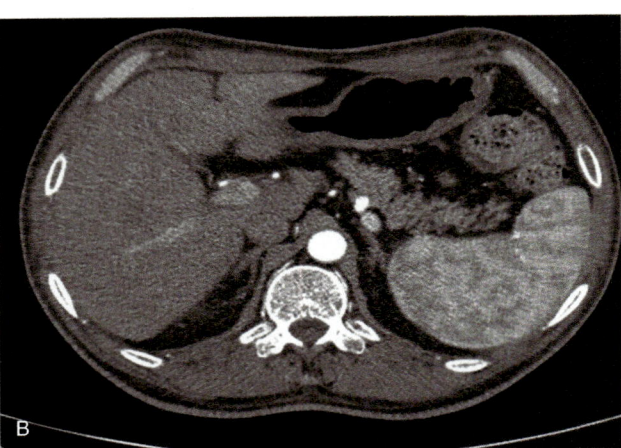

FIGURA 92.19 — Imagem de tomografia computadorizada de abdome mostrando o grau de dilatação do ducto pancreático. **A.** dilatado. **B.** sem dilatação. Fonte: acervo dos autores.

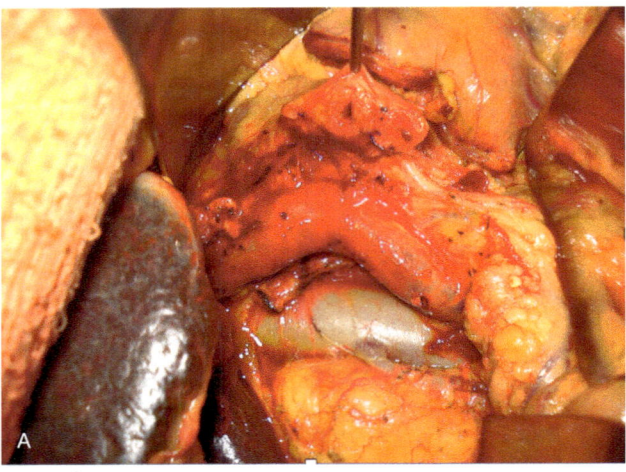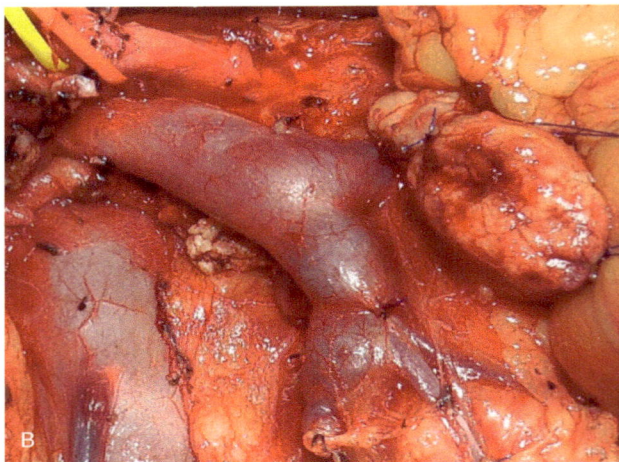

FIGURA 92.20 – *Fotografia do intraoperatório mostrando o grau de dilatação do ducto pancreático.* **A.** *Dilatado.* **B.** *Sem dilatação.* Fonte: *acervo dos autores.*

conflitantes. O resultado depende da experiência do Serviço e das características do doente. A tendência dos grandes centros é a realização da anastomose pancreatojejunal ducto mucosa (Figura 92.21).

Pancreatectomia distal

A idade é um fator de risco para o desenvolvimento de fístula. Yoshioka *et al.*[12] relataram que indivíduos com menos de 65 anos tem três vezes mais chance de evoluir com fístula. Isto pode ser atribuído a diminuição da função exócrina com o envelhecimento.

Como na duodenopancreatectomia, a obesidade aumenta o risco de fístula pancreática devido à consistência mais mole do pâncreas.

O volume do remanescente pancreático também tem relação direta com o risco de evoluir para fístula. Quanto mais distal a ressecção, maior a chance.

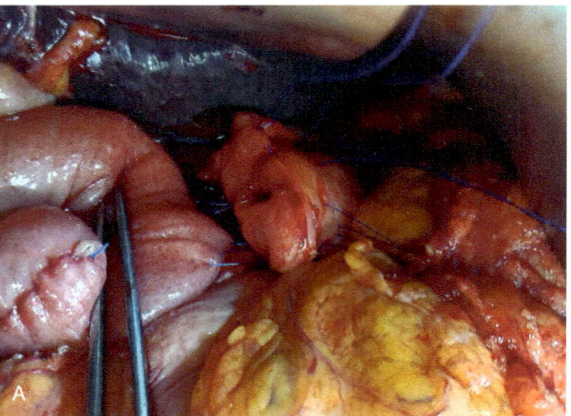

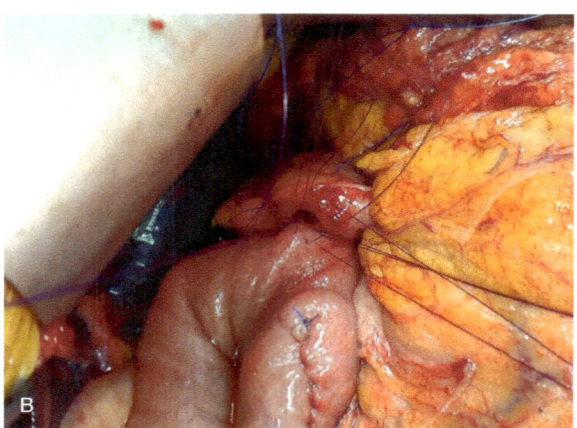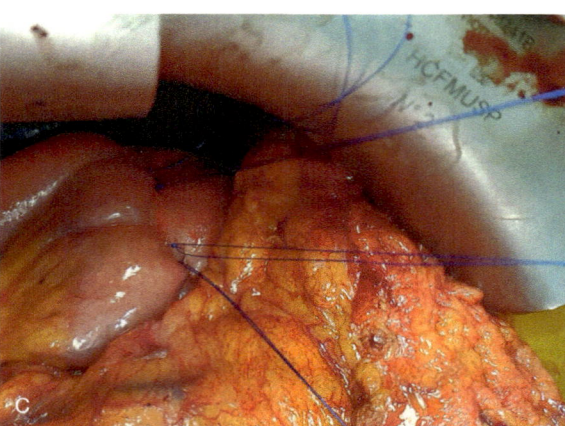

FIGURA 92.21 – *Fotografia do intraoperatório mostrando a anastomose pancreatojejunal ducto mucosa pela técnica de Blumgart.* **A.** *Pontos totais em "U" no pâncreas.* **B.** *Anastomose ducto mucosa.* **C.** *Aspecto final da anastomose.* Fonte: *acervo dos autores.*

A técnica operatória ainda é um assunto controverso com relação ao risco de desenvolver fístula pancreática. Discute-se qual é a melhor opção para o tratamento do coto pancreático: sutura manual *versus* grampeamento. Mais uma vez, a literatura é controversa e com resultados divergentes. A tendência atual é a sutura mecânica, e isso é decorrente da indicação cada vez mais frequente da laparoscopia na pancreatectomia corpo caudal.

Controvérsias na drenagem da cavidade abdominal após pancreatectomia

A drenagem da cavidade abdominal após ressecções pancreáticas é frequente no nosso meio, porém alguns centros de referência mundial, em algumas situações, questionam o benefício da drenagem da cavidade abdominal. Além disso, os estudos sobre este tópico também são conflitantes. Outra questão de debate é o momento de retirar o dreno, levando-se em consideração o risco de infecção retrógrada.

Drenagem *versus* não drenagem na duodenopancreatomia

Van Buren *et al.*,[13] em 2014, publicaram o primeiro ensaio clínico randomizado comparando os doentes submetidos a duodenopancreatomia submetidos a drenagem *versus* não drenagem da cavidade abdominal. Foram avaliados 137 doentes em nove Centros nos Estados Unidos. Deve-se ressaltar que metade dos casos tinha pâncreas de consistência mole e o ducto com diâmetro médio de 3,9 mm. Esse estudo foi interrompido, pois o grupo sem dreno apresentou 25% de complicações, como gastroparesia e coleções, *versus* 10% no outro grupo, e mortalidade de 12% *versus* 3%. Antes dessa publicação, a literatura tinha algumas séries retrospectivas que não demonstraram benefício na drenagem rotineira da cavidade. Esses achados podem ser atribuídos ao viés de seleção de casos, analisando grupos heterogêneos de doentes, sendo que nos de menor risco para fístula a drenagem não foi realizada.

Em 2016, Witzigmann *et al.*[14] relataram os resultados de outro ensaio clínico randomizado (PANDRA Trial), realizado em dois Centros da Alemanha, comparando drenagem *versus* não drenagem. Analisaram 395 doentes, sendo que em 32% dos casos a consistência do pâncreas era mole. Não demonstraram benefício na drenagem da cavidade abdominal, tornando o assunto ainda mais controverso. O desfecho principal do estudo foi a necessidade de reintervenção, como drenagem percutânea e laparotomia. Nos dois grupos os resultados foram equivalentes (drenagem 21,3% vs 16,6%). Também não foi observada diferença estatística com relação a mortalidade (drenagem 3% *vs* 3,1%). Destaca-se que no grupo sem drenagem, a incidência de fístula grau B/C foi maior (11,9% *vs* 5,7%).

De tal maneira, o resultado do estudo alemão é exatamente o inverso do americano. Por isto, Huttner *et al.*[15] realizaram uma metanálise avaliando três ensaios clínicos randomizados e concluíram que a drenagem rotineira da cavidade não tem benefício. Essa conclusão motivou o editor do British Journal of Surgery se manifestar com o seguinte comentário: "está claro que em situações de alto risco, como ressecções distais e nos pâncreas mole, o dreno deve ser usado. Abandonar a drenagem após pancreatectomias ainda é um passo muito distante".

Drenagem *versus* não drenagem na pancreatectomia corpo caudal

Conforme mencionado anteriormente, a incidência de fístula nas ressecções distais é maior em relação a duodenopancreatectomia, de tal forma que as análises devem avaliar esSes procedimentos em separado. Van Buren *et al.*[16] realizaram um ensaio clínico randomizado, em 14 centros, comparando drenagem *versus* não drenagem. Observaram que a incidência de fístula (dreno 18% *vs* 12%), a necessidade de drenagem percutânea (10%) e a reoperação (dreno 5% vs 4%) foram equivalentes nos grupos.

Ainda está em aberto um ensaio clínico da Alemanha (PANDRA Trial II) avaliando esse assunto.[17]

Quando retirar o dreno abdominal?

Da mesma forma que no nosso meio a drenagem da cavidade abdominal é regra, observa-se uma tendência de manter o dreno por tempo prolongado, situação que aumenta o risco de infecção retrógrada. Isto pode ser justificado pela dificuldade da disponibilidade imediata de recursos de radiologia intervencionista.

A dúvida é o momento de retirar o dreno: precoce (3º dia pós-operatório) versus tardio (a partir do 5º dia pós-operatório). A dosagem da amilase do líquido abdominal é fundamental para essa definição. Bassi *et al.*[18] realizaram um ensaio randomizado comparando a retirada do dreno no 3º dia de pós-operatório *versus* após o 5º dia. Observaram que nos doentes com baixo risco de evoluir com fístula pancreática, e com níveis de amilase do líquido abdominal inferior a 5000U/L, a retirada precoce do dreno é segura, enquanto a retirada tardia está associada a maior incidência de fístula e tempo de internação.

A dosagem da amilase do líquido abdominal no pós-operatório precoce deve ser uma rotina e orienta sangramento da gastroenteroanastomose e úlceras gástricas. Afastada a origem do trato digestivo, deve-se realizar uma angiotomografia para definir o sítio do sangramento e orientar a arteriografia terapêutica. Em algumas situações, o procedimento endovascular pode substituir a necessidade da tomografia no diagnóstico, principalmente se tratar de sangramento com repercussão sistêmica.

Laparotomia exploradora

A reabordagem após duodenopancreatectomia ocorre em cerca de 10% a 21% dos casos. A sua indicação fica restrita a coleções abdominais sem a possibilidade de acesso por via percutânea ou endoscópica, peritonite e perfuração ou necrose intestinal. Sepse é um preditor de falha do tratamento minimamente invasivo. O sangramento tardio requer laparotomia exploradora em até 36%.

A literatura discute algumas táticas operatórias na abordagem da fístula pancreática complicada com sepse abdominal como:[19]

- Lavagem e drenagem ampla da cavidade abdominal.
- Refazer a anastomose pancreatojejunal.
- Ressecção da anastomose e sepultamento do coto pancreático.
- Totalizar a pancreatectomia.

Apesar dessas alternativas, acreditamos que a única opção adequada é a drenagem e a lavagem ampla da cavidade abdominal. A reoperação deve ser rápida e resolver a infecção abdominal com o menor trauma possível. Trata-se de uma população de doentes críticos, geralmente com a condição sistêmica está comprometida.[4]

Análogos da somatostatina

O octreotide e os seus análogos inibem a secreção exócrina pancreática e, devido a essa propriedade, tem sido estudado e utilizado na prevenção da fístula pancreática. São diversos os estudos que avaliaram estas medicações, e mesmo assim os resultados ainda são controversos.[21-24] O uso rotineiro dos análogos da somatostatina não é um consenso, principalmente pelo seu elevado custo.

Dois ensaios randomizados no início do século mostraram benefício da somatostatina após duodenopancreatectomia. Esses estudos, futuramente, foram questionados, pois foram publicados antes da definição de fístula pancreática de 2005.[22,24] Posteriormente, algumas metanálises relataram não haver benefício o uso do octretide e somatostatina na prevenção das fístulas pancreáticas

O pasireotide apresenta uma afinidade maior pelos receptores de somatostatina comparado ao octreotide. Allen *et al.*,[23] em 2015, realizaram um ensaio clínico randomizado e demonstraram diminuição da incidência de fístula pancreática tanto nas duodenopancreatectomias quanto nas ressecções distais, mesmo em pâncreas normais. Apesar desses achados, outros estudos relataram que este medicamento não muda a evolução das fístulas com repercussão clínica. Portanto, o uso desta classe de medicamentos é uma questão em aberto, e seu uso deve ser ponderado pelo elevado custo.

Considerações finais

A fístula pancreática ainda é uma situação frequente após ressecções pancreáticas, e persegue e desafia o cirurgião ao longo das décadas. A morbidade desta complicação cada vez é menor devido à evolução da radiologia intervencionista. Felizmente, a grande maioria não vai ter relevância clínica, porém no grupo que tem repercussão sistêmica, a mortalidade é elevada.

Referências bibliográficas

1. McMillan MT, Vollmer CM. Predictive factors for pancreatic fistula following pancreatectomy. Langenbecks Arch Surg. 2014;399(7):811-24.
2. Cameron JL, He J. Two thousand consecutive pancreaticoduodenectomies. J Am Coll Surg. 2015;220(4):530-6.
3. Vallance AE, Young AL, Macutkiewicz C, Roberts KJ, Smith AM. Calculating the risk of a pancreatic fistula after a pancreaticoduodenectomy: a systematic review. HPB. 2015;17(11):1040-8.
4. Matthews JB. Prevention, evaluation, and treatment of leaks after pancreatic surgery. J Gastrointest Surg. 2011;15(8):1327-8.
5. Harnoss JC, Ulrich AB, Harnoss JM, Diener MK, Büchler MW, Welsch T. Use and results of consensus definitions in pancreatic surgery: a systematic review. Surgery. 2014;155(1):47-57.
6. Bassi C, Dervenis C, Butturini G, Fingerhut A, Yeo C, Izbicki J, et al. Postoperative pancreatic fistula: an international study group (ISGPF) definition. Surgery. 2005;138(1):8-13.
7. Bassi C, Marchegiani G, Dervenis C, Sarr M, Abu Hilal M, Adham M, et al. The 2016 update of the International Study Group (ISGPS) definition and grading of postoperative pancreatic fistula: 11 Years After. Surgery. 2017;161(3):584-91.
8. Kantor O, Talamonti MS, Pitt HA, Vollmer CM, Riall TS, Hall BL, et al. Using the NSQIP Pancreatic Demonstration Project to Derive a Modified Fistula Risk Score for Preoperative Risk Stratification in Patients Undergoing Pancreaticoduodenectomy. J Am Coll Surg. 2017;224(5):816-25.
9. Roberts KJ, Hodson J, Mehrzad H, Marudanayagam R, Sutcliffe RP, Muiesan P, et al. A preoperative predictive score of pancreatic fistula following pancreatoduodenectomy. HPB. 2014;16(7):620-8.
10. Callery MP, Pratt WB, Kent TS, Chaikof EL, Vollmer CM. A prospectively validated clinical risk score accurately predicts pancreatic fistula after pancreatoduodenectomy. J Am Coll Surg. 2013;216(1):1-14.
11. Kawaida H, Kono H, Hosomura N, Amemiya H, Itakura J, Fujii H, et al. Surgical techniques and postoperative management to prevent postoperative pancreatic fistula after pancreatic surgery. World J Gastroenterol. 2019;25(28):3722-37.

12. Yoshioka R, Saiura A, Koga R, Seki M, Kishi Y, Morimura R, et al. Risk factors for clinical pancreatic fistula after distal pancreatectomy: analysis of consecutive 100 patients. World J Surg. 2010;34(1):121-5.
13. Van Buren G, Bloomston M, Hughes SJ, Winter J, Behrman SW, Zyromski NJ, et al. A randomized prospective multicenter trial of pancreaticoduodenectomy with and without routine intraperitoneal drainage. Ann Surg. 2014;259(4):605-12.
14. Witzigmann H, Diener MK, Kienkötter S, Rossion I, Bruckner T, Bärbel Werner, et al. No Need for Routine Drainage After Pancreatic Head Resection: The Dual-Center, Randomized, Controlled PANDRA Trial (ISRCTN04937707). Ann Surg. 2016;264(3):528-37.
15. Hüttner FJ, Probst P, Knebel P, Strobel O, Hackert T, Ulrich A, et al. Meta-analysis of prophylactic abdominal drainage in pancreatic surgery. Br J Surg. 2017;104(6):660-8.
16. Van Buren G, Bloomston M, Schmidt CR, Behrman SW, Zyromski NJ, Ball CG, et al. A Prospective Randomized Multicenter Trial of Distal Pancreatectomy With and Without Routine Intraperitoneal Drainage. Ann Surg. 2017;266(3):421-31.
17. Kaiser J, Niesen W, Probst P, Bruckner T, Doerr-Harim C, Strobel O, et al. Abdominal drainage versus no drainage after distal pancreatectomy: study protocol for a randomized controlled trial. Trials. 2019;20(1):332.
18. Bassi C, Molinari E, Malleo G, Crippa S, Butturini G, Salvia R, et al. Early versus late drain removal after standard pancreatic resections: results of a prospective randomized trial. Ann Surg. 2010;252(2):207-14.
19. Malleo G, Pulvirenti A, Marchegiani G, Butturini G, Salvia R, Bassi C. Diagnosis and management of postoperative pancreatic fistula. Langenbecks Arch Surg. 2014;399(7):801-10.
20. Smits FJ, van Santvoort HC, Besselink MG, Batenburg MCT, Slooff RAE, Boerma D, et al. Management of Severe Pancreatic Fistula After Pancreatoduodenectomy. JAMA Surg. 2017;152(6):540-8.
21. Jin K, Zhou H, Zhang J, Wang W, Sun Y, Ruan C, et al. Systematic review and meta-analysis of somatostatin analogues in the prevention of postoperative complication after pancreaticoduodenectomy. Dig Surg. 2015;32(3):196-207.
22. Gouillat C, Chipponi J, Baulieux J, Partensky C, Saric J, Gayet B. Randomized controlled multicentre trial of somatostatin infusion after pancreaticoduodenectomy. Br J Surg. 2001;88(11):1456-62.
23. Allen PJ. Pasireotide for postoperative pancreatic fistula. N Engl J Med. 2014;371(9):875-6.
24. Shan YS, Sy ED, Lin PW. Role of somatostatin in the prevention of pancreatic stump-related morbidity following elective pancreaticoduodenectomy in high-risk patients and elimination of surgeon-related factors: prospective, randomized, controlled trial. World J Surg. 2003;27(6):709-14.

93 Estomas

93.1 Estomas – Complicações

Luiz Alberto Mendonça de Freitas
João Vieira Lopes • Luciano Dias Batista Costa

Introdução

Estomas intestinais podem ser confeccionados nos diferentes segmentos do trato gastrintestinal e são procedimentos incorporados à prática cirúrgica há mais de 3 séculos. Atribui-se a Alexis Littré (1658–1726) a primeira colostomia, realizada em 1710[1,2]. A Thiersch (1822–1895), a primeira colostomia, realizada em 1855, com a finalidade de assegurar a cicatrização de anastomose colônica na ausência de fezes, atualmente denominada colostomia protetora[2,3]. Essa estratégia é defendida para anastomoses com maior risco de deiscência.

A Guillaume Dupuytren (1777–1835) coube a primeira enterostomia para tratamento de obstrução do intestino delgado[1].

A Segunda Guerra Mundial foi um marco histórico para o tratamento dos ferimentos traumáticos colorretais, quando se popularizou a utilização das colostomias. Durante o século passado, a exteriorização de um segmento do intestino e sua tardia abertura evoluíram para a confecção e a maturação precoce do estoma. A gastrostomia tornou-se factível por endoscopia; por sua vez, a jejunostomia, a ileostomia e a colostomia tornaram-se exequíveis por videolaparoscopia.

O desvio do trânsito fecal por meio de um estoma é frequente nas cirurgias do trauma, colorretal e geral, apesar da tendência atual de se evitar estomas, especialmente na cirurgia de emergência[4]. A confecção de um estoma intestinal é um procedimento operatório de risco, com repercussões físicas e psíquicas que modificam as relações interpessoais dos estomizados[5], e está associada a uma diminuição da sensação de bem-estar físico e mental, assim como da qualidade de vida[4].

Nos Estados Unidos e no Canadá, mais de um milhão de indivíduos vivem hoje com algum tipo de estoma intestinal. Na maioria das vezes, a confecção de um estoma intestinal é uma das últimas, senão a derradeira, etapas de um procedimento cirúrgico longo, difícil e cansativo, e neste ponto da operação existe uma tendência em se realizar o procedimento apressadamente[6-8]. Em muitas situações, principalmente nos Hospitais de Ensino, a confecção do estoma é delegada pelo cirurgião, já cansado, aos médicos residentes sem muita experiência com o procedimento. Apesar de confeccionados em poucos minutos, os estomas permanentes devem funcionar bem por toda a vida do paciente estomizado.

A realização de um estoma é um exercício de técnica. A sua confecção é um dos procedimentos intestinais considerados mais fáceis pelo cirurgião geral e quando feito de forma correta funcionará bem, com um mínimo de complicações. Já quando confeccionado erroneamente, os pacientes podem carregar um sem-número de complicações. O estoma funcionará mal, acarretando uma série de dificuldades ao paciente e proporcionando uma péssima qualidade de vida[6]. Estudos têm demonstrado que a padronização das técnicas cirúrgicas na confecção do estoma é uma importante ferramenta para a prevenção e diminuição das complicações relacionadas aos estomas[9]. Essas complicações, além de afetarem a autoestima, podem tornar mais difíceis o manuseio dos estomas, de modo que o paciente necessite da ajuda de familiares ou de enfermeiras[10], portanto todo o cuidado e esmero devem ser empregados pelo cirurgião na confecção de um estoma[6,8].

Na realidade os estomas intestinais podem ser considerados anastomoses enterocutâneas, e como tal todos os princípios de uma anastomose, tais como a utilização de intestino com boa vitalidade, para se evitar isquemia e tensão, são importantes na confecção do estoma[6].

Tipos de estomas

Os estomas podem ser permanentes ou temporários. Permanentes quando não existe perspectiva para reversão e temporários quando forem realizados para sanar uma situação transitória que desaparecerá com o tempo.

As colostomias permanentes são, na maioria das vezes, realizadas no sigmoide ou no cólon descendente após ressecção das porções distais do cólon. Colostomias proximais ao ângulo esplênico do cólon geralmente não funcionam bem, frequentemente estão em locais nos quais seu manuseio é incômodo para o paciente e têm alto risco de complicações. Se for necessária uma colostomia permanente utilizando-se o cólon ascendente ou transverso, o cirurgião deve considerar a possibilidade de se ressecar o segmento colônico restante e criar uma ileostomia terminal permanente.

Com o desenvolvimento das bolsas ileais e das anastomoses dessas bolsas com o ânus, as ileostomias permanentes são menos comuns hoje do que foram há alguns anos. Entretanto, as ileostomias permanentes ainda são frequentemente realizadas no tratamento das doenças inflamatórias intestinais, na polipose adenomatosa familial e em múltiplos cânceres colorretais sincrônicos[6,8,11].

Existem diferentes tipos de estomas intestinais, porém os mais utilizados são: os terminais, em alça, em alça terminal, e terminal e fístula mucosa separadas.

Os estomas com a finalidade de proteção de anastomose, de descompressão ou de exoneração como adjuvante no tratamento de uma afecção básica são geralmente temporários e realizados no íleo terminal, no cólon sigmoide ou transverso e na maioria das vezes são em alça ou em alça terminal. A principal indicação da ileostomia terminal é a proctocolectomia total, enquanto a colostomia terminal é geralmente indicada em uma amputação abdominoperineal do reto ou na cirurgia de Hartmann[12]. O fato de um estoma ser terminal não necessariamente implica que ele seja permanente.

Um grande número de estomas confeccionados como temporários acaba se tornando permanente, especialmente em pacientes com comorbidades, em idosos ou com dificuldades de acesso ao tratamento[4,8].

No Brasil, o Sistema Único de Saúde (SUS), instituição pública governamental de assistência gratuita à saúde, gastou aproximadamente 90 milhões de reais na realização de 61.802 estomas no período de maio de 2002 a maio de 2007, com média de permanência hospitalar de 12,2 dias e taxa de mortalidade de 16,34%[9] (Tabela 93.1).

No período citado, foram realizados 9.891 fechamentos de estomas ou reconstruções do trânsito intestinal a um custo de quase 7 milhões de reais e com mortalidade de 1,25%[13]. A técnica na reconstituição da continuidade do trato intestinal é influenciada pelo tipo de estoma, e o preparo intestinal é necessário nos casos de ileostomias ou colostomias, ainda que sejam programadas com anestesia local[14]. Não dispomos dos dados relativos aos estomas realizados no Brasil por meio do Sistema Nacional de Saúde Suplementar.

A gastrostomia e a jejunostomia são comumente indicadas como vias alternativas para a nutrição enteral, enquanto a esofagostomia é utilizada para a exclusão do esôfago. Embora esses procedimentos operatórios possuam finalidades diferentes das colostomias e das ileostomias, suas complicações são semelhantes e de certa forma os princípios e cuidados podem ser os mesmos – exceto quando estes cuidados são específicos, como ocorre nos casos de uso de bolsa nas colostomias ou de cateteres nas gastrostomias.

Sempre que possível, os pacientes a serem submetidos a tratamentos cirúrgicos tanto eletivos quanto emergenciais, nos quais exista a possibilidade de confecção de um estoma, devem ser previamente avisados e orientados sobre a operação pelo médico assistente.

Tabela 93.1
Estomas realizados pelo sistema único de saúde no período de maio de 2002 a maio de 2007.
Internações; custo total e médio em reais por paciente; média de permanência hospitalar e taxa de mortalidade por procedimento

Procedimento	Internações	Custo (R$)	Custo médio (R$)	Média de permanência (dias)	Mortalidade
Esofagostomia	749	1.520.915,32	2.030,59	14,6	15,62%
Gastrostomia	16.316	18.216.522,29	1.116,48	13,6	13,69%
Jejunostomia	13.494	18.776.905,38	1.391,50	12,4	21,50%
Colostomia	25.347	11.141.328,83	1.889,64	10,9	14,06%
Ileostomia	5.896	38.610.718,78	1.523,29	13,2	21,76%
Total	61.802	88.266.390,60	1.428,21	12,2	16,34%

Fonte: Ministério da Saúde, Sistema de Informações Hospitalares do SUS (SIH/SUS)[13].

Distribuição e localização anatômica dos estomas

De acordo com os dados do SUS, os segmentos do trato digestório mais utilizados para a realização de estomas são: cólon, 41,01%; estômago, 26,4%; e jejuno, 21,83% (Figura 93.1).

A localização desse tipo de estoma, encontrada no estudo de Duchesne *et al.* (2002), foi no sigmoide (22,0%), no descendente (29,5%), no transverso (20,1%), no ascendente (1,2%) e no íleo (27,%)[15]. As colostomias do sigmoide e do descendente são confeccionadas no lado esquerdo do abdômen, a ileostomia e a colostomia do ascendente, no lado direito do abdômen, enquanto a transversostomia é colocada tanto do lado direito como do lado esquerdo do abdômen.

Complicações

Apesar dos avanços na técnica cirúrgica e na estomaterapia, as complicações após a realização de estomas são altas. As taxas de complicações específicas de estomas intestinais variam amplamente, de 10 a 70%[10,16-20], dependendo do método do estudo, do tempo de *follow-up* e da definição da própria complicação. Por exemplo, virtualmente todos os estomizados apresentam pelo menos episódios transitórios de irritação da pele periestomal, e a dermatite é frequentemente a complicação mais relatada[6].

As complicações dos estomas intestinais podem ser classificadas em complicações precoces, até 1 mês depois da operação, e tardias. As complicações precoces mais comuns são: dermatite periestomal, vazamento, alto débito, sangramento, isquemia, edema, necrose e retração. As tardias mais comuns são: hérnia paraestomal, prolapso, obstrução e estenose[7,18].

As complicações tardias geralmente decorrem da associação de uma ou várias complicações precoces, e são, sem dúvida, a maior causa de inadaptação e sofrimento dos portadores de estomas[16].

A literatura demonstra que obesidade, diabetes, tabagismo, comorbidades respiratórias e cirurgias de emergência são fatores de risco para ocorrência das complicações dos estomas[8].

Edema

O edema faz parte do processo de cicatrização na fase inflamatória e é secundário à manipulação e ao trauma cirúrgico durante a confecção do estoma. Entretanto, sua regressão ocorre em 1 ou 2 semanas. Se for persistente ou estiver aumentando de volume, poderá causar obstrução e ser motivo para reintervenção. É necessário observar e acompanhar a permeabilidade do estoma e a coloração da mucosa (Figura 93.2).

Deiscência e evisceração

Pode ocorrer uma descontinuidade total ou parcial da sutura entre a mucosa do cólon e a pele, comprometendo parte ou toda a borda do estoma e criando, assim, um espaço entre a pele e a mucosa intestinal onde fezes podem acumular-se e disso decorrer uma infecção local ou uma peritonite. Orifício cutâneo largo e tensão na sutura cutaneomucosa são os principais responsáveis por essa complicação. São indicadas exploração e ressutura com redução do orifício, caso este esteja provocando tensão na linha de sutura.

A evisceração pode ocorrer quando o orifício é exageradamente maior que a alça ou a fixação tenha sido inadequada, permitindo que o esforço físico, a tosse crônica e o peristaltismo empurrem a alça mesma ou outra alça intestinal através do orifício do estoma na parede abdominal.

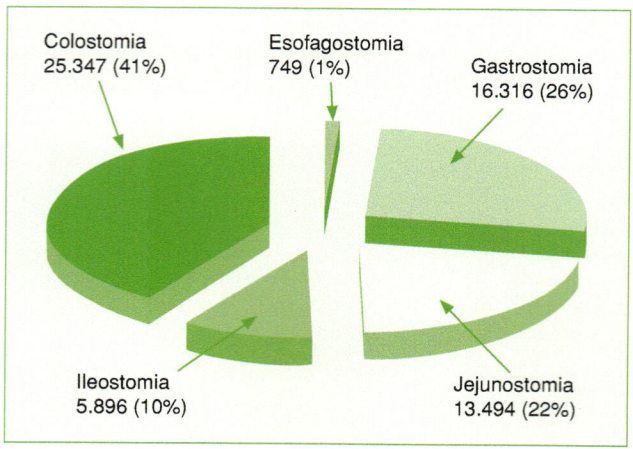

FIGURA 91.1 – *Distribuição dos estomas realizados pelo Sistema Único de Saúde por segmento do trato digestório, no período de maio de 2002 a maio de 2007.* Fonte: *Ministério da Saúde, Sistema de Informações Hospitalares do SUS (SIH/SUS)*[13].

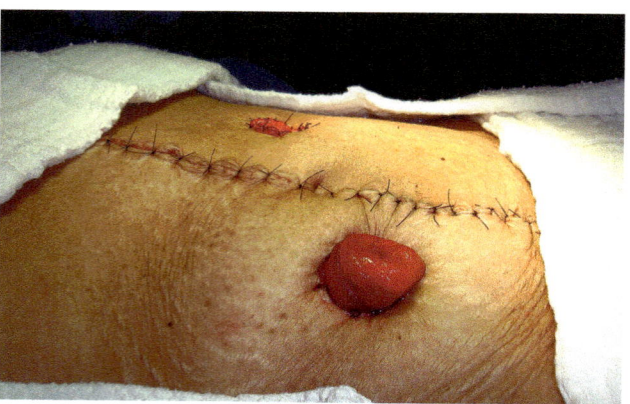

FIGURA 93.2 – *Edema em ileostomia de Brooke.* Fonte: *autores.*

Hemorragia

A hemorragia acontece com o paciente ainda no centro cirúrgico ou nas primeiras horas depois da operação. O sangramento pode ser livre ou formar hematoma. Em ambas as situações pode-se comprimir e observar e, se indicado, proceder-se à exploração cirúrgica com cauterização ou ligadura cautelosa do vaso sangrante para não causar isquemia.

Infecção

Não é comum ocorrer infecção, mas a contaminação das bordas da ferida pode causar celulite ou abscesso e evoluir para uma complicação mais grave como deiscência parcial ou completa.

Isquemia e necrose

Edema e congestão venosa são comuns depois da confecção de um estoma devido ao trauma e à compressão de pequenas veias mesentéricas assim que estas passam através da parede abdominal. Esse aspecto geralmente permanece por 4 a 8 dias e na maioria das vezes desaparece espontaneamente. Atenção especial deve ser dada a pacientes obesos, assim como a pacientes submetidos a estoma de emergência, condições nas quais o risco de isquemia e necrose é maior.

A isquemia pode ser causada por tensão excessiva no mesentério ou mesmo por um excesso de ligaduras de pequenos vasos mesentéricos próximos à extremidade distal da alça a ser exteriorizada. A profundidade da área de necrose é importante e pode ser avaliada utilizando-se um tubo de ensaio de vidro e uma lanterna para inspeção da mucosa dentro do estoma. No caso de a área de necrose ter apenas alguns milímetros e ser superficial, pode-se optar pela observação, e a tendência é que em poucos dias a necrose desapareça. Se a necrose atinge até pelo menos o nível da fáscia, há indicação de laparotomia de urgência. Se a necrose está entre a fáscia e a borda, pode-se tomar conduta expectante, mas certamente o paciente evoluirá com estenose no estoma. Necrose ocorre em 1 a 10% das colostomias e em 1 a 5% das ileostomias (Figura 93.3). A artéria marginal do cólon ou a última arcada vascular do mesentério ileal deve ser preservada para evitar a necrose isquêmica[6,7,16,17].

Retração

A retração de um estoma é a penetração, total ou parcial, da alça intestinal para a cavidade peritoneal e pode ser causada por tensão na alça intestinal ou por necrose prévia. É comum em pacientes obesos. Ocorre em 1 a 6% das colostomias e em 3 a 17% das ileostomias. Nesses casos está indicada laparotomia para correção da complicação[2,6,7,21].

Vazamento e fístula periestomal

Fístulas periestomais são na maioria das vezes complicações de ileostomias e ocorrem quando inadvertidamente o cirurgião, ao everter a borda de uma ileostomia, passa o fio da sutura em toda a extensão da parede da alça, especialmente se o fio for inabsorvível. Porém essas fístulas são mais frequentes em pacientes com doença de Crohn recorrente, e aparecem em 7 a 10% desses pacientes.

Laparotomia para ressecção do íleo terminal e revisão da ileostomia é quase sempre necessária para o tratamento dessa complicação[6,7,17].

Dermatite e granuloma

Irritação da pele é frequente entre os pacientes com estomas, sobretudo nos portadores de ileostomia, devido ao grande volume de fluidos intestinais cáusticos. Seu

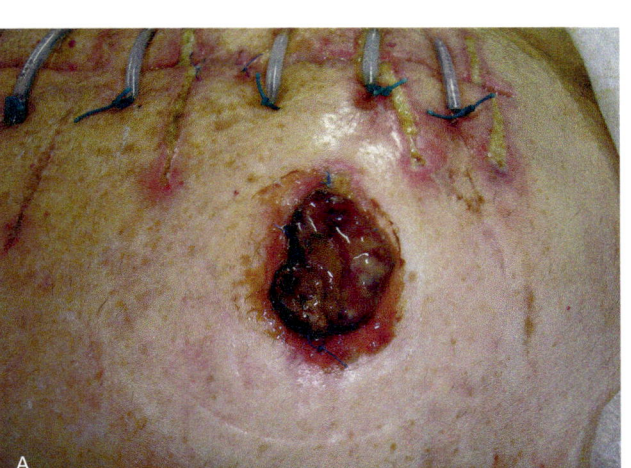
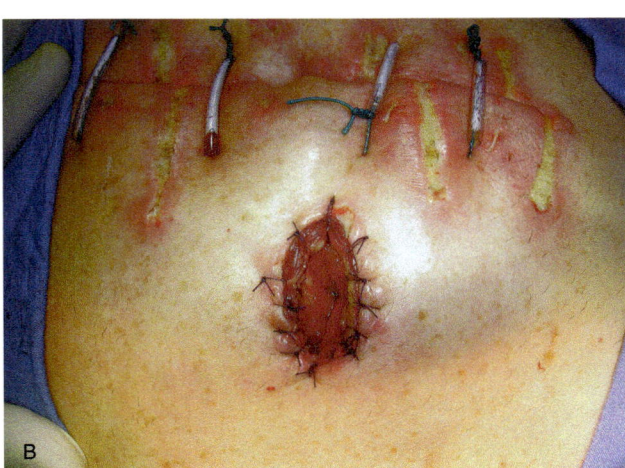

FIGURA 91.3 – *Isquemia e necrose (antes e após tratamento cirúrgico da complicação). Fonte: autores.*

aparecimento depende da qualidade técnica empregada na confecção do estoma e nos cuidados com a manutenção, a aderência e a impermeabilidade das bolsas. Episódios de dermatite periestomal são relatados na literatura, variando entre 5 e 34%. Nas colostomias do cólon esquerdo, as fezes são geralmente sólidas e pouco irritantes para a pele. Pacientes obesos tendem a apresentar dermatites com maior frequência, decorrentes, principalmente, da redundância da pele e da espessura do tecido adiposo subcutâneo, o que exige cuidados especiais na confecção do estoma. Nesses pacientes deve-se considerar a possibilidade de se colocar o estoma no abdômen superior, onde tipicamente se tem menos gordura subcutânea e onde o paciente pode ver melhor o estoma.

As ileostomias devem ser evertidas de forma que tenham no mínimo 2 a 3 cm de comprimento acima da pele, e a abertura no disco de fixação da bolsa deve ter o mesmo diâmetro da ileostomia. Isto permite que o efluente líquido irritante e corrosivo escorra direto da ileostomia para a bolsa, sem contato com a pele. O emprego de bolsas com colantes, as quais necessitam de troca frequente, também proporciona a retirada das camadas protetoras da pele, causando irritação e erosões[6,7,17,20]. Na profilaxia da dermatite devem-se utilizar bolsas drenáveis que possam ser esvaziadas frequentemente sem a retirada das placas fixadas na pele[16]. Menos comum pode ser a reação alérgica a produtos da bolsa de colostomia e infecção por fungos, principalmente em regiões de clima quente e úmido ou durante tratamento com antibióticos[11].

Granulomas são pequenos nódulos que surgem na pele em torno do estoma nos locais onde foram aplicados pontos de sutura ou secundários a traumatismo persistente pelo uso incorreto de dispositivos coletores ou coletores inadequados. A prevenção inclui uso de fios cirúrgicos apropriados e remoção dos pontos no prazo previsto, ainda que sejam absorvíveis (Figura 93.4).

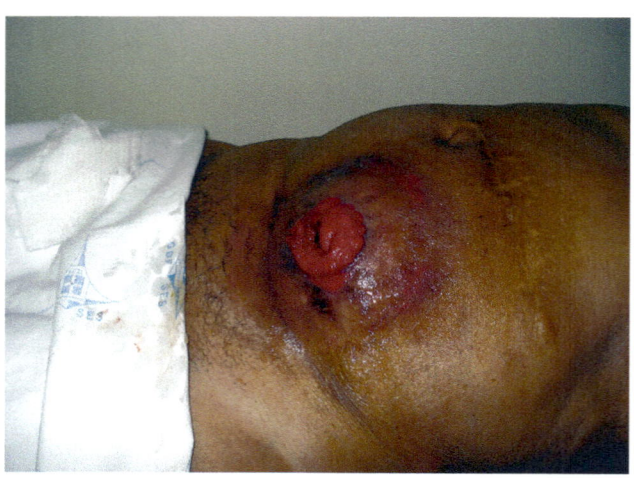

FIGURA 91.4 – *Dermatite e granuloma periestomal.* Fonte: autores.

Estomas com alto débito e desidratação

O alto débito de fluidos intestinais através de um estoma é na maioria das vezes associado à ileostomia. Diarreia e desidratação acentuadas ocorrem em 5 a 10% dos pacientes ileostomizados. O pico máximo do débito de fluidos através de uma ileostomia geralmente ocorre no quarto dia pós-operatório e pode chegar até 3.200 mL. Essa secreção é rica em sódio e consequentemente o paciente pode desenvolver hiponatremia. O alto débito de secreções e desidratação é mais frequentemente observado entre o 3º e o 8º dias do período pós-operatório, porém em alguns pacientes pode perdurar por até 1 mês[6,7]. A reposição hidroeletrolítica desses pacientes pode ser feita com a ingestão de soluções que contenham água, açúcar e eletrólitos, como alguns líquidos utilizados por atletas em competições (Gatorade®) ou o chamado soro caseiro dispensado pelo Ministério da Saúde. Em pacientes com grandes perdas de intestino delgado ou com grandes áreas disabsortivas, pode ser necessária a reposição por via parenteral.

Prolapso

O prolapso do estoma pode ocorrer em pacientes com elevada pressão intra-abdominal e costuma ser alarmante para o paciente, porém, na maioria das vezes, não traz grandes problemas ao seu funcionamento, a menos que produza significante isquemia, irritação severa da mucosa com ou sem sangramento, e nesses casos requer intervenção cirúrgica[22]. É mais comum nas transversostomias em alça, (de 7 a 25% dos casos), quase sempre envolvendo a alça eferente. Já nas colostomias terminais, a incidência de prolapso varia de 2 a 3% (Figura 93.5). Ileostomias têm incidência de prolapso variando entre 0 e 3%. Apesar de recomendado, somente a fixação do mesentério no momento da realização do estoma não previne o prolapso. Ocasionalmente, o prolapso do estoma pode levar a encarceramento ou a estrangulamento da alça[4,6,7,10,16-19].

Terapia osmótica com açúcar pode levar à diminuição do edema e à redução da alça prolapsada[23]. Em determinadas situações o prolapso pode ser tratado como um procedimento local, com a liberação do estoma da parede abdominal, a amputação da alça redundante e a reconstituição da junção cutaneomucosa. Apesar de controverso, quando a intenção da realização do estoma é a proteção temporária de uma anastomose, uma ileostomia em alça é preferível a uma colostomia em alça no tocante à prevenção de prolapso. Da mesma forma, um estoma em alça terminal é sempre preferível a um estoma em alça tradicional.

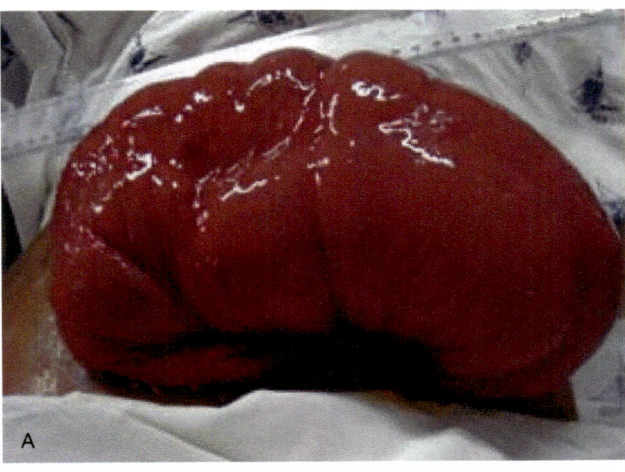
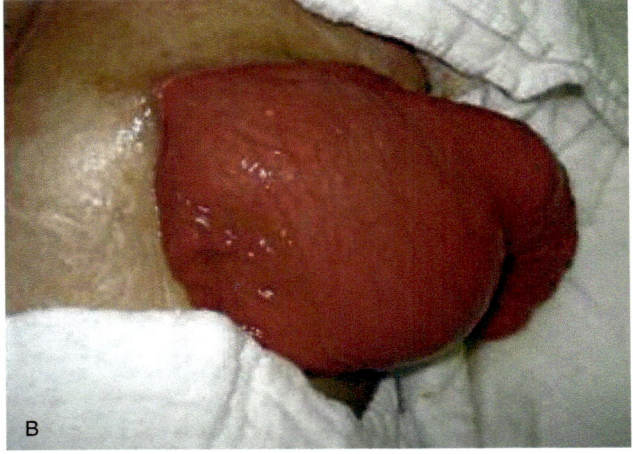

FIGURA 93.5A e B – *Prolapso e edema de transversostomias em alça.* Fonte: *autores.*

Obstrução intestinal

Obstrução intestinal após a realização de um estoma é frequentemente causada por aderências intestinais devido à laparotomia prévia para ressecção intestinal e confecção do estoma. Vólvulo e hérnias internas do intestino delgado são outras causas de obstrução. Apesar de ser frequentemente aconselhada a sutura do mesentério na parede abdominal lateral para a prevenção de vólvulo ou obstrução, a literatura não mostra nenhum benefício com essa manobra. O tratamento é semelhante ao de outros pacientes que se apresentam com quadro de obstrução intestinal.

Estenose

A estenose é um estreitamento do estoma suficiente para interferir com o funcionamento normal do mesmo e pode ser consequência de isquemia, necrose superficial, tração excessiva, retração ou doença inflamatória intestinal recorrente. Ocorre em 2 a 10% das ileostomias e colostomias terminais, porém quase nunca em colostomias transversas[7,18]. É mais frequente em pacientes com doença de Crohn. Mesmo na ausência de obstrução franca, a estenose pode causar ruídos bem altos durante a passagem de flatos. Estenoses pequenas e assintomáticas não necessitam de tratamento. As estenoses localizadas na junção cutaneomucosa podem ser tratadas localmente, como, por exemplo, com uma zetaplastia, porém as associadas à doença de Crohn, à tensão ou à necrose isquêmica devem ser tratadas por laparotomia[6,7,17].

Varizes periestomais

Varizes periestomais podem causar hemorragias de grande intensidade, inclusive com risco de morte para o paciente[6]. As varizes ocorrem na borda mucocutânea do estoma devido às anastomoses entre o sistema venoso portal de alta pressão e as veias subcutâneas da parede abdominal, de baixa pressão. O diagnóstico deve sempre ser suspeitado nos pacientes estomizados com doença hepática e coloração púrpura e/ou pela cabeça de medusa na pele periestomal. Essa complicação é comum em pacientes com doença metastática extensa no fígado após amputação abdominoperineal do reto ou de colangite esclerosante em pacientes com ileostomia decorrente de retocolite ulcerativa. Em pacientes com curta expectativa de vida, como no caso dos portadores de metástases hepáticas, o tratamento pode ser feito por meio de uma desconexão mucocutânea, com liberação do estoma até o nível da fáscia com a consequente secção das conexões portossistêmicas. Como essas anastomoses venosas se refazem em menos de 1 ano, soluções definitivas são necessárias para a maioria dos pacientes nessas condições, tais como *shunts* cirúrgicos, *shunts* portossistêmicas. transjugulares intra-hepáticos (TIPS), ou transplante hepático, baseados na expectativa de vida e na doença hepática associada[6,7,24].

Hérnia paraestomal

Provavelmente é a complicação dos estomas que mais leva a tratamento cirúrgico. Aparece em 2 a 29% dos pacientes com ileostomia terminal e em 4 a 48% dos pacientes com colostomia terminal. O aparecimento dessas hérnias aumenta com o tempo, de forma que sua incidência depende do tempo de seguimento do paciente[7]. A maioria dos pacientes que são assintomáticos pode ser tratada, inicialmente, de forma expectante, porém pacientes com dor, obstrução ou dificuldade com as bolsas de colostomia necessitam de tratamento cirúrgico para correção da hérnia. Fatores como obesidade, idade avançada e doença pulmonar obstrutiva crônica (DPOC) aumentam o risco de aparecimento de hérnia paraestomal (Figura 93.6). Do ponto de vista técnico,

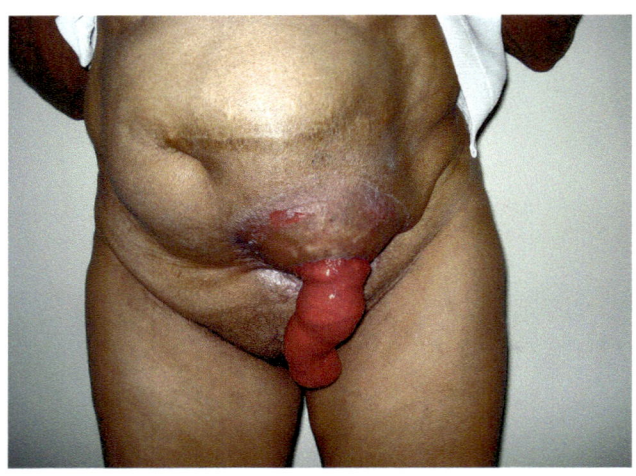

FIGURA 93.6 – *Dermatite, hérnia paracolostômica e prolapso em paciente com sigmoidostomia terminal.* Fonte: *autores*.

a confecção da menor abertura possível na parede abdominal sem causar isquemia, assim como a fixação do estoma através do músculo reto abdominal e com fixação da alça na fáscia, é aconselhada, porém não é suficiente para garantir que não haverá formação de hérnia paraestomal[7,10,18,19]. O tratamento dessas hérnias é discutido em outro capítulo deste livro.

Neoplasia maligna

Câncer pode ocorrer nos estomas. As colostomias têm o mesmo risco de malignização que as outras porções do cólon[25]. Se a ressecção colônica inicial dever-se a câncer, o risco de um adenocarcinoma metacrônico no cólon é significativamente mais alto que na população em geral. O tratamento indicado consiste em laparotomia com ressecção ampla e relocação do estoma.

Afecções relacionadas

Cálculos renais

A perda de água fecal, sódio e bicarbonato reduz o pH e o volume urinário. Enquanto na população geral a incidência de cálculos renais é de 4%, nos ileostomizados essa incidência dobra. Cálculos de ácido úrico representam menos de 10% dos cálculos na população geral, porém representam 60% dos cálculos nos ileostomizados. Há também aumento na incidência de cálculos por oxalato de cálcio[2,6].

Colelitíase

A solubilidade do colesterol na bile depende da relação do colesterol com o ácido cólico e os fosfolipídeos. A circulação êntero-hepática de ácidos cólicos é afetada após uma ileostomia. Até 15% dos ácidos cólicos não conjugados que normalmente não são absorvidos no cólon estão sendo perdidos. A incidência de colelitíase parece aumentar com o passar dos anos no paciente ileostomizado, 10% após 5 anos e 23% após 15 anos[2].

Complicações do fechamento dos estomas

A reconstituição do trânsito intestinal deve ser considerada uma cirurgia de difícil execução, com vários fatores e detalhes técnicos a serem observados. Taxas de morbidade variando de 0 a 50% e de mortalidade de 0 a 4,5% estão associadas a esse procedimento cirúrgico[26,27]. Entretanto, alguns cirurgiões consideram o fechamento de uma colostomia em alça um procedimento fácil e simples de realizar, demonstrando desconhecimento da real taxa de complicações.

Em uma metanálise, as principais complicações da reconstituição do trânsito intestinal pós-ileostomia foram infecção de ferida (0 a 6,9%), fístula enterocutânea (1 a 6,9%) e obstrução intestinal (0 a 10%). As ocorridas depois do fechamento de colostomia foram infecção de ferida (5 a 30%), fístula enterocutânea (0 a 3,1%) e obstrução intestinal (0 a 3,2%)[28].

Recomenda-se aguardar por aproximadamente 10 a 12 semanas depois da operação inicial para o fechamento do estoma[2,7,17]. Essa espera permite que a fase inflamatória e de hipervascularização de aderências intra-abdominais diminua de forma que as aderências se tornem menos densas, assim como ocorra a recuperação completa do edema e da inflamação do estoma. O pico do aumento do fluxo sanguíneo na borda de um estoma ocorre por volta da 8ª semana pós-operatória[7]. Entretanto esse período de espera é controverso.

A reconstituição do trânsito intestinal após uma colostomia à Hartmann é mais trabalhosa do que aquela decorrente do fechamento de uma colostomia em alça[4,18]. Cuidado especial com os ureteres deve ser tomado quando o coto retal é curto ou há aderências firmes na pelve, principalmente quando no procedimento inicial havia sepse. Em determinadas situações pode ser difícil identificar o ápice do coto retal, ocasião em que podemos contar com a ajuda de um retossigmoidoscópio para transiluminação[7]. Na maioria das vezes a anastomose colorretal é facilitada com o uso do grampeador circular intraluminal, e o cólon proximal deve ser mobilizado para que não haja nenhuma tensão na anastomose. Por esses motivos a colostomia à Hartmann deveria ser reservada para situações especiais como segmento distal muito curto. Anderson publicou o primeiro relato de reconstrução do trânsito intestinal pós-operação de Hartmann por videolaparoscopia em 1993[29]. Atualmente existem vários estudos demonstrando que a reconstrução do trânsito intestinal nas colostomias à Hartmann por videolaparoscopia é mais segura e com menores taxas de complicações (morbidade e mortalidade) que os procedimentos por via laparotômica[30].

Há aceitação quase universal de que o preparo mecânico do cólon e a antibioticoterapia profilática reduzem as taxas de complicações na reconstituição do trânsito intestinal. A avaliação pré-operatória do cólon distal ao estoma por videocolonoscopia ou clister opaco é recomendada, tendo como objetivo identificar estenoses distais, extensão de doença diverticular, cânceres sincrônicos, pólipos e colites[7,13,18]. Entretanto, existem controvérsias acerca desse tema. Souza *et al.* (2006) contestam esta afirmação em um estudo em que concluem que o estudo pré-operatório do cólon não é necessário de forma rotineira no paciente portador de colostomia em alça, após lesão traumática colorretal[31].

Prevenção das complicações

Muitos pacientes não sabem ao certo o que é uma colostomia ou uma ileostomia. Poucos minutos de orientação pré-operatória pelo cirurgião, se possível com algum material impresso, podem ajudar bastante a aceitação do estoma pelo paciente (Figura 93.7). Além disto, se disponível, nos casos de procedimentos eletivos o paciente deve ser orientado por um estomaterapeuta, geralmente uma enfermeira especializada, que pode lhe informar acerca dos cuidados, das bolsas de colostomia, dos produtos utilizados para higiene, da dieta, das possíveis alterações na forma de se vestir e de convívio social. Pacientes com estomas permanentes necessitam de um maior nível de suporte social, principalmente por parte da família e de entidades de apoio aos ostomizados[32]. Este suporte eleva os índices de qualidade de vida do paciente estomizado.

Além do mais, é aconselhável que o estomaterapeuta selecione na parede abdominal do paciente o local onde o estoma deverá ser realizado. Bass *et al.* (1997), demonstraram que a orientação pré-operatória, a determinação e a marcação do local do estoma na parede abdominal diminuíram as complicações pós-operatórias e melhoraram a qualidade de vida dos pacientes portadores de estoma[33].

A demarcação pré-operatória do local do estoma na parede abdominal deve sempre ser realizada pelo cirurgião ou pelo estomaterapeuta. Na maioria das vezes essa marcação é simples e leva apenas alguns minutos. Três pontos na parede abdominal são utilizados como referência: a espinha ilíaca anterossuperior, o tubérculo púbico e a cicatriz umbilical. Traçando-se uma linha entre esses três pontos teremos o chamado "triângulo do estoma" (Figura 93.8). O estoma deve ser realizado dentro da área desse triângulo através do músculo reto abdominal, que deverá ter suas fibras divulsionadas longitudinalmente para a passagem do segmento intestinal que será exteriorizado.

O sítio da colostomia deverá ser localizado em área plana da parede abdominal a pelo menos 5 cm de proeminências ósseas, de cicatrizes prévias, da cicatriz umbilical e de pregas ou dobras de pele (Figuras 93.9 e 93.10). Após a seleção e a demarcação do sítio do estoma, o paciente deve se sentar para se assegurar que

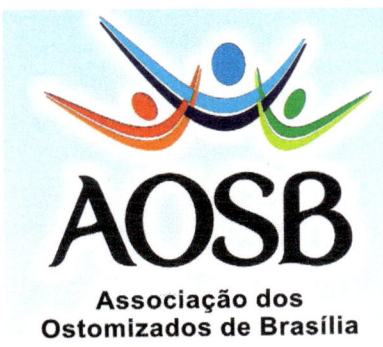
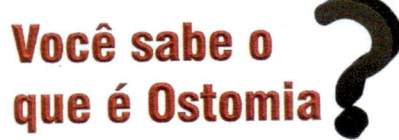
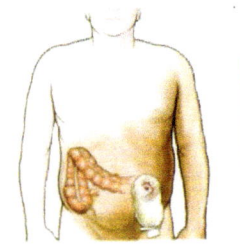
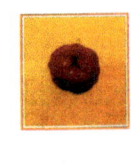

FIGURA 93.7 – *Folheto de orientação da Associação dos Ostomizados de Brasília.* Fonte: autores.

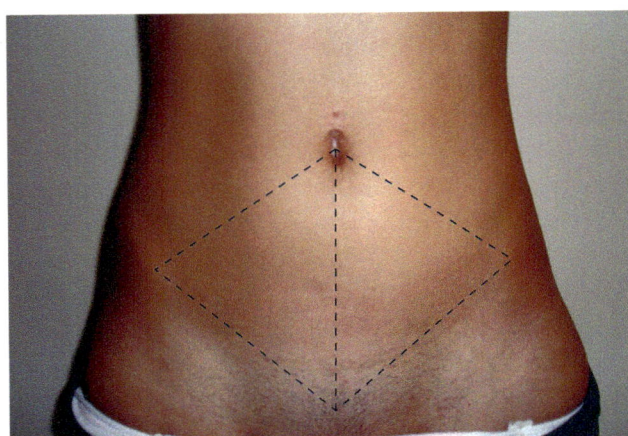

FIGURA 93.8 – *Demarcação do "triângulo do estoma" na parede anterior do abdômen.* Fonte: autores.

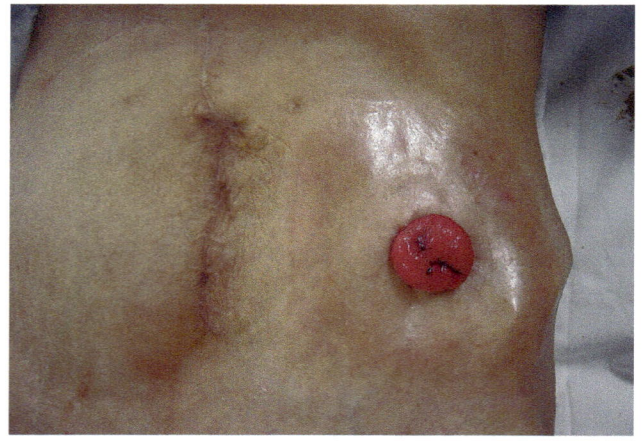

FIGURA 93.9 – Colostomia mal posicionada, próxima a proeminência óssea (crista ilíaca). Fonte: autores.

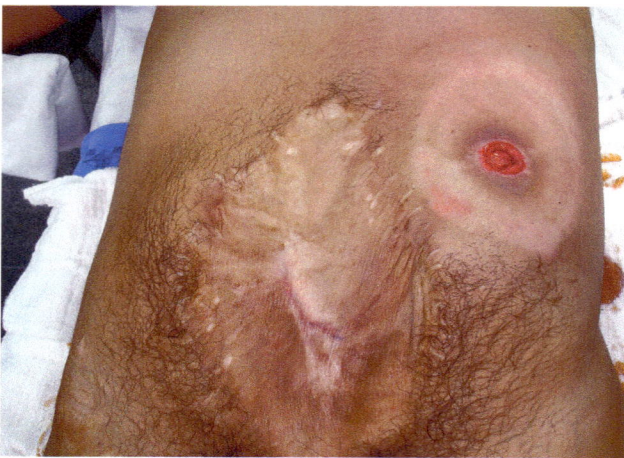

FIG. 93.10 – Colostomia mal posicionada, próxima ao gradil costal esquerdo. Fonte: autores.

dobras de pele não interfiram no estoma ou dificultem a colocação e o manuseio da bolsa. Além disso, a linha da cintura deve ser identificada para evitar que o estoma possa causar restrições quanto ao vestuário habitual do paciente.

O uso correto de acessórios e equipamentos especializados pode minimizar ou mesmo sanar dificuldades ou possíveis privações dos pacientes com estomas, porém não substitui uma técnica cirúrgica padronizada, refinada e correta[8,9]. Estudos têm mostrado que as técnicas de irrigação dos estomas influenciam positivamente os índices qualidade de vida do ostomizado, porém nem todos os estomaterapeutas já estão familiarizados com o método e alguns pacientes ainda apresentam alguma forma de resistência ao mesmo[34]. A irrigação só é indicada para colostomias distais (cólons descendente e sigmoide)[11]. A decisão para a escolha do equipamento mais adequado irá depender da fase em que o estomizado se encontra, da orientação de seu médico e da enfermeira estomaterapeuta. Hoje, com os avanços tecnológicos, há no mercado bolsas coletoras que passam cada vez mais despercebidas. A seleção final, entretanto, deve ser de caráter individual[16].

Referências bibliográficas

1. Najibi S, Frykberg ER. Owen H. Wangensteen, MD, PhD: A Surgical Legend and the Father of Modern Management of Intestinal Obstruction (1898-1981) Dig Surg; 17: 653-659, 2000.
2. Kretschmer, P. Estomas Intestinais. 1a ed., Interamericana, Rio de Janeiro: 3-103, 1980.
3. Curi A, Moreira Junior H, Mascarenhas JCS, Moreira HJ, Almeida AC, Moreira JPT, Azevedo IF, Louza LR, Moreira H. Morbimortalidade Associada à Reconstrução do Trânsito Intestinal – Análise de 67 casos. Rev bras Coloproct; 22: 88-97, 2002.
4. Kairaluoma M, Rissanen H, Kultti V, Mecklin JP, Kellokumpu I. Outcome of temporary stomas. Dig Surg; 19: 45-51, 2002.
5. Krouse R, Grant M, Ferreli B, Dean G, Nelson R, Chu D. Quality of life outcomes in 599 cancer and non-cancer patients with colostomies. J Sur Res; 138(1): 79-87, 2007.
6. Shackelford's Surgery of the Alimentary Tract. In: Yeo CJ, Dempsey TD, Klein AS, Pemberton J H, Petters JH, editors. 6th ed., Saunders--Elsevier, Philadelphia: 2362-2374, 2007.
7. Shellito PC. Complications of abdominal stoma surgery. Dis Colon Rectum; 41(12): 1562-1572, 1998.
8. Kwiatt M, Kawata M. Avoidance and manangement of stomal complications. Clin Colon Rectal Surg; 26: 112, 2013.
9. Correa Marinez A, Erestam S, Haglind E, Ekelund J, Angeras U, Rosenberg J, Helgstrand F, Angenet E. Stoma-Const – the technical aspects of stoma construction: study protocol for a randomized controlled trial. Trials Journal; 15: 254, 2014.
10. Robertson I, Leung E, Hughes D, Spiers M, Donnelly L, Mackenzie I, Macdonald A. Prospective analysis of stoma-related complications. Colorectal Disease; 7: 279-285, 2005.
11. Doughty DB, Landmann RG, Weiser M, Collins KA. Manangement of patients with a colostomy or ileostomy. ©2015 Up To Date®.
12. Krstic S, Resanovic V, Alempijevic T, Resanovic A, Sijacki A, Djukic V, Loncar Z, Karamarkovic A. Hartmann's procedure vs loop colostomy in the treatment of obstructive rectosigmoid cancer. World Journal of Emergency Surgery; 9: 52, 2014.
13. DATASUS: Procedimentos hospitalares por local de internação. Disponível em:http://w3.datasus.gov.br/datasus/datasus.php?area=359A1B375C2D0E0F359G19H0I1Jd2L22M0N&VInclude=../site/infsaude.php&VObj=http://tabnet.datasus.gov.br/cgi/deftohtm.exe?sih/cnv/pi, acessado em 03/8/2008.
14. Abreu RAA, Speranzini MB, Fernandes LC, Matos D. Feasibility analysis of loop colostomy closure in patients under local anesthesia. Acta Cir Bras; 21(5): 275-278, 2006.
15. Duchesne JC, Wang YZ, Weintraub SL, Bouly M, Hunt JP. Stoma Complications: A Multivariate Analysis. Am Surg; 68: 961-966, 2002.
16. Crema E, Silva R. Estomas – Uma Abordagem Interdisciplinar. 1ª ed., Editora Pinti, Uberaba: 43-106, 1997.
17. Corman ML: Colon and Rectal Surgery. 4th ed. Lippincott-Raven Publishers, Philadelphia: 1265-1319, 1998.
18. Park JJ, Del Pino A, Orsay CP, Nelson RI, Pearl RK, Cintron JR, Abcarian H. Stoma complications: the Cook County Hospital experience. Dis Colon Rectum; 42(12): 1575-1580, 1999.
19. Arumugam PJ, Bevan L, Macdonald L, Watkins AJ, Morgan AR, Beynon J, Carr ND. A prospective audit of stoma-analysis of risk factors and complications and their manangement. Colorectal Disease; 5: 49-52, 2003.
20. Sheikh M, Akhter J, Ahaed S. Complications/Problems of Colostomy in Infants and Children. JCPSP; 16(8): 509-513, 2006.
21. Atkin G, Scott M, Mathur P, Michell IC. The rectus sling to prevent loop colostomy retraction: a case series. International Seminars in Surgical Oncology; 2: 1-2, 2005.
22. Shabbir J, Britton DC. Stoma complications: a literature overview. Colorectal Dis; 12: 958, 2010.
23. Shapiro R, Chin EH, Steihagen RM. Reduction of an incarcerated, prolapsed ileostomy with the assistance of sugar as a desiccant. Tech Coloproctocol; 14: 269, 2010.

24. Labori KJ, Carlsen E. Treatment of bleeding peristomal varices. Eur J Surg; 168(11): 654-656, 2002.
25. Iwamoto M, Kawada K, Hida K, Hasegawa S, Sakai Y. Adenocarcinoma arising at a colostomy site with inguinal lymph node metastasis: report of a case. Jpn J Clin Oncol; 45(2): 217-20, 2015.
26. Von Bathen LC, Nicoluzzi JEL, Silveira F, Nicollelli GM, Kumagai LY, Lima VZ. Morbimortalidade da reconstrução do trânsito intestinal colônica em hospital universitário – análise de 42 casos. Rev bras Coloproct; 26(2): 123 -127, 2006.
27. Bell C, Asolati M, Hamilton E, Fleming J, Nwariaku F, Sarosi G, Anthony T. A comparison of complications associated with colostomy reversal versus ileostomy reversal. Am J Surg; 190: 717-720, 2005.
28. Law WL. Temporary Ileostomy Versus Temporary Colostomy: A Meta-analysis of Complications. Asian J Surg; 27(3): 202-212, 2004.
29. Anderson CA, Fowler DL, White S, Wintz N. Laparoscopic colostomy closure. Surgical Laparoscopy and Endoscopy; Vol 3, 1: 69-72, 1993.
30. Toro A, Ardiri A, Mannino M, Politi A, Di Stefano A, Aftab Z, Abdelaal A, Concetta Arcerito M, Cavallaro A, Cavallaro M, Bertino G, Di Carlo I. Laparoscopic reversal of Hartmann's procedure: state of art 20 years after the first reported case. Gastroenterology Research and Practice; Article ID 530140, 8 pages. Volume 2014.
31. Souza HFS, Sobral, HAC, Taglietti EM, Monteiro EP, Gama MRVS, Formiga CJS. É necessário o estudo do cólon no fechamento de colostomias? Rev bras Coloproct; 26(2): 118-122, 2006.
32. Leyk M, Ksiaz'ek J, Habel A, Dobosz M, Kruk A Terech S. The influence of social support from the family on health related-quality of life in persons with a colostomy. J Wound Ostomy Continence Nurs; 41 (6): 581-8, 2014.
33. Bass EM, Del Pino A, Tan A. Does preoperative stoma marking and education by the enterestomal therapist affect outcome? Dis Colon Rectum; 40: 440-442, 1997.
34. Cobb MD, Grant M, Tallman NJ, Wendel CS, Colwell J, McCorkle R, Krouse RS. Colostomy irrigation: current knowledge and practice of WOC nurses. J Wound Ostomy Continence Nurs; 42 (1): 65-70, 2015.

93.2 Hérnias Estomais

Fernando Antonio Bohrer Pitrez

Luciano Zogbi • Renato Miranda de Melo

Em relação às hérnias estomais, observa-se muito mais opinião do que erudição; muito mais subjetividade do que objetividade; muito mais impressão do que precisão.

F. Pitrez

Introdução

Hérnias ditas estomais são aquelas, assim denominadas, em função da singularidade de se desenvolverem na adjacência ou no entorno de um forame estomal implantado na parede do abdome (Figura 93.11). Sua denominação deriva do grego *stóma*, que significa boca. Constituem genuíno obstáculo pós-operatório que agrega, em muito, aos múltiplos transtornos impostos pelos estomas. Têm sinonímia múltipla na literatura a respeito: hérnia estomal, parostomal, parastomal paraestomal, parostômica, periestomal, periostomal, peristomal. Neste capítulo, conforme o próprio título, serão nomeadas

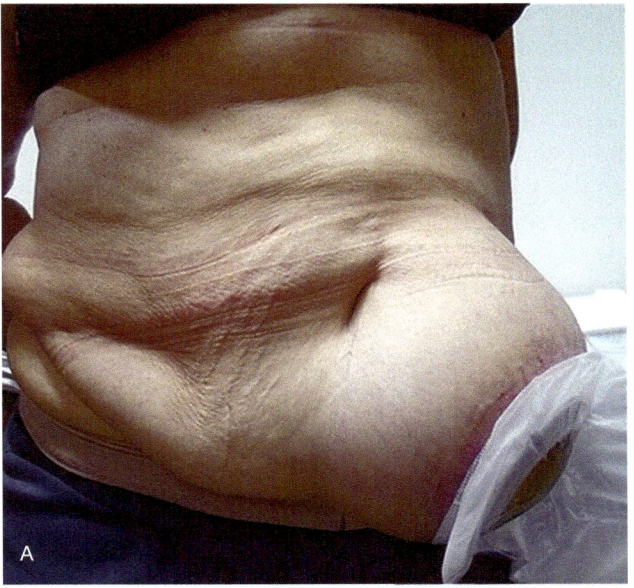

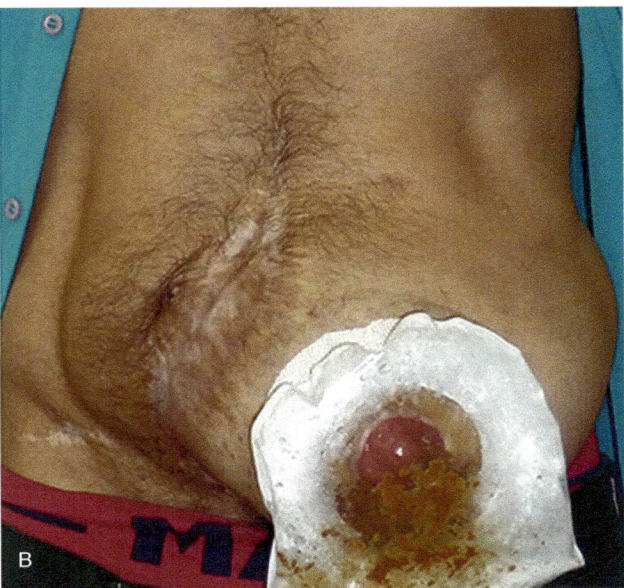

FIGURA 93.11 – *Grandes hérnias estomais.* Fonte: *autores.*

"hérnias estomais". Em realidade, quando de grandes proporções, são autênticas eventrações derivadas de um estoma, em geral do trato digestório, principalmente do cólon, constituindo complicação bastante comum. Estão diretamente relacionadas a um desses três arquétipos estomais, *a priori,* se estabelece dentro delas uma óbvia tripartição: colostômicas, enterostômicas e urostômicas. Estas últimas são de rara incidência, o que determina escassa bibliografia e experiências a respeito, e serão desconsideradas neste capítulo. Como corolário desta peculiaridade – inexistente nas outras formas de hérnias ventrais –, quando ostentam maiores dimensões, exibem aspectos distintos no que se refere, de modo precípuo, à sua etiofisiopatogenia, ao correto ordenamento pré-operatório e máxime ao tratamento cirúrgico que contempla múltiplas opções técnicas, cujos resultados não são dos mais animadores. Constituem-se genuíno repto cirúrgico, principalmente quando atingem maiores proporções, geralmente com anel herniário superior a 10 cm. Dada sua complexidade anatômica, requerem manuseio diferenciado, agregado à incômoda presença do estoma e ao uso praticamente obrigatório de próteses sintéticas. Os níveis de reincidência comprovam tais dificuldades. Acrescenta-se como obstáculo ao cirurgião a presença constante de potencial foco de infecção em pleno campo operatório. Tudo isso sem contar o impacto que tais hérnias ocasionam na qualidade de vida do paciente.[1-7]

Classificação

Além da divisão primária, já referida, com fins ao planejamento cirúrgico apropriado, é preciso diferenciar o que seja hérnia paraestomal e periestomal, embora a bibliografia se refira a ambas indistintamente. A primeira, dita paraestomal, como o próprio nome indica, é aquela que se desenvolve junto ao estoma, ocupando uma porção variável e parcial do seu entorno. A segunda, periestomal, desenvolve-se no envoltório do primitivo estoma e ocupa toda a sua circunferência, que, dessa forma, sobressai na zona mais central e protuberante do abaulamento herniário (Figura 93.12). Essa divisão torna-se fundamental porque espelha ao cirurgião o perfil da técnica cirúrgica ideal a ser executada.[5]

Conforme a clássica classificação de Devlin,[8] as hérnias estomais alinham-se em quatro grupos anatômicos: intersticial, subcutânea, intraestomal e periestomal. A própria denominação de cada uma delas é suficientemente elucidativa para caracterizá-las anatomicamente.[8]

Le Blanc[9], subdividiu-as em três grupos:

- *Subcutânea:* desenvolve-se ao longo do estoma com o saco herniário no subcutâneo, contendo omento ou alças intestinais. Como é a mais comum, contém mais referências bibliográficas, e sobre ela está fundamentado este capítulo.
- *Intersticial:* neste tipo há um falso saco contido nas camadas músculo-aponeuróticas, que pode conter estruturas ou vísceras.
- *Com prolapso:* nela toda a alça que contém o estoma pode prolapsar. Nas colostomias transversas, o prolapso é três vezes mais frequente do que nos outros estomas.
- Moreno-Matias,[10] por sua vez, propõe uma classificação clínico-radiológica nos seguintes graus:

    0) O peritôneo segue a parede intestinal do estoma, sem a formação de saco nem de hérnia.
    Ia) Intestino formando a colostomia com saco < 5cm.
    Ib) Intestino formando a colostomia com saco > 5cm.
    II) Saco contendo omento.
    III) Alça intestinal além do intestino do estoma.

Tendo em vista a ampla variedade de classificações,[8-12] visando a simplificar e uniformizar a classificação das hérnias estomais, autores de diferentes centros reuniram-se e publicaram, em 2014, a Classificação da Sociedade Europeia de Hérnia, atualizada em 2018.[13] Consiste basicamente em quatro tipos, acrescida da letra P, se for primária, e R, se for recorrente:

I) Pequena (< 5cm) sem hérnia incisional concomitante.
II) Pequena (< 5cm) com hérnia incisional concomitante.
III) Grande (> 5cm) sem hérnia incisional concomitante.
IV) Grande (> 5cm) com hérnia incisional concomitante.

O ponto de corte de 5 cm foi definido como o maior diâmetro do orifício herniário independentemente de sua direção. Afirmam que 41% das hérnias estomais

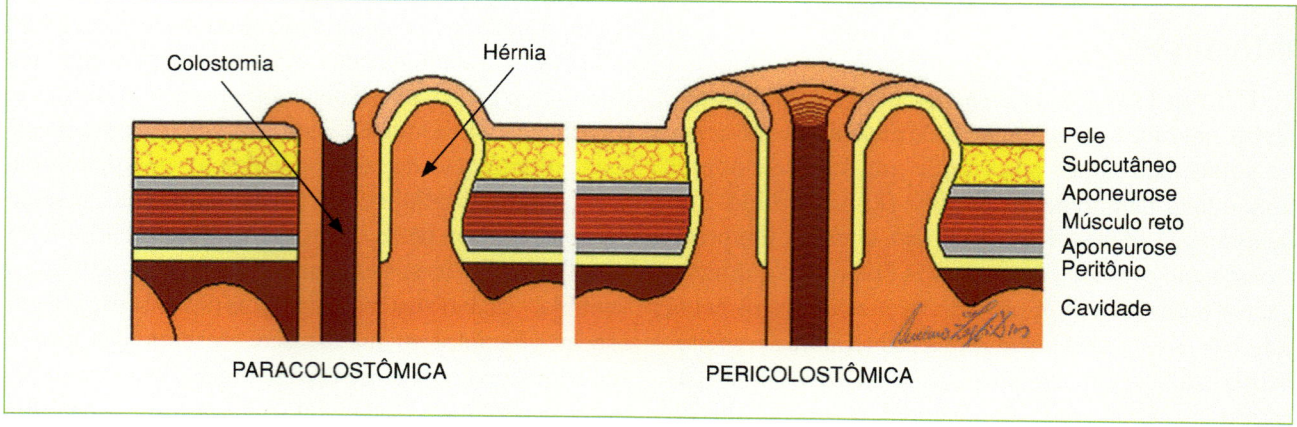

FIGURA 93.12 – *Esquema dos tipos de hérnias estomais.* Fonte: *autores.*

apresentam hérnia incisional concomitante, e que 50% das aberturas são maiores do que 5 cm.[13]

Incidência

A incidência das hérnias estomais está diretamente relacionada à das estomias, das quais elas derivam. Autores, tais como Goligher, já a consideravam como uma consequência inevitável da construção de um estoma.[4]

A verdadeira incidência é desconhecida, mas pode ser estimada em 30% em 12 meses, 40% em 2 anos e acima de 50% com o aumento do tempo de seguimento.[14]

Londono-Schirmer et al.[15] afirma ser a complicação mais comum dos estomas, acima mesmo da estenose, da intussuscepção e do prolapso, e que a maioria surge nos primeiros dois anos da confecção do estoma.

Além disso, são múltiplas as variáveis observadas nas referências a respeito, como o tempo de seguimento, que tornam as comparações bastante difíceis de serem analisadas, ou de número reduzido de casos. Por exemplo, Hotouras et al.[16] descrevem incidência de 58% de hérnia em 43 pacientes submetidos à colostomia terminal, com acompanhamento de 26 meses. Seo et al.[12] relatam incidência de hérnia em 28,9% e sintomas em 24,1% dos 83 pacientes também portadores de colostomia terminal, com acompanhamento mediano de 30 meses. Ripoche et al.[17] incluíram no seu estudo um total de 782 pacientes, com duração média de acompanhamento de 10,5 anos e encontrou hérnia em 25,6% dos pacientes. A discrepância entre os estudos é devido a que muitos pacientes, portadores de pequenas hérnias, são oligossintomáticos, e o diagnóstico é feito ocasionalmente pelo médico examinador ou apenas com o recurso acessório dos exames de imagem.[4,7,10-13,15-19]

Quanto ao tipo de estoma, colostomias apresentam maior risco de formar hérnia do que ileostomias.[13-15]

Fatores de risco

Os fatores etiológicos estão diretamente ligados a erros técnicos, às complicações pós-operatórias, ao aumento da pressão intra-abdominal ou inerentes ao próprio paciente (Tabela 93.2). Os fatores ligados a erros técnicos incluem abertura excessiva da parede abdominal para a passagem da alça, desvitalização tecidual e inadequada localização do estoma. Complicações pós-operatórias ligadas ao estoma estão representadas principalmente pela infecção do sítio cirúrgico, mas também hematoma, seroma, isquemia e necrose. Dentre os fatores inerentes ao próprio paciente, destaca-se o defeito intrínseco do metabolismo do colágeno, bem como a redução da proporção do colágeno do tipo I/III, associados à gênese da doença herniária, que poderá se acentuar por desnutrição, obesidade, tabagismo, sedentarismo, doenças consuntivas, radioterapia, quimioterapia, idade avançada e outros. É justamente na deficiência metabólica do colágeno que o uso de prótese tem a sua grande importância, descrita mais adiante. Fatores ligados ao aumento da pressão intra-abdominal incluem, por exemplo, tosse crônica, esforço físico, ascite.[2-6,10,15-23]

Fisiopatologia

Como já anteriormente referido, a hérnia estomal é um tipo peculiar de eventração, em função da estreita relação e dependência com o estoma originário. A presença do abaulamento herniário, agravado pelo estoma, acarreta sensíveis alterações na dinâmica das pressões intra-abdominais e seu íntimo liame com a função respiratória. O balanço diafragmático, responsável pelos movimentos respiratórios, fica alterado, estabelecendo-se uma nova vinculação entre as pressões intra-abdominais e torácicas, já que a primeira torna-se reduzida, tanto quanto maior for a hérnia e menor a resistência músculo-aponeurótica. Na inspiração, o centro frênico perde o seu ponto de apoio para contrair-se, pois não encontra mais a resistência das vísceras, agora presentes no saco herniário. Na expiração, a pressão intracavitária é insuficiente para auxiliar o músculo frênico a elevar-se, resultando, por conseguinte, em deficiência respiratória relativa. Sobrecarregando esse fenômeno, a presença do estoma passa a agir como autêntico aríete, para o qual são direcionadas as forças tensionais intra-abdominais, contribuindo para o agravamento da disfunção (Figura 93.13). A intersecção tendinosa infraumbilical, no nível da arcada de Douglas (linha arqueada), delimita duas zonas funcionais importantes: uma superior, móvel, a *zona respiratória*, e outra inferior, fixa e resistente, *zona de suporte* intestinal. A hérnia estomal de maiores proporções (Figura 93.14) destrói esse equilíbrio fisiológico, contribuindo para as inevitáveis alterações respiratórias. Juntamente com essa disfunção, ocorrem outras transformações, associadas à eventração propriamente dita, e são agravadas pela incômoda participação do estoma, a cujo conjunto denominamos "síndrome do eventrado estomal".[5,14]

Diagnóstico

Inegavelmente, o diagnóstico da hérnia estomal impõe-se pela constatação visual de sua aparência, apoiada na história característica de construção de um estoma (intestinal ou não) como bem se observa nas Figuras 93.11 e 93.14.

Tabela 93.3
Síndrome do eventrado estomal

Alterações respiratórias
Predisposição ao tromboembolismo
Dorsalgia lombossacra
Problemas de ordem psicológica
Irritação da pele do entorno
Disfunções do estoma e dificuldades no controle
Obstrução intestinal

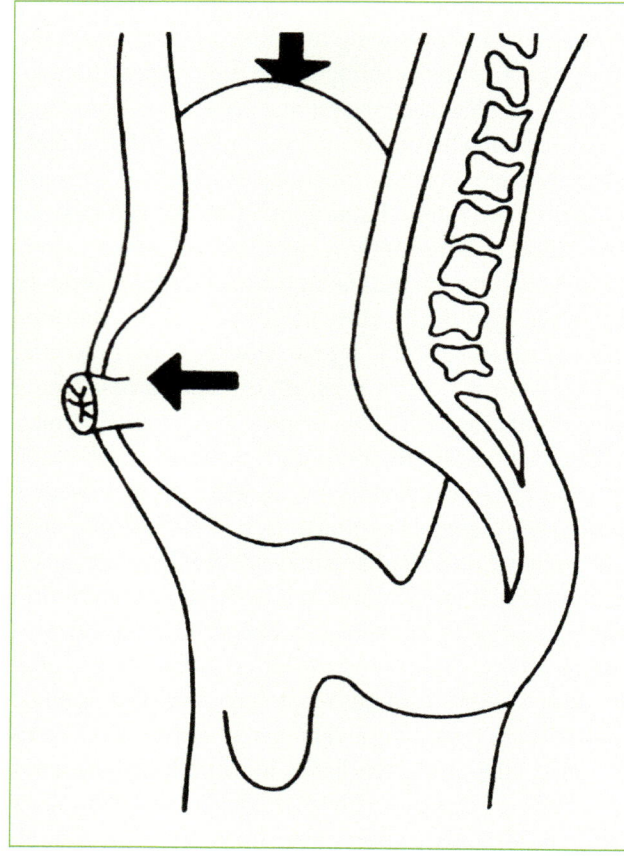

FIGURA 93.13 – *Alterações respiratórias nas grandes hérnias estomais.* Fonte: *autores.*

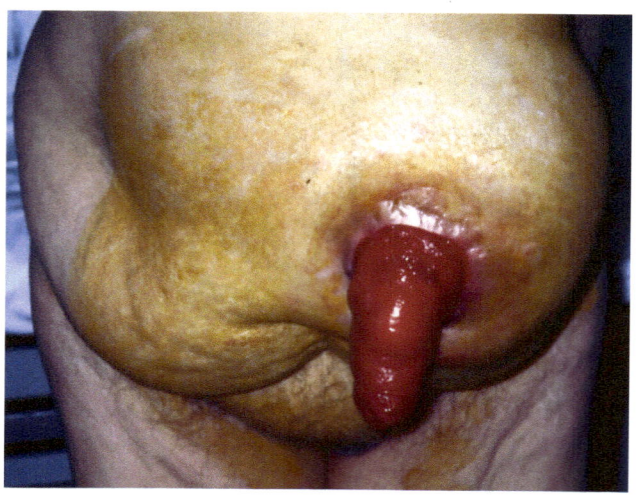

FIGURA 93.14 – *Hérnia estomal volumosa com prolapso intestinal.* Fonte: *autores.*

Para a abordagem do tipo anatômico, no exame físico, o paciente deve estar em posição supina. A palpação digital deverá ser executada tanto na pele circundante como por dentro do próprio estoma, manobra esta que permite avaliar a extensão do defeito aponeurótico e sua relação com a projeção dos componentes estomais. Dessa forma é possível distinguir o tipo anatômico de hérnia.[5]

Em pequenas hérnias, ou na dúvida diagnóstica, o recurso da ultrassonografia ou tomografia computadorizada (TC) revelou-se de valia na complementação do diagnóstico clínico. A despeito da acurácia da TC, na tentativa de detalhamento da hérnia, a forma de aferição mais precisa ainda é a intraoperatória.[10-13,17,24]

Quando o acesso cirúrgico planejado for por via laparoscópica, o diagnóstico do protótipo específico não se faz mudar, uma vez que não há variação significativa do procedimento conforme o tipo herniário anatômico.[25-28]

Nas complicações agudas, tais como obstrução da alça contida no saco herniário e nos casos mais graves, de isquemia mesentérica, a identificação da complicação impõe-se, pois a conduta deverá ser imediata. Além de diagnosticar o defeito herniário, propriamente dito, é preciso reconhecer e tratar suas consequências sistêmicas, já descritas na "síndrome do eventrado estomal".[5]

Conduta conservadora

A conduta definitiva frente às hérnias estomais é de cunho cirúrgico, embora deva-se enfatizar que menos de 20% dos pacientes estomizados são efetivamente operados.[11] São vários os motivos dessa aparente discrepância. Entre eles, destacamos:

- A falta de sintomatologia mais evidente na maioria dos pacientes.
- A doença básica, que por sua gravidade e estágio evolutivo, aponta o mau prognóstico.
- A idade avançada do paciente, habitualmente portador de múltiplas comorbidades que muitas vezes contraindicam a cirurgia.

Para a maioria dos portadores de hérnias de pequenas dimensões, não raro despercebidas e assintomáticas, com o estoma em funcionamento normal, uma vez estabelecido o diagnóstico, a conduta inicial é preferencialmente clínica ou conservadora. Devem ser tomadas medidas que evitem o aumento da tensão abdominal, como dieta adequada; cuidados locais de proteção ao estoma, com bolsas de coletoras adequadas; e outras medidas sistêmicas dirigidas ao bom funcionamento do estoma, como a deambulação ou a fisioterapia. Precauções acessórias de apoio psicológico, igualmente, devem ser tomadas.[2-6,29]

Frente às hérnias estomais em pacientes portadores de neoplasias avançadas, nos quais a colostomia teve finalidade meramente paliativa, por uma questão de prudência, a conduta deve ser clínica ou conservadora, mesmo das hérnias de grandes dimensões. As preocupações médicas, nessa circunstância, devem estar voltadas mais à doença de base do que propriamente à complicação local, buscando conforto e qualidade de vida ao paciente em sua fase terminal.[5,29]

Conduta cirúrgica

Segundo Gil e Szczepkowski,[11] a indicação de correção cirúrgica ocorre em 15 a 20% dos pacientes e se deve a encarceramento da hérnia, obstrução, dor, hérnia gigante, problemas com o equipamento do estoma, hérnia associada com outras complicações do estoma e a aspectos cosméticos. Além do diagnóstico correto do tipo herniário, o tratamento cirúrgico requer precauções, não apenas restritas ao ato operatório, em si, mas principalmente voltadas ao paciente, por meio de um estudo pré-operatório minucioso. A abordagem cirúrgica deve ser, de modo obrigatório, precedida por uma série de providências visando avaliar adequadamente as condições gerais do paciente, de tal forma a colocá-lo em condições fisiológicas adequadas e suficientes para suportar o trauma cirúrgico. A conjugação dos estritos cuidados pré-operatórios, seguidos de uma técnica cirúrgica apurada, constituem pré-requisitos indispensáveis na busca de melhores resultados.[5,6,11,15,18,20,29]

Cuidados pré-operatórios

Como já enfatizado, as hérnias estomais de dimensões reduzidas raramente serão corrigidas. No entanto, naquelas em que o ato operatório se fizer necessário, é mister observar os cuidados específicos que normalmente são tomados em qualquer cirurgia abdominal. É importante enfatizar a necessidade das medidas pré-operatórias habituais, visando a contemplar as condições clínicas do paciente em idade mais avançada, portador de grandes hérnias ou que já apresentem complicações (Figuras 93.11 e 93.14). Devem ser tomados cuidados dirigidos principalmente aos sistemas de alto risco, tais como o cardiovascular, o respiratório e o urinário (renal), assim chamados, porque neles se refletem as grandes alterações metabólicas pós-operatórias. Tratando-se de um ato operatório de grande porte, em que a presença do defeito herniário, por si só, é causa de distúrbios respiratórios, a avaliação da função cardiorrespiratória se impõe, bem como a adoção das medidas que visem à profilaxia de fenômenos tromboembólicos.[3-6,11,14,18,20,29]

A presença do estoma caracteriza uma cirurgia limpa-contaminada ou mesmo contaminada e, como tal, requer cuidados locais relativos à antissepsia e à profilaxia antimicrobiana sistêmica.[4-6,14,29]

No caso da hérnia estomal de proporções mais avantajadas, além das medidas rotineiras, são imprescindíveis precauções acessórias ligadas às suas especificidades e ao uso da tela protética. O diagnóstico exato do tipo morfológico de hérnia deve ser realizado nas abordagens convencionais, por via anterior, tendo em vista o correto planejamento pré-operatório da técnica a ser empregada. Já no que tange à abordagem videolaparoscópica, essa providência não é crítica, pois o método a ser utilizado poderá ser praticamente o mesmo, independentemente do tipo herniário.[1,2,7,9,27,28,30-32]

Princípios técnicos visando à prevenção de hérnia estomal

Vários fatores de ordem técnica são tidos como responsáveis pela alta incidência dessas hérnias estomais. Múltiplas sugestões são encontradas na literatura, visando a preveni-las:

- **Sítio da implantação do estoma:** a localização lateral aos músculos retos do abdômen, em vez de transretal, foi considerada uma causa relevante de hérnia, sugerindo a passagem do intestino pelo músculo reto do abdome durante a sua confecção. Outros estudos, porém, afirmam não haver diferença significativa entre elas.[1-4,14,19,20]
- **Estoma transperitonial *versus* extraperitonial:** a técnica extraperitonial foi idealizada com a intenção de reduzir o risco de obstrução pós-operatória e minimizar a probabilidade na formação da hérnia.[5,6,14,19,20]
- **Realização de estomas na urgência/emergência:** não parece haver diferença com os casos eletivos, contanto que sejam tomadas as medidas inerentes a uma boa técnica.[6,19,20]
- **Formato da abertura parietal:** Hepworth *et al.*[33] propõem uma pequena incisão vertical na lâmina anterior da bainha do músculo reto abdominal, em vez de incisão em cruz, argumentando que tal incisão promoveria menor alargamento do orifício do estoma e, consequentemente, menor risco de hérnias no local.
- **Diâmetro da abertura parietal:** durante a confecção do estoma, o diâmetro da abertura na parede abdominal, para a exteriorização da víscera, desempenha relevante papel na incidência de hérnia neste local (Figura 93.5). Pilgrim *et al.*,[19]

por meio de análise multivariada, apontam o tamanho da abertura acima de 35 mm como fator preditivo independente na gênese da hérnia e que, a cada aumento de 1 mm no orifício, aumenta em 10% o risco de hérnia estomal ($p = 0,005$). Hotouras et al.[16] encontraram diâmetro mediano de 35 mm em pacientes com hérnia e nenhuma ocorrência quando o diâmetro era inferior a 25 mm. O diâmetro mediano do anel em seus pacientes colostomizados, que não apresentavam hérnia, era de 22 mm. Advoga que, durante a confecção de uma colostomia, a maioria dos cirurgiões coloca pelo menos dois dedos na parede abdominal, para criar o espaço à passagem do cólon. Sendo "7,5" o tamanho médio de luvas utilizado, isso determinaria um anel com aproximadamente 35 mm de diâmetro. Consequentemente, a técnica cirúrgica mais utilizada é imprecisa e associada ao risco de confeccionar um orifício mais largo do que o necessário. Seo et al.[12] encontraram associação entre diâmetro da colostomia e sintomas, de forma que os pacientes sintomáticos tinham anel de 76,4 mm e os assintomáticos, de 49,4 mm ($p < 0,001$). Na prática, deve ser feita uma abertura proporcional ao diâmetro da alça selecionada para exposição, que não fique demasiadamente apertada nem larga.

- **Uso preventivo de telas protéticas:** temido por alguns cirurgiões pelo risco do contato da tela com o intestino poder causar erosão e fístula visceral, o uso profilático de telas na confecção do estoma primário tem sido preconizado por diversos autores.[18,25,34-37] Ventham et al.[34] afirmam ser seguro o uso profilático de tela, não tendo complicações específicas, como erosão ou estenose, e que nenhum de seus 17 pacientes colostomizados e portadores de tela necessitaram reoperação. Preferem o uso de tela de baixa gramatura colocada posteriormente ao músculo reto abdominal. Houve uma taxa de 54% de hérnias, no grupo sem tela, e de 29% com tela, embora não fosse um resultado significativo ($p = 0,2$), talvez pelo pequeno tamanho de sua amostra. Todavia, o diâmetro do anel foi de 57 mm com tela e de 79 mm sem tela ($p = 0,04$). Tam et al.[35] publicaram metanálise concluindo que o uso de tela profilática é seguro e com baixa taxa de complicações ($< 5\%$), encontrando 55,2% de hérnias no grupo sem tela e 15,4% no grupo com tela ($p < 0,0001$). De modo similar, na metanálise de Shabbir et al.[36], houve 12,5% hérnias em 64 pacientes com tela, contrapondo com 53% de hérnias em 64 pacientes sem tela. Serra-Aracil et al.[25] inseriram tela profilática de baixa gramatura em 27 pacientes submetidos a colostomias, comparados a grupo controle de 27 pacientes, e realizaram acompanhamento tomográfico semestral mediano de 29 meses. Relatam não ter encontrado complicações oriundas da tela, ocorrendo hérnias em 40,7% do grupo controle, comparado com 14,8% do grupo com tela ($p = 0,03$). A metanálise de Stephen et al.[18] reuniu 432 pacientes em sete ensaios clínicos randomizados e verificou que o uso de tela profilática reduziu a incidência de hérnias estomais clinicamente detectáveis ($10.8\% \times 32.4\%$; $p = 0.001$) (RR.: 0.34; 95% CI, 0.18-0.65; $I^2 = 39\%$) e a taxa de hérnias estomais radiologicamente detectáveis ($34.6\% \times 55.3\%$; $p = 0.01$) (RR. 0.61; 95% CI, 0.42-0.89; $I^2 = 44\%$). Não encontrou aumento da taxa de complicações relacionadas ao estoma com o uso da tela profilática.

  A explicação para essa tamanha vantagem no uso das próteses é a mesma que levou à difusão do seu uso global em outros tipos de hérnia: a trama do material protético funciona como arcabouço para a entrada de células imunocompetentes e a angiogênese, permitindo o afluxo de mais células e a síntese de tecido conjuntivo neoformado nos seus poros, depositando colágeno e promovendo a fibroplasia.[16,20-23,25,33-38]

- **Outros fatores:** a fixação aponeurótica e/ou o fechamento do espaço lateral ao estoma parecem não afetar a incidência de hérnias.[5] Carne et al.[2], mais radical, afirma não haver técnica capaz de prevenir tal complicação.

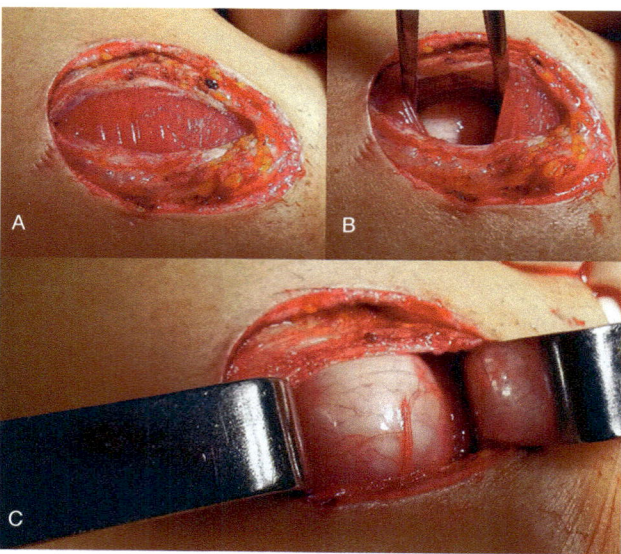

FIGURA 93.15 – Abertura parietal para a confecção do estoma. **A.** Incisão da aponeurose, expondo o músculo reto abdominal. **B.** Divulsão de suas fibras musculares. **C.** Alargamento da abertura com a finalidade de permitir a passagem do cólon e que, em demasia, aumenta o risco de herniações. Fonte: autores.

Tratamento cirúrgico

Conforme enfatizado anteriormente, a maioria das hérnias estomais é manejada conservadoramente, sobretudo naqueles pacientes portadores com hérnias de reduzidas dimensões ou nos que tenham pouca expectativa de sobrevida, em consequência de neoplasia intestinal avançada, determinante do motivo da realização do estoma.[5,6,11]

Acrescentamos também uma situação bastante comum e que não será incluída nas opções a seguir, que são os pacientes portadores de estoma temporário – p. ex., os portadores de colostomia pela Cirurgia de Hartmann após uma diverticulite aguda ou mesmo os portadores de ileostomia em alça de proteção a uma anastomose colorretal oriunda de uma retossigmoidectomia por carcinoma de reto. Quando tais pacientes desenvolvem uma hérnia estomal, o seu tratamento deve ser focado na reconstrução do trânsito intestinal, e a abordagem da hérnia será como uma hérnia incisional, pois seu estoma será fechado. Van den Hil et al.[39] afirmam que, nessa situação, o uso de tela é indiscutivelmente indicado, pois reduz bastante a taxa de hérnia no local (OR 0,10, 95% CI 0,04-0,27, $p<0,001$, $I^2=0\%$, CI 0%-91,40%).

O reparo cirúrgico está habitualmente indicado nas hérnias estomais de grande porte, devido aos fenômenos já relatados da "síndrome do eventrado estomal", causa de grandes transtornos físicos, funcionais e psicológicos. (Figura 93.14). As complicações e as disfunções mais graves ou os problemas de estética também são motivos para o tratamento cirúrgico eletivo. Na vigência de um episódio agudo de obstrução intestinal ou de estrangulamento, a operação de urgência se impõe, com as devidas precauções e cuidados técnicos.[1-6,14,29]

As técnicas corretivas dividem-se basicamente em:
- Reparo tecidual.
- Relocação do estoma.
- Procedimentos com prótese, por via aberta ou laparoscópica.

Reparo tecidual

A técnica de reparo consiste basicamente na individualização do saco herniário, secção do tecido redundante e fechamento com sutura primária do defeito aponeurótico. É reservada para situações específicas, como em hérnias paraestomais de pequenas dimensões, em que o saco herniário desenvolve-se junto a uma das margens, envolvendo apenas parcialmente o estoma; quando o orifício estiver implantado em sítio adequado e com bom funcionamento; e/ou quando, por motivos técnicos, for impraticável a remoção do estoma. Por isso, trata-se de um procedimento singelo, mas de exceção, no qual se evita a laparotomia e o estoma permanece no seu sítio primitivo. Em geral, restringe-se a pacientes com expectativa de vida curta, cujos sintomas de sua hérnia o incomodem a ponto de optar pelo tratamento cirúrgico. Tem contraindicação nas grandes eventrações estomais, devido ao inaceitável índice de reincidência, em torno de 46 a 100%.[1-9,11,14,27,28]

Reparo com relocação do estoma

É indicado nas hérnias grandes, periestomais, ou quando o estoma primitivo, situado na parte central da herniação, esteja inserido em local impróprio, como na proximidade da crista ilíaca ou em áreas de dobras, levando ao vazamento constante de fezes pela má adesão da bolsa coletora à pele, ou quando houver funcionamento estomal precário.

Sinteticamente, a operação inicia-se por incisão semelhante à anterior ou por meio de laparotomia mediana convencional. Após o isolamento do saco herniário, o forame estomal, juntamente com a alça intestinal que o contém, são liberados e individualizados. No local do novo estoma, geralmente na intimidade das fibras do músculo reto contralateral e fora de área de dobras, é realizada a incisão cutânea, seguida da abertura do percurso parietal, por onde é exteriorizada a alça, visando à confecção da nova abertura estomal. O defeito herniário primitivo será corrigido, por meio da sutura dos bordos remanescentes do saco herniário, seguida da sobreposição, também por sutura primária, da aponeurose no entorno, caso não haja tensão. Do contrário, ou quando as aponeuroses forem insuficientes, a proteção com uma tela protética pode ter um relevante papel.[1-9,11,14,27,28]

Na Figura 93.16 observa-se o aspecto final de uma herniorrafia periestomal com mudança do local do estoma.

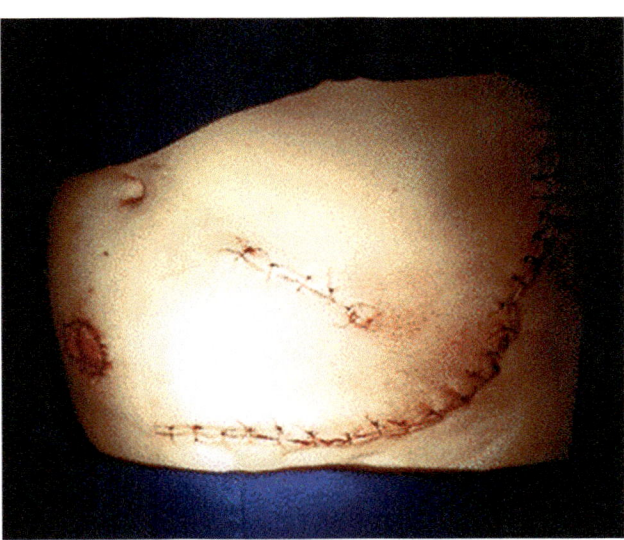

FIGURA 93.16 – Herniorrafia periestomal com mudança do estoma: aspecto final. Fonte: autores.

Reforço com tela

Nas circunstâncias em que não houver condições para a sutura primária, devido às dimensões do desarranjo parietal, ou à fragilidade aponeurótica, lança-se mão do próprio tecido peritôneo fibroso do saco herniário. São preparados dois folhetos dessa tessitura sacular, os quais serão suturados por superposição, para que se obtenha um plano resistente, sobre o qual será justaposta uma prótese para fortalecimento parietal. Telas de material pouco reativo, como o fluoreto de polivinilideno (PVDF), ou microporosas, de politetrafluoretileno expandido (PTFE), podem ser apostas diretamente na cavidade peritonial, pois permite o contato visceral com a tela, diretamente, sem essa proteção. Telas macroporosas, como a tela de polipropileno, usualmente são inseridas em um plano pré-peritonial, seja retro ou pré-aponeurótico, para evitar o seu contato direto com as vísceras do abdome. Oferecem a vantagem de adequada fibroplasia e fortalecimento tecidual, além de custo mais acessível. Mesmo passados mais de 50 anos, ainda não há consenso quanto à tela ideal.[11,27,28,30-32,38-40]

A técnica que utilizamos obedece a uma sequência lógica, que se inicia pela incisão arciforme, distante do ponto central em cerca de 10 cm, de tal modo a afastar-se do estoma e facilitar a exposição e a liberação do saco herniário, em todo o seu envoltório, mantendo-se o orifício estomal em seu sítio original, devidamente protegido e longe da incisão, para evitar infecção pós-operatória. O saco é exposto e aberto longitudinalmente, sendo ressecados os excessos, obtendo-se, dessa forma, dois folhetos que serão suturados, junto ou no entorno do estoma, sem mobilizá-lo. A reconstrução do defeito aponeurótico é realizada, seja por sutura primária ou por meio de reconstruções/transposições nos defeitos maiores. A tela protética, previamente recortada (Figura 93.17A), é aposta mediante sutura com pontos isolados, fixando-a sobre o plano aponeurótico, circunjacente ao pertuito estomal e ao tecido parietal subjacente (Figuras 93.17B e C). Atualmente estão em uso as telas de baixa gramatura com vantagens em relação às tradicionais. Quando factível – o que seria ideal – a inserção da tela é feita mais profundamente, no espaço pré-peritonial ou intermúsculo-aponeurótico e assentada do mesmo modo (Figuras 93.17D e E). As vantagens dessa forma de abordagem, sem o deslocamento do estoma, consistem na facilidade de execução, na manutenção do estoma *in loco*, que permanece intocado, e no reforço com a prótese, visando a prevenir recidivas. Cuidados extras de antissepsia devem ser tomados para a proteção do conduto estomal e prevenção da infecção.

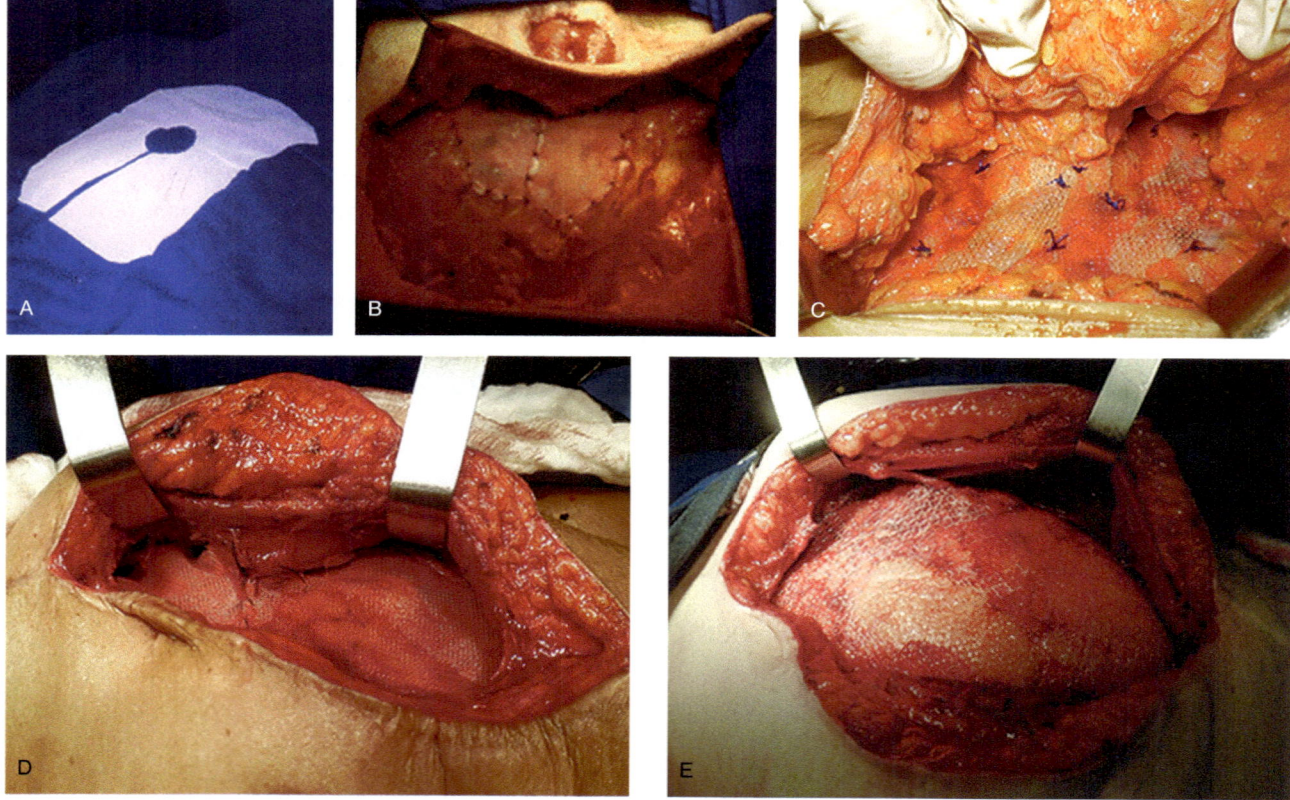

FIGURA 93.17 – *Tratamento cirúrgico de hérnias estomais com uso de tela.* **A.** *Recorte de tela em "buraco de fechadura".* **B** e **C.** *Fixação da tela no espaço pré-aponeurótico, circundando o estoma.* **D.** *Fixação da tela no espaço pré-peritonial, circundando o estoma, de alta.* **E.** *baixa gramatura.* Fonte: autores.

Abordagem videolaparoscópica

A abordagem videolaparoscópica já tem o seu campo de ação devidamente estabelecido no tratamento cirúrgico das hérnias estomais, com as vantagens conhecidas da cirurgia minimamente invasiva, como menor dor e menor tempo de internação hospitalar. Em termos de morbidade, mortalidade e recidiva, os resultados foram semelhantes nas abordagens aberta e videolaparoscópica. As complicações de origem infecciosa parecem ser menos comuns. Há empecilhos relativos ao seu emprego, tais como: hérnias gigantes, obesidade, aderências, doença maligna disseminada e contraindicação para anestesia geral. Dentre as formas de tratamento laparoscópico, foi encontrada maior taxa de recorrência na técnica laparoscópica em "buraco de fechadura" (34,6%), do que na técnica laparoscópica de Sugarbaker (11,6%), atualmente a técnica preferida pela maioria dos autores.[26-28,30-32]

As variantes técnicas obedecem aos mesmos princípios das técnicas convencionais, com aposição da tela intraperitonial, sob diferentes formas apregoadas na literatura. As próteses utilizadas, como devem estar assentadas na cavidade peritonial, são as que não provocam aderência às vísceras abdominais. Aplicam-se bem as de dupla face, em que a camada profunda é concebida de material não aderente às alças intestinais, evitando a adesão e a consequente fistulização ou obstrução intestinal. As telas confeccionadas em PVDF, por conter material menos reativo, podem ser apostas diretamente sobre as vísceras, mas sua face parietal deve conter polipropileno (12%), para que estas provoquem a adesão da prótese à parede.[30-32,38-40]

Resultados do tratamento cirúrgico

Os resultados do tratamento cirúrgico são discrepantes quanto à recidiva, ainda que geralmente se mantenham em patamares elevados e, em certos casos, atinjam níveis de até 70%, principalmente nos reparos teciduais. Isto inclusive levou ao consenso de que, no tratamento cirúrgico das hérnias estomais de maior porte, não haja dúvida quanto à utilização de telas protéticas como reforço sistematicamente. A reincidência, com esse artifício, baixou consideravelmente.[1-9]

A nossa experiência pessoal no tratamento de grandes hérnias estomais, nas quais a maioria constituiu-se de hérnias colostômicas (88%), com o recurso de tela de polipropileno, mostrou uma taxa de recidiva de 25%, que não foge da média dos resultados apresentados pela literatura.[1,5-7,19,27,28]

A metanálise apresentada por Hansson et al.[27] compara diversas técnicas, englobando trinta estudos, com os seguintes resultados:

- Sutura aponeurótica: recurrência em 69,4% do total de 92 pacientes acompanhados. *Odds Ratio (OR)* = 8,88 comparado à abordagem videolaparoscópica ($p < 0{,}0001$); maior risco de infecção também ($OR = 4{,}0$; $p = 0{,}02$).
- Uso de prótese pré-aponeurótica: recorrência em 18,6% do total de 149 pacientes acompanhados.
- Uso de prótese retromuscular: recorrência em 6,9% do total de 35 pacientes acompanhados.
- Uso de prótese intraperitonial por técnica de Sugarbacker aberta: recorrência em 15% do total de 20 pacientes acompanhados.
- Uso de prótese intraperitonial por técnica de "buraco de fechadura" aberta: recorrência em 9,4% do total de 32 pacientes acompanhados.
- Uso de prótese intraperitonial por técnica de Sugarbacker videolaparoscópica: recorrência em 11,6% do total de 110 pacientes acompanhados.
- Uso de prótese intraperitonial por técnica de "buraco de fechadura" videolaparoscópica: recorrência em 20,8%% do total de 160 pacientes acompanhados.

Dentre as técnicas que utilizam tela, não foi encontrada diferença na taxa de recidiva nem de infecção nessa metanálise.[27]

Conclusões

A hérnia estomal é a complicação mais comum dos estomas, embora menos de 20% vão para a correção cirúrgica.

As técnicas empregadas são múltiplas, e a recidiva nas hérnias grandes mantém-se em patamares elevados.

O reforço preventivo com telas protéticas nas colostomias, sobretudo nas definitivas, diminuiu consideravelmente a incidência de hérnias estomais, bem como o seu uso sistemático na correção das hérnias estomais declinou a taxa de recidiva de tais hérnias.

O reparo videolaparoscópico apresenta resultados animadores, especialmente pela técnica de Sugarbaker, com menor tempo de internação hospitalar.

Referências bibliográficas

1. Tsujinaka S, Tan KY, Miyakura Y, Fukano R, Oshima M, Konishi F, Rikiyama T. Current Management of Intestinal Stomas and Their Complications. J Anus Rectum Colon. 2020; 4(1): 25-33.
2. Carne PWG, Robertson GM, Frizelle FA. Parastomal hernia. Br J Surg. 2003 90(7):784-93.
3. Prevention and treatment of parastomal hernia: a position statement on behalf of the Association of Coloproctology of Great Britain and Ireland. Colorectal Dis. 2018, 20:5-19.
4. Goligher J. Surgery of the anus, colon and rectum, 5th ed. London, Bailliere Tindall: 1984:703-04.

5. Pitrez, FAB. Hernia periestomal. In Lázaro da Silva, editor. Hérnias da Parede Abdominal. Atheneu; 1997:223-34.
6. Blackwell, S., Pinkney, T. Quality of life and parastomal hernia repair: the PROPHER study. Hernia. 2020; 24:429-30.
7. Szczepkowski M, Gil G, Kob USA. Parastomal hernia repair – Bielanski Hospital experience. Acta Chir Iugosl. 2006; 53(2):99-102.
8. Devlin HB. Peristomal hernia. In: Dudley HD, editor. Operative surgery volume I: Alimentary tract and abdominal wall. 4th edition. London: Butterworths: 1983:441-3.
9. Le Blanc K. Paracolostomy Hernia Repair. Op Tech, in Gen Surg. 2004; 6(3):2009-23.
10. Moreno-Matias J, Serra Aracil X, Darnell-Martin A, Bombardo-Junca J, Mora-lopez L, Alcantara-Moral M et al. The prevalence of parastomal hernia after formation of an end colostomy. A new clinico-radiological classification. Colorectal Dis. 2009; 11:173-7.
11. Gil G, Szczepkowski M. The new classification of parastomal hernias – from the experience at Bielanski Hospital in Warsaw. Polski Przeglad Chirurgiczny. 2011; 83(8):430-7.
12. Seo SH, Kim HJ, Seung YO, Lee JH, Suh KW. Computed tomography classification for parastomal hernia. J Korean Surg Soc. 2011; 81:111-4.
13. Smietanski M, Szczepkowski M, Alexandre JA, Berger D, Bury K, Conze J et al. European Hernia Society classification of parastomal hérnias. Hernia. 2014; 18:1-6.
14. Antoniou AS, Agresta F, Garcia Alamino JM, Berger D, Berrevoet F, Brandsma HT, et al. European Hernia Society guidelines on prevention and treatment of parastomal hernias. Hernia. 2018; 22:183-98.
15. Londono-Schimmer EE, Leong APK, Phillips RKS: Life table analysis of stomal complications following colostomy. Dis Colon Rectum. 1994; 37:916-20.
16. Hotouras A, Murphy J, Power N, Williams NS, Chan CL. Radiological incidence of parastomal herniation in cancer patients with permanent colostomy: what is the ideal size of the surgical aperture? Int J Surg. 2013; 11:425-7.
17. Ripoche J, Basurko C, Fabbro-Perray P, Prudhomme M. Parastomal hernia. A study of the French federation of ostomy patients. J Visceral Surg. 2011; 148:435-41.
18. Stephen JC, Benjamin W, Thomas MD, Neville Y, David GJ. Systematic Review and Meta-analysis of Prophylactic Mesh During Primary Stoma Formation to Prevent Parastomal Hernia. Dis Colon & Rectum. 2017, 60(1):107-15
19. Pilgrim CH, McIntyre R, Bailey M. Prospective audit of parastomal hernia: prevalence and associated comorbidities. Dis Colon Rectum. 2010; 53(1):71-6.
20. Mc Grath A, Porret T, Heyman B. Parastomal hernia: an exploration of the risk factors and implications. Br J Nurs. 2006; 15 (6): 317-21.
21. Klinge U, Binnebosel M, Rosch R. Hernia recurrence as a problem of biology and collagen. J Minim Acess Surg. 2006; 2(3):151-4.
22. Rosch R, Binnebosel M, Junge K. Analysis of c-myc, PAI-I and PAR in patients with incisional hernias. Hernia. 2008; 12:285-8.
23. Zogbi L, Trindade EM, Trindade MRM. Comparative study of shrinkage, inflammatory response and fibroplasia in heavyweight and lightweight meshes. Hernia. 2013; 17(6):765-72.
24. de Smet GHJ, Lambrichts DPV, van den Hoek S, Kroese LF, Buettner S, Menon AG, et al. Comparison of different modalities for the diagnosis of parastomal hernia: a systematic review. Int J Colorectal Dis. 2020; 35, 199–212.
25. Serra-Aracil X, Bombardo-Junca J, Moreno-Matias J et al. Randomized, controlled, prospective trial of the use of a mesh to prevent parastomal hernia. Ann Surg. 2009; 249(4):583-7.
26. Sugarbacker PH. Peritoneal approach to prosthetic mesh repair of parastomal hernias. Ann Surg. 1985; 201(3):344-6.
27. Hansson BME, Slater NJ, van der Velden AS, Groenewoud HMM, Buyne OR, Hingh IHJT et al. Surgical techniques for parastomal hernia repair. A systematic review of the literature. An Surg. 2012; 255(4):685-95.
28. Shah NR, Craft RO, Kristi LH. Parastomal Hernia Repair. Surg Clin N Am. 2013; 93:1185-98.
29. Pitrez FAB. Pré e Pós-operatório em Cirurgia Geral e Especializada, 2a ed. Porto Alegre, ARTMED: 2003.
30. Ballas KD, Ragfailidis SF, Marakis GN, Pavlidis TE, Sakadamis AK, Intraperitoneal PTFE mesh repair of parastomal hernias. Hernia. 2006; 10(4): 350-3.
31. Köhler G, Koch OO, Antoniou AS, Lechner M, Mayer F, Klinge U et al. Parastomal hernia repair with a 3-D mesh device and additional flat mesh repair of the abdominal Wall. Hernia. 2014; 18:653-61.
32. Berger D, Bientzle M. Polyvinylidene fluoride: a suitable mesh material for laparoscopic incisional and parastomal hernia repair! A prospective, observational study with 344 patients. Hernia. 2009; 13:167-72.
33. Manook, M., Almoudaris, A.M., Zosimas, D. Hayles K, Kepworth C. 'Hepworth hitch': parastomal hernia prevention by simple modifications of operative techniques. Tech Coloproctol. 2018; 22, 461–3
34. Ventham NT, Brady RR, Stewart RG, Ward BM, Graham C, Yalamarthi S et al. Prophylactic mesh placement of permanent stomas at index operation for colorectal cancer. Ann R Coll Surg Engl. 2012; 94:569-73.
35. Tam KW, Wei PL, Kuo LJ, Wu CH. Systematic review of the use of a mesh to prevent parastomal hernia. World J Surg. 2010; 34(2):723-9.
36. Shabbir J, Chaudhary BN, Dawson R. A systematic review on the use of prophylactic mesh during primary stoma formation to prevent parastomal hernia formation. Colorectal Dis. 2012; 14(8):931-6.
37. López-Cano M, Brandsma HT, Bury K, Hansson B, Kyle-Leinhase I, Alamino JG, Muysoms F. Prophylactic mesh to prevent parastomal hernia after end colostomy: a meta-analysis and trial sequential analysis. Hernia. 2017; 21:177-89.
38. Zogbi L. The use of biomaterials to treat abdominal hernias. In: Pignatello R, editor. Biomaterials. Rijeka, Croatia: In Tech; 2011: 359-82.
39. van den Hil LCL, van Steensel S, Schreinemacher MHF, Bouvy ND. Prophylactic mesh placement to avoid incisional hernias after stoma reversal: a systematic review and meta-analysis. Hernia. 2019; 23, 733–41.
40. Junge K, Binnebösel M, Rosch R, Jansen M, Kämmer D, Otto J, Schumpelick V, Klinge U. Adhesion formation of a polyvinylidenfluoride/polypropylene mesh for intra-abdominal placement in a rodent animal model. Surg Endosc. 2009; 23(2):327-33.

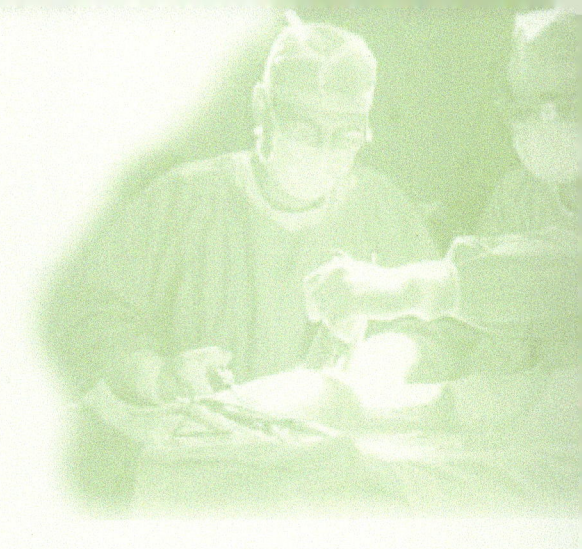

Seção 14

Cirurgia Bariátrica e Metabólica

94 Cirurgia Bariátrica – Princípios, Indicações e Resultados

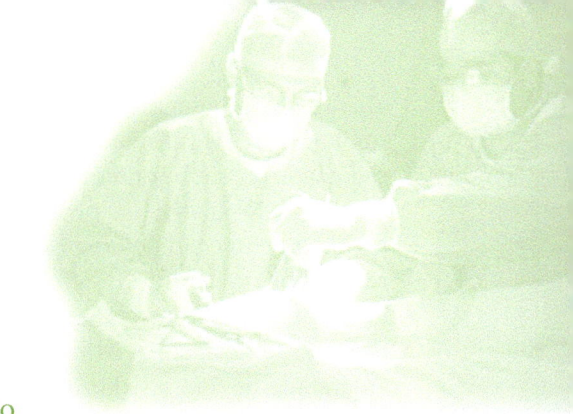

Heládio Feitosa de Castro Filho • Marcio Valle Cortez
Alcides José Branco Filho • Heladio Feitosa e Castro Neto

Introdução

A obesidade é uma enfermidade crônica, multifatorial, na maioria das vezes incurável, que pode ser ameaçadora à vida quando atinge níveis acentuados, sendo então chamada de mórbida ou grave. Em sua origem, apresenta elementos sociais, comportamentais, ambientais, culturais, psicológicos, metabólicos e genéticos.[1] Caracteriza-se pelo acúmulo de gordura corporal resultante do desequilíbrio energético prolongado, que pode ser causado pelo excesso de consumo de calorias e/ou inatividade física. Os fatores genéticos desempenham papel importante na determinação da suscetibilidade do indivíduo para o ganho de peso, porém são os fatores ambientais e de estilo de vida, tais como hábitos alimentares inadequados e sedentarismo, que geralmente levam a um balanço energético positivo, favorecendo o surgimento da obesidade.

A prevalência de sobrepeso e obesidade vem aumentando rapidamente no mundo, sendo considerada um importante problema de saúde pública nos Estados Unidos e no mundo ocidental.[2] Esse aumento é verificado mesmo em países em desenvolvimento, como o Brasil.

O grau de obesidade é mais convenientemente quantificado utilizando-se o índice de massa corporal (IMC), uma vez que é de fácil obtenção e apresenta uma correlação relativamente acurada com a quantidade de gordura corporal. O IMC representa a razão entre o peso e a área de superfície corporal, expressada pelo peso (em quilos) dividido pelo quadrado da altura (em metros quadrados). A obesidade mórbida é caracterizada pelo IMC ≥ 40 kg/m^2 ou IMC ≥ 35 kg/m^2 associado a comorbidades como hipertensão, diabetes tipo 2, aterosclerose, apneia do sono e osteoartrite.[3] Além dessas comorbidades, a obesidade está associada a um maior risco de câncer (mama, cólon e útero) e de morte prematura, uma pior qualidade de vida e uma maior necessidade de terapias para perda de peso,[4] gerando altos custos diretos e indiretos para os sistemas de saúde.

A obesidade caracteriza-se por um estado pró-inflamatório crônico, marcado por níveis elevados de leptina e diminuídos de adiponectina.[5] Em condições basais, obesos apresentam níveis elevados de citocinas pró-inflamatórias como IL-6, TNF-α e MCP-1.[6] Nesse ambiente, quando ocorre uma exposição antigênica, observa-se uma menor ativação de macrófagos e consequentemente das citocinas estimuladas por essas células. Dessa forma, o microambiente obesogênico leva a maior vulnerabilidade a infecções bacterianas e virais.[7]

Estudos recentes têm demonstrado que a obesidade representa importante fator isolado de pior prognóstico na vigência de infecção pelo SARS-COV-2.[8] Simonnett *et. al.* relataram risco sete vezes maior de evoluir para necessidade de ventilação mecânica entre obesos.[9] Lighter *et. al.* destacam a importância da obesidade sobretudo em pacientes mais jovens, com idade menor que 60 anos. Nesse grupo, a obesidade representou importante fator de risco para maior taxa de hospitalização e admissão em UTI.[10]

Os resultados dos tratamentos não cirúrgicos (terapias médicas, comportamentais e dietas) da obesidade mórbida são ineficazes em longo prazo e estão fadados a falhar em mais de 95% dos casos. Para esses pacientes, o tratamento cirúrgico representa a terapia mais efetiva, com perda de peso significativa e sustentada, bem como resolução ou melhora das comorbidades.[1]

Em 1991, o National Institutes of Health[3] estabeleceu os *guidelines* para o tratamento cirúrgico da obesidade mórbida, atualmente referido como cirurgia bariátrica. Existem duas estratégias cirúrgicas para induzir perda de peso em pacientes obesos mórbidos: restrição gástrica e disabsorção intestinal, sendo que alguns procedimentos combinam esses dois elementos básicos.[5] Os procedimentos restritivos causam saciedade precoce por meio da criação de um pequeno reservatório gástrico e prolongam à saciedade por meio da confecção de uma estreita via de saída desse reservatório. Dentre eles estão as várias técnicas de gastroplastia e de banda gástrica.[4] Os procedimentos puramente disabsortivos não são mais utilizados na atualidade devido ao alto índice de efeitos colaterais e disfunções de órgãos, e incluem os antigos *bypass* jejuno ileais e jejuno-colônicos. As técnicas combinadas incluem a derivação biliopancreática, com ou sem duodenal *switch*, técnicas com maior tendência disabsortiva, e o *bypass* gástrico em Y-de-Roux, técnica com maior tendência restritiva, mas que pode ter o mecanismo disabsortivo aumentado de acordo com a extensão do intestino delgado transposto.

Os objetivos deste capítulo são:

- Definir as indicações cirúrgicas para o tratamento da obesidade.
- Descrever as principais técnicas cirúrgicas.
- Abordar as principais complicações delas decorrentes.

Indicações cirúrgicas

Desde o consenso do NIH de 1993, as indicações para o tratamento cirúrgico da obesidade foram estabelecidas, passando a ser adotadas gradativamente, de tal sorte que, hoje em dia, em todos os países onde se pratica essa modalidade de tratamento estas são as diretrizes seguidas, inclusive com a chancela da International Federation for the Surgery of Obesity – IFSO e de suas diversas sociedades nacionais afiliadas.

No Brasil, de acordo com a resolução número 2.131/2015, do Conselho Federal de Medicina, que versa sobre as indicações para o tratamento cirúrgico da obesidade,[11] são candidatos a cirurgia bariátrica pacientes que se enquadrem em uma das seguintes situações (Tabela 94.1):

- Pacientes com índice de massa corpórea (IMC) acima de 40 kg/m².
- Pacientes com IMC maior que 35 kg/m² e portadores de comorbidades (doenças agravadas pela obesidade e que melhoram quando a mesma é tratada de forma eficaz) tais como: diabetes, apneia do sono, hipertensão arterial, dislipidemia, doenças cardiovasculares (doença arterial coronariana, infarto do miocárdio, angina, insuficiência cardíaca congestiva, acidente vascular cerebral, hipertensão, fibrilação atrial e cardiomiopatia dilatada) cor pulmonale, síndrome de hipoventilação, asma grave não controlada, osteoartroses, hérnias discais, doença do refluxo gastroesofágico com indicação cirúrgica, colecistopatia calculosa, pancreatites agudas de repetição, esteatose hepática, incontinência urinária de esforço na mulher, infertilidade masculina e feminina, disfunção erétil, síndrome dos ovários policísticos, veias varicosas, doença hemorroidária, hipertensão intracraniana idiopática (*pseudotumor cerebri*) estigmatização social e depressão.
- Obesidade estabelecida conforme os critérios anteriores, com tratamento clínico prévio insatisfatório de, pelo menos, dois anos.

Em relação a idade, podem realizar a cirurgia pacientes maiores de 18 anos. Entretanto, adolescentes com 16 anos completos e menores de 18 anos poderão ser operados, respeitadas as condições anteriores, além das exigências legais, de ter a concordância dos pais ou responsáveis legais, a presença de pediatra na equipe multiprofissional, a consolidação das cartilagens das epífises de crescimento dos punhos e outras precauções especiais, com o risco-benefício devendo ser muito bem analisado.

Precauções para indicação da cirurgia

- Não uso de drogas ilícitas ou alcoolismo.
- Ausência de quadros psicóticos ou demenciais graves ou moderados.
- Compreensão, por parte do paciente e familiares, dos riscos e das mudanças de hábitos inerentes a uma cirurgia de grande porte sobre o tubo digestivo e da necessidade de acompanhamento pós-operatório com a equipe multidisciplinar, a longo prazo.

Tabela 94.1
Requisitos para indicação cirurgica. da cirurgia bariátrica

1	Pacientes com índice de massa corpórea (IMC) acima de 40 kg/m²
2	Pacientes com IMC maior que 35kg/m² e portadores de comorbidezes (doenças agravadas pela obesidade e que melhoram quando a mesma é tratada de forma eficaz) tais como: diabetes, apnéia do sono, hipertensão arterial, dislipidemia, doenças cardiovasculares (doença arterial coronariana, infarto do miocárdio, angina, insuficiência cardíaca congestiva, acidente vascular cerebral, hipertensão, fibrilação atrial e cardiomiopatia dilatada) cor pulmonale, síndrome de hipoventilação, asma grave não controlada, osteoartroses, hérnias discais, doença do refluxo gastroesofágico com indicação cirúrgica, colecistopatia calculosa, pancreatites agudas de repetição, esteatose hepática, incontinência urinária de esforço na mulher, infertilidade masculina e feminina, disfunção erétil, síndrome dos ovários policísticos, veias varicosas, doença hemorroidária, hipertensão intracraniana idiopática (*pseudotumor cerebri*) estigmatização social e depressão.

Cirurgia metabólica

O Conselho Federal de Medicina, por meio da resolução 2.172/2017, reconhece a cirurgia metabólica para o tratamento de pacientes portadores de diabetes melito tipo 2, com IMC entre 30 kg/m² e 34,9 kg/m², sem resposta ao tratamento clínico convencional.[12]

São considerados critérios essenciais para indicação de cirurgia metabólica para tratamento de diabetes melito tipo 2, para pacientes com IMC entre 30 kg/m² e 34,9 kg/m² (o paciente deverá preencher todos os critérios a seguir):

1. Pacientes com IMC entre 30 kg/m² e 34,9 kg/m².
2. Idade mínima de 30 anos e máxima de 70 anos.
3. Pacientes com diabetes melito tipo 2 (DM2) com menos de 10 anos de história da doença.
4. Refratariedade ao tratamento clínico, caracterizada quando o paciente não obtiver controle metabólico após acompanhamento regular com endocrinologista por no mínimo dois anos, abrangendo mudanças no estilo de vida, com dieta e exercícios físicos, além do tratamento clínico com antidiabéticos orais e/ou injetáveis.
5. Pacientes que não tenham contraindicações para o procedimento cirúrgico proposto.

Técnicas cirúrgicas

Antes de discutirmos os vários procedimentos usados para o tratamento cirúrgico da obesidade, devemos entender as razões da cirurgia bariátrica. Essencialmente, o que justifica a adoção de métodos cirúrgicos no tratamento dessa doença está apoiado nas seguintes observações:

- Taxas de mortalidade até 12 vezes maiores que em indivíduos de peso normal.
- Tratamento médico, dietas de baixa caloria e mudanças no estilo de vida são ineficazes em longo prazo.
- Em grandes obesos (IMC > 40 kg/m²), o tratamento mais eficaz em determinar perda de peso em longo prazo é a cirurgia bariátrica (National Institutes of Health [NIH] – Consensus Conference 1991).

As cirurgias para o tratamento da obesidade podem ser classificadas, didaticamente, em três categorias: disabsortivas, mistas e restritivas.

Em linhas gerais, independentemente do tipo de operação, as metas a serem alcançadas são:

- Induzir e manter perda de peso excedente.
- Desaparecimento ou melhora das comorbidades.
- Conscientização dos pacientes.
- Aumentar a longevidade.
- Melhorar a qualidade de vida.

Primeiras operações

Bypass Jejuno-Ileal e Jejuno-Cólico

A história da cirurgia bariátrica iniciou no século passado, na década de 1950, baseada em experiências de cirurgiões gerais que haviam removido segmentos de intestino delgado de pacientes em decorrência de outras doenças e/ou necrose intestinal. Foi notado que os pacientes portadores de "síndrome do intestino curto", definida como a remoção de porção significativa do intestino delgado, perdiam peso após a cirurgia. Isso foi atribuído à diminuição da superfície absortiva total do intestino remanescente, que causava má-absorção alimentar.[13]

A maioria das pesquisas a respeito do papel do intestino delgado na digestão e na absorção alimentar, assim como na cirurgia bariátrica, ocorreu na Universidade de Minnesota, onde, no início dos anos 1950, o Dr. Richard L. Varco realizou um dos primeiros procedimentos de bypass jejuno-ileal. Em 1954, Kremen et al.[14] publicaram o primeiro artigo a respeito de cirurgia bariátrica, utilizando a técnica de bypass jejuno-ileal para induzir perda de peso. Em 1963, Payne et al.[15] relataram a primeira série de 11 pacientes submetidos a bypass jejuno-cólico. Esse shunt foi realizado com anastomose terminolateral dos 15 cm proximais do jejuno ao cólon transverso. Esse procedimento acarretou perda de peso efetiva, à custa de efeitos nutricionais adversos significativos, como desnutrição proteica calórica grave, deficiências vitamínicas, diarreia severa, desequilíbrio eletrolítico, falência hepática e alta mortalidade. O shunt jejuno-cólico foi condenado amplamente e finalmente abandonado.[16]

Várias modificações foram realizadas à técnica de bypass jejuno-cólico, incluindo a confecção de uma anastomose intestinal proximal à válvula ileocecal. Esse bypass consistia em uma jejuno-ileostomia terminolateral dos 35 cm proximais de jejuno (alça biliopancreática) ao íleo distal (canal comum), 10 cm proximal à válvula íleo-cecal10. Esse bypass jejuno-ileal foi muito popular durante 15 a 20 anos, mas no seguimento de longo prazo, problemas mais sérios do que deficiências nutricionais, desequilíbrio mineral e eletrolítico e diarreia começaram a aparecer, incluindo falência hepática aguda, cirrose e óbito. Devido a esses sérios efeitos colaterais, o bypass jejuno-ileal não é mais recomendado como uma técnica de cirurgia bariátrica, sendo um procedimento proscrito pelo Conselho Federal de Medicina.[11]

Procedimentos disabsortivos

Derivação biliopancreática (Scopinaro)

A derivação biliopancreática foi relatada pelo Dr. Nicola Scopinaro, da Itália, em 1979. Trata-se de uma variante do *bypass* jejuno-ileal, mas com uma porção muito menor de intestino delgado não funcional, resultando em menor incidência de disfunções hepáticas.

É um procedimento misto com tendência disabsortiva que consiste em uma gastrectomia distal deixando um reservatório gástrico proximal de 200 a 500 mL com reconstrução em Y-de-Roux com alça longa. O delgado é dividido 250 cm da válvula ileocecal, e uma enteroanastomose é realizada a 50 cm da válvula ileocecal, criando uma alça alimentar de 200 cm e um canal comum de 50 cm. A perda de peso resulta inicialmente da redução no volume gástrico e a síndrome *dumping*, com apetite e capacidade de ingestão alimentares restaurados dentro de um ano após a cirurgia. Dos procedimentos para perda de peso disponíveis, a derivação biliopancreática é a mais complexa e induz o maior grau de disabsorção, o que conta para o seu sucesso na manutenção da perda de peso a longo prazo.[14]

Derivação Biliopancreática com Switch Duodenal

Embora a derivação biliopancreática continue sendo um procedimento bariátrico de sucesso, produzindo perda de peso adequada na maioria das séries clínicas, várias complicações, incluindo úlcera marginal, diarreia e desnutrição proteico-calórica, foram vistas mais comumente do que nos pacientes com *bypass* gástrico. Uma modificação, a derivação biliopancreática com *switch* duodenal, consistindo em *sleeve* gastrectomia e uma duodeno-ileostomia, proposta por Hess e Marceau, parece reduzir a incidência dessas complicações. Hess *et al.* relataram resultados do *duodenal switch* em 440 pacientes. O canal comum era de 50 cm a 100 cm em comprimento, enquanto a alça alimentar média entre 225 cm e 350 cm.[14]

Procedimentos mistos

Bypass gástrico em Y-de-Roux

O Dr. Edward Mason, da Universidade de Iowa, utilizou uma técnica diferente em 1966 e desenvolveu o que hoje em dia se tornou o *bypass* gástrico em Y-de-Roux. Nesse procedimento tanto o tamanho do estômago quanto a via de saída da câmara gástrica reduzida são diminuídos. Isso reduz significativamente a quantidade de alimento que a pessoa é capaz de ingerir. O *bypass* gástrico utiliza um menor grau de disabsorção, em que o novo estômago é conectado a um segmento de jejuno, transpondo o estômago distal, todo o duodeno e um segmento do jejuno proximal. As primeiras formas de *bypass* gástrico eram referidas como *bypass* gástrico em alça.[18] No entanto, essa alça acarretava refluxo biliar severo ao esôfago, com subsequente irritação e formação de úlceras. Em 1997, o Dr. Ward Griffen, da Universidade de Kentucky, resolveu esse problema combinando o conceito de *bypass* gástrico com o procedimento de Y-de-Roux, criando o *bypass* gástrico em Y-de-Roux. O termo *bypass* gástrico utilizado atualmente se refere à técnica em Y-de-Roux, na qual o intestino delgado é reconfigurado em um Y com duas alças (Roux e biliopancreática) e um canal comum. O reservatório gástrico é construído com grampeadores logo abaixo do esôfago. O jejuno é dividido 150 cm abaixo do estômago, e o reservatório gástrico é conectado à alça de Roux, também chamada de alça alimentar. O reservatório gástrico, o duodeno e a porção inicial do jejuno drenam por meio da alça biliopancreática, com os sucos digestivos entrando no canal comum distalmente. Essa modificação reduz ou elimina o problema da gastrite induzida pela bile observada nos *bypass* gástricos em alça. Uma variante do *bypass* gástrico em Y-de-Roux é o *bypass* gástrico com alça longa, que utiliza um maior grau de disabsorção, com uma alça biliopancreática de pelo menos 150 cm, e com consequências semelhantes à da derivação biliopancreática. A diferença é que o *bypass* gástrico com alça longa utiliza o jejuno como trato alimentar, enquanto o íleo exerce essa função na derivação biliopancreática.[19]

Procedimentos restritivos

Gastroplastia vertical com banda

A gastroplastia vertical com banda foi descrita pela primeira vez por Mason, em 1982, na tentativa de eliminar os efeitos colaterais de longo prazo da má absorção intestinal. Antes do advento do *bypass* gástrico, esta técnica puramente restritiva era o procedimento bariátrico mais realizado nos Estados Unidos.[20] Neste procedimento, uma janela circular é realizada através do estômago, poucos centímetros abaixo do esôfago. Um grampeador cirúrgico é usado para criar um pequeno reservatório gástrico vertical, posicionando os grampos da janela gástrica em direção ao ângulo de His. O reservatório é medido cuidadosamente para permitir cerca de

15 mL a 20 mL de alimento. Uma tela de polipropileno (banda) é posicionada através dessa janela ao redor da via de saída do reservatório, e suturada a ela mesma. A banda controla o tamanho da via de saída e evita que ocorra o seu alargamento.[6] Trata-se de um procedimento puramente restritivo que acarreta a diminuição da ingestão alimentar e subsequente perda de peso. A grande vantagem da gastroplastia vertical com banda é a eliminação da disabsorção para a perda de peso.[20]

Banda gástrica ajustável

O conceito de banda gástrica foi introduzido em meados dos anos 1980, quando Kuzmak e Forsell *et al.*, separadamente, descreveram técnicas que utilizavam diferentes tipos de bandas gástricas para induzir perda de peso em pacientes obesos mórbidos. A técnica originalmente descrita por Kuzmak consistia no posicionamento de uma banda gástrica não ajustável de *silastic* ao redor do estômago, logo abaixo da junção esofagogástrica, para criar um reservatório gástrico pequeno com estreita via de saída. Com o passar do tempo, desenvolveu-se uma banda com uma porção ajustável para permitir alterações no diâmetro da via de saída e otimizar a perda de peso. A parte interna da banda consiste em um balão inflável, conectado a um pequeno reservatório posicionado no subcutâneo. O balão pode ser insuflado e desinsuflado adicionando ou removendo solução salina por meio de punção do portal no subcutâneo, o que permite o ajuste do diâmetro do orifício de saída do reservatório gástrico. Em 1993, Belachew *et al.* realizaram a primeira colocação de banda gástrica ajustável por laparoscopia. Este é um procedimento puramente restritivo, e o alimento passa por um processo digestivo normal. Com isso evitam-se problemas associados às técnicas disabsortivas como anemia, *dumping* e deficiências vitamínicas e minerais.

As vantagens da banda gástrica ajustável incluem o fato de ser um procedimento pouco invasivo, com baixa taxa de mortalidade, e reversível. Se a banda é removida, o estômago retorna ao seu formato normal em poucos dias. Além disso, existe a possibilidade de ajuste em longo prazo, o que ajuda a maximizar a perda de peso minimizando os efeitos adversos.

Gastectomia vertical (Sleeve Gastrectomy)

É um procedimento cirúrgico não reversível, realizado por laparotomia ou por videolaparoscopia, que consiste na retirada de uma grande parte do estômago (fundo, corpo e antro gástrico), a uma distância de aproximadamente 6 cm a 8 cm da região pilórica. Tem indicação em pacientes que apresentam IMC > 60 kg/m² ou em pacientes com procedimentos associados como hepatomegalia e que utilizam medicamentos que não podem ter alteradas suas absorções intestinais e em situações especiais em que só temos a indicação do procedimento restritivo. Pode ser uma opção para estes grandes obesos, no primeiro estágio do procedimento misto.

Balão Intragástrico

O balão intragástrico é um método restritivo temporário que permite modesta perda de peso em pacientes obesos mórbidos e foi utilizado pela primeira vez em 1982 por Nieben *et al*. Este dispositivo está indicado nos doentes com obesidade mórbida (IMC ≥ 40 kg/m²) como uma "ponte" para a cirurgia, tendo como objetivo obter alguma redução de peso que diminua os riscos da intervenção e facilite o procedimento cirúrgico. Também pode ser utilizado como terapêutica temporária e complementar da terapêutica médica, em doentes com obesidade mórbida altamente motivados, que não sejam candidatos cirúrgicos ou recusem a cirurgia. Nos doentes com IMC entre 30 kg/m² e 39,9 kg/m² o balão poderá estar indicado se existirem comorbilidades significativas que possam melhorar com a redução do peso. O balão é posicionado no interior da cavidade gástrica por endoscopia e acarreta redução da capacidade do reservatório gástrico, causando sensação prematura de saciedade com subsequente menor consumo alimentar. A técnica tem contraindicações absolutas como hérnias de hiato volumosas, anormalidades na faringe e esôfago, varizes esofágicas, uso de drogas anti-inflamatórias ou anticoagulantes, gravidez e transtornos psiquiátricos. As contraindicações relativas incluem esofagite, ulceração e lesões agudas da mucosa gástrica. O seguimento desses doentes deve ser rigoroso e com abordagens agressivas ao mínimo sinal de intolerância, reforçando as medidas higienodietéticas e, se necessário, hospitalizando o doente para tentar corrigir o posicionamento do balão ou proceder à remoção do mesmo. É importante a utilização de inibidores da bomba de prótons durante todo o tempo de permanência do balão e proceder a remoção ao fim de 6 meses, no máximo.

Complicações da cirurgia bariátrica

Em geral, pacientes submetidos à cirurgia bariátrica têm reserva fisiológica diminuída e, por causa do seu grande peso, não manifestam complicações da mesma maneira que pacientes de peso normal. Por exemplo, pacientes obesos com peritonite podem não ter febre, calafrios e dor abdominal ou leucocitose, como se esperaria quando há sepse intra-abdominal. Pacientes obesos podem ter só taquicardia em face de significante complicação intra-abdominal. De todas as manifestações de sepse intra-abdominal, taquicardia com uma pulsação que excede 120 batimentos por minuto é o achado físico mais consistente e fidedigno.[26] Por isso, quando no pós-operatório pacientes de cirurgia bariátrica apresentarem taquicardia, deve-se suspeitar de abscesso intra-abdominal ou vazamento anastomótico. Estudos de imagem nestes pacientes para confirmar um vazamento suspeitado ou abscesso podem se mostrar inconclusivos ou falso negativos por causa da grande obesidade. Como a reserva fisiológica está limitada nesta população de pacientes, qualquer demora no tratamento de uma complicação significante poderá resultar em uma alta taxa de mortalidade.

A chave para bons resultados cirúrgicos está em um alto índice de suspeição quando os pacientes não estão progredindo como esperado, para a operação realizada, e na reoperação precoce nessas situações. É melhor uma política de explorar os pacientes assim que seja clinicamente evidente uma potencial complicação em vez de esperar que exames de laboratório ou de imagem confirmem o diagnóstico. A melhor maneira de abordar uma complicação é preveni-la. Embora não haja consenso sobre que características clínicas contraindiquem cirurgia bariátrica, algumas predizem risco cirúrgico. Os dois fatores mais relacionados com o risco de complicações entre estudos que investigam este assunto são o sexo masculino e o grau de obesidade.[28-30] Os dois podem ser relacionados, porque os homens tendem a ser mais obesos do que as mulheres e têm uma maior propensão para acumular gordura no compartimento abdominal, o que aumenta a dificuldade técnica. Por isso, muitos cirurgiões adotam a prática de submeter esses pacientes a perda de peso no pré-operatório, pois se verificou que reduções de 5% a 10% do peso inicial resultam em significativa redução da gordura visceral, com uma melhoria marcada na facilidade de qualquer procedimento bariátrico subsequente. Além do mais, a perda de peso no pré-operatório pode estabelecer a habilidade de um paciente para obedecer a regimes dietéticos pós-operatórios e pode servir como um indicador para sucesso em longo prazo das operações. A idade tem sido relatada como um fator de risco significativo para complicações.[3] Embora os pacientes mais velhos possam estar sujeitos a maior taxa de complicação ou maior mortalidade quando complicações acontecem, vários estudos mostraram que podem ser executados com segurança procedimentos cirúrgicos bariátricos em indivíduos mais velhos.[30]

Para fins didáticos, abordaremos as complicações de acordo com a classificação das operações, estabelecendo três grupos: mal absortivas, mistas e restritivas.

Procedimentos disabsortivos

Scopinaro *et al.*[32] publicaram sua experiência de 20 anos com o BPD. Várias anormalidades nutricionais associadas a esse procedimento foram identificadas. A deficiência de cálcio pode ser profunda e conduzir à desmineralização óssea. Também foram relatadas anemia secundária à absorção reduzida de ferro e atividade diminuída de fator intrínseco gástrico. Deficiência de tiamina que conduziu a complicações neurológicas foi mostrada. Normalmente, é necessária suplementação pós-operatória com cálcio, ferro, folato, tiamina, vitamina B12 e vitaminas lipossolúveis. A desnutrição proteica foi descrita por vários investigadores que executam o BPD. Há uma reconhecida relação entre volume gástrico e a severidade do quadro. Volumes gástricos maiores foram associados a tempos de trânsito mais lentos e maior absorção de proteína; porém, construindo reservatórios gástricos maiores, a perda de peso pode ser reduzida. Alterações do tamanho da alça alimentar para aumentar absorção de nutrientes resultaram em diminuição da incidência da desnutrição proteica.[31]

Resultados de estudos de autores que usam BPD com ou sem DS foram mostrados em várias séries.[32] As taxas de mortalidade foram baixas, variando de 0% a 1,9%. As complicações cirúrgicas mais prevalentes incluem hérnia incisional (18%) e úlcera anastomótica (6,3% a 10,6%). Índices semelhantes de complicações foram demonstrados quando a via laparoscópica foi comparada com a aberta. Em um estudo comparativo retrospectivo feito por Kim *et al.*[33] em 2003 com 54 superobesos submetidos a BPD/DS laparoscópico ou aberto, os investigadores concluíram que a morbidade e a mortalidade foram semelhantes.

Procedimentos mistos

Várias séries com grande número de casos têm mostrado os resultados do *bypass* gástrico em Y de Roux (RYGB). Em uma recente análise que examinou mais de 3.000 casos de 17 diferentes estudos,[34] as complicações da ferida cirúrgica (hérnias incisionais e infecções de ferida) são mais prevalentes nos procedimentos realizados por laparotomia. Vazamentos anastomóticos (1,68%) e embolia pulmonar (0,78%), embora infrequentes, também são relatados. As vias laparotômica e laparoscópica mostraram igualdade em termos de segurança. Foram analisadas variações na técnica de gastrojejunostomia, passagem da alça do Y de Roux (antecólica/retrocólica) e posicionamento da gastrojejunostomia (antegástrica/retrogástrica).[35,36,37] Em uma revisão de 20 anos de experiência com 3000

RYGB, aberto e laparoscópico, a incidência de vazamento anastomótico foi de 2,3% no grupo aberto e de 4,2% no grupo laparoscópico.[38] Kellum et al.[39] informaram 1,2% de vazamento anastomótico. Outros estudos documentaram taxa de vazamento muito baixa, na ordem de 0,1%.[37] Usando sutura totalmente manual na gastrojejunostomia, Higa et al.[40] executaram um grande número de cirurgias sem vazamento anastomótico. Esses estudos também sugerem que a taxa de vazamentos anastomóticos diminui com o nível de experiência do cirurgião.

Embolia pulmonar, uma das complicações mais devastadoras em cirurgia bariátrica, apesar dos cuidados preventivos, como heparinização profilática e o uso de compressão pneumática no transoperatório, permanece como um evento potencialmente mortal. A abordagem laparoscópica teoricamente aumentaria o potencial de incidência de eventos tromboembólicos, explicados pela permanência do paciente em Trendelenburg inverso (proclive) por períodos longos de tempo e pelo pneumoperitonio com pressão em torno de 15 mmHg, fatores que dificultariam o retorno venoso. No entanto, a embolia pulmonar é informada como uma complicação com uma incidência semelhante na abordagem laparoscópica e nas técnicas abertas.[40-42]

Nguyen et al.[41] revisaram as complicações comparando dados prospectivos de pacientes que foram submetidos a RYGB laparoscópico com dados retrospectivos de pacientes que foram operados por via aberta. Taxas de morbidez semelhantes foram notadas nas duas abordagens, inclusive vazamentos anastomóticos e embolia pulmonar. Hérnia incisional teve incidência significativamente maior no grupo aberto que no grupo laparoscópico. Em um recente estudo prospectivo randomizado entre as duas abordagens, achados semelhantes foram relatados. Lujan et al.[42] acharam taxas semelhantes de complicações precoces (22,6% contra 29,4%) entre as vias laparoscópica e a aberta. Complicações tardias, principalmente hérnias incisionais, foram maiores no grupo aberto (11% contra 24%). A incidência de úlcera marginal e estenose de anastomose foram mais frequentes na laparoscópica.[38] Também, obstruções de intestino quer precoces quer tardias parecem ter uma maior incidência na abordagem por laparoscopia.[41]

Ao aumento do uso da via laparoscópica e à pouca experiência dos cirurgiões foi imputado um aumento nas taxas de algumas complicações, como vazamento anastomótico, infecções de ferida e obstrução de intestino, secundária a hérnia interna.[43,44] Cuidados no fechamento preciso de todos os espaços mesentérios, principalmente o espaço de Petersen, embora não defendido por alguns investigadores,[45] demonstraram claramente a diminuição da incidência de obstrução do intestino delgado secundária à hérnia interna.[46,47]

A passagem da alça do Y de Roux em uma posição antecólica também pode evitar estreitamento da abertura do mesocólon transverso quando da passagem retrocólica.[46]

Procedimentos restritivos

Na Europa e Austrália, onde as casuísticas são maiores, dados de longo prazo mostraram que muitas das complicações da banda gástrica parecem estar associadas à curva de aprendizagem, podendo ser significantes mesmo nas mãos de cirurgiões laparoscópicos experientes.[48] Complicações precoces da banda gástrica ajustável laparoscópica incluem infecções de ferida e/portal, *slippage* e perfuração gástrica.[49,50] Slippage foi achado em 21% a 36% de casos,[49-51] frequentemente determinando reoperação. Aprimoramento nas técnicas de colocação da banda reduziu a incidência de *slippage*, diminuiu a taxa de reoperação e melhorou a perda de peso.[52] Erosão da banda varia 0,2% a 2% de casos.[49,50] Foi sugerida uma variedade de fatores como possíveis causa de erosão da banda, dentre os quais: banda muito apertada, sutura inadvertida da banda ao estômago e infecção local. Vazamentos do portal subcutâneo também têm sido descritos. Perfuração gástrica, não identificada durante a cirurgia, também pode ocorrer.[53] Adicionalmente, alguns pacientes (29%) desenvolvem esofagite.

Várias reoperações em pacientes que receberam banda gástrica foram relatadas, principalmente por causa de esofagites severa, refluxo gastresofágico e *slippage*.[54]

Referências bibliográficas

1. Regan JP, Inabnet WB, Gagner M, Pomp A. Early experience with two-stage laparoscopic Roux-en-Y gastric bypass as an alternative in the super-super obese patient. Obes Surg. 2003;13(6):861-4.
2. Health implications of obesity. National Institutes of Health, Consesus Develompment Conference Statemente. 1985;5.
3. Almogy G, Crookes PF, Anthone GJ. Longitudinal gastrectomy as a treatment for the high-risk super-obese patient. Obes Surg. 2004;14(4):492-7.
4. Milone L, Strong V, Gagner M. Laparoscopic sleeve gastrectomy is superior to endoscopic intragastric balloon as a first stage procedure for super-obese patients (BMI > or =50). Obes Surg. 2005;15(5):612.
5. Schmidt, F.M.; Weschenfelder, J.; Sander, C.; Minkwitz, J.; Thormann, J.; Chittka, T. et al. Inflammatory cytokines in general and central obesity and modulating effects of physical activity. PLoS ONE 2015, 10, e0121971.
6. Caër, C.; Rouault, C.; Le Roy, T.; Poitou, C.; Aron-Wisnewsky, J.; Torcivia, A.; et al. Immune cell-derived cytokines contribute to obesity-related inflammation, fibrogenesis and metabolic deregulation in human adipose tissue. Sci. Rep. 2017, 7, 1–11.
7. Amany M. B.; Helal F. H., Diaa E. H., Abdullah A. S., Christian C. U., Nallely R. et al. Factors Associated with Increased Morbidity and Mortality of Obese and Overweight COVID-19 Patients. Biology 2020, 9, 280; doi:10.3390/biology9090280.

8. Mehra, M.R.; Desai, S.S.; Ruschitzka, F.; Patel, A.N. Hydroxychloroquine or chloroquine with or without a macrolide for treatment of COVID-19: A multinational registry analysis. Lancet 2020.
9. Simonnet, A.; Chetboun, M.; Poissy, J.; Raverdy, V.; Noulette, J.; Duhamel, A.; et al. High prevalence of obesity in severe acute respiratory syndrome coronavirus-2 (SARS-CoV-2) requiring invasive mechanical ventilation. Obesity 2020.
10. Lighter, J.; Phillips, M.; Hochman, S.; Sterling, S.; Johnson, D.; Francois, F.; Stachel, A. Obesity in patients younger than 60 years is a risk factor for Covid-19 hospital admission. Clin. Infect. Dis. 2020.
11. Conselho Federal de Medicina (Brasília). Resolução nº 2.131/2015, de 12 de novembro de 2015. Regulamenta as indicações para o tratamento cirúrgico da obesidade mórbida. Diário Oficial da União: seção 1, p. 66, 13 jan. 2016.
12. Conselho Federal de Medicina (Brasília). Resolução nº 2.172/2017, de 22 de novembro de 2017. Normatiza o tratamento cirúrgico para pacientes portadores de diabetes mellitus tipo 2 (DM2), com IMC entre 30 kg/m2 e 34,9 kg/m2;. Diário Oficial da União: seção 1, p. 205, 27 dez. 2017.
13. Mognol P, Chosidow D, Marmuse JP. Laparoscopic sleeve gastrectomy as an initial bariatric operation for high-risk patients: initial results in 10 patients. Obes Surg. 2005 Aug;15(7):1030-3.
14. Baltasar A, Serra C, Perez N, Bou R, Bengochea M, Ferri L. Laparoscopic sleeve gastrectomy: a multi-purpose bariatric operation. Obes. Surg. 2005;15(8):1124-8.
15. Moon Han S, Kim WW, Oh JH. Results of laparoscopic sleeve gastrectomy (LSG) at 1 year in morbidly obese Korean patients. Obes Surg. 2005;15(10):1469-75.
16. Consten EC, Gagner M, Pomp A, Inabnet WB. Decreased bleeding after laparoscopic sleeve gastrectomy with or without duodenal switch for morbid obesity using a stapled buttressed absorbable polymer membrane. Obes. Surg. 2004;14(10):1360-6.
17. Langer FB, Bohdjalian A, Felberbauer FX, Fleischmann E, Reza Hoda MA, Ludvik B, et al. Does gastric dilatation limit the success of sleeve gastrectomy as a sole operation for morbid obesity? Obes Surg. 2006;16(2):166-71.
18. O'Brien PE, Dixon JB, Laurie C, Anderson M. A prospective randomized trial of placement of the laparoscopic adjustable gastric band: comparison of the perigastric and pars flaccida pathways.Obes Surg. 2005;15(6):820-6.
19. Fobi MAL, Lee H, Fleming AW. The surgical technique of the banded Roux-en-Y gastric bypass. J Obes Weight Regul. 1989;8:(2) 99-102.
20. Capella RF, Capella JF, Mandec H, Nath P. Vertical Banded Gastroplasty- Gastric Bypass: preliminary report.Obes Surg. 1991;1(4):389-95
21. Wittgrove AC, Clark GW, Tremblay LJ. Laparoscopic Gastric Bypass, Roux-en- Y: Preliminary Report of Five Cases. Obes Surg. 1994;4(4):353-7.
22. Fobi MAL, Lee H, Igwe D, Felahy B, Stanczyk M, Tambi J – Transected Silastic Ring Vertical Gastric Bypass with Jejunal Interposition, a Gastrostomy and a Gastrostomy site marker (Fobi pouch operation for obesity). In: Deitel M, Cowan GSM Jr, editor. Update: Surgery for the morbidly obese patient. Toronto: FD Communications; 2000.
23. Capella JF, Capella RF. The weight reduction operation of choice: vertical banded gastroplasty or gastric bypass? Am J Surg. 1996;171(1):74-9.
24. Garrido T, Elias AA, Gabriele D, Lobato N, Garrido Jr AB – Endoscopic Removal of Eroded Silicone Ring After Fobi-Capella Procedures: Follow up of 27 Patients. Obes Surg. 2005; 15: 725.
25. Buchwald H, Williams SE. Bariatric surgery worldwide 2003. Obes Surg. 2004 Oct;14(9):1157-64. Garrido Júnior AB einstein. 2006; Supl 1: S148-S150
26. Livingston, EH, Complications of Bariatric Surgery. Surg Clin N Am 2005;85:853–868.
27. Nguyen NT, Paya M, Stevens CM, et al. The relationship between hospital volume and outcome in bariatric surgery at academic medical centers. Ann Surg 2004;240:586–93.
28. Livingston EH, Huerta S, Arthur D, et al. Male gender is a predictor of morbidity and age a predictor of mortality for patients undergoing gastric bypass surgery. Ann Surg 2002;236:576–82.
29. Fernandez AZ Jr, DeMaria EJ, Tichansky DS, et al. Multivariate analysis of risk factors for death following gastric bypass for treatment of morbid obesity. Ann Surg 2004;239:698–702.
30. Papasavas PK, Gagne DJ, Kelly J, et al. Laparoscopic Roux-En-Y gastric bypass is a safe and effective operation for the treatment of morbid obesity in patients older than 55 years. Obes Surg 2004;14:1056–61.
31. Scopinaro N, Adami G, Marinari G, et al. Biliopancreatic diversion World J Surg 1998;22:936–46.
32. Van Hee HGG. Biliopancreatic diversion in the surgical treatment of morbid obesity. World J Surg 2004;28:435–44.
33. Woo-Woo K, Gagner M, Kini S, et al. Laparoscopic vs. open biliopancreatic. diversion with duodenal switch: a comparative study. J Gastrointest Surg 2003;7(4):552–7.
34. Podnos Y, Jimenez J, Wilson S, et al. Complications after laparoscopic gastric bypass: a review of 3464 cases. Arch Surg 2003;138:957–61.
35. Wittgrove A, Clark G. Laparoscopic gastric bypass, Roux en-Y 500 patients: technique and results, with 3–60 month follow-up. Obes Surg 2000;10:233–239.
36. Abdel-Galil E, Sabry A. Laparoscopic Roux-en-Y gastric bypass--evaluation of three different techniques. Obes Surg 2002;12:639–42.
37. Carrasquilla C, English W, Esposito P, et al. Total stapled, total intra--abdominal laparoscopic Roux-en-Y gastric bypass: one leak in 1,000 cases. Obes Surg 2004;14:613–7.
38. Fernandez A, DeMaria E, Tichansky D, et al. Experience with over 3,000 open and laparoscopic bariatric procedures: multivariate. analysis of factors related to leak and resultant mortality. Surg Endosc. 2004;18:193–7.
39. Kellum J, DeMaria E, Sugerman H. The surgical treatment of morbid obesity. Curr Probl Surg 1998;35:791–858.
40. Higa K, Boone K, Ho T. Complications of the laparoscopic Roux-en--Y gastric bypass: 1,040 patients-what have we learned? Obes Surg 2000;10:509–13.
41. Nguyen N, Ho H, Palmer L, et al. A comparison study of laparoscopic versus open gastric bypass for morbid obesity. J Am Coll Surg 2000;191(2):149–55.
42. Lujan J, Frutos D, Hernandez Q, et al. Laparoscopic versus open gastric bypass in the treatment of morbid obesity: a randomized prospective study. Ann Surg 2004;4(239):433–7.
43. Schauer P, Ikramuddin S, Gourash W, et al. Outcomes after laparoscopic roux-en-y gastric bypass for morbid obesity. Ann Surg. 2000;232(4):515–29.
44. Schauer P, Ikramuddin S, Hamad G, et al. The learning curve for laparoscopic Roux-en-Y gastric bypass is 100 cases. Surg Endosc. 2003;17:212–5.
45. Champion J, Williams M. Small bowel obstruction and internal hernias after laparoscopic Roux-en-Y gastric bypass. Obes Surg 2003;13:596–600.
46. Felsher J, Brodsky J, Brody F. Small bowel obstruction after laparoscopic Roux-en-Y gastric bypass. Surgery 2003;134(3):501–5.
47. Higa K, Ho T, Boone K. Internal hernias after laparoscopic Roux-en--Y gastric bypass: incidence, treatment and prevention. Obes Surg. 2003;13:350–4.
48. Shapiro K, Patel S, Abdo Z, et al. Laparoscopic adjustable gastric banding. Surg Endosc 2004;18:48–50.
49. Weber M, Muller M, Bucher T, et al. Laparoscopic gastric bypass is superior to laparoscopic gastric banding for treatment of morbid. obesity. Ann Surg 2004;240(6):975–83.
50. Martikainen T, Pirenen E, Alhava E, et al. Long-term results, late complications and quality of life in a series of adjustable gastric banding. Obes Surg 2004;14:648–54.
51. DeMaria E. Laparoscopic adjustable silicone gastric-banding: complications. J Laparoendosc Adv Surg Tech A 2003;13(4):271–7.
52. Ren C, Fielding G. Laparoscopic adjustable gastric banding: surgical technique. J Laparoendosc Adv Surg Tech A 2003;13(4):257–63.
53. Ren C, Weiner M, Allen J. Favorable early results of gastric banding for morbid obesity. Surg Endosc 2004;18:543–6.
54. Morino M, Toppino M, Bonnet G, et al. Laparoscopic adjustable silicone gastric banding versus vertical banded gastroplasty in morbidly obese patients: a prospective randomized controlled clinical trial. Ann Surg 2003;238(6):835–42.

Cirurgia Metabólica – O Que É e Quem Deve Operar?

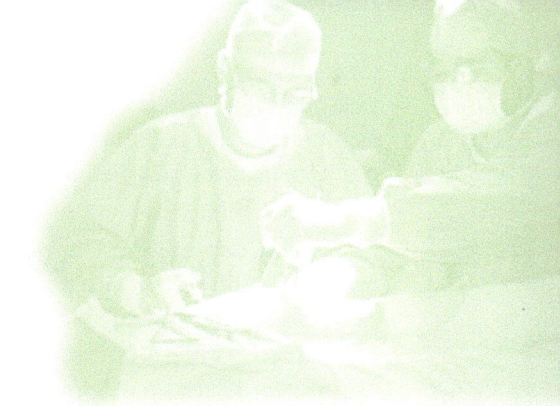

Leonardo Emílio da Silva • Antonio Carlos Valezi
Ricardo Victor Cohen

Introdução

Define-se cirurgia metabólica como toda intervenção sobre o trato gastrointestinal que objetive controlar o diabetes e outros elementos da síndrome metabólica, por meio de mecanismos independentes e dependentes da perda de peso.[1]

Por que cirurgia metabólica?

Grandes estudos clínicos como UKPDS (*United Kingdom Prospective Diabetes Study*), DCCT/EDIC (*The Diabetes Control and Complications Trial and Follow-up Study*) e ADVANCE (*Action in Diabetes and Vascular Disease*) validam a ideia de que o controle adequado do diabetes melito tipo 2 (DMT2) previne desfechos cardiovasculares.[2] Apesar do advento de novas drogas antidiabéticas, que ultrapassam o objetivo glucocêntrico do tratamento do diabetes, promovendo também redução de esteatose, perda de peso e proteção cardiovascular e renal, os estudos ainda demonstram que não se consegue atingir os objetivos glicêmicos e não glicêmicos (LDL, HDL, pressão arterial) nesses pacientes.[3] Estima-se que metade desses pacientes estejam com a doença metabólica fora do alvo.[4,5]

Desde 2015, após o segundo Diabetes Surgery Summit (DSS-II), conferência internacional que reuniu sociedades de diabetes e cirurgia bariátrica e metabólica, a cirurgia é parte do arsenal terapêutico do tratamento do diabetes descompensado em pacientes com índice de massa corpórea (IMC) acima de 30 kg/m.[2,6] As indicações da cirurgia bariátrica/metabólica, para o tratamento do diabetes, são:

- Na obesidade leve ou grau I, que consiste em indivíduos com IMC entre 30 kg/m^2 e 34,9 kg/m^2, a cirurgia deve ser considerada como opção terapêutica àqueles pacientes que tenham falhado no controle do diabetes, apesar do uso do arsenal farmacológico.
- Nos obesos diabéticos, classificados como grau II, ou seja, que tenham IMC entre 35 kg/m^2 e 39,9 kg/m^2 ela também deve ser considerada nos casos de bom controle glicêmico e recomendada àqueles em que haja falha terapêutica com medicamentos antidiabéticos.
- No diabético obeso grau III, ela é recomendada independente do controle glicêmico atingido.[6]

Técnicas cirúrgicas

Das quatro técnicas aprovadas pela Resolução CFM 2131/2015,[7] a banda gástrica ajustável tem piores resultados em relação ao controle do DMT2 a longo prazo, além de grande número de complicações relacionadas à prótese, levando a reoperações, por essa causa, em cerca de 40% dos pacientes. Já as derivações biliopancreáticas, apesar de serem eficazes, têm número alto de complicações nutricionais a médio e longo prazo, muitas vezes de difícil tratamento. A derivação gastrojejunal em Y-de-Roux (DGJYR) e a gastrectomia vertical (GV) perfazem cerca de 95% das cirurgias realizadas no Brasil. A DGJYR é a recomendação sugerida como primeira opção para o tratamento de pacientes com DMT2 não controlado clinicamente, e a GV é a alternativa caso haja alguma contraindicação ou desvantagem da DGJYR.[1]

A cirurgia metabólica, na sua maioria, representada pela DGJYR seguida pela GV, são intervenções seguras em portadores de DMT2 e com obesidade grau 1, quando comparadas com outras operações. A mortalidade foi de 0,03%, comparável a uma artroscopia de joelho, enquanto o índice de complicações foi de 3,4%.[1]

Mecanismos de ação das cirurgias metabólicas

Apesar de o mecanismo de ação da cirurgia metabólica sobre o controle glicêmico ainda não ter sido elucidado por completo, sabe-se que a restrição calórica do pós-operatório inicial, a perda de peso a longo prazo e as mudanças no sistema enteroendócrino têm papel na melhora do controle glicêmico do paciente portador de obesidade submetido a cirurgia.[8]

A restrição calórica imposta no pós-operatório imediato pode justificar parcialmente a rápida melhora do controle glicêmico. Também, em curto prazo, as alterações entero-hormonais causadas pelo desvio do intestino proximal levam, independente do IMC pré-operatório, à elevação do *glucagon-like peptide 1* (GLP-1) e à redução dos níveis circulantes de polipeptídeo insulino trópico dependente de glicose (GIP). Hormônios que regulam o metabolismo da glicose aumentam a secreção de insulina e promovem crescimento de células beta por ação antiapoptótica. Além disso, a redução da grelina e mudanças na circulação dos ácidos biliares e na microbiota intestinal também fazem parte dos mecanismos que levam ao controle glicêmico no pós-operatório.[8,9]

A sensibilidade insulínica no pós-operatório aumenta em 4 a 5 vezes. Ocorre o aumento concomitante do hormônio insulino-sensibilizante adiponectina, proporcional à diminuição da massa gorda. No músculo, ocorre aumento da concentração de receptores de insulina. Inicialmente, a hipótese mais aceita como causa dos efeitos metabólicos da cirurgia bariátrica era somente a perda de peso. Essa hipótese, sozinha, não se sustenta, já que se comprovou melhora do controle glicêmico no pós-operatório imediato, mesmo antes de ocorrer perda de peso significante. Além disso, quando se compara uma técnica cirúrgica puramente restritiva (banda gástrica ajustável- BGA) com a DGJYR, mesmo obtendo perdas de peso similares, encontra-se uma percentagem de remissão do diabetes significativamente maior com a segunda técnica (17% contra 72%, com $p < 0,001$), o que nos leva à hipótese de que haja mecanismos hormonais envolvidos, além da perda de peso.[9]

Como citado, outro hormônio que pode estar envolvido nessas mudanças metabólicas, após a cirurgia bariátrica é a grelina. Mais de 90% dela é produzida no estômago e no duodeno, que são alterados pela DGJYR. Seus efeitos são estimular a secreção de hormônios contrarreguladores da insulina, suprimir a adiponectina, bloquear a sinalização hepática de insulina e inibir sua secreção. Apesar de a diminuição da produção desse hormônio parecer uma explicação plausível para a melhora do diabetes no pós-operatório, muitos estudos não evidenciaram essa diminuição.[10]

A restrição calórica durante o pós-operatório pode explicar parcialmente essa melhora do diabetes, porém quando se faz a comparação entre obesos que obtiveram a mesma perda de peso, após DGJYR ou dieta de baixa caloria, observa-se que o controle do diabetes é maior no grupo cirúrgico, com menor necessidade de medicações antidiabéticas e níveis de glicemia pós-prandiais menores. Observa-se, também, aumento significantemente maior da incretina GLP-1 após estímulo oral de glicose nos pacientes submetidos ao DGJYR em comparação ao grupo que recebeu a dieta hipocalórica.[11,12]

Atualmente, o intestino tem clara participação nos mecanismos de controle do diabetes e perda ponderal no pós-operatório. Após cirurgias derivativas, a chegada de nutrientes menos digeridos mais rapidamente no intestino distal estimularia a produção de hormônios que levariam ao controle glicêmico. Os mediadores mais aceitos neste caso seriam os hormônios incretínicos, mais precisamente o GLP-1, que é produzido pelas células L do intestino distal cuja atuação estimula a secreção insulínica e promove uma ação proliferativa e antiapoptótica nas células ß pancreáticas. Outros possíveis mediadores são o peptídeo YY (PYY) e a oxintomodulina, produzidos no íleo e cólon pelas células L, estimuladas por nutrientes. Esses três peptídeos reduzem a ingestão alimentar e podem estar implicados no efeito anorético de algumas operações.[13,14] Ademais, principalmente após a DGJYR, a exclusão duodenal e do jejuno proximal do trânsito de alimentos previne a secreção de um suposto sinal que promoveria resistência insulínica e DMT2.[14]

Estudos recentes sugerem que um dos mecanismos pelo qual ocorre aumento do GLP-1 e do PYY após a DGJYR pode ser pelo fluxo de bile não diluída pela alça biliopancreática e pela alteração do trânsito de bile para mais próximo do íleo terminal, aumentando os ácidos biliares plasmáticos de forma precoce. Os ácidos biliares podem ainda melhorar o metabolismo da glicose, com a perda de peso induzida pelo aumento da saciedade, resultante da maior ação dos hormônios intestinais produzidos pelas células L, além disso, podem aumentar o gasto energético e diminuir a resistência insulínica.[14]

Discussões recentes envolvem a microbiota intestinal como reguladora de mecanismos metabólicos e do eixo imunoinflamatório, conectando fisiologicamente intestino, fígado, músculo e cérebro. Estudos realizados em ratos e em humanos demonstram diferenças na microbiota intestinal de obesos e não obesos e entre obesos no pré e pós-operatório de DGJYR, sugerindo que as mudanças na microbiota intestinal desempenham um papel na fisiopatologia da obesidade e nos resultados metabólicos da cirurgia bariátrica. No entanto, mais estudos são necessários para elucidar o assunto.[15]

Resultados da cirurgia metabólica para o tratamento do diabetes tipo 2

Há muitas evidências científicas e grande número de estudos publicados que mostram a eficácia e a segurança das cirurgias metabólicas para o tratamento do DMT2, tanto para pacientes com IMC maior que 35 kg/m² quanto para aqueles com IMC menor.[16,17]

Buchwald,[18] em uma revisão sistemática e metanálise, com 4.070 pacientes com diabetes (22,3% da população do estudo) e IMC médio inicial de 47.9 kg/m², encontrou remissão do diabetes (glicemia de jejum < 100 mg/dL e HbA1c < 6,0% sem uso de medicações) em 78,1% dos operados (80% de remissão nos pacientes com diabetes acompanhados por menos de 2 anos e 62% após mais de 2 anos da cirurgia), sendo que quanto mais disabsortiva a cirurgia, maior o índice de remissão: derivação biliopancreática (DBP) com ou sem *switch* duodenal, derivação gastrojejunal em Y-de-Roux (DGJYR) e banda gástrica ajustável (BGA), com 95,1%, 80,3% e 56,7%, respectivamente.

Diversos estudos observaram que a taxa de remissão do diabetes após DGJYR em pacientes com IMC baixo é comparável às taxas relatadas de 80% a 85% após a mesma cirurgia em pacientes com DMT2 obesos grau III. Panunzi *et al.*[19] realizaram extensa revisão sistemática em busca de preditores de remissão do diabetes após cirurgia metabólica. Examinaram todos os 94 artigos até 2015 que relatavam taxas de remissão do DMT2 no pós-operatório e evidenciaram que a taxa geral de remissão foi equivalente entre 60 estudos, independente do IMC, o que mostra que o IMC não é um bom fator preditor de remissão do DMT2.

Em 2012, Cohen *et al.*[20] realizaram o único estudo prospectivo de longo prazo até o momento que examinou a eficácia e segurança da DGYR no tratamento do DMT2 em 66 pacientes com IMC entre 30 kg/m² e 34,9 kg/m². Todos os pacientes tinham diabetes de longa duração (média de 12,5 anos) e controle glicêmico inadequado (média de HbA1c basal de 9,7%) e 10 (15%) pacientes estavam em uso de insulina. O acompanhamento médio foi de 5 anos. A remissão do DMT2 (HbA1c < 6,5% sem medicação para diabetes) foi alcançada em 88% dos pacientes, e a medicação foi descontinuada em todos os casos nos primeiros 6 meses após a cirurgia. Melhora (HbA1c <7% com doses menores de medicamentos orais para diabetes e sem insulina) foi alcançada em 11% dos pacientes. Todos os pacientes apresentaram perda de peso significativa aos 5 anos, no entanto, não houve correlação entre a perda de peso e os níveis da glicemia em jejum ou HbA1c nos primeiros 5 anos. A função secretora das células beta e a sensibilidade à glicose também aumentaram após a cirurgia. Hipertensão, hipercolesterolemia e hipertrigliceridemia responderam positivamente em 58%, 64% e 58% dos pacientes, respectivamente, com melhora no risco cardiovascular. O risco previsto de 10 anos de doença cardiovascular, calculado segundo a calculadora de risco UKPDS, caiu substancialmente após a cirurgia, com 71% de redução para doença coronariana, 84% de redução para doença coronariana fatal, 50% de redução para acidente vascular cerebral e 57% de redução para acidente vascular cerebral fatal. Não houve mortalidade, morbidade cirúrgica significativa ou desnutrição no presente estudo.

Nos últimos 10 anos, 12 estudos randomizados controlados compararam cirurgia metabólica *versus* tratamento clínico para o controle do DMT2. Todos incluíram pacientes obesos com DMT2 (N = 874; 38 a 150 pacientes por estudo) com seguimento de 6 meses a 5 anos. Os braços cirúrgicos incluíram DGJYR (9 estudos), BGA (5 estudos), gastrectomia vertical (2 estudos) e DBP (1 estudo), sendo que alguns contemplaram vários tipos de cirurgia. A gravidade do DMT2 variou significativamente, de "leve" (média de HbA1c 7,7%, < 2 anos de história da doença, sem uso de insulina)[11] a avançado (média HbA1c 9,3%, duração de 8,3 anos, 48% utilizando insulina).[21] O IMC variou de 25 kg/m² a 53 kg/m². Onze dentre 12 estudos incluíram pacientes com IMC menor que 35 kg/m². Idade, gênero e etnias eram semelhantes, embora três estudos tenham incluído um número significativo de pacientes asiáticos.[22]

Na maioria das publicações, o objetivo principal foi a taxa de remissão, definida como um alvo de HbA1c igual ou inferior a 6,0% a 6,5%, sem necessidade de medicações para diabetes.

Em geral, esses estudos mostraram que a cirurgia foi significativamente superior ao tratamento clínico em relação ao alvo glicêmico proposto (p < 0,05 para todos). A única exceção foi o estudo de Ding *et al.*[23], em que a remissão do diabetes entre os pacientes com BGA e tratamento clínico foi de 33% e 23%, respectivamente. Esse resultado pode ser interpretado pela seleção de pacientes nesse estudo, já com DMT2 avançado (HbA1c de 8,2% ± 1,2%, com 40% em uso de insulina) e provavelmente redução da função das células beta em conjunto com o limitado poder antidiabético direto da BGA. No geral, a cirurgia diminuiu a HbA1c em 2% a 3,5%, enquanto o tratamento não operatório reduziu apenas de 1% a 1,5%. A maioria desses estudos também mostrou superioridade dos braços cirúrgicos sobre o tratamento clínico para alcançar desfechos secundários, como perda de peso, redução da utilização de medicações para o diabetes e de outros fármacos com efeitos cardiovasculares, além da melhora no metabolismo lipídico e na qualidade de vida. Os resultados em relação ao controle da pressão arterial e lipoproteínas de baixa densidade após o tratamento cirúrgico, comparado com o tratamento clínico, não são uniformes, já que esses estudos não detinham poder estatístico para analisar os desfechos. De qualquer maneira, muitos mostraram redução do uso de medicações.[24]

Em 2017, Cohen et al.[25] publicaram uma revisão sistemática e metanálise de cinco estudos clínicos randomizados avaliando pacientes com DMT2 e obesidade leve. O procedimento alvo foi a DGJYR comparado ao tratamento clínico. O principal desfecho foi a remissão do DMT2. Os desfechos secundários foram o efeito metabólico da DGJYR sobre a hipertensão e a dislipidemia. O tempo médio de duração do DMT2 variou de 6 a 10 anos. No seguimento mais longo, a DGJYR melhora significativamente a remissão total e parcial do DMT2. Embora mais estudos sejam necessários, já existem fortes evidências de que a DGJYR melhora os resultados metabólicos por pelo menos cinco anos em pacientes com obesidade grau I. Essa metanálise reforça a visão de que adicionar cirurgia metabólica ao melhor tratamento clínico em pacientes descompensados do DMT2 é uma ótima opção naqueles com IMC $\geq$ 30 kg/m².

Cirurgia metabólica e desfechos cardiovasculares

Muitos estudos evidenciam melhora nos eventos cardiovasculares após cirurgias metabólicas. Vest et al.[26] conduziram revisão que mostrou redução significante nos fatores de risco cardiovasculares, como melhora do diabetes em 73% dos doentes, hipertensão em 63% e hiperlipidemia em 65% em período de seguimento médio de 4,8 anos, após o tratamento cirúrgico. Estudos de imagem demonstraram melhora na estrutura ventricular esquerda e na função diastólica e sistólica cardíacas. Uma metanálise[27] mostrou que a cirurgia metabólica, realizada em pacientes com IMC maior ou igual a 35 kg/m², resultou em risco significativamente menor de morte, infarto do miocárdio e acidentes vasculares cerebrais comparado com pacientes do grupo controle.

Sjostrom et al.[28] relataram risco significativamente menor de mortalidade por evento cardiovascular (infarto e acidentes vasculares cerebrais) em população submetida a cirurgia metabólica em seguimento de 10,9 anos. A cirurgia diminui os eventos relacionados à doença macrovascular como coronariopatia, doença em carótidas e artérias periféricas, em população diabética.[29]

Um subestudo do SOS[14] demonstrou redução significativa dos índices de fibrilação atrial nos pacientes operados, comparados aos controlados por medicamentos. Estudos mostraram também diminuição do risco de insuficiência cardíaca nos pacientes obesos, tratados cirurgicamente, em comparação aos não operados.[30]

A obesidade em adolescentes aumentou exponencialmente nas últimas décadas, levando ao aparecimento de muitas doenças a ela relacionadas, em idade precoce. Acontece, assim, o aumento do risco de mortalidade decorrentes de eventos cardiometabólicos (dislipidemia, DM2, hipertensão arterial, acidentes vasculares e insuficiência cardíaca) na vida futura.[31] Sendo assim, muitos estudos reforçam o emprego da cirurgia metabólica nessa população.[32] Pesquisas demonstram que os resultados nas variáveis cardiometabólicas são mais favoráveis nessa população quando comparados com os resultados na população adulta. Inge et al.,[33] em de 5 anos de acompanhamento, mostraram remissão de DM2 de 85% para a população adolescente quando comparada à adulta, que foi de 53%, e remissão da hipertensão de 68% contra 41%, respectivamente.

Em nosso meio, Schiavon et al.[34] conduziram estudo avaliando a cirurgia metabólica em pacientes com hipertensão com IMC entre 30 kg/m² e 40 kg/m² submetidos à DGJYR e comparando os resultados sobre a hipertensão com pacientes submetidos apenas ao tratamento medicamentoso. Em 83% dos pacientes operados houve redução do número de anti-hipertensivos comparado com 12% no grupo não operado. A remissão da hipertensão ocorreu em 51% no grupo operado.

Cirurgia metabólica e desfechos renais

A obesidade é fator de risco para doenças renais. A cirurgia metabólica é reconhecida como tratamento com efeitos benéficos sobre a doença renal, como melhora da albuminúria e da taxa de filtração glomerular.[35] Estudo de Bjornstad[36] mostrou que, em acompanhamento de 5 anos, pacientes com DM2 submetidos à DGJYR, a albuminúria reduziu-se de 27% para 5% nesse grupo, enquanto aqueles tratados clinicamente houve acréscimo de 21% para 43% nesse período.

Estágios iniciais de doença renal, caracterizados pela microalbuminúria, são associados a futuros eventos cardiovasculares e agravamento da doença renal e mortalidade precoce em portadores de obesidade e DM2. Cohen et al.[37] compararam os efeitos da DGJYR com a melhor opção de tratamento clínico em obesos com DM2 e IMC entre 30 kg/m² e 35 kg/m², em seguimento de 2 anos. Esse estudo mostrou remissão da microalbuminúria em 55% dos pacientes tratados clinicamente e em 82% nos operados. A melhora da função renal ocorreu em 48% no grupo clínico contra 82% no grupo cirúrgico.

Seleção de pacientes para cirurgia metabólica

Os resultados operatórios mostram que o trato gastrintestinal constitui importante agente no manejo do diabetes e das doenças relacionadas ao binômio obesidade/diabetes. Numerosos estudos demonstram melhora no controle glicêmico e no risco de eventos cardiovasculares e renais. Baseados nisso, a cirurgia metabólica deve ser recomendada para o tratamento do DMT2 em pacientes com IMC maior que 40 kg/m² e nos pacientes com IMC entre 35 kg/m² e 40 kg/m² quando a glicemia é mal controlada por medidas clínicas. A cirurgia metabólica também deve ser considerada para pacientes com IMC a partir de 30 kg/m², se a glicemia não for controlada, apesar de tratamento clínico adequado oral ou injetável. Devido às diferenças em relação a IMC, gordura visceral e risco cardiovascular para pacientes asiáticos, sugere-se diminuição de 2,5 kg/m² nessa população, para a indicação cirúrgica.

Deve ficar claro que a indicação cirúrgica para o DMT2 não controlado não se baseia no IMC exclusivamente. Cirurgia metabólica não é cirurgia para IMCs baixos. Se o objetivo primário da indicação operatória for o controle do DMT2, tenha o paciente IMC de 32 kg/m² ou 50 kg/m², está indicada uma cirurgia metabólica. Podemos fazer uma analogia com colectomias. Pacientes com adenocarcinoma de sigmoide são submetidos a sigmoidectomias, como um portador de doença diverticular complicada, a técnica operatória é semelhante, porém a indicação cirúrgica é diferente.

Considerações finais

Frente à epidemia do diabetes no Brasil e no mundo, a cirurgia metabólica deve ser vista como um progresso no tratamento e ferramenta importante no manejo glicêmico desses pacientes. Devido a gravidade dessa doença e dificuldades de controlá-la, a parceria entre endocrinologistas e cirurgiões deve ser vista como uma tendência, e a cirurgia considerada em casos de descontrole, apesar do uso de múltiplas drogas antidiabéticas.

Referências Bibliográficas

1. Bozadjieva N, Heppner KM, Seeley R. Targeting FXR and FGF19 to Treat Metabolic Diseases - Lessons Learned from Bariatric Surgery. Diabetes. 2018; 67(9):1720-8.
2. Murray P, Chune GW, Raghavan VA. Legacy effects from DCCT and UKPDS: what they mean and implications for future diabetes trials. Curr Atheroscler Rep. 2010;12(6):432-9.
3. Smyth-Osbourne A, Parkes C, Graham J, England P. Intensive blood-glucose control with sulphonylureas or insulin compared with conventional treatment and risk of complications in patients with type 2 diabetes (UKPDS 33). Lancet. 1999;354(9178):602.
4. Mendes ABV, Fittipaldi JAS, Neves RCS, Chacra AR, Moreira ED. Prevalence and correlates of inadequate glycaemic control: results from a nationwide survey in 6,671 adults with diabetes in Brazil. Acta Diabetol. 2010;47(2):137-45.
5. Stark Casagrande S, Fradkin JE, Saydah SH, Rust KF, Cowie CC. The Prevalence of Meeting A1C, Blood Pressure, and LDL Goals Among People With Diabetes, 1988-2010. Diabetes Care. 2013;36:2271-9.
6. Rubino F, Nathan DM, Eckel RH, Schauer PR, Alberti KGMM, Zimmet PZ et al. Delegates of the 2nd Diabetes Summit: a joint statement by international diabetes organizations. Diabetes Care. 2016;39:861-7.
7. Conselho Federal de Medicina. Resolução n° 2.131, de 12 de novembro de 2015. Disponível na Internet: https://www.in.gov.br/web/guest/materia/-/asset_publisher/Kujrw0TZC2Mb/content/id/22175085/do1-2016-01-13-resolucao-n-2-131-de-12-de-novembro-de-2015-22174970 (06 nov. 2020).
8. Batterham RL, Cummings DE. Mechanisms of Diabetes Improvement Following Bariatric/Metabolic Surgery. Diabetes Care. 2016; 39(6): 893-901.
9. Ma J, Vella A. What has Bariatric Surgery Taught Us About the Role of the Upper Gastrointestinal Tract in the Regulation of Postprandial Glucose Metabolism? Front Endocrinol. 2018;9:324.
10. Ochner CN, Gibson C, Shanik M, V Goel l, Geliebter A. Changes in neurohormonal gut peptides following bariatric surgery. Intl J Obes. 2011;(35):153-66.
11. Le Roux CW, Engstrom M, Bjornfot N, Fandriks L, Docherty NG. Equivalent Increases in Circulating GLP-1 Following Jejunal Delivery of Intact and Hydrolysed Casein: Relevance to Satiety Induction Following Bariatric Surgery. Obes Surg. 2016;(26):1851-7.
12. Neff KJ, O'Shea D, Le Roux CW. Glucagon like peptide-1 (GLP-1) dynamics following bariatric surgery: a Signpost to a new frontier. Curr Diabetes Rev. 2013;(9):93-101.
13. Rubino F, Forgione A, Cummings DE. The mechanism of diabetes control after gastrointestinal bypass surgery reveals a role of the proximal small intestine in the pathophysiology of type 2 diabetes. Ann Surg. 2006;244(5):741-9.
14. Cohen R; Rubino F; Schiavon CA; Cummings DE. Diabetes remission without weight loss after gastric bypass surgery. Surg Obes Relat Dis. 2012;(8) 5:66-8.
15. Cortez RV, Petry T, Caravatto P, Pessôa R, Sanabani SS, Martinez MB et al. Shifts in intestinal microbiota after duodenal exclusion favor glycemic control and weight loss: a randomized controlled trial. Surg Obes Relat Dis. 2018;14(11):1748-54.
16. Lee WJ, Chong K, Chen CY. Diabetes remission and insulin secretion after gastric bypass in patients with body mass index < 35kg/m2. Obes Surg. 2011;21: 889-95.
17. Aminian A, Andalib A, Khorgami Z. A nationwide safety analysis of bariatric surgery in nonseverely obese patients with type 2 diabetes. Surg Obes Relat Dis. 2016;12(6);1163-70.
18. Buchwald H, Avidor Y, Braunwald E. Bariatric surgery: a systematic review and meta-analysis. JAMA 2004; 292:1724-37.
19. Panunzi S, De Gaetano A, Carnicelli A, Mingrone G. Predictors of remission of diabetes mellitus in severely obese individuals undergoing bariatric surgery: do BMI or procedure choice matter? A meta-analysis. Ann Surg. 2015;261:459-67.
20. Cohen R, Pinheiro JS, Schiavon C. Effect of gastric bypass surgery in patients with type 2 diabetes and only mild obesity. Diabetes Care. 2012;35(7): 1420-8.
21. Rubino F, Marescaux J. Effect of duodenal-jejunal exclusion in a non-obese animal model of type 2 diabetes: a new perspective for an old disease. Ann Surg. 2004;239(1):1-11.
22. Ikramuddin S, Billington CJ, Lee WJ. Roux-en-Y gastric bypass for diabetes (the Diabetes Surgery Study): 2-year outcomes of a 5-year, randomized, controlled trial. Lancet Diab Endocrinol. 2015;3:413-22.
23. Ding SA, Simonson DC, Wewalka M. Adjustable gastric band surgery or medical management in patients with type 2 diabetes: a randomized clinical trial. J Clin Endocrinol Metab. 2015;100:2546-56.

24. Cummings DE, Arterburn DE, Westbrook EO. Gastric bypass surgery vs. intensive lifestyle and medical intervention for type 2 diabetes: the CROSSROADS randomized controlled trial. Diabetologia. 2016;59:945-53.
25. Cohen RV, Le Roux C, Junqueira S. Roux-En-Y Gastric Bypass in Type 2 Diabetes Patients with Mild Obesity: a Systematic Review and Meta-analysis. Obes Surg. 2017; 27:2733-9.
26. Vest AR, Heneghan HM, Agarwal S, Schauer PR, Young JB. Bariatric surgery and cardiovascular outcomes: a systematic review. Heart. 2012;98:1763-77.
27. Zhou X, Yu J, Li L. Effects of bariatric surgery on mortality, cardiovascular events, and cancer outcomes in obese patients: systematic review and meta-analysis. Obes Surg. 2016;26:2590-601.
28. Sjöström L, Narbro K, Sjöström CD. Effects of bariatric surgery on mortality in Swedish obese subjects. N Engl J Med. 2007;357:741-52.
29. Sjöström L, Peltonen M, Jacobson P. Association of bariatric surgery with long-term remission of type 2 diabetes and with microvascular and macrovascular complications. JAMA. 2014;311:2297-304.
30. Sundstrom J, Bruze G, Ottosson J, Marcus C, Naslund I, Neovius M. Weight loss and heart failure: a nationwide study of gastric bypass surgery versus intensive lifestyle treatment. Circulation. 2017;135:1577-85.
31. Twig G, Tirosh A, Leiba A. Body Mass index at age 17 and diabetes mortality in midlife: a nationwide cohort of 2.3 million adolescents. Diabetes Care. 2016.
32. Michalsky MP, Inge TH, Simmons M. Cardiovascular risk factors in severely obese adolescents: the teen longitudinal assessment of bariatric surgery (Teen-LABS) Study. JAMA Pediatr. 2015;169(5):438-44.
33. Inge TH, Courcoulas AP, Jenkins TM. Five-year outcomes of gastric bypass in adolescents as compared with adults. New Engl J Med. 2019;380(22):2136-45.
34. Effects of Bariatric Surgery in Obese Patients With Hypertension: The GATEWAY Randomized Trial (Gastric Bypass to Treat Obese Patients With Steady Hypertension). Schiavon CA, Bersch-Ferreira AC, Santucci EV, Oliveira JD, Torreglosa CR, Bueno PT, et al. Circulation. 2018;13;137(11):1131-42.
35. Imam TH, Fischer H, Jing B, Burchette R, Henry S, DeRose SF et al. Estimated GRF before and after bariatric surgery in CKD. Am J Kidney Dis. 2017;69(3):380-92.
36. Bjornstad P, Hughan K, Kelsey MM, Shah AS, Lynch J, Nehus E et al. Effect of surgical versus medical therapy on diabetic kidney disease over 5 years in severely obese adolescents with type 2 diabetes. Diabetes Care. 2020;43(1):187-95.
37. Cohen RV, Pereira TV, Aboud CM, Petry TBZ, Lopes Correa JL, Schiavon CA, et al. Effect of Gastric Bypass vs Best Medical Treatment on Early-Stage Chronic Kidney Disease in Patients With Type 2 Diabetes and Obesity: A Randomized Clinical Trial. JAMA Surg. 2020;155(8):204-8.

96 Emprego de Novas Técnicas – O Que Realmente Faz Diferença nos Resultados sem Comprometer a Segurança?

Leonardo Emílio da Silva • Heládio Feitosa de Castro Filho
Marcio Valle Cortez

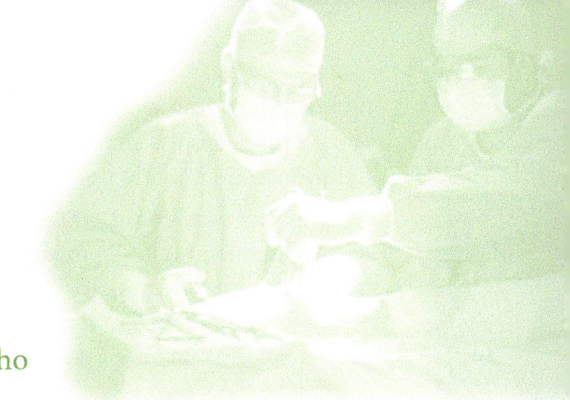

Introdução

A cirurgia bariátrica é a ferramenta mais eficaz e durável para o tratamento da obesidade e suas complicações. Várias opções cirúrgicas já foram propostas, até mesmo com diferentes variações técnicas dentro de um mesmo procedimento. As intervenções cirúrgicas podem ser divididas em dois tipos gerais: mal absortivas (peças de *bypass* do trato gastrointestinal para limitar a absorção de alimentos) e restritivas (diminuindo o tamanho do estômago para que o paciente fique saciado precocemente). Todos estes podem ser executados como cirurgia convencionais ou via minimamente invasivas (laparoscopia e robótica).

A cirurgia bariátrica é eficaz para perda de peso sustentada para pessoas com IMC de pelo menos 40 kg.m^{-2} ou pelo menos 35 kg.m^{-2} com comorbidades (incluindo diabetes tipo 2, dislipidemias, hipertensão e demais). É eficaz não apenas para o tratamento do peso do paciente, mas também muito eficaz na resolução das comorbidades associadas.

A análise dos resultados da cirurgia bariátrica facilmente explica seu crescimento com uma poderosa ferramenta no tratamento da obesidade e suas consequências. Há um aumento na expectativa de vida em pacientes com obesidade mórbida quando comparados a dieta e exercícios.

Na análise de custo-benefício, há evidente maior efetividade em doentes submetidos à cirurgia bariátrica quando comparados com tratamento não operatório.

A cirurgia bariátrica foi apropriadamente nomeada em 1953, após a palavra grega "βάρOς" (barros) para peso, quando Varco tentou pela primeira vez tratar a obesidade severa com um desvio do intestino delgado. No entanto, desde então, o foco neste campo se expandiu muito além da obesidade. Passou a haver um reconhecimento de que ignorar partes do intestino também pode controlar um conjunto muito maior de doenças metabólicas, incluindo o diabetes melito tipo 2 (DM2) e outras expressões da síndrome metabólica.

Houve um amadurecimento e uma consequente evolução do termo cirurgia "bariátrica" para a "cirurgia metabólica", devido ao seu amplo impacto nos processos bioquímicos que ocorrem nas células enteroendócrinas do trato digestório.

A cirurgia metabólica inclui uma variedade de procedimentos realizados em indivíduos que são obesos e com doenças metabólicas relacionadas à obesidade. O maior objetivo da cirurgia metabólica é o controle do diabetes tipo 2 de difícil controle clínico e, consequentemente, suas implicações cardiometabólicas.

Há um grande crescimento no número de procedimentos bariátricos porque a necessidade e a busca de um procedimento mais eficaz com menor morbidez ainda continuam. Existem procedimentos bariátricos emergentes que foram criados para lidar com essas preocupações. Os procedimentos bariátricos emergentes podem ser definidos, como o que foi elaborado, nos últimos 5 anos, que atingiu um estágio de ensaio clínico randomizado para provar a eficácia clínica sobre os procedimentos bariátricos existentes.

Em alguns casos, embora os procedimentos emergentes não tenham conseguido estabelecer uma definitiva vantagem clínica, são pelo menos tão atraentes e menos desafiadores tecnicamente do que os procedimentos bariátricos existentes. Existem certas diferenças raciais, étnicas e culturais que afetam os hábitos alimentares e as condições de vida em uma determinada área geográfica. Por essa razão, é pertinente que o procedimento bariátrico seja alterado de acordo com os hábitos alimentares e as culturais existentes.

Faz sentido ter um procedimento com um efeito metabólico robusto em certos países. Alguns países têm uma alta incidência de anemia por deficiência de ferro endêmica e, portanto, precisam de um procedimento robusto para efeitos metabólicos, mas muita cautela na disabsorção que ele poderá gerar.

Cada procedimento bariátrico deve ser identificado por um único conjunto de medidas anatômicas precisas que caracterizam seu padrão final de reconfiguração anatômica. Esse conjunto de alterações anatômicas objetivam uma mudança na fisiologia do organismo, que geram efeitos colaterais, por vezes, benéficos ao resultado almejado.

Necessitamos de novos procedimentos?

A história da cirurgia bariátrica passa por diversos procedimentos que outrora tinham como objetivo a restrição alimentar ou a disabsorção de nutrientes, ou ainda procedimentos mistos que combinavam ambas as situações.

As variações de técnicas cirúrgicas empregadas para o tratamento da obesidade e suas comorbidades aconteceram, e acontecem, em razão da grande diversidade ética e geográfica mundial. Os benefícios da cirurgia bariátrica sobre o peso e suas graves consequências já foram amplamente provados. Porém, a cirurgia bariátrica, como o único tratamento bem-sucedido e durável de longo prazo para a obesidade, permanece subutilizada para o tratamento da epidemia da doença obesidade no mundo. Atualmente, de uma maneira global, operamos cerca de 1% dos doentes elegíveis ao procedimento cirúrgico da obesidade e suas consequências.

Por ser uma doença multifatorial, o procedimento a ser indicado para cada paciente deve seguir protocolos rígidos de avaliação psicológica, nutricional, socioeconômica e obviamente da condição clínica do paciente. Nesse cenário, falhas quanto à técnica empregada podem ocorrer, uma vez que mudamos a anatomia com o objetivo de estabelecer benefícios fisiológicos para o paciente.

Nos últimos anos, um procedimento puramente restritivo, a gastrectomia vertical (chamada de *Sleeve*), passou a ser o procedimento mais realizado no mundo para tratar a obesidade e suas consequências, em especial na América do Norte. A não presença de um quadro disabsortivo aliado a uma inequívoca padronização técnica e provável "simplicidade" técnica fizeram com que, em 2013, a gastrectomia vertical passasse a ser a cirurgia bariátrica mais realizada conforme dados da American Society for Metabolic and Bariatric Surgery, com mais de 50% de todos os procedimentos cirúrgicos realizados.

Um dos maiores problemas no tratamento cirúrgico da obesidade, além dos riscos imediatos que são baixos, é o insucesso na perda completa do peso após o procedimento escolhido, assim como a recidiva da obesidade (incluindo suas comorbidades) e os infrequentes efeitos colaterais exagerados que podem colocar em risco a integridade nutricional do paciente, ao longo dos anos de pós-operatório.

Nesse sentido, surgiu o termo cirurgia revisional. A cirurgia revisional é um procedimento de exceção, que poderá ser realizado após detalhada e minuciosa avaliação de uma equipe multidisciplinar, em especial psiquiatria, psicologia e nutrição, além de um perfeito entendimento da técnica que o paciente possui e sua integridade anatômica.

Assim, a cirurgia revisional pode expor um mau preparo pré-operatório; uma ausência de acompanhamento pós-operatório por ambas as partes, paciente e/ou médico; uma complicação da cirurgia empregada, tanto por falha na execução, quanto por fatores inerentes às possíveis morbidades da cirurgia empregada; uma má indicação e, por fim, expor que podemos ainda estar necessitando de alternativas cirúrgicas com maior potência e menores efeitos colaterais, fato que ainda não se observa de maneira linear com as técnicas regulamentadas legalmente em nosso país.

Reforçando nossas últimas afirmações, desde 2013 (ano em que *Sleeve* passou a ser a cirurgia mais realizada no mundo), a cirurgia revisional vem apresentando aumento assustador. Segundo a American Society for Metabolic and Bariatric Surgery, a incidência de cirurgia revisional mantinha-se estável em 6% de todas as cirurgias bariátricas e metabólicas, sendo que aumentou 311% desde 2011, com taxas progressivas de 11,5%, 13,6%, 13,9%; 14,1% e 15,4%, respectivamente, nos anos de 2014, 2015, 2016, 2017 e 2018 (Figura 96.1). Esses dados coincidem com o aumento da realização da gastrectomia vertical, nos mesmos períodos, de 51,7%, 53,8%, 58,1%, 59,4% e 61,4%, sendo que o mais impressionante foi a tendência de crescimento observada, de 451%, desde 2011.

A Tabela 96.1 mostra o número de procedimentos cirúrgicos, primários, metabólicos e bariátricos com divisão percentual no ano de 2018 nos Estados Unidos.

Assim, o aumento no número de cirurgias revisionais, já sendo a terceira cirurgia em número no mundo, nos obriga a analisar e refletir sobre outras opções terapêuticas cirúrgicas, reforçando que ainda não temos a chamada cirurgia ideal. Fica claro que é fundamental a avaliação individualizada – clínica, psicológica e nutricional – levando em consideração a condição socioeconômica de cada paciente, assim como os efeitos colaterais da cirurgia indicada. Precisamos muito pensar na conveniência cirúrgica de maneira muito clara e responsável na escolha do procedimento a ser indicado.

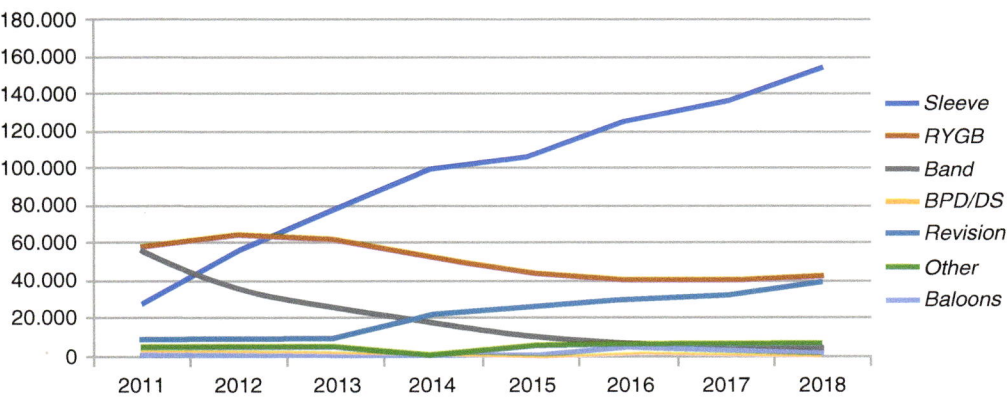

FIGURA 96.1 – Tendências de número de procedimentos de cirurgias bariátricas e metabólicas entre 2011-2018. RYGB: gastroplastia em Y de Roux; Band: banda gástrica ajustável; Revision: cirurgia revisional; Other: outros; Ballons: balão intragástrico. Fonte: English WJ, DeMaria EJ, Hutter MM, Kothari SN, Mattar SG, Brethauer SA, Morton JM. American Society for Metabolic and Bariatric Surgery 2018 estimate of metabolic and bariatric procedures performed in the United States. Surg Obes Relat Dis. 2020 Apr;16(4):457-463. doi: 10.1016/j.soard.2019.12.022. Epub 2020 Jan 3. PMID: 32029370.

Tabela 96.1
Procedimentos cirúrgicos primários, metabólicos e bariátricos realizados em 2018 nos Estados Unidos

Procedimento primário	Número de procedimentos	% de procedimentos
Sleeve	154976	76,5
Gastroplastia em Y de Roux	42945	21,2
Banda gástrica ajustável	2660	1,3
Derivação biliopancreática	2123	1
TOTAL	202704	100

Fonte: English WJ, DeMaria EJ, Hutter MM, Kothari SN, Mattar SG, Brethauer SA, Morton JM. American Society for Metabolic and Bariatric Surgery 2018 estimate of metabolic and bariatric procedures performed in the United States. Surg Obes Relat Dis. 2020 Apr;16(4):457-463. doi: 10.1016/j.soard.2019.12.022. Epub 2020 Jan 3. PMID: 32029370.

Assim, novas técnicas vêm surgindo em um crescente, algumas com ampla utilização em alguns países no mundo.

Antes de discorrer sobre as técnicas que nos parecem ser mais promissoras, mais utilizadas ao redor do mundo, até a data em que escrevemos este capítulo (2021), as técnicas que serão descritas não são elencadas como cirurgias autorizadas para serem realizadas no Brasil, conforme as resoluções 2.131/15 e 2172/17 do Conselho Federal de Medicina.

Gastrectomia vertical com anastomose única duodenoileal (SADI-S)

A gastrectomia vertical (*Sleeve*) associada à anastomose duodenoileal única por videolaparoscopia (SADI-S) foi descrita pela primeira vez em 2007, com a intenção de simplificar uma técnica cirúrgica complexa, a derivação biliopancreática com desconexão duodenal (BPD-DS).[1] Ao longo dos anos, a maioria dos estudos demonstrou que SADI-S é um procedimento muito eficaz para perda de peso e resolução de comorbidades associadas à obesidade, como diabetes tipo 2, dislipidemia, síndrome da apneia obstrutiva do sono, entre outras. O SADI-S também tem mostrado bons resultados como procedimento primário e revisional após operações anteriores malsucedidas, como o *Sleeve* primário. Sem dúvida, como em todos os procedimentos cirúrgicos, foram encontrados contratempos, embora esses efeitos colaterais tenham sido bem tolerados e as complicações pós-operatórias de curto e longo prazo parecessem mínimas. Esses resultados impulsionaram os endossos da Sociedade Americana de Cirurgia Bariátrica e Metabólica (ASBMS) e da Federação Internacional de Cirurgia para Obesidade (IFSO) (Figura 96.2)

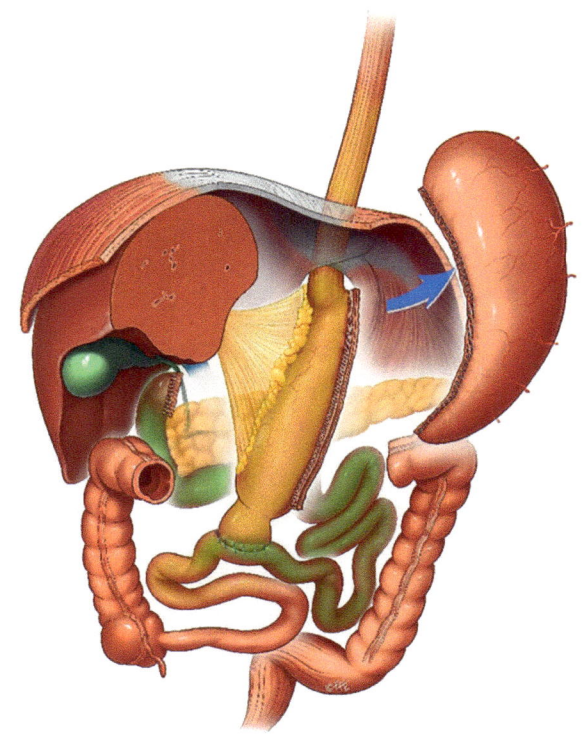

FIGURA 96.2 – SADI-S. Fonte: https://www.ifso.com/atlas-of-bariatric-and-metabolic-surgery/

Resultados

A perda de peso após SADI-S varia de cerca de 20% de perda do excesso de peso (EWL) nos primeiros 3 meses até quase 100% após 2 anos em alguns estudos, demonstrando uma perda de peso comparável à gastroplastia com reconstrução em Y de Roux (RYGB) em médio prazo, mas apresentando resultados ainda superiores em longo prazo.[2-4] Esses números de perda de peso são semelhantes ao BPD-DS padrão.

Os resultados metabólicos têm sido excelentes, semelhantes aos relatados após qualquer derivação biliopancreática. A resolução geral do diabetes tipo 2 relatada após SADI-S foi de 60% a 80%. A remissão da dislipidemia ocorreu em mais de 70% dos casos, apneia do sono em mais de 80%, e a hipertensão foi controlada em mais de 60%, com remissão completa em mais de 50% dos pacientes.

O SADI-S é uma técnica hipoabsortiva, porém as deficiências nutricionais são muito incomuns.[2,4] Quando comparadas à gastroplastia em Y de Roux, essas anormalidades foram semelhantes entre os dois procedimentos, provavelmente relacionadas à suplementação pós-operatória suficiente administrada aos pacientes para atender às necessidades diárias de vitaminas, minerais e outros micronutrientes. Em relação à qualidade de vida, o número médio de evacuações após o SADI-S é de 2,5 evacuações ao dia.

SADI-S é altamente eficaz como procedimento revisional após falha da gastrectomia vertical, e pode ser uma opção após a falha de outros procedimentos bariátricos: banda gástrica ajustável, gastroplastia vertical com bandagem (VBG) ou RYGB.

Em resumo, SADI-S é uma técnica hipoabsortiva, derivada do desvio biliopancreático. É baseada nos mesmos princípios. É uma alternativa como procedimento cirúrgico isolado para pacientes obesos mórbidos e uma opção adequada como primeiro passo para pacientes superobesos ou de alto risco.

Gastroplastia de anastomose única (OAGB)

A gastroplastia de anastomose única *(Omega Loop Gastric Bypass/minigastric Bypass)* foi concebida pelo Dr. R. Rutledge em 1997. Esse tipo de operação tem ganhado adeptos em todo o mundo, aumentando principalmente nos últimos anos na Europa e na Ásia. Vários estudos demonstraram que é uma operação bariátrica rápida, segura, reprodutível e eficaz. Além disso, a curva de aprendizado é menor que as demais técnicas com derivação intestina. A operação consiste em dois componentes: primeiro, uma bolsa gástrica longa (18 a 20 cm) e estreita. Em segundo lugar, um *bypass* jejunal de 150 a 200 cm com uma anastomose antecólica, antegástrica, determinando uma hipoabsorção de gordura (Figura 96.3).

Em 2005, Carbajo *et al.* adotaram a cirurgia de uma única anastomose, mas propuseram a mudança da anastomose gastrojejunal com um coto gástrico longo e estreito seccionado logo após a "pata do corvo" (*crow's foot*) na divisão do nervo vago anterior na pequena curvatura do estômago, o que determina um coto com cerca de 20 cm, intencionando a menor ocorrência de refluxo biliar gastroesofágico.

O refluxo biliar clinicamente relevante é relatado na literatura na faixa de porcentagem de um dígito e pode ser facilmente corrigido pela conversão para um *bypass* gástrico em Y de Roux ou uma enteroenterostomia.

Até hoje, não há evidências de que o *bypass* gástrico de anastomose única promova o desenvolvimento de câncer gástrico-esofágico, embora essa questão (devido à falta de dados de longo prazo) não possa ser respondida definitivamente.

A perda de peso esperada é pelo menos comparável ao *bypass* gástrico de Roux en Y, ou ainda melhor (intervalo de perda de peso corporal de 30% a 40%). O mesmo é verdadeiro para a resolução de comorbidades, especialmente diabetes. Os pacientes após a anastomose única de *bypass* gástrico precisam de suplementação (micronutriente) comparável àquela após o BGYR, além disso, há um risco maior de deficiência de ferro e de vitaminas lipossolúveis. A absorção de gordura pode limitar a qualidade de vida em poucos pacientes,

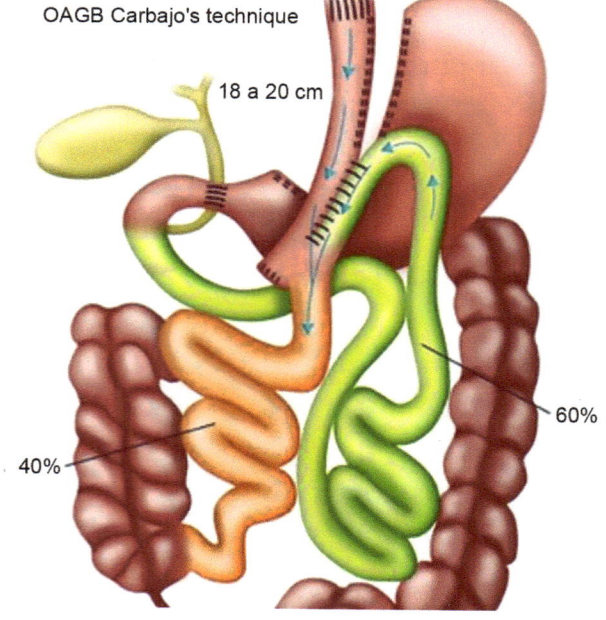

FIGURA 96.3 – *OAGB*. Fonte: *Carbajo M, García-Caballero M, Toledano M, et al. One-anastomosis gastric bypass by laparoscopy: results of the first 209 patients. Obes Surg. 2005;15(3):398–404.*

especialmente após uma dieta rica em gordura devido ao inchaço e à esteatorreia.

O número de derivações gástricas de anastomose única realizados em todo o mundo está aumentando constantemente: Esse procedimento tem se mostrado tecnicamente simples, seguro e eficaz, resultando em perda de peso permanente, sendo facilmente possível de revisão pela movimentação da anastomose e, se necessário, reversível.

Em 2018 e 2021, a IFSO fez um posicionamento, sob a forma de uma declaração, de que a gastroplastia de única anastomose é um procedimento efetivo e seguro e deve ser considerado como uma opção de tratamento cirúrgico da obesidade, assim como de suas comorbidades, em especial o diabetes tipo 2.

Gastrectomia vertical com bipartição duodenal (Figura 96.4)

Santoro *et al*. propuseram uma variante da DBP. A ideia é realizar uma gastrectomia vertical padrão associada à bipartição do trânsito intestinal (BTI), na qual uma anastomose gastroileal é realizada na região prepilórica sem a exclusão do duodeno, assim como do jejuno proximal. O princípio desse novo modelo cirúrgico é promover apenas a desativação parcial do intestino proximal e proporcionar um estímulo intestinal distal intenso e precoce. Sua eficácia parece ser semelhante à clássica do BPD-DS. Além disso, a preservação de algum fluxo alimentar duodenal confere proteção nutricional, garantindo o pleno acesso ao tubo digestivo, mantendo mecanismos protetores proximais contra a hipoglicemia, e mantendo a capacidade de absorção de micronutrientes.

A ideia seria uma simplificação da derivação biliopancreática tradicional, não havendo a manipulação duodenal, o que poderia ser uma grande vantagem, em especial em doentes superobesos e portadores de obesidade visceral volumosa.

O conceito de BTI decorre da hipótese de que a má absorção pode não ser o principal mecanismo subjacente à DBP com *duodenal switch* (DBP-DS), mas um efeito colateral desnecessário e evitável. A abordagem da DBP modificada proposta por Santoro *et al*.,[12] envolvendo uma anastomose gastroileal pré-pilórica e nenhuma exclusão duodenojejunal, proporciona desativação parcial do intestino proximal e um estímulo intestinal distal precoce e intenso. Isso abre uma nova perspectiva que pode oferecer uma alternativa útil para situações mais complexas, como a superobesidade.

Em um estudo randomizado de DBP-DS *versus* derivação gástrica em Y-de-Roux em um grupo de superobesos acompanhado por cinco anos, Risstad *et al*. mostraram que pacientes submetidos à DBP-DS apresentaram maior perda de peso e melhoraram os níveis de lipoproteína de baixa densidade, triglicérides e glicêmicos, mas com maior ocorrência de complicações cirúrgicas, efeitos adversos gastrointestinais e complicações nutricionais. Não houve diferença entre os dois grupos de pacientes nas estimativas de melhora na qualidade de vida.

Além de seus problemas nutricionais associados em longo prazo, a DBP-DS é uma operação complexa que traz grande risco para pacientes com superobesidade ou mesmo com grande volume de obesidade visceral.

Conclusão

Em resumo, fica clara a causa multifatorial da doença obesidade e suas comorbidades, o que não permite que definamos, até a data atual, uma cirurgia ideal no tratamento da obesidade e suas comorbidades. Assim, reforçamos a necessidade de uma minuciosa avaliação pré-operatória com endocrinologista, nutricionista, psicólogo e demais especialidades afins, proporcionando ao paciente candidato ao tratamento cirúrgico e à sua família/acompanhante uma clareza quanto à necessidade de uma mudança comportamental e um acompanhamento contínuo, em especial nos primeiros cinco anos de pós-operatório.

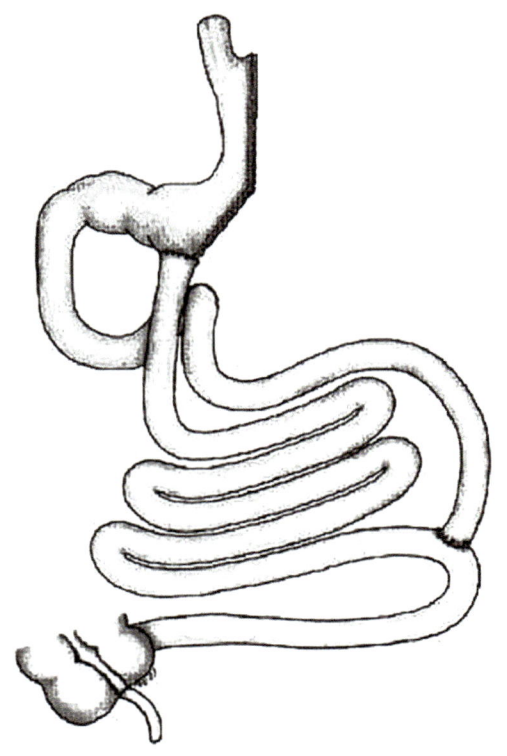

FIGURA 96.4 – *Gastrectomia vertical com bipartição duodenal*. Fonte: *Revista do Colégio Brasileiro de Cirurgiões*, 2012 v. 39 número 5, p. 425-35.

Dessa forma, a individualização de cada paciente, buscando uma técnica mais próxima de suas necessidades, aliada à conveniência operatória com completo entendimento, pelo candidato ao tratamento cirúrgico, dos efeitos colaterais próprios de cada cirurgia, deve ser uma condição imperativa e cuidadosamente perseguida pela equipe cirúrgica. Seguramente, esses aspectos são determinantes de melhores resultados e maior segurança ao paciente.

Bibliografia

Sanchez-Pernaute A, Rubio Herrera MA, Perez-Aguirre E, Garcia Perez JC, Cabrerizo L, Diez Valladares L. Proximal duodenal-ileal end-to-side bypass with sleeve gastrectomy: proposed technique. Obes Surg. 2007;17(12):1614–8. Doi: 10.1007/s11695-007-9287-8.

Sanchez-Pernaute A., et al. Single Anastomosis Duodeno–Ileal Bypass with Sleeve Gastrectomy (SADI-S). One to Three-Year Follow-up. Obes Surg. 2010; 20:1720-26. Doi: 10.1007/s11695-010-0247-3.

Torres A, Rubio MA, Ramos-Leví AM, Sánchez-Pernaute A. Cardiovascular Risk Factors After Single Anastomosis Duodeno-Ileal Bypass with Sleeve Gastrectomy (SADI-S): a New Effective Therapeutic Approach? Curr Atheroscler Rep. 2017 Nov 7;19(12):58. doi: 10.1007/s11883-017-0688-4.

Surve A, Cottam D, Medlin W, Richards C, Belnap L, Horsley B, Cottam S, Cottam A, Long-Term Outcomes of Primary Single-Anastomosis Duodeno-Ileal Bypass with Sleeve Gastrectomy (SADIS), Surgery for Obesity and Related Diseases (2020), doi: https://doi.org/10.1016/j.soard.2020.07.019.

Sánchez-Pernaute A, Rubio MÁ, Pérez N, Marcuello C, Torres A, Pérez-Aguirre E, Single-anastomosis duodeno-ileal bypass as a revisional or second-step operation after sleeve gastrectomy, Surgery for Obesity and Related Diseases (2020), doi: https://doi.org/10.1016/j.soard.2020.05.022.

Dijkhorst PJ, Boerboom AB, Janssen IMC, et al. Failed sleeve gastrectomy: single anastomosis duodenoileal bypass or Roux-en-Y gastric bypass? A multicenter cohort study. Obes Surg. 2018;28:3834–42. Doi: 10.1007/s11695-018-3429-z.

Shoar S, Poliakin L, Rubenstein R, Saber AA. Single Anastomosis Duodeno-Ileal Switch (SADIS): A Systematic Review of Efficacy and Safety. Obes Surg. 2018 Jan;28(1):104-113. Doi: 10.1007/s11695-017-2838-8.

Kara Kallies, M.S., Ann M. Rogers, M.D., F.A.C.S., F.A.S.M.B.S., for the American for Metabolic and Bariatric Surgery Clinical Issues Committee Society. American Society for Metabolic and Bariatric Surgery updated statement on single-anastomosis duodenal switch. Surgery for Obesity and Related Diseases 16 (2020) 825–830.

Brown W, Ooi G, Higa K, Torres A, et al. Single Anastomosis Duodenal-Ileal Bypass with Sleeve Gastrectomy/One Anastomosis Duodenal Switch (SADI-S/OADS) IFSO Position Statement Obes Surg . 2018 May;28(5):1207-1216.

Rutledge, R., The mini-gastric bypass: experience with the first 1,274 cases. Obes Surg, 2001. 11(3): p. 276-80.

Carbajo M, García-Caballero M, Toledano M, Osorio D, García-Lanza C, Carmona JA. One-anastomosis gastric bypass by laparoscopy: results of the first 209 patients. Obes Surg. 2005 Mar;15(3):398-404. doi: 10.1381/0960892053576677. PMID: 15826476.

De Luca M, Tie T, Ooi G, Higa K, Himpens J, Carbajo MA, Mahawar K, Shikora S, Brown WA. Mini Gastric Bypass-One Anastomosis Gastric Bypass (MGB-OAGB)-IFSO Position Statement. Obes Surg. 2018 May;28(5):1188-1206. doi: 10.1007/s11695-018-3182-3. PMID: 29600339.

De Luca M, Piatto G, Merola G, Himpens J, Chevallier JM, Carbajo MA, Mahawar K, Sartori A, Clemente N, Herrera M, Higa K, Brown WA, Shikora S. IFSO Update Position Statement on One Anastomosis Gastric Bypass (OAGB). Obes Surg. 2021 Jul;31(7):3251-3278. doi: 10.1007/s11695-021-05413-x. Epub 2021 May 3. PMID: 33939059.

Georgiadou, D., et al., Efficacy and safety of laparoscopic mini gastric bypass. A systematic review. Surg Obes Relat Dis, 2014. 10(5): p. 984-991.

Robert M et al : YOMEGA: Prospective multicentric randomized trial of efficiency and safety of OAGB vs RYGB (France) Lancet 2019;393:1299-309.

Lee, W.J., et al., Laparoscopic mini-gastric bypass: experience with tailored bypass limb according to body weight. Obes Surg, 2008. 18(3): p. 294-9.

Garcia-Caballero, M. and M. Carbajo, One anastomosis gastric bypass: a simple, safe and efficient surgical procedure for treating morbid obesity. Nutr Hosp, 2004. 19(6): p. 372-5.

De Luca M et al. Mini Gastric Bypass-One Anastomosis Gastric Bypass (MGB-OAGB)-IFSO Position Statement . ObesSurg 2018; 28:1188-1206.

Santoro S, Malzoni CE, Velhote MC, Milleo FQ, Santo MA, Klajner S, et al. Digestive Adaptation with Intestinal Reserve: a neuroendocrine-based operation for morbid obesity. Obes Surg. 2006;16(10):1371-9.

Santoro S, Castro LC, Velhote MC, Malzoni CE, Klajner S, Castro LP, et al. Sleeve gastrectomy with transit bipartition: a potent intervention for metabolic syndrome and obesity. Ann Surg. 2012;256(1):104-10.

Cossu ML, Noya G, Tonolo GC, Profili S, Meloni GB, Ruggiu M, et al. Duodenal switch without gastric resection: results and observations after 6 years. Obes Surg. 2004;14(10):1354-9.

Risstad H, Søvik TT, Engström M, Aasheim ET, Fagerland MW, Olsén MF, et al. Five-year outcomes after laparoscopic gastric bypass and laparoscopic duodenal switch in patients with body mass index of 50 to 60: a randomized clinical trial. JAMA Surg. 2015;150(4):352-61.

Mojkowska A, Gazdzinski S, Fraczek M, Wylezol M. Gastric ulcer hemorrhage - a potential life-threatening complication of intragastric balloon treatment of obesity. Obes Facts. 2017;10(2):153-9.

de Menezes Ettinger JEMT, Azaro E, Mello CA, Fahel E. Critical analysis of the staged laparoscopic Roux-en-Y: a two-stage operation to diminish the size of the liver in super-obese patients. Obes Surg. 2005;15(9):1358-60; author reply 1360-1.

Topart P, Becouarn G, Ritz P. Should biliopancreatic diversion with duodenal switch be done as single-stage procedure in patients with BMI= 50 kg/m 2? Surg Obes Relat Dis. 2010;6(1):59-63.

Iannelli A, Schneck AS, Topart P, Carles M, Hébuterne X, Gugenheim J. Laparoscopic sleeve gastrectomy followed by duodenal switch in selected patients versus single-stage duodenal switch for superobesity: case-control study. Surg Obes Relat Dis. 2013;9(4):531-8.

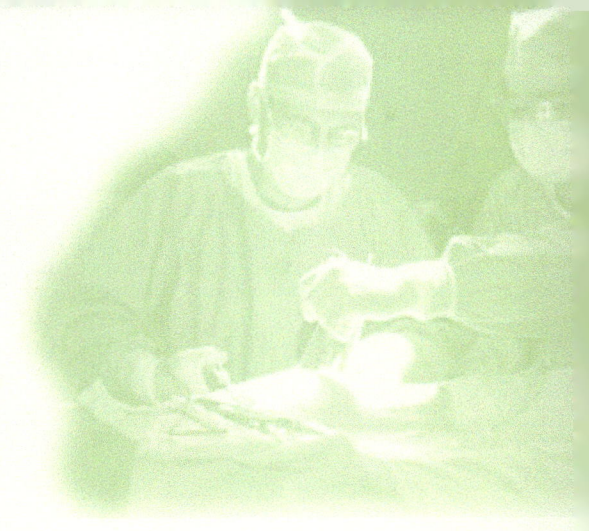

Seção 15

Cirurgia Vascular

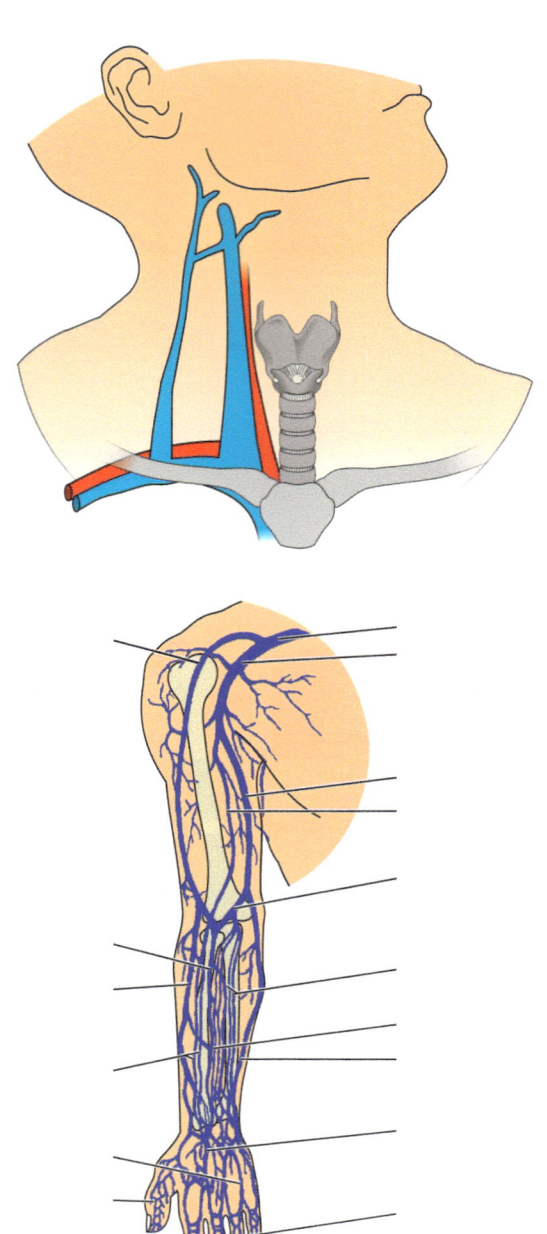

FIGURA 97.2 – *Acesso à veia jugular interna e às veias cefálica e basílica, direitas.* Fonte: autores.

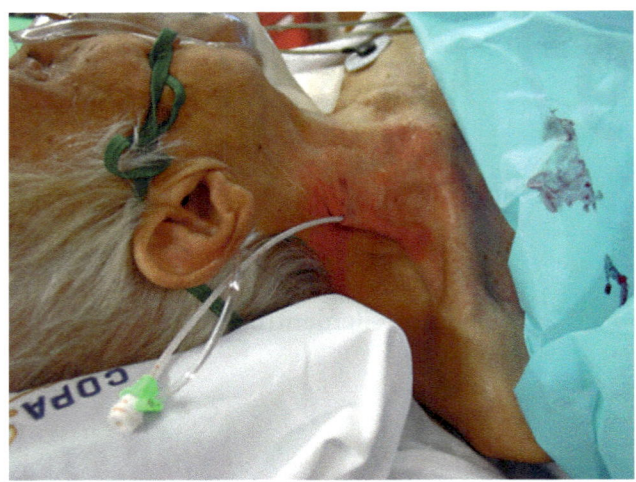

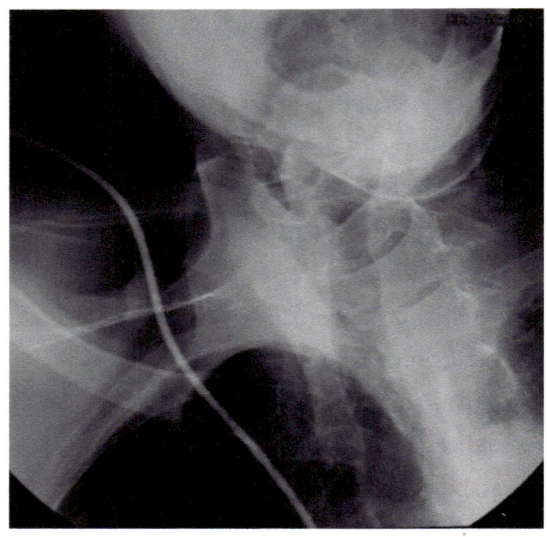

FIGURA 97.3 – *Punção da veia jugular externa. Opção bastante utilizada.* Fonte: autores.

O acesso vascular é muito importante no tratamento de diversas patologias, desde infecções até estados mais complexos e duradouros, como câncer. O acesso vascular ideal proporciona bom fluxo sanguíneo, longo tempo de sobrevivência e baixo índice de complicações. Abordaremos os acessos temporários e os definitivos.

Em 1973, o primeiro cateter central foi usado para nutrição parenteral, por Broviac, que criou um cateter de silicone com anel de dácron para fixação no trajeto subcutâneo. Em 1979, o cateter de Hickman foi usado pela primeira vez para quimioterapia, sendo um cateter com maior diâmetro. A introdução do cateter totalmente implantado, *port-o-cath*, ocorreu no início da década de 1980.[2]

Niederhuber, em 1982, descreveu os primeiros 30 casos.

O acesso vascular é muito importante para possibilitar o tratamento de diversas patologias, desde infecções, desidratação e desnutrição, até estados mais complexos e duradouros, como insuficiência renal e o câncer.

O uso constante da rede venosa superficial para a injeção de soluções e medicações leva invariavelmente à sua exaustão por causa da esclerose venosa, podendo causar flebites periféricas e extravasamento de medicações. Tais problemas se agravam quando são utilizadas soluções vesicantes, como os quimioterápicos.

O acesso vascular ideal é aquele que proporciona bom fluxo sanguíneo, longo tempo de sobrevivência e baixo índice de complicações.[2] Na hemodiálise, por exemplo, o acesso ideal é a fístula arteriovenosa (FAV) autóloga, ou seja, confeccionada com a veia do próprio indivíduo, pois apresenta maior patência, menor índice de intervenções e menos infecção, se comparadas à FAV heteróloga (confeccionada com prótese), ao cateter tunelizado com *cuff* e ao cateter não tunelizado.

Técnica de implante do cateter

No capítulo abordaremos os dois principais acessos de interesse para o cirurgião geral (Figuras 97.4 a 97.13).

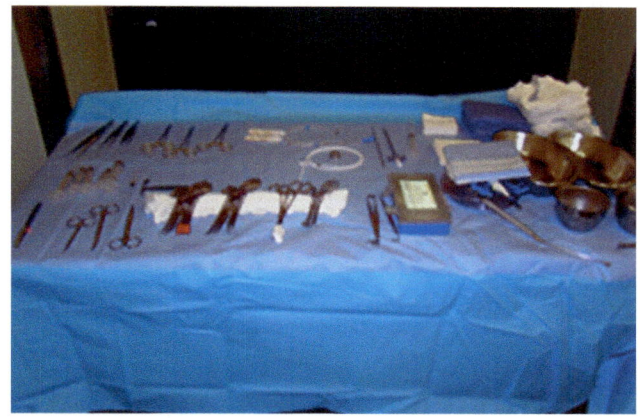

FIGURA 97.4 – *Mesa cirúrgica montada com o material necessário para a passagem do cateter tunelizado.* Fonte: *autores.*

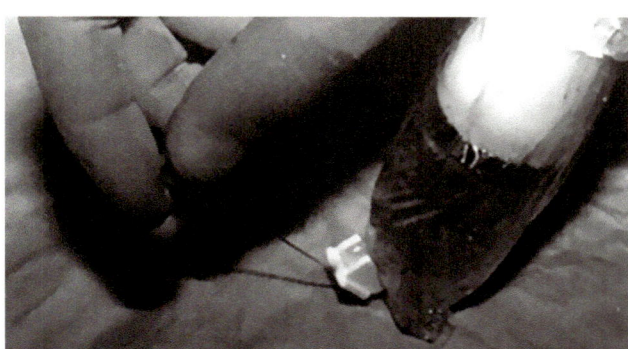

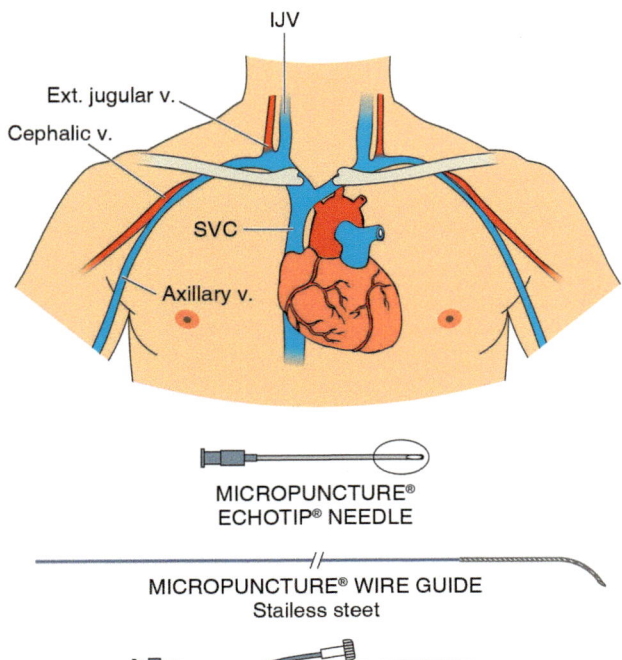

FIGURA 97.5 – *O kit de punção é composto por: agulha com ponta ecogênica. Fio-guia.* Fonte: *autores.*

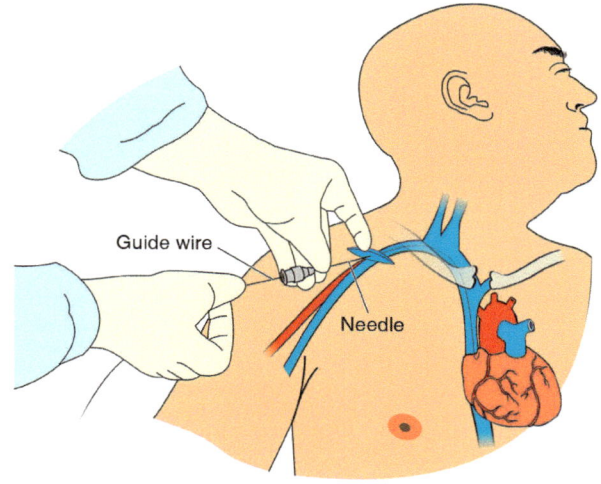

FIGURA 97.6 – *A punção guiada por US diminui o risco de complicações, como punções arteriais inadvertidas.* Fonte: *autores.*

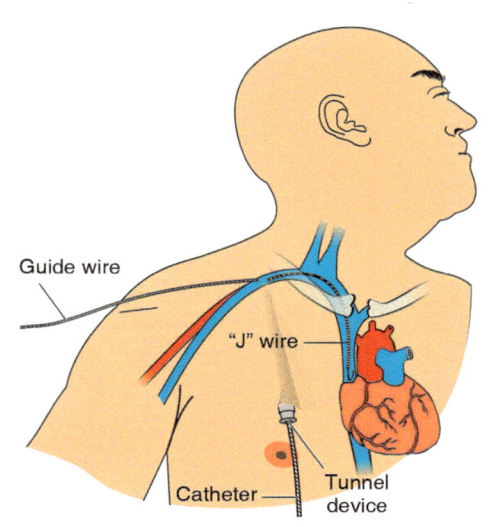

FIGURA 97.7 – *Implante do cateter – tunelização.* Fonte: *autores.*

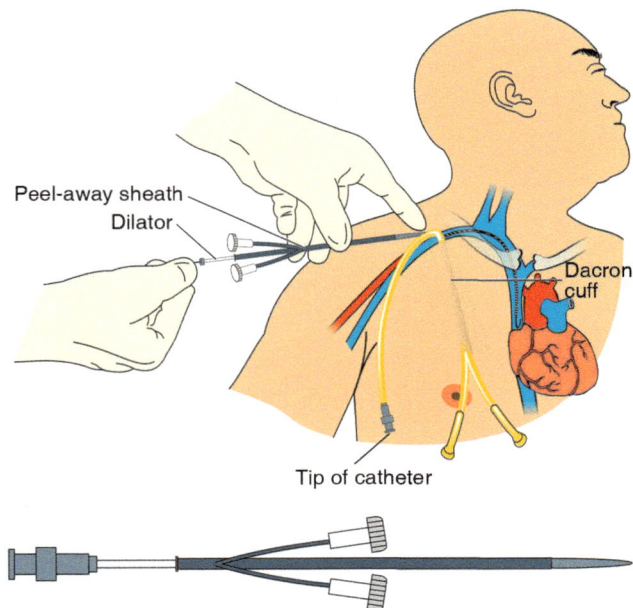

FIGURA 97.8 – *Implante do cateter – Passagem do peel-away pela punção venosa.* Fonte: *autores.*

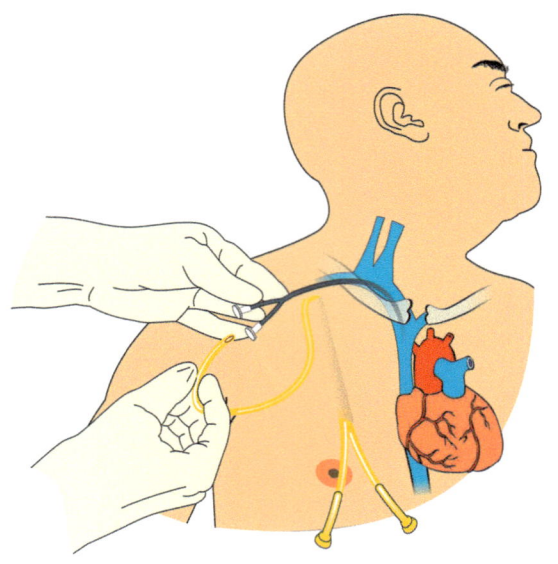

FIGURA 97.9 – *Implante do cateter. Passagem do cateter pelo peel-away. Fonte: autores.*

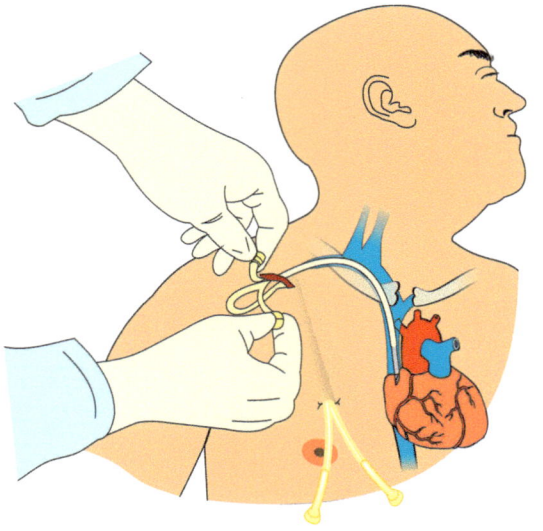

FIGURA 97.10 – *Implante do cateter. Retirada do peel-away. Fonte: autores.*

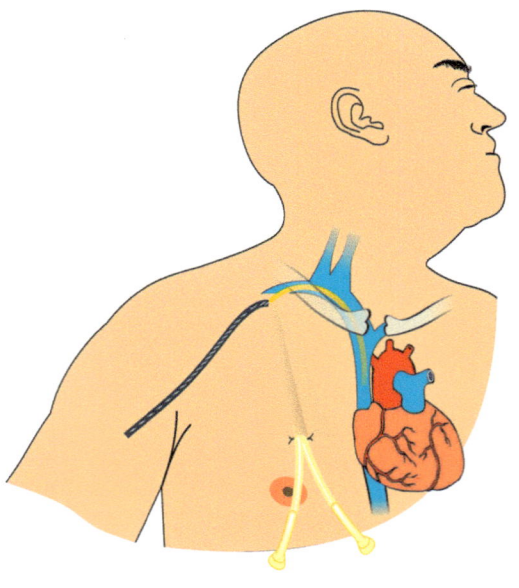

FIGURA 97.11 – *Implante do cateter. Posicionamento da ponta e fixação do cateter. Fonte: autores.*

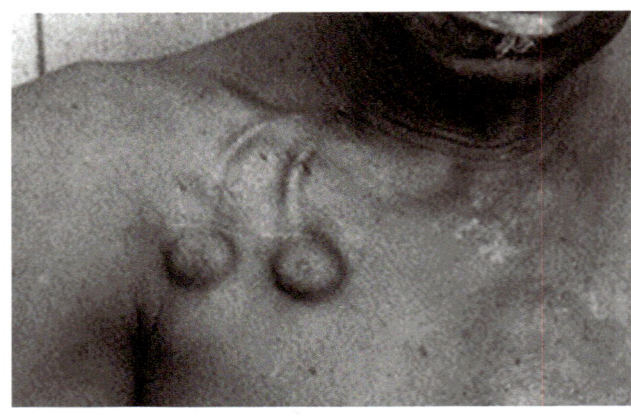

FIGURA 97.12 – *No caso dos cateteres para quimioterapia no tratamento do Câncer, o **port** deve ser implantado no mínimo a 0,5 cm de profundidade para evitar ulcerações e necrose da pele. Com mais de 2 cm de profundidade, a punção se torna mais difícil de ser realizada. Fonte: autores.*

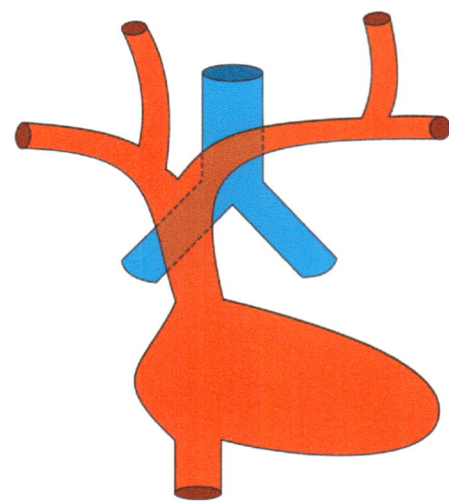

FIGURA 97.13 – *Posicionamento adequado da ponta dos cateteres venosos centrais: no terço distal da veia cava superior para a maioria dos cateteres centrais. Na porção superior do átrio direito para os cateteres para hemodiálise e plasmaferese. A ponta dos cateteres se desloca superiormente cerca de 2 cm quando o paciente está em posição ereta, em relação ao posicionamento inicial feito com o paciente deitado. Fonte: autores.*

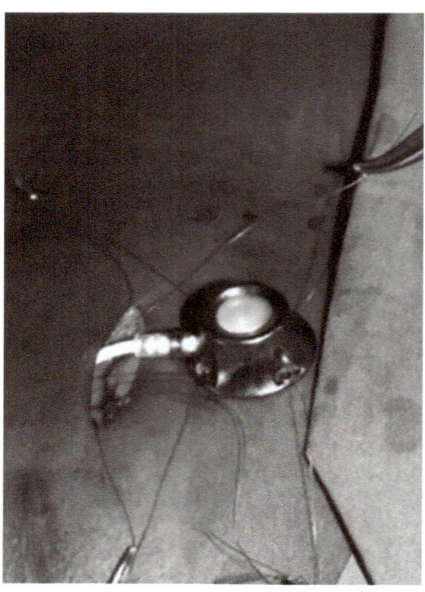

Acesso vascular ao câncer

Os pacientes com câncer em esquema de quimioterapia requerem várias punções venosas, portanto, o melhor acesso vascular é o *port-o-cath*, pois apresenta baixos índices de infecção, evita flebites e lesões na pele, permite a coleta de exames, além de ter grande durabilidade, ficando implantados sem intercorrências, quando se faz uma rigorosa manutenção, por 5 anos ou mais. Contudo, é fundamental a avaliação individualizada de cada paciente para determinar o melhor acesso vascular, avaliando-se a doença, o tempo de tratamento, a qualidade das veias e a história prévia de outros acessos.

Os acessos vasculares podem ser de curta permanência, tipo Jelco, Scalp, Butterfly, entre outros, os quais são passados em veias periféricas e são utilizados por poucos dias. Há também os acessos vasculares temporários, passados em veias centrais, porém com durabilidade média de 21 a 30 dias, e ainda os acessos vasculares definitivos para tratamentos prolongados e que apresentam durabilidade de meses ou anos. Neste capítulo, serão abordados os acessos temporários e os definitivos, com exceção das FAV.[4]

Tipos de cateteres

Cateter não tunelizado

Nesse grupo de cateteres estão o duplo-lúmen, o cateter venoso central de inserção periférica (PICC) e o Shilley (Figuras 97.14 a 97.16). Esses cateteres estão indicados em pacientes que apresentam necessidade de acesso vascular por um curto período, aproximadamente 21 a 30 dias, ou em pacientes que necessitam de hemodiálise de urgência, ou que já estão em hemodiálise e tiveram algum problema com o acesso definitivo. Esses cateteres, quando bem cuidados, podem durar um período mais de 30 dias, porém não perdem a condição de temporários.

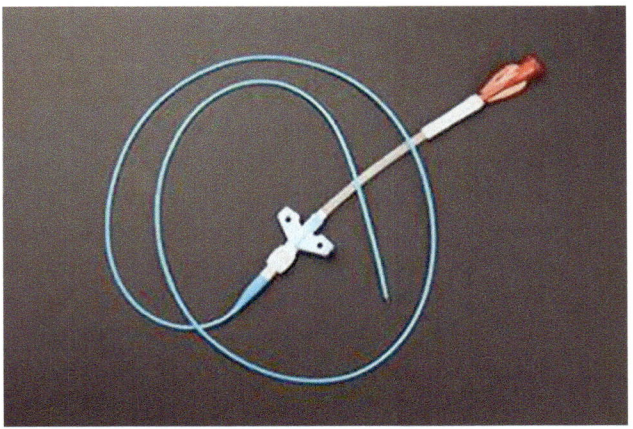

FIGURA 97.15 – *Cateter venoso central de inserção periférica (PICC).* Fonte: autores.

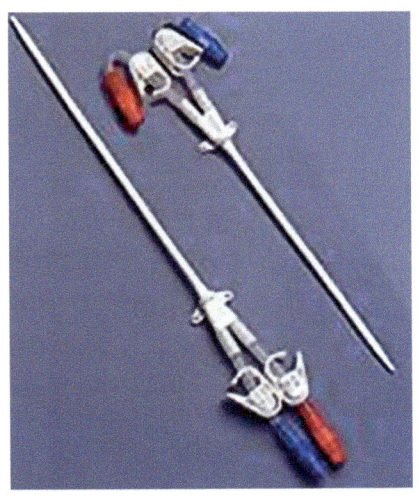

FIGURA 97.16 – *Cateter de Shilley para hemodiálise.* Fonte: autores.

O PICC tem a vantagem de ser passado pela equipe de enfermagem, no leito do paciente, com o auxílio da ultrassonografia com Doppler, apresentando alta taxa de sucesso e baixos índices de complicações, como remoção acidental, trombose e infecção, além de apresentarem uma boa sobrevida do cateter. Este tipo de cateter pode ser usado por longo prazo em pacientes oncológicos e hematológicos.[5]

Já para os pacientes que irão iniciar quimioterapia, porém apresentam qualquer suspeita de infecção ou estão se recuperando de um estado infeccioso, torna-se mandatório o uso desse tipo de cateter, e fica reservado o acesso definitivo ou tunelizado para outro tempo. Após alguns dias de antibiótico, com paciente afebril e hemocultura negativa, é a conduta mais adequada para se evitarem complicações infecciosas.

Além disso, o acesso não tunelizado é usado em pacientes em diálise peritoneal que precisam suspender esse modo terapêutico por um período, e também em pacientes que necessitam de plasmaférese para remoção de anticorpos e complexos autoimunes no tratamento de doenças autoimunes.[6]

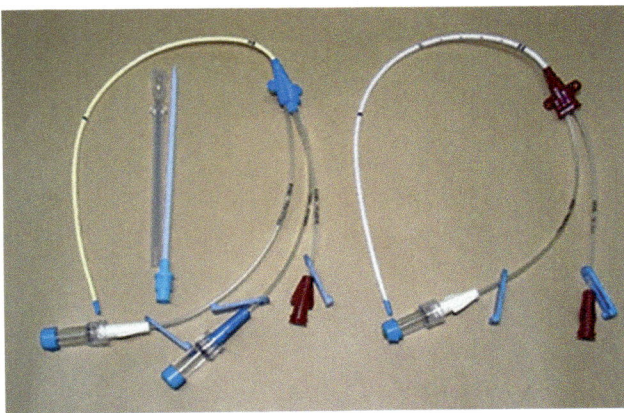

FIGURA 97.14 – *Cateter venoso central duplo lúmen.* Fonte: autores.

Esses cateteres são inseridos por punção nas veias femoral, subclávia e jugular interna, após assepsia local, anestesia local, por punção de preferência ecoguiada e passagem do fio guia e, em seguida, implante. A veia jugular é a veia de primeira escolha, pois apresenta baixos índices de complicações e, na maioria das vezes, não é de difícil punção por ser uma veia superficial na região cervical. A veia femoral na região inguinal é outra opção para punção, porém, o acesso femoral tem maior índice de infecção e trombose, além de limitar os movimentos e a deambulação do paciente. O acesso à veia subclávia, apesar de ser mais confortável ao paciente, está associada a maiores índices de complicações e, tardiamente, à estenose do vaso, o que pode comprometer acessos futuros. Em pacientes renais crônicos, p. ex., a estenose da veia subclávia pode causar uma hipertensão venosa no membro superior após a confecção de FAV, levando à formação de colaterais e edema intenso do membro. Ocorre também um mau funcionamento da FAV, não sendo possível a hemodiálise.

Esse grupo de cateteres pode ser realizado no próprio leito do paciente, com técnica asséptica, utilizando-se campos e materiais estéreis, havendo a colaboração do paciente. Entretanto, em pacientes com acessos centrais prévios, antecedente de trombose venosa e/ou história de dificuldade na passagem prévia de algum cateter, é prudente realizar a passagem desse grupo de cateteres no centro cirúrgico com o auxílio da escopia e do ultrassom, para, se possível, evitar complicações.

Outro detalhe importante a ser considerado é a realização de doppler venoso previamente à colocação de cateter central. A nossa conduta é pela realização do eco color doppler previamente à punção, no acesso a ser utilizado. Há outros grupos que recomendam que o exame seja realizado nos pacientes que tiveram acessos anteriores e/ou que apresentam histórico de edema nos membros superiores, estase jugular ou circulação colateral evidente, para afastar o diagnóstico de trombose antiga ou estenose venosa.[7]

Cateter tunelizado

Nesse grupo de cateteres está o *permcath*, o *port-o--cath* e o *Hickman*. Esses cateteres são usados em pacientes que necessitam de um bom acesso vascular, por um período prolongado. Apresentam um *cuff* no terço médio do cateter, o qual fica no túnel subcutâneo ou são totalmente implantados, o que os protege da infecção. Vale ressaltar que esses dispositivos devem ser implantados em ambiente totalmente estéril, ou seja, no centro cirúrgico, com a ajuda de uma escopia e com o paciente sedado ou com anestesia geral. Quando sedado, complementa-se a anestesia com anestesia local com lidocaína 2% sem vasoconstritor. Após a passagem do cateter, realiza-se uma radiografia de tórax de controle, para isso temos a escopia com o arco em C, que facilita o controle, avaliando o aspecto final e eventuais complicações (Figura 97.17).

O *permcath* (Figura 97.18) é usado em pacientes com insuficiência renal crônica em tratamento dialítico, que não apresentam condições de confecção de FAV, ou então enquanto aguardam a maturação da FAV. Com menos frequência, é usado para realizar coleta e infusão de células em pacientes com câncer (transplante de células).

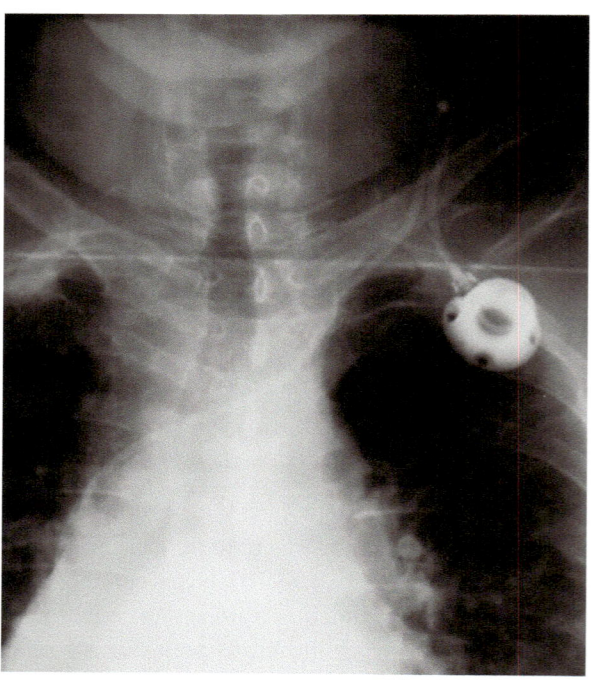

FIGURA 97.17 – *Radiografia simples de tórax mostrando a posição e a conformidade do cateter e a ausência de complicações. Fonte: autores.*

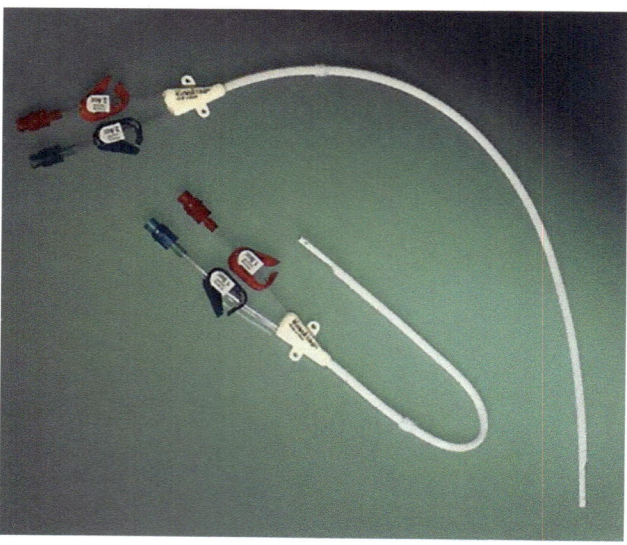

FIGURA 97.18 – *Cateter tipo* permcath *para hemodiálise. Fonte: autores.*

O Hickman (Figura 97.19) é utilizado em pacientes que necessitam de um acesso vascular por um período longo, sendo esse acesso manipulado diariamente, ou seja, pacientes que necessitam de antibioticoterapia endovenosa por 3 meses ou mais. Esse cateter também é utilizado em pacientes com necessidade de transplante de células (leucemias) e dieta parenteral (intestino curto ou fístulas intestinais pós-cirúrgicas).

O *port-o-cath* (Figura 97.20) é usado para pacientes com necessidade de quimioterapia (QT) endovenosa, sem condições de acesso venoso periférico ou que farão inúmeros ciclos de quimioterapia, protegendo, assim, de complicações como flebites superficiais e lesões de pele, além de proporcionar ao paciente maior conforto e segurança na administração da quimioterapia. Além disso, é possível colher exames e utilizá-lo para a administração de outras drogas, poupando o paciente de punções venosas sem sucesso.[8]

Acesso vascular para hemodiálise

Introdução

O aumento da expectativa de vida dos portadores de doenças crônicas, entre as quais a insuficiência renal crônica, faz com que métodos de tratamentos estejam em constante aperfeiçoamento. O uso em longo prazo da hemodiálise torna necessário confeccionar e manter acessos vasculares de utilização duradoura. Tanto as fístulas arteriovenosas (FAVs) – primeira opção de acesso para os pacientes hemodialíticos – como os cateteres vêm sendo objeto de estudos na literatura, na tentativa de prolongar sua vida útil. Este capítulo tem como objetivo relatar as alternativas e soluções atuais para os acessos vasculares para hemodiálise.

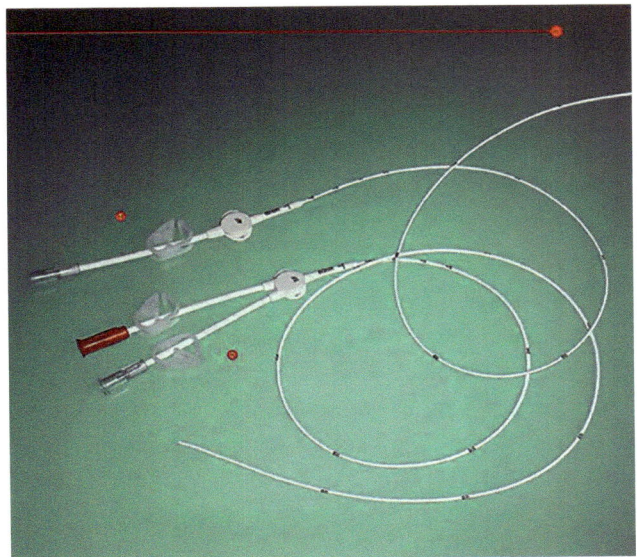

FIGURA 97.19 – *Cateter tipo Hickman.* Fonte: *autores.*

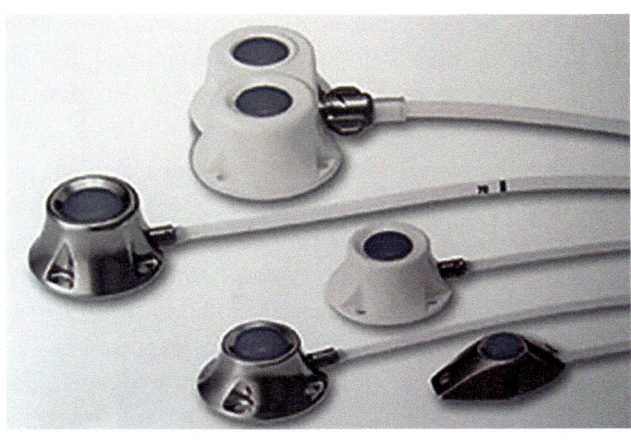
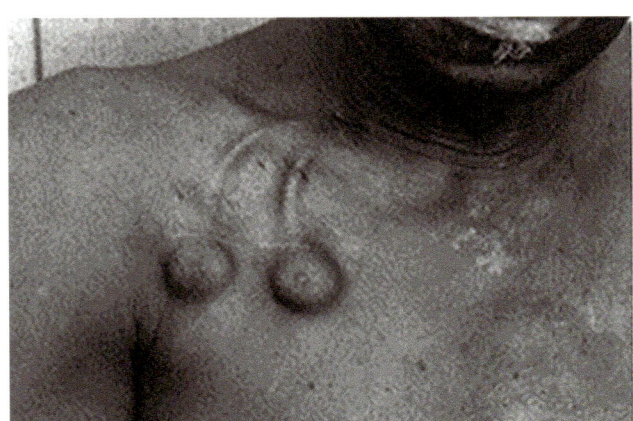
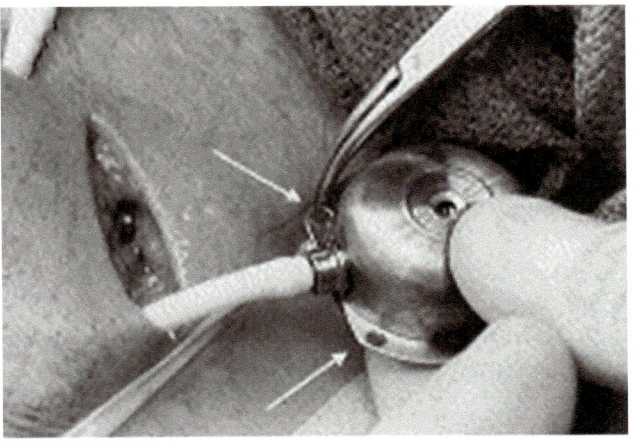
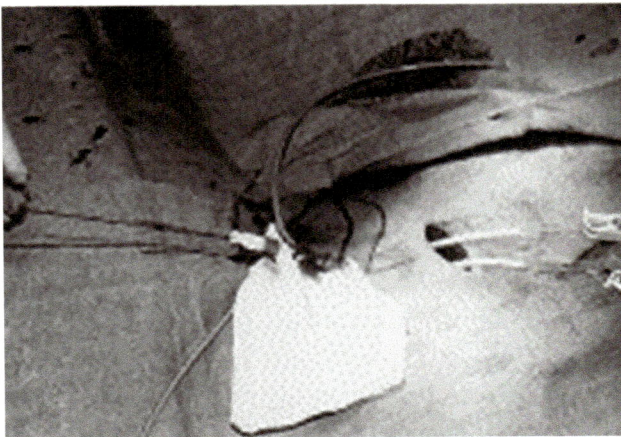

FIGURA 97.20 – *Cateter tipo* port-o-cath *para QT.* Fonte: *autores.*

As vias de acesso do cateter para a hemodiálise são as mesmas já descritas no acesso vascular ao câncer. Com o maior tempo de utilização das FAVs, o número de complicações vem aumentando.

Podemos dividi-las em dois grandes grupos: infecciosas e não infecciosas. As infecções de FAV autógenas são relativamente raras, mas levam a quadros dramáticos, com ruptura e sangramentos abundantes. Na maioria das vezes, necessitam de amplos desbridamentos com ligadura da fístula e, eventualmente, da própria artéria nutridora, para coibir a hemorragia. Já as infecções de FAVs confeccionadas com material protético são mais comuns. Desde que não haja sangramentos ou sepse, seu salvamento pode ser tentado com o uso da antibioticoterapia. Na falha terapêutica ou na presença de sangramento ou sepse, é necessária a retirada da prótese e a confecção de novo acesso.

Além disso, recentemente, Gagliardi et al. relataram que a infecção por citomegalovírus poderia estar associada à falência das FAVs em pacientes renais crônicos.

Dentre as complicações não infecciosas, vamos citar as estenoses e tromboses, que vêm sendo de grande interesse de estudo na literatura atual. As estenoses podem ser no próprio trajeto da FAV ou em veias centrais. As estenoses do trajeto podem ocorrer logo após a confecção ou tardiamente. Quando se manifestam de maneira precoce, são mais comuns na região justa-anastomótica, sendo por falha técnica na confecção da anastomose, por lesão do vasa vasorum da porção da veia dissecada, levando a isquemia, fibrose e não maturação da FAV, ou mesmo por compressão extrínseca (cicatriz da incisão). Ainda, áreas de flebites que passaram despercebidas no corpo da veia podem não se dilatar e maturar, instaurando-se uma estenose. Tardiamente, as estenoses ocorrem por flebites pós-punções ou hiperplasia intimal nas regiões de anastomoses ou de turbilhonamento do fluxo sanguíneo.

O tratamento das estenoses do corpo da FAV é feito por meio de angioplastia percutânea com balão ou de maneira cirúrgica.

Nassar et al.[9] relatam uma taxa de sucesso de 83,2% utilizando angioplastia com balão, com baixos índices de complicações (15% de hematomas). Entretanto, alguns artigos da literatura advogam pelo implante de *stents*, aumentando, assim, a patência e o fluxo sanguíneo das FAVs.

Nos casos de falhas ou impossibilidade do tratamento endovascular, o tratamento cirúrgico pode ser empregado. Spergel et al. relatam várias técnicas cirúrgicas para correção de estenoses do corpo da FAV. Em nosso serviço, as mais utilizadas são o *patch* venoso para estenoses curtas, ou ressecção e interposição de veias ou prótese para estenoses longas.[10]

O número de doenças crônicas cresce em todo o mundo com o envelhecimento populacional. A insuficiência renal crônica (IRC) é causa de grande morbidade e queda na qualidade de vida. A maioria dos pacientes com IRC é submetida à hemodiálise. No Brasil, 89,6% dos pacientes dialíticos fazem seu tratamento por meio dessa modalidade terapêutica.

Isso exige que esses pacientes tenham um acesso vascular. Este pode ser feito por fístulas arteriovenosas, utilizando-se veias autógenas ou próteses, ou por cateteres venosos. Cada uma dessas alternativas de acesso tem suas próprias indicações e restrições de uso. O capítulo tem por objetivo relatar o que há de novo no uso desses acessos vasculares, tanto em sua confecção como em sua manutenção.[11]

Tipos de acessos

Fístulas Artériovenosas

Essa modalidade deve ser a primeira escolha no acesso vascular dos pacientes com IRC. Segundo dados do NKF-K/DOQI2, pelo menos 50% dos pacientes em hemodiálise deveriam utilizar uma fístula arteriovenosa (FAV).

Devem ser indicadas nas seguintes circunstâncias: creatinina sérica maior do que 4,0 mg/dL, Clearence de creatinina menor do que 25 mL/min ou na previsão da necessidade de hemodiálise dentro do período de um 1 ano, visto que as FAVs necessitam de um tempo de maturação até seu uso. A utilização de ultrassonografia color doppler guia o local da confecção do acesso. Esse exame é capaz de analisar o sistema venoso em busca de sinais de flebites, estenoses e oclusões, além de avaliar a artéria que fornecerá o influxo para a FAV. Sua utilização aumenta os índices de sucesso e reduz as taxas de exploração malsucedida.[12]

As FAVs distais nos membros superiores são a primeira opção, como a radiocefálica (fístula de Brescia e Cimino), deixando as veias proximais para uma eventual necessidade de um novo acesso no futuro.[13]

Com o prolongamento da expectativa de vida dada a esses pacientes pelo próprio tratamento dialítico, a falência do parimônio venoso do membro superior pode levar à necessidade da confecção de FAVs de exceção. Estas podem ser confeccionadas com veias de outras partes do corpo, como a axilojugular, a axiloaxilar,[14] as alças de veia safena nos membros inferiores,[15] ou por meio de próteses, como alças femorofemorais, axiloaxilares em colar.[16]

As estenoses de veias centrais ocorrem principalmente na veia subclávia. São mais frequentes nos casos de uso prévio de cateteres centrais, mas podem ocorrer de maneira "espontânea". Um detalhe anatômico é de fundamental importância para a compreensão desse fato: a veia subclávia se apoia sobre a primeira costela. Dessa forma, a presença de cateter nessa posição ou mesmo o alto fluxo gerando frêmito associado aos movimentos respiratórios geram lesão do endotélio, que resulta, em última instância, na estenose dessa veia.

As estenoses de veia subclávia são corrigidas, em sua grande maioria, com angioplastia percutânea com acesso pela própria FAV ou mesmo femoral. O uso do *stent* nessa posição ainda é controverso. Kim et al.[17] relatam que a taxa de reestenoses nas angioplastias com e sem *stents* são semelhantes. Kwok[14] defende o uso seletivo dos *stents* apenas nos casos de *recoil* ou de reestenoses nos primeiros três meses após a angioplastia. Quanto à trombose de FAV, trata-se de uma urgência vascular, no intuito de salvar o acesso. Pode ser causada por hipotensão, demasiada compressão pós-punção, hematomas compressivos e estenoses prévias causando baixo fluxo.

Pode ser tratada com cirurgia ou por procedimentos percutâneos. A cirurgia consiste em abordagem direta da FAV e realização da trombectomia com cateter de Fogarty. Isso restabelece a condição de fluxo na mesma, devendo ainda ser corrigida a causa base da trombose (drenagem de hematoma, correção de estenoses).

Nos procedimentos percutâneos, a trombólise é realizada, em um primeiro momento, com uso de fármacos trombolíticos, como uroquinase ou r-tpa.

Cho et al.[18] relatam sucesso no tratamento de trombose de FAV por meio de trombólise farmacomecânica com cateter *pulse-spray* e uroquinase. Se evidenciada estenose, esta deve ser corrigida por angioplastia, conforme descrito anteriormente.

Com isso, é possível o salvamento do acesso, evitando, em longo prazo, o esgotamento do sistema venoso superficial e a necessidade da utilização de cateteres venosos centrais.

Cateteres venosos centrais

Os cateteres venosos centrais são indicados nos casos de hemodiálise de urgência ou nos casos em que não é possível a realização de FAV. Estão relacionados a maiores taxas de infecção, internação e morbimortalidade dos pacientes dialíticos.[19]

Devem ser implantados preferencialmente nas veias jugulares, local em que as complicações são menores. A segunda escolha fica entre as veias femorais e subclávias.

Não é incomum encontrarmos paciente com dificuldades no acesso venoso para implantação dos cateteres devido à trombose dos sítios citados. Isso gera um grande desafio para o cirurgião assistente, sendo necessário implantar os cateteres em locais não habituais.

Uma alternativa é a implantação na veia cava inferior por meio de punção translombar com agulha de 20 cm. Esta é feita no espaço paravertebral direito (10 cm lateralmente ao corpo vertebral, 1,5 cm acima da espinha ilíaca), com a colocação da ponta do cateter na junção atriocaval inferior.

Outra alternativa é o implante do cateter pela punção transparieto-hepática. A punção é feita com agulha de Chiba no décimo espaço intercostal direito em direção posterossuperior, localizando-se a veia hepática direita por fluoroscopia. Feito isso, um fio guia direciona o cateter através da veia supra-hepática até o átrio direito.[20]

Recentemente, Menezes et al.,[20] em estudo em animais, descrevem a colocação do cateter na veia cava superior através da veia ázigos por toracoscopia. Dessa forma, o cateter fica posicionado na desembocadura da veia cava superior no átrio direito. Com futuros estudos clínicos, essa via pode se tornar uma nova alternativa para colocação de cateteres.

Outro grande desafio em relação aos cateteres é a sua manutenção. A necessidade de mantê-los pérvios e livres de infecção faz com que, constantemente, novas soluções de preenchimento dos mesmos sejam estudadas.

Rotineiramente, após seu uso, os cateteres são preenchidos com heparina, evitando a formação de trombos em seu interior e, em consequência, minimizando as taxas de infecção e oclusão dos mesmos.

A dose de heparina utilizada vem sendo motivo de controvérsia na literatura. Thomson et al.[21] relatam que o uso de heparina 1000 UI/mL apresenta menor risco de heparinização sistêmica do que na dose habitual de 5000 UI/mL, sem o aumento das taxas de infecção, perda ou mau funcionamento do cateter. Já Ivan et al.,[21] utilizando as mesmas concentrações de heparina, mostram patências semelhantes dos cateteres nos dois grupos; porém, nos que utilizam 1000 UI/mL, necessita-se duas vezes mais de instilação de trombolíticos para desobstrução dos cateteres. Em nosso serviço, utilizamos rotineiramente o preenchimento com heparina 5000 UI/mL. Soluções com antibióticos e trombolíticos vêm sendo estudadas na tentativa de reduzir as taxas. Em nosso serviço, utilizamos rotineiramente o preenchimento com heparina 5000 UI/mL.

Soluções com antibióticos e trombolíticos vêm sendo estudadas na tentativa de reduzir as taxas de infecção relacionadas ao cateter, em pacientes dialíticos. Em estudo multicêntrico, Maki et al.[23] utilizaram uma solução com 0,24 M (7,0%) Citrato sódico, 0,15% azul de metileno, 0,15% metilparabeno e 0,015% propil-parabeno (C-MB-P), comparando-a com heparina, e mostrou significativa redução nas taxas de infecção relacionada ao cateter. Campos et al.[22] obtiveram resultados semelhantes utilizando solução de minociclina e EDTA.

Complicações

Os acessos vasculares, entre eles *ports*, *Hickmans* e *permcaths*, apresentam baixo índice de complicações; porém, mesmo sendo raras, podem ser importantes, portanto, nunca se deve minimizar ao paciente tal procedimento.

Causas de disfunção dos cateteres:
- Mal posicionamento da ponta.
- Bainha de fibrina na ponta.
- Trombose do cateter.
- Trombose venosa.
- Fratura do cateter: ocorrem em punções centrais da subclávia onde há compressão pelo ligamento costoclavicular ou pelo tendão subclávio.

Ocorre nos cateteres após longo tempo e produzem trombose do cateter e fenômenos valvulares, impedindo a aspiração do sangue. Pode ser corrigida com a inserção de fios guias, com uso de laços para retirada da bainha de fibrina e com infusão de trombolíticos.

A disfunção precoce do cateter se deve, na maioria das vezes, ao seu posicionamento errado e se resolve com a troca do cateter. Na minoria dos casos, pode haver uma trombose intracateter, que se resolve com a lavagem deste.

A disfunção tardia decorre de trombose, que, quando ocorre no cateter sem *cuff*, pode ser resolvida com a troca do cateter, porém, quando ocorre no cateter de longa permanência, utiliza-se fibrinolítico alteplase (Actilyse®), na dose de 2 a 2,5 mg, que é o suficiente para preencher o lúmen do cateter, aspirando e lavando com soro fisiológico após 20 a 30 minutos. Pode-se também administrar por ambas as vias do cateter uma solução de alteplase e soro fisiológico, diluindo 1 mg da droga para cada 10 a 20 mL de soro, correndo a solução com 1 mg/hora em bomba de infusão contínua, fazendo a fibrinólise e, ao mesmo tempo, lavando o cateter. Testa-se o fluxo e o refluxo pelo cateter a cada 4 horas, parando a administração da solução assim que houver sucesso na desobstrução.

Em artigo de revisão publicado recentemente, foi observado o alto índice de sucesso na desobstrução de cateteres de hemodiálise com fibrinolítico em baixas doses (maior que 80%), associado a raríssimas complicações hemorrágicas. A trombose venosa profunda do vaso em que está inserido o cateter será discutida adiante.[6]

A profilaxia com varfarina, anticoagulante de ação direta (DOACs) ou heparina para proteção do cateter contra a trombose ou a formação da capa de fibrina no cateter não tem sua eficácia estatisticamente comprovada. Além disso, na análise de várias séries, não foi observado também maior risco de sangramento ou trombocitopenia, quando se usou profilaxia com varfarina ou heparina.[7]

Formação de "rolha" de calcita causando oclusão do cateter é uma complicação descrita e importante, resultante da utilização de dispositivos de acesso intravenoso para administração de quimioterapia. Oncologistas devem ser alertados para esse fenômeno quando altas doses de 5-FU e leucovorina são administradas por 24 horas de infusão contínua usando o *port-o-cath*.[8]

Em uma análise retrospectiva de Yildizeli et al., de 225 cateteres ocorreram 6,6% de complicações tardias, sendo assim distribuídas: infecção (2,2%); trombose (1,3%); extravasamentos (1,3%) e fratura do cateter (1,8%).[6] No entanto, esses números variam bastante de serviço para serviço, e sempre focamos nas duas complicações tardias mais comuns: a infecção e a trombose.

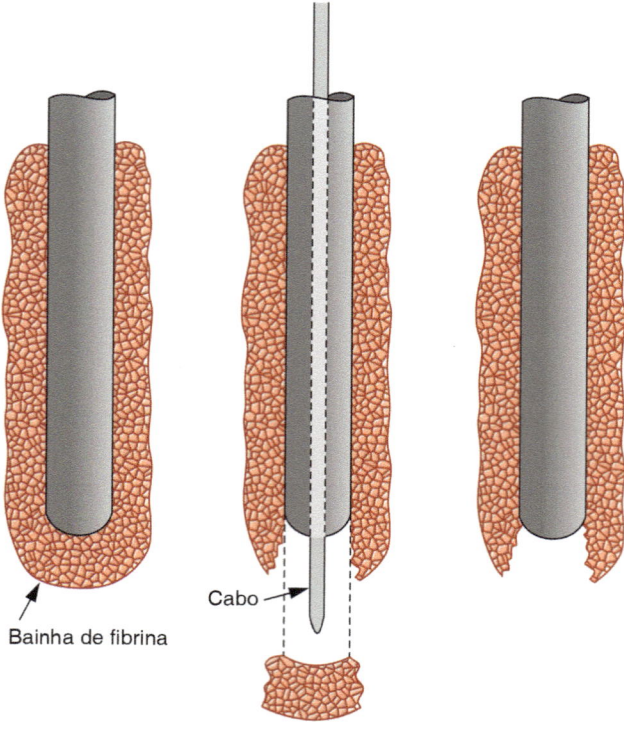

FIGURA 97.21 – Complicações. Fonte: *autores*.

Complicações no implante do acesso venoso[13]

Acessos jugulares e subclávios:
- Pneumotórax   1-2%
- Hemotórax   1%
- Hematoma   1%
- Perfuração   0,5 a 1%
- Embolia aérea   1%
- Sepse induzida pelo cateter 1%
- Trombose   4%

PICCs e Ports periféricos:
- Pneumotórax e hemotórax   0%
- Flebites   4%
- Lesão arterial   0,5%
- Hematoma   1%
- Sepse induzida pelo cateter 1%
- Trombose   3%

Os pacientes com câncer em geral apresentam maior risco para trombose venosa profunda (TVP), e a associação com o acesso vascular aumenta esse risco, pela presença do cateter e da lesão endotelial. A prevalência de TVP em membro superior em pacientes com cateter venoso central tem aumentado ao longo do tempo. A incidência de embolia pulmonar e morte nesses pacientes não é desprezível, chegando a taxas em torno de 9% e 6%, respectivamente.

O diagnóstico de TVP é feito clinicamente quando há o aparecimento de edema do membro superior ou cervical, dor local, circulação colateral e cianose do membro com a temperatura preservada. Em geral, o diagnóstico é confirmado com o exame de eco color doppler venoso, porém eventualmente são necessários exames mais sofisticados, como a angiotomografia ou a angiorressonância.

Em centros com menos recursos diagnósticos, pode-se fazer o diagnóstico de TVP com flebografia. A flebografia realizada no centro cirúrgico é fundamental no auxílio do tratamento endovascular (Figura 97.24).

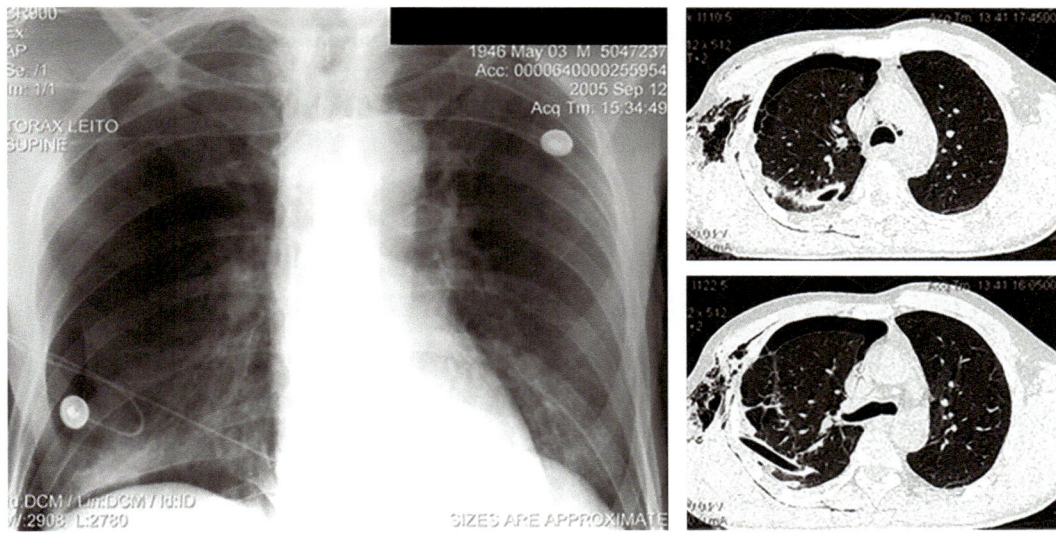

FIGURA 97.22 – Pneumotórax pós-punção da subclávia direita. Dreno no pericárdio. Não houve a necessidade de drenagem cirúrgica. Quando decorre da punção com a agulha fina – ou seja, na punção inicial para localização da veia, já que não se deve fazer a primeira punção com a agulha 18G –, pode ser pequeno e não necessitar de drenagem torácica, como neste caso. Fonte: autores.

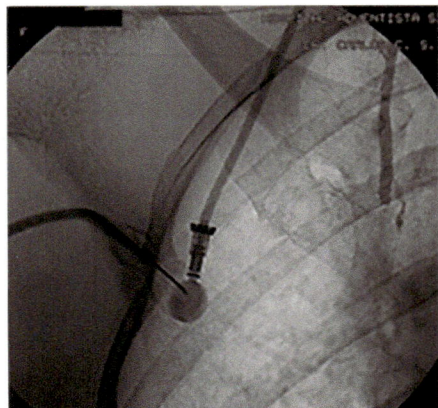 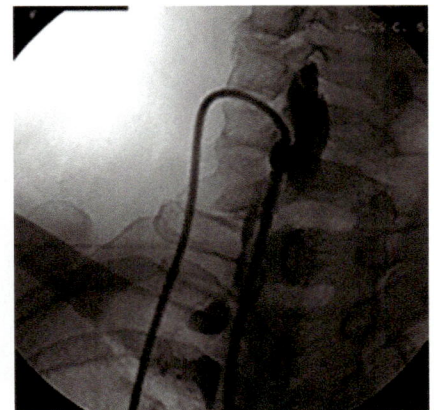 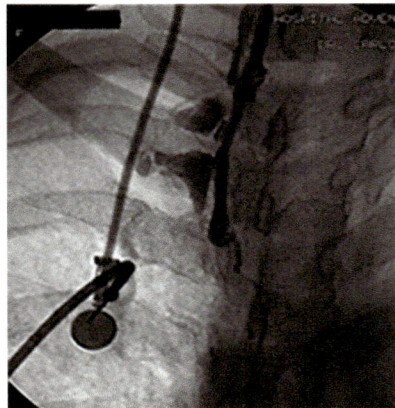

FIGURA 97.23 – Trombose tardia. Fonte: autores.

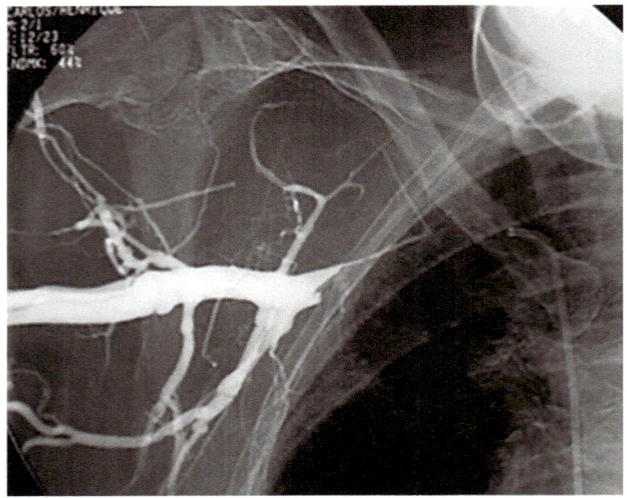
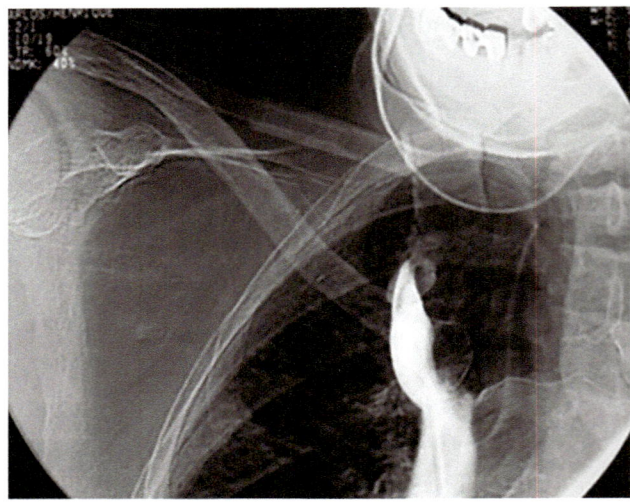

FIGURA 97.24 – *Oclusão venosa central. Paciente evoluiu com importante edema do membro superior direito (MSD). Fonte: autores.*

A anticoagulação é mandatória para tratamento da trombose, mas principalmente para se evitar um quadro de embolia pulmonar. Clinicamente, na maioria dos casos, há uma boa evolução, mesmo quando se mantém o cateter; portanto, quando ele permanece funcionante, apesar da trombose, opta-se por preservá-lo. Nesses casos, inclusive, a retirada do cateter pode desencadear uma embolia pulmonar.[17]

No caso de uma trombose aguda, pode-se considerar também o tratamento com fibrinolítico, porém levando-se em conta o risco hemorrágico. Nesse caso, utiliza-se um cateter multiperfurado, o qual é colocado intratrombo, *in situ*, sendo sua localização definida pela flebografia intraoperatória, e administrado o fibrinolítico em infusão contínua, fazendo-se controle radiológico com flebografia a cada 12 horas. Eventualmente, em acessos de longa duração, observa-se, no controle pós-tratamento fibrinolítico, a presença de uma estenose venosa que deve ser tratada com angioplastia com *stent*, caso após a ATP haja *recoil* (Figuras 97.27 a 97.33).[19]

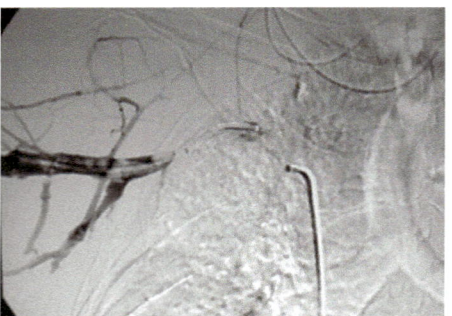
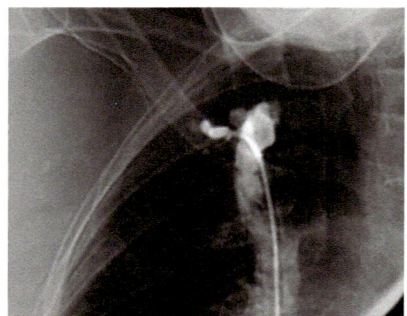
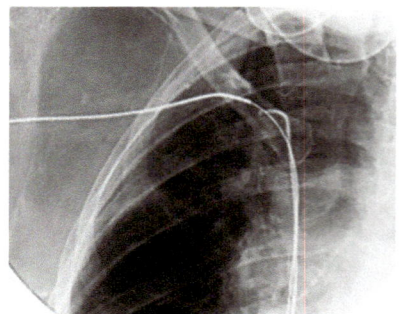

FIGURA 97.25 – *Acesso femoral e pelo MSD para recanalização da veia subclávia direita. Fonte: autores.*

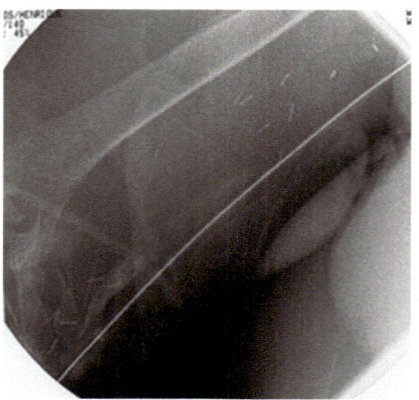
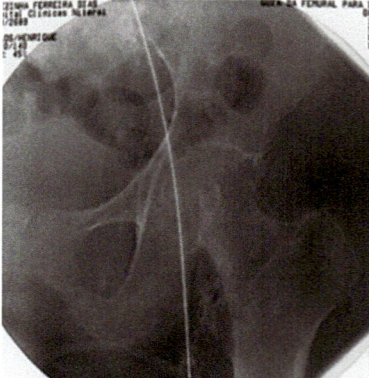
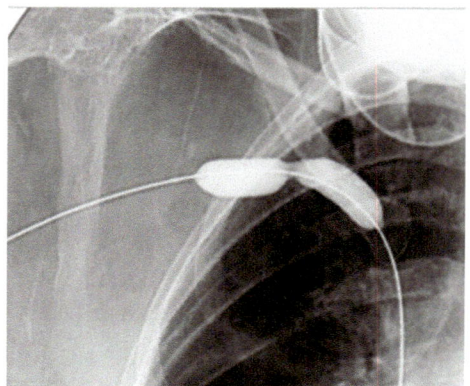

FIGURA 97.26 – *Acessos pelo MSD e pela veia femoral. Angioplastia (ATP) por cateter balão da estenose na veia subclávia direita. Fonte: autores.*

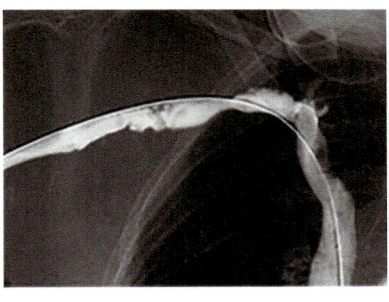 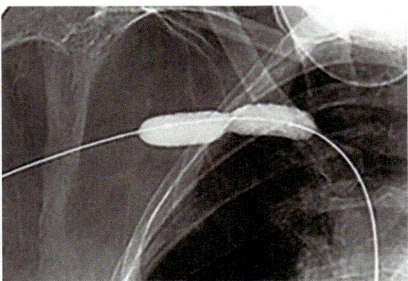 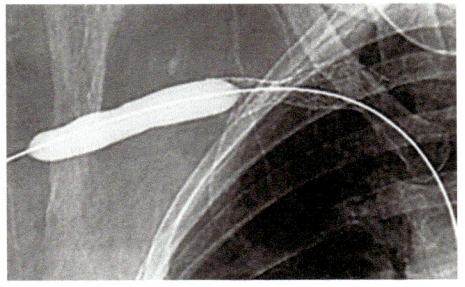

FIGURA 97.27 – ATP por cateter balão. Devido à presença de estenose residual importante, foi necessário o implante de stent. Fonte: *autores*.

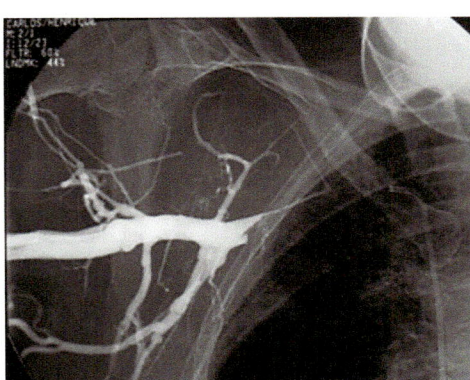 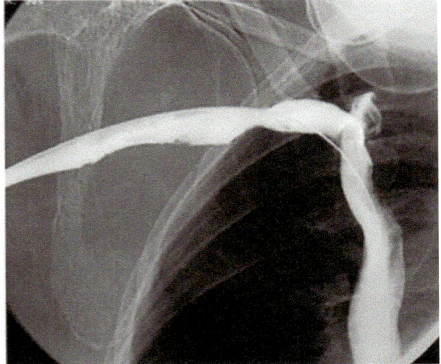

FIGURA 97.28 – Angiografia pré e pós-tratamento endovascular. Redução significativa do edema no MSD após dois dias do tratamento. Fonte: *autores*.

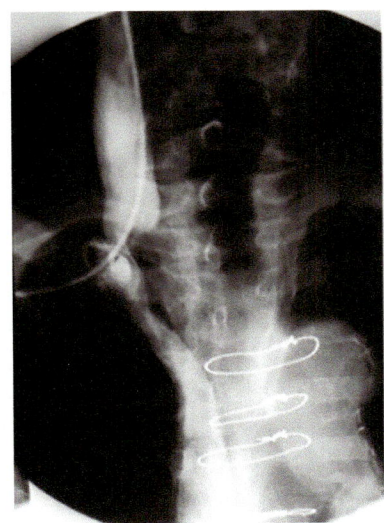 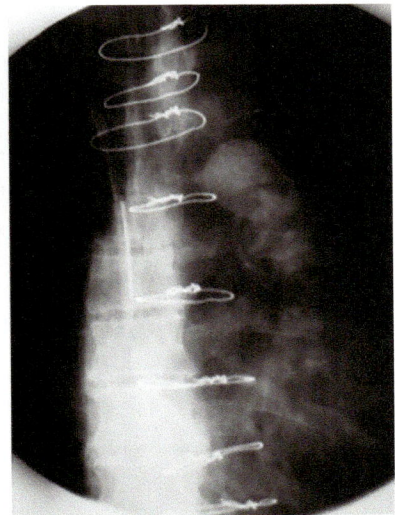

FIGURA 97.29 – Cateter implantado sem controle radiológico. Reposicionamento sob radioscopia. Fonte: *autores*.

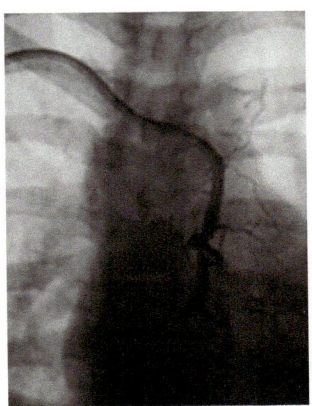 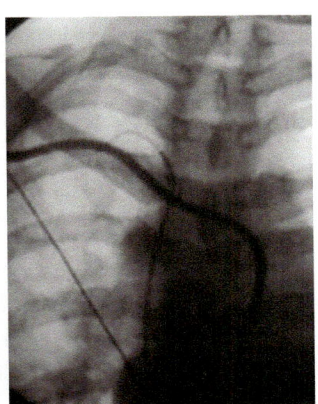 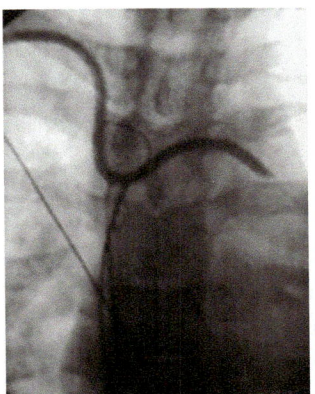 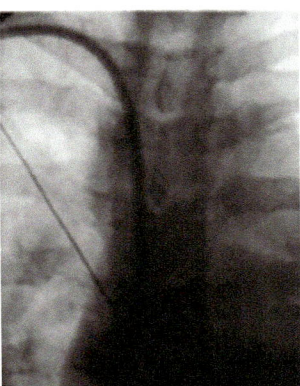

FIGURA 97.30 – Cateter de diálise implantado sem controle radiológico com a ponta seletiva em ramo mediastinal. Reposicionamento com laço. Fonte: *autores*.

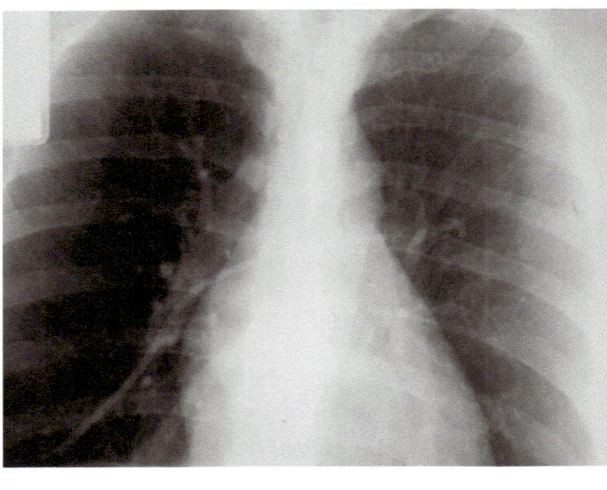
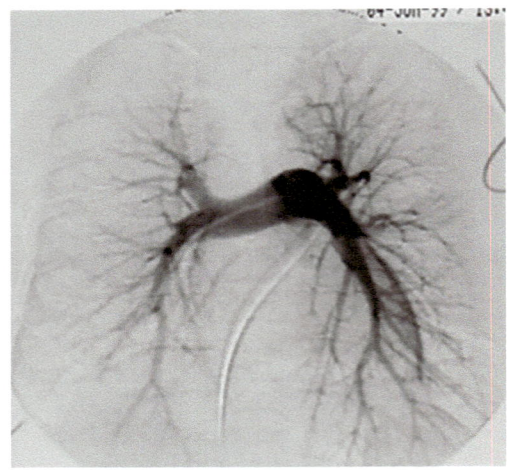

FIGURA 97.31 – *Cateter de longa permanência para QT, apresentando oclusão há uma semana. Estava fraturado e se deslocou para o tronco da artéria pulmonar.* Fonte: autores.

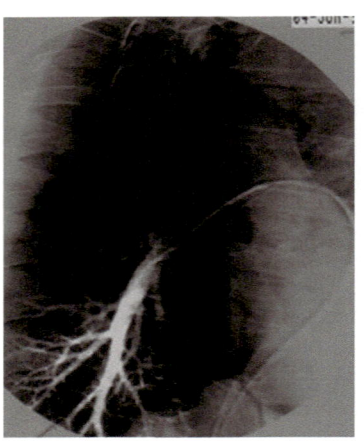
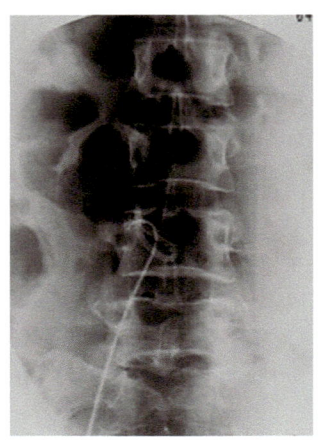
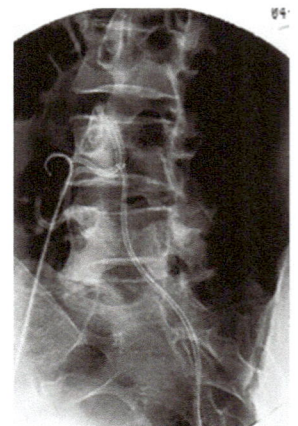
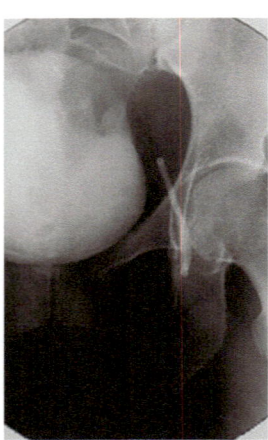

FIGURA 97.32 – *Captura do cateter fraturado no tronco da artéria pulmonar por técnicas intervencionistas, utilizando dois cateteres e laço, via acesso femoral bilateral.* Fonte: autores.

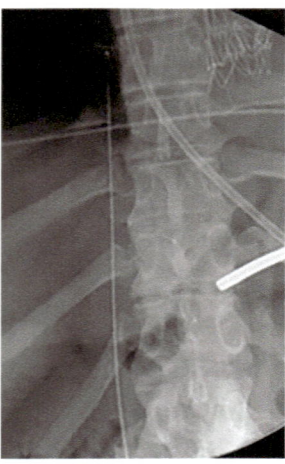
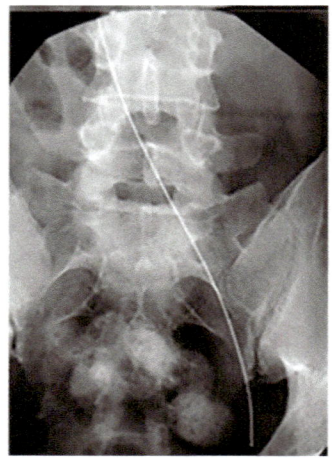
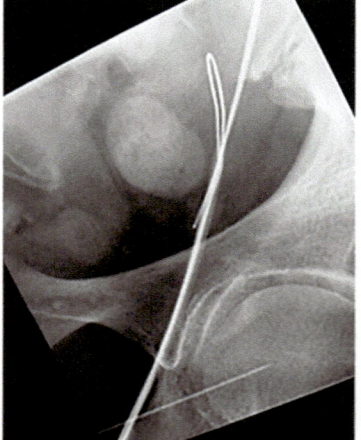
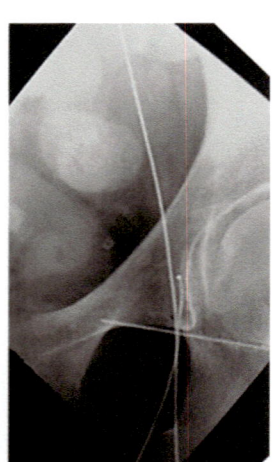

FIGURA 97.33 – *Captura do cateter fraturado pela técnica de laço.* Fonte: autores.

Portanto, as complicações do intra e do pós-operatório imediato dos cateteres consistem sobretudo em punção arterial acidental, hematoma, embolia gasosa, pneumotórax, disfunção do cateter, perfuração de vasos, do átrio ou do ventrículo direito, e lesão do ducto torácico quando a punção é realizada do lado esquerdo.

As complicações tardias consistem em fratura do cateter ou desconexão do cateter do reservatório, extravasamento de medicamentos, extrusão do reservatório e/ou necrose de pele que recobre o cateter no caso de port-o-cath, rotação do reservatório, tração inadvertida da extremidade do cateter, oclusão do cateter, trombose venosa profunda e infecção.[20]

A punção arterial acidental, na maioria dos casos, é benigna e resolvida apenas com a compressão local, porém pode favorecer a formação de pseudoaneurisma (Figura 97.34 e 97.35), com sopro sistólico e frêmito, e hematoma, levando até à necessidade de correção cirúrgica convencional ou endovascular.

No caso de ocorrer a passagem do introdutor ou dilatador na artéria, pode-se aproveitar o fio guia e usar dispositivos de fechamento como o Angioseal, Exoseal ou Perclose, não havendo necessidade de uma cirurgia de maior monta com acesso cirúrgico direto e exposição da vaso de implante.

A perfuração de vasos ou do coração são situações graves, que podem levar a um hemotórax maciço (Figura 97.36) ou hemopericárdio, as quais devem ser resolvidas de imediato, seja por cirurgia aberta, endovascular ou toracoscopia, porém são complicações menos frequentes.[21]

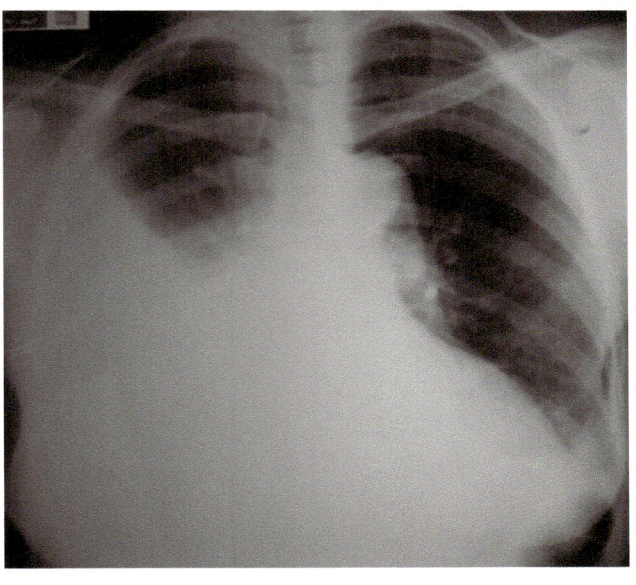

FIGURA 97.36 —Radiografia de tórax mostrando hemotórax maciço. Fonte: autores.

Contudo, quando pneumotórax importante decorre de punção com a agulha 18G, deve-se drená-lo (Figura 97.37). O paciente com anestesia geral, e, portanto, com intubação orotraqueal, deve ser desconectado do ventilador no momento da punção venosa, minimizando o risco de pneumotórax.

A infecção é a principal causa de perda do cateter. Bouza *et al.* descrevem que a infecção ocorre pelos seguintes mecanismos: contaminação da inserção ou migração de microrganismos de pele ao longo da face externa do cateter, contaminação do plugue por causa da manipulação sem os devidos cuidados de assepsia, o que leva microrganismos para o interior do cateter após infusão de medicamentos, sendo esta a principal causa de infecção no *port-o-cath*, e finalmente a via hematogênica vindo de sítios distantes (Figura 97.38).

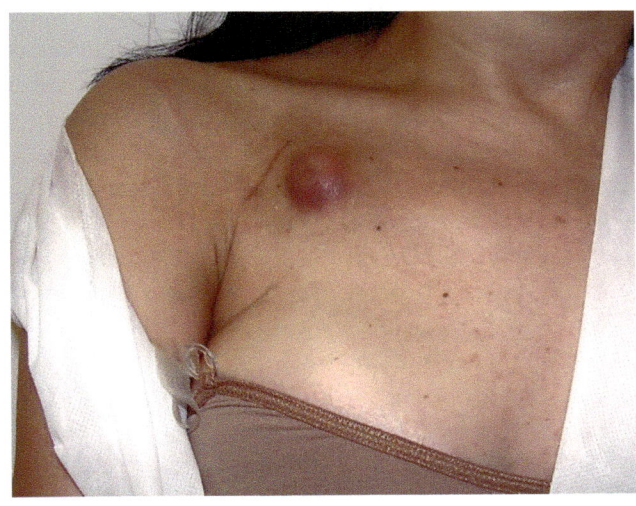

FIGURA 97.34 – Port-o-cath *com presença de sofrimento da pele que o recobre.* Fonte: *autores.*

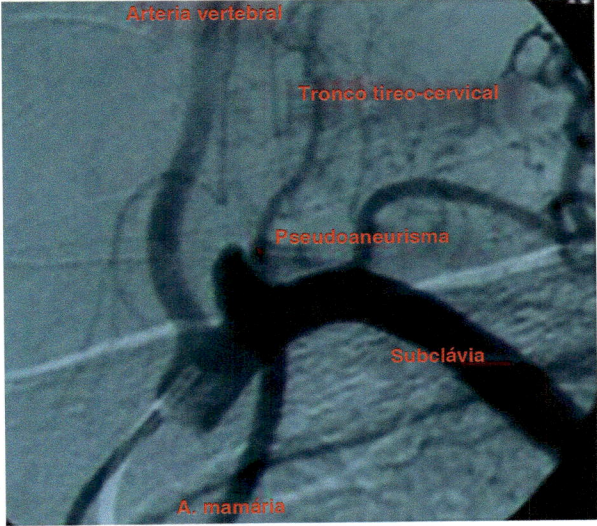

FIGURA 97.35 —Formação de pseudoaneurisma em artéria subclávia após punção inadvertida desta. Fonte: *autores.*

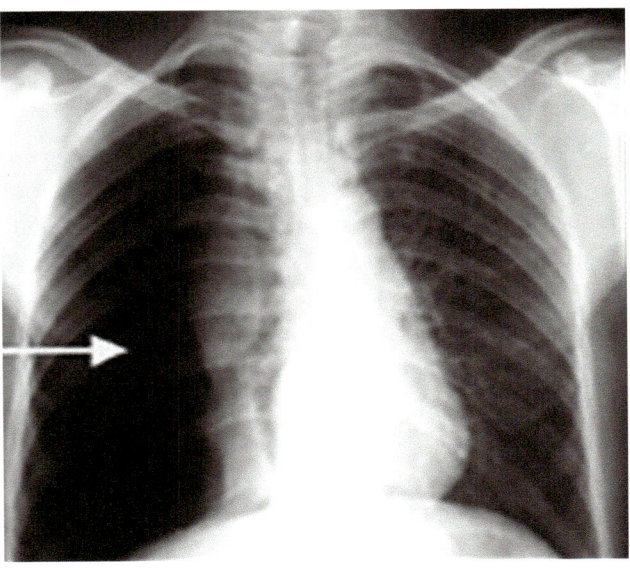

FIGURA 97.37 —Radiografia de tórax mostrando pneumotórax hipertensivo. Fonte: *autores.*

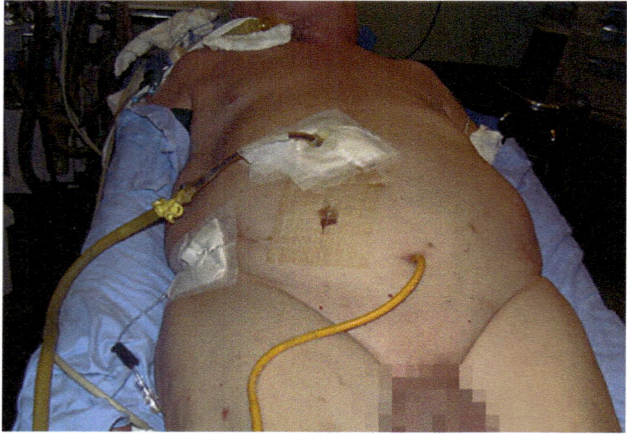

FIGURA 97.38 – Paciente grave com port-o-cath em veia femoral, portanto, com a punção desta muito próxima a jejunostomia e cistostomia, o que aumenta muito o risco de infecção do cateter. Fonte: autores.

A taxa de infecções de acessos vasculares relatadas a longo prazo varia de 0,6% a 27%, dependendo do tipo de cateter, da localização e do estado geral do paciente. Pacientes imunossuprimidos apresentam maior possibilidade e maior taxa de infecção.[17]

O diagnóstico da infecção relacionada ao cateter sem sinais locais de inflamação pode ser difícil. No caso de febre, devem-se excluir todas as outras etiologias de infecção, com exames complementares de sangue e de imagem, além de ser obrigatória a coleta de hemoculturas periférica e do próprio cateter. Se a hemocultura colhida pelo cateter central se positivar antes da hemocultura periférica, isso ajudará a relacionar a infecção ao cateter.

A retirada do cateter é obrigatória no caso de infecção sistêmica relacionada ao cateter, com a presença de febre persistente, bacteremia, manutenção da infecção após início do tratamento com antibióticos, instabilidade hemodinâmica do paciente e sendo os agentes etiológicos isolados, o *Staphylococcus aureus* ou a *Candida sp*, os quais estão ligados à baixa taxa de salvamento dos cateteres.[19]

O agente mais comum dessas infecções é o *Staphylococcus aureus*, seguido das infecções por agentes gram-negativos. Outros agentes comumente encontrados são o *Staphylococcus* coagulase-negativo e a *Candida sp*.

Quando a infecção ocorre em cateteres de curta permanência, deve-se trocá-lo, mudando inclusive o sítio de punção. Essa troca é mandatória quando há sinais de infecção sistêmica ou positividade da hemocultura colhida pelo cateter. Em caso de infecção no local da inserção do cateter na pele e sem repercussão sistêmica, pode-se tentar intensificar os cuidados locais, com curativos diários e antibiótico por duas semanas.

Nos cateteres tunelizados com infecção no local de inserção, pode-se tentar também um tratamento mais conservador, tentando preservá-lo. Quando a infecção está no túnel, com sinais flogísticos locais e com ou sem a presença de secreção purulenta, deve-se retirar o cateter, mas sempre tendo o cuidado de se ter outro, caso seja necessária a manutenção da via para uso.

É conhecido que ocorre colonização da parede interna de cateteres intravasculares por vários tipos de agentes infecciosos. O selo antibiótico (*antibiotic lock*) é uma técnica de descontaminação da superfície interna do cateter, utilizando-se uma dose concentrada de antibiótico e heparina. Apesar de conhecido há tempos, seu uso ainda é controverso, com várias possibilidades dentro da técnica, dando margem a tratamentos diferentes.

Considerações finais

Os acessos vasculares para o câncer e para a hemodiálise são sempre desafiadores. A prevalência das patologias associada a maior longevidade dos pacientes nos "obrigam" ao contínuo aperfeiçoamento conforme os estudos recentes, como os descritos, demonstrando uma gama de alternativas de confecção e manutenção dos acessos. Entretanto, o uso racional e os cuidados com o sistema venoso dos pacientes, seja com câncer ou dos renais crônicos, devem ser uma constância nos serviços de oncologia e de diálises, e o "gol" é minimizar as complicações e prolongar o tempo de utilização dos mesmos.

Referências bibliográficas

1. Vescia S, Baumgärtner AK, Jacobs VR et al. Management of venous port systems in oncology: a review of current evidence. Annals of Oncology 2008; 19:9-15.
2. Maffei FHA et al. acessos vasculares para hemodiálise, doenças vasculares periféricas. 4. ed. Rio de Janeiro: Guanabara Koogan, volume 2, 2008. P.1936-48.
3. Moraza-Dulanto MI, Garate-Echenique L et al. Ultrasound-guided peripherally inserted central catheters (PICC) in cancer patients: success of the insertion, survival and complications. Enferm Clin 2012; 22(3):135-43.
4. Wolosker N, Kuzniec S. acessos vasculares para quimioterapia e hemodiálise. São Paulo: Atheneu, 2007. P.59-73.
5. Yildizeli B, Lacin T, Batirel HF et al. Complications and management of long-term central venous access catheters and ports. J Vasc Access 2004; 5(4):174-8.
6. Hilleman D, Campbell J. Efficacy, safety, and cost of thrombolytic agents for the management of dysfunctional hemodialysis catheters: a systematic review. Pharmacotherapy 2011; 31(10):1031-40.
7. Chaukiyal P, Nautiyal A, Radhakrishnan S et al. Thromboprophylaxis in cancer patients with central venous catheters. Thromb Haemost 2008; 99:38-43.
8. Ardalan B, Flores MR. A new complication of chemotherapy administered via permanent indwelling central venous catheter. Cancer 1995; 75(8):2165-8.
9. Bouza E, Burillo A, Munoz P. Catheter related infections: diagnosis and intravascular treatment. Clin Microbiol Infect 2002; 8(5):265-74.

10. Hall K, Farr B. Diagnosis and management of long-term central venous catheter infections. J Vasc Interv Radiol 2004; 15:327-34.
11. Mermel LA et al. Guidelines for the management of intravascular catheter-related infections. Clin Infect Dis 2001; 32(1):249-72.
12. Lee JA, Zierler BK, Zierler RE. The risk factors and clinical outcomes of upper extremity deep vein thrombosis. Vasc Endovascular Surg 2012; 46(2):139-44. Epub2012 Feb 9.
13. Neves MA Jr, MeloII RC, Almeida CC, et al. Avaliação da perviedade precoce das fistulas para hemodiálise. J Vasc Bras. 2011;10(2):105-9.
14. Vascular Access Work Group. Clinical Practice Guidelines for Vascular Access: update 2006. Am J Kidney Dis. 2006;48(1):S177-247.
15. Robbin ML, Gallichio MH, Deierhoi MH, Young CJ, Weber TM, Allon M. US Vascular Mapping before Hemodialysis Access Placement. Radiology. 2000;217:83-8. PMid:11012427.
16. Srivastava A, Sharma S. Hemodialysis vascular access options after failed Brescia-Cimino arteriovenous fistula. Indian J Urol. 2011;27(2):163-8. PMid:21814303 PMCid:PMC3142823. http://dx.doi.org/10.4103/0970-1591.82831
17. Hazinedaroğlu S, Karakayali F, Tüzüner A, et al. Exotic arteriovenous fistulas for hemodialysis. Transplant Proc. 2004;36(1):59-64. PMid:15013301. http://dx.doi.org/10.1016/j.transproceed.2003.11.067
18. Pierre-Paul D, Williams S, Lee T, Gahtan V. Saphenous vein loop to femoral artery arteriovenous fistula: a practical alternative. Ann Vasc Surg. 2004;18(2):223-7. PMid:15253260. http://dx.doi.org/10.1007/s10016-004-0016-7.
19. Antoniou GA, Lazarides MK, Georgiadis GS, Sfyroeras GS, Nikolopoulos ES, Giannoukas AD. Lower-extremity arteriovenous access for haemodialysis: a systematic review. Eur J Vasc Endovasc Surg. 2009;38(3):365-72. PMid:19596598. http://dx.doi.org/10.1016/j.ejvs.2009.06.003.
20. Gagliardi GM, Rossi S, Condino F, et al. Malnutrition, infection and arteriovenous fistula failure: is there a link? J Vasc Access. 2011;12(1):57-62. PMid:21038306. http://dx.doi.org/10.5301/JVA.2010.5831.
21. Nassar GM, Nguyen B, Rhee E, Achkar K. Endovascular Treatment of the "Failing to Mature" Arteriovenous Fistula. Clin J Am Soc Nephrol. 2006;1:275-80. PMid:17699217. http://dx.doi.org/10.2215/CJN.00360705.
22. Chan MR, Bedi S, Sanchez RJ, et al. Stent placement versus angioplasty improves patency of arteriovenous grafts and 224 J Vasc Bras. 2013 Jul.-Set.; 12(3):221-225.

Punções e Dissecções Venosas

Álvaro Razuk • Jong Hun Park

Introdução

O acesso ao sistema vascular tornou-se diretamente responsável pelo aumento da sobrevida dos pacientes críticos, pela possibilidade de infusão de soluções, drogas e derivados do sangue. Nos Estados Unidos, mais de 5 milhões de cateteres venosos centrais (CVC) são inseridos por ano. As indicações para o uso do CVC são: administração de quimioterapia, nutrição parenteral total, transfusão de produtos do sangue, infusão de medicações e fluidos, plasmaférese, hemodiálise, coleta de sangue, monitoração de parâmetros hemodinâmicos e nos casos de dificuldade de obtenção de acesso venoso periférico. O acesso venoso central ideal deve ser de fácil implante, seguro, com mínimo de efeitos adversos, menor taxa de infecção, cômodo para o paciente, com duração adequada ao tipo de tratamento proposto e de custo aceitável.

História

Historicamente, o acesso vascular foi desenvolvido tendo como objetivo a transfusão de sangue. Datam de 1667 as primeiras transfusões de sangue animal em um humano utilizando uma cânula metálica, realizadas por Jean Denys, um professor de filosofia e matemático, na França, e Lower, na Inglaterra. A primeira transfusão humana foi realizada por James Blundell, em 1818, com sucesso parcial, pois na época não havia conhecimento dos grupos sanguíneos ABO, que viria a ser descoberto por Karl Landsteiner, em 1901.

O primeiro relato de cateterização cardíaca foi feito por Werner Forssman, um jovem interno alemão em 1929. Ele introduziu um cateter fino até o átrio direito através de uma veia superficial do seu braço. Na década de 1950, com a crescente preocupação em relação ao suporte nutricional nos pacientes cirúrgicos, foram criadas as soluções de nutrição parenteral hipertônica que, frequentemente, levavam ao surgimento de flebites das veias periféricas. Isso gerou a necessidade da procura por formas alternativas de infusão dessas soluções. Em 1952, Aubaniac, um cirurgião militar francês, descreveu sua experiência de 10 anos com cateterização da veia subclávia para infusão rápida de fluidos de ressuscitação no campo de batalha. Essa publicação serviu de modelo para a primeira infusão de soluções hipertônicas de nutrição parenteral total através de cateter introduzido percutaneamente na veia subclávia por via infraclavicular, realizada por Dudrick, em 1968.

O aumento da utilização da terapia nutricional parenteral levou Broviac a desenvolver um cateter de silicone que seria locado no átrio direito, em 1973. Esse cateter era introduzido pela veia cefálica ou jugular interna e exteriorizado na parede do tórax após passar por um trajeto subcutâneo. Em 1979, Hickman descreveu algumas modificações no cateter de Broviac, como o aumento do diâmetro, para atender às necessidades dos pacientes candidatos ao transplante de medula óssea. Isso permitiu a infusão de produtos do sangue, plasmaférese e terapia nutricional nesses pacientes. Depois vieram os sistemas de cateteres totalmente implantáveis, conforme publicação da experiência de Bothe com *port-a-cath* implantado em 74 pacientes, para quimioterapia de longo prazo.

Tipos

Acesso venoso central é definido como colocação de um cateter com a sua extremidade posicionada na veia cava superior ou no átrio direito.

Existem 3 tipos de cateteres centrais: cateter venoso central inserido perifericamente, cateter venoso central temporário (não tunelizado) e cateter venoso central de longa permanência (tunelizado).

Tabela 98.1
Tipos de cateteres venosos centrais

	Tipos	Durabilidade	Complexidade
CVC inserido perifericamente	PICC	Dias a meses	Pequena
CVC temporário	Cateter de 1 a 5 lumens Cateter de hemodiálise	Dias (< 21 dias)	Média
CVC de longa permanência	Hickman, Broviac *Perm-cath* (hemodiálise) *Port-a-cath*	Meses a anos	Grande

Cateter venoso central inserido perifericamente (CVCIP)

Estes cateteres são confeccionados com silastic ou poliuretano, têm diâmetros de 3 a 7 French e podem ser de lúmen único ou duplo. Sua principal indicação é a administração de antibióticos, seguidos pela terapia nutricional parenteral e a quimioterapia. A durabilidade deste tipo de cateter é indeterminada e varia conforme o surgimento de complicações como infecção, flebite, oclusão ou deslocamento do sistema e o fim da sua necessidade, variando de poucos dias a mais de um ano. Os CVCIP apresentam menor taxa de complicações quando comparados aos demais tipos de acesso, principalmente em relação ao pneumotórax e complicações infecciosas. A sua principal desvantagem é a oclusão mais frequente devido ao pequeno diâmetro do seu lúmen. Inicialmente, eram implantados por equipe de enfermagem treinada à beira do leito com taxas de sucesso em torno de 68%. Com o uso crescente das técnicas de radiologia intervencionista, houve uma melhora deste resultado com taxas de sucesso em torno de 96%, uma vez que há a possibilidade de punção de veias mais profundas guiadas por ultrassom, além da visualização em tempo real da progressão do fio-guia e/ou cateter pela fluoroscopia, permitindo o posicionamento preciso da ponta do cateter no átrio direito, além de possibilitar a realização de flebografia para avaliar o sistema venoso e suas possíveis variações anatômicas ou patológicas. Desta maneira, foram desenvolvidos sistemas de CVCIP específicos para implante com radiologia intervencionista que são progredidos sobre o fio-guia 0,018 polegada.

Geralmente, são escolhidas veias superficiais da fossa antecubital ou as veias cefálicas ou basílica no nível do antebraço, sendo que esta última tem como desvantagem cruzar uma zona de dobra (articulação do cotovelo), podendo levar a taxas maiores de oclusão ou desgaste do material, aumentando a possibilidade

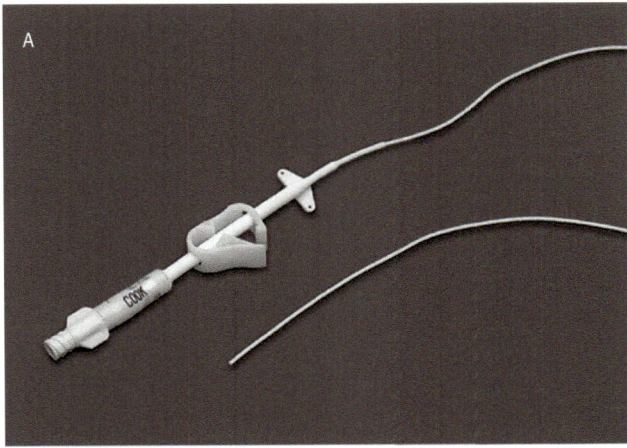

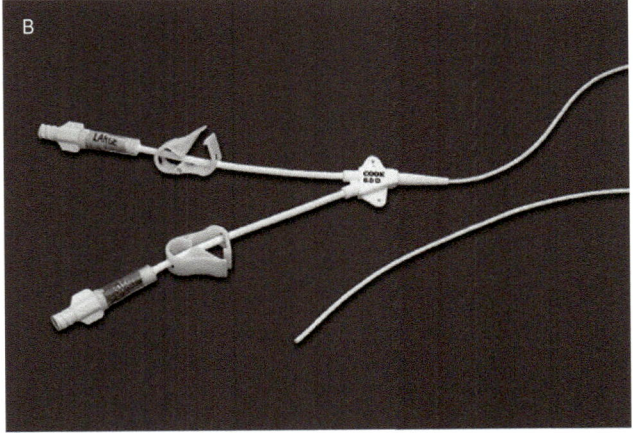

FIGUTA 98.1 – *Cateter venoso central de instalação periférica:* **A.** *lúmen único;* **B.** *duplo lúmen.*
Fonte: *autores.*

de fratura do cateter. A veia braquial também pode ser utilizada como ponto de inserção do cateter, porém apresenta maiores taxas de complicações como a trombose venosa profunda e lesão da artéria braquial, devido a sua proximidade com a veia. A veia preferencial é a basílica, em razão do seu maior calibre e menor taxa de vasoespasmo.

A técnica de inserção do CVCIP consiste na punção da veia escolhida, progressão do fio-guia 0,018 polegada na luz venosa, troca da agulha de punção por uma bainha tipo *peel-away* sobre o fio-guia, colocação do cateter

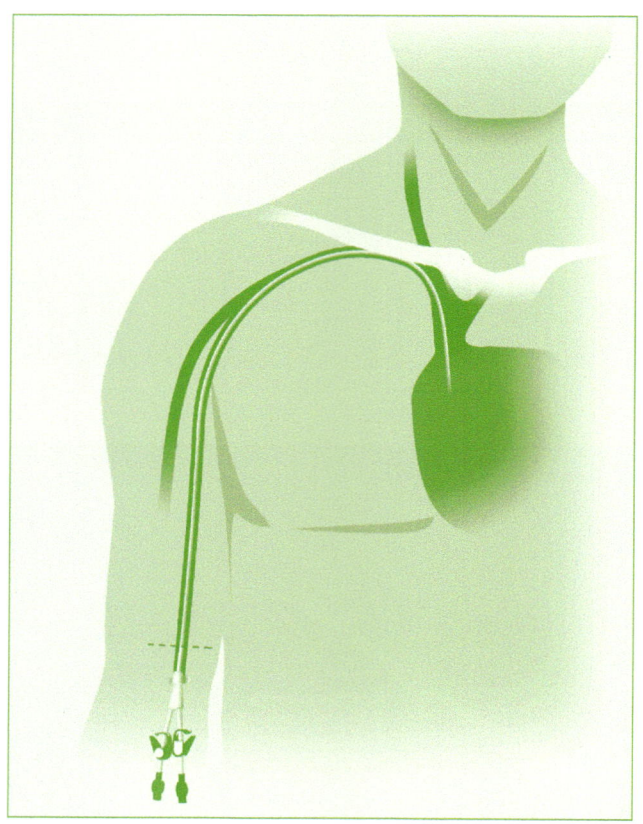

FIGURA 98.2 – *Esquema ilustrativo de cateter venoso central inserido pela veia basílica.* Fonte: autores.

por dentro da bainha posicionando sua extremidade no átrio direito, retirada da bainha e a fixação do sistema.

As contraindicações para a colocação de CVCIP incluem celulite local, tromboflebite, linfedema, a presença de fístula arteriovenosa para hemodiálise (ou mesmo a possibilidade da confecção de uma FAV em pacientes com função renal deteriorada) e antecedente de ressecção da cadeia linfonodal axilar. Tem como vantagem a possibilidade de ser realizado em pacientes com alterações de coagulação que apresentam maior risco para punção de veia jugular ou subclávia devido à menor taxa de complicações como pneumotórax e hemotórax. A taxa de complicações é de 5% e as mais comuns são a tromboflebite superficial – tratada conservadoramente – e a oclusão ou vazamento do cateter, que requer sua retirada. É o tipo de cateter central de menor custo, sendo similar ao cateter central de curta permanência (ou temporário), porém com custo de 3 a 10 vezes menor quando comparado aos cateteres centrais tunelizados, principalmente quando se incluem os custos relativos ao tratamento das complicações.

Cateter venoso central temporário

Considera-se temporário o cateter implantado diretamente no local de punção venosa, ou seja, que não possui uma parte tunelizada. Geralmente sua aplicação é planejada para menos de 6 semanas, uma vez que a infecção limita seu uso prolongado. No entanto, sua durabilidade pode ser bem menor, havendo a necessidade da sua retirada com 2 a 3 semanas. É o tipo de acesso mais utilizado em pacientes críticos internados em unidades de terapia intensiva e semi-intensiva ou nos casos de cirurgias de grande porte. É utilizado principalmente para infusão de volume, medicamentos e monitoração da pressão venosa central e hemodiálise por curtos períodos. São confeccionados com uma variedade de materiais como o poliuretano, polietileno, silicone, polivinilcloride ou teflon. Pode ser inserido por via jugular interna, externa, subclávia ou femoral. A escolha da veia de acesso ainda gera muitas discussões principalmente em relação à veia jugular e subclávia, ao passo que a veia femoral é considerada um acesso de exceção pela alta taxa de infecção precoce e trombose venosa profunda, além de gerar desconforto para o paciente. A escolha do acesso e as suas complicações serão discutidas adiante.

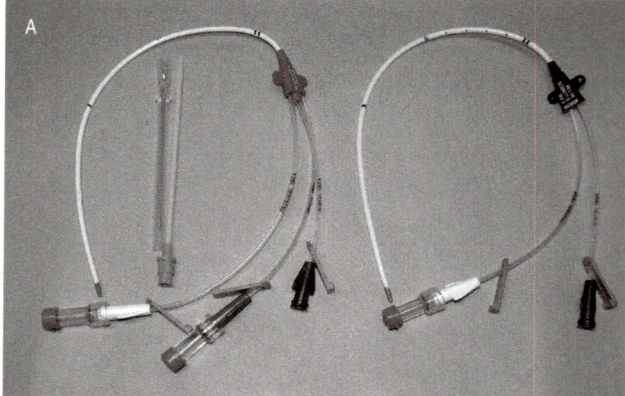

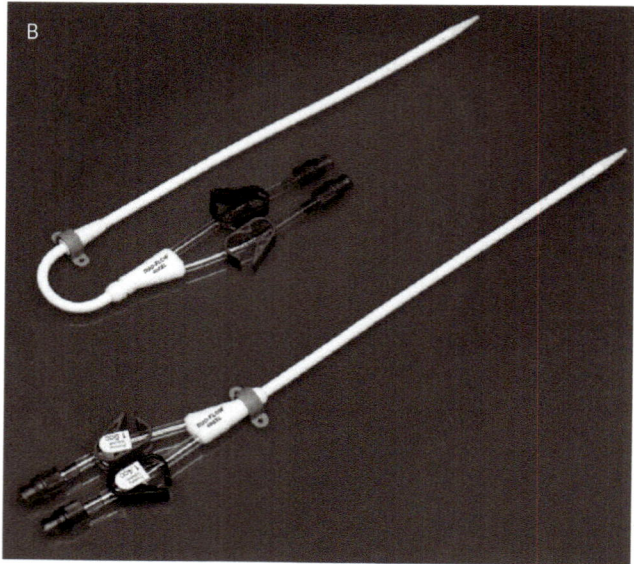

FIGURA 98.3 – **A.** *Cateter venoso central de duplo e triplo lúmen.* **B.** *Cateteres para hemodiálise para acesso jugular e subclávia.* Fonte: autores.

Cateter de longa permanência (tunelizado)

Os cateteres tunelizados podem permanecer implantados por meses até anos e são utilizados principalmente para hemodiálise, nutrição parental total ou quimioterapia. Podem ser divididos ainda em cateteres semi-implantáveis e totalmente implantáveis.

Os cateteres semi-implantáveis mais utilizados são o Broviac e o Hickman e são disponíveis numa variedade de comprimentos, diâmetros, número de lumens (1, 2 ou 3 lumens) e são de orifícios terminais. A principal diferença entre eles está no diâmetro interno do lúmen, que é maior no Hickman, o que permite a realização de plasmaférese e infusão de derivados do sangue, sendo amplamente utilizados nos casos de transplante de medula óssea.

Existem, ainda, os cateteres de hemodiálise que possuem apenas dois lumens extremamente amplos para permitir um fluxo de sangue alto, o que torna seu diâmetro externo bastante calibroso. Os lumens terminam em distâncias diferentes para que não haja recirculação do sangue devolvido pela máquina e são chamados, por convenção, de via arterial o que retira o sangue para a máquina de hemodiálise e via venosa o que retorna o sangue após a diálise. Esses cateteres precisam proporcionar um fluxo de pelo menos 200 mL/min para que a hemodiálise seja efetiva, existindo alguns cateteres que chegam a 450 mL/min de fluxo.

O princípio dos cateteres semi-implantáveis consiste na técnica de tunelização, na qual o ponto onde o cateter penetra na veia deve ficar afastado do local de saída do cateter para o meio externo, visando a diminuição da infecção. São confeccionados com silastic (elastômero de silicone) ou poliuretano – materiais extremamente flexíveis – e possuem, na maioria das vezes, um *cuff* (anel) de poliéster próximo à extremidade proximal do cateter, que deve permanecer no espaço subcutâneo. A integração (fibrose) deste anel pelo tecido subcutâneo ocorre por volta de 7 a 10 dias e ajuda a manter o cateter no seu lugar, prevenindo um deslocamento inadvertido, além de servir de barreira para a migração de bactérias para o espaço tunelizado.

Sua implantação deve ser realizada por profissionais treinados, em ambiente cirúrgico, contando, ainda, com auxílio da fluoroscopia. A anestesia pode ser local, combinada com sedação consciente ou geral, dependendo das condições do paciente. A escolha da veia de acesso é de fundamental importância para o sucesso do procedimento, devendo ser analisados o biotipo do paciente, anatomia do pescoço e do tórax,

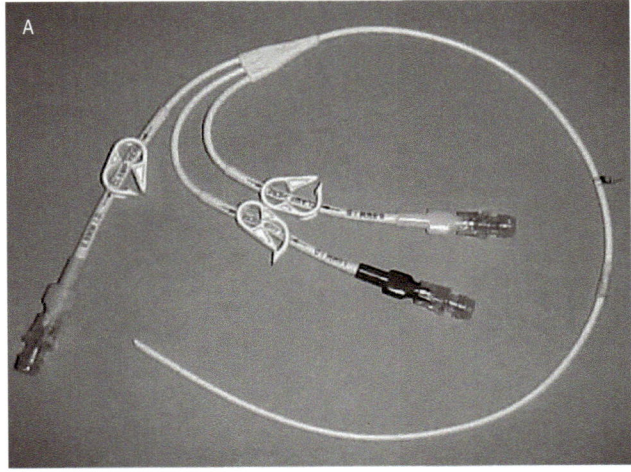

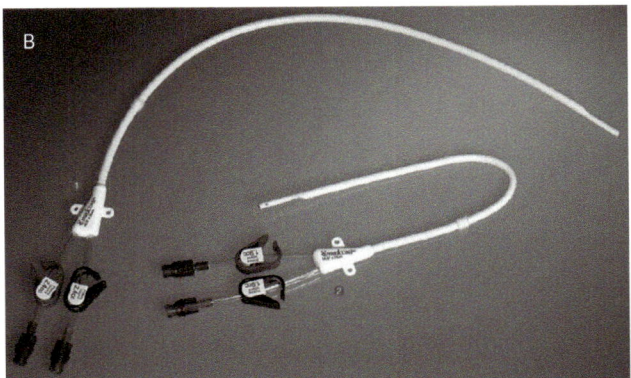

FIGURA 98.4 – *Cateteres semi-implantáveis:* **A.** *Hickman;* **B.** *Hemodiálise.* Fonte: *autores.*

cicatrizes de punções prévias, presença de cirurgias (cervicotomia prévia, traqueostomia, radioterapia) no pescoço, distúrbios de coagulação, doença pulmonar grave e capacidade do paciente de permanecer em decúbito horizontal ou em posição de Trendelemburg. De modo geral, devem ser evitadas as punções das veias subclávias nos pacientes com doença renal aguda ou crônica, uma vez que a alta incidência de estenose ou oclusão destas veias pode comprometer o funcionamento de uma futura fístula arteriovenosa ou mesmo de punções repetidas para instalação de cateteres de hemodiálise. O cirurgião deve lembrar-se do papel adjuvante da ultrassonografia para guiar a punção da veia jugular interna nos casos em que preveja alguma dificuldade, seja por falta de parâmetros anatômicos (anasarca, hematoma cervical, grandes obesos) ou por cirurgias ou punções prévias.

O *port-a-cath* é um exemplo de cateter totalmente implantável, utilizado geralmente para acesso intermitente, como no tratamento quimioterápico. No entanto, pode ser utilizado para uso contínuo, infusão de soluções ou derivados do sangue e até para coleta de amostras de sangue para finalidade diagnóstica.

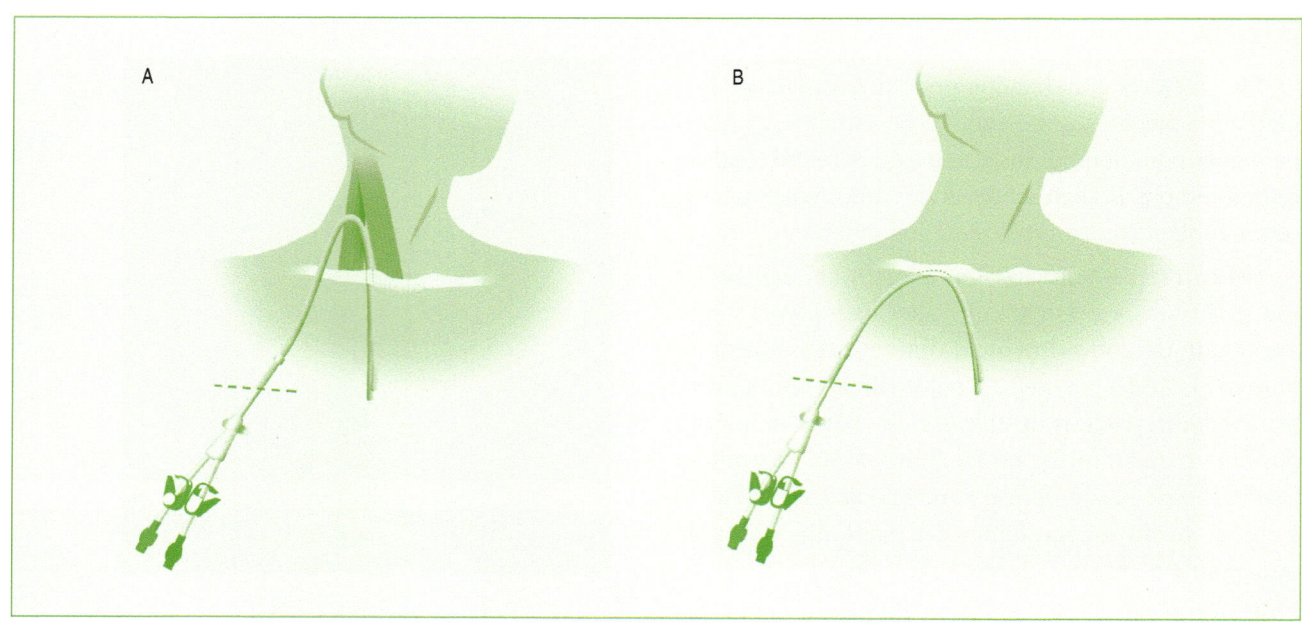

FIGURA 98.5 – **A.** *Cateter semi-implantável inserido pela veia jugular interna direita.* **B.** *Veia subclávia direita.* Fonte: *autores.*

Consiste num cateter de silastic ou poliuretano de 4 a 12 French que pode ser de lúmen único ou duplo conectado a um reservatório (*port*). Para os de duplo lúmen, os *ports* também são duplos e conectados separadamente aos cateteres, o que permite o uso totalmente distinto das duas vias, como por exemplo nos casos de nutrição parenteral total contínua por uma via e a administração de antibióticos ou outras medicações pela outra. Os *ports* são o reservatório do sistema e podem ser fabricados com diversos tipos de materiais na sua parte externa (plástico, epóxi, aço), porém o titânio é o material mais utilizado no seu interior em razão da sua durabilidade e resistência.

A membrana de punção do *port* é feita de silastic, que permite múltiplas punções com pouco risco de fratura ou vazamento. Eles devem ser implantados no espaço subcutâneo numa profundidade adequada uma vez que, se implantado muito profundamente, oferecerá dificuldades na sua punção, ao passo que, se muito superficial, pode levar à isquemia ou necrose de pele, podendo resultar em deiscência da ferida operatória ou mesmo na extrusão do *port*. O local do implante do *port* geralmente é a região torácica alta, mas pode ser implantado na parte mais baixa do tórax ou mesmo no braço. É o tipo de acesso central que oferece durabilidade maior, com as menores taxas de infecção, já que não apresenta nenhuma parte do sistema em contato com o meio externo. Permitem que o paciente retome a vida praticamente normal, podendo até praticar esportes como natação após a total cicatrização da ferida operatória. Requer menor manutenção, maior intervalo de tempo para irrigação com solução heparinizada e menos gastos com curativos, além de ser esteticamente mais aceitável pelo paciente.

Existem, ainda, alguns modelos com válvulas que dispensam o *flush* com solução heparinizada após o uso do sistema e a necessidade de manutenção periódica do cateter. Como desvantagem, apresenta o risco de extravazamento da substância injetada em razão do deslocamento ou da inserção incompleta da agulha no reservatório, podendo resultar em celulite ou necrose local, e o fato de ser requerida a punção do reservatório toda vez que for necessário o uso do sistema.

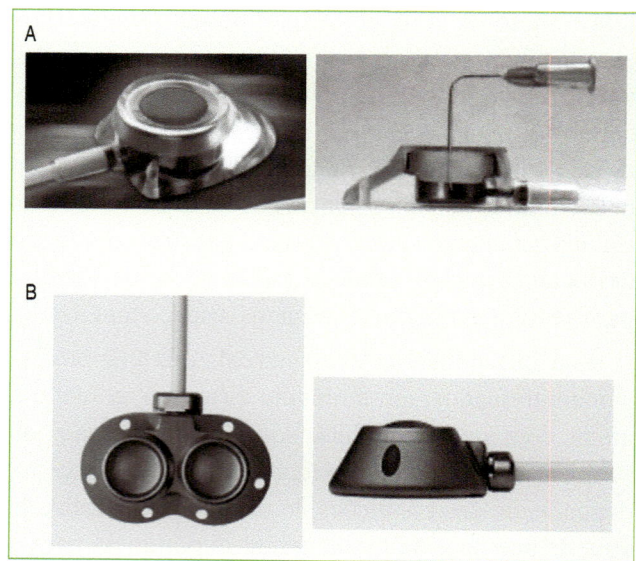

FIGURA 98.6 – *Tipos de port-a-cath:* **A.** *simples de epóxi/titânio;* **B.** *duplo de titânio.* Fonte: *autores.*

Técnicas de punção venosa central

Veia jugular interna

Posicionamento adequado do paciente em Trendelenburg com rotação da cabeça a 45°, contrária ao lado escolhido.

Assepsia e antissepsia conforme padronização do CCIH.

Colocação dos campos cirúrgicos estéreis.

Infiltração com anestésico local.

Punção com agulha 18-gauge no vértice do triângulo formado pelas cabeças esternal e clavicular do músculo esternocleidomastoideo com a clavícula, com angulação de 20 graus em relação ao plano da pele, em direção ao mamilo ipsilateral. Alguns autores advogam a punção com agulha mais fina (22-gauge ou até mesmo com agulha de punção raquidiana) a fim de "procurar" a veia jugular antes da introdução de uma agulha mais calibrosa. Pode-se manter a palpação da artéria carótida com a mão não dominante durante a punção, a fim de evitar a punção inadvertida desta artéria. Não havendo sucesso na primeira tentativa, a agulha deve ser direcionada um pouco mais medialmente na próxima tentativa. Havendo retorno de sangue venoso adequado pela seringa, o fio-guia 0,035 polegada (ou 0,038, dependendo do fabricante do material) deve ser progredido por dentro da agulha suficientemente para garantir o acesso na veia braquiocefálica ou cava. O fio-guia nunca deve ser avançado se houver resistência. Retira-se a agulha mantendo o fio-guia na posição e realiza-se uma pequena incisão na pele suficiente para permitir a passagem do cateter sem resistência na pele.

Procede-se a dilatação do trajeto subcutâneo e então a progressão do cateter apropriado sobre o fio-guia. O posicionamento da ponta do cateter pode ser às cegas, de acordo as marcações de distância existentes nos cateteres ou guiado por fluoroscopia.

Para a abordagem posterior da veia jugular interna, o ponto de punção deve ser a borda posterior do ramo clavicular do músculo esternocleidomastóideo, próximo ao cruzamento da veia jugular externa, ou no nível do ápice do triângulo descrito anteriormente. A agulha deve ser direcionada à fúrcula esternal, numa angulação logo abaixo do plano muscular.

A abordagem anterior da veia jugular interna é uma via de exceção, com riscos maiores de punção inadvertida da artéria carótida, reservada para os casos em que há desvio medial do feixe vascular, como nos pacientes de idade avançada ou por cirurgia prévia na região cervical, o que pode levar ao posicionamento da veia jugular medialmente ao feixe esternal do músculo esternocleidomastóideo.

Veia subclávia

É a via de acesso que apresenta menor taxa de infecção e trombose, porém o maior risco de pneumotórax e complicações hemorrágicas. É considerado o mais cômodo para o paciente, principalmente porque o cateter pode ser coberto pela roupa e porque sentem menos incômodo quando o cirurgião manipula o tórax alto do que o pescoço. O índice de sucesso da sua cateterização varia de 90 a 96%.

Abordagem infraclavicular: o local de punção é a transição do terço médio para distal da clavícula. A agulha deve ser direcionada para a fúrcula esternal, margeando a face posterior da clavícula. Não havendo sucesso na primeira tentativa, recua-se a agulha e a nova tentativa deve ser realizada direcionando a agulha cada vez mais cranialmente.

Abordagem supraclavicular: o local de punção deve ser na borda lateral do ramo clavicular do músculo esternocleidomastóideo, na margem superior da clavícula, em direção à fúrcula esternal.

A colocação de um pequeno coxim no dorso entre as escápulas pode facilitar o procedimento.

Veia femoral

Deve ser considerada uma via de exceção em razão das altas taxas de infecção e trombose venosa profunda relacionadas a esse tipo de acesso.

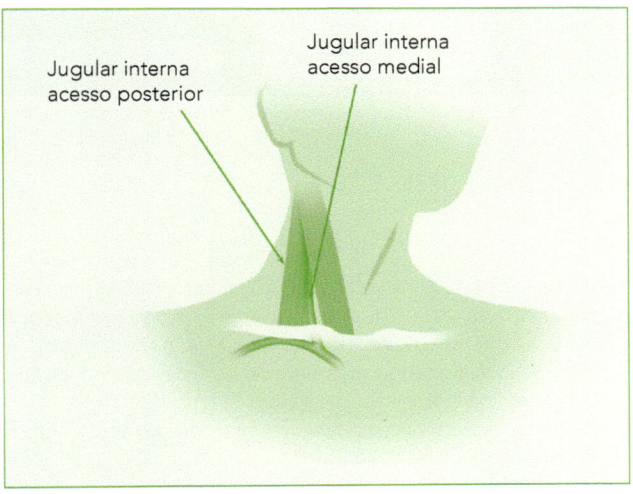

FIGURA 98.7 – Local de punção e direção da agulha para abordagem da veia jugular interna por via medial e via posterior. Fonte: autores.

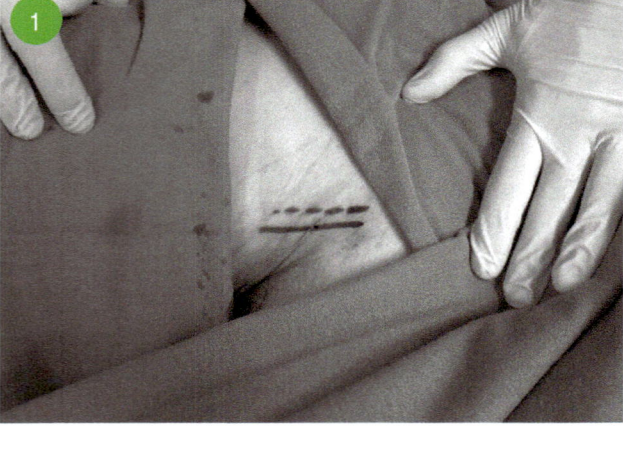
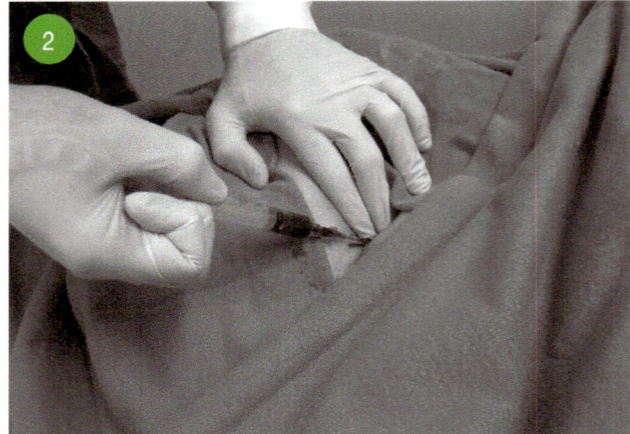
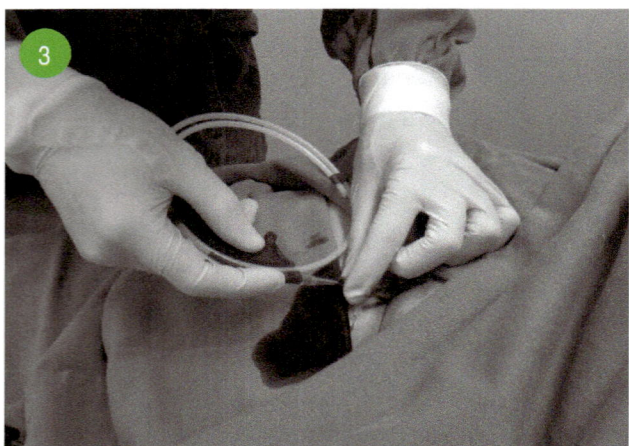
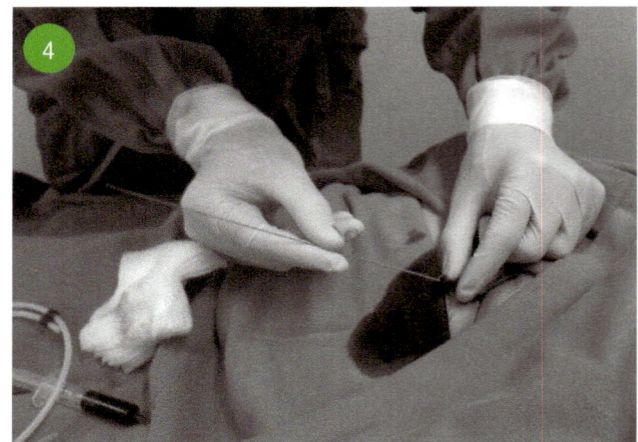
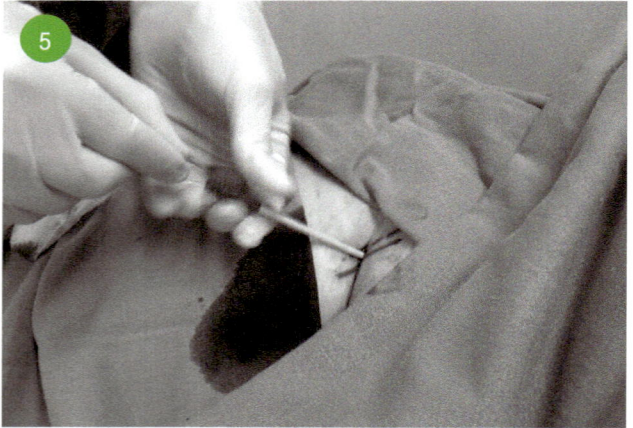
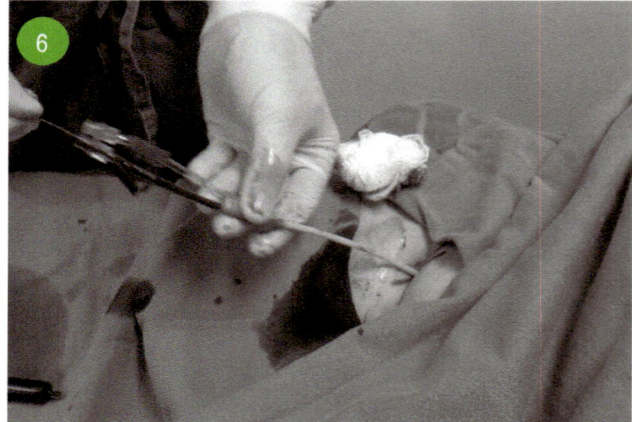
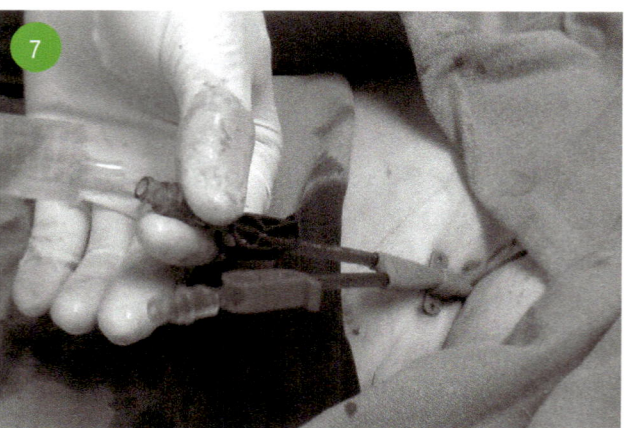

FIGURA 98.8 – *Técnica de colocação de cateter de duplo lúmen para hemodiálise.* Fonte: *autores.*
1. Marcação da borda medial do músculo esternocleidomastóideo (linha contínua) e da projeção da artéria carótida direita (linha tracejada).
2. Punção da veia jugular interna direita (notar os dedos indicador e médio da mão esquerda sobre o pulso carotídeo).
3. Progressão do fio-guia metálico através da agulha de punção.
4. Retirada da agulha mantendo-se o fio-guia.
5. Dilatação do trajeto subcutâneo.
6. Colocação do cateter e retirada do fio-guia.
7. Heparinização do sistema.

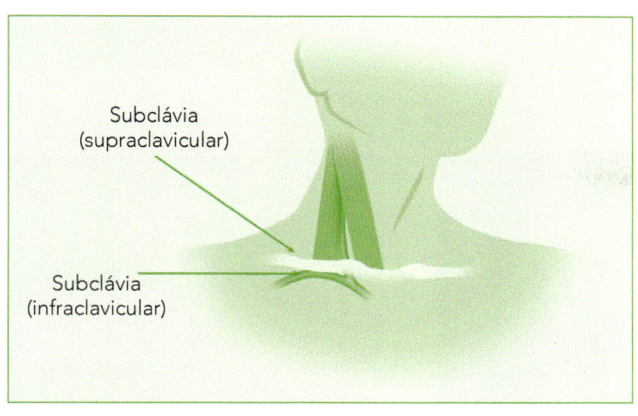

FIGURA 98.9 – *Local de punção e direção da agulha para abordagem da veia subclávia por via supra ou infraclavicular.* Fonte: autores.

Sua principal indicação é a rápida obtenção do acesso em pacientes instáveis – podendo ser realizada até mesmo durante uma reanimação cardiorrespiratória ou nos pacientes com insuficiência respiratória que não suportam o decúbito horizontal – além de oferecer menores taxas de complicações hemorrágicas maiores em pacientes com graves distúrbios de coagulação, uma vez que o sangramento pode ser comprimido diretamente. Pode ser uma alternativa de acesso temporário nos casos de obstruções ou estenoses das veias centrais (subclávia e inominada) que acometem principalmente os pacientes com múltiplas cateterizações prévias destas veias.

O acesso à veia femoral consiste na palpação da artéria femoral na região inguinal e punção da veia femoral medialmente ao pulso femoral, 1 a 2 cm abaixo da prega inguinal. Evitar a punção alta desta veia, uma vez que a punção inadvertida da veia ilíaca externa (acima do ligamento inguinal) e a manipulação com materiais de grande calibre pode levar à formação de um hematoma retroperitoneal de grandes proporções, principalmente nos pacientes com distúrbios de coagulação, que pode ser oculto até que o paciente manifeste sinais ou sintomas de choque hemorrágico.

Acessos não convencionais

Situações que exigem cateterizações sucessivas das veias centrais e das femorais, caso dos indivíduos portadores de insuficiência renal crônica em tratamento hemodialítico e de crianças com internação prolongada, podem levar a estenose e oclusão destas veias, impossibilitando o implante de cateteres para hemodiálise. Com o advento das técnicas intervencionistas radiológicas, vêm crescendo os procedimentos de recanalização destas veias e colocação de *stent*. No entanto, os resultados em médio e longo prazos ainda são ruins, com taxa de patência em 1 ano ao redor de 55%. Ainda como alternativa para esses casos, foram desenvolvidos acessos não convencionais, como o acesso à veia cava por punção trans-hepática ou translombar, cateterização de veias intercostais, veia ázigos ou acesso direto do átrio direito. São procedimentos que requerem profissionais treinados em procedimentos intervencionistas e o uso de aparelhos de fluoroscopia associado ou não ao ultrassom.

Para o acesso translombar da veia cava inferior, há a necessidade de estudo prévio por exames de imagem como a tomografia computadorizada para avaliar a anatomia da veia cava e a relação desta com as estruturas adjacentes, particularmente a aorta e a possível presença de massas retroperitoneais. A trombose da cava inferior após a colocação destes cateteres ocorre em menos de 5% dos casos. O acesso trans-hepático da cava só deverá ser realizado quando se certificar do esgotamento dos acessos das veias torácicas e da veia cava inferior. O estudo prévio da anatomia do fígado é imprescindível para descartar dilatação biliar, cistos ou hamangiomas e tumores ao longo do trajeto planejado. Além disso, a presença de algum distúrbio de coagulação contraindica esse tipo de procedimento.

Técnicas de implantação de cateteres de longa permanência

A punção da veia é escolhida conforme técnica descrita anteriormente.

Escolha do local de exteriorização do cateter conforme o comprimento do cateter escolhido (no caso dos semi-implantáveis), para que a sua ponta fique no nível

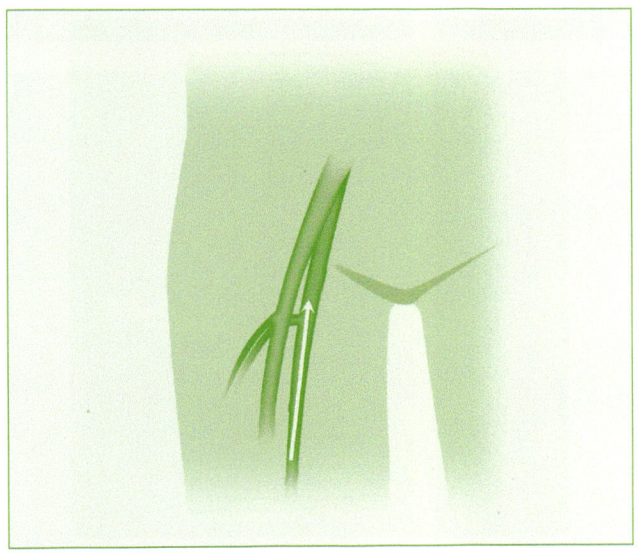

F FONTE: autores. **IGura 98.10** – *Local de punção e direção da agulha para abordagem da veia femoral comum.*

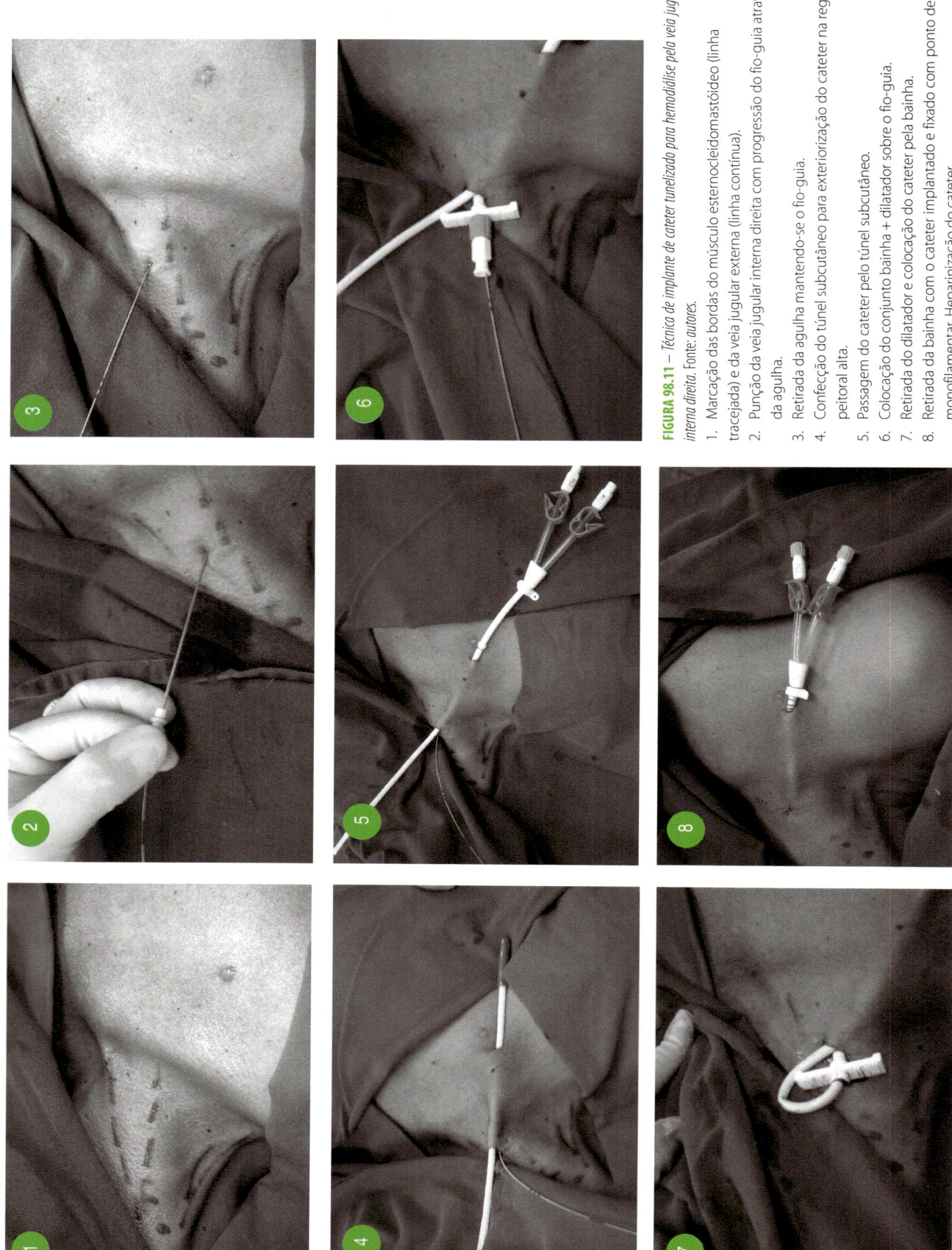

FIGURA 98.11 – *Técnica de implante de cateter tunelizado para hemodiálise pela veia jugular interna direita.* Fonte: autores.

1. Marcação das bordas do músculo esternocleidomastóideo (linha tracejada) e da veia jugular externa (linha contínua).
2. Punção da veia jugular interna direita com progressão do fio-guia através da agulha.
3. Retirada da agulha mantendo-se o fio-guia.
4. Confecção do túnel subcutâneo para exteriorização do cateter na região peitoral alta.
5. Passagem do cateter pelo túnel subcutâneo.
6. Colocação do conjunto bainha + dilatador sobre o fio-guia.
7. Retirada do dilatador e colocação do cateter pela bainha.
8. Retirada da bainha com o cateter implantado e fixado com ponto de fio monofilamentar. Heparinização do cateter.

do átrio direito e o anel de poliéster fique em posição subcutânea, mais próximo do local de exteriorização do que o ponto de punção. Pequena incisão na pele suficiente para permitir a passagem do cateter. Passagem do cateter pelo trajeto subcutâneo até o local de punção (onde deve ser feita uma pequena incisão) utilizando o passador disponível. Progressão do conjunto bainha do tipo *peel-away* com dilatador através do fio-guia, sob visão fluoroscópica até o átrio direito. Retirada do dilatador e avanço do cateter por dentro da bainha até o átrio direito. Retirada da bainha tipo *peel-away* e posicionamento da ponta do cateter no local apropriado guiado pela fluoroscopia. Fixação do cateter na pele e heparinização do sistema após certificar-se do bom funcionamento do cateter. Sutura das incisões e aplicação de curativo apropriado.

Para os cateteres totalmente implantáveis, há necessidade de confeccionar uma loja no espaço subcutâneo suficiente para acomodar o receptáculo do sistema, de modo que fique próximo ao nível da pele a fim de facilitar a palpação do *port* e a sua punção. Após o posicionamento da ponta do cateter no local desejado, corta-se o excedente do cateter e é acoplado ao receptáculo que é fixado em três pontos na parede posterior da loja subcutânea, para que não haja deslocamento ou rotação do *port*.

Complicações

A falha na cateterização venosa central não é considerada uma complicação, porém pode variar de 10 a 21% dos casos. As cateterizações venosas prévias, as deformidades torácicas e a presença de cirurgia prévia nos sítios de acesso são fatores que contribuem para o aumento destes números.

As complicações globais relacionadas ao acesso venoso central podem chegar a 10%, sendo que destes, 30% são representados pelas complicações maiores. Elas podem ser divididas em complicações precoces (até 30 dias) e tardias. Entre as primeiras estão o pneumotórax, hemotórax, hematomas, a punção arterial inadvertida, a flebite, a embolia aérea e o mau posicionamento do cateter; as infecções relacionadas ao cateter, trombose ou oclusão venosa e fratura do cateter podem ser classificadas como complicações tardias. Esta divisão, porém, não é exata na medida em que algumas destas complicações consideradas tardias podem ocorrer precocemente, como no caso da trombose venosa e da infecção do cateter. Estudos recentes mostram uma diminuição das complicações gerais para 7% quando utilizado algum método de imagem para guiar o procedimento. A experiência do operador mostrou-se um fator decisivo no surgimento de complicações. Um artigo de revisão publicado no *New England Journal of Medicine* em 2003 mostra que o número de complicações é reduzido à metade quando o procedimento é realizado por médicos com experiência em mais de 50 cateterizações venosas centrais. Além disso, a escolha da veia de acesso, as condições clínicas do paciente, a anatomia vascular atípica, o estado de coagulação e as manipulações prévias das veias de acesso são fatores implicados no surgimento de complicações.

Pneumotórax

O pneumotórax é responsável por 25-30% de todas as complicações implicadas no cateterismo venoso central. Ocorre em cerca de 3 a 6% dos casos, podendo chegar a 12,4% nas mãos de médicos inexperientes. Este número é significativamente maior no acesso subclávio do que no jugular (0,1 a 0,2%) em vista da proximidade da pleura em relação aos vasos subclávios (1,5 a 3,1%). A falha na primeira tentativa aumenta o risco de pneumotórax nas tentativas subsequentes (0,89% de pneumotórax na primeira tentativa e 9,47% nas subsequentes). Esse número poder ser maior quando o paciente se encontra em ventilação mecânica (10%).

Hemotórax

Trata-se de uma complicação mais grave, porém ocorre com menos frequência, em cerca de 1% dos casos. Manifesta-se, geralmente, em pacientes com algum distúrbio de coagulação e pode resultar em consequências catastróficas. A perfuração da veia pelo fio-guia, dilatador ou pelo próprio cateter quase sempre está presente nestes casos.

Punção arterial inadvertida

A punção arterial inadvertida é vista com maior frequência no acesso jugular (6,3 a 9,4%) e femoral (9 a 15%) que no subclávio (3,1 a 4,9%), sendo, porém, o sangramento facilmente controlável através de compressão manual direta da veia. O conhecimento da anatomia vascular do pescoço e do tórax é fundamental para minimizar esse tipo de complicação e aumentar as chances de sucesso do procedimento. Estudo publicado por Turba, em 2005, através da análise ultrassonográfica da região do pescoço de 188 pacientes consecutivos, mostra a relação da veia jugular interna com a artéria carótida na tentativa de evitar a punção inadvertida da artéria nos procedimentos percutâneos envolvendo a veia jugular. A posição mais frequentemente encontrada da veia jugular interna em relação à carótida é às 2 horas do lado direito e 10 horas à esquerda, conforme esquema representado na Figura 98.12.

Apesar de não ser frequente, a punção da carótida pode levar a complicações mais graves como a obstrução de via aérea, fístula arteriovenosa e eventos isquêmicos cerebrovasculares. Uma maneira de diminuir essa complicação seria a punção da veia jugular interna com agulha de menor calibre (30 × 7 por exemplo) antes da agulha que permite a passagem do fio-guia (geralmente de 18 gauge), no intuito de localizar a veia. Assim, caso haja a punção arterial inadvertida, as suas consequências seriam menores e o sangramento facilmente contido em razão do fino calibre da agulha utilizada. Por outro lado, o sangramento proveniente da punção da artéria subclávia pode ser oculto e de difícil controle por compressão manual, não sendo, portanto, recomendado esse acesso nos pacientes com distúrbios de coagulação.

Tradicionalmente, o sangramento incontrolável subsequente à punção arterial inadvertida era tratado cirurgicamente. No entanto, o desenvolvimento dos dispositivos de fechamento (selamento) das punções arteriais após procedimentos endovasculares diagnósticos e terapêuticos e a utilização de *stents* revestidos possibilitou o manejo menos invasivo destas complicações, o que se tornou uma vantagem significativa, uma vez que se trata de pacientes já debilitados.

Os trabalhos mais recentes apontam uma tendência cada vez maior do uso da ultrassonografia para orientar a punção da veia jugular interna a fim de obter do acesso venoso central e nos procedimentos percutâneos como a biópsia hepática transjugular e TIPS. Uma meta análise com oito *trials* prospectivos e randomizados realizada por Randolph mostrou que, quando comparada com a punção venosa baseada em parâmetros anatômicos, a punção guiada por ultrassom aumentou as chances de sucesso na cateterização, diminuiu as complicações relacionadas à punção e reduziu o número de tentativas, assim como o tempo do procedimento. Ainda segundo revisão de Ganesh publicada em 2007, o auxílio do ultrassom bidimensional reduz a falha na cateterização em 86% e as complicações relacionadas à punção em 57%.

■ Malposicionamento

O mau posicionamento da ponta do cateter pode levar ao funcionamento inadequado do cateter e a diversos tipos de complicações. De maneira geral, o

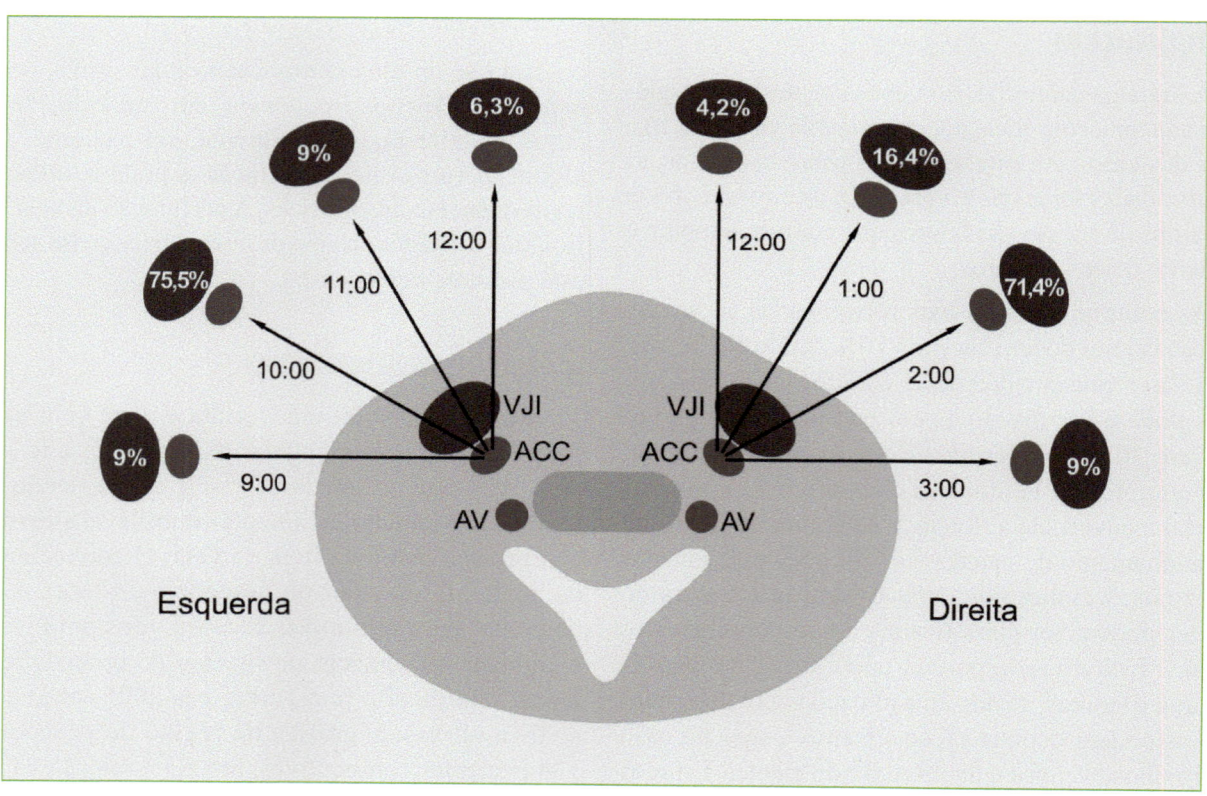

FIGURA 98.12 – *Esquema ilustrativo da relação da veia jugular interna com a artéria carótida comum, com o operador posicionado na cabeceira do doente. A localização da veia é representada em comparação às horas do relógio, tendo como referência a artéria carótida comum. Fonte: retirado do trabalho de Turba UC et al. Anatomic relationship of the internal jugular vein and the common carotid artery applied to percutaneous transjugular procedures. Cardiovasc Intervent Radiol. 2005; 28(3):303-6.*

posicionamento da ponta do cateter na porção superior da veia cava ou na veia subclávia leva ao aumento do risco de trombose, ao passo que o posicionamento da ponta muito dentro do átrio leva ao risco de perfuração. Em vista disto, a posição ideal da ponta do cateter ainda está para ser determinada, porém se recomenda que nos cateteres tunelizados a sua ponta deva ser posicionada no átrio direito – uma vez que são confeccionados com materiais mais flexíveis como o silastic (elastômero de silicone) e poliuretano – e nos não tunelizados, na transição da veia cava superior com o átrio direito, já que são cateteres mais rígidos, a fim de evitar possível lesão da parede cardíaca.

O mau posicionamento do cateter foi reportado em torno de 14 a 40% dos casos, mesmo quando inserido por médicos experientes e é mais frequente quando inserido por via subclávia do que por via jugular. Essa taxa diminui para 0 a 5% quando realizado com auxílio de ultrassom ou fluoroscopia. Quando inserido às cegas, a ponta do cateter pode terminar na veia subclávia ou axilar homolateral ou contralateral, veia ázigos, veia cava inferior ou no ventrículo direito, quando inseridos por via jugular ou subclávia. Por outro lado, o cateter inserido via femoral pode terminar com a ponta na veia renal direita ou esquerda. Outras complicações implicadas no mau posicionamento do cateter incluem o tamponamento cardíaco, arritmias e a infecção.

Embolia aérea

É uma complicação rara e letal, porém evitável. Ocorre, geralmente, durante a inserção dos cateteres tunelizados ou *ports*, entre o momento da retirada do dilatador e a colocação do cateter pela bainha. Pode ser assintomática ou evoluir para insuficiência respiratória franca, dependendo do volume de ar aspirado. Várias manobras podem ser realizadas para evitar o risco de embolia aérea, como colocar o paciente em posição de Trendelenburg, pedir para o paciente que faça uma manobra de Valsalva e manter sempre o orifício da bainha ocluído durante a sua manipulação. Caso tenha ocorrido a aspiração de ar, colocar o paciente em decúbito lateral esquerdo em posição de Trendelenburg e ofertar oxigênio a 100%. Atualmente, existem bainhas valvuladas para evitar a perda de sangue e a aspiração de ar durante a retirada do dilatador.

Infecção

A infecção representa a principal complicação dos acessos venosos centrais e ocorre em cerca de 33% dos casos. Possui diversas causas como: infecção do local de saída do cateter, seguida pela migração de microrganismos para a superfície externa do cateter; contaminação da conexão do cateter, que pode levar a colonização da superfície interna do cateter; e a infecção do cateter por via hematogênica. A maioria das infecções do sítio de saída do cateter é causada por *Staphylococcus epidermidis*. Em relação aos cateteres temporários, o acesso femoral é associado a uma taxa maior de infecção quando comparado ao acesso subclávio.

Embora as evidências sugiram que o acesso subclávio resulte em menos complicações infecciosas que o acesso jugular, não existem estudos randomizados comparando os dois sítios. Caso os sinais infecciosos estejam limitados ao local de saída do cateter, sem que haja febre, leucocitose, ou outras manifestações sistêmicas, pode ser tratado com antibioticoterapia sistêmica e cuidados locais da lesão, sem necessariamente retirar o cateter, principalmente nos pacientes com dificuldade de obtenção do acesso venoso central. No entanto, infecção que acomete o trajeto subcutâneo do cateter ou a loja de implante do *port-a-cath* deve ser tratada com a retirada do cateter. A infecção sanguínea relacionada ao cateter ocorre mais comumente nos pacientes com deterioração clínica sem sinais óbvios de infecção no local do cateter e sem outro foco infeccioso aparente. Complicações graves da infecção sanguínea relacionada ao cateter, incluindo a trombose séptica, infecção metastática, choque e falência múltipla de órgãos foram reportadas em até 1/3 dos casos. O diagnóstico preciso da bacteremia relacionada ao cateter é fundamental, a fim de evitar a retirada prematura do cateter. Atualmente, existem evidências que permitem o tratamento da infecção sanguínea relacionada ao cateter sem a sua remoção. Organismos como o *Staphylococcus* coagulase negativa podem ser erradicados desta forma. Por outro lado, as infecções causadas por *S. aureus*, *Candida spp*, *Pseudomonas spp* ou *Stenotrophomonas maltophilia* requerem a pronta retirada do cateter.

Estudos clínicos randomizados utilizando cateteres impregnados com clorexidine e sulfadiazina de prata e cateteres impregnados com minociclina e rifampin mostraram uma redução nas infecções sanguíneas relacionadas ao cateter. No entanto, considerando que nenhum destes cateteres foi utilizado por mais de 14 dias, não há evidência de efeitos benéficos em longo prazo deste tipo de cateter.

Trombose venosa

Pacientes que requerem cateter venoso central são de alto risco para desenvolver trombose venosa relacionada ao cateter. Dos pacientes com diagnóstico de trombose venosa internados em UTI, 15% estão relacionados aos cateteres centrais. Esse risco varia conforme o local de inserção, sendo que a cateterização da veia subclávia apresenta o menor risco de trombose. Em estudo randomizado controlado comparando o acesso subclávio com o femoral, foi observado que a trombose venosa ocorreu em 21,5% dos pacientes com cateter femoral e em 1,9% dos pacientes com cateter na veia subclávia. Outro estudo observacional relatou que o risco de trombose associada com a inserção do cateter via jugular era aproximadamente 4 vezes maior que o da subclávia.

Estenose/oclusão venosa

A estenose venosa é uma complicação vista em pacientes submetidos a múltiplas cateterizações venosas centrais, particularmente da veia subclávia. No entanto, um único implante de um cateter mais calibroso na veia subclávia pode resultar em estenose ou oclusão desta veia. Essa complicação é indesejada principalmente nos pacientes portadores de insuficiência renal candidatos ao tratamento hemodialítico, uma vez que pode comprometer o funcionamento adequado de uma fístula arteriovenosa confeccionada no membro afetado.

A estenose ou oclusão da veia subclávia pode ocorrer em até 40% dos casos, ao passo que no acesso jugular esse número diminui para 10 a 12%. A causa disso ainda não está bem determinada, porém sugere-se que a lesão endotelial direta pela punção, dilatação e colocação do cateter, associada ao trauma resultante da mobilização do cateter durante a movimentação dos membros superiores e até a composição do material usado na confecção do cateter e a sua rigidez possam contribuir para o elevado índice de estenose. A infecção do cateter parece ser outro fator adjuvante neste processo. Portanto, deve-se evitar a cateterização da veia subclávia nos indivíduos com deterioração da função renal, sendo as veias jugular interna direita, esquerda, jugular externa direita e esquerda as vias preferenciais de punção, nesta ordem.

Referências bibliográficas

1. Broviac JW, Cole JJ, Scribner BH. A silicone rubber atrial catheter for prolonged parenteral alimentation. Surg Gynecol Obstet. 1973 Apr;136(4):602-6.
2. Bodenham AR. Can you justify not using ultrasound guidance for central venous access? Crit Care. 2006;10(6):175.
3. Campbell WB, Elworthy S, Peerlinck I, Vanslembroek K, Bangur R, Stableforth D, Sheldon CD. Sites of implantation for central venous access devices (ports): a study of the experiences and preferences of patients. Eur J Vasc Endovasc Surg. 2004 Dec;28(6):642-4.
4. Chalmers N. Ultrasound guided central venous access. NICE has taken sledgehammer to crack nut. BMJ. 2003 Mar 29;326(7391):712.
5. Chang HM, Hsieh CB, Hsieh HF, Chen TW, Chen CJ, Chan DC, Yu JC, Liu YC, Shen KL. An alternative technique for totally implantable central venous access devices. A retrospective study of 1311 cases. Eur J Surg Oncol. 2006 Feb;32(1):90-3.
6. Deutsch LS, White GH. Central venous cannulation for hemodialysis access. In: Wilson SE, ed. Vascular access: principles and practice. St. Louis: Mosby, 2002:114-131.
7. Frankel A. Temporary access and central venous catheters. Eur J Vasc Endovasc Surg. 2006 Apr;31(4):417-22.
8. Falkowski A. Improving the PICC insertion process. Nursing. 2006 Feb;36(2):26-7.
9. Ganeshan A, Warakaulle DR, Uberoi R. Central venous access. Cardiovasc Intervent Radiol. 2007 Jan-Feb;30(1):26-33.
10. Gann M Jr, Sardi A. Improved results using ultrasound guidance for central venous access. Am Surg. 2003 Dec;69(12):1104-7.
11. Gordon HE. Development of vascular access surgery. In: Wilson SE, ed. Vascular access: principles and practice. St. Louis: Mosby, 2002:2-6.
12. Hickman RO, Buckner CD, Clift RA, Sanders JE, Stewart P, Thomas ED. A modified right atrial catheter for access to the venous system in marrow transplant recipients. Surg Gynecol Obstet. 1979 Jun;148(6):871-5.
13. Horattas MC, Trupiano J, Hopkins S, Pasini D, Martino C, Murty A. Changing concepts in long-term central venous access: catheter selection and cost savings. Am J Infect Control. 2001 Feb;29(1):3240.
14. Kaufman JA. Inferior vena cava and tributaries. In: Kaufman JA, Lee MJ, ed. Vascular & interventional radiology: the requisites. Philadelphia: Mosby, 2004: 350-76.
15. Kaufman JA. Upper-extremity, neck and central thoracic veins. In: Kaufman JA, Lee MJ, ed. Vascular & interventional radiology: the requisites. Philadelphia: Mosby, 2004: 163-93.
16. Kolbeck KJ, Itkin M, Stavropoulos SW, Trerotola SO. Measurement of air emboli during central venous access: do "protective" sheaths or insertion techniques matter? J Vasc Interv Radiol. 2005 Jan;16(1):8999.
17. Lewis CA, Allen TE, Burke DR, Cardella JF, Citron SJ, Cole PE, Drooz AT, Drucker EA, Haskal ZJ, Martin LG, Van Moore A, Neithamer CD, Oglevie SB, Rholl KS, Roberts AC, Sacks D, Sanchez O, Venbrux A, Bakal CW; Society of Interventional Radiology Standards of Practice Committee. Quality improvement guidelines for central venous access. J Vasc Interv Radiol. 2003 Sep;14(9 Pt 2):S231-5.
18. Merrer J, De Jonghe B, Golliot F. Complications of femoral and subclavian venous catheterization in critically ill patients: a randomized controlled Trial. JAMA 2001;286:700-7.
19. Ponec D, Irwin D, Haire WD, Hill PA, Li X, McCluskey ER; COOL Investigators. Recombinant tissue plasminogen activator (alteplase) for restoration of flow in occluded central venous access devices: a double-blind placebo-controlled trial--the Cardiovascular Thrombolytic to Open Occluded Lines (COOL) efficacy trial. J Vasc Interv Radiol. 2001 Aug;12(8):951-5.
20. Qureshi AM, Rhodes JF, Appachi E, Mumtaz MA, Asnes J, Radavansky P, Latson LA. Transhepatic Broviac catheter placement for long-term central venous access in critically ill children with complex congenital heart disease. Pediatr Crit Care Med. 2007 Apr 4.
21. Ruesch S, Walder B, Tramer MR. Complications of central venous catheters: internal jugular versus subclavian access--a systematic review. Crit Care Med. 2002 Feb;30(2):454-60.
22. Safdar N, Maki DG. Use of vancomycin-containing lock or flush solutions for prevention of bloodstream infection associated with central venous access devices: a meta-analysis of prospective, randomized trials. Clin Infect Dis. 2006 Aug 15;43(4):474-84.
23. Sharma A, Bodenham AR, Mallick A. Ultrasound-guided infraclavicular axillary vein cannulation for central venous access. Br J Anaesth. 2004 Aug;93(2):188-92.
24. Shavit L, Lifschitz M, Plaksin J, Grenader T, Slotki I. Urokinase for restoration of patency of occluded permanent central venous access in haemodialysis patients--a new protocol. Nephrol Dial Transplant. 2007 Feb;22(2):666-7.
25. Silberzweig JE, Sacks D, Khorsandi AS, Bakal CW; Society of Interventional Radiology Technology Assessment Committee. Re-

porting standards for central venous access. J Vasc Interv Radiol. 2003 Sep;14(9 Pt 2):S443-52.
26. Suarez T, Baerwald JP, Kraus C. Central venous access: the effects of approach, position, and head rotation on internal jugular vein cross-sectional area. Anesth Analg. 2002 Dec;95(6):1519-24.
27. Svoboda P, Barton RP, Barbarash OL, Butylin AA, Jacobs BR, Lata J, Haire WD, Jaff MR, Firszt CM, Mouginis TL, Schuerr DM, Schulz GA, Schwartz LB, El-Shahawy MA. Recombinant urokinase is safe and effective in restoring patency to occluded central venous access devices: a multiple-center, international trial. Crit Care Med. 2004 Oct;32(10):1990-6.
28. Tannuri U. Should central venous access via the inferior vena cava be used in children? Rev Assoc Med Bras. 2005 Jul-Aug;51(4):186-7.
29. Timsit JF. Central venous access in intensive care unit patients: is the subclavian vein the royal route? Intensive Care Med. 2002 Aug;28(8):1006-8.
30. Timsit JF, Farkas JC, Boyer JM. Central vein catheter-related thrombosis in intensive care patients: incidence, risk-factors, and relationship with catheter-related sepsis. Chest 1998;114:207-13.
31. Turba UC, Uflacker R, Hannegan C, Selby JB. Anatomic relationship of the internal jugular vein and the common carotid artery applied to percutaneous transjugular procedures. Cardiovasc Intervent Radiol. 2005 May-Jun;28(3):303-6.
32. Yildizeli B, Lacin T, Batirel HF, Yuksel M. Complications and management of long-term central venous access catheters and ports. J Vasc Access. 2004 Oct-Dec;5(4):174-8.

99 Cirurgia Endovascular

Abdo Farret Neto

Introdução

A cirurgia endovascular, isto é, cirurgia realizada através do interior dos vasos, adquiriu importância indiscutível na Medicina contemporânea. O campo de aplicação cresce rapidamente, uma vez que é método minimamente invasivo e apresenta vantagens em relação às cirurgias convencionais. Menor desconforto, utilização de anestesia local, pequenas incisões, diminuição de perda sanguínea, procedimento de menor risco e tempo de hospitalização são algumas delas. Contudo, trata-se de método ainda não totalmente maduro, quando comparado ao tempo de existência da cirurgia convencional, e como tal, muitos aspectos ainda carecem de comprovações, como em relação à durabilidade, custos e reais benefícios aos pacientes. Sendo assim, as principais indicações, taxas de perviedade e outros aspectos de fundamental importância serão descritos, tomando-se como base extensas e comprovadas pesquisas mundiais, como TASC II (*TransAtlantic InterSociety Consensus*)[1], CREST (*Carotid Revascularization Endarterectomy versus Stent Trial*)[2], CAVATAS (*carotid stenosis in the CArotid and Vertebral Artery Transluminal Angioplasty Study*)[3], EVA-3S (*Endarterectomy versus stenting in patients with symptomatic severe carotid stenosis*)[4], SPACE (*Stent Protected Angioplasty versus Carotid Endarterectomy in symptomatic patients*)[5], SIROCO I e II[6], entre outras. Por fim, não serão abordados aspectos relativos a neurointervenção e radiologia intervencionista não vascular, por serem assuntos específicos, não diretamente relacionados à Cirurgia Vascular Endovascular.

Histórico

A cirurgia endovascular atual, que se encontra em franca evolução, é o resultado de uma série de eventos que iniciaram há mais de 100 anos, com a descoberta dos Rx por Wilhelm Konrad Roentgem, em 1895, ganhador do Prêmio Nobel de Medicina em 1901. Esta evolução só foi possível devido a incontáveis avanços técnicos e medicamentosos que vêm ocorrendo desde então, com velocidade cada vez mais espantosa.

A primeira imagem angiográfica foi obtida meses após a descoberta dos Rx, por Lindental, injetando contraste nas veias de uma mão amputada. Porém, a angiografia diagnóstica só foi descrita em 1929, por dos Santos *et al.*[7], quando utilizaram contraste injetado na Aorta Abdominal, por via translombar.

A primeira cateterização de câmara cardíaca foi realizada por Forssmann[8], em 1929, após o relato de dos Santos. Na ocasião, Forssmann, que era urologista, utilizou a fluoroscopia e um espelho para introduzir um cateter de 65 cm até o seu átrio direito, pela veia antecubital esquerda. Em 1941, Farinas[9] descreveu a técnica de aortografia utilizando cateter introduzido por dissecção da artéria femoral, e em 1948, Radner[10] descreveu a técnica para aortografia torácica, utilizando a dissecção da artéria radial. A modificação técnica na abordagem dos acessos vasculares, descrita por Seldinger[11] em 1953, foi o grande passo para a abordagem percutânea, minimante invasiva, assim como permitiu a cateterização vascular seletiva. A primeira angioplastia percutânea transluminal (APT) foi realizada e descrita por Dotter e Judkins[12], em 1964. Na ocasião, utilizaram um sistema de cateteres coaxiais com aumento progressivo de diâmetro, o que também alargava o orifício de entrada dos mesmos. O problema foi solucionado por Grüntzig[13], em 1974, pela utilização de balões expansíveis. Na década de 1980 os *stents Palmaz-Schatz* começaram a ser utilizados em humanos, conforme relato de Sigwart[14]. Nova e surpreendente abordagem surgiu com a descrição por Parodi[15], em 1991, do tratamento endovascular dos aneurismas de aorta.

Os dois pilares desta revolução na abordagem endovascular foram a evolução da qualidade de imagem e dos cateteres, pois só foi possível se pensar na intervenção terapêutica a partir de uma boa imagem diagnóstica. A qualidade e a mobilidade das imagens sofreram um avanço revolucionário a partir dos anos 1970, quando as imagens fluoroscópicas passaram a ser exibidas em tubos de imagens semelhantes aos de televisão, e na década seguinte, quando as imagens foram digitalizadas e passaram a ser processadas por computadores cada vez mais potentes em capacidade de processamento e armazenamento.

Diagnóstico

Angiografia

A angiografia, considerada como "padrão-ouro", é um método invasivo que emprega rotineiramente contrastes com potenciais nefrotóxicos e de anafilaxia. A anafilaxia severa ocorre em cerca de 0,1%, outras complicações importantes estão presentes em 0,7% dos casos e a mortalidade decorrente do método e suas complicações chega a 0,16%. As informações clínicas e laboratoriais, essenciais antes de programar a angiografia, devem incluir história de hipersensibilidade a contrastes iodados, uso de anticoagulantes, presença de coagulopatia e sinais de insuficiência renal. Deve-se dar preferência à utilização de contrastes com baixa osmolaridade ou preferencialmente os não iônicos. Uma boa hidratação pré e pós-angiografia é essencial para prevenir insuficiência renal induzida por contraste. Em pacientes que já apresentem importante disfunção renal, o exame deve ser limitado às áreas de importância à conduta terapêutica, em vez de toda a árvore arterial. Alternativamente, pode-se lançar mão do uso de contrastes não iodados como o dióxido de carbono e o gadolínio.

Indicações

Como regra básica, tendo-se em vista os métodos diagnósticos não invasivos disponíveis, deve-se solicitar angiografia quando o caso em questão tiver indicação para uma intervenção, seja ela por cirurgia endovascular ou cirurgia convencional.

Flebografias

Indicações

Do mesmo modo que as angiografias por cateter, deve-se dar preferência aos métodos não invasivos, deixando-se a flebografia para os raros casos em que não se obtém adequado diagnóstico, ou para os quais a confirmação flebográfica é essencial no planejamento terapêutico, como no caso das varizes pélvicas, síndrome de May-Thurner (compressão da veia ilíaca comum esquerda pela artéria ilíaca comum direita) e síndrome do quebra-nozes (compressão da veia renal esquerda pela artéria mesentérica superior).

Materiais mais utilizados

Desde o estabelecimento da técnica percutânea, descrita por Seldinger, tem sido impressionante a diversidade de materiais disponíveis. Porém, neste capítulo somente os mais significativos serão abordados. As medidas de diâmetros costumam ser expressas em French (Fr), polegadas (*inches*) ou milímetros. Cada milímetro de diâmetro equivale a 3Fr. As medidas de comprimento são expressas em milímetros ou centímetros.

Introdutores

São cateteres valvulados que, uma vez inseridos nos vasos pela técnica percutânea, mantêm-se fixos e exteriorizados na pele, e por eles são introduzidos os guias, cateteres e demais materiais necessários ao procedimento a ser realizado.

Cateteres diagnósticos

São utilizados para realização de exames diagnósticos e possuem vários formatos de extremidade distal para melhor adequação ao vaso que se deseja examinar.

Cateteres terapêuticos

Possuem diâmetro interno maior que os cateteres diagnósticos e são utilizados principalmente como meio de transporte de materiais para procedimentos terapêuticos, como angioplastias, com ou sem *stents*, embolizações etc. Sua utilização permite, também, trocas de materiais durante o procedimento, sem que se perca o acesso ao local, além de possibilitar controles angiográficos do procedimento realizado.

Fios-guias

São fios de espessura, dureza, formato da ponta e constituição do material variados, que são utilizados para conduzir os cateteres, balões e *stents*, aos locais desejados. Seus diâmetros são medidos em polegadas, sendo os mais utilizadas os de 0,035"; 0,025" e 0,014". Os materiais de revestimento mais comuns são o

Teflon® e o hidrofílico, este último, quando molhado, torna-se extremamente lubrificado, reduzindo grandemente o coeficiente de fricção da superfície do guia.

Balões para angioplastia

São balões utilizados para realização de angioplastias. Três medidas devem ser observadas. São elas: o diâmetro, o comprimento do balão e o comprimento total do cateter do qual o balão faz parte. Os dois tipos de cateteres mais utilizados são *over the wire*, no qual o fio-guia navega em toda a extensão do cateter-balão, e o de *troca rápida*, no qual o guia navega somente em pequeno segmento distal do cateter-balão. O primeiro tipo tem a vantagem de dar mais apoio ao balão, e o segundo, além de utilizar comumente guias mais finos, costuma ter perfil mais baixo e não exige longos fios-guias para realizar suas trocas.

Stents

São finas telas metálicas utilizadas para dar suporte e fixação à parede vascular após angioplastias ou recanalizações. Podem ser expansíveis por balão, sendo normalmente mais rígidos e com maior suporte, ou autoexpansíveis, mais flexíveis, suportando melhor amassamentos, porém habitualmente com menor força radial. Assim como os balões, são encontrados em apresentações *over the wire* e de *troca-rápida*. Os materiais mais utilizados em suas confecções são o aço inox e o nitinol. Novas gerações de *stents* bioabsorvíveis e com drogas estão sendo lançadas.

Stent grafts

Suas principais diferenças são o fato de apresentarem revestimento de politetrafluroetano (PTEF), ou Dacron®, sendo úteis em casos de rupturas vasculares, extensas recanalizações ou fechamento de fístulas arteriovenosas.

Endopróteses

São *stent grafts* de maior calibre, modulares, para utilização em grandes vasos como aorta torácica ou abdominal, via exposição cirúrgica de vasos femorais ou ilíacos. Sua principal utilização é na correção de aneurismas e dissecções de aorta.

Insufladores

São seringas especiais acopladas a manômetros, utilizadas para insuflar balões de angioplastia ou *stents* expansíveis por balão.

Alças de retiradas de corpos estranhos

São cateteres munidos de alça retrátil na sua extremidade, utilizados para capturar e resgatar corpos estranhos na circulação, assim como reposicionar, quando necessário, cateteres implantados na circulação venosa.

Materiais para embolizações

As aplicações de técnicas de embolização são bastante amplas, e como tais, são muitos os materiais disponíveis. Sendo assim, a escolha deve recair no material ou na combinação de materiais que melhor se adaptarem para o caso. Os mais utilizados são as molas, partículas de PVA® (polivinil álcool), Gelfoam® e microesferas (Embosphere®, Bead Block®), gel, como o Ônyx® (copolímero etileno vinil álcool), colas, como cianoacrilato (Hystoacril®), álcool etílico absoluto, balões destacáveis e cateteres com balão de oclusão.

Filtros de proteção cerebral

Idealizados para proteção cerebral durante angioplastia de carótida, podem ser empregados também em outras áreas, como por exemplo, proteger o parênquima renal ou evitar embolizações distais em casos complexos de angioplastias periféricas.

Filtros de veia cava

São dispositivos empregados para impedir que grandes trombos causem embolia pulmonar maciça. Confeccionados de diversos materiais, como aço inox, nitinol, titânio e plásticos, podem ser temporários, permanentes ou resgatáveis. Sua inserção, femoral ou jugular, deve obedecer o princípio de a via estar livre de trombos.

Cateteres e equipamentos para trombectomia percutânea

Existem diversos dispositivos de retirada de trombos das circulações arterial e venosa, e de próteses ocluídas. Os principais mecanismos são a microfragmentação com aspiração, o princípio de Venturi e a retirada mecânica, entre outros.

Mecanismos de fechamento de locais de punção

Utilizados para selar o orifício de entrada do introdutor, são de grande valia quando utilizados introdutores de calibres maiores que 6 Fr, ou quando não se pretende reverter a anticoagulação.

Princípios técnicos

Sala de hemodinâmica ou sala de cirurgia?

Um dos primeiros questionamentos ao se planejar uma intervenção endovascular, é quanto a realizar na sala de cirurgia ou de hemodinâmica. A resposta a esta questão deve ser baseada em múltiplos fatores, como por exemplo onde está o melhor equipamento de imagem, a possibilidade de o procedimento apresentar complicação que necessite de intervenção cirúrgica imediata, entre outros.

Via retrógrada ou anterógrada?

Estas expressões dizem respeito ao sentido do implante do introdutor em relação ao fluxo sanguíneo e à consequente direção na qual os materiais serão avançados pela árvore arterial. Se a favor do fluxo, diz-se que a punção foi anterógrada, se contra o fluxo sanguíneo, retrógrada.

Homolateral ou contralateral?

Nestes casos, a nomenclatura refere-se à posição do introdutor, em relação ao vaso ou órgão-alvo a ser tratado. Quando no mesmo lado, diz-se que a punção foi homolateral, quando no lado oposto, terá sido contralateral.

Kissing balloon

É uma expressão inglesa utilizada nas situações em que a região a ser angioplastada fica muito próxima a uma bifurcação, ou mesmo a engloba. Nestes casos, há necessidade de se realizar as angioplastias utilizando-se dois balões insuflados simultaneamente, que ficam se "beijando", para não haver desabamento da placa aterosclerótica com obstrução da luz não angioplastada.

Patência primária expressa o tempo de perviedade de determinada intervenção sem que sejam realizadas outras para mantê-la funcionante. Patência secundária, refere-se à perviedade independentemente de quais e quantos procedimentos de auxílio foram utilizados para mantê-la funcionante.

Princípios da navegação: após a obtenção do acesso vascular, toda navegação com cateteres ou *stents* deverá ser feita seguindo-se o fio-guia. A não ser nos casos em que se deseje vencer uma obstrução com fins terapêuticos, jamais o fio-guia deve ser forçado em sua progressão. Todo avanço do fio-guia, assim como qualquer procedimento realizado, deve ser visualizado em tempo real na fluoroscopia.

As angioplastias são efetuadas utilizando-se balões especialmente desenhados para este fim, provocando a ruptura da placa aterosclerótica. Podem ser convencionais, ou seja, pela luz verdadeira do vaso, ou subintimais. Neste último caso o fio-guia cria um espaço virtual através da parede arterial, e a dilatação faz-se a este nível. Muito importante é o adequado planejamento do procedimento, e para isto as medidas precisas de diâmetro e extensão do vaso a ser tratado são fundamentais. A estenose ideal para angioplastia é uma lesão concêntrica, com extensão menor que 2 cm (Figura 99.1). Quando a estenose é muito severa, às vezes é necessário realizar pré-dilatações para que se consiga introduzir o balão ou mesmo o *stent* com diâmetro adequado para aquele vaso. A crioplastia é uma modalidade de angioplastia em que o balão é insuflado com óxido nitroso a $-10°$ C, mas ainda carece de estudos ao longo prazo que comprovem sua eficiência em diminuir a reação neointimal.

Quando, após a angioplastia, observa-se presença de *flap* (fragmento de parede vascular parcialmente solto na luz) contra o fluxo, ou dissecção que comprometa o resultado, causando gradiente de pressão maior que 5 mmHg, ou ainda *recoil* (retração da parede angioplastada) imediato maior que 30%, deve-se fazer tentativa de correção com tempo de insuflação mais prolongado do balão, ou implantar *stent*.

O implante de *stent* deve ser primário, nas angioplastias de carótidas, em lesões ostiais viscerais, como por exemplo nas renais, e após longas recanalizações.

Principais aplicações

Os campos de aplicação dos procedimentos endovasculares estão em constante expansão, na medida que novas técnicas e materiais aparecem constantemente. Neste subcapítulo serão abordadas, de modo condensado, as principais aplicações, pautadas em estudos multicêntricos.

Considerações gerais

Os resultados em longo prazo das angioplastias dependem de fatores anatômicos locais, relativos à severidade da doença arterial, e também de fatores

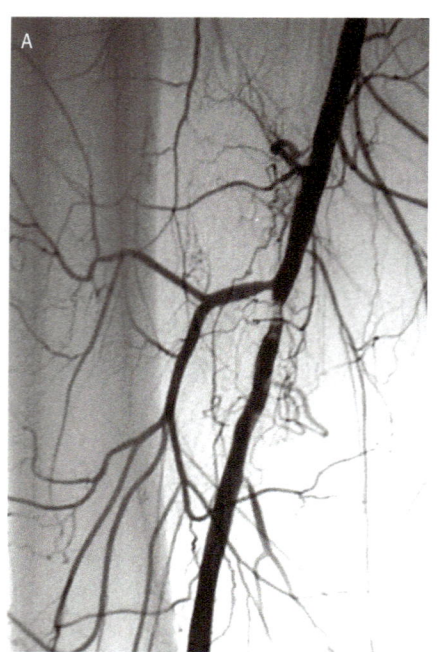 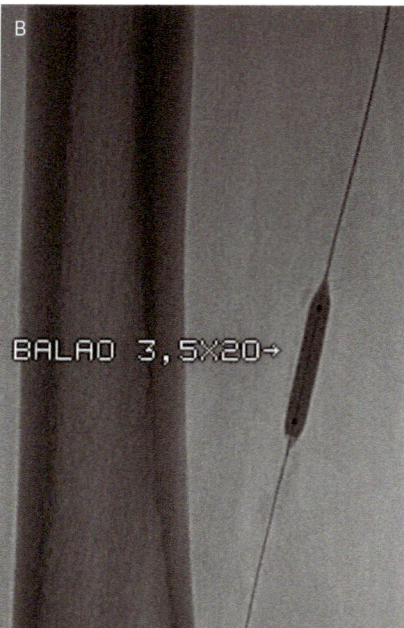 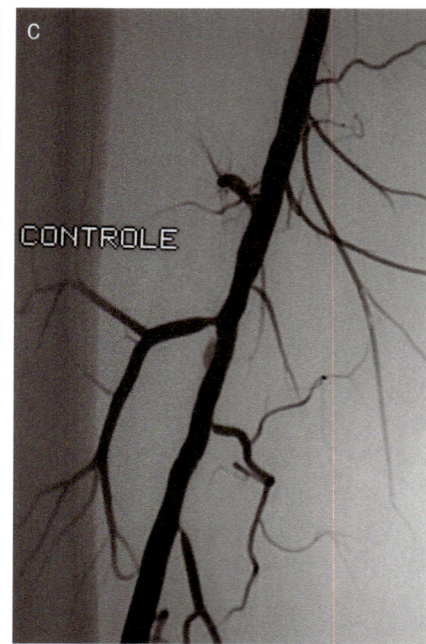

FIGURA 99.1 – **A.** Lesão concêntrica de femoral superficial. **B.** Angioplastia. **C.** Resultado final, observar pequena dissecção. Fonte: autores.

clínicos, como presença de diabetes, tabagismo, insuficiência renal e dislipidemias.

Os melhores índices de patência são os do segmento ilíaco, decrescendo quanto mais distal for a angioplastia.

Doença arterial periférica (DAP) dos membros inferiores (MMII)

A recomendação número 35 do TASCII, relativa à escolha entre técnicas com equivalências clínicas de curto e longo prazos, diz: "nas situações em que o tratamento endovascular e a cirurgia aberta para determinada lesão sintomática arterial periférica deem equivalentes bons resultados em curto e longo prazos, a cirurgia endovascular deve ser utilizada primeiro".[1]

O TASCII classifica, ainda, as lesões arterioscleróticas a serem tratadas, como:

- "A" uma lesão com ótimo resultado, devendo ser tratada por endovascular;
- "B" uma lesão que oferece um resultado suficientemente bom com tratamento endovascular, que deve ser tratada por este método, a não ser que uma cirurgia aberta seja necessária para tratar outras lesões nesta mesma área anatômica;
- "C" lesões nas quais a cirurgia convencional produz resultados superiores, devendo ser utilizada a cirurgia endovascular somente nos pacientes de alto risco para cirurgia aberta; e
- "D" lesões com maus resultados endovasculares, nas quais não está indicado seu emprego primário.

Convém salientar que, embora muito útil esta classificação, a maioria dos pacientes com DAP apresenta-na em multinível, devendo-se fazer uma avaliação para cada caso. Como regra geral, as indicações de cirurgia endovascular nos MMII devem recair nos pacientes que apresentem isquemia crítica, como dor de repouso, lesões tróficas que não evoluam para cicatrização, perda de tecidos por isquemia e, por fim, com menor aceitação, claudicações muito limitantes em pacientes mais jovens.

Útil também é a classificação dos graus de isquemia crônica, Rutherford modificada[16], apresentada na Tabela 99.1.

Segmento aortoilíaco

A recomendação número trinta e quatro, do TASCII, sugere, também neste segmento, a medida do gradiente de pressões arteriais para certificação de estenose hemodinamicamente significativa e, se necessário, que se realize uma hiperemia reativa de repouso.

O sucesso técnico e clínico neste segmento é superior a 90%, chegando a 100% nas lesões focais, conforme dados de literatura. As recanalizações de longos segmentos ilíacos, com ou sem fibrinólises, oscilam entre 80 a 85% de sucesso técnico. Os índices de patência primária e primária assistida, em cinco anos, oscilam de 72 a 81% para este segmento. A utilização

Tabela 99.1
Classificação clínica das isquemias dos MMII

Grau	Categoria	Descrição Clínica
0	0	Assintomático; sem doença clínica
I	1	Claudicação leve
I	2	Claudicação moderada
I	3	Claudicação severa
II	4	Dor de repouso
III	5	Perda mínima de tecido, úlcera não cicatrizante, gangrena localizada com isquemia difusa do pé
III	6	Grande perda de tecido, estendendo-se acima da região metatarsiana, sem possibilidade de salvar o pé funcionalmente

Tabela 99.2
Classificação tasc para lesões do segmento aortoilíaco

Lesão tipo "A"
- Estenose unilateral ou bilateral de AIC
- Estenose única, curta (< 3 cm) unilateral ou bilateral de AIE

Lesão tipo "B"
- Estenose curta (< 3 cm) de aorta infrarrenal
- Oclusão unilateral da AIC
- Única ou múltiplas estenoses totalizando 3 a 10 cm, envolvendo a AIE e não comprometendo a AFC
- Oclusão unilateral da AIE, não comprometendo a origem da AII ou AFC

Lesão tipo "C"
- Oclusão bilateral das AIC
- Estenose bilateral de 3 a 10 cm, não comprometendo a AFC
- Estenose unilateral da AIE comprometendo a AFC
- Oclusão unilateral comprometendo a origem da AII e/ou a AFC
- Oclusão unilateral com calcificação severa da AIE, comprometendo ou não as origens da AII e/ou da AFC

Lesão tipo "D"
- Oclusão aortoilíaca infrarrenal
- Doença difusa envolvendo a aorta e ambas ilíacas, necessitando de tratamento
- Múltiplas estenoses difusas envolvendo unilateralmente a AIC, AIE e AF
- Oclusão unilateral de AIC e AIE
- Oclusão bilateral de AIE
- Estenoses ilíacas em paciente com AAA, necessitando de tratamento cirúrgico convencional

Legenda: AIC: artéria ilíaca comum; AIE: artéria ilíaca externa; AII artéria ilíaca interna; AFC: artéria femoral comum; AAA: aneurisma da aorta abdominal.

---

de *stents*, melhora o índice de sucesso primário, mas em estudos retrospectivos de dois e cinco anos não mostrou índices de patência estatisticamente superiores à angioplastia sem *stent*. A utilização de *stent* primário parece ter mais indicação quando forem realizadas recanalizações extensas nestes segmentos.

Com base nesta classificação, a recomendação TASCII número trinta e seis, relativa ao tratamento do segmento aortoilíaco, recomenda:

- *Lesões TASC "A"*: terapia endovascular.
- *Lesões TASC "B"*: terapia endovascular.
- *Lesões TASC "C"*: cirurgia convencional para pacientes com bom risco cirúrgico.
- *Lesões TASC "D"*: cirurgia convencional.

Segmento femoropoplíteo

Este segmento apresenta bons índices de sucesso primário e baixa taxa de complicações graves, contudo a perviedade primária é muito menor do que no aortoilíaco. Trata-se de segmento longo, com poucas colaterais, na maioria dos casos com doença difusa, e sujeito à ação de várias forças ao longo do seu trajeto. No proximal sofre flexão, no médio, torção, e no distal, torção e flexão. A utilização de *stents* deve ser extremamente criteriosa, pois não apresenta índices de patência primária estatisticamente superiores à sua não utilização. Após a realização de angioplastias com ou sem implante de *stent* neste segmento, a utilização de antiplaquetários, como o ácido acetilsalicílico (AAS) ou clopidogrel, está indicada por longo período. A recomendação número trinta e sete, do TASCII, considerando as classificações morfológicas das lesões, citadas na introdução deste subcapítulo, faz recomendação idêntica à anterior, ou seja:

- *Lesões TASC "A"*: terapia endovascular.
- *Lesões TASC "B"*: terapia endovascular.
- *Lesões TASC "C"*: cirurgia convencional para pacientes com bom risco cirúrgico.
- *Lesões TASC "D"*: cirurgia convencional.

Segmento infrapatelar

Com a utilização de guias e balões delicados e apropriados, as angioplastias deste segmento, antes desacreditadas, passam a ganhar crescente credibilidade. O sucesso técnico oscila por volta de 90%, e quando empregadas com objetivo de salvamento de extremidades ou cicatrização de lesões tróficas, pela obtenção de pelo menos um vaso pérvio até o pé, o índice de salvamento de extremidades é cerca de 70%. Não devem, contudo, ser utilizadas em claudicações e, importante ressaltar, seu insucesso não costuma piorar o quadro isquêmico, nem inviabilizar a cirurgia convencional.

Doença isquêmica dos troncos supra-aórticos

A cirurgia endovascular tem importância inquestionável no tratamento de lesões ostiais desta região. Controvérsias, contudo, ocorrem sobre o tratamento da bifurcação carotídea.

Carótidas

As indicações para o tratamento endovascular de carótidas são basicamente as mesmas da cirurgia convencional, ou seja; pacientes sintomáticos com estenose ou ulceração carotídea como fonte de êmbolos, e em pacientes assintomáticos com estenoses críticas, isto é, ≥ 70%. São fatores de reforço à indicação endovascular casos de "pescoço hostil" (pós-radioterapia, pós-cirurgia oncológica), reestenoses após cirurgia carotídea convencional, e pacientes com alto risco cirúrgico.

No momento, a indicação de tratamento endovascular em paciente com estenose crítica assintomática é a que gera maior controvérsia. Vários estudos confirmaram a segurança e efetividade da cirurgia endovascular em pacientes assintomáticos com estenose crítica, que tenham risco cirúrgico elevado.[17] Outros autores argumentam que grande parte dos estudos comparativos entre a cirurgia endovascular e a convencional não levam em conta o grau de treinamento e habilitação para realização das angioplastias de carótidas, e por isto as taxas de complicações em pacientes assintomáticos são maiores que as da cirurgia convencional.[18] Quanto ao uso de mecanismos de proteção cerebral, todos os autores concordam que é imprescindível sua utilização nas angioplastias de carótida.

Subclávias

A indicação clássica de angioplastia de subclávia é a presença da síndrome do roubo da subclávia. Contudo, tem sido cada vez mais frequente o aparecimento de pacientes já submetidos à ponte mamária que apresentam sintomatologia isquêmica cardíaca, e pacientes com insuficiência renal crônica, em tratamento hemodialítico, que apresentam baixo fluxo e dificuldade de diálise na fístula arteriovenosa homolateral.

Vertebrais

Muito importante é constatar qual artéria vertebral é a dominante, e se há livre comunicação entre ambas pelo sistema basilar. Interessante observar o comportamento de suas paredes, que dificultam a fixação de *stents*, sugerindo-se assim que sejam sempre bem fixados desde os óstios.

Aneurismas

Embora os primeiros relatos de tratamento endovascular tenham sido os de aorta abdominal, logo ficou clara a possibilidade de tratamento endovascular, de praticamente todos os tipos de aneurismas, através do implante de endoprótese e embolizações com molas ou colas.

Após o implante de uma endoprótese, faz-se necessário seu acompanhamento periódico para certificar-se que o saco aneurismático diminua de tamanho, e detectar precocemente alguma falha no tratamento, como por exemplo, a presença de *endoleaks*[19]. Os *endoleaks* são falhas do tratamento, identificados pela presença de contraste no saco aneurismático, acarretando risco de ruptura do mesmo. São classificados em cinco tipos;

- *Tipo I:* o enchimento do saco aneurismático é pelas anastomoses (proximal ou distal).
- *Tipo II:* o enchimento do saco aneurismático se dá pelas colaterais (lombares, viscerais).
- *Tipo III*: o enchimento do saco aneurismático ocorre por fadiga do material da endoprótese.
- *Tipo IV:* o enchimento do saco aneurismático se dá através da porosidade da malha da endoprótese.
- *Tipo V:* presença de contraste no saco aneurismático, sem identificar-se a fonte.

Aorta abdominal

As indicações para correção endovascular de aneurismas da aorta abdominal são essencialmente as mesmas da cirurgia aberta. Uma anatomia favorável, com ilíacas pérvias, pouco tortuosas, com calibre satisfatório para passagem da endoprótese, sem angulação aberta em relação à aorta, e um colo proximal (distância do aneurisma até a renal mais próxima) maior que 5 mm, são decisivos para a indicação de endoprótese. As controvérsias surgem nos casos de pacientes jovens, com bom risco cirúrgico, nos quais devido a uma longa expectativa de vida não se podem prever com exatidão os comportamentos das endopróteses, e pacientes com proibitivo risco cirúrgico, uma vez que pesquisas não têm demonstrado consistentemente aumento de sobrevida neste último grupo[20]. Outro fator de controvérsia na utilização de endopróteses em pacientes sem condições cirúrgicas é que, havendo complicações relativas ao procedimento, os pacientes teriam que ser submetidos a uma cirurgia convencional.

Uma boa indicação para utilização de endopróteses é em aneurismas rotos, em pacientes relativamente estáveis. Pode-se utilizar a endoprótese bifurcada, ou abreviar o tempo para estancar o sangramento aórtico, utilizando-se uma endoprótese cônica aortounilíaca, realizando-se a seguir a ligadura da ilíaca contralateral e uma ponte femorofemoral cruzada.

A melhor conduta, relativa à indicação de correção de aneurismas, é o cirurgião estar habilitado para realizar a técnica aberta e a endovascular, deixando a escolha da mesma a critérios individuais de cada paciente, como por exemplo idade, anatomia favorável ou não, e o risco cirúrgico.

Aorta torácica

A utilização de endoprótese torácica, quando a anatomia permite, traz simplificação técnica, associada a menor morbidade e mortalidade, além da redução da incidência de paraplegia pós-procedimento.

Aneurismas de aorta descendente, com bom colo proximal em relação à artéria subclávia, e colo distal com mais de 5 cm em relação ao tronco celíaco, compõem a localização ideal para correção com endopróteses. Nos casos em que haja comprometimento de vasos supra-aórticos, a cirurgia prévia à correção endovascular, com *aortic debranching* (realização de pontes e transposições de ramos supra-aórticos), por exemplo, subclávio-carotídeos, pode estender as correções para o arco transverso e, como alguns casos relatados na literatura, até para a aorta ascendente.

Viscerais

O aneurisma visceral mais frequente é o esplênico, afetando o sexo feminino cerca de quatro vezes mais que o masculino. Porém qualquer artéria pode apresentar-se aneurismática. O tratamento endovascular é possível de ser realizado de diversos modos. Em artérias com diâmetro maior que 4 mm, *stent graft* expansível por balão ou *stent* autoexpansível podem ser utilizados para excluírem os aneurismas. Em artérias menores, com aneurismas saculares de colo pequeno, podem ser empregados colas, gel ou molas. Quando apresentam colo largo, pode ser implantado um *stent* ao nível do colo, e pela sua malha, utilizar molas ou gel para embolização.

Poplíteo

São os aneurismas periféricos mais frequentes, acometendo predominantemente o sexo masculino, e em cerca de 50% são bilaterais. Quando não trombosados, podem ser tratados pela utilização de *stents* revestidos autoexpansíveis (*stent graft*). Esta conduta é bastante controversa e consequentemente bastante criticada, devido à baixa patência primária dos *stents*, nesta região, assim como frequentes relatos de fraturas dos mesmos devido aos vários vetores de força presentes neste segmento. Quando trombosados e apresentando quadro de isquemia crítica, o TASCII recomenda que se proceda à arteriografia, e havendo artéria distal pérvia, que se realize uma ponte distal. Caso a arteriografia não demonstre vasos distais, deve-se utilizar fibrinólise intra-arterial, com o intuito de identificar um vaso tibial e proceder-se à ponte distal.

Patologia visceral

Embora a cirurgia convencional costume dar resultados de maior perviedade em longo prazo, a cirurgia endovascular costuma ser a primeira escolha nestes vasos. São vantagens óbvias sua pequena morbidade em relação à cirurgia convencional, e o fato de poderem ser facilmente repetidas se houver necessidade.

Renal

Procedimento bem estabelecido, é a primeira opção para o tratamento da hipertensão renovascular. As indicações de sua aplicação, contudo, são estritamente as mesmas da revascularização convencional. As duas lesões estenosantes mais encontradas são as ateroscleróticas e as fibrodisplasias. O sucesso técnico imediato varia de 84 a 90%, porém a melhora da função renal ou da hipertensão é obtida em cerca de 52%. Importante observar que a estenose ostial é resultado da progressão da placa aterosclerótica da aorta, enquanto a estenose nos demais segmentos da artéria renal é devida à doença localizada em tal segmento. Desta forma, o tratamento da lesão ostial requer angioplastia com implante de *stent* com maior força radial na porção proximal, sendo menos imprescindível a utilização de *stents* nos demais segmentos. Crescem as evidências de que filtros de proteção contra microembolias, utilizados durante os procedimentos, sejam úteis na ajuda da preservação do parênquima renal.

Mesentérica superior e tronco celíaco

São procedimentos de escolha nas lesões ateroscleróticas destes segmentos. As indicações para uso primário de *stents*, são as lesões ostiais, lembrando que os vasos mesentéricos têm maior mobilidade, o que sugere utilização de *stents* com força radial associada à boa flexibilidade.

Fibrinólise

Método de dissolução de trombos por enzimas fibrinolíticas ou trombolíticas, como estreptoquinase, uroquinase, ativadores do plasminogênio tecidual (rtPA), que estimulam a conversão do plasminogênio inativo em plasmina ativa, que degrada a fibrina. Podem ser utilizadas por via sistêmica ou intratrombo. As contraindicações à sua utilização sistêmica[1] são divididas em absolutas, relativas e menores, como citado a seguir. Porém, neste capítulo somente a utilização intratrombo será abordada.

Contraindicações absolutas

- AVC com menos de 3 meses (excluindo-se AIT com mais de 2 meses).
- Discrasia sanguínea ativa.
- Sangramento gastrintestinal recente (menos de 10 dias).
- Neurocirurgia (intracraniana, espinal) com menos de 3 meses.
- TCE com menos de 3 meses.

Contraindicações relativas

- Resuscitação cardiopulmonar com menos de 10 dias.
- Cirurgia de grande porte ou politraumatismo grave com menos de 10 dias.
- Hipertensão não controlada (sistólica > 180 mmHg ou diastólica > 110 mmHg).
- Punção de vaso em local não compressível.
- Tumor intracraniano.
- Cirurgia ocular recente.

Contraindicações menores

- Falência hepática, particularmente associada com coagulopatia.
- Endocardite bacteriana.
- Gravidez.
- Retinopatia diabética proliferativa ativa.

O emprego intratrombo utilizando cateter multiperfurado pode ser realizado pela técnica de *pulse-spray*, na qual o fibrinolítico é lançado sob pressão intermitente e em dose contínua. Estas técnicas são mais efetivas, pois o fibrinolítico entra em contato com maior área do trombo, permitindo assim a redução significativa da dosagem utilizada e, consequentemente, suas complicações. Como resultado, alguns estudos sugerem a gravidez[21] como única contraindicação a sua utilização.

As doses preconizadas de rtPA variam de 0,05 mg/kg/h a 0,02 mg/kg/h. Alguns autores afirmam ser a dosagem de 0,02 mg/k/h tão eficiente quanto as outras, ocasionando menos complicações hemorrágicas. Outros preconizam dosagem de ataque de 5 a 10 mg em 2 horas, seguida da contínua usual. Recomenda-se a utilização simultânea de heparina nas dosagens de 500 a 1.000 UI/h. Durante o procedimento, e até pelo menos 12 h após, devem ser dosados e ajustados a cada 4 h, o tempo de tromboplastina ativada (TTPA), que controla o efeito da heparina, mantendo-o entre duas a três vezes o normal; o fibrinogênio, mantido acima de 150 mg/dL, suspendendo-se o fibrinolítico se inferior a 100 mg/dL, e controle do hematócrito e da hemoglobina. Por fim, deve-se tratar adequadamente a patologia de base que levou à trombose.

Arterial e de pontes

O TASCII advoga a utilização de fibrinólise intra-arterial como tratamento de escolha para os pacientes em que o grau de isquemia permita tempo para sua utilização. Tal técnica possibilita a lise dos trombos tronculares e das ramificações, causa menor trauma endotelial, sendo a reperfusão tecidual mais gradual quando comparada com a cirurgia convencional.

Venosa

As indicações nas tromboses venosas ainda geram controvérsias, porém, mais aceita é sua utilização em casos de flegmasias. A preservação da função valvular pós-fibrinólise é o argumento maior na sua utilização. As abordagens aos trombos podem ser via femoral, para os de ilíacas e veia cava, poplítea, para os de femoral superficial e comum, e ainda através da veia safena parva no tornozelo. Os índices de embolia pulmonar com a fibrinólise ilíaca e iliocava, são de aproximadamente 6%, não sendo justificado o implante rotineiro de filtros permanentes de veia cava, embora os temporários devam ser cogitados[22].

Doença venosa

Filtros de veia cava

Uma vez corretamente implantados, os filtros de Veia Cava (FVC) oferecem cerca de 99% de proteção contra embolia pulmonar fatal. Na quase totalidade dos casos, os filtros são implantados na veia cava inferior abaixo das veias renais. Porém, quando a fonte de êmbolos estiver localizada na veia cava infrarrenal, nas renais ou na veia ovariana esquerda, o filtro deve ser implantado na veia cava suprarrenal. Nas raras situações em que os êmbolos provirem das jugulares, inominadas ou das veias dos membros superiores, a colocação na veia cava superior ou mesmo na inominada homolateral à trombose deve ser considerada.

As indicações clássicas de implante são[23]:

- contraindicação ao uso de anticoagulantes e vigência de embolia pulmonar;
- complicações com a anticoagulação;
- trombo flutuante na circulação venosa de alto fluxo;
- embolia pulmonar na vigência de anticoagulação adequada;
- TVP em gestante e impossibilidade de anticoagulação sistêmica;
- pacientes com alto risco de apresentarem trombose venosa profunda e embolia pulmonar – alguns grupos incluem nesta indicação pacientes com hipertensão pulmonar severa e reduzida reserva cardíaca, que serão submetidos à cirurgia de obesidade mórbida ou cirurgia ortopédica devido a politraumatismo; pacientes politraumatizados com traumatismo cranioencefálico (TCE), trauma raquimedular, fraturas de múltiplos ossos longos, fraturas pélvicas ou significativos traumatismos venosos diretos;
- trombose venosa de membros superiores (MMSS) ou de veia jugular em pacientes com cateter venoso central, e que se enquadrem no grupo descrito acima.

Por fim, um estudo demonstrou que 92% das embolias pulmonares em pacientes politraumatizados aconteciam em casos de:

- traumatismo raquimedular (TRM) com paraplegia;
- TCE fechado com escore de Glasgow ≤ 8;
- fratura isolada de osso longo em paciente com mais de 55 anos de idade;
- fraturas pélvicas complexas associadas a fraturas de ossos longos[24].

Varizes dos membros inferiores (MMII)

Deve ser citada a utilização de *laser* e da radioablação no tratamento da insuficiência das safenas internas e algumas colaterais. Até ao momento, os principais atributos a estas técnicas referem-se à possível diminuição da neovascularização da croça e de serem minimamente invasivas. Deve-se lembrar que, para sua realização, a presença de aparelho de ultrassom Doppler no transoperatório é fundamental.

Síndrome do quebra-nozes

Nesta síndrome ocorre a compressão da veia renal esquerda entre a aorta e a mesentérica superior, resultando na elevação da pressão nesta veia, ocasionando dor no flanco esquerdo, acompanhada ou não de hematúria intermitente. O diagnóstico é confirmado pela manometria comparativa da veia renal esquerda e da cava inferior. A utilização de *stent* na veia renal esquerda evita o pinçamento e dá alívio à sintomatologia. No caso de *congestão pélvica*, o refluxo ocorre através da veia gonadal, causando varicocele nos homens e congestão com varizes pélvicas nas mulheres. O tratamento da congestão pélvica por via endovascular, com liberação de molas e, algumas vezes, seguido de escleroterapia química simultânea nas principais veias com refluxo, é método de fácil execução, promovendo alívio da sintomatologia em 70 a 80% dos casos.

Síndrome de may-thurner

A compressão da veia ilíaca comum esquerda pela artéria ilíaca comum direita pode acarretar sintomas de estase venosa em membro inferior esquerdo e trombose das veias ilíacas. Em casos muito sintomáticos, como nas síndromes pós-trombóticas, a recanalização ilíaca seguida de implante de *stent* tem obtido resultados muito satisfatórios.

Acessos para hemodiálise

As opções de tratamentos são bastante variadas, como angioplastias, implantes de *stents* autoexpansíveis e fibrinólises. Muito importantes são as detecções precoces do mau funcionamento do acesso. É recomendado que seja realizado um ultrassom Doppler a cada 6 meses ou em casos de dificuldades de fluxo, aumento da pressão de retorno na hemodiálise ou aumento do sangramento pós-sessão. Por fim, se um acesso requerer mais do que duas intervenções endovasculares em 3 meses, há recomendação de revisão com cirurgia convencional nos pacientes com bom risco cirúrgico[25].

Trauma vascular

Nas situações em que o paciente se encontra estável, o tratamento endovascular está bem indicado para correções de lesões tipo fístula arteriovenosa (FAV), pseudoaneurismas, lesões lineares tangenciais, rupturas de aorta torácica, lesões de cava retro-hepática, entre outras.

Outras aplicações

Os campos de utilização da cirurgia endovascular são amplos e incluem as embolizações terapêuticas, como as de miomas uterinos, hipertireoidismo, pseudoaneurismas, embolizações pré-cirúrgicas de tumores e malformações, retiradas de corpos estranhos, implantes e reposicionamentos de cateteres, entre outros.

Complicações mais frequentes

A cirurgia endovascular é bastante segura e com rotinas de segurança bem estabelecidas, contudo, complicações podem acontecer. A seguir, as mais frequentes são lembradas, sendo divididas em imediatas e tardias.

Imediatas

Complicações do local de acesso: Hematomas, pseudoaneurismas, tromboses, espasmos, dissecções e fístula arteriovenosa são as mais comuns.

- *Dos materiais:* ruptura do balão de angioplastia, fraturas de cateteres e guias, mau posicionamento de *stents* e endoprótese, vazamentos (*endoleaks*), etc.
- *Dos vasos:* ruptura do vaso tratado, dissecções, oclusões e embolizações distais.
- *Sistêmicas:* alergia ao contraste e insuficiência renal aguda induzida por contraste.

Tardias

Fadiga de materiais, como por exemplo fraturas de *stents*, e rompimento de tecidos de revestimento. Problemas de fixação de materiais à parede dos vasos e consequente migração ou *endoleaks*. Reação da parede vascular à angioplastia ou ao implante de *stent*, com formação de neoíntima e reestenose ou oclusão.

Conclusões

A cirurgia endovascular continuará evoluindo e consequentemente ocupando espaços da cirurgia convencional. Contudo, ainda há espaço e necessidade para algumas abordagens híbridas. Outras vezes, um procedimento iniciado pela abordagem endovascular tem que ser convertido em convencional, e há ainda indicações para abordagens puramente convencionais. O fato de os procedimentos endovasculares serem "minimamente invasivos" não deve alterar os princípios das indicações, que devem continuar a ser baseadas na patologia e no paciente portador desta patologia, sendo portanto realizadas mantendo-se estreitos princípios éticos, pautados no princípio de *primum non nocere*. Para finalizar, parece prudente recomendar que se evite realizar procedimentos nos quais não se julgue absolutamente apto para resolver suas possíveis complicações.

Referências bibliográficas

1. L. Norgren, WR Hiatt et al. TASC II Inter-Society Consensus on Peripheral Arterial Disease. Eur J Vasc Endovasc Surg Vol 33, Supplement 1, 2007.
2. Hobson RW II, for the CREST investigators: Update on the carotid revascularization endarterectomy versus stent trial (CREST) protocol. J Am Coll Surg 194(suppl I):S9-14, 2002.
3. CAVATAS investigators: Endovascular versus surgical treatment in patients with carotid stenosis in the carotid and vertebral artery transluminal angioplasty study (CAVATAS): A randomized trial. Lancet 357: 1729-1737, 2001.
4. Mas JL, Chatellier G, Beyssen B, Branchereau A, Moulin T, Becquemin JP et al. EVA-3S Investigators. Endarterectomy versus stenting in patients with symptomatic severe carotid stenosis. N Engl J Med 2006 Oct 19;355(16):1660e1671.
5. SPACE Collaborators. Stent Protected Angioplasty versus Carotid Endarterectomy in symptomatic patients: 30 days results from the SPACE Trial. Lancet 2006;368:1239e1247.
6. Duda SH, Bosiers M, Lammer J, Scheinert D, Zeller T, Tielbeek A et al. Sirolimus -eluting versus bare nitinol stent for obstructive superficial femoral artery disease: the SIROCCO II trial. J Vasc Interv Radiol 2005 Mar;16(3):331 -8.
7. Dos Santos R, Lamas AC, Pereira-Caldas J. Arteriografia da aorta e dos vasos abdominais. Méd Contemp, 1929, p 47.
8. Forssmann, W. Die Sondierung dês rechten Herzens. Klin Wochenschr 8:2085, 1929.
9. Farinas PL. A new techinique for arteriographic examination of the abdominal aorta and its branches. Am J Roentgenol 46:641-645, 1941.
10. Radner S. Thoracal aortography by catheterization from radial artery. Acta Radiol [Diagn] (Stockh) 29:178-180, 1948.
11. Seldinger S. Catheter replacement of the needle in percutaneous arteriography: a new techinique. Acta Radiol 1953;139:368.
12. Dotter CT, Judkins MP. Transluminal treatment of arteriosclerotic obstruction: description of new technique and preliminary report of its application. Circulation 1964;30:654-670.
13. Gruentzig A, Hopff H. Perkutane Rekanalisation chronischer arterieller Veschulusse mit einem nuen Dilatationskatheter. Dtsch Med Wochenschr 1974;99:2502.
14. Sigwart V, Puel J, Mirkovitch V, Jeffer F, Kappenberger L. Intravascular stents to prevent occlusion and restenosis transluminal angioplasty. N Engl J Med 1987; 316: 701-6.
15. Parodi JC, Palmaz JC, Barone HD. Transfemoral intraluminal graft implantation for abdominal aortic aneurysms. Ann Vasc Surg 1991; 5: 491-9.
16. Rutherford RB, Becker GJ. Standards for evaluating and reporting the results of surgical and percutaneous therapy for peripheral arterial disease. JVIR 2:169-174, 1991.
17. Naylor AR. Where Next after SPACE and EVA-3S:'The Good, the Bad and the Ugly!' Eur J Vasc Endovasc Surg 33, 44e47, 2007.
18. C. Setacci C, Cremonesi A. SPACE and EVA-3S Trials: The Need of Standards for Carotid Stenting. Eur J Vasc Endovasc Surg Vol 33, January 2007.
19. Eurostar Data Registry Centre, European Collaborators on Stent-Graft Techniques for Abdominal Aortic Aneurysm. Progress Report: Endografts in Current Use Only. Eindhoven, the Netherlands: Eurostar Data Registry Centre; 2006.
20. Holzenbein TJ, Kretschmer G, Thurnher S: Midterm durability of abdominal aortic aneurysm endograft repair: A word of caution. J Vasc Surg 33:S46-S54, 2001.

21. Ouriel K, Veith FJ, Sasahara AA. for the Thrombolysis or Peripheral Arterial Surgery (TOPAS) Investigators. A comparison of recombinant urokinase with vascular surgery as initial treatment for acute arterial occlusion of the legs. N Engl J Med 1998; 338: 1105
22. Yamada N, Ishikura K, Ota S et al. Pulse-spray Pharmacomechanical Thrombolysis for Proximal Deep Vein Thrombosis. Eur J Vasc Endovasc Surg 31, 204–211 (2006)
23. Chiou AC, Biggs KL, Matsumura JS. Vena Caava Filters: Why, When, What, How? Pers Vasc Surg Endovasc Ther 17:329-339, 2005.
24. Rogers FB, Shackford SR, Wilson J et al. Prophylactic vena cava filter insertion in severely injured trauma patients: indications and preliminary results. J Trauma 35:637-642, 1993.
25. Gram CH, MD, Trachtenberg JD. Percutaneous Interventions in Dialysis Access. Perspect Vasc Surg Endovasc Ther 2006; 18; 318.

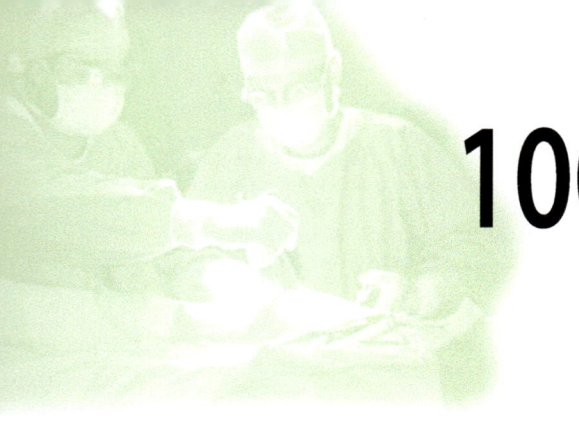

100 Trombose Venosa Profunda e Embolia Pulmonar

Arno von Ristow • Carlos Clementino Peixoto
Daniel Marques de Figueiredo Leal

Introdução

A trombose venosa profunda (TVP) é uma das patologias médicas mais frequentes, e seu diagnóstico precoce é fundamental, permitindo evitar, assim, complicações tais como o tromboembolismo pulmonar (TEP) e a síndrome pós-trombótica (SPT). A primeira pode ser fatal e a segunda geralmente é associada a muita morbidade. Multifatorial e frequentemente relacionada a diversas especialidades médicas, seu manejo deve ser amplamente compreendido por especialistas e generalistas, a fim de precocemente modificar o curso natural da doença e diminuir a incidência de complicações associadas.

A TVP pode ocorrer em todos os sistemas venosos do organismo, com etiologias, sintomatologias e abordagens terapêuticas distintas. Neste capítulo abordaremos o diagnóstico e o tratamento da TVP e de sua complicação mais grave, a embolia pulmonar (EP).

Histórico

A história da trombose venosa se confunde com o tempo... As primeiras observações que poderíamos chamar de científicas se devem a *John Hunter*, que, em 1793, descreveu a inflamação das camadas internas das veias, e a *Davis*, em 1822, com sua descrição da flegmásia pós-parto, relacionando-a com oclusão venosa proximal. Foi *Virchow* quem, em 1856, estabeleceu a relação entre a trombose dos membros inferiores e a pelve, com EP. *Cruveilher*, em 1857, descreveu em detalhe a trombose venosa profunda do abdômen e dos membros, e *Trousseau*, em 1865, descreveu em detalhe o quadro da *phlegmasia alba dolens*. O século XX nos trouxe progressos: em 1902, *Lee* e *Müller*, independentemente, realizaram procedimentos cirúrgicos para tromboses venosas, e em 1908 *Trendelemburg* realizou a primeira embolectomia pulmonar. A descoberta de heparina por *McLean* e *Howell* em 1916, a realização da primeira trombectomia venosa no membro superior por Bazy em 1926 e por *Laewen* nos membros pélvicos em 1938 e da primeira flebografia *in vivo* em 1936, por *João Cid dos Santos,* foram feitos fundamentais para a compreensão inicial desta grave enfermidade.[1]

Atribui-se a *Trendelemburg* a primeira cirurgia para prevenir EP séptica em 1906, com uma ligadura da veia cava inferior em um cenário de sepse puerperal. *Homans* propôs a ligadura da veia femoral para prevenir a EP em 1934. Todas essas ligaduras eram associadas a quadros variáveis de edema dos membros inferiores, muitas vezes graves e intratáveis. A busca por um procedimento capaz de evitar a EP sem trombose permanente das veias se seguiu, e nomes como *Dale*, os irmãos *Bill* e *Jim DeWeeese*, *Spencer*, *Moretz* e *Miles* foram associados com várias técnicas a esse objetivo. Mas foi a introdução do filtro de veia cava com perfurações por *Mobbin-Uddin*, em 1969, e sua evolução com o filtro de *Greenfield*, em 1972 – este associado à alta eficiência e baixa ocorrência da trombose causada pelo filtro – que nos levaram ao estágio atual da prevenção cirúrgica da EP.[2]

Epidemiologia

O tromboembolismo venoso (TEV) é a terceira doença cardiovascular mais comum, após o infarto agudo do miocárdio e o acidente vascular cerebral. Trata-se de uma entidade muito prevalente em todo o mundo, com dados que variam de 50 a 200 casos/100.000 habitantes por ano. Cerca de 25 a 50% dos pacientes com 1º episódio de TEV se apresentam como condição idiopática, na qual não se identifica um fator de risco.[2] A incidência aumenta de forma exponencial de acordo com a faixa etária e é ligeiramente maior entre as mulheres. A mortalidade em 30 dias é maior nos pacientes com TEP, câncer, idade avançada e doença cardiovascular.[3]

Segundo a base de dados do Ministério da Saúde, no período de cinco anos, entre os anos de 2014 a 2018, houve mais de 260.000 internações para tratamento de TVP e EP no Sistema Único de Saúde, e mais de 36.000 óbitos registrados por essas causas, no território nacional.[4] Os autores creem que esses dados são subestimados, pela baixa notificação dos casos assintomáticos e oligossintomáticos.

Etiopatogenia

Em 1856, o patologista alemão Rudolf Virchow descreveu os fatores que seriam responsáveis, isoladamente ou em conjunto, pela gênese da TVP: hipercoagulabilidade sanguínea, estase venosa e lesão endotelial. A tríade de Virchow pode ser considerada a base conceitual da fisiopatologia da doença tromboembólica até hoje.[1]

A TVP é uma doença normalmente multifatorial, na qual fatores genéticos (como trombofilias) e/ou congênitos (como malformações venosas ou compressões venosas) podem interagir com certas condições clínicas pró-trombóticas (câncer, cirurgia etc.) determinando ao início da doença. Os fatores de risco mais conhecidos para o desenvolvimento de TVP estão listados no Quadro 100.1.[5]

Quadro 100.1
Fatores de risco para desenvolvimento de TEV

- Mobilidade reduzida
- Idade
- História pregressa de TEV
- História familiar de TEV
- Uso de anticoncepcional
- Uso de terapia de reposição hormonal
- Gravidez e puerpério
- Insuficiência venosa crônica
- Obesidade
- Cirurgia recente
- Lesão medular
- Traumas graves recente
- Neoplasia
- Quimioterapia
- Infarto agudo do miocárdio
- Insuficiência cardíaca
- Viagens aéreas prolongadas
- Trombofilias
- Malformações venosas congênitas
- Síndrome de compressão venosa ilíaca (síndrome de May-Thurner)
- Síndrome de aprisionamento da veia poplítea (congênito ou tumoral)
- Síndrome nefrótica
- Doenças inflamatórias intestinais (doença de Crohn/retocolite ulcerativa)
- Policitemia vera
- Trombocitemia essencial
- Hiper-homocisteinemia
- LES/SAF
- Doença de Behçet
- Cateter venoso central
- Etnia (controverso)
- Tabagismo (controverso)
- Grupo sanguíneo (grupo A)

Conceitos importantes

Para compreendermos o diagnóstico da TVP e seu tratamento, é fundamental termos incialmente alguns conceitos, que serão apresentadas de forma sumária aqui:

- É importante a diferenciação entre trombose venosa superficial (TVS) e a trombose venosa profunda (TVP).
- A topografia da TVP tem impacto na clínica e na terapêutica – TVP cava inferior; TVP iliacofemoral; TVP femoropoplítea; TVP infrapatelar ou distal.

O risco de TEV é maior nas tromboses venosas proximais estando em risco especial os pacientes com TVP (provocada por cirurgia, pelo uso de estrogênios, pós-trauma/imobilização, gestação e viagens aéreas longas) e pacientes portadores de neoplasias.[6] Há necessidade de compreender as evoluções possíveis da TVP: progressão do trombo; fragmentação do trombo com migração de material embólico pela corrente sanguínea.[7]

Diagnóstico

O diagnóstico da TVP se baseia em quatro pilares: anamnese, exame físico, exames laboratoriais e exames de imagem. O exame clínico isolado tem baixa sensibilidade para o diagnóstico da TVP: cerca de 50% dos pacientes com TVP não apresentam sinais ou sintomas da doença.[7]

Anamnese

A anamnese deve ter como objetivos:

- Identificar de sintomas de TVP.
- Identificar de sintomas de TEP e de flegmásia.
- Identificar dos fatores de risco para TEV.
- Descartar possíveis de diagnósticos diferenciais.

Os principais sintomas e sinais de TVP nos membros inferiores são *dor* e *aumento do volume* do membro, seguidos de *edema*. A dor habitualmente é referida na topografia da panturrilha, mas pode estar presente em outras topografias. O aumento de volume do membro, por edema subfascial, precede o edema detectado no subcutâneo. O edema normalmente é unilateral, e sua intensidade é diretamente proporcional à localização da trombose. Pacientes com edema bilateral crônico por doenças sistêmicas (p. ex., insuficiência cardíaca) têm agravamento do edema no membro com TVP.

Surgimento súbito de edema bilateral deve chamar a atenção para TVP bilateral e/ou TVP acometendo a VCI.

Outras possíveis queixas relatadas são:

- Aumento do calibre e do número de veias superficiais (sinal de Pratt).
- Alteração da coloração da perna/pé.
- Aumento da temperatura cutânea do membro.
- Sintomas sistêmicos inespecíficos – febre e mal-estar.

É importante lembrar que a TVP deve ser sempre considerada no diagnóstico diferencial de febre de origem obscura.

Os pacientes com tromboses venosas proximais, envolvendo as ilíacas e até a veia cava, geralmente são os mais sintomáticos, com queixa álgicas significativas e edema que geralmente se estende até a coxa (Figura 100.1). É frequente a queixa de alteração de coloração do membro, seja palidez (*phegmasia alba dolen*) ou até cianose (*phegmasia cerulea dolens*), pela congestão venosa. Nessa situação, a presença de alterações sensitivas e/ou motoras configura um quadro extremamente grave, que pode levar a levar isquemia irreversível do membro se não adequadamente tratada. Os sintomas de embolia pulmonar, de *phegmasia cerulea dolens* e de *phegmasia alba dolens* geralmente encontrados são resumidos no Quadro 100.2.

Os fatores de risco para TVP (ver Quadro 100.1) devem ser questionados na anamnese. Devemos arguir se paciente possuiu antecedentes de TEV, bem como histórico familiar, o que pode aumentar a suspeita da presença de trombofilias. Nos pacientes idosos, devemos

Quadro 100.2
Os principais sintomas de *phegmasia alba dolens*, de *phegmasia cerulea dolens* e de embolia pulmonar

Flegmasia Cerulia Dolens
- Casos de TVP iliacofemoral com extensão para veia poplítea, veias da perna e veias de circulação colateral (safena).
- Pode evoluir com gangrena por estagnação circulatória total do membro determinada pela dificuldade de deságue venoso.
- Clínica:
  – Dor intensa (excruciante).
  – Edema intenso (até coxa).
  – Cianose.
  – Hipotermia.
  – Hipoestesia.
  – Paresia (às vezes).
  – Ausência de pulso distal (às vezes).
- Casos avançados:
  – Surgimento de flictenas (sero-hemorrágicas).
  – Gangrena.
  – Choque.
- Frequentemente associada com TEP.
- Alto risco de amputação do membro e óbito sem tratamento adequado.

Flegmasia Alba Dolens
- Casos de TVP iliacofemoral.
- Causa: espasmo arterial reflexo pela magnitude da TVP.
- Clínica:
  – Dor intensa.
  – Palidez
  – Edema intenso
  – Redução de pulsos distais (às vezes)

Embolia pulmonar
- Clínica:
  – Dispneia – súbita ou progressiva.
  – Dor torácica (ventilatório-dependente).
  – Cansaço.
  – Taquipneia.
  – Queda da saturação de O_2.
  – Taquicardia/arritmia.
  – Cianose.
- Casos graves:
  – Insuficiência respiratória (ventilação mecânica)
  – Choque circulatório.
  – Óbito.

sempre levantar a suspeita de síndrome paraneoplásica. Importante também avaliar histórico de intervenções percutâneas e implante de dispositivos venosos.

Dos pacientes com *suspeita* clínica de TVP, somente cerca de um terço têm o diagnóstico confirmado pelos exames complementares.[8] Os seus principais diagnósticos diferenciais estão listados no Quadro 100.3.

Exame físico

De uma forma geral, o exame físico tem mais sensibilidade para o diagnóstico das TVP proximais que as distais. Devemos observar com atenção sinais e sintomas de complicações graves da trombose venosa, tais

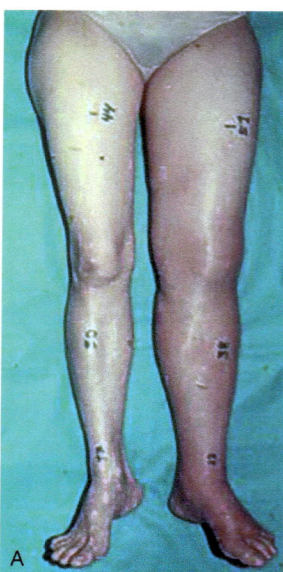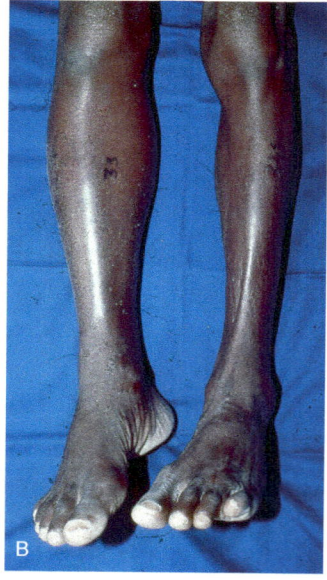

FIGURA 100.1 – *Membros inferiores com TVP.* **A.** Phlegmasia coerulea dolens *do mie, em mulher de 22 anos (etiologia pílula anticoncepcional);* **B.** *TVP femoropoplítea com dois dias de evolução em homem de 72 anos (ver texto para detalhes).* Fonte: autores.

Quadro 100.3
Diagnóstico diferencial de TVP

- Linfangite.
- Abscesso.
- Cisto de Baker (roto).
- Síndrome da pedrada (hematoma muscular).
- Oclusão arterial aguda (embolia paradoxal?).
- Aneurisma de artéria poplítea (roto?/trombose?).
- Malformação vascular.
- Lombociatalgia.
- Miosite.
- Contratura muscular.
- Artrose de joelho/tornozelo.
- Edema de origem ortopédica pós-traumático.
- Tumor ósseo.
- Tumor de partes moles (sarcoma)

como a embolia pulmonar, a *phlegmasia alba dolens* e *phlegmasia cerulea dolens*.

Os principais achados de TVP ao exame físico são:[9,10]

- Alterações de temperatura e da coloração da pele.
- Aumento de volume e edema de membro inferior.
- Sinal de *Pratt* ou veias sentinelas de *Pratt*.
- Empastamento da musculatura do membro, sobretudo das panturrilhas e coxas.
- Dor à dorsoflexão passiva do pé com a perna estendida – sinal de *Homans*.
- Surgimento de circulação colateral em parede abdominal e/ou região inguinal.
- Alterações de sensibilidade e/ou motricidade e redução de pulsos distais.

Doppler ultrassom de ondas contínuas

O exame à beira do leito com o doppler ultrassom de ondas contínuas tem valor nos pacientes com TVP, quando não há disponibilidade imediata do eDc. O método, embora de simples e de fácil execução, requer a experiência do examinador para a interpretação dos resultados.

Os achados na TVP são: (a) ausência de som espontâneo (indica obstrução do segmento venoso em análise ou do segmento venoso proximal); (b) presença de som contínuo (sem a fasicidade respiratória, indicando obstrução em segmento venoso proximal); e (c) ausência de som aumentado com a compressão distal (compatível com obstrução venosa no segmento examinado). Vale ressaltar que devemos sempre comparar o sinal evidenciado com aquele encontrado na mesma veia do outro membro em nível idêntico.[11,12]

Exames laboratoriais

Nos pacientes com TVP, os principais exames laboratoriais que podem apresentar alterações são:

- *D-dímero:* produto da degradação da fibrina pela plasmina e reflete a presença fibrinólise intravascular. Sua dosagem tem valor na propedêutica diagnóstica da TEV. Existem outras condições clínicas, além do TEV, que cursam com elevação do D-dímero, entre elas: coagulação intravascular disseminada (CIVD), neoplasia, pós-operatório, gestação, processo inflamatório, infecção e trauma recente.[13]

- *Hemograma:* anemia pode indicar sangramento, que pode representar uma contraindicação à anticoagulação plena, ou ser um indicativo de neoplasia oculta. Tromboses extensas podem causar queda de hematócrito, por promoverem sequestração de hemácias nos volumosos trombos. Plaquetopenias severas são uma contraindicação à anticoagulação com heparina. A avaliação da função renal é fundamental, visto que influencia na dose de heparinas de baixo peso molecular e na escolha e dosagem do anticoagulante oral.

- *Marcadores tumorais:* nos pacientes idosos com TVP espontânea, a possibilidade de neoplasia oculta deve ser sempre considerada. Uma vez confirmado o diagnóstico de TEV, cabe a pesquisa de marcadores tumorais, por ex.: AFP, CEA, CA 19.9, CA 125, CA 15.3, PSA, entre outros.

- *Beta-HCG:* o teste de beta-HCG deve ser indicado em mulheres na idade fértil quando há suspeita de gestação. Esta avaliação é fundamental, pois tem implicações na propedêutica diagnóstica (p. ex., não realização de tomografia computadorizada) e na terapêutica (lembrar que, com exceção das heparinas, os demais anticoagulantes são teratogênicos).[14]

- *Trombofilias:* a pesquisa de trombofilias *não* deve ser solicitada na fase aguda do TEV. A realização desses testes na fase aguda do TEV pode levar à incerteza quanto à validade dos resultados, determinando repetição dos testes e aumento dos custos.[15]

- *Outros exames:* a dosagem da troponina, mesmo não sendo um marcador de TEV, é muito importante no diagnóstico diferencial, pela sua acurácia em selecionar os pacientes com isquemia coronariana, devendo ser sempre solicitada sua determinação.

Ecodoppler colorido do sistema venoso

O eDc é principal exame complementar a ser solicitado na suspeita de TVP. Estudo de metanálise comparando o eDc com a flebografia identificou que possui boa sensibilidade global (91,1%) e boa especificidade (94,3%) para o diagnóstico de TVP, sobretudo nas TVP proximais.[16]

A perda da compressibilidade venosa é o indicador mais confiável da presença de trombo intraluminal.[17,18] Mesmo nos pacientes com sintomas unilaterais em membro inferior, sugerimos a solicitação de exame bilateral sempre, visto não ser raro encontrarmos no membro contralateral assintomático sinais ecográficos de TVP antiga ou até mesmo TVP aguda subclínica. O exame do sistema venoso profundo deve idealmente contemplar as veias proximais e distais do membro.[17] Sugerimos ainda de rotina o estudo do sistema venoso superficial visando a identificação de TVS, que pode ser a causa de dor e edema no membro, podendo estar ou não associada à TVP.

O ECD permite estimar a cronologia da TVP (aguda x subaguda x crônica), bem como acompanhar sua evolução ao longo do tempo, inclusive avaliando recidivas.[19,20]

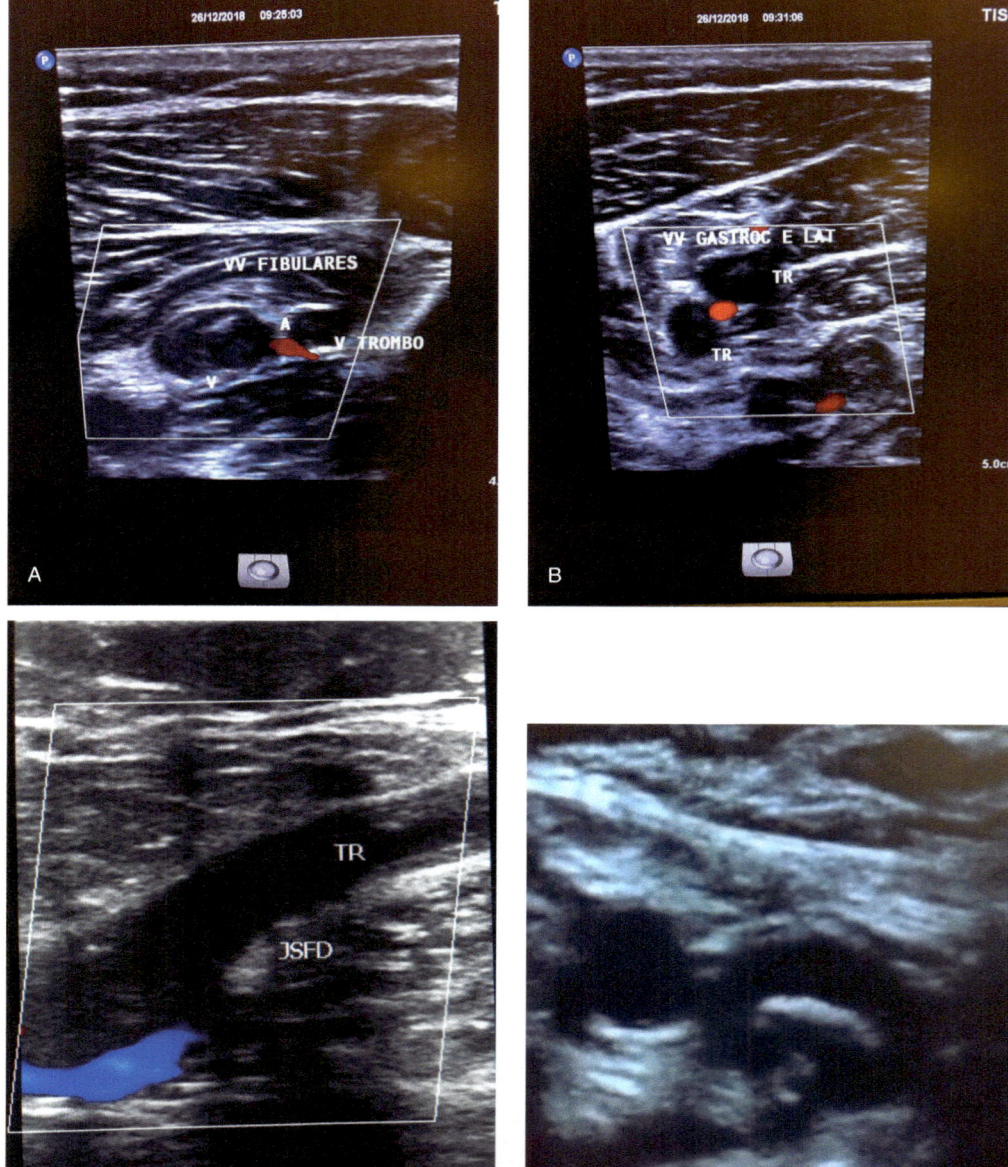

FIGURA 100.2 – *Estudos de TVP ao eDc.* **A.** *TVP fibulares, com trombo oclusivo hipoecóico e veias não compressíveis.* **B.** *TVP de gastrocnêmias, com as mesmas características.* **C.** *Trombo da veia safena interna penetrando na veia femoral comum, na região inguinal.* **D.** *Trombo móvel, flutuante, em veia femoral comum.* Fonte: autores.

Tomografia e angiotomografia computadorizada

A tomografia computadorizada (TC) e sobretudo a angiotomografia computadorizada (ATC), com fase venosa, permitem confirmar o diagnóstico de TVP de veias ilíacas, da pelve e da cava inferior, avaliam a extensão proximal das tromboses, confirmando o diagnóstico de TEP, identificando neoplasias insuspeitas do tronco, e possibilitam a identificação de compressões venosas, a presença de malformações venosas e a identificação de dispositivos venosos, como filtros de veia cava inferior previamente implantados.

A ATC possui sensibilidade que varia na literatura entre 71 e 100% e especificidade de 93 a 100% para o diagnóstico de TVP no segmento iliacofemoral e femoropoplíteo.[21] Sugerimos que pacientes, ao realizarem um angiotomografia de tórax por suspeita de TEP (estudo em fase arterial), complementem o exame com estudo de fase venosa de abdômen e pelve.[9] Em ambas situações, o exame pode ser realizado como uma injeção única de contraste venoso.[21,22] A Figura 100.3 ilustra a aplicação da ATC no diagnóstico do TEV.

Angiorressonância magnética

A angiorressonância magnética (ARM) é um exame pouco solicitado na rotina para investigação de TVP. Como vantagens exclusivas podemos citar o fato de não usar radiação ionizante e o uso de contraste não iodado (menos nefrotóxico). Contudo, é um exame menos disponível nos hospitais, mais demorado, muitas vezes não tolerado pelos pacientes e de maior custo.

Flebografia

Considerada ainda o padrão ouro para o diagnóstico da TVP. Exame invasivo, perdeu espaço para o ECD e a ATC na investigação clínica da TVP. Atualmente é realizada apenas no peroperatório de pacientes que serão submetidos a trombólise, trombectomia percutânea e/ou implante de filtro de veia cava inferior.[1,9] A Figura 100.4 ilustra flebografias de TVPs.

Resumo do diagnóstico da TVP

O paciente com suspeita de TVP, ou seja, aquele com clínica e exame físico sugestivos, apresentando ou não fatores de risco identificados, deve realizar exames complementares visando a confirmação do diagnóstico. Solicitamos inicialmente dosagem laboratorial do D-dímero e eDc do sistema venoso superficial e profundo dos membros inferiores (eDc MMII) e, de acordo com os resultados, podemos descartar ou confirmar o diagnóstico. Pacientes com D-dímero negativo e ECD MMII normal podem ter a suspeita de TVP descartada, contudo, devem ter os possíveis diagnósticos diferenciais também avaliados.[23,24]

Pacientes com D-dímero positivo e ECD MMII normal devem ter o exame de ECD MMII repetido em até uma semana, para afastar a possibilidade de falso negativo.[20] Além disso, é sugerido, de acordo com a clínica, que sejam investigados com eDc a veia cava inferior e as veias ilíacas ou realizar ATC de abdômen e pelve. Deve-se ainda fazer o diagnóstico diferencial com outras condições clínicas que também cursam com D-dímero elevado, como discutido anteriormente.

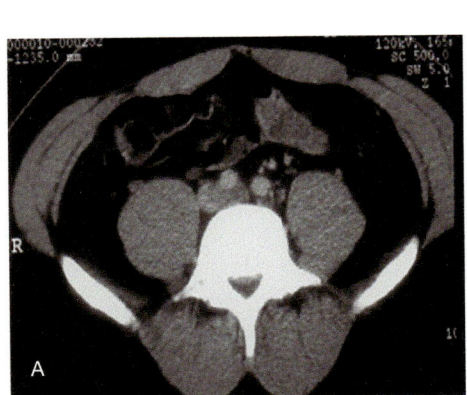
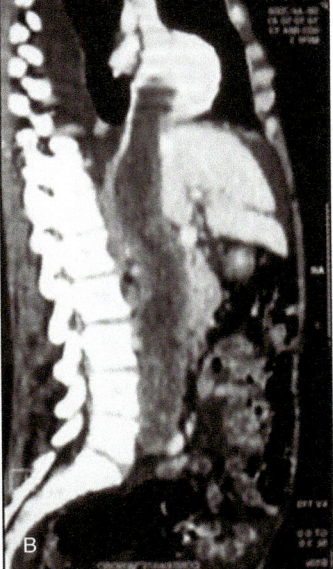
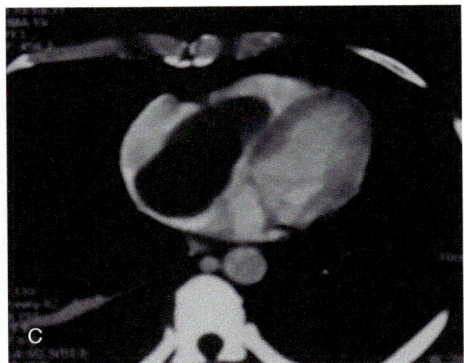

FIGURA 100.3 – *TC e ATC de casos de TVP.* **A.** *TC, evidenciando trombo venoso ilíaco esquerdo adentrando a VCI.* **B.** *Reconstrução em MIP de TC, evidenciando trombo tumoral invasivo (sarcoma uterino, submetido à histerectomia simples um ano antes), atingindo o átrio.* **C.** *TC axial no nível do átrio direito, ocupado pelo tumor. Fonte: autores.*

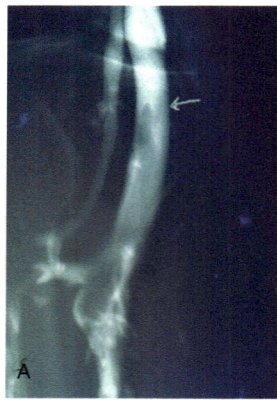 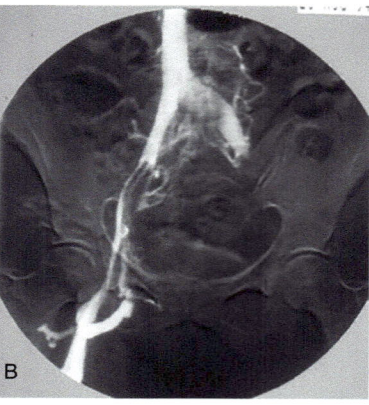 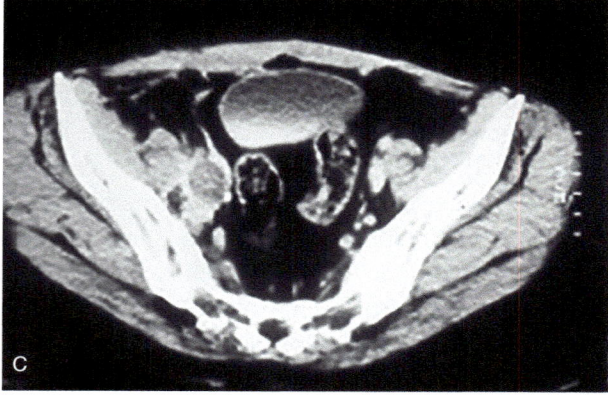

FIGURA 100.4 – A. *Flebografia ascendente contrastada evidenciando trombo flutuante em poplítea.* **B.** *Flebografia de TVP ilíaca por invasão de adenocarcinoma de útero (submetido inicialmente à histerectomia simples).* **C.** *Tomografia do mesmo caso, observando-se a invasão tumoral.* Fonte: autores.

Uma ferramenta muito utilizada para a predição clínica de pacientes com TVP é o escore de Wells (Tabela 100.1), em que os pacientes são classificados, quanto à probabilidade de apresentarem TVP, em dois grupos: TVP não provável (escore < 2) *versus* TVP provável (escore ≥ 2).[18,23,24]

Uma vez diagnosticada uma TVP, os seguintes critérios irão definir os próximos passos da conduta: (a) extensão da trombose; (b) presença de contraindicação à anticoagulação; (c) tempo de evolução dos sintomas; (d) idade; (e) presença de comorbidades; (f) expectativa de vida.[6,25] O Quadro 100.4 lista as principais contraindicações ao uso de anticoagulantes.

Pacientes com TVP proximal, sem contraindicação à anticoagulação e não candidatos à cirurgia, devem receber imediatamente tratamento anticoagulante.[9,26] Pacientes com TVP proximal apresentam alta incidência de TEP assintomático. Entre os pacientes com TEP sintomático, dois terços apresentam TVP proximal.[9,26]

Quando diagnosticada uma TVP distal, existem duas condutas possíveis: (a) tratar com terapia anticoagulante; ou (b) acompanhar com eDc seriado. A incidência de TEP associada à TVP distal é baixa. Cerca de 25% das TVP distais sintomáticas não tratadas podem progredir para TVP proximal, mas se esta não ocorrer em duas semanas, é improvável que ocorra subsequentemente.[25] Assim, o que irá definir o início do anticoagulante nos pacientes com TVP distal é o risco de sangramento, a presença de sintomas, o risco de progressão da doença ou a detecção de extensão da trombose ao eDc de controle.[25]

Nos pacientes com TVP distal e contraindicação à anticoagulação, geralmente não está indicado o implante de filtro de veia cava inferior, devendo ser realizado eDc dos MMII seriados em 48 a 72 horas. Nesse exame, caso haja progressão da TVP, está indicado o implante do filtro.

Tabela 100.1
Escore de Wells para estimativa da probabilidade de TVP[23,24]

Neoplasia ativa (inclui paciente em tratamento nos últimos 6 meses e pacientes sob tratamento paliativo)	+1
Paralisia, paresia ou imobilização de membro inferior	+1
Confinamento ao leito por ≥ 3 dias ou cirurgia maior nas últimas 12 semanas sob anestesia geral ou bloqueio regional	+1
Aumento da sensibilidade no trajeto das veias do sistema venoso profundo	+1
Edema de todo o membro	+1
Edema de panturrilha ≥ 3 cm em comparação com o membro assintomático (medido 10cm abaixo da tuberosidade tibial)	+1
Edema com cacifo no membro sintomático	+1
Dilatação de veias colaterais superficiais (não varicosas)	+1
História pregressa documentada de TVP	+1
Presença de diagnóstico alternativo tão provável quanto TVP	+2

Escore ≥ 2 = TVP provável
Escore < 2 = TVP não provável

Quadro 100.4
Contraindicações à terapia anticoagulante

- Sangramento ativo
- Discrasia sanguínea (teste da coagulação alterados)
- Plaquetopenia severa (< 50.000/μL)
- Condições clínicas com elevado risco de sangramento ou história de sangramento recente (p. ex., úlcera gastroduodenal ativa, varizes esofagianas, neoplasias gastrintestinal, angiodisplasia intestinal, insuficiência hepática grave, retocolite ulcerativa, etc.)
- AVC recente (isquêmico ou hemorrágico)
- NC recente
- TCE recente
- Neoplasia cerebral com alto risco de sangramento
- Cirurgia oftalmológica recente
- Cirurgia de grande porte recente
- Hipertensão arterial severa não-controlada (PAS > 200 mmHg/PAD > 120 mmHg)
- Politraumatizado

AVC: acidente vascular cerebral; TCE: traumatismo cranioencefálico; PAS: pressão arterial sistólica; PAD: pressão arterial diastólica; NC: neurocirurgia.

Tratamento

Terapia anticoagulante – manejo hospitalar

A anticoagulação é o tratamento básico para a TVP sintomática. Os objetivos da medicação anticoagulante são: estabilizar o trombo venoso, evitando sua progressão e/ou fragmentação (embolização); favorecer a trombólise endógena e evitar a recorrência da doença.[6,12] A terapia anticoagulante pode ser dividida em três etapas: (a) fase inicial (dia 0 ao 7º dia); (b) fase prolongada (7º dia a 3 meses) e (c) fase estendida (acima de três meses e sem data de término definida). A terapia anticoagulante nos primeiros três meses possui dois objetivos: tratamento completo do episódio de TEV agudo e prevenção de novos episódios de TEV. Já a terapia anticoagulante após os três meses iniciais tem como objetivo principal prevenir novos episódios de TEV.[6,25]

Na *fase inicial*, as principais opções de medicação anticoagulante são: (a) heparina não fracionada (HNF) – venosa ou subcutânea; (b) heparina de baixo peso molecular subcutânea (HBPM – enoxaparina); (c) anticoagulantes orais de ação direta (DOACs) – rivaroxabana, edoxabana e apixabana. Não indicamos uso de antivitamina K oral (AVK – varfarina) sem uso prévio e concomitante de anticoagulante parenteral (pelo risco de evolução com hipercoagulabilidade nos primeiros dias de uso pela redução precoce dos níveis de proteínas C e S da coagulação, com risco de agravamento da trombose e predispondo a outros focos). Nas *fases prolongada e estendida*, temos como opção terapêutica: (a) HBPM; (b) DOAC (todos); (c) AVK.

Os pacientes com 1º episódio de TVP distal, atendidos no setor de emergência, uma vez decido pelo tratamento anticoagulante, caso preencham os critérios para tratamento domiciliar, podem ser liberados com um anticoagulante oral de ação direta (DOAC).[25] Pacientes com TVP femoropoplítea, iliacofemoral ou cavoilíaca devem ser internados e receber imediatamente medicação anticoagulante. O paciente é orientado a manter repouso relativo com membros inferiores elevados (em posição de Trendelenburg). Habitualmente, após 5 a 7 dias de terapia anticoagulante, o paciente é liberado para deambular, de preferência, usando meias elásticas de média compressão (20 a 30 mmHg).

Pacientes com TVP cavoilíaca ou iliacofemoral com critérios para indicação cirúrgica devem ser internados em unidade de terapia intensiva, manter repouso e iniciar imediatamente tratamento com HNF, a qual é mantida até o início do procedimento.[9]

Os pacientes com TVP proximal ou distal, uma vez sendo encaminhados para tratamento ambulatorial, o próximo passo é a definição da medicação anticoagulante para uso domiciliar (HBPM, DOACs ou AVK), que deverá ser mantida por no *mínimo 3 meses*. A Figura 100.5 resume as fases do tratamento anticoagulante.

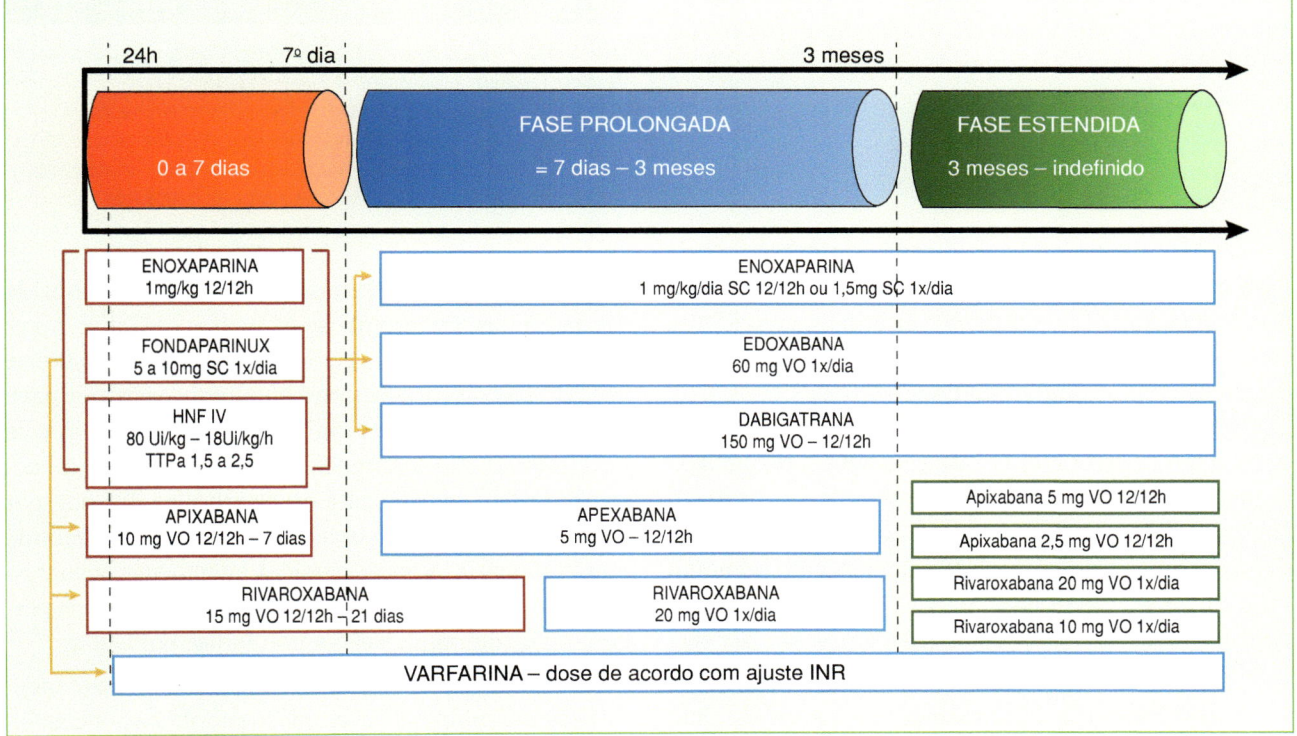

FIGURA 100.5 – *Fases da terapia anticoagulante e medicações anticoagulantes.*[27,28]

Terapia trombolítica

Pela lógica pura e simples, a lise dos trombos deveria ser o tratamento ideal das TVP e do TEV. Infelizmente, esta terapia está associada a riscos importantes, e seu emprego é restrito na atualidade. A terapia trombolítica somente tem indicação nos casos de TEP maciços, quando é imperiosa uma rápida dissolução do trombo para reversão da instabilidade hemodinâmica. A disfunção grave do ventrículo direito, avaliada pelo ecocardiograma, é um fator de mau prognóstico: estes pacientes podem se beneficiar com o uso de trombolítico. A rápida melhora da perfusão pulmonar produz uma melhora da função do ventrículo direito com restauração da estabilidade hemodinâmica e é conhecida há décadas.[26]

Os trombolíticos diminuem também as recidivas após o evento inicial, já que atuam também perifericamente, em trombos residuais. Os trombolíticos possuem várias vantagens em relação a heparina, porém com maior risco de sangramento. A dose de rt-PA endovenosa utilizada para TEP instável é de 100 mg: usualmente aplicamos uma dose inicial de 20 mg e após, é mantida uma infusão de 40 mg/h por duas horas. Nos casos em que trombos são visibilizados por ecocardiografia, como exemplifica a Figura 100.6, o efeito da lise pode ser acompanhando em tempo real.

Os critérios de *contraindicação à terapia trombolítica* estão listados no Quadro 100.5.[27] Estas múltiplas contraindicações limitam em muito a aplicação desta abordagem tão efetiva em promover a rápida restituição do fluxo sanguíneo pulmonar. Antevemos que no futuro, com a introdução de drogas mais seguras, a trombólise ganhe uma importância cada vez maior no manejo do TEV.

Tratamento cirúrgico

Encontra-se no prelo publicação de nossa autoria com extensa abordagem das diferentes formas de tratamento da TVP, inclusive o cirúrgico, cuja leitura recomendamos aos interessados.[28] Existem três opções de abordagem cirúrgica para os pacientes com TVP cavoilíaca ou iliacofemoral: (a) trombólise dirigida por cateter multiperfurado; (b) trombectomia percutânea (aspiração com ou sem fragmentação do trombo); (c) trombectomia convencional com cateter balão e expressão dos trombos por faixas elásticas (Esmarch ou garrote de Lövqvist).[29,30] TVPs mais distais não t**ê**m indicação de tratamento cirúrgico, a não ser que estejam associadas a processos proximais.

A trombectomia farmacomecânica é atualmente nossa primeira opção, que será abordada aqui com

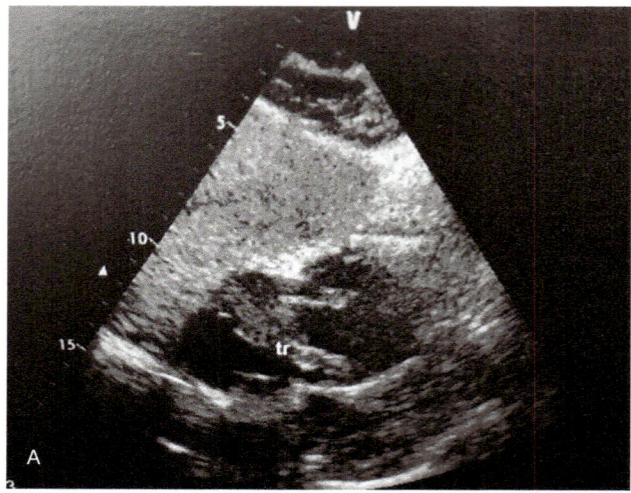
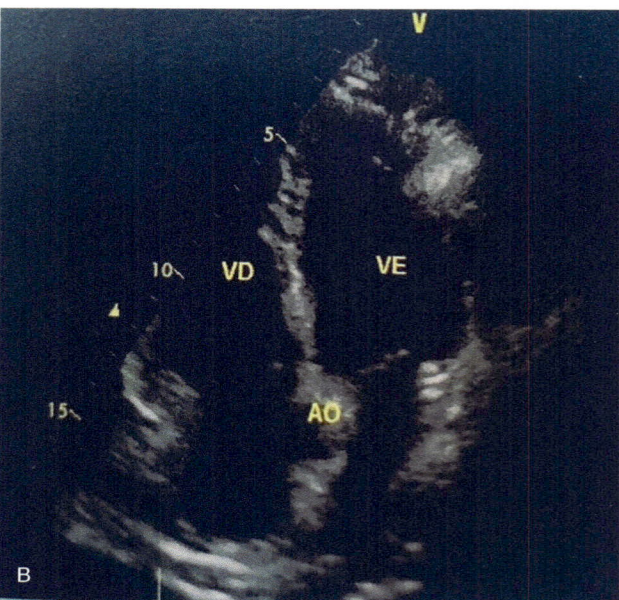

FIGURA 100.6 – *Imagens diagnósticas de paciente com TVP cavoatrial.* **A.** *Ecocardiograma transtorácico, evidenciando trombo aderido à desembocadura da veia cava inferior (VCI) no átrio, medindo 4 cm em seu maior diâmetro e cerca de 8 cm de comprimento, extremamente móvel (tr = trombo).* **B.** *Ecocardiograma transesofágico, após trombólise sistêmica (vide texto para detalhes): ausência de trombo! Como neste caso não chegou a ocorrer EP, a pressão da artéria pulmonar manteve-se inalterada - entre 34 e 31 mmHg antes e após a lise. Fonte: autores.*

mais detalhes. Reservamos a trombectomia híbrida aos pacientes com trombose há menos de 7 dias, apresentando: (a) flegmásia e contraindicação à trombólise e/ou (b) na presença de trombo volumoso em veia cava inferior. A presença de trombose com extensão em veia cava inferior não contraindica a realização de trombectomia farmacomecânica e/ou trombólise dirigida por cateter.[30] Recomendamos a realização da trombectomia convencional (cirúrgica, clássica), atualmente, apenas na indisponibilidade de dispositivos de trombectomia percutânea e contraindicação à trombólise por cateter.[29,30]

A Figura 100.7 descreve nosso protocolo no manejo no paciente submetido a terapia trombolítica por cateter, nossa abordagem preferida atualmente, quando indicada.

Quadro 100.5
Contraindicações à terapia trombolítica

Absolutas	Relativas
• Sangramento ativo (exclui menstruação).	• Procedimento cirúrgico ou obstétrico recente (< 10 dias).
• Sangramento do gastrointestinal ou genitourinário recente (< 21 dias).	• Cirurgia oftalmológica recente (< 3 meses).
• AVC < 3 meses (inclui: AVC hemorrágico, AVC isquêmico e AIT).	• Trauma maior recente (< 10 dias).
• TCE < 3 meses.	• Punção em vaso não compressível (< 10 dias).
• NC (intracraniana ou espinhal) < 3 meses.	• Tumor intracraniano.
• Distúrbios da coagulação não controláveis.	• Malformação arteriovenosa intracraniana.
• Presença de contraindicação à anticoagulação.	• Retinopatia diabética hemorrágica.
	• Hipertensão arterial severa não-controlada (PAS > 180 mmHg e PAD > 110 mmHg).
	• Gestação ou amamentação.
	• Sangramento gastrointestinal recente (< 3 meses)
	• Endocardite bacteriana
	• Tromboflebite séptica
	• Trombo atrial ou ventricular esquerdo
	• Comunicação intra-atrial ou intra-ventricular
	• RCP recente (< 10 dias)
	• Insuficiência hepática
	• Insuficiência renal
	• Pancreatite aguda
	• Alergia à contraste iodado
	• Alergia a medicação trombolítica

AVC: acidente vascular cerebral; TCE: traumatismo cranioencefálico; PAS: pressão arterial sistólica; PAD: pressão arterial diastólica; NC: neurocirurgia; RCP: ressuscitação cardiopulmonar.

Após 12 a 24 horas, paciente retorna para o controle angiográfico e conclusão do caso. Caso se julgue indicado, nova etapa de trombectomia percutânea (com ou sem *pulse spray*). Se absolutamente necessário, uma nova etapa de trombólise por cateter multiperfurado pode ser executada por mais 12 a 24 horas. Nossa experiência mostra que nessas trombólises estendidas, o risco de hemorragia aumenta exponencialmente.

Uma vez completada a trombectomia, é importante avaliar na flebografia se existe obstrução venosa residual, como trombos antigos aderidos e/ou compressões venosas extrínsecas (como a Síndrome de *May & Thurner*, Figura 100.8.). É imperativo termos afluxo e defluxo adequados no eixo iliacofemoral para evitarmos retromboses precoces e a síndrome pós-trombótica, que deve ser tratada de imediato. Completado o tratamento, decide-se pela retirada imediata da bainha venosa ou sua manutenção por 24 horas – a depender dos últimos exames laboratoriais (plaquetas, fibrinogênio) e da presença de sangramentos. A hemostasia da veia poplítea é obtida por compressão prolongada, seguida de curativo compressivo.[31-33]

Os pacientes retornam à vigilância em unidade de terapia intensiva, sendo mantidos sob heparinização plena com controle laboratorial seriado a cada 4 horas, visando manter a relação do TTPa entre 2,0 e 2,5. No dia seguinte ao procedimento, é realizada a conversão

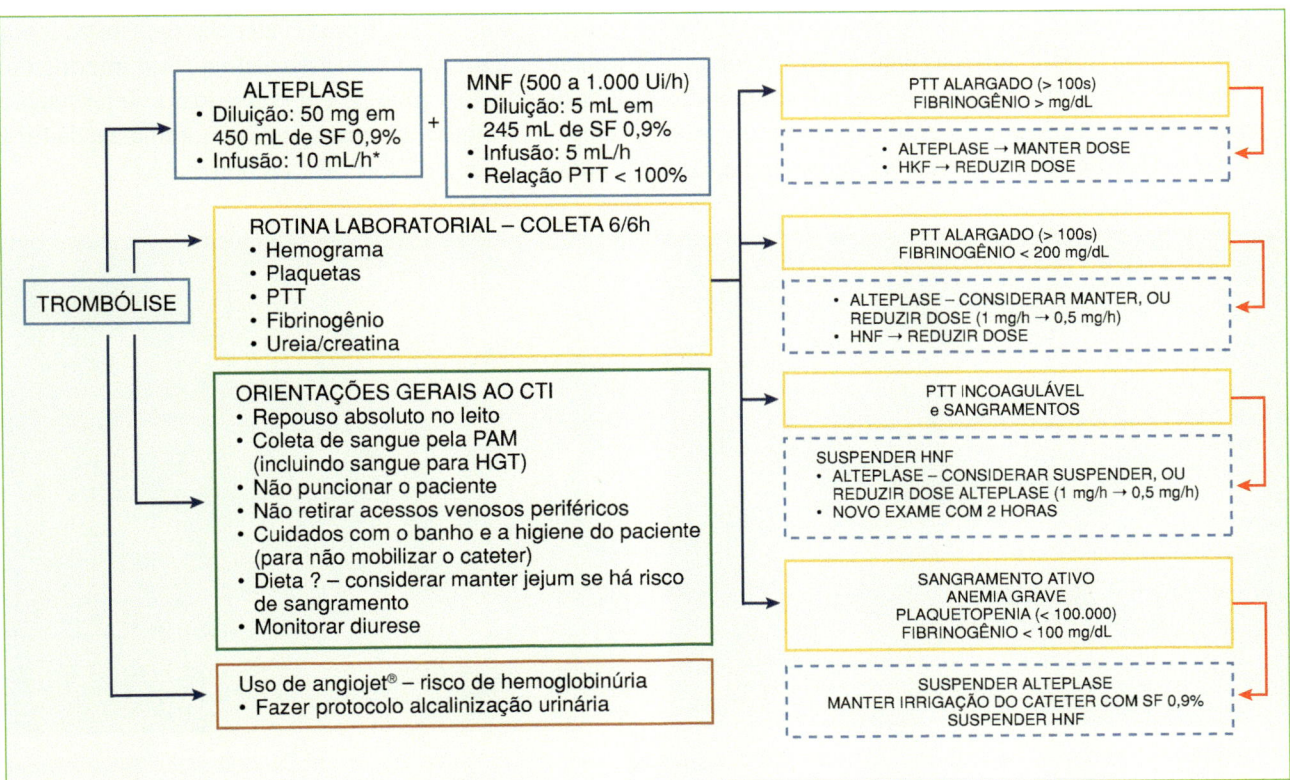

FIGURA 100.7 – *Fluxograma de manejo do paciente em terapia trombolítica por cateter. Fonte: autores.*

para HBPM em dose plena (1mg/k/peso) e normalmente iniciado um DOAC. O paciente é mantido em repouso por 24 a 48 horas. Após esse período, é liberado para deambular com meias elásticas de compressão 20 a 30 mmHg. O próximo passo em seu manejo é a definição da terapia anticoagulante oral para a alta hospitalar (vide anteriormente), a qual deve ser mantida por tempo similar ao dos pacientes que não realizam trombectomia.[25,30]

As complicações da trombectomia percutânea farmacomecânica mais relatadas são:

- Sangramento no sítio de punção (4%).
- Sangramento retroperitoneal (1%).
- Hemorragia intracraniana (< 1%).
- Hemorragia digestiva (< 1%).
- Embolia pulmonar (< 1%).
- Nefrotoxicidade pelo contraste.
- Morte (<0,5%).[32,33]

O sangramento no sítio de punção muitas vezes pode ser controlado com curativos compressivos e/ou a troca por uma bainha de maior perfil, não indicando necessariamente a interrupção do tratamento. Pequenos êmbolos pulmonares, secundários à manipulação com cateteres, geralmente, são dissolvidos pela medicação trombolítica circulante.[31]

Manejo ambulatorial do tratamento da TVP

O paciente com TEP e/ou TVP (proximal ou distal) deve manter a terapia anticoagulante por no *mínimo três meses*.[25] Contudo, aqueles que foram submetidos à trombectomia venosa e tiveram implante de *stent* para tratamento de obstrução venosa, recomendamos a anticoagulação por um período mínimo de seis meses, com controles com eDc trimestrais.[25]

Pacientes com TEV provocado por cirurgia, trauma ou fator de risco transitório apresentam baixo risco de recorrência de TEV. Pacientes com *TEV recorrente não provocado* devem receber terapia estendida, exceto se apresentarem alto risco de sangramento.

O tratamento do TEV com anticoagulantes está associado a benefícios (redução da recorrência, morbidade e mortalidade) bem como a riscos (complicações hemorrágicas), custos com a medicação e impacto da qualidade de vida. A decisão em manter a terapia anticoagulante estendida deve ser compartilhada com o paciente, assim como o risco *versus* o benefício de sua manutenção, que deve ser reavaliado periodicamente.

Embolia pulmonar

A embolia pulmonar (EP) é a complicação mais temida da TVP. É definida como a obstrução da artéria pulmonar ou de seus ramos pela impactação de um ou mais êmbolos oriundos da circulação venosa. Outros agentes, como ar, gordura corporal, tumores e até agentes externos, como líquidos de nutrição enteral, metacrilato e projéteis de arma de fogo podem ocasionar EP, mas pela sua raridade, não serão abordados aqui. De forma semelhante à TVP, a suspeita clínica de EP deve ser confirmada com exames objetivos. A presença de sinais clínicos muitas vezes pouco objetivos associados a fatores de risco pouco específicos são fracas evidências para instituir um tratamento, muitas vezes associado a risco importante. Um diagnóstico preciso e a consequente intervenção terapêutica efetiva são vitais, pois a mortalidade da EP é muito superior à da TVP sem embolização.[34]

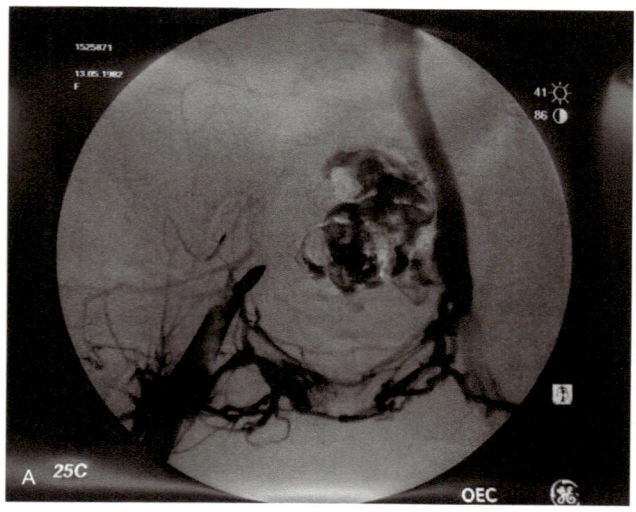 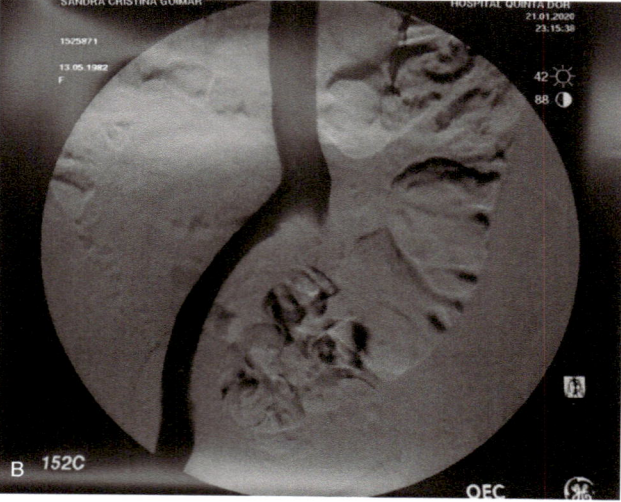

FIGURA 100.8 – *Imagens do intraoperatório de paciente de 37 anos com TVP ilíaca esquerda aguda, complicando síndrome de May & Thurner, confirmada por ATC pré operatória (decúbito prono, razão da inversão da lateralidade das imagens).* **A.** *Flebografia após punção ecoguiada da veia poplítea, evidenciando trombose venosa da ilíaca comum.* **B.** *Imagem após trombectomia percutânea com Angiojet® associando técnica de pulse spray e tratamento imediato da compressão venosa com stent (observar a ausência de circulação colateral com a correção da obstrução venosa). Fonte: autores.*

Quadro clínico

Os sinais clínicos primordiais mais comuns são dispneia, taquipneia e taquicardia, mas hipotensão súbita, síncope e hipóxia evidente podem ser os primeiros sintomas de uma EP. Ansiedade nos mais variados graus, até a sensação de morte iminente, é um sintoma frequente, assim como dor torácica, sobretudo pleurítica, hemoptise, tontura e tosse são todos sintomas inespecíficos, o que explica por que cerca de um quarto dos pacientes com EP tem a morte súbita como apresentação clínica.[34]

Wells, cujo escore aplicado ao diagnóstico de TVP apresentamos anteriormente, elaborou igualmente um escore para o diagnóstico de EP (Quadro 100.6).

Um escore de Wells de baixa probabilidade associado a um DímeroD normal afasta o diagnóstico de EP em 99,5%.[35]

Devemos sempre nos ater à busca ativa da fonte emboligênica, na maioria das vezes uma TVP dos membros inferiores, da pelve ou do abdômen. A presença de edema assimétrico dos membros inferiores sugere a presença de TVP. Outros sinais clínicos estão amplamente apresentados na parte inicial deste capítulo.

Exames laboratoriais

O DímeroD, proteína liberada pela degradação da fibrina pela plasmina, é importante marcador de TVP e EP. De todos os exames laboratoriais disponíveis, a determinação do DímeroD (DD) tem se firmado como o de maior valor, tanto na confirmação diagnóstica da TVP como da EP, uma constatação lógica, pois ambas são duas facetas da mesma enfermidade – o TEV. Dificilmente teremos uma TVP com DD em níveis normais, mas essa especificidade é menor na EP, caindo para 85%.[36,37]

Quadro 100.6
Escore de Wells para diagnóstico de EP

Critério	Escore
Sinais ou sintomas clínicos de TVP (edema e dor em perna à palpação)	+3
TEP mais provável que outro diagnóstico alternativo	+3
Frequência cardíaca > 100 bpm	+1,5
Imobilização recente ou cirurgia com < 4 semanas	+1,5
História pregressa documentada de TEP e/ou TVP	+1,5
Hemoptise	+1
História recente de neoplasia (< 6 meses)	+1
Escore ≥ 6 = alta probabilidade	
Escore 2 – 6 = moderada probabilidade	
Escore < 2 = baixa probabilidade	

A oximetria de pulso usualmente está diminuída nos pacientes com EP, mas pode ser normal. A gasometria arterial é também um indicador inespecífico, mas muito sensível da gravidade da EP. Cerca de 80% dos pacientes com EP tem queda da pressão parcial média de oxigênio no sangue arterial (PaO_2). Níveis de PaO_2 inferiores a 90% são compatíveis com EP grave.[38]

Angiotomografia computadorizada

A angiotomografia computadorizada (ATC) rapidamente se firmou como o método de diagnóstico padrão ouro para o diagnóstico da EP, suplantando todos os outros exames de imagem, que passaram a ter aplicações específicas (ver à frente). A ATC permite não somente o diagnóstico preciso da EP, mas é excelente para elucidar vários diagnósticos diferenciais, como pneumonias, aortopatias (dissecções sobretudo), pneumotórax, pneumomediastino, derrames pleurais e pericárdico e outras enfermidades mais raras. Patel afirma que de 11% a 70% das ATC realizadas para elucidar EP, na verdade, evidenciaram outras patologias![39] As gerações mais modernas de tomógrafos com múltiplos detectores (16 ou, idealmente, mais) permitem uma visibilização de artérias periféricas com nitidez, praticamente eliminando a necessidade de arteriografia pulmonar. As desvantagens de empregar radiação ionizante e contraste iodado são amplamente suplantadas por um método rápido, pouco invasivo e preciso. A possibilidade de realizar o estudo simultâneo da árvore circulatória pulmonar e da venosa, quando do retorno do contraste, aumenta a acurácia do método, conforme amplamente discutido anteriormente sobre o Diagnóstico da TVP (Figura 100.9).

Outros exames

Todo paciente com suspeita ou diagnóstico confirmado de EP deve ser submetido a detalhada e minuciosa busca do foco emboligênico – a TVP! Estes métodos, dos quais destacamos o eDc e a própria ATC do abdômen e pelve, são extensamente abordados anteriormente neste capítulo. Nunca é demais lembrar que mais trombos potencialmente letais podem estar sorrateiramente espreitando no sistema venoso profundo, prontos a se fragmentarem e cobrarem seu preço. Exemplos são evidentes nas Figuras 100.2, 100.3 e 100.4.

A radiografia simples é solicitada em todos os pacientes com dispneia e/ou dor torácica, mas seus achados são da mesma forma inespecíficos e não conclusivos. Achados como elevação do diafragma e atelectasia unilateral são compatíveis com EP. Outros exames, como o eletrocardiograma, embora possa apresentar sinais de EP,

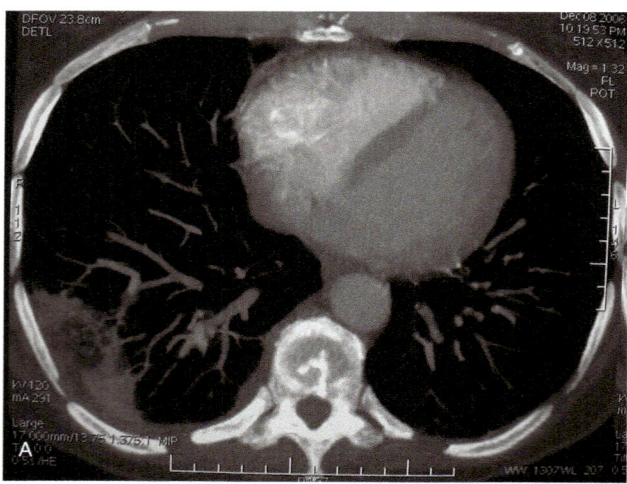 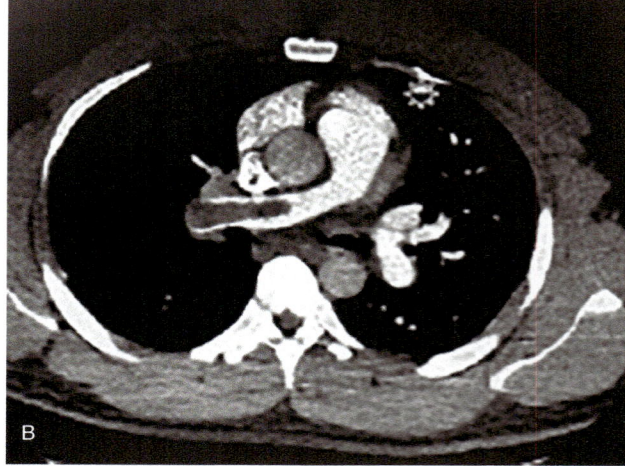

FIGURA 100.9 – ATC em pacientes com EP. **A.** TEV periférico, com infarto pulmonar – muita dor, hipóxia leve e pouca dispneia. **B.** TEV central, com trombo suboclusivo em AP troncular – muita dispneia, grave hipóxia e pouca dor. Fonte: autores.

não são específicos a ponto de firmar um diagnóstico. O ecocardiograma pode evidenciar aumento de pressões na artéria pulmonar e sobrecarga cardíaca direita, mas mais uma vez, esses achados corroboram, mas não confirmam, a presença de EP. O mesmo pode-se afirmar em relação à gasometria arterial. Demais exames de imagem utilizados para diagnóstico da EP foram suplantados pela ATC. Raramente, em situação aguda se emprega a angiorressonância magnética (ARM) ou o antigo padrão ouro, a angiografia pulmonar por cateterismo seletivo. A angiografia tem seus prós e contras discutidos anteriormente, no diagnóstico da TVP. A angiografia exige um cateterismo venoso, experiência de quem a executa, demanda muito mais tempo e compartilha com a ATC o uso de contraste iodado e radiação. São exceção casos em que a ATC pode ser dispensada (vide à frente). A cintilografia pulmonar com radioisótopos não tem igualmente aplicação prática na EP aguda, atualmente. Ao longo de 45 anos dedicados ao estudo das TVPs e EPs, vivenciamos e valorizamos evolutivamente todos esses métodos, hoje concentrados em dois exames – a dosagem do Dímero-D e a ATC. A realização de estudo com ecodoppler colorido identifica a fonte emboligênica em um considerável percentual dos casos de EP.[36]

A Figura 100.10 apresenta uma adaptação do algoritmo proposto por Stein *et al.*, empregado por nós para o diagnóstico de EP.[40]

Tratamento da embolia pulmonar

Suporte hemodinâmico e respiratório

A principal cauda de morte na EP é a falência ventricular direita, com baixo débito cardíaco.[34,36,38,40] À apresentação, casos suspeitos de EP devem receber oxigênio das formas mais simples de administração (cateteres nasais, máscaras etc.) até intubação orotraqueal e ventilação mecânica, se necessário. Reposição volêmica com cristaloides deve ser iniciada nos pacientes hipotensos e, se necessárias, drogas inotrópicas iniciadas assim que um acesso venoso adequado estiver disponível.[34,36,38] Exames laboratoriais devem ser rapidamente colhidos antes de iniciar a anticoagulação, sendo os principais a avaliação do hemograma completo, plaquetimetria, troponina, DímeroD, tempo de tromblastina plasmática ativado (TTPa) e a gasometria arterial.

Terapia anticoagulante

A base do tratamento de TEV é a anticoagulação sistêmica, visando evitar a formação de novos trombos e permitindo que a fibrinólise autógena possa agir, sem que ocorra retrombose dos coágulos lisados. Nossa preferência inicial é pela administração de heparina não fracionada (HNF), em *bolus* de 5.000 a 10.000 UI endovenosa, seguida de uma infusão contínua de 15 a 20 UI/Kg/h, ajustando a dose até atingir um PPTa de 1,5 a 2,5 do basal, até que uma conduta terapêutica mais ampla seja traçada. Embora haja recomendação de alguns autores em empregar heparinas de baixo peso molecular (HBPM) por via subcutânea nesse cenário, a HNF tem as vantagens de ser imediatamente efetiva, ter sua eficácia e atividade facilmente controláveis (TTPa) e dispõe de um antídoto eficaz (protamina), caso seja necessária alguma medida cirúrgica. Os esquemas continuados de anticoagulação são semelhantes aos anteriormente descritos neste capítulo, na parte referente ao tratamento da TVP.

Trombólise sistêmica

A trombólise sistêmica está indicada como tratamento de emergência em pacientes que apresentem EP com alto

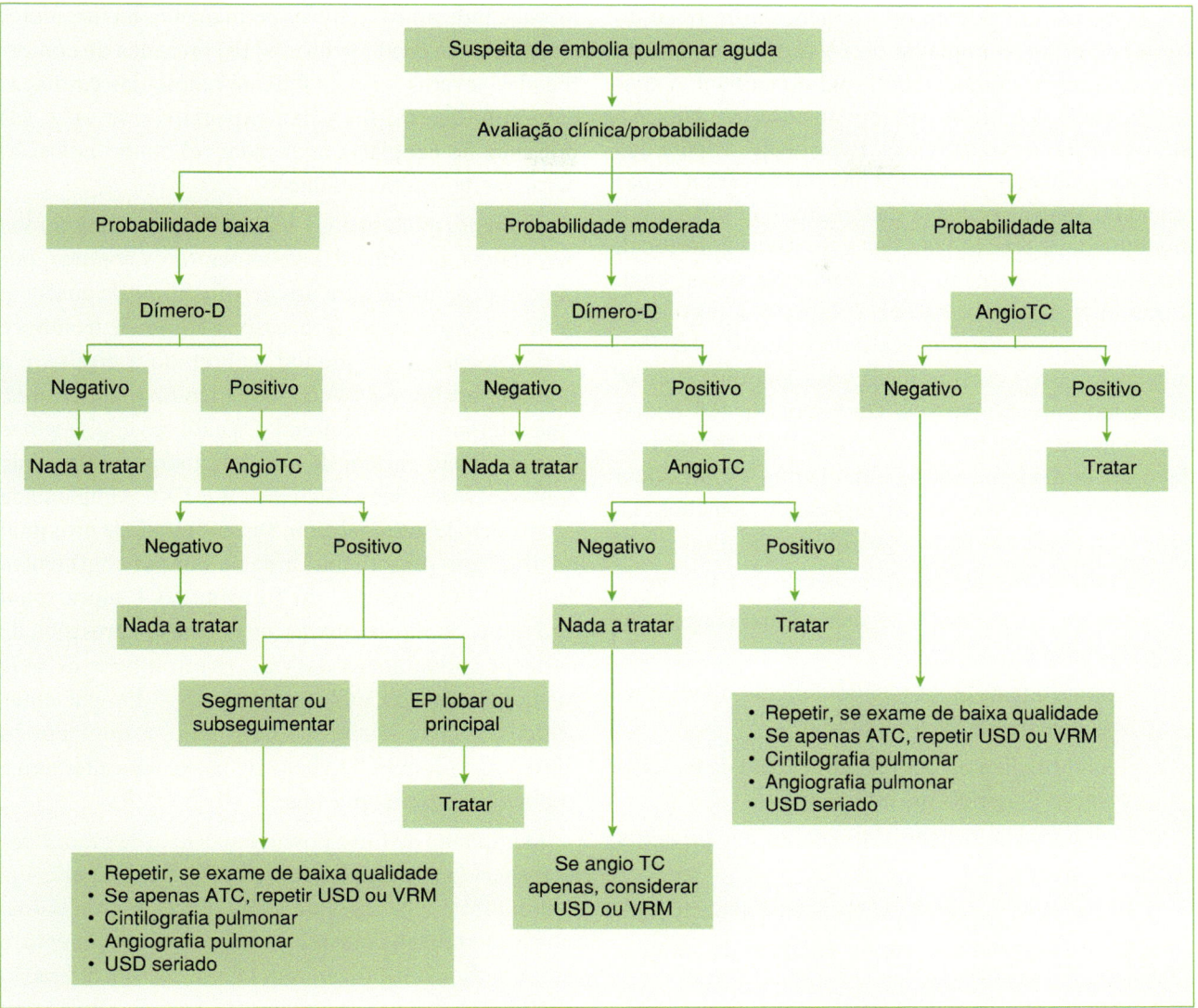

FIGURA 100.10 – Algoritmo diagnóstico para Embolia Pulmonar 2021. ATC: Angiotomografia computadorizada; EP: Embolia Pulmonar; USD: Ultrassonografia Doppler; VRM: venografia por ressonância magnética. Fonte: Adaptado de Stein et al. Fonte: autores.

risco de vida, como terapia de primeira escolha. Pacientes com EP grave, maciça e hipotensão são *a priori* candidatos à trombólise. O maior benefício da trombólise existe o quanto mais cedo ela for aplicada, de preferência nas primeiras 48 horas após o episódio agudo. No estudo PEITHO, com o emprego da trombólise em pacientes com EP de risco intermediário, sem descompensação hemodinâmica – embora tenha sido obtida uma maior recuperação ventilatória no grupo tratado –, ao final não houve clara superioridade em relação à anticoagulação plena, sendo as intercorrências hemorrágicas a principal complicação.[41] Pacientes de maior risco hemorrágico podem ser considerados para o tratamento endovascular (vide à frente), que consegue resultados eficientes com doses muito menores de agente lítico. A posologia do trombolítico em uso corrente atualmente, a alteplase, está pormenorizada no tratamento da TVP acima. Nossa conduta é aplicar um *bolus* de rt-PA de 20 mg EV, seguido de infusão de 40 mg/h por duas horas (Figura 100.6). A grande limitação ao uso de trombolíticos são as múltiplas contraindicações e o risco de hemorragia, que devem ser sempre considerados, antes de iniciar seu emprego, apresentadas no Quadro 100.5.[26,28,42]

Repetimos aqui nossa opinião de que no futuro, com a introdução de drogas mais seguras, a trombólise ganhe uma importância cada vez maior no manejo do TEV, mesmo em níveis intermediários de gravidade.

■ Tratamento cirúrgico

Prevenção cirúrgica da embolia pulmonar – filtros de veia cava

O implante de filtros de veia cava (FVC) inferior oferece uma segurança elevada como método preventivo de embolia pulmonar. Como a grande maioria dos êmbolos tem origem no segmento infrarrenal do sistema venoso, o implante de FVC oferece mais de 95% de proteção contra embolia pulmonar fatal. A quase totalidade dos filtros são implantados na veia cava inferior distal às veias renais. Raramente, a fonte dos êmbolos pode estar localizada nas veias ovarianas, nas renais ou até na veia cava justarrenal – nestes caso o implante deve ser realizado na veia cava suprarrenal, retro-hepática. implantado na veia cava suprarrenal. Raramente, os êmbolos têm origem nas jugulares, troncos venosos baquiocefálicos venosos (TBCV), subclávias ou as veias dos membros superiores. Nesses casos, um implante na veia cava superior (VCS), ou preferencialmente no TBCV ipsilateral à trombose, deve ser considerado (os implantes na VCS podem gerar hemopericárdio, por perfuração dos ganchos dos filtros em pacientes anticoagulados).

As indicações clássicas de implante de FVC são:[43]

- Embolia pulmonar na vigência de anticoagulação adequada.
- Contraindicação ao uso de anticoagulantes, na vigência de embolia pulmonar.
- Trombose venosa com complicações da anticoagulação exigindo sua interrupção.

Várias outras indicações são aceitas em situações especiais, como:

- Presença de trombo flutuante potencialmente letal.
- TVP em gestante e impossibilidade de anticoagulação sistêmica.
- Pacientes com alto risco de apresentarem trombose venosa profunda e embolia pulmonar ou que não suportariam mais um episódio embólico, como doentes com:
  – hipertensão pulmonar severa e reduzida reserva cardíaca em pré-operatório de grandes cirurgias ou na vigência de trauma (politraumatizados com traumatismo cranioencefálico (TCE), trauma raquimedular, fraturas de múltiplos ossos longos, fraturas pélvicas ou significativos traumatismos venosos diretos).[44,45]

O implante de filtro só deve ser considerado para tromboses venosas agudas (< 4 semanas), quando o risco de tromboembolismo é real.[45] Uma vez indicado o implante de filtro de veia cava inferior, devemos decidir pelo implante de um modelo de filtro removível, conversível ou permanente. De uma forma geral, indicamos um filtro removível ou conversível nas seguintes situações: (a) contraindicação temporária à anticoagulação; (b) pacientes jovens; (c) peroperatório de procedimento de trombectomia venosa convencional ou híbrida. Indicamos os filtros permanentes nas seguintes situações: (a) paciente idosos; (b) presença de comorbidades severas, principalmente patologias cardíacas e/ou pulmonares; (c) baixa expectativa de vida; (d) presença de neoplasia avançada; (e) contraindicação permanente à anticoagulação.[46]

A imensa maioria dos FVCI são implantados por via percutânea, por uma das veias femorais comuns, por punção ecoguiada, para nos certificarmos da ausência de trombos no local de acesso. Se houver trombose nesses locais, a via jugular, sobretudo a direita, é a segunda opção, e as veias dos membros superiores, uma alternativa excepcional. Os calibres dos sistemas de introdução variam de 6 a 12F, todos passíveis de aplicação percutânea. A maioria dos FVC é implantada em posição justarrenal, com sua extremidade proximal no nível das veias renais, área de intensa confluência de fluxo. O implante do filtro na VCI suprarrenal está indicado nas seguintes situações: (a) presença de variações anatômicas da VCI; (b) trombose de veia renal, gonadais ou VCI; (c) gestantes.[14] Em pacientes críticos, sem condições de transporte, o implante do filtro guiado com ECD à beira do leito é uma alternativa também já descrita por nós.[47]

O implante de filtro possui baixa taxa de mortalidade associada ao procedimento (< 1%).[46] Na experiência dos autores com mais de 1.000 FVC implantados, nunca ocorreu um óbito relacionado ao procedimento, e também não contabilizamos nenhum caso de migração proximal (isto deve-se certamente à adequada escolha dos dispositivos e à meticulosa técnica de implante). Atualmente cresce o número de filtros implantados com o objetivo de proteção temporária (Figura 100.11). Entre os pacientes com filtros que não podem ser removidos, o impacto disso na duração da anticoagulação deve ser considerado, sendo ponderado o risco de evolução com trombose de VCI e recidiva de TVP de membros inferiores *versus* o risco de sangramento.[46]

Tratamento endovascular do tromboembolismo pulmonar

A anticoagulação sistêmica com heparinização plena é a técnica clássica de tratamento do TEP. Mas, nos pacientes portadores de TEP maciça, não apresenta resultados eficientes.[48,49] A rápida restauração do fluxo pulmonar é a única forma para prevenir a mortalidade, ocasionando ao mesmo tempo a melhora hemodinâmica do paciente. A tromboembolectomia cirúrgica é um procedimento de grande porte, com uso de circulação extracorpórea, apresentando elevados índices de morbimortalidade.[49,50]

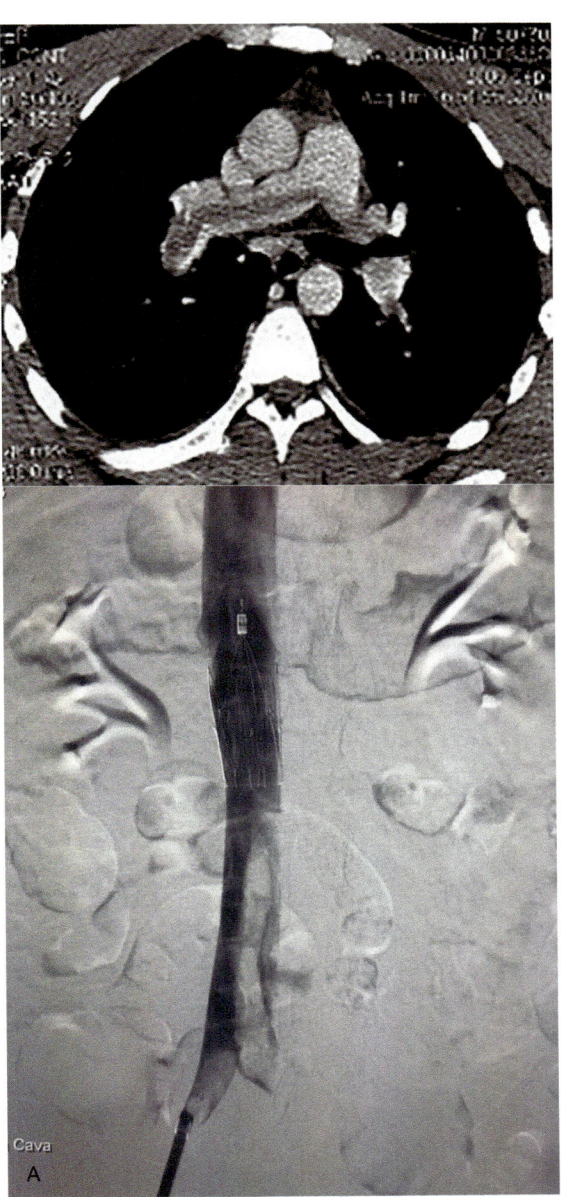 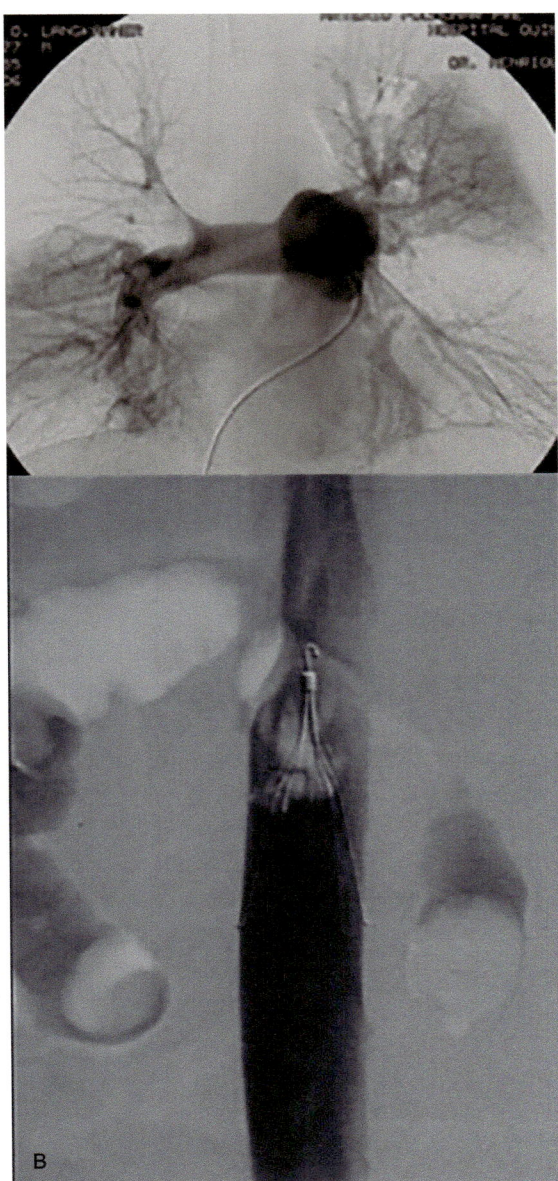

FIGURA 100.11 – Filtros de veia cava inferior. **A.** Filtro conversível implantado em nível justarrenal, proximal à trombo flutuante de VCI. **B.** Êmbolo capturado por FVCI removível. Fonte: autores.

Introduzida em uso sistêmico por Vestraete et al. em 1998, a trombólise ganhou dimensão após o trabalho de Schmitz-Rode em 1995, com lise dirigida e intratrombo. O tratamento endovascular (TE) surgiu como uma alternativa mais eficiente para o tratamento do TEP maciço.[51,52]

As respostas respiratórias e hemodinâmicas refletem a magnitude da obstrução vascular pulmonar, o tempo transcorrido desde a embolização, e a presença ou ausência de doença cardíaca ou pulmonar associada influenciam na maior ou menor gravidade dessa patologia. Como consequência hemodinâmica, a pressão arterial pulmonar se eleva, provocada pelo bloqueio mecânico e por uma discutível vasoconstrição mediada pela liberação de aminas vasoativas. Quando a oclusão compromete mais de 60% da vasculatura pulmonar, podem ocorrer *cor pulmonale* agudo e morte súbita (TEP maciço).

As indicações para o tratamento endovascular do TEP maciço seguem pelo menos um dos critérios listados:[48,49,52,53]

1. Hipotensão arterial (< 90 milímetros de mercúrio (mmHg) ou queda > 40 mmHg do basal), por tempo maior de 15 min ou necessitando de inotrópicos.

2. Choque cardiogênico com hipoperfusão capilar e hipóxia. Colapso circulatório com a necessidade de ressuscitação cardiopulmonar (síncope).

3. Achados ecocardiográficos indicando disfunção e até falência do ventrículo direito, com alta sobrecarga ventricular direita e/ou hipertensão pulmonar ao ecocardiograma.

4. Diagnóstico de hipertensão pulmonar pré-capilar (pressão média arterial parcial > 20mmHg, na presença de pressão arterial parcial normal).
5. Gradiente arterioloalveolar de oxigênio > 50mmHg.
6. Embolismo pulmonar grave, com uma contraindicação a anticoagulação ou a terapia trombolítica sistêmica.

Os procedimentos são realizados no centro cirúrgico (com uso de intensificador de imagem) ou no setor de hemodinâmica. Como em sua maioria estão em intubados em ventilação mecânica, cuidados excepcionais devem ser aplicados no transporte. O paciente é preparado em decúbito dorsal horizontal, sendo realizadas tricotomia e antissepsia da região inguinal bilateral e colocados os campos cirúrgicos. Anestesia local é aplicada, se necessário.

Punção da veia femoral comum, implante de bainha adequada e cateterismo venoso femoral percutâneo pela técnica de Seldinger. Introduzido *pigtail* 6F sobre fio guia teflonado (0.35/145) previamente posicionado na veia cava inferior. Identificação do sítio de entrada do átrio direito e progressão do cateter, com auxílio de fio guia, em direção ao tronco da artéria pulmonar, onde é posicionado. O estudo de contraste é realizado com auxílio da bomba injetora, em volume de 30/40mL de contraste iodado (preferencialmente não iônico ou iso--osmolar), com velocidade 15mL/segundos e pressão de injeção de 800 a 1.200 psi. Uma vez definida a localização e a extensão da TEP, medida de pressão no tronco da artéria pulmonar pré-procedimento deve ser determinada. Inicia-se a fragmentação mecânica dos trombos. Iniciando em 1999, utilizávamos um cateter *pigtail* 7F ou 6F, de alto torque, sobre um guia Amplatz, girando o mesmo dentro do trombo, visando fragmentá-lo. Trombolítico diluído pode ser injetado pelo cateter. Esse sistema primordial tem sido substituído por dispositivos desenvolvidos pela indústria e que são os mesmos utilizados na trombectomia venosa, já detalhado anteriormente: os sistemas Aspirex®, Angiojet® e Penumbra®. Após várias passagens do dispositivo, nova angiografia e medidas de pressão da artéria pulmonar são obtidos. Caso não haja a obtenção de melhora hemodinâmica e clínica, todos os passos dos procedimentos podem ser novamente realizados ou modificados.[54]

Se o resultado for excepcional, o paciente é mantido heparinizado, e o procedimento, concluído. Se um resultado ideal não for obtido, uma infusão de trombolíticos pode ser usada por até mais 12 a 48 horas, com infusão de solução de rt-PA, de 0,5 a 1 mg/hora, em bomba infusora conectada diretamente no cateter posicionado na artéria pulmonar. Durante esse período, são realizados os controles laboratoriais seriados dos níveis do hematócrito, do fibrinogênio, do TAP e do PTTa, além do controle clínico de possíveis sangramentos. Por isso, durante esse tratamento, os pacientes devem ser mantidos em unidade de cuidados intensivos (CTI), para maior vigilância e monitorização pela equipe médica e de enfermagem.[54]

Após estabilização do quadro clínico e de seus parâmetros hemodinâmicos e laboratoriais, ocorre a retirada dos cateteres, mantendo o acesso venoso, que quando não mais necessário será retirado, seguido de prolongada compressão manual, mantendo-se um curativo compressivo por 12 horas.

Ao final do procedimento, 10% dos pacientes (1º, 3º, 11º, 14º e 23º) não apresentavam a melhora hemodinâmica esperada. Sendo que nos dois primeiros, não foi implantado o filtro de cava ao final do procedimento, pela possibilidade de reintervenção.

Na experiência dos autores, analisada até 2018 com 50 pacientes com EP maciça tratados, todos os pacientes submetidos ao tratamento intervencionista apresentaram maior opacificação das artérias pulmonares, e consequente melhor definição do parênquima pulmonar. Vinte e oito (70%) apresentaram melhora dos parâmetros hemodinâmicos em até 48 horas, com sobrevida. Treze pacientes (30%) evoluíram ao óbito. O tempo médio de internação foi de 18 dias (52%). Os sobreviventes apresentaram uma queda da PAP a níveis inferiores a 25 mmHg, ao contrário dos demais, que mantiveram níveis superiores a 30 mmHg. No pré-procedimento, o VD estava em todos os casos praticamente imóvel e no pós-tratamento, foi observada a recuperação da dinâmica (controles realizados nas primeiras 12 horas).

A trombólise intratrombo permite administrar uma dose menor da droga, com maior concentração local do agente trombolítico no trombo, reduzindo a ação sistêmica do medicamento. Além do mais, permite associar a fragmentação dos trombos com trombectomia percutânea, para aumentar a velocidade e a eficácia da recanalização.[46] Previnem a morte por insuficiência cardíaca direita pela dispersão periférica do trombo central, resultando na redução da resistência vascular e aumentando o fluxo sanguíneo no parênquima pulmonar.[49,52-55] A Figura 100.12 ilustra um caso típico de EP maciça, tratado com sucesso com intervenção direta: fragmentação dos êmbolos + trombectomia mecânica + lise com rt-PA.

Embolectomia pulmonar

Deve-se a Trendelemburg a primeira tentativa de embolectomia pulmonar (EmbP) em 1908. Kirschner,

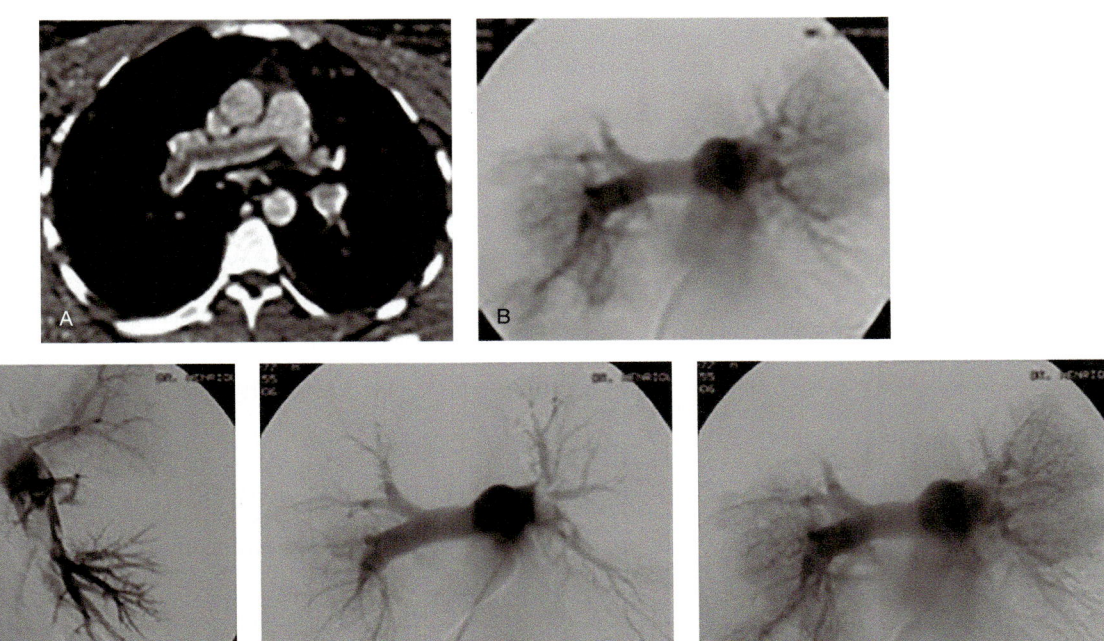

FIGURA 100.12 – Paciente de 29º a 30º dia após cirurgia ortopédica. Dispneia súbita. Eco de entrada: PAP = 40mmHg, com piora progressiva da sintomatologia, evoluindo para sobrecarga ventricular direita, com PAP = 109mmHg. Indicada intervenção direta: fragmentação dos êmbolos + trombectomia mecânica + lise com rt-PA: 90mg/2h. Ao final implante de FVCI. Evolução sem hipertensão pulmonar. Alta em 16 dias. Fonte: autores.

em 1924 realizou o primeiro caso com sobrevida prolongada. Somente em 1962, Sharp realizou a primeira cirurgia desse tipo com circulação extracorpórea, o padrão de técnica que se mantém até hoje.[50] As indicações de realização de EmbP se sobrepõem às da trombólise pulmonar endovascular. Segundo Murad, as indicações atuais são:

1. Estado hemodinâmico crítico com impossibilidade de sobrevida sem intervenção.
2. EP maciça com grave comprometimento da troca gasosa.
3. Instabilidade com contraindicação ao uso de anticoagulantes e/ou trombolíticos.
4. Trombo aderido ao átrio ou ao ventrículo direito. Um dos maiores problemas, sendo as indicações semelhantes à trombólise sistêmica e direta, é que a administração de trombolíticos exclui a possibilidade de cirurgia imediata, no fracasso da lise.[50]

Atualmente, a realização da EmP é domínio da cirurgia cardíaca, sendo realizada por esternotomia mediana com auxílio de circulação extracorpórea. A mortalidade da EmbP varia de 11% a 92% nas séries relatadas e é intimamente dependente do estado pré-operatório dos pacientes.[50] O uso de oxigenadores de membrana extracorpórea temporária (ECMO) parece ser lógico neste cenário e tem sido empregado.[48,54,55] Provavelmente a grande experiência obtida com ECMO no tratamento da pandemia por Covid19 irá influenciar positivamente a realização de EmbP com este tipo de suporte nos próximos anos. Recomendamos a leitura da literatura especializada aos interessados neste tema.[50,56,57]

Conclusão

A Trombose Venosa Profunda é uma enfermidade de alta prevalência. Pode comprometer desde pequenos segmentos até a totalidade das veias de extensos territórios e determina quadros de grande variedade clínica e gravidade. O diagnóstico clínico pode ser enganoso e nos últimos anos a sua precisão foi alavancada pela introdução dos métodos diagnósticos por imagem, dos quais destacamos o ecoDoppler e a angiotomografia computadorizada. Sua mais temida complicação é a Embolia Pulmonar. O tratamento de ambas é fundamentado na anticoagulação, sendo as demais modalidades terapêuticas de indicação específica. É um erro, todavia, atribuir a anticoagulação como método de abordagem de todas as TVPs e EPs. As consequências precoces e de longo prazo corroboram essa afirmação, confirmando que casos específicos devem ser tratados por trombólise ou mesmo por cirurgia, com resultados excepcionais com abordagens diretas em casos graves.

Referências bibliográficas

1. Friedman SG. História da Cirurgia Vascular, (2ª Ed). Rio de Janeiro, Revinter. Cap 13. Pg 160.
2. Illig KA, Rhodes JM, DeWeese JA. Venous and lymphatic diseases: a historical review. In Gloviczki P (Ed): Handbook of Venous Disorders (3a Ed), Cap 1. Pg 3-11.
3. Naess IA, Christiansen SC, Romundstad P et al. Incidence and mortality of venous thrombosis: a population-based study. J Thromb Haemost. 2007; 5:6929.
4. Ministério da Saúde. Datasus. tabnet.datasus.gov.br
5. Obi AT, Knepper J. Acute deep venous thrombosis: epidemiology and natural history. In: Rutherford's Vascular and Endovascular Therapy, 9th edition. Philadelphia, Elsevier; 2019. p. 1918-26.
6. Kearon C, Akl EA, Comerota AJ, et al. Antithrombotic therapy for VTE disease: Antithrombotic Therapy and Prevention of Thrombosis, 9th ed: American College of Chest Physicians Evidence-Based Clinical Practice Guidelines Chest. 2012;141(2 Suppl):e419S-e496S
7. Kearon C. Natural history of venous thromboembolism. Circulation. 2003;107(23 Suppl 1):I22-I30.
8. Kahn SR. The clinical diagnosis of deep venous thrombosis: integrating incidence, risk factors, and symptoms and signs. Arch Intern Med. 1998;158(21):2315-2323.
9. Ristow Av. O diagnóstico atual da trombose venosa profunda. In Ristow Av & Maffei FHA (Eds): Trombose Venosa e Embolia Pulmonar. Rio de Janeiro, CBC, 1995. Pg 59-67.
10. Maffei FHA. Trombose venosa profunda. In: Cook-Lane J, Bellen Bv (Eds). O exame do paciente vascular. 1a. Edição. São Paulo: Fundo Editorial BIK, 1995, p. 137-146.
11. Duarte FRC, Ristow Av, Fernandez DFL, Faria JE, Ferreira AS. Trombose venosa e embolia pulmonar. Painel. Ars Curandi. 1983;16:15-26.
12. Bellen Bv. Laboratório Vascular. In: Brito, CJ. Cirurgia Vascular: Cirurgia Endovascular – Angiologia, 4ª. Edição. Rio de Janeiro, Thieme Revinter, 2020. p. 57-68.
13. Linkins LA, Takach Lapner S. Review of D-dimer testing: Good, Bad, and Ugly. Int J Lab Hematol. 2017;39 Suppl 1:98-103.
14. Ristow Av, Malavasi AL, Arêas-Marques M. Doença Tromboembólica Venosa. In: Montenegro & Rezende Fo J (Eds): Obstetrícia (13ª Ed). Rio de Janeiro, GEN-Guanabara-Koogan, 2016. Pg 514-520.
15. Arêas-Marques M, Silveira PRM, Ristow Av, Gress MHT, Vescovi A, Massière BV. Cury JM. Pesquisa de marcadores de trombofilia em eventos trombóticos arteriais e venosos: registro de seis anos de investigação. J Vasc Br. 2009;8:225-231.
16. Goodacre S, Sampson F, Thomas S, van Beek E, Sutton A. Systematic review and meta-analysis of the diagnostic accuracy of ultrasonography for deep vein thrombosis. BMC Med Imaging. 2005;5:6-12.
17. Forbes K, Stevenson AJ. The use of power Doppler ultrasound in the diagnosis of isolated deep venous thrombosis of the calf. Clin Radiol. 1998;53(10):752-754.
18. Kearon C, Julian JA, Newman TE, Ginsberg JS. Noninvasive diagnosis of deep venous thrombosis. McMaster Diagnostic Imaging Practice Guidelines Initiative [published correction appears in Ann Intern Med 1998 Sep 1;129(5):425]. Ann Intern Med. 1998;128(8):663-677.
19. Bocaletti AP, Gonçalves M, Romualdo AP. Trombose venosa profunda. In: Romualdo AP. Doppler sem segredos, 1ª. Edição. Rio de Janeiro, Elsevier, 2015. p. 253-267
20. Garcia R, Labropoulos N. Duplex Ultrasound for the Diagnosis of Acute and Chronic Venous Diseases. Surg Clin North Am. 2018;98(2):201-218
21. Loud PA, Katz DS, Bruce DA, Klippenstein DL, Grossman ZD. Deep venous thrombosis with suspected pulmonary embolism: detection with combined CT venography and pulmonary angiography. Radiology. 2001;219(2):498-502
22. Cham MD, Yankelevitz DF, Shaham D, et al. Deep venous thrombosis: detection by using indirect CT venography. The Pulmonary Angiography-Indirect CT Venography Cooperative Group. Radiology. 2000;216(3):744-751.
23. Wells PS, Anderson DR, Bormanis J, et al. Value of assessment of pretest probability of deep-vein thrombosis in clinical management. Lancet. 1997;350(9094):1795-1798.
24. Wells PS, Anderson DR, Rodger M, et al. Evaluation of D-dimer in the diagnosis of suspected deep-vein thrombosis. N Engl J Med. 2003;349(13):1227-1235.
25. Kearon C, Akl EA, Ornelas J, et al. Antithrombotic Therapy for VTE Disease: CHEST Guideline and Expert Panel Report [published correction appears in Chest. 2016 Oct;150(4):988]. Chest. 2016;149(2):315-352.
26. Come PC, Kim D, Parker JÁ, et al: Early reversal of right ventricular dysfunction in patients with acute pulmonary embolism after treatment with intravenous tissue plasminogen activator. J Am Coll Cardiol. 1987;10:971-978.
27. Working Party on Thrombolysis in the Management of Limb Ischemia. Thrombolysis in the management of lower limb peripheral arterial occlusion - a consensus document. J Vasc Interv Radiol. 2003;14(9 Pt 2):S337-S349. doi:10.1016/s1051-0443(07)61244-5
28. Leal DMF, Moreira FS, Massière BV, Ristow Av. Trombose venosa profunda abdominal, pélvica e dos membros inferiores. In Ristow Av (Ed): Urgências Vasculares (Cap 15). Rio de Janeiro, DiLivros, no prelo, 2021.
29. Ristow Av. Trombectomia venosa. Rev Angiol Cir Vasc. 1994;3:84-88
30. Comerota AJ, Gravett MH. Iliofemoral venous thrombosis. J Vasc Surg. 2007;46(5):1065-1076.
31. Rodríguez LE, Aboukheir-Aboukheir A, Figueroa-Vicente R, et al. Hybrid operative thrombectomy is noninferior to percutaneous techniques for the treatment of acute iliofemoral deep venous thrombosis. J Vasc Surg Venous Lymphat Disord. 2017;5(2):177-184.
32. Heckman DD, Ristow Av, Massière BV, Correa MP, Vescovi A, Leal DMF. Avaliação qualitativa do tratamento endovascular da Síndrome de May & Thurner. Rev Angiol Cir Vasc RJ. 2014;11:18-23.
33. Ristow Av, Heckmann DD, Massière BV, Vescovi A, Leal DMF. Quality of life after endovascular treatment of May & Thurner syndrome. Intl Angiol. 2014;33(suppl 1):25.
34. Heit JA, Venous thromboembolism: disease burden, outcomes and risk factors. J Thromb Hemost. 2005;3:1611-7.
35. Lohr J, Kim D, Krallman K, Diagnostic algorithms for acute venous thrombosis and pulmonary embolism. In Gloviczki P (Ed): Handbook of venous disorders (3a Ed) Cap 18. London, Hodder-Arnold, 2009. P. 208-220.
36. van Belle A, Büller HL, Huisman MV, et al. Effectiveness of managing suspected pulmonar embolism using an algorithm combining clinical probability, D-dimer testing and computer tomography. JAMA, 2006;295:172-179.
37. Brown MD, Rowe BH, Reeves MJ, et al. The accuracy of the enzyme-linked immunosorbent essay D-dimer test in the diagnosis of pulmonary embolism: a meta-analysis. Ann Emerg Med. 2002;40:133-144.
38. Brandão-Neto RA, Alencar JCG, Marchini JFM, et al. Tromboembolismo pulmonar. In Velasco IT (Ed): Medicina de Urgência USP, Cap 53. São Paulo, Manole, 2020. Pg 717-742.
39. Patel S, Kazerooni EA. Helical CT for evaluation of acute pulmonar embolism. Am J Roentgenol. 2005;185-135-49.
40. Stein PD, Woodart PK, Weg JG, et a;. Diagnostic pathways in acute pulmonary embolism: recommendations of the PIOPED Investigators. Radiology 2007. 242:15-21.
41. Meyer G, Vicaut E, Danais T, et al, on behalf of the PEITHO Trialists. Fibrinolysis for patients with intermediate risk pulmonary embolism. NEJM. 2014:370:1402-1411.
42. Konstantinides SV, Meyer G, Becattini C, on behalf of the European Society of Cardiology (ESC). 2019 ESC Guidelines for the diagnosis and management of acute pulmonary embolism. Eur Heart J. 2019;00:1-61.
43. Chiou AC, Biggs KL, Matsumura JS. Vena Cava Filters: Why, When, What, How? Pers Vasc Surg Endovasc Ther. 2005; 17:329-339.
44. Rogers FB, Shackford SR, Wilson J et al. Prophylactic vena cava filter insertion in severely injured trauma patients: indications and preliminary results. J Trauma. 1993; 35:637-642.
45. Farret A. Cirurgia endovascular. In Saad R (Ed): Tratado de Cirurgia do CBC (2ª. Ed, Cap 96). Rio de Janeiro, Atheneu, 2015. Pg 1255-1266.
46. Streiff MB. Vena caval filters: a review for intensive care specialists. J Intensive Care Med. 2003;18(2):59-79.
47. Massière BV, Ristow Av, Pedron C, Vescovi A. Procedimentos cirúrgicos ecoguiados. In Engelkhorn CA, Morais D, Barros FS, Coelho

NA (Eds): Guia Prático de Ultrassonografia Vascular. Rio de Janeiro, DiLivros, 2011 (2ª Ed).Pg 313-319.
48. Uflacker R. Interventional Therapy for Pulmonary Embolism. J Vasc Interv Radiol. 2001;12(2):147-64.
49. Yamada N, Ishikura K, Ota S et al. Pulse-spray Pharmacomechanical Thrombolysis for Proximal Deep Vein Thrombosis. Eur J Vasc Endovasc Surg. 2006;31:204–211.
50. Murad H, Murad FF. Embolia pulmonar – Tratamento cirúrgico. In Brito CJ (Ed): Cirurgia Vascular e Angiologia (4ª Ed; Cap 65). Rio de Janeiro, Thieme-Revinter, 2019. Pg 713-719.
51. Verstraete M, Miller GAH, Bounameaux H, Charbonnier B, Colle JP, Lecorf G, Marbet GA, Mombaerts P, Olsson CG. Intravenous and intrapulmonary recombinant tissue-type plasminogen activator in the treatment of acute massive pulmonary embolism. Circulation. 1988;77:353-360.
52. Schmitz-Rode T, Günther RW, Pfeffer JG, Neurburg JM, Geuting B, Biesterfeld S. Acute massive pulmonary embolism: use of a rotatable pigtail catheter for diagnosis and fragmentation therapy. Radiology. 1995;197:157-162.
53. Goldhaber SZ. Pulmonary Embolism. Lancet. 2004;363:1295-305.
54. Peixoto, CCS, Drummond DAB, Martin HS, Stambowsky L, Peixoto AL, Feiteira GV. Tratamento endovascular do tromboembolismo pulmonar maciço. In Brito CJ (Ed): Cirurgia Vascular e Angiologia, (4ª Ed-Cap 66). Rio de Janeiro, Thieme-Revinter, 2019.Pg 720-732.
55. The UKEP Study Research Group. The UKEP study. Multicenter clinical trial on two local regimens of urokinase in massive pulmonary embolism. Eur Heart J. 1987;8:2-10.
56. Weinberg A, Tapson VF, Ramzy D. Massive pulmonary embolism: extracorporeal membrane oxygenation and surgical pulmonary embolectomy. Semin Respir Crit Care Med. 2017;38:66-72.
57. Moon D, Lee SN, Yoo K-D, Jo MS. Extracorporeal membrane oxygenation improved survival in patients with massive pulmonary embolism. Ann Saudi Med. 2018;38:174-180.

101 Cirurgia Linfática

Maria Carolina Cozzi Pires de Oliveira Dias

Introdução

O sistema linfático é constituído pelos condutos linfáticos e órgãos linfoides. Sua função é imunológica e de drenagem, de volta à circulação sanguínea, da linfa e macromoléculas que extravasam para o espaço extracelular. Além disso, os linfáticos viscerais fazem a absorção de lípides no sistema digestório.

A rede capilar linfática se anastomosa de maneira a formar uma rede de condutos que desembocam em linfonodos e então nos troncos linfáticos, que levam a linfa de encontro com a circulação sanguínea nas confluências jugulossubclávias.

A circulação linfática é unidirecional e em baixo fluxo, fluindo com velocidade de cerca de 1-2 mL/min. A drenagem se dá principalmente devido à contratilidade intrínseca espontânea dos linfangions (células que formam os capilares linfáticos) e devido a outros fatores como respiração, pulsatilidade dos vasos arteriais, contrações musculares ou massagens externas.

A formação da linfa obedece às forças de Starling de diferença de pressão hidrostática e pressão oncótica entre o leito vascular e o interstício, favorecendo o acúmulo de líquido e a passagem de proteínas, sais e algumas células para o espaço extracelular. Ocorre edema quando há um déficit entre o acúmulo de linfa e a drenagem. Havendo desequilíbrio sistêmico o líquido será um hiperfiltrado com baixas concentrações proteicas. Já distúrbios na função linfática vão ocasionar um acúmulo de linfa com alta concentração de proteínas, o que caracteriza o linfedema.

O linfedema de uma extremidade é caracterizado por um distúrbio permanente de drenagem linfática, sendo causado por obstrução dos capilares linfáticos ou linfonodos (tumores, infecções, ressecções cirúrgicas), desenvolvimento anormal na fase embrionária (agenesia, hipoplasia ou linfangiectasias com refluxo), causas genéticas familiares (doença de Milroy) ou lesões secundárias (infecciosas, traumáticas, radioterapia).

Nas extremidades, os tecidos onde a linfa se acumula são aqueles que possuem rica rede linfática: a derme e o subcutâneo. A imunidade dos tecidos acometidos fica comprometida, pois o *clearance* de células de defesa, como os linfócitos e macrófagos, bactérias e fungos está diminuído. Desta maneira, a suscetibilidade a infecções fúngicas e bacterianas (linfangites e erisipelas) está consideravelmente aumentada. Os cuidados com a pele devem ser intensificados, de forma a evitar portas de entrada. A presença de elementos da linfa propicia reação inflamatória local, com o gradual desenvolvimento de fibrose intersticial (dermatofibrose). Evoluindo de forma crônica, o linfedema sem tratamento pode cursar com malignização (linfossarcoma).

Em países tropicais como a China, Indonésia e Índia, a principal causa de linfedema é a filariose, causada pela *Wuchereria bancofti, Brugia malayi* e *B timori*. Devido à numerosa população destes países, a filariose é considerada a principal causa de linfedema no mundo, exigindo medidas de saúde pública para seu controle nas áreas endêmicas. A filária é transmitida por mosquitos e causa a obstrução dos vasos linfáticos, ocasionando linfedemas muitas vezes incapacitantes e grandes deformidades (elefantíase).

Outra causa de linfedema secundário pós-infeccioso são as erisipelas de repetição. O agente mais comum é o estreptococo beta-hemolítico do grupo A, que vai causar uma linfangite obstrutiva e fica incubado no sistema linfático. Muitas vezes, pacientes que evoluem com quadros de linfangites de repetição já apresentavam previamente um déficit na função de seu sistema linfático que será agravado pelo processo infeccioso.

Nos países desenvolvidos, a principal causa de linfedema das extremidades são as neoplasias malignas.

A obstrução por infiltração de linfonodos regionais muitas vezes determina o linfedema como primeira manifestação de um tumor maligno. Em homens, o mais comum a causar linfedema é o carcinoma de próstata e em mulheres, o linfoma maligno. Em cirurgias oncológicas com ressecção e esvaziamento de linfonodos, uma complicação muito frequente é o linfedema. Em mastectomias com excisão de cadeias linfonodais axilares a incidência de linfedema do membro superior pode chegar a 15%, índice que diminuiu muito com a evolução da mastologia para cirurgias menos agressivas. A radioterapia pós-operatória contribui para a lesão linfática. Nos Estados Unidos e na Europa o tratamento cirúrgico e a radioterapia para neoplasia de mama são a principal causa de linfedema (Figura 101.1), seguidos do câncer de colo de útero, tumores dos tecidos moles e melanoma.

Tabela 101.1 Classificação clínica dos linfedemas	
Primário	
Congênito	Presente ao nascimento Familiar – doença de Milroy
Precoce	Início entre 2 e 35 anos de idade Mais comum em mulheres É o mais frequente dos primários Familiar – síndrome de Meige
Tardio	Inicio após 35 anos de idade
Secundário	
Filariose	Áreas endêmicas
Neoplasias malignas	Após cirurgias ressectivas É o mais comum em países desenvolvidos
Infeccioso (pós-erisipelas)	Relacionado a más condições de higiene
Radioterapia	Principalmente quando associado as cirurgias ressectivas
Pós-traumático	Lesão linfática
Bandas amnióticas	Muito raro

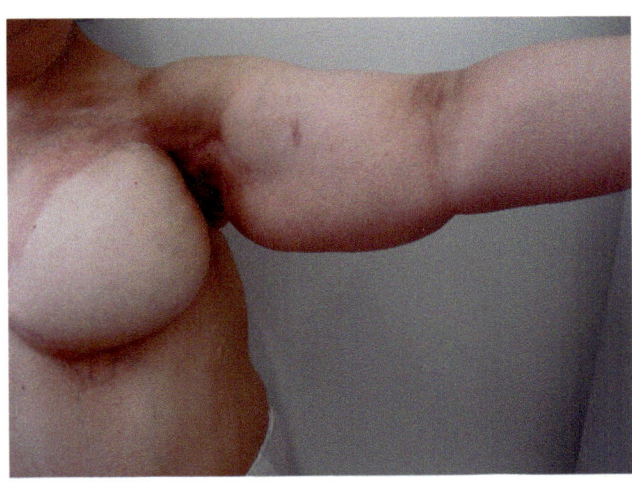

FIGURA 101.1 – *Linfedema de membro superior secundário a mastectomia com esvaziamento axilar e radioterapia pós-operatória há 30 anos. Fonte: imagem cedida pela fisioterapeuta Adriana Beraldo Simone – Centro de Atendimento Integrado a Saúde da Mulher de São Bernardo do Campo – FUABC).*

Linfedema

Classificação

A classificação mais utilizada e mais prática divide o linfedema de acordo com a etiologia em primários e secundários (Tabela 101.1).

Os linfedemas primários não apresentam causa desencadeante aparente e são de etiologia congênita ou idiopática. Dividem-se de acordo com a idade de estabelecimento dos sintomas em congênito (antes do segundo ano de vida), primário precoce (início entre 2 e 35 anos) e primário tardio (início após os 35 anos). O mais comum dos linfedemas primários é o precoce, mais frequente em mulheres. Pode ser familiar, caracterizando a síndrome de Meige.

O linfedema congênito poderá estar associado a outras síndromes e malformações e quando apresenta transmissão familiar é conhecido por doença de Milroy.

O linfedema secundário é o mais comum em nosso meio. As causas mais comuns são: filariose, pós-infecciosas (Figura 101.2), neoplasias malignas (Figura 101.3) e pós-traumáticas. Causas menos frequentes são as bandas amnióticas e síndrome de Papendieck (torniquetes por fio de cabelo durante a fase embrionária, levando a linfedema localizado de um dedo).

Quadro clínico

O linfedema se caracteriza por início insidioso de edema em uma extremidade, mais frequente em membros inferiores. Geralmente se inicia nas porções mais distais, acometendo os artelhos e tornozelos, com a evolução pode cursar com edema de todo o membro. Caracteriza-se por edema indolor com alterações cutâneas características secundárias a estase linfática crônica rica em proteínas e células inflamatórias. Deve-se pesquisar na história clínica eventos que possam ter desencadeado linfedema secundário, traumatismos, surtos infecciosos, viagens para áreas endêmicas (filária), história familiar. O exame físico deve ser completo, de maneira a excluir neoplasias ou edemas por outras causas, como sistêmico, edema venoso, tireoidopatias.

O exame físico específico caracteriza-se por edema duro, sem sinal de cacifo, acometendo as extremidades. A perda da prega cutânea do segundo pododáctilo é chamada de sinal de Stemmer e é característica do linfedema (Figura 101.4). Os artelhos apresentam-se quadrados e há perda do contorno do tornozelo (Figura 101.5). A pele e o tecido subcutâneo apresentam aumento de seu volume, com espessamento e liquenificação, caracterizando o aspecto em "casca de laranja". Há dermatofibrose e sulcos cutâneos nas fases mais avançadas. Em linfedemas crônicos e elefantiásicos pode haver ulcerações exsudativas (linfa) que favorecem processos infecciosos secundários.

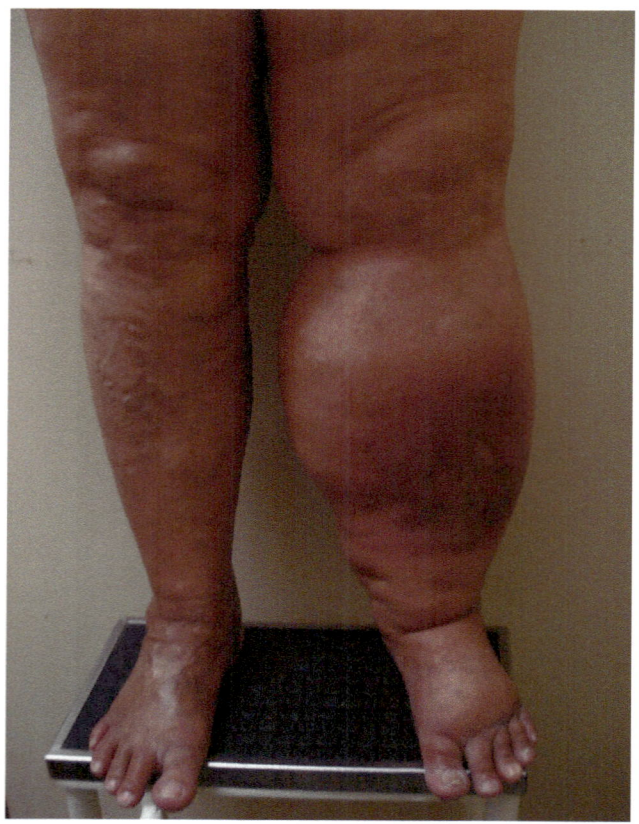

FIGURA 101.2 – *Linfedema secundário: erisipelas de repetição.* Fonte: autores.

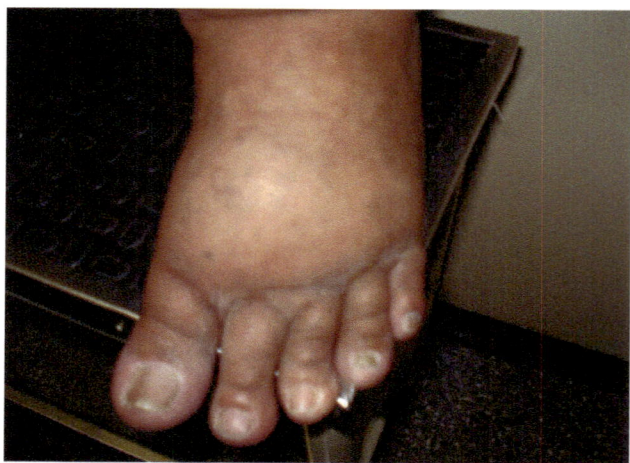

FIGURA 101.4 – *Perda da prega cutânea do segundo artelho (sinal de Stemmer).* Fonte: autores.

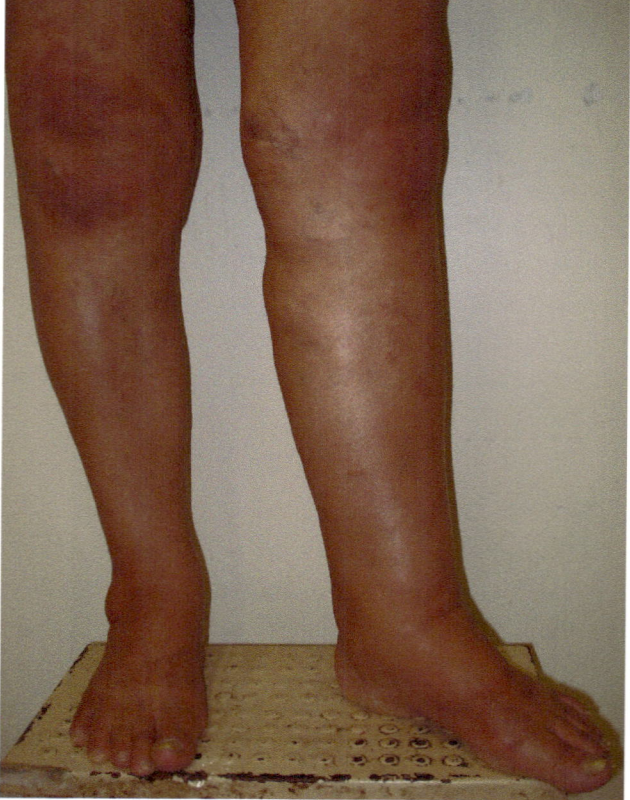

FIGURA 101.3 – *Linfedema secundário – pós-operatório de 6 meses de ressecção de linfonodo inguinal para biópsia (linfoma).* Fonte: autores.

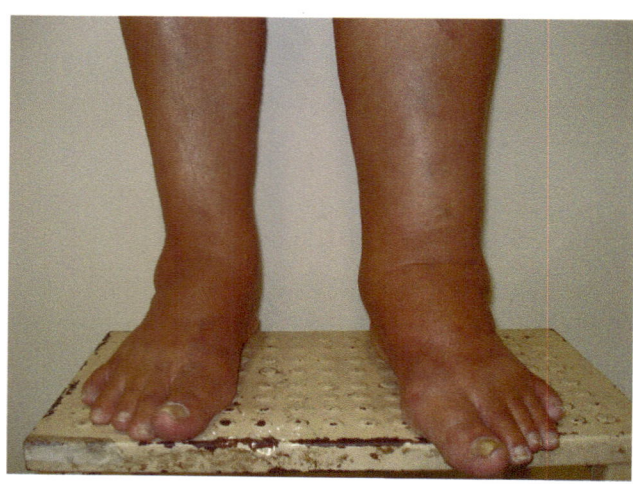

FIGURA 101.5 – *Perda do contorno do tornozelo.* Fonte: autores.

Classificação de acordo com o quadro clínico

- *Grau 1* – Linfedema reversível:
  - Regressão do edema com o repouso.
  - Ausência de espessamento da derme e ausência de fibrose subcutânea.
- *Grau 2* – Linfedema irreversível:
  - Não há regressão total do edema com o repouso.
  - Espessamento da pele.
- *Grau 3* – Alterações elefantiásicas:
  - Fibrose e dermatoesclerose presentes.
  - Hiperqueratose.
  - Lesões verrucosas (aspecto paquidérmico).
  - Deformidade do membro.

Diagnóstico

O diagnóstico é clínico, baseando-se na anamnese e no exame físico característico. Deve-se sempre descartar causas sistêmicas para o edema. A insuficiência venosa é causa muito frequente de edema e deve ser considerada como diagnóstico diferencial (Figura 101.6). Em adultos, neoplasias devem ser descartadas realizando tomografia de abdome e pelve para avaliar o retroperitônio.

Exames subsidiários

- Duplex venoso: afastar possibilidade de edema venoso, trombose venosa profunda ou síndrome pós-flebítica. Pode evidenciar espessamento e estase de líquido no subcutâneo.
- Linfocintilografia com radioisótopos marcados: as alterações confirmam a doença linfática. É o exame de escolha para confirmar as alterações linfáticas.
- Ressonância nuclear magnética: aspecto característico de "favo de mel" no tecido subcutâneo.

A linfangiografia com contraste foi muito utilizada no passado, porém atualmente perdeu seu valor como método diagnóstico, sendo reservada para pacientes candidatos a tratamento cirúrgico de reconstrução por anastomose linfática.

A linfocintilografia é o exame de escolha para diagnóstico do edema linfático. Os achados sugestivos de alteração linfática são: lentificação na eliminação do contraste, refluxo dérmico, captação nos linfonodos inguinais diminuída ou ausente, acúmulo anormal de contraste sugestivo de linfangiectasia. Sempre que houver suspeita clínica se solicita a linfocintilografia.

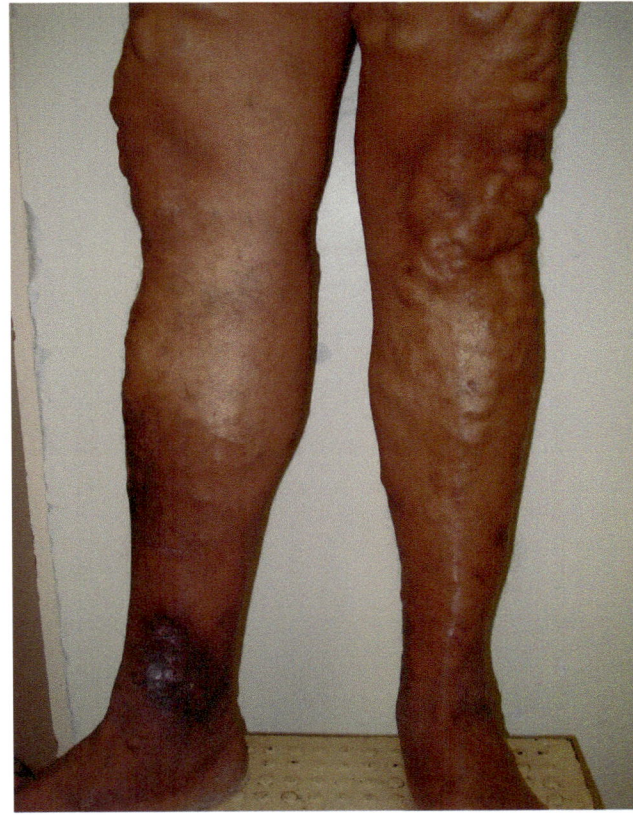

FIGURA 101.6 – *Edema decorrente da insuficiência venosa crônica. Presença de varizes de grosso calibre e dermatite ocre.* Fonte: autores.

Tratamento clínico

O tratamento do linfedema de extremidades é clínico, sendo o tratamento cirúrgico de exceção, reservado para linfedemas penoescrotais ou deformidades incapacitantes e malignização.

É baseado na terapia física complexa que é composta por:

- drenagem linfática manual por profissional fisioterapeuta treinado;
- cuidados com a pele;
- compressão elástica (meias elásticas de compressão
  - Figura 101.7) ou inelástica (bandagens específicas – Figura 101.8);
- exercícios miolinfocinéticos (Figura 101.2).

O principal objetivo do tratamento é a regressão do edema e a prevenção de sua progressão. Os cuidados com a pele visam diminuir a incidência de infecções secundárias. Em pacientes que apresentam erisipelas de repetição é necessário proceder antibioticoprofilaxia, que em geral é feita com penicilina benzatina 1.200.000 U intramuscular a cada 21 dias. Como alternativa para pacientes alérgicos pode ser administrada a eritromicina 500 mg a cada 12 horas por 10 dias ou

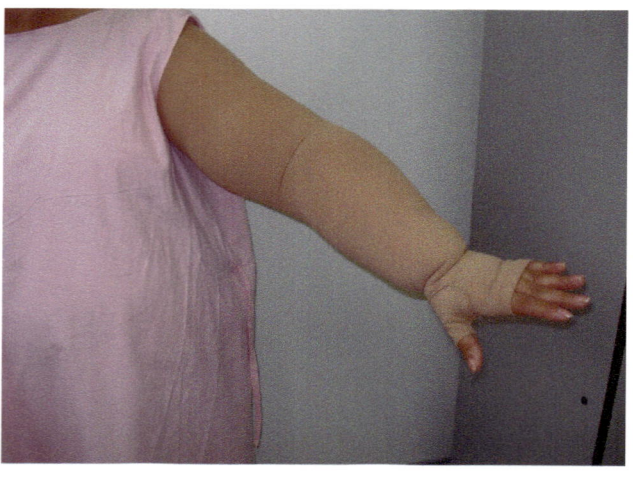

FIGURA 101.7 – *Luva elástica em membro superior com linfedema secundário. Fonte: Imagem cedida pela fisioterapeuta Adriana Beraldo Simone – Centro de Atendimento Integrado a Saúde da Mulher de São Bernardo do Campo – FUABC).*

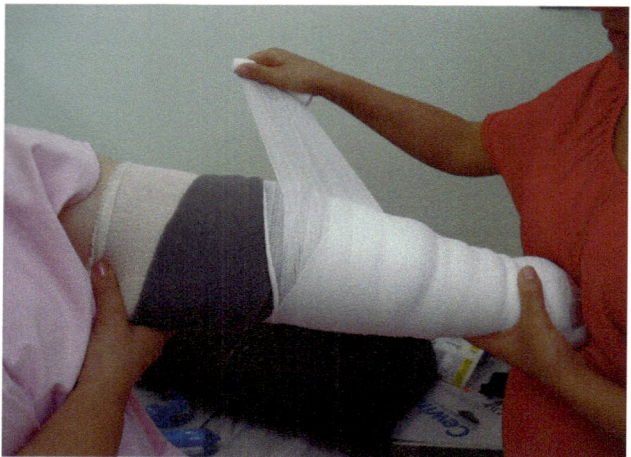

FIGURA 101.8 – *Compressão inelástica com bandagens após drenagem linfática. Fonte: imagem cedida pela fisioterapeuta Adriana Beraldo Simone – Centro de Atendimento Integrado a Saúde da Mulher de São Bernardo do Campo – FUABC).*

amoxicilina com ácido clavulânico 500 mg/dia por 6 meses a 1 ano. Lesões na pele são a porta de entrada para microrganismos, principalmente o estreptococo beta-hemolítico do grupo A e estafilococos, que colonizam a pele. Portanto, tíneas interdigitais e eczemas devem ser prevenidos e tratados. A orientação de uso de calçados adequados, meias de algodão e evitar contato com água é fundamental, bem como o tratamento das tíneas com antifúngicos tópicos e sistêmicos.

A elevação do membro é medida a ser orientada ao paciente com linfedema. O pé da cama deverá ser elevado em 15 cm para que haja regressão de edema no período noturno.

Além das drenagens linfáticas manuais, a compressão pneumática intermitente também pode ser empregada como método adjuvante na redução do volume do membro.

Medicações linfocinéticas como benzopironas, diosmina e hesperidina, rutina e hioscina podem auxiliar no controle do edema, porém não há ainda consenso quanto a sua real eficácia. Os diuréticos devem ser evitados, exceto se houver condição clínica que indique seu uso. Diuréticos apenas diminuem a porção líquida da linfa, mantendo o conteúdo proteico no interstício, que pelas forças de Starling fazem com que a diminuição do edema seja apenas temporária.

A atividade física deve ser encorajada nas fases iniciais do linfedema, pois estimulam o fluxo linfático. Exercícios de alongamento previnem a incapacitação do membro. Deve ser orientada dieta saudável e rica em proteínas. A obesidade deve ser combatida, pois agrava o quadro clínico e aumenta a morbidade.

Tratamento cirúrgico

O linfedema de extremidades tem o tratamento cirúrgico como exceção. O linfedema penoescrotal e as malignizações em membros com linfedema (p. ex.: síndrome de Stewart-Treves) são de indicação cirúrgica indubitável. Os demais linfedemas deverão ser tratados insistentemente de forma clínica. O tratamento cirúrgico pode ser opção em deformidades incapacitantes ou grandes sobras de pele e subcutâneo após a regressão do edema em tratamentos clínicos bem-sucedidos.

Tratamentos cirúrgicos

- *Cirurgias ressectivas:*
  - dermolipectomias;
  - lipoaspiração;
  - plástica penoescrotal;
  - linfadenectomia pélvica (correção do refluxo quiloso em linfedemas penoescrotais);
  - amputações.
- *Cirurgias de reconstrução linfática:*
  - anastomoses linfovenosas por técnica microcirúrgica;
  - microanastomoses linfáticas (reconstrução);
  - enxertos linfáticos.

As cirurgias excisionais consistem na remoção de tecido subcutâneo, pele e em algumas vezes fáscia do membro linfedematoso. A cirurgia de Charles é uma dermolipectomia radical do tecido linfedematoso desde a tuberosidade da tíbia até os maléolos, sendo realizada enxertia de pele sobre toda a área ressecada. Os resultados estéticos são ruins e o índice de complicações é alto, incluindo processos infecciosos, seromas, fístulas linfáticas, áreas de necrose hiperpigmentação. A ressecção em retalhos de subcutâneo preservando a pele (cirurgia de Miller) apresenta melhores resultados e menos complicações.

As técnicas de lipoaspiração visam diminuir o volume do membro e são mais utilizadas em casos de linfedema em membros superiores após mastectomia. Todas as técnicas ressectivas estão sujeitas a recidiva do linfedema e não devem ser empregadas isoladamente. A terapia física complexa e a compressão elástica e inelástica do membro devem estar sempre associadas a fim de maximizar os resultados cirúrgicos.

A hospitalização muitas vezes é prolongada, a cicatrização das feridas é árdua, as incisões cirúrgicas, amplas, há lesão de nervos sensitivos e o edema do tornozelo e pé permanece. Todos esses fatores levam a uma indicação muito criteriosa destes procedimentos ressectivos, mantendo a grande maioria em regime de tratamento clínico, deixando a indicação para linfedemas realmente incapacitantes e não responsivos às terapêuticas convencionais.

O linfedema penoescrotal é a única manifestação da doença (exceto as malignizações) que apresenta indicação cirúrgica inquestionável. Geralmente é realizada plástica penoescrotal pela técnica de Cordeiro. Nos casos em que a etiologia é o refluxo quiloso por refluxo linfático das cadeias iliolombares, procede-se a exerése das cadeias linfonodais em um primeiro tempo. Após 3 meses a plástica penoescrotal é realizada.

As cirurgias de reconstrução microcirúrgicas visam restabelecer o fluxo linfático em pacientes com linfedema secundário de início recente e sem alterações fibróticas crônicas ou episódios de linfangites e erisipelas. Parte do princípio que, restabelecendo o fluxo linfático, previne-se a evolução desfavorável. Porém, muitos destes pacientes vão responder satisfatoriamente ao tratamento clínico.

As modalidades microcirúrgicas atuais são as anastomoses linfovenosas, linfolinfáticas e enxertos linfáticos. Seus resultados são controversos, visto que são realizadas em poucos centros do mundo e não se sabe em longo prazo qual será a evolução destas reconstruções, bem como se serão suficientes para restaurar a função linfática e, ainda, se seus resultados são superiores ao tratamento conservador. O serviço de linfologia do italiano Campisi é o que apresenta a maior casuística em tratamento microcirúrgico do linfedema, com resultados excelentes que não foram reproduzidos em nenhum outro centro.

Tumores linfáticos

Os linfangiomas são tumores benignos ocasionados pelo desenvolvimento linfático inadequado. Muitas vezes estão presentes ao nascimento ou manifestam-se nos primeiros meses de vida. Acometem mais comumente a porção cefálica, tronco e extremidades. Além da deformidade, a presença de linfangiomas favorece linfangites de repetição. As opções terapêuticas incluem escleroterapia, tratamento sistêmico com interferon-alfa e ressecções cirúrgicas. A malignização é rara.

O linfangiossarcoma secundário a linfedema crônico de longa duração é forma rara de neoplasia maligna dos linfáticos. Deve-se suspeitar de malignização sempre que houver úlceras crônicas associadas a linfedema ou nódulos purpúreos arredondados. As lesões devem ser biopsiadas para confirmar o diagnóstico. Quando o linfangiossarcoma acomete paciente com linfedema de membro superior secundário a cirurgia oncológica para câncer de mama, é conhecido por síndrome de Stewart-Treves. Em geral, o tratamento para estes casos é a amputação do membro. A neoplasia é bastante agressiva e o risco de morte, alto. Deve ser diferenciado da invasão tumoral pelo carcinoma de mama, que exibe prognóstico melhor devido a apresentar resposta a quimioterapia.

Linfangites e erisipelas

Linfangite é o processo inflamatório que acomete os vasos linfáticos, podendo ser infeccioso ou não. Erisipela é processo infeccioso acometendo os linfáticos, derme e tecido celular subcutâneo. Pode haver o acometimento de mucosas também. Em geral o agente etiológico responsável pelas erisipelas é o estreptococo beta-hemolítico do grupo A, porém também é causada por outros grupos de estafilococos e o *Staphylococcus aureus*. Está associada a portas de entradas na pele como rachaduras, lesões crônicas ou tíneas interdigitais. Muitas vezes acomete locais anatômicos com desagregação linfática prévia, como membros com linfedema ou insuficiência venosa crônica, submetidos a safenenectomias ou em situações após cirurgias oncológicas ressectivas e radioterapia.

Quadro clínico

O início é insidioso, caracterizado por sintomas vagos como mal-estar geral, fraqueza, náuseas e frequentemente febre e calafrios. Geralmente o período de incubação varia de 1 a 7 dias.

Os linfonodos regionais apresentam-se aumentados, em resposta à agressão imunológica.

Há edema do membro associado aos demais sinais flogísticos: calor, hiperemia e dor local (Figura 101.9).

Em casos de linfangite associada, o trajeto linfático se manifesta por estrias vermelhas em direção aos linfonodos de drenagem. Muitas vezes esta linfangite é progressiva e ascendente.

A pele está eritematosa e edemaciada. Via de regra se identifica a porta de entrada da infecção como tinea interdigital (Figura 101.10), pequeno ferimento corto-contuso ou picada de inseto. Em casos mais graves há pápulas e pústulas, chegando a vesículas e lesões bolhosas devido à ação da toxina estreptocócica.

Na grande maioria das vezes a erisipela acomete os membros inferiores, seguida de face, tronco e membros superiores.

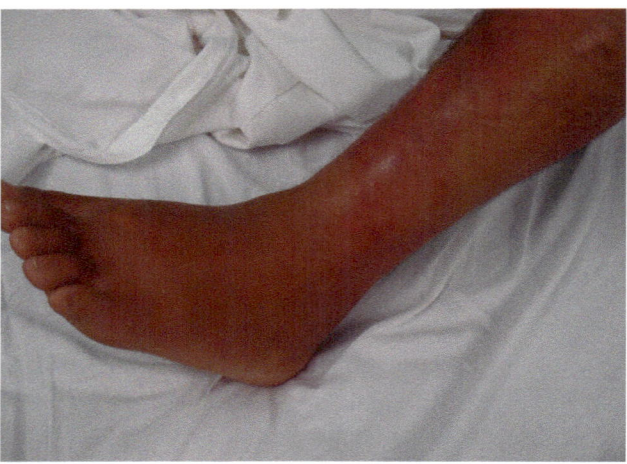

FIGURA 101.9 – *Erisipela em membro inferior. Fonte: autores.*

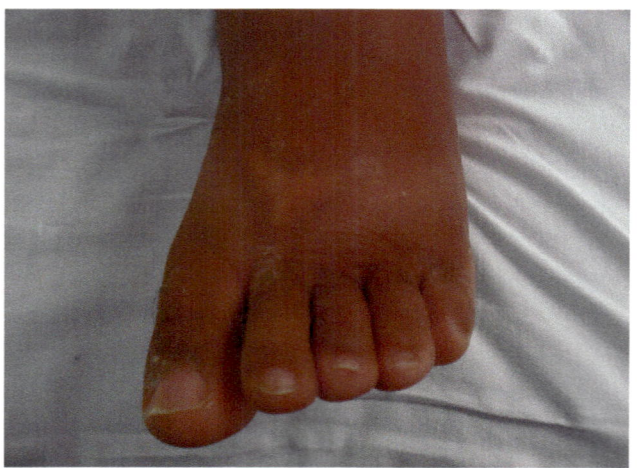

FIGIRA 101.10 – *Paciente com erisipela em membro inferior apresentando tinea interdigital como porta de entrada. Fonte: autores.*

Diagnóstico

É clínico, dispensando exames subsidiários. Exames laboratoriais como hemograma e velocidade de hemossedimentação são úteis para seguimento e avaliação da gravidade do acometimento sistêmico.

Havendo dúvida diagnóstica pode ser realizado um ecodoppler venoso para descartar trombose venosa profunda.

Tratamento

Na maioria das vezes é necessária internação hospitalar devido ao comprometimento sistêmico. O tratamento se baseia na antibioticoterapia com penicilina como primeira escolha. Uma opção é penicilina G cristalina 2 a 4 milhões de unidades por dia endovenosa (pacientes internados) ou penicilina benzatina 1,2 milhão de unidades, dose única intramuscular (casos leves).

Não havendo resposta clínica ao tratamento com penicilina ou havendo suspeita de infecção polimicrobiana (p. ex., pacientes diabéticos ou imunocomprometidos), o espectro deve ser ampliado. Nestes casos a oxacilina 4-8 g por dia deve ser utilizada, principalmente quando se suspeita de infecção estafilocócica. Associação de cefalosporinas e agentes com espectro para anaeróbios (metronidazol ou clindamicina) é opção para pacientes diabéticos ou com ulcerações crônicas. Em casos de grande toxemia e sepse ou lesões necro-hemorrágicas extensas, a vancomicina é o antibiótico de escolha, visto que frequentemente o patógeno nestes casos é o *Staphylococcus aureus* ou a *Pseudomonas aeruginosa*.

O repouso na posição de Trendelenburg é recomendado para regressão do edema.

A prescrição de medicamentos sintomáticos como analgésicos, antipiréticos, antieméticos e anti-inflamatórios é recomendada.

Recomenda-se a profilaxia para trombose venosa profunda, apesar de não ser comum a associação com erisipela. Utiliza-se heparina não fracionada subcutânea ou enoxaparina em doses profiláticas.

Deve-se realizar cuidados e higiene com pele. Uso de medicações antimicóticas e hidratação da pele. Havendo prurido, administram-se corticoides de depósito de aplicação intramuscular, corticoide tópico em forma de creme ou pomada e anti-histamínicos.

Havendo lesões bolhosas ou necróticas, desbridamentos mecânicos devem ser realizados para remover tecidos desvitalizados e drenar lojas de secreção serosa ou pus. Os curativos devem ser orientados e monitorados pela equipe médica.

A complicação mais comum relacionada a erisipelas é a ulceração crônica no membro inferior. O linfedema secundário pode aparecer a longo prazo. Pigmentações e dermatoesclerose são sequelas do processo inflamatório.

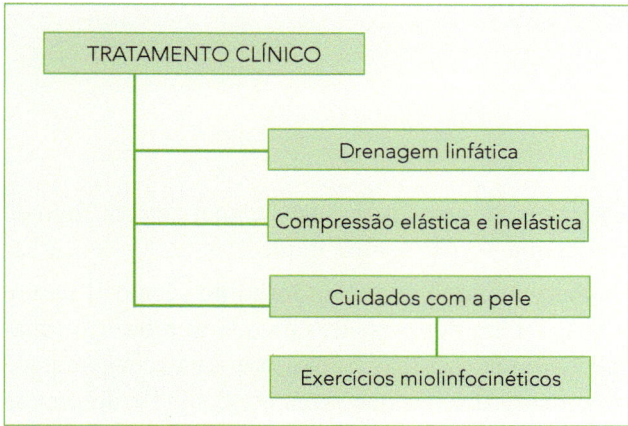

FIGURA 101.11 – *Terapia física complexa.* Fonte: *autores.*

Referências bibliográficas

1. Witte C, Witte M. Dinâmica da linfa, linfangiogênese e fisiopatologia do sistema linfovascular. In: Rutherford RB et al. Cirurgia Vascular, 6ed. Di Livros, Rio de Janeiro. 2379-96, 2007.
2. Gloviczki P. Tratamento dos distúrbios linfáticos. In: Rutherford RB et al. Cirurgia Vascular, 6ed. Di Livros, Rio de Janeiro. 2373-8, 2007.
3. Gloviczki P, Wahner H. Diagnóstico clínico e avaliação do linfedema. In: Rutherford RB et al. Cirurgia Vascular. 6ed. Di Livros, Rio de Janeiro. 2396-2415, 2007.
4. Gloviczki P, Noel A. Tratamento cirúrgico do linfedema crônico e das complicações quilosas primária. In: Rutherford RB et al. Cirurgia Vascular. 6ed. Di Livros, Rio de Janeiro. 2428-45, 2007.
5. Gamble G, Rooke T, Gloviczki P. Conduta não operatória no linfedema crônico. In: Rutherford RB et al. Cirurgia Vascular. 6ed. Di Livros, Rio de Janeiro. 2416-28, 2007.
6. Guedes Neto HJ, Silva W, Gomes SCN et al. Diagnóstico, prevenção e tratamento do linfedema. J Vasc Br. 4(3), 2005.
7. Consensus document of the International Society of Lymphology. The diagnosis and treatment of peripheral lymphedema. Lymphology. 36: 84-91, 2003.
8. Garrido M, Pinto –Ribeiro A. Linfangites e Erisipelas. In: Maffei FH, Lastória S, Yoshida. Doenças vasculares periféricas. 3ed. Rio de Janeiro, MEDSI. 1621-39, 2002.
9. Andrade MFC. Linfedema: Epidemiologia, classificação e fisiopatologia. In: Maffei FH, Lastória S, Yoshida. Doenças vasculares periféricas. 3ed. Rio de Janeiro, MEDSI. 1641-6, 2002.
10. Andrade MFC. Tratamento clínico do linfedema. In: Maffei FH, Lastória S, Yoshida. Doenças vasculares periféricas. 3ed. Rio de Janeiro, MEDSI. 1647-51, 2002.
11. Guedes Neto HJ, Castelli V. Tratamento cirúrgico do linfedema. In: Maffei FH, Lastória S, Yoshida. Doenças vasculares periféricas. 3ed. Rio de Janeiro, MEDSI. 1653-9, 2002.
12. Silva W. Filariose e doenças linfáticas. In: Maffei FH, Lastória S, Yoshida. Doenças vasculares periféricas. 3ed. Rio de Janeiro, MEDSI. 1661-5, 2002.
13. Louis JDS, McCann RL. Sistema linfático. In: Townsend CM. Sabiston, Tratado de Cirurgia. Guanabara-Koogan, Rio de Janeiro. 1591-7, 2003.
14. Wessels MR, Infecções estreptocócicas e enterocócicas. In: Fauci et al. Harrison, Medicina Interna. McGraw Hill, Rio de Janeiro. 946953, 1998.
15. Pasa MB, Zuchetto M. Linfedema e erisipela. In: Pereira A. Manual de cirurgia vascular. Revinter, Rio de Janeiro. 319-32, 1998.
16. Iafrati M, O'Donnell T.Diagnosis and management of lymphedema. In: Ascher E et al. Haimovici's Vascular Surgery. Blackwell Publishing, Massachusetts. 2004, 1152-68

102 Princípios da Cirurgia Arterial

Rossi Murilo da Silva • Carlos José Monteiro de Brito
José Dalmo de Araújo

Introdução

O desenvolvimento da cirurgia vascular baseou-se na necessidade de resolução da complexidade da patologia vascular, somada ao incremento tecnológico, e acima de tudo, ao maior conhecimento do sistema vascular. O diagnóstico clínico das alterações vasculares é visto como uma procura de sintomas e sinais informados pelo paciente. Observa-se, na prática médica, que mais de 90% das doenças vasculares são diagnosticadas pela anamnese e pelo exame físico.

O conhecimento dos aspectos históricos da evolução da especialidade demonstra a velocidade do desenvolvimento da cirurgia vascular.

O conhecimento da anatomia do sistema circulatório, assim como o manejo com as principais vias de acesso aos vasos, tornam-se pilares fundamentais para a realização de qualquer procedimento cirúrgico.

Duas situações parecem ser as vertentes da especialidade: a doença aterosclerótica e o trauma vascular. Parênteses para as doenças aneurismáticas.

A técnica cirúrgica estrutura-se nos princípios básicos e fundamentais do manuseio com as artérias e veias.

E por último, a nova realidade, que é o desenvolvimento das técnicas minimamente invasivas e por correções à distância – A Cirurgia Endovascular.

Histórico

A primeira referência à ligadura de um vaso estaria assinalada na literatura hindu, em que a descrição da ligadura do cordão umbilical aparece no "Sutra St'Hana", um dos seis volumes do tratado de medicina sânscrita aparecido em 1500 a.C.[1]

O papiro de Ebers, escrito cerca de 2000 a.C., foi um dos primeiros a se referir aos aneurismas das artérias periféricas e já ousava recomendar um tratamento cirúrgico: "trate com uma faca e queime com fogo de forma que ele não sangre muito".[2]

Antyllus, que viveu em torno do século II da era cristã, foi um dos pioneiros no que se refere ao tratamento dos aneurismas. Seus escritos não chegaram até nós, mas Oribasius, que viveu no século IV, descreveu o tratamento recomendado por Antyllus: ligadura das artérias que entram e saem do aneurisma, com abertura do saco e tamponamento. Antyllus não ressecava o saco aneurismático e prevenia para o grande risco dessa prática. A mortalidade era muito alta por hemorragia e por infecção.

Após essas tentativas iniciais, a atuação direta sobre os troncos vasculares ficou esquecida por muitos séculos, pelo menos no Ocidente, havendo contudo referências de que o filósofo médico árabe Avicenna[1] realizasse a ligadura dos troncos vasculares por volta do ano de 980.

Foi Ambroise Paré[1] (1510-1590) que retomou a técnica da ligadura, executando-a nos grandes vasos dos amputados, durante o cerco da cidade de Landrecies por volta do ano de 1543. Para um aneurisma, Paré recomendava a aplicação de uma ligadura proximal, mas não aconselhava a abertura do saco, pelo perigo de hemorragia severa e fatal. Declarou que os aneurismas que ocorriam nas partes internas do corpo eram incuráveis.[2]

Andrea Vesalius (1514-1564), contemporâneo e amigo de Paré foi provavelmente o primeiro a descrever um aneurisma da aorta torácica e abdominal.[3]

A técnica da ligadura de troncos arteriais para o tratamento de lesões vasculares levou, naturalmente, como era de se esperar, a resultados algumas vezes bons, mas outras vezes desastrosos, conduzindo desta forma o espírito dos cirurgiões a concluir que a melhor solução seria a manutenção da permeabilidade arterial.

Lambert (1756) foi o primeiro a sugerir técnica para reparar uma ferida arterial, mantendo a luz vascular.[4] Em 1759, Hallowell, operando um aneurisma da artéria umeral – que havia resultado acidentalmente de uma sangria – empregou a técnica sugerida por Lambert, fechando a abertura arterial com suas bordas mantidas unidas e evertidas provisoriamente por um alfinete de ponta curva, que foi substituído por uma ligadura de fio inabsorvível. O enfermo ficou curado. Esse acontecimento foi, sem dúvida, um passo fundamental e marca o início da cirurgia arterial restauradora.[1]

O caso de Halowell ficaria desconhecido, não fosse John Hunter ter ouvido sobre ele e escrito para Lambert.[4] Em sua resposta, Lambert mostrou uma grande esperança de que as lesões vasculares e os aneurismas pudessem ser tratados com manutenção da permeabilidade arterial, evitando os problemas surgidos com as ligaduras. Referia-se ao caso de um paciente que tinha ficado com problemas funcionais após ligadura proximal e distal para tratamento de um aneurisma. Lambert fez o seguinte comentário em sua carta a Hunter: "... *tenho a esperança de que a sutura do ferimento na artéria possa ser bem-sucedida; se assim for, isto seria certamente preferível à ligadura do tronco do vaso... Se for demonstrado pela experiência que uma grande artéria, quando lesada, pode ser reparada por esta forma de sutura, sem se tornar obstruída, isto seria uma importante descoberta na cirurgia.*"[4]

O progresso, após a operação de Halowell, foi retardado, neste campo da cirurgia, pelas conclusões do trabalho experimental de Asman,[4] que foram desastrosamente mal interpretadas pelos cirurgiões da época. Aquele autor publicou em 1773 os resultados que tinha obtido, empregando a técnica de Lambert-Halowell, para reparar lacerações experimentalmente produzidas em pequenas artérias de cães, chegando à conclusão de que os vasos assim tratados eram conduzidos, sistematicamente, à obstrução. A infecção da ferida operatória, presente em todos os casos, o pequeno calibre das artérias usadas e as imperfeições da técnica não foram valorizados como sendo a causa dos fracassos sistemáticos e, desta forma, o método foi relegado ao abandono durante muitos anos, desencorajando todos os esforços com o fito de manter ou restabelecer a continuidade vascular.

Em dezembro de 1785, John Hunter operou um homem de 45 anos, portador de um aneurisma de poplítea. Expôs a artéria através uma incisão na face anterointerna da coxa. A artéria foi isolada no canal de Hunter e diversas ligaduras colocadas na parte proximal ao aneurisma. Essa operação foi descrita no *London Medical Journal* em 1786. O paciente evoluiu bem, mas posteriormente morreu de febre. Após o óbito, Hunter examinou a extremidade e verificou que não havia supuração e que a cirurgia não tivera influência na morte do paciente. Hunter recomendava a cirurgia nos estágios iniciais, quando o aneurisma ainda era pequeno. Hunter foi um grande estudioso da patologia arterial e suas contribuições estão em um importante museu que ele deixou para o *Royal College of Surgeons of England*.[5]

A técnica de Hunter permaneceu como padrão até que, em 1888, Rudolph Matas deu mais um importante passo na evolução dos princípios da moderna cirurgia vascular, com a criação da técnica de endoaneurismorrafia. A técnica de Matas[6] foi mais um avanço no caminho da restauração vascular, pois curava o aneurisma com uma interferência na circulação colateral muito menor que a simples ligadura das artérias eferentes e aferentes ao aneurisma. Essa técnica foi realizada, pela primeira vez, de maneira curiosa, por uma solução de necessidade durante a cirurgia de um aneurisma da artéria braquial, ocasionada por um ferimento de arma de fogo. O paciente foi inicialmente tratado por Matas com uma ligadura no terço superior da artéria braquial, acima do aneurisma, tendo a pulsatilidade desaparecido de imediato. Alguns dias após, entretanto, a pulsatilidade foi reaparecendo e o aneurisma voltou a ser tão grande e tão doloroso como antes da operação. Duas semanas depois, Matas decidiu reoperar, tendo em vista uma ligadura da artéria distal ao aneurisma. Quando retirou o garrote, após executar a ligadura, observou que o aneurisma não se tinha alterado. Voltou ao garrote e decidiu ressecar o aneurisma, o que se mostrou impossível, pela firme aderência aos tecidos vizinhos. Fez então uma ampla abertura no saco e retirou o conteúdo. Observou 3 orifícios por dentro do saco. Introduzindo cateteres, viu que um deles correspondia à artéria braquial proximal, já ligada, outro à artéria braquial distal, também já ligada. Fechou então com pontos apenas o 3º orifício e ficou surpreso quando, após retirar o garrote, havia sangramento pelos 2 orifícios correspondentes às artérias já ligadas. Concluiu que deveria haver importantes colaterais entre a artéria antes da ligadura e o interior do saco. Suturou então os 2 orifícios e o paciente evoluiu muito bem. Estava, desta forma – por uma solução de expediente – dado um grande passo para a moderna cirurgia vascular.

Foi somente em 1886, portanto 127 anos após o caso de Hallowell, que Postempski[4] relatou à Sociedade Italiana de Cirurgia o segundo caso de uma sutura arterial lateral no homem.

Murphy,[7] em 1897, usou pela primeira vez no homem a sutura terminoterminal de uma artéria no tratamento de um aneurisma traumático da artéria femoral, empregando um tipo de sutura invaginante, desenvolvida por ele próprio em experimentação animal.

Em 1896, Jaboulay,[8] em trabalho experimental usando autoenxertos arteriais em cães, previa com o aperfeiçoamento dessa técnica seu uso no tratamento dos aneurismas, dos traumatismos vasculares e da aterosclerose periférica no homem. Pode ele então ser considerado como tendo sido, provavelmente, o primeiro a referir a possibilidade do uso de enxertos no tratamento da aterosclerose humana.

O primeiro enxerto venoso foi colocado em uma artéria carótida por Gluck,[7] em 1898, sendo que Goyannes[1] é tido como o primeiro a usar um enxerto venoso no homem, em 1906, num caso de aneurisma de poplítea. Restaurou a continuidade da artéria com um segmento de veia não dissociada dos tecidos vizinhos, operação que denominou "arterioplastia venosa", mas que na realidade se constitui no 1º enxerto venoso *in situ*.

Nesse mesmo ano encontramos referência, aliás pessimista, à cirurgia arterial no tratamento das lesões ateroscleróticas no homem. Delbet declarava no Congresso de Lisboa, que: "A cirurgia vascular é fácil nos doentes que possuem boas artérias; assim mesmo sua utilidade é duvidosa. Ela é impossível quando as artérias estão lesadas, isto é, nas circunstâncias em que o enxerto prestaria auxílio."[1]

Em 1907, Lexer[7] relatou um enxerto venoso humano bem-sucedido, tendo sido o pioneiro dos enxertos venosos livres[1]. Em 1913, Pringle[7] relatou dois enxertos venosos para o tratamento de aneurisma da artéria poplítea e aneurisma da artéria umeral.

Foi no início deste século que o gênio de Carrel estabeleceu em diversos trabalhos experimentais,[9-14] bases sólidas e até hoje válidas para a cirurgia arterial e, em particular, para o emprego dos enxertos arteriais. Em publicação de 1907,[10] recomendava para o bom resultado da cirurgia arterial, incluindo a utilização dos enxertos, os seguintes cuidados: 1. Assepsia mais rigorosa que aquela usada na época em cirurgia geral. 2. Hemostasia temporária com a utilização de fio de linho, para evitar o traumatismo endotelial causado pelos clampes empregados na ocasião. 3. Cuidado para que nenhum fragmento de tecido adventicial se interpusesse entre as bordas da sutura vascular. 4. Tratamento dos vasos com pinças delicadas. 5. Uso de agulhas finas para as suturas.

Em 1912, Carrel foi contemplado com o Prêmio Nobel de Medicina "em reconhecimento aos seus trabalhos em suturas vasculares e transplantes de vasos sanguíneos e órgãos".[7]

Embora, já em 1896, Jaboulay[8] tenha previsto o uso dos enxertos na aterosclerose periférica no homem e Leriche,[15] em 1923, tenha sugerido a ressecção e o enxerto como meio de restaurar a circulação periférica, somente em 1947, Cid dos Santos[16] introduziu a técnica da endarterectomia. Em 1951 Outdot[15] relatou um caso bem-sucedido em que o segmento aortoilíaco obstruído foi ressecado e a continuidade arterial restabelecida com um enxerto aórtico homólogo.

Segundo Barker[17] apesar da técnica da endarterectomia ter sido descrita por Cid dos Santos em 1947, somente após as publicações de Wylie,[18] em 1951, e Barker e Cannon,[19] em 1953, é que esse procedimento teve seu uso popularizado nos Estados Unidos.

É interessante notar que, apesar de a cirurgia arterial para os traumatismos ter sido desenvolvida muito antes, parece que no período de guerra ela sofreu pequena evolução, sendo ultrapassada pela cirurgia aplicada às doenças dos vasos. Assim é, que a prática das ligaduras nos ferimentos arteriais estava ainda em uso no começo da Guerra da Coreia, quando em abril de 1952 os mais recentes avanços da cirurgia arterial na prática civil foram aplicados às lesões traumáticas, abrindo uma nova era no tratamento dessas lesões[16].

Prosseguindo a evolução da cirurgia nas doenças arteriais, em 1950 Holden[20] ressecou a artéria femoral e a substituiu por enxerto venoso autógeno da femoral superficial invertida, com anastomoses terminoterminais.

Em 1948, Kunlin[16] introduziu o princípio do *bypass* e em 1951[21] publicou sua experiência com o uso de 17 enxertos venosos longos de safena interna e femoral superficial, padronizando a técnica para o seu uso em *bypass* nas obstruções segmentares de artéria femoral superficial. Foi a partir da experiência de Kunlin que a técnica do *bypass* foi reconhecida como sendo de grande utilidade no tratamento das obstruções crônicas, por ser de simples execução, provocando pequena destruição de vasos de circulação colateral.

Embora para as artérias periféricas o tratamento das lesões traumáticas, aneurismáticas e oclusivas tenha evoluído bastante até o fim da década de 1940, para as lesões do território aortoilíaco soluções satisfatórias só apareceram mais lenta e tardiamente.

Para os aneurismas aortoilíacos as primeiras tentativas seguiram o mesmo caminho imaginado para os periféricos. Em primeiro lugar, foi tentada a ligadura. A primeira ligadura de aorta foi feita em 1817, por Sir Astley Cooper.[22] O doente sobreviveu por 40 horas.

A indicação foi um aneurisma iliofemoral esquerdo. A quarta ligadura de aorta feita para tratar um aneurisma iliofemoral direito foi realizada por um cirurgião brasileiro, Cândido Borges Monteiro, Visconde de Itaúna, até então com a maior sobrevida, de 10 dias, ocorrendo o óbito por hemorragia devido à infecção. O caso publicado na revista The Lancet teve repercussão internacional. Os detalhes dessa honrosa contribuição de um brasileiro à história da medicina podem ser encontrados em "Doenças Vasculares" publicada em 1983 sobre o 24º Congresso Brasileiro de Angiologia.[23]

Elkin,[22] em 1940, reportou os 24 casos de ligadura de aorta feitas até então. O sexto caso foi o primeiro feito por um aneurisma da aorta abdominal, sendo realizado por McGuire, em 1868. O paciente sobreviveu 11 horas. Para se ter uma ideia das dificuldades da época, só o 5º caso de ligadura feito em 1856 foi realizado sob anestesia. Os quatro primeiros foram feitos sem anestesia, sendo que a ligadura praticada por Monteiro foi feita em residência. Dos 24 casos, apenas 5 foram bem-sucedidos com um período satisfatório de sobrevida. A maioria das ligaduras foi na aorta proximal, mas algumas foram proximais e distais e outras só distais.

A primeira ligadura de aorta bem-sucedida foi feita por Matas,[24] em 9 de abril de 1923. Matas usou um cadarço de algodão em 2 ligaduras na aorta proximal até o desaparecimento completo da pulsação no aneurisma. No 9º dia observou volta da pulsação no aneurisma, com frêmito e pulsos nas femorais. Em um ano, a pulsatilidade do aneurisma foi diminuindo até cessar. O paciente viveu um ano e meio e veio a falecer por causa não relacionada ao aneurisma. Na autópsia verificou-se que todas as artérias dos membros inferiores estavam permeáveis e que a oclusão da aorta não era completa. Como os maus resultados da ligadura eram devidos à oclusão abrupta da aorta ou, na maioria das vezes, a hemorragias que advinham da ligadura que provocava necrose e rotura da parede aórtica, os cirurgiões passaram a pesquisar formas de ligadura que não rompessem a aorta ou uma maneira de obter uma ligadura ou oclusão do aneurisma, que se fizesse de forma progressiva, possibilitando o desenvolvimento de circulação colateral.

Nessa mesma linha de raciocínio, Brooks,[25] observando a evolução de um caso operado que apresentava completa ausência de pulso na femoral esquerda e pulso muito fraco na direita, fez a seguinte observação: "é então, minha opinião, que a ausência de pulso nas artérias femorais, associada a um aneurisma da aorta abdominal, pode, com toda probabilidade, ser interpretada como um sinal de que a aorta abdominal pode ser ocluída, sem sério risco de gangrena das extremidades." Esse bom resultado era evidentemente consequente a uma circulação colateral previamente desenvolvida. Até essa época os aneurismas aórticos eram escassamente detectados. Em 1940, Bigger[26] inicia o seu artigo dizendo: "aneurismas da aorta abdominal reconhecíveis na clínica ocorrem infrequentemente, mas o fato de que Kampmeier conseguiu coletar 65 casos comprovados de aorta e 3 de aneurismas celíacos nos prontuários do Charity Hospital de Nova Orleans, num período de 30 anos, indica que eles não são extremamente raros." Algumas outras frases desse artigo de revisão revelam a precariedade do tratamento nessa época: "até essa data todas as formas de tratamento levaram a resultados pobres..." e "julgando pela literatura, somente um pequeno número de cirurgiões tem achado que um ataque direto sobre os aneurismas da aorta abdominal era justificável, e é preciso admitir que os resultados obtidos pela intervenção cirúrgica têm sido desencorajadores".

Os cirurgiões prosseguiram no aperfeiçoamento da ligadura aórtica usando tiras de algodão, borracha, seda ou fitas de prata, alumínio ou tântalo, mas os casos de necrose sob a ligadura com hemorragia continuaram frequentes. Os problemas isquêmicos na medula e nos membros inferiores também contribuíam para os resultados desastrosos.[27] Os maus resultados das ligaduras da aorta levaram os cirurgiões a procurar técnicas que não produzissem hemorragia no local da ligadura ou que provocassem uma obliteração gradual da aorta, ou do aneurisma, permitindo o desenvolvimento da circulação colateral. As atenções foram então dirigidas para uma observação de Page[28] que, usando celofane para envolver o rim de cachorros a fim de produzir hipertensão, mostrou as propriedades irritantes dessa substância com fibrose secundária. O polietileno foi o que mostrou uma melhor indução à fibrose. Envolvendo as ligaduras com o polietileno, provocava-se uma fibrose que protegia a parede da aorta contra a rotura e produzia, com o tempo, uma constrição progressiva da luz aórtica.[29]

A ideia de coagular o conteúdo do aneurisma, usando a introdução de um fio metálico foi materializada pela primeira vez por Moore, em 1864, e por Corradi, em 1879, esse último usando uma corrente galvânica para esquentar o fio. A maioria das tentativas foi em aneurismas torácicos e seus resultados inconclusivos e imprevisíveis.[27]

Blakemore,[30] em 1938, usou o método de aramização do aneurisma da aorta abdominal, com a passagem de uma corrente elétrica pelo fio, a fim de aquecê-lo e provocar a coagulação do conteúdo do aneurisma. Em 1951, ele reportou um caso com bom resultado, em que a coagulação do aneurisma foi feita em dois tempos, para permitir o desenvolvimento da circulação colateral. Descreveu outro método para fazer a cirurgia em um só tempo, associando a coagulação parcial do aneurisma pela aramização, com a ligadura proximal da aorta, usando uma banda de borracha envolvida em polietileno, o que produziria uma oclusão progressiva, permitindo que a circulação colateral se desenvolvesse.

A endoaneurismorrafia foi pouco usada para os aneurismas da aorta abdominal. DeTakats,[27] em 1952, estranha que esse método, tão usado em aneurismas periféricos, tivesse apenas 5 casos descritos até então. O caso bem-sucedido de Bigger[26] foi realizado em aneurisma traumático em um paciente jovem e, portanto, com uma aorta normal. Nos aneurismas verdadeiros, o problema da obliteração da aorta proximal acarretava os mesmos riscos da ligadura pura e simples desse segmento aórtico, que, como já vimos anteriormente, muitas vezes não era bem-sucedida.

Outra ideia que surgiu foi a de reforçar a parede do aneurisma para impedir ou, pelo menos, retardar a rotura. Em 1948, Yeager[31] publicou um caso em que após expor 80% da superfície do aneurisma, suturou várias tiras de polietileno, cobrindo completamente a superfície exposta do saco aneurismático. Dois meses após, a massa aneurismática tinha sido reduzida em 2/3 do tamanho, ao exame clínico. Albert Einstein foi operado por essa técnica por Rudolph Nissen em dezembro de 1948. Foi usado celofane para recobrir a maior parte do aneurisma, mas não todo, pois a mobilização da parte posterior do aneurisma foi considerada muito perigosa. Em 18 de outubro de 1955, Einstein morreu de rotura do aneurisma. Foi lhe oferecida uma ressecção com enxerto de cadáver, mas ele recusou a cirurgia.[32]

Em 1950, Lowenberg[33] reportou dois casos em que usou enxertos de pele, em vez de celofane, para reforçar a parede aneurismática. O primeiro paciente morreu 3 meses e 23 dias após a cirurgia de rotura do aneurisma. No 2º caso, 16 meses após a cirurgia, o paciente estava bem, o aneurisma menor e quase não pulsátil.

Em 1949, Robert Gross,[34] de Boston, relatou enxertos homólogos usados em coarctação de aorta torácica e tetralogia de Fallot. A partir dessa ocasião, vários grandes hospitais mantiveram bancos de artérias usando técnicas, então desenvolvidas, de preservação de artérias removidas de indivíduos jovens que faleciam de trauma ou doenças não malignas. Estava aberto o caminho para a moderna cirurgia da aorta. Em 1951, Outdot[35] publicou a primeira ressecção de uma bifurcação de aorta trombosada, usando na reconstituição um enxerto homólogo. Logo essa técnica seria aplicada aos aneurismas da aorta abdominal.

Em 2 de março de 1951, Schafer[36] ressecou um aneurisma da aorta abdominal e restabeleceu a circulação usando um enxerto homólogo. Enquanto a aorta e as ilíacas estavam clampeadas, a circulação foi mantida através de dois *shunts* de polietileno. Com 29 dias de operado, o paciente faleceu de uma hemorragia intra-abdominal maciça. Logo após, em 29 de março do mesmo ano, Dubost,[37] através um acesso toracoabdominal esquerdo com ressecção da 11ª costela e abordagem extraperitoneal, também ressecou um aneurisma abdominal usando um enxerto homólogo para a restauração vascular. Cinco meses após o paciente mostrava-se em perfeitas condições. Devido ao bom resultado da cirurgia, Dubost passou para a história como o primeiro a ressecar um aneurisma da aorta abdominal com sucesso.

Em 1953, DeBakey[38] reportou a ressecção de 7 aneurismas da aorta abdominal, tendo também utilizado enxertos homólogos. O acesso foi pela linha mediana, transperitoneal. A evolução dos enxertos tornou ainda mais eficaz a ressecção dos aneurismas. O grande passo que sepultaria os enxertos homólogos foi a publicação em 1952, de Voorhees,[39] na qual relatava o emprego do Vynion N para restabelecer a continuidade da aorta em cães. DeBakey, no seu artigo anteriormente citado, já se referia a essa publicação e dizia: "Embora esses enxertos preservados tenham provado ser satisfatórios, uma prótese plástica como a descrita por Voorhees tem vantagens definitivas".

Com os trabalhos de Voorhees, ficou demonstrado como o plástico podia ser usado com bons resultados, substituindo segmentos arteriais. O conceito de enxerto artificial poroso tinha nascido. Mesmo com outros materiais utilizados, persistia o problema de que essas próteses eram difíceis de manusear, suas extremidades tinham que ser dobradas para evitar o esgarçamento pela sutura, não tinham elasticidade e acotovelavam com facilidade. Esses problemas foram resolvidos em 1955, quando Edwards[40] introduziu em prótese de *nylon* o princípio da corrugação (*crimping*). Os enxertos corrugados tinham elasticidade, eram maleáveis, fáceis de serem manuseados e mantinham sua forma, dificultando o acotovelamento. Outros materiais foram utilizados, como o orlon por Hufnagel[41] em 1955, o teflon por Harrison[42] em 1958 e o Dacron por Julian[43] em 1957, Szilagyi[44] e DeBakey[45] em 1958, que se mostrou o mais durável e resistente dos tecidos, sendo até hoje largamente utilizado. Em 1976 foi relatada a primeira aplicação clínica de uma nova prótese não tecida, mas resultante de uma expansão do material, o tetraclorofluoroetileno expandido ou PTFE.[46] Foi o desenvolvimento dessas próteses plásticas que permitiu que um grande número de aneurismas da aorta abdominal fosse ressecado, pois eram facilmente disponíveis em vários calibres e formas, e seus resultados no território aortoilíaco mostraram-se excelentes.

Outro passo importante, que tornou a ressecção desses aneurismas mais segura, foi a técnica publicada por Creech,[47] em 1966, onde dizia que as maiores dificuldades no tratamento desses aneurismas residia no ato da ressecção do aneurisma. Propôs, então, a não ressecção do saco aneurismático, que seria aberto com a sutura das lombares por dentro: a aplicação da antiga ideia de Matas da endoaneurismorrafia. Incisões circulares seriam feitas na aorta proximal e distal e a prótese colocada por dentro do aneurisma. Aí está o exemplo de uma técnica antiga, retomada e complementada com a moderna técnica disponível das próteses plásticas. Quando da publicação, Creech disse já usar essa técnica há cerca de 5 anos. Esta tornou-se a técnica padronizada para a aneurismectomia da aorta abdominal. Com alguns aperfeiçoamentos técnicos e também quanto às vias de acesso, permanece, em essência, a mesma técnica até os dias atuais.

O último grande passo foi dado por Parodi,[48] que em 1991 publicou a técnica de colocação endoluminal da prótese aórtica através a femoral, um procedimento bem menos agressivo que a cirurgia convencional. Essa técnica tem tido um progresso importante, tanto nas endopróteses como nos processos de colocação e fixação, mas os problemas e o sucesso em longo prazo ainda estão para ser estabelecidos.

Atualmente com grande número de pacientes tratados de aneurismas de aorta, tanto abdominal quanto torácica, as indicações, resultados e complicações já estão bem estabelecidos. Detalhes, procurar nos capítulos "Endopróteses" e "Aneurismas da aorta torácica – Tratamento endovascular",

O tratamento dos aneurismas da aorta abdominal também evoluiu para técnicas laparoscópicas assistidas[49,50] ou totalmente laparoscópicas.[51-53] Os primeiros a realizarem uma ressecção de aneurisma da aorta abdominal só por técnica laparoscópica foram Dion[54] *et al.* A experiência ainda é limitada, mas os resultados mostram-se promissores.

No que se refere à cirurgia para as doenças obstrutivas carotídeas, a primeira foi feita por Carrea *et al.* em 1951, mas só foi relatada em 1955. A porção inicial da carótida interna foi ressecada, sendo a circulação restabelecida por uma anastomose entre a carótida externa homolateral e a extremidade distal da carótida interna seccionada.[55]

A cirurgia mais reconhecida como sendo aquela que marcou o início da moderna cirurgia de carótida foi realizada por Eastcott *et al.* em maio de 1954[56] em uma mulher de 66 anos que vinha desde dezembro do ano anterior sofrendo ataques isquêmicos transitórios. Até o dia da cirurgia tinha sofrido 33 desses ataques, sempre com amaurose à esquerda, acompanhada, por vezes, de hemiparesia direita e afasia, com recuperação completa no período de 10 a 30 minutos. Foi ressecado um segmento de 3 cm da carótida interna, seguido de anastomose direta entre a carótida comum e a interna. A temperatura da paciente foi reduzida a 28ºC por resfriamento externo, não tendo sido usado anticoagulante. Os sintomas neurológicos desapareceram após a cirurgia.

Em 1975, DeBakey publicou[57] um caso com acompanhamento de 15 anos de um paciente que havia sido operado em agosto de 1953 com a utilização de endarterectomia para remover uma lesão aterosclerótica que se iniciava na bifurcação e abrangia os 2 cm iniciais da carótida interna e origem da externa. Foram injetados 15 mg de heparina diretamente na carótida interna. O paciente vinha sofrendo há 2 anos e meio de episódios com hemiparesia esquerda e problemas na fala. O paciente morreu de doença aterosclerótica coronariana em agosto de 1972, sem ocorrência das crises isquêmicas cerebrais transitórias após a cirurgia.

Em 1956, Cooley[58] *et al.* publicaram o caso de um homem de 71 anos que se queixava de ruído em seu ouvido esquerdo sincrônico com os batimentos cardíacos, chegando a interferir com o sono. Tinha vertigens quando se sentava ou ficava de pé. Em março de 1956, o paciente foi operado com prévio esfriamento do crânio, imerso em gelo picado por 30 minutos. Um *shunt* externo de polivinil com agulhas nas extremidades foi usado para manter a circulação durante o clampeamento. Usando incisão transversa no bulbo carotídeo uma placa aterosclerótica foi retirada por tromboendarterectomia (a interrupção do fluxo carotídeo durou 9 min). Após a cirurgia, o ruído no ouvido esquerdo desapareceu, mas ocorreu moderada paresia no lado direito e alguma dificuldade na fala. Esses sintomas desapareceram após 12 horas, permanecendo uma discreta fraqueza na mão esquerda. Com esses relatos pioneiros, estavam lançadas as bases para a moderna cirurgia da carótida.

Quanto ao reparo arterial nos traumatismos, apesar de as bases das suturas e anastomoses arteriais já terem sido bem estabelecidas no início do século por Carrel, com algumas poucas exceções ele não foi utilizado durante a 1ª Guerra Mundial. O medo da infecção e seus efeitos desastrosos sobre as suturas vasculares tornou proibitivo o uso do reparo arterial durante a guerra.[59] Apenas no início da guerra – como nesse período o uso de projéteis de baixa velocidade causava danos arteriais limitados – cirurgiões alemães, usando as técnicas já descritas de reparo arterial, foram bem-sucedidos em mais de 100 casos.[60]

Apesar de progressos importantes terem sido feitos entre as dua guerras mundiais no campo da cirurgia arterial reparadora, os resultados obtidos durante a 2ª Guerra Mundial foram desalentadores.[61] DeBakey e Simeone, após a análise de 2.471 casos, afirmaram que nenhum outro procedimento além da ligadura arterial era aplicável à maioria dos traumatismos vasculares que chegavam ao cirurgião militar.

O uso do reparo arterial durante as 2ª Guerras Mundiais foi ocasionalmente utilizado, só vindo a ser usado como terapêutica programada durante a guerra da Coreia. Jahnke e Howard[62] relataram a experiência de 2 hospitais militares móveis no período de abril a setembro de 1952. A técnica preferida foi sempre a anastomose direta boca a boca. Quando havia tensão na anastomose, um enxerto venoso autógeno de safena interna ou cefálica foi usado. Os anticoagulantes não foram empregados. Nos 58 casos que entraram no programa, a incidência de amputação foi de 10,3% comparada de forma extremamente favorável com os resultados obtidos na 2ª guerra, com 48% de amputações.

Hughes[63] analisou 79 casos de traumatismos em grandes artérias durante a guerra da Coreia. O tempo decorrido entre o ferimento e a chegada ao hospital foi em média 5,8 h com um período adicional de 4,2 h da admissão até a cirurgia. Todos os reparos foram feitos com seda 5.0. A anastomose direta foi possível em 65% dos casos e nos restantes foi usado enxerto venoso autógeno e como 2ª opção enxerto arterial homólogo conservado. A localização mais frequente foi na braquial, femoral superficial e poplítea. Alguns pacientes morreram em pouco tempo de outras causas que não a lesão arterial. Dos 72 analisados, o índice de amputação foi de 11,1%. O grande sucesso dos reparos arteriais na guerra da Coreia, com relação à 2ª Guerra Mundial, deveu-se a vários fatores, como o progresso nas técnicas de cirurgia vascular, reposição sanguínea e anestesia, bem como ao uso de antibióticos. Outro fator de grande importância foi a rapidez do atendimento com o uso frequente de helicópteros.[60]

Tipo semelhante de conduta foi usado durante a guerra do Vietnam por Rich e Hughes.[64] No Vietnam o tempo entre o ferimento e o atendimento foi ainda mais reduzido pelo largo emprego do helicóptero. Outro grande avanço foi a existência de grande número de cirurgiões com experiência em cirurgia vascular. O índice de amputações não foi melhor que aquele da guerra da Coreia, porque se por um lado o atendimento rápido era uma vantagem, por outro ele fazia com que chegassem vivos aos hospitais um grande número de feridos, que em qualquer das guerras precedentes teriam morrido antes de chegar ao local de atendimento. Portanto, casos muito mais graves eram atendidos.[60]

No hospital Walter Reed foi estabelecido um registro geral para documentar e analisar todos os ferimentos vasculares tratados nos hospitais militares durante a guerra do Vietnam.

Toda essa grande experiência em trauma vascular é hoje utilizada nos ferimentos em civis que se tornam cada vez mais frequentes nos dias de hoje, especialmente nas grandes cidades.

Morfologia da parede arterial e tipos de vaso (figuras 102.1 e 102.2)

Morfologia da parede arterial

Íntima

É a lâmina vascular mais interna. A íntima é formada por células endoteliais e pela lâmina elástica interna subendotelial, bem como uma matriz do tecido conjuntivo e um pequeno número de células musculares lisas (células mioíntimas).

Endotélio

O endotélio é uma camada contínua única de células que cobrem o interior das artérias e outros vasos. Os adultos possuem uma superfície endotelial total de cerca de 1.000 m². As células endoteliais formam uma barreira prevenindo a migração de substâncias estranhas do sangue para dentro da parede do vaso. Além disso, por fabricarem fatores coagulantes e fibrinolíticos, as células endoteliais contribuem para a hemostasia; elas inibem a adesão das plaquetas e, no baço e na medula óssea, elas possuem propriedades fagocíticas. Sabe-se, também, que os fatores relaxantes musculares derivados do endotélio intermedeiam o relaxamento muscular liso. De acordo com a teoria da "resposta da lesão", o dano celular endotelial é o primeiro passo no processo da arteriosclerose. A camada celular endotelial é separada da média pela lâmina elástica interna.

Média

A média consiste primariamente em células musculares lisas que circulam o vaso em um padrão espiral. Dependendo do tipo de artéria, existe um número variado de camadas de células musculares lisas. As células musculares lisas, quando lesadas, produzem componentes da matriz extracelular, tais como proteoglicanos, fibras elásticas e colágeno. Normalmente, essa é uma tarefa de fibroblastos ou miofibroblastos. As artérias musculares possuem menos fibras elásticas e mais células musculares lisas, cujo papel é regular o fluxo de sangue através da vasoconstrição e vasodilatação. Por conseguinte, do centro para periferia, as fibras elásticas diminuem e as células musculares lisas aumentam. A lâmina elástica externa localiza-se na divisão entre as camadas média e adventícia.

Adventícia

A adventícia forma o revestimento exterior da artéria. Ela consiste em uma teia emaranhada de fibras colágenas, fibras elásticas e músculo liso. Os nervos, os vasos linfáticos e os *vasa vasorum* também se encontram nessa camada. A adventícia incorpora-se imperceptivelmente ao tecido conjuntivo das estruturas adjacentes. As veias possuem uma camada externa espessa com os feixes de tecido conjuntivo correndo na direção do eixo da veia. A adventícia é separada da média pela lâmina elástica externa.

Os pericitos (células de Rouget) são encontrados na adventícia. Eles são células mesenquimais multipotencias que, sob o estímulo apropriado, podem se diferenciar em células musculares lisas (crescimento da parede celular), fibroblastos (cicatrização) e fagócitos ou macrófagos (inflamação).

Tipos de vasos

Microscopicamente podemos diferenciar diversos tipos diferentes de vasos, baseados primeiramente na natureza da média, bem como no tamanho do lúmen.

Artérias elásticas

As grandes artérias próximas ao coração, como por exemplo a aorta, carótida comum, artérias subclávias, ilíacas comuns e pulmonares com diâmetro maior que 1 mm, são distinguidas por um alto conteúdo de fibras elásticas na média e na adventícia.

Artérias musculares

As grandes artérias mais distais, tais como as artérias femorais, mostram a transição de uma artéria elástica para uma muscular. Esse tipo é predominante nos vários órgãos e nas partes mais periféricas do sistema arterial. As artérias musculares auxiliam no controle da pressão sanguínea, por regularem o tamanho do lúmen e, consequentemente, a sua resistência.

Arteríola

As arteríolas auxiliam na regulação da resistência periférica. A sua média consiste em uma ou duas camadas de células musculares lisas que são relativamente

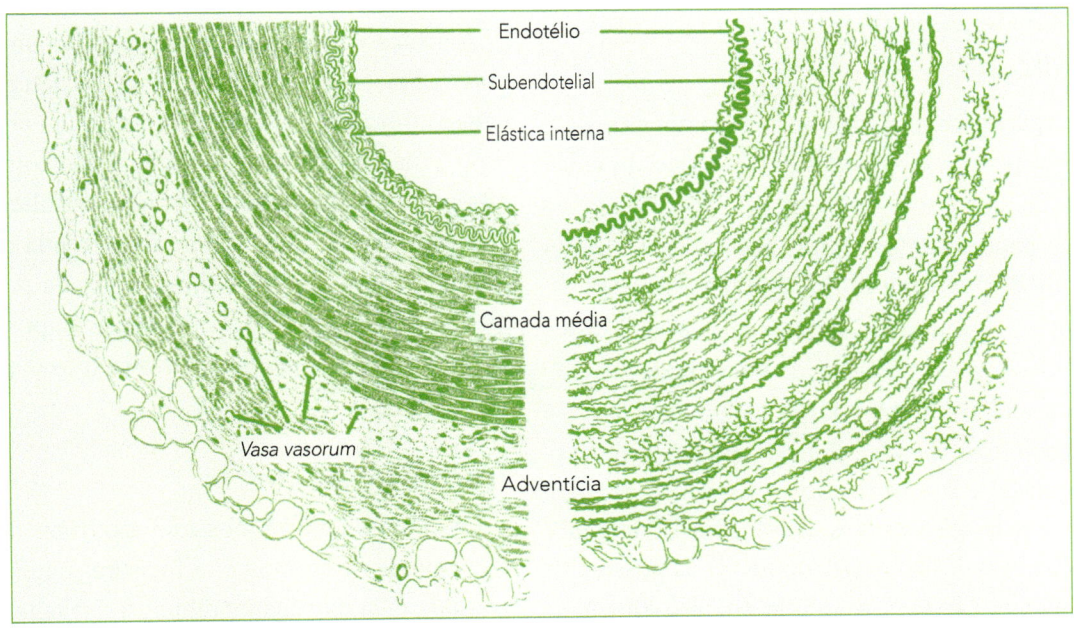

FIGURA 102.1 – *Corte de uma parede arterial normal* Fonte: reproduzido de Haimovici. 4. ed. Cap. 9, p. 25.

espessas e bastante efetivas devido ao pequeno lúmen (menor 50 mm).

Capilares

Esses pequenos vasos não possuem média. Eles são os vasos mais estreitos e finos, consistindo somente em células endoteliais, membrana basal e um número variável de pericitos. As variações nessas estruturas caracterizam capilares bem diferentes vistos em vários órgãos.

Sinusoides

Essa variante de capilar apresenta espaços ou "janelas" entre as células endoteliais e também uma membrana basal irregular ou mesmo ausente.

Formas Especiais

Os esfíncteres pré-capilares possuem células musculares lisas em formato circular, anelado, espesso e comumente epitelioide, que tem contato direto com as células endoteliais, e tanto inervação quanto fosfatase alcalina aumentadas. Existem também esfíncteres pós-capilares que são análogos à forma pré-capilar. Além disso, as anastomoses arteriovenosas conectam as extremidades arteriais e venosas sem um leito capilar interposto, formando um mecanismo para derivação sanguínea. Essas estruturas também possuem uma média espessa, células musculares lisas epiteloides e maior inervação na adventícia, mas poucas fibras elásticas.

Vias de acesso vascular (figura 102.3)

Na cirurgia vascular a escolha de uma via de acesso adequada pode estabelecer o prognóstico de uma patologia.

Hoje, já consolidamos alguns acessos aos vasos, descritos inicialmente por Fiole e Delmas, em 1917.[65]

A exposição e a individualização dos vasos de forma técnica e segura necessitam de uma via de acesso adequada, o que diminui o trauma cirúrgico.

O conhecimento da anatomia de uma determinada região do corpo é um pressuposto na realização de qualquer via de acesso através dos tecidos, objetivando os vasos alvos. É necessário conhecer as possíveis variações anatômicas dos vasos e suas mais frequentes apresentações.[66]

Os princípios técnicos de um acesso cirúrgico baseiam-se em alguns aspectos, tais como: os pontos anatômicos de referência, a posição do paciente, a incisão e os planos de dissecção. O cirurgião que dominar esses quatro aspectos conseguirá realizar uma boa diérese. Talvez pudéssemos sintetizar bem uma via de acesso ideal, pelo que é expresso na frase do cirurgião Ross Dunn: *"If you can bloody well see it, you can bloody well do it"*.[67]

O objetivo desse capítulo é justamente descrever as principais vias de acesso utilizadas na cirurgia vascular.

Região cervical (figura 102.4 e 102.5)

Carótida e sua bifurcação

A carótida tem seu trajeto em três regiões anatômicas, descritas por Monson *et al.*[68] zona I estende-se da base do pescoço até uma linha imaginária que passa paralelamente a 1 cm da clavícula. A zona II vai da linha imaginária a 1 cm acima da clavícula até o ângulo da mandíbula. E a zona III limita-se do ângulo da mandíbula até a base do crânio.

No acesso à carótida e sua bifurcação, são necessários o conhecimento dos planos anatômicos da região cervical, os pontos de referência que indicam os locais da dissecção e seus limites, e o posicionamento do paciente visando a superficialização das estruturas do pescoço.

Posição do paciente

A posição do paciente deve ser o decúbito dorsal, com os braços posicionados ao longo do corpo sobre a mesa cirúrgica. Colocação de um coxim circular tipo "rolo", macio, sob os ombros, fazendo com que haja uma pequena elevação do tronco. A cabeça deverá ficar em discreta hiperextensão, apoiada em coxim circunferencial, tipo "rodilha" e virada para o lado oposto ao da região a ser operada. Esta posição deve ser confortável e somente realizada após manipulação anestésica.

Pontos anatômicos de referência

Os pontos anatômicos que auxiliam na incisão são: o processo mastoide, a incisura jugular (fúrcula esternal), o ângulo da mandíbula, a cartilagem tireoide e principalmente, o músculo esternocleidomastóideo.

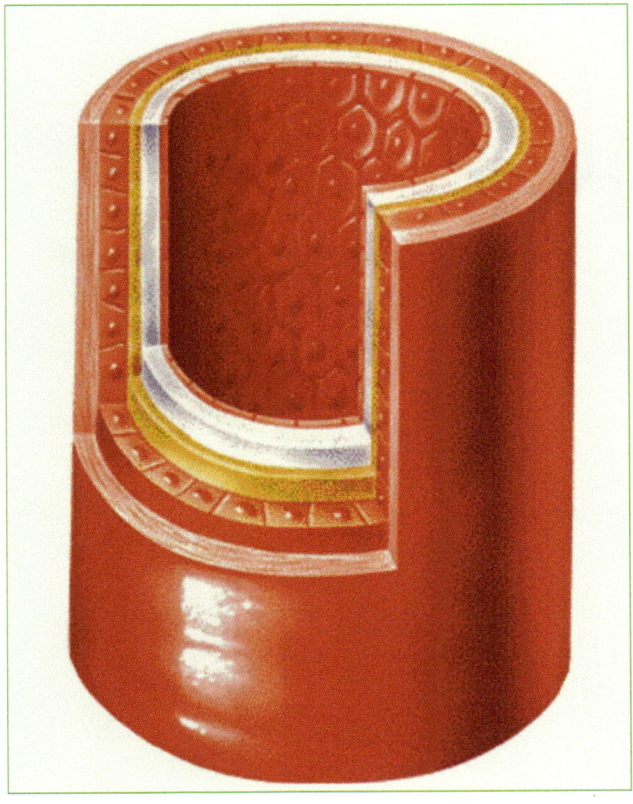

FIGURA 102.2 – *Corte ilustrativo de uma parede arterial.* Fonte: *autores.*

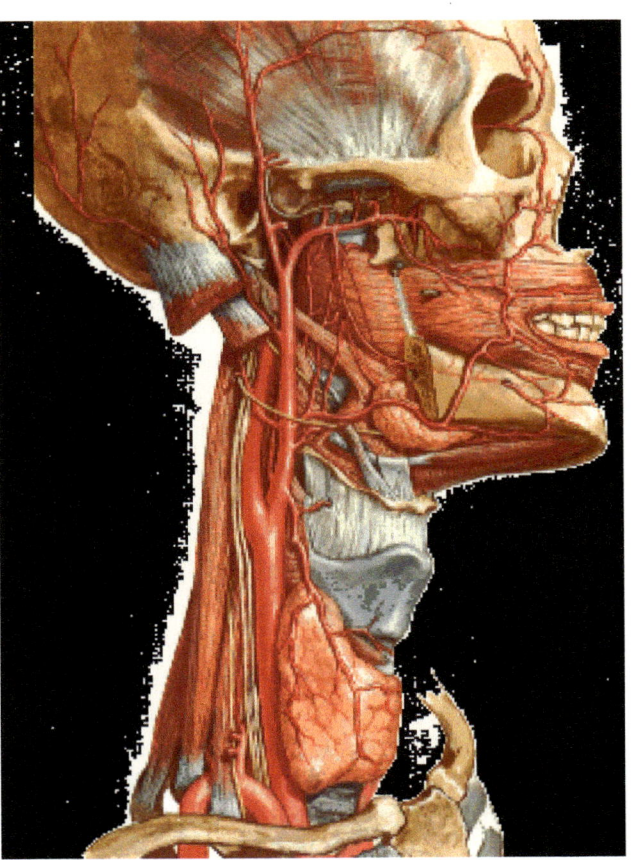

FIGURA 102.4 – *Anatomia dos vasos carotídeos.* Fonte: *autores.*

Incisão

A incisão é realizada sobre a borda medial do músculo esternocleidomastóideo, de forma oblíqua, com uma curvatura posterior proximal, ao nível do lobo da orelha, direcionando-se para a mastoide, que tem por objetivo a dissecção em plano mais proximal da carótida interna e, ainda, sair da região do nervo hipoglosso. A dissecção na borda do esternocleidomastóideo apresenta vantagens sobre a incisão na projeção da pulsatilidade, devido ao menor número de pequenas estruturas arteriais e venosas, que exigem as suas ligaduras, e que ocasionalmente provocam processos hemorrágicos, tornando a dissecção medial mais tediosa.[69]

Os planos anatômicos podem ser de forma cirúrgica, divididos em superficial e profundo pelo músculo esternocleidomastóideo. No superficial, pele, subcutâneo, músculo platisma e fáscia cervical superficial. No subcutâneo, às vezes é necessário fazer a ligadura da veia jugular externa e rebater os ramos nervosos cervicais transversos. A fáscia cervical faz uma bainha para o músculo esternocleidomastóideo que, no seu terço proximal, é mais tênue. O músculo é rebatido lateralmente, com exposição da veia jugular interna,

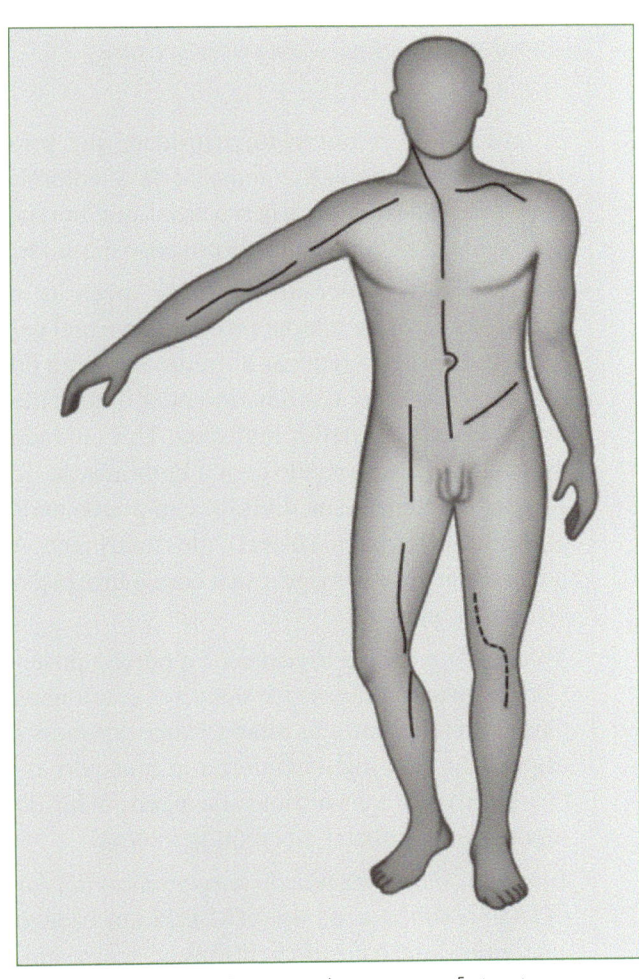

FIGURA 102.3 – *Principais vias de acesso aos vasos.* Fonte: *autores.*

onde se observa uma importante tributária, que é a veia facial, e a alça cervical, que é responsável pela inervação dos músculos infra-hióideos. Esta veia é normalmente ligada, permitindo a mobilização da veia jugular interna. O nervo pode ser rebatido ou seccionado sem maiores consequências.

Após estas manobras, a dissecção pode ser desenvolvida. Um cuidado importante na dissecção da carótida é com o nervo vago, localizado entre a veia jugular interna e a carótida comum, em um plano mais profundo, sendo o nervo mais comumente lesado nessa via de acesso conforme descrito por Hertzer.[70] A rotina na dissecção dos três segmentos da carótida evita as lesões indesejáveis. A carótida comum deve ser liberada dos tecidos conjuntivos frouxos, que estão na sua face posterolateral, com o devido cuidado para não lesar o nervo vago, reparando a artéria com a fita vascular. A carótida interna pode ser dissecada em seu plano mais posterolateral, acompanhando o tronco da carótida comum, até um nível mais proximal, com individualização da carótida, evitando o nervo laríngeo superior. A carótida externa é mobilizada e dissecada até um pouco além do primeiro ramo, que é a artéria tireóidea superior. O nível proximal da liberação das carótidas interna e externa é habitualmente o nervo hipoglosso, cordão nervoso, facilmente identificado na dissecção do ângulo proximal da incisão.

Somente após dissecção, individualização e reparo da carótida comum, interna e externa, é que fazemos a mobilização do seio carotídeo. Inicialmente o vértice da bifurcação da carótida deve ser anestesiado com xilocaína a 1% para evitar reflexos decorrentes da inervação do glossofaríngeo. O seio carotídeo apresenta dois importantes receptores: o barorreceptor e o quimiorreceptor, que, em suas manipulações, podem levar a bradicardia e hipotensão, comprometendo o ato cirúrgico.

A restauração dos planos anatômicos da região deve ser precedida de drenagem fechada por sucção, para evitar formação de hematomas e monitorar um eventual sangramento. A síntese ocorre em planos musculares através da fáscia do músculo esternocleidomastóideo, do músculo platisma e da pele.

Algumas alternativas técnicas podem ser tomadas para uma abordagem mais proximal da carótida interna. Normalmente, é possível fazer uma exposição adicional de 2 ou 3 cm da carótida interna. Quando o procedimento é eletivo, a intubação deve ser a nasal, que facilita a subluxação da mandíbula.

- *Ressecção do processo mastoide:* a ressecção é realizada com serra elétrica, junto com a inserção do músculo esternocleidomastóideo, que será rebatido distalmente. No momento da osteotomia deve-se ter cuidado com o nervo facial, que tem sua concavidade na face medial do processo mastoide.

- *Ressecção do processo estiloide:* permite o acesso da carótida interna próximo do canal carotídeo. É preciso realizar a fratura da ponta do processo estiloide, e o rebatimento do músculo estiloide com afastador maleável. Um cuidado especial deve ser tomado com a mobilização do XII par craniano e sua divisão. Um pouco mais proximal, observamos o nervo glossofaríngeo. A hemostasia deve ser rigorosa e com a utilização do bisturi bipolar.

- *Secção do músculo digástrico:* a porção posterior do músculo digástrico deve ser seccionada perpendicularmente às suas fibras, expondo a origem da veia jugular interna, o músculo estilo-hióideo, o nervo glossofaríngeo, além do segmento mais distal da carótida interna.

- *Subluxação da articulação temporomandibular (ATM):* a subluxação da ATM cria um espaço anatômico, que o cirurgião utiliza no acesso alto da carótida interna.

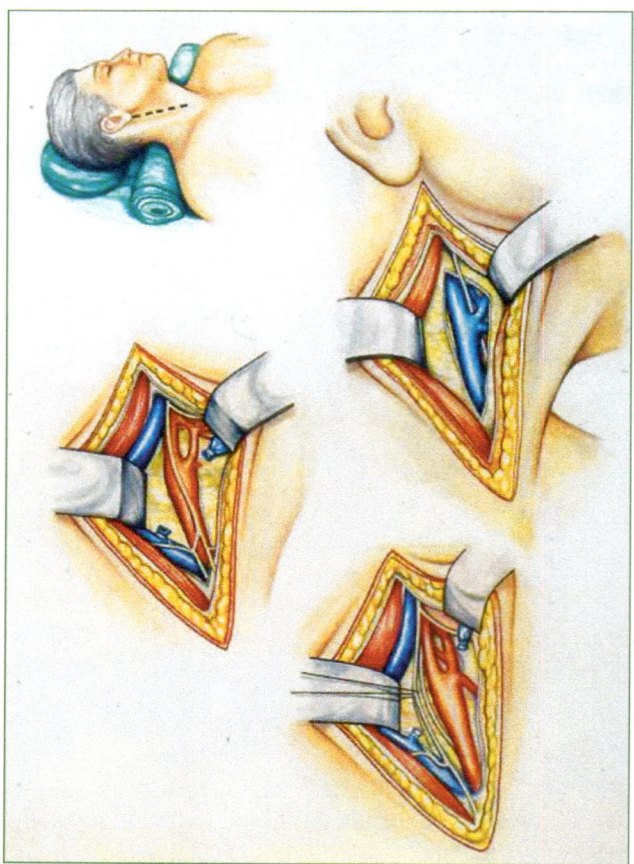

FIGURA 102.5 – *Via de acesso aos vasos carotídeos.* Fonte: autores.

- *Acesso retrojugular:* tais alternativas técnicas têm sido preteridas nas cirurgias eletivas, por apresentarem alta taxa de morbidade. O procedimento endovascular tem mostrado melhores resultados nas lesões altas e no pescoço, onde a dissecção é mais trabalhosa.

Derivação carotideocarotídea

O envolvimento da doença aneurismática no arco aórtico compromete a circulação cerebral em razão das suas origens.

O tratamento endovascular do aneurisma que atinge esse segmento aórtico pode necessitar de uma derivação carotideocarotídea prévia ao recobrimento da origem da carótida.

Frequentemente são utilizadas duas incisões anterolaterais: uma doadora e outra receptora; apesar de não influenciarem hemodinamicamente, as incisões são realizadas em níveis diferentes. A área doadora em um plano mais inferior que a área receptora.

A posição do paciente e a técnica de acesso já foram descritas nesse capítulo. A derivação é feita com enxerto de PTFE com reforço externo através de um túnel na região-retro faríngea, para diminuir o tamanho da ponte.

Braquial no terço médio do braço

O acesso aos vasos braquiais no terço médio do braço, é simples, devido à anatomia da região e pela superficialidade de seus elementos, principalmente nos procedimentos eletivos. No trauma, com a presença do hematoma, esta anatomia pode se apresentar um pouco distorcida, mas pela facilidade da própria via, é possível estender a incisão, o que permite um acesso com maior segurança, alcançando segmentos da artéria em que os tecidos estão mais preservados.

Posição do paciente

Decúbito dorsal, com abdução do membro superior a ser incisado de 90° com relação ao tronco, discreta rotação lateral da mão, mantendo-a em posição supina. Este membro ficará apoiado sobre uma mesa lateral auxiliar.

Pontos anatômicos de referência

Os pontos anatômicos que facilitam a realização do acesso correto são o músculo bíceps braquial, o músculo tríceps braquial e a depressão formada entre estes dois músculos, na face medial do braço.

Incisão cutânea

O relevo do bíceps braquial, especificamente sua borda medial, irá nos orientar no traçado da incisão cutânea, devendo ser realizado de forma longitudinal, com tamanho que varia habitualmente entre 6 a 8 cm.

Planos anatômicos

No plano subcutâneo é possível observar a presença da veia basílica, geralmente em um plano mais posterior que o feixe vasculonervoso braquial. Esta veia tem formação na prega de flexão do cotovelo através da confluência da veia basílica do antebraço com a veia mediana basílica (ou veia intermédia basílica), direcionando-se para a veia axilar após perfurar a fáscia braquial em seu terço proximal. Observa-se, então, que ela apresenta um segmento subcutâneo e outro segmento subfascial, este mais proximal.

A incisão fascial é realizada na mesma direção da incisão cutânea. O rebatimento latero-anterior do músculo bíceps braquial expõe o feixe vasculonervoso braquial, que é composto por nervo mediano, artéria braquial e veias braquiais (frequentemente em número de duas veias).

Da porção mais superficial para a mais profunda, como se observa na Figura 102.6B, o nervo mediano é mais superficial em um plano anterolateral. A artéria tem um plano mais medial e posterior que o nervo mediano.

Este tipo de via de acesso é bastante utilizado para dissecção venosa, no trauma vascular e nas oclusões arteriais agudas dos membros superiores.

Exposição da aorta e seus ramos

A exposição aórtica é o maior e mais gratificante desafio que um cirurgião vascular pode enfrentar. Em estudos da literatura é descrito que o acesso à aorta infrarrenal só é menor que o acesso à artéria femoral.[71]

Topograficamente a aorta é dividida em aorta torácica e aorta abdominal. A aorta torácica é subdividida em aorta ascendente, croça ou arco e aorta descendente. A aorta abdominal é subdividida em aorta suprarrenal e infrarrenal.

O acesso à aorta abdominal pode ser transperitoneal ou retroperitoneal (extraperitoneal). A escolha na realização do acesso varia pela preferência e experiência pessoal da cada cirurgião, assim como em determinadas condições técnicas em que um acesso se torna mais indicado que o outro. Estas condições serão discutidas no momento em que descreveremos estas vias.

O que é importante salientar no acesso à aorta é o conhecimento anatômico de cada região e a sua relação com as estruturas vizinhas.

Revisão anatômica

A aorta torácica inicia-se a partir do ventrículo esquerdo, tomando o trajeto ascendente, segmento este em parte envolvido pela reflexão do pericárdio, e emite dois ramos importantes, que são as coronárias direita e esquerda. Relaciona-se intimamente à esquerda com a artéria pulmonar e átrio esquerdo, e à direita, com a veia cava superior e aurícula direita.

A aorta ascendente inicia seu arco ao nível da 2ª costela, até a junção manubrioesternal, fazendo acentuada curvatura no sentido distal. A convexidade deste arco emite três importantes ramos supra-aórticos, que são: artéria braquiocefálica, a carótida comum esquerda e artéria subclávia esquerda. Está situada no mediastino superior e tem relação com importantes troncos nervosos: nervo frênico, nervo simpático e parassimpático cardíaco, nervo vago e o laríngeo inferior (recorrente). Na concavidade do arco a relação é com o tronco da artéria pulmonar e com o brônquio esquerdo e, posteriormente, a relação com o esôfago e ducto torácico.

A aorta descendente é assim denominada a partir da 4ª vértebra torácica ou após a emergência da subclávia esquerda; tem seu trajeto retilíneo até o hiato aórtico do diafragma, onde penetra no abdômen; ao nível de T12 emite ramos intercostais importantes, e ramos medulares que nutrem a medula.

Em sua porção abdominal ela está mais próxima da veia cava inferior, fazendo com que seu manuseio seja mais desafiante.

No segmento suprarrenal emite ramos viscerais importantes como o tronco celíaco, a artéria mesentérica superior e as renais. No segmento infrarrenal emite a artéria mesentérica inferior e bifurca-se em artérias ilíacas comum direita e esquerda, ao nível de L4.

Via de acesso à aorta torácica (figuras 102.7 e 102.8)

Para o acesso à aorta torácica em seu segmento ascendente e ao nível de croça, a esternotomia mediana é a via mais apropriada, expondo de forma segura e ampla a aorta e outros vasos da base.

Para acesso à aorta descendente, a incisão dependerá da extensão do comprometimento aórtico. Quando se deseja clampear logo abaixo da origem da artéria subclávia esquerda, a toracotomia deverá ser realizada no 5º espaço intercostal, ou através do leito da 6ª costela, após a retirada desta. Quando a lesão é no segmento mais inferior da aorta, a toracotomia pode ser realizada no 7º ou 8º espaço intercostal; entretanto, o prolongamento da incisão para a região abdominal pode ser pela linha média do abdômen ou através de uma incisão paramediana.

Atualmente, os procedimentos sobre a aorta torácica têm alcançado bons resultados, justificando-se pelo desenvolvimento de novos métodos anestésicos, da autotransfusão e técnicas cirúrgicas que previnem a paraplegia.

Posição do paciente

Decúbito dorsal, com rotação à direita do tronco, fazendo com que o ombro esquerdo fique quase em ângulo de 90° com a mesa. O membro superior direito ficará estendido sobre a mesa ou na braçadeira auxiliar. O quadril será mantido na posição, permitindo uma rotação máxima de 30°. O posicionamento do paciente deverá coincidir sua coluna lombar com o segmento da mesa que faz a elevação, constituindo um PILÉT.

O membro superior esquerdo ficará apoiado em arco.

Pontos anatômicos de referência

Quinto ou oitavo espaço intercostal esquerdo, músculos paravertebrais e músculo reto abdominal.

Incisão cutânea

A partir da borda lateral do músculo paravertebral sobre o espaço intercostal correspondente até a borda lateral do músculo reto abdominal. Dependendo da via escolhida, a incisão segue pela linha média do abdômen ou pela borda lateral do músculo reto abdominal.

Planos anatômicos

A incisão muscular do serrátil anterior, intercostais externos e internos pode ser realizada por bisturi elétrico. É necessária a secção do arco costal. O diafragma deve ser incisado de forma circunferencial, mantendo uma margem de aproximadamente 2 cm para reconstituição muscular (incisão radiada).

O pulmão é deslocado anteriormente dando um amplo acesso à aorta descendente.

Para o acesso retro-abdominal todo o conteúdo abdominal, assim como a loja renal, é rebatido medialmente expondo a aorta e seus ramos viscerais.

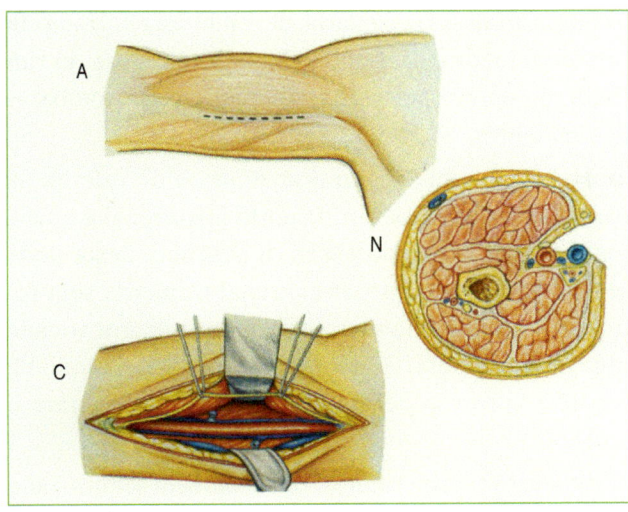

FIGURA 102.6 – *Via de acesso aos vasos braquiais. Fonte: autores.*

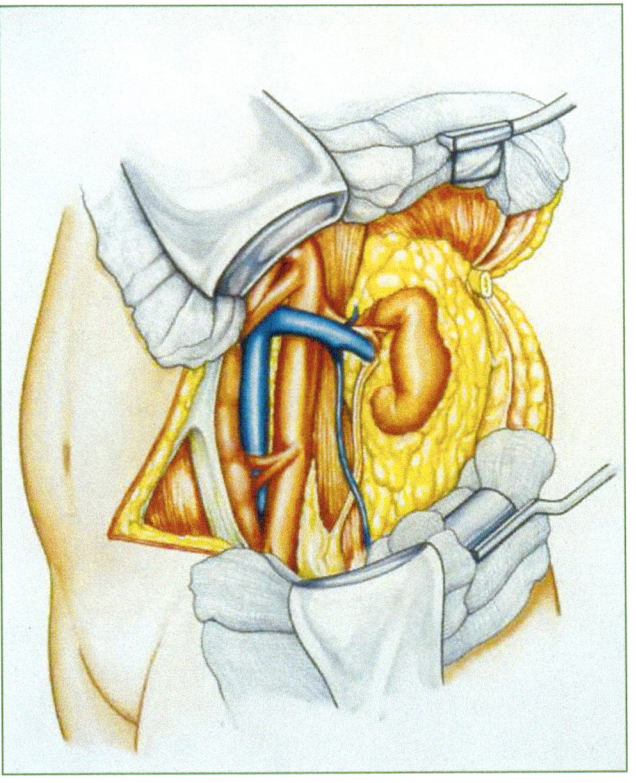

FIGURA 102.8 – *Exposição da aorta na transição toracoabdominal.*

Acesso transperitoneal da aorta abdominal infrarrenal

Posição do paciente

Decúbito dorsal com colocação do coxim sob os flancos.

Pontos anatômicos de referência

Processo xifoide, sínfise púbica e linha média do abdômen.

Incisão cutânea

A incisão mediana xifopúbica possibilita a dissecção de toda a aorta abdominal até a sua bifurcação, bem como alcançar as artérias ilíacas primitivas, internas e externas.

Planos anatômicos

Após abertura da cavidade pela linha alba, o conteúdo deve ser mobilizado, sem no entanto ser exteriorizado, para que a recuperação do peristaltismo ocorra de forma mais rápida no pós-operatório, diminuindo o tempo de internação. A mobilização intestinal é conseguida através do deslocamento proximal do transverso, rebatimento das alças do delgado medialmente

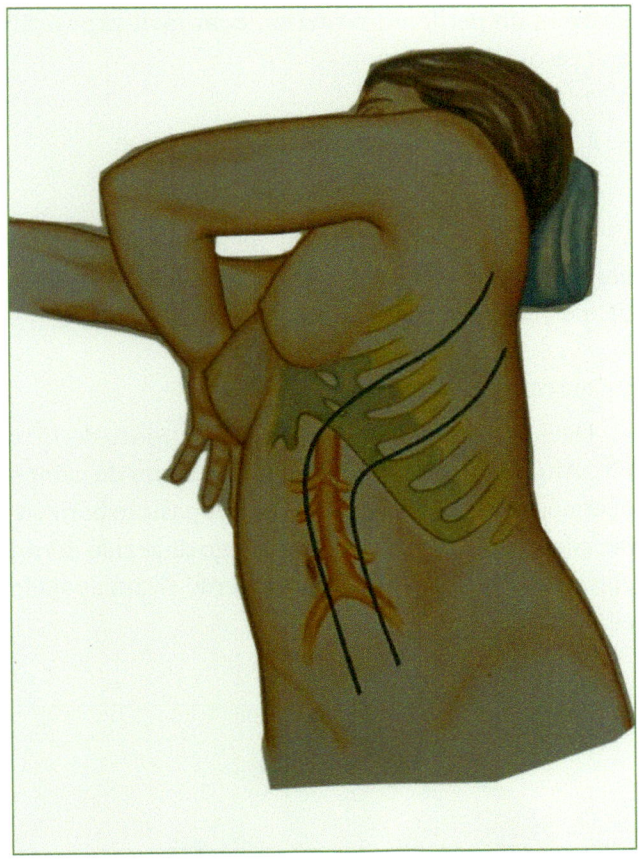

FIGURA 102.7 – *Vias de Acesso à Aorta Torácica – 5º ou 8º espaço intercostal. Fonte: autores.*

Via de acesso à aorta abdominal (figura 102.9)

O acesso à aorta abdominal, como já foi citado anteriormente, pode ser feito através do peritônio ou extraperitonealmente (retroperitônio).

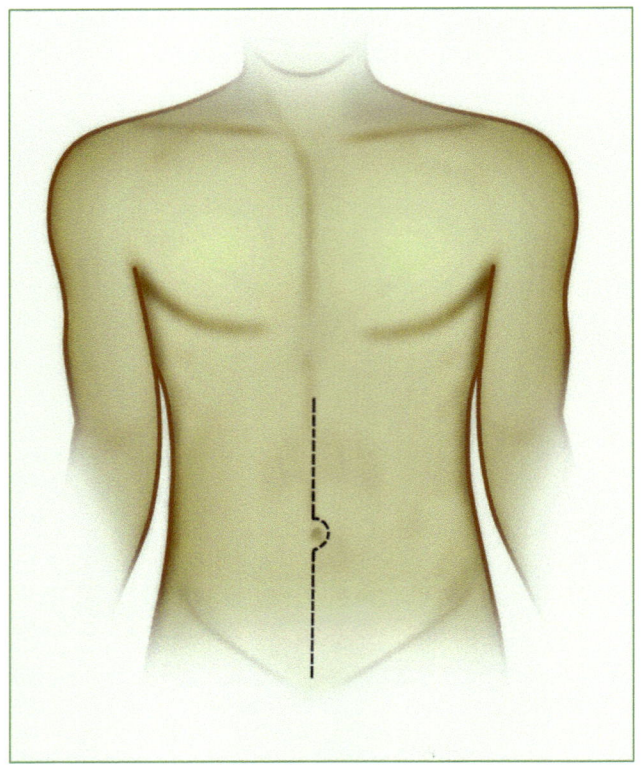

FIGURA 102.9 – *Via de acesso aos vasos abdominais. Fonte: autores.*

e rebaixamento do sigmoide, permitindo o acesso ao peritônio posterior. Os pontos de reparo para abertura do peritônio posterior são a veia mesentérica inferior e o ângulo duodenojejunal (Treitz). Os afastadores semicirculares tipo Ominitrack ou Buck Walter mantêm o campo operatório relativamente estático, facilitando o procedimento cirúrgico.

A abertura longitudinal do peritônio posterior expõe a aorta abdominal envolta por tecido areolar subjacente frouxo que deverá ser liberado. É possível mobilizar a aorta desde a veia renal esquerda até a bifurcação aórtica.

O acesso transperitoneal das ilíacas é necessário em determinadas situações, como por exemplo, na doença oclusiva das ilíacas ou no envolvimento aneurismático da bifurcação da aorta. A abertura do peritônio parietal posterior sobre a projeção das ilíacas possibilita a sua exposição até a bifurcação.

Algumas alternativas técnicas podem ser utilizadas para alcançar uma maior mobilização da aorta. A ligadura da artéria mesentérica inferior justa-aórtica, principalmente na doença aneurismática, é frequentemente realizada. A reparação cautelosa, com desvio superior da veia renal esquerda, permite melhor acesso da aorta infrarrenal nos aneurismas de colo mínimo. Em determinadas situações a ligadura da veia renal esquerda torna-se necessária, devendo ser realizada em seu terço médio, para que a drenagem venosa do rim esquerdo ocorra pelas gonadais, adrenais e lombares descendentes.

Habitualmente o ponto anatômico de referência para dissecação superior da aorta infrarrenal é a veia renal esquerda; sendo assim, a ausência desta pode ser um indício de que a veia renal esquerda seja retroaórtica, anomalia venosa bem mais diagnosticada hoje pela tomografia computadorizada, deixando de ser uma surpresa desagradável e trabalhosa para o cirurgião.[72]

O acesso transperitoneal pode também ser utilizado para mobilizar os vasos ilíacos externos. A manobra consiste em desviar medialmente o colo sigmoide no lado esquerdo e o ceco no lado direito, e proceder à abertura do peritônio posterior, com fácil exposição dos vasos ilíacos externos.

Acesso retroperitoneal da aorta abdominal infrarrenal

Existem diferentes formas de abordagens para a aorta abdominal através do retroperitônio, utilizando-se de incisões oblíquas ou paramedianas.

Posição do paciente

Decúbito dorsal, com inclinação do tronco de 45° a 60°. Angulação da mesa visando à abertura do campo operatório. Manutenção do quadril na posição horizontal, com colocação de coxim ao longo da região dorsal elevada. O membro superior esquerdo ficará apoiado em arco metálico.

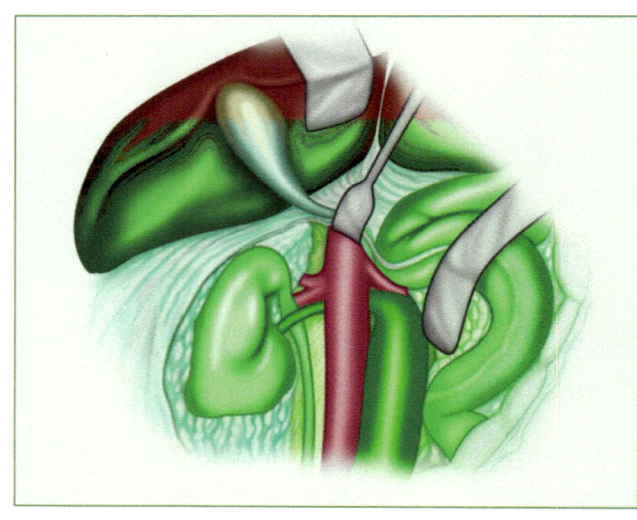

FIGURA 102.10 – *Representação da exposição da aorta e da veia cava inferior. Fonte: autores.*

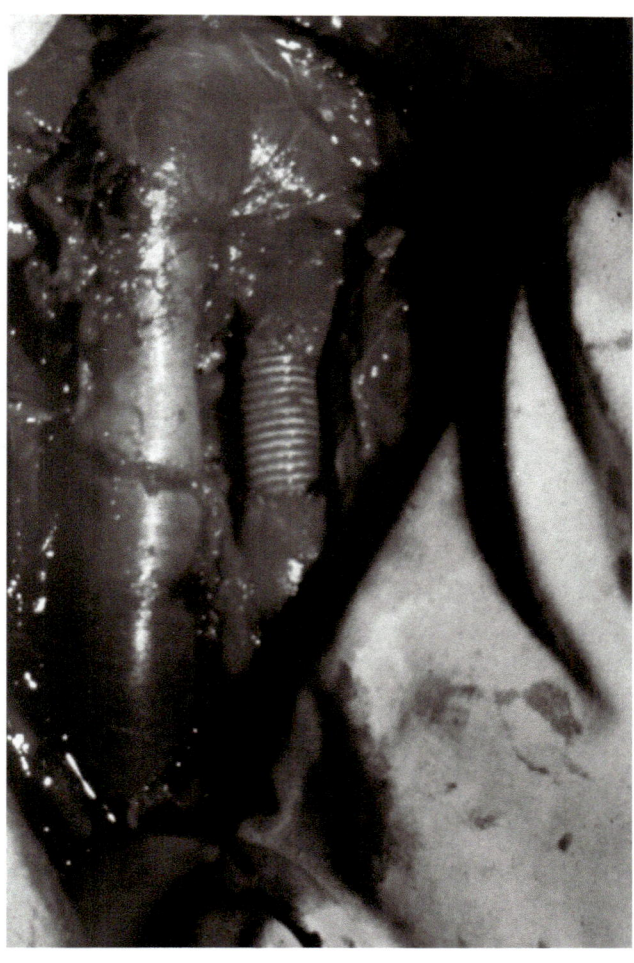

FIGURA 102.11 – *Reconstituição da aorta com Dacron e rafia da veia cava.* Fonte: autores.

Pontos anatômicos de referência

Músculo reto abdominal, 12ª costela, cicatriz umbilical e sínfise púbica.

Incisão cutânea

Ponto médio entre a sínfise púbica e a cicatriz umbilical. Incisa-se a partir da borda lateral do músculo reto abdominal, em direção à ponta da 12ª costela, ou no 11º espaço intercostal esquerdo.

Planos anatômicos

Após pele e subcutâneo, incisa-se a musculatura anterolateral do abdômen através das fáscias e fibras musculares do oblíquo externo, oblíquo interno e transverso do abdômen. Optando pelo espaço intercostal, os músculos intercostais são seccionados.

Ao nível de extremidade da 12ª costela, com cuidado de não abrir o peritônio parietal, faz-se a mobilização do conteúdo abdominal para a linha média. O plano a ser atingido é o do músculo psoas. A liberação deverá ser realizada em planos superior e inferior, tendo maior cuidado no segmento inferior por causa da fina estrutura do peritônio nesta região, o que favorece a abertura inadvertida deste.

Após afastamento do peritônio, o cirurgião decidirá sobre que plano ele seguirá. O plano anterior mantém o rim e ureter no seu leito, mas não mobiliza a veia renal esquerda. O plano posterior, através da fáscia lombodorsal, mobiliza para um plano anteromedial o rim, o ureter e consequentemente a veia renal esquerda, permitindo um amplo acesso à aorta abdominal em seu segmento infrarrenal.

Exposição da aorta suprarrenal

Transperitoneal

O cirurgião vascular deve estar familiarizado com a abordagem subdiafragmática da aorta abdominal. Em determinadas situações em que a dissecção do segmento infrarrenal possa ser mais demorada, ou naqueles casos em que a primeira conduta é interromper o fluxo sanguíneo aórtico, o acesso proximal da aorta abdominal tem grande importância.

Após a laparotomia, traciona-se caudalmente o estômago, visualizando o pequeno omento, que será incisado longitudinalmente. Em plano profundo, evidenciam-se os pilares do diafragma, direcionando-se para o pilar diafragmático esquerdo, que é dissecado através de suas fibras. Com o dedo é possível penetrar nos dois lados da aorta, onde se coloca o clampe aórtico, em pressão contra a coluna vertebral. Após essa manobra, se o interesse for o segmento infrarrenal da aorta, procede-se a abertura do retroperitônio entre a veia mesentérica inferior e o ângulo de Treitz, com reposicionamento do clampe em região infrarrenal.

Alternativa de acesso aórtico transperitoneal é através da rotação visceral medial. Portanto, a abertura da goteira parietocólica esquerda é realizada pela linha de Toldt, rechaçando o cólon esquerdo. Liberação do ângulo esplênico e das fixações parietais do baço, que juntamente mobiliza a cauda do pâncreas, expondo a loja renal. O cirurgião deve decidir pelo acesso anterior ou posterior ao rim. Quando o acesso é posterior, o rim e a suprarrenal são desviados anteriormente. O acesso posterior permite uma mobilização mais abrangente da aorta suprarrenal, e apresenta menor dificuldade técnica na dissecção.

Retroperitoneal

Uma abordagem retroperitoneal, que é ampla e que está associada a baixos índices de complicação, é o acesso através da 11ª ou 10ª costela.

Posição do paciente

Decúbito lateral direito, com rotação horizontal do quadril. O ombro esquerdo ficará com um ângulo de 60° a 90° em relação à mesa cirúrgica. O membro superior esquerdo deverá ser apoiado em arco cirúrgico. E o quadril mantido em posição horizontal, o máximo possível.

Pontos anatômicos de Referência

Músculos reto abdominal e paravertebrais. A 10ª e 11ª costelas.

Incisão cutânea

Sobre a projeção da 11ª ou 10ª costela até a borda lateral do músculo reto abdominal, na face ventral, e até a borda lateral dos músculos paravertebrais, na face dorsal. Entretanto, se houver necessidade de mobilização das artérias ilíacas, o prolongamento da incisão na face ventral será realizado paralelo ao músculo reto abdominal, através de uma laparotomia paramediana.

Planos anatômicos

Após abertura da pele e subcutâneo, realiza-se a incisão do periósteo da costela com bisturi elétrico. A ressecção da costela deve ser feita pelo plano subperiósteo, utilizando-se do costótomo, próximo ao vértice posterior da incisão.

Miotomia dos músculos intercostais e abdominais. O ponto de reparo para aprofundamento do plano é justamente a extremidade livre da costela.

A exposição através do leito da costela é mais ampla e proporciona um acesso menos traumático para o paciente.

A gordura pré-peritoneal e o saco peritoneal são mobilizados para um plano medial, após liberação superior e inferior. Após abertura dos músculos intercostais, um cuidado importante tem que ser tomado com a reflexão da pleura, para não a lesar ou, no caso de lesão, corrigi-la.

Novamente, o cirurgião deverá escolher entre passar pela frente ou por trás do rim. Para acessar segmentos mais altos da aorta abdominal, o plano posterior ao rim é mais apropriado. Para realização de um *bypass* aortorrenal, o plano anterior é mais simples. Estas exposições são frequentemente decididas, levando em consideração a patologia a ser tratada e a tática cirúrgica que se pretende utilizar.

Incisão Chevron – acesso à veia porta e sua formação, e as veias renais

A incisão subcostal bilateral é conhecida como Chevron. Utilizada nos envolvimentos venosos do andar supra mesocólico.[73]

A posição do paciente é o decúbito dorsal com a colocação de um coxim cilíndrico sob os flancos do paciente.

Os planos anatômicos atravessados são: pele, tecido subcutâneo, fáscia dos músculos largos do abdômen, fibras musculares desses músculos largos (oblíquo externo, oblíquo interno e transverso) e músculo reto abdominal. A secção muscular é habitualmente realizada por eletrocautério. Por último acessa-se a cavidade abdominal pela abertura do peritônio. O ligamento redondo é dividido antes da incisão do omento maior, atingindo dessa forma a retrocavidade dos epíplons. Esse acesso utiliza-se de dois pontos de reparos: a arcada dos vasos gastroepiploicos e o colo transverso. As ligações entre a parede gástrica posterior e o pâncreas são divididas no plano adjacente avascular. O mesocolo transverso é seguido proximamente para o andar superior até a borda inferior do pâncreas. Esse plano relativamente avascular pode ter colaterais inominadas em pacientes com hipertensão portal, ou em pacientes com tumor que invadam a junção da veia mesentérica superior com a veia esplênica. Uma vez que as superfícies inferiores e posteriores do pâncreas tenham sido mobilizadas, o cirurgião pode expor a veia mesentérica inferior, as pequenas veias pancreáticas que drenam na veia esplênica e a veia gastroepiploica direita que drena para a veia mesentérica superior.[74,75]

Exposição dos vasos ilíacos

A exposição unilateral dos vasos ilíacos é facilmente obtida pelo acesso retroperitoneal, em incisão da parede anterolateral do abdômen, com mobilização de sua bifurcação.

As artérias ilíacas iniciam-se a partir da bifurcação da aorta, ao nível da 4ª vértebra lombar, e medem aproximadamente 5 cm. Têm uma relação íntima com as veias ilíacas e com o ureter, que cruza a face anterior da artéria ilíaca esquerda.

Posição do paciente

Decúbito dorsal, com colocação de coxim no flanco do lado a ser acessado.

Pontos Anatômicos de Referência

Crista ilíaca, borda costal, músculo reto abdominal, cicatriz umbilical e sínfise púbica.

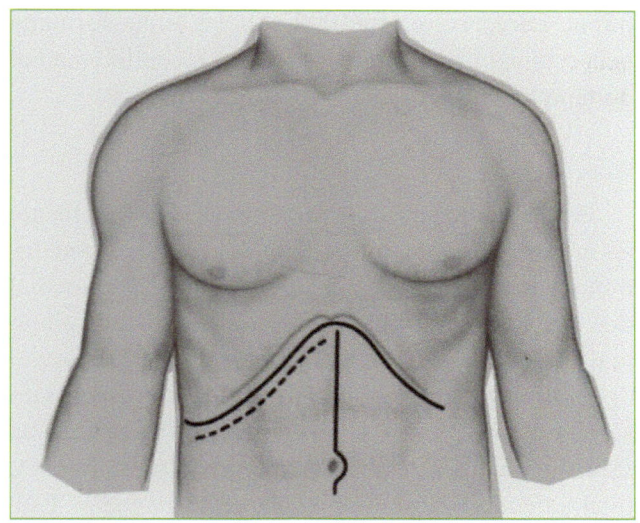

FIGURA 102.12 – *Chevron – acesso à veia porta e veia cava inferior.* Fonte: autores.

Incisão cutânea

Oblíqua a partir do ponto médio entre a crista ilíaca e a borda costal, em direção ao músculo reto abdominal terminando na linha média do abdômen, ao nível do terço proximal da linha entre a cicatriz umbilical e o púbis.

Planos anatômicos

Após pele e subcutâneo, os músculos planos do abdômen são divulsionados, mediante incisão de suas fáscias correspondentes. Às vezes, é necessária a incisão da borda do músculo reto abdominal. Ocorre então a exposição da massa adiposa pré-peritoneal; neste plano é que se inicia uma dissecção romba do saco peritoneal no sentido inferior e posterior. A mobilização e a contenção do saco peritoneal são prontamente realizadas por afastadores de Deaver, expondo a bifurcação dos vasos ilíacos.

Dependendo da configuração estrutural do paciente, é possível acessar a terminação da aorta abdominal com essa via de acesso, principalmente do lado esquerdo.

Vasos Ilíacos externos

Acesso feito paralelo ao ligamento inguinal e sem abertura do peritônio.

Posição do paciente

Decúbito dorsal com colocação de coxim em região glútea, para elevar ligeiramente a região inguinal.

Pontos Anatômicos de Referência

Espinha ilíaca anterossuperior, púbis e ligamento inguinal.

Incisão cutânea

Oblíqua, paralela ao ligamento inguinal, aproximadamente 3 cm acima do mesmo.

Planos anatômicos

Pele, subcutâneo e músculos planos do abdome. Rebatimento proximal do saco peritoneal. Exposição da artéria ilíaca externa que se encontra lateralmente à veia ilíaca externa.

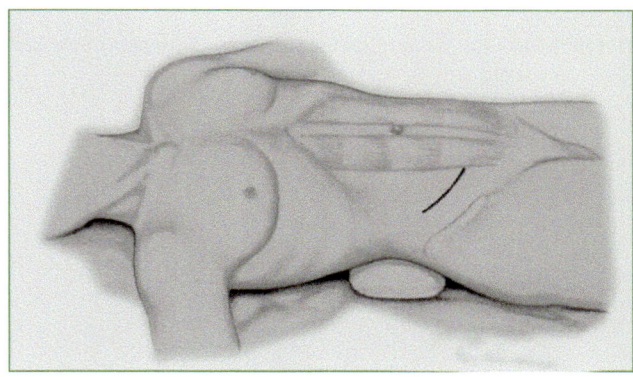

FIGURA 102.13 – *Via de acesso aos vasos ilíacos externos.* Fonte: autores.

Vasos femorais ao nível do trígono femoral

A via de acesso aos vasos femorais é incontestavelmente a mais utilizada pelos cirurgiões vasculares. Vários procedimentos são realizados através desta via, sejam nas situações isquêmicas crônicas, sejam nas situações emergenciais. Com o crescente desenvolvimento técnico da cirurgia endovascular, a tendência de um significativo aumento de utilização desta via de acesso é certa.

Os acessos aos vasos dos membros inferiores têm uma particularidade, que é a incisão linear, permitindo a sua extensão. Portanto um segmento arterial dissecado pode-se unir a outro segmento, fundindo duas vias de acesso.

O trígono femoral é um espaço subfascial, que é conhecido como pelo epônimo de triângulo de Scarpa, e tem como limite superior o ligamento inguinal; o limite medial, a borda lateral do músculo adutor longo e, lateralmente, a borda medial do músculo sartório. O assoalho é formado pelos músculos ilíopsoas e pectíneo. O teto, pela fáscia *lata*. O conteúdo é constituído por nervo femoral, artéria femoral, veia femoral e linfáticos, frequentemente nesta disposição, no sentido lateromedial.

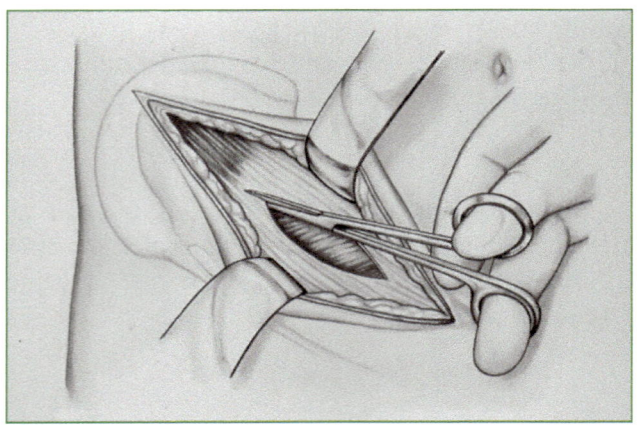

FIGURA 102.14 – *Abertura do músculo oblíquo externo – plano de acesso aos vasos ilíacos. Fonte: autores.*

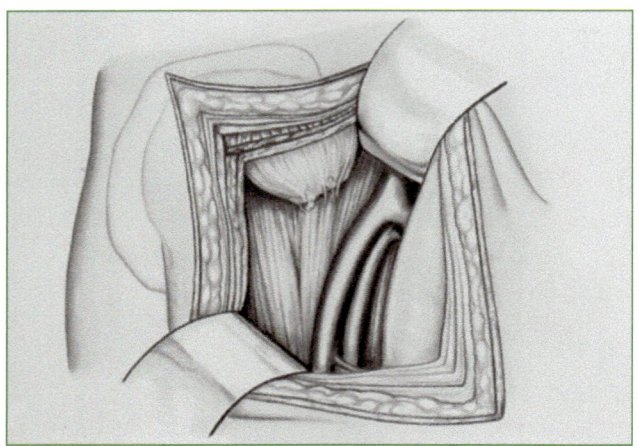

FIGURA 102.15 – *Exposição dos vasos ilíacos externos. Fonte: autores.*

O parâmetro para individualização dos vasos femorais pode ser a pulsatilidade arterial, quando esta estiver presente. Nas doenças oclusivas ou artérias com trombose, a palpação de um cordão no trajeto vascular pode orientar na dissecção, servindo como referência na profundidade da ferida operatória.

Posição do paciente

Decúbito dorsal. A ligeira abdução da coxa relaxa a musculatura da região inguinofemoral, o que torna a dissecção menos trabalhosa.

Pontos anatômicos de referência

Espinha ilíaca anterossuperior, tuberosidade do púbis, músculo sartório e côndilo medial do fêmur.

Incisão cutânea

A partir do ponto médio da linha formada entre a espinha ilíaca anterossuperior e a tuberosidade do púbis. Direção longitudinal sobre a linha formada pela espinha ilíaca anterossuperior e o côndilo medial do fêmur.

Planos anatômicos

Pele e tecido subcutâneo são incisados fortemente ao mesmo tempo. Alguns gânglios linfáticos encontram-se em plano superficial, e o rebatimento medial dos mesmos facilita o acesso aos vasos em plano mais profundo. Em um plano mais medial, é possível dissecar a veia safena magna que penetra no hiato safeno para alcançar a veia femoral. A abertura da fáscia profunda é realizada de forma longitudinal ou ligeiramente arciforme com concavidade medial. Esta fáscia, ao nível do trígono, apresenta orifícios por onde passam vasos e ramos nervosos, sendo chamada nesta região de fáscia crivosa. Visualiza-se então o feixe vasculonervoso femoral.

A dissecção e o isolamento da artéria femoral são realizados após abertura da bainha do feixe, reparando a artéria com fita vascular. A individualização da artéria superficial, com colocação de outra fita vascular, ajuda na mobilização do ramo profundo, após tração medial

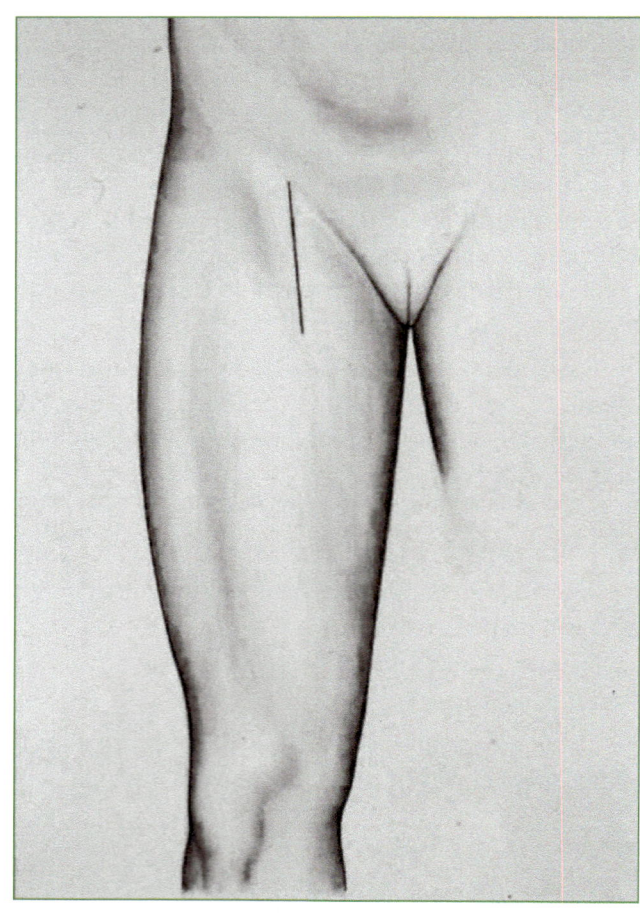

FIGURA 102.16 – *Via de acesso aos vasos femorais. Fonte: autores.*

dos dois reparos. Na origem da profunda, a dissecção deve ser cuidadosa, evitando-se lesão de veias tributárias da veia femoral profunda.

Outros ramos arteriais da femoral podem ser abordados por esta via. A artéria circunflexa superficial do íleo passa através do hiato safeno, assim como as artérias epigástrica superficial e pudenda externa superficial de trajetos ascendentes. E, ainda, as artérias pudenda externa profunda e descendente do joelho.

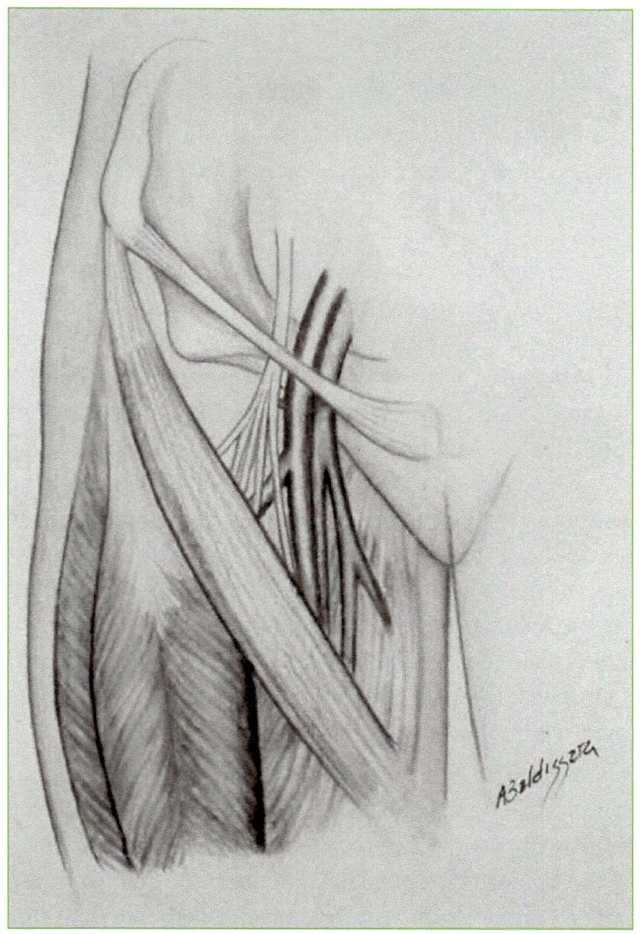

FIGURA 102.18 – Relação anatômica dos vasos femorais com as referências musculares. Fonte: autores.

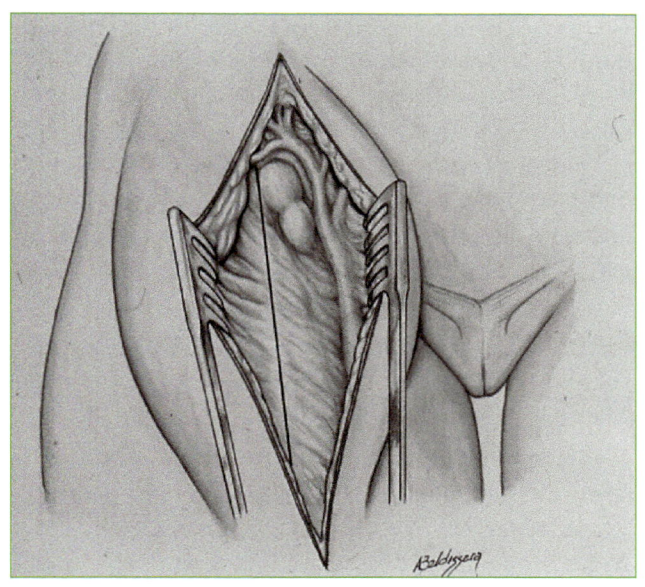

FIGURA 102.17 – Abertura de pele e subcutâneo com visualização subfascial dos vasos femorais e da safena magna. Fonte: autores.

Arteriosclerose

Significa "endurecimento das artérias" e, mais especificamente, diz respeito a transformações patológicas que apresentam em comum o espessamento e a perda da elasticidade das artérias.

Agrupa três aspectos morfológicos distintos:

- *Aterosclerose:* doença que a atinge a camada íntima de artérias de médio e grande calibres, distribuída nos vários segmentos arteriais: aorta, carótidas, coronárias, e outras. Acomete a camada íntima de maneira focal e não difusa, onde se notam partes íntegras e sadias intercaladas com partes com alterações estruturais de grau variado. A lesão da íntima, em seu conjunto, é conhecida como placa e é composta de matriz de tecido conjuntivo, incluindo colágeno, elastina, e substâncias proteolíticas produzidas pelas células.[76]

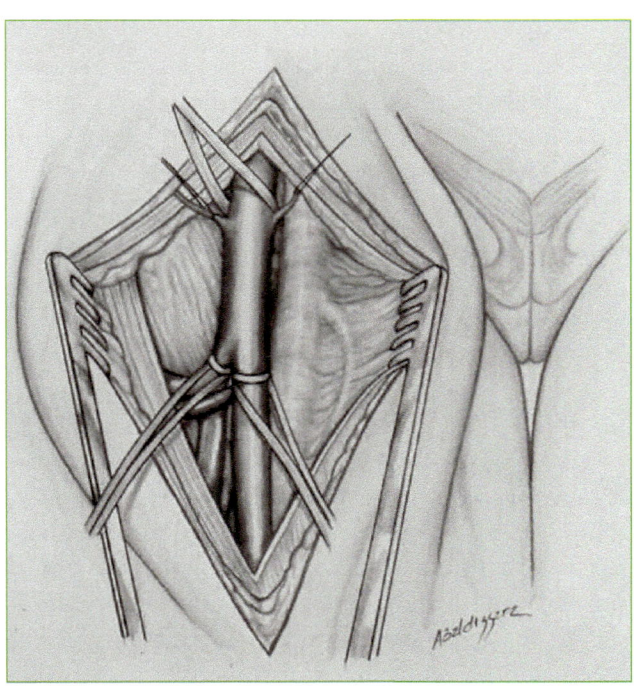

FIGURA 102.19 – Reparo da artéria femoral comum, superficial e profunda. Fonte: autores.

Componentes da placa		
Células	Lípides	Matriz
Macrófagos	Extracelular	Colágeno
Célula muscular lisa	Intracelular-macrófagos	Elastina; Glicoproteínas

Um dos componentes da aterosclerose é a proliferação de células musculares lisas, seguida de depósito de matriz conjuntiva. A proliferação isolada de células musculares lisas não indica a presença de doenças, mas respostas da parede do vaso à lesão íntima, assim como a estenose pós-angioplastia também é uma resposta ao estiramento da camada íntima, e não uma manifestação da doença. O mesmo ocorre com a proliferação difusa das células musculares na camada íntima, preferencialmente localizada em pontos de bifurcação que ocorrem nas artérias coronárias, constituindo uma adaptação às variações de fluxo e pressão, secundárias ao processo de envelhecimento.[77]

A maioria dos pacientes com arteriosclerose apresenta algumas placas inteiramente constituídas por tecido fibroso e sem componente lipídico. A origem dessas placas é dúbia. Elas podem tanto representar o estagio final de uma placa que anteriormente continha lípides, como representar um tipo distinto de placa, com uma evolução independente da placa lipídica.[78]

- *Esclerose calcificante de Monckeberg:* distingue-se pela calcificação da túnica média das artérias musculares.
- *Arteriosclerose:* caracterizada pelo espessamento hialino ou proliferativo das paredes das pequenas artérias e arteríolas. Através do aspecto morfológico dessas formas se podem distinguir com relativa facilidade umas das outras.

Por ser a aterosclerose a forma mais comum e importante de arteriosclerose, os termos são empregues, muitas vezes, como sinônimos, podendo gerar certo grau de confusão.

Aterotrombose

A evolução progressiva da placa de aterosclerose leva a uma redução progressiva do lúmen arterial ou rompe-se bruscamente com a formação de trombose aguda sobre uma placa de aterosclerose ou com a formação de trombose local e oclusão abrupta da luz do vaso. A trombose aguda sobre uma placa de aterosclerose é a principal responsável pelos eventos vasculares agudos, levando a anginas instáveis e infarto do miocárdio, acidentes vasculares cerebrais e isquemias periféricas. Dada a importância clínica e os mecanismos fisiopatológicos decorrentes da relação aterosclerose, propiciando uma vasta linha de estudo e providências terapêuticas para esta importante patologia.[79]

Morfologia da placa

O método tradicional de se examinar uma placa é o corte longitudinal da artéria, com a exposição da superfície da face da camada íntima. Há três tipos de lesões encontradas: estrias ou pontos de depósitos de gordura representam acúmulos pequenos (até 4 mm de diâmetro), de cor amarelada e que pouco sobressaem na superfície. Placas de material fibrolipídico são elevadas em relação à superfície e com o formato oval, paralelas ao eixo longitudinal da artéria. A cor dos depósitos fibrolipídicos varia em tons de amarelo a branco, dependendo das proporções de lípides e colágeno em cada placa. O tamanho das placas na aorta, carótidas e artérias femorais chega a 3 cm de extensão. Há ainda placas que podem desenvolver trombos na sua superfície.

Placas trombóticas, ulceradas, na superfície da aorta são encontradas com frequência em pacientes com idade acima de 50 anos e portadores de cardiopatias isquêmicas. Nas carótidas esse tipo de placa está relacionado com episódios isquêmicos cerebrais, transitórios, secundários a êmbolos plaquetários.[78,80]

A extensão da superfície da íntima das coronárias e aorta, cobertas por esses três tipos de lesão, reflete o grau de comprometimento da doença aterosclerótica em cada indivíduo. Estudos populacionais que envolveram autópsias, estratificação de fatores de risco e distribuição geográfica ou racial mostram duas importantes considerações: primeira, em determinada população geográfica a extensão da aterosclerose se correlaciona com o risco clínico de doença coronariana; segunda, muitos dos fatores de risco associados à doença coronariana favorecem o aparecimento de novas placas. Por exemplo, em bases epidemiológicas, fumantes apresentam um maior número de placas coronarianas e aórticas do que não fumantes. O mesmo se aplica a dislipidemias, hipertensão e diabetes.[80,81]

A sequência de formação da placa segue os estágios indicados a seguir, segundo o modelo da *American Heart Association*:

- *Estágio I:* Consiste de uma lesão pré-aterosclerótica com adesão de monócitos à superfície do endotélio intacta, seguida de sua migração para a íntima.

- *Estágio II:* Fase de depósitos focais com acúmulo de macrófagos carregados de material lipídico, formando depósitos em pontos e estrias na íntima. Nessa fase o endotélio se mantém intacto. Nota-se a presença de linfócitos T e algumas células musculares lisas com depósitos gordurosos.
- *Estágio III:* Ocorre um aumento da deposição de material lipídico no extracelular e dentro de macrófagos, além do aumento de células musculares lisas.
- *Estágio IV:* O lípide extracelular migra para o centro da placa e uma camada de células musculares lisas se forma sobre o núcleo lipídico, abaixo da superfície do endotélio.
- *Estágio Va:* O núcleo lipídico se encontra formado com uma massa de colesterol, parte dela na forma cristalina. A de existir uma cápsula de tecido bem fibroso, separando o núcleo do lúmen. As margens do núcleo são delimitadas por macrófagos contendo material lipídico.
- *Estágio Vb:* Caracteriza-se pela presença de calcificações.
- *Estágio Vc:* As placas são sólidas e fibrosas, sem um núcleo lipídico e com presença de poucos macrófagos.
- *Estágio VI:* Ocorre trombose das placas.

Fisiopatologia

A progressão das lesões ateroscleróticas vai promovendo gradativa obstrução da luz dos vasos e a remodelação vascular é insuficiente para compensar a obstrução, é nesse momento que os sintomas aparecem. Embora de maneira extremamente variável, verifica-se que em média as obstruções superiores a 60% dão início a sintomas quando se aumenta o consumo de oxigênio, por exemplo, durante o esforço físico. Durante a fase assintomática ou estável, o crescimento da placa ocorre de forma intermitente, alternando entre a quiescência e o crescimento rápido. Entretanto, muitos eventos isquêmicos agudos não são precedidos de sintomas anteriores ou mesmo podem migrar de sintomas estáveis durante anos para rápida progressão. Esta transição pode ocorrer por rápido crescimento da placa, levando a obstrução crítica da luz do vaso.

Hoje é possível entender a participação da ruptura da placa aterosclerótica na gênese da formação do trombo e obstrução vascular. A ruptura da placa aterosclerótica pode ocorrer por dois mecanismos principais: fratura da placa, o mecanismo mais frequente, ocorre em 60% das vezes, e erosão superficial superior trombose, ocorrendo em 25% dos eventos.[82]

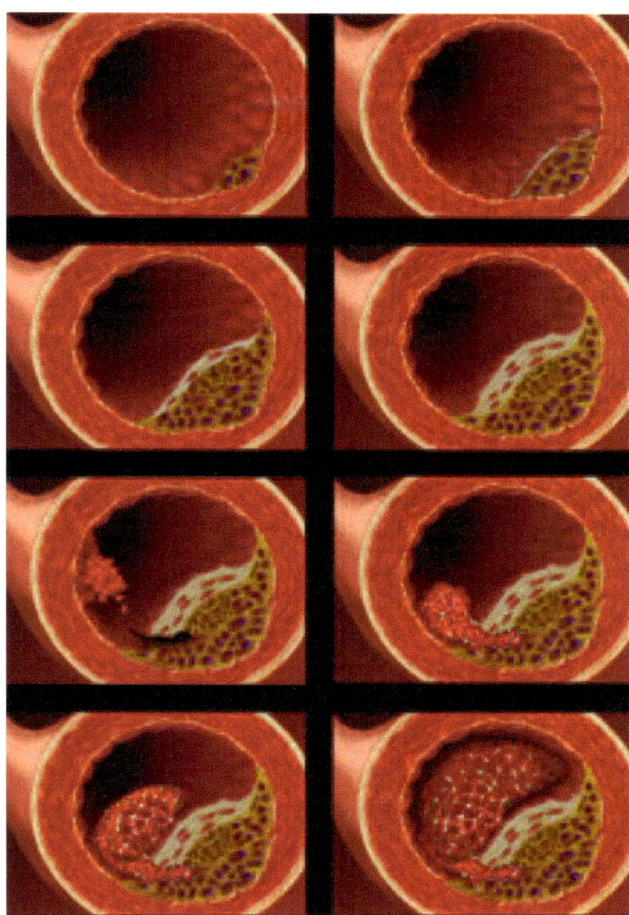

FIGURA 102.20 – *Evolução do processo obstrutivo aterosclerótico da parede arterial.* Fonte: *autores.*

A ruptura da placa aterosclerótica age como um estímulo para a ativação das plaquetas e consequente trombose. A tal processo denominamos aterotrombose. As plaquetas não aderem ao endotélio intacto, mas exigem locais onde haja lesões vasculares, tal como ocorre nas placas ateroscleróticas. A subsequente exposição dos componentes trombogênicos subendoteliais da parede vascular, como colágeno, fribonectina e o fator de von Willebrand, leva a adesão e ativação das plaquetas nesses locais. Essas plaquetas aderem e são fixadas às paredes dos vasos por tais proteínas. As plaquetas tornam-se ativadas graças a uma variedade de mediadores que se ligam aos receptores específicos das mesmas, promovendo secreção de substâncias agregantes, tais como ADP e tromboxano A2. O ADP está contido nos grânulos intracelulares e é liberado quando as plaquetas são estimuladas pelas moléculas que promovem adesão ou por pró-agregante. O ADP circulante nas proximidades origina sinais intracelulares que induzem e ampliam a ativação do local de ligação do fibrinogênio, complexo de glicoproteína GPIIb/IIIa. O complexo ativado liga-se ao fibrinogênio e este forma ligações cruzadas entre plaquetas ativadas, levando à formação do trombo. A contínua adesão de novas plaquetas paralelamente à cascata da coagulação na superfície do trombo aumenta o tamanho deste último. Portanto, o ADP é um importante fator no processo de ativação de plaquetas e formação de trombos.[82,83]

Fratura da placa

Os mecanismos responsáveis pela ruptura da placa aterosclerótica residem no desequilíbrio entre forças impostas sobre a placa e a resistência da mesma a tais forças. As fibras de colágeno intersticial constituem o principal sustentáculo das placas ateromatosas e o desequilíbrio entre sua síntese e degradação pode levar a instabilidade e ruptura da placa. Fatores que levem à diminuição da produção de colágeno a partir das células musculares lisas prejudicam a reposição do mesmo na cápsula fibrosa. Participam destes mecanismos os linfócitos T que ao produzirem citoquinas (interferon-gama), inibem a transformação da célula muscular lisa em colágeno. Em contrapartida, fatores estimulantes da formação de colágeno oriundos da degranulação de plaquetas (fatores de crescimento derivados das plaquetas) colaboram para a estabilidade da cápsula fibrosa. Se de um lado então houver fatores que reduzam a produção de colágeno associados à atividade de macromoléculas que propiciem a degradação da cápsula fibrosa, teremos a promoção de uma placa enfraquecida com propensão a instabilidade e consequente ruptura, com posterior formação de trombo e oclusão vascular.

Cabe lembrar que algumas enzimas degradadoras de matriz que contribuem para a migração de células musculares lisas e remodelamento vascular podem também enfraquecer a cápsula fibrosa através de mecanismos de digestão. Macrófagos em placas ateromatosas aumentam a produção de metaloproteinases e catepsinas elastolíticas que têm a propriedade de digerir colágeno e fibras elásticas da matriz arterial extracelular. Portanto, a estabilidade da cápsula fibrosa e sua resistência são dependentes de sistemas dinâmicos, cuja estabilidade pode estar comprometida na presença de atividade inflamatória. O afinamento da cápsula fibrosa decorrente da ação enzimática sobre a mesma, aliado a menos reposição de colágeno, tem frequentemente estado associado a ruptura da placa ateromastosa em exames anatomopatológicos de pacientes falecidos vítimas de infarto agudo do miocárdio. Outro achando interessante em placas instáveis é a pobreza de células musculares lisas, cujo papel, conforme discutido, é fundamental na produção de colágeno, bem como na sustentação arquitetônica da placa. É sabido que linfócitos T estão associados a produção de citoquinas responsáveis pela morte celular programada das células musculares lisas (apoptose), levando ao consequente enfraquecimento da placa ateromatosa e propensão a ruptura. Além destes mecanismos, cumpre ressaltar um terceiro mecanismo de propensão a ruptura que está associado ao tamanho do lago lipídico ateromatoso e à concentração de macrófagos associada a estas formações, que como já exposto são responsáveis pela produção de metaloproteinases e citoquinas.[84]

Erosão

Diferentemente dos mecanismos de ruptura da placa aterosclerótica, que são bem mais conhecidos, pouco se sabe dos mecanismos responsáveis pela formação de trombo em erosão de ateromas. Alguns estudos em humanos têm mostrado que trombos que se formam em erosões superficiais são constituídos predominantemente por plaquetas, frequentemente sem oclusão vascular total. No entanto, sucessivas erosões seguidas da formação de pequenos trombos não oclusivos e posterior cicatrização parecem determinar o crescimento progressivo das placas. É importante lembrar que as plaquetas liberam de grânulos PDGF (fator de crescimento derivado de plaquetas) que estimulam o crescimento da placa, através da produção aumentada de colágeno e migração de células musculares lisas e consequentemente aumento da placa. A trombina, originária desses microtrombos também tem papel estimulante na proliferação de células musculares lisas.[85]

Função plaquetária normal

O estado normal, inativado, das plaquetas na corrente sanguínea é um processo ativo controlado por substâncias liberadas pelas células endoteliais para inibir a ativação plaquetária e a agregação. Entre estas substâncias, o óxido nítrico e a prostaciclina são as mais importantes. O óxido nítrico é formado a partir da L-arginina via atividade do óxido nítrico sintetase endotelial. O óxido nítrico é liberado, em condições basais, em resposta a forças mecânicas como força de cisalhamento e pulsatilidade e através de agonistas mediados por receptores como acetilcolina, bradicinina, ADP/ATP, serotonina etc.

O mais interessante é que as plaquetas liberam muitas dessas substâncias, além de conter, no seu interior, ADP/ATP e serotonina. Todas essas substâncias ativam receptores específicos nas células endoteliais.

Na verdade, a trombina ativa o seu respectivo receptor trombina, os receptores purinérgicos ADP/ATP, e os receptores serotonínicos 5HT. Na maioria dos vasos sanguíneos estes receptores não só liberam óxido nítrico, mas também ativam a ciclo-oxigenase para formar prostaciclina. Prostaciclina e óxido nítrico são ambos liberados para interagir com células musculares lisas, onde causam vasodilatação e inibem a proliferação e migração destas células, e intraluminalmente interagem com as plaquetas. O óxido nítrico inativa a plaqueta através da formação de GMP cíclico. Em muitos vasos sanguíneos o óxido nítrico e a prostaciclina interagem entre si, potencializando seus efeitos antiagregantes plaquetários. Desta forma, o endotélio desempenha um importante papel na regulação da interação entre plaquetas e vasos.

Normalmente, através da liberação de óxido nítrico e prostaciclina, as plaquetas permanecem inativas, apesar das taxas elevadas de forças de cisalhamento e pulsatilidade da circulação arterial.

As plaquetas também possuem efeito no tônus vascular. Em artérias humanas normais, a adição de plaquetas agregadas promove relaxamento endotélio dependente. Na verdade, uma vez agregadas, as plaquetas liberam ADP e ATP, que por sua vez, através de receptores purinérgicos, estimulam a formação de óxido nítrico. Em preparações experimentais, sem a presença de endotélio, a agregação plaquetária causa contração vascular, que é mediada por tromboxano A2 e serotonina. A trombina também é um importante modulador dos efeitos das plaquetas na parede vascular. Esta substância estimula, de forma marcante, a ativação de plaquetas e aumenta a liberação de tromboxano A2, que é uma substância vasoconstritora. Normalmente, em preparações com endotélio, a adição de trombina promove poucos efeitos; no entanto, na ausência de endotélio, a trombina potencializa os efeitos vasoconstritores da agregação plaquetária. As plaquetas também liberam substâncias que podem interferir com a migração e proliferação de células musculares lisas. O fator de crescimento derivado das plaquetas (PDGF), através de receptores específicos, é um potente mitógeno de células musculares lisas de artérias coronárias humanas. Dessa maneira, em locais onde ocorre a agregação plaquetária, o PDGF estimula a migração e proliferação de células musculares lisas, dando início a um processo de cicatrização. Esta resposta pode ser demasiadamente acentuada em condições patológicas, antecipando a formação da placa aterosclerótica.

As plaquetas também contêm o fator transformador de crescimento β-1(TGFβ1), na sua forma inativa. Essa proteína possui uma variedade de ações biológicas nas células musculares lisas e pode inibir ou estimular o crescimento. Também pode ativar o fator tissular conectivo de crescimento (hCTGF), um potente inibidor de células musculares lisas vasculares. Ambos os mediadores possuem sua expressão aumentada nas artérias ateroscleróticas humanas e estão possivelmente envolvidos tanto na proliferação quanto na formação de matriz extracelular na aterosclerose.[83]

Papel das plaquetas nos fenômenos aterotrombóticos

Plaquetas são células circulantes, constituintes do sangue e responsáveis por uma série de funções biológicas no sistema cardiovascular. As plaquetas originam-se dos megacariócitos e são peculiares por não possuírem núcleo. Contêm muitas substâncias envolvidas na coagulação, ativação entre si, vasoconstrição e crescimento vascular. Normalmente as plaquetas permanecem inativas, localizando-se nas áreas laterais do fluxo sanguíneo próximas à parede vascular. Desse modo, as interações entre plaquetas e a parede do vaso são de crucial importância na fisiologia e na fisiopatologia das doenças que interferem na patência da luz vascular.[84]

Fatores de risco

Numerosas pesquisas epidemiológicas e clínicas, durante as últimas décadas, identificaram uma série de fatores de risco que aumentam muito a probabilidade de a doença coronariana tornar-se clinicamente evidente. A variedade de fatores principais e secundários até agora identificados sugere que a doença coronariana e a doença vascular cerebral, da mesma extensão, sejam condições que envolvam vários aspectos, e cuja probabilidade é controlada por fatores genéticos, metabólicos, anatômicos e ambientais. Eles são descritos a seguir.[80]

Não modificáveis
Idade

Dominante no desenvolvimento da aterosclerose (AS). A ocorrência de derrame primordial gorduroso da aorta tem início na infância. Os precursores dos ateromas progressivos (derrames gordurosos da coronária) começam a aparecer aos 10 anos de idade. A partir dessa idade os ateromas passam por aumentos progressivos de tamanho.

A taxa de óbito devida à cardiopatia coronariana eleva-se a cada década e quando atinge a faixa dos 75 anos essa taxa tende a diminuir.

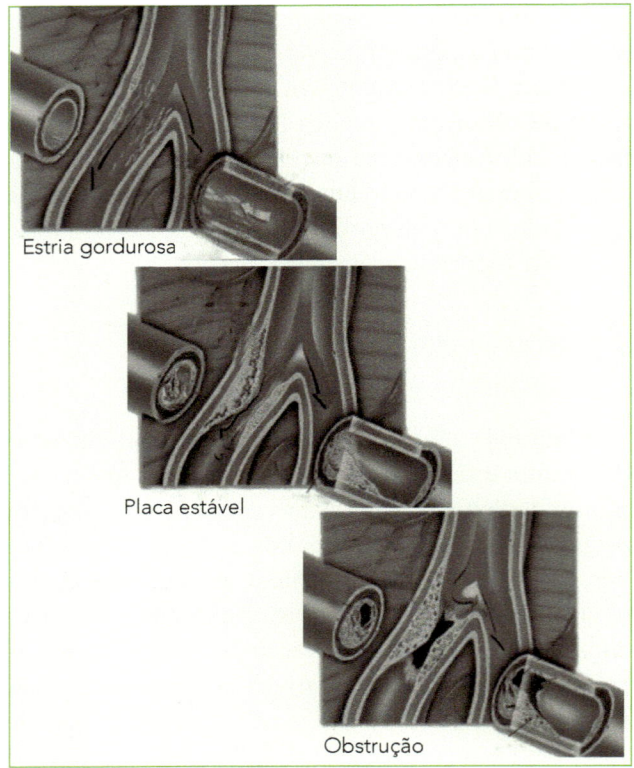

FIGURA 102.21 – *Evolução morfológica da placa.* Fonte: autores.

Sexo

Durante a primeira metade da vida, a taxa de mortes devida à cardiopatia coronariana é bem maior nos homens do que nas mulheres. Isso porque mulheres em idade reprodutiva não correm o risco de desenvolver ateromatose avançada.

O infarto do miocárdio é raro em mulheres em fase prévia à menopausa (isso quando a mulher não está suscetível a outros fatores de risco).

Predisposição familiar

É frequente em algumas famílias o risco de ataques cardíacos fatais. Não se sabe, ainda, se por fatores genéticos ou por influência de meio ambiente comum.

Modificáveis

Obesidade

Esses fatores estão relacionados com o risco mortal devido às complicações clínicas de arteriosclerose (AS). Essa relação torna-se mais grave em pessoas extremamente obesas. A obesidade está, na verdade, mais relacionada com a cardiopatia coronariana do que com aceleração de AS. Supõe-se que a sobrecarga cardíaca imposta pela obesidade, quando há estreitamento aterosclerótico das coronárias, poderá ter uma influência dominante.

Hipertensão arterial

O estudo Framingham mostrou que a hipertensão arterial é um fator de risco que aumenta a incidência de aterosclerose em 2,5 vezes em homens e 4 vezes em mulheres.

Veja a seguir a classificação da hipertensão arterial:

Transtornos metabólicos

Esse fator é importante, principalmente porque a hipercolesterolemia leva a AS prematura e acelerada.

O diabetes *mellitus*, o hipertireoidismo e a síndrome nefrótica são caracterizados por AS violenta. Já a hipercolesterolemia familiar (hiperlipoproteinemia tipo III) caracteriza se por AS prematura ostensiva florida e frequentemente acompanhada de xantomatose.

Tabagismo

O fumo é o principal fator de risco para as doenças cardiovasculares e para o aneurisma aórtico.

O tabagismo aumenta 70% o risco de coronariopatia e em mulheres fumantes e que tomam anticoncepcionais o risco aumenta em 10 vezes. Ele aumenta também de 2 a 3 vezes o risco de morte súbita e de 4 a 9 vezes o risco de aterosclerose em pacientes que fumam mais de 20 cigarros ao dia.

- Mecanismos de ação da nicotina:
    - aumenta os ácidos graxos livres;
    - aumenta LDL, VLDL;
    - diminui HDL;
    - aumenta adesividade e agregação plaquetária;
    - aumenta a concentração de fibrinogênio;
    - aumenta produção de tromboxano A2;
    - diminuição da vida média das plaquetas;
    - dano direto da parede do vaso (endotélio);
    - vasoconstrição;
    - espasmo coronariano;
    - aumento da frequência cardíaca;
    - aumento da contratilidade miocárdica.
- Mecanismo de ação do monóxido de carbono (CO):
    - aumento do colesterol sérico;
    - aumento da adesividade plaquetária;
    - diminuição do transporte de O_2;
    - diminuição do aporte de O_2 ao miocárdio.

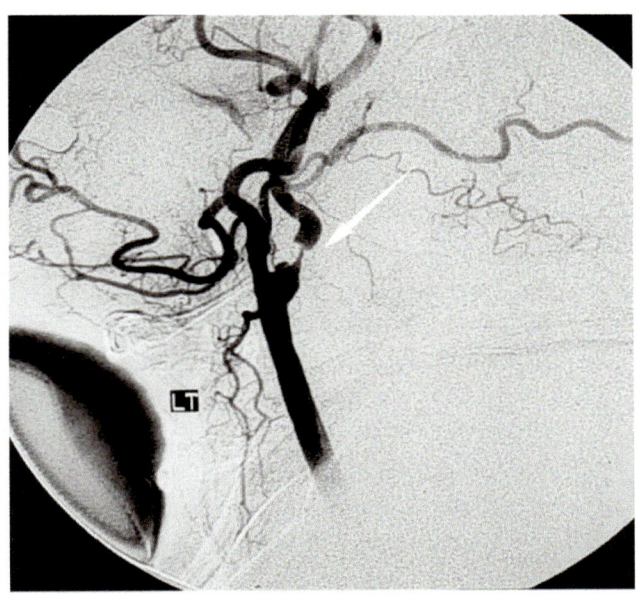

FIGURA 102.22 – Lesão aterosclerótica da carótida interna – arteriografia. Fonte: autores.

Alcoolismo

- O alcoolismo altera o metabolismo lipídico, causando aumento de triglicérides em grande escala e aumento do HDL do tipo 3.
- Atua na hemostasia, inibindo a agregação plaquetária, aumentando a relação prostaciclina/tromboxano, aumentando a liberação do ativador de plasminogênio e diminuindo o fibrinogênio.
- Aumenta a sensibilidade a insulina, mesmo com consumos baixos.
- Aumenta a pressão arterial com consumos acima de 30 g/dia, além de possuir ação antioxidante.

Para detectar o consumo de álcool você poderá usar a fórmula: Grau de álcool = grau da bebida x mL x 0,79/100.

Sedentarismo

A ação do exercício físico proporciona:
- A diminuição da pressão arterial.
- O aumento do colesterol tipo HDL.
- A diminuição de triglicérides.
- A diminuição de peso.
- A melhoria do metabolismo hidrocarbono.
- Efeitos psicológicos benéficos.

Trauma vascular

O trauma de uma forma geral tem sido considerado muito mais que uma doença. É hoje um sério problema social e comunitário. O trauma, apesar de seu significado e importância, ainda tem uma valorização tímida na comunidade médica. É na maioria das vezes ignorado como problema de saúde pública. Essa conclusão resulta da análise de os investimentos dispensados na prevenção, no controle e no tratamento estarem inversamente proporcionais ao aclive da violência.

O perfil socioeconômico do trauma é bem conhecido. No Brasil, em 1999, morreram 130.000 vítimas de trauma, o que resultou em um quantitativo três vezes maior de incapacitados permanentes. Segundo o BID (Banco Interamericano de Desenvolvimento), gerou um gasto global de R$ 84 bilhões, superando em 4,6 vezes o que foi destinado para saúde ou 5,6 vezes mais que a receita para educação e a cultura, ou 70 vezes superior ao que se destinou à habitação urbana. O valor referido, que corresponde a 10,5% do Produto Interno Bruto (PIB), serviu para cobrir despesas com médicos, enfermeiros, fisioterapeutas, hospitais e, entre outros, para reposição de danos materiais, para a construção de equipamentos de segurança e reposição das perdas com a produtividade.[86]

É importante ressaltar que, sendo uma das principais causas de morte em jovens, priva em termos de anos de vida 40 a 60 anos, se comparado com o câncer e as doenças cardiovasculares, que privam 10 a 15 anos.[87]

A relação é inevitavelmente paradoxal. Ao mesmo tempo em que ocorre o desenvolvimento tecnológico, industrial, a globalização e a facilidade da comunicação, observamos o aumento da desigualdade social, da pobreza e da agressividade humana. Tal desequilíbrio é fator determinante na gênese da violência.

O trauma vascular continua a ser desafiador no atendimento ao politraumatizado. A complexidade das lesões vasculares, frequentemente associadas às lesões de outros tecidos ou órgãos, requer uma ação multidisciplinar, cujo objetivo principal é salvar a vida do paciente.

O acelerado desenvolvimento da Cirurgia Vascular nas últimas décadas, principalmente no campo da imagem e da intervenção vascular, acoplado aos novos conceitos da cirurgia de controle de danos e das lesões vasculares mínimas, propiciou um melhor índice de sobrevida. O enfoque do tratamento tem que ser na fisiologia, e não na anatomia da lesão.

Artérias e veias apresentam histologicamente três camadas em suas paredes. A mais externa, a adventícia, composta de tecido conectivo. A média, constituída de fibras musculares e elásticas, sendo delimitada pela limitante elástica interna e limitante elástica externa. A camada mais interna é a íntima, provida de células endoteliais. As veias apresentam a camada média menos desenvolvida.

A resposta vascular à uma lesão vai depender de algumas variáveis, tais como a duração da aplicação da energia e da sua intensidade.

Os tipos mais comuns de lesões vasculares documentadas são:

- *Laceração simples:* lesão de todas as camadas da parede arterial, mas mantém um segmento circunferencial íntegro, impedindo a retração e a trombose das extremidades, o que proporciona um sangramento local e, às vezes, preserva a perfusão distal. Normalmente é tratada com sutura lateral.
- *Laceração com perda parcial da parede:* lesão lacerativa com maior destruição arterial e impossibilidade técnica de aproximação das bordas. Dependendo da extensão, realiza-se o *patch*, ou desbrida-se a área lesada com a interposição de enxerto.
- *Lesão puntiforme:* geralmente causada por instrumentos pontiagudos ou por espículas ósseas. Pode cessar o sangramento espontaneamente, ou formar pseudoaneurismas. A correção é bastante fácil com rafia simples.
- *Secção completa:* envolve a divisão do vaso lesado, quando toda a circunferência foi atingida. Nesse caso pode haver retração e trombose das extremidades, diminuindo a hemorragia local, mas levando a isquemia distal. O tratamento poderá ser a anastomose terminoterminal ou a reconstituição com enxerto.
- *Contusão simples:* nesses casos a integridade da artéria está mantida. Pode ser causada por trauma fechado ou penetrante, mas com lesão tangencial. Frequentemente tem evolução benigna, sendo incomum provocar estenoses ou tromboses secundárias. O estreitamento da parede poderia explicar a formação de um aneurisma verdadeiro pós-traumático, apresentação raríssima mas discutida por Lloyd et al.[88]
- *Contusão com lesão da íntima com* flap*:* pelos mesmos mecanismos do hematoma adventicial, mas apresentando descolamento da íntima. O exame arteriográfico evidencia a falha do enchimento e a irregularidade da parede. Pelos novos conceitos da abordagem ao traumatizado, essa lesão deve ser observada, e caso venha a apresentar alguma descompensação pela trombose e consequentemente isquemia, justifica-se o procedimento cirúrgico.
- *Contusão com espasmo:* é uma resposta miogênica ao trauma. É demonstrada por constrição e estenose segmentar observada na arteriografia. O tratamento deve ser conservador.
- *Contusão com hematoma subintimal ou dissecção:* é um tipo de lesão "silenciosa" e tem consequências desfavoráveis quando não diagnosticada. Seu diagnóstico diferencial é justamente com espasmo, portanto, essas lesões devem ser criteriosamente avaliadas.

Quando a lesão aguda não é percebida na avaliação inicial, e o paciente compensa seu quadro hemodinâmico, outras apresentações das lesões podem surgir tardiamente:

- *Pseudoaneurisma:* pode evoluir de um hematoma da parede ou de uma secção parcial com a formação de um hematoma que se comunica com o fluxo arterial, sendo contido pelas estruturas vizinhas. Os pseudoaneurismas podem se expandir e comprimir estruturas vizinhas, ou romper-se. O achado angiográfico é um extravasamento excêntrico de contraste. Clinicamente é um hematoma tenso, pulsátil, expansivo e geralmente sem sinais de isquemia.
- *Fístula arteriovenosa:* ocorre quando há transfixação e lesão simultânea da artéria e da veia satélite, havendo comunicação entre a luz arterial e venosa, levando à formação de um hematoma com frêmito, e sem sinais de isquemia. É comum a presença de pseudoaneurisma associado. A imagem angiográfica é a constrição venosa precoce durante a fase arterial.

Os agentes etiológicos que estão implicados nas lesões vasculares são múltiplos, e cada um tem uma característica diferente, proporcionando um mecanismo de lesão distinto. Os principais são:

- *Ferimentos contusos:* são causados por trauma fechado, responsáveis por 20% das lesões vasculares. Ocorrem comumente em acidentes automobilísticos (atropelamentos, colisões), quedas, esmagamentos e agressões, e geralmente nestes casos nos deparamos com pacientes politraumatizados com lesões em vários sistemas e órgãos. O vaso pode receber um trauma direto ou ser lesado por osso fraturado ou articulação luxada. A luxação do joelho e a fratura do platô tibial estão associadas frequentemente à lesão vascular. Quando há fratura óssea associada, os seus fragmentos podem contundir ou seccionar os vasos, levando, no caso de contusão arterial, à trombose por lesão da íntima, e ao quadro clínico de isquemia importante do membro. No caso de secção do vaso, que pode ser total ou parcial, além da isquemia pode ocorrer também um quadro de hemorragia importante, se o ferimento for aberto, ou hematoma ou tumoração local, se o ferimento for fechado. Este hematoma pode evoluir para a formação de um pseudoaneurisma.

- *Ferimentos incisos:* são produzidos por arma branca ou objeto cortante, como o vidro, levando a lesões lineares nos vasos, com pouca destruição de tecidos vizinhos. Em geral, existe um quadro de hemorragia externa. As lesões podem causar de simples hematomas adventiciais a secções parciais e totais, formação de pseudoaneurisma ou transfixações também da veia satélite, com quadro de fístula arteriovenosa.
- *Ferimentos perfurocontusos:* são causados por arma de fogo, responsáveis por quase 50% dos traumas vasculares nos grandes centros.

Diagnóstico

A história e o exame físico são os principais e os mais importantes instrumentos utilizados para o diagnóstico das lesões vasculares.

Obviamente o atendimento inicial, como já foi citado anteriormente, está calcado no ATLS (*Advanced Trauma Life Support*).

Clínico

Na maioria das vezes o paciente é um politraumatizado e o exame clínico tem que ser realizado dentro deste quadro complexo, sendo necessário haver uma interação do cirurgião vascular com outros especialistas na emergência, a fim de estabelecer as prioridades quanto a conduta e tratamento.

Nas hemorragias severas em que ocorre hipotensão e choque, o exame clínico vascular feito com segurança só poderá ser realizado após controle do sangramento e restabelecimento das condições hemodinâmicas. Faz-se necessário que o paciente esteja deitado sobre a maca, com boas condições de iluminação, para que as áreas suspeitas de lesões sejam examinadas com segurança, lembrando que esta deve ser feita sempre de forma comparativa com o dimídio contralateral.

O conhecimento anatômico da localização dos pulsos periféricos e dos diferentes agentes traumáticos capazes de produzir obstrução ou rotura dos vasos, com as respectivas alterações fisiopatológicas, bem como o conhecimento do grau de resistência de cada tipo de tecido à isquemia, são fatores fundamentais para uma avaliação clínica eficiente.

É importante na história do trauma estabelecer a hora em que este ocorreu. Nas lesões vasculares, quanto mais rápido for feito o diagnóstico e realizado o tratamento, melhores serão os resultados.

A identificação do agente causador nos orienta sobre os tipos de alterações fisiológicas acarretadas pela obstrução ou rotura vascular.

Verificar se o paciente é portador de alguma doença crônica, principalmente de natureza vascular, e se o mesmo faz uso de alguns medicamentos (antiadesivos plaquetários, anticoagulantes etc.), e lembrar que os pulsos distais podem estar ausentes em decorrência de aterosclerose obliterante crônica, e não devido ao trauma.

Palidez

A coloração da pele, sob o ponto de vista circulatório, depende da quantidade de sangue, logo a redução do fluxo na circulação periférica dá à pele um tom pálido.

Nos traumas arteriais com oclusão troncular, a circulação faz-se pelos pequenos ramos colaterais, o que causa um fluxo lento, dando à pele a coloração cianótica.

Sangramento

A localização do sangramento nas feridas traumáticas é importante, principalmente se ocorre em trajeto de feixe vasculonervoso, bem como as suas relações com as estruturas anatômicas vizinhas (ossos, articulações, nervos e músculos), principalmente quando associadas às luxações e fraturas.

Aumento de volume

Pode ocorrer nas extremidades um aumento de volume sugestivo de sangramento e/ou derivado de um traumatismo, que em condições especiais pode desencadear uma síndrome de compartimento acompanhada de palidez e/ou cianose. Ocorre principalmente na perna e no antebraço e raramente pode ocorrer na coxa, braço, mão e pé.

Abaulamentos

Quando presentes nos traumas cervicais, torácicos e abdominais, sugerem lesões vasculares importantes com a presença de hematomas mais ou menos volumosos de acordo com a importância do vaso lesado.

No paciente politraumatizado não se deve proceder apenas ao exame clínico para fins de diagnóstico vascular; é necessário que se estenda o exame endereçado a outros órgãos e aparelhos na busca de lesões associadas.

Impotência funcional

A avaliação da função sensitiva e motora, principalmente das extremidades, é de fundamental importância na determinação da extensão e da gravidade da isquemia, visto que o tecido nervoso é o primeiro elemento a sofrer danos que variam de acordo com o tempo de isquemia, servindo como parâmetro de avaliação da indicação terapêutica.

As primeiras alterações são as de natureza sensitiva, tais como parestesias e áreas de anestesia, podendo evoluir de acordo com a localização e a extensão da lesão vascular para alterações motoras como paresias e paralisias, sendo que estas alterações podem ter um caráter reversível ou irreversível.

Pulsos periféricos

A palpação dos pulsos periféricos é a mais importante manobra semiológica executada pelo cirurgião vascular.

Evidentemente há situações em que a palpação dos pulsos periféricos está dificultada, como na vasoconstrição, na hipotensão, no choque hemorrágico, nos grandes hematomas e edemas.

No trauma, a avaliação dos pulsos deve ser feita de forma comparativa com relação ao membro contralateral e deve ser registrada se ausente ou presente, bem como seu grau de intensidade. No caso de estar presente, deve ser esta avaliação repetida periodicamente, pois com a evolução do quadro este pode vir a tornar-se ausente.

Nas luxações e fraturas das extremidades pode haver ausência de pulsos sem que tenha ocorrido lesão vascular, quando há distensão do vaso, comprometendo o fluxo sanguíneo e a onda de pulso, que prontamente podem ser restabelecidos após a redução da luxação e o alinhamento da linha de fratura.

Atenção especial deve haver quando, após a redução da luxação e a correção da fratura, persistir a ausência de pulsos, pois o perigo reside no diagnóstico clínico de espasmo arterial, pois este nunca deve ser somente clínico, sendo mandatória uma avaliação complementar de preferência com arteriografia ou de um eco-color-Doppler arterial.

A falha deste diagnóstico pode levar a perda do membro afetado, como ocorre frequentemente nas fraturas supracondíleas de úmero, fêmur, platô tibial e luxações de ombro e cotovelo.

A palpação das tumorações em busca de pulsatilidade deve ser feita nos casos suspeitos de fístula arteriovenosa de natureza traumática, em que há também a presença de frêmito, quando devemos proceder a pesquisa do sinal de Nicoladoni-Braham, sendo considerado positivo quando da compressão manual do local da fístula decorre bradicardia.

A exploração digital das lesões pode avaliar as suas características, procurando possíveis fragmentos dos mais diversos (PAF, fragmentos ósseos etc.), bem como lesões das estruturas adjacentes.

Nas lesões de artéria radial ou ulnar é importante, na procura dos pulsos, observar-se a perfusão digital para julgar a existência de arcadas palmares completas, a fim de verificar se a ligadura de uma das artérias possa ser realizada sem que ocorra comprometimento da circulação; caso contrário, a artéria deverá ser restaurada.

A manobra de Allen verifica a perviedade da artéria ulnar, estando autorizada a ligadura da artéria radial quando é observada boa perfusão durante a manobra. Caso contrário, a reconstituição arterial é mandatória.

Temperatura cutânea

A temperatura da pele depende do calor que é fornecido pela circulação. Na diminuição ou na ausência desta, evidentemente ocorrerão alterações. A frialdade deve ser pesquisada com a palma ou o dorso da mão, sempre de modo comparativo com o membro contralateral.

Ausculta

A auscultação dos vasos pode ser feita com o estetoscópio ou com auxílio de um Doppler portátil, que deve fazer parte do arsenal próprio de cada cirurgião na emergência.

Podemos auscultar sopros nos falsos aneurismas e nas fístulas arteriovenosas traumáticas com o estetoscópio. Nos falsos aneurismas o sopro será sistólico e nas fistulas, contínuo com reforço sistólico.

Lesões específicas

Lesões carotídeas

A clínica mais comum dos pacientes que chegam ao hospital é o choque devido ao sangramento ativo (60%) ou hematoma (33%) ou déficits neurológicos (20%).

As lesões de carótida comum e interna podem ocasionar trombose ou hemorragia, especialmente quando o ferimento é lateral, ou lesões de íntima, que podem passar despercebidas, ocasionando problemas tardios. O paciente pode chegar com sangramento ativo ou grande hematoma. A avaliação neurológica é fundamental para traçarmos a conduta terapêutica.

Lesões dos vasos subclávios

A lesão dos vasos subclávios tem uma mortalidade global alta (66%) e a hospitalar oscila entre 5 e 30%, sendo as complicações fatais devidas à presença de embolia gasosa e à dificuldade de contração da veia para autocontrole do sangramento, diferente do que ocorre nas lesões arteriais completas, em que há vasoconstrição do coto seguida de trombose. Existe uma grande diferença de manifestação clínica entre os três segmentos da subclávia. O primeiro segmento é intratorácico e o diagnóstico é habitualmente realizado no ato cirúrgico. Frequentemente apresenta maior morbidade.

Lesões das artérias vertebrais

As lesões isoladas da artéria vertebral são assintomáticas em cerca de 1/3 dos pacientes e raramente a oclusão desta resulta em sequelas neurológicas, desde que a outra vertebral se encontre em boas condições.

As manifestações clínicas a serem observadas são hemorragia, sintomas neurológicos ou problemas decorrentes de lesões associadas.

Lesão do ducto torácico

As lesões do ducto torácico são raras e estão habitualmente associadas às lesões dos vasos subclávios.

Clinicamente, apresenta-se como linforragia que se faz através da drenagem torácica ou pela presença de fístulas transcutâneas.

A confirmação do líquido suspeito de ser linfa faz-se laboratorialmente através da análise do líquido, no qual há uma taxa de proteínas totais superior a 3 g/dL, gordura entre 0,4 e 4 g/dL, pH alcalino e triglicerídeos superiores a 200 mg/dL e a presença de linfócitos.

Trauma vascular torácico

A anamnese pode fornecer detalhes sobre o traumatismo e o exame físico, indicar ou sugerir a ocorrência de lesões de grandes vasos intratorácicos.

- Clínica:
  – Abaulamento do tórax.
  – Sopro interescapular.
  – Alterações de pulso em membro superior.
  – Hipotensão.
  – Choque.
  – Fraturas (esterno, clavícula, escápula).
  – Dispneia.
  – Insuficiência respiratória aguda.
  – Tamponamento cardíaco.

Estas condições estabelecem suspeitas clínicas, devendo-se prosseguir com exames complementares tais como arteriografias, angiotomografias, angiorressonância etc.

Feridas cardíacas

Há uma ocorrência de lesões por penetração em várias câmaras do coração, sendo o ventrículo direito (42,5%), por sua localização anatômica anterior, o mais lesado, seguido do ventrículo esquerdo (33%), átrio direito (15,4%) e átrio esquerdo (5,8%), sendo que os grandes vasos intrapericárdicos são lesados em 3,3% e as lesões das artérias coronárias, infrequentes.

Complicações

- Tamponamento cardíaco.
- Hemorragia grave.
- Lesão valvular.
- Infarto concomitante.
- Agitação.
- Dispneia.
- Obnubilação.

A presença de feridas penetrantes na região do precórdio, epigástrico e mediastino superior associadas a hipotensão arterial deve ser sugestiva de lesões cardíacas. Os sinais e sintomas de tamponamento cardíaco variam de acordo com a quantidade de sangue e coágulos intrapericárdicos, agitação, falta de ar e obnubilação, que podem evoluir para o coma e parada cardíaca.

Tríade de beck (tamponamento cardíaco)

- Distensão das veias do pescoço.
- Abafamento de bulhas cardíacas.
- Hipotensão.

Abdominal

O ferimento do abdômen com orifício de entrada anterior, no flanco ou no dorso, pode produzir lesões dos grandes vasos abdominais.

A perfuração da aorta abdominal determina o aparecimento de hemorragia maciça para o retroperitônio ou cavidade abdominal, ocasionando hipotensão.

O traumatismo penetrante é a causa mais comum de lesões de veias importantes como a cava e as ilíacas, podendo, nas fraturas pélvicas, ser lesadas por fragmentos e espículas ósseas.

As lesões de artérias viscerais são difíceis de serem diagnosticadas no pré-operatório. Comumente evoluem com pseudoaneurismas ou fístulas arteriovenosas.

Extremidades

Os vasos tronculares das extremidades superiores e inferiores acometidos por lesões devem rapidamente ser avaliados a fim de receber o tratamento adequado, sob o risco de ocorrerem sequelas graves e até a perda do membro ou da vida.

O trauma sobre uma artéria pode desencadear tão somente um fenômeno de vasoespasmo que, dependendo do tempo de duração e da redução do fluxo distal, pode levar a trombose e consequentemente sinais de isquemia.

As obstruções decorrentes de lesões vasculares não penetrantes podem ser devidas a uma ruptura da camada íntima que pode evoluir para trombose ou a uma causa extrínseca em que existe a compressão provocada por edemas traumáticos ou hematomas, ou por fragmentos ósseos e fraturas.

Quando ocorrem extensas roturas vasculares, como acontece nos esmagamentos e nas grandes feridas com significativa perda de tecidos, como ossos, nervos, músculos e tendões, deve haver uma avaliação em conjunto com outros especialistas como ortopedistas, cirurgiões plásticos e neurocirurgiões para que se possam tomar decisões terapêuticas.

Didaticamente, podemos classificar as apresentações clínicas das lesões em sinais diretos ou fortes (*hard*) da lesão vascular ou sinais indiretos ou leves (*soft*) da lesão vascular (Tabela 102.1).

É certo que o valor e a acurácia do exame clínico são fatores preditivos no prognóstico das lesões vasculares.

Complementares

Não invasivos

Radiografia

Geralmente indicada na suspeita de lesões ósseas, principalmente para avaliar a complexidade das fraturas e decidir junto com o ortopedista a sequência de tratamento. Os Rx permitem visualizar projéteis, ou fragmentos de chumbo, no trajeto vascular. Também é possível diagnosticar deslocamentos articulares provocados por luxações traumáticas.

Doppler Portátil

Na presença do choque ou do espasmo arterial provocado pela contusão arterial, o Doppler permite comparar os fluxos arteriais das extremidades (trifásico, bifásico ou monofásico). Um dado mais fidedigno é o índice tornozelo-braço (IPTB). Índices menores que 0,90 sugerem fortemente lesão vascular. Lesões mínimas, pseudoaneurismas e fístulas arteriovenosas não são percebidos pelo Doppler convencional.

Em uma avaliação negativa, isto é, quando através do Doppler não há confirmação da lesão vascular, o paciente deverá ficar por um período de observação e, posteriormente, fazer uma nova avaliação clínica e instrumentalizada.

Eco-color-doppler

A ação do efeito Doppler somada à imagem determina uma sensibilidade e uma especificidade bem maiores. O aspecto negativo é a pequena quantidade de ecografistas nos grandes centros de emergência durante as 24 horas.

No diagnóstico da lesão vascular tardia, principalmente no pseudoaneurisma e na fístula arteriovenosa, o eco-color-Doppler é suficiente para o planejamento

Tabela 98.1 Sinais diretos ou fortes e sinais indiretos ou leves da lesão vascular	
Sinais diretos ou fortes	**Sinais indiretos ou leves**
Hemorragia ativa e choque	Hematoma pequeno e estável
Hematoma expansivo e pulsátil	Lesões em trajetos nervosos
Sopro ou frêmito em trajeto vascular	Lesões em trajetos vasculares
Isquemia – Six"Ps"	Hipotensão persistente
Pain (dor)	História de hemorragia vultosa que cessou
Pallor (palidez)	
Paresthesia (dormência)	
Paralysis (diminuição da força)	
Pulselessness (ausência de pulso)	
Poikilothermy (frialdade, diferença de temperatura)	

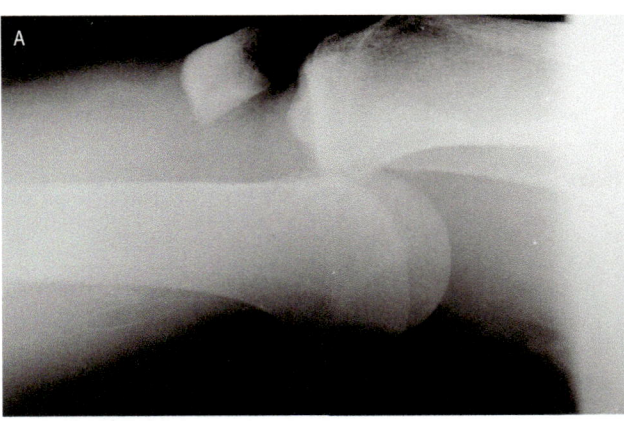

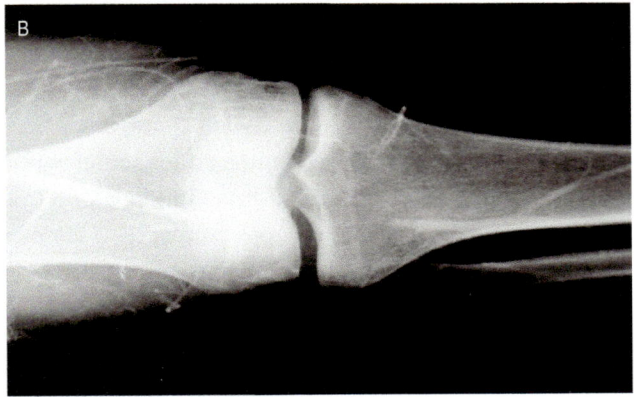

FIGURA 102.23 – A e B. *Trauma de extremidades.* Fonte: autores.

cirúrgico. Mais recentemente, alguns pseudoaneurismas estão sendo tratados pela injeção de trombina guiada pela ultrassonografia, mas somente nos pseudoaneurismas de colo pequeno.

Invasivos
Tomografia computadorizada (TC)

Destacam-se como vantagens a sua disponibilidade nos centros de emergência, a velocidade rápida do exame e a excelente resolução para a avaliação de esqueleto, pulmões, vísceras maciças e vasos sanguíneos. Embora o método seja indicado somente em pacientes hemodinamicamente estáveis, os modernos equipamentos, capazes de adquirir imagens de alta resolução do corpo todo em poucos segundos, têm possibilitado a avaliação de pacientes gravemente feridos, permitindo o diagnóstico pré-operatório de lesões vasculares, melhor planejamento cirúrgico e redução do tempo de cirurgia.

Independentemente do mecanismo de injúria, as lesões vasculares têm apresentações radiológicas semelhantes. A resposta vascular à lesão manifesta-se como ruptura parcial ou total de sua parede e os sinais específicos de lesão arterial incluem oclusão, extravasamento livre ou contido (pseudoaneurisma), *flap* intimal, dissecção ou fístula arteriovenosa.

A oclusão vascular parcial ou completa manifesta-se pela falta de impregnação do contraste à angiotomografia. Estreitamento vascular e irregularidades marginais podem ser vistos na estenose traumática devido a *flaps* intimais ou a pequeno hematoma na parede do vaso.

Nas imagens tomográficas o pseudoaneurisma manifesta-se como o acúmulo anormal de meio de contraste durante a fase arterial, contíguo e excêntrico à luz vascular.

O *flap* intimal pode ser demonstrado como uma falha de enchimento focal dentro do lúmen, que representa a parede do vaso parcialmente lesada. A natureza autolimitada de algumas destas lesões e seu curso clínico benigno têm gerado controvérsias sobre o diagnóstico e a conduta.

A dissecção é uma manifestação rara do trauma penetrante, porém relativamente comum em traumas fechados. Esta lesão se caracteriza por lesão intimal que permite o fluxo de sangue por entre as camadas da parede do vaso.

As fístulas arteriovenosas são causadas pela lesão parietal de uma veia e uma artéria adjacentes e tendem a ser clinicamente mais aparentes. Elas tipicamente não são vistas no momento do trauma ao contrário, aumentam com o tempo e manifestam-se com sinais específicos como o frêmito. Os pacientes com suspeita de fístula arteriovenosa são prontamente submetidos à angiografia.

Apesar dos constantes avanços dos métodos não invasivos, esta propedêutica ainda tem seu espaço, quando bem indicada, principalmente em pacientes com suspeita de lesões vasculares apresentando quadro hemodinâmico estável e no exame visando o tratamento endovascular.

Diversos autores participaram ativamente no desenvolvimento científico e tecnológico dos métodos diagnósticos.

Desde Roentgen (1985), descobridor dos raios X, até Seldinger, que descreveu a técnica de cateterismo femoral percutâneo, vários autores publicaram importantes trabalhos.[89] Brooks (1924) relatou a arteriografia de membro inferior com injeção de iodeto de sódio (precursor dos atuais contrastes)[90] e o cirurgião vascular português Dos Santos foi idealizador da punção translombar com agulha para investigação por aortografia abdominal e de seus ramos.[91] Um grande impulso à divulgação do método deu-se com a introdução dos contrastes não iônicos com menor osmolaridade, proporcionando exames menos dolorosos.

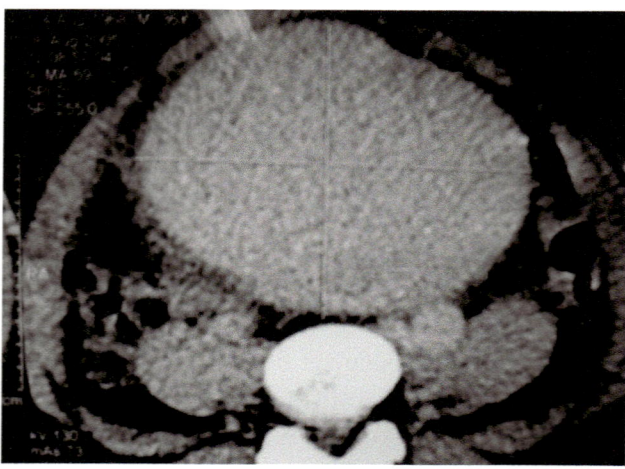

FIGURA 102.24 – *Exame de imagem.* Fonte: *autores.*

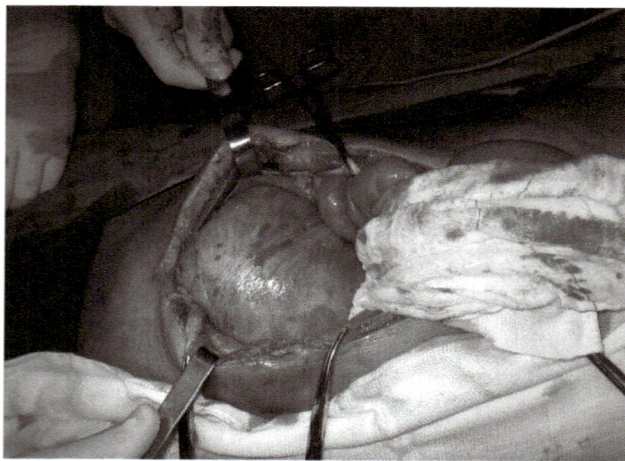

FIGURA 102.25 – *Pseudoaneurisma.* Fonte: *autores.*

O desenvolvimento da propedêutica não invasiva ou pouco invasiva, através do eco-Doppler, da angiotomografia e por angiorressonância magnética, facilitou o diagnóstico no trauma vascular, em centros hospitalares que dispõem dessas tecnologias, posicionou e redefiniu o papel atual do exame por arteriografia para diagnóstico do paciente com suspeita de lesão vascular.

Indicações gerais

A arteriografia é indicada no trauma vascular conforme o segmento comprometido. A estabilidade hemodinâmica do paciente é o grande "divisor de águas".[92] Caso haja instabilidade dos sinais vitais, a perda de tempo com a realização deste exame pode ser prejudicial à manutenção da vida, de órgãos e de extremidades. Nestes casos, o acesso cirúrgico direto ao local suspeito da hemorragia é a medida mais eficaz.

De forma geral, a arteriografia é indicada no trauma vascular:

- No sangramento persistente no local de fraturas.
- Nas injúrias penetrantes no tórax.
- Nos traumas cervicais das zonas I e III – cervical proximal e base do crânio.
- Na avaliação de lesões por múltiplos projéteis de arma de fogo.
- No trauma das extremidades superiores e inferiores com estabilidade hemodinâmica (Figuras 102.26 e 102.27).
- Na lesão vascular em paciente com insuficiência arterial crônica.
- No diagnóstico das lesões vasculares tardias.[93,94]

As lesões vasculares iatrogênicas produzidas pelo ato médico cresceram nos últimos anos, motivadas pela maior realização de procedimentos endovaculares por intervencionistas e cirurgiões, e nas unidades de tratamento intensivo, como punções para acesso venoso profundo, pressão arterial média, entre outros.[95]

A injúria à artéria no local da punção, ou por manobras inadequadas com o cateter, pode produzir quadros tromboembólicos com isquemia ou perfuração do vaso com extravasamento e hemorragia.

A arteriografia pode determinar o seu diagnóstico ou ser realizada como procedimento pré-terapêutico endovascular. A arteriografia pode ainda realizar o diagnóstico de outros tipos de injúrias arteriais, como o uso inadvertido de drogas, entre outras.

Não é incomum o paciente evoluir com complicações vasculares tardias devido às lesões vasculares, como pseudoaneurismas e fístulas arteriovenosas, entre outras. Nestes casos, a angiografia é realizada para confirmar, definindo a melhor estratégia terapêutica através de métodos intervencionistas. Em caso de sangramento ativo por laceração vascular, o examinador não deve perder tempo, e por via endovascular "conter" a hemorragia.[96,97]

Contraindicações gerais

No paciente consciente, ao internar no hospital, o questionamento sobre a presença de alergias, como ao iodo, histórias de atopias como a asma brônquica, rinite alérgica e ao uso de alimentos, como "frutos do mar", deve ser sempre valorizado. Neste caso, deve ser feita a dessensibilização com corticoide venoso e difenidramina intramuscular, previamente à exposição ao contraste. Às vezes, os próprios familiares podem colaborar informando à equipe médica sobre estes dados tão importantes.[98]

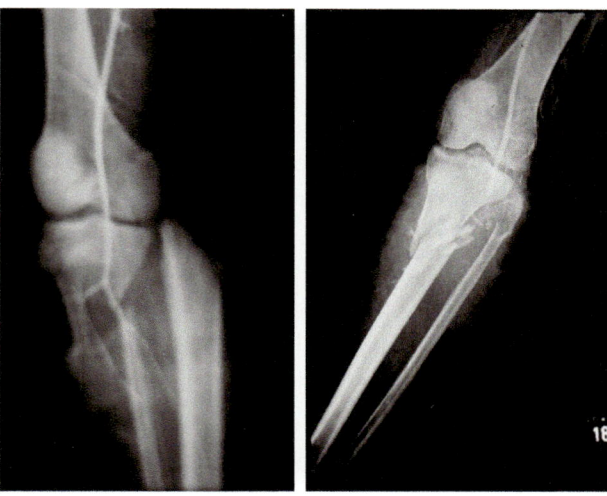

FIGURA 102.26 – *Trauma de extremidades.* Fonte: *autores.*

No paciente inconsciente, o julgamento é mais difícil. Na prática a medida mais adequada é a realização dos procedimentos com a vigilância constante dos sinais vitais pela equipe. O uso de contrastes não iônicos e em menor volume reduz os riscos de alergia, insuficiência renal e de dor à sua injeção, principalmente quando realizado o estudo seletivo dos vasos cerebrais e dos membros.

Frykberg *et al.*[99] descreveram 366 ferimentos penetrantes em 310 pacientes. Vinte e três requereram a cirurgia; em 21 desses pacientes (91,3%) a lesão vascular foi diagnosticada pelo exame clínico. Pacientes que não tinham nenhum sinal ou sinais leves de lesão vascular foram mantidos no hospital para observação, sem fazer arteriografia. Desses pacientes, dois necessitaram de intervenção cirúrgica durante o período de observação.

Técnica de cateterização

A técnica habitualmente utilizada é a descrita por Seldinger.[100] As artérias mais usadas para o cateterismo são a femoral e a braquial.

O ideal é que possamos dispor no ambiente de trabalho de alguns materiais básicos (agulha de punção, introdutores, guias e cateteres) de variados tamanhos e fins. E, ainda, materiais para uso terapêutico, como cateteres, balão, molas, colas, partículas, balões destacáveis e drogas como anticoagulantes, trombolíticos e vasodilatadores.

■ Tratamento

Pacientes com lesão vascular precisam ser avaliados rapidamente e concomitantemente é necessário identificar a presença de lesões em outros órgãos ou tecidos para estabelecermos a prioridade no atendimento. Em princípio, toda lesão vascular necessita de reparo cirúrgico ou ligadura.

A apresentação hemorrágica, logicamente, tem maior prioridade do que o quadro isquêmico, devendo

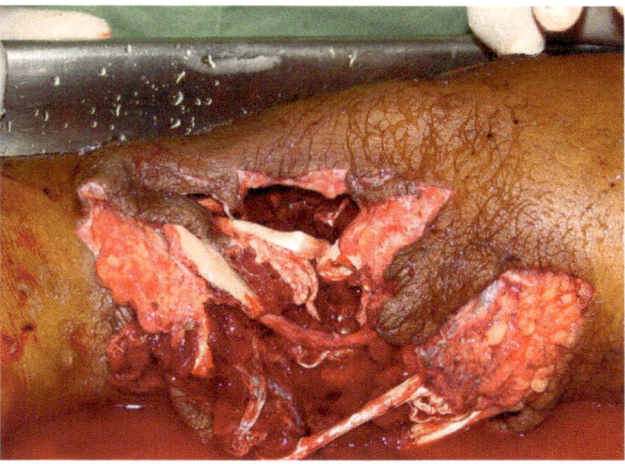

FIGURA 102.27 – *Trauma de extremidades.* Fonte: *autores.*

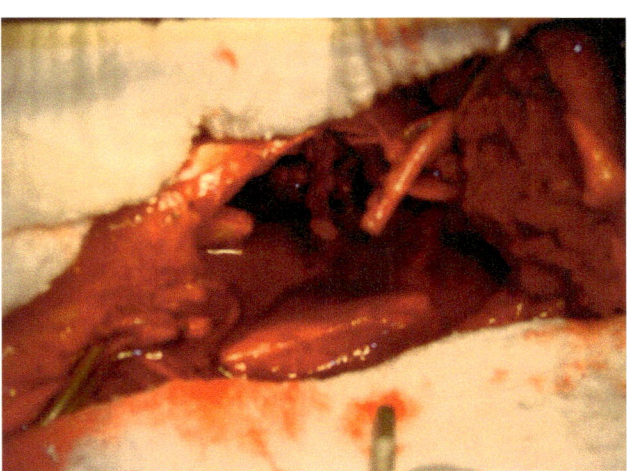

FIGURA 102.28 – *Trauma de extremidades.* Fonte: *autores.*

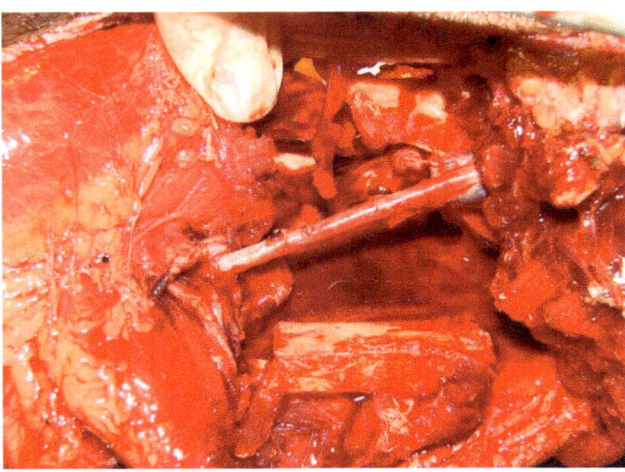

FIGURA 102.29 – *Trauma de extremidades.* Fonte: *autores.*

ser contida de pronto. A compressão digital ou manual é o método mais simples e eficaz, quando passível de ser aplicada.

O clampeamento ou o pinçamento "às cegas" deve ser evitado, pois já foi descrito por Rich et al.[101] que danifica mais o tecido do que traz algum benefício. O uso do torniquete poderá levar à trombose pela interrupção da rede colateral.

Frequentemente, esses pacientes chegam em choque hipovolêmico, e dessa forma a tentativa de reversão tem que ser instituída. Nessa fase primária, o primordial é o controle da ventilação e a restauração hemodinâmica.

A conduta adotada para o manuseio das vias aéreas já foi discutida no atendimento inicial ao politraumatizado.

A restauração hemodinâmica é obtida com a punção ou dissecção de duas veias calibrosas e a infusão de cristaloides e sangue.

Antibioticoterapia de largo espectro é instituída, assim como a prevenção do tétano.

Profilaxia da infecção

O uso de antibiótico faz parte obrigatória das medidas profiláticas de infecção no trauma vascular. Embora não haja estudos prospectivos placebo-controlados que evidenciem uma diminuição da possibilidade de infecção no trauma pela antibioticoterapia, ela se impõe. Além da importância da antibioticoprofilaxia, a técnica cirúrgica é considerada fundamental e um diferenciador na prevenção de fragmentos estranhos e coágulos, irrigação peritoneal copiosa e conduta adequada quanto ao fechamento ou não da ferida. O reconhecimento precoce e o tratamento imediato das lesões traumáticas são primordiais na redução do risco de infecção.

Os princípios de antibioticoprofilaxia no trauma são os mesmos vigentes para cirurgias eletivas. O seu objetivo é reduzir o risco de infecção no sítio cirúrgico e não nos demais tipos de infecção relacionados com a assistência prestada no trauma, embora haja evidências de que possa ocorrer redução de algumas destas infecções em cirurgias eletivas.

A infecção está na razão direta da gravidade do trauma e das condições gerais da vítima na chegada ao pronto-socorro.

O ideal é a aplicação do antibiótico o mais rápido possível, concomitante à ação emergencial: interrupção do sangramento, o reparo cirúrgico e a cobertura da ferida operatória.

Nas cirurgias programadas, devem ser mantidos níveis sérico e tecidual elevados de antibiótico durante todo o procedimento, entre a abertura e o fechamento da pele. Para tanto, devem ser aplicadas doses adicionais à inicial, em intervalo correspondente a duas vezes a meia-vida da droga[102] (Tabela 102.2).

Profilaxia antitetânica

A prevenção do tétano envolve duas fases: cuidados com os ferimentos e imunização. As características das feridas influenciam no desenvolvimento do tétano (Tabela 102.3).

As imunizações podem ser ativa ou passiva:

- *Ativa*. Realizada com o toxoide tetânico.
  - Toxoides diftérico e tetânico e vacina pertussis adsorvidos (DTP ou DPT). Este agente é utilizado em pacientes com menos de 7 anos de idade.
  - Toxoides diftérico e tetânico adsorvidos (DT) (tipo pediátrico). Este agente é empregado em pacientes com menos de 7 anos de idade e para pacientes nos quais a vacina antipertussis estiver contraindicada.
  - Toxoides diftérico e tetânico adsorvidos (Td) (tipo adulto). Este agente é utilizado em pacientes com menos de 7 anos de idade ou mais. Esta preparação é preferível ao toxoide tetânico somente porque muitos adultos são suscetíveis à difteria, e a administração simultânea de toxoide diftérico aumentará a proteção contra esta doença.
  - Toxoide tetânico adsorvido (Tt). Este agente é para uso exclusivo em adultos. O toxoide tetânico é um preparado estéril de toxina inativada. É disponível de forma líquida ou adsorvida. A forma adsorvida é preferida, pois induz a títulos de antitoxina mais elevados e uma duração de proteção mais prolongada.

- *Passiva*
  - Imunoglobina tetânica (TIG) humana (*hyper-tet*). O risco de hipersensibilidade é menor, por ser uma substância autóloga.
  - Antitoxina tetânica equina. Maior risco de alergia[103].

A maioria das lesões vasculares é tratada por exploração cirúrgica, e uma sequência lógica tem que ser rotinizada: controle hemorrágico, heparinização locorregional, desbridamento, *shunt* ou não, fixação das fraturas, reparo cirúrgico definitivo e fasciotomia, quando indicada.

O controle hemorrágico é atingido pela via de acesso adequada, com mobilização e individualização dos

Tabela 102.2
Esquemas de antibioticoprofilaxia

Cirurgias Vasculares Eletivas					
Cirurgia	**1ª escolha**	**Dose inicial**	**Repique duas vezes a meia-vida**	**Opção para alérgicos**	**Duração**
Varizes e carótida	Não é necessária profilaxia				
Aneurismectomia e cirurgias com uso de prótese	Cefazolina	2 g	1 g 3/3 h e após saída de *bypass*	Vancomicina 1 g inicial e 0,5 g de 6/6h + gentamicina 1,5 mg/kg de 6/6h	24 horas
	Ou Cefalotina	2 g	1 g 2/2 h e após saída de *bypass*		
Cirurgias no trauma vascular					
Áreas limpas (MMSS, MMII sem lesão; sem lesão de traqueia ou esôfago)	Cefazolina	2 g	1 g 3/3 h	Vancomicina 1 g inicial e 0,5 g de 6/6 h + gentamicina 1,5 mg/kg de 6/6 h	24 horas
	Ou Cefalotina	2 g	1 g 2/2 h		
Abdômen com lesão entérica, biliar ou pancreática	Ciprofloxacina associada ao metronidazol ou à clindamicina	400 mg (infusão 30 min) 1 g	400 mg 8/8 (infusão 30 min) 1 g 2/12 h		
		900 mg (infusão 30 min)	600 mg 4/4 h (infusão 30 min)	–	24 horas
	Amoxilina-clavulanato	3 g	1 g 4/4 h	Cirpoflox. + metronidaz. Ou Clindam. (dose acima)	24 horas
	Ampicilina-sulbactam	3 g	2 g 6/6 h		24 horas
	Cefoxitina	2 g	1 g 2/2 h		24 horas
Fratura abertura grau IIIC	Amoxicilina-clavulanato	3 g	1 g 4/4 h	Ciproflox. + clindam. (dose acima)	Até 3 dias
Mordeduras	Amoxicilina-clavulanato	3 g	1 g 4/4 h	Ciproflox. + clindam. (dose acima)	3-5 dias

segmentos proximais e distais à lesão. A interrupção do fluxo sanguíneo é alcançada pelo clampeamento vascular ou pela ligadura temporária de Rummell. O desbridamento da área lesada se faz até encontrar uma parede íntegra. Quando o refluxo proximal ou distal está pequeno, pode-se passar um balão de tromboembolectomia para remoção de possíveis trombos secundários. A heparinização locorregional é aplicada tanto no segmento proximal quanto no segmento distal previamente ao clampeamento. A heparinização sistêmica pode ser considerada na ausência de lesões teciduais associadas. Quando o procedimento vascular for demorado, a utilização de *shunt*, pode restabelecer o fluxo vascular enquanto o ortopedista estabiliza o membro, para que posteriormente o cirurgião vascular faça o procedimento definitivo.

Substitutos vasculares

Enxertos vasculares são estruturas tubulares de vários tipos, constituídos de tecidos sintéticos ou biológicos, cuja finalidade é substituir segmentos vasculares lesados por doenças ou traumas.

Os enxertos podem ser sintéticos, chamados de próteses, ou biológicos. Os biológicos podem ser obtidos do próprio paciente, sendo denominados

Tabela 98.3
Características dos ferimentos

Características dos ferimentos	Ferimentos propensos ao tétano	Ferimentos não propensos ao tétano
Idade do ferimento	> 6 horas	≤ 6 horas
Configuração	Estrelado, avulsão, abrasão	Linear
Profundidade	> 1 cm	≤ 1 cm
Mecanismo de lesão	Projétil, esmagamento, queimadura, hipotermia	Superfície aguda (faca, vidro)
Sinais de infecção	Presente	Ausente
Tecido desvitalizado	Presente	Ausente
Contaminantes (sujeira, fezes, grama, saliva)	Presente	Ausente
Tecido desnervado e/ou isquêmico	Presente	Ausente

autógenos, de animal da mesma espécie, ou seja, de outro ser humano, chamados de homólogos ou ainda ser provenientes de animais de outra espécie, quando são chamados heterólogos.

■ Enxertos sintéticos (próteses)

As próteses sintéticas foram desenvolvidas a partir do uso do Vynion N por Voorhees,[104] em 1952. As próteses artificiais modernas dão resultados muito bons em artérias de grande calibre, mas deixam a desejar quando a prótese é de pequeno calibre, sendo que abaixo de 6 mm de diâmetro os resultados são ainda desanimadores.

Existem diversas características que são consideradas ideais para que uma prótese possa ser utilizada no paciente. Em primeiro lugar, a biocompatibilidade com o organismo em que ela vai ser implantada. O material precisa ser livre de qualquer efeito significativo, quer seja tóxico, alérgico ou carcinogênico. Quando implantada, a prótese representa um corpo estranho e provoca uma reação tecidual com consequente processo de cicatrização, o que dentro de certo limite é desejável, para que ela fique bem incorporada no organismo. A implantação da prótese ativa de forma significativa o sistema complemento, embora ele volte ao normal em torno de 10 dias após a cirurgia.[105]

A prótese deve ser fisicamente resistente e durável, isto é, não pode apresentar com o passar do tempo dilatação significativa, formação de aneurismas, roturas ou alongamento importante que possam levar a acotovelamentos. Deve ainda ser passível de esterilização sem que esse processo altere a sua estrutura, e facilmente estocável por longos períodos, sem que isso comprometa a esterilização. Dentro do possível, a prótese deve ser resistente à infecção. A porosidade do material é tida como importante para uma boa integração da prótese ao organismo.

Compliância é a capacidade de um corpo permitir a alteração de sua forma mediante uma força aplicada. Para as próteses, significaria a dilatação (aumento de diâmetro) quando a pressão interna aumentasse, resultando em maior ou menor pulsatilidade, que ocorre entre a sístole e a diástole. Os prótons de Dacron e PTFE têm pouca compliância, existindo ainda uma alteração devida ao tecido cicatricial que envolve a prótese.

Em um seguimento feito em oito pacientes com próteses de Dacron em posição iliofemoral, a variação do diâmetro durante o ciclo cardíaco foi de 6% após um mês de implante e de apenas 1%, um ano após.[106] Há controvérsias quanto influência da complacência inicial no funcionamento da prótese em longo prazo.[107]

A prótese deve ser disponível em diversos tamanhos, formas e comprimentos para que possa ser adaptada a várias situações clínicas. Deve possuir ainda elasticidade e plasticidade suficientes para uma boa adaptação aos trajetos e às anastomoses em artérias quase sempre com paredes alteradas e irregulares. Deve ser, portanto, fácil de ser manuseada. As condições para a sutura devem ser adequadas, isto é, não deve haver resistência excessiva à passagem da agulha e a sutura não pode provocar qualquer esgarçamento, mesmo em longo prazo. A superfície interna da prótese deve ser a menos trombogênica possível. A prótese tem que ser ou se tornar inteiramente impermeável. Como algumas próteses têm poros grandes, há necessidade de pré-coagulação ou de impregnação com substâncias absorvíveis. O preço não deve onerar de forma significativa o custo da cirurgia.

Prótese de Dacron e de PTFE

As próteses sintéticas podem ser tecidas ou derivadas de um material expandido. No primeiro caso estão as próteses de Dacron que são fabricadas em duas formas de tecelagem: *woven* que é uma malha mais fechada, e *knitted* com malha mais aberta e, portanto, poros maiores. Essa última tem a vantagem de ser um enxerto de melhor plasticidade e, portanto, mais facilmente manuseado. Os poros maiores têm a vantagem da melhor incorporação da prótese ao organismo, e a desvantagem de uma indispensável pré-coagulação. Para tornar os enxertos *knitted* impermeáveis, sem que a vantagem dos poros grandes seja perdida, a malha foi impregnada com substâncias absorvíveis, como colágeno bovino, albumina e gelatina. No período de alguns meses essas substâncias eram absorvidas, deixando os poros abertos para que as vantagens desse tipo de tecelagem fossem mantidas. Um possível risco dessa impregnação seriam as reações alérgicas ou imunológicas que essas substâncias proteicas poderiam provocar no organismo. A experiência adquirida com a comparação de enxertos não impregnados com aqueles impregnados mostrou que esses possíveis efeitos indesejados com albumina,[108] gelatina[109,110] e colágeno[105,111-114] ou não ocorriam ou, se ocorriam, não apresentavam qualquer tradução clínica. Apesar de se detectar ativação significativa do sistema complemento quando um enxerto de Dacron é implantado, a comparação feita com as próteses impregnadas com colágeno não mostrou qualquer aumento com relação a essa ativação[105]. Os enxertos *knitted* não perdem a sua característica de fácil manuseio com a impregnação dos poros.

As próteses de tipo *woven* são mais resistentes; em geral não necessitam de pré-coagulação devido a seus poros mais fechados e dilatam menos após a implantação com relação às do tipo *knitted*. São, entretanto, mais difíceis de serem manuseadas pelo cirurgião, custam mais a serem incorporadas ao organismo e a vantagem da não pré-coagulação sobre as *knitted* deixa de ter importância após o aparecimento da técnica de impregnação dos poros nessas últimas.

Outra alteração que visa a conferir uma melhor integração da prótese ao organismo é a introdução de uma superfície aveludada ao enxerto, que pode ser feita na face externa da prótese, na interna ou em ambas. É a chamada prótese *velour* ou *double velour*, respectivamente, que pode ser tecida tanto em Dacron *knitted* quanto *woven*. As numerosas fibrilas que se projetam da superfície da prótese, tornando-a aveludada, conferem uma melhor fixação, tanto da prótese aos tecidos circunvizinhos como também à pseudoíntima. A tecelagem aveludada melhora a elasticidade e as condições de manuseio da prótese. Quanto à trombogenicidade ou aos resultados em longo prazo, ainda não existem provas conclusivas de que haja diferença entre as próteses *velour* e as de Dacron não aveludadas.[115]

A complicação mais frequente nas próteses de Dacron é a sua dilatação. Embora a dilatação possa ser focal, essa parece ser uma complicação muito pouco frequente, sendo a dilatação generalizada, em maior ou menor grau, uma consequência praticamente constante em todas as próteses. Os enxertos tipo *woven* têm tendência muito menor à dilatação que os do tipo *knitted*.[116] No momento em que o clampe proximal é retirado e a circulação é restabelecida pela prótese de Dacron *knitted*, há uma dilatação imediata de 10 a 20%, com relação ao calibr, e que vem discriminada na embalagem, e essa dilatação é mais ou menos progressiva com o passar do tempo. Estudos realizados com o seguimento dessas próteses, usando ultrassom ou tomografia, mostraram em período que variou de 1 a 20 anos, crescimento que foi de 23 a 94% quando comparado ao calibre no momento da implantação.[116-118] Wilson[119] *et al*. relataram dois casos de aneurismas que se desenvolveram em prótese de Dacron, um diagnosticado após 19 anos e outro após 15 anos da cirurgia. Entre 1970 e 1996 os autores identificaram 11 casos relatados na literatura de rotura dessas próteses, complicação, portanto, bastante rara.

Esses achados levam a duas conclusões práticas: a primeira é de que devemos escolher uma prótese com calibre sempre um pouco menor do aquele aparentemente adequado e a segunda, de que há necessidade imperiosa de seguir a evolução do calibre dessas próteses através de métodos não invasivos, pelo período de muitos anos. A consequência mais frequente dessa dilatação é a de que ela seja a causa, ou pelo menos, contribua para o aparecimento de aneurismas de boca anastomótica.[120] Outra possível consequência é que a dilatação, se significativa, facilite a formação de trombos pela queda da velocidade do fluxo sanguíneo, no interior da prótese. O seguimento das próteses com dilatação significativa mostra, entretanto, que os problemas – especificamente devidos ao aumento do diâmetro – são ocasionais e a grande maioria evolui sem qualquer complicação.[117] Os seromas em torno da prótese, sem infecção, devido a sua não incorporação aos tecidos vizinhos, são ocasionais. A complicação

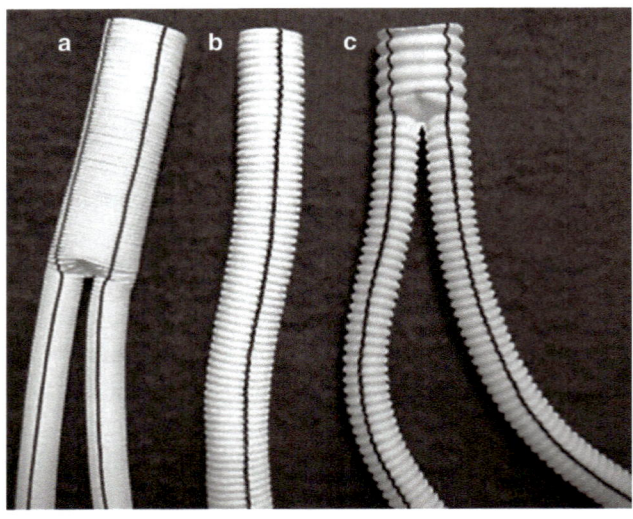

FIGURA 102.30 – *Prótese sintética. Fonte: autores.*

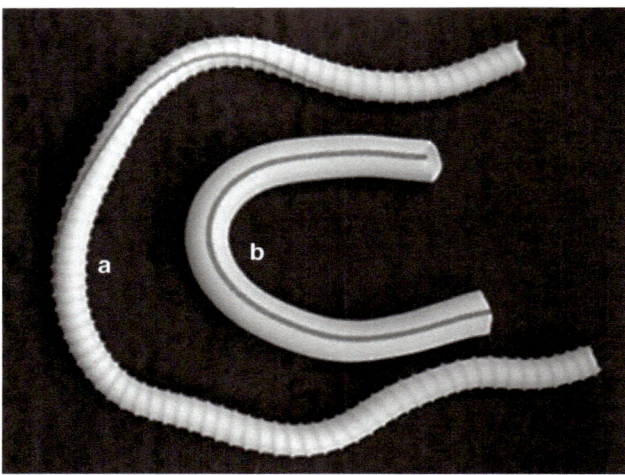

FIGURA 102.31 – *Prótese sintética. Fonte: autores.*

mais grave é evidentemente a infecção que, em geral, implica na retirada total da prótese, com resultados muito precários, especialmente se a prótese for aórtica. A infecção da prótese pode ocorrer em qualquer período de tempo após a implantação da prótese. A incidência da infecção varia de 1,34% quando se refere à região aórtica, até 6% quando em relação à região femoropoplítea, sendo que a mortalidade chega a 75% em caso de envolvimento de prótese aórtica.[121] Maiores detalhes deverão ser procurados no capítulo "Infecção em prótese vascular".

O segundo tipo de prótese sintética é aquela constituída, não por técnicas de tecelagem, mas por expansão do material. É a prótese de PTFE ou seja politetrafluoroetileno expandido, que é o teflon expandido. É um enxerto poroso, mas não necessita de pré-coagulação, posto que os poros são em grande número, mas pequenos, não permitindo o extravasamento de sangue, quando o fluxo sanguíneo é liberado. É de manuseio confortável, mas pela sua pouca elasticidade é mais dificilmente adaptável às anastomoses em artérias com paredes muito alteradas. Sua superfície interna lisa facilita a trombectomia com cateter de Fogarty em caso de reoperação e seu grau de trombogenicidade é baixo.[122] Tem maior resistência à dilatação quando comparado aos enxertos de Dacron, e parece ser mais resistente a infecções.[123] Nas prótese de PTFE o sangramento pelo orifício de passagem da agulha é maior, a ocorrência de falsos aneurismas de boca anastomótica é mais frequente[124] e o aparecimento de hiperplasia de íntima é causa comum de falha da prótese.[125] Os enxertos de PTFE têm um custo superior àqueles de Dacron.

Para artérias de médio calibre e para as derivações extra-anatômicas, muitos cirurgiões dão preferência ao uso do PTFE. Para o uso na região aortoilíaca, a maioria dos cirurgiões prefere as próteses de Dacron, embora alguns usem também nessa região as próteses de PTFE. Na opinião dos autores, as bifurcações de PTFE na posição aortoilíaca – apesar de melhoras feitas recentemente, especificamente para as bifurcações – não têm a mesma facilidade de adaptação que as de Dacron às condições, muitas vezes, bastante adversas que as alterações da anatomia pela aterosclerose criam nessa região. Os *bypasses* femoropoplíteos acima do joelho com PTFE dão resultados que não diferem muito daqueles obtidos pelos enxertos venosos autógenos, mas os resultados na poplítea abaixo do joelho são bem piores no PTFE com relação aos enxertos venosos, sendo que para as artérias das pernas os resultados do PTFE são decepcionantes.[126] Apesar da grande experiência acumulada com o PTFE para a reconstrução infrainguinal, ainda não está claramente estabelecida sua vantagem sobre os enxertos de Dacron com a anastomose distal acima do joelho.[127]

Um estudo do *Massachusetts General Hospital*[128] mostra até mesmo uma superioridade das próteses de Dacron *knitted* sobre as de PTFE na posição femoropoplítea. A prótese de PTFE é a preferida para ser usada como acesso para hemodiálise, mostrando uma surpreendente resistência à infecção quando utilizada para esse fim.[128] O PTFE também é muito utilizado para *bypass* extra-anatômico, porque sua consistência torna-o menos propenso a acotovelamentos na passagem pelos túneis subcutâneos e sua superfície interna mais lisa torna mais fácil a trombectomia. Um progresso importante foi a utilização de suporte externo,

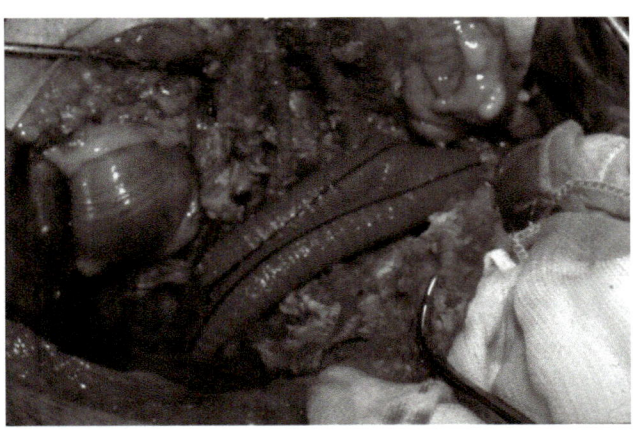

FIGURA 102.32 – *Prótese sintética*. Fonte: *autores*.

enxerto anelado, que pode ser usado tanto no PTFE como nas próteses de Dacron. Esse suporte é muito útil para os *bypasses* extra-anatômicos e para os enxertos que atravessem a articulação do joelho, não permitindo o acotovelamento da prótese, mesmo com a flexão da perna sobre a coxa.

Prótese de poliuretano

É uma prótese com características mecânicas muito favoráveis ao seu uso. Para acesso com fístulas para hemodiálise parece suportar punções mais precoces com relação ao PTFE.[129,130] Embora inicialmente tenha mostrado boa biocompatibilidade, o enxerto apresentou deterioração quando usado *in vivo*.[131,132]

Um trabalho conduzido pelo próprio fabricante em 1996 levou à parada prematura da série programada devido aos maus resultados, evidentes já nos primeiros casos.[132]

O enxerto de poliuretano alonga com o tempo de implantação e o espessamento da neoíntima junto à anastomose é maior quando comparado ao PTFE.[129,130] Outra preocupação é com relação ao potencial efeito carcinogênico de seus produtos de degradação.[133] Trabalhos têm sido publicados recentemente procurando melhorar as características destes enxertos.[134-136]

Até o momento não existem dados que permitam dizer se essas próteses virão a ter vantagens sobre o Dacron ou PTFE.

Enxertos homólogos

Gross[137] *et al.* demonstraram, com o uso clínico, que os enxertos homólogos tinham bom desempenho, especialmente quando usados na aorta (1949). Esses enxertos são pouco disponíveis e têm o problema de antigenicidade tecidual. As séries publicadas mostraram um alto grau de oclusões, calcificação e formação aneurismática. A partir das próteses sintéticas que foram desenvolvidas e aperfeiçoadas com ótimo resultado no território aortoilíaco, os enxertos de cadáver foram abandonados.

Nos casos de infecção em prótese aórtica, enxertos homólogos de cadáver foram usados para substituição *in situ*, com bons resultados[138] (1993). A aorta era removida do cadáver, lavada com solução de heparina e preservada em líquido contendo heparina e antibióticos, a uma temperatura de 4°C. Os enxertos foram implantados com um intervalo mínimo de 48 horas para reduzir a antigenicidade celular e em intervalo máximo de 21 dias para evitar as alterações degenerativas. Para a solução de tão difícil problema, os resultados foram alentadores, com um seguimento médio de 13,8 meses.

Recentemente foram usadas safenas homólogas criopreservadas, que por esse processo se mantinham viáveis. Os enxertos não autógenos viáveis são, entretanto, indesejáveis pela sua antigenicidade. O seu uso, entretanto, pode ser justificado em casos de substituição de enxertos infrainguinais infectados, quando não se dispuser de veia autógena.[139]

Outro tipo de enxerto homólogo utilizado é o de veia umbilical humana. A veia do cordão umbilical, recolhida logo após o nascimento, tem um comprimento de cerca de 50 cm, não possui válvulas ou ramos e apresenta um diâmetro uniforme. Após fracassos iniciais[28] em torno de 1960, esses enxertos foram abandonados. Passada mais de uma década, essa técnica foi retomada por Dardik *et al.* que, usando o glutaraldeído para preservar os enxertos, mostraram que eles podiam ser usados com resultados aceitáveis no homem.[140,141] Trabalhos de Araujo, no Brasil, também confirmaram essa exequibilidade.[142,143]

O enxerto é envolvido por uma malha de Dacron cuja finalidade é reforçar a sua parede. A maior experiência com a veia umbilical foi adquirida com o seu uso em revascularizações infrainguinais. Em outras situações anatômicas o enxerto foi também utilizado, como para *bypass* extra-anatômico e *bypass* aortorrenal, mas nessas posições não mostrou vantagem sobre as próteses de plástico. Mesmo nos *bypasses* infrainguinais, a veia umbilical só foi utilizada quando uma veia autógena não era disponível. A grande questão é saber se esse enxerto, nessa situação, tem vantagens sobre a prótese de PTFE. Alguns trabalhos mostraram a superioridade da veia umbilical em *bypass* infrainguinal, tanto acima como abaixo do joelho, quando comparada às próteses de PTFE.[144,145] Alguns outros trabalhos, entretanto, não confirmaram essa superioridade.[146,147] A veia umbilical apresenta algumas desvantagens. A anastomose, especialmente em artérias de pequeno calibre, é difícil, pois o enxerto tem a parede espessa e os pontos de sutura têm que englobar o revestimento de Dacron. O manuseio tem que ser cuidadoso, pois o enxerto é friável e sujeito a dissecções parietais durante a manipulação. Na passagem pelos túneis, a fricção pode causar danos ao revestimento de Dacron e as reoperações são mais difíceis, tanto pela dissecção como pelas dificuldades com o uso de cateter de Fogarty. Após alguns anos de implantação, nota-se uma tendência à degeneração parietal, levando a possíveis tromboses ou roturas.[148] Os problemas apresentados pelos enxertos de veia umbilical levaram a maioria dos cirurgiões a dar preferência à prótese de PTFE, sempre que uma veia autógena, em boas condições, não for disponível.

Enxertos heterólogos

Denomina-se enxerto heterólogo àquele removido de animal de espécie diferente. Esses enxertos sofriam diversos processos degenerativos devido a problemas de incompatibilidade celular entre o tecido do doador e do receptor. Tentando resolver esse problema, Rosemberg[149] em 1956, usou a ficina para promover uma digestão enzimática de artéria carótida bovina, removendo dessa forma a parte celular, resultando um tubo praticamente só de colágeno e relativamente não antigênico. Em 1976 foram relatadas séries com esses enxertos em posição femoropoplítea, com resultados comparáveis àqueles obtidos com as próteses plásticas.[150,151] Com o passar do tempo, os enxertos mostraram uma tendência para a formação de aneurismas e ocorrência de infecção.[150] Esses enxertos foram usados com sucesso como acesso para hemodiálise, com funcionamento bastante satisfatório.[152]

Como o PTFE usado com essa mesma finalidade mostrou resultados considerados também muito satisfatórios, este enxerto tem sido o preferido da maioria dos cirurgiões, em detrimento dos heterólogos. Sawyer,[153] em 1987, relatou o uso da carótida bovina, tratada com glutaraldeído, resultando um enxerto com carga negativa e resultados promissores. Como o número de casos relatados é pequeno, não existe ainda base para uma correta avaliação. Outras tentativas foram feitas usando-se um reforço externo, como nos enxertos de veia umbilical, ou tratando carótidas de cães com detergentes, resultando em um tubo acelular contendo apenas elastina e colágeno. Esse último enxerto deu resultados animadores em uso experimental, mas os resultados da utilização nos pacientes ainda não está disponível.[154] Entre nós, o uso do pericárdio bovino quimicamente tratado tem sido aplicado em posição aórtica com tubo reto ou bifurcado, sendo totalmente impermeável e permitindo uma boa incorporação aos tecidos.[155]

Enxertos autólogos

São aqueles obtidos do próprio paciente durante o ato cirúrgico, com utilização imediata, isto é, sem serem submetidos a qualquer processo de conservação. Os enxertos autólogos podem ser arteriais ou venosos.

Enxertos arteriais autólogos

O enxerto arterial autólogo é o que mais se aproxima do substituto vascular ideal. Foi inicialmente usado por Wylie[156] e tem como vantagem manter a viabilidade, não degenerar com o passar do tempo, aumentar proporcionalmente de diâmetro, acompanhando o crescimento quando usado em crianças, cicatrizar em regiões infectadas e manter-se sem acotovelamentos quando atravessa uma articulação.

A pouca disponibilidade é um inconveniente importante desses enxertos. A ilíaca interna, por exemplo, pode ser removida para um *bypass* aortorrenal, sem necessidade de reconstituição, ficando naturalmente restrita a uma remoção unilateral. Nos pacientes idosos, especialmente do sexo masculino, com frequência existem lesões ateroscleróticas a esse nível, o que torna essas artérias inadequadas. A ilíaca externa ou mesmo todo o segmento ilíaco, isto é, primitiva e externa, também podem ser removidas, mas com reconstrução do segmento retirado por uma prótese de Dacron ou PTFE. A artéria esplênica também pode ser usada, mas com restrições, devido às alterações degenerativas que podem existir em pacientes idosos. A artéria radial também tem sido utilizada.[157] Nas reconstruções da artéria renal os enxertos arteriais autólogos pediculados de hepática e esplênica mostraram bons resultados.[158] As artérias mamárias internas também têm sido usadas em cirurgia das coronárias, com ótimos resultados.

Outra forma de usar a artéria autóloga é remover um segmento ocluído por aterosclerose, quase sempre de femoral superficial ou, com menos frequência, do eixo iliofemoral, realizar uma endarterectomia e usá-las como substitutos vasculares ou remendos.

Enxertos venosos autólogos

Os enxertos venosos autólogos são os que mais se aproximam das características, já vistas, para um substituto vascular ideal. Para as artérias de grande calibre, as próteses plásticas dão excelentes resultados, mas como já foi referido anteriormente, têm resultados decepcionantes nas artérias de menor calibre. Como os enxertos arteriais autólogos são de obtenção limitada, os venosos são a melhor opção até o momento para artérias de calibre reduzido. O melhor dos enxertos venosos é representado pela safena interna, que em *bypass* de membros inferiores, particularmente para artérias infrapatelares, mostra resultados indiscutivelmente superiores àqueles decorrentes de qualquer outro tipo de enxerto, quer plástico ou biológico. É claro que a transposição de uma veia para o sistema arterial não poderia deixar de provocar fenômenos de adaptação, lesões estruturais e mesmo ocorrência de lesões ateroscleróticas que são próprias dos vasos arteriais.

As hiperplasias intimais que ocorrem especialmente ao nível das válvulas, nas proximidades das anastomoses e em locais de reparos feitos na veia, produzem estenoses que são causas frequentes de oclusões desses enxertos. As estenoses também podem ocorrer pela ligadura inadequada de ramos da safena, em locais de traumatismo pelo clampeamento do enxerto e por lesões ateroscleróticas que, com o passar dos anos, podem aparecer. O próprio espessamento da camada muscular da veia, uma adaptação a maiores pressão e fluxo, também pode levar a uma redução do calibre da veia.[159] Com pequena frequência, as lesões estruturais da parede venosa podem conduzir a dilatações e até mesmo à formação de aneurismas.[160]

A safena interna apresenta alguns inconvenientes. Em primeiro lugar, pode não ser adequada para uso como enxerto, por lesões prévias ou por calibre muito reduzido.

Em segundo, a sua não disponibilidade, devido à sua remoção em cirurgia de varizes ou para ser usada como enxerto em outras regiões, como por exemplo, nas coronárias, embora muito raramente, ela possa estar ausente por uma anomalia congênita.[160] Em 3º lugar, a veia safena interna pode não ser adequada por alterações na anatomia. Em estudo feito por Shah[161] em 385 casos em que foram definidos os sistemas da safena interna, ficou demonstrada a grande variação da anatomia venosa dessa região, por vezes impedindo ou, pelo menos, dificultando o uso da safena interna como enxerto. Quando a safena interna não for disponível ou utilizável, existem opções para que se obtenha outra veia autóloga. A 1ª opção naturalmente seria a safena do outro membro, mas muitos cirurgiões julgam não ser essa uma boa opção, pois na eventualidade de problema oclusivo no membro contralateral – uma possibilidade real em caso da indicação cirúrgica decorrer de lesões ateroscleróticas – a solução ideal para esse lado estaria

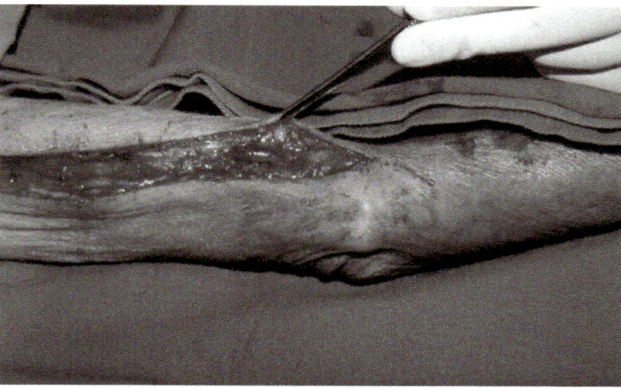

FIGURA 102.33 – *Preparo para a cirurgia.* Fonte: *autores.*

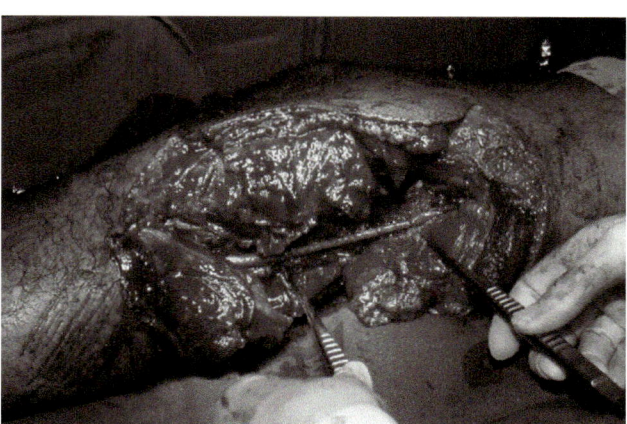

FIGURA 102.34 – *Enxerto autólogo.* Fonte: *autores.*

inviabilizada. A outra opção seria a utilização da safena externa, bem mais curta que a interna, e de obtenção que complica tecnicamente a cirurgia, desde que exige uma mudança de decúbito do paciente e a realização de outras incisões. No caso de não haver veias disponíveis nos membros inferiores, as veias cefálica ou basílica podem ser usadas. Têm paredes mais finas e os resultados, embora satisfatórios, são inferiores aos das safenas.

Em casos de difícil solução, como infecções em próteses aórticas, as veias femorais superficiais têm sido utilizadas para substituição das próteses *in situ* com bons resultados.[162]

Existem três diferentes técnicas para o uso da safena interna para revascularização dos membros inferiores: *in situ*, quando a veia é mantida em seu leito e as válvulas destruídas; *ex situ* reversa, quando a veia é totalmente removida e usada invertida, para que as válvulas fiquem no sentido do fluxo e como outra opção, o uso da veia *ex situ*, mas não invertida, sendo portanto totalmente removida e suas válvulas destruídas. Excelentes resultados têm sido reportados com qualquer uma das três técnicas. Até o momento nenhum estudo clínico mostrou de forma conclusiva a vantagem de uma dessas técnicas sobre as outras. Nas safenas de pequeno calibre, entretanto, a técnica *in situ* tem mostrado melhores resultados.[128]

Técnicas básicas em cirurgia vascular

É de conhecimento de todos que a cirurgia vascular se desenvolveu a partir dos conflitos militares, quando se iniciou a fase áurea da sua evolução, tendo como base os fatos que seguem.

1. A possibilidade de anticoagulação sanguínea – McLean descobriu a heparina em 1916[163] e Best[164] iniciou seu uso clínico em 1936; isto possibilitou o clampeamento dos vasos sem a coagulação secundária.
2. A angiografia – feita pela primeira vez pelos portugueses Egas Moniz[165] (carótidas) e Reynaldo dos Santos[166] (aortografia translombar), passou a permitir o conhecimento da localização, extensão e características da lesão vascular.
3. As técnicas anestesiológicas – que permitiram a realização de cirurgias complexas e prolongadas.
4. As transfusões de sangue – possibilitando a sua reposição em cirurgias vasculares de grande porte.
5. A descoberta dos antibióticos – que suprimiram boa parte dos insucessos, que eram devidos à infecção.
6. Finalmente, o desenvolvimento de próteses industriais – que foram se aperfeiçoando cada vez mais e embora não tenham, ainda, atingido o ideal para vasos de pequeno calibre, propiciam excelentes resultados para vasos de médio e grande calibres. Próteses biológicas homólogas (veia do cordão umbilical e veia safena)[167-169] e heterólogas (artérias de bovinos)[170,171] também participaram do processo.

Dissecção e controle dos vasos

É feita com instrumentos comuns a qualquer dissecção até a chegada ao vaso. Como os ramos geralmente emergem em sentido lateral ou posterior e não anterior, a via de acesso cutânea de vasos periféricos é facilitada por esta anatomia.

Os instrumentos de dissecção básicos são constituídos por bisturi com lâmina 23, tesoura de Metzenbaum de tamanho variável, com pontas rombas, pinças dente de rato e pinças de dissecção vascular, e uma pinça em ângulo reto de Mixter, com pontas cuja espessura deve variar de acordo com o tipo e calibre do vaso dissecado. (Figura 102.35).

Tabela 102.4

Anticoagulação	Angiografia	Antibióticos
Heparina, 1916 McLean	E. Muniz, 1927 R. Santos, 1929 Seldinger, 1953	Penicilinas
Fios de sutura Polipropileno	Transfusão sanguínea	Substitutos vasculares
Materiais cirúrgicos específicos	Equipamentos diagnósticos e terapêuticos	Novas técnicas

É mandatório o conhecimento anatômico da região operada, pois em casos de obstrução com ausência de pulso, a orientação será dada por elementos vizinhos.

A incisão de acesso é longitudinal ao trajeto do vaso. Após a secção de pele, subcutâneo, fáscia e afastamento dos músculos, chega-se ao vaso, que sempre é envolvido por uma bainha fibroadiposa. Esta bainha é, então, aberta com auxílio da pinça de dissecção vascular e da tesoura de Metzenbaum (Figura 102.36) até chegar ao plano da adventícia do vaso. Este plano é seguido proximal e distalmente até se conseguir o comprimento de dissecção desejado. Se há veias superpostas em artérias, como ocorre nas tibiais e peroneiras (veias comitantes), elas serão ligadas.

Como em qualquer dissecção, deve-se atentar para que a via de acesso não fique "afunilada" (Figura 102.37), pois isto acaba dificultando a dissecção do segmento desejado. Em outras palavras, a via de acesso deve se aprofundar perpendicularmente em todos os seus contornos (Figura 102.38).

Em casos de artérias com reação inflamatória periadventicial, deve-se cuidar para não fugir do plano de dissecção adequado.

Em casos de reoperação, a dissecção com tesoura de Metzenbaum nem sempre é possível e frequentemente se necessita fazer com o próprio bisturi. Este é acionado com a lâmina posicionada em sentido transversal ao vaso e movimentado longitudinalmente ao mesmo (Figura 102.39). Com isto, acaba-se chegando a um plano que permite o contorno do vaso. Nestes casos deve-se, sempre, fazer um acesso proximal à área dissecada e ganhar controle do vaso em área normal.

O passo seguinte é contornar o vaso com um cadarço úmido ou fita de Silastic. Isto é feito com ajuda da pinça em ângulo reto (Mixter) (Figura 102.35). Para vasos maiores pode-se usar a pinça de Semb. (Figura 102.35). Tem-se, a partir daí, a possibilidade de tracionar o vaso,

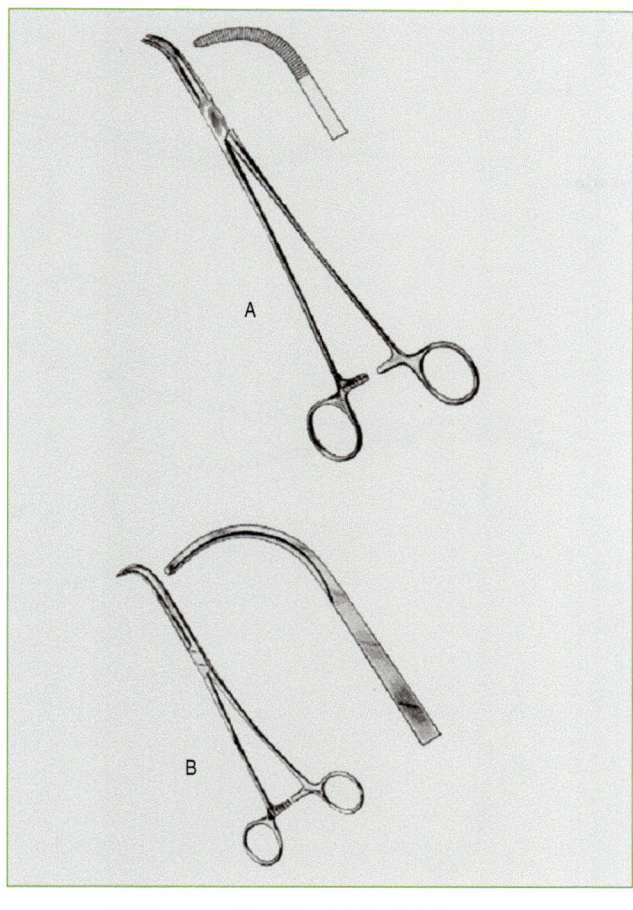

FIGURA 102.35 – *Pinças Mixter (A) e Semb (B).* Fonte: *autores.*

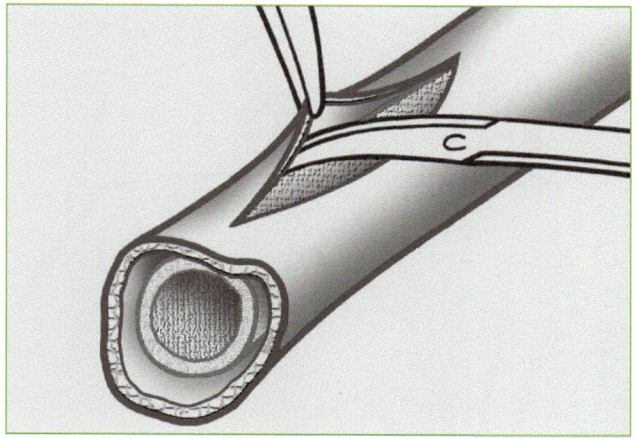

FIGURA 102.36 – *Liberação da artéria de sua bainha fibroadiposa.* Fonte: *autores.*

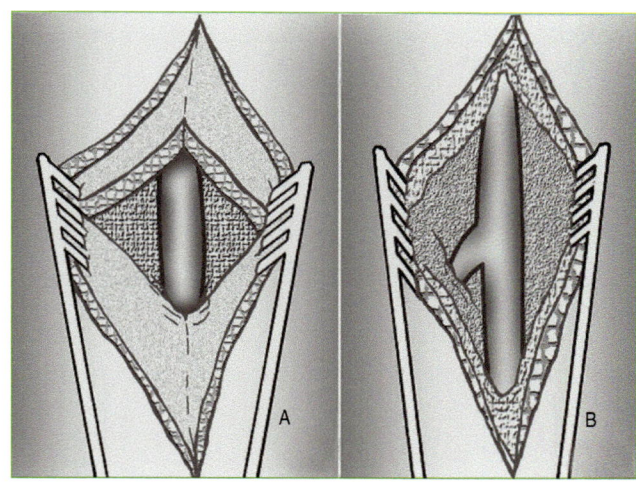

FIGURAS 102.37 e 102.38 – **A.** *Via de acesso "afunilada" que dificulta o trabalho sobre o vaso.* **B.** *Via de acesso adequada que se aprofunda perpendicularmente em todos os seus bordos.* Fonte: *autores.*

o que facilita sua separação dos tecidos vizinhos e a identificação dos ramos e veias satélites.

Completada a dissecção, tem-se que fazer o controle dos vasos. Isto pode ser feito com fitas de Silastic em alça dupla colocadas proximal e distalmente que, por si só, podem promover a oclusão do vaso e são o mecanismo mais utilizado em artérias de calibre menor, como as artérias da perna nas quais se deve evitar o traumatismo das pinças (que nunca são totalmente atraumáticas) (Figura 102.40).

O controle com fios de seda grosso também é usado sobre os ramos. O simples peso de pinças hemostáticas na extremidade dos fios oclui os ramos e evita o excesso de pinças vasculares no campo operatório.

Nas artérias de médio e grande calibres, usam-se as pinças vasculares. São pinças com desenho especial de seus ramos, nos quais o serrilhamento em linha se alterna de maneira a promover a oclusão com pouco trauma e sem deslizamento. As pinças vasculares mais usadas são as de modelo De Bakey, cujos ramos podem ter angulações diferentes (30° 45° e 90°) (Figura 102.41).

As pinças podem também ter o formato de colher ou o modelo Satinsky para o pinçamento lateral dos vasos (Figura 102.41).

Para vasos menores, pode-se usar pinças modelo Bulldog ou de Gregory.

Os cadarços ou fitas permanecem em seus locais para facilitar reclampeamentos ou mudanças de posição das pinças vasculares.

Outra modalidade de controle é o torniquete de Rumel. A fita, em alça simples, é introduzida em um tubo semirrígido por meio de uma haste com extremidade em gancho. (Figura 102.42). A pressão para baixo, sobre o tubo, faz com que a fita comprima o vaso até a oclusão total (Figura 102.42). Esta é uma técnica frequentemente usada em endarterectomias de carótida, quando se usa *shunt* interno (ver capítulo correspondente).

Ao se fazer a interrupção do fluxo, deve-se considerar a área irrigada pelo vaso; carótidas, artérias renais e aorta torácica têm pouca tolerância ao clampeamento, enquanto a aorta abdominal e os membros

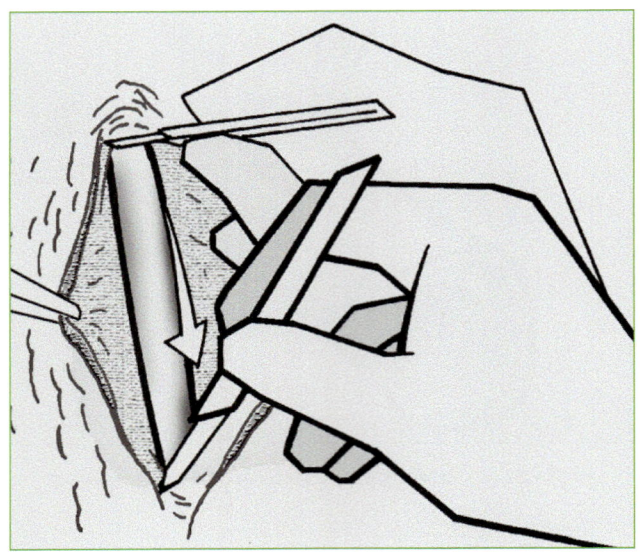

FIGURA 102.39 – Dissecção de vasos usando-se o bisturi com a lâmina em sentido transversal e movimentando-se longitudinalmente ao vaso. Fonte: autores.

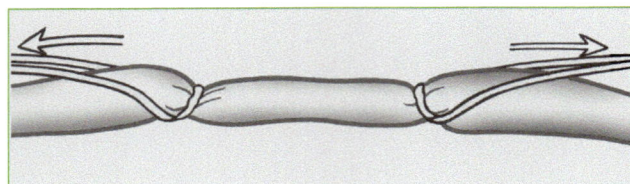

FIGURA 102.40 – Hemostasia de vasos menores utilizando-se fita de Silastic em alça dupla. Fonte: autores.

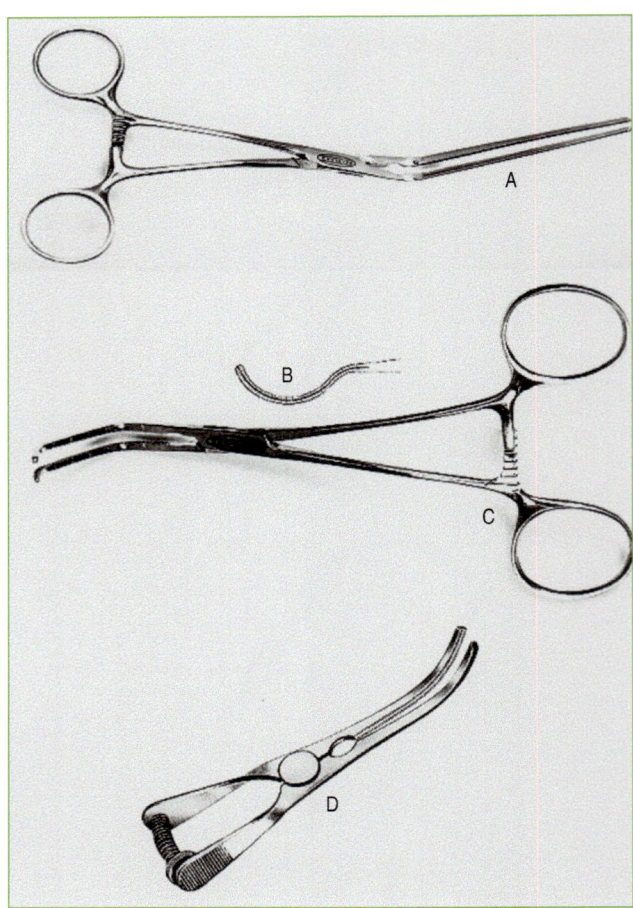

FIGURA 102.41 – Pinças: de DeBakey (**A**), Potts colher (**B**), Satinsky (**C**) e Bulldog (**D**). Fonte: autores.

inferiores são mais resistentes. Entretanto, mesmo para estes, há limites e clampeamentos muito longos com isquemia dos músculos estriados podem levar a mioglobinúria com insuficiência renal aguda, além de paresia dos membros inferiores por lesões isquêmicas dos nervos.

Uma alternativa de oclusão temporária, além da compressão manual, útil em casos de difícil dissecção, é aquela feita com cateteres-balão tipo Fogarty. Eventualmente, dois ou mais balões podem ocluir o tronco principal e seus ramos, dispensando a dissecção e evitando seus riscos com extensa fibrose. (Figura 102.43).

Ligaduras vasculares

São executadas para simples hemostasia em casos de traumas, amputações, ressecções venosas e ligadura de fístulas arteriovenosas.

Em caso de vasos pequenos, uma simples ligadura é suficiente (Figura 102.44). Se o vaso for maior, faz-se sutura transfixante. Quando houver necessidade de seccionar o vaso, fazer entre duas ligaduras por transfixação (Figura 102.44).

Em vasos maiores (acima de 5 mm) fazer sutura em chuleio (Figura 102.45). Eventualmente, esta sutura pode ser "protegida" por uma ligadura (Figura 102.45).

Anticoagulação

Quando se liga definitivamente uma artéria não há necessidade de anticoagulação; é prevista a formação de um trombo que se estenderá até o primeiro ramo proximal importante.

Entretanto, quando se vai interromper temporariamente uma artéria ou veia para promover operações sobre ela, deve-se anticoagular o paciente por meio de injeção intravenosa de heparina à razão de 1,5 mg ou 150 unidades por quilo de peso. Metade da dose pode ser repetida após cerca de duas horas se o cirurgião observar a formação de coágulos no campo.

Uma maneira objetiva de determinar a anticoagulação é através do tempo de coagulação ativada (TCA). Este tempo deve permanecer em 180 segundos. O exame é repetido a cada 30 minutos e se cair abaixo de 120 segundos deve ser feito o reforço da dose. Na prática, porém, a maior parte dos cirurgiões faz o

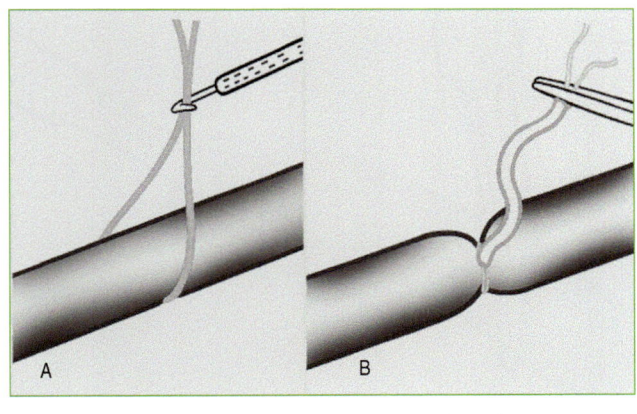

FIGURA 102.42 – *Hemostasia utilizando-se o torniquete de Rummel. Fonte: autores.*

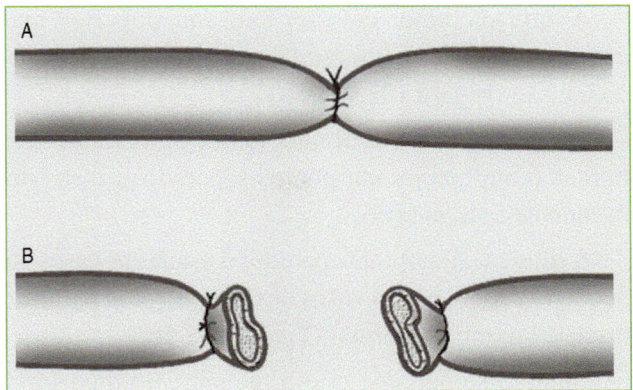

FIGURA 102.44 – *Ligadura simples ou com secção do vaso após sua transfixação. Fonte: autores.*

reforço de dose por observação da formação de coágulos. Terminado o procedimento, procede-se a reversão do efeito da heparina com sulfato de protamina na proporção de 1:1 mg em relação à dose de heparina.

Se a heparina foi administrada há muito tempo, já houve consumo e, portanto, pode-se fazer menos protamina (metade ou 1/3 da dose).

Em alguns casos, na ausência de sangramento, não se faz protamina e espera-se o consumo total da heparina pelo organismo. Também aqui, a determinação do TCA pode ajudar quanto à determinação da dose de protamina a ser administrada: se estiver abaixo de 100 segundos não se administra protamina.

■ Arteriotomias e suturas arteriais

A arteriotomia, longitudinal (Figura 102.46) ou transversal (Figura 102.47), é iniciada com um bisturi lâmina 11, tendo-se cuidado para não lesar a parede posterior. (Figura 102.48) A arteriotomia é completada com uma tesoura de Potts angulada. (Figura 102.46).

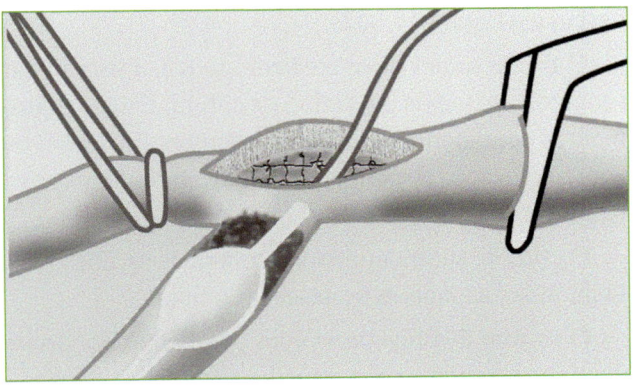

FIGURA 102.43 – *Oclusão temporária de ramo arterial com cateter de Fogarty. Fonte: autores.*

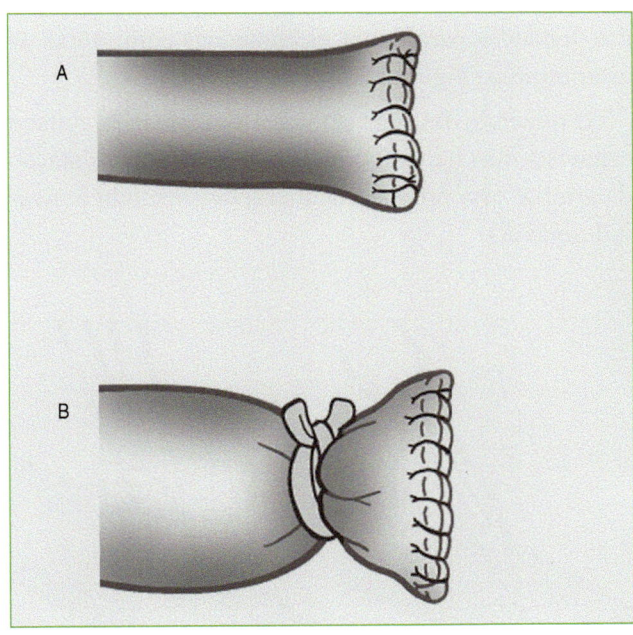

FIGURA 102.45 – *Ligadura e secção de vasos de maior calibre com sutura e, quando necessário, ligadura "protetora" da sutura. Fonte: autores.*

Em artérias doentes (placas de ateroma) deve-se ter cuidado para não promover o descolamento da túnica média, a não ser que se pretenda fazer endarterectomia.

As suturas vasculares devem incluir todas as camadas da parede, coaptar a íntima e evitar a entrada da adventícia na luz do vaso (para isto, a parede externa do vaso deve ser bem "limpa" de tecidos) (Figura 102.36).

As suturas podem ser feitas com chuleio contínuo ou com pontos separados.

A distância entre os pontos, em artérias sadias de médio calibre é de 1 mm com 1 mm de profundidade.

Entretanto, em artérias maiores ou artérias doentes com paredes espessas, esta distância pode ser bem maior.

A sutura contínua deve ser feita com dois fios, que começam em cada comissura e se dirigem para o meio da incisão (Figura 102.49).

Eventualmente, usa-se uma sutura para eversão das bordas (contínua ou em pontos separados), mas isto raramente é necessário.

A sutura com pontos separados é usada em vasos de pequeno calibre ou em vasos de crianças, para permitir o seu crescimento normal (Figura 102.50).

Quando se percebe que o fechamento da artéria produzirá estenose (Figura 102.51), deve-se utilizar um remendo de tecido autógeno, heterólogo ou sintético (*patch*). Este remendo deve ter suas extremidades arredondadas para evitar estenose nas comissuras da arteriotomia (Figura 102.51).

O remendo deve ter largura suficiente para evitar a estenose, mas não tão grande que provoque dilatação da artéria; esta provocaria alterações hemodinâmicas indesejáveis.

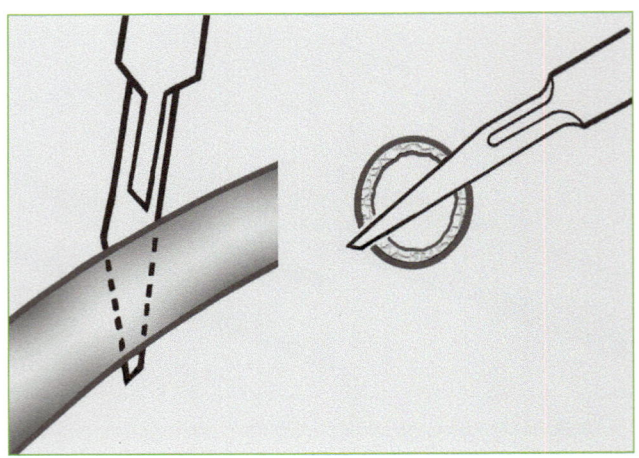

FIGURA 102.48 – *Esquema mostrando a possibilidade de lesão da parede posterior do vaso.* Fonte: *autores.*

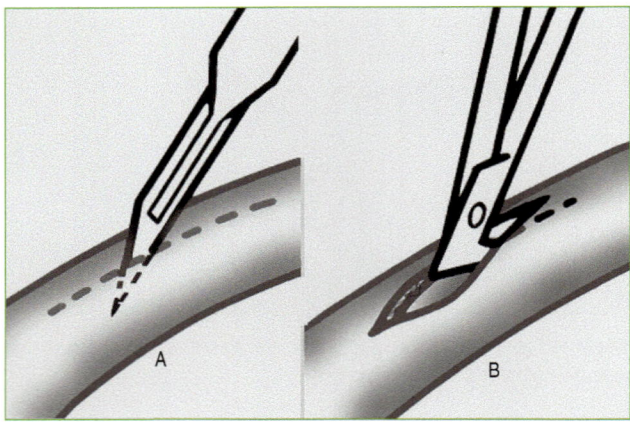

FIGURA 102.46 – *Arteriotomia longitudinal.* Fonte: *autores.*

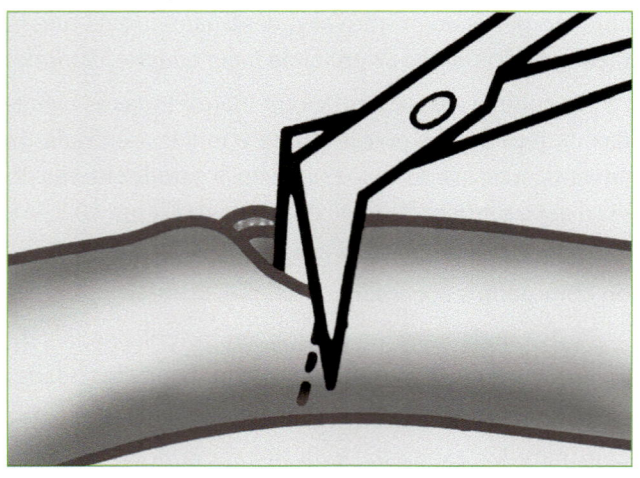

FIGURA 102.47 – *Arteriotomia transversal.* Fonte: *autores.*

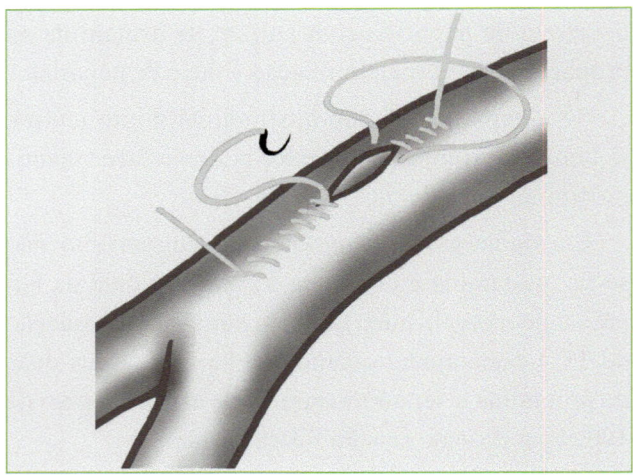

FIGURA 102.49 – *Sutura vascular contínua sobre abertura longitudinal.* Fonte: *autores.*

Sempre que possível, a sutura deve ser de dentro para fora ou de íntima para a adventícia (para evitar descolamento de placas) e a agulha deve entrar perpendicular à parede. O cirurgião deve girar o punho de maneira a acompanhar a direção da curvatura da agulha, inclusive quando vai colher a mesma no outro lado para completar a passagem através da parede vascular. (Figura 102.52).

O fio de sutura deve ser mantido tenso para evitar sangramentos após o término da sutura. Estes sangramentos geralmente param com compressão digital ou com a colocação de pontos complementares (após novo clampeamento do vaso).

Os fios de sutura montados com duas agulhas facilitam todas as manobras descritas acima.

O calibre dos fios varia com o tamanho do vaso e deve ser suficiente para impedir a formação de pseudoaneurismas por rotura da sutura.

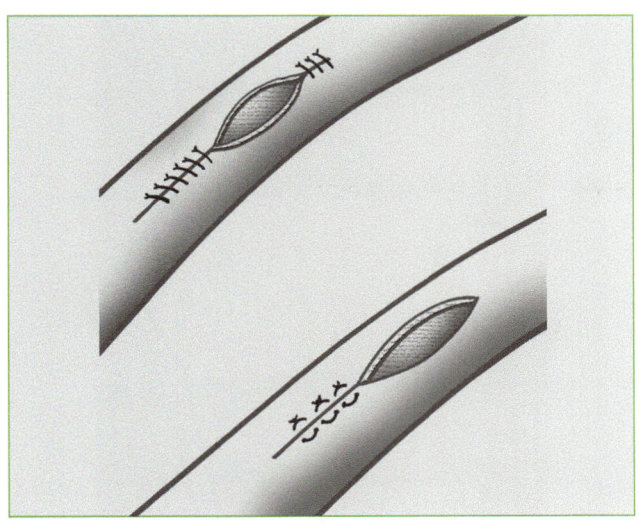

FIGURA 102.50 – *Sutura com pontos separados, preferível para vasos de pequeno calibre ou em crianças. Fonte: autores.*

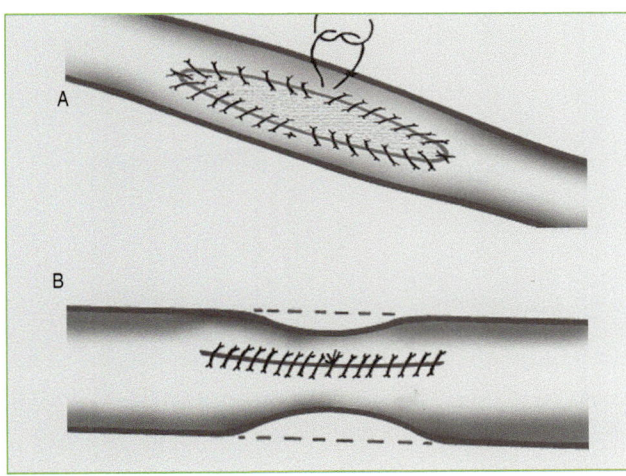

FIGURA 102.51 – *O uso de remendo (patch)* **(A)** *para evitar estreitamentos vasculares por sutura* **(B)**. *Fonte: autores.*

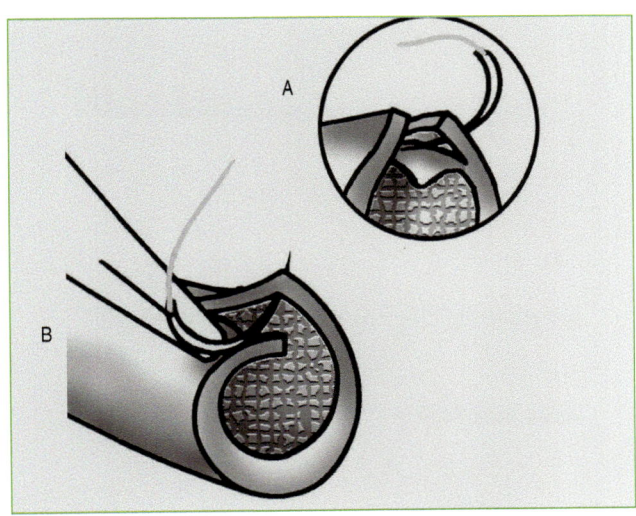

FIGURA 102.52 – *A passagem de agulha deve ser, preferencialmente, de dentro para fora* **(A)** *para evitar descolamento da íntima* **(B)**. *Fonte: autores.*

Em geral, usa-se fio 3-0 para a aorta, 4 ou 5-0 para ilíacas, 5-0 para femorais, 6-0 para poplíteas, 6 ou 7-0 para tibiais e peroneiras. Nas carótidas, subclávias e artérias viscerais geralmente se usam fios 5 ou 6-0. A sutura de veias obedece a critério semelhante.

Anastomoses vasculares

Basicamente, podem ser: terminoterminais, terminolaterais e laterolaterais.

Anastomoses terminoterminais

A técnica mais comumente utilizada é a de colocar dois pontos laterais, diametralmente opostos (Figura 102.53), sutura-se anteriormente até encontrar o fio que vem do outro ângulo e coloca-se o nó no meio do trajeto anterior (Figura 102.53). Completado um lance de sutura, gira-se a artéria 180° e faz-se o outro lado (posterior), agora girado para frente (Figura 102.53).

Atenção especial deve-se ter para não tensionar demais os fios no momento de colocar os nós, o que poderá produzir estenoses (Figura 102.54). Para evitar isto, pode-se soltar gradativamente os clampes proximal e distal, antes de dar o nó, o que acomodaria os fios na tensão adequada (Figura 102.54).

Em artérias pequenas e em crianças deve-se usar pontos separados para evitar estenose e permitir o crescimento da artéria.

Eventualmente pode-se usar pontos em "U" (colchoeiro), que permitem uma perfeita aproximação da íntima (Figura 102.55).

Quando as extremidades a serem anastomosadas não podem ser adequadamente mobilizadas, faz-se o lance posterior por dentro (Figura 102.56) ou colocam-se os pontos diametralmente opostos no sentido anteroposterior, o que possibilita caminhar com a sutura pelos lados (Figura 102.56).

A técnica habitualmente usada pelos autores é a técnica simplificada usada por De Bakey e referida por Rutherford[172]. Com apenas um fio, inicia-se a sutura no ângulo posterior e circunda-se a artéria com sutura contínua a cada lado, completando a sutura anteriormente (Figura 102.57). Esta mesma técnica é usada nas anastomoses terminolaterais e permite ajustes não só no tamanho do enxerto (Figura 102.58), como também na extensão da arteriotomia (Figura 102.58).

Se as artérias são de pequeno calibre, deve-se biselar as extremidades, conforme demonstrado na Figura 102.57.

Quando as extremidades a serem anastomosadas são de diâmetros diferentes, a menor deve ser mais biselada para igualar-se ao diâmetro da outra (Figura 102.59).

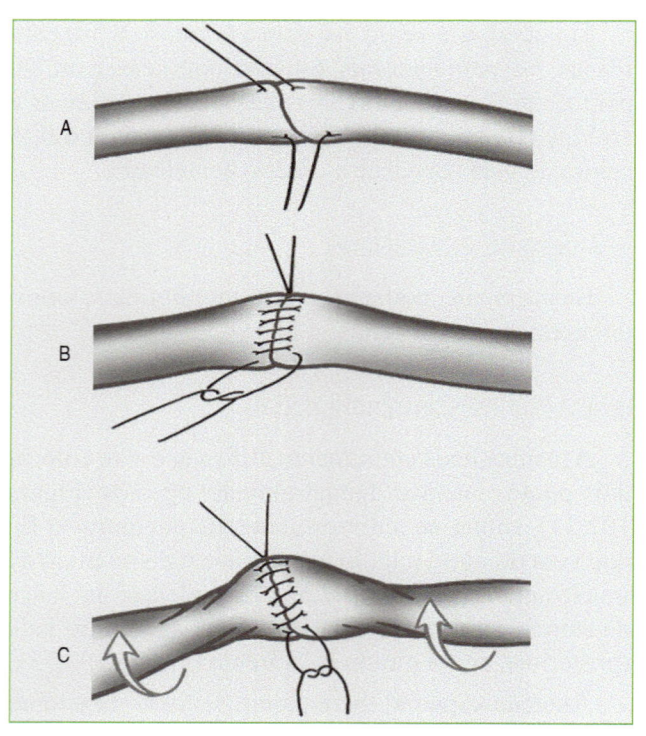

FIGURA 102.53 – *Anastomose terminoterminal com sutura contínua.* Fonte: autores.

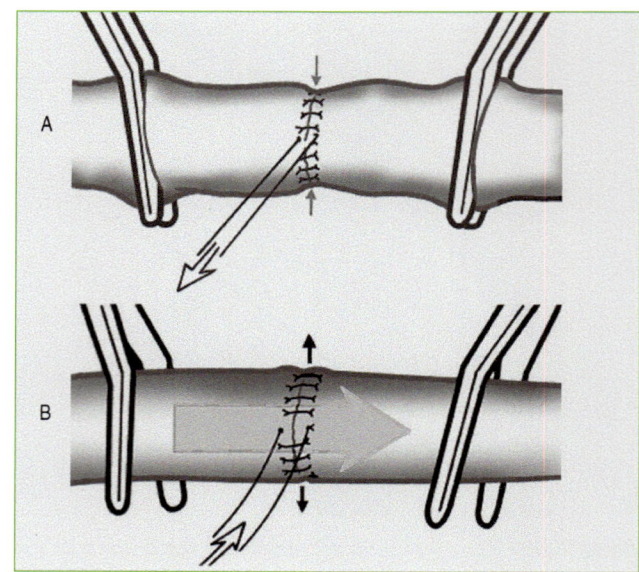

FIGURA 102.54 – *Esquema que mostra os cuidados para se evitar estenose da anastomose por excesso de tensão no fio de sutura.* Fonte: autores.

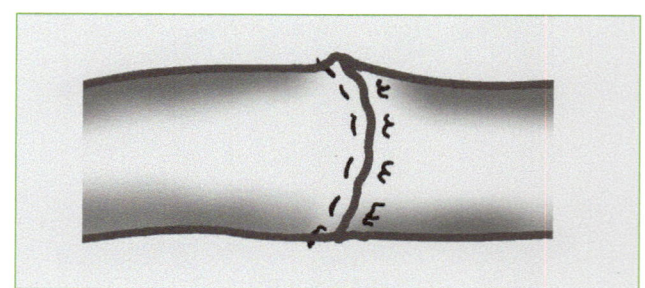

FIGURA 102.55 – *Anastomose terminoterminal com pontos separados em "U" (colchoeiro).* Fonte: autores.

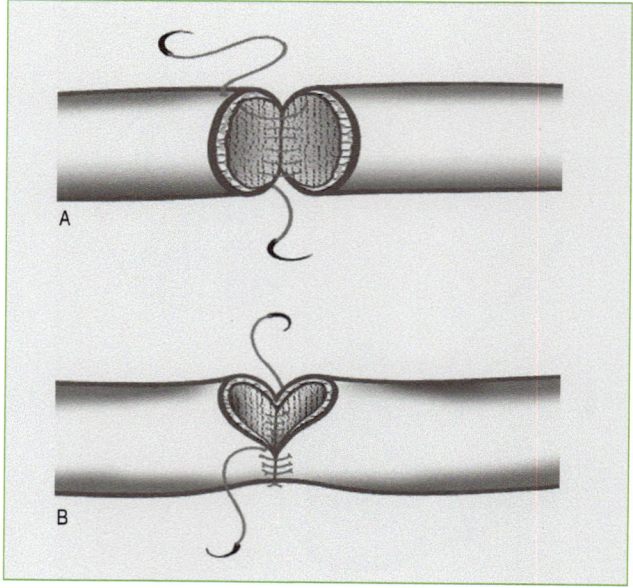

FIGURA 102.56 – *Sutura feita por dentro em vaso precariamente dissecado. Face posterior por dentro (A) e faces laterais e anterior de fora para dentro (B).* Fonte: autores.

Anastomoses terminolaterais

Devem obedecer aos seguintes detalhes de técnica:

- O vaso que recebe a anastomose em seu corpo é simplesmente aberto ou submetido a uma ressecção elíptica. Sobre esta abertura é colocada a anastomose.
- O tamanho desta abertura deve ser de duas vezes o diâmetro de vaso ou enxerto a ser implantado.
- O vaso a ser implantado deve ter sua extremidade biselada, de maneira a propiciar um ângulo de 30° a 45° com o vaso receptor nas anastomoses sobre artérias (Figura 102.60).

A técnica de sutura obedece aos mesmos princípios básicos das anastomoses terminoterminais. O autor utiliza, na maioria das vezes, a técnica simplificada que utiliza apenas um fio. A sutura inicia-se sempre na extremidade interna do bisel feito no enxerto e se continua de cada lado até se encontrar na extremidade do bisel do enxerto ou em um dos lados. Esta técnica permite permanente visão direta na passagem dos pontos e eventuais aumentos da arteriotomia ou diminuição do tamanho do bisel. Os cantos que se formam quando se faz o bisel são ressecados de acordo com a necessidade (Figura 102.58). Este é, seguramente, o tipo de anastomose mais executado pelo cirurgião vascular.

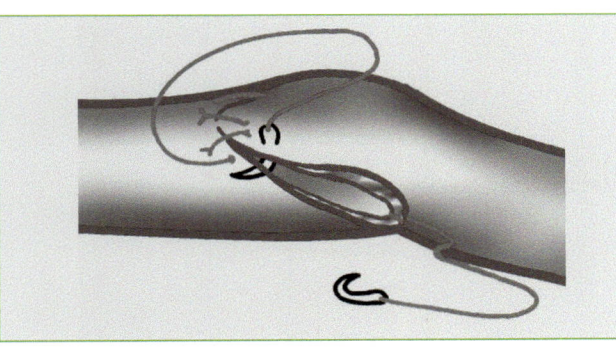

FIGURA 102.57 – *Técnica simplificada feita com fio único. A sutura começa no ângulo posterior e continua-se a cada lado até terminar em um dos lados da anastomose. Fonte: autores.*

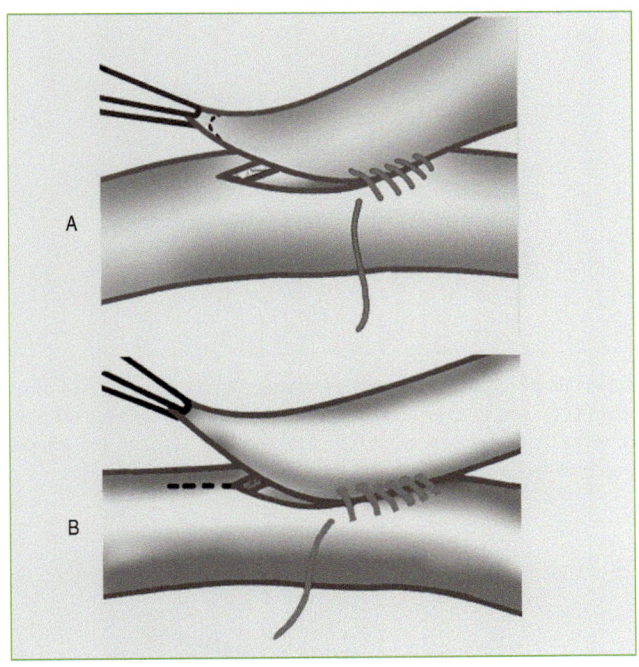

FIGURA 102.58 – *A mesma técnica da Figura 102.22 aplicada à anastomose terminolateral que permite ajustes no tamanho do enxerto (A) e na extensão da arteriotomia (B). Fonte: autores.*

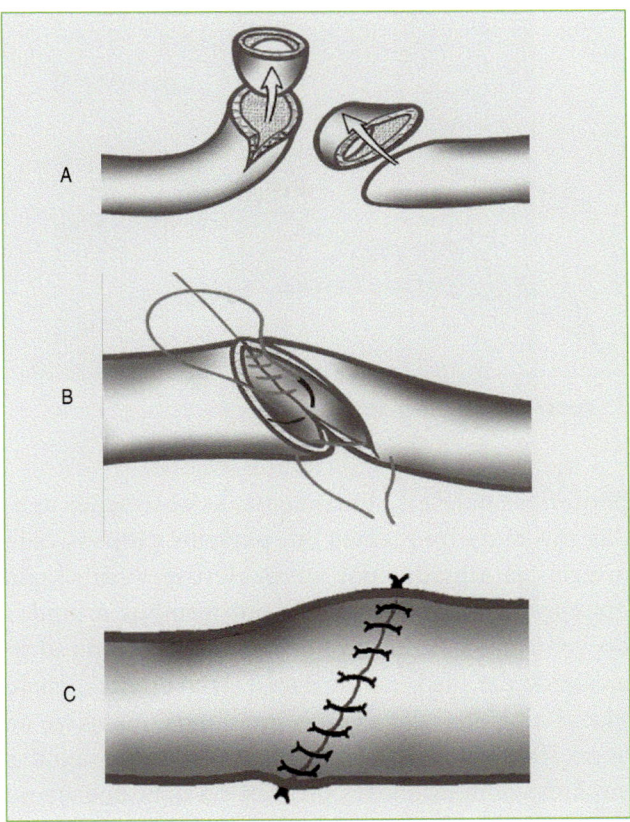

FIGURA 102.59 – *Anastomose entre vasos de calibres diferentes (A); há necessidade de bisel maior no vaso de menor calibre (B) para que a anastomose fique adequada (C). Fonte: autores.*

Anastomoses laterolaterais

São mais utilizadas para anastomoses entre veias, mas podem ser usadas também entre artérias e veias, como no caso de derivações venosas sequenciais e fístulas arteriovenosas distais para deságue de enxertos longos.

Se os vasos a serem anastomosados estiverem adequadamente liberados, pode-se clampear os dois vasos com uma só pinça modelo Satinsky (Figura 102.61).

A seguir, abrem-se os dois vasos e faz-se a sutura dos bordos posteriores, interrompendo-se em cada ângulo das incisões (Figura 102.61).

Uma vez colocados os nós em cada ângulo, faz-se a sutura do bordo anterior. Se necessário desclampeia-se rapidamente para liberar mais parede a fim de facilitar a sutura anterior (Figura 102.61).

Quando os vasos são precariamente liberados, deve-se pinçar cada vaso separadamente e, se necessário, fazer a sutura do bordo posterior à distância com sutura contínua a colchoeiro. Trata-se de uma sutura em "U" contínua em que se entra em um dos vasos de fora para dentro, passa-se no outro vaso de dentro para fora e, a seguir volta-se neste último de fora para dentro e, no outro de dentro para fora e assim por diante. Isto pode ser feito à distância e, após completar o lance, o fio é esticado aproximando a íntima dos vasos (Figura 102.62). Este tipo de sutura é o mais adequado para veias, pois é o que promove a melhor aproximação das íntimas (Figura 102.62).

Tromboembolectomia

É a técnica usada para desobstruir vasos ou enxertos que sofrem oclusão aguda ou subaguda.

Com a virtual erradicação da doença reumática, principalmente mitral com fibrilação atrial, tornou-se rara a ocorrência de embolias em jovens com artérias

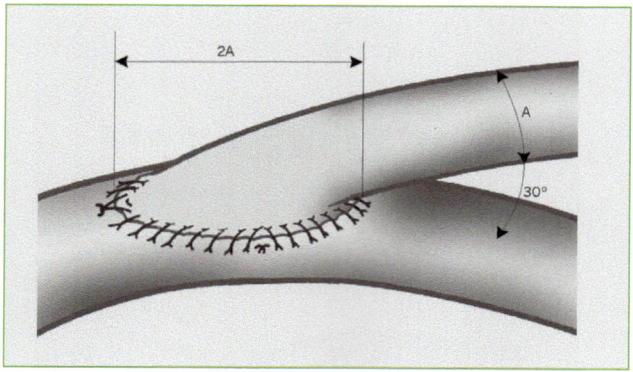

FIGURA 102.60 – *Princípios técnicos da anastomose terminolateral.* Fonte: autores.

periféricas normais. Atualmente, as obstruções agudas são mais frequentes em pacientes idosos com artérias já afetadas por aterosclerose. A etiologia mais frequente é constituída por trombos oriundos do ventrículo esquerdo de área infartada, do átrio esquerdo em casos de fibrilação atrial crônica, ou de placas ulceradas em artérias proximais, inclusive na aorta. Também frequentes são as tromboses agudas em áreas com estenoses prévias, ou com doença no território proximal ou distal à obstrução. Isto tem feito com que alguns autores preconizem a realização sistemática de arteriografias prévias, com o intuito de detectar e localizar as lesões e partir para a revascularização que frequentemente se faz necessária após a remoção dos trombos agudos.[173]

Esta mudança da etiopatogenia das obstruções agudas tornou necessária a evolução do tradicional cateter de Fogarty, descrito em 1963[174] (Figura 102.63) para modelos destinados a retirar trombos mais aderentes sobre placas ateroscleróticas. São constituídos por espirais metálicas cobertas por balão de látex. Essas espirais se armam por mecanismo especial e constituem um elemento de fricção mais eficiente sobre o trombo mais antigo (Figura 102.63).

Para trombectomia em enxertos, principalmente sintéticos, usa-se o modelo em espiral não recoberto que funciona, praticamente, como um endarterótomo de Cannon e, ainda, puxa os trombos para fora[175] (Figura 102.63).

Tromboembolectomia padrão

Após exposição de segmento adequado de artéria que permita controle proximal e distal com cadarços, faz-se a arteriotomia. Esta deverá ser transversal quando o diagnóstico for embolia, principalmente em pacientes jovens com artérias normais. Em pacientes idosos e com lesões crônicas difusas mostradas em

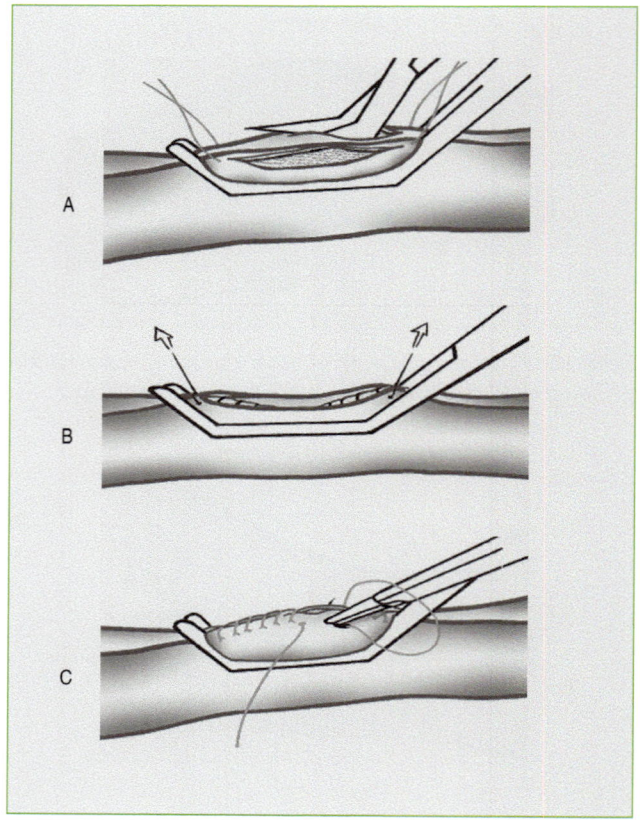

FIGURA 102.61 – *Técnica de anastomose laterolateral com aproximação dos vasos por pontos de tração;* **(A)** *pinçamento conjunto dos vasos seguido de abertura de ambos;* **(B)** *sutura posterior e afrouxamento da pinça para liberar a parede anterior;* **(C)** *finalização da sutura da parede anterior.* Fonte: autores.

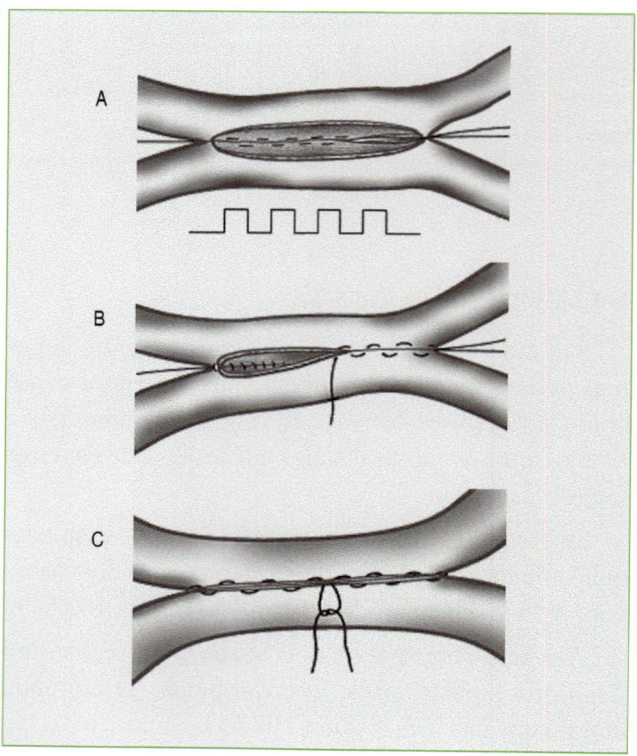

FIGURA 102.62 – *Sutura contínua tipo colchoeiro;* **(A)** *sutura da parede posterior;* **(B)** *sutura da parede anterior;* **(C)** *finalização da anastomose.* Fonte: autores.

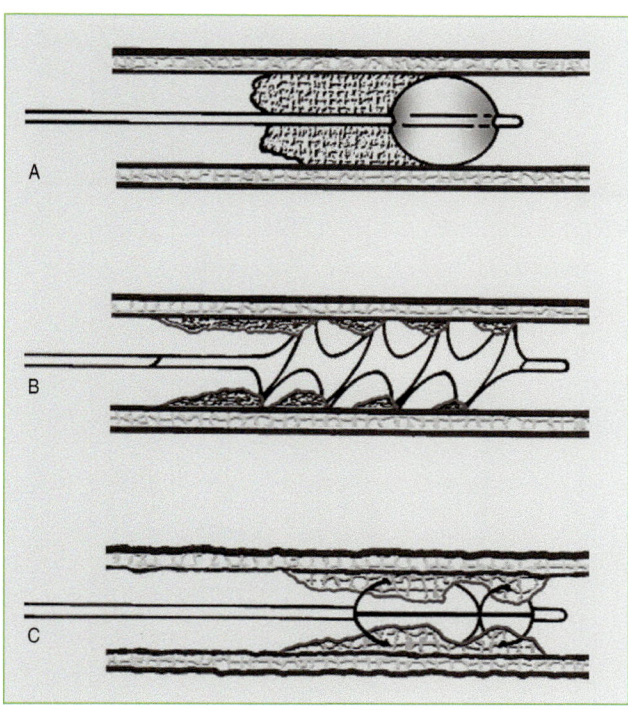

FIGURA 102.63 – *Modelos de cateteres de Fogarty para diferentes situações (ver texto). Fonte: autores.*

arteriografia prévia, deve-se fazer incisão longitudinal visando a necessidade de uma revascularização com enxerto em ponte.[172]

A introdução do cateter deve ser feita sob visão direta para evitar dissecção das camadas e falsos trajetos, principalmente em artérias doentes.

O balão é testado previamente com diversas insuflações, observando-se sua integridade e forma. Usa-se seringa de 3 mL que permite controle mais rápido do volume a ser injetado.

Os cateteres para embolectomia são apresentados em tamanhos de 1F (French) a 6F. Para trombectomia venosa, os tamanhos variam de 7F a 10F e apresentam uma ponta mais macia e mais flexível destinada a transpor as válvulas quando passadas distalmente. Os cateteres 1F e 2F são inflados (dilatados) com ar e os demais tamanhos com soro fisiológico (o volume vem indicado no cateter). Operando em artérias cerebrais não se deve usar ar, e sim CO_2 (dióxido de carbono).[173]

Após a introdução do cateter, progride-se até ultrapassar o êmbolo ou coágulo, o que se sente pela resistência maior e se calcula pela distância do ponto de entrada do cateter até o suposto local da obstrução, previamente diagnosticado. O balão é, então, insuflado e tracionado, trazendo o êmbolo e trombos secundários (Figura 102.64). A mesma pessoa que insufla o balão deve fazer a tração do mesmo, pois a sensação de maior ou menor resistência deverá ensejar maior ou menor insuflação do balão. A resistência é maior quando há lesão estenosante (Figura 102.65) ou quando se passa de uma artéria de maior para menor calibre, e então deve-se diminuir a insuflação do balão. Inversamente, a resistência é menor quando se passa para artéria de maior calibre, o que exige maior insuflação do balão (Figura 102.65).

Em locais de bifurcações críticas, deve-se seletivar os ramos. É o caso das bifurcações de femoral comum e da poplítea (Figura 102.66). Esta última deve sempre ser abordada quando a passagem do cateter na femoral deixar dúvidas quanto à permeabilidade distal. Esta só é confirmada pela presença de pulsos distais ou pela arteriografia peroperatória. Um bom refluxo de sangue distal não significa, necessariamente, limpeza completa do leito distal quando se operam casos com lesões crônicas associadas, pois pode ser resultado de boa circulação colateral. Por outro lado, a ausência de pulso pode ser resultado de espasmo e não de êmbolos remanescentes. Daí a importância da arteriografia.

Nas embolias da bifurcação aórtica deve-se fazer acesso a ambas as femorais comuns. A passagem do cateter por um dos lados é simultânea, com o pinçamento do outro lado para evitar embolizações distais.

Antes do pinçamento arterial faz-se heparinização sistêmica (1,5 mg/kg de peso).

Em alguns casos, onde há dificuldades na limpeza distal do leito arterial com o cateter, pode-se fazer a injeção de fibrinolíticos (alteplase – r-tpA). A alteplase é injetada na dose de 5 mg em *bulus* e repetida a cada 30 minutos, se necessário, por 3 vezes. Depois, realiza-se controle angiográfico (ver capítulo correspondente).

A trombectomia de enxertos é feita de maneira semelhante à descrita para as artérias e, se necessário, usando os modelos de cateteres especiais referidos anteriormente. Nestes casos, a arteriografia é fundamental, pois ela mostra eventuais estenoses de anastomoses ou outras que devem ser corrigidas para evitar a retrombose.

A trombectomia venosa, raramente usada e com indicação apenas na flegmasia *cerulea dolens*, é feita com cateteres especiais de pontas moles que transpõem as válvulas que se abrem quando o balão se insufla. Trombos distais, entretanto, são preferivelmente retirados por flebotomia e "ordenha" do leito venoso, manual ou com faixa de Esmarch (Figura 102.67). A trombectomia de veias cava e ilíacas é feita com oclusão prévia da cava por balão 10F ou por meio de manobra de Valsalva, para evitar embolização pulmonar. Na enorme maioria dos casos de trombose venosa, porém, prefere-se o tratamento clínico ao cirúrgico (ver capítulo correspondente).

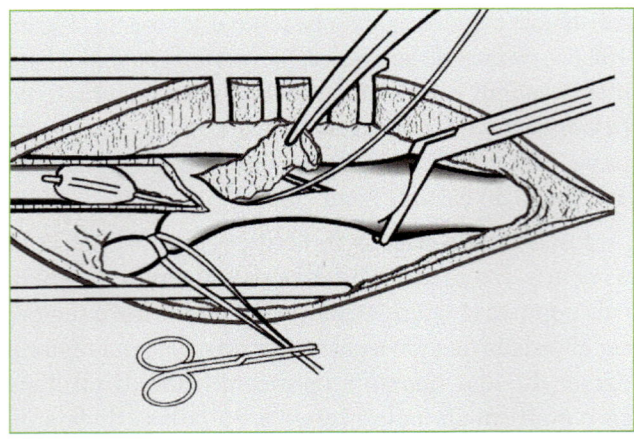

FIGURA 102.64 – *Técnica de embolectomia (ver texto). Fonte: autores.*

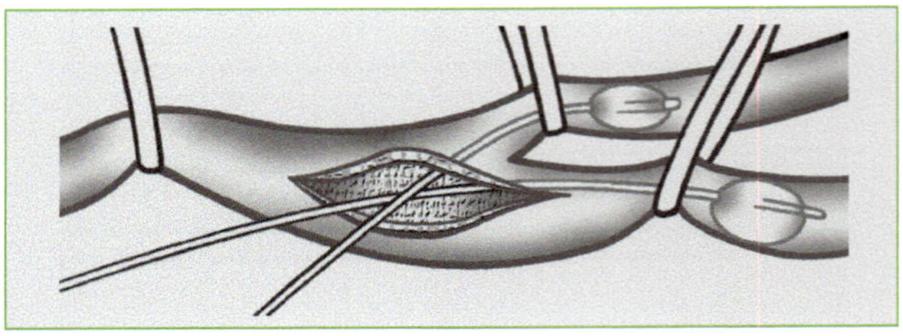

FIGURA 102.66 – *Seletivação de ramos arteriais em embolectomia. Fonte: autores.*

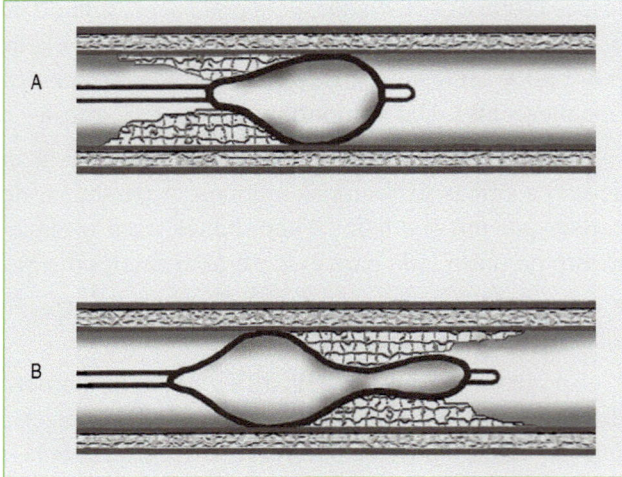

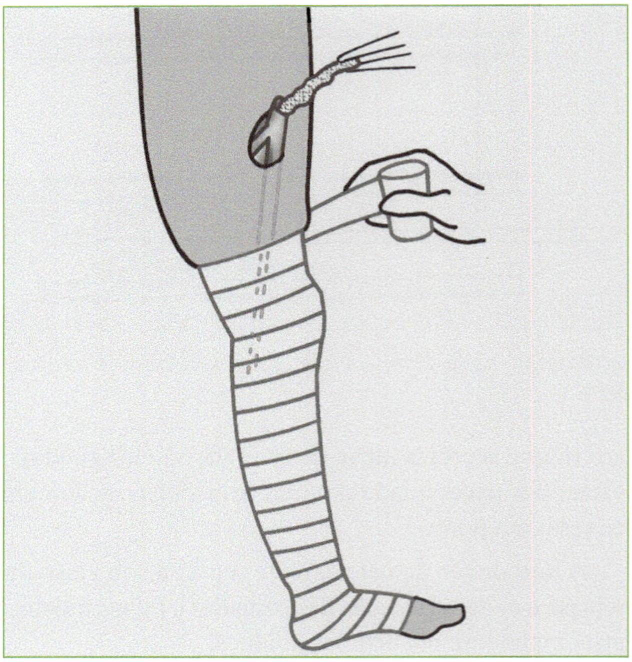

FIGURA 102.65 – *Esquema mostrando a necessidade de maior ou menor insuflação do balão (ver texto). Fonte: autores.*

FIGURA 102.67 – *Trombectomia venosa através de "ordenha" das veias com faixa de Esmarch. Fonte: autores.*

Complicações

As mais comuns são a perfuração da parede com hemorragia e hematoma, dissecção da íntima com trombose secundária, fratura do cateter com embolização do fragmento, embolização de placas de ateroma e, mais raramente, fístulas arteriovenosas.

O tratamento dessas complicações vai variar com o caso, mas o ideal é que sejam evitadas mediante manuseio adequado e, sobretudo, delicado do cateter.

■ Endarterectomia

João Cid dos Santos, em Lisboa, no ano de 1946[176], realizou a primeira endarterectomia, com o paciente anticoagulado com heparina. Embora o paciente tenha falecido após 3 dias, de uremia, esta cirurgia iniciou uma nova fase na história da cirurgia vascular, pois mostrava que se podia, sob anticoagulação, retirar a íntima e parte da média, expor o colágeno ou mesmo a camada muscular ao contato com o sangue sem provocar trombose. Este novo conceito fez com que a técnica se desenvolvesse e se transformasse na cirurgia vascular mais comum, quer isolada, quer em associação com outras operações.

Apesar de consagrado pelo uso, o termo endarterectomia é inexato, pois a cirurgia, na maioria das vezes, não remove só a endartéria, mas também parte da média. Quando simultaneamente se removem trombos, a operação chama-se tromboendarterectomia.

As lesões ateroscleróticas invadem inicialmente a íntima e depois, rompendo a camada elástica interna, invadem os 3/4 internos da túnica média (Figura 102.68). Assim, o plano de clivagem vai variar com o grau de penetração da placa e pode ser subintimal, transmedial e subadventicial (Figura 102.68). Este último deve ser evitado, por enfraquecer muito a parede arterial, além de ser mais trombogênico.[176]

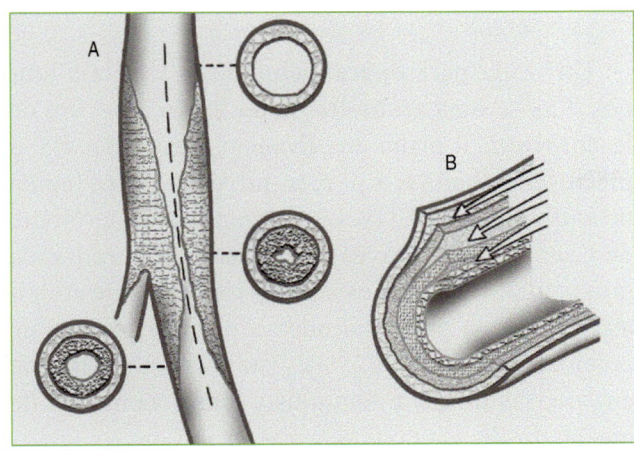

FIGURA 102.68 – **A.** Variação da profundidade da placa aterosclerótica; **B.** planos de clivagem subintimal, transmedial e subadventicial. Fonte: autores.

O plano transmedial se faz ao nível da camada elástica externa e resseca os 3/4 internos da túnica média. Nas artérias de tipo muscular, deixa apenas as fibras musculares longitudinais e parte das fibras elásticas externas, enquanto nas carótidas elege-se o plano subintimal que passa pela lâmina elástica interna. Isto se deve às características histológicas das artérias e às variações do processo patológico, que é mais invasivo nas artérias musculares do que nas elásticas.

De qualquer maneira, o plano de clivagem adequado é o limite entre a zona doente e a zona sã da parede arterial que se nota pela facilidade de separação entre elas.

Descolando-se distalmente, a placa vai-se tornando fina até envolver somente a íntima, o que permite ressecá-la sem deixar "degrau". Quando há ressalto da íntima distal, ela deve ser fixada com pontos separados (ver adiante). A emergência dos ramos viscerais da aorta abdominal, e também as carótidas, apresentam placas que, geralmente, terminam finas e aderentes ao subendotélio.

Como em qualquer cirurgia de revascularização, é fundamental que se tenha uma boa "entrada" (*inflow*) e um bom "deságue"(*outflow*) do sangue. De fato, quanto maior a velocidade de fluxo na área operada, maiores as chances de sucesso.

Pesquisas atuais com medicamentos que modulam a migração e proliferação de células musculares, bem como a secreção por elas de substância matriz, deverão melhorar ainda mais o resultado da endarterectomia em longo prazo, devido a uma orientação do processo de cicatrização intra e periarterial.[177] As estatinas e os antiagregantes têm mostrado melhora nos resultados cirúrgicos em médio e longo prazos.[178]

Técnicas

São as seguintes as técnicas utilizadas:
- Aberta.
- Semifechada.
- Fechada.
- Por extração.
- Por eversão.

Técnica aberta

Faz-se uma incisão longitudinal ao longo da região estenosada pela placa. Se for uma bifurcação, a incisão se estende sobre o ramo mais importante e, eventualmente, para os dois ramos. A seguir, identifica-se o plano de clivagem (Figura 102.69) e com o auxílio de um descolador, separa-se a placa proximal e distalmente (Figura 102.69).

A placa é então tracionada para liberar distalmente os ramos e, a seguir, é seccionada proximalmente (Figura 102.69).

Eventualmente, ao se tracionar a placa para extraí-la do ramo, a artéria se everte, o que facilita o uso do descolador (Figura 102.70).

A extração da placa no sentido distal deve terminar sem que haja ressalto da íntima.

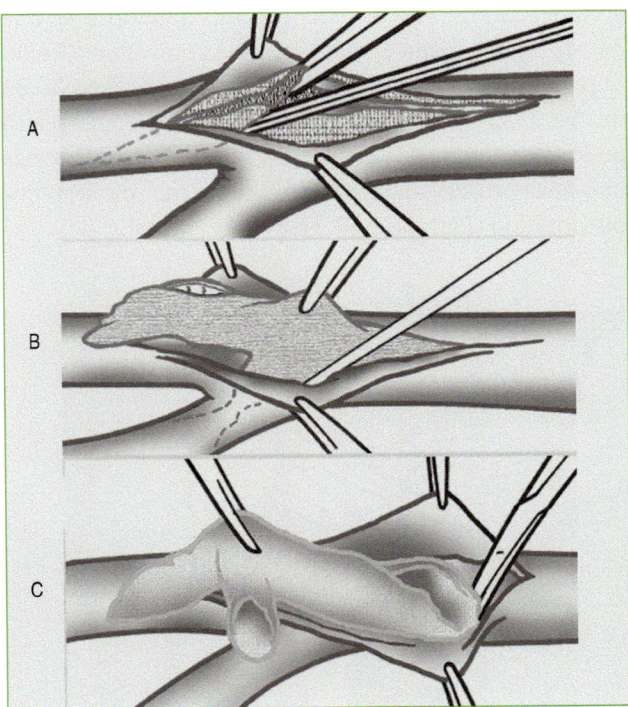

FIGURA 102.69 – Incisão e identificação do plano de clivagem (**A**); se necessário, fazer a liberação das placas que se estendem para os ramos (**B**); em seguida secciona-se a placa em sua região proximal (**C**). Fonte: autores.

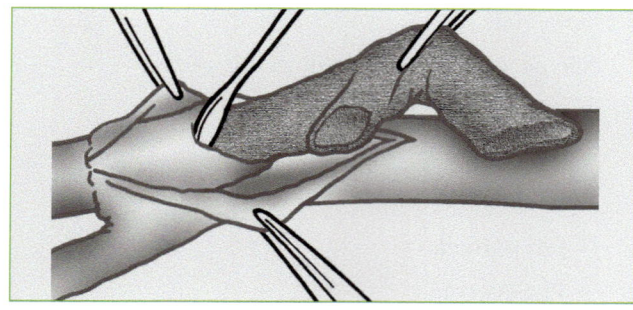

FIGURA 102.70 – *Eversão do segmento distal por tração da placa.* Fonte: autores.

Se houver disponibilidade, a íntima deve ser fixada com pontos separados de polipropileno 6 ou 7-0 (Figura 102.71). Isto evitará a dissecção da íntima com obstrução secundária. Na secção proximal da placa, a íntima não necessita ser fixada, pois está "a favor" do fluxo.

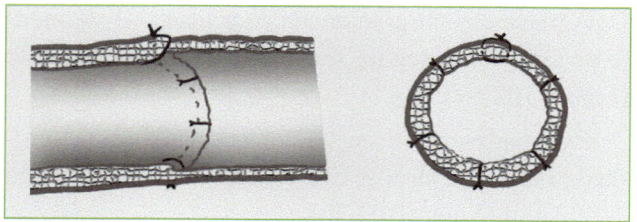

FIGURA 102.71 – *Fixação da íntima com pontos de polipropileno.* Fonte: autores.

O fechamento da arteriotomia é feito com ou sem a colocação de *patch*. Este é usado quando a artéria de "deságue" é fina e se estenosaria com sutura direta. O *patch* deve sempre ultrapassar a área de fixação da íntima. (Figura 102.72). O material usado para *patch* pode ser autógeno (veia ou artéria), homólogo (veias humanas preservadas), heterólogo (pericárdio bovino) ou sintético (Dacron e PTFE).

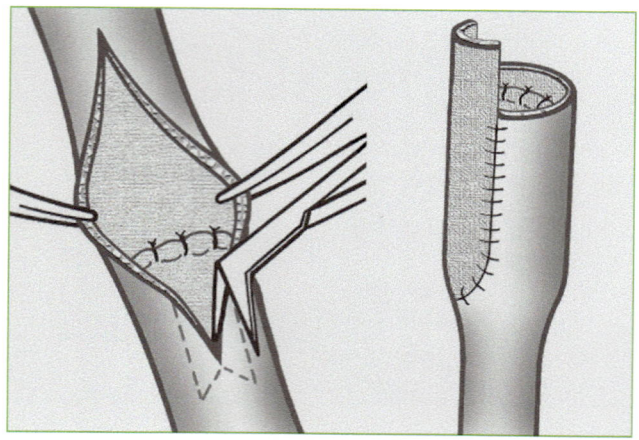

FIGURA 102.72 – **A.** *arteriotomia ultrapassando a área de fixação da íntima;* **B.** *colocação de remendo (patch) que também ultrapassa a íntima fixada.* Fonte: autores.

Técnica semifechada

Utilizada para operar segmentos arteriais longos. Faz-se uma arteriotomia no início e no fim da lesão. Nesta, o plano de clivagem é estabelecido, a placa seccionada e a porção proximal introduzida no anel de dissecção (p. ex., o tromboendarterótomo de Cannon) que, através de sua haste, é introduzido proximalmente com movimentos rotatórios até atingir a arteriotomia proximal onde a placa é novamente seccionada (Figura 102.73). Esta técnica é utilizada em artérias ilíacas e femorais e tem a vantagem de prescindir do uso do *patch*.

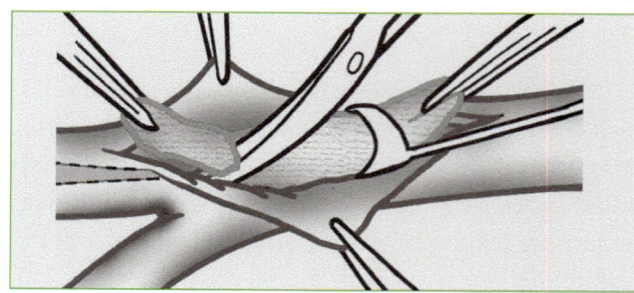

FIGURA 102.73 – *Endarterectomia semifechada utilizando-se o anel de Cannon após secção de placa retirada de ramo.* Fonte: autores.

Distalmente, a placa deve ser fixada com pontos separados ou a artéria pode ser seccionada e reanastomosada.

Se necessário, podem-se fazer arteriotomias intermediárias para inspeção.

Técnica fechada

Faz-se uma arteriotomia no final da lesão, secciona-se a placa e introduz-se o anel de dissecção como na técnica semifechada.

O anel é introduzido até que a resistência diminua, o que significa o limite proximal da placa. Os cuidados com a íntima distal e o uso de arteriotomias intermediárias de inspeção são os mesmos da técnica semifechada.

Técnica de extração

Pode ser anterógrada ou retrógrada.

Quando retrógrada, disseca-se a placa proximalmente até o limite possível e depois, traciona-se a placa com uma pinça hemostática curva até que ela se rompa, o que geralmente acontece no local de clampeamento proximal (Figura 102.74). Esta técnica é usada frequentemente nas artérias femoral comum e ilíaca externa.

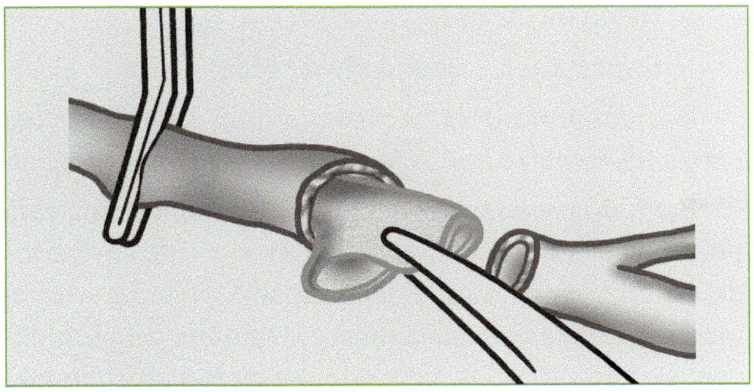

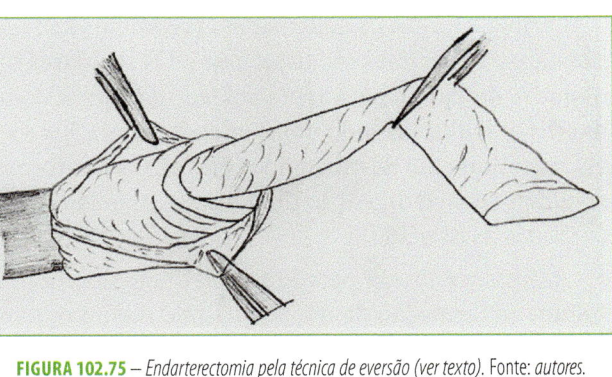

FIGURA 102.74 – *Endarterectomia pela técnica de extração (ver texto).* Fonte: autores.

FIGURA 102.75 – *Endarterectomia pela técnica de eversão (ver texto).* Fonte: autores.

Quando anterógrada, palpa-se o limite distal da placa e, simultaneamente, traciona-se a placa sentindo-se o descolamento de sua porção terminal. É uma técnica usada para as artérias hipogástrica, femoral profunda e ramos da aorta abdominal.

Técnica de eversão

Faz-se a secção total da artéria no final da lesão, determina-se o plano de clivagem proximal e traciona-se a placa ao mesmo tempo em que se everte a artéria proximalmente.

Esta eversão é feita até o início da placa (Figura 102.75). Depois da limpeza completa, esta parede é revertida à sua posição normal e anastomosada ao segmento distal. Esta técnica é usada de maneira retrógrada na artéria femoral superficial e anterógrada na carótida. Às vezes, ressecam-se segmentos de artéria femoral superficial ocluídos que, após endarterectomizados por eversão, podem ser utilizados como enxertos autógenos.

A checagem da área endarterectomizada é necessária, principalmente se foi usada a técnica fechada ou semifechada. Para isto, pode-se usar a arteriografia peroperatória, a angioscopia e o ultrassom intravascular. A eleição de um desses métodos vai depender da estrutura do hospital e da experiência do cirurgião.

Como observação final, deve-se lembrar que a cirurgia vascular é uma cirurgia de detalhes. Além de delicadeza, exige precisão em todos os passos e tempos cirúrgicos. Uma anastomose que não fica perfeita está fadada à obstrução, portanto, dever ser refeita. A checagem das anastomoses pode ser feita desde a simples palpação dos pulsos proximais e distais, que devem ser iguais e sem frêmitos, até o uso de Doppler intraoperatório e, de maneira ideal, com a utilização de angiografia intraoperatória. O índice de sucesso será diretamente proporcional a todos estes fatores.

Aneurismas

Em 1991 foi sugerida pelo *Subcommittee on Reporting Standards for Arterial Aneurysms* a seguinte definição para um aneurisma: aneurisma é uma dilatação permanente, localizada, ou seja, focal de uma artéria, tendo pelo menos 50% de aumento comparado ao diâmetro normal esperado para a artéria em questão.[179] O diâmetro esperado depende, entretanto, do método que se usou para efetuar a medida, da idade do paciente, seu sexo, porte físico e outros fatores. As informações são poucas na literatura e para algumas artérias, inexistentes. Por essa razão pode-se, na prática, considerar o diâmetro da artéria proximal ao aneurisma como normal e definir como aneurisma um aumento igual a ou maior que 50% com relação àquele diâmetro.

Arteriomegalia é um alargamento difuso, ou seja, não focal, envolvendo vários segmentos arteriais, com aumento no diâmetro de mais de 50% sobre o esperado, sendo denominada ectasia a dilatação de menos de 50%.

Os aneurismas podem apresentar-se isolados ou múltiplos e derivam de um enfraquecimento da parede arterial ou de uma solicitação anormal sobre a estrutura, normal ou não, da parede.

Os aneurismas podem ser verdadeiros ou falsos, também chamados pseudoaneurismas. O verdadeiro é aquele cujas paredes são constituídas pela própria parede arterial, alterada e dilatada, ou seja, elementos próprios da parede arterial, embora por vezes extremamente alterados, são encontrados na parede do aneurisma. O falso aneurisma é derivado de uma rotura completa da parede arterial, cuja luz se mantém em contato com o hematoma pulsátil resultante da rotura. Com o tempo, forma-se uma parede para esse hematoma constituída pelos tecidos circundantes e pelos coágulos organizados junto às paredes do hematoma. As paredes do saco aneurismático não terão, portanto, elementos próprios da parede arterial.

Quanto à forma, os aneurismas apresentam-se como saculares, fusiformes ou dissecantes. Os saculares são os que se desenvolvem só para um lado da artéria, como um divertículo, fazendo continuidade com a luz vascular por um colo de tamanho variável. Os fusiformes resultam de uma dilatação difusa do segmento arterial em todas as direções.

As dissecções da parede arterial nem sempre resultam na formação de um aneurisma. Assim o nome genérico deve ser dissecção arterial aguda e não aneurisma dissecante. A dissecção resulta de uma rotura da camada interna da parede arterial, com o sangue irrompendo entre as outras camadas e produzindo abaulamento do segmento dissecado de graus variáveis (Figuras 102.76 e 102.77).

Os AAA, quando deixados evoluir sem tratamento adequado, podem conduzir a diversas complicações. A principal delas, pela gravidade e frequência, é a rotura e é especialmente por sua causa que os AAA devem ser operados. Outras complicações, pouco frequentes, também indicam a cirurgia, mas só quando ocorrem, e não de forma profilática como acontece em relação à rotura. Essas complicações são: a trombose aguda do aneurisma, a embolização periférica, a corrosão vertebral e o comprometimento dos ureteres que pode ocorrer nos aneurismas inflamatórios. Os aneurismas rotos ou em processo de expansão têm uma indicação cirúrgica insofismável e em caráter de urgência.

A discussão a seguir estará relacionada apenas aos aneurismas assintomáticos para possível tratamento eletivo. Três fatores devem ser criteriosamente analisados para que se decida ou não pela cirurgia:

- Risco de rotura.
- Risco da cirurgia.
- Expectativa e qualidade de vida.

Basicamente dois acessos podem ser utilizados para a ressecção dos AAA: o trans e o extraperitoneal.

Em todo paciente devemos ter pelo menos uma veia profunda e outra periférica para reposição de derivados de sangue, soros e medicamentos. A pressão arterial média, pressão venosa central e o volume urinário devem ser monitorados, bem como o eletrocardiograma. Se houver indicação específica, por problema cardíaco importante, um cateter de Swan-Ganz está indicado.

Se optarmos pela via transperitoneal, para o autor ainda a via de rotina – reservando para a extraperitoneal as indicações específicas – o paciente será colocado em decúbito dorsal, com um coxim sob a região lombar e, de preferência, sobre um colchão térmico. As incisões transversais, quer supra ou infraumbilicais, provocam menos dor no pós-operatório, mas sua abertura e seu fechamento são trabalhosos. A desvantagem da incisão mediana que seria a dor, criando problemas respiratórios, hoje está perfeitamente resolvida com o uso de morfina através cateter peridural. Assim, pela grande simplicidade e rapidez, a via mediana xifopubiana é a escolhida pela grande maioria dos cirurgiões.

Aberta a cavidade, com prévia colocação dos campos de proteção, um afastador autostático é colocado. Existem atualmente sistemas fixos na mesa cirúrgica, que propiciam o uso de numerosos afastadores autostáticos, facilitando a cirurgia e reduzindo o número de auxiliares. Após um inventário da cavidade, que pode revelar lesões insuspeitadas, afastam-se, usando compressas molhadas, todas as alças intestinais para o lado direito, sem a manobra de evisceração, que tem

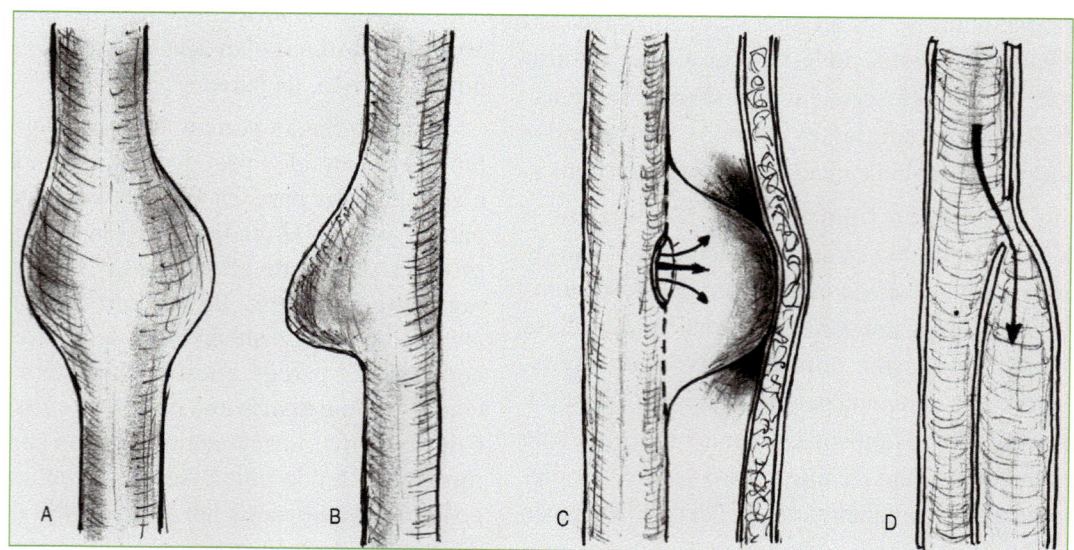

FIGURA 102.76 – **A.** Aneurisma fusiforme. **B.** Aneurisma sacular. **C** e **D.** Dissecção arterial aguda. Fonte: autores.

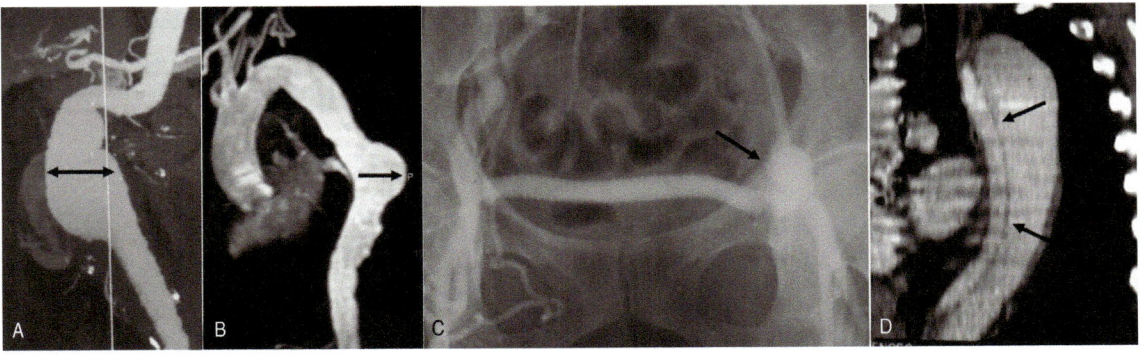

FIGURA 102.77 – Dissecção arterial aguda. Fonte: autores.

o inconveniente de tracionar o meso. Abrir o peritônio posterior entre a veia mesentérica inferior e o duodeno, mantendo suficiente peritônio junto ao duodeno para o posterior fechamento do espaço retroperitoneal. Procura-se o plano correto junto à parede do aneurisma o que facilita a dissecção. Proceder ao isolamento do colo do aneurisma com dissecção mínima. O autor usa apenas a dissecção na parte anterior da aorta e laterais, até sentir com os dedos os corpos vertebrais, sem dissecção da parte posterior, a nosso ver desnecessária e perigosa. Se o colo for de pequena extensão, a veia renal esquerda deve ser afastada para não sofrer riscos pela colocação do clampe junto às artérias renais. Sendo o aneurisma justarrenal, e não havendo colo abaixo das renais para colocação de clampe, a aorta supracelíaca deve ser abordada através do pequeno epíplon, com divulsão ou secção do pilar do diafragma e clampeamento acima do tronco celíaco, enquanto, sem perda de tempo, procede-se à anastomose infrarrenal.[180-182]

O clampeamento supracelíaco parece melhor com relação ao imediatamente suprarrenal, pois a esse nível, em geral, a aorta é bem mais doente, com possibilidade de lesões por clampeamento e microembolização (Figura 102.78).

A secção da veia renal esquerda, a fim de facilitar a exposição do colo e o clampeamento, é um procedimento de exceção e, para que seja realizado, as veias gonadal e adrenal devem ser preservadas, existindo mesmo assim o risco de comprometimento do rim ou de sua função.[183] Sempre que a interrupção da veia renal provocar ingurgitamento do rim, ela deve ser reconstituída.[184] O controle das ilíacas deve ser obtido também por dissecção mínima, evitando a dissecção posterior, com possível lesão da veia ilíaca, que provoca hemorragia de difícil controle. O ureter precisa ser cuidadosamente identificado e afastado e o tecido que cobre a ilíaca primitiva esquerda preservado, pois aí transitam nervos que controlam a função sexual no homem.[185]

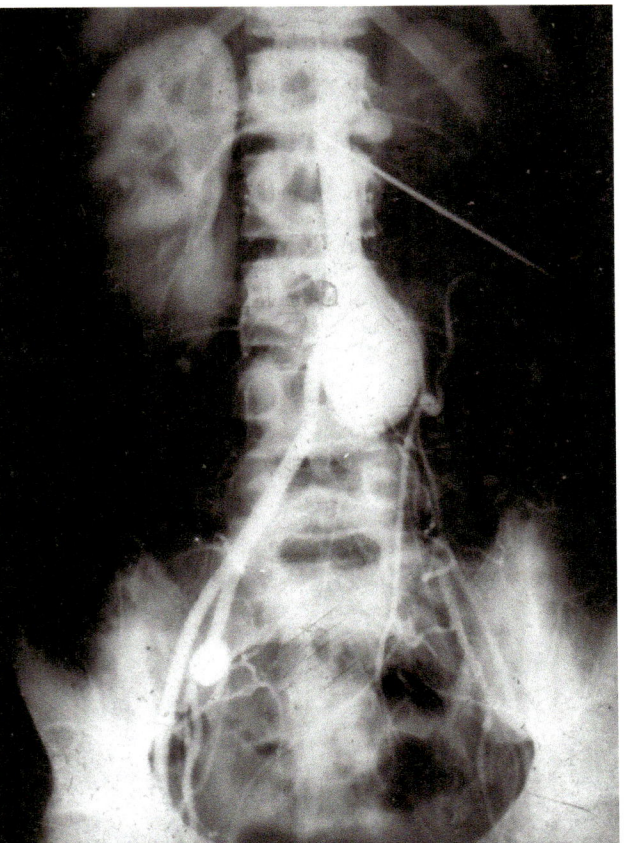

FIGURA 102.78 – Aneurisma da aorta abdominal. Fonte: autores.

Antes da colocação dos clampes deve-se proceder à heparinização sistêmica. Os clampes que primeiro devem ser colocados são motivo de controvérsia. Alguns acham que os clampes das ilíacas devam ser colocados em primeiro lugar, evitando embolizações distais[185] enquanto outros julgam que o clampeamento inicial deva ser no colo do aneurisma, pois o clampeamento inicial nas ilíacas poderia levar à embolização renal ou visceral.[184] Cronenwett[186] acha que o clampeamento inicial deva ser feito na artéria que estiver menos comprometida pelo processo aterosclerótico, a fim de evitar embolizações. Qualquer que seja a ordem do clampeamento, o clampe deverá ser colocado em posição vertical, na aorta, sendo empurrado de encontro à coluna, e nas ilíacas, cuidadosamente, a fim de não lesar a veia. O aneurisma é então incisado longitudinalmente (Figura 102.79), seu conteúdo esvaziado e as possíveis artérias lombares sangrantes são ligadas com fios agulhados. Alguns cirurgiões preferem ligar a mesentérica inferior antes de abrir o aneurisma e, nesse caso, essa ligadura deverá ser bem próxima do aneurisma, a fim de evitar a lesão da cólica esquerda, muito importante como circulação colateral. O autor prefere controlar a mesentérica inferior por dentro do saco aneurismático, como se faz com as lombares. Se a origem dessa artéria estiver ocluída, nada haverá a decidir, mas se for permeável, ficamos com o problema de reimplantá-la ou não no enxerto, a fim de evitar isquemia de sigmoide. Se quisermos dados mais objetivos, podemos usar a pressão retrógrada na mesentérica inferior ou a presença de som arterial pelo Doppler, nas bordas mesentérica e antimesentérica do sigmoide. Na prática, o autor tem usado a observação do calibre da artéria e seu grau de refluxo. Num dos extremos, se a mesentérica inferior é calibrosa e tem pouco refluxo, ela sem dúvida deverá ser reimplantada. No outro extremo, se é pouco calibrosa e tem ótimo refluxo, pode ser ligada. Nos casos intermediários, o cirurgião deve formar seu julgamento, tendo também em vista o aspecto do sigmoide. Um fato é fora de qualquer questão: se houver alguma dúvida que seja sobre a necessidade do reimplante, o melhor é fazê-lo.

As modernas técnicas de imagem dão uma visão perfeita do tronco celíaco e da mesentérica superior, o que evidentemente facilita a decisão a ser tomada quanto à mesentérica inferior.

Com o aneurisma aberto e a hemostasia feita, vamos preparar as artérias para as anastomoses. No local das anastomoses a secção da parede deve ser feita apenas nas laterais, não incluindo a parede posterior. Sempre que as ilíacas estiverem em condições razoáveis e não houver uma grande calcificação na aorta distal, devemos optar por uma prótese tubular, isto é, aortoaórtica (Figuras 102.80 e 102.81). Não sendo possível, usar prótese bifurcada e fazer a anastomose nas ilíacas (Figura 102.82). Deve-se sempre procurar manter um fluxo direto, pelo menos, para uma das ilíacas internas. Em caso de não haver escoamento satisfatório pelas ilíacas, a prótese terá que ser anastomosada na femoral.

A melhor prótese é a de Dacron *knitted* impregnada. É fácil de ser manuseada e não tem sangramento pelos poros. As próteses de PTFE também são usadas. A sutura da anastomose será interna na parte posterior da artéria que não foi seccionada, e externa no restante com sutura contínua. Se a abertura da aorta para a anastomose estiver em posição desfavorável, as suturas posterior e parte das laterais poderão ser feitas à distância, sempre englobando muito tecido aórtico, com o propósito de obter uma anastomose forte e hemostática. A anastomose proximal deve ser feita o mais próximo

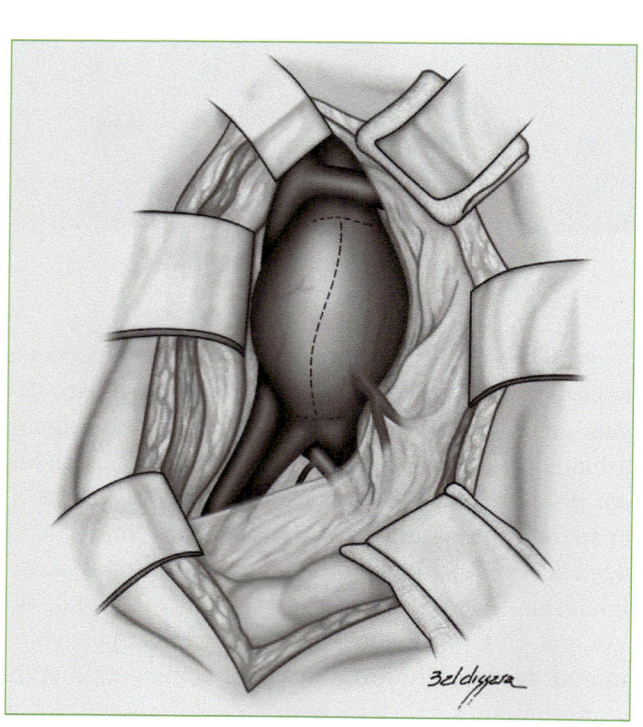

FIGURA 102.79 – *Tratamento do aneurisma abdominal.* Fonte: *autores.*

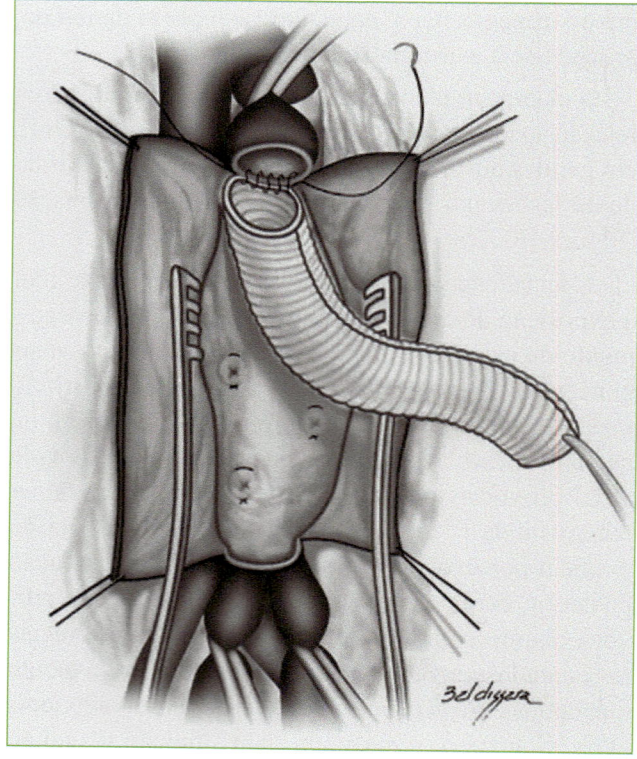

FIGURA 102.80 – *Prótese tubular.* Fonte: *autores.*

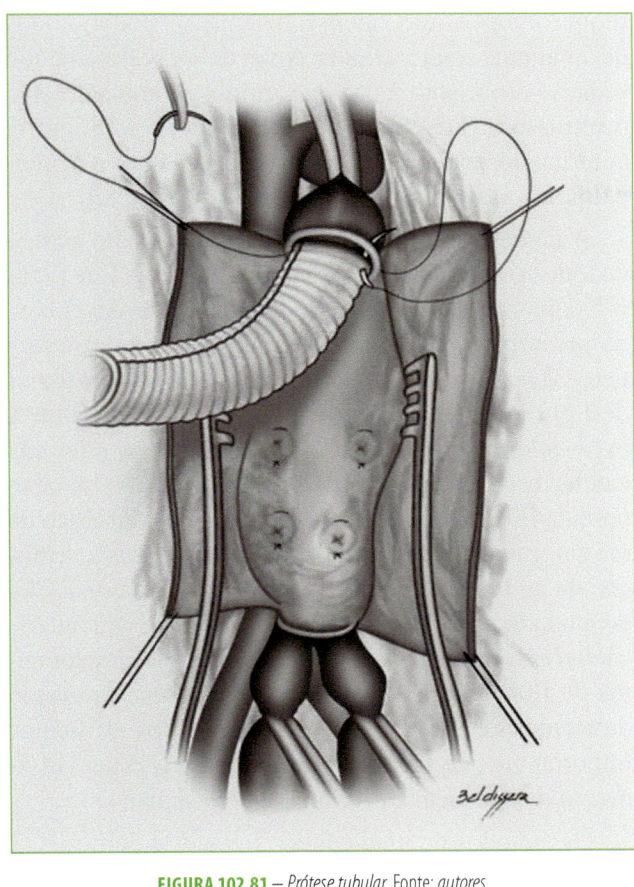

FIGURA 102.81 – *Prótese tubular.* Fonte: *autores.*

às artérias renais, a fim de deixar o mínimo de aorta abaixo das renais, para evitar uma possível dilatação a longo prazo desse segmento da aorta (Figura 102.83). Em geral, existe um anel definido no início do aneurisma que facilita a sutura.

Terminada a anastomose proximal, o clampe é passado para o enxerto a fim de testar a anastomose. Nessa ocasião, devem ser dados tantos pontos separados quanto forem necessários para tornar a anastomose rigorosamente impermeável. Se a parede aórtica esgarçar com facilidade, devemos então ancorar o ponto em um pequeno fragmento retirado da prótese. O clampe volta então para a aorta e o sangue do enxerto é removido. Antes de completar qualquer das anastomoses distais, remover o clampeamento proximal para saída de possíveis coágulos e até que se obtenha um jato sanguíneo satisfatório. Em seguida, a remoção do clampeamento distal mostra se o refluxo é o esperado; se não for, usar cateter de Fogarty para remoção de possíveis coágulos.

Com um bom afluxo e um bom refluxo, após o término da anastomose os clampes distais são removidos e o proximal liberado lentamente, em especial se a anastomose distal for aórtica, quando então estaremos revascularizando as duas ilíacas ao mesmo tempo. Para

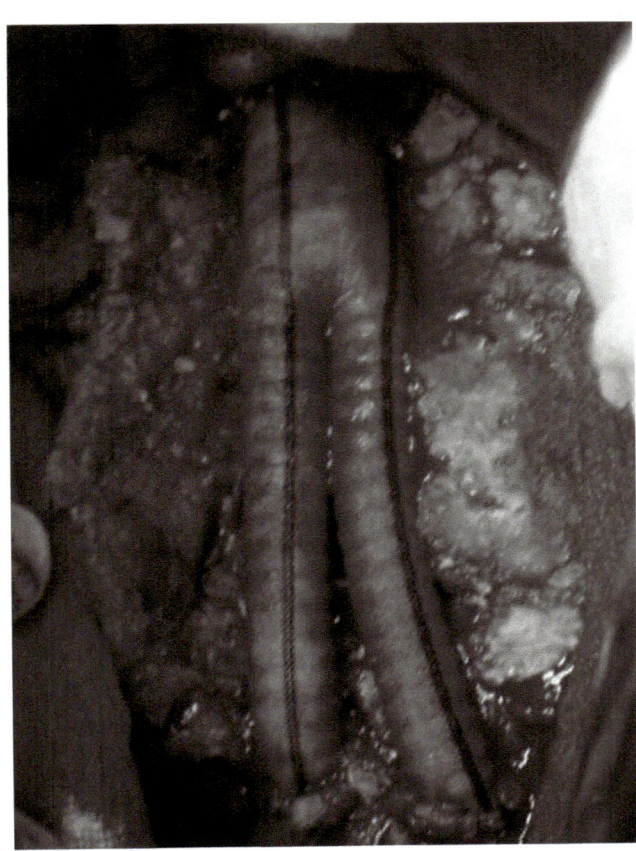

FIGURA 102.82 – *Prótese bifurcada.* Fonte: *autores.*

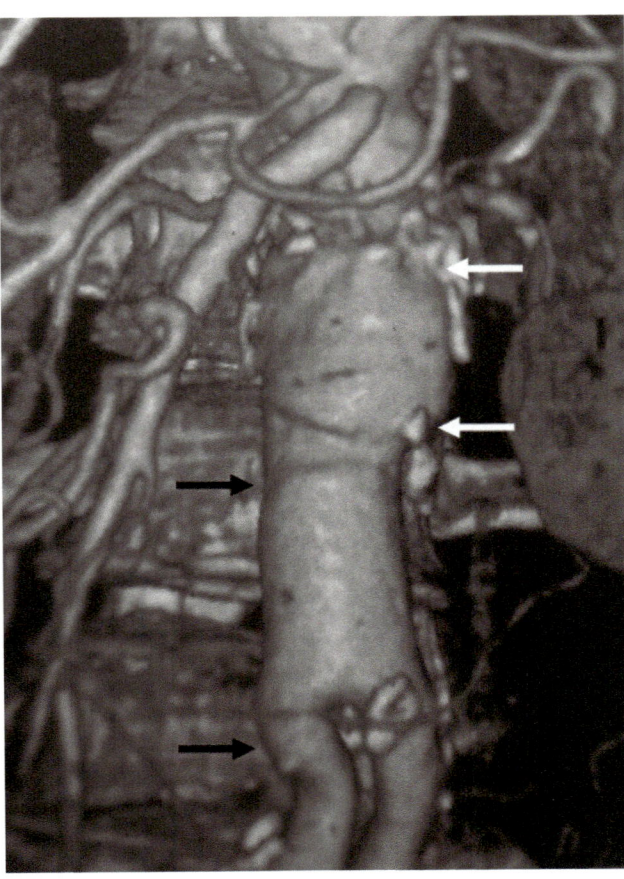

FIGURA 102.83 – *Anastomose proximal e mais próxima das artérias renais.* Fonte: *autores.*

que não ocorra uma hipotensão pós-desclampeamento, duas providências são necessárias: repor volume com derivados sanguíneos ou expansores outros, iniciando antes de começar o desclampeamento e mantendo-o durante, e liberar o enxerto lentamente, sempre se informando com o anestesista sobre qualquer queda na pressão, quando a liberação do enxerto então não deverá progredir, até que a pressão tenha sido recuperada. Quando a anastomose distal for na aorta é melhor manter uma das ilíacas clampeadas, até que a outra seja liberada.

Em seguida, palpar os pulsos femorais, que deverão ser nítidos. Em caso de dúvida, rever as anastomoses para detectar possíveis descolamentos da íntima ou coágulos que tenham permanecido. Em geral, nesse momento, mesmo que a heparinização sistêmica tenha sido usada, já há formação de coágulos. Se não houver, podemos reverter a ação da heparina com o sulfato de protamina, mas não peso a peso como é a regra, desde que grande parte da heparina já foi metabolizada. Parece uma boa conduta dar, no máximo, metade da dose que seria necessária, caso a heparina tivesse acabado de ser administrada.

Usar a carapaça do aneurisma, se preciso pediculada, para cobrir a anastomose da aorta, evitando seu contato direto com o duodeno, que poderá resultar em médio ou longo prazo na formação de uma fístula aortoduodenal. O restante da carapaça do aneurisma é suturado sobre o enxerto. Fechamento do peritônio posterior e da parede anterior por planos.

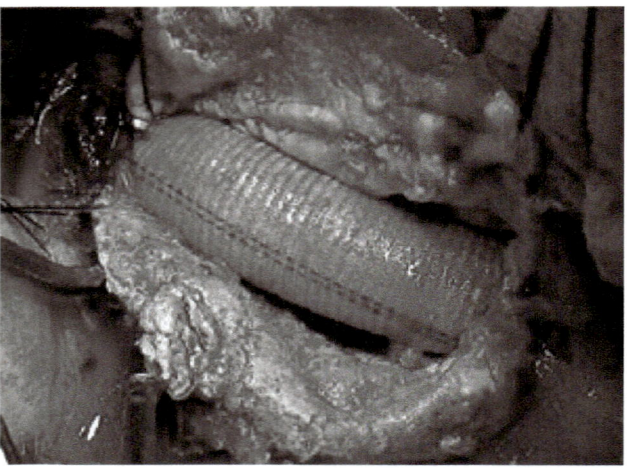

FIGURA 102.84 – *Carapaça do aneurisma que cobrirá a anastomose.* Fonte: autores.

Cirurgia endovascular

O tratamento endovascular abrange inúmeros procedimentos arteriais ou venosos, percutâneos ou minimamente invasivos (pois a imensa maioria não requer incisões cirúrgicas), orientados por métodos de imagem, sendo grande parte deles realizada sob sedação consciente. Entre os métodos de imagem estão o ultrassom (US), o US intravascular, a tomografia computadorizada, a ressonância magnética e principalmente a fluoroscopia com subtração digital.

A angiografia por cateter é o pressuposto básico de todos os procedimentos endovasculares. Em 1953, o médico norueguês Sven Ivan Seldinger descreveu os princípios da técnica de cateterização seletiva percutânea dos vasos. A técnica de acesso vascular de Seldinger foi inovadora, pois permitiu evitar a exposição cirúrgica dos vasos sanguíneos para sua cateterização e envolve as seguintes etapas: punção percutânea do vaso (seja artéria ou veia), inserção de um fio-guia através da agulha com subsequente remoção da agulha sobre o fio-guia, seguida da colocação de um cateter sobre o fio-guia. O desenvolvimento de cateteres termoplásticos radiopacos e dos equipamentos de fluoroscopia, associados com a disseminação da técnica de Seldinger, foram alguns dos elementos importantes que formaram a base para o desenvolvimento das técnicas de terapia endovascular.

Os métodos de imagem não invasivos como o US Doppler, a angiotomografia computadorizada (ATC) e a angiorressonância magnética (ARM) têm conquistado cada vez maior espaço na avaliação diagnóstica das patologias vasculares e reduzido o número de angiografias com subtração digital diagnósticas. Certamente, estas mudanças apresentam um avanço da medicina moderna, com inúmeras vantagens para os pacientes. Por outro lado, a progressiva redução na realização de angiografias diagnósticas pode comprometer a formação de gerações de intervencionistas que estão por vir. Os atuais "simuladores" ou estações virtuais de treinamento *hands-on* para procedimentos endovasculares são uma alternativa promissora, porém de limitada aplicabilidade até o momento para o ensinamento de técnicas intervencionistas, principalmente em relação ao refinamento de movimentos e dá destreza manual. Isto posto, recomenda-se a todo profissional que aspire realizar procedimentos endovasculares, que tenha uma razoável experiência com a angiografia por cateter diagnóstica previamente à realização de qualquer intervenção terapêutica.

Nos últimos anos os procedimentos endovasculares tiveram grande crescimento, tanto no tocante ao refinamento dos materiais e das técnicas existentes quanto no desenvolvimento de novos procedimentos e instrumentos. A cirurgia endovascular, ou por alguns autores também chamada de cirurgia minimamente invasiva, teve na última década um rápido crescimento repleto de inovações. A tecnologia evoluiu de instrumentos calibrosos e rígidos, usados inicialmente para avaliação do território vascular, para novos cateteres flexíveis e fios-guia que permitem a passagem por vasos antes não acessíveis. Sem a abertura de artérias ou veias, a maioria destes pode ser cateterizada e o fluxo sanguíneo restabelecido através de balões ou *stents* metálicos para manter a integridade do lúmen vascular.

Atualmente são realizadas dezenas de procedimentos endovasculares minimamente invasivos, como por exemplo:

- Angiografia digital diagnóstica, como complemento ao US Doppler, ATC ou ARM.
- Coleta de amostra de sangue intravascular seletiva para diagnóstico de patologias endócrinas.
- Acessos venosos central ou periférico, translombar, trans-hepático.
- Manutenção e recuperação dos acessos venosos, através de angioplastia e trombólise mecânica ou farmacológica.
- Retirada percutânea de corpo estranho intravascular.
- Angioplastia percutânea por cateter-balão arterial/ venosa.
- Angioplastia percutânea com *stent*, *stent-graft* (doença vascular arterial/venosa periférica: renal, carotídea, aorta torácica e abdominal, entre outras).
- Tratamento percutâneo da oclusão arterial aguda e crônica.
- Avaliação e tratamento percutâneo de sangramento digestivo alto e baixo.
- Tratamento endovascular do aneurisma e dissecção da aorta torácica e abdominal.
- Tratamento percutâneo intravascular da trombose venosa profunda aguda ou crônica, com recanalização venosa mecânica ou farmacológica.
- Ablação percutânea de veias varicosas de membros inferiores.
- Filtro de veia cava (definitivo/temporário).
- Tratamento percutâneo da embolia pulmonar (trombólise percutânea mecânica/fibrinólise).
- Tratamento percutâneo de malformações e fístulas arteriovenosas congênitas/adquiridas.
- Quimioembolização hepática percutânea por cateter.
- Biópsia hepática transjugular.
- Avaliação transjugular hemodinâmica do fígado com portografia capilar com CO_2.
- TIPS (*Transjugular Intra-hepatic Porto-systemic Shunt*).
- Biópsia renal transjugular.
- Embolizações pré-operatórias (esplenectomia, tumores renais, sarcomas, tumor glômico etc.).
- Tratamento percutâneo da congestão pélvica.
- Tratamento percutâneo da varicocele.
- Tratamento percutâneo da hemoptise e epistaxe.
- Embolização uterina (miomatose, sangramento pós-parto).
- Trauma vascular: diagnóstico e tratamento de pseudoaneurismas, fistulas arteriovenosas, sangramento ativo, dissecção.

Materiais e estruturas para procedimentos endovasculares

Centro cirúrgico

A gama de possibilidades para a montagem de uma sala cirúrgica com predisposição endovascular é inúmera. Pode-se tanto criar uma sala de intervenção com equipamento de radioscopia fixo, como empregar aparelhos móveis, que oferecem as conveniências de custo menor e a portabilidade entre diversas salas cirúrgicas.

O Arco em C combina o intensificador de imagem com o tubo de Rx, usualmente montado com a configuração de um C. Isso permite que sua parte central fique livre, permitindo a radiação atravessar o paciente e ser captada pelo intensificador, gerando a imagem no outro lado.

Características do aparelho

O aparelho ideal deve ser equipado com *softwares* para aquisição de imagens em subtração digital, assim como deve ter disponível o recurso técnico chamado *road-mapping*. Esse último permite a realização, em tempo real, de manobras sobre uma imagem obtida durante uma injeção de contraste.

O *road-mapping* é útil para demarcar a origem dos vasos durante a cateterização seletiva, ultrapassar segmentos de vasos tortuosos, ocluídos ou estenóticos, guiar a punção em artérias sem pulso ou com pulso fraco. Permite guiar procedimentos de trombectomia ou embolectomia e, sobretudo, posicionar *stents*, endopróteses, balões, molas, materiais embólicos etc., com precisão.

As mesas cirúrgicas devem ser radiotransparentes, podendo ser móveis ou fixas. As mesas móveis

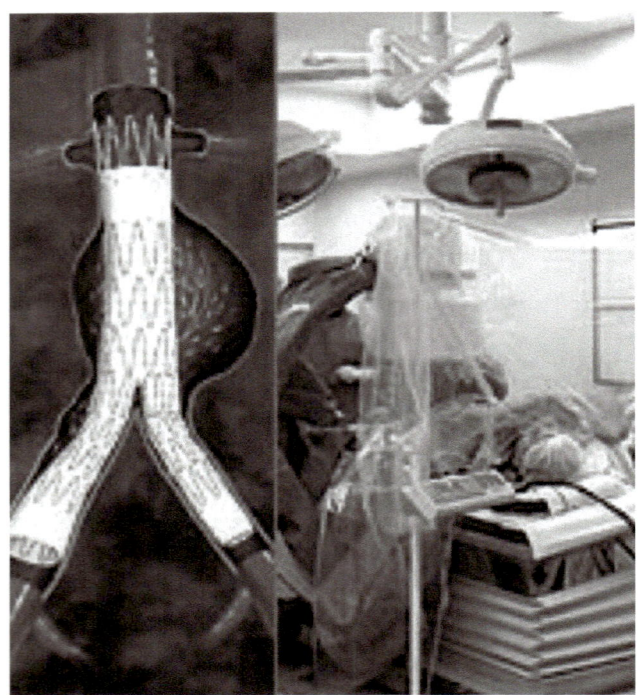

FIGURA 102.85 – *Centro cirúrgico.* Fonte: autores.

oferecem desconforto ergonômico à realização de procedimentos cirúrgicos abertos, mas são mais adequadas se somente o tratamento endovascular for necessário. O posicionamento do paciente na mesa deve ser adequado, observando-se a relação entre a área a ser estudada ou tratada e a posição da coluna de sustentação da mesa.

A possibilidade de dispor de um arsenal contendo o material endovascular na própria sala de operações é um conforto ainda incomum em nosso meio. Essa possibilidade oferece agilidade e velocidade ao procedimento. O treinamento da equipe de suporte é necessário para o manuseio do material especializado.

A qualidade da imagem em certos segmentos arteriais é diretamente dependente do fluxo de contraste. Uma bomba injetora de alto fluxo e pressão deve estar disponível no Centro Cirúrgico.

Toda a equipe deve estar consciente quanto à proteção da radiação. Para isso é necessária a utilização *por todos* de capotes de chumbo, protetores de tireoide e óculos plumbíferos. Além disso, diminuir ao máximo a quantidade de tempo de exposição à radiação, não emitindo raios quando desnecessário e evitar as aquisições em oblíquo.

■ Material endovascular

Um centro médico dedicado ao tratamento de patologias de alta complexidade deve investir de forma consistente neste objetivo. É fundamental a manutenção de um estoque mínimo de material endovascular, em quantidade e variedade adequadas.

O acesso endovascular se realiza basicamente por meio de bainhas introdutoras valvuladas após cateterização do vaso, pela técnica de Seldinger. Como anteriormente descrito, há uma grande variedade de diâmetros de artérias e veias, devido aos diferentes biotipos dos pacientes. Por isso, os dispositivos que serão utilizados irão variar na mesma proporção. Como esses dispositivos serão introduzidos por essas bainhas, há a necessidade de termos uma grade com os mais variados diâmetros e comprimentos desses canais de trabalho. Exceto em raras circunstâncias, devemos dispor de bainhas introdutoras de 5F a 12F. Deve-se sempre implantar uma bainha compatível com o dispositivo a ser utilizado. Em casos específicos, como no tratamento de lesões de vasos calibrosos como aorta, em função do dispositivo a ser implantado há a necessidade de bainhas de até 24F.

Deve-se contar com fios-guias angiográficos hidrofílicos e rígidos. O sucesso e a precisão do procedimento estão muitas vezes relacionados à escolha do fio-guia ideal. Também é necessário dispor dos tipos de cateteres angiográficos mais comuns. como: JB1, Simmons, *pig tail* e Cobra.

Os balões de angioplastia estão disponíveis em diversos diâmetros e comprimentos, devendo ser selecionados com cautela. Os sistemas menores navegam em fios-guia de 0,014", variando de 2 mm a 5 mm de diâmetro. Os sistemas maiores variam de 4 mm a 40 mm de diâmetro, navegando em fios-guia 0,035". Em situações de trauma podem ser utilizados para o controle de hemorragia ou para tratamento de doença obliterativa associada que dificulte o acesso vascular.

A retirada percutânea de corpos estranhos do sistema vascular é a primeira opção para o tratamento deste tipo de complicação. A técnica empregada para a retirada dos corpos estranhos envolve o emprego de um cateter associado a um laço (*snare*), de forma que a alça do fio-guia é aberta nas proximidades do corpo estranho e ao circundá-lo a alça é fechada, prosseguindo-se com a retirada segura do mesmo.

A técnica de embolização arterial seletiva tem grande aplicabilidade no trauma. Para tal fim dispomos de molas, *gelfoam*, balões destacáveis, esferas, dura-máter liofilizada, fáscia *lata*, Ivalon (esponja de álcool polivinílico) e cianoacrilato.

O *stents*, expansíveis por balão ou autoexpansíveis, apresentam aplicabilidade nas lesões vasculares estenóticas e oclusivas, sendo uma alternativa de tratamento aos *bypasses*.

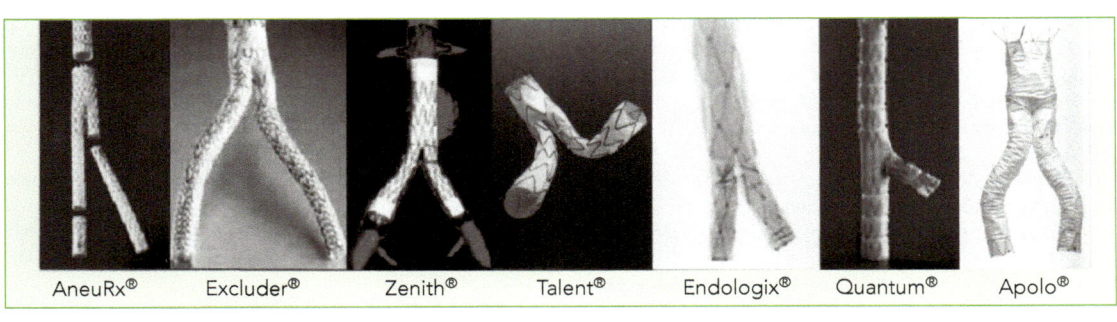

FIGURA 102.86 – *Material endovascular.* Fonte: *autores.*

Endopróteses podem ser empregadas para cobrir segmentos arteriais descontínuos e nas patologias aneurismáticas. Na literatura encontram-se séries relatando o tratamento dos troncos supra-aórticos, artérias ilíacas, aorta torácica e aorta abdominal. A determinação do diâmetro do vaso, o comprimento da área lesada, a distância desta de ramos importantes, a tortuosidade do vaso e a topografia influem sobremaneira nos resultados.

Referências bibliográficas

1. Motta Maia MC. Enxerto Arterial. Tese para provimento efetivo da Cátedra de Técnica Operatória e Cirurgia Experimental da Faculdade Nacional de Medicina da Universidade do Brasil. 1955:
2. Thompson JE. Early history of aortic surgery. J Vasc Surg 1998; 28:746-52.
3. Garrison FH. An introduction to the history of medicine. Philadelphia. WB Saunders Co Ltda 1929: 217.
4. Schumacker HB, Jr. Arterial suture technique and grafts: Past, present and future. Surgery 1969; 65:432.
5. Perry MO. John Hunter – triumph and tragedy. J Vasc Surg 1993; 17:7-14.
6. Matas R. Traumatic aneurysm of the left brachial artery. M News Phila. 1888; 53:462(Oct 27).
7. Dale WA. Autogenous Vein Grafts – and related aspects of peripheral arterial disease. Springfield-Illinois. Charles C Thomas – Publisher. 1959: 3-8.
8. Jaboulay M, Briau E. Recherches expérimentales sur la suture et la greffe artérielle. Lyon Méd 1896; 81:97.
9. Carrel A. La transplantation des veines et ses applications chirurgicales. Presse Méd 1905; 105:843.
10. Carrel A. The surgery of blood vessels preserved in cold storage. Bull Johns Hopkins Hosp 1907; 18:28.
11. Carrel A. Heterotransplantation of blood vessels preserved in cold storage. J Exper Med.1907; 9:226.
12. Carrel A.. Results of the transplantation of blood vessels, organs and limbs. JAMA 1908; 51:1662.
13. Carrel A. Resultats eloignés de la transplantation des veines sur les artères. Rev de Chir. 1910; 41:987.
14. Carrel A. Graft of the vena cava on the abdominal aorta. Ann Surg 1910; 52:462.
15. Allen EV, Barker NW, Hines EA,Jr. Peripheral Vascular Diseases. Ed.3. Philadelphia. WB Saunders Co, 1962: 847.
16. Haimovici H. History of arterial grafting. J Cardiovasc Surg 1963; 4:152.
17. Barker WF. Peripheral Arterial Disease. Volume IV in the Series Major Problems in Clinical Surgery. Philadelphia. WB Saunders Co. 1966: 2.
18. Wilie E, Kerr E, Davies O. Experimental and clinical experiences with use of fascia lata applied as a graft about major arteries after thromboendarterectomy and aneurysmorrhaphy. Surg Gynec & Obst 1951; 93:257.
19. Barker WF, Cannon JA. An evaluation of endarterectomy. Arch Surg 1953; 66:488.
20. Holden W. Reconstruction of femoral artery for arteriosclerotic thrombosis. Surgery 1950; 27:417.
21. Kunlin J, Bitry-Boély VM, Beaudry M. Treatment of arterial ischemia by long vein grafts. Rév de Chir 1951; 70:206.
22. Elkin DC. Aneurysm of the abdominal aorta. Treatment by ligation. Ann Surg 1940; 112:895.
23. Souza LC. Contribuição para a História da evolução da cirurgia vascular no Brasil e seu patrono. In: Brito CJ, Mayall RC, Pinto-Ribeiro A: Doenças Vasculares – Anais do 24o Congresso Bras.de Angiologia. Rio de Janeiro. Ed.Teatral. 1983: 219-24.
24. Matas R. Ligation of the abdominal aorta. Report of the ultimate result, one year, five months and nine days after ligation of the abdominal aorta for aneurysm at the bifurcation. Ann Surg 1925; 81:457.
25. Brook B. Ligation of the aorta. A clinical and experiemental study. JAMA 1926; 87:723.
26. Bigger IA. The surgical treatment of the abdominal aorta – Review of the literature and report of two cases, one apparently successful. Ann Surg 1940; 112:879.
27. DeTakats G, Marshall MR. Surgical treatment of arterios-clerotic aneurysms of the abdominal aorta. Arch Surg 1952; 74:307.
28. Page IH: The production of persistent arterial hypertension by cellophane perinephritis. JAMA 1939; 113:2046.
29. Blakemore AH: Progressive constrictive occlusion of the abdominal aorta with wiring and electrothermic coagulation. Ann Surg 1951; 133:447.
30. Blakemore AH, Barry GK: Electrothermic coagulation of aortic aneurysms. AMA 1938; 3:1821.
31. Yeager GH, Cowley A. Studies on the use of polythene as a fibrous tissue stimulant. Ann Surg 1948; 128:509.
32. Cowen Jr, Graver LM. The ruptured abdominal aneurysm of Albert Einstein. Surg Gynec & Obst 1990; 170:455.
33. Lowenberg EL. Aneurysm of the abdominal aorta – Report of two cases treated by "Cutis Grafting". Angiology 1950; 1: 396.
34. Gross RE, Bill AH, Jr, Peirce EC, II: Methods for preservation and transplantation of arterial grafts – Observations on arterial grafts in dogs – Report of transplantation of preserved arterial grafts in 9 human cases. Sorgo Gynec & Obst 1949; 88:689.
35. Outdot J. La greffe vasculaire dans les thromboses du carrefour aortique. Presse Med 1951; 59: 234.
36. Schafer PW, Hardin CA: The use of temporary polythene shunts to permit occlusion, resection and frozen homologous graft replacement of vital segments. Surgery 1952; 31:186.
37. Dubost C, Allary M, Deconomos N. Resection of an aneurysm of the abdominal aorta – Reestablishment of the continuity by a preserved human arterial graft, with result after five months. Arch Surg 1952; 64:405.
38. DeBakey ME, Cooley DA. Surgical treatment of aneurysm of abdominal aorta by resection and restoration of continuity with homograft. Surg Gynec & Obst 1953; 97:257.
39. Voorhees AB, Jaretski A, Bkakemore AH. The use of tubes constructed from Vynion N cloth in bridging arterial defects. Ann Surg 1952; 135:332.

40. Edwards WS & Tapp, JS: Chemically treated nylon tubes as arterial grafts. Surgery 1955; 38:61.
41. Hufnagel CA, Rabil P: Replacement of arterial segments, utilizing flexible orlon prostheses. Arch Surg 1955; 70:105.
42. Harrison, JH: Synthetic material as vascular prostheses. Amer J Surg 1958; 95:3.
43. Julian OC, Deterling, RA Jr, Su, HH et al.: Dacron tube and bifurcation arterial prosthese produced to specification. Surgery; 41:50.
44. Szilagyi E: An elastic dacron arterial substitute. Surg Clin North Am 1959; 39: 1523.
45. DeBakey ME, Cooley DA, Crawford ES et al.: Clinical application of a new flexible knitted dacron arterial substitute. Arch Surg 1958; 77:713.
46. Campbell DC, Books DH, Webster MW et al.: The use of expanded microporous polytetrafluoroethylene for limb salvage: a preliminary report. Surgery 1976; 79:485.
47. Creech O: Endo-aneurysmorrhaphy and treatment of aortic aneurysm. Ann Surg 1966; 64:935.
48. Parodi JC, Palmaz JC, Barone HD. Transfemoral intraluminal graft implantation for abdominal aortic aneurysms. Ann Vasc Surg 1991; 5:491.
49. Kolvenbach R. Hand-assisted laparoscopic abdominal aortic aneurysm repair. Semin Laparosc Surg 2001; 8(2):168-77.
50. Chiu KM, Lin TY, Huang PH, Chu SH. Hand-assisted laparoscopic surgery for abdominal aortic aneurysm. J Formos Med Assoc 2004; 103(9): 724-6.
51. Javeliart I, Coggia M, Di Centa I, Kitzis M et al. Total laparoscopic abdominal aortic aneurysm repair with reimplantation of the inferior mesenteric artery. J Vasc Surg 2004; 39(5): 1115-7.
52. Coggia M, Javeliart I, Di Centa I, Alfonsi P, Colacchio G et al. Total laparoscopic versus conventional abdominal aortic aneurysm repair: a case-control study. J Vasc Surg 2005; 42(5): 906-10.
53. Ludemann R, Swanström LL. Totally laparoscopic abdominal aortic aneurysm repair. Semin Laparosc Surg 1999; 6(3): 153-63.
54. Dion YM, Gracia CR, Ben El Kadi HH. Totally laparoscopic abdominal aortic aneurysm repair. J Vasc Surg 2001; 33(1): 181-5.
55. Barker WF. A History of vascular surgery. In Moore W, ed. Vascular Surgery. 5a. ed. Philadelphia. WB Saunders Co, 1998: 1-19.
56. Eastcott HHG, Pickering GW, Rob CG. Reconstruction of internal carotid artery. Lancet 1954; nov 13:994-6.
57. DeBakey ME. Successful carotid endarterectomy for cerebrovascular insufficiency – Nineteen-Year Follow-up. JAMA 1975; 233:1083-85.
58. Cooley DA, Al-Naaman YD, Carton CA. Surgical treatment of arteriosclerotic occlusion of common carotid artery. J Neurosurg 1956; 13:500-6.
59. Bernheim BM. Blood-vessel surgery in the war. Surg Gynec & Obst 1920; 30:564-7.
60. Rich NM, Spencer FC. Historical aspects of vascular trauma. In: Rich NM, Spencer FC. Vascular Trauma. Philadelphia. WB Saunders Co. 1978: 3-21.
61. DeBakey ME, Simeone FA. Battle injuries of the arteries in World War II. An Analysis of 2.471 cases. Ann Surg 1946; 123:534.
62. Jahnke EJ, Howard JM. Primary repair of major arterial injuries. Arch Surg 1953; 66:646-9.
63. Hughes CW. Acute vascular trauma in Korean War casualties – An Analysis of 180 cases. Surg Gynec & Obst 1954; 99:91-100.
64. Rich NL, Hughes CW. Vietnam vascular registry: A preliminary report. Surgery 1969; 65:218-226.
65. Fiolle J, Delmas J. Découverte des vaisseaux profonds par des voies d'accès larges. Paris: Masson et Cie, 1940.
66. Nascimento-Silva, JLC. Anatomia médico-cirúrgica do sistema vascular. In: Brito CJ (ed) Cirurgia Vascular. Rio de Janeiro: Revinter, 2002, pp 25-76.
67. Stoney, Ronald J, Effeney, David J. Comprehensive Vascular Exposures. Philadelphia: Lippincott-Raven, 1998.
68. Mouson DO, Saletta JD, Frecark RJ. Carotid and vertebral trauma. J. Trauma. 1969:987999.
69. Crawford ES, DeBakey ME et al. Thrombo-obliterative disease of the great vessels arising from the aortic arch. J Thorac Cardiovasc Surg 1962; 43:38.
70. Hertzer NR, Felaman BJ, Beven EG, Tucker HM. A prospective study of the incidence of injury to the cranial nerves during carotid endarterectomy. Surg Gynecol Obstet 1980; 151:781.
71. Rossi M. Vias de acesso mais utilizadas em cirurgia vascular. In: Brito CJ (ed.) Cirurgia Vascular Rio de Janeiro: Revinter, 2002, pp. 77-104.
72. Trout HH, Giodano JM. Anomalies of the inferior vena cava. J Vasc Surg 1986; 3:924.
73. Yeo CJ, Cameron JL, Lillemore KD, et al. Pancreaticoduodenectomy for cancer of the head of the pancreas: 201 patients. Ann Surg 1995; 221: 721-729.
74. Henderson JM, Warren WD, Milikan WJ et al. Distal splenorenal shunt with splenopancreatic disconnection: A 4-year assessment. Ann Surg 1989; 210: 332-339.
75. Branchereau A, Ondon'Dong F. Extended medial approach to the popliteal artery without muscular division. Ann Vasc Surg 1989; 3: 77-80.
76. Batlouni M, Ramires JAF. Farmacologia e Terapêutica Cardiovascular, ed. Atheneu, 1999.
77. Brunton TL. On the use of nitrite of amyl in angina pectoris. Lancet 1867; ii: 97-98.
78. Chanler AB, Chapman I, Erhardt LR, et al. Coronary thrombosis in myocardial infarction. Report of a workshop on the role of coronary thrombosis in the pathogenesis of acute myocardial infarction. Am J Cardiol 34:823-833, 1974.
79. Consenso Brasileiro sobre Dislipidemias: avaliação, detecção e tratamento. Arq Brás Cardiol, 67:09-28,1996.
80. Dormandy J.A. Epidemiology and natural history of arterial diseases of the lower limbs. Rev Praticien, 45:32-45, 1995
81. Falk E. Why do plaques rupture? Circulation 1992, 86: (suppl iii): iii-30-iii-42.
82. Heberdenn W. Commentaries on the History and Cure of diseases. Boston: Wells and Lilly;
83. Jorge, Paulo Afonso Ribeiro. Endotélio, lípides e aterosclerose. Arq Brás Cardiol 68 (2):, 997.
84. Pasqualucci, Carlos A. et al. Fenômenos celulares nas ateroscleroses. Revista Brasileira de Cardiologia, 1(1):, jun. 1999.
85. Schwartz CJ, Valente AJ, Sprague EA. The pathogenesis of atherosclerosis. Na overview. Clin cardiol, 4: -6, 1991.
86. Paes, NA. Albuquerque, MEE. Avaliação da qualidade de vida dos dados populacionais e cobertura dos registros de óbitos para as regiões brasileiras. Rev. Saúde Pública, 33 (1):43, 1999.
87. Souza ER, Assis SE. Mortalidade por violência em crianças e adolescentes do município do Rio de Janeiro. J. Brás. Psiq. 45(2):85–94, 1996.
88. Lloyd JT. Traumatic peripheral aneurysms. Am J Surg. 1957; 93:755-764.
89. Haschek E, Lindenthal OT. A contribution to the practical use of the photography according to Roentgen. Wien Klin.
90. Azevedo FS, Laburemie EM. Arteriografia. In: Brito CJ (ed). Rio de Janeiro, Revinter, 2002, p.18; 347-359.
91. Dos Santos R, Lamas AC, Pereira Caldas J. Arteriografia da aorta dos vasos abdominais. Méd Comtemp 1929;47:93.
92. Francis H. Vascular proximity: Is it valid indication for arteriography in asymptomatic patients? J Trauma 1991;31:512-514.
93. Ben-Menachem Y. Angiography in diagnosis of vascular trauma. In: Taveras JM (ed.) Radiology. Vol. 2. Philadelphia: JB Lippincott, 1988. n. 48. p. 1243-1246.
94. Flint LM, Snyder WH, Perry MO, Shires GT. Management of major vascular injuries in the base of the neck. Arch Surg 1973;106-407.
95. Jacobson B, Schlossman D. Thromboembolism of the leg following percutaneous catherization of the femoral artery for angiography, predisposing factors. Acta Radiol Diagn 1969;8:109-118.
96. Reid JDS, Weigelt JA, Thal ER, et al. Assessment of proximity of a wound to major vascular structures as an indication for arteriography. Arch Surg 1988;128:942.
97. Reid KR. Arteriography and intervention in extremity trauma. Seminars Interventional Radiology 1997;14(2):193-204.
98. Peixoto CLS, Martins HS, Jr NAS, Ristow von A. Arteriografia no trauma vascular. In: Rossi M. (ed). Rio de Janeiro, Revinter, 2006, 174-188.

99. Frykberg ER, Dennis JW, Bishop K, et al. The reliability of physical examination in the evaluation of penetrating extremity trauma for vascular injury: Results at one year. J Trauma 1991;31:502-511.
100. Seldinger SI. Catheter replacement of the needle in percutaneous arteriography. Acta Radiol. 1953; 39:368-76.
101. Rich NM, Spencer FC. Vascular Trauma. WB Saunders, Philadelphia, PA, 1978.
102. Marangoni DV, Santos M. Antibioticoterapia no trauma vascular. In: Rossi M. (ed) Trauma Vascular. Rio de Janeiro, Revinter, 2006, 590-597.
103. Borst M. Profilaxia antitetânica. In: Fabian T (eds) Trauma Prático. Revinter, 2006, 535-538.
104. Voorhees AB, Jaretski A, Blakemore AH. The use of tubes constructed from Vinyon N cloth in bridging arterial defects. Ann Surg 1952; 135: 332.
105. De Mol van Otterloo JCA, Van Bockel JH, Ponfoort ED et al. The effects of aortic reconstruction and collagen impregnation of Dacron prostheses on the complement system. J Vasc Surg 1992: 16: 774.
106. Gozna ER, Mason WF, Marble AE, Winter DA, Dolan FG. Necessity for elastic properties in synthetic arterial grafts. Can J Surg 1974; 17(3):176-9.
107. Greenwald SE, Berry CL. Improving vascular grafts: the importance of mechanical and haemodynamic properties. J Pathol 2000; 190(3): 292-9.
108. Al-Khaffaf H, Charlesworth D. Albumin-coated vascular prostheses: a five-year follow-up. J Vasc Surg 1996, 23: 686.
109. Jonas RA, Zermer G, Schoen, FJ, et al. A new sealant for knitted dacron prostheses: minimally cross-linked gelatin. J Vasc Surg 1988; 7: 414.
110. Drury JK, Ashton TR, Cunningham JD et al. Experimental and clinical experience with a gelatin impregnated Dacron prosthesis. Ann Vasc Surg 1987; 1: 542.
111. Norgren L, Holtas S, Persson G, et al. Systemic response to collagen impregnated versus non-treated Dacron velour grafts for aortic and aortofemoral reconstructions. Eur J Vasc Surg 1990; 4: 379.
112. Stegmann TH, Haverich A, Borst, HG. Clinical experience with a new collagen-coated Dacron double-velour prosthesis. Thorac Cardiovasc Surg 1986; 34: 54.
113. Freishlag JA, Moore WS. Clinical experience with a collagenimpregnated knitted Dacron vascular graft. Ann Vasc Surg 1990, 4: 449.
114. Canadian Multicenter Hemashield Study Group. Immunological response to collagen-impregnated vascular grafts: a randomized prospective study. J Vasc Surg 1990. 12: 741.
115. Goldman M, McCollum CN, Hawker RJ et al. The influence of porosity, velour, and maturity on thrombogenicity. Surgery 1982. 92: 947.
116. Nunn DB, Carter MM, Donohue MT, et al. Postoperative dilation of knitted dacron aortic bifurcation graft. J Vasc Surg 1990, 12: 291.
117. Blumenberg RM, Gelfand ML, Barton EA et al. Clinical significance of aortic graft dilation. J Vasc Surg 1991; 14: 175.
118. Nunn DB. Structural failure of Dacron arterial grafts. Semin Vasc Surg 1999; 12(1): 83-91.
119. Wilson SE, Krug R, Mueller G, Wilson L. Late disruption of Dacron aortic grafts. Ann Vasc Surg 1997; 11(4): 383-6.
120. Claggett GP, Solander JM, Eddleman WL et al. Dilation of knitted Dacron aortic prosthesis and anastomotic false aneurysms. Etiologic considerations. Surgery 1983; 93: 9.
121. Moore WS. Infection in prosthetic vascular grafts. In: MOORE, WS, editor. Vascular Surgery. 5a. edição. Philadelphia. WB Saunders Co, 1998: 711.
122. Veith FJ, Gupta S, Daly V: Management of early and late thrombosis of PTFE femoropopliteal bypass grafts: favorable prognosis with appropriate reoperation. Surgery 1980; 87: 581.
123. Abbott WM, Purcell PN. Vascular grafts. In: Moore WS. Editor. Vascular Surgery. 5a.edição. Philadelphia. WB Saunders Co, 1998: 406.
124. Mehigan DG, Fitzpatrick B, Browne, HI et al. Is compliance mismatch the major cause of anastomotic arterial aneurysms? Analysis of 42 cases. J Cardiovasc Surg 1985; 26: 147.
125. Sottiurai VA, Yao JST, Flinn WR et al. Intimal hyperplasia and neointima: an ultrastructural analysis of thrombosed grafts in human. Surgery 1983, 93: 809.
126. Veith, FJ, Gupta, SK, Ascer E et al. Six-year prospective multicenter randomized comparison of autologous saphenous vein and expanded PTFE grafts in infrainguinal reconstruction. J Vasc Surg 1986; 3: 104.
127. Rosenthal D, Evans D, McKinsey J et al. Prosthetic above-knee femoropopliteal bypass grafts for intermittent claudication. J Cardiovasc Surg 1990; 31: 462.
128. Raju S. PTFE for hemodialysis access: techniques for insertion and management of complications. Ann Surg 1987; 206: 666.
129. Allen RD, Yuill E, Nankivell BJ, Francis DM. Australian multicentre evaluation of a new polyurethane vascular access graft. Aust N Z J Surg 1996; 66(11): 738-42.
130. Glickman MH, Stokes GK, Ross JR, Schuman ED, Sternbergh WC et al. Multicenter evaluation of a polytetrafluoroethylene vascular access graft as compared with the expanded polytetrafluoroethylene vascular access graft in hemodialysis applications. J Vasc Surg 2001; 34(3): 465-72.
131. Zhang Z, Marois Y, Guidoin RG, Bull P, Marois M et al. Vascugraft polyurethane arterial prosthesis as femoro-popliteal and femoro-peroneal bypasses in humans: pathological strucutral and chemical analyses of four excised grafts. Biomaterials 1997; 18(2): 113-24.
132. Marois Y, Pâris E, Zhang Z, Doillon CJ, King MW et al. Vascugraft microporous polyesterurethane arterial prosthesis as a thoracoabdominal bypass in dogs. Biomaterial 1996; 17(13): 1289-300.
133. Xue L, Greisler HP. Prosthetic grafts. In: Rutherford R, editor. Vascular Surgery, 6th. ed. Philadelphia: Elsevier Saunders.2005. p. 723-40.
134. Khorasani MT, Shorgashti S. Fabrication of microporous thermoplastic polyurethane for use as small-diameter vascular graft material. I. Phase-inversion method. J Biomed Mater Res B Appl Biomater 2006; 76(1): 41-8.
135. Yuan J, Chen L, Jiang X, Shen J, Lin S. Chemical graft polymerization of sulfobetaine monomer on polyurethane surface for reduction in platelet adhesion. Colloids Surf B Biointerfaces 2004; 39(1-2): 87-94.
136. Fields C, Cassiano A, Allen C, Meyer A et al. Endothelial cell seeding of a 4-mm I.D. polyurethane vascular graft. J Biomater Appl 2002; 17(1): 45-70.
137. Gross RE, Bill Jr. AH, Peirce II EC. Methods for preservation and transplantation of arterial grafts. Observations on arterial grafts in dogs. Report of transplantation of preserved arterial grafts in 9 human cases. Surg Gynec & Obst 1949; 88: 689.
138. Kieffer E, Bahnini A, Kishas F et al. In situ allograft replacement infrarenal aortic prosthetic grafts: results in 43 patients. J Vasc Surg 1993, 17: 349.
139. Fujitani, RM, Bassiouny, HS, Gevertz, BL et al. Cryopreserved saphenous vein allogenic homografts: an alternative conduit in lower extremity arterial reconstruction in infected fields. J Vasc Surg 1992; 15: 519
140. Julian OC, Deterling Jr, RA, Su HH et al. Dacron tube and bifurcation arterial prosthese produced to specification. Surgery 1957; 41: 50.
141. Dardik, H, Ibrahim IM, Sprayregen, S et al. Clinical experience with modified human umbilical cord vein for arterial bypass. Surgery 1976; 79: 618.
142. Araujo JD. Veia do cordão umbilical humano com o enxerto arterial. Medicina de Hoje, 1978; 9: 578.
143. Araujo JD, Anacleto JC, Brail DM. O uso da veia do cordão umbilical humano como enxerto arterial. Rev Ass Med Bras 1981; 27: 116.
144. Eickhoff JH, Broome A, Ericsson BF et al. Four years' results of a prospective randomized clinical trial comparing polytetrafluoroethylene and modified human umbilical vein for below-knee femoropopliteal bypass. J Vasc Surg 1987; 6: 506.
145. Aslders GJ, Vroonhoven TJMV. Polytetrafluoroethylene versus human umbilical vein in above-knee femoropopliteal bypass: six-year results of a randomized clinical trial. J Vasc Surg 1992; 16: 816.
146. Johnson WC, Squires JW. Axillo-femoral (PTFE) and infrainguinal revascularization (PTFE and umbilical vein). J Cardiovasc Surg 1991; 32: 344.
147. McCollum C, Kenchington G, Alexander C, et al. PTFE or HUV for femoropopliteal bypass: a multi-centre trial. Eur J Vasc Surg 1991; 5: 435.

148. Hasson JE, Newton WD, Waltman AC et al. Mural degeneration in the glutaraldehyde-tanned umbilical vein graft: incidence and implications. J Vasc Surg 1986; 4: 243.
149. Rosemberg N, Gaughran ERL, Henderson J. The use of segmental arterial implants prepared by enzymatic modification of heterologous blood vessels. Surg Forum 1956; 6: 242.
150. Rosemberg N, Thompson JE, Keshishian JM et al. The modified bovine arterial graft. Arch Surg 1976; 111: 222.
151. Dale WA, Lewis MR. Further experiences with bovine arterial grafts. Surgery 1976; 80: 711.
152. Brems J, Castaneda M, Garrin PJ. A five-year experience with the bovine heterograft for vascular access. Arch Surg 1986; 121: 941.
153. Sawer PN. Fitzgerald J, Kaplitt MJ et al. Ten year experience with negatively charged glutaraldehyde-tanned vascular graft in peripheral vascular surgery: Initial multicenter trial. Am J Surg 1987; 154: 533.
154. Peirce EC. Autologous tissue tubes for aortic graft in dogs. Surgery 1953; 33: 648.
155. Anacleto, JC, Sanches, RRP, Mingardi, AL et al. Bioprótese de pericárdio bovino como substituto arterial no tratamento do aneurisma da aorta abdominal. Cir Vasc Angiol 1993; 9 (suplemento): 35. Tema 121.
156. Wylie EJ. Vascular replacement with arterial autograft. Surgery 1965; 57: 14.
157. Stoney RJ, Wylie EJ. Arterial autografts. Surgery 1980; 67: 18.
158. Cambria RP, Brewster DC, L'Italien GJ et al. The durability of different reconstructive techniques for atherosclerotic renal artery disease. J Vasc Surg 1994; 20: 76.
159. Spray TL, Roberts WC. Fundamentals of clinical cardiology: changes in saphenous veins used as aortocoronary bypass grafts. Am Heart J 1977; 94: 500.
160. Towne JB. The autogenous vein. In:. Rutherford, RB. Editor. Vascular Surgery. 4a.ed. Philadelphia. WB Saunders Co. pag. 482.
161. Shah DM, Chang BB, Leopold PW et al. The anatomy of the greater saphenous venous system. J Vasc Surg 1986; 3: 273.
162. Clagett GP, Valentine RJ, Hagino RT. Autogenous aortoiliac/femoral reconstruction from superficial femoral-popliteal veins: Feasibility and durability. J Vasc Surg 1997; 25: 255.
163. McLean J. The thromboplastic action of cephalin. Am J Physiol, 1916; 41:250.
164. Best CH. Heparin and vascular occlusion. Can Med Assoc J, 1936; 35:621.
165. Moniz E. L'encephalographie artérielle, son importance dans la localization des tumeurs cérébrales. Rev. Neurol (Paris), 1927; 2:72.
166. Dos Santos R, Lamas A, Pereira CJ. Lártériographie des membres, de l'aorte et ses branches abdominales. Bull Soc Natl Chir, 1929; 55:587.
167. Dardik H, Dardik I. Successful arterial substitution with modified human umbilical vein. Ann. Surg, 1976; 183:252.
168. Araújo JD, Bilaqui A, Ardito RV, et al. O uso da veia do cordão umbilical humano como enxerto arterial. Rev AMB, 1981; vol 27, n 04:116–18.
169. Ochsner JL. Allogenic Vein – in Graft Materials in Vascular Surgery; Herbert Dardik (eds); Year Book Medical Publishers, Chicago, 1978:243-47.
170. Rosenberg N, Henderson J, Douglas JF et al. the use of arterial implants prepared by enzymatic modification of arterial heterografts. Arch Surg, 1957:74-89.
171. Araújo JD, Rossi MA, Silva DR. Experimental study of a biograft as aorto-aortic bypass. International Angiology, 1991; vol 10, n 3:117-21.
172. Rutherford RB. Atlas of Vascular Surgery: Basic Technics and Exposures. 1976; 1 rst ed. W.B. Saunders Company, Philadelphia, Pennsylvania.
173. Quintos RJ, Veith FJ. Techniques for Thromboembolectomy of Native Arteries and Bypass Grafts. In: Rutherford, RB (eds). Vascular Surgery, 2000; Philadelphia, W.B. Saunders, vol 1:486-493.
174. Fogarty TJ, Cranley JJ, Krause RJ, et al. A method for extraction of arterial emboli and thrombi. Surg Ginecol Obst, 1963; 116:241.
175. Fogarty TJ, Hermam GD. New techniques for clot extractive and managing acute thromboembolic limb ischemia. In: Veith F.J.(ed): Current critical problems in vascular surgery, 1991; St. Louis, Quality Medical Publishing, vol 3:197-203.
176. Dos Santos JC. Sur la désobstruccion des thromboses artérielles anciennes. Mem Acad Chir, 1947; vol 73:409.
177. Messina LM, Stoney RJ. Endarterectomy. In: Rutherford, R.B.(ed) – Vascular Surgery, 2000; Philadelphia, W.B. Saunders, vol 1:493-99.
179. Conte MS, Bandyk DF, Clowes AW, Moneta GL, Namini H, Seely L. Risk factors, medical therapies and perioperative events in limb salvage surgery: Observations from the PREVENT III multicenter trial. J Vasc Surg, 2005; vol 42, n 3:456-65.
179. Johnson KW, Rutherford RG, Tilson MD et al. Suggested standards for reporting on arterial aneurysms. J Vasc Surg 1991;13:452-58.
180. Crawford ES, Beckett WS, Greer MS. Justarenal infrarenal abdominal aortic aneurysm. Ann Surg 1986;203:661.
181. Green RM, Ricotta JJ, Ouriel K et al. Results of supraceliac aortic clamping in the difficult elective resection of infrarenal abdominal aortic aneurysms. J Vasc Surg 1989;9:124-34.
182. Schneider JR, Gottner RJ, Golan JF. Supraceliac versus infrarenal aortic cross-clamp for repair of non-ruptured infrarenal and justarenal abdominal aortic aneurysm. Cardiovasc Surg 1997;5:279-85.
183. Siliprandi LR, Bonamigo TP. Ligadura da veia renal esquerda na cirurgia do aneurisma da aorta abdominal. Cir Vasc Ang 1991;7:9.
184. Lipsitz EC, Veith FJ, Ohki T, Quintos RT. Should initial clamping for abdominal aortic aneurysm repair be proximal or distal to minimize embolization? Eur J Vasc Endovasc Surg 1999; 17: 413-8.
185. Goldstone J. Aneurysms of the Aorta and Iliac Arteries. In: Moore WS. (ed) Vascular Surgery.6th ed. Philadelphia:WB Saunders Co. 2002. p.457-80.
186. Cronenwett JL, Krupski WC, Rutherford RB. Abdominal aortic and iliac aneurysms. In: Rutherford RB,ed. Vascular Surgery. 5ª ed. Philadelphia. WB Saunders Co, 2000: 1246-80.

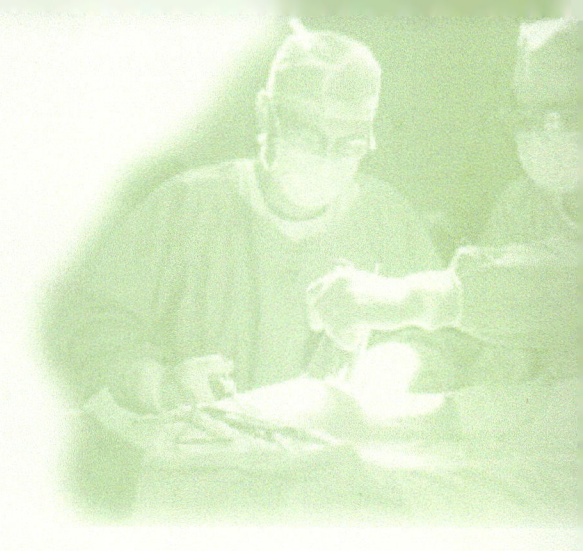

Seção 16

Cirurgia Pediátrica

103 Noções Básicas em Cirurgia Pediátrica

Lisieux Eyer de Jesus

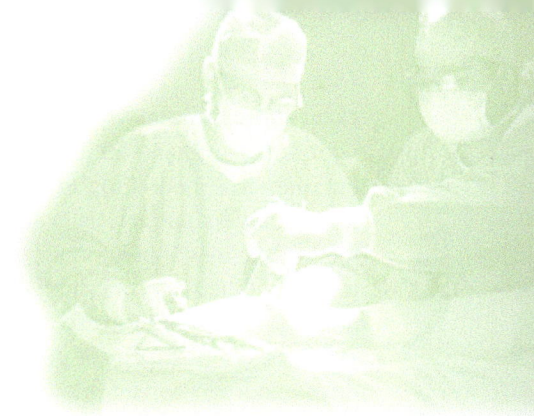

Objetivos

- Fornecer ao cirurgião não especialista dados e técnicas para a abordagem adequada do paciente pediátrico.
- Fornecer ao cirurgião não especialista dados quanto a aspectos legais que influenciam o atendimento de pacientes pediátricos e representam riscos ocupacionais específicos para o profissional médico.
- Explicitar protocolos de exames pré-operatórios em pacientes pediátricos.
- Definir as necessidades de jejum pré-operatório de pacientes pediátricos.
- Citar e justificar necessidades logísticas em salas de cirurgia para pacientes pediátricos.
- Descrever as implicações clínicas da hipotermia no paciente cirúrgico pediátrico.
- Apontar as formas de controle e profilaxia de hipotermia em pediatria.
- Explicitar as necessidades de reposição hidroeletrolítica na criança cirúrgica.
- Explicitar as necessidades de reposição de derivados sanguíneos na criança cirúrgica.
- Definir os acessos venosos preferenciais em pediatria.
- Explicitar a técnica e a logística envolvidas na obtenção de acessos venosos pediátricos.
- Definir o protocolo atual para acesso venoso emergencial pediátrico.
- Citar situações-problema e soluções-padrão para acessos venosos pediátricos.
- Definir especificidades da criança com relação à anatomia e controle de vias aéreas.
- Comentar problemas e soluções com relação a complicações ventilatórias na criança.

Particularidades do atendimento à criança

Aspectos comportamentais

O atendimento ao paciente pediátrico necessariamente envolve a família. É fundamental a coleta de informações dos pais ou responsáveis, em especial nas crianças mais jovens, incapazes de descrever a sequência de fatos que originou a doença ou os sinais e sintomas. A necessidade de considerar as informações dos pais não dispensa a abordagem da criança, mesmo jovem, em busca de informações complementares: dados subjetivos (dor) e dados circunstanciais (traumas, exposição a corpos estranhos aspirados) podem não ser reconhecidos pelos pais.

Conversar com a criança é fundamental para construir um vínculo de confiança entre médico e paciente. Erros na abordagem, da mesma forma, são capazes de minar de forma prolongada esta relação: em pediatria, é corriqueira uma abordagem "objetiva" (visando direta e rapidamente, do ponto de vista do profissional, o esclarecimento das queixas), ignorando medos, informações e curiosidades "supérfluas". É um erro comum abordar apenas os responsáveis, ignorando completamente a criança. Partir diretamente da exploração de pontos dolorosos é fatal na relação entre a criança e o médico. É aconselhável deixar a abordagem de pontos dolorosos ou incômodos como última manobra no exame físico do paciente pediátrico.

O nível de maturidade do paciente exige uma abordagem especifica para cada idade. Neonatos e lactentes dependem por completo das informações dos responsáveis e se beneficiam da proximidade física do médico para ter confiança e conforto no ambiente hospitalar. Pré-escolares, embora incapazes de prover informações organizadas numa rede lógica, frequentemente podem trazer dados circunstanciais úteis. Nesta faixa etária é comum a rejeição ao ambiente hospitalar: a criança tem inúmeros medos adquiridos através de experiências desagradáveis anteriores (vacinações, tratamentos de doenças agudas e mesmo ameaças de punição através de atos médicos por adultos) ou teme a perda de autonomia e imprevisibilidade do tratamento. O pré-escolar ainda não é capaz de compreender logicamente a necessidade do sofrimento secundário ao tratamento e frequentemente não colabora. É necessário que a equipe de saúde minore as intervenções sob contenção forçada, explique à criança numa linguagem compatível com sua idade a necessidade do procedimento e considere o uso de sedação para procedimentos dolorosos. Nesta idade a angústia de separação dos pais é máxima e é importante permitir sua presença, adaptando-os ao ambiente hospitalar e às experiências psicológicas angustiosas em curso. É útil mostrar à criança o ambiente da sala de cirurgia, compensando-o ludicamente: o ambiente tecnológico pode se tornar uma "nave espacial" e máscaras de anestesia podem ser apresentadas como máscaras "de piloto de avião".

As crianças em idade escolar e adolescentes são mais maduros e capazes de compreender explicações detalhadas quanto à sua situação clínica e ao tratamento programado. Da mesma forma, informam detalhadamente as queixas clínicas e circunstâncias de doença, frequentemente desconhecidas pelos pais: nesta idade as crianças passam uma grande fração de tempo fora do ambiente familiar. Escolares e adolescentes devem ser os sujeitos de anamnese, complementada pelos pais. Há eventualmente informações íntimas (por exemplo, experiências sexuais ou uso de drogas podem ser relevantes à doença atual) e pode ser necessário entrevistar os pacientes fora da presença dos pais para que se disponham a prové-las. Nesta faixa etária o paciente tem restrições psicológicas à exposição da intimidade e exames genitais, mais intensas que no adulto e ausentes nas crianças menores. O respeito ao pudor do paciente pediátrico é tão fundamental quanto no paciente adulto. O exame genital precisa ser permitido pelo paciente e praticado em ambiente adequado. Pode ser necessário examinar sob sedação, com autorização específica através de consentimento informado. Outra consideração nesta faixa etária é a presença de angústia consciente da morte, presumivelmente ausente nas crianças mais imaturas. É importante tranquilizar escolares e adolescentes que vão ser submetidos a procedimentos de risco ou anestesia geral usando explicações pragmáticas e objetivas, diferentes da abordagem algo fantasiosa e lúdica adequada aos pré-escolares.

Embora o atendimento cirúrgico eletivo de pacientes pediátricos em grandes cidades seja habitualmente prestado por cirurgiões especializados, é muito comum que pacientes pediátricos cirúrgicos sejam atendidos por cirurgiões gerais em urgências ou em cidades menores. Também para o profissional há um alto nível de estresse nesta circunstância: o cirurgião geral frequentemente não tem formação ou experiência com crianças e não adquiriu automatização de condutas para esta faixa etária, ainda que tenha formação teórica adequada. Estas restrições e vieses comportamentais pessoais quanto ao convívio e responsabilidade sobre crianças podem tornar o atendimento pediátrico profundamente difícil para o generalista. É fundamental não "recear" a criança e ter segurança com relação à conduta para que, independentemente das consequências adversas que possam advir, o profissional tenha a certeza de ter agido de forma ética e tecnicamente correta. Na ausência de especialista e em condições de urgência o médico não especialista tem obrigação de tratar qualquer paciente: é exigido apenas que pratique conduta consistente com a que seria prestada por um profissional médico da mesma área de atuação nas mesmas circunstâncias (expectativa de Bolam).

Aspectos legais

A conduta frente a pacientes pediátricos (até 18 anos de idade) é regida pela lei do País (inclusive o Estatuto da Criança e do Adolescente ECA) e pelo código de ética médica. Evidentemente, critérios de moralidade devem reger as atitudes, banindo atos que sejam originários de um ideário de medicina "defensiva".

São aspectos relevantes do ECA com relação aos serviços médicos envolvendo menores:

A criança terá primazia no atendimento, socorro e atendimento em serviços públicos, não se admitindo que seja vítima de negligência ou crueldade e considerando as peculiaridades da idade (parágrafo único, Título 1). A prestação de serviços médicos em pediatria é prioritária e deve ser adequada às diversas faixas etárias, respeitando a maturação da criança e construindo um ambiente humano e logístico adequado ao atendimento integral.

Os hospitais têm obrigação legal de manter registros individuais de tratamentos envolvendo neonatos arquivados por um mínimo de 18 anos e de fornecer aos pais dados quanto a ocorrências do parto e período perinatal (artigo 10). Crianças e adolescentes têm direito ao atendimento integral em saúde através do SUS, inclusive atendimento complementar a deficientes e fornecimento gratuito de medicamentos, próteses e reabilitação (artigo 11 e lei complementar 11.185).

- São direitos alojamento conjunto para parturientes e neonatos (artigo 10) e permanência dos pais/responsáveis com a criança hospitalizada em tempo integral (artigo 12). A criança tem direito à proteção de sua integridade física, psíquica e existencial, inclusive no ambiente hospitalar (artigo 17).
- Casos de suspeita logicamente fundamentada de maus-tratos serão obrigatoriamente comunicados à autoridade competente (artigo 13). O profissional não tem obrigação legal de fornecer prova irrefutável de abuso: havendo suspeita razoável o fato deve ser comunicado e a responsabilidade investigativa cabe à autoridade policial. Por lei é dever de qualquer cidadão proteger a criança de violência e tratamentos desumanos (artigos 18 e 70) e o Estado deve fornecer a assistência necessária às vitimas de maus-tratos (artigo 87). É crime que médico responsável por menor deixe de comunicar suspeita de abuso à autoridade competente (artigo 245). Estas denúncias transitam em sigilo: também é crime a divulgação total ou parcial de dados que possam identificar a criança ou o problema que a envolve. A internação hospitalar compulsória da criança vítima de abuso não é obrigatória em qualquer caso de suspeita: só será essencial quando houver uma suspeita razoável de que a criança possa ser vítima de nova agressão caso seja possível contato repetido com o agente agressor.
- Pai e mãe têm igual autoridade com relação à criança: divergências devem ser resolvidas pela autoridade judicial, que também tem poder decisório com relação a destituições do pátrio poder (artigos 21 e 23). A adoção substitui os vínculos de pátrio poder dos pais biológicos: cabe aos pais adotivos exercer decisões sobre os filhos e sua autoridade transcende a dos pais biológicos, se eventualmente presentes (artigo 41).

O código de ética médica impõe ao médico, ao propor qualquer procedimento a um paciente, explicar as implicações, riscos e alternativas e aguardar seu consentimento para realizar a conduta proposta, salvo iminente risco de vida (artigos 46, 56 e 59). Atualmente é necessário que esta conversa seja registrada, normalmente através de um consentimento informado por escrito. No caso de crianças o alvo legal do consentimento informado são os responsáveis por sua guarda, mas é razoável que crianças mais velhas e adolescentes estejam presentes no momento em que estes esclarecimentos são feitos e sejam envolvidas no processo decisório (assentimento). Problemas podem surgir se há discordância entre os responsáveis ou mesmo quando adolescentes discordam dos tratamentos acordados pelos pais. Caso tais conflitos perdurem é necessário recorrer à autoridade judiciária para uma solução, exceto em circunstâncias de risco de vida iminente, quando o ato médico deve ser realizado para salvar a vida, independentemente das circunstâncias.

É proibido ao médico (artigo 102) violar o segredo médico sem autorização expressa do paciente ou por dever legal, ainda que na posição de testemunha. Quando o segredo profissional envolver um menor, persiste mesmo com relação a seus pais ou responsáveis legais, desde que o menor seja capaz de avaliar e conduzir adequadamente seu problema, exceto se o segredo lhe implicar danos (artigo 103). Este item cria dificuldades espinhosas para o profissional que está preso a restrições quanto ao segredo médico do paciente menor de idade, mas está obrigado a desrespeitá-lo quando houver implicações quanto à segurança da criança. Os limites entre confidencialidade e segurança podem ser sutis e subjetivos, e cabe discussão a respeito do ponto de vista ético e legal.

Abordagem pré-operatória

Exames pré-operatórios

A abordagem pré-operatória da criança difere daquela usada para o adulto. Os exames pré-operatórios convencionados para adultos na maioria dos serviços brasileiros (hemograma, avaliação de função renal e glicemia, radiografia de tórax e eletrocardiograma) são absolutamente desnecessários para intervenções sobre crianças normais, considerando a raridade de doença cardíaca hipertensiva ou isquêmica, doenças pulmonares crônicas, diabetes e disfunção renal em pediatria. O pré-operatório em pediatria habitualmente se restringe à avaliação do hemograma e coagulograma. Para crianças saudáveis fora da faixa etária neonatal uma taxa de hemoglobina ≥ 10 mg/dL ou $\geq 30\%$, medida até 6 meses anteriormente à cirurgia é aceitável para cirurgia eletiva. Para cirurgias emergenciais valores menores sem pré-transfusão podem ser aceitos ou não, dependendo do estado geral da criança, causa da anemia, disponibilidade de sangue para transfusão ou risco de sangramento. Considerando a frequência alta de verminoses no Brasil, muitos autores advogam exames parasitológicos de fezes ou mesmo vermifugação prévia de pacientes pediátricos quando se trata de cirurgias abdominais envolvendo o trato digestivo (exceto para neonatos e lactentes jovens).

Outros exames serão solicitados de acordo com as características do paciente, as circunstâncias clínicas, dados da anamnese e do exame físico:

- Pacientes sindrômicos e neonatos portadores de malformações: estas crianças são frequentemente portadoras de cardiopatias congênitas e necessitam de avaliação cardiológica pré-operatória. Habitualmente são feitos radiografia do tórax, exame cardiológico clínico e ecocardiograma. A necessidade de eletrocardiograma será definida pelos demais exames. Nas atresias de esôfago a presença de arco aórtico à direita ou anomalias graves dos grandes vasos pode alterar a técnica operatória, e é aconselhável que a cirurgia seja realizada depois de uma avaliação cardiológica e ecocardiograma.
- Pacientes portadores de cardiopatias compensadas podem sofrer desequilíbrio agudo em condições de urgência, em especial se envolvem problemas respiratórios, aumentando o risco cardíaco, especialmente em função de hipertensão pulmonar. Isto deve ser antecipado e os responsáveis devem estar cientes de que uma doença cardíaca compensada pode piorar em face de complicações de saúde e anestesia geral. Portadores de febre reumática devem ser revisados quanto a lesões orovalvulares. Todas as crianças portadoras de doença cardíaca anatômica devem ser submetidas à profilaxia antiendocardite antes de procedimentos médicos ou odontológicos, conforme protocolos estabelecidos.
- Pacientes portadores de doença respiratória crônica ou recorrente devem ser clínica e radiologicamente avaliados imediatamente antes de procedimentos cirúrgico-anestésicos: a maior causa de morbimortalidade em anestesia pediátrica são problemas respiratórios. A história de doença respiratória aguda recente (infecções de vias aéreas) contraindica atos anestésicos eletivos num intervalo de três semanas. No caso de ser necessária cirurgia emergencial é preciso prevenir e controlar crises intercorrentes de broncoespasmo e espasmo de glote. Prematuros até 60 semanas de idade pós-concepção estão suscetíveis a paradas respiratórias pós-anestesia, e cirurgias eletivas em regime ambulatorial estão proscritas: estes bebês devem ser internados no pós-operatório durante 24 horas, e submetidos à monitoração ventilatória não invasiva. No caso de crianças com malformações orofaciais ou deformidades sérias de vias aéreas é prudente uma consulta preliminar com a equipe de anestesia para traçar estratégias para o controle de vias aéreas. Eventualmente será necessária a presença de broncoscopista pediátrico para a intubação de alguns pacientes.
- Pacientes portadores de doença urológica podem precisar de monitoração pré-operatória da função renal e pesquisa de infecção urinária ativa, que a princípio contraindica procedimentos cirúrgicos eletivos sobre o trato urinário. Em certas condições (trato urinário obstruído, permanentemente invadido/cateterizado ou submetido à invasão frequente/repetitiva, tal como cateterismo urinário limpo), a resolução de processos infecciosos é difícil e a contaminação bacteriana do trato urinário é muito frequente. Nestas circunstâncias pode ser admitido ou até ser resolutivo o ato cirúrgico, com cobertura antibiótica adequada, em regime terapêutico.
- Hepatopatas, usuários de nutrição parenteral total em longo prazo e portadores de defeitos metabólicos hereditários precisam de glicemia e provas de função hepática pré-operatórias. Nestes pacientes pode ser necessário discutir com a equipe de anestesia procedimentos anestésicos especiais, considerando a farmacocinética específica nestas crianças. Estenoses hipertróficas do piloro precisam de gasometria e análise hidroeletrolítica pré-operatória: alcalose metabólica, hiponatremia, desidratação e hipocalemia são frequentes e devem ser tratadas antes do ato cirúrgico, a fim de serem evitados choque hipovolêmico e arritmias cardíacas e respiratórias.

Jejum pré-operatório

O período de jejum pré-operatório adequado a cirurgias eletivas se modifica de acordo com a faixa etária. À impressão habitual de que um jejum prolongado aumenta a segurança da anestesia se contrapõe o fato de que hipoglicemias complicam o período de jejum prolongado em crianças, em especial neonatos e lactentes, possuidores de menor reserva energética. As recomendações atuais da Associação Americana de Anestesistas (ASA) quanto aos períodos de jejum pré-operatório para crianças sem comorbidades específicas que comprometam o esvaziamento gástrico são:

- Jejum de líquidos claros (água, sucos de fruta sem polpa, chás, café): duas horas pré-operatórias.
- Jejum de leite materno: quatro horas pré-operatórias.
- Jejum para qualquer forma de leite não humano: seis horas pré-operatórias.
- Jejum para alimentos sem gordura: seis horas pré-operatórias.
- Jejum para alimentos gordurosos: oito horas pré-operatórias.

Controle ambiental e logístico da sala de cirurgia

A partir dos dois anos de idade os níveis de estresse associados ao ambiente estranho, separação dos pais e medos íntimos (inclusive angústia de morte, comum em crianças a partir da idade escolar) representam um problema relevante. No período pós-operatório pré-escolares frequentemente apresentam distúrbios de comportamento e pesadelos recorrentes. É recomendável que sempre que possível crianças a partir dos 2 anos de idade sejam levadas à sala de cirurgia acompanhadas pelos pais ou após sedação pré-anestésica. Caso impraticável é importante que o profissional de saúde tente ambientar a criança à sala de cirurgia apresentando-lhe o equipamento de forma lúdica, possibilitando o maior conforto possível e evitando a visão de equipamentos sabidamente associados a procedimentos dolorosos. Procedimentos de contenção física e procedimentos dolorosos com a criança consciente devem ser evitados ao máximo. Em muitos casos é útil permitir que a criança leve à sala de cirurgia algum pertence, como um brinquedo, que funciona como elemento de normalidade e alívio da angústia.

Controle térmico: importância e metodologia

A profilaxia da hipotermia é fundamental em cirurgia pediátrica, de forma inversamente proporcional à idade dos pacientes. Em lactentes e neonatos:

- A relação entre a superfície corporal (dissipadora de calor) e a massa corporal (produtora de energia) é aumentada.
- A reserva metabólica para a produção de energia é limitada.
- A capacidade da pele de reter calor é menor (especialmente em prematuros) e o tecido celular subcutâneo é diminuído, com uma menor capacidade de isolamento térmico (neonatos e desnutridos).
- O neonato não é capaz de gerar calor através de tremor muscular.
- A superfície da cabeça é desproporcionalmente grande (cerca de 1/5 da superfície corporal) e tem cobertura capilar limitada (neonatos). O cérebro é a maior fonte orgânica geradora de calor nos lactentes jovens.

As implicações da hipotermia são conhecidas: as respostas metabólicas ao trauma são deflagradas e o consumo de metabólitos para gerar energia aumenta. Nas crianças jovens esta reserva é limitada e se esgota rapidamente, dando lugar a hipoglicemias e potenciando acidose metabólica. A resposta hipertensiva típica também tem um diferencial no neonato, ainda em fase de adaptação circulatória ao ambiente externo, provocando desvio sanguíneo através de conduto arterial anatomicamente patente, com hipoxemia e hipertensão pulmonar. Acidose metabólica (hipoxemia, anaerobiose e hipoglicemia) é típica.

Há vários mecanismos de resfriamento do organismo por perdas para o ambiente externo:

- Convecção (transferência direta para o ar ambiente pela exposição da pele descoberta).
- Por condução (transferência direta da pele para objetos em contato direto, frequentemente por contato com objetos frios de metal).
- Por radiação (transferência da pele para objetos do ambiente, sem contato direto).
- Por evaporação (perda transepitelial através de vapor eliminado pela pele, maior em ambientes com pouca umidade).

Hipotermia deve ser evitada a todo custo no paciente pediátrico, através das seguintes medidas:

- Cobrir a criança permanentemente, inclusive o couro cabeludo, usando cobertores, plástico ou algodão.
- Manter monitoração e controle da temperatura ambiental. O ar-condicionado da sala de cirurgia só poderá ser usado a partir do momento em que a criança se encontrar normotérmica e protegida da exposição ao frio.
- Evitar contato da criança com superfícies e substâncias frias, inclusive placas de eletrocautério, macas e substâncias para infusão venosa (devem ser pré-aquecidas antes da infusão).
- Utilizar mecanismos geradores de calor em contato com a criança (colchão térmico, manta térmica, berços aquecidos).
- Manter a criança isolada em ambiente termo controlado e com controle de umidificação (incubadoras para permanência e transporte) durante o máximo de tempo. Caso não haja disponibilidade de ambientes termo controlados o simples contato corporal (contato-canguru) é de grande valia.
- Evitar que a criança ou campos de tecido utilizados durante a cirurgia persistam molhados. Tecidos umedecidos com soro morno se esfriam progressivamente e devem ser utilizados com cuidado.
- Líquidos utilizados para a limpeza de vísceras ou superfícies cavitárias devem ser aquecidos a uma temperatura adequada.
- Evitar ao máximo exposição visceral prolongada, que causa perda líquida e térmica por evaporação. Proteger as vísceras com compressas úmidas em soro aquecido e limitar ao máximo o tempo de exposição fora da cavidade corporal. No caso de gastrosquises, a proteção visceral preliminar ao tratamento definitivo deve ser feita através de

plásticos, se possível silos pré-fabricados. Nesta situação, o envolvimento permanente das vísceras com compressas úmidas deve ser evitado, considerando que compressas inicialmente umidificadas com líquidos em temperaturas adequadas se resfriam, causando hipotermia e suas complicações.

- Usar monitores da temperatura corporal.

Controle hidroeletrolítico

A volemia do paciente pediátrico varia entre 85 mL/kg de peso (neonatos e lactentes jovens) e 75 mL/kg de peso (crianças maiores). É fácil de compreender porque mesmo perdas volêmicas pequenas podem comprometer o equilíbrio orgânico de crianças e devem ser monitoradas cuidadosamente. Como exemplo, num bebê de 3 kg, 10% da volemia representam um volume de apenas 25 mL.

O cirurgião que trata crianças deve ter cuidados obsessivos com a hemostasia e a equipe médica deve controlar rigorosamente a perda volêmica, inclusive utilizando balanças de precisão a fim de pesar gazes e compressas embebidas em sangue. Quando não estiver disponível uma balança de precisão, é útil conhecer o dado de que uma gaze totalmente saturada contém cerca de 3 mL de sangue. O profissional não deve se esquecer, ao repor perdas volêmicas numa criança, de que é preciso considerar também perdas inaparentes por sequestro de líquidos para terceiro espaço (peritonites e obstruções intestinais) ou por evaporação através da exposição anormal de vísceras (gastrosquises e cirurgias com exposição visceral prolongada). A importância de pequenos volumes (em valores absolutos) no controle metabólico de crianças pequenas acentua a necessidade de utilizar bombas de infusão controlada no manejo destes pequenos pacientes.

A imaturidade renal dos neonatos e lactentes jovens também exige cuidados especiais: a capacidade de concentração tubular nesta faixa etária é limitada e é necessário utilizar um volume muito maior de diluente (água) para excretar a mesma massa de solutos. Este "desperdício inevitável" de solventes por defeito ou imaturidade tubular é acentuado em pacientes portadores de doenças urológicas, em especial condições obstrutivas bilaterais ou associadas à displasia. Nestes pacientes poliúria não é sinal de hipervolemia e qualquer restrição hídrica pode ser perigosa, considerando que o doente continua mantendo seu estado de poliúria apesar de uma hipovolemia relativa, sofrendo desidratação progressiva que não é sinalizada por oligúria.

Nestes pacientes que, na prática, sofrem de distúrbio de função tubular, é comum a perda aumentada de sódio e bicarbonato, com possível hiponatremia e acidose metabólica. Estas crianças, apesar da doença renal crônica grave, não devem ser submetidas à restrição de sódio.

Não deve ser esquecido que durante a primeira semana de vida os neonatos projetam os níveis séricos de creatinina das mães. Um valor isolado normal de creatinina sérica num neonato não deve ser considerado sinal de função renal normal da criança. Níveis de creatinina ascendentes na primeira semana de vida sinalizam problemas na função renal neonatal.

Em crianças, as necessidades hidroeletrolíticas basais são:

- até 10 kg: 4 mL/kg/h;
- 10-20 kg: 4 mL/kg/h até 10 kg + 2 mL/kg/h por kg > 10 kg;
- > 20 kg: 60 mL/kg/h até 20 kg + 1 mL/kg/h por kg > 20 kg;
- 3 mEq sódio + 2 mEq potássio + 5 g de glicose/100 mL de líquido infundido.

Crianças em jejum devem somar à reposição das necessidades hídricas basais as perdas associadas ao número de horas do jejum. Em caso de necessidade de reposição rápida compensatória de perda volêmica podem ser utilizadas "etapas rápidas" de 10 a 15 mL/kg.

Uma transfusão de 10 mL/kg de peso de concentrado de hemácias confere um ganho aproximado de 6% do hematócrito. A infusão de 0,1 a 0,3 unidade transfusional de plaquetas/10 kg de peso aumenta entre 25.000 e 70.000 a concentração plasmática das mesmas. É necessário cuidado com os níveis administrados de citrato, cálcio e potássio, em especial durante os primeiros dias de vida e em crianças portadoras de nefropatias.

Acessos vasculares

A necessidade – e as dificuldades – da obtenção de acessos vasculares em pediatria são conhecidas nos meios cirúrgicos:

- Dificuldade em obter acessos rápidos em pacientes pediátricos em emergências extremas.
- Alta frequência com que acessos venosos profundos são solicitados aos cirurgiões por esgotamento de acessos venosos periféricos em crianças internadas por um período prolongado, nos especial em serviços em que não haja uma rotina preventiva com relação ao problema, instalando precocemente cateteres epicutâneos em crianças com previsão de acessos cirúrgicos em prazo longo (antibioticoterapia prolongada, gastrosquises, por exemplo).

- Necessidade de sedação, anestesia ou contenção mecânica para obter acessos vasculares em crianças não cooperativas.
- Necessidade de *expertise*, material específico e ampliação óptica para a obtenção de acessos venosos em crianças jovens.
- Riscos e complicações para obter acessos venosos em crianças pequenas mais frequentes que em adultos, inclusive com casos registrados de óbito secundário a manobras de acesso cirúrgico.
- Trauma causado por múltiplas punções e procedimentos dolorosos em crianças conscientes, gerador de sofrimento intenso para o paciente, a família e os profissionais, que acabam por causar intranquilidade e pressão psicológica no profissional que vai executar os procedimentos necessários.

Crianças têm veias de pequeno calibre, finas e frágeis. Neonatos e desnutridos têm pouco tecido celular subcutâneo. As crianças mais jovens são incapazes de colaborar tanto para a punção venosa quanto para a manutenção do acesso e costumam ter pavor de agulhas. Estas particularidades obrigam o profissional a construir um ambiente ideal para acessos venosos, mesmo "simples" punções venosas periféricas:

- É necessário que todo o equipamento esteja disponível no momento em que for iniciado o procedimento, inclusive cateteres de reserva e de vários calibres que possam ser necessários, equipamentos infusores e curativos de fixação. A logística envolvida em acessos venosos pediátricos é de tal forma complexa que se torna extremamente difícil parar o procedimento, aguardando que seja trazido material extra. Equipamento específico para crianças é fundamental: é altamente improvável que o profissional obtenha sucesso em tentativas de manejo vascular de um paciente pediátrico utilizando material de calibre inadequado.
- O profissional deve trabalhar com o maior conforto possível, colocando a criança em uma maca/leito com altura adequada em local com luz suficiente.
- Se for necessária contenção, a pessoa encarregada deve estar preparada para manter-se paciente, equilibrada e firme, o que muitas vezes exclui mães e acompanhantes, por seu envolvimento emocional e sofrimento desproporcional frente à angústia da criança. A pessoa encarregada de conter a criança não deve ser a mesma encarregada de auxiliar o profissional com equipamento. O acesso venoso na criança pequena acordada e não cooperante em geral exige três participantes: o profissional que vai realizar o acesso, a pessoa encarregada de conter a criança e a pessoa encarregada de prover auxílio logístico.
- Após a obtenção do acesso vascular o profissional deve se preocupar fundamentalmente em adicionar um curativo "à prova de crianças e mães" que assegure uma durabilidade razoável ao acesso, considerando a não cooperação autônoma e a mobilidade maior de pacientes pediátricos, interessados em brinquedos, envolvidos frequentemente em trocas de fraldas e transportados ao colo.

No lactente as veias dos membros inferiores e do escalpo podem ser puncionadas: o paciente ainda não é deambulante, o risco de trombose venosa profunda é mínimo, a cobertura capilar pequena e a pele do couro cabeludo relativamente fina e transparente. O esgotamento do acesso venoso periférico no paciente pediátrico só pode ser considerado após exame minucioso da cabeça e dos membros inferiores.

Acessos venosos profundos podem ser necessários em pediatria quando for prevista necessidade de uso em longo prazo (previsão de nutrição parenteral ou antibioticoterapia por períodos longos), infusão de líquidos hipertônicos ou substâncias agressivas (quimioterápicos, aminas simpaticomiméticas, por exemplo), para monitoração, manipulação hemodinâmica ou hemodiálise ou, infelizmente com maior frequência, por esgotamento da rede venosa periférica.

Venóclises em crianças devem ser evitadas na medida do possível, em especial nas portadoras de doenças crônicas, por dificultarem ou impedirem a reutilização do vaso ligado em ocasiões posteriores. Vasos mais distais devem ser utilizados na medida do possível. Em caso de necessidade podem ser utilizadas:

- Veias basílica, braquial, axilar.
- Veias jugular externa, facial e jugular interna.
- Veias safena perimaleolar e na croça.
- Veias femorais.
- Veia umbilical.

São particularidades do acesso venoso cirúrgico pediátrico:

- No caso de exsanguineotransfusão, o pediatra precisa de acesso a um vaso de grosso calibre capaz de bom fluxo e refluxo para realizar a transfusão de troca. A veia mais habitualmente utilizada é a umbilical (a inserção do cateter pode ser feita através do coto umbilical nos primeiros dias de vida, procedimento em geral do domínio do neonatologista). O cirurgião é necessário se não for possível a utilização do coto umbilical. É possível então utilizar as veias umbilical (acesso cirúrgico), axilares, faciais e jugulares. Os cateteres devem ser curtos e com o maior calibre possível e o procedimento só estará completo ao assegurar fluxo e refluxo de componentes sanguíneos.

- Considerando a dificuldade técnica e *expertise* necessária para o acesso vascular pediátrico, a veia safena, de escolha secundária para especialistas (pequena durabilidade, resistência ao fluxo, alto risco de infecção e trombose e grande distância para acesso central no caso da safena perimaleolar), é útil ao não especialista, sobretudo em circunstâncias de grande emergência: envolve acesso direto, rápido e de baixo risco. A safena perimaleolar é o acesso recomendado se é necessária venóclise em circunstâncias de grande emergência. Se é necessário acesso ao sistema central através da veia cava inferior ou grandes infusões, a croça da safena é a melhor escolha.

- O melhor acesso venoso emergencial em pediatria será aquele obtido rapidamente sem prejuízo à ressuscitação e capaz de ser mantido de forma segura, ao menos durante os esforços de estabilização da criança. O programa PALS (*Pediatric Advanced Life Support*) recomenda, sequencialmente, tentativas de punção venosa periférica (por um máximo de 90 s), punção femoral, punção intraóssea tibial e, finalmente, dissecção da safena perimaleolar. Em circunstâncias de grande emergência está contraindicado o acesso venoso central através de punção de jugulares internas ou subclávias. Habitualmente a punção de jugulares externas é dificultosa, pela posição do pescoço ou dificuldades de manutenção. Qualquer acesso venoso cirúrgico que exija esforços cirúrgicos demorados será inadequado em circunstâncias de grande urgência.

- A punção intraóssea é fácil e segura, embora provisória, devendo ser mantida apenas até a resolução da grande emergência e obtenção de acesso venoso definitivo. Embora existam *kits* próprios para punção intraóssea até aproximadamente 3 anos de idade, o acesso é possível de ser obtido, em circunstâncias adversas, usando agulhas hospitalares comuns de grosso calibre. O local preferencial para punção são as tíbias proximais (se não houver fraturas) e a inserção é feita de forma lenta, com movimentos de rotação e aspiração de seringa acoplada à agulha, até que o operador sinta uma diferença de pressão ao avanço da agulha quando ultrapassa a tábua óssea e atinge a medula, aspire conteúdo medular e esteja apto a injetar líquidos sem dificuldade. Infecção e queimaduras próximas ao local da punção contraindicam o procedimento. Complicações são incomuns, envolvendo fraturas iatrogênicas (crianças muito pequenas ou desnutridas), osteomielites ou, principalmente, síndromes compartimentais por infusão de líquido através de agulhas com defeitos de inserção ou deslocadas para o compartimento muscular posterior da perna durante a infusão. A síndrome compartimental é sinalizada pela tensão palpável no compartimento posterior da perna, dor, parestesia, palidez e debilidade dos pulsos do membro puncionado e é uma urgência vascular tratada inicialmente através de fasciotomia. O retardo no tratamento pode acarretar sequelas neurológicas, deformidades musculares ou, em última instância, perda do membro.

- O acesso venoso central através de punções das veias subclávias e jugulares internas não é contraindicado em pacientes pediátricos, mesmo de baixo peso. No entanto, exige *expertise*, anestesia geral ou sedação profunda e, imperativamente, material adequado à faixa etária, com inserção pela técnica de Seldinger. Preferencialmente com o auxílio de ultrassom em tempo real.

- Infelizmente, o problema do esgotamento venoso em pediatria é frequente e eventualmente atinge crianças crônicas em vigência de uma complicação emergencial. A obtenção de um acesso pode ser extremamente penosa e estão descritas em literatura dissecções das veias epigástricas inferiores inguinais, gonadais retroperitoneais, ázigos, cefálica no sulco deltopeitoral ou mesmo inserção direta do cateter na aurícula direita. É importante acentuar que pelo caráter extremo e de exceção que estes casos constituem, é imperativo utilizá-los de forma extremamente criteriosa, em condições absolutas de antissepsia e inserindo cateteres de longa permanência.

Acessos à via aérea

Problemas ventilatórios e sepse são as causas principais de morbimortalidade em crianças cirúrgicas e/ou submetidas à anestesia geral. Particularidades das vias aéreas e da mecânica ventilatória das crianças determinam aspectos específicos da conduta nesta faixa de idade.

- A traqueia da criança tem dimensões variáveis de acordo com o porte físico e a idade, e ocorrem modificações na anatomia constitutiva das vias aéreas dependentes do processo fisiológico de crescimento e maturação.

- Ao contrário dos adultos, nos quais a porção mais estreita das vias aéreas é a glote, nas crianças jovens a porção mais estreita das vias aéreas é a cricoide e a laringe é afunilada. Um tubo traqueal justo na glote num lactente ou pré-escolar será inadequadamente apertado com relação à laringe inferiormente. A cricoide fornece uma zona fisiológica de ajuste do tubo e tubos traqueais pediátricos podem prescindir de balonete até aproximadamente 6 anos de idade, exceto em circunstâncias especiais.
- Por causa do formato circunferencial e dos calibres, pequenas reduções no diâmetro da laringe/traqueia em crianças jovens provocam reduções de fluxo desproporcionalmente elevadas (à quarta potência). Isto quer dizer que edemas de mucosa em via aérea podem causar insuficiência respiratória grave: é fundamental não traumatizar a via aérea de crianças pequenas em tentativas reiteradas de intubação. Insistências indevidas e desproporcionais numa intubação traumática podem significar insuficiência respiratória aguda e impossibilidade de ventilar a criança com sistemas de máscara-ambu, tornando-se necessário recorrer a métodos invasivos (cricotirotomia e traqueostomia emergenciais). Pode ser mais seguro adiar procedimentos eletivos em caso de intubação difícil ou ventilar a criança sob sistema de máscara até a disponibilidade de profissional com melhor habilitação para manejo de via aérea pediátrica.
- A laringe das crianças é proporcionalmente mais cranial e anterior, e a epiglote curta. Estas particularidades favorecem o uso de laringoscópios de lâmina reta que, ao contrário dos de lâmina curva, pressupõem a inclusão da epiglote pela lâmina do aparelho, que não é inserido na valécula, mas sim na porção inicial da laringe.
- Crianças têm a língua desproporcionalmente grande comparativamente aos adultos e, no caso dos lactentes, com relação às dimensões do mento. Queda de língua é um fenômeno importante e pode ser mais difícil afastar a língua com a lâmina do laringoscópio no paciente pediátrico.
- O tamanho e a profundidade de inserção do tubo traqueal adequados ao paciente pediátrico podem ser escolhidos facilmente utilizando os seguintes recursos:
  – Tamanho do tubo: (idade da criança/4) + 4.
  – Tamanho do tubo: diâmetro aproximado do dedo mínimo da criança.
  – Distância de inserção do tubo (cm): Diâmetro do tubo x 3.
  – Ventilação proporcional simétrica dos dois hemitóraces na ausculta.
  – Controle radiológico mostrando a extremidade distal do tubo ao nível das clavículas.
- Lactentes e neonatos são dependentes de ventilação diafragmática e a ventilação adequada pode ser difícil ou impossível em casos de distensão abdominal extrema. A passagem de cateter naso/orogástrico, paracentese para descompressão de ascite ou pneumoperitônio ou mesmo laparotomia em casos de distúrbio conteúdo-continente (distensões extremas ou desproporções viscerais) podem ser salvadores da vida.
- Crianças devem ser entubadas em posição neutra, considerando a laringe anteriorizada e as dimensões maiores da cabeça. Hiperextensão do pescoço deve ser evitada. Lactentes, em especial aqueles com deformidades cranianas (hidrocefalia, por exemplo), podem exigir o uso de um pequeno coxim sob os ombros.
- Lactentes jovens (até os 3 meses de idade) têm respiração nasal. Nesta faixa de idade obstrução nasal bilateral pode determinar asfixia e a maioria dos autores concorda em evitar cateteres nasogástricos (usando alternativamente cateteres orogástricos).
- A imaturidade neurológica dos lactentes (em especial, neonatos prematuros) determina que bradicardia e apneia sejam respostas-padrão a várias formas de agressão fisiológica (sepse e hipoglicemia, por exemplo). Desta forma, apneia e insuficiência respiratória não serão, necessariamente, expressão de doenças do trato respiratório.
- Espasmos de glote frente a agressões vitais ou mecânicas são o principal motivo para o adiamento de atos anestésicos eletivos em datas próximas a infecções virais em vias aéreas e são causa importante de insuficiência respiratória após tentativas de intubação traumática ou manipulação prolongada de vias aéreas.

Pós-operatório

São aspectos fundamentais:

Controle da dor

- Pacientes pediátricos, embora não possam se comunicar verbalmente se muito jovens, expressam seu desconforto através da mímica corporal, com a exceção óbvia de pacientes sedados para ventilação mecânica.

- O controle da dor no paciente pediátrico não representa apenas conforto e ato humanitário, mas também segurança, impedindo o estabelecimento (ou minorando) das respostas endócrino-metabólicas ao trauma e aumentando a colaboração do paciente (e da família) com a equipe médica.
- Ao contrário dos pacientes adultos, crianças pequenas não têm possibilidade cognitiva de compreender a necessidade de sofrimentos repetitivos. Nas crianças é razoável recorrer à sedação ou anestesia em face de procedimentos dolorosos ou profundamente desconfortáveis e certamente é mais seguro e mais humano recorrer à sedação farmacológica que a métodos violentos de contenção. No caso de neonatos e lactentes jovens, o ato de sucção, nutritiva ou não, é comprovadamente eficiente para melhorar o desconforto procedimental.

alimentação oral da criança operada

- O alimento preferencial para o neonato é o leite materno. Se impossibilitado de sucção direta, o bebê deve ter a oportunidade de recebê-lo por mamadeira ou gavagem.
- Os neonatos sob jejum prolongado, prematuros ou após enterocolite exigem cuidados especiais na alimentação, preferencialmente providos por neonatologista ou nutrólogo.
- O volume gástrico aproximado de um lactente é de 20-25 mL/kg e, nesta faixa etária, a realimentação poderá ser progressiva desde volumes mensurados e evolutivos a partir de 10% da capacidade gástrica teórica ou monitorando o tempo de alimentação ao seio, aumentado de forma progressiva a partir de 5 minutos de sucção espontânea.
- As restrições medicamentosas maternas à amamentação podem ser encontradas no *site*: www.aap.org/policy/0063.html ou, em português, pelo site www.jped.org.br (J Pediatria (RJ) 2004, 80(5S):1 89-98).

Vigilância de complicações infecciosas

- Infecção representa o principal fator de morbimortalidade em pós-operatórios de pediatria e deve ser monitorada continuamente.
- O uso de antibioticoterapia em neonatos tem particularidades específicas com relação à imaturidade fisiológica, farmacocinética e toxicidade diferenciadas. A flora bacteriana do recém-nascido também é diferente, inicialmente dependente do trato urogenital materno e posteriormente, do ambiente de contato da criança.
- Neonatos não dispõem de maturidade imunológica e mecanismos de bloqueio suficientes para setorizar infecções. Assim, a expressão de infecção em recém-nascidos em geral é sepse sistêmica e exige cuidados intensivos.

Bibliografia consultada

1. O Neill JA, Rowe Ml, Gorsfeld JL, Fonkalsrud, EW; Coran, AG (editors). Pediatric Surgery. Mosby Ed. 5a ed. 1996.
2. Maksoud, JG (editor). Cirurgia Pediátrica. Revinter. 1a ed. 1998.
3. Jesus, LE. Cirurgia Pediátrica para o pediatra cirurgião geral cirurgião pediátrico. Revinter. 1a ed, 2003.
4. American Academy of Pediatrics. American College of Emergency Physicians. Patient and family centered care and the role of the emergency physician providing care to a child in the emergency department. Policy statement www.pediatrics.org/cdi/doi/10.1542/peds.2006-2588.
5. Kain, ZN, Caldwell-Andrews, A, Wang, SM. Psychological preparation of the parent and the pediatric surgical patient. Anesthesiol Clin North Am 2002, 20:29-44.
6. Código de ética médica. Conselho Federal de Medicina do Brasil, acesso www.cfm.org.br
7. Olojugba, C, Darwiche, F. Clinical negligence. Br Medical Journal, Career Focus, 30 setembro 2006, acesso www.bmj com.
8. EACA lei 8069 julho de 1990, acesso www.planalto.gov.br/ccivil/Leis/L8069.htm.
9. Task force on preanesthesia evaluation. Practice advisory for preanesthesia evaluation. Anesthesiology 2002, 485-96.
10. A Task force on preoperative fasting. Practice guidelines for preoperative fasting an the use of pharmacologic agents to reduce the risk of pulmonary aspiration: application to healthy patients undergoing elective procedures. Anesthesiology 1999, 90(3):896-905.
11. Bem-Amitay G, Kosov I, Reiss A et al. Is elective surgery traumatic for children and their parents? J Pediatr Child Health 2006, 42:618-24.
12. Schlatter M, Norris K, Utilugt N et al. Improved outcomes in the treatment of gastroschisis using a preformed silo and delayed repair approach. JPS 2003 38(3):459-64.
13. American Academy of Pediatrics; Canadian Academy of Pediatrics. Prevention and management of pain in the neonate. Policy statement. www.pediatrics.org/cgi/doi/10.1542/peds.2006-2277.
14. Filston H. Fluid and electrolyte management in the pediatric surgical patient. Surg North Am 1992, 72(6):189-206.
15. Bloch EC. Update on anesthesia management for infants and children. Surg Clin North Am 1992, 72(6):1207-1222.
16. Gauderer, MWL. Vascular access techniques and devices in the pediatric patient. Surg Clin North Am 1992, 72(6):1267-84.
17. Luck RP, Haines C, Mull CC. Intraosseous access. J Emerg med 2010, 39(4):465-75.
18. Lacroix J, Deurant P, Tucci M. Red blood cell transfusion: decision making in Pediatric intensive care units. Semin Perinatol 2012, 36(4):225-31.

104 Emergências Traumáticas e Não Traumáticas na Infância

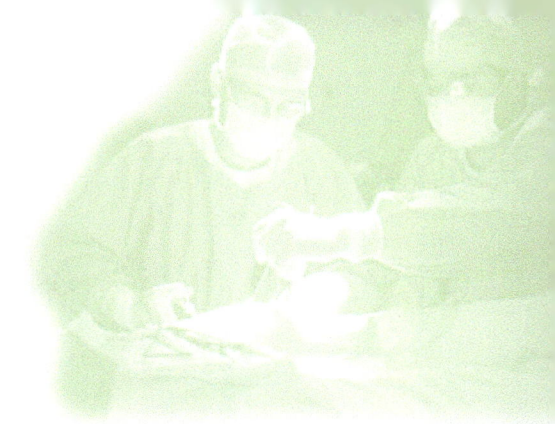

Renato Melli Carrera
Roberto Antonio Mastroti

104.1 Trauma na Infância

Renato Melli Carrera

Lesões traumáticas vêm sendo descritas desde os primórdios da literatura médica. O reconhecimento de sua importância como problema de Saúde Pública, incluindo crianças, é constantemente reafirmado[1]. Embora tenha sido considerada a doença negligenciada da sociedade moderna, o trauma ganhou expressão nos diversos centros mundiais, devido à morbidade e mortalidade que gera, sem respeitar faixa etária, sexo, etnia, credo ou estrato social.

No Brasil assume papel significativo, sendo importante indicador de mortalidade nas faixas etárias pediátricas[2] (Figura 104.1).

Além das altas taxas de mortalidade, gera morbidade significativa engendrando consumo considerável da economia mundial[3,4].

Entre os principais mecanismos de trauma geradores de óbito nesta população estão os "eventos relacionados a veículos automotores" (aqui incluindo automóveis e motocicletas, atropelamento e na posição de ocupante do veículo EVA), "agressões" (homicídio, suicídio), "quedas" e "afogamento". Apesar de apresentarem frequências variáveis, devemos considerar um padrão de importância de acordo com a faixa etária pediátrica, assim como para a região geográfica estudada[2].

Efetivamente, a importância das diferentes "causas externas" ou mecanismos de trauma envolvidos segue lógica própria, determinada por aspectos demográficos, geográficos, socioculturais e econômicos[5].

O atendimento da criança traumatizada se inicia na cena do evento, com a chamada da equipe de atenção pré-hospitalar, sua avaliação e abordagem, seguida do transporte para uma unidade hospitalar adequada à situação, preferencialmente mais próxima à ocorrência[6].

No hospital, a avaliação inicial começa no departamento de emergência, cujo objetivo central é a obtenção do equilíbrio fisiológico rápido, baseado na identificação e no tratamento das lesões que põem em risco a vida da criança (exame primário), seguida da pesquisa de outras lesões (exame secundário) e orientação para o tratamento definitivo (cuidados definitivos). No decorrer do restabelecimento, a reabilitação finaliza o processo de atenção à criança traumatizada.

O avanço dos recursos das áreas de emergência hospitalar e das unidades pediátricas de tratamento intensivo teve um impacto altamente positivo nas taxas de morbidade e mortalidade de uma série de condições clínicas graves, incluindo trauma. A complexidade e os custos elevados envolvidos na criação e manutenção destas unidades fazem com que estes recursos não estejam disponíveis em todas as unidades hospitalares, tornando necessária a elaboração de um sistema de regionalização e hierarquização do atendimento da criança gravemente doente. A existência de um sistema nestes moldes torna necessária a transferência de pacientes de unidades de saúde menos aparelhadas ou mesmo de cenários extra-hospitalares para hospitais com maiores recursos. Um sistema adequado de transporte pediátrico passa também a ser peça fundamental do atendimento, podendo influenciar decisivamente sobre o prognóstico[7].

O transporte é parte integrante do sistema organizado de atendimento ao traumatizado. Ocorre transporte em pelo menos um momento da cadeia de eventos: da cena até o hospital, responsabilidade do atendimento

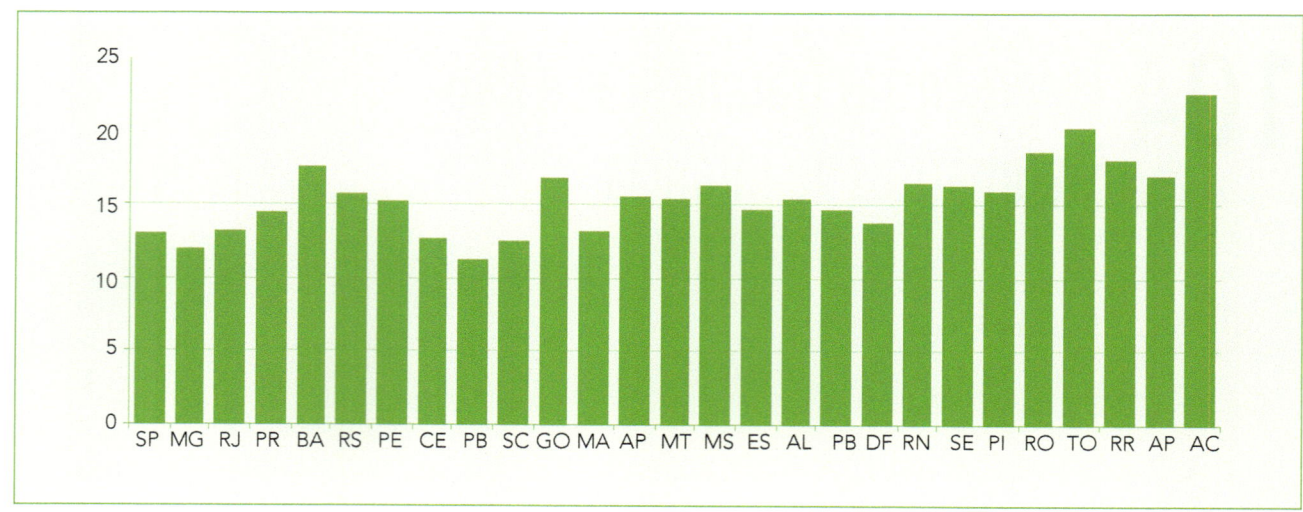

FIGURA 104.1 – Distribuição dos Coeficientes de Mortalidade (1:100.000) por "Causas Externas" para crianças (até 15 anos incompletos) por Unidade Federativa no ano de 2004. DATASUS, 2007.

pré-hospitalar. Quando há necessidade de transferência da unidade *hospitalar* originalmente responsável pelo atendimento para outra, normalmente dotada de mais recursos humanos e materiais, consideramos o transporte inter-hospitalar.

Nos últimos 20 anos, publicações sobre sistemas de atendimento ao traumatizado sustentam a premissa de que a mortalidade relacionada ao trauma é reduzida com a implementação do sistema de atendimento ao traumatizado. O mesmo se diz a respeito aos fenômenos geradores de morbidade[8,9].

Avaliação inicial

O Comitê de Trauma do Colégio Americano de Cirurgiões[10] considera a avaliação do traumatizado já em ambiente hospitalar, dividindo a atenção em fases: Exame Primário, Reanimação, Adjuntos, Reavaliação, Exame Secundário seus respectivos Adjuntos, nova Reavaliação e, finalmente, Cuidados Definitivos. A avaliação inicial e a reanimação simultânea na criança traumatizada não diferem das realizadas para o adulto traumatizado. Entretanto, particularidades fisiológicas e anatômicas da criança devem ser contempladas por todos os profissionais que lidam com urgência traumática.

A criança apresenta menor massa corporal, menor quantidade de tecido conjuntivo elástico e gordura, o que determina uma maior transmissão de energia cinética que, associada à maior compactação visceral (órgãos mais próximos), em última análise determina tendência a lesões multissistêmicas com maior potencial de gravidade.

Quanto menor a criança, menor o grau de calcificação do seu esqueleto e maior a complacência do seu arcabouço ósseo. O resultado desse fato traduz-se na frequência de lesões de órgãos intracavitários sem lesão óssea associada. Achado de fratura de origem traumática significa elevada transmissão de energia cinética, constituindo assim um sinal de gravidade principalmente relacionado às vísceras adjacentes.

Quanto menor a criança, maior será a relação entre superfície corpórea/volume. Esta relação diminui com o crescimento. Portanto, crianças apresentam maior tendência a desenvolver hipotermia mesmo em condições climáticas favoráveis, sendo maior quanto menor for a criança.

Na presença de situações de estresse, ou frente à interpretação de uma situação de agressão, a criança reage com padrão de regressão comportamental de uma maneira geral. Ambiente inóspito, pessoas desconhecidas, atitudes identificadas como agressivas ocasionam maior dificuldade em interagir com os que a cercam. Os efeitos oriundos de ações traumáticas sobre a criança podem determinar consequências orgânicas e também psicológicas. Alterações residuais da personalidade, sequelas cognitivas, síndrome de estresse pós-traumático na vítima e também nos membros da família aparecem com frequência considerável[11]. Fato de maior relevância é que a criança, além de recuperar-se do evento traumático, necessita manter o processo de crescimento e desenvolvimento. Os efeitos funcionais e psicológicos dentro deste contexto não podem ser subestimados.

Exame primário/reanimação

O exame primário começa com a avaliação das vias aéreas com controle e manutenção do alinhamento da coluna cervical da criança traumatizada, quando se promove a identificação de obstruções parcial ou total determinadas por secreções, debris ou mesmo pela perda da sustentação da base da língua. A manutenção da permeabilidade é fundamental para que o fluxo aéreo ventilatório se preserve, constituindo a primeira prioridade do atendimento ao traumatizado. A abordagem prima por manter essa permeabilidade.

Utilizam-se manobras de manutenção das vias aéreas ou mesmo a obtenção de uma via aérea definitiva. As manobras de manutenção (elevação do mento, tração da mandíbula, uso de cânula orofaríngea e nasofaríngea) são métodos perfeitamente aplicáveis à criança traumatizada. Especial atenção deve ser dada ao uso da cânula orofaríngea, que deve ser locada através do uso de abaixador de língua, uma vez que o posicionamento através da rotação de 180º pode determinar lesão das partes moles da cavidade oral, agravando o risco por ocasionar lesões adicionais.

A via aérea definitiva preferencial da criança na sala de emergência é a intubação orotraqueal. A via nasotraqueal não é uma abordagem fácil na sala de emergência, e a via aérea cirúrgica (cricotireoidostomia) só deve ser realizada quando necessária e imprescindível, por cirurgião habilitado a lidar com traqueia infantil. É importante lembrar que a membrana cricoide é o sustentáculo da porção superior da traqueia da criança, e a não observância desse aspecto pode gerar consequências deletérias futuras.

A insuflação a jato, acoplada à cricotireoidostomia percutânea, é uma modalidade temporária de oferta de O_2 quando há dificuldade na obtenção da via aérea definitiva na criança. Porém, é um procedimento que não permite o clareamento do CO_2 produzido, gerando ao longo do tempo hipercapnia.

Uma rotina já absorvida nos diversos serviços médicos que atendem urgência pediátrica é a Sequência Rápida de Intubação, na dificuldade da obtenção da via aérea definitiva. Com o uso de drogas que determinam paralisia muscular ultrarrápida e a sedação da criança traumatizada, a via aérea definitiva é mais facilmente acessada[10,12,13].

Devemos ainda reforçar que todas as manobras sobre as vias aéreas devem ser realizadas com o controle da coluna cervical alinhada e em posição neutra.

Sequencialmente, uma vez constatada a permeabilidade das vias aéreas, inicia-se a avaliação da ventilação, onde o arsenal propedêutico principal congrega a inspeção, a ausculta e a percussão do tórax. As lesões que ameaçam a vida da criança traumatizada detectadas neste momento devem ser seguidas de tratamento paliativo ou definitivo. O pneumotórax hipertensivo, o pneumotórax aberto e o hemotórax maciço são tratados após identificação. A drenagem torácica deve ser realizada no 4º ou 5º espaços intercostais do lado comprometido, anterior à linha axilar média, utilizando dreno de diâmetro adequado (de acordo com a idade e dimensões da criança), posicionado através do espaço imediatamente acima da incisão realizada.

A monitoração da ventilação é feita através dos sinais clínicos, da saturação de O_2 e dos gases sanguíneos.

Seguindo no exame primário, a avaliação da circulação, com controle de sangramento aparente, é o próximo passo. Lesões tegumentares e fraturas desalinhadas de ossos longos são os principais focos de sangramento aparente que são controlados através de curativos compressíveis estéreis ou mesmo alinhamento de um eventual foco de fratura. A preocupação seguinte é a obtenção de acesso vascular, preferencialmente dois acessos periféricos com cateteres curtos e calibrosos, o que nem sempre é uma conduta simples. No insucesso, o acesso intraósseo é um método factível e permite infusão adequada. O uso clínico do acesso intraósseo na criança já está bem estabelecido, figurando inclusive como acesso para reposição volêmica em cenários que envolvem trauma e choque hemorrágico[1,14-17].

O passo seguinte é a identificação de um eventual foco de sangramento oculto, dizendo respeito à pesquisa de sangramento nas cavidades torácica, abdominal e pélvica. A identificação de hemotórax positiva o diagnóstico de foco oculto de sangramento, sendo normalmente identificado através do exame clínico e radiológico. Normalmente quando a pelve se apresenta de maneira estável sem permitir alargamento lateral à manobra clínica, a fonte de sangramento local não deve ser tão expressiva, o que não ocorre quando existe instabilidade. Nesta condição, pode ocorrer a formação de um grande hematoma por acúmulo volumoso de sangramento[18]. A confirmação da ausência de estabilidade da pelve pode ser realizada através de uma radiografia simples de bacia na sala de emergência, entre os exames subsidiários que completam o exame primário (adjuntos). Assim, resta a avaliação da cavidade abdominal como foco oculto de sangramento.

A pesquisa da cavidade abdominal como foco de sangramento oculto pode ser realizada através de exame ultrassonográfico na sala de emergência, voltado para a identificação de líquido intracavitário – FAST (*Focused Assessment with Sonography for Trauma*), ou ainda da lavagem peritoneal diagnóstica, sendo que esta apresenta muitas vezes resultados falso-positivos, determinando circunstancialmente dúvida importante. A realização do FAST é simples, inócua e facilmente executada à beira do leito, ganhando expressão nos diferentes centros hospitalares na atualidade[19].

No decorrer do exame primário com reanimação subsequente, a reposição volêmica preconizada através da infusão rápida de Ringer lactato (ou SF 0,9%) aquecido a 39ºC no volume de 20 mL/kg de peso corporal estimado, podendo se repetir três vezes, vai determinar um padrão de resposta hemodinâmica: positiva, transitória ou ausência de resposta.

Em muitas situações, o não controle da condição hemodinâmica na sala de emergência determina a necessidade da abordagem cirúrgica para o controle hemostático. O princípio da cirurgia de controle de dano rege a necessidade do controle hemostático, deixando para um segundo tempo a correção das demais lesões cavitárias detectadas, após correção da hipotermia, da acidose metabólica e de sangramento por coagulopatia de consumo – tríade letal[20].

A seguir, o exame neurológico sucinto, realizado com a avaliação das pupilas quanto à simetria e fotorreação, junto com a avaliação do nível de consciência utilizando-se a escala de coma de Glasgow (GCS). É importante lembrar que entre os três itens avaliados na GCS são: abertura ocular, resposta verbal e melhor resposta motora apresentada. Para pré-escolares existe uma escala adaptada quanto à resposta verbal.

Por fim, a exposição de todo o corpo com controle térmico, evitando-se assim o desenvolvimento de hipotermia.

O exame primário finaliza-se com o equilíbrio funcional da criança traumatizada, sendo utilizados a avaliação clínica e alguns elementos da propedêutica armada, com imagens radiográficas do tórax, em algumas situações[21,22], da coluna cervical em perfil e da bacia, além da tipagem sanguínea e dosagem gasométrica arterial, monitoração do débito urinário por sonda, sondagem gástrica, saturação e eletrocardiografia – adjuntos.

Exame secundário

O princípio primordial do exame secundário é o de que só deve ser iniciado após o término do exame primário, com o tratamento das lesões que ameaçam a vida da criança e, após reavaliação, confirmando a condição para uma análise mais pormenorizada, lançando-se mão do exame da cabeça aos pés, com a indicação criteriosa de exames subsidiários pertinentes à identificação das lesões que possam vir a ser suspeitadas.

Outro princípio é que não se deve retardar o tratamento específico, uma vez diagnosticada uma eventual lesão, em decorrência da realização completa do exame. Deverá ser completado assim que a abordagem terapêutica permitir.

Soundappan *et al*. em 2004[23], convencidos de que um razoável número de lesões passava despercebido após a realização do exame secundário, já traçada a sequência a ser executada durante os cuidados definitivos, pleitearam a necessidade da realização do exame terciário, quando a reavaliação pormenorizada da criança traumatizada deveria ocorrer em até 24 horas da admissão.

Uma vez estabelecido o controle funcional, identificadas lesões e indicado o tratamento específico de cada injúria, a abordagem da criança traumatizada já caminha para a atenção definida como "Cuidados Definitivos", onde o princípio tático deve ser definido por prioridades estabelecidas entre as diferentes equipes que lidarão com esse paciente em especial.

Com a coordenação e a interação harmoniosa entre os diferentes profissionais que habilitarão no tratamento desse paciente em especial, a perspectiva de menores índices de mortalidade e menores taxas de incapacidade temporária e definitiva nos faz acreditar que a organização determina melhores resultados.

Trauma cranioencefálico

A criança apresenta maior incidência de lesões cranioencefálicas quando comparada ao adulto, entretanto, de uma maneira geral, apresenta melhor prognóstico. Quando se consideram crianças menores de três anos, a evolução é pior que a daquelas maiores. A sobrevida da criança com traumatismo cranioencefálico está diretamente relacionada com as outras lesões que pode vir a apresentar, lembrando que a frequência de lesões multissistêmicas na criança é elevada.

A criança é especialmente suscetível a lesões encefálicas secundárias produzidas por hipoxemia e hipoperfusão cerebral. Portanto, o socorrista, através da execução adequada do exame primário e reanimação, conseguirá minimizar a ocorrência da lesão encefálica secundária. Apresenta mais frequentemente lesões difusas do que lesões focais, o que não significa que pode apresentá-las com mesmo grau de importância e significado fisiopatológico.

Vômitos e convulsões pós-traumáticas são frequentes e geralmente autolimitados. A persistência dos sintomas normalmente indica a necessidade de avaliação mais profunda, incluindo a realização de tomografia computadorizada de crânio[24,25].

Devido ao fato de apresentar mais frequentemente elevações da pressão intracraniana, a monitoração precoce deve ser considerada quando a mesma apresenta um escore de GCS < 8 (coma) ou lesões multissistêmicas[10,26]. A presença de um neurocirurgião é necessária quando existe a menor possibilidade de tratamento cirúrgico e sua indicação será feita pelo mesmo.

Trauma raquimedular

Felizmente a ocorrência de lesões raquimedulares é rara na infância, porém, revestida de elevado índice de mortalidade[27].

A criança apresenta diferenças anatômicas consideráveis que devem ser de conhecimento de todo socorrista: ligamentos interespinhosos e cápsulas articulares mais flexíveis, facilitando o deslocamento entre as estruturas da coluna espinal; corpos vertebrais encunhados anteriormente, tendendo ao deslizamento anterior durante a flexão; facetas articulares planas, e o fato de apresentar a cabeça relativamente maior ao pescoço facilita a exposição do pescoço às forças traumáticas[10].

No exame radiográfico, a pseudossubluxação de C2-C3 ou mesmo C3-C4 aparece em 40% das crianças com menos de sete anos, sem ter significado patológico. A presença de manifestações neurológicas ou mesmo dor, edema e crepitação ao exame clínico transformam um achado radiológico num evento patológico: possível subluxação.

Fato de maior relevância é a frequência de lesões medulares com ausência de lesões ósseas associadas – SCWORA (*spinal cord injury without radiographic abnormality*). Dois terços das crianças com lesão medular não apresentam sinais radiográficos específicos. Assim, na dúvida sobre a integridade da coluna cervical, considerar lesão instável e manter sua estabilização até avaliação especializada[28].

Trauma torácico

Apesar de apresentar frequência relativamente baixa, o trauma torácico na criança revela mortalidade significativa em decorrência de lesões que ameaçam a vida e que, portanto, devem ser imediatamente identificadas e tratadas[29].

De outro lado, a imensa maioria das lesões torácicas traumáticas na criança apresenta uma característica de evolução razoável e satisfatória sem determinar a necessidade de abordagens cirúrgicas maiores[30,31]. O tratamento intensivo compreendendo suporte ventilatório, controle da dor, fisioterapia respiratória e drenagem torácica em circunstâncias e indicações específicas corresponde à modalidade terapêutica preferencial nestas crianças[32].

O mecanismo de trauma mais frequente é o contuso, entretanto principalmente nos grandes centros, onde a agressão interpessoal é expressiva, a frequência das lesões penetrantes não é desprezível. Em decorrência de um esqueleto mais flexível, com maior complacência, o encontro de lesões pulmonares ou das vísceras mediastinais sem lesão do arcabouço ósseo adjacente é comum. O encontro de fraturas costais significa que a transmissão de energia foi considerável e a probabilidade de lesões viscerais adjacentes é elevada.

A mobilidade relativamente maior das estruturas mediastinais determina maior sensibilidade ao pneumotórax hipertensivo e ao tórax flácido.

Todas as lesões torácicas descritas para a população adulta ocorrem com frequência variável na população pediátrica, e sua abordagem específica segue os mesmos preceitos definidos para o traumatismo torácico do adulto. Felizmente, a maioria delas é tratada de maneira conservadora ou através de drenagens torácicas e a abordagem cirúrgica (toracotomia) não é um procedimento rotineiro na população pediátrica.

As prováveis lesões torácicas[33] podem ser identificadas no exame primário, sendo obrigatória a abordagem terapêutica paliativa ou definitiva, e também durante o exame secundário, quando diferentes atitudes podem ser necessárias.

Trauma abdominal

Apesar de ser mais frequente que o trauma torácico na criança, o trauma abdominal revela mortalidade menos expressiva[29].

A lesão contusa predomina sobre a penetrante nos diferentes centros mundiais que lidam com o trauma pediátrico, independente da distribuição em importância dos mecanismos envolvidos.

A avaliação clínica de crianças traumatizadas conscientes e lactentes, muitas vezes, fica prejudicada em função da dificuldade na realização do exame clínico, permitindo em muitas circunstâncias viés de interpretação. O estômago distendido em virtude do choro consistente, assim como a distensão do globo vesical podem corroborar para a falha diagnóstica. Assim, as sondagens gástrica e vesical de demora (afastadas as contraindicações que as tornam proibidas neste momento) facilitam o exame clínico[10].

O tratamento conservador preconizado para crianças que apresentam trauma abdominal fechado com estabilidade e normalidade hemodinâmica, confirmada a sede de lesão em víscera parenquimatosa, só deverá ser considerado na possibilidade da avaliação e monitoração constante e da presença de um cirurgião habilitado, em função da potencial necessidade de intervenção cirúrgica em caráter emergencial durante sua evolução[10,32].

No trauma penetrante, lesões ocasionadas por arma branca apresentam indicação relativa quanto à abordagem cirúrgica, fazendo com que a avaliação clínica e exames de imagem determinem o tratamento operatório, muitas vezes necessário.

Em relação às lesões abdominais por arma de fogo, a princípio são de indicação cirúrgica, salvo exceções em que a habilidade em excluir lesões de órgãos intra-abdominais de maneira conservadora evitaria as complicações potenciais de laparotomias desnecessárias. Entretanto, essa conduta está reservada a casos selecionados[34].

Mesmo com o incremento da experiência clínica na abordagem não operatória cada vez mais crescente no cenário do trauma pediátrico, somado ao desenvolvimento de técnicas radiológicas e endoscópicas que contribuíram significativamente para esta tendência, a presença do cirurgião pediátrico habilitado liderando a equipe multidisciplinar que compõe a atenção à criança traumatizada deve ser uma constante, uma vez que a decisão de não operar é sempre uma decisão cirúrgica[35,36].

As diferentes lesões abdominais[37] podem se apresentar por comprometimento hemodinâmico ou através de manifestações abdominais identificáveis ao exame secundário. Exames subsidiários de imagem se estabeleceram definitivamente na identificação de lesões, assim como para dimensioná-las. A tomografia computadorizada de abdômen em pacientes estáveis e normais do ponto de vista hemodinâmico, até o momento, é o exame preferencial, constituindo unanimidade universal na constatação dessas lesões[38,39].

Trauma musculoesquelético

As lesões musculoesqueléticas na criança se revestem de importância considerável, devido aos aspectos próprios dessa população. Dados de história podem direcionar a procura para lesões osteoarticulares, uma vez que seu esqueleto é menos mineralizado ao redor da epífise, além dos núcleos de crescimento, dificultado o diagnóstico radiológico de fratura e luxação.

Sangramento associado ao traumatismo pélvico e de ossos longos é proporcionalmente maior quando comparado ao adulto. A imaturidade e a flexibilidade do esqueleto da criança podem gerar fratura em "galho verde", onde a fratura incompleta mantém a angulação do osso pela cortical. A fratura por "impactação" observada em crianças menores determina a angulação devido à impactação da cortical apresentar-se como uma linha de fratura radiotransparente. Algumas fraturas podem estar associadas a lesões vasculares periféricas, como as fraturas supracondilianas.

Os princípios terapêuticos empregados na criança são os mesmos reservados para a população adulta.

Abuso infantil

Consiste numa série de síndromes designadas por diferentes termos para identificar o mesmo problema: crianças vítimas de lesões intencionais em que os agressores frequentemente são os pais, tutores ou conhecidos.

Existem dados relevantes que determinam a possibilidade de abuso infantil:

- história clínica incompatível com gravidade das lesões;
- procura do atendimento médico retardada;
- traumas repetidos, tratados em diferentes centros;
- respostas incongruentes e evasivas dos acompanhantes;
- cada acompanhante conta uma história para o mesmo evento;
- acompanhante não está representado pelos pais ou tutores da vítima.

As evidências que podem ser identificadas no exame clínico são:

- hemorragia retiniana;
- lesões periorais, perineais e periorificiais;
- rotura de vísceras parenquimatosas sem evidências de traumatismo grave;
- cicatrizes antigas, fraturas consolidadas na radiografia simples e imagens de hematomas subdurais múltiplos sem fratura recente;
- lesões bizarras como queimadura por cigarro, mordedura humana, marcas de corda, entre outras;
- queimaduras de 2º e 3º graus em áreas não usuais.

O atendimento médico durante a abordagem emergencial da criança vítima de abuso infantil não se limita às ações eminentemente clínicas. Deve-se prestar atenção para que as autoridades competentes sejam informadas da ocorrência e deem seguimento ao atendimento daquele núcleo familiar que se encontra desarranjado naquele momento.

Reabilitação

A espiral terapêutica que envolve o atendimento plural da criança traumatizada não termina quando definidos os cuidados específicos de cada lesão em separado, nem com a dinâmica atual da multidisciplinaridade da condução terapêutica, mas sim quando ocorre o retorno às condições pré-traumáticas.

A evolução em longo prazo das "cicatrizes" orgânica e psicológica não deve ser negligenciada, uma vez que estas são frequentes e determinam alteração na qualidade de vida da criança traumatizada. Poucos estudos revelam as condições futuras dessas crianças. Porém, passa a ser foco de atenção de diferentes grupos que se preocupam com o retorno a condições anteriores ao evento traumático[40,41].

Certamente, a reabilitação (orgânica e psicológica) é ponto fundamental para que esse objetivo seja alcançado.

Referências bibliográficas

1. Stafford PW, Blinman TA, Nance ML. Practical points in evaluation and resuscitation of the injured child. Surg Clin North Am. 2002;82:273-301.
2. Datasus, 2007. Indicadores de Saúde e Morbidade. http://tabnet.datasus.gov.br/tabnet
3. PAN AMERICAN HEALTH ORGANIZATION. Mortality from accidents and violence in the Americas. Epidemiological Bulletin. 1994; 15:1-8.
4. Shackford SR. The evolution of modern trauma care. Surg Clin North Am. 1995; 75:147-56.
5. Murray CJ, Lopez AD. Global Mortality, disability, and the contribution of risk factors: global burden of disease study. Lancet, 349: 1436-42, 1997.
6. NATIONAL ASSOCIATION OF EMERGENCY MEDICAL TECHNICIANS – PREHOSPITAL TRAUMA LIFE SUPPORT COMMITTEE & AMERICAN COLLEGE OF SURGEONS – COMMITTEE ON TRAUMA – Introduction. In: PHTLS: basic and advanced prehospital trauma life support. St. Louis, Missouri, Mosby, Inc., 1999. p. xxiii-xxvii.
7. Schvartsman C, Carrera RM, Abramovici S. Avaliação e transporte da criança traumatizada. J Ped, 81(5 Supl): 223-29, 2005.
8. Mann NC, Mackenzie E, Teitelbaum SD, Wright D, Anderson C. Trauma System Structure and Viability in the Current Healthcare Environment: A State-by-State Assessment. J Trauma. 2005; 58:136–147.
9. WORLD HEALTH ORGANIZATION. Guidelines for essential Trauma care WHO, 2004. http://whqlibdoc.who.int/publications/2004.
10. AMERICAN COLLEGE OF SURGEONS – COMMITTEE ON TRAUMA. In: Suporte Avançado de Vida no Trauma para Médicos ATLS, 7ª ed. American College of Surgeons, 2004.
11. Schreier H, Ladakakos C, Morabito D, Chapman L, Knudson MM. Posttraumatic stress symptoms in children after mild to moderate pediatric trauma: a longitudinal examination of symptom prevalence, correlates, and parent-child symptom reporting. J Trauma. 2005; 58:353-63.
12. Perry J, Lee J, Wells G. Rocuronium versus succinylcholine for rapid sequence induction intubation (Cochrane Review). In: The Cochrane Library, Issue 2, 2005. Oxford: Update Software.
13. AMERICAN HEART ASSOCIATION. Pediatric Advanced Life Support. Guidelines 2000 for Cardiopulmonary Resuscitation and Emergency Cardiovascular Care: International Consensus on Science, 2000.
14. Rieger A, Berman JM, Striebel HW. Initial resuscitation and vascular access. Int Anesthesiol Clin. 1994; 32:47-77.
15. Dubick MA, Kramer GC. Hypertonic saline dextran (HSD) and intraosseous vascular access for the treatment of haemorrhagic hypotension in the far-forward combat arena. Ann Acad Med Singapore. 1997; 26:64-9.
16. Charney J, Hamid RKA. Pediatric resuscitation outside the operating room. Anesthesiol Clin North America. 2001; 19:391-8, viii.
17. Phillips B, Zideman D, Garcia-Castrillo L, Felix M, Shwarz-Schwierin U. European resuscitation council guidelines 2000 for advanced paediatric life support. Resuscitation. 2001; 48:231-1.
18. McIntyre RC, Bensard DD, Moore EE, Chambers J, Moore FA. Pelvic fracture geometry predicts risk of life-threatening hemorrhage in children. J Trauma. 1993; 35:423-9.
19. Thourani VH, Pettit BJ, Schmidt JA, Cooper WA, Rozycki GS. Validation of surgeon-performed emergency abdominal ultrasonography in pediatric trauma patients. J Pediatr Surg. 1998; 33: 322-328.
20. Rotondo M, Schwab WW, McGonival M. "Damage Control": An approach for improved survival in exsanguinating penetrating abdominal injury. J Trauma. 1993; 35: 375-82.
21. Viccellio P, Simon H, Pressman BD, Shah MN, Mower WR, Hoffman JR, NEXUS GROUP. A prospective multicenter study of cervical spine injury in children. Pediatrics 2001; 108:E20.
22. Rees MJ, Aickin R, Kolbe A, Teele RL. The screening pelvic radiograph in pediatric trauma. Pediatr Radiol. 2001; 31:497-500.
23. Soundappan SVS, Holland AJA, Cass D. Role of an Extended Tertiary Survey in Detecting Missed Injuries in Children. J Trauma. 2004; 57(1):114-118.
24. COMMITTEE ON QUALITY IMPROVEMENT, AMERICAN ACADEMY OF PEDIATRICS. The management of minor closed head injury in children. Pediatrics 1999; 104:1407-1415.
25. Halley MK, Silva PD, Foley J, Rodarte A. Loss of consciouness: when to perform computed tomography? Pediatr Crit Care Med. 2004; 5:230-233.
26. Marcoux KK. Management of increased intracranial pressure in critically ill children with an acute neurologic injury. AACN Clin Issues 2005; 16:212-231.
27. Meier R, Krettek C, Grimme K, Regel G, Remmers D, Harwood P, Pape HC. The multiple injured child. Clin Orthop and Rel Res. 2005; 432:127-131.
28. Skellett S, Tibby SM, Durward A. Murdoch IA. Immobilisation of the cervical spine in children. BMJ 2002; 324:591-593.
29. Cooper A, Barlow B, Discala C, String D. Mortality and truncal injury: the pediatric perspective. J Ped Surg. 1994: 29:33-38.
30. Carrera RM. Trauma Torácico. In: Cirurgia e Urologia Pediátrica. Mastroti R A & Chiara N, Ed. Robe, São Paulo, 1997.
31. Kulshrestha P, Munshi I, Wait R. Profile of chest trauma in a level I trauma center. J Trauma 2004; 57: 576-581.
32. White JRM, Dalton HJ. Pediatric trauma: postinjury in the pediatric intensive care unit. Crit Care Med. 2002; 30:S478-S488.
33. Carrera RM, Abramovici S. Trauma Torácico. In: Stape A. Manual de normas: terapia intensiva pediátrica. São Paulo. Ed. Savier. In press.
34. Pryor JP, Reilly PM, Dabrowski P, Grossman MC. Non-operative management of abdominal gunshot wounds. Ann Emerg Med. 2004; 43:344-53.

35. Stylianos S. Outcomes from pediatric solid organ injury: role of standardized care guidelines. Curr Opin Pediatr. 2005; 17:402-406.
36. Tepas JJ, Frykberg ER, Schinco MA, Pieper P, Discala C. Pediatric trauma is very much a surgical disease. Ann Surg. 2003; 237:775-781.
37. Carrera RM, Abramovici S. Trauma Abdominal. In: STAPE A. Manual de normas: terapia intensiva pediátrica. São Paulo. Ed. Savier. In press.
38. Barclay L. Triple-contrast CT helpful in penetrating trauma. Radiology 2004; 231:775-784.
39. Richardson MC, Hollman AS, Davis CF. Comparison of computed tomography and ultrasonographic imaging in the assessment of blunt abdominal trauma in children. Br J Surg, 1997; 84:1144-1146.
40. Winthrop AL, Brasel KJ; Stahovic L; Paulson J; Schneeberger B; Kuhn EM. Quality of life and functional outcome after pediatric trauma. J Trauma 2005; 58:468-73.
41. Schreier H; Ladakakos C; Morabito D; Chapman L; Knudson MM. Posttraumatic stress symptoms in children after mild to moderate pediatric trauma: a longitudinal examination of symptom prevalence, correlates, and parent-child symptom reporting. J Trauma 2005; 58(2):353-63.

104.2 Emergências não traumáticas na infância

Roberto Antonio Mastroti, ECBC

Diferentes condições de conotação clínico-cirúrgica podem ser consideradas entre as manifestações agudas que levam os cuidadores de crianças, de uma maneira geral, a procurar atenção médica. Estas condições podem ser relacionadas com urgências ou ainda emergências, de acordo com a necessidade de intervenção terapêutica.

As emergências cirúrgicas não traumáticas na infância podem ser divididas em dois grupos: as neonatais e as das crianças maiores. Vamos nos ater a este segundo grupo, que é o das crianças que recebemos nas Unidades de Primeiro Atendimento e Pronto-Socorro.

Buscando uma classificação didática, podemos dividir estas emergências em quadros de abdômen agudo obstrutivo, inflamatório e vascular. As hemorragias digestivas, em sua maioria, não constituem emergências cirúrgicas.

Estenose hipertrófica congênita do piloro

Quadro obstrutivo ao nível do piloro por hipertrofia das fibras musculares circulares ao nível deste esfíncter. Ocorre em 1:250 nascimentos, e com maior frequência nos primogênitos do sexo masculino. Predomina no sexo masculino na proporção de 4:1. A etiologia não está esclarecida[1].

O início dos sintomas acontece da 2ª à 10ª semana de vida: vômitos pós-prandiais, em jato, sem bile, precedidos de cólicas reveladas pelo desconforto após a alimentação; as evacuações se tornam mais escassas. Estes sintomas são progressivos em sua frequência. A criança inicialmente hidratada e com boa sucção, começa a desidratar e se torna letárgica.

Ao exame físico a criança se apresenta desidratada, e, se alimentada com água ou chá, mostra desconforto; na parede abdominal podemos ver ondas peristálticas, e seguem-se os vômitos. Ainda na inspeção do abdômen, notamos distensão epigástrica discreta. À palpação podemos notar a presença de uma formação arredondada, duro-elástica que corresponde à "oliva pilórica", este dado é pouco frequente. A percussão da região epigástrica mostra timpanismo. A ausculta pode revelar ruídos hidroaéreos aumentados e metálicos.

Com os dados acima mencionados não são necessários exames para confirmar o diagnóstico; entretanto o exame ultrassonográfico (USG) é o de escolha, caso persistam dúvidas. A radiografia simples do abdômen revela uma grande bolha gástrica e escassez de ar no restante do abdômen.

O exame contrastado é útil para diferenciar de quadros de refluxo gastresofagiano e de vômitos devidos a outras causas: de origem metabólica, espasmos pilóricos, diafragma pilórico etc. Este exame na estenose hipertrófica mostra estômago grande e afilamento (*sinal do cordel*) no trajeto pilórico.

Estas crianças, além da desidratação, apresentam alcalose hipoclorêmica e hipopotassemia, podendo apresentar por tais alterações até apneia. No preparo para a cirurgia o paciente deve receber uma hidratação adequada, o potássio é acrescentado quando a diurese está restabelecida. A hidratação corrige parcialmente as alterações iônicas, não utilizamos o cloreto de amônia na correção dos níveis de alcalose; colocamos sonda nasogástrica. Em geral, este preparo leva um ou dois dias[2].

O tratamento cirúrgico consiste na piloromiotomia longitudinal (Fredet-Ramstedt), deixando intacta a mucosa. Há que se preocupar com a secção completa das fibras circulares para que não ocorra o prosseguimento da doença; muitas vezes, na transição para o duodeno, secionamos inadvertidamente a mucosa duodenal. Nestes casos, suturamos a perfuração. Não há necessidade de drenagem da cavidade. O tratamento surte efeito praticamente em todos os casos, com restabelecimento pleno.

Hérnia inguinal encarcerada e estrangulada

Cerca de 1 a 2% das crianças tem hérnia inguinal, e, 30% dos prematuros apresentam o problema. Ao redor de 10% das hérnias se complicam com encarceramento. O encarceramento da hérnia inguinal na criança difere do adulto, pois em geral é redutível, e não observamos conteúdo abdominal presente no saco herniário de modo crônico.

A ocorrência da irredutibilidade do conteúdo herniário é muito frequente abaixo de um ano de idade (70%), mais frequente ainda abaixo de seis meses de idade. A relação de frequência entre os sexos masculino e feminino é de 6:1.

A evolução de uma hérnia encarcerada para estrangulada ocorre em poucas horas, quando surgem os sintomas de obstrução intestinal: dor em cólica, vômitos, distensão e parada de eliminação de gases e fezes. O sofrimento vascular do conteúdo encarcerado, assim como do cordão inguinal no menino, também ocorre em pouco tempo.

A história clínica revela que a herniação, que previamente se reduzia com facilidade, nesta ocorrência não retorna à cavidade. Na ausência de sintomas obstrutivos, com poucas horas de evolução, pode-se tentar a redução manual após sedarmos a criança, e com manobras delicadas e contínuas. Caso se obtenha sucesso (o que ocorre em 95% dos casos) os pais/cuidadores são orientados a prepararem a criança para a cirurgia de herniorrafia, assim que desaparecer o edema, em geral após 48 horas.

Quando já existem sinais de obstrução intestinal não deve ser tentada a redução. Caso haja sinais de sofrimento de alça ou de gônadas, a indicação cirúrgica é mandatória, emergencialmente.

A evolução é muito rápida na criança, sendo que em poucas horas ocorre a perda de viabilidade das alças ou do testículo envolvido. A cirurgia deve ser realizada imediatamente. Se existir necrose de alça, deve ser submetida à ressecção com anastomose primária, o que pode ser feito pelo mesmo acesso inguinal ampliado.

Uma situação merece comentário: quando a alça encarcerada retorna à cavidade no ato da anestesia. Em geral, esta alça é viável, pois se necrosada não se reduz facilmente de maneira espontânea.

O saco herniário pode ser ocupado na menina pelo ovário ipsilateral, e neste caso, no ato cirúrgico temos de avaliar sua viabilidade, No menino pode haver comprometimento da circulação testicular, e devemos ter a mesma conduta, verificando as condições da gônada.

Invaginação intestinal

A invaginação ou intussuscepção intestinal é um quadro de obstrução que ocorre na criança, em idade prevalente bem estabelecida, dentro do primeiro ano de vida, com incidência maior no 2º e 3º trimestres. A etiologia nesta idade é devida a hiperplasia de placas de Peyer, que ocorre após quadros de enterites. O local mais comum é a região do íleo, gerando invaginação íleo-ceco-cólica.

A história clínica revela quadro de diarreia prévia seguida de parada de eliminações de gases e fezes, distensão abdominal, dor em cólica e vômitos biliosos ou fecaloides. As crises de dor são intercaladas por períodos em que a criança parece estar perfeitamente saudável.

Pode ocorrer a eliminação de muco e sangue pelo ânus com aspecto de "geleia de morango" (em cerca de 20% dos casos), entretanto, sangue oculto nas fezes é positivo em 75% dos casos.

O exame do abdome mostra distensão discreta, palpação pouco dolorosa, notando-se a presença de uma massa cilíndrica no quadrante superior direito do abdômen, que corresponde ao segmento invaginado. A ausência do ceco na fossa ilíaca direita corresponde ao sinal de Dance. Estes sinais são patognomônicos, estando presentes em 85% das crianças com invaginação intestinal. Os ruídos hidroaéreos estão aumentados e com timbre metálico. O toque retal revela reto vazio e, às vezes, muco com sangue.

O exame de escolha para a confirmação é o enema, que pode ser feito com bário ou ar. Este exame, além de diagnóstico, pode ser terapêutico, podendo desfazer a invaginação. O enema feito com bário, com coluna não maior que 80 cm, mostra uma "parada" em geral no transverso, a imagem de "taça" e de "casca de cebola", esta última decorrente do edema das pregas coniventes. Trabalhos mostram a mesma efetividade com bário ou com ar, sendo que a segunda opção é mais segura, menos sujeita a complicações. Com radioscopia ou mesmo com a USG de abdômen, pode-se acompanhar a reversão do processo e o enchimento do ceco e apêndice cecal. Apesar dos nossos índices de sucesso baixos, mesmo utilizando-se a sedação como método coadjuvante, outros autores ressaltam melhores resultados sob anestesia geral, com taxa de 60 a 80% de sucesso.

A imagem ultrassonográfica de alvo (três alças concêntricas) é característica, e este exame tem boa sensibilidade.

Quando não se obtém a redução por método não cirúrgico, a criança deve ser levada à cirurgia. Mantemos sonda retal, lavamos o cólon para retirar o bário e colocamos soro fisiológico morno. Na laparotomia tentamos a desinvaginação utilizando a coluna líquida luminal para auxiliar a manobra. Caso haja sucesso, a criança é mantida internada até a regularização das evacuações. Entretanto, se a redução é inviável ou se a alça mostra sinais de sofrimento, indica-se formalmente a ressecção em bloco, com anastomose primária. Reservamos as derivações para casos de necrose com contaminação da cavidade.

Quando as invaginações ocorrem fora da idade prevalente, a suspeita de causa primária para ocorrência do quadro deve ser considerada. Pólipo intestinal, divertículo de Meckel, hemorragias submucosas na púrpura de Henoch-Schönlein, e linfomas, funcionam como "cabeça" da invaginação. A biópsia ou a pesquisa da causa quando obtivemos redução intraoperatória é desaconselhada, pois o edema muito acentuado e as más condições da alça intestinal podem levar a grave complicação. Preferimos encerrar a cirurgia e, posteriormente, por via endoscópica, fazer o diagnóstico[3].

Apendicite aguda

Apendicite aguda é uma afecção de etiologia infecciosa que ocorre principalmente em decorrência da obstrução luminal do apêndice cecal, seguida da proliferação bacteriana, comprometendo a mucosa e progressivamente progredindo para todas as camadas da parede visceral, traduzindo gravidade crescente e mudança dos sintomas e sinais encontrados frequentemente na infância.

O diagnóstico da apendicite aguda é eminentemente clínico. A apresentação típica é a de um escolar com quadro insidioso de dor abdominal inicialmente vago, muitas vezes periumbilical, associado à inapetência e prostração, com náuseas, vômitos reflexos e febre geralmente baixa. Com a evolução do processo, a dor continuada se intensifica progressivamente, localizando-se no quadrante inferior direito do abdômen. No exame físico costuma-se apresentar prostração, muitas vezes febre, abdômen flácido à palpação generalizada, porém com resistência voluntária no quadrante inferior direito, que pode ser interpretada por defesa e peritonismo franco (descompressão brusca positiva). Geralmente os ruídos hidroaéreos estão deprimidos. O toque retal pode revelar dor à manipulação da parede lateral direita.

Outros sinais clínicos menos específicos também corroboram para a conclusão diagnóstica da apendicite aguda, como manobras propedêuticas que traduzem irritação peritoneal localizada ou difusa, de acordo com a evolução do processo. Caso a apresentação seja tardia, após perfuração em peritônio livre, manifestações clínicas compatíveis com peritonite e comprometimento sistêmico de cunho infeccioso são comuns.

Como a apresentação clínica da apendicite aguda guarda relação com o tempo de evolução da patologia, quando a procura por atenção médica se dá de maneira muito precoce, o diagnóstico da apendicite aguda pode ser dificultado pela escassez de sintomas e sinais. A utilização de exames de imagem neste momento pode contribuir para a confirmação diagnóstica.

Entre os exames subsidiários, o leucograma pode revelar quadro infeccioso em curso, normalmente mostrando leucocitose, desvio para a esquerda e aneosinofilia. Diferentes estudos foram realizados com o intuito de avaliar a especificidade e sensibilidade do exame na apendicite aguda. Um estudo metanalítico demonstrou que o exame como dado isolado não é nem sensível nem específico para o diagnóstico da apendicite em crianças[4].

A radiografia simples de abdômen pode revelar sinais indiretos como escoliose antálgica, fecalito na topografia do apêndice cecal, desaparecimento da borda do músculo psoas à direita, níveis hidroaéreos, alças paréticas, configurando bloqueio na fossa ilíaca direita. Evidentemente, ficam na dependência do momento inflamatório e da evolução, com sensibilidade e especificidade variáveis[5].

A USG de abdômen constitui exame útil para o diagnóstico de apendicite aguda na infância, sendo que, caso seja positivo, apresenta alta especificidade, porém sensibilidade não satisfatória. Um estudo metanalítico comparando o uso da USG e da tomografia computadorizada (TC) para a confirmação diagnóstica mostrou superioridade da TC helicoidal, mesmo sem contraste, com acurácia maior que a da USG para a confirmação diagnóstica. Entretanto, a maioria dos estudos envolvidos não considerou a população pediátrica[6]. Ainda neste estudo, dois aspectos interessantes devem ser considerados: o uso de contraste intravenoso ou retal não beneficiou a positividade do exame e a USG apresentou acurácia fortemente dependente da experiência e habilidade do operador do método. Um estudo prospectivo randomizado[7] comparando a associação da USG com TC com um grupo de USG exclusivamente, em 600 casos suspeitos de apendicite, revelou que a USG constitui método de valor para o diagnóstico de apendicite e que, em casos inconclusivos, a realização de TC adicional eleva a acurácia do diagnóstico e reduz a taxa de apendicectomia não terapêutica sem elevar a taxa de perfuração (preservação das taxas de falso-negativos).

Embora existam autores que considerem o tratamento não operatório inicial da apendicite aguda[8], o tratamento classicamente utilizado é a apendicectomia imediata, seja via convencional, seja videolaparoscópica.

Um estudo prospectivo randomizado comparando ambas as vias foi realizado analisando os resultados pós-operatórios quanto a analgesia, realimentação, tempo de internação, retorno às atividades diárias e morbidade em 129 crianças com apendicite aguda[9]. Não houve diferença entre as crianças operadas via convencional, quando comparadas com as submetidas à videolaparoscopia, apesar deste último constituir método mais caro. Outro estudo prospectivo randomizado comparando os métodos quanto à segurança da videolaparoscopia foi realizado entre 517 crianças[10] com apendicite aguda, demonstrando que se traduz como método seguro, além de não elevar o risco adicional de complicações. Finalmente, um estudo europeu prospectivo randomizado[11] comparou o custo relativo aos métodos e concluiu que, apesar de a videolaparoscopia ser mais custosa, permite o retorno mais precoce às atividades de vida diária das crianças.

Diverticulite de Meckel

Divertículo de Meckel é um resquício do ducto onfalomesentérico, ocorrendo em cerca de 2% da população. Cerca de 55% dos pacientes sintomáticos têm ao redor de dois anos de idade.

O divertículo de Meckel não gera sintomas só pela sua existência. Determina manifestações quando surgem suas complicações: sangramento, por ulceração causada na mucosa ileal, devido à presença de tecido pancreático e gástrico no interior do divertículo; obstrução intestinal, quando se constitui na cabeça de invaginação de alça envolvida no processo de invaginação intestinal; ou volvo, quando persiste a banda fibrosa que o une à cicatriz umbilical e a diverticulite, que pode evoluir com perfuração em peritônio livre[12].

Em 830 casos de persistência total ou parcial do ducto onfalomesentérico, Amoury[13] encontrou obstrução e invaginação em 35%, sangramento em 32%, diverticulite em 22% e fístula umbilical em 10%.

Enquanto o sangramento ocorre nas crianças menores, a diverticulite acomete crianças mais velhas. A diverticulite de Meckel é quadro superponível à apendicite, e na maioria das vezes o diagnóstico pré-operatório é de apendicite aguda.

Quando não apresenta nenhuma manifestação, o que costuma ocorrer por volta de até o segundo ano de vida, a probabilidade de ser lembrada como causa diagnóstica é pouco provável, principalmente se o episódio ocorrer na faixa etária prevalente da apendicite aguda. Portanto, em geral, é um achado numa laparotomia para tratamento de apendicite. O procedimento mais correto é sua ressecção com posterior anastomose. Deve-se cuidar para que seja ligada sua artéria nutriente. Outro detalhe técnico considerável é que a ressecção em "V" pode trazer problemas de angulação, sendo preferível a ressecção da alça ileal em pequena extensão a montante e a jusante. Não se aconselha fazer apendicectomia nesta ocasião, mas esclarecer a família de que o apêndice cecal não foi retirado.

Volvo do intestino médio

O volvo intestinal na criança é associado a problema de má rotação e de fixação inadequada das alças; a rotação incompleta do cólon se associa à fixação das alças em um único ponto, os vasos mesentéricos superiores, não ocorrendo a fixação do mesentério com base larga, facilitando assim o volvo. A má rotação ocorre em 1 para 500 nascimentos. O volvo ocorre em 68 a 71% dos casos de má rotação[14].

Os volvos ocorrem em sua maioria no primeiro mês de vida, 75% no primeiro ano de vida, e o restante em idades mais avançadas.

Outras situações, como a persistência da banda onfalomesentérica, podem servir de eixo ao redor do qual se faz o volvo. Existem fatores mecânicos que podem levar à torção, mesmo em alças bem rodadas e fixadas, como a presença de fecaloma, de um novelo de áscaris, de um tumor, entre outras causas.

O quadro inicial é de dor de início súbito cursando com vômitos biliosos; caracteriza-se como sinal clássico, com elevada prevalência (77 a 100% dos pacientes). Pacientes mais velhos apresentam sintomas mais vagos. Na evolução surgem rapidamente, nas duas primeiras horas, os sinais de sofrimento das alças intestinais, com piora do estado geral, palidez, taquicardia, toxemia, dor contínua e febre.

Ao exame do abdômen encontramos dor à palpação, massa, em geral no mesogástrio, duro-elástica e dolorosa, e logo sinais de irritação peritoneal.

O exame radiológico do abdômen mostra massa central, com alças em "redemoinho", distensão do estômago e duodeno, poucos níveis hidroaéreos e ausência de ar no reto.

O exame contrastado (quando indicado) mostra a junção duodenojejunal fora de sua posição habitual à esquerda da coluna e o contraste se interrompe abruptamente, em imagem de saca-rolhas. Dependendo do tempo de evolução, os dados laboratoriais mostram acidose metabólica.

A cirurgia é imperativa e com frequência o achado cirúrgico se resume na necrose extensa do delgado, sendo que a sua ressecção conduz invariavelmente à "síndrome do intestino curto", uma das principais situações de indicação do transplante intestinal.

Há que se fazer todo o possível em preservar ao máximo o intestino e a válvula ileocecal; alguns autores propõem revisão operatória em 24 a 48 horas. Nós já utilizamos em algumas eventualidades catastróficas a exteriorização das alças suspeitas, e uma vez comprovada viabilidade, estas alças eram repostas à cavidade peritoneal. A opção de anastomose primária ou de derivação vai depender das condições de contaminação da cavidade peritoneal. Uma técnica que tem se mostrado eficiente, nos casos em que a ressecção envolve a válvula, é a anastomose do delgado terminolateral na tênia do ascendente.

O transplante envolvendo intestino deve ser postergado por um tempo satisfatório, pelo menos até próximo do primeiro ano de vida, para que haja a adaptação do intestino remanescente e que se possa fazer o diagnóstico inequívoco de "síndrome do intestino curto". Durante este período a criança é mantida em alimentação parenteral, se possível ambulatorial.

Torção testicular ou de anexos

O escroto agudo é caracterizado por edema, hiperemia e dor. É considerado uma emergência cirúrgica. Além da torção testicular, outras estruturas anatômicas podem estar envolvidas: apêndices testiculares ou epididimários; outras condições participam como diagnósticos diferenciais, como epididimite, tumor, hérnia encarcerada, trauma, picada de inseto, entre outras. A única situação que exige cirurgia de emergência é a torção testicular com menos de 48 horas de evolução[15].

A torção de testículo tem uma apresentação bimodal quanto à idade e ao tipo: a torção extravaginal ocorre no período perinatal, e a intravaginal, na puberdade.

A torção que ocorre antes do nascimento pode determinar conduta variável. Nós preferimos proceder a orquiectomia de forma eletiva com fixação do testículo contralateral. No período neonatal, a presença de mecônio ou sangue no conduto peritoniovaginal pode se confundir com escroto agudo.

A torção está ligada à fixação anormal do testículo, podendo ocorrer nos períodos de maior desenvolvimento da gônada, a puberdade.

Os achados clínicos de dor aguda e intensa, náuseas e vômitos, edema, eritema, dor à palpação e posição mais elevada do testículo afetado, com reflexo cremastérico ausente, encaminham para o diagnóstico de torção de testículo. Com esta riqueza clínica, o diagnóstico é clínico e a cirurgia é a terapêutica imediatamente preconizada.

A viabilidade do testículo na torção com menos de 6 horas é geralmente preservada. No tempo de evolução maior que 48 horas o prognóstico de vitalidade é pobre.

As torções de anexos mostram quadro mais suave. Palpa-se em geral um ponto doloroso na parte superior do testículo e pode-se notar um ponto escuro neste local. A conduta cirúrgica abrevia a evolução, entretanto repouso, analgésicos e anti-inflamatórios por três a cinco dias podem ser alternativa aceitável. Para se assumir a conduta não operatória, a hipótese de torção de testículo necessariamente deve estar afastada.

Orquites e epididimites estão geralmente associadas a disúria, febre, parotidite, instrumentação uretral, cateterização ou atividade sexual. Muitas vezes decorrem da existência de problemas urológicos que condicionam infecção urinária. O estudo ultrassonográfico com Doppler mostra boa perfusão testicular. A conduta é conservadora, com tratamento individualizado para cada condição predisponente.

O estudo ultrassonográfico com Doppler no diagnóstico da torção testicular é controverso, mas pode corresponder como método de suporte ao diagnóstico, desde que não retarde a exploração cirúrgica, quando necessária[16,17].

Referências bibliográficas

1. D'Agostino J. Common abdominal emergencies in children. Emerg Med Cl N Am 20:139-153, 2002.
2. Mastroti RA. Urgências em cirurgia pediátrica. In Petroianu A – Urgências Clínicas e Cirúrgicas, 337-344, Guababara Koogan, Rio de Janeiro, 2002.
3. Mastroti RA. Complicações em cirurgia pediátrica in Maia AM e Iglesias ACRG Complicações em Cirurgia – Prevenção e Tratamento, 751-763, 1ª ed., Guanabara Koogan, Rio de Janeiro, 2005.
4. Williams R, Mackway-Jones K. White cell count and diagnosing appendicitis in children. 2002, available in internet [http://www.bestbets.org]
5. Williams R, Mackway-Jones K. Abdominal ultrasound in the diagnosis of childhood appendicitis. 2001, available in internet [http://www.bestbets.org]
6. Devadass A, Sherigar J. CT vs. USS in the diagnosis of acute appendicitis. 2006, available in internet [http://www.bestbets.org]

7. Kaiser S, Frenckner B, Jorulf HK. Suspected appendicitis in children: US and CT a prospective randomized study. Radiology 223:633-8, 2002.
8. Nadler EP, Reblock KK, Vaughan KG, Meza MP, Ford HR, Gaines BA. Predictors of Outcome for Children with Perforated Appendicitis Initially Treated with Non-Operative Management. Surg Infect 5:34956, 2004.
9. Little DC, Custer MD, May BH, Blalock SE, Cooney DR. Laparoscopic appendectomy: An unnecessary and expensive procedure in children? J Ped Surg 37:310-7, 2002.
10. Oka T, Kurkchubasche AG, Bussey JG, Wesselhoeft CW, Tracy TF, Luks FI. Open and laparoscopic appendectomy are equally safe and acceptable in children. Surg Endosc 18:242-5, 2004.
11. Lintula H, Kokki H, Vanamo K, Valtonen H, Mattila M, Eskelinen M. The costs and effects of laparoscopic appendectomy in children. Arch Pediatr Adolesc Med 158:11-2, 2004.
12. Mastroti RA. Divertículo de Meckel. In Gama Rodrigues JJ; Del Grande JC. Martinez JC. Tratado de Clínica Cirúrgica do Sistema Digestivo. Vol. 2 Intestino Delgado, 1227-1233, 2ª ed. Ed. Atheneu, São Paulo, 2004.
13. Amoury RA. Meckel's Diverticulum. In Welch KJ, Randolph JG, Ravitch MM et al (eds): Pediatric Surgery. Chicago, CV Mosby, 1986.
14. Torres AM, Ziegler MM. Malrotation of the intestine. World J Surg 17:326-331, 1993.
15. Leslie JA, Cain MP. Pediatric urologic emergencies and urgencies. Pediatric Clin N Am 53:513-527, 2006.
16. Baker LA, Sigman D, Mathews RI. An analysis of clinical outcomes using color doppler testicular ultrasound for testicular torsion. Pediatrics: 105:604-607, 2000.
17. Kravchick S, Cytron S, Leibovici O. Color doppler sonography: its real role in the evaluation of children with highly suspected testicular torsion. Eur Radiol 11:1000-1005, 2001.

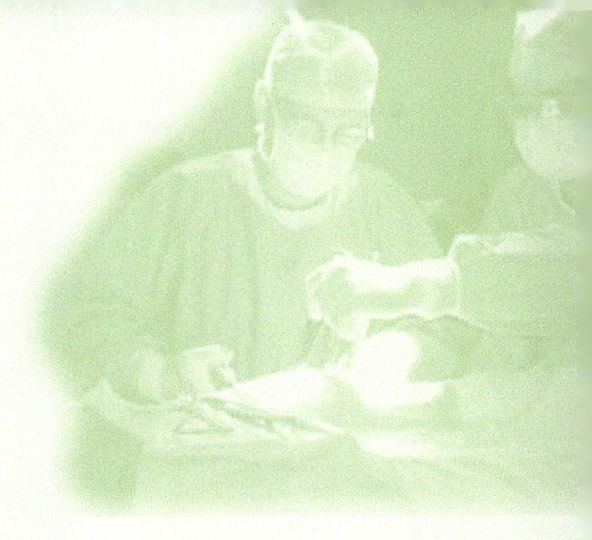

Seção 17

Cirurgia Urológica

105 Noções Básicas em Cirurgia Urológica

Jorge Antonio Moreira Lopes
Marcel Verde Lopes

Introdução

Sem dúvida, a evolução no campo da cirurgia implicou em grandes mudanças no último século. A história da cirurgia remonta ao período neolítico, aproximadamente 10.000 a 7.000 a.C. Da realização dos processos primitivos e invasivos, chegamos aos dias atuais com a lide de processos menos invasivos, percutâneos, endoscópicos e até robóticos, nas mais variadas especialidades cirúrgicas. No campo da urologia tivemos uma grande revolução nos equipamentos urológicos e na aplicabilidade dos mesmos, visando o tratamento e a segurança dos pacientes. Surge a Endourologia com procedimentos minimamente invasivos e a Videolaparoscopia, técnicas que permitem grande resolutividade, diminuindo o tempo de internação e propiciando ao paciente condições mais rápidas de recuperabilidade.

Anatomia

Os rins, órgãos pares, de cor marrom-avermelhada, localizam-se ao longo das bordas dos músculos psoas e, portanto, estão posicionados obliquamente, situados na região retroperitoneal ao lado da coluna e repousam na parede posterior da cavidade abdominal. Sua estrutura externa tem a forma característica de um feijão, com face ou borda lateral convexa e face ou borda medial, côncava, apresentando uma fenda ou depressão, denominada de hilo renal, contendo os vasos renais e o bacinete ou pelve renal.

Cada rim possui um capuz formado por uma glândula endócrina, denominada de glândula suprarrenal (adrenal), de coloração amarelada e que cobre seu pólo ou sua extremidade superior. Com aproximadamente 11,25 cm de comprimento, 5,5 a 7,7 cm de largura e 2,5 cm de espessura, os rins se estendem desde o nível da décima-primeira ou décima-segunda vértebra torácica até a terceira vértebra lombar.

O pólo ou extremidade superior fica ao nível da décima vértebra torácica e o pólo ou extremidade inferior, ao nível da segunda vértebra lombar. Em 95% dos indivíduos, o rim direito é ligeiramente mais baixo que o esquerdo. A distância entre os pólos ou extremidades superiores é menor que a entre os inferiores, determinando uma posição oblíqua para fora e para baixo em relação à coluna.

Cada rim, superiormente, relaciona-se com o diafragma, que o separa da cavidade pleural e da décima segunda costela.

Os rins estão envolvidos por três camadas de tecidos, a saber: sua superfície é envolvida pela cápsula renal verdadeira, uma cobertura constituída por tecido fibroso. Envolvendo esta cápsula fibrosa, existe uma massa de tecido adiposo (gordura perirrenal), localizada entre o peritônio e a parede abdominal e denominada de cápsula adiposa. A terceira camada de revestimento renal, a chamada fáscia renal, é uma fáscia de paredes duplas, que envolve o rim e a cápsula adiposa, ancorando o rim na parede posterior do abdome. Há ainda um acúmulo adicional de gordura, externamente à fáscia renal e denominado de corpo adiposo pararrenal.

Mais inferiormente, a face posterior do rim relaciona-se com o músculo quadrado lombar.

Na frente ou anterior ao pólo superior do rim, estão situados, à direita, o fígado, o duodeno e o colo ascendente, e à esquerda o estômago, o baço, o pâncreas, o jejuno e o colo descendente.

As artérias renais emergem da aorta abdominal ao nível da 2ª vértebra lombar. Em 75% dos indivíduos encontra-se uma única artéria renal, em 25% há uma artéria renal acessória e em 1,5% há mais de uma acessória. A artéria do rim direito é mais longa e passa por trás da veia cava inferior.

As veias renais desembocam na veia cava inferior e estão situadas na frente e abaixo das artérias renais. A esquerda é mais longa e recebe as veias suprarrenal, espermática (ovariana) e diafragmática. A direita é mais curta e raramente recebe ramos colaterais. Os bacinetes se localizam atrás dos vasos renais e à frente do psoas-ilíaco.

Os ureteres localizam-se na gordura retroperitoneal, na frente do músculo psoas-ilíaco; cruzam os vasos ilíacos na altura da bifurcação da artéria ilíaca comum. O ureter direito passa atrás do mesossigmoide. Antes de penetrarem a bexiga, os ureteres do homem cruzam os canais deferentes e os da mulher cruzam as artérias uterinas a 2 cm do colo do útero.

A irrigação do ureter é constituída por um plexo arterial proveniente de três pedículos: superior, originado das artérias renal e espermática (ou ovariana); médio, originado das artérias espermática (ou ovariana) e ilíaca comum; e inferior. Proveniente das artérias uterina, vaginal, hemorroidária média, vesical inferior e vesical média. As veias formam um plexo em situação semelhante ao arterial.

A bexiga urinária é o órgão extraperitoneal que, quando vazia, situa-se na pelve menor, atrás da sínfise púbica e que, quando cheia, atinge a região inferior do abdome, atrás da parede abdominal inferior.

Nas crianças até cinco anos, a porção abdominal da bexiga é maior que a pélvica. As regiões posterior e inferior, limitadas pelos dois orifícios ureterais e pelo colo vesical, chama-se trígono. O restante do órgão é constituído por um músculo chamado detrusor. A bexiga é revestida internamente pelo epitélio de transição. posteroinferiormente a ela e, anteriormente ao reto, estão localizadas as vesículas seminais no homem e a vagina na mulher.

A bexiga é envolvida pela fáscia perivesical, que se torna espessa entre o reto e, aquela feita na face posterior do rim após descolamento da gordura perirrenal de sua aderência à musculatura paravertebral.

A uretra constitui-se no último segmento das vias urinárias, sendo um tubo muscular forrado por membrana mucosa, saindo da face inferior da bexiga urinária, transportando a urina dela para o meio externo. Sua junção com a bexiga, forrada pela musculatura lisa da bexiga que circunda a uretra, atua como um esfíncter, o esfíncter interno da uretra, que tende a manter a mesma fechada. A uretra atravessa o assoalho da pelve (diafragma urogenital), sendo circundada por musculatura estriada esquelética, constituindo o seu esfíncter externo, que ao ser contraído, pois está sob o controle voluntário, mantém a uretra fechada em oposição a fortes contrações da bexiga.

Com cerca de 20 cm de comprimento, a uretra masculina se dirige ao óstio externo da uretra, localizado no ápice do pênis, dividindo-se em três porções denominadas de acordo com as regiões que atravessam: parte prostática, parte membranosa ou membranácea e parte esponjosa. Já no sexo feminino, a uretra é curta, medindo aproximadamente 4 cm e situando-se anteriormente à vagina, onde se exterioriza através do óstio externo da uretra, localizado entre o clitóris e o óstio da vagina.

O sistema genital masculino esquematicamente se constitui em:

- Gônadas, órgãos produtores de gametas; são os testículos.
- Vias condutoras dos gametas: túbulos e dúctulos dos testículos, epidídimo, ducto deferente, ducto ejaculatório e uretra.
- Órgão de cópula: pênis.
- Glândulas anexas: vesículas seminais, próstata e glândulas bulbouretrais.
- Estruturas eréteis: corpos cavernosos e corpo esponjoso do pênis.
- Órgãos genitais externos: pênis e escroto.

Já o sistema genital feminino constitui-se de:

- Gônadas ou órgãos produtores de gametas: ovários, produtores dos óvulos.
- Vias condutoras dos gametas: tubas uterinas.
- Órgão que abriga o novo ser vivo: útero.
- Órgão de cópula: vagina.
- Estruturas eréteis: clitóris e o bulbo do vestíbulo.
- Glândulas anexas: glândulas vestibulares maiores e menores.
- Órgãos genitais externos: pudendo feminino ou vulva: monte púbico, lábios maiores e menores, clitóris, bulbo do vestíbulo e glândulas vestibulares.

Lombotomia

As lombotomias são incisões que implicam a secção de muitos feixes musculares sendo, por isso, trabalhosas e sangrantes. O bisturi elétrico de dupla ação, isto é, cortar os feixes musculares e cauterizar os vasos, é instrumento valioso e deve ser sempre utilizado.

O fechamento é feito em dois planos musculares com pontos separados de Vicryl 0, um plano de tecido celular subcutâneo com pontos separados de categute

2-0 simples e o plano da pele com pontos separados de *nylon*. O plano muscular profundo interessa aos músculos pequeno oblíquo e transverso na parte anterior da incisão e fáscia lombodorsal e músculo pequeno denteado posterior e inferior na metade posterior da incisão. Os pontos são dados e reparados ainda com o doente em hiperextensão lateral. A seguir, retira-se o coxim, fazem-se os nós e fecha-se o segundo plano muscular, que é constituído pelos músculos grande oblíquo e grande dorsal nas metades anterior e posterior da incisão, respectivamente.

Nefrectomia

As nefrectomias estão indicadas nos tumores malignos do rim e bacinete, nos casos em que há destruição total do rim por infecção ou hidronefrose, nos traumatismos graves com impossibilidade de conservação, mesmo de um pólo renal e nos casos de rim contraído secundário a pielonefrite, glomerulonefrite ou infecções diversas, que causam hipertensão arterial ou infecção urinária.

Completada a lombotomia, precede-se à liberação do rim da gordura perirrenal. Normalmente, há um plano de clivagem fácil entre a cápsula e a gordura perirrenal. Quando há pionefrose ou processo inflamatório diverso, este plano é substituído por tecido inflamatório fibrótico firmemente aderido ao rim, sendo impossível a dissecção a este nível. Nestes casos, o rim é retirado com parte da gordura que o envolve. Os vasos renais devem ser ligados individualmente após a dissecção dos mesmos.

Os fios usados para ligadura dos vasos renais devem ser resistentes como seda 0 ou 1 e algodão 0 ou 1. O ureter é individualizado, e seus cotos ligados com categute cromado 0.

Aspecto de suma importância na indicação de nefrectomia é a verificação da existência de função normal do rim contralateral. É preciso que o rim contralateral esteja em condições de manter a homeostase. Os acidentes mais comuns ocorrem nos casos de rins malformados e fundidos e nos casos de traumatismos renais, em que os pacientes são operados de emergência e o cirurgião, preocupado em coibir a hemorragia grave, pode retirar um rim sem a prévia verificação do outro.

Nefrostomia

São realizadas nos casos em que há obstrução ureteral severa e não se pode remover o processo obstrutivo, seja por não saber exatamente sua localização, seja por infecção ou por falta de condições locais para cirurgia. São particularmente dramáticos os casos de obstrução bilateral ou unilateral em rim único, causando anúria obstrutiva, onde a operação é necessária não só para salvar o rim, más a vida do paciente. Podem ser por invasões tumorais, cálculos radiotransparentes ou decorrentes de cirurgias pélvicas, especialmente ginecológicas.

O bacinete é alcançado pela face posterior do rim. Faz-se uma pielotomia, por onde se introduz a pinça de Randall, que passada por um cálice, preferencialmente o inferior, perfura o parênquima renal. Uma sonda de Foley ou de Malecot é amarrada na extremidade da pinça de Randall e tracionada até o bacinete ou cálice. Quando se usa uma sonda de Foley, pode-se inflar o balão a fim de manter-se a sonda fixa no interior do rim. O fechamento da pielotomia pode ser feito com fio de categute cromado 4-0 ou 5-0. Fechada a pielotomia, testa-se a posição e o bom funcionamento da sonda que são perfeitos, quando 5 a 10 mL de solução fisiológica são injetados e recuperados com facilidade. A drenagem contínua de urina pela sonda também é um bom sinal de que a posição está correta. Não é necessária a fixação de sonda no parênquima renal. A sonda deve ser exteriorizada pelo ângulo anterior da incisão para não dificultar o decúbito dorsal do paciente. Especial cuidado deve ser dedicado à fixação externa da sonda, para impedir que saia da posição e que trações externas se transmitam sobre o parênquima renal.

Pielolitotomia

As pielolitotomias são indicadas para retirada de cálculos piélicos ou caliciais cujo tamanho não permita a eliminação espontânea, ou de cálculos menores que teoricamente possam ser eliminados, mas que causam hidronefrose e exclusão renal. Feita a lombotomia, procede-se à exposição da face posterior do rim. Não é necessária a liberação da face anterior. Pela face posterior o bacinete é exposto e esta manobra é facilitada pelo reparo prévio do ureter superior, que é facilmente encontrado no tecido gorduroso próximo à musculatura paravertebral.

Uma incisão piélica é classicamente realizada na face posterior do bacinete para evitar lesar o pedículo vascular. O comprimento da incisão é adaptado às dimensões do cálculo para facilitar a passagem da pinça e a extração da pedra sem risco de laceração. Sempre deve ser utilizada uma pinça transversal para evitar uma extensão acidental da incisão em direção à junção pieloureteral, o que poderá provocar uma estenose cicatricial pós-operatória.

Para realizar a extração do cálculo, reparar com fios cada borda da incisão e introduzir pinças específicas (tipo Randall) na cavidade piélica, apreendendo-o, logo que visível.

É importante evitar que o cálculo se fragmente, e se isto ocorrer, os fragmentos deverão ser devidamente retirados. O bacinete deve ser lavado com solução fisiológica, injetada sob pressão, para retirada dos pequenos fragmentos. A seguir, o bacinete é suturado, verificando a permeabilidade da junção pieloureteral, identificando-se cuidadosamente os bordos da incisão e fechando-a com fio absorvível 5.0 em agulha atraumática.

Nunca se deve usar fio inabsorvível em via excretora urinária, porque este potencialmente ocasiona a formação de novos cálculos. Fecha-se a lomborrafia, deixando-se dreno de Penrose na loja renal.

A complicação mais frequente das pielolitotomias é o vazamento de urina pelo dreno, geralmente de caráter transitório, com tendência a fechamento espontâneo.

Inguinotomia

As inguinotomias são utilizadas para cirurgias sobre o ureter terminal e a junção ureterovesical: ureterectomias, ureterolitotomias, plásticas antirrefluxo vesicoureterais e reimplantações ureterovesicais.

O paciente fica em decúbito dorsal horizontal e os tempos fundamentais são os seguintes:

Incisão da pele e tecido celular subcutâneo, paralela à prega inguinal, 2 cm acima da mesma, iniciando-se na altura da espinha do púbis e prolongando-se até altura da espinha ilíaca anterior e superior.

Atenção aos vasos epigástricos superficiais que cruzam o terço inferior da incisão e que são sistematicamente seccionados e ligados.

- Dissecção das fibras do músculo oblíquo externo superiormente à incisão e secção de sua aponeurose em sua porção inferior.
- Secção dos músculos oblíquo interno e transverso.
- Abertura da fáscia transversal, com atenção aos vasos epigástricos profundos que cruzam o terço inferior da incisão e que devem ser ligados e seccionados.
- O cordão espermático é dissecado e afastado do campo.
- Dissecção do retroperitônio junto ao músculo iliopsoas com exposição dos vasos ilíacos. O ureter é localizado no seu cruzamento com os vasos ilíacos, reparado e, a partir daí, dissecado até o ponto desejado.
- O fechamento das inguinotomias é feito em dois planos musculares, um plano de tecido celular subcutâneo e outro cutâneo.

Ureterolitotomia

O dado mais importante para a sua indicação cirúrgica é a repercussão causada pelo cálculo sobre o rim. Retiram-se os cálculos que acarretam exclusão funcional do rim, uretero-hidronefroses, pielonefrites ou pionefroses onde existe possibilidade de recuperação da função renal.

Caso a dilatação ureteral seja discreta, outros fatores devem ser considerados, como o tamanho, a superfície e a localização do cálculo que sugerem impossibilidade de eliminação espontânea. A presença de obstrução que causa infecção e febre é indicação absoluta e até urgente deste procedimento.

A via de acesso depende da localização do cálculo: lombotomias para cálculos altos e inguinotomias para cálculos baixos.

Uma vez realizada a via de acesso, o ureter é exposto acima do cálculo e reparado com dreno de Penrose, dificultando o deslocamento do cálculo para dentro do rim. Reparado o ureter acima do cálculo, procede-se a liberação do mesmo até o cálculo.

O ureter é incisado longitudinalmente sobre o cálculo, que então é extraído. Removem-se pequenos fragmentos residuais com solução de soro fisiológico. Após a retirada do cálculo, pode-se ver a urina fluir pelo ureter, cuja permeabilidade distal é testada pela introdução de sonda de plástico número 6, que deve alcançar a bexiga.

O fechamento da incisão ureteral faz-se com pontos separados de fio inabsorvível em agulha atraumática. Fecha-se a incisão deixando-se dreno de Penrose no local. A principal complicação é o vazamento de urina pelo dreno, que em geral cessa espontaneamente.

Incisão mediana infraumbilical extraperitoneal

É utilizada para cirurgias como cistolitotomias, cistectomias parciais, cistostomias, exérese de divertículos vesicais, prostatectomias, entre outras.

Incisa-se a linha mediana do púbis até proximidades do umbigo. Os músculos retos abdominais são afastados e chega-se à gordura pré-vesical. Disseca-se a gordura pré-vesical para chegar até a bexiga.

O fechamento da linha alba é feito com pontos separados de fio absorvível. O tecido celular subcutâneo é aproximado com pontos separados de fio absorvível e a pele com fio inabsorvível.

Cistostomias

Indicadas em casos de obstrução abaixo do colo vesical, quando a sondagem é impossível de ser realizada ou quando existem processos inflamatórios intensos do pênis e/ou escroto, ocasionados por flegmão urinoso.

Após exposição da face anterior da bexiga, incisa-se a mesma entre pinças de Allis e introduz-se a sonda vesical. Esta pode ser do tipo Foley, Malecot ou Nelaton. Prefere-se o uso de sonda Foley, pois seu balão facilita a manutenção da mesma dentro da bexiga. Fecha-se a incisão vesical com sutura em bolsa ao redor da sonda feita com fio absorvível. A sonda é exteriorizada pela incisão.

Cistolitotomias

Localizada a face anterior da bexiga, repara-se a mesma com dois pontos de fio absorvível, incisa-se entre os reparos e retira-se o cálculo. A rafia vesical é feita com sutura contínua de fio absorvível em dois planos, o primeiro mucoso e o segundo muscular. O paciente deve permanecer com sonda vesical por aproximadamente sete dias.

Bibliografia consultada

1. Blandy J. Cirurgias para cálculos renais. In: Blandy J. (2ª edição). Cirurgia Urológica, Rio de Janeiro, Revinter, pp. 55-66, 1990.
2. Dangelo J.G. & Fattini C.A. Anatomia Humana Básica. Editora Atheneu. São Paulo. 1997.
3. Dubernard J.M. &Abbou C. Cirurgia da litíase renal. In: Dubernard J.M. &Abbou C. Cirurgia Urológica, Porto Alegre, Artmed, 97-99, 2004.
4. Dubernard J.M. &Abbou C. Vias de abordagem do Ureter. In: Dubernard J.M.&Abbou C. Cirurgia Urológica, Porto Alegre, Artmed, 159-165, 2004.
5. Lucon M. & Góes G.M. Cirurgia Urológica. In: Goffi F.S. (4ª edição). Técnicas Cirúrgica – Bases Anatômicas, Fisiopatológicas e Técnicas da Cirurgia, São Paulo, Atheneu, 777-786, 2000.
6. Paulson D.F. O Sistema Urinário. In: Sabiston D.C. &Lyerly H.K. (volume 2, 15ª edição). Tratado de Cirurgia – As Bases Biológicas da Prática CirúrgicaModerna, Rio de Janeiro, Guanabara Koogan, 1419-1444, 1999.

106 Emergências Traumáticas e Não Traumáticas Urogenitais

Luís Gustavo Morato de Toledo
Roni de Carvalho Fernandes • Rafael Zanotti

Escroto agudo

Introdução e conceito

Caracterizado pela dor na região escrotal de característica súbita, de forte intensidade e habitualmente associada a edema do conteúdo escrotal. O espectro de condições que afetam o escroto e seu conteúdo varia de eventos patogênicos agudos não traumáticos que requerem intervenção cirúrgica imediata a achados incidentais que simplesmente requerem orientações e/ou tratamento não operatório. O diagnóstico precoce e preciso de sua causa é fundamental para escolha do tratamento adequado, com o objetivo principal que é evitar a perda do testículo nos casos de torção, e para diminuir eventuais sequelas nos casos de infecções.

Etiologia

Todo paciente com dor testicular aguda, particularmente nas faixas etárias de risco, deve ser considerado portador de escroto agudo, pode ser por torção do cordão espermático, epididimite, orquite ou torção do apêndice testis.

Patogenia

A torção do cordão se deve à fixação incompleta congênita do testículo à túnica vaginal. Essa anomalia predispõe à torção espontânea ou após trauma dos testículos sobre seu cordão. Está presente em cerca de 12% dos homens. A torção é mais comum entre as idades de 12 e 18 anos, com um pico secundário na infância. É pouco comum após os 30 anos.[1]

A orquite e/ou epididimite aguda é mais comumente de causa infecciosa, mas também pode ser de causas não infecciosas, como traumas e doenças autoimunes. Em homens entre 14 e 35 anos, os organismos mais comuns da epididimite aguda são as bactérias – *Neisseria gonorrhoeae* e *Clamídea trachomatis*.[2]

Escherichia Coli e enterobactérias são mais frequentes na orquite em homens mais velhos, frequentemente em associação com uropatia obstrutiva por hiperplasia prostática benigna.

A orquite isolada sem epididimite é rara e aparece mais comumente em meninos pré-puberais. Os principais agentes são os vírus, em especial, o causador da caxumba (paramyxovirus da classe rubulavirus). Cerca de 20% dos meninos pré-puberais com caxumba desenvolvem orquite.[2] As orquites bacterianas, em geral, são decorrentes da disseminação de bactérias a partir do epidídimo. Nos casos de orquite viral, a dor e o edema aparecem geralmente após quatro a seis dias do início da parotidite, e os sintomas regridem, em geral, até cinco dias após. A presença de parotidite não é obrigatória.

Propedêutica

A maior prioridade na avaliação do escroto agudo é identificar condições que requerem intervenção médica ou cirúrgica imediata, dentre estas, se destaca a torção testicular, em que a abordagem tardia pode levar à isquemia irreversível com atrofia testicular ou perda do órgão.

O diagnóstico e o tratamento tardios da orquiepididimite aguda estão associados a aumento da morbidade.

Quadro clínico

As características clínicas da epididimite aguda incluem dor testicular localizada com sensibilidade, edema e endurecimento à palpação do epidídimo afetado, localizado posteriormente ao testículo. Eritema da pele escrotal e uma hidrocele reativa podem estar presentes. Sinal de Prehn positivo (a elevação manual do escroto alivia a dor) é visto com mais frequência com a epididimite do que com a torção testicular. O reflexo cremastérico é positivo.

As características clínicas da torção testicular incluem o início agudo de dor testicular moderada a intensa, principalmente ao exame. Pode ocorrer edema, e o reflexo cremastérico é negativo (sinal de Rabinowitz).

Náuseas e vômitos, bem como dor abdominal inferior difusa podem estar associados. Outra apresentação comum, principalmente em crianças, é acordar com dor escrotal no meio da noite ou pela manhã, provavelmente relacionada à contração cremastérica associada a ereções durante o ciclo de sono. O paciente deve ser questionado sobre episódios anteriores semelhantes que podem sugerir torção testicular intermitente.

O achado clássico da torção é assimetria testicular com seu eixo orientado transversalmente em vez de longitudinalmente e associado ao encurtamento do cordão espermático no lado acometido. Edema testicular ocorre precocemente, e eritema sobrejacente do escrotal podem ser evidentes 12 a 24 horas após o início dos sintomas. Nos estágios iniciais, um examinador experiente em geral pode diferenciar o testículo edemaciado e dolorido do epidídimo mais macio e menos dolorido posteriormente.

Diagnóstico

A avaliação inicial da dor escrotal aguda inclui uma história direcionada e exame físico.

Os pacientes devem ser questionados sobre a natureza e o momento do início da dor, sua localização e a presença de febre e sintomas do trato urinário inferior (p. ex., frequência, urgência, disúria). Os pacientes devem ser questionados sobre qualquer história prévia de cirurgia inguinal ou escrotal.

O abdômen, a região inguinal, a pele e o conteúdo escrotal devem ser examinados cuidadosamente. A inspeção da região escrotal já revela achados sugestivos de torção espermático como a horizontalização e o posicionamento do testículo torcido mais alto que contralateral.

Deve ser avaliado o reflexo cremastérico (estímulo leve na parte superior e medial da coxa para fazer o músculo cremáster se contrair e puxar o testículo ipsilateral para cima). Um reflexo cremastérico negativo está associado à maior probabilidade de torção testicular.

Outro teste classicamente descrito é a elevação do testículo afetado e verificação do alívio da dor, denominado Sinal de Prehn, estando ausente nos casos de torção testicular e presente nos casos de epididimite. Entretanto, nenhum desses sinais deve ser usado de forma a definir o diagnóstico, e sim como instrumento auxiliares.

A região inguinal também deve ser examinada para excluir o diagnóstico de hérnias.

As características e a localização da dor no exame físico podem ajudar a diferenciar as possíveis causas.

- Torção testicular: dor aguda, localizada no testículo, reflexo cremastérico negativo.
- Epidimite: dor subaguda, localizada no epidídimo, reflexo cremastérico positivo.
- Torção de apêndice testicular (Figura 106.1): dor aguda, localizada no polo superior do testículo, sinal do ponto azul.

Se as informações da anamnese e exame físico são clássicas, o paciente pode ser abordado sem ultrassonografia (USG). Em casos com apresentação atípica, pode-se usar a USG doppler de testículos como ferramenta de auxílio no diagnóstico. Entretanto, o tratamento cirúrgico nunca pode ser atrasado com a justificativa de aguardar a realização da USG; nessas ocasiões de dúvida diagnóstica, em que não há acesso imediato a USG, a abordagem com exploração escrotal é mandatória, especialmente em crianças e adolescentes.

O diagnóstico de epididimite ou orquite aguda é feito presumivelmente com base na história e no exame físico após descartar outras causas que requerem intervenção cirúrgica urgente. Em todos os casos suspeitos, devem ser realizados análise de urina, cultura de urina e teste de amplificação do ácido nucleico da urina (NAAT) para *N. gonorrhoeae* e *C. trachomatis*, embora a urinálise e a cultura de urina sejam frequentemente negativas em pacientes sem sintomas do trato

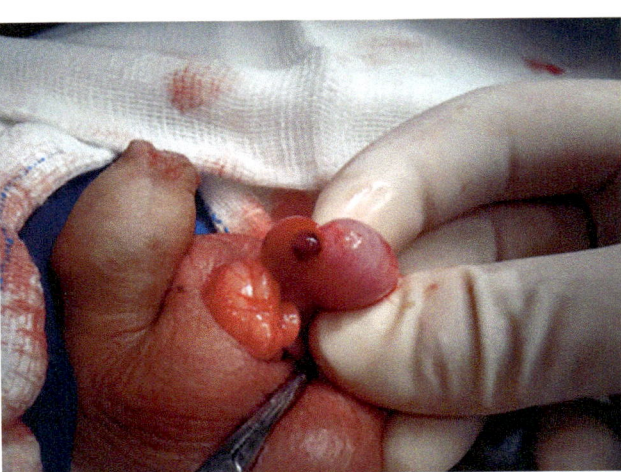

FIGURA 106.1 – *Torção do apêndice testicular (hidátide). Seu tratamento consiste na cauterização da mesma.* Fonte: *acervo dos autores.*

urinário inferior ou por causas virais. A identificação de um patógeno na urina ou no teste de esfregaço uretral apoia o diagnóstico presuntivo.

Tratamento

O manejo da orquite e ou epididimite aguda varia de acordo com sua gravidade. A maioria dos casos pode ser tratada ambulatorialmente com antibióticos orais, anti-inflamatórios não esteroidais, aplicação local de gelo e suspensório escrotal. Pacientes com sintomas sistêmicos podem justificar a hospitalização para antibióticos parenterais e hidratação intravenosa. O esquema antimicrobiano inicial é definido de forma empírica, dependendo da idade e da associação com os sintomas urinários, pode ser utilizado Ceftriaxone 500mg dose única associada a Doxiciclina 100mg duas vezes ao dia por 10 dias a 14 dias. Para as causas virais, o tratamento é realizado com sintomáticos, repouso e suspensão escrotal.

O tratamento para a suspeita de torção testicular é a exploração cirúrgica urgente (Figuras 106.2 e 106.3) com destorção e fixação dos testículos no músculo dartos (orquidopexia). A orquiectomia deve ser evitada, restrita a casos com necrose associada a liquefação ou infecção. Na dúvida quanto a viabilidade testicular, este deve ser mantido e fixado.

A fixação do testículo, orquidopexia, contralateral é obrigatória. A destorção manual no atendimento inicial pode ser tentada, mas não deve atrasar o tratamento cirúrgico mesmo que bem-sucedida.

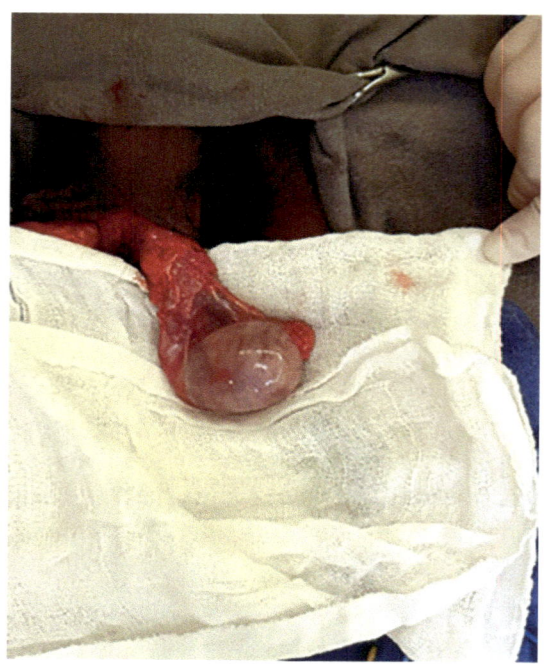

FIGURA 106.3 – *Imagem ilustrando o testículo após aquecimento, enquanto se fixa o testículo contralateral.* Fonte: *acervo dos autores.*

Prognóstico

Os casos de epididimite aguda geralmente devem melhorar dentro de 48 a 72 horas após o início da antibioticoterapia apropriada. Atrofia testicular pode aparecer em mais da metade dos pacientes com orquite viral, e a infertilidade pode ser uma das sequelas graves de processos infecciosos.

O atraso na destorção de algumas horas pode levar a taxas progressivamente mais altas de inviabilidade testicular.

Prostatite

Conceito

A próstata está sujeita a vários distúrbios inflamatórios. Uma dessas síndromes é a prostatite bacteriana aguda, uma infecção aguda da próstata, geralmente causada por organismos gram-negativos. A apresentação clínica é geralmente bem definida, e a terapia antimicrobiana continua sendo a base do tratamento.

Etiologia e Patogenia

A entrada de microrganismos na próstata quase sempre ocorre pela uretra. Na maioria dos casos, as bactérias migram da uretra ou bexiga através dos ductos prostáticos, com refluxo intraprostático de urina. Como resultado, pode haver infecção concomitante na bexiga ou no epidídimo. As bactérias uropatogênicas

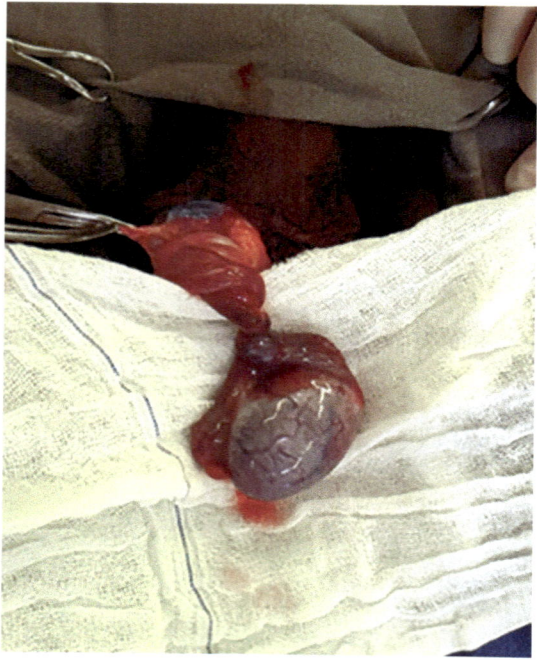

FIGURA 106.2 – *Exploração escrotal confirmando o diagnóstico de torção testicular. Evidencia torção do cordão espermático em seu próprio eixo.* Fonte: *acervo dos autores.*

isoladas que causam prostatite podem ter mais fatores de virulência especializados do que aqueles envolvidos apenas na cistite.

Prostatite aguda também pode ocorrer por inoculação direta após biópsia transretal da próstata e manipulações transuretrais (p. ex., cateterização, cistoscopia e ressecção transuretral).

A prostatite aguda pode ocorrer no quadro de cistite, uretrite ou outras infecções do trato urogenital. Assim, condições subjacentes, como anomalias funcionais ou anatômicas (p. ex., estenoses uretrais), que predispõem a outras infecções urogenitais, podem aumentar o risco de prostatite.

Infecções na próstata após instrumentação urogenital, incluindo cateterismo vesical de demora, cateterismo vesical intermitente e biópsia da próstata estão bem documentadas.

Os patógenos associados à prostatite aguda refletem o espectro de organismos que causam cistite, uretrite e infecções mais profundas do trato genital (como epididimite). Assim, as infecções gram-negativas, especialmente com enterobactérias, são as mais comuns. Das enterobactérias, *escherichia Coli* é a mais comum, seguida pelas espécies de *Proteus*.[3]

Quadro clínico

Os pacientes costumam apresentar manifestações sistêmicas, com picos febris, calafrios, mal-estar, mialgia e prostração, além de sintomas urinários como disúria, polaciúria, urgência, incontinência de urgência, dor pélvica ou perineal e urina turva. É relativamente comum a queixa de dor na glande. O edema da próstata pela reação inflamatória pode causar sintomas de esvaziamento, que vão desde gotejamento e hesitação até retenção urinária aguda.

No exame físico, a próstata costuma estar aumentada e extremamente dolorosa ao toque retal.

Diagnóstico

A presença de sintomas típicos de prostatite, especialmente os urinários, de início agudo, associados a sintomas sistêmicos e achados laboratoriais de leucocitose, piúria, bacteriúria e elevação de antígeno prostático específico (PSA), colhido antes do toque retal, fecham o diagnóstico. Se o diagnóstico está claro, o exame digital da próstata pode ser realizado após melhora clínica. Em pacientes que apresentam apenas sintomas constitucionais, estabelecer um diagnóstico de prostatite aguda é um desafio.

Os achados laboratoriais de leucocitose, piúria, bacteriúria ou um nível elevado de PSA apoiam o diagnóstico.

Os estudos de imagem geralmente não são indicados na prostatite bacteriana aguda, a menos que haja suspeita clínica de abscesso prostático. Em pacientes com anormalidades clínicas ou laboratoriais persistentes, apesar da terapia antimicrobiana adequada, um abscesso (Figura 106.4) pode ser diagnosticado com ultrassonografia de próstata ou tomografia computadorizada.

Tratamento

O tratamento da prostatite aguda inclui terapia antimicrobiana e medidas de suporte para reduzir os sintomas. Raramente, uma intervenção mais invasiva é indicada para controlar as complicações.

Indicações para hospitalização

Nem todos os pacientes com prostatite bacteriana aguda requerem internação hospitalar. Pacientes que não apresentam comorbidades importantes, sem sinais ou sintomas de sepse grave e que podem tomar e tolerar antibióticos orais de maneira confiável, podem ser tratados de forma adequada no regime ambulatorial. É prudente uma curta permanência no hospital em pacientes com suspeita de bacteremia ou para fins de monitoramento em pacientes que, de outra forma, não seriam capazes de retornar prontamente aos cuidados médicos em caso de descompensação. A retenção urinária aguda também deve justificar uma observação cuidadosa ou hospitalização.

Para pacientes com prostatite aguda cujo quadro permite o tratamento oral, sugerimos sulfametoxazol-trimetoprima, uma fluoroquinolona de alta

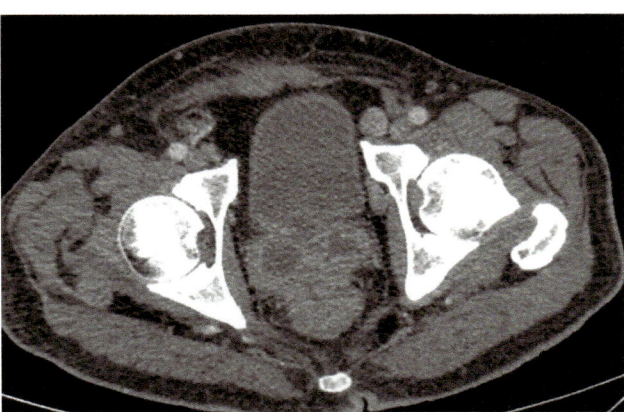

FIGURA 106.4 – *Imagem ilustra corte axial de TC de paciente que havia sido diagnosticado previamente com prostatite, mas que evoluiu com resposta insatisfatória ao tratamento clínico. Identificado abscesso prostático. Nestes casos, é necessária drenagem do abscesso, sendo uma via adequada a ressecção transuretral. Fonte: acervo dos autores.*

concentração tecidual, ou cefalosporinas de 2ª geração (Cefuroxima) são opções de terapia empírica. O agente antimicrobiano deve atingir e manter boa concentração sérica e tecidual, e não só urinária, como a Norfloxacina e a Nitrofurantoina. Devemos escolher agentes antimicrobianos que atinjam níveis elevados no tecido prostático. Embora isso possa não ser um problema no quadro agudo, em que a inflamação prostática permite a penetração de uma gama mais ampla de antibióticos, a capacidade de um antibiótico de penetrar o tecido da próstata é considerada importante durante a terapia prolongada, enquanto a inflamação está se resolvendo. A escolha entre eles deve levar em consideração a tolerância do paciente e os padrões regionais de resistência aos agentes antimicrobianos para as enterobactérias.

O antibiótico deve ser mantido por duas até seis semanas para garantir a erradicação da infecção. Em pacientes que apresentam exame retal indolor, urina estéril e marcadores inflamatórios normais (velocidade de hemossedimentação e proteína C reativa), a interrupção do tratamento pode ocorrer a partir de duas semanas. Pacientes que não apresentam melhora clínica esperada, abscesso prostático deve ser investigado, podendo ser necessária a drenagem cirúrgica.

Síndrome de Fournier

Conceito

A gangrena de Fournier é uma forma de fasceíte potencialmente fatal que envolve a genitália. Também é conhecido como gangrena idiopática do escroto, gangrena escrotal estreptocócica, flegmão perineal e gangrena fulminante espontânea do escroto.

Foi inicialmente definida por um início abrupto de gangrena genital fulminante de causa idiopática em pacientes jovens. Atualmente envolve faixa etária mais ampla, e em cerca de 95% dos casos, uma fonte pode ser identificada.[4]

Etiologia e patogenia

A infecção surge mais comumente na pele genital, uretra ou região perianal com abscesso perianal ou escrotal. Uma associação entre estenose uretral e instrumentação foi bem documentada. Fatores predisponentes incluem imunossupressão como diabetes melito, trauma genital, parafimose, trauma de uretra, infecções perirretais ou perianais e cirurgias genitais infectadas. A identificação de agentes por culturas de feridas em geral é positiva para vários microrganismos, implicando sinergia anaeróbio-aeróbia, podendo conter microrganismos facultativos (*E. coli, Klebsiella, enterococos*) associados a anaeróbios (*bacteroides, fusobacterium, clostridium, microaerofílicos estreptococos*).[4]

Quadro clínico

A infecção geralmente começa como celulite adjacente ao sítio primário. No início, a área envolvida está edemaciada, eritematosa e dolorosa. Quando a infecção começa a envolver a fáscia, a dor piora e pode ter associação com febre e sintomas sistêmicos. Edema e crepitação do escroto aumentam rapidamente, e áreas roxas escuras progridem em conjunto com a infecção, podendo evoluir para necrose (Figura 106.5). A infecção avança profundamente junto à fáscia muito além dos sinais visíveis na pele. O odor fétido típico associado a esta condição nos lembra do importante papel de bactérias anaeróbias.

Sintomas geniturinários específicos associados à doença incluem descarga uretral purulenta e sintomas de esvaziamento. Dependendo do estágio em que se apresenta o paciente ao pronto-socorro, pode ocorrer confusão mental e, em quadros mais graves, choque séptico.

Diagnóstico

O diagnóstico é feito a partir do quadro clínico e dados do exame físico descritos. O diagnóstico é eminentemente clínico, não são necessários exames

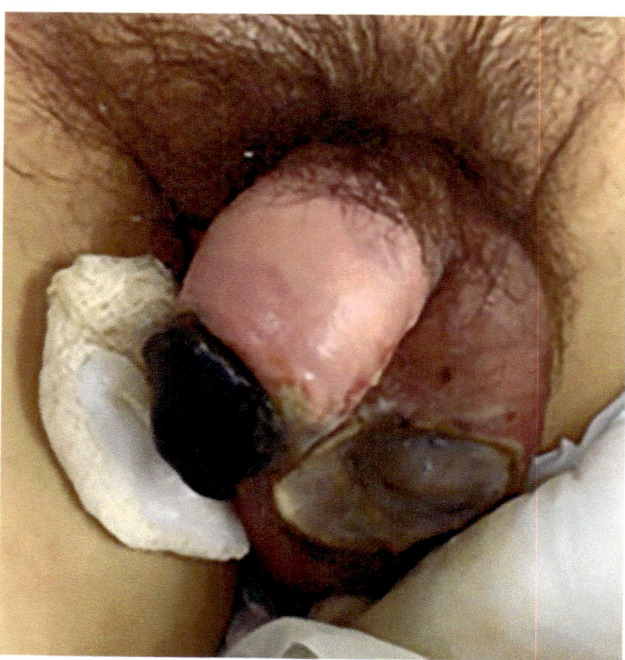

FIGURA 106.5 – *Paciente com diagnóstico de Síndrome de Fournier ao dar entrada no pronto-socorro. Notamos a hiperemia e liquefação da pele e túnicas escrotais. Chama atenção nessa imagem o acometimento da glande, achado atípico mesmo em casos com grande área acometida pela infecção.* Fonte: *acervo dos autores.*

complementares. Entretanto, nos exames laboratoriais, pode-se encontrar alterações no hemograma, função renal e glicemia secundários ao quadro séptico. Exames de imagem podem evidenciar gás nos limites da região acometida pela infecção, mas são dispensáveis. A realização de exames complementares não deve atrasar o tratamento.

Tratamento

O diagnóstico imediato é fundamental devido à rapidez com que o processo pode progredir. Deve-se instituir imediatamente após o diagnóstico hidratação intravenosa vigorosa e terapia antimicrobiana empírica. Regimes antimicrobianos incluem antibióticos de amplo espectro, como piperacilina-tazobactam, ampicilina mais sulbactam, ou vancomicina ou carbapenêmicos mais clindamicina ou metronidazol. O desbridamento imediato é essencial. A incisão deve ser feita através da pele e subcutâneo, o desbridamento do tecido desvitalizado deve se estender até o ponto em que haja tecido livre de infecção e bem vascularizado (Figura 106.6). Drenos devem ser posicionados sobre a fáscia após exploração digital e exteriorizados nas extremidades do acometimento fascial, habitualmente além do comprometimento cutâneo. A ferida deve ser deixada aberta para adequada drenagem e cuidados pós-operatórios. Um segundo procedimento 24 a 48 horas depois é indicado se houver alguma dúvida sobre a efetividade do desbridamento inicial (Figura 106.7). Orquiectomia quase nunca é necessária, porque os testículos têm seu próprio suprimento de sangue independente da circulação fascial e cutânea comprometida para o escroto.

Cistostomia somente é necessária caso exista a suspeita de lesão de uretra. Colostomia em caso de perfuração de cólon ou reto.

A oxigenoterapia hiperbárica tem se mostrado promissora na redução do tempo de internação hospitalar, melhorando a cicatrização de feridas e a granulação

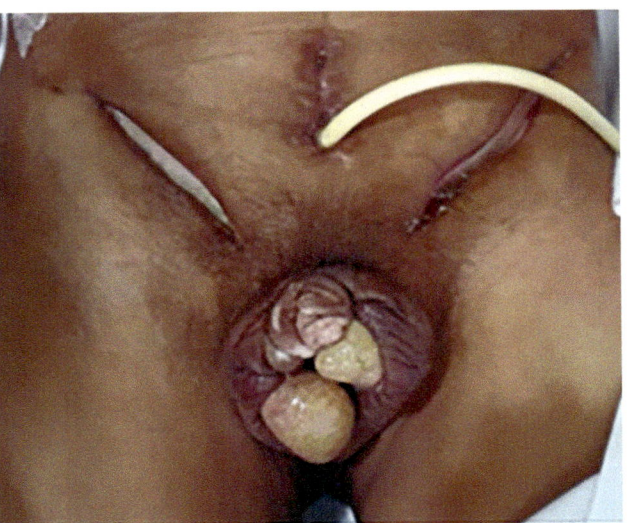

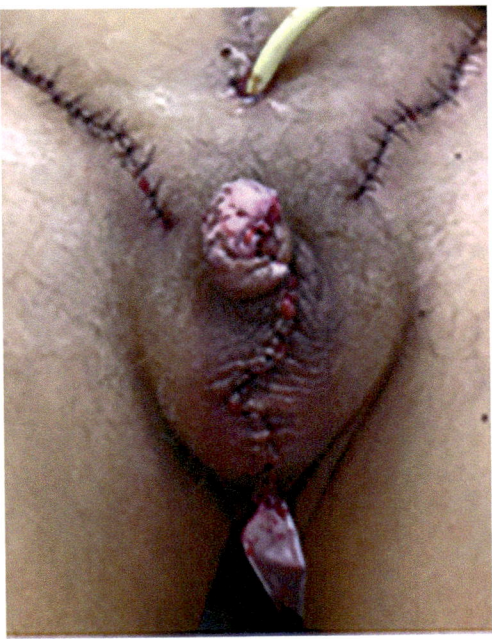

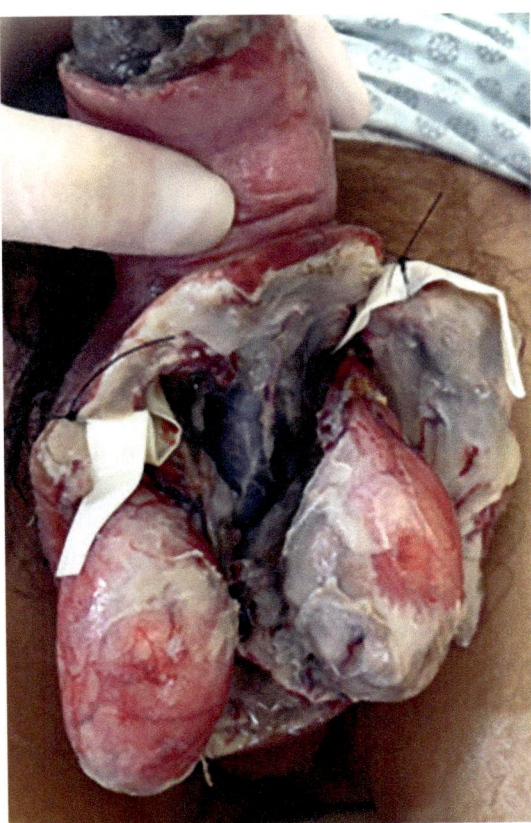

FIGURA 106.6 – Imagem do mesmo paciente após o primeiro desbridamento. Notamos que os testículos mantêm boa vascularização, por ter seu suprimento vascular de origem diferente. Neste caso de apresentação atípica, o suprimento vascular do corpo esponjoso uretral e glande foi afetado, gerando necrose dessas estruturas. Fonte: acervo dos autores.

FIGURA 106.7 – O paciente precisou de mais abordagens com intuito de desbridar o tecido necrótico, mas preservando uretra, haste peniana e glande. Estas estruturas evoluíram com necrose gradativa, a despeito do tratamento. Por esse motivo, foi realizada cistostomia. Após melhora do leito da ferida, granulação dos tecidos e remoção da fibrina, foi feita a sutura primária da região acometida. Fonte: acervo dos autores.

dos tecidos desbridados. Uma vez que a cicatrização da ferida é completa, a reconstrução (p. ex., usando retalhos miocutâneos) melhora resultados cosméticos.

Prognóstico

A taxa de mortalidade é de aproximadamente 20%, mas varia de 7% a 75%.[4] Taxas de mortalidade mais altas são encontradas em diabéticos, alcoólatras e aqueles com fontes de infecção colorretal, pois geralmente têm apresentação menos típica, maior atraso no diagnóstico e maior extensão. Independentemente da apresentação, a gangrena de Fournier é uma verdadeira emergência urológica que exige reconhecimento precoce, agressivo tratamento com agentes antimicrobianos e desbridamento cirúrgico para reduzir a morbidade e mortalidade.

Hematúria

Conceito

A hematúria pode ser visível a olho nu (chamada hematúria macroscópica) ou detectável apenas no exame do sedimento urinário por microscopia (chamada hematúria microscópica).

Embora a hematúria microscópica seja definida como a presença de três ou mais eritrócitos por campo de grande aumento em um sedimento de urina centrifugada, não há limite inferior "seguro" abaixo do qual doença significativa possa ser excluída.

As hematúrias microscópicas não serão abordas neste capítulo.

Etiologia

As causas de hematúria macroscópicas variam com a idade, sendo a mais comum em pacientes com mais de 50 anos, o carcinoma urotelial de bexiga.[5]

Outras causas comuns de hematúria incluem: hiperplasia prostática benigna, litíase, carcinoma de células renais, carcinoma urotelial do trato urinário superior e cistite actínica. Instrumentação recente do trato urinário também pode causar hematúria. Não podemos deixar de pensar em discrasias sanguíneas e uso de anticoagulantes como fatores causais ou agravantes das situações anteriores.

Propedêutica

Como princípio geral, a hematúria em si não é iminentemente perigosa, a menos que o sangramento seja tão intenso que se formem coágulos que obstruam e impeçam a micção, causando retenção urinária ou perda de sangue que resulte em anemia.

Mesmo a hematúria transitória pode ser um sintoma de uma condição grave subjacente, particularmente em pacientes com mais de 35 anos, em que neoplasias se tornam mais prováveis.[5]

A ocorrência da hematúria em relação a micção pode ajudar a definir a origem. Quando ocorre no início da micção geralmente vem da uretra; presente em toda a micção (hematúria total) geralmente vem da bexiga ou trato urinário superior. Hematúria terminal, identificada somente no final da micção, costuma vir de colo vesical ou uretra prostática, quando o colo vesical se contrai no final da micção.

Quadro clínico

Na hematúria macroscópica a queixa é de sangue na urina, geralmente indolor. Em caso mais intensos, pode ocorrer em associação à retenção urinária.

Diagnóstico

Na história é importante identificar o uso de anticoagulantes, traumas, episódios prévios, tabagismo, se existiam sintomas do trato urinário inferior associados, história de cirurgias ou radioterapia.

O padrão ouro para investigação de hematúria é a combinação de cistoscopia com tomografia com contraste endovenoso com obtenção de fazer análises precoces e tardias das imagens (Urotomografia). Entretanto, em caráter de urgência e caso seja mais acessível, um USG de rins e vias urinárias costuma ser útil para conduta inicial e para avaliação da presença de coágulos no interior da bexiga, situação que pode perpetuar o sangramento de origem vesical e prostática.

A cistoscopia em vigência de hematúria pode ajudar a localizar a origem do sangramento na uretra, próstata, bexiga e lateralizar os sangramentos do trato urinário alto. Quando possível também pode ser a via de tratamento do sangramento. A endoscopia do trato urinário alto, com uretrorrenoscópio flexível, com baixa pressão, pode ser utilizada na dúvida diagnóstica após a cistoscopia e urotomografia.

Tratamento

Em caso de hematúria intensa, a medida inicial é passagem de sonda vesical de três vias, calibrosa (20 a 24 French), aspirar eventuais coágulos e iniciar irrigação vesical contínua com SF 0,9%, preferencialmente gelado (Figura 106.8).

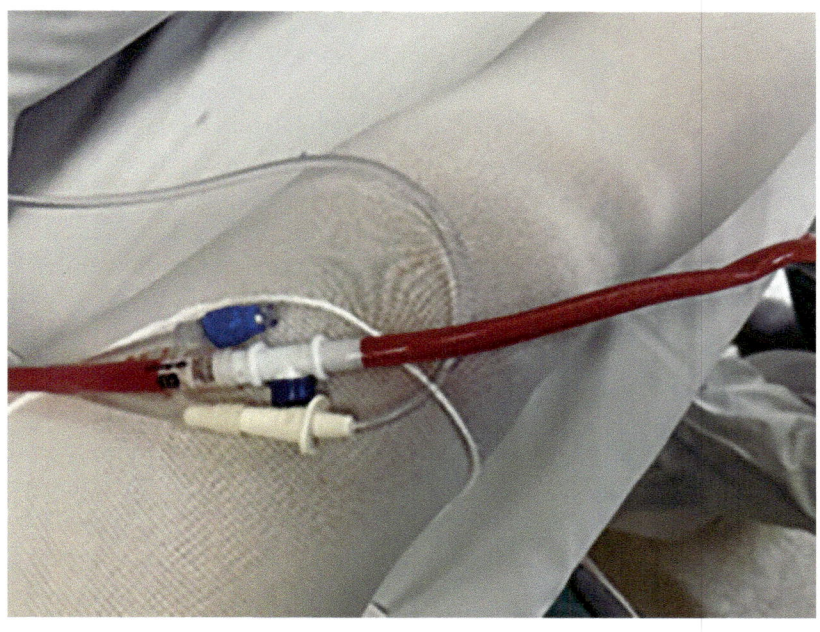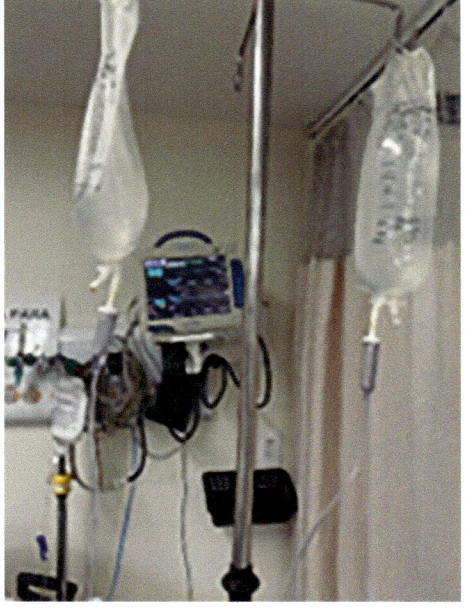

FIGURA 106.8 – A medida inicial deve ser sondagem de 3 vias, irrigação contínua e lavagem da sonda para aspirar eventuais coágulos. Fonte: acervo dos autores.

A partir desse ponto, o tratamento será instituído de acordo com os achados dos exames complementares.

Ao suspeitar-se de neoplasia vesical segundo os métodos de imagem, indica-se a realização de cistoscopia com ressecção transuretral das lesões suspeitas e eletrocauterização dos pontos com sangramento para coibir as causas do sangramento.

As neoplasias do trato urinário superior muitas vezes não cessam com a irrigação, sendo o tratamento da doença neoplásica primária necessário. Já nos casos de melhora, devemos encaminhar o paciente para seguimento e planejamento cirúrgico eletivo.

A cistite actínica é um evento adverso raro que ocorre em 5% dos pacientes com radioterapia pélvica, pode acontecer de 6 meses até décadas anos após o tratamento.[6] Uma das manifestações da cistite actínia é a hematúria macroscópica. Quando é mais leve, intermitente e sem coágulos, uma opção de tratamento ambulatorial menos invasiva é oxigenoterapia hiperbárica; já nos casos de hematúria intensa com formação de coágulos, a terapia inicial de primeira linha é a medida descrita, de irrigação com soro fisiológico gelado. Quando não cessa o sangramento com soro gelado, podemos irrigar com solução de sulfato de alumínio diluída em soro fisiológico a uma proporção de 50 gramas de alumínio em cinco litros de soro, a uma velocidade de 200 a 300mL/hora, ele causa precipitação proteica estimulando vasoconstrição e diminuição da permeabilidade; tem uma taxa de sucesso de 66% a 100%; não pode ser administrado a pacientes com insuficiência renal, mas é tolerável sem anestesia. Na falha da terapia de primeira linha, o próximo passo é a cauterização por cistoscopia, deixando a irrigação da bexiga com Formol de 4% a 10% para a terceira linha. As taxas de resolução de 80% a 90% são bem animadoras, porém é um procedimento que precisa de anestesia e é associado a muitas complicações.[6] É obrigatória cistografia antes da aplicação, para excluir refluxo vesicoureteral. É importante começar com concentrações baixas, pois as complicações são dose dependente. Irrigar por no máximo 15 minutos com 15 cm de altura, tracionando balão da sonda para que não haja contato da solução com a uretra.

A embolização da ilíaca interna é uma conduta de exceção, aplicada aos casos de sangramento em que tudo foi tentado, situação descrita como hematúria intratável de localização vesical. Todo o cuidado deve ser tomado para não causar a necrose dos glúteos por embolização dos ramos posterior e glútea superior. A última medida a ser adotada seria a cistectomia, indicada na falha da embolização.

A hematúria de origem prostática deve ser definida após exclusão de outras causas utilizando os métodos de investigação, ela pode ser transitória com intensidade variável. Em geral relacionada à hiperplasia prostática benigna (HPB), que acomete 50% dos homens após os 50 anos de idade, a explicação é pelo aumento da vascularização da uretra prostática e o aumento da pressão durante a micção. Outras causas prostáticas, como a prostatite e neoplasia de próstata, também podem gerar hematúria. Em casos leves, o tratamento pode ser medicamentoso com inibidores da 5 alfa-redutase (finasterida e dutasterida) por diminuir neovascularização causada pelo estímulo da dihidridrotestosterona intratecidual estimulando os fatores de proliferação epiteliais e vasculares (VEGF); apesar de outras opções é o mais validado. Para pacientes refratários está indicada a adenomectomia cirúrgica, endoscópica ou abdominal.[7]

Priapismo

Conceito

O priapismo é definido como uma ereção persistente do pênis sem o estímulo ou desejo sexual. Os estudos diferem quanto ao tempo de ereção usado para definir o priapismo, mas a maioria descreve o priapismo como uma ereção que dura pelo menos quatro horas.

O priapismo pode ocorrer em todas as faixas etárias, e é particularmente comum em pacientes com doença falciforme. É classificado como isquêmico ou não isquêmico. O priapismo isquêmico é uma emergência urológica, enquanto o priapismo não isquêmico geralmente é autolimitado.

Etiologia

O priapismo é classificado quanto à etiologia em primário (idiopático) e secundário a: doenças hematológicas (principalmente anemia falciforme), lesão medular, trauma perineal, injeções intracavernosas e uso de inibidores da fosfodiesterase, dentre outras causas.

Patogenia

A causa mais comum em adultos é o uso de medicamentos, especialmente com injeções intracavernosas, representando 25% casos.[8] A doença mais comumente associada em crianças e adolescentes é a anemia falciforme.

Existem dois tipos principais de priapismo: isquêmico e não isquêmico. O priapismo isquêmico tem como causa comum a doença falciforme. O priapismo não isquêmico tem como gênese um trauma.

- *Priapismo isquêmico:* o priapismo isquêmico (também conhecido como priapismo de baixo fluxo, anóxico ou veno-oclusivo) é a forma mais comum. Ereção prolongada com falha da detumescência relacionada ao relaxamento prejudicado e paralisia do músculo liso cavernoso. Isso resulta em uma síndrome compartimental, com hipóxia e acidose no tecido cavernoso.

   O óxido nítrico foi proposto como um importante mediador no desenvolvimento do priapismo. A compreensão da via do óxido nítrico levou ao desenvolvimento e uso de inibidores da fosfodiesterase tipo 5 (PDE5) no tratamento da disfunção erétil. Os inibidores da PDE5 inibem a degradação do monofosfato de guanosina cíclico (cGMP) e potencializam o relaxamento do músculo liso peniano mediado pelo óxido nítrico para a função erétil. Um defeito regulatório na via do óxido nítrico foi proposto para explicar alguns pacientes com priapismo, particularmente aqueles com doença falciforme.

- *Priapismo recorrente:* é uma condição incomum que geralmente ocorre em homens com doença falciforme. O priapismo recorrente é uma forma de priapismo isquêmico, que começa com ereções de curta duração. O início é geralmente durante o sono com persistência ao acordar. Esses episódios se tornam mais longos em duração e mais frequentes, eventualmente levando a um evento de priapismo isquêmico completo.

   A fisiopatologia desse tipo de priapismo não é totalmente compreendida. Um mecanismo baseado na desregulação do óxido nítrico e PDE5 no músculo liso corporal foi proposto.

- *Priapismo não isquêmico:* priapismo não isquêmico (também conhecido como priapismo de alto fluxo, arterial ou congênito) é bastante raro e geralmente é o resultado de uma fístula entre a artéria cavernosa e o corpo cavernoso.

   O priapismo não isquêmico está comumente relacionado a trauma peniano ou perineal. Trauma contuso pode lesar a artéria cavernosa, levando a uma fístula com aumento do fluxo através dos corpos cavernosos. O início do priapismo não isquêmico pode ocorrer até 72 horas após o trauma.

   O priapismo não isquêmico não representa uma situação de emergência, pois o sangue cavernoso é bem oxigenado e pode se resolver espontaneamente em até 62% dos casos não tratados.[9]

Propedêutica

As seguintes informações devem ser obtidas na história de um paciente com suspeita de priapismo: duração da ereção, episódios anteriores, uso de medicações ou drogas recreativas, história de doença hematológica, trauma peniano ou perineal e presença e intensidade da dor.

No priapismo isquêmico, o paciente geralmente apresenta uma ereção rígida e dolorosa. Uma história de doença falciforme ou outra anormalidade hematológica também sugere uma etiologia isquêmica.

O priapismo não isquêmico está associado a uma história de trauma perineal ou genital, e ereção menos rígida e indolor.

Com o priapismo, o exame peniano revela corpos cavernosos ingurgitados, mas, em contraste com as ereções normais, o corpo esponjoso e a glande podem permanecer flácidos (Figura 106.9).

■ Diagnóstico

O diagnóstico de priapismo é feito com base na queixa de ereção persistente sem estímulo sexual e na inspeção.

Determinar se o priapismo é isquêmico ou não isquêmico pode ser possível com base na história e no exame físico apenas. Em caso de dúvida diagnóstica, pode ser confirmado por gasometria cavernosa e/ou ultrassonografia Doppler. Determinar o tipo é particularmente importante, pois o diagnóstico tardio de priapismo isquêmico pode levar a danos irreversíveis do tecido peniano e disfunção erétil.

A cor da amostra de sangue aspirada é escura em pacientes com priapismo isquêmico. A gasometria do sangue cavernoso mostrará hipoxemia, hipercapnia e acidemia. Por outro lado, a cor do sangue aspirado é vermelha em pacientes com priapismo não isquêmico. A análise dos gases sanguíneos mostrará níveis normais de oxigênio, dióxido de carbono e pH.

■ Tratamento

Priapismo isquêmico

Inicialmente pode ser tentada a punção cavernosa com agulha fina e injeção de adrenérgico (Fenilefrina ou Etilefrina), especialmente em casos secundários ao uso de injeção intracavernosa e duração mais curta.

Na falha, ou em casos com apresentação mais tardia, é necessária drenagem dos corpos cavernosos. Isso deve ser feito após analgesia parenteral, hidratação e bloqueio peniano. Insere-se uma agulha de grosso calibre (14 ou 16 gauge) na lateral da haste peniana (Figura 106.10). Pode-se proceder com a irrigação dos corpos cavernosos com solução salina utilizando-se essa punção, e posteriormente permitir a drenagem contínua até a detumescência.

Em caso de falha, pode-se adicionar drogas simpatomiméticas à solução de irrigação. Os simpatomiméticos induzem a contração do músculo cavernoso liso e, portanto, permitem o fluxo venoso. Em uma revisão, a resolução do priapismo foi relatada em 24% a 36% em estudos que trataram pacientes com aspiração isolada com ou sem irrigação e em 43% a 81% em estudos que trataram com medicação simpatomimética intracavernosa com ou sem irrigação.[9]

A fenilefrina, a principal droga de escolha, deve ser diluída com solução salina normal para fornecer uma concentração final de aproximadamente 100 a 500 mcg/mL. Outras opções são a epinefrina, a norepinefrina e a efedrina.

O monitoramento da pressão arterial e cardíaco é recomendado para todos os pacientes.

Se os pacientes não respondem à aspiração cavernosa repetida e à terapia com alfa-agonista, a cirurgia de *shunt* é a próxima opção de tratamento. Uma fístula cirúrgica é criada entre o corpo cavernoso e o corpo esponjoso, a glande do pênis ou uma das veias penianas. Alguns pacientes requerem vários procedimentos cirúrgicos. O implante de uma prótese peniana no momento da cirurgia de fístula foi sugerido para pacientes com apresentação tardia (≥72 horas) porque o prognóstico para a função sexual é ruim; além disso, o implante da prótese

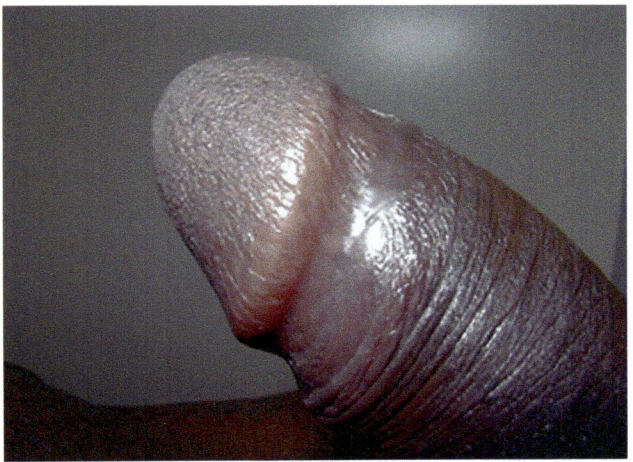

FIGURA 106.9 – *Ereção com haste peniana ingurgitada e glande flácida, característica do priapismo.* Fonte: *acervo dos autores.*

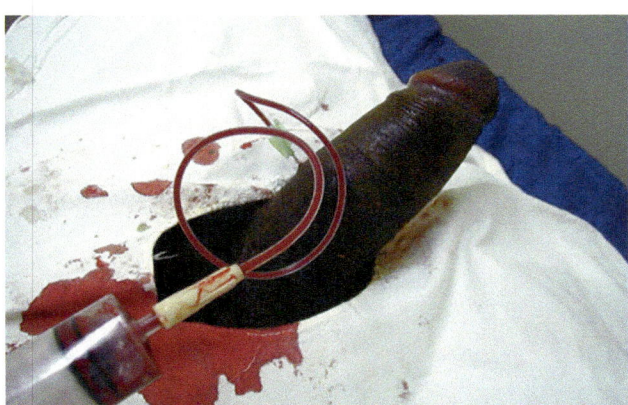

FIGURA 106.10 – *Punção da haste peniana com agulha calibrosa, após bloqueio anestésico peniano. Caso a punção com aspiração tenha resultado insatisfatório em relação a detumescência, pode-se realizar, pelo mesmo acesso, lavagem dos corpos cavernosos com solução salina.* Fonte: *acervo dos autores.*

nesse cenário pode ser tecnicamente mais fácil, pois tardiamente a episódios de priapismo, ocorre fibrose de corpos cavernosos, dificultando o implante da prótese.[10]

O priapismo não isquêmico não é uma condição urgente, e pode resolver-se espontaneamente após horas a dias, podendo ser tratado em regime ambulatorial, com observação da evolução apenas.

Se o paciente preferir uma intervenção em vez de observação, arteriografia com embolização da fístula é indicada. A resolução do priapismo não isquêmico com embolização arterial pode chegar a 89%[11] (Figura 106.11).

Prognóstico

A ereção prolongada no priapismo isquêmico leva a dano estrutural do tecido erétil. Acredita-se que o dano tecidual ocorra em nível microscópico até quatro a seis horas após o início da ereção. Mudanças estruturais significativas no músculo liso cavernoso podem ser vistas após 12 horas de duração de priapismo. Danos irreversíveis podem ser identificados após 24 a 48 horas de priapismo, incluindo necrose do músculo liso cavernoso e células endoteliais, proliferação de fibroblastos e, por fim, fibrose do corpo cavernosa.

A duração do priapismo está fortemente associada à incidência de disfunção erétil subsequente, e 90% dos homens com priapismo isquêmico com duração de 24 horas não recuperam a capacidade de ter relações sexuais.[12] A resolução precoce do priapismo com retorno da flacidez normal diminui a chance de sequelas a longo prazo.

Parafimose

Conceito

Parafimose se refere ao prepúcio retraído, estrangulando a região subglandar, em um homem não circuncisado ou parcialmente circuncisado em que não é possível retorná-lo à posição normal.

Etiologia

Existem vários fatores predisponentes potenciais para parafimose; os pacientes com maior risco de desenvolver parafimose geralmente apresentam fimose (a abertura prepucial é muito pequena para caber facilmente no sulco coronal da glande). A retração subsequente do prepúcio leva ao aprisionamento e à parafimose.

A retração do prepúcio geralmente ocorre durante a higiene genital em crianças ou adultos dependentes, se não for retornado à sua posição e associado a algum grau de fimose poderá induzir a parafimose.

Também pode ocorrer após sondagem vesical de demora, quando não se retorna o prepúcio que foi retraído para realização do procedimento para a sua posição original.

Patogenia

A parafimose é causada pela compressão do prepúcio imediatamente proximal ao sulco coronal. A diminuição do fluxo linfático e venoso do anel de constrição do prepúcio causa ingurgitamento venoso da glande com edema. Posteriormente, o fluxo arterial para a glande fica comprometido, caso não seja instituído tratamento. Os vasos bulbar, uretral e pudendo podem ser comprometidos sequencialmente. Se a parafimose não for corrigida em tempo hábil, o resultado mais comum é a necrose cutânea local; embora em casos raros, necrose peniana, isquemia de glande ou gangrena possam ocorrer.

Quadro clínico

O edema prepucial distal e a dor no pênis são as duas queixas mais comuns em homens com parafimose. A parafimose também é uma causa importante, mas rara, de irritabilidade em bebês.

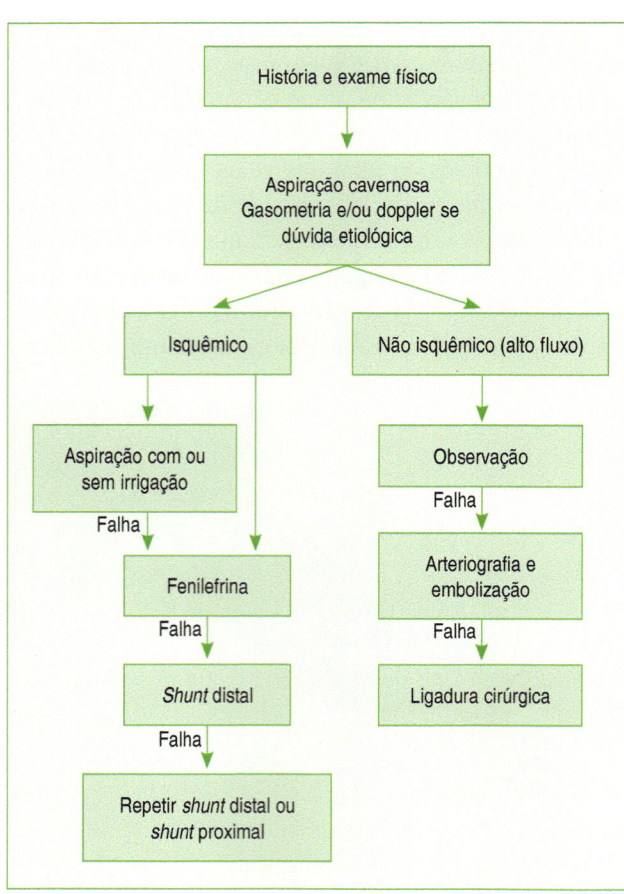

FIGURA 106.11 – *Fluxograma priapismo.* Fonte: *acervo dos autores.*

No exame físico, o paciente geralmente está com dor significativa. O examinador deve certificar-se de que nenhum corpo estranho constritor, incluindo cabelo, roupas, elásticos ou objetos de metal (*piercing*) estão presentes. Na inspeção nota-se uma faixa constritiva de tecido proximal à glande, no sulco coronal (Figura 106.12). Há edema doloroso do prepúcio retraído, edema e sensibilidade da glande. A haste peniana permanece inalterada.

Diagnóstico

O diagnóstico é estabelecido pelos dados da anamnese e de exame físico descritos. Não há necessidade de exames complementares.

Tratamento

O tratamento da parafimose deve-se iniciar com tentativa manual de redução, e, em caso de insucesso, realizar tratamento cirúrgico.

É necessária analgesia parenteral e tópica (p. ex., lidocaína gel) para realizar a redução manual.

- *Redução manual:* realizar compressão circunferencial, com maior pressão de distal para proximal, de modo a tentar reduzir o edema prepucial e de glande. A seguir, reduzir a glande edemaciada tracionando o prepúcio para sua posição original (movimento simultâneo comprimindo a glande com os dedos polegares em direção à base do pênis e trazendo o anel estenótico em direção/sobre a glande utilizando dedos indicadores e médios). Caso não seja suficiente, pode-se aplicar pinças como de Babcock no prepúcio edemaciado para auxiliar no movimento. Em caso de insucesso, deve-se proceder para postotomia.
- *Incisão dorsal (postotomia):* após bloqueio peniano, uma incisão é feita ao longo da pele dorsal longitudinalmente por um comprimento de 1 a 2 cm no local da constrição. Isso permitirá que o edema flua para além do anel constritor e diminuirá o edema da glande para que o prepúcio possa retornar à sua posição normal. Após a redução, são realizadas suturas transversais e perpendiculares à incisão longitudinal com fio absorvível.

Como alternativa, duas pinças hemostáticas são inseridas na posição de 12 horas para diminuir o suprimento de sangue. Após 1 minuto, é feita uma incisão na pele entre as duas pinças hemostáticas, e o prepúcio é reduzido. Antes de remover as pinças hemostáticas, as duas bordas são suturadas com fio absorvível.

Prognóstico

Após a resolução da parafimose, quando feita em tempo hábil, o paciente de modo geral fica sem sequelas.

Todos os pacientes depois devem ser encaminhados para circuncisão eletiva, principalmente em casos em que foi necessária incisão do anel estenótico para resolução do quadro de urgência, devido ao aspecto estético insatisfatório que pode ser causado pelo procedimento.

Retenção urinária

Conceito

A retenção urinária aguda (RUA) é a impossibilidade de micção voluntária, frequentemente associada a dor na região hipogástrica, em paciente com a bexiga repleta de urina, formando o globo vesical suprapúbico ("bexigoma").[13] A RUA pode ocorrer em várias faixas etárias, sendo mais frequente em homens, particularmente nos mais idosos.

A incidência de RUA para homens adultos é de 0,5% a 2,5% por ano e aumenta com a idade. Homens na sexta década de vida, com sintomas do trato urinário inferior leves predominantemente de esvaziamento vesical possuem uma chance de 20% apresentar RUA até os 80 anos.[14]

Etiologia e patogenia

O câncer da próstata (CaP) e a hiperplasia prostática benigna (HPB), respectivamente, são responsáveis por 25% e 53% dos casos de RUA nos homens. Já nas

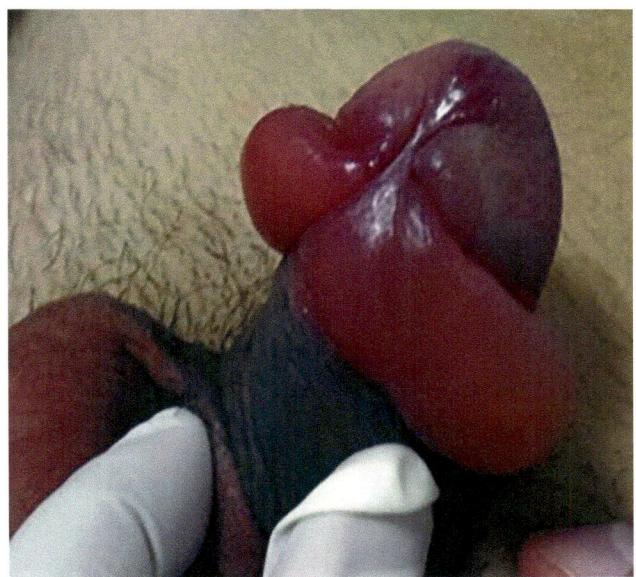

FIGURA 106.12 – *Faixa de prepúcio constritiva na topografia do sulco coronal, com edema prepucial associado.* Fonte: *acervo dos autores.*

mulheres, as causas mais frequentes incluem as disfunções neurogênicas, as massas pélvicas ou os prolapsos que comprimem a uretra. Em ambos os sexos, massas pélvicas – próstata, bexiga, rabdomiosarcoma, fecalomas, corpos estranhos e cálculos podem obstruir o fluxo urinário. Massas uterinas hidrometrocolpo por hímen imperfurado, tumores sacrococcígeos ou de origem neural, com lesão dos nervos sacrais – podem determinar RUA.

Em crianças, as principais causas de RUA são dependentes da idade da criança, passando por válvula de uretra posterior, fimose, estenose de meato uretral, cálculo vesical, bexiga neurogênica (principalmente a meningomielocele) e ureterocele.

A RUA pode ser classificada em espontânea ou precipitada. Na precipitada, existe um fator desencadeante do problema, como: cirurgia, anestesia de bloqueio medular quando são usados opioides e/ou ingestão de medicações com efeitos sobre o músculo detrusor ou o colo vesical como alfa estímulo. Várias medicações têm um potencial para determinar RUA, entre as quais: anti-hipertensivos (hidralazina/nifedipina), anticolinérgicos (oxibutinina/flavoxato), antiarrítmicos (procainamida/quinidina), antidepressivos (amitriptilina / imipramina), anti-histamínicos (difenildramina/hidroxizina), antiparkinsonianos (levodopa/bromocriptine), antipsicóticos (clorpromazina/haloperidol), relaxantes musculares (baclofen/diazepam), simpatomiméticos (efedrina/fenilpropanolamina/pseudoefedrina/terbutaline) e outras drogas como anfetaminas, carbamazepina e analgésicos opioides.[15]

Propedêutica

A história clínica feita com o paciente ou com acompanhantes com as características de tempo do início dos sintomas, antecedentes de trauma ou manipulação uretral, uso de medicamentos, comorbidades e sintomas de infecção ou neurológicos auxilia no esclarecimento diagnóstico. Os sinais e sintomas que antecedem a RUA dependem da etiologia, do sexo e da idade do paciente. Em neonatos, lactentes e pacientes que não se comunicam, pode haver sinais de irritabilidade.

Há referência à incapacidade de urinar e à dor suprapúbica, porém, nos casos de distensão vesical crônica, pode haver incontinência por transbordamento, e a dor pode ser leve ou estar ausente (Figura 106.13).

O exame físico deve ser direcionado para confirmar a hipótese, a avaliação dos diagnósticos diferenciais e as reconhecidas complicações associadas a RUA. Assim, devem ser investigados sinais de anemia, insuficiência renal, infecção e a presença de massas abdominais e pélvicas.

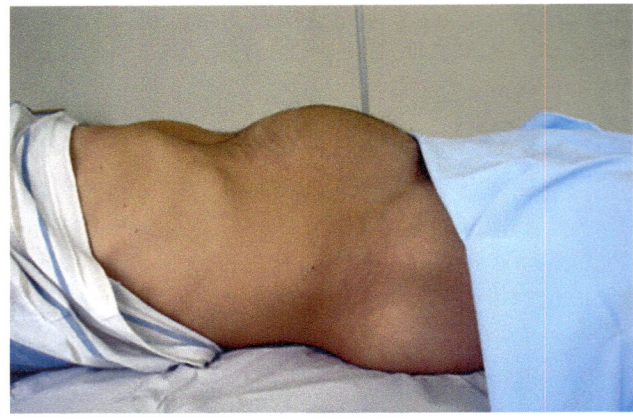

FIGURA 106.13 – *Paciente com globo vesical distendo até a cicatriz umbilical (bexigoma).*
Fonte: *acervo dos autores.*

Nos pacientes mais obesos, a percussão da região suprapúbica é útil para identificação da bexiga distendida.

É obrigatório o exame genital com avaliação do prepúcio no homem, bem como da uretra e do meato uretral em ambos os sexos. Fimose, parafimose, balanite xerótica obliterante (Líquem escleroso), estenose de meato ou cálculo uretral podem estar presentes.

O toque retal pode identificar o tamanho e as características da próstata que sugerem HPB ou CaP avançados ou presença de fecaloma. Distopias e prolapsos de alto grau, comprimindo e angulando a uretra, podem ser identificados. Vulvovaginite e uretrite, ao exame físico, determinam hiperemia, corrimento e edema genital intenso.

Exame neurológico com pesquisa de força, sensibilidade e reflexos genitais (bulbocavernoso, anal, sensibilidade e tônus) e das extremidades inferiores devem ser executados.[16]

Diagnóstico

Associado ao diagnóstico clínico da retenção urinária devemos avaliar as possíveis complicações: infecciosas; hemorrágicas e de insuficiência renal. Desse modo, são necessários exames laboratoriais de hemograma, tipagem sanguínea, prova cruzada, ureia, creatinina e eletrólitos.

Não recomendamos a obtenção de um antígeno prostático específico (PSA) devido à sua elevação nesta fase com baixa sensibilidade e especificidade. A investigação da causa da RUA pode ser realizada ambulatorialmente, porém, quando há insuficiência renal, hematúria macroscópica com coágulos e suspeita de câncer, a internação é necessária, e o ultrassom de aparelho urinário é útil como exame de triagem. Muitas vezes são necessários outros exames para elucidação diagnóstica, como tomografia computadorizada, ressonância nuclear magnética, cistoscopia, uretrocistografia miccional ou estudo urodinâmico.

Tratamento

A conduta na emergência é o cateterismo uretral de demora. A escolha do cateter uretral deve ser direcionada pela hipótese diagnóstica presuntiva que determinou a RUA. Cateteres 14 a 18 de *foley* são adequados para a maioria dos pacientes. Para crianças, o número da sonda depende da idade e do calibre uretral, e deve ser utilizada a sonda eficaz de menor calibre. Nos casos de hematúria macroscópica associada, é conveniente a passagem de cateter de *foley* de três vias calibroso (22 F) para lavagem e aspiração. Em pacientes com história sugestiva de estenose de uretra, é mais apropriada a passagem cuidadosa de cateteres plásticos de calibre menor (8 a 12 F). Cateteres filiformes também são úteis nessa situação. Na falha da progressão para o interior da bexiga, a opção será a cistostomia suprapúbica. Excepcionalmente, na ausência de material adequado, disponível de imediato, a punção pode ser efetuada com uma agulha calibrosa (*intracath*) para alívio temporário da dor. São complicações após a sondagem: hematúria macroscópica, hipotensão arterial (mecanismo vasovagal) e poliúria. Embora alguns autores tenham preconizado a descompressão gradual da bexiga para evitar essas complicações, não há evidências de que essa manobra seja eficiente.[17] Em pacientes submetidos a ressecção transuretral da próstata ou portadores de lobo mediano proeminente somente e antecedentes de estenose de uretra desaconselhamos a utilização de guias de sonda.

Prognóstico

Em relação ao prognóstico, os pacientes que apresentaram RUAs espontâneas têm chance de 15% de novo episódio, e 75% serão submetidos a cirurgia. Nos casos de RUA precipitada, apenas 9% apresentaram novo episódio, e 26% serão operados.[18]

Situações como insuficiência renal, hematúria com coágulos, poliúria pós-desobstrução (maior que 200 mL/h nas quatro primeiras horas) e complicações infecciosas são mais bem conduzidas sob regime de internação hospitalar.

Cólica renal

Conceito

A "cólica renal" é uma das urgências urológicas de maior frequência devido à sua principal causa, a litíase urinária, presente em cerca de 2% a 5% da população, que poderá ter pelo menos um episódio de cálculo urinário ao longo da vida.[19]

Etiologia e patogenia

A cólica renal é produzida pela movimentação e progressão de cálculos no interior do trato urinário alto (ureter, cálices e pelve renal). O principal mediador das dores é a prostaglandina PGE2 liberada pela obstrução das vias urinárias como um mecanismo de compensação para diminuir o ritmo de filtração glomerular.

Quadro clínico e propedêutica

A intensidade da dor é de grau oito a nove (escala de 0 a 10), de início súbito, acompanhada de náusea e vômitos. A origem pode ser na região lombar, flanco ou fossas ilíacas com irradiação para esses mesmos locais, órgãos genitais e face medial da coxa. A irradiação para o testículo ou grande lábio ocorre quando o cálculo está na região proximal do ureter. Quando o cálculo atinge o ureter intramural (na bexiga), desencadeia polaciúria sem disúria e sensação de bexiga cheia, sensação de retenção urinária, porém com a bexiga vazia. O paciente entra agitado sem uma posição antálgica, apontando e tentando comprimir o local das dores, sudorese e palidez cutânea. Ao exame, há dor à palpação da região dolorida com esboço de descompressão e punho percussão da região lombar positiva claramente (Giordano positivo). Nos casos não complicados apresenta-se afebril.

Diagnóstico

Exames laboratoriais auxiliam a definição da conduta e o diagnóstico de complicações infeciosas e de função renal. São utilizados hemograma, PCR, ureia, creatinina, urina I e urocultura com antibiograma.

A tomografia com protocolo para cálculo urinário (sem contraste) é o melhor exame de imagem na urgência, pois detecta cálculos maiores que 1 mm e se o mesmo está causando obstrução, com especificidade de 96% a 100%,[20] fornece informações sobre o tamanho, a localização, a composição dos cálculos e sinais de complicações da obstrução (Figura 106.14). Cálculos puramente de ácido úrico e alguns antirretrovirais podem ser radiotransparentes e não visíveis na radiografia ou tomografia. Essas informações são importantes para determinação da conduta, além de propiciar o diagnóstico diferencial do quadro álgico.

Tratamento

O tratamento da cólica renal deve seguir os princípios de atendimento de urgência, promovendo o alívio dos sintomas de maneira rápida e eficaz. Importante durante a avaliação inicial (história e exame físico) o questionamento sobre possíveis alergias medicamentosas, gestação e comorbidades como diabetes e insuficiência renal. A primeira linha do tratamento é o medicamentoso com anti-inflamatórios não hormonais, antiespasmódicos, analgésicos e antieméticos. Como segunda linha, opioides.

Atenção: *a hidratação venosa deve ser realizada apenas com intenção de repor o líquido perdido com vômito, e não com a intenção de aumentar a diurese e "empurrar" o cálculo. Essa hiper-hidratação pode piorar os sintomas da dor e aumentar os índices de complicações de extravasamento de urina no sistema coletor.*

Tratamento dos cálculos ureterais[21]

A terapia expulsiva pode ser opção em casos não complicados, geralmente em cálculos menores de 10 mm, mas preferencialmente menores de 5 mm. Utiliza-se prescrever anti-inflamatórios não hormonais ou anti-inflamatórios hormonais, antiespasmódicos e analgésicos e alfabloqueadores (tansulosina 0,4 mg 1×/dia ao deitar). Bloqueadores dos canais de cálcio podem ser utilizados, porém evita-se devido a hipotensão.

O paciente é orientado a manter a medicação até eliminar o cálculo, monitorar dor, febre e sintomas sistêmicos, devendo ser reavaliado a cada 7 dias.

Tratamento operatório

Tem indicações absolutas se:

1. Cálculo ureteral obstrutivo em rim único.
2. Unidade renal obstruída por mais que duas semanas.
3. Cálculos ureterais em qualquer porção com complicação, por exemplo:
    a. Leucocitose e desvio para esquerda e PCR elevada.
    b. Leucocitúria com bacteriúria.
    c. Urocultura positiva.
    d. Achados de imagem:
       – Sinais de piúria obstrutiva (conteúdo espesso ou com grumos).
          i. Abscesso renal.
          ii. Extravazamento de urina perirrenal (urinoma) (Figura 106.14C)

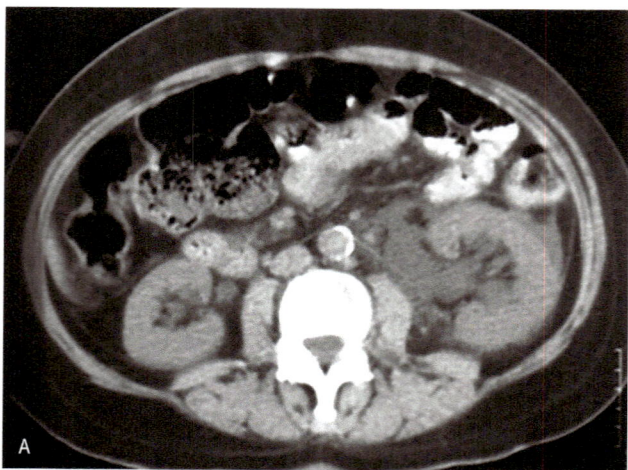
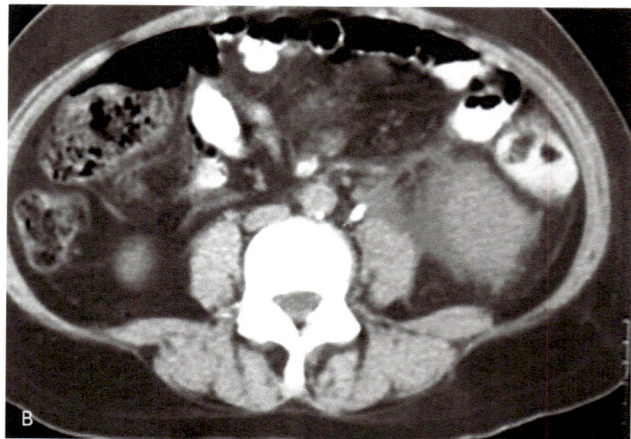
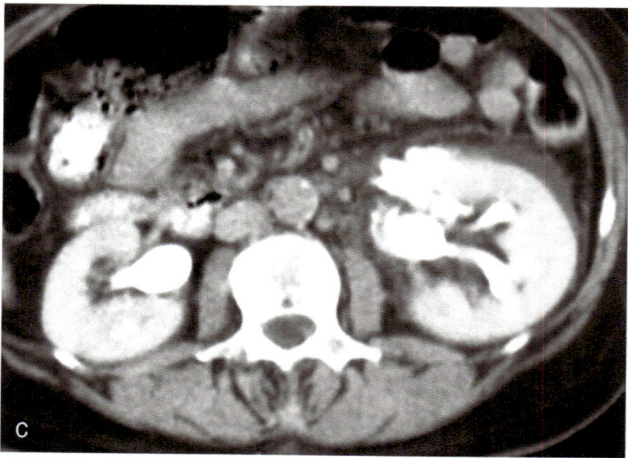

FIGURA 106.14 – **A.** TC mostrando dilatação pielocalicinal no rim esquerdo. **B.** TC mostrando dilatação pielocalicinal no rim esquerdo. **C.** Extravasamento de urina (contraste) anterior à pelve renal esquerda. Fonte: acervo dos autores.

Tem indicações relativas se:

1. Cálculos maiores que 5 mm em qualquer porção do ureter.
2. Elevação de ureia e creatinina.
3. Alergia a anti-inflamatórios e antiespasmódicos.
4. Evolução clínica: dor refratária com necessidade de internação.

5. Achados em exame de imagem.
   i. Edema perirrenal.
   ii. Hidronefrose moderada ou grande.
6. Desejo do paciente.

Urgências traumáticas do trato urinário

Trauma renal

Introdução

A lesão traumática renal pode ocorrer em 20% nos politraumatizados graves (aumenta 3,6 vezes o risco relativo de morte) e em 2% a 3% dos politraumatizados em geral,[22] com incidência aumentada em pacientes pediátricos devido a menor proteção anatômica.

Quadro clínico

O trauma renal pode ser contuso (fechado) ou penetrante.

Em nosso meio, o mais comum é o trauma fechado em função de acidentes automobilísticos, quedas e agressões. Um estudo em hospital de referência em Curitiba observou 60,5% de traumas renais fechados com ampla prevalência em homens 89,5%.[23]

O trauma penetrante tem maior incidência em regiões de conflitos armados. Lesões iatrogênicas podem ser penetrantes como na biópsia renal, cirurgias percutâneas renais, geralmente associado a lesão vascular,[24] ou contusas, como na litotripsia extra corpórea.

Diagnóstico

São suspeitos os politraumatizados com hematoma nos flancos, dor em flancos, por vezes pouca irritação peritoneal, fratura dos últimos arcos costais ou lesões penetrantes em transição toracoabdominal. A presença de hematúria não é obrigatória, sendo geralmente terminal e com menor formação de coágulos. A hematúria pode não ocorrer principalmente em casos de desvascularização renal ou ruptura da junção uretero-piélica.[24]

A triagem do trauma abdominal pode ser feita com a ultrassonografia (USG) na sala de trauma (*fast*), porém o diagnóstico é essencialmente realizado por tomografia com contraste (padrão ouro) com fase excretora.[23,25] Hoje em desuso, a urografia excretora fica reservada para estudo no intraoperatório em apenas dois tempos (duas imagens).

Já a arteriografia pode ser usada para diagnóstico, bem como oferecer tratamento com angioembolização. É especialmente útil em paciente com resposta transitória a reanimação.[24,25]

Classificação

A classificação atualmente mais utilizada no trauma renal foi definida pela AAST (American Association for the Trauma Surgery), denominada Organ Injury Scale (OIS). Foi publicada pela primeira vez em 1989, passando por revisões em 2008 (incluiu a lesão da pelve renal) e 2018. Veja a seguir.

Grau I

- Contusão: hematúria microscópica ou macroscópica.
- Hematoma subcapsular não expansivo, sem laceração do parênquima.

Grau II

- Laceração superficial menor ou igual a 1 cm em profundidade, sem o envolvimento do sistema coletor.
- Hematoma perirrenal dentro dos limites da fáscia perirrenal (confinado ao retroperitônio).

Grau III (Figura 106.15)

- Laceração maior que 1 cm em profundidade, sem o envolvimento do sistema coletor.
- Lesão vascular ou sangramento ativo dentro dos limites da fáscia perirrenal.

Grau IV (Figura 106.16 e 106.17)

- Laceração envolvendo o sistema coletor (com extravasamento urinário).
- Laceração da pelve renal e/ou disjunção uretero-piélica.
- Lesão vascular sem associação com sangramento ativo (trombose arterial ou venosa, tanto vasos renais quanto vasos segmentares).
- Sangramento ativo de vasos segmentares contido no parênquima.

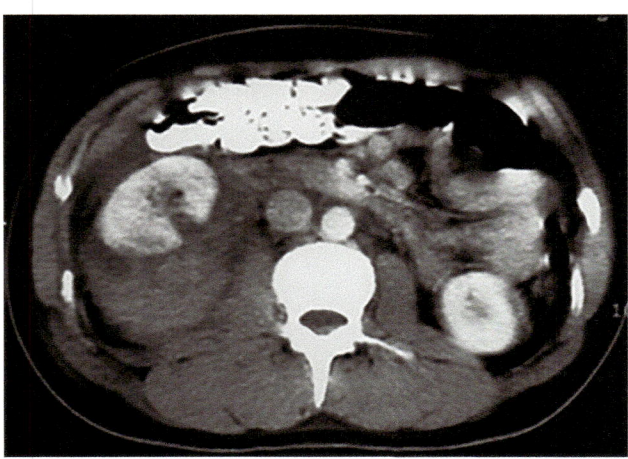

FIGURA 106.15 – *Trauma renal grau III – lesão parênquima maior 1 cm. Fonte: acervo dos autores.*

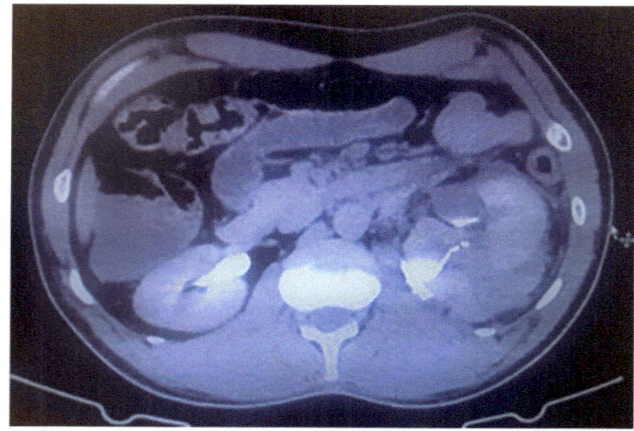

FIGURA 106.16 – *Trauma renal grau IV – Lesão de via excretora. Fonte: acervo dos autores.*

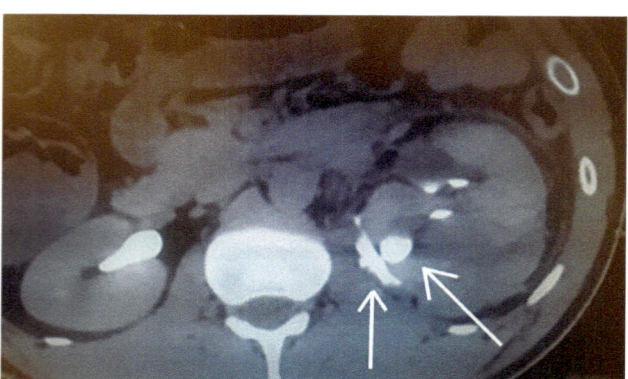

FIGURA 106.17 – *Trauma renal grau IV – trombose de artéria renal segmentar. Fonte: acervo dos autores.*

Grau V (Figura 106.18)

- Rim todo fragmentado.
- Avulsão de vaso do hilo renal (artéria ou veia renal) com desvascularização renal.[26]

Conduta (Figuras 106.19 e 106.20)

O principal determinante da conduta no trauma renal é a estabilidade hemodinâmica. A tomografia contrastada é indicada no paciente vítima de trauma, estável, com hematúria macroscópica, hematúria microscópica e episódio de hipotensão, lesão por desaceleração rápida e suspeita clínica de trauma renal, como fratura de costelas.

Em pacientes estáveis, na grande maioria dos casos, o tratamento será não operatório. Bjurlin *et al.*, em 19.572 traumas renais de 2010 a 2014, encontraram 83,4% de tratamentos não operatórios, com apenas 2,7% de falha. Quando ocorre a intervenção, os procedimentos mais realizados são angiografia com ou sem embolização, nefrectomias, nefrostomias, nefrectomias parciais ou reconstruções e cateterização ureteral.[27,28]

Lesões Grau 1 e 2 têm praticamente 100% de sucesso com tratamento conservador. Nas lesões graus 3 e 4, devemos manter o paciente em observação, em repouso no leito, com controles hemodinâmicos, hematimetria seriada e antibióticos. Inicialmente pode-se observar o paciente com lesão parenquimatosa renal e extravasamento urinário.[24,25] No trauma renal grau 5, o paciente geralmente é submetido a laparotomia e abordagem renal.

Quando há sinais de sangramento ativo na tomografia, deve ser considerada angioembolização, particularmente quando a resposta à reanimação é transitória. No caso de embolização não efetiva, deve ser considerada a laparotomia ou a reintervenção endovascular.

Mesmo no trauma penetrante, quando exclusivo lombar, é possível o tratamento não operatório, com casuísticas de até 46% de sucesso,[29] todavia o *guideline* da EAU (European Association of Urology) indica essa possibilidade para ferimentos de arma de fogo de baixa velocidade sem outras indicações de exploração e estáveis.[28,29]

A abordagem cirúrgica está indicada em pacientes instáveis sem resposta ou com resposta transitória a medidas de reanimação.[25] Durante a laparotomia, a exploração renal é indicada se na loja houver hematoma em expansão ou pulsátil.[24,28] Nesta, recomenda-se sempre que possível o controle do pedículo renal antes da exposição do parênquima renal.

O seguimento pós-trauma renal deve ser feito por cerca de 3 meses, observando função renal e pressão arterial sistêmica. Se necessários, exames de imagem podem ser realizados para verificar eventuais sequelas, inclusive a cintilografia renal.[24]

Lanchon *et al.* (2015) publicaram série com 305 pacientes, sendo o sucesso do tratamento não operatório de 89% em 110 casos de trauma grau IV e de 52% nos casos grau V. Os autores encontraram declínio da função renal em casos com mais de 25% de tecido renal desvascularizado, e em traumas graus IV e V ocorre ainda cerca de 15% de hipertensão pós-trauma.[29]

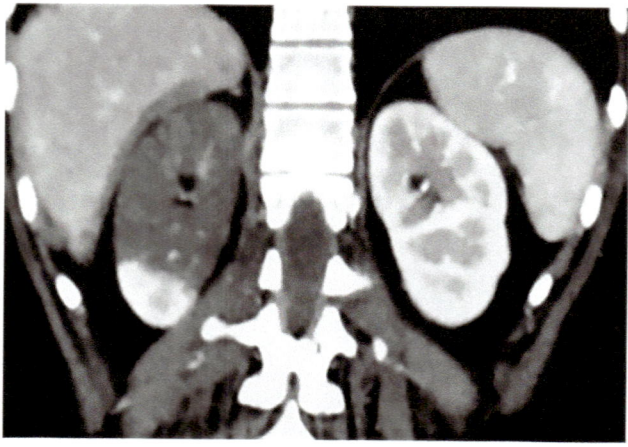

FIGURA 106.18 – *Angiografia com extravasamento de contraste, embolização subsequente. Fonte: acervo dos autores.*

Trauma de ureter (Figura 106.21 a 106.23)

Etiologia

A lesão ureteral é rara, devido sua espessura, mobilidade e posição no retroperitônio. A causa mais comum de lesão ureteral é a iatrogênica, 80% dos casos, durante cirurgia aberta, procedimentos endoscópicos urológicos ou laparoscópicos. As lesões iatrogênicas são causadas por ligaduras e secções inadvertidas, avulsão, desvascularização e alta energia térmica sobre o ureter. Na maioria das vezes ocorrem em cirurgias pélvicas.[24,30]

O trauma penetrante é a causa mais frequente das lesões não iatrogênicas, principalmente o ferimento por arma de fogo.[30] Uma lesão não identificada ou mal conduzida pode levar a complicações importantes, como urinoma, abscesso, estenose ureteral, potencial perda de rim ipsilateral e aumenta a mortalidade do procedimento.[24]

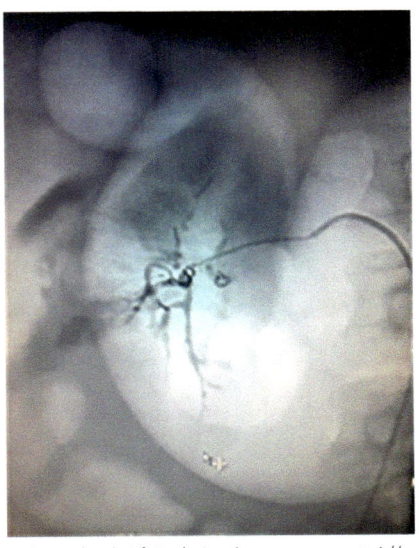

FIGURA 106.19 – *Sutura de polo inferior do rim pós-trauma, com material hemostático.* Fonte: acervo dos autores.

Algoritmo trauma renal

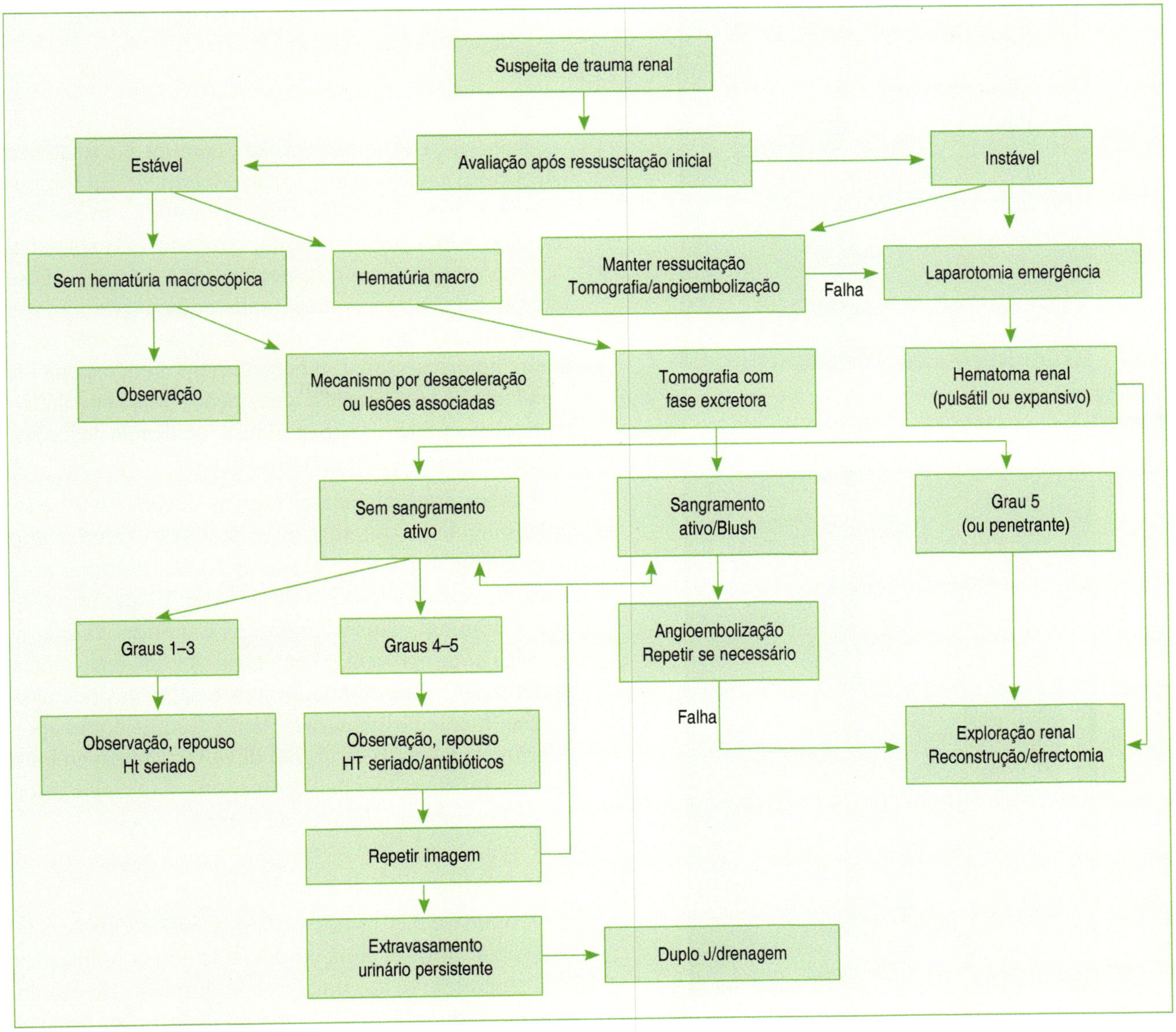

```
Suspeita de trauma renal
        ↓
Avaliação após ressuscitação inicial
    ↙               ↘
Estável          Instável
                    ↓
              Manter ressuscitação
              Tomografia/angioembolização → Falha → Laparotomia emergência
                                                         ↓
Sem hematúria macroscópica   Hematúria macro    Tomografia com fase excretora    Hematoma renal (pulsátil ou expansivo)
    ↓                           ↓                       ↓                              ↓
Observação          Mecanismo por desaceleração    Sangramento ativo/Blush         Grau 5 (ou penetrante)
                    ou lesões associadas
    ↓                                                   ↓
Sem sangramento ativo                            Angioembolização
                                                 Repetir se necessário
Graus 1–3      Graus 4–5                              ↓ Falha
    ↓              ↓                          Exploração renal
Observação,    Observação,                    Reconstrução/efrectomia
repouso        repouso
Ht seriado     HT seriado/antibióticos
                   ↓
              Repetir imagem
                   ↓
              Extravasamento urinário persistente → Duplo J/drenagem
```

FIGURA 106.20 – *Algoritmo de conduta no trauma renal.* Fonte: acervo dos autores.

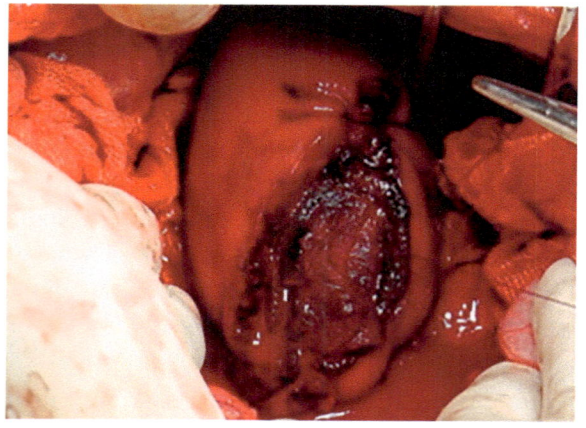

FIGURA 106.21 – lesão puntiforme no ureter médio a esquerda, pós ureteroscopia, visto em urotomografia. Fonte: acervo dos autores.

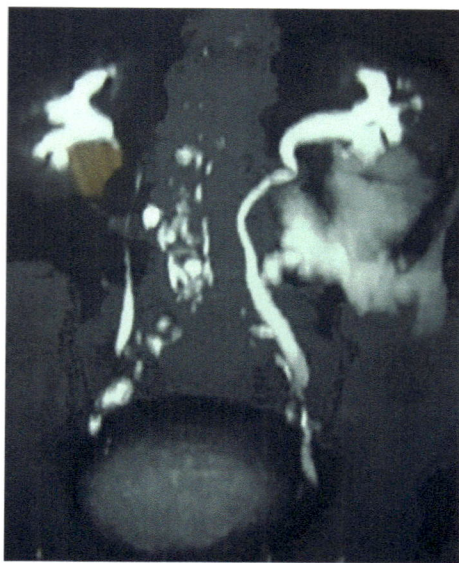

FIGURA 106.22 – Lesão puntiforme no ureter médio a esquerda, pós ureteroscopia, visto em urotomografia. Fonte: acervo dos autores.

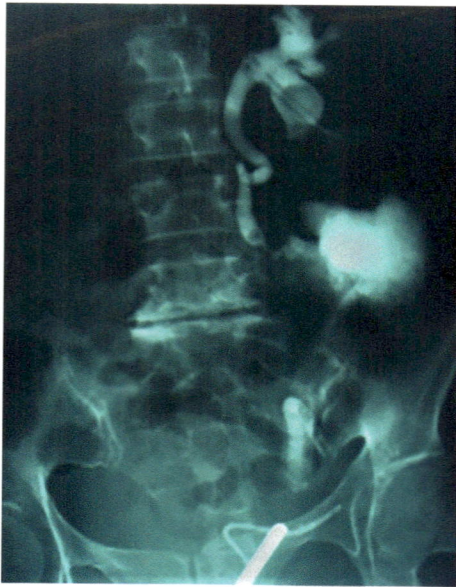

FIGURA 106.23 – Pielografia anterógrada e retrógrada com lesão segmentar ureteral em seu terço médio. Fonte: acervo dos autores.

Classificação

As lesões ureterais são classificadas pela sua localização ou de acordo com a AAST.

Localização

- Junção uretero-piélica (JUP).
- Ureter abdominal (entre a JUP e os vasos ilíacos).
- Ureter pélvico (inferior aos vasos ilíacos).

AAST

- Grau I – hematoma (hematoma ou contusão sem desvascularização).
- Grau II – laceração (transecção menor que 50%).
- Grau III – laceração (transecção maior ou igual a 50%).
- Grau IV – laceração (transecção completa com menos de 2 cm de desvascularização).
- Grau V – laceração (avulsão com mais de 2 cm de desvascularização).[26]

Diagnóstico

A presença de hematúria não é comum. Na lesão não iatrogênica, o diagnóstico é feito por tomografia computadorizada com contraste e fase excretora. Em pacientes submetidos à laparotomia, havendo essa suspeita, deve-se sempre fazer a inspeção direta do ureter. Essa identificação intraoperatória pode ser facilitada com uso de diuréticos (furosemida) ou corantes de excreção renal como índigo carmim. Em procedimentos endoscópicos, a pielografia ascendente é uma opção. O uso profilático de cateteres ureterais não diminui a incidência de lesões, porém aumenta a detecção imediata.

Lesões ureterais pós-cirúrgicas devem ser suspeitadas quando há sintomas ou achados de exame, como incontinência urinária, ascite urinária, urinoma, abscesso de retroperitônio, hidronefrose, fístula urinária, dor abdominal, náuseas, vômitos e uremia. O exame de urina pode apresentar hematúria. A lesão iatrogênica ureteral nas cirurgias abdominais e pélvicas pode passar facilmente despercebida, tanto durante como após a cirurgia, assim, o cirurgião deve buscar ativamente esse diagnóstico com dados objetivos.[25] O diagnóstico tardio aumenta as chances de complicações.

Tratamento (Figura 106.24 a 106.26)

A maioria das lesões ureterais endoscópicas são lesões puntiformes e, na ausência de outras indicações para laparotomia, são tratadas com implante de cateter ureteral de duplo j. Secção ureteral identificada durante a cirurgia deve ser reparada durante o procedimento,

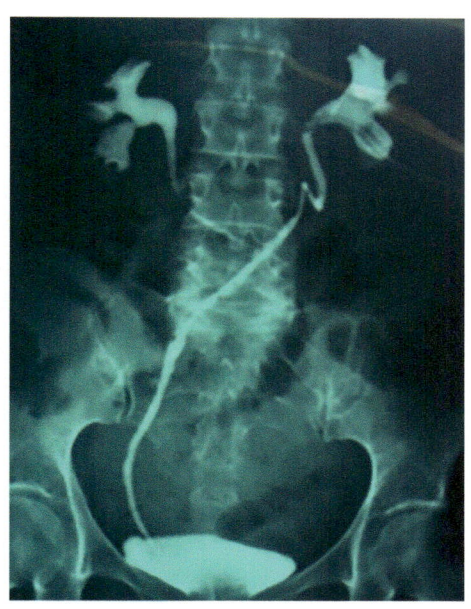

FIGURA 106.24 – *Pielografia pós transuretero anastomose. Fonte: acervo dos autores.*

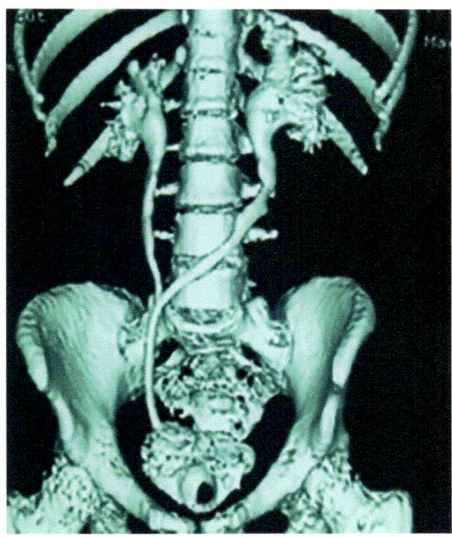

FIGURA 106.25 – *Transuretero anastomose em urotomografia. Fonte: acervo dos autores.*

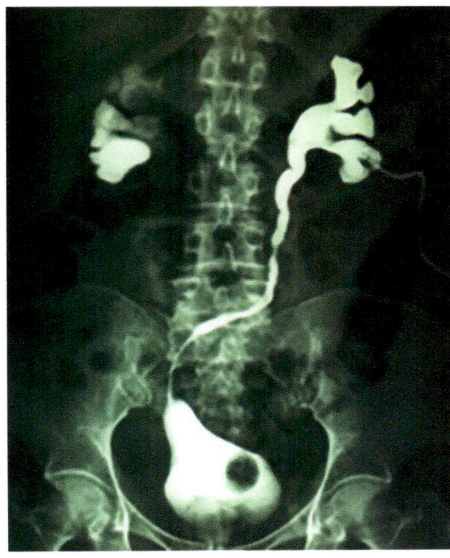

FIGURA 106.26 – *Transuretero anastomose com Boari. Fonte: acervo dos autores.*

sempre que possível. É importante ressecar tecido desvitalizado, espatular as bordas, e fazer o reparo primário hermético, sem tensão, com pontos absorvíveis, usando cateter ureteral e drenagem.[25] Se esse método falhar e também nos casos de transecção completa do ureter e impossibilidade de reconstrução no momento da cirurgia, ou ainda instabilidade do paciente, está indicada uma nefrostomia percutânea com cirurgia reparadora posteriormente.[24,25] O tratamento de lesões contusas ureterais deve ser realizado com cateter ureteral.

Em caso de perda de segmentos ureterais, seguem as opções.

Reparo de secções ureterais em terço distal

Correspondem a mais de 90% das lesões ureterais em cirurgias abdominais. A cirurgia de escolha geralmente é o reimplante ureteral na bexiga. A técnica preferencial é a extravesical com mecanismo antirrefluxo. A mais conhecida é a de Lich-Gregoir. Em condições apropriadas (cotos longos e bem vascularizados), é factível a anastomose boca a boca com espatulamento, pontos absorvíveis separados e cateter ureteral. Se o ureter estiver curto para o reimplante,[25] a tensão pode ser resolvida com a técnica de bexiga psoica. Nessa técnica, a parede vesical é fixada ao músculo psoas com pontos separados ipsilateral ao lado a ser reimplantado, diminuindo a distância entre a bexiga e o coto proximal.

Reparo de secções ureterais em terço médio

Corresponde a 7% das lesões ureterais. Podem ser reconstruídas com anastomose boca a boca, reimplantes com bexiga psoica, técnica de *flap* de Boari ou ainda a transuretero anastomose. Nessa forma de reparo temos a aproximação do ureter danificado ao íntegro pela linha média, a fim de efetuar uma anastomose terminolateral.[33]

Reparo de secções ureterais em terço proximal

São as mais raras, correspondendo a 2% das lesões ureterais. Pode ser reparado com pielouretero anastomse. Quando, raramente, houver dano grave à pelve renal e JUP, realiza-se a ureterocalicostomia, na qual o coto ureteral é suturado em sentido terminolateral em um cálice renal. A liberação completa e mobilização do rim para baixo facilita a aproximação. A transuretero anastomose pode ser opção nesse segmento também.

Reparo de lesões ureterais com perda de grandes segmentos (avulsão ureteral)

São situações geralmente inesperadas, e muitas vezes sem uma equipe preparada para reconstrução. Nesse caso deve ser realizada a derivação com ureterostomia ou nefrostomia percutânea e posterior abordagem. A cateterização do coto proximal e exteriorização cutânea é alternativa. Uma opção tratamento definitivo é o autotransplante do renal. É possível também a utilização de segmentos intestinais para a substituição ureteral, como a interposição de segmento ileal excluso do trânsito,[24] podendo ou não usar o modelamento com a técnica de Yang-Monti. A utilização do apêndice cecal também foi descrita para corrigir lesões ureterais no lado direito.[34] A ureteroplastia com mucosa oral é técnica alternativa, ainda com experiência limitada, e depende de parte da parede ureteral viável.[31] Como última opção, temos a nefrectomia, devendo esta ser evitada em caso de rim com função preservada.

Trauma de bexiga

Introdução

O trauma vesical mais comum é o fechado, mas também ocorre em ferimentos penetrantes e lesões iatrogênicas (principalmente cirurgias ginecológicas e urológicas). Terrier *et al*, em 162.690 vítimas de acidentes automobilísticos na França, identificaram 963 casos de trauma do trato urogenital, sendo o trauma renal o mais comum (43%); acometimento da bexiga ocorreu em 10%.[35]

Etiologia

O trauma contuso é responsável por 67% a 86% das rupturas de bexiga, e está associado a lesão uretral em 5% a 20%. Traumas perfurantes correspondem a 15% a 51% dos casos (Figura 106.27).

O trauma de bexiga é dividido em dois tipos: extraperitoneal (EP) e intraperitoneal (IP) (Figura 106.28). Traumas contusos de abdômen são causados principalmente por acidentes automobilísticos, enquanto lesões perfurantes são mais associadas a ferimentos por armas de fogo. A lesão extraperitoneal é a mais comum, frequentemente associada à fratura pélvica. Isso pode acontecer pela atuação de forças compressivas na própria pelve, que causam a ruptura da parede anterior ou lateral da bexiga, ou pela penetração direta por fragmentos ósseos. Como a lesão está abaixo da flexão peritoneal, o extravasamento de urina é extraperitoneal. Assim, no exame de imagem, é possível encontrar uma coleção densa em forma de chama. A lesão intraperitoneal é mais comumente relacionada a lesões penetrantes ou trauma por compressão súbita hipogástrica com bexiga cheia. Pela localização intra-abdominal da bexiga, a incidência da ruptura intraperitoneal costuma ser maior em crianças. Nesse tipo de lesão a urina se acumula na cavidade peritoneal.

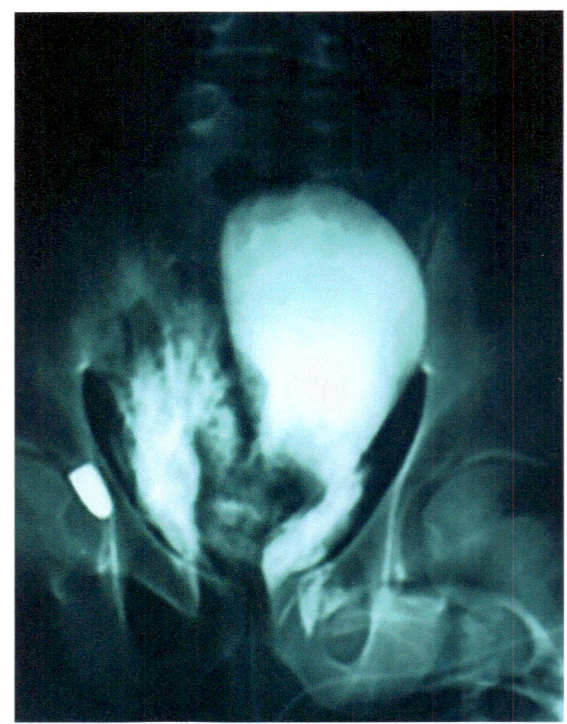

FIGURA 106.27 – *Cistografia com lesão de bexiga extraperitoneal por projetil. Fonte: acervo dos autores.*

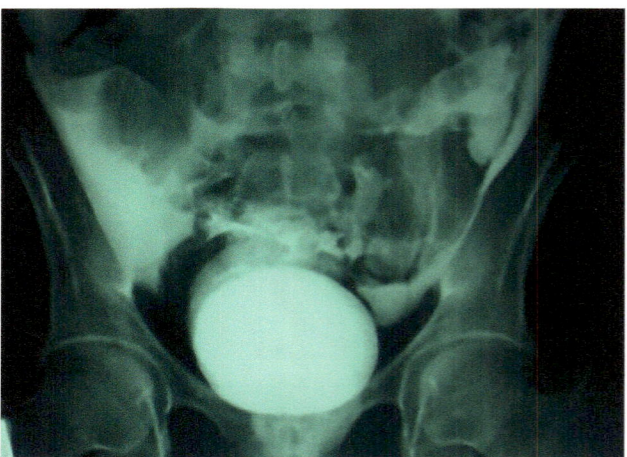

FIGURA 106.28 – *Cistografia com lesão de intraperitoneal. Fonte: acervo dos autores.*

Diagnóstico

O diagnóstico do trauma de bexiga é feito pela uretrocistografia (UCG) em adultos com infusão de pelo menos 300 mL de contraste. Tem sensibilidade de 90% a 95%, principalmente se realizado concomitante à tomografia. A hematúria macroscópica com trauma pélvico é uma indicação absoluta de investigação, assim como a uretrorragia na lesão de uretra com fratura pélvica. Deve-se suspeitar de lesão de bexiga quando há incapacidade de urinar ou ascite urinária pós-trauma fechado, ascite urinária e ferimentos penetrantes em hipogastro, nádegas e até períneo.[24] A imagem da lesão extraperitoneal aparece como uma coleção densa, extravasamento de contraste na pelve em forma de chama e bexiga em forma de gota invertida. Na lesão intraperitoneal, o contraste delineia as alças do intestino e as goteiras parietocólicas. Essa lesão também pode se manifestar por ascite urinária.

Tratamento

O tratamento da lesão intraperitoneal é a cirurgia com sutura da lesão[25] e sondagem vesical de demora. Se houver lesão penetrante que acomete o orifício ureteral ou ureter intramural, pode ser necessário o reimplante ureteral. No caso de ocorrer lesão retal e/ou vaginal concomitante, deve-se reparar a parede do órgão evitando coincidir as linhas de sutura, interpondo tecido viável entre as estruturas reparadas.

Lesões extraperitoneais são resolvidas com sonda vesical de demora, e a maioria dos casos se cura em 10 a 14 dias. Devem ser abordadas e suturadas: lesões extraperitoneais por arma de fogo, com lesão associada de reto ou vagina, com desinserção do colo vesical, com espiculas ósseas no interior da bexiga ou ainda fratura pélvica requerendo redução aberta e fixação interna.[24,25]

A cistografia pode ser realizada em todos os casos antes da retirada da sonda vesical avaliando a cicatrização vesical.[24]

Trauma de uretra

Introdução

Na anatomia masculina a uretra é dividida em partes devido a suas características. A uretra masculina posterior é dividida em prostática e membranosa, enquanto a anterior em bulbar e peniana.[25] Traumas na uretra feminina são raros.

Etiologia

As causas de trauma em uretra anterior em adultos compreendem a lesão iatrogênica, lesão da uretra bulbar por queda a cavaleiro (uretra bulbar é esmagada contra sínfise púbica), fratura de pênis durante a relação sexual, trauma penetrante e inserção de corpo estranho na uretra. O trauma penetrante, menos comum, habitualmente é secundário a ferimento por armas de fogo, inserção de objetos na uretra por objetivos sexuais ou por desordens psiquiátricas (Figura 106.29). As lesões uretrais, quando exclusivas, geralmente são iatrogênicas, por sondagem ou passagem de aparelhos pela uretra (6,7/1000).[24]

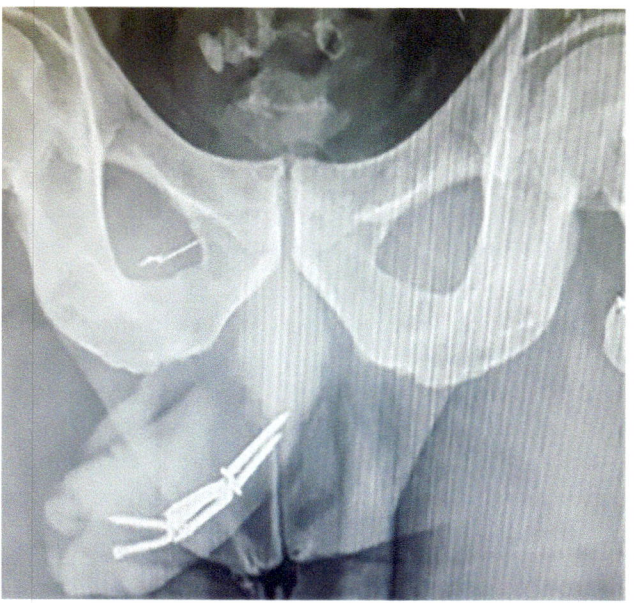

FIGURA 106.29 – *Radiografia da pelve indica presença de pregos inseridos na uretra por paciente com diagnóstico de doença mental. Fonte: acervo dos autores.*

Podem variar desde simples estiramento a ruptura parcial ou completa.[25]

A etiologia das lesões de uretra posterior em adultos geralmente são traumas pélvicos decorrentes de acidentes de veículos motorizados. Fraturas com afastamento e diástase da articulação sacrilíaca têm risco aumentado para tal lesão. Em homens, 4% a 19% das fraturas de pelve cursam com lesão da uretra membranosa, enquanto a uretra feminina é lesada em 0% a 6%.[35] O trauma de uretra posterior pode não permitir que a próstata seja identificada no toque retal.

A etiologia das lesões uretrais em crianças segue os mesmos mecanismos das lesões em adultos, apesar do fato de que, no trauma da uretra posterior, podem ocorrer lesões da próstata e do colo vesical com maior frequência.[34]

Diagnóstico

Deve-se suspeitar de trauma uretral em casos de queda a cavaleiro, fratura de bacia e se presença dos seguintes sintomas ou sinais clínicos:

1. Uretrorragia (incidência de lesão em 40% a 93%).
2. Retenção urinária aguda, com ou sem globo vesical palpável.
3. Dor, edema e hematomas em região pélvica e genital.[25] Hematoma contido pela fáscia de Buck na fratura de pênis ou em asa de borboleta, fáscia de Colles, no trauma de uretra bulbar.
4. Dor ao urinar, especialmente associada à uretrorragia.

5. Presença de espículas ósseas ou deslocamento cranial da próstata ao toque retal.[24]

Geralmente o trauma uretral feminino ocorre concomitantemente à ruptura vesical em fraturas pélvicas e/ou laceração vaginal.[24,28]

A uretrografia retrógrada permite a avaliação do trajeto da uretra assim como a avaliação de lesões de bexiga associadas (Figura 106.30).

Outros exames de imagens são usados no manejo do paciente traumatizado, como a ultrassonografia, para a localização da bexiga no momento da realização da cistostomia suprapúbica por punção. A tomografia computadorizada e a ressonância magnética têm uso limitadas na fase aguda para o diagnóstico de trauma uretral.[24]

Classificação

A classificação atualmente utilizada é AAST modificada, que leva em consideração a extensão do trauma e a localização anatômica, avaliadas na uretrografia retrógrada.[26]

- Grau I: tipo alongamento – alongamento da uretra, sem extravasamento de contraste.
- Grau II: tipo contusão– sangue no meato, sem extravasamento de contraste.
- Grau III: ruptura parcial da uretra anterior ou posterior. Extravasamento de contraste na lesão, com presença de contraste na uretra proximal/bexiga.
- Grau IV: ruptura total da uretra anterior ou posterior – extravasamento de contraste na lesão, ausência de contraste na uretra proximal/bexiga.
- Grau V: ruptura total da uretra posterior – lesão de colo vesical ou vaginal associada.

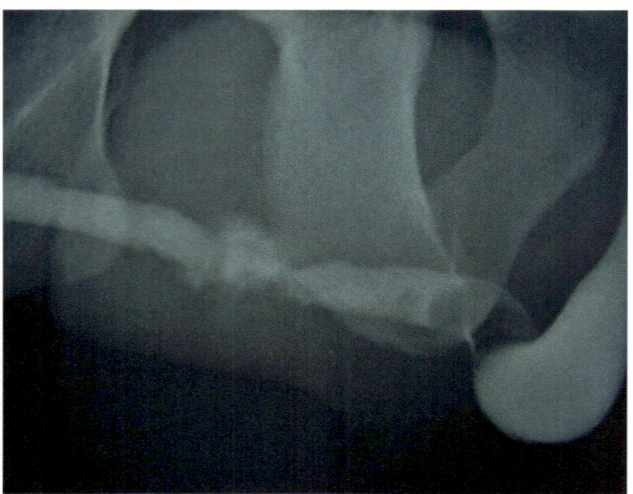

FIGURA 106.30 – *Uretrocistografia retrógrada com lesão contusa em uretra anterior.* Fonte: acervo dos autores.

Tratamento

Trauma contuso de uretra anterior

A cistostomia é o tratamento inicial das lesões contusas em uretra bulbar e oferece segurança no manejo das lesões parciais e completas. Em leões parciais, 68% dos pacientes terão recanalização satisfatória com a cistostomia por 2 a 3 semanas.[3] O cateterismo às cegas deve ser evitado, pois eleva as chances de aumentar a lesão, podendo ser tentado por cistoscopia. Há recomendação fraca para a abordagem cirúrgica na lesão total contusa.

A sequela mais comum é a estenose uretral, cujas complicações podem ser graves. A escolha do tratamento da estenose uretral leva em consideração a etiologia, a localização e a extensão da estenose, assim como a presença de comorbidades do paciente.

No trauma iatrogênico, a sondagem guiada ou cistostomia são as opções. Lesões mínimas podem ser observadas.[24]

Trauma de uretra posterior associado à fratura pélvica

Na ausência de sinais clínicos de lesão uretral (uretrorragia, retenção urinária, hematúria, hematoma perineal) e de lesões radiológicas suspeitas, o cateterismo uretral pode ser realizado em paciente com fratura pélvica, caso contrário, a uretrografia retrógrada deve sempre ser realizada. Existem basicamente duas formas de tratamento da lesão de uretra associada à fratura pélvica: o realinhamento primário, ou a cistostomia com posterior correção da estenose que venha a se desenvolver. Todavia, não há consenso sobre qual o melhor tratamento. A abordagem cirúrgica primária da lesão de uretra posterior está abolida pela alta taxa de insucesso e complicações.[37]

O realinhamento primário, quando comparado à cistostomia, diminui a taxa de estenose para 44% a 49%, sem alterar taxas de impotência e incontinência. A técnica de realização do realinhamento é geralmente a cateterização uretral e vesical pela passagem de cistoscópio por via combinada (retrógrada e anterógrada). O tempo de cateterismo é variável, em geral de 4 a 6 semanas.

O tratamento tardio para o trauma de uretra posterior é a realização da uretroplastia por via perineal em 3 a 6 meses após a lesão.

Trauma de uretra penetrante e por fratura de pênis

A lesão de uretra está associada à fratura peniana em 2% a 20% dos casos e é frequentemente parcial, mas pode ser ruptura completa. A lesão de uretra na fratura, assim como no trauma penetrante, geralmente é passível de correção cirúrgica imediata,[25] por meio de anastomose com pontos absorvíveis. As lesões penetrantes de uretra posterior e próstata podem ser tratadas com derivação suprapúbica inicial e posterior reconstrução uretral, se necessário.[24]

Trauma de pênis

Introdução

O trauma de pênis pode se apresentar na forma contusa, sendo a fratura de pênis a mais comum, ou penetrante, como ferimentos por arma de fogo, e até amputação parcial ou total. Há ainda lesões por mordedura e pelo uso de anéis sexuais de constrição.

A fratura de pênis é caracterizada pela rotura da túnica albugínea durante ereção.[22] A incidência de traumas penianos é pequena, correspondendo a menos de 7% dos traumas urogenitais.[23] Neste tipo de lesão, é possível observar também o comprometimento da uretra em 10% a 32% dos casos.[24,25] A fratura do pênis ocorre principalmente quando o pênis está ereto, sofre uma força que o leva a dobrar-se. Na ereção a túnica albugínea encontra-se em um estado tenso e adelgaçado, chegando a 0.25 mm de espessura, estado mais propenso a rotura.[23] O principal mecanismo da fratura de pênis é o intercurso sexual (30% a 50%), mas também pode ocorrer por masturbação, manifestações religiosas como o Taghaandan, e em menor frequência em ereções noturnas (Figura 106.31).[24,26]

A penectomia traumática é um incidente raro. Esse tipo de lesão geralmente tem como causa ferimento por arma de fogo, acidentes com maquinários, ataques de animais e principalmente autoinfligido (87%), associado a doenças psiquiátricas como esquizofrenia e depressão. Também são relatadas penectomia por inconformação com gênero, questões religiosas e vingança amorosa.

Diagnóstico

A história típica é de atividade sexual em que ocorreu trauma durante a penetração, sentido um estalar no pênis.[23] Após ouvir o barulho, o paciente conta que se iniciou dor, inchaço, com súbita detumescência e um grande hematoma restrito ao pênis, conhecido como sinal da berinjela.[23] Esse hematoma curva o pênis para o lado contralateral à fratura. A lesão de uretra quando associada tem como sintomas retenção urinária e uretrorragia.[36] O diagnóstico da fratura de pênis é sugerido a partir da história clínica e do exame físico, e por vezes utiliza-se exame de imagem para confirmação do diagnóstico.[23,36]

A ultrassonografia é o método indicado para casos duvidosos, sendo barato, rápido, e acessível,[25] mas depende da experiência do examinador[36] (Figura 106.32). A ressonância magnética é o método que apresenta imagens com melhor acurácia, porém limitada pelo custo e disponibilidade. O diagnóstico de lesão uretral associada costuma ser confirmado no intraoperatório, durante a abordagem do corpo cavernoso.

Tratamento

O tratamento não operatório da fratura de pênis não é recomendado, pois pode cursar com ereções dolorosas, angulação peniana, fístulas arteriovenosas, hematomas infectados, abscessos e disfunção erétil. Assim, recomenta-se a reconstrução cirúrgica, diminuindo complicações em longo prazo de 30% para 4%.[38]

Usa-se incisão subglandar ou médio peniana ventral sobre a rafe, identifica-se a lesão da túnica albugínea e reparo com sutura contínua.[26] A sondagem no intraoperatório ajuda a dissecção e eventual reparo da uretra (Figura 106.33).

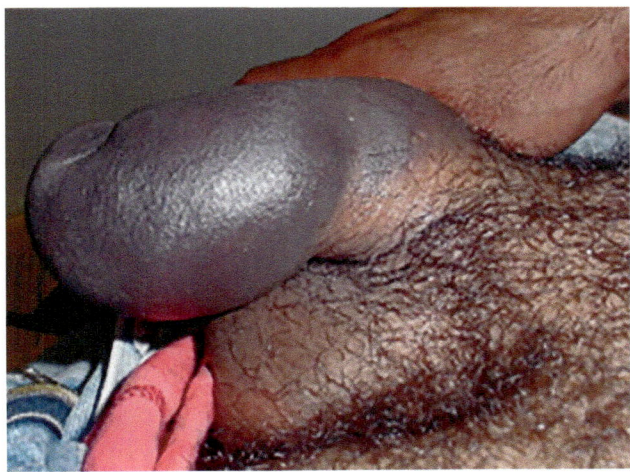

FIGURA 106.31 – *Fratura de pênis: hematoma causando deformidade e restrito ao pênis.* Fonte: *acervo dos autores.*

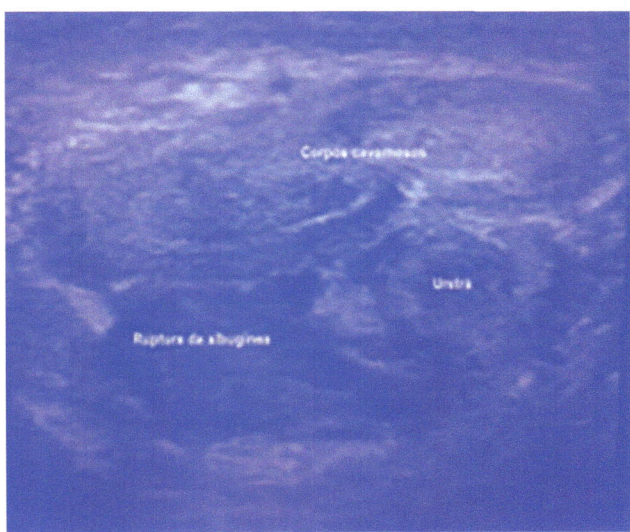

FIGURA 106.32 – *Ultrassonografia de fratura de pênis.* Fonte: *acervo dos autores.*

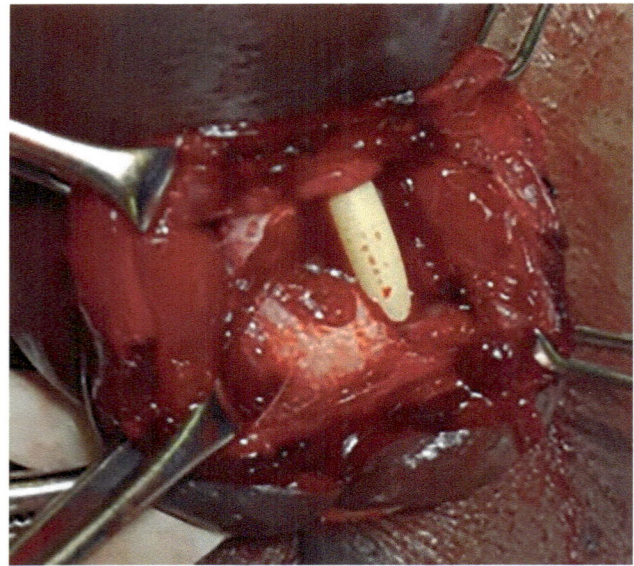

FIGURA 106.33 – Fratura de pênis, albugínea rompida com exposição do corpo cavernoso e com lesão uretral completa. Fonte: acervo dos autores.

Em caso de traumas graves, como amputação peniana, a cirurgia de reconstrução do pênis pode ser tentada em até 16 horas após o trauma.

Trauma de escroto e testículo

Introdução

No trauma testicular, o mecanismo de lesão mais frequente é o contuso (80%) relacionado a esportes de contato e acidentes, especialmente motociclísticos (Figura 106.34). Traumas penetrantes em sua maioria são causados por armas de fogo.[36]

Diagnóstico

O quadro clínico do trauma testicular contuso é caracterizado por dor intensa com irradiação para região abdominal, podendo ser seguido de náusea, vômito e até síncope. O escroto se apresenta edemaciado e dolorido, o que dificulta a palpação dos testículos.[26]

A especificidade da ultrassonografia escrotal varia de 78% a 98,6%. O exame pode não ser conclusivo para diferenciação de ruptura testicular e hematocele.[36] Persistindo dúvida quanto à integridade da albugínea testicular, a ressonância magnética pode ser indicada.

Tratamento

O tratamento varia de acordo com o tipo de trauma sofrido pelo paciente (Figura 106.35).

No caso de trauma penetrante de escroto, há necessidade de exploração cirúrgica com desbridamento de tecido não viável, devendo sempre tentar a reconstrução primária do testículo e escroto. Na lesão do ducto deferente, a anastomose pode ser considerada ou realizada em segundo tempo.

Grandes hematoceles devem ser drenadas. O tratamento cirúrgico precoce resulta na preservação do testículo em mais de 90% dos casos, comparado com cirurgias tardia quando a orquiectomia é realizada em 45% a 55%.

Em relação aos casos de trauma testicular contuso, é indicado explorar cirurgicamente os pacientes com suspeita ou ruptura confirmada da albugínea testicular. Devemos drenar hematomas, desbridar o parênquima testicular desvitalizado e fechar a túnica albugínea, tentando evitar a orquiectomia.

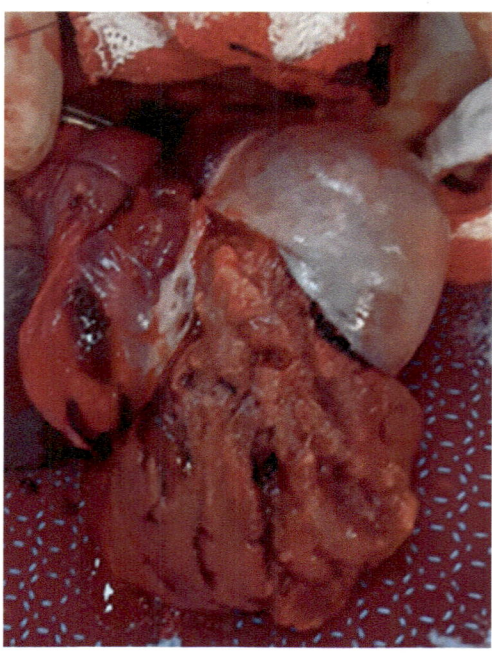

FIGURA 106.34 – Trauma testicular com explosão. Fonte: acervo dos autores.

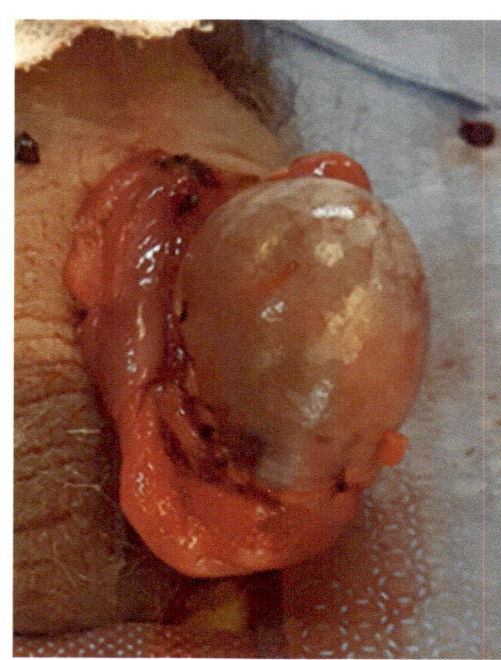

FIGURA 106.35 – Trauma testicular após reconstrução. Fonte: acervo dos autores.

Referências bibliográficas

1. Molokwu CN, Somani BK, Goodman CM. Outcomes of scrotal exploration for acute scrotal pain suspicious of testicular torsion: a consecutive case series of 173 patients. BJU Int 2011; 107:990.
2. Tracy CR, Steers WD, Costabile R. Diagnosis and management of epididymitis. Urol Clin North Am 2008; 35:101.
3. Cornia PB, Takahashi TA, Lipsky BA. The microbiology of bacteriuria in men: a 5-year study at a Veterans' Affairs hospital. Diagn Microbiol Infect Dis 2006; 56:25.
4. Eke N. Fournier's gangrene: a review of 1726 cases. Br J Surg 2000; 87:718.
5. Khadra MH, Pickard RS, Charlton M, et al. A prospective analysis of 1,930 patients with hematuria to evaluate current diagnostic practice. J Urol 2000; 163:524.
6. Denton AS, Clarke NW, Maher EJ. Non-surgical interventions for late radiation cystitis in patients who have received radi-cal radiotherapy to the pelvis. Cochrane Database Syst Rev. 2002;(3):CD001773.
7. Foley SJ, Soloman LZ, Wedderburn AW, et al. A prospective study of the natural history of hematuria associated with benign prostatic hyperplasia and the effect of finasteride. J Urol 2000; 163:496.
8. Burnett AL, Bivalacqua TJ. Priapism: current principles and practice. Urol Clin North Am 2007; 34:631.
9. Montague DK, Jarow J, Broderick GA, et al. American Urological Association guideline on the management of priapism. J Urol 2003; 170:1318.
10. Ralph DJ, Garaffa G, Muneer A, et al. The immediate insertion of a penile prosthesis for acute ischaemic priapism. Eur Urol 2009; 56:1033.
11. Kuefer R, Bartsch G Jr, Herkommer K, et al. Changing diagnostic and therapeutic concepts in high-flow priapism. Int J Impot Res 2005; 17:109.
12. Pryor JP, Hehir M. The management of priapism. Br J Urol 1982; 54:751.
13. Rosenstein D, McAninch JW. Urologic emergencies. Med Clin North Am 2004;88(2): 495-518.
14. Roehrborn CG. Acute urinary retention: risks and management. Rev Urol 2005;7(Suppl4):S31-41.
15. Curtis LA, Dolan TS, Cespedes RD. Acute urinary retention and urinary incontinence. Emerg Med Clin North Am 2001 Aug;19(3):591-619.
16. Rosenstein D, McAninch JW. Urologic emergencies. Med Clin North Am 2004;88(2): 495-518.
17. Nyman MA, Schwenk NM, Silverstein MD. Management of urinary retention: rapid versus gradual decompression and risk of complications. Mayo Clin Proc 1997;72(10):951-6.
18. Roehrborn CG. Acute urinary retention: risks and management. Rev Urol 2005;7(Suppl4):S31-41.
19. Pearle MS, Goldfarb DS, Assimos DG et al: Medical management of kidney stones: AUA guideline. J Urol 2014; 192: 316.
20. Zilberman DE, Tsivian M, Lipkin ME et al: Low dose computerized tomography for detection of urolithiasis—its effectiveness in the setting of the urology clinic. J Urol 2011; 185: 910.
21. Preminger, G.M. et AL: Guideline 2007 for the management of ureteral calculi: J. Urol. 178, N 6, p. 2418 – 34, dec 2007.
22. Haines, RW.; Fowler, AJ.; Kirwan, CJ.; at al.,Journal of Trauma and Acute Care Surgery. 86(1):141-147, January 2019.
23. Broska Júnior, C A; Linhares, AC; Luz, A M; Naufel Júnior, CR; at al, Profile of renal trauma victims treated at a university hospital in Curitiba/Perfil dos pacientes vítimas de trauma renal atendidos em um hospital universitário de Curitiba, Rev. Col. Bras. Cir ; 43(5): 341-347, Sept.-Oct. 2016.
24. N.D. Kitrey (Chair), N. Djakovic, P. Hallscheidt, at al, Guidelines on urological Trauma 2020, EAU. Disponível em : https://uroweb.org/guideline/urological-trauma/ accessed jan, 2020.
25. Morey AF, Brandes S, Dugi DD 3rd et al: Urotrauma: AUA guideline. J Urol 2014, 192: 327 amended 2017,2020.
26. Moore EE, Cogbill TH, Malangoni M, Gregory , at al ,Scaling system for organ specific injuries, AAST. Disponível em: https://www.aast.org/resources-detail/injury-scoring-scale. Acesso:jan, 2020.
27. Bjurlin, Marc A.; Fantus, Richard Jacob; Fantus, Richard Joseph; at aComparison of nonoperative and surgical management of renal trauma: Can we predict when nonoperativel, Trauma study, Journal of Trauma and Acute Care Surgery. 84(3):418-425, March 2018.
28. Keihani, Sorena; Xu, Yizhe; Presson, Angela P.; at al Contemporary management of high-grade renal trauma: Results from the American Association for the Surgery of Trauma Genitourinary.
29. Lanchon, C., Fiard, G., Arnoux, V., Descotes, J.-L., at al. High Grade Blunt Renal Trauma: Predictors of Surgery and Long-Term Outcomes of Conservative Management. A Prospective Single Center Study. The Journal of Urology, 195(1), 106–111. 2015.
30. Elliott, S. P., McAninch, J. W. (2006). Ureteral Injuries: External and Iatrogenic. Urologic Clinics of North America, 33(1), 55–66. 2006.
31. Zhao, L.C., et al. Robotic Ureteral Reconstruction Using Buccal Mucosa Grafts: A Multi-institutional Experience. Eur Urol, 2017.
32. Osterberg, EC., Awad, M., Murphy, G., Gaither, T., at al. MP79-15 Development of Hypertension after renal trauma. The Journal of Urology, 197(4), e1078. 2017.
33. Boxer, R. J., Johnson, S. F., & Ehrlich, R. M. Ureteral substitution. Urology, 12(3), 269–278. 1978.
34. Xiong, S., Zhu, W., Li, X., Zhang, P., Wang, H., & Li, X. Intestinal interposition for complex ureteral reconstruction: A comprehensive review. International Journal of Urology, 2020.
35. Terrier, J.-E., Paparel, P., Gadegbeku, B., Ruffion, A., Jenkins, L. C., & N'Diaye, A. Genitourinary injuries after traffic accidents. Journal of Trauma and Acute Care Surgery, 82(6), 1087–1093, 2017.
36. Miller S, McAninch JW. Penile fracture and soft tissue injury. In: McAninch JW, editor. Traumatic and Reconstructive Urology. Philadelphia: W.B. Saunders; 1996. pp. 693–698.
37. Hadjizacharia P, Inaba K, Teixeira PG, Kokorowski P, Demetriades D, Best C. Evaluation of immediate endoscopic realignment as a treatment modality for traumatic urethral injuries. J Trauma 2008; 64:1443-9.
38. Wespes E, Libert M, Simon J, Schulman CC. Fracture of the penis: conservative versus surgical treatment. Eur Urol. 1987; 13(3):166-8.

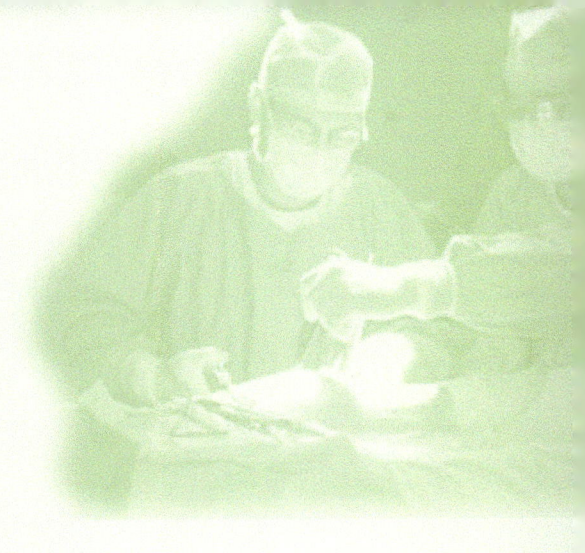

SEÇÃO 18

Cirurgia de Partes Moles

107 Infecções

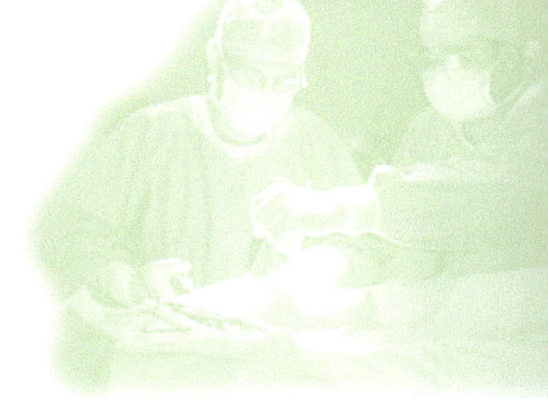

Tarcisio J. C. da Costa Reis

Introdução

As Infecções de Partes Moles (IPM) são de grande importância clínica, em virtude das diversas formas de apresentação e gravidade variável, bem como pela ocorrência em todos os perfis etários[1].

A grande maioria é de fácil e rápido diagnóstico; porém as infecções mais severas podem simular infecções outras, "inocentes" retardando o diagnóstico e comprometendo a cura[2,3].

A suspeição clínica deve estar sempre aguçada em busca do perigo subjacente, evitando um desastre maior como a perda de membros ou mesmo a morte. O tempo é o inimigo do cirurgião nas infecções necrosantes. Estas podem evoluir em até uma polegada por hora, não sendo rara a morte em poucas horas após a chegada ao hospital[2,3].

A ressuscitação deve ser a mais adequada e precoce possível, mais não deve retardar em demasia o tratamento cirúrgico, se indicado[3,4].

Classificar, na admissão, as diversas e mais comuns formas de apresentação e estratificar a gravidade do paciente nos parecem os pontos principais à programação terapêutica[2,3].

É usual a separação entre infecção focal e infecção difusa. Infecção necrosantes e não necrosantes. Além do mais, devemos avaliar a presença de sintomas tóxicos ou não[2,3].

A nossa discussão abordará a infecção focal não necrosantes (IFNN); a infecção difusa não necrosantes (IDNN); a infecção focal necrosantes (IFN); e a infecção difusa necrosantes (IDN).

Esta classificação ajudará, na maioria dos casos, na definição de internação ou acompanhamento ambulatorial.

A busca ao agente etiológico deve ser uma constante, seja por meio de hemoculturas (pelo menos três amostras na admissão) ou também pela coleta das secreções e fragmentos teciduais das feridas necrosantes para culturas de rotina, anaeróbios — se possível, e realização imediata do Gram[1-4].

A etapa de busca dos agentes causais deve fazer parte dos cuidados da admissão[1-4].

Por outro lado, a antibioticoterapia deve ser iniciada tão logo se tenha o diagnóstico presuntivo de infecção, devendo ser baseada na flora esperada para o tipo de infecção encontrada e no perfil do paciente identificado à sua admissão (idade, sexo, perfil nutricional, patologias associadas, utilização de serviços de saúde ou de antibióticos nos últimos 30 dias, *status* imunológico etc.)[1-13].

Infecção focal não necrosante (IFNN)

As formas de IFNN podem envolver a pele (impetigo) ou as estruturas anexais (foliculite, furúnculos e carbúnculos)[1,3].

O impetigo é infecção cutânea, contagiosa, superficial, sendo duas as formas clássicas: o impetigo vesiculopustular ou não bolhoso e o tipo bolhoso. O impetigo não bolhoso frequentemente se apresenta por pequenas lesões de base eritematosa. Após o dessecamento aparecem crostas finas, que quando múltiplas podem coalescer. Os pré-escolares e escolares são os mais acometidos, sendo a face e os membros as regiões corporais mais envolvidas. Neste grupo de pacientes, devemos lembrar da possibilidade de acometimento renal em decorrência de cepas bacterianas nefrogênicas, causadoras de nefrite aguda estreptocócica[1,3].

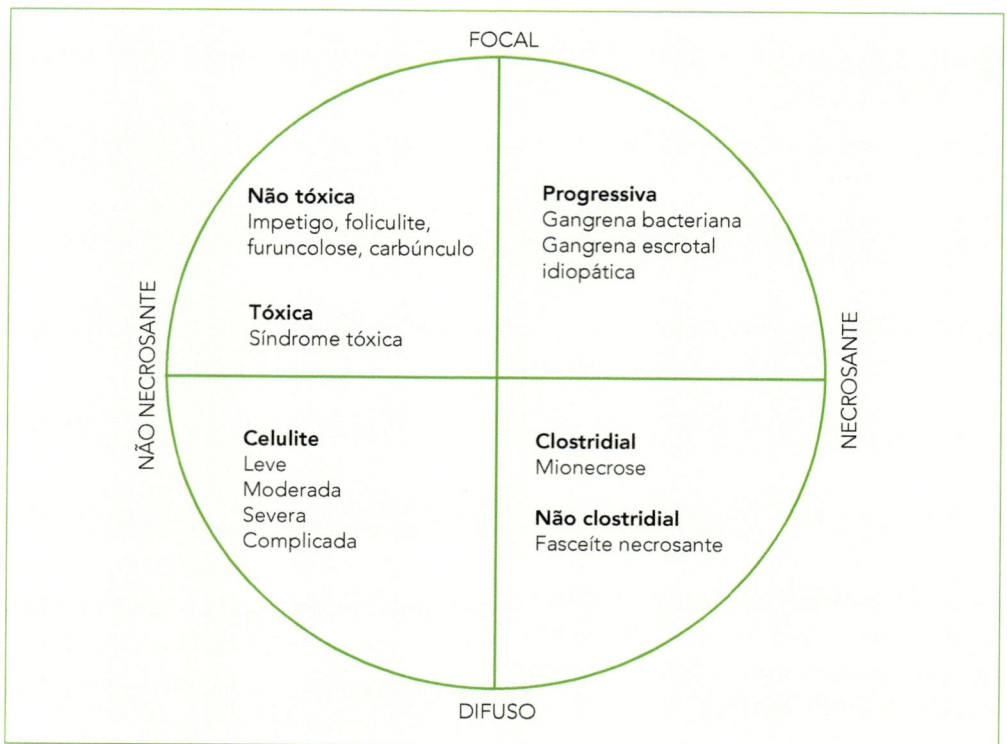

FIGURA 107.1 – *Classificação das IPM. Fonte: autores.*

O impetigo bolhoso caracteriza-se por lesões bolhosas de tamanho entre 1-2 cm, persistentes (duração dois a três dias), que após o dessecamento as crostas oriundas são espessas e não tendem ao agrupamento. É doença esporádica, podendo acometer todas as idades. Apresenta as mesmas localizações do anterior, porém nos decorrentes do *Staphylococcus,* podem acometer a boca[1,3].

O diagnóstico é clínico. Porém, sempre que presentes, as secreções devem ser colhidas para o Gram e culturas. Os agentes mais implicados são o *Staphylococcus aureus* ou o *Streptococcus pyogenes*[1,3].

Tratamento

Higiene local, retirada das crostas e secreções, antissépticos aplicados na pele, utilização de antibióticos tópicos como mupirocina, neomicina mais bacitracina ou o ácido fusídico[1].

A forma não bolhosa pode ser tratada sistemicamente com[1]:

- Dicloxacilina 125 a 500 mg VO de 6/6 h;
- Cloxacilina 250 a 500 mg VO de 6/6 h;
- Cefuroxima 250 mg VO 12/12 h;
- Eritromicina 250 a 500 mg VO 6/6 h.

Para a forma bolhosa apresentamos as seguintes sugestões[1]:

- Cefalexina 500 mg VO 6/6 h, ou caso internado, a cefalotina 1-2 g EV 6/6 h;
- Dicloxacilina 125 a 500 mg VO 6/6 h, ou caso internado, a oxacilina 1-2 g EV 6/6 h;
- Claritromicina 500 mg VO 12/12 h.

A decisão de internação será baseada no estado clínico, grau de acometimento e condições sociais para a adequada utilização da medicação em regime ambulatorial e o comparecimento às revisões programadas[1,3].

A foliculite é uma afecção que acomete os folículos pilosos, usualmente ocasionada pelo *Staphylococcus aureus*. Podem ser superficiais e profundas. Estas últimas formam os furúnculos, podendo coalescer para formar os carbúnculos[1,3].

O diagnóstico mais uma vez é clínico. Os cuidados gerais com a pele e a lesão devem ser os mesmos que no impetigo[1]. O tratamento sistêmico também segue o tratamento do impetigo, porém nos casos de repetição recomenda-se a realização de culturas de secreções nasais e demais orifícios naturais, na busca de *Staphylococcus aureus* resistente a meticilina (oxacilina no Brasil) (MRSA)[1]. Nestes casos, existe a recomendação para a utilização da vancomicina 1 g EV 12/12 h, utilização de antibiótico tópico nas narinas e orifícios naturais outros[1]. Os pacientes estáveis clinicamente, que apresentem esta condição de resistência, podem receber a rifampicina 600-900 mg VO ao dia, em detrimento da vancomicina[1].

Já o carbúnculo tem como agente etiológico provável, além do *S. aureus,* o *Bacillus anthracis.* Usualmente chamamos de Antraz a sua forma mais comum, que é a cutânea (95% dos casos)[1,3].

Esta afecção é a forma mais grave das formas de IFNN, pois frequentemente está relacionada a indivíduos com fatores de risco de gravidade associados (diabéticos, imunossuprimidos, idosos, desnutridos etc.)[1-3].

A base do tratamento permanece a mesma das outras formas. Todavia, a cobertura antimicrobiana deve contemplar também o *Bacillus anthracis.* Assim, sugerimos algumas opções[1-3]:

- Ciprofloxacina 400mg EV 12/12 h; caso não haja necessidade de internação dever ser prescrita na dose de 1-1,5 g VO ao dia;
- Levofloxacina 500-750 mg EV ao dia; ou 500 mg VO ao dia, caso seja possível o tratamento ambulatorial;
- Tetraciclina 500 mg VO 6/6 h; ou claritromicina 500 mg VO 12/12 h;
- Penicilina G 2.500.000 UI EV 4/4 ou 6/6 h; ou ampicilina/sulbactam 3 g EV 8/8 ou 6/6 h; ou 375-750 mg VO 12/12 h;

Nas formas mais graves, em que a Síndrome Tóxica esteja presente, sugerimos algum dos esquemas abaixo[1,3,5-13]:

- Ertapenem 1 g EV ou IM ao dia;
- Ciprofloxacina 400 mg EV 12/12 h; ou levofloxacina 500-750 mg EV ao dia; ou moxifloxacina 400 mg EV ao dia;
- Tigeciclina 100 mg, seguidos por 50 mg EV 12/12 h.

Todavia, é de fundamental importância a identificação do agente causal nos pacientes que não melhorem após 24-48 horas do início da antibioticoterapia e drenagem cirúrgica[3]. Devemos lembrar que a existência do MRSA tem aumentado consideravelmente, mesmo em pacientes de origem comunitária[6,7,9-13]. Neste grupo, devemos utilizar os mesmos critérios utilizados no impetigo com MRSA. Sugerimos, porém, que na presença de Síndrome Tóxica e identificação de MRSA, o tratamento seja iniciado com vancomicina 1 g EV 12/12 h ou o linesulida 600 mg EV 12/12 h [6,7,9-11].

Os abscessos e fleimão são afecções decorrentes de infecções localizadas, em geral, por *Streptococcus* ou *Staphylococcus*[1,2]. Os princípios de tratamento são os mesmos que anteriormente apresentados. Devemos avaliar sempre a possibilidade ou não de tratamento ambulatorial[1-4].

Em todas as formas antes apresentadas, o papel do diagnóstico clínico precoce, da escolha antimicrobiana, da definição do regime de tratamento (ambulatorial ou nosocomial) e a oportunidade cirúrgica são passos a serem respeitados e adequadamente realizados[1-4].

As drenagens e os desbridamentos cirúrgicos devem ser amplos o suficiente para permitir o perfeito escoamento das secreções. A utilização de drenos deve ser avaliada na presença de *sinus* ou "lojas", ou ainda na presença de áreas de conteúdo misto, permitindo o melhor controle de materiais ainda não plenamente liquefeitos[2-4].

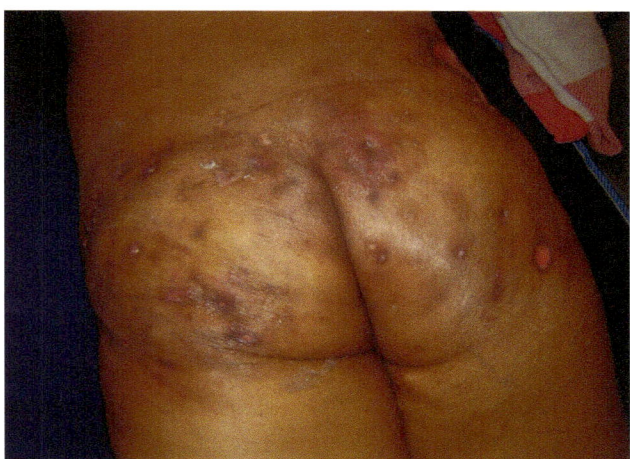

FIGURA 107.2 – *IPM em paciente viciada em injeções de anti-inflamatórios.* Fonte: autores.

Infecções difusas não necrosantes

A forma clínica de apresentação desta afecção é conhecida como celulite. Ocorre por disseminação da infecção pela pele e subcutâneo. O eritema, o calor, o endurecimento e o edema são os sinais típicos de apresentação[1-3].

Celulites não necrosantes podem ser leves, moderadas, severas ou ameaçadoras à vida[1-3]. Na sua maioria, a apresentação é de formas leves, resultantes de infecções muitas vezes recorrentes, por *Streptococcus* do grupo A ou por *Staphylococcus aureus*[1-3]. Particularmente nas extremidades, as linfangites e linfadenites são comuns[3]. A busca por condições associadas como o diabetes, a imunossupressão, a desnutrição, a insuficiência vascular de membros, entre outras, deve ser sempre efetuada[1-4].

O diagnóstico é clínico, todavia o laboratório e exames de imagem (a ultrassonografia e a ressonância nuclear magnética), em especial nos pacientes obesos e naqueles com diminuição do nível de consciência, nos quais o diagnóstico não possa ser obtido clinicamente, podem representar importantes ferramentas[1-4].

Os pacientes de maior risco de morte são aqueles nos quais a celulite acomete a face, acomete difusamente membros inferiores, extremos de idade, ou com comprometimento imunológico de qualquer etiologia[1-3].

Existe grande dificuldade de isolamento de agente etiológico, todavia, a terapêutica deve ser voltada para o *Streptococcus* do grupo A e para o *Staphylococcus aureus*. Contudo, a apresentação sob a forma associada de tenossinovites, deve ampliar a cobertura contra o Gram-negativo *Eikenella corrodens*[1-3].

Os princípios gerais de tratamento são os mesmos já discutidos anteriormente.

As formas leves podem ser contempladas com os mesmos esquemas apresentados, uma vez que os agentes são basicamente iguais. Frequentemente se faz necessária a adição de anti-inflamatórios para o melhor controle da dor e do edema[1-3].

As formas mais graves, frequentemente associadas à síndrome tóxica, devem ser tratadas em regime de internação até que haja o controle da sepse, invariavelmente com antibióticos venosos[2-4].

Os esquemas por nós sugeridos para adultos[2,3,5-13]:
- Ampicilina/sulbactam 3 g EV 6/6 h;
- Ertapenem 1 g EV ou IM ao dia;
- Ciprofloxacina 400 mg EV 12/12 h; ou levofloxacina 500-750 mg EV ao dia; ou moxifloxacina 400 mg EV ao dia;
- Tigeciclina 100 mg, seguidos por 50 mg EV 12/12 h.
- Penicilina G 2.500.000 UI 4/4 ou 6/6 h mais clindamicina 600 mg EV 8/8 h.
- Oxacilina 2 g EV 4/4 h ou 6/6 h pura ou em associação com a gentamicina 3-5 mg/kg/dia.

A penicilina G benzatina tem sido utilizada mensalmente, após o controle inicial da fase aguda, para a diminuição do risco de recorrência.

Devemos lembrar que os carbapenêmicos, as quinolonas e a tigeciclina devem ser evitados em crianças e adolescentes. Todavia, em função da gravidade em dependência do agente causal, podem ser utilizados sob vigilância rigorosa[6,8].

Procuramos reservar a vancomicina, a teicoplanina, e a linezolida para aqueles pacientes que se apresentem neste grupo e que possam ter maior risco de infecção por MRSA (p. ex.: transplantados, dialíticos, internamentos prolongados nos últimos 30 dias etc.)[6,7,9-13] ou naqueles em que, após 24-48 h de início de antibioticoterapia, não tenha ocorrido evidente melhora clínica e ainda não se tenham culturas[6,7,9,10].

Infecções focais necrosantes

Estas compreendem a gangrena sinergística bacteriana, descrita por Brewer e Meleney em 1926, e a gangrena de Fournier[2,3].

As primeiras surgem geralmente em uma a duas semanas após a injúria cutânea, ou cirurgias, resultando em lesões ulcerativas gangrenosas dispostas em três zonas: uma periférica de eritema e edema, uma intermediária, violácea, que circunscreve uma zona central, ulcerativa[3]. Esta afecção é comum em regiões pericolostomias e úlceras de decúbito[3]. São frequentes os *Streptococcus* e *Staphylococcus aureus,* ou também alguns Gram-negativos (frequentemente o *Proteus*)[2,3]. Como o nome sugere, é rapidamente progressiva se não tratada adequadamente[3].

A Gangrena Escrotal Idiopática (de Fournier) é uma condição descrita por Fournier, em 1883, acometendo cinco pacientes com febre e edema de bolsa escrotal, que em até 30 horas evoluíram para gangrena[3]. Posteriormente, Coenen e Przedborski definiram a etiologia por bactérias anaeróbias do gênero *Streptococcus* como os principais causadores da síndrome[3]. Todavia, a infecção secundária por Gram-negativos pode ocorrer na sequência[2,3].

Atualmente, o termo gangrena de Fournier vem sendo utilizado em diversas outras formas de infecções necrosantes que envolvem o aparelho genital e a região perineal[3].

O tratamento destas formas requer o desbridamento amplo dos tecidos desvitalizados, a utilização, inicialmente, de antimicrobianos venosos, e a realização de múltiplos curativos diários[2-4]. Não indicamos curativos preferenciais. Entendemos que o mais importante é a obtenção do adequado desbridamento local e a manutenção da ferida o mais seca possível, até que ocorra o surgimento do tecido de granulação.

Tardiamente, muitas vezes se faz necessária a enxertia sobre os tecidos de granulação[2-4].

Para estes dois grupos temos preferido a utilização de algum dos esquemas a seguir, até que ocorra o controle dos sintomas clínicos e não haja mais a progressão da infecção local[2,3,5-13]:

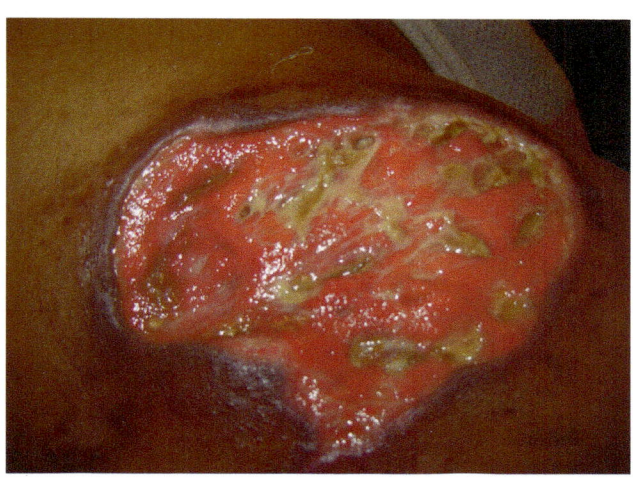

FIGURA 107.3 – IPM em paciente viciada em injeções de anti-inflamatórios (mesma paciente anterior). Fonte: autores.

- Ampicilina/sulbactam 3 g EV 6/6 h;
- Ertapenem 1 g EV ou IM ao dia;
- Ciprofloxacina 400 mg EV 12/12 h; ou levofloxacina 500-750 mg EV ao dia; ou moxifloxacina 400 mg EV ao dia;
- Tigeciclina 100 mg, seguidos por 50 mg EV 12/12.
- Penicilina G 2.500.000 UI 4/4 h ou 6/6 h mais clindamicina 600 mg EV 8/8 h.
- Ceftriaxona 2-4 g dia mais clindamicina 600 mg EV 8/8 h ou metronidazol 1,5-2 g/dia;
- Oxacilina 2 g EV 4/4 h ou 6/6 h pura ou em associação com a gentamicina 3-5 mg/kg/dia.

Nos pacientes mais graves, os quais apresentem alguma disfunção orgânica, preferimos a utilização do ertapenem em associação à ciprofloxacina, por entendermos que comprovadamente ambos atingem níveis teciduais efetivos em condições desfavoráveis teciduais. Todavia, enfatizamos que se trata de escolha do serviço, não existindo estudos prospectivos bem desenhados que tenham definido que esquemas são "melhores".

Infecções difusas necrosantes

Sem dúvidas são as mais temerosas formas clínicas de IPM, particularmente porque pode ocorrer apenas como uma forma de uma "simples celulite", retardando, muitas vezes, o diagnóstico e diminuindo sobremaneira a chance de cura[2,3].

Esta síndrome pode incluir a clássica gangrena gasosa, a gangrena estreptocócica difusa de Meleney, a fascite necrosantes de Wilson, e a celulite necrosantes Gram-negativa sinérgica de Stone[2,3]. Normalmente, ao diagnóstico, todas as condições se assemelham[2,3]. Classicamente, estas formas ocorrem em indivíduos com condições clínicas associadas como diabetes, vasculopatias periféricas, desnutrição, imunossupressão etc. Contudo, a fascite necrosantes estreptocócica do grupo A é relacionada á síndrome tóxica em indivíduos jovens, teoricamente sadios[2,3].

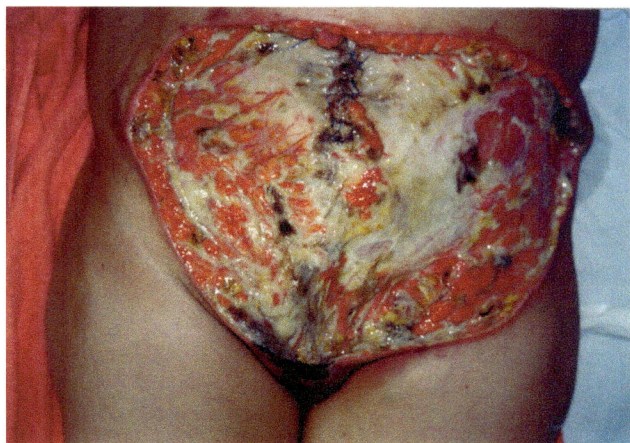

FIGURA 107.4 – IPM pós-cesareana (foi necessária histerectomia em decorrência de miometrite grave). Fonte: autores.

Dificilmente crepitações gasosas no subcutâneo, gás ao Rx, em partes moles e vesículas cutâneas estarão precocemente presentes[2,3]. A suspeição clínica é o ponto-chave ao diagnóstico[1-4]. O paciente suspeito deverá estar sob contínua reavaliação médica. A dúvida diagnóstica pode ser dirimida pela realização de biópsia por congelação[2,3].

Todavia, a presença de deterioração clínica, hipotensão, toxemia, hiponatremia sugere gravidade clínica, indicando a exploração cirúrgica ampla[1-4].

Lembramos que a presença de infecção clostridiana implica, em geral, em pouco exsudato inflamatório e possível presença de gás. Já nas infecções não clostridianas a presença de exsudato inflamatório tem sido uma constante[3].

A gangrena estreptocócica foi inicialmente descrita durante a guerra civil americana, e mais bem caracterizada posteriormente, por Meleney, em 1924. Descreveu a evolução da infecção causada pelo *Streptococcus β-hemolítico do grupo A*, que leva rapidamente a febre, eritema, trombose vascular do subcutâneo e síndrome tóxica em 24 h, progredindo para gangrena difusa em até cinco dias[2,3].

A celulite clostridiana usualmente ocorre em diabéticos e portadores de vasculopatia periférica. Em geral é dolorosa, porém a presença de neuropatia pode omitir a condição subjacente. Diante de tal, a presença do gás é o fator que melhor caracteriza a infecção e orienta o adequado tratamento.

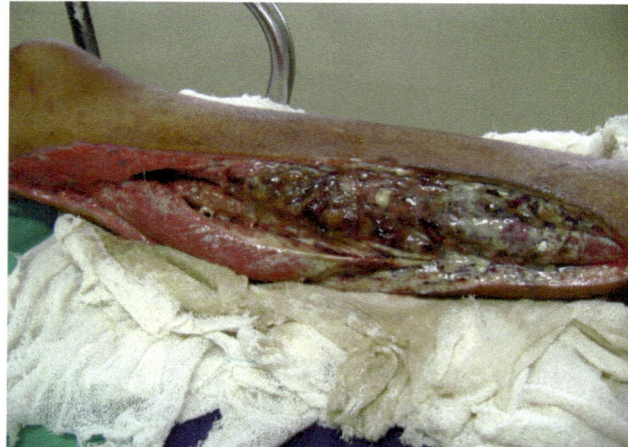

FIGURA 107.5 – IPM infecção de planos profundos (musculares) decorrente de infecção mista. Fonte: autores.

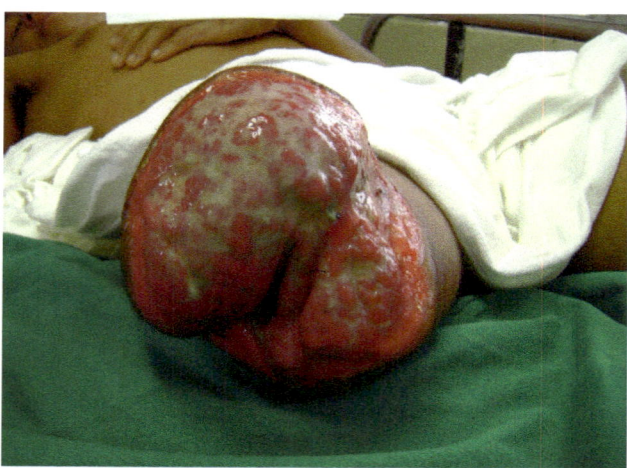

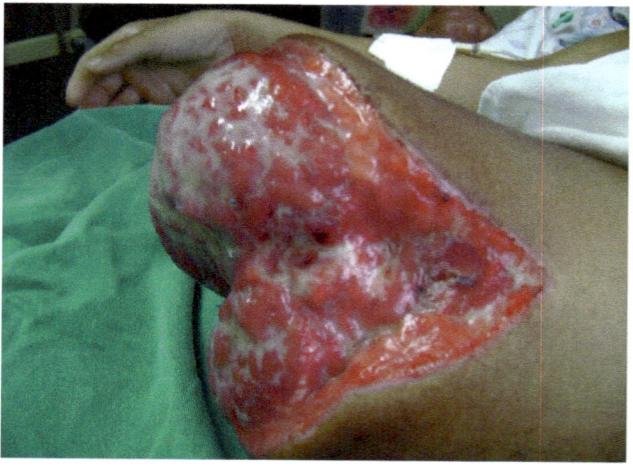

FIGURA 107.6 – IPM pós-trauma de partes moles com amputação de perna direita. Fonte: autores.

A fascite necrosantes é atualmente definida como a infecção que acomete a fáscia muscular e grupos musculares, sendo utilizada em termo genérico para todas as infecções difusas necrosantes de partes moles, excetuando-se a gangrena gasosa[3]. Classicamente, ocorre a presença de flora mista, usualmente o *Streptococcus* β-hemolítico do grupo A e bacilos Gram-negativos (particularmente o *Proteus* sp., *Pseudomonas* sp., ou o *Enterobacter* sp.)[2,3].

A fascite necrosantes Relacionada à síndrome tóxica ocorre mais comumente em associação ao *Streptococcus* β-hemolítico do grupo A. Ocorre em aproximadamente 20 para cada 100.000 habitantes. A evolução dramática está relacionada com a presença de exotoxinas e inibição de fagocitose por proteínas M. Os efeitos imunológicos incluem a exagerada produção de TNF-α[3].

A presença de Gram-negativos caracteriza a forma sinérgica da síndrome[2,3]. Nesta forma, é comum a associação com *Bacteroides fragilis*, *Peptostreptococcus*, e enterobactérias[2,3]. É frequente o envolvimento dos planos musculares mais profundos. Hoje, o envolvimento perineal faz com que seja relatada como síndrome de Fournier[2,3].

A miosite estreptocócica é a forma de infecção com necrose muscular, em geral determinada pelo *Streptococcus*, e ocasionalmente pelo *Staphylococcus aureus*, ou bacilos Gram-negativos. Difere da forma clostridiana pela ausência de gás[2,3].

Para este grupo de pacientes, quando disponíveis, recomendamos a utilização de curativos do tipo *Vacuum Assisted Clousure* (VAC). Esta modalidade de tratamento local das feridas apresenta custos diretos um pouco elevados. Todavia, a redução dos custos indiretos e a diminuição no tempo de internação hospitalar, justificam seu emprego[14].

Linhas gerais de tratamento das formas necrosantes difusas[1-12]

- Manter o paciente em regime de terapia intensiva.
- Resuscitação volêmica adequada, buscando atingir uma pressão venosa central mínima de 6-8 e um débito urinário maior que 0,5 mL/kg/hora;
- Otimizar a oferta de oxigênio aos tecidos com O_2 suplementar. Buscar uma saturação venosa de O_2 central > 75%;
- Coleta precoce de culturas (hemo e secreção local).
- Manter a pressão arterial média > 65 mmHg (se necessário com vasopressores).

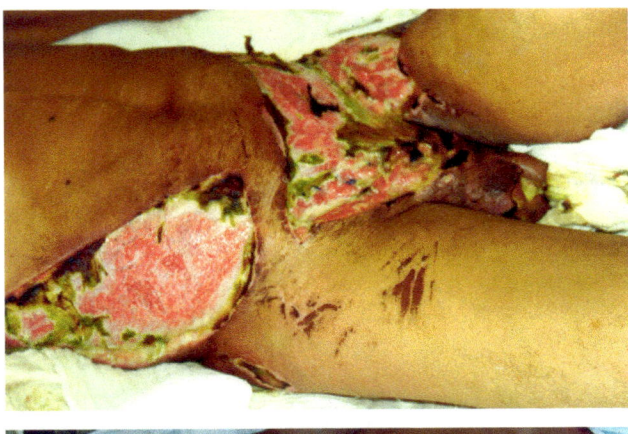

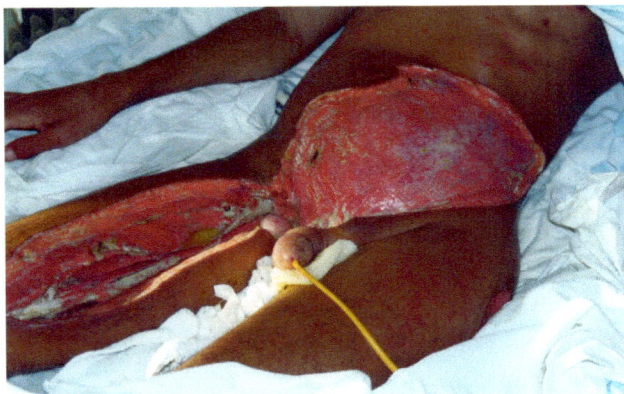

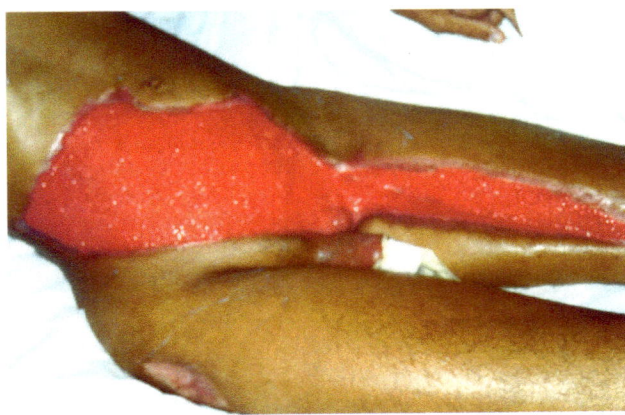

FIGURA 107.7 – IPM por Fournier grave em três pacientes e fases diferentes de evolução. Fonte: autores.

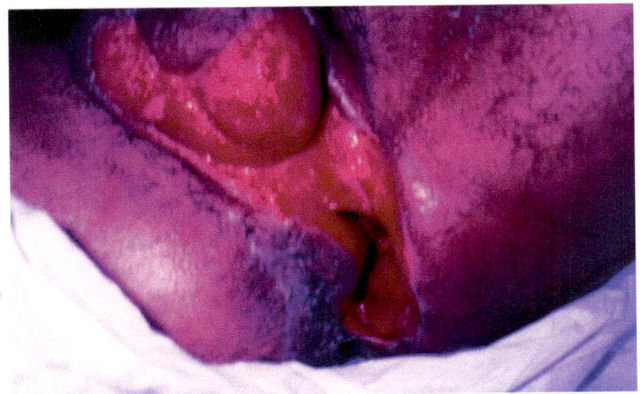

FIGURA 107.8 – Fournier grave com destruição do aparelho esfincteriano anal. Fonte: autores.

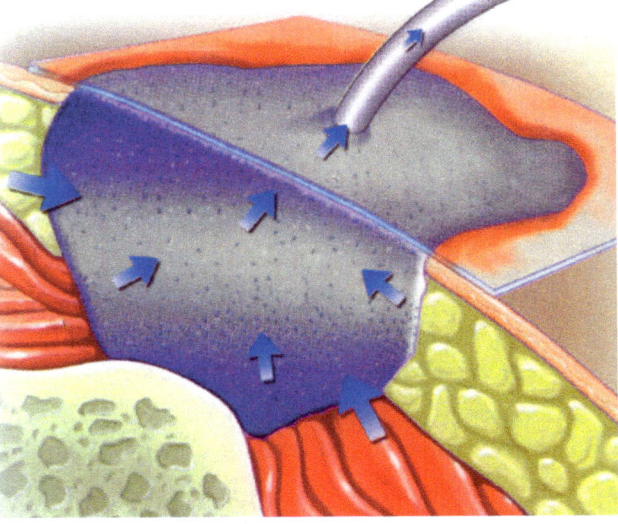

FIGURA 107.9 – Esquema de aplicação da terapia VAC. Fonte: autores.

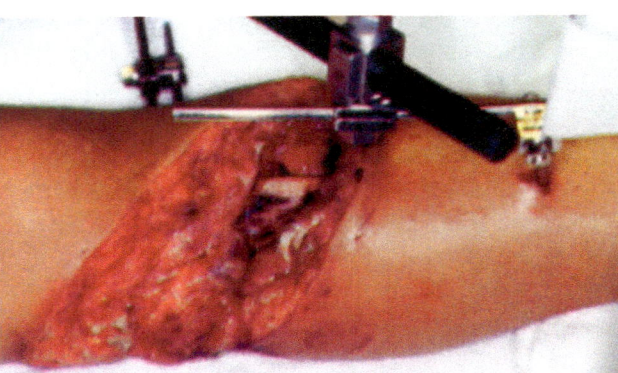

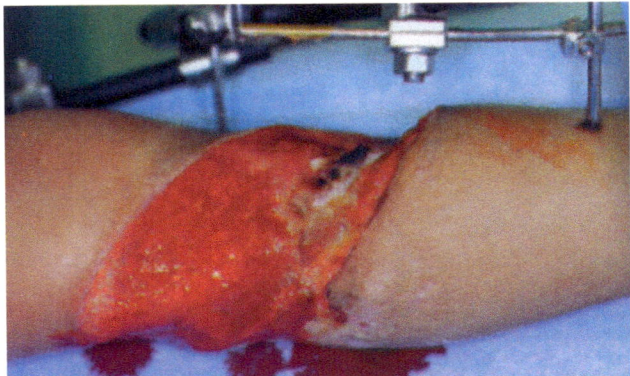

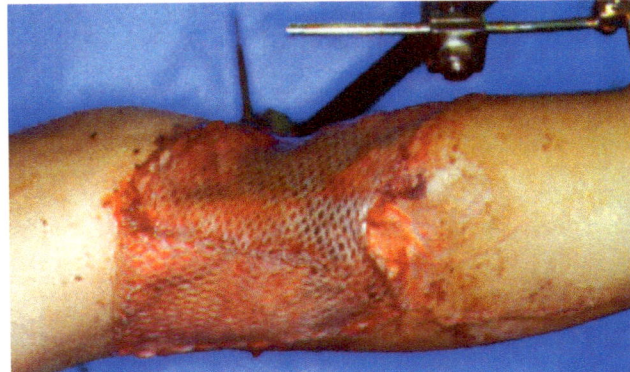

FIGURA 107.10 – IPM tratada com VAC. Fonte: autores.

- Início de antibioticoterapia de amplo espectro (nestas formas graves temos iniciado com linesolida ou vancomicina em associação com imipenem ou meropenem), até que haja o isolamento do agente causal e a sepse tenha sido controlada.
- Controle glicêmico rigoroso, mantendo a glicemia até no máximo 150 mg/dL.
- Considerar a utilização da drotrecogina alfa (ativada) nas primeiras 24 h, nos pacientes com falência de dois órgãos ou com APACHE II > 25. O seu custo tem dificultado a sua utilização mais ampla.
- Buscar agressivamente ao controle cirúrgico do foco infeccioso – considerar novas abordagens cirúrgicas.
- Renovação constante de curativos. Manter as feridas secas e limpas.
- Considerar a terapia VAC em feridas que demandam a renovação constante de curativos.
- A oxigenoeterapia hiperbárica é assunto controverso, não demonstrando, até agora, redução da mortalidade. Contudo, observa-se melhora na qualidade da ferida e diminuição no tempo de tratamento local. Porém, o custo-benefício deve ser sempre colocado em questão.

Conclusão

O adequado diagnóstico clínico-epidemiológico das IPM é de suma importância na condução terapêutica dos pacientes acometidos.

Mais importante que a exata determinação da nomenclatura da afecção presente, é a instituição plena e precoce da melhor terapêutica disponível.

Muitas vezes, apresentações aparentemente simples podem representar infecções subjacentes muito graves, levando a rápida e desfavorável evolução.

A avaliação da apresentação local da infecção deve ser associada às condições subjacentes de disfunção manifestadas pelo paciente e pela existência de sinais agudos de disfunção orgânica, que frequentemente estão relacionados com a sepse.

O cirurgião tem papel importante e determinante na evolução dos pacientes. Deve estar atento à gravidade, a qual muitas vezes não é aparente.

Tabela 107.1
Critérios para o diagnóstico da síndrome tóxica

- Hipotensão < 90 mmHg (PA sistólica)
- Rash eritematoso difuso
- Rash eritematoso 1 a 2 semanas após a lesão (especialmente palmar e plantar)
- Falência orgânica
  - Diarreia, vômitos, mucosa hiperêmica
  - Mialgias: CPK > 2x limite superior
  - Hepatite: enzimas hepáticas > 2 x limites superiores
  - Renal: creatinina > 2 mg/dL
  - Coagulopatia: plaquetas < 100.000/mm³
  - Neurológica: desorientação ou ↓ consciência

Tabela 107.2
Comparação entre a gangrena estreptocócica da meleney, fascite necrosante de wilson, e fascite necrosante do grupo a (estreptocócica) com síndrome tóxica

Parâmetro	Gangrena estreptocócica	Fasceíte necrosante	Fascite necrosante com síndrome tóxica
Paciente	Saudável	Patologias associadas	Saudável
Organismo	Streptococcus hemolíticos bacilos Gram/outros	Streptococcus não A	Streptococcus
Patogênese	Toxinas	Toxinas + sinergismo	Toxinas superantígenos
Curso	Abrupto e rápido	Lento, incidioso	Rápido
Mortalidade	20%	20%	20-60%

Referências bibliográficas

1. Silveira MT, Leite DB. Infecções de pele, Subcutâneo e Anexos. Em: Condutas em Doenças Infecciosas, primeira ED. Rio de Janeiro, MEDSI: 266-279, 2004.
2. FELAC. Infecções Necrotizantes dos Tecidos Brandos. Em: Ferida e Infecção Cirúrgica, primeira ED. Bogotá, LEGIS: 441-460, 2001.
3. Lewis RT. Soft Tissue Infections. World J. Surg. 22: 146-51, 1998.
4. AMIB. Terapia Cirúrgica. Em: Consenso Brasileiro de Sepse. http://www.amib.org.br
5. Muijsers RBR & Jarvis B. Moxifloxacin in Uncomplicated and Skin and Skin Structure Infections. Drugs 62(6): 967-73, 2002.
6. Raghavan M & Linden PK. Newer Treatment Options For Skin and Soft Tissue Infections. Drugs 64(15): 1621-42, 2004.
7. Isenberg J, Prokop A, Seifert H, Jubel A. Linezolid Treatment of Skeletal Methicillin-Resistant *staphylococcus aureus* infection. European journal of Trauma 6: 387-93, 2004.
8. Zhanel GG, Johanson C, Embil JM, Noreddin A, Gin A, Vercaigne L et al. Ertapenem: Review of a New Carbapenem. Expert Rev. Anti Infect. Ther. 3(1): 23-39, 2005.
9. Miller LG, Perdreau-Remington F, Rieg G, Mehdi S, Perlroth J, Bayer AS, Tang AW et al. Necrotizing Fasciitis Caused by Community-Associated Methicillin-Resistant *Staphylococcus aureus* in Los Angeles. N Engl J Med 352: 1445-53, 2005.
10. Linezolid SSTIc Study Group. Linesolida Comparada com Vancomicina no Tratamento de Infecções Complicadas de Pele e de Tecidos Moles. Antimicrobial Agents and Chemotherapy (separata em português) 49(6): 2260-66, 2005.
11. Grinbaum R, Salles MJC, Serra RAM, Follador W, Guerra AL. Análise de Minimização de Custos do Uso de Linezolida vs Vancomicina em Infecções de Pele e Partes Moles por MRSA. Rev Panam Infectol 7(1):16-27, 2005.
12. Paydar KZ, Hansen SL, Charlebois ED, Harris HW, Young DM. Inappropriate Antibiotic Use in Soft Tissue Infections. Arch Surg 141:850-56, 2006.
13. Horn J K. Infecções de Partes Moles. Em: Infecção & Cirurgia, primeira ED. São Paulo, Atheneu: 505-535, 2007.
14. Argenta LC & Morykwas MJ. Vacuum Assisted Clousure: A New Method For Wound Control and Treatment: Clinical Experience. Annals of Plastic Surgery 38(6): 563-77, 1997.

108 Lesões Benignas (Cistos, Lipomas e Tumores Desmoides)

Manoel José de Araújo Filho

Introdução

O termo "partes moles" se refere ao tecido de suporte dos vários órgãos e às estruturas não epiteliais extraesqueléticas do tecido linfo-hematopoiético. Inclui o tecido conjuntivo fibroso, tecido adiposo, muscular esquelético, vasos sanguíneos e linfáticos, e o sistema nervoso periférico. Embriologicamente, a maior parte é derivada do mesoderma, com contribuição da neuroectoderma no caso dos nervos periféricos.

Os tumores de partes moles constituem um grupo extenso e heterogêneo de neoplasias. Tradicionalmente, são classificados de acordo com suas características histológicas (p. ex., fibrossarcoma é o tumor maligno originado dos fibroblastos). Porém, dados histomorfológicos, imunoistoquímicos e experimentais sugerem que a maioria, senão todos os sarcomas, originam-se de células mesenquimais primitivas multipotenciais, que no curso do desenvolvimento neoplásico se diferenciam em uma ou mais linhas de células. Isso quer dizer que um lipossarcoma pode se originar de lipoblastos, mas pode na verdade ser derivado da transformação lipoblástica de uma célula precursora mesenquimal multipotencial[1].

Apesar de a maioria dos tumores de partes moles ser classificada em maligno ou benigno, muitos tipos histológicos apresentam uma natureza intermediária, que implica em agressividade local com baixa ou moderada possibilidade de metastizar.

Em geral, tumores benignos de partes moles são no mínimo 10 vezes mais frequentes que os malignos, mas a incidência de todos os tumores de partes moles ainda não está bem documentada. O cirurgião geral vai se deparar diversas vezes com pacientes com tumores de partes moles, porém provavelmente só verá diagnóstico de sarcoma de partes moles em dois casos em toda sua carreira[2]. Menos de um em cada 100 tumores de partes moles vistos por um médico generalista se confirma ser maligno, e em torno de um em cada três casos encaminhados para um centro de oncologia confirma o diagnóstico de câncer[3].

Numa revisão de 18.677 casos de tumores benignos nos Estados Unidos, a incidência observada foi a seguinte[4]:

- Lipoma (16%).
- Histiocitoma fibroso (13%).
- Fascite nodular (11%).
- Hemangioma (8%).
- Fibromatose (7%).
- Neurofibroma (5%).
- Schwannoma (5%).
- Outros (35%).

A queixa inicial de massa indolor é a mais comum. Os pacientes esperam em média quatro meses antes de procurar um médico, e o diagnóstico definitivo pode demorar mais seis meses em 20% dos pacientes. Nenhuma característica clínica pode garantir com certeza se um tumor de partes moles é benigno ou maligno, mas em geral tumores de crescimento rápido, com mais de 5 cm e mais profundos que o plano subcutâneo sugerem fortemente o diagnóstico de malignidade. A tomografia computadorizada e a ressonância magnética são usadas na avaliação de imagem. Juntos, esses métodos podem diferenciar lesões benignas de malignas em 85%[5].

A biópsia do tumor é indicada no caso de tumores de partes moles que se iniciam em paciente sem história de trauma ou no caso de massa persistente por mais de seis semanas após um trauma. Todos os tumores com mais de 5 cm de diâmetro devem ser biopsiados, assim como toda lesão de crescimento contínuo ou com sintomas locais. Um alto grau de suspeita clínica é necessário para assegurar um diagnóstico precoce.

O diagnóstico histológico pode ser obtido por várias formas de biópsia, como punção aspirativa com agulha fina (PAAF), punção com agulha grossa tipo *core-needle biopsy*, biópsia incisional e excisional. A forma de biópsia deve ser escolhida de acordo com o tamanho e a localização da massa, e a experiência do cirurgião. Tanto a PAAF quanto a *core-biopsy* podem distinguir se um tumor é maligno ou benigno, mas a *core-biopsy* tem maior probabilidade de também fornecer um diagnóstico histológico preciso[6].

Quando for necessário realizar uma biópsia incisional, deve-se lembrar da clássica orientação de realizar a incisão sobre o tumor no sentido longitudinal do membro, para facilitar a ressecção radical caso se confirme o diagnóstico de câncer. Também se lembrar de evitar dissecções laterais e realizar hemostasia rigorosa, para evitar disseminação local do tumor. O material biopsiado deve ser da periferia do tumor, onde há maior atividade e maior possibilidade de diagnóstico correto[7]. Onde e por quem a biópsia será realizada é uma decisão importante pois, como visto, sarcomas são tumores raros e o índice de erros diagnósticos é maior em biópsias realizadas em hospitais gerais, em comparação às biópsias realizadas em centros oncológicos.

A seguir, trataremos dos tumores de partes moles mais comuns, que são com frequência motivo de procura ao cirurgião geral.

Cistos de partes moles

Um cisto é uma coleção anormal de líquidos, que pode se formar em diferentes partes do corpo, como a pele, genitais e órgãos internos. Seu tamanho pode variar de poucos milímetros ao tamanho de bolsas com litros de líquido em seu interior. Algumas causas conhecidas para explicar a origem dos cistos incluem a obstrução de uma via natural de drenagem, levando ao acúmulo de líquido; um defeito celular; traumas; ou infecção parasitária.

Entre os cistos mais frequentes, encontramos:
- *Cisto de Bartholin:* causado pela obstrução do ducto da glândula de Bartholin na genitália feminina.
- *Cisto mamário:* doloroso, geralmente necessita de punção para drenagem de seu conteúdo.
- *Higroma cístico:* congênito, pode ser corrigido com cirurgia.
- *Cisto pilonidal:* formado na pele da região sacral, devido à inclusão de pelos. Seu tratamento depende de drenagem e ressecção cirúrgica.
- *Cistos epidérmicos:* discutidos a seguir.

Cistos epidérmicos

São lesões assintomáticas, de crescimento lento, de formato arredondado, que aparecem com mais frequência no tronco, pescoço, face, escroto ou atrás das orelhas. Às vezes, um ponto de queratina enegrecida (comedo) pode ser visto sobre o cisto, correspondendo ao local de obstrução do ducto piloso. Seu tamanho pode variar de poucos milímetros a mais de 5 cm de diâmetro. São móveis, a menos que fibrose cicatricial esteja presente.

Anteriormente chamados de cistos sebáceos, este termo está em desuso porque as glândulas sebáceas não são componentes desses cistos. Outros nomes incluem cisto epidermal, cisto epitelial e cisto epidermoide. São preenchidos com queratina e revestidos por epitélio estratificado escamoso. Geralmente crescem a partir de rupturas dos folículos pilossebáceos associados com a acne. A obstrução do ducto piloso pode resultar num longo e estreito canal, que se exterioriza na pele pelo comedo. Outras causas incluem um defeito no desenvolvimento dos ductos pilossebáceos ou implante traumático do epitélio superficial sob a pele[8].

A ruptura espontânea pode ocorrer, esparramando o conteúdo de queratina sob a derme, causando processo inflamatório intenso (reação de corpo estranho), com produção de pus e de cicatrizes secundárias.

A maioria dos cistos é de lesões únicas, mas algumas situações devem ser lembradas: múltiplos cistos epidérmicos associados a lipomas ou fibromas da pele e a osteomas devem ser considerados como parte da síndrome de Gardner, que está relacionada com pólipos pré-malignos do cólon. Cistos dermoides da cabeça e do pescoço podem ser confundidos com cistos epidérmicos e tentativas de ressecção desses cistos podem levar a comunicação com estruturas intracranianas. Alguns cistos epidérmicos podem estar associados a carcinoma basocelular ou espinocelular. Porém, a raridade dessa associação torna desnecessário o exame anatomopatológico dos cistos, reservando-se à patologia apenas os casos com tumores sólidos associados ou quando achados não rotineiros são encontrados na cirurgia.

A infecção do cisto pode ocorrer espontaneamente ou após ruptura. Muitas vezes é difícil caracterizar se o cisto está infectado ou apenas inflamado. Por isso, muitos médicos preferem tratar essas situações com drenagem e antibioticoterapia, deixando a ressecção da parede do cisto para um segundo tempo, após esfriamento do processo inflamatório.

A indicação de cirurgia se baseia no fator estético, na presença de dor ou infecções de repetição. O tratamento pode ser feito pela técnica de incisão mínima (Figura 108.1), na qual uma pequena incisão é feita sobre o cisto e seu conteúdo é vigorosamente extraído por expressão, que também teria a função de dissecar a parede do cisto dos tecidos periféricos.

Depois de esvaziado, com auxílio de uma pinça tipo Kelly, a parede do cisto seria tracionada pela incisão e ressecada, deixando a ferida aberta[9]. Outra técnica, convencional, consiste em incisar a pele e dissecar toda a parede do cisto, garantindo completa ressecção do mesmo e evitando recorrência.

Outros cistos

Os *cistos triquilemais* ou *cistos pilares* são menos frequentes e se originam da bainha externa do folículo piloso, ocorrendo principalmente no couro cabeludo. Antigamente eram também chamados de cistos sebáceos. São tratados por excisão simples.

Os *cistos dermoides* são congênitos, resultado de sequestro de pele ao longo das linhas de fechamento embrionário. Apresentam-se ao nascimento e costumam se situar na face, ao redor dos olhos. Essas lesões podem se estender profundamente no crânio, sendo necessário uma tomografia computadorizada para programação cirúrgica. A cirurgia pode ser bastante extensa, necessitando de ampla dissecção de estruturas da face.

Os *cistos de inclusão epidermal* são resultado de implantes traumáticos de fragmentos da pele no subcutâneo. São mais frequentes nas palmas das mãos, resultados de pequenos traumas[10].

Lipomas

Lipomas são tumores gordurosos de crescimento lento, sendo os tumores mais encontrados no subcutâneo, numa incidência de um para cada 1.000 pessoas. Muitos são assintomáticos, podendo ser diagnosticados no exame clínico, não necessitando de tratamento.

Os lipomas também podem ser encontrados em tecidos mais profundos, como septos intermusculares, órgãos abdominais, cavidade oral, intratorácicos ou intracranianos. São diagnosticados em todas as idades, sendo mais frequentes entre os 40 e 60 anos. Enquanto 80% têm menos de 5 cm alguns podem alcançar 20 cm e até mais de 1 kg. São mais frequentes no tronco, ombros, pescoço e axilas. A etiologia é incerta. Lipomas solitários parecem estar associados a um rearranjo do cromossomo 12. Lipomas congênitos podem ser diagnosticados em crianças, e acredita-se que alguns lipomas são secundários a traumas fechados.

Lipomas solitários são mais comuns em mulheres, enquanto múltiplos lipomas (lipomatoses) são mais frequentes em homens.

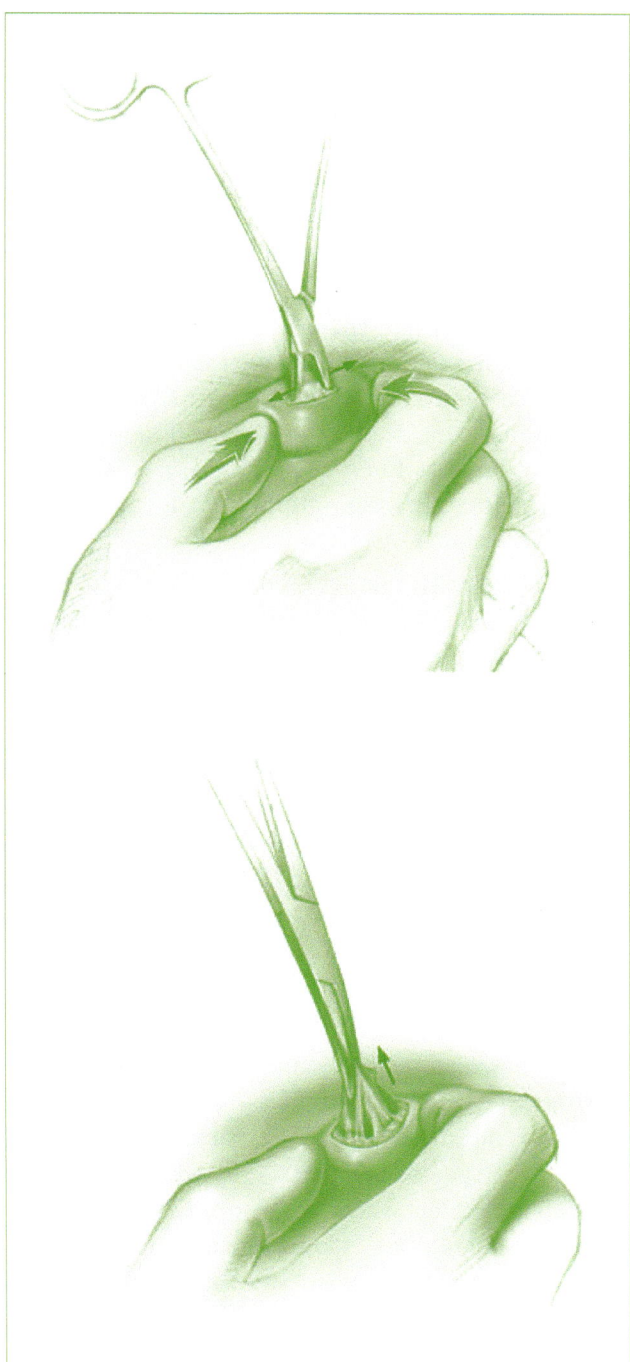

FIGURA 108.1 – *Técnica de excisão mínima de cistos epidérmicos segundo Zuber.* Fonte: Am Fam Physician. 2002;65:1409-12,1417-20,1423-4.

A lipomatose múltipla hereditária, uma condição autossômica dominante, também é mais frequente em homens, caracterizando-se por múltiplos lipomas simetricamente distribuídos nas extremidades e no tronco. A lipomatose também pode estar relacionada com a síndrome de Gardner[11], condição autossômica dominante envolvendo polipose intestinal, cistos e osteomas. A doença de Madelung, ou lipomatose simétrica benigna, caracteriza-se por lipomas de cabeça, pescoço, ombros e da porção proximal dos membros superiores, sendo mais comum em alcoólatras, podendo se apresentar com o característico aspecto de "colar de cavalo" cervical. Muito raramente, esses pacientes podem apresentar dificuldade de deglutição, respiração ou até morte súbita.

Avaliação

Os lipomas geralmente se apresentam como tumores móveis, arredondados, indolores, com consistência fibroelástica característica. São os tumores benignos do tecido adiposo mais comuns em adultos[12]. A pele sobrejacente tem aspecto normal. O diagnóstico de lipoma pode ser feito geralmente com a avaliação clínica. A indicação de cirurgia acontece em caso de preocupação estética, compressão das estruturas adjacentes ou quando o diagnóstico é incerto, podendo se tratar de lipossarcoma. Clinicamente, tumores com mais de 5 cm, localizados na coxa, profundos (abaixo ou aderidos à aponeurose superficial), ou com comportamento agressivo (crescimento rápido e invasão de estruturas adjacentes) têm maior probabilidade de serem lesões malignas.

Microscopicamente, lipomas são constituídos de adipócitos maduros arranjados em lóbulos, muitos dos quais circundados por cápsula fibrosa. Ocasionalmente, um lipoma não encapsulado pode infiltrar a musculatura adjacente, sendo chamado de lipoma infiltrante.

Quatro outros tipos de lipomas podem ser identificados:

- *Angiolipomas:* variedade com proliferação vascular simultânea. Podem ser dolorosos e costumam crescer após a puberdade.
- *Lipomas pleomórficos:* constituídos de células gigantes multinucleadas associadas a adipócitos normais. Sua apresentação é similar à dos outros lipomas, mas ocorrem com mais frequência entre homens de 50 a 70 anos de idade.
- *Lipomas de células fusiformes:* contêm células fusiformes agrupadas associadas a adipócitos normais.
- *Adenolipoma:* forma superficial, caracterizado pela presença de glândulas sudoríparas écrinas associadas ao lipoma, sendo mais frequentemente localizado nas porções proximais dos membros.

A doença de Dercum, ou adipose dolorosa, é uma situação clínica rara, caracterizada pela presença de lipomas dolorosos irregulares, mais encontrados no tronco, ombros, braços e antebraços, e pernas. Essa doença é cinco vezes mais comum em mulheres, em meia-idade, associada a astenia e distúrbios psiquiátricos.

Malignização é rara, e pode ser encontrada em lesões com aspecto clínico de lipomas. Lipossarcomas se apresentam de maneira clínica semelhante aos lipomas, mas são mais frequentes no retroperitônio, ombros e membros inferiores. É recomendável ressecar sempre todo o lipoma para excluir a possibilidade de um lipossarcoma. Atualmente, a ressonância magnética é utilizada com algum sucesso para diferenciar um lipoma de um lipossarcoma.

Tratamento

O tratamento conservador consiste em injeções intralesionais de corticoides, para causar atrofia da gordura, dessa forma encolhendo o tumor, mas raramente o eliminando. Os resultados são melhores com lipomas de menos de 3 cm de diâmetro, com injeções de mistura de 1:1 de triancinolona (10 mg/mL) com lidocaína, num volume de 1 a 3 mL por lesão, em intervalos mensais, com múltiplas aplicações até o resultado adequado.

Lipoaspiração pode ser usada para remover lesões de tamanhos variados, desde pequenos a grandes, principalmente em locais onde a formação de cicatrizes deve ser evitada. Procedimentos ambulatoriais com seringa e agulha de calibre 16 podem ser realizados sob anestesia local para tratar lesões pequenas.

A ressecção cirúrgica normalmente resulta em cura. O procedimento geralmente pode ser realizado em nível ambulatorial, sob anestesia local. Pode ser realizada a enucleação da lesão, que consiste em fazer uma pequena incisão na pele sobre o tumor, e com auxílio de curetas e de expressão, liberar o tumor dos tecidos adjacentes, retirando o mesmo.

Lipomas maiores são mais bem tratados com excisão (Figura 108.2). Uma incisão é realizada sobre o tumor, e o mesmo é dissecado dos tecidos adjacentes e retirado. Segue-se hemostasia rigorosa e sutura por planos, o subcutâneo com fio absorvível e a pele com *nylon*. O material ressecado sempre é encaminhado para exame anatomopatológico para excluir a possibilidade de lipossarcoma. Algumas complicações da excisão são: infecção da ferida, equimoses, hematomas, lesões de nervos e de outras estruturas adjacentes, seroma, cicatrizes hipertróficas, queloides ou não estéticas[13].

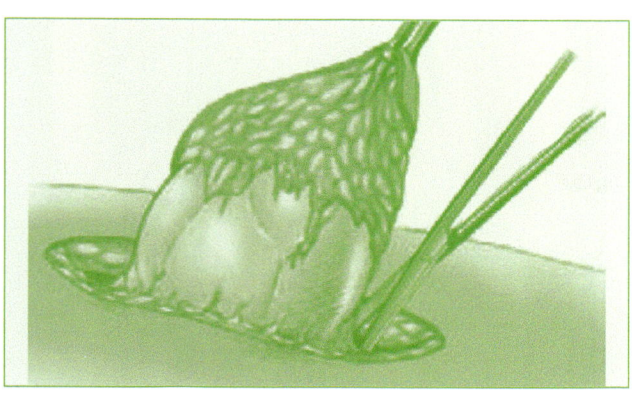

FIGURA 108.2 – *Excisão de lipoma.* Fonte: *Am Fam Physician. 2002; 65:901-4,905.*

Tumores desmoides

Tumores desmoides ou fibromatoses agressivas são raros, de crescimento lento, histologicamente benignos, de origem fibroblástica, com comportamento biológico variável. Os desmoides perfazem apenas 0,03% de todas as neoplasias e menos que 3% de todos os tumores de partes moles. A incidência esperada na população é de dois a quatro casos por milhão de habitantes por ano, nos Estados Unidos.

Apesar da aparência benigna, são localmente agressivos e invasivos aos tecidos adjacentes, e por essas características são geralmente classificados como fibrossarcomas de baixo grau[14].

Os tumores desmoides estão associados com síndromes hereditárias (Sd. Gardner), gravidez, especialmente na segunda gestação, e com hormônios femininos endógenos ou exógenos em adultos. Incidem com frequência três vezes maior em mulheres.

A via Wnt/ß-catenina guia a patogênese tanto do tumor desmoide esporádico quanto do associado a polipose familiar (FAP). Os tumores associados à FAP frequentemente têm mutações no gene APC, cuja função é regular os níveis proteicos da ß-catenina. Nos casos do gene APC mutado, uma proteína APC truncada é produzida, que é incapaz de degradar a ß-catenina adequadamente. Esse processo resulta na acumulação da ß-catenina, que está implicada na perda da regulação da proliferação.

Aproximadamente 85 a 90% dos tumores desmoides esporádicos estão associados com mutações no gene da ß-catenina CTNNB1. Tais mutações produzem uma proteína da ß-catenina estabilizada, que também leva ao acúmulo da ß-catenina dentro da célula. O acúmulo de ß-catenina no citoplasma leva à translocação da mesma ao núcleo onde, junto com outras proteínas, promove a proliferação anormal.

Os tumores desmoides são desordens fibroproliferativas que aparecem no tecido musculoaponeurótico, sendo observados em praticamente qualquer parte do corpo. Duas formas são descritas: extra-abdominal e intra-abdominal. Geralmente ocorrem em três localizações: nos membros (principalmente próximo às articulações e nas regiões proximais); na parede abdominal (comumente em mulheres, durante ou após as gestações); e na parede intestinal e no mesentério (geralmente associado à síndrome de Gardner).

Multicentricidade é descrita em 10% dos casos, sendo definida como presença da doença em mais de uma localização no momento do diagnóstico[15].

História natural

O comportamento clínico e a história natural permanecem imprevisíveis. Geralmente são tumores de crescimento lento, localmente invasivos e destrutivos. Regressão espontânea e desaparecimento das lesões já foram descritos, porém a maioria das lesões progredirá refratária às múltiplas cirurgias e ao tratamento adjuvante. Comumente, as lesões recorrem após ressecção local, principalmente se marginal ou intralesional. Metástases à distância ou linfonodais não foram descritas. Doença multicêntrica e recorrência e reativação de lesões além do local primário foram relatadas. Lesões de cabeça e pescoço tendem a ser mais agressivas que as lesões extra-abdominais do resto do corpo, sendo capazes de invasão, com destruição óssea da base do crânio e invasão traqueal, levando a óbito. Perda de função pode ser observada em lesões envolvendo as extremidades, como resultado da ressecção, da recorrência local ou da radioterapia[16].

Imagem

Apesar de a tomografia computadorizada demonstrar a extensão do tumor e suas relações com as estruturas adjacentes, a ressonância magnética é o método de escolha para o diagnóstico, avaliação da extensão[17] e seguimento pós-tratamento. A ressonância magnética pode colaborar para descartar o diagnóstico de outros tumores, mas não pode eliminar a hipótese de um sarcoma de baixo grau. As características à ressonância magnética variam: a lesão pode ser hipo ou hiperintensa em relação às estruturas adjacentes, tanto nas sequências T1 ou T2, com margens bem definidas ou não (Figura 108.3). Uma melhor avaliação dos limites tumorais é feita através das sequências STIR e T1 após injeção de gadolínio. As sequências de angiorressonância permitem avaliar o comprometimento vascular[18].

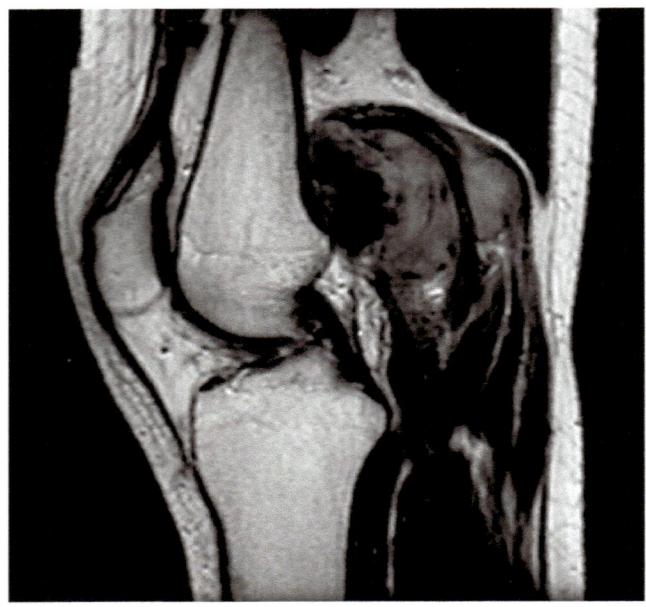
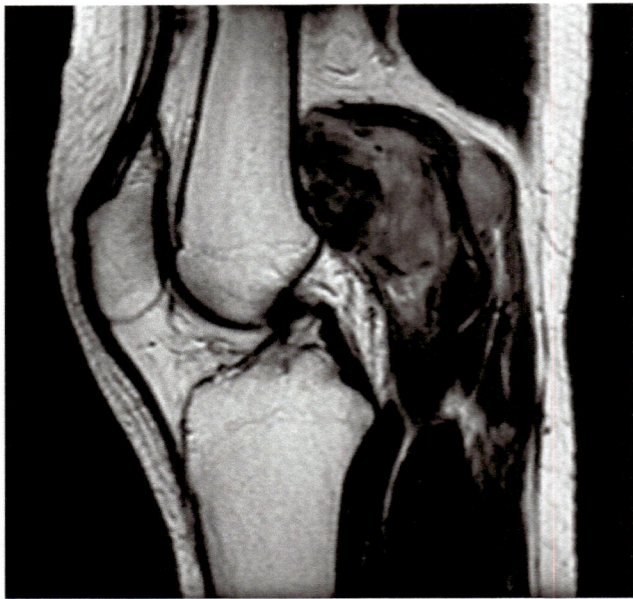

FIGURA 108.3 – *Tumor desmoide de fossa poplítea. Fonte: Ann Surg. 1999;229(6):869).*

A ressonância magnética com gadolínio pode ser útil para diferenciar progressão tumoral de fibrose pós-cirúrgica. As sequências STIR são particularmente úteis para detectar lesões de pequeno tamanho. Multicentricidade ou recorrência de lesões tende a ocorrer no mesmo membro, justificando a investigação de toda a extremidade no momento do diagnóstico.

■ Patologia

À macroscopia, os tumores estão geralmente confinados à musculatura e o tecido aponeurótico, variando de 5 a 20 cm. São tumores firmes, e ao corte são de um branco brilhante e superfície trabeculada, lembrando tecido cicatricial.

Microscopicamente (Figura 108.4), são pouco circunscritos e infiltrativos. A proliferação consiste de células alongadas, fusiformes, de aparência uniforme. As células são cercadas e separadas das outras por colágeno abundante, com pouco contato célula a célula. Há falta de atipia, mas a celularidade pode variar dentro da mesma lesão. Os núcleos são pequenos, pouco corados e bem definidos, com um a três nucléolos, geralmente.

Ultraestruturalmente, os desmoides consistem de células semelhantes a fibroblastos. A maioria dos núcleos é oval ou arredondada. O retículo endoplasmático rugoso é proeminente, com conteúdo granular ou fibrilar. O citoplasma tem poucas mitocôndrias, e um aparelho de Golgi bem desenvolvido. O estroma

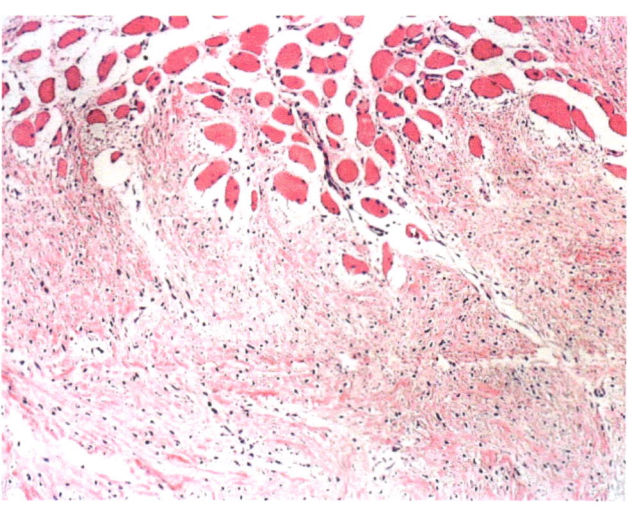
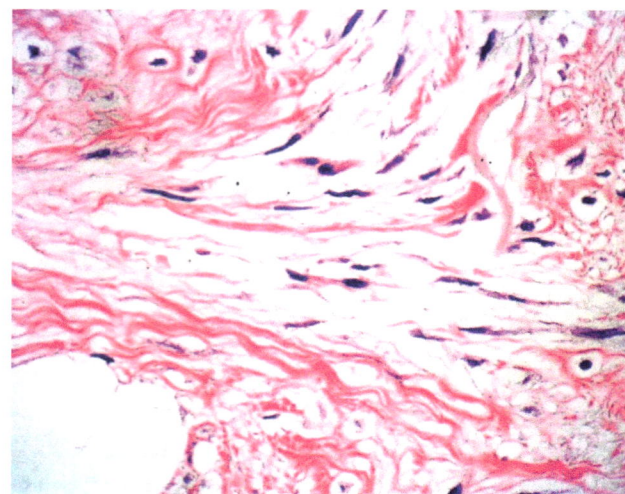

FIGURA 108.4 – *Fotomicrografias de tumor desmoide. Fonte: autores.*

contém quantidade considerável de colágeno e substância amorfa.

Diagnóstico diferencial

O diagnóstico diferencial é feito principalmente com fibrossarcoma, proliferação fibroblástica reacional, fibroma desmoplásico, mixoma e fascite nodular.

Os tumores desmoides lembram principalmente os fibrossarcomas. Uma biópsia inadequada pode levar a um diagnóstico errado. Assim como fibrossarcomas têm áreas indistinguíveis de tumores desmóides, o contrário também ocorre. O diagnóstico diferencial pode ser bastante difícil com a proliferação fibroblástica reacional a traumas, lesões musculares ou injeções intramusculares. Confusão é possível também com mixoma e fascite nodular, principalmente quando há pouca quantidade de tecido para análise.

Transformação fibrossarcomatosa de tumores desmoides é rara, e pode acontecer no caso de áreas de celularidade aumentada em tumores desmoides, ou em áreas excepcionalmente bem diferenciadas de fibrossarcomas.

Tratamento

Conservador

Dada a alta variabilidade do curso da doença, o tratamento expectante foi aventado para alguns grupos de pacientes. Períodos longos de doença estável e menos frequentemente regressão tumoral foram relatados mesmo em pacientes com doença recorrente após cirurgia. Em um estudo com 142 pacientes com tumor desmóide tratados sem cirurgia nem radioterapia, não houve diferença significativa na sobrevida livre de doença em 5 anos quando comparados ao grupo que recebeu tratamento médico inicial. Baseado nesse e em outros estudos, o tratamento expectante tornou-se uma opção para pacientes selecionados com tumor desmóide, como naqueles com tumor irressecável.[30]

Cirúrgico

A ressecção cirúrgica com margens amplas, às vezes difícil de obter devido à extensão tumoral e à invasividade local, permanece como a principal forma de controle do tumor em todas as faixas etárias. Porém os tumores desmóide recorrem frequentemente, mesmo após ressecções amplas. Os benefícios entre uma cirurgia radical, com altas taxas de complicações locais, como contratura articular e comprometimento funcional, e entre várias outras formas de adjuvância devem ser pesados em relação à morbidade potencial do tumor, principalmente em pacientes jovens com esqueletos imaturos.

Devido à natureza infiltrativa dos tumores desmóides, a recorrência local mesmo após ressecções radicais é alta[19]. Apesar de vários autores demonstrarem aumento do risco de recorrência nas ressecções com margens positivas ou ressecções marginais, outros não encontraram diferenças na taxa de recidiva local após ressecções com margens positivas ou negativas. Assim, a associação entre as margens de ressecção cirúrgica e a recorrência local é difícil de avaliar. A reoperação é proposta para os casos de recorrência local, com taxas de controle local semelhantes às das ressecções cirúrgicas primárias. A amputação não deve ser considerada como opção inicial, devendo ser reservada para casos em que tanto a recidiva tumoral quanto as sequelas do tratamento cirúrgico e do radioterápico levaram a perda significativa de função do membro ou a sintomas crônicos.

Radioterápico

A radioterapia demonstrou aumentar o controle local, tanto na forma adjuvante como na neoadjuvante. Como adjuvância, é usada principalmente em adultos para tratamento de lesões irressecáveis, para doença residual grosseira, com margens positivas ou duvidosas, e para evitar cirurgias mutiladoras[20]. Doses de 50 a 60 Gy são sugeridas como curativas. Doses menores são relacionadas com aumento na recidiva local, e doses maiores aumentam consideravelmente os efeitos secundários actínicos, podendo conduzir a uma amputação devida aos mesmos.

Quando usada como adjuvância, a radioterapia consegue controle entre 77 a 90% dos pacientes. No caso de margens positivas, a radioterapia deve ser usada quando a morbidade potencial de uma segunda operação é alta. Ressecção intralesional seguida de radioterapia é ineficaz, com alta taxa de recorrência local.

Em crianças, tumores desmóides são altamente agressivos, mas os dados não favorecem o uso da radioterapia devido à alta taxa de complicações, como desenvolvimento de contraturas e distúrbios do crescimento. A radioterapia deve ser usada como último recurso, reservando-se principalmente a pacientes alcançando maturidade esquelética, e em tumores com crescimento ativo adjacentes a estruturas vitais ou em casos de doença progressiva mesmo após múltiplas tentativas de controle com cirurgia e quimioterapia. Assim, quando margens seguras são alcançadas em crianças, nenhuma outra terapia local é recomendada, apesar de o risco de recorrência local variar de 5 a 50%.

Controle de recidivas e lesões inoperáveis

O papel da radioterapia já foi citado.

Devido à baixa toxicidade, a hormonoterapia pode ser usada como primeira linha no caso de recidivas que não são candidatas à cirurgia e à radioterapia. Seu uso é baseado na associação entre os níveis de estrogênio e o crescimento dos tumores desmoides, e na expressão de receptores de estrogênio nesses tumores. Uma maior incidência de tumores desmoides, principalmente na parede abdominal, está descrita durante e logo após a gestação, e durante o uso de anticoncepcionais orais. Regressão espontânea foi descrita após a menopausa e em casos de ooforectomia. O uso de tamoxifeno resultou em controle local de até 50%. Outros agentes também usados no tratamento hormonal incluem acetato de medroxiprogesterona, toremifeno e goserelina.

Anti-inflamatórios não hormonais como a indometacina ou sulindac, usados como agentes únicos ou em associação com hormonoterapia, também foram descritos no tratamento de tumores desmoides, com taxas de resposta variáveis, com base principalmente em pequenas séries ou em relatos de caso.

Inibidores da tirosina quinase

Por mais de 10 anos o uso de inibidores da tirosina quinase (TKI) foi relatado com sucesso no tratamento de tumores desmoides. Imatinib, um inibidor seletivo, atua em vários receptores da tirosina quinase, incluindo abl, PDGFR e c-KIT. A ação exata dos TKI nos tumores desmoides não é bem conhecida, e as respostas não parecem se correlacionar com mutações no APC, PDGRF ou CTNNB1.

Estudos iniciais demonstravam uma resposta de 15% ao imatinib, mas os estudos subsequentes destacaram uma estabilidade da doença (66% em 12 meses) sem uma grande regressão do volume tumoral.

Devido ao seu custo e taxa de resposta baixa, seu uso deveria ser reservado aos casos em que outras opções falharam. O impacto do imatinib no tratamento dos tumores demoides ainda deve ser analisado prospectivamente.[31]

Quimioterapia

Agentes citotóxicos são usados nos casos de tumores irressecáveis ou inoperáveis, doença progressiva ou residual, e como neoadjuvância para facilitar uma ressecção radical. Apesar de seu aspecto histológico sugerir o contrário, tumores desmoides respondem à quimioterapia citotóxica com melhora sintomática, e ocasionalmente com regressão tumoral prolongada. Em crianças, a quimioterapia pode ser indicada em casos de tumores inacessíveis ou quando o controle local não puder ser obtido.

O papel da quimioterapia no tratamento de tumores desmoides ainda não foi completamente estudado por diversas razões. São tumores raros que respondem a outras formas de tratamento como cirurgia e radioterapia. Apesar do tratamento agressivo, tendem a recorrer e outras formas de tratamento, como hormonoterapia e anti-inflamatórios não hormonais, parecem ser efetivas no controle da recidiva quando reoperação ou reirradiação não são possíveis. Ainda há o conceito em que quimioterápicos não serão efetivos em tumores de baixo grau, e muitos investigadores ficarão relutantes em propor quimioterapia com receio de que a toxicidade do tratamento tenha grande impacto na qualidade de vida do paciente.

Em certas situações a quimioterapia deve ser considerada: nos casos em que a cirurgia implicará em amputação ou outras ressecções desfigurantes. Também nos casos de tumores retroperitoneais com invasão do mesentério ou de outras estruturas vitais, onde cirurgia ou radioterapia não são viáveis ou com morbidade excessiva. E nos casos de tumores recidivados após o uso de outros tratamentos não citotóxicos.

A maior parte das informações sobre o tratamento quimioterápico é baseada em regimes de combinação de agentes. Há evidência na literatura de que a quimioterapia é efetiva contra a maioria dos tumores desmoides. Ainda não há consenso, mas os dados sugerem que os esquemas quimioterápicos sejam mantidos por pelo menos 1 ano, a menos que haja evidência de progressão de doença ou toxicidade severa relacionada ao tratamento.

O tratamento sistêmico deve ser considerado em pacientes com tumores desmoides onde o tratamento local falhou. A primeira escolha lógica deve ser o uso de anti-inflamatórios não hormonais como o sulindac ou a indometacina. Se há falha e o tumor não cresce rapidamente, a segunda escolha deve ser a hormonoterapia com tamoxifeno. Se apesar disso o tumor continua a crescer, a quimioterapia citotóxica deve ser iniciada, com a combinação de metotrexate e vimblastina, por ser o esquema com melhores resultados e menor morbidade[21].

A combinação de baixas doses de vimblastina e metotrexate, vincristina, actinomicina D, ciclofosfamida e doxorrubicina/dacarbazina foi usada para controle de sintomas e para redução do crescimento tumoral em crianças, a fim de retardar a radioterapia até a maturidade do esqueleto. Em pacientes com polipose familiar adenomatosa com tumores desmoides, a associação de doxorrubicina com dacarbazina seguida do inibidor da COX-2 meloxican teve resposta objetiva no grupo de pacientes estudados.

As evidências na literatura sustentam que tanto o tratamento não citotóxico (hormonoterapia, anti-inflamatórios não hormonais) quanto o citotóxico quimioterápico são eficientes contra os tumores desmoides. Porém, a falta de número suficiente de pacientes e de estudos randomizados compromete a validade dos resultados e sugere estudos adicionais adequadamente desenhados, objetivando não apenas a resposta tumoral, mas também a taxa de sobrevida e a qualidade de vida dos pacientes.

Prognóstico

Apesar de metástases hematogênicas ou linfáticas não serem descritas, a maioria das lesões progredirá refratária ao tratamento. A mortalidade é rara nos tumores desmóides extra-abdominais, sendo mais frequente nos casos de tumores de cabeça e pescoço. A perda de função é comum nos casos de envolvimento de extremidades.

A recorrência local geral varia de 19 a 75%, sendo a maioria observada nos três primeiros anos, e praticamente todas dentro dos seis primeiros anos.

A recidiva local de lesões extra-abdominais é mais comum em pacientes jovens. Os tumores de extremidades, devido ao seu comportamento local agressivo, têm mais propensão para recidiva local entre os tumores extra-abdominais. A recidiva local de tumores desmoides intra-abdominais é maior do que aquela de tumores extra-abdominais, variando de 57 a 86% depois de uma ressecção completa, com maior taxa de complicações e até mesmo morte.

Outras condições benignas

Nevus

O *nevus* melanocítico é uma proliferação anormal, porém benigna dos melanócitos da pele, que tendem a se agrupar em ninhos ou tecas. Ainda que possam estar presentes em 1% dos recém-nascidos, costumam aparecer clinicamente a partir dos 6-12 meses e ir aumentando em número e tamanho até os 25 anos. É importante diferenciar na anamnese os *nevus* presentes no nascimento ou primeiros meses de vida (*nevus* melanocíticos congênitos – NMC) daqueles que aparecem durante a vida do indivíduo (*nevus* melanocíticos adquiridos – NMA), já que aqueles têm maior probabilidade de transformação em melanoma[22].

Os NMC costumam ter mais de 1,5 cm de diâmetro, sendo considerados gigantes quando maiores de 20 cm. Os *nevus* gigantes costumam apresentar pelos, coloração marrom e negra, distribuição em ordem decrescente pelo tronco, extremidades e cabeça; e presença de lesões-satélites. O risco de malignização é de 6% nos primeiros 15 anos de vida. E 70% dos melanomas sobre NMC gigantes se desenvolvem antes da puberdade, sendo 50% antes dos 3 anos. Isso fundamenta a exérese desses *nevus* em idade muito precoce.

Os NMA juncionais, compostos e intradérmicos representam estágios evolutivos do mesmo processo (Figura 108.5). Na infância se inicia a proliferação de melanócitos na junção dermoepidérmica, causando um *nevus* juncional. Com o tempo os ninhos de melanócitos migram para a derme papilar, dando lugar aos *nevus* compostos. Posteriormente a atividade juncional regride, restando os melanócitos dérmicos, dando lugar ao *nevus* intradérmico. O estágio final de um NMA é um apêndice cutâneo da cor da pele normal, com poucas células névicas, escasso pigmento e alguns adipócitos.

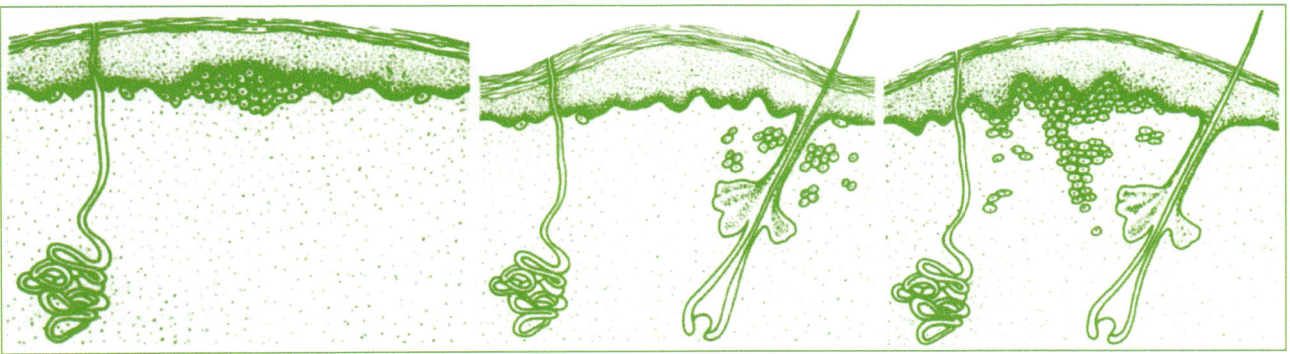

FIGURA 108.5 – Nevus. Fonte: *Br Med J (Clin Res Ed)*. 1985 Apr 13;290(6475):1128-31.

Os *nevus* juncionais são pequenos (1 mm a 1 cm), minimamente elevados, variando do marrom-claro ao negro. Os nevos compostos são pápulas redondas de cor marrom menos intensa. Os *nevus* intradérmicos são pápulas hemisféricas de superfície lisa, duros, elásticos e pouco ou nada pigmentados. Podem se localizar em qualquer zona de pele, incluindo a junção cutaneo-mucosa, cavidade oral, laringe, conjuntiva, genitais e região palmoplantar.

O tratamento dessas lesões consiste na excisão, com finalidades funcional ou estética. Qualquer lesão cutânea, principalmente pigmentada, que apresenta modificações de cor, tamanho, elevação, bordas, deve ser submetida a exame histológico[23]. Não se deve esquecer que lesões situadas nos membros, que são ressecadas com possibilidade de diagnóstico maligno, devem ser incisadas no sentido longitudinal do membro, com margem mínima. Caso se confirme o diagnóstico de malignidade, o tratamento definitivo é realizado num segundo tempo, de acordo com as características histológicas da lesão.

Queratose Seborreica

São lesões hiperqueratóticas da epiderme. Podem variar na cor do marrom-claro ao negro, tendo bordas geralmente bem definidas. O tamanho vai de 2 mm a 3 cm ou mais. Costumam se iniciar de uma mácula hiperpigmentada, até evoluir ao seu aspecto característico. Ocorrem mais no tronco, podendo também acometer as extremidades, a face e o escalpo. Homens e mulheres são igualmente acometidos, com aumento de incidência com a idade.

Muitas vezes o diagnóstico diferencial com melanoma pode ser difícil: os melanomas tendem a variar mais em cor, como marrom, azul, negro, cinza e vermelho, enquanto as queratoses se limitam a marrom e negro. A superfície das queratoses tende a ser mais rugosa, os melanomas têm superfície mais lisa, porém friável.

As queratoses são muitas vezes assintomáticas, mas podem se tornar inflamadas espontaneamente ou pelo atrito com as roupas. O tratamento está indicado por razões estéticas, para diminuir a inflamação local ou descartar malignidade. Várias técnicas podem ser empregadas: crioterapia com nitrogênio líquido, curetagem com ou sem cauterização do leito da lesão, ou *shaving* das lesões. A excisão das lesões deve ser reservada aos casos com suspeita de malignidade.

O sinal de Leser-Trélat é o início súbito ou aumento rápido no número de queratoses seborreicas, que está relacionado a algum tumor maligno interno, geralmente adenocarcinoma de estômago, cólon ou mama.

Dermatofibroma

São nódulos derivados do mesoderma ou de células dérmicas. Geralmente são reações fibrosas a traumas, picadas de insetos, infecções virais, cistos rotos ou foliculites. Podem ser encontrados em qualquer parte do corpo, mas são mais comuns na face anterior das pernas. São nódulos firmes, elevados, variando de 3 a 10 mm de diâmetro, com coloração variada, do marrom ao vermelho, amarelo ou rosa. Mais de 15 dermatofibromas simultâneos estão associados a doenças autoimunes, como lúpus eritematoso sistêmico, ou no caso de imunodepressão. Normalmente são assintomáticos, apresentando o sinal de Fitzpatrick, que consiste na retração da lesão quando comprimida lateralmente.

O tratamento é realizado por razões estéticas ou para excluir malignidade. Como se situam na derme, o melhor tratamento é a excisão, para garantir completo exame histológico da lesão.

Neurofibromatose

A neurofibromatose de von Recklinghausen é uma doença hereditária que se apresenta com múltiplos neurofibromas cutâneos e manchas café com leite na pele. Os neurofibromas podem ocorrer em qualquer parte do corpo, como nos ossos e trato gastrintestinal. As manchas da pele podem estar presentes desde o nascimento, mas a formação dos fibromas costuma ocorrer na puberdade. O curso da doença é imprevisível, mas há relação entre a idade do início dos neurofibromas com a severidade da doença. O tratamento consiste na excisão das lesões sintomáticas, visto ser muitas vezes impossível ressecar todos os neurofibromas. Neurofibrossarcomas se desenvolvem em 10% dos pacientes com doença de von Recklinghausen[24].

Acrocórdon

São derivados da ectoderme e da mesoderme, e representam uma hiperplasia da epiderme. São encontrados em 25% dos adultos, e aumentam com a idade. A obesidade é um fator predisponente. São mais encontrados nas axilas, pescoço e região inguinal. São lesões pedunculadas ou sésseis, variando de 1 mm a 1 cm em diâmetro.

Não possuem potencial maligno. O tratamento é realizado com finalidade cosmética ou para diminuir a irritação local. Pode ser feito com cauterização ou secção da base das lesões, mas a recorrência é comum. O exame anatomopatológico é desnecessário, menos no caso de crianças, quando podem representar o sinal inicial da síndrome do *nevus* basocelular.

Queratoacantoma

São lesões de crescimento rápido que ocorrem em áreas expostas ao sol, como a face, pescoço e membros superiores, em pessoas idosas. Começam como lesões papulares, que crescem em 2 a 4 semanas para mais de 2 cm de diâmetro, com o desenvolvimento de um centro queratótico (Figura 108.6). Após quatro a seis meses a lesão involui, com expulsão do núcleo queratótico, deixando uma cicatriz hiperpigmentada.

Normalmente são solitários, podendo também se apresentar em forma múltipla[25]. A etiologia é desconhecida, podendo ser secundária a luz ultravioleta ou papiloma-vírus humano. Não se pode definir se são realmente benignos ou se têm potencial maligno.

O tratamento preferencial é excisão da lesão, principalmente para exame anatomopatológico, pela similaridade histológica com carcinoma espinocelular. Outros tratamentos incluem cauterização, curetagem, cirurgia de Mohs, isotretinoína, 5-fluorouracil tópico ou intralesional e radioterapia para lesões recorrentes ou extensas.

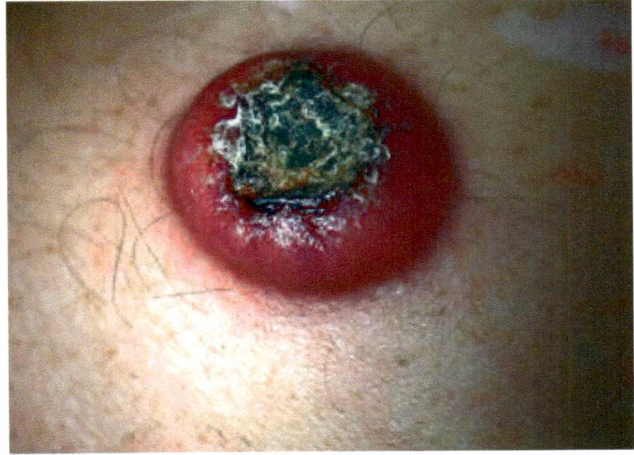

FIGURA 108.6 – Queratoacantoma. Fonte: www.dermatology.co.uk/skincancer/squamouscell-carcinomadiagnosisandtreatment/article/article.asp?ArticleID=1045.

Hiperplasia sebácea

São lesões comuns em pessoas de meia-idade ou idosas. Consistem em pápulas arredondadas amareladas, às vezes com centro umbilicado, que aparecem na fronte, no nariz e nas regiões malares, com 2 a 4 mm de diâmetro. Não têm nenhuma importância clínica, além do aspecto estético e de poderem ser confundidas com carcinoma basocelular. Consistem em glândulas sebáceas com ductos e lóbulos dilatados. O tratamento pode ser feito com cauterização, *laser*, ácido bicloroacético. Biópsia das lesões pode ser necessária quando há suspeita de carcinoma basocelular.

Referências bibliográficas

1. Shidham VB, Acker SM. Benign and Malignant Soft Tissue Tumors, 2006. Disponível na internet: http://www.emedicine.com/orthoped/topic377.htm#section~bibliography (15 junho 2007).
2. Gustafson P. Soft tissue sarcoma. Epidemiology and prognosis in 508 patients. Acta Orthop Scand Suppl 1994;259:1-31.
3. General considerations. In: Enzinger FM, Weiss SW, eds. Soft tissue tumors. 3d ed. St. Louis: Mosby, 1995:1-16.
4. Kransdorf MJ. Benign soft-tissue tumors in a large referral population: distribution of diagnoses by age, sex, and location. AJR Am J Roentgenol 1995;164:395-402.
5. Rosenthal T C, Kraybill W. Soft Tissue Sarcomas: Integrating Primary Care Recognition with Tertiary Care Center Treatment. Am Fam Physician 1999;60:567-72.
6. Mikael Dalén BP, Meis-Kindblom JM, Sumathi VP, Ryd W, Kindblom LG. Fine-needle aspiration cytology and core needle biopsy in the preoperative diagnosis of desmoid tumors. Acta Orthopaedica, 77:6, 926-931
7. Schulick RD, Soft Tissue Sarcoma. In: Current Surgical Therapy,8th edition, Elsevier Mosby, Philadelphia: 1056-1058, 2004
8. Luba MC, Bangs SA, Mohler AM, Stulberg DL. Common Benign Skin Tumors. Am Fam Physician 2003; 67: 729-38
9. Zuber TJ, Minimal Excision Technique for Epidermoid (Sebaceous) Cysts. Am Fam Physician 2002;65:1409-12,1417-8,1420,1423-4.
10. Davies DM, Benign Skin Tumours and Conditions. Br Med J (Clin Res Ed). 1985 Apr 13;290(6475):1128-31.
11. Fotiadis C, Tsekouras DK, Antonakis P, Sfiniadakis J, Genetzakis M, Zografos GC. Gardner's Syndrome: a Case Report and review of the literature. World J Gastroenterol 2005; 11 (34): 5408-5411
12. Martinez CAR, Palma RT, Waisberg J. Giant retroperitoneal lipoma: a case report. Arq. Gastroenterol., Dec 2003, vol.40, no.4, p.251-255.
13. Salam GA. Lipoma Excision. Am Fam Physician 2002; 65: 901-904.
14. Reitamo JJ, Scheinin TM, Hayry P: The desmoid syndrome: new aspects in the cause, pathogenesis and treatment of the desmoid tumour. Am J Surg 1986, 151:230-237.
15. Papagelopoulos PJ, Mavrogenis AF, Mitsiokapa EA, Papaparaskeva KT, Galanis EC, Soucacos Panayotis. Current trends in the management of extra-abdominal desmoid tumours. World Journal of Surgical Oncology2006, 4:21 doi:10.1186/1477-7819-4-21
16. Lewis JJ, Boland PJ, Leung DHY, Woodruff JM, Brennan MF: The Enigma of Desmoid Tumours. An Surg 1999, 229:866-873.
17. Tanaka H, Harasawa A, Furui S. Usefulness of MR Imaging in Assessment of Tumor Extent of Aggressive Fibromatosis. Radiation Medicine, 2005, 23: 111-115
18. Bernard J, Le Breton C, Piriou Ph, Khalil A, Boumenir Z, Cortez A, et al. Desmoïdes Extra-abdominales. J Radiol 2002;83:711-6
19. Merchant NB, Lewis JJ, Woodruff JM, Leung DHY, Brennan MF. Extremity and trunk Desmoid Tumors. Cancer 1998, 86: 2045-2052
20. Baumert GB, Spahr MO, Hochstetter AV, Beauvois S, Landmann C, Fridrich K, et al. The impact of radiotherapy in the treatment of desmoid tumours. An international survey of 110 patients. Radioat Oncol. 2007 Mar 7; 2:12
21. Janinis J, Patriki M, Vini L, Aravantinos G, Whelan JS. The Pharmacological treatment of aggressive fibromatosis: a systematic review. Ann Oncol. 2003 Feb;14(2):181-90.
22. Rex J, Ferrándiz C. Nevus melanocíticos. 2003. Disponível na internet: www.aeped.es/protocolos/dermatologia/dos/nevus.pdf (15 de junho de 2007)
23. Lee CN, McGrath MH. Skin Lesions: Evaluation, Diagnosis and Management. In: Current Surgical Treatment, 8th Edition, Elsevier Mosby, Philadelphia:1043-1052, 2004.
24. Lawrence W Jr. Soft tissue sarcomas in adults and children: a comparison [Editorial]. CA Cancer J Clin 1994;44:197-9.

25. Chu DH, Hale EK, Robins P. Generalized eruptive keratoacanthomas. Dermatol Online J. 2003 Oct; 9(4):36.
26. Heinrich MC, McArthur GA, Demetri GD et al (2006) Clinical andmolecular studies of the effect of imatinib on advanced aggressive fibromatis (desmoid tumor). J Clin Oncol 24:1195–1202
27. Duffaud F, Le Cesne A. Imatinib in the treatment of solid tumors. Target Oncol. 2009 Jan;4(1):45-56.
28. E. Stoeckle et al. A critical analysis of treatment strategies in desmoid tumours: a review of a series of 106 cases. EJSO 35 (2009) 129e134
29. Kasper B, Ströbel P, Hohenberger P. Desmoid Tumors: Clinical Features and Treatment Options for Advanced Disease. *The Oncologist* 2011;16(5):682-693. doi:10.1634/theoncologist.2010-0281.
30. Fiore M, Rimareix F, Mariani L, et al. Desmoid-type fibromatosis: a front-line conservative approach to select patients for surgical treatment. Ann Surg Oncol 2009;16(9):2587–93.
31. Devata S, Chugh R. Desmoid tumors: a comprehensive review of the evolving biology, unpredictable behavior, and myriad of management options. Hematol Oncol Clin North Am. 2013 Oct;27(5):989-1005.

109 Lesões Malignas (Melanomas e Sarcomas)

Ademar Lopes Miguel • Miguel Ângelo Brandão

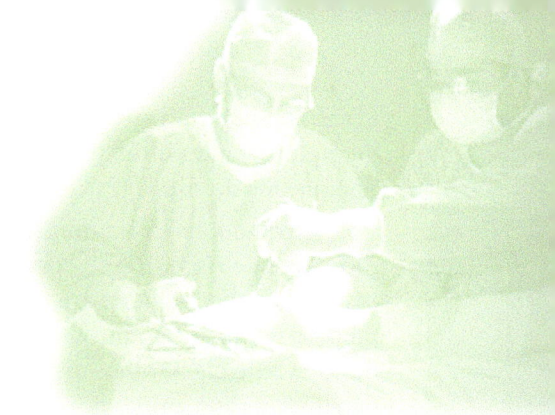

Melanoma

O melanoma representa um grave problema mundial de saúde publica. A incidência aumenta a cada ano, entre 1950 e 2000 o aumento na incidência foi de 619% e na mortalidade, 165%, sendo maior do que qualquer outro tipo de câncer.[1] No Brasil os dados epidemiológicos sobre o melanoma são escassos e regionalizados. Analisando-se os dados do Instituto Nacional de Câncer – INCA, em relação à estimativa de incidência e mortalidade por câncer para o ano de 2000,[2] vê-se que a estimativa do número de óbitos por câncer no Brasil é de 113.959 casos. O número de casos novos estimados é de 284.205. Em relação ao melanoma a taxa é de 3.850 casos, correspondendo a 1,47% do total de casos.

Enquanto nos EUA e nos países ocidentais o melanoma do subtipo acral lentiginoso, que ocorre nas regiões palmar e plantar, corresponde em média a 2% de todos os casos de melanoma, estudo de Brandão et al.[3] mostrou que a Bahia apresenta uma particularidade em relação à ocorrência deste tipo de melanoma. O tipo histológico acral lentiginoso corresponde a 16% dos pacientes. Nos pacientes de cor negra ou parda corresponde a 48,45%.

O diagnóstico precoce e o tratamento adequado são críticos para a melhora nas taxas de sobrevida dos pacientes com melanoma. Por outro lado, quando diagnosticado em fase avançada a probabilidade de cura é dramaticamente reduzida. A manipulação do melanoma requer uma abordagem multidisciplinar com profissionais qualificados para cada etapa do tratamento. Além da equipe técnica, a participação da família é um pilar fundamental no acompanhamento dos pacientes com melanoma. A equipe médica, a família e o paciente devem estar em perfeita harmonia para que a missão de enfrentar o melanoma transcorra com calma, tranquilidade, eficiência e sucesso.

Melanoma é a neoplasia maligna originada dos melanócitos, células presentes na camada basal da epiderme, responsáveis pela produção de melanina, substância que determina a coloração da pele e tem importante função protetora contra os efeitos nocivos de radiações solares. O melanoma pode ocorrer na pele, em mucosas, meninges e plexos coroides, mas pode aparecer também em locais inusitados como no trato gastrintestinal.

Um dos principais fatores etiológicos para o desenvolvimento do melanoma é a exposição a raios ultravioleta tipo B. Existem evidências epidemiológicas e experimentais que confirmam esta causalidade. Os raios ultravioletas podem estar relacionados ao aparecimento de câncer de pele por: 1) suprimir a resposta imunológica da pele; 2) lesar as moléculas de DNA dos melanócitos; 3) estimular a produção de melanina e estimular a divisão celular dos melanócitos. As radiações UVA e UVB induzem um erro no mecanismo de reparo das alterações do DNA, causando mutações que podem levar ao desenvolvimento de câncer. O principal mecanismo é a indução de dímeros de pirimidina no DNA, que quando não reparados levam a erros na transcrição do DNA.

Os fatores que interferem na mutagenicidade são a qualidade da radiação; a intensidade da dose; a velocidade de ação; a capacidade de reparo do DNA e fatores do hospedeiro. Outro dado que se correlaciona com o aumento na incidência do melanoma é a taxa de redução da camada de ozônio, que aumentou de 3 para 7% desde 1969. A quantidade de UVB que chega à terra é maior que anos atrás. Estudos através de modelos teóricos têm visto que há um aumento de 1 a 2% da exposição UVB para cada 1% de redução da quantidade de ozônio. Portanto, a redução da camada de ozônio, favorecendo uma maior exposição a

UVB, aumenta a predisposição ao desenvolvimento de melanoma e outras formas de câncer de pele nas populações de risco.[4]

Utilizando a análise multivariada para determinar os fatores de risco, Rigel[5] encontrou seis fatores independentes que influenciaram o risco de desenvolver melanoma: história familiar de melanoma. Os indivíduos de pele clara, olhos azuis ou verdes, cabelo loiro ou ruivo, presença de cicatrizes de queimadura solar no dorso, história de três ou mais queimaduras de sol intensas antes dos 20 anos de idade, história de três ou mais anos de trabalho de verão ao ar livre e presença de ceratose actínica.

Diagnóstico clínico

O diagnóstico clínico precoce do melanoma é o mais importante fator para o sucesso no tratamento desse tipo câncer.[6] O melanoma precoce pode ser reconhecido e diagnosticado usando a regra do ABCD:

- *(A) Assimetria:* o melanoma é irregular no seu formato – assimétrico.
- *(B) Bordas:* as lesões do melanoma apresentam bordas irregulares.
- *(C) Cor:* o melanoma frequentemente apresenta várias tonalidades de cor marrom, cinza, azul, ou preto, caracterizando a heterocromia.
- *(D) Diâmetro:* os melanomas têm, geralmente, mais de 6 mm de diâmetro, que corresponde ao diâmetro de um lápis.

Extrema atenção deve ser dada à detecção de alterações no tamanho, na forma ou cor em nevos preexistentes. Estas alterações podem ser sinais precoces de desenvolvimento do melanoma. A lesão deve ser submetida a exame com o dermatoscópio. Sinais como ulceração, sangramentos e nodulações são considerados tardios e geralmente encontrados nos casos de melanomas avançados.

O melanoma também pode apresentar-se como doença metastática e a lesão primária jamais ser encontrada. É o chamado melanoma metastático com sítio primário indefinido. Esta forma de apresentação é citada em torno de 1 a 3% das séries publicadas e geralmente tem um prognóstico desfavorável. O melanoma amelanótico geralmente é diagnosticado tardiamente porque o seu diagnóstico clínico é difícil e pode se assemelhar ao granuloma piogênico, carcinoma basocelular e outras lesões. O diagnóstico do melanoma subungueal geralmente é realizado de forma tardia frequentemente após manipulação ungueal prévia, o que piora o prognóstico.

Subtipos histológicos

A classificação do melanoma é baseada em padrões clínicos e patológicos. Segundo a Organização Mundial de Saúde[7] o melanoma é classificado segundo a fase de crescimento em dois grupos: fase de crescimento radial e vertical. No grupo de crescimento radial encontramos o melanoma superficial, acral lentiginoso, melanoma tipo lentigo maligno e o melanoma *in situ*. Na fase de crescimento vertical encontramos o melanoma nodular. Há também outros tipos especiais de melanoma, como o melanoma desmoplásico/neurotrópico e o melanoma amelanótico: melanoma superficial é o mais comum de todos os subtipos, representa 70% do total dos casos. Apresenta-se clinicamente como uma mancha levemente elevada e multicolorida. Melanoma acral lentiginoso corresponde a 2 a 10% dos melanomas, é o tipo mais encontrado em pessoas da raça negra e com idade acima dos 50 anos. Envolve a palma, planta e leito ungueal. Melanoma tipo lentigo maligno corresponde a 5% dos melanomas. Geralmente são melanomas *in situ*, com grande área de crescimento horizontal. Melanoma nodular corresponde a 15 a 30% de todos os melanomas. Apresentam-se com aspectos clínicos e histopatológicos da fase de crescimento vertical.

O cirurgião deve exigir que o laudo anatomopatológico contenha todos os parâmetros prognósticos de acordo com os padrões estabelecidos pela Sociedade Brasileira de Patologia em 1995:[8] tipo de melanoma (com ou sem nevo melânico preexistente), crescimento vertical ou radial, presença ou não de ulceração macro ou microscópica, nível de Clark, espessura segundo Breslow. Índice mitótico por mm^2 (em 10 campos de grande aumento), infiltrado inflamatório em torno da tumoração, presença ou ausência de áreas de regressão, presença ou ausência de invasão vascular linfática e/ou sanguínea, presença de nódulos satélites, neurotropismo, avaliação das margens de ressecção cirúrgicas.

Fatores prognósticos

O comportamento biológico do melanoma tem sido descrito como caprichoso e muitas vezes imprevisível. Mesmo lesões precoces podem apresentar um comportamento agressivo com metástases e óbitos, enquanto lesões grandes podem ter uma evolução indolente. A sobrevida de pacientes com melanoma está diretamente relacionada com a detecção precoce. Casos de melanoma confinados à epiderme, o melanoma *in situ*, não apresentam risco de vida e os melanomas com pouca penetração na derme têm baixo risco para metástases nos linfonodos. A taxa de sobrevida em cinco anos para pacientes com melanoma precoce, definidos como menores que 1 mm de espessura, é de 94% *versus* 50% ou menos para aquelas lesões com mais de 3 mm de espessura. O fator preditivo mais importante para sobrevida, nos pacientes com melanoma estádios I e II, é a espessura na escala de Breslow. O risco de metástases aumenta de acordo com a espessura do tumor primário. Nos pacientes com neoplasias com espessura menor que 1 mm a sobrevida em 5 anos é acima de 98%. Quando a espessura é de 1 a 4 mm, o risco de metástases para linfonodos é de 60% e de metástases à distância, de 20%. Acima de 4 mm, o risco de metástase para linfonodos e à distância é acima de 60% e de 70%, respectivamente.

O Grupo de Melanoma da AJCC revisou todos os fatores prognósticos para o melanoma.[9] A análise demonstrou que os fatores mais importantes são: Espessura do tumor primário – quanto maior a espessura, pior o prognóstico. Ulceração – a presença de ulceração é um fator de pior prognóstico. O nível de Clark só foi significativo para os tumores finos, com menos de 1 mm de espessura. Número de linfonodos com metástases – quanto maior o número de linfonodos comprometidos, pior é o prognóstico. Metástases para linfonodos macroscópicas × microscópicas – a identificação de metástases microscópicas tem um melhor prognóstico. Metástases viscerais × não viscerais – as metástases viscerais apresentam um pior prognóstico. Nível elevado da desidrogenase lática, LDH é um marcador de péssimo prognóstico.

Estadiamento

O estadiamento dos pacientes com melanoma deve ser realizado conforme protocolo da *American Joint Commission on Cancer* (AJCC). Este sistema estratifica os pacientes em quatro grupos prognósticos. Estágios I e II, considerada doença clinicamente localizada, incluindo pacientes com melanomas primários e lesões satélites, sem evidência de metástases. O estádio III, doença no linfonodo, incluem pacientes com metástases para linfonodos regionais ou em trânsito. O estádio IV são aqueles pacientes com metástases à distância.

Devem ser realizados para o estadiamento do melanoma, além de uma anamnese cuidadosa e um exame físico meticuloso, os seguintes exames: radiografia de tórax, função hepática, desidrogenase lática, fosfatase alcalina, ultrassonografia de abdome total, cintilografia óssea se a dosagem da fosfatase alcalina for elevada ou sintomas de dor óssea, tomografia computadorizada de crânio ou ressonância magnética se houver sintomas, tomografia computadorizada de tórax e região cervical se houver linfonodos axilares positivos, tomografia computadorizada de abdome e pelve se houver linfonodos inguinais positivos.

Estadiamento[9]

T – Tumor primário

TX	Tumor primário não pode ser avaliado.
T0	Sem evidência de tumor primário (tumor primário desconhecido).
Tis	Melanoma *in situ* (hiperplasia melanocítica atípica, displasia melanocítica severa), sem ser invasivo.
T1	Tumor ≤ 1 mm de espessura:
	T1a sem ulceração;
	T1b com ulceração.
T2	Tumor > 1 mm mas ≤ 2 mm espessura:
	T2a sem ulceração;
	T2b com ulceração.
T3	Tumor > 2 mm mas ≤ 4 mm espessura:
	T3a sem ulceração;
	T3b com ulceração.
T4	Tumor > 4 mm espessura:
	T4a sem ulceração;
	T4b com ulceração.

N – Linfonodos regionais

CN+	Linfonodos regionais são clinicamente positivos.
PN+	Linfonodos regionais são histologicamente positivos, mas o número de linfonodos positivos não foi avaliado.
NX	Linfonodos regionais não podem ser avaliados.
N0	Linfonodos regionais negativos – clínico e patológico.
N1	Metástases para um linfonodo regional:
	A: micrometástases;
	B: macrometástases.
N2	Metástases para dois ou três linfonodos regionais:
	A: micrometástases;
	B: macrometástases;
	C: metástases em trânsito/satelitoses/sem metástases linfonodais.
N3	Metástases para quatro ou mais linfonodos regionais ou presença de extensão extranodal, não importando o número de linfonodos positivos, ou envolvimento bilateral para lesões primárias com drenagem ambígua.

Micrometástases são diagnosticadas após pesquisa de linfonodo-sentinela ou linfadenectomia. *Macrometástases* são definidas como metástase em linfonodo clinicamente detectável confirmada por linfadenectomia terapêutica ou quando a metástase linfonodal exibe extensão extracapsular macroscópica.

M – Metástases à distância

- MX A presença de metástases à distância não pode ser avaliada.
- M0 Sem metástases à distância.
- M1 Metástases à distância:

  M1a Metástases para pele ou subcutâneo ou linfonodos não regionais.

  M1b Metástases viscerais.

  M1c Dosagens elevadas de desidrogenase lática (LDH) no soro.

■ Sobrevida

A sobrevida do melanoma varia de acordo com o estadiamento nos quatro grupos. Entretanto, dentro do mesmo grupo, a presença ou ausência de ulceração interfere na sobrevida. A melhor sobrevida é encontrada em pacientes com tumores menores que 1 mm de espessura e sem ulceração, com taxas de 95% em 5 anos de seguimento. Quando a ulceração está presente ou a espessura do tumor é maior que 1 mm e menor que 2 mm sem ulceração, a sobrevida fica na faixa de 80 a 95%. Há diferença quando a espessura do tumor é maior que 2 mm e menor que 4 mm quando comparada com a espessura maior que 4 mm. É importante ressaltar que estamos relatando espessura do tumor medida em milímetros e não em centímetros, a diferença em milímetros não pode ser visualizada clinicamente, e este é um dado que reforça a necessidade do diagnóstico precoce para que possamos obter melhores taxas de sobrevida.

A presença de metástase para linfonodo é o mais poderoso preditor de mortalidade em melanoma. Quando presente, implica em uma diminuição de mais de 40% nas taxas de sobrevida em 5 anos, superando como valor prognóstico a espessura da lesão primária. Há também diferenças em relação à sobrevida em 5 anos quando a metástase linfonodal é microscópica ou macroscópica.[9]

	Estadiamento Clínico*				Estadiamento Patológico+		
	T	N	M		T	N	M
0	Tis	N0	M0	0	Tis	N0	M0
IA	T1a	N0	M0	IA	T1a	N0	M0
IB	T1b T2a	N0	M0	IB	T1b T2a	N0	M0
IIA	T2b T3a	N0	M0	IIA	T2b T3a	N0	M0
IIB	T3b T4a	N0	M0	IIB	T3b T4a	N0	M0
IIC	T4b	N0	M0	IIC	T4b	N0	M0
III	qqT	N1 N2 N3	M0	III			
IIIA				IIIA	T1-4a	N1a N2a	M0
IIIB				IIIB	T1-4b T1-4a T1-4a/b	N1a N2a N1b N2b N2c	M0
IIIC				IIIC	T1-4b qqT	N1c N2b N3	M0
IV	qqT	qQn	qqM	IV	qqT	qqN	qqM

Tabela 109.1
Sobrevida em 5 anos quanto ao número de linfonodos comprometidos

Número de Linfonodos Comprometidos	Microscópica	Macroscópica
1	61	46
2	56	38
3	56	27
4	36	23
>4	34	22

Quando ocorrem metástases à distância, existe diferença na sobrevida quando a metástase é visceral (menos que 5% em 5 anos), ou quando a metástase é não visceral (5 a 10% em 5 anos), como pele, subcutâneo ou linfonodos não regionais. O sítio de metástase é um fator importante de sobrevida. Quando a metástase está presente em pele, subcutâneo ou linfonodos, a sobrevida média é de 11 meses; pulmão, 8 a 10 meses; gastrintestinal, 6 meses; fígado, osso e cérebro, 2 a 4 meses.[10]

Tratamento

O tratamento do melanoma é multidisciplinar. A terapêutica correta deve seguir uma sistematização: diagnóstico clínico, biópsia e estadiamento. Só depois o tratamento deverá ser realizado. O tratamento primário para o melanoma é a excisão cirúrgica, que é geralmente efetiva quando se trata de tumores precoces.

Biópsia

A biópsia está indicada para lesões pigmentadas suspeitas. É fundamental que a amostra de pele seja retirada até o tecido celular subcutâneo, já que a espessura vertical do tumor é o valor preditivo mais importante para o prognóstico, tratamento e seguimento. A biópsia, sempre que possível, deve ser excisional. Em membros, a incisão deve ser no sentido longitudinal, para que no momento da ampliação das margens não haja dificuldade no fechamento da incisão, e no sentido dos vasos linfáticos para que não prejudique a técnica da pesquisa do linfonodo-sentinela. Quando a lesão é extensa e/ou ulcerada ou localizada em área onde a biópsia excisional acarretaria prejuízos estéticos, pode-se fazer a biópsia incisional. Neste caso, deve-se fazer a biópsia na área mais significativa de profundidade da lesão, no local da ulceração ou na área mais elevada da superfície da lesão. A biópsia deve ser *excisional*, ou seja, a retirada total sem transecção da lesão. A biópsia por *shaving* dérmico nunca é recomendada, pelo fato de impedir a correta avaliação da espessura de Breslow, assim como estão totalmente contraindicadas a biópsia aspirativa (no melanoma primário da pele) e a curetagem. Após a biópsia, uma vez confirmado o diagnóstico de melanoma, uma segunda cirurgia deve ser realizada para ampliação das margens de segurança, margens estas que variam de acordo com a espessura de Breslow. A comunicação entre o cirurgião e o patologista é essencial. A troca de informações sobre a natureza da lesão auxilia no diagnóstico histológico. O material obtido da biópsia deve ser adequadamente enviado ao serviço de patologia e esta é uma obrigação do médico que realizou a biópsia. Cada peça deve ser enviada em um recipiente separado, com identificação completa.

Lesão primária – estádios I e II

A excisão da cicatriz cirúrgica da biópsia da lesão primária inclui a retirada em monobloco da pele e do tecido celular subcutâneo até o plano da fáscia muscular, sem contudo incluí-la. Não há nenhum prejuízo no controle local da doença ou na sobrevida do paciente se a aponeurose não for ressecada.[6] É sempre prudente fornecer ao paciente uma informação adequada da extensão e do aspecto da cicatriz remanescente, de modo a aliviar um pouco o impacto psicológico negativo da cirurgia.

O tratamento cirúrgico é a terapia que possibilita a cura aos pacientes com melanoma nos estádios I e II. A excisão cirúrgica, com margens adequadas, é a principal terapia para o melanoma.[11] Nos Estados Unidos, o *Intergroup Melanoma Trial*,[12] que é um estudo prospectivo e randomizado, comparou a realização de margens de 2 cm *versus* 4 cm para os tumores com espessura intermediária. A taxa de recorrência global foi de 3,8%. Quando a margem foi de 2 cm, a recidiva ocorreu em 0,8%, e em 1,7% para as margens de 4 cm, sem diferença estatisticamente significante. As taxas de metástases em trânsito foram de 2,1% e 2,5%, respectivamente. A sobrevida em 5 anos foi de 79,5% para a margem de 2 cm e 83,7% para 4 cm, (p = NS). Um aspecto importante deste estudo é que a necessidade de enxertos de pele foi reduzida de 46% para margens de 4 cm, para 11% nos pacientes com margem de 2 cm (p = 0,0001). O tempo de internação hospitalar foi de 7,0 dias para margens com 4 cm e de 5,2 dias com 2 cm, com valor de p = 0,0001. Diante dos resultados desses estudos, a recomendação é de margem de 2 cm para os tumores com espessura de 1 a 4 mm.[12] Os resultados em longo prazo deste estudo foram apresentados pelos autores após um período de seguimento de 10 anos.

A ocorrência de recidiva local foi associada a uma alta taxa de mortalidade, com sobrevida em 5 anos de somente 9% para a primeira recaída ou 11% em qualquer momento, comparada com uma sobrevida de 86% para aqueles pacientes que não apresentaram recidivas (p < 0,0001). A sobrevida em 10 anos para todos os pacientes com recidiva foi de apenas 5%. Fica portanto clara a importância da ressecção completa das lesões na sobrevida dos pacientes. No entanto, a sobrevida em 10 anos não foi diferente quando comparadas as margens cirúrgicas de 2 e 4 cm (70% x 77%) ou quando se comparou a observação clínica, sem a realização de linfadenectomia versus a linfadenectomia eletiva, ou seja a realização de linfadenectomia radical, na ausência clínica de comprometimento metastático dos linfonodos. A recidiva para margens de 2 cm foi de 2,1% versus 2,6% para margens de 4 cm. Este estudo também verificou que não houve diferença quando a reconstrução era realizada por retalhos ou por enxertos de pele.[13]

O tratamento do melanoma é baseado no sistema de estadiamento da AJCC. Nos estádios I e II ($T_1N_0M_0$ a $T_4N_0M_0$), deverá ser realizada a ampliação das margens cirúrgicas. A extensão da margem varia de acordo com a espessura de Breslow:[12] melanoma in situ: margens de 0,5 cm. Espessura ≤ 1 mm: margens mínimas de 1,0 cm; de 1 a 4 mm: margens mínimas de 2 cm; > 4 mm: margens mínimas de 2 cm, usualmente 3 cm. Margens insuficientes estão relacionadas com uma maior taxa de recidiva e menor sobrevida.[12,14]

Após a retirada da lesão, retalhos de avanço podem ser criados a partir do descolamento das bordas da incisão, de modo a facilitar o fechamento sem tensão. A incisão é aproximada utilizando-se pontos subdérmicos separados com fios absorvíveis. Não devem ser utilizados fios inabsorvíveis negros ou escuros como o nylon, que poderiam levar ao diagnóstico errôneo de uma recidiva tumoral. Já a pele pode ser fechada por pontos simples separados ou por sutura intradérmica dependendo da tensão de fechamento e dos efeitos de movimentação previstos em localizações anatômicas específicas.

O treinamento do cirurgião interfere no prognóstico dos pacientes com melanoma. Quando pacientes são operados por cirurgiões oncológicos, a taxa de recorrência local foi menor que 5%, enquanto nos casos operados por cirurgiões gerais a taxa de recorrência é de 40%.[15] Em estudo com 529 pacientes com melanoma e considerando como critérios para definição de manipulação prévia inadequada:[16] 1. os casos de melanoma que foram submetidos a tratamento prévio com retirada da lesão primária e não realizado o estudo anatomopatológico; 2. cauterização ou o uso de nitrogênio líquido na lesão primária; 3. margens cirúrgicas inadequadas (nos casos em que mesmo após o diagnóstico de melanoma, as margens não foram ampliadas); 4. realização de linfadenectomia isolada na presença de metástase linfonodal e não a linfadenectomia regional radical. A análise multivariada com regressão logística revelou que os principais fatores prognósticos independentes para a mortalidade foram o estádio, valor de p < 0,00000001, com odds ratio de 48,3 (IC 95% 10,7-88,5), seguido da manipulação prévia inadequada, valor de p = 0,002 e odds ratio de 5,23 (IC 95% 1,8-13,27).

■ Metástases para linfonodos – estádio III

Nos últimos anos, duas novas abordagens trouxeram impacto para o tratamento do melanoma com metástases linfonodais[103]: o desenvolvimento de novas técnicas de mapeamento linfático e a linfadenectomia sentinela descrita por Morton, em 1992, que reduzem o custo e a morbidade do estadiamento, possibilitando o diagnóstico precoce de metástases ocultas e o tratamento adjuvante do melanoma estádio III com interferon alfa-2b.

■ Linfadenectomia sentinela

Denomina-se linfonodo-sentinela o primeiro linfonodo para o qual drena o tumor primário e nem sempre é o linfonodo mais próximo da lesão. Portanto, é o primeiro sítio de metástase linfonodal. Se o linfonodo-sentinela for positivo, a linfadenectomia completa da cadeia linfática deve ser realizada. Se negativo, é lícito considerar que não há comprometimento metastático e não se impõe o esvaziamento linfonodal. Morton reportou sucesso na identificação do LS em 82% dos pacientes e uma taxa de 4% de falso-negativos. Neste momento somente o azul patente era utilizado.[17] A associação do gama probe com o azul patente tem uma taxa de sucesso de 96% na detecção adequada do linfonodo-sentinela. A técnica consiste dos seguintes passos, todos fundamentais para que seja eficaz: realização da linfangiocintilografia pré-operatória, uso do azul patente no intraoperatório, uso do gama probe no intraoperatório, retirada do linfonodo-sentinela, estudo anatomopatológico do linfonodo-sentinela, quando o linfonodo-sentinela for positivo, realiza-se a linfadenectomia radical da cadeia linfática acometida e o paciente é encaminhado para terapia adjuvante. Se o linfonodo-sentinela for negativo, realiza-se somente o seguimento. O linfonodo-sentinela no melanoma maligno representa com alta fidelidade o estado histopatológico de toda a cadeia linfonodal, permitindo um estadiamento patológico e uma abordagem cirúrgica adequada e a adoção de terapia adjuvante racional.

Douglas Reintgen et al.,[18] estudando 693 pacientes, mostraram que o linfonodo-sentinela foi positivo em 14,52% dos pacientes, com uma taxa de sucesso de 99% na identificação do linfonodo-sentinela. A relação do nível de Breslow com o percentual de linfonodo-sentinela positivo foi: < 0,76 mm: 0%, 0,76-1,0 mm: 5,3%, 1,0-1,5 mm: 8%, 1,5-4,0 mm: 19%, > 4,0 mm: 29%.

A linfadenectomia sentinela contribuiu para o aumento da sobrevida dos pacientes. A sobrevida em 5 anos dos pacientes submetidos à linfadenectomia sentinela foi de 90,5%, para a linfadenectomia eletiva 77,7% e para os pacientes submetidos à observação clínica foi de 69,8%, com valor de p < 0,0001. Houve vantagem na sobrevida para os pacientes submetidos à linfadenectomia sentinela para cada um dos estágios na categoria T (T2, T3 e T4) e casos com ulceração. Não houve diferença quando o melanoma era menor que 1 mm.[19] É importante salientar que a linfadenectomia terapêutica é curativa em alguns pacientes. Uma consistente fração de pacientes com metástases linfonodais tem uma sobrevida a longo termo, mesmo sem terapia adjuvante. A linfadenectomia sentinela determina o *status* linfonodal acuradamente sem a morbidade associada com a linfadenectomia e menor custo. O estudo anatomopatológico com linfonodo-sentinela com a técnica de PCR (*Polymerase Chain Reaction*) tem valor prognóstico, mas ainda sem indicação na prática clínica.[20]

A linfadenectomia seletiva está indicada nos melanomas estádios I e II com espessura de Breslow > 0,76 mm, nível de Clark IV ou V, presença de ulceração ou regressão.[21, 22]

Linfadenectomia terapêutica

Quando o linfonodo-sentinela for positivo ou quando há evidência clínica de comprometimento linfonodal, a linfadenectomia radical deve ser realizada segundo a cadeia linfática acometida: a dissecção axilar completa inclui os 3 níveis de linfonodos axilares. O número mínimo de linfonodos retirados aceitável é 15. O número mínimo de nódulos acessados da região inguinal superficial é 8. A dissecção ilíaca profunda, hipogástrica e obturadora deve ser realizada. O número mínimo de nódulos ressecados recomendados é de 4. Atualmente, com relação à linfadenectomia ilioinguinal, a conduta mais aceita é que deva ser realizada apenas quando houver linfonodos profundos clinicamente comprometidos ou quando houver comprometimento do linfonodo de Cloquet ou de mais de três nódulos femorais.

Uma revisão de 362 linfadenectomias inguinais terapêuticas em um centro terciário revelou 71 pacientes (20%) com linfonodos ilíaco e/ou obturador positivos. Pacientes com linfonodos envolvidos, as taxas de sobrevida em 5 e 10 anos foram de 24% e 20%, respectivamente. A taxa de recorrência na cadeia inguinal operada foi de 10%. As complicações relatadas foram: infecção 17%; necrose do retalho de pele 15%; seroma 17%; linfedema leve ou moderado 19% e linfedema grave 6%. Fatores prognósticos independentes para a sobrevida foram o número de linfonodos ilíacos positivos, a espessura de Breslow e o local de tumor primário. O controle locorregional do melanoma pode ser obtido em 90% dos pacientes. A morbidade da linfadenectomia radical é aceitável.[23] Quanto à micrometástase, identificada com a técnica do linfonodo-sentinela, a conduta atualmente aceita é a linfadenectomia inguinal superficial.

Tanto a dissecção cervical clássica ou modificada preservando o nervo espinal acessório e o músculo esternocleidomastóideo são extensões de linfadenectomia aceitáveis. A parotidectomia superficial é necessária para remover os nódulos parotídeos para primários que se originam no escalpe anterior, na face e no pavilhão auricular ou demonstram drenagem para este local na linfocintilografia. As margens da dissecção cervical são inferiormente à clavícula, superiormente a mandíbula, mastoide e cauda da glândula parótida, posteriormente na borda anterior do músculo trapézio. O conteúdo do triângulo digástrico deve ser removido e o músculo espinal acessório preservado, desde que não haja metástase nos nódulos jugulares superiores.

Outro aspecto importante é a realização da linfadenectomia com critérios oncológicos, uma vez que é um fator determinante de sobrevida nos pacientes com melanoma estádio III. Em uma análise completa de 548 pacientes com melanoma estádio III que foram submetidos à linfadenectomia regional, verificou-se que o número de linfonodos positivos, como também a extensão da linfadenectomia, foram fatores independentes para a sobrevivência global. Este estudo examinou a importância da qualificação do cirurgião medida pelo número de linfonodos retirados. A taxa de sobrevida global em 5 anos para os pacientes com quatro ou mais linfonodos retirados foi de 44%, comparada com 23% quando menos de quatro eram retirados (p = 0,043).[24]

Os pacientes com metástases para linfonodos devem ser encaminhados ao oncologista clínico, quando será discutido com o paciente e familiar o tratamento com interferon em altas doses, seguindo o esquema de Kirkwood. Doses de 20 milhões de unidades/m^2, por 4 semanas, intravenosas, seguidas de 3 aplicações semanais, por 52 semanas.

Em relação às metástases em trânsito, que são encontradas em 9% dos pacientes com melanoma com menos de 1,5 mm de espessura de Breslow. O tratamento de escolha é a perfusão isolada do membro. A perfusão isolada do membro (ILP) com altas doses de melphalan apresenta taxa de 50% de resposta completa e 90% de resposta global, enquanto os melhores tratamentos sistêmicos oferecem menos que 5% e 35%, respectivamente. O crescimento do câncer depende da angiogênese que é promovida por fatores angiogênicos secretados pelas células tumorais. Considerando este fato, foi realizada a associação melphalan com o fator de necrose de tumor e o interferon-gama. O melphalan induz apoptose de células do melanoma e o TNF, apoptose dos vasos sanguíneos. Apesar das altas taxas de resposta, a ILP é um tratamento regional e não tem nenhum impacto na sobrevida global, com uma sobrevivência mediana de 2,5 anos. Em pacientes com melanoma localizado em membros e inoperáveis, a ILP é o tratamento de escolha, resultando em casos de resposta completa, diminuindo a necessidade de amputação de membros e melhorando a paliação dos sintomas.

Metástases à distância – estádio IV

A quimioterapia para pacientes com melanoma metastático é paliativa e, portanto, o médico assistente deve ter em mente uma visão clara dos fatores prognósticos da doença que se vai tratar e considerar também a toxicidade da quimioterapia, bem como seu possível impacto na qualidade de vida do paciente. Tais considerações são fundamentais, pois não há evidência de que a quimioterapia prolongue significativamente a sobrevida destes pacientes. A dacarbazina (DTIC) permanece como o único agente quimioterapêutico aprovado pela FDA para o tratamento de melanoma metastático. Avanços animadores continuaram a ser feitos na área de modificadores de resposta biológicos. As terapias baseadas em modificadores de resposta biológica permanecem atraentes devido à durabilidade das respostas completas. A bioimunoquimioterapia surge como uma esperança na terapia de melanoma, é a associação da quimioterapia com o uso de agentes imunoterápicos, como o interferon e a interleucina, e é baseada nos mecanismos distintos, como também na toxicidade dos agentes usados. Mas dados promissores foram descritos em vários testes usando IL-2, ou IL-2 e IFN-α em combinação com diversos regimes quimioterápicos, com taxa de resposta variando de 37 a 63%.

Outra área de pesquisa ativa na terapia do melanoma envolve o desenvolvimento de vacinas. Regressão histológica parcial de melanomas tem sido documentada em até 20% dos casos e, em casos raros, até regressão espontânea completa foi observada. A hipótese de que tal regressão pode ser associada com vitiligo provê uma base racional para a imunoterapia direcionada aos antígenos melanocíticos. A imunoterapia pós-operatória é uma das mais promissoras abordagens para o melanoma, porque este é um tumor altamente imunogênico. As vacinas, além do efeito terapêutico, possuem baixa toxicidade, permitindo ao paciente manter uma boa qualidade de vida, o que não é possível durante o tratamento com altas doses de interferon ou quimioterapia.

A ressecção cirúrgica das metástases pode ter um excelente efeito paliativo e em algumas situações prolongar a sobrevida. Pacientes selecionados podem se beneficiar da cirurgia no estádio IV do melanoma. Os critérios para indicar a cirurgia são: bom estado geral; tempo prolongado de duplicação do tumor; longo intervalo livre de doença; limitado número de metástases, sítio das metástases e possibilidade de ressecção cirúrgica sem doença macroscópica residual. Considerando o sítio de metástases, o ganho na sobrevida com a realização da cirurgia, comparado com tratamento conservador, variou de acordo com o sítio das metástases: pele e subcutâneo (11 para 24 meses); linfonodos (11 para 29 meses); pulmão (8 a 10 para 25 meses); gastrintestinal (6 para 49 meses) e cérebro (2 a 4 para 9 meses).[10]

Seguimento

O seguimento deve ser baseado na história natural da doença. Um dos objetivos é a detecção precoce da recorrência. A detecção precoce da recorrência afetará o resultado em longo prazo. A recorrência no estádio I é geralmente locorregional, e corresponde a taxa de 85%. Destes casos, a detecção foi realizada pelo paciente em 63% dos casos e pelo médico em 37%. A recorrência ocorre na taxa de 55 a 67% nos 2 primeiros anos e de 65 a 81% nos 3 primeiros anos. Os pacientes devem ser examinados com mais frequência neste período. Nos pacientes com metástases para linfonodos (estádio III), o tempo de recorrência é menor e a monitoração deverá ser mais rigorosa. O risco relativo de um paciente com melanoma desenvolver outro melanoma é de 12. O seguimento deverá ser realizado: 1º ano: consultas cada 3 meses. 2º ano: consultas cada 4 meses. 3º ao 5º ano: consultas cada 6 meses. A partir do 6º ano: consulta cada 12 meses.

Sarcomas

Os sarcomas de partes moles são tumores raros. O número de casos novos, por ano, nos Estados Unidos, é cerca de 6.000. Representam menos de 1% de todas as neoplasias malignas no adulto. Acometem pacientes entre a 5ª e 6ª décadas de vida e igualmente em ambos os sexos.

Os sarcomas originam-se do mesoderma embrionário. Ocorrem em qualquer sítio do corpo humano, sendo a extremidade inferior o local mais frequente (40%), seguida da extremidade superior (20%), retroperitônio (10%), tronco (10%) e da cabeça e pescoço (10%).[25]

A classificação histológica é acordo com o tecido do qual se originou, sendo descritas dezenas de tipos. Muitas vezes é necessário o uso da imunoistoquímica para a sua classificação. Exame, aliás, que deve sempre ser realizado nos pacientes com melanoma. Existem casos de tumores indiferenciados, nos quais, mesmo com a imunoistoquímica a classificação não é possível. Os tipos histológicos mais comuns no adulto são o fibro-histiocitoma maligno (24%), o leiomiossarcoma (21%), o lipossarcoma (19%) e o sinoviossarcoma (12%).[26]

Com o advento da abordagem multidisciplinar, cirurgia associada à quimioterapia e radioterapia, a taxa de amputação reduziu drasticamente, sendo menor que 10% dos casos. A sobrevida média geral de cinco anos para pacientes com sarcomas de partes moles é de 50 a 60%. Mas um grande problema ainda persiste: a manipulação prévia inadequada. Dos 628 casos atendidos no Hospital do Câncer – A C Camargo, apenas 41,2% chegaram ao Hospital sem nenhum tratamento. Os restantes 58,8% já haviam sido tratados inadequadamente, contribuindo para piorar o prognóstico e a qualidade de vida.[27] Segundo dados do Hospital Aliança, a manipulação inadequada foi de 66%.[28]

A melhora na abordagem dos pacientes portadores de sarcomas só ocorrerá quando os médicos reconhecerem a necessidade de unificar os cuidados em centros de referência que trabalham com protocolos cooperativos padronizados.

Geralmente os sarcomas se apresentam como uma massa de crescimento rápido, indolor, que pode sangrar ou ulcerar. A dor pode estar presente, o diagnóstico clínico diferencial entre benigno e maligno não é possível. O estudo anatomopatológico está sempre indicado. O tempo de evolução e o tamanho do tumor são pontos importantes para a estratégia terapêutica. Tumores maiores de 5 cm e com crescimento rápido requerem uma atitude mais agressiva com relação ao diagnóstico e à terapêutica.

Os exames de imagem são fundamentais para o diagnóstico, estadiamento e terapêutica e devem ser realizados inicialmente. A radiografia simples pode mostrar calcificações de partes moles e ser útil na diferenciação entre tumores primários ósseos ou de partes moles. A tomografia computadorizada helicoidal é mais usada no diagnóstico de sarcomas retroperitoneais. A ressonância magnética é o exame principal para os sarcomas de partes moles, por demonstrar o grupamento muscular envolvido, bem como a proximidade com o feixe vasculonervoso.[26]

Frente à suspeita clínica de sarcoma de partes moles (SPM), deve-se proceder à realização de biópsia para confirmação anatomopatológica. O local da biópsia deve ser planejado de acordo com a proposta de cirurgia definitiva e seu trajeto deverá ser completamente removido nesta ocasião. Na realização de biópsias por agulha tipo *tru cut* deve-se ter o cuidado de utilizar agulhas de grosso calibre para que seja removido um cilindro de material que permita análise histológica adequada. As biópsias excisionais são reservadas para os casos de tumores pequenos e superficiais e não devem ser realizadas em tumores maiores, mesmo que estes nos pareçam completamente ressecáveis, pois a ressecção definitiva implica na remoção completa do tumor em monobloco com as partes moles que o envolvem. Rigor técnico deve ser exigido na realização de biópsias incisionais, evitando-se o descolamento de retalhos e realizando-se hemostasia rigorosa.[26]

Confirmando-se o diagnóstico de SPM, passamos ao estadiamento. O estadiamento é feito com base em achados clínicos, anatomopatológicos e exames de imagem, levando-se em conta o tamanho do tumor (T), a localização superficial ou profunda (a ou b), a presença ou ausência de metástases linfonodais (N) e à distância (M), e o grau histológico (G).

Estadiamento[29]

T1   < 5 cm:

     T1a   Superficial à fáscia muscular;

     T1b   Profundo à fáscia muscular.

T2   > 5 cm:

     T2a   Superficial à fáscia muscular;

     T2b   Profundo à fáscia muscular.

N0 Sem evidência de envolvimento linfonodal regional.
N1 Envolvimento linfonodal regional.
M0 Sem evidência de metástases à distância.
M1 Metástases à distância.
G1 Bem diferenciado.
G2 Moderadamente diferenciado.
G3 Pouco diferenciado.
G4 Indiferenciado.

Estádio	Grau	Tamanho	Linfonodos	Metástases
I	G1, G2	T1a, 1b, 2a, 2b	N0	M0
II	G3, G4	T1a, 1b, 2a	N0	M0
III	G3, G4	T2b	N0	M0
IV	qqG	qqT	N1 ou	M1

Os sarcomas de partes moles mais comumente se disseminam por via hematogênica, preferencialmente para o pulmão. A radiografia do tórax sempre deve ser realizada no estadiamento dos tumores de baixo grau. Nos sarcomas de alto grau a radiografia tem uma taxa de falso-negativo de 20%, devendo ser substituída pela tomografia computadorizada,[30] levando-se em conta o potencial de metástase de 50 a 60% desses tumores. Outros sítios prováveis de metástase à distância incluem cérebro, ossos e fígado, que devem ser pesquisados apenas nos casos sintomáticos. Metástase nodal ocorre em menos de 5% dos SPM, está associada a um pior prognóstico e é classificada como estádio IV. Sarcoma epitelioide, rabdomiossarcoma, sinoviossarcoma, sarcoma de células claras e angiossarcoma estão mais comumente associados a esse tipo de disseminação.

O grau de diferenciação celular é o mais importante fator prognóstico e é definido de acordo com celularidade, diferenciação, pleomorfismo, necrose e número de mitoses. O tamanho do tumor ao diagnóstico, associado com a profundidade, é outro importante fator prognóstico contemplado no estadiamento.

Algumas características dos SPM devem ser conhecidas para compreensão correta do seu tratamento. Os sarcomas, diferentemente dos carcinomas, crescem dentro de um compartimento anatômico, respeitando estruturas adjacentes que são violadas em estágios mais avançados. Apresentam crescimento centrífugo, com células tumorais e importante reação inflamatória ao seu redor, o que forma uma pseudocápsula que dá a falsa impressão de boa delimitação a esses tumores. A espessura dessa zona reativa varia de acordo com tipo histológico e grau de diferenciação tumoral. Sarcomas de alto grau têm uma pseudocápsula pouco definida que pode estar localmente comprometida pelo tumor. Além disso, eles podem ultrapassar essa pseudocápsula e dar origem a micrometástases locorregionais, denominadas *skip* metástases, que se localizam dentro do mesmo compartimento anatômico e não passam pela circulação. Esse fenômeno pode ser o responsável pela recorrência local que acontece após ressecções com margens negativas.

A cirurgia é a principal forma de tratamento dos SPM de adultos. A ressecção com margens adequadas e a confirmação anatomopatológica de margens livres são essenciais para minimizar o risco de recorrências locais. Como o estadiamento não leva em conta a localização da lesão, torna-se falho na condução do planejamento terapêutico. Por essa razão, temos dividido os tumores inicialmente em dois grandes grupos: 1) tumores passíveis de ressecção com margem tridimensional adequada; e 2) tumores não passíveis de ressecção com margem adequada.

No primeiro grupo, a cirurgia se impõe como tratamento primário. Particularmente em nosso meio, como grande parte dos pacientes se apresenta com tumores de grande volume ou previamente manipulados, mesmo quando a ressecção é adequada, temos proposto radioterapia complementar para os portadores de SPM de alto grau, exceto em casos de tumores pequenos e superficiais de localizações favoráveis, onde se pode conseguir margem tridimensional ampla. Em função do risco de disseminação hematogênica, deve-se considerar a realização de quimioterapia adjuvante para os portadores de SPM de alto grau com idade inferior a 50 anos, dentro de protocolos de investigação.

Para os pacientes portadores de tumores não passíveis de ressecção com margem adequada, em função do alto risco de recorrência local e da necessidade frequente de cirurgias mutiladoras, a evolução no tratamento dos SPM de adultos conta hoje com abordagens multidisciplinares. No caso de SPM de baixo grau de malignidade, como o risco de disseminação à distância é pequeno, o problema maior é o controle local da doença. Por essa razão, deve ser realizada abordagem inicial com quimiorradioterapia, a despeito do conceito de que as lesões de baixo grau respondem mal a essas formas de tratamento, pois além da diminuição do volume do tumor, pode-se conseguir índices de necrose que permitem o controle locorregional sem necessidade de cirurgia mutiladora. Após o tratamento neoadjuvante, realiza-se a ressecção marginal seguida de braquiterapia ou radioterapia externa, a depender da localização do tumor. Em função do baixo risco de disseminação à distância, frente a uma eventual recidiva local, pode-se decidir por uma nova ressecção com preservação do membro ou, se necessário, pela amputação ou desarticulação.

No caso de SPM de alto grau, o tratamento deve enfocar não apenas o controle local, mas também o risco de disseminação à distância. Por essa razão, quando os tumores não são passíveis de ressecção adequada na avaliação inicial, da mesma maneira temos proposto tratamento pré-operatório com quimiorradioterapia seguido de ressecção marginal e complementação com braquiterapia ou radioterapia externa. Esta abordagem visa minimizar a realização de cirurgias mutiladoras em pacientes de alto risco para doença metastática. Pela mesma razão, deve ser realizada a quimioterapia adjuvante para os portadores de SPM de alto grau com idade inferior a 50 anos.

Em função do elevado número de pacientes que chegam aos centros especializados com algum tipo de manipulação prévia, inicialmente deve ser realizada a revisão de lâminas para confirmação anatomopatológica, seguida de determinação do tipo de ressecção prévia e da presença ou ausência de tumor residual ou de recidiva. Julgam-se, então, a ressecabilidade e a necessidade de complementação do tratamento, à semelhança do acima exposto. Estas orientações estão resumidas no algoritmo da Figura 109.1[26].

A linfadenectomia está indicada na presença de metástase linfonodal, o que é raro, aproximadamente 5%. A recidiva local isolada deve ser tratada agressivamente com rerressecção com margens negativas ou até mesmo amputação. Metástase à distância ocorre em 40 a 50% dos pacientes com lesões de alto grau, e em menos de 5% dos demais pacientes. Geralmente nos dois primeiros anos após o diagnóstico e em 73% dos casos acomete o pulmão. Pacientes com doença primária controlada e metástase pulmonar passível de ressecção devem ser encaminhados à cirurgia torácica para ressecção cirúrgica.

A outra forma de abordagem desses tumores são as cirurgias mutiladoras. Em décadas passadas, 50% dos pacientes com SPM de extremidades eram tratados com amputação do membro, com taxas de recidiva local inferiores a 10%. Resultados semelhantes de controle local têm sido alcançados com a associação da radioterapia e, atualmente, 90% dos SPM são tratados de maneira conservadora. As invasões óssea ou a vascular permanecem como as principais indicações de amputação.

Resumo dos esquemas terapêuticos

Tumores de alto grau tratados por cirurgia adequada

- Radioterapia:
  - Braquiterapia: cateteres colocados na operação: HDR 18 Gy em seis frações de 3 Gy em três dias, com inicio no 5º dia pós-operatório.
  - Teleterapia 45 Gy: 180 cGy/dia, cinco vezes por semana (25 sessões).
- Radioterapia (quando não fez o esquema 1)
  - Teleterapia 60 Gy: 180 cGy/dia, cinco vezes por semana (33 sessões).

Tumores não passíveis de ressecção adequada

- Rádio/quimioterapia
  - Radioterapia: teleterapia 30 Gy: 250 cGy/dia, cinco vezes por semana (12 sessões).
  - Quimioterapia: adriamicina 20 mg/m^2 EV dias 1, 8 e 15.
- Ressecção marginal quatro semanas após.
- Braquiterapia: cateteres colocados na operação: HDR 21 Gy em seis frações de 3,5 Gy em três dias, com inicio no 5º dia pós-operatório.
  - PO ou teleterapia: 25 Gy: 180 cGy/dia, cinco vezes por semana (14 sessões)

  Obs: amputação/desarticulação se não for possível ressecção marginal.
- Quimioterapia adjuvante para pacientes com menos de 50 anos de idade e com tumores de alto grau.
  - Adriamicina 70 mg/m^2 EV dia 1, semanas 4, 10, 16 e 21.
  - Ifosfamida 1.500 mg/m^2 EV dias 1 a 4, semanas 1, 7, 13 e 19.
  - DTIC 250 mg/m^2 EV dias 1 a 4, semanas 1, 7, 13 e 19.

O seguimento é realizado de acordo com o esquema da Tabela 109.2:

Tabela 109.2
Esquema de seguimento

Meses	1 e 2 anos				3 a 5 anos		> 5 anos
	2	4	8	12	6	12	12
Anamnese e exame							
Físico	X	X	X	X	X	X	X
Rx tórax		X		X	X	X	X
TC local	X		X			X	X
US abdômen e pélvis				X		X	X

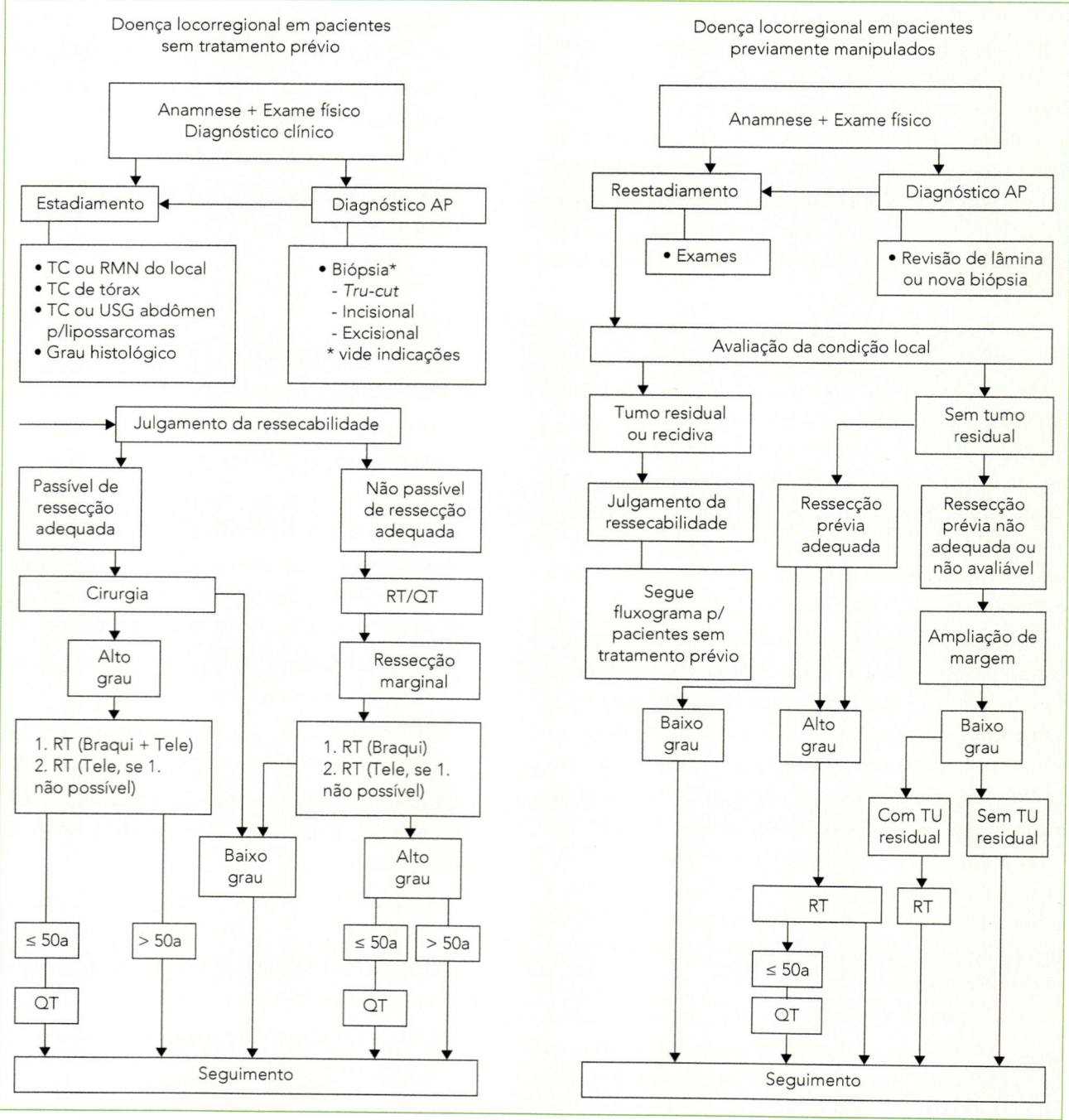

FIGURA 109.1 – *Orientações em sarcomas de partes moles de adultos.* Fonte: *autores*.

Referências bibliográficas

1. Tsao H, Atkins M, Sober A. Management of cutaneous melanoma. N Engl J Med, 2004: 351(23): 998-1012
2. Brasil. Ministério da Saúde. Instituto Nacional de Câncer. Estimativas da incidência e mortalidade por câncer no Brasil 2000. Rio de Janeiro, 2000.
3. Brandão M, Filardi F, Domenech J, Sarno L, Pithon GN, Acioli J, Sampaio C. Malignant Melanoma in the state of Bahia. Reporting 117 cases. Abstract book 17th International Cancer Congress. 1998.
4. Longstreth JD. Effects of increased solar radiation on human health. Ambio;24: 153. 1995.
5. Rigel DS. Epidemiology and prognostic factors in malignant melanoma. Ann Plast Surg; 28:7-8. 1992
6. Darrell S, Rigel MD, John A, Carucci MD. Malignant Melanoma: Prevention, Early Detection, and Treatment in the 21st Century. CA Cancer J Clin ; 50:215-236, 2000.
7. Clemente C, Cook M, Ruiter D, Mihn MC. Histopatologic diagnosis of melanoma. World Health Organization. Melanoma Programme Publications – n 5. 2001.
8. Marques MEA. Padronização de laudos histopatológicos. Boletim informativo do GBM. Ano I, n 2, pág 3, 1998.
9. Balch CM, Soong SJ, Gershewald JE et al. Prognostic factor analysis of 17.600 melanoma patients: validation of new AJCC melanoma stating system. J Clin Oncol; 15:19(16): 3622-34, 2001.
10. Essner R. Is it worthwhile to detect and resect metástases early? Melanoma Research; v 11,S2, 2001.
11. Zitelli JA, Brown CD, Hanusa BH. Surgical margins for excision of primary cutaneous melanoma. J Am Acad Dermatol; 37:422-429. 1997.
12. Balch CM, Urist MM, Karakousis CP, Smith TJ, Temple WJ, Drzewiecl K, Jewell WR, Bartolucci AA, Mihm MC Jr B et al. Eficacy of 2-cm surgical margins for intermediate-thickness melanoma (1 to 4 mm). Results of a multi-institutional randomizes surgical trial. Ann Surg sep; 218(3):262-7;1993
13. Balch CM, Soong SJ, Urist MM, Karakousis CP, Smith TJ, Temple WJ, Drzewiecl K, Jewell WR, Bartolucci AA et al. Long-term results of a prospective surgical trial comparing 2 cm vs. 4 cm excision margins for 740 patients with 1 - 4 mm melanomas. Ann Surg Oncol; 8(2):101-8, 2001.
14. Heaton KM, Susmann JJ, Gershenwald JE, Lee JE, Reintgen DS, Mansfield PF, Ross MI. Surgical Margins and prognostic factors in patients with thick (>4 mm) primary melanoma. Ann Surg Oncol; 5(4):322-8; 1998.
15. Carman A, Giacomantonio MD, Walley J. Quality of cancer surgery. Surgical Oncology Clinics of North America, 9(1):51-60, 2000.
16. Brandão M, Filardi F, Zanvettor PH, Sampaio C et al. Clinical, Demographic and Histopathological Evaluation of 529 Melanoma Diagnosed in the State of Bahia – Brazil. Applied Cancer Reseach, n1, v 1, 9-10, 2005
17. Morton DL, Wen DR, Wong JH et al. Technical details of intraoperative lymphatic mapping for early stage melanoma. Arch Surg; 127(4):392-9, 1992.
18. Fadi H, Reintgen D. The progression of Melanoma Nodal Metastasis Is Dependent on Tumor Thickness of the Primary Lesion. Ann Surg Oncol; 6(2): 144-9, 1999.
19. Dessureault S, Soong SJ, Ross MI, Thompson JF, Kirkwood JM, Coit DG, McMasters KM, Balch CM, Reintgen DL. Improved staging of node-negative patients with intermediate to thick melanomas (> 1mm) with the use of lymphatic mapping and sentinel lymph node biopsy. Ann Surg Oncol; 8(10):766-70. 2001.
20. Mocellin S, Hoon D, Pilati P, Rossi C, Nitti D. Sentinel Lymph Node Molecular Ultrastaging in Patients With Melanoma: A Systematic Review and Meta-Analysis of Prognosis. J Clin Oncol 25: 1588-1595 2007
21. Lopes A, Belfort F, Ferreira F, Brandão M et al. Consenso Linfonodo Sentinela em Câncer. Consensos do XXVI Congresso Brasileiro de Cirurgia 2005. Boletim CBC, 14-21, 2006.
22. Neves R, Belfort F, Brandão M et al. Relatório Final do Consenso Nacional sobre Linfonodo Sentinela (lns) do Grupo Brasileiro de Melanoma. Acta Oncol Bras vol 23 – n 3, 499-503, 2003
23. Strobbe LJ, Jonk A, Hart AA, Nieweg OE, Kroon BB. Positive iliac and obturator nodes in melanoma: survival and prognostic factors. Ann Surg Oncol; 6(3):255-62. 1999.
24. Chan AD, Essner R, Wanek LA, Morton DL. Judging the therapeutic value of lymph node dissections for melanoma. J Am Coll Surg; 191(1):16-23, 2000.
25. Clark M, Fisher C, Judson I, Thomas J. Soft-Tissue Sarcomas in Adults. N Engl J Med. 353;701-11, 2005
26. Lopes A. Sarcomas de partes moles. Rio de Janeiro: MEDSI, 1999
27. Lopes A, Figueiredo MTBA. Sarcomas de partes moles. In: Gomes R. Oncologia Básica. Rio de Janeiro: Livraria e Editora Revinter 1997. 339-48.
28. Brandão M, Filardi F, Zanvettor SC et al. Abordagem dos Sarcomas de Partes Moles. Abstratos do I forum Internacional de Cirurgia. Federação Latino Americana de Cirurgia Colégio Brasileiro de Cirurgiões Salvador, 22 a 25 nov. 2000.
29. Greene FL, Page DL, Fleming ID, Fritz A, Balch CM, Haller DG et al. 50ft tissue sarcoma. In: AJCC cancer staging manual. Greene FL, Page DL, Fleming ID, Fritz A, Balch CM, Haller DG, Morrow M, 6th edition. New York: Wiley - Liss; 114-118. 2002.
30. Porter GA, Cantor SB, Ahmad SA, Lenert JT, Bailo MT, Hunt KK, et al. Cost efeetiveness of staging computed tomography of the chest in patients with T2 soft tissue sarcomas. Cancer 94: 197-204, 2002.

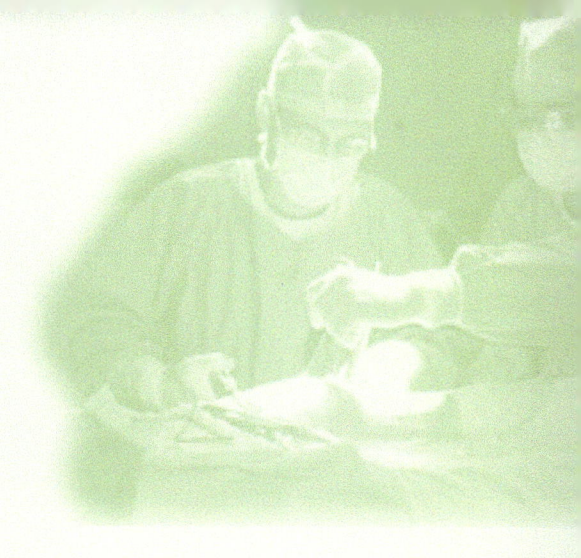

Seção 19

Tópicos Especiais

110 Mordeduras, Picadas e Ferroadas de Animais

Daniel Emilio Dalledone Siqueira
Lenora Catharina Martins Pinto Rodrigo

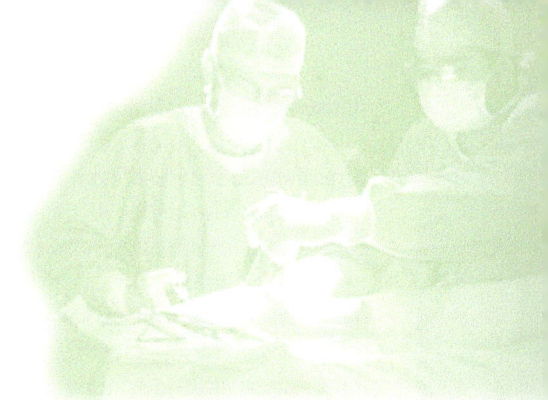

Introdução

O presente capítulo tem por objetivo discorrer sobre os acidentes com animais nos seus mais variados espectros. O conhecimento dos agentes etiológicos de importância médica, envolvidos nos acidentes por meio de mordeduras, picadas e ferroadas, é de fundamental importância. O diagnóstico correto e o manejo clínico precoce fazem parte da prática clínica diária nos serviços de urgências e emergências. A ocorrência dos sinais e sintomas está relacionada a condições específicas do animal causador do acidente e da vítima. Uma conjuntura de fatores envolvidos nas circunstâncias dos acidentes determinam o desfecho clínico.

Definições

- *Animal peçonhento:* é o animal que produz substâncias tóxicas denominadas de veneno, por meio de estrutura específica, e tem aparelho apropriado de inoculação.
- *Animal venenoso:* é considerado o animal que tem capacidade de produzir substâncias tóxicas, porém não apresenta aparelho apropriado de inoculação.
- *Animal não venenoso:* é o animal que não tem órgão para sintetizar substâncias tóxicas.

Mordeduras

Mordeduras de animais são comuns, especialmente de cães e gatos, mas também de animais silvestres, e podem causar significativa morbimortalidade. Mãos, extremidades e face são as topografias mais frequentemente acometidas. Às vezes, mordeduras de grandes animais podem causar trauma tecidual significativo. Além do trauma tissular, uma grande preocupação é a infecção causada por organismos da flora oral do mordedor, e a raiva é a doença de maior risco de transmissão.

A raiva é uma antropozoonose, transmitida ao homem pela inoculação do vírus presente na saliva e secreções do animal infectado. Caracteriza-se clinicamente pela ocorrência de uma encefalite progressiva e aguda.

O vírus da raiva pertence à família *Rhabdoviridae* e ao gênero *Lyssavirus*. Como reservatório temos os mamíferos. Em nosso país, os cães e gatos são os principais transmissores de raiva. Na cadeia silvestre, os morcegos (quirópteros) são os principais responsáveis pela manutenção do ciclo enzoótico.

A principal forma de transmissão é pela mordedura de animais infectados, raramente, pela arranhadura e lambedura de mucosas. Resumidamente, o vírus penetra na vítima, multiplicando-se no ponto de inoculação, atingindo o sistema nervoso periférico e posteriormente o sistema nervoso central. Na sequência dissemina-se para vários órgãos e glândulas salivares, realizando replicação e sendo eliminado pela saliva dos mamíferos enfermos.

O período de incubação é variável, desde dias até anos. Nos adultos a média é de 45 dias e em crianças tende a ser mais curto. Dentre os fatores determinantes da infecção da raiva temos a localização, a extensão e a profundidade de mordedura, lambedura, arranhadura ou contato com saliva de animais infectados. Todos os mamíferos são susceptíveis.

A imunidade a esta doença é conferida por meio de vacinação, dependendo do caso, por soro. Diante disso, é determinante que pessoas que foram expostas a animais suspeitos de raiva devam receber o esquema profilático.

Após um período variável, surgem os pródromos da doença, que duram em média 2 a 10 dias, com sinais clínicos inespecíficos. O paciente apresenta mal-estar geral, aumento de temperatura, anorexia, cefaleia, náuseas, dor de garganta, irritabilidade, entorpecimento e inquietação. Pode ocorrer linfadenopatia dolorosa, hiperestesia e parestesia no trajeto dos nervos periféricos, nas proximidades da mordedura. A infecção evolui surgindo as manifestações de ansiedade, hiperexcitabilidade crescentes, febre, delírios, espasmos musculares involuntários e convulsões. Ocorrem espasmos dos músculos de faringe, laringe e língua quando o paciente tenta ingerir líquidos, apresentando sialorreia intensa. Os espasmos musculares progridem para um quadro de paralisia, levando a alterações cardiorrespiratórias, retenção urinária e constipação intestinal. Além disso, observa-se a presença de aerofobia, disfagia, hiperacusia e fotofobia. O paciente encontra-se consciente, evoluindo para quadro de coma e posteriormente óbito. Esse período desde a fase inicial dos sintomas até o óbito gira em torno de 2 a 7 dias.

O diagnóstico definitivo é realizado por confirmação laboratorial utilizando-se imunofluorescência direta (IFD), prova biológica (PB) com isolamento do vírus, detecção de anticorpos específicos no soro ou líquido cefalorraquidiano, reação em cadeia da polimerase (PCR) com detecção e identificação do RNA vírus.

O tratamento é controverso, tendo-se em vista os altos índices de mortalidade, próximo a 100%. Diante disso, o Ministério da Saúde recomenda o seguinte protocolo para os casos de mordeduras a fim de realizar a correta estratificação das lesões, o agente envolvido e a profilaxia recomendada.

A ocorrência de mordeduras determina o manejo da ferida o mais precoce possível. Recomenda-se lavagem abundante do ferimento, no ambiente pré-hospitalar com uso de água e sabão e, no ambiente hospital, com solução fisiológica estéril. Na presença de tecidos desvitalizados, deve haver ressecção e desbridamento cirúrgico. Na suspeita de lesões teciduais mais profundas com acometimento ósseo e articular, procede-se com exames complementares, objetivando uma correta avaliação. Quando os ferimentos são extensos, os pacientes devem ser encaminhados ao centro cirúrgico para realização dos procedimentos.

Não é indicada a realização de sutura primária dos ferimentos nos acidentes com mordeduras devido ao risco de infecção. O uso de antibiótico é recomendado, baseando-se empiricamente na flora bacteriana prevalente no agente causador do acidente. Como critérios de internamento temos: ferimentos corto-contusos extensos, evidências de lesões ósseas, lesões articulares e vasculares, sinais e sintomas sistêmicos (infecção), necessidade de cirurgias reparadoras, fracasso do tratamento antimicrobiano por via oral, pacientes imunocomprometidos e celulites graves.

A Tabela 110.1 demonstra o protocolo recomendado pelo Ministério da Saúde para profilaxia de raiva humana.

Picadas

Acidentes ofídicos

Os acidentes ofídicos representam um problema de saúde pública de âmbito mundial. Infelizmente é subnotificado e negligenciado em vários países. Estão relacionados a altos índices de morbimortalidade na ausência de protocolos específicos de tratamento.

A ocorrência dos acidentes com cobras está diretamente relacionada a fatores climáticos e ambientais. Ocorrem com maior frequência em países tropicais e subtropicais, nos mais diversos ambientes, rurais e urbanos. Com o aumento das atividades humanas em áreas de campos e matas, há uma maior exposição e consequente chance de picada.

No mundo existem cerca de 3 mil espécies de serpentes, sendo a minoria consideradas peçonhentas, perfazendo um total de 10% a 14%. Segundo dados recentes da Organização Mundial da Saúde (OMS), estima-se que ocorram cerca de 5 milhões de acidentes ofídicos ao ano. Desse total, estima-se que aproximadamente 80 mil a 140 mil morrem anualmente, e 400 mil vítimas ficam com sequelas nos mais diversos graus. Diante da magnitude do problema, a OMS incluiu o ofidismo na lista das doenças tropicais negligenciadas. Tal condição representa que o problema pode acometer populações pobres que vivem em áreas distantes, rurais, sendo manejadas com discriminação e abandono, gerando redução da qualidade de vida.

No Brasil, segundo dados do Ministério da Saúde, a faixa etária mais acometida é a economicamente ativa, adultos jovens, dos 15 aos 49 anos de idade, sendo mais frequente no sexo masculino. Os locais do corpo mais acometidos são os pés e as pernas. Porém, não é infrequente a ocorrência de acidentes envolvendo outros locais do corpo.

O conhecimento dos fatores fisiopatológicos envolvidos nas picadas de cobras são determinantes para o correto manejo clínico e a melhoria do prognóstico. Além disso, a identificação do animal causador do acidente é essencial, pois permite a assistência adequada a cada tipo de agente e administração do soro antiveneno nos acidentes com as serpentes peçonhentas, ao passo que a ocorrência de acidentes com serpentes não peçonhentas permite a liberação do paciente e a adoção de medidas clínicas em nível ambulatorial.

Tabela 110.1
Protocolo recomendado pelo Ministério da Saúde para profilaxia de raiva humana

Condições do animal agressor / Tipo de Exposição	Cão ou gato sem suspeita de raiva no momento da agressão	Cão ou gato clinicamente suspeito de raiva no momento da agressão	Cão ou gato raivoso desaparecido ou morto; animal silvestre5 (inclusive os domiciliados) animais domésticos de interesse econômico ou de produção
Contato Indireto	Lavar com água e sabão Não tratar	Lavar com água e sabão Não tratar	Lavar com água e sabão Não tratar
Acidentes Leves ferimentos superficiais, pouco extensos, geralmente únicos, em tronco e membros (exceto mãos e polpas digitais e planta dos pés); podem acontecer em decorrência de mordeduras ou arranhaduras causadas por unha ou dente lambedura de pele com lesões superficiais	Lavar com água e sabão Observar o animal durante 10 dias após a exposição[1] Se o animal permanecer sadio no período de observação, encerrar o caso se o animal morrer, desaparecer ou se tornar raivoso, administrar cinco doses de vacina (dias 0, 3, 7, 14 e 28)	Lavar com água e sabão Iniciar esquema com duas doses, uma no dia 0 e outra no dia 3 Observar o animal durante 10 dias após a exposição[1] Se a suspeita de raiva for descartada após o 10º dia de observação, suspender o esquema e encerrar o caso Se o animal morrer, desaparecer ou se tornar raivoso, completar o esquema até cinco doses Aplicar uma dose entre o 7º e 10º dia e uma dose nos dias 14 e 28	Lavar com água e sabão Iniciar imediatamente o esquema com cinco doses de vacina administradas nos dias 0, 3, 7, 14 e 28
Acidentes graves: ferimentos na cabeça, face, pescoço, mão, polpa digital e/ou planta do pé dos ferimentos profundos, múltiplos ou extensos, em qualquer região do corpo Lambedura de mucosas Lambedura de pele onde já existe lesão no grave Ferimento profundo causado por unha de animal	Lavar com água e sabão Observar o animal durante 10 dias após exposição Iniciar esquema com duas doses, uma no dia 0 e outra no dia 3 Se o animal permanecer sadio no período de observação, encerrar o caso Se o animal morrer, desaparecer ou se tornar raivoso, dar continuidade ao esquema, administrando o soro e completando o esquema até cinco doses. Aplicar uma dose entre o 7º e o 10º dia e uma dose nos dias 14 e 28	Lavar com água e sabão Iniciar o esquema com soro[3] e cinco doses de vacina nos dias 0, 3, 7, 14 e 28 Observar o animal durante 10 dias após a exposição Se a suspeita de raiva for descartada após o 10º dia de observar, suspender o esquema e encerrar o caso	Lavar com água e sabão Iniciar imediatamente o esquema com soro[3] e cinco doses de vacina administradas nos dias 0, 3, 7, 14 e 28

Fonte: extraída de Normas Técnicas de Profilaxia da Raiva Humana, 2011 – Departamento de Vigilância Epidemiológica/Secretaria de Vigilância em Saúde/Ministério da Saúde - Brasília.

Serpentes peçonhentas e serpentes não peçonhentas

As serpentes podem ser divididas em dois grupos básicos:

- *Peçonhentas:* aquelas que possuem aparelho inoculador e, portanto, conseguem injetar ativamente o veneno nas vítimas. Exemplos: jararaca, urutu, cascavel, coral, surucucu, dentre outras.
- *Não peçonhentas:* de menor importância médica, são aquelas que produzem veneno para a digestão dos seus alimentos, mas não possuem um sistema inoculador potente, causando em humanos acidentes menos importantes e sem envenenamento sistêmico. Exemplos: jiboia, sucuri, caninana, boipeva.

Critérios ectoscópicos para diferenciação entre cobras peçonhentas de não peçonhentas (ver Figura 110.1):

- Peçonhentas:
  - Presença de fosseta loreal: órgão sensorial termorregulador (Exceto nas cobras do gênero *Micrurus*).
  - Aspecto da cauda – afina abruptamente.
  - Dentição – solenóglifas e proteróglifas.
  - Olhos – pupilas fusiformes.
  - Cabeça – formato triangular e destacadas do corpo.
  - Hábitos – geralmente noturnos e vagarosos, embora sejam capazes de botes rápidos e múltiplos.
- Não peçonhentas:
  - Ausência de fosseta loreal.
  - Aspecto da cauda – afina progressivamente.
  - Dentição – áglifas e opistóglifas.
  - Olhos – pupilas arredondadas.
  - Cabeça – formato arredondado e não destacadas do corpo.
  - Hábitos – diurnos e ágeis.

Acidente botrópico

Existem cerca de 30 espécies de serpentes do gênero Bothrops distribuídas no território brasileiro. Possuem cauda lisa, com variabilidade grande de cores, dependendo da espécie e da região onde habitam. São encontradas em áreas rurais, periferia de grandes cidades, e não são infrequentes em quintais de regiões metropolitana. Preferem ambientes úmidos, como matas e áreas de cultivo agrícola. Frequentemente proliferam-se em locais com presença de roedores, a exemplo de barracões, paióis, celeiros, depósitos de lenhas, silos, dentre outros.

As espécies mais frequentemente encontradas por região são:

- B. jararaca, distribuídas na região sul e Sudeste.
- *B. jararacussu,* distribuídas no cerrado, região central e florestas tropicais do sudeste.
- *B. alternatus,* presentes no sul do país.
- *B. atrox,* presentes no norte.
- *B. neuwiedi,* encontradas em todo território nacional, com exceção da região norte.
- *B. erythromelas,* distribuídas na região nordeste.

Ação do veneno

As ações do veneno das cobras do gênero Botrópico apresentam efeitos fisiopatológicos importantes:

- Ação proteolítica: fração do veneno que desencadeia lesões teciduais locais e no membro acometido.
- Ação coagulante: fração do veneno que ativa a cascata da coagulação, podendo levar a incoagulabilidade sanguínea por consumo dos fatores, principalmente fibrinogênio.
- Ação hemorrágica: ocorre a liberação de substâncias com efeitos hipotensores com consequente lesão na membrana basal dos capilares, secundário à ação das hemorraginas. A associação desses

Venenosas	Não venenosas
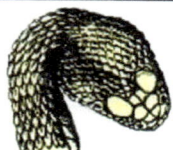 Cabeça chata, triangular, bem destacada.	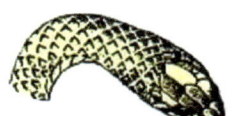 Cabeça estreita, alongada, mal destacada.
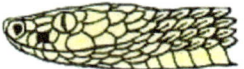 Olhos pequenos, com pupila em fenda vertical e fosseta loreal entre os olhos e as narinas (quadradinhos preto).	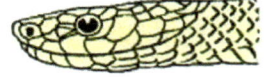 Olhos grandes, com pupila circular, fosseta lacrimal ausente.
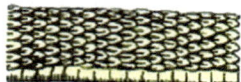 Escamas do corpo alongadas, pontudas, imbricadas, com carena mediana, dando ao tato uma impressão de aspereza.	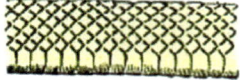 Escamas achatadas, sem carena, dando ao tato uma impressão de liso, escorregadio.
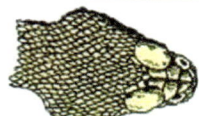 Cabeça com escamas pequenas semelhantes às do corpo.	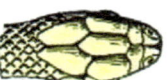 Cabeça com placas em vez de escamas.
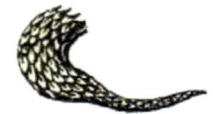 Cauda curta, afinada bruscamente.	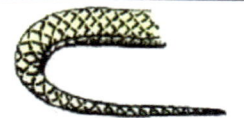 Cauda longa, afinada gradualmente.
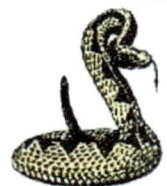 Quando perseguida, toma atitude de ataque, enrodilhando-se.	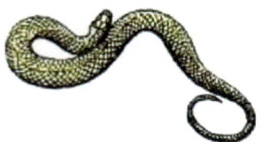 Quando perseguida, foge.

FIGURA 110.1 – *Principais diferenças das características ectoscópicas para diferenciação entre as cobras peçonhentas e não peçonhentas.* Fonte: Brasil. Cartilha de ofidismo (Cobral), 5ª ed. Brasília, 1999.

efeitos à plaquetopenia provoca manifestações hemorrágicas.

Quadro clínico

O quadro clínico, geralmente, é imediato. Caracteriza-se pela presença de manifestações locais como dor e edema progressivo. Comumente se observam no local da picada dois pontos de inoculação, às vezes apenas um, ou uma ou duas arranhaduras, e eventualmente, nenhuma marca de picada é evidenciada; pode haver sangramento ativo pelos orifícios de inoculação, equimoses subjacentes e lesões bolhosas.

O edema é sinal importante, geralmente é precoce, de progressão rápida e ascendente. Nos casos mais severos, pode gerar síndrome compartimental do membro acometido.

As manifestações sistêmicas incluem presença de sangramentos, tais como: gengivorragias, epistaxes, equimoses extensas distantes do local da picada, hematúria, enterorragia e hematêmese. Pode ocorrer em casos mais graves hipotensão e choque cardiovascular.

As complicações podem ser septicemia, coagulação intravascular disseminada (CIVD), insuficiência renal aguda, perda de membro e óbitos.

Os acidentes dividem-se em leve, moderado e grave, conforme definição do Ministério da Saúde.

Diagnóstico

O diagnóstico é clínico baseado na história da circunstância do acidente, na identificação do agente causador do acidente, na presença dos sinais, sintomas e achados laboratoriais. A confirmação laboratorial pode ser realizada pela identificação dos antígenos do veneno botrópico no sangue, por meio da técnica de ELISA. Porém, esse método não está disponível em diversos lugares do nosso país, impossibilitando sua utilização como critério confirmatório e definidor do acidente.

A avaliação laboratorial dos acidentes botrópicos deve ser realizada utilizando-se o tempo de coagulação (TC) e tempo parcial de tromboplastina (KPTT), que ficam alargados em relação aos valores de referência. O hemograma com contagem de plaquetas pode revelar plaquetopenia e a presença de leucocitose variável com neutrofilia.

Vale destacar que o exame parcial de urina pode revelar a presença de hematúria, leucocitúria e proteinúria, sendo o primeiro o achado mais comum. Alguns autores defendem a necessidade da realização de exames de dosagem dos eletrólitos (sódio, potássio), ureia e creatinina para diagnóstico precoce dos distúrbios hidroeletrolíticos e insuficiência renal aguda (IRA).

Tratamento

O tratamento recomendado é a realização de soro específico o mais precocemente possível. A via de administração recomendada é a via endovenosa. Não há indicação para realização de soro no local da picada, essa conduta está proscrita pelo Ministério da Saúde do nosso país. O soro a ser utilizado é o soro antibotrópico (SAB) e, nas situações especiais em que não haja disponibilidade, pode-se optar pelo uso de soro bivalente, a exemplo de soro antibotrópico crotálico (SABC) ou antibotrópico-laquético (SABL).

O número de ampolas baseia-se no estadiamento clínico do paciente, sendo recomendado para casos leves, três ampolas; casos moderados, seis ampolas; e casos graves, 12 ampolas. Existe a possibilidade da realização de doses adicionais de soro, em situações excepcionais.

Outras medidas clínicas iniciais são recomendadas para os acidentes ofídicos de uma maneira geral, assim que o paciente for admitido: repouso do paciente, elevação postural do membro acometido, não garroteamento do membro, não manipulação do local da picada com instrumentais no intuito de retirar veneno, limpeza e higienização do local com água e sabão, analgesia, checagem do calendário vacinal (indicar antitetânica quando houver necessidade), hidratação adequada, monitoramento da diurese e reavaliação periódica do paciente pela equipe médica assistente. Além disso, é recomendada a realização de exames complementares para vigilância do paciente, no período pós-soroterapia. Geralmente indica-se a sua realização com 12 e 24 horas do término da infusão do antiveneno. Não é recomendada a realização de antibioticoterapia de rotina, exceto para casos com sinais clínicos e laboratoriais de infecção.

O tempo mínimo de controle dos pacientes após picada deve ser de pelo menos 24 horas, conforme recomendações do Ministério da Saúde, devendo ser liberados para cuidados domiciliares, se apresentarem regressão do quadro clínico.

O tratamento das complicações decorrentes do acidente botrópico, como perdas extensas de tecidos e necrose de extremidades, podem ser manejados com cirurgias reparadoras. Não é recomendada a realização de procedimentos cirúrgicos precoces nas primeiras horas após o acidente botrópico, exceto se houver presença de síndrome compartimental (Figura 110.2).

■ Acidente crotálico

São cobras do gênero *Crotalus*, conhecidas popularmente como cascavel, diferenciam-se pela presença do guizo ou chocalho na cauda. Não têm o hábito de atacar, porém quando ameaçadas, denunciam sua presença pelo barulho característico. São encontradas nas mais diversas regiões de campos abertos, áreas secas em terrenos arenosos e pedregosos. Dificilmente distribuem-se na faixa litorânea.

Em nosso país, estão representadas apenas por uma espécie *Crotalus durissus*, distribuídas em cinco subespécies.

Ação do veneno

O veneno possui as seguintes ações:

- Ação neurotóxica: causa paralisia flácida da musculatura esquelética. Pode afetar a musculatura da face, ocular e respiratória. Evolui em casos mais graves com insuficiência respiratória aguda.
- Atividade miotóxica: causa rabdomiólise generalizada, evoluindo para necrose tubular aguda (NTA) por mioglobinuria em diferentes graus.
- Atividade coagulante: pode haver em alguns casos presença de sangramentos e distúrbios de coagulação, decorrentes do consumo dos fatores.

Quadro clínico

O quadro clínico, diferentemente do acidente botrópico, quase não evidencia sinais locais, que são

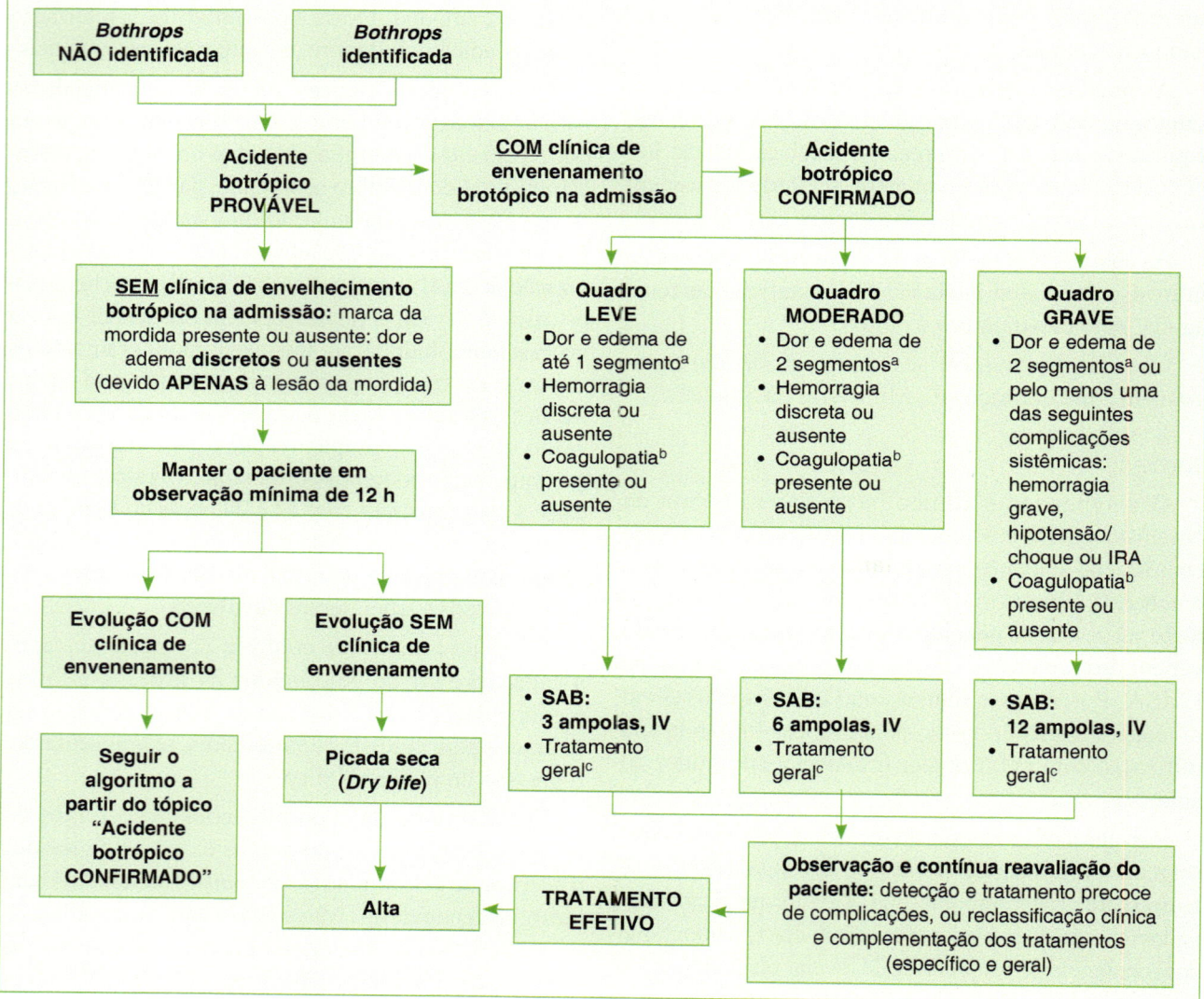

FIGURA 110.2 – *Diagnóstico e tratamento do acidente botrópico, nos estadiamentos leve, moderado e grave.*
[a] *O membro picado é dividido em 3 segmentos: em relação ao membro superior: 1. Mão e punho; 2. Antebraço e cotovelo; 3. Braço. Do mesmo modo, divide-se o membro inferior em 3 segmentos: 1. Pé e tornozelo; 2. Perna e joelho; 3. Coxa.*
[b] **Coagulopatia:** *pode ser detectada por meio da realização do Tempo de coagulação (TC), do coagulograma ou da dosagem do Fibrinogênio.*
[c] **Tratamento geral:** *abordagem da dor, hidratação adequada, drenagem postural, analgesia e profilaxia de tétano.*
Importante: *Todo paciente submetido a tratamento soroterápico deve ficar em observação por, no mínimo, 24 h.*
Legenda: *SAB: soro antibotrópico (pentavalente); IV: intravenoso; IRA: insuficiência renal aguda.*
Obs.: *Na falta do SAB, utilizar o SABC (soro antibotrópico [pentavalente] e anticrotálico) ou o SABL (soro antibotrópico [pentavalente] e antilaquético).*
Fonte: *extraído de Nota Informativa nº 25 de 2016 – GDT/DEVIT/SVS/MS.*

na maioria das vezes bastante discretos. Pode ocorrer dor local, eritema, edema discreto, parestesia local e parestesia regional. Os sintomas sistêmicos iniciais são vagos e incluem mal-estar, sudorese, prostração, inquietação e sensação de boca seca.

A presença de fácies miastênica é decorrente do efeito neurotóxico do veneno, e também pode ser denominada fácies neurotóxico de Rosenfeld. Apresenta-se em graus variados como ptose palpebral unilateral ou bilateral, oftalmoplegia, midríase bilateral semiparalítica, paralisia da musculatura da face, visão turva ou diplopia. Esses achados sugerem o acometimento do III, IV e VI pares cranianos.

Como achados menos frequentes pode haver paralisia velopalatina, levando a dificuldade de deglutição, alterações no olfato e paladar.

Os efeitos miotóxicos do veneno se apresentam por meio da presença de mialgia generalizada, inicialmente discreta, sendo evidenciada apenas pela palpação ativa dos grandes grupos musculares. A miólise decorrente do veneno leva a mioglobinúria, gerando o aspecto de cor avermelhada ou vinhosa à urina. A presença de manifestações hemorrágicas é rara, apresentando-se em uma minoria de pacientes, a exemplo de gengivorragia.

Diagnóstico

A presença de antígenos do veneno crotálico na avaliação sérica pelo método de ELISA do paciente é patognomônica do acidente. Porém, o diagnóstico não se baseia exclusivamente na identificação das frações do veneno. Caracteriza-se também pela avaliação laboratorial, que pode demonstrar valores elevados de creatinofosfoquinase (CPK), desidrogenase lática (LDH) e aspartatoalanino transferase (ALT).

Ocorre aumento da CPK, com níveis crescentes nas primeiras 24 a 48 horas após o acidente. A ocorrência do aumento do LDH é lenta e gradual, com alterações tardias. O hemograma pode demonstrar leucocitose com neutrofilia. Há aumento do TC em alguns casos. O exame de urina pode revelar a presença de mioglobina, sem hematúria. Associado a isso, nos casos de insuficiência renal aguda, pode haver alteração de ureia, creatinina e eletrólitos.

Tratamento

O tratamento inicial é a realização das medidas gerais, já citadas no tratamento dos acidentes botrópicos, no presente capítulo. Pode haver necessidade de medidas terapêuticas específicas para a mioglobinúria, a fim de evitar a progressão da IRA. Dentre as medidas temos: hidratação vigorosa, alcalinização da urina e diurese osmótica. A alcalinização da urina é realizada com a utilização de bicarbonato de sódio, por via endovenosa. Realiza-se o controle laboratorial por meio da gasometria. Com relação à diurese osmótica, pode-se utilizar o manitol a 20%. Havendo progressão para IRA com critérios dialíticos, recomenda-se proceder com a hemodiálise o mais precoce possível.

O tratamento específico deve ser realizado com soro anticrotálico (SAC) ou soro antibotrópico-crotálico (SABC). O estadiamento clínico determina o número de ampolas que deve ser utilizado, conforme recomendações do Ministério da Saúde.

Acidente elapídico

As serpentes do gênero *Micrurus* são conhecidas popularmente como corais. Há mais de 43 espécies distribuídas pelo território nacional. Dentre elas, as mais comuns são *M. corallinus*, *M. frontalis* e *M. lemniscatus*. Possuem uma coloração característica com anéis circunferenciais, nas colorações vermelho, preto e branco. Os anéis são organizados em padrões distintos que diferenciam as espécies.

Podem ser encontradas em diversos ambientes. Não apresentam comportamento agressivo. Geralmente apresentam habitat subterrâneo. Apresentam presa inoculadora pequena e capacidade de abertura da boca pequena. Raramente causam acidentes, na maioria das vezes isso ocorre quando manipuladas ou pisoteadas inadvertidamente.

Ação do veneno

O veneno elapídico apresenta efeitos decorrentes de neurotoxinas. Após o acidente essas moléculas de baixo peso molecular difundem-se pelos tecidos, determinando o aparecimento precoce de sintomas. O envenenamento caracteriza-se pelo bloqueio neuromuscular, impedindo a liberação de acetilcolina, levando a paralisia muscular.

Quadro clínico

Os sinais e sintomas no envenenamento decorrente de acidentes por cobras do gênero Micrurus são de instalação precoce. O quadro clínico caracteriza-se por discreta dor local associada a parestesia proximal. As manifestações sistêmicas são fraqueza muscular, mialgia, ptose palpebral, oftalmoplegia, fácies miastênica. Além desses sintomas, pode ocorrer dificuldade de deglutição por paralisia do véu palatino. Ocorre paralisia flácida da musculatura respiratória comprometendo a ventilação, gerando insuficiência respiratória aguda, apneia e hipóxia.

Tabela 11.2
Diagnóstico e tratamento do acidente crotálico, nos estadiamentos leve, moderado e grave

Acidente crotálico Classificação quanto à gravidade e soroterapia recomendada			
Manifestações e Tratamento	**Classificação (Avaliação Inicial)**		
	Leve	**Moderada**	**Grave**
Fácies miastênica/Visão turva	ausente ou tardia	discreta ou evidente	evidente
Mialgia	ausente ou discreta	discreta	intensa
Urina vermelha ou marrom	ausente	pouco evidente ou ausente	presente
Oligúria/Anúria	ausente	ausente	Presente ou ausente
Tempo de coagulação (TC)	normal ou alterado	normal ou alterado	normal ou alterado
Soroterapia (nº ampolas) SAC/SABC*	5	10	20
Via de administração	intravenosa		

*SAC = Soro anticrotálico/SABC = Soro antibotrópico-crotálico.
Fonte: Extraída do Manual de Diagnóstico e Tratamento de acidentes por animais peçonhentos. 2ª edição. FUNASA/Ministério da Saúde 2001.

Diagnóstico

O diagnóstico laboratorial é pouco específico para o diagnóstico dos acidentes elapídicos. O diagnóstico é baseado nos sinais/sintomas e na identificação do agente.

Tratamento

O tratamento baseia-se na realização das medidas gerais associadas à administração de soro antielapídico (SAE). Deve-se obrigatoriamente monitorar a função ventilatória e, havendo necessidade, deve ser intubado e colocado em ventilação mecânica. Os agentes que atuam como antagonistas da ação pós-sináptica, chamados de anticolinérgicos, a exemplo da neostigmina, podem ser benéficos em casos selecionados.

■ Acidente laquético

As serpentes do gênero *Lachesis* são consideradas a maior dentre as peçonhentas do continente americano. Podem chegar a 3,5 metros de comprimento na idade adulta e apresentam na região da cauda escamas eriçadas. Popularmente são conhecidas como surucucu, pico-de-jaca, dentre outros nomes. São encontradas principalmente em áreas de florestas na mata atlântica do sul da Bahia e na Amazônia. Pertencem à espécie *L. muta* subdivididas em duas subespécies.

Ação do veneno

Possui três atividades principais:

- Ação proteolítica, evoluindo com lesões teciduais.
- Ação coagulante, desencadeando afibrinogenemia e incoagulabilidade sanguínea.
- Ação hemorrágica, com presença de hemorraginas com dano capilar e consequente sangramento.
- Ação neurotóxica, com estimulação vagal, alterações sensitivas no local da picada, perda de olfato e paladar.

Quadro clínico

O quadro clínico do acidente laquético é muito semelhante ao acidente botrópico. Ocorre dor, edema

Tabela 110.3
Diagnóstico e tratamento do acidente elapídico, nos estadiamentos leve, moderado e grave

Classificação	Manifestações clínicas	Tratamento
LEVE	Presença de manifestações locais como parestesia e dor de intensidade variável com ou sem irradiação.	Analgesia dependendo da intensidade da dor. **Observação clínica por pelo menos 24 horas.** Considerar a soroterapia caso o paciente evolua com sinais de miastenia (vide abaixo)
MODERADO	Além das manifestações locais, que podem estar ausentes, manifestações indicativas de uma miastenia aguda como ptose palpebral; diminuição objetiva da força muscular, porém sem sinais de paralisia.	**SAEla IV: 5 ampolas** Analgesia dependendo da intensidade da dor.
GRAVE	Sinais de fraqueza muscular intensa e paralisia evidentes, como dificuldade para se levantar da cama e para deambular, disfagia e salivação; respiração superficial até paralisia respiratória.	**SAEla IV: 10 ampolas** Medidas de suporte vital; Assistência ventilatória nos casos de insuficiência respiratória; considerar teste terapêutico com neostigmina IV, precedido de atropina IV.

SAEI IV: *Soro antielapídico intravenoso.*
Fonte: extraída do Ofício Circular 02 de 2014 do CGDT/DVIT/SVS/MS – Protocolo Clínico: Acidente por serpente da família Elapidae, gêneros Micrurus e Leptomicrurus – "Coral verdadeira".

progressivo e ascendente no membro acometido. Podem ocorrer equimoses, vesículas, bolhas de conteúdo seroso ou sero-hemorrágico e necrose cutânea. As manifestações clínicas relacionadas à fração hemorrágica do veneno limitam-se ao local da picada, na maioria dos casos.

Podem ocorrer sinais e sintomas sistêmicos relacionados ao efeito neurotóxico vagal, causando hipotensão arterial, tontura, bradicardia, diarreia, dentre outros. Complicações como síndrome compartimental, necrose, perda de membro, infecções também podem estar presentes nesse tipo de acidente.

Diagnóstico

O diagnóstico baseia-se na identificação do agente por profissional habilitado, associado aos sinais e sintomas da vítima. Existe a possibilidade do diagnóstico sérico por meio da identificação de antígenos, porém é pouco utilizada pela dificuldade de acesso. Considerando que a maior parte dos acidentes ocorre em zonas rurais e distantes dos grandes centros, o acesso aos exames séricos específicos são limitados.

Tratamento

O tratamento específico deve ser medida imediata e precoce. Recomenda-se o uso endovenoso de soro antilaquético (SAL) ou antibotrópico-laquético (SABL). Alguns autores recomendam que, na ausência de soro específico para Lachesis, utilize-se soro antibotrópico, apesar de não neutralizar a ação coagulante do veneno laquético.

Serpentes não peçonhentas

As serpentes não peçonhentas apresentam pouca importância médica. Os sinais e sintomas decorrentes dos acidentes com essas serpentes podem ser variáveis. Geralmente, como efeitos da picada podem ocorrer: edema, dor, eritema, parestesia, vermelhidão, febre, queimação local, transmissão de tétano e infecções secundárias. Para todos os casos de acidentes com cobras não peçonhentas, recomenda-se a realização de tratamento sintomático. Deve-se proceder com analgesia adequada e cuidados locais. Além disso, é fundamental a limpeza da ferida com água e sabão.

Recomenda-se em todos os casos a realização de profilaxia para o tétano. Dentre as cobras não peçonhentas temos alguns exemplos:

- Cobra d'água (*Liophis miliaris*): tem hábitos aquáticos. Pode ser encontrada em rios e lagos. Alimenta-se de peixes e anfíbios. Apresenta hábito diurno e noturno. São cobras pequenas, com até um metro de comprimento.
- Caninana (*Spilotes pullatus*): apresenta hábitos semiarborícolas (encontrada em árvores). Tem hábito diurno. Vive nas regiões de cerrados e matas. Pode atingir 2,5 metros de comprimento. Pode apresentar comportamento agressivo, quando ameaçada.
- Cobra cipó (*Chironius sp*): hábitos semiarborícolas. Seu nome popular vem do fato de ela se assemelhar muito aos cipós, tornando-se camuflada nas árvores. É encontrada em locais de matas e capoeiras. Possui hábitos diurnos. Alimenta-se de anfíbios. Pode atingir 1,5 metro de comprimento.
- Cobra papagaio (*Corallus caninus*): serpente arborícola, habita a floresta amazônica. Mata suas presas por constrição. Atinge até 2 metros de comprimento.
- Falsa coral (*Oxyrhopus sp*): apresenta hábitos noturnos. É uma cobra que imita o colorido das corais verdadeiras. Pode ser encontrada em áreas de campos, cerrado e matas. São cobras que raramente atingem um metro de comprimento. Diferentemente das cobras corais verdadeiras, não apresentam anéis circunferenciais e dentes inoculadores.
- Sucuri (*Eunectes murinus*): apresenta hábitos semiaquáticos. Encontrada em rios e lagos. É considerada a maior serpente de nosso país. Pode alcançar até 10 metros de comprimento. Tem hábitos diurnos.
- Jiboia (*Boa constrictor*): mata suas presas por constrição, envolvendo o corpo das vítimas e esmagando. São cobras de grande porte que atingem de 3 a 4 metros de comprimento. Possui hábitos semiarborícolas. Alimentam-se principalmente de aves, lagartos e roedores. Apresenta hábitos noturnos.

Tabela 110.4
Diagnóstico e tratamento do acidente laquético, nos estadiamentos leve, moderado e grave

Orientação para o tratamento	Soroterapia (nº de ampolas)	Via de administração
Poucos casos estudados. Gravidade avaliada pelos sinais locais e intensidade das manifestações vagais (bradicardia, hipotensão arterial, diarreia)	10 a 20 SAL ou SABL*	intravenosa

*SAL = Soro antilaquético/SABL = Soro antibotrópico-laquético.
Fonte: Extraída de: Manual de Diagnóstico e Tratamento de acidentes por animais peçonhentos. 2ª edição. FUNASA/Ministério da Saúde 2001.

- Cobra verde (*Philodryas olfersii*): cobra verde, com dentição opistóglifa. Pela sua coloração, vive camuflada entre as folhagens verdes. Alcança até 1,40 metro de comprimento. Alimenta-se de pequenos mamíferos, lagartos, aves e anfíbios. Pode causar sintomas locais mais exuberantes quando ocorrem acidentes. Embora não cause coagulopatia, pode-se evidenciar edema significativo e equimoses subjacentes ao local da picada.

Araneísmo

Os aracnídeos pertencem ao filo dos artrópodes. Possuem duas ordens de interesse médico, que são dos escorpiões (*Scorpionidae*) e aranhas (*Araneae*). São descritas mais de 30 mil espécies de aranhas, sendo que a maior parte são venenosas. Porém, uma minoria causa danos aos seres humanos devido a características específicas de cada aranha. Possuem veneno com baixa toxicidade, em quantidades pequenas e com aparelhos inoculadores incapazes de penetrar a pele.

As aranhas possuem o corpo dividido em cefalotórax e abdome. Possuem um aparelho inoculador de veneno chamado quelícera e exoesqueleto de quitina. A maior incidência dos acidentes são nos meses de outubro e maio, devido ao calor e ciclo reprodutivo.

As aranhas com maior importância médica em nosso país são, em ordem de frequência: *Loxosceles sp.*, *Phoneutria sp.* e *Latrodectus sp.*

Loxosceles

As aranhas do gênero loxosceles apresentam ampla distribuição mundial. Na América do Sul, foram descritas 30 espécies, nas mais variadas regiões. A maior incidência dos acidentes ocorre no Sul do Brasil, principalmente no Estado do Paraná, em especial na cidade de Curitiba. Essa cidade é considerada a capital mundial do Loxoscelismo. As principais espécies, envolvidas em acidentes e identificadas no sul do país, são a *L. intermedia*, *L. gaucho* e *L. laeta*.

As aranhas loxosceles são conhecidas popularmente como aranha marrom. São pequenas, com pernas finas e longas, medem cerca de 4 cm na maior envergadura. Apresentam tom acastanhado, variando de marrom até marrom amarelado. Possuem seis olhos divididos em três pares, em forma de semicírculo, sobre o cefalotórax. Em algumas espécies, pode ser evidente a presença de um desenho em forma de violino no cefalotórax. As fêmeas têm tamanho maior em relação aos machos. Apresentam hábitos noturnos. Desenvolvem teias de trama irregular, dispostas em lugares secos, escuros e quentes.

São aranhas que se adaptam no interior das casas, onde encontram um local seguro, sem predadores. Geralmente são aranhas solitárias. Em condições ambientais favoráveis, podem gerar infestações com grande número de exemplares.

As *Loxosceles sp.* não apresentam comportamento agressivo. Na grande maioria das vezes, causam acidentes quando prensadas sobre o corpo da vítima, em situações rotineiras, como no ato de vestir, deitar na cama, manusear toalhas etc. Sua picada, usualmente, leva ao desenvolvimento de dermonecrose, com diferentes graus de extensão. Em casos mais severos, pode haver à ocorrência de uma forma cutânea-hemolítica.

O diagnóstico confirmatório é baseado na presença de dois critérios fundamentais: 1) presença da aranha identificada por técnico habilitado; 2) lesão cutânea característica. Os exames laboratoriais podem demonstrar leucocitose com neutrofilia. Lesões mais extensas podem cursar com aumento das enzimas musculares como CPK, LDH e AST. Casos mais severos podem desenvolver insuficiência renal, com aumento de ureia e creatinina. Nos casos de forma cutâneo-hemolítico pode ocorrer hiperbilirrubinemia com predomínio de bilirrubina indireta, aumento de reticulócitos e hemoglobinúria.

As manifestações clínicas dividem-se em:

- Loxoscelismo cutâneo: forma mais comum, ocorre em 87% a 99% dos casos em nosso país. Apresenta-se oligossintomática nas primeiras seis a oito horas. Posteriormente, evolui com eritema local e dor de intensidade variável. Nas primeiras 24 horas, torna-se característica, surgindo área pálida mesclada com áreas equimóticas, chamadas de "placa marmórea" (Figura 110.3). A mensuração do maior diâmetro da

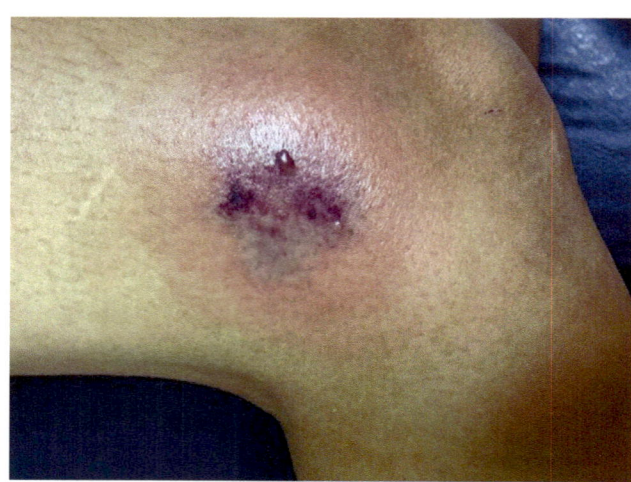

FIGURA 110.3 – *Imagem demonstrando lesão cutânea típica de loxoscelismo na face lateral do terço distal da coxa, com placa marmórea, eritema ao redor e vesículas. Lesão com aproximadamente 24 horas de evolução.* Fonte: acervo dos autores.

placa determina o estadiamento de gravidade previsto pelo Ministério da Saúde. Podem surgir vesículas e/ou bolhas serossanguinolentas. Essa lesão isquêmica associa-se a uma área endurada cercada de hiperemia, com tamanho variável. Após um período de aproximadamente 7 a 10 dias, a lesão evolui para dermonecrose seca. As áreas com maior concentração de tecido adiposo tendem a evoluir com dermonecrose mais extensa e profunda.

- Loxoscelismo cutâneo-hemolítico: forma menos frequente e mais grave de acidente loxoscélico. Relaciona-se ao tipo de loxosceles envolvida no acidente. Ocorre hemólise intravascular associada à presença de lesão cutânea. Ocorre hemólise intravascular associada a anemia, icterícia e hemoglobinúria. Geralmente inicia-se nas primeiras 24 a 48 horas.

O tratamento baseia-se no estadiamento clínico, sendo recomendada soroterapia específica, com uso de soro antiloxoscélico (SALox) ou soro antiaracnídico (SAAR) apenas para casos cutâneos graves e cutâneo-hemolíticos. No primeiro deve-se utilizar 5 ampolas e no segundo 10 ampolas.

As lesões cutâneas decorrentes de loxoscelismo não devem ser manipuladas cirurgicamente de maneira precoce. A recomendação é que a necrose deva estar delimitada e destacada, com aproximadamente 3 a 4 semanas, para realização de desbridamento cirúrgico. Lesões extensas podem precisar de enxertia de pele e cirurgias reconstrutoras, programadas em várias etapas.

Foneutria

As aranhas armadeiras ou também conhecidas como saltadeiras, pertencem ao gênero *Phoneutria*. Apresentam como característica elevarem as pernas dianteiras, quando ameaçadas. Têm comportamento agressivo, com movimentos rápidos e podem dar saltos. Medem aproximadamente 5 cm de corpo, podendo atingir de duas a três vezes esse tamanho de envergadura total. Apresentam 8 olhos, dispostos em três fileiras, sendo dois anteriores, dois posteriores e quatro medianos. Vivem em ambiente peridomiciliar e domiciliar, elevando os índices de acidentes devido à proximidade de convívio com os seres humanos. Apresentam hábitos noturnos.

Tabela 110.5
Diagnóstico e tratamento dos acidentes loxoscélicos, nos estadiamentos leve, moderado e grave

Acidente	Classificação	Manifestações clínicas	Tratamento
Loxoscelismo cutâneo	Leve	• Lesão incaracterística[a] • Sem comprometimento do estado geral[b] • Sem sinal de hemólise[c] • A identificação da aranha é necessária para confirmação do caso	• Sintomático[f] • Orientar o paciente a retorno diário, a cada 12 horas

Loxoscelismo cutâneo	Moderado	• Lesão provável[d] ou "característica"[e] (com placa marmórea < 3 cm)
		• Com ou sem comprometimento do estado geral[b]
		• Sem sinal de hemólise[c]
			• Prednisona: 5 dias
			  – Adulto: 40 mg/dia
			  – Criança: 0,5-1 mg/kg/dia (máximo 40 mg/dia)
			• Sintomático[f]

Loxoscelismo cutâneo – hemolítico	Grave	• Lesão "característica"[e] (com placa marmórea > 3 cm)
		• Com ou sem comprometimento do estado geral[b]
		• Sem sinal de hemólise[c]
			• SALox/SAA IV: 5 ampolas
			• Prednisona: 7 dias
			  – Adulto: 40 mg/dia
			  – Criança: 0,5-1 mg/kg/dia (máximo 40 mg/dia)
			• Sintomático[f]

Loxoscelismo cutâneo – hemolítico	Grave	• Presença ou não de lesão local significativa e dor
		• Hemólise[c] confirmado por exames complementares
			• SALox/SAA IV: 10 ampolas
			• Prednisona: 7 dias
			  – Adulto: 40mg/dia
			  – Criança: 0,5-1 mg/kg/dia (máximo 40 mg/dia)
			• Sintomático[f]
			• Hidratação adequada visando manter boa perfusão renal.

SALox/SAA IV: soro antiloxoscélico OU soro antiaracnídico, intravenoso.

[a] Lesão incaracterística: eritema, prurido, bolha de conteúdo seroso com ou sem enduração e dor de pequena intensidade.

[b] Alteração do estado geral: cefaleia, febre nas primeiras 24 horas, mialgia, náusea, vomito, exantema (rash).

[c] Sinal de hemólise (anemia aguda): palidez cutâneo-mucosa decorrente da anemia, icterícia, urina escura (hemoglobinúria), confirmada na análise laboratorial (no hemograma observa-se diminuição da hemoglobina, aumento dos reticulócitos, aumento da bilirrubina indireta e diminuição da haptoglobina).

[d] Lesão provável: presença de eritema, equimose com ou sem enduração, exantema.

[e] Lesão "característica" ou altamente sugestiva: eritema, enduração, palidez ou placa marmórea, bolha, necrose.

[f] Sintomático: analgésico, anti-histamínico, corticoide tópico.

Fonte: Extraída de: Ofício Circular 02 de 2014 do CGDT/DVIT/SVS/MS – Protocolo Clínico: Acidente por aranha do gênero Loxosceles.

Seu veneno apresenta ação neurotóxica devido à composição. Podem alterar a permeabilidade dos canais iônicos de sódio, potássio e cálcio. Ocorre a despolarização das fibras sensitivas e musculares, liberando catecolaminas.

A picada da armadeira causa, na maioria dos casos, dor intensa local e imediata. Pode ocorrer irradiação para porção proximal do membro acometido. Nos casos moderados e graves podem estar presentes: sudorese, náuseas, vômitos, agitação psicomotora, hipertensão arterial, edema pulmonar e choque.

As alterações laboratoriais são inespecíficas. O diagnóstico é feito pela identificação do agente e pelas características da circunstância do acidente. Nos casos graves deve ser solicitado: hemograma, glicemia, eletrólitos, eletrocardiograma e radiografia de tórax.

O tratamento recomendado é sintomático para os casos leves, devendo proceder com analgesia. Para dores de forte intensidade, recomenda-se o uso de analgésicos opioides. Nos casos refratários às medidas analgésicas, deve-se indicar o bloqueio anestésico do local da picada. O anestésico mais utilizado e recomendado é a lidocaína a 1 ou 2%, sem vasoconstritor. É permitida a realização de dois bloqueios anestésicos, com intervalos de até 1 a 2 horas. Em todos os casos, realizar limpeza do local da picada. Os casos moderados e graves devem ser manejados com a utilização de soro específico. Recomenda-se o uso de soro antiaracnídico (SAAR). Para os casos graves, recomenda-se o manejo respiratório e cardiovascular adequado, tendo-se em vista os potenciais riscos. O período de observação recomendado para os casos leves é de 4 a 6 horas. Já nos casos em que se utiliza a soroterapia, é recomendada observação mínima de 24 horas.

Latrodectus

Viúva Negra

As aranhas da espécie *L. curacaviensis* são conhecidas popularmente como viúva-negra. Apresentam coloração preta com faixas vermelhas, disformes no abdôme. Medem cerca de 2,0 cm, com corpo de aproximadamente 1,0 a 1,5 cm. O macho é menor do que a fêmea. Os acidentes geralmente são secundários às picadas de fêmeas, pela sua maior envergadura, permitindo que as quelíceras penetrem a pele da vítima. Essa espécie associa-se à ocorrência de acidentes mais graves com maior morbimortalidade.

Viúva Marrom

Latrodectus geometricus, popularmente conhecida como viúva marrom. Essa espécie é mais frequente e com maior distribuição no território nacional, comparativamente às outras do mesmo gênero. Apresenta desenhos geométricos claros. Podem apresentar pequenos pontos escurecidos na parte superior do abdôme e mancha com formato de ampulheta de cor laranja-avermelhada na face ventral do abdôme.

Ambas as espécies (viúva-negra e viúva marrom) apresentam importância médica e estão presentes em nosso país. Existem dezenas de espécies de aranhas do gênero *Latrodectus*, com ampla distribuição mundial. São aranhas com comportamento dócil, que têm como características o recolhimento das patas, enrolando-se como defesa. A ocorrência de acidentes é infrequente. Apresentam ampla distribuição nacional, estando presentes principalmente em regiões litorâneas e de sertão. Apresentam como característica a confecção de teias em cantos, frestas, arbustos com objetivo de capturar suas presas.

Nos estados da região Sul e Sudeste, ocorre o maior número de acidentes notificados ao SINAN,

Tabela 110.6
Diagnóstico e tratamento dos acidentes por Phoneutria, nos estadiamentos leve, moderado e grave

Classificação	Manifestações clínicas	Tratamento
Leve	Essencialmente, manifestações locais: dor, edema, eritema, irradiação, sudorese, parestesia. Eventualmente, taquicardia e agitação secundárias à dor.	Observação clínica. Anestesia local e/ou analgesia VO ou parenteral.
Moderado	Quadro local podendo se associar à sudorese, taquicardia, vômitos ocasionais, agitação, hipertensão arterial.	SAA IV: 3 ampolas para crianças (em geral <7anos de idade). Anestesia local e/ou analgesia VO ou parenteral. Internação hospitalar.
Grave	Além das manifestações acima: prostração, sudorese profusa, hipotensão, priapismo, diarréia, bradicardia, arritmias cardíacas, arritmias respiratórias, contraturas, convulsões, cianose, edema pulmonar, choque.	SAA IV: 6 ampolas. Medidas de suporte vital, cuidados intensivos. Anestesia local e/ou analgesia VO ou parenteral.

VO: *Via oral*
SAA IV: *Soro antiaracnídico intravenoso.*
Fonte: *extraída de Ofício Circular 02 de 2014 do CGDT/DVIT/SVS/MS – Protocolo Clínico: Acidente por aranha do gênero Laxosceles.*

porém com estadiamento leve e moderado, estando relacionadas a *Latrodectus geometricus*. O local de maior ocorrência de casos graves é o estado da Bahia, porém ocorre em virtude da *Latrodectus curacaviensis*.

O veneno das aranhas deste gênero apresentam efeitos neurotóxicos potentes, com efeito neurológico em nível central e periférico. Ocorre liberação de neurotransmissores colinérgicos e adrenérgicos com ação sobre o sistema autônomo. Há variabilidade da toxicidade do veneno dependendo da espécie. Além disso, ocorre diferenciação no estadiamento da intoxicação secundária ao tamanho das quelíceras e capacidade de inoculação de algumas espécies.

Os sintomas se iniciam logo após a picada da aranha, com intensa dor local, prurido, lesão cutânea urticariforme, linfonodomegalia regional satélite, mialgia, sudorese, eritema, câimbras, dor abdominal, arritmias cardíacas, contrações espasmódicas dos membros, fasciculações musculares e convulsões. Secundário ao prurido podem ocorrer lesões cutâneas locais, desencadeando infecções secundárias.

Dentre os exames laboratoriais, os achados são inespecíficos. Sugere-se a realização de eletrocardiograma, que pode demonstrar a presença de arritmias, que perduram por até duas semanas.

O tratamento é baseado nos sintomas, sendo necessária a instauração de analgesia adequada, benzodiazepínicos e agentes anticolinesterásicos. Para casos de espasmos musculares, recomenda-se o uso de gluconato de cálcio. Para os casos graves, recomenda-se o uso de soro antilatrodectus, aplicado por via intramuscular, porém não disponível na maioria dos grandes centros de nosso país. Esse soro não é produzido em escala industrial no Brasil. Sua utilização é recomendada até 48 horas após a picada. Os pacientes graves devem permanecer hospitalizados por período mínimo de 24 a 48 horas. Na ausência de soro, o manejo deve ser exclusivamente sintomático.

Acidentes escorpiônicos

Os acidentes escorpiônicos devem ser sempre considerados emergências médicas e com potencial de gravidade. Devem ser abordados e tratados de maneira precoce. Os escorpiões são artrópodes aracnídeos. O corpo é formado pelo prossoma ou carapaça, tendo quelíceras destituídas de ferrão, quatro pares de pernas, pedipalpos com os dedos, optossoma ou abdômen, mesossoma ou tronco e metassoma ou cauda. No último segmento da cauda do escorpião encontra-se o aparelho inoculador de veneno. São animais que sobrevivem em ambientes adversos, apresentando ampla distribuição mundial. Podem permanecer por longos períodos sem água ou alimentos, a exemplo de algumas espécies que podem ficar até seis meses. Vivem em média 3 a 5 anos. Podem praticar o canibalismo diante da falta de alimentos. Muitas espécies se reproduzem por partenogênese, não sendo necessário o macho.

Existem aproximadamente 1.500 espécies, distribuídas em 165 gêneros. Sabe-se que aproximadamente 25 espécies apresentam veneno capaz de provocar acidentes com potencial de gravidade em humanos. O escorpionismo é um problema de saúde pública, com números crescentes nos últimos anos. Representa, a cada ano, uma parcela maior das causas de óbitos entre as vítimas de acidentes por animais peçonhentos.

No Brasil as principais famílias são *Buthidae*, *Chactidae* e *Bothriuridae*. As espécies mais perigosas pertencem a *Buthidae*, dentre seus indivíduos encontram-se os escorpiões do gênero *Tityus*. Os acidentes causados por escorpiões do gênero *Tityus_serrulatus* são os mais graves.

O veneno dos escorpiões é constituído por uma mistura complexa de múltiplas proteínas, variando conforme a espécie. A ação das neurotoxinas desencadeia a despolarização das terminações nervosas pós-ganglionares, provocando sintomas de hiperexcitação autossômica e neuromuscular.

O quadro clínico pode apresentar sintomas locais que se caracterizam pela dor imediata, progressiva. Podem variar conforme a quantidade de veneno inoculado e a sensibilidade individual de cada organismo. As manifestações sistêmicas são náuseas, vômitos, dor abdominal (epigástrica e periumbilical), alterações cardiovasculares (bradicardia, hipertensão, hipotensão, arritmias, insuficiência cardíaca), agitação, sudorese difusa, hipotermia, tontura, cefaleias, tremores, mioclonias, convulsões, ataxia, dispneia, hipersecreção em vias aéreas, dentre outras.

Recomenda-se a realização de exames laboratoriais como glicemia, amilase, hemograma, sódio, potássio, CPK, troponina, ureia, creatinina, parcial de urina. Sugere-se a realização de eletrocardiograma e raio-X de tórax.

O tratamento deve basear-se no estadiamento, conforme protocolo do Ministério da Saúde, com indicação de soro específico (soro antiescorpiônico – SAE). Recomendam-se medidas de suporte para todos os casos (Figura 110.4).

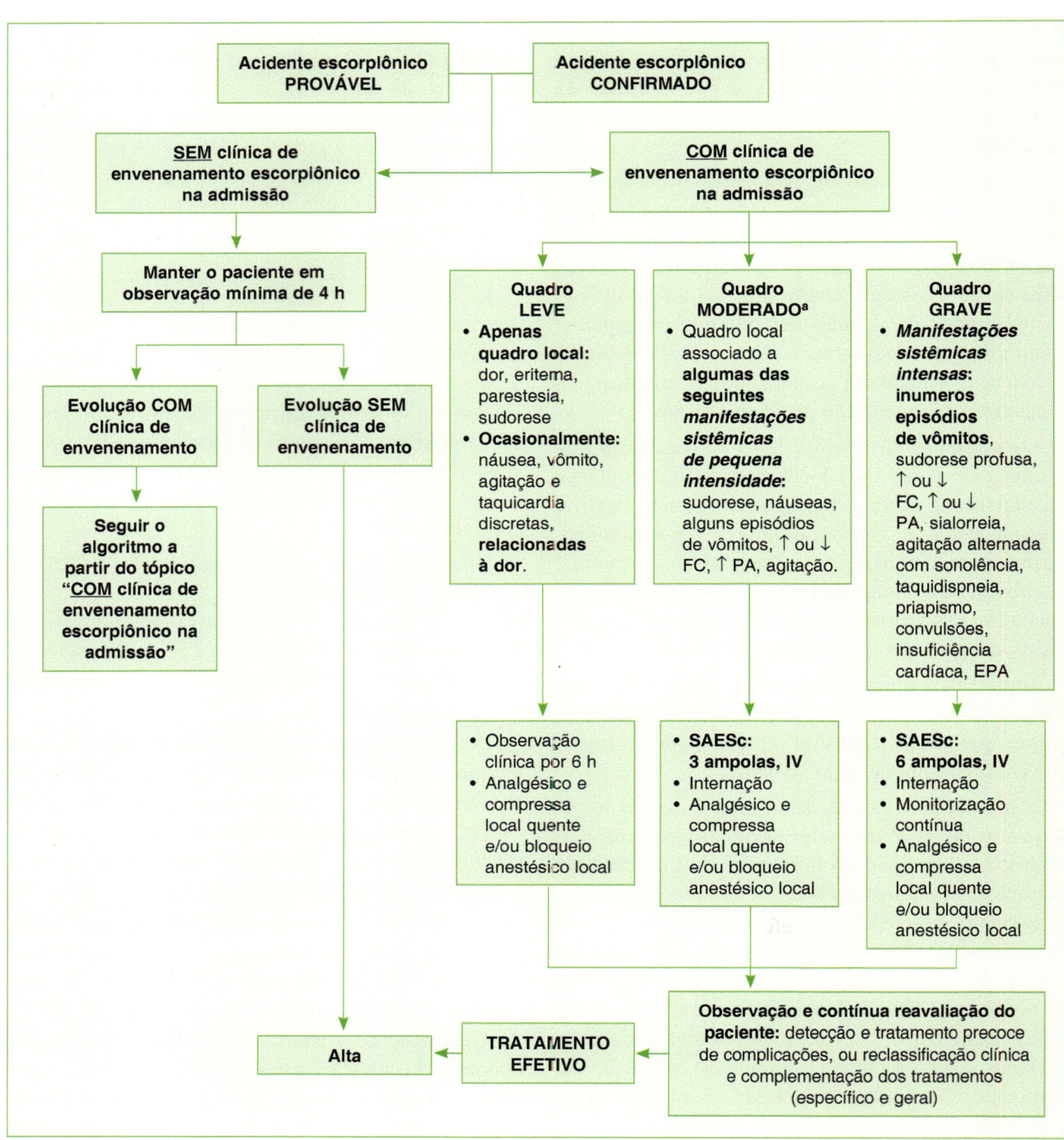

FIGURA 110.4 – Diagnóstico e tratamento do acidente escorpiônico, nos estadiamentos leve, moderado e grave.
[a] **Acidente moderado:** soroterapia formalmente indicada em crianças de até 7 anos. Nas crianças acima de 7 anos e nos adultos com quadro moderado de escorpionismo, tratar inicialmente a dor e avaliar o paciente. Se persistirem as manifestações sistêmicas, mesmo após a analgesia, iniciar soroterapia.
Importante: Todo paciente submetido a tratamento soroterápico deve ficar em observação por, no mínimo, 24 h.
Legenda: SAEsc: soro antiescorpônico; IV: intravenoso; PA: pressão arterial; FC: frequência cardíaca; EPA: edema pulmonar agudo; CTI: centro de terapia intensiva.
Obs.: Na falta do SAEsc, utilizar o SAA (soro antibotrópico [Loxosceles, Phoneutria e Tityus]).
Fonte: extraída de Nota Informativa nº 25 de 2016 – GDT/DEVIT/SVS/MS.

Ferroadas

Abelhas, vespas e formigas

A classe dos insetos compreende a ordem dos himenópteros, dentre os quais as abelhas, vespas e formigas. Nesse grupo se encontram os insetos que possuem ferrões verdadeiros, derivados de uma estrutura ovipositora modificada. Diante do exposto, são apenas as fêmeas que têm a capacidade de ferroar. São insetos que apresentam potencial de gravidade nos acidentes e óbito, desencadeando reações anafiláticas ou envenenamentos maciços decorrentes de múltiplas picadas.

A verdadeira incidência dos acidentes causados pelos himenópteros é desconhecida. O real motivo dessa falta de dados realistas é a subnotificação dos acidentes e intoxicações decorrentes desse agravo. Na grande maioria dos casos leves e moderados, o tratamento é realizado de maneira domiciliar, não sendo reportado aos serviços médicos.

Fica a cargo dos hospitais o tratamento de casos graves. Segundo dados da literatura, a maioria dos óbitos relacionados a esse tipo de acidente decorre de complicações respiratórias precoces, com menos de 60 minutos do acidente.

Abelhas

As abelhas organizam-se em colônias, com funções distintas entre seus membros, dividem-se em rainha, zangões e operárias. Possuem senso territorialista, atacando quaisquer indivíduos que coloquem em risco as colônias. Diante de qualquer ameaça, liberam feromônios de alarme, desencadeando uma reação de defesa dos seus ninhos. Apresentam grande poder de adaptação nos mais diversos ambientes.

As abelhas são da superfamília *Apoidea*, que é composta por nove famílias e aproximadamente 20 mil espécies. Em nosso país, a única espécie é a *Apis melífera*, derivada de uma hibridização entre abelhas europeias e africanas, sendo conhecida popularmente como abelha africanizada. Essas abelhas são consideradas mais rápidas, excitáveis, têm alta produtividade e comportamento em enxames.

O veneno é uma arma de defesa das abelhas, permitindo controle sobre potenciais ameaças. A composição do veneno é uma mistura de substâncias tais como: fosfolipase A2, melitina, apamina, cardiopeptídeo não tóxico, peptídeos, histamina, serotonina, hialuronidase, dentre outros.

Os componentes do veneno de abelhas africanas e europeias são semelhantes. O comportamento das africanizadas é o que diferencia a gravidade da intoxicação. Os casos fatais envolvendo abelhas relacionam-se mais frequentemente às reações alérgicas das vítimas. Os acidentes determinam nas vítimas uma ativação do sistema imune, podendo gerar uma sensibilização para futuros acidentes.

A ocorrência do acidente é característica, geralmente a vítima visualiza o agente etiológico. O local da picada fica dolorido, sendo identificada a presença de ferrão preso na pele. As abelhas caracterizam-se pela perda do aparelho inoculador no momento da picada. A gravidade do quadro clínico é diretamente dependente de fatores como: número de picadas, local acometido, fatores intrínsecos relacionados à composição do veneno e sensibilidade individual. Contrariamente ao que se pensa, o número de picadas não é o principal fator relacionado à gravidade dos acidentes.

O quadro clínico, na maioria das vezes, inicia-se precocemente com sinais e sintomas locais de dor, hiperemia e calor. Alguns casos podem evoluir para edema generalizado no membro da picada. Os sintomas locais podem levar dias a semanas para regredir.

A ocorrência de anafilaxia geralmente é dependente de exposição pregressa. O início do quadro anafilático é rápido, podendo levar poucos segundos a minutos. Na grande maioria das vezes ocorrem em no máximo 30 minutos. Podem ter apresentações distintas, sendo diretamente relacionados às características das vítimas.

Pacientes vítimas de múltiplas picadas, mais de uma centena delas, podem desenvolver um quadro clínico de intoxicação generalizada, denominada Síndrome de Envenenamento. Pode não ser possível a distinção entre anafilaxia e a referida síndrome, sendo indicadas as mesmas medidas clínicas.

A rabdomiólise pode ocorrer desencadeando quadro de IRA decorrente de NTA. Além disso, pode haver a instalação de comprometimento hepático associado, aumentando a mortalidade. O comprometimento ventilatório associa-se à presença de edema de mucosa, estridor laríngeo, congestão nasal, edema de cordas vocais, rinorreia, tosse, rouquidão, taquidispneia, crepitações, sibilos, confusão mental, agitação psicomotora e perda de consciência.

Laboratorialmente, os pacientes mais graves podem apresentar trombocitopenia, leucocitose com neutrofilia e desvio à esquerda. Além disso, pode haver aumento dos níveis de CPK, aspartato aminotransferase (AST) e bilirrubinas. Nas fases mais avançadas, pode haver comprometimento da função renal, com aumento da ureia e creatinina. Recomenda-se a realização de eletrocardiograma (ECG) de rotina em todos os pacientes vítimas de múltiplas picadas, admitidos em unidades hospitalares, no intuito de diagnosticar arritmias.

O tratamento baseia-se no estadiamento clínico dos pacientes. Em quadros clínicos leves e moderados que apresentam sintomas e reações locais em pele, mucosas, sem comprometimento em nível sistêmico recomenda-se a utilização de anti-histamínico por via oral ou intramuscular, analgésicos, compressas frias no local. Para casos em que ocorrer reação local intensa, pode-se utilizar corticoide oral de curta duração. A presença de infecção é infrequente. Nesses casos recomenda-se o uso de antibioticoterapia por via oral.

Nos quadros clínicos graves, é fundamental a identificação correta da anafilaxia e da síndrome de envenenamento para a instalação de medidas emergenciais. O manejo da anafilaxia por abelhas não difere das outras etiologias. Deve-se realizar todas as medidas clínicas para garantia das vias aéreas, ventilação adequada e controle cardiovascular. O uso da adrenalina é a primeira escolha, pois reverte a vasodilatação periférica, permite uma maior broncodilatação, aumenta a contração miocárdica, reduz a liberação de leucotrienos e histamina nos tecidos.

A fim de prevenir as consequências da IRA decorrente da rabdomiólise com altos níveis de CPK, recomenda-se a alcalinização da urina, hidratação vigorosa e diurese forçada.

Recomenda-se a remoção do ferrão o mais rápido possível, após o acidente. O curto intervalo de tempo entre a picada e a retirada do ferrão determina uma menor quantidade de veneno inoculado na vítima. É relatado na literatura que todo veneno é inoculado no intervalo de até 2 minutos após o acidente. Deve-se, independentemente do tempo, realizar a retirada completa dos ferrões. A maneira correta de sua retirada é com a ajuda de lâmina de bisturi, faca ou canivete, com a parte não cortante rente à pele. Realiza-se movimentos de baixo para cima a fim de retirar o ferrão. Pode-se proceder à retirada dos ferrões com a utilização de pinças. Após a retirada dos ferrões, recomenda-se a realização de assepsia local. Deve-se proceder com a vacina antitetânica.

O período mínimo de observação é de 12 horas para casos leves e moderados e 72 horas para casos graves.

Recentemente, pesquisadores brasileiros desenvolveram o soro antiapílico, contra picadas de abelhas. Os resultados iniciais são promissores e devem revolucionar o tratamento dos acidentes graves por abelhas, diminuindo a morbimortalidade.

Vespas

As vespas são conhecidas como marimbondos, sendo distinguidas das abelhas pela escassa pilosidade que reveste o corpo. Existem aproximadamente 25 mil espécies de vespas. No Brasil são descritas cerca de 400 espécies sociais, pertencentes à família *Polistinae*. Geralmente atacam somente quando molestadas. Muitas espécies de vespas apresentam hábitos solitários, porém podem formar agrupamentos sociais com amplo poder de defesa.

O veneno é constituído por uma complexidade de substâncias proteicas e aminas, podendo gerar reações tóxicas e sensibilizar as vítimas. Apesar da semelhança entre o veneno de vespas e abelhas, as toxinas mais potentes só estão presentes nos venenos de abelhas.

Pacientes alérgicos a vespas raramente são alérgicos a veneno de abelhas. Existem reações cruzadas com venenos de vespas de espécies diferentes.

O quadro clínico é muito semelhante ao descrito nos acidentes por abelhas. A grande maioria dos acidentes são benignos, com quadros locais leves e moderados. Raramente ocorrem reações sistêmicas, mas quando ocorrem estão na maioria das vezes associadas a anafilaxia. Nesse tipo de acidente causado pelas vespas, não são encontrados ferrões no local das picadas.

O tratamento clínico é semelhante às medidas recomendadas para os acidentes por abelhas.

Formigas

Estudos revelam que existem cerca de 20 mil espécies de formigas no mundo, agrupadas na Família *Formicidae*. Muitos autores consideram o grupo de insetos mais bem-sucedido, devido à sua ampla distribuição e capacidade de adaptação. Apresentam uma organização social avançada e desenvolvida, em relação a outros insetos. São portadoras de mecanismos de defesa como aparelhos inoculadores de veneno, ferrões, fortes mandíbulas e capacidade de exsudação ou ejeção de secreções malcheirosas.

No Brasil foram identificadas cerca de 1000 espécies de formigas identificadas. As formigas de importância médica, mais comumente envolvidas em acidentes são:

- Tocandiras (*Paraponera clavata*): presentes na região norte e centro-oeste. Apresentam picadas extremamente dolorosas.
- Correição (pertencentes ao gênero *Eciton*): caracterizam-se pelo ataque maciço, com inúmeras formigas, podendo gerar síndrome de envenenamento pela quantidade de veneno inoculado. Apresentam picadas com intensidade menor de dor, comparativamente às Tocandiras.
- Formigas-de-fogo na Amazônia ou formigas lava-pés no sul do Brasil (gênero *Solenopsis*): são as mais importantes sob o ponto de vista médico, pelo potencial de gravidade relacionado aos acidentes. São extremamente agressivas, e qualquer perturbação ou ameaça ao formigueiro desencadeia um ataque por centenas de indivíduos. Apresentam diferentes características conforme a região do país, a exemplo da *Solenopsis richteri,* de coloração preta presente no Rio Grande do Sul e países como Argentina e Uruguai. A *Solenopsis invicta*, encontrada nas regiões Centro-Oeste e Sudeste

do Brasil, apresenta coloração avermelhada. São encontradas em todo o território nacional, com diferentes nomes populares: formiga-brasa, formiga-malagueta, formiga-doceira, dentre outros. No momento do ataque, as formigas fixam-se à pele das vítimas com suas mandíbulas, podendo ferroar diversas vezes. Os principais efeitos do veneno são citotoxicidade e capacidade hemolítica, pela constituição de alcaloides oleosos, proteínas hidrossolúveis e fração aquosa. Podem desencadear sensibilização nas vítimas e reações alérgicas severas. Possuem reatividade cruzada com o veneno de vespas.

- O quadro clínico local pode evidenciar múltiplas lesões, pequenas pústulas estéreis e reação inflamatória variável. Deve-se utilizar corticoides tópicos, anti-histamínicos e analgésicos. Recomenda-se realização de compressas frias e higienização local. Nos quadros clínicos sistêmicos com anafilaxia, recomenda-se a realização de medidas emergenciais já descritas em outros heminópteros.

Acidentes com arraias

Os acidentes humanos causados por peixes marinhos ou fluviais são denominados ictismo. As arraias ou raias são peixes cartilaginosos que possuem guelras na parte ventral do corpo. Apresentam o corpo achatado dorsoventralmente e de formato arredondado. São constituídas por nadadeiras peitorais ligadas ao corpo desde o focinho até a margem anterior das nadadeiras pélvicas. Alimentam-se de outros peixes, caramujos, crustáceos e larvas de insetos.

Seu habitat natural é o fundo do mar e dos rios; vivem em covas rasas escavadas em locais arenosos e lodosos. Possuem um tamanho que varia de 30 centímetros até um metro no maior diâmetro. Existem espécies que atingem diâmetros de até cinco metros na fase adulta.

Nas águas brasileiras vivem aproximadamente 30 espécies de arraias, das famílias *Myliobatidae* e *Dasyatidae* (arraias marinhas) e *Potamotrygonidae* (arrais de água doce). As arraias possuem apêndice caudal longo, com formato de chicote, no qual encontram-se um, dois ou mais ferrões para sua defesa. Esses ferrões são estruturas rígidas, pontiagudas, longas e com bordas serrilhadas. Ocorre a substituição desses ferrões em períodos de aproximadamente seis meses. Quando eles são danificados, se desprendem do apêndice caudal, sendo substituídos por um novo ferrão. A posição do ferrão na cauda, o número de unidades e o tamanho diferem conforme taxonomia das arraias. Os ferrões são recobertos por um epitélio que produz toxinas. As arraias geralmente apresentam comportamento dócil, porém são comuns os acidentes.

Apresentam o hábito de ficarem no fundo arenoso e lodoso das praias, sendo inadvertidamente pisoteadas pelos seres humanos. O acidente ocorre quando a região dorsal da arraia é tocada ou pressionada. Esse estímulo na arraia gera uma contração muscular dorsal e flexão da cauda, expondo a vítima ao ferrão. Geralmente o ferrão é apontado para o local do estímulo.

O ferrão leva à ocorrência de um ferimento perfuro-cortante com extensão e profundidade variáveis. Ao perfurar a vítima, o epitélio que recobre o ferrão é danificado, expondo as células glandulares. Os ferrões são retrosserrilhados, dificultando a retirada dos mesmos. Ocorre liberação de toxinas e consequente intoxicação da vítima, levando a danos teciduais proteolíticos e dermonecrose.

As vítimas apresentam dor imediata decorrente da ferroada. Pode estender-se por todo o membro acometido. Ocorre com maior intensidade nos primeiros 90 minutos, com diminuição gradativa pelas próximas 6 a 48 horas. Nas arraias de água doce, sabe-se que a dor pode ser desproporcional ao tamanho do ferimento, caracterizando-se por ardência intensa. A área ao redor do ferimento inicialmente apresenta-se pálida e posteriormente evolui para cianose. É frequente a presença de eritema local, edema e reação ganglionar local. Os ferimentos apresentam potencial para complicações, podendo evoluir com necrose extensa e infecção bacteriana secundária. Muitas vítimas apresentam manifestações sistêmicas como: náuseas, vômitos, sudorese, diarreia, dor abdominal, hipotensão arterial, taquicardia e febre.

O tratamento recomendado é a imersão imediata do membro acometido em água quente, não escaldante, cerca de 50º C, por período de 30 a 90 minutos. As toxinas são termolábeis, havendo neutralização do veneno. Ocorre vasodilatação, diminuindo seu efeito vasoconstrictor. É recomendado o desbridamento cirúrgico do ferimento sob anestesia para retirada dos fragmentos do ferrão e restos de epitélio glandular. Deve-se fazer uma ampla exploração cirúrgica local, com adequada lavagem da ferida.

Em ferimentos cutâneos muito lacerados, é recomendado avaliar o uso de antibioticoterapia. Recomenda-se em todos os casos, independente da extensão da lesão, a realização de vacina antitetânica.

As complicações locais tardias devem ser seguidas e tratadas adequadamente, a exemplo de abscessos, necrose de pele, úlceras, dentre outras.

Acidentes com peixes com ferrão

Existem várias espécies de peixes com ferrão no Brasil, marinhos e fluviais, destacando-se os bagres (*Bagre bagre, B. marinus*), mandis (*Genidens genidens, Pimelodella brasiliensis*), peixe escorpião, beatinha ou mangangá (*Scorpaena brasiliensis, S. plumieri*), niquim ou peixe sapo (*Thalassophryne natterreri, T. amazonica*).

Esses peixes possuem espinhos ou ferrões pontiagudos e retroserrilhados, envolvidos por bainha de tegumento, sob a qual estão as glândulas de veneno existentes nas nadadeiras dorsais, peitorais ou na cauda. O niquim é exceção, pois as glândulas estão na base dos ferrões. Os venenos possuem propriedades neurotóxicas e dermonecróticas.

Outros peixes de couro podem apresentar ferrões, como os jaús e armaus. Porém, não há comprovação de que estes possuam substâncias tóxicas. Recentemente, evidenciou-se a presença de veneno nos ferrões dos pintados. Os acidentes com esses peixes são comuns em comunidades ribeirinhas, entre os pescadores amadores ou profissionais, e mesmo em banhistas que pisam inadvertidamente em peixes ao banhar-se. Outra circunstância relacionada aos acidentes são os indivíduos que pisam nos peixes mortos ou seus ferrões, depositados na areia das praias de rio ou mar.

Os acidentes caracterizam-se por dor intensa, eritema e edema. Ocorre importante inflamação e isquemia dos tecidos no local do acidente, causada por fatores vasoconstritores da peçonha.

Atribui-se aos ferimentos causados pelo peixe escorpião a presença de dor lancinante, sendo esta de menor intensidade quando se trata de ferimentos por bagres.

Não é infrequente a quebra de fragmentos dos ferrões na vítima na tentativa de retirá-los. Essa intercorrência causa complicações, como granulomas de corpo estranho e infecções bacterianas secundárias. Esses quadros infecciosos podem ser muito graves, evoluindo para sepse e desfecho clínico fatal. É descrita na literatura a ocorrência de sintomas sistêmicos, nos acidentes causados pelo peixe escorpião, como náuseas, vômitos e arritmias cardíacas.

Em algumas regiões de nosso país, são frequentes os acidentes por mordeduras de peixes, nesse caso considerados traumatogênicos e não peçonhentos. Dentre os peixes envolvidos nesses acidentes temos as piranhas e traíras. Seus dentes cortantes podem produzir lacerações importantes, com sangramentos de intensidade variável. O tratamento consiste basicamente em lavagem intensiva, cuidados locais com a ferida, antibioticoterapia, se necessária, e profilaxia do tétano.

Situações diversas
Acidentes por lacraias e piolhos de cobra
Lacraias

Os artrópodes de interesse médico, da classe *Chilopoda*, são representados pelas lacraias, sendo também conhecidas como centopeias ou escolopendras. No mundo são descritas cerca de 3 mil espécies, que se distribuem nas mais variadas regiões e apresentam características morfológicas específicas.

As lacraias têm cabeça convexa, corpo alongado, formato achatado, antenas frontais e um par de presas de veneno. O corpo é constituído por 21 segmentos ou mais, articulados entre si, com um par de patas cada. A coloração varia conforme a espécie, desde tons amarronzados, avermelhados até colorações amareladas e esverdeadas. Podem apresentar listras no corpo. As lacraias vivem em ambientes escuros e úmidos. A composição bioquímica do veneno não é conhecida, mas causa efeitos locais, como dor. Pode haver efeitos sistêmicos, dependendo da espécie, causando cefaleias, náuseas, vômitos nos casos moderados. Os casos graves descritos na literatura, raros, evoluem com rabdomiólise e insuficiência renal aguda.

O tratamento baseia-se nos sinais e sintomas, sendo recomendadas limpeza local, antissepsia e retirada de fragmentos das garras no local da picada. O desbridamento cirúrgico é indicado apenas em casos em que houver necrose local, evento raro.

Piolhos de cobra

Os piolhos de cobra são artrópodes, também conhecidos como gongolo. Pertencem à classe dos diplópodes. São descritas cerca de 7 mil espécies, com ampla distribuição mundial. Apresentam corpo alongado, cilíndrico, com consistência endurecida e composição de sais de cálcio. Têm segmentos duplos no tórax, com dois pares de pernas. Sua coloração pode variar, sendo mais frequentes os tons amarronzados, alaranjados e negros. Seu habitat natural é muito semelhante ao das lacraias em ambientes escuros e úmidos.

Não possuem aparelho para inoculação do veneno. Produzem uma secreção corporal tóxica com ação cáustica, que atua como mecanismo de defesa contra predadores. Nos episódios de acidentes ocorre o contato da vítima contra o corpo do piolho de cobra, gerando uma impregnação do local com a coloração marrom arroxeada. Isso pode ser confundido com hematomas ou necroses (Figura 110.5). Esse fenômeno

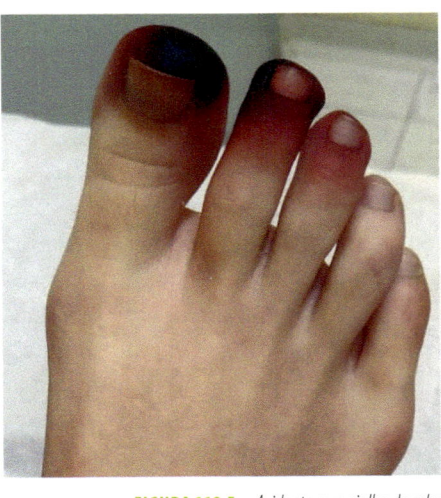
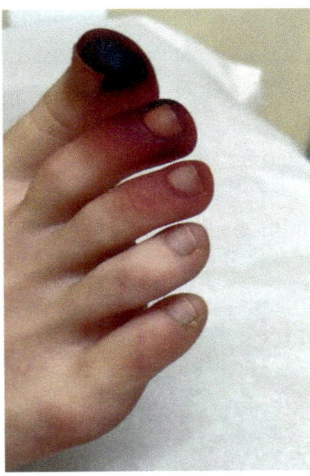
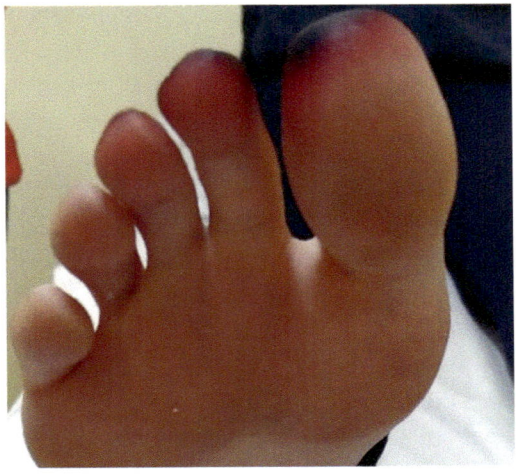

FIGURA 110.5 – *Acidente com piolho de cobra e impregnação da pele com coloração marrom arroxeada, simulando necrose local. Fonte: acervo dos autores.*

desaparece, depois de alguns dias, espontaneamente. Como sintomas locais, a vítima pode apresentar dor e ardência, em decorrência do componente cáustico do veneno. O tratamento é sintomático com analgésicos e limpeza local.

Lonomias

Lepidoptera é a ordem de insetos que compreende as mariposas e borboletas. São considerados insetos ovíparos que em seu desenvolvimento passam por metamorfose completa desde ovo, larva, pupa, indivíduo adulto e nova oviposição. A forma larvária é encontrada em árvores e alimentam-se principalmente de folhas de plantas. A borboletas diferenciam-se das mariposas pelo período em que voam, sendo as primeiras diurnas e as segundas noturnas.

As lagartas possuem corpo cilíndrico, alongado e ornamentado no dorso por estruturas pontiagudas (setas, espículas, pelos ou cerdas). São essas estruturas dorsais que apresentam a capacidade de secretar toxinas que atuam como defesa aos predadores. Quando os seres humanos entram em contato com a lagarta, exercendo uma pressão sobre o dorso, essas estruturas se quebram e ocorre a penetração na pele da vítima.

A maioria dos acidentes envolvendo a ordem de insetos Lepidoptera ocorre por contato direto com indivíduo na forma larvária. A ocorrência desses acidentes é denominada erucismo, derivado do latim *eruca*, que significa larva.

Podem ocorrer manifestações clínicas locais, restritas à pele, desencadeando dermatite urticante benigna. Essa síndrome caracteriza-se pela presença de dor em queimação e parestesia, de intensidade variável e irradiadas para a raiz do membro. Pode haver prurido local. Além desses sintomas, pode ocorrer eritema local, edema e lesões puntiformes no local de contato das cerdas. Geralmente evoluem nas primeiras 24 horas com vesículas. Não é incomum o relato de adenomegalia regional transitória. São infrequentes a ocorrência de bolhas e dermonecrose no local do contato.

Dentre as lagartas a que apresenta maior importância médica é a do gênero *Lonomia* (*L. obliqua* e *L. achelous*), pois são capazes de desencadear uma síndrome hemorrágica, com potencial risco de morte. O veneno atua sobre o sistema de coagulação, gerando uma coagulopatia de consumo, com grave depleção dos fatores. O envenenamento é caracterizado pela presença de alterações na coagulação sanguínea, podendo gerar sangramentos cutâneos, equimoses, gengivorragia, epistaxe, hematúria, hematêmese, hemorragias abdominais, pulmonares, intracerebrais e abdominais. O manejo clínico adequado é fundamental para diminuição da morbimortalidade. As maiores complicações são a hemorragia intracerebral com sequelas graves e a insuficiência renal aguda, que levam ao óbito.

O tratamento dos acidentes por lonomias baseia-se no estadiamento. É indicado para casos leves o uso de medidas sintomáticas. Já nos casos moderados e graves, recomenda-se a soroterapia específica (SALON – soro antilonômico). A quantidade de ampolas é determinada pela gravidade, conforme protocolos do Ministério da Saúde.

Cnidários

Os cnidários são animais aquáticos, invertebrados, predominantemente marinhos. Têm maior frequência em regiões de águas quentes e rasas. Podem apresentar-se de duas formas:

- *Fixas a um substrato:* denominadas pólipos.
- *Livres:* denominadas medusas.

As medusas podem ser de diversos tamanhos, variando de centímetros até metros. Apresentam o corpo gelatinoso, em forma de sino, com estrutura radial, marginado por tentáculos e com a boca na superfície inferior. Podem nadar livremente, embora dependam em grande parte de correntes, ventos e marés para se locomoverem. No corpo desses animais, especialmente nos tentáculos, estão presentes organelas citoplasmáticas chamadas nematocistos. Essas estruturas possuem filamentos que são ativados por estímulos químicos ou mecânicos, penetrando suas presas e liberando uma complexa mistura de toxinas. São, efetivamente, aparelhos inoculadores de veneno.

Esses animais não atacam premeditadamente. Os contatos de cnidários com humanos, provocando envenenamentos, ocorrem de maneira ocasional, fortuita, ou pela manipulação deliberada dos animais.

São espécies comuns no litoral brasileiro, potencialmente causadoras de acidentes com banhistas, as águas vivas "reloginho" – *Olindias sambaquiensis* (*Hydrozoa*); *Chiropsalmus quadrumanus* ("água-viva cabeçuda", *Cubozoa*), *Tamoya haplonema* (*Cubozoa*), *Chrysaora lactea* (Scyphozoa) e *Physalia physalis* ("caravela-do-mar"; *Hydrozoa*). A caravela não é um único indivíduo, mas sim uma colônia de hidrozoários.

Os acidentes com cnidários são popularmente descritos como "queimaduras", o que é equivocado, pois de fato se trata de um envenenamento. Os sinais e sintomas, locais ou sistêmicos, estão relacionados com a ação tóxica imediata da peçonha e de características fisiológicas da vítima.

A gravidade dos acidentes dependerá da composição química da toxina, própria de cada espécie, da quantidade de nematocistos disparados, da quantidade de peçonha inoculada, do tempo de contato dos tentáculos com a pele, do tamanho dos tentáculos e da área de pele exposta, espessura da pele no local de contato, extensão do corpo atingida, peso e idade da vítima. Nos locais de contato, a dor é imediata e de intensidade variada e persistente. Muitas vezes, as vítimas descrevem como ardência. Localmente surgem eritema e edema, lesão pápulo-eritematosa, urticariforme, podendo acompanhar horripilação local. As marcas na pele tendem a ser arredondadas, ovaladas ou irregulares, de pequenas dimensões, com impressões de tentáculos pouco extensos, até áreas pouco maiores de eritema, dependendo do animal envolvido.

Nos acidentes com cubomedusas ou caravelas, além da dor de forte intensidade, pode-se observar marcas lineares, eritematosas, de padrão entrecruzado, com maior extensão (mais de 20 cm). As lesões iniciais podem evoluir com a formação de vesículas, bolhas e necrose.

Sintomas sistêmicos podem ocorrer como náuseas, vômitos, cefaleia, cãibras, dor abdominal, mialgia generalizada, sialorreia, coriza, espirros, insuficiência respiratória, hipo ou hipertensão arterial, arritmias cardíacas. Pode haver também reações do tipo anafilático ou anafilactoide. As manifestações sistêmicas graves estão mais associadas a acidentes com as caravelas e as cubomedusas e nesses casos são de surgimento precoce, imediatamente após o contato com o animal. São consideradas reações alérgicas o surgimento de novas lesões à distância, reações cutâneas persistentes e angioedema.

O tratamento baseia-se na realização de irrigação do local afetado ou utilização de compressas com vinagre comum (composição: ácido acético). Recomenda-se a realização de compressas geladas, pois têm ação analgésica. Não se deve utilizar a irrigação da lesão com água doce, estando associada a agravamento do envenenamento, pois os nematocistos ainda aderidos à pele são descarregados por estímulo químico. Os tentáculos aderidos à pele devem ser removidos manualmente, com auxílio de pinças ou pela tricotomia da área afetada. Devem ser evitadas técnicas abrasivas, pois acionam mecanicamente os nematocistos e agravam a dor. Na maioria dos acidentes, o manejo da dor pode ser feito com analgésicos parenterais, eventualmente utilizando-se corticosteroides e anti-histamínicos para o alívio das manifestações locais.

Bibliografia

Andrade Filho, A; et al. Toxicologia na prática clínica. 2a Ed, Belo Horizonte, Folium, 2013.

Ariue BK. Multiple Africanized bee stings in a child. Pediatrics. 1994 Jul;94(1):115-7.

Barbaro KC, et al. Inflammatory mediators generated at the site of inoculation of Loxosceles gaucho spider venom. Toxicon. 2010 Nov; 56(6):972-9.

Birsa, L.M., Verity, P.G., Lee, R.R. Evaluation of the effects of various chemicals on discharge of and pain caused by jellyfish nematocysts. Comparative Biochemistry and Physiology, Part C 151, 426–430, 2010.

Brasil. Cartilha de ofidismo (Cobral), 5a ed. Brasília, 1999.

Brasil. Guia de vigilância epidemiológica / Ministério da Saúde, Secretaria de Vigilância em Saúde, 6a Ed, Brasília 2005.

Brasil. Manual de diagnóstico e tratamento de acidentes por animais peçonhentos. 2a Ed. – Brasília, Fundação Nacional de Saúde – FUNASA, 2001.

Brasil. Manual de diagnóstico Laboratorial da Raiva. Secretaria de Vigilância em Saúde, Ministério da Saúde, Brasília, 2008.

Brasil. Normas técnicas de profilaxia da raiva humana. Ministério da Saúde, Secretaria de Vigilância em Saúde, Departamento de Vigilância Epidemiológica. Brasília: Ministério da Saúde, 2011.

Brasil. Oficio Circular no 02/2016 – Casos de acidentes por aranha do gênero Phoneutria, aranha do gênero Loxosceles e acidentes por serpente da família Elapidae. CGDT/DEVIT/SVS/MS, Brasília, 2014.

Brasil. Oficio Circular no 04/2016 – Casos de acidentes por serpentes do grupo Bothrops e escorpiões. CGDT/DEVIT/SVS/MS, Brasília, 2016.

Bucharetch F. Acidentes por Phoneutria (foneutrismo). In Schvartsman S. Plantas Venenosas e Animais Peçonhentos. 2a ed. São Paulo: Sarvier, 1992:196-201.

Campolina D, et al. Acidentes Provocados por Animais Peçonhentos. In Freire E. Trauma: A Doença dos Séculos. Ed. Atheneu. São Paulo, Rio de Janeiro, Belo Horizonte, 2001; 168(1)2305-21.

Cardoso JLC; et al. Animais Peçonhentos no Brasil biologia, clínica e terapêutica dos acidentes. São Paulo, Sarvier, 2003.

Garrone Neto, Cordeiro, R.C., Haddad Júnior, V. Acidentes do trabalho em pescadores artesanais da região do Médio Rio Araguaia, Tocantins. Cad. Saúde Pública, Rio de Janeiro, 21(3):795-803, mai-jun, 2005.

Haddad Jr., V. Silveira, F.L., Migotto, A.E. Skin lesions in envenoming by cnidarians (portuguese man-of-war and jellyfish): etiology and severity of accidents on the Brazilian coast. Rev. Inst. Med.Ttrop. S. Paulo 52(1):47-50, January-February, 2010.

Haddad Júnior, V., Alves de Souza, R., Auerbach, P.S. Marine Catfish Sting Causing Fatal Heart Perforation in a Fisherman. Wilderness and Environmental Medicine, 19, 114 118, 2008.

Haddad Júnior, V., Lastória, J.C. Envenenamento causado por um peixe-escorpião (Scorpaena plumieri Bloch, 1789) em um pescador: descrição de um caso e revisão sobre o tema. Diagnóstico e Tratamento: 9(1):16-18, jan.-mar. 2004.

Kolecki P. Delayed toxic reaction following massive bee envenomation. Ann Emerg Med. 1999 Jan;33(1):114-6.

Lewis Nelson, et al. Goldfrank's Toxicologic Emergencies, 9th Edition. The McGraw Hill Companies, Inc. New York, 2011

Ligabue-Braun, R; et al. Venomous mammals: A review. Toxicon 59, 680-695. Elsevier, 2012.

Luciano MN, et al. Experimental evidence for a direct cytotoxicity of Loxosceles intermedia (brown spider) venom in renal tissue. J Histochem Cytochem. 2004 Apr; 52(4):455-67.

Málaque CMS, et al. Clinical and epidemiological features of definitive and presumed loxoscelism in São Paulo, Brazil. Rev Inst Med Trop. São Paulo. 2002; 44:139-143.

Maretic Z. Latrodectism: variation in clinical manifestations provoked by Latrodectus species of spiders. Toxicon, 21:457-466, 1983.

Moffitt JE, et al. Stinging insect hypersensitivity: a practice parameter update. J Allergy Clin Immunol. 2004 Oct; 114(4):869-86.

Oliveira FA, et al. Acidente humano por picadas de abelhas africanizadas. Rev Soc Bras Med Trop 2000; 33(4): 403-5.

Reckziegel, GC; et al. Injuries caused by aquatic animals in Brazil: an analysis of the data present in the information system for notifiable diseases. Rev Soc Bras Med Trop 48(4):460-467, Jul-Aug, 2015.

Reisman RE. Insects Stings. New England J Med, 331: 523-7, 1994.

Reyes-Lugo M, et al. A Neurotoxic activity and ultrastructural changes in muscles Caused by brown widow spider Lactrodectus geometricus venom. Rev Inst Med trop. São Paulo. Vol 51, no 2, Mar/Apr. 2009.

Rezenda NA, et al. Standardization of a enzyme linked immunosorbent assay (ELISA) for detecting circulating toxic venon antigens in patients sting by the scorpion Tytius serrulatus. Rev Med Trop São Paulo 1995; 37:71-74.

Secretaria Municipal de Saúde. Protocolo Técnico Acidentes Loxoscélicos. Protocolo Técnico e Fluxo de Atenção em Curitiba. Curitiba, 2002.

SESA-Pr. DVVZI Nota técnica 01/2012. Acidentes com lepidópteros – Lagartas e Mariposas. Programa de Vigilância de Acidentes com Animais Peçonhentos/Divisão de Vigilância de Zoonoses e Intoxicações/ Departamento de Vigilância em Saúde Ambiental /Superintendência de Vigilância em Saúde, Secretaria de Saúde do Paraná, 2012.

SESA-Pr. DVVZI Nota técnica 01/2013. Acidentes com himenópteros – abelhas, vespas e formigas. Programa de Vigilância de Acidentes com Animais Peçonhentos/Divisão de Vigilância de Zoonoses e Intoxicações/ Departamento de Vigilância em Saúde Ambiental /Superintendência de Vigilância em Saúde, Secretaria de Saúde do Paraná, 2013.

SESA-Pr. DVVZI Nota técnica 02/2012. Acidentes com animais aquáticos – Arraias e Peixes com Ferrão. Programa de Vigilância de Acidentes com Animais Peçonhentos/ Divisão de Vigilância de Zoonoses e Intoxicações/ Departamento de Vigilância em Saúde Ambiental /Superintendência de Vigilância em Saúde, Secretaria de Saúde do Paraná, 2012.

SESA-Pr. DVVZI Nota técnica 03/2012. Acidentes com cnidários – Águas vivas e caravelas. Programa de Vigilância de Acidentes com Animais Peçonhentos/Divisão de Vigilância de Zoonoses e Intoxicações/Departamento de Vigilância em Saúde Ambiental/Superintendência de Vigilância em Saúde, Secretaria de Saúde do Paraná, 2012.

Siqueira JE, et al. Lesão miocárdica em acidente ofídico pela espécie Crotalus dirissus terrifus (cascavel). Relato de caso. Arq Bras Cardiol, 54:54-323-325, 1990.

Soar J, et al. Emergency treatment of anaphylactic reactions-guidelines for healthcare providers. Resuscitation. 2008 May; 77(2):157-69.

Tambourgi DV, et al. Loxosceles Sphingomyelinase induces complement-dependent dermonecrosis, neutrophil infiltration, and endogenous gelatinase expression. J invest Derm, 124: 725-731, 2005.

Tuuri RE, et al. Scorpion envenomation and antivenom therapy. Pediatr Emerg Care. 2011 jul; 27(7):667-72; quiz 73-5.

Zannin M. Avaliação dos parâmetros de coagulação e fibrinólise no plasma de pacientes acidentados por contato com lagartas da espécie Lonomia obliqua (Tese de Doutoramento em Ciências Médicas. São Paulo: Escola Paulista de Medicina, UNIFESP, 2002.

Zannin M. et al. Blood coagulation and fibrinolytic factors in 105 patients with hemorrhagic syndrome caused by accidental contact with Lonomia obliqua caterpillar in Santa Catarina, Southern Brazil. Thromb Haemost. 2003; 89:355-64.

111 Fundamentos e Avanços dos Adesivos em Cirurgia

Djalma José Fagundes

Introdução

Os procedimentos fundamentais da cirurgia em hemostasia e síntese sofreram através da história uma evolução constante. Ainda nos dias atuais se buscam métodos que colham a hemorragia de modo mais eficaz e rápido, assim como métodos de aproximação dos tecidos que possibilitem uma reparação ou cicatrização mais eficiente. As pesquisas estão voltadas para a busca de materiais biocompatíveis e biodegradáveis, de modo que a reação tecidual seja de pouca intensidade, e que provoque interferência mínima no processo normal de cicatrização dos tecidos.

Nas últimas quatro décadas, investigações científicas sobre o uso de adesivo cirurgião possibilitaram o estabelecimento de algumas aplicações consagradas e de consenso. A análise da literatura biomédica mostra um número expressivo de pesquisas em animais de experimentação e seres humanos.

A substância adesiva ideal para utilização nos procedimentos operatórios seria aquela que apresentasse algumas características importantes para a síntese tecidual: rápida aderência ao tecido orgânico, baixa reação exotérmica, estabilidade à temperatura corporal, adesividade em meio amido e que pouco interferisse no processo de cicatrização. Além disso, que permitisse esterilização e que não apresentasse fatores de carcinogênese. Há de se considerar ainda o custo/benefício da sua aplicação.

Basicamente os adesivos mais frequentemente referidos são os elaborados à base de fibrina, os derivados do ácido cianoacrílico e os adesivos à base de resorcina.

Nos dias atuais um cirurgião deve ter informações sobre os mecanismos básicos de polimerização dos adesivos, suas características de toxicidade e antigenicidade, reações adversas e imunológicas e, principalmente, as suas propriedades de adesividade que permitem a sua aplicação em tecidos biológicos. Cada especialidade médico-cirúrgica e cada tipo de tecido apresentam algumas peculiaridades que fazem com que os adesivos possam ter uma aplicação adequada ou sofram restrições de uso.

Conceito

Adesivo é originário do latim medieval (*adhaesivius*) com o significado de "que adere" Adesivo é uma substancial ou algo que pode grudar, colar, unir uma coisa a outra (Houaiss, 2001); ou o que cola, une ou adere (Aurélio, 2007). Os Descritores em Ciências da Saúde (DeCS) definem adesivos como: "substâncias usadas para promover aderência de tecido com tecido ou de tecido com superfícies não tissulares, bem como para próteses". A adesividade é a qualidade, o atributo ou a propriedade do que é adesivo.

Sinonímia

Substâncias em estado líquido ou gelatinoso (gel), com propriedades de adesividade em tecidos orgânicos, têm recebido diversas denominações na literatura pertinente. São referidas como adesivo (*adhesive*), adesivo cirúrgico (*surgical adhesive*), adesivo tecidual (*tissue adhesive*), cola (*glue*). Há o uso frequente de "selante" (*sealanf*), embora o termo vedante seja a tradução mais adequada.

Os derivados da fibrina são comumente citados como cola de fibrina (*fibrin glue*), selante de fibrina (*fibrin sealant*), cola biológica (*biological glue*), adesivo de fibrina (*fibrin adhesive*) ou adesivo de fibrinogênio (*fibrinogen adhesive*).

Os derivados do cianoacrilato são referidos como sinônimo de adesivo sintético e aparecem nos unitermos em língua inglesa grafados de diversas formas, o que pode dificultar uma revisão sobre o assunto (*cianoacrylate*, *cyanoacrilate*, *cyanoacrylate* são as formas mais comuns). No DeCS é referido unicamente como cianoacrilatos.

O adesivo composto de gelatina-resorcina-formaldeído é citado como resorcina (*resorcin* ou *resorcinol*), gelatina-resorcina (*gelatin-resorcin*), gelatina-resorcina-formaldeído (*gelatin-resorcin-formaldehyde*, *gelatin-resorcine-formalin* ou *gelatin-resorcin-formol*), gelatina-resorcina-glutaraldeído (*gelatin-resorcing-glutaraldehyde*), gelatina-resorcina-formaldeído-glutaraldeído (*gelatin-resorcin-formaldehyde-glutaraldehyde*) e cola GRF (*GRF glue*).

Principais adesivos
Fibrina

Apesar de a combinação de fibrinogênio e trombina já ter aplicação como agente hemostático, somente a partir de 1980 o seu uso como adesivo teve um impulso na aplicação experimental e clínica. O processo de fabricação utiliza derivados de sangue humano e devido aos riscos de transmissão de doenças infectocontagiosas, só recentemente, em 1983, foi totalmente liberada sua aplicação nos Estados Unidos. Assim, a experiência é maior nos países da Europa, no Japão e no Canadá.

Sua composição final mais comum apresenta: fibrinogênio 70-110 mg, fibronectina 2-9 mg, fator XIII 10-50 U, plasminogênio 40-12 µg, albumina humana 10-20 mg, glicina 15-35 mg, cloreto de sódio 2-4 mg, citrato de sódio 4-8 mg, Triton WR 1339 0,2-0,4 mg, aprotinina (bovina) 3.000 KIU.

O adesivo de fibrina reproduz a última fase da coagulação fisiológica do sangue. O fibrinogênio é convertido em fibrina pela ação da trombina. A fibrina assim formada é ligada, então de forma cruzada pelo fator XIII, criando uma rede firme e mecanicamente estável, com boas propriedades adesivas. A aprotinina é adicionada ao adesivo de fibrina para evitar a rápida, e neste caso, indesejada fibrinólise. Contudo, ao seguir o mesmo princípio fisiológico da coagulação, este adesivo é metabolizado por fibrinólise e fagocitose.

Como este adesivo é preparado a partir de sangue humano, em seu processo de fabricação estão incluídos procedimentos para eliminação/inativação viral. Ele é produzido exclusivamente a partir de doações de plasma que apresentam resultados negativos para anticorpos anti-HIV-1, HIV-2, HCV e antígenos HBs. Os níveis de ALT (TGP) no plasma são também determinados e não devem exceder o dobro do valor normal especificado no teste. Também a pasteurização (aquecimento da preparação em solução aquosa de 60°C por 10 horas) foi introduzida para inativação viral.

A concentração do fator XIII na composição deste adesivo melhora a resistência às forças mecânicas, a adesividade, o tempo médio de degradação, facilita a cicatrização em acordo com os processos naturais e promove a completa absorção, dependendo do tecido em que é utilizado.

A cola de fibrina é um concentrado liofilizado de proteínas plasmáticas humanas, com altos teores de fibrinogênio, fibronectina e fator XIII da coagulação. Esses componentes são ativados pela trombina concentrada, diluída em cloreto de sódio. Para potencializar a ação dos componentes é acrescentada a aprotinina, um agente antifibrinolítico que dá estabilidade ao coágulo formado. Os componentes são mantidos em frascos separados e misturados no momento da aplicação, levando cerca de 10-20 segundos para inicio da coagulação e, dependendo da concentração da trombina, 5-20 minutos para atingir o efeito máximo de adesividade. A trombina, por meio de uma reação cruzada com o fator XIII da coagulação, tendo o cálcio como catalisador, converte o fibrinogênio em uma rede firme de fibrina, mecanicamente estável e com acentuada capacidade de adesividade.

Sendo um produto de origem biológica, o adesivo de fibrina provoca mínima reação inflamatória ou reação tecidual no local da aplicação. A sua toxicidade direta nos tecidos e eventual potencial carcinogênico são considerados desprezáveis. É biodegradável, com liberação lenta nos tecidos, não produzindo catabólitos tóxicos. Aproximadamente 20% de sua biomassa original são desintegrados por fibrinólise nas 72 horas seguintes à aplicação.

O adesivo deve ser armazenado sob refrigeração (refrigerador doméstico) e leva alguns minutos em temperatura ambiente para estar pronto para o uso. O tempo para a aplicação depende da quantidade de preparado: 0,5 mL (dois minutos), 1,0 mL (quatro minutos e 3,0 mL (trinta minutos). Uma vez adicionado o excipiente líquido à parte liofilizada, a mistura mantém-se estável por até vinte e quatro horas em ambiente estéril e por até oito horas fora de sua embalagem estéril. A sua aplicação no local desejado é feita por meio de duas seringas, uma para cada mistura dos componentes, que por um dispositivo em Y acoplado na ponta das seringas, faz a mistura equitativa e composição final do adesivo. Dependendo do fabricante do adesivo de fibrina, existe a necessidade de um dispositivo aquecedor para que seja feita a reconstituição dos elementos. Os fabricantes disponibilizam diversos tipos de aplicadores, dependendo do tecido e da via de aplicação. Deste modo, a mistura dos dois componentes pode ser aplicada diretamente nos tecidos sob a forma líquida ou na forma de aerossol para ser aspergida sobre uma área cruenta.

Efeitos adversos da cola de fibrina

Por ser elaborada a partir de um *pool* de derivados sanguíneos, há o risco potencial de ocorrer a transmissão de doenças virais, embora não haja relatos sobre a transmissão de hepatite vital, do vírus da imunodeficiência adquirida ou da doença de Creutzfeldt-Jakob. O parvovírus B19, identificado em um caso, introduziu uma inovação técnica no preparo da cola de fibrina usando uma polimerase para identificação e inibição do vírus nas preparações comerciais.

A trombina bovina pode desencadear reação imunológica em cerca de 40-50% dos pacientes, porém a detecção dos níveis de anticorpos não está relacionada a nenhuma reação específica no receptor.

Reação anafilática pode ocorrer em 10% dos pacientes e está relacionada com a presença da aprotinina.

Cianoacrilato

O composto original, um líquido de éster metílico do ácido cianoacrílico, foi empregado com sucesso na indústria e no dia a dia a partir de 1950, e no início da década de 1960 passou a ser empregado como adesivo em tecidos biológicos. Isto se deveu à descoberta de que diferentes compostos podiam ser preparados alterando o grupo alcoxicarbonil da molécula com a fórmula geral $CH_2=C(CN)-COOR$. A passagem do estado líquido para o estado sólido cria fortes pontes com o tecido (ligação do grupo ciano às moléculas proteicas e ao acrilato) resultando na sua propriedade adesiva, que decresce com o aumento da cadeia lateral de alquil, que pode ser 2-etil, 2-butil, 2-hexil, 2-octil, 2-decil. Quanto maior a cadeia, menor a adesividade, contudo esta menor adesividade pode ser compensada ao se considerar que a reação exotérmica é menos intensa, com menor lesão tecidual, além de liberação de menores quantidades de produtos da degradação (formaldeído e metil-cianoacetato), o que diminui a toxicidade geral do produto.

Reação tecidual inflamatória mais intensa ocorre com os derivados metil e etil com necrose de coagulação, o que é quase ausente com os derivados hexil e decil. Derivados alquil com quatro ou mais carbonos apresentam leve inflamação e alguma reação com células gigantes tipo corpo estranho. O dano tecidual pode estar relacionado em parte com a reação de oxidação, além da liberação de calor da reação exotérmica.

Devido às peculiaridades de ordem técnica na síntese destes compostos, são disponibilizados dois tipos de produtos: o butil e o octil. O butil-cianoacrilato, com quatro carbonos na cadeia lateral, tem baixa viscosidade, necessita ser armazenado sob refrigeração e está indicado para feridas não maiores que 8 cm devido ao baixo poder de resistência à tração. Por outro lado, o octil-cianoacrilato, com oito carbonos na cadeia lateral, tem alta viscosidade pode ser armazenado até por dois anos em temperatura ambiente e suporta maiores forças de tração, podendo ser usado em feridas operatórias mais extensas (média de 16 cm).

Testes *in vivo* e *in vitro*, assim como o uso clínico nos últimos 25 anos, demonstraram que os derivados de cianoacrilato têm algumas propriedades exigidas para um bom material adesivo: estabilidade no armazenamento, polimerização em camadas pouco espessas, tempo de curto de polimerização, aderência firme e flexível, mínima toxicidade tecidual, biodegradabilidade, aplicação fácil, ausência de efeitos antigênicos ou carcinogênicos. Por outro lado, há também relatos da literatura de que os cianoacrilatos têm propriedades bacteriostáticas e bactericidas derivadas de seus produtos de degradação.

É apresentado comercialmente em frascos individuais de 0,5 mL para aplicação única, ou em frasco-ampola com ponta porosa para aplicação tópica, geralmente na cor azulada.

Efeitos adversos do cianoacrilato

As desvantagens do uso do cianoacrilato são de ordem técnica, devendo ter um manejo cuidadoso, pois em contato com as luvas cirúrgicas provoca rápida adesividade devido a sua velocidade de polimerização. Deve-se ter cuidado para não pingar nos olhos e em tecidos corpóreos que não estejam protegidos, pois pode provocar adesividade quase instantânea e dermatite de contato. Não devem ser autoclavados repetidamente e não podem manter contato com água. Outra desvantagem é quanto a sua polimerização no interior dos cateteres utilizados para sua aplicação, que não podem ser reutilizados. A sua mistura com substâncias oleosas retarda o endurecimento, melhorando o aproveitamento do cateter utilizado, mas retarda a adesividade. A aplicação do adesivo na sua forma pura, sem outras substâncias, não mostra dificuldades, e os dispositivos utilizados na sua aplicação devem ser descartados devido à rápida polimerização da substância no seu interior.

Deve-se ter especial cuidado para sua aplicação, devendo as bordas da ferida estare secas e bem aproximadas, pois seu contato com superfícies úmidas desencadeia polimerização quase instantânea.

Resorcina

A resorcina ou resorcinol, tendo como veículo um composto em estado gelatinoso (gel), quando na presença de formaldeído medicinal forma uma união estável e forte polimerização, criando uma rede tridimensional entre as partes aproximadas. A sua adesividade pode ocorrer tanto em ambiente seco como úmido, conferindo ao final do processo uma resistência à ruptura de até cinco Newtons. Apesar destas qualidades, a sua aplicação tem indicações limitadas devido a sua associação com a produção de intensa reação inflamatória e necrose.

O GRF (gelatina-resorcina-formaldeído) é um adesivo cirúrgico não absorvível, estéril, formado por dois componentes: adesivo (gelatina e resorcina) e um polimerizante (formaldeído ou glutaraldeído). O componente gelatinoso é uma fórmula de gelatina farmacêutica, um produto proteico de coloração amarela-clara, obtido pela extração do colágeno parcialmente hidrolisado, derivado de tecido animal. A gelatina farmacêutica atende às especificações das farmacopeias brasileira, americana e europeia.

A resorcina, uma substância química cuja fórmula molecular é $C_6H_6O_2$, apresenta-se no estado físico sólido, cor branca e odor característico. Apresenta um pH a 20ºC, de 4,0 a 6,0 e é solúvel em água e etanol. Causa irritação das vias respiratórias, pele, olhos e mucosas. É utilizada na indústria farmacêutica como antipruriginoso, antisséptico e esfoliante, já tendo sido utilizada como antisséptico intestinal.

O formaldeído a 40%, uma substância química cuja fórmula molecular é $HCHO$, apresenta-se no estado físico líquido, é incolor e tem odor pungente. Apresenta pH de 2,8 a 4,0 e é solúvel em água. Causa irritação nas mucosas e queimaduras na pele e nos olhos, além de lesões corrosivas no sistema digestório. É considerado como substância tóxica. É uma substância efetiva na inativação de algumas bactérias, fungos e vírus. É utilizado na indústria farmacêutica como desinfetante, sendo componente de cremes tópicos e também solução para irrigação de cavidades.

O glutaraldeído ($C_5H_6O_2$) 25% é apresentado como uma solução aquosa. No estado físico líquido apresenta-se de forma incolor e tem odor característico. Causa irritação nas mucosas e na pele. É considerada substância tóxica e corrosiva. É um desinfetante efetivo contra algumas bactérias, fungos e vírus. Tem flexibilidade e biodegradabilidade após polimerização. Tem como inconveniente a baixa transparência e a necessidade do uso do formaldeído livre para a polimerização, que pode produzir reações indesejáveis.

Efeitos adversos da resorcina

O adesivo de resorcina tem como principal efeito não desejável a ação tóxica do formaldeído. A quantidade de adesivo aplicada pode ser limitada, pois a reação de intoxicação hepática e neurológica pode ser intensa. Por outro lado, o adesivo não sofre processo de reabsorção pelo organismo e pode desencadear reação tipo corpo estranho. Há relatos de que uma porção do adesivo destacou-se do local original de aplicação no tratamento de aneurisma da aorta causando embolia pulmonar em um caso e obstrução arterial coronariana em outro.

Novos adesivos

Adesivo de colágeno porcino

Em 2001 foi desenvolvido um adesivo cirúrgico utilizando três componentes: colágeno de porco, ácido poliglutâmico e carbodiamida hidrossolúvel. Estudo experimental mostrou igualdade com o adesivo de fibrina, exceto na sua capacidade de absorção, que poderia ser controlada, de acordo com o tecido biológico utilizado, alterando a concentração de colágeno na sua composição. Sua vantagem seria a de não utilizar sangue humano, com seu custoso processamento e riscos de doenças infectocontagiosas. Não foi encontrado seguimento desta pesquisa em nenhuma das bases de dados utilizadas para atualização.

Adesivo de faxina autólogo

Em 2007, um grupo de pesquisadores, para evitar a utilização do fibrinogênio obtido de plasma humano homólogo, e com atenção especial para o risco da transmissão de afecções pelo sangue, avaliou a utilização de fibrinogênio autólogo.

Para preparar o adesivo de fibrina autólogo, o fibrinogênio foi precipitado do plasma humano utilizando a protamina. Em condições ótimas (10 mg.mL^{-1} de protamina a 22ºC), 96 ± 4% de fibrinogênio foram recuperados por uma técnica simples, e quase 50% de fator XIII do plasma foram também recuperados com o fibrinogênio. O estudo mostrou que a força de tensão e a força de adesividade aumentam com a concentração do fibrinogênio. Com 5 mL de plasma se obtêm propriedades mecânicas equivalentes às apresentações comerciais existentes.

Colágeno com revestimento de fibrinogênio (ThacoComb)

Nos últimos cinco anos, a literatura biomédica tem referido um crescente número de pesquisa com uma esponja de colágeno animal recoberta com fibrina e trombina (ThacoComb) para uso em hemostasia, fechamento de fístulas (liquóricas, pulmonares e digestivas) e como agente na prevenção de aderências abdominais. A vantagem apregoada pelos pesquisadores é que, por ser o agente hemostático, a fibrina, colocada diretamente sobre o local em uma base estável (colágeno), promove maior eficiência na hemostasia.

Indicações de uso dos adesivos

A indicação do uso dos adesivos abrange uma variedade extensa de situações em diversas especialidades médicas, odontológicas, veterinárias e biomédicas.

Ha situações em que o emprego dos adesivos já está consolidado e outras em que requer ainda pesquisa em animal de experimentação para esclarecimento de certas dúvidas ou estabelecer parâmetros a novas aplicações.

Uma revisão em três bases de dados da Biblioteca Regional de Medicina (BISEM) durante cinco anos (junho 2002 a junho 2007) mostrou que em todas prevalece um maior número de trabalhos nos seres humanos em relação a animais de experimentação (Tabela 111.1).

Um detalhamento das informações obtidas na base de dados (Medline/Pubmed) com mais trabalhos publicados a respeito dos adesivos em um determinado período (junho de 2006 a junho de 2007), percebe-se que há indicações especificas conforme o tipo de adesivo empregado (Tabela 111.2).

Algumas indicações já estão consagradas e talvez por isso não apareçam com grande frequência nas citações das bases de dados. A seguir, apresentam-se as situações em que os adesivos são comumente empregados.

Uso corrente do adesivo de fibrina

Na cirurgia gastroenterológica é citada com frequência para o tratamento de fístulas. Os resultados, na grande maioria, são considerados como satisfatórios, porém são relatos de casos ou séries limitadas de casos, não havendo citações de trabalhos randomizados ou *trials* com grande número de casos. As citações mais frequentes são para o tratamento de fístulas: anal ou colorretal, biliar, gástrica ou duodenal, estercoral, retovaginal, pancreático, traqueoesofágica, tratamento endoscópico de fístulas internas e externas e prevenção de fístula biliar em hepatectomia. Também é citado no tratamento de fístula linfática (quiloascite) e fístula peritoneal em acesso para diálise. Nas anastomoses intestinais é empregado como adjuvante nas de alto risco (presença de contaminação ou infecção ou outra situação em que haja maior risco de deiscência) em cólon, intestino delgado e reconstrução gástrica em Y de Roux. São citações de relatos de casos, não havendo série randomizada que possa sustentar uma possível vantagem do método.

Em neurocirurgia, a fibrina tem aplicação útil e eficaz para tratamento e prevenção de fístulas do líquor, quando do reparo da dura-máter após intervenções no encéfalo ou na medula espinal e nas situações de trauma. Nas intervenções neurocirúrgicas pela via nasal

Tabela 111.1
Quadro com o número de trabalhos encontrados em seres humanos e animal de experimentação referindo o uso de adesivo de fibrina, cianoacrilato e resorcina*

	Fibrina			Cianoacrilato			Resorcina		
	Medline	Lilacs	Scielo	Medline	Lilacs	Scielo	Medline	Lilacs	Scielo
Humanos	955	71	7	687	22	4	67	2	–
Animais	499	44	14	229	33	34	–	9	4
Revisão	–	4	–	–	1	–	–	1	–
Total	1.454	119	21	916	56	38	67	12	4

*Base de dados da Biblioteca Regional de Medicina Medline/Pubmed – Lilacs – Scielo – Período de Junho 2002 a Junho 2007.

Tabela 111.2
Número de referências encontradas por especialidade médica ou palavra-chave referindo o uso de adesivo de fibrina, cianoacrilato ou resorcina*

	Fibrina	Cianoacrilato	Resorcina
Gastroenterologia	33	1	1
Neurocirurgia	23	17	–
Ortopedia	14	2	–
Urologia	11	2	–
Oftalmologia	10	7	–
Otorrinolaringologia	9	6	2
Cirurgia abdominal	8	–	–
Cirurgia plástica	7	2	–
Cabeça e pescoço	5	2	1
Cirurgia torácica	5	2	3
Odontologia	5	5	–
Cirurgia cardíaca	2	1	7
Cirurgia pediátrica	–	8	–
Endoscopia	–	7	–
Cultura de tecidos	3	–	–
Revisão	3	1	–
Nanotecnologia	–	10	–
Outras	11	–	–
Total	149	73	14

*Base de dados da Biblioteca Regional de Medicina Pubmed/Medline – Período de Junho 2006 a Junho 2007).

é usada para reconstrução da cavidade selar. É preconizada na síntese de nervos periféricos, em especial após tratamento do neurinoma do nervo acústico ou no reparo de lesões traumáticas de nervos periféricos.

Na ortopedia a sua aplicação se faz em conjunto com substâncias estimulantes da osteogênese (*bone morphogenetic protein* – BMP ou plaquetas) para reparo de ossos ou de tecido cartilaginoso. Além disso, usa-se como meio de fixação de cartilagem para tratamento de defeitos osteocondrais do joelho, do cotovelo, da patela e em transplantes de tecido fibrocartilaginoso.

Na urologia é empregada para reparo da uretra com mucosa bucal em hipospádia ou outros defeitos uretrais, fechamento do pertuito em nefrolitotomia percutânea, como auxiliar na hemostasia em nefrectomia, prostatectomia, postectomias e ressecções de tumores de bexiga urinaria. Há poucas citações de seu uso em anastomoses do trato urinário.

Na cirurgia oftalmológica é empregada para fixação de membrana amniótica para tratamento de queimaduras oculares, cirurgia do pterígio, do glaucoma, trabeculectomia e fixação de córnea.

Em cirurgia otorrinolaringológica é usada na fixação cartilaginosa do septo nasal, na reconstrução de seio maxilar, no reparo da coana nasal e do palato. Também como método auxiliar na hemostasia após amigdalectomia ou nos tampões usados nas lesões traumáticas do nariz.

Na cirurgia da parede abdominal é empregada na fixação de telas cirúrgicas para reparo de hérnia incisional, hérnia ventral ou hérnia inguinal. O uso pode ser de modo exclusivo ou juntamente com outros métodos de fixação (fios ou grampeadores). A literatura mostra relatos de casos ou série de casos sem trabalhos prospectivos randomizados que embasam uma real vantagem do uso da cola de fibrina na fixação de telas.

Na cirurgia plástica tem ação adjuvante no *lift* facial na rinoplastia, na anastomose arterial em retalho cutâneo e no tratamento de queimaduras. Há relatos do emprego da fibrina como veículo de outras substâncias para atenuação de rugas e sulcos faciais. Não há relatos para fechamento de fendas cutâneas operatórias ou traumáticas.

Na cirurgia de cabeça e pescoço é empregada na fixação de reparos de defeitos de traqueia e na hemostasia usando o *spray* de fibrina em tireoidectomia ou paratireoidectomia.

Em cirurgia torácica é empregada no tratamento de pneumotórax e empiema. As fístulas broncopleurais também são citações frequentes, no entanto há uma tendência a usar a cola de fibrina como selante das suturas após rafia convencional nas ressecções pulmonares, agindo a cola como um fator coadjuvante na prevenção das fístulas brônquicas.

Em odontologia a cola de fibrina é empregada como meio estimulante para osteogênese no implante dentário ou na hemostasia após extração dentária em pacientes hemofílicos.

Em cirurgia cardíaca a cola de fibrina é citada no reparo da parede miocárdica pós-infarto ou na anastomose da revascularização do músculo isquêmico. São citações esporádicas de relatos de casos.

A cola de fibrina também é referida como suporte importante na cultura de tecidos *in vitro*, em especial em cultura de pele, de adipócitos e queratinócitos. Os tecidos assim cultivados são usados para reparo em cirurgia plástica reconstrutiva ou estética.

Outra aplicação citada com frequência é a sua associação com uma matriz de colágeno de origem animal formando uma espécie de "esponja" (TachoComb®) para ser recortada e aplicada sobre a superfície de áreas cruentas ou com sangramento de pequenos vasos.

De modo isolado, ocorreram algumas citações com o emprego do adesivo de fibrina no tratamento da amniorrexe prematura, na prevenção de aderências peritoneais, na reconstrução de órgãos genitais, no tratamento de aneurisma cerebral, na hiperplasia da íntima em anastomose venosa, tratamento de cisto pilonidal, selante em cirurgia laparoscópica, suporte para transplante de ilhotas de Langerhans ou para implante de braquiterapia.

Uso corrente dos adesivos de cianoacrilato

A grande aplicação do cianoacrilato está nas embolizações vasculares para tratamento de aneurismas arteriais (cerebrais ou em outros órgãos), fístulas arteriovenosas e embolização para tratamento de tumores em órgãos parenquimatosos. Embora não haja séries randomizadas, há um consenso de que o método é eficaz e seguro.

A indicação de consenso com séries prospectivas randomizadas e trabalhos de metanálise é para o uso em fechamento de feridas cutâneas operatórias ou pós-traumáticas. Existe grande número de referências de seu emprego em pediatria para sutura de face de até 5 cm de extensão com os derivados do butil-cianoacrilato e feridas com extensão de até 16 cm com os derivados do octil-cianoacrilato.

Na cirurgia oftalmológica há relatos de casos com o emprego do cianoacrilato para correção de perfuração traumática de conjuntiva e para fixação de córneas transplantadas.

Na cirurgia otorrinolaringológica tem aplicação corrente nas septoplastias, rinoplastias e nas cirurgias dos seios da face.

Por via endoscópica é empregado para tratamento da hemorragia digestiva alta associada às varizes do esôfago ou úlceras gastroduodenais. Contudo, ressalta-se que os resultados observados advêm de série de casos, pois não se encontram trabalhos comparativos, randomizados e com longo período de observação.

Na odontologia é usada para fixação de implantes dentários e próteses. No entanto existem outros materiais mais específicos (resinas sintéticas) que dão resultados mais satisfatórios.

Na cirurgia de cabeça e pescoço o cianoacrilato é empregado para fechamento da ferida operatória pós-tireoidectomia. Surpreendentemente, é pouco citado em cirurgia plástica com essa finalidade, embora os resultados em séries randomizadas relatadas em pediatria mostrem uma associação positiva no resultado cosmético da cicatriz e vantagens de custo-benefício. Na cirurgia plástica reparadora tem sido empregado na correção do lábio leporino.

Em urologia o seu emprego se restringe ao fechamento de incisão na nefrolitotomia percutânea e hemostasia em tumores de bexiga. Não há relatos nas prostatectomias ou postectomias. Não há menção sobre o uso em anastomoses do trato urinário.

Na fixação de telas em correção de hérnias abdominais seu uso em humanos é restrito devido a estar associado a uma reação inflamatória crônica exuberante e com resultados inferiores aos meios convencionais de fixação.

No que se refere às fístulas dos sistemas digestório e respiratório, as referências são praticamente inexistentes, quer no tratamento, quer na prevenção.

Não há citações sobre o seu emprego em anastomoses intestinais, reparo de lesões em baço ou fígado, em ressecções pulmonares ou no tratamento de pneumotórax, hemostasia em cirurgias de cabeça e pescoço ou cirurgia ortopédica.

No momento os derivados do butil-cianoacrilato têm uma ampla aplicação como veículos (*carrier*) de proteínas ou mRNA (ácido ribonucleico mensageiro) em polímeros de nanopartículas usadas como um sistema de liberação de drogas em locais específicos, aumentando a eficácia da droga e reduzindo seus efeitos colaterais.

Uso corrente do adesivo de resorcina

A revisão em base de dados da BIREME no período de 2000 a 2007 mostrou cerca de 70 publicações (Tabela 111.1) nas quais o adesivo de gelatina-resorcina-formalina (*gelatin-resorcin-formalin*) é referido em 90% das vezes para reparo de aneurisma agudo da aorta tipo I. A maior experiência é de autores japoneses que também o empregam para reforço de parede cardíaca ou septo ventricular pós-infarto e na reconstrução de válvulas cardíacas. Todos esses trabalhos são em seres humanos. Apesar da ampla aplicação do adesivo, os autores referem complicações de seu uso devidas à toxicidade do formaldeído, formação de êmbolos ou recidiva do aneurisma.

Além da aplicação em cirurgia cardíaca, localizaram-se três referências para uso em fístulas brônquicas, duas para fixação de cartilagem nasal, um trabalho para tratamento de fistula estercoral e outro para reforço de tela em reconstrução de traqueia (Tabela 111.2).

Trabalhos com animal de experimentação são raros. Localizaram-se trabalhos em coelhos para fixação de músculo extrínseco do olho, para fixação de cartilagem nasal e fixação de cartilagem em defeito osteocondral de joelho.

Uso dos adesivos em cirurgia experimental

Adesivo de fibrina

O adesivo à base de fibrina tem maior número de citações em trabalhos experimentais que os adesivos de cianoacrilato ou resorcina. A fibrina está sendo testada preferencialmente como suporte de meio de cultura *in vitro* para células de pele, queratinócitos e adipócitos.

Ha também um interesse no seu uso como meio de suporte para aplicação de substâncias estimuladoras da osteogênese ou de crescimento de tecido cartilaginoso em articulações, sendo o coelho o modelo animal preferencial.

Como adesivo, o interesse de momento está voltado para a fixação de membrana amniótica em queimaduras oculares e fixação de córnea em transplantes, usando o coelho como modelo animal. O emprego do cianoacrilato nesta situação parece demonstrar vantagens em relação à sutura tradicional com pontos.

O Programa de Pós-graduação em Cirurgia e Experimentação da Universidade Federal de São Paulo estabeleceu uma linha de pesquisa sobre adesivos em cirurgia, a fim de observar a reação destes em diversas situações e cujos resultados resumidos são apresentados a seguir.

A fixação de transplante de meniscos de coelhos mediante a aplicação da cola de fibrina mostrou resultados inadequados com 2, 4 ou 8 semanas de observação. A cola de fibrina sozinha não foi capaz de fixar o menisco homólogo transplantado e quando associada à fixação com fios de sutura os resultados foram inferiores aos da sutura isolada.

Em anastomoses de intestino delgado, pesquisa em coelhos mostrou que a cola de fibrina não suporta as tensões necessárias para um reparo seguro e confiável quando usada de modo exclusivo, mas serve como elemento coadjuvante quando associada aos pontos tradicionais. Como elemento único de anastomoses esofágicas cervicais em cães, mostrou também que não é eficaz e que mesmo como adjuvante da sutura tradicional não acrescentou vantagem significativa na evolução da cicatrização. O reparo de lesões de cólon com a face serosa de delgado em ratos usando a cola de fibrina mostrou-se tão eficaz quanto o cianoacrilato ou a sutura tradicional.

Pesquisas para avaliar a capacidade hemostática da fibrina em baço e fígado de ratos mostraram que em lesões circunscritas a cola de fibrina pode ser útil na contenção da hemorragia, porém as vantagens em relação à sutura tradicional só são relevantes no tocante ao modo de aplicação.

A fibrina não mostrou resultados adequados para a fixação de tela cirúrgica de polipropileno em um modelo experimental de hérnia ventral em coelhos. Após três semanas de observação a tela não se fixou aos tecidos vizinhos e foi facilmente retirada de seu local de aplicação. Controle radiográfico mostrou uma maior migração da tela comparada com a sutura ou o uso do cianoacrilato.

Na tentativa de produzir obstrução tubária em coelhos ou ovelhas para fins de esterilização experimental por via histeroscópica, a cola de fibrina não mostrou resultados satisfatórios na avaliação morfológica, nos testes de prenhez e nos testes de perviedade tubária com 30, 90 ou 180 dias de observação. Os animais ficaram prenhes e a perviedade tubária foi semelhante à do grupo-controle.

Adesivo de cianoacrilato

A aplicação experimental mais frequente com os derivados de cianoacrilato é na pesquisa das nanopartículas para transporte de drogas. O cianoacrilato permite uma polimerização juntamente com proteínas e mRNA, que formam um complexo que permite carrear as drogas em nanopartículas até os locais específicos em que sua ação se faz necessária.

A pesquisa, com o uso exclusivo de adesivo, está voltada preferencialmente para a aproximação de bordas de feridas da pele e tela subcutânea e na fixação de retalhos cutâneos. Em oftalmologia a pesquisa experimental está dirigida para a fixação de córnea ou de membrana amniótica em queimaduras oculares e reparo de lesões traumáticas em conjuntiva.

No Programa de Pós-graduação em Cirurgia e Experimentação, a linha de pesquisa em Adesivos Cirúrgicos usando o cianoacrilato apresentou os resultados que são sumarizados à seguir.

Meniscos autólogos transplantados e fixados com cianoacrilato mostraram uma reação inflamatória exuberante que inviabilizou a finalização do estudo na data preestabelecida de 30 dias. Por volta do 12º ao 15º dia ocorreu a extrusão dos meniscos e saída abundante de substância caseosa pela ferida operatória, obrigando a interrupção do período de observação. A cultura da secreção não evidenciou nenhum tipo de contaminação bacteriana. A avaliação sorológica não evidenciou sinais de reação imunológica. Atribui-se a reação inflamatória exclusivamente à presença do adesivo e sua toxicidade na articulação do joelho.

Em anastomoses intestinais em coelhos e ratos o adesivo de cianoacrilato mostrou reação inflamatória mais intensa que a sutura tradicional ou com o uso da cola de fibrina. Esteve também associada a maior ocorrência de aderências peritoneais. Não se considerou que o cianoacrilato tenha vantagens sobre a sutura tradicional.

Na linha de pesquisa de fixação de telas em modelo de hérnia ventral em coelhos, ao contrário da cola de fibrina, o cianoacrilato fixou a tela não houve migração no controle radiográfico. Porém, ocasionou uma relação inflamatória significantemente maior que a sutura tradicional com pontos.

Já na linha de pesquisa em obstrução tubária para fins de esterilização o cianoacrilato mostrou-se extremamente eficaz e eficiente nos modelos em coelhas em curto prazo (30 dias) e longo prazo (90 e 180 dias) de observação. Também em ovelhas mostrou a mesma eficácia e eficiência com 90 dias de observação. A aplicação via histeroscópica de cianoacrilato no istmo tubário produziu um tampão de adesivo que não provocou reação inflamatória na luz tubária, não sofreu degradação ou absorção, manteve-se fixo no local da aplicação e com isso provocou a esterilização dos animais comprovada pelos testes de prenhez, testes de perviedade e estudo morfológico. Os resultados promissores em animais estimularam a aplicação em um grupo selecionado de mulheres, cujo projeto está em andamento.

Adesivo de resorcina

A aplicação da resorcina se restringe quase exclusivamente à experiência de trabalhos em humanos no tratamento de aneurisma de aorta tipo I. Os trabalhos em animal de experimentação são raros.

Na linha de pesquisa com adesivos cirúrgicos do Programa de Pós-graduação em Cirurgia e Experimentação um modelo em joelho de coelho para fixação de defeito osteocondral demonstrou a ineficácia deste tipo de adesivo nesta situação, pois houve uma reação inflamatória local que lesou a cartilagem articular e impediu a fixação do fragmento.

Na obstrução de tubas uterinas foi capaz de produzir a esterilização das coelhas pela oclusão da luz, contudo provocou uma intensa reação inflamatória com necrose parcial das paredes tubárias, deformidade tubária e aderências aos órgãos vizinhos. Como relatado pela literatura sua formulação foi tóxica e todos os animais necessitaram de suporte de hidratação hidroeletrolítica e medicação desintoxicante.

Comentários finais

Os adesivos cirúrgicos disponíveis no momento não se mostram apropriados como um elemento confiável e seguro de síntese, quando usados isoladamente. Não suportam as forças de tração ou distensão associadas às anastomoses intestinais, vasculares ou traqueobrônquicas. Contudo, a aplicação dos mesmos como adjuvante nestas situações pode ser eficaz.

Há aplicações peculiares dos adesivos, nas diversas especialidades médicas, com indicações precisas e que apresentam resultados confiáveis e adequados, como na síntese de feridas de pele de pequena e média extensão, onde parece haver certo consenso.

Tratamento de fístulas, embolizações arteriais, fixação de fragmentos ósseos ou cartilaginosos, entre outros, também são situações de indicação corrente.

Entretanto, a grande aplicação dos adesivos se encontra na hemostasia onde, em situações específicas, têm uma indicação precisa, adequada e segura.

De modo geral, os trabalhos encontrados na literatura biomédica carecem de séries longas, prospectivas e randomizadas no emprego dos adesivos em qualquer de suas variadas situações de aplicação. São na quase totalidade relatos de casos ou séries de casos sequenciais não randomizados. Em vista disto, a avaliação crítica destes trabalhos fica prejudicada.

Os trabalhos envolvendo pesquisa em animal de experimentação são mais confiáveis do ponto de vista metodológico, mas existem alguns aspectos conflitantes. Há uma variedade de marcas comerciais, formas de apresentação, métodos de aplicação e de avaliação, o que igualmente dificulta o cotejamento entre eles.

Os produtos disponíveis para uso do cirurgião devem ser conhecidos para situações definidas em cada especialidade e como uma opção tática na conduta estratégica daquelas situações não padronizadas que fogem da rotina operatória.

Referências bibliográficas

1. Alston SM, Solen KA, Broderick AH, Sukavaneshvar S, Mohammad SF. New method to prepare autologous fibrin glue on demand Transl Res. 2007;149(4): 187-95.
2. Amaral AT, Taha MO, Fagundes DJ, Simões MJ, Novo NF, Juliano Y. Estudo morfológico das entero-anastomoses com suturas em pontos separados complementados com adesivo sintético ou biológico em coelho. Acta Cir Bras. 2004;19(4):344-53.
3. Aziz O, Athanasiou T, Darzi A. Haemostasis using a ready-to-use coliagen sponge coated with activated thrombin and fibronogen. Surg Technol Int. 2005; 1 4: 35-40.
4. Bigolin S, Fagundes DJ, Rivoire HC, Simões RS, Fagundes ATN. A aplicação de adesivo de cianoacrilato por histeroscopia e os testes de perviedade na esterilização tubária de ovelhas. Rev Col Bras Cir. (submitted 2007).
5. Bigolin S, Fagundes DJ, Rivoire HC, Simões RS, Fagundes ATN, Simões MJ. Hysteroscopic sterilization with occlusion of sheep uterine tube using n-butyl-2-cyanoacrylate adhesive. Acta Cir Bras. (submitted 2007).
6. Carbon RT, Baar S, Kriegelstein S, Huemmer HP, Baar K, Simon Sl. Evaluating the in vitro adhesive strength of biomaterials. Biosimulator for selective leak closure. Biomaterials. 2003;24(8):1469-75.
7. Chan SM, Boisjoly H. Advances in the use of adhesives in ophthalmology. Curr Opin Ophthalmol. 2004;15(4):305-10.
8. Cedin AC, Fujita R, Cruz OL. Endoscopic transeptal surgery for choanal atresia with a stentless folded-over-flap technique. Otolaryngol Head Neck Surg. 2006;135(5):693-8.
9. Coulthard P, Worthington H, Esposito M, Elst M, Waes OJ. Tissue adhesives for closure of surgical incisions. Cochrane Database Syst Rev. 2004;(2):CD004287.
10. Fagundes DJ, Taha MO, Sousa EFM. Adesivo em Cirurgia. In: Burihan E, Ramos RR. Condutas em Cirurgia. Editora Atheneu, 2001. p. 685-690.
11. Fontes CER, Taha MO, Fagundes DJ. Estudo do reparo do ferimento de cólon com o lado seroso da parede de jejuno, utilizando cianoacrilato e cola de fibrina. Rev Col Bras Cir. 2006;33(2):68-73.
12. Fontes CER, Taha MO, Fagundes DJ, Ferreira MV, Prado Filho OR, Mardegan MJ. Estudo comparativo do uso de cola de fibrina e cianoacrilato em ferimento de fígado de rato. Acta Cir Bras. 2004;19(1):37-42.
13. Gosk J, Knakiewicz M, Wiacek R, Reichert P. The use of the fibrin glue in the peripheral nerves reconstructions. Polim Med. 2006; 36(2): 11-5.
14. Hall LT, Bailes JE. Dermabond for wound closure in lumbar and cervical neurosurgical procedures. Neurosurgery. 2005; 56(Suppl): 147-50.
15. Kato Y, Yamataka A, Miyano G, Tei E, Koga H, Lane GJ, Miyano T. Tissue adhesives for repairing inguinal hernia: a preliminary study. J Laparoendosc Adv Surg Tech A. 2005;15(4):424-8.
16. Kok K, Bond RP, Duncan IC, Fourie PA, Ziady C, van den Bogaerde JB, van der Merwe SW. Distal embolization and local vessel wall ulceration after gastric variceal obliteration with N-butyl-2--cyanoacrylate: a case report and review of the literature. Endoscopy. 2004;36(5):442-6.
17. Reckers LJ. Avaliação da Repopularização Celular de Enxertos Homólogos de Meniscos Ultracongelados de Coelhos, submetidos a quatro técnicas de fixação. Tese de Doutorado. Programa de Pós--Graduaçāo em Cirurgia e Experimentação da UNIFESP-EPM. 2006.
18. Le Nihouannen D, Guehennec LL, Rouillon T, Pilet P, Bilban M, Layrolle P, Daculsi G. Micro-architecture of calcium phosphate granules and fibrin glue composites for bone tissue engineering Biomaterials. 2006;27(13):2716-22.
19. Li S, Liu X. Development of polymeric nanoparticles in the targeting drugs carriers. Sheng Wu, Yi Xué, Gong Cheng, Xue Za Zhi, 2004;21(3):495-7.
20. Lovisetto F, Zonta S, Rota E, Mazilli M, Bardone M, Bottero L, Faillace G, Longoni M. Use of human fibrin glue (Tissucol) versus staples for mesh fixation in laparoscopic transabdominal preperitoneal hernioplasty: a prospective, randomized. Ann Surg. 2007;245(2):222-31.
21. Mardegam MJ. B COP. Novo NF. Juliano Y. Amado CAB. Fagundes DJ. Modelo experimental de hérnia ventral em ratos. Acta Sci. 2001;23(3):683~89.
22. Nakajima K, Yasumasa K, Endo S, Takahashi T, Kai Y, Nezu R, Nishida T. A simple application technique of fibrin-coated collagen fleece (TachoComb) in laparoscopic surgery. Surg Today. 2007;37(2):176-9.
23. Olmi S, Scaini A, Erba L, Croce E. Use of fibrin glue (Tissucol) in laparoscopic repair of abdominal wall defects: preliminary experience. Surg Endosc. 2007;21(3):409-13.
24. Ornelas L, Padilla L, Di Silvio M, Schalch P, Esperante S, Infante RL, Bustamante JC, Avalos P, Varela D, López M. Fibrin glue: an alternative technique for nerve coaptation - Part II. Nerve regeneration and histomorphometric assessment J Reconstr Microsurg. 2006;22(2):123-8.
25. Ozel SK, Kazez A, Akpolat N. Does a fibrin-collagen patch support early anastomotic healing in the colon? An experimental study. Tech Coloproctol. 2006;10(3):233-6.
26. Prado Filho OR, Fagundes DJ, Nigro AJT, Bandeira COP, Novo NF, Juliano Y. Uso de adesivo de fibrina na anastomose cervical em cães. Rev Col Bras Cir. 2004.31(4):228-32.
27. Reckers LJ, Fagundes DJ, Cohen M, Moreira MB, Silva VC, Pozo R. Medial meniscus transplantation using cyanoacrylate in rabbits. Acta Cir Bras. 2006;21 (2):92-6.
28. Rivoire HC, Taha MO, Fagundes DJ. Adesivos Cirúrgicos - Revisão e Atualização. JBM. 2002;82(3):101-103.
29. Rivoire HC, Fagundes DJ, Taha MO. Esterilização tubária com adesivo sintético: estudo experimental. Rev Col Bras Cir. 2003; 30(5):337-43.
30. Rivoire HC, Fagundes DJ. Efeitos em longo prazo da aplicação de adesivos cirúrgicos na perviedade de tubas uterinas de coelhas. Rev Bras Ginecol Obstet. 2006;28(11):686.
31. Rivoire HC, Fagundes DJ, Bigolin S. Adesivos cirúrgicos para esterilização tubária: estudo experimental. Vittalle Rev Cien Med Biol. 2006;18(1):83-111.
32. Rivoire HC, Fagundes DJ. Hysteroscopy and the butyl cianoacrilate on experimental uterine tube sterilization. J Ginecol Obstet Res (submitted 2007).
33. Sakihama AK, Fagundes DJ, Ynoue CM, Aydos RD, Juliano Y, Arakari JC, Odashiro M, Carvalho PTC. The use of resorcine adhesive in repairing osteochondral defect in knees of rabbits. Acta Cir Bras. 2006; 21(Suppl 4):45-50.
34. Bigolin S. Estudo da perviedade de tubas uterinas de ovelhas após aplicação transvaginal de cianoacrilato. Tese de Mestrado. Programa de Pós-Graduação em Cirurgia e Experimentação da UNIFESP-EPM. São Paulo. 2006.
35. Silva FP, Fagundes DJ, Taha OM. A reparação de lesões padronizadas de baço com cianoacrilato e poliglecaprone, em ratos. Rev Fac Med UNISA. 2003; 18(1/2):36-44.
36. Singer AJ, Thode HC. A review of the literature on octylcyanoacrylate tissue adhesive. Am J Surg. 2004;187(2):238-48.
37. Taha MO, Rosa DK, Fagundes DJ. The role of biological adhesive and suture material on rabbit hepatic injury. Acta Cir Bras. 2006; 21 (5):310-4.
38. Taha MO, Mueller SF, Fraga MM, Rosseto M, Fagundes DJ, Juliano Y, Caricati-Neto A. Morphologic analysis of the fibular nerve repaired with fibrin adhesive. Transplant Proc. 2004;36(2):401-3.
39. Vauthier C, Dubernet C, Fattal E, Pinto-Alphandary H, Couvreur P. Poly(alkylcyanoacrylates) as biodegradable materials for biomedical applications. Adv Drug Deliv Rev. 2003;55(4):519-48.
40. Silva W. Avaliação morfo-funcional da fixação de tela de polipropileno com adesivo sintético ou biológico em hérnia ventral de coelhos. Tese de Mestrado. Programa de Pós-Graduação em Técnica Operatória e Cirurgia Experimental da UNIFESP-EPM. São Paulo, 2003.

112 Cirurgia Ambulatorial*

Flávio Antonio de Sá Ribeiro

Introdução

O modelo de atendimento existente em nosso País é focado no "Hospital", onde o usuário (pacientes e mídia em geral) e os gestores, tanto do setor público quanto do privado, não valorizam a atenção primária e descentralizada, nem tampouco a tão necessária hierarquização do atendimento. O resultado são emergências superlotadas, diagnósticos de doenças graves tardios, custos elevados e muito pouca resolução. Neste sistema, patologias consideradas "menos importantes", por não estarem relacionadas com iminência de morte, como hérnias, colelitíase, orificiais proctológicas, formam filas de anos de espera, competindo com pacientes mais graves; e por outro lado, quando conseguem acesso às enfermarias, resultam para o usuário em longos períodos de (inexplicável) internação.

Urge que nosso sistema se descentralize, hierarquize e se desospitalize, para poder atender melhor, diagnosticar de forma mais precoce as doenças importantes e deixar o hospital realmente ao paciente que dele necessita. Neste esforço, a Cirurgia Ambulatorial tem relevante papel, abrindo espaço na instituição para internação de pacientes mais graves, permitindo o atendimento de patologias cirúrgicas importantes, com menor custo e maior conforto para os usuários.

A normatização para atividade e organização de unidades de cirurgia ambulatorial é encontrada em uma série de documentos oficiais produzidos pelo governo federal, como a resolução RDC n. 50, de 21 de fevereiro de 2002, e as diversas resoluções do Conselho Federal de Medicina (resoluções CFM n. 1.409/94 e CFM n. 1.802/2006; e ainda as resoluções do Conselho Regional de Medicina do Estado do Rio de Janeiro n. 180/2001 e n. 215/06 com seus anexos). Em relação às fontes internacionais, a Organização Mundial de Saúde e a *International Association for Ambulatory Surgery*, com sede na Bélgica, produzem grande quantidade de material normativo, gerencial e técnico-clínico para o planejamento e desenvolvimento de programas de cirurgia ambulatorial.

A Cirurgia Ambulatorial é classificada em tipos I, II, III e IV:

- A unidade tipo I, consultório médico, independente do hospital, realizando procedimentos cirúrgicos de pequeno porte, sob anestesia local, sem necessidade de internação.
- A unidade tipo II é caracterizada por também ser independente do hospital, realizar procedimentos de pequeno e médio portes, com condições de internação de curta permanência, em salas de cirurgia adequadas, devendo ainda contar com salas de recuperação e observação de pacientes; realiza procedimentos sob anestesia locorregional (com exceção de bloqueios subaracnóideo e peridural) com ou sem sedação; o pernoite, em situações de necessidade, será feito em unidade hospitalar (de retaguarda) previamente definida como unidade de apoio ao centro ambulatorial.
- A unidade tipo III apresenta todas as características do tipo II, mais a capacidade de realizar procedimentos sob anestesia locorregional e/ou mesmo anestesia geral, com agentes de eliminação rápida; necessidade de equipamentos de apoio e infraestrutura adequados para atendimento ao paciente. De acordo com estes parâmetros, a Policlínica Piquet Carneiro é considerada tipo III.

---

*O presente capítulo é fruto da experiência pessoal do autor, ao longo do trabalho de três anos na Policlínica Piquet Carneiro da Universidade do Estado do Rio de Janeiro, e do desenvolvimento do Programa de Cirurgia de Hérnias da Parede Abdominal sem Internação, realizado pela 1a Clínica Cirúrgica do Hospital Geral de Bonsucesso, hospital federal orçamentário do Ministério da Saúde.

- A unidade tipo IV possui todas as características do tipo III, porém é unidade anexa a hospital geral ou especializado, que realiza procedimentos com internação de curta permanência, em salas cirúrgicas da unidade ambulatorial ou do centro cirúrgico (caso do HGB), compartilhando toda a infraestrutura da instituição hospitalar.

As cirurgias ambulatoriais de níveis III e IV são o foco do conteúdo deste capítulo, pelo impacto que representam tanto no que se refere ao atendimento à demanda, quanto à racionalização dos custos. Hoje, as Instituições de saúde recebem pacientes com patologias mais complexas, trabalham com extremos etários e naturalmente dão preferência aos casos mais graves. Acompanhando esta demanda mais complexa, os hospitais investem em equipamentos e unidades pós-operatórias. As patologias cirúrgicas, como por exemplo as hérnias da parede abdominal, engrossam filas de espera. Grande parte destes casos tem impacto na força produtiva da população e acaba onerando ainda mais o sistema previdenciário do País.

Outro aspecto relevante, em função dos custos crescentes da medicina hospitalar voltada para alta complexidade, é a significativa redução de gastos que é obtida com a transferência do tratamento destas patologias cirúrgicas de média e baixa complexidade, para o regime de hospital-dia ou ambulatorial.

Importante lembrar que a inflação dos custos em saúde é muito superior àquela medida no dia a dia normal, fruto da agregação ao "novo", dos custos de desenvolvimento tecnológico e do "impacto" da novidade no controle e no tratamento de múltiplas patologias. A "novidade" é logo transformada em "divisor de águas" e adquirida pelas instituições, sempre com gastos crescentes; neste contexto se faz necessário que se adotem condutas que:

- Garantam o atendimento de patologias de grande demanda com impacto socioeconômico;
- Permitam que este atendimento não concorra pelo leito ou vaga no centro cirúrgico com o paciente grave de alta complexidade.

Praticamente toda especialidade cirúrgica tem procedimentos que podem ser realizados de forma ambulatorial, sem necessidade de hospitalização.

Carlo Castoro *et al.* publicaram, em 2007 na revista *European Observatory on Health Systems and Policies*, um volume exclusivo com recomendações da Organização Mundial de Saúde (OMS) para a prática da cirurgia ambulatorial. Nesta publicação eles definem os seguintes termos:

- *Cirurgia-dia:* sinônimo de cirurgia ambulatorial.
- *Centro de cirurgia-dia:* centro cirúrgico ambulatorial.
- *Recuperação estendida:* permanência ou necessidade de permanência durante a noite.
- *Estadia curta:* tratamentos que requerem internações de 24 a 72 horas.
- *Paciente externo:* paciente tratado no hospital sem necessidade de permanência na instituição por mais de 24 horas.
- *Paciente interno:* paciente internado na instituição.
- *Procedimento em cirurgia dia: procedimento em cirurgia ambulatorial:* procedimento cirúrgico em paciente externo com alta no mesmo dia.

A mesma publicação lista os procedimentos cirúrgicos que são recomendados pela OMS a serem realizados em Cirurgia-Dia (CD):

- catarata;
- miringotomia com inserção de tubo;
- amigdalectomia;
- rinoplastia;
- broncomediastinoscopia;
- remoção cirúrgica de dentes;
- esterilização feminina endoscópica;
- aborto legal;
- dilatação e curetagem uterina;
- histerectomia;
- cirurgia para cisto e retocele;
- artroscopias;
- retirada de implantes ósseos;
- reparo de deformidades dos pés;
- resolução cirúrgica da síndrome do túnel do carpo;
- cisto de Baker;
- contratura de Dupuytren;
- reparo do ligamento cruzado;
- operações em discos vertebrais (hérnias discais);
- segmentectomias mamárias, ou retirada de pequenas lesões;
- mastectomias;
- colecistectomias laparoscópicas;
- cirurgias laparoscópicas antirrefluxo;
- hemorroidectomias;
- hérnias inguinal, umbilical e crural;
- circuncisão;

- orquiectomia e orquiopexia;
- vasectomia;
- colosnoscopia com ou sem biópsia;
- retirada de pólipos colorretais;
- varizes;
- mastectomia redutora;
- abdominoplastia;
- cisto pilonidal.

A experiência da policlínica piquet carneiro

A Universidade do Estado do Rio de Janeiro incorporou centro de atendimento exclusivo ambulatorial, que já havia inicialmente sido administrado tanto pelo Ministério da Saúde quanto posteriormente pela Secretaria Municipal de Saúde, nomeando-o Policlínica Piquet Carneiro (PPC), trazendo programas de atendimento ambulatorial que antes funcionavam no interior do Hospital Universitário Pedro Ernesto da Universidade do Estado do Rio de Janeiro; neste contexto, os Professores José Augusto Tavares da Silva e Ivan Mathias planejaram o Centro Cirúrgico Ambulatorial, para realização de procedimentos sem internação, com utilização de anestesia geral, locorregional e local, e de forma concomitante criaram a Disciplina de Cirurgia Ambulatorial.

Todas as especialidades cirúrgicas foram convidadas a participar, sendo estabelecidos critérios básicos:

- Procedimentos cirúrgicos que não invadam as grandes cavidades corporais;
- Hospital Universitário Pedro Ernesto como unidade de apoio de retaguarda, com leitos definidos para cada especialidade envolvida;
- Procedimentos com utilização de anestesia geral ou locorregional, sendo realizados pela manhã até as 13 horas, para permitir observação mínima pós-operatória de 4 horas;
- Obrigatoriedade da presença do cirurgião responsável no momento da alta do paciente;
- Presença de um responsável pelo paciente, maior de idade, que permanece na instituição até o momento da alta;
- Obrigatoriedade de definição de um transporte adequado para o retorno do paciente ao seu lar;
- Fácil comunicação com a unidade;
- Fácil locomoção à unidade;
- Condições de cumprir com os cuidados;
- Nível intelectual e aceitação da proposta terapêutica pelo paciente;
- Risco do paciente, definido pré-operatoriamente como ASA I e II.

O funcionamento deste centro cirúrgico, em unidade independente do Hospital Universitário Pedro Ernesto, tinha como um dos objetivos aumentar os atendimentos em média e alta complexidade, vocação específica de uma unidade terciária, ao mesmo tempo em que criava, na PPC-UERJ, um espaço focado em baixa complexidade, com oportunidade de desenvolver atividades didáticas e de treinamento em serviço, tanto para o residente quanto para alunos de graduação (Tabela 112.1 e Figuras 112.1 a 112.7).

Tabela 112.1
Experiência da policlínica piquet carneiro (PPC)

Especialidades	1999	2000	2001	2002	2003	Total
Oftalmologia	69	227	120	66	82	564
Cirurgia pediátrica (CIPE)	34	119	–	104	110	367
Vascular	5	47	–	–	35	87
Proctologia	–	2	11	5	4	22
Urologia	–	6	42	33	48	129
Geral (pequenas)	–	38	458	382	380	1.258
Plástica	–	–	–	–	13	13
Geral (hérnias)	–	61	–	93	94	248
Total	108	500	631	683	766	2.688

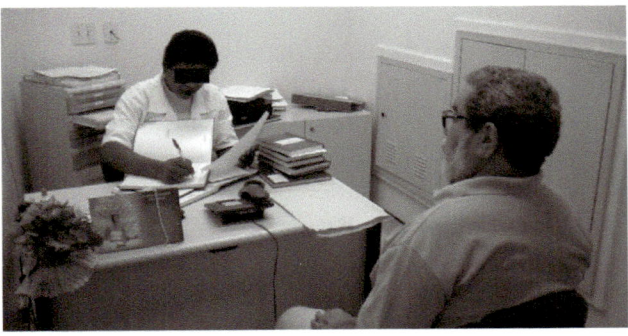

FIGURA 112.1 – *Admissão no Centro Cirúrgico Ambulatorial da PPC-UERJ.* Fonte: *autores.*

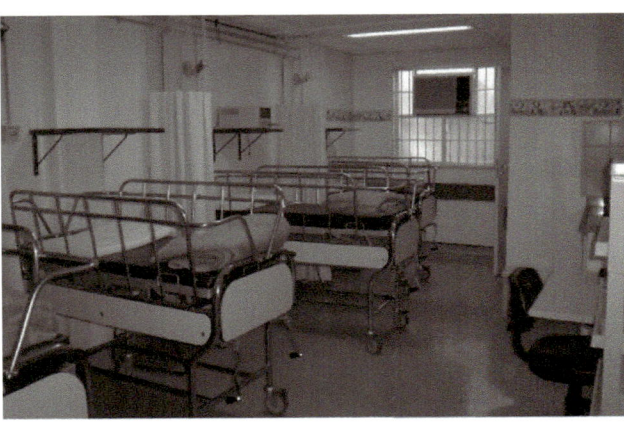

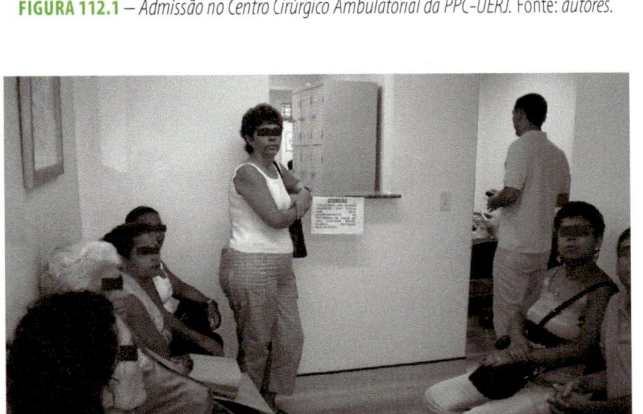

FIGURA 112.2 – *Sala de espera da PPC-UERJ, onde os acompanhantes esperam a alta dos pacientes.* Fonte: *autores.*

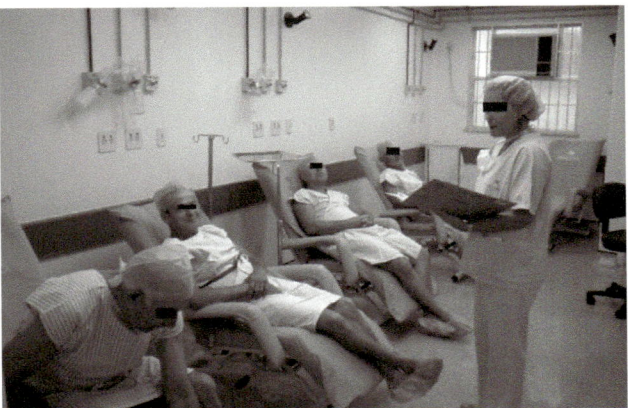

FIGURAS 112.6 e 112.7 – *RPA e sala de observação.* Fonte: *autores.*

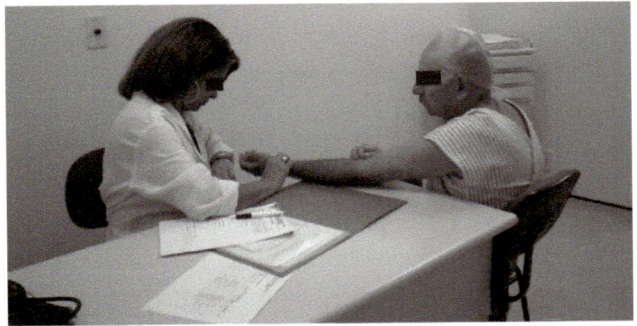

FIGURA 112.3 – *Admissão pela enfermagem, PPC-UERJ.* Fonte: *autores.*

Experiência do hospital geral de bonsucesso (HGB)

O HGB é um hospital federal orçamentário, vinculado ao Ministério da Saúde, sendo importante unidade terciária da cidade do Rio de Janeiro, focada na atividade cirúrgica de alta complexidade, como:

- Cirurgia oncológica;
- Videocirurgia avançada;
- Transplantes;

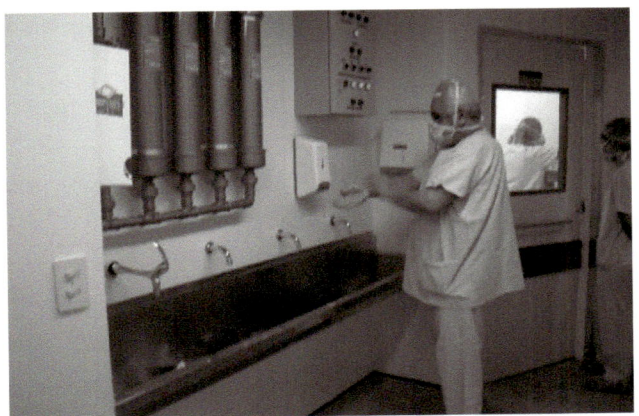

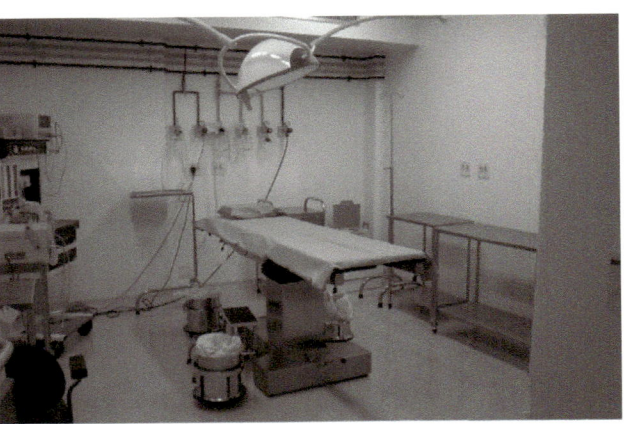

FIGURAS 112.4 e 112.5 – *Área restrita do Centro Cirúrgico com pias e sala de cirurgia, PPC-UERJ.* Fonte: *autores.*

- Cirurgias de emergências e urgências.

E ao mesmo tempo se localiza no centro de uma região caracterizada como de enorme carência socioeconômica, com restrito acesso a saúde, educação e saneamento.

Neste contexto, existe uma enorme demanda por atendimento de baixa e média complexidade, que sempre ficava em segundo plano, de forma corriqueira, diante de pacientes com patologias mais graves. A 1ª Clínica Cirúrgica do HGB, chefiada pelo Dr. Baltazar Fernandes, consoante com a iniciativa do então diretor do Hospital, Dr. Victor Grabois, que havia criado o setor de Curta Permanência da Unidade, desenvolveu o projeto de Cirurgia das Hérnias da Parede Abdominal sem internação com anestesia local. Com este projeto, iniciado em 2004, passou-se de 24-28 hérnias operadas por ano para 150-200 cirurgias/ano, de hérnias da parede abdominal.

O projeto significou o fim da fila de espera, que era de seis anos, e uma melhora significativa do treinamento cirúrgico do corpo de residentes e internos.

Organização e definição de fluxo em uma unidade de cirurgia ambulatorial

O paciente admitido em um programa de cirurgia ambulatorial deve ser avaliado de forma a serem definidos:

- Presença de comorbidades associadas e o grau de controle e o entendimento das necessidades do tratamento das mesmas – restringir a entrada no protocolo a pacientes classificados pré-operatoriamente como ASA I e II;
- Identificar prontamente o responsável maior de idade que acompanhará o paciente no dia do procedimento, e que será também o responsável por acompanhá-lo a sua residência (em veículo individual sem atropelos, com garantido conforto e segurança), bem como garantir que o paciente venha aos retornos programados;
- Avaliar junto ao paciente sua condição habitacional, no que se refere ao restabelecimento de sua saúde, em função do procedimento cirúrgico programado;
- Encaminhar o paciente para avaliação prévia ambulatorial, pelo anestesista;
- Identificar e responsabilizar (por escrito), no dia do procedimento, o adulto responsável pelo paciente;
- Admissão do paciente é feita pela Enfermagem e pelo Serviço Social;
- Todas as etapas devem, de forma obrigatória e indiscutível, estar registradas em prontuário, o mesmo utilizado nas consultas em ambulatório;
- Com a roupa trocada e os sinais vitais aferidos e anotados, o paciente deverá ser encaminhado para a sala de cirurgia;
- Após o procedimento cirúrgico, o paciente é encaminhado para recuperação pós-anestésica,

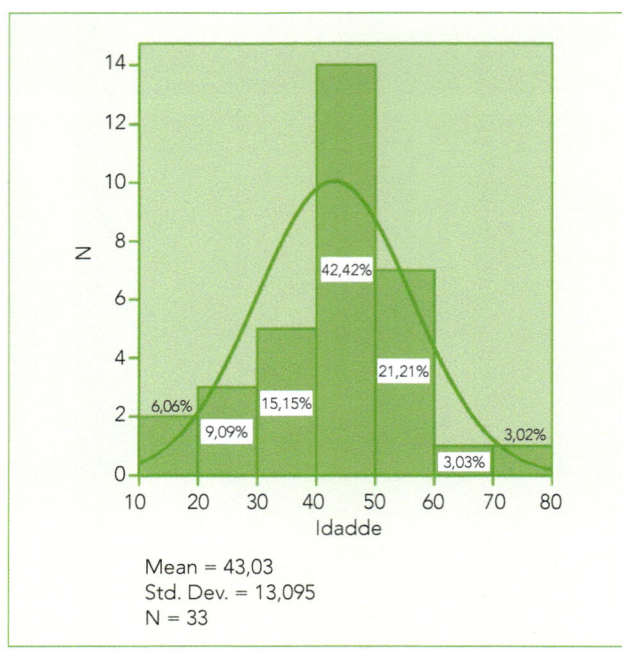

FIGURA 112.8 – *Variação por idade dos pacientes operados no programa do HGB.* Fonte: *autores.*

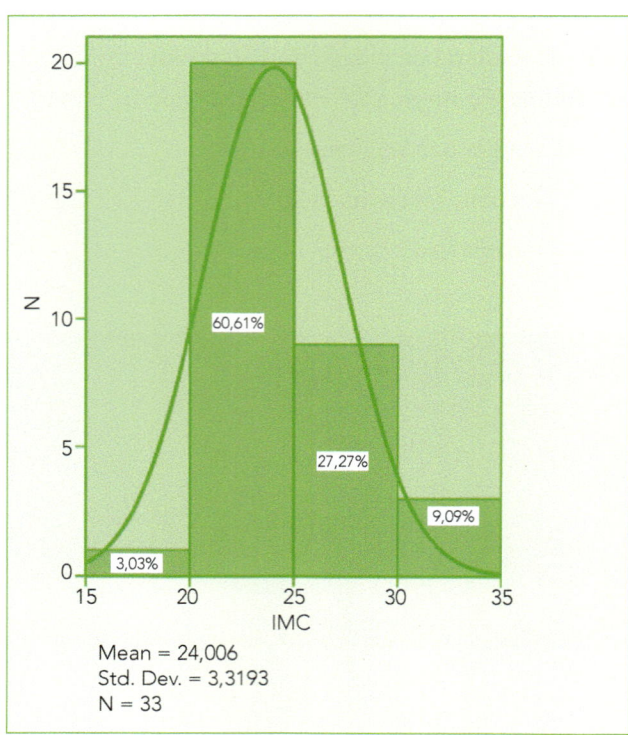

FIGURA 112.9 – *Distribuição dos pacientes operados pelo IMC.* Fonte: *autores.*

onde ainda totalmente monitorado (capnógrafo, oxímetro e cardiógrafo) permanece até a plena recuperação sensorial e motora, quando se alimenta e passa à sala de observação;

- Na sala de observação, tem seus sinais vitais aferidos de maneira contínua e seriada, bem como suas queixas anotadas. O paciente necessita deambular sem assistência e urinar, sem ajuda, para ser considerado em condição de alta;
- A alta é de inteira responsabilidade do cirurgião, responsável pelo procedimento;
- O paciente, após troca de roupa, é encaminhado em cadeira de rodas ao seu transporte para sua residência;
- O paciente no momento da sua alta recebe por escrito: dia da volta (ambulatório), medicação a ser utilizada em casa, telefone e referência para situações de urgência – tudo escrito de forma clara, de preferência impressa;
- Retorno ao ambulatório para acompanhamento pós-operatório;

Critérios para admissão dos pacientes ao Programa de Cirurgia Ambulatorial:

- Pacientes classificados como ASA I ou ASA II;
- A idade do paciente não é relevante, sendo considerada, para uma melhor avaliação, a escala de *status performance* de Karnofsky – 100 a 80;
- Entendimento da proposta terapêutica e aceitação da mesma pelo paciente;
- Índice de Massa Corporal (IMC) ideal inferior a 30 (dependendo da proposta terapêutica, aceitar até 40);
- Definir o responsável pelo paciente, maior de idade, para acompanhá-lo nas consultas, transportá-lo com conforto a sua residência no pós-operatório imediato e acompanhar sua convalescência em casa.

Contraindicações à cirurgia ambulatorial

- ASA > II.
- Procedimentos extensos.
- Risco de sangramento.
- Necessidade de imobilização no pós-operatório.
- Analgesia prolongada no pós-operatório.

Critérios para alta na cirurgia ambulatorial

O paciente necessita para alta da instituição, inicialmente a avaliação do cirurgião ou dos cirurgiões

Tabela 112.2
Classificação do estado nutricional pelo índice de massa corporal para adultos

IMC (kg/m²)	Diagnóstico
< 16	Desnutrição
16 a 16,99	Magreza Grau II
17 a 18,49	Magreza Grau I
18,5 a 24,99	Eutrófico
25 a 29,9	Pré-obeso
30 – 34,9	Obesidade Grau I
35 – 39,9	Obesidade Grau II
≥ 40 kg/m²	Obesidade Grau III

Fonte: OMS 98.

Tabela 112.3
Classificação do estado nutricional pelo índice de massa corporal para idosos

IMC (kg/m²)	Diagnóstico
< 22	Desnutrição grave
22 a 27	Eutrofia
> 27	Obesidade ou excesso de peso

Fonte: Lipschitz, 1994.

responsáveis ou envolvidos no procedimento. É necessário deixar bem claro ao paciente, além da medicação necessária (redigida com clareza), que fique bem definido para o mesmo e seu responsável qual é a referência para situações de urgência e emergência. O cidadão deve estar lúcido e orientado, capaz de se levantar sem auxílio, de também, de forma autônoma, ser capaz de urinar e defecar. Não pode estar vomitando ou ainda necessitando e/ou solicitando analgesia a todo o momento; o curativo deve estar limpo, sem sinais de sangramento ativo. Os sinais vitais devem estar semelhantes aos da admissão. O paciente deve ser conduzido em cadeira de rodas até seu transporte, na saída da instituição.

Alguns trabalhos recentes procuraram evidenciar motivos ou situações nas quais a necessidade de internação (não programada) surge. Barros F. *et al.*, em trabalho publicado em 2008, relataram a experiência de seu serviço em Portugal com mais de 6.000 casos operados em cirurgia ambulatorial, na tentativa de identificar fatores preditivos ou relacionados a

Tabela 112.4
Escala de avaliação – *status performance* de karnofsky

Capaz de levar adiante sua atividade normal, sem necessidade de cuidados especiais	100	Normal sem queixas, s/evidência de doença
	90	Capaz de realizar suas tarefas; sinais e sintomas discretos da doença
	80	Atividade normal com algum esforço; alguns sinais ou sintomas da doença
Incapaz para o trabalho, capaz de viver em sua casa e cuidar de si mesmo para suas necessidades pessoais, necessidade de assistência médica variada	70	Cuida de si mesmo; incapaz de realizar tarefas ou trabalho
	60	Requer assistência ocasional, mas é capaz de cuidar da maioria de suas necessidades pessoais
	50	Requer considerável assistência e frequente cuidado medico
Incapaz de cuidar de si, requer cuidado hospitalar ou institucional, doença pode evoluir rapidamente	40	Incapacitado; requer assistência e cuidado
	30	Severamente incapacitado; admissão hospitalar está indicada, morte não é iminente
	20	Muito doente; admissão hospitalar urgente; tratamento de suporte
	10	Moribundo, evolução rápida para o óbito
	0	Morto

internações não programadas; aqueles que foram significativos do ponto de vista estatístico foram:

- Procedimentos em ginecologia.
- Náuseas e vômitos.
- Sangramento.
- Dor severa.
- Duração da anestesia acima de cento e vinte minutos.

Neste trabalho, mais de 30% dos procedimentos eram de videolaparoscopia.

Em relação à anestesia geral, Ratcliffe AT, estudante de medicina da Universidade de Leeds, em trabalho publicado em 2008, reviu 41 artigos considerados evidências de qualidade sobre anestesia geral e alterações cognitivas pós-operatórias e concluiu que:

- Agentes inalatórios produzem melhor resposta cognitiva pós-operatória que agentes venosos.
- Sevoflurano e desflurano devem ser considerados quando na cirurgia ambulatorial se deseja uma rápida recuperação cognitiva.
- Desorientação pós-operatória pode ocorrer em pacientes na terceira idade, temporária ou progressiva, em procedimentos em cirurgia ambulatorial com anestesia geral, sem que seja possível determinar a causa.

Mortalidade em cirurgia ambulatorial

Keyes publicou, em 2008, revisão realizada pela *American Association for Acreditation of Ambulatory Surgery Facilities* sobre 1.141.418 procedimentos cirúrgicos realizados em múltiplos centros cirúrgicos ambulatoriais espalhados pelo território norte-americano, encontrando 23 óbitos, sendo 13 atribuídos, por laudo de necropsia, a embolia pulmonar, 1 caso apenas foi atribuído a complicações do procedimento operatório; o procedimento mais associado ao episódio tromboembólico é a abdominoplastia realizada em regime de hospital-dia.

Hérnias inguinais

A cirurgia de tratamento para hérnias inguinais é realizada de forma preferencial sem internação nos EUA desde os anos 1980, mais de 80% das hérnias inguinais são tratadas ambulatorialmente na América do Norte; na Europa também, de forma expressiva, temos entre 30 a 60% destes pacientes atendidos ambulatorialmente.

As hérnias inguinais podem ser operadas utilizando-se tanto a anestesia peridural ou raquidiana, ou ainda anestesia local. A anestesia peridural ou a raquidiana permitem:

- Conforto maior ao cirurgião;
- Possibilitam o tratamento de hérnias bilaterais;

- Não valorizam muito o IMC como fator restritivo exclusivo na seleção; por outro lado,
- Necessitam de uma observação maior pós-operatória;

Tabela 112.5
Tabela de pontuação para a alta

	Pontos
Sinais vitais	
• < 20% dos valores pré-operatórios	2
• 20 a 40% dos valores	1
• > 40%	0
Deambulação e orientação	
• Bem orientado com andar firme	2
• Bem orientado ou andar firme	1
• Nenhum	0
Dor, náuseas e vômitos	
• Mínimos	2
• Moderados	1
• Intensos	0
Alimentação e Diurese:	
• Líquido e urina	2
• Líquido ou urina	1
• Nenhum	0
Sangramento	
• Mínimo	2
• Moderado	1
• Grave	0
≥ 9 o total dos pontos, alta	

- Somam às complicações do procedimento cirúrgico, as complicações do procedimento anestésico escolhido;

O uso do anestésico local:

- Restringe mais a clientela;
- Necessidade de avaliação psicoemocional;
- Controle rígido do IMC;
- Restringe ainda o tratamento das hérnias bilaterais, que só podem ser tratadas na mesma cirurgia se, na resolução da primeira, utilizou-se apenas menos de 50% do volume de solução anestésica preparado;
- Permite um tempo de observação pós-operatório bem menor, podendo-se em um mesmo período de atividades, operar mais pacientes.

A opção técnica mais utilizada é a de Lichtenstein, seguida por Bassini e Ferguson; de acordo com a idade e/ou características da parede abdominal do paciente.

Na Policlínica Piquet Carneiro e na 1ª Clínica Cirúrgica do Hospital de Bonsucesso, a técnica mais utilizada é a de Lichtenstein, preferida pela grande maioria dos serviços, devido à facilidade de padronização e rapidez com que é aprendida e reproduzida pelo corpo de residentes.

Nos pacientes operados no HGB, pela 1ª Clínica Cirúrgica, apenas com anestesia local, na primeira consulta ambulatorial os pacientes são inquiridos sobre a evolução pós-operatória, onde sinalizam em

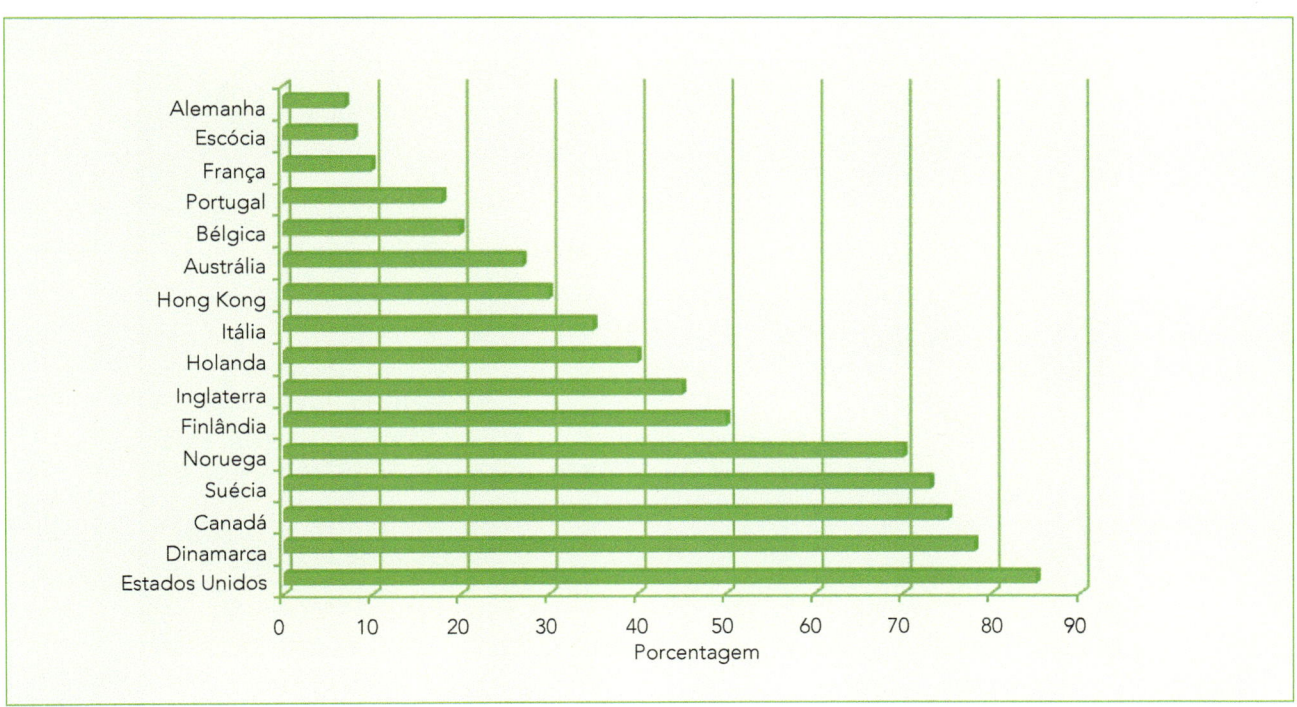

FIGURA 112.10 – *Percentual de hérnias inguinais operadas em regime de cirurgia ambulatorial.* Fonte: *relatório OMS de 2007*.

Tabela 112.6
Comparação entre anestesia local com peridural ou ráqui, em cirurgias de hérnias inguinais

	Anestesia local	Ráqui e Peridural
Tempo de observação	1 a 2 horas	3 a 5 horas
Idade	Sem relação	Sem relação
IMC	Muito importante	Relativo
Avaliação psicoemocional	Muito importante	Relativa
Complicações	Cirúrgicas Anestésico local	Cirúrgicas Anestésico local Complicações da peridural ou da ráqui
Tempo do procedimento	40 minutos a 1 h 20 minutos	40 minutos a 1 h 20 minutos

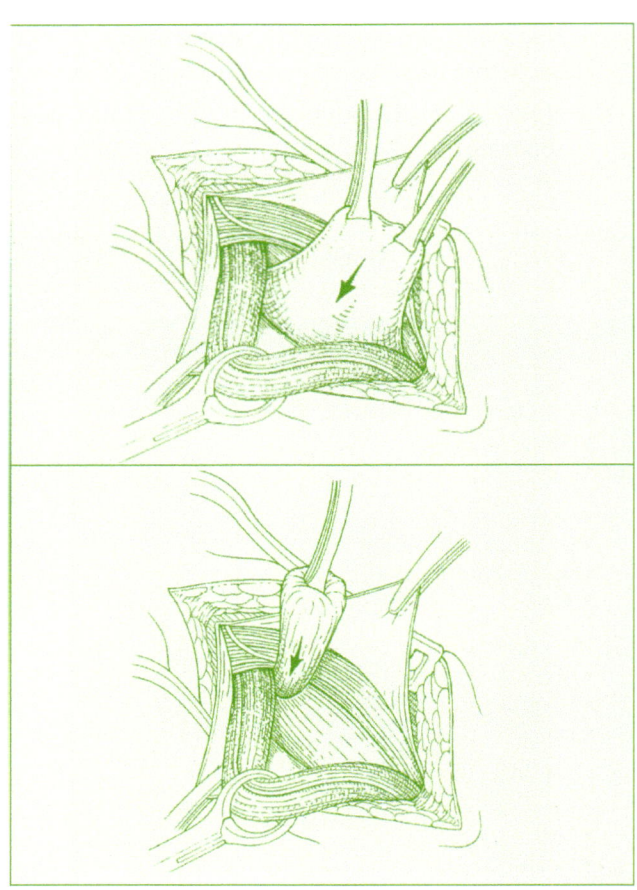

FIGURA 112.12 – *Isolamento do saco herniário na hérnia direta e na indireta.* Fonte: autores.

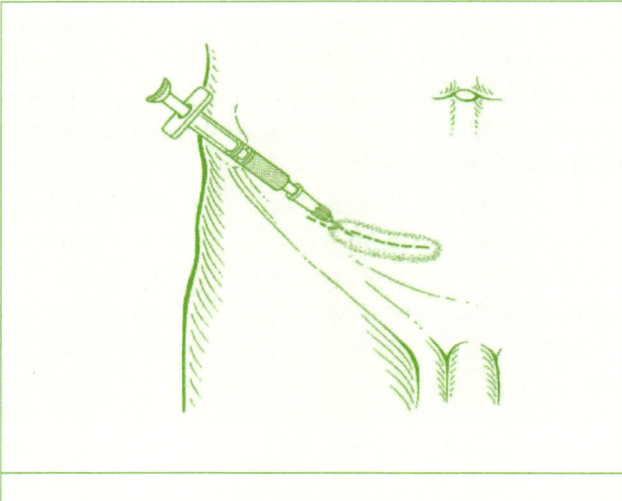

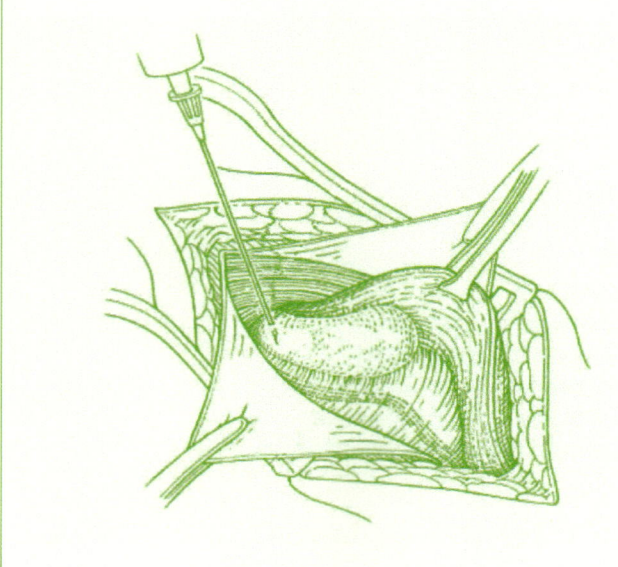

FIGURA 112.11 – *Início da técnica de Lichtenstein.* Fonte: autores.

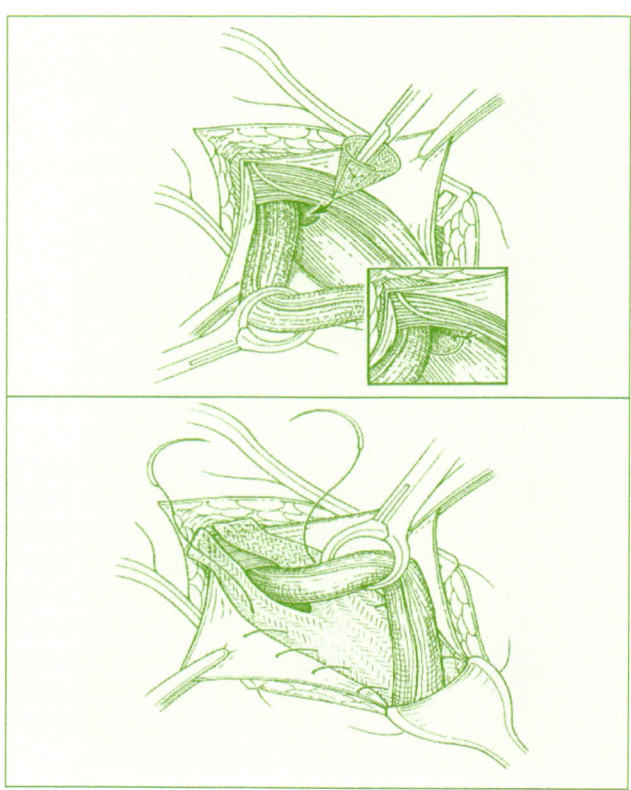

FIGURA 112.13 – *Nas hérnias indiretas, segundo preconiza Lichtenstein, proteção do orifício interno do canal inguinal com cone de tela de Marlex. Na figura abaixo reforço da parede posterior com tela do mesmo material (hérnia direta ou indireta).* Fonte: autores.

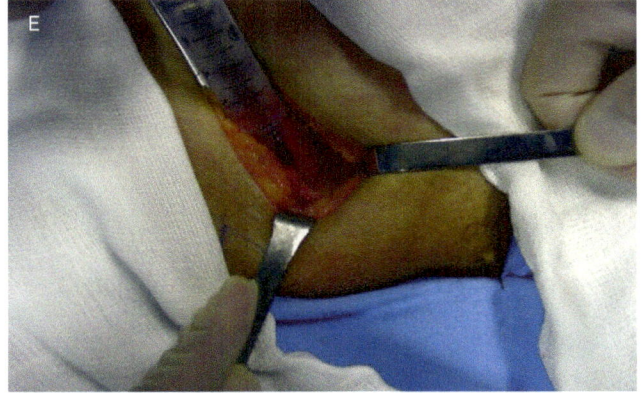

FIGURA 112.14 – A e B. Marcação dos pontos na pele para início do procedimento com anestesia local, 10 mL na espinha ilíaca anterossuperior, 5 mL visando o anel profundo e inervação femoral superficial, 5 mL na incisão e 5 mL no púbis e anel externo. C e D. Aplicação de 5 mL diretamente sobre a aponeurose do oblíquo externo visando o cordão. E. Aplicação de 5 mL no púbis após a abertura da aponeurose do oblíquo externo. Fonte: autores.

Tabela 112.7 Solução anestésica		
Lidocaína (2%)	20 mL (0,5%)	400/490 mg
Bupivacaína (0,5%)	20 mL (0,125%)	100/210 mg
Água destilada	30 mL	
Bicarbonato de sódio (8,4%)	4 mL	
Adrenalina (1:20.000)	6 mL (1:200.000)	
Total = 80 mL		

Tabela 112.8 Sedação/analgesia venosa	
Tenoxicam	20 mg
Dipirona	1 g
Meperidina	20-100 mg
Midazolan	ACM

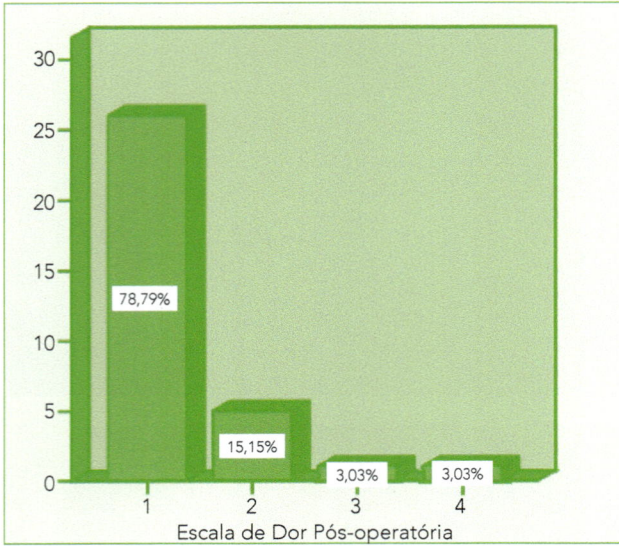

FIGURA 112.15 – *Resposta dos pacientes do HGB ao questionário de avaliação de dor pós-operatória.* Fonte: *autores.*

uma escala de 1 a 10, a dor no pós, sendo o número 1 para ausência de dor e 10 para dor insuportável (Figura 112.15).

Em relação ao paciente de maior idade, em trabalho realizado na Policlínica Piquet Carneiro não foram encontrados problemas para tratar a hérnia inguinal de forma ambulatorial.

Em um período de 2002 até 2004 foram operados 101 pacientes com diagnóstico de hérnia inguinal e idade entre 40 e 80 anos, em regime de cirurgia ambulatorial, 23,76% na 5ª década, 25,74% na 6ª década, 28,71% na 7ª década e 21,78% na 8ª década; 97 do sexo masculino e 4 do feminino; 57 pacientes com hérnia inguinal direita (3 do sexo feminino), 27 com hérnia inguinal esquerda (1 do sexo feminino) e 17 bilaterais. Das 17 hérnias bilaterais 3 de pacientes na 5ª década, 3 pacientes na 6ª, 6 na 7ª e 5 na 8ª. Das técnicas utilizadas, 79 utilizaram técnica de Lichtenstein (inclusive 3 do sexo feminino), 7 utilizaram o PHS e 15, a técnica de Bassini (inclusive uma paciente do sexo feminino). A mortalidade foi zero e ocorreram 6 complicações (5,94%); em apenas 1 caso houve necessidade de internação, ao 15º dia de pós-operatório, por aparecimento de fascite necrosante (paciente diabético com 71 anos); houve também duas recidivas em pacientes de 42 e 71 anos (1,98%) que utilizaram respectivamente as técnicas de Bassini e PHS. A cirurgia ambulatorial para tratamento da hérnia inguinal se mostrou segura e eficaz para ser utilizada de forma corriqueira em qualquer instituição, independente da idade do paciente.

Ruben, em um estudo clínico publicado em 2008, comparou as anestesias espinais, raquidiana e peridural, com anestesia local para herniorrafias realizadas com a técnica de Lichtenstein; estudo que foi prospectivo e randomizado, de agosto de 2004 até junho de 2006, com 100 pacientes com tratamento primário de hérnias inguinais unilaterais. O grupo que utilizou a anestesia local teve menor queixa de dor pós-operatória ($p = 0,021$), e o tempo total do procedimento foi menor ($p < 0,001$); no grupo que utilizou a anestesia raquidiana e peridural houve um número maior de retenção urinária ($p < 0,001$) e um número maior de admissões noturnas ($p = 0,004$); o autor concluiu que para o tratamento primário de hérnias inguinais unilaterais a melhor opção é pela anestesia local.

Outras hérnias

Hérnias de outras localizações, tais como crurais, perineais, de glúteos e lombares, também podem ser tratadas com segurança e eficiência da forma ambulatorial; tanto a 1ª Clínica Cirúrgica do HGB quanto a PPC-UERJ vêm tratando tais patologias, utilizando sempre os critérios de inclusão e exclusão previamente definidos no decorrer deste capítulo.

Cirurgia Cervicofacial em regime ambulatorial

A cirurgia das patologias cervicais em regime de hospital-dia pode ser efetuada de maneira simples com anestesia local; a controvérsia na literatura existe em relação a quais procedimentos seriam seguros nesta modalidade de atendimento. A experiência adquirida na PPC-UERJ mostrou que cistos tireoglossos e cistos branquiais podem e devem ser tratados com segurança

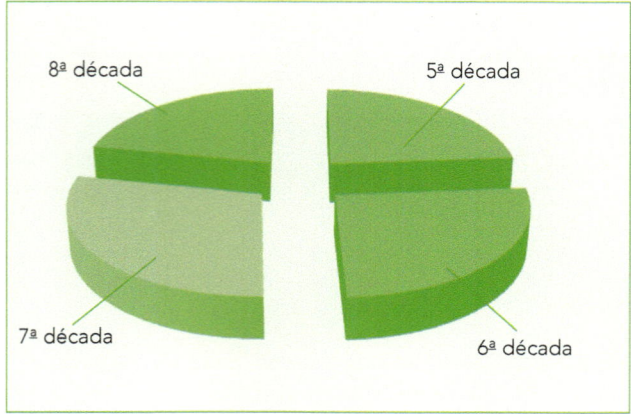

FIGURA 112.16 – *Distribuição por década (acima de 40 anos – 101 pacientes operados de 2002/04).* Fonte: *autores.*

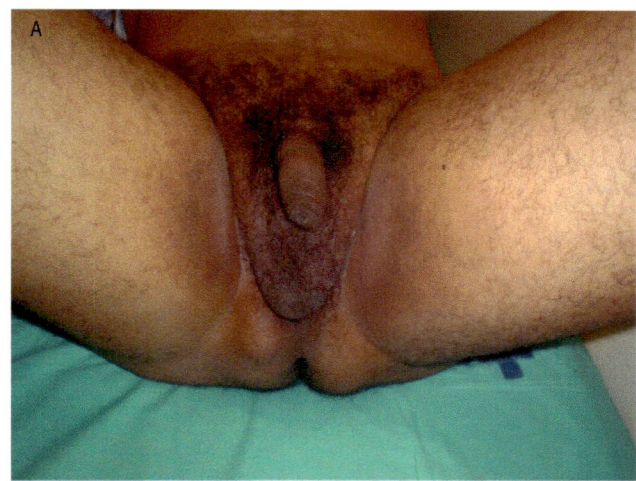
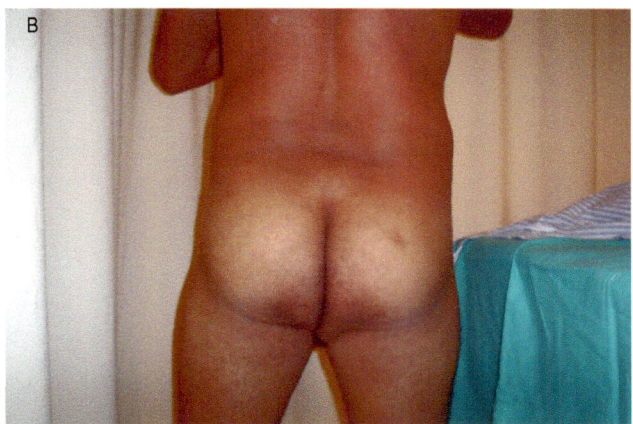

FIGURA 112.17 – *Hérnia perineal em homem de 55 anos, localizada a direita, abaixo da bolsa escrotal.* Fonte: *autores*.

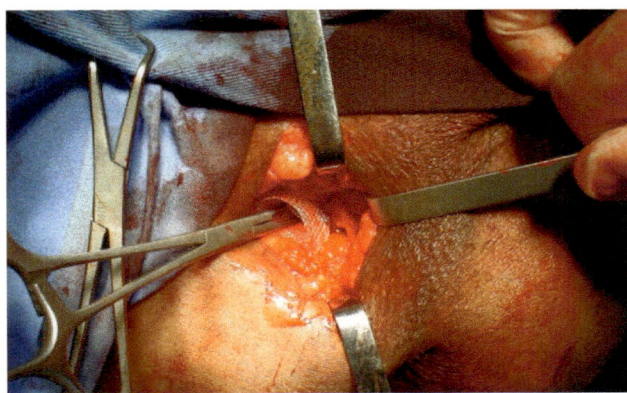
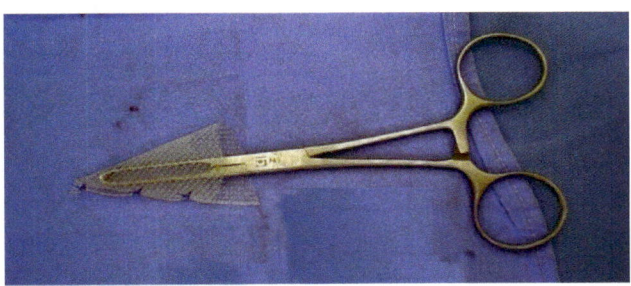

FIGURA 112.18 – *Após a redução do saco herniário, colocação de cone preparado com pedaço de tela de Marlex, fixado às estruturas ligamentares do períneo (3 pontos de polipropileno).* Fonte: *autores*.

com anestesia local, sem necessidade até de sedação ou internação; na mesma casuística não foram drenadas as feridas cirúrgicas.

A controvérsia na cirurgia de cabeça e pescoço ambulatorial se refere às tireoidectomias e paratireoidectomias, que não são consideradas por alguns autores procedimentos elegíveis para a cirurgia-dia em função do risco de:

- Lesão nervosa permanente ou temporária (neurobraquixia);
- Risco de sangramento fora do pós-operatório imediato;
- Alterações agudas do metabolismo do cálcio.

Em contradição a estes fatos, outro grupo de autores defende como perfeitamente exequível a tireoidectomia parcial em regime de curta internação ou hospital-dia.

Hurtado, em trabalho publicado em 2006, relatou sua casuística de parotidectomias; 42 casos realizados de forma ambulatorial, sem internação, tendo em um caso necessidade de internação e nova cirurgia por sangramento. Os tumores variavam em tamanho de 0,5 a 6 cm.

As cirurgias realizadas foram:

- 16 parodidectomias parciais;
- 23 superficiais;
- 3 parotidectomias alargadas.

O resultado histopatológico encontrado foi:

- Adenoma pleomórfico em 76,19%;
- Neoplasia maligna em 11,9%;
- Outros tumores em 12%.

Cirurgias orificiais proctológicas

A cirurgia orificial proctológica pode ser sistematicamente realizada ambulatorialmente; hemorroidas, fissuras, plicomas, reforços e reconstruções esfincterianas, ressecções de tumores por via endoanal podem ser realizados com anestesia local, locorregional ou em situações escolhidas, até por anestesia geral, sem necessidade de internação.

Sobrado, em trabalho publicado em 2001 em revista nacional, relatou sua experiência com 503 pacientes operados com anestesia local, com bons resultados aferidos e uma economia significativa de custos quando comparados aos pacientes internados.

Cirurgias Videolaparoscópicas

A abertura e o manuseio das grandes cavidades corporais em regime de cirurgia ambulatorial é

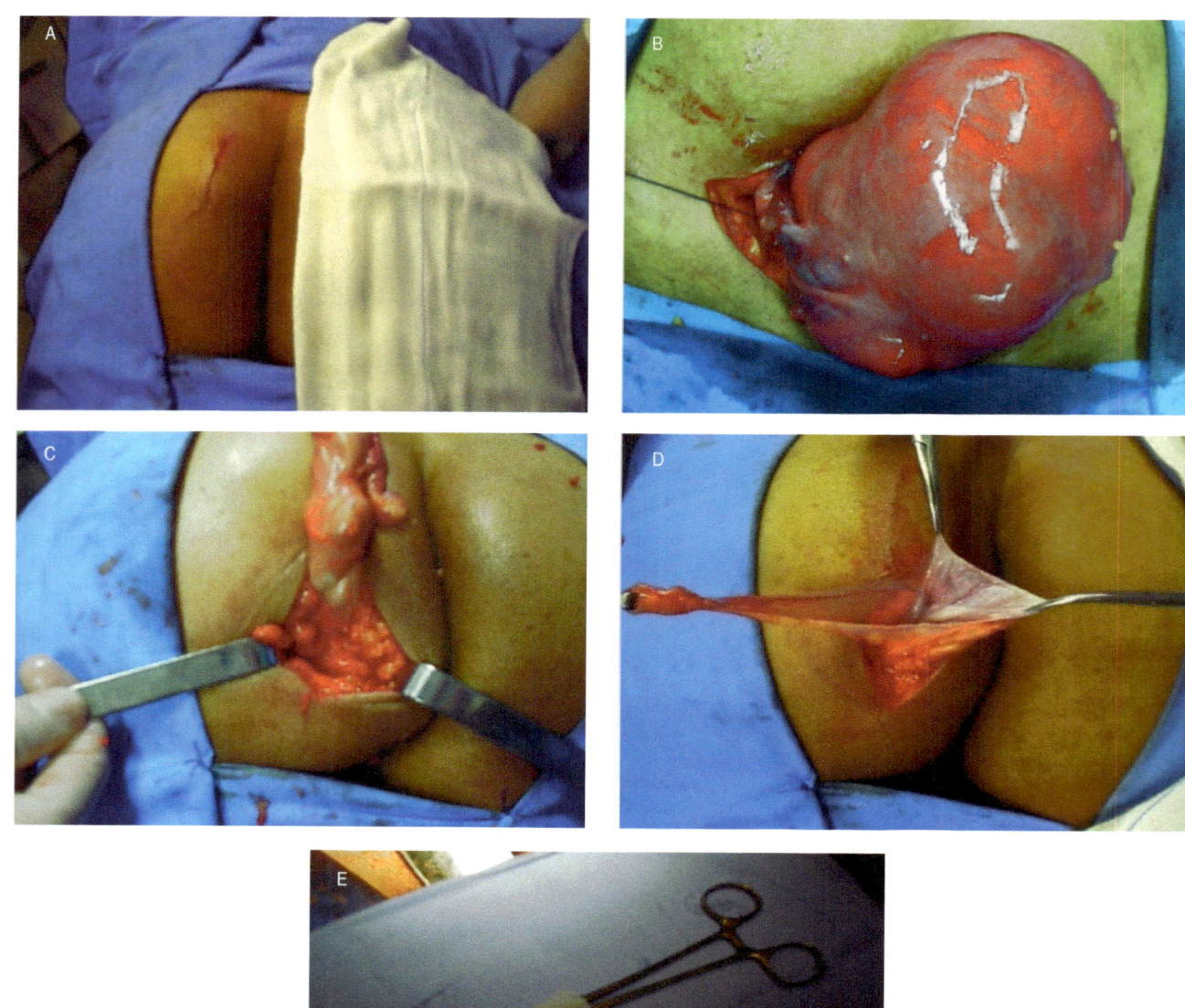

FIGURA 112.19 – Hérnia glútea (glúteo esquerdo) com conteúdo intestinal, que foi facilmente reduzida, saco herniário aberto e ligado alto, e também colocação de pedaço de tela preparado em forma de cone, fixado às estruturas ligamentares e tendinosas por 3 pontos de polipropileno. Fonte: autores.

evitada, na maior parte dos programas existentes de cirurgia-dia, com exceção dos procedimentos de videocirurgia, que permitem com muita segurança atuar cirurgicamente em cirurgia ambulatorial, conforme a experiência relatada por vários autores em múltiplas publicações de qualidade, de vários centros espalhados pelo globo.

A realização de vários procedimentos, tais como:

- Colecistectomias;
- Fundoplicaturas;
- NOTES;
- Procedimentos ginecológicos;
- Simpatectomias;
- Procedimentos urológicos.

A própria OMS em um manual lançado em 2007, preconiza estes procedimentos para serem realizados em regime de hospital-dia. O maior problema relacionado na literatura, que provoca a extensão da internação neste tipo de procedimento, é a dificuldade de controle de náuseas e vômitos pós-operatórios.

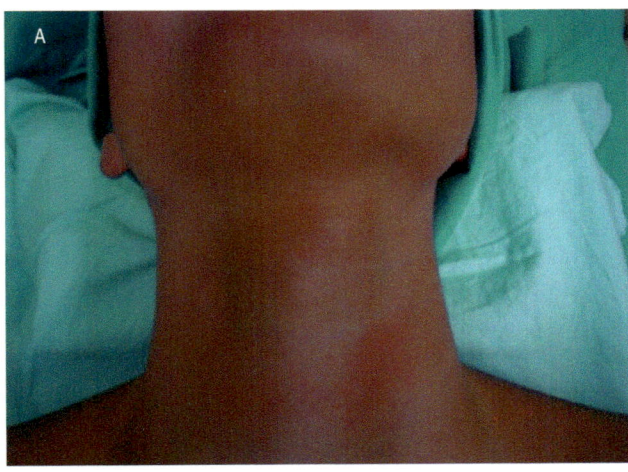
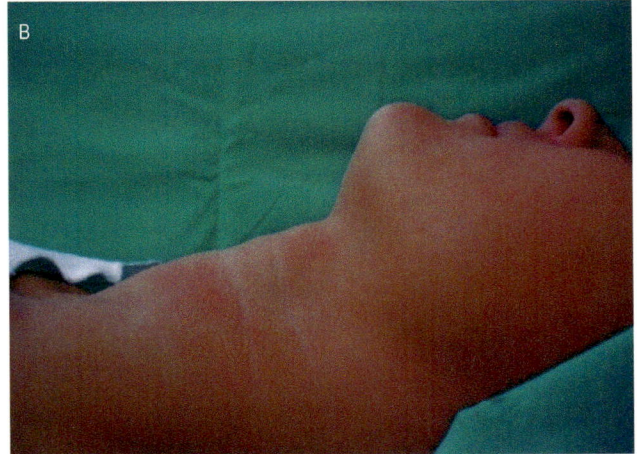
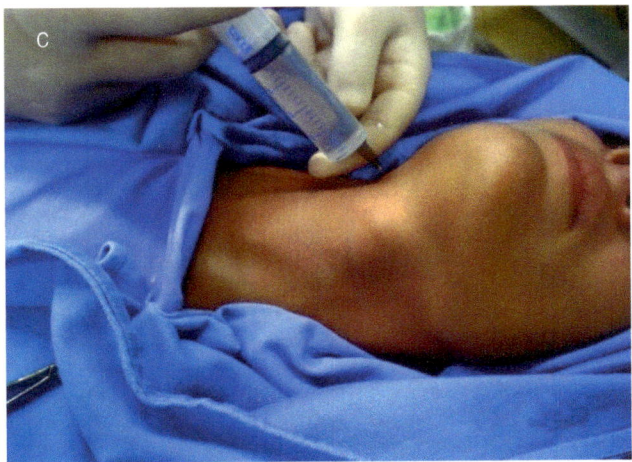
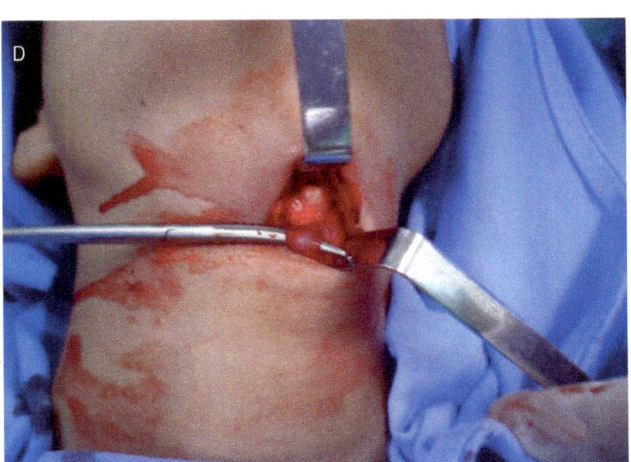

FIGURA 112.20 – *As quatro fotos mostram a cirurgia de um cisto branquial realizada na PPC-UERJ com anestesia local sem sedação; as duas primeiras identificam a localização da lesão, a terceira mostra a técnica de anestesia local da região cervical, com injeção de 5 mL de solução anestésica em cada extremidade lateral da região cervical, com mais 5 mL no local a ser seccionado, previamente à abertura da pele, durante o procedimento conversou-se tranquilamente com a paciente. Fonte: autores.*

Tabela 112.9
Complicações pós-operatórias imediatas encontradas no grupo tratado

Complicações Precoces	Nº de Pacientes (%)
Dor intensa	57 (11,3)
Sangramento	4 (0,8)
Retenção urinária	4 (0,8)
Infecção	3 (0,6)
Vômitos	3 (0,6)
Hematoma perianal	3 (0,6)
Fissura residual	2 (0,4)
Escapes fecais	2 (0,4)
Impactação fecal	2 (0,4)
Infecção necrosante (Fournier)	1 (0,2)
Total	81 (16,1)

Tabela 112.10
Complicações tardias

Complicações Tardias	Nº de Pacientes (%)
Plicoma residual	8 (1,6)
Mamilo hemorroidário residual	7 (1,4)
Recidiva de fístula perianal	4 (0,8)
Cicatriz hipertrófica	3 (0,6)
Estenose anal	2 (0,4)
Total	24 (4,8)

Cirurgia bariátrica ambulatorial

Watkins publicou, em 2008, sua experiência no tratamento da obesidade mórbida com utilização da banda gástrica, colocada por videocirurgia, em regime de cirurgia ambulatorial.

Tabela 112.11
Relação dos diferentes procedimentos realizados com anestesia local

Operações	Nº de Pacientes (%)
Hemorroidectomia	170 (33,5)
Fistulotomia + curetagem	69 (13,5)
Incisão + curetagem (cisto pilonidal)	47 (9,2)
Excisão + cauterização de condiloma	39 (7,7)
Esfincterotomia lateral aberta	38 (7,5)
Segundo tempo fistulotomia	25 (5,0)
Esfincterotomia interna lateral subcutânea	23 (4,5)
Excisão plicoma e papila hipertrófica	17 (3,3)
Biópsia excisional, lesão anal	17 (3,3)
Excisão de plicoma anal	11 (2,2)
Cerclagem anal	3 (0,6)
Ressecção de hidroadenite perianal	2 (0,4)
Excisão de lipoma perianal	2 (0,4)
Correção de estenose anal	2 (0,4)
Outras	13 (2,5)
Total	503 (100)

Entre 2002 e 2007 foram submetidos à videocirurgia para colocação de banda gástrica 2.411 pacientes. Destes pacientes, houve:

- Um caso de conversão (0,04%);
- Complicações em 10% dos pacientes;
- Um óbito.

O autor conclui neste trabalho ser factível e segura a cirurgia bariátrica em regime ambulatorial, em pacientes selecionados. Recomenda, ainda, *follow-up* rigoroso de acompanhamento pós-operatório, objetivando um diagnóstico mais precoce das possíveis complicações.

Bibliografia consultada

1. Adelsdofer CO et al. Complicaciones postoperatorias de la serie prospectiva de pacientes con hernioplastia inguinal, em protocol de Hospitalización acortada Del Hospital Dr. Gustavo Fricke de Viña Del Mar", Rev. Chilena de Cirurgia, vol. 59 n. 6, diciembre 2007, pag. 436-442.
2. Amado TCF et al. Aspectos alimentares, nutricionais e de saúde de idosas atendidas no Núcleo de Atenção ao Idoso"; ALAN, Venezuela, ano 2007,volume 57- numero 4.
3. Barros F et al. Can we find predictive factors for unplanned overnight admission; Ambulatory Surgery Journal, vol. -14-1, 2008.
4. Castoro C et al. Policy Brief – Day Surgery: Making it Happen; European Observatory on Health Systems and Policies and Word Health Organization, 2007.
5. Chang SK et al. Feasibility and safety of Day surgery laparoscopic cholecystectomy in a university hospital using a standard clinical pathway; Singapure Med. J.; 49(5):397-9, 2008 may.
6. Chirigliano GV et al. Evaluación de una unidad de cirugia dia; Rev. Panamericana Salud Publica, 12(5),2002, pag. 333-338.
7. Department of Health, UK; "Day Surgery: Operational guide"; August 2002.
8. Executive Committee of International Association for Ambulatory Surgery; "Ambulatory (Day) Surgery – Suggested International Terminology and Definitions"; Paris 9/27/2003.
9. Gundzik K. Nausea and vomiting in ambulatory surgical setting; Orthop. Nurs.; 2008 may-jun; 27 (3): 182-8.
10. Hurtado S et al. Parotidectomia ambulatoria: experiencia en el Instituto Especializado de Enfermidades Neoplasicas; Acta Cancerol.; 34(1):22-24, ene. –dic.2006.
11. Kavanagh T et al. Daycase laparoscopic cholecystectomy: a prospective study of post – discharge pain, analgesic and antiemetic requirements; Ir. J. Med. Sci.;177(2): 111-5, 2008 jun.
12. Keyes GR et al. Mortality in outpatient surgery; Plast. Reconstr. Surg.; 2008 jul.; 122(1): 245-50; discussion 251-3.
13. Lemos P. Day Surgery – Development and Practice; International Association for Ambulatory Surgery, april 2006.
14. Ratcliffe AT. Cognitive functionin the ambulatory setting. A literature review"; Ambulatory Surgery Journal, vol.-14-2, 2008.
15. Ruben VV et al. Spinal or local anesthesia in Lichtenstein repair: a randomized controlled trial; Annals of Surgery, 247(3): 428-433, march 2008.
16. Sobrado CW et al. Cirurgia Ambulatorial sob anestesia local em proctologia: experiencia e analise de resultados de 503 operações; Rev. Brasileira de Coloprocto.,2001;21(4)228-23
17. Watkins BM et al. Laparoscopic adjustable gastric banding in an ambulatory surgery Center: Surg. Obes. Relat. Dis.; 2008, may-jun; 4(3suppl.):s56-62.

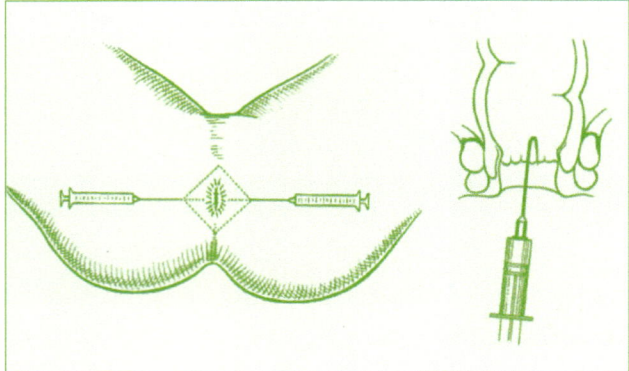

FIG. 111.21 – *Técnicas de anestesia local para cirurgia orificial, bloqueio externo, lateral ao ânus, e técnica de anestesia em anzol.* Fonte: autores.

113 Mulheres na Cirurgia – História e Perspectiva Atual

Elizabeth Gomes Santos
Maria Isabel Toulson Davisson Correia
Maria Cristina Araújo Maya • Lia Roque Assumpção
Fernanda Lage Lima Dantas • Reni Cecília Lopes Moreira

"Only she who attempts the absurd can achieve the impossible"
Robin Morgan

"No one can make you feel inferior without your consent".
Eleanor Roosevelt

A cirurgia é tão antiga quanto o tempo, existe muito antes que pudesse ser chamada de cirurgia, porque os seres humanos, desde suas mais remotas origens, são susceptíveis a doenças e ferimentos de natureza diversa. E as mulheres sempre estiveram envolvidas no cuidado do doente, e com as operações, muito tempo antes que a cirurgia fosse uma especialidade.[1-4]

Na pré-história, a cirurgia (medicina) era realizada pelas mulheres. Na estruturação da sociedade da época, patriarcal, os homens saíam para a guerra e para caçar, eles eram os provedores, enquanto as mulheres ficavam nas aldeias cozinhando, costurando, misturando ervas, cuidando dos doentes (pacientes?), ficando limitadas ao espaço doméstico e aos cuidados de seus lares, de sua prole e dos idosos. O confinamento na vida privada condenou-as à invisibilidade. Naquele tempo, só elas conheciam plantas diversas e seus usos, inicialmente como alimento, mas aos poucos foram aprendendo que tais ervas e infusões produziam esse ou aquele efeito em tal ou qual condição.[5-7]

O período mais remoto em que se pode comprovar a existência do que no futuro se chamaria "Medicina" data da antiga civilização da Mesopotâmia. A existência mais remota e a importância do cirurgião podem ser comprovadas pelo conteúdo do código de Hammurabi. Nessa época o que existia era a magia sacerdotal influenciada fortemente pela astronomia, que uns poucos e diferenciados indivíduos praticavam.[3,4,6] A medicina, quer fosse clínica ou cirúrgica, estava inteiramente nas mãos da casta sacerdotal. Sua natureza era, portanto, ilusionista e empírica.[3,7]

As escavações realizadas em 1922, nas terras da antiga Babilônia, na cidade de Ur, atual Iraque, revelaram consideráveis evidências do envolvimento das mulheres em cirurgias. Na tumba de Pu-A-bi, versão acadiana de Sheb-ad (sumério) – cerca 2.600 AEC., que muitos acreditam tenha sido rainha, sacerdotisa e *healer*,* havia uma grande quantidade de ferramentas cirúrgicas de bronze e sílex, demonstrando que ela praticava a arte da cirurgia, e também tábuas contendo receitas de remédios para combater a dor.[7-10]

Em *Kemet*, que quer dizer terra negra, e era como se chamava o Egito antigo, há mais de 4 mil anos, tudo começou com *Aset*, mais conhecida como a deusa Ísis. A história (lenda?) revela, sutilmente, ter sido ela a primeira "emergencista" quando, no momento em que encontrou seu marido Osíris assassinado e esquartejado, consegue com seus poderes mágicos e seus conhecimentos de cura ressuscitá-lo, e logo em seguida eles concebem Hórus.[11,12]

Toda a cura era baseada em religião, magia, encantamentos. Sortilégios ligados à astrologia, com uma mínima base científica, mas não como conhecemos hoje a ciência.[13,14]

Edwin Smith era arqueólogo, e em suas escavações no Egito encontrou um *papyro*, material de escrita considerado como "os mais antigos livros". Aquele que ficou conhecido como "Papiro Edwin Smith" contém o mais importante tratado sobre cirurgia do trauma do Egito Antigo, ilustrando as técnicas de operações e descrevendo detalhadamente os métodos de cura prescritos.[15-17]

Naquela época, os médicos gozavam de elevada consideração dos governantes, os faraós.[7] As mulheres

---
*Curadora.

egípcias atuavam como alunas e professoras de medicina, auxiliavam os médicos especialmente na área da ginecologia e obstetrícia.[7] Na Grécia Antiga, Hygeia e PanaKeia (filhas de Asklepius com Aphrodite), Athena, Hera, deusas e divindades femininas tinham suas práticas particulares, como se pode ser comprovado nas pinturas das paredes de templos famosos por toda a Grécia.[7,14]

Na cultura Egípcia de milênios atrás, as mulheres possuíam liberdade para exercer a medicina. Eram respeitadas e valorizadas. Uma das mais famosas foi Merit Ptah. Conhecida como a primeira ginecologista, que teria vivido em 2.700 AEC, e foi imortalizada em sua tumba, por seu filho, com os dizeres "A Médica Chefe". Entretanto, pesquisas da Universidade do Colorado afirmam que provavelmente, ela nunca existiu.[18,19] Quase na mesma época uma outra mulher, a senhora Peseshet (Egito – 2400 AEC) alcançou grande notoriedade. Seu nome foi descoberto em uma escavação em Giza, bem ao norte do Vale dos Reis. Na tumba de seu filho, há uma inscrição afirmando sua função de: "Supervisora das Mulheres Curandeiras". J. Kwieccinski, da Universidade do Colorado, é de opinião que houve naquela época uma confusão de nomes que foi perpetuada até os dias de hoje, e que na verdade Peseshet é que foi a medica-chefe.[15,16] Em muitas tumbas e nos templos do Egito antigo, são comuns as pinturas em suas paredes mostrando mulheres operando.[7,19]

Os cirurgiões daquela época usavam vários instrumentos e drenavam fleimões e abscessos. Utilizavam cautérios e talas, e faziam suturas.[1,3,4]

A medicina, e com ela a cirurgia, foi evoluindo através dos tempos. Há relatos de várias épocas comprovando seus avanços, mas as mulheres foram progressivamente deixando de ser mencionadas.

Na Índia, aproximadamente em 600 AEC. viveu Sushruta, que foi considerado pai da cirurgia plástica, pelo retalho nasal que criou, usado até hoje. Mas não há, entretanto, nenhuma referência às mulheres exercendo qualquer papel na área médica na época de Sushruta.[1,3,4]

Depois vieram os chineses, que em seus primórdios avançaram muito no conhecimento da anatomia, das ervas e dos instrumentos cirúrgicos. A cirurgia chinesa progrediu bastante, e há relatos de várias operações, como correção de lábio leporino, além de castrações, realizadas pelos chineses entre os anos 609 e 907 AEC. Entretanto, quando o famoso filósofo Confúcio (551–470 AEC) apregoou que "o corpo é sagrado e não pode ser violado", atrasou a medicina na China por séculos.[20,21] Também nesse período não encontramos referência alguma à presença das mulheres na área médica.

Os historiadores se referem à medicina do antigo povo de Israel como estruturada em acontecimentos sociais, políticos e no poder de Deus. Aos sacerdotes, intérpretes da vontade do Senhor, cabia a arte de tratar e curar. Da Bíblia, do Talmud vieram informações de que as mulheres judias praticavam cirurgia. Um exemplo foi Zipporah, esposa de Moisés, que realizou a circuncisão de seu filho e de outras crianças.[8]

Entre os gregos, *Hippocrates* (460–377 AEC) foi o maior expoente da medicina do período helênico, considerado historicamente o pai da medicina. Deixou-nos seu *Corpus Hipocrático* com informações valiosas sobre técnicas e instrumentos cirúrgicos. Entre toda a herança que nos foi deixada por ele, talvez a mais conhecida seja o juramento que fazemos ao final do curso médico na cerimônia da graduação – o juramento do médico.[2,22,23]

Aqui e ali as mulheres deixaram suas marcas, assim, foi possível conhecer algumas mulheres que viveram na antiguidade e deixaram conhecimentos que influenciaram a medicina de seu tempo e mesmo de épocas posteriores, tendo sua contribuição reconhecida sobretudo nas áreas da Obstetrícia e da Ginecologia, devido ao seu trabalho como parteiras.[9,15]

A passagem do tempo nos mostra um enorme vácuo no que diz respeito à presença de mulheres na medicina e na cirurgia. A sociedade antiga que cultuava as mulheres foi aos poucos desaparecendo, e foi se transformando em masculina, machista, preconceituosa, e as mulheres passaram a ser vistas apenas como necessárias para perpetuação da espécie,[2,7] havendo raras referências a elas como curadoras ou praticando medicina.

Na Grécia, já no final do primeiro século AEC, em Athenas, havia uma lei que proibia as mulheres de estudar medicina. A história de Agnódice ilustra bem as restrições impostas às mulheres no mundo grego e também as estratégias femininas para as ultrapassar.[24]

Agnódice, que tinha firme propósito de ser médica, foi então estudar em Roma. Queria ajudar as mulheres grávidas. Quando retornou a Athenas, viu que, por pudor, muitas das mulheres pereciam. Inconformada com essa situação, decidiu cortar seus cabelos e passou a se vestir como homem. Ia à casa das pacientes, secretamente se identificava e as tratava. Sua clínica foi aumentando, despertando desconforto e inveja entre seus colegas, que acabaram por processá-la, pensando ser um homem, por sedução. No julgamento ela se identificou como mulher, e foi condenada por exercício ilegal da medicina. Reza a lenda que houve, então, um grande afluxo de mulheres à corte, afirmando que morreriam com ela se a condenação fosse confirmada. Diante desse fato, ela foi absolvida, e uma lei foi promulgada facultando às mulheres o exercício da medicina em Atenas.[7,24] O fato é descrito como lenda, quase uma anedota, porque em todo o período Hipocrático as mulheres tiveram direito a quase nada. Elas agiam no máximo como intermediárias no exame das pacientes. Coletavam informações e as passavam para os médicos, os que prescreviam de fato.

Embora em um cenário muito desfavorável, de maneira canhestra, voltamos a ver as mulheres envolvidas com a medicina/cirurgia.

Nos idos de 470 AEC, Sócrates, filósofo grego que viveu em Atenas, deixou vários escritos enaltecendo as habilidades de sua mãe, Fenáreta, segundo ele, a maior *iatromaia* que existiu. Iatromaia quer dizer parteira (iatro = médico; maia = parto), de onde originou-se a palavra maiêutica ou parto das ideias.[3,4]

Com o declínio de Athenas, que deixou de ser atraente, muitos "asclepíades" foram para Roma. Em Roma, a medicina não era profissão digna de um romano livre, e, então, era exercida por escravos, gregos migrantes e mulheres, e controlada pelo estado. O império subvencionava os estudantes que, em troca, eram obrigados a atender os carentes.[3,4] O aborto era proibido, assim como negar atendimento a qualquer um que não pudesse pagar.[7]

A medicina e a cirurgia foram florescendo, e vários médicos da época enriqueceram desmesuradamente, confirmando-se vários abusos, charlatanismos, até que em 368 EC, Valentiano, o imperador, proibiu os médicos de receberem pagamento em dinheiro dos pobres.[4]

Mulheres dessa época, como Olímpia de Tebas, Salpe, que ficou conhecida como ginecologista, e algumas outras que ficaram famosas por seus manuscritos, e tratados, eram respeitadas e citadas.[7]

Galeno (132–200 EC), mais conhecido como Galeno de Pérgamo (cidade da Ásia menor), foi um proeminente médico e filósofo grego que atuou em Roma. Em suas publicações refere-se frequentemente às receitas de suas coirmãs, tratando-as como seus colegas, confrades, transmitindo seu saber no mesmo nível deles.[7] Galeno menciona Aquilia Secundilla, Antioquís e Cleópatra.

Plínio, o velho (23–79 EC) nos deixou, em sua obra *História Natural*, uma lista de mulheres que praticavam medicina em Roma: Laís, Olímpia de Tebas, Salpe e Sotira são citadas por ele. As inscrições fúnebres também dão importantes pistas sobre essas mulheres: Primila, Empiria, Venuleya Sosis, as quais aparecem como *medici*; Salustia Ateneis, como *opstetrix*; Naevia Clara, como médica-farmacêutica; e Aurelia Alexandra Zózima tem a inscrição "pelo seu conhecimento médico".[1,3,4]

Quatro séculos depois, Aetius, de Amida,[3] médico famoso que estudou em Alexandria, copiará em seu *Tetrabilion (Tratado)* o que Aspásia ensinava sobre o parto, e também sobre operações para ressecção de tumores uterinos e peritonites. Concluiu-se que ela deve ter sido muito famosa para que seus ensinamentos durassem tanto, já que Aspásia viveu quatro séculos antes de Aetius.[7,8]

Grega e muito famosa foi Metrodora, autora do mais famoso tratado de doenças femininas escrito por uma mulher, que exerceu a medicina. Trata das "doenças das senhoras", doenças das mamas e da infertilidade, indica formas de conseguir a concepção e facilitar o parto. Não se sabe muito sobre ela, mas ficou na história como a autora do primeiro tratado de "ginecologia".[25]

Muitas mulheres em diferentes momentos da história foram reconhecidas como a "primeira ginecologista", a que "escreveu o primeiro tratado de ginecologia" porque essa era a área na qual mais atuavam.

Elas não foram perseguidas em Roma, como aconteceria futuramente na história mas a liberação feminina na época, e seu comportamento sem moderação, as tornou responsáveis pela Roma impura e decadente, atraindo para si a oposição dos primeiros grandes cristãos, que as condenariam mais tarde como representantes de Eva e servas de Satã.[7]

Com a queda do Império Romano, após várias epidemias, o estado de abatimento moral do povo e a descrença nos médicos deu livre curso a uma procura medrosa e desesperada para a solução das doenças: a fé cega. E viu-se então um recrudescimento do fervor religioso, à procura do sobrenatural, miraculoso como resolução das doenças.[3,4] A ciência foi colocada sob a autoridade da igreja.[26]

Após o declínio do império romano do ocidente (476 EC), a Europa mergulhou no período que ficou conhecido como *Idade das Trevas* (idade média), e que representou uma catástrofe para a medicina, para as artes e para a cultura. Tudo estava sob influência eclesiástica. O Papa mantinha o poder total. A educação era para poucos, só os filhos dos nobres estudavam, e sempre sob orientação da igreja.[29] Nessa época as mulheres eram menos que nada. Eram as diabólicas descendentes da pecadora primeira mulher, representantes da futilidade, da luxúria, relegadas a uma posição inferior.[8,26]

Sob o domínio masculino celibatário da igreja católica, de desejos contidos com força e penitências, e a falta de explicações científicas que trouxessem soluções para inúmeras doenças, houve um longo período em que predominaram as crendices e superstições. A igreja enfatizava que o divino era responsável pela cura, forçando o uso das relíquias na intermediação da cura. Os padres foram proibidos de realizar qualquer tipo de tratamento, o qual foi delegado, então, a barbeiros e mulheres, que poderiam no máximo auxiliar no tratamento, e eram vistas como seres da pior espécie.[8] Até que chegasse o renascimento, viveu-se no obscurantismo, sem desenvolvimento das ciências, nem da medicina.[1,4]

Infelizmente, a história apresenta idas e vindas, não é linear, nem sempre aponta o progresso. A verdadeira época de ouro das mulheres na medicina do Egito, da Roma Antiga deu lugar a um processo histórico que resultaria na exclusão das mulheres da transmissão do conhecimento e do exercício da medicina. A partir daí, a presença das mulheres na medicina e na cirurgia passou a ser, na sua maior parte, clandestina e controversa, até o século XIX.[1-5,7] E muitas foram queimadas como bruxas.

Os avanços desse período se devem à criação de diversas universidades na Europa. Em 1088 foi fundada a *Università di Bologna*, a Oxford University, em 1096, na Inglaterra, a *Université de Paris,* em 1170, e *Montpellier,* em 1289.

A medicina já vinha sendo estudada em Pádua – uma comunidade livre – havia séculos. Em 1222, surgiu a *Università degli Studi di Padova.* Vesalius, Harvey, Morgagni e outros famosos passaram por lá.[27,28]

Em 1220, com a criação da Escola de Medicina da Universidade de Paris, veio junto a exigência de que, para exercer a medicina, o indivíduo deveria ser solteiro. Em 1311, uma lei obrigava que o candidato a cirurgião realizasse uma prova com um profissional já experiente. Em 1322, três mulheres foram julgadas e condenadas por exercício ilegal, já que não tinham esse certificado.[27,28]

Nenhuma mulher teve sua passagem por registrada nessas universidades, famosos centros do saber, que abrigaram vários personagens célebres da medicina.

A exceção foi a *Scuola Medica di Salerno,* na Universidade de Salerno, cidade ao sul da Itália, uma das primeiras faculdades de medicina, fundada em 1077, que aceitava mulheres no seu curso. A mais famosa foi Trotula di Ruggiero, médica, a primeira mulher e professora de ginecologia. Escreveu um tratado: *De mulierum passionibus ante et post partum.* Escreveu vários livros também sobre outros assuntos. As obras de Trotula foram lidas, relidas e usadas como referência nos tratamentos médicos durante séculos, e sua autoria nunca foi questionada.[29]

Entre os séculos XII e XIII, escolas como a de Salerno foram fechadas, e as mulheres passaram a ser proibidas de obter educação formal. Gradativamente, o nome de Trotula foi sendo apagado, sua autoria negada, e houve quem quisesse mudar seu gênero para que seus livros fossem usados, mas escritos por um homem.[29]

Em 1875, Oxford, na Inglaterra, aprovou um estatuto que autorizava a criação de exames para mulheres, sem, no entanto, conferirem grau acadêmico a elas, ao término do curso. Até o início do século XX, a Universidade de Oxford era vista como o centro do poder e do privilégio masculino. Só em 1920 é que as mulheres receberam o mesmo *status* de alunas da universidade, igual ao dos homens, e tiveram acesso a graus acadêmicos. Em 1927 foi criada uma quota que limitava o número de mulheres estudantes a um quarto do número total de homens. Essa quota só foi abolida em 1957, e em 1959, as faculdades femininas receberam o mesmo estatuto das masculinas. Atualmente, em Oxford, todas as faculdades são mistas. Em 1988, 40% dos estudantes da Universidade de Oxford eram do sexo feminino. Em 2012, a proporção era de cerca de 46% a 54% a favor dos homens.[7]

O período renascentista foi de grande desenvolvimento, com início na metade do século XIV até o fim do século XVI. Foi marcado por profundas e evidentes transformações na cultura, sociedade, religião, política e economia. Houve também modificações no entendimento da saúde e da doença.[27,28] Esse período de extraordinárias mudanças deveu-se ao fato de que a censura eclesiástica não mais conseguia conter a liberdade de expressão.[4,27,28]

A Renascença Médica, ocorrida entre 1400 a 1700 EC, foi uma era de grande progresso no conhecimento médico europeu e, ao mesmo tempo, de um renovado interesse pelas ideias antigas dos gregos e romanos. Vimos acontecer, entre outras coisas, a humanização do médico, o acesso às bibliotecas, o desenvolvimento da anatomia e fisiologia, com a participação de grandes artistas como Leonardo da Vinci e Michelangelo.[27,28] A cirurgia foi definitivamente incorporada à medicina, embora os cirurgiões, ao lado dos barbeiros e boticários, ainda fossem desqualificados por trabalharem diretamente com as mãos, fazendo intervenções cirúrgicas ou aplicando sangrias. Os médicos, que se limitavam a estudar as doenças e prescrever remédios, eram, assim, mais valorizados, pertencendo a uma categoria elevada.[1,3,27,28]

Grande parte do desenvolvimento da cirurgia deveu-se à publicação do livro *De Humana Corporis Fabrica*, de Andreas Vesalius, professor da Universidade de Pádua e defensor ferrenho de que a anatomia não podia ser aprendida sem dissecção e de que esta deveria obrigatoriamente ser feita por aquele que quisesse ser cirurgião.[28]

No século XIV, começou de forma discreta a separação dos cirurgiões dos barbeiros. Os cirurgiões formaram algumas associações que permitiam inicialmente a entrada de mulheres. Elas continuavam tentando. Mas as forças de oposição eram muitas e fortes. O preconceito já estava instalado em uma sociedade que não respeitava nem valorizava as mulheres. Em 1300, Guy de Chaulliac, o mais respeitado médico e cirurgião da época, cuja obra *Chirurgia Magna* foi importantíssima para a formação de gerações de cirurgiões, era contra a presença de mulheres, mesmo como práticas ou ajudantes, afirmando que *"as mulheres são idiotas que misturam ervas com bobagens"*. Também Henrique VIII, que, além de brigar com a igreja católica, fundou uma nova igreja e se proclamou seu chefe supremo, guilhotinou algumas esposas, e afirmava: *"nenhum carpinteiro, ferreiro, tecelão ou mulher pode praticar medicina"*.[7]

Com relação à mulher, soma-se, na Idade Média, o fato de que ela deveria estar sempre sob o poder de um homem, como uma propriedade, uma possessão. Fosse o pai, tutor, irmão ou marido. Em uma religião marcada pela valorização absoluta da castidade e dominada por sacerdotes homens, a mulher era vista como uma ameaça, uma tentação, e, por isso, deveria estar submetida ao rígido controle masculino. Durante a Idade Média, a Igreja Católica faria a associação de práticas de cura milenares ao pacto com o demônio, criando a figura da bruxa. Mulheres sozinhas eram vistas com a máxima desconfiança. Não foi por acaso que as mulheres acusadas e condenadas por bruxaria eram em grande parte solteiras, viúvas ou mulheres que viviam separadas de seus maridos e filhos. Apesar disso, seus serviços continuaram a ser altamente requisitados, pois a população pobre não tinha acesso aos médicos. E muitos de seus conhecimentos haviam passado de geração a geração desde a antiguidade.[7,30]

Muitas desistiram, poucas seguiam em frente. Uma delas foi Dorothea Erxleben, que conseguiu o certificado de médica depois de muita luta. Para exercer a profissão, precisava prestar o exame final. Havia sido instruída por seu pai em uma época em que as universidades não admitiam mulheres. Ela brigou muito por esse objetivo e, em 1741, procurou o Imperador Frederico, o Grande, da Prússia, reclamando seus direitos e solicitando prestar os exames. Os mestres da Universidade de Halle debateram por um ano. Não havia respostas para perguntas cruciais: *"Pode uma mulher praticar a medicina? São as mulheres suficientemente inteligentes a ponto de serem médicas?"*

Em 1754, ela conseguiu seu diploma na Universidade de Halle, na Alemanha, aos 39 anos de idade. É considerada a primeira mulher a se diplomar em Halle.[7]

Alguns anos mais tarde, em 1873, na Harvard University, Edward Clark diria que ao final de sua educação médica, as mulheres teriam *"mentes monstruosas e corpos insignificantes"*.[5]

Muitas outras coisas estavam acontecendo no mundo, ao final da idade média, não só na área da medicina. Após o descobrimento da América, os ingleses foram para o novo continente, e em 1607 foi fundada a primeira das treze colônias americanas, em Virgínia, pela London Company, levando para lá tudo o que já era conhecido no velho continente, inclusive a segregação contra mulheres médicas/cirurgiãs. A educação médica estava nas mãos dos homens, que não mais as queimavam, mas se recusavam a ensiná-las.[1,4,5,34]

A partir de 1780, os cirurgiões ascenderam tanto na escala social que se tornaram os mais distintos profissionais médicos.[3,5,6] Ser um cirurgião, então, era ter prestígio, determinar padrões de conduta, inclusive de vestuário, significava ter remuneração condizente com seu trabalho, mesmo que o pagamento fosse feito com porcos, aves ou glebas de terra.[1,3,4,35]

Mesmo tendo de vencer muitos obstáculos, as mais determinadas foram seguindo em frente. Um exemplo foi Elizabeth Blackwell, inglesa de nascimento. Precisou tentar treze vezes o acesso à escola de medicina, até que em 1846, em Nova York, finalmente foi aceita pelo Genova College. Não só os professores, mas toda a cidade virava o rosto para aquela "criatura desavergonhada e sem pudor", que queria, como os homens, conhecer as realidades brutais das enfermidades e dos corpos humanos. Obteve seu diploma em 1849, no entanto, sem ganhar a batalha. Queria ser cirurgiã, mas nenhum hospital norte-americano a contratou. Obstinada, cruzou o Atlântico e chegou a Paris, que não aceitou seu diploma americano e orientou-a a inscrever-se na maternidade para seguir o curso de parteira. Com mais um diploma ela voltou para os Estados Unidos e abriu seu próprio consultório. Com ajuda das senhoras locais, conseguiu abrir um hospital em Nova York, "Infirmary for Women and Children" na Bleecker Street, em 1857, onde só trabalhavam mulheres e só atendia mulheres. Seu hospital continua existindo até os dias atuais.[36]

A atração das mulheres pela cirurgia sempre existiu. O caso mais notório talvez seja o de Margareth Ann Bulkley, conhecida como James Miranda Stewart Barry, que foi o principal cirurgião da Armada Britânica por 40 anos. Nascida em Cork, Irlanda, com a ajuda da família progressista, transformou sua aparência em masculina e obteve o diploma de médico pela Escola de Medicina da Universidade de Edinburgh. Viveu toda sua vida pública e privada como homem, reconhecida como tendo "grande habilidade cirúrgica, maneiras agressivas e pontaria perfeita". Somente após a sua morte é que se soube que era mulher. Tal conhecimento causou um violento impacto, mas o escândalo foi abafado, e ela foi enterrada como sempre viveu: James Barry.[7,37,38]

No final do século XIX, já dispúnhamos de tudo o que era preciso para tornar as operações corriqueiras: conhecimento da anatomia, controle da dor, da infecção e da hemorragia, e esse período ficou conhecido como "O século dos cirurgiões".[35] Mas nada disso tornou mais fácil a entrada das mulheres nas universidades e na cirurgia. Eram vistas como seres de segunda classe, comparadas a crianças e silvícolas. Não geriam seu dinheiro, não podiam fazer curso superior, e não tinham direito a voto. No Brasil, isso só aconteceu em 1932.[37]

O ensino universitário no Brasil foi instituído por D. João VI, em 1808, assim que chegou à Bahia com sua comitiva, fugindo de Napoleão. Fundou a primeira escola de medicina do país, a Escola de Cirurgia da Bahia. Em seguida, no mesmo ano, em novembro, a família real transferiu-se para o Rio de Janeiro.[37]

A história da Faculdade de Medicina criada naquele mesmo ano no Rio de Janeiro remonta à Escola de Anatomia, Medicina e Cirurgia do Rio de Janeiro. Entretanto, somente em 1826 foi autorizada, pelo imperador D. Pedro I, a emitir diplomas e certificados para os médicos que lá estudavam. A transformação em Faculdade de Medicina ocorreu em 1832, hoje é conhecida por Faculdade de Medicina da Universidade Federal do Rio de Janeiro, a UFRJ.[39]

Em 1879, D. Pedro I abriu as escolas de medicina para as mulheres, promulgando a lei Leôncio de Carvalho, que reformou a instrução pública primária e secundária no Município e na Corte e o ensino superior em todo o Império. Até 1900, só cinco mulheres completaram o ensino médico e exerceram a profissão: Rita Lobato Lopes, gaúcha, em 1887; Emelinda Lopes de Vasconcelos, gaúcha, em 1888; Antonieta Cesar Dias, gaúcha, em 1889; Maria Amélia Cavalcante, pernambucana, em 1889; e Judith Adelaide Maurity Santos, fluminense, em 1900.[37,38]

Para as mulheres, antes de 1879, estudar medicina significava ir para a Europa ou para os Estados Unidos. Muito lentamente, e enfrentando sempre muitas dificuldades, o número de mulheres nas escolas de medicina foi aumentando. Em 2018, elas já eram a maioria nas escolas de medicina, entretanto, o aumento percentual de cirurgiãs não acompanhou o crescimento acelerado do número de médicas formadas nos anos seguintes. As mulheres representavam 22,3% e 21,5%, respectivamente em 1910 e 1920, nas faculdades de Medicina.[40]

Na última demografia médica publicada, em 2018, pelo CFM, os homens ainda são maioria entre os médicos, com 54,4% do total profissionais. O sexo feminino já predomina entre os médicos mais jovens, sendo 57,4%, no grupo até 29 anos, e 53,7%, na faixa entre 30 e 34 anos.[40]

Isso não mudou o fato de que a Medicina ainda é vista como uma profissão predominantemente masculina. Em 2010, dos 364.757 médicos registrados 219.189 (60,09%) eram homens. Embora o acesso às escolas de medicina tenha sido progressivamente facilitado, a entrada e o sucesso das mulheres no campo da cirurgia ainda é controverso e frequentemente muito difícil.[8,40]

O sexo feminino domina cinco das seis especialidades básicas: Pediatria (70,0%), Ginecologia e Obstetrícia (51,5%), Clínica Médica (54,2%), Medicina de Família e Comunidade (54,2%) e Medicina Preventiva (50,3%). O mesmo, porém, *não* aconteceu com a cirurgia.[40] Tradicionalmente, elas não mostram preferência pela área cirúrgica. Neumayer[41] *et al.* relataram que somente 15% das mulheres médicas escolhem alguma especialidade cirúrgica.[42,43]

Para aquelas que responderam ao chamado da cirurgia, o caminho sempre foi árduo, cheio de oposições, falta de apoio, inclusive familiar, preconceitos e *bullyings* dos mais variados. Às vezes discretamente, muitas vezes ostensivamente, as mulheres foram empurradas para trás, mas persistiram. Embora a cirurgia tenha sofrido muitas mudanças nos últimos dois séculos, e as mulheres cirurgiãs não mais precisem se disfarçar de homens para exercer sua especialidade, muitas pessoas, quando pensam em um cirurgião, a imagem é a de um homem esperto, confiante, muitas vezes arrogante.[42-44] A língua portuguesa corrobora para a dificuldade da visualização com a flexão de gênero, quando para a identificação tem-se de especificar "o cirurgião" ou "a cirurgiã"

O American College of Surgeons (ACS) foi fundado em 1913, e admitiu a primeira mulher no mesmo ano, Florence Duckering; mas até 1970, só 2% do seu quadro era de cirurgiãs.[45] Com a evolução, em 2017, 20,6% dos cirurgiões gerais registrados eram mulheres.[47] Um número ainda muito pequeno.

Kathryn Doroty Duncan Anderson foi a primeira mulher presidente do American College of Surgeons (ACS), em 2005-2006, mais de 90 anos após sua fundação. Graduada em Harvard em 1964, escutou muitas vezes que as mulheres eram muito fracas para serem cirurgiãs.[45]

Patricia J. Numman, a segunda mulher eleita presidente do ACS (2011), foi também a fundadora da Association of Women Surgeon (AWS). Pat, como é carinhosamente chamada, graduou-se Universidade de Upstate, Novaw York, em 1970. Em 1981, em San Francisco, durante o Congresso do ACS, foram seus os primeiros passos para a criação da "Associação de Mulheres Cirurgiãs", cuja finalidade é discutir a carreira profissional, as oportunidades, as questões relacionadas ao gênero e as estratégias para formar uma rede de apoio e ajudar as mulheres a terem sucesso nesse ambiente desfavorável e preconceituoso.[46]

Barbara Bass foi a terceira presidente do ACS, 2017-2018, ocupando agora o cargo de Reitora da Escola de Medicina e Ciências da Saúde da George Washington University.[45,47]

A Dra. Valerie W. Rusch[45] é a quarta mulher na presidência do ACS, mas mesmo com todo esse avanço, foi nos Estados Unidos onde ocorreram alguns dos mais graves preconceitos contra as cirurgiãs. Em 1855, Mary Walker[48] graduou-se em medicina, *summa com laudæ*, pelo Syracuse Medical College, sendo a única mulher em sua classe. Casou-se e começou sua prática. Foi voluntária no exército americano, na Guerra Civil e serviu como cirurgiã em um hospital em Washington. Foi capturada pelo exército confederado, mas sobreviveu. Após a guerra, foi condecorada com a "Medalha de Honra". É a única mulher, e a única civil, até hoje, que recebeu essa condecoração. O fato foi tão escandaloso e polêmico, e considerado descabido, que seu nome foi retirado dos anais do exército americano, da lista daqueles que os receberam. Esse importante agravo só foi corrigido muitos anos depois, com a reintrodução do seu nome, em 1977,[48] 58 anos após a sua morte.

O fato de no ACS a quarta mulher estar no comando, o que representa o progresso, e a eventual ausência de preconceito, também não quer dizer que nos Estados Unidos as cirurgiãs não enfrentem muitos problemas, como exemplo salários mais baixos, poucas oportunidades de chefia, e também uma grande desigualdade nas indicações para preceptoria.[49]

O Colégio Brasileiro de Cirurgiões (CBC), a maior sociedade de cirurgiões da América Latina, foi fundado em 1929, e após 91 anos de existência, em 2020, tem em seu quadro de associados o total de 7.744 membros, dos quais só 985 são mulheres, correspondendo a 12,7%. Inscritas na Cirurgia Geral são 783, algo em torno de 10%. A primeira a se inscrever foi: Meriza Garrido, em 1959 – 30 anos depois da fundação. Em seguida vieram Oldea Bertolazzo, em 1964, Maria Luiza Cavalcanti, em 1966, Talita Franco, em 1968, e Angelita Habr-Gama, em 1969[50] – todas grandes cirurgiãs em suas áreas de especialidade. Angelita Gama é, talvez, a mais famosa do Brasil. Referência mundial na área de coloproctologia, já recebeu mais de 50 prêmios científicos nacionais e internacionais. Lançou, em janeiro de 2020, o seu livro de memórias intitulado *Não, não é resposta*, contando sua história, suas dificuldades, na intenção de encorajar as mulheres a seguirem seus sonhos, não aceitando o "não", apenas por serem mulheres, tendo ela mesma o ouvido em sua própria casa. Seu pai foi contra sua escolha de ser cirurgiã.[51]

Durante 40 anos, somente cinco cirurgiãs fizeram parte do CBC. Recentemente é que os números aumentaram, mas nem tanto, a fileira de mulheres cirurgiãs. Chama a atenção o fato de que, nesta grande casa, as mulheres pertencentes ao Diretório Nacional, a instância consultiva e deliberativa, desde a fundação do Colégio, perfazem um pequeníssimo número. A primeira foi Helga R. Pitta, que, na presidência de Correntino Paranaguá, em seu segundo mandato (1961-1963), foi a segunda secretária. Daquela época até o atual Diretório, apenas 14 mulheres ocuparam algumas posições; sendo vice-presidente setorial, diretora de publicações e secretária-geral as mais importantes.[50]

Explicar por que poucas mulheres desejam ser cirurgiãs não é simples, nem tem resposta única. Uma explicação seria que há falta de modelos inspiradores. Há poucas mulheres cirurgiãs que possam servir de exemplo: fortes, seguras, bem-sucedidas e felizes. Outra é a inclinação por uma especialidade que lhes permita conciliar com facilidade uma atividade profissional gratificante com a vida pessoal, incluídos aí casamento e maternidade. A maternidade é uma importante causa. O recente trabalho realizado por Araújo, Bacelar e Jesus concluiu que as mulheres que optam pela cirurgia como especialidade ou não têm filhos ou os têm tardiamente.[52] Em sua pesquisa, 70% das mulheres entrevistadas afirmam que o melhor momento para a maternidade é após a Residência Médica.[52] As políticas de afastamento pós-maternidade não oferecem um grande suporte às mães. Querer ser mãe muitas vezes é interpretado como algo que deve ser punido com o ostracismo, com o trabalho mais pesado e sem nenhuma regalia.

Uma terceira causa, e que parece ser a mais forte, é o desestímulo, o abatimento que advém do assédio moral. As mulheres, mesmo quando são mais capazes que sua contraparte masculina, têm de trabalhar muito mais para provar seu valor, e mesmo assim várias vezes são diminuídas e desencorajadas.

A cirurgia é uma especialidade que exige dedicação e doação. Ela se torna a sua segunda pele. Para ser cirurgiã, você precisa ser forte, mas flexível, dobrar, mas nunca rasgar ou quebrar.[56] Precisa aprender a liderar e a comandar. É preciso haver equidade no treinamento, desde a faculdade. É preciso que a sociedade aprenda a ver a mulher cirurgiã como um profissional que congrega força interior, coragem, conhecimento e disponibilidade, semelhantes às de um profissional do sexo masculino.

Os ecos da difamação de Lucas-Championnière ainda são fortes e ainda têm expressão no «Clube do Bolinha»: "As mulheres não podem, seriamente, seguir a carreira médica, a não ser que deixem de ser mulheres. Devido às leis fisiológicas, mulheres médicas são ambíguas, hermafroditas ou assexuadas, monstros sob todos os pontos de vista".[53]

Em seu discurso de abertura do Congresso da Sociedade Americana de Oncologia, em 2019, Monica Morrow revelou que, em 1981, começando sua residência em cirurgia geral, já vestida com o tradicional pijama cirúrgico, o cirurgião mais antigo perguntou se ela era um menino. Anos mais tarde, fazendo residência em cirurgia oncológica, ouviu seu chefe dizer olhando em sua direção:

"Uma cirurgia nunca é elegante quando há uma mulher em campo". Isso a fez lutar com maior disposição para enfrentar as diferenças nos salários pagos, e com as dificuldades para a indicação de chefias.[54]

Nas palavras de Maria Cristina Maya:* "a mulher com sua delicadeza e firmeza, como cirurgiã é capaz de criar um ballet com coreografia e musicalidade quando realiza uma cirurgia, com movimentos precisos e sutis".

Em *26 de novembro de 2018*, após um jantar de mulheres cirurgiãs no Rio de Janeiro, que contou com a presença de presidentes do American College of Surgeons, Barbara Bass e Patricia Numman, e por influência delas, foi criada a Comissão de Mulheres Cirurgiãs do CBC. Estiveram presentes no jantar Elizabeth Santos, Secretária-Geral do CBC e primeira mulher do serviço de cirurgia geral do Hospital Universitário da UFRJ, e Maria Cristina Maya, primeira mulher professora de cirurgia da Universidade Estadual do Rio de Janeiro, além de 30 outras cirurgiãs do Brasil.

Em recente pesquisa realizada por esta comissão, verificou-se que, mesmo com a evolução do mundo, em 2019, 50,3% das entrevistadas já havia sofrido assédio moral, e 59,9 % já chegou a pensar que não chegaria ao final da residência. Entretanto, 80,7% afirmaram que, apesar das dificuldades, escolheriam novamente a cirurgia como especialidade.

Ser cirurgiã significa que, em um mesmo dia, você tem de *ser dura como concreto e tão doce quanto mel. Precisa ter "nervos de aço", mãos firmes, além de um senso de competição bem afiado*.[54] Mas essas são qualidades que todo cirurgião tem de ter, seja homem ou mulher.

Passados tantos séculos, vemos que esse preconceito ainda existe e é intenso, embora mais velado. Apresenta-se de forma diferente, e as atuais cirurgiãs também respondem de maneira diferente. Caminha lado a lado com chantagens, assédios, desvalorização. Quase nos faz desejar voltar ao Egito de Merit Pitah e Peseshet. Mas desistir não é uma opção. "Eu faço de conta que não estou vendo o preconceito. Eu me imponho!"[55] – esse deve ser o mantra.

Operar exige do cirurgião resistência, precisão, acuidade visual e integração entre cognição e habilidade manual. Ser um cirurgião é muito mais do que ter a habilidade para realizar uma série de operações. Sua formação é complexa porque requer uma mistura única e balanceada de conhecimentos, destreza manual e capacidade de tomar decisões.[56] Mas nesses requisitos não está determinado que obrigatoriamente o cirurgião deva ser do sexo masculino, porque as mulheres são igualmente capazes de desenvolver esses atributos sem precisar perder sua feminilidade. Elas podem ser mães, esposas, simples ou *sexies*, e, ainda assim, grandes cirurgiãs – *You may be disappointed if you fail, but you are doomed if you don´t try*.**

Parece incrível que, em pleno século XXI, preconceitos em relação às mulheres cirurgiãs ainda sejam discutidos. São várias as associações de cirurgiãs que foram criadas com o objetivo de ajudá-las. Nos Estados Unidos, no Canadá, na Inglaterra, na Australásia, todos os colégios de cirurgia têm suas Comissões de Cirurgiãs, e todas têm o mesmo pensamento: ser mulher não é impedimento para ser "um excelente cirurgião", mesmo que as próprias mulheres vejam a cirurgia como uma especialidade masculina.

O futuro é agora. Já percorremos um longo caminho, mas ainda há barreiras a serem ultrapassadas. Somos todos cirurgiões. Homens e mulheres. Não existe cirurgião(ã) de mentirinha, ou de verdade, de brincadeira, ou a sério. Sim, obviamente, há que se resguardarem as peculiaridades dos gêneros, como em qualquer profissão. Mas duvidar que uma mulher

---

*Membro Titular do CBC

**Você ficará desapontada se falhar, mas será amaldiçoada se não tentar – Beverly Sills.

possa ser verdadeiramente cirurgiã? Sim, pode. Como qualquer homem disposto a pagar o preço da escolha.

Aquelas que perseguiram o sonho de ser cirurgiã fizeram um casamento por amor com a especialidade. Lutas intensas, conquistas dificílimas, mas com retorno emocional muito grande.

Chegará o dia em que tais questões serão relatadas como piadas, de mau gosto, mas o equilíbrio ainda é tendencioso. Ainda não se discute o bastante o assunto para que ele seja revisto e eliminado. É preciso uma atitude positiva e segura para a mudança desse cenário. Aceitar como tradição a desvalorização da cirurgiã é permitir que o abuso continue.

Eliminar todas as barreiras é uma ação de longa duração. Mudanças sociais não são simples. É preciso entender que as oportunidades não podem ser limitadas por gênero. Mulheres cirurgiãs precisam mostrar que não importa se são 12%, 20% ou 50% em número. É preciso que galvanizem sua energia e autoconfiança, que acreditem em si mesmas, porque possuem as aptidões necessárias.

Elas mostrarão que podem vencer, porque desejam fazer de suas carreiras um sucesso, e essa caminhada é uma apaixonante aventura. Nessa aventura o prazer é imenso, o de estar no centro cirúrgico diretamente salvando vidas.

O Colégio Brasileiro de Cirurgiões se une a todos os outros em sua Comissão de Mulheres Cirurgiãs, cujo objetivo é: trabalhar em favor da equidade. Partilhar ideias, dividir dificuldades, incentivar e sugerir ações que possam transformar positivamente a vida das mulheres cirurgiãs.

> *"É um caminho maravilhoso, mas difícil. Muitos tentarão te desanimar e dizer que não é "coisa de mulher". Se é o que você quer e gosta de fazer, vá em frente, e não se deixe desanimar! Ser mulher não te faz menos capaz nessa área"!*
> – *testemunho de uma cirurgiã.*

Referências bibliográficas

1. Castiglioni A. "História da Medicina" v.1 Companhia Editora Nacional. SP 1947.
2. Pinotti HW. "Filosofia da Cirurgia" Editora OLM, São Paulo, 2009.
3. Porter R. "Cambridge História da Medicina" Livraria e Editora Revinter, Rio de Janeiro, 2008.
4. Botelho JB. "História da Medicina". 2º Ed. Editora Valer. Manaus, 2011.
5. Whyn, R. "Saints and Sinners: Women and the practice of medicine throughout the ages". JAMA. 2020;180 (5):668-669.
6. Peck J. "The art of surgery". Am J Surg;2004; 187:5669-574.
7. Dall'Ava-Santutucci, J. Mulheres e médicas – as pioneiras da medicina. 1º edição. Editora Ediouro. RJ, 2005.
8. Pastena JA. "Women in surgery" Arch Surg 1993; 128:622-626.
9. Pu-A-Bi. Disponível em https://en.wikipedia.org/wiki/Puabi) Acesso em maio 2020.
10. Almeida A. "A cirurgia na antiguidade". Disponível em: https://alinesilvalmeida.files.wordpress.com/2010/05/historia_da_cirurgia.pdf Acessado em março de 2020.
11. A Lenda de Ísis. Disponível em https://www.infoescola.com/mitologia/isis/ Acesso em maio de 2020.
12. Ísis. Disponível em https://www.egitoantigo.net/isis-deusa-egipcia.html Acesso em maio de 2020.
13. Medicina e mulheres no Egito Antigo. Disponível em http://cnncba.blogspot.com/2010/09/medicina-e-mulheres-no-antigo-egito.html. Acesso em maio 2020.
14. Medicina no Egito Antigo. Disponível em: http://www.slideshare.net/josefaliborio/antigo-egito. Acesso em março de 2020.
15. Badaró W. "Papiro Edwin Smth". Rer Elet Discente História. 2018;9(5):89-107. Bahia.
16. Edwin Smith Papyrus. Disponível em: https://en.wikipedia.org/wiki/Edwin_Smith_Papyrus Acesso em maior 2020.
17. Vargas A, Lopéz M, Lillo C, Vargas, MJ. "El papiro de Edwin Smith y su trascendencia médica y odontológica". Rev Med Chile. 2012; 140: 1357-1362
18. Merit Ptah. Disponível em: https://www.livescience.com/merit-ptah-first-woman-physician-likely-did-not-exist.html Acesso em maio de 2020.
19. Kwiecinsk, J. "Merit Ptah". Disponível em https://news.cuanschutz.edu/news-stories/celebrated-ancient-egyptian-woman-physician-likely-never-existed-says-researcher Acesso em maio de 2020.
20. Medicina Chinesa. Disponível em: http://www.medicinachinesapt.com/história.html. Acesso em março de 2020.
21. Medicina Chinesa. Disponível em HTTP://www.kaleidoscope.cultural-China.com. Acesso em março de 2020.
22. Ribeiro Jr WA. Aspectos reais e lendários da biografia de Hipócrates, o "pai da medicina". J Bras Hist Med 2003;6(1):8-10.
23. Hipócrates. Disponível em: http://www.todabiologia.com/pesquisadores/hipocrates.htm Acesso em março de 2020
24. Agnodice. Disponível em: http://medicineisart.blogspot.com/2011/02/agnodice-primeira-medica-relatada-na.html. Acesso em março de 2020.
25. Metrodora. Disponível em: https://en.wikipedia.org/wiki/Metrodora Acesso em março de 2020.
26. A queda do Império Romano. Disponível em: https://www.infopedia.pt/$divisao-do-imperio-romano; https://www.sohistoria.com.br/ef2/roma/p3.php Acesso em maio de 2020.
27. "Renascimento". Disponível em: https://pt.wikipedia.org/wiki/Renascimento Acessado em maio de 2020.
28. "A Renascença Médica". Disponível em: https://www.hisour.com/pt/medical-renaissance-33313/ Acesso em março de 2020.
29. Brochado C. "Trotula de Salerno". Disponível em: https://www.jornalopcao.com.br/opcao-cultural/livro-de-trotula-di-ruggiero-a-mae-da-ginecologia-sai-em-portugues-134067/ Acesso em março de 2020.
30. Nogueira CRF. "Bruxaria e História. As práticas mágicas no Ocidente cristão". São Paulo: Ática, 1991; pp. 27-29.
31. "Académie Royale de Chirurgie" Disponível em: https://fr.wikipedia.org/wiki/Acad%C3%A9mie_nationale_de_chirurgie Acesso em maio de 2020.
32. Royal College of Surgeons of Edinburgh" Disponível em: https://en.wikipedia.org/wiki/Royal_College_of_Surgeons_of_Edinburgh Acesso em maio de 2020.
33. "Royal College of Surgeons of England". Disponível em Http://www.rcseng.ac.uk Acesso em março de 2020.
34. "Descobrimento das Américas". Disponível em: https://brasilescola.uol.com.br/historia-da-america/historia-eua.htm
35. Thorwald J. O século dos cirurgiões. Hemus - Livraria Editora LTDA. São Paulo – 2002.
36. "Elizabeth Backell". Disponível em: http://almanaque.folha.uol.com.br/ci%EAncia_18jul1954.htm
37. Franco T, Santos EG. Mulheres e Cirurgiãs. Rev. Col. Bras. Cir. 2010;37(1):72 – 77
38. "James Barry". Disponível em: https://en.wikipedia.org/wiki/James_Barry_(surgeon). Acesso em maio de 2020.
39. Gomes MM, Vargas SSM, Franco T. "1801-2008 – Faculdade de Medicina da UFRJ". Editora Atheneu, 1a Edição. Rio de Janeiro, 2008.
40. "Demografia Médica". Conselho Federal de Medicina & Conselho Regional de Medicina de São Paulo - Demografia Médica – Relatório de Pesquisa – 2018. Disponível em: http://www.cremesp.org.br. Acesso em março de 2020.

41. Neumayer L, Kaise S, Anderson K at al. "Perceptions of woman medica students and their influence on career choice". Am. J Surg. 2002;183(2):146-150.
42. Dossa E, Baxter, NN "Reducing gender bias in surgery". BJS; 2018;1-3:17-7-1709.
43. Wirtzfeld, DA. "The history of woman in Surgery". Can J Surg. 2009;52(4):317-320
44. Aziz, HA, Ducoin, C, Welsh DJ, et al. "2018 ACS Governors Survey: gender inequality and harassment remain a challenge in surgery". Disponível em: http://www.bulletin.facs.org/2019/09/2018-acs-governors-survey. Acesso em 2019
45. American College of Surgeons – Gallery of Presidents. Disponível em: https://www.facs.org/about-acs/archives/acshistory/presidentslist Acesso em maio de 2020.
46. "Patricia Numann". Disponível em! https://whatsupatupstate.wordpress.com/2018/02/26/three-trailblazers-a-look-at-some-of-upstates-modern-medical-pioneers/ Acesso em maio de 2020.
47. Barbara Lee Bass. Disponível em: https://smhs.gwu.edu/news/barbara-lee-bass-named-vp-health-affairs-and-dean-smhs Acesso em maio de 2020.
48. Mary Walker. Disponível em : https://en.wikipedia.org/wiki/Mary_Edwards_Walker Acesso em maio de 2020.
49. Mayer R. "Our calling". Annals of Surgery. 2018; 268(3): 392-402.
50. Colégio Brasileiro de Cirurgiões. A arte e a técnica da cirurgia no Brasil. Produção Editorial e Projeto Gráfico News Comunicação. 2007 1º Ed. Rio de Janeiro.
51. "Angelita Habr-Gama". Disponível em: http://www.usp.br/espacoaberto/?materia=angelita-habr-gama-dedicada-e-incansavel Acesso em maio de 2020.
52. Araújo J, Bacelar S, Jesus LE. "Family planning among female medica students: are their plans comaparable to other professions"? Reb Assoc Med Bras. 2020:66(4):458-490
53. Championnière L. Just. 'Article 9997'. J Méd Chir Prat. June 1875 issue : 241-242).
54. Cassel J. in Being a woman surgeon: Sixty Woman share theis stories. Gordian Knot Books. 1º Edição. Los Angeles, 2015.
55. Alzira Rodrigues. Entrevista. Disponível em: https://globoplay.globo.com/v/7906952/ Acesso em maio de 2020.
56. Férnandez-Cruz L. Challenging times for General Surgeons. Ann. Surg. 2004; 240(6): 932-938.

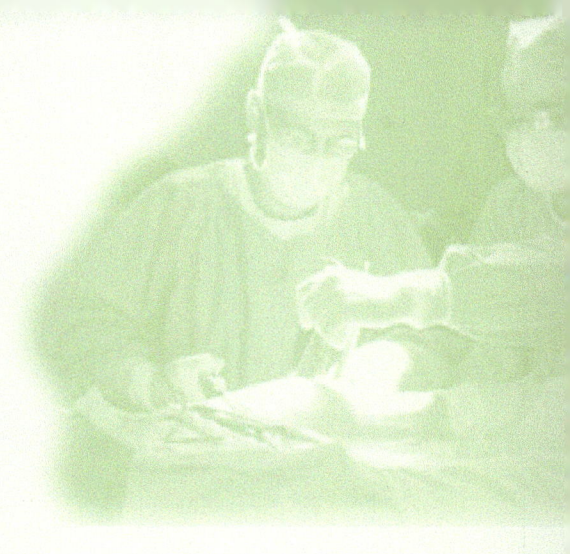

Seção 20

Educação e Formação do Cirurgião

114 Momentos da Formação Profissional

Aline von Bahten • Toufic Anbar Neto
Gerson Alves Pereira Junior • André Gusmão Cunha

"Não apenas pratique sua arte, mas force seu caminho para seus segredos, pois isso e o conhecimento podem elevar homens ao Divino."
Ludwig von Beethoven

Introdução

Profissionalismo é um comprometimento moral com o resultado daquilo que se realiza, aliado aos mais altos padrões de honestidade, respeito e responsabilidade.[1] Há valores contidos no profissionalismo que são inatos ou fazem parte da formação pessoal, cultivada pela educação que alguns trazem de casa. No entanto, há características do profissionalismo que têm de ser ensinadas, a par da restante aprendizagem de uma profissão. É uma oportunidade de potenciar determinadas qualidades do caráter ou da atitude fundamentais ao correto desempenho da profissão médica.[2] Para o cirurgião, profissionalismo é "o que nos sustenta, nos incorpora, nos revigora e nos leva adiante".[3] Em medicina, profissionalismo representa o cuidado com o paciente.

Poucos profissionais são tão atrelados a seus resultados como o cirurgião. Chales Bosk, professor de sociologia, foi pioneiro em promover uma cultura hospitalar colaborativa livre de culpa e recriminação para reduzir erros médicos. Seu livro clássico *Forgive and Remember: Managing Medical Failure* foi escrito em 1979, após passar meses visitando enfermarias cirúrgicas nos Estados Unidos. Seu texto descreve como as ações do cirurgião e a evolução do paciente são mais ligados em cirurgia do que qualquer outra área na medicina.[4] Essa ligação altera drasticamente a relação entre cirurgião e paciente, tornando-a invariavelmente um casamento na alegria e na tristeza. A relação torna-se mais complexa quando estão envolvidos na relação uma equipe que conte com residentes e internos.

Ser um paciente cirúrgico é uma experiência extrema. Quem já teve esta oportunidade sabe da vulnerabilidade que é entregar o próprio corpo para ser manipulado por outra pessoa. Uma vez anestesiado, o paciente não tem mais opinião. Suas manifestações são simplesmente aquelas refletidas em sua monitorização. Aqueles autorizados a executar essas experiências extremas devem se mostrar dignos de tal nobre ato. Devem dominar conhecimentos e habilidades técnicas, aliados a uma postura ética exemplar.[5] Há um crescente reconhecimento de que eventos adversos nos cuidados de saúde, e especificamente na cirurgia, são mais propensos a se originar de falhas comportamentais do que da falta de conhecimento técnico.[6]

Este capítulo tem como objetivo descrever os momentos da formação profissional do cirurgião geral.

Seleção

Sendo a ética uma moral aplicada, seu desenvolvimento começa desde a infância, quando ocorrem as primeiras distinções entre certo e errado, e continua durante toda a formação básica no ensino fundamental I e II, e médio. Assim, ao entrar em um curso superior de graduação, o estudante de medicina tem uma grande bagagem moral já desenvolvida.

É possível ensinar ética médica? Professora Nedy Cerqueira Neves tentou responder essa questão com sua experiência como conselheira do Conselho Regional de Medicina da Bahia (CREMEB) e professora de medicina da Escola Bahiana de Medicina e Saúde Pública.[7] Ao final fica claro que os entendimentos do código de ética médica e os processos que julgam os atos médicos são matérias de ensino, mas a postura ética individual vem de uma moral construída muito antes do ingresso na universidade.

A escolha da medicina como profissão, sem dúvida, resulta de vários fatores, alguns deles não conscientes e outros mais explícitos, e tem sido estudada no Brasil e no mundo.[8,9] Em estudo realizado na Universidade Federal de Minas Gerais (UFMG) em 2000, Ferreira et al.[10] relataram que a possibilidade de realização pessoal e a adequação às aptidões pessoais foram as principais razões apontadas pela grande maioria dos alunos para estudar Medicina. Os motivos altruístas e a busca do conhecimento ocupam lugar de destaque.

Nesse ponto, a avaliação e a seleção se confundem. Se a avaliação tem a função de imprimir uma mudança para garantir o aprendizado ("a avaliação molda o aprendizado", como ensina a Professora Patrícia Tempski, da Faculdade de Medicina da Universidade de São Paulo – USP), a seleção tem a função de garantir um perfil por meio de uma avaliação. Em tese, processos seletivos também moldam o aprendizado. Aplicado a questões morais, a seleção ao curso de medicina é o primeiro passo para garantir a formação profissional do cirurgião.

A Associação Americana de Faculdades de Medicina (AAMC) tem feito um trabalho junto aos seus associados para que ampliem os critérios de admissão, de modo a refletir melhor as competências desejáveis a um futuro médico.

Necessidade de educação permanente em saúde

O ensino na graduação em saúde, particularmente na medicina, vem sofrendo grandes transformações nas últimas décadas. A concepção mais atual trata a educação permanente em saúde (EPS) como educação ao longo da vida, por meio de ressignificação do desenvolvimento pessoal e interpessoal contínuo, concebendo o aprendizado no trabalho, que vai além da dimensão técnica.[11] Dessa forma, a EPS discute o autoaprimoramento contínuo na busca de competência pessoal, profissional e pessoal.[12]

Graduação

Ao ingressar na graduação, o aluno de medicina e as escolas médicas estão submetidos às Diretrizes Curriculares Nacionais (DCN), publicadas em 2014,[13] que definiram as áreas da formação médica profissional: Atenção à Saúde, Gestão em Saúde e Educação em Saúde. Segundo as DCN, o médico contemporâneo deve não apenas ter conhecimentos, habilidades e atitudes para assistir de maneira profissional seus pacientes, mas também deve compreender e exercer a gestão de recursos escassos (tempo, financiamento, pessoal, equipamentos), além de ter o compromisso com o ensino das próximas gerações de médicos.

"Todo médico é um educador" era a frase recorrente do Prof. João José Fagundes no Hospital das Clínicas da Universidade Estadual de Campinas (UNICAMP). Por ser um educador natural, o médico orienta seus pacientes, os acompanhantes, a equipe multiprofissional (o que o torna líder da equipe, na maioria das vezes), e os médicos vindouros. Segundo McKeown, os quatro atributos mais desejáveis do médico educador são competência técnica, simpatia, sabedoria e experiência.[14]

A necessidade de diferenciar conteúdos essenciais e avançados, focar no ensino de habilidades e simular situações médicas a fim de permitir que todos os estudantes e residentes tenham acesso ao aprendizado essencial, desenvolver habilidades de comunicação com pares e pacientes de forma clara e objetiva e de compreender o sistema de saúde em que atua tem sido nosso enfoque em educação médica.[15]

O exercício profissional do médico é heterogêneo devido ao grande número de especialidades e subespecialidades existentes, que se caracterizam por diferenças na área de atuação, no ambiente de trabalho e na variedade dos pacientes.[16]

A escolha da especialidade, que define a carreira profissional de um médico, tem sido objeto de estudo, chamando a atenção o fato de ser feita muito precocemente, ainda no início do curso. Muitos estudos têm levado em consideração fatores como estilo de vida, recompensa financeira, desejo de prestígio social e efeito de mentores.[17] Muitos desses fatores podem ter modificado esse cenário suficientemente para tornar as características psicológicas um fator menos importante na escolha de uma especialidade. Fatores relacionados ao estilo de vida, tais como horas de trabalho, tempo livre para atividades e frequência de plantões noturnos, têm sido apontados como importantes na escolha da especialidade.[17]

A pouca motivação para o exercício da medicina geral, da medicina de família e para as especialidades consideradas de atenção básica tem preocupado gestores em todo o mundo.[18] Esse tema tem sido amplamente abordado, principalmente por faculdades norte-americanas e europeias, uma vez que as características e a distribuição da mão de obra médica nas especialidades afetam a manutenção e a evolução de qualquer sistema de saúde.[19]

Um estudo brasileiro com alunos do último ano de oito escolas médicas do Estado de São Paulo verificou que quase a metade dos estudantes, ao ingressar na faculdade, já havia pensado sobre a especialidade. Para um quarto destes, a primeira escolha prevaleceu. Psiquiatria e Cirurgia foram as escolhas com maior porcentagem de estabilidade. Homens valorizaram o dinheiro, resultados terapêuticos imediatos e ter um emprego em instituições particulares. Mulheres atribuíram maior importância a uma carreira acadêmica e ter uma agenda mais regular. Quase a metade admitiu ter tido dificuldade na escolha da especialidade.[20]

Um estudo nacional comparando os motivos de escolha da especialidade entre residentes de Clínica Médica e Cirurgia mostrou que as principais razões da Clínica foram: contato com o paciente, gosto por atividades intelectuais e a abrangência da área. Já entre aqueles que optaram pela Cirurgia, os principais motivos de escolha foram: tipo de intervenção prática e objetiva, gosto por atividades manuais e resultados assistenciais rápidos e concretos que a área proporciona. Características de personalidade influenciaram ambas as áreas, porém não há diferença estatística. O momento da escolha difere nas duas áreas, sendo que cirurgiões decidem optar pela especialidade mais precocemente, antes mesmo de ingressar na faculdade, enquanto clínicos decidem no internato (quinto e sexto anos).[21]

Na cirurgia, a tradição do treinamento mestre-aprendiz deu lugar a um corpo acadêmico de grandes mestres cirurgiões que sistematizaram a arte da técnica operatória após o domínio de todo o axioma cirúrgico (anatomia, hemostasia, anestesia e antissepsia). Atualmente, seja na sala operatória de um hospital do interior do Brasil, ou na mais moderna sala de cirurgia robótica do país, os mestres da cirurgia brasileira foram os gigantes cujos ombros nos permitiram aprimorar nossa capacidade profissional e trazer resultados cada vez melhores aos pacientes. Essa tradição educadora do cirurgião brasileiro foi compilada e descrita no livro de Cléber Soares Júnior.[5]

Assim, uma boa seleção, aliada a avaliação formativa, focada na assistência ao paciente, mas incorporando o gerenciamento de recursos e, principalmente, o ensino das próximas gerações são as etapas da formação profissional mínima do cirurgião contemporâneo.

Internato

O internato médico é a etapa de profissionalização do estudante de medicina, seu momento de estágio! Tanto que parte de suas regras são derivadas justamente da Lei 11.788/2008, conhecida como Lei do Estágio.[22] Em seu primeiro artigo, a lei diz que "estágio é ato educativo escolar *supervisionado*, desenvolvido no ambiente de *trabalho*, que visa à preparação para o *trabalho* produtivo de educandos...".

O modelo experiencial do internato leva o interno a construir um modelo de assimilação da teoria como o aprendizado prático. Nesse processo estão envolvidos a experiência concreta, a observação reflexiva, a conceituação abstrata e a experimentação ativa.

Alguns valores são importantes para o desenvolvimento do interno durante o período de internato médico: engajamento, empatia e envolvimento. Além disso, a cultura do gerenciamento é fundamental para o profissional atual.

Nesta fase da sua formação, o interno adquire noções de profissionalismo médico. Este é a base do contrato entre a medicina e a sociedade. É uma relação tácita entre o médico, o público e a profissão. O público dá ao médico direitos e privilégios e espera que este retribua com a adesão a determinados valores que são a proteção da saúde, altos padrões de competência e moral, confiança e responsabilidade.

Engajamento (com o serviço)

Atualmente, o médico profissional vem cada vez mais atuando em empresas, muitas das quais são grandes corporações. No caso dos cirurgiões, as grandes redes hospitalares são reflexo dessa tendência mundial. Conceitos como *compliance* e governança são naturais aos profissionais dessas empresas, por meio do engajamento, mas, infelizmente, os egressos em medicina aprendem tão pouco os conceitos com os quais, logo em seguida, estarão lidando no atual mercado de trabalho.

No dicionário, engajamento é o "empenho em uma causa". Em gestão, engajamento é definido como um estado psicológico positivo e gratificante em relação ao trabalho, caracterizado por vigor, dedicação e absorção.[23] Resumidamente, engajamento profissional é vestir a camisa do local que se trabalha.

Yuval Harari resume muito bem, em seu livro *Sapiens*, a importância da colaboração para o ser humano, descrevendo que é o único animal que consegue "colaborar em grandes números de maneira maleável".[24] Essa capacidade única no reino animal deu ao ser humano grande vantagem, o que explica o atual domínio sobre o planeta. Porém, também explica como é importante para cada ser humano ser parte de um projeto por meio do engajamento.

Somos mais humanos quando colaboramos uns com os outros. Mas para isso, e Harari explica muito bem, é necessário termos uma realidade intersubjetiva[24] (como um país ou uma empresa) que nos dê valores. Atualmente, grandes empresas apresentam sua *visão* e sua *missão* como valores para facilitar o engajamento de seus colaboradores. É importante que o interno de medicina tenha a oportunidade de vestir a camisa e ter empenho a uma causa durante seu estágio profissionalizante.

Empatia (com a equipe)

O primatologista Frans de Waal descreve que uma das características animais mais importantes é a empatia, e o quanto as sociedades humanas poderiam aprender com chimpanzés, bononos, micos e gorilas.[25] Empatia é a capacidade de se colocar no lugar do outro. Psicologicamente, eu preciso conhecer algo sobre o outro para poder criar empatia e confiança, e que isso se reflita na equipe de trabalho.[26]

"A empatia se dá por meio da comunicação", como disse a Profa. Camila Vasconcelos da Faculdade de Medicina da Bahia da Universidade Federal da Bahia (FMB/UFBA).[27] Uma maneira eficaz para desenvolver empatia (e confiança) é estimular que todos em um ambiente de trabalho saibam os nomes uns dos outros, pois a empatia é uma via de mão dupla.

Porém, como alerta Dr. Michel Cadenas, "não basta saber o nome, é preciso saber que todos nós temos virtudes e fragilidades. Se conhecemos as virtudes e fragilidades uns dos outros, quando estivermos diante de um paciente, sabemos quem vai ajudar a resolver aquele problema".

Assim, a empatia ajuda nas oportunidades de aprendizado dos internos, pois aumenta a confiança mútua entre eles e a preceptoria e a equipe multiprofissional (enfermagem, fisioterapia, nutrição, serviço social, farmácia etc.). Para isso é importante que os internos sejam conhecidos de todos e que também saibam os nomes de cada profissional com quem atuam.

Barry Jackson, em seu editorial *What Makes an Excelente Surgeon?*, descreve a transformação dessa empatia no trabalho em equipe ao longo dos anos:

> *Quando comecei minha carreira, trabalho em equipe na sala de cirurgia era a regra. Um cirurgião tinha o mesmo instrumentador, o mesmo anestesista, assim como assistente, com quem já trabalhava há vários meses, talvez até mais tempo. Esse conceito de um grupo regular trabalhando em equipe mudou drasticamente conforme minha carreira progredia, com a escalação sendo introduzida como resultado de horários restritos de trabalho. O cirurgião, o instrumentador, a anestesista e o assistente que nunca trabalharam juntos anteriormente não estão em uma situação que leva para uma harmonia fácil. Reconhecendo isso, parte do check-list de segurança da OMS... garante que todos na sala de cirurgia sejam devidamente apresentados e que todos saibam qual operação deve ser realizada e de quaisquer problemas potenciais.*[28]

Envolvimento (com o paciente)

Há mais de 2.500 anos, o filósofo chinês Confúcio disse: "Conte-me e eu vou esquecer. Mostre-me e eu vou lembrar. Envolva-me, e eu vou entender."

Segundo Cecil G. Helman, a história social do paciente tem uma função fundamental no cuidado profissional. Ela faz o cirurgião compreender o impacto da doença para aquela pessoa e seu núcleo familiar e de amigos.[29] Envolver-se com o caso do paciente faz o cirurgião melhorar seu atendimento, e isso é fundamental para o aprendizado do interno de medicina.

Esse envolvimento tem sido chamado de Medicina Narrativa, cuja abordagem é centrada no paciente para a prática da medicina, que resgata as histórias dos pacientes e integra o que é importante para eles nas decisões sobre seus cuidados de saúde.[29] Uma forma rápida de envolvimento é, após as apresentações dos nomes, perguntar sobre a procedência e naturalidade do paciente e a partir dela conhecer sobre outros aspectos da história social do próprio paciente, como profissão, relacionamentos, família, cultura e como isso tem influência no seu processo de doença. Para a educação em cirurgia, o uso dessa abordagem baseada em narrativas tem o potencial de adquirir competências gerais da prática baseada em sistemas, aprendizagem baseada na prática, habilidades de comunicação e profissionalismo.[30]

Ao interno de medicina, futuro médico (quiçá cirurgião), o entendimento do paciente, aliado aos processos de diagnóstico e tratamento institucionais (protocolos), ajudam a agilizar e otimizar as tomadas de decisão e a resolução do caso em si.

O interno deverá desenvolver técnicas cognitivas, como autoquestionamento e questionamento direto do paciente, para entender as diferenças de perspectiva que influenciam a comunicação na relação médico-paciente.

Gestão

Em geral, gerenciamos a escassez. Se o mito da *cornucópia* fosse verdadeiro, provavelmente não haveria necessidade de tanta gestão. Em um mundo cada vez mais povoado e com recursos limitados, a cultura do gerenciamento é fundamental para não entrarmos na teoria Malthusiana de colapso mundial. Mas há também a gestão dos excessos.

Atualmente, todo profissional é um gestor de seu setor e, principalmente, da sua vida. Assim, como cirurgiões, ajudamos no gerenciamento de leitos, medicamentos, procedimentos, materiais, salas cirúrgicas, atendimentos.

O profissional moderno deve ter acesso a esses conhecimentos gerenciais,[31] cujos critérios e indicadores são cada vez mais disponíveis, como MEWS, PEWS, tempo médio de permanência, giro de leitos, giro de sala, NEDOCS, tempo porta-agulha, tempo porta-balão. Sempre é importante definir as metas de cada indicador como forma de avaliação constante para determinar se há necessidade de replanejamento das ações.

Pessoalmente, também gerenciamos nosso tempo, recurso escasso para todas as atividades necessárias ao longo do dia, da semana, do mês ou do ano. E gerenciamos nosso conhecimento. Nesse caso, o gerenciamento vem do excesso de conhecimento que a era da informação nos trouxe, pois há necessidade de separar as boas informações daquelas ruins ou inúteis, que infelizmente são a maioria. Mas esta é, com certeza, a gestão mais importante para manter o profissional atualizado com o desenvolvimento da medicina, da cirurgia e do mundo.

Economicamente, todos os recursos são escassos. Porém, há uma teoria econômica que define um único recurso como "definitivo e supremo": a mente humana.[32] A cultura do gerenciamento é a maneira mais eficaz no momento de cumprirmos (com engajamento, empatia e envolvimento) os princípios do Sistema Único de Saúde de universalidade, equidade e integralidade.[33]

Sacerdócio e heroísmo

Em contraponto ao perfil profissional do médico, há outros perfis de atuação que frequentemente são trazidos como modelos, porém com bases filosóficas distintas do modelo profissional.

Um deles é o perfil de sacerdócio na medicina, geralmente relacionado a uma instituição ou organização religiosa. O sacerdote, seja religioso ou não, é dedicado de corpo e alma a uma missão, assumindo sacrifícios, transgredindo horários, desafios, situações difíceis e adversas. Dessa forma, o sacerdócio é visto como uma extensão do perfil profissional,[34] já que o comprometimento moral com o paciente, acima de seu próprio interesse, é característica do profissionalismo.

Porém, diferente do sacerdócio, no profissionalismo, os sacrifícios vão até certo grau de consideração. Como descreveu Daniel Kahneman, em seu livro *Rápido e Devagar – Duas Formas de Pensar*, decisões equivocadas surgem no contexto de falta de autocontrole que pode ser induzido por jejum prolongado, privação do sono e esgotamento do ego com múltiplas tarefas.[35] O compromisso moral do profissional médico é com o melhor resultado possível para o paciente, o que limita seus sacrifícios e o distingue do sacerdócio.

Outro perfil, mais comumente associado ao médico nas redes sociais, é o do herói. Originalmente, heróis são semideuses capazes de suplantar desafios sobre-humanos. Apesar disso, desde a mitologia grega, heróis são descritos com falhas de caráter importantes, algumas incompatíveis com a atuação ética da medicina. A célebre frase de Stan Lee, proferida pelo personagem Tio Ben para o alter ego do Homem-Aranha, Peter Parker, "com grandes poderes vêm grandes responsabilidades" é um divisor de águas no entendimento do heroísmo, que antigamente não devia maiores explicações.[36]

Trivialmente, o aspecto heroico do médico é descrito como aquele que, no instante decisivo, resolveu um problema insolúvel para os leigos. Profissionalmente, é justamente para isso que existimos: solucionar problemas médicos com o melhor resultado possível para o paciente de maneira ética, honesta e responsável. Se o herói não conseguir, é porque não era possível para ninguém. Este, porém, não é um argumento válido profissionalmente. O médico profissional não é um herói.

Habilidades técnicas

Habilidade técnica refere-se a qualquer ação psicomotora ou faculdade mental relacionada adquirida com a prática e a aprendizagem pertencentes a um ofício ou profissão particular.[37] É importante desenvolver uma boa coordenação mão-olho, destreza manual e habilidades psicomotoras focadas em uma especialidade "artesanal" como a cirurgia, o que levou à criação de avaliações padrão para habilidades técnicas. Habilidades técnicas tendem a melhorar com a experiência, e isso é evidenciado pela relação volume-resultado em grande parte da cirurgia, em operações especialmente complexas.

Mesmo com toda a importância de valores e competências não técnicas para a formação profissional, e o seu impacto direto no desfecho dos resultados cirúrgicos, ninguém é cirurgião sem o desenvolvimento de habilidades de técnica cirúrgica. Afinal, é justamente por essas habilidades específicas que pacientes procuram os cirurgiões para tratar de suas enfermidades.

Conclusão

A formação profissional do cirurgião é uma tarefa infindável, que começa antes de entrar na escola médica e termina no final de sua carreira. A todo momento, somos desafiados com inovações, contextos, escassez e farturas diferentes para os quais as respostas vêm com o eterno aprendizado do profissional.

"Aprendizado é um constrangimento suave", segundo a Prof.ª Cláudia Bacelar, da UFBA. Se a vida vive desafiando os profissionais com seus constrangimentos suaves, então estes devem aprender a cada momento da sua vida profissional.

Referências bibliográficas

1. Pellegrini CA. Presidential address: The surgeon of the future: anchoring innovation and science with moral values. Bull Am Coll Surg. 2013;98(12):8–14.
2. Braga R. A necessidade do ensino do profissionalismo. Rev Port Med Geral e Fam [Internet]. 2019;35(4). Available from: http://www.scielo.mec.pt/scielo.php?script=sci_arttext&pid=S2182-51732019000400001
3. LaMar S. McGinnis Jr. Presidential Address: Professionalism in the 21st century. Bull Am Coll Surg. 2009;94(12):9–13.
4. Broadhead RS, Bosk CL. Forgive and Remember: Managing Medical Failure. Contemp Sociol. 1981;10(5):671.
5. Júnior CS. Sobre Ombros de Gigantes. A virtude e o cirurgião. Ensinamentos da história da Medicina. 2020.
6. Steven Yule, Simon Paterson-Brown. Surgeons' Non-technical Skills. Surgical Clinics of North America 92(1),2012, p. 37-50.
7. Neves NC. Ética Para Os Futuros Médicos. Brasília : Conselho Federal de Medicina, 2006. 1–108 p.
8. McHarg J, Mattick K, Knight LV. Why people apply to medical school: implications for widening participation activities. Med. Educ. 2007;41: 815-821.
9. Millan RL, Azevedo RS, Rossi E, De Marco OAN, Millan MPB, Arruda PVC. What is behind a student's choice for becoming a doctor? Clinics 2005; 60: 143-150.
10. Ferreira RA, Peret Filho LA, Goulart EMA, Valadão MMA. O estudante de medicina da Universidade Federal de Minas Gerais: perfil e tendências. Rev. Assoc. Med. Bras. 2000; 46(3):224-231.
11. Rodrigues RRJ, Imai RY, Ferreira WF. Um espaço para o desenvolvimento interpessoal no trabalho. Psicol Estud. 2001;6(2):123-7. DOI:10.1590/S1413-73722001000200017.
12. Berbel NAN. A problematização e a aprendizagem baseada em problemas: diferentes termos ou diferentes caminhos? Interface Comun Saude Educ. 1998;2(2):139-54. DOI:10.1590/S1414-32831998000100008.
13. SUPERIOR CDE. RESOLUÇÃO No 3, DE 20 DE JUNHO DE 2014 Diretrizes Curriculares Nacionais do Curso de Graduação em Medicina. 2014 p. 15–22.
14. Bandranayke RC, Harden RM. A Practical Guide for Medical Education. 2013;176–81.
15. Acosta D, Castillo-Angeles M, Garces-Descovich A, Watkins AA, Gupta A, Critchlow JF, et al. Surgical Practical Skills Learning Curriculum: Implementation and Interns' Confidence Perceptions. J Surg Educ. 2018;75(2):263–70.
16. Maron BA, Fein S, Maron BJ, Hillel AT, El Baghdadi MM, Rodenhauser P. Ability of prospective assessment of personality profiles to predict the practice specialty of medical students. Proc (Bayl Univ Med Cent) 2007;20: 22–6.
17. Dorsey ER, Jarjoura D, Rutecki GW. Influence of Controllable Lifestyle on Recent Trends in Specialty Choice by US Medical Students. JAMA. 2003;290(9): 1173-8.
18. Shadbolt N; Bunker J. Choosing general practice: A review of career choice determinants. Aust. Fam. Phys. 2009; 38(1/2): 53-55.
19. Pikoulis E, Avgerinos ED, Pedeli X, Karavokyros I, Bassios N, Anagnostopoulou S. Medical students' perceptions on factors influencing a surgical career: The fate of general surgery in Greece. Surgery 2010;148(3) :510-5.
20. Cruz EMTN. A escolha da especialidade em medicina. Campinas; 1976. Doutorado [Tese] - Faculdade de Ciências Médicas da Universidade Estadual de Campinas.
21. Bellodi, PL. Clínica ou cirurgia – um estudo sobre razões da escolha da especialidade. São Paulo Med. J. 2004;122(3) :81-6.
22. República P da. LEI No 11.788, DE 25 DE SETEMBRO DE 2008. DOU. 2008;1–13.
23. Schaufeli WB, Salanova M, V. G-R, Bakker AB. The measurement of engagement and burnout: A two sample confirmatory factor analytic approach. J Happiness Stud. 2002;3(1):71–92.
24. Harari Y. *Sapiens – uma breve história da humanidade*. São Paulo: L&PM Pocket, 2015. 450 p.
25. DeWaal F. A Era da Empatia. São Paulo: Companhia das Letras, 2009.
26. Lencioni P. Os 5 Desafios das Equipes. Rio de Janeiro: Sextante, 2015.
27. Vasconcelos C. Discurso da Paraninfa – Medicina Turma 244a UFBA [Internet]. 2019. Available from: http://cvmed.com.br/2019/04/29/discurso-da-paraninfa-medicina-turma-244a-ufba/
28. Jackson, B. What Makes an Excellent Surgeon?. OBES SURG 29, 1087–1089 (2019).
29. Helman CG. Cultura, Saúde e Doença. Porto Alegre: Artes Médicas, 1994. 333 p.
30. A. Scott Pearson, Michael P. McTigue, John L. Tarpley. Narrative Medicine in Surgical Education. Journal of Surgical Education. 65(2):2008,Pages 99-10031Paris Servoni CR, Barbosa PMK, Francisco AM, Marin MJS, Mielo M. Conhecimento de indicadores hospitalares por enfermeiros de unidades de internação. Rev Adm em Saúde. 2018;18(70).
32. Simon JL. The Ultimate Resource. Princeton, N.J.: Princeton University Press, 1981.
33. República P da. LEI No 8.080, DE 19 DE SETEMBRO DE 1990. Mensagem. 1990 p. 1–13.
34. Siqueira FPN de. O médico e o sacerdócio [Internet]. 2017. Disponível em: http://www.cremego.org.br/index.php?option=com_content&view=article&id=21017:o-medico-e-o-sacerdocio&catid=46:publicacoes&Itemid=490
35. Kahneman D. Rápido e Devagar – Duas Formas de Pensar. Rio de Janeiro: Objetiva, 2011.
36. Donaldson M. The Spider-Man Principle. J Am Dent Assoc. 2011;142(11):1229–32.
37. Riaz A. Agha, Alexander J. Fowler, Nick Sevdalis. The role of non-technical skills in surgery. Annals of Medicine and Surgery. 4(4):2015,Pages 422-427.

115 O Ensino de Clínica Médica na Graduação e Residência Médica

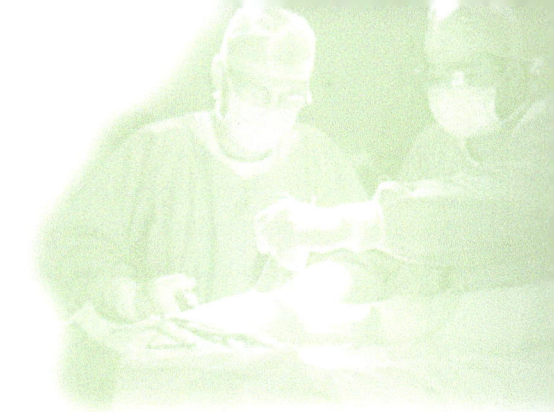

Aline von Bahten • Toufic Anbar Neto
Gerson Alves Pereira Junior • André Gusmão Cunha

Introdução

A educação médica brasileira tem se modificado ao longo do tempo, a fim de que os médicos formados tenham as competências necessárias para a atuação no sistema público de saúde, dentro de um enfoque biopsicossocial. Atualmente, o perfil do egresso, definido nas *Diretrizes Curriculares Nacionais de 2014* para o curso de medicina, é a formação de um profissional humanista, ético e reflexivo. Para atender essa necessidade de formação, os cursos de graduação têm adotado gradativamente, adaptações curriculares e novas metodologias de ensino-aprendizagem. Os currículos centrados em disciplinas e de cunho hospitalocêntrico, focados no processo patológico, têm cedido espaço a currículos que priorizam o processo de ensino-aprendizagem com maior autonomia e participação ativa dos estudantes. De qualquer forma, a compreensão desse processo de formação ainda é um grande desafio, pois vai além do aspecto pedagógico e inclui também o desejo de uma formação mais humanizada dos profissionais médicos.[1]

Mudanças na formação médica

Em 1994, o Ministério da Saúde instituiu o Programa Saúde da Família (PSF), promovendo mudanças na organização dos serviços de saúde. O acesso à saúde pela população implicou diretamente na formação dos médicos, de modo que era preciso que esse profissional tivesse, já na sua graduação, um olhar voltado para a realidade social.[1]

A necessidade de mudança no perfil do egresso de Medicina levou à Organização Pan-Americana de Saúde (Opas) afirmar em 1994, que:

> Os médicos devem ser preparados para promover a saúde, prevenir e tratar a doença e reabilitar o deficiente, de maneira ética e amorosa, dentro da sua área de competência. Não se trata de um somatório de disciplinas, mas de uma formação transdisciplinar, a qual lhes dará condições de agir em equipes de caráter multidisciplinar e multiprofissional, em estudos e soluções dos problemas de saúde.[2]

Em 1996, Troncon LEA, em um artigo intitulado "Ensino Clínico na Comunidade", afirmou que: "A inadequação do paradigma tradicional de atuação médica, desenvolvido ao longo deste século, motivou a proposição de um modelo alternativo, voltado mais à promoção da saúde do que à cura das doenças."[7] De fato, nos últimos anos, a tendência é que a maior parte das ações sejam desenvolvidas junto à própria comunidade, e não no hospital, favorecendo uma prática médica menos especializada, mais abrangente e humanizada, focada na pessoa e no seu meio de inserção familiar, na prevenção das doenças e promoção da saúde.[7]

A partir da definição mais geral do médico a ser formado, o segundo passo é definir as habilidades e competências mínimas que esse profissional deve ter. Algumas mudanças foram sendo introduzidas na prática médica, e têm sido, cada vez mais, incorporadas ao ensino de graduação na medicina, são elas:

- Treinamento em ambulatório e não apenas em enfermarias, serviços de emergência e unidades de terapia intensiva.
- Importância de se levarem em conta, nas decisões clínicas, os custos dos exames complementares, de internações hospitalares e de tratamentos propostos.
- Participação do paciente nas decisões que são tomadas a seu respeito.
- Importância de interação com uma equipe multiprofissional, e não apenas com médicos.
- Papel do médico na manutenção da saúde, na prevenção primária e secundária e não apenas

no diagnóstico e tratamento das doenças estabelecidas.
- Incorporação dos conhecimentos de Epidemiologia na prática clínica.
- Reconhecimento da importância dos aspectos psicológicos, sociais e culturais nas doenças e nos pacientes.[3]

A escolha da especialidade, que define a carreira profissional de um médico, tem sido objeto de estudo, chamando a atenção o fato de ser feita muito precocemente, ainda no início do curso. Muitos estudos têm levado em consideração fatores como estilo de vida, recompensa financeira, desejo de prestígio social e efeito de mentores.[20] Muitos desses fatores podem ter modificado este cenário suficientemente para tornar as características psicológicas um fator menos importante na escolha de uma especialidade. Fatores relacionados ao estilo de vida, tais como horas de trabalho, tempo livre para atividades e frequência de plantões noturnos têm sido apontados como importantes na escolha da especialidade.[20]

Ensino de semiologia clínica

Para se estabelecer um programa de ensino de técnicas de diagnóstico clínico é fundamental analisar as estratégias que um médico usa para fazer o diagnóstico. Importante contribuição foi dada por Sackett *et al.*, ao sistematizar definições e descrições de quatro estratégias possíveis para o diagnóstico clínico:[4]

- *Reconhecimento de padrões:* a experiência prévia e os sentidos, principalmente a visão, mas também a audição ou mesmo olfato são usados para a realização do diagnóstico.
- *Árvore de decisões:* constitui-se em um conjunto de decisões que devem ser tomadas, dependendo da resposta a uma questão anterior. Essa estratégia tem grande utilidade em algumas situações, p. ex., triagem por não médicos ou protocolos de investigação. No entanto, habitualmente, os médicos não fazem o seu raciocínio clínico desse modo.
- *História e o exame físico completos:* esta é a forma tradicional de ensino da Semiologia Clínica. O aluno de Medicina, independente da queixa do paciente, faz a história clínica e o exame físico de forma mais completa possível, para depois levantar as hipóteses diagnósticas e propor investigação laboratorial e conduta.
- *Estratégia baseada no raciocínio hipotético-dedutivo:* trata-se de um processo dinâmico, em que, mesmo inconscientemente, o médico, desde o início, está formulando hipóteses. Desde o instante em que o paciente entra na sala, o médico está formulando hipóteses diagnósticas e tentando confirmá-las ou excluí-las, pelo aspecto do paciente, sua fala, e, depois, por meio da história clínica e do exame físico.[4]

A adequada execução da história clínica, do exame físico e dos exames laboratoriais no diagnóstico, inicialmente sindrômico, e conduta recebe grande destaque no ensino da clínica médica. A história clínica e o exame físico adequadamente realizados são capazes de levar o médico ao diagnóstico etiológico, ou próximo dele, na grande maioria dos casos.[3]

É evidente que, em pacientes mais graves, com múltiplas comorbidades, os exames complementares tornam-se cada vez mais necessários e decisivos, no entanto, mesmo nessas situações, a solicitação e a interpretação dos mesmos deve ser baseada nos dados clínicos. Dessa forma, não seria exagero afirmar que o reconhecimento de padrões, a história clínica e o exame físico, em conjunto, são recursos poderosos de que o médico dispõe para o diagnóstico e, muitas vezes, para o tratamento.[3]

Assim, o aprimoramento das técnicas de como realizar uma boa história clínica e um exame físico adequados deve sempre ser incentivado. O ambulatório é um bom cenário para o exercício da coleta da história clínica, pois apresenta pacientes com problemas menos complexos, permitindo que o raciocínio hipotético-dedutivo possa ser exercitado pelos alunos, desde o início de sua formação. A enfermaria, por sua vez, é um local privilegiado para o ensino de técnicas de exame físico, reconhecimento de padrões e demonstração de situações em que o exame físico é alterado.[3]

Em países como o Brasil, é possível o contato direto do estudante com o paciente. Esse fato é de grande valia para o aprendizado clínico, no entanto, pode ser complementado com equipamentos que permitem simulações, bastantes vantajosas em muitos casos, como os sistemas de simulação de ausculta cardíaca, em que os sons cardíacos podem ser ouvidos várias vezes pelos estudantes, até que haja memorização de todas as suas características e diferenças.[3]

Busca do conhecimento de forma autônoma

Uma das competências mais importantes a serem adquiridas pelo estudante de medicina e pelo médico é a capacidade de buscar o conhecimento de forma autônoma, sendo capaz de se atualizar continuamente e analisar, de forma crítica, a informação obtida.[3]

Nos últimos anos, os currículos integrados e as metodologias ativas mostraram-se como alternativa aos currículos tradicionais, visando atender às expectativas das políticas públicas de saúde nacionais e internacionais.[6]

No intuito de mobilizar estudantes para a participação ativa no processo de ensino-aprendizagem, em que o professor é visto como mediador, os cursos de graduação passaram a adotar metodologias ativas. Há uma tendência, cada vez maior, de diminuição das propostas curriculares disciplinares. Em contrapartida, existe uma crescente implantação de currículos integrados com proposições de metodologias ativas. As metodologias ativas se baseiam em diferentes formas de desenvolvimento do processo de aprendizagem, fazendo com que os estudantes participem utilizando experiências reais ou simuladas, visando criar condições para solucionar os desafios advindos das atividades essenciais da prática médica em diferentes contextos.[5]

São exemplos de modalidades compreendidas nas metodologias ativas:

- O estudo de caso clínico.
- Aprendizagem baseada em projetos.
- Pesquisa científica.
- Metodologia da problematização com o Arco de Maguerez.
- Aprendizagem baseada em problemas.

O ensino na graduação em saúde, particularmente na medicina, vem sofrendo grandes transformações nas últimas décadas. A concepção mais atual trata a educação permanente em saúde (EPS) como educação ao longo da vida, por meio de ressignificação do desenvolvimento pessoal e interpessoal contínuo, concebendo o aprendizado no trabalho, que vai além da dimensão técnica.[10] Dessa forma, a EPS discute o autoaprimoramento contínuo na busca de competência pessoal, profissional e pessoal.[21]

Nas metodologias ativas, a estrutura física de salas de aula, laboratórios e espaços de convívio devem atender à necessidade de integração que o modelo pedagógico exige. Diante disso, fica claro que a implantação desse modelo curricular não se dá de forma abrupta e sem planejamento das instituições de ensino superior. Uma vez que uma das principais características de um bom médico é a sua capacidade de atualização permanente, formar médicos com essa habilidade deve ser um dos objetivos centrais do ensino médico, devendo as instituições de ensino desenvolverem estratégias específicas para esse fim.[5] Já se passaram mais de 20 anos desde o início da implantação das mudanças curriculares e metodologias ativas nas escolas médicas brasileiras sendo, portanto, necessário avaliar os resultados destas nos profissionais formados. Uma análise de trabalhos científicos, realizada por Gomes AP e Rego S, publicada em 2017 acerca da PBL, não demonstrou melhorias em formação clínica, habilidades de comunicação, desempenho e colocações de carreira dos médicos formados em instituições que adotam a PBL. No entanto, pode-se perceber um aumento da participação e dedicação destes na atenção básica de saúde.[6] Também foi notória a melhoria da relação médico-paciente, muito provavelmente decorrente da convivência precoce dos acadêmicos em ambientes de atenção primária. No que se diz respeito à escolha da especialidade, não foi observado aumento de demanda em relação a carreiras generalistas ou de medicina da família, evidenciando que, apesar do estreitamento dos laços entre médico e paciente, as especialidades médicas continuam tendo a preferência dos formandos.[8,-10]

No Brasil, a conclusão do curso de medicina habilita o recém-graduado a exercer a profissão.[11] No entanto, os recém-formados procuram a residência médica como continuação de sua formação.[12]

No ensino da medicina, tanto na graduação quanto na residência, conhecimentos e habilidades isolados não tornam um médico competente, no entanto, são fundamentais para um bom desempenho do profissional: a capacidade de usar esses atributos, em situações clínicas particulares, aliada a satisfação profissional, satisfação dos pacientes e uma atenção de qualidade, que seja eficiente e custo-efetiva.[13]

Ao observar os preceptores docentes e não docentes, os residentes os identificam como modelo, não apenas de conhecimento e de habilidades, mas também de comportamentos e atitudes.[14] Um importante passo no processo de ensino-aprendizagem durante a residência médica é oferecer experiências variadas que permitam ao recém-formado aprender a identificar sinais relevantes nas situações encontradas e a buscar, na memória, ações apropriadas para serem usadas em situações posteriores.[15]

Como pode-se perceber, a escola não é o único local onde é possível aprender. A educação formal não consegue mais, isoladamente, ser capaz de desenvolver todas as habilidades, conhecimentos e atitudes necessários à formação de um bom profissional.[16] Nesse contexto, a residência médica torna-se um espaço para aprendizado e desenvolvimento de habilidades. Segundo Ark et al.,[17] o raciocínio clínico lança mão de dois tipos de mecanismos não excludentes: analítico e não analítico. O mecanismo analítico dependente de uma cognição consciente, racional e analítica, é representado pelas características isoladas dos fatores que levam à construção dos diagnósticos, p. ex., as características de um edema: mole, frio e indolor. O mecanismo analítico é tradicionalmente ensinado, dando especial atenção à identificação das características clínicas.[17] Já os mecanismos não analíticos do raciocínio clínico são representados pelas considerações diagnósticas feitas de forma rápida e inconsciente, a partir de similaridades do caso atual com outros prévios.[18]

Para um bom raciocício clínico, não basta decorar listas de sinais e sintomas e, a partir deles, tentar encontrar um diagnóstico. Existem outras instâncias importantes que permitem identificar e interpretar o conhecimento prévio. Isso foi comprovado por estudos em que modelos de computadores, com enorme capacidade de acúmulo de informações e de regras para utilizá-las, apresentaram pior desempenho do que pessoas experientes.[19]

O sucesso do raciocínio clínico depende da abordagem do paciente como um todo, em que os conhecimentos da medicina e as técnicas são ferramentas importantes que devem ser usadas dentro de um contexto. Esse raciocínio utiliza mecanismos analíticos e não analíticos e pode ser treinado, ensinado e aprendido.[18]

O ambiente e o modo como se dá essa formação são de suma importância. O ganho de aprendizado é muito maior com estímulos para se chegar a um diagnóstico, discutindo as hipóteses, do que com uma simples arguição.[18]

De modo geral, o que se espera é que o residente, munido de conhecimentos e técnicas específicas, consiga atender aos diferentes pacientes que vai encontrar e compreenda os contextos sociais em que estão inseridos.[18]

Um importante fator que deve ser estimulado, tanto nos alunos da graduação quanto nos médicos residentes, é a metacognição. Entende-se por metacognição a capacidade do estudante em perceber, avaliar e controlar seu processo de aprendizagem e sua performance no desempenho das tarefas. Essa é uma grande mudança no ensino da medicina, uma vez que leva o estudante ou médico a buscar suas necessidades educacionais.[18]

Considerações finais

O ensino superior brasileiro tem passado por grandes mudanças visando atender às necessidades sociais e às políticas públicas de saúde. Apesar de ter ocorrido uma evidente melhora na relação médico-paciente, atendendo aos preceitos das Diretrizes Curriculares Nacionais, há muito que se fazer para se obter igual melhoria na formação e no desempenho clínico. A adoção de modelos curriculares flexíveis, em que o discente é o foco do processo ensino-aprendizagem, e que desenvolva suas habilidades de forma crítica e reflexiva, parece ser um passo necessário em direção a um novo perfil profissional.

A residência médica, por sua vez, representa não apenas um treinamento, mas sim um meio de desenvolvimento de diversas formas de conhecimento e habilidade. Com o exercício da metacognição, o residente vai adquirindo atributos técnicos que lhe permitem se responsabilizar progressivamente pelos atos profissionais, até que não precise mais da ajuda do preceptor.

Referências bibliográficas

1. Educação Médica no Brasil: uma Análise Histórica sobre a Formação Acadêmica e Pedagógica. Revista Brasileira de Educação Médica 42 (4) : 66-73; 2018.
2. Lampert, J B. Tendências de Mudanças na Formação Médica no Brasil. Tipologia das Escolas. 2. ed. São Paulo: HUCITEC, 2009.
3. Kira CM, Martins MA. O ensino e o aprendizado das habilidades clínicas e competências médicas. Medicina, Ribeirão Preto, Simpósio: Ensino Médico de Graduação 29: 407-413, out./dez. 1996.
4. Sackett DL et al. Clinical epidemiology: A basic science for clinical medicine. 2th ed. Little, Brown and Company, Boston, 1991.
5. Berbel, NAN. As metodologias ativas e a promoção da autonomia do estudante. Semina: Ciências Sociais e Humanas. [on line] 2011. 32 (1) [Acesso em 03 jul 2017]; 25-40. Disponível em http://www.proiac.uff.br/sites/default/ files/documentos/berbel_2011.pdf.
6. Gomes AP, Rego S. Transformação da Educação Médica: É Possível Formar um Novo Médico a partir de Mudanças no Método de Ensino-Aprendizagem? RevBrasEduc Med [on line]. 2011. 35 (4) [Acesso em: 20 jun 2017]; 557-566. Disponível em:<http://www.scielo.br/scielo.php?script=sci_arttext&pid=S0100-55022011000400016&lng=pt&nrm=iso &tlng=pt>.
7. Troncon LEA. Ensino Clínico na Comunidade (*) Medicina, Ribeirão Preto, 32: 335-344, jul./set. 1999
8. Costa JRB, Romano VF, Costa RR, Gomes AP, Alves LA, Batista RS. A Transformação Curricular e a Escolha da Especialidade Médica. Rev Bras EducMed [on line]. 2014. 38 (1) [Acesso em: nov 2017]; 47-58. Disponível em: http:// www.scielo.br/scielo.php?script=sci_issuetoc&pid=0100--550220140001&lng=en&nrm=iso.
9. Peixoto JM, Ribeiro MMF, Amaral CFS. Atitude do estudante de Medicina a Respeito da Relação Médico-Paciente x Modelo Pedagógico. Rev BrasEduc Med [on line]. 2011. 35 (2) [Acesso em: 21 nov 2017]; 229-236. Disponível em http://www.scielo.br/pdf/rbem/v35n2/12.pdf.
10. Taroco APRM, Tsuji H, Higa. Currículo Orientado por Competência para a Compreensão da Integralidade. Rev Bras Educ Med [on line]. 2017. 41 (1) [Acesso em:capturado 21 jun 2017]; 12-21. Disponível em http://www.scielo.br/pdf/ rbem/v41n1/1981-5271-rbem-41-1-0012.pdf
11. SternD. Minimum Competencies for Medical Graduates: a Global Affair. XVII Panamerican Conference on Medical Education; 2006 april 20; Santo Domingo, Dominican Republic: [s. n.]; 2006.
12. Martins LAN. Residência médica: estresse e crescimento. São Paulo: Casa do Psicólogo, 2005.
13. Huddle TS, Heudebert GR. Taking Apart the Art: TheRisk of Anatomizing Clinical Competence. Acad Med. 2007; 82:536–541.
14. Branch WT, Kern D, Haidet P, Weissmann P, Gracey CF, Mitchell G et al. Teaching the human dimensions of care in clinical settings. JAMA. 2001;286:1067-1074.
15. Simon, HA. Observations on the sciences of science learning. J Appl Dev Psychol. 2000;21(1):115-121.
16. Bransford JD, Brown AL,Cocking RR, (Eds.). How people learn: brain, mind, and school. Expanded Edition. Washington, DC: Nacional Academies Press; 2000.

17. Ark TK, Brooks LR, Eva KW. Giving Learners the Best of Both Worlds: Do Clinical Teachers Need to Guard Against Teaching Pattern Recognition to Novices? Acad Med. 2006;81:405–409.
18. Botti SHO, Rego S. Processo ensino-aprendizagem na residência médica. Revista brasileira de Educação Médica 34 (1): 132–140; 2010.
19. Norman GR, Brooks LR. The Non-Analytical Basis of Clinical Reasoning. Adv Health Sci Educ Theory Pract. 1997; 2:1 73–184.
20. Dorsey ER, Jarjoura D, Rutecki GW. Influence of Controllable Lifestyle on Recent Trends in Specialty Choice by US Medical Students. JAMA. 2003;290(9): 1173-8.
21. Berbel NAN. A problematização e a aprendizagem baseada em problemas: diferentes termos ou diferentes caminhos? Interface Comun Saude Educ. 1998;2(2):139-54. DOI:10.1590/S1414-32831998000100008.

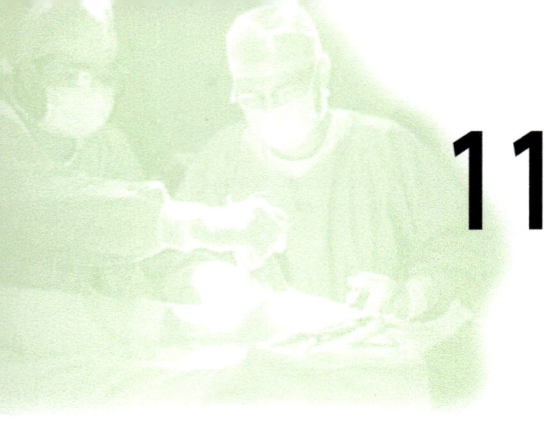

116 Residência Médica em Cirurgia Geral – Onde Estamos?

Elizabeth Gomes dos Santos • Rosana Leite de Melo
André Gusmão

"Para ser um cirurgião você precisa ter os olhos de um falcão, o coração de um leão e as mãos suaves de uma fada"
Autor desconhecido

Introdução

Nas últimas duas décadas, a preocupação com a segurança do paciente tem mudado o pensamento daqueles que trabalham com o treinamento de pessoal na área da saúde, especialmente no que se refere à capacitação de cirurgiões.

O crescimento exponencial do conhecimento científico e o desenvolvimento de novas tecnologias, aliados à extensa difusão de informações pela internet, muitas vezes sem qualidade e sem critérios adequados, formam um conjunto de conceitos muitas vezes distorcidos e de grande prejuízo para a população. Além disso, a insatisfação do público com a eficiência do cuidado prestado por alguns profissionais motivou que pesquisas fossem feitas quanto à eficiência do treinamento. Os aspectos legais relacionados ao treinamento *in anima nobili*, e até mesmo as expectativas profissionais e de qualidade de vida, daqueles em formação, resultaram em mudanças na formação do cirurgião. Assim, o treinamento, anteriormente baseado em horas distribuídas em cenários de prática (enfermarias, centro cirúrgico, ambulatórios), passou prioritariamente a objetivar competências a serem adquiridas.[1-3]

Apesar dessas mudanças, a formação do Cirurgião Geral (CG) continua sendo motivo de preocupação na área da educação médica.[4] Nos Estados Unidos, onde o Programa de Residência em Cirurgia Geral (PRMCG) tem cinco anos de duração com 80 horas semanais, 38% dos residentes não se sentem confiantes para atuar de maneira autônoma após o término da residência, e só 40% foram considerados por seus preceptores* como capazes de operar sem supervisão apenas uma pequena parte de uma operação de grande dificuldade.[1-3,5] Bell e Carlsen chamam a atenção para o fato de que os residentes estão sendo expostos a um número relativamente pequeno de operações, insuficientes, segundo eles, para um aprendizado técnico adequado que os permita estabelecerem-se para o trabalho de forma independente e segura.[6,7]

A história da cirurgia

O substantivo cirurgia veio do grego, de *Kheiron*, o maior e mais brilhante de todos os centauros,[8,9] o primeiro "médico" e, também preceptor de *Asklepiós*, considerado o deus da medicina e da cura. Seu nome vem da palavra grega para mão, aquele que é habilidoso com as mãos. *kheir* = mão + *ourgós* = trabalho. No latim ficou sendo *chirurgia*, e simplisticamente, traduziu-se como: trabalho com as mãos. Na medicina, é a parte do processo terapêutico no qual as operações são realizadas usando-se instrumentos com as mãos.[9-11]

Cirurgia é a ciência, operação é o que se realiza. O cirurgião é aquele que realiza operações (e não, cirurgias) com as mãos.[9-11] Talvez por isso se diga que cirurgia é ciência e arte,[10] combinadas à perfeição.

A história mostra que a cirurgia dos povos primitivos possuía um grande grau de eficácia. Os instrumentos eram pedras afiadas que podiam fazer sangrar, drenar secreções, e alguns foram usados até para trepanações.[10]

O período mais remoto em que se pode comprovar a existência do que no futuro se chamaria "Medicina" data da antiga civilização da Mesopotâmia, que quer dizer terras entre rios, no caso, o Tigre e o Eufrates. Foi reconhecida como o berço da civilização, no quarto milênio antes da era comum (AEC).

---
*Qualquer staff que supervisione o residente

Na Babilônia, houve um grande desenvolvimento político e social que resultou em conhecimento e desenvolvimento dos cuidados médicos.[10,12] Nessa época o que existia era a magia sacerdotal, sob os auspícios do deus *Marduk* (o que curava as doenças), influenciada fortemente pela astronomia que uns poucos e diferenciados indivíduos praticavam.[10-12] Já naquela época havia os médicos e os cirurgiões, e estes eram considerados pertencentes a uma casta inferior à do médico.[10] A existência do cirurgião nessa época pode ser comprovada pelo conteúdo do código de *Hammurabi*, o primeiro rei da dinastia babilônica,[10-12] que supostamente viveu entre 1810 e 1750 AEC.

De lá também vieram as primeiras noções de responsabilidade penal e civil para o médico.[10] Está escrito no código: "se um médico produzir um ferimento grave com uma faca de operação ou destruir o olho de um paciente, suas mãos serão cortadas". É a chamada *Lex talionis*, ou direito vindicativo, também conhecido como princípio da reciprocidade: para tal delito aplica-se pena semelhante. Conhecido hoje como "olho por olho, dente por dente".[10-12] O sistema de ensino da época era o que muito tempo depois seria conhecido como *apprenticeship*. O sacerdote/médico mais antigo transmitia seus conhecimentos para os aprendizes escolhidos, até que achasse que estavam aptos. A transmissão do conhecimento nessa época era feita de forma prática: no atendimento ao paciente,[10,12] não havia um currículo.

As fontes da história da medicina egípcia estão contidas em três papiros: Ebers, Brugsch e Edwin Smith.[10]

Em suas escavações no Egito, Smith encontrou um *papyro* que ficou conhecido como papiro Edwin Smith[13] que contém o mais antigo, importante e completo dos escritos médicos da antiguidade ligado ao trauma, ilustrando técnicas de operações e descrevendo detalhadamente os métodos de cura prescritos.[10,13] Acredita-se que esses textos sejam cópias de originais, escritos pelo próprio Imohotep, que viveu na época da terceira dinastia, no reinado de Djoser (2667–2648 AEC), e atuou na função de vizir (quase um primeiro ministro), arquiteto, médico e sumo sacerdote do deus-sol Rá, em Heliópolis.[10,12]

A medicina egípcia era predominantemente mística, empírica e sacerdotal, os tratamentos envolviam um elemento sobrenatural, encantamentos e magia. Tinha excelente reputação, e os reis de terras vizinhas frequentemente visitavam o faraó para aproveitar seus médicos. Mas já conheciam o valor do exame do pulso, a palpação e a inspeção. Também lá o sacerdote mais antigo tomava sob seus cuidados um determinado número de aprendizes e, por meio de demonstrações e treinamento ia passando seus conhecimentos. Os cirurgiões daquela época usavam vários instrumentos cirúrgicos, incluindo facas, ganchos, brocas, fórceps e serras. Drenavam fleimões e abscessos. Utilizavam cautérios e talas, e faziam suturas,[11] e gozavam de elevado prestígio com os governantes, os faraós.[12]

Mais adiante vieram os chineses, que, em seus primórdios, avançaram muito no conhecimento da anatomia, das ervas e dos instrumentos cirúrgicos. A cirurgia chinesa progrediu bastante, e há relatos de várias operações, como correção de lábio leporino, além de castrações, realizadas pelos chineses entre os anos 907 e 609 AEC. Entretanto, quando o famoso filósofo Confúcio (551–470 AEC) apregoou que "o corpo é sagrado e não pode ser violado", atrasou a medicina na China por séculos.[14]

Entre os gregos, *Hippocratis* (460–377 AEC), natural de Kos, na Grécia, foi o maior expoente da medicina helênica; como ficou conhecido o período após a morte de Alexandre, o grande, no qual a cultura grega teve muito sucesso, do mar Mediterrâneo à Ásia Central. Ele é considerado historicamente o pai da medicina. Era descendente de uma longa linhagem de asclepíades, os descendentes longínquos de *Asklepius* (Esculápio para nós, aquele do bastão com uma cobra enrolada). Em alguns de seus escritos, percebe-se sua rejeição à superstição e às práticas mágicas da "medicina" primitiva, direcionando os conhecimentos em saúde para o caminho científico. Reconhecia a cirurgia como arte e já distinguia os clínicos dos cirurgiões. Ele escreveu: "...Não praticarei a talha nem mesmo no calculoso confirmado. Este procedimento deixarei para os especialistas dessa arte..."[10,12,15] – claramente referindo-se aos cirurgiões. Com ele também aprendemos o princípio de cuidar do doente e não da doença. Deixou-nos seu *Corpus Hipocrático* com informações valiosas sobre técnicas e instrumentos cirúrgicos. Entre toda a herança que nos foi deixada por ele, além do princípio da não maleficência (*primum non nocere*), talvez a mais conhecida seja o juramento que fazemos ao final do curso médico na cerimônia da graduação – o juramento do médico.[10,12,15]

Na metade do século IV AEC, Alexandria, "a joia do oriente", passou a ser o centro de toda cultura. Lá morava Herófilos, grego e filósofo. Ficou famoso não só por contestar Hipócrates, mas por ser o primeiro a realizar dissecções em corpos humanos. Diz a lenda que praticava a vivissecção em prisioneiros condenados à morte, sem nenhuma consideração a qualquer aspecto filosófico e humanístico que essa situação pudesse suscitar. Junto com Erasístrato, fundou a Escola Médica de Alexandria. E foi Herófilos o primeiro a reconhecer que as artérias continham sangue e não ar, como se acreditava na época, e batizou *dodekadaktylon* a porção do tubo digestório que vem logo após o piloro e termina no ângulo de Treitz, e quer dizer "12 dedos de extensão", cuja tradução para o latim foi *duodenun*.[10,12,16]

Em torno do ano 45 AEC viveu *Aulus Cornelius Celsus* (Aurélio Celso, para nós). Há quem duvide que ele tenha sido mesmo médico. Celsus dizia:

> ...um cirurgião tem de ser forte ou acreditar que é, ter mão forte e segura, usar a direita como se fosse a esquerda, ter o juízo claro, o espírito valente e piedoso, querer curar seu paciente sem ir demasiado longe, nem cortar menos que o necessário.

Já naquela época ensinava técnicas para cura de hérnias e remoção das amígdalas. Escreveu *Da Medicina*, uma enciclopédia de oito volumes cujo livro sete foi inteiramente dedicado à cirurgia. Alguns afirmam que é o melhor capítulo.[34] Ele definiu como médicos aqueles que cuidavam das doenças internas, e os cirurgiões eram os que cuidavam das amputações, dos abscessos e das feridas em geral, da parte mais "humana" do ser humano. O cirurgião naquela época não tinha a "dignidade acadêmica", pertencia a uma classe social inferior.[10-12]

Entre 132 e 200 EC* viveu *Galeno*, mais conhecido como Galeno de Pérgamo (cidade da Ásia menor). Ele foi um proeminente médico, cirurgião e filósofo grego que atuou em Roma. É considerado o mais talentoso de todos os pesquisadores da antiguidade. Influenciou o desenvolvimento de várias disciplinas, como a anatomia, fisiologia, farmacologia e neurologia. Os conhecimentos e escritos de Galeno dominaram e influenciaram a medicina por mais de 1.300 anos. Mas suas descrições anatômicas eram baseadas na dissecção de macacos e porcos, porque naquele tempo a dissecção de seres humanos era proibida.[10,12,17]

Depois de séculos de obscurantismo promovido pelo domínio eclesiástico absoluto,[18] a medicina, assim como as artes, voltou a florescer no período da história que ficou conhecido como *Renascimento*. A Renascença Médica,[20] ocorrida entre 1400 e 1700 EC, foi um tempo de grande progresso no conhecimento médico europeu. Vimos acontecer, entre outras coisas, a humanização do médico, o acesso às bibliotecas, o desenvolvimento da anatomia (após Xixtus IV,[21] em 1482, com sua Bula Papal *De cadaverum sectione*, resolver os impedimentos anteriores relativos à dissecção humana) e fisiologia, com a participação de grandes artistas como Leonardo da Vinci e Michelangelo.[10,12,20]

---
*e.c. – era comum.

Grande parte do desenvolvimento da cirurgia deveu-se à publicação do livro de *Andrea Vesallius* (1514–1564), belga de nascimento, professor de anatomia da Universidade de Pádova, na Itália, que dizia "a anatomia não pode ser aprendida sem dissecção, e esta *deve* ser feita pelo cirurgião".[10,12] Com isso, dissecando cadáveres, ele corrigiu todos os erros da anatomia descritos por Galeno. Escreveu *"De Humani Corporis Fabrica"*, impresso em 1543, considerado por muitos até hoje o mais belo tratado de anatomia.[10-12,19]

A cirurgia foi definitivamente incorporada à medicina, mas com uma hierarquia estabelecida como consequência de um desprezo total pelo trabalho manual, que só era praticado pelas classes sociais menos favorecidas, quando comparado ao trabalho intelectual imaculado e asséptico dos clínicos. Assim, os cirurgiões, ao lado dos barbeiros e boticários, eram desqualificados por trabalharem diretamente com as mãos e manusearem a podridão humana. Os médicos, que se limitavam a estudar as doenças e prescrever remédios e unguentos, eram por isso mais valorizados. A cirurgia era relegada à mesma categoria dos conhecimentos e práticas de curiosos.[10-12]

Em 1510 nascia Ambroise Paré e com ele a hemostasia, que deixou de ser realizada com óleo fervente, e passou a identificar o vaso sangrante, e ligá-lo com fios. Anos depois, Horace Wells descobriu as propriedades anestésicas do óxido nitroso, também conhecido como gás hilariante, e William Morton, as do éter, que, com a máquina desenvolvida por John Snow para gotejar o éter, mantinha o paciente anestesiado. Tais descobertas permitiram que, a partir de 1846, as operações fossem feitas de modo mais rotineiro e, principalmente, sem que fosse necessário embebedar, amarrar e amordaçar o paciente.[10,12]

Muito tempo depois, em 1865, Joseph Lister publicou as propriedades antimicrobianas do ácido carbólico (fênico), diminuindo, assim, o grande vilão da cirurgia, causador de muitas mortes: a infecção. Isso permitiu que as operações se tornassem mais bem-sucedidas.[10,12]

No final do século XIX, os cirurgiões tornaram-se bastante ousados, as operações tiveram grande evolução do ponto de vista terapêutico e tornaram-se frequentes. Essa época de ouro ficou conhecida como *século dos cirurgiões*.[22] Mas o que foi de máxima importância para o desenvolvimento da cirurgia foram as guerras. Nos acampamentos, no *front*, em que qualquer técnica ou tática era permitida para salvar os bravos soldados, foi onde vários procedimentos foram descobertos, instituídos e consolidados,[10-12,22] salvando muitos e matando inúmeros.

Na Europa, a ruptura definitiva entre clínicos e cirurgiões aconteceu por volta de 1731 quando Sua Majestade, o Rei Luís XV, *le bien aimé*,* fundou a *Académie Royale de Chirurgie*.[23] Em 1745, em Londres, a Companhia dos Cirurgiões separou-se da Companhia dos Barbeiros, e em 1778, nascia o *Royal College of Surgeons of Edinburgh* (RCSE).[24] Em 1800, foi concedida a outorga à Companhia de Cirurgiões de Londres para se tornar o *"The Royal College of Surgeons in London"* e pouco depois *"The Royal College of Surgeons of England"* (RCSENG).[25] Rompia-se, assim, definitivamente, a associação entre os cirurgiões e os barbeiros, que em priscas eras faziam as vezes de cirurgiões. Antes dessa época, a cirurgia era considerada prática rebaixada e profana porque lidava com a parte mais degradante do corpo: as secreções corporais. Os médicos (os clínicos) tinham nobreza, respeito acadêmico, e podiam ser treinados de modo diferente,[10-12] sem que fosse necessário tocar no paciente.

Mas, a partir de 1780, os cirurgiões ascenderam tanto na escala social que se tornaram os mais distintos profissionais médicos.[10-12] Ser um cirurgião passou a significar ter prestígio, determinar padrões de conduta, significava ter remuneração condizente com seu trabalho, mesmo que o pagamento fosse feito com porcos, aves ou glebas de terra.[10-12,22]

A Cirurgia Geral é uma especialidade de extenso espectro, com distintos atributos e em constante movimento.[26] Está relacionada aos órgãos abdominais, partes moles, o trauma e as emergências de várias áreas afins. Com sua crescente fragmentação e setorização cada vez maior, atualmente a CG vem perdendo seu *glamour* e muito de sua área de ação.[27] Ela existe desde os tempos mais remotos, já pertenceu a deuses e divindades, foi praticada por curandeiros, bruxas e barbeiros, já foi considerada abjeta e profana; já foi proibida, até que chegou ao terceiro milênio como uma das mais importantes especialidades. É a base para todas as outras especialidades cirúrgicas. Sim, a Cirurgia Geral é, além de uma especialidade, o suporte de todas as outras especialidades cirúrgicas. Foi a partir dela que todas as outras se desenvolveram.

A Cirurgia Geral mudou, não é mais "em geral" como já foi um dia, das craniotomias às amputações. O mundo muda, a cirurgia continuará mudando com o progresso, não permitindo que os cirurgiões fiquem em sua "zona de conforto",[28,29] em que navegavam tranquilamente, que consideravam território conhecido.

Durante um longo período, até a metade do século XX, a cirurgia era realmente "geral". O cirurgião atuava em quase todas as áreas do corpo humano, das neurocirurgias às grandes ressecções e exenterações, envolvendo procedimentos ortopédicos e cardíacos. Com o tempo, várias áreas da Medicina rapidamente se desenvolveram, e então foram se estabelecendo as especialidades, definidas como "núcleo de organização do trabalho médico que aprofunda verticalmente a abordagem teórica e prática de segmentos da dimensão biopsicossocial do indivíduo e da coletividade" (CFM).[30] À medida que a evolução tecnológica atingiu também a medicina e a cirurgia, nos grandes centros, principalmente, apareceram aos poucos as áreas de atuação, ações e estudos sobre parte dos sistemas ou órgãos que correspondem a: "modalidade de organização do trabalho médico desenvolvida por profissionais capacitados a exercer ações médicas específicas, sendo derivadas e relacionadas com uma ou mais especialidade" (CFM).[30]

Mais recentemente, observamos o aparecimento de áreas de microfragmentação da cirurgia,[29] como cirurgia endócrina, cirurgia hepatobiliar, cirurgia de hérnias, entre outras. Essas fragmentações, inicialmente, estavam abrigadas sob o escudo da ideia de oferecer o padrão máximo de qualidade que o superespecialista (e não sub, como é falado por muitos) ofereceria ao paciente, mas, com o passar do tempo, tornaram-se fortemente ligadas ao aspecto financeiro da reserva de mercado. Aparentemente, é pensamento geral que quanto menor for o número de cirurgiões a realizar determinada operação, melhor remunerado será aquele que a fizer. Com esse pensamento, cirurgiões têm feito acordos com planos e seguradoras de saúde no sentido de "reservar" para poucos a autorização de realizar tal ou qual procedimento.[29] Desse modo, o cirurgião quase deixa de ser um profissional liberal autônomo responsável por suas credenciais, reduzindo enormemente a área de sua prática.

Mas quem é o cirurgião geral? Como identificá-lo? É aquele que sabe um pouco de tudo ou muito de quase nada? É aquele que recebe e estabiliza o paciente para o superespecialista?[31] Segundo o Colégio Brasileiro de Cirurgiões, a maior instituição de cirurgiões da América Latina, com 6.714 membros em dezembro de 2020, "é o médico com o conhecimento da doença, do diagnóstico e do tratamento das enfermidades tratáveis por procedimento cirúrgico, principalmente no que concerne às urgências e emergências. Sua formação deve prepará-lo para a execução das intervenções cirúrgicas básicas de todas as especialidades cirúrgicas afins".[32] Para Fernández-Cruz, ele é o especialista amplamente treinado em CG, o que inclui a abordagem

---

*O bem amado.

cirúrgica e a não cirúrgica do abdômen e seu conteúdo, o sistema endócrino, os tecidos moles, oncologia e trauma, entre outros.[34] Na opinião de Shrestha:

> O Cirurgião Geral deve ser muito bem treinado para ser competente em reconhecer e saber lidar com uma grande variedade de condições que necessitam de tratamento cirúrgico.[27] Ele deve ter um amplo espectro de conhecimentos sobre diagnóstico, pré, pós-operatório e suas complicações e ainda ter grande destreza manual.[34]

Espera-se que um cirurgião geral seja um especialista no manejo das emergências abdominais, incluindo o trauma, e na realização do tratamento eletivo de várias doenças cirúrgicas que os especialistas de outras áreas podem não ser capazes de oferecer por estarem dirigidos a algumas áreas específicas do saber. O papel do cirurgião geral "de antigamente" tem sido objeto de debate mundialmente, e levado a um desprestígio da CG aos olhos dos pacientes e dos colegas médicos também.[27] Há quem pergunte: na era moderna haverá lugar para o cirurgião geral? Kathryn Chu questiona: *General Surgeons, a dying breed?** E ela mesma responde: está na hora de refletirmos sobre a contribuição do cirurgião geral na medicina e na saúde pública, antes que este especialista seja extinto.[36]

Não se pode esquecer, porém, que fora dos grandes centros urbanos, mas não muito longe, na periferia de grandes cidades como, Rio de Janeiro, São Paulo, Belo Horizonte, entre tantas megalópoles, existe uma grande população sem acesso aos hospitais terciários onde estão os superespecialistas; pessoas que têm todo o direito de serem atendidas por um Cirurgião Geral adequadamente treinado e capacitado que possa aumentar as chances de sucesso do seu tratamento. Se pensarmos que nas emergências de grandes hospitais, dos grandes centros urbanos inclusive, o Cirurgião Geral constitui a grande força de trabalho, seja para o Sistema Único de Saúde (SUS) ou para a medicina privada, concluímos que esse é mais um motivo para que seu treinamento seja amplo e profundo. Sem contar que as outras especialidades cirúrgicas dependem da formação em CG para sua prática.[29,36,37]

Residência médica

Na maior parte das vezes em que se pergunta a um formando em Medicina o que é residência médica, ele não sabe a resposta, ou responde "é um curso que se faz depois da graduação". Mas ele sabe que, para se estabelecer como um bom profissional, terá de fazer uma. Provavelmente, nunca ouviu falar em treinamento em serviço.

---
*Cirurgião Geral, uma espécie em extinção?

A residência médica surgiu com a finalidade de acrescentar conhecimento prático ao graduado em medicina em uma tentativa de transformá-lo em um profissional competente com conhecimento necessário para tomar decisões acertadas, de forma autônoma, diante da realidade prática, já que essa parte do curso de graduação era deficitária.[38]

Por definição do Ministério da Educação, a residência

> ...constitui modalidade de ensino de pós-graduação destinada a médicos, sob forma de curso de especialização, caracterizada por treinamento em serviço, funcionando em instituições de ensino, universitárias ou não, sob a orientação de profissionais médicos de elevada qualificação ética e profissional".[39]

Para Michel, Oliveira e Nunes, é um modelo educacional em nível de pós-graduação, no qual os aprendizes aprofundam conhecimentos, melhoram habilidades, atitudes, e desenvolvem competências específicas.[40] Fornece uma visão prática do exercício profissional em conjunto com o desenvolvimento de habilidades e ganho de conhecimentos.[40] É treinamento, mas é também prestação de serviço, com uma característica muito importante: a supervisão constante. Sob a visão dos educadores, é a melhor forma de desenvolvimento profissional após a graduação.[40]

Residência Médica – o curso foi assim chamado porque na época era requisito morar no hospital, com o objetivo de estar à disposição em tempo integral, e era específica para médicos.[41] Atualmente, só a denominação continua a mesma, não há mais a dedicação exclusiva, nem é obrigatório morar no hospital. O nome se constitui uma marca registrada e só pode ser aplicado aos programas de treinamento credenciados pelo Ministério da Educação.[39]

Obedece a leis e regulamentações próprias. Sua situação hierárquica passa pelo Ministro da Educação, Secretário de Educação Superior, Coordenação Geral das Residências em Saúde, e por fim a Comissão Nacional de Residência Médica. Esta é a instância colegiada de caráter consultivo e deliberativo da RM, criada no mesmo decreto, porque havia a necessidade de um órgão estruturado que deliberasse sobre os programas de residência.[39,40] A seguir vêm as Comissões Estaduais, e depois delas, as COREMES – Comissões das instituições de saúde (COREMEs), onde se alocam os programas.

O processo seletivo de admissão é obrigatoriamente público, a carga horária anual é de 2.880 horas, com 60 horas/semana, incluídas até 24 horas de plantão, e uma parte prática que corresponde a 80% a 90% da carga horária.[39,40]

Duas coisas são fundamentais para um programa de treinamento ser reconhecido como RM: bolsa de estudos durante todo o curso, e a concessão do Título de Especialista (MEC) ao final.[39,40]

Somente as especialidades reconhecidas pela CME (Comissão Mista de Especialidades: CFM, AMB e CNRM) são acreditadas com programas de RM, e suas áreas de atuação fornecem somente Certificado de Habilitação, e não o Título de Especialista.[39,40]

Os programas de residência são nacionais, iguais em todo o Brasil, embora alguns se perguntem se não deveriam ser regionalizados, já que a incidência das doenças é, às vezes, um pouco diferente em cada região do país.

Ainda se questiona a qualidade dos programas de Cirurgia Geral (CG) do país, questionamento motivado por um tempo de treinamento muito curto, o que gera como consequência a redução da oferta do número e dos tipos de operações para o residente. Tomem-se como agravantes a precarização e o sucateamento dos hospitais públicos, além da desigualdade social em um país tão grande cuja maior parte da população depende do Sistema Único de Saúde. Entende-se que é direito de todo cidadão um atendimento de excelência. O advento de novas tecnologias como a videocirurgia, a cirurgia robótica, p. ex., demandam tempo ainda maior para aquisição de destreza manual.

Ao se falar em RMCG, é impossível não se falar em Halsted.

William Stewart Halsted

A RM como forma de treinamento após a graduação começou na primeira metade do século XX. Halsted foi seu idealizador, e é considerado o pai da cirurgia moderna. Foi um dos maiores cirurgiões de todos os tempos, nascido nos Estados Unidos.[42-44]

Depois de rápida passagem por Yale, foi para o College of Physicians and Surgeons Medical School, em Nova York, onde se graduou entre os primeiros da turma. Em Nova York conheceu e tornou-se amigo de William Welsh, patologista, que o incentivou ir para Europa para continuar seus estudos. Lá, ele esteve sob a tutela de mestres como Christian Albert Theodor Billroth (1829–1894), um grande cirurgião austríaco, que foi quem instituiu o uso do jaleco branco para médicos, e também idealizador de técnicas de gastrectomia, que chamamos de BI e BII, entre outros mestres.[42-44]

Voltou para os Estados Unidos em 1880. Trabalhou em vários hospitais, incluindo o Mount Sinai e o Bellevue. Tornou-se muito popular, e em 1882, realizou a primeira colecistectomia no país, que foi muito bem-sucedida, para sua tranquilidade, já que a paciente era a sua mãe. Foi responsável também pela realização da primeira transfusão sanguínea de emergência, tirando seu sangue para infundir diretamente em sua irmã, que estava morrendo por hemorragia pós-parto. Ele também inventou e difundiu o uso de luvas cirúrgicas, desenhadas e confeccionadas pela *GoodYear*, para eliminar os riscos de infecção – embora, a princípio, sua intenção fosse proteger as mãos de sua instrumentadora e futura esposa, da dermatite provocada pelos desinfetantes usados para limpar os materiais cirúrgicos.[42-44]

Em 1894, aos 30 anos, realizou a primeira mastectomia, chamada de radical, cuja técnica leva seu nome, e durante muitos anos foi indicada para o tratamento de câncer de mama, mas que atualmente é usada somente em casos muito selecionados. Também descreveu uma técnica de correção de hérnia inguinal, e desenhou uma pinça hemostática que hoje conhecemos como "mosquito".[42-44]

Em 1889, tornou-se o Professor Assistente de Cirurgia no Jonh's Hopkins Hospital. Foi o pioneiro nos princípios cirúrgicos modernos que acompanham os cirurgiões por toda sua vida prática: controlar o sangramento, realizar dissecção anatômica cuidadosa, prevenir infecção, minimizar o trauma tecidual e não deixar "espaço morto".[42-44]

Ainda em 1889, em suas observações, concluiu que os pacientes tratados por médicos recém-formados apresentavam maior taxa de complicações e óbitos, escolheu quatro ex-alunos e instalou um protótipo de treinamento, enquanto moravam no hospital; daí o nome residência. A evolução para o próximo nível de treinamento dependia da avaliação do Mestre. Nessa época, o ensino era feito sob a forma de um processo no qual os residentes ficavam submetidos a um único grande cirurgião e o imitavam no atendimento aos pacientes e no centro cirúrgico, em longas jornadas de trabalho e exposição a um grande número de casos.[45] Isso era conhecido como *apprenticeship*. A duração e o conteúdo não seguiam nenhum currículo definido. O objetivo era fazer o residente adquirir conhecimento e, ao mesmo tempo, habilidade técnica para cuidar com segurança de seus futuros pacientes. Os residentes iam ganhando responsabilidades maiores ao longo do processo até passarem às operações como primeiro cirurgião. O programa consistia em um ano de rodízio em clínica médica, seguido de seis anos, em média, como assistente em cirurgia e mais dois como cirurgião atendente para depois, enfim, poder se estabelecer como um cirurgião autônomo. Esse processo podia levar 10 anos ou mais. O sistema de progressão da formação era piramidal, e nem todos os que começavam chegavam ao final.[45,46] Os residentes recebiam muito pouco ou quase nenhuma remuneração, eram desencorajados ao casamento, e trabalhavam 24 horas por dia, 7dias por semana, 365dias por ano.[41]

Um dos maiores legados de Halsted, e que constituiu a marca de seu processo educativo, foi a cirurgia segura, a qual, desde aquela época, tinha o mesmo princípio filosófico dos dias atuais, embora não se falasse nesses termos. De acordo com seus princípios, considerados padrões de excelência na formação, para ser um cirurgião era preciso que o pretendente ao título obedecesse a três princípios básicos: treinamento em serviço (aprendizagem e prestação de serviço) sob estreita supervisão, responsabilidade progressiva no cuidado do paciente e participação em pesquisas.[10,12,41,42,46]

Com William Osler, Willian Welch e Howard Kelly, ficaram conhecidos como "Os quatro Grandes". Quatro mentes prodigiosas essenciais ao desenvolvimento da Medicina/Cirurgia.[10-12]

Em 1917, a Associação Médica Americana reconheceu esse método de treinamento como de grande importância, e em 1927, começou a credenciar hospitais que disponibilizavam esse método de treinamento. Durante toda sua vida, Halsted foi dedicado ao ensino e à pesquisa.[41,42,46]

Esse grande cirurgião morreu em 7 de setembro de 1922, dezesseis dias após completar 70 anos, de pneumonia, como complicação pós-operatória de um quadro de coledocolitíase e colangite do qual fora operado pelo seu primeiro residente. Ele foi, sem dúvida, uma marca indelével na cirurgia.[11,12,43,44]

Modelos de formação após a graduação, no Brasil, após Halsted

Contribuindo para a excelência da formação, um bom programa de residência em Cirurgia Geral deve formar um cirurgião que atue com profissionalismo e ética, atributos necessários a todos os médicos; que tenha grande habilidade técnica (destreza manual) e todas as capacidades necessárias para enfrentar e resolver com segurança as condições mais prevalentes da CG nas situações simples, rotineiras e também naquelas mais complexas que acontecem de forma inesperada nos seus diferentes ambientes de atuação.[36,45] O programa deve prepará-lo para a prática com o mais alto nível de qualidade exigida de um especialista, mesmo que nos dias atuais haja uma cisão entre a área de atividade do Cirurgião Geral e a atuação dos especialistas de outras áreas cirúrgicas.[36]

Se levarmos em conta que muitos residentes terminam seu treinamento ao final do segundo ano,[47] que o Brasil é um país de dimensões continentais com uma população em torno de 210 milhões de pessoas e que destas, quase 140 milhões são usuárias do SUS,[48] pergunta-se: o modelo de formação atual do Cirurgião Geral prepara o profissional para uma atuação competente?

Em 1929, no Rio de Janeiro, nascia o Colégio Brasileiro de Cirurgiões, inicialmente com profissionais só do Rio de Janeiro. Progressivamente, cirurgiões de outros estados passaram a fazer parte da instituição e, além dos encontros científicos, começaram a discutir o treinamento após a graduação.[49]

Em 1948, 41 anos depois do que acontecera anteriormente nos Estados Unidos, grandes cirurgiões, no Rio de Janeiro (Prof. Mariano de Andrade) e em São Paulo (Prof. Alípio Correa Neto), preocupados com o treinamento após a graduação, idealizaram o que mais tarde seria conhecido aqui como a "Residência Médica em Cirurgia Geral", na época sem definição formal ou especificações. Cada serviço tinha suas próprias regras para o treinamento, tempo de duração do programa e conteúdo programático.[11,49]

Até 1970, os programas de treinamento se concentravam em alguns hospitais públicos tradicionais e hospitais universitários. Houve, entretanto, uma grande proliferação desse tipo de treinamento, impulsionada pela insuficiência na parte prática oferecida pelos cursos de medicina.[50] Não existia, porém, regulação nem verificação desses programas. Essa modalidade de treinamento perdurou até 1977, quando, por decreto presidencial, foi instituída a residência médica, com validade e uniformidade em todo o território nacional.[30,50]

No mesmo ano, a Comissão Nacional de Residência Médica, instância colegiada ligada diretamente ao governo federal, cujas funções são administrar e regulamentar a RM no país, teve seu regimento interno oficializado. Foi a CNRM que definiu na resolução nº 2 de maio de 2006, vigente até os dias atuais, a formatação que rege a Residência Médica em Cirurgia Geral (RMCG), um programa de acesso direto para egressos da graduação.[39,50]

É preciso lembrar que todo residente que cumpre o programa de residência até o final recebe por força de lei o Título de Especialista (TE),[39] ainda que não haja um exame prático ao final da residência para demonstrar que ele está tecnicamente preparado para o exercício autônomo de suas funções. Tudo depende das avaliações periódicas trimestrais mais focadas nos domínios afetivo e cognitivo, deixando a desejar a parte da avaliação psicomotora.

Como formação complementar, após a RMCG, há as áreas de atuação em cirurgia do trauma e a videolaparoscopia com um ano de duração, além da cirurgia bariátrica, aprovada recentemente, com dois anos, e três programas aprovados no país.[39] Existe também o programa avançado da CG, realizado em dois anos como aprofundamento de conhecimentos.

A CG é a quarta maior especialidade no Brasil, uma das quatro especialidades com o maior número de titulados (34.065 – 8,9%), a que congrega os profissionais mais jovens, com média de idade de 42,78 anos, e a que tem o menor número de profissionais do sexo feminino (6.444), levando-se em conta, somente, as especialidades consideradas das áreas básicas.[51]

A formação no Brasil e em outros países

Até 2019, o Brasil era o único país com formação estabelecida e formatada após a graduação, nominada ou não de RM, com dois anos de duração, com um currículo baseado em percentuais de tempos passados nos cenários de prática (enfermaria, ambulatórios, centro cirúrgico) e que concede o título de especialista ao término. Uma vez que o médico entra na RM, dificilmente não chegará ao final (Tabela 116.1).

Tornar-se um Cirurgião Geral não é uma tarefa fácil. Exige dedicação, perseverança, resiliência e muito treinamento, porque é a repetição do movimento que leva a automação, momento em que o cirurgião atingiu o terceiro estágio do aprendizado, e o executa, sem pensar no que fazer. Simplesmente faz.[58]

Segundo Fitts e Posner,[58] o aprendizado da técnica operatória ocorre em três estágios e de forma interligada. Na primeira fase, a cognitiva, o aprendiz lê e aprende a técnica; na segunda, a associativa, ele realiza o movimento, em uma integração entre o domínio cognitivo e o psicomotor; e na terceira, depois de repetir o movimento várias vezes, vem a fase autonômica – a automação.[58] Isso vem ao encontro de um antigo aforismo da cirurgia "quanto mais você faz, mais fácil fica fazer". A destreza manual é um componente importante do domínio psicomotor, que também inclui a capacidade de uma resposta rápida de movimento, a sensibilidade fina nas pontas dos dedos que todo cirurgião deve ter: integração entre cognição e destreza. E é o que difere o homem das máquinas na fase da automação. Ao atingir esse estágio, torna-se, então, o cirurgião proficiente, competente, um *expert*.

Nos tempos de Halsted, o modelo de formação era o *apprenticeship*. Inicialmente, aqui também era assim, mas o modelo de formação hoje é diferente: "Auxilie uma, faça uma, ensine uma".[59] Este tem sido mais recentemente o paradigma do treinamento em cirurgia. Oferece a falsa ideia de quão rápida, se espera, seja a

Tabela 116.1
Comparação entre o Brasil até 2019 e alguns países[25,39,52,54-60]

Países	Regulação	Duração	Rod. Espec. Cirúrg.	Tempo em pesquisa	Currículo nacional	Tempo na Cirurgia Geral	Carga horária semanal	Estrutur.	Tít. Especil. término
Brasil	Governo Federal	2 anos	Sim	Não	Sim	11 meses	60 horas	% de tempo	Sim
EUA******	Instituição privada	5 anos	Sim	Obrigatório	Sim	22 meses*	80 horas	Compet.	Prova
Canadá	RCPSC§	5 anos	Sim	Obrigatório	?	30 meses	80 horas	Compet.	Prova
Inglaterra*	Instituição privada**	Σ 6 anos 4 em CG	Sim	Obrigatório	Regionalizado	48 meses	48 horas	Compet.	Prova
Australásia	RACS***	5 a 6 anos	Sim	Optativo	Sim	30 meses	60 horas	Compet.	Prova
Portugal	MS/ACSS****	5 a 7 anos	Sim	Não	Sim	3 meses + 5 a 7 anos	40 horas	Compet.	Prova
Alemanha		6 anos	Sim	Não	Não	4 anos	48 horas	Compt..	Prova
Argentina	Instituiçãoprivada	4 a 5 anos	Sim	Optativo	Não	4 anos	60 horas	Compet.	Prova
Colômbia	MEN*****	4 anos	Sim	Obrigatório	Sim	3,5 anos 6 meses em rodízio	60 horas	Compet.	Prova
Cuba******	Governo Federal	4 anos	Sim	Obrigatório	Sim	4 anos	?	Compet.	Prova

*Houve uma grande mudança recente; **ligada ao Parlamento; ***Royal Australasian College of Surgeons; ****ACSS – Administração Central do Sistema de Saúde; ***** Ministério de Educação Nacional; ******com número de procedimentos estabelecidos/ano no currículo; § Royal College of Phusicians and Surgeons of Canada.

velocidade da evolução do aprendizado, o que nem sempre é verdadeiro, visto que os seres humanos aprendem em diferentes tempos, e que alguns nunca aprenderão, por total falta de habilidade. Hoje já se sabe que só assistir e auxiliar cirurgias não torna nenhum residente competente o bastante para se estabelecer como profissional. Por isso, é importante que ele seja exposto ao maior número de casos possíveis.

Em muitos países da Europa, nos Estados Unidos, a residência é longa, permeada por regulamentações completamente diferentes da do Brasil. Por exemplo, as restrições trabalhistas na Inglaterra tornaram a formação mais difícil e lenta, e os atuais residentes se queixam de não haver casos suficientes para que eles adquiram a destreza manual necessária.

Na Tabela 116.1 tomamos alguns países da Europa, América do Norte, Central, do Sul e da Oceania como exemplos para comparações de aspectos como tempo de duração do programa, currículo, concessão de título de especialista, entre outros. No Brasil existe uma tendência de que a formação de áreas básicas seja mais curta, três anos no máximo, enquanto a das outras superespecialidades é mais longa.

Essa comparação é que permite concluir que o Brasil, até 2019, era o único país a conceder o título de especialista com apenas dois anos de formação.

O papel do CBC – Residência Médica em Cirurgia Geral, onde estamos?

O melhor programa de Residência Médica em Cirurgia Geral é aquele que forma profissionais competentes, capazes de prestar a melhor assistência médica possível à população, onde quer que atuem. Na cirurgia, além de uma parte cognitiva profunda, o programa deve ser capaz de prover igual oportunidade para todos os residentes desenvolverem a habilidade técnica indispensável ao cirurgião,[1] já que "falhar não é uma opção".[36,45] Para que o treinamento seja adequado, é preciso haver um currículo estruturado e equilibrado, com objetivos definidos nas diferentes etapas da formação especializada.

Desde a sua inauguração, em 30 de julho de 1929, o Colégio Brasileiro de Cirurgiões está envolvido com a formação de cirurgiões, oferecendo educação continuada, promovendo congressos, jornadas, seminários, cursos e todas as formas possíveis de aprimoramento.

Em 2005, o CBC, por meio de sua Comissão de Residência,[*] levou a Brasília, para Comissão Nacional de Residência Médica (CNRM), sua primeira proposta de mudança da formatação do programa de residência em Cirurgia Geral. Nessa proposta a duração do programa teria quatro anos, e só depois destes, o residente receberia o Título de Especialista pelo MEC. Infelizmente, essa mudança, por várias razões, não foi aceita, e resultou em uma partição do projeto original. Haveria dois programas: Cirurgia Geral, com duração de dois anos, e Cirurgia Geral – Programa Avançado, também durando dois anos. Esse não foi o resultado esperado, mas foi considerado melhor, quando pensávamos que pelo menos havia sido criada uma oportunidade para melhorar o treinamento do Cirurgião Geral com mais dois anos, após novo concurso público. Foi colocado em prática no ano seguinte, mas logo se percebeu que ele não contemplava uma formação adequada porque poucos hospitais solicitaram credenciamento para o programa complementar, e no final de 2008, um número pequeno de programas avançados estavam em funcionamento, e foram diminuindo a cada ano.

A ideia de que, ao final de dois anos, com 11 meses de rodízios e dois de férias, o residente obtivesse o Título de Especialista em Cirurgia Geral continuou preocupando o CBC. Apesar de ser possível para aqueles que se submetessem a um novo concurso, um treinamento complementar, também com poucas vagas ofertadas, nas áreas de atuação reconhecidas – Cirurgia Videolaparoscópica em 2010, Cirurgia do Trauma em 2011, e recentemente a Cirurgia Bariátrica em 2015 – o tempo de formação do cirurgião geral era muito exíguo.

A luta continuou. Em 2010, em um novo Diretório Nacional, com uma nova Comissão de Residência,[**] os estudos de um novo projeto para uma mudança na formatação do programa de residência em CG recomeçaram. No final de 2012, foi realizada uma pesquisa nacional com todos os TCBCs e ECBCs[***] registrados como cirurgiões gerais que visava principalmente saber: quantos anos deveria ter o programa de residência em CG e quais os rodízios eram considerados os mais importantes. A maioria das respostas indicou *três* anos como mínimo aceitável para a duração do programa, e alguns chegaram até cinco anos. Os rodízios indispensáveis apontados foram: urologia, coloproctologia, cirurgia torácica e cirurgia vascular.

Com essas definições, discussões e aprovação do DN, o CBC levou à CNRM, em abril de 2013, a pesquisa realizada, que foi apreciada positivamente, mas havia ainda muita coisa a ser feita. Em 09 de março de 2016, a pesquisa e o projeto foram apresentados

---

*ECBC Dario Birolini, TCBC Roberto Saad Jr, TCBC Samir Rasslan.

**TCBC Alberto Trindade, TCBC Elizabeth Santos, ECBC Eugênio Ferreira, TCBC Roberto Saad e TCBC Samir Rasslan.
***Membros Titulares e Eméritos

na Câmara Técnica de Cirurgia Geral do CFM. Após isso, o CFM realizou dois fóruns de discussões com as demais especialidades cirúrgicas para a mudança do programa. O primeiro fórum aconteceu em 21 de março de 2017, com a presença de vários presidentes de outras especialidades cirúrgicas. No segundo fórum, em 04 de maio de 2018, ficou definido que a Cirurgia Geral passaria a ser um programa com três anos de duração, e com uma nova Matriz de Competências, não mais baseadas em percentuais de tempo distribuídos pelos campos de prática, mas com objetivos definidos, competências a serem adquiridas e operações a serem realizadas por ano de treinamento. Houve aqui uma mudança de paradigmas: a RMCG passou de conteúdo programático para aquisição de competências.

Motivado pelas decisões dos fóruns, o CBC levou o projeto para plenária da CNRM, e a mudança do programa para três anos foi aceita por unanimidade. Em 26 de outubro de 2017, a nova Matriz de Competências do Programa de Residência Médica em Cirurgia Geral foi aprovada pela CNRM, entretanto, só foi publicada e passou a ter validade em dezembro de 2018. A partir de 2019, passou a ser obrigatório que os programas de RMCG tivessem três anos de duração.

A Comissão de Residência do CBC ainda não acredita que três anos seja o ideal. A CG tem muitas facetas que precisam ser treinadas pelos residentes, principalmente para aqueles que se dedicarão ao atendimento das emergências ou que atuarão fora dos grandes centros. Para um Brasil tão grande, onde um grande número de brasileiros não consegue chegar aos superespecialistas, é muito importante um cirurgião geral bem treinado.

Essa é uma luta que ainda não acabou. Há muito mais a ser revisto até que se chegue ao que consideramos ideal. Muito já foi mudado. O sistema não é mais piramidal, mas ainda é muito desigual. Ainda não existe uma avaliação prática adequada que impeça o residente de obter o título de especialista ao final do programa de residência. Não existe um sistema de recuperação ou de extensão do tempo para melhorar o ganho de habilidades práticas. Seria o caso de se reimplantar o sistema piramidal? Não há vagas para todos os que querem se especializar, principalmente fora da região sudeste. Samir Rasslan, em trabalho publicado em 2018, verificou que 45% dos residentes que acabam a residência em cirurgia geral não prosseguem em seu treinamento.[47] Algumas razões: falta de vagas para todos, desinteresse, necessidade de entrar no mercado de trabalho, entre outras. Ainda não existe também um sistema que fixe o residente em seu estado de origem ou que o faça voltar após o término de sua residência. Por quê? Salários? Qualidade dos hospitais? *Lifestyle* mais a seu gosto em outra região?

A cirurgia evoluirá sempre. O futuro do cirurgião geral vem sendo ameaçado há décadas, com a fragmentação da cirurgia. É preciso que se resgate a importância desse especialista. Ele não é só um técnico, só o que faz o primeiro atendimento e transfere o paciente. É preciso que sê dê a ele condições de treinamento adequadas para que ele possa exercer sua especialidade com competência, oferecendo à população a melhor assistência, com qualidade e dignidade.

Referências bibliográficas

1. Tsue TT, Dugan JW, Burkey B. Assessment of surgical competence. Otol Clin NA 2007; 40:1237-1259.
2. Schatz A, Kogan B, Feustel P. Assessing resident competency in urology using a global rating scale. J Surg Edu. 2014; 71:790-797.
3. Page DW. Surgical competence today: what have we gained? What have we lost? South Med J 2010; 103(12): 1232-1234.
4. Mattar SG, Alseidi AA, Jones DB, et al. General surgery residency inadequately prepares trainees for fellowship: results of a survey of fellowship program directors. Ann Surg 2013; 258:440-449.
5. Coleman JJ, Esposito TJ, Rozycki GS, Feliciano DV. Early subspecialization and perceived competence in surgical training: are residents ready? J Am Coll Surg. 2013; 216:764-771.
6. Bell RH, Biester TW, Tabuenca A, et al. Operative experience of residents in US General Surgery programs. Ann Surg. 2009; 249:719-724.
7. Carlsen CG, Lindorff-Laesen K, Funch-Jensen P, et al. Is current surgical training efficient? A national survey. J Surg Edu. 2014; 71:367-374.
8. Kheiron – Disponível em: https://en.wikipedia.org/wiki/Chiron. Acesso em agosto de 2020.
9. Kheiron – Disponível em https://www.theoi.com/Georgikos/KentaurosKheiron.html Acesso em agosto de 2020.
10. Castiglioni A. História da Medicina. v.1 Companhia Editora Nacional. SP 1947.
11. Pinotti HW. Filosofia da Cirurgia. Editora OLM, São Paulo, 2009.
12. Porter R. Cambridge História da Medicina. Livraria e Editora Revinter, Rio de Janeiro, 2008
13. Vargas A, López M. Lillo C, Vargas MJ. El papiro de Edwin Smith y su trascendencia médica y odontológica. Ver Med Chile 2012; 140:1357-1362.
14. Medicina Chinesa. Disponível em: http://www.medicinachinesapt.com/história.html. Acesso em março de 2020.
15. Ribeiro Jr WA. Aspectos reais e lendários da biografia de Hipócrates, o "pai da medicina". J Bras Hist Med 2003;6(1):8-10.
16. Herófilo. Disponível em: https://www.ebiografia.com/herofilo/ Acesso em setembro de 2020.
17. Galeno. Disponível em https://en.wikipedia.org/wiki/Galeno. Acessado em setembro de 2020.
18. Nogueira CRF. "Bruxaria e História. As práticas mágicas no Ocidente cristão". São Paulo: Ática, 1991: pp. 27-29.
19. Kickhöfel, EHP A lição de anatomia de Andreas Vesalius e a ciência moderna. Sci. Stud. 2003; 1 (3): 389- 404.
20. "A Renascença Médica". Disponível em: https://www.hisour.com/pt/medical-renaissance-33313/ Acesso em março de 2020
21. Xixtus IV e abula papal. Disponível em: http://umich.edu/~ece/student_projects/anatomy/anatomists.html. Acesso em agosto de 2020.
22. Thorwald J. O século dos cirurgiões. Hemus - Livraria Editora LTDA. São Paulo – 2002.
23. "Académie Royale de Chirurgie" Disponível em: https://fr.wikipedia.org/wiki/Acad%C3%A9mie_nationale_de_chirurgie Acesso em maio de 2020.
24. Royal College of Surgeons of Edinburgh" Disponível em: https://en.wikipedia.org/wiki/Royal_College_of_Surgeons_of_Edinburgh Acesso em maio de 2020.

25. "Royal College of Surgeons of England". Disponível em Http://www.rcseng.ac.uk Acesso em março de 2020.
26. White J. Surgical Precision. Arch Surg 2008; 143(11):1040.
27. Sheresta BM. General or Specialist Surgeons? JNMA 2009; 48(3): 258-261.
28. Bresciani, C. Editorial. Atualidades Cirúrgicas. CBC-SP 2014; 60:2.
29. Santos EG. Residência Médica em Cirurgia Geral no Brasil – muito distante da realidade profissional. Rev Col Bras Cir 2009; 36(3): 271-276.
30. Bicas HEA. Especialidades médicas e áreas de atuação. Editorial. Arq. Bras. Oftalmol. 2002; 65 (3):291-292.
31. Santos EG. Super especialização na Cirurgia Geral – problema ou solução? Rev Col Bras Cir 2011; 38(6): 444-446.
32. Colégio Brasileiro de Cirurgiões. Boletim Informativo. Definição do Cirurgião Geral. 1974; 48 julho/agosto.
33. Férnandez-Cruz L. Challenging times for General Surgeons. Ann Surg 2004; 240(6): 932-938.
34. Kaseker C. Cirurgião Geral Qualificado: mais do que necessário. Revista da AMP. 2010, março: 34-37.
35. Chu, K. General surgeons: a dying breed? Arch Surg 2009: 144(6): 498-499.
36. Grantcharov TP, Bardran L, Funch-Jensen P, Rosemberg J. Assessment of technical surgical skills. Eur J Surg. 2002; 168:139-144.
37. Walter AJ. Surgical education for the twenty-first century: beyond the apprentice model. Obst Gyn Clin N Am 2006; 33:233-236.
38. Horii CL. Disponível em: https://www.teses.usp.br/teses/disponiveis/81/81131/tde-10042014-195851/publico/Cristina_Leika_Horii.pdf Acessado em agosto de 2020.
39. MEC. Regulamentação da Residência Médica. Disponível em http://www.mec.gov.br. Acesso em agosto de 2020.
40. Michel JLM, Oliveira RAB, Nunes MPT. Residência Médica no Brasil. Cadernos da Associação Brasileira de Ensino Médico 2011; 7:7-12.
41. Martins, LAN. Residência Médica – estresse e crescimento. São Paulo: Casa do Psicólogo Livraria e Editora, 2005.
42. EWB – Encyclopedia of World Biography. William Halsted. 2004. Disponível em: http://www.encyclopedia.com/doc/1G2-3404708031.html. Acesso em setembro de 2020.
43. Tuoto AE. William Halsted - Pioneiro da cirurgia nos Estados Unidos. Disponível em: http://pt.shvoong.com/medicine-and-health/1812399--william-halsted-pioneiro-da-cirurgia. Acesso em setembro de 2020.
44. Maccallum, WG. William Stewart Halsted – Surgeon. Batimore: The JohnsHopkinsPress, 1930 pp. 177-193.
45. Walter AJ. Surgical education for the twenty-first century: beyond the apprentice model. Obst Gyn Clin N Am 2006; 33:233-236.
46. Kaiser LR, Mullen JL. Surgical Education in the new millennium: the university perspective. Surg Clin N Am 2004; 84:1425-1439.
47. Rasslan S, Birolini D. Programa Avançado de Cirurgia Geral na Residência Médica. Boletim do Colégio Brasileiro de Cirurgiões. jan./fev./março 2008; 137:6-7.
48. Ministério da Saúde. Disponível em: http://sistema.saude.sp.gov.br. Acesso em junho de 2020.
49. Colégio Brasileiro de Cirurgiões. A arte e a técnica da cirurgia no Brasil. Rio de Janeiro: News Comunicação. 2007.
50. Ribeiro MAA. Apontamentos sobre Residência Médica no Brasil. Disponível em : http://www2.camara.leg.br/documentos-e-pesquisa/publicacoes/estnottec/areas-da-conle/tema11/2011_123.pdf Acesso em julho de 2020.
51. Demografia Médica – Relatório de Pesquisa – 2018. Conselho Federal de Medicina & Conselho Regional de medicina de São Paulo. Disponível em: http://www.cremesp.org.br. Acesso em agosto de 2020.
52. American College of Surgeons. Disponível em: www.facs.org. Acesso em maio de 2020.
53. Royal College of Physicians and Surgeons of Canada. Disponível em : https://www.royalcollege.ca/rcsite/canmeds/canmeds-framework-e. Acesso em maio de 2020.
53. Royal Australasian College of Surgeons. Disponível em http://surgeons.org/racs/education/training/standards-ans-protocols. Acesso em fevereiro de 2020.
54. Residência Médica em Portugal. Disponível em: https://www.sanarmed.com/residencia-medica-em-portugal-sabia-que-e-possivel--atlantic-bridge. Acesso em agosto de 2020.
55. Surgical taining in Germany. Disponível em: https://europepmc.org/artivcle/PMC/6754064. Acesso em agosto de 2020.
56. Gutièrrez VP. Education in Argentina. World J Surg 2010: 43: 877:879
57. Lalán JG Surgical Education in Cuba. World J Surg; 2010: 34:887-889.
58. Fitts, P.M., Posner, M.I. Human performance. Oxford, England: in Knee YH. Reflections on athletes' mindfulness skills development: Fitts and Posner's (1967) three stages of learning. J Sport Psyc in Action, Disponível em: https://www.researchgate.net/publication. Acesso em outubro de 2020.
59. Kolozsvari NO, Feldman LS, and Vassiliou MC et al. Sim one, do one, teach One: Considerations in designing training curricula for surgical simulation. J Surg Educ 2011, 68(5):421-426.

117 Atualização Profissional Permanente

Armando Melani • Bruno Zilberstein
Jurandir Marcondes Ribas Filho • Osvaldo Malafaia
Paulo Afonso Nunes Nassif

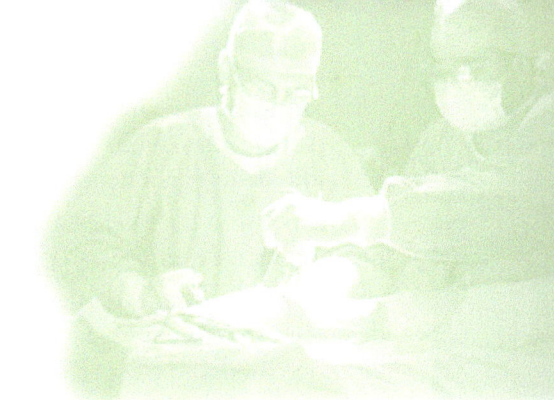

Introdução

A Cirurgia Geral é uma das mais antigas especialidades médicas. A formação do cirurgião geral deve habilitá-lo à execução de procedimentos cirúrgicos elementares entre todas as especialidades, e sua atuação tem de ser considerada com base na disponibilidade de recursos, aptidões vocacionais e necessidades da população.[1,2]

É certo que o desenvolvimento da formação médica na área cirúrgica vem se modificando, acompanhando a evolução do conhecimento médico. O cirurgião geral contemporâneo precisa ser treinado para o desenvolvimento de habilidades clínicas, humanísticas, de comunicação e interpessoais associadas às habilidades técnicas.[2,3]

O mundo está envelhecendo, ou melhor dizendo, a expectativa de vida está aumentando. É assim, e nesse sentido, que devemos considerar a assistência médica em modo geral, e é o que devemos esperar da cirurgia e dos cirurgiões. O termo "residência médica" ficou institucionalizado, como o desenvolvido nos Estados Unidos em 1889, por William Halsted, o programa de treinamento pós-graduado, de modo integral e exclusivo. A Cirurgia Geral e o Cirurgião Geral foram as grandes figuras desse cenário.[4,5]

Naquele tempo, o cirurgião deveria conhecer tudo, desde fratura óssea até traumatismo cardíaco, incluindo certamente as afecções ginecológicas e obstétricas. Há de se mencionar que os recursos anestésicos eram precários e, assim, as habilidades cirúrgicas e os conhecimentos anatômicos eram os predicados dos grandes cirurgiões.

O tempo passou, e então vieram as grandes guerras mundiais, e muitas outras espalhadas pelo mundo. Nesse sentido, mais uma vez, o cirurgião geral teve importante papel, principalmente no trauma e na medicina de urgência, que tiveram grande avanço e progresso.

Com o aprofundamento e a ampliação dos conhecimentos ao longo do tempo, também ocorreu o surgimento de novas especialidades cirúrgicas, como cirurgia digestiva, coloproctologia, ortopedia, cirurgia de cabeça e pescoço, cirurgia vascular, cirurgia cardíaca, urologia e ginecologia, dentre outras. Com a grande diversificação e a ampliação do conhecimento, foi necessária, mais hodiernamente, a criação de áreas de atuação e subespecialidades que foram suscitadas por força de novas leis e resoluções oficiais. Estas procuraram normalizar os procedimentos cirúrgicos com o olhar no erro médico.

E assim surgiu a judicialização da cirurgia!

Com tudo isso, ficou mais difícil o exercício cirúrgico, e ampliou-se o tempo para formação do cirurgião na moderna arte cirúrgica.

Definição do cirurgião geral pelo Colégio Americano de Cirurgiões

A cirurgia geral compreende:[6]

- Conhecimento geral, que inclui anatomia, fisiologia, metabologia, imunologia, nutrição, patologia, cicatrização de feridas, choque e ressuscitação.
- Conhecimento específico e habilidades para o diagnóstico das afecções cirúrgicas, manejo adequado do pré-operatório, intraoperatório e pós-operatório nas seguintes áreas: aparelho digestivo, abdômen e seu conteúdo, mamas, pele, tecidos moles, cabeça e pescoço, sistema vascular – excluindo vasos intracranianos, coração, vasos intrínsecos e adjacentes –, gerenciamento abrangente do trauma.
- Responsabilidade por todas as fases do cuidado do paciente, que é componente essencial da cirurgia geral, e atendimento completo aos pacientes

criticamente enfermos com condições cirúrgicas subjacentes, na sala de emergência e nas unidades de terapia intensiva e de trauma/queimados.

Bem, isso é possível? Quanto tempo vai demorar para treinar esse cirurgião? Precisamos dele?

A resposta a todas essas perguntas é SIM! Precisamos dele, temos de treiná-lo, e há lugar para ele no mundo cirúrgico moderno e especializado.[3]

Atualização profissional

É fato que profissionais da Medicina devem buscar se atualizar com frequência, e o desenvolvimento de novos conceitos e o acesso a novas informações, aliados à necessidade de manter a qualidade de vida dos pacientes, pedem por isso. Da mesma forma, a demanda por atualização em cirurgia é intensa e constante; a especialidade carrega grande responsabilidade em sua rotina e enlaça tecnologia com foco na segurança e qualidade dos procedimentos assistenciais.[7,8]

A especialidade tem papel essencial na Medicina; seus profissionais são treinados para cuidar não apenas da vida, mas de modo especial, da segurança do paciente durante os procedimentos pelos quais passa. Na cirurgia é preciso aprender a lidar com novos medicamentos, novas tecnologias e com as novas descobertas ligadas à saúde.[9]

Soma-se a essas necessidades o volume cada vez maior de informações, pois, a cada dois anos, dobra-se o conhecimento médico. Conceitos consolidados deixam de ser tão consolidados assim. Então, o profissional realmente precisa se atualizar, ou... "fica para trás"!

Todo profissional de medicina já entra na área sabendo que sua jornada não será fácil. Além do peso que a profissão já tem, a graduação é muito exigente, e o mercado cada vez mais competitivo.[9] Logo depois de se graduar em medicina, ou mesmo ao longo da carreira médica, manter-se atualizado é essencial; isto não é diferente para o cirurgião geral. Afinal, desde o início da formação, o médico já se depara com a dificuldade que é para entrar nessa área.

Ao longo da carreira, mesmo depois de estabelecido o profissional no mercado, não se deve simplesmente parar de buscar novas formas de aprender e se qualificar.[9]

Pós-graduação

A educação continuada iniciou a história da pós-graduação na área médica. O desenvolvimento sistemático da pós-graduação nos Estados Unidos pode ser considerado como produto da influência germânica e coincide com as grandes transformações da universidade americana nas últimas três décadas do século XIX. É quando a universidade deixa de ser instituição apenas de ensino e formadora de profissionais para dedicar-se às atividades de pesquisa científica e tecnológica. Na verdade, a pós-graduação adquire seu grande impulso com a fundação da Universidade John Hopkins, em 1876, universidade destinada não somente à transmissão do saber já constituído, mas voltada para a elaboração de novos conhecimentos mediante a atividade de pesquisa criadora.

A pós-graduação brasileira baseia-se muito na americana. No que concerne à universidade brasileira, os cursos de pós-graduação – definidos por legislação passadas e evolutivas para as atuais – orientaram dois grandes eixos: pós-graduação *lato sensu* e pós-graduação *stricto sensu*.

A *lato sensu*, conforme o próprio nome indica, designa qualquer curso que se segue à graduação. Tais seriam, por exemplo, os de especialização, em que o médico frequenta para exercer melhor sua área de atuação e a assistência médica dela resultante. Via de regra, tem sentido eminentemente prático-profissional e destina-se a melhorar o atendimento médico, aplicando o conhecimento já adquirido.[10]

A pós-graduação *sensu stricto* tem por objetivo a formação do professor e do pesquisador na área escolhida. Não existe nela a preocupação de melhor desempenhar a assistência médica, no caso cirúrgica. Procura, sim, criar inovações e, com elas, melhorar o que já existe e se pratica. A pós-graduação *stricto sensu* apresenta as seguintes características fundamentais: é de natureza acadêmica e de pesquisa e, mesmo atuando em setores profissionais, tem objetivo essencialmente científico. Com ela propõem-se mudanças nos procedimentos existentes na intenção de elevar o conhecimento para melhorar a prática médica.

A *stricto sensu* confere grau acadêmico (ou seja, diploma), enquanto a *latu sensu* concede certificado.[10]

Importante motivo para se apostar na atualização médica é o aprofundamento do conhecimento em alguns pontos específicos nos quais o profissional se sente fraco ou quer começar nova atividade. Independentemente da sua área de atuação, sempre existirão algumas correntes de tratamentos, métodos e processos que serão um diferencial para tratar seus pacientes. O profissional com bom currículo e que mostrou ter investido na sua atualização médica logo dá a perceber ao paciente que fez o máximo para dominar sua área de atuação. E é exatamente isso que seu futuro cliente está buscando.[9]

Existem alguns pontos cruciais na carreira do médico, e em especial do cirurgião, que não vão mudar. Assim, o que você aprendeu em aulas de anatomia continua e continuará valendo ao longo do tempo. Por outro lado, o cirurgião geral, como qualquer outro médico, tem sempre novidades para descobrir e aplicar após formado. Não deve esquecer que, acima de tudo, o exercício contínuo de suas habilidades fará ressaltar aos clientes a experiência profissional que possui – que é a segurança para a conduta a ser aplicada.

Como forma de se destacar em um mercado tão concorrido, todas as vantagens mencionadas vão proporcionar um diferencial relevante para conquistar e fidelizar os pacientes, o que vai gerar maior retorno financeiro.[11]

Como é possível atualizar-se na carreira médica cirúrgica?

O Colégio Brasileiro de Cirurgiões (CBC) tradicionalmente organiza um congresso nacional a cada dois anos. Nos anos em que não ocorre o evento, são realizados congressos e jornadas regionais no Brasil inteiro. Uma outra forma oferecida pelo CBC para atualização é a sua revista. Ela é um periódico indexado, de artigos originais e de relatos de casos cirúrgicos, sendo a publicação destinada à exposição dos acontecimentos mais interessantes e atuais.[12]

As enfermidades cirúrgicas mudaram muito. No final dos anos 1970, p. ex., uma das doenças mais comuns em hospitais cirúrgicos era a úlcera péptica. Hoje em dia, as operações eletivas nesse contexto praticamente acabaram, isto em função dos fármacos.

Do ponto de vista tecnológico, um dos grandes marcos foi a cirurgia minimamente invasiva, que tem permitido que façamos quase todos os procedimentos por essa via, com menor trauma e mais rápida recuperação.[7] Sua introdução foi lenta, e, apesar de ter se iniciado há mais de 30 anos, implica em adestramento constante e atualização profissional permanente. Acresce-se a esse avanço a introdução do robô como ferramenta de trabalho e que, por sua vez, implica em atualização profissional por meio de cursos de formação a ela dedicados.

É sempre importante que médicos de todas as especialidades façam algum tipo de atualização profissional e que tenham alguma forma de demonstrar que estão se modernizando. Isto está sendo cada vez mais exigido pelos conselhos regionais e tende a se tornar indispensável até para o exercício da profissão com relação aos convênios.

O cirurgião deve então estar focado em atualização permanente, quer por meio da participação em congressos, cursos de atualização, quer por leitura de artigos científicos relevantes à sua atuação profissional.[1] Na área cirúrgica é fundamental manter-se sempre atualizado, acompanhando pesquisas, artigos científicos, inovações e novas diretrizes ou métodos de tratamento.[12]

A telemedicina na cirurgia tem sido a saída para diversos problemas na relação médico-paciente e nas dificuldades de doentes que residem distante ou cujo tempo é restrito, assim como também pode ser saída no compartilhamento de informações e atualizações entre os médicos e outros profissionais de saúde. Por ser sistema ambicioso e que necessita de conexão digital forte, deve-se cuidar da segurança das informações dos pacientes; dessa forma, é prudente iniciar com projetos menos ambiciosos. Mesmo que não chegue a todos no momento, o caminho é alvissareiro; já existem sistemas online nos quais os profissionais podem tirar dúvidas com outros em alguns hospitais e clínicas pelo mundo.[13]

Devemos contar com a tecnologia na atualização cirúrgica?

Com o avanço tecnológico, diversos aplicativos e ferramentas que colaboram para a geração de novos conhecimentos médicos já podem ser encontrados. Isso facilita a atualização de quem tem rotina corrida, já que uma biblioteca ampla de informações sobre medicamentos, procedimentos, doenças e demais dados relevantes podem ser acessados a qualquer hora, de qualquer lugar e por diferentes dispositivos.

Mesmo nos países mais desenvolvidos, a cirurgia de alta tecnologia desenvolve-se predominantemente em hospitais privados, onde existem melhores condições financeiras para a aquisição dos modernos instrumentais, em sua maioria descartáveis de elevado custo. É de responsabilidade das universidades ou dos hospitais de ensino a importante função de formar novos cirurgiões dentro dos corretos e essenciais princípios básicos de cirurgia convencional. Por vezes, não há tempo ou disponibilidade econômica para que seus egressos apresentem melhor habilitação, p. ex. com a moderna cirurgia minimamente invasiva.[14,15] Para isso existem os cursos de aperfeiçoamento ou especialização, que devem estar sempre na mente dos que querem se diferenciar na arte cirúrgica ao longo do tempo.

Nesse sentido, entidades de caráter científico, como o CBC e as demais sociedades de especialidades cirúrgicas, podem desempenhar importante papel regulatório, cabendo a elas assumir o papel de definir prioridades e reais benefícios de cada técnica, assim como orientar os profissionais na sua atualização permanente.[12,14]

Toda área de medicina tem seus prós e contras. O mais importante é estar sempre procurando algo que realmente dê prazer, pois provavelmente fará isso por anos, será seu "ganha-pão" e a superação das dificuldades.[16] Assim pensando, sua atualização será mais fácil e agradável. Todos os pontos negativos da especialidade cirúrgica podem ser contornados com organização, preparo e prática cirúrgica de qualidade.[17]

Referências bibliográficas

1. Pinto FCF, Ferreira JBB, Caritá EC, Silva SS. Perfil dos Egressos da Residência Médica em Cirurgia Geral de uma Universidade do Interior Paulista. Rev Bras Educ Med. 2018. 42(4):144-54.
2. Silva AL. Cirurgia Geral (Bases da Cirurgia). Rev. Bras. Educ. Méd. 1988. 12(1):1-40.
3. Zilberstein B, Cecconello I. The future of general surgery. Portuguese Journal of Surgery. 2014
4. Bulletin of the American College of Surgeons. 1989,74(6):6-7.
5. Timmerman GL. Bulletin of the American College of Surgeons June, 2011.
6. Pellegrini CA. Bulletin of the American College of Surgeons, December,2013
7. Schiappa JM, Penedo J. Educação e treino em Cirurgia – o desafio da qualidade e o evitar do erro – o papel dos simuladores. Rev Port. Cir 2016. 39(2):25-35.
8. EEC – FMUSP. A constante demanda por atualização em Anestesiologia. 2019. Disponível em: https://eephcfmusp.org.br/portal/online/demanda-atualizacao-em-anestesiologia/.
9. Medicine Cursos. Atualização médica: uma exigência da medicina de qualidade. 2019. Disponível em: http://medicinecursos.com.br/blog/atualizacao-medica/.
10. Júnior AA, Sucupira N, Salgado C, Filho JB, Silva MR, Trigueiro D, Lima AA, Teixeira A, Chagas V, Maciel R. Parecer CFE nº 977/65, aprovado em 3 dez. 1965. Rev Bras Educ. 2005. 30:162-73.
11. Villaça F. Entenda agora por que a atualização médica é tão importante. 2020. Disponível em: https://felipevillaca.com.br/atualizacao-medica/#:~:text=Quando%20o%20m%C3%A9dico%20continua%20seu,a%20qualidade%20dos%20servi%C3%A7os%20prestados.
12. Mesquita ACB, Neto GPB. Atualização em Cirurgia: o que profissionais renomados da área pensam sobre isso. Secad Artmed. 2018. Disponível em: https://secad.artmed.com.br/blog/medicina/atualizacao-em-cirurgia-o-que-profissionais-renomados-da-area-pensam-sobre-isso/
13. Barreto C. Como a tecnologia pode ajudar o médico a se manter atualizado. Pebmed. 2018. Disponível em: https://pebmed.com.br/como-tecnologia-pode-ajudar-o-medico-se-manter-atualizado/.
14. Pinho M. Cirurgia de alta tecnologia: desafios a enfrentar. Rev Col Bras Cir. 2017. 44(5):426-7
15. Hahn ACS, Fernandes TS, Campos VCM, Silva VM, Jabra KL. Oportunidades de atualização profissional para saúde em plataformas virtuais ofertadas pelo ministério da saúde. Acadêmicos da Graduação em Enfermagem. 2020. Disponível em: http://www.repositoriodigital.univag.com.br/index.php/enf/article/viewFile/591/587.
16. Schwartz B. Cirurgia Geral: resistência física, controle emocional e segurança na tomada de decisão. Pebmed. 2020. Disponível em: https://pebmed.com.br/cirurgia-geral-resistencia-fisica-controle-emocional-e-seguranca-na-tomada-de-decisao/.
17. Petry AUS, Biasoli LF. Desafios bioéticos na formação médica: uma perspectiva teleológica e axiológica. Rev bras educ med. 2021. 45(1):e012.

118 Responsabilidades Civil, Penal e Ética do Médico

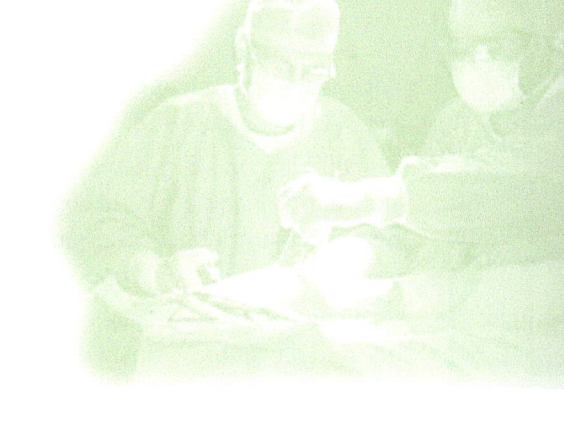

Antonio Couto • Alex Souza
(A. Couto & Souza Advogados)

A análise das peculiaridades de cada fato social é vital para o aprimoramento do pensamento e dos institutos jurídicos. É nessa toada que temos a proposta de trazer a teoria da eleição procedimental. Após mais de duas décadas atuando exclusivamente na área da saúde, mais precisamente na defesa do profissional da saúde e das instituições clínicas e hospitalares, não temos dúvida de que os elementos que fazem parte da substância de tão nobre atividade necessitam de análise profunda e contínua. Aos médicos e demais profissionais da área, nossas homenagens e nosso respeito

Os autores.

Introdução

Escrever sobre o tema macro da responsabilidade jurídica do médico é tarefa sempre instigante e de muita honra. A experiência de décadas de estudo e atuação na defesa exclusiva do médico nos traz a certeza de que, cada vez mais, torna-se fundamental, por meio de uma linguagem objetiva, entregar conteúdo jurídico com a finalidade precípua de proporcionar a todos os doutores informações, preventivas, institucionais e, a toda evidência, muito importantes.

A responsabilidade jurídica do profissional médico divide-se, fundamentalmente, em civil, penal e ética, esta última compreendendo os procedimentos judicantes por parte dos Conselhos de Medicina. É bem verdade que o médico, enquanto servidor público, também se encontra sob outro escopo jurídico que, guardando as proporções, se assemelha aos procedimentos éticos, qual seja, o processo administrativo que visa apurar eventual infração funcional.

Neste capítulo o leitor verá, de maneira sucinta, essas três modalidades de responsabilização.

A responsabilidade civil

Basicamente, são duas as legislações que regulam esta área jurídica: Código de Proteção e Defesa do Consumidor e o Código Civil, sem prejuízo de outras normas.

O Código de Proteção e Defesa do Consumidor é a legislação especial que regula a relação médico-paciente. Não concordamos com esse pensamento que foi construído pela jurisprudência (decisões dos tribunais) e pela doutrina jurídica. Temos defendido academicamente, inclusive em livros, que a legislação consumerista não se presta para reger uma relação tão peculiar e complexa com o é a do médico e seu paciente. Mas essa ainda é a regra do jogo.

Em linhas gerais, a responsabilidade civil se caracteriza quando um agente causar dano a outrem. Simples assim. Ou seja, no caso da responsabilidade civil médica, toda vez que se comprovar que um paciente sofreu um dano *injusto* por parte de um atuar médico, este terá o dever de indenizar o paciente. Essa indenização se dá, via de regra, a título de dano material, dano moral, lucros cessantes, quando é o caso, e, igualmente, quando o assunto comporta, pensão vitalícia.

A responsabilidade civil é, portanto, o dever de indenizar alguém em razão de uma ação injusta (ilícita) cometida causando um dano. É a reparação pelo dano causado, pela quebra de um dever preexistente.

O profissional liberal, isto é, o médico enquanto prestador de serviço, como pessoa física, portanto, tem a denominada responsabilidade subjetiva, enquanto a pessoa jurídica (clínicas, hospitais, laboratórios de análises etc) tem a chamada responsabilidade objetiva.

O que isso significa? Bem, a responsabilidade subjetiva se caracteriza pela discussão, e conclusão, de atuar negligente, imprudente ou imperito por parte do esculápio. A esse conjunto de elementos chamamos de "culpa".

Ou seja, o médico somente terá o dever de indenizar se restar provado que agiu com culpa. O dano alegado tem de ter surgido, necessariamente, de um agir negligente, imprudente ou imperito (com culpa).

Já na responsabilidade objetiva não se discute essa questão da "culpa". Basta que haja um dano e o nexo causal para que a pessoa jurídica seja, em tese, condenada a repará-lo.

Muito importante, todavia, esclarecer que, sem a figura do *nexo causal* (um dos elementos da responsabilidade civil), não há que se falar em dever de indenizar.

O que é o nexo causal? É o liame que vincular o dano existente a um desvio de conduta, a um atuar falho.

O nexo causal que interessa para o mundo jurídico é esse. Relevante essa explicação, pois, por vezes, até mesmo nos processos judiciais, verificamos distorções por parte de alguns peritos a respeito.

Questões como risco inerente, intercorrências, complicações, iatrogenias e nexo causal precisam ser muito claras e entendidas pelos operadores do direito e por peritos judiciais, bem como pelos assistentes técnicos. Veremos tudo isso adiante.

Portanto, uma sequela, irreversível ou não, ocorrida em decorrência de uma cirurgia, p. ex., mas que é complicação inerente ao procedimento, descrita na literatura médica, não é o nexo casual jurídico, ainda que o seja *lato sensu*.

Nessa esteira, sempre fundamenta lembrar a importância do dever de informação do médico para com o paciente. E detalhe: tendo em vista o rigor do Código do Consumidor, é vital que o dever de informação seja materializado em documento cujo nome convencionou-se chamar de termos de consentimento livre e esclarecido.

Essa materialização é necessária na medida em que a lei consumerista possibilita a inversão do ônus da prova. Cabe ao prestador do serviço fazer a prova que cumpriu com o dever de informar. Não concordamos com esse rigor, principalmente em tempos de tanta informação veloz, instantânea e diversificada no universo digital, mas é, repita-se, a regra do jogo até aqui.

O princípio da confiança é o pilar da relação médico-paciente. Ambos os lados precisam confiar um no outro. O médico precisa confiar nas informações prestadas pelo paciente e na sua disciplina de seguir as orientações, e o paciente, igualmente, tem de confiar no tratamento que lhe é dispensado.

Entretanto, em razão do instituto jurídico da inversão da prova, o documento de informação, bem como um prontuário bem redigido, cronologicamente e, preferencialmente, com poucas siglas, tornam-se ferramentas indispensáveis. Aliás, no que concerne ao prontuário, vale a pena o leitor se reportar ao Código de Ética Médica, o que sugerimos.

■ Sobre a Iatrogenia e nossa hipótese da iatrogenia *stricto sensu*

A palavra iatrogenia (*iatros*: médico; *genia*: origem) é utilizada para denominar quaisquer doenças ou danos causados a alguém por um ato médico, seja esse ato terapêutico ou cirúrgico. Esses danos englobam inúmeras vertentes, podendo ser consubstanciados em danos psíquicos, farmacológicos ou instrumentais, todos provocados por uma ação médica de óbvia intenção benéfica. É de extrema relevância aduzir que a iatrogenia deve ser encarada por dois aspectos: *lato sensu* e *stricto sensu*.

Iatrogenia *lato sensu* é o dano causado em razão de uma atuação médica, seja oriunda de erro ou não.

Iatrogenia *strictu sensu*, por sua vez, é exatamente o dano causado pelo atuar médico, sim, mas que não é oriundo de desvio de conduta.

Nos compêndios médicos, não é difícil encontrar centenas de artigos sore a problemática da iatrogenia. Questões iatrogênicas relacionadas à terceira idade, a tratamento em unidade de terapia intensiva, à intubação traqueal, à ministração de medicamentos etc. Nessa esteira, vale discorrermos sobre o que seja o "caso de força maior", uma das excludentes do nexo causal. Força maior é o acontecimento que pode até ser previsível, porém é inevitável, como é o caso, p. ex., dos fenômenos da natureza.

Fica fácil, acreditamos, entender a iatrogenia *strictu sensu* na medida em que esta é um dano ocasionado em razão de um proceder médico, porém proceder correto.

Uma reação alérgica a um medicamento pode ocorrer, trata-se de uma iatrogenia medicamentosa, todavia, não há como o médico evitá-la. A amputação de um membro, por vezes, se torna medida extrema e indicada para a tentativa de salvar o bem maior, qual seja, a vida.

O organismo humano é um complexo bastante misterioso, apesar de todo o avanço científico. Há reações do corpo, respostas das mais adversas, tanto a intervenções cirúrgicas, quanto a exames e medicamentos que mesmo que previsíveis à luz da literatura médica (embora na maioria dos casos pouco prováveis), podem ocorrer, são inevitáveis.

Portanto, a iatrogenia *stricto sensu* se equipara às complicações ou intercorrências que são riscos inerentes aos procedimentos médicos e, por conseguinte, servem como argumentação jurídica de quebra de nexo causal.

De novo, conforme dito anteriormente, colocamos em relevo o termo de consentimento informado. É fundamental que seja realizado. Há indagações do tipo: "mas se a complicação está nos livros de medicina, por que tenho de informar?"

O paciente é leigo, certo? Precisa, para exercer sua autonomia na plenitude, ser adequada e claramente informado. Somente assim, poderá decidir se se submeterá ou não ao tratamento proposto.

Por outro lado, consoante dito alhures, o profissional da saúde e a instituição precisam ter a prova de que informaram devidamente.

A indenização por dano moral

Para finalizar este capítulo, vale discorrer sucintamente acerca do dano moral. A responsabilidade civil é o dever de indenizar que o agente possui em razão de ter causado dano injusto a outrem – já o sabemos. As ações indenizatórias pleiteiam, como mencionado no início, várias rubricas de indenização: dano material, lucros cessantes, dentre outros.

Merece destaque uma explicação sobre o "pedido de indenização a título de dano moral" em razão de sua carga de subjetividade. Diz-se tratar-se da dor da alma. Sim, o dano moral é aquele sofrido pelo indivíduo na sua esfera psíquica ou emocional.

Não há tabela estabelecendo níveis de aplicação de indenização de dano moral. Cada caso é um caso e será analisado por uma lupa única. O importante a ser mitigado é exatamente a extensão do dano, quando efetivamente houver e, principalmente, a sua causa, a toda evidência.

Houve, por muitos anos, em nossa opinião, exageros aqui e acolá, com uma avalanche de pedidos indenizatórios a título de dano moral em cifras gigantescas e desproporcionais. Atualmente, pode-se dizer, que há um equilíbrio melhor.

O fato é que, nas ações de responsabilidade civil médica/hospitalar, o pedido a título de dano moral é constante e, via de regra, o maior. Sendo constatado desvio de conduta ou má prestação do serviço médico, surge o dever de indenizar, e o dano moral é arbitrado pelo juiz a ser critério.

Não podemos passar ao largo de algumas teorias jurídica empregadas na responsabilidade civil e que são muito importantes, a saber:

Teoria da perda de uma chance

Destacamos essa teoria, bem como a do desvio produtivo do consumidor, sobre a qual discorreremos mais adiante, em razão da relevância e, ainda, tendo em vista que não se compatibilizam com a nossa teoria, qual seja, a da "eleição procedimental".

A teoria da perda de uma chance é, resumidamente, a corrente jurídica de pensamento que defende que é a indenização a que um sujeito pode merecer em razão de uma oportunidade perdida. Bem, em estreita síntese é isso.

Há um debate jurídico e algumas reflexões sobre que tipo de indenização seria essa "em razão de uma chance perdida", não tendo o caráter de danos emergentes, tampouco o de lucros cessantes, situando-se no meio dessas conceituações.

Essa teoria que nasceu na França tem sido adotada em muitas ações judiciais na seara do direito médico, tendo correntes a favor de seu emprego, e correntes que a veem com reservas. Mas ela está aí, há muitos anos.

Vale a pena citar o mestre Sergio Cavallieri, em seu livro *Programa de Responsabilidade Civil*, que assim diz: "Deve-se, pois, entender por chance a probabilidade de se obter um lucro ou de se evitar uma perda".[1]

E ainda: "O direito pátrio, onde a teoria vem encontrando ampla aceitação, enfatiza que "a reparação da perda de uma chance repousa em uma probabilidade e uma certeza; que a chance seria realizada e que a vantagem perdida resultaria em prejuízo".[2]

E continua o professor: "É preciso, portanto, que se trate de uma chance séria e real, que proporcione ao lesado efetivas condições pessoais de concorrer à situação futura esperada".

Fica fácil depreender que não se trata, à luz dessa teoria, de uma certeza que um determinado evento acontecerá. A chance é, pois, a análise da possibilidade, e não de certeza. Como aplicar essa teoria na relação médico-paciente?

No âmbito do direito médico, essa teoria é chamada de teoria da perda de uma chance de cura ou de sobrevivência. Parece-nos mais um rigor a ser impingido na responsabilidade civil médica/hospitalar.

Ora, o que seria a perda de uma chance de cura? Ou o que seria a perda de uma chance de sobrevivência? Qual o liame dessa análise?

São perguntas que se fazem necessárias e, em nosso entender, de difícil resposta.

Ora, se a Medicina não é ciência exata, se a atividade médica é de meios – e não de resultados; se há, indiscutivelmente, os riscos inerentes aos procedimentos e que, por conseguinte, não estão sob a ingerência do profissional e, ainda, como corolário, o importante é se verificar que os meios cabíveis e possíveis foram realizados, como aplicar tal teoria na atividade médica?

É preciso muito cuidado na aplicabilidade de tal teoria, sob pena de se encarar todo médico e/ou entidade clínica ou hospitalar como responsáveis pela ausência de cura, por exemplo.

A atividade médica é, por origem, regida pelos Princípios Bioéticos da Beneficência e da Não Maleficência.

O que se quer dizer? Bem, deve o profissional ser responsabilizado se restar provado atuar culposo, ou seja, atuar negligente, imprudente ou imperito, e ponto.

Teoria do desvio produtivo do consumidor

Esta teoria, em estrita síntese, defende a tese de que todo o tempo que o cidadão (consumidor) perde em razão de um serviço defeituoso por parte de um prestador de serviço ou produto, pessoa física ou jurídica (fornecedor), lhe dá o direito a ser indenizado por isso.

A teoria, criada pelo advogado Marcos Dessaune, professa, portanto, o fato de que o tempo é um bem precioso, valiosíssimo, e que não pode ser colocado *o seu desperdício em razão de um serviço ou produto defeituoso* em sítio do chamado mero aborrecimento.

De fato, o tempo – que é finito, e, em especial nos dias atuais, no dia a dia corrido, repleto de compromissos etc. – pode ser considerado um bem valioso e, até certo ponto, na sua forma livre, escasso.

Há toda evidência de que se trata de um tema que traz em si, na sua essência, profunda substância filosófica. As sociedades em várias partes do mundo costumam, inclusive, utilizar a máxima "time is money", isto é, "tempo é dinheiro".

Outra frase corrente é "a vida é curta", e por aí vai. A concepção de tempo varia, é verdade, da necessidade e do modo de viver de cada pessoa, além de fatores antropológicos, dentre outros.

Mas o que parece inconteste é que ninguém, absolutamente ninguém, deseja perder – ou, como preferimos dizer, gastar – tempo para resolver problemas, especialmente se foram criados por outrem.

Nesse passo, e em se tratando de relação de consumo, ou seja, as relações negociais regidas pelo Código do Consumidor, é que essa teoria pretende ser aplicada, sendo certo que já há decisões judiciais, inclusive do Superior Tribunal de Justiça, que a aplicam.

Essa teoria preceitua o chamado dano existencial, porque reflete uma lesão à existência em si. É o dano do projeto de vida da pessoa, lesão ao cotidiano pelo desvio produtivo do sujeito, ou melhor, do consumidor.

Portanto, é a teoria que caracteriza a perda do tempo em razão de uma má prestação de serviço ou por um defeito de produto. É a já consagrada, por inúmeros julgados, responsabilidade civil pelo desvio produtivo do consumidor ou perda do tempo útil. Posto isso, são indenizáveis, a título de dano moral, à luz de parte da jurisprudência, fatos que, por má prestação do serviço, geram a perda do tempo existencial do consumidor. A questão do mero aborrecimento ou dissabor (Súmula 75 do TJRJ) está afastada, portanto. Sim, o entendimento de que a perda de tempo, em razão de um problema ocorrido pelo defeito do serviço ou do produto por parte do fornecedor, não pode ser caracterizada com mero aborrecimento, se solidifica.

Aliás, no processo administrativo nº 0056716-18.2018.8.19.0000, decidido pelo Órgão Especial do Tribunal de Justiça do Estado do Rio de Janeiro, sedimentou-se como direito da personalidade o tempo do contratante, ou seja, do consumidor.

E mais, há quem sustente, como o professor Marcus Dessaune, que o tempo ("vital, existencial ou produtivo") é um novo direito da personalidade. E diz o jurista em seu livro *Teoria Aprofundada do Desvio Produtivo do Consumidor*:

Após o exame preliminar acerca da responsabilidade civil, pode-se então sustentar que uma lesão antijurídica ao tempo que dá suporte à vida, na qualidade de atributo da personalidade tutelado no elenco dos direitos da personalidade, configura um dano ao titular do direito violado, sujeito à reparação.

Apenas para finalizar, vale dizer que o cancelamento da Súmula 75 do TJRJ não significa, a critério do julgador, diante do caso concreto, que não se possa atribuir mero aborrecimento ou algo que o valha, por parte do jurisdicionado em determinada situação. Apenas não se poderá mais invocar a referida súmula. Esse é entendimento de alguns doutrinadores aos quais nos filiamos.

Teoria da eleição procedimental

A teoria da eleição procedimental é de minha autoria, Alex Souza, com meu sócio Antonio Couto, criada exatamente em decorrência de nossa análise detida e científica sobre a atividade da saúde em geral e do médico em particular.

A vida é feita de escolhas, sabemos disso. Não é preciso nos socorrermos de filósofos e pensadores dos mais variados ramos do conhecimento humano para concluirmos que estamos sempre, no dia a dia, promovendo escolhas das mais diversas. Viver é selecionar, é priorizar; portanto, renunciar, ao mesmo tempo.

Não há intenção de se filosofar aqui. Todavia, não se pode olvidar que, em todos os processos (processo aqui empregado como termo ligado à gestão, à logística), encontramos etapas, protocolos, sequências etc., que visam, por meio de critérios, chegar a um determinado resultado.

É disso que trata, em suma, a teoria da eleição procedimental, aplicada à relação médico-paciente. O profissional da saúde está, o tempo todo, fazendo escolhas, priorizando atividades em prol da saúde, do bem-estar e da vida do indivíduo, isto é, do paciente. Senão vejamos: o mestre De Plácido e Silva, em *Vocabulário Jurídico*, , ensina:[3] "Do grego *theoria*, de *theoro* (contemplar), exprime e designa o conjunto de princípios e leis fundamentais que servem para relacionar ou para dirigir uma ordem de fenômenos, tornando-se, destarte, necessários e indispensáveis ao conhecimento de uma ciência ou de uma arte". E ainda arremata o professor: "Opondo-se à prática, a teoria resulta no conhecimento especulativo e puramente racional de uma ciência ou de uma arte, independentemente de aplicação".

O propósito maior da teoria é orientar determinado segmento do conhecimento humano – ciência ou arte – em um dado espaço e em um dado acontecimento, seja este natural ou provocado pelo homem.

Desde o Código de Hamurabi até os dias atuais, inúmeras teorias foram criadas, extintas e recriadas. Princípios hoje consagrados foram outrora repudiados, e grandes mestres, como Pontes de Miranda, Galeno Lacerda, Savigny, Calamandrei, Leibman, Chiovenda, Canelutti e tantos outros contribuíram para o Direito com teorias importantes e vanguardistas.

As mais variadas questões jurídicas que comportam controvérsias e intenso debate não faltam, sendo certo que o papel da doutrina, assim como da jurisprudência, é fundamental.

A análise das peculiaridades de cada fato social é vital para o aprimoramento do pensamento e dos institutos jurídicos. É nessa toada que temos a proposta de trazer a teoria da eleição procedimental. Após mais de duas décadas atuando exclusivamente na área da saúde, mais precisamente na defesa do profissional da saúde e das instituições clínicas e hospitalares, não temos dúvida de que os elementos que fazem parte da substância de tão nobre atividade necessitam de análise profunda e contínua.

Assim, é essencial empreender esforços no sentido de tentar contribuir para o processo evolutivo da aplicação do direito positivo sem, no entanto, deixar ao largo que esse mesmo direito positivo pode se mostrar, muitas vezes, em desarmonia com a realidade, ou seja, com a dinâmica dos acontecimentos.

Esse posicionamento ao qual denominamos de teoria da eleição procedimental se sustenta em três premissas básicas no que concerne à responsabilidade civil médica e hospitalar, quais sejam: uma prestação de serviço com obrigação de meios; responsabilidades objetiva e subjetiva; variação e inconstância na prestação do serviço que independe do seu fornecedor.

Norteia, portanto, a prestação de um serviço essencial para a sociedade, qual seja, a proteção da vida e da saúde.

Todo proceder médico requer, a cada momento, uma visão singular do caso apresentado e, a partir daí, uma definição de qual o melhor tratamento a ser utilizado. Podemos dizer, sem pestanejar, que não obstante o serviço médico tenha começado a ser prestado desde o momento em que o paciente se postou à frente do profissional, o mesmo somente se delineará após uma primeira análise, seja oral e visual, ou complementar mediante exames realizados.

Desde o primeiro atendimento, especialmente nos casos de urgência e emergência – ou mesmo nos procedimentos eletivos invasivos – a prestação do serviço médico passa por vicissitudes, muitas vezes imprevisíveis para um determinado caso, ou mesmo previsíveis, porém inevitáveis.

O profissional da saúde, médicos, enfermeiros, dentistas etc., ao cuidar do paciente, elege uma prioridade na seguinte ordem: vida, saúde, integridade física, integridade estética e integridade psicológica.

Trata-se de um processo dinâmico e variável, posto que a preocupação maior do médico é salvar a vida do paciente. Após lograr esse êxito – se lograr –, passará a priorizar a sua saúde e, logo depois, ou conjuntamente, a sua integridade física e estética. Porém, de repente, poderá ter de voltar a priorizar a vida, e este é um processo cíclico.

Essa essência dinâmica e de álea a que a medicina está afeita tem de ser analisada, social e juridicamente, de forma especial, sem dúvida alguma.

Como aplicar as teorias da perda de uma chance ou do desvio produtivo do consumidor em uma atividade com essa natureza? E ainda: como enquadrar a relação médico-paciente como relação consumerista? Não há como, em nosso entender.

Essa eleição proferida pelo médico, p. ex., embora possa parecer truculenta, em algum nível, não tem nada de irreal ou imaginário. É a realidade constante e diária de todos os profissionais da saúde em todo o mundo.

Estar diante de tomadas de decisões que requerem a eleição de prioridades é uma constante. Conforme dito anteriormente, essas ocorrências se dão em centenas de salas cirúrgicas, setores de emergências, ambulatórios e até mesmo consultórios. Não é raro um cirurgião, durante o procedimento, ter de mudar os atos previstos e programados inicialmente, em razão de uma intercorrência inesperada e/ou inevitável.

A ordem adotada e a prioridade eleita pelo profissional da saúde em um certo procedimento aplicado a seu paciente tem íntima relação com os princípios jurídicos constitucionais e infraconstitucionais e, até mesmo, com os do Código de Proteção e Defesa do Consumidor, o que não significa que esse Código tenha de reger a atividade médica/hospitalar.

Em síntese, a teoria da eleição procedimental traz em seu bojo, em sua essência, a análise sistemática e científica de que critérios, protocolos, consensos médicos e normas administrativas precisam sempre ser mitigados à luz de nuances e riscos inerentes à atividade da saúde em geral, e da medicina em particular.

O que se quer dizer é que é absolutamente necessário um olhar atento para este fato prático: a atividade médica/hospitalar é dinâmica e, muitas vezes, comporta riscos até mesmo imprevisíveis. Não se está a defender que as normas não tenham de ser seguidas, claro que não! Mas a teoria da eleição procedimental tem de ser aplicada sempre na análise de cada caso concreto, sob pena de as demandas judiciais, com causas de pedir nem sempre claras e, em muitas situações, até confusas, induzirem a erro o julgador.

A teoria da eleição procedimental deve se lapidar a todo instante. Esta é a essência maior do Direito: olhar para o presente no que concerne a pesquisar e analisar ininterruptamente os fatos sociais e as peculiaridades de cada atividade humana e olhar para o futuro no sentido de aprimorar as relações sociais e judiciais e garantir a segurança jurídica.

Essa teoria não traz nenhuma proposta de parcialidade ou protecionismo. Ao contrário, eleva o pensamento jurídico para novos rumos, sendo certo que apenas por meio da observação e da experimentação é que poderemos chegar a conclusões mais próximas da justiça e, portanto, da verdade.

A teoria da eleição procedimental representa esse universo dinâmico, complexo e frágil, em virtude da impotência do ser humano diante do seu próprio corpo. O bem jurídico eleito em um determinado momento do tratamento pode tornar-se inoportuno e danoso no momento seguinte e voltar a ser a única solução noutro instante. O que se propõe é o alerta para o fato de que a teoria requer olhos abertos para não se correr o risco de se cobrar do médico ou de qualquer outro profissional da saúde aquilo que o corpo do paciente promoveu ou deixou de promover causando-lhe um mal.

Responsabilidade penal médica

Temos recebido em nosso escritório, especialmente na última década, muitos profissionais médicos processados em esfera criminal. Não é preciso dizer o quão deprimidos e transtornados ficam esses médicos ao se verem em um processo por homicídio ou lesão corporal, por exemplo.

Sem dúvida alguma, é de tirar o chão, pois aquele que estudou e se aprimorou para salvar vidas, de repente está no banco dos réus acusado de ter feito o contrário.

Muitos desses processos, podemos dizer com tranquilidade, são iniciados tendo em visa uma má orientação inicial dada aos doutores da medicina, mas isso não é objeto deste estudo.

Podemos açambarcar tudo o que já foi dito anteriormente, da responsabilidade civil, para cá, guardando as proporções.

De forma bem sucinta para o caro leitor deste trabalho, o médico será responsabilizado criminalmente se restar provado que agiu, igualmente, com culpa, ou seja, com negligência, imprudência ou imperícia.

Na esfera penal, é imperioso que a conduta do médico tenha sido de tal ordem reprovável que o insira no contexto do que chamamos, no jargão jurídico, de "tipo penal".

Ora, evidentemente, não basta que o paciente tenha morrido durante ou após uma cirurgia para que o esculápio seja condenado pelo crime de homicídio. É preciso que fique absolutamente incontroverso que a conduta adotada foi errada, desviada do bom caminho e, portanto, tenha dado causa ao evento fatídico.

Costumamos mencionar uma teoria extremamente jurídica, é verdade, nas defesas criminais que fazemos. Na verdade, é o método de Thyrém, que está vinculado ao tema do nexo de causalidade. Por esse método, analisa-se a ação ou omissão que está sendo levantada na acusação contra o médico. Ora, conforme o Código Penal preceitua, é preciso observar se aquela conduta (a cirurgia, p. ex.) se for retirada da situação, do caso concreto, ainda assim poderia sobrevir o evento danoso.

Em medicina, isso é fundamental. Peguemos um exemplo: um idoso, com mais de oitenta anos, com comorbidadas (cardiopata, diabético, hipertenso, obeso), em investigação de água na pleura, é internado, tratado, mas não resiste e morre dias depois.

Pelo método de Thyrém, é preciso fazer a seguinte indagação: retirando-se do caso todo o tratamento realizado ou uma determinada etapa do mesmo (toracocentese no caso), o resultado morte ainda assim poderia acontecer? Se a resposta for positiva, está afastada, a priori, conduta antijurídica do médico.

Pedimos escusas ao leitor por tanto "juridiquês". Nossa intenção é entregar um conteúdo sucinto do que vivenciamos no dia a dia na defesa de médicos, clínicas e hospitais.

Muito mais poder-se-ia dizer em matéria do direito penal, mas ficamos por aqui para não tornar o capítulo enfadonho. O importante é que se tenha em mente que tanto na área cível, quanto na penal, os mecanismos e as ferramentas de defesa são os mesmos, havendo alguns fundamentos jurídicos diferentes.

A prova pericial e a assistência técnica são algumas das ferramentas imprescindíveis. Não a mencionamos aqui propositalmente, tendo em vista que é matéria para um livro isoladamente.

Por mais desgastante e frustrante que seja para um médico receber um processo judicial, é imperioso que mantenha a calma e procure orientação profissional especializada para produzir a melhor defesa possível.

A responsabilidade ética

Na introdução escrevemos que a responsabilidade do médico servidor público guarda algumas semelhanças com a responsabilidade ética. O profissional que atua no serviço público pode ser alvo de sindicância ou processo ético em razão de desvio de conduta na sua atividade funcional.

Aqui nos atentaremos à responsabilidade jurídica à luz do Código de Ética Médica.

Os Conselhos Regionais de Medicina e o Conselho Federal de Medicina possuem, dentre inúmeras competências, a atividade judicante. Os Regionais, em primeira instância, e o Federal em grau recursal, via de regra.

Significa dizer que uma das atividades dos Conselhos é a apuração e o julgamento, se for o caso, de eventuais infrações ao Código de Ética Médica.

Portanto, é igualmente importante que todos os profissionais da medicina procurem se inteirar do Código de Ética Médica para que não ultrapassem as linhas deontológicas nele existentes.

Atualmente, tem surgido muitas questões ligadas à conduta dos médicos nas redes sociais e no mundo digital como um todo. O manual da publicidade está disponível no portal do CFM e é material importante de consulta.

Em linhas gerais, o médico é alvo de sindicância, em um primeiro momento e, em certos casos, de um processo ético propriamente dito. Toda a apuração se dará sob a ótica de suposta infração a um ou mais artigos do Código de Ética.

Uma vez mais importa dizer, ainda que com o risco da repetição, que é fundamental demonstrar, também em seara de processo ético, que a conduta foi acertada, dentro da limitação da ciência e à luz dos protocolos médicos.

Duas notas importantes, sem prejuízo de tantas outras: prontuário e dever de informação.
Observe os seguintes artigos do Código de Ética Médica, a saber: 12, 13, 22, 31, 34, 42 e 101, além do Princípio Fundamental nº XXI – todos relacionados ao dever de esclarecimento, informação e autonomia do paciente, e o artigo 87, que fala sobre a importância do prontuário *legível*. Sugerimos ao leitor que leia esses artigos, no mínimo, para melhor introspectarem esses elementos tão importantes e que podem fazer toda a diferença em quaisquer defesas, inclusive perante os Conselhos de Medicina.

Evidente que todo o Código de Ética é importante, havendo tantos outros artigos que merecem estudo, como o capítulo referente à publicidade (artigos 111 a 117).

Enfatizamos os temas prontuário e dever de informação exatamente porque são correntes nas lides judiciais e nas denúncias formuladas perante os Conselhos Regionais de Medicina.

Temos dezenas ou talvez centenas de exemplos de casos em que atuamos nos quais o conselheiro sindicante ou mesmo o instrutor e, ainda câmaras técnicas, tiveram dúvidas de vários pontos em razão de prontuários pouco escritos ou repletos de siglas.

A questão do dever de informação, não obstante, pela nossa experiência, o processo ético ser menos rigoroso do que o judiciário quanto à sua materialização, é instrumento que também é analisado, se existir, e levado muito em conta nos julgamentos éticos. Não à toa, há tantos dispositivos no Código sobre o tema, como já dito.

Por fim, vale dizer que os processos éticos e mesmo a fase anterior (sindicância) possuem ritos próprios e, em certa medida, parecidos com os ritos processuais judiciais. Todos os médicos têm direito à ampla defesa e ao pleno contraditório. Não há obrigatoriedade de acompanhamento de advogado, podendo o doutor se defender sozinho até o julgamento. Todavia, a nossa experiência tem mostrado que a assessoria jurídica especializada, principalmente no processo ético, é aconselhável.

Conclusão

As Responsabilidades Civil, administrativa e Penal do Médico e do profissional de saúde em geral, desde o advento da Constituição de 1988, passaram a sofrer restrições no equilíbrio contratual entre médicos e pacientes, vez que o Código do Consumidor, Lei 8078-90, estabeleceu que a relação médico-paciente seria considerada relação de consumo. Desse modo, há diversos procedimentos protetivos e defensivos em desfavor do médico, tais como a inversão do ônus da prova, a maior facilitação do acesso à justiça, via pedido de gratuidade, e com o amplo e desproporcional avanço do dano moral, além do corolário de que as interpretações devem ser favoráveis ao consumidor, vez que, segundo alguns juristas, o esculápio é hipersuficiente, e o paciente-consumidor hipossuficiente.

Essas medidas, passadas mais de três décadas, têm se mostrado uma alavanca na proliferação de ações judiciais contra médicos e demais operadores de saúde, a ponto de gerar obstáculos ao Poder Judiciário para entregar a prestação jurisdicional. O que se confirmou foi o médico vencendo mais de 70% das ações judiciais, o que denota o exagero contido nas medidas desequilibradas. Nossa Banca, de forma pioneira, tem requerido a decretação de segredo de justiça nas ações em que o médico é réu, objetivando proteger sua imagem e seu nome.

Consideramos inadequada a Capitulação da relação médico-paciente nos rigores do Código do Consumidor, embora reconheçamos seu valor e sua necessidade nas relações entre cidadão e fornecedores de bens e serviços. Médico e paciente são duas pessoas humanas e defendidas e protegidas pelo maior dos Princípios, qual seja, o da Dignidade da Pessoa Humana, razão maior da existência do Estado Democrático de Direito.

www.acouto.com.br

Instagram: @acoutoesouza.advogados

Referências bibliográficas

1. Cavallieri S. Programa de Responsabilidade Civil. 9ª ed. São Paulo: Atlas, 2020.
2. Maril C, Responsabilidade Civil, 9. ed., Rio de Janeiro: Forense, p.42.
3. De Plácido e S. Vocabulário Jurídico, 12a ed., Rio de Janeiro, Forense, 2016.
4. Filho AFC, Souza AP. Responsabilidade civil médica e hospitalar. Belo Horizonte: Editora Del Rei, 1998.

119 Liderança e Representatividade Científica do Cirurgião

Luiz Carlos von Bahten
José Jerônimo de Menezes Lima

Introdução

A cirurgia ocupa um lugar de destaque no complexo sistema de cuidados de saúde da maioria dos países. A prática cirúrgica evoluiu muito rapidamente nas duas últimas décadas. As abordagens laparoscópicas suplantaram a maioria das operações abertas, agora unidas por toracoscopia, terapia endovascular e cirurgia guiada por imagem. Os avanços científicos também mudaram as bases da prática cirúrgica. Os estudos sobre a estrutura e a função do genoma humano fizeram avançar a medicina personalizada, que em breve se juntará a uma terapia cirúrgica personalizada. A introdução do uso de robôs em cirurgias foi um grande passo em direção a procedimentos mais eficazes e menos invasivos, revertendo a lógica das cirurgias com grandes cortes que perdurou por anos, e os robôs manipulados pelos médicos garantem avanços no procedimento cirúrgico. A formação cirúrgica pós-universitária foi forçada a evoluir com novas oportunidades e desafios.

Este capítulo aborda a liderança no contexto do mundo contemporâneo, no que diz respeito à medicina e à prática cirúrgica, entendendo que, nesse contexto, é necessária uma liderança cirúrgica eficaz para que a cirurgia se mantenha relevante para a prática futura da Medicina. Caso contrário, a cirurgia pode ser reduzida a uma prática técnica de especialidade, vulnerável à perda de identidade, e ao deslocamento da tomada de decisões relativas à prestação de cuidados operatórios. A liderança cirúrgica deve ser orientada para o futuro, aplicando lições do passado para as circunstâncias ainda por vir. No seu melhor, a liderança cirúrgica envolve a criação de um futuro positivo pela disseminação da ideia de que o comportamento cooperativo da equipe cirúrgica alcança sempre melhores resultados do que o comportamento individual ou automotivado do cirurgião atuando isoladamente, por mais capacitado que ele seja. Nesse sentido, este estudo visa esclarecer o conceito de liderança sob o ponto de vista do trabalho do cirurgião, bem como analisar as habilidades necessárias ao desenvolvimento eficaz da competência de liderança dos cirurgiões.

A literatura sobre gestão indica que há questões a serem pensadas em todos os âmbitos nos quais se precise de líderes.[1] É possível desenvolver líderes? Os esforços justificam os ganhos dessa tarefa? Os resultados desses esforços são medidos adequadamente? Os cirurgiões, enquanto líderes, são tão importantes como pensamos que são? E sobre os seguidores, ensiná-los bem, agora, não é tão importante quanto ensinar boa liderança aos cirurgiões? Essas são questões relevantes para se pensar dadas as dificuldades dos cirurgiões no exercício da liderança. As respostas a essas questões podem indicar a criação de alternativas aos modelos existentes e às maneiras de ensinar liderança, que levem em conta as circunstâncias do século XXI, em especial aos cirurgiões.

A palavra "liderança" abrange tanto um conjunto de atributos pessoais como de comportamentos humanos. O objetivo principal de um líder e da prática da liderança é inspirar outros, considerados seguidores, a empenharem-se voluntariamente em conjunto para atingir objetivos. Assim entendida, a liderança é um processo e uma característica que ao longo do tempo tem assumido muitas formas em diferentes culturas e organizações. Os valiosos atributos humanos dos líderes e da liderança, no contexto da história, da sociedade e das organizações são inexoravelmente moldados pelo tempo e pelo lugar.

A missão de um sistema de saúde acadêmico e também na *práxis* deve ser educar e formar as futuras gerações de prestadores de cuidados de saúde, e, no caso da cirurgia, de futuros médicos cirurgiões. Deve também tratar expandir o conhecimento científico e a aplicação da ciência aos cuidados de saúde humana.

Como com qualquer sistema complexo de desempenho humano, os nossos ambientes de saúde são tipicamente sobrecarregados por camadas de estruturas hierárquicas, contemplando muitos indivíduos com experiência em muitas disciplinas clínicas e administrativas, e outros fatores que criam desafios para a formação de médicos líderes e equipes de alto desempenho nos ecossistemas de cuidados de saúde. Encontrar os conhecimentos fundamentais partilhados entre as diversas populações que compõem a força de trabalho humana de um centro médico é um desafio.

Conceito de liderança e habilidades de liderança para cirurgiões

A liderança é uma competência comportamental crítica para os cirurgiões e é especialmente importante durante cirurgias complexas. É definida como "o processo de facilitação individual e esforços coletivos para alcançar objetivos comuns"[2] e tem sido consistentemente identificada como um componente-chave para o funcionamento bem-sucedido das equipes de trabalho. Falhas no estabelecimento e exercício da liderança geram subaproveitamento do trabalho de equipes e potencialmente contribuem para aumentar o risco aos pacientes.

Especificamente do ponto de vista do cirurgião, liderança é entendida como um atributo que envolve "a combinação de uma visão de futuro significativa com a capacidade de influenciar os outros por meios não coercitivos para agir de uma certa forma". Esses dois componentes da liderança são profundamente influenciados pelo contexto do ambiente, o tempo em que o evento em discussão ocorre, e as circunstâncias que estão presentes. Além disso, a liderança é ancorada por valores morais.[3]

A capacidade de convencer ou influenciar seguidores por meios não coercitivos requer frequentemente o uso de inteligência emocional e o estabelecimento de uma ligação com os seguidores baseada na confiança que surge quando uma pessoa é capaz de articular uma visão de tal forma que outros têm tendência para a seguir. No entanto, cada um desses esforços é complexo, o que leva à necessidade de diferentes níveis de liderança. Esse é um conceito importante ao se explorarem os valores associados à prática da liderança em qualquer setor de atuação humana.

A liderança é, assim, um atributo aplicável tanto a um presidente de uma grande rede hospitalar, a um diretor de uma unidade cirúrgica, a um gestor de um departamento universitário, a empregados de nível inferior na hierarquia de uma organização, e a um cirurgião coordenando uma equipe cirúrgica. Tudo o que é necessário para exercer a liderança é a presença de pelo menos dois indivíduos e a capacidade de um influenciar o outro.

Uma vasta gama de estilos de liderança pode ser encontrada dentro da sala de cirurgia. No que tange a aspectos de gestão, geralmente a liderança trata de comportamentos relacionados à realização eficaz das tarefas e o apoio que se espera encontrar dos membros da equipe cirúrgica. Sob a ótica do trabalho do cirurgião, embora a liderança possa influenciar o desempenho durante todo o período perioperatório, entende-se que ela é melhor observada durante a fase intraoperatória, porque é bem definida e observável dentro do bloco cirúrgico.[4]

As equipes na sala de cirurgia normalmente compreendem a presença de três ou mais subequipes diferentes, envolvendo anestesia, enfermagem e cirúrgica. Sob a ótica do cirurgião e a atuação com a equipe da sala de cirurgia, pode-se categorizar um conjunto de habilidades que emergiram da revisão da literatura sobre modelos de liderança em cirurgia.[5-7] Essas habilidades de liderança estão alinhadas com modelos de liderança de equipes em outros setores de atividades e são semelhantes às consideradas em cuidados de saúde,[8,9] conforme mostra a Tabela 119.1.

- *Orientação e apoio:* têm o objetivo prioritário de ensinar a cirurgiões menos experientes aspectos técnicos dos procedimentos. Também podem ser direcionados para guiar ou apoiar um membro não cirúrgico da equipe, assegurando que compreendeu adequadamente os aspectos clínicos da cirurgia.
- *Comunicação e coordenação:* giram em torno de breves atualizações para os membros da equipe cirúrgica.
- *Gestão de tarefas:* inclui comportamentos relacionados com a liderança de aspectos técnicos da cirurgia, assegurando a eficácia do procedimento e antecipando possíveis complicações.
- *Direcionamento e capacitação:* requerem habilidades de natureza mais fiscalizadora, definindo especificamente as expectativas para cada membro da equipe e empenho em capacitar os membros.
- *Cumprimento de padrões:* está relacionado com aderência aos protocolos.
- *Tomada de decisão:* tem a ver com aspectos situacionais da cirurgia, com base no seu desenrolar e a necessidade de ações preventivas ou corretivas por parte do cirurgião.

Tabela 119.1
Habilidades de liderança requeridas do cirurgião

Habilidades de liderança	Definição	Comportamentos observáveis
Orientação e apoio	Perspectivas de ensino e treinamento, envolvendo a equipe nas decisões e permitindo a contribuição dos membros da equipe.	O cirurgião continua a ensinar pela prática de realização da cirurgia, dá atenção e apoio aos membros da equipe.
Comunicação e coordenação	Possibilitar a troca de informações e ajudar a equipe a atuar como uma unidade, em vez de como indivíduos; pedir e dar atualizações; capacidade de mudar dependendo de exigências situacionais.	Cirurgião e anestesista discutem planos para anestesia em curso durante o caso; paciente está acordado.
Gestão de tarefas	Manter o foco no desempenho das tarefas, assegurando, ao mesmo tempo, o cumprimento dos prazos e a eficácia; manutenção de aspectos da tarefa, pedindo ajuda, quando necessário.	A cirurgia está demorando mais tempo do que o previsto, e o cirurgião informa para cancelar o próximo caso.
Direcionamento e capacitação	Promover a realização das tarefas e o alcance de objetivos interpessoais com os membros da equipe, definindo expectativas, demonstrando confiança na sua própria capacidade.	Cirurgião dá instruções, ao mesmo tempo que coordenada a equipe da sala de cirurgia.
Cumprimento de padrões	Comportamentos que reforçam o cumprimento das normas, de acordo com as regras e os procedimentos estabelecidos.	Cirurgião pede a um residente para usar óculos de proteção, assim como ele próprio.
Tomada de decisão	A capacidade de procurar informações apropriadas, sintetizá-las e fazer um julgamento informado e rápido com base nas informações, situação e risco.	Em uma cirurgia laparoscópica, o cirurgião decide converter, com base na anatomia do paciente.
Gestão de recursos	Os recursos referem-se a pessoas na sala de cirurgia, equipamentos necessários para a cirurgia e a capacidade de alocar recursos em função da situação ou do contexto, ou seja, delegação.	Cirurgião pede a um membro da equipe de enfermagem para solicitar um enfermeiro de outra sala porque a enfermeira em circulação estava operando equipamento frequentemente.

Fonte: adaptado de Parker et al. (2011, p. 350).

- *Gestão de recursos* trata da organização de equipamentos ou do envolvimento de membros da equipe para cumprir os objetivos da tarefa.

Como se pode perceber, para se tornar um cirurgião líder eficaz, é preciso compreender e praticar diferentes habilidades. Em conjunto, essas habilidades determinam diferentes estilos de liderança que indicam como implementá-las, dependendo do ambiente, da situação ou da necessidade do líder.[10,11]

Os médicos, e mais especificamente os cirurgiões, são naturalmente líderes, pois estão habituados a tomar decisões rápidas e normalmente tendem a ser autoritários. Por esse motivo, a própria natureza do trabalho do cirurgião pode muitas vezes criar líderes com estilo de liderança autocráticos, mas esse é um estilo que não conduz ao sucesso do cotidiano no ambiente de cirurgia, no médio prazo. Ao longo do tempo, à medida que ocorreram mudanças geracionais, o estilo tradicional de liderança autocrática, tão natural para os cirurgiões da Geração Silenciosa (os nascidos de 1920 a 1945), já não ressoa bem com a atual Geração X e os professores e estagiários de cirurgia da Geração Y.

O médico que é um bom líder é um indivíduo que se volta à centralidade do homem, com uma visão humanística e ética, buscando o bem-estar físico e mental. São necessárias, antes de tudo, humildade de pensamentos e assertividade para enfrentar os problemas que afligem e elevam o sofrimento humano. Ao conversar com seus pacientes, ele deve deixar claro que a sua principal função é ajudar. Entender que muitas vezes o sofrimento não é a dor da carne, mas a dor da alma. Ter consciência desses aspectos de atuação o leva a ver e a tratar cada pessoa como um indivíduo único. O paciente precisa sentir no seu médico um amigo responsável, digno e justo para que eles, juntos, superem as dificuldades das doenças. A solidariedade para com o paciente não é apenas um comportamento a mais, não é uma caridade social, mas sim um valor social que o médico deve sempre perseguir. Por esses motivos, cirurgiões envolvidos tanto em tarefas como na manutenção de equipes devem trabalhar para desenvolver um clima positivo dentro da equipe, resolvendo problemas interpessoais, satisfazendo as necessidades da equipe e buscando a coesão do grupo.

Liderança em cirurgia e inteligência emocional

No sistema moderno de saúde, os líderes encontram-se intencionalmente colocados em posições de liderança por desejo profissional, ambição e pelo resultado de bom trabalho prévio. A liderança na construção profissional é atribuída ou recai sobre um indivíduo por seus méritos, escolha pelo seu grupo de trabalho ou por nomeação por autoridades de nível superior.

Há muito que se considera convencionalmente que a liderança nos sistemas de saúde é exercida por aqueles com funções de autoridade institucional, que têm controle de recursos e com capacidade de decisão relacionada com política, contratação ou estratégia.

Contudo, nas duas últimas décadas, assistiu-se a um repensar dos atributos-chave dos líderes de sucesso. De fato, as características colaborativas, empáticas, relacionais e motivacionais são agora reconhecidas como qualidades essenciais de um líder bem-sucedido na área dos cuidados de saúde e em outros ambientes profissionais. Um líder eficaz é aquele que melhora o desempenho humano, inspirando outros a trabalharem em conjunto, potenciando os talentos de competências diversificadas para criar uma unidade de trabalho de prestação de cuidados de saúde. Os atuais líderes de sucesso na área dos cuidados de saúde exibem coletivamente os traços relacionados com a formação de ligações significativas entre as pessoas, entre eles próprios como líderes e aqueles que devem liderar. As qualidades de liderança que promovem a inclusão e o envolvimento são agora priorizadas como valores essenciais.

Para além dessas qualidades de ligação humana que tornam os líderes eficazes, os atributos de sucesso dos líderes atuais incluem integridade, autenticidade, honestidade e justiça. Esses atributos devem ser intrinsecamente acompanhados pela competência de um líder na sua posição e um compromisso com o esforço coletivo da organização em que atua. Associar esses atributos a qualidades de energia positiva, otimismo orientado para o futuro e resiliência conduzem a uma estrutura clara de um líder inspirador.

Uma das mais poderosas fontes de liderança é a humildade, característica que permite a um líder reconhecer suas próprias limitações, reconhecer os erros e respeitar a sabedoria dos outros. O bom líder é admirado por suas capacidades e atributos, e quando isso é associado à execução de uma liderança que proporcione uma visão convincente e uma missão desejável, fomenta o envolvimento dos seguidores na equipe. Coletivamente, esses atributos humanos, quando utilizados para o bem da organização, inspiram seguidores que de boa vontade trabalham energicamente em conjunto como equipes para cumprir sua missão.

Agrupados em um construto operacional, esses atributos são muitas vezes descritos no âmbito da inteligência emocional, que diz respeito à interação humana eficaz, incluindo uma prática de reconhecimento da própria resposta a acontecimentos situacionais, um fenômeno conhecido como autoconscientização. Os indivíduos com forte inteligência emocional são conscientes de suas próprias reações aos acontecimentos da vida, particularmente quando isso se relaciona com as suas interações com outras pessoas. A inteligência emocional também engloba a capacidade de reconhecer o impacto de uma troca social humana sobre si próprio e de observar e compreender o impacto sobre os outros. Um ponto especialmente crítico para a inteligência emocional é a capacidade de compreender os pensamentos e os sentimentos dos outros e de reconhecer com empatia o impacto de acontecimentos ou interações nos outros. Ser capaz de compreender os sentimentos e as perspectivas dos outros de uma forma solidária e empática permite a ligação humana e é a chave para o sucesso como líder no ambiente dos cuidados de saúde, que depende de esforços coletivos de equipes de indivíduos para otimizar a prestação de cuidados de qualidade aos doentes.

São muitos os exemplos de indivíduos brilhantes e capazes que falharam como líderes não devido à incompetência técnica, mas pelo fato de não terem obtido o apoio e a participação dos seus seguidores pela sua incapacidade de compreender os sentimentos humanos e de criar relacionamentos significativos. Ter as capacidades de autoconscientização, empatia e autorregulação permite que um líder exerça uma influência positiva sobre os outros de forma motivadora e justa. Aspira-se como líder que ele suscite a capacidade de resposta e o engajamento na sua equipe ou seguidores, compreendendo os seus valores e objetivos de motivação.

O exercício da liderança e a gestão de equipes de alto desempenho

Embora os comportamentos de orientação e apoio sejam observados com mais frequência, eles não são diretamente relacionados com a realização da tarefa cirúrgica. Do mesmo modo, os comportamentos de comunicação e coordenação são centrados em tarefas, em vez de concentrados na manutenção da equipe. Por conseguinte, em termos de liderança, os comportamentos demonstrados pelo cirurgião podem estar concentrados principalmente em realizar a tarefa cirúrgica de forma eficiente e eficaz, e pode utilizar os comportamentos de liderança como um meio para alcançar fins técnicos cirúrgicos, em vez de deliberadamente como um mecanismo para assegurar um ótimo desempenho da equipe. Isso sugere que os modelos tradicionais de liderança podem não ser aplicáveis dentro desse ambiente de tarefas altamente focalizado tecnicamente, e que o modelo sugerido na Tabela 119.1 deve ser adaptado para ser mais aderente à liderança do cirurgião.

A revisão da literatura sobre liderança em cirurgia sugere que os líderes mais efetivos partilham características de personalidade comuns, que incluem qualidades tais como integridade, honestidade, assertividade, determinação, motivação, inovação, visão, inteligência e persuasão. Algumas dessas características são inatas, e outras precisam ser desenvolvidas ao longo da carreira, portanto, podem ser aprendidas e desenvolvidas por meio de formação e educação.

A liderança é um processo ativo. Abrangendo muitos domínios de ação, as responsabilidades mais fundamentais da liderança são a de articular a visão para servir o propósito da organização que o líder serve. Também, com igual responsabilidade, está o estabelecimento de uma visão inspiradora e da missão, ou seja, as ações necessárias para se alcançar esse objetivo visionário. Nos ambientes de cuidados com a saúde, a visão e a missão são fundamentalmente ligadas.

No entanto, os líderes dos cuidados de saúde de hoje também são obrigados a articular e cumprir essa missão no contexto moderno de limitações de recursos, equidade de acesso, primazia do paciente e inclusão intencional de diversos públicos, uma vez que trabalham em um ambiente de complexidade escalável desde o encontro muito pessoal entre médicos e doentes até aos sistemas de saúde multibilionários em que praticam a liderança em intercâmbios que refletem não momentos individuais, mas sim intercâmbios impulsionados pela população.

A prática eficaz da liderança é impactada pelas limitações dos recursos e o ambiente da organização em que os seguidores irão trabalhar. Enquanto, em tempos de crise, podem ser necessários estilos de liderança diretiva e autoritária, em momentos menos estressados, a liderança eficaz sabe estabelecer objetivos de missão, tanto a curto como a longo prazo, que possam ser alcançados com os recursos disponíveis e dentro dos talentos dos membros da equipe.

A liderança é um processo de envolvimento, suscita vontade de trabalhar em conjunto para alcançar a missão, articulando o valor positivo das contribuições dos membros da equipe. Embora muitos incentivos possam facilitar o envolvimento dos membros da equipe no trabalho coletiva e individualmente para alcançar os objetivos e certamente equitativos e justos, a compensação é essencial. Os fatores financeiros exclusivos, a prevenção de consequências negativas e as promoções pessoais simbólicas raramente são motivadores suficientes e sustentáveis em organizações de alto desempenho. A liderança mais eficaz cria um sentido de propósito e valor, uma recompensa motivadora é mais do que o reconhecimento transacional de atingir uma meta. A recompensa é antes uma sensação de realização partilhada – um sentimento de realização – depois de ter-se completado uma missão que deu um impulso positivo.

Mas a noção de liderança baseada em valores para alcançar um bem louvável pode ser confusa. No mundo dos negócios, os valores partilhados podem refletir-se em termos financeiros, fatia de mercado, visibilidade. No setor da medicina e da cirurgia, a liderança baseada em valores requer maior clareza sobre a noção de "o que é bom". Nos atuais sistemas de cuidados de saúde com motores financeiros sintonizados com a prestação clínica de cuidados, essas importantes missões adicionais podem enfrentar desafios genuínos. O valor da boa administração é fundamental para a liderança em ambientes cirúrgicos. Segurança financeira, minimização do desperdício e redundância, eficiência, todos os fatores que conduzem a um valor financeiro positivo são aspectos do desempenho organizacional que são frequentemente vistos como irritantes em uma equipe trabalho. Os líderes devem articular-se para persuadir suas equipes de que esses processos e objetivos são de fato elementos centrais de boa administração e liderança que asseguram que essas outras missões essenciais possam ser aumentadas e apoiadas.

A liderança deve estar a serviço dos outros, ou seja, os líderes são os destinatários de benefícios substanciais pela autoridade e responsabilidade que lhes são conferidas pelas suas funções organizacionais. As recompensas incluem benefícios financeiros, acesso à informação organizacional privilegiada, reconhecimento na comunidade e na própria profissão, e espera-se que haja respeito pelo próprio desempenho como líder. As vozes dos líderes são ouvidas e reconhecidas, por vezes justificadamente pelo conteúdo e pelas contribuições sensatas, mas por vezes simplesmente por posição. Essas são as recompensas e o respeito que são dados aos líderes durante os seus mandatos. Espera-se que essas recompensas sejam justificáveis, bem merecidas, e gerem recompensa intrínseca para o líder. Mas, de fato, uma liderança que é eficaz e legitimamente privilegiada não se baseia na autoridade da posição, mas sim na demonstração de empenho e capacidade enérgica para servir ao propósito da organização e facilitar o serviço prestado pelas equipes reunidas a fim de atingir objetivos. O papel de um líder, no seu núcleo, é servir às necessidades dos outros.

A atual construção de um grupo operacional ideal em cuidados de saúde caracteriza uma equipe multidisciplinar. A equipe tem membros com responsabilidades funcionais distintas e talento e diversidade de perspectivas e capacidades. Equipes de alto desempenho trazem sinergicamente forças e talentos individuais para executar as ações do grupo a realizar a missão. Os bons líderes de equipes, de fato, reforçam os pontos fortes das equipes e melhoram o sentido de valor e propósito dos membros individuais, permitindo que vários membros assumam intrinsecamente a liderança. Respeito mútuo pelas capacidades, pelos talentos e pelas perspectivas dos membros da equipe é essencial para um elevado desempenho desta.

A liderança rotativa e o reconhecimento de competências distintas dentro de uma equipe podem não só construir confiança entre seus membros, mas também melhorar os objetivos de entrega. Cuidados de saúde modernos, particularmente no contexto dos cirurgiões, requerem muitos tipos de perícia para cumprir a missão. Médicos e cirurgiões, enfermeiros, farmacêuticos, tecnólogos, assistentes sociais, analistas administrativos, executivos – cada um traz conhecimentos e expectativas de contribuições para a prestação de cuidados de qualidade aos doentes. No entanto, o poder da voz do médico como líder tem um peso especial na maioria dos ambientes de cuidados de saúde. Os médicos têm, ou não, uma responsabilidade especial na criação do novo ambiente de liderança necessário no âmbito dos cuidados de saúde. Existe uma noção coletiva partilhada na maioria dos cenários complexos de cuidados de saúde da autoridade final para médicos em matéria de tomada de decisões clínicas e de criação de vias de tratamento. Embora por vezes não esteja claramente codificado, essa premissa é provavelmente a mais comum forma de liderança que os cirurgiões e médicos encontram nos seus papéis como profissionais: o líder assumido e valorizado no microcosmo clínico dos cuidados de saúde.

No entanto, não se ensina na universidade como cirurgiões e médicos podem se envolver como líderes em equipes multidisciplinares. Médicos e cirurgiões são educados como profissionais altamente autônomos: o cirurgião é o único responsável pelo seu paciente. Enquanto os recentes currículos de educação médica e de pós-graduação médica introduziram currículos para melhorar o desempenho dos cirurgiões como membros eficazes da equipe (sim, por vezes, para serem seguidores) e como líderes, a longa prática da primazia do médico fomentou esse caminho de realização e condução individual que é difícil de ultrapassar e raramente incorporado nas práticas diárias de formação.[12,13]

Foram articuladas as melhores práticas para os líderes clínicos em equipes de microcosmos clínicos. Dada a sua oportunidade inerente de reconhecimento como líder no microcosmo clínico, os médicos e cirurgiões têm uma capacidade excepcional de impacto nos processos de cuidados e estratégias em uma equipe multidisciplinar. Embora muitas vezes sem título designado ou controle explícito dos recursos, líderes médicos nessas equipes claramente focadas na missão podem fornecer a visão orientadora e o valor para se alcançarem importantes objetivos de cuidados a doentes. A falta de participação dos médicos e mesmo de liderança na maioria dos esforços de mudança ou melhoria clínica quase sempre é falha. Os médicos e os cirurgiões podem demonstrar e manter poder na implementação de mudanças importantes no microcosmo simplesmente demonstrando comportamentos genuinamente empenhados – endossando o valor da missão, expressão de genuína curiosidade sobre a melhor estratégia e o envolvimento da equipe para alcançar o que pode ser uma formidável melhoria, o reconhecimento dos desafios enfrentados para alcançar o objetivo e o encargo de tempo imposto aos que se encontram no microcosmo para cumprirem o objetivo. A liderança eficaz nesses microcosmos clínicos é um novo modelo de liderança para cirurgiões que apelam a humildade, respeito e crença nos talentos dos outros, e energia positiva incessante para promover uma ação coletiva que quase certamente apela à cedência de papéis de liderança a outros membros da equipe em vários passos ao longo do caminho. A liderança dos cirurgiões praticada ao mais alto nível, dessa forma, permite a todos os membros da equipe participar na alegria de alcançar um objetivo e de ter contribuído para isso, inspirando energia e compromisso futuro para todos.[14-16]

Novamente destacando: a liderança é uma forma de praticar a humildade. Em ambientes de atividade humana complexos e de alto desempenho, é inevitável o erro de julgamento e execução por um líder. Nem a visão é perfeita, mesmo em retrospectiva. Um bom líder é consciente e disposto a reconhecer os seus erros pessoais no julgamento ou no desempenho, e pedir desculpa conforme necessário, procurar aconselhamento ao reparar danos e restaurar um rumo positivo para permitir que a organização avance com nova energia e direção. A um líder de confiança são dadas essas oportunidades de falhar e depois de recuperar.

■ Liderar e ser liderado

Todos em uma organização têm um chefe. O CEO tem o Conselho de Administração, os diretores têm o CEO, e assim se sucede em todos os níveis hierárquicos. Os líderes bem-sucedidos em cada nível reconhecem que, para otimizar o seu desempenho como líderes de grupos e tarefas que lhes são atribuídos, a sua visão e missão devem ser razoavelmente concordantes com as da organização, de cima para baixo. Para os cargos de liderança, a tarefa é duplamente complexa. Tal como posicionados na hierarquia da organização, eles não têm apenas funções de liderança no nível pessoal de cuidados ao paciente, seleção e desenvolvimento de corpo docente, compromisso de residente e de cirurgião médico, e muitas vezes como pesquisador, mas também como um administrador institucional de recursos valiosos e executores de objetivos organizacionais. Liderança para cima exige não só consciência e empenho na realização das missões institucionais, mas também consciência dos estilos e das qualidades de liderança daqueles a quem se prestam contas. Espera-se que criem um ambiente que permita a confiança e o investimento contínuo de líderes a quem se reportam, o zelo pelo compromisso e o desempenho positivo das muitas equipes que se criaram, além da demonstração de sucesso como um líder respeitado e de confiança daqueles que são encarregados de guiar como líder. Líderes eficazes em organizações, a partir dos cirurgiões no microcosmo clínico, independentemente da sua posição hierárquica, lançam o olhar para o futuro, empenham-se na resolução criativa de soluções a fim de servir às necessidades organizacionais e aos objetivos, e trabalhar no quadro da liderança da organização para fazer avançar coletivamente a instituição.

Liderança em Tempos de Crise

A liderança em tempos de crise é particularmente desafiante. Os tempos de crise provocam incerteza, medo e ansiedade nos indivíduos, e coletivamente, na organização. Essas reações humanas à crise afetam intrinsecamente não só a organização, mas também o líder pessoalmente. Certamente, a necessidade da liderança eficaz é de fato clara em tempos de crise.

As crises podem assumir muitas formas. Perda pessoal, incluindo a perda de membros valiosos da organização ou equipe por doenças, instabilidade organizacional, mudanças na liderança superior na hierarquia ou reestruturação ou ainda instabilidade financeira podem criar um sentimento de crise e o pânico em uma organização e seus membros. Isso pode trazer instabilidade e insegurança potenciais a uma organização ou à força de trabalho de uma organização. É durante esses tempos difíceis que os líderes devem exibir e praticar as suas capacidades de liderança de forma mais profunda.

As ferramentas de liderança em tempos de crise requerem um investimento de maior energia pessoal. Enquanto o líder pode estar sentindo insegurança, ansiedade e medo dos eventos em questão, um líder, a menos que seja verdadeiramente incapacitado, poderá recorrer aos valores e princípios declarados pela organização para liderar durante a crise. Tempos de crise exigem uma expressão mais aberta de empatia, humildade e demonstração de preocupações. Contudo, o trabalho da liderança é também o de apresentar resiliência e otimismo para a resolução de problemas em tempos de crise. É uma época em que os líderes ainda mais ativamente empenhados na força e sabedoria coletiva das suas equipes lutam para que a organização mitigue seus riscos. É um momento em que a hierarquia é achatada à medida que se lida com preocupações humanas mais avançadas. A liderança pode ser o maior desafio durante esses tempos, mas uma vez que a crise vai diminuindo e a recuperação começa, as recompensas do envolvimento da sabedoria coletiva e da energia tornam-se claras e muito gratificantes.

Estilos de Liderança

Com o avanço da profissionalização dos negócios na área da saúde, muitos estilos de liderança diferentes nasceram das principais teorias de liderança usadas em Administração. Esses diferentes estilos de liderança destacam-se em função dos comportamentos dos líderes em sua atuação em situações contingenciais e como utilizam sua fonte de poder, influência e inteligência emocional.

Os mais citados estilos de liderança são: autocrático, democrático, burocrático, carismático, *laissez-faire*, orientado a pessoas ou relações, orientado a tarefas, servidor, transacional, transformacional e adaptativo. Nenhum estilo de liderança é adequado para um líder em todas as situações, ou considerado como sendo o melhor a ser exercido o tempo todo. Contudo, os estudos sobre liderança nos cuidados com a saúde revelam que os líderes mais eficazes adotam mais frequentemente o estilo de liderança transformacional, que é um estilo muito popular no mundo dos negócios também.

A *liderança autocrática* é caracterizada por um líder que toma decisões com muita pouca contribuição de outros. Os líderes autocráticos tendem a exercer muito poder sobre as pessoas que lideram. Um benefício desse tipo de liderança é que é muito eficiente em certas situações: é uma tática de liderança apropriada quando é necessário tomar decisões rápidas, quando não há necessidade de consenso ou quando não é necessário o consenso da equipe para que um resultado bem-sucedido seja alcançado. Esse tipo de liderança funciona bem, por exemplo, no ambiente militar, pois permite às tropas concentrar a sua atenção e energia na execução da missão. Também funciona bem em trabalhos que requerem tarefas de rotina ou envolvem tarefas não qualificadas, como trabalho de parto. Uma desvantagem desse tipo de liderança é que muitas pessoas se ressentem de não receber informações e não ter nenhum sentido de propriedade ou identidade no seu ambiente de trabalho. Isso pode resultar em níveis elevados de insatisfação e rotatividade de empregados.

Os *líderes democráticos* incluem os membros da equipe no processo de tomada de decisões, mas acabam por tomar eles próprios as decisões finais. Encorajam a criatividade, a participação e a contribuição dos membros da equipe. Como resultado, as pessoas sentem um maior sentido de propósito para o objetivo comum e tendem a estar muito envolvidos no projeto, trabalho e/ou decisão, e, portanto, são mais produtivos. Os benefícios da liderança democrática ainda incluem elevada satisfação profissional entre os membros da equipe e maior motivação, uma vez que esses membros têm um sentimento de inclusão, empoderamento e apropriação no âmbito do processo de tomada de decisão. Esse tipo de liderança também tende a resultar em um maior desenvolvimento das competências dos membros da equipe, apoiando ainda mais o seu empenho. É um estilo de liderança que é mais adequado para situações em que é necessário trabalhar em equipe e quando a qualidade é mais importante do que a produtividade ou eficiência. No entanto, uma desvantagem relevante desse tipo de liderança é que leva tempo para tomar e executar decisões, especialmente em comparação à liderança autocrática. Assim, pode dificultar a velocidade e a eficiência, e não seria ideal em tempos de crise. Finalmente, esse tipo de liderança só funciona bem quando os membros da equipe têm os conhecimentos e/ou a perícia para contribuir de forma significativa para o processo de tomada de decisão.

Os *líderes burocráticos* são seguidores das regras e trabalham segundo as normas. Eles asseguram que todos sigam as regras e os procedimentos de forma rigorosa e precisa. As vantagens desse estilo de liderança são precisão, eficiência e produção previsível. Esse estilo de liderança funciona bem para tarefas que requerem um elevado grau de precisão e segurança e para atividades que são rotineiras, tais como fabricação. A desvantagem desse estilo de liderança é que a criatividade e a inovação são asfixiadas devido à rigidez e à inflexibilidade. Também pode criar ressentimentos entre os membros da equipe se o líder obtém essa posição devido à conformidade às regras e não pelas qualificações ou perícia reconhecidas.

Os *líderes carismáticos* inspiram entusiasmo nos membros de sua equipe porque são cativantes e enérgicos, motivando, assim, outros a destacarem-se. A capacidade de criar sinergia e empenho entre os membros da equipe tem grandes benefícios. De certa forma, esse tipo de liderança pode assemelhar-se a uma liderança transformacional. No entanto, a principal distinção entre liderança carismática e liderança transformacional reside na intenção do líder. Os líderes transformacionais querem inspirar mudanças nos membros da sua equipe ou organização. Os líderes carismáticos são muitas vezes centrados interiormente e não querem necessariamente liderar mudanças. Isso pode ser uma desvantagem, pois podem estar mais interessados em si próprios do que nos membros de sua equipe ou organização. Os líderes carismáticos também têm um sentido de superioridade, e muitas vezes não aceitam bem as críticas. Porém, devido à sua elevada autoestima, são muitas vezes vistos como bem-sucedidos pelos membros de sua equipe. Do ponto de vista organizacional, se um líder carismático sair da organização de repente, há frequentemente um grande risco de colapso do projeto, da equipe ou da organização, dado o foco que se tinha no líder e não na equipe ou organização.

Os *líderes laissez-faire*, também conhecidos como líderes passivos, normalmente não interferem no processo de tomada de decisão e permitem que os membros da equipe tomem a maioria das decisões. Normalmente, permitem que os membros da equipe tenham total liberdade para fazer o seu trabalho quando e como quiserem, incluindo o estabelecimento de seus próprios prazos. Esse tipo de liderança funciona melhor quando as equipes são constituídas por pessoas altamente competentes, habilidosas, motivadas e capazes, exigindo muito pouca supervisão. Também funciona bem quando os líderes monitoram o desempenho e fornecem *feedback* regularmente. Uma das principais vantagens desse estilo de liderança é que os membros da equipe tendem a ter uma satisfação profissional muito elevada e produtividade, dada a autonomia que lhes é permitida. Uma desvantagem desse tipo de estilo de liderança é quando emerge mais por omissão ou por preguiça da parte do líder. Além disso, esse tipo de estilo de liderança falha se os membros da equipe não estiverem motivados internamente ou não tiverem a habilidade ou o conhecimento para fazer o seu trabalho. Finalmente, um líder laissez-faire pode minimizar as preocupações ou questões que a equipe possa estar sentindo e evitar conflitos ou mediações, adotando uma abordagem mais frouxa de liderança.

Os *líderes orientados a pessoas ou relações* são completamente concentrados em desenvolver, organizar e apoiar as pessoas da equipe. Esse estilo de liderança requer participação e trabalho de equipe, e tende a apoiar a criatividade e a colaboração. Orientados para as pessoas, esses líderes tendem a tratar todos os membros da equipe da mesma forma. São normalmente muito acessíveis a outros líderes amigos, e prestam muita atenção ao bem-estar de todos os membros da equipe. Esses líderes estão também prontamente disponíveis, em momentos de necessidade, para qualquer membro da equipe. Uma vantagem desse estilo de liderança é que as pessoas gostam de estar em equipes com líderes orientados às pessoas. Os membros das equipes lideradas dessa forma tendem a ser produtivos e são mais dispostos a correr riscos porque sabem que o líder irá apoiá-los se precisarem. Esse estilo de liderança tende a ser o oposto da liderança orientada para tarefas. Uma desvantagem desse estilo de liderança é quando o líder vai demasiado longe e dá prioridade ao desenvolvimento da equipe acima da tarefa, do projeto ou da organização.

Os *líderes orientados a tarefas* concentram-se em realizar seus trabalhos. Esses líderes partilham alguns traços com líderes autocráticos e burocráticos. Os líderes orientados a tarefas começam por definir o trabalho a ser feito e os papéis exigidos aos membros da equipe. Em seguida, criam uma estrutura para completar as tarefas, incluindo o planejamento e a organização de como o trabalho irá decorrer e, finalmente, controlam a execução. Esses líderes são excelentes na criação e manutenção de padrões de desempenho. Uma vantagem desse estilo de liderança é que as tarefas são frequentemente concluídas segundo o cronograma. Esse estilo é também útil para os membros da equipe que precisam de muita orientação e não gerem o seu tempo adequadamente. As desvantagens desse estilo de liderança são a baixa satisfação profissional e moral devido à falta de propriedade sobre os projetos, o que pode levar a uma elevada rotatividade com baixas taxas de retenção entre os membros da equipe.

Um *líder servidor*[17] é alguém que lidera simplesmente satisfazendo as necessidades da equipe. Muitas vezes não se reconhece como líder e lidera por meio do exemplo. Os líderes servidores tendem a manter-se afastados dos holofotes e da glória de liderar. Preferem fazer o trabalho e ver a equipe recebendo o reconhecimento, não eles próprios como líderes. Dadas essas características, tendem a ter uma integridade e uma generosidade muito elevadas. A liderança servidora é uma forma de liderança democrática, uma vez que toda a equipe está envolvida na tomada de decisões. Esse tipo de liderança é útil para tarefas ou projetos que colocam ênfase em valores. De fato, os líderes servidores tendem a subir na hierarquia com base na prática obstinada de seus valores. São líderes que ganham poder devido a seus valores, ideais e ética, para além de conhecimento, aptidões e perícia. A liderança servidora também tende a criar uma equipe positiva e atitude empresarial com elevado moral. Uma desvantagem da liderança servidora é o tempo necessário para dominar esse tipo de liderança e o tempo necessário para completar tarefas e projetos. À semelhança da liderança democrática, pode levar muito tempo para os membros da equipe tomarem decisões. Assim, esse estilo de liderança é menos propício para situações que requerem decisões rápidas ou têm prazos apertados. Outra desvantagem desse estilo de liderança relaciona-se com posições de liderança competitivas. Os líderes servidores tendem a seguir atrás de líderes que utilizam outros estilos mais assertivos em situações competitivas.

A *liderança transacional* implica que um membro da equipe seja pago ou compensado de alguma forma pelo seu produto ou serviço de trabalho (ou seja, uma transação). Se o trabalho não é feito, o líder tem o direito de ser punitivo. Assim, os membros da equipe são motivados por recompensas e punições, e a liderança transacional pode ser descrita como tendo dois componentes: recompensa contingente e gestão por exceção. Esse estilo de liderança é semelhante a ter o poder coercitivo como fonte de poder. Uma vantagem desse tipo de liderança é que os papéis e as responsabilidades estão claramente delineados. Pessoas com grande ambição tendem a destacar-se com esse tipo de liderança, uma vez que o desempenho é avaliado unicamente com base nos resultados do indivíduo e não nos da equipe. Uma desvantagem desse estilo de liderança é o potencial de baixa satisfação no trabalho. Os membros da equipe pouco podem fazer para mudar a sua situação profissional, o que pode levar a uma alta rotatividade funcional. Esse tipo de liderança é típico dos cargos de direção. Não é propício a situações que exijam criatividade e inovação. Pode-se argumentar que isso não caracteriza de fato um estilo de liderança, uma vez que o foco está na conclusão das tarefas. No entanto, esse estilo de liderança é semelhante à liderança orientada a tarefas.

Os *líderes transformacionais*[18] inspiram os membros da equipe com uma visão partilhada do futuro. É uma visão normalmente ambiciosa, mas rica, inspiradora e alcançável. Os líderes transformacionais estabelecem objetivos claros, inspiram as pessoas a trabalhar para atingir esses objetivos, para atingir a visão compartilhada. Esses líderes também treinam e desenvolvem os membros da equipe, reconhecendo o potencial deles e envolvendo-os intelectualmente para atingir todo o seu potencial. Fornecem *feedback* regularmente e servem como bons mentores. Os líderes transformacionais também tendem a ter uma integridade muito elevada e excelente capacidade de comunicação. Tendo em conta todos esses atributos, a liderança transformacional tem sido descrita como sendo composta por influência idealizada, motivação inspiradora, estimulação intelectual e consideração individualizada. Atualmente, esse é o tipo de liderança mais bem-sucedido no mundo dos negócios. Uma vantagem desse tipo de liderança é que, porque esses líderes tendem a esperar o melhor das pessoas, os membros da equipe são altamente satisfeitos, produtivos e empenhados. Assim, a rotatividade nos postos de trabalho é menor em comparação com outros tipos de liderança. Uma desvantagem desse tipo de liderança está intrinsecamente ligada ao entusiasmo do líder – eles tendem a precisar do apoio das pessoas operacionais. É por isso que muitas vezes se observa que os líderes transformacionais são apoiados por líderes transacionais (ou seja, os gestores), sendo estes últimos os indivíduos que completam o trabalho.

Os *líderes adaptativos* empregam vários dos estilos de liderança dos anteriormente descritos. O papel de um líder adaptativo é orientar os membros da equipe na resolução de problemas. Os líderes adaptativos envolvem os membros da equipe, dão-lhes poder e motivam-nos a resolver problemas por si só. Esse processo requer uma direção ponderada sobre a parte do líder. Uma vantagem desse estilo de liderança é que qualquer mudança é mais provável de ser sustentável do que se fosse decretada a partir de um estilo de liderança autocrático. Esse tipo de estilo de liderança é bom para organizações que necessitam de mudança cultural. Uma desvantagem desse estilo de liderança é que pode levar tempo para que os membros da equipe resolvam o problema. Também requer que os membros da equipe tenham conhecimento especializado e perícia no problema que está sendo tratado. Essa estratégia pode ser útil no setor dos cuidados de saúde quando médicos estão em cargos de administração e desejam uma mudança de cultura sustentável.

Nenhum estilo de liderança é totalmente adequado o tempo todo para todos os líderes. Por natureza, e devido à sua formação, cirurgiões tendem a adotar estilos de liderança autocráticos, orientados para tarefas e transacionais. No entanto, há ocasiões em que os estilos democrático, burocrático, servidor e transformacional devem prevalecer. Por esse motivo, pode-se argumentar que a liderança situacional é a melhor teoria a ser adotada, uma vez que ela leva em conta as necessidades dos membros da equipe, da organização e das tarefas na determinação do melhor estilo de liderança que se adapte a essas necessidades. Por exemplo, na sala de cirurgia, é necessária uma abordagem de equipe democrática entre anestesistas, pessoal de enfermagem e cirurgiões. No entanto, em tempos de crise, um estilo autocrático funciona claramente melhor. Da mesma forma, na clínica médica, é necessária uma abordagem democrática colaborativa entre os atendentes administrativos, enfermeiros e médicos. Mas, quando se trata de gerir uma doença ou complicação específica, o médico terá de assumir o comando e ser decisivo. Para um presidente de hospital ou um diretor de Departamento de Cirurgia de uma universidade, em função das necessidades da instituição e de uma eventual necessidade de gestão da mudança, um estilo de liderança transformacional pode funcionar melhor quando é necessário consenso. No entanto, os cirurgiões também ainda exigem alguma forma de liderança transacional no sentido da recompensa e punições, eventualmente.[19]

Muitos estudos têm sido conduzidos examinando estilos de liderança na área da saúde, e a maioria deles considera que a liderança transformacional é mais eficaz e resulta na maior satisfação e esforço dos membros da equipe.

Representatividade Científica do Cirurgião

Como já observado, é necessária uma liderança cirúrgica eficaz para que a cirurgia se mantenha relevante para a prática futura da Medicina. Caso contrário, a cirurgia pode ser reduzida a uma prática técnica especialidade, e vulnerável à perda de identidade e à deslocação da tomada de decisões relativas à prestação de cuidados da saúde. Assim, a liderança cirúrgica deve ser orientada para o futuro, aplicando lições do passado para as circunstâncias ainda por vir. No seu melhor, a liderança envolve criação de um futuro positivo pela comunicação da ideia de que o comportamento cooperativo alcança sempre mais do que o comportamento individual ou automotivado.

Entendem-se que os líderes criam o futuro por desenvolver uma visão convincente, comunicar uma visão positiva das possibilidades futuras, procurar o consenso em apoio dessa visão, desenvolver os diversos talentos necessários para a prossecução de realizações futuras, e demonstrar empenho ao longo do tempo para a realização dessa visão. Como um primeiro passo para considerar a liderança cirúrgica, é importante compreender as atividades com as quais os cirurgiões estão envolvidos, e depois perguntar como essas tarefas promovem a liderança.

Os cirurgiões expressam a missão clínica no cuidado de pacientes individuais, e os sistemas de saúde estão organizados para facilitar a prestação de cuidados operativos. A construção das instalações físicas nos blocos cirúrgicos, em todos os hospitais, é altamente regulamentada e excepcionalmente cara, tornando desproporcional as reclamações sobre capital investido e retorno dos investimentos. As necessidades de pessoal excedem as de outras áreas de operações hospitalares, ampliadas pela natureza integral (24 horas por dia, 7 dias por semana) da atividade cirúrgica na maioria dos grandes hospitais. Além disso, as funções do bloco cirúrgico têm grandes exigências sobre outros serviços, incluindo radiologia, banco de sangue e patologia. Em muitos sistemas, clínicas ambulatoriais e salas de emergência são explicitamente concebidas para eficientemente canalizar doentes para prestadores de serviços cirúrgicos. Dentro desse sistema, os cirurgiões possuem graus únicos de profissionalismo, autonomia e flexibilidade. Anestesistas, enfermeiros e pessoal de apoio são afetados por um horário cirúrgico diário e estão empenhados na conclusão dos casos apresentados. Com muito menos restrições, os cirurgiões podem programar operações eletivas à sua discrição e de forma a maximizar o ganho profissional, minimizando, ao mesmo tempo, os conflitos pessoais. Aos cirurgiões é permitido um maior grau de liberdade nos pedidos de equipamentos e suprimentos do que a outros médicos. Por exemplo, a maioria das salas cirúrgicas mantêm uma extensa lista que esboçam as necessidades de cada cirurgião para as operações habitualmente realizadas, e essas preferências muitas vezes são substancialmente diferentes para operações que são em grande parte semelhantes. Ainda que o pessoal da sala de operações seja altamente qualificado e caro, a cirurgia não começa até o cirurgião estar pronto.

Como esses poucos exemplos ilustram, o bloco operatório é um ambiente altamente artificial concebido para maximizar a produtividade dos cirurgiões. Infelizmente, esses aspectos hierárquicos dos cuidados cirúrgicos, parte longa da cultura cirúrgica, não são conducentes ao desenvolvimento da liderança. Dessa forma autocrática de tratamento cirúrgico, a liderança, tão comum no passado, está desaparecendo rapidamente e, em vez disso, sendo substituída por uma cultura de colaboração baseada na comunicação aberta e no respeito mútuo. Dentro da sala de operações, a importância da comunicação e do relacionamento interpessoal tem sido reconhecida nos últimos anos pelos esforços de construção de equipes.

Os *check-lists* de controle cirúrgico, os tempos de pré-incisão e o depoimento pós-operatório são expressões da mesma ideia incrivelmente simples, mas poderosa: cada membro de uma equipe cirúrgica tem conhecimentos únicos, e o valor é obtido pelo compartilhamento de informação. Os cuidados cirúrgicos são agora cuidados multidisciplinares. Longo é o domínio de oncologistas cirúrgicos e cirurgiões de transplante, clínicas multidisciplinares e conferências de casos dominam cada vez mais a cirurgia cardiovascular, a cirurgia bariátrica, a cirurgia pediátrica e muitas outras disciplinas. O sucesso em ambientes multidisciplinares exige que o praticante tenha conhecimento das disciplinas dos outros, que aprecie e respeite perspectivas alternativas para resolver ambiguidades clínicas e para se envolver em negociação. Esses atributos são precisamente as características requeridas para a negociação moderna em liderança cirúrgica. Os líderes cirúrgicos devem interpretar as exigências da cirurgia para outros. A provisão de cuidados cirúrgicos é intensiva em recursos e capital e pode entrar em conflito com outros cuidados de saúde. Por exemplo, em hospitais com elevada ocupação, as admissões a partir da emergência podem concorrer a leitos dedicados a casos cirúrgicos eletivos. As alterações no reembolso hospitalar transferem progressivamente o risco financeiro para sistemas de saúde e podem converter serviços cirúrgicos de unidades geradoras de receitas para centros de custo. A adoção de sistemas de pagamento agrupados exigirá substanciais reajustamentos. As competências interpessoais exemplificadas pelos cuidados multidisciplinares são diretamente relevantes para a navegação nessas próximas alterações. Mais importante ainda, os líderes cirúrgicos devem imaginar e capacitar um futuro em que o tratamento da próxima geração de pacientes seja melhor do que os cuidados contemporâneos.

Nos centros médicos acadêmicos, a inovação é a principal fonte de diferenciação e vantagem competitiva, e os cirurgiões devem empenhar-se ativamente na descoberta científica para continuar a ser relevantes. A pesquisa básica contemporânea é reducionista e mecanicamente orientada. A ciência básica é agora e para sempre um esporte de equipe. Como tal, o sucesso nas técnicas básicas da ciência exige medidas iguais de talento analítico e de personalidade. Como a medicina clínica se tornou multidisciplinar, a Biologia também se tornou.

Mudanças semelhantes têm ocorrido na pesquisa clínica e dos serviços de saúde. A realização de uma cirurgia constitui uma transição clara nos cuidados. A ligação entre a cirurgia e o resultado tem sido a base intelectual da pesquisa dos serviços de saúde cirúrgicos. Até agora, a clareza dessa relação permitiu que a investigação sobre os serviços de saúde permanecesse em grande parte "cirúrgica". Mas essa situação não vai persistir: a criação de repositórios de dados nacionais e internacionais e a influência das ideias da economia, da investigação social e de análise de *big data* mudaram e enriqueceram essa área. Em breve, não haverá pesquisa sobre serviços de saúde cirúrgicos em particular, apenas investigação dos serviços de saúde.

Existe uma tensão inevitável entre as exigências claras e as recompensas tangíveis da cirurgia clínica e a incerteza da pesquisa. Há uma longa lista de pacientes do passado e um número aparentemente ilimitado de futuros pacientes confrontados com o cirurgião. As recompensas emocionais de uma operação bem conduzida são imediatas. Os resultados financeiros são óbvios. Por outro lado, o romance e as ideias são passageiros e raros. Os líderes cirúrgicos podem moldar a missão de investigação por meio de realizações pessoais de investigação e bolsas de estudo. Também apoiam a investigação, demonstrando empenho intelectual, perseverança e curiosidade. Tal como com cuidados clínicos, os líderes cirúrgicos devem imaginar e financiar investigações futuras.

Cirurgiões envolvidos no ensino médico de graduação e pós-graduação são excepcionalmente privilegiados. Para além dos doentes que tratam diretamente, esses indivíduos influenciam a vida de milhares de outras pessoas, cuidadas, por sua vez, pelos seus residentes. O desenvolvimento cognitivo na formação cirúrgica não é diferente do associado a outras disciplinas médicas. Os princípios da educação de adultos aplicam-se igualmente a ambos os grupos de alunos. Em contrapartida, os aspectos técnicos da formação cirúrgica não têm paralelos em disciplinas não cirúrgicas. O ensino da cirurgia requer traços especiais do instrutor-paciente, a capacidade de incutir confiança em outra pessoa, a comunicação por meio de sinais verbais e não verbais, e o posicionamento necessário para ajudar outros a ter sucesso.

A formação para ser um cirurgião pode ser emocionalmente tentadora, e não óbvia, pelo motivo de que as horas podem ser longas e fisicamente fatigantes ou que as emergências cirúrgicas são estressantes. A cirurgia é difícil porque o compromisso de uma operação atribui ao cirurgião a responsabilidade pela vida de outra pessoa. Nem todos os pacientes podem ser curados, e ocorrem complicações. As falhas são intrínsecas à prática da cirurgia. Os melhores professores de cirurgia são empáticos com os seus alunos e são capazes de orientar o amadurecimento emocional. Esses traços são certamente o substrato de liderança.

Desenvolvimento de talentos

Os líderes cirúrgicos são caçadores de talentos. A maioria dos médicos são, em última análise, atraídos para os fundamentos intelectuais das disciplinas que escolhem, mas muitos são inicialmente atraídos para o campo pelo exemplo de um mentor mais sênior. Os jovens talentosos são estimulados por ambientes abertos, aceitando as diferenças e recompensando-as. Um pequeno projeto de pesquisa torna-se uma apresentação em um simpósio, que gera um projeto maior, o qual floresce para uma carreira de pesquisador.

Para qualquer departamento de cirurgia, o sucesso decorre de talento, empenho e visão de futuro profissional. Um papel crucial da liderança cirúrgica é ajudar cada indivíduo a desenvolver todo o seu potencial. Isso inclui:

- Preparar cada cirurgião para alcançar a mais alta excelência em cuidados clínicos, pesquisa e educação.
- Construir uma cultura diversificada e inclusiva na qual todos os indivíduos avancem e prosperem.
- Recrutar os melhores e mais brilhantes clínicos e cientistas.
- Criar estratégias inovadoras para um crescimento profissional e científico contínuos.
- Fazer mentoria de diversos tipos de alunos para aumentar a diversidade cognitiva e produtividade.
- Desenvolver líderes futuros mais talentosos e progressistas.
- Expandir o alcance e o serviço aos parceiros locais, regionais, nacionais e globais.

Liderança em cirurgia – preparação de novos líderes

A criatividade floresce em ambientes abertos e inclusivos, locais de trabalho onde diversas faculdades estão habilitadas a alcançar o seu melhor, cenários que celebram o valor da diversidade. Para atingir esse objetivo, as organizações devem concentrar-se na definição de aspectos centrais da diversidade, examinando lacunas na diversidade e preconceitos sistemáticos, e implementando estratégias explícitas para melhorar a igualdade. Um esforço contínuo para melhorar a competência cultural é fundamental. A competência cultural é a capacidade de interagir eficazmente com as pessoas por meio de diferentes culturas. Os componentes da competência cultural são a consciência da sua própria visão do mundo cultural (e preconceitos), uma atitude positiva face às diferenças culturais, conhecimento das diferentes práticas culturais e capacidade de comunicação transcultural. Os preconceitos implícitos podem perpetuar as disparidades raciais e de gênero em áreas como desenvolvimento de políticas, contratação e oportunidades de liderança.

Os preconceitos podem criar um ambiente em que nem todos estão ou se sentem incluídos. Pela implementação de estratégias coletivas para lidar com preconceitos implícitos, as organizações reforçam tanto os membros individuais como o grupo coletivo. Atingir a diversidade da mão de obra exige o recrutamento de grupos atualmente sub-representados em cirurgia. Os potenciais benefícios de aumentar a diversidade da faculdade de Medicina têm sido bem descritos. Apenas instituições capazes de recrutar e reter mulheres e grupos sub-representados será susceptível de manter os melhores professores e gestores.

Muitos cirurgiões já ouviram o chavão "ele é um líder nato" e, sem qualquer crítica, aceitou esse truísmo. Considere uma declaração alternativa de que "ele é um cirurgião nato". Quase todos os cirurgiões rejeitariam essa noção fora de controle. Domínio cirúrgico requer uma vida inteira de trabalho focalizado. A formação cirúrgica consome anos após escola de Medicina. Aptidões físicas refinadas requerem milhares de horas de intencionalidade prática para obter e refinar a formação, e o julgamento maduro é difícil de obter. De acordo com as pesquisas, os resultados cirúrgicos melhoram progressivamente à medida que os cirurgiões envelhecem, atingindo o seu auge na década entre 50 e 60 anos.[20] O domínio cirúrgico requer certamente talentos intrínsecos como destreza física, capacidade de pensar em três dimensões e concentração, mas a habilidade cirúrgica não é adquirida intrinsecamente. É por isso que é chamada de "prática cirúrgica". Assim também corre com a capacidade de liderança: os potenciais líderes precisam possuir talentos relevantes, incluindo confiança, altruísmo e capacidade analítica. As capacidades de liderança são construídas com base nessa fundação. Os aspirantes a líderes requerem uma preparação adicional para além dessas experiências a fim de atuar eficazmente no complexo sistema de cuidados de saúde. Para muitos, a inscrição em um programa formal de desenvolvimento de lideranças é benéfica, em especial os que contemplam os seguintes temas essenciais: gestão de mudanças; formação e liderança de equipes; gestão da inovação; estratégia; finanças; marketing digital; gestão de operações; e políticas de cuidados de saúde.

Considerações finais

O explosivo crescimento da "indústria da liderança" baseia-se na crença de que liderar é um caminho para o poder e o dinheiro, um meio para a realização e um mecanismo para a criação de mudanças, em todas as áreas da atividade humana. Há, porém, outras verdades paralelas: a de que todos os tipos de líderes estão desacreditados, que o ensino incansável e muitas vezes superficial da liderança não tornou os líderes melhores, e de que os seguidores, em quase todos os lugares, estão, por um lado, desapontados e desiludidos; por outro, mais qualificados e audaciosos. Como consequência da evolução cultural e da revolução tecnológica, o equilíbrio de poder entre líderes e seguidores se alterou: os líderes tornaram-se mais fracos, e os seguidores, mais fortes.

Por analogia, faz-se necessário examinar como os cirurgiões veem o tema da liderança, um assunto sobre o qual os médicos, de modo geral, desconhecem ou têm dúvidas. Especialistas afirmam que os médicos seniores preveem um futuro desprovido de valores profissionais; um futuro em que a Medicina será "apenas um trabalho". Embora a perda de identidade profissional introduza novos riscos para doentes e médicos, as repercussões das atitudes mais egoístas dos médicos mais jovens são desconhecidas. A liderança médica atual tem uma abordagem desajeitada e limitada para garantir a formação de médicos e cirurgiões líderes.[10,11]

Os eventos adversos na Medicina são frequentemente atribuídos a erros ou preocupações com a segurança do sistema. A literatura especializada tem provado que as medidas de segurança dos pacientes melhoram os cuidados globais aos pacientes. As crises no bloco cirúrgico estão tipicamente associadas a erros cognitivos ou a problemas de sistema, mas são frequentemente o resultado de ocorrências imprevistas internas ou externas. É evidente que a liderança da gestão de crises na sala de cirurgia deve progredir para além das atividades técnicas.

Os líderes cirúrgicos devem ser capazes de:
- Reconhecer como o erro humano contribui para e perpetua eventos adversos.
- Compreender como as deficiências do sistema podem permitir que um simples erro progrida para uma catástrofe ou como o sistema pode estar preparado para mitigar um erro.
- Compreender as funções cognitivas durante circunstâncias normais e anormais.
- Conduzir eficazmente a sua equipe, efetuando a gestão do risco e do processo cirúrgico.

Nesse sentido, a parte mais importante da competência de liderança do cirurgião está em proteger todos os pontos críticos, aqueles componentes de trabalho que são altamente importantes e que têm um impacto elevado se ocorrer uma falha – a sua perda faz uma grande diferença na recuperação da crise. É sabido que os pontos críticos mais comuns na Medicina, e nos negócios, são as suas melhores pessoas.

Os cirurgiões precisam entender que o seu paradigma de formação tem uma tendência para produzir um estilo de liderança autocrático, muito pouco eficaz na atualidade dos cuidados de saúde. Apesar de que a maioria dos médicos concorda que os cirurgiões têm, no mínimo, uma afinidade pela liderança e vontade de assumir uma responsabilidade significativa, isso não se traduz automaticamente em uma liderança eficaz. Tradicionalmente, os cirurgiões expressam um estilo de liderança autoritário que pode ter sido adotado mais naturalmente em função da sua formação. No entanto, a ênfase atual na liderança cirúrgica mudou dos estilos autocráticos e transacionais tradicionais para um modelo mais transformacional. Os estilos modernos de liderança para cirurgiões requerem agora formação adicional, desenvolvimento e melhoria da competência de liderança.

Embora as competências técnica e clínica sejam essenciais, os líderes cirurgiões bem-sucedidos devem ser um exemplo de profissionalismo (aderir e modelar princípios éticos), assumir a responsabilidade de ações, motivação (desejo e energia dirigidos para alcançar um objetivo), inovação (aberto a novas ideias, abraçar a mudança, exibir criatividade), resiliência (otimismo, capacidade de se recuperar de contratempos, forjar um novo rumo), trabalho em equipe (formar uma equipe eficaz, diversificada, com um objetivo comum partilhado com responsabilidade), comunicação (transmitir informação importante de modo que seja entendida por todos), perspicácia empresarial (competências essenciais de gestão e transparência), ensino eficaz (capacidade de ensinar conhecimentos, desenvolver equipe) e inteligência emocional.[21-24]

Enquanto os cirurgiões podem possuir alguns ou todos os traços associados a essas habilidades da competência de liderança, os cirurgiões que precisam liderar devem investir o tempo necessário para se desenvolverem mais, bem como as pessoas sob a sua autoridade. A competência técnica está no centro da formação cirúrgica, e alguns indivíduos podem ter capacidades inatas que facilitam o desenvolvimento dessas habilidades.

Uma constatação relevante é que, para qualquer estilo de liderança, sobressai a necessidade de inteligência emocional, que é a capacidade de compreender e gerir as emoções, bem como lidar com relações interpessoais com as pessoas à sua volta. Líderes com elevada inteligência emocional são capazes de permanecer calmos, controlar os seus temperamentos e gerir crises com eficácia. São capazes de reconhecer as suas próprias emoções, o que significam essas emoções, como elas podem influenciar os outros, e são capazes de modular o seu estilo de liderança com base nessas informações. Ter inteligência emocional é essencial para um líder, o que, na prática, significa ter domínio sobre autoconhecimento, autorregulação, motivação, empatia e competências sociais. Quanto mais um líder é capaz de compreender como as suas emoções e ações têm impacto nos outros e é capaz de gerir cada um desses elementos, quanto maior será sua inteligência emocional. Quanto maior for sua inteligência emocional, mais bem-sucedido ele será como líder, pois será capaz de se relacionar e trabalhar de forma mais produtiva com os outros.[11]

Os autores referenciados reconheceram a falta de investigação no desenvolvimento da competência de liderança dos cirurgiões e defendem sua maior exploração, uma vez que será essencial para o desenvolvimento de programas de treinamento cirúrgico eficazes. Ainda concluem que enquanto alguns indivíduos possuem capacidades inatas que os distinguem dos restantes, os melhores cirurgiões são feitos ao longo da carreira, e não nascem prontos. Não surpreendentemente, devido à falta de evidências para o equilíbrio certo entre formação técnica e humanística, muitos programas de Medicina e treinamento cirúrgico estão apenas agora começando a incorporar esses temas em seus currículos.

No entanto, há uma miríade de programas de desenvolvimento de líderes que abordam questões de necessidade de mentoria, *coaching*, trabalho em equipe e avaliações 360º, temas que apoiam a criação de um líder em outras áreas de atuação. Não há, nem haverá, consenso sobre a melhor forma de desenvolver a competência de liderança, uma vez que as necessidades de cada indivíduo são únicas. Isso indica que, pela educação e formação sobre as várias teorias e estilos de liderança, um cirurgião pode ser bem orientado e posicionado para liderar. O desenvolvimento da liderança não deve ser apenas visto como uma teoria a abordar em uma unidade curricular, mas como um modelo e um processo integrante da formação das futuras gerações de cirurgiões.[19]

Especificamente sobre a liderança transformacional, que é o estilo de liderança mais apreciado no mundo dos negócios, sabe-se que os lideres transformacionais usam processos de influência de ordem superior quando comparados com os líderes transacionais. Os líderes transformacionais não se limitam a reagir aos problemas como os recebem, questionam-se de modo a contribuir para a construção de um objetivo coletivo. A influência dos líderes pelo processo transformacional tem por objetivo mudar a forma como os subordinados se percepcionam, enfatizando as oportunidades e os desafios que o meio lhes coloca.

A liderança transformacional compreende os seguintes fatores:

- *Influência idealizada (carisma):* traduz comportamentos que servem como modelo para os membros da equipe. A influência idealizada compreende dois aspectos representantes da interação dos comportamentos e das atribuições que os membros da equipe fazem do líder. Há uma vontade para assumir riscos e uma grande consistência nos comportamentos, demonstrando elevada conduta ética e moral.

- *Motivação inspiracional:* refere-se aos líderes que encorajam a olhar para o futuro de forma otimista, suscitando o compromisso para com os objetivos. Levam os membros da equipe a alcançar objetivos ambiciosos, vistos como inalcançáveis, comunicando confiança, podendo conduzir às profecias de autorrealização (Efeito Pigmalião). Comportam-se de modo a motivar os que o cercam, fornecendo significado ao trabalho e desafio, estimulando o espírito individual e coletivo. É cultivado o espírito de equipe.
- *Estimulação intelectual:* refere-se aos que estimulam a inovação e a criatividade, questionando os dados e o *status quo*. Incluem os membros da equipe no processo de tomada de decisão, reformulando os problemas pelo compartilhamento de diferentes perspectivas. Não há crítica em público quando individualmente são praticados erros, ou quando as ideias são diferentes das do líder, encorajando-se novas abordagens. O líder procura diferentes pontos de vista para a resolução de problemas e consegue com que os outros olhem para os problemas de perspectivas diferentes.
- *Consideração individualizada:* fornecem apoio socioemocional aos membros da equipe ao mesmo tempo em que os desenvolvem e capacitam. Esse resultado é conseguido com ações de aconselhamento, mantendo um contato frequente e facilitando a autoatualização das pessoas. São reconhecidas as diferenças individuais e as necessidades de cada elemento. A delegação poderá ser a forma utilizada para desenvolver os subordinados. Leva-se em conta que os membros da equipe têm necessidades, capacidades e aspirações diferentes e que é necessário ajudar os membros do grupo a desenvolver as suas capacidades.

Os líderes transformacionais são vistos como indivíduos proativos: empenham-se em otimizar o desenvolvimento das pessoas, da equipe e da organização; não procuram apenas alcançar o desempenho esperado, convencem os membros da equipe a alcançar elevados níveis de desempenho, bem como elevados níveis morais e éticos. A liderança transformacional, por meio da influência idealizada (carisma), da motivação inspiracional, da estimulação intelectual e da consideração individualizada permite que os membros da equipe ultrapassem os seus próprios interesses. Eleva os ideais e o nível de maturidade das pessoas, bem como as necessidades de realização, de autoatualização e o bem-estar dos indivíduos, da organização e da sociedade.[25]

A liderança é, ao mesmo tempo, um processo assustador e gratificante. Boa liderança serve a um propósito moral comum para atingir objetivos louváveis, contando com a cooperação de seguidores empenhados. No sistema de cuidados de saúde acadêmico, uma boa liderança será positiva quando tem visão de futuro para otimizar a entrega da missão de cuidados de qualidade aos doentes, educação e pesquisa e criar um ambiente de *empowerment* para as equipes multidisciplinares que são o tecido do sistema de saúde acadêmico. Para serem bem-sucedidos, os líderes devem inspirar as complexas equipes de desempenho humano nos nossos cuidados de saúde, incluindo os encarregados dos papéis menos habilitados para os participantes mais privilegiados – trabalhar coletivamente para realizar essas missões. Grandes líderes inspiram por qualidades de integridade pessoal, competência, honestidade e ligação humana com e ao serviço daqueles que lideram e da missão a que servem. Os líderes enfrentam decisões difíceis relativas à fixação de prioridades, e em tempos de mudança ou crise, mas aderência a uma bússola moral associada a valores partilhados, o respeito pelos outros e a humildade permitirão a um líder criar um caminho de otimismo que inspirará outros a trabalhar em conjunto de forma positiva para alcançar objetivos comuns.

Em síntese, o processo de liderança deve integrar, por um lado, o sentido de autorrealização individual, bem como o sentido de eficácia coletiva, motivando os membros da equipe com vistas a alcançar o envolvimento e o compromisso com as tarefas. A liderança transformacional aponta para elevados níveis de identificação e compromisso com os objetivos do líder e da organização.

Uma nova geração de líderes cirúrgicos está emergindo. A sua forte liderança assegurará que a disciplina de Cirurgia permaneça na vanguarda da contemporaneidade da prática médica. Uma liderança imaginativa, empenhada com outras especialidades médicas, e aberta a novas ideias, tirará as melhores lições do passado para construir um futuro positivo. Essa forma de liderança, no seu melhor, motivará o começo de uma nova era para o cirurgião, estimulando novas aprendizagens e inspirando novas ações. A mudança está em todo o lado e requer liderança criativa.

Referências bibliográficas

1. Kellerman, B. O fim da liderança: como a liderança mudou e de que forma podemos resgatar sua importância. Rio de Janeiro: Elsevier; 2012.
2. Yukl, G. Leadership in organizations. Upper Saddle River: Prentice Hall; 2002.
3. Kibbe. M. R.; Chen, H. Leadership in surgery. 2. ed. London: Springer; 2019.

4. Parker, S. H.; Yule, S.; Flin, R.; Mckinley, A. Surgeons' leadership in the operating room: an observational study. The American Journal of Surgery, n. 204, pp. 347–354, 2012.
5. Arnold, J.; Fleshman, J. W. Leadership setting of the operating room surgical team. Clinics in Colon and Rectal Surgery, v. 33, n. 4, pp. 191-194, 2020.
6. Funk, G.; Fleshman, J. W. Why is the surgical leader also a manager? Clinics in Colon and Rectal Surgery, v. 33, n. 4, pp. 212-216, 2020.
7. Peters, W.; Picchioni, A.; Fleishman, J. W. Surgical leadership. Clinics in Colon and Rectal Surgery, v. 33, n. 4, pp. 233-237, 2020.
8. Hornjak, B. The project surgeon: a troubleshooter's guide to business crisis management. Philadelphia: PMI, 2001.
9. Jorm, C. Reconstructing medical practice: engagement, professionalism and critical relationships in health care. London: Routledge, 2012.
10. Goleman. D. Liderança eficaz. São Paulo: Actual, 2020.
11. Goleman, D. Liderança: a inteligência emocional na formação do líder de sucesso. Rio de Janeiro: Objetiva, 2012.
12. Bohmer, R. M. J. Leading clinicians and clinicians leading. New England Journal of Medicine, v. 368, n. 16, pp. 1468-1470, 2013.
13. Eddy, K.; Jordan, Z.; Stephenson, M. Health professionals' experience of teamwork education in acute hospital settings: a systematic review of qualitative literature. JBI Database System Review, n. 14, pp. 96-137, 2016.
14. Sadowski, B.; Cantrell, S.; Barelski, A.; O'Malley, P. G.; Hartzell, J. D. Leadership training in graduate medical education: a systematic review. Journal of Graduate Medicine Education, n. 10, pp. 134-148, 2018.
15. Steinert, Y.; Naismith, L.; Mann, K. Faculty development initiatives designed to promote leadership in medical education. Med Teach, n. 34, pp. 483-503, 2012.
16. Lee, T. H. Turning doctors into leaders. Harvard Business Review, n. 88, pp. 50-58, 2010.
17. Autry, J. A. O líder servidor: como construir um time criativo, desenvolver a motivação e melhorar o desempenho da sua equipe. Campinas: Verus, 2010.
18. Rodriguez, R. A.; Green, M. T.; Sun, Y.; Baggerly-Hinojosa, B. Authentic leadership and transformational leadership: an incremental approach. Journal of Leadership Studies, v. 11, n. 1, pp. 20-35,2017.
19. Hull, J. Flex: O novo estilo de liderança para um mundo em transformação. São José dos Campos: Benvirá, 2019.
20. Waljee J. F.; Greenfield, L. J.; Dimick, J. B.; Birkmeyer, J. D. Surgeon age and operative mortality in the United States. Annals of Surgery, n. 244, pp. 353-362, 2006.
21. Gewertz, B. L.; Logan, D. C. The best medicine: a physician's guide to effective leadership. New York: Springer, 2015.
22. Kaye, A. D.; Fox III, C. J.; Urman, R. D. Operating room leadership and management. Cambridge: Cambridge University Press, 2012.
23. Lipshy, K. A. Crisis management leadership in the operating room: prepare your team to survive any crisis. New York: Creative Team Publishing, 2013.
24. Parker, S. H.; Yule, S.; Flin, R.; Mckinley, A. Towards a model of surgeon's leadership in operational room. BMJ Quality & Safety, v. 20, n. 7, pp. 570-579, 2011.
25. Smith, P. O. Leadership in academic health centers: transactional and transformational leadership. Journal of Clinical Psychology in Medical Settings, n. 22, pp. 228–231, 2015.

Índice Remissivo

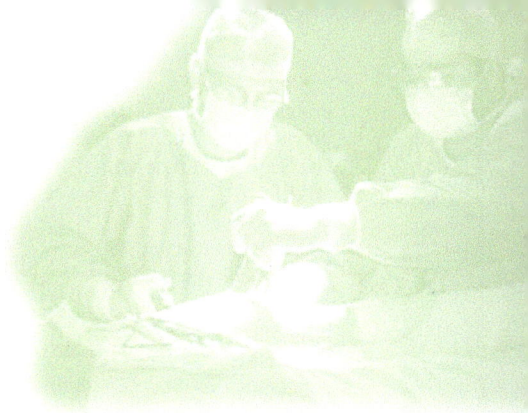

A

Abdômen anterior, 394
Abelhas, 1516, 1517
Abordagem
    diagnóstica das lesões cervicais, 257
    ética ao cuidado nutricional do paciente cirúrgico, 145
Abscesso
    hepático, 1114
        amebiano, 1117
    periapendicular, 940
    piogênico do fígado, 1114
    pulmonar, 139, 833
Abuso infantil, 1422
Ação das proteínas na evolução da doença, 27
Acesso(s)
    à via aérea, 1414
    cirúrgico aos tumores e cistos do mediastino, 863
    não convencionais, 1291
    para hemodiálise, 1307
    transperitoneal da aorta abdominal infrarrenal, 1351
    vascular(es), 1267, 1412
        ao câncer, 1271
        complicações dos, 1276
        para hemodiálise, 1273
Acidente(s)
    botrópico, 1505
    com arraias, 1519
    com peixes com ferrão, 1520
    crotálico, 1507
    elapídico, 1509
    escorpiônicos, 1515
    laquético, 1510
    ofídicos, 1504
    por lacraias e piolhos de cobra, 1520
Ácido
    peracético, 201
    poliglicólico, 203
Acidose
    metabólica, 87
    respiratória, 88
Acionamento do sistema, 229
Aço, 204
Acrocórdon, 1484
Adalimumabe, 1049
Adenocarcinoma
    de intestino delgado, 1017
    gástrico, 33, 180

    pancreático ductal, 1192
Adenolipoma, 1478
Adenoma hepatocelular, 1127
Aderências pélvicas, 532
Adesivo
    de cianoacrilato, 1530, 1531
    de colágeno porcino, 1527
    de faxina autólogo, 1527
    de fibrina, 1528, 1531
    de resorcina, 1530, 1532
    em cirurgia
        experimental, 1531
        fundamentos e avanços dos, 1524
    tópico para a pele, 204
Adipose dolorosa, 1478
Adventícia, 1345
Afecções
    benignas
        do ânus, 1071
        do cólon e do reto, 1030
    cirúrgicas
        da vesícula e das vias biliares, 1168
        do fígado, 1114
        do pâncreas, 1187
    do mediastino
        anterior, 863
        médio, 864
        posterior, 865
    do pâncreas, 183
    inflamatórias, pancreatite aguda e crônica, 1209
    malignas do cólon e do reto, 1074
    operatórias do intestino delgado, 1011, 1013
Agentes imunossupressores, 422
Agulhas, 204
Albumina, 107
Alcalose
    metabólica, 88
    respiratória, 88
Alças de retiradas de corpos estranhos, 1300
Álcool, 196
Alcoolismo, 1363
Aldeídos, 197, 200
Aldosterona, 69
Alexandrita, 223
Algodão, 204
Alimentação oral da criança operada, 1416
Aloantígenos, 408
Alterações

do hábito intestinal, 1075
do ritmo alimentar, 76
fisiológicas da hipotermia, 165
Analgesia, 616, 1203
convencional, 48
paciente-controlada, 49
por bloqueio epidural, 49
Anastomose(s)
biliodigestivas, 209
colorretal
pela técnica do duplo grampeamento, 210
terminoterminal manual, 210
gastrintestinais, 207, 213
gastrojejunal, 485
ileoanal em J, 210
jejunojejunal laterolateral, 485
laterolaterais, 1387
primária do ureter, 211
terminolaterais, 1386
terminoterminal, 213, 1385
transversa, 213
vasculares, 1385
Anatomia
da região cervical, 256
do jejuno e o íleo, 1011
Anemia, 126
e transfusão, 102
Anestesiologista, 43
Aneurisma(s), 1304, 1393
da artéria carótida, 736
Angiografia, 1013, 1299
Angiolipomas, 1478
Angiorressonância magnética, 1315
Angiotensina, 69
Animal
não venenoso, 1503
peçonhento, 1503
venenoso, 1503
Antibióticos, 1203
Anticoagulação, 1382
Anticorpos
antilinfócitos, 415, 423
monoclonais, 415
policlonais, 415
Antimetabólicos, 422
Antimicrobianos, 136
Antissepsia, 191
e assepsia rigorosa, 135
Antissépticos, 195
Apêndice, 1105
Apendicite
aguda, 931, 934, 1426
não complicada, 938
hiperplásica, 942
Aplicadores descartáveis de clipes cirúrgicos, 214
Aporte hídrico e complicações pós-operatórias, 109
Apresentação de antígenos, 409
Araneísmo, 1512
Área
de superfície corpórea, 613
doadora, 607
receptora, 608
Argônio, 222
Artérias
carótidas, 381
elásticas, 1345
musculares, 1345
vertebrais, 381
Arteriografia esplênica seletiva, 1148
Arteríola, 1345
Arteriosclerose, 1357
Arteriotomias e suturas arteriais, 1383
Artrite reumatoide, 701
Asfixia traumática, 293
Aspectos históricos da cirurgia, 3
Asplenismo, 1150
Assepsia, 191
do campo operatório, 42
e técnica cirúrgica, 132
Atendimento
hospitalar em catástrofes, 385
inicial ao traumatizado, 235
pré-hospitalar, 229
Aterosclerose, 1357
Aterotrombose, 1358
Ativação das células T, 410
Atualização profissional, 1584
permanente, 1583
Ausculta, 1366
Autoenxerto, 603
Avaliação
da doença de base, 39
da estrutura oferecida para a operação, 39
da força motora e do tipo de resposta, 267
de hábitos, vícios e uso de medicamentos, 39
de resultados pós-trauma, 284
dinâmica da responsividade cardiovascular, 113
do doente com diagnóstico de traumatismo cranioencefálico, 265
do estado
nutricional, 39
psicológico, 39
do nível de consciência após TCE, 271
do paciente queimado, 613
do padrão respiratório, 267
do risco cirúrgico, 38
dos diferentes órgãos e sistemas, 39
estática da responsividade cardiovascular, 111
pré-operatória, 39, 152, 157
primária e reanimação, 237
secundária, 237, 249
Axoniotmese, 346

B

Baço, 1143
embriogênese e estrutura interna do, 1144
fisiologia e imunologia do, 1148
topografia e descrição anatômica do, 1145
Balão(ões)
intragástrico, 1249
para angioplastia, 1300
Banda gástrica ajustável, 1249
Bioindicadores, 199
Biologia
molecular, 21
do câncer colorretal, 1086
tumoral do câncer de mama, 785
Biomecânica, 263, 326
das fraturas, 340
Bócio, 632
Bolha(s)
enfisematosa gigante, 827
gigantes, 828

Bradicinina, 123
Broncoscopia, 173
Bronquiectasias, 839
Bulectomia por CTVA, 830
Bulectomia por toracotomia, 829
Bypass
    gástrico com desvio gastrojejunal em Y de Roux, 484, 1248
    jejuno-ileal e jejuno-cólico, 1247

C

Cabeça e pescoço, 691
Cálculos
    renais, 1230
    ureterais, 1452
Câmara hiperbárica, 128
Caminhos genéticos do câncer colorretal, 1087
Câncer, 154
    colorretal, 23, 587
        hereditário não polipoide, 1083, 1088
    da nasofaringe, 753
    da orofaringe, 754
    de cólon, 1035
    de esôfago, estadiamento do, 905
    de hipofaringe, 757
    de laringe, 758
    de mama, 783, 789, 788
    de pâncreas, 32
    de pulmão, 522
        de pequenas células, 883
        estadiamento do, 523
        não pequenas células, 881
    de vesícula, 1184
    do corpo e da cauda do pâncreas, 1194
    do esôfago, 178, 900
Capilares, 1346
Capotamento, 234
Cápsula endoscópica, 181, 1013
Captação pancreática, 432
Caquexia, 155
Carcinogênese, 23, 28
Carcinoma
    das paratireoides, 687
    hepatocelular, 1131
Carótida, 1346
Catecolaminas, 68
Categute, 203
Cateter(es)
    de longa permanência (tunelizado), 1287
    diagnósticos, 1299
    e equipamentos para trombectomia percutânea, 1300
    não tunelizado, 1271
    terapêuticos, 1299
    tunelizado, 1272
    venoso(s) central(is), 1275
        inserido perifericamente, 1285
        temporário, 1286
Cateterismo
    nasogástrico, 42
    vesical, 42
Cautérios, uso extensivo de, 45
Ceco, 1108
Centro de recuperação anestésica, 46
Cerclagem anal, 1068
Certificação e habilitação em cirurgia robótica, 572
Choque, 90
    cardiogênico, 90, 94

    distributivo, 91, 95
    fisiopatologia do, 91
    hipovolêmico, 90, 91
    obstrutivo, 91, 95
Cianoacrilato, 1526
Cicatriz hipertrófica, 127
Cicatrização, 122
    das feridas, 125
    patológica, 127
Ciclo celular, 25
Cinco triângulos, 996
Cintilografia, 959
    esplênica seletiva, 1148
Circulação
    e controle da hemorragia, 244
    extracorpórea, 464
Cirurgia
    ambulatorial, 1534
    bariátrica, 505, 1245
        ambulatorial, 1547
        complicações da, 1249
        videolaparoscópica, 481
    cardíaca, 225
    cervicofacial em regime ambulatorial, 1544
    colorretal, 586
    contemporânea, 11
    da obesidade, 585
    da tuberculose, 846
    de Altemeier, 1068
    de cabeça e pescoço, 224
    de hérnia inguinal e parede abdominal, 512
    de partes moles, 1465
    de vias biliares, 508
    digestiva, 225
    do baço, 511
    do câncer gástrico, 586
    do cólon e reto, 514
    do esôfago, 500
    do estômago, 504
    do fígado, 511
    do intestino delgado, 514
    do pâncreas, 512
    do prolapso dos órgãos pélvicos e da incontinência urinária, 543
    do útero, 534
    em outros imunocomprometidos, 159
    em pacientes imunossupressos, 160
    em usuários de imunossupressores, 158
    endócrina, 623
    endovascular, 1298, 1398
    geral, 1583
    linfática, 1330
    metabólica, 1247, 1253
        e desfechos cardiovasculares, 1256
        e desfechos renais, 1256
        para o tratamento do diabetes tipo 2, 1255
        seleção de pacientes para, 1257
    minimamente invasivas, 344, 561
        da região inguinocrural, 988
    na Idade Média, 6
    na Renascença, 6
    na urgência abdominal, 515
    no Brasil, 13
    no paciente imunocomprometido, 152
    oncológica, 544
    oncoplástica da mama, 789
    orificiais proctológicas, 1545

pediátrica, 1405, 1407
plástica, 601
robótica, 561, 564
    biliar, 594
    hepática, 592
    nas doenças gastrointestinais, 583
    nas doenças hepato-pancreático-biliares, 591
    pancreática, 595
torácica, 225
    videoassistida na criança, 524
urológica, 1431, 1433
vaginal, 541
vascular, 225, 1265
videolaparoscópicas, 1545
Cirurgião e o paciente cirúrgico, 35
Cisto(s)
broncogênicos, 873
de Bartholin, 1476
de duplicação esofágico, 896
de inclusão epidermal, 1477
de partes moles, 1476
dermoide/epidermoide, 696, 1477
do ducto tireoglosso, 694
e fístula branquial, 696
enterogênicos, 874
epidérmicos, 1476
mamário, 1476
pericárdicos, 873
pilares, 1477
primários, 873
triquilemais, 1477
Cistolitotomias, 1437
Cistostomias, 1437
Citocinas, 67
Classificação
de Marshall, 269
TNM, 907
Clorexidina, 196
Cloro e derivados clorados, 196
Cnidários, 1521
Coágulo intrapleural pós-operatório, 521
Cola de fibrina, efeitos adversos da, 1526
Colágeno com revestimento de fibrinogênio, 1528
Colangiocarcinoma intra-hepático, 1135
Colangiopancreatografia
diagnóstica, 181
endoscópica, 1204
Colangite, 1174
Colapso cardiovascular, 498
Colecistectomia robótica, 594
Colecistite
aguda, 1170
alitiásica pós-operatória, 56
Colectomia total com anastomose ileorretal, 1040
Coledocolitíase, 182, 1172
Colelitíase, 1168, 1230
Colheita microbiológica, 132
Cólica renal, 1451
Colisões, 232
Colite
de Crohn, 1043, 1050
fulminante, 1035
Colocação do paciente na mesa operatória, 42
Colonoscopia, 185
Comissão de cirurgia minimamente invasiva e robótica, 572
Compartimento
anterossuperior do mediastino, 524
posterior do mediastino, 523
visceral do mediastino, 523
Complexo maior de histocompatibilidade, 408
Complicações
endócrinas, 59
pós-operatórias, 49
urinárias, 59
Compostos
de iodo, 195
de prata, 197
Concussão
cerebral clássica, 276
leve, 276
Consentimento livre e esclarecido, 35
Consideração individualizada, 1609
Contour (Ethicon), 213
Contratilidade, 101
Controle
ambiental e logístico da sala de cirurgia, 1410
da dor, 1415
da glicemia, 971
da temperatura, 162
das afecções associadas, 135
hidroeletrolítico, 1412
térmico, 1411
Contusão
cerebral, 282
pulmonar, 243, 288, 306
Corpo estranho, 495
Corticoides, 1037, 1048
Corticosteroides, 127, 414, 422
Cortisol, 69, 75
Covid-19, traqueostomia por consenso de especialistas em cirurgia de cabeça e pescoço, 740
Cricotireoidostomia, 738, 740
Cuidados
e preparo pré-operatórios, 40
fundamentais na operação, 43
gerais no
    intraoperatório, 44
    pós-operatório, 46
pós-operatórios da incisão, 132
Culdocentes e colpotomia, 544
Curativo(s), 128, 615, 621
a vácuo, 128
tradicionais, 128
Curetagem uterina, 544
Currículo de treinamento para fins de habilitação em cirurgia robótica, 574

D

Debridantes, 128
Decisão operatória, 36
Deficiência
de iodo, 632
de vitamina A, 126
de vitamina C, 126
de vitaminas do complexo B, 126
Definição do cirurgião geral pelo Colégio Americano de Cirurgiões, 1583
Deformidades congênitas da parede torácica, 797
Degeneração, 346
Degermação, 191
Derivação (*bypass*), 913
biliopancreática
    com switch duodenal, 1248

Scopinaro, 1248
carotideocarotídea, 1349
mesentericocava, 1163
portocava, 1163
Derivados
fenólicos, 197
furânicos, 198
Dermatite, 1227
Dermatofibroma, 1484
Dermatologia cirúrgica, 224
Derrame(s) pleural(is)
indeterminados e massas pleurais, 520
maligno e/ou recidivante, 520
Descorticação, 821
Desenvolvimento de talentos, 1606
Desequilíbrio isotônico
expansão por excesso de LEC, 80
redução por perda de água e sal, 80
Desidratação
hipertônica, 84
hipotônica, 84
isotônica, 83
Desinfecção, 191
Desinfetantes oxidantes, 197
Desnutrição, 152
Dextranas, 106
Diabetes, 971
mellitus e obesidade, 126
Dilemas éticos em nutrição e hidratação artificial, 148
Diodo, 223
Disfagia, 955
Disfunção
crônica do enxerto, 469
intestinal na gênese e manutenção da infecção, 140
primária do enxerto, 468, 470
Displasia, 1035
Dissecções
e controle dos vasos, 1380
venosas, 1284
Distribuição normal da água corporal, 97
Distúrbios
de eletrólitos, 82
do equilíbrio acidobase, 86
Diurese, 111
Diverticulite de Meckel, 1427
Divertículo
de Meckel, 1027
de uretra, 544
Doença(s)
alcoólica, 420
arterial periférica dos membros inferiores, 1302
autoimunes, 701
benignas da mama, 765
colestáticas, 419
da vesícula e vias biliares, 1168
de Crohn, 1013, 1043
de Dercum, 1478
do baço, 1151
do enxerto versus hospedeiro, 413
do esôfago, 177
do estômago e duodeno, 179
do refluxo gastroesofágico, 177, 584, 954
infecciosas de cabeça e pescoço, 707
inflamatórias, 1013
isquêmica dos troncos supra-aórticos, 1304
metabólicas, 419
pulmonar intersticial (restritiva), 454, 521

e infiltrado pulmonar difuso
pulmonar obstrutiva, 453
vascular pulmonar, 455
venosa, 1306
viscerais, 76
Doppler
portátil, 1368
ultrassom de ondas contínuas, 1313
Dor, 66, 1075, 1195
combate à, 48
escapular, 499
Drenagem
da bolha gigante por toracostomia e bloqueio anestésico local, 830
entérica, 439
inadequada das veias hepáticas, 425
sistêmica, 439
venosa portal, 439
vesical, 439
Drogas
antiproliferativas, 414
imunossupressoras, 414
Duodenopancreatectomia, 1217
robótica, 595

E

Eco-Color-Doppler, 1368
EcoDoppler colorido do sistema venoso, 1314
Educação e formação do cirurgião, 1559
Emagrecimento, 1075
Embolectomia pulmonar, 1326
Embolia
aérea, 1295
gasosa, 51, 490, 492
gordurosa, 51
pulmonar, 1310, 1320, 1322
Embolização da artéria esplênica, 1155
Emergências
não traumáticas na infância, 1424
traumáticas
e não traumáticas urogenitais, 1438
na infância, 1417
Empatia com a equipe, 1564
Empiema
pleural, 520, 812
misto, 852
tuberculoso, 852
pós-traumático, 291
Emprego de novas técnicas, 1259
Endarterectomia, 1390
Endometriose, 537, 1027
intestinal, 1092
Endopróteses, 1300
Endorfina, 68
Endoscopia
digestiva alta, 177, 956
do intestino delgado, 180
no estadiamento, 905
respiratória, 173
Endotélio, 1344
no transplante, 411
Enfisema
de partes moles, 916
pulmonar, 521, 827
subcutâneo, 288, 490, 491
Engajamento com o serviço, 1563

Ensino
    de clínica médica na graduação, 1567
    de semiologia clínica, 1568
    e treinamento em cirurgia robótica, 568
    em cirurgia robótica, 574
Enterite actínica, 1016
Enteroscopia, 1013
Enteroscópio com balão, 181
Envolvimento com o paciente, 1564
Enxerto(s)
    arteriais autólogos, 1378
    autólogos, 1378
    de pele, 603
        de espessura parcial, 604
        de espessura total, 604
    e retalhos, 603
    em estampilha, 604
    em malha, 604
    em tiras, 604
    heterólogos, 1378
    homólogos, 1377
    sintéticos (próteses), 1374
    vasculares, 1373
    venosos autólogos, 1378
Equilíbrio
    acidobase, 85
    hidroeletrolítico, 76, 82
Era de ouro da cirurgia, 10
Erisipelas, 1335
Erosão, 1360
Erros de replicação, 28
Escala de coma de Glasgow, 271
Escaras de decúbito, 59
Escarificação (*shaving*), 1101
Escarotomia, 615
Esclerose lateral amiotrófica, 738
Escroto agudo, 1438
Esofagectomia, 584
    paliativa, 911
Esofagite de refluxo, 177
Esôfago, 584
    de Barrett, 178, 956
    lesões malignas, 900
Esofagojejunoanastomose, 208
Espaços extraperitoneais, 968
Espectrofotometria, 958
Espessamento, 773
Esplenectomia
    parcial, 1155
    subtotal, 1155
    total, 1154
Estadiamento molecular, 24
Estenose, 1229
    biliar(es), 182
        maligna, 183
    e fístula biliar, 425
    e trombose
        da artéria hepática, 425
        da veia porta, 425
    hipertrófica congênita do piloro, 1424
    péptica, 177
    venosa, 1296
Esterilização, 191
    do instrumental cirúrgico, 132
    pelo calor, 198
        seco, 198
        úmido, 198
    pelo óxido de etileno, 199
    pelo vapor sob pressão (autoclave), 198
    tubária, 533
Esterilizantes, 191
Estilos de liderança, 1601
Estimulação intelectual, 1609
Estômago, 585
Estomas, 1224
    com alto débito e desidratação, 1228
    complicações do fechamento dos, 1230
    tipos de, 1225
Estudo dos segmentos esplênicos, 1146
Éter cíclico, óxido de etileno, 199
Ética, 145
    do cuidado, 147
Eventrações, 885, 890
Exame
    clínico do paciente cirúrgico, 18
    do paciente com lesão nervosa, 347
    físico pós-operatório, 19
    neurológico completo, 254
    retovaginal, 1094
Excesso de água com hipotonicidade, 81
Excimer laser, 222
Exercício da liderança, 1598
Exposição
    da aorta
        e seus ramos, 1349
        suprarrenal, 1353
    dos vasos ilíacos, 1354
    e controle da hipotermia, 248

F

Falência(s)
    intestinal, 449
    orgânicas, 76
Fase(s)
    da cicatrização, 122
    de embebição plasmática, 608
    de fibroplasia, 123
    de maturação, 124
    de neovascularização, 608
    inflamatória, 122
    no atendimento inicial ao traumatizado, 236
    vascular, 608
Fatores de crescimento, 125, 128
Febre tifoide, 1020
Fecaloma, 1054
Fechamento dos defeitos mesentéricos, 486
Fenda esternal, 807
    completa, 807
    distal, 808
    superior, 807
Ferida(s)
    cardíacas, 1367
    cirúrgica, 66, 137
    por traumatismo, 66
Ferimento(s)
    da transição toracoabdominal à direita, 298
    da zona de transição toracoabdominal à direita, 295
    de couro cabeludo, 264
    múltiplos por projétil de arma de fogo, 337
    por arma branca, 326, 328
        em dorso, 330
        em transição toracoabdominal, 330
        na parede anterior do abdômen, 329

por cartucheira, 337
por projétil de arma de fogo, 327, 331, 395
   em glúteo ou períneo, 337
   em parede anterior do abdômen e flanco, 331
   na pelve e região inguinal, 336
   na região toracoabdominal direita, 334
   na região toracoabdominal esquerda, 335
   no dorso, 335
Ferroadas, 1516
Fibrina, 1525
Fibrinogênio, 123
Fibrinólise, 1306
Fibroadenoma, 770
Fibrose cística e doenças supurativas, 454
Filtros
   de proteção cerebral, 1300
   de veia cava, 1300, 1306
Fios
   absorvíveis, 203
   de sutura, 202
   inabsorvíveis, 203
Fios-guias, 1299
Fístula(s), 497
   arteriovenosa, 1274, 1364
   biliar, 182
   pancreática após pancreatectomias, 1216
   periestomal, 1227
Fixação
   externa, 342
   interna, 342
Flambagem, 200
Flebografias, 1299, 1315
Fluxo papilar, 772
Foneutria, 1513
Formação
   do calo ósseo, 341
   profissional, 1561
Formigas, 1516, 1518
Fotobioestimulação, 221
Fotomecânica, 221
Fotoquímica, 221
Fototérmica, 221
Fototermólise seletiva, 221
Fratura(s)
   classificação das, 341
   cranianas, 273
   da placa, 1360
   de base de crânio, 273
   de costelas, 287
   de costelas fixação versus não fixação, 301
   e lesões associadas, 341
   expostas, 343
   intra-articulares, 343
Fumigação, 191
Função plaquetária normal, 1360
Futuro da cirurgia robótica, 569

G

Gastrectomia vertical (*sleeve gastrectomy*), 482, 1249
   com anastomose única duodenoileal, 1261
   com bipartição duodenal, 1263
Gastroplastia
   de anastomose única, 1262
   vertical com banda, 1248
Gelatinas, 106
Genes supressores de tumor, 25

Germicidas, 191
Gestão, 1564
   de equipes de alto desempenho, 1598
Glândula(s)
   paratireoides, 669
   parótida, 743
   sublingual, 744
   submandibular, 744
   tireoide, semiologia da, 627
Glicocorticoides, 75
Glomus vagal, 736
Glucagon, 70, 75
Gonadotrofinas, 70
Graduação, 1562
Grande dorsal, 620
Granuloma, 1227
Granulomatose de Wegener, 703

H

Habilidades
   de liderança requeridas do cirurgião, 1597
   técnicas, 1565
Hanseníase, 718
He-Ne, 223
Hemangioma(s), 896
   hepático, 1128
Hematoma(s), 736
   epidural agudo, 280
   subdurais
      agudos, 278
      crônicos, 280
      pós-traumáticos, 278
Hematúria, 1444
Hemoptise, 850
Hemorragia, 66, 1034, 1227
   digestiva alta, 949
   por varizes esofagogástricas, 1163
Hemorroidas, 214, 1071
Hemotórax, 290, 495, 496, 1293
   maciço, 243
   retido, 291
Hepatectomias
   maiores, 593
   menores, 593
Hepatite
   autoimune, 420
   por vírus B, 420
   por vírus C, 419
Hepatocarcinoma, 32
Hérnia(s)
   atípicas, 1002
   complexa, 969
   crurais (femorais), 981
   de hiato e doença de refluxo
      clínica e diagnóstico, 954
      tratamento, 961
   de Spieghel, 1002
   diafragmáticas, 885
      congênitas, 889
      traumáticas, 885
   estomais, 1233
   incisional em sítios de trocartes, 497
   inguinal(is), 981, 1540
      encarcerada e estrangulada, 1425
   lombar, 1006
   paraestomal, 1008, 1229

ventral, 965
    tratamento cirúrgico, 974
Heroísmo, 1565
Heteroenxertos, 604
Hidratação, 1203
Hidratantes, 128
Hidroxietilamido, 106
Higiene corporal, 135
Higroma cístico, 1476
Hiper-hidratação
    hipertônica, 83
    hipotônica, 83
    isotônica, 82
Hiperparatireoidismo, 672
    familiar, 688
        e associado a outras síndromes endócrinas neoplásicas, 687
    primário, 672
    secundário, 683
Hiperplasia
    nodular focal, 1129
    sebácea, 1485
Hiperpneia neurogênica central, 268
Hipertensão
    arterial, 1362
    portal, 1160
Hipertermia maligna, 52
Hipertonicidade, 81
Hipertonicidade por aumento de soluto, 81
Hipervolemia, 79
Hipoproteinemia, 79
Hipotermia
    e anestesia combinada, 164
    e anestesia geral, 163
    e anestesia regional, 164
    intraoperatória, 162
    prevenção da, 168
Hipótese da iatrogenia, 1588
Hipovolemia, 79
    por perda exclusivamente de plasma, 79
Hipoxia
    anêmica, 101
    citopática, 103
    isquêmica, 101
Histamina, 123
Histerectomia
    com descenso genital, 542
    laparoscópica, 535
    sem prolapso genital, 543
    vaginal, 542
Histeroscopia, 528
    ambulatorial, 529
    hospitalar, 530
Histoplasmose, 712
História
    ampla, 250
    da cirurgia, 1572
HIV, 156, 719
Homoenxerto, 603
Hormônio(s), 68
    adrenocorticotrófico, 68
    antidiurético, 69
    do crescimento, 68
    paratireóideo, 671
    tireoidianos, 70

I

Iatrogenia, 1588
Icterícia, 1194
Íleo, 1108
Ileocolectomia, 1109
Ileostomia continente tipo Koch, 1039
Imobilização
    gessada, 342
    prolongada, 76
Impedanciometria, 959
Impetigo bolhoso, 1468
Implantação de células tumorais em outros sítios, 495
Implante
    de silicone, 620
    do acesso venoso, 1277
    do órgão, 463
    e disseminação tumoral, 525
    pancreático, 436
Impotência funcional, 1366
Imunidade
    adaptativa ou adquirida, 408
    celular, 151
    humoral, 151
    inata, 408
Imunodeficiências congênitas e adquiridas, 151
Imunologia dos transplantes, 407, 421
Imunomodulação, 141
Imunomoduladores, 1037, 1048
Imunossupressão, 467
Inchaço ou *swelling*, 277
Incisão
    Chevron, 1354
    cutânea, 1349
    mediana infraumbilical extraperitoneal, 1436
Incontinência urinária, 544
Indenização por dano moral, 1589
Indicação operatória, 34
Indicadores
    do perfil genômico como marcadores tumorais, 27
    genômicos do crescimento tumoral, 28
Indução, 341
Infecção(ões), 67, 75, 127, 1227, 1295, 1467
    bacterianas, 467
    cervical profunda, 721
    difusas
        não necrosantes, 1469
        necrosantes, 1471
    do sítio cirúrgico, 137, 138
    em cirurgia, 130
    focal(is)
        não necrosante, 1467
        necrosantes, 1470
    fúngicas, 468
    latente, 142
    por cateteres venosos, 140
    respiratória, 139
    tipos de, 137
    urinária, 138
    virais, 468
Inflamação e ressuscitação esplâncnica, 103
Infliximabe, 1037, 1038, 1048
Influência idealizada (carisma), 1608
Ingestão de corpos estranhos, 1020
Inguinotomia, 1436
Inibidores
    da calcineurina, 422

da tirosina quinase, 1482
da TOR, 422
de calcineurina, 414
de MTOR, 415
Injeção seletiva de nanquim, 1147
Injúria de isquemia/reperfusão, 411
Insuficiência hepática aguda grave, 421
Insufladores, 1300
Insulina, 70
Integração dos enxertos de pele e viabilidade dos retalhos cutâneos, 608
Internamento pré-operatório mínimo, 135
Internato, 1563
Interrupção do uso de medicamentos, 41
Íntima, 1344
Introdutores, 1299
Intubação prolongada, 738
Invaginação intestinal, 1425
Inventário da cavidade, 45
Iodóforos, 195
Íon
   argônio, 222
   criptônio, 222
Isoenxerto, 603
Isquemia
   e necrose, 1227
   mesentérica crônica, 1028

J

Jejum, 41, 1202, 1410
Jejuno e o íleo, neoplasia maligna do, 1017

K

Kissing balloon, 1301

L

Lacraias, 1520
Laparoscopia ginecológica e cirurgia robótica, 530
Laparotomia exploradora, 314
Laringologia, 557
Laser
   de CO_2, 222
   de corante, dye laser, 222
   em cirurgia, 218, 223
Latrodectus, 1514
Lavagem peritoneal diagnóstica, 312
Leiomiomas, 894
Leishmaniose, 716
Lesão(ões)
   abdominais, 366
   axonial difusa, 276
   carotídeas, 1366
   cerebrovasculares extracranianas, 380
   cervical(is)
      complicações das, 261
      penetrante, 258
   císticas pancreáticas, 1196
   concomitante de fígado e baço, 319
   congênitas da cabeça e do pescoço, 693
   craniana, 365
   da faringe e do esôfago, 260
   da laringe e da traqueia, 260
   da tireoide e das glândulas salivares, 261
   das artérias vertebrais, 1367
   de nervos cranianos, 265
   de órgãos
      específicos, 74
      intracavitários, 493
   diafragmática(s), 297
      isolada, 296
   do ducto torácico, 261, 1367
   do retossigmoide, 1101
   dos nervos periféricos, 345
   dos vasos subclávios, 1367
   encefálicas, 264
      traumáticas, 276
   focais, 278
   iatrogênica das vias biliares, 1176
   inflamatórias e infecciosas da cabeça e pescoço, 701
   intercostal, 526
   medulares, 365
   meníngeas, 264
   musculoesqueléticas e nervosas, 340
   ortopédicas, 368
   ósseas, 264
   tecidual, 73
   tireoidianas, tratamento cirúrgico das, 655
   tissulares do enxerto, imunopatologia das, 411
   torácicas, 365
   traumáticas
      cranioencefálicas, 264
      do intestino delgado, 1024
      do sistema musculoesquelético, 340
   vasculares, 260, 379
      abdominais, 382, 383
      classificação das, 374
      das extremidades, 379
      parietais, 489, 491
      torácicas, 382
Leucotaxina, 123
Líder servidor, 1603
Liderança
   autocrática, 1601
   e habilidades de liderança para cirurgiões, 1596
   e representatividade científica do cirurgião, 1595
   em cirurgia, 1606
      e inteligência emocional, 1597
   em tempos de crise, 1601
   transacional, 1603
Líderes
   adaptativos, 1604
   burocráticos, 1602
   carismáticos, 1602
   democráticos, 1602
   laissez-faire, 1602
   orientados a pessoas ou relações, 1602
   orientados a tarefas, 1603
   transformacionais, 1603
Ligaduras vasculares, 1382
Ligasure (Valleylab), 215
Limpeza e desinfecção de superfícies, 132
Linfadenectomia
   sentinela, 1492
   terapêutica, 1493
Linfangiomas, 698, 1335
Linfangites, 1335
Linfedema, 1330, 1331
Linfoadenopatia tuberculosa, 852
Linfócitos alorreativos, 408
Linfoma(s), 870

de Hodgkin, 870
não Hodgkin, 870
no intestino delgado, 1019
Linha
alba, 967
arqueada de Douglas (semicircular), 968
semilunar de Spiegel, 968
Lipomas, 896, 1477
de células fusiformes, 1478
pleomórficos, 1478
Lipomatose múltipla hereditária, 1478
Lombotomia, 1434
Lonomias, 1521
Loxosceles, 1512
Loxoscelismo cutâneo, 1512
hemolítico, 1513
Lúpus eritematoso sistêmico, 702

M

Macrometástases, 1489
Mamas, 763, 766
Manometria, 957
Massas
cervicais
da linha média, 694
laterais, 694, 696
císticas, 769
mamárias
palpáveis, 769
sólidas, 769
Mastalgia, 767
Mastectomia, 787
em pacientes trans, 779
MCH (complexo maior de histocompatibilidade), 408
Mecanismo de trauma, 231, 250, 351
Média, 1345
Mediadores da RIT e efeitos no organismo, 67
Mediastinite, 855
Mediastino, 523
anterior, 918
médio, 918
posterior, 918
superior, 918
Medidas
complementares à avaliação primária, 249
gerais na véspera e no dia da operação, 40
perioperatórias para recuperação mais rápida, 61
terapêuticas/diagnósticas, 67
Megacólon
chagásico, 1052, 1056
tóxico, 1034, 1045
Meios de esterilização, 198
Melanomas, 1487
Membros, 253
da equipe cirúrgica, 43
MEN
tipo I, 688
tipo II, 688
Mesalazina, 1048
Metabolismo, 73
mineral, 671
Metástase(s)
à distância, 1494
hepática colorretal, 1137
para linfonodos, 1492
pulmonares, 523

Método
de aquecimento, 168
de Clagett e Geraci, 822
de propulsão, 913
diagnósticos em cirurgia, 171
Microarrays, 24, 29
Micrometástases, 1489
Mineralocorticoides, 75
Miomectomia, 536
Mioplastias, 823
Modelo de gerador de raios *laser*, 219
Modificações da molécula de hemoglobina, 115
Modulação da RIT, 70
Monitoração
da oxigenação sistêmica, 113
da pressão intracraniana, 274
da reposição volêmica, 110
da temperatura, 165
Monocryl, 203
Mordeduras, 1503
Morfologia da parede arterial, 1344
Morte cerebral e doação de órgãos, 371
Motivação inspiracional, 1609
Mudanças na formação médica, 1567
Mulheres na cirurgia, 1549
Músculo
oblíquo externo, 966
oblíquo interno, 967
piramidal, 966
reto abdominal, 966
transverso do abdômen, 967

N

Náilon, 203
Náuseas e vômitos, 499
pós-operatórios, 52
ND:Yag Laser, 222
Necessidade de educação permanente em saúde, 1562
Nefrectomia, 1435
laparoscópica, 547
parcial laparoscópica, 549
Nefrostomia, 1435
Neoplasia(s)
benignas
da cabeça e pescoço, 726
do fígado, 1126
do intestino delgado, 1016
colorretal, 30
da vesícula biliar, 595
de vias biliares, 1180
do trato digestivo, 1016
malignas
de faringe e laringe, 753
do fígado, 1131
Neurofibroma, 730
Neurofibromatose, 1484
Neurológico (*disability*), 248
Neuropraxia, 346
Neurotmese, 346
Nevus, 1483
juncionais, 1484
melanocítico, 1483
Nexo causal, 1588
Nódulo pulmonar indeterminado, 522
Nutrição, 125

O

Obesidade, 971, 1362
Obstrução
   de via aérea por causa neoplásica, 738
   do cólon, 1035
   gástrica, 1194
   intestinal, 496, 1021, 1229
Oclusão venosa, 1296
Oferta e consumo de oxigênio, 99
Oftalmologia, 224
Oligoelementos, 126
Oncogenes, 25
Operabilidade, 880
Operação
   de abaixamento retrorretal com anastomose retardada ou imediata, 1057
   de Delorme, 1068
   de Frykman-Goldberg, 1067
   de Moschcowitz, 1065
   de Orr-Loygue, 1066
   de Ripstein, 1066
   de Roscoe Graham, 1065
   de Thiersch, 1068
   de Wells, 1067
Orifício miopectíneo de Fruchaud, 995
Origem do enxerto hepático, 423
Otologia, 557
Otorrinolaringologia, 224
Oxigenação por membrana extracorpórea (ECMO), 464
Oxigênio, 126

P

Paciente(s)
   em uso de imunossupressores (não transplantados), 158
   imunodeprimido, 151
   transplantados, 158
Padrão(ões)
   de lesão do anel pélvico e ocorrência de lesões colorretais urogenitais e de partes moles, 352
   respiratórios, 268
Pâncreas, 319
   exócrino, 1187, 1195
Pancreatectomia
   corpo-caudal robótica, 596
   distal, 1218
   estendida, 1193
   total, 1193
Pancreatite
   aguda, 1198, 1209
      biliar, 183
      pós-operatória, 57
      profilaxia da recidiva da, 1207
      recorrente, 183
   crônica, 183, 1209
Pancreatojejunostomia, 210
Papilomas, 772
Paracoccidioidomicose, 711
Parafimose, 1448
Paragangliomas de cabeça e pescoço, 731
Paralisia diafragmática, 891
Patologia mamária masculina, 777
Pectus carinatum, 798, 806
Pectus excavatum, 524, 797, 799, 800, 802, 805
Perda(s)
   da noção de profundidade e da sensibilidade tátil, 45
   hídricas e comprometimento da oxigenação tecidual, 100
   pura de água, 81
Perfil genômico tumoral, 25
Perfluorocarbonos, 115
Perfuração e colite isquêmica, 1055
Perfusão
   pulmonar ex vivo, 462
   tecidual, 126
Peroperatório, 41
PET/CT, 906
pHmetria, 958
Picadas, 1504
Pielolitotomia, 1435
Piolhos de cobra, 1520
Pirose, 955
Planejamento da operação, 40
Planificação do pós-operatório, 45
Plaquetas nos fenômenos aterotrombóticos, 1361
Plataforma robótica, 402
Pleura, 520
Pneumomediastino, 491, 495, 916
   hipertensivo, 919, 925
Pneumoperitônio, 478
   e punções, 45
Pneumotórax, 289, 491, 495, 496, 1293
   aberto, 290
   espontâneo e enfisema bolhoso, 521
   hipertensivo, 289
   oculto, 290
   simples, 289
Polidioxanona, 203
Poliéster, 204
Poliglactina, 203
Polipose adenomatosa familiar, 1084, 1090
Polipropileno, 203
Politetrafluoroetileno expandido, 216
Pontos, tipos de, 206
Porta-agulha com fio videolaparoscópico, 212
Pós-carga, 101
Pós-graduação, 1584
Pós-operatório, 45
Pré-anestésico, 41
Pré-carga, 100
Pré-operatório, 39, 155
Pré-pneumoperitônio, 490, 492
Preparo
   da sala cirúrgica, 41
   do paciente e do campo operatório, 42
   intestinal, 41
Preservação pulmonar, 458
Pressão
   de oclusão da artéria pulmonar, 111
   de perfusão da solução de preservação, 461
   venosa central, 111
Priapismo, 1446
   isquêmico, 1446
   recorrente, 1446
Princípio(s)
   biológicos do raio laser, 221
   da cirurgia arterial, 1338
   da emissão
      espontânea, 219
      estimulada, 219
   do atendimento ao traumatizado, 236
   do respeito pela vulnerabilidade humana e integridade pessoal do paciente desnutrido, 146

Procedimento
    Abramson, 806
    de Ravitch, 800, 806
Processo de consolidação, 340
Proctocolectomia
    com anastomose ileoanal, 1040
    com confecção de reservatório ileal e anastomose
        reservatório-anal, 1040
    com ileostomia definitiva, tipo Brooke, 1039
    total com bolsa ileal, 587
Profilaxia antimicrobiana, 131
Prolactina, 68
Prolapso(s)
    anorretais, 214
    apical, 544
    de reto, 1062
    do estoma, 1228
Prostaglandinas, 123
Prostatectomia radical laparoscópica, 550
    robô assistida, 552
Prostatite, 1440
Proteômica, 24
Prótese de Dacron e de PTFE, 1375
Prótese de poliuretano, 1377
Protocolo de atendimento do trauma e interface com a terapia intensiva, 363
Prova de volume baseada na PVC ou POAP, 112
Pseudoaneurisma, 1364
    da artéria carótida, 736
Pseudocisto pancreático, 184, 1195
Pulmão, 521
Pulsos periféricos, 1366
Punção, 1284
    arterial inadvertida, 1293
    mecanismos de fechamento de locais de, 1300
Purstring (autosuture), 214

Q

Quantificação do risco operatório, 38
Queimadura(s), 611
    condutas iniciais no paciente vítima de, 612
    especiais, 616
Queloide, 127
Queratoacantoma, 1485
Queratose seborreica, 1484
Quilotórax, 521
Quimioterapia, 127, 155

R

Radiação, 200
Radiografias simples de crânio e neuroimagem, 268
Radioterapia, 127, 155, 792
Raio *laser*
    características físicas do, 220
    propriedades dos principais tipos de, 222
    tipos de, 221
Rânula, 695
Reanastomose tubária, 534
Reavaliação, 249
Receptor de transplante hepático, 423
Reconstrução
    do CAP (complexo aréolo-papilar), 621
    mamária, 617
Recorrência/recidiva
    à distância, 881
    local, 880
    regional, 881
Recuperação anestésica e hipotermia, 169
Refluxo gastroesofágico, 954
Regeneração, 346
Região(ões)
    cervical, 1346
    lombar e flancos, 395
    topográficas do abdômen, 326
Regra dos nove, 613
Regulação
    do equilíbrio acidobase, 85
    do sistema, 231
    renal do pH, 86
    respiratória do pH, 86
Regurgitação e aspiração pulmonar, 498, 499
Reimplante do ureter (ureteroneocistostomia) pelo acesso transvesical, 211
Rejeição
    aguda, 468
    celular aguda, 412, 421
    crônica, 412, 422
    hiperaguda, 412
    humoral, 422
Relação
    médico-paciente, 35
    oferta e consumo de oxigênio no paciente cirúrgico, 101
Remodelação, 341
Renina, 69
Reparo
    anatômico da virilha, 981
    nervoso, 347
Reposição volêmica, 97, 104, 306, 370
    de manutenção, 108
    precoce orientada por metas, 110
Representatividade científica do cirurgião, 1604
Reservatório de Koch, 1039
Residência médica, 1567, 1576
    em cirurgia geral, 1572, 1580
Resíduo pulmonar tuberculoso sintomático, 849
Resina de poliéster de penetração capilar, 1146
Resorcina, 1527
Respiração
    apnêustica, 268
    atáxica, 268
    de Biot, 268
    de Cheyne-Stockes, 268
Responsabilidade
    civil, 1587
    ética, 1593
    penal médica, 1592
Resposta
    do organismo ao trauma cirúrgico, 73
    endócrino-metabólica ao trauma, 74
    inflamatória ao trauma, 65
Ressecabilidade, 880
Ressecção
    em disco (local), 1104
    mecânica do retossigmoide por via transvaginal assistida por cirurgia minimamente invasiva, 1105
    R0, 880
    R1, 880
    R2, 880
    segmentar, 1104
Ressonância magnética, 906
    encefálica, 270

Ressuscitação hídrica baseada na monitoração hemodinâmica invasiva, 112
Restauração do volume circulante efetivo, 109
Resultados dos enxertos e retalhos cutâneos, 608
Retalho(s)
  à distância, 605
  ao acaso, 607
  arteriais, 607
  bipediculados, 607
  cutâneos, 604
  de avanço, 605
  de interpolação, 606
  de rotação, 605
  de transposição, 606
  de vizinhança, 604
  monopediculados, 607
  multipediculados, 607
  transverso do músculo reto abdominal (TRAM), 618
Retenção urinária, 59, 1449
Retocolite ulcerativa inespecífica, 1030
Retopexia
  com próteses biológicas ou sintéticas, 1066
  para tratamento do prolapso total do reto, 588
  por sutura, 1066
  por videolaparoscopia, 1067
Retossigmoidectomia
  isolada, 1067
  perineal, 1068
Retração, 1227
Retransplante, 421
Rim, 319
Rinologia, 554
Risco(s)
  cirúrgico, 38
  de fístula de pancreática, 1217
  de transmissão do HIV, 156
  do suporte nutricional, 154
Robótica, 559
  na área da saúde, 561
Roupas e vestimentas cirúrgicas, 132
Rubi, 223

S

Sabões e detergentes, 196
Sacerdócio, 1565
Salicilatos, 1035
Salpingectomia, 533
Salpingostomia, 533
Sarcoidose, 706
Sarcomas, 1487, 1495
Schwannomas, 728, 896
Século dos cirurgiões, 8
Seda, 203
Sedentarismo, 1363
Segmento
  abdominal e pélvico, 252
  aortoilíaco, 1302
  cefálico, 251
  cervical, 251
  femoropoplíteo, 1303
  infrapatelar, 1303
  torácico, 252
Segurança
  da cena, 231
  no masuseio do laser, 223
Sepse fulminante pós-esplenectomia, 160

Sequelas pleurais da tuberculose, 852
Serotonina, 123
Serpentes
  não peçonhentas, 1505, 1511
  peçonhentas, 1505
Sífilis (lues), 713
Sigmoidectomia
  com anastomose
    coloanal, abaixamento endoanal com anastomose retardada, 1057
    colorretal, 1056
  com interposição ileal e anastomose coloileal e ileorretal, técnica de netinho, 1057
  anorretomiectomia, 1057
Simpatectomia torácica e hiperidrose, 524
Sinal(is)
  de Blumberg, 932
  de Rovsing, 932
  do músculo obturador, 932
  do psoas, 932
  vitais, 111
Síndrome(s)
  anêmica, 1075
  compartimental, 343
  da resposta inflamatória sistêmica, 103
  de Budd-Chiari, 421
  de Fournier, 1442
  de Gardner, 1084
  de Jarcho-Levin, 810
  de Jeune, 809
  de May-Thurner, 1307
  de Peutz-Jeghers, 1090
  de Poland, 809
  de polipose hamartomatosa juvenil, 1090
  de Sjögren, 704
  de Turcot, 1084, 1090
  dispéptica, 1075
  do quebra-nozes, 1307
  hereditárias colônicas, 1082
  polipoides colorretais hereditárias, 1088
  tumoral, 1075
Sinusoides, 1346
Sistema
  cardiovascular, 60
  de coagulação, 166
  imune, 151, 409
  linfático, 1330
  robótico
    componentes do, 565
    desvantagens do, 568
    vantagens do, 566
Sobrevida do melanoma, 1490
Soluções
  coloides
    não proteicas, 106
    proteicas, 107
  cristaloides
    hipertônicas, 105
    isotônicas, 105
  de hemoglobina, 115
  de perfusão, 459
  transportadoras de oxigênio, 114
Soluços, 49
Stapler
  circular, 213
  linear, 213
    cortante, 213

Stent(s), 1300
   grafts, 1300
Substitutos
   dérmicos, 128
   vasculares, 1373
Sulfassalazina, 1046
Suporte nutricional perioperatório, 153
Suturas, 202, 205
   cutâneas, 212
   em vias urinárias, 211
   mecânicas, 212

T

Tabagismo, 971, 1362
Tampão(ões), 85
   bicarbonato, 85
Tamponamento extraperitoneal, 354
Tatuagem, 621
Técnica(s)
   básicas em cirurgia vascular, 1380
   cirúrgica, 189
   de captação pancreática, 434
   de esterilização, 198
   de implantação de cateteres de longa permanência, 1291
   de implante do cateter, 1269
   de punção venosa central, 1289
Tela
   de poliglactina 910, 216
   de polipropileno monofilamentar, 216
Temperatura cutânea, 1366
Teoria
   da eleição procedimental, 1590
   da perda de uma chance, 1589
   do desvio produtivo do consumidor, 1590
Terapia
   de indução, 442
   de pressão negativa no ferimento pelviperineal, 356
   intensiva no trauma, 363
   trombolítica, 1318
Teratoma, 695
Timomas, 869
Tireoide, 625
Tireoidectomia, 655, 658
Tireoidite, 647
   aguda, 647
   autoimune, 647
   de Hashimoto, 648
   fibrosa, 647, 649
   pós-parto, 649
   silenciosa, 648
   subaguda, 647
Tomografia computadorizada cranioencefálica, 270
Toracocentese, 816
Toracoplastia, 823
Toracostomia com drenagem
   aberta, 817
   fechada, 816
Tórax, 795
   flácido, fisiopatologia do, 301
Torção testicular ou de anexos, 1428
Tração, 342
Transecção esofágica com grampeadores mecânicos, 1163
Transição toracoabdominal, 395
Transplante
   alogênico, 408
   autólogo, 408
   autólogo de baço, 1157
   de intestino e multivisceral, 446
   de pâncreas, 428
   de pulmão, 451
   duplo pâncreas-rim, 438
   hepático, 417
   intestinal, 448
   singênico ou isogênico, 408
   xenogênico ou xenotransplante, 408
Transtornos metabólicos, 1362
Traquelectomia, 544
Traqueostomia, 738
   percutânea, 740
Trauma
   abdominal, 1421
      contuso, 308, 314
      penetrante, 325, 393
   cervical, 256
   contuso, 395
      de uretra anterior, 1460
   cranioencefálico, 263, 1420
   de árvore traqueobrônquica, 292
   de bexiga, 1458
   de escroto e testículo, 1462
   de pênis, 1461
   de ureter, 1455
   de uretra, 1459
      penetrante e por fratura de pênis, 1460
      posterior associado à fratura pélvica, 1460
   do baço, 1152
   moderados e graves, 274
   musculoesquelético, 1422
   na infância, 1417
   pelviperineal complexo, 350
   raquimedular, 1421
   renal, 1453
   torácico, 287, 1421
   vascular, 373, 1307, 1363
      torácico, 1367
Traumatismo cerebral moderado e severo, 738
Tríade de Beck (tamponamento cardíaco), 1367
Triângulo
   das hérnias
      femorais, 997
      indiretas, 997
   de "dor" (ou dos nervos), 997
   "desastre" ou "desgraça" (ou vasos ilíacos), 997
Tricotomia, 42, 135
Trombina, 123
Tromboembolectomia, 1387, 1388
Tromboembolismo, 498, 499
Trombose, 736
   venosa, 1295
      profunda, 1310
Tromboxanos, 123
Tuberculose, 708, 1019
   endobrônquica, 850
   pericárdica, 853
   pulmonar
      multirresistente, 847
      sensível aos fármacos, 848
Tumefação cerebral, 277
Tumor(es)
   benignos
      de partes moles, 726
      do esôfago, 893
      do pulmão, 876

Índice Remissivo

U

Úlcera péptica hemorrágica, 179
Ultrassonografia
  direcionada para o trauma, 311
  endoscópica, 905
Unidade de cirurgia ambulatorial, 1538
Ureterolitotomia, 1436
Urgência(s)
  abdominal
    não traumática, 515
    traumática, 515
  traumáticas do trato urinário, 1453
Urologia, 224

V

V-telas, 215
Variação respiratória
  da amplitude da pletismografia de pulso, 113
  da pressão arterial, 113
  da PVC, 113
Varizes
  dos membros inferiores, 1307
  periestomais, 1229
Vasos
  femorais ao nível do trígono femoral, 1355
  ilíacos externos, 1355
Veia
  femoral, 1289
  jugular interna, 382, 1289
  subclávia, 1289
Ventilação, 242
  e insuflação pulmonar durante o armazenamento, 462
  mecânica, 306, 921
Vesícula, 1168

Vespas, 1516, 1518
Via(s)
  aéreas com controle da coluna cervical, 238
  biliares, 181, 1168
  de acesso
    à aorta abdominal, 1351
    à aorta torácica, 1350
    vascular, 1346
  de perfusão, 460
Videocirurgia, 44, 390, 475
  abdominal, 488
  das tubas uterinas, 533
  ginecológica, 528
  no trauma, 389
  otorrinolaringológica, 554
  torácica, 519
  urológica, 547
Videolaparoscopia, 313
  no trauma, 392
Videotoracoscopia, 817
  no trauma, 400
Vigilância epidemiológica, 133
Viúva
  marrom, 1514
  negra, 1514
Volvo
  de sigmoide, 1054
  do intestino médio, 1427

X

Xenoantígenos, 408

Y

Y invertido, 996

císticos do pâncreas, 1196
da tireoide, 872
das glândulas salivares, 742
  maiores, 743
  menores (acessórias), 745
das paratireoides, 872
de células
  germinativas, 871
  granulares, 896
de estroma gastrintestinais (GIST), 32
desmoides, 1479
do pulmão, 876
e cistos do mediastino, 862
endócrinos, 872
estromais gastrointestinais, 895, 1017
fibroblásticos e miofibroblásticos, 727
filoide, 771
linfáticos, 1335
lipomatosos benignos, 726
malignos do pulmão, 876
neuroendócrinos, 895
neurogênicos, 867
do aparelho digestório, 1018
benignos, 728
primários, 420
secundários, 421
seminomatosos, 871
teratomatosos, 871
Tunelização esofágica, 911